南京中医药大学　孙世发　主编

中华医方

内科篇　气血津液病

科学技术文献出版社
SCIENTIFIC AND TECHNICAL DOCUMENTATION PRESS

图书在版编目（CIP）数据

中华医方. 内科篇. 气血津液病 / 孙世发主编. —北京：科学技术文献出版社，2015. 3
ISBN 978-7-5023-9204-8

Ⅰ. ①中…　Ⅱ. ①孙…　Ⅲ. ①中医内科—验方—汇编　Ⅳ. ① R289.5

中国版本图书馆 CIP 数据核字（2014）第 153178 号

中华医方·内科篇气血津液病

策划编辑：薛士滨　　责任编辑：巨娟梅　　责任校对：赵　瑗　　责任出版：张志平

出 版 者　科学技术文献出版社
地　　址　北京市复兴路15号　邮编　100038
编 务 部　(010) 58882938，58882087（传真）
发 行 部　(010) 58882868，58882874（传真）
邮 购 部　(010) 58882873
官方网址　www.stdp.com.cn
发 行 者　科学技术文献出版社发行　全国各地新华书店经销
印 刷 者　北京京华虎彩印刷有限公司
版　　次　2015 年 3 月第 1 版　2015 年 3 月第 1 次印刷
开　　本　889 × 1194　1/16
字　　数　3145千
印　　张　117.5
书　　号　ISBN 978-7-5023-9204-8
定　　价　558.00元

编委会名单

前言

人类的发展历史，伴随着文化进步的脚印。中医药学，作为中国传统文化的重要组成部分，一直并继续担负着促进人类发展与繁衍的一份责任，故而古人有“不为良相则为良医”之言。

良相治国，良医治人；良相良医，孺子以求。中华民族的发展壮大，离不开良相之治国；中华民族的繁衍昌盛，离不开良医之治病。神农尝百草，以明草木之药用，伊尹制汤液，论广药用而成方。《周礼·天官》篇记载，周代有医师、食医、疾医和疡医等。疾医“掌养万民之疾病……以五味、五谷、五药养其病”，主管治疗平民百姓的疾病，治疗时既用“毒药”之剂，也用食疗之方；疡医“掌肿疡、溃疡、金疡、折疡之注药、劀杀之剂。凡疗疡，以五毒攻之，以五气养之，以五药疗之，以五味节之”，分工治疗外伤科疾病，亦兼用毒药方与食疗方。这些文献应该可以表明，早在周代便已有了不同的药物配合应用以治疗疾病的医疗活动。《汉书·艺文志·方技略》记载古有医经七家，“经方十一家，二百七十四卷。经方者，本草石之寒温，量疾病之浅深，假药味之滋，因气感之宜，辨五苦六辛，致水火之齐，以通闭结，反之于平。”经方十一家，包括《五藏六府痹十二病方》三十卷、《五藏六府疝十六病方》四十卷、《五藏六府瘅十二病方》四十卷、《风寒热十六病方》二十六卷、《泰始黄帝扁鹊俞跗方》二十三卷、《五藏伤中十一病方》三十一卷、《客疾五藏狂颠病方》十七卷、《金疮瘲瘛方》三十卷、《妇女婴儿方》十九卷、《汤液经法》三十二卷、《神农黄帝食禁》七卷。但原书俱失传，今只见其名而无法知其内容了。现存《五十二病方》收载方剂280首，乃1973年湖南长沙马王堆汉墓出土帛书整理而成，据研究者推测，其内容当为春秋时期所成，这是今天可见的最早方书。成书于西汉的《黄帝内经》所载方剂十数首，也必为汉以前所制。《五十二病方》和《黄帝内经》所载方剂，古朴而简单，代表了单药向多药配伍成方用于临床的历史发展过程。至东汉末年，张仲景“勤求古训，博采众方”，著成《伤寒杂病论》一十六卷，载269方，为后人尊为方书之祖。以此为标志，中医方剂学之框架已经形成。以此为起点，中医治病之药方时时涌现，载方之书蔚然大观。

两晋南北朝时期，方书甚多。诸如李当之的《药方》，皇甫谧的《曹歙论寒食散方》与《依诸方撰》，葛洪的《肘后备急方》与《玉函方》，支法存的《申苏方》，范汪的《范东阳方》，胡洽的《胡氏百病方》，姚僧垣的《集验方》，甄权的《古今录验方》，徐之才的《徐王方》与《徐王八世家传效验方》，陶弘景的《陶氏方》与《效验方》，陈延之的《小品方》，谢士泰的《删繁方》……惜乎！这些方书除了《肘后备急方》后经陶弘景与杨用道的整理得以传世，《小品方》现存辑佚本外，余皆因年湮代远而散佚。葛洪与陈延之为该时期方剂学的代表人物。葛洪是亦医亦道者，所著《玉函方》(一名《金匮药方》)多达100卷，是“周流华夏九州之中，收拾奇异，捃拾遗逸，选而集之，使神类殊分，缓急易简”而成。后因卷帙浩大，传世不便而遗佚了。葛氏的《肘后备急方》则是将《玉函方》撷要而成，书仅3卷，所载诸方，“单行径易，篱陌之间，顾眄皆药，众急之病，无不毕备”，后人称其验、便、廉，允为切实。南北朝时期医家陈延之，著《小品方》12卷，但原书至北宋初年即已亡佚，其佚文多保留在《外台秘要》《医心方》等书中。在唐代，《小品方》与《伤寒论》齐名，曾作为医学教科书，故对唐代的方剂学发展有较大影响。该书比较重视伤寒、天行温疫等病的论治，所载芍药地黄汤、茅根汤、葛根桔皮汤等方，孕育了后世温病学的养阴生津、凉血散瘀、清热解毒等治法，足可弥补《伤寒论》之未备。

盛唐以降，医方兴盛。大型方书如《备急千金要方》《外台秘要》《太平圣惠方》《圣济总录》《普济方》等。更有致力于方剂研究者编著了如《博济方》《普济本事方》《杨氏家藏方》《传信适用方》《仙授理伤续断方》《是斋百一选方》《魏氏家藏方》《仁斋直指方论》《朱氏集验方》《御药院方》《瑞竹堂经验方》《永类钤方》《世医得效方》《袖珍方》《奇效良方》《扶寿精方》《摄生众妙方》《种福堂公选良方》《饲鹤亭集方》等方剂专著。方剂是临床实践的产物，现在被广泛运用的一些古代名方，多散见于临床医书，诸如《小儿药证直诀》《脾胃论》《内外伤辨惑论》《兰室秘藏》《宣明论方》《丹溪心法》《儒门事亲》《医林改错》《医学衷中参西录》等，均记载了一些著名医方。

以上方书文献，展示了各历史时期方剂研究的重要成果，为我们进一步研究历代方剂提供了大量宝贵文献。特别是具有官编性质的《太平圣惠方》《圣济总录》《普济方》三巨著，集一个时代的医方之大成，保存了诸多已佚方书医著的医方资料，不仅为我们今天的临床医疗传承了优良药方，也为我们研究中医药的发展提供了重要文献依据。

汉以前中医学主要分两大领域，即医经和经方。经方十一家中之多数，均为某类或某些疾病的治疗药方，汉唐以后医书，虽言称某某方者，但依然是论病列方。然而，《普济方》问世至今620余年，以病症列方之大成者则一直阙如。

《中华医方》秉承历代医方巨著之体例，以病症为门类，以历史为序，收录诸方，填补《普济方》问世至今620余年以病症列方大型方书之历史空白。

古今中医病名繁杂，医方叙述多有简略。欲将近2000年之古今病症及药方有序汇集一书，实非易举。虽继《中医方剂大辞典》完成后又经10数年之努力，终于能成《中华医方》，然错讹遗漏，也实难免，冀希未来，或可正之。

孙世发

凡例

一、本书分列伤寒温病、内科、外科、妇科、儿科、骨伤科、五官科、眼科等篇为纲，以病症为目，共收载有方名的方剂 88 489 首，清以前的方剂几近收罗殆尽，清以后，特别对现代书刊所载方剂则有所选择。

二、本书以中医病症为目，兼及部分现代西医疾病。

三、每病症首先简介其病因病机、治疗大法等基本内容，继之以原载方剂文献时间、文献卷次篇章、方剂首字笔画为序收列相关方剂。由于文献名称、版本、印行时间过于复杂，对于一书引用文献或多次修订增补内容的时间多从原书。

四、一方治多种病症者，其详细资料将限在第一主治病症中出现，别处再现时则从简。第一主治病症以原载文献记载并结合后世临床应用状况确定。如地黄丸（六味地黄丸），原载宋·钱乙《小儿药证直诀》，主治“肾怯失音，囟开不合”，现代广泛用于各科多种病症，为减少大量重复，本书将其详细内容收入肾虚证，其他处仅收方名、方源、组成、用法、功用及与所在病症相关的主治、宜忌和相应验案，余皆从略。

五、一方多名的方剂以最早出现且有实质内容之名为本书所用之正名。

六、每一方剂内容以来源、别名、组成、用法、功用、主治、宜忌、加减、方论、实验、验案分项收入，无内容之项目从缺。

1. 来源：为一方之原始出处。如始载书存在者，注始载书的书名和卷次；始载书已佚者，注现存最早转载书引始载书或创方人。始载书无方名，后世文献补立方名者，注“方出（始载书）某书卷X，名见（转载书）某书卷X”。

2. 别名：为正名以外的不同名称及其出处。如一方有多个异名者，则按所载异名的文献年代先后排列。

3. 组成：为始载书之一方所含药物、炮制、用量等内容，均遵原书不改，炮制内容在药名之前者与药名连写，在药名之后者加括号与后一药分隔，如“炙甘草”，“甘草（炙）”。与组成相关内容均在本项另起行说明：如方中药物原无用量者，则注“方中某药用量原缺”；如上述某药原无用量，转载书中有用量者，则根据转载文献补入；如方中某药转载书有异者，则注明：方中某药，某书（后世转载书）作某药；如方名中含某药或药味数，组成中阙如或不符者，则注明：方名某某，但方中无某药，或方名X味，但方中组成X味，疑脱。

4. 用法：收录方剂的制剂、剂型、服用方法与用量等内容。如原书无用法，后世其他文献有用法者，则收录后世文献内容并注明来源文献；如后世文献用法与始载文献用法有差异且有参考意义者，另起行收录；如剂型改变另立方名者，另起行说明。

5. 功用、主治：分别设项以文献先后为序、去同存异摘收。

6. 宜忌：收录组方用方的注意事项，有关疾病、体质、妊娠宜忌和毒副反应，以及药物配伍、炮制与煎煮药物器皿、服药时的饮食宜忌等。

7. 加减：仅收录始载书的资料。如加减药物占原方用药比例过多者不录；现代方剂加减不严谨者不录；

后世转载书的加减一概不录。药物加减后方名改变者，在本项另起行说明：本方加（减）某药，名“某某”。

8. 方论：收录古今名医对一方之方名释义、组成结构、配伍原理、综合功效、辨证运用、类方比较等论述而有独到见解者。原文精简者，录其全文；文字冗长者，择要选录。

9. 实验：收摘用现代方法与手段对方剂进行实验研究和剂型改革的资料，包括复方药理作用和主要成分的研究，将传统的成方剂型改造成现代剂型等内容，均以摘要或综述方式撰写。对实验资料，摘录其实验结果，不详述实验方法与操作步骤；对剂型改革，不详述制剂的工艺流程。

10. 验案：选录古今医家运用一方治疗疾病的实际案例，文字简短者全文照录，文字较长者择要摘录。对于现代书刊临床大样本报道，择其用药与原方出入较小者，仅文摘其治疗结果。

11. 自功用以下各项，其内容出处与方源相一致者，所录引文不注出处；如上述各项收录有方源以外其他文献引文者，均分别注明出处。凡两条以上引文均根据文献年代排列。

七、引文筛选与整理：所有引文资料，均经过编者去同存异，精心筛选。相同的引文，一般从最早的文献中收录；若后世文献论述精辟者，择用后世文献的资料。引文文义不顺或重复者，在不违背原意之前提下，由编者做适当的加工整理。

八、出处标注：除方源、异名二项标明书名和卷次外，其余诸项均只注书名，不注卷次。期刊注法统一采用：刊年，期：起页。

九、药名统一：凡首字不同的中药异名保持原貌，如“瓜蒌”不改“栝楼”，“薯蓣”不改“山药”，“玄胡索”“元胡索”不改“延胡索”。首字相同的中药异名，第二字以下诸字与《中药大辞典》的正名系同音字者，一律改用《中药大辞典》的正名，如“黄芪”改“黄耆”，“芒硝”改“芒消”，“白藓皮”改“白鲜皮”；若非同音字者，仍保留此异名。凡方名中含有药名者，处理方法同此。

十、文字统一：本书所用简化字，以中国文字改革委员会《简化字总表》（1964年第二版）为主要依据，表中未收入者，不加简化，如芎藭、獖猪、鲫鱺；数词有用汉字和阿拉伯字者，须一方内一致，不作全书统一。

十一、文献版本：凡一书有多种版本者，选用善本、足本；无善本者，选用最佳的通行本；其他不同的版本作为校勘、补充。若同一方剂在不同的版本中方名有所差异者，以善本、最佳通行本或较早版本之方名作正名，其他版本的方名作别名。

目录

气血津液病

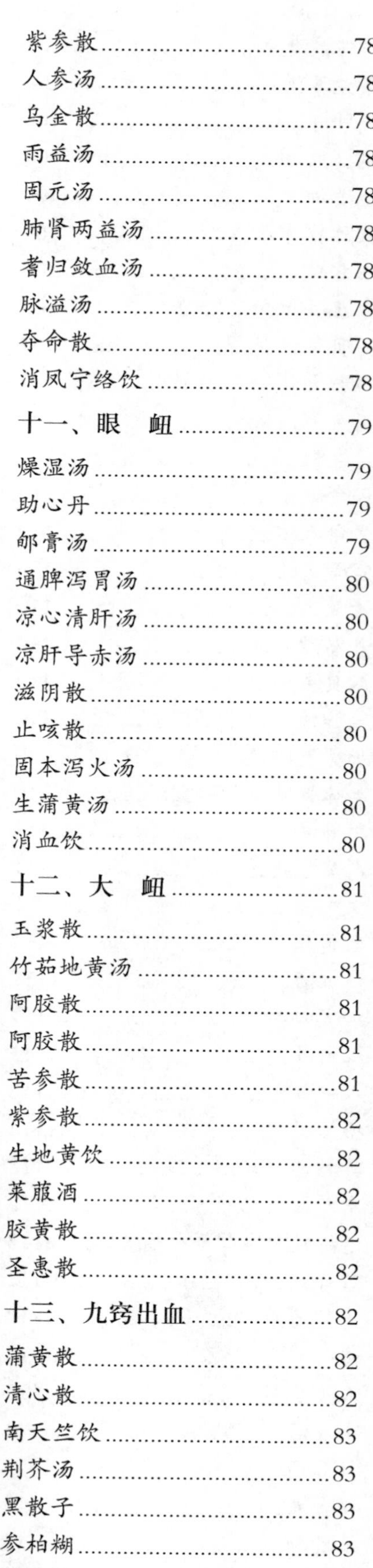

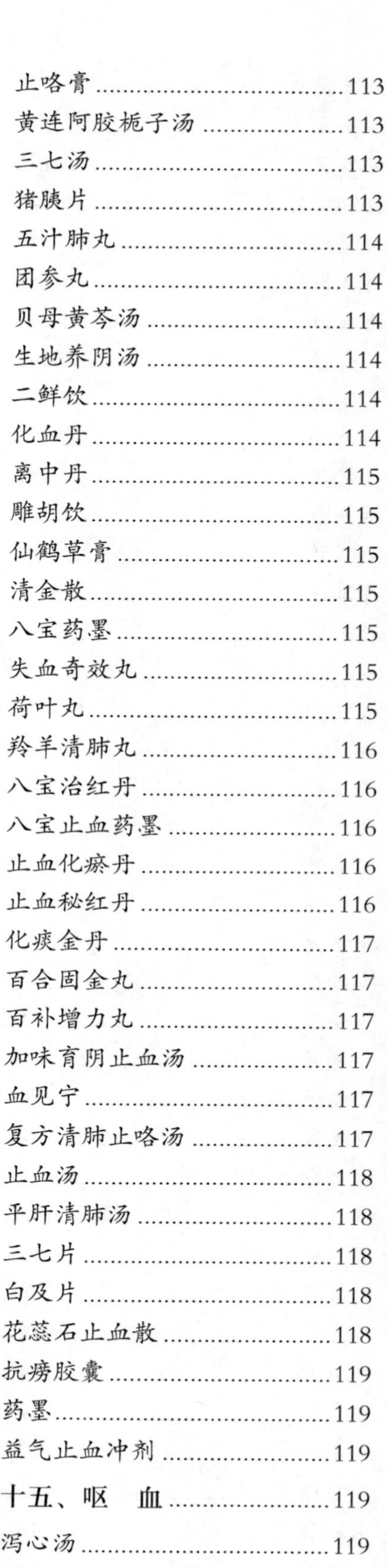

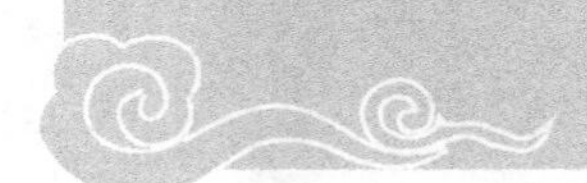

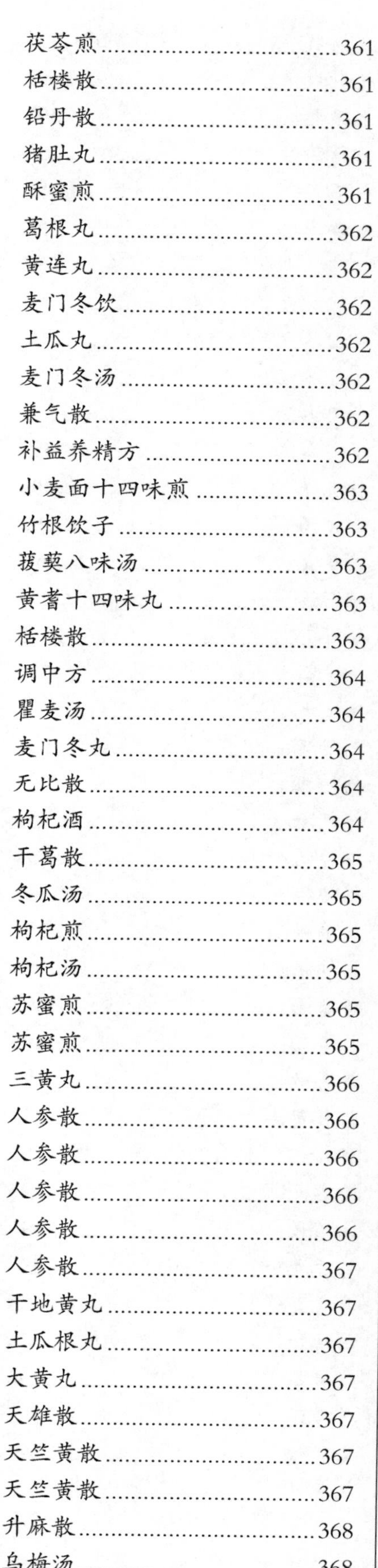

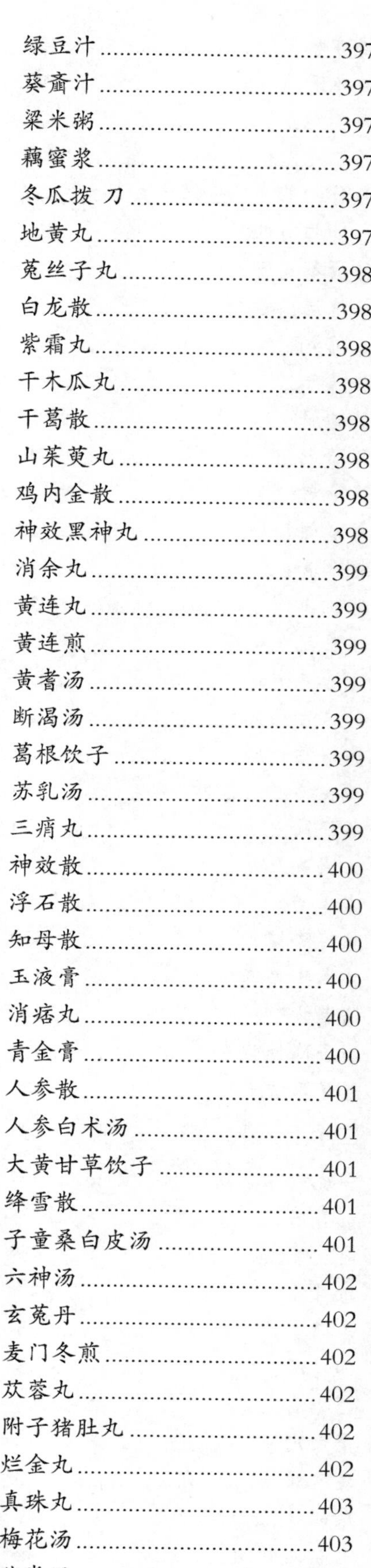

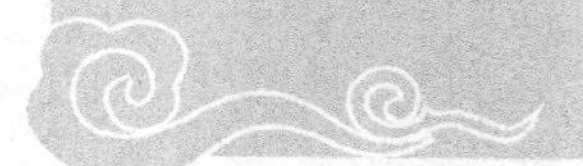

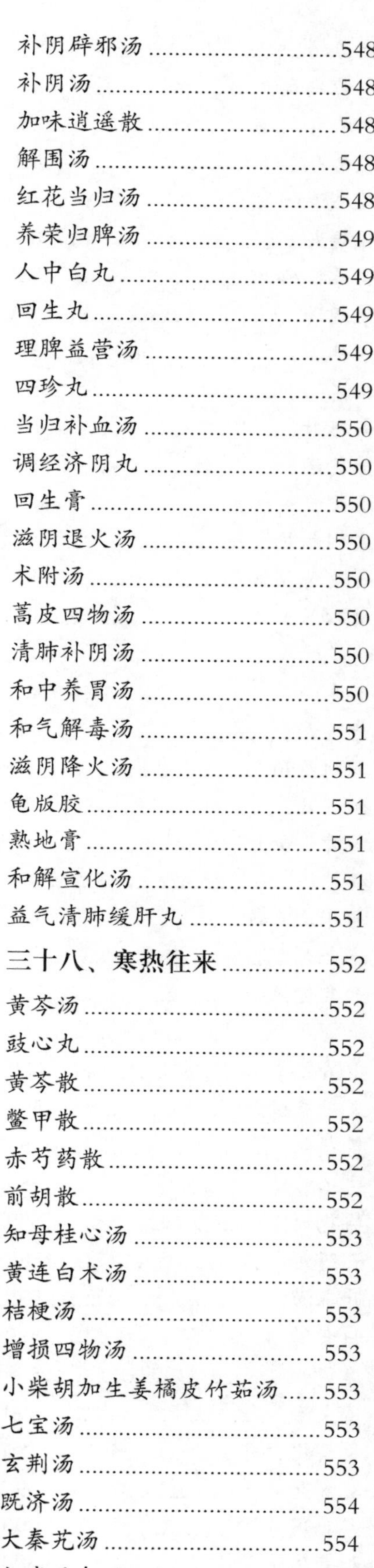

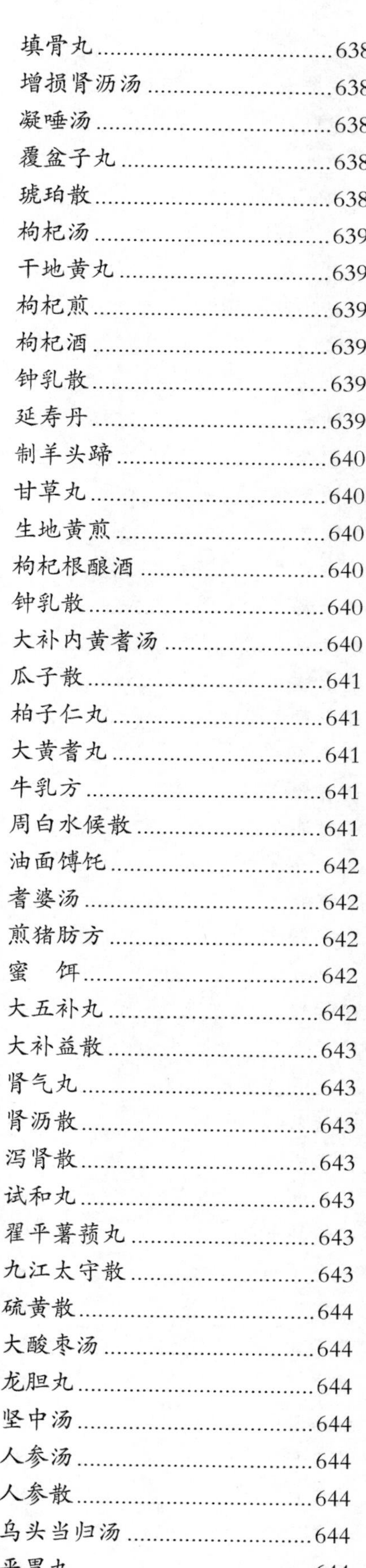

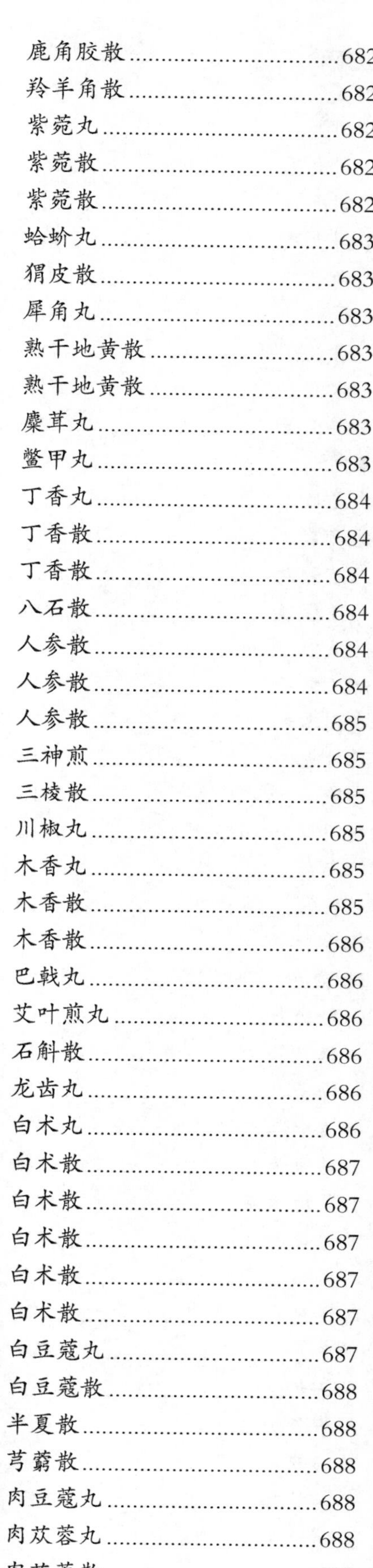

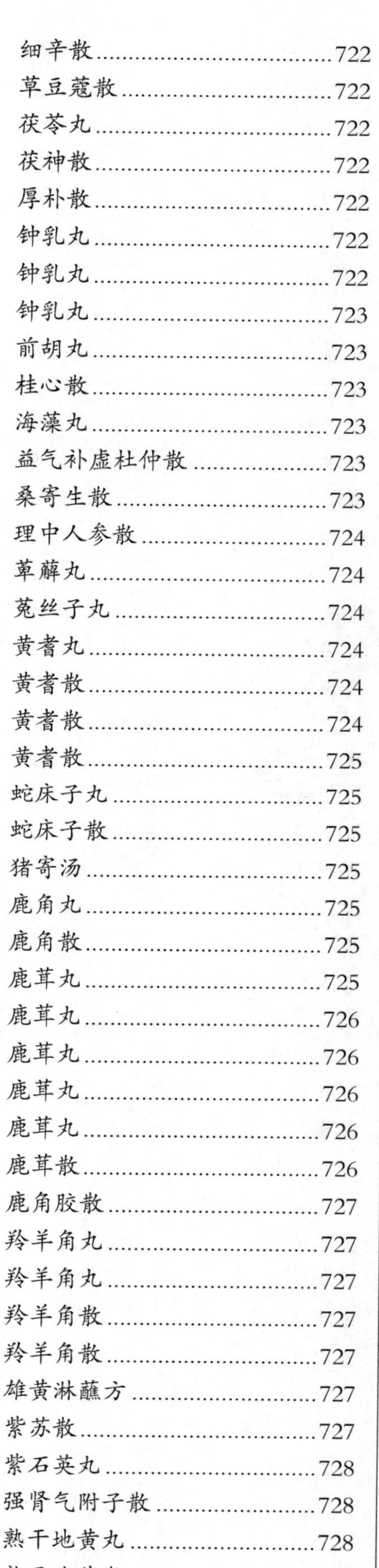

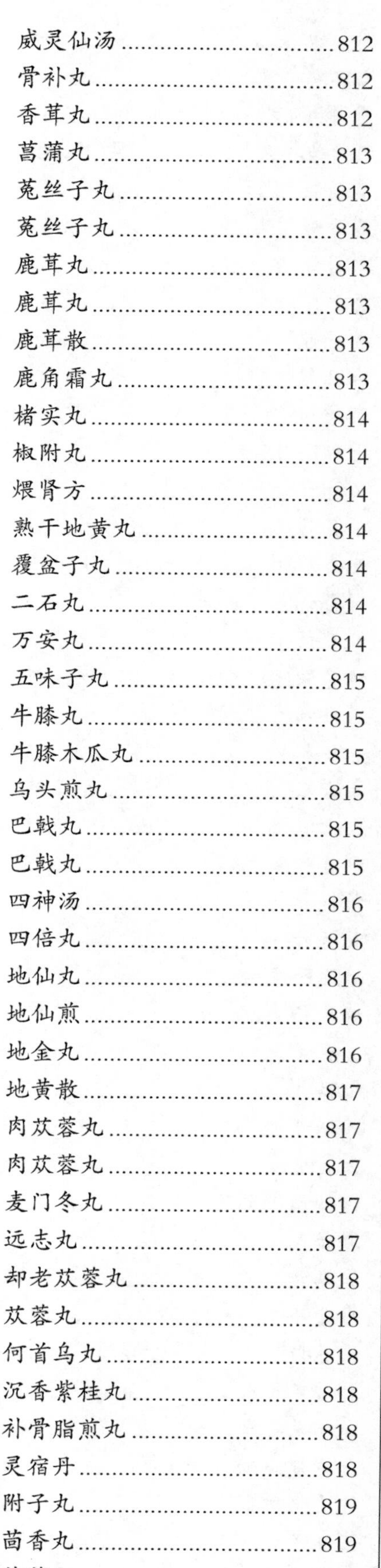

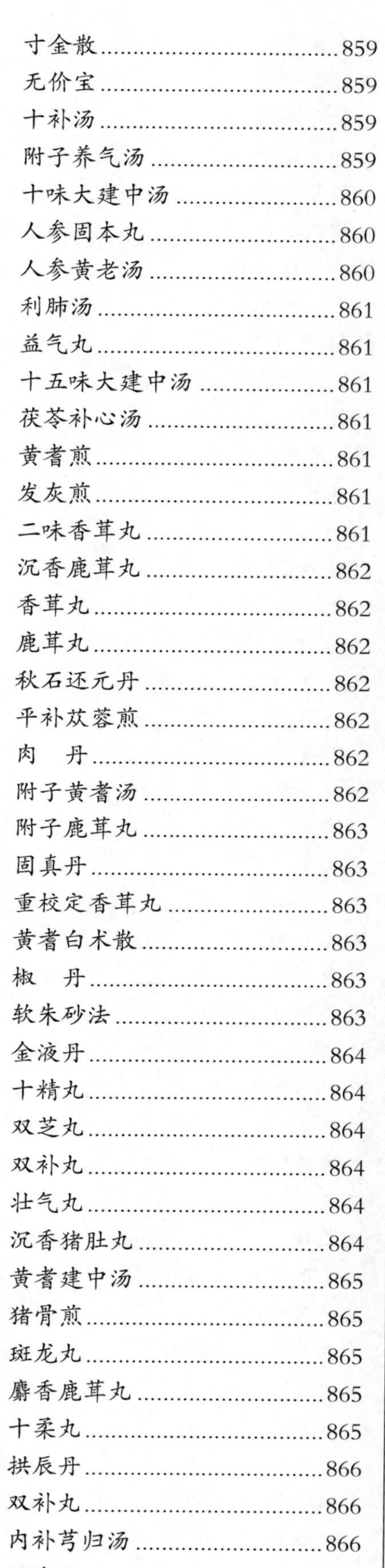

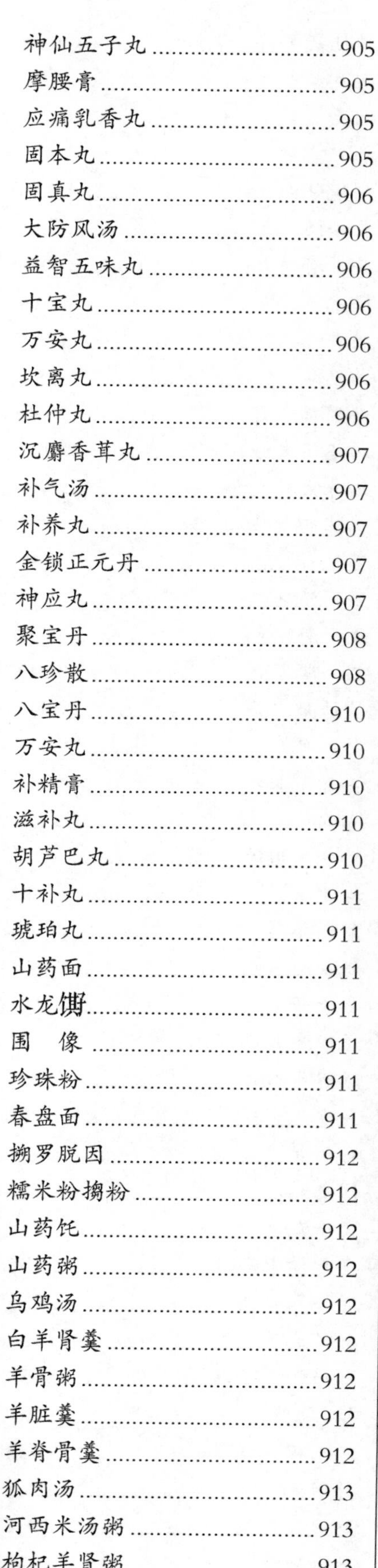

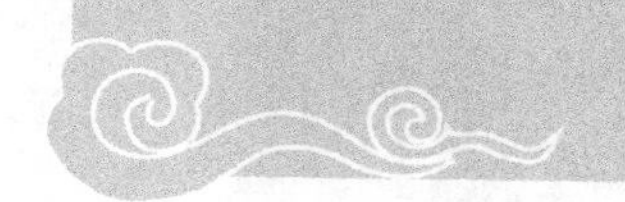

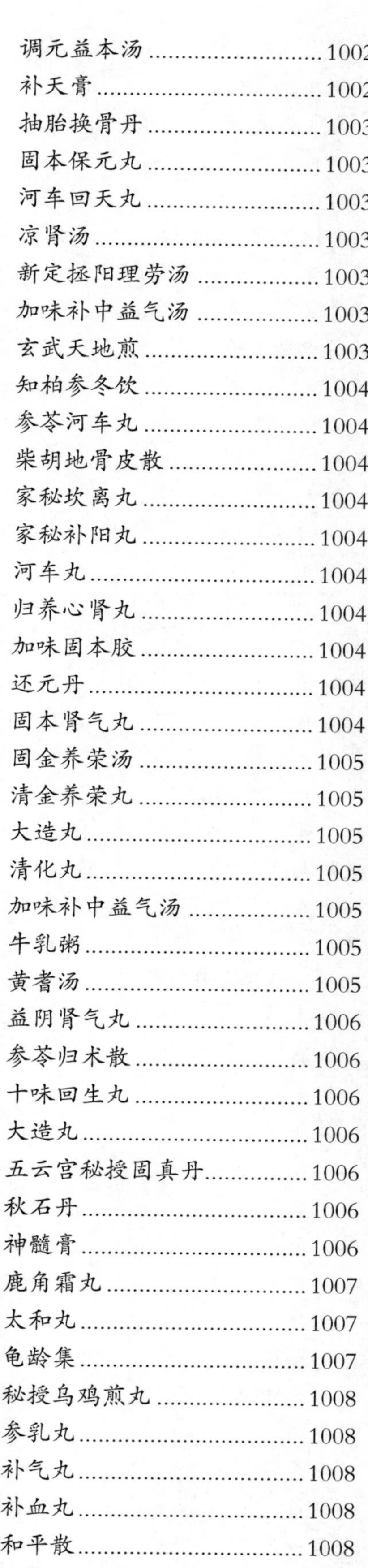

四十二、风　劳......1094

四十三、急　劳......1102

四十四、热　劳......1106

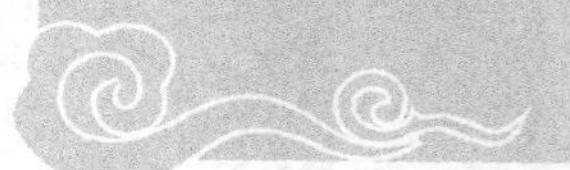

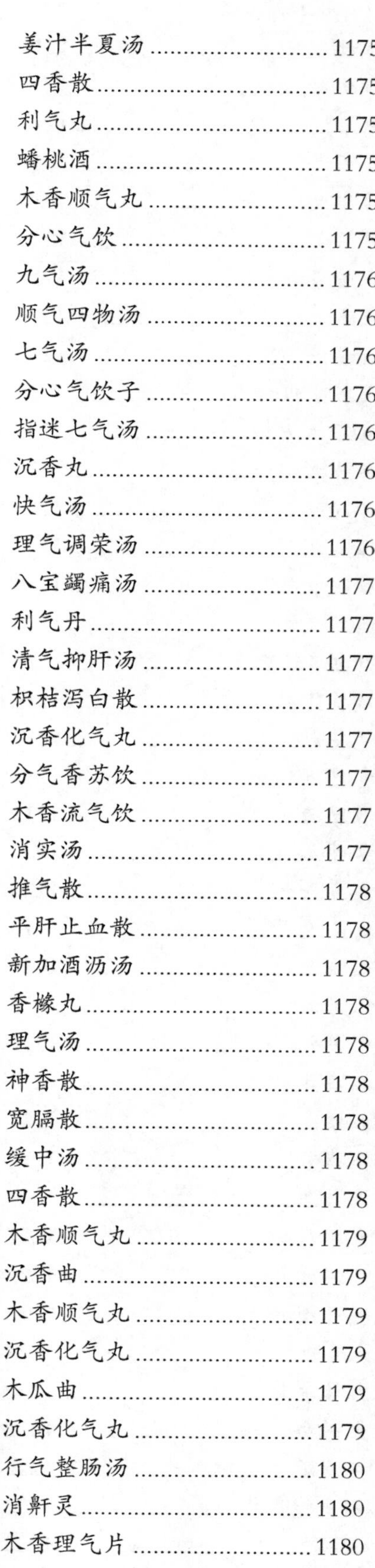

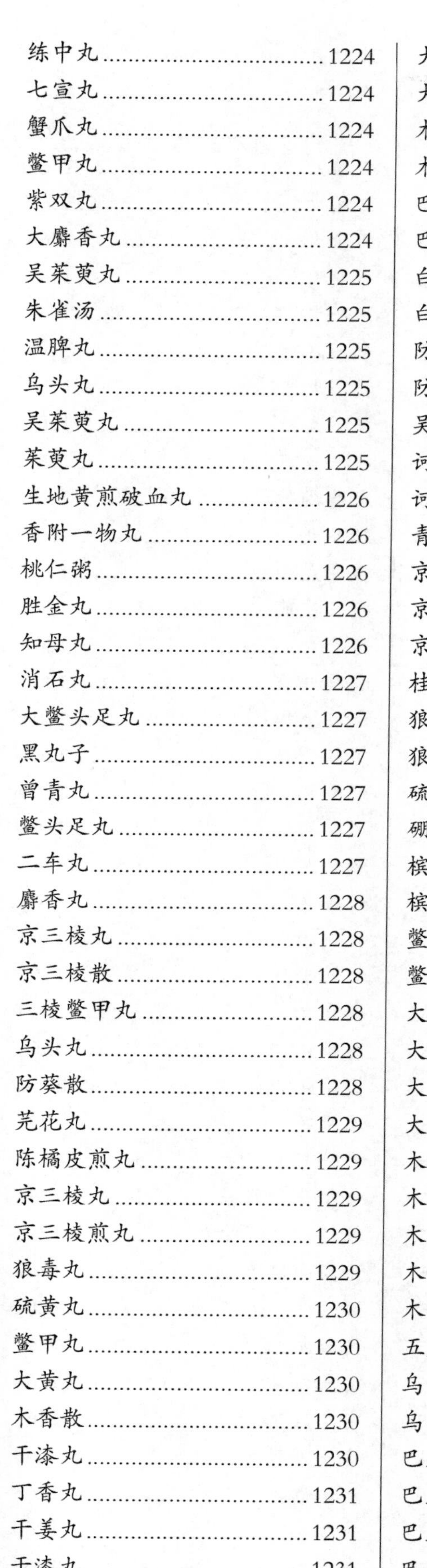

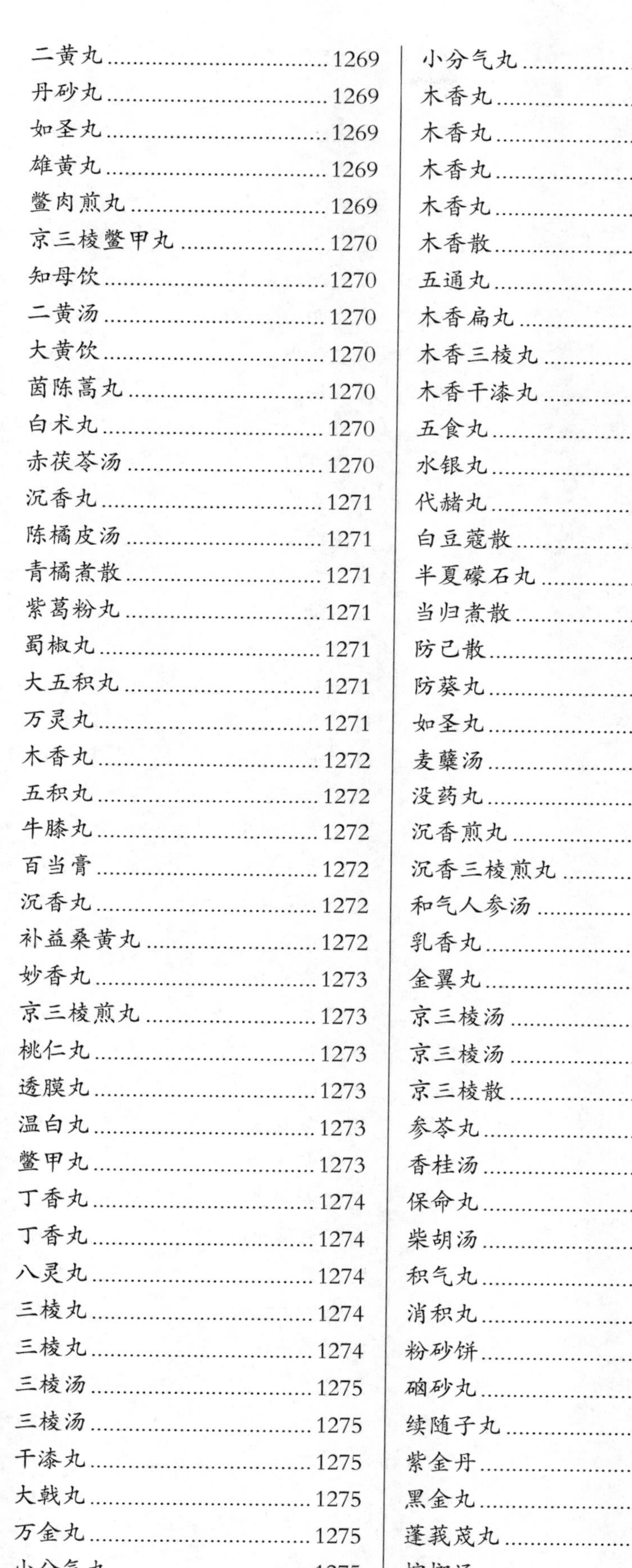

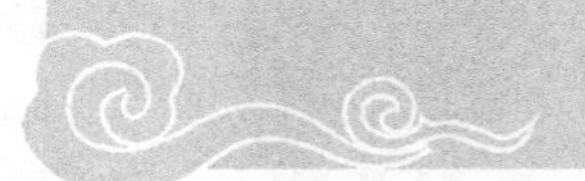

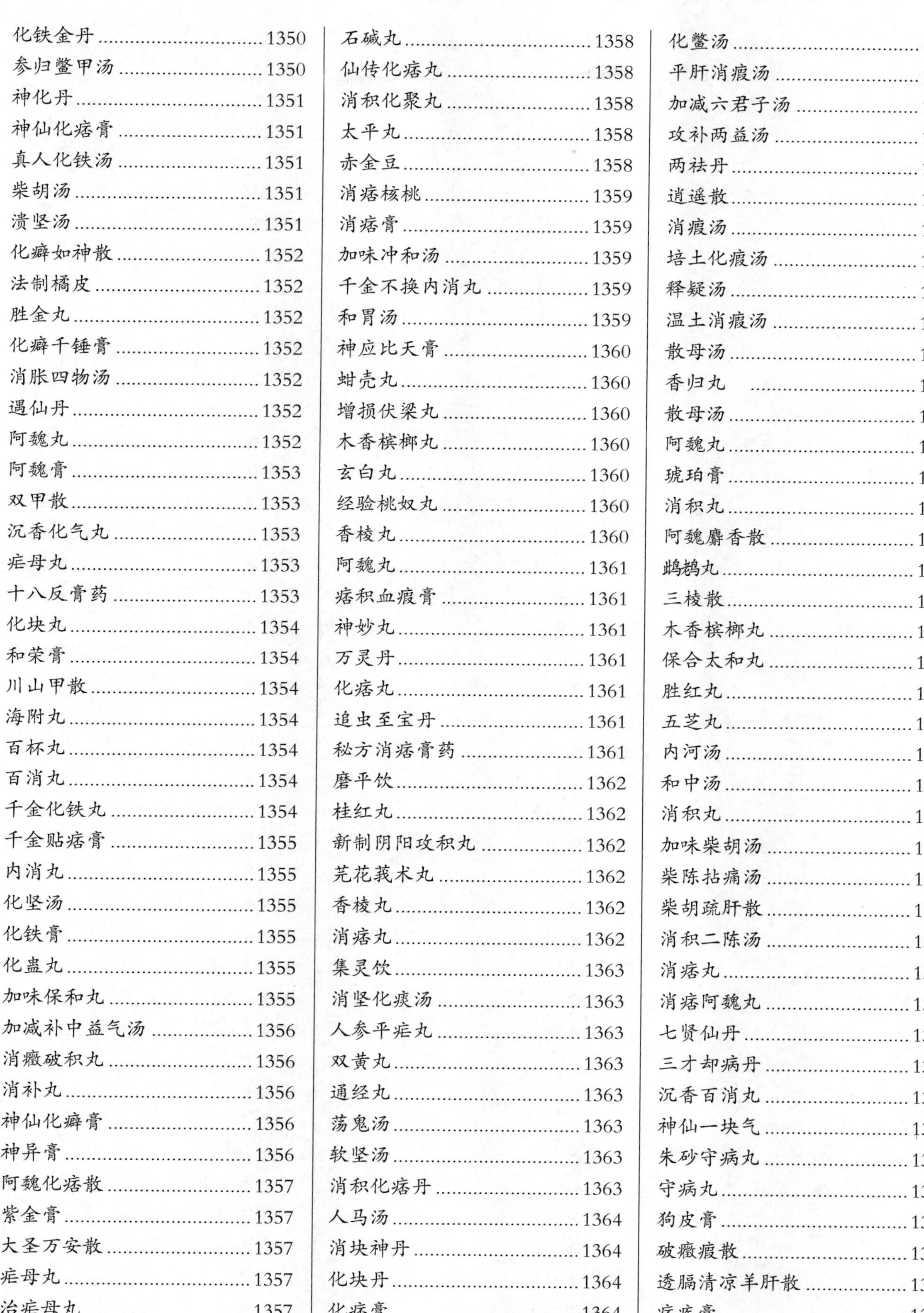

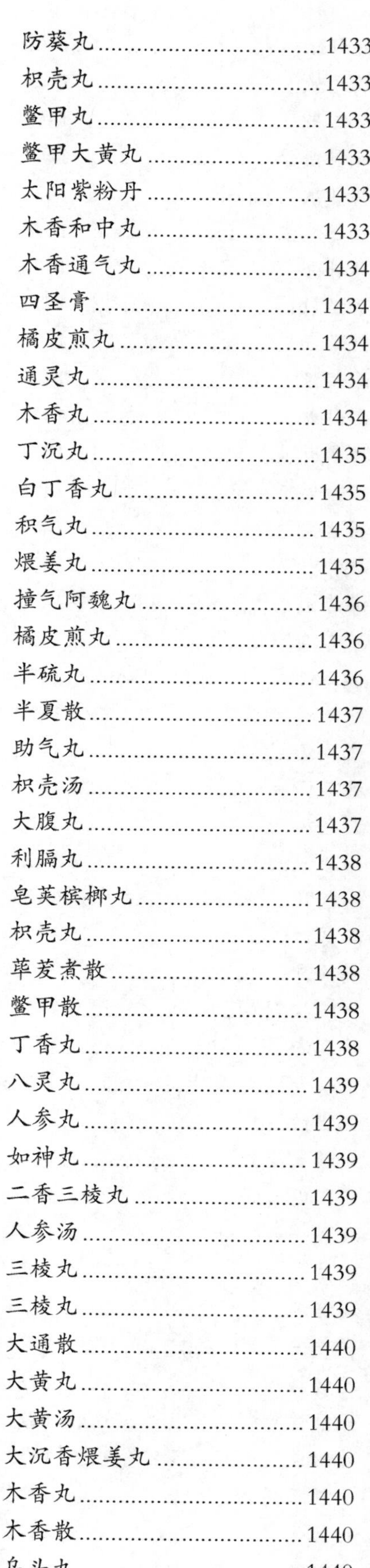

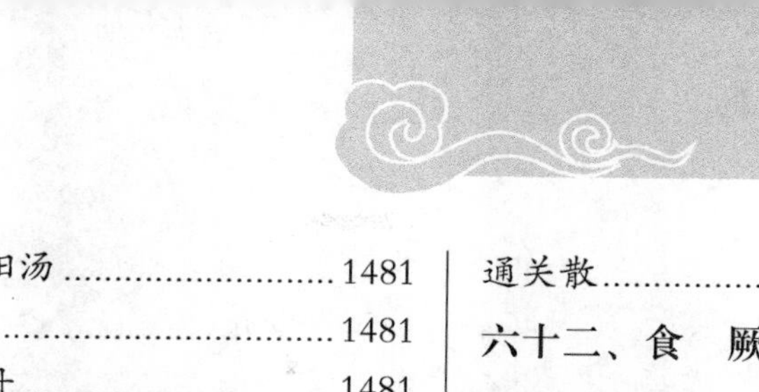

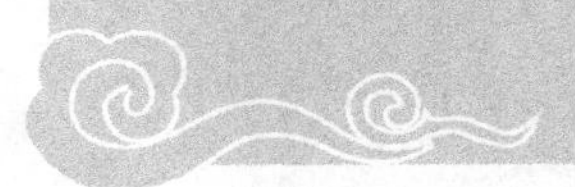

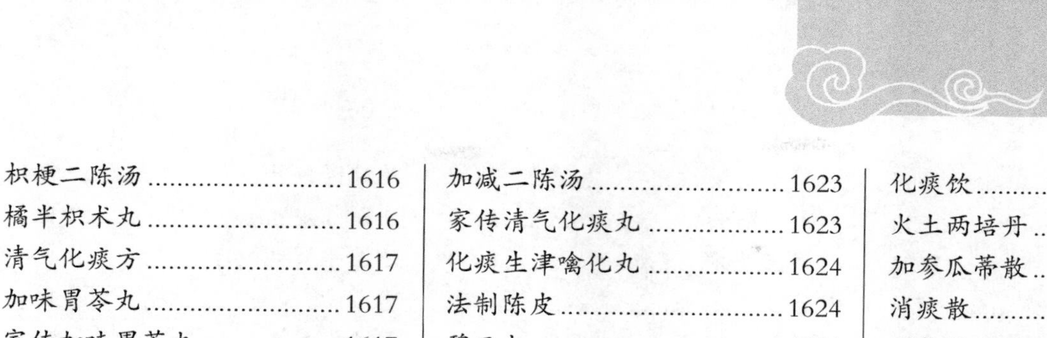

七十六、衰　老......1659

气血津液病

一、郁　证

郁证，是指由于情志不舒、气机郁滞所致的相关病情，临床以心情抑郁、情绪不宁、胸部满闷、胁肋胀痛，或易怒易哭，或咽中如有异物梗塞等为特征。郁证一名出现较晚，但《黄帝内经》已有五郁病情治疗的记载，如《素问·六元正纪大论》："木郁达之，火郁发之，土郁夺之，金郁泄之，水郁折之。"《金匮要略》："妇人藏躁、梅核气也属郁病范畴。"《丹溪心法》："气郁者，胸胁痛，脉沉涩；湿郁者，周身走痛，或关节痛，遇寒则发，脉沉细；痰郁者，动则喘，寸口脉沉滑；热郁者，瞀闷，小便赤，脉沉数；血郁者四肢无力，能食便红，脉沉；食郁者，嗳酸，腹饱不能食，人迎脉平和，气口脉繁盛者是"，提出了气、血、火、食、湿、痰六郁之说，并创立了衍用至今的六郁汤、越鞠丸。明确郁证之名者，乃明代虞传，其《医学正传》单列郁证门，并提出："此六者皆相因而为病者也。是以治法皆当以顺气为先，消积次之"的治疗大法。此后，论郁证者颇多，且有所发展。如《古今医统大全·郁证门》："郁为七情不舒，遂成郁结，既郁之久，变病多端。"《景岳全书·郁证》："至若情志之郁，则总由乎心，此因郁而病也"，"予辩其三证，庶可无误，盖一曰怒郁，二曰思郁，三曰忧郁。"将情志之郁称为因郁而病，着重论述了怒郁、思郁、忧郁三种郁证的证治。

本病成因多为愤懑郁怒，肝气郁结；或忧愁思虑，脾失健运；或情志过极，心失所养。其治疗，总以理气开郁，调畅气机，怡情易性为基本原则。诚如《医方论·越鞠丸》方解中说："凡郁病必先气病，气得疏通，郁之何有？"对于实证，首当理气开郁，并应根据是否兼有血瘀、痰结、湿滞、食积等而分别采用活血、降火、祛痰、化湿、消食等法；虚证则应根据损及的脏腑及气血阴精液亏虚状况而补之，或养心安神，或补益心脾，或滋养肝肾。对于虚实夹杂者，则又当视虚实的偏重而虚实兼顾。

甘草法

【来源】《幼幼新书》卷四引《肘后备急方》。

【别名】甘草汤（《备急千金要方》卷五）。

【组成】甘草如中指节（炙，碎）

【用法】水二合，煮一合，每用一蚬壳，缠绵点口中。

【功用】吐去胸中恶汁，智慧无病。

莎根酒

【来源】方出《证类本草》卷九引《本草图经》，名见《本草纲目》卷二十五。

【组成】莎草根二斤

【用法】切，熬令香，以生绢袋贮之，于三大斗无灰清酒中浸之，春三月浸一日即堪服；冬十月后，即七日，近暖处乃佳。每空腹服一盏，日夜服三四次。常令酒气相续，以知为度。

【主治】心中客热，膀胱间连胁下气妨，常日忧愁不乐，兼心忪者。

黄芩参苏饮

【来源】《古今医统大全》卷八十二引《良方》。

【组成】参苏饮加黄芩

【主治】寡妇、室女思欲不遂，以致伤脾，饮食少思，寒热如疟，面上或红或黄。

逍遥散

【来源】《太平惠民和济局方》卷九。

【别名】逍遥汤（《圣济总录》卷一六三）。

【组成】甘草（微炙赤）半两　当归（去苗，锉，微炒）　茯苓（去皮，白者）　芍药（白）　白术　柴胡（去苗）各一两

【用法】上为粗末。每服二钱，水一大盏，加烧生姜一块（切破）、薄荷少许，同煎至七分，去滓热服，不拘时候。

本方改为丸剂，名“逍遥丸”（《中国药典》）。

【功用】

1.《内经拾遗方论》：调荣益卫，止嗽消痰。

2.《医宗金鉴》：调肝理脾。

3.《医林纂要探源》：降火滋阴。

4.《方剂学》：疏肝解郁，健脾养血。

【主治】

1.《太平惠民和济局方》：血虚劳倦，五心烦热，肢体疼痛，头目昏重，心忪颊赤，口燥咽干，发热盗汗，减食嗜卧；血热相搏，月水不调，脐腹胀痛，寒热如疟；及室女血弱阴虚，荣卫不和，痰嗽潮热，肌体羸瘦，渐成骨蒸。

2.《圣济总录》：产后亡阴血虚，心烦自汗，精神昏冒，头痛。

3.《世医得效方》：产后血虚发热，感冒热潮。

4.《口齿类要》：血虚有热，口舌生疮。

5.《女科撮要》：或因劳疫所伤，或食煎炒，血得热而流于脬中，小便带血。

6.《保婴撮要》：乳母肝脾有热，致小儿痘疮欲靥不靥，欲落不落。

7.《杏苑生春》：女子月经来少色淡，或闭不行。

8.《疡科选粹》：怒火而致翻花疮。

9.《医宗必读》：血虚小便不禁。

10.《医家心法》：肝胆二经郁火，以致胁痛、头眩，或胃脘当心而痛，或肩背绊痛，或时眼赤痛，连及太阳；六经伤寒阳证；或妇人郁怒伤肝，致血妄行，赤白淫，砂淋、崩浊。

11.《医林纂要探源》：心肝郁而致肝痛，左胁痛，手不可按，左胁见紫色而舌青。

12.《兰台轨范》：肝家血虚火旺，头痛目眩，口苦，倦怠烦渴，抑郁不乐，两胁作痛，小腹重坠。

13.《会约医镜》：伤寒火郁于中，干咳连声而痰不来，或全无痰。

14.《方剂学》：肝郁血虚所致的神疲食少，乳房作胀，舌淡红，脉弦而虚者。

【方论】

1.《古今名医方论》：五脏苦欲补泻云；肝苦急，急食甘以缓之。盖肝性急，善怒，其气上行则顺，下行则郁，郁则火动，而诸病性矣。故发于上则头眩、耳鸣，而或为目赤；发于中则胸满、胁痛，而或作吞酸；发于下则少腹疼疝，而或溲溺不利；发于外则寒热往来，似疟非疟。凡此诸症，何莫非肝郁之象乎？治肝之法尽矣。而肝木之所以郁者，其说有二：一为土虚不能升木也；一为血少不能养肝也。盖肝为木气，全赖土以滋培，水以灌溉。若中气虚，则九地不升，而木因之郁；阴血少，则木无水润，而遂以枯。养葵曰：人知木克土，不知土升木。知言哉！方用白术、茯苓者，助土德以升木也；当归、芍药者，益荣血以养肝也；丹皮解热于中，草、栀清火于下。独柴胡一味，一以厥阴报使，一以升发

诸阳。经云：木郁则达之。柴胡其要矣！

2.《医方集解》：肝虚则血病，当归、芍药养血而敛阴；木盛则土衰，甘草、白术和中而补土；柴胡升阳散热，合芍药以平肝，而使木得条达；茯苓清热利湿，助甘、术以益土，而令心气安宁；生姜暖胃祛痰，调中解郁；薄荷搜肝泻肺，理血消风，疏逆和中，诸证自已，所以有逍遥之名。

3.《绛雪园古方选注》：治以柴胡，肝欲散也；佐以甘草，肝苦急也；当归以辛补之；白芍以酸泻之；治以白术、茯苓，脾苦湿也；佐以甘草,脾欲缓，用苦泻之，甘补之也；治以白芍，心苦缓，以酸收之；佐以甘草，心欲软，以甘泻之也；加薄荷、生姜，入煎即滤，统取辛香散郁也。

4.《医略六书》：肝脾血虚，不能下输冲任，而月经愆期，腹痛频频焉。柴胡疏肝郁以调经，白术健脾土以生血，茯苓清治节以和脾，甘草缓中州和胃，白芍敛阴血能资任脉，当归养血脉更资冲脉也。水煎温服，使脾胃调和，则肝血自生而血脉自行，安有经愆腹痛之患乎？气滞加木香、香附以调气化气，而腹痛可除；血热加山栀、丹皮之凉血清肝，而经血可盈；血少血虚加生熟地之滋血补血，而经行如度，何有腹痛之不已哉?

5.《医林纂要探源》：因肝木受郁不得解，以至于生热，而血液枯竭，肝木亦未尝不虚，故既以归、姜补肝，又以术、苓厚培其根，以柴胡、薄荷条达其枝，所谓雷以动之，风以散之；然后泻之以酸，缓之以甘，畅遂肝气之方，莫此为最。

6.《医方论》：逍遥散，于调营扶土之中，用条达肝木，宣通胆气之法，最为解郁之善剂。五脏惟肝为最刚，而又于令为春，于行为木，上发生长养之机。一有拂郁，则其性怒张，不可复制；且火旺则克金，木旺则克土，波及他脏，理固宜然。此于调养中寓疏通条达之法，使之得遂其性而诸病自安。加丹参、香附二味，以调经更妙，盖妇人多郁故也。

7.《血证论》：昆治肝经血虚火旺，郁郁不乐。方用白术、茯苓助土德以升木，当归、白芍益荣血以养肝，薄荷解热，甘草缓中，柴、姜升发。木郁则达之，遂其曲直之性，故名之曰逍遥。如火甚血不和者，加丹皮、山栀清理心包。心包主火与血，为肝之子，为火之母。泻心包之火，即是治肝之火，以子母同气故也。

8.《成方便读》：此方以当归、白芍之养血，以涵其肝；苓、术、甘草之补土，以培其本；柴胡、薄荷、煨生姜俱系辛散气升之物，以顺肝之性，而使之不郁。

9.《方剂学》：方用柴胡疏肝解郁，当归、白芍养血补肝，三药配合，补肝体而助肝用为主；配伍入脾之茯苓、白术为辅，以达补中理脾之用；加入少许薄荷、生姜为佐，助本方之疏散条达；炙甘草为使者，助健脾并调和诸药。诸药合用，使肝郁得解，血虚得养，脾虚得补，则诸症自愈。

10.《中国医药汇海·方剂部》：此方名为疏肝，仍所以疏达少阳之邪火也。并治胸满吞酸，小腹痛疝，溲赤不利，往来寒热等症。夫木郁土中则气血并滞，故用归、芍以行营；白术、茯苓以运湿利水。柴胡本阴亏火旺之忌药，但方所治，乃因郁生火之症，故反须用以升散泻火，郁开则火斯散，所谓火郁发之是也。甘草之和，生姜之辛，皆所以缓其急，开其气，俾肝木得遂其条达本能。尤妙在薄荷一味，宣和胸膈，透表祛达，以成安内攘外之功，是真妙制焉。

11.《谦斋医学讲稿》：由于逍遥散肝脾同治，一般均从木旺克土来解释。我的看法，木旺克土是肝强脾弱，逍遥散的主治是肝脾两虚，木不疏土，肝既不通疏泄条畅，脾又不能健运生化，因而形成郁象。所以养肝舒气，补脾和中，从根本上做到木郁达之。如果肝旺而用归、芍、柴胡，势必助长气火；脾受克制再用术、草、茯苓，也会更使壅滞。必须明辨虚实，才能理解本证的寒热往来不同于少阳证；头痛胁胀不同于肝气横逆，饮食呆减也不同于胃家实满，从而不可简单地把它当作疏肝主方。

【实验】

1.保护肝脏作用　《山西医药杂志》（1976，2：71）：实验表明，本方能使血清谷丙转氨酶活力下降，肝细胞变性坏死减轻，并可使肝细胞内糖元与核糖核酸含量趋于正常，方中以茯苓、当归的作用最为显著。

2.对中枢神经系统的影响　《汉方医药》（1983，2：13）：实验表明，逍遥散能增强硫喷妥钠、戊巴比妥钠等对小鼠的麻醉作用，延长其麻醉时间，增强麻醉效果，具有显著的镇静作用；对戊四氮所致小鼠惊厥有明显保护作用，能降低死亡率，减轻惊厥程度，具有一定的抗惊厥作用。醋酸扭体法实验表明，本方能显著减少小鼠扭体次数，具有明显的镇痛作用。

3.对性腺功能的影响　《汉方医药》（1983，2：13）：实验表明，本方具有温和的雌激素样活性，此作用是通过卵巢实现的。

4.对神经递质含量的影响　《中药药理与临床》（1993，2：8）：实验提示，逍遥散选择性地作用于中枢儿茶酚胺能神经系统，这种作用与其治疗神经精神疾病及内分泌功能失调有关。

5.对神经突触超微结构变化的影响　《中成药》（2006，5：697）：实验表明：多相性应激可以损伤大鼠的神经突触结构，影响突触间的相互连接。而逍遥散则能减少应激对原有的突触及突触连接的损伤，促进新的突触与突触连接的形成。

【验案】

1.老年震颤　《河北中医》（1994，1：29）：许氏用本方加减治疗老年震颤30例。气虚头晕者加人参、黄芪；头痛痰多者加天麻、白僵蚕、钩藤；神识恍惚者加磁石粉、酸枣仁、远志、朱砂。结果：临床治愈23例，有效5例。

2.高脂血症　《陕西中医》（1995，3：109）：杨氏等用该药治疗高脂血症74例。每次9g，1日2次，并与山楂精降脂片42例对照。结果：治疗组降低总胆固醇与三酰甘油的显效率分别为71.4%、57.9%，总有效率分别为90.5%、75.9%；对照组显效率分别为45.2%、35.7%，总有效率分别为77.5%、75.2%。两组显效率比较有显著差异（$P<0.05$）。

3.泌尿系结石　《浙江中医学院学报》（1995，5：28）：滕氏等用本方加减（去薄荷，加金钱草、车前子、鸡内金、牛膝）治疗泌尿系结石40例。肝气郁甚者加郁金、青皮、炒枳壳；瘀重加三棱、莪术、参三七；气虚加党参、黄芪；肾亏加桂附八味等。结果：痊愈26例，好转10例，无效4例，治愈率为65%，总有效率为90%。

4.乳腺瘤　《江苏中医》（1995，7：25）：杜氏用本方加减：柴胡、当归、三棱、全瓜蒌、白芍、白术、僵蚕、土鳖虫、鳖甲、生牡蛎、茯苓、甘草，热盛痰多者，加浙贝、夏枯草；心烦易怒，加山栀、知母；乳房胀痛甚，加延胡索、川楝子；气虚者，加党参、黄芪；阴虚血少者，加熟地、首乌。治疗174例乳腺瘤。结果：治愈130例，显效29，好转10例，有效率为97.13%。

5.单纯性甲状腺肿大症　《山东中医药大学学报》（1996，3：189）：谭氏等用本方加味（加郁金、昆布、海藻、枳实、青陈皮、牡蛎）治疗单纯性甲状腺肿大症36例。颈部肿痛者加金银花、连翘；气滞甚者加香附、佛手；气郁化火者，去焦术，加丹皮、山栀、夏枯草；痰湿重者加清半夏、苍术；兼畏寒肢冷者加熟附子、干姜；伴心悸失眠者加熟酸枣仁、夜交藤、柏子仁。结果：治愈32例，显效3例，总有效率为97.2%。

6.月经不调　《湖南中医学院学报》（1996，4：18）：曾氏等用本方加减治疗月经不调58例。月经先期量多，色紫有块，心烦易怒者加丹皮、山栀、黄芩；后期量少色暗红或有小血块者加香附、丹参、三七；先后不定期，胸胁小腹胀痛者加丹参、益母草、蒲黄；月经过多，色紫黑有血块者加蒲黄、五灵脂、泽兰、枳壳、香附；过多色紫黑有血块加桃仁、红花、川芎、益母草；经期延长加茜草炭、益母草、乌贼骨、荆芥炭等。每日1剂，水煎服，20剂为1个疗程，月经前后1周及月经期服药。结果：显效45例，有效8例，无效5例。

7.忧郁症　《北京中医》（1996，2∶22）：以本方为基本方，兼湿热下注加萹蓄、瞿麦、茵陈、泽泻、滑石、木通、车前草；阴虚者加知母、黄柏、金樱子、桑螵蛸、益智仁、山萸肉；心阴虚者加夜交藤、合欢皮、炒枣仁、远志、莲子心；肾阳虚加仙茅、仙灵脾，治疗忧郁症66例，结果：总有效率为93.3%。

8.经前期紧张综合征　《陕西中医》（1997，5：242）：王氏用本方加味（加香附、郁金）治疗经前期紧张综合征52例，每日1剂，水煎服，至行经之日止。结果：总有效率为97%。

9.单纯疱疹性角膜炎　《云南中医学院学报》（1998，2：25）：卜氏用本方加减：柴胡、赤芍、当归、白术、茯苓、黄芩、金银花、板蓝根、桔梗、紫草、茵陈、车前子、蝉蜕。治疗单纯疱疹性角膜炎42例62眼。随症加减，结合氯霉素等眼药点眼。结果：治愈47例，好转12例，总有效率为95.16%。

10.帕金森病　《实用中西医结合杂志》（1998，3：206）：蒋氏等用本方加洋金花0.5g，治疗5例帕金森病病人，取得显著的近期疗效，且疗效优于常用的其他神经保护性治疗的化学药物。并发现该药具有保护神经元、减少神经元变性损害和减慢该病的进展作用。

11.性病恐怖症　《山东中医杂志》（2005，9：541）：用本方：当归10 g，白芍20 g，柴胡、白术、茯苓各15g，薄荷5g，治疗性病恐怖症60例。结果：治愈（恐惧心理及强迫症状消失，随访2月未复发）21例，显效（主要症状基本消失，不再有明显心理障碍和行为异常）10例，有效（临床症状减轻，部分异常心理存在）20例，无效（服药1个月后临床症状无改善）9例，有效率为85%。

六磨饮

【来源】《证治要诀类方》卷二引《太平惠民和济局方》。

【别名】六磨汤（《杏苑生春》卷五）。

【组成】枳壳　槟榔　乌药　人参　木香　沉香

【用法】上用粗碗磨水服。

【主治】

1.《证治要诀类方》：气虚上逆，遂成痞塞而疼者。

2.《医略六书》癃闭，脉沉濡涩滞者。

3.《杏苑生春》：七情郁结，上气喘急。

龙骨丸

【来源】《圣济总录》卷四十一。

【组成】龙骨　白茯苓（去黑皮）　远志（去心）　防风（去叉）　人参　柏子仁（别捣）　犀角（镑）　生干地黄（焙）各一两　牡蛎一两半（烧，研如粉）

【用法】上药除柏子仁外，捣罗为末，同拌匀，加煮枣肉二两，炼蜜为丸，如梧桐子大。每服三十丸，空心、食前粥饮送下。

【主治】阳气内郁，肝气不治，少气善怒，视听昏塞，煎迫厥逆者。

枳实丸

【来源】《圣济总录》卷七十二。

【组成】枳实（去瓤，麸炒）一两　白术　槟榔（锉）　陈橘皮（汤浸，去白，焙）各三分　甘草（炙，锉）　生姜（切，炒）各一分　赤茯苓（去黑皮）　青木香　桂（去粗皮）　昆布（洗去咸，焙）　诃黎勒皮　大黄（煨，锉）各半两　草豆蔻（去皮）一两

【用法】上为末，炼蜜为丸，如梧桐子大。每服二十丸，生姜、木瓜汤送下。

【主治】气久积不散，心膈满闷，四肢不收，痞塞不通。

茯神汤

【来源】《圣济总录》卷一六〇。

【组成】茯神（去木）一两　人参　龙齿　琥珀　赤芍药　黄耆（锉）　牛膝（酒浸，切，焙）各三分　生干地黄一两半　桂（去粗皮）半两

【用法】上为粗末。每服三钱匕，水一盏，煎取七分，去滓温服，不拘时候。

【主治】产后血虚受邪，语言失度，精神恍惚。

参橘丸

【来源】《全生指迷方》卷二。

【组成】橘皮四两（洗）　人参一两

【用法】上为细末，炼蜜为丸，如梧桐子大。每服三十丸，食前米饮送下。

【功用】补气，顺气。

【主治】气病。心下似硬，按之即无，常觉膨胀，多食则吐，气引前后，噫气不除，由思虑过多，气不以时而行则气结，脉涩滞。

加味四物汤

【来源】《类编朱氏集验方》卷十。

【组成】四物汤一帖加橘红　香附子　元胡索各半两

【主治】妇人欲念不遂，心膈迷闷刺痛。

犀角散

【来源】《鸡峰普济方》卷十七。

【组成】生犀（镑末）　羚羊角（镑末）　朱砂（研）　人参各半两　牛黄一分（研）　龙脑一分（研）　麝香一分（研）

【用法】上为末，研匀，以瓷器密收之，勿令泄气。每服半钱，食后熟水调下。

【主治】太息。因饮食次惊忧悲泣，食即吐出，自后常多不快，时时太息。

地黄丸

【来源】《普济本事方》卷十。

【别名】赤芍地黄丸（《医学入门》卷八）、抑阴丸（《古今医鉴》卷十一）、断欲丸（《寿世保元》卷七）、生地黄丸（《妇人大全良方》卷六）、抑阴地黄丸（《证治准绳·类方》卷一）。

【组成】生干地黄二两　柴胡（去苗，净洗）　秦艽（净洗，去芦）　黄芩各半两　赤芍药一两

【用法】上为细末，炼蜜为丸，如梧桐子大。每服三十丸，乌梅汤送下，一日三次，不拘时候。

【主治】尼师寡妇，独阴无阳，欲男子而不可得，以致恶风体倦，乍寒乍热，面赤心烦，或时自汗，厥阴脉弦长而上出鱼际。

【方论】《本事方释义》：生干地黄气味甘苦微寒，入手足少阴、厥阴；柴胡气味辛甘平，入足少阳；秦艽气味苦平，入手足阳明，兼入肝胆；黄芩气味苦寒，入手太阴、少阳；赤芍药气味苦平，入足厥阴，能行血中之滞；乌梅汤送药，亦取其泄肝也。师尼寡妇，独阴无阳，情欲未遂，以致阴阳交争，乍寒乍热，将欲成劳者，非此不能治。

降气汤

【来源】《洪氏集验方》卷一。

【组成】茯神二两　香附子半斤（用新水浸一宿，炒令黄色）　甘草一两半（炙黄）

【用法】上为末。每服二钱，沸汤点下，送服交感丹。

【功用】

1.《奇效良方》：益气清神。

2.《瑞竹堂经验方》：升降阴阳。

【主治】《内经拾遗方论》：气郁不伸。

分气补心汤

【来源】《三因极一病证方论》卷八。

【组成】大腹皮（炒）　香附（炒去毛）　白茯苓　桔梗各一两　木通　甘草（炙）　川芎　前胡（去苗）　青橘（炒）　枳壳（麸炒，去瓤）　白术各三分　细辛（去苗）　木香各半两

【用法】上锉散。每服四大钱，水一盏，加生姜三片，大枣一个，煎七分，去滓，食前温服。

【主治】心气郁结，忪悸噎闷，四肢浮肿，上气喘急。

七气汤

【来源】《三因极一病证方论》卷十一。

【组成】半夏（汤洗）五两　厚朴（姜制）　桂心各三两　茯苓　白芍药各四两　紫苏叶　橘皮各二两　人参一两

【用法】上锉散。每服四钱，水一盏半，加生姜七片，大枣一个，煎七分，去滓，空腹服。

【主治】喜、怒、忧、思、悲、恐、惊七气郁发，致五脏互相刑克，阴阳反戾，挥霍变乱，吐利交作，寒热眩晕，痞满咽塞。

真珠散

【来源】《三因极一病证方论》卷十一。

【组成】附子二个（一生一炮，各去皮脐）　半夏（汤二十一次洗去滑）一两半　滑石　成炼钟乳各半两　辰砂三分（另研）

【用法】上为末。每服二钱，水二盏，加生姜七片，藿香二三叶，蜜半匙，煎七分，食前冷服。小便不利加木通茅根煎。

【主治】喜怒不常，忧思兼并，致脏气郁结，留积涎饮，胸腹满闷，或腹绞痛，憎寒发热，吐利交作。

沉香散

【来源】《三因极一病证方论》卷十二。

【组成】沉香（不焙） 石韦（去毛） 滑石 王不留行 当归（炒）各半两 葵子（炒） 白芍药各三分 甘草（炙） 橘皮各一分

《丹溪心法附余》有木香、青皮各二钱五分。

【用法】上为细末。每服二钱，食前煎大麦汤调下；饮调亦得。

【主治】五内郁结，气不得舒，阴滞于阳，而致气淋壅闭，小腹胀满，使溺不通，大便分泄，小便方利。

养心丸

【来源】《杨氏家藏方》卷十。

【组成】茯神（去木） 人参（去芦头） 绵黄耆（蜜炙） 酸枣仁（去皮，别研成膏）各一两 熟干地黄（洗，焙） 远志（去心） 五味子 柏子仁（别研成膏）各半两 朱砂三分（研细，水飞）

【用法】上为细末，入二膏和匀研细，炼蜜为丸，如梧桐子大。每服五十丸，食后、临卧浓煎人参汤送下。

【主治】忧思太过，健忘怔忡，睡多恐惕，梦涉峻危，自汗不止，五心烦热，目涩昏倦，梦寐失精，口苦舌干，日渐羸瘦，全不思食。

润体丸

【来源】《儒门事亲》卷十二。

【组成】郁李仁 大黄 桂心 黑牵牛 当归 黄柏（并生用）各五钱 轻粉少许

【用法】上为细末，滴水为丸，如梧桐子大。每服三四十丸，温水或生姜汤送下。

【主治】诸气愤郁，肠胃干涸，皮肤皱揭，胁痛，寒疟，喘咳，腹中鸣，注泄鹜溏，胁肋暴痛，不可反侧，嗌干面尘，肉脱色恶；及丈夫㿗疝，妇人少腹痛，带下赤白，疮疡痤疖，喘咳潮热，大便涩燥；及马刀挟瘿之疮，肝木为病。

魏角镇痉丸

【来源】《经验良方》。

【组成】阿魏末 鹿角（炙油）各二钱 龙胆末（适宜）

【用法】上调和，取二厘为一丸。每服五丸，一日数次。

【主治】神经病郁忧，病痫痉挛。

补心丸

【来源】《医方大成》卷五引《济生方》。

【组成】紫石英（煅，研） 熟地黄（洗） 菖蒲 茯神（去木） 当归（去芦） 附子（炮，去皮脐） 黄耆（去芦） 远志（去心，炒） 川芎 桂心（不见火） 龙齿各一两 人参半两

【用法】上为细末，炼蜜为丸，如梧桐子大。每服七十丸，用枣汤送下，不拘时候。

【主治】忧愁思虑过度，心血耗散，故多惊恐，遗精盗汗。

分心气饮

【来源】《仁斋直指方论》卷五。

【别名】心气饮（《丹溪心法》卷四）。

【组成】紫苏茎叶三两 半夏（制） 枳壳（制）各一两半 青皮（去白） 陈橘红 大腹皮 桑白皮（炒） 木通（去节） 赤茯苓 南木香 槟榔 蓬莪术（煨） 麦门冬（去心） 桔梗 肉桂 香附 藿香各一两 甘草（炙）一两三分

【用法】上锉散。每服三钱，水一大盏，加生姜三片，大枣二个，灯心十茎，煎七分，不拘时候服。

【功用】通利大小便。

【主治】忧思郁怒，诸气痞满停滞。

【验案】瘴疟 里人瘴疟经年，虚肿腹胀，食不知饱，以此药吞温白丸，初则小便数次，后则大便

尽通，其病顿愈。

七气汤

【来源】《女科万金方》。
【组成】人参　甘草　肉桂　陈皮
【用法】每服三钱，加生姜三片，水煎，空心服。
【主治】气郁。

冲和顺气汤

【来源】《卫生宝鉴》卷九。
【别名】升麻白芷汤（《古今医鉴》卷九）。
【组成】葛根一钱半　升麻　防风　白芷各一钱　黄耆八分　人参七分　甘草四分　芍药　苍术各三分
【用法】上锉，作一服。水二盏，加生姜三片，大枣两个，煎至一盏，去滓，早饭后、午前温服。
【主治】

1.《卫生宝鉴》：忧思不已，饮食失节，脾胃有伤，面色黧黑不泽，环唇尤甚，心悬如饥状，饥不欲食，气短而促。

2.《张氏医通》：内伤脾气，恶寒发热，食少便溏。

【方论】《上古天真论》云：阳明脉衰于上，面始焦。始知阳明之气不足，故用本方助阳明生发之剂，以复其色。《内经》曰：上气不足，推而扬之。以升麻苦平，葛根甘温，自地升天，通行阳明之气为君；人之气以天地之疾风名之，气留而不行者，以辛取之，防风辛温，白芷甘辛温，以散滞气，用以为臣；苍术苦辛，蠲除阳明经之寒湿，白芍药之酸，安太阴经之怯弱。《十剂》云：补可去弱。人参、黄耆、甘草，甘温益正气以为佐；《至真要大论》云：辛甘发散为阳。生姜辛热，大枣甘温，和营卫，开腠理，致津液，以复其阳气，故以为使也。

经验调气方

【来源】《医方大成》卷三引徐同知方。
【别名】调气汤（《普济方》卷一八二）。
【组成】人参　赤茯苓（去皮）　淡木瓜　麦门冬　白术　白芷　半夏（汤洗）各二两　陈皮　厚朴（姜制，炒）　青皮（去白）　甘草　香附子（炒去毛）　紫苏（去枝梗）各一斤　沉香八两　枳壳四两（炒）　大黄（面裹煨，切）二两　草果仁　肉桂（去皮，不见火）　蓬术（煨切）　大腹皮　丁香皮　槟榔　木香（不见火）各六两　木通（去节）八两
【用法】上为粗末。每服水一盏半，加生姜三片，大枣二个，煎至七分，去滓热服。如伤寒头疼痛才觉得疾，入连根葱白三寸同煎，升降阴阳，汗出立愈；肠腑自利，入粳米煎；妇人血气癥瘕，入艾醋煎，不拘时候。
【功用】调顺营卫，流通血脉，快利三焦，安和五脏。
【主治】诸气痞不通，胸膈膨胀，口苦咽干，呕吐少食，肩背腹胁走注刺痛，及喘急痰嗽，面目虚浮，四肢肿满，大便秘结，水道赤涩，及忧思太过，怔忪郁积，脚气风湿，聚结肿胀，喘满胀急。

茯神汤

【来源】《世医得效方》卷三。
【组成】人参　麦门冬（去心）　山药各二两　前胡　熟地黄（洗，酒拌炒）各一两　枳壳（去瓤，麸炒）三分　远志（甘草水煮，去心，姜汁拌炒）三分　白茯苓　茯神各一两半　半夏（汤洗七次）　黄耆（炙）各一两　甘草半两
【用法】上为散。每服四钱，流水盏半，生姜五片，秫米一撮煎，食前服。
【主治】喜怒忧思悲恐惊所感，脏气不行，郁而生涎，结为饮，随气上逆，伏留阳经，心中忪悸，四肢缓弱，翕然面热，头目眩冒，如欲摇动。

热郁汤

【来源】《丹溪心法》卷三。本方为原书六郁汤之第四方。
【组成】山栀（炒）　青黛　香附　苍术　抚芎
【主治】热郁。瞀闷，小便赤，脉沉数。
【加减】春，加芎；夏，加苦参；秋、冬，加吴茱萸。

越鞠丸

【来源】《丹溪心法》卷三。

【别名】芎术丸（原书同卷）、越曲丸（《松崖医径》卷下）。

【组成】苍术　香附　抚芎　神曲　栀子各等分

【用法】上为末，水泛为丸，如绿豆大。

【功用】解诸郁。

【主治】六郁。

【方论】

1.《丹溪心法》：气血冲和，万病不生，一有怫郁，诸病生焉。故人身诸病，多生于郁。苍术、抚芎总解诸郁，随证加入诸药。凡郁皆在中焦，以苍术、抚芎开提其气以升之。假如食在气上，提其气则食自降矣，余皆仿此。

2.《医方考》：越鞠者，发越鞠郁之谓也。香附理气郁，苍术开湿郁，抚芎调血郁，栀子治火郁，神曲疗食郁。此以理气为主，乃不易之品也。若主湿郁加白芷、茯苓；主热郁加青黛；主痰郁加南星、海石、瓜蒌；主血郁加桃仁、红花；主食郁加山楂、砂仁。此因病而变通也。如春加防风，夏加苦参，秋冬加吴茱萸，乃《经》所谓升降浮沉则顺之，寒热温凉则逆之耳。

3.《古今名医方论》：方中君以香附快气，调肺之怫郁，臣以苍术开发，强胃而资生；神曲佐化水谷，栀子清郁导火，于以达肺，腾胃而清三焦；尤妙抚芎之辛，直入肝胆以助妙用，则少阳之生气上朝而营卫和，大阴之收气下肃而精气化。此丹溪因五郁之法而变通者也。然五郁之中，金木尤甚。前人用逍遥散调肝之郁，兼清火滋阴；泻白散清肺之郁，兼润燥降逆。要以木郁上冲，即为火；金郁敛涩，即为燥也。如阴虚不知滋水，气虚不知化液，是又不善用越鞠矣。

4.《医方集解》：此手足太阴、手少阳药也。吴鹤皋曰：越鞠者，发越鞠郁之谓也。香附开气郁；苍术燥湿郁；抚芎调血郁；栀子解火郁；神曲消食郁。陈来章曰：皆理气也，气畅则郁舒矣。

5.《删补名医方论》：人以气为本，若饮食不节，寒温不适，喜怒无常，忧思无度，使冲和之气升降失常，以致胃郁不思饮食，脾郁不消水谷，气郁胸腹胀满，血郁胸膈刺痛，湿郁痰饮，火郁为热，及呕吐、恶心，吞酸、吐酸、嘈杂、嗳气，百病丛生。故用香附以开气郁，苍术以除湿郁，抚芎以行血郁，山栀以清火郁，神曲以消食郁。五药相须，共收疏解五郁之效。

6.《医宗金鉴》：夫人以气为本，气和则上下不失其度，运行不停其机，病从何生？若饮食不节，寒温不适，喜怒无常，忧思无度，使冲和之气升降失常，以致胃郁不思饮食，脾郁不消水谷，气郁胸腹胀满，血郁胸膈刺痛，湿郁痰饮，火郁为热，及呕吐恶心，吞酸吐酸，嘈杂嗳气，百病丛生。故用香附以开气郁，苍术以除湿郁，抚芎以行血郁，山栀以清火郁，神曲以消食郁。此朱震亨因五郁之法而变通者也。五药相须，共收五郁之效。然当问何郁病甚，便当以何药为主。至若气虚加人参，气痛加木香，郁甚加郁金，懒食加谷蘖，胀加厚朴，痞加枳实，呕痰加姜、夏，火盛加萸、连，则又存乎临证者之详审也。

7.《医方论》：凡郁病必先气病，气得流通，郁于何有？此方注云统治六郁，岂有一时而六郁并集者乎？须知古人立方，不过昭示大法。气郁者，香附为君；湿郁者，苍术为君；血郁者，川芎为君；食郁者，神曲为君；火郁者，栀子为君。相其病在何处，酌量加减，方能得古人之意而不泥古人之方。读一切方书，皆当如是观。

8.《成方便读》：越鞠者，发越郁鞠之意也。郁者，抑郁不伸之谓也。《内经》本有五郁之治，此特以五运而言。然五运六气之郁，皆属无形之邪，故虽郁而易愈。若夫湿痰、瘀血、食积等物有形者，一有郁遏，则为患多矣。而治郁者，必先理气，以气行则郁行，气阻则郁结耳。故首以香附流行气分之品为君，而以苍术燥湿郁，川芎行血郁，神曲消食郁。三者皆能调有形之郁，而致平和。但郁则必热，所谓痞坚之处，必有伏阳，故以山栀之降火，化阴中之伏热，使之屈曲下行，而合之香附开气郁，山栀降火郁，亦仿《内经》五郁之治。此丹溪之大法，学者尤当临证变通，观病之所在，加减可也。

9.《实用方剂学》：是方也，丹溪本《内经》五郁之法而变通以治气血痰食湿火诸郁也。气统于肺，血藏于肝，痰湿与食则并属于太阴阳明，火则并司于少阴少阳。香附长于行气，所以开气之郁也；苍术苦燥，所以泄湿与痰之郁也；川芎上升，所以调血之郁也；栀子苦寒，所以清火之郁也；神曲消食郁，更所以发越其郁遏之气也。气郁则血与痰食湿火靡不因之而俱郁，故以香附为君。方后更备随症加减之法，用治一切郁症，无余蕴矣。

10.《蒲辅周医疗经验》：郁之为病，人多忽视，多以郁为虚，惟丹溪首创五郁、六郁之治，越鞠丸最好。郁证主要抓气郁、肝胃不和。

11.《谦斋医学讲稿》：本方系一般行气解郁的主方，不是肝气的主方。方内用苍术解湿郁，香附解气郁，川芎解血郁，山栀解火郁，神曲解食郁，并因气行湿去，痰亦不化自解。故药仅五种，总治六郁之病。六郁之病，多由气滞为先，然后湿、食、痰、火、血相因而郁，但并非一郁而六者皆郁，又六郁的出现各有轻重，不能同样看待。故用药应分主次，对本方亦当加减。如气郁偏重加木香，湿郁偏重加茯苓；血郁偏重加红花，火郁偏重加青黛，食郁偏重加砂仁，又痰多可加半夏，挟寒可加吴萸等。凡研究和使用成方，须从前人的理论和实践去认识它。朱丹溪对于本方明白指出，诸气郁，皆属于肺。又认为郁病多在中焦，脾胃失其升降，如果误为解郁便是舒肝气，先失其本意了。

12.《方剂学》：气为一生之主，升降出入，贵在调畅，一有怫郁，则血行为之涩滞，饮食精微难以转输，由此血、痰、火、湿、食相因成郁，则胸膈痞闷，脘腹胀痛，吞酸呕吐，饮食不化等，诸症由生。本方主治病证虽曰六郁，但以气为主，故方中用香附行气解郁为君，以治气郁。佐以川芎活血行气，以解血郁；苍术燥湿运脾，以行湿郁；栀子苦寒泄热，以清火郁，神曲消食化滞，以除食郁。诸药合用，共奏行气解郁之功。由于痰郁多因气郁及火、湿、食相因所致，若气机调畅，五郁得解，则痰郁亦随之而消。故方中未用化痰药物。

【实验】抗抑郁作用 《江西中医学院学报》(2007，19：64)：研究表明：越鞠丸升高抑郁症模型小鼠脑组织中的5-HT含量，降低血浆皮质醇含量是越鞠丸作用的部分机制。

【验案】

1.精神失调 《江苏中医》（1994，5：251）：冯氏用越鞠丸治疗中学生精神失调症72例。方法为：越鞠丸5克，1日2次口服。效果不显著者，以本方加减作汤药，湿郁明显者，加茯苓、白芷；火郁明显者，加青黛；痰郁明显者，加制半夏、制南星；血郁明显者，加桃仁、红花；气郁明显者，加木香、槟榔；食郁明显者，加山楂、麦芽、砂仁。结果：治愈51例，好转17例，总有效率94.4%。

2.上消化道溃疡 《内蒙古中医药》（1995，2：7）：以本方加减：川芎、香附、栀子、神曲、白术、乌贼骨、元胡、白及粉，虚寒型去栀子加黄芪、山药，气滞型加木香、陈皮、川楝子，阴虚型加沙参、石斛；湿热型重用栀子、生白术；食滞型重用神曲，治疗上消化道溃疡111例。

3.胃与十二指肠溃疡 《山东中医杂志》（1995，2：57）：用本方加味：山栀、川芎、香附、苍术、神曲、大黄、三七粉为基本方；气滞者加木香、延胡索、枳实、砂仁、川楝子；血瘀者加蒲黄、五灵脂、乳香、没药、桃仁、红花；郁热加蒲公英、枳实、半夏、黄连、海螵蛸、白豆蔻；虚寒加黄芪、党参、高良姜、吴茱萸、肉桂等；寒热错杂加蒲公英、半夏、柴胡、丹参，每日1剂，水煎服。5剂为1疗程，治疗胃与十二指肠溃疡257例。结果：治愈197例，显效39例，有效14例，总有效率97.2%。

4.嘈杂 《实用中西医结合杂志》（1998，1：66）：本方加味，胃脘胀甚者加木香、郁金、厚朴；热甚者加姜炒黄连、吴茱萸；气血虚者加党参、黄芪、当归；痞满呕痰者加枳实、半夏、生姜，15天为1个疗程，治疗嘈杂证166例。结果：1个疗程治愈者134例，好转至2个疗程治愈者24例，总有效率95.2%。

5.糖尿病胃轻瘫 《山东中医杂志》（2007，8：529）：用越鞠丸加味，治疗2型糖尿病胃轻瘫80例，对照组予口服莫沙比利治疗80例。结果：治疗组显效40例，有效33例，无效7例，总有效率91.25%；对照组显效23例，有效34例，无效23例，总有效率71.25%。

痰郁汤

【来源】《丹溪心法》卷三。

【组成】海石　香附　南星（姜制）　瓜蒌（一方无南星、瓜蒌，有苍术、川芎、栀子）

本方为“六郁汤”之一。

【主治】痰郁。

【加减】春，加芎；夏，加苦参；秋、冬，加吴茱萸。

木香消痞丸

【来源】《玉机微义》卷三十七引《秘藏》。

【组成】木香半两　柴胡四钱　橘皮三钱　甘草（炙）　半夏各一两　干姜半两　当归尾二钱　红花半钱

【用法】上为细末，水浸蒸饼为丸服。

【主治】因忧，气结中脘，腹皮里微痛，心下痞满，不思饮食。

木香消痞汤

【来源】《医学纲目》卷二十一。

【组成】柴胡七分　陈皮八分　甘草（炙）五分　半夏一钱　生姜一钱　归梢二钱　红花少许　枳实一钱　木香七分　草蔻一钱

【用法】作一服。水煎去滓，食前热服。

【主治】因忧，气郁结中脘，腹皮急微痛，心下痞满，不思饮食，食亦不散，常觉痞闷。

【宜忌】忌酒、面等物。

远志平肝丸

【来源】《普济方》卷十六。

【组成】白附子（生用）　石菖蒲（去毛）　远志（去心）　白茯神（去木）　人参　麦门冬（去心）　川芎　山药　半夏曲　铁粉各半两　辰砂（别研）　北细辛各一钱

【用法】水糊为丸，如梧桐子大。每服四十丸，日午、夜卧用生姜、薄荷汤送下。

【主治】忧愁思虑，痰气潮作，如醉如痴，大便难，小便浊，头目眩晕。

七气汤

【来源】《普济方》卷一八一引《澹寮方》。

【组成】青皮　陈皮　桔梗　蓬莪术　辣桂　藿香　益智仁各一两　香附两半　甘草（炙）三分　半夏（制）三分

【主治】

1.《普济方》引《澹寮方》：七情相干，阴阳不得升降，气道壅滞，攻冲作痛。

2.《世医得效方》：挟冷作痛，面色或白或青，四肢冷甚。

真珍散

【来源】《普济方》卷二〇二。

【组成】附子二个（一生一炮，各去皮脐）　半夏（汤浸二十一宿，洗去滑）一两半　滑石　成炼钟乳各半两　辰砂三钱（别研）

【用法】上为末。每服二钱，水二盏，加生姜七片，香薷二三叶，蜜半匙，煎至七分，食前冷服。

【主治】喜怒不常，忧思兼并，致脏气郁结，渐积涎饮，胸胀满闷，或腹疼痛，憎寒发热，吐痢交作。

【加减】小便不利，加木通、茅根煎。

宽中散

【来源】《奇效良方》卷十六。

【组成】白豆蔻（去皮）一两　青皮（去白）　缩砂（去皮）　丁香各二两　木香一两半　甘草（炙）二两半　陈皮（去白）四两　香附子（炒去毛）　厚朴（去粗皮，姜汁制，炒）各八两　沉香一两　槟榔二两

【用法】上为细末。每服二钱，用生姜盐汤调服，不拘时候。

【主治】忧恚郁结，或作寒热，遂成膈气，不进饮食。

宽膈丸

【来源】《奇效良方》卷十六。

【组成】麦门冬（去心）　甘草（炙）各五两　人

参四两　川椒（炒出汗）　远志（去心，炒）　细辛（去苗）　桂心各三两　干姜（炮）一两　附子（炮）一两

【用法】上为细末，炼蜜为丸，如梧桐子大。每服三五十丸，食前米汤送下。

【主治】七情郁结，膈塞不通，食冷物即发，其病紧痛欲吐，食饮不下，甚者手足冷，短气，或上气喘急、呕逆。

【加减】夏，加麦门冬、甘草、人参各一两。

引方六郁汤

【来源】《松崖医经》卷下。

【别名】六郁汤（《医学正传》卷二引丹溪方）。

【组成】陈皮（去白）一钱　香附子二钱　半夏（泡，去皮）　山栀仁（炒）　赤茯苓各七分　苍术　抚芎　砂仁（炒，研细）　甘草（炙）各五分

【用法】上切细，作一服。用水二盏，加生姜三片，煎至一盏，去滓温服。

【功用】解诸郁。

【主治】郁证。

【加减】若气郁，倍香附、砂仁，加乌药、木香、槟榔、苏梗、干姜；若湿郁，倍苍术，加白术；若热郁，倍山栀，加黄连；若痰郁，加南星、枳壳、猪牙皂荚；若血郁，加桃仁、红花、牡丹皮；若食郁，加山楂、神曲、麦芽面。

秘传木香化气汤

【来源】《松崖医径》卷下。

【组成】苍术　厚朴　枳壳　陈皮　青皮　大腹皮　木香　砂仁　黄芩　紫苏子　香附子

【用法】上细切。用水二盏，加生姜三片，煎一盏，去滓服。

【主治】七情触发怒气，伤于肝经而致气实证。

【加减】胁痛，加柴胡、青皮；小腹痛，加青皮。

秘传补中参术汤

【来源】《松崖医径》卷下。

【组成】人参　白术　甘草　当归　白茯苓　苍术　厚朴　陈皮　枳壳少许

【用法】上细切。用水二盏，加生姜三片，大枣二枚，煎一盏，去滓服。

【主治】七情，触发怒气，伤于肝经，而致气虚证。

【加减】妇人，加香附、木香，磨水调服。

升发二陈汤

【来源】《医学正传》卷二引丹溪方。

【组成】陈皮（去白）一钱　半夏一钱半　茯苓一钱　甘草五分　抚芎一钱　升麻　防风　柴胡各五分

【用法】上切细，作一服。加生姜三片，水一盏半，煎至一盏，温服。

【主治】

1.《医学正传》：痰郁，火邪在下焦，大小便不利。

2.《杂病源流犀烛》：痰郁，动则喘满或嗽，寸脉沉而滑。

舒肝饮

【来源】《医学集成》卷一。

【组成】炒芍　当归　柴胡　白芥　莱菔　丹皮　炒枝　枳壳　桂心

【用法】水煎服。

【主治】杂证初起，肝郁气结，胸膈胀痛。

宽中汤

【来源】《万氏家抄方》卷二。

【组成】青皮　厚朴　陈皮各一钱　香附一钱五分　白豆蔻　丁香　砂仁各七分　木香五分

【用法】上药加生姜、盐，用水煎服。

【主治】七情气郁，三焦痞塞，阴阳不和。

越鞠丸

【来源】《口齿类要》。

【组成】苍术（炒）　神曲（炒）　香附子　山楂　山栀（炒）　抚芎　麦芽（炒）各等分

【用法】上为末，水调神曲糊丸，如梧桐子大。每

服五七十丸，滚汤送下。

【主治】六郁牙齿痛，口疮，或胸满吐酸，饮食少思。

女圣丸

【来源】《扶寿精方》。

【组成】香附（杵毛净）一斤（四两，盐水加姜汁浸透煮熟捣，微炒；四两，醋浸透，煮熟微炒；四两，栀子仁同炒，去栀子仁；四两，童便洗，生用）

【用法】上为细末，酒煮面糊为丸，如梧桐子大，各疾随引下。

【功用】降火，解女人郁怒之偏。

【主治】《医方一盘珠》：气盛经闭。

橘半消化丸

【来源】《扶寿精方》。

【组成】陈皮　半夏　连翘　苍白术　神曲膏　山楂　川芎　香附　茯苓　莱菔子

【用法】各味如常制，神曲为细末，作稀糊为丸服。

【功用】消食化痰，开郁下气。

散郁汤

【来源】《丹溪心法附余》卷二十四。

【组成】茯苓一钱　苍术八分　陈皮一钱　甘草二分　白芍八分　川芎八分　枳壳七分　香附七分　山栀子八分

【用法】水二钟，加生姜三片，煎至七分，食前热服。

【功用】解郁。

治气汤

【来源】《古今医统大全》卷四十一引《活人心统》。

【组成】枳壳一钱　青皮　紫苏　半夏（制）　茯苓各八分　甘草四分

【用法】水一盏半，加生姜三片，煎服。

【主治】气痛。

【加减】气郁作痛，加川芎、香附、厚朴；食积气痛，加木香、砂仁、神曲；胸膈饱闷，加萝卜子、香附；寒痛，加吴茱萸、良姜、附子；气郁成火，加黄连、栀子。

香连丸

【来源】《古今医统大全》卷二十六引《活人心统》。

【别名】香连丹（《济阳纲目》卷十六）。

【组成】川连（姜炒）　香附子（制末）各四两

【用法】上为末，神曲糊为丸，如梧桐子大。每服五七十丸，白汤送下。

【主治】

1.《古今医统大全》引《活人心统》：久郁，心胸不快，痞塞烦痛。

2.《医学入门》：嘈杂干呕吞酸。

开郁香连丸

【来源】《活人心统》卷下。

【组成】川黄连四两　香附子四两（制）

【用法】上为末，神曲为丸，如梧桐子大。每服七十丸，白汤送下。

【主治】久郁，心胸不快或塞痞疼痛。

清痰养志宽气丸

【来源】《活人心统》卷下。

【组成】胆星　川连各五钱　茯苓　贝母（炒）　半夏（炮）　枳实（炒）　远志（去心）各一两　橘红七钱

【用法】上为末，生姜汁为丸，如梧桐子大。每服五十丸，白汤送下。

【主治】男子郁气，痰涎壅滞，情志不快。

加味逍遥散

【来源】《内科摘要》卷下。

【别名】八味逍遥散（《医学入门》卷八）、加味逍遥饮（《审视瑶函》卷五）、丹栀逍遥散（《方剂学》）。

【组成】当归　芍药　茯苓　白术（炒）　柴胡各

一钱　牡丹皮　山栀（炒）　甘草（炙）各五分

《医学心悟》有薄荷。

【用法】水煎服。

本方改为丸剂，名“加味逍遥丸”（《北京市中药成方选集》）、“丹栀逍遥丸”（《全国中药成药处方集》南京方）。

【功用】《赵炳南临床经验集》：疏肝清热，解郁和营。

【主治】

1.《内科摘要》:肝脾血虚发热，或潮热晡热，或自汗盗汗，或头痛目涩，或怔忡不宁,或颊赤口干，或月经不调，或肚腹作痛，或小腹重坠，水道涩痛，或肿痛出脓，内热作渴。

2.《校注妇人良方》：遍身搔痒，或口燥咽干，食少嗜卧，小便涩滞，及瘰疬流注，虚热等疮。

3.《女科撮要》:妇人初产，阴门肿胀，或欣痛而不闭；血虚火燥，产后大便不通。

4.《保婴撮要》：小儿肝脾血虚内热，肋腹作痛，头目昏黑，或食少不寐，或口舌生疮，或胸乳膨胀；或女子患前症，经候不调。发热咳嗽，寒热往来。伤损血虚，内热发热；或肢体作痛，或耳内作痛。乳母肝脾血虚发热；致儿患疮，或儿肝脾有热，致疮不愈。

5.《医学入门》：脾胃血虚有热生痈；或胁乳肿痛，耳下结核。

6.《济阴纲目》：妇人湿热流注下部，阴内溃烂痒痛。

7.《济阳纲目》：大怒逆气伤肝，肝伤血少目暗。

8.《医宗金鉴》：妇人郁热伤损肝脾，湿热下注而致阴中作痛，痛极往往手足不能伸舒；及风湿血燥而致血风疮证，遍身起痦瘤，如丹毒状，或痒或痛，搔之则成疮。

9.《杂病源流犀烛》：郁证；或血燥肝气虚弱，风寒客于经络，肩臂痛而筋挛，遇寒则剧，脉紧细。

10.《伤科汇纂》：血虚肝燥，骨蒸劳热。

11.《全国中药成药处方集》，肝经郁热过甚，烦热口苦，耳鸣头眩。

【宜忌】《北京市中药成方选集》：忌气恼、劳碌。

【方论】

1.《医方考》：方中柴胡能升，所以达其逆也；芍药能收，所以损其过也；丹、栀能泻，所以伐其实也；木盛则土衰，白术、甘草，扶其所不胜也；肝伤则血病，当归所以养其血也；木实则火燥，茯神所以宁其心也。

2.《张氏医通》：逍遥散及牡丹皮一钱五分，炒黑山栀一钱。脾虚食少便溏，去山栀易香附。此本八珍汤，去参之益气，芎之上窜，地之腻膈，而加入柴胡、陈皮、薄荷以疏肝气。姜用煨者，取其守中而不至于辛散僭上也；加丹皮、山栀者，以清上下之火也。

3.《成方便读》：本方以丹皮之能入肝胆血分者，以清泄其火邪；黑山栀亦入营分，能引上焦心肺之热，屈曲下行；合于逍遥散中，自能解郁散火，火退则诸病皆愈耳。

【验案】

1.产后阴门不闭　《女科撮要》：产妇阴门不闭，小便淋沥，腹内一物，攻动胁下，或胀或痛，用加味逍遥散加车前子而愈。

2.功能性低热　《中西医结合杂志》（1982，2：870）：应用本方加味：柴胡15g，当归15g，白芍15g，炒白术15g，云苓15g，薄荷10g，生姜10g，丹参30g，丹皮10g，栀子15g，炙甘草5g。治疗功能性低热45例，结果：45例均治愈。其中4～6个月治愈者9例，2～4个月治愈者12例，1～2个月治愈者24例。

3.口腔糜烂型扁平苔藓　《中医杂志》（1988，1：772）：应用本方加减：丹皮10g，栀子10g，赤白芍各10g，当归20g，茯苓10g，白术10g，生黄芪15g，薏仁30g，陈皮5g，黄芩10g。水煎服。治疗口腔糜烂型扁平苔藓35例，结果：治疗后局部充血糜烂消失，全身症状基本消失为显效，共10例，占28.6%；局部充血糜烂基本消失，但有时有反复，全身症状明显好转为有效，共18例，占51.4%；局部病损改善不大，或虽有改善但病情反复较大，全身症状有轻微改善或无明显改善为无效，共7例，占20%；总有效率为80%。

4.外伤性外阴血肿　《湖南中医杂志》（1989，5：40）：应用本方加减：柴胡10g，丹皮10g，栀仁10g，茯苓10g，白术10g，乳香10g，没药10g，穿山甲10g，当归12g，赤芍12g，水蛭

6g，甘草梢5g。治疗外伤性外阴血肿30例，结果：治愈30例。其中1个疗程痊愈者10例，占33.3%；2个疗程痊愈者15例，占50%；3个疗程痊愈者5例，占16.7%。

5.更年期综合征 《现代中医》（1990，1：17）：应用本方加减：当归12g，白术10g，茯苓15g，白芍18g，柴胡10g，女贞子12g，五味子10g，生龙骨30g，生牡蛎30g，甘草10g。治疗更年期综合征102例，结果：疗程最短15天，最长62天，症状完全消失92例，基本消失8例，中断治疗2例。

6.急性球后视神经炎 《中西医结合眼科》（1990，2：78）：应用本方适当加减，辅用西药抗生素，皮质类固醇，维生素B等。治疗急性球后视神经炎45例，其中男19例，女26例；年龄14～48岁；双眼34例，单眼11例；疗程最短14天，最长58天，平均30.5天。结果：视力提高6行以上或视力正常，停药后3个月以上未复发者为痊愈，共59眼；视力提高4行以上为显效，共12眼；视力有一定进步者为有效，共6眼；无效2眼；总有效率为97.5%。

7.胆囊炎、胆石症 《成都中医院学报》（1993，2：34）：应用本方加减：丹皮10g，栀子15g，柴胡10g，白芍20g，当归10g，茯苓15g，白术10g，川楝子10g，延胡索12g，甘草5g。便秘、口苦、心烦加枳实、大黄、玄明粉；身黄、目黄加茵陈、金钱草。治疗胆囊炎、胆石症45例，选择急性单纯性胆囊炎、胆石症或慢性胆囊炎、胆石症急性发作，以疼痛为主要临床表现者，排除有严重梗阻的胆道感染者，排除有心、肝、肺、肾等重要器官并发症的病例。结果：2天内疼痛停止者为显效，共10例，占22.22%；4天内疼痛停止或基本停止者为有效，共31例，占68.89%；4天内疼痛不缓解者为无效，共4例，占8.89%；总有效率为91.11%。

8.中老年女性眼疲劳 《日本东洋医学杂志》（1993，5：118）：治疗眼疲劳，身体比较虚弱的中老年女性病人22例。病人中未见引起眼疲劳的严重的眼科并发症。给予本方7.5g/d，饭前服，服药2周后，对自觉症状是否改善进行评价。结果：症状改善6例，稍改善9例，不变7例，无恶化病例，且不变的1例有胃部不适。22例中，本方与$VitB_{12}$眼药并用的14例，其中症状改善1例，稍改善7例，不变6例；只服本方的8例中，改善5例，稍改善2例，不变1例。并用$VitB_{12}$眼药症状改善的程度与单独使用本方比较没有明显差异。据以上结果，认为本方对治疗身体比较虚弱的中老年女性眼疲劳也是很好的药物。

9.经期口腔溃疡 《浙江中医杂志》（1997，1：10）：用本方加味，溃疡发于口唇部者加黄连、生石膏、连翘；发于舌体者加木通、生地、竹叶；并配合耳穴压豆，治疗经期口腔溃疡15例。结果：痊愈12例，显效1例，好转2例。

10.更年期失眠 《江苏中医》（1998，1：22）：用本方加减（丹皮、山栀、醋柴胡、当归、白芍、茯苓、白术、薄荷、仙茅、仙灵脾、合欢皮、夜交藤、生甘草），治疗更年期失眠72例。结果：临床痊愈42例，好转29例，总有效率98.6%。

11.先兆流产 《浙江中医杂志》（1998，5：259）：用本方加减：炒丹皮、炒山栀、柴胡、炒生地、炒当归、炒白芍、茯苓、甘草、苎麻根。腰酸明显者加炒杜仲、桑寄生；腹痛甚者加大白芍量；阴道出血多，色鲜红，心烦口干者加阿胶、炒黄芩；恶心呕吐者加砂仁、苏梗；治疗先兆流产75例。结果：治愈57例，有效14例，总有效率94.7%。

滋肾生肝饮

【来源】《校注妇人良方》卷八。

【别名】生肝饮（《医级》卷八）。

【组成】山药　山茱萸肉各一两　熟地黄（自制）二钱　泽泻　茯苓　牡丹皮各七分　五味子（杵，炒）五分　柴胡　白术　当归　甘草各三分

【用法】水煎服。

【主治】郁怒伤肝脾，血虚气滞，小便淋沥不利，月经不调，两胁胀闷，小腹作痛，或寒热往来，或胸乳作痛，或咽喉噎塞，或两脚筋挛，或肢节结核，面色青黄不泽，形气日瘦，左关弦洪，右关弦数。

开郁和中汤

【来源】《摄生众妙方》卷五。

【组成】人参（去芦）五分 白术（去梗，坚者）一钱 白茯苓（去皮）七分 甘草（炙）五分 香附子（童便浸，炒）八分 苍术（米泔浸，炒）七分 黄连（去须，炒）四分 川芎五分 陈皮（去白）七分 青皮（去瓤）三分 栀子仁（鲜红者，生姜汁炒）五分 柴胡（去苗）七分

【用法】上锉作一服。水一钟，加生姜三片，煎至八分，去滓，食远温服。

【功用】开郁养胃进食，消积痞，和中，益元气。

【加减】气不和，少加木香三分；饮食不化，加枳实（炒）五分，山楂肉七分。

五郁汤

【来源】《古今医统大全》卷二十六。

【组成】香附 川芎 青皮 栀子 神曲 甘草

【用法】水一盏半，加生姜三片，煎八分，食远服。

【主治】诸郁。

【加减】湿郁，加苍白术；热郁，加黄芩，倍栀子；痰郁，加南胆星、枳壳、小皂荚；血郁，加桃仁、红花、牡丹皮；食郁，加山楂、神曲、麦芽。

苍莎丸

【来源】《古今医统大全》卷二十六。

【组成】苍术 香附子各四两 黄芩一两 木香五钱

【用法】上为末，蒸饼为丸。姜汤送下。

【主治】气郁。

启脾汤

【来源】《古今医统大全》卷八十二。

【组成】白术 当归各一钱半 人参 川芎 香附子 柴胡梢 玄胡索 郁金 甘草梢 青皮各五分

【用法】上锉，作一服。水煎服。

【主治】寡妇、室女思欲不遂，以致伤脾，饮食少思，寒热如疟，面上或红或黄。

正心丸

【来源】《古今医统大全》卷八十四引《大典》。

【组成】天门冬（去心） 益智仁各二两 赤黍米（去壳，微炒） 薏苡仁（炒）各四两 茯神（去木） 百合各一两

【用法】上为细末，炼蜜为丸，如梧桐子大。每服九十丸，空腹白汤送下。

【功用】常服可以正心，并免妒忌之病。

开郁汤

【来源】《医便》卷三。

【组成】香附（童便浸，炒） 贝母各一钱半 苍术 抚芎 神曲（炒） 山栀（炒） 陈皮（去白） 茯苓 枳壳（去瓤，麸炒） 苏梗各一钱 甘草三分

《赤水玄珠全集》有半夏，无苏梗、枳壳。

【用法】上加生姜一片，水二钟，煎一钟，食远服。

【主治】恼怒思虑，气滞而郁。

【加减】有痰，加半夏、南星各一钱；有热，加黄芩、黄连各八分，柴胡一钱；血郁，加桃仁、红花各八分；湿，加白术、羌活各一钱；气滞，加木香五分，槟榔八分；食积，加山楂、神曲各一钱，砂仁七分。

五磨饮子

【来源】《医便》卷三。

【组成】木香 乌角 沉香 槟榔 枳实 台乌药各等分

【用法】白酒磨服。

【主治】

1.《医便》：七情郁结等气，或胀痛，或走注攻冲。

2.《医方考》：暴怒暴死者，名曰气厥。

【方论】《医方考》：怒则气上，气上则上焦气实而不行，下焦气逆而不吸，故令暴死。气上宜降之，故用沉香、槟榔；气逆宜顺之，故用木香、乌药；

佐以枳实，破其滞也；磨以白酒，和其阴也。

【实验】促进大鼠胃液分泌及保护胃黏膜作用 《时珍国医国药》（2007，3：588）：研究表明：五磨饮子具有促进大鼠胃液分泌，抑制胃蛋白酶活性，保护胃黏膜等作用。其作用机制可能与兴奋迷走神经，增加胃黏膜血流量有关。

【验案】结肠脾（肝）曲综合征 《山东中医杂志》（1995，10：443）：用本方加味：广木香、沉香、槟榔、枳壳、乌药、甘松、砂仁、厚朴，每日1剂，水煎服，7天为1个疗程，治疗结肠脾（肝）曲综合征59例。结果：痊愈13例，显效35例，有效7例，总有效率为93%。

抑肝散

【来源】《医便》卷四。

【别名】抑肝开郁汤（《仁术便览》卷二）。

【组成】柴胡二钱半 赤芍药 牡丹皮（去心）各一钱半 青皮（炒）二钱 当归五分 生地黄五分 地骨皮一钱 香附（童便炒）一钱 川芎七分 连翘五分 山栀仁（炒）一钱 甘草二分 神曲（炒）八分

【用法】水煎，空心服；滓再煎，下午服。夜服交感丹一丸。

【主治】寡居独阴妇人，恶寒发热，全类疟者，久不愈，即成瘵疾者。

茯神黄耆汤

【来源】《东医宝鉴·杂病篇》卷十引《医学入门》。

【组成】茯神 羌活 蔓荆子 防风 薏苡仁 黄耆 五味子 麦门冬 石菖蒲 黄芩各一钱 甘草五分

【用法】上锉，作一贴。水煎服。

【主治】寡妇师尼郁抑成病，或时独笑，或泣，脉迟伏，或如雀啄，颜色不变者。

加味半硫丸

【来源】《医学入门》卷七。

【组成】硫黄一两（人猪脏内缚定，以米泔、童便、水酒各一碗，煮干一半，取出洗净晒干） 半夏 人参 白茯苓各一两 石膏一分

【用法】上为末，姜汁浸蒸饼为丸，如梧桐子大。每服五十丸至一百丸，空心米汤送下。

【主治】忧思过度，脾肺气闭，结聚痰饮，留滞肠胃，吐利交作，四肢厥冷，头目眩晕，或复发热。

补虚饮

【来源】《医学入门》卷七。

【组成】人参 麦门冬 山药各一钱 茯苓 茯神各八分 半夏 黄耆各七分 前胡 熟地各五分 枳壳 远志 甘草各一分

【用法】加生姜五片，秫米一撮，水煎服。

【主治】七情郁结，痰随气上留阳经，心中怔悸，四肢缓弱，翕然面热，头目眩冒，如欲摇动，一切风虚眩晕。

柴胡抑肝汤

【来源】《医学入门》卷八。

【别名】柴胡抑肝散（《古今医鉴》卷十一）、柴胡益肝散（《寿世保元》卷七）。

【组成】柴胡二钱半 赤芍 牡丹皮各一钱半 青皮二钱 连翘 生地各五分 地骨皮 香附 苍术 山栀各一钱 川芎七分 甘草三分 神曲八分

【用法】水煎，空心临卧服。

【功用】《济阴纲目》：疏肝开郁，散结气结血，凉心启脾。

【主治】寡居独阴，寒热类疟。

【方论】《医略六书》：生地黄滋阴凉血，地骨皮退热清肌，柴胡疏热解郁，青皮破气平肝，丹皮凉血以化瘀结，赤芍破血以通经隧，川芎行血中之气，山栀清屈曲之火，神曲消食滞，苍术燥脾湿，香附调气解郁，甘草泻火缓中也。

六郁汤

【来源】《古今医鉴》卷四。

【组成】香附（童便浸，炒） 苍术（米泔浸，炒） 神曲（炒） 山栀仁（炒黑） 连翘 陈皮 抚芎 贝母（去心） 枳壳（炒） 白茯

苓　苏梗各一钱　甘草五分

【用法】上锉一剂。水煎服。

【功用】解诸郁。

【加减】有痰，加南星、半夏；有热，加柴胡、黄芩；血郁，加桃仁泥、红花；湿郁，加白术、羌活；气郁，加木香、槟榔；食郁，加山楂、砂仁。

加味越鞠丸

【来源】《古今医鉴》卷四。

【组成】苍术（米淋浸，姜汁炒）四两　抚芎四两　香附（童便浸，炒）四两　神曲（炒）四两　栀子（炒黑）四两　橘红一两五钱　白术（炒）一两半　黄芩（炒）一两半　山楂（去核，蒸熟）一两半

【用法】上为末，稀糊为丸，如梧桐子大。每服一百丸，白汤送下。

【功用】解诸郁火痰气，开胸膈，进饮食。

【主治】郁证。

异功散

【来源】《保命歌括》卷十一。

【组成】人参　白术　白茯苓　陈皮　苍术　香附　抚芎　神曲各等分　炙草减半

【用法】上为末。每服二钱。

【功用】补脾胃。

【主治】诸郁。

沉香降气丸

【来源】《保命歌括》卷十一。

【组成】沉香一钱二分（另）　砂仁三钱　炙草二钱半　香附一两半　抚芎一两半　木香二钱（另）　槟榔半两　真苏子三钱

【用法】上为末，神曲水煮为丸，如绿豆大。每服五十丸，以盐汤送下。

【主治】气郁病。

家传枳术越鞠丸

【来源】《保命歌括》卷十一。

【组成】白术二两　枳实（炒）　苍术　香附（盐酒浸）　抚芎　神曲（炒）　陈皮各一两

【用法】上为细末，丸如梧桐子大。每服五十丸，白汤送下。

【功用】补中解郁。

清热金花丸

【来源】《保命歌括》卷十一。

【组成】黄连解毒汤四两　加酒大黄　香附各一两　青黛五钱（为衣）

【用法】上为末，生姜汁煮，神曲为丸，如绿豆大。每服五十丸，白汤送下。

【主治】热郁病。

顺气消痞丸

【来源】《保命歌括》卷二十四。

【组成】木香五钱　益智仁二钱半　厚朴（姜汁炒）　草豆蔻二钱半　陈皮　青皮　苍术（米泔浸）　茯苓　泽泻　干姜各七钱　枳实（炒）一两　甘草　半夏各五钱　人参　当归各三钱　黄连五钱

【用法】上为细末，蒸饼为丸，如梧桐子大。每服五十丸，白汤送下。

【主治】七情所伤，心下痞满，不思饮食。

健脾化痰开郁行气丸

【来源】《仁术便览》卷二。

【组成】南星（姜煮）　大半夏（姜矾煮）各四两　陈皮四两　苍术（泔浸，炒）　白术（炒）　芍药（炒）各四两　香附米（童便浸，炒）　栀子（炒）　栝楼仁（炒）　茯苓　贝母（去心）各三两　枳实　神曲（炒）　山楂（去核）　地黄（酒）　归身（酒洗）　川芎　黄连（炒）　甘草（炒）　黄芩（炒）各二两

【用法】蒸饼为丸。温水送下。

【功用】健脾化痰，开郁行气。

舒郁健脾丸

【来源】《医学六要·治法汇》卷一。

【组成】白术四两　枳实二两　香附五两　川芎一两五钱　陈皮　神曲各一两半

【用法】神曲糊为丸服。

【主治】多抑郁人，心下不舒，食少倦怠。

木香调气散

【来源】《万病回春》卷二。

【组成】木香（另研）五分　乌药　香附　枳壳（麸炒）　青皮（去瓤）各一钱　砂仁五分　厚朴（姜炒）　陈皮各一钱　官桂二分　抚芎　苍术（米泔浸）各一钱　甘草三分

【用法】上锉一剂。加生姜三片，水煎，磨木香同服。

【主治】

1.《万病回春》：气郁，腹胁胀满，刺痛不舒。脉沉。

2.《杂病源流犀烛》：息积病。

瓜蒌枳壳汤

【来源】《万病回春》卷二。

【组成】瓜蒌（去壳）　枳壳（麸炒）　桔梗　抚芎　苍术（米泔浸）　香附　杏仁（去皮尖）　片芩（去朽）　贝母（去心）各一钱　砂仁五分　陈皮一钱　木香（另研）五分

【用法】上锉一剂。加生姜三片，水煎，入竹沥、姜汁少许，磨木香调服。

【主治】痰郁。

香砂平胃散

【来源】《万病回春》卷二。

【组成】苍术（米泔制）　厚朴（姜汁炒）　陈皮各二钱　香附（童便炒）一钱　砂仁五分　枳壳（麸炒）　山楂（去子）　麦芽（炒）　神曲（炒）　干姜各三分　木香五分　甘草三分

【用法】上锉一剂。加生姜三片，萝卜子一撮，水煎，磨木香同服。

【主治】嗳气作酸，胸腹饱闷作痛，恶食不思，右关脉紧盛，名曰食郁。

【加减】食郁久成块，去干姜，加大黄。

解郁调胃汤

【来源】《万病回春》卷二。

【组成】白术一钱　陈皮（盐水洗）一钱　白茯苓（去皮）一两　归尾（酒洗）一钱二分　赤芍（酒浸）八分　川芎六分　生地黄（酒洗，姜汁拌，晒干）八分　香附米八分　神曲（炒）七分　栀子仁（盐水炒）一钱二分　麦芽（炒）七分　桃仁（去皮）四两　生甘草四分

【用法】上锉一剂。加生姜三片，水煎，热服。

【主治】郁证。因怒、忧、思、虑、劳心而致胃脘血液耗损，痰火内郁，水浆易下而食物难消，若噎膈之症；或气分之火壅遏于中而时作刺痛者。

【加减】若胸膈刺痛，加姜黄（酒炒）八分；若胸噎闷，加枳壳（麸炒）七分；胸内烦热，加黄连六分；大便不利，加酒蒸大黄二钱二分；有痰，加半夏（姜汁炒）八分，去地黄；饮食不美，去地黄，加白术五分；呕吐，加藿香一钱，去地黄、川芎、桃仁。

热郁汤

【来源】《证治准绳·类方》卷二。

【组成】连翘四钱　薄荷叶　黄芩各一钱五分　山栀仁二钱　麦门冬（去心）三钱　甘草五分　郁金一钱　瓜蒌皮瓤二钱　竹叶七片

【用法】水煎服。

【主治】

1.《证治准绳·类方》：郁热，非阴虚、非阳陷，亦不发热，而常自蒸蒸不解者。

2.《杂病源流犀烛》：肺因壅热生风，在外风适与之相袭，症见声重鼻塞，咳嗽咽干音哑。

木香化滞饮

【来源】《杏苑生春》卷四。

【组成】人参二钱　白术二钱　茯苓一钱　木香七分　陈皮　藿香　姜黄　白豆蔻各一钱　檀

香　大腹皮　桔梗　砂仁各七分　青皮八分

【用法】上锉。水煎熟，不拘时候服。

【功用】补益正气，散滞行郁，温脾和胃。

【主治】一切气郁之证。

木香槟榔丸

【来源】《杏苑生春》卷四。

【组成】木香　槟榔各二两　枳壳　橘红　青皮各一两　黑牵牛　莪术各五钱　黄柏　当归　大黄各一两　黄连二两

【用法】上药依法修合，为细末，滴水为丸。温水送下。取利为度。

【功用】行郁气，豁痰涎，削坚积，消膨胀，活血通闭，散郁清热。

【主治】气郁成热。

瓜蒌仁汤

【来源】《杏苑生春》卷四。

【组成】桔梗二两　枳壳一两　瓜蒌仁四两（另研）　半夏五钱

【用法】上为末，以姜汁糊为丸。每服五七十丸，用蜜糖汤送下，一日三次。

【主治】七情气郁成痰，气噎痞痛，喘闷。

【方论】法宜和气豁痰为要，故用桔梗利气，瓜蒌、半夏豁痰。

香砂调气散

【来源】《杏苑生春》卷四。

【组成】香附子　橘红　茯苓　半夏　枳壳各一钱　木香五分　白豆蔻　甘草各五分　缩砂仁七枚

【用法】上锉。加生姜五片，水煎熟，食前温服。

【主治】气逆心胸不得升降，得之于七情者。

散郁丸

【来源】《杏苑生春》卷四。

【组成】苍术　香附子（童便浸，四制）　川芎各等分

【用法】上为细末，炊饼糊为丸，如梧桐子大。每服五十丸，食前淡生姜汤送下。本方或为粗末，随六症加减煎服。

【主治】气郁，胸胁疼痛，脉沉涩。

【加减】本方治上证，须再加木香、缩砂仁。

香砂顺气汤

【来源】《杏苑生春》卷六。

【组成】橘皮　半夏　茯苓　香附子各一钱　枳壳八分　乌药六分　甘草五分　木香四分　缩砂仁七枚

【用法】上锉。加生姜五片，水煎，食远服。

【主治】怒气伤肝，或七情郁滞，背胁胸腹攻走疼痛者。

【加减】如胁痛，加柴胡七分，川芎五分。

分心气饮

【来源】《宋氏女科》。

【组成】桔梗　枳壳　木香　槟榔　乌药　香附　木通　肉桂　芍药　茯苓　大腹皮　桑皮　青皮　陈皮　真紫苏　羌活　甘草

【用法】上锉二剂，加生姜三片，大枣二个，灯心三十条，水二钟，煎八分，空心温服，滓更煎服。

【主治】妇人内郁，血凝气滞成病者。

加味越鞠丸

【来源】《寿世保元》卷二。

【组成】苍术（米泔浸，姜汁炒）一两　抚芎一两　香附（童便浸三日，炒）一两　神曲（炒）一两　栀子（炒）五钱　陈皮（去白）一两　白芍（去芦，炒）三两　黄连（酒炒）一两　山楂（去子）二两　白茯苓（去皮）一两　萝卜子（炒）五钱　连翘五钱　枳实（麸炒）一两　当归（酒洗）一两　广木香五钱

【用法】上为末，姜汁打稀糊为丸，如梧桐子大。每服五六十丸，食后白汤送下。

【功用】解诸郁火痰气，开胸膈，思饮食，行气消积散热。

【主治】郁证。

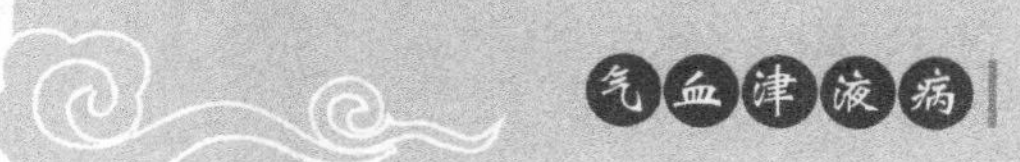

越鞠二陈丸

【来源】《寿世保元》卷二。

【组成】苍术（米泔浸） 山栀子（炒黑） 南芎 神曲（炒） 香附（童便炒） 山楂肉 陈皮 半夏（汤泡，姜汁炒） 白茯苓（去皮） 海石 南星 天花粉各二两 枳壳（去瓤，麸炒）一两半 甘草（炙）半两

【功用】宽脾快膈。

【主治】气湿痰热血食六郁。

凉荣泻火汤

【来源】《外科正宗》卷四。

【组成】川芎 当归 白芍 生地 黄芩 黄连 山栀 木通 柴胡 茵陈 胆草 知母 麦门冬各一钱 甘草五分 大黄（酒炒）二钱

【用法】水二钟，煎八分，空心服。

【主治】妇人怀抱忧郁，致生内热，小水涩滞，大便秘结；及阴中火郁作痛，亦如涩淋。

【加减】便利，去大黄。

快气饼子

【来源】《明医指掌》卷五。

【组成】莱菔子（炒）二两 紫苏子一两 橘红一两 白豆蔻一两 白茯苓一两

【用法】上为细末，炼蜜和姜汁为饼子。时时嚼嚼之。

【主治】气郁不快，食下则胸膈噎塞疼痛。

逍遥饮

【来源】《景岳全书》卷五十一。

【组成】当归二三钱 芍药一钱半 熟地三五钱 枣仁二钱（炒） 茯神一钱半 远志（制）三五分 陈皮八分 炙甘草一钱

【用法】水二钟，煎七分，食远温服。

【主治】

1.《景岳全书》：妇人忧思过度，致伤心脾，冲任之源血气日枯，渐至经脉不调。

2.《叶氏女科证治》：妇人心脾气虚，胎虚不安。

【加减】气虚，加人参一二钱；经水过期，兼痛滞，加酒炒香附一二钱。

加味二陈汤

【来源】《济阳纲目》卷九十二。

【组成】陈皮 半夏 茯苓 甘草 香附 木通各等分

【用法】上锉。水煎服，后煎滓探吐，以提其气。

【主治】忿怒气结，闭遏不通。

苏子汤

【来源】《简明医彀》卷三。

【组成】紫苏子一两 大腹皮 草果 半夏 厚朴 木香 陈皮 木通 白术 枳实 人参 甘草各五钱

【用法】每服五钱，水一盏半，加生姜三片，大枣一个，煎七分服。

【主治】忧思过度，致伤心脾，腹胀喘促，呕逆肠鸣，二便不利。

抑肝散

【来源】《简明医彀》卷四。

【组成】香附四两 柴胡 黄连 青皮各二两 甘草一两

【用法】上为末。每服二钱，白汤送下。

【主治】怒。

加味二陈汤

【来源】《丹台玉案》卷四。

【组成】半夏 陈皮 白茯苓 甘草各八分 藿香梗 砂仁 厚朴 香附各一钱 山楂肉 红豆蔻各六分

【用法】加生姜五片，水煎服。

【主治】气郁伤脾，饮食停胃，以致呕吐。

舒郁丸

【来源】《丹台玉案》卷四。

【组成】香附　枳实　苍术各三两　沉香一两五钱　缩砂　山栀仁　抚芎　红曲　半夏各二两

【用法】上为末，水为丸，每服三钱，空心，白滚汤下。

【主治】一切郁证。

【加减】气郁，加乌药、木香、槟榔、干姜、枳壳、桔梗；湿郁，加白术、白芷、赤茯苓、木通、苍术；痰郁，加南星、海石、瓜蒌仁、枳壳、桔梗、小皂荚；热郁，加黄连、青黛、连翘、山栀；血郁，加桃仁、红花、丹皮、当归、韭汁；食郁，加山楂、麦芽、神曲；伤冷食，胃脘痛，加草豆蔻、干姜；如春，加防风；夏，加苦参；秋、冬，加吴茱萸。

藿香定呕汤

【来源】《丹台玉案》卷四。

【组成】人参　藿香　半夏各一钱　枇杷叶五片（蜜炙）　苍术一钱二分　肉桂　木香　橘红　桔梗各七分　甘草三分

【用法】水煎，空心热服。

【主治】七情伤感，气郁于中，变成呕吐，寒热眩晕，不进饮食者。

和中畅卫汤

【来源】《易氏医案》。

【组成】苏梗五分　香附（醋炒）一钱　抚芎八分　桔梗六分　苍术八分　神曲一钱（炒）　贝母八分　砂仁（研碎）三分　连翘（去子尖）六分　生姜三片

《医学从众录》有沙参、木香。

【用法】水煎服。

【主治】气郁诸证，肺脉沉大而结者。

【方论】丹溪云：气有余即是火。火郁则发之，故用苏梗、桔梗开提其气，香附、抚芎、苍术、神曲解散其郁，贝母化其郁痰，砂仁快其滞气，则金体坚，木平水旺，何虑相火不降也。

【验案】气郁　掾史徐文淙妻卧病三年，身体羸瘦，畏寒战慄，后发热得汗始解，脊背拘疼，腰膝软弱，饮食不进，进则肠鸣作泻，心虚惊悸，胸肋气胀，畏风畏热，头眩目昏，月信愆期，莫知其病之源也。予诊其脉，此正是气郁病也。详六部脉症，惟左尺得体，肾为寿元，根本尚固。右关脾土，为木所侮，虽是少力，然来去缓大而不弦。此五脏之源，生气有存，无足虑也。予惟探其本源治之，先投以和中畅卫汤三剂，而肺脉浮起，胸次豁然，诸症顿减。继以清中实表，固其腠理，月信大行，久积尽去，表里皆空，用补阴固真之剂并紫河车丸日进一服，月余全愈。

加味逍遥散

【来源】《一草亭目科全书》。

【组成】大当归（酒洗）一钱　白芍药（酒炒）一钱　白茯神（去皮）一钱　白术（土炒）一钱　北柴胡（炒）一钱　牡丹皮一钱　苏薄荷三分　甘草三分　川黄连三分（用吴茱萸煎汤拌炒）

【用法】上锉。水煎服。

【主治】妇人郁怒伤肝，眼目赤涩昏暗，及血虚发热，口干自汗，月经不调，腹痛。

正气天香散

【来源】《证治宝鉴》卷五。

【组成】干姜　沉香　苏叶　乌药

【主治】妇人性执，气痛。

散郁神丹

【来源】《石室秘录》卷二。

【组成】白芍二钱　柴胡一钱　薄荷一钱　丹皮一钱　当归二钱　半夏一钱　白术一钱　枳壳三分　甘草一钱

【用法】水煎服。

【主治】头疼身热，伤风咳嗽，或心事不爽，而郁气蕴于中怀，或怒气不舒而怨愤留于胁下。

静待汤

【来源】《石室秘录》卷一。

【组成】白芍　当归各三钱　茯苓五钱　柴胡五分　甘草一钱　白芥子一钱　丹皮二钱　枣仁一钱

【用法】水煎服。

【主治】拂逆之症，火郁不得舒，躁急，不可一刻停留。

救肝开郁汤

【来源】《石室秘录》卷六。

【组成】白芍二两　柴胡一钱　甘草一钱　白芥子三钱　白术五钱　当归五钱　陈皮二钱　茯苓五钱

【用法】水煎服。

【主治】气郁不能言。

开郁至神汤

【来源】《辨证录》卷四。

【组成】人参一钱　香附三钱　茯苓二钱　白术一钱　当归二钱　白芍五钱　陈皮五分　甘草五分　栀子（炒）一钱　柴胡五分

【用法】水煎服。

【主治】畏寒畏热，似风非风，头痛颊疼，胃脘饱闷，甚则心胁相连真胀，膈咽不通，吞酸吐食，见食则喜，食完作楚，甚则耳鸣如沸，昏眩欲仆，目不识人，是木郁之病。

浚水汤

【来源】《辨证录》卷四。

【组成】白术一两　杜仲三钱　山药一两　薏仁　芡实各五钱　防己　桂枝各五分

【用法】水煎服。

【主治】水郁之症。遇寒心痛，腰腹沉重，关节不利，艰于屈伸，有时厥逆，痞坚腹满，面色黄黑。

通郁汤

【来源】《辨证录》卷四。

【组成】白芍一两　茯神三钱　人参二钱　熟地三钱　玄参三钱　麦冬三钱　当归五钱　柴胡一钱　菖蒲五分　白芥子二钱　白术五钱

【用法】水煎服。一剂而郁少解，二剂而郁更解，四剂而郁尽解。

【功用】通肝气，补心肾。

【主治】肝郁不舒，忽忽如有所失，目前之事，竟不记忆，一如老人之善忘。并治诸郁，阴虚而兼郁者尤宜。

舒木汤

【来源】《辨证录》卷四。

【组成】白芍　当归各三钱　川芎　荆芥　郁金　苍术各二钱　香附　车前子　猪苓　甘草各一钱　青皮五分　天花粉一钱

【用法】水煎服。

【主治】木郁。畏寒畏热，似风非风，头痛颊疼，胃脘饱闷，甚则心胁相连䐜胀，膈咽不通，吞酸吐食，见食则喜，食完作楚，甚则耳鸣如沸，昏眩欲仆，目不识人。

善夺汤

【来源】《辨证录》卷四。

【组成】茯苓一两　车前子三钱　白术三钱　柴胡一钱　白芍五钱　陈皮三分　金半夏一钱

【用法】水煎服。连服四剂而诸症渐愈。

【主治】土郁，心腹饱满作胀，时或肠鸣，数欲大便，甚则心疼两胁填实，为呕为吐，或吐痰涎，如呕清水，或泻利暴注，以致两足两跗肿，渐渐身亦重大。

【方论】此乃利水而不走气，舒郁而兼补正。不夺之夺，更神于夺之，何必开鬼门，泄净府始谓之夺哉！

解郁开结汤

【来源】《辨证录》卷四。

【组成】白芍一两　当归五钱　白芥子三钱　白术五钱　生枣仁三钱　甘草五分　神曲二钱　陈皮五分　薄荷一钱　丹皮三钱　玄参三钱　茯神二钱

【用法】水煎服。

【功用】解郁开结。

【主治】郁病。思想结于心，中气郁而不舒，困卧终日，痴痴不语。

增减逍遥散

【来源】《辨证录》卷五。
【组成】白芍五钱　茯苓　白术各三钱　陈皮　柴胡　神曲各一钱　白豆蔻一粒
【用法】水煎服。
【主治】病时而吐，时而不吐，吐则尽情吐出，有似反胃，而非反胃，此因郁而成者。

肝肾两舒汤

【来源】《辨证录》卷六。
【组成】熟地　玄参各一两　茯苓三钱　白芍一两　柴胡一钱　当归五钱　甘草　炒栀子各一钱　丹皮三钱
【用法】水煎服。
【功用】舒肝解火，补肾济水。
【主治】肝火郁结不伸，闷烦躁急，吐痰黄块。
【方论】此方归、芍、柴、栀所以舒肝者，风以吹之也；熟地、玄、丹所以补肾者，雨以溉之也；茯苓、甘草又调和于二者之中，使风雨无太过不及之虞也，譬如夏令炎蒸，郁极而热，树木枯槁，忽得金风刁刁，大雨滂沱，则从前郁闷燔燥之气，尽快如扫，而枯槁者倏变为青葱，爽气迎人，岂犹有烦闷躁急等症哉。

快膈汤

【来源】《辨证录》卷六。
【组成】白芍　当归　熟地各一两　柴胡　甘草各一钱　生地　麦冬各二钱　枳壳　半夏各三钱
【用法】水煎服。
【功用】舒肝解火，补肾济水。
【主治】肝火郁结不伸，闷烦躁急，吐痰黄块。

归魂饮

【来源】《辨证录》卷十。
【组成】白芍二两　人参五钱　贝母　香附各三钱　郁金一钱
【用法】水煎服。
【主治】终日思想情人，杳不可见，心肝之气郁，以致梦魂交接，日日相思，宵宵成梦，忽忽如失，遂觉身分为两，能知户外之事。

适志汤

【来源】《辨证录》卷八。
【组成】白芍　茯苓各五钱　甘草　枳壳　半夏各五分　砂仁一粒　神曲　香附　人参各二钱　苏子一钱
【用法】水煎服。
【主治】肝气不宣，木克脾胃，胸怀两胁胀闷，饮食日减，颜色沮丧，渐渐肢瘦形凋，畏寒畏热。

遂情汤

【来源】《辨证录》卷八。
【组成】香附三分　白芍一两　荆芥五分　麦冬三钱　茯神三钱　白术三钱　生枣仁三钱　人参五分　神曲三分　甘草一分　柴胡五分　白芥子五分
【用法】水煎服。十剂肝气开，又十剂心气开，又十剂脾胃之气大开矣。
【主治】思结于心中，魂驰于梦寐，渐而茶饭懒吞，语言无绪，悠悠忽忽，终日思眠，面色憔悴，精神沮丧，因而畏寒畏热，骨中似疼非疼，腹内如馁非馁，乃相思之恶症。

风火两消汤

【来源】《辨证录》卷九。
【组成】白芍一两　炒栀子三钱　柴胡二钱　天花粉二钱　甘草一钱　车前子二钱　丹皮五钱
【用法】水煎服。
【主治】肝经内伤，感触风邪，木郁不泄，木乃生火，火郁不宣，火乃生风，动多气恼，大声骂詈，身热胸满，两胁作胀。
【方论】此方治肝经之内火、内风也，然外来风火，未尝不可兼治，故两治之而奏功也。倘不用白芍为君，单用柴胡、栀子之类，虽风火亦能两平，肝中气血之虚未能骤补，风火散后，肝木仍燥，怒气终不能解，何如多加白芍，既能补肝，又能泻风火。

却忿散

【来源】《辨证录》卷九。

【组成】柴胡　半夏　甘草　薄荷　黄芩　神曲各一钱　当归　茯苓各三钱　白芍四钱　炒栀子二钱

【用法】水煎服。

【主治】动多气恼，大声骂詈，觉饮食坐卧居处晋接，无非可怒之场，身热胸满，两胁作胀。

复正汤

【来源】《辨证录》卷九。

【组成】熟地　白术各五钱　柴胡　山茱萸　茯苓　丹皮各二钱　甘草一钱　山药三钱　神曲五分　贝母五分

【用法】水煎服。

【主治】思虑忧愁，脾肾两伤，面黄体瘦，感冒风邪。

调逆汤

【来源】《辨证录》卷九。

【组成】人参　茯苓　白芍　生地　沙参各三钱　白术五钱　甘草五分　苏子　神曲各一钱　荆芥二钱

【用法】水煎服。

【主治】忧思不已，饮食失节，脾胃有伤，面色黧黑不泽，环唇尤甚，心中如饥，然见食则恶，气短而促。

舒解散

【来源】《辨证录》卷九。

【组成】白芍　当归各二钱　天花粉　香附各一钱五分　青皮　神曲各五分　甘草一钱

【用法】水煎服。

【主治】肝气不舒，因召外感，闷闷昏昏，忽然感冒风寒，身热咳嗽，吐痰不已。

疏痰汤

【来源】《辨证录》卷九。

【组成】白芍　茯神各五钱　甘草　神曲　半夏各一钱

【用法】水煎服。

【主治】郁气在肝，痰气流行，胁下支满，发嚏而痛，轻声吐痰，不敢重咯。

解怒补肝汤

【来源】《辨证录》卷十。

【组成】白芍一两　当归五钱　泽泻一钱　柴胡一钱　荆芥一钱　甘草一钱　枳壳三分　丹皮三钱　天花粉二钱

【用法】水煎服。

【主治】肝血少，少逢拂意之事，便觉怒气填胸，不能自遣，嗔恼不已。

续补汤

【来源】《辨证录》卷十一。

【组成】人参二钱　当归五钱　白芍三钱　柴胡五分　麦冬五钱　北五味十粒　白术一两　巴戟天五钱　炒枣仁五钱　红花五分　牛膝一钱　沙参三钱

【用法】水煎服。十剂必通。

【主治】气郁、血枯经闭。

增损流气饮

【来源】《张氏医通》卷十三。

【组成】半夏　赤茯苓　陈皮各一钱　甘草（炙）五分　苏叶　香附　槟榔（大便溏去之）　木香　大腹皮　枳壳　桔梗各七分　人参一钱五分　肉桂　厚朴（姜制）各八分　生姜七片　红枣二枚（擘）

【用法】水煎，热服。

【主治】诸气郁滞，胸膈痞满，面目浮肿。

木香化滞汤

【来源】《嵩崖尊生全书》卷七。

【组成】枳实二分　柴胡四分　木香三分　陈皮五分　甘草一分　半夏一钱　草蔻五分　当归二分　红花一分　香附五分

【主治】气郁。

【加减】胸满，加枳壳、桔梗、砂仁、香附；腹胀，加厚朴、枳实；小腹病，加青皮、木香、槟榔；怒者，加炒栀、柴胡；有热，加栀子；气痛，加木香、乌药。

大僻汤

【来源】《嵩崖尊生 全书》卷十二。

【组成】升麻　干葛　羌活各五分　防风二分半　甘草六分（半生半炙）　柴胡三分　人参　白芍各五分

【用法】加葱白，水煎服。

【主治】热郁，手心热。

活血化痰汤

【来源】《医学传灯》卷上。

【组成】陈皮　半夏　白茯苓　甘草　大腹皮　枳壳　木香　玄胡　归尾　黄芩

【主治】青筋。恶寒发热，状似风寒，但胸腹作痛，遍身发麻，或唇口作麻。此因郁怒伤肝，木邪贼土，触动湿痰，气逆而血亦逆，故令痛胀欲死，脉来洪数。

胶艾绛覆汤

【来源】《重订通俗伤寒论》引胡在兹方。

【组成】陈阿胶（烊冲）二钱　醋炒艾叶三分　墨鱼骨三钱　真新绛　旋覆花（包煎）各一钱半　青葱管三寸（冲）

【主治】虚体郁结伤中，脘胁串痛。

木香流气饮

【来源】《顾松园医镜》卷九。

【组成】木香　沉香　砂仁　苏子　橘红　枳壳　郁金　腹皮　甜葶苈

【主治】气郁腹胀，皮厚色苍，或一身尽肿，或自上而下，按之窅而不起。

【加减】如有热，加连翘；如因食滞，加山楂、麦芽；如因痰壅，加半夏、栝楼。

【方论】木香、沉香、砂仁、苏子、橘红、枳壳皆利气之品，气利则郁自开，食自消，痰自降，水自行；郁金开郁滞之气，又善能行瘀，恐气滞血凝也；腹皮开心腹之气，甜葶苈泄气分之闭，二味又均能逐水，恐气滞则水停也。

加味逍遥散

【来源】《女科指掌》卷一。

【组成】当归　白芍　茯苓　白术　柴胡　香附　甘草　丹皮　山栀　薄荷

【主治】因郁怒伤肝所致白浊白淫，往来寒热，胁痛心烦，面带青，口苦，脉弦，小便数

畅郁汤

【来源】《不居集》上集卷十。

【组成】丹参　谷芽各一钱　白芍　茯苓　扁豆　钩藤　菊花　连翘各八分　甘草五分　荷叶一钱

【主治】肝脾血少，血虚有火，不能用归术柴胡者。

【加减】胁痛者，加女贞子、鳖甲八分；气逆者，加降香一钱；火盛者，加丹皮、地骨皮八分；咳嗽者，加橘红、贝母五六分；兼外感者，加苏梗三五分；痰多眩晕者，加天麻八分；泄泻者，加莲肉、老米三钱。

痰郁润下丸

【来源】《医略六书》卷十九。

【组成】胆星二两　黄连一两半　半夏一两半（制）　黄芩一两半　橘红一两半　白矾二两

【用法】上为末，姜汁、竹沥糊为丸，水飞朱砂为衣。每服三钱，银铺金箔汤化下。

【主治】痰郁变生怪症，脉滑沉数者。

【方论】痰郁心包，膻中之气不化，而堵塞神明，故变生诸般奇怪之证。胆星化热痰以清肝胆；半夏化湿痰以醒脾胃；黄连清热燥湿，以熄心包之火；橘红利膈除痰，以快膻中之气；黄芩清热于上，白矾消痰于中。丸以姜汁、竹沥，善搜经络之痰；衣以水飞朱砂，乃为镇心安神之助。夫肝藏魂，肺藏魄，金箔汤化，俾金能制木，则木火自平，而痰郁自解，魂魄俱安，怪证自痊。此豁痰清火之剂，洵为怪证属痰火之专方。

宁志丸

【来源】《活人方》卷二。

【组成】枣仁五两　人参一两　黄耆一两　白术三两　茯神三两　当归身三两五钱　莲须二两　远志二两　朱砂一两　益智仁一两　甘草一两　乳香五钱

【用法】炼蜜为丸。每服二三钱，早、晚空腹灯心汤送下；无睡，用陈酒送下。

【主治】性情抑郁，志气不扬，精神虚惫，形容枯萎，昼则贪眠，夜反不寐，虽寐而惊悸易醒，或谋虑不遂，劳烦过度，气逆膻中，而怔忡痞闷，彻夜无睡，及睡而神昏气惰，甚至饮食不思，肢体懈㑊，盗汗怯寒，梦遗滑泄。

荡秽散

【来源】《串雅内编》卷四。

【组成】没药（末）一两

【用法】先将绵塞阴户，即顿没药末，白滚汤调下。

【主治】妇人月事退出，作禽兽之形，欲来伤人。

夺郁汤

【来源】《杂病源流犀烛》卷十八。

【组成】苍术　藿香　香附　陈皮　砂仁　苏梗　生姜　草蔻仁　省头草

【用法】《中国医学大辞典》：清水煎服。

【主治】湿滞土郁。

泄郁汤

【来源】《杂病源流犀烛》卷十八。

【组成】紫菀　贝母　桔梗　沙参　香附　砂仁　白蒺藜

【用法】清水煎服。

【主治】肺郁，伤在气分。

抑气散

【来源】《医级》卷八。

【组成】乌药二两　紫苏　广皮　槟榔　枳壳　砂仁各一两　沉香五钱　香附半斤

【用法】上为末。每服一钱，白汤调服。

【主治】气道壅滞，不得升降，脉盛气粗，或胸膈痰饮窒碍，或胁肋肝邪逆滞等气实诸痛者。

梅地柴胡饮

【来源】《医级》卷九。

【组成】柴胡　当归　芍药　丹皮　黑栀　生地　甘草　泽泻　乌梅

【功用】疏肝清降。

【主治】师尼少寡萌欲不遂，经气逆而阴阳从乘，发为寒热，状如疟。

铁砂三黄汤

【来源】《产科发蒙》卷二。

【组成】铁砂　大黄　黄连　黄芩

【用法】水一盏半，煮取一盏，温服。

【主治】妇人肝郁盛怒，气逆躁扰；或不省人事。

铁砂牡蛎汤

【来源】《产科发蒙》卷三。

【组成】铁砂　柴胡　大黄　牡蛎　茯苓　桂枝　甘草

【用法】水煎，温服。

【主治】妇人由郁怒而心神不宁，言语错乱，似有鬼祟者。

七气汤

【来源】《风痨臌膈》。

【组成】吴萸　木瓜　食盐各五钱

【用法】同炒令焦，先用瓷瓶盛水三升，煮令百沸，入前药，煎至二升，倾一杯，冷热随病人服。

【主治】七情郁结，五脏六腑互相刑克，阴阳不和，吐利交作，四肢厥冷。

加味七气汤

【来源】《风劳臌膈四大证治》。

【组成】木香　厚朴　半夏　青皮　苍术　枳壳　陈皮　茯苓　甘草

【主治】气郁，胃口结聚痰涎，呕吐，胸膈痞闷，不思饮食。

【加减】治上证，加山栀、沉香。

麝香丸

【来源】《观聚方要补》卷三。

【组成】麝香　龙脑各四分　肉桂　丁香各二钱　甘草一分　阿仙药四钱

【用法】上为末，陈米饭为丸，如梧桐子大。每服十五丸至三十丸。

【功用】散气郁，化痰结，解酒毒。

田姜散

【来源】《串雅补》卷四。

【组成】生香附（去毛，晒干）

【用法】上为细末。每症用一钱，小儿五分，白汤送下；外伤用此人乳调敷；疡肿初起，用醋调敷。

【主治】诸气，诸郁，诸痛，男女大小，内外不拘，岚瘴痧毒疮疡，跌闪，禽兽蛇虫伤螫。

热郁汤

【来源】《证因方论集要》卷二。

【组成】熟地　麦冬　沙参　阿胶　五味子　胡桃

【主治】阴人火灼肺金，气膹郁喘咳，壅塞而胀。

【方论】用熟地补益真阴；麦冬保肺；肺气散而不收，以五味敛之；沙参、阿胶以宣肮郁；胡桃定喘。

痰郁汤

【来源】《类证治裁》卷三。

【组成】杏仁　瓜蒌　枳实　陈皮　茯苓　甘草　香附　浮石　苏子

【主治】痰郁。

解毒六郁丸

【来源】《春脚集》卷四。

【组成】香附（醋炒）　苍术（米泔水浸，炒）　抚芎　神曲　栀子（炒黑）　陈广皮　花粉　黄芩各等分

【用法】上为末，炼蜜为丸，每丸重三钱。如遇各证，每日早晚用白滚汤各调送一丸；若乳妇奶胀硬作痛，或发寒热，用真广皮煎汤调服一丸。

【主治】六郁。气郁、血郁、痰郁、火郁、食郁、湿郁，其中以气郁为主。及触受时行湿热之气，壅于四肢脉络，发为痈肿，焮热疼痛溃腐；及臁疮赤痛，乳妇奶胀硬作痛，或发寒热。

【宜忌】忌食猪肝发物。

加味参苏饮

【来源】《医醇剩义》卷二。

【组成】人参二钱　苏子二钱　沉香五分　桑皮三钱　蒌皮三钱　橘红一钱　半夏一钱　丹参二钱　柏子仁二钱　苡仁五钱　生姜二片

【主治】悲伤。悲则气逆，膹郁不舒，积久伤肺，清肃之令不能下行。

萱草忘忧汤

【来源】《医醇剩义》卷二。

【组成】桂枝五分　白芍一钱半　甘草五分　郁金二钱　合欢花二钱　广皮一钱　半夏一钱　贝母二钱　茯神二钱　柏子仁二钱

【用法】金针菜一两，煎汤代水。

【主治】忧愁太过，忽忽不乐，洒淅寒热，痰气

不清。

大顺汤

【来源】《医醇剩义》卷四。

【组成】蒺藜四钱　郁金二钱　乌药一钱　木香一分　广皮一钱　厚朴一钱　枳壳一钱　青皮一钱　茯苓二钱　白术一钱　橘饼四钱　煨姜三片

【主治】肝郁下利，胁痛腹痛，噫气食少。

理气膏

【来源】《理瀹骈文》。

【组成】党参　黄耆　苍术　白术　蓬术　香附　柴胡　青皮　陈皮　枳实　南星　半夏　厚朴　槟榔　山楂　草果　羌活　防风　前胡　苏子　杏仁　乌药　郁金　川芎　当归　白芍　黄芩　黄连　黄柏　栀子　葶苈　桔梗　桑皮　吴萸　瓜蒌　白芷　麦芽　木通　泽泻　赤苓　延胡　灵脂　大黄　黑丑　官桂　草乌　红花　菖蒲　皂角　木鳖仁　僵蚕　全蝎　山甲　白芥子　萝卜子　川楝子　川椒　细辛　木香　藿香　茴香　灵仙　乳香　没药　巴仁　甘草各一两

【用法】油熬丹收，牛胶二两，苏合丸三钱搅。另用姜、葱、韭、蒜、槐、柳、桃、桑枝各半斤，凤仙全株，油丹熬。薄荷油二钱，和两膏合并摊贴。

【主治】气郁，气逆，气胀，气痛。

理血膏

【来源】《理瀹骈文》。

【组成】党参　丹参　黄耆　生地　熟地　当归　川芎　白芍　赤芍　白术　天冬　麦冬　柏子仁　枣仁　远志　五味　丹皮　地骨皮　龟版　鳖甲　柏叶　知母　贝母　半夏　橘红　胆星　羌活　防风　连翘　荆穗　炒白芷　桔梗　柴胡　苍术　香附　郁金　延胡　灵脂　蒲黄　苏木　桃仁　红花　艾叶　茜根　官桂　大黄　玄明粉　厚朴　枳实　花粉　续断　栀子　炒黄柏　黄芩　黄连　木通　车前子　地榆炭　姜炭　降香　乳香　没药　苏子　甘草　发灰　百草霜各一两

【用法】油熬丹收，牛胶二两搅匀。又另用姜、葱、韭、蒜、槐、柳、桃、桑枝、凤仙全株约各半斤，油熬丹收，薄荷油二钱搅。两膏合并摊贴。

【主治】衄、吐、溺、便血，一切气郁、血积诸症。

葱白丸

【来源】《医门补要》卷中。

【组成】归尾　枳壳　厚朴　青木香　三棱　苏梗　元胡索　香附　青皮　沉香

本方名葱白丸，但方中无葱白，疑脱。

【主治】肝气筋梗。郁闷伤肝，每有肚脐左边相离寸许，梗起一条粗筋如箸，隐于皮内，日夜跳跃，上下串痛，或作或止。

暖胃丸

【来源】《医学探骊集》卷五。

【组成】江子十粒（去皮，肥润者）　黄腊二钱（欲多配此二味倍之）

【用法】以香油半两入铁勺内，再将江子仁入内，微火上炸之，俟江子仁外边淡黑色，破开其中紫色，即将油倾去，将江子仁研成细泥；入黄腊于勺内，用微火烤之，俟黄腊熔化，将江子仁泥与黄腊融和一处研之，俟凝取出为丸，如梧桐子大。每早、晚各服一二丸，温水送下。

【主治】郁闷之气，客于中宫，脾胃皆为其所困，久之日不嗜食者。

【加减】治上症，用针法行针后，乃以此丸助针暖胃。

木香流气饮

【来源】《镐京直指医方》卷二。

【组成】制茅术三钱　川朴一钱　广木香一钱五分　大腹皮三钱　阳春砂八分（冲）　冬瓜皮四钱　炒苡仁六钱　带皮苓五钱　乌药一钱五分　路路通七枚　蒲种壳一两（先煎代水）

【用法】水煎服。

【功用】调中理气。
【主治】腹胀化肿，脾阳不运而失转旋之司，气阻满闷。

理郁升陷汤

【来源】《医学衷中参西录》上册。
【组成】生黄耆六钱　知母三钱　当归身三钱　桂枝尖一钱半　柴胡一钱半　乳香（不去油）三钱　没药（不去油）三钱
【主治】胸中大气下陷，又兼气分郁结，经络湮瘀者。
【加减】胁下撑胀，或兼疼者，加龙骨、牡蛎各五钱；少腹下坠者，加升麻一钱。
【验案】

1.胸中气分郁结下陷　一妇人，年三十许。胸中满闷，时或作疼，鼻息发热，常常作渴。自言得之产后数日，劳力过度。其脉迟而无力，筹思再三，莫得病之端绪。姑以生山药一两滋其津液，鸡内金二钱，陈皮一钱，理其疼闷，服后忽发寒热。再诊其脉，无力更甚，知其气分郁结，又下陷也。遂为制此汤，一剂诸病皆觉轻，又服四剂痊愈。

2.癥瘕　一少女，年十五。脐下左边起癥瘕，沉沉下坠作疼，上连腰际，亦下坠作疼楚，时发呻吟，剧时常觉小便不通，而非不通也。诊其脉，细小而沉。询其得病之由，言因小便不利，便时努力过甚，其初腰际坠疼，后遂结此癥瘕。其方结时，揉之犹软，今已五月，其患处愈坚结。每日晚四点钟，疼即增重，至早四点钟，又渐觉轻，愚闻此病因，再以脉象参之，知其小便时努力过甚，上焦之气陷至下焦而郁结也。遂治以理郁升陷汤，方中乳香、没药皆改用四钱，又加丹参三钱，升麻一钱半，二剂而坠与疼皆愈。遂去升麻，用药汁送服朱血竭末钱许，连服数剂，癥瘕亦消。

培脾舒肝汤

【来源】《医学衷中参西录》上册。
【组成】于术三钱　生黄耆三钱　陈皮二钱　川厚朴二钱　桂枝尖一钱半　柴胡一钱半　生麦冬二钱　生杭芍四钱　生姜二钱
【主治】肝气不舒，木郁克土，致脾胃之气不能升降，胸中满闷，常常短气。
【方论】脾主升清，所以运津液上达；胃主降浊，所以运糟粕下行。白术、黄耆为补脾胃之正药，同桂枝、柴胡能助脾气之升，同陈皮、厚朴能助胃气之降。清升浊降，满闷自去，无事专理肝气，而肝气自理。况桂枝、柴胡与麦芽，又皆为舒肝之妙品乎。用芍药者，恐肝气上升，胆火亦随之上升，且以解黄耆、桂枝之热也。用生姜者，取其辛散温通，能浑融肝脾之气化于无间也。

加减归脾汤

【来源】《疡科全书》。
【组成】党参　白术　炒枣仁　半夏　煅龙骨　煅牡蛎　龙眼肉各二钱　当归　白芍各三钱　远志　广陈皮各钱半　炙甘草一钱
【用法】水煎服。
【主治】妇人优郁内伤，初则或经水不调，久而或致闭不通，阴火上炎，皆生疬，此名伤肝疬。

乌金丸

【来源】《中国医学大辞典》。
【别名】妇科乌金丸。
【组成】香附（制）　川大黄各四两　木香　乳香（炙）　没药　官桂各五钱　五灵脂　桃仁泥　玄胡索　天台乌药　蓬莪术各一两　全当归三两　益母草　蚕茧各二两
【用法】上为细末。用黑豆（洗净）一升，煮汁去滓；红花二两，酒五碗，煎四五沸，去滓用汁；苏木三两，水煎，去滓用汁，将三汁和蜜为丸。每服三钱，熟汤或温酒、艾醋汤送下。
【功用】《北京市中药成方选集》：散郁化瘀。
【主治】妇人七情悒郁，气滞食减，口苦咽干，五心烦热，面黄肌瘦，胸胁刺痛，崩中带下；产后恶露上攻，败血不止。
【宜忌】《北京市中药成方选集》：孕妇忌服。

白玫瑰露酒

【来源】《中国医学大辞典》。

【组成】白玫瑰花一两　玫瑰精少许　代代花二两　原高粱十斤　冰糖一斤

【用法】共入坛内，封固，一月余取出装瓶。

【功用】舒肝郁，止腹痛，悦脾胃，进饮食，理滞气，宽中宫。

【主治】诸般风痛。

舒肝乌龙丹

【来源】《鳞爪集》。

【组成】九香虫三两　杜仲一两六钱　于术一两　陈皮八钱　车前八钱

【用法】上为细末，炼蜜为丸。每服三钱，开水送下。

【功用】平肝舒气，补虚强胃。

【主治】肝郁不达，胸腹痞闷，两胁作痛，痰饮呕吐，气逆上冲，四肢厥冷，久则遗精带下，病成虚劳。

加味六郁汤

【来源】《顾氏医径》卷六。

【组成】香附　山栀（姜制）　苍术　神曲　川芎　当归　山甲　乳香　没药　半夏　茯苓　生姜

【功用】顺气宽中。

【主治】流注因暴怒所伤，抑郁所致，胸膈痞闷，中气不舒者。

木香分气丸

【来源】《天津市固有成方统一配本》。

【组成】木香一两五钱　莪术（醋炙）二两　枳实一两　丁香一两　黑郁金一两　香橼一两五钱　檀香一两　豆蔻（连壳）二两　橘皮一两五钱　藿香一两五钱　甘草一两五钱　甘松一两五钱　砂仁二两

【用法】共轧为细粉，和匀过 80 ～ 100 目细罗，用冷开水泛为小丸，晒干或低温干燥。每服三钱，一日二次，温开水送下。

【功用】顺气止呕，宽胸消胀。

【主治】肝郁气逆所致的胸膈痞闷，两胁胀痛，恶心呕逆，脘痛气闷，消化不良。

【宜忌】忌食生冷、油腻之物；孕妇忌服。

开胸顺气丸

【来源】《北京市中药成方选集》。

【组成】槟榔（炒）六两　二丑（炒）八两　陈皮二两　木香一两五钱　三棱（炒）二两　莪术（炙）二两　牙皂一两　厚朴（炙）二两

【用法】上为细末，过罗，茵陈熬水，泛为小丸。每服一至二钱，温开水送下。

【功用】

1.《北京市中药成方选集》：消积化滞。

2.《中国药典》：行气止痛。

【主治】停食停水，气郁不舒，膨闷胀满，胃脘疼痛，红白痢疾，疟疾。

【宜忌】孕妇忌服。年老体弱勿服。服药后过三小时再饮食。

六郁丸

【来源】《北京市中药成方选集》。

【组成】橘皮六十两　神曲（炒）六十两　莪术（炙）九十两　牙皂角三十两　木香十五两　黄连七两五钱　槟榔六十两　甘草七两五钱　黑郁金六十两　三棱（炒）十五两　青皮（炒）三十两　麦芽（炒）六十两　藿香三十两　大黄六十两　砂仁三十两　香附（炙）六十两　黑丑（炒）六十两

【用法】上为细末，过罗，用冷开水泛为小丸。每服二钱，温开水送下。

【功用】舒郁宽胸，顺气消痰。

【主治】胸膈痞满，肝郁不舒，膨闷胀饱，嗳气吞酸。

【宜忌】孕妇忌服。

肝胃至宝丹

【来源】《北京市中药成方选集》。

【组成】莱菔子（炒）二两　香附（炙）一两　橘皮一两　焦三仙一两　三棱（炒）一两　厚朴（炙）一两　莪术（炙）一两　槟榔一两　枳壳（炒）八钱　白芍八钱　丹皮八钱　木香五钱　片姜黄五钱　旋覆花五钱　豆蔻仁五钱　川芎三钱　沉香三钱　丁香三钱　砂仁六钱　甘草二钱　赭石（煅）一两　青皮五钱　枳实六钱

【用法】上为细末，冷开水为小丸。每十六两用朱砂三钱二分，滑石三两二钱为衣，闯亮。每服二钱，以温开水送下，一日二次。

【功用】舒郁平肝，健胃化滞。

【主治】胸胁痞闷，气滞不舒，呕逆胀满，嘈杂吞酸。

沉香四宝丹

【来源】《北京市中药成方选集》。

【组成】川芎一两　柴胡一两　藿香一两　片姜黄一两　甘草一两　木香一两　公丁香一两　香附（炙）四两　橘皮四两　厚朴（炙）二两　黑郁金二两　砂仁一两五钱　豆蔻仁一两五钱　青皮（炒）八两　山楂六两　二丑（焦）五两　玄胡（炙）二两　佛手二两　沉香二两　冰片二两　枳壳（炒）四两　白芍四两

【用法】上为细末，冷开水泛为小丸，每十六两水丸用朱砂一两七钱五分、滑石一两七钱五分为衣，闯亮。每服二钱，以温开水送下，一日二次。

【功用】健胃宽胸，舒郁化滞。

【主治】气郁不舒，痞满腹胀，吞酸倒饱，呃逆嘈杂。

【宜忌】孕妇忌服。

舒郁丹

【来源】《北京市中药成方选集》。

【组成】香附（炙）二两　厚朴（炙）一两　白芍五钱　枳壳（炒）一两　橘皮四两　川芎五钱　丹皮五钱　片姜黄一两　青皮（炒）一两　柴胡五钱　橘核（炒）五钱　山楂五钱　玄胡（炙）一两　槟榔五钱　六神曲（炒）五钱　川楝子五钱　大黄三钱　甘草二钱　麦芽（炒）五钱　当归二两　赭石（煅）一两　沉香三钱　砂仁五钱　豆蔻仁三钱　木香五钱　朱砂一钱

【用法】上为细末，水为小丸，每十六两用滑石细粉四两为衣。每服二至三钱，温开水送下，一日二次。

【功用】舒郁顺气，健胃化滞。

【主治】肝郁气滞，膨闷胀饱，两胁刺痛，呃逆恶心。

【宜忌】孕妇忌服。

舒郁九宝丹

【来源】《北京市中药成方选集》。

【组成】白芍六两　豆蔻仁三两　香附（炙）八两　当归八两　白术（炒）四两　木香三两　橘皮三两　扁豆八两　丁香八钱　沉香三两　厚朴（炙）三两　茯苓八两　青皮（炒）三两　甘草二两　砂仁三两　神曲（炒）四两

【用法】上为细末，炼蜜为丸，每丸重一钱五分，蜡皮封固。每服二丸，温开水送下，一日二次。

【功用】舒郁宽胸，和胃消胀。

【主治】气郁不舒，肝胃不和，胸中满闷，恶心腹胀。

解郁和肝丸

【来源】《北京市中药成方选集》。

【组成】当归二十三两　栀子（炒）二十三两　黄芩五两　茯苓五两　橘皮五两　枳壳（炒）五两　厚朴（炙）五两　郁金五两　木香五两　香附（炙）十七两　川芎九两二钱五分　白芍十五两　神曲（炒）十五两　山楂十五两　砂仁三两二钱五分　青皮（炒）六两　甘草二两五钱　法半夏九两二钱五分　苍术（炒）九两二钱五分　柴胡三两二钱五分

【用法】上为细末，冷开水泛为小丸，每十六两用滑石细粉三两五钱为衣闯亮。每服二钱，日服二次，温开水送下。

【功用】舒肝开郁，顺气消胀。

【主治】肝郁不舒，气逆胸满，两胁膨胀，胃痛恶心。

加味四七汤

【来源】《中医妇科治疗学》。

【组成】紫苏叶二钱　厚朴三钱　茯苓四钱　半夏三钱　白芷　木香各二钱　建菖蒲七分

【用法】水煎，温服。

【功用】疏郁化痰。

【主治】气郁痰阻，白带稠粘，时多时少，中脘痞闷，平日痰多，或有气喘，呕逆恶心。

舒郁清肝饮

【来源】《中医妇科治疗学》。

【组成】生地三钱　柴胡一钱半　白芍三钱　茯苓二钱　白术　山栀仁各二钱　益母草三钱

【用法】水煎，温服。

【功用】平肝清热。

【主治】肝郁。症见妊娠经血时下，口苦咽干，胁胀、心烦不寐，手足心发热，舌红苔微黄，脉弦数而滑。

开郁老蔻丸

【来源】《全国中药成药处方集》（沈阳方）。

【组成】紫蔻四钱　贡桂六钱　丁香二钱　当归三钱　山楂　白术　炙军各四钱　乌药三钱　甘草　青皮各二钱　莱菔四钱　陈皮三钱　木香五分　砂仁二钱　莪术四钱　半夏三钱　三棱四钱　枳壳　草果仁各三钱　槟榔四钱　川芎二钱　神曲四钱　沉香一钱五分

【用法】上为极细末，炼蜜为丸，二钱重。每服一丸，白开水送下。

【功用】开郁顺气，宽胸利膈，消食健脾，润燥止痛。

【主治】气滞不舒，胸膈胀满，饮食停留，胃脘作痛，大便燥结，消化不良。

开郁顺气丸

【来源】《全国中药成药处方集》（沈阳方）。

【组成】柴胡二两　青皮一两五钱　榔片　香附各一两　木香　枳壳　酒芍　山栀　黄芩　姜夏　川芎　神曲　紫补　砂仁　广皮　苍术　乌药　茯苓　盔沉　当归　甘草各五钱　桔梗八钱　莱菔三钱

【用法】上为极细末，炼蜜为丸，二钱重。每服一丸，早晚空心白开水送下。

【功用】开郁养血，消食顺气，和胃健脾。

【主治】胸膈胀满，两胁攻痛，饮食不消，胃脘胀痛，癥瘕痞块，肠痛肠肿，红白痢疾。

【宜忌】孕妇忌服。

平肝舒络丹

【来源】《全国中药成药处方集》（北京方）。

【组成】人参（去芦）　熟地　乳香　没药　橘皮　香附　厚朴　玄胡索　茯苓　檀香　龟版（炙）　羌活　防风　紫豆蔻仁　枳壳　砂仁　藿香　木香　乌药　黄连　白术　何首乌　白及　威灵仙　佛手　木瓜　钩藤　僵蚕　柴胡　细辛　白芷　桑寄生　牛膝各三钱　沉香一两　青皮　天竺黄　肉桂　川芎　公丁香各二钱　胆南星五钱

【用法】上为细末。每十二两四钱细粉兑入冰片三钱，朱砂一两，羚羊角一钱，和匀，炼蜜为丸，重二钱，金箔为满衣，蜡皮封固。每服一丸，温开水送下，一日二次。

【功用】疏郁理气，健胃止痛。

【主治】肝郁气滞，饮食不消，倒饱嘈杂，两胁刺痛，四肢抽搐。

老蔻丸

【来源】《全国中药成药处方集》（吉林方）。

【组成】老蔻四两　贡桂六两　丁香二两　当归　半夏　陈皮各三两　莱菔四两　木香二两　油朴　青皮各四两　二丑六两　砂仁二两　莪术　三棱各四两　甘草二两　枳壳　草果各三两　槟榔四两　乌药三两　川芎二两　神曲　山楂　白术　熟军各四两

【用法】上为细末，炼蜜为丸，每丸二钱一分重，贮瓷坛内以免风干失效。每服一丸。服后缓泻，胸即畅快。每服三四丸即收特效。

【功用】温寒顺气，消食化湿，通导利便。

【主治】脾寒泄泻。脾经寒湿，水谷不化，腹疼泄泻，肠鸣腹冷；肝郁气滞，暴怒伤肝，肝气横逆，胸脘胀闷，嗳气纳少；寒疝，寒气走窜，上冲胃脘，下牵睾丸，疼痛欲绝，胃寒呕吐，胃寒不运，食不消化，朝食暮吐。

【宜忌】忌食辛辣。

肠胃舒郁丸

【来源】《全国中药成药处方集》（沈阳方）。

【组成】香附　茯苓　陈皮　炙甘草　川芎　炒山栀各一两　炒苍术　砂仁　半夏各五钱

【用法】上为极细末，醋糊为小丸。每服二钱，以姜水送下。

【功用】促进胃肠消化蠕动功能。

【主治】胸膈胀满，嘈杂吞酸，四肢倦怠，两胁作痛，饮食无味，肠胃虚弱，一般郁结。

【宜忌】生冷硬物。

理气丸

【来源】《全国中药成药处方集》（吉林方）。

【别名】理气舒肝丸。

【组成】蔻仁二两六钱七分　砂仁　草果仁各一两三钱四分　木香　三棱各六钱七分　槟榔一两　鸡内金　盔沉各一两三钱四分　甘草　枳壳　山楂　姜夏　白术　乌药各六钱七分　川军　二丑各二两　神曲　公丁香　贡朴　贡桂各一两　莪术六钱七分　青皮　陈皮各一两

【用法】上为细末，水泛为丸，如黄豆大，朱砂为衣。可用瓷坛贮存以免风干。每服二十丸。

【功用】舒肝理气，开郁导滞。

【主治】男女之气滞肝郁，小儿疳积。

【宜忌】孕妇忌服。

救急水

【来源】《全国中药成药处方集》（重庆方）。

【组成】广木香　公丁香　大茴香　肉豆蔻各五钱　细辛四钱　广橘皮五钱　荜茇五钱　生大黄一两五钱　厚朴八钱　牙皂五钱　良姜三钱　苍术八钱　藿香六钱　石菖蒲五钱　吴茱萸四钱　安桂三钱　白蔻三钱　干酒五斤

【用法】上为粗末，浸入酒内二十天后，去滓，另加樟脑一两，薄荷冰五分，瓶装。每次用二十至三十滴，六七岁儿童用五至十滴，开水冲服。

【功用】提神醒脑。

【主治】气郁，翻胃，晕船，胸闷腹胀。

【宜忌】孕妇忌服。

崩露丸

【来源】《全国中药成药处方集》（天津方）。

【组成】香附（醋制）　野党参（去芦）各六钱　焦枳壳四钱　陈皮　当归各六钱　棕板炭　生地各八钱　莲房炭　生白芍　贯众炭各六钱　茜草四钱　丹皮炭六钱　血余炭四钱　甘草三钱　焦栀子四钱　杏仁皮炭五钱　焦广木香三钱

【用法】上为细末，凉开水泛为小丸，二钱重装袋。每次服一袋，白开水送下。

【功用】和肝化郁，引血归经。

【主治】气郁不舒，肝胃不和，血崩血漏，淋漓不断，过期不止。

【宜忌】忌烦恼气怒。

舒泰丸

【来源】《全国中药成药处方集》（沈阳方）。

【组成】紫苏　藿香梗　桔梗各八钱　白芍　紫蔻仁　紫朴　广皮　青皮　茅苍术　槟榔各五钱　柴胡　川芎　广木香　粉甘草各三钱　焦三仙一两二钱

【用法】上为极细末，炼蜜为丸，二钱重。每服一丸，姜水送下。

【功用】开郁顺气，化滞消胀。

【主治】肝郁气逆，脾胃虚弱，噫气不舒，吞酸嘈杂，胁肋攻痛，牵及肩背，全身作痛，胃脘闷胀，不进饮食。

舒肝健胃散

【来源】《全国中药成药处方集》（南京方）。

【组成】豆蔻三钱　白芍一钱五分　厚朴　龙

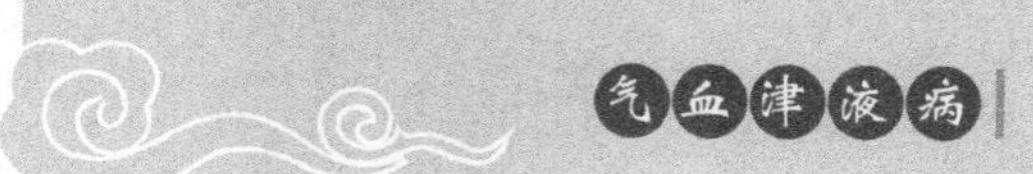

胆草　砂仁各二钱　甘草　玄明粉　大黄各一钱　茯苓　莲肉各三钱　薏米　陈皮各二钱

【用法】上为极细末。每服二钱，开水送下。

【功用】健肠胃，舒肝气，利大便。

【主治】肝气郁结，两胁刺痛，嘈杂嗳气，胃不消化，食少胀满，吞酸作呕，肠满不运，便燥便难。

开胃利膈丸

【来源】《慈禧光绪医方选议》。

【组成】瓜蒌皮六钱　枳实六钱（炒）　落水沉三钱　砂仁四钱　香附（制）六钱　桔梗四钱（苦）　白蔻仁四钱　苍术四钱（炒）　藿香梗五钱　广皮六钱　中厚朴五钱（炙）　三仙二两（焦）

【用法】上为细末，炼蜜为丸，如高粱粒大。每服二钱，白开水送下。

【功用】开郁顺气，利膈消食。

【主治】胸脘疼痛，食积结滞。

开解六郁膏

【来源】《慈禧光绪医方选议》。

【组成】香附一两　川郁金一两　小枳实八钱　青皮八钱　山田五钱　片姜黄六钱　广木香六钱　橘红六钱　红花五钱　全当归一两　苏梗子一两　沉香五钱　麝香二钱　莱菔子六钱　白芥子六钱　茅苍术五钱

【用法】共以麻油炸枯，滤去滓，兑丹为膏。摊贴肺俞穴、上脘穴。

【主治】肝病。

乌金丸

【来源】《慈禧光绪医方选议》引《良方集成》。

【组成】台乌　熟大黄　人参　莪术　三棱　赤芍　黄芩　延胡索　丹皮　阿胶　蒲黄　香附　乌豆皮　生地（忌铁器）　川芎各三两　寄奴　蕲艾　白扁豆各二两（以上用苏木水炙）

【用法】上为细末，炼蜜为丸，每丸重一钱，蜡皮封固。

【主治】妇人七情抑郁，气滞食减，口苦咽燥，五心烦热，面黄肌瘦，胸胁刺痛，崩漏带下。

加味逍遥散

【来源】《慈禧光绪医方选议》。

【组成】银州柴胡一钱　当归二钱　生白芍二钱　白术一钱　茯苓一钱　炙甘草五分　煨姜三片　薄荷一分　霜桑叶二钱

【用法】上为末，分为十服。每服二钱，鲜荷叶半张煎汤冲服。

【功用】疏散风热，升发脾胃清阳，清肝明目。

交感丸

【来源】《慈禧光绪医方选议》。

【组成】香附一两（炙）　茯苓四两　琥珀五钱

【用法】上为细末，炼蜜为丸，重三钱。每服一丸，细嚼，早晚二服，白滚水送下。

【功用】宁心解郁安神。

【主治】一切诸气为病，公私拂情，名利失志，抑郁烦恼，七情所伤，不思饮食，面黄形瘦，胸膈不宽，气闷不舒；妇女百病。

【宜忌】忌气恼、厚味等物。

调肝和血丸

【来源】《慈禧光绪医方选议》。

【组成】当归八钱　白芍五钱　柴胡三钱（醋炙）　香附四钱　薄荷三钱　丹皮四钱　栀子三钱（炒）　郁金三钱　大黄四钱（炭）　犀角一钱半　生地六钱　青皮二钱

【用法】共为细末，水打成丸，如绿豆大。

【功用】养血调肝，凉血和血。

【主治】肝郁血虚，热在血分者。

调肝舒筋软坚丸

【来源】《慈禧光绪医方选议》。

【组成】大生地六钱　赤芍四钱　香附四钱（炙）　青皮四钱（子研）　川郁金六钱（研）　元胡四钱（炙）　没药三钱　海藻三钱　夏枯草五

钱　薄荷二钱　菊花三钱

【用法】共研细面，水泛为丸，如绿豆大。每服一钱五分，开水送下。

【功用】滋肾舒肝，理气活血，解郁软坚。

【主治】肾水不足，肝气郁结，脾胃同损，腰痛滑泄，两胁窜痛，打嗝嗳气，心下痞满。

越鞠逍遥加味丸

【来源】《慈禧光绪医方选议》。

【组成】当归四钱　白芍三钱（炒）　抚芎一钱五分　醋柴一钱五分　香附三钱（炙）　苍术三钱（炒）　炒栀三钱　焦曲三钱　橘红二钱　半夏三钱（炙）　云苓四钱　黄连一钱五分　桑皮三钱（炙）　骨皮三钱　川贝四钱　生草一钱五分

【用法】共研极细面，炼蜜为丸，如绿豆大，朱砂为衣。每服三钱，白开水送服。

【功用】舒郁和肝，理肺调脾，快膈宽中，顺气理嗽，清化痰饮，滋养气血，荣和脉络。

【主治】忧思气怒，饮食不调，损伤肝脾者。

舒肝利肺和脉膏

【来源】《慈禧光绪医方选议》。

【组成】生香附一两　独活六钱　麻黄六钱　僵蚕六钱　小青皮八钱　山甲六钱（生）　姜（生）五钱　郁金六钱　宣木瓜一两　当归一两　杭芍六钱（生）　抚芎五钱　透骨草八钱　乳没六钱　续断八钱　五加皮六钱

【用法】用香油四斤炸枯，入黄丹令其老嫩合宜为膏，贴于肩井、肺俞穴，贴时兑麝香五厘撒于膏药中贴之。

【功用】行气活血，舒肝解郁，利肺气，通经络。

【主治】肝气郁滞，胸胁胀痛，经脉失和。

舒肝汤

【来源】《中医症状鉴别诊断学》。

【组成】柴胡　白芍　白芥子　郁金　高良姜

【功用】舒肝。

五花芍草汤

【来源】《浙江中医学院学报》（1993，6：20）。

【组成】玫瑰花　佛手花　绿萼梅　白扁豆花　厚朴花　白芍　炙甘草

【用法】水煎，日服2次。

【主治】郁证。

【验案】郁证　《浙江中医学院学报》（1993，6：20）：治疗郁证136例，男41例，女95例；年龄19～30岁29例，31～40岁33例，41～50岁54例，51岁以上者20例；病程最长1年，最短15天。结果：服药10剂以下，症状全部消失为显效32例，占23.53%；服药10剂症状好转为有效89例，占65.44%；服药10剂症状没有改变为无效15例，占11.03%。总有效率88.97%。

平心忘忧汤

【来源】《湖北中医杂志》（1996，2：4）。

【组成】磁石　礞石各30克（另包先煎30分钟）　枳实　黄柏　半夏　厚朴　朱茯苓　神曲各12克　肉桂　苏叶　菖蒲各6克　生姜9克

【用法】上药水煎，于早饭、中饭后和临睡前3次内服。

【功用】疏肝利胆，解郁化痰，豁痰开窍。

【主治】抑郁症。

【加减】伴湿盛痰多，恶心欲呕者，加藿香6克，川羌活10克；失眠多恶梦者，加枣仁15克，远志12克；血压偏高，大便干结者，将黄柏改大黄10克。

【验案】抑郁症　《湖北中医杂志》（1996，2：4）：采用心理治疗（主要是认识领悟疗法，疏导交谈的方式）的基础上，配合内服本方，治疗抑郁症470例，其中以中青年病人居多，并排除脑器质性和躯体性疾病所致的精神障碍。结果：痊愈（临床症状完全消失，心情良好，能正常工作，1年后随访无复发）330例，占70.2%；好转（临床症状基本消失，生活自理，可以工作）95例，占20.2%；无效（临床症状无好转或加重）45例，占9.6%。总有效率为90.4%。治疗时间最短者30天，最长者180天，一般服4～7天，伴随症状减轻或消失，心情舒畅，情绪稳定，忘却了过去的忧愁与烦恼，饮食及睡眠也逐渐好转。

安神达郁汤

【来源】《首批国家级名老中医效验秘方精选》。

【组成】炒枣仁30克　合欢花15克　龙牡各20克　炒栀子15克　郁金12克　夏枯草10克　柴胡10克　佛手柑10克　炒白芍12克　川芍10克　甘草6克

【用法】每日1剂，水煎300毫升，早晚分服。病人就诊时，先做思想安慰工作，服上药1～2剂有效时，停药2～3日，再服2剂。再停，再服。不要连服，1个月为1个疗程。

【功用】疏肝理气，镇静安神。

【主治】郁证（胃肠神经官能症，植物神经功能紊乱，精神抑郁症）久治不愈者。

【加减】舌尖红，心烦重者，加黄连10克；胃气上逆，有痰者，加半夏10克。

柴胡枣仁汤

【来源】《首批国家级名老中医效验秘方精选·续集》。

【组成】柴胡10克　黄芩10克　白芍10克　百合30克　酸枣仁20克　五味子15克　知母10克　川芎10克　茯苓15克　党参10克　大枣5枚　甘草3克

【用法】每日一剂，水煎两次混匀，分中午和晚上临睡前两次口服，一周为一个疗程。

【功用】养血柔肝，清热安神。

【主治】神经衰弱。以失眠多梦、神疲乏力、头晕头痛、记忆力差、心情烦躁为主症。兼症可见两胁胀痛、心情郁闷、胆小易惊、阳痿早泄、月经不调等。

【加减】如心情急躁者，加黄连、栀子；失眠较甚者，加生龙骨、生牡蛎、合欢皮、菖蒲、远志、琥珀粉；神疲乏力者，加白术、仙鹤草、五加皮；大便干结者，加大黄；纳呆乏味者，加乌梅、焦三仙、焦山楂；两胁胀满者，加香附、枳壳；月经不调者，加当归、益母草等。

【验案】刘某某，男，17岁，学生。于1992年5月9日初诊。病人因去年中考，学习紧张，思想负担重，引起失眠多梦，每晚约睡眠3小时，次日神疲乏力，上课精力不集中，记忆力减退，伴心情烦躁，大便偏干，舌淡红苔薄黄，脉弦数。治以养阴清肝，安神定志，方用柴胡枣仁汤加生龙牡、栀子、琥珀粉，七剂。5月16日二诊，自述服3剂后，已能睡眠5小时，心情烦躁转佳，大便正常，精神好转。舌淡红苔薄黄，脉弦，用原方治疗4个疗程，症状全部消失，学习成绩提高。

脑乐静

【来源】《部颁标准》。

【组成】甘草浸膏35.4g　大枣125g　小麦416g

【用法】上药制成口服液。口服，每次30ml，1日3次，小儿酌减。

【功用】养心，健脑，安神。

【主治】精神忧郁，易惊失眠，烦躁及小儿夜不安寐。

越鞠二陈丸

【来源】《部颁标准》。

【组成】香附（醋制）100g　苍术（炒）100g　川芎100g　半夏（制）100g　麦芽（炒）100g　六神曲（炒）100g　茯苓100g　栀子（炒）100g　陈皮100g　甘草50g

【用法】水泛为丸，每10丸重0.5g，密封。口服，每次6～9g，1日2次。

【功用】理气解郁，化痰和中。

【主治】胸腹闷胀，嗳气不断，吞酸呕吐，消化不良，咳嗽痰多。

越鞠保和丸

【来源】《部颁标准》。

【组成】栀子（姜制）120g　六神曲（麸炒）120g　香附（醋制）120g　川芎120g　苍术120g　木香60g　槟榔60g

【用法】水泛为丸，每袋装6g，密封，防潮。口服，每次6g，1日1～2次。

【功用】舒肝解郁，开胃消食。

【主治】气郁停滞，倒饱嘈杂，胸腹胀痛，消化不良。

二、火　郁

火郁，亦称热郁，郁证之一，是指热邪伏于体内之症。《丹溪心法》："热郁者，瞀闷，小便赤，脉沉数"，《杂病源流犀烛》："火郁之病，为阳为热，脏应心，腑应小肠、三焦，主在脉络，伤在阴分"。临床常见全身不适，少气，咽喉肿痛，口干舌苦，脘腹疼痛，目赤头晕，烦闷懊憹，潮热颧红，咳嗽痰喘，身生痱疮等。治宜解郁散热。

当归承气汤

【来源】《云岐子保命集》卷中。

【组成】当归　大黄各一两　甘草半两　芒消九钱

【用法】上锉，如麻豆大。每服二两，水一大碗，入生姜五片，大枣十枚，同煎至半碗，去滓热服。

【主治】

1.《去岐子保命集》：阳狂奔走，骂詈不避亲疏。

2.《景岳全书》：燥热里热，火郁为病，或皮肤枯燥，或咽干鼻干，或便溺结闭。

【方论】阳狂奔走，骂詈不避亲疏，此是阳有余阴不足。大黄、芒消去胃中实热，当归补血益阴，甘草缓中，加生姜枣，胃属土，此引至于胃中也。经所谓微者逆之，甚者从之，此之谓也。

达气养营汤

【来源】《陆氏三世医验》卷五。

【组成】人参　黄连　归身　白芍　川芎　茯苓　木香　白豆蔻

【主治】妇人肝胆火郁，月经成块而发热。

【验案】火郁发热　董某某之妻，每自小腹气冲则热壅头面，卧不能寐，身似战慄，日中发热无常，至四鼓五鼓其热更甚，发热时腹中有块升起，经期参前而淋漓数日，饮食过于平时，而肌肉瘦削。予诊之脉数而弦，当为气郁，责之肝，起于胆久郁成火。以达气养营汤数剂以去瘀生新，夜热不发而病愈。

火郁汤

【来源】《万病回春》卷二。

【组成】山栀　柴胡　干葛　抚芎　白芍　连翘　地骨皮各一钱　甘草三分

【用法】上锉一剂。水煎服。

【主治】火郁症。

葆膈散

【来源】《丹台玉案》卷三。

【组成】连翘　黄芩　山栀　薄荷各一钱二分　大黄三钱　甘草五分　芒消二钱

【用法】加生姜三片，煎服。

【主治】一切郁火。

【加减】如咽喉痛，加桔梗、荆芥；酒毒，加黄连、干葛、淡竹叶；咳而呕，加半夏；衄血，加当归、赤芍、生地；小便淋沥，加滑石、茯苓；风眩，加防风、川芎、石膏；斑疹，加干葛、荆芥、赤芍、防风、天花粉；咳嗽，加桑皮、杏仁、桔梗、款冬花；谵语发狂，加黄连；目生翳障，流泪，加菊花、木贼、生地。

火郁汤

【来源】《证治汇补》卷二。

【组成】连翘　薄荷　黄芩　山栀　干葛　柴胡　升麻　芍药

【用法】水煎服。

【主治】火郁于中，四肢发热，五心烦闷，皮肤尽赤。

发火汤

【来源】《辨证录》卷四。

【组成】柴胡一钱　甘草一钱　茯神三钱　炒枣仁三钱　当归三钱　陈皮三分　神曲　炒栀子各一钱　白芥子二钱　白术二钱　广木香末五分　远志一钱

【用法】水煎服。

【主治】火郁为病，其人少气，胁、腹、胸、背、面目、四肢填塞愤懑，时而呕逆，咽喉肿痛，口干舌苦，胃脘上下，忽时作痛，或腹中暴痛，目赤头晕，心热烦闷，懊憹善暴死，汗濡皮毛，痰多稠浊，两颧红赤，身生疹疮。

羌活散

【来源】《李氏医鉴》卷一。

【组成】羌活　枳壳　黄芩　蔓荆子　菊花　石膏　前胡　细辛　半夏　麻黄　茯苓　薄荷　川芎　防风

【主治】郁火邪，鼻塞流涕，感寒便发。

加减发郁汤

【来源】《嵩崖尊生全书》卷十一。

【组成】升麻　葛根　羌活　柴胡　细辛　香附　葱白

【主治】郁火。重按烙手，轻按不觉，热在肌肉之内者；又有过食冷物，抑遏少阳之火于脾部者。

发郁汤

【来源】《杂病源流犀烛》卷十八。

【组成】丹皮　柴胡　羌活　葛根　远志　菖蒲　葱白　细辛

【主治】火郁。

解郁合欢汤

【来源】《医醇剩义》卷二。

【组成】合欢花二钱　郁金二钱　沉香五分　当归二钱　白芍一钱　丹参二钱　柏仁二钱　山栀一钱五分　柴胡一钱　薄荷一钱　茯神二钱　红枣五枚　橘饼四钱

【主治】郁火。所欲不遂，郁极火生，心烦意乱，身热而躁。

三、食　郁

食郁，郁证之一，与食积相当。《丹溪心法》："食郁者，嗳酸，腹饱不能食"。病发多因脾胃气机运行不畅，以致饮食停滞郁积。临床常见吞酸嗳气，腹满不能食，黄疸，鼓胀，痞块，脉紧实。治宜消食解郁。

大黄醋煎丸

【来源】《医方类聚》卷一一三引《烟霞圣效方》。

【组成】川大黄（末，极细者）四两　酽醋一升

【用法】上药同煎，熬至如稀面糊相似，和成剂，放在瓷器内。如遇用药，秤一两，分作小块，男子温嚼送下，妇人墨醋汁送下。可三两时辰，积物下为效，后服白米粥补之。

【主治】远年日近积病。

【宜忌】忌生硬冷物。

生姜酒

【来源】《普济方》卷二六〇。

【组成】生姜汁一合　白蜜一匙　清酒倍生姜汁

【用法】上相和，温顿服之。半日乃效。

【主治】少觉不下食。

六郁汤

【来源】《古今医鉴》卷四。
【组成】香附（童便浸，炒） 苍术（米泔浸，炒） 神曲（炒） 山栀仁（炒黑） 连翘 陈皮 抚芎 贝母（去心） 枳壳（炒） 白茯苓 苏梗各一钱 甘草五分
【用法】上锉一剂。水煎服。
【功用】解诸郁。
【加减】有痰，加南星、半夏；有热，加柴胡、黄芩；血郁，加桃仁泥、红花；湿郁，加白术、羌活；气郁，加木香、槟榔；食郁，加山楂、砂仁。

食郁越鞠丸

【来源】《医方考》卷三。
【组成】山楂 神曲 砂仁 香附（童便制） 苍术（米泔浸七日） 抚芎 栀子
【主治】食郁噎膈者。
【方论】食不自膈也，或由气塞，或由火郁，然后停食而作食膈。故用香附、苍术、抚芎以顺气，栀子以泻火，山楂、神曲、砂仁以消食。

加味二陈汤

【来源】《景岳全书》卷五十四引丹溪方。
【组成】苍术（米泔浸） 白术（炒） 橘红 半夏（泡） 茯苓 川芎 香附各八分 枳壳 黄连（姜炒） 甘草各五分
【用法】水一盏半，煎八分，食前稍热服。
【主治】食郁瘀滞，胸膈不快。

食郁汤

【来源】《杂病源流犀烛》卷十八。
【组成】苍术 厚朴 川芎 陈皮 神曲 山栀 枳壳 炙草 香附 砂仁
【主治】食郁。酸揺腹满，不能食，黄疸，鼓胀痞块，脉紧实。

四、血　郁

郁病，郁证之一，《丹溪心法》：“血郁者，四肢无力，能食便红，脉沉。”病发多因暴怒、挫闪、劳役过度，饥饱不调等所致。临床常见胸胁间痛如针刺，痛处不移，脉沉芤而涩。治宜和血解郁。

顺气丸

【来源】《医学纲目》卷四引《世医得效方》。
【组成】香附半斤
【用法】童便浸，晒干，粟米糊为丸。
【主治】血郁。

血郁汤

【来源】《丹溪心法》卷三。
【别名】越鞠丸（《玉机微义》卷十七）。
【组成】桃仁（去皮） 红花 青黛 川芎（抚芎亦可） 香附

本方为原书“六郁汤”之一。方中青黛，《保命歌括》作“山栀”。

【主治】

1.《丹溪心法》：血郁。
2.《赤水玄珠全集》：金疮出血。

六郁汤

【来源】《古今医鉴》卷四。
【组成】香附（童便浸，炒） 苍术（米泔浸，炒） 神曲（炒） 山栀仁（炒黑） 连翘 陈皮 抚芎 贝母（去心） 枳壳（炒） 白茯苓 苏梗各一钱 甘草五分

【用法】上锉一剂。水煎服。
【功用】解诸郁。
【加减】有痰，加南星、半夏；有热，加柴胡、黄芩；血郁，加桃仁泥、红花；湿郁，加白术、羌活；气郁，加木香、槟榔；食郁，加山楂、砂仁。

当归活血汤

【来源】《万病回春》卷二。
【组成】当归　芍药　抚芎　桃仁（去皮尖）各一钱　红花五分　牡丹皮　香附　乌药　枳壳（去瓤）　青皮各三分　官桂　干姜（炒黑）　甘草各三分
【用法】上锉一剂。加生姜一片，水煎服。
【主治】血郁证。能食，便红，或暴吐紫血，痛不移处，脉数涩者。
【加减】血结硬痛加大黄。

血郁汤

【来源】《证治准绳·类方》卷二。
【组成】香附（童便制）二钱　牡丹皮　赤曲　川通草　穿山甲　降真香　苏木　山楂肉　大麦芽（炒，研）各一钱　红花七分
【用法】水、酒各一半煎，去滓，入桃仁（去皮）泥七分，韭汁半盏和匀，通口服。
【主治】七情郁结，盛怒叫呼，或起居失宜，或挫闷致瘀，一应饥饱劳役，皆能致血郁，其脉沉涩而芤，其体胸胁常有痛如针刺者。

四物化郁汤

【来源】《类证治裁》卷三。
【组成】地　芍　归　芎　桃仁　红花　香附　青黛
【主治】血郁，脉涩而芤。

五、湿　郁

湿郁，郁证之一，是指外湿郁于体表肌肤的病情。《杂病源流犀烛》："雾露风雨坐卧，湿衣湿衫，皆致身重疼痛，首如物蒙，倦怠好卧，阴寒则发，脉沉涩而缓，是湿郁。"治宜祛湿解郁。

升阳除湿汤

【来源】《兰室秘藏》卷中。
【别名】调经升麻除湿汤（原书同卷）、调经升阳除湿汤（《普济方》卷三三〇）、升阳调经汤（《医学入门》卷四）。
【组成】当归（酒洗）　独活各五分　蔓荆子七分　防风　炙甘草　升麻　藁本各一钱　柴胡　羌活　苍术　黄耆各一钱五分
【用法】上锉，如麻豆大，勿令作末。都作一服，以洁净新汲水三大盏，煎至一大盏，去滓，空心热服。待少时以早饭压之，可一服而已。如灸足太阴脾经中血海穴二七壮亦已。
【功用】除湿去热，益风气上伸。
【主治】
1.《兰室秘藏》：因饮食劳倦，或素有心气不足，致令心火乘脾，症见女子漏下恶血，月事不调，或暴崩不止，多下水浆之物，怠惰嗜卧，四肢不收，困倦乏力，无气以动，气短上气，逆气上冲，其脉缓而弦急，按之洪大。
2.《医方考》：水疝，肾囊肿大，阴汗不绝。
【方论】《医方考》:《内经》曰：下者举之；又曰：风能胜湿。是方也，柴胡、羌活、苍术、防风、升麻、藁本、蔓荆、独活，皆味辛而气清，风药也，亦升药也，故可以胜湿，可以升阳；而黄耆之甘，可使托其陷下之气；甘草之温，可使培其防水之土；当归之润，可使调荣血于风药之队也。

湿郁汤

【来源】《丹溪心法》卷三。
【组成】白芷　苍术　川芎　茯苓
本方为原书六郁汤之一。

【主治】湿郁，周身走痛，或关节痛，遇阴寒则发，脉沉细。

升阳除湿汤

【来源】《古今医鉴》卷四。

【组成】升麻一钱　柴胡一钱　防风一钱　茯苓八分　猪苓一钱　泽泻一钱　苍术一钱　陈皮八分

【用法】上锉一剂。加生姜一大片，水煎服。

【主治】湿郁在下。

六郁汤

【来源】《古今医鉴》卷四。

【组成】香附（童便浸，炒）　苍术（米泔浸，炒）　神曲（炒）　山栀仁（炒黑）　连翘　陈皮　抚芎　贝母（去心）　枳壳（炒）　白茯苓　苏梗各一钱　甘草五分

【用法】上锉一剂。水煎服。

【功用】解诸郁。

【加减】有痰，加南星、半夏；有热，加柴胡、黄芩；血郁，加桃仁泥、红花；湿郁，加白术、羌活；气郁，加木香、槟榔；食郁，加山楂、砂仁。

胜湿平胃散

【来源】《保命歌括》卷十一。

【组成】平胃散四两　羌活　防已（炒）　黄柏各五钱　薄荷一两

【用法】上为末。每用二钱，酒调服。

【主治】湿郁病。

补火解郁汤

【来源】《辨证录》卷四。

【组成】熟地一两　山药五钱　巴戟天五钱　肉桂五分　杜仲五钱　薏仁五钱

【用法】水煎服。连服四剂自愈。

【主治】水郁症，遇寒心痛，腰腹沉重，关节不利，难于屈伸，有时厥逆，痞坚腹满，面色黄黑。

折郁汤

【来源】《杂病源流犀烛》卷十八。

【组成】白术　茯苓　猪苓　泽泻　肉桂　丁香　木通　白蔻仁

【主治】水郁。

薏苡竹叶散

【来源】《温病条辨》卷二。

【组成】薏苡五钱　竹叶三钱　飞滑石五钱　白蔻仁一钱五分　连翘三钱　茯苓块五钱　白通草一钱五分

【用法】上为细末。每服五钱，一日三次。

【主治】湿郁经脉，身热身痛，汗多自利，胸腹白疹，内外合邪。

六、梅核气

梅核气，是指咽喉中有如梅核样异物阻塞但不影响进食的病情。《金匮要略》称之谓“咽中如有炙脔”，并创制了历代沿用的主治梅核气之著名方剂半夏厚朴汤。《太平惠民和剂局方》：“喜、怒、悲、思、忧、恐、惊之气，成痰涎，状如破絮，或如梅核在咽，咯不出，咽不下”，不仅首次以梅核形容其病状，还指出七情之气郁与痰涎相结的主要病因病机。《古今医统大全》：“梅核气者，似呃逆而非呃逆，系痰气窒塞于咽喉之间，咯之不出，咽之不下，如梅核之状，故俗谓之梅核气。江南之地比比云之，故从而附此。盖湿热痰气郁结而然，治法不外开郁顺气消痰而已。”

本病成因多为情志不畅，肝气郁结，乘脾犯

胃，运化失司，津液不得输布，凝结成痰，循经上逆，结于咽喉而引起。本病既无全身病变，也无前驱症状，惟觉喉头有异物感，无疼痛，往往在工作紧张时或睡着后或专心做事时消失，闲暇无事或情志不畅时异物感明显，当吞咽口涎或空咽时更觉明显吐之不出，咽之不下，而进食时，则毫无梗阻感觉。部分病人因病情迁延日久，伴有精神抑郁，心烦疑虑，胸胁胀满，纳呆，困倦，消瘦等。其治疗，宜疏肝解郁，行气散结。同时多加细心开导，解除病人思想顾虑，有益于疾病痊愈。

半夏厚朴汤

【来源】《金匮要略》卷下。

【别名】厚朴汤（《圣济总录》卷一二四）、大七气汤（《三因极一病证方论》卷八）、四七汤、厚朴半夏汤（《易简方论》）、七气汤（《仁斋直指方论》卷五）、四七饮（《杏苑生春》卷四）。

【组成】半夏一升　厚朴三两　茯苓四两　生姜五两　干苏叶二两

【用法】以水七升，煮取四升，分温四服，日三夜一服。

【功用】《中医方剂学讲义》：行气开郁，降逆化痰。

【主治】

1.《金匮要略》：妇人咽中如有炙脔。

2.《易简方论》：喜、怒、悲、思、忧、恐、惊之气结成痰涎，状如破絮，或如梅核，在咽喉之间，咯不出，咽不下，此七气所为也。或中脘痞满，气不舒快，或痰涎壅盛，上气喘急，或因痰饮中结，呕逆恶心。

【方论】

1.《金匮方论衍义》：上焦，阳也。卫气所治，贵通利而恶闭郁，郁则津液不行，而积为痰涎。胆以咽为使，胆主决断，气属相火，遇七情至而不决，则火亦郁而不发，火郁则焰不达，焰不达则气如烟，与痰涎聚结胸中，故若炙脔。其《备急千金要方》之证虽异，然亦以此而致也。用半夏、茯苓、厚朴、生姜、苏叶，散郁化痰而已。

2.《医宗金鉴》：此病得于七情郁气，凝涎而生，故用半夏、厚朴、生姜辛以散结，苦以降逆，茯苓佐半夏，以利饮行涎，紫苏芳香，以宣通郁气，俾气舒涎去，病自愈矣。

3.《金匮要略论注》：药用半夏厚朴汤，乃二陈汤去陈皮、甘草，加厚朴、紫苏、生姜也。半夏降逆气，厚朴兼散结，故主之；姜、苓宣至高之滞而下其湿，苏叶味辛气香，色紫性温，能入阴和血而兼归气于血。故诸失血，以赤小豆和丸服，能使血不妄行；夏天暑伤心阴，能下暑郁；而炙脔者用之，则气与血和，不复上浮也。

4.《金匮要略心典》：此凝痰结气，阻塞喉嗌之间。《备急千金要方》所谓咽中帖帖如有炙脔，吞不下，吐不出者是也。半夏、厚朴、生姜，辛以散结，苦以降逆；茯苓佐半夏利痰气；紫苏芳香，入肺以宣其气也。

5.《金匮悬解》：土湿堙塞，浊气上逆，血肉凝涩结而不消，则咽中如有炙脔。半夏厚朴汤茯苓泄湿而消瘀，朴、半、姜、苏降逆而散滞也。

6.《高注金匮要略》：妇人心境逼窄，凡忧思愤闷，则气郁于胸分而不散。故咽中如有炙脔，嗳之不得出，咽之不得下者，留气之上塞横据而不降不散之候也。故以降逆之半夏为君，佐以开郁之厚朴，宣郁之生姜。加渗湿之茯苓，以去郁气之依辅；散邪之苏叶，以去郁气之勾结。则下降旁散，而留气无所容矣。

7.《金匮发微》：湿痰阻滞，咽中气机不利，如有物梗死，即俗称梅核气也。方中用姜、夏以去痰，厚朴以宽胸膈，苏叶以升肺，茯苓以泄湿。务令上膈气宽，湿浊下降，则咽中出纳无阻矣。

8.《金匮要略方义》：本方所治之咽中如有炙脔，即今之梅核气病。其病多由七情郁结，痰气交阻所致。咽者，肺之系，痰气郁结于肺之上部，故病者自觉咽中如有异物，吐之不去，吞之不下。治宜开痰散结，行气解郁。方中重用半夏为君，燥湿化痰，降逆散结。臣以厚朴行气消痰；生姜解郁降逆，既助半夏之功，并解半夏之毒。三者合用，行气消痰，开郁散结，为痰气不利之常用剂。痰生于湿，故佐茯苓以健脾利湿，杜绝生痰之源。使以紫苏叶，取其轻宣理气，非但行气化湿以祛痰，且能轻宣上行，引诸药入肺而达于咽喉。药仅五味，配伍恰当，可使气顺痰消，脾旺湿除，郁结神畅，其病可愈。

9.《金匮方歌括》：方中半夏降逆气，厚朴解结气，茯苓消痰；尤妙以生姜通神明，助正祛邪；以紫苏之辛香，散其郁气。郁散气行，而凝结焉有不化哉。

10.《成方便读》：半夏、茯苓化痰散结，厚朴入脾以行胸腹之气，紫苏达肺以行肌表之气，气顺则瘀除，故陈无择《三因方》以此四味而治七情郁结之证。《金匮要略》加生姜者，亦取其散逆宣中，通彻表里，痰可行而欲可解也。

【实验】

1.对猫喉反射的影响　《中成药研究》（1985，9：44）：本实验通过观察半夏厚朴汤对猫喉反射的影响，发现当给猫静脉注射本方（400mg/kg）时，喉反射逐渐减弱，给药20～30分钟，又逐渐恢复到正常水平。在本方组成药物中，只有紫苏（20mg/kg）和厚朴（140mg/kg）显示几乎相同的反射抑制作用，其他药物对反射无影响。对运动活性的影响表明，连续应用本方6天（4g/kg），大鼠的运动活性被抑制，尤其在暗活动期更为明显。停药后此效应持续2天，在停用本方的第3或第4天运动活性恢复。对照组运动活性无影响。常规神经药理研究提示：对由环己巴比妥诱导的睡眠时间显示出有意义的延长。

2.抗抑郁作用　《中国中药杂志》（2003，1：55）：用半夏厚朴汤醇提物对大鼠慢性抑郁模型（CMS）进行灌胃，治疗6周后检测相关指标，发现本方可以使CMS因抑郁而导致的相关指标变化恢复正常，如逐渐升高蔗糖摄入量，极显著地升高脾脏自然杀伤（NK）细胞活性，极显著地升高血清中HDL-C水平（$P<0.05$），显著地降低TG水平（$P<0.001$），显著降低其血红细胞内SOD活性（$P<0.005$）等，从而体现其抗抑郁作用。

【验案】

1.梅核气　《临证偶拾》：张某，女，52岁，半年来咽部似有所塞，犹如梅核，如絮如膜。咽不下，咯不出，腹部作胀，有气攻冲，大便秘结，得矢气则舒，苔薄腻，脉沉弦。气机失畅，痰凝气滞，化痰导滞为主，半夏厚朴汤加枳实9g，姜竹茹9g，莱菔子9g，全瓜蒌12g，生甘草1.5g，2剂后咽部阻塞感消失，精神好转。

2.胃脘痛　《江苏中医》（1964，10：18）：谢某，男，21岁，脘痛牵引两胁，胸闷嗳气频频，纳谷乏味，口渗清涎，脉象弦滑，舌苔薄腻。病起肝郁气滞，痰湿内阻，胃失和降，拟半夏厚朴汤，姜半夏4.5g，制厚朴1.8g，云茯苓12g，苏叶4.5g，大麦芽12g，炒枳壳4.5g，新会皮4.5g，粉甘草2.4g。服上方2剂后，脘痛大减，惟负重力屏气后又致胸闷且痛，原方加竹茹9g，红枣4枚，2剂后愈。

3.眩晕　《江苏中医杂志》（1980，6：32）：徐某，男，46岁，头晕，目眩，耳鸣，作泛呕吐2天，视物旋转，头不能转侧，动则眩晕更甚，不思食，食入作泛呕吐。西医诊断为梅尼埃病。中医会诊，除上述症状外，观形体稍胖，闭目怕睁，时有干恶，苔白腻，舌质稍胖淡，脉弦滑。拟下气消痰，降逆和胃，佐平肝熄风。取半夏厚朴汤加减：制半夏10g，川厚朴10g，云茯苓10g，老苏梗10g，珍珠母（先煎）30g，双钩藤（后入）15g，代赭石（先煎）15g，广皮5g，炒苍术10g，建泽泻10g，5剂。服3剂后，自觉眩晕好转，能进些饮食，5剂毕，行动自如。

4.抑郁症　《新药と临床》（1993，9：143）:单用本方提取剂治疗（1次1g，1日3次，饭前服用，服药4周），必要时并用抗抑郁药或安眠药等西药。治疗抑郁症或抑郁状态的病人20例。结果：有效6例，稍有效9例，无效5例。有用度：有用6例，稍有用8例，无用6例。

5.神经官能症　《现代东洋医学》（1994，4：109）：以本方并用抗抑郁药及抗焦虑药，原则上用至第6周判定日不变，治疗神经官能症23例。结果：明显改善8例，改善10例，轻度改善3例，未见变化2例。轻度以上改善率为91.3%。

6.尿闭、尿失禁　《汉方の临床》（1995，1：71）：病男，67岁。因不能控制排尿，排尿后仍有尿滴漏就诊。病人身体稍胖，心下痞满，轻度胸胁苦满，小腹不仁，脉沉紧。无脑血管病，经超声波检查显示有轻度前列腺肥大。服用八味地黄丸未见改善。因尿管结石在排石期曾一直服用猪苓汤。给予半夏厚朴汤，服用1剂后症状消失。约2个月后复发，再次服用1剂治愈。

7.胃窦炎　《吉林中医药》（1997，2：12）：以本方为基本方，胃痛加蒲公英、败酱草、白及；痞满加茯苓、炒白术、炒枳实；泛酸加黄连、吴茱萸；嗳气加代赭石、旋覆花，治疗胃窦炎34例。结果：痊愈21例，显效11例，无效2例，总有效率为94.12%。

8.呃逆　《内蒙古中医药》（1997，2：8）：以本方加代赭石，治疗呃逆48例，结果所有病人全部有效。

9.胃轻瘫综合征　《山东中医杂志》（2006，7：450）：将胃轻瘫综合征病人76例，分为治疗组和对照组各38例，两组均同时治疗原发病，治疗组服半夏厚朴汤，对照组服吗丁啉或者莫沙必利。结果：治疗组治愈15例，好转19例，无效4例，总有效率89.47%；对照组治愈9例，好转17例，无效12例，总有效率68.42%。

10.梅核气　《陕西中医》（2006，10：1263）：以半夏厚朴汤治疗梅核气病人126例，结果：总有效率为83%。

五膈丸

【来源】《外台秘要》卷八引《经心录》。

【组成】干姜三两　麦门冬二两（去心）　附子一两（炮）　细辛二两　蜀椒一两（汗）　远志一两（去心）　甘草一两（炙）　人参二两　食茱萸二两　桂心三两

【用法】蜜和为丸，如梧桐子大。每服五丸，一日二次。

【主治】寒冷则心痛，咽中如有物，吐之不出，咽之不入，食饮少。

【宜忌】忌猪肉、冷水、海藻、菘菜、生葱、生菜。

半夏汤

【来源】《千金翼方》卷五。

【组成】半夏一升（洗）　生姜五两　茯苓　厚朴各四两

【用法】上锉。以水六升，煮取三升，分三服。

【主治】妇人胸满，心下坚，咽中贴贴如有炙腐，咽之不下，吐之不出。

升麻散

【来源】方出《外台秘要》卷八引《广利方》，名见《普济方》卷二〇五。

【组成】吴射干六分　升麻四分　桔梗四分　木通十二分　赤茯苓八分　百合八分　紫菀头二十一枚

【用法】上切。以水二大升，煎取九合，去滓，食后良久温服，一日三次。

【主治】因食即噎塞，如炙肉脔在咽喉中不下。

【宜忌】忌猪肉、酢物。

大黄散

【来源】《太平圣惠方》卷三十五。

【组成】川大黄半两（锉碎，微炒）　牛蒡子一两（微炒）　甘草半两（炙微赤，锉）

【用法】上为粗散。每服三钱，以水一中盏，加生姜半分，煎至六分，去滓温服，不拘时候。先须深针结聚之处，使毒气散后，再服此方。

【主治】风热积于咽喉之间，咽喉中如有物妒闷，或在左，或在右，名曰蛊。

木香散

【来源】《太平圣惠方》卷三十五。

【组成】木香半两　犀角屑一两　玄参一两半　羚羊角屑一两　桑根白皮一两半（锉）　川升麻一两半　紫雪二两　射干一两　槟榔一两

【用法】上为粗散。每服三钱，以水一中盏，煎至六分，去滓，不拘时候温服。

【主治】咽喉中如有物，噎塞不通，吞不能入，吐不能出。

半夏散

【来源】《太平圣惠方》卷三十五。

【组成】半夏一两半（汤洗七遍去滑）　厚朴一两半（去粗皮，涂生姜汁炙香熟）　赤茯苓一两　紫苏叶一两　诃黎勒皮一两半　枳壳一两（麸炒微黄，去瓤）

【用法】上为粗散。每服三钱，以水一中盏，加生姜半分，煎至六分，去滓温服，不拘时候。

【主治】咽喉中如有炙脔。

含化龙脑丸

【来源】《太平圣惠方》卷三十五。

【组成】龙脑一分（细研） 川升麻一两 甘草半两（炙微赤，锉） 马牙消一两 麝香一分（细研） 钟乳粉一两 川大黄半两（炙，碎，微炒） 黄耆一两（锉） 生地黄五两（取汁）

【用法】上为末，入研了药令匀，以地黄汁相和，更入炼蜜为丸，如楝子大。先深针肿结处，散尽毒气，后以绵裹一丸含咽津，不拘时候。以咽喉通利为度。

【主治】咽喉中有物如弹丸，日数深远，津液难咽、发渴疼痛。

诃黎勒散

【来源】《太平圣惠方》卷三十五。

【组成】诃黎勒皮三分 人参半两（去芦头） 桂心半两 甘草半两（炙微赤，锉） 陈橘皮半两（汤浸，去白瓤，焙） 槟榔半两

【用法】上为粗散。每服三钱，以水一中盏，加生姜半分，煎至六分，去滓温服，不拘时候。

【主治】咽喉中如有物，妨闷噎塞，不下食。

射干散

【来源】《太平圣惠方》卷三十五。

【组成】射干一两 桂心一两 枳实三分 半夏三分（汤洗七遍，去滑） 诃黎勒皮二两 川升麻一两半 木通一两（锉） 前胡三分（去芦头） 大腹皮三分（锉）

【用法】上为粗散。每服四钱，以水一中盏，加生姜半分，煎至六分，去滓温服，不拘时候。

【主治】咽喉中如有物噎塞。

犀角散

【来源】《太平圣惠方》卷三十五。

【别名】射干散（《御药院方》卷九）。

【组成】犀角屑三分 射干三分 桔梗三分（去芦头） 木香半两 诃黎勒皮一两 紫苏子一两 枳壳一两（麸炒微黄，去瓤） 甘草半两（炙微赤，锉） 川升麻三分 槟榔一两 赤茯苓一两 木通半两（锉）

【用法】上为粗散。每服三钱，以水一中盏，煎至六分，去滓温服，不拘时候。

【主治】咽喉中如有肉脔，咽之不下，吐之不出，闷乱。

昆布汤

【来源】方出《太平圣惠方》卷五十，名见《嵩崖尊生全书》卷九。

【别名】麦昆煎［《嵩崖尊生全书》（三禳堂本）卷九］。

【组成】昆布二两（洗去咸味） 小麦二合

【用法】上药以水三大盏煎，候小麦烂熟，去滓。每服一小盏，不拘时候；仍拣取昆布，不住含三二片子咽津。

【主治】胸中气噎不下食，喉中如有肉块。

辰砂丸

【来源】《博济方》卷三。

【别名】辰砂化痰丸（《太平惠民和济局方》卷四）。

【组成】辰砂半两 天南星半两 白矾半两 半夏三两（姜汁捣，作饼，炙令黄）

【用法】上为末，用生姜自然汁合和为丸，如绿豆大。每服十丸，食后以姜汤送下。

【功用】《太平惠民和济局方》：治风化痰，安神定志，利咽膈，清头目，止咳嗽，除烦闷。

【主治】上膈风壅有痰，结实如梅核及稠浊者。

人参丸

【来源】《圣济总录》卷一二四。

【组成】人参一两 桂（去粗皮） 甘草（炙，锉） 陈橘皮（汤浸，去白，焙）各半两

【用法】上为末，炼蜜为丸，如梧桐子大。每服二十丸，食后生姜汤送下，一日二次。渐加至三十丸。

【主治】咽喉如有物妨塞，气噎，饮食不下。

人参汤

【来源】《圣济总录》卷一二四。

【组成】人参一两　诃黎勒皮一两　甘草（炙）　射干（去毛）　陈橘皮（汤浸，去白，焙）　桂（去粗皮）　乌梅（去核）各半两　陈曲（炒）三分

【用法】上为粗末。每服三钱匕，水一盏，煎至六分，去滓温服，不拘时候。

【主治】咽喉如有物噎塞。

半夏木通汤

【来源】《圣济总录》卷一二四。

【组成】半夏（汤洗七遍去滑，焙）　木通（锉，炒）　干姜（炮）各半两　芍药　桑根白皮（炙，锉）各一两

【用法】上为粗末，每服三钱匕，水一盏，加盐少许，煎至六分，去滓热服。一方捣罗为末，炼蜜为丸，如梧桐子大。每服十五丸，食后生姜汤送下，渐加至二十丸。

【主治】咽喉如有物噎塞，饮食妨闷。

杏仁煎

【来源】《圣济总录》卷一二四。

【组成】杏仁（汤浸，去皮尖双仁，炒黄）　桑根白皮（锉，炒）　贝母（去心）各一两半　生姜汁一合半　地黄汁二合半　酥半两　大枣六十个（去核）　紫菀（去苗）三分　甘草（炙）　桔梗（炒）　五味子（炒）　赤茯苓（去黑皮）　地骨皮各一两　人参三分

【用法】上药先研杏仁，以水五升滤取汁，将草药细锉，同煎至二升，以绵滤去滓，续下酥及地黄汁，慢火煎成膏。食后含一匙头，细细咽津。

【主治】肺胃壅滞，咽喉中如有物妨闷。

杵糠丸

【来源】《圣济总录》卷一二四。

【组成】碓杵头细糠二合

【用法】上为末，炼蜜为丸，如弹子大。空腹含化一丸，微微咽津。

【主治】咽喉中如有炙脔，食即噎塞。

桔梗汤

【来源】《圣济总录》卷一二四。

【组成】桔梗（炒）二两　半夏（汤洗七遍，切，焙）一两　人参　甘草（炙，锉）各半两

【用法】上为粗末。每服三钱匕，水一大盏，加生姜五片，同煎至六分，去滓，食后、临卧温服。

【主治】

1.《圣济总录》：咽喉中如有物妨闷。
2.《御药院方》：咽喉疼痛。

射干汤

【来源】《圣济总录》卷一二四。

【组成】射干　升麻　紫菀（去苗土）　百合各半两　木通（锉）一两　桔梗（炒）　赤茯苓（去黑皮）各三分

【用法】上为粗末。每服三钱匕，水一盏，煎至六分，去滓，食后温服。

【主治】咽喉中如有物，噎塞不下。

【加减】如要通利，每服加朴消末一钱匕，去滓后，搅匀服之。

黄耆甘草汤

【来源】《圣济总录》卷一二四。

【组成】黄耆　甘草（炙）各一两半　桂（去粗皮）半两　人参一两　芍药　赤茯苓（去黑皮）各二两

【用法】上锉，如麻豆大。每服五钱匕，水一盏半，加生姜三片，大枣二枚（去核），同煎至八分，去滓，纳饴糖少许，煎化热服。良久以稀粥投之。

【主治】咽喉似有物噎，胸中满，胁下气上冲，饮食减少。

治痰茯苓丸

【来源】《是斋百一选方》卷五引《全生指迷方》。

【别名】茯苓丸（《妇人大全良方》卷三）、消痰茯苓丸（《仁斋直指方论》卷十八）、指迷茯苓丸（《玉机微义》卷四）、千金指迷丸（《医学入门》卷七）、世传茯苓丸（《证治准绳·女科》卷二）、茯苓指迷丸（《不居集》上集卷十七）、指迷丸（《医宗金鉴》卷四十一）。

【组成】茯苓一两　枳壳（麸炒，去瓤）半两　半夏二两　风化朴消一分

【用法】上为细末，生姜自然汁煮糊为丸，如梧桐子大。每服三十丸，以生姜汤送下。

【功用】

1.《医学入门》：潜消痰积。

2.《中医治法与方剂》：燥湿导痰。

【主治】臂痛不能举手，或左右时复转移，由伏痰在内，中脘停滞，脾气不流行，与上气搏，四肢属脾，滞而气不下，故上行攻臂。其脉沉细。

【宜忌】《医方论》：非大实者不可轻投。

【验案】梅核气　《四川中医》（1984，4∶48）：赵某，女，36岁，咽嗌不适半年，如物堵塞，咯之不出，咽之不下。经耳鼻咽喉科检查无异常，脉滑，苔白，遂断为"梅核气"，方投指迷茯苓丸，服10剂后病愈。

四磨汤

【来源】《济生方》卷二。

【别名】四磨饮（《证治要诀类方》卷二）。

【组成】人参　槟榔　沉香　天台乌药

【用法】上各浓磨水，和作七分盏，煎三五沸，放温服。或下养正丹尤佳。

【功用】

1.《中医方剂学讲义》：破滞降逆，兼以扶正。

2.《医方发挥》：顺气降逆，宽中补虚。

【主治】

1.《济生方》；七情伤感，上气喘息，妨闷不食。

2.《普济方》：七情郁滞，痰气上壅，喘急声促。

3.《杏苑生春》：水肿。

4.《张氏医通》：一切气塞，痞闷不舒，不时暴发。

【验案】梅核气　《新中医》（1983，7∶12）：郭某，女，44岁，干部。病人咽喉似有异物感，已有年余，咽之不下，吐之不出，如物梗咽，但进食吞咽正常，曾经多方治疗不显，病人疑为恶变，情绪紧张，精神淡漠，不思饮食，胸中不适，夜不成寐，舌尖红，苔薄白，脉弦细。良由七情郁结，气机不畅，津液失于输布以致痰气交阻而成梅核气证，法宜开郁散结，调理气机为主。方用：乌药、沉香、海藻、槟榔、生甘草、浙贝母各10克，参须4.5克，石斛15克，生麦芽30克。四剂后咽部稍感舒适，饮食猛增，夜已入睡，效不更法，连进13剂，病人喜告病已衰其大半，其效之速，出余所料，后改为丸剂，并嘱其注意饮食起居，经远期追访未再发。

加味二陈汤

【来源】《仁斋直指方论》卷五。

【组成】半夏　陈皮　茯苓　甘草　黄芩　枳壳　真苏子　桔梗　白豆蔻仁　山栀子仁各等分

【用法】上锉。每服五钱，加生姜一片，水一盏，煎六分，食后徐徐服。

【主治】梅核气。

梅粥

【来源】《山家清供》卷下。

【别名】梅花粥（《药粥疗法》）。

【组成】扫落梅英（拣净洗之）

【用法】用雪水同上白米煮粥，候熟入英同煮。

《药粥疗法》：梅花粥应以3～5天为1个疗程，每天分二次空腹温热食用。

【功用】《药粥疗法》：舒肝理气，健脾开胃。

【主治】

1.《老老恒言》：诸疮毒。

2.《药粥疗法》：肝胃气痛，梅核气，神经官能症，胸闷不舒，嗳气，食欲减退。

出声消肺散

【来源】《观聚方要补》卷七引《经验秘方》。

【组成】人参　茯苓　半夏曲　甘草　橘红　干

葛　黄芩　桔梗　薄荷　五味子　杏仁　连翘　犀角屑

【用法】水煎，加蜜二钱服。

【主治】咽喉病，痄腮，梅核气。

木香青皮丸

【来源】《普济方》卷一八二。

【组成】青皮六钱　陈皮　枳壳　枳实　三棱（炮）　蓬莪术（火炮）　槟榔　麦蘖　神曲　香附（火炮）　砂仁　白豆蔻　木香　半夏　荜澄茄　益智仁

【用法】上为细末，酒糊为丸，如梧桐子大。每服五六十丸，姜、酒、茶汤送下，不拘时候。

【主治】精气所伤，喉中如梅核破絮。

秘传加味二陈汤

【来源】《松崖医径》卷下。

【组成】陈皮　半夏　茯苓　甘草　黄芩　枳壳　苏子　桔梗　厚朴　肉桂少许

【用法】上细切。用水二盏，加生姜三片，大枣一枚，煎，临服以姜汁磨木香服之。

【主治】痰热过甚而致梅核气，咯之不出，咽之不下。

中品锭子

【来源】《外科发挥》卷五。

【组成】白明矾二两　白砒一两五钱　乳香　没药各三钱　牛黄二钱

本方为原书三品锭子之第二方。

【用法】先将砒末入紫泥罐内，次用矾末盖之，以炭火煅令烟尽，取出研极细末，用糯米糊和为挺子，状如线香，阴干，纳疮内三四次，年深者五六次，其根自腐溃。如疮露在外，更用蜜水调搽，干上亦可。

【主治】五漏及翻花瘤，气核。

柴胡疏肝散

【来源】《证治准绳·类方》卷四引《医学统旨》。

【别名】柴胡舒肝散（《验方新编》卷五）、柴胡疏肝汤（《不知医必要》卷二）。

【组成】柴胡　陈皮（醋炒）各二钱　川芎　芍药　枳壳（麸炒）各一钱半　甘草（炙）五分　香附一钱半

【用法】上作一服。水二钟，煎八分，食前服。

【功用】《杂病证治新义》：疏肝理气。

【主治】胁痛。

【验案】神经官能症　《四川中医》（1989，4：23）：一病人，自觉咽中有异物，多方检查结果均无异常，并见精神抑郁，时叹息，其症状每随情志波动而变化。治用本方加半夏、瓜蒌各15克。服药2剂，咽部异物感明显减轻，继服5剂而痊愈。

滋阴清膈饮

【来源】《证治准绳·类方》卷三引《医学统旨》。

【别名】滋阴清膈散（《证治汇补》）、滋血清肺散（《医略六书》卷二十二）。

【组成】当归　芍药（煨）　黄柏（盐水炒）　黄连各一钱半　黄芩　山栀　生地黄各一钱　甘草三分

【用法】上以水二钟，煎七分，入童便、竹沥各半酒盏，食前服。

【主治】阴火上冲，或胃火太盛，致患反胃，食不入，脉洪数者。

【验案】梅核气　《续名医类案》陈三农：山氏患咽喉噎塞如梅核，时时嗳气，足冷如冰，用散结化痰汤十数剂罔效，细思之，此阴火也。三阴至项而还，阴虚火炎，故嗳气噎塞足冷耳。用滋阴清膈饮数剂，诸证悉愈。

法制消糟汤

【来源】《古今医统大全》卷二十七。

【组成】腊糟（不下水者）一斤　朴消（净者）半斤

【用法】上和匀，用新瓷罐收贮，密封置净处。每遇病人只取二、三匙，煎汤一盏，徐徐饮之，自愈。不愈再服，无不神效。

【主治】梅核气。

清火豁痰丸

【来源】《古今医鉴》卷四。

【组成】大黄（酒蒸）三两　礞石（煅）五钱　沉香二钱　黄芩（酒炒）二两　黄连（酒炒）二两　栀子（炒）二两　连翘一两　天南星（制）二两　半夏（制）二两　白术（炒）二两　枳实（炒）二两　贝母（去心）一两五钱　天花粉一两　陈皮一两　白茯苓一两　神曲（炒）一两　青黛五钱　玄明粉七钱　甘草五钱　白芥子（炒）二两

【用法】上为末，生姜汁、竹沥为丸，如梧桐子大。每服四十丸，生姜汤送下。

【主治】上焦郁火，痰涎壅盛，胸膈不利，咽喉噎塞，吐不出，咽不下，如鲠状。

行气散

【来源】《古今医鉴》卷九。

【别名】行气香苏饮（《喉科紫珍集》卷上）。

【组成】紫苏　陈皮　香附　乌药　枳壳　桔梗　厚朴　半夏　大黄（酒炒）　甘草

《喉科紫珍集》本方用香附、陈皮、厚朴各五分，紫苏、桔梗各七分，乌药三分，桔梗、半夏各一钱，大黄一钱五分，甘草六分。

【用法】上锉。加灯心十根，水煎服。

【主治】梅核气。咽喉气胀，上攻胸膈痛。

三子调气汤

【来源】《赤水玄珠全集》卷三。

【组成】苏子　白芥子　萝卜子　半夏曲　滑石（飞）各一两　前胡六钱　桂心三钱　黄芩　黄连各五钱　生诃子三钱　桔梗七钱　甘草四钱　橘红（明矾、硼砂、玄明粉各二钱，煮干）二两

【用法】上为末，生姜汁少许，竹沥一碗，打糊为丸，如绿豆大。食后服一钱，白汤送下，一日三次。

【主治】梅核气。

清咽益元丸

【来源】《赤水玄珠全集》卷三。

【组成】益元散一两　牛黄五分　百药煎三钱

【用法】上以甘草、桔梗煎浓汁为丸，如芡实大，阴干。每次含化一丸。

【主治】梅核气。

六合汤

【来源】《赤水玄珠全集》卷六。

【组成】陈皮　半夏　茯苓　厚朴　香附　紫苏茎各等分

【用法】每服四钱，加生姜三片，水煎服。

【主治】七情气郁，结成痰涎，状如破絮，或如梅核，咯不出，咽不下，呕逆恶心。

内消散

【来源】《万病回春》卷五。

【组成】归尾　连翘　羌活　独活　薄荷　桂枝　赤芍　白芷梢各一两　防风一两半　荆芥　细辛各八钱　藁本七钱半　小川芎　甘草节各六钱

【用法】上为细末。每服二钱，食后酒调下。

【主治】梅核，痰核，马刀瘰疬。

加味四七汤

【来源】《万病回春》卷五。

【组成】白茯苓（去皮）　川厚朴（去皮，姜炒）　苏梗　半夏（姜汁炒）　广橘红　青皮　枳实　砂仁　南星（姜汁炒）　神曲（炒）各一钱　白豆蔻　槟榔　益智仁各五分

【用法】上锉一剂。加生姜五片，水煎，临卧服。

【主治】七情之气结成痰气，状如梅核，或如破絮，在咽喉之间，咯不出，咽不下；或中脘痞满，气不舒快；或痰涎壅盛，上气喘急；或因痰饮，恶心呕吐。

清咽屑

【来源】《证治准绳·类方》卷二。

【别名】清咽散（《全国中药成药处方集》沈阳方）。

【组成】半夏（制）一两　橘红　川大黄（酒制）各五钱　茯苓　紫苏叶　风化消　真僵蚕（炒）桔梗各二钱半　连翘　诃子肉　杏仁　甘草各一钱二分

【用法】上为末，姜汁、韭汁和捏成饼，晒干，捣碎如小米粒大。每用少许，置舌上干咽之，食后、临卧为佳。

【主治】梅核气，喉中如有物，咯之不出，咽之不下。

四七汤

【来源】《国医宗旨》卷二。

【组成】紫苏二钱　厚朴三钱（姜汁炒）　白茯苓四钱　半夏（姜制）五钱　槟榔（坚实，内白花者）二钱

【用法】加生姜七片，乌梅一个，水煎，细嚼沉香温服。

【主治】七情所感，喉间梅核气，心腹痛。

加味四七汤

【来源】《寿世保元》卷三。

【组成】半夏（汤泡）五两　白茯苓（去皮）四两　川厚朴（姜炒）三两　紫苏二两　桔梗二两　枳实（麸炒）二两　甘草一两

【用法】上锉作十剂。加生姜七片，大枣一枚，水煎，热服。

【主治】七情之气，结成痰涎，状如破絮，或如梅核，在咽喉之间，咯不出，咽不下；或中脘痞闷，气不舒快，或痰涎壅盛，上气喘急；或因痰饮，恶心呕吐。

内消散

【来源】《寿世保元》卷六。

【组成】南薄荷三钱　斑蝥（去翅足）三分（炒）

【用法】上为细末。每服三分，烧酒调下。

【主治】痰核，气核，痄腮，疙瘩及吹乳。

【加减】服之后，小便频数，服益元散。

加减四七汤

【来源】《寿世保元》卷六。

【组成】苏梗八分　陈皮一钱五分　厚朴八分　南星二钱　半夏二钱　茯苓三钱　枳实一钱　青皮二钱　砂仁八分　益智仁一钱五分　白豆蔻八分　神曲（炒）二钱　槟榔一钱

【用法】上锉。加生姜，水煎服。

【主治】梅核气。

十仙夺命丹

【来源】《寿世保元》卷十。

【组成】三棱　莪术　木香　沉香　丁香　没药　川芎　皂角　苦葶苈　巴豆（去壳，去油）各等分

【用法】上为细末，枣肉为丸，如樱桃大。每服一丸，空心凉水送下。

【主治】梅核气，鼓满，积聚，癥瘕气块，冷心腹痛，热水泻，食积，气积，冷积，经脉不通。

噙化丸

【来源】《外科正宗》卷二。

【别名】咽津丹（《喉科紫珍集》卷上）。

【组成】胆矾　硼砂　明矾　牙皂　雄黄各等分

【用法】上为末，红枣煮烂取肉为丸，如芡实大。空心噙化一丸，温黄酒一杯过口。内服苏子降气汤。

【主治】

1.《外科正宗》：梅核气，乃痰气结于喉中，咽之不下，吐之不出，如毛草常刺作痒，新则吐酸妨闷，久成闭塞。

2.《青囊秘传》：喉痈喉蛾，一切气火上逆，冲塞咽喉，汤水难下。

舌餂散

【来源】《外科百效》卷二。

【组成】真玄明粉一钱二分　贝母二钱（先用糯米洗湿，入贝母同炒干，后去米不用）　陈皮（去白）五钱（用海粉一钱五分化水，煮干为末）　海

粉（仍用）二钱五分

【用法】上为末。每饭后以舌舐少许，咽下。少睡片时取效。

【主治】梅核气，因积热生痰，痰结如核，在喉中吞之则下，不吞则在喉，但可以进水，不可以进饮食。

药磨汤

【来源】《外科百效》卷二。

【组成】川厚朴　白茯苓　大半夏　紫苏叶各四钱

【用法】加生姜七片，大枣三个，水一盏，煎至六分，将热药水倾少许入粗碗内，磨后五味，麝香一块，槟榔一个，乌药一块，沉香一块，枳壳半个，依次入药碗内，用力各顺磨五十下，仍入前药和匀，食远服之。先用逐痰丸，后用药磨汤，重者六七剂而愈。后十日，再服舌了散。

【主治】梅核气。

逐痰丸

【来源】《外科百效》卷二。

【组成】陈皮（皮白）　半夏（热水泡七次）　南星（热水泡七次）　香附子（去毛）各一两

【用法】用白矾一两，热水溶化，煮四味，后用牙皂一两煎水，打米糊为丸。不拘多少，空心姜汤送下。

【主治】梅核气。因积热生痰后，痰积如核在喉中，吞之则不下，吞则在喉，但可以进水，不可以进饮食。

逐痰丸

【来源】《济阳纲目》卷七十四。

【组成】紫海蛤（如鸡子大者一斤，火煅红，淬入童便内，如此三次，为末，却用鲜瓜蒌拌粉，捣千余下乃匀，稀稠得宜，作饼子，将麻绳穿，悬当风处吹干，为末）四两　南星（牛胆制）　黄连　半夏四两（用姜矾者，滴香油数点，煮令透，炒黄色）　陈皮（去白）　青皮（炒）各二两　大黄（酒拌，九蒸九晒）五两　青黛一两　木香五钱

方中南星、黄连用量原缺。

【用法】上为末，姜汁、竹沥为丸，如绿豆大。每服三四十丸，姜汤送下。

【主治】上焦郁火，痰涎壅盛，胸膈不利，咽喉烦躁，噎塞如有所梗，吐不出，咽不下。

丁香透膈丹

【来源】《丹台玉案》卷四。

【组成】槟榔　半夏（姜矾制）　木香　砂仁（炒，研）　枳壳二两（巴豆四十九粒入内扎好，酒、醋煮干，去巴豆不用）　橘红　枳实（炒）　白豆蔻（炒）　沉香　贝母各一两　丁香五钱　硇砂三钱　草果（炒）　益智仁（炒）各八钱

【用法】上为末。每服一钱六分，姜汤送下。

【主治】梅核气。

加味二陈汤

【来源】《丹台玉案》卷四。

【组成】白茯苓　陈皮　半夏各一钱　厚朴　桔梗　枳实　黄芩　贝母（去心）　苏子各一钱二分　甘草　肉桂各二分

【用法】加生姜三片，水煎服。

【主治】梅核气。六郁七情神思所伤，结成痰核，介介喉中，咯之不出，咽之不下。

冰梅丸

【来源】《观聚方要补》卷七引《医经会解方》。

【组成】冰片三分（别研）　薄荷叶四两　孩儿茶二两　乌梅肉四两　硼砂二钱　诃子十个（取肉）　白沙糖半斤

【用法】上为末，用白沙糖化开为丸，如芡实大，外用葛粉为衣，不用亦可。噙化。

【主治】痰结咽喉，咯之不出，咽之不下。

苏叶破结汤

【来源】《辨证录》卷四。

【组成】白芍　茯苓各五钱　半夏二钱　苏叶三钱　甘草一钱　枳壳五分

【用法】水煎服。一剂气通痰清矣，二剂痊愈。

【主治】内伤外感兼而成喘，七情气郁，结滞痰涎，或如破絮，或如梅核，咯之不出，咽之不下，痞满壅盛，上气喘急。

润燥破痰汤

【来源】《辨证录》卷九。

【组成】白芍一两　香附一钱　青黛五分　天花粉二钱　白芥子二钱　玄参五钱　茯苓三钱　山药三钱

【用法】水煎服。

【功用】疏肝气，补肝血，兼补肾消痰。

【主治】肝气甚郁，老痰结成粘块，凝滞喉咙之间，欲咽不下，欲吐不能。

【方论】老痰最难速化，此方必须多用，但不可责其近功耳。

宽膜汤

【来源】《辨证录》卷九。

【组成】白芍三钱　枳壳三分　甘草五分　神曲三钱　白芥子三钱　郁金一钱

【用法】水煎服。

【主治】肝气郁甚，老痰结成粘块，凝滞喉咙之间，欲咽不下，欲吐不能。

木香四七丸

【来源】《嵩崖尊生全书》卷六。

【组成】木香五分　射干　羚羊角　犀角　槟榔各一钱　元参　桑白皮　升麻各一钱半　半夏　厚朴　陈皮各一钱　赤茯苓二钱

【用法】加生姜，水煎服。

【主治】喉中如有物，不能吞吐。

啥化丹

【来源】《嵩崖尊生全书》卷六。

【组成】胆矾　硼砂　明矾　牙皂　雄黄

【用法】枣肉为丸，如芡实大。含化，温黄酒一杯过口，内服苏子降气汤。

【主治】喉中梅核气。

散结化痰汤

【来源】《观聚方要补》卷七引《证治大还》。

【组成】黄连　栀子　香附　贝母　抚芎　半夏　橘红　苏叶　青黛　枳壳　凤尾草　白豆蔻

【用法】加生姜，水煎服。

【主治】梅核气。气留咽嗌，有如梅核，此噎膈之渐也。

【加减】呕吐，加枇杷叶。

加味甘桔汤

【来源】《重订通俗伤寒论》。

【组成】生甘草五分　苦桔梗　嫩苏梗　紫菀　白前　橘红　制香附　旋覆花各一钱半

【功用】散结活痰。

【主治】梅核气，咳逆无痰，喉间如含炙宵，咯之下出，咽之不下，燥痰粘结喉头。

太平膏

【来源】《活人方》卷二。

【组成】紫菀茸四两　款冬花三两　杏仁霜三两　知母二两　川贝母二两　茜根二两　薄荷末二两　百药煎一两　粉草一两　海粉一两（飞净）　诃子肉五钱　嫩儿茶五钱

【用法】上为极细末，炼白蜜搅和。不拘时噙化。

【主治】男妇壮火炎上，消烁肺金，气失清化，致干咳烦嗽，痰红，咯血、呕血、吐血，咽痛喉哑，喉癣、喉痹，梅核，肺痿者。

【方论】此药散结热以止痛，生津液以润枯燥，顺气清痰以治咳嗽，便于噙化而无伐胃伤脾之患。

四七汤

【来源】《杂病源流犀烛》卷二十四。

【别名】四七气汤（《喉科枕秘》）。

【组成】苏叶　半夏　厚朴　赤茯苓　陈皮　枳实　南星　砂仁　神曲各一钱　青皮七分　蔻仁六分　槟榔　益智仁各三分

【用法】加生姜五片，水煎服。
【主治】梅核气。

含化丸

【来源】《杂病源流犀烛》卷二十四。
【组成】杏仁五钱　枇杷叶　官桂　人参各一两
【用法】炼蜜为丸。含化。以愈为度。
【主治】喉中食噎，如有物者。

阆阆霜

【来源】《喉科紫珍集》卷上。
【组成】青礞石（消煅）　石膏（煅）　硼砂　万年干各等分
【用法】上为细末。每用一匙，铁锁磨水灌下，存滓；再磨再灌，其痰即化。
【功用】化痰。
【主治】咽喉诸症，痰涎壅盛，已行探吐后；梅核气。

枳桔二陈汤

【来源】《喉科紫珍集》卷下。
【组成】陈皮　半夏　桔梗　枳壳　白茯神　甘草　白豆蔻　黄耆　苏子　山栀各等分
【用法】加生姜三片为引。
【主治】七情之气，结成痰气，形如梅核；或如破布棉絮，在咽喉之间，咽不下，咯不出；或中脘痞满，气不舒畅，痰涎壅盛，上气喘息；或因痰饮恶心。

午　药

【来源】《咽喉秘集》。
【组成】川黄连一钱　明矾一钱　牙皂一钱（去皮弦，新瓦上焙存性，研末，入上二味）
【用法】上为末。吹患处。扶好病人，嘱其垂头，流去痰涎。如声似雷音，以温水调药，徐徐嗽之。
【主治】喉中痰塞。
【宜忌】孕妇忌用。
【方论】其功与辰药同，但其性太猛，不宜轻用，不可多用，不如用辰药平稳，临时看症酌之。

平肝散

【来源】《医门补要》卷中。
【组成】当归　佩兰　郁金　桔梗　香附　玫瑰花　白芍　木香　陈皮　柴胡　枇杷叶（炙）
【主治】上格。忧闷伤肝，致帝丁两旁凸起紫筋数条，束紧咽喉，似物撑塞，吐不出，咽不下。

三仁降气汤

【来源】《医学探骊集》卷五。
【组成】枳实四钱　延胡索三钱　焦槟榔三钱　桔梗二钱　莱菔子三钱　瓜蒌仁三钱　桃仁　杏仁各三钱（水煮，去皮尖）　海藻二钱　茶叶一钱
【用法】水煎，温服。
【主治】梅核气。
【宜忌】忌用香燥药。
【方论】此方以海藻为君，专能破食管上下之逆气；以蒌仁、桃仁、杏仁为臣，通行其食管之结气；以枳实、莱菔子、槟榔、元胡为佐，开解其中焦之积气；以桔梗、茶叶为使，使之引药上行。服二三剂，其梅核气自消散矣。

梅核噙化片

【来源】《新中医》（1986，5：34）。
【组成】冰片　安息香各3g　沉香10g　川贝母　桔梗各30g　陈皮　白蔻仁各20g
【用法】先将后五味药煎煮、浓缩、干燥，再兑入冰片、安息香细粉及适量蔗糖，制粒，轧为异型片，每片重0.5g。本药片为噙化，每日含化4～6片。病例选择：凡接受本药治疗者，均排除食管外伤、急慢性咽炎、食管癌、非特异性食管炎等病后，方可作为观察对象。
【主治】梅核气。
【验案】梅核气　《新中医》（1986，5：34）：治疗梅核气33例，其中男9例，女24例；年龄18～61岁，多为青年及中年人。痊愈（含化本药1～2周后典型的咽中梗噎感全消，胸胁痞塞及疼痛等症状也基本消除，情绪明显好转）22例，好

转（含化本药2周，咽中梗噎感减轻大半，胸胁痞塞及疼痛有所减轻，情绪有所好转）7例，无效（含化本药2～3周后，症状无明显改善）4例。

梅核参常滚痰汤

【来源】《陕西中医》（1989，9：414）。

【组成】乌梅　礞石　党参各30g　橘核60g　黄芩20g　常山　甘草各15g　沉香5g　大黄3g

【用法】礞石先煎，沉香后下，无常山可以蜀漆代之，每2日1剂，分6次温服。药后可有呕吐恶心，腹痛腹泻等副作用，均不甚重，勿须停药，但体质极差，妊娠等宜慎用或禁用。

【主治】梅核气。

【验案】梅核气　《陕西中医》（1989，9：414）：治疗梅核气60例，结果：治疗3个月后，痊愈52例，好转3例，无效5例。大多数在3～5周获愈，治愈率为86.7%，有效率91.7%。

梅核气方

【来源】《陕西中医》（1989，12：532）。

【组成】半夏　厚朴　枳壳　桔梗　陈皮　射干　郁金各10g　麦冬　生地　白芍各30g　瓜蒌15g　生甘草6g

【用法】两胁疼痛加柴胡；口苦加黄芩；声音嘶哑加蝉蜕、薄荷；纳差加焦神曲、焦山楂、焦麦芽；食管灼热加黄连；腹胀加炒莱菔子。水煎服，每日1剂，9剂为1个疗程。

【主治】梅核气。

【验案】梅核气　《陕西中医》（1989，12：532）：治疗梅核气237例，男5例，女232例；年龄16～73岁；病程3个月至50余年。结果：痊愈（以症状消失，随访1年以上未复发）144例，显效（以症状消失，随访6个月内未复发）65例，有效（症状消失1个月内未复发）13例，无效（以服药3个疗程，症状反复发作）15例；总有效率93.67%。

菖远仙佛饮

【来源】《浙江中医杂志》（1992，4：157）。

【组成】菖蒲　佛手　半夏　苏梗　陈皮各10g　川朴　远志　枳壳各12g　威灵仙15g

【用法】每日1剂，水煎，2次分服。

【主治】梅核气。

【加减】胸闷腹胀者，加木香、青皮；胁痛者，加元胡、川楝子；失眠多梦者，加枣仁、龙骨、牡蛎；忧郁不舒、叹息为快者，加郁金、柴胡；病程长或反复发作者，加泽兰、刘寄奴。

【验案】梅核气　《浙江中医杂志》（1992，4：157）：治疗梅核气43例，其中女性35例，男性8例；年龄18～35岁11例，36～55岁22例，55岁以上者10例。病程最长者8个月，最短者5天。结果：所有病例均痊愈（自觉症状全部消失，临床治愈，半年内未复发）。其中服药21剂而愈者1例，12例而愈者6例，9剂而愈者8例，6剂而愈者21例，3剂而愈者7例。半年复发者5例，再服本方3～6剂而愈。

金嗓利咽丸

【来源】《部颁标准》。

【组成】茯苓50g　法半夏50g　枳实（炒）50g　青皮（炒）50g　胆南星50g　橘红50g　砂仁50g　豆蔻25g　槟榔50g　合欢皮50g　神曲（炒）50g　紫苏梗50g　生姜7.5g　蝉蜕50g　木蝴蝶50g　厚朴（制）50g

【用法】制成水蜜丸或大蜜丸，水蜜丸每10丸重1g，大蜜丸每丸重9g，密闭，防潮。口服，水蜜丸每次60～120丸，大蜜丸每次1～2丸，1日2次。

【功用】燥湿化痰，疏肝理气。

【主治】咽部不适，咽部异物感，声带肥厚等属于痰湿内阻，肝郁气滞型者。

梅核气丸

【来源】《部颁标准》。

【组成】凌霄花120g　乌药120g　桔梗120g　郁金120g　枳壳（炒）150g　降香180g　香附480g　乌梅肉（醋制）300g

【用法】制成大蜜丸，每丸重3g，密封。含服或温开水化服，每次1丸，1日2次。

【功用】舒肝理气，利膈解郁。

【主治】梅核气，舌咽神经官能症，以及胸膈不舒，两胁胀满。

七、血　证

血证，亦称为血病、失血，是指血液不循常道而溢于脉外的病情。《金匮要略》："面无血色，无寒热，脉沉弦者衄；浮弱，手按之绝者，下血；烦咳者，必吐血"，"夫吐血，咳逆上气，其脉数而有热，不得卧者，死"，记载了衄血、便血、吐血等疾病的症状及转归，并创制了"下血，先便后血，此远血也，黄土汤主之"，"心气不足，吐血、衄血，泻心汤主之"等著名方剂。《备急千金要方》也记载了"治伤寒及温病应发汗而不汗之内蓄血及鼻衄、吐血不尽，内余瘀血，大便黑、面黄"的犀角地黄汤，至今仍广泛应用。《济生方》认为，失血"所致之由，因大虚损，或饮酒过度，或强食过饱，或饮啖辛热，或忧思恚怒"等多种原因导致。《先醒斋医学广笔记》提出了"吐血，宜行血，不宜止血。宜补肝，不宜伐肝。宜降气，不宜降火"的著名治吐血三要法。《血证论》是论述血证的专书，对各种血证的病因病机、辨证论治均有许多精辟论述，其"惟以止血为第一要法"，"以消瘀为第二法"，"以宁血为第三法"，"又以补虚为收功之法，四者乃通治血证之大纲。"一直为诸家所遵循。

本病成因，多为火热熏灼、迫血妄行，或气虚不摄、血溢脉外所致。在火热之中，又有实火及虚火之分，外感风热燥火，湿热内蕴，肝郁化火等，均属实火；而阴虚则生内热，热之极则为火。气虚之中，又有气损及阳之阳气两虚之不同。《景岳全书》归纳为"火盛"及"气虚"两个方面："血本阴精，不宜动也。而动则为病，血为营气，不宜损也，而损则为病。盖动者，多由于火，火盛则逼血妄行，损者，多由于气，气伤则血无以存"，至为精辟。血溢脉外，或上出于口鼻诸窍，或下泄于前后二阴，或渗出于肌肤，范围相当广泛，如鼻衄、齿衄、咳血、吐血、便血、尿血、紫斑，甚至九窍出血等。其治疗，当以清热泻火，降气镇潜，凉血散瘀，益气升提，收敛止血诸法为基础。

益母煎

【来源】《医方类聚》卷二一二引《肘后备急方》。
【别名】益母草膏（《赤水玄珠全集》卷二十）。
【组成】益母草不拘多少
【用法】以竹刀切，洗净，银器中煎成，瓷器中密封之。以酒服。
【主治】一切血病，产妇及一切伤损。

竹茹汤

【来源】《备急千金要方》卷三。
【别名】竹皮汤（《千金翼方》卷七）。
【组成】竹茹二升　干地黄四两　人参　芍药　桔梗　芎藭　当归　甘草　桂心各一两
【用法】上锉。以水一斗，煮取三升，分三服。
【主治】妇人汗血、吐血、尿血、下血。
【方论】《千金方衍义》：竹茹为亡血发渴专药，芎藭、芍、地为滋血专药，人参、甘草为扶胃专药，桂心专行四物之滞，桔梗专助人参之力。

熟艾汤

【来源】《圣济总录》卷六十九。
【组成】熟艾（用糯米半合炒）　松黄　柏叶（炙）各半两
【用法】上为粗末。每服三钱匕，水一盏，煎至七分，去滓温服，不拘时候。
【主治】心经蕴热，舌上血出，及诸失血。

艾叶丸

【来源】《鸡峰普济方》卷十。

【组成】艾叶　赤小豆　当归　阿胶各四分

【用法】上为细末，水煮面糊为丸，如梧桐子大。每服三十丸，空心米饮送下。

【主治】失血。

蓝根人参散

【来源】《鸡峰普济方》卷十。

【组成】芦蓝根一两　人参半两

【用法】上细锉。每服二钱，水一大盏，煎至六分，去滓，食后温服。

【主治】一切血。

交加丸

【来源】《鸡峰普济方》卷十五。

【组成】生地黄一斤（研烂取汁，滓别置器中）　生姜一斤（同上法。以上将生地黄汁炒生姜滓，生姜汁炒地黄滓，令干，入药如后）　白芍药　人参　当归　麦门冬　琥珀　阿胶　蒲黄各一两（一方用白术、石斛各一两，无蒲黄，用麦门冬，治虚劳百疾）

【用法】上为细末，炼蜜为丸，如梧桐子大。每服二十丸，空心米饮送下。每服药后，以故旧纱帛一片，包龙脑薄荷二两，以鼻闻其气。

【功用】滋益荣卫，补益冲任。

【主治】妇人诸血妄行。

多黑散

【来源】《鸡峰普济方》卷二十二。

【组成】似锦（即将军）三两（小便浸三日，纸裹煨过）　倚松子（即巴豆）三两半（浆水浸七日，炒黄）　豫吞（即细炭）一握一茎（米醋五升滓尽用之）半两　铜钱七十文（铜线细用酒五升炼尽）

【用法】上为细末。随伤大小贴之。血出、疼痛便止，更无瘢痕。逐妇人一切败血者，可服一字，温酒调服。

【功用】逐一切败血；止血。

青龙丹

【来源】《小儿卫生总微论方》卷十五。

【组成】甘草　贯众　茯苓　干葛　龙脑　薄荷叶　藿香各一两　缩砂五两（去皮）　山茵陈叶　寒水石各六两

【用法】上为细末，面糊为丸，如樱桃大，别研青黛为衣。

【主治】小儿热盛，一切血妄行。

大效黄耆汤

【来源】《普济方》卷一九〇引《卫生家宝》。

【组成】绵黄耆（打扁，二寸许，切，以汤炮蜜一大匙，浸半日，控干，焙黄色）一两　官桂八钱（去粗皮，不见火）　川当归（用生地黄汁浸，焙干，汁多尤炒）　白芍药（以童子小便浸少时，焙干）一两　败龟壳一两（蘸醋炙，并黄色用）　茅花八钱（生用）　人参八钱（紫晕者，焙干）　大蓟一两（旋取微焙用）　白茯苓八钱（米泔净去红丝，焙干）　蒲黄半两（银器中炒墨紫色用）　伏龙肝半两　甘草一分（炙）

【用法】上锉。每服五钱，用酒小半盏，煎九分，放温，并三服炒。

【主治】诸血妄行。

生地黄汤

【来源】《洁古家珍》。

【别名】生地黄饮子（《洁古家珍》）、生地黄散（《云岐子保命集》卷下）。

【组成】生地黄　熟地黄　枸杞子　地骨皮　天门冬　黄耆　芍药　甘草　黄芩各等分

　　《丹溪心法》引本方有柴胡、黄连。治郁热衄血，或咯、吐血。若下血，加地榆。《玉机微义》亦载此方，组成与《丹溪心法》相同，治“妇人经漏下血，脉虚洪，经水紫黑”。

【用法】上锉。每服一两，水一盏半，煎至一盏，去滓温服。

【主治】衄血、下血、吐血、溺血，皆属于热。但血家证，皆宜服此药。

【加减】脉微，身凉恶风，每服加桂半钱，吐血者多有此证。

【方论】《证因方论集要》：二地并用，熟以益阴，生以凉血；黄耆、甘草补气，所谓有形之血不能速生，无形之气所当急固也；天冬清上，白芍敛，枸杞、地骨退热除蒸；黄芩平诸热，盖血得热则妄行也。

茯苓补心汤

【来源】《易简方论》。

【组成】原书参苏饮三两　局方四物汤一两半

【用法】上锉。每服四钱，水一盏半，加生姜七片，枣子一个，煎至六分，去滓，不拘时候服。

【主治】男子、妇人虚劳发热，或五心烦热，并治吐血、衄血、便血并妇人下血过多致虚热者。

【加减】感冒风寒，头目昏重，鼻流清涕，加川芎半两煎服；疝气初发，必先憎寒壮热，甚者呕逆恶心，加木香半两服之，两日寒热必退；或阴㿗尚肿，牵引作楚，再于此药，每服加灯心二十茎煎，下青木香。

立效散

【来源】《普济方》卷一九〇引《十便良方》。

【组成】熟艾二弹子大　牛皮胶一两（炙黄燥）

【用法】以煎了豉汁一大盏，同煎至七分，去滓，分二次温服，不拘时候。

【主治】大衄。

圣愈汤

【来源】《兰室秘藏》卷下。

【组成】生地黄　熟地黄　川芎　人参各三分　当归身　黄耆各五分

【用法】上锉，如麻豆大。都作一服，水二大盏，煎至一盏，去滓，稍热服，不拘时候。

【功用】《东医宝鉴，杂病篇》：托里，补气血。

【主治】

1.《兰室秘藏》：诸恶疮，血出多而心烦不安，不得睡眠。

2.《证治准绳·类方》：一切失血；或血虚烦渴、躁热，睡卧不宁；或疮证脓水出多，五心烦热，作渴等。

犀角地黄汤

【来源】《仁斋直指方论》卷八。

【别名】犀角地黄散（《普济方》卷三六六）。

【组成】生地黄（净）四两　犀角　牡丹皮　芍药各半两

【用法】上锉。每服四钱加桃仁（去皮尖）七粒，水煎服。如无犀角，以升麻代。

【主治】血证，心忪语短，眩冒迷忘。

血余散

【来源】《仁斋直指方论》卷十六。

【组成】头发（烧存性）

【用法】上为细末。每服二钱，白茅花、灯心各一握煎汤调下。

【主治】诸血下。

【宜忌】切不可用百草霜、莲蓬止涩之剂。

【加减】血淋者，妇人发更好，加海金沙佐之。

小柴胡汤

【来源】《仁斋直指方论》卷二十六。

【组成】柴胡二两　黄芩　人参　甘草（炙）各七钱半　半夏（制）六钱一字

【用法】上锉散。每服三钱，加生姜五片，大枣二个，乌梅一个，水煎服。

【主治】男妇诸热出血，血热蕴隆。

蒜连丸

【来源】《仁斋直指方论》卷二十六。

【组成】黄连（晒干，为末）　独头蒜一颗（煨熟，取肉研细）

【用法】上入米醋些子捣和为丸，如梧桐子大，晒干。每服三四十丸，陈米饮送下。

【主治】诸血妄行。

人参芎归汤

【来源】《活幼心书》卷下。

【组成】人参（去芦）　川芎　当归（酒洗）各半

两　荆芥二钱半

【用法】上锉。每服二钱，水一盏，煎七分，不拘时候温服。

【主治】九道血妄行。

桂附汤

【来源】《世医得效方》卷八。

【组成】交趾桂一两（去粗皮）　绵附子一枚（炮，去皮脐）

【用法】上为散。每服三钱，水二盏，加生姜三片、大枣二枚，水煎，食前温服。

【主治】

1.《世医得效方》：虚汗不止，及体虚失血。

2.《东医宝鉴·杂病篇》引《医学入门》：阳虚血弱，虚汗不止。

圣愈汤

【来源】《脉因证治》卷下。

【组成】四物汤加参　耆

【用法】水煎服。

【主治】

1.《脉因证治》：出血大多。

2.《删补名医方论》：一切失血过多，阴亏气弱，烦热作渴，睡卧不宁。

【方论】《删补名医方论》引柯琴：此方取参、耆配四物，以治阴虚血脱等证。盖阴阳互为其根，阴虚则阳无所附，所以烦热燥渴；气血相为表里，血脱则气无所归，所以睡卧不宁。然阴虚无骤补之法，计在培阴以藏阳，血脱有生血之机，必先补气，此阳生阴氏，血随气行之理也。

【实验】对造血功能的影响　《山东中医杂志》（2006，7：478）：实验显示：本方能明显提高血虚小鼠血中IL-6水平，对小鼠骨髓细胞GM-CS蛋白表达有明显促进作用，作用明显优于各拆方组。

【验案】崩漏　《天津中医》（1994，2：25）：用本方加味：党参、黄芪、熟地、白芍、茜草炭、炒当归、川芎、仙鹤草、旱莲草、乌贼骨、阿胶、甘草；血热者，加生地、黄芩、栀子；血瘀者，加益母草、熟大黄等；腰痛重者，加杜仲、续断；食欲不振，加砂仁、陈皮、白豆蔻。治疗崩漏36例。结果：总有效率94.4%。

瑞莲丸

【来源】《医学集成》卷一。

【组成】焦术　莲米　芡实　淮山药　扁豆　广皮　白蔻　百合　生姜　甘草

【功用】补脾土。

【主治】上下失血，六脉浮细无力者。

【备考】服理阴煎去桂，或五阴煎、寿脾煎以调心脾，左归丸去龟胶以培真阴，兼服本方，以补脾土。

滋阴荣血汤

【来源】《摄生众妙方》卷四。

【组成】当归（酒洗，去芦）一钱五分　川芎（去梗）一钱　白芍药八分　甘草（炙）五分　熟地黄（酒洗）一钱　白术（去梗）一钱　广陈皮（洗净）一钱　白茯苓（去皮）八分　侧柏叶（去梗）一钱（春取东方，夏取南方，秋取西方，冬取北方）　香附子（石臼内舂去毛）一钱五分　北五味（去梗）八分　知母（去毛，不见铁）八分　麦门冬（酒洗去心）十个　黄芩（条实者，去梗）八分

【用法】上锉，作一帖。用水二钟，加生姜三片，枣子一枚，煎至七分，去滓，食前服。

【主治】血证。

【宜忌】忌煎炒、鱼腥、胡椒、咸酸、油腻之物。

加减四物汤

【来源】《古今医统大全》卷八十四。

【组成】当归　川芎　白芍药　熟地黄各等分

【用法】水煎服。

【主治】妇人血病。

【加减】气虚头痛，加参、耆、白术、甘草；发热心烦，加茶、连、栀子；骨蒸劳热，加知母、黄柏、黄芩、银柴胡、地骨皮；虚劳气弱，咳嗽喘满，加人参、麦门冬、姜厚朴、枳壳；烦渴饮水，加石膏、知母；脐下虚冷，腰腹痛，加玄胡索、

川楝子；血热烦躁，口苦舌干，加天花粉、麦门冬、黄芩；风虚眩晕，加秦艽、羌活；呕吐，加白术、人参、藿香、姜连；中湿身重，加苍白术、白茯苓；筋骨肢节疼痛，加防风、羌活；血积块痛，加三棱、莪术、官桂、干漆、苏木、红花。

柏　茶

【来源】《医学入门》卷三。
【别名】侧柏汤（《东医宝鉴》卷二）。
【组成】侧柏叶
【用法】晒干，煎汤，代茶饮。
【功用】止血滋阴。
【主治】血证。

红花汤

【来源】《医学入门》卷八。
【组成】水芦花　茅香　红花　槐花　白鸡冠花各等分
【用法】水煎服。
【主治】诸般血病。
【宜忌】忌腥、滑、发气之物。

五灰散

【来源】《万病回春》卷三。
【组成】莲蓬壳　黄绢　血余　百草霜　棕皮（各烧灰）　山栀（炒黑）　蒲黄（炒黑）　墨　血竭
【用法】上为细末，调入煎药服之。或炼蜜为丸，每服五十丸，清米汤送下。

《东医宝鉴·内景篇》本方用法：每三钱，以生藕汁、生萝卜汁调服。

【主治】

1.《万病回春》：血不止成崩。
2.《东医宝鉴·内景篇》：一切失血。

犀角解毒汤

【来源】《寿世保元》卷八。
【组成】真犀角一钱（如无，升麻代之）　生地黄五分　牡丹皮一钱　赤芍一钱　黄连　枯黄芩　黄柏　栀子

方中黄连、枯黄芩、黄柏、栀子用量原缺。

【用法】上锉。水煎服。
【主治】麻疹已出，大便下血，或小便下血，吐血，衄血；或二便闭涩，疮疹稠密，热浊赤痛。
【加减】如吐血、衄血，加炒山栀子，童便和服。

郁金四物汤

【来源】《观聚方要补》卷五引《医汇》。
【组成】当归（酒洗）一钱　生地一钱二分　白芍药八分　川芎六分　韭汁一酒盏　郁金二枚（磨水）　姜汁一酒杯　童便一酒杯
【用法】上药将前四味用水二钟，煎至一钟，入后四味温服。
【主治】吐血、衄血、唾血、大便下血，及一切失血。

五阴煎

【来源】《景岳全书》卷五十一。
【别名】五饮煎（《虚损启微》卷下）。
【组成】熟地五七钱或一两　山药（炒）二钱　扁豆（炒）二三钱　炙甘草一二钱　茯苓一钱半　芍药（炒黄）二钱　五味子二十粒　人参随宜用　白术（炒）一二钱
【用法】水二钟，加莲肉（去心）二十粒，煎服。
【主治】真阴亏损，脾虚失血，或见溏泄未甚者。

玉女煎

【来源】《景岳全书》卷五十一。
【组成】生石膏三五钱　熟地三五钱或一两　麦冬二钱　知母　牛膝各一钱半
【用法】水一钟半，煎七分，温服或冷服。
【主治】水亏火盛，六脉浮洪滑大，少阴不足，阳明有余，烦热干渴，头痛牙疼，失血。
【宜忌】大便溏泻者，乃非所宜。
【加减】如火之盛极者，加栀子、地骨皮之属；如多汗、多渴者，加北五味十四粒；如小水不利，或火不能降者，加泽泻一钱五分，或茯苓亦可；如金水俱亏，因精损气者，加人参二三钱尤妙。

【验案】

1.上消化道出血 《中医杂志》（1980，7：516）：应用本方合茜草根散加减，兼气虚选用党参、太子参、生脉散等，止血药选加侧柏炭、旱莲草、紫珠草等，治疗本病阴虚型12例。主证为面色潮红，头晕心悸，心烦，夜寐不宁，梦多，手足心热，呕血，量多鲜红，口干欲饮，大便黑或干黑，舌红少苔，脉细数。结果：全部治愈。

2.鼻衄 《上海中医药杂志》（1985，6：39）：应用本方加仙鹤草9～15g，生藕节、侧柏叶、茜草根各9～12g，生地、白茅根各15～30g，生大黄6～9g，治疗鼻衄55例。结果：痊愈38例，显效14例，无效3例，总有效率为94.5%。

地黄饮子

【来源】《简明医彀》卷三。

【组成】生地 熟地 枸杞子 地骨皮 黄芩 天门冬 芍药 黄耆 甘草各等分

【用法】上锉。每服七钱，水二钟，煎八分，去滓，空腹服。

【主治】血热所致吐血、衄血、下血、溺血。

【加减】如脉微、身凉、恶风者，加桂二分。

生肌散

【来源】《尬后方》。

【组成】血竭 儿茶 乳香 没药 出过鸡的蛋壳

【用法】上为末。搽之。

【主治】血箭疮。

活血定痛汤

【来源】《外科大成》卷四。

【组成】红花 乳香各三钱

【用法】水、酒煎，加童便服。

【主治】血出作痛。

乌金散

【来源】《何氏济生论》卷二。

【组成】荆芥炭 血余各等分

【用法】上为末。每服三钱，童便调下。

【主治】失血不止。

芎归汤

【来源】《何氏济生论》卷二。

【组成】川芎 当归

【用法】水二钟，加生姜三片，大枣二个煎，食前服。

【主治】血症。

【加减】中满者，去枣。

引血归经汤

【来源】《石室秘录》卷三。

【组成】生地九钱 荆芥一钱 麦冬三钱 元参三钱

【用法】水煎服。

【主治】血病不肯归经，或上或下，或四肢皮毛各处出血者。

杜隙汤

【来源】《石室秘录》卷四。

【组成】人参七钱 当归七钱 穿山甲一片（火炒，为末）

【用法】先用米醋三升煮滚热，以两足浸之，即止血，后用本方。煎参归汤，以穿山甲末调 之而饮，即不再发。

【主治】酒色不禁，恣意纵欲，足上忽有孔，标血如一线者。

止失汤

【来源】《石室秘录》卷六。

【组成】人参一两 当归五钱 麦冬三钱 山茱萸五钱

【用法】水煎，调三七根末三钱服。

【功用】补气血以顾产，滋肺脉以救燥，止血以防脱。

【主治】产后失血衄血。

清宁膏

【来源】《证治汇补》卷二。
【组成】葳蕤　橘红　百合　贝母　甘草　桔梗　龙眼　薏苡仁　麦门冬　石斛　生地　白术
【用法】上以河水煎膏，空心滚汤化下五匙。此方亦可作煎剂服。
【主治】血家，脾、肺、肾三经俱虚，不可寒凉，又不可温燥者。
【加减】如病人胸膈不宽，食少作胀者，减去生地；如咳痰不清，嗽甚见血者，减去白术。

两止汤

【来源】《辨证录》卷三。
【组成】熟地三两　山茱萸一两　麦冬一两　北五味五钱　白术五钱
【用法】水煎服。一剂即止血不流，四剂除根。
【主治】脐中流血者。
【方论】熟地、山茱以补肾水，麦冬、五味以益肺气，多用五味子，不特生水，而又取其酸而敛之也。加白术以利腰脐，腰脐利则水火流通，自然大小肠各取给于肾水，而无相争之乱。水足而火息，血不止而自止也。

障脐汤

【来源】《辨证录》卷三。
【组成】大黄五分　当归　生地各一两　地榆三钱
【用法】水煎服。一剂即止血。
【主治】脐中流血，其血不十分多，夹水流出，人亦不十分狼狈。

藕汁木耳煎

【来源】《重订通俗伤寒论》。
【组成】生藕汁一杯　童便一杯　酒半杯　木耳三钱（洗去砂，瓦上焙脆，研入。白者更佳，但用一钱）
【用法】一日服三次。数日愈。
【功用】和血宁络。
【主治】远行负重，劳伤失血，气逆于上，胸胁闷痛，甚则呼吸亦痛，咳嗽带红，此劳力伤气。

生韭饮

【来源】《不居集》上集卷十四。
【组成】韭菜（取汁）
【用法】用姜汁、童便磨玉金饮之。其血自清。如无玉金，以山茶花代之。
【主治】诸血上行。

鹿茸丸

【来源】《医碥》卷六。
【组成】川牛膝（去芦，酒浸）　鹿茸（去毛，酒蒸）　五味子各二两　石斛（去根）　菟丝子（淘净，酒蒸）　附子（炮，去皮尖）　川楝子（取肉，炒）各一两　沉香半两（另研）　磁石（煅）　官桂（不见火）　泽泻各一两
【用法】上为末，酒糊为丸，如梧桐子大。每服七十丸，空心温酒送下。
【主治】失血。

剪红丸

【来源】《活人方》卷二。
【组成】生地八两　白芍四两　茜草四两　扁柏二两五钱　牛膝二两五钱　熟大黄一两
【用法】炼蜜为丸。每服三钱，白汤送下，不拘时候。
【主治】脏腑不和，龙火陡发，冲于肺则百衄痰红；乘于心，烦躁咯血；附于肝则气逆吐血；伤阳络则牙宣、鼻衄、呕血、咳嗽；伤阴络则便红、溺血，上下血症，初发其势汹涌者。

韭菜汁

【来源】《仙拈集》卷二。
【组成】韭菜（连根，洗净）
【用法】上捣烂，入童便在内，用布绞去滓，重汤煮热，澄清者饮之。立止。
【主治】诸血。

万一丹

【来源】《喉科指掌》卷一。

【组成】乳香（去油） 血竭 没药（去油） 硼砂各一钱

【用法】上为末。吹入口内。其血即止。

【主治】误用刀针，流血不止。

加减四物汤

【来源】《医部全录》卷二七四。

【组成】生地 当归 白芍 山栀 牡丹皮 贝母 知母 黄柏 陈皮 白术 甘草 元参 麦门冬各等分

【用法】水煎服。

【主治】一切失血。

【加减】如身热，加地骨皮、子芩；呕吐血，加知母、石膏，以泻胃火；衄咳血，加茅根、黄芩，以泻肺火；唾咯血，加栀、柏及肉桂少许，以泻肾火；吐衄不止，加炒黑干姜、柏叶、茜根、大小蓟；便血不止，加槐花、地榆。百草霜；溺血不止，倍山栀，加车前子、小蓟、黄连，俱炒焦；诸失血久，加升麻、阿胶、人参，入童便、姜汁、韭汁。

大蒜丸

【来源】《杂病源流犀烛》卷十七。

【组成】煨大蒜二枚 淡豆豉十枚

【用法】同捣为丸，如梧桐子大。每服二十丸，香薷汤送下，一日二次；大蒜九蒸更佳，仍以冷齑水送下。

【主治】诸血。

五花汤

【来源】《杂病源流犀烛》卷十七。

【组成】水芦花 红花 槐花 茅花 白鸡冠花各等分

【用法】水煎服。

【主治】遍身出血。

小营煎

【来源】《会约医镜》卷三。

【组成】当归二三钱 熟地二三钱 白芍（酒炒）二钱 山药（炒）二钱 川续断一钱半 枸杞二钱

【用法】水煎服。

【主治】血少阴虚，咽干舌燥，上下失血，脉细数者。

【加减】如火盛烦躁，加真龟胶二钱（化服），或加麦冬、生地；骨蒸，加地骨皮一钱半；如身热，加青蒿一钱。

温脾汤

【来源】《会约医镜》卷九。

【组成】山药（炒）一钱八分 白茯苓一钱二分 白术（制）一钱 薏苡仁（炒，研）二钱 芡实（炒，研）二钱 白扁豆（炒，研）二钱 桔梗八分 砂仁（去皮，炒，研）五分 甘草（炙）八分 神曲（炒）四分 白莲肉（炒，研）二钱 秫米（炒，研）一钱 红枣（去核）二枚

【用法】水煎服。与滋阴汤每日同用，早、夜服滋阴汤，中午时服本方。

【功用】平补脾胃，与滋阴汤同用，一则不畏滋阴滞胃，二则脾健而饮食增加。

【主治】脾虚失血。

【加减】若气满者，加陈皮（去白）一钱，或加真苏子（炒，研）五分，或用广木香磨汁合服；若有冷涎及胃寒者，加干姜（炒黄）三五分，加肉桂亦妙。

三奇丸

【来源】《续名家方选》。

【组成】黄芩 黄连各三钱 犀角 滑石 地黄 青黛各一钱

【用法】上糊为丸，如梧桐子大。每服三十丸，一日三四次，白汤送下。

【功用】《古今名方》：清热凉血止血。

【主治】咯血、吐血、下血。

干姜汤

【来源】《古今医彻》卷一。
【组成】炮姜一钱　茯苓一钱　炙甘草三分　当归一钱　泽兰一钱　广陈皮一钱　半夏一钱　钩藤一钱五分
【用法】加大枣两个，水煎服。
【主治】失血而呕逆肢冷。

凉血四物汤

【来源】《痘科辨要》卷七。
【组成】白芍（桂炒）　当归梢　生地黄　升麻　条黄芩（酒炒）　酒红花　连翘　牛蒡子（炒）　甘草
【用法】水煎服。
【主治】女子非正经之期，毒火内甚，扰乱血海，迫血妄行，出痘发热之时经水适来。

止血益母丸

【来源】《履霜集》卷二。
【组成】益母草（上截）八两　大蓟四两（阴干）　香附三两（用童便制）　丹参三两　条芩四两（去皮，酒炒）　熟地黄八两（杵膏，忌铁）　萸肉四两（去核）　干山药四两（酒炒）　白茯苓三两（去皮，蒸熟）　丹皮三两（去骨，酒洗）　泽泻三两（去净毛）
【用法】炼蜜为丸，丸重三钱。病轻者，日用一丸，研末，或热黄酒送下，或蜜汤送下；有痰者，姜汤送下；病甚者，朝、夕各一碗，以愈为度；或丸如绿豆大，每服三钱亦可。
【功用】养血清火。
【主治】妇人失血，新起属实热者。

十灰汤

【来源】《医钞类编》卷七。
【组成】大蓟　小蓟　荷叶　侧柏叶　乱发　茅根　茜根　山栀仁　大黄　蒲黄　老丝瓜
【用法】各烧存性，研细，碗盖于地一宿。藕汁调服。
【主治】一切血症。

止血膏

【来源】《医钞类编》卷七。
【组成】梨汁　藕汁　茅根汁各一碗　生地　侧柏叶　当归　青蒿（俱童便浸一日，煎取汁各一碗，同前诸汁熬膏）
【用法】下饴糖四两，每服二大匙，或加二冬膏和匀服。
【主治】五劳一切血证。

当归二香汤

【来源】《医抄类编》卷七。
【组成】当归一两　沉香　降香各五钱
【用法】先将当归煎汤，后将二香磨入，童便和服。
【主治】七窍流血，死在须臾。

四红丸

【来源】《医方易简》卷二。
【组成】蒲黄　泽泻　阿胶　当归各等分
【用法】上为末，炼蜜为丸。每服三钱，如血崩不止，用陈棕炭、莲蓬壳灰，水煎服，或棉花子灰，黄酒冲服；有黑血块者，以旧马尾罗底三个（烧灰），筱面二合，黄酒冲服。
【主治】妇人血崩，并失血、便血、衄血。

理血膏

【来源】《理瀹骈文》。
【组成】党参　丹参　黄耆　生地　熟地　当归　川芎　白芍　赤芍　白术　天冬　麦冬　柏子仁　枣仁　远志　五味　丹皮　地骨皮　龟版　鳖甲　柏叶　知母　贝母　半夏　橘红　胆星　羌活　防风　连翘　荆穗　炒白芷　桔梗　柴胡　苍术　香附　郁金　延胡　灵脂　蒲黄　苏木　桃仁　红花　艾叶　茜根　官桂　大黄　玄明粉　厚朴　枳实　花粉　续断　栀子　炒黄柏　黄芩　黄连　木通　车前子　地榆

炭　姜炭　降香　乳香　没药　苏子　甘草　发灰　百草霜各一两

【用法】油熬丹收，牛胶二两搅匀。又另用姜、葱、韭、蒜、槐、柳、桃、桑枝、凤仙全株约各半斤，油熬丹收，薄荷油二钱搅。两膏合并摊贴。

【主治】衄、吐、溺、便血，一切气郁、血积诸症。

清下汤

【来源】《医方简义》卷三。

【组成】大黄（醋炒）三钱　牡丹皮三钱　归身三钱　白芍一钱　苦参一钱　焦栀子三钱　生甘草八分　北细辛二分　通草一钱五分

【用法】上加鲜荷叶一片，水煎服。如无鲜荷叶，以藕一斤煎汤代水。

【主治】大小便血，血淋，舌上出血。

【加减】小便尿血，加琥珀一钱，滑石三钱；血淋症小腹滞痛，湿热内蕴，加琥珀一钱，滑石、瞿麦各三钱，去细辛；舌上无故出血，加川连八分，炒蒲黄七分，乌贼骨一钱，去细辛；痰血交互，去苦参、细辛，加姜半夏一钱，川贝二钱，真化橘红一钱。

【方论】方中用大黄以入阳明经驱瘀荡热，丹皮清血中之热，白芍泻肝，归身养血，细辛温经，勿使寒凉伤血，苦参清湿火，栀子泄三焦之火，通草渗湿清热，生甘草解毒以和诸药之性。

止血丹

【来源】《青囊立效秘方》卷一。

【组成】川连三钱　湘黄三钱　降香末三钱　血余三钱　煅龙骨三钱　陀僧一钱五分　血竭二钱　蒲黄炭二钱　生半夏二钱五分

【用法】上为细末。墨汁蘸搽。

【主治】出血。

棉花止血丹

【来源】《青囊立效秘方》卷二。

【组成】棉花二钱　黄连二钱　牛黄二分　犀角一钱

【用法】《青囊秘传》：墨汁为丸。每服五分。

【主治】血流不止。

凉血地黄汤

【来源】《青囊全集》卷上。

【组成】小生地黄五钱　牡丹一钱五分　生栀子一钱五分　黄芩一钱　归尾一钱五分　丹参二钱　槐花三钱　生地榆一钱　辛夷一钱

【用法】童便或白马尿兑服。

【主治】血分有热，鼻血不止，吐血，下血，腹痛。

仙传百草霜丸

【来源】《急救经验良方》。

【组成】百草霜三两　陈墨二两　姜黄一两　桑叶二两　三七一两　连翘一两　灯心炭一两

【用法】上药各为细末，糯米粥取汁为丸，如粟米大。每服一钱，白温水送下。

【主治】一切吐血，鼻血，及七窍流血，失血怪证。

化血丹

【来源】《医学衷中参西录》上册。

【组成】花蕊石（煅存性）三钱　三七二钱　血余（煅存性）一钱

【用法】上为细末。分两次，开水送服。

【功用】理瘀血。

【主治】咳血，吐衄及二便下血。

【方论】世医多谓三七为强止吐衄之药，不可轻用，非也。盖三七与花蕊石，同为止血之圣药，又同为化血之圣药，且又化瘀血而不伤新血，以治吐衄，愈后必无他患。此愚从屡次经验中得来，故敢确实言之。即单用三七四五钱，或至一两，以治吐血、衄血及大、小便下血皆效。常常服之，并治妇女经闭成癥。至血余，其化瘀血之力不如花蕊石、三七，而其补血之功则过之。以其原为人身之血所生，而能自还原化，且煅之为炭，而又有止血之力也。

二黝散

【来源】《汉药神效方》。
【组成】反鼻（烧存性） 蒲黄（炒黑）各半
【用法】上为极细末，敷患处。内服，温汤点服。
【功用】止血。
【主治】外伤出血（外用）；吐血，下血（内服）。

八宝止血药墨

【来源】《全国中药成药处方集》（沈阳方）。
【别名】八宝药墨（《中药制剂手册》）。
【组成】墨面一斤二两 红花 冰片各二钱 麝香一钱 熊胆四钱 冰糖一两 阿胶一两六钱
【用法】上为极细末，万杵为坨。每服一钱四分，白开水送下。

《中药制剂手册》本方用法：外用磨汁敷患处。

【功用】

1.《全国中药成药处方集》：清热，镇静，止血。

2.《中药制剂手册》：清肺泻热，止血化瘀。

【主治】

1.《全国中药成药处方集》：吐血，衄血，大小便血，急怒暴热骤然吐血。

2.《中药制剂手册》：咳血咯血，痰中带血，妇人血崩，淋漓不止。外敷疔毒恶疮，痄腮初起。

【宜忌】忌食有刺激性食物。孕妇忌服。

止血丹

【来源】《全国中药成药处方集》（抚顺方）。
【组成】川军炭 槐花炭 蒲黄炭 当归炭 阿胶炭各二两
【用法】上为细末，炼蜜为丸，三钱大。
【功用】止血。

叶灵神丹

【来源】《全国中药成药处方集》（呼和浩特方）。
【组成】荷叶炭十斤 生地 杭芍 当归 川芎各四两
【用法】上为细末，炼蜜为大丸，重二钱五分。
【主治】血症。

归芍理中丸

【来源】《全国中药成药处方集》（昆明方）。
【组成】潞党参五两 漂于术四两 炮姜三两 炙草二两 当归五两 炒杭芍三两
【用法】上为末，炼蜜为丸。每服一丸，开水送下。
【功用】安胎，止盗汗。
【主治】吐血，鼻衄，肠红。
【宜忌】忌生冷。

四红丹

【来源】《全国中药成药处方集》（济南方）。
【组成】当归（生、炭各半） 地榆炭 大黄（生、炭各半） 槐花炭（存性）各十斤
【用法】上为细末，炼蜜为丸，重三钱。每服一丸，白开水送下。
【主治】吐血，衄血，便血。
【宜忌】忌辛辣等有刺激性之食物。

奉贤丸

【来源】《全国中药成药处方集》（武汉方）。
【组成】仙鹤草 荷叶炭 陈棕炭各二两 川贝母 化橘红 茅根炭 当归炭 旱三七 白及 莲蓬炭各一两 驴皮胶 生地炭各二两 侧柏炭 槐花炭 茜草炭 陈蜜 蒲黄炭 山栀炭 甘草炭各一两
【用法】取上药进行干燥，混合碾细，照净粉量加炼蜜 150% ～ 160%，和成大丸，每丸重四钱，蜡壳封固。每服半丸至一丸，一日二次。
【主治】咳嗽吐血，便血，血崩。

急白汤

【来源】方出《中医临证撮要》，名见《古今名方》。

【组成】金银花15克　连翘15克　犀角粉1.5克（冲服）　射干6克　板蓝根9克　天花粉15克　京赤芍9克　粉丹皮9克　生山栀6克　焦山栀6克　干芦根30克　淡竹叶15克

【功用】清热解毒，凉营止血。

【主治】急性白血病，寒热头痛，胸烦作恶，夜寐不安，神昏谵语，出汗口干，咽痛红肿，口鼻出血，舌苔黄腻，或糙，或干而焦黑，舌尖红，脉洪数或滑大。

【加减】抽风，加忍冬藤15克，嫩钩藤12克，羚羊粉2.4克（冲服）；心烦，加胡黄连3克，黑玄参9克；皮肤血点，加丝瓜络15克，白茅根15克；尿血便血，加小蓟15克，生地榆15克，小生地12克；口腔咽喉腐烂，加青黛2.4克，轻马勃4.5克，人中黄6克，人中白6克。

木耳粥

【来源】《长寿药粥谱》。

【组成】银耳5～10克（或黑木耳30克）　粳米二两　大枣3～5枚

【用法】先将银耳或黑木耳浸泡半天，用粳米、大枣煮粥，待煮沸后加入木耳、冰糖适量，同煮为粥。晚餐或作点心服食。

【功用】润肺生津，滋阴养胃，益气止血，补脑强心。

【主治】中老年体质衰弱，虚劳咳嗽，痰中带血，肺痨病阴虚内热，以及慢性便血、痔疮出血等。

【宜忌】风寒感冒咳嗽忌服。

血宁散

【来源】《时珍国药研究》（1992，2：104）。

【组成】花蕊石（醋煅）60g　大黄炭20g　白及40g　甘草10g　田三七10g

【用法】分别将上述各药研成细末，过120目筛，混合均匀，装瓶备用。成人每次服用10～15g，每日3次，沸水调服，出血量多及病重者，4小时服1次，小儿服量减半。

【主治】血证。

【组成】花蕊石（醋煅）60g　大黄炭20g　白及40g　甘草10g　田三七10g

【加减】如上消化道、胃及十二指肠出血者，加海螵蛸15g；如结肠或小肠部位出血者，可加地榆炭30g。

【验案】血证　《时珍国药研究》（1992，2：104）：治疗血证54例，男性39例，女性15例；年龄16～59岁。上消化道胃溃疡出血16例，十二指肠溃疡出血9例，胃及十二指肠混合溃疡出血7例，胃底静脉曲张破裂1例，肝癌1例，伤寒并发肠出血11例，降结肠癌1例，溃疡性结肠炎3例，流行性出血热伴出血3例，过敏性紫癜2例。除1例胃底静脉曲张破裂出血未坚持服药和1例晚期肝癌出血未治愈外，其余病例在较短时间内治愈。痊愈52例，占96.29%；无效2例，占3.70%。

景天三七糖浆

【来源】《部颁标准》。

【组成】景天三七2000g

【用法】制成糖浆，密封，置阴凉处。口服，每次15～25ml，1日3次。

【功用】止血。

【主治】各种出血病症。

八、衄　血

衄血，是指非外伤所致的某些部位的外部出血症。《灵枢经·百病始生》："阳络伤则血外溢，血外溢则衄血。"常以血出的部位而命名，如眼衄、耳衄、鼻衄、齿衄、舌衄、肌衄等，以鼻孔出血之鼻衄为多见。病发多因火热亢盛，如肝火、胃火、风热犯肺，热毒内蕴，热迫血妄行则溢于脉外；或肾精亏虚，阴不内守，或气血两亏，摄纳无权，也可致血不归经。其治疗，多以清热泻火，滋阴降火，凉血止血，益气摄血法。

泻心汤

【来源】《金匮要略》卷中。

【别名】大黄黄连泻心汤（《类证活人书》卷十四）、三黄汤（《圣济总录》卷三十）、三黄泻心汤（《奇效良方》卷六十三）。

【组成】大黄二两　黄连　黄芩各一两

【用法】上以水三升，煮取一升，顿服之。

【功用】

1.《医宗金鉴》：泻三焦热。

2.《金匮要略讲义》：苦寒清泄，降火止血。

3.《方剂学》：泻火解毒，燥湿泄痞。

【主治】《金匮要略》：心气不足，吐血、衄血。

都梁香散

【来源】《医心方》卷十三引《小品方》。

【组成】都梁香二两　紫菀一两　桂元一两　人参一两　生竹茹一两　肉苁蓉一两　干地黄二两

【用法】上药治下筛。每服方寸匕，水送下。

【主治】汗出如水浆，及汗血、衄血、吐血、溲血殆死。

都梁散

【来源】《外台秘要》卷二十三引《延年秘录》。

【组成】都梁香二两　紫菀　人参　青竹茹　苁蓉各一两　干地黄二两（熬令燥）

【用法】上药治下筛。每服方寸匕，水送下，不效，须臾再服。

【主治】汗出如水，及汗出衄血、吐血、小便出血。

【宜忌】忌芜荑。

刺蓟散

【来源】《太平圣惠方》卷十八。

【组成】刺蓟一两　川升麻一两　大青六分　紫苏茎叶一两　赤芍药一两半　犀角屑三分　川朴消一两　生干地黄一两　甘草三分（炙微赤，锉）　子芩一两半

【用法】上为散。每服四钱，以水一中盏，煎至六分，去滓温服，不拘时候。

【主治】热病吐血，并衄血不止，头面俱热。

刺蓟散

【来源】《太平圣惠方》卷三十七。

【组成】刺蓟　白芍药　白术　人参（去芦头）　生干地黄　鹿角胶（捣碎，炒令黄燥）各一两　芎䓖　桂心　黄芩各半两

【用法】上为散。每服二钱，以生地黄汁调下，不拘时候。

【主治】吐血、衄血及大小便下血不止。

郁金散

【来源】《太平圣惠方》卷三十七。

【组成】郁金　木香　飞罗面　黄柏（锉）各一两　甘草一两半（炙微赤，锉）

【用法】上为散。以生地黄汁一大盏，旋旋拌药后，焙令干，又拌之，令地黄汁尽为度，再为细散。每服二钱，以青竹茹汤调下，不拘时候。

【主治】吐血、衄血不止。

紫苏散

【来源】《太平圣惠方》卷三十七。

【组成】紫苏一两　桂心一两　生干地黄二两　当归一两　牛膝一两（去苗）　阿胶一两（捣碎，炒令黄燥）

【用法】上为散。每服五钱，以水一中盏，煎至五分，去滓，食后温服。

【主治】吐血并衄血不止。

柏　汤

【来源】《寿亲养老新书》卷三。

【组成】嫩柏叶

【用法】上以线系，垂挂一大瓮中，纸糊其口，经

月视之，如未甚干，更闭之，至干则取出为末，如嫩草色。如不用瓮，只密室中亦可，但不及瓮中者青翠，若见风则黄矣。此汤可以代茶，夜话饮之，尤醒睡。如太苦，则少加山芋尤佳。

【功用】《臞仙活人心方》：轻身益气，耐寒暑，去湿止饥。

【主治】《臞仙活人心方》：吐血、衄血、痢血、崩血。

人参丸

【来源】《传家秘宝》卷三。

【组成】人参半两（去芦）　生蒲黄半两　甘草一分　麦门冬（浸，去心，焙干）　生地黄各一两　当归半两（净洗去尘，锉，研，焙）

【用法】上为末，炼蜜为丸，如酸枣仁大。每服一丸，温水化下，日可三五服。

【主治】鼻衄及咯血咳嗽。

【宜忌】忌热面、炙煿、毒物等。

苦参汤

【来源】《圣济总录》卷七十。

【组成】苦参（锉）　黄连（去须）各一两　大黄（炒）一两　栀子（去皮）七枚

【用法】上为粗末。每服三钱匕，水一盏，入生地黄汁一合，煎至七分，去滓温服。

【主治】大衄，口耳皆血出不止。

【宜忌】《普济方》：忌芜荑、猪肉、冷水。

郁金散

【来源】《圣济总录》卷七十。

【别名】金光散（《普济方》卷一八八）。

【组成】郁金　甘草（炙）　青黛各半两

【用法】上为散。每服二钱匕，以鸡子白调下。

【主治】衄血、汗血。

绛雪丹

【来源】《圣济总录》卷一七九。

【组成】丹砂（研）半两　焰消（研）一两

【用法】上各为细末，再同研，炼蜜和为丸，如梧桐子大。每服一丸，沙糖水调化，取下涎即安。

【主治】小儿阳毒，烦躁，吐血、衄血，渐生赤斑。

生犀散

【来源】《小儿药证直诀·附方》。

【组成】生犀（凡盛物者，皆经蒸煮，不甚用，须生者为佳）不拘多少

【用法】上药于涩器物中，用新水磨浓汁，乳食后，微温饮一茶脚许。

【功用】消毒气，解内热。

【主治】疮疹不快，吐血、衄血。

【方论】《小儿药证直诀笺正》：此热甚而痘不能透，火焰上涌，致为血溢，故以清心泄热为主。聚珍本谓消毒气，固亦指痘疹热毒言之，其意可通。

调荣散

【来源】《幼幼新书》卷三十引《惠眼观证》。

【组成】血余（父母首上者）一团（用绿竹笋壳一片裹，烧过）

【用法】上为末。每服半钱或一钱，新汲井华水送下。

【主治】小儿衄血不止。

蛤粉散

【来源】方出《是斋百一选方》卷六，名见《普济方》卷一八九。

【组成】蛤粉　白胶香各等分

【用法】以好松烟墨汁调服。

【主治】吐血、衄血。

天门冬汤

【来源】《济生方》卷二。

【别名】天冬汤（《冯氏锦囊·杂证》卷十一）。

【组成】远志（甘草水浸，去心）　白芍药　天门冬（去心）　麦门冬（去心）　黄耆（去芦）　藕节　阿胶（蛤粉炒）　没药　当归（去芦）　生地

黄各一钱　人参　甘草（炙）各半两

【用法】上锉。每服四钱，水一盏半，加生姜五片，煎至八分，去滓温服，不拘时候。

【主治】思虑伤心，吐衄不止。

生地黄汤

【来源】《仁斋直指方论》卷二十一。

【组成】生地黄二两（洗净）　阿胶（炒酥）一两　川芎　北梗　蒲黄　甘草（生）各半两

【用法】上锉。每服三钱，水煎熟，入生姜汁二匙，温服。

【主治】上热衄血。

茅苏汤

【来源】《仁斋直指方论》卷二十六。

【组成】茅花三钱　紫苏茎叶二钱

【用法】上为散。新汲水一碗，煎七分，乘热调生蒲黄二钱，旋服。仍以大蒜二颗，煨熟捶扁，贴敷二脚心，少倾自觉胸中有蒜气，其血立止。若下部出血，可以煨蒜敷手心。

【主治】吐血、衄血。

地黄汁

【来源】《仁斋直指小儿方论》卷四。

【组成】生地黄汁

【用法】取一分，调发灰半钱，分作两服，食后少顷灌下。

【主治】小儿吐血、衄血。

定衄散

【来源】《女科万金方》卷一。

【组成】竹茹　熟地各三两　人参　芍药　桔梗　川芎　当归　甘草　桂心各一两四钱

【用法】水煎服。

【主治】妇人心肝受邪而衄血。

人参散

【来源】《医方类聚》卷八十五引《王氏集验方》。

【组成】人参　黄耆　血余（烧灰存性）　京墨各等分

【用法】上为末。食后温酒调下；水调亦可。

【主治】吐血、衄血。

青黛散

【来源】《医方类聚》卷八十五引《王氏集验方》。

【组成】青黛　枯白矾各等分

【用法】上为末。吹鼻中。

【主治】吐血、衄血。

金樱酒

【来源】《医方类聚》卷八十五引《王氏集验方》。

【组成】金樱子（去刺并子）

【用法】酒煎服。

【主治】吐血、衄血。

人参散

【来源】《普济方》卷一八九。

【组成】人参　黑豆　灯心　淡竹茹　放棒行　扁柏脑　茅根　紫萍各等分

【用法】上锉。水煎服；或为细末，以红酒调下。

【主治】吐血、衄血。

加味犀角地黄汤

【来源】《伤寒全生集》卷三。

【组成】犀角　牡丹皮　生地　大黄　赤芍

【用法】水煎，温服。

【主治】阳证将解，衄血不尽，或阳热已深，吐血不尽，留在上焦，为瘀血结胸，手不可近，但漱水不欲咽，喜忘如狂，大便黑，小便自利。

【加减】如血未下，加桃仁、红花、枳实。

门冬膏

【来源】《活人心统》卷下。
【组成】天门冬（捣碎）
【用法】取自然汁一碗，入蜜少许，二次分服。
【主治】吐血、衄血，诸药不效者。

门冬膏

【来源】《活人心统》卷下。
【组成】麦门冬（去心）一斤
【用法】取自然汁一碗，入蜜少许，二次分服。
【主治】吐血、衄血，诸药不效者。

京墨丸

【来源】《济阳纲目》卷五十九。
【组成】京墨二两
【用法】上为末，用鸡子白三个和为丸，如梧桐子大。每服十丸，生地黄汁送下，或用好墨为末，每服二钱，以白汤化阿胶清调服；或用生地黄、藕节、生梨捣汁，磨京墨，徐徐服之。
【主治】吐血、衄血。

茅花汤

【来源】《种痘新书》卷十一。
【组成】茅花　归尾　丹皮　生地　甘草　玄参　百草霜
　　原书卷十二有竹茹，无玄参。
【用法】水煎服。
【主治】衄血。

衄血丸

【来源】《叶氏女科证治》卷二。
【组成】牡丹皮　白芍（酒炒）　黄芩（酒炒）　蒲黄（炒）　侧柏叶
【用法】上为末，糯米糊为丸。每服一百丸，空心白汤送下。
【主治】妇人妊娠过食辛热之物，血热妄行冲伤胞络，衄血，常从口鼻中出。

治血散

【来源】《医部全录》卷二七四。
【组成】茜根四两　大豆　黄药子　甘草各二两
【用法】上为末。每服二钱，新汲水调下。
【功用】解一切毒。
【主治】一切吐血、衄血，及诸热烦躁。
【加减】痰嗽有血，加人参二两。

茅花汤

【来源】《中国医学大辞典》引《沈氏尊生书》。
【组成】茅花　防风　荆芥　甘草　牛蒡子（炒）　生姜
【用法】水煎服。
【主治】衄血。

必效四物汤

【来源】《妇科玉尺》卷四。
【组成】四物汤加蒲黄
【用法】水煎服。
【主治】产后衄血。

泻肝降胃汤

【来源】《医学衷中参西录》下册。
【组成】生赭石八钱（捣细）　生杭芍一两　生石决明六钱（捣细）　瓜蒌仁四钱（炒、捣）　甘草四钱　龙胆草二钱　净青黛二钱
【主治】吐衄，左脉弦长有力，或胁下胀满，作疼，或频作呃逆。
【方论】此因病在胆火肝气上逆，故重用芍药、石决明及龙胆草、青黛诸药，以凉之镇之。至甘草多用至四钱者，取其能缓肝之急，兼以防诸寒凉之伤脾胃也。

凉血地黄汤

【来源】《内外科百病验方大全》。
【组成】生地四钱　白芍二钱　丹皮一钱　犀角一钱（要尖子佳）　黄芩二钱　甘草五分　栀子

（炒）二钱　黄连一钱　川柏二钱

【用法】水煎服。

【主治】胃火热盛吐血、衄血、嗽血、便血、蓄血如狂，漱水不欲咽及阳毒发斑。

八宝药墨

【来源】《北京市中药成方选集》。

【组成】墨面一百〇四两　麝香四钱　冰片九钱

【用法】上为细末，过罗，加熊胆五钱，冰糖四两，二味熬汤，澄清合匀，万杵，做成墨形，每块湿重三钱五分。每服一钱或二钱，研浓汁冲服。

【功用】清肺热，止失血。

【主治】肺热气盛，咳嗽咯血，吐血、衄血，痰中带血。

【宜忌】孕妇忌服。

九、舌　衄

舌衄，又称舌上出血。《奇效良方》："心脏有热，舌上出血如涌泉。"病发多因心、肝、胃火盛，热邪迫血外出。如《景岳全书》："舌上无故出血如缕者，以心、脾、肾之脉皆及于舌，若此诸经有火，则皆能令舌出血。"又如《血证论》谓"胃火熏之，亦能出血。"因心火上炎者，伴见舌红舌胀，心烦不寐，治宜清泄心火。因肝火上扰者，伴见头痛目赤，胁痛舌干，治宜清肝泻火。因于胃火上冲者，伴见口臭，消谷散饥，治宜清胃泻火以止血。

香薷饮

【来源】方出《证类本草》卷二十八引《肘后备急方》，名见《不知医必要》卷二。

【组成】香薷汁

【用法】共服一升，每日三次服尽。

【主治】舌上出血如钻孔者。

戎盐丸

【来源】方出《备急千金要方》卷六，名见《小儿卫生总微论方》卷十五。

【别名】加减三黄丸（《医部全录》卷四一五）。

【组成】戎盐　黄芩（一作葵子）　黄柏　大黄各五两　人参　桂心　甘草各二两

【用法】上为末，炼蜜为丸，如梧桐子大。每服十丸，以饮送下，一日三次。亦烧铁烙之。

本方改为汤剂，名"戎盐汤"（《嵩崖尊生全书》卷六）。

【主治】舌上黑，有数孔，大如箸，出血如涌泉。

蒲黄散

【来源】方出《太平圣惠方》卷三十六，名见《普济方》卷五十九引《海上方》。

【组成】乌贼鱼骨　蒲黄各等分

【用法】上为末。每用少许，涂舌上。

【主治】

1.《太平圣惠方》：舌肿强。

2.《普济方》引《海上方》：舌忽然肿硬，或出血如涌。

地黄散

【来源】方出《太平圣惠方》卷三十七，名见《圣济总录》卷六十九。

【组成】生干地黄三两　鹿角胶一两（捣碎，炒令黄燥）

【用法】上为细散。每服二钱，食后以糯米粥饮调下。

【主治】舌上忽出血如簪孔者。

血余散

【来源】方出《太平圣惠方》卷三十七，名见《普济方》卷一八八。

【组成】乱发一两

【用法】烧灰，细研。每服一钱，以温水调下。

【主治】

1.《太平圣惠方》：吐血不止。

2.《普济方》：心衄，或内崩，或舌上出血如簪孔者；及小便出血，汗血。

清心散

【来源】方出《证类本草》卷九引《简要济众方》，名见《圣济总录》卷六十九。

【别名】刺蓟饮《圣济总录》卷七十、刺蓟散（《幼幼新书》引《王氏手集》见《永乐大典》卷一〇三三）。

【组成】刺蓟一握

【用法】上绞取汁，以酒半盏调和顿服。如无清汁，只捣干者为末，冷水调服三钱匕。

【主治】

1.《证类本草》引《简要济众方》：九窍出血。

2.《圣济总录》：舌上出血，大衄。

寸金散

【来源】《圣济总录》卷六十九。

【组成】新蒲黄三钱匕　新白面二钱匕　牛黄（研）　生龙脑各半钱匕

【用法】上为极细末。每服一钱匕，食后、临卧生藕汁调下，一日二次。

《景岳全书》：亦可掺舌上。

【主治】心经烦热，血妄行，舌上血出不止。

升麻汤

【来源】《圣济总录》卷六十九。

【组成】升麻（锉）　茜根（锉）　小蓟根（锉）各一两半　艾叶（去梗）一握　凝水石（碎）三两

【用法】上为粗末。每服三钱匕，水一盏，同煎至七分，加生地黄汁一合，更煎一二沸，去滓温服。

【主治】心脏有热，舌上血出如涌泉。

圣金散

【来源】《圣济总录》卷六十九。

【组成】黄药子一两　青黛一分

【用法】上为细散。每服一钱匕，食后新汲水调下，一日二次。

【主治】舌上忽然血出不止。

阿胶汤

【来源】《圣济总录》卷六十九。

【组成】阿胶（炒令燥，捣末）一两　蒲黄半两

【用法】上和匀。每服二钱匕，水一盏，煎至六分，入生地黄汁一合，更煎一二沸，温服，不拘时候。

【主治】舌上出血不止，及鼻久衄不止。

郁金散

【来源】《圣济总录》卷六十九。

【组成】郁金一两　当归（切，焙）半两

【用法】上为散。每服一钱匕，以生姜、乌梅汤调下。

【主治】心脏积热，血脉壅盛，舌上血出。

香参丸

【来源】《圣济总录》卷六十九。

【组成】人参　生蒲黄　麦门冬（去心，焙）　当归（切，焙）各半两　甘草（炙，锉）一分　生干地黄（焙）一两

【用法】上为末，炼蜜为丸，如小弹子大。每服一丸，温水化下，一日三四次。

【主治】心脏热盛，舌上出血。

黄柏散

【来源】《圣济总录》卷六十九。

【组成】黄柏二两（涂蜜，慢火炙焦）

【用法】上为散。每服二钱匕，温糯米饮调

【主治】心脏热极，舌上出血。

紫霜丸

【来源】《圣济总录》卷六十九。
【组成】紫金沙（即露蜂房顶上实处是，研）一两　芦荟（研）二钱　贝母（去心）四钱
【用法】上为末，炼蜜为丸，如樱桃大。每服一丸，水七分一盏化开，煎至五分，温服。吐血、衄血，每服一丸，酒半盏化开服。
【主治】舌上出血，窍如簪孔，及吐血、衄血。

熟艾汤

【来源】《圣济总录》卷六十九。
【组成】熟艾（用糯米半合炒）　松黄　柏叶（炙）各半两
【用法】上为粗末。每服三钱匕，水一盏，煎至七分，去滓温服，不拘时候。
【主治】心经蕴热，舌上血出，及诸失血。

地黄散

【来源】《小儿卫生总微论方》卷十五。
【组成】生干地黄一两　明胶半两（炒）
【用法】上为末。每服一二钱，温汤调下。
【主治】小儿舌上出血如针孔。

文蛤散

【来源】《三因极一病证方论》卷十六。
【组成】五倍子（洗）　白胶香　牡蛎粉各等分
【用法】上为末。每用少许，掺病处。
【主治】热壅，舌上出血如泉。

血余散

【来源】《医学纲目》卷十四。
【组成】乱发（皂角水洗净，晒干，烧灰）
【用法】上为末。每服二钱，以茅根、车前叶煎汤送下。
【主治】血淋，内崩，吐血，舌上出血、便血。

阿胶散

【来源】《普济方》卷五十九。
【组成】阿胶（炒燥）　蒲黄　黄耆（锉细）各一分
【用法】上为细散。每服一钱匕，生地黄汁调下，并二服。
【主治】舌上血出不止。

地黄汤

【来源】《普济方》卷三六五。
【组成】黄芩　生地黄各等分（一方加赤芍药，甘草）
【用法】上锉。每服一大钱，水半盏，煎三分，去滓服。
【主治】小儿舌苔黄，出血，舌肿，舌裂，舌生芒刺，舌卷，舌黑，舌赤等诸舌病。
【加减】如舌干燥者，与调胃承气汤、人参白虎汤并服。

槐花散

【来源】《奇效良方》卷六十。
【别名】槐花一物散（《医方考》卷五）。
【组成】槐花不以多少
【用法】上晒干，研末。敷舌上；或火炒，出火毒，为末，敷。如舌肿，以真蒲黄末干掺之。
【主治】舌出血不止。
【方论】《医方考》：诸见血皆是火证，槐花能疗血中之热，故愈。

金花煎

【来源】《古今医统大全》卷六十四。
【组成】黄柏三两　黄连五钱　栀子二十枚
【用法】上锉。以酒二升，浸一宿，煮三沸，去滓。顿服。
【主治】舌上出血，如簪孔。

护舌丹

【来源】《辨证录》卷三。

【组成】丹皮三钱　麦冬三钱　桔梗三钱　甘草一钱　玄参五钱　人参一钱　熟地一两　五味子一钱　黄连三分　肉桂一分

【用法】水煎服。一剂而舌之血即止，连服四剂，而舌之烂亦愈。

【功用】大补心肾，交济心肾。

【主治】心火太炎，肾中之水，不来相济，致舌上出血不止者，舌必红烂，其裂纹之中，有红痕发现，血从痕中流出，虽不能一时杀人，然而日加顿困，久亦不可救援。

补液丹

【来源】《辨证录》卷三。

【组成】人参三钱　生地三钱　麦冬五钱　丹参二钱　北五味子十粒　山药三钱　当归五钱　黄连一钱　玄参五钱　贝母一钱

【用法】水煎服。外用炒槐花、三七根各等分，为末，掺之即愈。

【主治】心火上升以克肺金，而致舌上出血不止。

【方论】此内补其心中之液，外填其舌窍之孔，则心火自宁，而舌血易止也。夫槐花、三七本能止血，似不必借重于补液丹也。然而内不治本而徒治其末，未必不随止而随出也。

柏子安心汤

【来源】《辨证录》卷三。

【组成】人参　茯神　柏子仁各三钱　远志一钱　菖蒲三分　当归　生地各五钱　五味子十粒　贝母　黄连各五分

【用法】水煎服。

【主治】舌出血。

清心救命丹

【来源】《辨证录》卷三。

【组成】玄参　麦冬各一两　甘草一钱　菖蒲三分　茯神　人参　三七根末各三钱　五味子三粒

【用法】水煎，调三七末服。一剂即止血。

【主治】心火上炎，而肾中之水，不来相济，舌上出血不止，舌红烂裂纹。

麦参汤

【来源】《嵩崖尊生全书》卷十一。

【组成】人参　生蒲黄　麦冬　当归各五分　甘草三分五厘　生地二钱　黄柏（炒）六分

【用法】每日服三四次。

【主治】一切舌血。

涂舌丹

【来源】《杂病源流犀烛》卷十七。

【组成】乌贼骨　蒲黄各等分

【用法】炒，为细末。涂舌上。

【主治】舌肿出血如泉者。

金光煎

【来源】《会约医镜》卷六。

【组成】黄柏二两　黄连二钱五分　栀子十五枚

【用法】水煎顿服。先用黄连三五钱，浓煎，徐徐服之，不效，速服此方。

【主治】舌衄。

止衄散

【来源】《喉科心法》卷下。

【组成】蒲黄一钱　建青黛一钱　滴乳香一钱（去油）　净没药一钱（去油）　真血竭一钱　明硼砂一钱

【用法】上为极细末。用少许，吹入刀患处。即效。

【主治】凡刀误用致血出不止，并舌衄等证。

凉血四神煎

【来源】《外科医镜》。

【组成】槐花三钱　生地四钱　丹皮二钱　茯苓二钱

【用法】水煎服。

【主治】舌上出血，重舌。

清下汤

【来源】《医方简义》卷三。
【组成】大黄（醋炒）三钱　牡丹皮三钱　归身三钱　白芍一钱　苦参一钱　焦栀子三钱　生甘草八分　北细辛二分　通草一钱五分
【用法】上加鲜荷叶一片，水煎服。如无鲜荷叶，以藕一斤煎汤代水。
【主治】大小便血，血淋，舌上出血。
【加减】小便尿血，加琥珀一钱，滑石三钱；血淋症小腹滞痛，湿热内蕴，加琥珀一钱，滑石、瞿麦各三钱，去细辛；舌上无故出血，加川连八分，炒蒲黄七分，乌贼骨一钱，去细辛；痰血交互，去苦参、细辛，加姜半夏一钱，川贝二钱，真化橘红一钱。
【方论】方中用大黄以入阳明经驱瘀荡热，丹皮清血中之热，白芍泻肝，归身养血，细辛温经，勿使寒凉伤血，苦参清湿火，栀子泄三焦之火，通草渗湿清热，生甘草解毒以和诸药之性。

蒲灰散

【来源】《疑难急症简方》。
【组成】蒲黄（炒黑）
【用法】可填可掺，可服。
【功用】清火止血。
【主治】血泄不止，及舌衄，鼻血，重舌，木舌，并下部诸血。

十、肌　衄

肌衄，是指非外伤之肌表出血。《证治要诀》："血从毛孔而出，名曰肌衄。"病发多因脾气虚弱，阴虚火旺，致血失统摄；或感受外邪，损伤血络，迫血妄行，溢于肌肤。治宜益气摄血，滋阴降火，凉血止血。

竹茹汤

【来源】《医心方》卷十三引《小品方》。
【组成】竹茹二升　甘草六分　当归六分　川芎六分　黄芩六分　桂心一两　术一两　人参一两　芍药一两
【用法】以水一斗，煮取三升，分四服。
【主治】吐血、汗血、大小便血。
【方论】《千金方衍义》：竹茹、黄芩上清虚热，桂心下导虚阳，芎、归、芍药引血归经，参、术、甘草资气于胃，上下失血无不宜之。

竹茹汤

【来源】《备急千金要方》卷三。
【别名】竹皮汤（《千金翼方》卷七）。
【组成】竹茹二升　干地黄四两　人参　芍药　桔梗　芎䓖　当归　甘草　桂心各一两
【用法】上锉。以水一斗，煮取三升，分三服。
【主治】妇人汗血、吐血、尿血、下血。
【方论】《千金方衍义》：竹茹为亡血发渴专药，芎䓖、芍、地为滋血专药，人参、甘草为扶胃专药，桂心专行四物之滞，桔梗专助人参之力。

血余散

【来源】方出《太平圣惠方》卷三十七，名见《普济方》卷一八八。
【组成】乱发一两
【用法】烧灰，细研。每服一钱，以温水调下。
【主治】

1.《太平圣惠方》：吐血不止。

2.《普济方》：心衄，或内崩，或舌上出血如簪孔者；及小便出血，汗血。

黄柏饮

【来源】《圣济总录》第七十。

【组成】黄柏（去粗皮） 葛根（锉） 黄芩（去黑心）各一两半 鸡苏一两 凝水石二两 生竹茹半两

【用法】上为粗末。每服三钱匕，水一盏，加生地黄半分（切），煎至七分，去滓，食后、临卧温服。

【主治】鼻衄汗血。

人参汤

【来源】《圣济总录》卷六十九。

【组成】人参 桂（去粗皮） 甘草（炙，锉） 白术 赤芍药各一两 黄芩（去黑心） 川芎 当归（切，焙） 淡竹茹各二两

【用法】上为粗末。每服三钱匕，水一盏，煎至七分，去滓温服，不拘时候。

【主治】肝心伤邪，血汗。

如圣散

【来源】《圣济总录》卷六十九。

【组成】郁李仁（去皮尖）

【用法】上为细末。每服一钱匕，研鹅梨汁调下。

【主治】血汗。

神白散

【来源】《圣济总录》卷六十九。

【组成】人中白不拘多少

【用法】上刮在新瓦上，用火逼干，研令极细。每服二钱匕，入麝香少许，以温酒调下。

【主治】血汗从肤腠出。

白药散

【来源】《圣济总录》卷七十。

【组成】白药二两半 生地黄汁三合 生藕汁一合 生姜汁少许

【用法】上四味，捣白药为末。先煎三物汁令沸，每以半盏，入熟水一合，白药末二钱匕，搅匀，食后温饮之。

【主治】衄血，汗血。

地黄散

【来源】《圣济总录》卷七十。

【组成】生干地黄（焙） 阿胶（炙令燥）各三两 蒲黄二两

【用法】上为散。每服二钱匕，温糯米饮调下，不拘时候。

【主治】衄血，血汗不止。

地黄竹茹汤

【来源】《圣济总录》卷七十。

【组成】生地黄（切，焙）一斤 青竹茹五两 黄芩（去黑心） 当归（焙） 甘草（炙） 芍药 芎䓖各三两 桂（去粗皮）一两 釜月下焦黄土一块如鸡子大。

【用法】上锉，如麻豆大。每服五钱匕，水一盏半，煎至八分，去滓温服。

【功用】消热结。

【主治】衄血，血汗。

竹茹汤

【来源】《圣济总录》卷七十。

【组成】生竹茹 生地黄（切，焙） 黄芩（去黑心）各二两 蒲黄 芍药 麦门冬（去心皮）各一两

【用法】上为粗末。每服五钱匕，水一盏半，煎至八分，去滓，食后温服，一日三次。

【主治】热盛所致衄血、汗血。

刺蓟汤

【来源】《圣济总录》卷七十。

【组成】刺蓟 鸡苏叶各二两 黄连（去须） 犀角（镑） 生干地黄各一两

【用法】上为粗末。每服五钱匕，水一盏半，煎至八分，去滓温服，不拘时候。

【主治】热气上行，衄血，汗血。

紫参散

【来源】《圣济总录》卷七十。

【组成】紫参　黄芩（去黑心）各一分　郁金　甘草（炙）各半分

【用法】上为散。每服三钱匕，以生地黄汁一合，白蜜一匙，水一盏，同煎沸，微温调下，一日三次。

【主治】衄血、汗血，久不止。

人参汤

【来源】《仁斋直指方论》卷二十六。

【组成】人参　川芎　茯苓　半夏（制）各三分　甘草（炒）一分

【用法】上锉。每服三钱，加生姜五片，水煎服。

【主治】

1.《仁斋直指方论》：吐血，咯血。
2.《普济方》：血汗，大小便下血。

乌金散

【来源】《内经拾遗方论》。

【组成】童男胎发。

【用法】上烧灰存性，罨之立止。

【主治】肌衄。血从毛孔而出。

雨益汤

【来源】《医学集成》卷二。

【组成】熟地二两　人参　麦冬各一两　山漆三钱

【主治】肺肾火盛，皮毛出血。

固元汤

【来源】《丹台玉案》卷四。

【组成】人参　五味子各五钱　黄耆　甘草　枣仁各二钱

【用法】水煎，温服。

【主治】元气不足，以致血汗。

肺肾两益汤

【来源】《辨证录》卷三。

【组成】熟地二两　人参一两　麦冬一两　三七根（末）三钱

【用法】水煎服。一服而血即止矣。再用六味地黄汤加麦冬、五味，调服一月。

【主治】肺肾两经之亏火乘隙而外越，皮毛中出血，或标出如一线 ，或渗出如一钱，或出于头上，或出于身中，或出于两胫之间。

【方论】盖熟地壮水，麦冬益金，金水相资，则肺肾之火自息，血自归经，何至走入皮毛而外泄？况三七根原能止血乎！

耆归敛血汤

【来源】《辨证录》卷三。

【组成】黄耆　玄参各一两　当归五钱　麦冬一两　北五味一钱　苏子二钱　三七根末三钱

【用法】水煎，调三七根末服。一剂即止血。

【主治】肺肾两经之亏，火乘隙而外越，皮毛中出血，或标出如一线，或渗出如一丝，或出于头上，或出于身中，或出于两胫之间。

脉溢汤

【来源】《医碥》卷一。

【组成】人参　黄耆　当归　茯神　麦冬　石莲　朱砂　姜汁　生地

【主治】心极虚有火，血汗（又名脉溢），血自毛孔中出。

夺命散

【来源】《杂病源流犀烛》卷六。

【别名】定命散。

【组成】朱砂　寒水石　麝香各等分

【用法】上为末。每服五分，新汲水调下。

【主治】血汗。汗出污衣，甚如苏木水湔染。

消风宁络饮

【来源】《首批国家级名老中医效验秘方精选》。

【组成】炒防风10克　炙黄芪15克　炒赤芍10克　大生地15克　炒丹皮10克　牛角腮5克　生槐花15克　炙甘草5克　红枣10枚

【用法】一般服用15剂即可。如反复发作者则须连进本方30剂。服药期间忌海鲜、辛辣食物。若发肾小球肾炎者当视具体症候按肾炎辨治。

【功用】消风凉血，散瘀宁络，佐调卫气。

【主治】肌衄（过敏性紫癜）。

【加减】若伴有明显腹痛者，去赤芍改白芍15克，去丹皮加木香10克；下肢伴水肿者，加黑大豆15克。

【方论】肌衄，在中医学中属血证发斑范畴。缪仲淳论血证要诀指出："宜行血不宜止血"，实寓血活瘀化之深意。本方之目的为消风凉血、散瘀宁络并举，辅以调整卫气，使其风袪瘀散络宁，血循常道而自止。方中防风为袪风主要药，可袪头面及周身之风邪，生槐花功用凉血，袪血中之风热，两药相伍共奏消风宁络之功；赤芍为清热凉血、活血散瘀之佳品，生地滋阴清热，凉血止血，丹皮功专散瘀，牛角腮为黄牛或水牛角中的骨质角髓，味苦性温，为止血祛瘀之品，疗血证之要药，上药合伍，共奏凉血散瘀之功；黄芪、炙草、红枣和营血，配防风更益卫气。

【验案】王某，女，11岁，1985年11月6日初诊。自7岁时患"过敏性紫癜"，经治而愈。于今年8月因活动过累后，全身又出现出血性紫色斑点，关节疼痛，便血，住某医院经用激素治疗23天后，紫斑虽消，但腰膝关节疼痛，腹痛及大便潜血不消，舌苔薄白，脉虚大，面色㿠白，血小板计数，出、凝血时间及血尿常规均正常，大便潜血反应阳性。处方以消风宁络饮为基础方，去赤芍改白芍15克，去丹皮加木香6克，另加党参10克，地榆10克，台乌药6克，每日煎服一剂。服用18剂后，大便潜血转（-），腹痛及关节痛消失。强的松自每日30mg逐渐减少并停药1周，病人体力增加，一般情况尚好，脉象缓和，舌苔薄白。嘱其服归脾丸以善其后，追访至今未复发。

十一、眼　衄

眼衄，是指血从眼目而出。《杂病广要》"眼衄，血从目出，乃积热伤肝，或误药扰动阴血所致。"肝开窍于目，热入阴血，迫血上行出其官窍。治宜清热养肝，凉血止血，兼以活血。

燥湿汤

【来源】《审视瑶函》卷四。

【组成】川黄连（炒）一钱　苍术（泔水制）　白术（土炒）　陈皮各八分　白茯苓　半夏　枳壳　栀仁（炒黑）各七分　细甘草三分

【用法】上锉。白水二钟，煎至八分，去滓热服。

【功用】补肾以泻心。

【主治】大眦之间生一漏，时流血而血色紫晕。

助心丹

【来源】《辨证录》卷三。

【组成】麦冬一两　远志二钱　茯神三钱　熟地一两　山茱萸五钱　玄参五钱　丹皮三钱　芡实三钱　莲子心一钱　当归三钱　柴胡三分

【用法】水煎服。

【主治】双目流血，甚至直射而出，妇人则经闭不行，男子则口干唇燥。

【方论】此心、肝、肾三经同治之药也。补肾以生肝，即补肾以生心耳。或疑肾中火动，不宜重补其肾，不知肾火之动，乃肾水之衰也。水衰故火动，水旺不火静乎？况心火必得肾水之资而火乃旺也，心火旺而肾火自平，非漫然用之耳。

郁膏汤

【来源】《辨证录》卷三。

【组成】熟地　白芍各一两　山茱萸五钱　柴胡五分　荆芥（炒黑）三钱　北五味十粒　竹沥一合

【用法】水煎服。二剂愈。
【功用】补心君之弱，制肾火之动。
【主治】君火衰，肾中火动，双目流血，甚至射出，妇人则经闭不行，男子则口干唇燥。

通脾泻胃汤

【来源】《医宗金鉴》卷七十七。
【组成】知母一钱　大黄一钱　黄芩一钱五分　茺蔚子一钱　石膏二钱　栀子一钱　黑参一钱　防风一钱

《血证论》有黄柏，无黄芩。
【用法】上为粗末，以水二盏，煎至一盏，去滓，食后温服。
【主治】

1.《医宗金鉴》：黄风者，发于脾经，初病雀目，日久瞳变黄色，甚而如金。乃脾胃风热，上冲于眼，致生黄膜，泪流赤涩，疼痛极甚。

2.《血证论》：眼目外障，目衄。
【方论】《血证论》：方取诸品清热泻火，使不上熏，则目疾自除；而防风一味，独以祛风者治火，火动风生，祛风则火势自熄；茺蔚一味，又以利湿者清热，湿蒸热遏，利湿则热气自消。

凉心清肝汤

【来源】《疡医大全》卷十。
【组成】生地　当归　白芍　炒山栀　丹皮　丹参　扁柏叶　川连　生甘草
【用法】灯心十寸为引。
【主治】双目流血。

凉肝导赤汤

【来源】《疡医大全》卷十。
【组成】生地　丹皮　泽泻　赤茯苓　炒山栀　人中黄　赤芍　木通
【用法】灯心七寸为引。
【主治】双目流血。

滋阴散

【来源】《医钞类编》卷十一。
【组成】生地　知母　黄柏　柴胡　黄芩　侧柏叶　红花　当归　白芍　木通　栀仁
【用法】上为粗末。每用二钱，水煎服。
【主治】眼中出血如射。

止咳散

【来源】《眼科临症笔记》。
【组成】桑皮三钱　川贝三钱　寸冬三钱　甘草一钱
【用法】水煎服。
【主治】结膜下出血。因肺热或百日咳，亦有因剧烈呛咳、呕吐、外伤，或妇女逆经，突然目睛气轮变红，有紫血块，不疼不痒者。

固本泻火汤

【来源】《眼科临症笔记》。
【组成】生牡蛎五钱　生龙骨五钱　当归三钱　川芎二钱　白芍四钱　生地一两　生龟版四钱　金银花六钱　玄参三钱　知母三钱　寸冬三钱　黄连二钱　生甘草一钱　羚羊角五分
【用法】水煎服。

【主治】萤星满目症（玻璃体出血）。两眼黑珠与平人无异，不疼不红，自视火光乱飞，视物昏花。眼底出血。六脉洪大。乃肝火旺盛，上冲于脑，波及于目而致。先服本方十余剂，血即止。改服平肝泻火汤，三月余视力上达1.2。

生蒲黄汤

【来源】《眼科六经法要》。
【组成】生蒲黄　旱莲草各24克　丹参　郁金各15克　丹皮　生地　荆芥炭各12克　川芎6克
【功用】凉血散瘀，活血止血。
【主治】血分有热，眼底出血，视物不清，视力减退。

消血饮

【来源】《陕西中医》（1989，8：355）。
【组成】丹参30g　赤芍　郁金　川芎　生山

楂 防风 当归 黄芪各10g 三七粉3g（冲）

【用法】水煎，日1剂。

【主治】视网膜出血。

【验案】视网膜出血 《陕西中医》（1989，8：355）：治疗视网膜出血57例（64眼），其中男38例，女19例；年龄30～61岁以上；病程1个月内至3个月以上。疗效评定参照全国中医眼科出血证组1986年订的疗效标准进行。治疗组口服消血饮煎剂，水煎，日1剂。对照组口服路丁20mg，地巴唑25mg，日3次，静脉滴尿激酶3万～4万U，日1次。均以3个月为1个疗程。结果：治疗组32例，治愈17例，好转15例；对照组治愈3例，好转11例，无效11例。经统计学处理$P<0.01$，有显著性差异，说明消血饮疗效明显优于西药疗效。

十二、大衄

大衄，是指衄血之量大者，常见口鼻一起出血，《圣济总录》："大衄者，口耳皆血出是也"。盖血为荣而藏于肝，气为卫而主于肺，肺开窍于鼻。三者相为流通，若热气乘血而甚，则气血妄行与气冲激，错溢于上窍，故鼻衄不已，而口耳皆出血也。甚至眼、耳、口、鼻、二阴九窍血出。《医宗金鉴》："九窍出血，名大衄。"病发多因血热妄行，或气虚不摄所致。治宜清热凉血，补气摄血，固涩止血。

玉浆散

【来源】《普济方》卷一九〇引《传信方》。

【组成】白面不拘多少

【用法】每服三钱，用冷水调下。

【主治】大衄。

竹茹地黄汤

【来源】方出《太平圣惠方》卷三十七，名见《普济方》卷一九〇。

【组成】青竹茹半两 生地黄一两（细切） 蒲黄半两

【用法】以水一大盏，煎至六分，去滓，食后温服。

【主治】九窍、四肢指歧间出血。

阿胶散

【来源】《太平圣惠方》卷三十七。

【组成】阿胶半两（捣碎，炒令黄燥） 蒲黄一两

【用法】上为细散。每服二钱，以水一中盏，加生地黄汁二合，煎至六分，温服，不拘时候。

【主治】大衄，口耳皆出血不止。

阿胶散

【来源】《太平圣惠方》卷三十七。

【组成】阿胶三分（捣碎，炒令黄燥） 桂心半两 细辛半两 白龙骨半两 当归半两 乱发半两（烧灰） 蒲黄半两

【用法】上为细散。每服二钱，以生地黄汁调下。

【主治】大衄未止，计数升，不知人事。

苦参散

【来源】《太平圣惠方》卷三十七。

【组成】苦参一两 黄连一两（去须） 川大黄半两（锉碎，微炒） 栀子仁半两 柏叶半两 桑耳一两

【用法】上为散。每服三钱，以水一中盏，煎至五分，去滓，入生地黄汁一合，搅令匀，温服，不拘时候。

【主治】大衄，口耳皆血出不止。

紫参散

【来源】《太平圣惠方》卷三十七。

【组成】紫参一分　郁金半两　子芩一分　甘草半两（炙微赤，锉）　白龙骨半两　鹿角胶半两（捣碎，炒令黄燥）

【用法】上为细散。每服二钱，以生地黄汁并蜜水相和调下。

【主治】大衄不止。

生地黄饮

【来源】《圣济总录》卷七十。

【组成】生地黄四两　黄芩（去黑心）　赤芍药　竹茹各三两　蒲黄三大合　地骨皮五两

【用法】上除蒲黄外，咀如麻豆。每服五钱匕，水一盏半，煎至八分，食后去滓温服，一日二次。

【主治】大衄。口鼻出血，血上心胸，气急劳热。

莱菔酒

【来源】《圣济总录》卷七十。

【组成】莱菔不拘多少

【用法】上细锉。每用一合，用酒一盏，先煎百沸，次下莱菔再煎一二沸，放温，滤去滓，顿服。

【主治】大衄不止。

胶黄散

【来源】《普济方》卷三八九引《全婴方》。

【组成】阿胶一两（炒）　蒲黄半两

【用法】上为末。每服半钱，生地黄汁微煎调下，随血左右，以帛急系两乳头，两窍俱出，并系两乳。

【主治】小儿大衄，口鼻耳出血不止。

圣惠散

【来源】《金匮翼》卷二。

【组成】人中白一团（鸡子大）　绵五两（烧研）

【用法】每服二钱，温水服。

【主治】大衄久衄，及诸窍出血不止。

十三、九窍出血

九窍出血，又名大衄，即耳、目、口、鼻、前阴、后阴九窍同时出血。《诸病源候论》："凡荣卫大虚，府藏伤损，血脉空竭，因而恚怒失节，惊忿过度，暴气逆溢，致令腠理开张，血脉流散也，故九窍出血。"治宜清解疫毒，降气泻火，固涩止血。

蒲黄散

【来源】方出《太平圣惠方》卷三十七，名见《鸡峰普济方》卷十。

【组成】蒲黄一两（微炒）　龙骨一两（烧赤）

【用法】上为细散。每服二钱，糯米粥饮调下。

《鸡峰普济方》本方用法：上为细末，干搐鼻中。

【主治】

1.《太平圣惠方》：九窍、四肢、指歧间出血。

2.《鸡峰普济方》：鼻血。

清心散

【来源】方出《证类本草》卷九引《简要济众方》，名见《圣济总录》卷六十九。

【别名】刺蓟饮《圣济总录》（卷七十）、刺蓟散（《幼幼新书》引《王氏手集》见《永乐大典》卷一〇三三）。

【组成】刺蓟一握

【用法】上绞取汁，以酒半盏调和顿服。如无清汁，只捣干者为末，冷水调服三钱匕。

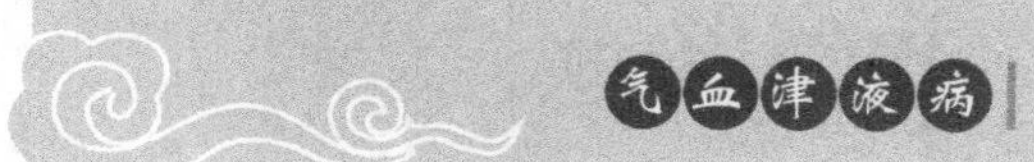

【主治】

1.《证类本草》引《简要济众方》：九窍出血。

2.《圣济总录》：舌上出血，大衄。

南天竺饮

【来源】《圣济总录》卷七十。

【组成】南天竺草（生瞿麦者是）拇指大一把（锉） 山栀子三十枚（去皮） 生姜一块（如拇指大） 大枣（去核）五枚 甘草（炙）半两 灯草如小指大一把

【用法】上锉。水一大碗，煮至半碗，去滓，通口服。

【主治】血妄行，九窍皆出。

荆芥汤

【来源】《普济方》卷一八八引《经验良方》。

【组成】荆芥连根

【用法】上药洗净捣汁，半盏饮之；或以穗为末，熟水调，温服。

【主治】吐血、咯血，九窍出血。

黑散子

【来源】《仁斋直指方论》卷二十六。

【组成】隔年莲蓬 败棕榈 头发（并烧存性）各等分

【用法】上为末。每服二钱，煎南木香汤调下，或只用棕榈烧灰，米汤调下亦可。

【主治】诸窍出血。

参柏糊

【来源】《医学入门》卷七。

【组成】沙参 侧柏叶各一钱半

【用法】上为末，入飞罗面三钱，水调如糊啜服。

【主治】男妇九窍血如泉涌。

黄金散

【来源】《赤水玄珠全集》卷九。

【组成】牛黄 郁金各等分

【用法】为末。外用。

【主治】九窍出血。

当归补血汤

【来源】《辨证录》卷三。

【组成】当归五钱 黄耆一两 荆芥（炒黑）三钱 人参三钱 白术五钱 生地五钱

【用法】水煎服。

【主治】血热妄行，九窍流血，气息奄奄，欲卧不欲见日，头晕身困。

掩窍丹

【来源】《辨证录》卷三。

【组成】人参 当归 生地 玄参各一两 炒黑荆芥三钱 甘草一钱

【用法】水煎服。一剂即止血，二剂痊愈。

【功用】补气凉血。

【主治】气虚不能摄血，血得火而妄行，九窍流血，其症气息奄奄，欲卧不欲见日，头晕身困者。

收血汤

【来源】《石室秘录》卷六。

【组成】熟地二两 生地一两 荆芥一钱 三七根末三钱 当归一两 黄耆一两

【用法】水煎服。

【功用】补血，补气，止血，引经。

【主治】失血之证，有从口鼻出者，有从九窍出者，有从手足毛孔而出者。

瞿麦散

【来源】《嵩崖尊生全书》卷八。

【组成】瞿麦拇指大一把 生姜一钱半 栀子三十个 灯心五分 炙草五钱 枣五个

【用法】水煎服。

【主治】九窍出血。

大蓟饮

【来源】《不居集》上集卷十四。
【组成】大蓟一握（为末，无生者以干者代）
【用法】捣汁，以酒和服之。干者则以冷水调下三钱。
【主治】九窍出血。

独活散

【来源】《杂病源流犀烛》卷二十。
【组成】独活　升麻　川断　地黄各五钱　桂皮一钱
【用法】上为末。每服二钱，白汤调下，一日二次。
【主治】忽吐衄下血，甚而九窍皆血。

止血宝片

【来源】《新药转正标准》。
【组成】小蓟
【用法】制成片剂。口服，1次2～4片，每日2～3次。
本方制成胶囊，名“止血宝胶囊”。
【功用】凉血止血，祛瘀消肿。
【主治】鼻出血、尿血、吐血、便血、崩漏下血。

十四、咯　血

咯血，又称嗽血、咳血、唾血，是指肺络损伤，其血经气道咳嗽而出，或痰中夹血，或纯系鲜血者。《黄帝内经·素问·咳论》：“肺咳之状，咳而喘息有音，甚则唾血。”《圣济总录》：“邪热熏于肺则损肺，恚怒气逆伤于肝则损肝，肺肝伤动，令人唾血。如唾中有若红缕者，属肺；如先苦胁下痛而唾鲜血者，属肝。可析而治之。”《丹溪心法》：“咳血者，嗽出痰内有血者是。”《赤水玄珠全集》：“咯血者，喉中常有血腥，一咯血即出，或鲜或紫者是也，又如细屑者亦是也。”《张氏医通》：“咯血者，不嗽而喉中咯出小块，或血点是也。其证最重，而势甚微，常咯两三口即止。盖缘房劳伤肾，阴火载血而上。亦有兼痰而出者，肾虚水泛为痰也。”

本病成因，多为肾虚阴火载血上行，或心经火旺血热妄行所致。《景岳全书》：“凡咳血嗽血者，诸家皆言其出于肺；咯血唾血者，皆言其出于肾。是岂足以尽之？而不知咳、嗽、咯、唾等血，无不有关于肾也。何也？盖肾脉从肾上贯肝膈，入肺中，循喉咙，挟舌本，其支者从肺出络心，注胸中，此肺肾相联而病则俱病矣。且血本精类，而肾主五液。故凡病血者，虽有五脏之辨，然无不由于水亏。水亏则火盛，火盛则刑金，金病则肺燥，肺燥则络伤而嗽血，液涸而成痰。此其病标固在肺，而病本则在肾也。”治宜以滋阴降火，凉血止血为基础。

青金散

【来源】《普济方》卷一八八引《肘后备急方》。
【组成】干莲叶（即经霜败荷叶最佳）
【用法】烧存性。每服二钱，食后及临卧，饭饮或井花水调下。一方焙干为末。
【主治】吐血，咯血。

白芍药散

【来源】《普济方》卷一八九引《肘后备急方》。
【组成】白芍药一两　犀角末一分
【用法】上为末。每服一钱，新汲水下。以血止为度。
【主治】咯血，衄血。

太一神明丸

【来源】《千金翼方》卷二十。
【组成】雄黄四两　真珠二两　丹砂二两　藜芦一两　半附子一两半（去皮，炮）　斑蝥二十枚（熬） 杏仁八十枚（去尖皮双仁，熬） 地胆二七枚 矾石一两（烧） 赤足蜈蚣二枚（炙） 巴豆七十枚（去皮心） 鬼臼三两 特生礐石五两（烧）

【用法】上药治下筛，锉礐石令如麦大，桑白皮如钱大十四枚，令于铁器中熬桑白皮焦黑止，捣二千杵，纳丹砂、雄黄诸药，合捣四千杵，白蜜和为丸，如小豆大。纵不知病进退，绕脐相逐，上下不定，按之挑手，心中温温如有虫者，病走皮中，相次即取一丸摩病上，急援手下皮青，不青当白黑，若有赤，病死皮中也；若为蜂蛇所中，中恶，服一丸，一丸著疮中，若不知，更加至三丸；卒得飞尸腹中切痛，服三丸，破一丸敷疮上即愈；夜梦寤惊恐，问病临丧，服一丸，渍一丸涂之，止恶邪气不敢近人；卒中鬼魅，狂言妄语，一丸涂其脉上，一丸涂人中，即愈；蛊毒病，一宿勿食，明旦服一丸，不知，增至二丸至三丸，以知为度；癥结，宿物勿食，服四丸，但欲癥消，每服一丸，一日三次，病下如鸡子白，或下蛇虫，下后以肥肉精作羹补之。

【主治】腹中癥积聚支满，寒热鬼疰，久病咳逆吐血，蛊注，胸中结气，咽中如有物，宿食久寒。

款冬汤

【来源】《幼幼新书》卷三十引《婴孺方》。

【组成】款冬花 干姜 阿胶（炙）各二两 吴茱萸一升 桂心五寸 艾鸡子大 鲤鱼一条（长一尺二寸）

【用法】上为细末，以酒调和置鱼肚中，铜器中蒸熟，取汁。大人每服一升，小儿每服一合，以意裁之。

【主治】少小咳唾中有血。

明胶散

【来源】方出《太平圣惠方》卷六，名见《普济方》卷一八九。

【别名】伏龙肝散（《普济方》卷一九〇）。

【组成】黄明胶一合（捣碎，炒令黄燥） 桑叶一两 伏龙肝一两半

【用法】上为细散。每服一钱，以糯米粥饮调下，不拘时候。

【主治】肺壅热极，肺胀喘，吐血不止。

生干地黄散

【来源】《太平圣惠方》卷十二。

【组成】生干地黄 车前子 桑根白皮（锉） 紫菀（去苗土） 鹿角胶各半两（捣碎，炒令黄燥） 赤茯苓三分 甘草一分（炙微赤，锉）

【用法】上为散。每服四钱，以水一中盏，加生姜半分，煎至六分，去滓温服，不拘时候。

【主治】伤寒，咳嗽唾血。

黄耆散

【来源】《太平圣惠方》卷三十七。

【组成】黄耆一两半（锉） 阿胶一两（捣碎，炒令黄燥） 生干地黄一两 当归一两 桂心一两半 远志一两（去心） 人参一两（去芦头） 大麻仁一两 桑根白皮一两（锉）

【用法】上为散。每服三钱，以水一中盏，加生姜半分，煎至六分，去滓温服，不拘时候。

【主治】劳伤所致伤中胸里挛痛，咳呕血出，时作寒热，小便赤黄。

人参散

【来源】方出《博济方》卷一，名见《圣济总录》卷六十八

【别名】人参汤（《奇效良方》卷五十）。

【组成】人参

【用法】上为末。每服一大钱，以鸡子清投新水半盏调下。

【主治】

1.《博济方》：暴吐血不止。
2.《普济方》：吐血、咯血。

汉防己散

【来源】《博济方》卷一。

【别名】防己散、黄药散（《普济方》卷一八八）。

【组成】汉防己 万州黄药各一两

【用法】上为细末。每服一钱，水一盏，小麦二十

粒，同煎七分，食后温服。

【主治】咯血。

白术丸

【来源】《普济方》卷一六二引《指南方》。

【组成】麦门冬　人参　地黄　白术　泽泻　茯苓　大豆各一两　桑白皮五钱

【用法】上为细末，面糊为丸，如梧桐子大。每服三十丸，用米饮送下。

【主治】喘嗽时血。

紫菀丸

【来源】《普济方》卷一八八引《指南方》。

【组成】紫菀（去苗土枝梗）　五味子（炒）各等分

【用法】上为细末，炼蜜为丸，如弹子大。每服一丸，含化。

【主治】吐血后咳血。

朱砂膏

【来源】《苏沈良方》卷五。

【组成】朱砂一两（别研细）　金末一分（用箔子研）　牛黄　麝香　生脑子　硼砂各半两　生犀　玳瑁　真珠末各一两（蚌末不可用）　琥珀（别研）　羚羊角各半两　苏合香（用油和药亦可）　铁液粉各一分　安息香半两（酒蒸，去砂石，别研入药）　人参一两　远志（去心）　茯苓各半两　甘草一两（微炙）

【用法】上为细末，拌和炼蜜，破苏合油，剂诸药为小锭子，更以金箔裹，瓷器内密封。每用一皂子大，食后含化。

【功用】镇心安神，解热。

【主治】虚损嗽血等疾。

经效阿胶丸

【来源】《苏沈良方》卷五。

【组成】阿胶（锉碎，微炒）　卷柏（去尘土）　干山药　生干地黄　鸡苏　大蓟（独根者最佳，晒干）　五味子（净）各一两　柏子仁（别研）　茯苓　人参　百部　远志（去心）　麦门冬　防风（净）各半两

【用法】上为末，炼蜜为丸，如弹子大。每服半丸，加至一丸，浓煎小麦并麦门冬汤送下，不拘时候。

【主治】

1.《苏沈良方》：嗽，并嗽血唾血。

2.《济生方》：劳嗽。

【宜忌】若觉气虚，不宜空心服。

必胜散

【来源】《太平惠民和济局方》卷八。

【组成】熟干地黄　小蓟（并根用）　人参　蒲黄（微炒）　当归（去芦）　芎藭　乌梅（去核）各一两

【用法】上为粗散。每服五钱，水一盏半，煎至七分，去滓温服，不拘时候。

【主治】

1.《太平惠民和济局方》：男子妇人血妄流溢，吐血、衄血、呕血、咯血。

2.《普济方》：妇人下血过多，致发虚热。

地黄饮

【来源】《养老奉亲书》。

【组成】生地黄半斤（研如水，取汁）

【用法】煎作膏。空心渐食之，每日一次。

本方方名，据剂型当作“地黄膏”。

【主治】老人咳嗽烦热，或唾血气急，不能食。

蛤蚧散

【来源】《传家秘宝》卷中。

【组成】蛤蚧一对（酥炙）　槐角二两（炒黄）　杏仁（去皮）　茯苓各一两　皂角一两（去皮，酥炙）　鹿角胶（炙，为末）

方中鹿角胶用量原缺。

【用法】上为末。每服一大钱，腊茶清调下，极者三服。累经有验。

【主治】劳嗽吐血，涎痰不利。

人参丸

【来源】《传家秘宝》卷下。

【组成】人参半两（去芦） 生蒲黄半两 甘草一分 麦门冬（浸，去心，焙干） 生地黄各一两 当归半两（净洗去尘，锉，研，焙）

【用法】上为末，炼蜜为丸，如酸枣仁大。每服一丸，温水化下，日可三五服。

【主治】鼻衄及咯血咳嗽。

【宜忌】忌热面、炙煿、毒物等。

卷柏阿胶散

【来源】《传家秘宝》卷下。

【组成】棕皮半斤（烧灰存性） 卷柏 人参（去芦头） 阿胶（炒） 艾叶 子芩 地榆 生干地黄 伏龙肝 柴胡（去苗） 甘草（炙）各一两

【用法】上为细散。每服二钱，糯米饮煎服。

【主治】吐血，咯血。

海犀膏散

【来源】方出《证类本草》卷十六引《斗门方》，名见《杂病源流犀烛》卷十七。

【组成】海犀膏（即水胶）一大片

【用法】于火上炙令焦黄色，后以酥涂之，又炙，再涂令通透，可碾为末，用汤化三大钱匕，放冷服之。即止血。

【主治】肺破出血，忽嗽血不止者。

地血散

【来源】《普济方》卷一五三引《类证活人书》。

【组成】茜根四钱 大豆二钱 黄药子 甘草各一两

【用法】上为细末。每服三钱，新汲水调下。

【功用】《卫生宝鉴》：解一切毒。

【主治】

1.《普济方》引《类证活人书》：热毒深入吐血。

2.《卫生宝鉴》：一切吐血咯血，及诸热烦躁。

麦门冬汤

【来源】《圣济总录》卷二十四。

【别名】千金麦门冬汤（《玉机微义》卷十）、麦冬汤（《嵩崖尊生全书》卷八）。

【组成】麦门冬（去心，焙） 桑根白皮（炙，锉） 生干地黄各一两 半夏（汤洗七遍，焙干） 紫菀（去苗土） 桔梗（炒） 淡竹茹 麻黄（去根节）各三分 五味子 甘草（炙）各半两

【用法】上为粗末。每服五钱匕，水一盏半，加生姜一分（拍碎），大枣三枚（劈破），同煎至七分，去滓，食后温服。

【主治】

1.《圣济总录》：伤寒后伤肺。咳唾有血，胸胁胀满，上气羸瘦。

2.《玉机微义》：诸病后火热乘肺，咳嗽有血，胸胁胀满，上气羸瘦，五心烦热，渴而烦闷。

【方论】《医钞类编》：麦冬甘微苦寒，清心润肺，泻热除烦，火退金清，痰嗽自止；桑皮甘辛而寒，下气行水，泻肺中火邪，火退气宁，喘满自除；生地泻丙火，清燥金，血热妄行宜凉之；麻黄肺家专药，去荣中寒邪，风中风热；半夏行水润肾，亦能散血，火炎痰升，非此不除；紫菀专治血痰，为血劳圣药；桔梗开提气血，载药上浮，入肺泻药，痰壅喘促，宜辛苦开之，竹叶甘寒，能除上焦风邪，烦热咳逆喘促；五味敛肺，除热宁嗽定喘，火热咳嗽必用之药；甘草入凉剂则泻邪热，火热甚者以此缓之也。

紫菀丸

【来源】《圣济总录》卷六十五。

【组成】紫菀（去苗）二两 蛤蚧一枚（大者，皂荚水浸一宿，涂酥，炙） 白茯苓（去黑皮） 杏仁（去皮尖双仁，蜜浸一宿，炒）各二两 款冬花（用蕊） 防风（去叉） 麦门冬（去心，焙）各一两 人参半两 甘草（炙，锉） 马兜铃（炒）各一两 黄耆（细锉） 赤芍药 当归（锉，焙） 贝母（生姜汁浸一宿，焙） 白药子 半夏（生姜汁浸一宿，焙）各半两（以上六味并为细末） 枣四两（蒸熟，去皮核） 大麻

子半升（水浸，研烂，去滓取汁） 栝楼三十枚（大，肉烂研取） 龙脑（研）半字（以上四味并研为膏）

【用法】上二十味，以前药末入在后膏内，为丸，如梧桐子大。每服三十丸，煎麦门冬熟水送下。

【主治】肺咳唾血。

金沙汤

【来源】《圣济总录》卷六十八。

【组成】紫金沙（野蜂窠蒂是）半两 贝母（去心，生用）二钱 芦荟一钱

【用法】上为粗末。每服二钱匕，水半盏，入蜜少许，煎一两沸，去滓。细呷，空心、食后临卧服。

【主治】吐血、咯血。

贯众散

【来源】《圣济总录》卷六十八。

【别名】管仲散（《普济方》卷一八八）。

【组成】贯众一两 黄连（去须）年老者半两，年少者三分

【用法】上为细散。每服二钱匕，浓煎糯米饮调下，立止。

【主治】

1.《圣济总录》：暴吐血、嗽血。

2.《杨氏家藏方》：血痢不止，或如鸡鸭肝片，或如小豆汁者。

神效散

【来源】《圣济总录》卷六十八。

【别名】鹿角胶丸（《普济方》卷一八八）。

【组成】鹿角胶（炙令燥） 黄柏（去粗皮）各半两 杏仁四十九枚（汤浸，去皮尖，麸炒黄）

【用法】上为散。每服一钱匕，用白面一钱，温水同调下，食后再服。

【主治】

1.《圣济总录》：吐血、咯血。

2.《普济方》：吐血后虚热，胸中痞，口燥。

绵灰散

【来源】《圣济总录》卷六十八。

【组成】新绵一两（烧灰） 黄明胶（炙令燥） 黄柏（去粗皮，蜜炙，为末）各一两

【用法】上为细散。每服一钱匕，食后临卧用地黄汁糯米饮相和调下。

【主治】吐血、咯血。

前胡汤

【来源】《圣济总录》卷六十九。

【组成】前胡（去芦头）二两 小麦 茅根（锉） 麦门冬（去心，焙） 麻黄（去根节） 石膏（碎） 甘草（炙，锉）各一两

【用法】上为粗末。每服三钱匕，水一盏，入生姜汁、生地黄汁各半合，同煎至七分，去滓温服。

【主治】肺伤唾血。

紫菀散

【来源】《圣济总录》卷六十九。

【组成】紫菀（去苗土） 款冬花 当归（切，焙） 桂（去粗皮） 芎藭 五味子（炒） 附子（炮裂，去皮脐） 细辛（去苗叶） 贝母（去心） 柏叶（炒） 白术 甘草（炙，锉） 生干地黄（焙） 杏仁（汤浸，去皮尖双仁，炒）各一两

【用法】上为散。每服三钱匕，蜜汤调下，一日三次，不拘时候。

【主治】肺气内伤，邪热熏积，咳唾有血。

天竺黄散

【来源】《圣济总录》卷七十。

【组成】天竺黄 芎藭各一分 防己半两

【用法】上为散。每服一钱匕，新汲水调下；肺损吐血，用药二钱匕，生面一钱匕，水调下，并食后服。

【主治】鼻衄不止，肺损吐血。

肉苁蓉丸

【来源】《圣济总录》卷八十六。

【组成】肉苁蓉（去皴皮，酒浸，炙令干） 白术 龙骨 牡蛎（熬） 杜仲（去粗皮，涂酥炙） 胡桃肉（别研）各三分 附子（炮裂，去皮脐） 巴戟天（去心） 远志（去心） 丁香 鹿角胶（炙令燥）各半两 杏仁（汤浸，去皮尖双仁，生用，别研）一两

【用法】上十味为末，入研杏仁、胡桃肉，再研令匀，以煮熟枣肉及熟蜜，砂盆内研如面糊，和药为丸，如梧桐子大。每服三十丸，空腹米饮下。

【主治】肺劳虚损，咳嗽唾血，下焦冷惫，腹胁疼痛。

当归散

【来源】《圣济总录》卷九十。

【组成】当归（切，焙） 甘草（炙，锉）各二两 人参二两 生干地黄半斤（以生姜半斤，取汁，浸一宿，切、焙） 白茯苓（去黑皮） 杏仁（麸炒，去皮尖双仁）各一两

【用法】上为散。每服二钱至三钱匕，米饮调下，不拘时候。

【主治】虚劳吐血，咳嗽烦满。

独圣散

【来源】《圣济总录》卷九十。

【组成】枫香脂不拘多少

【用法】上为细散。每服一钱匕，煎人参、糯米饮调下，不拘时候。

【主治】虚劳咯血、吐血不止。

葶苈汤

【来源】《圣济总录》卷九十。

【组成】葶苈（隔纸炒） 杏仁（去皮尖双仁，麸炒） 贝母（去心） 百合 麦门冬（去心） 生干地黄（焙）各等分

【用法】上为粗末。每服三钱匕，水一盏，入皂荚子二七枚，同煎至五分，去滓，空心、夜卧稍热服。

【主治】虚劳，咳嗽咯血，日渐瘦劣，声音不出。

地黄饮

【来源】《圣济总录》卷九十六。

【组成】地黄汁一升 生姜汁一合

【用法】上并取自然汁相和，分作三服。每服煎一沸温服，自早至日中服尽。

【主治】

1.《圣济总录》：小便出血。

2.《仁斋直指方论》：骨蒸劳热，咯血。

天门冬汤

【来源】《全生指迷方》卷四。

【别名】天冬汤（《盘珠集》卷下）。

【组成】天门冬（去心） 紫菀（去苗及枯燥者，焙） 知母（焙）各一两 桑白皮 五味子 桔梗各半两

【用法】上为散。每服五钱，水二盏，煎至一盏，去滓温服。

【主治】肺咳，恶热，喉燥，脉数，甚则咯血。

【加减】咳血者，加阿胶半两（炒燥）；大便涩而喘，加葶苈半两。

白术丸

【来源】《全生指迷方》卷四。

【组成】麦门冬（去心） 人参 茯苓 白术 泽泻 生地黄（焙） 大豆卷各一两 桑白皮（炒）二两

【用法】上为细末，炼蜜为丸，如梧桐子大。每服三十丸，食前米饮送下。

【主治】喘咳时血出，四肢懈怠，脉浮大而沉。

圣饼子

【来源】《中藏经·附录》。

【别名】青饼子（《妇人大全良方》卷七）、肾饼子（《古今医统大全》卷四十二）。

【组成】青黛一钱 杏仁四十粒（去皮尖，以黄明蜡煎黄色，取出研细）

【用法】上为细末，以所煎蜡少许溶开和之，捏作钱大饼子。每服用干柿一个，中破开，入药一

饼，令定，以湿纸裹，慢火煨熟，取出。以糯米粥嚼下。

【主治】咯血。

团参丸

【来源】《永乐大典》卷一〇三三引《王氏手集》。

【组成】阿胶　皂儿黄　人参各半两

【用法】除胶，上为细末，汤少许，烊胶和，如鸡头子大。白汤化下。

【主治】嗽血。

独圣散

【来源】《永乐大典》卷一〇三三引《王氏手集》。

【组成】赤芍药

【用法】上为末。食后藕汁入蜜少许调下；桔梗煎汤调下亦得。

【主治】小儿吐血、嗽血，及衄血、下血。

青金散

【来源】《幼幼新书》卷三十引《王氏手集》。

【组成】白及　青黛各等分

【用法】上为末。每服半钱，糯米饮调下。

【主治】肺嗽喘息有音，及热搏上焦，血溢妄行，咳唾血出，咽嗌疼痛，烦渴呕吐，寒热休歇，减食羸瘦。

鸡清散

【来源】《幼幼新书》卷三十引《朱氏家传》。

【组成】郁金半两（用皂荚浆水一盏，或酸菜汁亦得，煮干为度）　滑石半两（生）　雄黄半两（醋煮半干用）

【用法】上为细末。每服一字，常服，薄荷汤调下；止嗽，螺粉水下；嗽血，鸡子清调下。

【主治】咳嗽出血下涎。

大圣散

【来源】《鸡峰普济方》卷十。

【组成】黄蜀葵（去萼，焙干）

【用法】上为细末。每服一钱，食后鸡子清或温酒调下。

【主治】吐血、咯血。

紫金丸

【来源】《鸡峰普济方》卷十。

【组成】紫金粉七分（露蜂窠，顶上实者）　贝母四分　芦荟二分

【用法】上为细末，炼蜜为丸，如指头大。以水七分，煎至五分，温服；衄血，以酒半盏化一丸服之。

【主治】嗽血、衄血。

紫菀丸

【来源】《鸡峰普济方》卷十。

【组成】真紫菀　茜根各等分

【用法】上为细末，炼蜜为丸，如樱桃大。含化一丸，不拘时候。

【主治】吐血、咯血、嗽血。

麝香绵灰煎

【来源】《鸡峰普济方》卷十。

【组成】麝香半钱　绵灰　乳香各一钱　防己三分　阿胶　甘草各半两

【用法】上为细末，炼蜜为丸，如芡实大。每服一丸，含化咽津。

【主治】咯血。

贝母丸

【来源】《鸡峰普济方》卷十一。

【组成】贝母不以多少

【用法】上为细末，炼蜜为丸，如弹子大。每服一丸，食后含化，一日三次。

【功用】《景岳全书》：消痰热，润肺止咳。

【主治】

1.《鸡峰普济方》：久嗽，咽嗌妨闷，咽痛咯血。

2.《景岳全书》：肺痈、肺痿。

天门冬丸

【来源】《普济本事方》卷五。

【组成】天门冬一两（水泡，去心） 甘草（炙） 杏仁（去皮尖，炒熟） 贝母（去心，炒） 白茯苓（去皮） 阿胶（碎之，蛤粉炒成珠子）各半两

【用法】上为细末，炼蜜为丸，如弹子大。含化一丸，咽津。日夜可十丸，不拘时候。

【功用】润肺，安血，止嗽。

【主治】吐血、咯血。

【方论】《本事方释义》：天门冬气味苦寒，入手足少阴、厥阴；甘草气味甘平，入足太阴；杏仁气味苦微温，入手太阴；贝母气味苦微寒，入手太阴、少阴，白茯苓气味甘平淡渗，入足阳明，能引诸药入于至阴之处；阿胶气味咸寒，入足厥阴、少阴。此治吐血、咯血之方也。肺家不润，虚火上炎，血不安宁，咳呛不止者，以甘寒润肺之品，调和阴阳，则上炎之火下行潜伏，嗽焉有不止耶？

神传剪草膏

【来源】《普济本事方》卷五。

【别名】神传膏（《医学纲目》卷十七）、仙传膏（《串雅内编》卷四）。

【组成】剪草一斤（婺州者）

【用法】上洗净为末，入生蜜一斤，和为膏，以器盛之，不得犯铁，九蒸九晒，日一蒸晒。每服四匙，五更用匙抄药和粥服，良久用稀粟米饮压之，药冷服，粥饮亦不可太热，或吐或下皆不妨。如久病肺损咯血，只一服愈，寻常咳嗽血妄行，每服一匙可也。

【主治】劳瘵吐血损肺，及血妄行。

【方论】《本事方释义》：剪草气味苦寒，入手太阴、手足厥阴，痨瘵而致久咳吐血不止，损伤及肺，血溢妄行，此方虽近似丹方，亦是培土生金之法。

黄耆散

【来源】《普济本事方》卷五。

【组成】黄耆（蜜炙） 麦门冬（水浥，去心） 熟地黄（酒洒，九蒸九晒，焙，称） 桔梗（炒）各半两 甘草一分（炙） 白芍药半两

【用法】上为粗末。每服四钱，水一盏半，加生姜三片，煎七分，去滓温服，日三服。

【主治】因嗽咯血成劳，眼睛疼，四肢倦怠，脚无力。

【方论】《本事方释义》：黄耆气味甘平，入手足太阴；麦门冬气味甘寒微苦，入手太阴少阴；熟地黄气味甘寒微苦，入足少阴；桔梗气味苦平，入手太阴；白芍药气味酸微寒，入足厥阴；甘草气味甘平，入足太阴，能行十二经络，能缓诸药之性；加生姜以泄卫。此咳嗽咯血成劳诸症，非补气补血之药不能挽回也。

阿胶散

【来源】《扁鹊心书·神方》。

【组成】牙香三两（炒） 阿胶一两（蛤粉炒成珠）

【用法】上为末。每服三钱，姜汤下，一日三次。

【主治】肺虚咳嗽咯血。

钟乳粉

【来源】《扁鹊心书·神方》。

【组成】石钟乳一斤

【用法】煅成粉，再入石鼎内煮三炷香，为极细末。每服三钱，煎粟米汤送下。一切虚证，先于脐下灸三百壮，后服此药更效。

【主治】劳咳咯血，老人上气不得卧，或膈气腹胀，久咳不止，及喉风喉肿，两目昏障，童男女骨蒸劳热，小儿惊风，胎前产后发昏不省人事。

当归地黄汤

【来源】《宣明论方》卷九。

【组成】当归 芍药 川芎 白术 染槐子 黄药子各半两 生地黄 甘草 茯苓（去皮） 黄芩 白龙骨各一两

【用法】上为末。每服三钱，水一盏，煎至七分，去滓，食前温服。

【主治】嗽血、衄血、大小便血；或妇人经候不

调，月水过多，喘嗽者。

甲乙饼

【来源】《三因极一病证方论》卷十二。

【组成】青黛一分　牡蛎粉二钱匕　杏仁七粒（去皮尖，研）

【用法】上为末，入黄蜡一两，熔搜为丸，如弹子大，压扁如饼。每用中日柿一个（去核），入药在内，湿纸裹煨，约药熔，方取出，去火毒。细嚼，糯米饮送下。

【主治】

1.《三因极一病证方论》：咳出血片，兼涎内有血条，不问年久月深，但声在。

2.《寿亲养老新书》：痰喘咳嗽。

青金丹

【来源】《三因极一病证方论》卷十二。

【别名】黑神丹（《普济方》卷一六三）、清金丹（《证治要诀类方》卷四）、青金丸（《证治准绳·类方》卷二）。

【组成】杏仁（去皮尖，牡蛎煅取粉，入杏仁同炒黄色，去牡蛎粉不用）一两　青黛一两

【用法】上为末，入黄蜡一两熔为丸，如弹子大，压扁如饼。每用中日柿一个，去核入药在内，湿纸裹煨，约药溶方取出，去火毒，细嚼，糯米饮送下。

【主治】肺虚壅，咳嗽喘满，咯痰血。

止红散

【来源】《杨氏家藏方》卷八。

【组成】柴胡（去苗）一两　胡黄连　宣连各半两

【用法】上为细末，入朱砂少许研匀。每服二钱，水一盏，煎至半盏，食后通口服。

【主治】心肺客热，咳嗽吐血。

款冬花膏

【来源】《杨氏家藏方》卷八。

【组成】款冬花　紫菀　百部各半两　人参（去芦头）　白术　甘草（炙）各一两　干姜二两（炮）

【用法】上为细末，炼蜜为丸，每一两作十五丸。每服一丸，食后、临卧含化。

本方方名，据剂型，当作“款冬花丸”。

【主治】肺气虚寒，咳嗽不止，痰唾并多，或吐血、咯血、劳嗽。

人参紫菀散

【来源】《杨氏家藏方》卷十。

【组成】人参（去芦头）一两　紫菀（洗，去芦头）一两　陈橘皮（去白）一两　贝母（去心）二两　甘草半两（炙）　紫苏叶四两　桑白皮二两　白茯苓（去皮）半两　杏仁（去皮尖，用麸炒令熟）半两　五味子二两

【用法】上为细末。每服三钱，水一盏，加生姜五片，煎至七分，温服，不拘时候。

【主治】虚劳咯血，痰涎上盛，咳嗽喘急，寒热往来，肩背拘急，劳倦少力，盗汗发渴，面目浮肿。

人参蛤蚧散

【来源】《杨氏家藏方》卷十。

【别名】蛤蚧散（《普济方》卷二三一）。

【组成】蛤蚧一对（蜜炙）　人参（去芦头）　百部　款冬花（去梗）　贝母（去心）　紫菀茸各半两　阿胶（蛤粉炒）　柴胡（去苗）　肉桂（去粗皮）　黄耆（蜜炙）　甘草（炙）　鳖甲（醋炙）　杏仁（汤浸，去皮尖）　半夏（生姜汁制）各一分

【用法】上为细末。每服三钱，水一盏半，加生姜三片，煎至一盏，温服，不拘时候。

【主治】虚劳，咳嗽咯血，潮热盗汗，不思饮食。

【宜忌】肉桂虽去风寒，有热人不宜服，则当改用细辛。

生血地黄百花丸

【来源】《普济方》卷一九〇引《卫生家宝》。

【组成】生地黄十斤（洗，臼中捣取汁）　生姜半斤　藕四斤（捣取汁）　白沙蜜四两　无灰酒一升（上五味，用银器或砂锅内熬取二碗许，渐成

膏，一半瓷器收之，一半入干山药末三两，再熬一二十沸，次入后药） 川当归（焙） 熟地黄（焙） 肉苁蓉（酒浸，焙） 破故纸 阿胶（麸炒） 黄耆（蜜炙） 石斛（去根，焙） 覆盆子 白茯苓 远志（取皮） 麦门冬（去心，焙） 枸杞子各二两

【用法】上为末，入山药膏子为丸，如梧桐子大。每服五十丸，空心食前用温酒调地黄膏子送下，每日三次。

【主治】诸虚不足，下血、咯血、衄血，肠澼，内痔，虚劳寒热，肌肉枯瘦。

顺气散

【来源】《普济方》卷一九〇引《卫生家宝》。

【组成】当归一两（洗净，去芦，切细） 川芎二两（切细） 木香四两（锉细） 陈皮二钱（洗去白，焙，锉细） 大蓟（野生荆芥、红花者，干湿皆可用）

【用法】上为末。每服四钱，以水一盏，加紫苏叶，煎取七分，去滓温服，不拘时候。

【主治】气弱不足，血气欲妄行，觉喉口血腥，微微咯出，唾中带些红色。

熟干地黄丸

【来源】《普济方》卷二二四引《卫生家宝》。

【组成】熟干地黄十两（温汤洗过，焙干） 枸杞子五两（拣择净，洗，焙干） 肉桂半两（不见火，去粗皮）

【用法】先将熟干地黄、枸杞子二味捣为细末，别捣桂为细末，一处拌匀，炼蜜为丸，如梧桐子大。每服三十丸至五十丸，空心、食前用温酒或温熟水送下，一日二次。

【功用】平补，益颜色，填骨髓，去劳倦。

【主治】膈热咯血。

太素丹

【来源】《是斋百一选方》卷一引周彦广方。

【别名】白丹《普济方》卷二六五引《余居士选奇方》。

【组成】炼成钟乳粉一两 真阳起石二钱（新瓦上用熟火煅过，通红为度，去火候冷，研极细）

【用法】上为末，用糯米粽子尖拌和为丸，如鸡头子大。临和时入白石脂一钱，须大盘子不住手转，候八九分坚硬，阴干，用新粗布以滑石末出光。每服两丸至三丸，空心人参汤或陈米饮送下。

【主治】

1.《是斋百一选方》：停寒肺虚，痰实喘急，咳嗽经久，痰中有血；及痔气虚感冷，脏腑滑泄，脾胃羸弱，不进饮食。

2.《普济方》引《余居士选奇方》：虚损痼冷，吐泻暴脱，伤寒阴证，手足厥冷。

白术散

【来源】《是斋百一选方》卷六。

【组成】白术二两 人参（去芦） 白茯苓（去黑皮） 黄耆各一两 山药 百合三分（去心） 甘草（炙）半两 前胡（去芦） 柴胡（去芦）各一分

方中山药用量原缺。

【用法】上为散。每服一钱半，水一盏，加生姜三片，大枣一个，同煎至六分，温服，日三服。

本方改为丸剂，名“白术丸”（见《中国医学大辞典》）。

【功用】行营卫，顺气止血，进食退热。

【主治】

1.《是斋百一选方》：吐血、咯血。

2.《中国医学大辞典》：脾肺气虚。

【宜忌】忌食热面、煎炙、海味、猪、鸡一切发风之物；酒不宜，饮食不宜饱。

香附子散

【来源】方出《是斋百一选方》卷六，名见《普济方》卷一九〇。

【组成】香附子（去毛）

【用法】上为细末。以米饮调下。

《济阴纲目》：清米饮调下，能止血；好酒调下，能破积；冷气，生姜汤调下；带下，艾汤入醋少许调下。

【功用】《济阴纲目》：益血调气。

【主治】

1.《是斋百一选方》：肺破咯血。

2.《济阴纲目》：血崩不止，或成五色，亦治产后腹痛，及小产血不止。

3.《杏苑生春》：乳痈初起坚疼，掣连胸背者。

六一散

【来源】《魏氏家藏方》卷九。

【组成】黄耆六两（炙） 甘草一两（炙）

【用法】上为细末。如常点服，不拘早晚，干吃亦得。

【主治】咯血，发寒热。

炙肝散

【来源】《医方类聚》卷八十五引《经验良方》。

【组成】瓜蒌（不去皮，用瓤，瓦上焙干） 乌梅五个（大者，去核，同前药焙） 杏仁二十一粒（去皮尖，熬，炒，别研）

方中瓜蒌用量原缺。

【用法】上为末。每一捻，猪肝一片，切开入药在肝内，火上炙熟，放冷，食后及临夜服，嚼，津液吞下。

【主治】咳嗽血不止。

荆芥汤

【来源】《普济方》卷一八八引《经验良方》。

【组成】荆芥连根

【用法】上药洗净捣汁，半盏饮之；或以穗为末，熟水调，温服。

【主治】吐血、咯血，九窍出血。

藕节散

【来源】《普济方》卷一八八引《经验良方》。

【组成】藕节

【用法】用藕节研汁，调飞罗面稀服。

【主治】吐咯血。

团参散

【来源】《济生方》卷二。

【组成】人参一两 黄耆一两（蜜水炙） 百合（蒸）半两 飞罗粉一两

【用法】上为细末。每服二钱，食后用白茅根煎汤调下；茅花煎汤亦可。

本方改为丸剂，名“团参丸”（《袖珍方》卷三）。

【主治】唾血咳嗽，服凉药不得者。

锦节丸

【来源】《济生方》卷二。

【组成】真锦灰 藕节灰各半两 滴乳香一钱（别研）

【用法】上为细末，炼蜜为丸，如龙眼大。每服一丸，食后及临卧噙化。

【主治】咳血、呕血。

大阿胶丸

【来源】《简易方》引《必用方》(见《医方类聚》卷八十五)。

【别名】润膈丸(《普济方》卷一六一)。

【组成】葶苈二两（炒） 人参（去芦） 远志（去心） 防风 白茯苓（去皮） 防已 贝母（炒） 阿胶（砂） 五味子 熟地黄（洗） 杏仁（汤去皮尖） 山药各一两 丹参 麦门冬 杜仲（去皮，锉，炒令黑） 柏子仁 甘草 百部各半两

【用法】上为末，炼蜜为丸，如弹子大，瓷器收，勿泄气。每服一丸，水一盏，研化，煎六分，食后、临卧温服，每日二三次。

【主治】

1.《医方类聚》引《简易方》：肺有热，或因劳叫怒，肺胃致伤，嗽中有血。

2.《普济方》：积年咳嗽上气，涎唾稠粘，五心烦躁，不思饮食，心肺留热。

【验案】呕血 昔盛文肃太尉，因赴召甚急，后病呕血，医官独孤及为处此方，服之立效。

阿胶散

【来源】《仁斋直指方论》卷二十六。

【组成】人参　茯苓　生干地黄　天门冬（水浸，去心）　北五味子各一分　阿胶（炒酥）　白及各二钱

【用法】上白及别为末，余药锉散。每服三钱　水一大盏，加蜜两大匙，秫米百粒，生姜五片同煎，临熟入白及少许，食后服。

【主治】

1.《仁斋直指方论》：肺破嗽血、唾血。

2.《古今医统大全》：肺燥咳嗽不已。

清金定喘汤

【来源】《女科万金方》。

【组成】赤芍　桔梗　茯苓　半夏　前胡　甘草　旋覆花

【用法】水二钟，加生姜五片，水煎，不拘时候服。

【主治】咳嗽，痰中有血，气喘身热。

地黄煎

【来源】《类编朱氏集验方》卷七。

【组成】生地黄（沉水，掬取汁）二升　生藕（取汁）一升　生姜四两（取自然汁）　真酥三两　人参一两（为细末）　阿胶一两（微炒，为末）

【用法】上先将地黄、生姜汁与阿胶末入石器，同慢火熬，候稍稠，即加人参末熬，少时，方加真酥熬，搅匀，稀稠得所。每服一弹子大，早晨、日中、临卧含津咽，或以麦门冬汤化亦得。

【主治】咯血、呕血、嗽血。

参香丸

【来源】《类编朱氏集验方》卷七。

【组成】辰砂　人参　乳香各等分

【用法】上用乌梅肉为丸。麦门冬汤送下。

【主治】咳嗽，吐红。

槐花散

【来源】《类编朱氏集验方》卷七。

【组成】槐花（炒）

【用法】上为末。用糯米饮调服二钱。仰卧。

【主治】咯血失声。

藁本汤

【来源】《类编朱氏集验方》卷七。

【组成】藁本二两　晋矾　青皮　陈皮　罂粟壳各一两

【用法】上五味，不犯铁器，杵烂，用瓦瓶煮，久煮为妙，食后服。

【主治】男子咳嗽，吐红不止。

天地丸

【来源】《医方类聚》卷一五〇引《济生续方》。

【别名】辟谷丹（《万氏家抄方》卷三）。

【组成】天门冬（去心）二两　熟地黄（九蒸，曝）一两

【用法】上为细末，炼蜜为丸，如梧桐子大。每服百丸，用熟水、人参汤任下，不拘时候。方用法：炼蜜为丸，如弹子大，每服三丸，温酒或汤下，日进三服。

《万氏家抄方》：炼蜜为丸，如弹子大，每服三丸，温酒或汤下，日进三服。

本方原名天地煎，与剂型不符，据《证治准绳·类方》改。

【主治】

1.《医方类聚》引《济生续方》：心血燥少，口干咽燥，心烦喜冷，怔忡恍惚，小便黄赤，或生疮疡。

2.《万氏家抄方》：咳血。

3.《济阳纲目》：吐衄，诸药不止。

橘甘汤

【来源】《医方类聚》卷八十九引《施圆端效方》。

【组成】桔梗二两　甘草（炙）　橘皮　半夏（姜制）各一两

【用法】上为粗末。每服三钱，水二小盏，加生姜七片，同煎至一盏，去滓温服，不拘时候。
【主治】咽喉噎塞堵闭，咳咯脓或血。

大阿胶丸

【来源】《卫生宝鉴》卷十二。
【组成】阿胶（锉碎，炒） 卷柏（去土） 生地黄 大蓟（独根者，日干） 干山药 五味子 薄荷各一两 柏子仁 人参 远志 百部 麦门冬 茯苓（去皮） 防风各半两 熟地黄一两
【用法】上为末，炼蜜为丸，如弹子大。每服半丸，加至一丸，浓煎小麦并麦门冬汤嚼下，不拘时候。
【主治】咳嗽，并嗽血、唾血。
【宜忌】若觉气虚，空心不可服此。

恩袍散

【来源】《卫生宝鉴》卷十二。
【别名】秋莲散（《普济方》卷一九〇）。
【组成】生蒲黄 干荷叶各等分
【用法】上为末。每服三钱，食后浓煎桑白皮汤放温调下。
【主治】咯血、吐血、唾血及烦躁。

千金内补散

【来源】《证治要诀类方》卷三引《瑞竹堂经验方》。
【组成】人参 黄耆 川芎 当归 白芷 桔梗 官桂 甘草
【用法】加生姜，水煎服。
【主治】嗽血。

万金散

【来源】《世医得效方》卷七。
【组成】槐花不拘多少
【用法】上为末。每服二钱，食后热酒调服。
【主治】咯血。

独行散

【来源】《世医得效方》卷十三。
【组成】槐花（炒香熟）
【用法】二更后床上仰卧，随意服。
【主治】失音，咯血。

人参百合汤

【来源】方出《丹溪心法》卷二，名见《东医宝鉴·杂病篇》卷五。
【组成】人参 白术 茯苓 百合 红花 细辛 五味 官桂 阿胶 黄耆 半夏 杏仁 甘草 白芍 天门冬

《东医宝鉴·杂病篇》：白术、茯苓、百合、阿胶珠、天门冬各一钱，白芍药、人参、五味子、黄耆、半夏、杏仁各七分，细辛、红花、桂皮、甘草各三分。
【用法】上锉。水煎服。
【主治】劳嗽吐红。
【加减】若热，去桂、耆，用桑白皮、麻黄（不去节）、杏仁（不去皮）。

咳血方

【来源】《丹溪心法》卷二。
【别名】肺血丸（《医林纂要探源》卷四）。
【组成】青黛 瓜蒌仁 诃子 海粉 山栀

《医学纲目》本方用量为各等分。
【用法】上为末，以炼蜜同姜汁为丸。噙化。
【功用】《古今名方》：清热化痰，敛肺止咳。
【主治】

1.《丹溪心法》：咳血。

2.《古今名方》：肺热咳嗽，痰中带血，咯痰不爽，心烦口渴，颊赤便秘，舌苔黄，脉弦数。
【加减】咳甚者，加杏仁（去皮尖），后以八物汤加减调理。
【方论】

1.《医方考》：肺者，至清之脏，纤芥不容，有气有火则咳，有痰有血则嗽。青黛、山栀所以降火，瓜蒌、海粉所以行痰，诃子所以敛肺。然

而无治血之药者，火去而血自止也。

2.《医方集解》：此手太阴药也。肝者，将军之官。肝火上逆，能烁心肺，故咳嗽痰血也。青黛泻肝而理血，散五脏郁火；栀子凉心而清肺，使邪热下行，二者所以治火。栝楼润燥滑痰，为治嗽要药；海石软坚止嗽，清水之上源，二者降火而兼行痰。加诃子者，以能敛肺而定痰喘也。

3.《医林纂要探源》：诃子肉苦酸涩，生用敛肺清金，降逆止咳；栀子苦酸，炒黑用，抑妄行之相火，决三焦之水道，敛肺宁心，降逆气，止妄血；海石咸涩，补心敛肺，清金降火，渗湿消痰；瓜蒌仁甘苦而能润，轻虚上浮，宁心润肺，泄逆清火，除痰去垢，开豁膻中之清气，亦治咳要药。青黛辛咸，此补肝而泻肺，然辛行肝气，使肝木自畅，则相火不至灼金；咸散肝血，则血各循经，而不至逆涌于上，且能解毒热。蜜亦润肺，能补清高之气。

4《医方论》：咳嗽痰血，固属君相之火犯肺。此方但清火而不治血，乃去所扰则自安之义。然业经失血，则肺已大伤，岂可置之不论不议。去诃子而加清养肺阴之药，始为得之。

5.《医方概要》：青黛清肝泻火，栀子清肺凉心，栝楼润燥滑痰，海石软坚止嗽，诃子敛肺定喘。不用血药者，火退而血自止也。

6.《方剂学》：本方所治之咳血，由肝火灼肺，亦即木火刑金，肺络受损所致。肺为清虚之脏，木火刑金，肺之津液被灼，清肃之令失司，则咳嗽痰稠，咯吐不爽；肝火灼伤肺络，血渗上溢，故见痰中带血；余症心烦口渴，颊赤便秘，亦为肝火内盛之象。是证病位虽在肺，而病本则在肝，故宜清肝泻火，使火清气降，肺自安宁，其血则止。方中青黛、栀子清肝泻火凉血，共为君药。瓜蒌仁、海浮石清热降火，润燥化痰，合用为臣。君臣相配使火降痰化，咳止血宁，痰化咳平，其血自止，实为治本之法。

【验案】支气管扩张咯血　《中国乡村医药》(1997，11：22)：用咳血方加减，治疗支气管扩张咯血 34 例，结果：治愈 14 例，占 41.18%；有效 18 例，占 52.94%；无效 2 例，占 5.88%；总有效率为 94.12%。

十灰散

【来源】《修月鲁般经后录》引《劳证十药神书》(见《医方类聚》卷一五〇)。

【组成】大蓟　小蓟　柏叶　荷叶　茅根　茜根　大黄　山栀　牡丹皮　棕榈皮各等分

《张氏医通》有薄荷，无荷叶。

【用法】烧灰存性，研极细，用纸包了，以碗盖地上一夕，出火毒。用时先将白藕捣破绞汁，或萝卜汁磨真京墨半碗，调灰五钱，食后服下。

【主治】劳证呕吐血，咯血，嗽血。

【验案】肺结核　《福建中医药》(1960，3：14)：采用中药十灰散治疗肺结核咯血 27 例，有效者 22 例，占 81%，其中疗效良好者 20 例。多半于服药后 4～6 天内止血，平均止血时间为 5 天，3 例 2 天止血，2 例药后咯血减少。5 例无效为大量反复咯血者。27 例中，除 1 例为慢性纤维空洞型肺结核外，皆为浸润型。除 10 例为好转期，或好转部分硬结期外，余 17 例为溶解期、播散期或进展期。十灰散对好转期肺结核疗效很好，可很快止血，而溶解期、播散期或进展期肺结核则疗效较差。本组病例在应用十灰散期间除按肺结核咯血的常规护理和予以抗痨治疗外，未曾用其他止血剂。

保和汤

【来源】《修月鲁般经》引《劳证十药神书》(见《医方类聚》卷一五〇)。

【别名】保肺汤(《杏苑生春》卷五)、保真汤(《证治宝鉴》卷六)。

【组成】知母　贝母　天门冬　麦门冬　款花各三钱　天花粉　薏仁　五味子各二钱　粉草　兜铃　紫菀　百合　桔梗各一钱　阿胶　当归　地黄各一分半　紫苏　薄荷各半分

《劳症十药神书》(陈修园注本)有杏仁、百部，无麦门冬。

【用法】上各味依常法修制成粗末。每服用水二大盏，加生姜三片，共煎一盏，去滓，却用饴糖一匙，入药汁内服之。每日食后各进三盏。

本方改为丸剂，名“保和丸”(《血证论》卷七)。

【功用】

1.《医学入门》：止嗽宁肺。

2.《血证论》：润肺清火。

【主治】

1.《修月鲁般经》引《劳证十药神书》：劳证久嗽，肺燥成痿者。

2.《仁术便览》：咳血、呕血、吐血。

【加减】血盛，加用蒲黄、茜根、藕节、大蓟、小蓟、茅根；痰盛，加用南星、半夏、橘红、茯苓、枳壳、枳实；热盛，加用大黄、山栀、黄连、黄柏、黄芩、连翘；风盛，加用防风、荆芥、旋复、甘菊、细辛、香附子；寒盛，加用人参、芍药、桂皮、麻黄、五味、腊片；喘盛，加用桑白皮、陈皮、大腹皮、苏子、卜子、葶苈子。

【方论】《血证论》：方用饴、胶、地、归、百合、百部、甘草、紫菀、花粉、款冬，大生津液以润肺；五味、天冬、知母以清肺火；犹恐外寒闭之，则火郁而不清，故佐以姜、苏、薄荷以疏解其郁；痰饮滞之，则火阻而不降，故用贝母、苡仁以导利其滞。郁解滞行，火清肺润，咳嗽愈而痿燥除。

咳血丹

【来源】《脉因证治》卷上。

【组成】青黛　瓜蒌仁　诃子　海石　杏仁　四物汤　姜汁　童便　栀

【用法】蜜调噙化。

【主治】咳血，团身热痰盛血虚。

益阴散

【来源】《脉因证治》卷上。

【组成】黄柏　黄连　黄芩（以蜜水浸，炙干）　白芍　人参　白术　干姜各三钱　甘草（炙）六钱　雨前茶一两二钱

【用法】香油釜炒红，为末。每服三四钱，红米饮下。

【主治】阳浮阴弱，咯血、衄血。

小蓟散

【来源】《普济方》卷一八八。

【组成】佛座须　小蓟各等分

【用法】上为细末。每服一钱，用稀粥饮下。

【主治】咯血、吐血。

天门冬丸

【来源】《普济方》卷一九〇。

【组成】天门冬（去心）　青黛（晒干）各四钱　生蒲黄　油发灰各一钱　川姜黄一钱

【用法】上为末，炼蜜为丸，如梧桐子大。每服五十丸，入松阳柿中，湿纸包，煨熟候冷，桑白皮煎汤，临卧嚼下。

柿能恋肺，咯血属肺，呕血属脾。

【主治】咯血。

血竭散

【来源】《普济方》卷一九〇。

【组成】人参　血竭　款冬花　鹅管石　甘草各等分

【用法】上为极细末。先取生姜汁，另以盏盛之，以芦管微微吹药末，入喉中，次吸生姜汁少许送下。

【主治】一切伤力咯血。

【宜忌】忌湿面、鱼腥、生冷之物。

绵灰散

【来源】《普济方》卷一九〇。

【组成】绵灰三钱　麝香少许　青黛三钱　蛤粉三钱

【用法】上为末。小蓟汤调服。如无小蓟，灯心汤调服。

【主治】劳伤肺经，咯血，吐血，诸方不愈。

人参佛耳散

【来源】《普济方》卷二三二。

【组成】人参　佛耳草　款冬花　寒水石　没药（另研）各二钱

【用法】上为细末，加大枣十四枚（去核），以没药末入于枣内。每服枣二枚，药末一钱，同枣相

合，细嚼，白沸汤或淡姜汤送下。
【主治】劳伤虚怯，咳嗽咯血，虚热喘急胁痛。

薏苡仁散

【来源】《医学正传》卷五引东垣方。
【组成】薏苡仁不拘多少
【用法】上为细末。以豮猪肺一个煮熟，蘸药食之。
【主治】肺损嗽血。

清咽太平丸

【来源】《万氏家抄方》卷二。
【组成】薄荷叶一两　川芎二两　桔梗三两　甘草二两　防风二两　柿霜二两　犀角二两（用人乳浸，焙干为末）
【用法】上为细末，炼蜜为丸，如樱桃大。含化，不拘时候。
【主治】

1.《万氏家抄方》：咽喉肿痛，流热涎。

2.《医方集解》：膈上有火，早间咯血，两颊常赤，咽喉不清。

【方论】《医方集解》：此手太阴药也。薄荷辛香升浮，消风散热；防风血药之使，泻肺搜肝；川芎血中气药，升清散瘀；柿霜生津润肺；犀角凉心清肝；甘草缓炎上之火势，桔梗载诸药而上浮，又甘桔相合，为清咽利膈之上剂也。

滋阴保肺汤

【来源】《证治准绳·类方》卷三引《医学统旨》。
【组成】黄柏（盐水炒）　知母各七分　麦门冬（去心）三钱　天门冬（去心）一钱二分　枇杷叶（去毛炙）一钱半　当归　芍药（煨）　生地黄　阿胶（蛤粉炒）各一钱　五味子十五粒　橘红　紫菀各七分　桑白皮一钱半　甘草五分
【用法】水煎服。
【主治】阴虚火动而嗽血者。

保肺丸

【来源】《活人心统》卷一。
【组成】知母（去毛）一两　黄芩一两　天门冬一两　五味子五分　紫菀七钱　贝母一两　真苏子（炒）二两　白茯苓一两　杏仁（炒，去皮尖）七分　桑白皮一两　生地黄五分　阿胶（炒）五分　人参三分　款冬花五分
【用法】上为末，炼蜜为丸，如梧桐子大。每服四十丸，白汤送下。
【主治】虚损劳嗽，咳血潮热。

归血凉荣汤

【来源】《活人心统》卷下。
【组成】丹皮　地黄　芍药（炒）　麦冬（去心）　蒲黄　甘草　黄芩（炒）　茅根
【用法】水二钟，煎七分服；滓再煎服。
【主治】吐血、衄血、咯血、郁血。

麦门冬汤

【来源】《内科摘要》卷下。
【组成】麦门冬（去心）　防风　白茯苓各二钱　人参一钱
【用法】水煎服。
【主治】火热乘肺，咳唾有血。

二门冬饮

【来源】《古今医统大全》卷四十二引《集成》。
【组成】天门冬（去心）　麦门冬（去心）各八分　紫菀　远志（去心）各五分　知母八分　地黄　泽泻　贝母各六分　黄柏八分　桔梗八分　牡蛎一钱　桂五分　百部八分
【用法】水钟半，煎七分，不拘时服。
【主治】

1.《古今医统大全》：肾虚咳血。

2.《医部全录》：肺伤，咯、嗽血。

当归芍药汤

【来源】《古今医统大全》卷四十二。
【组成】当归　芍药　白术各一钱　牡丹皮　桃仁　栀子（炒黑）各八分　甘草三分　青皮五分

【用法】以水一盏半，煎七分，空腹服。
【主治】咳血。

天一丸

【来源】《慎斋遗书》卷七。
【组成】黄柏　知母（俱童便炒）　生地　丹皮　杞子　五味子　牛膝　茯苓
《赤水玄珠全集》有麦门冬。
【用法】炼蜜为丸服。
《赤水玄珠全集》：为末，炼蜜为丸，如梧桐子大。空心白汤吞下八九十丸。
【主治】阴虚火动或痰积热壅而致痰嗽吐血。

百合固金汤

【来源】《慎斋遗书》卷七。
【组成】熟地　生地　归身各三钱　白芍　甘草各一钱　桔梗　玄参各八分　贝母　麦冬　百合各一钱半
《医宗金鉴》有天门冬。
【用法】《医宗金鉴》：水煎服。
本方改为丸剂，名“百合固金丸”（《医钞类编》卷七）、“固金丸”（《中成药处方配本》）。
【功用】
1.《医方集解》：助肾滋水，保肺安神，清热润燥，除痰养血，平肝清金。
2.《成方切用》：利咽降火，培元清本。
3.《成方便读》：利咽宣上。
4.《全国中药成药处方集》（沈阳方）：补肺清火，化痰镇咳。
【主治】
1.《慎斋遗书》：手太阴肺病，因悲哀伤肺，背心、前胸、肺募间热，咳嗽咽痛，咯血恶寒，手大拇指循白肉际间上肩臂至胸前如火烙。
2.《医方集解》：肺伤咽痛，喘嗽痰血。
3.《全国中药成药处方集》（杭州方）：阴虚肺伤，头眩耳鸣，午后潮热，口干溲赤。
【宜忌】《全国中药成药处方集》（济南方）：忌食生冷、辛辣、油腻等物。
【加减】如咳嗽，初一二服，加五味子二十粒。
【方论】
1.《医方集解》：此手太阴、足少阴药也。金不生水，火炎水干，故以二地助肾滋水退热为君；百合保肺安神；麦冬清热润燥；玄参助二地以生水；贝母散肺郁而除痰；归、芍养血兼以平肝；甘、桔清金，成攻上部。皆以甘寒培元清本，不欲以苦寒伤生发之气也。
2.《成方便读》：百合色白，其形象肺，故能独入金家，为保肺宁神，清金润燥之品。又肺肾为子母之脏，《医贯》所谓母藏子宫，子隐母胎，故水虚则金受火刑。地黄、玄参，壮水之主；麦冬、贝母，清肺之烦；白芍平肝以保肺；当归引血以归经；甘、桔本为成方，可以利咽喉而宣上部之结热也。
3.《医林纂要探源》：肺为相傅之官，治节所从出，而居近心位，畏火之逼。然使肺金肃清，而五脏平和，则不畏火之克，而治节自能从容，气有所主，以无游散拂逆之病。肺之化虚，则治无节，而不能主气，气逆脉乱，此宜酸以收之。然肺本多气而少血，易失之燥，而或人之肾水亏失，相火上炎，金虽生水，而不足以胜火，则肺劳。君火无畏，相火助之，合而上炎，则肺愈受伤，是因肾之虚而反致肺之虚，肺已劳于用也。此方惟百合、芍药为补肺主药，而君以熟地则补肾滋水，佐以生地以壮水而制相火，而当归、元参又引水以上行，引血以归肝，麦冬、贝母、生甘草则上下其间，以通金水相生之路，又以桔梗泻肺之余邪，而降其逆气。盖主于制火，使不至刑金，而后助金以下生肾水，则其意亦归于固金而已。
【验案】
1.肺癌《黑龙江中医药》（1982，4：25）：用本方加鱼腥草、半枝莲、白花蛇舌草，治疗中、晚期肺癌属阴虚内热型者38例。若兼感冒发热、咳嗽，则合麻杏石甘汤；痰血，加白茅根、藕节、白及、三七粉或云南白药；肾虚，加女贞子、旱莲草；肝风内动，加天麻、钩藤、石决明、全蝎、蜈蚣；胸痛，加丹参、赤芍、三棱、莪术；胸水，加葶苈子、大枣、龙葵；上腔静脉综合征，加商陆、车前子。治疗结果：22例获得症状改善、病灶稳定。
2.肺结核咯血《浙江中医杂志》（1986，1：

31）：黄某某，女，34岁。患结核病多年，形体羸瘦。近因寒温不调而发咳嗽，咯血，频频而吐，大便秘结，舌质红，苔薄黄，脉沉细数。经用庆大霉素，青、链霉素及安络血等治疗，病情未能控制。中医有作肺火不宁，痰热扰络治者，有作木火刑金，络伤血溢治者，俱无效果。改从肺肾阴虚，虚火上炎，以清金保肺，养阴滋肾法，予百合固金汤加味：百合、熟地、生地、玄参、麦冬、炒白芍各12g，川贝10g，当归6g，桔梗8g，甘草2g，生大黄5g。服三剂，咯血稍止，咳嗽未平，余症均有好转。续进二剂，咯血全止。

3.咳嗽　《陕西中医》（1993，9：413）：应用本方加减：百合15g，生地、熟地、元参、桔梗、麦冬各9g，川贝母、当归、白芍各6g，生甘草3g。食欲不振加红山楂、生谷芽、生麦芽；虚汗多者加黄芪、生龙牡；有痰者加陈皮、半夏；咳甚者加紫菀、忍冬花、炙百部；久咳少痰者加罂粟壳、诃子肉。水煎服，每日1剂。治疗咳嗽42例。结果：咳嗽消失，舌苔恢复正常者为痊愈，共29例；咳嗽减轻，舌苔较前好转为好转，共12例；咳嗽未变化，舌苔依然者为无效，共1例；总有效率为97.6%。

4.支气管扩张咯血　《湖北中医杂志》（1995，5：14）：用百合固金汤加减：生地、麦冬、百合、仙鹤草各15g，白芍、当归、元参各12g，白茅根30g，贝母、甘草各6g为基本方。咯血重者，加三七粉3g（冲服）；痰多者，加桑白皮、鱼腥草；气虚者，加党参、黄芪；盗汗者，加浮小麦、五味子；失眠心悸者，加远志、酸枣仁；发烧者，加银花；低热者，加柴胡、地骨皮。每日1剂，水煎，连服15～20剂，治疗期间停用其他药物。治疗支气管扩张咯血50例。结果：本组病人治疗后，经支气管碘油造影摄片及支气管镜复查者27例，支气管扩张情况均有好转，余23例因咯血停止，不愿做造影复查。此后，并对治疗后1年者27例、3年者11例、4年以上者12例，分别进行了随访。病人咯血均停止，咳嗽、痰量均明显减少，体重增加。

5.糖尿病　《云南中医杂志》（1995，4：22）：以本方加减：百合、杭白芍各15g，当归、蒲公英、贯众、甘草各10g，天花粉、枸杞各20g，水煎服，20天为1个疗程，治疗糖尿病46例，结果：1个疗程糖尿转阴者6例，2个疗程转阴者11例，3个疗程转阴者15例，4个疗程转阴者6例，无效8例，总有效率为83%。

6.干咳　《内蒙古中医药》（1996，2：4）：以本方加减：百合、生地、麦冬、熟地、贝母、生甘草、元参、桔梗、灯心、梨皮、五味子，5天为1个疗程，治疗小儿秋季干咳23例。结果：痊愈19例，其中1个疗程治愈5例，2个疗程治愈9例，3个疗程治愈5例；好转4例，治愈率为82.6%。

山栀地黄汤

【来源】《医学入门》卷七。

【组成】山栀一钱二分　生地　芍药　知母　贝母　瓜蒌仁各一钱　天花粉　牡丹皮　麦门冬各五分

方中天花粉、牡丹皮、麦门冬用量原缺，据《东医宝鉴·内景篇》补。

【用法】水煎服。

【主治】痰积热，先痰后血。

加减逍遥散

【来源】《医学入门》卷七。

【组成】牡丹皮　白术各一钱半　当归　芍药　桃仁　贝母各一钱　山栀　黄芩各八分　桔梗七分　青皮五分　甘草三分

【用法】水煎服。

【主治】痰中见血。

全生饮

【来源】《古今医鉴》卷七。

【组成】藕汁（磨墨）一寸　梨汁　茅根汁　韭汁　生地黄汁各一两　刺刺菜汁　萝卜汁　白蜜　竹沥　生姜汁　童便各半盏

【用法】上合一处，频频冷服。

【主治】吐血、衄血、嗽血、咯血、唾血。

抑心清肺丸

【来源】《古今医鉴》卷七。

【组成】黄连三两　赤茯苓三两　阿胶二两

【用法】上为极细末，水熬阿胶和丸，如梧桐子大。每服五六十丸，食后米饮送下。

【主治】虚劳，肺热咯血咳嗽，兼治血痢。

【方论】连、苓有降心火之功，阿胶具保肺金之力，则嗽除血止而病自愈矣。

清火永真膏

【来源】《古今医鉴》卷七。

【组成】生地黄四斤（捣汁）　天门冬六两　款冬花茸六两

【用法】以款冬、天冬水熬，取渣捣烂再熬，然后入地黄汁，煎炼成稠，入白蜜一斤再煎，再用五味子一两，另熬汁半钟入膏内，再煎至稠粘为度。每日用一二次。

【主治】阴虚咳嗽，火动咯血。

茅根汤

【来源】《片玉心书》卷五。

【组成】陈皮（去白）　半夏（炒）　茯苓　甘草　天冬（去心）　杏仁泥　片芩　栀子　贝母　知母　石膏　瓜蒌霜　生地　桔梗

【用法】水煎，取茅根自然汁和服。

【主治】咳久连声不已，口鼻出血者。

清金散

【来源】《片玉痘疹》卷十二。

【组成】茯苓　陈皮　甘草　知母　桑白皮　桔梗　杏仁　前胡　黄芩　栀子仁　地骨皮　枳壳　胆星　款冬花　马兜铃　青木香

【用法】水煎服。

【主治】痘疹收靥之后，余毒归肺，咳吐脓血者。

天麦二冬散

【来源】《保命歌括》卷八。

【组成】二冬　二母　桔梗　甘草　阿胶　生地黄　桑白皮（蜜）　真苏子（炒）各等分　黄连（炒）减半

【用法】每服五钱，水一盏，煎八分，入阿胶再煎一服。

【主治】咳血。

白及散

【来源】《赤水玄珠全集》卷九。

【组成】白及一两　藕节五钱

【用法】上为细末。每服一钱，白汤调下。

【主治】咯血。

宁嗽汤

【来源】《赤水玄珠全集》卷九。

【组成】五味子十五粒　茯苓一钱　桑白皮一钱二分　陈皮一钱　知母一钱　马兜铃一钱五分　川芎一钱　麦冬一钱二分　粉草五分

【用法】水煎服。

【主治】咳血。

茜根汤

【来源】《赤水玄珠全集》卷九。

【组成】四物汤加童便浸香附一钱五分　茜草根二钱半（忌铁）

【用法】水煎服。

【主治】吐血、咯血、呕血。

恩袍散

【来源】《赤水玄珠全集》卷九。

【组成】生蒲黄　干荷叶　茅根各等分

【用法】上为末。每服三钱，浓煎桑白皮汤，食后温服。

【主治】咯血、吐血、唾血及烦躁咳嗽。

鹿黄丸

【来源】《赤水玄珠全集》卷九。

【别名】鹿茸丸（《不居集》上集卷十五）。

【组成】枇杷叶　款冬花　北紫菀　杏仁（去皮尖）　木通　鹿茸（炙）　桑白皮各一两　大黄

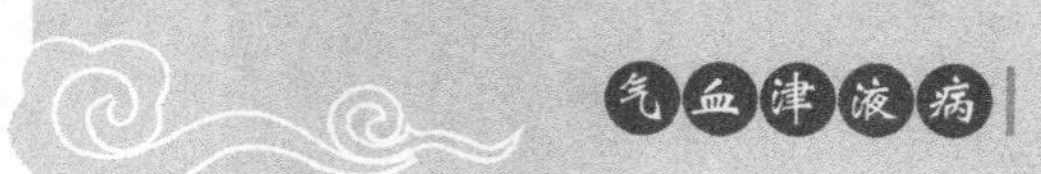

五钱

【用法】上为末，炼蜜为丸，临睡含化。

【主治】酒色过度，饥饱失时，吐血，咳血，痰血等。

【方论】原书云本方引自“丹溪”，查《丹溪心法》卷二有治嗽血方：红花、杏仁（去皮尖）、枇杷叶（去毛）、紫草茸、鹿茸（炙）、木通、桑白皮、大黄。与本方类似。

款花补肺汤

【来源】《赤水玄珠全集》卷九。

【组成】人参　麦门冬各一钱二分　五味子十五粒　款冬花　紫菀　桑白皮（炒）各一钱　当归一钱五分　芍药　知母　贝母　茯苓　橘红各八分　甘草五分

【用法】水煎服。

【主治】咳血。

百部膏

【来源】《医学六要·治法汇》卷一。

【组成】百部

【用法】煎膏服。

【主治】咳血、咯血，肺家有热，稍实者。

【方论】《医钞类编》:《证治准绳》云，甘苦泄热，微温润肺，止久嗽。李时珍曰：百部亦天冬之类。天冬寒，热嗽宜之，百部温，寒嗽宜之。

活血化痰汤

【来源】《仁术便览》卷三。

【组成】白术（炒）　当归（酒制）　白芍（炒）各五钱　牡丹皮一钱二分　贝母　麦冬　枸杞子各一钱　黄芩（炒）八分　甘草（炒）二分　青皮四分　桃仁（炒，去皮尖）　山栀（炒黑）　桔梗各一钱

【用法】水煎服。

【功用】活血化痰。

【主治】痰中见血。

天王补心丹

【来源】《万病回春》卷四。

【组成】人参五钱　五味子　当归（酒洗）　天门冬（去心）　麦门冬（去心）　柏子仁　酸枣仁（炒）　玄参　白茯神（去皮）　丹参　桔梗（去芦）　远志（去心）各五钱　黄连（去毛，酒炒）二两　生地黄（酒洗）四两　石菖蒲一两

【用法】上为细末，炼蜜为丸，如梧桐子大，朱砂为衣。每服三十丸，临卧时灯心、竹叶煎汤送下。

【功用】宁心安神，益血固精，壮力强志，令人不忘，除怔忡，定惊悸，清三焦，化痰涎，祛烦热，疗咽干，养育精神。

【主治】

1.《万病回春》：健忘。

2.《症因脉治》：内伤嗽血。

清肺汤

【来源】《万病回春》卷四。

【组成】茯苓（去皮）　陈皮　当归　生地黄　芍药　天门冬（去心）　麦门冬（去心）　黄芩　山栀　紫菀　阿胶（蛤粉炒）　桑白皮各等分　甘草减半　乌梅一个

【用法】上锉一剂。加大枣二枚，水煎，温服。

【主治】肺有积热，先吐痰而后见血者。

【加减】喘急，加苏子，去天门冬。

清咯汤

【来源】《万病回春》卷四。

【组成】陈皮　半夏（姜制）　茯苓（去皮）　知母　贝母（去心）　生地各一钱　桔梗　栀子（炒黑）各七分　杏仁（去皮）　阿胶各五分　桑皮二钱半　甘草五分　柳桂二分

【用法】上锉一剂。加生姜三片，水煎，温服。

【主治】咯血。

清咳汤

【来源】《万病回春》卷四。

【组成】当归　白芍　桃仁（去皮）　贝母各一

钱 白术（去芦） 牡丹皮 黄芩 栀子（炒黑）各八分 青皮（去瓤） 桔梗各五分 甘草三分

【用法】上锉一剂。水煎，温服。

【主治】咳血。

【加减】潮热，加柴胡、赤茯苓。

清火滋阴汤

【来源】《万病回春》卷四。

【组成】天门冬（去心） 麦门冬（去心） 生地黄 牡丹皮 赤芍 栀子仁 黄连（去毛） 山药 泽泻 山茱萸（酒蒸，去核） 赤茯苓（去皮） 甘草

【用法】上锉。水煎，入童便同服。

【主治】

1.《万病回春》：吐血、咳血、嗽血、唾血、呕血。

2.《寿世保元》：阴虚，先吐血而后见痰者。

白及枇杷丸

【来源】《证治准绳·类方》卷三引戴氏方。

【组成】白及一两 枇杷叶（去毛，蜜炙） 藕节各五钱

【用法】上为细末，另以阿胶五钱锉如豆大，蛤粉（炒成珠）、生地黄自然汁调之，火上炖化，入前药为丸，如龙眼大。每服一丸，噙化。

【主治】咯血。

白及莲须散

【来源】《证治准绳·类方》卷三引戴氏方。

【组成】白及一两 莲花须（金色者佳） 侧柏叶 沙参各五钱

【用法】上为极细末。入藕节汁、地黄汁，磨京墨令黑，调药二钱，如稀糊啜服。

【主治】咯血。

补阴丸

【来源】《证治准绳·类方》卷四引丹溪方。

【组成】败龟版（酒炙） 黄柏（酒炒） 知母 侧柏叶 枸杞子 五味子 杜仲（姜汁炒去丝） 砂仁各等分 甘草减半

【用法】上为末，猪脊髓加地黄膏为丸服。

【功用】《杂病源流犀烛》：滋阴降火。

【主治】

1.《证治准绳·类方》引丹溪方：腰痛。

2.《杂病源流犀烛》：咳血。阴虚、火动，痰不下降，先见红而后痰嗽者。

野仙独圣散

【来源】《证治准绳·幼科》卷四。

【组成】扁柏 玄参 地榆 血见愁 生地黄 木通 芍药 当归身 甘草 干姜

【功用】清心。

【主治】小儿未痘之前，身热自汗，口中咯血或鼻衄或溺血，不数日而痘随形焉，谓之藕池踏水，心官失守，致血妄行。

滋血润喉汤

【来源】《杏苑生春》卷五。

【组成】天门冬 生地黄各一钱 麦门冬 当归各八分 知母八分 青黛五分 山栀仁（炒） 牛膝各五分 片黄芩七分 贝母六分 桔梗六分

【用法】上锉。入生姜汁同童便，水煎，食远温服。

【主治】咯血。津乏血干，血在咽下，咯不出，甚咯则有之；及喉间血腥气。

【加减】气喘，加杏仁六分。

清肺饮

【来源】《宋氏女科秘书》。

【组成】当归 川芎 黄芩 贝母（去心） 知母（蜜水炒） 阿胶（炒成珠） 生地 蒲黄（炒） 陈皮各一钱 白芍药（酒炒） 天门冬（去心） 前胡各一钱 藕节（小片） 炙甘草三分

【用法】食前徐徐温服。先服此方，后服逍遥散。

【功用】清热止血。

【主治】妇人虚劳热发，咳嗽吐血。

羚羊清肺汤

【来源】《外科正宗》卷四。

【别名】羚羊清肺散(《外科大成》卷三)。

【组成】羚羊角(镑) 黄连 银柴胡 玄参 石膏 川芎 当归身 白芍 生地 蒲黄 地骨皮 山栀各一钱 芦荟 甘草各五分 藕节三个 白茅根四两(捣汁,用水一碗,和绞去滓)

【用法】上用茅根汁一大碗,煎至七分,入童便一杯,食后服。

【主治】鼻中无故出血不止,及寻常吐血、咳血者。

和肺饮子

【来源】《红炉点雪》卷二。

【组成】阿胶(炒珠)一钱 人参五分 麦门冬(去心)一钱 山药一钱 贝母八分 白茯苓一钱 百合一钱 杏仁(去皮尖)八分 甘草(炙)八分

【用法】上作一剂。入黄蜡一块,水煎,食后服。

【主治】咯血后咳嗽多痰。

【方论】咯血后肺气已伤,用阿胶敛窍以益肺;去血过多,用人参补阳以生阴;脾不统血,故用山药益脾以补肾;嗽而多痰,故用贝母清肺以消痰;茯苓所以渗湿,治痰之本;杏仁所以润燥,散肺之邪;而甘草所以泻火益脾以和中也。

清阳降火汤

【来源】《红炉点雪》卷二。

【组成】山栀仁八分(童便炒) 知母一钱(乳蒸) 黄柏八分(盐水蒸) 青皮(去瓤)八分 橘红五分 丹参九分 麦门冬(去心)四分 沙参一钱(童便炒) 茜根九分 姜一片 茅根一撮

【用法】水煎,空心服。

【主治】男妇咳血,子午二潮,脉沉数。

滋阴降火汤

【来源】《红炉点雪》卷二。

【组成】知母(乳蒸)一钱 黄柏(童便蒸)九分 甘草三分 黄芩(酒蒸)四分 麦门冬(去心)四分 龙胆草(童便蒸)四分 白马骨头(酥油三分炙)一钱四分 黑玄参四分 丹参一钱 姜一片 茅根一撮

【用法】水煎,兑童便,空心服。

【主治】痰中带血,五心潮热,午后阴虚火动,脉浮而数。

加减一阴煎

【来源】《景岳全书》卷五十一。

【组成】生地 芍药 麦冬各二钱 熟地三五钱 炙甘草五七分 知母 地骨皮各一钱

【用法】水二钟,煎服。

【功用】《中医妇科治疗学》:养阴清热。

【主治】

1.《景岳全书》:上消,水亏于下,火炎于上,有不得不清者;肾水真阴虚损,脉证多阳,虚火发热,及阴虚动血,或疟疾、伤寒屡散之后,取汗既多,伤阴水亏而脉虚气弱,烦渴不止,潮热不退,火之甚者。

2.《证治宝鉴》:虚劳,阴虚而兼微火者。

3.《竹林女科》:肝经怒火上冲,产后乳胀而溢;产后阴虚火盛而大热。

4.《类证治裁》:水亏火盛,烦躁热渴而为怔忡、惊悸者。

5.《医门八法》:阴虚血亏,虚火易动,头痛,遇热痛甚,烦热内热;耳聋。

3.《中医妇科治疗学》:阴虚血热,月经后期,经量正常色紫红,腹不胀痛,时作潮热,口干燥,手足心发热,脉虚数。

【加减】躁烦热甚便结者,加石膏二三钱;小水热涩者,加栀子一二钱;火浮于上者,加泽泻一二钱,或黄芩一钱;血燥血少者,加当归一二钱。

加味四物汤

【来源】《济阳纲目》卷二十八。

【组成】当归 川芎 白芍药 熟地黄 知母 黄柏 人参 麦门冬 五味子 桑白皮 地骨皮

【用法】上锉。水煎服。

【主治】咳嗽吐红。
【方论】或云不宜用人参。

金沸草散

【来源】《济阳纲目》卷六十一。
【组成】旋覆花二钱　前胡　赤芍药（煨）　山栀　桑白皮（炒）　荆芥穗　黄芩　橘红各一钱　甘草五分　阿胶
方中阿胶用量原缺。
【用法】上锉散。水煎，食远服。
【主治】热嗽有血。
【加减】痰盛；加瓜蒌、贝母。

紫光散

【来源】《济阳纲目》卷六十一。
【组成】紫菀　知母　熟地（砂仁炒）　远志（去心）　麦门冬（去心）　天门冬（去心）
【用法】上锉。水煎服。
【主治】咯血、吐血出于胃者。

必胜饮

【来源】《丹台玉案》卷四。
【组成】生地　当归各三钱　川芎一钱　蒲黄（炒黑）二钱　小蓟（取汁）半酒杯
【用法】加乌梅五个，空心服。
【主治】男子妇人，血妄流溢，或吐或咳、衄血。

保肺饮

【来源】《丹台玉案》卷四。
【组成】知母　天门冬　五味子　川贝母　杏仁各一钱　天花粉　麦门冬　紫菀茸　款冬花　百合　桔梗　苏子　阿胶各八分
【用法】水煎，温服。
【主治】久患咳嗽，肺金衰弱，上气喘急，口干喉哑，痰中带血丝，或咳出鲜血，或痰如灰色，肺将成痿者。

归芍天地煎

【来源】《症因脉治》卷二。
【组成】天门冬　生地　当归　白芍药　丹皮　山栀
【用法】玄武胶收厚膏服。
【主治】房劳竭精，肾火刑金，而致内伤嗽血。

加味戊己汤

【来源】《症因脉治》卷二。
【组成】白芍　甘草　黄柏　知母
【主治】脾阴不足，土中之火刑金，而致内伤嗽血。

加味补肝散

【来源】《症因脉治》卷二。
【组成】当归　生地　白芍　川芎　广皮　甘草　柴胡　山栀　黄芩
【主治】肝血虚，火旺，内伤嗽血。

导赤各半汤

【来源】《症因脉治》卷二。
【组成】生地　木通　甘草　川黄连　麦门冬　犀角
【主治】心火妄动，上刑肺金而致嗽血。

泻白散

【来源】《症因脉治》卷二。
【组成】桑皮　地骨皮　甘草　荆芥穗　防风　柴胡　葛根
【主治】外感嗽血，表邪外束，身发寒热，咳嗽带血者。

泻白散

【来源】《症因脉治》卷二。
【组成】桑白皮　地骨皮　甘草　干葛　石膏
【主治】外感嗽血，热邪伏内者。

阿胶饮

【来源】《观聚方要补》卷五引《医经会解》。
【组成】桑白皮　麦门冬　黄柏　知母　生地黄　阿胶　归尾
【用法】水煎服。
【主治】肺咳唾血。
【加减】有痰加贝母。

胶菀清金汤

【来源】《理虚元鉴》。
【组成】紫菀　犀角　桔梗　生地　白芍　丹皮　麦冬　玄参　川贝　茯苓　阿胶　甘草
【主治】咳嗽痰中带血。

胶菀犀角汤

【来源】《理虚元鉴》。
【组成】紫菀　犀角　地骨皮　百部　白芍　丹皮　麦冬　玄参　川贝　茯苓　阿胶　甘草
【主治】劳嗽吐血。

噙化丸

【来源】《医林绳墨大全》卷二。
【组成】香附（童便浸）　北杏仁（童便浸，去皮尖，炒）　山栀仁（炒）　青黛　海粉　瓜蒌仁　诃子肉　马兜铃
【用法】上为细末，入白硼砂少许，和炼蜜姜汁少许为丸。每次噙化一丸，白汤送下。
【主治】咳嗽咯血。

独圣散

【来源】《医方集解》。
【组成】白及
【用法】上为末。每服二钱，临卧糯米汤调下。
【主治】多年咳嗽，肺痿，咯血红痰。
【方论】此手太阴药也。人之五脏，惟肺叶坏烂者可以复生。白及苦辛收涩，得秋金之令，能补肺止血，故治肺损红痰，又能蚀败疽死肌，为去腐生新之圣药。

化丝汤

【来源】《辨证录》卷三。
【组成】熟地一两　麦冬五钱　贝母一钱　玄参五钱　茯苓三钱　苏子一钱　地骨皮三钱　沙参三钱　荆芥（炒黑）一钱
【用法】水煎服。
【主治】肾中之火上冲咽喉，心火相刑肺金，痰中吐血如血丝，日间则少，夜间则多，咳嗽不已，多不能眠。
【方论】

1.《辨证录》：此方肺、肾、心三经并治，加之去痰退火之剂，消弭于无形，故能成功之速。倘不用补剂，而唯事于去痰退火，吾恐痰愈多而血愈结也。

2.《辨证奇闻评注》：久咳痰红，由肾水不足，虚火上炎。方用大剂熟地滋水，麦冬、地骨皮养阴清火，苏子、贝母化痰，荆芥止血，标本兼治，咳血自止。

生熟二地汤

【来源】《辨证录》卷三。
【组成】生地　熟地各二两
【用法】水煎服。
【主治】咯血。血不骤出，必先咳嗽不已，觉喉下气不能止，必咯出其血而后快。此为肾气之逆。

麦冬熟地汤

【来源】《辨证录》卷三。
【组成】熟地二两　麦冬一两
【用法】水煎服。
【主治】劳伤虚损肾水而嗽血者。

益阴地黄丸

【来源】《辨证录》卷三。
【组成】熟地一斤　山药八两　麦冬十两　北五味三两　山茱萸八两　丹皮六两　茯苓六两　地骨皮十两　泽泻四两
【用法】炼蜜为丸服。服本方一年，永不再发。
【功用】补肾水，退肾火。

【主治】肾水不足，虚火冲入咽喉，痰中吐血如丝，服化丝汤血止后，善后调理。

救凋汤

【来源】《辨证录》卷三。

【组成】麦冬二两　熟地二两　地骨皮一两　丹皮一两　白芥子三钱

【用法】水煎服。

【主治】嗽血。

【方论】麦冬与熟地同用，乃肺肾两治之法也；加入地骨皮、丹皮者，实有微义，盖嗽血必损其阴，阴虚则火旺。然此火旺者，仍是相火，而非阳火也，用地骨皮、丹皮以解骨髓中之内热，则肾中无煎熬之苦，自然不索于肺金，而肺中滋润，自然清肃之气下济于肾内，子母相安，则肾水渐濡，可以养肝木，可以制心火，外侮不侵，家庭乐豫，何至有损耗之失哉。至于白芥子，不过消膜膈之痰，无他深意。以阴虚咳嗽者，吐必有痰，故取其不耗真阴之气也。

阿胶地黄丸

【来源】《冯氏锦囊·杂症》卷十一。

【组成】熟地膏（用熟地一斤，将八两煮汁，去滓，入八两汁内，煮烂成膏）　牡丹皮三两（焙）　山茱萸四两（去核，酒拌蒸，晒干，炒）　白茯苓三两（人乳拌透，晒干，焙）　怀山药四两（炒黄）　泽泻二两（淡盐水拌炒）　麦门冬（去心）四两（炒）　真阿胶三两（切块，蛤粉拌炒成珠）

【用法】上为末，用熟地膏入药，炼蜜为丸。每服四钱，空心白汤或淡盐汤送下。

【主治】金水两脏受伤，咳嗽吐血。

四味鹿茸丸

【来源】《张氏医通》卷十三。

【组成】鹿茸（酥炙，另捣成泥）　五味子　当归身各一两　熟地黄二两

【用法】上为细末，酒和为丸，如梧桐子大。每服四五十丸，空腹温酒送下。

【主治】肝肾督脉皆虚，咳嗽吐血，脉虚无力，上热下寒。

紫菀茸汤

【来源】《张氏医通》卷十三。

【别名】改定紫菀茸汤（《中国医学大辞典》）。

【组成】紫菀茸三钱　薇衔　白术（于潜者良，生用）　泽泻各一钱　牡丹皮　麦门冬（去心）各一钱半　犀角八分　甘草（炙）三分（生）二分　藕汁半杯

【用法】水煎，食远服。

【功用】《医略六书》：理中清营。

【主治】伤酒凑肺，发咳，痰中见血。

【加减】瘦人阴虚多火，忌用燥药，去白术，易白芍药一钱；兼伤肉食，胸膈膨胀，去犀角、芍药，加炮黑山楂肉三钱，炒枳实一钱。

【方论】《医略六书》：湿热凑肺，营阴暗伤，故痰中见血，发咳不止，谓之伤酒。紫菀开泄肺气以清痰血，泽泻通利膀胱以降浊阴，薇衔去营中湿热，生术利胃中湿热，犀角清心胃之热，麦冬润心肺之阴，牡丹皮凉血解热，生甘草缓中泻火，水煎冲池藕汁凉血化瘀以清痰中之血也，使湿热顿去，则肺气清肃而发咳无不除，瘀血无不化矣。此理中清营之剂，为湿热伤肺痰血之专方。

五汁膏

【来源】《嵩崖尊生全书》卷七。

【组成】天冬　麦冬　生地各二钱　贝母　丹皮各一钱　茯苓八分　阿胶一钱　薄荷二钱　犀角　羚羊各五分　犁汁　藕汁　莱菔汁　人乳各二钟　甘蔗汁一钟

《鸡鸣录》：所用取汁之物，或非全有之日，则竹沥、芦根汁之类，易一二味可也。

【用法】用水八钟，煎至三钟，去滓，入五汁再熬，以入水不散为度，又入蜜二两，重汤炖半日用。

【主治】虚劳嗽血痰喘。

扁豆散

【来源】《嵩崖尊生全书》卷八。

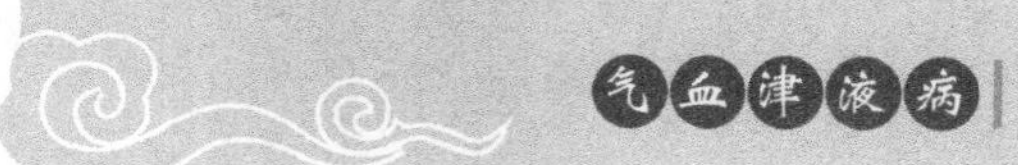

【组成】扁豆　生姜各一钱　枇杷叶　人参　白术各五分　白茅根七分半　槟榔二分　贝母六分

【用法】生地汁、藕节汁、好墨汁调服。

【主治】咯血初得，不嗽而咯出血。

地黄汤

【来源】《嵩崖尊生全书》卷十四。

【别名】凉血地黄汤（《胎产心法》卷上）。

【组成】生地三钱　紫菀　知母　白术各一钱　陈皮四分　麦冬二钱　当归二钱　天冬一钱　甘草四分　黄芩一钱半　犀角八分

【用法】水煎服。

【主治】妊娠咳血。

【加减】喘，加瓜蒌仁一钱。

五汁猪肺丸

【来源】《重订通俗伤寒论》。

【组成】雄猪肺一具（去筋膜）　藕汁　蔗汁　梨汁　茅根汁　百合汁各一碗

【用法】以上诸汁代水，将猪肺入白砂罐内煮烂，滤去滓，再将肺之浓汁煎成如膏，量加白莲粉、米仁粉、粳米粉、川贝末、人乳，共捣为丸。每服二三钱。宜早服吴氏宁嗽丸，后服此丸。

【功用】清金保肺，止嗽宁血。

【主治】外感咳血，久咳不止，痰中兼有血丝血珠。

玉露饮

【来源】《重订通俗伤寒论》。

【组成】大白萝卜一个

【用法】切下蒂，挖空，入白糖填满，仍盖定，以线扎紧；取鲜稻上露三碗，煮极烂，以纱笼罩，露一宿，炖温，空腹服。

【主治】邪热伤肺胃营分而吐血者，并治烟酒过度，致咳血失血久不愈。

立止咳血膏

【来源】《重订通俗伤寒论》。

【组成】剪草一斤　地锦二斤　野百合　黑木耳　白及　没石子各一两　鲜藕节二两　鲜枇杷叶（去毛筋，净）　鲜刮淡竹茹　鲜茭白根各八两

【用法】先煎，去滓滤净，加净白蜜一斤、奎冰糖八两，煎浓成膏。寻常咳血妄行，每服一小匙，日二夜一，空心服。如久病损肺咳血，五更服此，上下午服琼玉膏。

【功用】降气泻火，补络填窍。

【主治】咳血妄行，或久病损肺咳血。

菀贝茅根酒

【来源】《重订通俗伤寒论》。

【组成】紫菀五钱　川贝四钱　鲜茅根一两　生桑皮　生苡仁　赤苓各三钱　青子芩　竹沥　半夏各一钱半

【功用】清肃中上气机。

【主治】肥甘过度，肺胃湿热蕴隆，蒸痰动血，及烟酒不节，戕伤清气，咳呕频并，痰血时出，或便血、溲血者。

当归大黄汤

【来源】《伤寒大白》卷二。

【组成】当归　大黄　生地　甘草

【主治】燥火下血，及吐血、嗽血，大便干结。

清金丸

【来源】《顾松园医镜》卷十一。

【组成】桑皮　骨皮　甘草　麦冬　鲜百合一二两　款冬花　贝母　米仁　枇杷叶

方中除鲜百合外，余药用量原缺。

【功用】清金润燥，降气消痰。

【主治】阴虚咳嗽，或多痰，或干咳，或痰红，或纯红。

【加减】有血，加茅根、藕汁、童便。

清金散

【来源】《何氏虚劳心传》。

【组成】麦冬三四钱　天冬二钱　白花百合一两（有血倍用）　桑皮（蜜炙）二钱（咳甚倍

用）骨皮二钱（内热甚加一钱）薄荷一钱 花粉二钱 茯苓二钱 贝母二钱（痰多痰红倍用）枇杷叶（蜜炙）三大片（咳甚加）米仁五钱（食少有血倍用）

【用法】上加人乳、牛乳各一杯，煎成，加炼蜜或饴糖数匙，薄荷、贝母（研细）亦和匀其内，频频温服。

【功用】润燥、清金、降气、消痰。

【主治】阴虚咳嗽，或多痰，或干咳，或痰血红，或纯血。

【加减】酒客病，加甘蔗汁半杯；有血，加生地三、四、五钱，茅根四两，藕汁、童便各一杯。若热甚痰多，大便燥结者，加梨汁半杯，炖滚服。

保命散

【来源】《不居集》上集卷十四。

【组成】白术二钱 贝母一钱五分 桔梗 青皮 栀子 甘草各七分 当归一钱二分 白芍八分 丹皮 黄芩各一钱 桃仁七分

【用法】水煎，温服。

【主治】咯痰带血。

保命人参散

【来源】《不居集》上集卷十四。

【组成】人参 白术各三钱 茯苓一钱 炙甘草五分 橘红八分 枳壳 桔梗 半夏 五味子 桑皮各七分 黄芩一钱

【主治】咯痰带血而出。

官青方

【来源】《不居集》上集卷十五。

【组成】苏梗一钱 杏仁 苏子 郁金各三钱 前胡二钱 薄荷 栀子 连翘各一钱 半夏二钱 海石一钱 瓜蒌三钱

【主治】咳嗽吐血不止，痰黄气结。

清健方

【来源】《不居集》下集卷一。

【组成】桔梗三钱 杏仁三钱 苏子三钱 郁金三钱 前胡二钱 薄荷一钱 栀子一钱 海石一钱 半夏一钱 瓜蒌霜三钱

【主治】风劳咳嗽，失血痰黄，气结者。

丹参滑石汤

【来源】《不居集》下集卷十一。

【组成】丹参 滑石 白芍 桃仁 贝母 紫菀 丹皮 当归 甘草

【主治】胃中痰火，下焦阴火，咳嗽吐红。

瓜贝去瘀汤

【来源】《不居集》下集卷十一。

【组成】瓜蒌 贝母 当归 紫菀 栀子 丹皮 青皮 穿山甲 前胡 甘草

【主治】咳嗽吐红痰，夹瘀血。

救肺饮

【来源】《不居集》下集卷十。

【组成】人参七分 胡麻仁一钱（研）真阿胶八分 桑叶三钱 麦冬一钱二分 杏仁七分 枇杷叶 甘草各一钱 石膏一钱五分 加郁金末

【主治】失血劳伤。

【加减】痰多，加贝母、瓜蒌仁；血枯，加生地；热甚，加犀角、羚羊。

加味救肺饮

【来源】《医宗金鉴》卷四十。

【组成】当归 白芍 麦冬 五味子 人参 黄耆 炙草 百合 款冬花 紫苑 马兜铃

【主治】金被火刑，肺损嗽血。

加味救肺饮加郁金汤

【来源】《医宗金鉴》卷四十。

【组成】加味救肺饮加郁金末。

【主治】劳伤吐血、嗽血。

泻肺丸

【来源】《医宗金鉴》卷四十。

【组成】栝楼仁　半夏　浙贝母　郁金　苦葶苈子　杏仁　黄连　黄芩　大黄

《血证论》有甘草一钱。

【主治】嗽血痰壅气逆，痰黄积热，形气实者。

【加减】形气虚，或大便溏泻者，则减去大黄不用。

人参冬花膏

【来源】《幼幼集成》卷三。

【组成】人参　天门冬　麦门冬　款冬花　川贝母　桑白皮　金井胶　片枯芩　白当归各一钱　北五味　炙甘草各五分

【用法】上为细末，炼蜜为丸，如龙眼核大。每服一丸，灯心汤送下。

【主治】气逆咳血，痰中带血。

太平膏

【来源】《活人方》卷二。

【组成】紫菀茸四两　款冬花三两　杏仁霜三两　知母二两　川贝母二两　茜根二两　薄荷末二两　百药煎一两　粉草一两　海粉一两（飞净）　诃子肉五钱　嫩儿茶五钱

【用法】上为极细末，炼白蜜搅和。不拘时噙化。

【主治】男妇壮火炎上，消烁肺金，气失清化，致干咳烦嗽，痰红，咯血、呕血、吐血，咽痛喉哑，喉癣、喉痹，梅核、肺痿者。

【方论】此药散结热以止痛，生津液以润枯燥，顺气清痰以治咳嗽，便于噙化而无伐胃伤脾之患。

米猪肚

【来源】《仙拈集》卷二。

【组成】肥猪肚一具

【用法】入江米一茶钟，线缝严密。煮极烂吃，连汤饮。

【主治】虚劳吐血；诸汗。

清咳汤

【来源】《仙拈集》卷二。

【组成】款冬花　百合　百部（蒸，焙）各等分

【用法】上为末，炼蜜为丸，如龙眼大。每卧时嚼一丸，生姜汤送下。

本方方名，据剂型当作“清咳丸”。

【主治】痰内有血。

加减四物汤

【来源】《医部全录》卷二七四。

【组成】生地　当归　白芍　山栀　牡丹皮　贝母　知母　黄柏　陈皮　白术　甘草　元参　麦门冬各等分

【用法】水煎服。

【主治】一切失血。

【加减】如身热，加地骨皮、子芩；呕吐血，加知母、石膏，以泻胃火；衄咳血，加茅根、黄芩，以泻肺火；唾咯血，加栀、柏及肉桂少许，以泻肾火；吐衄不止，加炒黑干姜、柏叶、茜根、大小蓟；便血不止，加槐花、地榆、百草霜；溺血不止，倍山栀，加车前子、小蓟、黄连，俱炒焦；诸失血久，加升麻、阿胶、人参，入童便、姜汁、韭汁。

枇杷叶粥

【来源】《药粥疗法》引《老老恒言》。

【组成】枇杷叶 10 ～ 15 克（鲜者 30 ～ 60 克）　粳米 30 ～ 60 克　冰糖少许

【用法】先将枇杷叶用布包入煎，取浓汁后去滓，或将新鲜枇杷叶刷尽背面的绒毛，切细后，煎汁去滓，入粳米煮粥，粥成后入冰糖少许，煮成稀薄粥，不宜稠厚，每日分二次服，以 3 ～ 5 天为 1 个疗程。

【功用】清肺化痰，止咳降气。

【主治】肺热咳嗽，咳吐黄色脓性痰，或咳血、衄血，以及胃热呕吐、呃逆。

【宜忌】对感受寒凉引起的咳嗽、呕吐病人，不宜选用。

人中黄散

【来源】《杂病源流犀烛》卷十七。
【组成】人中黄
【用法】上为末。每服四钱或三钱，用茜根汁、姜汁、竹沥和匀服之。
【主治】吐痰夹血，心烦骨蒸者。

摄真汤

【来源】《杂病源流犀烛》卷十八。
【组成】鱼鳔　生龙骨　桑螵蛸　芡实　茯苓　五味子　秋石
【用法】前六味水煎，秋石冲服。
【主治】屡因嗔怒，肝阳升而上播，气冲心热，呛咳失血，坠则遗精，暮热晨汗，脉象虚数，为阴阳枢纽失固者。

桑桔杏仁煎

【来源】《医级》卷七。
【组成】桑皮　桔梗　杏仁　甘草　栀子
【主治】肺经感邪，郁热化火，或木火刑金，痰中见血。

十灰散

【来源】《医级》卷八。
【组成】藕节　败棕　男发　百草霜　蒲黄　荆芥　侧柏　姜灰　苎麻　茅草根各等分
【用法】各炒炭研匀。每服二钱，加大枣五个，煎汤下。
【主治】血病日久，微甚不休，一切吐血、咳血、咯血及溲血、便血、妇人崩淋不止者。

清络饮加杏仁薏仁滑石汤

【来源】《温病条辨》卷一。
【组成】清络饮　杏仁二钱　滑石末二钱　薏仁三钱
【主治】暑瘵。寒热咯血，舌苔白，不渴。
【方论】寒热，热伤于表也；舌白不渴，湿伤于里也；皆在气分，而又吐血，是表里气血俱病。此证纯清则碍虚，纯补则碍邪。故以清络饮清血络中之热，加杏仁利气，薏仁、滑石利在里之湿，冀邪退气宁而血可止也。

三奇丸

【来源】《续名家方选》。
【组成】黄芩　黄连各三钱　犀角　滑石　地黄　青黛各一钱
【用法】上糊为丸，如梧桐子大。每服三十丸，一日三四次，白汤送下。
【功用】《古今名方》：清热凉血止血。
【主治】咯血、吐血、下血。

清肺汤

【来源】《采艾编翼》卷二。
【组成】桑白皮　雪梨皮　陈米　白茯　陈皮　当归　生地　白芍　黄芩　天冬　栀子　紫菀　阿胶各等分　甘草减半　乌梅一个　大枣二枚
【用法】水煎服。
【主治】内伤积热，咳嗽，先见痰后见血。

雪梨膏

【来源】《医学从众录》卷一。
【组成】雪梨六十只（取汁二十匙）　生地　茅根　藕各取汁十杯　萝卜　麦冬各取汁五杯。
【用法】水煎，入炼蜜一斤，饴糖八两，姜汁半杯，再熬如稀糊则成膏矣。每日用一二匙，含咽。
【主治】咯血、吐血，痨嗽久不止。

人参冬梨方

【来源】《医学从众录》卷二。
【组成】人参　天冬　麦冬各一钱五分　茯苓五分　杏仁二个（去皮尖）　红枣二个（去核）　莲子六个（去皮心）　人乳三匙　白蜜三匙　大甜梨一个（铜刀挖去心）
【用法】将前药制碎，纳梨内，仍以梨盖盖之，用绵纸封固，饭上蒸熟。日间吃其药，临卧吃此梨。

【主治】痰火骨蒸，吐血不止。

十灰汤

【来源】《医钞类编》卷七。

【组成】大蓟　小蓟　荷叶　侧柏叶　乱发　茅根　茜根　山栀仁　大黄　蒲黄　老丝瓜

【用法】各烧存性，研细，碗盖于地一宿。藕汁调服。

【主治】一切血症。

补肺汤

【来源】《医钞类编》卷七。

【组成】阿胶　白及　苡仁　生地　甘草　桔梗　橘红　川贝母

【用法】炼蜜为丸。噙化。

【主治】咳血伤肺。

保金丸

【来源】《医钞类编》卷七。

【组成】阿胶　生地　甘草　麦冬　贝母　白及　青黛　百合

【用法】炼蜜为丸服。

【主治】肺为虚火所逼，咳血，一点一丝。

五汁肺丸

【来源】《良方集腋》卷上。

【组成】雄猪肺一个（不落水，去筋膜）藕汁二碗　油秋梨汁一碗　甘蔗汁二碗　茅草根汁一碗　百合汁一碗

【用法】先将各汁代水，煮烂猪肺，滤去滓，收膏，量用建莲粉糊丸，如梧桐子大。每服五钱，早、晚淡盐汤送下。

【功用】清肺益阴止血。

【主治】肺热咯血。

秘制兔血丸

【来源】《春脚集》卷四。

【组成】藿香二两　乳香一两半　沉香一两半　木香一两　母丁香四两　麝香四钱

【用法】上为细末，于腊八日用活兔血，以手就荞麦面再沾老酒为丸，重五分。每服一丸或二三丸，以无灰老酒送下。

【主治】吐血，及男妇一切咳血、嗽血、便血、尿血，崩漏带下，产后恶露不行，或行血不止，或老妇倒开花症。

【宜忌】忌房欲、腥辣、生冷。

止咯膏

【来源】《一见知医》卷三。

【组成】生地　牛膝

【用法】煎膏。入青黛、杏仁、青荷叶末调服。

【主治】肾虚有火，咯血，唾血，不嗽即咯出血疙瘩，或血屑，或血丝。

黄连阿胶栀子汤

【来源】《医方简义》卷二。

【组成】黄连八分　阿胶（蛤粉炒）一钱半　焦栀子三钱　竹叶二十片

【主治】温邪咯血、鼻血。

三七汤

【来源】《医方简义》卷三。

【组成】参三七（研，冲）一钱　姜半夏一钱五分　厚朴一钱　茯苓三钱　琥珀末八分　醋炒柴胡八分　左牡蛎四钱　焦山栀三钱　苏梗一钱

【用法】加藕一斤，煎汤代水；如无藕时，以荷叶一枚代之。

【主治】热伤络血，或郁怒伤肝，吐血紫黑有块。

猪胰片

【来源】《寿世青编》。

【组成】猪胰（切片）

【用法】上煮熟，蘸苡仁末，空心服。如肺痈，米饮调下。

【主治】肺损嗽血、咯血，肺痈。

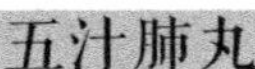

五汁肺丸

【来源】《饲鹤亭集方》。

【组成】雄猪肺一具（不落水，去筋膜） 藕汁 青甘蔗汁各二盏 梨汁 茅根汁 白花百合汁各一盏

【用法】将以上诸汁代水，将猪肺安白砂罐内煮烂，滤去滓，再将肺之浓汁煎腻如胶，量加白莲粉、米仁粉、粳米粉、川贝、人乳共捣为丸。每服四钱，早、晚二次，用淡盐汤送下。

【主治】肺有蕴热，心火炽甚，迫血妄行，或咳带红，或吐咯成块，无论新久，色紫色赤者。

团参丸

【来源】《饲鹤亭集方》。

【组成】人参 黄耆 麦冬各二两

【用法】炼蜜为丸。每服四钱，开水送下。

【主治】肺虚咳嗽，吐血不止，阴虚内热。

贝母黄芩汤

【来源】《医学探骊集》卷四。

【组成】川贝母三钱 黄芩五钱 麦门冬三钱 茅根五钱 滑石四钱 瓜蒌仁三钱 罂粟壳四钱 青黛三钱 甘草二钱

【用法】水煎，温服。

【功用】清热止嗽

【主治】嗽血，脉象洪盛，血色紫暗者。

【方论】此方以川贝为君，川贝乃治热嗽之圣药；佐以麦冬、粟壳，清热涩痰；滑石、黄芩，清热散结；青黛、茅根，清热凉血；甘草和药调中，剂中不先止血，故以清热为先务也。

生地养阴汤

【来源】《医学探骊集》卷四。

【组成】生地黄八钱 川贝母三钱 青黛四钱 栀子三钱 黄芩四钱 万年灰三钱 藕节炭五钱 木通三钱 甘草三钱

【用法】水煎，温服。

【主治】嗽血。

【方论】此方以清热为要，用生地为君，养其真阴；佐以贝母，清热止嗽，青黛、栀子、黄芩、木通清其三焦之热，藕节炭去瘀生新，万年灰清热止血，甘草和药解毒，盖热清而血自止矣。

二鲜饮

【来源】《医学衷中参西录》上册。

【组成】鲜茅根四两（切碎） 鲜藕四两（切片）

【用法】煮汁常常饮之。旬日中自愈。

【主治】虚劳证，痰中带血。

【加减】若大便滑者，茅根宜减半。再用生山药细末两许，调入药汁中，煮作茶汤服之。

【方论】茅根善清虚热而不伤脾胃，藕善化瘀血而兼滋新血，合用之为涵养真阴之妙品。且其形皆中空，均能利水。血亦水属，故能引泛滥逆上之血徐徐下行，安其部位也。至于藕以治血证，若取其化瘀血，则红莲者较优；若用以止吐衄，则白莲者胜于红莲者。

【验案】血证 堂兄某，年五旬，得吐血证，延医治疗不效。脉象滑数，摇摇有动象，按之不实。时愚在少年，不敢轻于疏方，因拟此便方，煎汤两大碗，徐徐当茶温饮之，当日即见愈，五六日后病遂脱然。自言未饮此汤时，心若虚悬无着，既饮后，觉药力所至，若以手按心，使复其位，此其所以愈也。

化血丹

【来源】《医学衷中参西录》上册。

【组成】花蕊石（煅存性）三钱 三七二钱 血余（煅存性）一钱

【用法】上为细末。分两次，开水送服。

【功用】理瘀血。

【主治】咳血、吐衄及二便下血。

【方论】世医多谓三七为强止吐衄之药，不可轻用，非也。盖三七与花蕊石，同为止血之圣药，又同为化血之圣药，且又化瘀血而不伤新血，以治吐衄，愈后必无他患。此愚从屡次经验中得来，故敢确实言之。即单用三七四五钱，或至一两，以治吐血、衄血及大、小便下血皆效。常常服之，并治妇女经闭成癥瘕。至血余，其化瘀血之力不如花蕊石、三七，而其补血之功则过之。以其原为人身之血所生，而能自还原化，且煅之为炭，而又有止血之力也。

离中丹

【来源】《医学衷中参西录》下册。

【组成】生石膏二两（细末） 甘草六钱（细末） 朱砂末一钱半

【用法】上和匀。每服一钱，日再服，白水送；热甚者，一次可服一钱半。

【主治】肺病发热，咳吐脓血；暴发眼疾，红肿作痛，头痛齿痛，一切上焦实热之症。

【加减】咳嗽甚，加川贝五钱；咳血多，加三七四钱；大便不实，去石膏一两，加滑石一两，用生山药面五钱至一两熬粥，送服此丹；阴虚作喘，山药粥送服。

雕胡饮

【来源】《中国医学大辞典》。

【组成】茭蔓细根三四两

【用法】上为末，好陈酒煮服，每日一二次，半月全安。虽垂危者，亦可用之。

【主治】虚劳咳嗽，吐血吐脓。

仙鹤草膏

【来源】《中药成方配本》。

【组成】鲜仙鹤草一百斤

【用法】鲜仙鹤草一百斤（如无鲜者，用干者三十斤），同枣子三斤，一次煎汁，焗一宿，次日取出，榨净去滓，滤清，加白蜜十斤，炼透，滤过收膏，约成膏七斤。每日三次，每次三钱，开水冲服。

【功用】止血。

【主治】吐血、咯血、衄血。

清金散

【来源】《中药成方配本》（苏州方）。

【组成】生石膏九两　青黛一两

【用法】各取净末，和匀，约成散九两七钱。每用一两至二两，绢包，水煎服。

【功用】清肺降火。

【主治】肺胃热盛，咳呛失血，咽痛，口疮。

八宝药墨

【来源】《北京市中药成方选集》。

【组成】墨面一百〇四两　麝香四钱　冰片九钱

【用法】上为细末，过罗，加熊胆五钱，冰糖四两，二味熬汤，澄清合匀，万杵，做成墨形，每块湿重三钱五分。每服一钱或二钱，研浓汁冲服。

【功用】清肺热，止失血。

【主治】肺热气盛，咳嗽咯血，吐血、衄血，痰中带血。

【宜忌】孕妇忌服。

失血奇效丸

【来源】《北京市中药成方选集》。

【组成】生地一两二钱　茅根二两　侧柏二两　山药一两　薄荷一两　茜草一两　大小蓟各一两　蒲黄一两　栀子一两　黄芩一两（以上炒炭存性）　花蕊石一两　玄参（去芦）二两　古墨二两　三七二两

【用法】上为细末，过箩，用冷开水泛为小丸，每丸七厘重。每服二钱，日服二次，温开水送下。

【功用】清热凉血，除痰止嗽。

【主治】咳嗽吐血、呕血、咯血，痰中带血，崩漏下血。

荷叶丸

【来源】《北京市中药成方选集》。

【组成】荷叶（酒蒸一半、炒炭一半）一百六十两（每荷叶十六两用黄酒八两，蒸炒相同）　藕节三十二两　大小蓟（炒炭）四十八两　知母三十二两　黄芩炭三十二两　生地（煅炭）四十八两　棕榈炭四十八两　栀子（炒焦）三十二两　香墨四两　白茅根（炒炭）四十八两　玄参（去芦）四十八两　白芍三十二两　当归（炒炭）十六两

【用法】上为细末，炼蜜为丸，重二钱。每服二丸，温开水送下，一日二次。
【功用】清热凉血，化瘀止血。
【主治】咳嗽吐血，痰中带血，咯血、衄血、溺血。

羚羊清肺丸

【来源】《北京市中药成方选集》。
【组成】羚羊（另兑）一钱二分　浙贝八钱　花粉一两　银花一两　小生地一两　黄芩五钱　桔梗一两　玄参（去芦）一两　丹皮五钱　薄荷五钱　石斛二两　天冬五钱　陈皮六钱　大青叶五钱　板兰根五钱　杏仁（去皮，炒）五钱　桑皮五钱　前胡五钱　金果榄五钱　甘草三钱　熟军五钱　枇杷叶（去毛）一两　栀子（炒）一两　麦冬五钱
【用法】上为细粉，炼蜜为丸，每丸重二钱，蜡皮封固。每服二丸，温开水送下。
【功用】清肺热，止咳嗽，利咽膈。
【主治】肺热咳嗽，咽喉肿痛，鼻衄咳血，舌干口燥。

八宝治红丹

【来源】《全国中药成药处方集》（天津方）。
【组成】铁树叶二斤　鲜荷叶十斤　侧柏叶四斤　大蓟二斤　生地炭　荷中叶炭各四斤　棕榈炭一斤　橘络二斤八两　石斛三斤　甘草二斤　广陈皮　丹皮各四斤　生地二斤八两　浙贝母一斤八两　黄芩　百合各四斤　木通　香墨各二斤
【用法】上为细末，炼蜜为丸，三钱重，蜡皮或蜡纸筒封固。每次服一丸，白开水送下。
【功用】清热，化瘀，止血。
【主治】吐血、咯血、衄血、唾血，痰中带血，胸中积血，两肋刺疼，阴虚咳嗽。

八宝止血药墨

【来源】《全国中药成药处方集》（沈阳方）。
【别名】八宝药墨（《中药制剂手册》）。
【组成】墨面一斤二两　红花　冰片各二钱　麝香一钱　熊胆四钱　冰糖一两　阿胶一两六钱
【用法】上为极细末，万杵为坨。每服一钱四分，白开水送下。

《中药制剂手册》：外用磨汁敷患处。

【功用】

1.《全国中药成药处方集》：清热，镇静，止血。

2.《中药制剂手册》：清肺泻热，止血化瘀。

【主治】

1.《全国中药成药处方集》：吐血，衄血，大小便血，急怒暴热骤然吐血。

2.《中药制剂手册》：咳血、咯血，痰中带血，妇人血崩，淋漓不止。外敷疔毒恶疮，痄腮初起。

【宜忌】忌食有刺激性食物。孕妇忌服。

止血化瘀丹

【来源】《全国中药成药处方集》（沈阳方）。
【组成】生地五钱　黄连　三七　降香　赤芍　大黄各三钱　红花二钱　当归五钱　丹皮三钱　黄芩　蒲黄　郁金　甘草　阿胶各二钱
【用法】上为极细末，炼蜜为丸，每丸二钱重。每服一丸，白开水送下。
【功用】止血，清热，化瘀。
【主治】吐血、衄血、咯血、咳血，痰中带血，便血、尿血，及一切由气火刺激而生之血证。
【宜忌】忌一切羊膻动火之食物，孕妇忌服。

止血秘红丹

【来源】《全国中药成药处方集》（沈阳方）。
【组成】盔沉一两　生赭石二两　大黄一两　生铁末三两　肉桂五钱　旱三七一两
【用法】上为极细末，用白蜡四两，核桃肉（去皮，捣碎）二两，熔化成汁，合药为小丸。每服二钱，白开水送下。
【功用】镇逆止血。
【主治】肝逆吐血，胃逆吐血，痰中带血，胁痛咯血，大口咳血，咳吐血丝，血色紫黑，鼻衄喷血，伤力吐血，心悸喘促，崩中下血。

【宜忌】忌食辛辣腥物及鸡肉等；忌怒气。

化痰金丹

【来源】《全国中药成药处方集》(沈阳方)。

【组成】蒌仁　胆南星　清夏　枳壳　青皮　元芩　花粉　橘红　陈皮　大黄　沉香　海浮石各等分

【用法】上为极细末，炼蜜为丸，二钱重。每服一丸，开水送下。

【功用】润肺止咳，清热化痰。

【主治】肺热发烧，咳嗽多痰，咽喉干痒，痰中带血。

【宜忌】忌咸凉食物。

百合固金丸

【来源】《全国中药成药处方集》(抚顺方)。

【组成】百合　生熟地各二两　玄参一两半　骨皮一两　川贝八钱　兜铃一两半　当归　紫菀　白芍各一两半　沙参　寸冬　桔梗　炙甘草各一两

【用法】上为细末，炼蜜为丸，二钱重。每服一丸，食前白开水送下，一日二至三次。

【功用】养肺，宁嗽，止血。

【主治】肺病咳嗽，痰中带血，午后痨热，骨蒸盗汗，干嗽无痰，喘嗽音哑。

【宜忌】忌食辛辣等物。

百补增力丸

【来源】《全国中药成药处方集》(北京方)。

【组成】六神曲　橘皮各十六两　白芍二两　麦芽四两　苍术八两　谷芽四两　山楂八两　枳壳　半夏各四两　川芎二两　厚朴　香附(醋炒)各四两　茯苓四两三钱　甘草四两　鹿角霜　泽泻　人参(去芦)各三钱　大黄炭四钱　棕板炭一两　山药四两　川附片二钱　荷叶三十二两　栀子　侧柏炭各三钱　山茱萸四钱　当归　大小蓟各五钱　茅根　丹皮　白术各四钱　肉桂三钱　茜草四钱　紫河车　黄耆　黄芩各四两　党参二两

【用法】上为细末，炼蜜为丸，重一钱五分。每服一丸或二丸，温开水送下。

【功用】健胃消导，益气养血。

【主治】身体虚弱，过劳咯血，精神疲倦，食欲不振。

【宜忌】忌劳碌，气恼。

加味育阴止血汤

【来源】《千家妙方》卷上引王渭川方。

【组成】沙参9克　炒川楝子9克　生牡蛎9克　钩藤9克　地榆9克　槐花9克　细生地12克　生白芍12克　海浮石15克　青龙齿15克　白及15克　女贞子24克　仙鹤草60克　川贝6克

【用法】水煎服，每日一剂。

【功用】育阴柔肝，清心肃肺。

【主治】阴虚阳亢，心火偏旺所致的咯血。

【验案】咯血　李某，男，30岁。平素体弱，患有咳嗽，内痔，大便燥结，因事过劳，而致突然咯血下血，咯血量较多，色鲜红，伴头晕心烦心悸，脉细数，舌红苔少。证系阴虚阳亢，心火偏盛。治宜育阴潜阳，清心肃肺。投以加味育阴止血汤，服药一周，咯血停止，余症亦有好转。

血见宁

【来源】《中医方剂临床手册》。

【组成】大蓟根膏　白及粉槛木叶膏

【用法】粉剂。每服3克，一日三次。

【功用】止血。

【主治】消化道出血，肺出血。

复方清肺止咯汤

【来源】方出《黄文东医案》，名见《千家妙方》。

【组成】桑叶皮各三钱　地骨皮五钱　生甘草三钱　生地五钱　地榆五钱　枇杷叶四钱(包)　炙紫菀五钱　黄芩三钱　黛蛤散五钱(包)

【功用】平肝清肺，宁络止血。

【主治】支气管扩张咯血，肺有燥热，肝火亢盛，灼伤肺络，迫血妄行，咳嗽痰中带鲜血，胸痛胁胀，急躁易怒，腰疲，月经超前，经临腹痛，鼻干口燥欲饮，舌质红，苔薄腻，脉弦细散。

止血汤

【来源】《实用中西医结合杂志》(1992，9：569)。

【组成】大生地30g　粉丹皮10g　全当归30g　杭白芍30g　白茅根30g　阿胶15g(烊化冲服)　紫菀15g　款冬花15g　甘草6g　竹茹18g　三七参3g

【用法】每日1剂，水煎，分2次温服。

【主治】肺结核咯血。

【验案】肺结核咯血《实用中西医结合杂志》(1992，9：569)：所治肺结核咯血100例，男24例，女76例；年龄20岁以下12例，21～30岁48例，31～40岁19例，41～50岁9例，51～60岁7例，61岁以上5例。咯血量300ml以下52例，300～500ml 38例，500ml以上10例。结果：第1天止血40例，第2天止血28例，第3天止血24例，第4天止血4例，第5天止血2例，第6天止血2例。

平肝清肺汤

【来源】《首批国家级名老中医效验秘方精选·续集》。

【组成】柴胡9克　前胡9克　青黛9克　丹皮9克　炒蒲黄9克　六月雪9克　平地木9克　海蛤壳12克　野菊花12克

【用法】先将药物用冷水浸泡30分钟，浸透后煎煮。首煎沸后文火煎40分钟，二煎沸后文火煎30分钟。煎好后两煎混匀，总量以250～300毫升为宜，分二次服用，饭后二小时温服。

【功用】平肝清肺，凉血止血。

【主治】支气管扩张。临床特征为咳嗽气促，痰粘，咯吐鲜血、血量多，每因情绪抑郁不舒或发怒激动而发病。伴胸胁胀痛，口干口苦，大便偏干。舌质红、苔薄黄，脉弦滑数。中医辨证属肝火犯肺，血逆妄行。

【验案】张某某，男，37岁。1994年6月有支气管扩张史20余年，平时痰多，经常咯血。一年前因患病毒性肝炎后，咯血增频，每次咯血量多，一碗左右。面色萎黄，咯吐黄痰，咯血鲜红，动则汗多，气促，无发热，口淡纳少，两便尚调，舌苔薄腻，脉细滑数。辨证肝火犯肺，痰热内蕴，灼伤肺络。拟平肝清肺，凉血止血为治：柴胡9克，前胡9克，丹皮9克，炒蒲黄9克，川芎9克，连翘9克，野菊花12克，夏枯草12克，茜草根15克，鹿衔草18克，黄芩18克，平地木30克，野荞麦根30克，七剂。二诊：药后咯血已止，咳嗽痰多，每日痰量约100～200毫升，色黄，夹有血丝，舌苔薄腻，脉细滑。原方加炒藕节9克，七剂。三诊：痰血已除，咳减痰多，每日痰量约200毫升，色黄粘稠，鼻塞黄涕，身重胸闷，胃纳不馨，口淡，两便尚调，舌苔薄腻，脉沉细。拟清肺健脾，祛痰通窍。处方：鹿衔草9克，连翘9克，佛耳草9克，苍白术9克，陈皮9克，姜半夏9克，生甘草9克，海藻9克，苍耳子9克，路路通9克，黄芩15克，猪苓12克，茯苓12克，海蛤壳12克，海浮石12克。调治一个月，随访半年，病未复发。

三七片

【来源】《部颁标准》。

【组成】三七500g

【用法】制成片剂，密封。口服，每次2～6片，1日3次。

【功用】散瘀止血，消肿定痛。

【主治】咯血，吐血，衄血，便血，崩漏，外伤出血，胸腹刺痛，跌扑肿痛。

【宜忌】孕妇忌服。

白及片

【来源】《部颁标准》。

【组成】白及

【用法】制成片剂，密封。嚼碎服，每次10～30片，1日2次；外用研粉敷患处。

【功用】收敛止血，生肌定痛。

【主治】久咳伤肺，咯血吐血；外用治创伤止血、皮肤皲裂。

花蕊石止血散

【来源】《部颁标准》。

【组成】花蕊石

【用法】制成散剂，密封。口服，每次 4 ～ 8g，1 日 3 次。

【功用】化瘀，止血。

【主治】咯血，便血，胃及十二指肠等上消化道出血，亦可用于轻度呼吸道出血。

抗痨胶囊

【来源】《部颁标准》。

【组成】矮地茶 300g　百部 120g　穿破石 120g　五指毛桃 120g　白及 120g　桑白皮 60g

【用法】制成胶囊。口服，每次 3 粒，1 日 3 次。

【功用】散瘀止血，祛痰止咳。

【主治】肺虚久咳，痰中带血。

药墨

【来源】《部颁标准》。

【组成】香墨粉 312g　熊胆 1.5g　冰片 2.7g　麝香 1.2g

【用法】制成块状。用水研汁冲服，每次 3~6g；外用涂抹患处。

【功用】清热解毒，凉血止血。

【主治】咯血、衄血、吐血、便血，外敷疮疖。

益气止血冲剂

【来源】《部颁标准》。

【组成】党参 79.8g　黄芪 79.8g　白术（炒）26.6g　茯苓 53.2g　白及 266.0g　功劳叶 133.0g　地黄 79.8g　防风 39.9g

【用法】制成冲剂，每袋装 20g，每瓶装 250g，密封。口服，每次 20g，1 日 3 ～ 4 次，儿童用量酌减。

【功用】益气，止血，固表，健脾。

【主治】咯血、吐血，久服可预防感冒。

十五、呕　血

呕血，亦称吐血，是指呕而血出的病情，多挟有食物残渣。《黄帝内经·素问·厥论》：“阳明厥逆，喘咳身热，善惊、衄、呕血。”《黄帝内经·素问·举痛论》：“怒则气逆，甚则呕血及飧泄。”《金匮要略》称之为“吐血”。后世有很多医家，以有无声音伴随来区分“呕血”与“吐血”。实际上，两者是相同的，胃及食管之血，不会自行流出，必伴有呕吐动作才能吐出。因此，《医碥》指出：“吐血即呕血，旧分无声曰吐，有声曰呕，不必。”

本病多因恼怒、过劳及伤于酒色或臌胀等病所致。因暴怒伤肝，气火上逆者，兼见胸胁疼痛，心烦不宁，少寐多梦，甚至可见惊狂骂詈，不辨亲疏，舌质红，脉多弦数。治宜泻肝清胃，凉血止血。过劳所伤者，兼见遍身疼痛，时或发热，治宜养血调经，凉血止血。因饮酒过度，积热动血者，治宜清利湿热，止血。因房劳过度损伤肝肾者，兼见面赤足冷，烦躁口渴。偏真阴亏损者，宜养阴止血；偏气虚阳衰者，宜温阳止血。

泻心汤

【来源】《金匮要略》卷中。

【别名】大黄黄连泻心汤（《类证活人书》卷十四）、三黄汤（《圣济总录》卷三十）、三黄泻心汤（《奇效良方》卷六十三）。

【组成】大黄二两　黄连　黄芩各一两

【用法】上以水三升，煮取一升，顿服之。

【功用】

1.《医宗金鉴》：泻三焦热。

2.《金匮要略讲义》：苦寒清泄，降火止血。

3.《方剂学》：泻火解毒，燥湿泄痞。

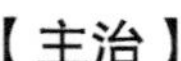

【主治】

1.《金匮要略》：心气不足，吐血、衄血。

2.《世医得效方》：心受积热，谵言发狂，逾墙上屋。

3.《千金方衍义》：下痢不止，腹中愊坚而呕哕肠鸣者。

4.《类聚方广义》：中风卒倒，不省人事，身热，牙关紧急，脉洪大，或鼾睡大息，频频欠伸者，及省后偏枯，瘫痪不遂，缄默不语，或口眼㖞斜，言语謇涩，流涎泣笑，或神思恍惚，机转如木偶人者；酒客都热下血，肠痔肿痛下血，痘疮热气炽盛，七孔出血者；产前后，血晕郁冒，或如狂言；眼目焮痛，赤脉怒张，面热如醉者；龋齿疼痛，齿缝出血，口舌腐烂；唇风，走马疳，喉痹焮热肿痛；痈疔内攻，胸膈冤热，心气恍惚者；发狂，眼光萤萤，倨傲妄语，昼夜不就床者。

【方论】

1.《医方考》：心膈实热，狂躁面赤者，此方主之。味之苦者，皆能降火。黄芩味苦而质枯，黄连味苦而气燥，大黄苦寒而味厚，质枯则上浮，故能泻火于膈；气燥则就火，故能泻火于心；味厚则喜降，故能荡邪攻实。此天地亲上亲下之道，水流湿、火就燥之义也。

2.《医宗金鉴》：心气不足二字，当是有余二字。若是不足，如何用此方治之，必是传写之讹。心气有余，热盛也，热盛而伤阳络，迫血妄行，为吐、为衄。故以大黄、黄连、黄芩大苦大寒直泻三焦之热，热去而吐衄自止矣。

3.《金匮要略今释》：黄连、黄芩治心气不安，即抑制心脏之过度张缩，且平上半身之充血也。大黄亢进肠蠕动，引起下腹部之充血，以诱导方法，协芩、连平上部充血也。

4.《金匮要略方义》：本方为苦寒清热泻火之剂，所治之吐血衄血，是为心火亢盛，迫血妄行所致。方中以大黄为君药，泻血分之实热，导火热下行，具有釜底抽薪之意；佐以黄连、黄芩，苦寒泻火，使火热下降，热去则血宁；三药合用，大有苦寒降泻，直折火邪之效。凡由火热内盛，迫血妄行而致吐衄者，均宜用之。此外，本方不仅清热泻火，尚能苦寒燥湿，故又可用于湿热黄疸，胸中烦热，心下痞痛，目赤肿痛，口舌生疮等症属于热重于湿者。

5.《医方发挥》：本方治热盛吐衄证。心藏神，主血脉，心火亢盛，扰乱心神于内；迫血妄行于上，故见心烦不宁，吐血、衄血。治以泻心汤，取大黄、黄连、黄芩苦寒清泄，直折其热，使火降则血亦自止。故具有泻火解毒，燥湿泄热功效。主治心胃火炽，迫血妄行，以致吐衄便秘；或三焦积热，目赤口疮；或外科痈肿，属于热毒炽盛者。

【实验】

1.对大鼠血清胆固醇含量的影响　《中成药研究》（1981，5：35）：将大黄、黄芩、黄柏按2：2：1的比例进行提取，低温干燥制得含水7%左右的浸膏粉末（得率平均在20%左右），加淀粉直接压制成片剂，每片含提取浸膏粉末0.166g，剂量为每日6片，分3次口服。实验选用150～300g的健康大鼠，按体重随机分为3组，药物治疗组、高胆固醇饮食组和空白对照组，采用饲料中掺入药物的给药方法，分别给予不同的饲料，观察本方对大鼠血清胆固醇含量的影响，结果表明：正常大鼠服用本方片剂后能显著地抑制由高胆固醇饲料引起的血清胆固醇升高。

2.抗缺氧作用　《四川中医》（1988，8：5）：实验表明，本方水醇法提取液对常压下异丙肾上腺素、亚硝酸钠和氰化钾等引起的急性缺氧现象，有明显对抗作用。该作用可能与增强心肌耐缺氧能力、降低脑耗氧量、提高脑对缺氧的耐受力以及减小整体细胞耗氧量有关。

3.止血作用　《现代中医》（1990，1：39）：经家兔循环内血小板聚集率实验表明，本方有明显的促血小板聚集作用。

4.抗菌效应　《上海中医药大学学报》（2007，2：48）：实验显示：泻心汤在体外对金黄色葡萄球菌、表皮葡萄球菌、大肠杆菌的最低抑菌浓度分别为6.25、6.25和100mg/ml；而大鼠给药后含药血清仅具有较弱的抑菌作用。提示泻心汤在体外具有一定抑菌效应，其含药血清抑菌作用较弱。

5.对血清瘦素及胰岛素水平的影响　《中西医结合心脑血管病杂志》（2007，3：215）：实验提示：本方可能通过降低肥胖大鼠体重、血糖及血清瘦素、胰岛素水平而发挥调节血脂、改善瘦素和胰岛素抵抗的作用。

6.对实验性大鼠高脂血症的影响　《中国医药指南》（2008，13：10）：采用高脂饲料制作高脂血症大鼠模型，并以生理盐水、阳性对照药血脂康作对照，观察其对大鼠血脂等的影响。结果发现：泻心汤能降低高脂血症大鼠TC、LDL-C水平，升高HDL-C水平，以中、高剂量组为显著（$P<0.05$）。

【验案】

1.天行赤眼　《浙江中医杂志》（1983，4：175）：张某，男，32岁。3天来两眼睑红肿，球结膜充血严重，且见水肿，眼眵多，口干，大便干结，舌赤苔黄燥，脉数。诊断为：急性结膜炎，证属邪火上扰，治以清心降火。用泻心汤加玄明粉，服6剂。眼睑红肿消退，大便通畅而愈。

2.上消化道出血　《广西中医药》（1985，3：18）：以泻心汤为主，治疗上消化道出血60例。结果：痊愈（呕血、便血消失，大便潜血试验连续2～3次阴性）50例；好转［呕血止，大便潜血试验（+）］9例；自动出院而中止治疗者1例。

3.胃炎与消化性溃疡　《临床と研究》（1994，6：167）：以本方治疗胃炎45例，消化性溃疡56例。结果：胃炎内镜检查，中度改善以上为67.7%，自觉、他觉症状中度改善以上为65.9%，全面改善率中度以上为65.9%；消化性溃疡缩小率，中度缩小以上23例，全面改善率中度以上为50.0%。

4.中晚期肝癌上消化道出血　《中国中西医结合杂志》（1995，12：743）：以泻心汤（大黄粉5～10g，黄芩10g，黄连5g）为主治疗中晚期肝癌上消化道出血40例。结果：观察组临床治愈7例，显效15例，有效7例，总有效率为72.5%；对照组（单用西药5-氨基已酸、甲氰咪胍）30例，临床治愈4例，显效3例，有效11例，总有效率为60.0%。两组比较差异显著（$P<0.05$）。

5.急性上消化道大出血　《云南中医学院学报》（1996，4：38）：用本方配合西药治疗急性上消化道大出血34例。方法为：输血，胃饲大黄粉、白及粉，压迫止血，对症支持治疗；中药：大黄、黄连、黄芩、仙鹤草、侧柏叶、丹皮、小蓟，每日1剂，口服或经胃管内注入。结果：临床治愈31例，有效3例，总有效率为100%。

6.阴囊湿疹　《陕西中医》（1997，2：52）：用本方加味（加地肤子、白鲜皮、柴胡）治疗阴囊湿疹53例。结果：总有效率为93.5%。

7.咯血　《浙江中医杂志》（1998，7：301）：用本方随证加味：大黄12g、黄连、黄芩各5g，外感风热者加桑叶、白菊花、牛蒡子；兼有燥热者加沙参、麦冬、天花粉；痰热较甚者加川贝、黛蛤散；肺胃热盛者酌加生石膏、知母、地骨皮、桑白皮；并可适当加用一些止血药，如仙鹤草、白及、侧柏叶、三七粉等治疗咯血73例。结果：显效47例，有效21例，总有效率为93.2%。

柏叶汤

【来源】《金匮要略》卷中。

【组成】柏叶　干姜各三两　艾三把

【用法】上以水五升，马通汁一升，合煮取一升，分温再服。

【主治】吐血不止者。

【方论】

1.《张氏医通》：血逆不止，当责之于火旺。故用柏叶治其旺气，即兼姜、艾之辛温散结，使无留滞之患；更加马通导之下行。非近世专用柏叶、棕灰、血余之属可比。

2.《金匮方论衍义》：夫水者，遇寒则沉潜于地；遇风则波涛汹涌，起于平陆。人身之血，与水无异也。而血得寒之和者，则居经脉，内养五脏；得寒之凛冽者，则凝而不流，积向不散。得热之和者，则运行经脉，外充九窍；得热之甚者，风自火狂，则波涛炽起。由是观之，岂不以吐衄血者，风火使然也。何乃此方又用温热之药而治耶？用之必有其故。盖为火出于地，久久则地中寒，寒则生逆，是必致其久不止，身热，血虚，脉弦细芤迟，及与相火之出于肾中，法从反治之者，可也。若脉数大有力，风火胜者，决不可用矣。柏叶禀西方金气，其味温，故可制肝木之逆，使血有所藏也；艾叶之温，入内而不炎，可使反火归阴，宿藏于地下。所以二药本草俱云其止吐血也。马者，午也。阴生于午，屎又属午，阴之降者。血生于心，心亦午也。用马通以降血逆，为使，尤为相宜。以三味药观之，不惟治吐血不止，而下血者亦可治之。

【实验】对激素的影响 《中国中医基础医学杂志》（1998，2：57）：宋氏等观察了本方（去马通汁）与泻心汤对脾胃虚寒胃出血模型血清去甲肾上腺素（NE）、多巴胺（DA）及5-羟色胺（5-HT）的影响。结果表明：脾胃虚寒胃出血模型组血清NE低于正常对照组；模型组服用柏叶汤后，血清NE及DA含量上升；而服用泻心汤后无上升趋势。

黄土汤

【来源】《金匮要略》卷中。

【别名】伏龙肝汤（《三因极一病证方论》卷九）、伏龙肝散（《脉因证治》卷上）、黄土散（《何氏济生论》卷二）。

【组成】甘草 干地黄 白术 附子（炮） 阿胶 黄芩各三两 灶中黄土半斤

【用法】上七味，以水八升，煮取三升，分温二服。

【功用】

1.《温病条辨》：健脾渗湿，保肝肾之阴。

2.《血证论》：滋补气血，清和。

3.《中医治法与方剂》：温阳健脾，益阴止血。

【主治】

1.《金匮要略》：下血，先便后血，此为远血；亦主吐血，衄血。

2.《张氏医通》：阴络受伤，血从内溢，先血后便，及产后下痢。

3.《类聚方广义》：吐血，下血久久不止，心下痞，身热恶寒，面青体瘦，脉弱；或腹痛下利，或微肿者；脏毒痔疾，脓血不止，腹痛濡泻，小便不利，面色萎黄，日渐瘦瘠，或微肿者。

黄土汤

【来源】《金匮要略》卷中。

【组成】甘草 干地黄 白术 附子（炮） 阿胶 黄芩各三两 灶中黄土半斤

【用法】上七味，以水八升，煮取三升，分温二服。

【功用】

1.《温病条辨》：健脾渗湿，保肝肾之阴。

2.《血证论》：滋补气血，清和。

3.《中医治法与方剂》：温阳健脾，益阴止血。

【主治】

1.《金匮要略》：下血，先便后血，此为远血；亦主吐血，衄血。

2.《张氏医通》：阴络受伤，血从内溢，先血后便，及产后下痢。

3.《类聚方广义》：吐血，下血久久不止，心下痞，身热恶寒，面青体瘦，脉弱；或腹痛下利，或微肿者；脏毒痔疾，脓血不止，腹痛濡泻，小便不利，面色萎黄，日渐瘦瘠，或微肿者。

【验案】上消化道出血 《辽宁中医杂志》（1987,2：20）：应用本方加减：灶心土30g，熟附块6～10g，炒白术，阿胶（烊化）各10g，生地12g，黄芩10g，炙甘草3g；一般情况加白芍6～10g，海螵蛸15g；伴呕血加制半夏、旋覆花（包）各10g，代赭石（先下）15～30g；气虚甚加党参10g，黄芪12～15g；出血多加地榆15g，参三七粉（吞服）3g；有热象去熟附块。每天1帖，浓煎1汁，分2～3次服下，治疗上消化道出血113例。结果：113例经治均取得止血效果。其中大便隐血转阴时间最短1天，最长15天，平均5.3天。

黄连解毒汤

【来源】方出《肘后备急方》卷二，名见《外台秘要》卷一引《崔氏方》。

【别名】解毒汤（《云岐子保命集》卷中）、火剂汤（《脉因证治》卷上）、黄连黄柏汤（《伤寒总病论》卷三）、既济解毒汤（《医方类聚》卷五十六引《修月鲁般经》）、三黄解毒汤（《外科十法》）、三黄汤（《不居集·下集》卷四）。

【组成】黄连三两 黄柏 黄芩各二两 栀子十四枚。

【用法】水六升，煎取二升，分二次服。

【主治】

1.《肘后备急方》：烦呕不得眠。

2.《幼幼集成》：吐血，并便前下血；麻疹出后，仍发热烦躁，麻未出尽。

【宜忌】《外台秘要》引《崔氏方》：忌猪肉、冷水。

茜根汤

【来源】方出《肘后备急方》卷七，名见《圣济总录》卷一四七。

【组成】茜草根　荷根各三两

【用法】上锉。以水四升，煮取二升，去滓，适寒温，顿服。

【主治】中蛊毒，吐血或下血皆如烂肝。

当归酒

【来源】方出《外台秘要》卷二十七注文引《肘后备急方》，名见《景岳全书》卷五十三引《医垒元戎》。

【别名】当归煎（《卫生鸿宝》卷一）、当归止血汤（《医方易简》卷六）。

【组成】当归四两　酒三升

【用法】煮取一升，顿服之。

【功用】《本草纲目》：和血脉，坚筋骨，止诸痛，调经水。

【主治】

1.《外台秘要》引《肘后备急方》：小便出血。

2.《证类本草》引《外台秘要》：头痛欲裂。

3.《景岳全书》引《医垒元戎》：血虚头痛欲裂。

4.《外科全生集》：吐血多者。

5.《卫生鸿宝》：血不归经之吐血、呕血及闪挫努力致血溢者。

【宜忌】《卫生鸿宝》：火升者忌服；血伤燥者慎用。

比金散

【来源】《普济方》卷一八八引《肘后备急方》。

【组成】黄柏二两（涂蜜）

【用法】于慢火上炙焦，捣末。每服二钱，温糯米饮调下。一方麦门冬熟水调下。

【主治】吐血热极，并呕血。

青金散

【来源】《普济方》卷一八八引《肘后备急方》。

【组成】干莲叶（即经霜败荷叶最佳）

【用法】烧存性。每服二钱，食后及临卧，饭饮或井花水调下。一方焙干为末。

【主治】吐血，咯血。

芍药地黄汤

【来源】《外台秘要》卷二引《小品方》。

【组成】芍药三分　地黄半斤　丹皮一两　犀角屑一两

【用法】上切。以水一斗，煮取四升，去滓，温服一升，一日二三次。

【功用】

1.《外台秘要》引《小品方》：消化瘀血。

2.《方剂学》：清热解毒，凉血散瘀。

【主治】《外台秘要》引《小品方》：伤寒及温病，应发汗而不发之，内瘀有蓄血，其人脉大来迟，腹不满，自言满者；及鼻衄吐血不尽，内余瘀血，面黄，大便黑者。

【宜忌】

1.《普济方》：体衰弱不宜用。

2.《医贯》：若阴虚火动吐血与咳咯者，可以借用成功；若阴虚劳力及脾胃虚者，俱不宜。

【加减】有热如狂者，加黄芩二两。

【验案】胃出血　《中医杂志》（1958，5：339）：谢某某，男，36岁。素有胃痛史，忽然大痛，吐紫血块，大便亦下血块，头汗淋漓，心慌头晕，吐下不止，脉洪大。诊为胃出血。投犀角地黄汤，四剂愈。方用：乌犀角（角代）3g，生地黄15g，丹皮9g，杭白芍9g。水牛角别研极细末，分4次兑服。

竹茹汤

【来源】《医心方》卷十三引《小品方》。

【组成】竹茹二升　甘草六分　当归六分　芎六分　黄芩六分　桂心一两　术一两　人参一两　芍药一两

【用法】以水一斗，煮取三升，分四服。

【主治】吐血、汗血、大小便血。

【方论】《千金方衍义》：竹茹、黄芩上清虚热，桂心下导虚阳，芎、归、芍药引血归经，参、术、甘草资气于胃，上下失血无不宜之。

茅花汤

【来源】《外台秘要》卷二引《小品方》。

【别名】茅根汤（《伤寒大白》卷二）、茅花散（《不居集》上集卷十四）。

【组成】茅花一大把（若无茅花，取茅根代之）

【用法】以水八升，煮取三升，分三服。即愈。

【主治】

1.《外台秘要》引《小品方》：伤寒鼻衄不止。

2.《普济方》引《太平圣惠方》：热毒吐血。

3.《古今医统大全》：血痢、黑痢。

【方论】《伤寒大白》：茅性清凉，根能凉血止烦，花苗专凉上焦之血，故治衄。

都梁香散

【来源】《医心方》卷十三引《小品方》。

【组成】都梁香二两　紫菀一两　桂元一两　人参一两　生竹茹一两　肉苁蓉一两　干地黄二两

【用法】上药治下筛。每服方寸匕，水送下。

【主治】汗出如水浆，及汗血、衄血、吐血、溲血殆死。

九仙驱红散

【来源】《增补内经拾遗》卷四引《集验方》。

【组成】黄芩（酒炒）　黄连（酒炒）　当归（酒洗）　生地（酒洗）　栀子（酒炒）　蒲黄（隔纸炒）　槐花（炒）各一钱　积雪草五钱（即千年矮）（上部血用）藕节三枚（捣烂）（下部血用）地榆一钱半

【用法】水二钟，煎八分，看血上下，分食前后服。

【主治】呕吐血，便血，妇人崩中。

【加减】如胸膈饱闷，加莱菔子七分。

蒲黄汤

【来源】《外台秘要》卷二引《古今录验》。

【别名】止血蒲黄散（《太平圣惠方》卷十一）、蒲黄散（《普济方》卷一三八）。

【组成】蒲黄　桑寄生　桔梗（一作栝楼）　犀角屑　甘草各二两（炙）　葛根三两

【用法】上切。以水七升，煮取三升，去滓，分三服，徐徐服之。

【主治】伤寒温病，天行疫毒，及酒客热伤中，吐血不止，面黄干呕，心烦。

【宜忌】忌海藻、菘菜、猪肉。

内补芎藭汤

【来源】《备急千金要方》卷三。

【组成】芎藭　干地黄各四两　芍药五两　桂心二两　甘草　干姜各三两　大枣四十枚

【用法】上锉。以水一斗二升，煮取三升，去滓。分三服，每日三次。不愈，复作至三剂。

【主治】妇人产后虚羸，及崩伤过多，虚竭，腹中绞痛，面目无色，唾血吐血。

【加减】若有寒，苦微下，加附子三两。

竹茹汤

【来源】《备急千金要方》卷三。

【别名】竹皮汤（《千金翼方》卷七）。

【组成】竹茹二升　干地黄四两　人参　芍药　桔梗　芎藭　当归　甘草　桂心各一两

【用法】上锉。以水一斗，煮取三升，分三服。

【主治】妇人汗血、吐血、尿血、下血。

【方论】《千金方衍义》：竹茹为亡血发渴专药，芎藭、芍、地为滋血专药，人参、甘草为扶胃专药，桂心专行四物之滞，桔梗专助人参之力。

生地黄汤

【来源】《备急千金要方》卷六。

【别名】地黄汤（《圣济总录》卷一四四）、生干地黄散（《普济方》卷三一九）。

【组成】生地黄八两　黄芩一两　阿胶二两　柏叶

一把　甘草二两

【用法】上锉。以水七升，煮取三升，去滓纳胶，煎取二升半，分三服。

【主治】

1.《备急千金要方》：衄血。

2.《圣济总录》：因坠堕内损，大小便下血，经久不尽；打扑损伤肺气，或咳嗽有血，或吐血。

地黄散

【来源】方出《备急千金要方》卷六，名见《普济方》卷一八九。

【别名】生地黄饮。

【组成】生地黄八两　蒲黄一升　地骨皮五两　黄芩　芍药　生竹茹各三两

【用法】上锉，以水八升，煮取二升七合，分三次温服。

【主治】劳热所致大便出血，及口鼻皆出血，血上涌，心胸气急。

芍药散

【来源】方出《备急千金要方》卷六，名见《鸡峰普济方》卷十。

【别名】芍药竹茹汤（《普济方》卷一九〇）。

【组成】生竹皮一升　芍药二两　芎藭　当归　桂心　甘草各一两　黄芩二两

【用法】上锉。以水一斗，煮竹皮，减三升，下药，煎取二升，分三次服。

【主治】脏气虚，膈气伤，吐血，衄血，溺血，或起惊悸。

艾叶散

【来源】方出《备急千金要方》卷十二，名见《太平圣惠方》卷三十七。

【组成】干姜　阿胶　柏叶各二两　艾一把

【用法】上锉。以水五升，煮取一升，纳马通汁一升，煮取一升，顿服。

【主治】吐血内崩上气，面色如土。

石膏散

【来源】方出《备急千金要方》卷十二，名见《普济方》卷一九〇。

【别名】石膏汤（《圣济总录》卷六十九）。

【组成】石膏四两　厚朴三两　麻黄　生姜　半夏　五味子　杏仁各二两　小麦一升

【用法】上锉。以水一斗，煮麻黄去沫，澄取七升，纳药，煮取二升半，分二次服。

【主治】

1.《备急千金要方》：噫，唾血。

2.《圣济总录》：心肺有热，唾血不止。

生地黄汤

【来源】《备急千金要方》卷十二。

【组成】生地黄一斤　大枣五十枚　阿胶　甘草各三两

【用法】上锉。以水一斗，煮取四升，分四服，日三夜一。

【主治】忧恚呕血，烦满少气，胸中痛。

【方论】《千金方衍义》：方下虽治忧恚呕血，而实肺沮吐血之的方。酒气逆满则肝浮胆横，每致动肝悖乱。生地黄治伤中血痹，阿胶主心腹内崩，甘草和脏腑寒热，大枣养胃气安中，藉此以统地黄归就丹田，以资少阳生发之气也。

当归汤

【来源】《备急千金要方》卷十二。

【组成】当归　干姜　芍药　阿胶各二两　黄芩三两

【用法】上锉。以水六升，煮取二升，分三次服。

【主治】

1.《备急千金要方》：衄血、吐血。

2.《普济方》：引《太平圣惠方》：衄血、吐血不止，心胸疼痛。

【方论】《千金方衍义》：阿胶主心腹内崩，归、芍归诸经之血，干姜、黄芩以和标本之寒热也。

当归大黄汤

【来源】方出《备急千金要方》卷十二，名见《普济方》卷一八八。

【组成】芍药 干姜 茯苓 桂心 当归 大黄 芒消各三两 阿胶 甘草 人参各二两 麻黄一两 干地黄四两 虻虫 水蛭各八十个 大枣二十个 桃仁一百个

【用法】上锉。以水一斗七升，煮取四升，分五服，日三夜二。

【主治】吐血，胸中塞痛。

伏龙肝汤

【来源】方出《备急千金要方》卷十二，名见《千金翼方》卷十八。

【别名】伏龙肝散（《大全良方》卷七）。

【组成】伏龙肝（如鸡子）一枚 生竹茹一升 芍药 当归 黄芩 芎藭 甘草各二两 生地黄一斤

《千金翼方》有桂心。

【用法】上锉。以水一斗三升，先煮竹茹，减三升，下药，取三升，分三服。

【主治】五脏热结，吐血、衄血。

泽兰汤

【来源】《备急千金要方》卷十二。

【组成】泽兰 糖各一斤 桂心 人参各三两 远志二两 生姜五两 麻仁一升 桑根白皮三两

【用法】上锉。以淳酒一斗五升，煮取七升，去滓，纳糖，未食服一升，日三夜一。

【主治】伤于房劳，里急胸胁挛痛，欲呕血，时寒时热，小便黄赤。

【方论】《千金方衍义》：房劳气竭肝伤，非壮其中气，虽破血而血不除，清火而火不散，故用人参、胶饴以滋泽兰、桂心之浚血；桑皮、麻仁以滋远志、生姜之利窍；尤妙在酒煮以通血脉濡滞也。

桂心汤

【来源】方出《备急千金要方》卷十二，名见《医方类聚》卷八十四引《王氏集验方》。

【组成】桂心（末）

【用法】每服方寸匕，日夜可二十服。

【主治】吐血。

胶艾散

【来源】方出《备急千金要方》卷十二，名见《普济方》卷一九〇。

【组成】艾叶一升 阿胶如手掌大 竹茹一升 干姜二两 （一方无竹茹，加干姜成七两）

【用法】上锉。以水三升，煮取一升，去滓，纳马通汁半升，煮取一升，顿服之。

【主治】上焦热，膈伤，吐血、衄血或下血，连日不止。

【方论】《千金方衍义》：吐衄日久，亡脱已多，非姜、艾、阿胶温补之剂，不能助马通搜逐之功；竹茹一味，专散膈上浮热也。血虚发热，而脉脱无阳，不但竹茹禁用，必加干姜方得固脱之力。

黄土汤

【来源】《备急千金要方》卷十二。

【别名】干地黄汤（《普济方》卷一八八）。

【组成】伏龙肝（鸡子大）二枚 桂心 干姜 当归 芍药 白芷 甘草 阿胶 芎藭各一两 细辛半两 生地黄二两 吴茱萸二升

【用法】上锉。以酒七升，水三升，合煮取三升半，去滓，纳胶，煮取三升，分三服。

【主治】吐血，衄血。

【方论】《千金方衍义》：《金匮要略》黄土汤治先便后血，《备急千金要方》取治内衄，于本方中除去附子、黄芩，参入姜、桂、萸、辛，佐伏龙肝以散结，芎藭、芍药佐胶、地以和营，以无附子之雄烈，且有地黄之滋血，故无藉于黄芩也。

黄土汤

【来源】《备急千金要方》卷十二。

【组成】伏龙肝半升 甘草 白术 阿胶 干姜 黄芩各三两

【用法】上锉。以水一斗，煮取三升，去滓下胶，分三服。

【主治】卒吐血及衄血。

犀角汤

【来源】方出《备急千金要方》卷十二，名见《普济方》卷一八八。

【别名】瓜蒌犀角汤(《古今医统大全》卷四十二)。

【组成】蒲黄　栝楼根　犀角　甘草各二两　桑寄生　葛根各三两

【用法】上锉。以水七升，煮取三升，分三次服。

【主治】吐血。酒客温疫中热毒，干呕心烦者。

【方论】《千金方衍义》：犀角、蒲黄治吐血热毒，栝楼、甘草主干呕心烦，葛根、桑寄生为酒客失血之专药。

熟艾汤

【来源】方出《备急千金要方》卷十二，名见《医方类聚》卷八十四引《王氏集验方》。

【组成】熟艾三鸡子许

【用法】水五升，煮取二升，顿服。

【主治】忽吐血一二口，或是心衄，或是内崩。

当归汤

【来源】《备急千金要方》卷二十。

【组成】当归　干姜　干地黄　柏枝皮　小蓟　羚羊角　阿胶各三两　芍药　白术各四两　黄芩　甘草各二两　蒲黄五合　青竹茹半升　伏龙肝一鸡子大　发灰一鸡子大。

【用法】上锉。以水一斗二升，煮取三升半，去滓，下胶取烊，次下发灰及蒲黄，分三服。

【主治】三焦虚损，或上下发泄，吐唾血，皆从三焦起，或热损发，或因酒发。

都梁散

【来源】《外台秘要》卷二十三引《延年秘录》。

【组成】都梁香二两　紫菀　人参　青竹茹　苁蓉各一两　干地黄二两(熬令燥)

【用法】上药治下筛。每服方寸匕，水送下，不效，须臾再服。

【主治】汗出如水，及汗出衄血、吐血、小便出血。

【宜忌】忌芜荑。

平胃汤

【来源】《千金翼方》卷十五。

【组成】阿胶(炙)　芍药各二两　干地黄　干姜　石膏(碎)　人参　黄芩　甘草(炙)各一两

【用法】上锉。以水、酒各三升，煮取三升，分三次服。

【主治】胃中寒热呕逆，胸中微痛，吐如豆羹汁，或吐血。

柔脾汤

【来源】《千金翼方》卷十五。

【组成】干地黄三两　黄耆　芍药　甘草(炙)各一两

【用法】上切，以酒三升渍之，三斗米下蒸，以铜器承取汁。随多少服之。

【主治】脾气不足，下焦虚冷，胸中满塞，汗出，胁下支满，或吐血、下血。

伏龙肝汤

【来源】《千金翼方》卷十八。

【组成】伏龙肝半升　干地黄　干姜　牛膝各二两　阿胶(炙)　甘草(炙)各三两

【用法】上锉。以水一斗，煮取三升，去滓，纳胶，分三服。

【主治】吐血，衄血。

柿饼粥

【来源】方出《证类本草》卷二十三引《食疗本草》，名见《长寿药粥谱》。

【组成】柿(研末)　粳米

《长寿药粥谱》：用柿饼二三枚。

【用法】先以粳米煮粥，欲熟时，下柿末，更煮二三沸。小儿与奶母同食。

【功用】《长寿药粥谱》：健脾润肺，涩肠止血。

【主治】

1.《证类本草》引《食疗本草》：小儿秋痢。

2.《长寿药粥谱》：老人吐血，干咳带血，久痢便血，痔漏下血等出血病证。

【宜忌】《长寿药粥谱》：有胃寒病的老人忌服；忌食螃蟹。

鸡苏七味汤

【来源】《外台秘要》卷二十九引《许仁则方》。

【组成】鸡苏五两　生地黄（切）　青竹茹各一升　生姜　桑白皮各六两　小蓟根（切）六合　生葛根（切）六合

【用法】上切。以水九升，煮取三升，去滓，分三次温服，服后相去如人行十里久。若一剂得力，欲重合服，至四五剂尤佳，隔三四日服一剂。

【主治】积热劳累而致吐血，但觉心中扒扒似欲取吐，背上烦热者。

桑白皮散

【来源】《外台秘要》卷二十九引《许仁则方》。

【别名】桑白皮八味散。

【组成】桑根白皮六两　生姜屑六两　柏叶　鸡苏各四两　小蓟根五两　干地黄七两　青竹茹一升（新者）　地菘三两

【用法】上药捣散。每服一方寸匕，渐加至二三匕，煮桑白皮饮和服；以竹沥下亦得。

【主治】积热劳累吐血，但觉心中悁悁，背上烦热，余无他候。

款冬花散

【来源】《外台秘要》卷九引《删繁方》。

【别名】款冬散（《医学纲目》卷十七）。

【组成】款冬花　当归各六分　桂心　芎䓖　五味子　附子（炮）各七分　细辛　贝母各四分　干姜　干地黄各八分　白术　甘草（炙）　杏仁（去皮尖）各五分　紫菀三分

【用法】上为散。每服方寸匕，清酒调服，每日二次。

【主治】肺偏损，胸中虚，肺偏痛，唾血气咳。

【宜忌】忌生葱、生菜、桃、李、雀肉、海藻、菘菜、猪肉、芜荑。

鸡子白丸

【来源】方出《外台秘要》卷三引《深师方》，名见《太平圣惠方》卷三十七。

【别名】鸡弹白丸（《古今医统大全》卷四十二）。

【组成】好松烟墨（捣之）　鸡子白

《太平圣惠方》本方用鸡子白三个　好香墨二两

【用法】上以鸡子白为丸，如梧桐子大。每服十丸，水送下。

《肘后备急方·附方》引《外台秘要》：每服一二十丸，用生地黄汁送下，如人行五里再服。

【主治】

1.《外台秘要》引《深师方》：天行毒病鼻衄是热毒，血下数升者。

2.《太平圣惠方》：吐血、衄血。

黄土汤

【来源】《外台秘要》卷三引《深师方》。

【组成】当归　甘草（炙）　芍药　黄芩　芎䓖各三两　桂心一两　生地黄一斤　釜月下焦黄土（如鸡子大）一枚（碎，绵裹）　青竹皮五两

【用法】上切。以水一斗三升，煮竹皮，减三升，去滓，纳诸药，煮取三升，分四服。

【功用】去五脏热结。

【主治】鼻衄或吐血。

【宜忌】忌海藻、菘菜、生葱。

补肺汤

【来源】《外台秘要》卷九引《深师方》。

【组成】黄耆五两　桂心　干地黄　茯苓　厚朴　干姜　紫菀　橘皮　当归　五味子　远志（去心）　麦门冬（去心）各三两　甘草（炙）　钟乳　白石英各二两　桑根白皮　人参各三两　大枣二十枚（擘）

【用法】上切。以水一斗四升，煮取四升，分四次

温服，日三夜一。

【主治】咳逆上气，吐脓或吐血，胸满痛不能食。

【宜忌】忌海藻、菘菜、生葱、醋物。

补肺汤

【来源】《外台秘要》卷十引《深师方》。

【组成】五味子三两　干姜二两　款冬花二两　桂心一尺　麦门冬一升（去心）　大枣一百枚（擘）　粳米二合　桑根白皮一斤

【用法】上切。以水一斗二升，先煮枣并桑白皮、粳米五沸，后纳诸药煮取三升，分三次服。

【主治】

1.《外台秘要》引《深师方》：肺气不足，逆满上气，咽喉中闭塞短气，寒从背起，口中如含霜雪，语言失声，甚者吐血。

2.《张氏医通》：肺胃虚寒咳嗽。

【宜忌】忌生葱。

天竺黄散

【来源】《太平圣惠方》卷六。

【组成】天竺黄　人参（去芦头）　侧柏叶（微炙）　川大黄（锉碎，微炒）　鹿角屑　黄耆（锉）　赤茯苓　马兜铃各半两　鹿角胶一两（捣细，炒令黄燥）

【用法】上为细散。每服一钱，暖生地黄汁调下，不拘时候。

【主治】肺脏壅热，吐血，心膈烦闷。

地黄饮

【来源】方出《太平圣惠方》卷六，名见《圣济总录》卷六十八。

【别名】五汁汤（《普济方》一九〇）。

【组成】生藕汁二合　生地黄汁二合　刺蓟根汁二合　牛蒡根汁二合　生蜜一合　生姜汁半合

【用法】上药汁调和令匀，每服一小盏，不拘时候温服。

【主治】肺壅热极，肺胀喘，吐血不止。

百花煎

【来源】《太平圣惠方》卷六。

【别名】补肺白花煎（《普济方》一九〇）。

【组成】白蜜五合　生地黄汁三合　生姜汁一合　黄牛乳五合　藕汁三合　秦艽一两（去苗）　白茯苓一两　柴胡一两（去苗）　干柿五枚（煮软，细研如糊）　杏仁二两（汤浸，去皮尖双仁，麸炒微黄）　黄明胶五两（捣碎，炒令黄燥）

【用法】上为散，与蜜及诸药汁兼干柿，同于银锅子内，以慢火煎成膏，别收于盒器中。每服一茶匙，以粥饮调下，不拘时候。

【主治】肺壅热，吐血后咳嗽、虚劳少力。

红蓝花散

【来源】《太平圣惠方》卷六。

【组成】红蓝花一两　犀角屑三分　茅根三分（锉）　麦门冬三分（去心）　伏龙肝半斤（以水五大盏浸，滤取汁）

【用法】上为散。每服三钱，以浸伏龙肝水一中盏，加竹茹一分，煎至六分，去滓，不拘时候，温服。

【主治】肺壅热，吐血不止。

刺蓟散

【来源】《太平圣惠方》卷六。

【组成】刺蓟半两　川升麻半两　鹿角胶半两（捣碎，炒令黄燥）　羚羊角屑半两　青竹茹半两　当归半两（锉，微炒）　生干地黄一两　甘草一分（生用）

【用法】上为散。以水二大盏半，煎至一盏半，去滓，分温五服，不拘时候。

【主治】肺壅热，吐血不止。

蒲黄散

【来源】《太平圣惠方》卷六。

【组成】蒲黄三分　当归半两（锉，微炒）　人参半两（去芦头）　天门冬半两（去心，焙）　麦门冬半两（去心，焙）　甘草半两（生用）　黄耆一

两（锉） 赤芍药半两 阿胶一两（捣碎，炒令黄燥） 生干地黄一两

【用法】上为细散。每服一钱，以粥饮调下，不拘时候。

【主治】肺壅热气逆，吐血。

茅根饮子

【来源】《太平圣惠方》卷十一。

【组成】茅根三两 犀角屑一两 黄芩一两 桑根白皮二两 竹茹一两 刺蓟一两半 紫菀二两（洗去苗土）

【用法】上锉细。每服半两，以水一大盏，煎至六分，去滓，加生地黄汁一合，更煎一二沸，分温二服，不拘时候。

【主治】伤寒，心肺热，因嗽吐血或唾血。

当归散

【来源】《太平圣惠方》卷十一。

【组成】当归 赤芍药 黄芩 伏龙肝 阿胶（捣碎，炒令黄燥）各一两 干姜半两

【用法】上为散。每服四钱，以水一中盏，煎至六分，去滓温服，不拘时候。

【主治】伤寒吐血，目眩烦闷。

柏叶散

【来源】《太平圣惠方》卷十一。

【组成】青柏叶一两 生干地黄一两 阿胶一分（捣碎，炒令黄）

【用法】上为末。以水一大盏半，煎至一盏，去滓，别搅马通汁一合，相和，更煎一二沸，分温三服，不拘时候。

【主治】伤寒吐血不止。

大黄散

【来源】《太平圣惠方》卷十八。

【组成】川大黄三分（锉碎，微炒） 犀角屑一两 赤芍药一两 黄芩一两 生干地黄一两 甘草三分（炙微赤，锉）

【用法】上为散。每服四钱，以水一中盏，煎至五分，去滓温服，不拘时候。

【主治】热病吐血不止，心神烦闷。

生干地黄散

【来源】《太平圣惠方》卷十八。

【组成】生干地黄一两 赤芍药一两 牡丹三分 犀角屑半两 刺蓟一两 柏叶三分

【用法】上为散。每服四钱，以水一中盏，煎至六分，去滓温服，不拘时候。

【主治】热病发汗而汗不发，致内有积瘀，吐血不止。

竹茹饮

【来源】《太平圣惠方》卷十八。

【别名】竹茹散（《鸡峰普济方》卷五）。

【组成】青竹茹一两 子芩一两 蒲黄二钱 伏龙肝二钱（末） 生藕汁二合

【用法】上药，先以水一大盏半，煎竹茹、子芩至一盏，去滓，下蒲黄等三味，搅令匀，分为三服，不拘时候。

【主治】热病吐血，兼鼻衄不止。

红蓝花散

【来源】《太平圣惠方》卷十八。

【组成】红蓝花一两 川大黄一两（锉碎，微炒） 诃黎勒皮三分 羚羊角屑三分 黄芩三分 刺蓟三分

【用法】上为粗散。每服五钱，以水一大盏，煎至五分，去滓，下赤马通汁半合，更煎一两沸，不拘时候温服。

【主治】热病吐血，心胸不利。

刺蓟散

【来源】《太平圣惠方》卷十八。

【组成】刺蓟一两 川升麻一两 大青六分 紫苏茎叶一两 赤芍药一两半 犀角屑三分 川朴消一两 生干地黄一两 甘草三分（炙微赤，

锉） 子芩一两半

【用法】上为散。每服四钱，以水一中盏，煎至六分，去滓温服，不拘时候。

【主治】热病吐血，并衄血不止，头面俱热。

刺蓟饮子

【来源】《太平圣惠方》卷十八。

【别名】刺蓟散（原书卷三十七）。

【组成】刺蓟一两　生地黄一两　鸡苏半两　生姜半两　赤茯苓半两　青竹茹一分　生麦门冬一两（去心）

【用法】上锉细。以水二大盏，煎至一盏半，去滓，分温三服，不拘时候。

【主治】热病，头痛壮热，鼻衄吐血，心中紧硬，遍身疼痛，四肢烦闷。

桂心煎

【来源】《太平圣惠方》卷二十七。

【别名】桂心膏（《永乐大典》卷一〇三三引《王氏手集》）。

【组成】桂心（末）二两　生姜汁二合　白蜜十两　生地黄汁一升

【用法】上药先以水一大盏，煎桂心取五分，去滓，入生地黄及蜜等，以慢火熬成煎，含一茶匙，咽津，不拘时候。

【主治】虚劳吐血，胸膈不利。

犀角散

【来源】《太平圣惠方》卷十八。

【别名】大犀角散（《鸡峰普济方》卷十）。

【组成】犀角屑一两　栀子仁半两　地骨皮半两　子芩半两　川大黄半两（锉碎，微炒）　麦门冬三分（去心）　甘草半两（炙微赤，锉）　茯神半两　川升麻半两　生干地黄一两　茅根半两（锉）　芦根半两（锉）

【用法】上为散。每服四钱，以水一中盏，煎至六分，去滓温服，不拘时候。

【主治】热病。毒气未解，心肺积热，吐血不止，心中壅闷。

蓟叶汤

【来源】方出《太平圣惠方》卷十八，名见《普济方》卷一八八。

【组成】生刺蓟

【用法】上捣，绞取汁。每服一小盏，入生蜜一匙，搅令匀，服之。

【主治】热病吐血。

蒲黄散

【来源】《太平圣惠方》卷二十七。

【组成】蒲黄三分　甘草一分（炙微赤，锉）　当归（锉，微炒）　人参（去芦头）　白芍药　阿胶（捣碎，炒令黄燥）　麦门冬各一两（去心，焙）　黄耆（锉）　刺蓟　生干地黄各半两

【用法】上为细散。每服二钱，以粥饮调下，不拘时候。

【主治】虚劳肺热吐血。

血余散

【来源】方出《太平圣惠方》卷三十五，名见《圣济总录》卷一二四。

【组成】乱发（烧灰）

【用法】上为细末。每服一钱，粥饮调下。

《仁斋直指方论》：衄者，更以少许吹入鼻。

【主治】

1.《太平圣惠方》：食中发咽不下。

2.《仁斋直指方论》：吐血、衄血。

3.《济阴纲目》：产后小便出血。

4.《青囊秘传》：崩漏下血不止。

甘草散

【来源】《太平圣惠方》卷三十七。

【组成】甘草（锉，生用）　白术　阿胶（捣碎，炒令黄燥）　干姜（炮裂，锉）　黄芩各一两　伏龙肝一合

【用法】上为粗散。每服三钱，以水一中盏，煎至六分，去滓温服，不拘时候。

【主治】卒吐血不止。

石膏散

【来源】《太平圣惠方》卷三十七。

【组成】石膏四两　麻黄二两（去根节）　五味子二两　杏仁三两（汤浸，去皮尖双仁，麸炒微黄）　鸡苏茎叶二两　半夏二两（汤浸七遍去滑）

【用法】上为粗散。每服五钱，以水一大盏，加生姜半分，小麦五十粒，煎至五分，去滓，食后温服。

【主治】唾血不止，胸膈气闷。

石膏散

【来源】《太平圣惠方》卷三十七。

【组成】石膏二两　甘草半两（炙微赤，锉）　麦门冬二两（去心）　黄芩　川升麻　生干地黄　青竹茹　瓜蒌根　葛根各一两

【用法】上为散。每服三钱，以水一中盏，煎至六分，去滓，不拘时候温服。

【主治】心胸烦热，吐血不止，口舌干燥，头疼。

生地黄煎

【来源】《太平圣惠方》卷三十七。

【组成】生地黄汁一升　生姜汁一合　白蜜五合　生麦门冬汁三合　酥五合　白沙糖三两　杏仁三两（汤浸，去皮尖双仁，麸炒，研）

【用法】上药都煎成膏。每服半匙，含化咽津，不拘时候。

【主治】肺热吐血，口干心燥。

生干地黄散

【来源】《太平圣惠方》卷三十七。

【组成】生干地黄三两　黄芩二两　阿胶二两（捣碎，炒令黄燥）　甘草二两（锉，生用）　柏叶一两　犀角屑一两　刺蓟一两

【用法】上为散。每服三钱，以水一中盏，加青竹茹一鸡子大，煎至六分，去滓温服，不拘时候。

【主治】心肺暴热，毒入胃，卒吐血不止。

白茅根散

【来源】《太平圣惠方》卷三十七。

【组成】白茅根一两（锉）　犀角屑三分　刺蓟根一两半　黄芩一两　桑根白皮二两（锉）　紫菀一两

【用法】上为粗散。每服四钱，以水一中盏，入竹茹一分，煎至五分，去滓，入生地黄汁一合，更煎三两沸，每于食后温服之。

【主治】心、肺脏热壅致唾血。

地榆散

【来源】《太平圣惠方》卷三十七。

【组成】地榆半两（锉）　柏叶三分　甘草半两（锉，生用）　吴蓝三分　黄芩三分　刺蓟一两

【用法】上为粗散。每服四钱，以水一中盏，加青竹茹一分，煎至六分，去滓，食后温服。

【主治】心肺热盛，吐血不止。

地榆散

【来源】《太平圣惠方》卷三十七。

【组成】地榆一两（净洗去泥土）　白芍药一两　阿胶三分（捣碎，炒令黄燥）　甘草一分（生用）　艾叶一两　小蓟根一两

【用法】上为散。每服三钱，以水一中盏，煎至六分，去滓温服，不拘时候。

【主治】吐血不止。

当归散

【来源】《太平圣惠方》卷三十七。

【组成】当归二两　黄芩二两　干姜一两（炮裂，锉）　白芍药一两　阿胶二两（捣碎，炒令黄燥）

【用法】上为细散。每服二钱，以生地黄汁调下。不拘时候。

【主治】吐血不止，心胸疼痛。

竹茹散

【来源】《太平圣惠方》卷三十七。

【组成】竹茹一团如鸡子大　白芍药半两　当归半两　茜根二两　羚羊角屑一两半　甘草一两（炙微赤，锉）　生干地黄半两　麦门冬一两半（去心，焙）　鹿角胶一两半

【用法】上为散。每服三钱，以水一中盏，加生姜半分，煎至六分，去滓温服，不拘时候。

【主治】呕血久不愈，心神烦闷，脏腑劳伤。

竹茹散

【来源】《太平圣惠方》卷三十七。

【组成】青竹茹一两　白芍药一两　芎䓖一两　桂心一两　生干地黄三两　当归一两　甘草半两（炙微赤，锉）

《普济方》引本方有川芎、桂心，无白术、人参。

【用法】上为散。每服三钱，以水一中盏，煎至六分，去滓温服，不拘时候。

【主治】内损或劳伤所致吐血、衄血。

伏龙肝散

【来源】《太平圣惠方》卷三十七。

【组成】伏龙肝二两　生干地黄二两　芎䓖半两　赤芍药半两　当归半两　桂心半两　白芷半两　细辛三分　甘草一两（炙微赤，锉）

【用法】上为粗散。每服五钱，以水一大盏，入竹茹一鸡子大，煎至五分，去滓放温，频服。

【主治】吐血，心胸气逆，疼痛。

伏龙肝散

【来源】《太平圣惠方》卷三十七。

【组成】伏龙肝一两　桂心一两　当归一两　赤芍药一两　白芷一两　芎䓖一两　甘草一两（炙微赤，锉）　细辛半两　生干地黄四两　阿胶二两（捣碎，炒令黄燥，别研为末）

【用法】上为散。每服五钱，以水一大盏，煎至五分，去滓放温，入阿胶末一钱，搅匀，每于食后服之。

【主治】呕血不止，胸膈烦痛。

伏龙肝膏

【来源】方出《太平圣惠方》卷三十七，名见《医方类聚》卷八十五引《济生续方》。

【组成】生地黄汁半升　刺蓟汁半升　白蜜三合　麦门冬汁半升　伏龙肝二两（细研如粉）

【用法】上件药，相和，以慢火熬如稀饧。不拘时候，含半匙咽津。

【主治】吐血，口鼻俱出，至一斗不止。

血余散

【来源】方出《太平圣惠方》卷三十七，名见《普济方》卷一八八。

【组成】乱发一两

【用法】烧灰，细研。每服一钱，以温水调下。

【主治】

1.《太平圣惠方》：吐血不止。

2.《普济方》：心衄，或内崩，或舌上出血如簪孔者；及小便出血，汗血。

羊角散

【来源】方出《太平圣惠方》卷三十七，名见《普济方》卷一八八。

【组成】桂心一两　羊角二枚（炙令黄焦）

【用法】上为末。每服二钱，以糯米粥饮调下，不拘时候。

【主治】

1.《太平圣惠方》：卒吐血。

2.《普济方》：吐血，咳喘上气。

红花散

【来源】《太平圣惠方》卷三十七。

【组成】红花一两　诃黎勒三枚（兼核生用）　川朴消五两

【用法】上为粗末。每服三钱，以酒半中盏，水半中盏，煎至六分，去滓，入赤马通一合，温服，不拘时候。

【主治】吐血。

红蓝花散

【来源】方出《太平圣惠方》卷三十七，名见《普济方》卷一九〇。

【组成】红蓝花二两　伏龙肝一合　甘草半两（生用）

【用法】上为细末。每服二钱，食后煎竹茹汤调下。

【主治】心肺热极，吐血不止。

红蓝花散

【来源】《太平圣惠方》卷三十七。

【组成】红蓝花二两　伏龙肝一升（以水二升半浸，滤取汁）　乱发灰一两　甜竹茹三合

【用法】上为散。每服三钱，以伏龙肝水一中盏，煎至六分，去滓，频频温服。

【主治】心热，吐血不止。

杏仁散

【来源】《太平圣惠方》卷三十七。

【组成】杏仁（汤浸，去皮尖双仁，麸炒微黄）　赤茯苓　黄连（去须）　栀子仁　黄芩　川大黄（锉碎，微炒）各一两　桂心半两　栝楼根三分

【用法】上为散。每服三钱，以水一中盏，煎至六分，去滓温服，不拘时候。

【主治】心肺客热吐血，唇口干燥。

阿胶散

【来源】《太平圣惠方》卷三十七。

【别名】阿胶汤（《圣济总录》卷六十九）。

【组成】阿胶二两（捣碎，炒令黄燥）　甘草一两（炙微赤，锉）

【用法】上为细末。每服三钱，以水一中盏，加生地黄汁二合，煎至七分，和滓温服。

【主治】忧恚呕血，烦满少气，胸中疼痛。

阿胶地黄汤

【来源】方出《太平圣惠方》卷三十七，名见《普济方》卷一九〇。

【组成】生干地黄四两　阿胶二两（捣碎，炒令黄燥）　蒲黄二两

【用法】上为散。每服三钱，以水一中盏，加竹茹一鸡子大，煎至五分，去滓，食后温服。

【主治】热伤肺脏，唾血不止。

鸡苏散

【来源】《太平圣惠方》卷三十七。

【组成】鸡苏茎叶一两　黄耆一两（锉）　甘草一两（生用）　干姜半两（炮裂，锉）　艾叶半两　阿胶一两（捣碎，炒令黄燥）

【用法】上为散。每服三钱，以水一中盏，煎至五分，去滓，加赤马通汁一合，搅令匀，温服，不拘时候。

【主治】劳伤，或饱食气逆，致卒吐血不止。

鸡苏散

【来源】《太平圣惠方》卷三十七。

【组成】鸡苏茎叶一两　赤茯苓一两　甘草半两（炙微赤，锉）　半夏一两（汤浸，洗七遍去滑）　桔梗一两（去芦头）　生干地黄二两　黄耆一两（锉）　麦门冬一两半（去心，焙）

【用法】上为粗散。每服五钱，以水一大盏，加生姜半分，煎至五分，去滓，食后温服。

【主治】肺脏壅热，痰唾内有血，咽喉不利。

松花散

【来源】《太平圣惠方》卷三十七。

【组成】松花一两半　甘草半两（炙微赤，锉）　紫苑半两（去苗）　百合半两　薯蓣一两　人参半两（去芦头）　鹿角胶一两（捣碎，炒令黄燥）　生干地黄一两　白茯苓半两　茜草根半两（锉）　刺蓟半两　艾叶一分

【用法】上为细散。每服二钱，以粥饮调下，不拘时候。

【主治】吐血久不止。

刺蓟散

【来源】《太平圣惠方》卷三十七。

【组成】刺蓟　白芍药　白术　人参（去芦头）　生干地黄　鹿角胶（捣碎，炒令黄燥）各一两　芎䓖　桂心　黄芩各半两

【用法】上为散。每服二钱，以生地黄汁调下，不拘时候。

【主治】吐血、衄血，及大小便下血不止。

刺蓟饮子

【来源】《太平圣惠方》卷三十七。

【组成】刺蓟汁　生地黄汁　生藕汁　童子小便各二合　赤马通汁一合

【用法】上和令匀。每服一小盏，频频温服。

【主治】吐血不止。

郁金散

【来源】《太平圣惠方》卷三十七。

【组成】郁金　木香　飞罗面　黄柏（锉）各一两　甘草一两半（炙微赤，锉）

【用法】上为散。以生地黄汁一大盏，旋旋拌药后，焙令干，又拌之，令地黄汁尽为度，再为细散。每服二钱，以青竹茹汤调下，不拘时候。

【主治】吐血、衄血不止。

柏叶黄耆散

【来源】方出《太平圣惠方》卷三十七，名见《普济方》卷一八八。

【组成】生干地黄四两　黄芩　柏叶　甘草（炙微赤，锉）各一两　阿胶（杵，燥令碎、黄燥）　黄耆（锉）各二两

【用法】上为散。每服三钱，于食后用糯米粥饮调服。

【主治】吐血，日夜不止。

荆芥地黄汤

【来源】方出《太平圣惠方》卷三十七，名见《金匮翼》卷二。

【组成】荆芥

【用法】上为细末。每服二钱，以生地黄汁调下，不拘时候。

【主治】

1.《太平圣惠方》：呕血。

2.《金匮翼》：风热入络，血溢络外，吐血，乍寒乍热，咳嗽口干，烦躁者。

茜根散

【来源】《太平圣惠方》卷三十七。

【组成】茜根二两（锉）　白芍药三两　麦门冬三两（去心）　鸡苏叶四两　小蓟根三两　青竹茹四两

【用法】上为散。每服三钱，以水一中盏，煎至五分，去滓，入生地黄汁一合，搅令匀，温服，不拘时候。

【主治】吐血不止，心胸烦热。

茜根散

【来源】方出《太平圣惠方》卷三十七，名见《普济方》卷一八八。

【别名】茜根煎（《杂病源流犀烛》卷十七）。

【组成】茜根一两

【用法】上以淡浆水一大盏，煎取半盏，去滓温服。

《普济方》：为细末，大人每服二钱，新汲水调下，食前，一日三次；小儿每服一钱，或极小，每服半钱或一字，亦一日三次。一方以淡浆水煎亦可；一方水一中盏，煎至七分，放冷食后服之。

【主治】

1.《太平圣惠方》：吐血不止。

2.《杂病源流犀烛》：忽然吐血一二口，或心衄，或内崩者。

黄芩散

【来源】《太平圣惠方》卷三十七。

【组成】黄芩一两半　地榆一两半（锉）　玄参二

两　茜根二两（锉）　寒水石一两　麦门冬二两半（去心，焙）　川升麻二两　犀角屑一两　甘草一两（炙微赤，锉）

【用法】上为粗散。每服五钱，以水一大盏，入竹叶二七片，煎至五分，去滓，每于食后温服。

【主治】心热，吐血不止。

黄芩散

【来源】《太平圣惠方》卷三十七。

【别名】黄芩饮（《经验广集》卷一）。

【组成】黄芩一两（去心中黑腐）

【用法】上为细散。每服三钱，以水一中盏，煎至六分，和滓温服，不拘时候。

【主治】

1.《太平圣惠方》：心脏积热，吐血衄血，或发或止。

2.《经验广集》：盛夏时有大热症，头大如斗，身热如火者。

黄连散

【来源】方出《太平圣惠方》卷三十七，名见《普济方》卷一八八。

【组成】黄连（末）一两

【用法】上于铫子内，先熔黄蜡一两，纳黄连末，候稍疑，分为三丸。每服一丸，以糯米粥化下，日尽三丸。

本方方名，据剂型当作“黄连丸”。

【主治】卒吐血不止。

黄耆散

【来源】《太平圣惠方》卷三十七。

【组成】黄耆（锉）　白芍药　芎藭　当归　桂心　黄芩　甘草（炙微赤，锉）各一两

【用法】上为粗散。每服五钱，以水一大盏，入竹茹一鸡子大，煎至五分，去滓，食后温服。

【主治】脏气虚，气上冲所致吐血。

鹿角胶方

【来源】《太平圣惠方》卷三十七。

【组成】鹿角胶一两（炙黄，为末）　生地黄汁一升二合

【用法】同于铜器中盛，蒸之令胶消。分温二服。

【主治】吐血不止。

羚羊角散

【来源】《太平圣惠方》卷三十七。

【组成】羚羊角屑三两　伏龙肝五两　熟艾一两　地榆二两（锉）　牛膝三两（去苗）　牡丹二两　白芍药四两　生干地黄二两　柏叶二两　大蓟根三两　鸡苏叶一两　蛴螬五枚（切破，慢火炙黄）

【用法】上为散。每服三钱，以水一中盏，加生姜半分，煎至六分，去滓温服。

【主治】吐血不止。

紫苏散

【来源】《太平圣惠方》卷三十七。

【组成】紫苏一两　桂心一两　生干地黄二两　当归一两　牛膝一两（去苗）　阿胶一两（捣碎，炒令黄燥）

【用法】上为散。每服五钱，以水一中盏，煎至五分，去滓，食后温服。

【主治】吐血并衄血不止。

犀角散

【来源】《太平圣惠方》卷三十七。

【组成】犀角屑一两　黄芩一两　人参一两（去芦头）　生干地黄一两　麦门冬一两（去心）　栝蒌根一两　甘草半两（炙微赤，锉）　杏仁二两（汤浸，去皮尖双仁，麸炒微黄）

【用法】上为散。每服三钱，以水一中盏，煎至六分，去滓温服，不拘时候。

【主治】心肺壅热，上焦不利，吐血口干。

蒲黄散

【来源】方出《太平圣惠方》卷三十七，名见《圣济总录》卷六十九。

【组成】蒲黄半两

【用法】温水调下，未愈再服。

《圣济总录》：每服三钱匕，冷水调下，不拘时候。

【主治】卒吐血不止。

藕汁饮子

【来源】《太平圣惠方》卷三十七。

【组成】生藕汁三合　生地黄汁三合　牛蒡根汁二合　生蜜一匙

【用法】上药汁调和令匀。每服一小盏，细细饮之。

【主治】吐血，衄血。

地黄汤

【来源】《太平圣惠方》卷三十八。

【组成】生地黄二两　苦竹茹一两　刺蓟一两　黄芩三分　豉一合　川升麻三分　黄连三分（去须）　栀子仁半两

【用法】上药锉细和匀。每服半两，以水一大盏，煎至七分，去滓，分二次温服，如人行五里再服。

【主治】乳石发动，热盛吐血。

茅根散

【来源】方出《太平圣惠方》卷四十六，名见《普济方》卷一六二。

【组成】茅根二两　生地黄二两　生姜一分

【用法】上锉细和匀。每服半两，以水一中盏，煎至五分，去滓温服，不拘时候。

【主治】咳嗽伤肺，唾血。

五神汤

【来源】方出《太平圣惠方》卷七十，名见《云岐子保命集》卷下。

【别名】四汁饮（《永类钤方》卷十七）。

【组成】生藕汁三合　生地黄汁三合　白蜜一合　刺蓟汁三合　生姜汁半合

【用法】上药相和，煎三两沸，不拘时候，取一小盏调下炒面尘一钱。

【主治】妇人热毒上攻，吐血不止。

生地黄散

【来源】《太平圣惠方》卷七十。

【组成】生地黄汁一升　生藕汁三合　青蒿汁三合　生姜二两（取汁）　蜜四两　酥一两　柴胡一两（去苗）　知母一两　鸡苏叶一两　黄芩一两　川升麻一两　鹿角胶二两（捣碎，炒令黄燥）　杏仁一两（汤浸，去皮尖双仁，麸炒微黄）　桑根白皮一两（锉）

【用法】上为细散，与煎药汁纳于银器中，搅令匀，慢火煎成膏，收瓷盒中。每服不拘时候，以温粥饮调下半匙。

【主治】妇人劳热至甚，吐血不止，心神烦躁，少思饮食。

生干地黄散

【来源】《太平圣惠方》卷七十。

【别名】生地黄散（《普济方》卷三十三）。

【组成】生干地黄一两半　麦门冬一两（去心）　甘草半两（炙微赤，锉）　荠苨三分　白茅根一两　兰叶一两

【用法】上为散。每服四钱，以水一中盏，加生姜半分，豆豉一百粒，煎至六分，去滓温服，不拘时候。

【主治】妇人心热壅闷，吐血。

麦门冬散

【来源】《太平圣惠方》卷七十。

【组成】麦门冬二两（去心）　生干地黄二两　荠苨一两半　犀角屑一两　黄芩一两　川椒一两　白茅根一两半（锉）　蓝叶二两　甘草一两（炙微赤，锉）

【用法】上为粗散。每服四钱，以水一中盏，加香豉一百粒，淡竹茹一分，生姜半分，煎至六分，去滓温服，不拘时候。

【主治】妇人心中壅毒，吐血烦闷。

阿胶散

【来源】《太平圣惠方》卷七十。
【组成】阿胶二两（捣碎，炒令黄燥） 当归三分 犀角屑三分 黄芩三分 鸡苏叶二分 羚羊角屑三分 桂心二分 麦门冬三分（去心） 生干地黄二两 甘草半两（炙微赤，锉）
【用法】上为粗散。每服四钱，以水一中盏，加淡竹茹一分，生姜半分，煎至六分，去滓温服，不拘时候。
【主治】妇人吐血，心神烦热。

鸡苏散

【来源】《太平圣惠方》卷七十。
【组成】鸡苏叶一两 黄耆半两（锉） 羚羊角屑半两 阿胶一两（捣碎，炒令黄燥） 刺蓟一两 茜根一两 生干地黄一两 麦门冬三分（去心） 黄芩三分 当归三分 伏龙肝三分 甘草半两（炙微赤，锉）
方中茜根，《证治准绳·类方》作"葛根"。
【用法】上为粗散。每服三钱，以水一中盏，加生姜半分，淡竹茹一分，煎至六分，去滓服，不拘时候。
【主治】妇人吐血，心烦昏闷。

鸡苏散

【来源】《太平圣惠方》卷七十。
【别名】鸡苏散煎（《古今医统大全》卷八十三）。
【组成】鸡苏叶一两 当归半两 赤芍药半两 黄芩一两 阿胶二两（捣碎，炒令黄燥） 伏龙肝二两
【用法】上为散。每服四钱，以水一中盏，煎至六分，去滓温服，不拘时候。
【主治】妇人虚损，气逆，吐血不止。

刺蓟散

【来源】《太平圣惠方》卷七十。
【组成】刺蓟三两 鸡苏叶二两 赤芍药一两 麦门冬二两（去心） 赤茯苓一两 石膏三两 黄芩一两 茜根一两（锉） 甘草一两（炙微赤，锉） 生干地黄二两
【用法】上为粗散。每服四钱，以水一中盏，入生姜半分，青竹茹一分，煎至六分，去滓温服，不拘时候。
【主治】妇人头痛壮热，心中烦闷，吐血。

紫参散

【来源】《太平圣惠方》卷七十。
【组成】紫参一两 鹿角胶一两（捣研，炒令黄燥） 青竹茹一两 羚羊角屑一两（炒令黄燥） 生干地黄二两
【用法】上为细散。以新汲水磨生姜，调下二钱，不拘时候。
【主治】妇人卒吐血不定，胸心闷痛。

地榆散

【来源】方出《太平圣惠方》卷七十三，名见《医学入门》卷八。
【别名】地榆苦酒煎（《医宗金鉴》卷四十五）。
【组成】地榆二两
【用法】上锉细。以醋一升，煮十余沸，去滓，食前稍热服一合。
【主治】妇人漏下赤色不止，令人黄瘦虚渴。亦治呕血。

茜根散

【来源】《太平圣惠方》卷八十九。
【组成】茜根半两 犀角屑 川升麻 川大黄（锉，微炒） 黄芩 甘草（炙微赤，锉）各一分
【用法】上为粗散。每服一钱，以水一小盏，入黑豆三十粒，淡竹茹半分，煎至六分，去滓温服，不拘时候。
【主治】小儿吐血，心躁烦闷。

犀角散

【来源】《太平圣惠方》卷八十九。
【组成】犀角屑 栀子仁 生干地黄 子芩 紫

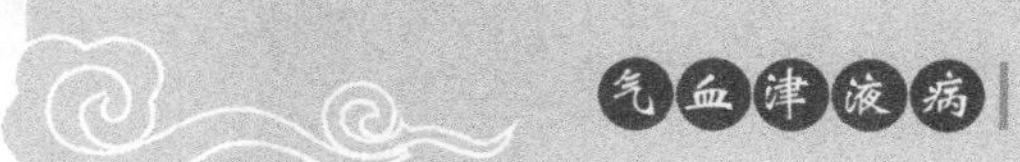

参　刺蓟各一分

【用法】上为粗散。每服一钱，以水一小盏，煎至五分，去滓温服，不拘时候。

【主治】小儿四五岁以上，非时吐血。

蒲黄散

【来源】《太平圣惠方》卷八十九。

【组成】蒲黄一分　伏龙肝半两　乱发灰一分

【用法】上为细末。每用半钱，暖生地黄汁调下，不拘时候。

【主治】小儿吐血不止。

鳖甲丸

【来源】《普济方》卷一六二引《太平圣惠方》。

【组成】鳖甲一个（九肋者，醋炙）　柴胡（酒浸）一两　杏仁（童便浸，炒）　甘草（炙）各一两　人参半两

【用法】上为末，炼蜜为丸，如梧桐子大。每服十至十五丸，煎生姜汤送下。

【主治】吐血，咳嗽。

黄药汤

【来源】《普济方》卷一八八引《太平圣惠方》。

【组成】黄药子一两（捣碎）

【用法】用水二盏，煎至一盏，去滓，湿热服。

【主治】吐血不止。

双荷散

【来源】《袖珍方》卷三引《太平圣惠方》。

【组成】藕节七个　荷叶顶七个

【用法】上同蜜擂细，水二钟，煎八分，去滓温服；或研末调下。

【主治】卒暴吐血。

青黛散

【来源】方出《本草纲目》卷十六引《太平圣惠方》，名见《圣济总录》卷一六九。

【别名】青黛一物汤（《伤寒图歌活人指掌》卷五）、青金散（《普济方》卷一八八）。

【组成】青黛二钱

【用法】新汲水下。

【主治】

1.《本草纲目》引《太平圣惠方》：内热吐血。

2.《伤寒图歌活人指掌》：伤寒发赤斑。

人参散

【来源】方出《博济方》卷一，名见《圣济总录》卷六十八

【别名】人参汤（《奇效良方》卷五十）。

【组成】人参

【用法】上为末。每服一大钱，以鸡子清投新水半盏调下。

【主治】

1.《博济方》：暴吐血不止。

2.《普济方》：吐血、咯血。

顺中散

【来源】《博济方》卷一。

【组成】槟榔（好者）一枚　大黄半两　甘遂半两　木香半两　茴香半两　白牵牛子半两　青皮半两（汤浸去白，焙）

【用法】上为细末。每服一钱，用木香煎汤送下；或木香酒送下亦得。如作常服，茶、酒任下一字。

【功用】解毒止血。

【主治】肺脏壅热毒，则胸膈壅滞，血与气皆逆行上于肺，肺壅不利，令人吐血不止，朝夕不住，发寒热，气喘促，红物至多，频频呕吐，渐至劳劣；并治中药毒，呕逆黑血至多，不能饮食。

雌黄丸

【来源】《博济方》卷一。

【组成】雌黄一两（用小瓷盒子内盛，上用不灰木末一钱，云母末一钱，蚯蚓粪一钱，水飞黄丹一钱，滴水和匀作饼子，盖头石脂贝口灰半碗，盖盒子上，用三斤炭烧。如不闻药香，未得住火，

如闻药香，即住火为度，放冷取出，净去上面钡子药滓，令净，研细末，秤约及钱许，入下二味） 马兜铃子（去皮） 甘草各四钱半

【用法】上为末，炼蜜为丸，如皂子大。以绵裹一丸，含化。

【主治】吐血，衄血。

白术丸

【来源】《普济方》卷一八八引《指南方》。

【组成】白术十两 干姜 黄耆 人参 伏龙肝各三两

【用法】上为细末，炼蜜为丸，如梧桐子大。每服三十丸，米饮送下。

【主治】伤胃吐血。

柏叶汤

【来源】《普济方》卷一八八引《指南方》。

【组成】青柏叶一把 干姜三片 阿胶三片（炙）

【用法】上用水二升，煮至一升，去滓，别绞马通汁一升，和煎取一升，一服尽之。

【主治】

1.《普济方》引《指南方》：吐血不止。

2.《鸡峰普济方》：吐血至一斗，脉细小，气奔急者。

黄耆散

【来源】《普济方》卷一八八引《指南方》。

【组成】黄耆 糯米 阿胶（炒燥）各等分

【用法】上为末。每服二钱，米饮调下，不拘时候。

【主治】

1.《普济方》引《指南方》：吐血。

2.《景岳全书》：嗽久劳嗽唾血。

生姜竹茹汤

【来源】《普济方》卷一九〇引《指南方》。

【组成】竹茹 甘草 川芎 黄芩 当归各一两半 白术 芍药 官桂 人参各一两

【用法】上为末。每服五钱，水二盏，加生姜十片，煎一盏，去滓服。

【主治】呕血。

地黄散

【来源】《医方类聚》卷十引《神巧万全方》。

【组成】地黄 黄耆 阿胶（麸炒焦） 贝母 桑白皮 蒲黄各一两 人参 天门冬（去心） 麦门冬（去心） 甘草（生用） 赤芍药 当归（炒）各半两

【用法】上为散。每服一钱，以粥饮调下。

【主治】肺壅热，气逆吐血。

大阿胶丸

【来源】《太平惠民和济局方》卷四。

【组成】麦门冬（去心） 丹参 贝母（炒） 防风（去芦叉头） 柏子仁 茯神（去木） 杜仲（去粗皮，炒） 百部根各半两 干山药 阿胶（炒） 茯苓（去皮） 熟干地黄 五味子各一两 远志（去心） 人参各一分

【用法】上为细末，炼蜜为丸，每两作二十四丸。每服一丸，水一中盏，煎至六分，和滓温服，少少频呷，不拘时候。

【功用】《鸡峰普济方》：补肺去风。

【主治】肺虚客热，咳嗽气急，胸中烦悸，肢体倦痛，咽干口燥，渴欲饮冷，多吐涎沫，或有鲜血，肌瘦发热，减食嗜卧；又治或因叫怒，或即房劳，肺胃致伤，吐血呕血。

必胜散

【来源】《太平惠民和济局方》卷八。

【组成】熟干地黄 小蓟（并根用） 人参 蒲黄（微炒） 当归（去芦） 芎 乌梅（去核）各一两

【用法】上为粗散。每服五钱，水一盏半，煎至七分，去滓温服，不拘时候。

【主治】

1.《太平惠民和济局方》：男子妇人血妄流溢，吐血、衄血、呕血、咯血。

2.《普济方》：妇人下血过多，致发虚热。

茯苓补心汤

【来源】《古今医统大全》卷七十引《太平惠民和济局方》。

【组成】白茯苓　白茯神　麦门冬　生地黄　陈皮　半夏曲　当归各一钱　甘草五分

【用法】加竹叶、灯心，水煎服。

【主治】

1.《古今医统大全》引《太平惠民和济局方》：思虑过多，心神溃乱，烦躁不寐。

2.《不居集》：心气为邪所伤吐血。

柏　汤

【来源】《寿亲养老新书》卷三。

【组成】嫩柏叶

【用法】上以线系，垂挂一大瓮中，纸糊其口，经月视之，如未甚干，更闭之，至干则取出为末，如嫩草色。如不用瓮，只密室中亦可，但不及瓮中者青翠，若见风则黄矣。此汤可以代茶，夜话饮之，尤醒睡。如太苦，则少加山芋尤佳。

【功用】《臞仙活人心方》：轻身益气，耐寒暑，去湿止饥。

【主治】《臞仙活人心方》：吐血，衄血，痢血，崩血。

如圣散

【来源】《传家秘宝》卷中。

【组成】金星石　银星石　禹余石　寒水石　不灰木　半夏　川大黄　蛤粉各等分

【用法】上药生用，为细散。每服一钱，新汲井水调，入龙脑少许服更佳。

【功用】解五毒。

【主治】吐血极者。

卷柏阿胶散

【来源】《传家秘宝》卷下。

【组成】棕皮半斤（烧灰存性）　卷柏　人参（去芦头）　阿胶（炒）　艾叶　子芩　地榆　生干地黄　伏龙肝　柴胡（去苗）　甘草（炙）各一两

【用法】上为细散。每服二钱，糯米饮煎服。

【主治】吐血，咯血。

荷叶散

【来源】方出《证类本草》卷二十三引《经验后方》，名见《医方考》卷三。

【组成】荷叶（焙干）

【用法】上为末。每服二钱匕，米汤下。

【主治】吐血、咯血。

【方论】《医方考》：荷叶有仰盂之形，得震卦之象；有清香之气，得清和之体，故能和阳定咯而运血。

黑丸子

【来源】《普济方》卷三九四引《灵苑方》。

【组成】山茵陈　蜀升麻　常山各半两　芒消半分　麻黄（去节根）一两　官桂（去粗皮）一分　附子一个（烧黑留心）

【用法】上为极细末，旋炒一大钱，入杏仁二粒（去皮尖，灯烧黑存性），巴豆二粒（压去油），寒食面糊为丸，如麻子大；大人丸如绿豆大。每服五丸，吐不止，茅根竹叶汤送下；热攻泻血，蜜炒生姜汤送下；若吐血、眼眦出血者，生油、冷酒送下；伤寒手脚心冷，冷茶清送下；失音，竹沥酒送下。

【功用】退热，定吐逆兼除食伤。

大黄散

【来源】《伤寒总病论》卷三。

【组成】地黄汁半升　生大黄末一方寸匕

【用法】煎地黄汁三沸，下大黄末调匀。空腹时温饮一小盏，每日三次。血即止。

【主治】吐血百治不愈。

黄芩汤

【来源】《伤寒总病论》卷三。

【别名】黄芩一物汤（《仁斋直指方论》卷十六）。

【组成】黄芩四两

【用法】上锉。加水三升，煮一升半，温饮一盏。

本方改为丸剂，名“黄芩丸”（《证治准绳·幼科》卷三）。

【主治】

1.《伤寒总病论》：鼻衄或吐血下血，及妇人漏下血不止。

2.《仁斋直指方论》：血淋热痛。

地血散

【来源】《普济方》卷一五三引《类证活人书》。

【组成】茜根四钱　大豆二钱　黄药子　甘草各一两

【用法】上为细末。每服三钱，新汲水调下。

【功用】《卫生宝鉴》：解一切毒。

【主治】

1.《普济方》引《类证活人书》：热毒深入吐血。

2.《卫生宝鉴》：一切吐血咯血，及诸热烦躁。

地黄散

【来源】《圣济总录》卷三十。

【组成】大黄（锉，炒，捣末）一两　龙脑（研）一钱

【用法】上为末。每服二钱匕，用生地黄汁调下。

【主治】伤寒吐血不止。

二黄汤

【来源】《圣济总录》卷六十八。

【组成】生干地黄（焙）　蒲黄各一两

【用法】上为粗末。每服二钱匕，水一盏，加竹叶七片，煎七分，去滓放冷，食后细呷。

【主治】吐血不止。

人参散

【来源】《圣济总录》卷六十八。

【组成】人参一分　天茄子苗半两

【用法】上为散。每服二钱匕，新水调下，不拘时候。

【主治】吐血不止。

三物汤

【来源】《圣济总录》卷六十八。

【组成】生地黄七两半　阿胶（炙令燥）三分　白蔹八两

【用法】上锉，如麻豆大。每服七钱匕，水二盏，煎至八分，去滓，空腹温服。

【主治】吐血及大小便血。

干地黄汤

【来源】《圣济总录》卷六十八。

【组成】生干地黄（焙）八两　伏龙肝六两　芎䓖一两　当归（酒浸，切，焙）三两　桂（去粗皮）　赤芍药　白芷　干姜（炮裂）各二两　细辛（去苗叶）半两　甘草（炙，锉）一两　吴茱萸（汤浸去涎，大豆同炒，去豆用）二两

【用法】上为粗末。每服三钱匕，水、酒各半盏，同煎至七分，去滓温服，空心、食前服。

【主治】吐血。

大效圣散

【来源】《圣济总录》卷六十八。

【组成】金星石　银星石　禹余粮　寒水石（以上并碎）　不灰木　半夏（汤洗七遍，去滑，生姜汁制焙）　大黄（锉）　蛤粉各等分

【用法】上为散。每服一钱匕，新汲水调下，更入龙脑少许佳。

【功用】兼解五毒。

【主治】吐血不止。

云雪散

【来源】《圣济总录》卷六十八。

【组成】云雪（寒食面是）　蒲黄各一两

【用法】上药并生用，为散。每服二钱匕，冷水调下。

【主治】吐血。

天南星散

【来源】《圣济总录》卷六十八。
【组成】天南星一两（锉如骰子大）
【用法】上以炭灰汁浸一宿，漉出汤洗，焙干，捣罗为散。每服一钱匕，酒磨自然铜调下。
【主治】吐血。

五胜汤

【来源】《圣济总录》卷六十八。
【组成】木香　密陀僧　蝉壳（去足）　甘草（炙，锉）各半两　黄明牛胶两片（将一片酥炙，一片生锉）
【用法】上为粗末。每服三钱匕，水一盏，煎至五分，去滓，食后良久温服。
【主治】饮食伤肺，吐血并嗽血。

五通散

【来源】《圣济总录》卷六十八。
【组成】巴豆五十枚（去皮）　白面一两　郁李仁三百五十枚　盐豉三百五十粒　伏龙肝二两
【用法】上药锅子内炒熟，不住手搅，以烟青为度，倾出放湿地出火毒，捣罗为散。每服半钱匕，温蜜水调下。如患咯血，用前件药末一两，郓州蛤粉二两，同研罗细。每服一钱匕，薤汁半盏，生油两点，食后调服。
【主治】吐血。

乌金散

【来源】《圣济总录》卷六十八。
【组成】鲮鲤甲　犀角（镑）　黄明胶　赤鲤鱼皮各一两　胎发一两半　独角仙一枚（去翅头足）
【用法】上用瓦瓶一枚，底下开窍，纳药，以纸筋泥固济，晒干；用炭火五斤簇烧，候烟绝，拨去火，放冷取出，细研为散。每服一钱匕，旋入腻粉少许，吐血、鼻衄不止，新汲水调下；产后血晕，昏迷闷乱，不知人，冷醋汤调下；血气，温酒调下；咯血及血积、脏毒下血、赤痢、血痢、蛊毒痢、肠风、五痔下血，并米饮调下，临卧空腹服；更相度虚实，可加至二钱匕。服药后，取下积聚物为效。
【主治】吐血及一切血病，诸药不效者。

艾灰散

【来源】《圣济总录》卷六十八。
【组成】艾不拘多少
【用法】烧灰细研。每服二钱匕，新汲水调下。
【主治】吐血。

生犀散

【来源】《圣济总录》卷六十八。
【组成】犀角二两（镑屑，生用）　桔梗二两（生用）
【用法】上二味，捣罗为散。每服二钱匕，暖酒调下。
【主治】吐血似鹅鸭肝，昼夜不止。

白金散

【来源】《圣济总录》卷六十八。
【组成】白面　九节菖蒲（末）各一两
【用法】上药再研匀。每服二钱匕，新汲水调下，未止再服。如中暑毒气，生姜、蜜水调下。
【主治】吐血，肺损不止。

白蔹汤

【来源】《圣济总录》卷六十八。
【组成】白蔹三两　阿胶二两（炙令燥）
【用法】上为粗末。每服二钱匕，酒、水共一盏，加生地黄汁二合，同煎至七分，去滓温服。如无地黄汁，加生干地黄一分同煎亦得。
【主治】吐血不止。

地黄饮

【来源】《圣济总录》卷六十八。
【组成】生干地黄（焙）五两　王不留行　牡丹皮各二两　赤芍药　萆薢各四两　麦门冬（去心，

焙） 续断 牛膝（切，焙） 阿胶（炙燥）各三两 蛴螬（研）五枚
【用法】上除蛴螬外，为粗末，以生地黄汁三升，赤马通汁三升，并蛴螬同煎至三升半，去滓，空心、食前分六次温服。
【主治】忽吐血一两口。

地黄饮

【来源】《圣济总录》卷六十八。
【别名】地黄煎（《仁斋直指方论》卷二十六）。
【组成】生地黄八两（研取汁） 鹿角胶一两（炙燥，碾为末）
【用法】上先以童便五合，于铜器中煎，次下地黄汁及胶末，搅令匀，煎令熔，十沸后，分作三次服。当止。
《仁斋直指方论》：加姜汁少许调下。
【主治】肺损吐血不止。

地黄阿胶散

【来源】方出《圣济总录》卷六十八。名见《普济方》卷一八八。
【组成】地黄汁六合 牛皮胶一两（细研） 生姜一块如大拇指（捶碎）
【用法】上先以二味于铜器中煎十数沸，次下牛皮胶，煎令消，滤去生姜，分作两服。或微利一行，不妨。
【主治】肺损，吐血不止。

竹茹汤

【来源】《圣济总录》卷六十八。
【组成】青竹茹（锉）一升 芍药二两 芎藭 当归（切，焙） 桂（去粗皮） 甘草（炙，锉）各三两 黄芩（去黑心）三分
【用法】上为粗末。每服三钱匕，水一盏，煎至八分，去滓温服，不拘时候。
【主治】吐血、溺血、衄血。

竹叶芍药汤

【来源】《圣济总录》卷六十八。
【别名】竹叶芍药散（《普济方》卷一八八。
【组成】竹叶六合 赤芍药 甘草（炙，锉）各一两 阿胶（炙燥）三两 当归（切，焙）一两半
【用法】上为粗末。每服五钱匕，水一盏半，煎至八分，去滓，食后温服，一日二次。
【主治】吐血衄血，大小便出血。

朱粉散

【来源】《圣济总录》卷六十八。
【组成】丹砂（研飞） 蛤粉各等分
【用法】上为细末，合和令匀。每服二钱匕，温酒调下。
【主治】诸般吐血。

异功散

【来源】《圣济总录》卷六十八。
【组成】人参一两
【用法】上为极细末。五更鸡鸣时，打鸡子清调和稀糊，匙抄服；若服一两人参尽甚好，不尽，半两亦可。服讫却卧。
【主治】吐血。

如圣散

【来源】《圣济总录》卷六十八。
【组成】色白瓷碗碟
【用法】上为细末。每服二钱匕，打皂荚子煎汤调下。连服三次立愈。
【主治】吐血不止。

如圣散

【来源】《圣济总录》卷六十八。
【组成】枫香脂不拘多少
【用法】上为细散。每服二钱匕，新汲水调下，不拘时候。
【主治】吐血不止。

红蓝花饮

【来源】《圣济总录》卷六十八。

【组成】红蓝花二两　伏龙肝三两（以水五升五合浸，滤取汁）　犀角（镑）一分　甜竹茹三分　白茅根（锉）　麦门冬（去心，锉）各半两

【用法】上将伏龙肝汁煎诸药，取六合，去滓，食后分三服，每服更入乱发灰一钱匕，和匀服。

【主治】吐血不止。

苎根散

【来源】《圣济总录》卷六十八。

【组成】苎根　人参　白垩　蛤粉各一分

【用法】上为散。每服一钱匕，糯米饮调下，不拘时候。

【主治】吐血不止。

赤芍药散

【来源】《圣济总录》卷六十八。

【组成】赤芍药　当归（切，焙）　附子（炮裂，去皮脐）　黄芩（去黑心）　白术　甘草（炙，锉）各一两　阿胶（炙燥）二两　生干地黄（焙干）四两

【用法】上为散。每服三钱匕，空腹温酒调下，一日三次。

【主治】吐血，唾血。

杏蜜膏

【来源】《圣济总录》卷六十八。

【组成】猪胰一具（用瓷器煮烂，冷水浸，去膜）　杏仁（去皮尖双仁，炒）　蜜（熬熟）各二两

【用法】上为末，饭上蒸，加木香、附子末各二钱，和匀成膏。每服半匙，酒一盏调下，一日三次。

【主治】吐血。

诃黎勒散

【来源】方出《圣济总录》卷六十八，名见《普济方》卷一八八。

【组成】诃黎勒（生，为末）　白面（炒）各等分

【用法】每服二钱匕，以糯米粥调下。

【主治】吐血。

补肺百花煎

【来源】《圣济总录》（人卫本）卷六十八。

【别名】百花煎（原书文瑞楼本）。

【组成】生地黄汁一升　生姜汁半升　黄牛乳一升半　藕汁一升　胡桃瓤十枚（研如糊）　干柿五枚（锉细，研如糊）　大枣二十一枚（煮去皮核，研如糊）　清酒一升（以上数味一处入银锅中，煎候沸，方下后药）　黄明胶（炙燥为末）　秦艽末各半两　杏仁（汤浸，去皮尖双仁，炒，研如糊，入煎中）三两

【用法】上十一味，相次下，煎、减一半，却入上色蜜四两，徐徐着火，养成煎后，入瓷盒中盛。每服一匙头，糯米饮调下，酒下亦得，一日三次。

【主治】吐血不止，咳嗽。

阿胶汤

【来源】《圣济总录》（人卫本）卷六十八。

【别名】阿胶散（原书文瑞楼本）。

【组成】阿胶（炙燥）　艾叶（焙）各三两　地榆　芍药各四两　蓟根五两

【用法】上为粗末。每服五钱匕，水一盏半，煎至八分，去滓温服。

【主治】卒吐血不止。

阿胶散

【来源】《圣济总录》卷六十八。

【组成】阿胶（炒令燥）　白及　白芷　白蔹　黄柏（去粗皮，蜜水浸，炙赤色）各一两

【用法】上为散。每服三钱匕，空心、食前糯米粥饮调下，一日三次。

【主治】男子、妇人咯血、吐血。

阿胶散

【来源】《圣济总录》卷六十八。

【组成】阿胶（炒令燥）半两　生干地黄（焙）一

两　人参一分　黄柏（去粗皮，蜜炙）　蝉壳（去土）　甘草（生，锉）　黄耆（锉）各半两

【用法】上为散。每服一钱匕，糯米饮调下，不拘时候。

【主治】吐血不止。

郁金散

【来源】《圣济总录》卷六十八。

【组成】郁金一两　莲实（去皮）　黄耆（锉）各一分

【用法】上为散。每服一钱匕，冷水调下，不拘时候。

【主治】吐血不止。

金花散

【来源】《圣济总录》卷六十八。

【组成】黄柏（去粗皮，涂蜜炙令赤）二两　寒食面（微炒）一两　黄明胶（炙令燥）一两

【用法】上为散。每服三钱匕。冷熟水调下，食后临卧服。

【主治】吐血不止。

金沙汤

【来源】《圣济总录》卷六十八。

【组成】紫金沙（野蜂窠蒂是）半两　贝母（去心，生用）二钱　芦荟一钱

【用法】上为粗末。每服二钱匕，水半盏，入蜜少许，煎一两沸，去滓。细呷，空心、食后临卧服。

【主治】吐血，咯血。

金粉汤

【来源】《圣济总录》卷六十八。

【组成】熟干地黄（焙）　蒲黄各一两　芎藭半两

【用法】上为粗末。每服三钱匕，水一盏半，入糯米十四粒，同煎至七分，去滓温服。

【主治】吐血。

贯众散

【来源】《圣济总录》卷六十八。

【别名】管仲散（《普济方》卷一八八）。

【组成】贯众一两　黄连（去须）年老者半两，年少者三分

【用法】上为细散。每服二钱匕，浓煎糯米饮调下，立止。

【主治】

1.《圣济总录》：暴吐血、嗽血。

2.《杨氏家藏方》：血痢不止，或如鸡鸭肝片，或如小豆汁者。

茜草饮

【来源】《圣济总录》卷六十八。

【组成】茜草一两（生用）

【用法】上为粗末。每服三钱匕，水一盏，煎至七分，去滓，食后放冷服。

【主治】吐血不止。

香草汤

【来源】《圣济总录》卷六十八。

【组成】莎草根（去毛）五两　甘草一两（锉，炙）

【用法】上为粗末。每服二钱匕，水一盏，煎取七分，去滓温服。

【主治】吐血。

独圣散

【来源】《圣济总录》卷六十八。

【组成】晚桑叶（微焙）不拘多少

【用法】上为细散。每服三钱匕，冷腊茶调如膏，入麝香少许，夜卧含化咽津，只一服止。后用补肺药。

【主治】吐血。

神效散

【来源】《圣济总录》卷六十八。

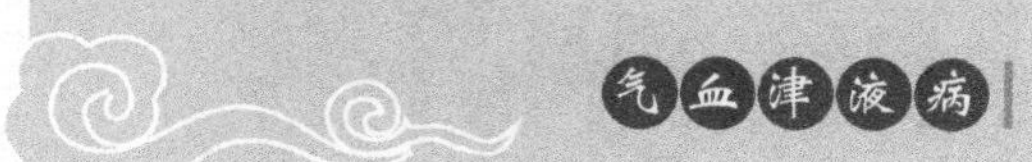

【别名】鹿角胶丸（《普济方》卷一八八）。
【组成】鹿角胶（炙令燥） 黄柏（去粗皮）各半两 杏仁四十九枚（汤浸，去皮尖，麸炒黄）
【用法】上为散。每服一钱匕，用白面一钱，温水同调下，食后再服。
【主治】

1.《圣济总录》：吐血、咯血。
2.《普济方》：吐血后虚热，胸中痞，口燥。

神效金珠丸

【来源】《圣济总录》卷六十八。
【组成】丹砂半两 金箔四片 蚯蚓三条
【用法】先将丹砂、金箔研细，后将蚯蚓同研为丸，如小皂子大。每服一丸，冷酒送下，不嚼。
【主治】吐血。

调胃散

【来源】《圣济总录》卷六十八。
【组成】紫背荷叶（焙）半两 黄耆（锉）一分
【用法】上为细散。每服一钱匕，生姜蜜水调下，不拘时候。
【主治】吐血不止。

通圣散

【来源】《圣济总录》卷六十八。
【组成】金星石 银星石 太阴玄精石 云丹 阳起石 不灰木各等分
【用法】以砂锅子一只，先入罗过紫冬灰（水牛粪是也），厚约一二寸，铺药一重，再盖灰一层约一二寸，筑令实，又铺药一重，同前法盖灰后再铺药，上下以灰封盖，以盐泥固济；不限药多少，皆用炭一秤，于静室中周密不通风处，火煅一日一夜，候冷取出；于净地掘一坑子，深一尺许，埋锅子一宿，取出，先拣出药块子，余以粗罗罗去灰，取药研为末，更入乳钵，研令极细，即入罐子内收之。每药末一两，入龙脑、麝香各半钱，阿胶一分（炒）同研，合和令匀；每服一钱或半钱匕，以糯米少许研细，入薄荷汁、蜜各少许，合煎为饮，候温调下，空心日午、临卧各一服。
【主治】肺损，吐血嗽血。

黄耆散

【来源】《圣济总录》卷六十八。
【组成】黄耆（锉） 白及 白蔹 黄明胶（炒令燥）各二两
【用法】上为散。每服二钱匕，糯米饮调下。
【主治】吐血。

黄耆散

【来源】《圣济总录》卷六十八。
【组成】黄耆半两（细研） 五灵脂一两
【用法】上为散。每服二钱匕，新汲水调下，不拘时候。
【主治】血妄行入胃，吐血不止。

鹿角胶丸

【来源】《圣济总录》卷六十八。
【组成】鹿角胶（炙令燥） 黄柏（去粗皮）各一两
【用法】上为末，入杏仁四十九枚，汤浸，去皮尖双仁，炒黄，研细拌匀，炼蜜为丸，如樱桃大。每服一丸，含化咽津。
【主治】吐血。

羚羊角汤

【来源】《圣济总录》卷六十八。
【组成】羚羊角（镑）三两 伏龙肝五两 熟艾（炒）一两 地榆（去土） 牛膝（去苗，酒浸，焙） 牡丹（去心）各二两 芍药（锉）四两 阿胶（炒令燥）一两 柏叶（炙） 大蓟根各三两 鸡苏叶一握 蛴螬（慢火炙黄）五枚
【用法】上为粗末。每服三钱匕，以水一盏，加生姜半分（拍碎），同煎至七分，去滓温服。
【主治】吐血。

绵灰散

【来源】《圣济总录》卷六十八。

【组成】新绵一两（烧灰） 黄明胶（炙令燥） 黄柏（去粗皮，蜜炙，为末）各一两
【用法】上为细散。每服一钱匕，食后临卧用地黄汁糯米饮相和调下。
【主治】吐血，咯血。

绵胶散

【来源】《圣济总录》卷六十八。
【组成】新绵（烧灰，研） 黄明胶（炙燥，捣末）各等分
【用法】上为散。每服一钱匕，临卧糯米饮调下。
【主治】肺损吐血。

绿云散

【来源】《圣济总录》卷六十八。
【组成】柏叶 百合 人参 阿胶（炙令燥）各二两
【用法】上为散。每服二钱匕，用糯米粥饮调下。
【主治】吐血。

紫参散

【来源】《圣济总录》卷六十八。
【组成】紫参 阿胶（炒燥）各二两 甘草（炙，锉）一两
【用法】上为散。每服二钱匕，温糯米饮调下，不拘时候。
【主治】热极吐血。

蛛丝散

【来源】《圣济总录》卷六十八。
【组成】大蜘蛛网一大块
【用法】上药于铫中炒，令黄色，为散。以温酒调下。立止。
【主治】吐血不止。

黑神散

【来源】《圣济总录》卷六十八。

【组成】栝楼（取端正者，纸筋和泥，通裹于顶间，留一眼子，煅存性，地坑内合一宿）
【用法】上去泥，为散。每服三钱匕，糯米饮调下，再服止。
【主治】吐血。

槐香散

【来源】《圣济总录》卷六十八。
【别名】万金散（《普济方》卷一八八）。
【组成】槐花（不拘多少）
【用法】上火烧存性，研细，入麝香少许。每服三钱匕，温糯米饮调下。
【主治】吐血不止。

箬叶散

【来源】《圣济总录》卷六十八。
【组成】箬叶半两（烧灰） 枫香脂一两
【用法】上为散。每服一钱匕，煎黄牛皮汤调下，不拘时候。
【主治】吐血成块不止。

槲叶散

【来源】《圣济总录》卷六十八。
【组成】槲叶不拘多少
【用法】上为散。每服二钱匕，水一盏，煎五七沸，和滓温服，不拘时候。
【主治】吐血。

藕汁散

【来源】《圣济总录》卷六十八。
【组成】白茯苓（去黑皮） 生干地黄（焙） 蒲黄各等分
【用法】上为细末。每服二钱匕，生藕汁半盏调匀，顿服。
【主治】吐血。

鳖甲散

【来源】《圣济总录》卷六十八。

【组成】鳖甲一两（锉作片子） 蛤粉一两（鳖甲相和，于铫内炒香黄色） 熟干地黄一两半（晒干）
【用法】上为细散。每服二钱匕，食后腊茶清调下。服药讫，可睡少时。
【主治】吐血不止。

糯米饮

【来源】《圣济总录》卷六十八。
【组成】薜荔
【用法】每一二十叶，用纸贴放著阴处，切不可晒至干，收贴起。如有患，旋碾罗作细末，每服先研糯米煎浓饮。若煎饼面稀稠，可八分一盏，抄药末一匙头，同搅调匀。临卧温服。
【主治】肺损吐血。

人参散

【来源】《圣济总录》卷六十九。
【组成】人参二两 阿胶（炙蜜）一两 甘草（炙，锉）半两 黄耆（锉细）一两半
【用法】上为细散。每服二钱匕，温糯米饮调下，不拘时候。
【主治】吐血后虚热，胸中痞，口干。

五灵脂饼子

【来源】《圣济总录》卷六十九。
【组成】五灵脂一两 芦荟二钱
【用法】上为末，滴水为丸，如鸡头子大，捏作饼子。每服二饼，龙脑浆水化下，不拘时候。
【主治】吐血、呕血。

生地黄饮

【来源】《圣济总录》卷六十九。
【组成】生地黄二十两（捣绞取汁） 阿胶二两（每片如两指大）
【用法】每以胶一片，入地黄汁一盏，纳饭甑蒸之，取出放温，旋服。
【主治】肺肝内伤，卒唾血。

地黄汤

【来源】《圣济总录》卷六十九。
【组成】生干地黄（焙） 地骨皮 赤茯苓（去黑皮） 甘草（炙，锉） 大黄（湿纸裹煨，锉） 玄参 黄芩（去黑心） 当归（切，焙） 麦门冬（去心，焙） 藿香（取叶） 升麻 紫菀（去苗土） 桑根白皮（锉）各一两
【用法】上为粗末。每服五钱匕，水一盏半，煎至一盏，去滓温服，不拘时候。
【主治】心肺壅热，上焦不利，吐血，胸中痞，口干。

麦门冬汁

【来源】《圣济总录》卷六十九。
【组成】生麦门冬汁 生地黄汁 生藕汁 冷熟水各一盏 白药一两为末。
【用法】上药和匀。每服二盏，略煎沸温服，不拘时候。
【主治】呕血，吐血及鼻衄血。

补肺汤

【来源】《圣济总录》卷六十九。
【组成】黄耆（锉细） 桂（去粗皮） 生干地黄（焙） 赤茯苓（去黑皮） 厚朴（去粗皮，生姜汁炙） 紫菀（去苗土） 陈橘皮（汤浸，去白，焙） 当归（切，焙） 五味子各二两 远志（去心） 麦门冬（去心，焙） 甘草（炙，锉） 钟乳（研成粉） 白石英（研成粉） 人参 桑根白皮（锉，炒）各一两
【用法】上为粗末，再入研药同和匀。每服五钱匕，以水一盏半，加大枣二枚（擘破），同煎至一盏，去滓温服，日二夜一。
【主治】吐血后，胸中痞痛，口燥不喜食。

阿胶散

【来源】《圣济总录》卷六十九。
【组成】阿胶（炙燥） 生干地黄（焙） 黄柏（去粗皮，蜜炙）各半两 甘草（炙，锉）一分

【用法】上为细散。每服二钱匕，用绵灰、蜜汤调下，一日三次。

【主治】吐血后，上脘痞隔，虚热口燥。

矾石丸

【来源】《圣济总录》卷六十九。

【组成】矾石（熬令汁枯） 生干地黄（焙） 干姜（炮裂） 桂（去粗皮） 皂荚（炙，剖去皮并子） 桔梗（锉，炒） 附子（炮裂，去皮脐）各一两

【用法】上为末，炼蜜为丸，如梧桐子大。每服二十丸，温水送下，一日三次。

【主治】忧恚气逆，肝气不足，唾血不止。

郁金散

【来源】《圣济总录》卷六十九。

【组成】郁金（锉） 甘草（炙，锉）各一两

【用法】上为散。每服二钱匕，井花水调下，不拘时候。

【主治】呕血。

抵圣汤

【来源】《圣济总录》卷六十九。

【组成】阴地蕨 紫河车（锉） 贯众（去毛上） 甘草（炙、锉）各半两

【用法】上为粗末，每服三钱匕，水一盏，煎至七分，去滓，食后温服。

【主治】男子、妇人吐血后隔上虚热。

泽兰汤

【来源】《圣济总录》卷六十九。

【组成】泽兰叶六两 大黄（锉，炒） 远志（去心）各一两 人参三两 麻仁 桑根白皮（锉）各四两

【用法】上为粗末。每服五钱匕，水一盏半，煎至一盏，去滓冷服，不拘时候。

【主治】伤中，胸内急痛，咳嗽呕血，时寒时热，小便黄赤。

柏叶散

【来源】《圣济总录》卷六十九。

【组成】柏叶（焙） 蒲黄各一两 木香 乌鱼骨（去甲，炙） 棕皮 当归（洗，切，焙） 妇人油发（与棕皮二味烧灰）各半两 阿胶（炙燥）一两

【用法】上为细散。每服一钱匕，用糯米粥饮入地黄汁少许，暖令温调下，不拘时候服。

【主治】吐血后，胸中痞，口干。

荆芥汤

【来源】《圣济总录》卷六十九。

【组成】荆芥穗一两

【用法】上为粗末。每服三钱匕，水一盏半，煎至一盏，去滓冷服，不拘时候。

【主治】呕血。

荆芥饮

【来源】《圣济总录》卷六十九。

【组成】荆芥穗 栀子仁 黄芩（去黑心） 蒲黄各一两

【用法】上为粗末。每服三钱匕，水一盏，煎至七分，去滓冷服，不拘时候。

【主治】呕血不止。

茯苓汤

【来源】《圣济总录》卷六十九。

【组成】赤茯苓（去黑皮） 黄连（去须） 生干地黄（焙） 栀子仁 桂（去粗皮） 栝楼根各三分 大黄（锉，炒）一两 黄芩（去黑心） 杏仁（汤浸，去皮尖双仁，麸炒）各一两

【用法】上为粗末。每服三钱匕，水一盏，煎至七分，去滓温服，不拘时候。

【主治】吐血后，身体虚热，胸中痞隔，口舌干燥。

鹿角胶散

【来源】《圣济总录》卷六十九。

【组成】鹿角胶（炙燥） 阿胶（炙燥） 秦艽（去苗土） 糯米（炒黄） 乌梅（去核，炒）各等分

【用法】上为细散。每服二钱匕，糯米饮温调下，早晚食后、临卧服。

【主治】吐血后虚热，胸中痞，口燥。

鹿角胶散

【来源】《圣济总录》卷六十九。

【组成】鹿角胶（炙燥） 黄柏（去粗皮，蜜炙）各十两 杏仁四十九枚（汤去皮尖双仁，麸炒）

【用法】上为细散。每服一钱匕，用温水调下，不拘时候。

【主治】吐血后虚热，胸中痞，口燥。

羚羊角饮

【来源】《圣济总录》卷六十九。

【组成】羚羊角（镑）一两半 桂（去粗皮）二两 大黄（锉，炒）一两

【用法】上为粗末。每服三钱匕，以水一盏半，煎至一盏，去滓冷服，不拘时候。

【主治】卒呕血。

款冬花丸

【来源】《圣济总录》卷六十九。

【组成】款冬花 紫菀（去苗土）各三两 杏仁（汤浸，去皮尖双仁，炒） 豉（炒）各二两半 人参 桂（去粗皮）各半两 天门冬（去心，焙） 甘草（炙，锉） 蜀椒（去目并合口，炒出汗） 柏叶（去梗，焙） 生干地黄（焙）各三分

【用法】上为末，炼蜜为丸，如弹子大。每服一丸，冷熟水嚼下，日三夜二。

【主治】呕血，唾血，咳逆气喘短气。

紫霜丸

【来源】《圣济总录》卷六十九。

【组成】紫金沙（即露蜂房顶上实处是，研）一两 芦荟（研）二钱 贝母（去心）四钱

【用法】上为末，炼蜜为丸，如樱桃大。每服一丸，水七分一盏化开，煎至五分，温服。吐血、衄血，每服一丸，酒半盏化开服。

【主治】舌上出血，窍如簪孔，及吐血、衄血。

蒲黄散

【来源】《圣济总录》卷七十。

【组成】蒲黄 柏子仁（研） 当归（切，焙） 阿胶（炙燥） 棕榈（烧存性，研） 乱发灰（研）各一钱

【用法】上为散。每服二钱匕，生藕节自然汁调下；如肺损吐血，地黄自然汁调下；肠风下血，用樗根皮煎汤调下；妇人带下，艾汤调下。

【主治】鼻衄，肺损吐血，肠风下血，妇人带下。

麦门冬汤

【来源】《圣济总录》卷九十。

【组成】麦门冬（去心，焙） 桂（去粗皮） 干姜（炮裂）各半两 甘草（炙，锉） 阿胶（炙令燥） 人参各三分 生干地黄（焙）一两

【用法】上为粗末。每服五钱匕，水一盏半，煎至一盏，去滓，空心温服，日午、夜卧各一服。

【主治】虚劳不足，内伤呕血、吐血。

知母散

【来源】《圣济总录》卷九十。

【组成】知母 白芷 半夏（汤浸，洗七遍，切，入生姜半两同捣作末，晒干） 杏仁（去皮尖双仁，用栝楼瓤同炒黄，去栝楼瓤） 人参 防己各半两 黄明胶（炒令燥） 贝母（去心，炒）各一两

【用法】上为散。每服一钱匕，食后、临卧糯米饮调下。

【主治】虚劳咳嗽，唾血。

香胶散

【来源】《圣济总录》卷九十。

【组成】鹿角胶 阿胶 槐实 人参 黄药（去皮，麸炒黄） 荷叶（生） 蒲黄（生）各一两

【用法】上将鹿角胶、阿胶、槐实三味同糯米一合，炒胶令燥，与余四味为散，研匀。每服一钱匕，食后服，藕汁调下，一日三次。
【主治】虚劳内伤吐血。

独圣散

【来源】《圣济总录》卷九十。
【组成】枫香脂不拘多少
【用法】上为细散。每服一钱匕，煎人参、糯米饮调下，不拘时候。
【主治】虚劳咯血、吐血不止。

柴胡丸

【来源】《圣济总录》卷九十。
【组成】柴胡（去苗）一两　贝母（去心）　知母（焙）　麦门冬（去心，焙）　芎藭　款冬花各半两　黄耆（锉）一两半
【用法】上为末，以童便五盏，入药在内，慢火熬，柳枝搅成煎，放冷，候可丸即丸，如小弹子大。每服一丸，以人参汤化下，不拘时候。
【主治】虚劳吐血，胸膈烦满。

箬叶散

【来源】《圣济总录》卷九十。
【组成】箬叶（烧灰）一两　麝香一钱（研）
【用法】上二味研匀。每服一钱匕，食后、临卧煎阿胶人参汤调下。
【主治】虚劳吐血不止。

桑心汤

【来源】《圣济总录》卷一四七。
【组成】桑木心（锉）二斗
【用法】上于釜中，以水五斗，煮取二斗，澄清，再用微火煎取五升。旦服五合。吐出蛊毒即愈。
【主治】中蛊吐血。

地黄饮

【来源】《圣济总录》卷一六〇。
【组成】生地黄（肥嫩者）半斤
【用法】上捣取自然汁。每服半盏，煎令沸服之。未效再服。
【主治】

1.《圣济总录》：产后血晕，心闷气绝。

2.《赤水玄珠全集》：衄血，吐血，经闭。

大黄汤

【来源】《圣济总录》卷一七九。
【组成】大黄（锉，炒）　黄芩（去黑心）各一分
【用法】上为粗末。三四岁儿每服一钱匕，水七分，加黑豆三十粒，同煎至四分，去滓温服，每日三次。
【主治】小儿吐血。

绛雪丹

【来源】《圣济总录》卷一七九。
【组成】丹砂（研）半两　焰消（研）一两
【用法】上各为细末，再同研，炼蜜和为丸，如梧桐子大。每服一丸，沙糖水调化，取下涎即安。
【主治】小儿阳毒，烦躁，吐血，衄血，渐生赤斑。

黄连饮

【来源】《圣济总录》卷一七九。
【别名】黄连散（《小儿卫生总微论方》卷十五）。
【组成】黄连（去须）一两　豉二百粒
【用法】上将黄连为粗末。每服半钱匕，水七分，入豉二十粒，同煎取三分，去滓温服，一日三次。
【主治】小儿心肺热吐血。

白蜜饮

【来源】《圣济总录》卷一八八。
【组成】白蜜二两　生地黄汁一升
【用法】上药搅匀，用银石器慢火煎至半升，放令极冷，再于重汤内温过。顿饮。
【主治】吐血。

拨刀面

【来源】《圣济总录》卷一八八。
【组成】生地黄汁五合　生姜汁一合　鸡子五枚（取白）
【用法】上三味，和白面作拨刀，煮熟，入盐、醋、椒、葱等调和，如常食之。
【主治】吐血。

粳米饮

【来源】《圣济总录》卷一八八。
【组成】粳米泔一升
【用法】上一味，顿饮之。立止。
【主治】吐血不止，心闷。

蜡酥煎

【来源】《圣济总录》卷一八八。
【组成】黄蜡（先熔令销，倾入水内拨去滓）　酥　牛乳各四两
【用法】上同和于铫内煎，以柳木篦搅匀，倾瓷盒内。每服一匙，含化，不拘时候。
【主治】肺损，吐血紫黑色不止。

生犀散

【来源】《小儿药证直诀·附方》。
【组成】生犀（凡盛物者，皆经蒸煮，不甚用，须生者为佳）不拘多少
【用法】上药于涩器物中，用新水磨浓汁，乳食后，微温饮一茶脚许。
【功用】消毒气，解内热。
【主治】疮疹不快，吐血，衄血。
【方论】《小儿药证直诀笺正》：此热甚而痘不能透，火焰上涌，致为血溢，故以清心泄热为主。聚珍本谓消毒气，固亦指痘疹热毒言之，其意可通。

人参散

【来源】《全生指迷方》卷二。
【别名】参芦散（《医方集解》）。
【组成】人参芦
【用法】上为末。每服一二钱，水调下。
【主治】

1.《全生指迷方》：若吐血服汤后，转加闷乱烦躁，纷纷欲呕，颠倒不安，由胸上有留血，其脉沉伏。

2.《医方集解》：虚弱人痰涎壅盛。

【方论】《医方集解》：此手太阴、足太阳药也，痰涎上壅，法当涌之。病人虚羸，故以参芦代藜芦，瓜蒂，宣犹带补，不致耗伤元气也。

竹皮汤

【来源】《全生指迷方》卷二。
【组成】青竹皮　甘草（炙）　芎藭　黄芩　当归（洗）各六分　芍药　白术　人参　桂心各一两
【用法】上为散。每服五钱，水二盏，煎至一盏，去滓温服。
【主治】血证，由怒气伤肝胆，血随呕出，胸中痞闷，呕毕则目睛痛而气急。

黄耆汤

【来源】《全生指迷方》卷二。
【组成】黄耆（蜜炙）一两　白术（炒）二两　人参　甘草（炙）各一两　白芍一两　陈皮半两　藿香半两
【用法】上为散。每服四钱，水一盏半，煎至七分，去滓温服。
【主治】悲忧伤肺，吐血，血止后嗽，嗽中血出如线，痛引胁下，日渐羸瘦。

辰胶散

【来源】《永乐大典》卷一〇三三引《王氏手集》。
【组成】阿胶（炒）　蛤粉各等分　辰砂少许
【用法】上为末，和粉红色。三岁一钱，藕汁和蜜调下。
【主治】小儿吐血。

柏枝散

【来源】《永乐大典》卷一〇三三引《王氏手集》。

【别名】柏枝饮（《幼科类萃》卷二十三）。
【组成】柏枝（干者） 藕节（干者）各等分
【用法】上为末。三岁儿每用半大盏，以藕汁入蜜，沸汤调下。
【主治】小儿衄血、吐血。

独圣散

【来源】《永乐大典》卷一〇三三引《王氏手集》。
【组成】赤芍药
【用法】上为末。食后藕汁入蜜少许调下；桔梗煎汤调下亦得。
【主治】小儿吐血、嗽血，及衄血、下血。

黄芩膏

【来源】《永乐大典》卷一〇三三引《王氏手集》。
【组成】黄芩
【用法】上为末，炼蜜为丸，如鸡头大。三岁每服一丸，以浓盐汤送下。
【主治】小儿衄血、吐血、下血。

紫参散

【来源】《幼幼新书》卷三十引张涣方。
【组成】紫参 生干地黄 山栀子各一两 刺蓟一分 乱发（各烧灰）一分 蒲黄 伏龙肝（各细研）一分
【用法】上件都拌匀。每服半钱至一钱，煎竹茹汤调下。
【主治】小儿内有郁热，口中吐血，鼻中衄血。

柔脾汤

【来源】《妇人大全良方》卷七引《养生必用》。
【组成】甘草 白芍药 黄耆各一两 熟地黄三两
《鸡峰普济方》有桂一两。
【用法】上为末。每服四钱，水、酒各一盏，煎至七分，去滓，取六分清汁，食前温服。
【主治】妇人虚劳吐血、衄血、下白，汗出。

人参汤

【来源】《鸡峰普济方》卷十。
【别名】瓜蒂散（《普济方》卷一八八）。
【组成】瓜蒂 杜衡 人参各一两
【用法】上为细末，温浆水调服方寸匕。须臾更吐清黄汁或血一二升，无害。
【主治】
1.《鸡峰普济方》：吐血服汤后，逆气停留，血在胸上，转加闷乱烦躁，纷纷欲吐，颠倒不安，其脉沉伏。
2.《普济方》：吐血后，体中但觉奄奄然，烦躁，心中闷乱，纷纷呕吐，颠倒不安。医工又与黄土汤、阿胶散，益加闷乱，卒至不济。

大圣散

【来源】《鸡峰普济方》卷十。
【组成】黄蜀葵（去萼，焙干）
【用法】上为细末。每服一钱，食后鸡子清或温酒调下。
【主治】吐血、咯血。

小刺蓟煎

【来源】《鸡峰普济方》卷十。
【组成】刺蓟 白薄荷各二两 荆芥 生地黄 柏叶 赤芍药 甘草各一两半
【用法】上为细末，炼蜜为丸，如弹子大。每服一丸，食后茶清嚼下。
【主治】吐血。

小柏叶汤

【来源】《鸡峰普济方》卷十。
【组成】柏叶 艾叶 干姜 阿胶各等分
【用法】上为粗末。每服二钱，水一盏，煎至六分，去滓温服。
【主治】吐血不止。

开胃阿胶散

【来源】《鸡峰普济方》卷十。

【别名】阿胶散（《普济方》卷一九〇引《经验良方》）。
【组成】阿胶三十片　木香三钱　糯米三合
【用法】上为细末。每服二钱，食后临卧，白汤调下。
【主治】吐血。

五伤汤

【来源】《鸡峰普济方》卷十。
【组成】当归　白芍药各三分　人参　川芎各二分　甘草　桂各一两　阿胶一分
【用法】上为粗末。每服二钱，水一盏，加生姜三片，大枣一枚，同煎至六分，去滓，食前温服。
【主治】劳伤荣卫，吐血下血，诸虚不足。

附子地黄散

【来源】《鸡峰普济方》卷十。
【组成】附子　干姜　桂　黄耆　龙骨　乌鱼骨　白术　牡蛎　生干地黄各二两　白芍药一两
【用法】上为细末。每服二钱，空心米饮调下。
【主治】虚劳吐血、下血、衄血、崩血、漏血。

柏叶膏

【来源】《鸡峰普济方》卷十。
【组成】新柏叶（去木取叶，不要坟墓上者，寺中最佳）三斤
【用法】清水淘洗，控干，木臼中捣，旋洒些腊水，只取一二盏许，俟捣得烂，用新绵滤取自然汁，生绢重滤过，银盂内重汤慢火熬成膏，旋炼旋添白沙蜜二两，俟如稠饴，用新瓶收之。每服少许，含化。
【主治】吐血下血。

活鳖煎

【来源】《鸡峰普济方》卷十。
【组成】活鳖一个（重半斤者，以河水养五日，用童便、法酒各五升，乌梅五个，捶碎，桃、柳枝各锉一合，共用新绵包子慢火同煮令鳖死，便减耗一半，取出绵包子，将鳖去甲肠肚，细切研烂，再熬约得至半，碗珀盖盛，将甲骨炙令焦黄色，入后药）人参　琥珀　木香　柴胡　枳实　杏仁　黄耆　恒山　安息香　附子　当归　桂　羌活　知母　茯苓　乌梅肉各等分。
【用法】上为细末。将鳖甲膏加杵千下为丸，如梧桐子大。每服三十丸，食前、临卧用温酒送下。
【主治】先因吐血，止而后嗽中出血如线，引胁下时痛，日渐羸瘦。

凉血散

【来源】《鸡峰普济方》卷十。
【组成】蛤粉四两　朱砂一两
【用法】上为细末。每服一钱，新汲水调下。
【主治】上热吐血。

紫菀丸

【来源】《鸡峰普济方》卷十。
【组成】真紫菀　茜根各等分
【用法】上为细末，炼蜜为丸，如樱桃大。含化一丸，不拘时候。
【主治】吐血、咯血、嗽血。

黑玉丹

【来源】《鸡峰普济方》卷十。
【组成】槐花（炒）一两　枳壳　地榆　黄耆　川芎各二两　五灵脂　五倍子各一两
【用法】上为细末，煮面糊为丸，如梧桐子大。每服三十丸，空心米饮送下。
【主治】吐血。先闻腥臊臭，出清液，胃胁支满，妨于食，目眩，时时前后失血。

平肺散

【来源】《鸡峰普济方》卷十一。
【组成】人参　黄耆　五味子　桑白皮　款冬花　甘草　杏仁各半两
【用法】上为粗末。每服二钱，水一盏，煎至七分，去滓，食后温服。

【主治】肺伤唾血。

熟干地黄丸

【来源】《鸡峰普济方》卷十六。
【组成】熟地黄一两半　白芍药　人参　当归　芎䓖各一两　阿胶半两　犀角屑一分
【用法】上为细末，炼蜜为丸，如梧桐子大。每服三十丸，食前米饮送下。
【主治】妇人吐血、下血，通谓之脱血，此由将温过度，或起居失节，喜怒不常，血乃妄行，血既不足，故月候为之缩日。

百合散

【来源】《鸡峰普济方》卷十七。
【组成】百合　人参　贝母　白茯苓　杏仁　甘草　干山芋各一两　鹿角胶二两
【用法】上为细末，入杏仁研匀。每服二钱，水一中盏，黄蜡一皂大，煎至六分，去滓，食前温服。
【主治】妇人肺胃不顺，气逆，呕血不止，咽嗌不利；兼治嗽痰。

生地黄散

【来源】《鸡峰普济方》卷二十一。
【组成】生地黄　麦门冬各一两半　鸡苏苗　赤茯苓　玄参各一两　甘草半两
【用法】上为粗末。每服三钱，水一盏，入竹茹一分，煎至六分，去滓，不拘时温呷。
【主治】咽喉内生疮，唾血不止。

天门冬丸

【来源】《普济本事方》卷五。
【组成】天门冬一两（水泡，去心）　甘草（炙）　杏仁（去皮尖，炒熟）　贝母（去心，炒）　白茯苓（去皮）　阿胶（碎之，蛤粉炒成珠子）各半两
【用法】上为细末，炼蜜为丸，如弹子大。含化一丸，咽津。日夜可十丸，不拘时候。
【功用】润肺，安血，止嗽。
【主治】吐血，咯血。
【方论】《本事方释义》：天门冬气味苦寒，入手足少阴、厥阴；甘草气味甘平，入足太阴；杏仁气味苦微温，入手太阴；贝母气味苦微寒，入手太阴、少阴，白茯苓气味甘平淡渗，入足阳明，能引诸药入于至阴之处；阿胶气味咸寒，入足厥阴、少阴。此治吐血、咯血之方也。肺家不润，虚火上炎，血不安宁，咳呛不止者，以甘寒润肺之品，调和阴阳，则上炎之火下行潜伏，嗽焉有不止耶？

香附散

【来源】方出《普济本事方》卷十引徐朝奉方，名见《本事方释义》卷十。
【组成】香附子（春去皮毛，中断之，略炒）
【用法】上为末。每服二钱，用清米饮调下。
【功用】资血调气。
【主治】

1.《普济本事方》：下血不止，或成五色崩漏；产后腹痛。

2.《丸散膏丹集成》：吐血。

龙脑丸

【来源】《续本事方》卷二。
【组成】龙脑薄荷五两　真蒲黄一两　麦门冬二两　阿胶一两　甘草一两半　人参一两　川当归一两　黄耆一两半　木通一两　生干地黄三两　柴胡半两

方中生干地黄用量原缺，据《普济方》补。
【用法】上为末，炼蜜为丸，如梧桐子大。每服二十丸。病上焦，饭后用熟水吞下，微嚼破更好；病下焦，空心服。小儿加减与之。
【主治】胸中郁热，肺热咳嗽，口臭喉腥，脾疸口甘，丈夫吐血，妇人血崩。

金宅龙脑丸

【来源】《续本事方》卷二。
【组成】龙脑薄荷五两　真蒲黄一两　麦门冬二两　阿胶一两　甘草一两半　人参一两　川当归

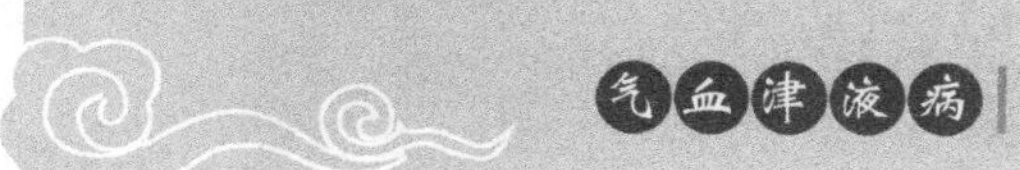

一两　黄耆一两半　木通一两　生干地黄　柴胡各半两

【用法】上为末，炼蜜为丸，如梧桐子大。每服二十丸，病上焦，饭后用熟水吞下，微嚼破更好；病下焦，空心服。

【主治】胸中郁热，肺热喘嗽，口臭喉腥，脾疸口甘，丈夫吐血，妇人血崩。

华盖散

【来源】《小儿卫生总微论方》卷十五。

【组成】阿胶半两（蛤粉炒如珠子，去蛤粉）　黄芩一分　人参（去芦）一分

【用法】上为细末。每服半钱，陈米饮调下，不拘时候。

【主治】唾血，吐血。

神白散

【来源】《小儿卫生总微论方》卷十五。

【组成】槐花半两（微炒）　蛤粉一两

【用法】上为细末。每服半钱或一钱，煎柳枝汤调下。

【主治】小儿血妄行，诸吐衄便溺等。

加味芎劳汤

【来源】《三因极一病证方论》卷九。

【别名】加味芎归汤（《正体类要》卷下）、芎归汤（《慎斋遗书》卷五）。

【组成】川芎　当归　白芍药　百合（水浸半日）　荆芥穗各等分

【用法】上为散。每服四钱，水一盏，酒半盏，同煎七分，去滓，不拘时候服。

【主治】打扑伤损，败血流入胃脘，呕吐黑血，或如豆羹汁。

桂枝栝楼根汤

【来源】《三因极一病证方论》卷九。

【别名】桂枝瓜蒌汤（《普济方》卷一三四）。

【组成】桂心　白芍药　栝楼根　甘草（炙）　川芎各等分

【用法】上为散。每服四大钱，水一盏半，加生姜三片，大枣一枚，煎至七分，去滓服。

【主治】伤风汗下不解，郁于经络，随气涌泄，衄出清血，或清气道闭，流入胃管，吐出清血，遇寒泣之，色必瘀黑者。

【加减】头痛，加石膏。

当归汤

【来源】《三因极一病证方论》卷十一。

【组成】当归　干姜（炮）　熟地黄　柏皮　小蓟　羚羊角（镑）　阿胶（炒）各三钱三字　白术　芍药各半两　黄芩　甘草（炙）各一分

《世医得效方》本方用当归、干姜（炮）、熟地黄、柏皮、小蓟、羚羊角（镑）、阿胶（炒）各三两三字、芍药半两、黄芩、甘草（炙）各一分

【用法】上锉散。每服三钱，水二盏，竹茹一块如指大，煎至八分，去滓，入伏龙肝半钱匕，头发灰半钱匕，蒲黄半钱匕，又煎至七分，不拘时候服。

【主治】三焦虚损，或上下发泄，吐、唾血，皆从三焦起，或因热损发，或因酒发。

青苔散

【来源】《永乐大典》卷一〇三三引《全婴方》。

【组成】船底青苔

【用法】晒干为末。三岁一钱，藕节汁入蜜少许调下；淋沥，木通汤调下。

【主治】小儿鼻衄，吐血；亦治淋沥，小便不通。

桂心散

【来源】《永乐大典》卷一〇三三引《全婴方》。

【组成】桂心（去皮）

【用法】上药不见火，为细末。三岁半钱，藕汁同蜜半匙调下。

【主治】小儿吐血或便血。

鸡苏丸

【来源】《杨氏家藏方》卷三。

【组成】鸡苏叶半斤　荆芥穗一两　防风（去芦头）一两　黄耆（生用）　生干地黄　桔梗（去芦头，炒）各半两　甘草（炙）　川芎　甘菊花各一分　脑子半钱（别研）

【用法】上为细末，炼蜜为丸，每一两作十丸。每服一丸，麦门冬（去心）煎汤嚼下。

【主治】

1.《杨氏家藏方》：虚热上壅，头目不清，面赤咽干，痰嗽烦渴。

2.《云岐子保命集》：虚热，昏冒倦怠，下虚上壅，嗽血衄血。

3.《嵩崖尊生全书》：怒气吐血，唇青面黑。

四味丸

【来源】《杨氏家藏方》卷二十。

【别名】四生丸（《普济方》卷一八八引《十便良方》）、止血四生汤（《外科正宗》卷四）。

【组成】荷叶　艾叶　柏叶　生地黄各等分

【用法】捣烂为丸，如鸡子大。每服一丸，水三盏，煎至一盏，去滓温服，不拘时候。

【功用】《饲鹤亭集方》：补阴凉血，散瘀理气。

【主治】

1.《杨氏家藏方》：吐血。

2.《普济方》：阳乘于阴，血热妄行，呕血、吐血、衄血。

3.《饲鹤亭集方》：便血。

【方论】

1.《古今名医方论》引柯琴：心肾不交，则五脏齐损；阴虚而阳无所附，则火炎上焦；阳盛则阳络伤，故血上溢于口鼻也。凡草木之性，生者凉，而熟之则温；熟者补，而生者泻。四味皆清寒之品，尽取其生者，而捣烂为丸，所以全其水气，不经火煮，更远于火令矣。生地多膏，清心肾而通血脉之源；柏叶西指，清肺金而调营卫之气；艾叶芳香，入脾胃而和生血之司；荷叶法震，入肝家而和藏血之室。五脏安堵，则水火不相射，阴平阳秘，而血归经矣。是方也，可暂用以遏妄行之热血，如多用则伤营，盖血得寒，则瘀血不散，而新血不生也。设但知清火凉血，而不用归脾、养营等剂以善其后，鲜有不绵连岁月而毙者。非立法之不善，妄用者之过耳。

2.《成方便读》：凡吐血一证，热伤阳络者，当清其火；劳伤阳络者，当理其虚。有热伏阴分，用寒凉直折其热，而热仍不解者，则必以辛温芳香之品，从血分以宣发其邪，使热自阴出阳。然后清之泄之，乃为得当。如艾叶、荷叶，虽所入脏腑主治各有不同，而性味气质，大都相似，芳香入血，辛苦而温，且其叶皆有解散之机，从此阴中伏热，涣散不留，而以侧柏、生地直清其血，况侧柏之凉，仍寓香燥之意，恐留不尽之邪，生地之凉，乃有安抚之功，防有虚羸之失，皆用汁者，取其新鲜力专之意。

【验案】呕血　《妇人大全良方》：陈日华云：先公绍兴初游福清灵石寺，主僧留饮食，将竟，侍者赴堂，斋罢来侍立，见桌子不稳，急罄折极之，举首即呕血。盖食饱拗破肺也。明年再到寺，因问去年呕血者无恙否？其主僧答云：得四生丸服之遂愈。自得此方，屡救人有效。

补肺散

【来源】《杨氏家藏方》卷二十。

【组成】成炼钟乳粉

【用法】每服二钱，煎糯米汤调下，立止。如无糯米，只用粳米，不拘时候。

【主治】暴吐损肺，吐血不止。

莱菔饮

【来源】《杨氏家藏方》卷二十。

【别名】萝卜饮（《仁斋直指方论》卷二十六）。

【组成】萝卜

【用法】捣取自然汁一盏，入盐一钱调匀，顿服。

【主治】

1.《杨氏家藏方》：鼻衄不止。

2.《仁斋直指方论》：诸热吐血、衄血。

侧柏散

【来源】《救急选方》卷上引《卫生家宝》。

【别名】柏叶散（《普济方》卷一九〇引《经验良方》）。

【组成】侧柏叶一两半（蒸干） 人参一两 荆芥（烧灰）一两

【用法】上为末。每服二钱，入飞罗面二钱相和，用新汲水调如稀糊啜服。血如涌泉，不过二服即止。

【功用】《中国医学大辞典》引《证治准绳》：止血。

【主治】

1.《救急选方》引《卫生家宝》：吐血、下血，其证皆因内损，或因酒食太过，劳损于内，或心肺脉破血妄行，其血出如涌泉，口鼻俱出，须臾不救。

2.《袖珍方》引《经验良方》：男子妇人九窍出血。

补肺散

【来源】《普济方》卷一八八引《卫生家宝方》。

【组成】猪肺一具（不破者） 雌黄三钱（研细） 蒲黄三钱（炒熟） 桑白皮半两（为末）

【用法】上和匀，入白面少许，水灌入肺内，用绳子缚肺口，煮熟任意吃之。

【主治】肺破吐血、嗽血不愈者。

茯苓补心汤

【来源】《易简方论》。

【组成】原书参苏饮三两 局方四物汤一两半

【用法】上锉。每服四钱，水一盏半，加生姜七片，枣子一个，煎至六分，去滓，不拘时候服。

【主治】男子、妇人虚劳发热，或五心烦热，并治吐血、衄血、便血并妇人下血过多致虚热者。

【加减】感冒风寒，头目昏重，鼻流清涕，加川芎半两煎服；疝气初发，必先憎寒壮热，甚者呕逆恶心，加木香半两服之，两日寒热必退；或阴癞尚肿，牵引作楚，再于此药，每服加灯心二十茎煎，下青木香。

立效散

【来源】《普济方》卷一八八引《十便良方》。

【组成】伏龙肝二两

【用法】新汲水一大盏，淘取汁，入蜜一匙，搅匀服之。

【主治】吐血、鼻衄不止。

固荣散

【来源】《是斋百一选方》卷六引王医师方。

【组成】白芷半两 甘草（炒）三钱 真蒲黄（炒） 地榆（去芦）各一两

【用法】上为细末。每服三钱，温汤调下。

【主治】吐血，便血。

【加减】气急，加石膏半两。

莲心散

【来源】方出《是斋百一选方》卷六引孙仲盈方，名见《世医得效方》卷七。

【组成】莲子心七个 糯米二十一粒

【用法】上为细末。酒调服。

【主治】劳心吐血。

人参散

【来源】方出《是斋百一选方》卷六，名见《普济方》卷一八八。

【组成】紫参 人参 阿胶（蛤粉炒成珠子）各等分

【用法】上为细末。乌梅汤调下。

【主治】吐血不止。

白术散

【来源】《是斋百一选方》卷六。

【组成】白术二两 人参（去芦） 白茯苓（去黑皮） 黄耆各一两 山药 百合三分（去心） 甘草（炙）半两 前胡（去芦） 柴胡（去芦）各一分

方中山药用量原缺。

【用法】上为散。每服一钱半，水一盏，加生姜三片，大枣一个，同煎至六分，温服，日三服。

本方改为丸剂，名“白术丸”（《中国医学

大辞典》）。

【功用】行营卫，顺气止血，进食退热。

【主治】

1.《是斋百一选方》：吐血、咯血。

2.《中国医学大辞典》：脾肺气虚。

【宜忌】忌食热面、煎炙、海味、猪、鸡一切发风之物；酒不宜，饮食不宜饱。

地黄五味丸

【来源】方出《是斋百一选方》卷六。名见《普济方》卷一九〇。

【组成】生地黄　熟地黄　五味子各二两

【用法】上为细末，炼蜜为丸，如梧桐子大。每服三十丸，空心用好酒送下，一日三次。

【主治】妄行吐血。

掌中金

【来源】《是斋百一选方》卷六。

【组成】真蒲黄　黄药子各等分

【用法】上为细末。用生麻油于手心内调，以舌舐之。

【主治】吐血。

蛤粉散

【来源】方出《是斋百一选方》卷六，名见《普济方》卷一八九。

【组成】蛤粉　白胶香各等分

【用法】以好松烟墨汁调服。

【主治】吐血，衄血。

内补芎归汤

【来源】《女科百问》卷上。

【组成】芎藭　熟地各四两　白芍五两　桂心二两　甘草　干姜各三两　大枣四十枚　当归二两

【用法】上为粗末。每服五钱，水一盏半，煎至八分，去滓温服，不拘时候。

【主治】妇人血气羸弱，或崩伤过多，少气伤绝，腹中拘急，四肢烦热，面目无色，及唾血、吐血。

灵脂散

【来源】《魏氏家藏方》卷九。

【组成】吊藤半两　没药半两　五灵脂一两

【用法】上为末。每服一钱，温酒调下，不拘时候。

【主治】吐血不止。

顺气散

【来源】《魏氏家藏方》卷九。

【组成】四物汤加真蒲黄二钱

【用法】上四物汤如法煎，调真蒲黄末二钱服，不拘时候。如上膈虚热壅满，更煎苏子降气汤服之。

【功用】顺血令有所归。

【主治】血妄行吐血。

黑圣散

【来源】《魏氏家藏方》卷九。

【组成】百草霜不拘多少

【用法】上为细末。吐血、便血，用糯米饮调下一二钱；鼻衄，搐一字入鼻中；皮内破处及灸疮出血，百般用药不止者，掺半钱或一字。

【主治】吐血过多，伤酒食饱，低头掬损，呕血不止，并血妄行，口鼻中俱出，但声未失者。

门冬清肺饮

【来源】《内外伤辨惑论》卷中。

【别名】麦门冬饮子（《卫生宝鉴》人卫本卷十）、门冬饮子（《卫生宝鉴》拔粹本）、麦冬清肺饮（《杏苑生春》卷三）。

【组成】紫菀茸一钱五分　黄耆　白芍药　甘草各一钱　人参（去芦）　麦门冬各五分　当归身三分　五味子三个

【用法】上锉，分作二服。每服水二盏，煎至一盏，去滓，食后温服。

【主治】

1.《内外伤辨惑论》：脾胃虚弱，气促气弱，精神短少，衄血、吐血。

2.《证治汇补》：劳伤气虚，火旺咳嗽。

【方论】

1.《杏苑生春》：方中人参、黄耆补中益气为君；紫菀、麦冬、五味泄火清肺金为臣；白芍、归身救阴血为使。

2.《张氏医通》：此生脉、保元合用，以滋金化源，其紫菀佐黄耆而兼调营卫，深得清肺之旨。其余芍药酸收，当归辛散，且走血而不走气，颇所非宜，不若竟用生脉、保元清肺最妥。先哲有保元、生脉合用，气力从足膝涌出，以黄耆实胃，五味敛津，皆下焦之专药耳。

五汁煎

【来源】方出《妇人大全良方》卷七，名见《古今医统大全》卷八十三。

【组成】生藕汁　刺蓟汁　生地黄汁各三两　生姜汁半合　白蜜一合

【用法】上和匀，煎三二沸，不拘时候，以小盏、调炒面尘一钱服。

【主治】妇人热毒上攻，吐血不止。

茅根散

【来源】《普济方》卷一八八引《经验良方》。

【组成】鸡冠花　马蔺菜根　柳枝　枫枝　白茅根　生姜　甘草各等分

【用法】上锉　以酒一升半，童便一盏，瓦器济固，煮至一升，去滓温服。

【主治】吐血。

荆芥汤

【来源】《普济方》卷一八八引《经验良方》。

【组成】荆芥连根

【用法】上药洗净捣汁，半盏饮之；或以穗为末，熟水调，温服。

【主治】吐血、咯血，九窍出血。

麻黄人参芍药汤

【来源】《脾胃论》卷下。

【别名】麻黄桂枝汤（《兰室秘藏》卷中）。

【组成】人参　麦门冬各三分　桂枝　当归身各五分　麻黄　炙甘草　白芍药　黄耆各一钱　五味子二个

【用法】上锉，都作一服。以水三盏，煮麻黄一味，令沸，去沫，至二盏，入余药同煎至一盏，去滓，临卧热服。

【主治】久患吐血，愈后复发；吐血外感寒邪，内虚蕴热。

【方论】《医方集解》：此足太阳手太阴药也。桂枝补表虚，麻黄去外寒，黄耆实表益卫，甘草补脾，白芍安太阴，人参益元气而实表，麦冬保肺气，五味子安肺气，当归和血养血。盖取仲景麻黄汤与补剂各半服之。但凡虚人当服仲景方者，当以此为剂也。

【验案】吐血　一贫士，病脾胃虚，与补药，愈后继居旷室，卧热炕而吐血数次。予谓此人久虚弱，脐附有形，而有大热在内，上气不足，阳气外虚，当补表之阳气，泻里之虚热。冬居旷室，衣服復单薄，是重虚其阳，表有大寒壅遏里热，火邪不得舒伸，故血出于口。因思仲景太阳伤寒，当以麻黄汤发汗，而不与之，遂成衄血，却与之立愈，与此甚同，因与麻黄人参芍药汤。

地黄煎丸

【来源】《普济方》卷一八八引《余居士选奇方》。

【别名】地黄丸（《类编朱氏集验方》卷七）、生地黄膏（《杂病源流犀烛》卷十七）。

【组成】生地黄一斤（净洗，细研取汁，其滓再入好酒少许，又取汁令尽）　附子一两（炮，去皮脐，切片子，入地黄汁内，用银器熬成膏，取出附子，焙干）

【用法】上以山药三两为末，以地黄膏子为丸，如梧桐子大。每服三十丸，空心米饮送下。

【主治】吐血，遍服药不效者。

槐花饮

【来源】《普济方》卷一八八引《余居士选奇方》。

【组成】槐花一合（炒焦）　白矾五合（生）

【用法】上研细，只作一服。水一碗，煎至半碗，温服。立效。

【主治】酒毒吐血。

三黄补血汤

【来源】《兰室秘藏》卷上。

【组成】牡丹皮　黄耆　升麻各一钱　当归　紫胡各一钱五分　熟地黄　川芎各二钱　生地黄三钱　白芍药五钱

《医略六书》无升麻、紫胡。

【用法】上锉，如麻豆大。每服五钱，水二大盏，煎至一大盏，去滓，食前稍热服。

【主治】

1.《兰室秘藏》：吐血、衄血，六脉俱大，按之空虚，心动善惊，面赤，上热者。

2.《医略六书》：衄血不止，脉软数者。

【方论】

1.《兰室秘藏》：此气盛多而亡血，以甘寒镇坠之剂，大泻其气，以坠其浮；以甘辛温微苦，峻补其血。

2.《医方集解》：二地补血，丹皮凉血，黄耆补气，升、柴升阳，气旺则能生血，阳生则阴自长矣。

3.《医略六书》：血气两虚，虚阳迫肺，不能摄血，而从鼻上溢，故衄血久不止焉。黄耆补肺气以摄血，白芍敛肺阴以止衄，生地滋阴凉血，熟地滋肾补阴，当归养血归经，丹皮凉血止血也。俾血气完复，则虚阳自敛，而肺气清宁焉，有衄久不止之患乎？

人参饮子

【来源】《兰室秘藏》卷中。

【别名】人参饮（《嵩崖尊生全书》卷八）。

【组成】麦门冬二分　人参（去芦）　当归身各三分　黄耆　白芍药　甘草各一钱　五味子五个

【用法】上为粗末，都作一服。用水二盏，煎至一盏，去滓，稍热服。

【主治】

1.《兰室秘藏》：脾胃虚弱，气促气弱，精神短少，衄血，吐血。

2.《证因方论集要》：暑月衄血。

【方论】《证因方论集要》：《内经》云：必先岁气，无伐天和。故时当暑月则肺金受克，令人乏气之时也，理宜清金益气。清金故用麦冬、五味；益气故用参、耆、甘草；白芍之酸所以收其阴；当归之辛所以养其血；此亦虚火可补之剂也。

麦门冬饮子

【来源】《兰室秘藏》卷中。

【别名】清肺饮子（《卫生宝鉴》卷十）、麦门冬散（《普济方》卷一八八）、门冬饮子（《医略六书》卷二十二）、麦门冬饮（《痘疹一贯》卷六）。

【组成】黄耆一钱　麦门冬　当归身　生地黄　人参各五分　五味子十个

《普济方》有牡丹皮半钱。

【用法】上为粗末，都作一服。水二盏，煎至一盏，去滓热服，不拘时候。以三棱针于气街出血，立愈。

【主治】吐血久不愈。

救脉汤

【来源】《兰室秘藏》卷中。

【别名】人参救肺散（原书同卷）、救肺饮（《脉因证治》卷上）、人参救肺汤（《医学纲目》卷十七）、救脉散（《古今医统大全》卷四十二）。

【组成】甘草　苏木　陈皮各五分　升麻　柴胡　苍术各一钱　当归梢　熟地黄　白芍药　黄耆　人参各二钱

【用法】上为粗末，都作一服。水二大盏，煎至一盏，去滓，稍温食前服。

【主治】吐血、衄血。

天门冬汤

【来源】《济生方》卷二。

【别名】天冬汤（《冯氏锦囊·杂证》卷十一）。

【组成】远志（甘草水浸，去心）　白芍药　天门冬（去心）　麦门冬（去心）　黄耆（去芦）　藕节　阿胶（蛤粉炒）　没药　当归（去芦）　生地黄各一钱　人参　甘草（炙）各半两

【用法】上锉。每服四钱，水一盏半，加生姜五片，煎至八分，去滓温服，不拘时候。

【主治】思虑伤心，吐衄不止。

加味理中汤

【来源】《济生方》卷二。
【组成】人参　干姜（炮）　白术各一两　干葛　甘草（炙）各半两
【用法】上为细末。每服三钱，水一大盏，煎至七分，去滓温服，不拘时候。
【主治】伤胃呕血。饮食伤胃，遂成呕吐，物与气冲，与血吐出，或心腹疼痛，自汗。

赤芍药汤

【来源】《济生方》卷二。
【组成】赤芍药二两　半夏（汤泡七次）一两半　橘红一两
【用法】上锉。每服四钱，水一盏半，加生姜七片，煎至八分，去滓温服，不拘时候。
【主治】血呕。瘀血蓄胃，心下满，食入即呕血。

鸡苏散

【来源】《济生方》卷二。
【别名】生料鸡苏散（《医学纲目》卷十七）。
【组成】鸡苏叶　黄耆（去芦）　生地黄（洗）　阿胶（蛤粉炒）　白茅根各一两　桔梗（去芦）　麦门冬（去心）　蒲黄（炒）　贝母（去心）　甘草（炙）各半两

《世医得效方》有桑白皮半两，大枣一枚。

【用法】上锉。每服四钱，水一盏半，加生姜五片，煎至七分，去滓温服，不拘时候。
【主治】

1.《济生方》：伤劳肺经，唾内有血，咽喉不利。

2.《医学纲目》引《玄珠》：肺金受相火所制，鼻衄血。

锦节丸

【来源】《济生方》卷二。
【组成】真锦灰　藕节灰各半两　滴乳香一钱（别研）
【用法】上为细末，炼蜜为丸，如龙眼大。每服一丸，食后及临卧噙化。
【主治】咳血、呕血。

归脾汤

【来源】《济生方》卷四。
【组成】白术　茯苓（去木）　黄耆（去芦）　龙眼肉　酸枣仁（炒，去壳）各一两　人参　木香（不见火）各半两　甘草（炙）二钱半
【用法】上锉。每服四钱，水一盏半，加生姜五片，大枣一枚，煎至七分，去滓温服，不拘时候。
【功用】《仁术便览》：解郁，养脾阴。
【主治】

1.《济生方》：思虑过度，劳伤心脾，健忘怔忡。

2.《世医得效方》：思虑伤脾，心多健忘，为脾不能统摄血，以致妄行，或吐血、下血。

3.《杂病源流犀烛》：思虑伤脾而成劳淋。

【方论】《医碥》：脾气虚寒，不能运血归经，故用参、耆、术、草以补脾，又用木香引之；气虚则易散，故用枣仁以敛肝；血不归经则心失所养而不宁，故用圆眼肉、茯神以补心。

茜根散

【来源】《医方类聚》卷八十五引《济生方》。
【别名】茜根汤（《笔花医镜》卷二）。
【组成】茜根　黄芩　阿胶（蛤粉炒）　侧柏叶　生地黄各一两　甘草（炙）半两
【用法】上锉。每服四钱，水一盏半，加生姜三片，煎至八分，去滓温服，不拘时候。

《丹台玉案》：加童便半酒杯，温服。

【主治】

1.《医方类聚》引《济生方》：鼻衄终日不止，心神烦闷。

2.《丹台玉案》：吐血、衄血，错经妄行，并妇人月信不止。

3.《证因方论集要》：阴虚衄血。

【方论】《证因方论集要》：肾阴虚则阳偏胜，故载血上行而致衄。是方也，阿胶能补虚，黄芩能养

阴，甘草能缓急，茜根、侧柏、生地则皆去血中之热，能生阴于火亢之时者也。

犀角地黄汤

【来源】《证治准绳·疡医》卷二引《济生方》。
【组成】犀角（镑末） 生地黄 赤芍药 牡丹皮各一钱半 升麻 黄芩（炒）各一钱
【用法】水煎熟，入犀角末服。
【主治】胃火血热妄行，吐衄或大便下血者。

大阿胶丸

【来源】《简易方》引《必用方》（见《医方类聚》卷八十五）。
【别名】润膈丸（《普济方》卷一六一）。
【组成】葶苈二两（炒） 人参（去芦） 远志（去心） 防风 白茯苓（去皮） 防己 贝母（炒） 阿胶（砂） 五味子 熟地黄（洗） 杏仁（汤去皮尖） 山药各一两 丹参 麦门冬 杜仲（去皮，锉，炒令黑） 柏子仁 甘草 百部各半两
【用法】上为末，炼蜜为丸，如弹子大，瓷器收，勿泄气。每服一丸，水一盏，研化，煎六分，食后、临卧温服，每日二三次。
【主治】

1.《医方类聚》引《简易方》：肺有热，或因劳叫怒，肺胃致伤，嗽中有血。

2.《普济方》：积年咳嗽上气，涎唾稠粘，五心烦躁，不思饮食，心肺留热。

【验案】呕血 昔盛文肃太尉，因赴召甚急，后病呕血，医官独孤及为处此方，服之立效。

黑神散

【来源】《古今医统大全》卷四十二引《简易方》。
【组成】百草霜不拘多少（村居者佳）
【用法】上为细末。每服二钱，糯米煎汤下；喜凉水者，新汲水调服；如衄血者，少许吹鼻；皮破出血、灸疮出血，掺之即止。
【主治】一切吐血，及伤酒食醉饱，低头掬损，吐血致多，并血热妄行口鼻出血，但声未失者。

柏皮汤

【来源】《仁斋直指方论》卷十三。
【别名】黄连柏皮汤（《医学入门》卷四）。
【组成】柏皮三两 黄芩二两 黄连一两
【用法】上锉。每服四钱，水一大盏，煎七分，入阿胶末半钱，再煎少顷，温服。
【主治】

1.《仁斋直指方论》：协热泄泻，亦治血痢。

2.《医学入门》：热毒吐血。

人参汤

【来源】《仁斋直指方论》卷二十六。
【组成】人参 川芎 茯苓 半夏（制）各三分 甘草（炒）一分
【用法】上锉。每服三钱，加生姜五片，水煎服。
【主治】

1.《仁斋直指方论》：吐血，咯血。

2.《普济方》：血汗，大小便下血。

甘草干姜汤

【来源】《仁斋直指方论》卷二十六。
【别名】二神汤（《类编朱氏集验方》卷七）。
【组成】甘草（炙） 川白姜（炮）各等分
【用法】上锉散。每服三钱，食前煎服。
【主治】男女诸虚出血，胃寒不能引气归原，无以收约其血。

半夏丸

【来源】《仁斋直指方论》卷二十六。
【组成】圆白半夏（刮净，捶扁，以生姜汁调和飞白面作软饼，包掩半夏，慢火炙令色黄，去面，取半夏为末）
【用法】上为末，米糊为丸，如绿豆大，晒干，每服三四十丸，温热水送下。
【功用】消宿瘀。
【主治】吐血下血，崩中带下，喘急痰呕，中满虚肿。

茅苏汤

【来源】《仁斋直指方论》卷二十六。
【组成】茅花三钱　紫苏茎叶二钱
【用法】上为散。新汲水一碗，煎七分，乘热调生蒲黄二钱，旋服。仍以大蒜二颗，煨熟捶扁，贴敷二脚心，少顷自觉胸中有蒜气，其血立止。若下部出血，可以煨蒜敷手心。
【主治】吐血、衄血。

地黄汁

【来源】《仁斋直指小儿方论》卷四。
【组成】生地黄汁
【用法】取一分，调发灰半钱，分作两服，食后少顷灌下。
【主治】小儿吐血、衄血。

蒲黄散

【来源】《仁斋直指小儿方论》卷四。
【组成】生蒲黄　油发灰各等分
【用法】上为细末。每服一钱，暖生地黄汁或米饮调下。
【主治】小儿吐血、咯血。

鸡苏龙脑散

【来源】《女科万金方》。
【组成】紫苏　人参　麦冬　阿胶　蒲黄　黄耆　甘草　柴胡　木通　薄荷　地骨皮
【用法】食前服。
【主治】男妇鼻衄、吐血。

地黄煎

【来源】《类编朱氏集验方》卷七。
【组成】生地黄（沉水，掬取汁）二升　生藕（取汁）一升　生姜四两（取自然汁）　真酥三两　人参一两（为细末）　阿胶一两（微炒，为末）
【用法】上先将地黄、生姜汁与阿胶末入石器，同慢火熬，候稍稠，即加人参末熬，少时，方加真酥熬，搅匀，稀稠得所。每服一弹子大，早晨、日中、临卧含津咽，或以麦门冬汤化亦得。
【主治】咯血、呕血、嗽血。

固荣散

【来源】《类编朱氏集验方》卷七。
【组成】蒲黄　地榆各二两　滑石四两　甘草半两
【用法】上为细末。每服五大钱，温酒调下。次用震灵丹二丸，黑锡丹二十丸，养正丹十丸，来复丹三十丸。上药作一处，作一服，用汤随意下。
【主治】吐血。

藕汁饮

【来源】《类编朱氏集验方》卷七。
【组成】生藕汁　生地黄汁　大蓟汁各三合　生蜜半匙
【用法】将药汁调和合匀。每服一小盏，细细冷呷之，不拘时候。
【主治】吐血、衄血不止。

黄耆汤

【来源】《类编朱氏集验方》卷十三。
【组成】枳实三十个（炒，为末）　黄耆二两　甘草半两　红枣三十个（同枳实末捣烂，慢火焙焦黄）
【用法】上为末。每服二钱，食后以米饮调服。
【主治】伤损大吐血，或因酒食饱，低头掬损，吐血至多，并血妄行，口鼻俱出，但声未失者。

黑神散

【来源】《类编朱氏集验方》卷十三。
【组成】百草霜　蚌粉各等分
【用法】上为末。每服二钱，用糯米饮调下，侧柏枝研汁尤效速；鼻衄，搐一字；皮破、灸疮出血、舌上出血并干掺上立止。
【主治】伤损大吐血，或因酒食饱，低头掬损，吐血至多，并血妄行，口鼻俱出，但声未失。

大蓟饮

【来源】《医方类聚》卷八十五引《济生续方》。
【组成】大蓟汁　生地黄汁各一两
【用法】上和匀，入姜汁少许，生蜜少许，搅匀，不拘时候冷服。
【主治】吐血呕血。

天地丸

【来源】《医方类聚》卷一五〇引《济生续方》。
【别名】辟谷丹（《万氏家抄方》卷三）。
【组成】天门冬（去心）二两　熟地黄（九蒸，曝）一两
【用法】上为细末，炼蜜为丸，如梧桐子大。每服百丸，用熟水、人参汤任下，不拘时候。方用法：炼蜜为丸，如弹子大，每服三丸，温酒或汤下，日进三服。

本方原名天地煎，与剂型不符，据《证治准绳·类方》改。《万氏家抄方》本方用法：炼蜜为丸，如弹子大，每服三丸，温酒或汤下，日进三服。

【主治】

1.《医方类聚》引《济生续方》：心血燥少，口干咽燥，心烦喜冷，怔忡恍惚，小便黄赤，或生疮疡。

2.《万氏家抄方》：咳血。

3.《济阳纲目》：吐衄，诸药不止。

芥饮子

【来源】《医方类聚》卷八十五引《吴氏集验方》。
【组成】刺芥（连根，洗净）
【用法】捣汁，每服半盏。
【主治】吐血。

生犀散

【来源】《医方类聚》卷一五七引《施圆端效方》。
【组成】升麻二两　郁金半两　大黄　甘草各一两
【用法】上为细末。每服三钱，水一盏半，煎至七分，和滓温服，不拘时候。
【主治】一切积毒伏热，吐血衄血，呕咳咯血，伤寒杂病下血。

恩袍散

【来源】《卫生宝鉴》卷十二。
【别名】秋莲散（《普济方》卷一九〇）。
【组成】生蒲黄　干荷叶各等分
【用法】上为末。每服三钱，食后浓煎桑白皮汤放温调下。
【主治】咯血、吐血、唾血及烦躁。

白胶散

【来源】《普济方》卷一八八引《澹寮方》。
【组成】地黄汁一升二合　白胶香二两
【用法】上以瓷器盛，入甑蒸，候胶消服。
【主治】吐血。

柏叶散

【来源】《普济方》卷一八八引《澹寮方》。
【组成】侧柏叶（蒸干）　人参各一两（焙干）
【用法】上为细末。每服二钱，入飞罗面二钱，新汲水调如稀糊，啜服。
【主治】吐血下血，其证因内损，或因酒食劳损，或心肺脉破，血气妄行，血如涌泉，口鼻俱出，须臾不救。

神效丸

【来源】《普济方》卷一八八引《澹寮方》。
【组成】莲子心七个　江米各半两
【用法】上为细末，细墨研浓汁为丸，如梧桐子大。每服二十丸，新水送下。

本方改为散剂，酒调服，名“莲心散”。

【主治】吐血不止，兼劳心吐血。

黄耆膏子煎丸

【来源】《医垒元戎》。
【组成】人参　白术各一两半　柴胡　黄芩各一

两　白芷　知母　甘草（炙）各半两　鳖甲一个（半手指大，酥炙）

【用法】上为细末，黄耆膏子（上用黄耆半斤，为粗末，水二斗，熬一斗，去滓，再熬，令不住搅成膏，至半斤，入白蜜一两，饧一两，再熬令蜜、饧熟，得膏十两，放冷）为丸如梧桐子大。每服三五十丸，空心以百沸汤送下。

【功用】除烦解劳，去肺热。

【主治】

1.《医垒元戎》：上焦热，咳衄，心热惊悸；脾胃热，口甘，吐血；肝胆热，泣出口苦；肾热，神志不定；上而酒毒，膈热消渴，下而血滞，五淋血崩。

2.《医学纲目》：气虚，呼吸少气，懒言语，无力动作，目无睛光，面色皖白。

柏皮汤

【来源】《医垒元戎》卷四。

【组成】生地黄　甘草　黄柏　白芍药各一两

【用法】上锉。用醇酒三升，渍之一宿，以铜器盛，米饮下蒸一炊时久，渍汁半升，食后服。

【主治】衄血、吐血、呕血等失血虚损，形气不理，羸瘦不能食，心忪少气，燥渴发热。

既济解毒丹

【来源】《活幼心书》卷下。

【组成】净黄连五分　黄柏（去粗皮）　黄芩（净者）　大黄各二钱半　肉桂（去粗皮）　枳壳（锉片，麸炒，清油润透一宿，焙干）　白茯苓（去粗皮）各二钱　甘草（生用）七钱

【用法】上除桂不过火，余药锉，焙，仍同桂共为末，滴水乳钵内熟杵为丸，如绿豆大，带润以水飞朱砂为衣，阴干。每服三十至五十丸，用麦门冬熟水送下，不拘时候；吐血、溺血，栀子仁煎汤送下；儿小者，薄荷汤磨化投服。

【主治】小儿中热，睡中咬牙，梦语，惊悸不宁；或吐血、溺血，口渴引饮，手足动摇。

鸡苏散

【来源】《云岐子保命集》卷下。

【组成】鸡苏叶　黄芩各一两　当归半两　赤芍药半两　阿胶二两　伏龙肝二两　刺蓟　生地黄　黄耆各一两

【用法】上为粗末。每服四钱，加生姜三片，竹茹弹子大，水煎服。

【主治】虚损气逆，吐血不止。

白及散

【来源】《仙拈集》卷二引《云岐子保命集》。

【组成】白及

【用法】上为末。童便调服。

【主治】衄血；兼治呕血伤肺。

人参散

【来源】《医方类聚》卷八十五引《王氏集验方》。

【组成】人参　黄耆　血余（烧灰存性）　京墨各等分

【用法】上为末。食后温酒调下；水调亦可。

【主治】吐血、衄血。

白胶香散

【来源】《医方类聚》卷八十五引《王氏集验方》。

【组成】白胶香不拘多少

【用法】上为细散。每服二钱，食后新汲水调下。

【主治】吐血不止。

青黛散

【来源】《医方类聚》卷八十五引《王氏集验方》。

【组成】青黛　枯白矾各等分

【用法】上为末，吹鼻中。

【主治】吐血、衄血。

金樱酒

【来源】《医方类聚》卷八十五引《王氏集验方》。

【组成】金樱子（去刺并子）

【用法】酒煎服。

【主治】吐血，衄血。

黄连丸

【来源】《医方类聚》卷八十五引《王氏集验方》。
【组成】生干地黄　胡黄连
【用法】上为末，猪胆汁为丸，如梧桐子大。每服五十丸，食后、睡时茅花煎汤送下。
【主治】吐血、衄血。

加减四物汤

【来源】《医方类聚》卷八十九引《经验秘方》。
【组成】川当归　川芎　白芍药　黄芩　知母　香附子（微炒）各半两　生地黄一两　蒲黄三钱（微炒）　甘草二钱（炙）　侧柏叶（炙）半两
【用法】上为末。每服半两，水一盏半，柏叶一片，如掌大，茅根一寸长，十余根，煎至七分，去滓服，不拘时候。
【功用】凉心肺，顺气止血。

立效散

【来源】《世医得效方》卷七。
【组成】侧柏叶（焙干，如仓卒难干，新瓦焙）
【用法】上为末。每服三钱，食后米饮调下。
【主治】吐血。

郁金散

【来源】方出《丹溪心法》卷二，名见《李氏医鉴》卷八。
【组成】郁金末
【用法】加姜汁、童便服。
【主治】呕血、衄血。

十灰散

【来源】《修月鲁般经后录》引《劳证十药神书》（见《医方类聚》卷一五〇）。
【组成】大蓟　小蓟　柏叶　荷叶　茅根　茜根　大黄　山栀　牡丹皮　棕榈皮各等分
【用法】烧灰存性，研极细，用纸包了，以碗盖地上一夕，出火毒。用时先将白藕捣破绞汁，或萝卜汁磨真京墨半碗，调灰五钱，食后服下。

《张氏医通》有薄荷，无荷叶。

【主治】劳证呕吐血、咯血、嗽血。
【方论】

1.《成方便读》：此方汇集诸凉血、涩血、散血、行血之品，各烧灰存性，使之凉者凉，涩者涩，散者散，行者行。由各本质而化为北方之色，即寓以水胜火之意。夫吐血、咯血，固有阳虚、阴虚之分，虚火、实火之别，学者固当预为体察。而适遇卒然暴起之证，又不得不用急则治标之法，以遏其势。然血之所以暴涌者，姑无论其属虚属实，莫不皆由气火上升所致。丹溪所谓气有余即是火。即不足之证，亦成上实下虚之势。火者，南方之色。凡火之胜者，必以水济之。水之色黑。故此方汇集诸凉血、涩血、散血、行血之品，各烧灰存性，使之凉者凉，涩者涩，散者散，行者行。由各本职而化为北方之色，即寓以水胜火之意。用童便调服者，取其咸寒下行，降火甚速，血之上逆者，以下行为顺耳。

2.《劳症十药神书》陈修园按：前散自注云，烧灰存性，今药肆中只知烧灰则色变为黑，而不知存性二字大有深义。盖各药有各药之性，若烧之太过则成灰，灰，无用之物矣。若烧之初燃即速放于地上以碗复之，令灭其火，俾各药一经火炼，色虽变易，而本来之真性俱存，所以用之有效。人以为放地出火气，犹浅焉者也。然余治证四十余年，习见时医喜用此方，效者固多，而不效亦复不少，推原之故，盖因制不如法，亦因轻药不能当此重任，必须深一步论治，审其脉洪面赤，伤于酗酒、怒恼者，为火载血而上行证。

3.《中国医药汇海》：诸药烧黑，皆能止血，故以十灰名其方。然止涩之品，仅棕榈一味。余皆清血之热，行血之滞，破血之瘀者，合以为剂，虽主之血，而无兜涩留瘀之弊。雄每用之，并无后患，何可视为劫剂乎？

4.《血证论》：黑为水之色，红见黑即止，水胜火之义也。故烧灰取黑，得力全在山栀之清，大黄之降，火清气降，而血自宁。余药皆行血之品，只借以向导耳。吹鼻止衄，刃伤止血，皆可用之。

5.《续名医类案》：人生于阳，根于阴，阴气亏则阳自胜，上气为之喘促，咳吐痰沫，发热面红，无不相因而生，故留得一分自家之血，即减得一分上升之火，易为收拾。何今日之医，动以引火归经为谈，不可概用止血之味，甚至有吐之为美，壅反为害之说。遂令迁延时日，阴虚阳旺，煎熬不止，至于不救，果谁之咎乎？引经而缓时日，冀复元神，有形之血，岂能使之即生，而无偶之阳，何法使之即降，此先生所以急于止血之大旨也。

6.《历代名医良方注释》：查此方为诸般血证止血之正方，大意以凝固血液，收缩血管为主。大蓟、小蓟，大清其热；荷叶、柏叶，清散其气；茅根、茜根，防制其瘀，且栀子、大黄，凉折以安之；棕榈，收涩以固之。而十药烧灰，虽存性已大减，惟取收敛、吸摄、填固，急则治标，以为先止其呕、其吐、其咯、其嗽之扼要张本，收束危迫阶段，再商第二步疗法。

7.《古今名方发微》：导致出血的原因很多，临床上有阳虚阴虚之分，虚火实火之别。而本方之出血，乃火热之邪亢盛，迫血妄行所致。法当清热凉血，以达到止血的目的。本方集凉血、止血、清降之品于一方。方中大蓟、小蓟、荷叶、茜草、丹皮、侧柏、茅根皆为凉血止血之佳品，且茜草、丹皮又可活血化瘀。棕榈皮性味苦涩而平，具收敛止血之功。然气盛火炎，血热妄行之证，倘不泻火，则血络不宁，张景岳说：火热逼血妄行者，可以清火为先，火清则血自安矣。故方中以栀子清肝泻火，导三焦之热邪从小便热出；大黄苦寒泻火，折其上逆之势。火热既清，则血不为其所扰而自宁。故唐容川认为：其妙全在大黄降气即以降血。本方之配伍特点是以凉血止血为主，而又寓有降逆、化瘀、收涩之功。诸药合用，共奏凉血止血之功。原方诸药炒黑存性，乃取血见黑则止之义。但炒炭之法，必须注意掌握存性二字的深义，若过烧，则药物失去性味而成死灰，焉能奏功？修园之论颇是。

8.《中医常用方剂手册》：本方为清热泻火、收敛、止血的常用方剂，对一般血热出血都可使用，尤其对气火上冲，迫血上逆的吐血、呕血、咯血、衄血等出血疗效更好。其特点是各种清热、收敛药炒炭合用，既能固涩止血，又可清热凉血，对血热妄行者得此方挫其热势，使血不妄行，又且止血。方中大蓟、小蓟、侧柏叶、丹皮、茅根、茜草、栀子凉血止血为主药；棕榈皮收敛止血，荷叶散瘀止血，大黄泻血分之实热，导热下行，兼祛瘀血，使血止而不留瘀，为辅佐药；用藕汁或萝卜汁送服，意在降气，以增强清热止血功效，为佐药。

9.《医方发挥》：方中大蓟、小蓟、荷叶、茜草、侧柏叶、白茅根凉血止血，棕榈皮收涩止血。因本方证属气盛火旺，血热妄行所致，故在凉血止血的同时，又用栀子清肝泻火，大黄导热下行，折其上逆之势，从而缓解上部出血，使其降吐止。血止防瘀，牡丹皮配大黄凉血祛瘀，使清热止血而无瘀凝之弊。本方炒炭存性用，可加强收涩止血作用。用藕汁或萝卜汁、京墨汁调服，意在增加导热下行，止血降气之力。纵观全方，以凉血止血为主，并兼有清降、祛瘀、收涩的作用。

10.《实用妇科方剂学》：唐容川所著《血证论》云：上药烧存性为末，铺地出火气，童便酒水随引。黑为水之色，红见黑即止，水胜火之义也。故烧灰取黑，得力全在山栀之清、大黄之降，火清气降、而血自宁。余药皆行血之品，只借以向导耳。吹鼻止衄，刃伤止血，皆可用之。实际上，方中除山栀、大黄外，其他如大小蓟、荷叶、侧柏叶、白茅根、茜根皆有止血之作用，烧灰后作用尤好，妇女出血疾病亦常用之，疗效较好。

11.《四川中医》（1988，2：49）：京墨止血，非其色黑以胜红，乃由制作的各种药物所决定。大凡错释京墨止血作用者，皆属对京墨的原料与制作不甚了解之故。京墨止血之功毋庸置疑。十灰散强调以藕汁或萝卜汁磨京墨半碗调服，意在增强清热凉血的作用。值得注意的是，现在所用之墨，一般制墨的选料与工艺均与古不同，故不宜入药用。

【实验】

1.止血作用的物质基础　《江苏中医药》（2004，2：46）：实验显示：十灰散经炒炭后，其鞣质含量增多，钙离子含量升高，多数药物微量元素含量增多。结果提示：十灰散止血作用的物质基础可能与炮制后鞣质、钙离子含量及微量元素含量增多有关。

2.止血、凝血的作用机制　《山东中医药大学学报》（2004，6：463）：实验显示：十灰散各药生用和炒炭均有止血、凝血作用，而炭药的止血作用尤佳。生药与炭药均能缩短凝血酶时间和血浆复钙时间，炭药可将凝血时间缩短50%，与对照组和活性炭组比均有统计学意义；生药与炭药均有明显的加强血小板功能的作用，用药后扩大型血小板数量增多，用药各组与对照组比较均有统计学意义。结果表明：十灰散生品、炭药均有促进血凝系统的止血、凝血作用，可缩短凝血酶原、凝血酶时间和血浆复钙时间，从而对内源性和外源性凝血系统发挥其促进作用，激活多种凝血因子，使凝血时间缩短。促进血小板功能，使扩大型血小板数量增多，利于血小板形成血栓，加强其凝血作用。但以炒炭为优。

【验案】肺结核　《福建中医药》（1960，3：14）：采用中药十灰散治疗肺结核咯血27例，有效者22例，占81%，其中疗效良好者20例。多半于服药后4～6天内止血，平均止血时间为5天，3例2天止血，2例药后咯血减少。5例无效为大量反复咯血者。27例中，除1例为慢性纤维空洞型肺结核外，皆为浸润型。除10例为好转期，或好转部分硬结期外，余17例为溶解期、播散期或进展期。十灰散对好转期肺结核疗效很好，可很快止血，而溶解期、播散期或进展期肺结核则疗效较差。本组病例在应用十灰散期间除按肺结核咯血的常规护理和予以抗痨治疗外，未曾用其他止血剂。

花蕊石散

【来源】《修月鲁般经后录》引《劳证十药神书》（见《医方类聚》卷一五〇）。

【别名】花蕊散（《杂病源流犀烛》卷十七）。

【组成】花蕊石（煅过，研如粉）

【用法】每服三钱，极甚者五钱，用童便一盏煎温调，食后服。如男子病，则和酒一半；女人病，则和醋一半，一处调药。立止，其瘀血化为黄水。服此药后，患人必疏解其体，以独参汤补之。

【主治】劳证五脏崩损，涌吐血出，成升斗者。

【方论】《血证论》：此药独得一气之偏，神于化血。他药行血，皆能伤气，此独能使血自化，而气不伤，真去瘀妙品。

保和汤

【来源】《修月鲁般经》引《劳证十药神书》（见《医方类聚》卷一五〇）。

【别名】保肺汤（《杏苑生春》卷五）、保真汤（《证治宝鉴》卷六）。

【组成】知母　贝母　天门冬　麦门冬　款花各三钱　天花粉　薏仁　五味子各二钱　粉草　兜铃　紫菀　百合　桔梗各一钱　阿胶　当归　地黄各一分半　紫苏　薄荷各半分

《劳症十药神书》（陈修园注本）有杏仁、百部，无麦门冬。

【用法】上各味依常法修制成粗末。每服用水二大盏，加生姜三片，共煎一盏，去滓，却用饴糖一匙，入药汁内服之。每日食后各进三盏。

本方改为丸剂，名“保和丸”（《血证论》卷七）。

【功用】

1.《医学入门》：止嗽宁肺。

2.《血证论》：润肺清火。

【主治】

1.《修月鲁般经》引《劳证十药神书》（见《医方类聚》）：劳证久嗽，肺燥成痿者。

2.《仁术便览》：咳血、呕血、吐血。

【加减】血盛，加用蒲黄、茜根、藕节、大蓟、小蓟、茅根；痰盛，加用南星、半夏、橘红、茯苓、枳壳、枳实；热盛，加用大黄、山栀、黄连、黄柏、黄芩、连翘；风盛，加用防风、荆芥、旋覆、甘菊、细辛、香附子；寒盛，加用人参、芍药、桂皮、麻黄、五味、腊片；喘盛，加用桑白皮、陈皮、大腹皮、苏子、卜子、葶苈子。

罗面丹

【来源】《脉因证治》卷上。

【组成】飞罗面（略炒）　京墨（磨下）二钱

【主治】内损吐血。

干地黄丸

【来源】《永乐大黄》卷一四九四七引《大方》。

【组成】熟干地黄一两半　白芍药　人参　当

归　芎藭各一两　阿胶半两（炒）　犀角四钱

【用法】上为细末，炼蜜为丸，如梧桐子大。每服三十丸，食前米汤送下。

【主治】吐血，下血妄行，血虚月候缩。

绵煎散

【来源】《永乐大典》卷一四九四七引《烟霞圣效方》。

【组成】瞿麦　石膏（乱文者）　赤石脂各等分

【用法】上为细末。每服五钱，水一中盏，绵裹同煎服。

【主治】妇人胎前产后吐血，血运，发虚热，小便不通，脐腹痛。

止血立效散

【来源】《普济方》卷一三四引《德生堂方》。

【组成】生地黄　熟地黄　枸杞　地骨皮各半两　白芍药　当归各一两

【用法】上为末。每服三钱，冷酒半盏调服。

【主治】鼻口出血不止。

柳花散

【来源】《普济方》卷一八八引《经效良方》。

【组成】柳絮不拘多少（焙干）

【用法】上为细末。温米饮送下。

【主治】吐血。

洪宝丹

【来源】《外科集验方》。

【别名】金丹、寸金、四黄散、一黄散、破血丹、黄药（原书同卷）、济阴丹（《正体类要》卷下）、抑阳散（《保婴撮要》卷十五）、截血膏（《证治准绳·疡医》卷六）、洪宝膏（《寿世保元》卷九）、少林截血丹（《理瀹骈文》）、红宝丹（《外科证治全书》卷五）。

【组成】天花粉三两　姜黄一两　白芷一两　赤芍药二两

【用法】上为末，茶、酒、汤为使，随证热涂。若病势大热，可用热茶调敷；如证稍温，则用酒调；若用以撮胀，可用三分姜汁、七分茶调；凡疮口破处，肉硬不消者，疮口被风所袭也，此方中加独活以祛风，用热酒调；年少血壮之人，衰老血败之士，如有溅血，无药可止，血尽人亡，若在手足，可用茶调敷手足上下尺余远；若在胸背腰腹，则全体敷之；治金疮重者，筋断脉绝，血尽人亡。如要断血，须用绳及绢袋缚住人手臂，却以此方从手臂上，用茶调敷住血路，然后却用断血药掞口，却不可使内补及四物等药；凡金疮在头面上者，血不止，急用此方，茶调团围敷颈上截血，疮口边亦用此敷，军中方掞口。重十日，轻者三日效；凡金疮着水，肉翻花者，可用薤汁调此方敷疮口两旁，以火微灸之；或用早稻杆烟熏之，疮口水出即愈，如无水出即是风袭，可用南星茶调敷之即愈；治妇人产后，或经绝血行逆上，心不能主，或吐血、鼻衄、舌衄，可以此方用井花水调敷颈上，生艾汁调亦妙，其血立止，然后服药以绝原；此方用药调涂热毒，恐随干随痛，赤肿不退，当用鸡子清调敷，诸热毒难干妙；汤火疮同；打破伤损在胸膈上者，药通血不下，可用绿豆水调此药末吞之，即吐出而安。

【功用】化血为水，凉肌生肉，去死肌烂肉，破血退肿。

【主治】诸般热证痈肿之毒，金疮之证；妇人产后，或经绝血行逆上，心不能主，或吐血、舌衄。

【宜忌】此方药性无他，遇凉效少，遇热效多，故非十分阳证不可轻用，恐或凝寒，治疗费力。若夫金疮出血，非此不可，乃第一药，余外但可为前二药之佐使尔，当审之审之。

【加减】凡疮口破处，肉硬不消者，疮口被风所袭也，此方中加独活以去风，用热酒调；如又不消，则风毒已深，肌肉结实，又加紫荆皮，有必消之理矣。

血余散

【来源】《医学纲目》卷十四。

【组成】乱发（皂角水洗净，晒干，烧灰）

【用法】上为末。每服二钱，以茅根、车前叶煎汤送下。

【主治】血淋，内崩，吐血，舌上出血、便血。

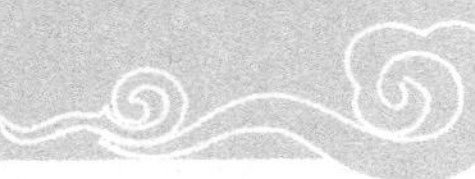

大补血丸

【来源】《医学纲目》卷十七。
【组成】当归一钱　生地一钱半
【用法】以上杜牛膝汁浸三日，取起，酒洗净，入臼内，杵千杵为丸，如梧桐子大。白汤送下。
【主治】阴虚吐血。

五味子汤

【来源】《普济方》卷一三九。
【组成】五味子　紫菀（取茸）各一两　桔梗　续断　竹茹　桑白皮　人参　知母　熟地黄　甘草各一两
【用法】以水六升，煮取三升，去滓，温服七合，一日三次。
【主治】伤中唾血，胁下痛，身热不解。

二神散

【来源】《普济方》卷一八八。
【组成】香附子一两（烧存性）　蒲黄一两（炒）
【用法】上为末。每服三钱，取大眼桐皮，刮去青取白，浓煎汤，调下一二服。
【主治】吐血，便血，尿血，及妇人血崩不止。

人参阿胶饮

【来源】《普济方》卷一八八。
【组成】糯米二合　阿胶一片（小者二片）　生姜少许　人参末半钱
【用法】用糯米洗净煮粥，入阿胶、生姜同煎，候微温胶化，入人参末搅和，不拘时服。
【主治】吐血。

小蓟散

【来源】《普济方》卷一八八。
【组成】佛座须　小蓟各等分
【用法】上为细末。每服一钱，用稀粥饮下。
【主治】咯血，吐血。

乌梅散

【来源】《普济方》卷一八八。
【组成】马鞭草二钱　罂粟壳（大者）四个（去瓤梗）　甘草二钱　大乌梅一个
【用法】上为粗末。每服三钱，水一盏半，煎至八分，去滓，空心、日午、临卧服。
【主治】吐血。

艾胶散

【来源】《普济方》卷一八八。
【组成】干姜三两　艾叶二升　胶如手掌大
【用法】水三升，煮取一升，顿服。
【主治】卒吐血。

地黄煎

【来源】《普济方》卷一八八。
【组成】生地黄汁　藕节汁　蜜各等分
【用法】银铫内煎略沸，待温，用匙挑入口。
【主治】吐血。

伏龙肝散

【来源】《普济方》卷一八八。
【组成】多年垩壁土　地炉中土　伏龙肝各等分
【用法】每服一块如拳大，水二碗，煎一碗，澄清服。白粥补之。
【主治】吐血，泻血，心腹痛。

綠云散

【来源】《普济方》卷一八八。
【组成】柏叶　百合　人参　阿胶（炙令燥）各三两
【用法】上为散。每服二钱，用糯米粥饮调下。
【主治】吐血。

藕节丸

【来源】《普济方》卷一八八。

【组成】干藕节五两　人参一两半　款冬花　干莲肉　蛤粉各一两　干山药　杏仁各一两半　枣儿（去核皮）半斤

【用法】上为细末，加大萝卜一个，煮烂，和前药为丸，如梧桐子大。每服八十丸，临卧白汤送下。

【主治】伤力吐血。

【宜忌】忌酒。

人参散

【来源】《普济方》卷一八九。

【组成】人参　黑豆　灯心　淡竹茹　放棒行　扁柏脑　茅根　紫萍各等分

【用法】上锉。水煎服；或为细末，以红酒调下。

【主治】吐血，衄血。

当归散

【来源】《普济方》卷一八九。

【组成】当归　干姜　芍药　阿胶各二两　黄芩三两

【用法】上为散。每服二钱，以生地黄汁调下。

【主治】衄血、吐血不止，心胸疼痛。

胡黄连散

【来源】《普济方》卷一八九。

【组成】生地黄　胡黄连各等分

【用法】上为末，用猪胆汁为丸，如梧桐子大。每服五十丸，临卧煎茅花汤下。

本方方名，据剂型，当作“胡黄连丸”。

【主治】吐血，衄血。

蒲黄饮

【来源】《普济方》卷一八九。

【组成】糯米（炒）　蒲黄　青黛　白面各一两

【用法】上为末。每服五钱，水调下。

【主治】吐血，鼻衄不止。

石灰散

【来源】《普济方》卷一九〇。

【组成】石灰

【用法】以石灰刀头上烧，用井水调下。后用扁柏叶，同阶前草根研自然汁咽下。

【主治】吐血妄行。

绵灰散

【来源】《普济方》卷一九〇。

【组成】绵灰三钱　麝香少许　青黛三钱　蛤粉三钱

【用法】上为末。小蓟汤调服。如无小蓟，灯心汤调服。

【主治】劳伤肺经，咯血，吐血，诸方不愈。

大蓟饮

【来源】《普济方》卷二三一。

【组成】紫蓟菜

【用法】捣汁半盏，调飞罗生面三钱，作一服。

【主治】内损吐血。

京墨散

【来源】《普济方》卷二三一。

【组成】飞罗面　细墨

【用法】用飞罗面不拘多少，微炒过。每服二钱，浓磨细墨，以茶脚调下。

【主治】内损吐血。

黄耆饮

【来源】《普济方》卷二三一。

【别名】黄耆汤（《医方类聚》卷八十六引《御医撮要》）。

【组成】黄耆　芍药　芎藭　甘草各四两　生姜一斤

【用法】上锉。以酒五升，浸一宿，明旦更以水五升，煮取四升，分四服，日三夜一。凡进三两剂。

《医方类聚》引《御医撮要》：上为散。每服三钱，以水一盏，加生姜一块子（分拍碎），同煎至七分，去滓温服。

【主治】虚劳崩中，吐血上气，短气欲绝，面黑如漆。

【宜忌】

1.《普济方》：凡夏月不得隔宿浸药。

2.《医方类聚》引《御医撮要》：忌菘菜。

【加减】酒客劳热，发痔下血，其谷道热，去生姜，用地黄代之。

滋血汤

【来源】《普济方》卷二三一。

【组成】甘草（炙） 白芍药 黄耆各一两 熟地黄三两 蒲黄二两（炒）

【用法】上为末。每服四钱，水酒各一盏，同煎至一盏，去滓，取六分清汁，食前温服，日进三服。

【主治】虚劳吐血、衄血。

生地黄煎

【来源】《普济方》卷三二〇。

【组成】生地黄汁一升 生藕汁三合 青蒿汁三合 生姜二两（取汁） 蜜四两 酥一两 柴胡一两（去苗） 知母二两 鸡苏叶一两

【用法】上为散，与煎药汁同于银器中搅令匀，慢火煎成膏，收入瓷盒中。每服半匙，以清粥饮调下，不拘时候。

【主治】妇人劳热至甚，吐血不止，心烦神躁，少思饮食。

双黄散

【来源】《普济方》卷三八九。

【组成】大黄

【用法】上为末，取生地黄汁，微煎，入蜜调下。

【主治】小儿吐血。

地黄粥

【来源】《臞仙活人方》。

【组成】地黄（切）二合。

【用法】候汤沸，与米同入罐中煮之，候熟，以酥二合，蜜一合，同炒香入内，再煮熟食之。

【功用】

1.《臞仙活人方》：和血生精。

2.《遵生八笺》：滋阴润肺。

【主治】

1.《古今医统大全》：老人血燥，大便秘结。

2.《红炉点雪》：吐血。

大蓟饮

【来源】《奇效良方》卷五十。

【组成】大蓟汁 地黄汁 生姜汁 麦门冬汁 刺蓟汁各三合

【用法】上用白蜜半匙相和匀，冷服。

【主治】吐、呕血。

地黄煎

【来源】《奇效良方》卷五十。

【组成】生地黄五斤（绞取汁）

【用法】上于银锅内微火煎一二沸，投白蜜一升，再煎至三升。每服半升，一日三次。

【主治】吐血，忧恚绝伤，胸膈疼痛，及虚劳唾血。

秘传加减八味汤

【来源】《松崖医径》卷下。

【组成】当归 生地黄 赤芍药 阿胶珠 牡丹皮 黄连 黄芩 山栀 人参 甘草 犀角 京墨

【用法】上细切。用水二盏，茅根一握捣烂，加大枣二枚，煎，去滓，磨京墨、犀角调服。

【主治】衄、唾、呕、吐血。

【加减】痰中带血，加知母；血疙瘩，加红花、桃仁、炒干姜。

补阴丸

【来源】《明医杂著》卷一。

【别名】济阴丸（《医级》卷九）。

【组成】黄柏（去皮，酒拌，炒褐色） 知母（去皮毛，酒拌炒，忌铁） 败龟版（酥炙透）各三

两　锁阳（酥炙干）　枸杞子各二两　熟地黄（酒拌蒸，忌铁）　干姜（炒紫色）三钱（寒月加至五钱）

【用法】上为末，加炼蜜及猪脊髓三条，和药末杵匀为丸，如梧桐子大。每服八九十丸，空心淡盐汤送下，寒月可用温酒送下。

【功用】《医级》：泻火补阴。

【主治】阴虚火旺，劳瘵咳嗽，咯血吐血。

【加减】梦遗精滑者，加牡蛎（童便煅）、白术各一两，山茱萸肉、椿根白皮（炒）各七钱；若有赤白浊病者，加白术、白茯苓各一两半，山栀仁、黄连（炒）各五钱；若脚软弱无力者，加牛膝（酒洗）二两，虎胫骨（酥炙透）一两，防己（酒洗）、木瓜各五钱；若有疝气病者，加苍术（盐水炒）一两半，黄连（姜汁炒）、山栀（炒）各六钱，川芎一两，吴茱（炒）、青皮（去瓤）各五钱；脾气虚弱，畏寒易泄者，加白术三两，陈皮一两，干姜（炒）加至七钱；眼目昏暗者，加当归（酒炒）、川芎、菊花各一两，柴胡、黄连（酒炒）、乌犀角各五钱，蔓荆子、防风各三钱；若兼气虚之人，加人参、黄耆各二两；若左尺既虚，右尺亦微，命门火衰，阳事不举，加黑附子（小便浸泡去皮），肉桂（去皮）各七钱，沉香五钱。

化肝煎

【来源】《医学集成》卷二。

【组成】白芍药　贝母　青皮　陈皮　丹皮　炒栀子　郁金　香附　泽泻

【主治】怒伤吐血。

引血汤

【来源】《医学集成》卷二。

【组成】黄耆一两六钱　当归七钱　焦芥五钱　丹皮　侧柏　姜炭各一钱　人参一钱　炙草二钱

【主治】虚劳吐血。

加味玉泉散

【来源】《医学集成》卷二。

【组成】石膏一两　青蒿五钱　香藿四钱　扁豆三钱　甘草一钱　侧柏叶四钱（炒）　荷叶

方中荷叶用量原缺。

【主治】伤暑吐血。

加味芎归饮

【来源】《医学集成》卷二。

【组成】当归　川芎　桃仁　红花　郁金　大黄（醋炒）　甜酒　童便

【主治】努力跌打吐血。

芍药汤

【来源】《医学集成》卷二。

【组成】白芍六钱　郁金三钱　降真香　花蕊石　炙草各二钱　侧柏叶（炒）

方中侧柏叶用量原缺。

【主治】阴虚吐血。

侧柏叶汤

【来源】《医学集成》卷二。

【组成】侧柏叶（炒）　炮姜各五钱　艾绒（炒）三钱　马屎（炒）八钱

【主治】吐血，久吐不止。

【方论】《血证论》：热气藏伏于阴分，逼血妄行不止，用姜、艾宣发其热，使行阳分，则阴分之血无所逼而守其经矣。柏叶属金，抑之使降；马为火畜，同气相求，导之使下，则余烬之瘀，一概蠲去，此为热伏阴分从治之法。

救劳丹

【来源】《医学集成》卷二。

【组成】熟地　枸杞　杜仲　人参　鹿胶　牛膝

【主治】房劳吐血，出于肾者。

加味四物汤

【来源】《万氏家抄方》卷三。

【组成】当归　芍药　侧柏各一钱半　川芎　生

地　栀子（炒）各一钱

【用法】水二钟，煎八分，入水研京墨汁一二匙，童便一小钟，姜汁少许，徐徐服之。

【主治】吐血。

【加减】若吐血挟痰积，吐一二碗者，加黄柏、知母。

必胜散

【来源】《陈素庵妇科补解》卷三。

【组成】芎　归　芍　生地　熟地　阿胶　前胡　甘草　天冬　麦冬　陈皮　黄耆　白术　茯苓　刺蓟　马勃　醉芩

【功用】清热凉血，养血安胎。

【主治】妊娠吐血、衄血者，皆由平日忧思惊恐伤于肝脾，结于经络，久则气逆以致经血妄行，口出曰吐，鼻出曰衄。心胸烦满，甚或喘急，胎气上逼则难治。

【方论】古人云：胎前见血，十不活一，此甚言经血之不可伤也。夫血以养胎，胎藉血长，一有渗漏，胎元必伤，妄行过甚，孕妇有损，吐衄，从口鼻而出血，热极矣。清热凉血，胎或可安。芎、归、胶、芍、二冬、二地所以清血分之热，可养血固胎；醉芩、刺蓟、马勃专除血中之伏火；黄耆、术、苓、陈、甘补阳以生阴之道。微嫌川芎辛散上行，宜慎之。

乌鸡丸

【来源】《扶寿精方》。

【组成】人参　黄耆　白术　生地黄　当归　白芍药　秦艽　陈皮　软柴胡　银柴胡　前胡　胡黄连　黄芩　地骨皮　麦门冬　贝母　桑白皮　五味子　黄柏　知母各一两

【用法】上锉细片；用乌骨白鸡（耳有绿色、脑有金色者更佳）重一斤者，麻子喂七日，以索缢杀，去毛并内杂，纳药，用绿豆一斗五升，浸湿，铺入小甑内，三寸厚，又将青蒿衬之，放鸡在上，仍以绿豆盖之，蒸烂熟，将鸡拆碎，同药晒干，磨细，汤浸蒸饼为丸，如梧桐子大。每服七十丸，空心米汤送下。

【主治】童子、室女身发热，吐血痰出，盗汗，少饮食，四肢无力；大人亦治。

侧柏散

【来源】《丹溪心法附余》卷十一。

【组成】柏叶一握　干姜三片　阿胶二挺（炙）

【用法】水二钟，煎至一钟，去滓顿服。

【主治】内损吐血下血，因酒太过，劳伤于内，血气妄行，其出如涌泉，口鼻皆流，须臾不救，服此即安；又治男子妇人九窍出血。

凉荣汤

【来源】《观聚方要补》卷五引《诸证辨疑》。

【组成】生地黄　川归尾　扁柏叶　蒲黄　白芍药　甘草　麦门冬　知母　黄柏各等分

【用法】水煎服。

【主治】吐衄诸血。

门冬膏

【来源】《活人心统》卷下。

【组成】天门冬（捣碎）

【用法】取自然汁一碗，入蜜少许，二次分服。

【主治】吐血、衄血，诸药不效者。

门冬膏

【来源】《活人心统》卷下。

【组成】麦门冬（去心）一斤

【用法】取自然汁一碗，入蜜少许，二次分服。

【主治】吐血、衄血，诸药不效者。

归血凉荣汤

【来源】《活人心统》卷下。

【组成】丹皮　地黄　芍药（炒）　麦冬（去心）　蒲黄　甘草　黄芩（炒）　茅根

【用法】水二钟，煎七分服；滓再煎服。

【主治】吐血、衄血、咯血、郁血。

姜草汤

【来源】《校注妇人良方》卷七。
【组成】甘草（炒） 干姜各一钱
【用法】水煎服。
【主治】阴乘于阳，寒而呕血。

犀角地黄汤

【来源】《校注妇人良方》卷二十四。
【组成】犀角（镑） 生地黄 白芍药 黄芩（炒） 牡丹皮 黄连（炒）各一钱
【用法】水煎服。
【主治】上焦有热，口舌生疮发热，或血妄行，或吐血，或下血。
【加减】若因怒而患，加柴胡、山栀。

二茸丸

【来源】《古今医统大全》卷四十二。
【组成】紫菀茸 鹿茸 枇杷叶 款冬花 杏仁 木通 桑白皮各一两 大黄半两
【用法】上为末，炼蜜为丸，如弹子大。临卧白汤嚼下。
【主治】吐血，酒色过度。

二神散

【来源】《古今医统大全》卷四十二。
【组成】陈槐花（炒焦黑）二两 百草霜五钱
【用法】上为细末。每服三钱，茅根煎汤调下。治血崩下血，皆空心服之效。舌上忽然肿破出血，用此掺之。
【主治】男女吐血，血崩下血，舌上忽然肿破出血。

玄霜膏

【来源】《医便》卷三。
【组成】乌梅（煎浓汁）四两 姜汁一两 萝卜汁四两 梨汁四两 柿霜四两 款冬花 紫菀各二两（俱为末，已上药制下听用）
【用法】另用白茯苓十两，取净末半斤，用人乳三斤，将茯苓末浸入，取出晒干，又浸又晒，乳尽为度，却将前冬花、紫菀末、柿霜、白糖并各汁，再加蜜糖四两和匀，入砂锅内，慢火煎熬成膏，丸如弹子大。每服一丸，临卧时噙化，薄荷汤漱口。半月即效而愈。
【主治】吐血虚嗽。

狗胆丸

【来源】《医学入门》卷七。
【组成】五灵脂
【用法】上为末，用狗胆汁为丸，如芡实大。每服一丸，姜酒化下，不得漱口，急进白粥，不可太多。
【主治】连日吐血不止。

葛连丸

【来源】《医学入门》卷七。
【别名】葛黄丸（《古今医鉴》卷四）、葛花丸（《保命歌括》卷八）。
【组成】葛花 黄连各四两
【用法】上为末，用大黄末熬膏为丸，如梧桐子大。每服百丸，温水送下；或煎服。

本方改为散剂，名“葛黄散”（《类证治裁》卷二）。

【主治】

1.《医学入门》：饮酒过多，热蕴胸膈，以致吐、衄。

2.《古今医鉴》：时令酷暑，上焦积热，忽然吐血垂死者。

蚌霜散

【来源】《医学入门》卷八。
【组成】蚌粉 百草霜各等分
【用法】上为末。每服一二钱，糯米饮调服；侧柏枝研汁尤效；如鼻衄、舌衄及灸疮出血，干糁。
【主治】伤损大吐血；或因酒食饱，低头掬损，吐血过多；并血妄行，口鼻俱出，舌衄，灸疮出血，但声未失者。

止血立应散

【来源】《古今医鉴》卷七引王双湖方。

【组成】大黄（酒浸）五钱　青黛一钱　槐花（炒）一钱　血余五钱（煅存性）

【用法】上为末。每服三钱，用栀子、丹皮各二钱，煎汤调，食后服。

【主治】吐衄不止。

【加减】有热，汤内加地骨皮三钱。

东实西虚泻南补北汤

【来源】《古今医鉴》卷七。

【别名】泻阳补阴汤（《东医宝鉴·杂病篇》卷四）。

【组成】黄连（淡姜汁炒）四两　黄柏（盐水炒）六两　枯芩（生用）二两　知母（去毛）三两　贝母（去心）四两　桔梗二两　杏仁（去皮尖）三两半　五味子（盐水炒）三两　紫苑（去土）二两半（用沉香煎水浸晒）　当归（童便浸）二两赤　芍药二两半　生地黄（酒洗）三两　天门冬（汤泡去心）四两　天花粉二两　白术（麸炒）一两半　白茯苓二两

【用法】上锉。每服八钱，乌梅一个，灯心三分，水煎，温服。

【主治】酒色过度，妄泄真阴，阴虚火动，火旺痰多，发热咳嗽，咯血、吐血。

【加减】吐衄盛，加茜根、大小蓟、藕节、白茅根、侧柏叶、京墨；痰盛，加半夏、前胡、竹沥、荆沥；喘急，加瓜蒌仁、石膏、葶苈、桑白皮、紫苏子、沉香、枇杷叶；热甚，加柴胡、地骨皮、连翘、银柴胡；风盛，加防风、荆芥穗、酸枣仁、薄荷、甘菊花、旋覆花；寒盛，加人参、黄耆、桂枝；心下怔忡惊悸，加茯神、远志、柏子仁，酸枣仁；胁下气膨，加枳壳、青皮、白芥子；淋浊，加猪苓、泽泻、木通、车前子；小便涩，加木通、石韦、滑石、海金沙。遗精，加牡蛎、莲子肉；盗汗，加黄耆、牡蛎、麻黄根、浮小麦；热燥，加滑石、石膏、火麻仁、山栀子。

【方论】黄连泻南方火，宽心下痞满，止呕吐之要药也；黄柏补北方水，除热济阴，抑诸火之要药也；枯芩清肺滋源；知母降北方右尺相火，除骨蒸劳热要药；贝母清西方金，消痰解烦；桔梗引诸药至西方肺金之地，助子扶母之虚也；杏仁收敛耗散之金，乃降气生津之药也；五味子滋少阴不足之水，收太阴耗散之金；紫苑大降气止嗽；当归补血和血之圣药；赤芍药平东方有余之木，安中央不足之土；生地黄凉血生血，清荣中之伏火；天门冬润肺清痰中血，止吐血，清诸经混杂之血；天花粉止渴生津；白术益脾土以生肺金；白茯苓泻诸经火于小便中出。

玄霜雪梨膏

【来源】《古今医鉴》卷七。

【别名】元霜雪梨膏（《杂病源流犀烛》卷十七）、元霜紫雪膏（《类证治裁》卷二）。玄霜紫雪膏［《全国中药成药处方集》（沈阳方）］。

【组成】雪梨（六十个，酸者不用，去心皮，取汁）三十钟　藕汁十钟　新鲜生地黄（捣取汁）十钟　麦门冬（捣烂，煎汁）五钟　萝卜汁五钟　茅根汁十钟

【用法】上药，再重滤去滓，将清汁再入火煎炼，加蜜一斤、饴糖半斤、柿霜半斤、姜汁一盏，入火再熬如稀糊，则成膏。

《全国中药成药处方集》（沈阳方）：每服三匙，一日三次。

【功用】

1.《古今医鉴》：生津止渴，消痰止嗽，清血归经。

2.《全国中药成药处方集》（沈阳方）：滋润肺燥，清热止血，滋阴养肺，清胃热。

【主治】

1.《古今医鉴》：咯血、吐血，及劳心动火，劳嗽久不愈。

2.《类证治裁》：劳心动火，口津干，能食，脉洪数。

3.《全国中药成药处方集》（沈阳方）：吐血咳痰，肺痿干咳，便秘便血，赤淋溺血。

【宜忌】《全国中药成药处方集》（沈阳方）：忌五辛发物。

【加减】如血不止，咳嗽，加侧柏叶捣汁一钟，韭白汁半钟，茜根汁半钟，俱去滓，入煎汁内，煎成膏服之。

全生饮

【来源】《古今医鉴》卷七。

【组成】藕汁（磨墨）一寸　梨汁　茅根汁　韭汁　生地黄汁各一两　刺刺菜汁　萝卜汁　白蜜　竹沥　生姜汁　童便各半盏

【用法】上合一处，频频冷服。

【主治】吐血、衄血、嗽血、咯血、唾血。

陈槐汤

【来源】《古今医鉴》卷七。

【组成】当归（头、尾）二钱　川芎二钱　赤芍药二钱　黄芩二钱　槐花二钱　陈皮二钱　侧柏叶（蜜炒）二钱　乌药二钱　山栀子七个　藕节三分　细茶三钱

【用法】用水二钟，煎一钟，热服，不拘时候。

【主治】吐血、衄血不止。

清热滋阴汤

【来源】《古今医鉴》卷七。

【组成】当归（酒洗）三分　川芎（酒洗）七分　生地（酒洗）二钱　黄柏（酒炒）三分　知母（酒炒）五分　陈皮（酒洗）三分　白术（炒）五分　麦门冬一钱五分　牡丹皮一钱　赤芍药七分　玄参一钱　山栀（炒黑）一钱半　甘草五分

【用法】上锉一剂。水煎，温服。

【主治】吐血、衄血、便血、溺血。

【加减】身热，加地骨皮一钱，柴胡五分，子芩一钱；吐、衄血，加炒干姜七分，柏叶、茜根、大小蓟各一钱；大便血，加炒槐花、地榆、百草霜各一钱；溺血，加炒黑山栀子、车前子、小蓟、黄连各八分。上四种血病俱用阿胶珠五分，姜汁、韭汁、童便同服。

清热解毒汤

【来源】《古今医鉴》卷七。

【组成】升麻二两　干葛五钱　赤芍药五钱　生地黄一两　牡丹皮五钱　黄连五钱　黄柏八钱　黄芩五钱　桔梗五钱　栀子五钱　甘草五钱　连翘五钱

【用法】上锉。每剂一两，以水二钟，煎一钟，温服。

【主治】吐血、衄血。

荠苨菜粥

【来源】《本草纲目》卷二十五。

【组成】鲜荠苨菜　粳米

【用法】煮粥服。

【功用】

1.《本草纲目》：明目利肝。

2.《长寿药粥谱》：补虚健脾，明目止血。

【主治】《长寿药粥谱》：水肿，吐血，便血，尿血，目赤目暗。现用于乳糜尿，视网膜出血，老年性浮肿，慢性肾炎。

凉血地黄汤

【来源】《片玉痘疹》卷十二。

【组成】黄连　生地　玄参　归尾　甘草　山栀仁

【用法】《外科正宗》本方用黄连、当归梢、生地黄、山栀子、玄参、甘草各等分。水二钟，煎八分，量病上下服之。

【主治】

1.《片玉痘疹》：痘收靥后毒入于里，迫血妄行，致衄血、吐血、便血、溺血。

2.《外科正宗》：血箭。血痣内热甚而迫血妄行，出血如飞者。

【加减】鼻血，加片芩、茅花；吐血，加知母、石膏、童便、香附；尿血，加木通、滑石；便血，加秦艽、槐子、荆芥穗；血不止，加炒蒲黄、藕节、侧柏叶。

当归桃仁承气汤

【来源】《保命歌括》卷七。

【组成】桃仁（研）半两　大黄一两　归梢七钱半　甘草　桂　芒消各三钱

【用法】上锉，作二服。水一盏半，加生姜三片，入盐，再煎一沸服。

【主治】血滞胸中，心下痞满，呕血。

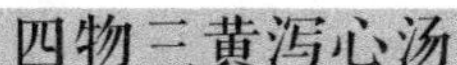

四物三黄泻心汤

【来源】《保命歌括》卷八。
【组成】四物汤加黄芩　黄连　大黄（俱用酒制）
【用法】水煎服。
【主治】

1.《保命歌括》：暴吐血。
2.《医宗金鉴》：热盛吐衄。

和血导源汤

【来源】《点点经》卷一。
【组成】全归三钱　荆芥一钱　玄胡一钱　蒲黄（炒黑）　香附　腹皮　川芎各一钱五分　玄参八分　甘草八分
【用法】小儿胎发一团（化灰），兑服为引。
【主治】酒伤呕血不禁，吐如涌泉。

破滞回源汤

【来源】《点点经》卷一。
【组成】当归　赤芍　青皮　桃仁各一钱　陈皮　天冬　香附　厚朴　麻仁各一钱五分　元胡　灵脂各六分　甘草三分
【用法】木香（另研）三分为引，兑服。
【主治】吐血不休，口作血腥，左胁作痛。

四制黄柏丸

【来源】《赤水玄珠全集》卷一。
【组成】黄柏（去粗皮，净）四斤（一斤以好酒浸，一斤米泔水浸，一斤蜜糖水浸）
【用法】上俱用瓷器浸之，三味俱要没二指为度，冬月浸七日，夏浸三日，春秋五日，滤出晒干，仍存余汁待后用；再将黄柏一斤切作五寸长，用真酥油半斤，以瓷碗盛之，先将铜铫将水熬滚，再将酥油连碗入水溶化，将黄柏以微火炒热，用棕刷蘸酥徐徐刷上，且刷且炙，各使透彻，切忌焦黑，炙毕放于冷地上，以瓷碗复之二日，去火毒。并前共为细末，以前存原汁和为丸；如汁不敷，再加蜜酒兑匀和之为丸，如梧桐子大，每服五七十丸，空心及临卧酒吞下，徐以干物压之。
【功用】滋肾降火化痰。
【主治】吐血，遗精。
【加减】如相火周身疼痛，减黄柏二斤，加犀角一两为末，入前丸中。

干姜散

【来源】《赤水玄珠全集》卷九。
【组成】姜炭
【用法】上为末。童便调服。
【主治】吐血不止。

龙肝膏

【来源】《赤水玄珠全集》卷九。
【组成】伏龙肝一两　生地汁　麦冬汁　小蓟汁　藕汁各三合　姜汁一合
【用法】入蜜半匙，慢火熬成膏。每服一匙。
【主治】吐血不止。

四血散

【来源】《赤水玄珠全集》卷九。
【组成】益元散加当归　井泉石
【用法】米汤调下。
【主治】衄血、吐血、便血。
【加减】淋者，加栀子；茎中痛，加蒲黄；水泻，加车前子。

茜根汤

【来源】《赤水玄珠全集》卷九。
【组成】四物汤加童便浸香附一钱五分　茜草根二钱半（忌铁）
【用法】水煎服。
【主治】吐血、咯血、呕血。

恩袍散

【来源】《赤水玄珠全集》卷九。
【组成】生蒲黄　干荷叶　茅根各等分
【用法】上为末。每服三钱，浓煎桑白皮汤，食后

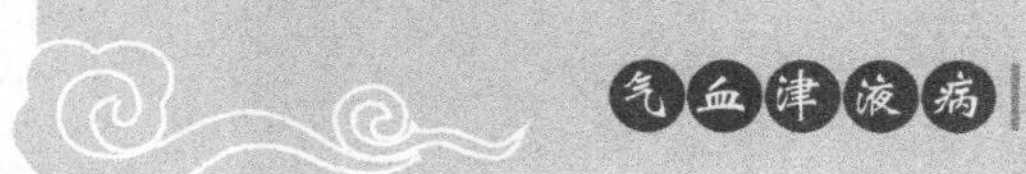

温服。

【主治】咯血、吐血、唾血及烦躁咳嗽。

鹿黄丸

【来源】《赤水玄珠全集》卷九。

【别名】鹿茸丸（《不居集》上集卷十五）。

【组成】枇杷叶　款冬花　北紫菀　杏仁（去皮尖）　木通　鹿茸（炙）　桑白皮各一两　大黄五钱

原书云本方引自“丹溪”，查《丹溪心法》卷二有治嗽血方：红花、杏仁（去皮尖）、枇杷叶（去毛）、紫草茸、鹿茸（炙）、木通、桑白皮、大黄。与本方类似。

【用法】上为末，炼蜜为丸，临睡含化。

【主治】酒色过度，饥饱失时，吐血，咳血，痰血等。

补肝养荣汤

【来源】《赤水玄珠全集》卷十六。

【别名】补肝益荣汤（《济阳纲目》卷七十一）。

【组成】当归　川芎各二钱　芍药　熟地黄　陈皮各一钱半　甘菊花一钱　甘草五分

【用法】水煎，食前服。

【主治】

1.《赤水玄珠全集》：吐衄崩漏，肝家不能收摄荣气，使诸血失道妄行，致生血虚眩晕。

2.《杂症会心录》：亡血血虚，眩晕心烦，如坐舟车，举头欲倒。

【加减】若肾气不降者，去菊花，入前补肾汤。

侧柏散

【来源】《医方考》卷三。

【组成】侧柏叶

【用法】上为末。每服三钱，米饮调下。

【主治】呕血。

【方论】侧，阴象也；柏，遇寒而不凋，得阴气之最厚也，故能入阴而泻呕逆之火。然其性微香，则其妙又能和阳，而不偏于阴矣，此其所以为良也。

五生饮

【来源】《医学六要·治法汇》卷一。

【组成】生韭　生藕（或用鲜荷叶）　京墨　侧柏（研烂）　生地（研烂）各取汁一杯

【用法】以童便和汁服。

【主治】一切上焦血症。

补心汤

【来源】《仁术便览》卷三。

【组成】川芎　当归　生地　芍药（炒）　桔梗　干葛　陈皮　前胡　紫苏各一钱　半夏一分　枳壳五分　茯苓七分　甘草　木香各三分

【用法】加生姜三片，大枣二枚，水煎服。

【主治】吐血发热，咳嗽，胸前作痛，头目昏眩。

黄芩汤

【来源】《万病回春》卷二。

【组成】黄芩　山栀　桔梗　芍药　桑白皮　麦门冬　荆芥　薄荷　连翘各一钱　甘草三分

【用法】上锉一剂。水煎，食后服。

【主治】肺火咳嗽，吐血、痰血、鼻血，咽喉肿痛干燥生疮，或鼻孔干燥生疮，或鼻肿痛，右寸脉洪数。

五仙膏

【来源】《万病回春》卷三。

【组成】大黄　肥皂角　生姜半斤　生葱半斤　大蒜半斤

方中大黄、肥皂角用量原缺。

【用法】上共捣烂，用水煎，取出汁去滓，再煎汁熬成膏，黑色为度，摊绢帛上。先用针刺患处，后贴膏药。

【主治】一切痞块、积气、癖疾，肚大青筋，气喘上壅，或发热咳嗽，吐血、衄血。

补荣汤

【来源】《万病回春》卷四。

【组成】当归　芍药　生地　熟地　茯苓（去皮）　栀子　麦门冬（去心）　陈皮各等分　人参减半　甘草减半　乌梅一个
【用法】上锉一剂。加大枣二枚，水煎，温服。
【主治】吐血，衄血，咯、咳血，唾血。

贯众汤

【来源】《万病回春》卷四。
【组成】贯众二钱（净，末）　血余五钱（烧灰）　侧柏叶（捣汁）一碗
【用法】上二末，入柏汁内搅匀，于大碗内盛之，重汤煮一炷香时，取出待温，加童便一小钟，黄酒少许，频频温服。
【主治】积热，吐血成斗，先吐痰而后见血，命在须臾。

清唾汤

【来源】《万病回春》卷四。
【组成】知母（去毛）　贝母（去心）　桔梗　黄柏　熟地　玄参　远志（去心）　天门冬（去心）　麦门冬（去心）各等分　干姜（炮，炒黑）减半
【用法】上锉一剂。水煎，温服。
【主治】唾血者，出于肾，鲜血随唾而出。

清火滋阴汤

【来源】《万病回春》卷四。
【组成】天门冬（去心）　麦门冬（去心）　生地黄　牡丹皮　赤芍　栀子仁　黄连（去毛）　山药　泽泻　山茱萸（酒蒸，去核）　赤茯苓（去皮）　甘草
【用法】上锉。水煎，入童便同服。
【主治】
1.《万病回春》：吐血、咳血、嗽血、唾血、呕血。
2.《寿世保元》：阴虚，先吐血而后见痰者。

参花散

【来源】《万病回春》卷七。
【组成】人参　天花粉各等分
【用法】上为末。每服五分，蜜水调下。
【主治】咳嗽发热，气喘吐血。

黄金丸

【来源】《万病回春》卷七。
【组成】黄芩不拘多少
【用法】上为末，炼蜜为丸，如鸡头实大。三岁儿每服一丸，盐汤代下。
【主治】小儿吐血、衄血、下血。

清肺饮

【来源】《鲁府禁方》卷一。
【组成】当归　白芍　生地　麦门冬　生知母　贝母　紫菀　前胡　黄连　五味子　地骨皮　人参　甘草各等分
【用法】上水煎，入童便一钟，同服。
【主治】男子阴虚火动，发热咳嗽，吐血盗汗，痰喘心慌。

清火凉血汤

【来源】《鲁府禁方》卷一。
【组成】当归尾（酒洗）　赤芍药（酒洗）　生地黄（酒洗）　百合　贝母（去心）　栀子仁（炒黑）　麦门冬各一钱　川芎　熟地黄　桃仁（去皮尖）　阿胶（蛤粉炒）各五分　牡丹皮　蒲黄（炒黑）各七分
【用法】上加生姜一片，水煎服。
【主治】吐血。

一粒金丹

【来源】《鲁府禁方》卷四。
【组成】沉香　木香　血竭各一钱　牛黄　狗宝各五分　鸦片一钱五分　麝香二分
【用法】上为末，用头生小儿乳汁为丸，如黄豆大，朱砂为衣。每服一丸，舌下押之，先嚼梨汁送下。
【主治】吐血吐脓，咳嗽气喘，胸膈膨闷，噎食虫

症，妇人室女经闭。

紫金斶痛散

【来源】《外科启玄》卷十二。

【组成】紫荆皮　降真香　骨碎补　琥珀　当归头身　桃仁各二两　蒲黄一两　无名异三两（烧红，酒淬七次）　大黄一两（煨）　牛膝三两（酒浸一夜）　朴消半两

【用法】上为末。每日三服，苏木煎酒送下。

【功用】整骨续筋，生肌止痛，活血。

【主治】内伤肝肺，令人呕血，心腹胀痛，或左右身痛，四肢无力，难以动作。

参柏饮

【来源】《杏苑生春》卷五。

【组成】人参　侧柏叶各一两

【用法】上为细末。每服二钱，用飞罗面二钱和匀，用新汲水调如稀面糊服之。

【主治】血气妄行，势若涌泉，口鼻俱出，须臾不救。

人参养荣汤

【来源】《寿世保元》卷二。

【组成】熟地黄六分　白芍七分　麦门冬一钱　五味子六个　黄柏（酒炒）三分　远志四分　陈皮三分　人参四分　白术六分　白茯苓四分　归身（酒洗）四分　川芎四分

【用法】上锉一剂。水煎，温服。

【主治】伤风寒后，余毒未散，上攻头颈，鼻塞身重；怒气上攻，时常有血，从脑上落至口中，或出红痰。

【方论】上证是阳道不利作梗，非血症病也。先用防风五分，川芎七分，辛夷五分，生甘草四分，薄荷五分，羌活三分，独活七分，升麻六分，葛根七分，白芷四分，藁本四分，黄芩（酒炒）八分，生姜一片，水煎服，清阳道以通关窍，次服本方。

十汁饮

【来源】《寿世保元》卷四。

【组成】藕节　甜梨　茅根　韭菜　萝卜　生地黄　沙蜜　竹沥　童便　京墨（磨藕汁）

【用法】上药合作一处，不见火，入前凉血地黄汤药半钟，频频服之，不可间断。服至血止，再服后滋阴清火汤。

【主治】吐血。

凉血地黄汤

【来源】《寿世保元》卷四。

【组成】犀角（乳汁磨，临服入药内；或锉末煎）四分　生地黄（酒洗）一钱　牡丹皮二钱　赤芍七分　黄连（酒炒）一钱　黄芩（酒炒）一钱　黄柏（酒炒）五分　知母一钱　玄参一钱　天门冬（去心）一钱　扁柏叶三钱　茅根二钱

【用法】上锉。水煎，入十汁饮同服。

【主治】虚火妄动，血热妄行，吐血、衄血、溺血、便血。

【加减】吐血成块，加大黄一钱，桃仁十个（去皮尖，研如泥）；衄血，加栀子、沙参、玄参；溺血，加木瓜、牛膝、条芩、荆穗、地榆，倍知、柏；便血，加黄连、槐花、地榆、荆穗、乌梅；善酒者，加葛根、天花粉。

滋阴清火汤

【来源】《寿世保元》卷四。

【组成】当归二钱　川芎五分　赤芍七分　生地黄一钱五分　黄柏（乳汁炒）一钱　知母（生）一钱　麦门冬（去心）一钱　牡丹皮一钱　玄参一钱　犀角一钱　山栀仁（炒黑）一钱　阿胶（炒）五分　甘草三分

【用法】上锉一剂。水煎，入十汁饮同服。

【主治】吐血、衄血。

【加减】如不思食，加白术（去芦）一钱。

犀角解毒汤

【来源】《寿世保元》卷八。

【组成】真犀角一钱（如无，升麻代之） 生地黄五分 牡丹皮一钱 赤芍一钱 黄连 枯黄芩 黄柏 栀子

方中黄连、枯黄芩、黄柏、栀子用量原缺。

【用法】上锉。水煎服。

【主治】麻疹已出，大便下血，或小便下血，吐血，衄血；或二便闭涩，疮疹稠密，热浊赤痛。

【加减】如吐血、衄血，加炒山栀子，童便和服。

郁金四物汤

【来源】《观聚方要补》卷五引《医汇》。

【组成】当归（酒洗）一钱 生地一钱二分 白芍药八分 川芎六分 韭汁一酒盏 郁金二枚（磨水） 姜汁一酒杯 童便一酒杯

【用法】上药将前四味用水二钟，煎至一钟，入后四味温服。

【主治】吐血、衄血、唾血、大便下血，及一切失血。

羚羊清肺汤

【来源】《外科正宗》卷四。

【别名】羚羊清肺散（《外科大成》卷三）。

【组成】羚羊角（镑） 黄连 银柴胡 玄参 石膏 川芎 当归身 白芍 生地 蒲黄 地骨皮 山栀各一钱 芦荟 甘草各五分 藕节三个 白茅根四两（捣汁，用水一碗，和绞去滓）

【用法】上用茅根汁一大碗，煎至七分，入童便一杯，食后服。

【主治】鼻中无故出血不止，及寻常吐血、咳血者。

加味六味地黄丸

【来源】《先醒斋医学广笔记》。

【组成】地黄半斤 天门冬 麦门冬 牛膝 鳖甲 黄柏 青蒿 五味子 橘红 枇杷叶 怀山药 山茱萸肉各四两 泽泻 牡丹皮 白茯苓各二两

【主治】吐血。

镇阴煎

【来源】《景岳全书》卷五十一。

【组成】熟地一二两 牛膝二钱 炙甘草一钱 泽泻一钱半 肉桂一二钱 制附子五七分或一二三钱

【用法】上用水二钟，速煎服；格阳喉痹，冷服。

【主治】阴虚于下，格阳于上，真阳失守，则血随而溢，以致大吐大衄，六脉细脱，手足厥冷，危在顷刻，血不能止者。

【加减】兼呕恶者，加干姜，炒黄芩一二钱；如气脱懒言，脉弱极者，宜速加人参，随宜用之。

加味四物汤

【来源】《济阳纲目》卷五十九。

【组成】生地黄（酒洗）一钱半 当归（酒洗） 川芎 赤芍药（酒洗）各七分 山栀子（炒黑） 麦门冬（去心）各一钱半 牡丹皮 元参各一钱 知母（酒炒） 白术（炒）各五分 甘草 陈皮各三分 黄柏（酒炒）二分

【用法】水煎，温服。

【主治】吐血、呕血初起。

【加减】如身热，加地骨皮、枳实、黄芩各一钱，软柴胡（酒洗）五分；呕吐血，加知母、石膏，以泻胃火；咳血，加茅根、黄芩，以泻肺火；唾咯血，加栀子、黄柏、肉桂少许，以泻肾火；吐衄不止，加炒黑干姜、柏叶、茜根、大小蓟各一钱；大便血不止，加炒槐花、地榆、百草霜各一钱半；小便溺血不止，倍加栀子，更加车前子、小蓟、黄连，俱炒半黑，各八分；诸失血久，加升麻、阿胶、人参，入童便、姜汁、韭汁。

京墨丸

【来源】《济阳纲目》卷五十九。

【组成】京墨二两

【用法】上为末，用鸡子白三个和为丸，如梧桐子大。每服十丸，生地黄汁送下，或用好墨为末，每服二钱，以白汤化阿胶清调服；或用生地黄、藕节、生梨捣汁，磨京墨，徐徐服之。

【主治】吐血、衄血。

荆芥散

【来源】《济阳纲目》卷五十九。
【组成】荆芥（烧灰，置地上出火毒）
【用法】上为末。每服三钱，陈米汤调下。
【主治】酒色伤心肺，口鼻俱出血。

地黄饮子

【来源】《简明医彀》卷三。
【组成】生地　熟地　枸杞子　地骨皮　黄芩　天门冬　芍药　黄耆　甘草各等分
【用法】上锉。每服七钱，水二钟，煎八分，去滓，空腹服。
【主治】血热所致吐血、衄血、下血、溺血。
【加减】如脉微、身凉、恶风者，加桂二分。

麦门冬汤

【来源】《简明医彀》卷三。
【组成】麦冬　天门冬　远志　当归　白芍药　生地黄　人参　黄耆　牡丹皮　阿胶　藕节　炙草各一钱
【用法】上作一服。用水二钟，加生姜一片，煎一钟，不拘时服。
【主治】思虑伤心，吐血、衄血。

必胜饮

【来源】《丹台玉案》卷四。
【组成】生地　当归各三钱　川芎一钱　蒲黄（炒黑）二钱　小蓟（取汁）半酒杯
【用法】加乌梅五个，空心服。
【主治】男子妇人，血妄流溢，或吐或咳、衄血。

保真神应丸

【来源】《丹台玉案》卷四。
【组成】辽五味（拣净）一斤　杜仲（姜汁炒）　阿胶　白术各二两　贝母　白茯苓　花椒目　荷叶（煅灰存性）　怀生地各四两（用柏子仁三钱、砂仁三钱，绢袋盛，加生地同煮，拣去柏子仁、砂仁）
【用法】上为末，以黑枣肉同地黄汁为丸。每服三钱，空心白滚汤送下。
【主治】男女吐血，咳嗽气喘，痰涎壅盛，骨蒸潮热，面色萎黄，日晡面炽，睡卧不宁者。

急济饮

【来源】《丹台玉案》卷四。
【组成】小蓟（捣汁）　童便　磨墨汁　藕汁各半钟　沉香（磨）一钱
【用法】作二次缓缓呷下。
【主治】吐血如泉之甚。

凉血抑火汤

【来源】《丹台玉案》卷四。
【组成】当归　赤芍各二钱　大黄三钱　黄芩　黄连　丹皮　生地　川芎各一钱五分
【用法】加灯心三十茎。临服加藕汁半杯。
【主治】吐血、衄血初起，气盛上逆，不能下降归经。

柏枝饮

【来源】《幼科折衷》卷上。
【组成】干柏枝　干藕节（一方加白芍、犀角汁同服）
【用法】上为末。入蜜，沸汤调服。
【主治】久嗽气逆，面目浮肿，吐血、衄血。

小柴胡汤

【来源】《症因脉治》卷二。
【组成】柴胡　黄芩　广皮　甘草
【主治】吐血兼少阳经见证者。

归芍地黄汤

【来源】《症因脉治》卷二。
【别名】六味归芍汤（《证因方论集要》卷一）。
【组成】当归　白芍　生地　丹皮　茯苓　山

药　山茱萸　泽泻

【用法】本方改为丸剂，名归芍六味丸(《饲鹤亭集方》)。

【主治】

1.《症因脉治》：外感吐血，失血太多，脉芤而涩者。

2.《外科证治全书》：肝肾真阴不足，不能滋养荣卫，眼花耳鸣，口燥舌干，津液枯竭。

白及散

【来源】《症因脉治》卷二。

【组成】白及　飞面

【用法】上为末。白汤调服。

【主治】肺络损伤，喘咳吐血。

红花桃仁汤

【来源】《症因脉治》卷二。

【组成】红花　桃仁　丹皮　楂肉　赤芍药　泽兰　归尾　红曲

【主治】外感内伤吐血，血紫成块，胸痛；上焦蓄血，血膨腹胀不减，紫筋血缕在上者。

【加减】大便结，加酒煮大黄；血膨胸痛，加郁金，甚加韭汁；血膨胁痛，加青皮，甚加枳壳。

家秘归经汤

【来源】《症因脉治》卷二。

【组成】当归　白芍药　黄芩　黄柏　丹皮　生地　甘草

【用法】水煎，加磨犀角汁冲服。

【主治】内伤吐衄，阴虚火动，血随火升，错经妄越所致者。

【加减】大便结者，加大黄同煎。

葛根石膏汤

【来源】《症因脉治》卷二。

【组成】葛根　石膏　山栀　黄芩　荆芥　丹皮　生地

【主治】外伤吐血，表邪已散，阳明热盛，吐血不止，身仍发热，目痛不眠。

【加减】热甚者，加川连；大便结，加大黄。

凉血汤

【来源】《观聚方要补》卷五引《医经会解》。

【组成】栀子仁　黄芩　白茅　知母　桔梗　甘草　侧柏叶　赤芍

【用法】加生姜，水煎服。

【主治】胃咳，呕血。

青铅六味饮

【来源】《证治宝鉴》卷五。

【组成】熟地　萸肉　茯苓　山药　丹皮　泽泻　青铅

【功用】《类证治裁》：壮水镇阳。

【主治】由纵欲而竭其肾真，阳元阴腾或阴伤阳越所致的吐血。

扁柏丸

【来源】《外科大成》卷二。

【组成】生侧柏叶一斤（用白矾四两，入铜锅内，水五六碗，煎干为度，晒干，炒焦枯）　青州柿饼十个（烧灰）　旧陈棕（烧存性）二两　血余炭一两　槐花四两（炒焦）

【用法】上为末，炼蜜为丸。每服三钱，空心白酒送下，每日三次。以止为度。

【主治】痔漏、肠风、脏毒等下血，及吐血、血崩等症。

还元水

【来源】《医方集解》。

【组成】童便

【用法】取十一二岁无病童子，不茹荤辛，清彻如水者，去头尾。热饮，冬则用汤温之，或加藕汁、阿胶和服。

【主治】咳血、吐血，及产后血运，阴虚久嗽，火蒸如燎。

【加减】有痰，加姜汁。

【方论】此手太阴、足少阴药也。童便咸寒，降火滋阴，润肺散瘀，故治血证、火嗽、血运如神。

三黑神奇饮

【来源】《傅青主男女科》。

【组成】丹皮（炒黑）七分　黑栀五分　真蒲黄（炒黑）一钱二分　川芎（酒洗）　贝母　生地（酒洗）各一钱

【用法】水二樽，童便、藕汁各半樽，煎服。

【主治】吐血。

解血平气汤

【来源】《傅青主男女科·男科》卷上。

【组成】白芍二两　当归二两　荆芥三钱（炒）　黑栀三钱　红花二钱　柴胡八分　甘草一钱

【用法】水煎服。

【功用】舒气止血。

【主治】大怒吐血。怒伤肝，不能平其气，其吐也，或倾盆而出，或冲口而来，一时昏晕，死在顷刻。

【方论】方中用白芍平肝又舒气，荆芥、柴胡引血归经，当归、红花生新去旧。

生地黄饮子

【来源】《证治汇补》卷二。

【组成】生地　熟地　天门冬　麦门冬　黄耆　甘草　银柴胡　黄芩　地骨皮　白芍药

【用法】水煎服。

【功用】《医略六书》：扶元退热。

【主治】

1.《证治汇补》：虚热血证。

2.《医略六书》：气虚血热，潮热，吐衄，脉弦数者。

【方论】《医略六书》：气虚血热，不能摄火，而经气疏泄，血不得归经，故吐血、衄血，潮热不止焉。生地滋阴壮水以凉血，熟地补血益阴以济火，麦冬清心润燥，天冬润燥益阴，黄耆补既伤之气，蜜炙能禁疏泄之血，黄芩清燥热之火，炒黑能止吐衄之血，地骨皮除蒸热，炙甘草缓虚阳，银柴胡解阴分之热，白芍药敛热伤之阴。俾热退阴藏则潮热自解，而经气清和，吐衄无不止矣。此扶元退热之剂，为气不摄火吐衄之专方。

三仙散火汤

【来源】《辨证录》卷三。

【组成】玄参三两　生地二两　白芍一两

【用法】水煎服。

【主治】肾经实火挟心包实火上冲，而见吐血色黑，痰嗽甚，口渴思饮。

三台救命汤

【来源】《辨证录》卷三。

【组成】熟地半斤　麦冬三两　丹皮二两

【用法】水煎两碗，一日服尽。

【主治】肝肾不足，虚火上炎，吐血久而未止，或半月一吐，或一月一吐，或三月数吐，或终年频吐，虽未咳嗽，但吐痰不已。

【方论】熟地补肾以滋肝，麦冬清肺以制肝，丹皮去肝中浮游之火，又能引上焦之火以下归于肾脏，使血归经也。然非大用之，则火势燎原，何能止抑其炎炎之势，故必用重剂，则滂沱大雨，而遍野炎氛始能熄焰。至于火息血静，用地黄丸调理三年，乃延生之善计，愿人守服，以当续命膏也。

平肝止血散

【来源】《辨证录》卷三。

【组成】白芍二两　当归一两　荆芥（炒黑）三钱　炒栀子二钱　甘草一钱　丹皮二钱

【用法】水煎服。

【主治】大怒吐血色紫，气逆两肋，胀满作痛。

【方论】白芍平肝而又能益肝中之气血，同当归用之，则生血活血，实有神功。丹皮、栀子不过少凉其血，以清其火，以便荆芥之引经，甘草之缓急也。

同归汤

【来源】《辨证录》卷三。

【组成】白术　玄参各一两　熟地二两　北五味一钱　荆芥（炒黑）三钱　贝母五分
【用法】水煎服。
【功用】止血。
【主治】唾血不止。

壮水汤

【来源】《辨证录》卷三。
【组成】熟地二两　生地一两　荆芥（炒黑）二钱　三七根末三钱
【用法】水煎，调服。
【主治】血犯浊道，久吐血，百计止之而不效者。
【方论】熟地与生地同用，补精之中，即寓止血之妙，荆芥引血而归于经络，三七根即随之而断其路径，使其入而不再出也。火得水而消，气得水而降，此中自有至理也。

两泻汤

【来源】《辨证录》卷三。
【组成】白芍一两　丹皮一两　地骨皮一两　炒黑栀子三钱　玄参一两
【用法】水煎服。连服二剂，而黑血变为红色矣。再服二剂而咳嗽除，血自止。
【主治】肾经实火，挟心包相火上冲，吐黑血，虽不至于倾盆，而痰嗽必甚，口渴思饮。
【方论】此方虽泻肝木，其实是两泻心包与肾经也。火得水而解，血得寒而化，此黑血之所以易变，而吐血之所以易止也。

还源汤

【来源】《辨证录》卷三。
【组成】熟地一两　山茱萸五钱　炒黑荆芥三钱　地骨皮五钱　麦冬三钱　天门冬二钱　甘草　贝母各三分　桔梗五分
【用法】水煎服。三十剂愈。
【主治】肾中之火冲入咽喉，而火不得下归于命门，火沸为痰而上升，而心火又欺肺金之弱，复来相刑，是水之中，兼有火之气，致痰中吐血如血丝，日间则少，夜间则多，咳嗽不已，多不能眠。

固气生血汤

【来源】《辨证录》卷三。
【组成】黄耆一两　当归五钱　荆芥（炒黑）二钱
【用法】水煎服。一剂血止，再剂气旺，四剂血各归经，不致再吐。
【功用】固气生血。
【主治】一时狂吐血，血吐出如倾盆，实火变虚，气脱者。
【方论】此方即补血汤之变，全在荆芥引血归于气分之中，引气生于血分之内，气血之阴阳既交，则水火之阴阳自济，断不至脏腑经络再有拂逆，使血冲击而再呕也。

黄荆汤

【来源】《辨证录》卷三。
【组成】生地四两　炒黑荆芥三钱
【用法】水煎服。
【主治】一时狂吐血，血出如倾盆。

断红饮

【来源】《辨证录》卷三。
【组成】白芍　当归各一两　荆芥（炒黑）三钱　三七根末三钱
【用法】水煎服。
【功用】止血。
【主治】大怒吐血，色紫，气逆，两肋胀满作痛。

散暑止血汤

【来源】《辨证录》卷三。
【组成】大黄　生地　石膏各三钱
【主治】感触暑气，暑邪犯胃，一时气不得转，狂呕血块而不止，头痛如破，汗出如雨，口大渴，发热乱叫。

滋脾饮

【来源】《辨证录》卷三。

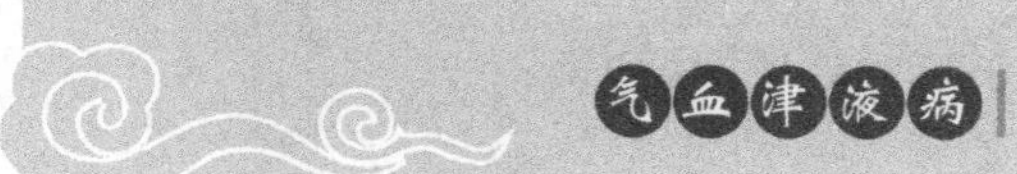

【组成】人参三分　茯苓二钱　玄参　丹皮　芡实　茅根　山药各三钱　熟地一两　沙参五钱　甘草五分
【用法】水煎服。一剂而吐血止，再剂全愈。
【功用】平脾之火，补脾之土，补肾水，止胃火。
【主治】肾水衰，胃土虚，脾火沸腾，至唾血不止，然只唾一口而不多唾，其病似轻而实重。

填精止血汤

【来源】《辨证录》卷三。
【组成】熟地二两　山茱萸四钱　麦冬五钱　北五味子一钱　炒黑荆芥三钱　白芍一两
【用法】水煎服。十剂血不再吐。
【主治】久吐血而未止，或半月一吐，或一月一吐，或三月数吐，或终年频吐，虽未咳嗽，而吐痰不已，委困殊甚。

丹蒿汤

【来源】《辨证录》卷六。
【组成】丹皮三两　荆芥三钱　青蒿二两
【用法】水煎服。
【主治】中暑热，吐血倾盆，纯是紫黑之色，气喘作胀，不能卧倒，口渴饮水，又复不快。

沛霖膏

【来源】《辨证录》卷六。
【组成】玄参二两　人参一两　生地二两　麦冬二两　牛膝五钱　荆芥（炒黑）三钱
【用法】水煎服。愈后仍服六味地黄丸。
【主治】中暑热，暑火引动肾火，肾热之极，吐血倾盆，纯是紫黑之色，气喘作胀，不能卧倒，口渴饮水，又复不快。

鸡苏散

【来源】《郑氏家传女科万金方》卷二。
【组成】蒲黄　茅根　薄荷　黄耆　鸡苏　贝母　麦冬　阿胶　栀子　甘草　桔梗　生地
【用法】加生姜为引。
【主治】劳伤肺嗽，痰涎有血。

麦冬饮

【来源】《幼科铁镜》卷六。
【组成】麦冬　黄耆　当归　人参　五味子　生地
【主治】小儿吐血久不止。

童真丸

【来源】《张氏医通》卷十三。
【组成】真秋石　川贝母（去心）各等分
【用法】上为末，煮红枣肉为丸。每服二钱，空腹薄荷汤送下。
【主治】虚劳吐血，气虚喘嗽。
【加减】如脉虚气耗，加人参；若脉细数阴虚，禁用人参，加牡丹皮；脾虚溏泻，加山药、茯苓、炙甘草。

巽顺丸

【来源】《张氏医通》卷十三。
【别名】乌鸡丸（《类证治裁》卷八）。
【组成】乌骨白丝毛鸡一只（男雌女雄，取嫩长者，溺倒，泡，去毛，竹刀剖胁，出肫肝，去秽，留内金，并去肠垢，仍入腹内）　乌贼骨（童便浸，晒干为末，微炒黄，取净）四两　茹芦（去梢，酒洗，切片）一两　鲍鱼（切薄片）四两
【用法】上三味入鸡腹内，用陈酒、童便各二碗，水数碗，砂锅中旋煮旋添，糜烂汁尽，捣烂熔干，骨用酥炙，共为细末，干山药末调糊为丸，如梧桐子大。每服五七十丸，空心百劳水送下。
【主治】妇人倒经，血溢于上，男子咳嗽吐血，左手关尺脉弦，背上畏寒，有瘀血者。

瑞金丹

【来源】《张氏医通》卷十三。
【组成】川大黄（酒拌，炒黑至黄烟起为度）　真秋石各一两
【用法】上为细末，煮红枣肉为丸，如小豆大。空腹薄荷汤送下二钱；瘀在胃，吐血成盆者，犀角

地黄汤送下。

【主治】虚劳，吐红瘀结者。

【加减】瘀在心包，不时惊悸，面赤神昏者，加真郁金（皮色如梧桐子，纹绉者真）三钱。

加味理中汤

【来源】《嵩崖尊生全书》卷八。

【组成】人参　白术　茯苓　炮姜　炙草　川芎　扁豆

【主治】因强呕吐，致伤胃吐血，腹痛自汗者。

花叶丸

【来源】《嵩崖尊生全书》卷八。

【组成】枇杷叶　款冬花　紫菀　杏仁　鹿茸　桑白　木通（少加）　大黄

【用法】上为末，炼蜜为丸。含化。

【主治】酒色、饥饱劳吐血。

八仙玉液

【来源】《重订通俗伤寒论》。

【组成】鲜生地汁　藕汁各二杯　梨汁　蔗汁　人乳各一杯　鸡子白二枚　鲜茅根一百枝　龙眼肉七朵

【用法】先将鸡子白、鲜茅根、龙眼肉煎取浓汁二杯，和入前四汁、人乳，重汤炖温服。

【功用】补心养阴。

【主治】外感病呕血吐血过多，阴液亏虚者。

三黄犀角汤

【来源】《重订通俗伤寒论》。

【组成】生川军　青子芩　粉丹皮各二钱（加醋炒黑）　鲜生地一两　生赤　白芍各三钱　黑犀角　川连（盐水炒）各八分　淡竹叶五钱

【主治】外感温热，内夹愤怒，怒则气逆，血从上溢而大吐，胸胁热痛，口燥心烦，二便赤热，手足躁扰，用龙胆泻肝汤清肝火后，血失仍多，而精神声色，起居如常，唇舌红赤，尚属热逼血溢者。

四生地黄汤

【来源】《重订通俗伤寒论》。

【组成】鲜生地五钱　生侧柏叶　焦山栀　元参心各三钱　广郁金二钱　黑丹皮　丹参各一钱半　广三七八分　生艾叶二分　生荷叶汁　陈京墨汁　童便各一瓢（冲）

【功用】止血。

【主治】夹血伤寒，呕血吐血，表邪虽解，血尚不止者。

加味归脾汤

【来源】《重订通俗伤寒论》。

【组成】潞党参　炙黄耆　生晒术　茯神　归身各三钱　枣仁　远志各二钱　阿胶　焦山栀　丹皮各一钱　清炙草　广木香各五分　龙眼肉五枚

【功用】补脾养阴。

【主治】夹血伤寒后期，出血已止，阴液亏虚者。

参麦阿胶汤

【来源】《重订通俗伤寒论》。

【组成】北沙参四钱　麦冬三钱　阿胶一钱半　耆皮一钱　北五味二十粒　糯米三十粒

【功用】补肺。

【主治】夹血伤寒，呕血吐血，去血过多，阴液必虚，阳无所附者。

当归大黄汤

【来源】《伤寒大白》卷二。

【组成】当归　大黄　生地　甘草

【主治】燥火下血，及吐血、嗽血，大便干结。

犀角地黄汤

【来源】《伤寒大白》卷二。

【组成】生犀角　山栀　白芍药　荆芥　牡丹皮　赤芍药　生地　黄芩

【用法】水煎服。

【主治】衄及咳血、吐血。

【加减】加黄芩、荆芥，则血凉不上升；若大便实者，加当归、酒蒸大黄，其血立即归经。

滋肺饮

【来源】《幼科直言》卷五。

【组成】生地　沙参　麦冬　黄芩　归尾　桑皮　丹皮　元参　枇杷叶（去毛）　白芍

【用法】藕节为引，水煎服。

【主治】小儿吐血，面赤唇红。

十灰散

【来源】《医学心语》卷三。

【组成】大蓟　小蓟　茅根　茜根　老丝瓜　山栀　蒲黄　荷叶　大黄　乱发

【用法】烧灰，存性。每服二三钱，藕汤调下。

【功用】祛瘀生新，止血。

【主治】阴虚吐血。

生地黄汤

【来源】《医学心悟》卷三。

【组成】生地三钱　牛膝　丹皮　黑山栀各一钱　丹参　元参　麦冬　白芍各一钱五分　郁金　广三七　荷叶各七分

【用法】水煎，加陈墨汁、清童便各半杯，和服。

【主治】吐血。

天冬饮子

【来源】《不居集》上集卷十四。

【组成】五味子五个　甘草　白芍　黄耆　人参各一钱　当归　麦冬各八分　紫菀一钱五分

【用法】上作二服。水煎，食前服。

【主治】脾胃虚弱，气促气弱，精神短少，衄血吐血。

龙　胶

【来源】《不居集》上集卷十四。

【组成】阿胶（炒）　蛤粉各一两　辰砂少许

【用法】上为末。藕节捣汁，和蜜调下。

【主治】大人、小儿吐血。

萝藦散

【来源】《不居集》上集卷十四。

【组成】萝藦　地骨皮　柏子仁　五味子各三两

【用法】上为细末。空心米饮下。

【主治】吐血虚损。

胜金散

【来源】《外科全生集》卷四。

【组成】人参三七

【用法】研极细末，涂患处；湿者干掺。

《青囊秘传》：调服。

【功用】消肿息痛。

【主治】

1.《外科全生集》：溃烂并刀斧伤。

2.《青囊秘传》：吐衄。

加味参苏散

【来源】《医略六书》卷三十。

【组成】附子一两半（炮）　人参一两半　苏木一两半

【用法】上为散。水煎，去滓温服。

【主治】产后虚寒夹瘀，吐血，脉细涩者。

【方论】产后气阳两虚，瘀血滞逆隔间，上出于口，谓之虚寒夹瘀吐血焉。附子补火扶阳，炮黑可以吸血归原；苏木破瘀通经，生用力更峻于利血；人参扶元补气以统血归经也。为散水煎，使气阳内充则瘀血自化，而好血无不归经，何虚寒瘀逆吐血之不痊哉？

凉七味汤

【来源】《医略六书》卷三十。

【组成】生地五钱　萸肉一钱半　泽泻八分　丹皮一钱半　茯神一钱半（去木）　山药三钱（炒）　知母一钱半（盐水炒）

【用法】水煎，去滓温服。

【主治】吐血，脉虚软尺躁。

【方论】生地滋阴血以壮肾水，知母润肾燥以退虚火，丹皮凉血散血，萸肉秘气涩精，山药补脾益阴，茯神安神定志，泽泻泻浊阴以清血海也。水煎温服，使阴血内充，则虚火自降，而血不妄行，安有吐血之患乎？

紫菀汤

【来源】《医略六书》卷三十。

【组成】生地五钱　紫菀二钱　阿胶三钱（蒲黄灰炒）　白芍一钱半（炒）　人参一钱半　麦冬三钱（去心）　桑叶一钱半　川贝二钱（去心）　米仁四钱（炒）

【用法】水煎，去滓温服。

【主治】吐血，脉虚微数者。

【方论】产后气阴两亏，虚阳内迫，扰动血室，而血不归经，故吐血不止焉。生地壮水以滋血室，人参扶元以固血海，阿胶补阴益肺以止血，白芍敛阴安脾以吸血，川贝清心化热痰，麦冬清心润肺燥，米仁渗湿热兼清脾肺，桑叶除虚热清利肺金，紫菀温润肺气以清血痰也。水煎温服，使气阴内充，则虚阳下蛰，而肺金肃清，血室宁静，何吐血之不痊哉。

加味救肺饮加郁金汤

【来源】《医宗金鉴》卷四十。

【组成】加味救肺饮加郁金末

【主治】劳伤吐血、嗽血。

加味四物汤

【来源】《医宗金鉴》卷五十五。

【组成】当归　芍药　川芎　生地黄　茅根　蒲黄　牡丹皮　栀子（炒黑）　甘草（生）

【用法】藕节为引，酒、水煎服。先用桃仁承气汤以破逐之，次用加味四物汤和之。

【主治】小儿因努劳吐血，兼咳嗽。

加味芎藭汤

【来源】《医宗金鉴》卷九十。

【别名】加味芎归汤（《伤科补要》卷三）。

【组成】川芎　当归　白术　百合（水浸一日）　荆芥各一钱

【用法】水一钟半，酒半钟，煎八分，不拘时候服。

【主治】因打扑伤损，败血流入胃脘，呕吐黑血如豆汁，而形气虚者。

吐血除根奇方

【来源】《绛囊撮要》。

【组成】真童子鸡一只

【用法】真童子鸡一只，男用雌，女用雄，先择无人走动处掘一地潭，用竹刀将鸡在潭内杀之，血滴潭中，干挦毛剖开，肠杂收拾干净，毛屎亦放潭中，不可狼藉一点，俱不可经勺水，只用干布拭净肚内，用六月雪草，每病人一岁，摘头一个，同肠杂仍放在肚内，将新近平底钵一个，以鸡放入盖好，用面糊封口，放干灶锅，亦盖好封固，烧柴草把三个，约缓热茶时许取出，鸡已熟矣，去六月雪，空口淡吃，一顿净尽，将鸡骨亦放潭内，泥盖捶结，重物压住，永不可开。重病吃两次可除根。勿以草把三个，隔锅钵干烧为疑，已试过果然。

【主治】吐血。

藕汁茯苓饮

【来源】《金匮翼》卷二。

【组成】生藕汁　小蓟根汁　生地黄汁　茯苓　蒲黄（炒黑。后二味各等分）

【用法】上药后二味为末。每服二钱，用三汁调下。

【功用】清热，利瘀血。

【主治】虚人蓄血吐衄，未可下者。

加味四生饮

【来源】《医碥》卷一。

【组成】生荷叶　生艾叶　生柏叶　生地黄各等分

【用法】加降香、童便煎服，元气虚弱，即将童便浸前药，水为丸，独参汤送下。

【主治】吐血属火者。

白茅汤

【来源】《四圣心源》卷四。

【组成】人参二钱　甘草二钱　茯苓三钱　半夏三钱　麦冬三钱（去心）　茅根三钱　芍药三钱　五味子一钱

【用法】煎大半杯，温服。

【主治】零星吐鲜血者。

灵雨汤

【来源】《四圣心源》卷四。

【组成】甘草二钱　人参二钱　茯苓三钱　半夏三钱　干姜三钱　柏叶三钱　丹皮三钱

【用法】煎大半杯，温服。

【主治】土败阳虚，呕吐瘀血，紫黑成块。

【方论】吐血之证，中下湿寒，凝瘀上涌。用人参、甘草补中培土；茯苓、干姜去湿温寒；柏叶清金敛血，丹皮疏木行瘀，自是不易之法，尤当重用半夏，以降胃逆。

太平膏

【来源】《活人方》卷二。

【组成】紫菀茸四两　款冬花三两　杏仁霜三两　知母二两　川贝母二两　茜根二两　薄荷末二两　百药煎一两　粉草一两　海粉一两（飞净）　诃子肉五钱　嫩儿茶五钱

【用法】上为极细末，炼白蜜搅和。不拘时噙化。

【主治】男妇壮火炎上，消烁肺金，气失清化，致干咳烦嗽，痰红，咯血、呕血、吐血，咽痛喉哑，喉癣、喉痹，梅核、肺痿者。

【方论】此药散结热以止痛，生津液以润枯燥，顺气清痰以治咳嗽，便于噙化而无伐胃伤脾之患。

剪红丸

【来源】《活人方》卷二。

【组成】生地八两　白芍四两　茜草四两　扁柏二两五钱　牛膝二两五钱　熟大黄一两

【用法】炼蜜为丸。每服三钱，白汤送下，不拘时候。

【主治】脏腑不和，龙火陡发，冲于肺则百衄痰红；乘于心，烦躁咯血；附于肝则气逆吐血；伤阳络则牙宣、鼻衄、呕血、咳嗽；伤阴络则便红、溺血，上下血症，初发其势汹涌者。

止血汤

【来源】《仙拈集》卷二。

【组成】当归二钱　川芎钱半　官桂三钱

【用法】水煎服。

【主治】吐血不止。

加味四物汤

【来源】《仙拈集》卷二。

【组成】当归　川芎　芍药　生地　山栀（炒）各一钱

【用法】水煎，临服入童便一盏，姜汁少许同服。

【主治】因怒气逆甚，先恶心，继而呕血成升成碗者。

陈甘散

【来源】《仙拈集》卷二。

【组成】广皮　生甘草各五钱

【用法】上为细末。每用一钱半，烧酒调服。

【主治】暴吐血。

神效煎

【来源】《仙拈集》卷二。

【组成】薏苡仁（炒熟）一两　柴胡（炒黑）五钱

【用法】水煎服。

【主治】劳症吐血。

婆婆奶

【来源】《仙拈集》卷二。

【组成】家园生地黄（北人呼为婆婆奶）

【用法】洗净，捣汁半钟，入童便半钟，和匀。重汤煮一沸，温服。

【主治】吐血不止。

救元饮

【来源】《杂症会心录》卷上。

【组成】白术二钱（土炒） 人参一钱（多加亦可） 炙甘草一钱五分 炮姜一钱五分 黄耆三分（炙） 当归三钱（酒炒）

【用法】水煎服。

【主治】呕血斗余，鲜瘀并出。

降气制肝汤

【来源】《方症会要》卷一。

【组成】白芍一钱五分 当归七分 前胡 厚朴 陈皮各六分 桂三分 苏子 萝卜子各一钱 甘草 桑皮各五分

【用法】加生姜二片，大枣二个，煎服。

【主治】大怒之后，血逆妄吐。

五味麦冬汤

【来源】《方症会要》卷三。

【组成】麦冬 百部 归身 生地 款冬花 片芩 白芍 阿胶 贝母 花粉各七分 五味七粒 茅根 茜根各五分

【主治】吐血。

黄连石膏汤

【来源】《方症会要》卷三。

【组成】黄连 黄芩 知母 石膏 甘草

【主治】吐血。

【加减】饮酒过多，衄血，加升麻、葛根。

清凉四物汤

【来源】《方症会要》卷三。

【组成】香附（童便浸） 当归 白芍 生地 黄连 片芩 黄柏 栀子

【主治】吐血、呕血。

内府秘授青麟丸

【来源】《同寿录》卷一。

【组成】锦纹大黄十斤或百斤（先以淘米泔水浸半日，切片，晒干，再入无灰酒浸三日，取出晾大半干，用后药逐次蒸晒。第一次用侧柏叶垫甑底，将大黄入甑，蒸檀条香一炷，取起晒干，以后每次俱用侧柏叶垫底，起甑去叶不用；第二次用绿豆熬浓汁，将大黄拌透，蒸一炷香，取起晒干；第三次用大麦熬汁，照前拌透，蒸一炷香，取起晒干；第四次用黑料豆熬汁，照前拌透，蒸一炷香，取起晒干；第五次用槐条叶熬汁拌蒸，晒干，每蒸以香为度；第六次用桑叶熬汁拌蒸，晒干如前；第七次用桃叶熬汁拌蒸，晒干如前；第八次用车前草熬汁拌蒸，晒干如前；第九次用厚朴煎汁拌蒸，晒干如前；第十次用陈皮熬汁拌蒸，晒干如前；第十一次用半夏熬汁拌蒸，晒干如前；第十二次用白术熬汁拌蒸，晒干如前；第十三次用香附熬汁拌蒸，晒干如前；第十四次用黄芩熬汁拌蒸，晒干如前；第十五次用无灰酒拌透，蒸三炷香，取起晒干。）

【用法】以上如法蒸晒，制就为极细末，每末一斤，入黄牛乳二两，藕汁二两，梨汁二两，姜汁二两，童便二两（须取无病而清白者，并无葱蒜腥秽之气方可用，如无，以炼蜜二两代之），蜜六两，和匀捣药为丸，如梧桐子大。每服二钱，小儿一钱，照引送下。汤引：头脑虽疼，身不发热，口舌作渴，系火痰，薄荷汤送下；头疼牵连两眉棱，系痰火，用姜皮、灯草汤送下；头左边疼，柴胡汤送下；头右边疼，桑白皮汤送下；两太阳疼，白芷、石膏各二钱煎汤送下；头顶疼，藁本三钱、升麻一钱煎汤送下；头时作眩晕，此痰火，灯草汤送下；眼初起疼痛异常，先服羌活、甘菊花、香白芷各一钱二分，川芎一钱，生大黄三钱，枳壳、陈皮各八分，赤芍七分，甘草四分，红花三分，葱头二根，水二碗，煎至一碗，热服，次日再服丸药，菊花汤送下；害眼久不愈，归身、菊花各一钱煎汤送下；眼目劳碌即疼，内见黑花，龙眼七枚（去壳核）煎汤送下；鼻上生红疮、红点，乃心火上炎灼肺，桑皮、灯草煎汤送下，多服乃效；鼻孔生疮，枇杷叶三钱煎汤送下；耳暴聋，灯草汤送下；耳内作痒，灯草汤送下；耳鸣，乃心肾不足，痰火上升，淡盐汤送下；口舌生疮，乃胃火上升，竹叶、灯心汤送下（冬月去竹叶）；口唇肿硬生疮，用生甘草梢煎汤送下；舌肿胀满口，心经火盛，茯苓、灯心汤送下；咽喉肿痛，津唾难咽，桔梗、甘草煎汤调化下；乳蛾或单或双，俱牛膝汤送下；牙齿疼痛，石膏、升麻各三钱煎汤送下；年老牙齿常痛，虚火也，灯草汤送下；吐血，用红花一钱、童便半酒杯，入红花汤送下；嗽血，麦冬汤送下；齿缝出血，甘草梢煎汤送下；鼻血出不止，灯心汤送下；吐紫血块，蓄血也，红花三钱，归尾一钱，童便送下；从高坠下，跌伤蓄血，不思饮食，苏木五钱煎汤，入童便半杯，酒半杯送下，每服五钱；溺血，人或身体壮实，平日喜饮食炙燥之物，灯心汤送下；溺血，人年老体弱，乃膀胱蓄热，肾水不足，宜早服六味地黄丸，晚服此药，淡盐汤送下，以愈为度；凡膏粱之人，自奉太谨，又诸烦劳，心肾不交，溺血盆中，少刻如鱼虾、如絮石，用牛膝一两，水二碗，煎至一碗，服此药三钱；管中作痛，溺血者，用麦冬（去心）三钱煎汤送下；大便粪前下血，用当归、生地、芍药、川芎各一钱煎汤送下；大便粪后下血，用槐花、地榆各一钱煎汤送下；大便或痢纯血，带紫者，红花汤送下，纯鲜血者，当归汤送下；遗精，淡盐汤送下；白浊，灯心汤送下；淋症，灯心汤送下；淋症兼痛者，海金沙三钱滤清服；胸膈有痰火，灯心姜汁汤送下；胃脘作痛，饮食减少，生姜汤送下；胸口作嘈，姜皮汤送下；胸口作酸，生姜汤送下；胸中时痛时止，口吐酸水，用橘饼半个切碎，冲汤送下；胸膈饱满，生姜汁汤送下；伤寒发热出汗后，倘有余热未清，白滚汤送下；伤寒后，胸膈不开，百药不效，用多年陈香橼一个捶碎，长流水二碗，煎至一碗，去滓，露一夜，炖热送下；黄疸，眼目皮肤俱黄如金者，茵陈三钱煎汤送下；伤风咳嗽，汗热俱清，仍然咳嗽不止者，用姜冲汤送下；久嗽服诸药不效，兼有痰，用陈皮、姜皮各一钱煎汤送下；久嗽无痰干咳者，用麦冬煎汤送下；咳嗽吐黄痰，生姜冲汤送下；咳嗽吐白痰，紫苏煎汤送下；久嗽声哑者，用诃子、麦冬各一钱同煎汤送下；发热久不退，柴胡煎汤送下；烦渴饮水不休，灯心汤送下，缫丝汤更佳；痢疾初起，或单红者，用槟榔、红花煎汤送下，单白者，生姜汤送下；痢疾红白相间者，茯苓、灯心汤送下；久痢不止，炙甘草汤送下；噤口痢，余食俱不下者，陈老米煎汤化下；翻胃，煨姜冲汤下；呕吐，煨姜汤送下；干呕，生姜、灯心汤送下；吐痰涎，姜汁冲汤送下；背心时常作疼，又作冷者，即伏天亦怕冷，乃五脏所系之处多有停痰，用煨姜煎汤送下；肥胖人素常善饮，无病忽然昏沉，如醉如痴，或蹲地下不能起，眼中生黑，乃痰也，用生姜汤送下；凡人眼眶下边忽然如煤色，乃痰也，生姜汁冲汤送下；噎膈，用生姜汤送下，至五十者，仙方莫治，此丸可救，用四物汤送下；中暑，姜皮、灯心同煎汤送下；中热，香薷煎汤送下；暑泻，香薷煎汤送下；寒伏暑霍乱，羌活煎汤送下；暑伏寒霍乱，姜皮冲汤送下；阴阳不和霍乱，生姜汤送下；惊悸怔忡，石菖蒲煎汤送下；不寐，酸枣仁煎汤送下；心神不安，夜梦颠倒，用茯苓、远志肉同煎汤送下；老年痰火，夜不能寐；气急，用真广陈皮三钱，磨木香五分冲汤送下；遍身时常作痒，累块如红云相似，乃风热也，久则成大麻风，菊花三钱煎汤送下；盗汗，用浮麦汤送下；自汗，用龙眼汤送下；哮吼，用大腹皮汤送下；伤酒，用葛根汤送下；眼目歪斜，出言无绪，詈骂不堪，顷刻又好，乃心胸经络有痰，遇肝火熏蒸，痰入心窍，故昏沉狂言，少刻心火下降，仍是清明，用茯苓三钱煎汤送下，多服乃愈；癫狂，用灯心汤送下；咳嗽吐痰，腥臭如脓血相似，胸中作痛，肺痈也，薏苡一合煎汤送下；小肠痈，腹中作痛，脐间出脓水，小便短少，灯心汤送下；大肠痈，肛门坠痛，每登厕无粪出，只出红白水，如痢疾一般，用槐花煎汤送下；湿痰流注，初起生姜汤送下，有脓忌服；水肿，赤芍、麦冬煎汤送下，久病发肿忌服；蛊胀，大腹皮煎汤送下；左瘫右痪，秦艽二钱，生姜一钱送下；小便不通，灯心汤送下；年老大便燥结，当归三钱煎汤送下；船上久坐生火，松萝茶服；遍身筋骨疼痛，四肢无力，不能举动，痛彻骨髓，反侧艰难，用木通一两，水二碗，煎至一碗，每服四钱，木通汤送下，三服即愈；妇女经水不调，四物汤送下；骨蒸发热，地骨皮煎汤送下；潮热盗汗，浮麦煎汤送下；胸膈不宽，香附三钱煎汤送下；胃脘作痛，生姜汤送下；胸膈有痰涎，生姜汤送下；常常嗳气，不思饮食，闷闷不乐，乃忧郁也，香附五钱，生姜三片煎汤送下；行经腹痛，色紫，苏木三钱煎汤，入姜汁三匙送下；行经发热，遍身作痛，益母草五钱煎汤送下；行经作渴，麦冬三钱煎汤送下；赤带，灯心汤送下；白带，生姜汤送下；手足心发热，益母草五钱煎汤送下；孕妇小便不通，灯心汤送下；孕妇遍身发肿，大腹皮煎汤送下。产后恶露不尽，腹中作痛，益母草五钱煎汤，入童便三匙送下，或加苏木三钱同益母草煎汤亦可；产后头眩目暗，用四物汤送下；产后大便不通，肛门臃肿，当归三钱，红花一钱煎汤送下；产后小便不利，木通汤送下；乳汁不通，王不留行煎汤送下；产后胸膈不开，益母草三钱，香附三钱同煎汤送下；产后呕吐不止，藿香煎汤送下；产后发热，四物汤加益母草三钱送下；小儿初生啼声未出，急将口内污血拭净，用甘草五分冲汤，调丸药七厘灌下，能去一切胎毒。凡小儿后症，俱用此丸药加辰砂、麝香少许，另裹蜡丸：胎惊，用薄荷煎汤磨服；胎黄，用茵陈煎汤送下；胎热，用灯草汤送下；吐乳，用生姜汤送下；睡卧不安，梦中啼哭，用钩藤三分，薄荷三分同煎汤送下；小儿身上如红云相似，外以朴消、大黄等分，为极细末，用鸡子清调敷，内服此丸，用灯心汤送下；小儿痢疾诸症，俱照前款用引下；疳疾有五样，心疳，舌红发热体瘦，小便短少，如吃辛辣之物，面赤，用赤茯苓一钱，灯心五分同煎汤送下；肝疳，面青体瘦，目黄性急，发热不止，小便黄赤，喜食酸物，用银柴胡汤送下；脾疳，面黄体瘦，大便泄泻，唇口生疮，喜食甜物，或吃泥土，或饮食无厌，好睡，用炙甘草一钱，辉枣一枚同煎汤送下；肺疳，面白肌瘦，小便如米汤，鼻流清涕，周身毛发直竖，用桑白皮汤送下；肾疳，面黑体瘦，头发直竖，小便多热不退，喜食咸物，用黑料豆煮汤送下；呕吐，用生姜汤送下；伤风热退后作渴，薄荷汤送下；小儿虫积，楝树皮三钱煎汤送下；痧后久嗽不止，枇杷叶（去毛）汤；痧后发热不止，银柴胡三钱送下；夏月中暑，香薷煎汤送下；霍乱，藿香汤送下；小便不通，灯心汤送下；大便燥结，用蜜三匙冲汤下；疟疾，槟榔一钱，苏叶一钱煎汤送下；暑泻，灯心汤送下，寒泻忌服；角弓反张，天麻一钱煎汤送下；急惊风，钩藤一钱，薄荷一钱同煎汤送下；慢惊风，人参三分，钩藤一钱煎汤送下；喘症，灯心汤送下；黄疸，灯心汤送下；重舌，灯心汤送下；天吼，薄荷、钩藤煎汤送下；痫症，灯心汤送下；久雨乍晴，蹲地玩耍，湿气入于阴中，肌肤肿痛，苍术煎汤送下；鼻血不止，茅根绞汁冲汤下。以上大人每服二钱，小儿每服一钱，月内小儿每服五分。

【主治】头痛，眩晕，鼻疮，耳聋，耳痒，口舌生疮，咽喉肿痛，牙痛，吐衄便溺诸血，跌伤蓄血，白浊，淋症，胃痛，嘈杂，发热久不退，痢疾，翻胃，呕吐，中暑，霍乱，伤酒，便秘，痹证；妇女月经不调，骨蒸发热，潮热盗汗，行经发热，赤白带，孕妇小便不通，遍身发肿，产后大便不通，小便不利，呕吐，发热；小儿初生胎惊，胎黄，胎热，吐乳，痢疾，便结，阴肿，鼻血。

加减四物汤

【来源】《医部全录》卷二七四。

【组成】生地　当归　白芍　山栀　牡丹皮　贝母　知母　黄柏　陈皮　白术　甘草　元参　麦门冬各等分

【用法】水煎服。

【主治】一切失血。

【加减】如身热，加地骨皮、子芩；呕吐血，加知母、石膏，以泻胃火；衄咳血，加茅根、黄芩，以泻肺火；唾咯血，加栀、柏及肉桂少许，以泻肾火；吐衄不止，加炒黑干姜、柏叶、茜根、大小蓟：便血不止，加槐花、地榆。百草霜；溺血不止，倍山栀，加车前子、小蓟、黄连，俱炒焦；诸失血久，加升麻、阿胶、人参，入童便、姜汁、韭汁。

治血散

【来源】《医部全录》卷二七四。

【组成】茜根四两　大豆　黄药子　甘草各二两

【用法】上为末。每服二钱，新汲水调下。

【功用】解一切毒。

【主治】一切吐血、衄血，及诸热烦躁。

【加减】痰嗽有血，加人参二两。

洞当饮

【来源】《产论》。

【组成】柴胡　黄芩　黄连　茯苓　半夏　生姜　青皮各五分　甘草一分　芍药一钱

【用法】以水二合半，煮取一合半服。

【主治】吐血、衄血，或卒然胸痛。

干藕节散

【来源】《杂病源流犀烛》卷十七。

【组成】干藕节

【用法】上为末。每服方寸匕，酒送下，一日二次。

【主治】坠跌瘀血，积在胸腹，吐血无数者。

米莲散

【来源】《杂病源流犀烛》卷十七。

【组成】糯米五钱　莲子心七枚

【用法】上为末。酒服；或以墨汁作丸服之。

【主治】吐血。

独活散

【来源】《杂病源流犀烛》卷二十。

【组成】独活　升麻　川断　地黄各五钱　桂皮一钱

【用法】上为末。每服二钱，白汤调下，一日二次。

【主治】忽吐衄下血，甚而九窍皆血。

十灰散

【来源】《医级》卷八。

【组成】藕节　败棕　男发　百草霜　蒲黄　荆芥　侧柏　姜灰　苎麻　茅草根各等分

【用法】各炒炭研匀。每服二钱，加大枣五个，煎汤下。

【主治】血病日久，微甚不休，一切吐血、咳血、咯血及溲血、便血、妇人崩淋不止者。

五黑散

【来源】《医级》卷八。

【组成】白术五钱　生地五钱　荆芥一钱　蒲黄　栀子各一钱半

【用法】上各炒成炭。水煎，和童便一杯服。

【功用】补正兼清，消瘀止血。

【主治】吐血、衄血及下血不止。

【加减】或加旱莲草、藕节。

清热保金汤

【来源】《会约医镜》卷九。

【组成】生地二钱　熟地三钱　麦冬一钱半　白芍一钱半　百合二钱　元参二钱　桔梗一钱　茯苓一钱五分　甘草一钱　沙参二钱

【用法】水煎服。

【主治】阴虚火炎，咳嗽吐衄，烦渴多热，脉与症俱有火。

【宜忌】此方不宜多服，适可而止。

【加减】如盗汗，加地骨皮一二钱；血来，加阿胶二钱，童便一杯；血虚热盛，加青蒿二钱；多汗不宁，加枣仁一钱半；干咳便燥，加天冬二钱；如火载血上行者，去甘草，加炒栀子一钱半。

加减鸡苏散

【来源】《产科发蒙》卷一。

【组成】薄荷　阿胶　地黄　柴胡　羚羊角　黄耆　甘草　茜根　黄芩　麦门冬　当归　伏龙肝

【用法】每服四钱，水一盏，加生姜三片，竹茹半鸡子大，煎至六分，温服。

【主治】妇人吐血，心烦昏闷。

清血汤

【来源】《产科发蒙》卷一。

【组成】牡丹皮　当归　川芎　芍药　地黄　山栀子　蒲黄（炒）　阿胶　黄连　百合　麦门冬　甘草

【用法】水煎，温服。

【主治】吐血，鼻衄，咳血。

【加减】若血势猛者，加鼹鼠（烧灰存性）。

红柿粥

【来源】《济众新编》卷七。
【组成】红柿不拘多少
【用法】下筛取汁，和糯米泔煮粥，和蜜尤好，任食之。或和粘米粉成泥，作粳团饼。
【功用】润心肺，止消渴，疗肺痿，清心热，开胃气，解酒热，安胃热，止口干，止吐血，补元气，补中益气。

厌红温胃饮

【来源】《古方汇精》卷一。
【组成】百草霜二钱
【用法】上为细末，糯米汤调下；鼻血，舌上及齿缝出血吹掺即止。
【主治】一切血症。凡伤酒食饱，低头掬损，吐血不止，甚至妄行，口鼻俱出，但声未失者；并鼻血，舌上及齿缝出血。

三奇丸

【来源】《续名家方选》。
【组成】黄芩　黄连各三钱　犀角　滑石　地黄　青黛各一钱
【用法】上糊为丸，如梧桐子大。每服三十丸，一日三四次，白汤送下。
【功用】《古今名方》：清热凉血止血。
【主治】咯血、吐血、下血。

白及汤

【来源】《古今医彻》卷二。
【组成】白及　茜草　生地　丹皮　牛膝　广皮　归尾各一钱
【用法】加荷叶蒂五个，水煎服。
【主治】内伤吐血。

血竭散

【来源】《伤科补要》卷四。
【别名】血竭汤（《伤科方书》）。
【组成】血竭　发灰　茅根　韭根各等分
【用法】童便、酒煎服。
【主治】跌打血从口出。

断红饮

【来源】《观聚方要补》卷五。
【组成】当归　阿胶各八分　川芎五分　蒲黄一钱　柏叶一钱五分　炒姜灰七分
【用法】水煎，百草霜末点服。
【主治】吐下血。

雪梨膏

【来源】《医学从众录》卷一。
【组成】雪梨六十只（取汁二十匙）　生地　茅根　藕各取汁十杯　萝卜　麦冬各取汁五杯。
【用法】水煎，入炼蜜一斤，饴糖八两，姜汁半杯，再熬如稀糊则成膏矣。每日用一二匙，含咽。
【主治】咯血、吐血，痨嗽久不止。

宁胃汤

【来源】《医钞类编》卷七。
【组成】牛膝五钱　当归二钱　山栀　侧柏叶　降香　青荷叶各一钱
【用法】童便一盏，磨好墨和服。
【主治】血溢胃脘，呕吐成盆。

加减地黄汤

【来源】《医钞类编》卷七。
【组成】生地汁　丹皮　赤芍　柏叶（炒）　桃仁（去皮尖）　茜草（炒）　白苓　化橘红　甘草　木香（另研）
【用法】茅根为引。
【主治】吐血初起，兼有外感，经用加减参苏饮后，次用本方。

加减参苏饮

【来源】《医钞类编》卷七引洪玉友方。

【组成】苏叶　陈皮　桔梗　前胡　木香（另研）　茯苓三钱
【用法】童便为引，水煎服二剂。
【主治】吐血初起，兼外感者。

加减养荣汤

【来源】《医钞类编》卷七。
【组成】当归　黄耆（蜜炒）　白术（土炒）　白芍（酒炒）　熟地黄　白苓　志肉（甘草水浸）　玉竹　石斛　橘红　五味　甘草　人参　何首乌
【用法】生姜、大枣为引。
【主治】吐血初起，兼外感者，经用加减参苏饮、加减地黄汤与加减清肺汤后，宜用本方。

加减清肺汤

【来源】《医钞类编》卷七。
【组成】白茯苓　当归　生地　白芍　紫菀（酒炒）　玉竹（蜜炒）　百合（蜜炒）　柏叶　甘草
【用法】童便、水酒为引。
【主治】吐血起初，兼外感者。

加味桃仁承气汤

【来源】《医钞类编》卷七。
【组成】桃仁（去皮尖）　大黄　芒消　甘草　桂枝　当归　白芍　苏木　红花
【用法】水煎服。
【主治】努伤吐血。

润下汤

【来源】《医钞类编》卷七。
【组成】牛膝一两　降香　苏木　栀仁各一钱
【用法】水煎，童便兑服。
【主治】负重奔走，纵情女色，六淫受伤，血从脊上，或呕或吐，势如潮涌，不可抑遏。

吐血散

【来源】方出年氏《集验良方》卷三，名见《吉人集验方》。
【组成】藕节（为末）　炒蒲黄　血余灰各等分
【用法】水调服。
【主治】吐血。

凉血地黄汤

【来源】年氏《集验良方》卷三。
【组成】犀角　赤芍　丹皮　玄参　扁柏叶　天门冬　黄连（酒炒）　黄芩（酒炒）　黄柏　知母　茅根各一钱
【主治】火盛血热妄行，吐血、衄血，倾盆盈碗。
【加减】成块吐者，加大黄、桃仁。

吐血神效方

【来源】《良方集腋》卷上。
【组成】鲜生地一两　参三七八分（开水磨冲）　鲜白芦根一两　陈金墨二分（开水磨冲）　鲜茅柴根一两（去心）　紫苏叶三分　飞净青黛二分（冲服）　川贝母三钱（去心）　油秋水梨汁一两（冲）　生枳壳四分　青皮四分　甘蔗汁一两（冲）　鲜藕节六钱
【用法】将苏叶、生地、枳壳、川贝、茅柴根、芦根、藕节七味同煎浓汁，然后再取前五汁冲和服之。
【主治】男妇吐血。
【宜忌】忌食酸辣等物。

参漆丸

【来源】《良方集腋》卷上。
【别名】参山漆丸（《饲鹤亭集方》）。
【组成】生大黄四两（一半藕汁浸，一半韭汁浸，先蒸后浸，晒干，如法九次）　真野参山漆一两（生，研）　川郁金一两（生，研）　真西血琥珀一两（同灯草研）　怀牛膝二两（酒炒）　当归头二两（酒浸，炒）
【用法】上为极细末，如飞尘，水泛为丸。每服一钱，开水送下。
【功用】《饲鹤亭集方》：祛瘀血，生新血。

【主治】

1.《良方集腋》：吐血。

2.《饲鹤亭集方》：暴起失血，或呕或吐，成碗成盏，一时难止者。

猪肺丸

【来源】《卫生鸿宝》卷一。

【组成】梨汁　藕汁　莱菔汁　人乳　童便各一碗　猪肺（不落水）一个（人童便灌足，将手拍热，抖去浊沫）

【用法】上和，煎至汁存二碗半，以炒米粉为丸。每服五钱。

【主治】吐血。

固脂鸭

【来源】《验方新编》卷十一。

【组成】老鸭一只（去毛与肠杂，洗净）　固脂三钱（黄柏六分，煎水泡固脂一夜，晒干，烘干亦可，再用盐水炒）　核桃肉三钱　陈甜酒一茶碗（陈绍兴酒亦可）　好酱油三酒杯

【用法】共入鸭肚内，以线缝好，放瓦钵内，不用放水，盖好，加纸封口，放锅内蒸极融烂，去药，连汤食。如不见效，即用七制固脂丸蒸鸭食，必有奇验。

【主治】肾虚吐血，咳嗽，气虚喘。一切虚不受补者。

【验案】吐血　一人肾虚吐血三年，百药不效，连食此鸭三只断根。

龙虎丸

【来源】《春脚集》卷四。

【组成】龙骨（煅）　虎骨（煅）　川芎　当归（洗）　桂圆肉（煮烂，捣膏）　熟地（煮烂，捣膏）　砂仁　木香　山楂　破故纸（盐炒）　防风　广皮　酸枣仁（炒）　杜仲（炒炭）　菟丝子　黄芩　贯众（炒炭）　白蒺藜各四两（炒）　川膝（浸）　煅石膏　神曲（炒）　川贝（去心）　木通　甘草一钱

方中川膝、煅石膏、神曲、川贝、木通用量原缺。

【用法】上为细末，用方内桂圆膏、熟地膏合炼蜜为丸，三钱重。每日早、晚各服一丸，藕汤送下。

【功用】《全国中药成药处方集》：扶虚养气，补血化瘀。

【主治】

1.《春脚集》：一切吐血症。

5.《全国中药成药处方集》：身体衰弱，劳伤失血，痰中带血，气虚咳嗽，心跳气短，自汗盗汗，不思饮食，精神疲倦，久病失调。

秘制兔血丸

【来源】《春脚集》卷四。

【组成】藿香二两　乳香一两半　沉香一两半　木香一两　母丁香四两　麝香四钱

【用法】上为细末，于腊八日用活兔血，以手就荞麦面再沾老酒为丸，重五分。每服一丸或二三丸，以无灰老酒送下。

【主治】吐血，及男妇一切咳血、嗽血、便血、尿血，崩漏带下，产后恶露不行，或行血不止，或老妇倒开花症。

【宜忌】忌房欲、腥辣、生冷。

加味泻心汤

【来源】《医醇剩义》卷二。

【组成】黄连五分　犀角五分　蒲黄一钱　天冬二钱　丹参二钱　元参一钱五分　连翘二钱　茯苓二钱　甘草五分　淡竹叶二十张　灯心三尺

【主治】心火炽盛，五中烦躁，面红目赤，口燥唇裂，甚则衄血、吐血。

理血膏

【来源】《理瀹骈文》。

【组成】党参　丹参　黄耆　生地　熟地　当归　川芎　白芍　赤芍　白术　天冬　麦冬　柏子仁　枣仁　远志　五味　丹皮　地骨皮　龟版　鳖甲　柏叶　知母　贝母　半夏　橘红　胆星　羌活　防风　连翘　荆穗　炒白芷　桔梗　柴胡　苍术　香附　郁金　延胡　灵脂　蒲

黄　苏木　桃仁　红花　艾叶　茜根　官桂　大黄　玄明粉　厚朴　枳实　花粉　续断　栀子　炒黄柏　黄芩　黄连　木通　车前子　地榆炭　姜炭　降香　乳香　没药　苏子　甘草　发灰　百草霜各一两

【用法】油熬丹收，牛胶二两搅匀。又另用姜、葱、韭、蒜、槐、柳、桃、桑枝、凤仙全株约各半斤，油熬丹收，薄荷油二钱搅。两膏合并摊贴。

【主治】衄、吐、溺、便血，一切气郁、血积诸症。

清阳膏

【来源】《理瀹骈文》。

【组成】薄荷五两　荆穗四两　羌活　防风　连翘　牛蒡子　天花粉　元参　黄芩　黑山栀　大黄　朴消各三两　生地　天冬　麦冬　知母　桑白皮　地骨皮　黄柏　川郁金　甘遂各二两　丹参　苦参　大贝母　黄连　川芎　白芷　天麻　独活　前胡　柴胡　丹皮　赤芍　当归　秦艽　紫苏　香附子　蔓荆子　干葛　升麻　藁本　细辛　桔梗　枳壳　橘红　半夏　胆南星　大青　山豆根　山慈姑　杏仁　桃仁　龙胆草　蒲黄　紫草　苦葶苈　忍冬藤　红芽大戟　芫花　白丑头　生甘草　木通　五倍子　猪苓　泽泻　车前子　瓜蒌仁　皂角　石决明　木鳖仁　蓖麻仁　白芍　生山甲　白僵蚕　蝉蜕　全蝎　犀角片各一两　羚羊角　发团各二两　西红花　白术　官桂　蛇蜕　川乌　白附子各五钱　飞滑石四两　生姜（连皮）　葱白（连须）　韭白　大蒜头各四两　槐枝（连花角）　柳枝　桑枝（皆连叶）　白菊花（连根叶）　白凤仙草（茎、花、子、叶全用一株）各三斤　苍耳草（全）　益母草（全）　马齿苋（全）　诸葛菜（全）　紫花地丁（全）　芭蕉叶（无蕉用冬桑叶）　竹叶　桃枝（连叶）　芙蓉叶各八两　侧柏叶　九节菖蒲各二两（生姜以下皆取鲜者，夏、秋合方全。药中益母、地丁、蓉叶、凤仙等，如干者一斤用四两，半斤用二两）

【用法】用小磨麻油三十五斤（凡干药一斤用油三斤，鲜药一斤用油一斤多），分两次熬枯，去渣，再并熬，俟油成（油宜老），仍分两次下丹，免火旺走丹（每净油一斤，用炒丹七两收）；再下铅粉（炒一斤）、雄黄、明矾、白硼砂、漂青黛、真轻粉、乳香、没药各一两，生石膏八两，牛膝四两（酒蒸化），俟丹收后，搅至温温，以一滴试之不爆，方取下，再搅千余遍，令匀，愈多愈妙，勿炒珠。头疼贴两太阳穴。连脑疼者，并贴脑后第二椎下两旁风门穴。鼻塞贴鼻梁，并可卷一张塞鼻。咳嗽及内热者，贴喉下（即天突穴）、心口（即膻中穴），或兼贴背后第三骨节（即肺俞也），凡肺病俱如此贴。烦渴者兼贴胸背。赤眼肿痛，用上清散吹鼻取嚏，膏贴两太阳。如毒攻心，作呕不食，贴胸背可护心。患处多者，麻油调药扫之。

【主治】四时感冒，头疼发热，或兼鼻塞咳嗽者；风温、温症，头疼发热不恶寒而口渴者；热病、温疫、温毒，风热上攻，头面腮颊耳前后肿盛，寒热交作，口干舌燥，或兼咽喉痛者；又风热上攻，赤糜、口疮、喉闭、喉风、喉蛾；热实结胸，热毒发斑，热症衄血、吐血、蓄血、便血、尿血，热淋，热毒下注，热秘，脚风，一切脏腑火症，大人中风热症；小儿惊风痰热，内热；妇人热入血室，血结胸，热结血闭；外症痈毒红肿热痛，毒攻心，作呕不食者。

止咯膏

【来源】《一见知医》卷三。

【组成】生地　牛膝

【用法】煎膏。入青黛、杏仁、青荷叶末调服。

【主治】肾虚有火，咯血，唾血，不嗽即咯出血疙瘩，或血屑，或血丝。

仙传百草霜丸

【来源】《急救经验良方》。

【组成】百草霜三两　陈墨二两　姜黄一两　桑叶二两　三七一两　连翘一两　灯心炭一两

【用法】上药各为细末，糯米粥取汁为丸，如粟米大。每服一钱，白温水送下。

【主治】一切吐血，鼻血，及七窍流血，失血怪证。

甘草炮姜汤

【来源】《不知医必要》卷二。
【组成】炮姜一钱五分　炙草二钱　北味一钱
【用法】水煎服。
【主治】大吐大衄，外有寒冷之状者。

生地玄参汤

【来源】《不知医必要》卷二。
【组成】生地四钱　麦冬（去心）　白芍（酒炒）　丹皮　丹参各一钱五分　郁金七分　玄参一钱五分　三七五分
【用法】加磨浓墨并童便各半酒杯，冲服。
【主治】色欲过度之人，肾火烁金而吐血、唾血。

加味葛花解酲汤

【来源】《不知医必要》卷二。
【组成】党参（去芦）　白术（净）　茯苓　砂仁（杵）　白蔻（净仁杵）　葛花各一钱　青皮　陈皮　猪苓　泽泻（盐水炒）各七分　神曲　木香各五分　黄连四分　丹皮七分
【主治】饮酒过多而吐血。

芎归饮

【来源】《不知医必要》卷二。
【组成】川芎二钱　当归三钱　红花一钱　桃仁（杵）十二粒
【功用】散血兼补。
【主治】饱食用力，或因持重，努伤脉络，失血涌吐，或跌扑打伤，令人大吐者。

参地煎

【来源】《不知医必要》卷二。
【组成】生地六钱　党参（去芦）二钱　百草霜二钱（研末）
【用法】水煎服。
【主治】吐血。

加味两仪膏

【来源】《医门八法》卷二。
【组成】党参八两　熟地三两　归身三两（炒）　黄耆三两炙（或加制附子一钱）
【用法】大乌梅四十个，煎一沸，去核，合前药同煎成膏。冲服。随证用引：有痰则以陈皮为引，有热则以麦冬为引，有寒则以生姜为引。
【功用】阴阳双补。
【主治】虚证厥逆；吐血；大汗淋漓虚脱证。
【加减】寒甚，酌加桂、附。

柏叶汤

【来源】《医方简义》卷三。
【组成】侧柏叶二钱　生地一两　炒蕲艾五分
【用法】上加荷叶一片，水煎服；或加藕汁一杯冲入，更加童便一盏冲服。
【主治】血热妄行，吐血盈碗。

清上汤

【来源】《医方简义》卷三。
【组成】瓜蒌仁（炒）四钱　海石一钱　栀子炭三钱　杏仁（光）三钱　煅石膏二钱　黄芩（炒）一钱　茜草一钱　生牡蛎四钱
【用法】上加青果二枚，竹叶二十片，水煎服。
【主治】六淫侵上，吐咳咯衄，牙宣舌血。
【加减】如因寒者，加苏子二钱；如因暑者，加青蒿一钱，鲜荷一片；如因风者，加生莱菔子一钱，桔梗一钱；如因湿者，加滑石；如因燥者，加生地、麦冬各三钱；如因火者，加犀角、羚羊之类。

生地黄散

【来源】《血证论》卷七。
【组成】生地五钱　川芎钱半　黄芩三钱　侧柏叶三钱　桔梗二钱　栀子二钱　蒲黄三钱　阿胶二钱　白茅根三钱　丹皮三钱　白芍三钱　甘草钱半　童便一杯　莱菔汁一杯
【主治】吐血，衄血。
【方论】此方以治肝为主，以肝主血故也。而亦兼用心肺之药者，以心主火，治火必先治心；肺主气，降气必先清肺。为凉血止血之通剂，方义虽浅而易效。

麦冬养荣汤

【来源】《血证论》卷八。

【组成】人参三钱　麦冬三钱　五味一钱　当归三钱　白芍三钱　知母二钱　陈皮三钱　黄耆三钱　甘草一钱。

【功用】清胃火以宁血。

【主治】唾血，脉细数，证属脾经阴虚，津液枯，血不宁者。

醋黄散

【来源】《血证论》卷八。

【组成】大黄一钱　郁金子一钱　降香一钱　三七一钱　当归三钱　牛膝二钱（上用醋炒）

【用法】上为末。以酒、童便冲服。

【功用】下瘀止血。

【主治】吐血。血既止后，其经脉中已动之血，有不能复还故道者，上则着于背脊胸膈之间，下则着于胁肋少腹之际，着而不和必见疼痛之症，或流注四肢，则为肿痛；或滞于肌腠，则生寒热。

凉血地黄汤

【来源】《青囊全集》卷上。

【组成】小生地黄五钱　牡丹一钱五分　生栀子一钱五分　黄芩一钱　归尾一钱五分　丹参二钱　槐花三钱　生地榆一钱　辛夷一钱

【用法】童便或白马尿兑服。

【主治】血分有热，鼻血不止，吐血，下血，腹痛。

犀角地黄汤

【来源】《青囊全集》卷上。

【组成】明犀牛角二钱　生地三钱　丹皮一钱五分　黄芩一钱五分　红胡一钱　生栀子一钱　归尾三钱　甘草八分　桔梗一钱五分　红花一钱　陈皮一钱

【用法】童便一杯兑服。

【主治】吐血、下血。

丹参归脾汤

【来源】《揣摩有得集》。

【组成】丹参一钱半　续断一钱半　赤芍一钱　远志一钱（去心，炒）　山药一钱　川贝一钱（去心）　麦冬一钱（去心）　益母三分　归身炭三钱（土炒）　茯神一钱　橘红一钱　荷叶炭一钱　川膝炭一钱　生地炭一钱　藕节三寸

【用法】水煎服。

【功用】引血归脾。

【主治】贪色过度，或劳神用力太过而致吐血。

固元汤

【来源】《医宗己任编》卷三。

【组成】人参　黄耆（蜜炙）　归身　甘草　煨姜　大枣　白芍（酒浸洗，炒）

【用法】《医学金针》本方用人参、炙草、当归各二钱，大枣二枚，炙耆四钱，煨姜一钱。水煎服。

【功用】《重订通俗伤寒论》：补虚，固元，止血。

【主治】

1.《医宗己任编》：七情饥饱劳力所伤，吐血恶心。

2.《医学金针》：气虚不能摄血之出血。

散瘀清火止痛汤

【来源】《寿世新编》卷下。

【组成】川楝子（去核）二钱　元胡索二钱　黄连（姜汁炒）八分　山栀仁（炒）一钱五分或二三钱　紫丹参三钱　香附米（四制）二钱　法半夏二钱　桃仁泥一钱　当归尾二钱　川郁金一钱　高良姜三五分　建泽泻二钱

【用法】水煎服。服二三剂必经行痛止而痊。

【主治】瘀挟郁火，心胃疼痛，脘中胀闷，不可按扪或呕吐紫黑血块，倒经逆行，或心中滚热，呕吐不食者。

玫瑰膏

【来源】《饲鹤亭集方》。

【组成】玫瑰花蕊三百朵（初开者，去心蒂）

【用法】新汲水砂铫内煎取浓汁，滤去滓，再煎白冰糖一斤收膏，瓷瓶密收，切勿泄气。早、晚开水冲服。如专调经，可用红糖收膏。

【主治】肝郁吐血，月汛不调。

吐血紫云膏

【来源】《经验各种秘方辑要》。

【组成】紫草四两　大生地四两　云苓三两　麦冬三两　白果肉一百粒

【用法】清水煎浓，绞汁，用蜂蜜六两收膏。每服二调羹，早晚冲服。久则成痨不治，照方常服，自可除根。

【主治】吐血。

紫云膏

【来源】《经验各种秘方辑要》。

【组成】紫草四两　大生地四两　云苓三两　麦冬三两　白果肉一百粒

【用法】上药清水煎浓绞汁，用蜂蜜六两收膏。每服两匙，早、晚各一次。

【主治】吐血，初患起照如常，若无所苦，久则成痨。

藕节地黄汤

【来源】《医学探骊集》卷四。

【组成】藕节炭一两　生地黄六钱　白芍四钱　黄芩四钱　茅根四钱　滑石四钱　薏仁米六钱

【用法】水煎，温服。

【功用】除热滋阴，凉血止血。

【主治】虚弱吐血，忧劳吐血。

【方论】此方以藕节炭为君，惟藕节炭乃清凉之品，能祛瘀生新；佐以生地养阴清热，滑石清其结热，黄芩清其血热，茅根凉血，使血不妄行；白芍敛阴，使血能返本；薏仁米舒胃健脾。热减脾强，则血自止矣。

香壳散

【来源】《女科指南》。

【组成】枳壳　红花　白芍　青皮　陈皮　甘草　乌梅　当归　莪术　香附

【用法】水煎服。

【主治】骨疲劳伤呕血。

化血丹

【来源】《医学衷中参西录》上册。

【组成】花蕊石（煅存性）三钱　三七二钱　血余（煅存性）一钱

【用法】上为细末。分两次，开水送服。

【功用】理瘀血。

【主治】咳血，吐衄及二便下血。

【方论】世医多谓三七为强止吐衄之药，不可轻用，非也。盖三七与花蕊石，同为止血之圣药，又同为化血之圣药，且又化瘀血而不伤新血，以治吐衄，愈后必无他患。此愚从屡次经验中得来，故敢确实言之。即单用三七四五钱，或至一两，以治吐血、衄血及大、小便下血皆效。常常服之，并治妇女经闭成癥。至血余，其化瘀血之力不如花蕊石、三七，而其补血之功则过之。以其原为人身之血所生，而能自还原化，且煅之为炭，而又有止血之力也。

补络补管汤

【来源】《医学衷中参西录》上册。

【组成】生龙骨（捣细）一两　生牡蛎（捣细）一两　萸肉（去净核）一两　三七二钱（研细，药汁送服）

【主治】咳血、吐血，久不愈者。

保元清降汤

【来源】《医学衷中参西录》上册。

【组成】野台参五钱　生赭石八钱（轧细）　生芡实六钱　生山药六钱　生杭芍六钱　牛蒡子（炒，捣）二钱　甘草一钱半

【主治】吐衄证，其人下元虚损，中气衰惫，冲

气、胃气因虚上逆，其脉弦而硬急，转似有力者。

保元寒降汤

【来源】《医学衷中参西录》上册。

【组成】生山药一两　野台参五钱　生赭石八钱（轧细）　知母六钱　大生地六钱　生杭芍四钱　牛蒡子四钱（炒，捣）　三七二钱（轧细）

【用法】上除三七外，用水煎汤，送服三七末。

【主治】吐血过多，气分虚甚，喘促咳逆，血脱而气亦将脱，其脉上盛下虚，上焦兼烦热者。

秘红丹

【来源】《医学衷中参西录》上册。

【组成】川大黄细末一钱　油肉桂细末一钱　生赭石细末六钱

【用法】将大黄、肉桂末和匀，用赭石末煎汤送下。

【主治】肝郁多怒，胃郁气逆，致吐血、衄血，及吐衄之证屡服他药不效者；无论因凉因热，服之皆有捷效。

【加减】身体壮实而暴得吐血者，大黄、肉桂细末各一钱半，将生赭石末六钱与之和匀，分三次服，白开水送下，约一点半钟服一次。

【方论】平肝之药，以桂为最要，而单用之则失于热；降胃止血之药，以大黄为最要，胃气不上逆，血即不逆行也，而单用之又失于寒；若二药并用，则寒热相济，性归和平，降胃平肝，兼顾无遗。况俗传方，原有用此二药为散，治吐血者，用于此证当有捷效。而再以重坠之药辅之，则力专下行，其效当更捷也。

【验案】

1.吐血　一妇人，年近三旬，咳嗽痰中带血，剧时更大吐血，常觉心中发热。其脉一分钟九十至，按之不实。投以滋阴宁嗽降火之药数剂无效。自言夜间睡时，常作生气恼怒之梦，怒极或梦中哭泣，醒后必然吐血。遂用本方，吐血顿愈，恼怒之梦，亦以此不作。后又遇吐血者数人，投以此方，皆随手奏效。

2.经行吐衄　《山东中医杂志》（1987，6：20）：应用本方，每日1剂，分早晚2次服，治疗经行吐衄37例，最小17岁，最大42岁；单纯吐血者3例，单纯鼻衄者21例，吐衄并见者13例。结果：均全部治愈。

3.老年性支气管扩张咯血　《陕西中医》（1995，4：147）：用本方：大黄末5克，肉桂末3克，生代赭石末5克，分成5包，每次1包，每日3次，3天为1个疗程，治疗老年性支气管扩张咯血35例。结果：显效25例，有效7例，总有效率91.4%。

温降汤

【来源】《医学衷中参西录》上册。

【别名】健胃温降汤（原书中册）。

【组成】白术三钱　清半夏三钱　生山药六钱　干姜三钱　生赭石（轧细）六钱　生杭芍二钱　川厚朴一钱半　生姜二钱

【功用】温补开通，降其胃气。

【主治】吐衄，脉虚濡而迟，饮食停滞胃口不能消化，此因凉而胃气不降所致。

【验案】吐血　一童子年十三四，吐血数日不愈，其吐之时，多由于咳嗽，其脉迟濡，右关尤甚，其脾胃虚寒，不能运化饮食，胃气不能下降。为拟此汤，一剂血止，数剂咳嗽亦愈。

寒降汤

【来源】《医学衷中参西录》上册。

【组成】生赭石（轧细）六钱　清半夏三钱　蒌仁（炒捣）四钱　生杭芍四钱　竹茹三钱　牛蒡子（炒捣）三钱　粉甘草一钱半

【主治】吐血、衄血，脉洪滑而长，或上入鱼际，此因热而胃气不降也。

【验案】吐血　一童子，年十四，陡然吐血，一昼夜不止，势甚危急，其父通医学，自设有药房，亦束手无策。时愚应其邻家延请，甫至其村，急求为诊视。其脉洪长，右部尤重按有力，知其胃气因热不降，血随逆气上升也。为拟此汤，一剂而愈，又服一剂，脉亦和平。

泻肝降胃汤

【来源】《医学衷中参西录》下册。

【组成】生赭石八钱（捣细） 生杭芍一两 生石决明六钱（捣细） 瓜蒌仁四钱（炒、捣） 甘草四钱 龙胆草二钱 净青黛二钱

【主治】吐衄，左脉弦长有力，或胁下胀满，作疼，或频作呃逆。

【方论】此因病在胆火肝气上逆，故重用芍药、石决明及龙胆草、青黛诸药，以凉之镇之。至甘草多用至四钱者，取其能缓肝之急，兼以防诸寒凉之伤脾胃也。

保元寒降汤

【来源】《医学衷中参西录》下册。

【组成】生赭石一两（轧细） 野台参五钱 生地黄一两 知母八钱 净萸肉八钱 生龙骨六钱（捣细） 生牡蛎六钱（捣细） 生杭芍四钱 广三七（细末）三钱（捣，分两次）

【用法】上除三七外，水煎，用头煎、二煎药汤送服三七末。

【主治】吐衄证，血脱气亦随脱，喘促咳逆，心中烦热，其脉上盛下虚者。

三参冬燕汤

【来源】《温热时疫治疗法》引樊开周方。

【组成】太子参 西洋参各一钱 北沙参四钱 麦冬二钱 光燕条八分 青蔗浆一酒杯 建兰叶三片

【用法】水煎服。

【功用】《重订通俗伤寒论》：补肺。

【主治】

1.《温热时疫治疗法》：血分温毒，与积滞相并，内攻胃肠，劫夺血液下趋，而致肠澼下血，身热口渴，脐腹大痛，里急后重，经急救后，尚有积热未净者。

2.《重订通俗伤寒论》：夹血伤寒，呕吐吐血后。

吐血丹

【来源】《丁甘仁家传珍方选》。

【组成】真阿胶（蛤粉炒）五钱 天冬（去心）一两 川贝（去心）五钱 茯苓五钱 杏仁（去皮尖）五钱（或加生甘草五钱尤妙）

【用法】上为末，炼蜜为丸，如龙眼核大。每服一丸。不拘时候。

【主治】吐血。

立止吐血散

【来源】《吉人集验方》

【组成】藕节炭一两 蒲黄炭五钱 血余炭五钱

【用法】上为末。每服三钱，开水调下。立止。

【主治】吐血。

吐血猪肺汤

【来源】《吉人集验方》。

【组成】猪肺一个

【用法】洗极净，以朱砂三分，川椒每岁一粒，灌入肺中，将肺挖七孔，每孔放桃仁一粒，放瓦钵内煮出自然汁来，不可放水，连肺食尽。

【主治】吐血。

劳心吐血散

【来源】《吉人集验方》。

【组成】糯米五钱 莲子心七枚

【用法】上为末。陈酒调服立愈。

【主治】劳心吐血。

二黟散

【来源】《汉药神效方》。

【组成】反鼻（烧存性） 蒲黄（炒黑）各半

【用法】上为极细末，敷患处。内服，温汤点服。

【功用】止血。

【主治】外伤出血（外用）；吐血，下血（内服）。

凉血地黄汤

【来源】《内外科百病验方大全》。

【组成】生地四钱 白芍二钱 丹皮一钱 犀角一钱（要尖子佳） 黄芩二钱 甘草五分 栀子

（炒）二钱　黄连一钱　川柏二钱

【用法】水煎服。

【主治】胃火热盛吐血、衄血、嗽血、便血，蓄血如狂，漱水不欲咽及阳毒发斑。

仙鹤草膏

【来源】《中药成方配本》。

【组成】鲜仙鹤草一百斤

【用法】鲜仙鹤草一百斤（如无鲜者，用干者三十斤），同枣子三斤，一次煎汁，乌一宿，次日取出，榨净去滓，滤清，加白蜜十斤，炼透，滤过收膏，约成膏七斤。每日三次，每次三钱，开水冲服。

【功用】止血。

【主治】吐血、咯血、衄血。

蚕豆花露

【来源】《中药成方配本》。

【组成】蚕豆花一斤

【用法】用蒸气蒸馏法，鲜者每斤吊成露二斤，干者每斤吊成露四斤。每用四两，隔水温服。

【功用】清热止血。

【主治】鼻血，吐血。

鲜生地露

【来源】《中药成方配本》。

【组成】鲜生地一斤

【用法】用蒸气蒸溜法，每斤吊成露二斤。每用四两，隔水温服。

【功用】养阴清血。

【主治】吐血，鼻血。

滋阴甘露丸

【来源】《济南市中药成方选辑》。

【组成】地黄二十两　熟地黄二十两　天冬十二两　枇杷叶十六两　石斛十六两　茵陈六两　黄芩（酒炒）十两　麦冬十二两　枳壳（炒）八两　甘草六两　玄参（蒸）二两

【用法】上药共轧碎或捣烂，晒干后再轧为细粉，炼蜜为丸，每丸重三钱。每服一丸，温开水送服。

【功用】养阴，清热，解毒。

【主治】由于阴虚火盛而引起的齿龈肿烂，吐血衄血，口舌生疮。

【宜忌】忌食辛辣油腻之物。

八宝药墨

【来源】《北京市中药成方选集》。

【组成】墨面一百〇四两　麝香四钱　冰片九钱

【用法】上为细末，过罗，加熊胆五钱，冰糖四两，二味熬汤，澄清合匀，万杵，做成墨形，每块湿重三钱五分。每服一钱或二钱，研浓汁冲服。

【功用】清肺热，止失血。

【主治】肺热气盛，咳嗽咯血，吐血衄血，痰中带血。

【宜忌】孕妇忌服。

四红丹

【来源】《北京市中药成方选集》。

【组成】当归炭十六两　蒲黄炭十六两　大黄炭十六两　槐花炭十六两　阿胶珠十六两

【用法】上为细末，炼蜜为丸，重三钱。每服一丸，一日二次，温开水送下。

【功用】清热止血，引血归经。

【主治】肺热急怒，吐血衄血，便血溺血，妇女崩漏下血。

清肺抑火丸

【来源】《北京市中药成方选集》。

【组成】黄芩二百二十四两　栀子（生）一百二十八两　知母九十六两　贝母一百四十四两　黄柏六十四两　桔梗一百二十八两　苦参九十六两　前胡六十四两　天花粉一百二十八两　大黄一百九十二两

【用法】上为细末，过罗，用冷开水泛为小丸，滑石为衣，闯亮。每服二钱，温开水送下。

【功用】清热通便，止咳化痰。

【主治】

1.《北京市中药成方选集》：肺热咳嗽，咽喉疼痛，口干舌燥，大便秘结。

2.《全国中药成药处方集》：肺胃实热，鼻衄吐血。

犀角止红丹

【来源】《北京市中药成方选集》。

【组成】鲜荷叶三十六两　当归十六两　川芎十六两　白芍十六两　生地十六两　大黄炭二两　川牛膝一两。

【用法】上为细末，过罗另兑：三七面二两，朱砂面一两，犀角面三钱，混合均匀，炼蜜为丸，重二钱，蜡皮封固。每服二丸，温开水送下，一日二次。

【主治】气怒肺热，伤损经络，吐血衄血，痰中带血。

犀角地黄丸

【来源】《北京市中药成方选集》。

【组成】生地五钱　白芍五钱　丹皮一两　侧柏炭一两　荷叶炭二两　白茅根一两　栀子炭二两　大黄炭二两

【用法】上为细末，每十两细粉兑犀角粉五钱，混合均匀，炼蜜为丸，重二钱，蜡皮封固。每服一丸至二丸，温开水送下，一日二次。

【功用】清热凉血。

【主治】肺胃积热，肝经火旺，咳嗽吐血，鼻孔衄血，烦躁心跳。

八宝治红丹

【来源】《全国中药成药处方集》(天津方)。

【组成】铁树叶二斤　鲜荷叶十斤　侧柏叶四斤　大蓟二斤　生地炭　荷中叶炭各四斤　棕榈炭一斤　橘络二斤八两　石斛三斤　甘草二斤　广陈皮　丹皮各四斤　生地二斤八两　浙贝母一斤八两　黄芩　百合各四斤　木通　香墨各二斤

【用法】上为细末，炼蜜为丸，三钱重，蜡皮或蜡纸筒封固。每次服一丸，白开水送下。

【功用】清热，化瘀，止血。

【主治】吐血，咯血，衄血，唾血，痰中带血，胸中积血，两肋刺疼，阴虚咳嗽。

八宝止血药墨

【来源】《全国中药成药处方集》(沈阳方)。

【别名】八宝药墨(《中药制剂手册》)。

【组成】墨面一斤二两　红花　冰片各二钱　麝香一钱　熊胆四钱　冰糖一两　阿胶一两六钱

【用法】上为极细末，万杵为坨。每服一钱四分，白开水送下。

《中药制剂手册》：外用磨汁敷患处。

【功用】

1.《全国中药成药处方集》：清热，镇静，止血。

2.《中药制剂手册》：清肺泻热，止血化瘀。

【主治】

1.《全国中药成药处方集》：吐血，衄血，大小便血，急怒暴热骤然吐血。

2.《中药制剂手册》：咳血咯血，痰中带血，妇人血崩，淋漓不止。外敷疔毒恶疮，痄腮初起。

【宜忌】忌食有刺激性食物。孕妇忌服。

止血散

【来源】《全国中药成药处方集》(大同方)。

【组成】莲蓬壳　黄绢　血余　百草霜　棕榈皮各一两

【用法】将各药烧存性，为极细末。每服三钱，白水送服。

【主治】吐血，衄血，血崩，及一切出血。

止血化瘀丹

【来源】《全国中药成药处方集》(沈阳方)。

【组成】生地五钱　黄连　三七　降香　赤芍　大黄各三钱　红花二钱　当归五钱　丹皮三钱　黄芩　蒲黄　郁金　甘草　阿胶各二钱

【用法】上为极细末，炼蜜为丸，每丸二钱重。每服一丸，白开水送下。

【功用】止血，清热，化痰。

【主治】吐血、衄血、咯血、咳血、痰中带血、便血、尿血，及一切由气火刺激而生之血证。

【宜忌】忌一切羊膻动火之食物，孕妇忌服。

止血秘红丹

【来源】《全国中药成药处方集》（沈阳方）。

【组成】盔沉一两　生赭石二两　大黄一两　生铁末三两　肉桂五钱　旱三七一两

【用法】上为极细末，用白蜡四两，核桃肉（去皮，捣碎）二两，熔化成汁，合药为小丸。每服二钱，白开水送下。

【功用】镇逆止血。

【主治】肝逆吐血，胃逆吐血，痰中带血，胁痛咯血，大口咳血，咳吐血丝，血色紫黑，鼻衄喷血，伤力吐血，心悸喘促，崩中下血。

【宜忌】忌食辛辣腥物及鸡肉等；忌怒气。

归芍理中丸

【来源】《全国中药成药处方集》（昆明方）。

【组成】潞党参五两　漂于术四两　炮姜三两　炙草二两　当归五两　炒杭芍三两

【用法】上为末，炼蜜为丸。每服一丸，开水送下。

【功用】安胎，止盗汗。

【主治】吐血、鼻衄、肠红。

【宜忌】忌生冷。

四红丹

【来源】《全国中药成药处方集》（济南方）。

【组成】当归（生、炭各半）　地榆炭　大黄（生、炭各半）　槐花炭（存性）各十斤

【用法】上为细末，炼蜜为丸，重三钱。每服一丸，白开水送下。

【主治】吐血、衄血、便血。

【宜忌】忌辛辣等有刺激性之食物。

加料荷叶丸

【来源】《全国中药成药处方集》（大同方）。

【组成】荷叶炭三斤半　当归二两四钱　白芍一两六钱　川芎五钱　生地十二两　赤芍一两六钱　梅片四两五钱　犀角　羚羊各四钱五分　旱三七四两五钱

【用法】上为细末，炼蜜为丸，二钱重，金箔十六开为衣，蜡皮封固。每服二丸，常服者一丸，白水送下。

【主治】吐血衄血，痰中带血。

奉贤丸

【来源】《全国中药成药处方集》（武汉方）。

【组成】仙鹤草　荷叶炭　陈棕炭各二两　川贝母　化橘红　茅根炭　当归炭　旱三七　白及　莲蓬炭各一两　驴皮胶　生地炭各二两　侧柏炭　槐花炭　茜草炭　陈蜜　蒲黄炭　山栀炭　甘草炭各一两

【用法】取上药进行干燥，混合碾细，照净粉量加炼蜜150%～160%，和成大丸，每丸重四钱，蜡壳封固。每服半丸至一丸，一日二次。

【主治】咳嗽吐血，便血，血崩。

法制肺露

【来源】《全国中药成药处方集》（杭州方）。

【组成】孩儿参二钱　北沙参三钱　炙冬花一钱五分　天冬　麦冬各二钱　地骨皮　桑皮（蜜炙）各一钱五分　代蛤散三钱　阿胶珠　丝瓜络　川贝母各二钱　马兜铃（蜜炙）　葶苈子（蜜炙）各一钱　肥知母一钱五分　冬瓜子　生玉竹　白茯苓各三钱　粉丹皮一钱五分　百合二钱　芦根三两　枇杷叶（蜜炙）四两　雄猪肺（去心血，灌白洁净）一具

【用法】上为细末，以半数灌入肺内，半数撒在肺上，蒸露。每服一至二两，隔水敦温，一日二至三次。

【功用】润肺消炎。

【主治】吐血鼻衄，干咳无痰，肺痿喘逆。

高丽清心丸

【来源】《全国中药成药处方集》(抚顺方)。
【别名】高丽丸(原书)、高力清心丸(《部颁标准》)。
【组成】寒水石 生石膏 黄芩 甘草 知母 黄柏 滑石 大黄 山栀各一两 黄连 朱砂 雄黄各五钱 冰片 牛黄各一钱
【用法】上为细末,炼蜜为丸,一钱四分重,蜡皮封。大人每服一丸,水送下。
【功用】消炎缓泻。
【主治】头痛齿痛,齿龈肿痛,唇焦口臭,暴发火眼,结膜肿痛,吐血鼻衄,头热眩晕,便秘尿赤,鼻干耳鸣,以及小儿疹后毒热不净,牙疳。
【宜忌】孕妇忌服。忌食辛辣等物。

清宁丸

【来源】《全国中药成药处方集》(昆明方)。
【组成】大黄十斤 柏叶三斤 荷叶五十个 车前草六斤 藕汁三斤
【用法】水为丸。每服一钱半,幼童减半,开水送下。
【主治】大小便不利,吐血,鼻出血。
【宜忌】体弱失血症忌服。

清肺散

【来源】《全国中药成药处方集》(吉林方)。
【组成】川军二两 牛黄二分七厘 石膏三钱四分 黄芩一两 滑石 明雄各一钱七分 礞石三钱四分 朱砂一钱四分 明粉一钱七分
【用法】上为极细末,遮光磨口瓶存贮。每服七分,开水送下。
【功用】清热止嗽。
【主治】肺热咳嗽吐痰,哮喘,咯血,吐血。

清热止血法

【来源】《谦斋医学讲稿》。
【别名】清热凉血汤(《古今名方》)。
【组成】生地 赤芍 丹皮 黑山栀 黄芩 黄连 银花炭 侧柏叶 山茶花 藕节 茅花 茜草 仙鹤草
【功用】清热,凉血,止血。
【主治】心、肺、肝、胃有热所引起的一般吐血,衄血。

止血散

【来源】《中医治法与方剂》。
【组成】花蕊石(烧,醋淬)30克 阿胶珠30克 大蓟 小蓟各18克 侧柏炭9克 焦栀15克 牡蛎 龙骨 代赭石各24克
【用法】上为细末。每服3～6克,开水送服。
【功用】清热止血。
【主治】消化道出血。肝火犯胃,血因热迫而妄行而致吐血,血色乌红,或夹饮食残渣,量多,舌质红,脉数。
【方论】花蕊石、阿胶珠、侧柏叶、大蓟、小蓟均有较好的止血作用;大、小蓟又是清热凉血药,与山栀配伍,能呈清热止血功效。配龙、牡、代赭以敛肝潜阳,使肝能藏血,则止血功效更为显著。

止红汤

【来源】《沈绍九医话》。
【组成】梨子一个 鲜藕四两 荷叶半张 茅根一两 大枣三个 柿饼一个
【用法】水煎服。
【功用】《古今名方》:凉血止血。
【主治】
1.《沈绍九医话》:吐血。
2.《古今名方》:衄血。

竹茹浸膏片

【来源】《中药制剂汇编》。
【组成】竹茹外皮1千克
【用法】用倍量水,同法提取2小时,滤取液与前液合并;浓缩至生药量2∶1时,加95%乙醇1.5倍量沉淀杂质,静置4～8小时,取上清液过滤,沉淀,用60%乙醇洗2～3次,将可溶性成分洗

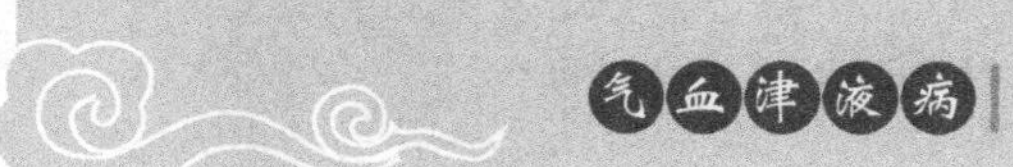

出，洗液与滤液合并，回收乙醇，放冷，再过滤一次，浓缩成浓膏，测定其含量，按规定的浸膏量，加辅料适量，压制成片，每片内含总抽出物100毫克，即得。每服1～3片。

【功用】凉血除热。

【主治】血热引起之吐血，衄血及崩中，还可用于胃热呕吐及呃逆。

化瘀止血汤

【来源】《中医症状鉴别诊断学》。

【组成】丹参　赤芍　茜草　三七　降香

【功用】活血化瘀，止血降逆。

【主治】胃脘血瘀吐血，血色紫，挟有瘀块，多伴胃脘刺痛，疼处固定，拒按，面色暗晦，脉涩。

血见宁

【来源】《中医方剂临床手册》。

【组成】大蓟根膏　白及粉　檵木叶膏

【用法】粉剂。每服3克，一日三次。

【功用】止血。

【主治】消化道出血，肺出血。

赤石脂合剂

【来源】《中国中药杂志》(1992，9：563)。

【组成】赤石脂12g　生地10g　黄芩8g　生何首乌10g

【用法】水煎服。

【主治】胃溃疡出血。

【实验】胃溃疡出血　《中国中药杂志》(1992，9：563)：上药加水浸泡0.5小时，煎煮浓缩成333ml。观察小鼠血凝速度、小白鼠断尾后止血时间、兔胃溃疡出血的作用，经与大黄液组及生理盐水组比较，结果显示：赤石脂合剂对兔胃溃疡面出血有良好止血作用，对小白鼠有良好凝血、止血作用。

胃血散

【来源】《湖北中医杂志》(1992，1：9)。

【组成】生大黄　白及　乌贼骨　生地各适量

【用法】上药研成细末，按3：1：0.5：0.5的比例混匀装袋，每袋重4g。每次1袋，每日3次，空腹以水冲服，至大便潜血试验阴性后停止。

【主治】上消化道出血。

【验案】上消化道出血　《湖北中医杂志》(1992,1：9)：所治上消化道出血61例，男53例，女8例，平均年龄47.2岁，所有病例均经纤维胃镜或X线钡餐透视确诊，并按1987年全国中医血证协作组长春会议制定的标准统计疗效。结果：痊愈50例，占82.0%；显效7例，占11.5%；好转2例，占3.3%；无效2例，占3.3%；总有效率为96.7%。

溃疡止血散

【来源】《中药材》(1992，1：47)。

【组成】地榆30g　白及20g　大黄10g　甘草10g

【用法】将上药饮片混和后共研细粉，过100目筛，灭菌，分装，密封即可。口服每日3次，每次15g。

【主治】上消化道出血。

【验案】上消化道出血　《中药材》(1992，1：47)：治疗上消化道出血54例，X线诊断十二指肠球部溃疡29例，胃窦炎15例，幽门前小弯侧溃疡6例，胃小弯浅表溃疡2例，其他溃疡2例；中等量出血病人24例，小量出血病人30例；男性25例，女性29例。结果：经治疗2～12天，一般都有明显疗效，大便隐血转阴；其中仅1例仍在大便中有隐血，为无效；治愈率为98.1%以上。该药制备简单，无不良作用，是治疗溃疡病并发上消化道出血（尤其是中、小量出血）的较理想的一种药物。

八宝五胆药墨

【来源】《部颁标准》。

【组成】水牛角浓缩粉15g　羚羊角30g　麝香100g　冰片100g　珍珠120g　蟾酥15g　牛黄15g　朱砂24g　牛胆5g　熊胆10g　蛇胆10g　猪胆15g　川芎100g　青鱼胆10g　藕节150g　红花70g　小蓟150g　大蓟150g　白茅根400g　夏枯草200g　牡丹皮100g　丁香70g

【用法】制成药墨，每锭重 1.5g，3g，6g 3 种规格，密闭，置阴凉干燥处。捣碎后用开水冲服，每次 0.5g，1 日 2 次，小儿酌减。外用，取适量，加水磨浓汁涂患处。

【功用】消炎解毒，活血止痛，凉血止血，消肿软坚，防腐收敛。

【主治】吐血，咳血，鼻衄，便血，赤白痢下，痈疽疮疡，无名肿毒，顽癣，皮炎，湿疹等。

【宜忌】孕妇忌服；凡疔疮、囊肿表面已溃处禁用。

三七止血片

【来源】《部颁标准》。

【组成】地锦草 1250g　三七 62g

【用法】制成糖衣片，密封。口服，每次 3 片，1 日 3 次，儿童酌减。

【功用】行瘀止血，消肿定痛。

【主治】吐血，衄血，血痢血崩，产后流血不止，月经过多及外伤出血。

云南红药散

【来源】《部颁标准》。

【组成】三七 100g　重楼 250g　紫金龙 50g　玉葡萄根 100g　滑叶跌打 95g　大麻药 75g　金铁索 50g　石菖蒲 30g　西南黄芩 100g　制黄草乌 150g

【用法】制成散剂，密闭，防潮。每粒装 5g。口服，1 次 0.5～0.75g，每日 3 次。

本方制成胶囊，名“云南红药胶囊”。

【功用】止血镇痛，活血散瘀，祛风除湿。

【主治】胃溃疡出血，支气管扩张咯血，功能性子宫出血，月经过多，眼底出血，眼结膜出血，鼻衄，痔疮出血，软组织挫伤，风湿性关节炎，风湿性腰腿痛等。

【宜忌】服后一日内，忌食蚕豆、荞、酸冷及鱼类，孕妇忌服，血小板减少性紫癜及血液病引起的出血性疾病禁用。

四红丹

【来源】《部颁标准》。

【组成】当归 160g　大黄 160g　地榆（炭）160g　槐花（炭）160g　当归（炭）100g　大黄（炭）100g

【用法】制成丸剂，每丸重 9g，密封。口服，每次 1 丸，1 日 2 次。

【功用】清热止血。

【主治】吐血、衄血、便血、妇女崩漏下血。

达肺草

【来源】《部颁标准》。

【组成】苦杏仁 12g　麻黄 12g　诃子肉（炒）12g　栀子（炭）12g　青黛 12g　白及 12g　商陆 12g　海石 12g　蛤壳（煅）12g　仙鹤草 90g　矮地茶 150g　百部 12g　瓜蒌仁 12g

【用法】制成粗粉，每袋重 36g（粗粉 12g，药草 24g），密闭，防潮。煎服（粗粉包煎）每日 1 袋。

【功用】止血，化痰，顺气，定喘，止汗，退热。

【主治】吐血，咯血，痰中带血，咳嗽，痰喘，气急，劳伤肺痿等症。

治红丸

【来源】《部颁标准》。

【组成】鲜荷叶 100g　侧柏叶（炭）40g　地黄（炭）40g　荷叶（炭）40g　陈皮 40g　牡丹皮 40g　黄芩 40g　百合 40g　石斛 30g　橘络 25g　地黄 25g　甘草 20g　关木通 20g　大蓟 20g　铁树叶 20g　京墨 20g　浙贝母 15g　棕板（炭）10g

【用法】制成大蜜丸，每丸重 9g，密封。口服，每次 1 丸，1 日 2 次。

【功用】清热，凉血，止血。

【主治】吐血，便血，咳嗽痰中带血。

【宜忌】忌食辛辣物。

十六、便血

便血，又称后血、圊血、下血等，是指血液从肛门排出的病情。出血可发生在便前或便后，或鲜红或暗红，或单纯便血或与粪便混杂而下。《黄帝内经·灵枢经·百病始生》称为“后血”；《伤寒论》称为“圊血”：“太阳病，以火熏之，不得汗，其人必躁；到经不解，必圊血，名为火邪。”《金匮要略》依下血与排便之先后，提出“远血”和“近血”的名称：“下血，先便后血，此远血也，”，“下血，先血后便，此近血也，赤小豆当归散主之”。《诸病源候论》：“劳伤经脉则生热。热乘于血，血得热则流散，渗入于大肠，故大便血也。”《景岳全书》阐发张仲景近血远血之义：“血在便后来者其来远，远者或在小肠，或在肾”，“血在便前来者其来近，近者或在广肠，或在肛门。”后世医家又以下血色之清浊，立肠风，脏毒之名。如《秘传证治要诀及类方》云：“血清色鲜红者为肠风，浊而黯者为脏毒。”《医学入门》：“俗呼血箭，因其便血即出有力，如箭射之远也，又有如筛四散漏下者。”

本病成因，多为饮食失慎，感受外邪，情志失调及久病体虚等。其治疗，要在分清虚实寒热。胃中积热者，血色鲜稠或紫黑，伴发热口渴，喜冷饮，胃中灼痛，口苦纳呆，心烦头昏，大便燥结或不畅，舌红苔黄，脉弦数或滑数，宜清胃泻火，化瘀止血；湿热蕴蒸者，大便下血，或先血后便，血色鲜红，口干而苦，胸脘痞满，恶心呕吐，少食腹胀，大便粘滞不畅或稀溏，肛门肿硬疼痛，或伴腹部隐痛，小便短赤或混浊，舌红，苔黄腻，脉滑数或濡数，宜清热化湿，凉血止血；中气不足者，便血紫暗或黑如柏油，脘腹隐痛，面色少华，神疲乏力，头晕目眩，纳谷不香，大便溏薄，舌淡，苔薄白，脉细弱，宜益气健脾，养血止血；脾胃虚寒者，大便下血，或先便后血，血色紫暗，甚或色黑，经久不愈，脘腹隐痛，喜暖喜按，怯寒肢冷，饮食减退，面色不华，精神疲倦，大便溏薄，舌淡苔薄，脉细缓无力，宜温阳健脾，坚阴止血。同时，应注意饮食调摄，避免情志刺激，适当休息，对便血较多的病人，应严密观察病情，以防虚脱。

黄土汤

【来源】《金匮要略》卷中。

【别名】伏龙肝汤（《三因极一病证方论》卷九）、伏龙肝散（《脉因证治》卷上）、黄土散（《何氏济生论》卷二）。

【组成】甘草　干地黄　白术　附子（炮）　阿胶　黄芩各三两　灶中黄土半斤

【用法】上七味，以水八升，煮取三升，分温二服。

【功用】

1.《温病条辨》：健脾渗湿，保肝肾之阴。

2.《血证论》：滋补气血，清和。

3.《中医治法与方剂》：温阳健脾，益阴止血。

【主治】

1.《金匮要略》：下血，先便后血，此为远血；亦主吐血，衄血。

2.《张氏医通》：阴络受伤，血从内溢，先血后便，及产后下痢。

3.《类聚方广义》：吐血，下血久久不止，心下痞，身热恶寒，面青体瘦，脉弱；或腹痛下利，或微肿者；脏毒痔疾，脓血不止，腹痛濡泻，小便不利，面色萎黄，日渐瘦瘠，或微肿者。

【方论】

1.《金匮玉函经二注》：欲崇土以求类，莫如黄土，黄者，土之正色，更以火烧之，火乃土之母，其得母燥而不湿，血就温化，则所积者消，所溢者止；阿胶益血，以牛是土畜，亦是取物类；地黄补血，取其象类；甘草、白术养血补胃和平，取其味类；甘草缓附子之热，使不潜上。是方之药，不惟治远血而已，亦可治久吐血，胃虚脉迟细者，增减用之。盖胃之阳不化者，非附子之善走，不能通诸经脉，散血积也；脾之阴不理者，非黄芩之苦，不能坚其阴以固其血之走也；黄芩又制黄土、附子之热，不令其过，故以二药为使。

2.《金匮要略论注》：以附子温肾之阳，

又恐过燥，阿胶、地黄壮阴为佐；白术健脾土之气，土得水气则生物，故以黄芩、甘草清热；而以经火之黄土与脾为类者引之入脾，使脾得暖气，如冬时地中之阳气而为发生之本。

3.《金匮要略心典》：黄土温燥入脾，合白术、附子以复健行之气；阿胶、生地黄、甘草以益脱竭之阴，又虑辛温之品，转为血病之厉，故又以黄芩之苦寒，防其太过，所谓有制之师也。

4.《血证论》：方用灶土、草、术健补脾土，以为摄血之本；气陷则阳陷，故用附子以振其阳；血伤则阴虚火动，故用黄芩以清火；而阿胶、熟地又滋其既虚之血。合计此方，乃滋补气血，而兼用清之品以和之，为下血崩中之总方。

5.《张氏医通》：经言大肠、小肠皆属于胃，又云阴络伤则血内溢。今因胃中寒邪，并伤阴络，致清阳失守，迫血下溢二肠，遂成本寒标热之患。因取白术附子汤之温胃助阳，祛散阴络之寒，其间但去姜、枣之辛散，而加阿胶、地黄以固护阴血，其妙尤在黄芩佐地黄分解血室之标热，灶土领附子直温中土之本寒，使无格拒之虞。然必血色晦不鲜者为宜，若紫赤浓厚光泽者，用之必殆。斯皆审证不明之误，岂立方之故欤？

6.《绛雪园古方选注》：先便后血，此远血也，黄土汤主之。明指肝经别络之血，因脾虚阳陷生湿，血亦就湿而下行。主之以灶心黄土，温燥而去寒湿。佐以生地、阿胶、黄芩入肝以治血热；白术、附子、甘草扶阳补脾以治本虚。近血内瘀，专力清利，远血因虚，故兼温补。治出天渊，须明辨之。

7.《温病条辨》：此方则以刚药健脾而渗湿，柔药保肝肾之阴，而补丧失之血，刚柔相济，又立一法，以开学者门径。后世黑地黄丸法，盖仿诸此。

8.《成方便读》：凡人身之血，皆赖脾脏以为主持，方能统御一身，周行百脉。若脾土一虚，即失其统御之权，于是得热则妄行，得寒则凝涩，皆可离经而下，血为之不守也。此方因脾脏虚寒，不能统血，其色或淡白或瘀晦，随便而下。故以黄土温燥入脾，合白术、附子，以复健行之气；阿胶、地黄、甘草，以益脱竭之血；而又虑辛温之品，转为血病之灾，故又以黄芩之苦寒防其太过，所谓王者之师，贵有节制也。

9.《金匮要略五十家注》：黄土名汤，明示此证系中宫不守，血无所摄而下也。佐以附子者，以阳气下陷非此不能举之。使黄芩者，以血虚则生火，故用黄芩以清之。仲景此方原为温暖中宫，所用黄芩乃以济附子之性，使不燥烈，免伤阴血也。后人以附子过燥，改用干姜以代，其义亦通。

10.《金匮要略方义》：本方所治之便血，乃是先便后血，究其病因，则系脾阳不足，失其统摄之权所致。治宜温中止血。方中以灶心黄土为君药，取其温脾阳而收涩止血。臣以附子、白术温阳健脾，以扶脾阳统摄之权。三者同用，是属标本兼顾之法。阿胶、生地养血止血，既补阴血之耗伤，又止血液之外溢。少佐黄芩之苦寒，不仅止血，并防附子、灶心土之辛热而耗血动血。《本草纲目》谓黄芩治诸失血，《本草正》亦云：止失血。使以甘草益脾和中，调和诸药。综观全方，寒温并用，刚柔相济，温阳止血而不伤营阴，滋阴养血而不碍脾阳，共奏温脾摄血之功。故吴鞠通说：此方刚柔相济，又立一法，以开学者门径。

【验案】

1.便血　《蒲辅周医案》：苗某某，女，58岁。大便后流鲜血，或无大便亦流大量鲜血。每次流血量约1～2茶碗之多，每日2～3次，已20日。两少腹有隐痛，自觉头晕心慌，气短自汗，脸肿，饮食尚可；素有失眠及关节疼痛，月经已停止2年。脉沉数，舌微淡无苔。以黄土汤加味：熟地30g，白术18g，炙甘草18g，黑附子9g，黄芩6g，阿胶15g，侧柏叶（炒）9g，黄土60g。用开水泡黄土，澄清取水煎，服2剂。复诊时已有好转，仍有心跳气短，已无头晕及自汗出，饮食尚可，眠佳，舌无苔，脉仍沉数。原方再服3剂，便血已很少，以益气滋阴补血以资善后。

2.血淋　《河南中医》（1983，5：42）：赵某某，男，32岁。房事后有堕感，尿急，点滴不通，痛如刀割，后尿出玉米粒大四五块血饼，经治半年无效。察其面色黄白，嘴唇红，舌质红，苔薄白，双尺脉沉迟无力。治以清热温脾，固肾摄血。组成：土炒白术9g，九蒸熟地9g，黄芩6g，阿胶9g，炮附子4.5g，灶心土12g，甘草3g，饭后服。连服15剂病愈，随访4年无复发。

3.咯血　《江西中医药》（1984，4：11）：黄某某，女，35岁，咳嗽半月伴咯血4天，经中西药治疗后，仍咯血不止，咳嗽无痰，头晕乏力，舌苔薄白，脉细软。用黄土汤温摄：制附子6g，白术15g，干地黄15g，黄芩9g，阿胶15g，灶心土50g，甘草6g；服上药2剂咯血止。守上方加沙参15g，3剂而愈。

4.上消化道出血　《辽宁中医杂志》（1987，2：20）：应用本方加减：灶心土30g，熟附块6～10g，炒白术，阿胶（烊化）各10g，生地12g，黄芩10g，炙甘草3g；一般情况加白芍6～10g，海螵蛸15g；伴呕血加制半夏、旋覆花（包）各10g，代赭石（先下）15～30g；气虚甚加党参10g，黄芪12～15g；出血多加地榆15g，参三七粉（吞服）3g；有热象去熟附块。每天1帖，浓煎1汁，分2～3次服下，治疗上消化道出血113例。结果：113例经治均取得止血效果。其中大便隐血转阴时间最短1天，最长15天，平均5.3天。

茜根汤

【来源】方出《肘后备急方》卷七，名见《圣济总录》卷一四七。

【组成】茜草根　荷根各三两

【用法】上锉。以水四升，煮取二升，去滓，适寒温，顿服。

【主治】中蛊毒，吐血或下血皆如烂肝。

二黄丸

【来源】《普济方》卷三十八引《肘后备急方》。

【组成】黄耆　黄连各等分

【用法】上为末，面糊为丸，如绿豆大。每服三十丸，米饮送下。

【主治】肠风泻血。

水调散

【来源】《普济方》卷三十八引《肘后备急方》。

【组成】老山栀子不拘多少（不去皮，研细，如油出成团，即擘开）

【用法】猛火焙干，手擦细罗取末，瓷器盛贮。临发时新汲水调服。

《证类本草》引《梅师方》用栀子三十枚（擘），水三升，煎取一升，去滓服。

【主治】

1.《普济方》引《肘后备急方》：多酒肠风及泻鲜血。

2.《证类本草》引《梅师方》：热毒下血，或因食物发动。

茄蒂灰散

【来源】《普济方》卷三十八引《肘后备急方》。

【组成】茄蒂（烧存性）一两

茄蒂用量原缺，据《圣济总录》补。

【用法】上为末。每服三钱，食前米饮调下。

【主治】

1.《普济方》引《肘后备急方》：肠风下血，久不止。

2.《本草纲目》引吴瑞方：血痔。

发灰散

【来源】《普济方》卷三十九引《肘后方》。

【组成】乱发一两（洗净，烧灰）

【用法】上为细末。每服三钱，食前温水调服，一日三次。以通利为度。吹鼻治鼻衄。

【主治】大小便不通，及便血，五淋，小儿惊痫；鼻衄。

竹茹汤

【来源】《医心方》卷十三引《小品方》。

【组成】竹茹二升　甘草六分　当归六分　芎六分　黄芩六分　桂心一两　术一两　人参一两　芍药一两

【用法】以水一斗，煮取三升，分四服。

【主治】吐血、汗血、大小便血。

【方论】《千金方衍义》：竹茹、黄芩上清虚热，桂心下导虚阳，芎、归、芍药引血归经，参、术、甘草资气于胃，上下失血无不宜之。

九仙驱红散

【来源】《增补内经拾遗》卷四引《集验方》。
【组成】黄芩（酒炒） 黄连（酒炒） 当归（酒洗） 生地（酒洗） 栀子（酒炒） 蒲黄（隔纸炒） 槐花（炒）各一钱 积雪草五钱（即千年矮） 上部血用藕节三枚（捣烂） 下部血用地榆一钱半
【用法】水二钟，煎八分，看血上下，分食前后服。
【主治】呕吐血，便血，妇人崩中。
【加减】如胸膈饱闷，加莱菔子七分。

龙胆草汤

【来源】方出《外台秘要》卷二十五引《集验方》，名见《杂病源流犀烛》卷十七。
【组成】草龙胆一握
【用法】上切。以水五升，煮二升半，分五服。如不愈，更服。
【主治】

1.《外台秘要》引《集验方》：卒然下血不止。

2.《杂病源流犀烛》：卒然尿血不止。

犀角煎

【来源】《外台秘要》卷二十五引《古今录验》。
【组成】犀角屑 人参 当归各三两 黄连四两 蜜一合
【用法】上切。以水五升，煮取一升，去滓，纳蜜煎三沸，分为三服，一日三次。
【主治】热毒下血。

小牛角鰓散

【来源】《备急千金要方》卷四。
【组成】牛角鰓一枚（烧令赤） 鹿茸 禹余粮 当归 干姜 续断各二两 阿胶三两 乌贼骨 龙骨各一两 赤小豆二升
【用法】上药治下筛 。每服方寸匕，空腹以酒送下，一日三次。
【主治】妇人带下五贲，外实内虚。一曰热病下血，二曰寒热下血，三曰经脉未断，为房事则血漏，四曰经来举重，伤络脉下血，五曰产后脏开经利。
【方论】《千金方衍义》：此方专主五贲下血。方用角鰓以治带下血崩，鹿茸以治漏下恶血，一止一散，先为五贲之专药；禹余粮以治带下赤白，血闭癥瘕，能行能止，匡佐上二味之功益力；更以龙骨辅鰓，乌贼辅鹿茸，皆寓止散之机；阿胶专主内崩，干姜专温中气，小豆专清小肠，当归、续断专主冲带二脉之病，为崩带之紧关也。

生地黄汤

【来源】《备急千金要方》卷六。
【别名】地黄汤（《圣济总录》卷一四四）、生干地黄散（《普济方》卷三一九）。
【组成】生地黄八两 黄芩一两 阿胶二两 柏叶一把 甘草二两
【用法】上锉。以水七升，煮取三升，去滓纳胶，煎取二升半，分三服。
【主治】

1.《备急千金要方》：衄血。

2.《圣济总录》：因坠堕内损，大小便下血，经久不尽；打扑损伤肺气，或咳嗽有血，或吐血。

地黄散

【来源】方出《备急千金要方》卷六，名见《普济方》卷一八九。
【别名】生地黄饮。
【组成】生地黄八两 蒲黄一升 地骨皮五两 黄芩 芍药 生竹茹各三两
【用法】上锉，以水八升，煮取二升七合，分三次温服。
【主治】劳热所致大便出血，及口鼻皆出血，血上涌，心胸气急。

承气汤

【来源】《备急千金要方》卷九。

【组成】枳实五枚　大黄四两　芒消半升　甘草二两

【用法】上锉。以水五升，煮取三升，适寒温分三服，如人行五里一服。取下利为度，若不得利尽服之。

【主治】

1.《备急千金要方》：少阴病得之二三日，口燥咽干者。少阴病得之六七日，腹满不大便者。

2.《普济方》引《备急千金要方》：下血。

【方论】《千金方衍义》：变大承气为调胃承气，专取甘草通调之力以缓消、黄之急也。更加枳实于调胃承气方中，较大承气中厚朴，虽辛温、辛苦不同，而泄满之功则一。

麦门冬汤

【来源】《备急千金要方》卷十二。

【组成】麦门冬　白术各四两　甘草一两　牡蛎　芍药　阿胶各三两　大枣二十枚

【用法】上锉。以水八升，煮取二升，分二次服。

【主治】下血虚极。

【方论】《千金方衍义》：下血虚极不用参、耆，而用牡蛎以固下焦之虚脱，并用白术以培中气之内陷，胶、芍养血，麦门冬滋津，甘草、大枣、白术之匡佐耳。

胶艾散

【来源】方出《备急千金要方》卷十二，名见《普济方》卷一九〇。

【组成】艾叶一升　阿胶如手掌大　竹茹一升　干姜二两（一方无竹茹，加干姜成七两）

【用法】上锉。以水三升，煮取一升，去滓，纳马通汁半升，煮取一升，顿服之。

【主治】上焦热，膈伤，吐血、衄血或下血，连日不止。

【方论】《千金方衍义》：吐衄日久，亡脱已多，非姜、艾、阿胶温补之剂，不能助马通搜逐之功；竹茹一味，专散膈上浮热也。血虚发热，而脉脱无阳，不但竹茹禁用，必加干姜方得固脱之力。

松皮散

【来源】方出《备急千金要方》卷十五，名见《杨氏家藏方》卷十三。

【组成】赤松皮（去上苍皮，切）一斗

【用法】上为散。每服一升，面粥和服之，一日三次。愈即止，不过服一斗，永愈。三十年痢服之，百日愈。

【主治】

1.《备急千金要方》：积久三十年，常下痢。

2.《杨氏家藏方》：肠风下血过多。

【宜忌】《千金方衍义》：苍瘦之人，津血不充而多火者，切禁。

【方论】《千金方衍义》：松皮燥涩，善辟湿热，除胀满，而方书罕用。《备急千金要方》独取以治久痢，以痢久诸药罔效，故别出手眼，乃以医所不用、病所未尝之品以疗之。而前论中又云暴痢服之，何有不愈？以其燥而能通，涩而不滞，故久痢、暴痢无不宜之。然须用根去外粗皮，方有健脾之功。

伏龙肝汤

【来源】《备急千金要方》卷二十。

【别名】伏龙肝散（《太平圣惠方》卷四十七）。

【组成】伏龙肝五合（末）　干地黄五两（一方用黄柏）　阿胶三两　发灰二合　甘草　干姜　黄芩　地榆　牛膝各三两（一作牛蒡根）

《外台秘要》引《崔氏方》有生槲皮，无地榆。

【用法】上锉。以水九升，煮取三升，去滓下胶煮消，下发灰，分为三服。

【主治】下焦虚寒损，或先见血后便转，此为近血，或利不利。

【宜忌】《普济方》：忌海藻、菘菜、芜荑。

【方论】《千金方衍义》：黄土汤于中除术、附，加干姜、牛膝、地榆、发灰以散血中之滞；缘其人荣血既伤，下焦虽有虚寒，但需干姜之温散，不胜术附之燥烈也。可见治血但取归经，不必究其先后远近耳。

续断止血方

【来源】《备急千金要方》卷二十。

【别名】续断止痢汤（《外台秘要》卷六）、止血汤（《圣济总录》卷四十）、续断散（《普济方》卷四十三）。

【组成】续断　当归　桂心各一两　干姜　干地黄各四两　甘草二两　蒲黄　阿胶各一两

【用法】上锉。以水九升，煮取三升半，去滓，下胶取烊，下蒲黄，分三服。

【主治】下焦虚寒损，或先便转后见血，此为远血，或便或不利，好因劳冷而发。

【宜忌】忌海菘菜、生葱、芜荑。

【方论】《千金方衍义》：先便后血为远血，《金匮要略》主以黄土汤，专取术、附、灶土以破瘀结，胶、地、甘草以和营血，黄芩以化术、附之热。《备急千金要方》以血既下脱，不须复用破结之剂，乃以姜、桂代术、附，归、续代灶土，蒲黄代黄芩，虽用法稍平，而功用不殊。然须验其血色，晦淡则当用《金匮要略》法，鲜紫当用《备急千金要方》法，方为合辙。

莨菪煎

【来源】《证类本草》卷十引《箧中方》。

【组成】莨菪实一升（晒干，捣筛）　生姜半斤（取汁）

【用法】二物相合，于银锅中更以无灰酒二升投之，上火煎如稠饧，即旋投酒，度用酒可及五升即止，慢火煎令可丸，即丸如梧桐子大，若丸时粘手，则以菟丝粉衬膈之，火候忌紧，药焦则失力也。每旦服三丸，酒饮送下，增至五、七丸止。初服微热勿怪；疾甚者，服过三日当下利，疾去利亦止。

【主治】肠风下血。

小牛角䚡散

【来源】《千金翼方》卷八。

【组成】小牛角䚡五枚（烧令赤）　龙骨一两　禹余粮　干姜　当归各二两　阿胶（炙）　续断各三两

【用法】上为散。每服方寸匕，空腹酒送下，一日三次。

【主治】妇人带下五贲，外实内虚。一曰热病下血，二曰寒热下血，三曰经脉未断，为房事则血漏，四曰经来举重，伤任脉下血，五曰产后脏开经利。

草乌头丸

【来源】《千金翼方》卷十五。

【组成】乌头十五分（炮，去皮）　大黄　干姜　厚朴（炙）　吴茱萸　芍药　前胡　芎䓖　当归　细辛　桂心各五分　蜀椒三分（去目闭口者，汗）　白薇半两　黄芩　白术　人参　紫菀　甘草（炙）各一两

【用法】上为末，炼蜜为丸，如梧桐子大。每服十丸，酒送下，每日三次。渐渐加之。

【功用】破积聚。

【主治】积结冷聚，阳道弱，大便有血，妇人产后出血不止。

柔脾汤

【来源】《千金翼方》卷十五。

【组成】干地黄三两　黄耆　芍药　甘草（炙）各一两

【用法】上切，以酒三升渍之，三斗米下蒸，以铜器承取汁。随多少服之。

【主治】脾气不足，下焦虚冷，胸中满塞，汗出，胁下支满，或吐血、下血。

续断止血汤

【来源】《千金翼方》卷十八。

【组成】续断　当归　阿胶（炙）　桔梗　桂心各三两　芎䓖　干姜　干地黄各四两　蒲黄一升　甘草一两（炙）

【用法】上锉。水一斗，煮取五升五合，去滓，下胶消尽，入蒲黄，分为三服。

【主治】近血，先便后血。

续断汤

【来源】《外台秘要》卷二十五引《崔氏方》。

【组成】续断　当归　桔梗　阿胶（炙）　桂心（炙）各三两　干姜　干地黄　芎藭各四两　蒲黄一升　甘草二两（炙）

【用法】上切。以水九升，煮八物，取三升五合，去滓，下阿胶，更烊胶取沸，下蒲黄，分三服。

【主治】下焦虚寒泄，或前便转后见血，此为远血，或痢下，或不痢，或因劳而发。

牛角䚡灰散

【来源】《外台秘要》卷二十五引《近效方》。

【组成】黄牛䚡一具（烧赤色，出火即青碧）

【用法】上为细散。浓煮豉汁和二钱匕，食前服。重者一日三次。

【主治】卒下血，不问丈夫妇人。

伏龙肝汤

【来源】《外台秘要》卷六引《删繁方》。

【组成】伏龙肝五合　甘草二两（炙）　干姜二两　黄柏五两　黄芩二两　牛膝根二两　木解二两（炙）　烧头发屑二合　阿胶二两

【用法】上切。以水七升，煮取三升，去滓，下阿胶更煎，取胶烊，下发屑，分三服。

【主治】下焦虚寒损，或先见血后便转，此为近血，或利不利。

【宜忌】忌海藻、菘菜。

地榆散

【来源】《元和纪用经》。

【组成】地榆　椿根白皮各一两　酸石榴皮（焙干）半两

【用法】上为末。每服三匕，浆水一升半，煎至一升，取清汁分二次温服。

【主治】泻血肠风，痔疮下血。

蒲黄散

【来源】《医心方》卷十二引《深师方》。

【组成】甘草一分　干姜一分　蒲黄一分

【用法】上为末。每服方寸匕，酒调下，每日三次。

【主治】卒下血。

槲叶散

【来源】《太平圣惠方》卷十六。

【组成】槲叶一两　地榆三分（锉）　木贼三分（锉）　赤芍药三分　伏龙肝三分

【用法】上为细散。每服二钱，以粥饮调下，不拘时候。

【主治】时气，大肠实热，下血不止，脐下绞痛。

升麻散

【来源】《太平圣惠方》卷十八。

【组成】川升麻一两　川大黄半两（锉碎，微炒）　地榆半两（锉）　当归三分　赤芍药半两　枳壳半两（麸炒微黄，去瓤）　黄芩半两　甘草半两（炙微赤，锉）

【用法】上为粗散。每服三钱，以水一中盏，煎至五分，去滓，不拘时候温服。

【主治】热病，毒气攻肠胃，大便或时泻血，烦闷妄语。

生地黄散

【来源】《太平圣惠方》卷三十七。

【组成】生干地黄二两　黄芩　赤芍药　黄连（去须）　蒲黄　地骨皮各一两

【用法】上为散。每服五钱，以水一大盏，入竹茹一鸡子大，煎至五分，去滓，频温服之。

【主治】心肺积热，流注大肠，大便下血。

地榆散

【来源】《太平圣惠方》卷三十七。

【组成】地榆（锉）　赤芍药　生干地黄　茜根（锉）　龙骨　黄芩　鸡苏苗各一两

【用法】上为散。每服三钱，以水一中盏，煎至六分，去滓，食前温服。

【主治】大便下血，久不止。

阿胶芍药汤

【来源】方出《太平圣惠方》卷三十七，名见《圣济总录》卷九十七。

【别名】四神散（《普济方》卷三十八）。

【组成】赤芍药　阿胶（捣碎，炒令黄燥）　当归各一两　甘草半两（炙微赤，锉）

【用法】上为散，每服三钱，以水一中盏，加竹叶二七片，煎至六分，去滓，食前温服。

【主治】大便下血不止。

刺蓟散

【来源】《太平圣惠方》卷三十七。

【组成】刺蓟　白芍药　白术　人参（去芦头）　生干地黄　鹿角胶（捣碎，炒令黄燥）各一两　芎䓖　桂心　黄芩各半两

【用法】上为散。每服二钱，以生地黄汁调下，不拘时候。

【主治】吐血、衄血，及大小便下血不止。

桂心散

【来源】《太平圣惠方》卷三十七。

【别名】桂芎汤（《圣济总录》卷九十七）、桂心汤（《普济方》卷三十八）。

【组成】桂心　赤芍药　川芎　当归　黄芩各一两　甘草半两（炙微赤，锉）

【用法】上为散。每服三钱，以水一中盏，入青竹茹半鸡子大，煎至六分，去滓，空腹及晚食前温服。

【主治】

1.《太平圣惠方》：脏气虚伤，大便下血，腹中疼痛。

2.《圣济总录》：结阴便血。

黄芩散

【来源】《太平圣惠方》卷三十七。

【组成】黄芩　黄柏　黄连（去须）　生干地黄　地榆（锉）　犀角屑各一两

【用法】上为散。每服三钱，以水一中盏，入青竹茹半鸡子大，煎至六分，去滓，食后温服。

【主治】大肠积热，下血不止，日夜度数无恒。

熟干地黄丸

【来源】《太平圣惠方》卷三十七。

【组成】熟干地黄　龙骨（烧赤）　黄耆（锉）　紫苏子（微炒）　蒲黄　当归　附子（炮裂，去皮脐）　艾叶（微炒）　白矾（烧令汁尽）　阿胶（捣碎，炒令黄燥）各一两　枳壳半两（麸炒微黄，去瓤）

【用法】上为末，炼蜜为丸，如梧桐子大。每服三十丸，空心及晚食前以粥饮送下。

【主治】内伤风冷，大便下血不止。

五香散

【来源】《太平圣惠方》卷六十。

【别名】五香圣散（《普济方》卷三十七）。

【组成】沉香一两　麝香半两（细研）　木香三分　藿香三分　乳香一分　黄耆一两（锉）　槟榔三分　当归三分（锉，微炒）　枳壳一两（麸炒微黄，去瓤）　白茯苓三分　白蒺藜三分（微炒，去刺）　川大黄三分（锉碎，微炒）　白芍药三分　卷柏三分（微炒）　芎䓖三分　熟干地黄一两

【用法】上为细散。每服二钱，食前以粥饮调下。

【主治】肠风气滞，流注下部，致生肿结，牵引脏腑不和，时发疼痛，经久下血，大肠虚乏，羸瘦。

内补散

【来源】《太平圣惠方》卷六十。

【组成】蒲黄二两　当归一两（锉，微炒）　白芷一两　甘草一两（炙微赤，锉）　黄连一两（去须）　芎䓖一两　白石脂二两　熟干地黄二两

【用法】上为散。每服三钱，以水一中盏，煎至六分，去滓温服，一日三四次。

【主治】肠风下血不止，黄瘦虚羸。

内补散

【来源】《太平圣惠方》卷六十。

【组成】黄耆一两（锉） 枳壳一两（麸炒微黄，去瓤） 侧柏叶一两（炙微黄）

【用法】上为细散。每服二钱，食前以粥饮调下。

【主治】大肠风毒，下血不止。

内补黄耆散

【来源】《太平圣惠方》卷六十。

【组成】黄耆二两（锉） 当归一两（锉，微炒） 芎藭二两 甘草二两（炙微赤，锉） 龙骨二两 槐子二两（微炒） 附子一两（炮裂，去皮脐） 白芍药二两

【用法】上为散。每服四钱，以水一中盏，入饧一分，煎至六分，去滓，每于食前温服。

【主治】肠风下血不止，面色萎黄，气力全少。

牛膝散

【来源】《太平圣惠方》卷六十。

【组成】牛膝一两（去苗） 侧柏一两（炙微黄） 荆芥穗一两 棕榈皮二两（烧灰） 黄牛角鳃一只（烧灰）

【用法】上为细散。每服二钱，食前以粥饮调下。

【主治】风毒气流注，肠风下血不止，发歇疼痛。

白花蛇丸

【来源】《太平圣惠方》卷六十。

【组成】白花蛇二两（酒浸，炙微黄，去皮骨） 杏仁半两（汤浸，去皮尖双仁，麸炒微黄） 黄耆一两（锉） 葫荽子一两（微炒） 蝟胃皮一两（炙黄焦） 人参一两（去芦头） 鲤鱼皮一两（烧灰） 附子一两（炮裂，去皮脐） 枳壳二两（麸炒微黄，去瓤） 男儿发二两（烧灰） 肉桂二两（去皴皮） 当归一两（锉，微炒） 皂荚树耳一两（微炒）

【用法】上为末，炼蜜为丸，如梧桐子大。每服三十丸，食前煎人参汤送下。

【主治】肠风下血，日夜不绝，疼痛至甚。

阿胶丸

【来源】《太平圣惠方》卷六十。

【组成】阿胶一两（捣碎，炒令黄燥） 蝟皮一两（炙令微黄） 营实三分 槐子一两（微炒） 地榆一两（锉） 龙骨一两 赤石脂一两 诃黎勒一两（煨，用皮） 枳壳二两（麸炒微黄，去瓤） 黄耆一两（锉） 黄牛角腮二两（烧灰） 当归一两（锉，微炒）

【用法】上为末，以软饭为丸，如梧桐子大。每服三十丸，食前粥饮送下。

【主治】大肠风毒，泻血不止，腹内疼痛，不欲饮食，萎黄羸瘦。

附子丸

【来源】《太平圣惠方》卷六十。

【组成】附子二两（炮裂，去皮脐） 食盐一两 当归一两（锉碎，微炒） 干姜一两（炮裂，锉） 杏仁一两（汤浸，去皮尖双仁，麸炒微黄） 皂荚一两（去黑皮，涂酥，炙令黄，去子）

【用法】上为末，炼蜜为丸，如梧桐子大。每服二十丸，食前以陈米粥饮送下。

【主治】积年肠风泻血，面色萎黄。

侧柏叶散

【来源】《太平圣惠方》卷六十。

【组成】侧柏叶一两（炙微黄） 棕榈皮一两（烧灰） 防风半两（去芦头） 附子一两（炮裂，去皮脐） 槐花半两（微炒） 羌活半两 当归半两（锉，微炒） 白术三分

【用法】上为细散。每服二钱，食前以粥饮调下。

【主治】大肠风虚积冷，下血不止。

栝楼丸

【来源】《太平圣惠方》卷六十。

【组成】栝楼二枚（割去盔子） 硫黄一两（锉碎） 附子一两（炮裂，去皮脐） 干姜一两（炮裂，锉） 猪牙皂荚一两（去皮，生捣碎）

【用法】上为散，入栝楼内，却以盖子盖之，用竹

纤子扎定，以面厚裹，慢火烧面黄焦为度，候冷取出，重研令细，以软饭为丸，如梧桐子大。每服十五丸，食前以黄耆汤送下。

【主治】积年肠风下血不止，面色萎黄，肌体枯悴。

臭椿皮散

【来源】《太平圣惠方》卷六十。

【组成】臭椿树白皮二两（微炙，锉） 干姜三分（炮裂，锉） 甘草三分（炙微赤，锉） 鸡冠花一两（炙微黄） 附子一两（炮裂，去皮脐） 槐鹅一两（炙令黄）

【用法】上为细散。每服二钱，食前以枳壳汤调下。

【主治】积年肠风泻血，谷食不消，肌体黄瘦。

桑耳散

【来源】《太平圣惠方》卷六十。

【组成】桑耳（微炙） 枳壳（麸炒微黄，去瓤） 木贼 当归（锉碎，微炒） 槐鹅（微炙）各一两

【用法】上为细散。每服二钱，食前以粥饮调下。

【主治】肠风下血，风毒气攻注，大肠疼痛。

黄耆丸

【来源】《太平圣惠方》卷六十。

【组成】黄耆二两（锉） 附子二两（炮裂，去皮脐） 白矾二两（烧灰） 硫黄一两（细研，水飞） 榼藤子二枚（去壳，以酥蜜涂，炙黄） 猬皮一两（炙黄焦） 虎眼皮一两（炙令黄熟） 栝楼一两 皂荚二挺（去黑皮，涂酥，蒸一遍）

【用法】上为末，炼蜜为丸，如梧桐子大。每服二十丸，食前以粥饮送下。

【主治】肠风。积年不愈，转加羸困。

蛇黄散

【来源】方出《太平圣惠方》卷六十，名见《普济方》卷三十八。

【组成】蛇黄一枚（生，大者） 酽醋五合

【用法】以炭火烧蛇黄通赤，即入醋中淬，重迭烧淬，醋尽为度，捣细研为散。每服半钱，食前以粥饮调下。

【主治】积年肠风下血，肛门肿痛，肌体羸劣。

野狸骨散

【来源】《太平圣惠方》卷六十。

【组成】野狸骨一两（涂酥炙微黄） 防风半两（去芦头） 益母草半两 腻粉一钱

【用法】上为细散。每服半钱，食前以温酒调下。

【主治】大肠风毒，下血不止，心神虚烦。

鹿茸丸

【来源】《太平圣惠方》卷六十。

【别名】断红丸（《普济方》卷三十七）

【组成】鹿茸一两（去毛，涂酥炙令黄） 附子一两（炮裂，去皮脐） 续断一两 侧柏叶一两 厚朴一两（去粗皮，涂生姜汁炙令香熟） 黄耆一两（锉） 阿胶一两（捣碎，炒令黄燥） 当归一两（锉，微炒）

【用法】上为末，炼蜜为丸，如梧桐子大。每晚三十丸，食前以粥饮送下。

【主治】脏腑久虚，肠风痔瘘，下血太多，面色萎黄，日渐羸瘦。

绿矾丸

【来源】《太平圣惠方》卷六十。

【别名】温肠丸（《普济方》卷三十八）。

【组成】绿矾四两 白盐一两 硫黄一两 附末一两

【用法】绿矾捣碎安瓶子内，以瓦子盖口，用大火烧一食间，候冷取出，细研如粉；更用白盐、硫黄合研，再入瓶内，准前烧一食间，候冷取出，研令极细；入附末，都研令匀，用粟米饭为丸，如梧桐子大。每服二十丸，空心及晚食前暖生地黄汁送下。当日泻血便定。一月全除根本。

【主治】积年肠风下血，面色萎黄，下部肿疼，或如鼠奶，或如鸡冠，常似虫咬，痛痒不息者。

猬皮丸

【来源】《太平圣惠方》卷六十。

【组成】猬皮一两（炙微黄） 营实一两 枳实一两（麸炒微黄） 黄耆一两（锉） 槐子二两（微炒） 桑木耳一两（微炙） 地榆一两（锉） 当归一两（锉，微炒） 乌贼鱼骨一两

【用法】上为末，炼蜜为丸，如梧桐子大。每服三十丸，食前以粥饮送下。

【主治】大肠风毒，下血疼痛。

猬皮散

【来源】《太平圣惠方》卷六十。

【组成】猬皮（烧灰） 蒜茎（烧灰） 干姜（炮裂，锉）各三两 牡蛎（烧为粉） 黄牛角鰓（烧灰） 枳壳（麸炒微黄，去瓤） 酸石榴皮（炙令微黄）各一两

【用法】上为散。每服二钱，食前以粥饮调下。

【主治】肠风下血久不愈，面色萎黄。

乌龙丸

【来源】《太平圣惠方》卷七十二。

【组成】乌龙尾煤一两 伏龙肝一两 香墨一两 当归一两（锉，微炒） 皂荚仁半两（微炒）

【用法】上为细末，以面糊为丸，如梧桐子大。每服二十丸，食前以生姜、艾叶煎汤送下。

【主治】妇人大便后下血不止，腹内疼痛。

乌贼鱼骨丸

【来源】《太平圣惠方》卷七十二。

【组成】乌贼鱼骨一两 芎藭三分 熟干地黄一两半 茜根一两 当归一两（锉，微炒） 白芍药三分 阿胶二两（捣碎，炒令黄燥）

【用法】上为末，炼蜜为丸，如梧桐子大。每服三十丸，食前以粥饮送下。

【主治】妇人大便下血，或似小豆汁。

艾叶丸

【来源】《太平圣惠方》卷七十二。

【组成】艾叶一两（微炒） 鳖甲一两半（涂醋，炙令黄，去裙襴） 当归一两（锉，微炒） 卷柏一两半 白龙骨二两 附子一两（炮裂，去皮脐） 干姜一两（炮裂，锉） 赤芍药三分

【用法】上为末，炼蜜为丸，如梧桐子大。每服三十丸，食前以粥饮送下。

【主治】妇人腹肚胀满，脐下绞痛，大便下血不止。

阿胶丸

【来源】《太平圣惠方》卷七十二。

【组成】阿胶二两（捣碎，炒令黄燥） 乌贼鱼骨一两 白芍药二两 当归一两（锉，微炒） 刘寄奴一两

【用法】上为末，炼蜜为丸，如梧桐子大。每服二十丸，食前粥饮送下。

【主治】妇人大便下血不止。

侧柏散

【来源】《太平圣惠方》卷七十二。

【组成】侧柏二两（微炒） 龙骨二两 鹿角胶（捣碎，炒令黄燥） 熟干地黄 木香 当归（锉，微炒）各一两

【用法】上为细末。每服二钱，食前以粥饮调下。

【主治】妇人大便后下血不止。

荆芥散

【来源】《太平圣惠方》卷七十二。

【组成】荆芥 黄耆（锉） 熟干地黄 当归（锉，微炒） 桑耳 地榆（锉） 樗白皮（微炙，锉） 皂荚刺（微炒） 干姜（炮裂，锉） 槐豆（微炒） 牛蒡子（微炒） 甘草（炙微赤，锉）各半两

【用法】上为细散。每服二钱，食前以粥饮调下。

【主治】妇人风虚，大便后时时下血。

桑耳散

【来源】《太平圣惠方》卷七十二。

【组成】桑耳（微炒） 牡蛎粉 龙骨 当归（锉，微炒） 白芍药各一两 黄芩半两 甘草半两（炙微赤，锉）
【用法】上为细散。每服二钱，食前以粥饮调下。
【主治】妇人大便下血，小腹中切痛不止。

槐子仁散

【来源】《太平圣惠方》卷七十二。
【组成】槐子仁一两（微炒） 营实 猬皮（炙令黄色） 桑耳 木贼 黄耆（锉） 当归（锉，微炒） 乌贼鱼骨各一两 皂荚子半两（微炒） 麝香一分（研入） 枳壳半两（麸炒微黄，去瓤）
【用法】上为细散，入研了药令匀。每服二钱，食前以荆芥汤调下。
【主治】妇人痔疾，肛门痒痛，下血不止。

卷柏丸

【来源】《太平圣惠方》卷九十二。
【组成】卷柏半两 赤石脂半两 阿胶半两（捣碎，炒令黄燥） 槐花（微炒） 黄牛角䚡（炙黄焦） 当归（锉，微炒） 黄耆（锉） 芎藭各一分
【用法】上为末，炼蜜为丸，如麻子大。三岁儿每服七丸，以粥饮送下，一日三次。
【主治】小儿大便出血，久不止，面色萎黄，肌体羸瘦，或时腹痛，不欲饮食。

羚羊角散

【来源】《太平圣惠方》卷九十二。
【组成】羚羊角屑 黄耆（锉） 川升麻 黄芩 地榆（锉） 甘草（炙微赤，锉）各一分 生干地黄半两
【用法】上为粗散。每服一钱，以水一小盏，入苦竹茹半分，煎至六分，去滓温服，不拘时候。
【主治】小儿大便出血，体热黄瘦，不欲饮食。

槐花散

【来源】《太平圣惠方》卷九十二。
【组成】槐花（微炒） 白术 熟干地黄 川芎各半分 黄耆（锉） 木香 当归（锉，微炒） 甘草（炙微赤，锉）各一分
【用法】上为粗散。每服一钱，以水一小盏，煎至六分，去滓温服，不拘时候。
【主治】小儿大便出血，腹痛黄瘦，不欲饮食。

太阳流珠丹

【来源】《太平圣惠方》卷九十五。
【组成】硫黄一斤 马牙消四两 盐花四两（炒令转色） 硼砂二两（伏火者）
【用法】上为细末，入瓷瓶内按实，上更以炒盐盖之，出阴气。如法固济：将入一鼎中，鼎下先熔铅半斤，坛药瓶子以铁索括定，又销铅注入鼎，令浸瓶子，固济后入灰炉中，以火养铅，常似热为候，如此一百日满出鼎，别以小火养三日，日满，大火煅令似赤，即止，放冷取出如琥珀。以寒泉出火毒，细研为末，以枣瓤为丸，如绿豆大。每服三丸，空心以茶送下。
【主治】一切夙冷风气，癥癖结块，女人血气，赤白带下，肠风下血，多年气痢痃癖，常吐清水，及反胃吐逆。

白雪丹

【来源】《太平圣惠方》卷九十五。
【组成】白矾五两（上好者，捣罗为末）
【用法】上于银锅中，以真牛乳五升，和白矾，煎令泣泣如雪，以寒食蒸饼末，旋下于锅中，搅令匀，为丸如梧桐子大。每服十五丸，空心以粥饮送下。
【功用】止泄痢，除骨髓风。
【主治】女人风冷及血气；男子冷病，肠风泻血。

护命丹

【来源】《太平圣惠方》卷九十五。
【组成】黄丹 白矾 寒水石各三两
【用法】上为细末，入瓷瓶中固济，以醋满瓶浸，以文火泣令干，便加火煅令通赤，候冷开取，入硫黄一两同研，入瓶，更煅令赤，于润地上，盆合三日夜，出火毒了，研为末。以水浸蒸饼和丸，

如绿豆大。每服十丸，空心以酒送下。

【主治】男子冷气，妇人血气，肠风下血，及赤白痢。

青花丹

【来源】《太平圣惠方》卷九十五。

【组成】空青　定粉　白石脂　朱砂　桃花石各一两　盐花四两

【用法】上为极细末，入瓷瓶子中，以盐盖之，固济候干了，以一斤二斤火，于瓶子四面逼之，候热，四面着一秤火，渐渐断，一食久，任火自消。候冷，开取捣碎，水飞去盐味，晒干，更入麝香一分，同细研令匀，以烂饭和为丸，如麻子大。每服五丸，空心以温酒送下。

【主治】霍乱肚胀，冷气心痛，肠风，血气虚冷病，小儿疳痼。

【宜忌】忌羊血。

皂荚芽茶

【来源】《太平圣惠方》卷九十七。

【组成】嫩皂荚芽

【用法】蒸过火焙，如造茶法，每旋取碾为末。一依煎茶法，不拘时候服。入盐花亦佳。

【功用】去脏腑风湿。

【主治】肠风。

木香乌梅丸

【来源】《袖珍方》卷一引《太平圣惠方》。

【组成】乌梅肉二斤（温水浸一宿，取净肉一斤）　木香　百草霜　丝瓜（烧灰存性）各二两　黄连　柏皮　黄芩　栀子　当归各一两　大黄　半夏（制）各五钱　枳壳（炒）一两　陈皮八钱

【用法】上为末，用炒面四两，入前药同杵为丸，如梧桐子大，如硬，入梅水和之。每服五十加至七八十丸，空心米饮送下。

【主治】

1.《袖珍方》引《太平圣惠方》：大便前后，下血不止。

2.《普济方》：一切下痢便血，并肠风等疾。

茧黄散

【来源】《本草纲目》卷三十九引《太平圣惠方》。

【组成】茧黄　蚕蜕纸（并烧存性）　晚蚕沙　白僵蚕（并炒）各等分

【用法】上为末，入麝香少许。每服二钱，用米饮送下，一日三次。

【主治】肠风，大小便血，淋沥疼痛。

地骨皮散

【来源】《医方大成》卷七引《经验方》。

【组成】地骨皮　凤眼根皮（并用悬崖中者好，去土不用）各等分

【用法】同炒微黄色，为细末。每服三钱，空心温酒调下。

【主治】肠风痔瘘，下血不止。

【宜忌】忌油腻食物。

乌金散

【来源】《博济方》卷三。

【别名】黑龙散（《普济方》卷三十八引《十便良方》）、枳壳汤（《类编朱氏集验方》卷六）。

【组成】枳壳（不计多少，烧成黑炭存性，便以盏子合定，为细末）五钱　羊胫炭（不拘多少，为细末）三钱

【用法】上和令匀。空心服，用米饮一中盏调下，再服见效。

【主治】远年近日肠风下血不止。

乌犀丸

【来源】《博济方》卷三。

【组成】淡豆豉　大蒜（去皮苗）各等分

【用法】一处杵令和匀，可丸即丸，如梧桐子大。每服三四十丸，盐汤送下。

【主治】肠毒下血不止，及久患血痢者。

地黄散

【来源】方出《博济方》卷三，名见《圣济总录》卷一二〇。

【组成】生干地黄十二分（好者，细切） 升麻一两（碎） 诃子二枚（研末） 白盐花半分 麻凡（末）四合（取打一遍者） 粟贲饭一大合 朱砂一两（细研，临烧时以沙牛粪汁调之，免飞上）

【用法】上拌匀，于一净沙瓶中盛，密封头，通身遍泥，阴干七八日，待泥干，入炉中坐之，瓶四畔以炭火围之，烧其炭，续续添尽七斤即住，其药以为黑灰，收之，并为细末。每日夜用之揩齿。欲用药时，以生姜一块如杏仁大烂嚼，须臾即吐却滓，以左手指揩三五遍，就湿指点药末，更揩十数遍，含汁不得吐，以两手取津涂髭发，待辛辣定，即细细咽之。若能空心用三遍，饭后更用之，见效即速矣。

【功用】驻颜，益齿，乌发。

【主治】

1.《博济方》：兼治脚风、肠风。

2.《圣济总录》：肾虚齿痛。

如圣散

【来源】《博济方》卷三。

【别名】车螯散（《圣济总录》卷一四三）。

【组成】车螯（一合）两个 皂角刺四十九个 硇砂 朱砂 乳香各一分（三味同研）

【用法】上药入车螯合内，以蚯蚓泥裹，用炭火六斤煅，火尽为度，取出研为细末。每服一钱，空心温酒调下。

【主治】肠风泻血，日夜不止。

败毒散

【来源】《博济方》卷三。

【组成】槐花（炒） 白矾（烧及八分许，存性）各等分（是生时秤）

【用法】上为末。每服一钱，加乌梅一个，水一盏，煎六分，去滓温服。

【主治】脾毒下血，脏腑疼痛，频往圊厕，后重里结。

灵砂丹

【来源】《博济方》卷四。

【组成】朱砂半两 大附子（炮） 青皮 杏仁（去皮尖）各一两 巴豆（以水五升，慢火煮三十沸。春、冬一百个，秋、夏用五十枚。一方有面姜一两，炮）

【用法】先将巴豆以水五升，煮令油出水尽为度，细研，与众药末和，以粳米饭为丸，如豌豆大，小儿吊风、桃柳枝一握煎汤送下；小儿肚胀，石榴汤送下。小儿及患人相度虚实加减服。

《普济方》：血痢，生姜汤下；痔漏肠风，胡荽汤下；大风痰，栀子汤下；心痛，热酒下；疏利滞气，陈皮汤下；疟疾，醋汤下；肺病及一切劳疾，桃柳皮各一握煎汤下；大小便秘，灯心汤下；腰脚风，葱姜汤下；霍乱，木瓜汤下；血气，当归汤下；发汗，麻黄汤下；腰疾，生姜汤下；怀胎气冲心，酒下；一切风，防风汤下；阴毒伤寒，热酒下；吐泻，黄连汤下；虫咬心，冷水下；宿食不消，白汤下；头痛不止，白汤下；痞气膨胀，茶下；痃癖气，丁香汤下；五劳七伤，枳实汤下；口疮，枣汤下；脚气上攻心胸，热汤下；心痛打损，酒下；伤酒伤食，各随汤下；败血不散，米饮下；难产，黄叶汤下；小便涩，大黄汤下；肺气咳嗽，杏仁汤下；眼昏黑花，黑豆汤下；牙疼，茱萸汤下；小儿腹胀，石榴汤下；乍寒乍热，桃心汤下；怀胎不安，芎藭汤下；口吐酸水，诃子汤下；产前泻痢，艾叶汤下；小儿五疳、乳汁下；腹痛肋疼，芍药汤下。

【功用】《普济方》：消酒食，疏利滞气，发汗。

【主治】

1.《博济方》：众疾及小儿瘸风。

2.《普济方》：血痢，痔漏肠风，大风痰，心痛，疟疾，肺病，及一切劳疾，腰痛膝疼，水泻，怀胎气冲心，一切风，阴毒伤寒，吐泻，虫咬心，宿食不消，头痛不止、痞气膨胀，痃癖气，五劳七伤，口疮、脚气上攻心胸，心痛，打损，伤酒，伤食，败血不散，难产，小便涩，肺气咳嗽，眼昏黑花，牙痛，小儿腹胀，乍寒乍热，怀胎不安。口吐酸水，产前泻利，小儿五疳，腹痛肋疼。

地黄丸

【来源】《普济方》卷三十八引《指南方》。

【组成】地黄二两　王瓜一两（新瓦内用炭火烧灰存性，研）　黄连半两

【用法】上为细末，炼蜜为丸，如梧桐子大。每服三十丸，米饮送下。

【主治】脏毒下血。

黄耆散

【来源】《普济方》卷三十八引《指南方》。

【组成】黄耆二两　甘草半两　枳实三十个（去皮）　青州枣二十个（二味捣烂，去核焙干，慢火煨）

【用法】上为细末。每服二钱匕，米饮调下。

【主治】大便远血。

乌荆丸

【来源】《苏沈良方》卷二。

【组成】川乌一两（炮，去皮）　荆芥穗二两

【用法】上以醋糊为丸，如梧桐子大。每服二十丸，酒或熟水送下，有疾，食空时，一日三四服；无疾，早晨一服。

【主治】

1.《苏沈良方》：病风挛抽，颐颔宽弛不收；肠风下血。

2.《太平惠民和济局方》（绍兴续添方）：诸风缓纵，手足不随，口眼㖞斜，言语謇涩，眉目瞤动，头昏脑闷，筋脉拘挛，不得屈伸，遍身麻痹，百节疼痛，皮肤瘙痒，搔成疮疡。又治妇人血风，浑身痛痒，头疼眼晕；及肠风脏毒，下血不止。

【验案】颐颔宽弹不收　少府郭监丞，少病风挛搐，颐颔宽弹不收，手承颔，然后能食，服此六七服即瘥，遂长服之，已五十余年。年七十余，强健，须发无白者。

不换金散

【来源】《易简方论》。

【别名】不换金正气散（《太平惠民和济局方》卷二（吴直阁增诸家名方）、真方不换金正气散（《普济方》卷一四七）。

【组成】藿香　厚朴　苍术　陈皮　半夏　甘草等分

【用法】上锉。每服四钱，水一盏，加生姜三片，煎至六分，去滓热服。

【功用】

1.《局方·吴直阁增诸家名方》：辟岚气，调和脾胃，美饮食。

2.《仁斋直指方论》：解散寒邪。

【主治】《仁斋直指方论》：肠风便血。

肠风黑散

【来源】《太平惠民和济局方》卷六（宝庆新增方）。

【别名】肠风黑神散（《校注妇人良方》卷八）。

【组成】败棕（烧）　木馒头（烧）　乌梅（去核）　甘草（炙）各二两

【用法】上为细末。每服二钱，水一盏，煎至七分，空心温服。

【主治】荣卫气虚，风邪冷气进袭脏腑之内，或食生冷，或啖炙煿，或饮酒过度，积热肠间，致使肠胃虚弱，糟粕不聚，大便鲜血，脐腹疼痛，里急后重，或肛门脱出，或久患酒痢，大便频并。

肠风黑散

【来源】《太平惠民和济局方》卷八（淳祐新添方）。

【组成】荆芥（烧）二两　枳壳（去瓤）三两（二两烧，一两炒用）　乱发（烧）　槐花（烧）　槐角（烧）各一两　甘草（炙）　猬皮各一两半

【用法】上将各烧药同入瓷瓶内，黄泥固济，烧存三分性，出火气，同甘草、枳壳为末。每服二钱，水一盏，煎至七分，空心温服；温酒调下亦得。

用法中甘草，《奇效良方》作“木馒头”。

【主治】

1.《太平惠民和济局方》（淳祐新添方）：荣卫气虚，风邪冷气进袭脏腑之内，或食生冷，或啖炙煿，或饮酒过度，积热肠间，致使肠胃虚弱，糟粕不聚，大便鲜血，脐腹疼痛，里急后重，或肛门脱出，或久患酒痢，大便频并。

2.《奇效良方》：脏毒下血。

槐角丸

【来源】《太平惠民和济局方》卷八（宝庆新增方）。

【别名】地榆槐角丸（《全国中药成药处方集》南昌方）。

【组成】槐角（去枝梗，炒）一斤　地榆　当归（酒浸一宿，焙）　防风（去芦）　黄芩　枳壳（去瓤，麸炒）各半斤

【用法】上为末，酒糊为丸，如梧桐子大。每服三十丸，米饮送下，不拘时候，久服。

【功用】

1.《太平惠民和济局方》（宝庆新增方）：止痒痛，消肿聚，驱湿毒。

2.《中国药典》：清肠疏风，凉血止血。

【主治】五种肠风泻血。粪前有血名外痔，粪后有血名内痔，大肠不收名脱肛，谷道四面胬肉如奶，名举痔，头上有乳名瘘；及肠风疮内小虫，里急下脓血。

天竺饮子

【来源】《太平惠民和济局方》卷十。

【别名】天竺散（《永类钤方》卷十一）、天竺黄散（《世医得效方》卷八）。

【组成】天竺黄五钱　川郁金（用皂角水煮，切作片，焙干）　甘草（炙）各二十两　大栀子仁（微炒）　连翘各二十两　雄黄（飞研）五两　瓜蒌根十斤

方中天竺黄原脱，据《世医得效方》补。

【用法】上为细末。每服一大钱，小儿半钱，食后、临卧用新水调服。

【主治】大人、小儿脏腑积热，烦躁多渴，舌颊生疮，咽喉肿痛，面热口干，目赤鼻衄，丹瘤结核，痈疮肿痛；又治伏暑燥热，疮疹余毒，及大便下血，小便赤涩。

秘方枳壳汤

【来源】《医学正传》卷五引《太平惠民和济局方》。

【别名】枳壳汤（《杏苑生春》卷五）、枳壳川连汤（《症因脉治》卷四）。

【组成】枳壳一两（麸炒黄色）　黄连二两（以槐花四两同炒，去槐花不用）

【用法】量水煎浓汁，食前温服。

【主治】

1.《医学正传》引《太平惠民和济局方》：大便肠风下血。

2.《症因脉治》：膏粱厚味，致热积腹痛。

芸香丸

【来源】《养老奉亲书》。

【组成】鹿角一两（烧令红，候冷研）　芸苔子半两（微炒）

【用法】上为末，醋煮面糊为丸，如梧桐子大。每服十丸，空心、食前饭饮送下；温酒送下亦得。

【主治】风血留滞，下成肠风、痔疾。

槐　茶

【来源】《养老奉亲书》。

【组成】槐叶（嫩者）五斤（蒸令熟，为片，晒干作茶，捣罗为末）

【用法】上每日煎如茶法，服之恒益。

【功用】明目，益气，除邪，利脏腑，顺气，除风。

【主治】老人热风下血，齿疼。

萝卜菜

【来源】《寿亲养老新书》卷二。

【组成】生萝卜（稍大圆实者）二十枚（留上青叶寸余及下根）

【用法】用瓷瓶取井水，煮令十分烂熟，加姜米、淡醋空心任意食之。用银器重汤煮尤佳。

【主治】酒疾下血，旬日不止。

柏　汤

【来源】《寿亲养老新书》卷三。

【组成】嫩柏叶

【用法】上以线系，垂挂一大瓮中，纸糊其口，经

月视之，如未甚干，更闭之，至干则取出为末，如嫩草色。如不用瓮，只密室中亦可，但不及瓮中者青翠，若见风则黄矣。此汤可以代茶，夜话饮之，尤醒睡。如太苦，则少加山芋尤佳。

【功用】《臞仙活人心方》：轻身益气，耐寒暑，去湿止饥。

【主治】《臞仙活人心方》：吐血，衄血，痢血，崩血。

芎藭煮散

【来源】《传家秘宝》卷三。

【组成】芎藭　川羌活　关白芷（炒）　甘草（炮）各一两　干姜（炮）　旋覆花　吴茱萸（炒）各半两

【用法】上为散。每服二分，加生姜半分，大枣一个，水一盏，煎至七分，去滓温服，空心、日中、临卧各一次。

【主治】三焦营卫气失度不和，泻血疼痛，服肠风药无效。

如圣散

【来源】《证类本草》卷八引《孙尚药方》。

【组成】萆薢（细锉）　贯众（去土）各等分

【用法】上为细末。每服二钱，温酒调下，空心食前服。

【主治】肠风痔漏。

黄耆丸

【来源】方出《证类本草》卷七引孙用和方，名见《鸡峰普济方》卷十七。

【组成】黄耆　黄连各等分

【用法】上为末，面糊为丸，如绿豆大。每服三十丸，米饮送下。

【主治】肠风泻血。

香术丸

【来源】《普济方》卷十四引《护命方》。

【别名】苍术丸（《圣济总录》卷四十一）。

【组成】苍术（米泔浸去皮，焙）　川芎　防风（去叉）各一两　五味子　黄耆（锉细）　当归（切，焙）各半两　硫黄（研）一两。

【用法】上先以六味为细末，再入硫磺末，研匀，面糊为丸，如梧桐子大。每服三十丸，空心、食前盐汤米饮送下。一方炼蜜为丸。

【主治】肝脏虚，客邪攻之，真气微弱，不能主血，脉气微细，大便失血。

千针散

【来源】《圣济总录》卷二十六。

【组成】千针草　地榆　防风（去叉）　生干地黄（焙）　定粉（炒）各半两　硼砂二钱

【用法】上为散。每服一钱匕，空心、食前米饮调下。

【主治】伤寒后下血，及疮子后下血。

贯众散

【来源】《圣济总录》卷二十六。

【组成】贯众（逐叶摘下令净）　黄柏（去粗皮，蜜炙）各等分

【用法】上为散。每服一钱至二钱匕，煎黑豆汁，放温调下。

【主治】大人、小儿伤寒后，余毒有热，下血不止。

伏龙肝汤

【来源】《圣济总录》卷四十。

【组成】伏龙肝（净拣，筛）二两　甘草（炙）一两　干姜（炮裂）　生干地黄（焙）各二两半　黄芩（去黑心）一两半　牛膝（酒浸，切，焙干）一两　乱发（烧灰）一分

【用法】上为粗末。每服三钱匕，生姜一分（拍碎），水一盏，煎至七分，去滓温服，一日三次。

【主治】霍乱下焦虚寒，或先血后便，此为远血成利。

防风丸

【来源】《圣济总录》卷五十。

【组成】防风（去叉） 芎藭各一分 黄耆（锉） 术各半两 五味子 续断 陈橘皮（汤浸去白）各一分 石硫黄（研）一两
【用法】上为末，炼蜜为丸，如梧桐子大。每服三十丸，空心盐米汤送下。
【主治】大肠气虚，又因伤风冒雨，大肠中下血。

三物汤

【来源】《圣济总录》卷六十八。
【组成】生地黄七两半 阿胶（炙令燥）三分 白蔹八两
【用法】上药锉，如麻豆大。每服七钱匕，水二盏，煎至八分，去滓，空腹温服。
【主治】吐血及大小便血。

土马鬃汤

【来源】《圣济总录》卷六十八。
【组成】土马鬃（焙干）二两 枳实（去瓤，麸炒） 白茯苓（去黑皮） 秦艽（去苗土） 甘草（炙，锉） 柴胡（去苗） 人参 生干地黄（焙）各一两
【用法】上为粗末。每服三钱匕，水一盏，煎至七分，去滓，食后温服。
【主治】心肺蕴热，或恚怒气逆，使血妄行，日夕不止。

竹叶芍药汤

【来源】《圣济总录》卷六十八。
【别名】竹叶芍药散《普济方》（卷一八八）。
【组成】竹叶六合 赤芍药 甘草（炙，锉）各一两 阿胶（炙燥）三两 当归（切，焙）一两半
【用法】上为粗末。每服五钱匕，水一盏半，煎至八分，去滓，食后温服，一日二次。
【主治】吐血衄血，大小便出血。

蒲黄散

【来源】《圣济总录》卷七十。
【组成】蒲黄 柏子仁（研） 当归（切，焙） 阿胶（炙燥） 棕榈（烧存性，研） 乱发灰（研）各一钱
【用法】上为散。每服二钱匕，生藕节自然汁调下；如肺损吐血，地黄自然汁调下；肠风下血，用樗根皮煎汤调下；妇人带下，艾汤调下。
【主治】鼻衄，肺损吐血，肠风下血，妇人带下。

乌金丸

【来源】《圣济总录》卷七十六。
【组成】乌药不拘多少（炭火烧存性）
【用法】上为末，陈粟米饭为丸，如梧桐子大。每服三十丸，米饮送下。
【主治】泻血，血痢。

地榆散

【来源】《圣济总录》卷七十六。
【组成】地榆一两（焙干） 矾石（烧汁尽，研细）半两
【用法】上为散。同生猪肉二两批开，掺药一钱匕在肉上，用炭火炙熟，细嚼米饮下。并两服立效。
【主治】丈夫、妇人便血下痢。

黄连饮

【来源】《圣济总录》卷七十六。
【组成】黄连（去须） 阿胶（炙燥） 当归（切，焙） 赤石脂各四两 附子（炮裂，去皮脐）一两 龙骨 白术各二两
【用法】上锉，如麻豆大。每服五钱匕，水二盏，煎至一盏，去滓，空心食前温服。
【主治】脏毒下血，脏腑疞痛，日夜五七十行，及血痢甚者。

桔梗散

【来源】《圣济总录》卷七十七。
【组成】桔梗（去芦头，锉，炒） 犀角（镑）各等分
【用法】上为散。每服一钱匕，酒下，一日三次。不能自服者即灌之。药下心中当烦，须臾自静，

七日乃止，可食猪脾以补养之。

【主治】蛊痢。下血如鸡肝，疼痛。

椒矾汤

【来源】《圣济总录》卷八十四。

【组成】蜀椒　白矾（碎）各三两　葱白一握（并须洗净）　大豆五升（拣净）　盐生姜（切）各二两

【用法】上纳釜中，以浆水三斗，煮至二斗五升，用新瓦瓮子一口，可容五斗者。用板子阔三寸，于瓮子近底横着之。将煎得汁去滓，乘热投入中，候冷暖得所，即入脚踏瓮中板上蘸脚，频频以汤从骭面淋之，其汤只可离脚面三二寸，不可过脚踝。或汤冷，即依前纳釜中，入前药滓，煎三四沸后，去滓，依前法蘸之。其滓只可重煎三四度，若有汗出甚者乃止。得汗后，须衣被盖覆，候定吃姜汤茶一碗。

【主治】脚气。兼治肠风，瘾疹，眼昏，鼻衄，耳聋等疾。

大效胜金丸

【来源】《圣济总录》卷九十七。

【组成】羊肉（精者，去筋膜）一斤半（切如柳叶，用硫黄末掺在肉中，以好醋一斗，于银石器中浸一复时，慢火煎如泥，入臼杵千下）　硫黄（滴生甘草水，研三日，极细，候干，掺入肉中）　葫芦巴　荜澄茄　沉香（锉）各半两　巴戟天（去心）　补骨脂（炒）　牛膝　肉苁蓉（与牛膝同用酒浸，切，焙）　海桐皮（锉）　桂（去粗皮）　白茯苓（去黑皮）　甘草（炙，锉）　人参各一两　丁香一分　肉豆蔻（去壳）三枚　附子（炮裂，去皮脐，用大者）二枚

【用法】上药除羊肉外，为末，以羊肉膏拌和令匀，更杵千余下，丸如梧桐子大。每服二十丸，空心温酒送下。加至三十丸。

【主治】结阴便血，及肠风不止。

石榴散

【来源】《圣济总录》卷九十七。

【组成】酸石榴皮　陈橘皮（汤浸，去白）　甘草（微炙，锉）　干姜（炮）各等分

【用法】上药焙干为散。每服二钱匕，陈米饮调下，一日三次。

【主治】结阴泻血不止。

龙骨饼子

【来源】《圣济总录》卷九十七。

【组成】龙骨　乌贼鱼骨（去甲）各等分

【用法】上为末。每服一钱匕，加鸡子清一枚，用白面同和，捏作饼子三枚，唐火内煨熟，空心食前细嚼，用温米饮送下。

【主治】脏毒，便血不止。

地榆汤

【来源】《圣济总录》卷九十七。

【别名】地榆甘草汤（《杂病源流犀烛》卷十七）。

【组成】地榆（粗者，锉）四两　甘草（半生半炙，并锉）三两

【用法】上为末。每用五钱匕，水三盏，加缩砂仁四七枚，同煎至一盏半，去滓，分二次温服。

【主治】

1.《圣济总录》：结阴下血。

2.《宣明论方》：阴结下血不止，渐渐极多，腹痛不已。

【方论】《绛雪园古方选注》：结阴者，阴气自结，不和于阳也，结则下瘀血，若瘀血去尽而再结再下，三结三下，断续不绝，亦危证也。地榆身能止血，稍能行血；甘草生用能行肝胃二经污浊之血，炙之入阴而温散血中之结；煎时另入缩砂仁，香而能窜，内醒脏气，引领二味，止血开结。此之征乎内者，从里解也。

地榆散

【来源】《圣济总录》卷九十七。

【组成】地榆（锉）　桑耳　甘草（炙，锉）　赤芍药各三两　熟干地黄（焙）　伏龙肝各四两　艾叶（炒）二两　黄耆（锉）六两

【用法】上为细散。每服二钱匕，食后临卧米汤调

下，一日三次。

【主治】结阴泻血。

地黄煎丸

【来源】《圣济总录》卷九十七。

【组成】生地黄（汁） 小蓟（汁）各一升 沙糖一两（同上二味熬成膏） 地榆根（锉，焙） 阿胶（炙令燥） 侧柏（焙）各二两

【用法】上为末，入膏中和丸，如小弹子大。每服一丸，水一盏，煎至六分，和滓温服。

【主治】结阴便血。

芜荑丸

【来源】《圣济总录》卷九十七。

【组成】芜荑仁一两

【用法】上研细，用纸裹压去油，再研为末，用雄猪胆为丸，如梧桐子大。每服九丸，甘草汤送下，一日五六次。连服三日，可断根本。

【主治】下血。

鸡冠丸

【来源】《圣济总录》卷九十七。

【别名】圣功丸（原书卷一四二）。

【组成】鸡冠花 椿根皮（并锉）各等分

【用法】上为末，炼蜜为丸，如梧桐子大。每服三十丸，空心、食前浓煎黄耆汤送下，一日三次。

【主治】结阴便血不止，疼痛无时。气痔下血，肛边疼痛。

金虎丸

【来源】《圣济总录》卷九十七。

【组成】黄柏一两（去粗皮，用鸡子清涂炙）

【用法】上为末，滴水为丸，如绿豆大。每服七丸，温水送下。

【主治】结阴便血。

金屑丸

【来源】《圣济总录》卷九十七。

【别名】金屑丹（《三因极一病证方论》卷九）。

【组成】叶子雌黄（不计多少，入在枣内，满线系定，煎汤，用黑铅一两半熔成汁，倾入汤内同煮，自早至晚不住添沸汤，取出研令极细，其枣以盏盛，饭上蒸过）

【用法】上一味，以煮药枣取肉为丸，如梧桐子大。每服三丸，煎黑铅汤送下。便血甚者，只三服愈。

【主治】便血，一切血妄行。

茴香子汤

【来源】《圣济总录》卷九十七。

【组成】茴香子（炒）三两 草乌头（蛤粉同炒裂，去皮脐，锉）一两

【用法】上为末。每服三钱匕，水一盏，加盐少许，煎至八分，去滓，露至五更冷服。

【主治】结阴下血腹痛。

神仙必效丸

【来源】《圣济总录》卷九十七。

【组成】阿胶（炙令燥）二两 当归（切，焙） 乌贼鱼骨（去甲） 白芍药 刘寄奴各一两

【用法】上为末，炼蜜为丸，如梧桐子大。每服三十丸，加至五十丸，空心米饮送下。

【主治】便血无度。

屋龙丸

【来源】《圣济总录》卷九十七。

【组成】屋龙尾 伏龙肝 墨（烧令烟断） 当归（切，焙）各一两 皂荚子仁（炒）半两

【用法】上为末，面糊为丸，如梧桐子大，阴干。每服三十丸，空心、食前煎生姜艾叶汤送下。

【主治】大便下血，腹内痛不可忍。

紫参汤

【来源】《圣济总录》卷九十七。

【组成】紫参一两 黄芩（去黑心）三分 茜根（锉） 赤芍药 阿胶（炙令燥） 蒲黄各一

两　鸡苏叶　小蓟根（去土）各三分　青竹茹一两

【用法】上为粗末。每服三钱匕，水一盏，加生姜一块，半枣大（拍碎），同煎至七分，去滓，食后温服。

【主治】便血。

黑神散

【来源】《圣济总录》卷九十七。

【组成】藁本（去土）　乌头（炮裂，去皮脐）　皂荚（酥炙，去皮子）　密陀僧（捣碎，研）各等分

【用法】上药入熨斗内用炭火烧黑，取出为散。每服二钱匕，入腻粉一筒子和匀，煎胡荽酒调下。

【主治】久下血。

猬皮灰散

【来源】《圣济总录》卷九十七。

【组成】猬皮（烧存性）　黄耆（锉）　熟干地黄（焙）　续断　柏叶　地榆（锉）　白芷　黄连（去须）各等分

【用法】上为散。每服二钱匕，食前温汤调下。

【主治】大便下血。

黄耆丸

【来源】《圣济总录》卷一三六。

【组成】黄耆（锉）　枳壳（麸炒，去瓤）　威灵仙（米泔浸洗，焙干，木石臼中捣）各一两

【用法】上为细末，以软饭和丸，如梧桐子大。每服三十丸，温酒送下，不拘时候。

【主治】风毒肿满；肠风，行步艰难。

黄连散

【来源】《圣济总录》卷一三九。

【组成】黄连（去须）　槟榔（锉，生用）　木香　白芷各半两

【用法】上为散，掺所伤处，血即止。如妇人血晕，以童便调下一钱匕；如脏毒泻血，以水煎服。

【主治】金刃所伤，出血不止；妇人血晕；脏毒泻血。

立圣丸

【来源】《圣济总录》卷一四一。

【组成】枳壳（去瓤，麸炒）二两半　五倍子（去灰土）　黄耆（蜜炙黄，锉）　槐花　槐荚各二两　猪垂蹄甲二十一枚（以上并各炒焦，拣令净）　木贼二两半　何首乌（米泔浸软，以竹刀切作片子，焙干，于石臼内捣末，和入诸药）　皂子各三两　臭橘一百枚　刺猬皮一枚　皂荚针四两　榼藤子三枚（以上四味各用藏瓶一枚盛，用盐泥固济，各留一穴出烟，以炭火烧，守候逐件烟尽，退火，各放冷取出研细）

【用法】上为末，炼蜜为丸，如梧桐子大。每服五十丸至一百丸，空心温酒送下。

【主治】五痔及肠风下血。

异功散

【来源】《圣济总录》卷一四一。

【别名】犀灰散（《传信适用方》卷三）。

【组成】黄牛角䚡一枚（碎）　蛇蜕皮一条（白者）　猪牙皂荚五挺（锉）　鲮鲤甲半两

【用法】上入瓷瓶内，黄泥封固，候干，先以小火烧令烟出，后用大火煅令通赤为度，取出摊冷，为散。先用胡桃肉一枚，分作四分，取一分，临卧时细研如糊，温酒调下，便睡，先引出虫；至五更时，用温酒服药散二钱匕，至辰时更一服。虽患年久，不过三服愈。

【主治】五种痔疾，肠风泻血，外痔内痔；及脱肛，下部四边有努肉如乳。

如神丸

【来源】《圣济总录》卷一四一。

【别名】乌蛇丸《普济方》（卷二九五）。

【组成】乌蛇（酒浸，去皮骨，炙）　大黄（湿纸裹，煨）　防风（去叉）各二两　黄耆（锉）　枳壳（去瓤，麸炒）　刺猬皮（炙黑焦）　陈橘皮（浸，去白，焙）　土蒺藜（炒，去角）　秦艽（去苗土）各一两半

【用法】上为末，炼蜜为丸，如梧桐子大。每日服三十丸，空心温酒送下，夜卧更服。当日血止痛定。

【主治】肠风，五痔。

抵圣枳壳丸

【来源】《圣济总录》卷一四一。

【组成】枳壳（去瓤，麸炒） 威灵仙（去苗土） 陈橘皮（去白，焙） 续断各二两 生干地黄（焙） 连翘 槐实（炒） 附子（炮裂，去皮脐） 当归（切、焙） 干姜（炒） 白矾（煅过） 人参 羌活（去芦头） 地骨皮各一两 何首乌（用米泔浸一宿，竹刀刮去皮，切）二两

【用法】上为末，炼蜜为丸，如梧桐子大。每服三十丸，空心温陈米饮送下。

【主治】肠风泻血，痔漏。

比金丸

【来源】《圣济总录》卷一四二。

【组成】密陀僧 白矾 槐实（炒，为末） 皂荚（烧灰，研）各一两

【用法】上四味，将密陀僧、白矾捣碎，入瓷罐内，烧通赤，放冷取出，捣细为末。次入槐实末、皂荚灰和匀，用糯米饭为丸，如梧桐子大。每服十五丸，空心食前米饮送下。

【主治】血痔出脓血，及肠风痔瘘。

七妙散

【来源】《圣济总录》卷一四三。

【组成】枳壳（生，去瓤） 椿木瓜 雷丸 天麻 白及 猪牙皂荚各半两 赤石脂一两

【用法】上为散。每服一钱匕，温酒调下，空心临卧服。

【主治】肠风。

干地黄汤

【来源】《圣济总录》卷一四三。

【组成】熟干地黄（焙） 赤石脂各二两 玄胡索 牡蒙 桔梗 黄耆（锉） 龙骨各一两半 当归（切，焙） 黄连（去须） 白芷 地榆 木香 红蓝花（炒）各一两 桂（去粗皮）三分 干姜（炮） 黄芩（去黑心）各半两

【用法】上为粗末。每服五钱匕，水一盏半，煎八分，去滓温服，不拘时候。

【主治】大便下血，并多年肠风，食饮不得。

大效丸

【来源】《圣济总录》卷一四三。

【组成】大蓟根七截（各长一寸，又名刺芥） 白矾一两（细研） 麝香当门子七豆许

【用法】用不沾土大瓜蒌一个，割下盖子，并不去瓤，入大蓟根并矾、当门子在内，用篦子左搅七遭，却安盖子在上，以盐一合，和土为泥固济，阴干，用炭火煅，候透赤便住，直候冷，打去泥，细碾为末，取一半为散，一半以糯米粥为丸，如梧桐子大。每日空心将大蓟苗煎汤，调下半钱匕，至日午、临卧，又煎大蓟苗酒下十丸。服三两日便住。须是吃得三五个瓜蒌，永去根本。

【主治】肠风泻血。

木香丸

【来源】《圣济总录》卷一四三。

【组成】木香 白芷 干蝎（去土，炒） 阿魏各一两 当归（炙）半两 漏芦（去芦头）二两

【用法】上药各别捣，以童便一升，煎阿魏三十沸，后下木香，又煎三十沸，后又下干蝎、当归，再煎如饧，入白芷、漏芦末，再和丸，如梧桐子大。每服五丸至十丸，空心温酒送下。

【主治】肠风，不问年深日近。

木贼散

【来源】《圣济总录》卷一四三。

【组成】木贼（锉） 枳壳（去瓤，麸炒，锉）各二两 干姜（炮，锉）一两 大黄（锉）一分

【用法】上药用于铫子内炒黑色，存三分性，捣罗为散。每服二钱匕，温粟米饮调下，食前服。

【主治】肠风多年不瘥，下血不止。

乌金散

【来源】《圣济总录》卷一四三。

【组成】猪牙皂荚四两（并皂子锉） 胡桃三十枚（并皮碎锉）

【用法】上药同拌和匀，以藏瓶一只，于顶上敲一圆窍，入前项药，以原瓦盖之，后用盐泥固济，可厚一指许，晒干，用炭火五斤煅，候碧烟出绝，即去火略存性，冷即出药细研。每服二钱匕，加麝香少许，温酒或米饮调下，食前服之。

【主治】肠风下血。

乌金散

【来源】《圣济总录》卷一四三。

【组成】木鳖子不拘多少

【用法】上药用桑柴烧过，微存性，便用碗器合之，候冷碾为散。每服一钱匕，空心用煨葱白酒调下。

【主治】肠风泻血。

乌梅丸

【来源】《圣济总录》卷一四三。

【组成】乌梅二十个（醋煮，去核） 白矾二两（飞过） 诃黎勒十一个（炮过，去核）

【用法】上三味，将矾石、诃黎勒为末，与梅肉同捣为丸，如梧桐子大。每服七丸，米饮送下。

【主治】泻血。

乌鱼骨丸

【来源】《圣济总录》卷一四三。

【组成】乌贼鱼骨（罐子内烧赤） 肉苁蓉（酒浸，焙）各半斤 桑根白皮（炒，锉） 芜荑各半两

【用法】上为末，醋煮干，饭为丸，如梧桐子大。每服五丸，空心米饮送下，不嚼。甚者不过五服。

【主治】肠风。

玉壶丸

【来源】《圣济总录》卷一四三。

【组成】青嫩皂荚针半斤（拍破，用河水五升浸二七日，入砂石器中煮去四升，存一升，又入藕汁半升、白蜜一两，再用慢火熬成膏，稀稠得所，去尽火，放冷） 枳壳一两（针扎于灯上烧存性，入酒中浸过） 胡桃仁十个（依前法） 没药二钱（研） 阴地椿根白皮二两（焙干，取一两，末用） 乳香二钱（研）

【用法】上药除前膏外，后五味为末，入在前膏内为丸，如梧桐子大。每服二十丸，肠风，煎木贼汤送下；痔疾，荆芥汤送下；常时泻血，米饮送下；空心，一日三次。

【主治】肠风病，年深不效。

玉屑丸

【来源】《圣济总录》卷一四三。

【组成】槐根白皮（去粗皮） 苦楝根白皮（去粗皮）各三两 椿根白皮（去粗皮。以上三味，采时春宜早，秋宜晚，取嫩新润者为妙，细锉，同捣令烂极细，更用后药一处拌令匀） 天南星（生，末） 半夏（生，末）各半两 威灵仙（去土，末）一两 寒食白面二两

【用法】上药拌令匀，滴水为丸，如梧桐子大。每服三十丸，先用水一盏煎令极热，次下药煮，令浮上为度，用煮药汤下药，不嚼，食前服。

【主治】

1.《圣济总录》：肠风泻血及脏毒不止。

2.《普济方》：痔疾有头，生于肛边如鼠乳，及生疮痛痒不止，下脓血，冷疼后重。

【方论】《本事方释义》：槐根白皮气味苦寒，入手足阳明；苦楝根气味苦寒，入足厥阴；椿根白皮气味苦寒，入手足阳明；天南星气味苦辛温，入手足太阴；半夏气味苦辛温，入足阳明；威灵仙气味微辛咸平，通利诸经络；寒食面气味甘温，入足阳明。此治肠风下血久不能止者，以味苦者坚其阴；以味辛者通其阳，则阴阳既得和平而病自愈矣。

龙肝散

【来源】《圣济总录》卷一四三。

【组成】伏龙肝 铅丹 牡蛎各半两

【用法】上为散，再同研细。每服二钱匕，陈米饮调下，不拘时候。
【主治】肠风泻血。

四金散

【来源】《圣济总录》卷一四三。
【别名】四圣散（《普济方》卷三十七）。
【组成】贯众　荆芥穗　白矾（飞过）　猪牙皂荚（醋炙）各一两
【用法】上同烧存性，为散。每服一钱匕，空心、食前温米饮调下，一日三次。
【主治】肠风。

立效散

【来源】《圣济总录》卷一四三。
【组成】新山栀子不拘多少（去壳）
【用法】上药焙干，捣破，再焙，又研细，如油出成团，擘开，猛火焙干，手擦细罗取散，瓷器盛之。发时以新汲水调下二钱匕。
【主治】饮酒过度，肠风泻血，及风热泻血，出如红线。

芍药丸

【来源】《圣济总录》卷一四三。
【组成】芍药　地龙（去土，炒）　大黄（锉，炒）　威灵仙各一两　木鳖子（去壳，研）二两
【用法】上为末，将三分之一用醋一盏熬成膏，和余药末为丸，如梧桐子大。每服五丸，空心、食前茶清送下，一日二次。
【主治】肠风痔瘘，久不愈者。

决效方

【来源】《圣济总录》卷一四三。
【组成】巴豆一枚（去皮）。
【用法】上一味，以鸡子开一小窍，纳巴豆一枚入鸡子窍中，以纸塞定，别以湿纸裹，用火煨熟透，去壳并巴豆，只一味吃尽鸡子，其病即止。虚人分作二服。
【主治】泻血不止。
【宜忌】不得稍生气。

安息香丸

【来源】《圣济总录》卷一四三。
【组成】安息香一分　阿魏半分　乳香一钱（三味一处研）　丹砂一分　雄黄　龙脑　麝香各二钱（四味一处研）　砒霜一分（研细，更入绿豆末二钱同研）　密陀僧（煅）二钱　巴豆三粒（去皮心膜，水一大碗浸一日，六度换出，细研出油）
【用法】上药先将安息香等三味一处入瓷器内，用重汤煮，或于饭甑上蒸一次，再入净钵内，烂研成膏，入诸药，为丸，如绿豆大。每服一丸，空心服。肠风泻血，五痔漏脓血不止，或生鼠乳，并以好茶送下；卒心痛，生姜汤送下；食积，陈曲汤送下；心腹诸气，以温酒送下；妇人心痛、血气，以当归酒送下；水泻冷水诸痢，饭饮送下；疟疾，以桃心汤送下。
【主治】久患肠风痔瘘诸疾，或生鼠乳，卒心痛，食积，心腹诸气，水泻冷水诸痢。

防风饼

【来源】《圣济总录》卷一四三。
【组成】防风（去叉）　鸡冠花　续断　甘草（炮）　天麻　人参各半两
【用法】上为末，以油饼剂三个，入药三钱匕，分做三个油饼。早晨、日午、近晚以淡粥送下。
【主治】肠风泻血。

防风散

【来源】《圣济总录》卷一四三。
【组成】防风（去叉，炙令黄）　黄耆（炙，锉）各二两　甘草（炙，锉）　人参各半两
【用法】上为细散。每服二钱匕，食前粟米饮调下。
【主治】肠风。

如圣饼

【来源】《圣济总录》卷一四三。

【组成】寒食面　铅丹（研）　白矾（烧令汁尽，研）　轻粉（研）　硫黄（研）各等分
【用法】上为末，用倒流水拌和作饼，如钱大。每发时以慢火炙黄熟，一饼分四服，用温熟水嚼下，日午、夜卧时服。
【主治】痔瘘及脏毒下血。

如神丸

【来源】《圣济总录》卷一四三。
【组成】樗根皮
【用法】上于腊月内日未出时，取背阴地北引者，不以多少，用东流水净洗锉碎，于透风处挂令干，杵研为细末，每称二两入寒食面一两，搅拌令匀，再罗过，新汲水为丸，如梧桐子大，阴干。每服二十丸，先以水湿药丸令润，后于碟子内用白面滚过，水煮五七沸倾出，用煮药水放温送下，不拘时候。如急要使，不待腊月，随时依法采合亦得。
【主治】肠风下血不止，兼治血痢。
【宜忌】服时忌见日色，见即无效。

灵仙散

【来源】《圣济总录》卷一四三。
【组成】威灵仙（去土）　鸡冠花各二两
【用法】上锉，劈碎，以米醋二升煮干，更炒过，捣为末，以生鸡子清和作小饼子，炙干，再为细末。每服二钱匕，空心陈米饮调下，午后更一服。
【主治】肠风病甚不愈。

茄子酒

【来源】《圣济总录》卷一四三。
【组成】茄子种大者三枚
【用法】上一味，先将一枚湿纸裹，于煻火内煨熟取出，入瓷罐子，乘热以无灰酒一升半沃之，便以蜡纸封闭，经三宿去茄子。暖酒空心分服。如是更作，不过三次愈。
【主治】久患肠风泻血。

矾附丸

【来源】《圣济总录》卷一四三。
【别名】矾附丹（《医学入门》卷七）。
【组成】绿矾四两（用瓶子盛，盖之，火煅食倾，候冷取出，入盐一合，硫黄一两，同矾研，依前入瓶子内烧食倾，候冷取出细研）　附子一两（炮去皮脐，杵为末）
【用法】上为末，粟米粥为丸，如梧桐子大。每服三十丸，空心以生地黄汁送下。当日止，一月除根。
【功用】助下元，除风气，补益脏腑。
【主治】肠风泻血。

抵圣散

【来源】《圣济总录》卷一四三。
【组成】椿根白皮（焙）　蒺藜子（炒）　枳壳（去瓤，麸炒）　防风（去叉）各一两
【用法】上为散。每服一钱匕，白汤点下。
【主治】肠风下血。

钓肠丸

【来源】《圣济总录》卷一四三。
【组成】附子一个（炮裂，去皮脐）　石硫黄（研）　鸡冠花（炒）　鲮鲤甲（炒）　皂角刺各一两（炒）　猬皮二个（烧灰）
【用法】上为末，面糊为丸，如梧桐子大。每服二十丸，空心槐花汤送下，一日二次。
【主治】肠风，泻血不止，疼痛。

侧柏散

【来源】《圣济总录》卷一四三。
【组成】侧柏叶二斤（九蒸九晒）　黑豆（紧小者）一升（炒）　甘草（炙，锉）三两　白术（炒）　桂（去粗皮）各一两
【用法】上为散。每服二钱匕，热汤调下，每日三次，不拘时候。
【主治】肠风泻血。

经效散

【来源】《圣济总录》卷一四三。

【组成】贯众二两（去芦头，烧存性，地上用碗合少顷去火毒，研为细末）

【用法】上加麝香一字，同前药研令匀。每服二钱匕，空心、食前米饮调下，一日三次。

【主治】肠风下血，久不愈。

贯众五物散

【来源】《圣济总录》卷一四三。

【别名】五物散（《普济方》卷三十七）。

【组成】贯众（去毛土） 槐花 地榆 黄连（去须） 甘草各半两

【用法】上药并生用，为散。每服一钱匕，米饮调下。

【主治】泻血不定。

枳实丸

【来源】《圣济总录》卷一四三。

【组成】枳实（麸炒黄） 槐荚（麸炒黄） 皂荚（猪牙者，涂酥炙） 大黄（炒令焦黄）各一两

【用法】上为末，面糊为丸，如梧桐子大。每服二十丸，空心、食前荆芥、腊茶送下。

【主治】肠风。

胡荽子散

【来源】《圣济总录》卷一四三。

【组成】胡荽子 补骨脂各半两

【用法】上为散。每服二钱匕，食前陈米饮调下。

【主治】肠风下血不止，变成痔疾。

荣顺散

【来源】《圣济总录》卷一四三。

【组成】枳壳（去瓤，麸炒） 荆芥穗各一两 槐鹅半两（炒黄）

【用法】上为细散。每服二钱匕，温米饮调下，不拘时候。如未效，再服。

【主治】肠风下血，疼痛不可忍。

保应丸

【来源】《圣济总录》卷一四三。

【组成】天南星不拘多少（用石灰炒令焦黄色）

【用法】上为细末，酒糊为丸，如梧桐子大。每服二十丸，食前温酒送下。

【主治】肠风泻血，诸药不效者。

食盐丸

【来源】《圣济总录》卷一四三。

【组成】食盐（研） 杏仁（汤浸，去皮尖双仁，炒，别研） 当归（切，焙） 干姜（炮） 皂荚（去皮子，酥炙）各二两 附子（炮裂，去皮脐）一两

【用法】上为末，炼蜜为丸，如梧桐子大。每服三十丸，空心陈米饮送下。

【主治】肠风泻血，面色萎黄，累服药不愈者。

独活丸

【来源】《圣济总录》卷一四三。

【组成】独活（去芦头，为末）半两 黄蜡五两（于银器中熔成汁） 生姜半斤（取自然汁）

【用法】上先以生姜汁入蜡中同熬，候生姜汁尽为度，次入独活末令匀，为丸如梧桐子大。每服四十丸，以浓陈米饮送下，空心、临卧服。

【主治】肠风泻血不止。

神效散

【来源】《圣济总录》卷一四三。

【组成】槐实 皂荚子各一两（以谷糠同炒令香熟，去糠）

【用法】上为散。每服一钱匕，空心、食前煎陈粟米饮调下。

【主治】肠风。

神验膏

【来源】《圣济总录》卷一四三。

【组成】背阴臭椿根（须根不见日者，掘剥取嫩处皮）一斤（锉） 黑豆半升 槐花二两

【用法】上用水五升，于银石器内慢火熬令豆熟为度，续入蜜二两，再煎，候蜜熟倾出，用净瓷石器内盛过，夜露二宿。每服约半盏许，用重汤烫温热得所，旋旋服食，每日食后、临卧各一服。

【主治】肠风下血，令不入食。

黄芩饮

【来源】《圣济总录》卷一四三。

【组成】黄芩（去黑心） 黄柏（去粗皮） 黄连（去须） 槲叶（炙）各一两半

【用法】上为粗末。每服三钱匕，水一盏，煎至七分，入地黄汁半合，去滓温服，不拘时候。

【主治】大肠风热，下血不止。

黄连饮

【来源】《圣济总录》卷一四三。

【组成】黄连（去须）一两 干姜（炮）一分 甘草（炙）半两

【用法】上为粗末。每服三钱匕，以水一盏，加生姜二片，大枣一枚（擘），同煎至五分，去滓温服。

【主治】肠风泻血如痢，腹中绞痛，面色萎黄。

黄耆汤

【来源】《圣济总录》卷一四三。

【组成】黄耆三两 槐实 小蓟 桑耳 干地黄（焙） 当归（炙，锉） 黄连（去须） 白芷各一两半 草豆蔻二枚（去皮） 芎藭 赤石脂 天雄（炮裂，去皮脐） 龙骨各二两 黄芩（去黑心）半两 红蓝花 诃黎勒皮 延胡索 厚朴（去粗皮，生姜汁炙） 桂（去粗皮）各一两

【用法】上锉。每服五钱匕，以水一盏半，加生姜一分（拍碎），煎取八分，去滓，食前温服，日二次。

【主治】肠风下血。

琥珀散

【来源】《圣济总录》卷一四三。

【组成】琥珀屑（研） 鹿角霜 赤小豆 槐花 枳壳（去瓤，麸炒） 白芷各一两

【用法】上为散。每服二钱匕，空心、食前以米饮调下。

【主治】肠风及一切血痢，脾毒脏毒，下血不止。

棕艾散

【来源】《圣济总录》卷一四三。

【组成】棕榈灰二两 熟艾（捣罗成者）一两

【用法】上用熟鸡子二个，同研得所，别用炮附子（去皮脐）为末。每服用水一盏，附子末一钱，煎数沸放温，调前药二钱匕，空心、食前服。

【主治】肠风，泻血不止。

黑虎丸

【来源】《圣济总录》卷一四三。

【别名】黑虎丹（《普济方》卷三十七）。

【组成】白矾（研）二两 鸡冠花（干者）一两 乌龙尾半两 青橘皮（洗，去白，焙） 五灵脂（炒）各四两

【用法】上为末，分一半末，用米醋二升，慢火熬成膏，候冷，和一半末为丸，如梧桐子大。每服三十丸，空心陈米饮送下。

【主治】肠风。

絮灰散

【来源】《圣济总录》卷一四三。

【组成】破絮（烧灰） 枳壳（去瓤，麸炒）各半两

【用法】上为散。每服二钱匕，入麝香少许，空心、食前用陈米饮调下。

【主治】肠风泻血。

椿皮散

【来源】《圣济总录》卷一四三。

【组成】臭椿木白皮（炙）二两　干姜（炮）　甘草（炙）各三分　鸡冠花（炙）　附子（炮裂，去皮脐）　槐鹅（炙）各一两
【用法】上为散。每服二钱匕，空心食前煎枳实汤调下。
【主治】积年肠风泻血，谷食不化，肌体黄瘦。

椿荚散

【来源】《圣济总录》卷一四三。
【组成】椿荚不以多少（将一半生用，余一半烧存性）
【用法】上为散。每服一钱匕，温米饮调下，不拘时候。
【主治】肠风泻血。

槐实散

【来源】《圣济总录》卷一四三。
【组成】槐实（酥炒）　防风（去叉）　枳壳（去瓤，麸炒焦黑为度）各半两　黄耆（锉，炒）一两
【用法】上为细散。每服一钱匕，茶清调下。
【主治】肠风。

槐荆散

【来源】《圣济总录》卷一四三。
【组成】槐花（轻炒令香）一两　荆芥穗一分
【用法】上为散。每服二钱匕，煎糯米粥饮调下。血甚者，一二服效。单使槐花亦妙，食前服之。
【主治】肠风。

樗根散

【来源】《圣济总录》卷一四三。
【组成】樗根皮（锉，炒）　臭橘（晒干，锉，炒）各三两
【用法】上为散。每服一钱匕，煎皂荚子汤调下；米饮调亦得。
【主治】肠风下血不止。

地榆丸

【来源】《圣济总录》卷一七八。
【组成】地榆一两　草豆蔻三枚（炮，去皮）　黄耆（锉）一两　枳壳（麸炒，去瓤）半两
【用法】上为细末，面糊为丸，如麻子大。一二岁儿每服十丸，草节汤送下，一日三次。
【主治】小儿肠虚腹胀，泻血不止。

猬皮散

【来源】《圣济总录》卷一七八。
【组成】刺猬皮（锉）　陈槐花　白矾　鹿角屑各一两　王瓜半两
【用法】上五味同入沙盒子内，用盐泥固济，令干，烧令通赤，取出，为细散。每服半钱匕，加生姜自然汁二三点，用腊茶清调下。
【主治】小儿脏毒泻血。

樗根汤

【来源】《圣济总录》卷一七八。
【组成】樗根白皮（炙香，锉）三分　无食子一枚　肉豆蔻（去壳）一枚　茜根（锉）半两　茶末一分
【用法】上为粗末。每服一钱匕，水七分，煎至四分。去滓温服，早、晚各一次。
【主治】小儿泻血不定。

乌梅粥

【来源】《圣济总录》卷一九〇。
【组成】乌梅（捶碎）七个　粟米（淘净）不拘多少
【用法】以水八合，浸一宿，去乌梅，取汁煮粥。每日空腹顿食之。
【主治】肠风下血，烦渴。

胡荽饼

【来源】《圣济总录》卷一九〇。
【组成】胡饼　胡荽（净择作齑）

【用法】以胡饼裹胡荽食之。
【主治】肠风泻血。

紫参散

【来源】《幼幼新书》卷三十引《九籥卫生》。
【组成】臭椿根皮　贯众　酸石榴皮（烧灰存性）　紫参各等分
【用法】上为细末。每服一钱，米饮调下；腹痛，煎艾汤调下。
【主治】小儿下血痛。

皂角散

【来源】《中藏经》（附录）卷七。
【组成】黄牛角腮一个（锉）　蛇蜕一条　猪牙皂角五个（锉）　穿山甲

方中穿山甲用量原缺。

【用法】上四味同入瓷瓶内，黄泥封固，候干，先以小火烧令烟出，方用大火煅，令通红为度，取出摊冷，杵罗为末。病人先用胡桃肉一个，分作四分，取一分，研细如糊，临卧时温酒调下，先引虫出，至五更时，温酒调下药末二钱，至辰时更进一服。取下恶物，永除根本。
【主治】五种肠风，泻血下痢，内痔外痔，脱肛肛漏。

越桃散

【来源】《中藏经》（附录）。
【组成】越桃　槐花　青州枣　干姜各等分
【用法】上烧存性，为末。每服二钱，陈米饮调下。
【主治】下血及血痢。

槐子散

【来源】《中藏经》卷下。
【组成】槐（用中黑子）一升　槐花二升
【用法】上同炒焦，为末。每服二钱，用水调下，空心、食前各一服。病已止。
【主治】久下血；尿血。

独圣散

【来源】《永乐大典》卷一〇三三引《王氏手集》。
【组成】赤芍药
【用法】上为末。食后藕汁入蜜少许调下；桔梗煎汤调下亦得。
【主治】小儿吐血、嗽血，及衄血、下血。

黄芩膏

【来源】《永乐大典》卷一〇三三引《王氏手集》。
【组成】黄芩
【用法】上为末，炼蜜为丸，如鸡头大。三岁每服一丸，以浓盐汤送下。
【主治】小儿衄血、吐血、下血。

神效散

【来源】《幼幼新书》卷三十引《孔氏家传》。
【组成】芍药　地榆　甘草（炙）　陈皮　黄连　干葛各等分
【用法】上为末。每服一钱，米饮调下，一日三次。
【主治】小儿大肠有血如痢者。

槐黄散

【来源】《幼幼新书》卷三十引《孔氏家传》。
【组成】黄耆一两　当归　槐花　白术　人参　芍药各三分
【用法】上为末。每服一钱，米饮送下；小儿半钱。
【主治】便鲜血。

乌金散

【来源】《幼幼新书》卷三十引《家宝》。
【组成】槐花（银、石器内炒紫色）一两　荆芥穗半两　枳壳（麸炒）二钱
【用法】上为细散。每服一钱，小儿半钱，米饮调下。
【主治】肠风下血，或成痔。

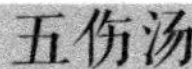

五伤汤

【来源】《鸡峰普济方》卷十。
【组成】当归　白芍药各三分　人参　川芎各二分　甘草　桂各一两　阿胶一分
【用法】上为粗末。每服二钱，水一盏，加生姜三片，大枣一枚，同煎至六分，去滓，食前温服。
【主治】劳伤荣卫，吐血下血，诸虚不足。

附子地黄散

【来源】《鸡峰普济方》卷十。
【组成】附子　干姜　桂　黄耆　龙骨　乌鱼骨　白术　牡蛎　生干地黄各二两　白芍药一两
【用法】上为细末。每服二钱，空心米饮调下。
【主治】虚劳吐血、下血、衄血、崩血、漏血。

柏叶膏

【来源】《鸡峰普济方》卷十。
【组成】新柏叶（去木取叶，不要坟墓上者，寺中最佳）三斤
【用法】清水淘洗，控干，木臼中捣，旋洒些腊水，只取一二盏许，俟捣得烂，用新绵滤取自然汁，生绢重滤过，银盂内重汤慢火熬成膏，旋炼旋添白沙蜜二两，俟如稠饴，用新瓶收之。每服少许，含化。
【主治】吐血下血。

修善散

【来源】《鸡峰普济方》卷十。
【组成】当归不拘多少
【用法】上为细末。每服一大钱，浓煎赤小豆汁，取一盏，与当归同煎五七沸，食前空心通口顿服，一日三次。立效。
【主治】肠风大便下血。

黄龙散

【来源】《鸡峰普济方》卷十。
【组成】鲫鱼一头（大者，不去皮鳞，只去肠肚）　荜茇　木香各一分　黄连半两
【用法】上为细末。纳鱼腹中，以数重湿纸裹，入煻灰火内烧熟，取去皮骨后焙干，为细末。每服一大钱，空心米饮调下。
【主治】脾毒脏毒下血，肠风下血。

淡黄丸

【来源】《鸡峰普济方》卷十。
【组成】石灰（炒赤）　硫黄各等分
【用法】上为细末，水煮面糊为丸，如梧桐子大。每服三十丸，空心米饮送下。
【主治】虚冷下血不止。

槐花丸

【来源】《鸡峰普济方》卷十。
【组成】槐花一两　蒲黄　地榆　卷柏各半两　干姜一分
【用法】上为细末。每服一钱，水一盏，煎数沸，不拘时候服。
【主治】肠风下血。

蒲黄散

【来源】《鸡峰普济方》卷十。
【组成】生地黄八两　蒲黄一升　地骨皮五两　黄芩　芍药　生竹茹各三两
【用法】上为细末。每服二钱，水一盏，煎至六分，去滓，食后温服。
【主治】劳热所致大便出血，及口鼻出血，血上心胸，气急。

蒲黄散

【来源】《鸡峰普济方》卷十三。
【组成】木贼一两　蒲黄二两
【用法】上为末。每服二钱，米饮调下，不拘时候。
【主治】忧思之气不散而乘于血，或怒气伤肝，逆气上行，血溢流散，或饮酒过多，热入于阴而伤于血，以致纯下清血，日久不止，脉或散或涩。

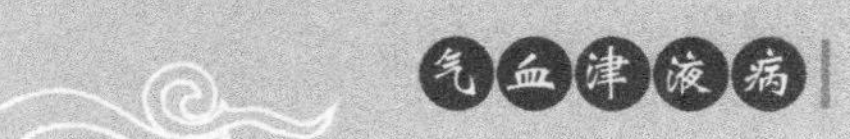

附子当归丸

【来源】《鸡峰普济方》卷十六。
【组成】当归三两　芍药二两　附子　白术各一两
【用法】上为细末，醋煮面糊为丸，如梧桐子大。每服三十丸，空心米饮送下。未效，加至五十丸。
【主治】
1.《鸡峰普济方》：血脏虚冷。
2.《续易简》：风冷在肠胃，下血，手足冷而脉微小。

熟干地黄丸

【来源】《鸡峰普济方》卷十六。
【组成】熟地黄一两半　白芍药　人参　当归　川芎各一两　阿胶半两　犀角屑一分
【用法】上为细末，炼蜜为丸，如梧桐子大。每服三十丸，食前米饮送下。
【主治】妇人吐血、下血，通谓之脱血，此由将温过度，或起居失节，喜怒不常，血乃妄行，血既不足，故月候为之缩日。

乌金散

【来源】《鸡峰普济方》卷十七。
【组成】木鳖子一两半（去皮及青膜）　没药　枳壳各一两　胡桃三个
【用法】上四味，以清油灯焰内烧存性，为细末。每服二钱，空心米饮调下。觉痛即愈，血立止。
【主治】肠风泻血。
【宜忌】忌生冷、油腻。

地锦汤

【来源】《鸡峰普济方》卷十七。
【组成】蒿菜叶　千针草　酸草子　地锦草各等分（阴干）
【用法】上为细末。每服二钱，白汤调下，食后温服。
【主治】肠风下血。

苦楝丸

【来源】《鸡峰普济方》卷十七。
【组成】防风　干漆盖（生）　人参　苦楝根皮各一钱　荆芥穗　海金沙各半钱　何首乌一钱
【用法】上为细末，醋面糊为丸，如麻子大。每服七丸，空心煎樗白皮汤送下。
【主治】肠风下血，不以新久。

神曲丸

【来源】《鸡峰普济方》卷十七。
【组成】五灵脂五两（水飞，去滓，熬成膏）　神曲一两（炒）
【用法】上为细末，将五灵脂熬成膏，入神曲末为丸，如梧桐子大。每服十丸，男子食后酒送下，妇人淡醋汤下。
【主治】肠风下血。

黄连丸

【来源】《鸡峰普济方》卷十七。
【组成】黄连半两（入巴豆半两同炒赤色，去巴豆）　草龙胆一分
【用法】上为细末，蒸饼为丸，如梧桐子大。每服三十丸，食前以荆芥汤送下，一日二次。
【主治】肠风。

假苏丸

【来源】《鸡峰普济方》卷十七。
【组成】假苏（荆芥也）　黄耆　防风　皂子仁　槐角　枳壳各等分
【用法】上为细末，炼蜜为丸，如梧桐子大。每服三四十丸，食前熟水送下。
【主治】痔疾成漏，脓血，脱肛，疼痛；及肠风下鲜血。

槐子丸

【来源】《鸡峰普济方》卷十七。
【组成】槐角二两　陈橘皮　干地黄　续断各一

两　黄耆　白矾　当归　干姜　黄连　附子各半两

【用法】上为细末，炼蜜为丸，如梧桐子大。每服二十至三十丸，食前热米饮送下。

【主治】肠风下血，五痔成疮。发即焮痛不可忍，大便下血，肛脱不入，肠头生肉如鼠乳，或如樱桃，时下脓血，肿处痒痛，肛边生核，久成瘘疮。

槐角煎

【来源】《鸡峰普济方》卷十七。

【组成】凤眼草（用仁子，此乃樗坂壳）　槐角　地榆　枳壳各一两　荆芥穗　密陀僧（火煅）　槐花各半两

【用法】上为细末，炼蜜为丸，如梧桐子大。每服十五丸，不拘时候，妇人淡醋汤送下。

【主治】男子妇人下血。

小儿胃风丸

【来源】《鸡峰普济方》卷二十四。

【组成】人参　茯苓　白术　天麻　防风各二分　全蝎一个

【用法】上为细末，水煮面糊为丸，如梧桐子大。每服二十丸，空心温酒送下。

【主治】下血，不入乳食。

槐角散

【来源】《袖珍方》卷三引《普济本事方》。

【组成】苍术　厚朴　陈皮　当归　枳壳各一两　槐角二两　甘草　乌梅各半两

【用法】上锉。每服五钱，水一盏，煎服。

【主治】

1.《袖珍方》引《普济本事方》：肠胃不调，胀满下血。

2.《济阳纲目》：肠胃有湿，胀满下血。

黄耆丸

【来源】《普济本事方》卷五。

【别名】黄耆枳壳煎丸（《普济方》卷二九七）。

【组成】黄耆（蜜炙）　枳壳（去瓤，细切，麸炒黄）　威灵仙（去苗，洗）各二两　续断（洗，推去节，锉，焙）　槐角子　白矾（枯）　当归（洗，去芦，切，焙干，炒）　干姜（炮）　附子（炮，去皮脐）　生干地黄　连翘（炒）各半两

【用法】上为细末，炼蜜为丸，如梧桐子大。每服三十丸，以米饮送下。

【主治】远年肠风痔漏。

椿皮丸

【来源】《普济本事方》卷五。

【组成】臭椿白皮（去粗皮，焙干）四两　苍术（泔浸一夕，去皮晒干，不见火）　枳壳（去瓤细切，麸炒黄）各二两

【用法】上为细末，醋糊为丸，如梧桐子大。每服三四十丸，空心、食前米饮送下。

【主治】脏毒肠风。缘荣卫虚弱，风气进袭，因热乘之，便血性流散，积热壅遏，血渗肠间，故大便下血。

【方论】《本事方释义》：臭椿皮气味辛苦寒，入手、足阳明、厥阴；苍术气味辛温，入足太阳、阳明；枳壳气味苦寒，入足太阴。此因饱食房劳，血渗大肠，腹中刺痛下血，谓之脉痔，热气蕴积不能流畅，故投以苦寒燥剂，每多效验也。

槐花散

【来源】《普济本事方》卷五。

【别名】槐花汤（《证治准绳·类方》卷三引《医学统旨》）。

【组成】槐花（炒）　柏叶（烂杵，焙）　荆芥穗　枳壳（去瓤，细切，麸炒黄）各等分

【用法】上为细末。用清米饮调下二钱，空心，食前服。

【主治】肠风脏毒。

【方论】

1.《本事方释义》：槐花气味苦寒，入手足阳明、厥阴，柏叶气味苦辛微寒，入足太阴；荆芥穗气味辛温，入足太阳、少阳，枳壳气味苦寒，入足太阴。此脏毒肠风下血不止，纯用辛凉苦寒之药，以泄肠胃之热，血得凉而宁静，则病自然

减耳。

2.《医方集解》：此手足阳明药也。侧柏养阴燥湿，最清血分；槐花疏肝泻热，能凉大肠；荆芥散瘀搜风；枳壳宽肠利气。

蒜连丸

【来源】《普济本事方》卷五。

【别名】金屑万应膏（《丹溪心法》卷二）。

【组成】鹰爪黄连（末）

【用法】用独头蒜一颗，煨香烂熟，研和入臼，为丸如梧桐子大。每服三四十丸，陈米饮送下。

【主治】脏毒。

剪红丸

【来源】《扁鹊心书·神方》。

【组成】吴茱萸（去梗）二两　荆芥穗二两　川乌一两

【用法】上炒黄色，共为末，醋糊为丸，如梧桐子大。每服五十丸，空心白汤送下。

【主治】远年近月，肠澼下血。

五槐丸

【来源】《续本事方》卷九。

【组成】五倍子　槐花（陈者）　百药煎（好者）各等分

【用法】上焙干为末，酒糊为丸，如梧桐子大。每服二十丸，空心米汤送下，一日三次。

【主治】肠风脏毒，酒痢下血。

缓肠汤

【来源】《小儿卫生总微论方》卷十一。

【组成】人参（去芦）　白术　当归（去芦并土）　白茯苓　厚朴（去粗皮，生姜制）　白芍药　炙甘草各一两　阿胶（蛤粉炒，去粉）　黄耆（蜜炙）　陈粳米（炒）各二两　御米壳三两（蜜炙）

【用法】上为粗末。每服二钱，水一盏，加生姜三片，枣一个，同煎至五分，去滓，空腹食前温服，一日三次。

【主治】蛊利。下血如赤水豆汁，腹痛。

比金散

【来源】《洪氏集验方》卷三。

【别名】立效散。

【组成】蝟皮一个　皂角刺二两　榼藤子一个（去瓤，锉碎，别研为末）　猪牙皂角一两　白矾半两

【用法】除榼藤子外，上四味入瓷瓶内，盐泥封固，候干，先以小火烧令烟出，方用大火煅令烟尽为度，取出摊冷，为细末，入榼藤子末和匀。每服一大钱，空心食前温酒调下。

【主治】肠风下血及痔漏。

硫附盐矾丸

【来源】《洪氏集验方》卷三。

【组成】附子一两（炮，去皮脐，别研为细末）　绿矾四两（用瓶子盛，盖之，火熁食顷，候冷取出，入盐一合，硫黄一两，同矾研过，依前装瓶内烧食顷，候冷取出再研极细令匀）

【用法】上同合一处和匀，以粟米粥和丸，如梧桐子大。每服三十丸，空心以生地黄汁吞下；温酒、米饮送服亦得。

【主治】肠风下血不止，经年久病，虚弱甚者。

倍灵丸

【来源】《洪氏集验方》卷四。

【别名】倍槐丸（《魏氏家藏方》卷七）。

【组成】槐花六两　五倍子三两　五灵脂三两

【用法】上为细末，面糊为丸，如梧桐子大。每服三十丸，米饮送下。

【主治】肠风下血。

当归地黄汤

【来源】《宣明论方》卷九。

【组成】当归　芍药　川芎　白术　染槐子　黄药子各半两　生地黄　甘草　茯苓（去皮）　黄芩　白龙骨各一两

【用法】上为末。每服三钱，水一盏，煎至七分，去滓，食前温服。
【主治】嗽血、衄血、大小便血；或妇人经候不调，月水过多，喘嗽者。

妙功藏用丸

【来源】《宣明论方》卷四。
【别名】显仁丸、神芎丸。
【组成】大黄　黄芩　黄连各半两　黑牵牛一两　滑石二分　荆芥穗二两　防风一分　川芎一两　木香二分　官桂三分（去皮）
【用法】上为末，滴水为丸，如小豆大。每服二十至三十丸，生姜汤送下，温水亦得，每日三次。
【主治】呕哕不食，痿弱难运，血溢血泄，淋闭不通，或泄利，三焦壅滞，传化失常。

神应丹

【来源】《宣明论方》卷九。
【组成】薄荷叶四钱　甘草四钱　巴豆（灯烧存性）　盆消各二钱　轻粉二钱　豆豉一两（慢火炒）　五灵脂二两

方中薄荷叶用量原缺，据《普济方》补。

【用法】上为末，炼蜜为丸，如梧桐子大。每服一丸，温齑汁送下。续后空咽津三五次，禁饮食少时，觉咽喉微暖效。心腹急痛，温酒下二丸，未效再服，得利尤良；带下，以温酒下二丸，或大便流利再服。
【主治】涎嗽喘满，上攻心腹卒痛，及利下血，兼妇人带下病，一切肋胁痛满。

黄连散

【来源】《宣明论方》卷十三。
【别名】鸡冠散（《古今医统大全》卷七十四）。
【组成】黄连　贯众　鸡冠花　乌梅肉　大黄各一两　甘草（炙）三分
【用法】上为细末。每服二钱，以米汤调下，不拘时候。
【主治】肠风下血，疼痛不止。

白玉丹

【来源】《三因极一病证方论》卷十五。
【组成】凝水石不拘多少（煅红，研细，水飞，再入煅锅中煅）
【用法】糯米糊为丸，如梧桐子大。每服五十丸，陈米饮送下。只一服愈。
【主治】久年肠痔下血，服百药不效者。

加味四君子汤

【来源】《三因极一病证方论》卷十五。
【别名】加味四君汤（《景岳全书》卷五十三）。
【组成】人参　茯苓　白术　甘草（炙）　黄耆　白扁豆（蒸）各等分
【用法】上为末。每服二钱匕，汤点服。
【主治】

1.《三因极一病证方论》：五痔下血，面色萎黄，心忪，耳鸣，脚弱，气乏，口淡，食不知味。

2.《外科发挥》：中气虚，不能摄血，致便血不禁。

桂心散

【来源】《永乐大典》卷一〇三三引《全婴方》。
【组成】桂心（去皮）
【用法】上药不见火，为细末。三岁半钱，藕汁同蜜半匙调下。
【主治】小儿吐血或便血。

五倍丸

【来源】《永类钤方》卷二十一引《全婴方》。
【组成】五倍子（焙）
【用法】上为末，蜜为丸，如小豆大。三岁三十丸，米汤化下。
【主治】小儿大便下血，如肠风脏毒。

三效散

【来源】《普济方》卷三八八引《全婴方》。

【组成】石榴皮（研末） 五倍子（研末） 茄蒂（烧灰存性，为末）

【用法】上每服半钱，粪前下血，石榴皮末，煎茄枝汤调下；粪后下血，五倍子末，煎艾汤调下；粪夹血，或肠风下血，茄蒂灰为末，米汤调下，食前服。

【主治】小儿粪前后血，并肠风下血，久不瘥。

诃灰散

【来源】《普济方》卷三八八引《全婴方》。

【组成】诃子（烧存性）

【用法】上为末。三岁每服一钱，食前以米汤调下。

【主治】小儿因痞，大便中有血。

箬叶散

【来源】《普济方》卷三八八引《全婴方》。

【组成】茶箬（烧灰存性）

【用法】为末。食前米汤调下。

【主治】小儿大便有血，或纯下血。

风眼草散

【来源】《杨氏家藏方》卷十三。

【组成】风眼草（拣净，即椿树荚也） 褐油麻（水淘净）各四两 枳壳（去瓤，麸炒）二两 轻粉一字

【用法】上为细末。每服二钱，空心、食前温酒调下；米饮亦得。

【主治】肠风下血。

立圣散

【来源】《杨氏家藏方》卷十三。

【组成】黄连（去须）一斤

【用法】上为细末。每服一钱，空心、食前浓煎荆芥蜜汤调下。

【主治】肠风下血，或如鸡肝，日夜无度，全不入食，通体黄肿者；尿血。

地榆散

【来源】《杨氏家藏方》卷十三。

【组成】地榆 诃子（煨，去核） 赤芍药 橡斗子各一两

【用法】上为细末。每服二钱，食前陈米饮调下。

【主治】肠风下血不止。

百药散

【来源】《杨氏家藏方》卷十三。

【组成】川百药煎不以多少（一半生用，一半炒令黄）

【用法】上为细末。每服二钱，空心、食前温米饮调下。

【主治】脏毒下血不止。

如圣散

【来源】《杨氏家藏方》卷十三。

【组成】腊月野狸一枚（盘在瓦罐子内） 大枣半升 枳壳半升 甘草四两（寸截） 猪牙皂角二两

【用法】都入在罐子内，上用瓦子盖定，瓦片子上钻小窍子，都用盐泥固济，令干。作一地坑，用十字瓦支定，令罐子不着地，用炭五秤簇烧至黑烟尽，若有青烟出，便去火取出，用湿土罨一宿。上药研令极细。每服二钱，盐汤调下。

【主治】年深日近，肠风下血，或诸般痔漏。

枳壳散

【来源】《杨氏家藏方》卷十三。

【组成】枳壳（去瓤，麸炒） 木馒头（麸炒）各等分

【用法】上为细末。每服二钱，空心、食前温酒调下。

【主治】肠风下血不止，及大便急涩。

猬皮散

【来源】《杨氏家藏方》卷十三。

【组成】白刺猬皮一枚（于铫子内煿针焦，去皮，

只用针） 木贼半两（炒黄）

【用法】上为细末。每服二钱，空心食前热酒调下。

【主治】肠风下血。

聚金丸

【来源】《杨氏家藏方》卷十三。

【组成】黄连四两（一两水浸晒干，一两炒，一两炭火炮，一两生用） 防风（去芦头） 黄芩各一两

【用法】上为细末，煮面糊为丸，如梧桐子大。每服五十丸，量意加减，以米泔浸枳壳水下，不拘时候。冬月入大黄一两，三时不须。

【主治】因蓄热或酒毒，致大便下血，发热烦躁，腹中热痛，作渴喜忘，舌涩目昏，脉来弦数。

橄榄散

【来源】《杨氏家藏方》卷十三。

【组成】橄榄核不拘多少

【用法】灯上烧灰，为细末。每服二钱，空心、食前陈米饮调下。

【主治】肠风下血，久不愈者。

四味丸

【来源】《杨氏家藏方》卷二十。

【别名】四生丸（《普济方》卷一八八引《十便良方》）。

【组成】荷叶 艾叶 柏叶 生地黄各等分

【用法】捣烂为丸，如鸡子大。每服一丸，水三盏，煎至一盏，去滓温服，不拘时候。

【功用】《饲鹤亭集方》：补阴凉血，散瘀理气。

【主治】《饲鹤亭集方》：便血。

侧柏散

【来源】《救急选方》卷上引《卫生家宝》。

【别名】柏叶散（《普济方》卷一九〇引《经验良方》）。

【组成】侧柏叶一两半（蒸干） 人参一两 荆芥（烧灰）一两

【用法】上为末。每服二钱，入飞罗面二钱相和，用新汲水调如稀糊啜服。血如涌泉，不过二服即止。

【功用】《中国医学大辞典》引《证治准绳》：止血。

【主治】

1.《救急选方》引《卫生家宝》：吐血下血，其证皆因内损，或因酒食太过，劳损于内，或心肺脉破血妄行，其血出如涌泉，口鼻俱出，须臾不救。

2.《袖珍方》引《经验良方》：男子妇人九窍出血。

生血地黄百花丸

【来源】《普济方》卷一九〇引《卫生家宝》。

【组成】生地黄十斤（洗，臼中捣取汁） 生姜半斤 藕四斤（捣取汁） 白沙蜜四两 无灰酒一升（上五味，用银器或砂锅内熬取二碗许，渐成膏，一半瓷器收之，一半入干山药末三两，再熬一二十沸，次入后药） 川当归（焙） 熟地黄（焙） 肉苁蓉（酒浸，焙） 破故纸 阿胶（麸炒） 黄耆（蜜炙） 石斛（去根，焙） 覆盆子 白茯苓 远志（取皮） 麦门冬（去心，焙） 枸杞子各二两

【用法】上为末，入山药膏子为丸，如梧桐子大。每服五十丸，空心食前用温酒调地黄膏子送下，每日三次。

【主治】诸虚不足，下血、咯血、衄血、肠癖、内痔，虚劳寒热，肌肉枯瘦。

麝香散

【来源】《普济方》卷二五六引《卫生家宝》。

【组成】人参 白茯苓 川芎各半两 麝香一钱（研） 藿香叶一分 薰陆香二钱 辰砂一分 丁香一分（新者，不可见火）

【用法】上为末。每服一钱，薄荷、枣子汤送下；小儿半钱，薄荷蜜汤调下。

【功用】大安心胃。

【主治】运血不归肝元，或吐逆，或便血；并伤寒吐不止，或小儿吐。

乐令汤

【来源】《易简方论》。

【组成】黄耆 人参 橘红 当归 肉桂 细辛 前胡 甘草 茯苓 麦门冬 芍药各二两 附子 熟地黄各一两 半夏 远志各一两半

【用法】每服一盏半，加生姜五片，枣子一个，同煎，食前服。

【主治】下血过多，发为寒热。

斗肛丸

【来源】《普济方》卷三十八引《十便良方》。

【组成】白矾 附子 干姜各一两

【用法】上药治下筛，炼蜜为丸，如梧桐子大。每服十丸至二十丸，米饮送下，一日二次。

【主治】大便后出血。

【宜忌】忌猪、鸡、酒、面、生冷、鱼、油腻等物。

杏 丹

【来源】《普济方》卷三十八引《十便良方》。

【组成】杏仁四十九粒（去皮尖双仁） 蜡一两

【用法】上药入臼中熟杵，自然汁可以为丸。每服二三十丸，空心米饮送下。

【主治】脏毒下血。

【宜忌】忌鱼腥。

通神散

【来源】《普济方》卷三十八引《十便良方》。

【组成】缩砂仁不拘多少（去粗皮）

【用法】上为末。米饮调，热服。

【主治】泻血。

沙豆腐

【来源】《仙拈集》卷二引《集验》。

【组成】豆腐（未入袋滤出浆者，带滓取来，锅内炒燥）

【用法】上为末。每服三钱，如下紫血块者，以白糖汤送下；红血块者，以黑糖汤送下，一日三次。

【主治】远年便血，垂危者。

六妙汤

【来源】《是斋百一选方》卷六。

【组成】乌梅十个（捶碎） 甘草二寸（生用） 罂粟壳十个（去瓤顶，捶碎） 丁香五十个（全用） 桂心二寸（去粗皮） 缩砂仁四钱半（捶破）

【用法】上药同拌匀，作一服，水一盏半，于银器（忌铜铁器）内煎至七分，去滓温服，滓用水二盏，再煎小半盏服。

【主治】下血，或痢不止。

固荣散

【来源】《是斋百一选方》卷六引王医师方。

【组成】白芷半两 甘草（炒）三钱 真蒲黄（炒） 地榆（去芦）各一两

【用法】上为细末。每服三钱，温汤调下。

【主治】吐血，便血。

【加减】气急，加石膏半两。

必效散

【来源】方出《是斋百一选方》卷十四，名见《普济方》卷三十八。

【别名】霜柿散（《普济方》卷三十八）。

【组成】干柿不拘多少（烧存性）

【用法】上为末。每服二钱，空心米饮调下。一方用糊丸。

【主治】肠风脏毒。

【验案】肠风 曾茂昭通判之子，年十余岁时，曾苦此。凡治肠同风药，如地榆之类，遍服无效，因阅书见此方用之，一服而愈。是干柿烧灰者，曾与予合肥同官亲言之云尔。

地榆汤

【来源】《是斋百一选方》卷十四。

【别名】地榆散（《医方类聚》卷一四一）。

【组成】地榆（洗，焙干，锉） 卷柏（不去根，

净洗）各等分

【用法】每用一两，水一碗，以砂瓶子煮数十沸，通口服，不拘时候。

【主治】下血远年不愈。

枳实三百丸

【来源】《是斋百一选方》卷十四。

【组成】枳实　槐花（生用）各半两　皂角刺一两半（生用，半烧存性）

【用法】上为细末，炼蜜为丸，如梧桐子大，约可得三百丸。每服三十丸，食前米饮送下；酒下亦可。

【主治】肠风久而下脓血，日数十度者。

荆芥散

【来源】《是斋百一选方》卷十四。

【别名】荆砂散（《仙拈集》卷二引《集简方》）。

【组成】荆芥穗　缩砂仁各等分

【用法】上为细末。每服三大钱，用糯米饮调下，不拘时候，一日三次。

【主治】

1.《是斋百一选方》：肠风下血。

2.《仙拈集》引《集简方》：溺血。

厚朴丸

【来源】《是斋百一选方》卷十四引王嗣康方。

【组成】厚朴五两（用生姜五两同捣烂，于银石器内炒令紫色）　白术一两　大麦蘖　神曲各一两（同炒紫色）

【用法】上为细末，白水面糊为丸，如梧桐子大。疾作每服一百丸，空心米饮送下。平时每服三五十丸。

本方原名厚朴煎，与剂型不符，据《类编朱氏集验方》改。

【主治】积年下血。

【方论】肠胃本无血，缘气虚肠薄，自荣卫渗入。今用厚朴厚肠胃，神曲、麦蘖消酒食，白术导水，血自不作也。

棕灰散

【来源】《景岳全书》卷六十一引《是斋百一选方》。

【组成】败棕不拘多少（烧灰存性）

【用法】上为细末。每服二钱，空心好酒或清米饮调服。

【主治】

1.《景岳全书》：大肠下血不止，或妇人崩漏下血。

2.《不居集》：内崩吐血。

犀角丸

【来源】《普济方》卷三八八引《汤氏宝书》。

【组成】犀角屑一分　栝楼根半两　蛇退皮（炙赤色）　钩藤钩子　麻黄（去节）各一分　黄耆（蜜炙）　羌活　防风　白芍药各半两　甘草一分

【用法】上为末，枣肉为丸。食后薄荷汤送下。只二服作效，头摇即止。便血次愈多，间服胃风汤，日减一日。

【主治】小儿摇头下血。乃肝血液盛，外有风热乘之，肝属木，木盛而脾土为木所克，脾与肺是子母，俱为肝所胜，而血遂浸渍于大肠，故便血不止。

【验案】小儿摇头下血　郑都承令嗣患七年摇头，三年下血，已服百余方，前后服治摇头者，无非风药，止血者或作痢或作肠风，百药备尝。偶安抚王尚书挽留都下，先君宰钱塘时与之有分，一日招饮，令其子劝酒，因视其疾，又扣其详，亦不能晓其标本，酒罢退思，遂处此方，但损肝祛风，益脾，数服而愈，十余日后血止而下脓，自此断根。今数年矣。

二灰散

【来源】《魏氏家藏方》卷七。

【组成】干侧柏（略焙，为末）五钱　桐子炭（再烧为灰，却为末）二钱　棕榈灰（烧存性，为末）三钱

【用法】上药和作二服。糯米饮调下，不拘时候。

【主治】下血。

二姜丸

【来源】《魏氏家藏方》卷七。

【组成】良姜（薄切片，炒） 干姜（炮，洗，刮去皮）各一两 乌梅肉半两

【用法】上为细末，水煮稀陈米粥为丸，如绿豆大，候干。每服一百丸，食前温水饮送下。

【主治】脏寒，大便血作。

山栀散

【来源】《魏氏家藏方》卷七。

【组成】山栀子

【用法】拣新老山栀不拘多少，去皮焙干，研细，若油出成团，即擘开猛火焙干，手擦细罗取末，瓷器盛。发时服二钱，用新汲水调下。

【主治】大便下血，鲜血同如红线。

【宜忌】忌酒、面等物三五日。

木香诃子散

【来源】《魏氏家藏方》卷七。

【组成】木香半两（不见火） 诃子皮 当归（去芦）各一两

【用法】上为细末。每服三四钱，用第二米泔一盏，煎至七分，温服之，不拘时候。

【主治】大便下血。

巨胜七宝丸

【来源】《魏氏家藏方》卷七。

【组成】蝟皮一枚（烧灰存性） 附子一只（炮，去皮脐） 白矾一分（枯） 硫黄一分（研） 榼藤子三枚（打破，取白瓤） 猪牙皂角（去皮） 皂角刺（烧灰存性）各一两

【用法】上为细末，研胡桃肉，入少酒，面糊为丸，如梧桐子大。每服五七丸至十丸，空心酒送下；如有头成疮，用朱砂一皂子大，与十数丸同研水调，敷疮上，经旬日自好。

【主治】一切年深日近肠风下血，痔漏及有头成疮者。

乌金丸

【来源】《魏氏家藏方》卷七。

【组成】枳实二两（去瓤，麸炒） 橘红 生干地黄（洗）各一两

【用法】上为末，淡面糊为丸，如梧桐子大。每服五十丸，临睡热汤送下。

【主治】大便下血。

乌金丸

【来源】《魏氏家藏方》卷七。

【组成】干棕榈 干姜 大橡斗子 乌梅（上四味，烧灰存性，为细末） 枯了白矾末各等分

【用法】面糊为丸，如梧桐子大。每服四五十丸，米饮下，若粪前有血，即空心服；粪后有血，即食后服。

【主治】肠风脏毒，下血不止。

乌紫金丸

【来源】《魏氏家藏方》卷七。

【组成】肉豆蔻一两（刷去灰土，拣最大者，每只钻窍，入丁香七粒在内，用醋纸裹煨，十分油出尽为度） 罂粟壳（去顶蒂瓤极净，切片，用好酸醋浸一宿，炒干秤）半两 滴乳香二钱半（别研）

【用法】上为细末，汤泡乌梅肉研烂为丸，如梧桐子大，每服五十丸至七十丸，泻，用米饮送下；痢，用生姜汤送下；肠风脏毒下血。荆芥、地榆煎汤送下，并食前服之。

【主治】一切泻痢，不问新旧冷热及肠风下血。

艾附汤

【来源】《魏氏家藏方》卷七。

【组成】大附子二两（炮，去皮脐，切片） 熟白艾一两 川姜七钱（炮，洗）

【用法】上锉。每服三钱，水一盏半，煎七分，去滓，食前温服。

【主治】脏寒，大便下血。

归附汤

【来源】《魏氏家藏方》卷七。
【组成】当归半两（去芦） 附子一两（炮，去皮脐）
【用法】上锉。每服三钱，水一盏半，加生姜五片，煎七分，去滓，食前温服。
【主治】大便下血。

地黄丸

【来源】《魏氏家藏方》卷七。
【组成】熟干地黄二两（洗） 黄连一两半（去须，瓦上炒） 枳壳一两（去瓤，麸炒黄）
【用法】上为细末，炼蜜为丸，如梧桐子大。每服五十丸，空心米饮送下。
【主治】脏毒。

朴蘖丸

【来源】《魏氏家藏方》卷七。
【组成】厚朴一斤（去粗皮） 白术半斤 麦蘖六两
【用法】上为细末，生姜自然汁煮神曲末六两为糊，丸如梧桐子大。每服三十丸，茶、酒、白汤任下，不拘时候。
【主治】肠风下血，痔疾。

妙应丸

【来源】《魏氏家藏方》卷七。
【组成】五倍子不拘多少
【用法】上为细末，酒糊为丸，如梧桐子大。每服四十丸，食前米饮送下。
【主治】肠风脏毒。

妙应散

【来源】《魏氏家藏方》卷七。
【组成】橄榄不拘多少
【用法】上药风前吹干，连核于炭火内煅成灰，逐个钳出，碾为细末。每服二钱，空心、食前用腊茶调下。
【主治】大便下血。

练根散

【来源】《魏氏家藏方》卷七。
【组成】木莲（名木馒头，收阴干） 枳实（去瓤，麸炒）各等分
【用法】上为细末。每服三钱，米饮调下，不拘时候。
【主治】便血。

枳壳丸

【来源】《魏氏家藏方》卷七。
【组成】枳壳（用酸米醋浸三日，铫内炒焦黑，存性）
【用法】上为细末，面糊为丸，如梧桐子大。每服三十丸，食前米饮送下。
【主治】脏毒。

茶调香附散

【来源】《魏氏家藏方》卷七。
【组成】香附子不拘多少
【用法】上药于木石臼内捣去皮毛，用清水或米泔浸一宿，取出控干，入无油锅内炒香熟，紫黑色为度，取出去火毒，碾为细末。每服三钱，空心浓腊茶调下。
【主治】肠风脏毒。

神应丸

【来源】《魏氏家藏方》卷七。
【组成】新柏叶（蒸热，焙干） 槐花（瓦上炒） 鸡冠花（瓦上焙）各等分
【用法】上酒煮面糊为丸，如梧桐子大。每服三十丸，米饮送下，不拘时候。
【主治】肠风下血。

神授散

【来源】《魏氏家藏方》卷七。

【组成】白鸡冠花　生姜（去皮）各等分

【用法】上于沙盆内烂研，捻作饼子，焙干，为细末，白汤调下，不拘时候。

【主治】大便下血不止。

胶姜理中汤

【来源】《魏氏家藏方》卷七。

【组成】理中汤加黄耆　阿胶　艾　当归

【用法】水煎，食前服。

【主治】腹虚便血。

烧梅散

【来源】《魏氏家藏方》卷七。

【组成】大白梅　枳壳

【用法】上同烧存性，为末。米饮调下，不拘时候。

【主治】脏毒。

梅茸丸

【来源】《魏氏家藏方》卷七。

【组成】麋茸（真好者）　鹿茸（有血者）各等分

【用法】上用酥炙，为细末，用煮熟乌梅取肉研令烂，入熟面糊少许和为丸，如梧桐子大。每服百丸，米饮汤送下，一日二三次。

【功用】补阴阳不足。

【主治】下血不止。

【方论】大凡男子便血皆是酒色损耗气血之过，若用他药而不治其源，必未能速效，要当先养其气，气固则血自不下，须久服此，或要加附子亦不妨，但不可服黄连等，恐损动脾胃，愈无益矣。

梅茸丸

【来源】《魏氏家藏方》卷七。

【组成】乌梅肉（用新瓦熨干）　鹿茸（火爁去毛，酥炙）　鸡爪黄连（去须，用米醋一盏炙干）各等分

【用法】上为细末，酒煮面糊为丸，如梧桐子大。每服三十丸，空心、食前盐酒或米饮汤送下。不用黄连亦得。

【主治】肠风脏毒，经年下血不止者。

【验案】便血　傅元元十余年便血，服此药遂愈。

黄连丸

【来源】《魏氏家藏方》卷七。

【组成】黄连二两（去须）　生姜四两（并锉作骰子块）

【用法】上同炒香熟，去生姜，只用黄连，醋煮面糊为丸，如梧桐子大。每服三十丸，食前以乌梅汤送下。

【主治】大便下血。

黄连丸

【来源】《魏氏家藏方》卷七。

【组成】黄耆（蜜炙）　黄连（去须）各等分

【用法】上为细末，面糊为丸，如梧桐子大。每服二三十丸，食前以米饮送下。

【主治】肠风泻血。

续断丸

【来源】《魏氏家藏方》卷七。

【组成】续断三两（水浸洗过，细锉）　黄耆二两（蜜水拌）　枳壳（去瓤，麸炒）　白僵蚕（直者，炒去丝）各一两

【用法】上为细末，汤化雪膏和为丸，如梧桐子大，朱砂、麝香为衣。每服三五十丸，米饮送下。大便前有血，食前服；大便后有血，食后服。

【主治】下血不止。

槐花汤

【来源】《魏氏家藏方》卷七。

【组成】橡斗子一分　槐花一两（二味同炒黄色）　白矾一分（枯）

【用法】上为细末。每服二钱，温酒调下，不拘时候。

【主治】酒毒便血，经年不效者。

蒲藕丸

【来源】《魏氏家藏方》卷七。
【组成】熟干地黄一两　当归（去芦）　黄连（去须）　石菖蒲各半两
【用法】上为细末，生藕节取汁，炼蜜为丸，如梧桐子大。每服四五十丸，食前米饮熟水任下。
【主治】大便下血无时，久不愈者。

应圣丸

【来源】《魏氏家藏方》卷九。
【组成】阿胶（蛤粉炒）　熟干地黄（洗）　黄耆（酒蒸）各七两　地榆（寸锉，炒焦）　木贼（存性、烧）　槐花（炒）　五倍子（烧存性）　卷柏（炒）　棕榈（煅存性）　蒲黄（隔纸炒令色变）　艾叶　人参（去芦）　鸡冠花（烧存性）各半两　赤石脂一分（煅）
【用法】上为细末，炼蜜为丸，如梧桐子大。每服四十丸，空心米汤送下。
【功用】调荣卫，敛血归气。
【主治】大腑失血。

卷柏散

【来源】《魏氏家藏方》卷十。
【组成】乌贼骨（烧令焦）　卷柏叶（酒浸，炒）　白龙骨（煅）各半两
【用法】上为细末。每服二钱，空心米饮或温酒调下。
【主治】体虚，经水不正，便血妄行。

梅连丸

【来源】《魏氏家藏方》卷十。
【组成】黄连（去须）　当归（去芦）各二钱半　乌梅肉半两
【用法】上为末，炼蜜为丸，如绿豆大。粥饮送下，不拘时候。
【主治】小儿大便下血。

黄连贯众散

【来源】《儒门事亲》卷十五。
【组成】黄连　鸡冠花　贯众　大黄　乌梅各一两　甘草（炙）三钱　枳壳（炮）　荆芥各一两
【用法】上为细末。每服二三钱，食前以温米饮调下。
【主治】肠风下血。

温白丸

【来源】《儒门事亲》卷十五。
【组成】椿根白皮（去粗皮，酒浸，晒干）
【用法】上为末，枣肉或酒糊为丸，如梧桐子大。每服三五十丸，淡酒送下。
【主治】脏毒下血。

人参散

【来源】《普济方》卷三十八引《家藏经验方》。
【组成】人参　白茯苓　黄耆（蜜炙）　甘草　五味子各等分
【用法】上为细末。每服二钱，白汤调下，每日三五服。
【主治】肠风脏毒。

莲子散

【来源】《普济方》卷三十八引《家藏经验方》。
【组成】旱莲子
【用法】上于新瓦上焙干为末。每服二钱，食前米饮调下。
【主治】新旧肠风脏毒，下血不止。

木香乌荆丸

【来源】《妇人大全良方》卷八。
【组成】木香一分　荆芥穗　川乌（炮）各一两
【用法】上为末，酒糊为丸，如梧桐子大。每服二十丸，食前、临卧浓煎栗根白皮酒吞下。
【主治】妇人肠风，酒痢。
【宜忌】忌羊血。

防风如神散

【来源】《妇人大全良方》卷八。

【组成】防风　枳壳各等分

【用法】上锉。每服三钱，水一盏，煎至七分，去滓，空心服。

【主治】

1.《妇人大全良方》：妇人风虚，大便后时时下血。

2.《校注妇人良方》：风热气滞，粪后下血。

荆芥穗散

【来源】方出《妇人大全良方》卷八，名见《普济方》卷三二一。

【组成】荆芥穗　黄耆　熟地黄　当归　桑耳　地榆　樗白皮　皂角刺　干姜　槐豆　牛蒡子　甘草各等分

【用法】上为细末。每服二钱，空心粥饮调下。

【主治】妇人肠风，酒痢。

乌鸡丸

【来源】《普济方》卷三十七引《经验良方》。

【组成】尘乌（火糠煤是也，又名乌龙尾。浓醋和作饼，煅）蒲黄　干地黄　芍药　当归各五钱　甘草　川乌（炮）肉桂各三钱半

本方名乌鸡丸，疑为“乌龙丸”之讹。

【用法】上为末，炼蜜为丸，如梧桐子大。每服三十丸，炒黑豆淋酒送下。

【主治】丈夫肠风，妇人崩病。

神应丸

【来源】《普济方》卷三十八引《经验良方》。

【组成】大黄连（去须净，洗，秤八两，锉碎如黄豆大，分作二份。一份用生姜四两，切作片子，同炒黑色，去姜不用，只用黄连；一份用姜四两，擂烂绞取汁，浸一宿阴干。生姜连皮洗净用最妙）

【用法】上为末，用糕糊为丸，如梧桐子大。每服五六十丸，空心米饮送下。

【主治】积年便红。

乌金散

【来源】《普济方》卷二九六引《经验良方》。

【组成】胡桃壳（烧存性）

【用法】上为末。每服二钱，秤锤烧红，淬酒调药。

【主治】痔疮，肠风，赤白带。

槐花散

【来源】《普济方》卷三十八引《经验良方》。

【组成】槐花半两炒，半两生　山栀子一两（去皮，炒）

【用法】上为末。每服二钱，食前新汲水调下。

【主治】脏毒，酒病便血。

橡斗子散

【来源】《续易简方》卷四。

【组成】橡斗子　槐花各一两（同炒黄色）　白矾一分

【用法】上为细末。每服二钱，温酒调下。

【主治】酒痢便血，经年不愈者。

白芷散

【来源】《普济方》卷三十八引《余居士选奇方》。

【组成】香芷

【用法】上为末。米饮调下。

【主治】肠风。

白梅饮

【来源】《普济方》卷三十八引《余居士选奇方》。

【组成】橡斗子不拘多少　白梅肉（以蜜拌和，填在橡斗子内，候满）

【用法】两个相和，铁线扎之，烈火煅存性，为末。米饮调下。

【主治】肠风。

升阳除湿防风汤

【来源】《脾胃论》卷中。

【别名】升阳除湿汤（《嵩崖尊生全书》卷九）。
【组成】苍术（淋浸、去皮净）四两　防风二钱　白术　白茯苓　白芍药各一钱
【用法】上锉，除苍术另作片子，水一碗半，煮至二大盏，纳诸药同煎至一大盏，去滓，空心食前稍热服。
【功用】升举阳气，升清降浊。
【主治】大便闭塞或里急后重，数至圊而不能便或少有白脓或少有血。

益智和中汤

【来源】《兰室秘藏》卷下。
【组成】肉桂一分　桂枝四分　牡丹皮　柴胡　葛根　益智仁　半夏各五分　当归身　炙甘草　黄耆　升麻各一钱　白芍药一钱五分　干姜少许
【用法】上为粗末，都作一服，水三盏，煎至一盏，去滓，食后温服。
【主治】肠澼下血，或血色紫黑，腹中痛，腹皮恶寒，右手关脉弦，按之无力，而喜热物熨之。

香梅丸

【来源】《医方类聚》卷一八三引《济生方》。
【组成】乌梅（同核烧灰存性）　香白芷（不见火）　百药煎（烧灰存性）
【用法】上为末，米糊为丸，如梧桐子大。每服七十丸，空心米饮送下。
【主治】肠风脏毒。

犀角地黄汤

【来源】《证治准绳·疡医》卷二引《济生方》。
【组成】犀角（镑末）　生地黄　赤芍药　牡丹皮各一钱半　升麻　黄芩（炒）各一钱
【用法】水煎熟，入犀角末服。
【主治】胃火血热妄行，吐衄或大便下血者。

归脾汤

【来源】《济生方》卷四。
【组成】白术　茯苓（去木）　黄耆（去芦）　龙眼肉　酸枣仁（炒，去壳）各一两　人参　木香（不见火）各半两　甘草（炙）二钱半
【用法】上锉。每服四钱，水一盏半，加生姜五片，大枣一枚，煎至七分，去滓温服，不拘时候。
【功用】《仁术便览》：解郁，养脾阴。
【主治】

1.《济生方》：思虑过度，劳伤心脾，健忘怔忡。

2.《世医得效方》：思虑伤脾，心多健忘，为脾不能统摄血，以致妄行，或吐血下血。

3.《杂病源流犀烛》：思虑伤脾而成劳淋。

【方论】《医碥》：脾气虚寒，不能运血归经，故用参、耆、术、草以补脾，又用木香引之；气虚则易散，故用枣仁以敛肝；血不归经则心失所养而不宁，故用圆眼肉、茯神以补心。

加减四物汤

【来源】《济生方》卷四。
【组成】侧柏叶　生地黄（洗）　当归（去芦，酒浸）　川芎各一两　枳壳（去瓤，炒）　荆芥穗　槐花（炒）　甘草（炙）各半两
【用法】上锉。每服四钱，水一盏半，生姜三片，乌梅少许，煎至七分，空心、食前去滓温服。
【主治】肠风下血不止。

椿皮丸

【来源】《济生方》卷四。
【组成】东行椿根白皮（锉，焙）不拘多少
【用法】上为细末，醋和为丸，如梧桐子大。每服七十丸，空心、食前陈米饮送下。
【主治】

1.《济生方》：肠风泻血不止。

2.《袖珍方》引经验方：下痢青血，腹中刺痛。

3.《证治准绳·类方》：痔漏下血疼痛。

断红丸

【来源】《济生方》卷八。
【别名】剪红丸（《丹溪心法附余》卷十一）。

【组成】侧柏叶（微炒黄） 川续断（酒浸） 鹿茸（燎去毛，酒煮） 附子（炮，去皮脐） 黄耆（去芦） 阿胶（锉，蛤粉炒成珠子） 当归（去芦，酒浸）各一两 白矾（枯）半两

【用法】上为细末，醋煮米糊为丸，如梧桐子大。每服七十丸，空心、食前米饮送下。

【功用】《血证论》：补肾。

【主治】肠虚，脏腑久虚而肠风痔疾，下血不止，或所下太多，面色萎黄，日渐羸瘦。

木贼散

【来源】《仁斋直指方论》卷二十三。

【组成】木贼（去节，炒）一两 木馒头（炒） 枳壳（制） 槐角（炒） 茯苓 荆芥各半两

【用法】上为末。每服二钱，浓煎枣汤调下。

【主治】肠风下血。

地榆散

【来源】《仁斋直指方论》卷二十三。

【组成】地榆 黄连 茜根 黄芩 茯神各半两 栀子仁一分

【用法】上为粗末。每服三钱，加薤白五寸同煎服。

【主治】肠风热证下血。

肠风黑散

【来源】《仁斋直指方论》卷二十三。

【组成】败棕 头发 木馒头 木贼（各烧存性） 槐角（炒） 枳壳（制）各一分 甘草（炒焦） 乌梅肉（炒）各半分

【用法】上为末。每服二钱，以陈米饮乘热调下。

【主治】肠风下血腹痛。

黑玉丹

【来源】《仁斋直指方论》卷二十三。

【组成】棕榈 头发（以皂角水洗净）各二两 刺猬皮 槐角各三两 牛骨髓四两（以上并烧存性） 生油麻 雷丸各一两 苦楝根一两一分 乳香半两 麝香二钱 猪蹄甲四十九个（炒） 榼藤子（炒香）一两一分

【用法】上为末，酒、面糊为丸，如梧桐子大。每服五十丸，食前米饮送下。

【主治】肠风下血，腹痛。

黑圣散

【来源】《仁斋直指方论》卷二十三。

【组成】当归 川芎 茯苓 地榆 槐花（焙） 败棕 艾叶（烧存性） 百草霜各等分

【用法】上为末。每服二钱，食前陈米饮调下。

【主治】肠风、脏毒、痔瘘及诸下血。

槐角丸

【来源】《仁斋直指方论》卷二十三。

【组成】槐角一两 防风 地榆 当归 枳壳（制） 木贼 茯神各半两

【用法】上为末，酒面糊为丸，如梧桐子大。每服三十丸，米饮送下。

【主治】肠风泻血，脱肛。

艾姜汤

【来源】《仁斋直指方论》卷二十六。

【组成】艾叶一握 黑豆百粒

【用法】新水一大盏，煎至六分，入生姜汁三大匙，稍热服。

【主治】大便下脓血。

甘草干姜汤

【来源】《仁斋直指方论》卷二十六。

【别名】二神汤（《类编朱氏集验方》卷七）。

【组成】甘草（炙） 川白姜（炮）各等分

【用法】上锉散。每服三钱，食前煎服。

【主治】男女诸虚出血，胃寒不能引气归原，无以收约其血。

半夏丸

【来源】《仁斋直指方论》卷二十六。
【组成】圆白半夏（刮净，捶扁，以生姜汁调和飞白面作软饼，包掩半夏，慢火炙令色黄，去面，取半夏为末）
【用法】上为末，米糊为丸，如绿豆大，晒干，每服三四十丸，温热水送下。
【功用】消宿瘀。
【主治】吐血下血，崩中带下，喘急痰呕，中满虚肿。

法制香附

【来源】《仁斋直指方论》卷二十六。
【组成】大香附（杵去毛皮，以童子小便浸一夜，晒干，截碎，又用米醋蘸过焙干）
【用法】上为末，每二钱，米汤调下；治冷带，用艾叶煎汤调下。
【主治】下血；冷带。

四神丸

【来源】《类编朱氏集验方》卷六。
【别名】四圣丸（《普济方》卷三十八）。
【组成】香白芷　枳壳（烧存性）　川百药煎（烧）　乌梅（并烧存性）各等分
【用法】上为末，糊为丸。每服五十丸，空心米饮送下；熟水亦得。
【主治】一切大便下血。

芍药丸

【来源】《类编朱氏集验方》卷六。
【组成】芍药（炒）　白鸡冠花（炒）　陈槐花各等分
【用法】取青蒿根汁煮丸。米饮送下。
【主治】酒毒下血。

当归丸

【来源】《类编朱氏集验方》卷六。
【组成】当归　芍药（炒）　白鸡冠花（炒）　陈槐花（炒）各等分
【用法】上为细末，青蒿根煮汁为丸。米饮送下。
【主治】酒毒下血。

枳壳汤

【来源】《类编朱氏集验方》卷六。
【组成】枳壳半斤（面炒，去瓤）　绵黄耆半斤（洗）
【用法】上为末。每服二钱，常汤调下，不拘时候。
【主治】远年近日肠风下血。

柏叶饮

【来源】《类编朱氏集验方》卷六。
【组成】侧柏叶多用（入白矾水煮，焙干）　川百药煎（炒）　蔓荆子（炒）各等分
【用法】入乳香末，浓米饮调下。
【主治】便血。

黄连丸

【来源】《类编朱氏集验方》卷六。
【组成】黄连　吴茱萸各等分
【用法】上同炒令紫色，不得过黑，去茱萸，只以黄连一味软饭为丸，如梧桐子大。每服三五十丸，空心以米饮送下，一日二次，更以胃风汤煎，如法吞下。
【主治】肠风下血。

橡斗散

【来源】《类编朱氏集验方》卷六。
【组成】橡斗子一合（内以生硫黄合之，纸裹，以盐泥固济，火煅存性，候冷）
【用法】上为细末。空心酒调下。
【主治】便血。

乌梅肉丸

【来源】《东垣试效方》卷七。

【别名】乌梅丸（《医学正传》卷五）。
【组成】僵蚕一两（炒）　乌梅肉一两
【用法】上为末，薄糊为丸，如鸡头子大。每服一百丸，食前多用白汤送下，一日三次。
【主治】肠风下血。

乌梅丸

【来源】《医方类聚》卷八十五引《济生续方》。
【组成】乌梅三两（烧存性）
【用法】上为细末，好醋打米糊为丸，如梧桐子大。每服七十丸，空心、食前用米饮送下。
【主治】大便下血不止。

木香枳壳丸

【来源】《御药院方》卷八。
【组成】木香二两　商枳壳（麸炒，去瓤）　黄耆　熟干地黄　当归　防风各四两　槐角子一斤（炒）
【用法】上为细末，水煮面糊为丸，如梧桐子大。每服三五十丸，清米饮送下；温酒亦得，不拘时候。
【主治】肠风痔疾下血。

止血散

【来源】《御药院方》卷八。
【组成】皂角刺（烧灰）二两　胡桃仁（去皮）　破故纸（炒）　槐花各一两半
【用法】上为细末。每服二钱，清米饮点下；温酒亦得。
【主治】肠风下血，或在便前，或在便后。

结阴丹

【来源】《御药院方》卷八。
【组成】枳壳（麸炒，去瓤）　威灵仙　黄耆　椿根白皮　陈皮　何首乌　荆芥穗各等分
【用法】上为细末，酒面为糊，纳入蜜少许同和为丸，如梧桐子大。每服五十丸至七十丸，食前以米饮送下。
【主治】肠风下血及脏毒下血，诸大便下血疾。
【方论】《医钞类编》：此方用枳壳以破滞气；灵仙宣通五脏，通行十二经络；黄耆补气；陈皮理逆气；椿皮苦燥湿，寒胜热，涩收敛，入血分而涩血；首乌甘益血，涩敛血；荆芥通利血脉，散瘀破结；加酒者，和血行气以助药力也。

槐角丸

【来源】《御药院方》卷八。
【组成】槐角一斤（麸炒令焦，熟拣净）　黄耆（锉）　枳壳（麸炒，去瓤）　熟干地黄　当归　防风各四两　木香一两
【用法】上为细末，水煮面糊为丸，如梧桐子大。每服六七十丸，温米饮送下，不拘时候。
【主治】肠风痔疾，大便涩滞，气结不通，饮食衰少，面黄肌瘦，或下血不止，或在便前，或在便后者。

艾梅饮

【来源】《内经拾遗方论》卷一。
【组成】蕲艾四钱　乌梅一个（上钻一孔）
【用法】以蕲艾包乌梅，用线扎定，水二钟，煎八分，空心温服。
【主治】大便下血。

渗红丸

【来源】《医方类聚》卷八十五引《吴氏集验方》。
【组成】肥生地黄（取自然汁）　白茯苓末
【用法】上入银器内，重汤顿成膏子，入白茯苓末，不以多少，搜和成剂为丸，如梧桐子大。每服七八十丸，空心用米饮送下。
【主治】便血。

烧梅饮

【来源】《医方类聚》卷一四〇引《吴氏集验方》。
【组成】乌梅一两
【用法】入火烧（去核），研为末。每服二钱，空心米饮调下。

【主治】便血。

化酒饮子

【来源】《医方类聚》卷一四一引《吴氏集验方》。
【组成】黄连（焙干）
【用法】上为末。每服二钱，空心温酒送下。
【主治】酒毒便血。

角子汤

【来源】《医方类聚》卷一四一引《吴氏集验方》。
【组成】黄牛角心一两（火煅存性） 槟榔一分
【用法】上为末。每服三钱，食后以陈米饮送下。
【主治】肠风下血。

黄花散

【来源】《医方类聚》卷八十五引《施圆端效方》。
【组成】新净槐花二两（微炒黄）
【用法】上为细末。每服二三钱，温酒调下，一日二次。
【主治】脏毒。大便血，腹痛，至危甚者。

柏皮丸

【来源】《医方类聚》卷一四一引《施圆端效方》。
【组成】黄连 黄柏 芍药 槐花（炒）各二两
【用法】上为细末，滴水为丸，如梧桐子大。每服三十丸，食前米饮送下，一日二次。
【主治】脏毒便血，疼痛呕哕。

平胃地榆汤

【来源】《卫生宝鉴》卷十六。
【别名】平补地榆汤（《仁术便览》卷三）。
【组成】苍术一钱 升麻一钱 黑附子（炮）一钱 地榆七分 陈皮 厚朴 白术 干姜 白茯苓 葛根各半钱 甘草（炙） 益智仁 人参 当归 曲（炒） 白芍药各三分
【用法】上作一服。水二盏，加生姜三片，枣子二个，煎至一盏，去滓，食前温服。
【功用】温中散寒，除湿和胃。
【主治】结阴便血。
【宜忌】慎言语，节饮食。

附子六合汤

【来源】《医垒元戎》。
【别名】桂枝六合汤（《伤寒全生集》卷三）、桂附六合汤（《伤寒广要》卷七）、六合汤（《玉机微义》卷四十九）、四物汤（《济阴纲目》卷三）。
【组成】四物汤四两 加附子（炮，去皮脐） 肉桂各半两
【用法】《玉机微义》本方用法：上锉。每服五钱，水煎，食前服
【主治】

1.《医垒元戎》：妊娠伤寒，四肢拘急，身凉微汗，腹中痛，脉沉而迟。

2.《玉机微义》：妇人赤白带下，脉沉微，腹痛或阴中痛。

3.《伤寒全生集》：阴证下血，紫黑如豚肝。

【方论】《成方切用》：桂、附虽辛热动胎之药，然寒证用之，适所以安胎。

地榆汤

【来源】《云岐子保命集》卷中。
【组成】苍术去皮（四两） 地榆二两
【用法】上锉。每服一两，水一盏，煎至七分，食前多服除根。
【主治】久病肠风，痛痒不任，大便下血。

芍药黄连汤

【来源】《云岐子保命集》卷中。
【组成】芍药 当归 黄连各半两 大黄一钱 桂（淡味）半钱 甘草一钱（炙）
【用法】上锉。每服半两，水一盏，煎至七分，食后温服。
【主治】大便后下血，腹中痛者，为热毒下血。
【加减】痛甚者，调木香、槟榔末一钱服之。

苍术地榆汤

【来源】《云岐子保命集》卷中。

【组成】苍术二两　地榆一两

【用法】上锉。每服一两，水煎服。

【主治】

1.《云岐子保命集》：泻利，先血后便者。

2.《医门法律》：脾经受湿，下血痢。

【方论】

1.《医林纂要探源》：苍术燥湿开郁，地榆酸寒色紫，以专去下焦大肠血分之热，泻肝敛气，用其酸以收，以断下也。

2.《医方集解》：此足太阴阳明药也，苍术燥湿强脾，升阳而开郁；地榆清热凉血，酸收能断下，为治血痢肠风之平剂。

3.《医方论》：一燥湿，一凉血，亦治下利之正法。然止此二味，尚未足以扶土和荣也。

【加减】如心下痞，加枳实一钱；如小便不利，加茯苓一二钱。腹痛渐已，泻下微少，宜诃子散止之。

黄连汤

【来源】《云岐子保命集》卷中。

【组成】黄连（去须）　当归各半两　甘草二钱（炙）

【用法】上锉。每服五钱，水一盏，煎至七分，食后温服。

【主治】

1.《云岐子保命集》：湿毒下血，大便后下血，腹中不痛。

2.《医碥》：湿毒便血，不痛，血色不鲜，或紫黑如豆汁。

连柏汤

【来源】《医方类聚》卷一八三引《王氏集验方》。

【组成】黄连　黄柏各等分

【用法】醇醋三升，煮取一半，分再服。

【主治】下血，日夜七八十行。

十灰散

【来源】《医方大成》卷十引《澹寮方》。

【组成】锦片　木贼　棕榈　柏叶　艾叶　干漆　鲫鳞　鲤鳞　血余　当归各等分

【用法】上逐味火化存性，为末，和合。入麝香少许，温酒调服。

【主治】下血不止。

枳壳丸

【来源】《医方类聚》卷一八四引《经验秘方》。

【组成】枳壳二两　好黄连二两。

【用法】上为细末，以猪脏长一尺，入光草乌头二个在内，线结定两头，将二碗醋煮烂，去草乌，将猪脏研成膏，和前药末为丸，如梧桐子大。每服五十丸，空心米饮汤送下。

【主治】肠风下血。

黄连木香汤

【来源】《医方类聚》卷一八四引《经验秘方》。

【组成】枳壳一两（去瓤，生用）　黄连一两　木香二钱

【用法】上先隔宿煎枳壳汤停起，次日清晨，用水一大盏，煎黄连、木香，煎至八分，去滓，入冷枳壳汤作半碗，空心就床口服。令药下腹，慢起，如此六服，亦不发。

【主治】肠风下血。

鹿茸丸

【来源】《普济方》卷三十八引《如宜方》。

【组成】鹿茸（制）七十两　熟地黄十斤　附子（制）一百四十个　牛膝（制）二十两　五倍子二斤　山药四斤　肉苁蓉二斤　杜仲（制）二斤半

【用法】上为末，炼蜜为丸，如梧桐子大，麝香末为衣。每服二三十丸，盐汤、盐酒送下。

【主治】老人阳气亏脱，血不能存，走失大肠。

鲫鱼羹

【来源】《饮膳正要》卷二。
【组成】大鲫鱼一头（新鲜者，洗净，切片） 小椒二钱（为末） 草果一钱（为末）
【用法】用葱三茎，煮熟，入五味。空腹食之。
【主治】久痔，肠风，大便常有血。

保婴槐花散

【来源】《永类钤方》卷二十一。
【组成】荆芥穗 槐花 制枳壳 甘草各等分
【用法】上为末。蜜汤调服。
【主治】小儿因热便血。

加味双和汤

【来源】《世医得效方》卷七。
【组成】白芍药三两半 当归（洗净，酒炒） 熟地黄（洗，酒蒸） 黄耆（去芦，蜜炙）各一两半 甘草（炙）一两一钱半 川芎（去芦）一两五钱 肉桂一两一钱 侧柏叶三钱（炒过）
【用法】上锉散。每服三钱，加生姜三片，大枣二枚，乌梅一个，水煎，空心服。
【主治】肠风下血属虚者。

防风散

【来源】《世医得效方》卷七。
【组成】羌活 荆芥 防风 枳壳 僵蚕（炒去丝） 薄荷各等分
【用法】上锉散。水煎，空心温服。
【主治】大便下血。因食热物过度，风气蓄盛，销铄大肠膏脂，以致营卫之血渗流而下。
【宜忌】忌再吃热物。

卷柏散

【来源】《世医得效方》卷七。
【组成】卷柏（生土石蹭上，高四五寸，根黄如丝，茎细，上有黄点子，只以柏枝晒干用） 黄耆各等分
【用法】上为末。每服二钱，米饮调下。
【主治】脏毒下血。

神效解毒丸

【来源】《世医得效方》卷十。
【别名】神仙解毒丸（《普济方》卷二五一引《经验良方》）。
【组成】青靛花六两 大黄 山豆根各四两 朴消一钱 黄药子二两半 白药二两半 自然铜四两 贯众 山栀子 宣连 楮实子 山茨菇各二两半 白滑石一斤十二两 铅光石 芭蕉自然汁

方中芭蕉自然汁用量原缺。

【用法】上为末，糯米糊和药一千杵，阴干，一料可作一千丸，却用铅光石打光。诸般骨鲠，每服一丸，井水磨下，作势一吞即下；颌腮焮肿，咽喉飞疡，清油调水磨化服；酒毒肠风下血，薄荷汤送下；赤眼肿痛，井水送下；金蚕蛊毒，黄连水送下；蛇、犬、蜂螫、蜈蚣毒，用水磨涂伤处；误吞竹木棘刺，井水送下；诸般恶毒，用新汲水送下。

收藏年深，愈见神效。

【主治】诸般骨哽；颌腮焮肿、咽喉飞疡；酒毒肠风下血；赤眼肿痛；金蚕蛊毒；蛇、犬、蜂螫、蜈蚣毒；误吞竹木棘刺；诸般恶毒。

四物汤

【来源】《丹溪心法》卷二引《云岐子保命集》。
【组成】川芎 当归 白芍 生地 槐花 黄连 御米壳各等分
【用法】上锉。水煎服。
【主治】下痢纯血。

龟柏丸

【来源】方出《丹溪心法》卷二，名见《医学入门》卷七。
【别名】椿皮丸（《明医指掌》卷六）。
【组成】龟版二两 侧柏叶一两半 芍药一两半 椿根皮七钱半 升麻 香附各五钱
【用法】上为末，粥为丸。四物汤加白术、黄连、

陈皮、甘草、生姜煎汤送下。

【主治】便血久而致虚，腰脚软痛，及麻风疮疡见血。

槐花散

【来源】《丹溪心法》卷二。

【别名】槐花饮（《赤水玄珠全集》卷九）。

【组成】苍术　厚朴　陈皮　当归　枳壳各一两　槐花二两　甘草半两　乌梅半两

【用法】水煎，空心服。

【主治】肠胃不调，胀满下血。

五灵脂散

【来源】《脉因证治》卷上。

【组成】五灵脂（炒为末）

【用法】芎、归汤调下。

【主治】大便下血。

黄连汤

【来源】《脉因证治》卷上。

【组成】当归半两　大黄二钱半（热毒加之）　芍药　桂（腹痛加之）

本方名黄连汤，但方中无黄连，疑脱。方中芍药、桂用量原缺。

【主治】湿毒下血，大便下血，腹中不痛。

樗皮散

【来源】《本草纲目》卷三十五引《仁存堂方》。

【组成】樗根白皮三钱

【用法】用水一盏，煎至七分，入酒半盏服。

【主治】下血经年。

胃风丸

【来源】《永乐大典》卷一〇三三引《大方》。

【组成】人参　白茯苓　白术　天麻　防风（去叉）各半两　干蝎一个（去毒）

【用法】上为细末，面糊为丸，如麻子大。每服三十丸，食后米汤送下。

【主治】胃风下血，不下乳食。

三神乌金散

【来源】《医方类聚》卷八十五引《澹寮方》。

【别名】三神金乌散（《普济方》卷三十七引《仁存方》）。

【组成】卷柏　侧柏　棕榈（各烧存性）

【用法】上用白酒调三钱，空心服。一法用研饭为丸，如梧桐子大，每服一百粒，饭饮吞下亦妙。

【主治】内外有所感伤，凝停在肠胃，随气下通，以致大便下血，或清，或浊，或点滴，或溅注，或在便前，或在便后，或与泄物并下。

芍药柏皮丸

【来源】《医方类聚》卷一四〇引《医林方》。

【组成】白芍药　黄柏　当归各等分

【用法】上为细末，滴水为丸，如梧桐子大。每服五七十丸，煎甘草汤送下。

【主治】脏毒，先血而后便。

阿胶丸

【来源】《医方类聚》卷一四一引《医林方》。

【别名】阿胶汤（《家庭治病新书》）。

【组成】阿胶一钱　白茯苓二钱　黄连三钱　白芍药四钱

【用法】上为细末，水和为丸，如梧桐子大。每服五十丸，渐加至一百丸，温水送下，一日四至五次。

【主治】

1.《医方类聚》引《医林方》：便血。先便而后血，谓之湿毒。

2.《家庭治病新书》：伤寒大肠热积，下血不止者。

二毒丸

【来源】《医方类聚》卷一四一引《烟霞圣效方》。

【组成】舶上硫黄一两　茶一两

【用法】上为细末，用新炊热饭为丸，如梧桐子大。每服十丸至十五丸，米饮汤送下，每日三次。
【主治】肠风下血，里急后重。

阿胶汤

【来源】《医方类聚》卷一四一引《烟霞圣效方》。
【组成】真阿胶七片（于铁器内炮尽胶性）
【用法】上为细末，都作一服。用水一中盏，煎三五沸，温服。
【主治】便血不止。

解肠散

【来源】《医方类聚》卷一八四引《秘传李防御五痔方》。
【别名】解肠汤（《急救仙方》卷四）。
【组成】威灵仙一分　蕤仁一分　贯众一两
【用法】上为末。每服二钱，麝香酒调服。
【主治】脏毒泻血。

六君子汤

【来源】《普济方》卷三十七引《德生堂方》。
【组成】人参　白术　白茯苓　当归　黄耆　白扁豆　甘草各一两半
【用法】上为末。每服二三钱，米饮调下，一日三次。
【主治】便血不止，脾胃虚寒，饮食不进，身体羸瘦。

酒蒸黄连丸

【来源】《普济方》卷三十七引《德生堂方》。
【组成】黄连一斤（用好酒浸二日，入锅内蒸透为度，取出晒干，留酒和面糊）　干姜半斤　枳壳半斤　木香四两
【用法】上为末，酒糊为丸，如梧桐子大。每服五、七十丸，饭饮送下，不拘时候。
【功用】解酒毒。
【主治】酒食过度，便血脏毒，诸种痔满，泻痢赤白，脏腑绞痛，胸膈痞闷，气不舒畅。

虎目汤

【来源】《普济方》卷三十八引《仁存方》。
【组成】好樗根（即大眼桐，一名虎眼树，一名山椿）
【用法】上锉。每服三钱，水一盏，煎七分，去滓，酒半盏服。或作丸子服亦可。
【主治】便血及脏毒下血，经年瘦者。
【加减】虚极人，加人参等分。

猢孙散

【来源】《普济方》卷三十八引《仁存方》。
【组成】猢孙姜不拘多少（去毛，炒）
【用法】酒煎，去滓，空心服。一方烧存性，碾为末，米饮调下。
【主治】肠风失血。

冬荣散

【来源】《医学纲目》卷十七。
【组成】夏枯草（烧灰存性）
【用法】上为末。米饮或凉水调下。
【主治】小便出血，及肠风下血。

当归腊茶散

【来源】《普济方》卷二十四。
【组成】细芽茶半斤　川百药煎五个（烧存性）

本方名当归腊茶散，但方中无当归，疑脱。

【用法】上为细末。每服二钱，用米汤饮调下；或乌梅汤亦可。
【主治】荣卫气虚，风邪冷气进袭脏腑之内，或食生冷，或啖炙煿，或饮食过度，积热肠间，致使肠胃虚弱，糟粕不聚，大便下利鲜血，脐腹疼痛，里急后重，久患酒毒便血诸疾，一切大便下血。

三枯髅酒

【来源】《普济方》卷三十七。
【组成】天枯髅（即木馒头，收二三年者佳）　地枯髅（即白烂田螺壳）　水枯髅（即莲蓬壳，久者

为佳）

【用法】上烧灰存性，窨小酒调下。

【主治】便红。

神应丸

【来源】《普济方》卷三十七。

【组成】水牛角鳃（烧灰） 菱耳头 干漆（酒浸一宿，炒令断烟取出）各二两 槐耳一两半

【用法】上为末，炼蜜为丸，如梧桐子大。每服三十丸，空心热酒送下。

【主治】肠风经年不愈，泻血疼痛。

剪血丸

【来源】《普济方》卷三十七。

【组成】木香一两

【用法】用湿纸裹，炮香为末，同酒糊为丸服。

【主治】肠风下血。

【宜忌】切忌盐藏、白酒、鸡肉、鲊酱。

槐皮膏

【来源】《普济方》卷三十七。

【组成】槐皮三两 熏陆 辛荑 甘草 白芷各半两 巴豆七枚 漆子十四枚 桃仁十枚

【用法】上以猪脂半斤煎之，三上三下，去滓。以绵裹膏，塞下部，一日四五次。

【主治】肠风，痛痒血出。

乌头丸

【来源】《普济方》卷三十八。

【组成】草乌头（去皮尖）

【用法】上切，如黑豆大，炒令焦色，尝味不麻方佳，研末，用韭菜搅自然汁为丸，如梧桐子大。每服十四丸，空心陈米饮送下。不过两服即愈。

【主治】肠风年久不瘥。

丝瓜散

【来源】《普济方》卷三十八。

【组成】丝瓜一个（一名天萝，烧灰存性） 槐花各等分（如气弱减分）

【用法】上为末。每服二钱，饭饮调服。

【主治】下血甚，不可救者。

当归地黄丸

【来源】《普济方》卷三十八。

【组成】当归一两（大者，去芦，酒浸） 熟地黄（洗净，再酒浸一宿，焙干，切）二两 川芎一两 鹅卵矾二两（火煅，以盆覆地上出火毒） 黄耆（蜜炙）一两

【用法】上为末，炼蜜为丸，如梧桐子大。每服三十丸，加至五十丸，空心盐汤送下；或温酒服亦得。

【主治】男子妇人肠胃气伤，下血不止，或鲜血，或黑血，日夜频频；及血气衰弱，皮肤枯燥，腰脚疼痛，荣卫不足，浑身酸痛，血气虚，肌肤瘦者。

血余散

【来源】《普济方》卷三十八。

【组成】血余半两（烧灰） 鸡冠花根 柏叶各一两

【用法】上为末。临卧温酒调下二钱，来晨酒一杯投之。

【主治】泻血，脏毒。

如圣丸

【来源】《普济方》卷三十八。

【组成】大蒜（研细） 淡豆豉 地榆各等分

【用法】上为末，大蒜同研令匀，入炼蜜少许，捣令得所为丸，如梧桐子大。每服三十丸，空心煎椿树叶汤送下；若无椿叶，取大眼桐皮（刮去青皮，取白），煎白汤送下。

【主治】肠风脏毒，下血不止，日久羸瘦。

没药丸

【来源】《普济方》卷三十八。

【组成】没药半两　五灵脂三两　川乌头一两四钱（炒令黑焦色）　大附子一两（炮裂去皮脐）

【用法】上为末，稀糊为丸，如梧桐子大。每服十丸至十五丸，空心食前以艾叶汤送下；米饮、盐汤亦得。

【主治】冷气及酒毒泻血，泄泻，腰腿重；及大便血似肠风者。

侧柏散

【来源】《普济方》卷三十八。

【组成】嫩柏叶（九蒸九晒）二两　陈槐花一两（炒半黑色）

【用法】上为末，炼蜜为丸，如梧桐子大。每服四五十丸，空心温酒调下。

【主治】肠风，脏毒，酒痢，下血不止。

经效散

【来源】《普济方》卷三十八。

【组成】黑狗脊不拘多少

黑狗脊，《本草》名贯仲，《图经》云：苗似狗脊，皮黑肉赤，又名作草鸡头是也。

【用法】黄者不好，须是黑者，内肉赤色，去皮毛，锉，焙干为末。每服二钱，空心米饮调下。难吃将醋糊为丸，如梧桐子大。每服三四十丸，空心米饮送下。

【主治】肠风酒痢下血，又鼠子痔出血，血痔。

茶箬胭脂散

【来源】《普济方》卷三十八。

【组成】茶箬一握　绵胭脂十个　白梅四十九个

【用法】上药并烧灰和匀。每服二钱，空心米饮调下。

【主治】肠风下血。

黄连犀角散

【来源】《普济方》卷三十八。

【组成】黄连末　犀角（屑）各三两

【用法】水五升，煮取三升，去滓纳豉一升，更煮三沸，去滓，分二服。

【主治】下血如小豆汁。

槐香丸

【来源】《普济方》卷三十八。

【组成】槐花半两（炒）　黄连半两（净择，炒）　木香二两（晒干）　白矾半两（火枯微存性，研）

【用法】上为末。用乌梅十个，酸醋浸一宿，取肉熬成膏，同药捣匀为丸，如干，入少许煮梅醋，和丸如梧桐子大。每服十五丸至二十丸；下血成痢不止，加地榆三寸，捶碎煎汤下，空心食前服；或酒痢或谷道疼痛紧逼，连进三服；寻常两日一服。

【主治】脏毒肠风下血。

二神散

【来源】《普济方》卷一八八。

【组成】香附子一两（烧存性）　蒲黄一两（炒）

【用法】上为末。每服三钱，取大眼桐皮，刮去青取白，浓煎汤，调下一二服。

【主治】吐血，便血，尿血，及妇人血崩不止。

伏龙肝散

【来源】《普济方》卷一八八。

【组成】多年垩壁土　地炉中土　伏龙肝各等分

【用法】每服一块如拳大，水二碗，煎一碗，澄清服。白粥补之。

【主治】吐血，泻血，心腹痛。

瓜蒂散

【来源】《普济方》卷二五四。

【组成】麝香　皂荚（去皮子）　雄黄（细研）　藜芦（去芦头）　瓜蒂各一分

【用法】上为末，如大豆大。以竹筒吹入鼻中。得嚏则气通便活，若未嚏复吹之，以嚏为度。

【主治】鬼排、鬼刺下血。

乌木丹

【来源】《普济方》卷二九六。
【组成】楮子（才熟、上生红子者，用酽醋浸七日，取出，焙）四两　苍术（米泔浸五日，取出，去黑皮，焙）二两　草乌头（炮）二两
【用法】上为末，醋为丸，如梧桐子大。每服十五粒，空心酒吞下；米饮亦得。
【主治】脏毒肠风，痔漏泻血。

二圣散

【来源】《普济方》卷二九七。
【组成】枳壳二两（用麦芽炒过，去瓤用）　黄耆二两　破故纸二两（微炒）
【用法】上为细末。空心好酒调下三大钱；如不饮，米汤调下。
【主治】肠风，痔漏，不问有无疙瘩，破或不破者。
【宜忌】忌食烧肉、热面、鸡、鲊、牛、马肉、葱、蒜、韭，并动风之物一月。

仙人掌草方

【来源】《普济方》卷二九八。
【组成】仙人掌草二斤
【用法】与甘草浸酒服。
【主治】肠风下血。

獭灰方

【来源】《普济方》卷二九八。
【组成】獭肝
【用法】烧为末，每服一钱匕。
【主治】肠风下血不止。

禹余粮丸

【来源】《普济方》卷三二一。
【组成】禹余粮不拘多少
【用法】上为末，以面糊为丸，如梧桐子大。每服五十丸，木通汤送下。
【主治】便血及痒痛。

便血散

【来源】《仙拈集》卷二引《普济方》。
【组成】发灰五钱　柏叶　鸡冠花各一两
【用法】上为末。每服一钱，卧时酒送下，来早以温酒投之。一服见效。
【主治】大肠泻血，虚盛皆宜。

理物汤

【来源】《证治要诀类方》卷一。
【组成】理中汤合四物汤
【用法】《医略六书》本方用法：水煎，去滓温服。
【主治】

1.《证治要诀类方》：交肠。
2.《医略六书》：下血久不止，脉细数者。

【方论】《医略六书》：肠红经久，血弱脾寒，不能吸血归经，故下血久不止焉。理中汤温脾吸血，四物汤补血归经，二方合用，异路同归，洵为崇土滋营之剂，乃血弱脾寒下血经久之专方。

清脏内托散

【来源】《疮疡经验全书》卷三。
【组成】人参　黄耆　当归　川芎　陈皮　甘草　黄连　生地　赤芍　白术　黄芩　独活　枳壳　白芷　防风　牡丹皮　槐花　升麻　乌药
【用法】上以水二钟，加广胶五钱煎服。倘寒热脾胃余症以意增减，全在随症活法。
【主治】脏毒。

双圣丸

【来源】《医方类聚》卷八十五引《澹寮方》。
【组成】百草霜　白芷各等分
【用法】上为细末，取乌梅肉水浸，于甑上蒸烂，捣如膏，搜和为丸，如梧桐子大。每服三四十丸，空心饭饮送下。
【主治】下血。

独圣散

【来源】《医方类聚》卷八十五引《澹寮方》。
【组成】乌梅（烧存性，灰）
【用法】上为末。每服一大钱，空心米饮调下。
【主治】
1.《医方类聚》引《澹寮方》：诸证下血。
2.《普济方》：大便下血不止，久痢下肠垢，及酒痢。

四季侧柏散

【来源】《奇效良方》卷五十一。
【组成】侧柏（烧存性。春采东，夏采南，秋采西，冬采北）
一方用侧柏叶一斤（洗，炙），为末。每服二钱，食前枳壳汤调下。
【用法】上为细末。每服二钱，糯米饮调下。
【主治】肠风脏毒，下血不止。

秘传竹叶灰丸

【来源】《松崖医径》卷下。
【组成】板竹叶不拘多少（烧存性）
【用法】上为细末，米糊为丸，如梧桐子大。每服七八十丸，空心以清米饮汤送下。
【主治】下血。

秘传治肠风下血丸

【来源】《松崖医径》卷下。
【组成】干柿饼（烧存性） 酒瓶箬（包酒过二三年者，烧存性） 乌梅肉（烧存性）各二两（净） 百药煎一两（如无，以五倍子炙焦黄色代之） 槐花（炒焦黑） 枳壳（麦麸炒黄色） 槟榔各半两
【用法】上为细末，醋糊为丸，如梧桐子大。每服七八十丸，以醋汤送下。
【主治】肠风下血。

秘传加减芩连四物汤

【来源】《松崖医径》卷下。
【组成】黄芩 黄连 当归 生地黄 白芍药 山栀 陈皮 白术 人参 甘草
【用法】上细切。用水二盏，加生姜三片，大枣一枚，煎一盏，去滓温服。
【主治】大小便血。
【加减】尿血，加黄柏、知母、滑石；下血及肠风脏毒，加黄柏、子芩、槐角、阿胶、防风、荆芥。

七花丸

【来源】《医学正传》卷五。
【组成】山茶花 芙蓉花 石榴花 检漆花 松花 白茅花（铧）各一两（俱烧存性） 槐花二两（炒焦黑） 枳壳一两（麸炒黄色） 甘草（炙）五钱 地榆一钱 槟榔二钱五分
【用法】上为细末，醋调面糊为丸，如梧桐子大。每服七八十丸，煎乌梅汤送下。
【主治】肠风下血，久痔。

芍药汤

【来源】《医学集成》卷二。
【组成】白芍 生地 黄芩 丹皮 甘草
【主治】因火便血。

芍药汤

【来源】《医学集成》卷二。
【组成】生地 白芍 元参 麦冬 槐花 地榆 木耳 甘草
【主治】因火便血。

加味四物汤

【来源】《万氏家抄方》卷一。
【组成】川芎 当归 芍药 生地 槐花 黄连 桃仁
【用法】水煎服。
【主治】下痢纯血，久不愈，属阴虚者。

清热汤

【来源】《万氏家抄方》卷二。

【组成】车前子　灯心　侧柏叶　栀子　黄芩　滑石　乌梅　竹叶　大黄（酒蒸熟）　蒲黄　猪苓　甘草　赤茯苓

【用法】加生姜，水煎服。

【主治】赤浊，便血，血淋。

导热散

【来源】《万氏家抄方》卷三。

【组成】侧柏叶　山栀　车前子　灯心　黄芩　滑石　乌梅　竹叶　大黄（炒）　猪苓　泽泻　蒲黄　赤茯苓　甘草

【用法】加生姜，水煎服。

【主治】血淋，便血。

香附散

【来源】《万氏家抄方》卷三。

【组成】香附一两（炒）　枳壳七钱半（炒）　当归半两　川芎半两　槐花半两（炒）

【用法】上为末。每服三钱，以水一钟，加生姜三片，大枣一枚，煎取七分，温服。

【主治】肠风。

清金散

【来源】《陈素庵妇科补解》卷五。

【组成】防风　黄芩　生地　丹皮　当归　蒲黄（炒）　地榆（黑）　白芍（生）　川芎　槐花　杜仲（炒）　甘草　泽兰　阿胶（炒）

【功用】清大肠风热，养血。

【主治】产后血虚，风热客于大肠，大便便血。

【方论】是方养血清热为主。四物加阿胶、丹皮、杜仲、蒲黄以养血、补血、凉血；黄芩、槐花、防风、地榆、甘草、兰叶直入阳明，以清热祛风。血虚则补之，风热则清之，便血自止矣。

归脾汤

【来源】《正体类要》卷下。

【别名】归脾散（《古今医鉴》卷八）、加味归脾汤（《古今医鉴》卷十一）、归脾饮（《痘学真传》卷七）、归脾养营汤（《疡科心得集》卷上）。

【组成】白术　当归　白茯苓　黄耆（炒）　龙眼肉　远志　酸枣仁（炒）各一钱　木香五分　甘草（炙）各三分　人参一钱

【用法】加生姜、大枣，水煎服。

【功用】

1.《兰台轨范》：心脾同治，生血调经。

2.《古今医彻》：益心神，调荣血。

3.《医镜》：养血安神。

【主治】《口齿类要》：思虑伤脾，血耗唇皱；及气郁生疮，咽喉不利，发热便血，盗汗晡热。

凉血清肠散

【来源】《观聚方要补》卷六引《医学统旨》。

【组成】生地黄　当归　芍药各一钱五分　防风　升麻　荆芥各一钱　黄芩　黄连　香附　川芎各八分　甘草五分

【用法】水煎服。

【主治】

1.《观聚方要补》引《医学统旨》：大肠热甚脱肛。

2.《何氏济生论》：肠风下血。

通玄二八丹

【来源】《扶寿精方》。

【别名】通元二八丹（《济阳纲目》卷二十二）。

【组成】黄连八两（去毛，雅州者）　当归（酒浸）　生地黄（酒浸）　白芍药　乌梅肉各五钱

【用法】上为细末，以雄猪肚一个，盐醋洗去秽气，煮将熟，取控干水，入药在内，置甑中，上下韭菜厚铺，自辰至酉，慢火蒸之，以银簪插试有黄色为度，乘热为丸，如梧桐子大。每服七十丸，治积聚，空心姜汤送服，泻一二次即愈，用粥补；治泄痢，饭后茶汤送服，即止；若肠滑、肠风下血，可常服。

【功用】能通能塞。

【主治】积聚，泄痢肠滑，肠风下血。

槐角丸

【来源】《扶寿精方》引朱上卿方。
【组成】槐角子一两　枳壳（麸炒）　当归尾　黄芩（各酒洗）　黄柏　侧柏叶（各酒洗）　黄连　荆芥穗　防风　地榆各五钱
【用法】上为末，酒糊为丸，如梧桐子大。每服七十丸，空心米汤送下。
【主治】肠风下血，不问粪前后，远年近日。
【宜忌】忌生冷。

断红丸

【来源】方出《丹溪治法心要》卷五，名见《东医宝鉴·外形篇》卷四。
【组成】大黄（煨过）三钱　桃仁三钱（去皮尖）　当归半两　槟榔半两　皂角仁五钱　黄柏　荆芥穗　枳壳各五钱　猬皮一两（炙）　黄连一两　秦艽一两　槐角子一两
【用法】上为末，面糊为丸，如梧桐子大。每服五十丸，食前白汤送下。
【主治】肠风下血，独在胃与大肠出。
【加减】如鲜血下甚者，加棕榈灰、莲房灰各五钱。

防风黄芩丸

【来源】《校注妇人良方》卷十二。
【别名】防风子芩丸（《医略六书》卷二十八）、防风丸（《盘珠集》卷下）。
【组成】条芩（炒焦）　防风各等分
【用法】上为末，酒糊为丸，如梧桐子大。每服三五十丸，食远或食前米饮或温酒送下。
【主治】

1.《校注妇人良方》：肝经有风热致血崩、便血、尿血。

2.《医略六书》：漏胎，脉浮数者。

3.《叶氏女科证治》：肝经风热，妊娠吐衄。

【方论】《医略六书》：妊娠风热，干于血室，胎孕为之不安，致经血妄行，漏胎下血不止焉。子芩清热于里，防风疏风于外，二味成方，丸以粥糊，下以米饮，使风热两除，则经脉清和而经血无不固，胎孕无不安，何漏胎之不愈哉？

清肝益胃丸

【来源】《保婴撮要》卷二。
【组成】犀角屑　甘草　全蛇蜕（炙黄）　钩藤钩子　麻黄（去节）各一钱　黄耆（蜜炙）　羌活　防风　白芍药　天花粉各半两
【用法】上为末，捣枣肉为丸，如梧桐子大。每次五十丸，食后薄荷汤送下。
【主治】风邪侵于大肠，摇头便血。

生地黄膏

【来源】《古今医统大全》卷四十二。
【组成】生地黄汁　小蓟汁　沙糖（熬膏约一大碗）　阿胶一两　侧柏叶（为末）　地榆（为末）各一两
【用法】上用四味汁熬成膏，方入柏叶、地榆末和匀。每服三匙许，空心米饮调下。
【主治】结阴便血。

卷柏丸

【来源】《古今医统大全》卷四十二。
【组成】卷柏（生石上老柏为妙，取叶用）
【用法】上为末为丸。每服二钱，空心米饮送下。
【主治】脏毒下血。

胡桃散

【来源】《古今医统大全》卷四十二。
【组成】胡桃仁（去油）四两　皂角刺（炒焦）二两　故纸（微炒）一两半　槐花（炒）一两
【用法】上为末。每服二钱，米饮或汤调下。
【主治】肠风便血。
【宜忌】老人更宜服。

香槐散

【来源】《古今医统大全》卷四十二。
【组成】香附子（炒）　槐花（炒）各一两　枳

壳　当归　川芎五分　甘草三分

方中枳壳、当归用量原缺。

【用法】上以水一盏半，加生姜三片，大枣一枚，煎服。

【主治】肠风。

脏连丸

【来源】《古今医统大全》卷四十二。

【组成】大鹰爪黄连半斤　槐花米二两　枳壳一两　防风　粉草　槐角　香附子　猪牙皂角　木香各五钱

【用法】上为细末，用猪大脏约二尺长水洗净，陈熟仓米三合同香附一处为末装入，缚定口，量用水二大碗，砂锅炭火煮干，即添水，慢慢煮烂猪脏如泥，取起和药捣如糊，再入黄连等末为丸，如梧桐子大。每服八十丸，空心米饮送下。

【功用】

1.《饲鹤亭集方》：散火毒，驱湿热，止血消肿，生肌定痛。

2.《全国中药成药处方集》（禹县方）：定痛消毒，退管生肌。

【主治】

1.《古今医统大全》：远年近日肠风、脏毒下血。

2.《饲鹤亭集方》：诸痔肿痛，肠风下血，脱肛痛痒，肠痈、脏毒成漏。

【宜忌】

1.《古今医统大全》：忌面、蒜、生冷、煎炙之物。

2.《饲鹤亭集方》：忌房欲、恼怒、酸辣动火之物。

3.《全国中药成药处方集》（禹县方）：寒症忌用。

滑石散

【来源】《古今医统大全》卷四十二。

【组成】滑石　当归　生地黄　黄芩　苍术　甘草各等分

【用法】水煎服。

【主治】肠风下血。

椿皮散

【来源】《古今医统大全》卷四十二引李东垣方。

【组成】椿根白皮二两　槐角子四两　枯白矾二两　炙甘草一两

【用法】上为细末。每服三钱，米饮调下。

【主治】血痢及肠风下血。

槐花散

【来源】《古今医统大全》卷四十二。

【组成】黄连　枳壳各三分　槐花一两

【用法】上以槐花炒二味药，去花不用，只将二味用水一盏半，煎七分，空心服。

【主治】肠胃不调，下血不止。

秦艽丸

【来源】《慎斋遗书》卷七。

【组成】川芎二两　白芍四两　归身四两　香附四两（醋炒）　秦艽四两　槐花四两（炒）

【用法】炼蜜为丸服。

【主治】肠风，久风入中。

升阳补胃汤

【来源】《医学入门》卷四。

【组成】补中益气汤去陈皮　加　桂　芍　羌　防　干葛　独活　生地　牡丹皮

【主治】长夏湿热，阳明、少阳下血。

四物坎离丸

【来源】《医学入门》卷七。

【组成】生地一两半　熟地三两（同酒浸，捣膏）　当归二两　芍药一两半（同酒炒）　知母一两　黄柏二两（同酒浸，炒）　侧柏叶　槐子各一两（同炒）　连翘六钱

【用法】上为末，炼蜜为丸，如梧桐子大，用瓷盘盛之，以绵纸糊口，凉地下放七八日，去火毒，晒干收之。每服三四十丸至五六十丸，白汤或酒送下。

【功用】善乌须发。

【主治】

1.《医学入门》：肠风。

2.《医部全录》：脾湿下流于肾，与相火合为湿热，迫经下漏，紫黑臭腐。

白柏丸

【来源】《医学入门》卷七。

【组成】白术五钱　黄柏　生地　白芍　黄芩　地榆　香附各二钱

【用法】上为末，蒸饼为丸服。

【主治】湿热下血。

苍地丸

【来源】《医学入门》卷七。

【组成】苍术　陈皮各三两　黄柏　黄连各一两五钱　连翘　黄芩各一两

【用法】上为末，生地六两捣膏为丸，如梧桐子大。每服五七十丸，白汤送下。

【主治】热毒下血。

连壳丸

【来源】《医学入门》卷七。

【组成】黄连　枳壳各二两（锉）

方中槐花用量原缺，据《杂病源流犀烛》补。

【用法】上用槐花四两同炒，去槐花，为末，蒸饼为丸服。

【功用】解络脉之结。

【主治】内伤经络便血。

苦参丸

【来源】《医学入门》卷七

【组成】苦参半斤　槐角六两　女贞实四两　归尾二两

【用法】上为末，用大猪肠三尺，入药在内，两头扎住，炒烂，同枯矾末四两，捣丸，如梧桐子大。每服三十丸，米饮送下。

【主治】肠风下血，及久年痔漏。

【宜忌】忌椒、醋。

脏头丸

【来源】《医学入门》卷七。

【别名】猪脏丸（《杂病源流犀烛》卷二十八）。

【组成】槐子一两　牙皂七分　黄连四两　糯米一升

【用法】上为末，用雄猪大肠一条，去油洗净，将前药入内，两头扎住，砂锅内煮烂为丸，如梧桐子大。每服六七十丸，米饮送下。

【主治】肠风下血，脱肛。

榆砂汤

【来源】《医学入门》卷七。

【组成】地榆四钱　砂仁七枚　生甘草一钱半　炙甘草一钱

【用法】水煎，温服。

【主治】结阴便血不止，渐渐极多者。

清热滋阴汤

【来源】《古今医鉴》卷七。

【组成】当归（酒洗）三分　川芎（酒洗）七分　生地（酒洗）二钱　黄柏（酒炒）三分　知母（酒炒）五分　陈皮（酒洗）三分　白术（炒）五分　麦门冬一钱五分　牡丹皮一钱　赤芍药七分　玄参一钱　山栀（炒黑）一钱半　甘草五分

【用法】上锉一剂。水煎，温服。

【主治】吐血、衄血、便血、溺血。

【加减】身热，加地骨皮一钱，柴胡五分，子芩一钱；吐、衄血，加炒干姜七分，柏叶、茜根、大小蓟各一钱；大便血，加炒槐花、地榆、百草霜各一钱；溺血，加炒黑山栀子、车前子、小蓟、黄连各八分。上四种血病俱用阿胶珠五分，姜汁、韭汁、童便同服。

干柿散

【来源】《古今医鉴》卷八。

【组成】干柿不拘多少（焙干，烧存性）
【用法】上为末。每服三钱，米饮调下。
【主治】肠风脏毒，肠澼。

枳壳散

【来源】《古今医鉴》卷八。
【组成】枳壳二两（炒） 黄连一两 槐花五钱（炒） 白芍一两 甘草二钱半 地榆五钱（一方加当归、生地黄、防风）
【用法】上锉五剂。水煎，空心服。
【主治】大便下血。

槐黄丸

【来源】《古今医鉴》卷八引周后峰方。
【组成】黄连四两（酒炒） 槐花四两（炒）
【用法】上为末，入猪大肠头，长一尺，内扎住，用韭菜二斤，水同煮烂，去菜用肠药，捣烂，丸如梧桐子大，如湿，加神曲丸。每服八十丸，空心米汤送下。
【主治】肠风，脏毒，便血，痔漏。

解毒四物汤

【来源】《古今医鉴》卷八。
【组成】当归（酒洗）八分 川芎五分 白芍（炒）六分 生地黄一钱 黄连（炒）六分 黄芩（炒）八分 黄柏（炒）七分 栀子（炒黑）七分 地榆八分 槐花（炒）五分 阿胶珠六分 柏叶（炒）六分
【用法】水煎，空心服。
【主治】大便下血，不问粪前粪后，肠风脏毒。
【加减】腹胀，加陈皮六分；气虚，加人参三分、白术三分、木香三分；肠风，加荆芥五分；气下陷，加升麻五分；心血不足，加茯苓六分；虚寒，加炒干姜五分。

荠菜粥

【来源】《本草纲目》卷二十五。
【组成】鲜荠菜 粳米
【用法】煮粥服。
【功用】
1.《本草纲目》：明目利肝。
2.《长寿药粥谱》：补虚健脾，明目止血。
【主治】《长寿药粥谱》：水肿，吐血，便血，尿血，目赤目暗。现用于乳糜尿，视网膜出血，老年性浮肿，慢性肾炎。

三黄解毒汤

【来源】《片玉之书》卷五。
【组成】黄连 黄芩 黄柏 红花 木通 大黄 生地 归身 甘草
【用法】水煎服。
【主治】小儿热积于心肺，大小便出血。

地榆丸

【来源】《片玉心书》卷五。
【组成】防风 乌梅肉 枳壳 阿胶 甘草（炙） 荆芥穗 黄连 生地 当归身 槐花 白术 伏龙肝 地榆
【用法】水为丸。陈米饮送下。
【主治】小儿时常粪后出血不止。

黄连丸

【来源】《片玉心书》卷五。
【组成】黄连五钱 槐子（炒） 侧柏叶（炒） 枳壳 荆芥穗各三钱 地榆三钱
【用法】上为末，醋糊为丸。陈米饮送下。
【主治】小儿大便下血，久则脏毒，无时下血。
【加减】脱肛者，加猬皮（炙）三钱。

家传剪红丸

【来源】《育婴家秘》卷三。
【组成】枳壳（炒） 槐子（炒） 侧柏叶（炒） 荆芥穗各等分
【用法】上为末，酒糊为丸，如黍子大。量儿大小给服，米饮送下。
【主治】小儿痢下纯血，及大人肠风下血。

四物合小乌沉汤

【来源】《保命歌括》卷八。
【组成】乌药一两　香附（醋制）二两　甘草二钱半
【用法】上为末。每服一钱，煎四物汤调服。
【主治】脏毒下血。

凉血地黄汤

【来源】《片玉痘疹》卷十二。
【组成】黄连　生地　玄参　归尾　甘草　山栀仁
【用法】《外科正宗》本方用黄连、当归梢、生地黄、山栀子、玄参、甘草各等分。水二钟，煎八分，量病上下服之。
【主治】

1.《片玉痘疹》：痘收靥后毒入于里，迫血妄行，致衄血、吐血、便血、溺血。

2.《外科正宗》：血箭。血痣内热甚而迫血妄行，出血如飞者。

【加减】鼻血，加片芩、茅花；吐血，加知母、石膏、童便、香附；尿血，加木通、滑石；便血，加秦艽、槐子、荆芥穗；血不止，加炒蒲黄、藕节、侧柏叶。

养血健胃汤

【来源】《点点经》卷二。
【组成】熟地　当归　丹参各一钱　川芎　条参　白芍　骨皮　陈皮　茯神　六曲　黄芩各一钱半　杏仁　甘草各六分
【用法】红曲、黑枣为引，水煎服。
【主治】酒毒伤脏，大便下血。

益气养脾汤

【来源】《点点经》卷二。
【组成】黄耆二钱　白术一钱　条参　当归　玉竹　茯苓　生地　陈皮　薄荷各一钱半　红花　地榆各五分　甘葛二钱　甘草三分
【用法】生姜、大枣为引，小儿胎发一团，烧灰存性，兑服。
【主治】酒毒伤肺，大肠下血，饮食减少，人渐消瘦，后脏红肿，疙瘩坚硬。

四血散

【来源】《赤水玄珠全集》卷九。
【组成】益元散加当归　井泉石
【用法】米汤调下。
【主治】衄血、吐血、便血。
【加减】淋者，加栀子；茎中痛，加蒲黄；水泻，加车前子。

连蒲散

【来源】《赤水玄珠全集》卷九。
【组成】黄连　蒲黄（炒）各一钱二分　黄芩　当归　生地黄　枳壳（麸皮炒）　槐角　芍药　川芎各一钱　甘草五分
【用法】水二钟，煎一钟，食前服。
【主治】

1.《赤水玄珠全集》：便血属血热者。

2.《济阳纲目》：饮酒过多及食辛辣炙煿，以致蕴热入于肠胃，下血色鲜。

【加减】如酒毒，加青皮、干葛，去枳壳；湿毒，加苍术、白术。

参柏丸

【来源】《赤水玄珠全集》卷九。
【组成】苦参　黄柏各等分
【用法】上为末，酒糊为丸。每服百丸，空心酒吞下。
【主治】肠风下血。

柏黄丸

【来源】《赤水玄珠全集》卷九。
【组成】生地黄　黄柏（炒）各一斤
【用法】上为末，炼蜜为丸，如梧桐子大。每服八九十丸，空心、食前米饮送下。
【主治】肠风脏毒，下血鲜红。

草豆蔻散

【来源】《赤水玄珠全集》卷九。

【组成】草豆蔻　槟榔（各炒紫色）　罂粟壳（烧灰）各等分

【用法】上为末。每服二钱，饮下。

【主治】丈夫伤血，妇人血崩，渍入大肠出血。

秘方柏叶散

【来源】《赤水玄珠全集》卷九。

【组成】扁柏叶（晒干为末）　糯米（炒黄，为末）各等分

【用法】每服五钱，空心以白汤调下。

【主治】便血。

【加减】如未止，再加炒黑木耳末一钱。

地榆散

【来源】《万病回春》卷四。

【组成】乌梅一两（焙干，去核）　五倍子（炒）五钱　槐花　枳壳（麸炒）各一钱　黄连三钱（炒）　地榆二钱　荆芥穗三钱　白芷一钱

【用法】上为细末。每服三钱，空心酒调下。远年者，服至断根为度。

【主治】肠风下血。

地榆槐角丸

【来源】《万病回春》卷四。

【组成】当归（酒洗）二两　川芎一两　白芍（酒炒）一两　生地黄二两　黄连（酒炒）一两　条芩（酒洗）一两　黄柏（酒炒）一两　栀子（炒）一两　连翘一两　地榆二两　槐角一两半　防风一两　荆芥五钱　枳壳（去瓤）二两　茜根五钱　侧柏叶五钱　茯神五钱　陈皮五钱

【用法】上为细末，酒糊为丸，如梧桐子大。每服七十丸，空心白滚水送下，或加细茶亦可。

【主治】便血。

柏叶汤

【来源】《万病回春》卷四。

【组成】侧柏叶　当归　生地黄　黄连　枳壳　槐花　地榆　荆芥各等分　甘草（炙）减半

《寿世保元》有川芎。

【用法】上锉一剂。加乌梅一个，生姜三片，水煎，空心服。

【主治】肠风下血。

清脏汤

【来源】《万病回春》卷四。

【组成】当归（酒洗）八分　川芎五分　生地二钱　白芍（炒）　黄连（炒）各六分　黄芩（炒）　栀子（炒黑）　黄柏（炒）各七分　地榆八分　槐角（炒）五分　柏叶（炒）　阿胶（炒）各六分

【用法】上锉一剂。水煎，空心服。

【主治】大便下血并肠风下血。

【加减】腹胀，加陈皮六分；气虚，加人参、白术、木香各三分；肠风，加荆芥五分；气下陷，加升麻五分；心血不足，加茯苓六分；虚寒，加炒黑干姜五分。

清荣槐花饮

【来源】《万病回春》卷四。

【组成】当归一钱（酒洗）　白芍一钱　生地黄一钱　川芎（盐酒制）六分　槐花一钱　槐角八分　黄连（酒炒）八分　枳壳（麸炒）七分　黄芩（酒炒）七分　苍术八分　防风六分　升麻四分　荆芥穗八分　生甘草四分

【用法】上锉，水煎，空心热服，滓再煎服。

【主治】便血，不拘新久。

滋阴脏连丸

【来源】《万病回春》卷四。

【组成】怀生地　熟地　山药各四两　牡丹皮　泽泻　白茯苓（去皮）　川黄连（酒炒）　槐花（人乳拌蒸）　山茱萸（酒蒸，去核）　川大黄（酒蒸九次）各三两

【用法】上为细末，装入雄猪大肠内，两头用线扎住；糯米三升，水浸透米，去水，即将药肠藏糯

米瓶内蒸一炷香时为度，捣药肠为丸，如梧桐子大。每服八十丸，空心盐汤送下。

【主治】大便下血去多，心虚四肢无力，面色萎黄。

槐花散

【来源】《万病回春》卷四。

【组成】当归　地榆各一钱　生地　芍药　黄芩　升麻各七分　枳壳　槐花　阿胶各八分　防风　侧柏叶各五分

【用法】上锉一剂。水煎，空心服。

【主治】粪后红。

解毒汤

【来源】《万病回春》卷四。

【别名】八宝汤。

【组成】黄连　黄芩　黄柏　栀子　连翘　槐花各二钱半　细辛　甘草各四分

【用法】上锉一剂。水煎，空心服。

【主治】脏毒下血。

黄金丸

【来源】《万病回春》卷七。

【组成】黄芩不拘多少

【用法】上为末，炼蜜为丸，如鸡头实大。三岁儿每服一丸，盐汤代下。

【主治】小儿吐血、衄血、下血。

乌梅丸

【来源】《慈幼新书》卷十。

【组成】槐花一两　柿饼五个（烧存性）

【用法】乌梅肉二两，蒸饼为丸。空心白汤送下。

【主治】大便下血。

健脾丸

【来源】《墨宝斋集验方》卷上。

【组成】半夏曲一两（炒）　白术二两（土炒）　枳实一两（麦麸炒）　陈皮八钱　神曲七钱（炒）　麦芽粉七钱（炒）　卜子七钱（炒）　砂仁三钱　白茯苓八钱　厚朴七钱（姜汁炒）　木香三钱　白扁豆八钱（炒）　白芍八钱（酒炒）　山药一两（炒）　甘草五钱　黄连七钱（姜汁炒）　人参五钱　香附七钱（醋炒）　山楂七钱　藿香七钱　滑石一两五钱（如不善飞，六一散代之）

【用法】上为末，炼蜜为丸如龙眼大。每服一二丸，不拘时候。

【功用】饮食多进，生肌长肉。

【主治】小儿粪后红。

槐黄汤

【来源】《东医宝鉴·外形篇》卷四引《必用方》。

【组成】槐花（炒）　生地黄　樗根白皮（炒）各一钱　防风　当归　白芍药　荆芥穗　川芎　黄连　枳壳各八分　地榆　乌梅　甘草各五分

【用法】上锉，作一帖。水煎，空心服。

【主治】肠风，脏毒。

驱热丸

【来源】《杏苑生春》卷七。

【组成】苍术一两　陈皮一两五钱　连翘一两　槐角二两　黄柏一两　黄芩一两五钱

【用法】上为细末，以新鲜生地黄八两捣膏为丸，如梧桐子大。每服三五十丸，食前白汤送下，每日二次。

【主治】积热便血。

加味解毒汤

【来源】《寿世保元》卷四。

【组成】大黄　黄连　黄芩　黄柏　栀子　赤芍　连翘　枳壳（麸炒）　防风　甘草

【用法】上锉，水煎，空心服。

【主治】下焦热毒盛，大便出血，大肠痛不可忍，肛门肿起。

观音救苦方

【来源】《寿世保元》卷四引马伏方。

【组成】木香四两　黄连二两

【用法】黄连切片煎汁，浸木香，慢火焙干，为末，乌梅肉捣为丸，如梧桐子大。每次空心服六十丸，滚汤送下。

本方方名，据剂型当作“观音救苦丸”。

【主治】大便下血。

凉血地黄汤

【来源】《寿世保元》卷四。

【组成】犀角（乳汁磨，临服入药内；或锉末煎）四分　生地黄（酒洗）一钱　牡丹皮二钱　赤芍七分　黄连（酒炒）一钱　黄芩（酒炒）一钱　黄柏（酒炒）五分　知母一钱　玄参一钱　天门冬（去心）一钱　扁柏叶三钱　茅根二钱

【用法】上锉。水煎，入十汁饮同服。

【主治】虚火妄动，血热妄行，吐血、衄血、溺血、便血。

【加减】吐血成块，加大黄一钱，桃仁十个（去皮尖，研如泥）；衄血，加栀子、沙参、玄参；溺血，加木瓜、牛膝、条芩、荆穗、地榆，倍知、柏；便血，加黄连、槐花、地榆、荆穗、乌梅；善酒者，加葛根、天花粉。

立应散

【来源】《济阴纲目》卷二。

【组成】香附三两（一半生，一半炒）　棕皮一两（烧存性）

【用法】上为细末。每服五钱，酒与童便各半盏，煎七分，不拘时候温服。

【主治】妇人血海崩败。肠风下血。

【加减】如肠风，不用童便。

加味清胃散

【来源】《济阴纲目》卷十四。

【组成】当归身（酒浸）一钱　黄连　生地黄（酒洗）　升麻各二钱　牡丹皮一钱半　石膏三钱

【用法】上锉。水煎服。

【主治】膏粱积热，产后便血。

三黄丸

【来源】《明医指掌》卷六。

【组成】苍术一两半　陈皮一两半　黄连七钱半　连翘半两

【用法】上为末，生地捣烂糊丸，如梧桐子大。白汤送下。

【主治】积热便血。

地榆丸

【来源】《明医指掌》卷六。

【组成】白术半两　黄柏（炒）二钱　生地黄二钱　白芍药二钱　地榆二钱　黄芩（炒）二钱　香附二钱

【用法】上为末，蒸饼为丸服。

【主治】脏毒挟湿者。

败毒散

【来源】《明医指掌》卷六。

【组成】羌活一钱（去芦）　独活一钱（去芦）　柴胡一钱（去毛）　前胡一钱（去芦）　枳壳（炒）八分　茯苓八分（去皮）　川芎七分　甘草五分（炙）　桔梗八分（去芦）

《医方集解》有薄荷少许；《疫疹一得》以葱为引。

【用法】加生姜三片，水二钟，煎一钟服。

【主治】

1.《明医指掌》：脏毒协寒便血。

2.《医方集解》：伤寒头痛，憎寒壮热，项强睛暗，鼻塞，风痰及时疫，岚瘴鬼疟，或声如蛙鸣，赤眼口疮，湿毒流注，脚肿腮肿，喉痹毒痢，诸疮斑疹。

玉关丸

【来源】《景岳全书》卷五十一。

【组成】白面（炒熟）四两　枯矾二两　文蛤（醋炒黑）二两　北五味一两（炒）　诃子二两（半生，半炒）

【用法】上为末，用熟汤为丸，如梧桐子大。以温

补脾肾等药随症加减煎汤送下；或人参汤亦可。如血热妄行者，以凉药送下。

【主治】肠风血脱，崩漏带浊不固，诸药难效，及泻痢滑泄不能止者。

约阴丸

【来源】《景岳全书》卷五十一。

【别名】约荣煎（《会约医镜》卷十一）。

【组成】当归 白术（炒） 芍药（酒炒） 生地 茯苓 地榆 黄芩 白石脂（醋锻，淬） 北五味 丹参 川续断各等分

【用法】上为末，炼蜜为丸服。

【功用】《会约医镜》：清热止血。

【主治】

1.《景岳全书》：妇人血海有热，经脉先期或过多者；或兼肾火而带浊不止；男、妇大肠血热便红等证。

2.《会约医镜》：酒毒，湿热下血。

【加减】火甚者，倍用黄芩；兼肝肾之火甚者，仍加知母、黄柏各等分；大肠血热便红者，加黄连、防风各等分。

约营煎

【来源】《景岳全书》卷五十一。

【组成】生地 芍药 甘草 续断 地榆 黄芩 槐花 荆芥穗（炒焦） 乌梅二个

方中除乌梅，诸药用量原缺。

【用法】水一钟半，煎七分，食前服。

【主治】血热便血。无论脾胃、小肠、大肠、膀胱等证，皆宜用此。

【加减】如下焦火盛者，可加栀子、黄连、龙胆草之属；如气虚者，可加人参、白术；如气陷者，加升麻、防风。

寿脾煎

【来源】《景岳全书》卷五十一。

【别名】摄营煎（原书同卷）、寿脾汤（《会约医镜》卷十一）、参姜寿脾煎（《顾氏医径》卷四）。

【组成】白术二三钱 当归二钱 山药二钱 炙甘草一钱 枣仁一钱半 远志（制）三五分 干姜（炮）一至三钱 莲肉（去心，炒）二十粒 人参随宜一二钱，急者用一两

【用法】水二钟煎服。

【主治】脾虚不能摄血等证，凡忧思郁怒积劳，及误用攻伐等药犯损脾阴，以致中气亏陷，神魂不宁，大便脱血不止，或妇人无火崩淋。

【加减】如血未止，加乌梅二个，凡畏酸者不可用，或加地榆一钱半亦可；滑脱不禁者，加醋炒文蛤一钱；下焦虚滑不禁，加鹿角霜二钱为末搅入药中服之；气虚甚者，加炙黄耆二三钱；气陷而坠者，加炒升麻五七分，或白芷亦可；兼溏泄者，加补骨脂一钱炒用；阳虚畏寒者，加制附子一至三钱；血去过多，阴虚气馁，心跳不宁者，加熟地七八钱或一二两。

加减四物汤

【来源】《景岳全书》卷五十七引东垣方。

【组成】当归 川芎 生地 侧柏叶各八分 枳壳（麸炒） 荆芥穗 槐花（炒） 甘草各四分 地榆 条芩 防风各六分 乌梅（肥者）三枚

【用法】水二钟，加生姜三片，煎八分，空心温服。

【主治】肠风下血。

【方论】《杏苑生春》：防风、荆芥，散肠脏之风毒；当归、川芍调血；地榆、生地、槐花、条芩凉下焦大肠之血热，枳壳以利大肠气；侧柏叶以止血；乌梅肉收大肠血热；甘草泻火和药性。

槐榆散

【来源】《景岳全书》卷六十一。

【组成】槐花 地榆各等分（俱炒焦）

【用法】上用酒煎，饮之。

【主治】血崩及肠风下血。

加味四物汤

【来源】《济阳纲目》卷六十三。

【组成】当归 川芎 芍药 生地（酒炒） 山栀（炒） 升麻 秦艽 阿胶珠

【用法】上锉。水煎服。
【主治】便血有热。
【加减】血过多不止者，加黄连、红花。

滋阴凉血四物汤

【来源】《济阳纲目》卷六十三。
【别名】滋阴凉血地黄汤（原书卷九十五）。
【组成】当归一钱半　川芎　生地（酒洗）　黄耆　条黄芩　槐角子各一钱　白芍药　黄连　秦艽各八分　升麻　枳壳各五分　甘草三分
【用法】上锉。水煎，食前服。
【主治】便血及痔漏初起湿热。

脏连丸

【来源】《简明医彀》卷三。
【组成】黄连（川者，去须芦，研末）六两　槐角子末二两　猪大肠（去头梢）
【用法】上将连、槐末装入半空，勿胀肠破，砂锅水煮烂，待干，连脏捣；若湿，加炒黄米粉少许丸，如梧桐子大。每服一百丸，空心以白汤送下。
【主治】诸痔及肠风下血。

五粉糕

【来源】《妙一斋医学正印种子篇》卷上。
【组成】芡实（去壳）　白茯苓（去皮）　干山药　莲肉（去皮心）　薏苡仁（净）各四两
【用法】上加粳米一升，糯米一升，共磨为粉，入白糖霜，如平常蒸糕法蒸熟烘干，空心或饥时将滚汤泡服；或干服亦可。
【主治】肠风下血，面色萎黄，腰痛腿酸，四肢乏力，阳事痿缩，数年不举，无子。

连薷汤

【来源】《丹台玉案》卷三。
【组成】黄连三钱（吴茱萸炒）　香薷一两　乌梅三个
【用法】水煎，食前服。
【主治】受暑下痢鲜血。

对金饮

【来源】《丹台玉案》卷四。
【组成】黄连　槐花　苍术各一钱二分　甘草　白术　厚朴　枳壳　陈皮　藿香　当归各一钱　升麻八分
【用法】水煎，食前服。
【主治】大肠下血。

柏灰散

【来源】《丹台玉案》卷四。
【组成】侧柏叶（取法，春东、夏南、秋西、冬北，煅灰存性）
【用法】每服二钱，空心滚汤调下。
【主治】脏毒下血，诸药不效者。

神宝饮

【来源】《丹台玉案》卷四。
【组成】苍术　白术　人参各五钱　茯苓　当归　白芍　川芎　槐角（炒黑）各一钱五分　升麻一钱
【用法】水煎，食前服。
【主治】风邪入于胃经，下血鲜紫，及肠胃湿毒，下如豆汁。

天中散

【来源】《外科大成》卷二。
【组成】粽子（用阴阳瓦焙存性）
【用法】上为末。每服二钱，白滚酒送下，出汗为度；管多者，间三日再服；肠风，一服即愈。

五灰散

【来源】《外科大成》卷二。
【组成】蜈蚣　穿山甲　生鹿角　血管鹅毛　血余等分（各煅存性）
【用法】上为末，和匀。每服五钱，空心黄酒调下。
【功用】托毒排脓。

【主治】阴虚湿热下注，脏毒肿痛，生于肛门内者。

扁柏丸

【来源】《外科大成》卷二。
【组成】生侧柏叶一斤（用白矾四两，入铜锅内，水五六碗，煎干为度，晒干，炒焦枯） 青州柿饼十个（烧灰） 旧陈棕（烧存性）二两 血余炭一两 槐花四两（炒焦）
【用法】上为末，炼蜜为丸。每服三钱，空心白酒送下，每日三次。以止为度。
【主治】痔漏、肠风、脏毒等下血，及吐血、血崩等症。

脏连丸

【来源】《外科大成》卷二。
【组成】黄连一斤 槐花半斤
【用法】上为末。用雄猪肥壮大肠，以酒醋洗净，入药扎两头；次用韭菜五六斤，一半铺甑底，药肠盘于上，一半盖之，文火蒸之，以肠脂化尽、肠皮如油纸薄为度；去肠取药晒干，稀糊为丸，如梧桐子大。每服三钱，以白滚汤送下，一日二次。
【主治】痔漏，肠风下血，及水泻痢疾。

两地丹

【来源】《石室秘录》卷一。
【组成】生地一两 地榆三钱
【主治】便血与溺血。
【方论】盖大小便虽各有经络，而其源同，因膀胱之热而来也。生地清膀胱之火，地榆亦能清膀胱，一方而两用之，分之中又有合也。

生新汤

【来源】《石室秘录》卷二。
【组成】人参二钱 当归五钱 地榆三钱 生地五钱 三七根末三钱
【用法】水煎服。
【主治】下血之症，多因好酒成病。
【方论】此方之妙，全在不去治酒病，亦不去治血病。全以生地、当归活其血，血活则新血生而旧血止。况又佐以地榆之寒，以去大肠之火，又佐以三七之末，以杜塞大肠之窍，自然血止而病愈矣。此敛之一法也。

解酒散火汤

【来源】《石室秘录》卷二。
【组成】熟地半两 当归三钱 白芍三钱 地榆三钱 黄连三钱 柞树枝五钱 葛根一钱 甘草一钱
【用法】水煎服。一剂必下血更多，二剂略少，三剂全愈。
【主治】酒毒深结之下血。
【方论】方中妙在用熟地、当归、芍药以生新血，新血生，则旧血必去；又妙在地榆以凉大肠，而柞木以去酒毒，所以相济而成功也。

三地汤

【来源】《辨证录》卷三。
【组成】熟地一两 当归一两 生地一两 地榆三钱 木耳末五钱
【用法】水煎，调服。
【主治】便血。
【方论】精血双补，则肠中自润，既无干燥之苦，自无渗漏之患，况地榆以凉之，木耳以塞之，有不取效不速者乎！

荸荠熟地汤

【来源】《辨证录》卷三。
【组成】熟地三两 地栗三两（捣汁）
【用法】水煎服。
【主治】肾水无济于大肠，故火旺而致大便出血者，或粪前而先便血，或粪后而始来。

清胃汤

【来源】《幼科铁镜》卷六。

【组成】山栀　生地　牡丹皮　黄连　当归
【用法】水煎服。
【主治】大便后见血。

断红丸

【来源】《张氏医通》卷十四。
【组成】侧柏叶（炒香）　川续断（酒炒）各三钱　鹿茸一具（酥炙）
【用法】上为细末，醋煮阿胶为丸。每服四五十丸，乌梅汤、人参汤、米饮汤任下。
【主治】下血久不止，虚寒色淡晦。
【方论】《医略六书》：肠脏虚寒，不能吸血归经，故渗入大肠便血不止焉。鹿茸灰补肾脏真阳以吸血，续断灰续损伤经脉以雄络，侧柏叶灰涩血止血以除便血也。务使命门温暖，则虚寒自散，而肠脏融和血有所归，安有下血之患乎？煮以苦酒之敛，阿胶之益，下以参汤之补，乌梅之敛，因病制宜，无不头头是道。

神效奇方

【来源】《嵩崖尊生全书》卷八。
【组成】蒲黄一钱（炒）　皂荚一钱（炒黑）　黄连三分（炒）　槐角一钱（炒黑）　棕灰五分　槐花二钱（炒黑）
【用法】柏叶捣汁，和药煎服。
【主治】肠风下血。

黄连汤

【来源】《嵩崖尊生全书》卷八。
【组成】白芍　黄连　当归各一钱二分　大黄四分　淡桂二分　炙草八分
【用法】水煎服
【主治】热毒下血，腹痛色鲜。
【加减】痛甚，加木香、槟榔各一钱。

鹿胶酒

【来源】《嵩崖尊生全书》卷八。
【组成】鹿角胶五钱
【用法】温酒调服。
【主治】下血日久，面黄食少。

木耳豆腐煎

【来源】《重订通俗伤寒论》。
【组成】大黑木耳五钱　生豆腐四两　食盐一钱
【用法】煎汤，送下加味脏连丸，早、晚空腹服。
【功用】清涤肠浊。
【主治】膏粱积热，胃气不健，酒酪聚湿而为脏毒下血，下血色如烟尘，沉晦瘀浊，便溏不畅，肢体倦怠。

加味脏连丸

【来源】《重订通俗伤寒论》引胡在兹方。
【组成】川连五两　苦参三两　生川军二两　圆皂角仁　白芷各一两五钱　光桃仁一两
【用法】各为细末，取猪大肠洗净，纳入肠中，酒、水各半，煮烂捣研，和入百草霜一两，红曲三两，共捣为丸，每服三钱，朝、晚空腹用木耳豆腐食盐煎汤送下。

原书用本方治上症，是继芩连二陈汤或清肠解毒汤后用以除根。

【主治】脏毒下血，血色如烟尘，沉晦瘀浊，便溏不畅，胃气不健，肢体倦怠者。

地柏清肠汤

【来源】《重订通俗伤寒论》引胡在兹方。
【组成】鲜生地六钱　生侧柏叶四钱　银花　茜草　赤芍　夏枯草　血见愁各二钱　紫葳花二钱
【用法】先用鲜茅根、生藕各二两，煎汤代水。
【功用】凉血泄热。
【主治】肠热，粪后下血，鲜红光泽，或色深紫，或有凝块紫亮者。

保元槐角丸

【来源】《重订通俗伤寒论》。
【组成】槐角　当归　生地　黄芩　黄柏　侧柏叶各三钱　枳壳　地榆　荆芥　防风各二钱　黄

连　川芎　生姜各一钱　乌梅三枚

【用法】用鲜荷叶汁、炼白蜜为丸。每服二三钱，以清肝达郁汤去归、菊送下。

【功用】清火疏风止血。

【主治】肠风下血，便后纯下清血，其疾如箭，肛门不肿痛，而肠中鸣响。

清肠解毒汤

【来源】《重订通俗伤寒论》。

【组成】焦山栀三钱　银花炭　青子芩　连翘　赤芍各二钱　川连　川柏　川生军　焦枳壳　煨防风各一钱

【主治】膏粱积热，酒酪聚湿，而为脏毒下血，血色如烟尘，沉晦瘀浊，便溏不畅，胃气不健，肢体倦怠。

火府丹

【来源】《伤寒大白》卷二。

【组成】当归　赤芍药　黄连　大黄　甘草　滑石

【主治】二便下血。

龙胆泻肝汤

【来源】《伤寒大白》卷二。

【组成】胆草　柴胡　黄芩　山栀　川连　知母　麦冬　人参　甘草

【主治】肝经血室伏火，而施泄下血。

当归大黄汤

【来源】《伤寒大白》卷二。

【组成】当归　大黄　生地　甘草

【主治】燥火下血，及吐血、嗽血，大便干结。

当归大黄汤

【来源】《伤寒大白》卷二。

【组成】当归　大黄　广皮　甘草

【功用】专清大肠

【主治】下血。

苍术败毒散

【来源】《伤寒大白》卷二。

【组成】熟苍术　羌活　独活　柴胡　前胡　防风　荆芥　枳壳　广皮　甘草

【功用】辛温散表。

【主治】湿毒外袭皮毛，内侵血分，令人身发寒热，大便下血，腹反不痛。

知柏四物汤

【来源】《伤寒大白》卷二。

【组成】知母　黄柏　当归　白芍药　生地　丹皮

【主治】肝经血室伏火，而施泄下血。

槐榆生地汤

【来源】《顾松园医镜》卷十五。

【组成】槐花　地榆　黄芩　银花　生地　白芍　生鸡子　甘草　荆芥（炒焦）　荷叶蒂

【用法】水煎服。或用猪脏丸服（另用槐花填入脏中，煮烂，去槐花捣和丸药，取其引入大肠）。

【主治】肠风脏毒下血，便血初起者。

【方论】方中槐花、地榆、黄芩、银花清热除湿；生地、白芍、生鸡子补阴凉血；甘草调和诸药；荆芥能入血分，性升上行；荷叶蒂补助脾胃，升发阳气。共奏清热除湿凉血，佐以升举之效。

【加减】热甚，加犀角、黄连。

加减凉膈散

【来源】《幼科直言》卷五。

【组成】槐花（炒）　黄芩　陈皮　甘草　白芍　当归　连翘　丹皮

【用法】水煎服。

【主治】大肠有热，血裹粪而出。

凉血散

【来源】《幼科直言》卷五。

【组成】黄芩　当归　陈皮　甘草　地榆　白茯苓　柴胡　神曲　白芍（炒）

【用法】水煎服。
【主治】湿热伤脾，便血。

清肺饮

【来源】《幼科直言》卷五。
【组成】连翘　陈皮　甘草　黄芩　苡仁　当归　生地（或加黄连）
【用法】水煎服。
【主治】小儿肺经有热，流入大肠而便血者。

清魂散

【来源】《医学心悟》卷三。
【组成】荆芥三钱　当归五钱
【用法】水煎服。
【主治】肠风。脏腑有热，风邪乘之，则下鲜血。

犀角地黄汤

【来源】《麻科活人全书》卷三。
【组成】犀角　升麻　生地黄　木通　桔梗　京芍　甘草
【用法】水煎服。
【主治】失血、衄血、便血、尿血。

血余丸

【来源】《惠直堂方》卷二。
【组成】血余八两　阿胶一斤（面炒成珠）
【用法】上为末。炼蜜为丸，如梧桐子大。每服三十丸，清汤送下。
【主治】便血并一切血症。

柏叶散

【来源】《医略六书》卷二十五。
【组成】柏叶三两　大黄一两　黄芩一两
【用法】上为散。每服三钱，米饮调下。
【主治】脏毒，脉盛者。
【方论】热蕴于中，不能输化，而有伤脏气，故下血紫黑，乃为脏毒焉。柏叶芳香，力能醒脾开胃，专主凉血止血；黄芩苦寒，性善宽肠清肺，专解膈热移热；大黄荡涤蕴热，以解热毒。使毒化热解，则脏气清和，而血室完固，安有下血紫黑为脏毒之患乎？此解毒之剂，为脏毒下血之专方。

槐角丸

【来源】《医略六书》卷二十五。
【组成】槐角三两（炒）　防风一两半　黄芩一两半（炒）　当归三两　枳壳八钱（炒）　升麻五钱　地榆三两（炒）　生草五钱
【用法】上为末，醋为丸。每服三钱，米饮送下。
【主治】肠风痔血，脉浮数者。
【方论】方中槐角清大肠以凉血，地榆涩血室以止血，黄芩清热宽肠，防风疏风胜湿，当归养血脉，枳壳破滞气，生草缓中泻火，升麻散热升清也。醋丸米饮下，使热散气清则结化风消而广府肃清，何肠风痔血之不痊哉！此疏利之剂，为肠风痔血之专方。

加味芩连四物汤

【来源】《医宗金鉴》卷四十八。
【组成】四物汤加黄芩（酒炒黑）　黄连（酒炒黑）　地榆　阿胶　荆芥穗（微炒）　升麻（蜜制）　棕榈皮灰
【主治】产后大便出血。

槐花散

【来源】《医宗金鉴》卷四十。
【组成】炒槐花　炒侧柏叶　醋炒枳壳　川黄连　炒荆芥穗
【用法】上为末。乌梅汤调服。
【主治】肠风、脏毒便血。热伤阴络，热与风合为肠风，下血多清；热与湿合为脏毒，下血多浊。
【加减】肠风，加秦艽、防风；脏毒，加炒苦楝、炒苍术。

平胃地榆汤

【来源】《医宗金鉴》卷五十五。

【组成】苍术（炒） 陈皮 厚朴（姜炒） 甘草 地榆

【用法】生姜为引，水煎服。

【主治】便血。湿盛腹不痛者。

皂刺大黄汤

【来源】《医宗金鉴》卷五十五。

【组成】皂刺 生川大黄各等分

【用法】水、酒煎服。

【主治】小儿便血，脏毒初起，肛门肿痛，或小儿积热太盛，肛门作肿，大便艰难，努力翻出，肛脱不还。

柿饼丸

【来源】《绛囊撮要》。

【组成】棉花核（炒黑，去壳）三两 侧柏叶（炒黑）四两 槐米（炒）一两

【用法】柿饼蒸烂，捣为丸。每服四五钱，清晨滚汤送下。

【主治】肠风下血。

旱莲丸

【来源】方出《种福堂公选良方》卷二，名见《医学实在易》卷七。

【组成】旱莲草（阴干）

【用法】上为末，以槐花煎汤，调炒米粉糊为丸，如梧桐子大。每服五钱，以人参五分煎汤送下，二服即愈。

【主治】大便下血，身体虚弱者。

棉柿丸

【来源】方出《种福堂公选良方》卷二，名见《卫生鸿宝》卷二。

【组成】当归身一两 怀生地一两（竹刀切片，烘脆） 萸肉一两 真阿胶一两（将石膏二两研碎，和炒成珠，去石膏不用，候冷，研为细末） 棉子仁一斤（燎去外面花衣，然后入锅内炒至逐粒暴开，并至焦黑存性） 真柿霜（即柿饼上白霜也，不可经火，俟诸药研末后，方和入）

【用法】上药逐味炒焦如墨色，又各要存性，共研为细末，和入柿霜拌匀。每日空心服药末四钱，白滚汤一饭碗冲和，将箸调末，即半浮半沉，连汤饮下。若下血太甚，临晚再服三钱，俟粪色变黑，血渐止矣。

【主治】肠风下血。

【宜忌】忌食胡椒、烧酒辛热之物。

结阴丸

【来源】《活人方》卷二。

【组成】生地四两 白芍二两五钱 山药二两五钱 槐米一两五钱 川黄连一两五钱 黑荆芥一两五钱 茜草一两五钱 地榆一两五钱 乌梅肉一两 升麻一两 扁柏一两 罗汉松叶一两

【用法】炼蜜为丸。每服三钱，早上空心吞服。

【功用】清热凉血，祛风散滞。

【主治】脾虚气滞，肝虚血热，血随气而沉陷于阳明大肠，始为肠风脏毒，久则渗漏无度，传为结阴便血之症。

桂枝黄土汤

【来源】《四圣心源》卷五。

【组成】甘草二钱 白术三钱 附子三钱 阿胶三钱 地黄三钱 黄芩二钱 桂枝二钱 灶中黄土三钱

【用法】水煎大半杯，温服。

【主治】便血。

【方论】便血之证，亦因水土寒湿，木郁风动之故。仲景黄土汤，术、甘、附子培土温寒，胶、地、黄芩清风泄火，黄土燥湿扶脾，法莫善矣。此加桂枝以达木郁，亦甚精密。

三妙丸

【来源】《仙拈集》卷二。

【组成】黄连二两（切片，煎汁） 木香四两（用黄连汁浸，慢火焙干） 乌梅肉

本方原名二妙丸，与方中用药之数不符，据《经验广集》改。方中乌梅肉用量原缺。

【用法】上为丸，如梧桐子大。每服五六十丸，空心白滚水送下。
【主治】肠风脏毒。

肠风饮

【来源】方出《孙氏医案》卷一，名见《仙拈集》卷二。
【组成】槐角子五钱　黄连　枳壳　地榆　贯众各三钱
【用法】水煎服。
【主治】肠风便血。

莲藕汁

【来源】《仙拈集》卷二。
【组成】莲藕　生葛根
【用法】各捣汁一钟，和服。
【主治】热毒下血。

梅柿丸

【来源】《仙拈集》卷二。
【组成】乌梅二两　柿饼四两
【用法】加水少许，饭上蒸熟，捣烂为丸，如梧桐子大。每服五钱，一二口吞下。两三次愈。
【主治】便血。

槐花丸

【来源】《仙拈集》卷二。
【组成】槐花（炒焦）　元胡（炒）　地榆（焙）　乌梅肉各一两
【用法】上为末，面糊为丸，如绿豆大。每服二十丸，黄酒送下；红痢，蜜汤送下；白痢，沙糖汤送下。
【主治】肠风下血，红白痢疾。

解毒汤

【来源】《仙拈集》卷二。
【组成】黄连　当归各一钱　苦参　荆芥各二钱
【用法】水煎，食远服。
【主治】肠风下血，不论粪前粪后。

蜜萝卜

【来源】《仙拈集》卷二。
【组成】大萝卜不拘多少
【用法】蜜浸。早、晚任服。
【主治】肠风。

熟猪肚方

【来源】《仙拈集》卷二。
【组成】木耳　青菜　猪肚
【用法】共煮常食。木耳入猪大肠内煮食。猪肚一个，洗净，槐花（炒，为末）入肠内，扎两头，加醋入砂锅内煮烂吃。或为丸如梧桐子大，每服三十丸，温酒送下。
【主治】肠风下血。

煮猪肠方

【来源】《经验广集》卷二。
【组成】槐花（炒）
【用法】上为末，入猪肠内，扎两头，加醋，入砂锅内煮烂吃；或捣丸，如梧桐子大。每服三十丸，温酒送下。
【主治】便血。

煮猪肠方

【来源】《经验广集》卷二。
【组成】木耳　青菜　猪肠
【用法】共煮。常食。
【主治】便血。

加味脏连丸

【来源】《疡医大全》卷二十三。
【组成】黄连八两　枳壳六两　大麦馅子一升　甘草四两
【用法】上为粗末，装入健猪大肠内，不拘几段，用线扎紧，酒、水同煮极烂，捣成饼，晒干为细末，水叠为丸。每服二钱，白汤送下。
【主治】脏毒。

犀角地榆丸

【来源】《疡医大全》卷二十三。
【组成】犀角　黄芩　黄连　地榆　枳壳　槐米　当归　防风各等分　生地黄　乌梅肉　木耳各加倍
【用法】炼蜜为丸。每服三钱，早空心滚汤送下。
【主治】肠风。

犀角解毒丸

【来源】《疡医大全》卷二十三。
【组成】犀角　升麻　羌活　防风　甘草　荆芥　牛蒡子　连翘　土枸杞各等分　金银花　当归身　生地黄　白芍药各加倍
【用法】炼蜜为丸。每服三钱，早空心滚汤送下。
【主治】肠风。

五效丸

【来源】《本草纲目拾遗》卷八引《慈航活人书》。
【组成】豆腐锅巴一两　川连一钱
【用法】同捣为丸，如梧桐子大。每服五钱。赤带，蜜糖滚水吞下；白带，砂糖汤下；热淋尿血，白汤下；肠风下血，陈酒下。
【主治】赤白带下，热淋尿血，肠风下血。

木馒头散

【来源】《杂病源流犀烛》卷十七。
【组成】木馒头（烧存性）　棕灰　乌梅肉　炙甘草各等分
【用法】上为末。每服二钱，水一盏，煎服。
【主治】风邪入脏，或食毒积热，大便鲜血，疼痛肛出，或久患酒痢者。

黄连丸

【来源】《杂病源流犀烛》卷十七。
【组成】黄连四两（分作四分：一生研，一炒研，一炮研，一水浸晒研）　条芩一两　防风一两
【用法】面糊为丸。每服五十丸，米泔浸枳壳水送下。
【主治】肠胃积热，及因酒毒下血，腹痛作渴，脉弦数者。
【加减】冬月，加酒蒸大黄一两。

熟附子汤

【来源】《杂病源流犀烛》卷十七。
【组成】熟附子（去皮）　枯矾各一两
【用法】上为末。每服三钱，米饮下。

本方原名“熟附子丸”，与剂型不符，据《中国医学大辞典》改。

【主治】便血。下血虚寒，日久肠冷。

十灰散

【来源】《医级》卷八。
【组成】藕节　败棕　男发　百草霜　蒲黄　荆芥　侧柏　姜灰　苎麻　茅草根各等分
【用法】各炒炭研匀。每服二钱，加大枣五个，煎汤下。
【主治】血病日久，微甚不休，一切吐血、咳血、咯血及溲血、便血、妇人崩淋不止者。

乌沉丸

【来源】《医级》卷八。
【组成】乌药一两　炙草一两　香附（醋炒）四两　沉香五钱
【用法】上为末。每服二钱，食前淡盐汤送下。
【主治】气逆攻疼，或便血不止。

地榆散

【来源】《医级》卷八。
【组成】地榆　当归　阿胶　菖蒲　诃子肉　乌梅肉　木香各五钱
【用法】上为末。每服二三钱，开水下。
【主治】血痢便血，肠风。

槐花散

【来源】《医级》卷八。
【组成】当归　防风　枳壳（麸炒）　槐花　黄芩　地榆
【用法】上为末。每服二钱，米饮送下。
【主治】五种肠风，血泄或痔漏脱肛。

槐角丸

【来源】《医级》卷八。
【组成】槐角四两　侧柏叶（炒）　荆芥（炒）　白术（炒）各二两　枳壳　黄芩　地榆　当归　防风各一两
【用法】米糊为丸。每服三钱，米汤送下。
【主治】肠风下血，及脾胃虚而不调，粪后带红，脱肛。

龙胆泻肝汤

【来源】《羊毛瘟症论》。
【组成】龙胆草三钱　黄芩二钱　山栀子二钱　木通一钱　车前一钱　银柴胡一钱　甘草一钱　当归二钱　生地黄五钱
【用法】水煎，去滓，下黄蜜三钱，和匀，温服。
【主治】温邪病退，余毒留于肝肾，胁痛耳聋，口苦咽干，筋痿阴汗，阴囊肿痛，白浊便血，忽寒忽热。
【加减】如伏邪未尽，加蝉蜕七枚、僵蚕二钱。

玉液散

【来源】《古方汇精》卷一。
【组成】柞树皮　白芍　当归各二钱　地榆　丹参各一钱五分　熟地五钱　葛根八分　甘草一钱　黄连一钱五分（用吴萸四分同炒，去吴萸）
【用法】上为末，和匀。每服五钱，乌梅汤调下。
【主治】大便下血。

黄连芎归汤

【来源】《观聚方要补》卷五引《本草权度》。
【组成】黄连　当归各五钱
本方名黄连芎归汤，但方中无川芎，疑脱。
【用法】水煎服。
【主治】湿毒所致大便下血，腹中不痛；或热毒下血，腹中痛。
【加减】热毒，加大黄二钱五分，芍药；腹痛，加桂。

断红饮

【来源】《观聚方要补》卷五。
【组成】当归　阿胶各八分　川芎五分　蒲黄一钱　柏叶一钱五分　炒姜灰七分
【用法】水煎，百草霜末点服。
【主治】吐下血。

槐花散

【来源】《接骨入骱全书》。
【组成】槐花四两　黄芩四两
【用法】上共为细末。每服三钱，清晨空心灯心汤送下。
【主治】伤大肠，粪后去红急涩，面赤气滞。

甘草青盐丸

【来源】《医学从众录》卷二。
【组成】甘草一斤　青盐四两
【用法】将甘草研细末，用滚水冲入青盐，将青盐水炼甘草末为丸，如梧桐子大。早晚服之。
【主治】大便下血。

流星串

【来源】《串雅补》卷二。
【组成】红曲一两　澄茄四两　香附四两
【用法】上为末。每服一钱。
【主治】积滞，大便红。

防风钩藤钩丸

【来源】《医钞类编》卷五。

【组成】防风二两　瓜蒌根　黄耆（炙）　羌活　白芍各五分　犀角屑　甘草各二钱半　蛇蜕（炙赤）　钩藤钩　麻黄各一钱
【用法】枣肉为丸，薄荷汤送下。
【主治】头摇便血。

山楂子散

【来源】《类证治裁》卷七。
【组成】楂肉（炒，研）
【用法】艾汤调下。
【功用】去瘀。
【主治】便血及肠风服药不效。
【加减】血鲜者，加山栀、槐花。

金连酒

【来源】《良方合璧》卷上。
【组成】黄连五钱。
【用法】金华酒煎服。
【主治】大便下血如流水不止。

保养延寿不老丹

【来源】《集验良方》卷二。
【组成】扁柏枝叶三斤（阴干）　紫河车三个　茯苓一斤半（奶拌三次）
【用法】上为末，炼蜜为丸，如梧桐子大。每服三钱，白汤送下。
【主治】肠红下血。

秘制兔血丸

【来源】《春脚集》卷四。
【组成】藿香二两　乳香一两半　沉香一两半　木香一两　母丁香四两　麝香四钱
【用法】上为细末，于腊八日用活兔血，以手就荞麦面再沾老酒为丸，重五分。每服一丸或二三丸，以无灰老酒送下。
【主治】吐血，及男妇一切咳血、嗽血、便血、尿血，崩漏带下，产后恶露不行，或行血不止，或老妇倒开花症。
【宜忌】忌房欲、腥辣、生冷。

芍药黄土汤

【来源】《医学金针》卷八。
【组成】甘草　白术　附子　阿胶　地黄　黄芩各一钱　芍药二钱　灶中黄土三钱
【用法】流水煎，温服。
【主治】痘家便血。

加减养心丸

【来源】《医门八法》卷三。
【组成】当归身五钱（生）　醋白芍三钱　大生地五钱　大乌梅五个（用肉）　干麦冬五钱（去心）　酸枣仁五钱（炒）　辰砂五分（为衣）
【用法】上为细末，乌梅四物汤熬膏为丸，如芥子大。每服二钱，开水送下。
【主治】便血。

加减养心汤

【来源】《医门八法》卷三。
【组成】大熟地五钱　潞党参三钱　干麦冬三钱（去心）　熟枣仁三钱（研）　五味子一钱（研）　大乌梅三个（囫囵）　黑地榆三钱　炙甘草三钱　炙黄耆三钱　莲房三个　大枣二枚
【主治】便血日久，心嘈食减者。

红薯粥

【来源】《药粥疗法》引《粥谱》。
【组成】新鲜红薯半斤　粳米二至三两　白糖适量
【用法】将红薯（以红紫皮黄心者为最好）洗净，连皮切成小块，加水与粳米同煮稀粥，待粥将成时，加入白糖适量，再煮二三沸即可。趁热服食。
【功用】健脾养胃，益气通乳。
【主治】维生素A缺乏症，夜盲症，大便带血，便秘，湿热黄疸。
【宜忌】糖尿病病人忌食；平素不能吃甜食的胃病病人，不宜多食。

槐角丸

【来源】《血证论》卷八。

【组成】槐角三钱　地榆二钱　黄连一钱　黄芩三钱　黄柏三钱　生地三钱　当归三钱　川芎一钱　防风二钱　荆芥二钱　侧柏二钱　枳壳二钱　乌梅三枚　生姜一钱（汁）

【功用】清火和血。

【主治】肠风下血。

【方论】方中防风、生姜以祛外来之风，乌梅、荆芥以治内动之风。为肠风立法，本于仲景白头翁及葛根诸汤之意。

解毒汤

【来源】《血证论》卷八。

【组成】大黄一钱　黄连三钱　黄芩三钱　黄柏二钱　栀子（炒）三钱　赤芍二钱　枳壳一钱　连翘一钱　防风三钱　甘草一钱

【主治】脏毒。

【方论】解毒者，谓解除脏毒也。脏毒由火迫结在肛门，故用泄火之药极多。其用白芍者，兼行其血，血行则火无所着。用枳壳者，兼行其气，气行则火自不聚。而火势之煽，每挟风威，故以防风去风以熄火，且防风上行外达，使火升散，则不迫结肛门，此即仲景白头翁汤之意。

犀角地黄汤

【来源】《青囊全集》卷上。

【组成】明犀牛角二钱　生地三钱　丹皮一钱五分　黄芩一钱五分　红胡一钱　生栀子一钱　归尾三钱　甘草八分　桔梗一钱五分　红花一钱　陈皮一钱

【用法】童便一杯兑服。

【主治】吐血、下血。

肠风下血丸

【来源】《青囊秘传》。

【组成】石榴皮（烧存性）

【用法】上为末。每服一钱五分，以酒调下。

【功用】杀虫止血。

便血丸

【来源】《内外验方秘传》。

【组成】血见愁一两　卷柏灰一两　乌梅灰二两　地榆灰二两　莲房灰二两　荷叶灰二两　榴皮灰二两　五倍灰二两　血余灰一两　柏叶灰二两　棕灰二两　木耳灰一两　槐花灰二两　白蔹一两　当归炭三两　白芍一两五钱　升麻一两　白术二两　生耆三两　党参三两　椿根皮二两　凌霄花

方中凌霄花用量原缺。

【用法】晒干为末，醋泛为丸。每服三钱，开水送下。

【主治】便血日久不止。

理血汤

【来源】《医学衷中参西录》上册。

【组成】生山药一两　生龙骨（捣细）六钱　生牡蛎（捣细）六钱　海螵蛸（捣细）四钱　茜草二钱　生杭芍三钱　白头翁三钱　真阿胶（不用炒）三钱

【主治】血淋及溺血、大便下血证之由于热者。

【方论】血淋之症，大抵出之精道也。其人或纵欲太过而失于调摄，则肾脏因虚生热。或欲盛强制而妄言采补，则相火动无所泄，亦能生热，以致血室中血热妄动，与败精溷合化为腐浊之物，或红或白，成丝成块，溺时杜塞牵引作疼。故用山药、阿胶以补肾脏之虚，白头翁以清肾脏之热，茜草、螵蛸以化其凝滞而兼能固其滑脱，龙骨、牡蛎以固其滑脱而兼能化其凝滞，芍药以利小便而兼能滋阴清热。

【加减】溺血者，加龙胆草三钱；大便下血者，去阿胶，加龙眼肉五钱。

三参冬燕汤

【来源】《重订广温热论》引樊开周方。

【组成】太子参　西洋参各一钱　北沙参四钱　麦冬二钱　光燕条八分　青蔗浆一酒杯　建兰叶

三片

【用法】水煎服。

【功用】《重订通俗伤寒论》：补肺。

【主治】

1.《重订广温热论》：血分温毒，与积滞相并，内攻胃肠，劫夺血液下趋，而致肠澼下血，身热口渴，脐腹大痛，里急后重，经急救后，尚有积热未净者。

2.《重订通俗伤寒论》：夹血伤寒，呕吐吐血后。

肠风槐角丸

【来源】《鳞爪集》卷二。

【组成】槐角八两　地榆八两　黄耆八两　当归八两　川芎四两　阿胶二两　升麻八两　生地八两　条芩八两　连翘八两　秦艽八两　防风四两　白芷四两　川连四两

【用法】上为细末，炼蜜为丸，如梧桐子大。

【功用】祛风消毒，解热润脏，宽肠利气，和血定痛。

【主治】肠风痔漏，痛痒火盛。

茅术地榆汤

【来源】《清代名医医案大全》二册。

【组成】茅术　地榆皮　槐花炭　郁金

【主治】脾虚不能化湿统血，血杂于水湿之中，大便下注不止。

止红肠澼丸

【来源】《北京市中药成方选集》。

【组成】生地炭九十六两　地榆炭八十四两　升麻三两　乌梅四两　黄连二十四两　当归九十六两　栀子（焦）八十四两　槐花（炒）六十三两六钱　阿胶（蛤粉炒）六十四两　黄芩九十六两　白芍七十二两　侧柏炭六十四两　荆芥穗六十四两

【用法】上为细末，过罗，炼蜜为丸，重三钱。每服一丸，一日二次，温开水送下。

【功用】清热散风，止血消肿。

【主治】肠风便血，痔疮下血，肛门肿痛。

四红丹

【来源】《北京市中药成方选集》。

【组成】当归炭十六两　蒲黄炭十六两　大黄炭十六两　槐花炭十六两　阿胶珠十六两

【用法】上为细末，炼蜜为丸，重三钱。每服一丸，一日二次，温开水送下。

【功用】清热止血，引血归经。

【主治】肺热急怒，吐血衄血，便血溺血，妇女崩漏下血。

脏连丸

【来源】《北京市中药成方选集》。

【组成】黄芩二百四十两　槐角（炒）一百六十两　生地一百二十两　赤芍八十两　槐花（炒）一百二十两　阿胶（炒珠）八十两　地榆炭一百二十两　当归八十两　芥穗八十两　黄连四十两

【用法】上用猪大肠一百四十尺，将群药串粗末装入大肠内，两头扎住，蒸熟晒干，为细末，炼蜜为丸，重三钱。每服一丸，温开水送下，每日二次。

【功用】润肠清热，止血通便。

【主治】

1.《北京市中药成方选集》：肠风便血，痔疮漏疮，大便秘结，肛门肿痛。

2.《中药制剂手册》：肠胃风热，转于血分引起的脏毒下血，日久不止，肛门坠痛，痔疮焮肿。

槐角丸

【来源】《北京市中药成方选集》。

【组成】槐角（炒）一百四十四两　红花十二两　黄芩九十六两　防风四十八两　槐花（炒）九十六两　地榆炭九十六两　赤芍四十八两　大黄四十八两　枳壳四十八两　当归四十八两　生地九十六两　荆芥穗四十八两

【用法】共为细末，炼蜜为丸，每丸重三钱，或用冷开水泛为小丸。蜜丸每服一丸，水丸每服三钱，空腹温开水送下，一日二次。

【功用】疏风凉血，泻热润燥。

【主治】大肠火盛，滞热便秘，肠风下血，痔疮痛痒。

八宝金药墨

【来源】《全国中药成药处方集》（神州方）。

【组成】胡连　川连各二钱　梅片三钱　麝香　珍珠各三分　牛黄五分　僵蚕一钱　青黛七分　草霜一钱　礞石二钱　大黄一钱　熊胆五分　灯心灰五分　五倍子　山慈菇　甘草各三钱　玄明粉一钱　硼砂二钱　琥珀一钱半　薄荷叶二钱　荆芥一钱

【用法】上为细末，每料加茶油烟二两，合药粉配广胶，共炼成墨锭，金衣。治时气热眼，用水磨搽；治肠风下血，用薄荷汤磨服；治汤火伤，用水磨搽；治小儿口舌生疮，用薄荷磨服；治肿毒初起，用天南星磨搽；治肿毒溃后不能收口，先煎甘草水洗过，用水磨搽；治牙痛，剪少许衔在患处；治双单蛾，用荆芥汤磨服；治刀斧伤，用水磨搽；如伤口阔大，将墨捣细敷；治咽喉肿痛，用水磨服；治热伤风，鼻塞气紧者，剪少许衔在口内；治口渴心热，用灯心汤磨服；治吐红不止，用水磨并童便和服。

【主治】时气热眼，肠风下血，汤火伤，小儿口舌生疮，肿毒初起，肿毒溃后不能收口，牙痛，双单蛾，刀斧伤，咽喉肿痛，热伤风，口渴心热，吐红不止。

止血丸

【来源】《全国中药成药处方集》（沈阳方）。

【组成】椿皮十两　早三七一两五钱

【用法】上为极细末，陈醋泛为小丸。每服二钱，早、晚各服一次，小米汤送下。

【功用】化瘀止血。

【主治】肠风便血，大便下血，劳伤便血，便前便后带血，红白痢疾，肚腹疼痛。

【宜忌】忌辣物厚味等。

肠连丸

【来源】《全国中药成药处方集》（武汉方）。

【组成】黄连八两（酒炒）　鲜公猪大肠八两（洗净）

【用法】将大肠填入黄连细粉煮烂，打匀，焙干，再为细末，照净粉量加淀粉40%，水为小丸，每钱不得少于三十丸。每服一钱半至三钱，食前以开水送下。

【主治】大便下血，肛门坠肿。

【宜忌】忌食辛辣食物。

肠风槐角丸

【来源】《全国中药成药处方集》（杭州方）。

【组成】槐角二两　炒枳壳一两　当归（酒制）一两　地榆炭一两　防风一两　黄芩（酒炒）一两

【用法】上为细末，酒调米糊为丸。每服三钱，空腹以米饮汤或开水送下。

【主治】大肠热盛，肠红下血，湿热郁积，痔漏脏毒。

脏连丸

【来源】《全国中药成药处方集》（南京方）。

【别名】榆槐脏连丸。

【组成】槐米三两　地榆二两　川黄连三两　炒荆芥二两　黄柏三两　薄荷二两　淡黄芩三两　橡碗壳一两五钱　乌梅三两

【用法】上为细末，用猪大肠一具煮烂，炼蜜为丸，每钱做二十丸。每服三钱，开水吞服，一日一次。

【功用】清热润燥。

【主治】肠风下血，痔疮肿疼。

断红肠澼丸

【来源】《全国中药成药处方集》（天津方）。

【组成】生地炭　当归　黄芩各六斤　地榆炭　生栀子各五斤四两　生白芍四斤八两　升麻三两　炒槐花三斤十五两　侧柏炭四斤　乌梅四两　生阿胶　芥穗各四斤　黄连一斤八两

【用法】上为细末，炼蜜为丸，三钱重，蜡皮或蜡纸筒封固。每服一丸，白开水送下。
【功用】清热、除湿、止血。
【主治】痔疮漏疮，肛门肿痛，大便出血。

槐角地榆丸

【来源】《全国中药成药处方集》(抚顺方)。
【别名】地榆丸。
【组成】槐角八两　防风四两　黄柏六两　当归四两　大艽四两　枳壳四两　地榆炭四两　山栀四两　熟军四两　黄连二两　生地四两　黄芩四两
【用法】上共为细末，蜜丸二钱重。每服二钱，米汤或开白水送下。
【功用】清热凉血。
【主治】肠风便血，大肠积热，络脉受伤，先血后便，痔疮下血，痔疮破裂，淋漓下血，搔痒难堪，疼痛异常。
【宜忌】忌食辛辣。

脏连丸

【来源】《慈禧光绪医方选议》。
【组成】人参　当归　槐角　川连　茯苓　花粉　牙皂　丹皮　生地　泽泻　山萸　山药　知母　黄柏各等分
【用法】上为末，装入生猪大肠内，绳扎住两头，用米一升，将猪肠放在米上同蒸，俟猪肠紫色方为热透，将肠取出，去米，将肠、药晒干，为细末，炼蜜为丸，如绿豆大。每服二钱，白开水送服。
【功用】清肠止血，益气养阴。
【主治】大便下血正赤，或伴肛门坠肿。

血见宁

【来源】《中医方剂临床手册》。
【组成】大蓟根膏　白及粉　檵木叶膏
【用法】粉剂。每服3克，一日三次。
【功用】止血。
【主治】消化道出血，肺出血。

复方拳参片

【来源】《部颁标准》。
【组成】拳参120g　白及120g　海螵蛸120g　寻骨风120g　陈皮60g
【用法】制成糖衣片，密封。口服，1次6～8片，每日3次，空腹时服。
【功用】收敛止血，制酸止痛。
【主治】胃热所致的胃脘疼痛，嘈杂泛酸，便血。

紫珠止血液

【来源】《部颁标准》。
【组成】紫珠草叶500g
【用法】制成合剂，每瓶装20ml，密封，避光。口服，1次40ml，每日2～3次，亦可用胃管灌胃。外用，取本品制成纱布条使用。
【功用】清热解毒，收敛止血。
【主治】胃肠道出血，便血、咯血以及外伤出血等。

槐角地榆片

【来源】《部颁标准》。
【组成】槐角(炒)200g　枳壳(炒)100g　地榆(炭)100g　栀子(炒)100g　地黄100g　白芍(酒炒)100g　荆芥100g　椿皮(炒)100g　黄芩100g
【用法】制成大蜜丸，每丸重10g，密封。口服，1次1丸，每日2次。
【功用】清热止血，消肿止痛。
【主治】大便下血，大肠积热，痔疮肿痛。
【宜忌】忌辛辣食物。

新血宝胶囊

【来源】《部颁标准》。
【组成】鸡血藤　黄芪　大枣　当归　白术　陈皮　硫酸亚铁
【用法】制成胶囊剂，每粒装0.25g，密封。口服，1次2粒，每日3次，10～20天为1疗程。
【功用】补血益气，健脾和胃。

【主治】消化道出血，痔疮出血，月经过多，尤其适用

【宜忌】家饭后服，忌与茶、咖啡及含鞣酸类药物合用。

十七、肠风

肠风，亦称肠风便血、肠风下血，是指以大便出血为主症的病情。《黄帝内经素问·风论》：“久风入中，则为肠风飧泄。”《太平圣惠方》：“大肠中久积风冷，中焦有虚热，……风冷热毒，搏于大肠，大肠既虚，时时下血，故名肠风也”。《圣济总录》：“肠风下血者，肠胃有风，气虚挟热。血得热则妄行，渗入肠间，故令下血。昔人谓先血后便为近血。先便后血为远血，远近之别，不可不辨也。”本病成因，多为风从经脉而入，客于肠胃，或外淫风木之邪，内乘于肠胃所致。《血证论》：“肝为风木之脏，而主藏血，风动血不得藏，而有肠风下血之症。”认为病发总与风有关。其出血或在便前，或在便后，但以便前为多。治宜祛风除湿，清热解毒。

牛角腮散

【来源】《太平圣惠方》卷六十。

【组成】牛角腮二两（烧灰） 槐耳一两（微炙） 臭椿根二两（微炙） 屋松二两（微炙）

【用法】上为细散。每服一钱，食前以温粥饮调下。

【主治】积年肠风不止，或发或歇。

卷柏散

【来源】《太平圣惠方》卷六十。

【组成】卷柏一两 当归三分（锉，微炒） 黄耆一两（锉） 白术三分 枳壳二两（麸炒微黄，去瓤） 白芍药三分 干姜半两（炮裂，锉） 甘草三分（炙微赤，锉） 芎藭三分 熟干地黄一两

【用法】上为散。每服三钱，以水一中盏，煎至六分，去滓温服，一日三四次。

【主治】肠风腹痛，下血不止。

碧珠丹

【来源】《太平圣惠方》卷九十五。

【组成】青矾半斤 硫黄二两

方中青矾，《鸡峰普济方》作“青盐”。

【用法】以醋一斗二升，于锅中煮，待干取出，入瓷瓶中，盖头以六一泥固济。候干，以火五斤，煅一伏时，寒泉出毒了，细研，以面糊和丸，如麻子大。每服十丸，每日空腹以柏子仁汤送下。

【主治】脏腑积冷，肠风痔疾，一切泻痢。

秘方枳壳汤

【来源】《医学正传》卷五引《太平惠民和济局方》。

【别名】枳壳汤（《杏苑生春》卷五）、枳壳川连汤（《症因脉治》卷四）。

【组成】枳壳一两（麸炒黄色） 黄连二两（以槐花四两同炒，去槐花不用）

【用法】量水煎浓汁，食前温服。

【主治】

1.《医学正传》引《太平惠民和济局方》：大便肠风下血。

2.《症因脉治》：膏粱厚味，致热积腹痛。

豆蔻丸

【来源】《圣济总录》卷十七。

【别名】大豆蔻丸（《宣明论方》卷二）。

【组成】肉豆蔻（去壳）半两 羌活（去芦头） 防风（去叉） 桔梗（去芦头，炒）各一分 陈橘皮（汤浸，去白，焙） 独活（去芦头） 薏苡仁 人参 草豆蔻（去皮） 芎藭各半两 甘草（炙） 木香各一分

【用法】上为细末，炼蜜为丸，如梧桐子大。每服三十至四十丸，米饮送下，日三夜一。

【主治】胃风，颈项多汗恶风，饮食不下，膈塞不通，腹善满，失衣则䐜胀，食寒则泄，形瘦而腹大。

矾石丸

【来源】《圣济总录》卷一四三。

【组成】白矾二两（飞过，存一分性） 皂荚二挺（去皮，涂酥，炙令焦黄） 附子（三度炮，不去皮脐，每度炮入水蘸杀） 干姜（炮）各一两

【用法】上为末，用河水煮面糊为丸，如梧桐子大。每服十丸，空心、食前盐汤送下。

【主治】肠风下血，久不止，下部肿痛。

贯众散

【来源】《圣济总录》卷一四三。

【组成】贯众三两 鸡冠花五两 甘草（炙）一两 乌梅（去核，炒） 黄连（炒）各二两 麝香当门子二个（细研）

【用法】上为末。每服二钱匕，米饮调下。更分一半研末，面糊为丸，如绿豆大。每服二十丸，米饮送下，相间食前服之。

【主治】肠风、痔瘘久不愈。

榼藤散

【来源】《圣济总录》卷一四三。

【组成】榼藤子（烧存性） 茺蔚子（炒）各半两 地榆 白矾（烧令汁尽） 臭椿根（蜜炙焦）各一两

【用法】上为末。每服二钱匕，温酒一小盏，入麝香一字，同调下，空心服。

【主治】肠风，五痔，久不愈。

小豆丸

【来源】《鸡峰普济方》卷十七。

【组成】赤小豆 好硫黄各一两 附子（生用）半钱

【用法】上为细末，水煮面糊为丸，如梧桐子大。每服二十丸，空心醋汤送下。

【主治】肠风毒。

鸡酒膏

【来源】《鸡峰普济方》卷十七。

【组成】没药一钱 麝香半钱 乳香半分

【用法】上为细末，同鸡子一个，尖头开破，倾出黄并清，打匀调药，都倾在鸡子内，以油纸裹数重，系定，勿令漏入水，煮熟去壳，分作四服。空心温酒送下。

【主治】肠风痔瘘。

贯众散

【来源】《鸡峰普济方》卷十七。

【组成】贯众一两（火煅存性） 五倍子半两（火煅存性） 白矾二铢（枯）

【用法】上为细末。每服三钱，米饮下。

【主治】肠风下血。

榼藤子丸

【来源】《宣明论方》卷十三。

【组成】黄耆 枳实 槐花 荆芥穗 凤眼草各二两 榼藤子一对（炙） 皂子三百个（炙）

【用法】上为细末，面糊为丸，如梧桐子大。每服二三十丸，空心酒送下；米饮亦得。

【主治】肠风泻血，湿热内甚，因为诸痔久而不治，乃变成瘘。

【宜忌】忌油腻、生冷、猪、鱼、臭血物等。

蒺藜汤

【来源】《妇人大全良方》卷八。

【组成】蒺藜三两（炒至赤黑色，臼内以木棒舂去刺，拣，簸净） 酸枣仁一两（炒令香）

【用法】上为粗末。每服三钱，水一盏，煎至七分，去滓温服。

【主治】风入肠间，或秘或利。

管仲散

【来源】《御药院方》卷八。

【组成】管仲　红藤各四两（上好者）

【用法】上件同为粗末，分作四服，用绵包作四裹。每服一包，用好酒一升，煎至五沸，温服；药滓收着，候四服药滓一处，用水一碗半，熬至五沸，用小口器合内盛，放被儿内，熏着疮门，就热通手洗，如虫子死后，便不痒痛。

【主治】肠风痔瘘。

治肠风下血丸

【来源】《医学正传》卷五。

【组成】干柿饼（烧存性）二两　乌梅（烧存性）二两　油瓶箬（已酒过一年者，或二三年者尤良，烧存性）二两　槐花五钱（炒焦黑）　百药煎一两（如无，以五倍子炙焦黄代之）　枳壳五钱（麸炒黄色）（或加槟榔五钱）

【用法】上为细末，醋糊为丸，如梧桐子大。每服七八十丸，以醋汤送下。

【主治】肠风下血。

实肠化毒丸

【来源】《万病回春》卷四。

【组成】黄连一斤（摘去须芦）　猪大肠一条（洗净，将黄连入内煮一日，晒干）　当归（酒洗）　川芎（酒浸）　芍药　生地黄（酒洗）各二两　猪蹄甲一付（洗净，酥油炙）

【用法】上各为细末，炼蜜为丸，如梧桐子大。每服百丸，空心滚水送下。

【主治】肠风下血，赤白痢疾。

槐萼散

【来源】《外科启玄》卷十二。

【组成】槐萼（炒）　生地黄（酒拌，蒸）　青皮　白术　荆芥各六分　川芎四分　升麻　当归身（酒浸）各一钱

【用法】上为末。每服三钱，空心米饮送下。煎服亦妙。

【主治】肠风、痔漏下血。

四黄汤

【来源】《杏苑生春》卷八。

【组成】人参一钱　黄耆八分　当归一钱　川芎六分　生地黄一钱　黄芩二钱　黄连二钱　槐花三分　枳壳一钱　升麻七分

【用法】水二钟，煎一钟，不拘时服。

【功用】补气调血，清理湿热。

【主治】气虚不能拘摄湿热，以致下流大肠而作热症。

化痒汤

【来源】《石室秘录》卷四。

【组成】炒栀子三钱　甘草二钱　天花粉三钱　白芍四钱　柴胡三钱

【用法】水煎服。

【主治】内火郁结而不散，致胃肠中作痒，而无法搔扒者。

青麟丸

【来源】《续名医类案》。

【别名】秘制清宁丸（《全国中药成药处方集》吉林方）。

【组成】绵纹大黄十斤（先以淘米泔浸半日，切片晒干，再入无灰酒浸三日，取出，晒大半干，第一次用侧柏叶垫甑底，将大黄铺上，蒸一炷香久，取起晒干，以后每次俱用侧柏叶垫底，起甑走气不用；第二次用绿豆熬浓汁，将大黄拌透，蒸一炷香，取出晒干；第三次用大麦熬浓汁拌透，照前蒸晒；第四次用黑料豆熬浓汁拌透；第五次用槐条叶熬浓汁拌透；第六次用桑叶；第七次用桃叶；第八次用车前草；第九次用厚朴；第十次用陈皮；十一次用半夏；十二次用白术，十三次用香附；十四次用黄芩；以上俱如前煎汤浸透蒸晒，第十五次用无灰酒拌透，蒸三炷香，取出晒透）。

【用法】上为极细末，每大黄一斤，入黄牛乳二两，藕汁二两，梨汁二两，童便二两，如无童便，以炼蜜二两代之，外加炼蜜六两，为丸，如梧桐

子大。每服二钱。

【功用】《全国中药成药处方集》(吉林方)：利便利尿，消火解毒。

【主治】

1.《续名医类案》：一切热症。

2.《全国中药成药处方集》(吉林方)：肝火便秘，小便不利，肠风便血等症。

【宜忌】《全国中药成药处方集》(吉林方)：忌食辛辣。

十八、紫 斑

紫斑，是指皮下出现紫色斑点的病情。《温热经纬》："按方书谓斑色红者属胃热，紫者热极。"病发多因热毒亢盛，邪入营血，迫血妄行，溢于脉外，积于皮下所成。治宜清热凉血，化斑解毒。

藿香正气散

【来源】《太平惠民和济局方》卷二(续添诸局经验秘方)。

【组成】大腹皮　白芷　紫苏　茯苓(去皮)各一两　半夏曲　白术　陈皮(去白)　厚朴(去粗皮，姜汁炙)　苦梗各二两　藿香(去土)三两　甘草(炙)二两半

【用法】上为细末。每服二钱，水一盏，加生姜三片，大枣一个，同煎至七分，热服。如欲出汗，衣被盖，再煎并服。

【功用】

1.《证治准绳·类方》：除山岚瘴气。

2.《医方新解》：解表和中，理气化湿。

3.《中医方剂与治法》：芳香化湿，升清降浊。

【主治】伤寒头疼，憎寒壮热，上喘咳嗽，五劳七伤，八般风痰，五般膈气，心腹冷痛，反胃呕恶，气泻霍乱，脏腑虚鸣，山岚瘴疟，遍身虚肿，妇人产前、产后，血气刺痛；小儿疳伤。

【验案】胃肠型过敏性紫癜　《烟台医药通讯》(1976，3：24)：病人男性，14岁。1970年夏发病，症见腹痛，黑色稀便，全身皮肤出现出血点，以四肢为著，先后住院三次，诊断为胃肠过敏性紫癜，此次复发症状同前。给予藿香正气散原方1剂后，恶心、呕吐、腹痛明显好转，能进饮食。5剂后症状大减，服10剂痊愈，迄今未再复发。

加味养血凉血汤

【来源】方出《赵炳南临床经验集》，名见《千家妙方》卷下。

【组成】全当归五钱　赤白芍各三钱　干生地五钱　川芎钱半　黄柏五钱　鸡血藤四钱　丝瓜络三钱　橘络二钱　木瓜二钱　川牛膝三钱

【功用】养血凉血，活血化斑。

【主治】血虚有热，热伤血络所引起的紫癜性色素性苔癣样皮炎。

凉血五根汤

【来源】《赵炳南临床经验集》。

【组成】白茅根一两至二两　瓜蒌根五钱至一两　茜草根三至五钱　紫草根三至五钱　板蓝根三至五钱

【功用】凉血活血，解毒化斑。

【主治】血热发斑，热毒阻络所引起的多形性红斑(血风疮)、丹毒初起，紫癜、结节性红斑(瓜藤缠)及一切红斑类皮肤病的初期偏于下肢者。

【方论】本方以紫草根、茜草根、白茅根凉血活血为主，佐以瓜蒌根养阴生津，板蓝根清热解毒。因为根性下沉，所以本方以治疗病变在下肢者为宜。

人参苏木散

【来源】《中医皮肤病学简编》。

【组成】人参3～5克　赤芍9克　白术6克　甘草15克　阿胶6克　丹参9克　大蓟9克　木香6克　茯苓9克

【用法】水煎服。

【主治】紫斑。

复黄片

【来源】《中医皮肤病学简编》。

【组成】黄鳝藤46克　白及15克　白茅根15克　丹参9克　红枣62克

【用法】将上药熬水，浓缩，制成5克重的糖衣片，为成人一日量，分两次服，儿童酌减，十天为一疗程。

【主治】紫斑。

羚羊三黄汤

【来源】《中医皮肤病学简编》。

【组成】羚羊角1～1.5克　生地12克　生黄柏9克　黄连6克　黑栀子12克　白芍9克　金银花18克　丹皮9克　陈皮6克　白茅根15克　甘草2克　阿胶12克

【用法】水煎服。

【主治】紫斑，火热型者。

【加减】羚羊角可改用犀角5克，或加汉三七3克。

育血1号

【来源】《中医症状鉴别诊断学》。

【组成】茅根　紫草　天花粉　乌梅　甘草　藕节　丹皮　白芍　玄参　生地

【功用】凉血清营，滋阴降火。

【主治】紫癜，属阴虚血热者。

育血2号

【来源】《中医症状鉴别诊断学》。

【组成】黄耆　山药　黄精　当归　阿胶　白芍　牡蛎　五味子　鸡内金　甘草

【功用】益气摄血。

【主治】紫癜，属脾虚血弱者。

紫癜汤

【来源】《临证医案医方》。

【组成】生地15克　白茅根60克　丹皮9克　白芍9克　仙鹤草15克　黑山栀9克　小蓟30克　藕节15克　金银花15克　荷叶9克　龟版9克　三七粉3克（冲）

【功用】凉血止血，养阴清热。

【主治】紫癜（血小板减少或过敏性紫癜），皮肤发生紫癜，色红紫，下肢多见，或吐血、衄血、便血、溲血，舌尖红，苔薄黄，脉细数。

【方论】方中用生地、白茅根、丹皮、小蓟凉血；藕节、仙鹤草、荷叶、三七止血；龟版、白芍养阴；金银花、山栀清热；丹皮与三七可活血化瘀，促进紫癜的吸收；仙鹤草、三七、龟版相须，可起到增加血小板的作用，以减少出血；生地、白茅根、白芍、仙鹤、三七相伍，有缩短出、凝血时间和促进凝血之功效，以免紫癜再发生。

血康口服液

【来源】《中国药典》。

【组成】肿节风（浸膏粉）

【用法】上药制成口服液，每支10ml。口服，每次10～20ml，1日3～4次，小儿酌减，可连服1个月。

【功用】活血化瘀，消肿散结，凉血止血。

【主治】血热妄行，皮肤紫斑；原发性及继发性血小板减少性紫癜。

【宜忌】服药后个别病人如有轻度恶心、嗜睡现象，继续服药后可自行消失。

凉血解毒汤

【来源】《陕西中医》（1988，3：105）。

【组成】连翘30g　生地　紫草各15g　炒槐米　徐长卿各12g　大枣10枚　甘草10g

【用法】水煎2次，分3次温服，儿童酌减，10剂为1疗程。

【主治】过敏性紫癜。

【用法】若胃肠型呕吐者加半夏12g，竹茹10g；腹痛加白芍30g；便血加炒地榆20g；关节型加苡米

30g，防风 15g；肾炎型尿蛋白者加白茯苓 30g，黄芪 20g，山药 15g；白细胞多者加蒲公英 20g；红细胞多者加白茅根 30g。

【验案】过敏性紫癜 《陕西中医》(1988，3：105)：治疗过敏性紫癜 140 例，男 77 例，女 63 例；年龄 5～41 岁。诊断为单纯型 41 例，混合型 99 例。结果：经治疗皮损完全消失，关节肿痛消退，血沉正常，胃肠道症状控制，尿化验阴性为治愈，共 134 例；症状、体征及化验好转为好转，共 3 例；紫癜时隐时现，尿化验有蛋白，红细胞、白细胞、管型等反复发作达 6 个月以上者为无效，共 3 例；总有效率为 97.8%。

青紫汤

【来源】《中医杂志》(1990，5：286)。

【组成】青黛 3g 紫草 4g 乳香 6g 白及 9g

【用法】水煎服，每日 1 剂，分 2～3 次口服。

【主治】过敏性紫癜。

【验案】过敏性紫癜 《中医杂志》(1990，5：286)：所治过敏性紫癜 200 例患儿，男 89 例(44.5%)，女 111 例(55.5%)；4～10 岁 170 例(占 85%)。疗效标准：痊愈：皮肤紫癜、关节、胃肠、肾损害症状消失，实验室检查正常；皮肤型、皮肤关节型、腹型治疗少于 10 天，紫癜肾炎治疗少于 15 天，紫癜肾病治疗少于 40 天者；好转：治疗用药时间超过上述痊愈治疗时间，临床症状有明显减轻或消失者；无效：坚持治疗，临床症状不减或减轻后很快反复者。结果：痊愈 128 例(64%)，好转 66 例(33%)，无效 6 例(3%)，总有效率为 97%。

四草化斑汤

【来源】《辽宁中医杂志》(1991，6：24)。

【组成】紫草 12g 生地 15g 茜草 10g 坤草 15g 白花蛇舌草 30g 炒芥穗 9g 连翘 12g 赤芍 9g 生蒲黄 6g 大枣 10 枚

【用法】水煎服，每日 1 剂。高热不退者，加生石膏 30g，犀角 0.2g(或水牛角 30g 代)；腹痛加延胡索 12g，荜茇 6g，川楝子 12g；便血加地榆炭 15g，三七粉 2g；腹痛伴便血，痛有定处加桃仁 9g，芒硝 10g；关节肿痛加防己 10g，络石藤 15g，松节 9g；恶心呕吐加竹茹 9g 或左金丸。

【主治】过敏性紫癜。

【验案】过敏性紫癜 《辽宁中医杂志》(1991，6：24)：治疗过敏性紫癜 35 例中，男 28 例，女 7 例；年龄 3 岁以下者 4 例，4～10 岁者 12 例，11～15 岁者 8 例，16～20 岁者 5 例，20～35 岁者 6 例；临床表现均属阳证发斑。结果：症状、体征全部消失为临床痊愈，共 35 例。其中退热平均为 5.3 天；紫斑消失平均为 5.6 天；关节肿痛消失平均为 5.9 天；腹痛消失平均为 5.1 天；便血消失平均为 7.2 天。

五草茅根汤

【来源】《陕西中医》(1993，8：396)。

【组成】茜草 紫草 益母草 丹皮各 10g 白茅根 20g 仙鹤草 旱莲草各 15g 大枣 7 枚

【用法】10 天为 1 个疗程。全部病例均用 1～2 个疗程。

【主治】过敏性紫癜。

【用法】若热甚动血较显者，加重茜草、仙鹤草量；阴虚血热较甚者加地骨皮；紫癜反复发作，稍劳尤甚，舌胖有齿印加党参、黄芪。

【验案】过敏性紫癜 《陕西中医》(1993，9：396)：所治过敏性紫癜 31 例，男性 22 例，女性 9 例；年龄 5～25 岁；病程 7～42 天；单纯性皮肤紫癜 18 例，腹型紫癜 3 例，风湿性紫癜 8 例，紫癜性肾炎 2 例。结果：紫癜消退，临床症状消失，实验室检查正常为临床治愈，共 25 例(其中单纯性皮肤紫癜 18 例，腹型紫癜 2 例，风湿性紫癜 4 例，紫癜性肾炎 1 例)；紫癜显著减少，临床症状基本消失，尿检明显好转为显效，共 4 例(腹型紫癜 1 例，紫癜性肾炎 1 例，风湿性紫癜 2 例)；紫癜有增无减，症状加剧，实验室检查加重为无效，共 2 例，均为风湿性紫癜。总有效率为 93.55%。

扶命培土汤

【来源】《首批国家级名老中医效验秘方精选·续集》。

【组成】上桂肉3克 熟附子5克 西党参15克 北黄芪15克 淮山药15克 淫羊藿15克 巴戟天10克 枸杞子12克 菟丝子12克 淡大云10克 蒸黄精15克 制锁阳10克

【用法】每日一剂，水煎，分二次温服，一般疗程在3个月左右，血小板升至正常水平后，仍需继续服用一个月以巩固疗效。

【功用】助阳养阴，补髓生血。

【主治】血小板减少性紫癜。

【加减】属肾阳虚或气虚者单用本方。属阴虚火旺者酌用滋阴清热之品，加麦冬、生地、玄参、焦栀、茜草、茅根；大便溏稀，加淡大云；急性期，加用水牛角腮。

【验案】陈某，女，28岁。因牙龈出血，双下肢出现紫癜，月经量增多2年余。骨髓象检查诊断为原发性血小板减少性紫癜，刻诊牙龈出血，色红量中等，面色白，精神萎靡，疲倦乏力，头昏心悸，腰脊酸痛，月经量多，纳差，大便溏稀，舌质淡红，苔薄白，脉细无力，双臂可见散在紫癜，双大腿可见大小不等的瘀斑数块。查血红蛋白10.5g/dl，白细胞 5.6×10^9/L，嗜中性粒细胞65%，淋巴细胞35%。血小板计数 23×10^9/L。证属脾肾两虚，气不摄血。拟温肾健脾，益气补血。处方：制附片5克，上肉桂2克，菟丝子10克，淫羊藿15克，北黄芪15克，西党参15克，蒸黄精15克，14剂。二诊：牙龈出血已止，四肢紫癜减少，食欲增进，复查血小板计数 51×10^9/L。仍以前方调治，嘱其服15剂。三诊：面色红润，精神振作，纳佳，便调，月经量转正常。追访3年，病情稳定，多次化验血小板保持在 100×10^9/L 以上。

凉血五根汤

【来源】《首批国家级名老中医效验秘方精选·续集》。

【组成】白茅根30～60克 瓜蒌根15～30克 茜草根9～15克 紫草根9～15克 板蓝根9～15克

【用法】每日1剂，水煎2次分服。

【功用】凉血活血，解毒化斑。

【主治】过敏性紫癜，多形性红斑丹毒初起，结节性红斑及一切红斑类皮肤病的初期，偏于下肢者。

【方论】本方以紫草根、茜草根、白茅根凉血活血为主，佐以瓜蒌根养阴生津，板蓝根清热解毒。适用于血热发斑，热毒阻络所引起的皮肤病。因为根性下沉，故以本方以治疗病变在下肢者为宜。

【验案】孙某，男，12岁。病人于一个月前突然发现双下肢有大小不等的密集紫红斑点，不痛不痒，按之不退色，未引起注意，以后逐渐增多。诊断为“过敏性紫癜”。食欲尚好，二便正常，自觉口渴。检查：双下肢伸侧面皮肤有散在针尖至榆钱样大的紫红色斑疹，压之不退色，皮损稍高出皮面，表面光滑，未见苔癣样改变。化验检查血小板计数178 000/立方厘米。脉沉细数，苔黄白，舌尖红。西医诊断：过敏性紫癜。中医辨证：血热烁灼脉络，迫血妄行。立法：清热凉血活血，解毒消斑兼以养阴。凉血五根汤加减：白茅根30克，瓜蒌根15克，板蓝根9克，茜草根9克，紫草根6克，干生地15克，元参9克，石斛15克，生槐花15克，丹皮9克，地榆6克。服上方四剂后，紫斑全部消退，遗有色素沉着斑继服前方，一周内未见新的出血点。

清荣饮

【来源】《首批国家级名老中医效验秘方精选·续集》。

【组成】槐花25克 生地榆15克 白茅根20克 白芍15克 玄参15克 金银花20克 生地20克 大枣20枚 鸡内金15克 炒三仙各10克

【用法】每日一剂，先将上药用水浸泡30分钟，再煎煮30分钟，每剂煎二次，将两次煎出的药液混合，早晚各服一次。

【功用】清热凉血，滋阴补虚。

【主治】过敏性紫癜。证见皮肤出现青紫斑点或斑块，常伴有鼻衄、齿衄或月经过多，或有发热、口渴、心烦、舌红苔黄，脉数。

【验案】李某，女，47岁。皮肤紫癜一个月，全身可见皮下出血点，下肢尤为浓密，伴搔痒，时有腹痛，舌红苔微腻，脉细数。化验血小板21.6万/立方厘米，白细胞11 200/立方厘米。诊断为过敏性紫癜。以上方原药量服6剂，紫癜大减，服18剂，紫癜消失。

十九、汗　证

汗证，是指由于阴阳失调，腠理不固，而致津液异常外泄的病情。生理性的出汗与气温高低及衣着厚薄有密切关系，《黄帝内经》就已经认识到出汗是水液代谢形式之一，如《灵枢经·五癃津液别》说："天暑衣厚则腠理开，故汗出，……天寒则腠理闭，气湿不行，水下留于膀胱，则为尿与气。"只有不因外界环境因素的影响而时时汗出者方为病。其中以自汗与盗汗多见。白昼时时汗出，动辄益甚者，称为自汗；寐中汗出，醒来自止者，称为盗汗，亦称为寝汗。汗液与血液有密切关系，血液耗伤之人多少汗，即使感受外邪也不可再发其汗。《金匮要略》："食已汗出，又身常暮盗汗出者，此劳气也"，认为盗汗由虚劳所致者较多。《三因极一病证方论》对自汗、盗汗作了鉴别："无论昏醒，浸浸自出者，名曰自汗；或睡着汗出，即名盗汗，或云寝汗。若其饮食劳役，负重涉远，登高疾走，因动汗出，非自汗也。"并指出其他疾病中表现的自汗，应着重治疗原发疾病："历节、肠痈、脚气、产褥等病，皆有自汗，治之当推其所因为病源，无使混滥"。《丹溪心法》指出："自汗属气虚、血虚、湿、阳虚、痰"，"盗汗属血虚、阴虚"，是对自汗、盗汗的病理属性的简要概括。《景岳全书》又认为，一般情况下自汗属阳虚，盗汗属阴虚，但"自汗盗汗亦各有阴阳之证，不得谓自汗必属阳虚，盗汗必属阴虚也"。

本病成因，多为肺气不足，营卫不和，心血不足，阴虚火旺，或邪热郁蒸所致。其治疗，不外益气、养阴、补血、调和营卫以益其不足，清肝泄热，化湿和营以祛其邪。《临证指南医案》："阳虚自汗，治宜补气以卫外；阴虚盗汗，治当补阴以营内。"可谓言简意赅。《医林改错》："竟有用补气、固表、滋阴、降火，服之不效，而反加重者，不知血瘀亦令人自汗、盗汗，用血府逐瘀汤。"也不乏可取之处。

桂枝汤

【来源】《伤寒论》。

【别名】阳旦汤（《金匮要略》卷下）。

【组成】桂枝三两（去皮）　芍药三两　甘草二两（炙）　生姜三两（切）　大枣十二枚（擘）

【用法】上锉三味，以水七升，微火煮取三升，去滓，适寒温，服一升。服已须臾，啜热稀粥一升余，以助药力。温覆令一时许，遍身漐漐微似有汗者益佳，不可令如水流漓，病必不除。若一服汗出病愈，停后服，不必尽剂；若不汗，更服依前法；又不汗，后服小促其间，半日许令三服尽。若病重者，一日一夜服，周时观之。服一剂尽，病证犹在者，更作服，若不汗出，乃服至二三剂。

【功用】解肌发汗，和营卫。

【主治】太阳中风，阳浮而阴弱，阳浮者，热自发，阴弱者，汗自出，啬啬恶寒，淅淅恶风，翕翕发热，鼻鸣干呕，头痛者。太阳病，下之后，其气上冲者。太阳病，外证未解，脉浮弱者。太阴病，脉浮者。霍乱吐利止而身痛不休者。

【宜忌】

1.《伤寒论》：禁生冷、粘滑、肉面、五辛、酒酪、恶臭等物。若其人脉浮紧，发热汗不出者，不可与之。若酒客病，不可与桂枝汤。

2.《注解伤寒论》：桂枝下咽，阳盛则毙。

【验案】多汗症　《福建中医药》（1964，5：35）：一青年渔民，某年夏天因汗后入海捕鱼，遂致自汗不止，无论冬夏昼夜常自汗出，曾用玉屏风散及龙、牡、麻黄根，桂枝汤加黄耆，均稍愈而复发。经过年余，体益疲乏，皮肤被汗浸呈灰白色，汗孔增大，肢末麻痹，头晕、口不渴，尿量减少，饮食如常，脉浮缓，重按无力。用桂枝汤原方如法服之，三日后全身温暖，四肢舒畅，汗已止。继用原方加黄耆15克，连服二剂，竟获全功。

石膏散

【来源】方出《肘后备急方》卷二，名见《医心方》卷十二引《录验方》。

【别名】石膏甘草散（《伤寒总病论》卷五）、石草散（《松峰说疫》卷二）。

【组成】甘草二两　石膏二两

【用法】上为末，每服方寸匕，以浆送下，一日二次。

【功用】

1.《医心方》引《录秘方》：止汗。

2.《圣济总录》止烦。

【主治】

1.《肘后备急方》大病愈后多虚汗。

2.《圣济总录》：金疮烦闷。

3.《伤寒总病论》：湿温多汗，妄言烦渴。

【宜忌】《外台秘要》引《延年秘录》：忌海藻菘菜。

都梁香散

【来源】《医心方》卷十三引《小品方》。

【组成】都梁香二两　紫菀一两　桂元一两　人参一两　生竹茹一两　肉苁蓉一两　干地黄二两

【用法】上药治下筛。每服方寸匕，水送下。

【主治】汗出如水浆，及汗血、衄血、吐血、溲血殆死。

泽泻散

【来源】方出《素问》卷十三，名见《圣济总录》卷十三。

【别名】薇衔汤（《普济方》卷一一八引《指南方》）、麋衔汤（《三因极一病证方论》卷二）、泽术麋衔散（《张氏医通》卷十五）。

【组成】泽泻　术各十分　麋衔五分

【用法】合为散。每服三指撮，饭前服。

【主治】

1.《内经·素问》：酒风，身热懈惰，汗出如浴，恶风少气。

2.《三因极一病证方论》：因醉中风，恶风多汗，少气，口干善渴，近衣则身热如火，临食则汗流如浴，骨节懈惰，不欲自劳，名曰漏风。

【方论】

1.《素问》王冰注：术，味苦温平，主治大风，止汗；麋衔，味苦寒平，主治风湿筋痿；泽泻味甘寒平，主治风湿，益气。由此功用，方故先之。饭后药先，谓之后饭。

2.《绛雪园古方选注》：麋衔祛在表之风，泽泻渗在里之湿，白术助脾胃之气以却邪。

止汗粉药

【来源】《外台秘要》卷二十三引《集验方》。

【组成】牡蛎二两（熬）　附子半两（炮）　麻黄根二两

【用法】上为末。以白粉一升和合，粉汗。

【主治】汗出不止。

【宜忌】汗止，忌猪肉。

雷丸散

【来源】《外台秘要》卷二十三引《古今录验》。

【组成】雷丸　桂心　牡蛎各五分（熬）

【用法】上为末。粉身，每日三次。

【功用】止汗。

【主治】热汗。

通脉泻热泽泻汤

【来源】《备急千金要方》卷二十。

【别名】通脉泻热泽泻散（《太平圣惠方》卷四十七）。

【组成】泽泻　半夏　柴胡　生姜各三两　地骨皮五两　石膏八两　竹叶五合　莼心一升　茯苓　人参各二两　甘草　桂心各一两

【用法】上㕮。以水二斗，煮取六升，分五服。

【主治】上焦饮食下胃，胃气未定，汗出，面背身中皆热，名曰漏气。

都梁散

【来源】《外台秘要》卷二十三引《延年秘录》。

【组成】都梁香二两　紫菀　人参　青竹茹　苁蓉各一两　干地黄二两（熬令燥）

【用法】上药治下筛。每服方寸匕，水送下，不效，须臾再服。

【主治】汗出如水，及汗出衄血、吐血、小便出血。

【宜忌】忌芜荑。

粉　散

【来源】《外台秘要》卷二十三引《延年秘录》。

【组成】麻黄根三两　防风　干姜　细辛各二两　白蔹一两

【用法】上药治下筛。以粢粉五升，熬令黄，合和以粉身。

【主治】大病后，身体虚肿汗出。

泽泻汤

【来源】《外台秘要》卷六引《删繁方》。

【别名】泄热泽泻汤（《圣济总录》卷五十四）。

【组成】泽泻二两　生地骨皮五两　甘草一两（炙）　半夏二两（洗）　石膏八两　柴胡三两　茯苓三两　生姜三两　竹叶（切）五合　人参二两　桂心一两　莼心一升

【用法】上切。以水一升，煮取三升，分三服。

【功用】通脉泻热。

【主治】

1.《外台秘要》引《删繁方》：上焦实热而致漏气，饮食下胃，其气未定，汗出面背，身中皆热。

2.《圣济总录》：上焦热结，饮食不下。

【宜忌】忌海藻、菘菜、羊肉、饧、醋、生姜。

【方论】《千金方衍义》：漏气者，风热闭其腠理。上焦之气悍慓滑疾，经气失道，邪气内著，乘饮食入胃，枢机开阖之时，蒸发热汗从头身背阳位漏泄，虽言热在上焦，而三焦之源实从下发，故取五苓散中泽泻、桂、苓下通膀胱气化；小柴胡汤中柴胡、姜、半、参、甘中清胆腑枢机；竹叶石膏方中石膏、竹叶、半夏、甘、参上散胃中蕴热。相配之妙，尤在人参助诸药力，桂心鼓诸药性，莼心专泻胃热，骨皮专走三焦也。

牡蛎术散

【来源】方出《深师方》引赵子高方（见《外台秘要》卷十五），名见《元和纪用经》。

【别名】防风白术散（《伤寒总病论》卷二），防风白术牡蛎汤（《类证活人书》卷十六）、牡蛎白术散（《圣济总录》卷十三）、防风白术牡蛎散（《校注妇人良方》卷三）、防术牡蛎汤（《医学入门》卷四）。

【组成】防风十分　白术九分　牡蛎三分（熬）

【用法】上为散。每服方寸匕，增至二三匕，一日三次，酒调下。

《伤寒总病论》：每服二钱，每日二三次，温米饮调下。

【主治】

1.《深师方》引赵子高方（《外台秘要》）：风汗出少气。

2.《元和纪用经》：汗发过多，头眩，汗未止，筋惕肉瞤者。

【宜忌】忌桃、李、雀肉、胡荽、大蒜、青鱼、鲊等物。

【加减】恶风，倍防风；少气，倍术；汗出面肿，倍牡蛎。

麻黄丸

【来源】《医心方》卷十三引《效验方》。

【组成】麻黄根二分　石膏一分

【用法】上为末，炼蜜为丸。大人服如小豆三丸，每日三次，小儿以意增损。

【主治】人汗劳不止。

人参散

【来源】《太平圣惠方》卷十二。

【组成】人参（去芦头）　远志（去心）　白茯苓　麦门冬（去心）　黄耆（锉）　柴胡（去苗）各一两　甘草一分（炙微赤，锉）　龙骨一两

【用法】上为散。每服五钱，以水一大盏，加生姜半分，大枣三枚，竹茹一分，煎至五分，去滓，不拘时候温服。

【主治】伤寒虚汗不止，心多烦躁，时时惊悸。

牡蛎散

【来源】《太平圣惠方》卷十二。

【组成】牡蛎一两（烧为粉）　白茯苓　人参（去芦头）　白术　白芍药　麻黄根各三分

【用法】上为散。每服二钱，以粥饮调下，不拘时候。

【主治】伤寒，脉候软弱，神气羸劣，虚汗不止。

麻黄根汤

【来源】《太平圣惠方》卷十二。
【组成】麻黄根一两　黄耆一两（锉）　五味子半两　牡蛎二两（烧为粉）　甘草三分（炙微赤）　龙骨一两
【用法】上为散。每服五钱，以水一大盏，煎至五分，去滓温服，不拘时候。
【主治】伤寒虚汗不止。

人参散

【来源】《太平圣惠方》卷二十三。
【组成】人参二两（去芦头）　牡蛎一两半（烧为粉）　石膏三两　甘草一两（炙微赤，锉）
【用法】上为细散。每服二钱，不拘时候，以温水调下。
【主治】风虚汗出，热闷甚者。

防风散

【来源】《太平圣惠方》卷二十三。
【别名】泽泻散（《圣济总录》卷十三）。
【组成】防风一两（去芦头）　泽泻一两　牡蛎一两（烧为粉）　苍术一两（锉，炒微黄）　桂心三分
【用法】上为细散。每服二钱，以温粥饮调下，不拘时候。
【主治】风虚多汗，恶风寒颤。
【宜忌】忌炙爆，热面。

秦艽散

【来源】《太平圣惠方》卷二十三。
【组成】秦艽三分（去苗）　附子一两（炮裂，去皮脐）　石膏一两　菖蒲一两　麻黄根二两　苍术二两（锉碎，炒微黄）　桂心一两　防风二两（去芦头）
【用法】上为细散。每服二钱，以温水调下，不拘时候。
【主治】风虚汗出不止，恶风头痛。

麻黄根散

【来源】《太平圣惠方》卷二十三。
【别名】麻黄根散粉（《圣济总录》卷十三）。
【组成】麻黄根二两　附子一两（炮裂，去皮脐）　牡蛎二两（烧为粉）
【用法】上为细散。以药末一两，和白米粉一升，拌令匀，以粉汗上，即止。
【主治】

1.《太平圣惠方》：风虚汗出不止。

2.《圣济总录》：大虚汗出欲死，或自汗不止。

甘草附子汤

【来源】《普济方》卷一四〇引《指南方》。
【组成】甘草一两　附子一两（炮，去皮脐）　桂四两（去皮）
【用法】上为粗末。每服五钱，水二盏，煎一盏，去滓服。
【主治】伤寒虚汗不止。

牡蛎粉散

【来源】《医方类聚》卷五十四引《神巧万全方》。
【组成】牡蛎粉一两　麻黄根一两　杜仲一两（炙）　黄耆一两
【用法】上为细散。每服二钱，煎蛤粉调下，不拘时候。
【主治】伤寒汗不止。

牡蛎散

【来源】《太平惠民和济局方》卷八。
【别名】麦煎汤（《医学正传》卷五引东垣方）、麦煎散（《卫生宝鉴》卷五）、黄耆散（《普济方》卷二二六引《德生堂方》）、牡蛎饮（《不知医必要》卷一）。
【组成】黄耆（去苗土）　麻黄根（洗）　牡蛎（米泔浸，刷去土，火烧通赤）各一两
【用法】上为粗散。每服三钱，水一盏半，小麦百余粒，同煎至八分，去滓热服，一日二次，不拘

时候。

【功用】《中医方剂学讲义》：敛汗固表。

【主治】

1.《太平惠民和济局方》：诸虚不足，及新病暴虚，津液不固，体常自汗，夜卧即甚，久而不止，羸邦枯瘦，心忪惊惕，短气烦倦。

2.《普济本事方》：虚劳盗汗不止。

3.《普济方》：梦遗精淋沥。

【方论】

1.《医方集解》：此手太阴、少阴药也。陈来章曰：汗为心之液，心有火则汗不止，牡蛎、浮小麦之咸凉，去烦热而止汗，阳为阴之卫，阳气虚则卫不固，黄芪、麻黄根之甘温，走肌表而固卫。

2.《成方便读》：黄芪固卫益气，以麻黄根领之达表而止汗；牡蛎咸寒，潜其虚阳，敛其津液；麦为心谷，其麸则凉，用以入心，退其虚热耳。此治卫阳不固，心有虚热之自汗也。

3.《古今名方发微》：阴平阳秘，精神乃治。若阳虚不能卫外固密，腠理空虚，卫表不固，阴津乘机外泄，则自汗之证作。《医学正传》说：自汗者，无时而濈然汗出，动则为甚，属阳虚，卫气所司也。汗为心液，汗泄太过，心阴受损，则心阳不潜。本方证既是卫气不固，又复心阳不潜，阴不内守，故体常自汗，夜卧尤甚。治当益气固表，敛阴止汗。方用牡蛎敛阴止汗，黄芪益气固表，二药配伍，标本兼顾。另佐以麻黄根、浮小麦则止汗之功更强。四药合用，共奏固表敛汗之功。本方虽配伍有益气固表之黄芪，但从整个方剂来看，其功能偏于收涩止汗，故是以治标为主，临床上自汗、盗汗皆可用之。若亡阳汗出，大汗淋漓，汗出如珠如油者，则当以独参汤、参附汤等益气回阳固脱。若误以此方治之，则缓不济急，贻误病机。

【验案】手术后汗症 《浙江中医杂志》(1998，5：254)：用本方随症加减：麻黄根、浮小麦、生黄芪、煅牡蛎为基本方，自汗为主加白术、防风；盗汗为主，偏血虚加党参、白术、当归；偏阴虚加知母、地骨皮等；治疗手术后汗症57例。结果：痊愈21例，显效35例。

四神散

【来源】《圣济总录》卷十三。

【组成】附子一枚（炮裂，去皮脐） 干姜（炮）半两 桂（去粗皮）一分 甘草半两（半生半炙）

【用法】上为散，拌匀。以热酒一升投之，旋旋温服令尽，可均作一日服；如饮酒不得，用沸汤服之亦得。

【主治】漏风汗出不止。

防风散

【来源】《圣济总录》卷十三。

【别名】防风汤（《普济本事方》卷六）。

【组成】防风（去叉）一两一分 泽泻 牡蛎（煅赤） 桂（去粗皮）各三分

【用法】上为细散。每服三钱匕，空心温酒调下，一日二次。

【主治】风虚多汗恶风。

杜仲散

【来源】《圣济总录》卷十三。

【组成】杜仲（去粗皮，炙，锉）二两 黄耆（锉） 牡蛎（煅赤）各三两 麻黄根五两

【用法】上为细散。每服二钱匕，食后煎败扇汤调下，一日二次。

【主治】风虚多汗，夜卧尤甚。

附子汤

【来源】《圣济总录》卷十三。

【组成】附子一两半（炮裂，去皮脐） 蜀椒（去目并闭口，炒出汗）半两 杏仁（去皮尖双仁，炒黄）一两 白术二两

【用法】上锉，如麻豆大。以水五升，煮至二升，去滓，分温四服，日三次，夜一次。

【主治】漏风汗出不止。

七宝汤

【来源】《圣济总录》卷四十三。

【组成】人参　白茯苓（去黑皮）　茯神（去木）　龙骨　远志（去心）　麦门冬（去心焙）　生干地黄（洗切）　甘草（炙锉）　天门冬（去心，焙）各半两　丹砂（研）　天竺黄（研）各一钱

【用法】上十一味，粗捣筛九味，入研药和匀。每服二钱匕，水一盏半，加大枣一枚（擘），淡竹叶五叶，同煎至七分，去滓温服，不拘时候。

【主治】心热多汗，口苦舌干，涕唾稠粘，胸膈烦闷，不思饮食。

熟干地黄汤

【来源】《圣济总录》卷四十三。

【组成】熟干地黄五两

【用法】上锉，如麻豆大。以水五盏，煎至三盏，去滓，空心、日午、临卧分三次温服。

【主治】虚热多汗。

补正汤

【来源】《圣济总录》卷四十八。

【组成】白药二两　甘草（炙，锉）　芍药各一两

【用法】上为粗末。每服三钱匕，水一盏，煎至七分，去滓温服。

【主治】肺虚，通身汗出不止。

黄耆汤

【来源】《圣济总录》卷八十九。

【组成】黄耆（锉）一两　麻黄根二两　牡蛎粉三两　人参一分　地骨皮半两

【用法】上为粗末。每服三钱匕，水一盏，加大枣一枚（擘），煎七分，去滓温服。

【主治】虚劳，盗汗不止，及阳虚自汗。

苁蓉丸

【来源】《小儿卫生总微论方》卷十五。

【组成】肉苁蓉一两（酒浸一宿，刮去外皮，炙干）　鳖甲一两（酥炙，去裙襕）　绵黄耆半两　何首乌半两

【用法】上为细末，炼蜜为丸，如黍米大。每服十丸，食前米饮送下。

【主治】血少喜汗。

牡蛎粉

【来源】《小儿卫生总微论方》卷十五。

【组成】牡蛎粉二两　麻黄根　赤石脂　糯米粉各一两

【用法】上为细末，入龙脑末一钱拌之。每用一匙头，新绵包扑有汗之处。

【功用】止盗汗最佳。

【主治】诸汗。

牡蛎粉

【来源】《小儿卫生总微论方》卷十五。

【别名】牡蛎蛇床子散（《普济方》卷三〇一）。

【组成】牡蛎粉二两　麻黄根一两　蛇床子　干姜各半两

【用法】上为细末。每用一匙头，新绵包扑有汗之处。

【主治】诸汗。

白术散

【来源】《宣明论方》卷二。

【组成】牡蛎（煅）三钱　白术一两二钱半　防风二两半

【用法】上为末。每服一钱，温水调下，不拘时候。

【主治】虚风多汗，食则汗出如洗，少气瘦劣，久不治必为消渴证。

【加减】如恶风，倍防风、白术；如多汗面肿，倍牡蛎。

粉汗散

【来源】《杨氏家藏方》卷二十。

【组成】麻黄根一两　牡蛎一两（烧赤）　龙骨半两　赤石脂半两

【用法】上为细末，盛以绢袋，如扑粉扑之。

【主治】汗出过多。

耆豆汤

【来源】《仙拈集》卷二引《集验》。
【组成】黄耆　黑豆各等分
【用法】煎汤饮之。半月全愈。
【主治】诸汗。

扑汗方

【来源】《魏氏家藏方》卷四。
【组成】牡蛎粉三份　蛤粉一份
【用法】用纱帛包了，扑汗处，遇干又扑，以频扑为佳。
【主治】诸汗。

收阳粉

【来源】《御药院方》卷八。
【组成】藁本　麻黄根　白芷各半两　米粉一两半
【用法】上为细末，搅和匀，纱帛包。扑敷汗出、腿痛处。
【主治】一切虚汗、盗汗、自汗及漏风。

浥干散

【来源】《御药院方》卷八。
【组成】滑石二两　白芷半两　寒水石粉半两　黄丹（生，看多少用，颜色如桃红为度）
【用法】上为极细末，和匀。每用干擦患处。
【主治】津液不收摄，泄汗，玄府不闭，腠疏，汗多不止。

桂附汤

【来源】《世医得效方》卷八。
【组成】交趾桂一两（去粗皮）　绵附子一枚（炮，去皮脐）
【用法】上为散。每服三钱，水二盏，加生姜三片、大枣二枚，水煎，食前温服。
【主治】

1.《世医得效方》：虚汗不止，及体虚失血。

2.《东医宝鉴·杂病篇》引《医学入门》：阳虚血弱，虚汗不止。

羌活胜湿汤

【来源】《普济方》卷一四七。
【组成】炙甘草三分　黄耆七分　生甘草五分　生黄芩　酒黄芩各三分　人参　羌活　防风　藁本　独活　蔓荆子　川芎各二分　细辛　升麻　柴胡各半钱　薄荷一分
【用法】上作一服。水二大盏，煎至一盏半，入细辛以下轻清四味，再上火煎至一盏，去滓热服。
【功用】去湿泻热。
【主治】真气已亏，胃中火盛，汗出不休；或阴中之阳、阳中之阴俱衰，胃中真气已竭，阴火亦衰，无汗皮燥，甚者湿衰燥旺，四时无汗。
【验案】湿热汗出　张耘夫，己酉闰二月尽，天寒阴雨，寒湿相杂，缘官事饮食失节，劳役所伤，病解之后，汗出不止，沾濡数日，恶寒，重添厚衣，心胸间时作烦热，头目昏愦上壅，食少减。此乃胃中阴火炽盛，与外天雨之湿气峻热，两气相合，令湿热大作，汗出不休，兼见风邪。以助东方甲乙之风药去其湿，以甘寒泻其热，羌活胜湿汤主之。一服而止，诸证悉去。

泽泻汤

【来源】《普济方》卷二六一。
【组成】泽泻　知母　石膏（碎）各二两　当归　甘草（炙）　人参　桂心　黄耆　茯苓各二两　竹叶（切）三升　麦门冬三两（去心）
【用法】上切。以水一斗二升，煮竹叶，取一斗，去滓，下诸药，煮取四升，分服。
【主治】虚汗。

香衣辟汗方

【来源】《本草纲目》卷三十四引《多能鄙事》。
【组成】丁香一两（为末）　川椒六十粒
【用法】和之，绢袋盛。佩带。绝无汗气。
【功用】香衣澼汗。

敛汗丹

【来源】《医学集成》卷三。
【组成】白芍五钱　生地　玄参各三钱　荆芥　白芥　苏子各一钱　五味三分　桑叶七片
【主治】过食时，头额大汗。

清脾散

【来源】《古今医统大全》卷五十一。
【组成】白术（炒）　苍术　茯苓　半夏　黄连各一钱　滑石　柴胡　升麻　甘草　羌活各五分
【用法】上以水二盏，加灯心，水煎八分，空心服。
【主治】手足心出汗。

二甘汤

【来源】《医学入门》卷七。
【组成】生甘草　炙甘草　五味子　乌梅各等分
【用法】加生姜、大枣，水煎服。
【主治】胃热，食后复助其火，汗出如雨。

扑　粉

【来源】《医方考》卷一。
【组成】龙骨　牡蛎　糯米各等分
【用法】上为末。扑身。
【主治】服发汗药，出汗过多者。
【方论】汗多有亡阳之戒，故用龙骨、牡蛎之涩以固脱；入糯米者，取其粘腻云尔，乃卫外之兵也。

牡蛎白术散

【来源】《景岳全书》卷五十九。
【组成】牡蛎（煅）一钱　白术（炒）　防风各二钱
【用法】水二钟，煎八分，食远温服。
【主治】漏风证。以饮酒中风汗多，食则汗出如洗，久而不治，必成消渴。

养营汤

【来源】《观聚方要补》卷六引《示儿仙方》。
【组成】人参　茯苓　甘草　当归　芍药　酸枣　附子　柏子仁　紫石英　川芎　黄耆　官桂　木香　远志各等分
【用法】每服三钱，加生姜、大枣，水煎成，取雄鸡冠滴血，旋入竹沥及童便，同妙香散服。
【功用】滋补营卫，收敛心气。
【主治】汗过多，不语。

温粉扑肌散

【来源】《救偏琐言》卷十。
【组成】黄连　贝母　牡蛎粉各五钱　粳米粉一升
【用法】共磨细末。包于绢内扑之。
【主治】汗出不止。

滋阴补肾丸

【来源】《医林绳墨大全》卷四。
【组成】黄柏　知母各二两　熟地三两　归身二两　牛膝　茯苓　泽泻各一两
【用法】上为细末，炼蜜为丸，如梧桐子大。每服六七十丸，白汤送下。
【功用】抑阳补肾。
【主治】手足有汗，遇天寒则汗多，阳盛其阴者。

止汗神丹

【来源】《石室秘录》卷二。
【组成】人参一两（或黄耆二两代之）　当归一两　北五味一钱　桑叶七片
【用法】急为煎服。
【主治】大汗之病，阳气尽随汗而外越，若不急为止抑，则阳气立散，即时身死者。
【方论】此方即补血汤之变，妙在补气药多于补血，使气旺则血自生，血生汗可止。况方中加五味子以收汗，加桑叶以止汗，有不相得益彰者乎？倘以大汗之际，气必大喘，不可以参、耆重增其气，纯用补血之品，未为无见。然而血不可骤生，气所当急固，不顾气徒补血、未见功成。此似是而非，又不可不急辨之也。

敛汗丸

【来源】《石室秘录》卷二。

【组成】玄参一斤　麦冬一斤　天冬一斤　生地一斤　北五味四两　酸枣仁半斤

【用法】上为末，炼蜜为丸。每日一两，白滚水送下。

【主治】每饭之时，头汗如雨落者，此胃火旺，而非肾火余也。

止汗定神丹

【来源】《石室秘录》卷三。

【组成】人参　白术　当归　黄耆　麦冬各半两　桑叶十片　北五味三钱

【用法】水煎服。

【主治】大汗之症，汗如雨出，不可止抑，气息又复奄奄。

消汗至神丹

【来源】《石室秘录》卷五。

【组成】黄耆　当归各七钱　桑叶十四片　北五味三钱　麦冬半两

【用法】水煎服。

【主治】大汗。

收汗丹

【来源】《石室秘录》卷六。

【组成】人参二两　当归二两　黄耆二两　桑叶三十片　北五味一钱　麦冬五钱

【用法】水煎服。

【主治】产妇产半月，忽然大汗如雨，口渴舌干，发热而躁，口虽渴而不欲饮，舌虽干而苔又滑，甚心躁而不至发狂。

【方论】参、归、黄耆大补其气血；麦冬、五味清中有涩；佐桑叶止汗。盖此等虚汗，非补不止，而非涩亦不收也。

收汗丹

【来源】《辨证录》卷七。

【组成】玄参三钱　生地三钱　荆芥一钱　五味子三分　桑叶十片　白芍五钱　苏子一钱　白芥子一钱

【用法】水煎服。

【功用】滋阴止汗，消痰降气。

【主治】胃气盛，饮食之时，头项至面与颈额之间，大汗淋漓。

摄阳汤

【来源】《辨证录》卷七。

【组成】人参一两　黄耆一两　白芍五钱　麦冬五钱　北五味一钱　山茱萸三钱　熟地一两

【用法】水煎服。二剂汗少止，四剂汗大止，十剂全愈。

【主治】汗证。

【方论】此方用参、耆以大补其气，气足则肺气有养，皮毛自固；益之麦冬、五味则肺金不特自足以卫外，兼可以分润于肾水；犹恐汗出太多，必损耗真阴，更加熟地、山茱以益精，使肺金不必又来下生肾水，则肺气旺而皮毛益固矣；增入白芍一味以收敛肝气，则肝木自平，使肺金无仇家之犯逼，则肺气安然，自能行其清肃之气而下输于膀胱，则上下之气舒，而心中生液不来克肺，则肺金有权得以自主，安肯听汗之自出哉。

苏桔汤

【来源】《辨证录》卷九。

【组成】苏叶　桔梗　甘草各一钱　生地三钱　沙参　白芍各五钱　黄芩　天花粉各二钱　当归三钱　玄参一两

【用法】水煎服。

【主治】人有日坐于围炉烈火之边，肺金受火之伤，以致汗出不止，久则元气大虚，口渴引饮，发热。

益胃散

【来源】《嵩崖尊生全书》卷八。

【组成】黄连　五味　乌梅　生甘草各五分　炙甘草三分　升麻二分

【主治】每饮食即出汗者。

【宜忌】忌湿面、酒、五辛。

漏风汤

【来源】《嵩崖尊生全书》卷八。

【组成】黄耆六钱　甘草一钱　防风　麻黄根　桂枝各二钱

【主治】醉后当风，不论冬夏，额上常有汗出。

调卫止汗汤

【来源】《胎产秘书》卷下。

【组成】炙耆　麻黄根　当归各一钱　人参（随症加减）　防风三分　桂枝　炙甘草各五分　枣二个

【用法】水煎服。

【主治】产后汗出不止。

【加减】汗多而渴，加麦冬、五味。

柴胡汤

【来源】《幼科直言》卷五。

【组成】黄芩　柴胡　白芍（炒）　丹皮　陈皮　甘草　山楂　神曲

【用法】水煎服。兼服和中丸或抱龙丸。

【主治】小儿湿热出汗。

止汗粉

【来源】《痘学真传》卷七。

【组成】牡蛎粉一两　龙骨二钱五分（煅粉）　浮麦五钱（炒）

【用法】上为末。不时擦汗流之处。

【主治】汗多出。

桂枝加耆术汤

【来源】《医略六书》卷二十。

【组成】黄耆三钱（蜜炙）　桂枝三分　白术一钱半（炒）　白芍一钱半（酒炒）　甘草五分（炙）　生姜二片　大枣三枚

【用法】水煎，去滓温服。

【主治】多汗，脉弦软者。

【方论】脾肺两亏，清阳不能敷布，而卫气不密，故腠理空疏，汗出不止焉。黄耆补中固卫，白术燥湿健脾，白芍敛阴和营血，桂枝行阳温卫气，炙草缓中益胃，姜、枣调营和卫也。水煎温服，使脾肺气强，则营卫调和，而腠理致密，安有汗不止之患。此补中实表之剂，为表虚多汗之专方。

调卫汤

【来源】《医略六书》卷二十。

【组成】黄耆三钱（蜜炙）　炒白术一钱　人参一钱半　炒苍术一钱　桂枝五分　白芍（酒炒）一钱半　五味子一钱半　炙甘草五分

【用法】水煎，去滓，温服。

【主治】卫虚多汗，脉浮软者。

【方论】卫虚气弱，不能卫外而腠理不密，故多汗不止，黄耆补卫气之虚，白术壮脾气之弱，人参扶元益气，苍术燥湿强脾，白芍敛阴，五味收津液，桂枝行阳气于卫，炙草益胃气于中。使气壮卫强，则腠理致密而汗可自止，安有不能卫外之患乎？此强中益卫之剂，为卫虚自汗之专方。

牡蛎散

【来源】《仙拈集》卷二。

【组成】牡蛎（煅）　小麦面（炒黄）

【用法】研末，猪胆汁调服。

【主治】诸汗。

五味子汤

【来源】《杂病源流犀烛》卷七。

【组成】五味　山萸　龙骨　牡蛎　首乌　远志　五倍子　地骨皮

【主治】肾虚而汗。

补气运脾丸

【来源】《杂病源流犀烛》卷七。
【组成】人参二钱　白术三钱　茯苓　橘红各一钱半　黄耆一钱　砂仁八分　炙草四分　半夏一钱（无痰不用）　生姜三片　大枣二枚
【主治】胃汗。胃家虚，水谷气脱散，汗从胃自出。

甘芍附子汤

【来源】《医级》卷七。
【组成】甘草　白芍　附子
【主治】汗出过多，阳虚营竭。

当归六黄汤

【来源】《麻症集成》卷上。
【组成】黄连　黄芩　黄柏　黄耆　地黄（生熟各半）　当归　栀子　浮小麦
【主治】火盛逼迫，致汗妄流。

当归六黄汤

【来源】《麻症集成》卷三。
【组成】当归　黄柏　黄芩　麦冬　黄连　生地　熟地
【用法】加浮小麦或旧草席化灰，同煎服。
【主治】火迫夺汗，血虚者。

麻黄蛇床子粉

【来源】《中医皮肤病学简编》。
【组成】麻黄根31克　蛇床子31克　牡蛎31克　炉甘石31克　干姜31克
【用法】上为细粉，外扑。
【主治】多汗症，痱子，荨麻疹。

止汗汤

【来源】《临证医案医方》。
【组成】生地6克　元参15克　沙参　石斛　麦冬　山栀　连翘　竹叶　龙骨各9克　牡蛎　浮小麦各30克　五倍子9克
【用法】水煎服。
【功用】养阴，清热，止汗。
【主治】阴虚内热之汗出。手足心热，烦躁，汗出后身爽，脉数，舌尖红，少津。
【方论】本方由养阴、清热、止汗三组药组成。以生地、元参、沙参、麦冬、石斛养心肾之阴以除虚热；以山栀、连翘、竹叶清心经之热，并引热随小便排出；以龙骨、牡蛎、浮小麦、五倍子收敛止汗。

北芪片

【来源】《部颁标准》。
【组成】黄芪
【用法】制成片剂。口服，每次4～6片,1日3次。
【功用】补气固表，托毒生肌，利水消肿。
【主治】气虚所致的倦怠乏力，气短多汗，便溏腹泻，脱肛，子宫脱垂，疮口久不愈合等。

复芪止汗冲剂

【来源】《部颁标准》。
【组成】黄芪330g　党参400g　麻黄根160g　白术（麸炒）160g　牡蛎（煅）500g　五味子（制）80g
【用法】制成冲剂。开水冲服，5岁以下每次20g，1日2次；5岁到12岁每次20g，1日3次；成人每次40g，1日2次。
【功用】益气，固表，敛汗。
【主治】多汗症，对气虚型者尤佳。
【宜忌】佝偻病、结核病、甲状腺功能亢进、更年期综合征等病人，服用本品同时应做病因治疗。

二十、自　汗

自汗，是指清醒状态下常常汗出或稍有劳作即有较多汗出的病情。病发多为气虚不固，津液外泄。治宜补气益肺，固表止汗为基本。

桂枝加龙骨牡蛎汤

【来源】《金匮要略》卷上。

【组成】桂枝　芍药　生姜各三两　甘草二两　大枣十二枚　龙骨　牡蛎各三两

【用法】以水七升，煮取三升，分三次温服。

【功用】

1.《医宗金鉴》：调阴阳，和营卫，兼固涩精液。

2.《金匮要略方义》：燮理阴阳，调和营卫，交通心肾，固精止遗。

【主治】

1.《金匮要略》：失精家，少腹弦急，阴头寒，目眩（一作目眶痛），发落，脉极虚芤迟，为清谷亡血，失精，脉得诸芤动微紧，男子失精，女子梦交。

2.《金匮要略今释》引《橘窗书影》：遗尿。

3.《金匮要略方义》：自汗盗汗，心悸多梦，不耐寒热，舌淡苔薄，脉来无力者。

【宜忌】《外台秘要》引《小品方》：忌海藻、菘菜、生葱、猪肉、冷水。

【验案】自汗　《岳美中医案》：李某某，40岁，男性。患项部自汗，竟日淋漓不止，频频作拭，颇感苦恼，要求治疗。诊其脉浮缓无力，汗自出。分析病情，项部是太阳经所过，长期汗出，系经气向上冲逆，持久不愈，必致虚弱。因投以张仲景之桂枝龙骨牡蛎汤，和阳降逆，协调营卫，收敛浮越之气。先服4剂，自汗止；再服4剂，以巩固疗效。

石膏散

【来源】方出《肘后备急方》卷二，名见《医心方》卷十二引《录验方》。

【别名】石膏甘草散（《伤寒总病论》卷五）、石草散（《松峰说疫》卷二）。

【组成】甘草二两　石膏二两

【用法】上为末，每服方寸匕，以浆送下，一日二次。

【功用】

1.《医心方》引《录秘方》：止汗。

2.《圣济总录》止烦。

【主治】

1.《肘后 备急方》大病愈后多虚汗。

2.《圣济总录》：金疮烦闷。

3.《伤寒总病论》：湿温多汗，妄言烦渴。

【宜忌】《外台秘要》引《延年秘录》：忌海藻菘菜。

隐居羊肉汤

【来源】《普济方》卷三五三引《肘后备急方》。

【组成】羊肉三斤　芎藭　甘草（炙）各一两　芍药　当归各二两　生姜五两

【用法】以水一斗五升，煮肉取九升，去肉纳诸药，煮取三升，分三次温服。一方云大补虚损，有黄耆三两，人参二两。

【主治】虚汗乏气，不欲食，卒气血结，颠倒闷乱。

麻黄散

【来源】《外台秘要》卷十三引《古今录验》。

【别名】麻黄根散（《圣济总录》卷十三）。

【组成】麻黄根三分　故扇（烧屑）一分

【用法】上为散。小儿以乳调服三分，每日三次。大人每服方寸匕，每日三次。不知，益之。又以干姜三分，粉三分捣合，以粉扑之。

【主治】

1.《外台秘要》引《古今录验》：盗汗。

2.《圣济总录》：虚汗。

鲤鱼汤

【来源】《备急千金要方》卷三。

【组成】鲤鱼二升　葱白（切）一升　豉一升　干姜二两　桂心二两

【用法】上锉。以水一斗，煮鱼取六升，去鱼，纳诸药，微火煮取二升，去滓，分再服，取微汗即愈。

【主治】妇人体虚，流汗不止，或时盗汗。

四味防风散

【来源】《外台秘要》卷十五引《深师方》。

【组成】防风五分　泽泻　牡蛎（熬）　桂心各三分

【用法】上为散。每服方寸匕，先食酒送服，一日二次。

【主治】多汗恶风。

【宜忌】忌生葱。

牡蛎散

【来源】《太平圣惠方》卷四。

【组成】牡蛎粉一两　寒水石一两　铅霜半两（细研）　朱砂半两（细研如面）　甘草末半分（生用）　故扇灰半分

【用法】上为细末。每服半钱，以新汲水调下，不拘时候。

【主治】心热，汗出不止。

石斛散

【来源】《太平圣惠方》卷二十三。

【组成】石斛三分（去根，锉）　附子三分（炮裂，去皮脐）　白术三分　桂心　秦艽　黄耆三分（锉）

【用法】上为细散。每服一钱，以温水调下，不拘时候。

【主治】

1.《太平圣惠方》：风虚汗出不止。

2.《圣济总录》：肌瘦中风，汗出太多，致成寒中泣出。

石膏散

【来源】《太平圣惠方》卷二十三。

【组成】石膏一两（研）　甘草一两（炙微赤，锉）　苍术一两（锉，炒微黄）　麻黄根一两

【用法】上为细散。每服二钱，不拘时候，以温浆水调下。

【主治】风虚汗出不止。

当归散

【来源】《太平圣惠方》卷七十八。

【组成】当归（锉，微炒）　白芍药　木通　熟干地黄　牡蛎粉　苍术（锉，微炒）各二两

【用法】上为粗散。每服四钱，以水一中盏，加生姜半分，煎至六分，去滓温服，不拘时候。

【主治】产后恶露少，汗出多，虚无力。

温肺汤

【来源】《普济方》卷一四〇引《指南方》

【组成】五味子　细辛（去苗）　半夏（汤洗七次）　甘草　干姜各一两

【用法】上为粗末。每服五钱，水二盏，枣一枚（劈破），同煎一盏，去滓温服。

【主治】感寒多汗。

黄耆散

【来源】《圣济总录》卷三十一。

【组成】黄耆（锉）　麻黄根（锉）各一两半　牡蛎（烧）二两　知母（焙）半两

【用法】上为散。每服二钱匕，浓煎小麦汤调下，不拘时候。

【主治】伤寒后，虚汗不止。

黄连散

【来源】《圣济总录》卷四十三。

【组成】黄连（去须）半两　柴胡（去苗）　前胡（去芦头）各一两

【用法】上为散。每服一钱匕，温酒调下，每日三次。

【主治】心热汗出，及虚热盗汗。

保命丸

【来源】《圣济总录》卷八十八。

【组成】蛤蚧一枚（如丈夫患，用雄者腰上一截；女人患，用雌者腰下一截。酥炙） 皂荚（不蚛者，酥炙，去皮子）两挺 款冬花 杏仁（去皮尖，童便浸一复时，控干，蜜炒） 木香 天麻 干地黄（熟者如黑饧，研，焙） 半夏（汤洗二七遍去滑，焙） 五味子各一分 丁香半分

【用法】上为末，炼蜜为丸，如梧桐子大。每服十五丸，加至二十丸，食后生姜汤送下。

【主治】

1.《圣济总录》：虚劳咳嗽，日久不愈。

2.《普济方》：自汗，口中无味。

止汗散

【来源】《小儿药证直诀》卷下。

【别名】败蒲散（《痘疹传心录》卷十五）。

【组成】故蒲扇灰（如无扇，只将故蒲烧灰研细）

【用法】每服一二钱，温酒调下，不拘时候。

【主治】

1.《小儿药证直诀》：小儿六阳虚汗。厚衣卧而额汗出，上至顶，不过胸者。

2.《普济方》：遍身自汗，肌肉虚也。

活血汤

【来源】《中国医学大辞典》引《全生指迷方》。

【组成】红花三分 蔓荆子 细辛各五分 生地黄（夏月加之） 熟地黄各一钱 藁本 川芎各一钱五分 防风 羌活 独活 甘草（炙） 柴胡（去苗） 当归身（酒洗） 葛根各二钱 白芍药（炒） 升麻各三钱

【用法】上锉。每服五钱，清水二盏，煎至一盏，去滓，食前稍热服。

【功用】补血养血，生血益阳。

【主治】发热，自汗，盗汗，目目䀮䀮，头晕口干，四肢无力；妇女崩漏太多，昏冒不省。

止汗汤

【来源】《仙拈集》卷二引《全生》。

【组成】当归 黄耆（蜜炙） 枣仁（炒熟）

【用法】水煎服。

【主治】自汗，盗汗。

止汗散

【来源】《鸡峰普济方》卷二十五。

【组成】牡蛎三分 白术一两 白芷一分三铢 甘草一分一铢 防风半两

【用法】上为细末。每服二钱，煎水调下，不拘时候。

【主治】诸虚不足，汗出不止。

止汗温粉

【来源】《三因极一病证方论》卷十。

【组成】川芎 白芷 藁本各一分

【用法】上为末，入米粉三分。绵裹扑体上。

【主治】自汗。

玉屏风散

【来源】《医方类聚》卷一五〇引《究原方》。

【组成】防风一两 黄耆（蜜炙） 白术各二两

【用法】上锉。每服三钱，水一盏半，加大枣一枚，煎七分，去滓，食后热服。

【功用】

1.《张氏医通》：补脾实卫。

2.《古今名医方论》柯员伯：托里固表。

【主治】

1.《医方类聚》引《究原方》：腠理不密，易于感冒。

2.《丹溪心法》：自汗。

3.《济阳纲目》：风雨寒湿伤形，皮肤枯槁。

【方论】

1.《医方考》：卫气一亏，则不足以固津液，而自渗泄矣，此自汗之由也。白术、黄芪所以益气，然甘者性缓，不能速达于表，故佐之以防风。东垣有言，黄芪得防风而功愈大，乃相畏相使者也。是自汗也，与伤风自汗不同，伤风自汗责之邪气实；杂证自汗责之正气虚，虚实不同，攻补亦异。

2.《古今名医方论》柯韵伯：防风遍行周身，称治风之仙药，上清头面七窍，内除骨节疼痹、四肢挛急，为风药中之润剂，治风独取此味，任重功专矣。然卫气者，所以温分肉而充皮肤，肥腠理而司开阖。惟黄芪能补三焦而实卫，为玄府御风之关键，且无汗能发，有汗能止，功同桂枝，故又能治头目风热、大风癞疾、肠风下血、妇人子脏风，是补剂中之风药也。所以防风得黄芪，其功愈大耳。白术健脾胃，温分肉，培土即以宁风也。夫以防风之善驱风，得黄芪以固表，则外有所卫，得白术以固里，则内有所据，风邪去而不复来，当倚如屏，珍如玉也。

3.《绛雪园古方选注》：黄芪畏防风，畏者，受彼之制也。然其气皆柔，皆主乎表，故虽畏而仍可相使。不过黄芪性钝，防风性利，钝者受利者之制耳；惟其受制，乃能随防风以周卫于身而固护表气，故曰玉屏风。

4.《成方便读》：大凡表虚不能卫外者，皆当先建立中气，故以白术之补脾建中者为君，以脾旺则四脏之气皆得受荫，表自固而邪不干；而复以黄芪固表益卫，得防风之善行善走者，相畏相使，其功益彰，则黄芪自不虑其固邪，防风亦不虑其散表，此散中寓补，补内兼疏，顾名思义之妙，实后学所不及耳。

5.《医略六书》：脾肺气亏，不能卫外，而腠理不密，故风邪易入，自汗不止焉。白术健脾燥湿，黄芪补气密卫，防风走表引领芪、术固腠理而止自汗也。为散煎服，使脾肺气充，则风邪外解而腠理致密，何自汗之不止哉？此补中托表之剂，为腠理虚受邪自汗之专方。

6.《医方论》：此固表去风药，用以实表则可，若云加减即可代桂枝、麻黄等汤，则表实而邪无出路，断断不可。此等议论，误人不浅，必不可从。

7.《医方发挥》：本方主治表虚卫阳不固的自汗证，当以益气固表止汗为主。故用黄芪甘温益气，大补脾肺为主；辅以白术健脾益气，固表止汗，且脾气旺则土能生金，肺气足则可固表实卫。故黄芪得白术则益气健脾，固表止汗之力更著。二药合用，能补中以资气血之源，使脾胃健旺，肌表充实，则邪不易侵，汗亦不能外泄；自汗虽属于表虚不固，风邪乘虚扰其卫阳亦为致病因素之一，故配伍防风走表而祛风邪，合黄芪、白术以益气散邪，且防风配黄芪一散表，一固表，二药合用，黄芪得防风则固表而不留邪，防风得黄芪则祛邪而不伤正，取相畏而相使的作用。三药合用，实系补中有疏，散中寓补之意，既可用于卫气不固的自汗，亦可用以实表而御风邪。故表虚自汗之人服之能益气固表止汗，气虚易于外感之人服之能益气固表以御外邪。

【实验】

1.调节机体免疫功能　《上海免疫学杂志》（1983，2：82）：在溶血空斑试验（简称PFC）中，玉屏风散能使SRBC致敏小鼠脾脏PFC基础水平偏低的增高，偏高的降低，而呈双向调节作用。《中西医结合杂志》（1986，4：229）：玉屏风散在对兔用Vassali改良法造成的实验性肾炎模型时，对肾炎的病理修复有明显作用。服药组病理好转率达83.33%，而对照组为33.33%，服药组治疗后与对照组相比，病理改善有显著差异（$P<0.01$）。同时肾功能方面内生肌酐清除率回升较快。玉屏风散在同时使用免疫抑制剂的情况下，能使各类肾小球肾炎病人的低于正常或高于正常的CH50、C3、RFC、IgG、IgA、IgM恢复正常。其治疗机制亦与调节机体免疫功能有关。

2.对流感病毒的抑制及机体免疫功能的影响　《中药材》（1990，1：37）:实验结果表明：玉屏风口服液由鸡胚尿囊腔（同途径）给药或卵黄囊（异途径）给药，对流感病毒A/京科/1/68毒株15EⅠD50、30EⅠD50感染量均有明显的抑制作用。玉屏风口服液在鸡胚感染病毒前或后1小时，以及与感染病毒同时给药，均能抑制流感病毒的增殖。玉屏风口服液卵黄囊（异途径）给药，能明显灭活流感病毒。根据结果分析，药物进入卵黄囊通过吸收后抑制了病毒的增殖，排除了药物与病毒直接接触才能灭活病毒的现象；能显著提高小鼠腹腔巨噬细胞对鸡红细胞的吞噬百分率和吞噬指数。鉴于巨噬细胞在机体特异性和非特异性免疫方面具有重要作用，因此可认为该制剂是一种有效的免疫促进剂。玉屏风口服液能促使小白鼠胸腺明显增重，提示该制剂有促进机体细胞免疫功能。

【验案】

1.多汗　《辽宁中医杂志》（1983，5：

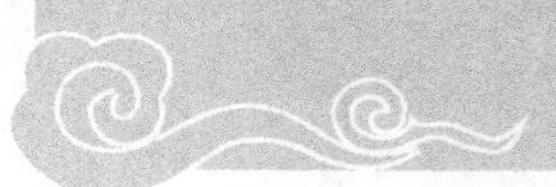

17）：以本方加大枣15g，糯米根9g，煅龙牡各30g，党参12g为基本方；对气阴两虚，或阴虚者加当归、五味子；治疗小儿多汗56例；对照组51例用消汗方：山楂、六曲、香谷芽各9g。结果：治疗组痊愈33例，显效20例，无效3例，治愈率为58.9%，有效率为94.6%；对照组痊愈4例，显效21例，无效26例，治愈率为7.8%，有效率为49%。两组有显著差异（$P<0.01$）。

2.感冒　《福建中医药》（1984，3：50）：刘某某，女，44岁，医务人员。病人经常感冒，每月1～2次，动则气促易汗，神疲易倦，面色苍白，食欲欠佳，舌淡苔薄白，脉细弱。免疫球蛋白检查：IgG 0.6g/L，IgA 2.45g/L，IgM 1.40g/L。证属卫阳不固，腠理虚疏，感受风寒，方取玉屏风散加味。处方：黄芪15克，白术10克，防风、当归各8克，每周6剂，煎服。3个月后复查免疫球蛋白IgG 12.25g/L，IgA 2.40g/L，IgM 1.45g/L。

3.变态反应性鼻炎　《上海中医药杂志》（1987，1：22）：应用本方加减：黄芪30g，白术10g，防风10g，柴胡15g，党参15g，五味子10g，乌梅15g，菖蒲10g，郁金10g，若鼻塞者，打喷嚏频繁，鼻涕多水样，鼻黏膜肿胀明显，酌加辛夷、苍耳子、麻黄、细辛，并重用柴胡、防风；若鼻黏膜潮红充血，鼻涕白，加黄芩、丹皮；若兼脾虚、纳呆、腹胀、便溏或小儿病人，佐以茯苓、山药、红枣；若兼肾虚、腰膝酸软或伴气管哮喘、动则气短不续，加淫羊藿、补骨脂、冬虫夏草、核桃仁、紫河车等；治疗变态反应性鼻炎200例，对照组健康者共91人。所有病例均未用抗组织胺、β肾上腺受体刺激剂及皮质类药物。观察治疗前后血清IgE、IgG，IgA，cAMP/cGMP，鼻黏膜超微结构变化，以及与对照组鼻黏膜血流量的对比。结果表明补气固表治疗能提高变态反应性鼻炎病人的IgG水平，抑制IgE，调整环核苷酸，促进局部血流量以及改善鼻黏膜细胞及细胞器的形态和功能，消除局部免疫复合物沉积。

4.小儿夏季热　《湖北中医杂志》（1987，4：35）：应用本方加青蒿8g，竹叶、秦艽各4g，银花9g，鲜荷叶10g，鳖甲6g为基本方；疲乏无力加太子参；高热抽搐加钩藤、蝉衣；治疗小儿夏季热25例。结果：多数病例3～5日退热，总有效率为100%。

5.原发性血小板减少性紫癜　《陕西中医》（1993，4：173）：应用本方加味：党参、黄芪、仙鹤草各30g，白术、防风、当归各10g为基本方；兼血热过甚者加生地20g，丹皮10g，夹有阴虚者加熟地30g，龟甲15g，知母12g；治疗原发性血小板减少性紫癜35例。结果：服药最多60剂，最少10剂，治愈率为96.5%。

6.治疗过敏性紫癜　《浙江中医杂志》（1994，5：212）：用本方加丹参、紫草、赤芍、蝉蜕为基本方，腹型者再加陈皮、半夏、芍药；关节型加威灵仙、姜黄、黄柏；肾损伤以血尿为主者加小蓟、白茅根、琥珀末；尿蛋白不消水肿者加益母草、山药、泽泻、车前子、薏苡仁；腹部疼痛者加白芍、甘草、延胡索；紫癜色淡易反复者加党参、紫河车；治疗过敏性紫癜25例。大部分病人服药3剂后紫癜都明显减少，5～12剂获愈。

7.支气管哮喘　《山东中医杂志》（1995，9：394）：吴氏用本方加味治疗支气管哮喘103例。药用：原方加当归、赤芍、陈皮，制成散剂，于发病前2～3个月开始预防性服药，90天为1个疗程，连服2个疗程。结果：临床控制29例，显效43例，好转22例，总有效率为91.3%。

8.单疱病毒性角膜炎　《山东中医杂志》（1995，9：409）：用本方加味（金银花、连翘、菊花、淫羊藿）治疗单疱病毒性角膜炎27例；西药对照组20例，药用氯霉素眼药水等。结果：治疗组32只眼，共治愈30只，治愈率为93.75%；对照组21只眼，共治愈14只，治愈率66.67%。两组比较有显著性差异（$P<0.05$）。

9.过敏性鼻炎　《陕西中医》（1995，11：490）：用本方为基本方，鼻痒甚者加白蒺藜、当归、蝉衣；流清涕不止加石榴皮、鱼脑石；周身怕冷加桂枝；周身倦怠加党参、建曲；治疗过敏性鼻炎97例。结果：临床治愈53例，好转25例，总有效率为80.4%。

10.老年性阴道炎　《实用中西医结合杂志》（1998，4：358）：用本方加淫羊藿、熟地黄、土茯苓、生甘草，并随证加味，治疗老年性阴道炎23例。结果：临床治愈17例，显效2例，好转3例，总有效率为95.65%。其中服药最长者30剂，最短者10剂。

黄耆饮子

【来源】《女科百问》卷上。

【组成】黄耆　五味子　当归　白茯苓各半两　白芍　远志　麦子（一方用麦门冬）　人参　吴术各一分　甘草三铢

【用法】上锉。每服三钱，水一盏半，姜三片，煎至七分，去滓温服，不拘时候。

【主治】妇人血气不足，夜间虚乏，有汗倦怠者。

大补黄耆汤

【来源】《魏氏家藏方》卷四。

【别名】黄耆大补汤（《杏苑生春》卷五）。

【组成】黄耆（蜜炙）　防风（去芦）　川芎　山茱萸（去核）　当归（去芦，酒浸）　白术（炒）　肉桂（去粗皮，不见火）　甘草（炙）　人参（去芦）　五味子各一两　白茯苓一两半（去皮）　熟干地黄二两（洗）　肉苁蓉三两（酒浸）

【用法】上锉。每服五钱，水一中盏半，加生姜五片，大枣一枚，同煎至八分，去滓，空心、食前温服。

【功用】调养气血。

【主治】自汗虚弱。

延年断汗汤

【来源】《魏氏家藏方》卷四。

【组成】黄耆（蜜炙）　人参（去芦）　白茯苓（去皮）　芍药（白者）　肉桂（去粗皮，不见火）　甘草（炙）　牡蛎粉各等分

【用法】上为粗末。每服三钱，水一盏半，加生姜三片，枣子一枚，乌梅一枚，煎至七分，去滓，食前温服。

【主治】自汗。

附子大建中汤

【来源】《魏氏家藏方》卷四。

【组成】附子一两（炮，去皮脐）　黄耆（蜜炙）　白术（炒）　甘草（炙）　当归（去芦）　熟干地黄（洗）　木香（不见火）　肉桂（去粗皮，不见火）　白芍药各二两

【用法】上为细末。每服五钱，水一盏半，加生姜五片，大枣一枚，煎至七分，去滓，食前温服。

【主治】自汗。

耆附汤

【来源】《魏氏家藏方》卷四。

【组成】附子二钱（炮、去皮脐）　黄耆一钱（盐水或蜜拌，炙）

【用法】上为粗末。每服三钱，水一盏半，加生姜三片，枣子一枚，煎至七分，去滓，食前服。

【主治】

1.《魏氏家藏方》：盗汗。

2.《医方类聚》引《济生续方》：气虚阳弱，虚汗不止，肢体倦怠。

3.《济阳纲目》：阳气虚脱，恶寒自汗，或口噤痰涌，四肢逆冷，或吐泻腹痛，饮食不入，及一切虚寒等证。

调卫汤

【来源】《脾胃论》卷下。

【别名】调卫散（《普济方》卷三十五）、周卫汤（《奇效良方》卷四十四）。

【组成】苏木　红花各一分　猪苓二分　麦门冬　生地黄各三分　半夏（汤洗七次）　生黄芩　生甘草　当归梢各五分　羌活七分　麻黄根　黄耆各一钱　五味子七枚。

【用法】上锉，如麻豆大，作一服。水二盏，煎至一盏，去滓，稍热服。

【主治】

1.《脾胃论》：湿胜自汗，卫气虚弱，表虚不任外寒。

2.《医心方》：湿胜自汗，一身尽痛，脉濡者。

【方论】《医方考》：风能胜湿，故用羌活；辛能燥湿，故用半夏；淡能渗湿，故用猪苓；湿伤气，黄耆、甘草、麦冬所以益气；湿伤血，苏木、红花、归梢所以消瘀；五味子、麻黄根，收汗液而

固表虚；生地、黄芩、凉阴血而除湿热。

黄耆白术汤

【来源】《兰室秘藏》卷中。
【别名】黄耆白术散（《普济方》卷三二八）。
【组成】细辛三分　吴茱萸　川芎各五分　柴胡　升麻各一钱　当归身一钱五分　黄柏（酒洗）炙甘草　羌活各二钱　五味子三钱　白术　人参各五钱　黄耆一两
【用法】上锉。每服五钱，水二大盏，加生姜五片，煎至一盏，去滓，食前热服。
【主治】妇人四肢沉重，自汗，上至头际而还，恶风，头痛躁热。
【加减】如腹中痛不快，加炙甘草一钱；汗出不止，加黄柏一钱。

黄耆汤

【来源】《医方类聚》卷一五九引《济生方》。
【组成】黄耆（去芦，蜜水炙）一两半　白茯苓（去皮）熟地黄（酒蒸）肉桂（不见火）天门冬（去心）麻黄根　龙骨各一两　五味子　小麦（炒）防风（去芦）当归（去芦，酒浸）甘草（炙）各半两
【用法】上锉。每服四钱，水一盏半，加生姜五片，煎至七分，去滓温服，不拘时候。
【主治】喜怒惊恐，房室虚劳，致阴阳偏虚，或发厥自汗，或盗汗不止。
【加减】发厥自汗，加熟附子；发热自汗，加石斛。

加味建中汤

【来源】《仁斋直指方论》卷九。
【组成】白术　黄耆各一钱（蜜炙）白芍药二钱　肉桂（去粗皮）一钱　甘草七分　当归（酒洗）一钱
【用法】上锉。用水一盏半，加炒浮小麦一撮，煎八分，去滓，入饴少许，再煎温服。
【主治】诸虚自汗。

牡蛎散

【来源】《仁斋直指方论》卷九。
【组成】左顾牡蛎（米泔浸洗，煅透）麻黄根　黄耆（蜜炙）各一两　白术半两　甘草（炙）一分
【用法】上锉。每服三钱，小麦百余粒同煎服。
【主治】诸虚体常自汗，惊惕不宁。

茯苓汤

【来源】《类编朱氏集验方》卷二。
【组成】白茯苓
【用法】上为细末。每服二钱，煎乌梅、陈艾汤调下。
【主治】虚汗，盗汗。

救汗汤

【来源】《类编朱氏集验方》卷二。
【组成】芍药三两　官桂（去皮，取有味者）三两　甘草二两　附子（生用，不去皮）三两（一方不用附子）
【用法】上锉。每服五大钱，水一盏半，加生姜五片，大枣二个，同煎八分，去滓温服，不拘时候。合滓再煎。
【主治】阳虚自汗不止。

参耆散

【来源】《御药院方》卷六。
【组成】人参　黄耆　当归　芍药　白术　五加皮　官桂　甘草　前胡　秦艽各等分
【用法】上为细末。每服五钱，水一盏，加生姜五片，大枣二个（去核），同煎至七分，去滓温服，不拘时候。
【功用】调荣卫，补不足。
【主治】虚寒自汗。

加脑子收阳粉

【来源】《御药院方》卷八。

【组成】麻黄根　藁本　白芷　牡蛎（烧）　龙骨各半两　米粉二两　脑子半钱
【用法】上为细末，研匀。以沙帛包药于汗处扑傅之。汗止为度。
【主治】一切虚汗、盗汗、自汗及漏风等诸证，汗泄不禁，服诸药不能止者。

收阳粉

【来源】《御药院方》卷八。
【组成】藁本　麻黄根　白芷各半两　米粉一两半
【用法】上为细末，搅和匀，纱帛包。扑敷汗出、腿痛处。
【主治】一切虚汗、盗汗、自汗及漏风。

牡蛎散

【来源】《御药院方》卷八。
【组成】牡蛎一两（坩锅内盛，用盐泥固济，木炭火烧昼夜）　定粉半两（研）
【用法】上为极细末，用绵裹之。搽于患处。
【主治】虚汗不止，玄府不闭。

独圣散

【来源】《卫生宝鉴》卷五。
【组成】浮小麦不拘多少（文武火炒令焦）
【用法】上为细末。每服二钱，米饮汤调下。频服为佳。
【主治】盗汗及虚汗不止。

止汗红粉

【来源】《世医得效方》卷九。
【别名】红粉散（《类证治裁》卷二）、红粉（《东医宝鉴·内景篇》卷二）。
【组成】麻黄根　牡蛎（火煅）各一两　赤石脂　龙骨各半两
【用法】上为末，以绢袋盛。如扑粉用之。
【主治】自汗。

牡蛎黄耆桂枝汤

【来源】《医学启蒙》卷四。
【组成】牡蛎一钱　黄耆二钱　桂枝五分　麻黄根一钱　白术　甘草各五分　浮麦一钱
【用法】上水煎服。
【主治】气虚发热，腠理不密，自汗不止。

牡蛎散

【来源】《普济方》卷三九〇。
【组成】苍术（米泔浸一宿，去黑皮，炒）一两　白术半两　防风（去叉）一两　龙脑一两

本方名牡蛎散，但方中无牡蛎，疑脱。

【用法】上为末。每服一钱，米饮调下。
【主治】小儿自汗，作热。

四顺理中丸

【来源】《医方类聚》卷二一二引《仙传济阴方》。
【组成】黑豆一升（炒熟，去皮）　香附子末四两半　干姜（炮）　生干地黄各一两
【用法】上为末。炼蜜为丸，如梧桐子大。每服三十丸，空心以米饮吞下。

本方改为汤剂，名“四顺理中汤”（《宋氏女科》）。

【主治】新产五指暴露，羸弱少气，体常自汗。

秘传加味四君子汤

【来源】《松崖医径》卷下。
【组成】人参　白术　茯苓　甘草　川归　生地黄　黄柏　黄连　黄耆　桂枝少许　大枣一枚
【用法】上细切。用浮小麦一撮，水二盏，煎一盏，去滓服。
【主治】自汗。

扑汗方

【来源】《婴童百问》卷九。
【组成】黄连　牡蛎粉　贝母各半两　米粉一升

【用法】上为末。敷于身上。
【主治】表虚自汗。

治汗汤

【来源】方出《丹溪心法附余》卷十九，名见《杂病源流犀烛》卷七。
【组成】防风　黄耆　白术　麻黄根　牡蛎（洗净，煅过）各一两
【用法】用水一钟，小麦一撮，煎至六分，温服。
【主治】

1.《丹溪心法附余》：气虚不足，津液枯竭，体常自汗，昼夜不止，日渐羸瘦。

2.《杂病源流犀烛》：表虚，汗出溱溱。

敛汗丸

【来源】《活人心统》卷下。
【组成】黄耆一两　牡蛎粉一两（煅）　肉桂五钱　知母一两（炒）　人参五钱　白术一两　芡实一百枚
【用法】上为末，炼蜜为丸，如梧桐子大。每服七十丸，煎麦汤送下。
【主治】自汗无度，或多冷汗。

当归地黄膏

【来源】《摄生众妙方》卷二。
【组成】当归一斤　生地黄一斤
【用法】俱用竹刀切碎，入瓷锅中，水浮于药一手背，文武火煎。凡煎膏，只要用慢性人不疾不徐，不令焦与泛溢。凡盛膏须用净瓷瓶，每三四日在饭锅上蒸一次，使不生白花。凡服膏须自以意消息之。自觉因言因怒与劳伤气，精神短少，言语不接续，便服人参膏；若觉脾胃不和，饮食无味，便服白术膏；或血少生疮疡，肌肤燥痒，自汗遗精，便多服当归膏，平时二件间用，若嫌苦，入炼蜜一二匙。
【功用】补养。
【主治】血少生疮疡，肤燥痒，自汗遗精。

大菟丝子散

【来源】《医学入门》卷七。
【组成】菟丝子　苁蓉各二两　黑附子　五味子　鹿茸　鸡肶胵　桑螵蛸各一两
【用法】上为末，酒糊为丸，如梧桐子大。每服七十丸，空心盐汤送下。

本方名大菟丝子散，据剂型当作“大菟丝子丸”。
【主治】内虚里寒，自汗不止，小便不禁。

独胜散

【来源】《古今医鉴》卷七。
【组成】五倍子
【用法】上为末。津唾调，填满脐中，以绢帛缚定。一宿即止。或加枯矾末尤妙。
【主治】自汗盗汗。

黄耆汤

【来源】《古今医鉴》卷七。
【组成】黄耆二钱二分　当归一钱二分　生地一钱五分　天门冬一钱五分　麦门冬一钱　五味子七分　防风五分　白茯苓一钱五分　麻黄根一钱　甘草八分　浮小麦一撮（炒）

《增补内经拾遗》有熟地黄。
【用法】上锉一剂。水煎，温服。
【主治】

1.《古今医鉴》：元气虚弱自汗。

2.《增补内经拾遗》：风伤于卫，令人善病风厥，漉漉然汗出。

镇液丹

【来源】《古今医鉴》卷七。
【组成】防风一两（炒）　黄耆二两（蜜炙）　白术一两（略炒）　中桂一两　芍药一两（酒炒）　大附子二两（面裹煨，去皮脐，童便浸炒）
【用法】上为末，酒糊为丸。每服五十丸，空心温酒送下。加酸枣仁尤妙。
【主治】自汗。

五倍子膏

【来源】《本草纲目》卷三十九引《集灵方》。
【组成】五倍子
【用法】上为末，津调。填脐中，缚定。
【主治】自汗，盗汗。

黄耆固真汤

【来源】《片玉心书》卷五。
【组成】黄耆　人参　白术　甘草（炙）　当归　麦冬
【用法】水煎服。
【主治】小儿大病后，气血尚弱，液溢自汗；或潮热，或寒热发过之后，身凉自汗，日久令人黄瘦，失治则变为骨蒸疳劳。

芍药黄耆汤

【来源】《赤水玄珠全集》卷十一。
【组成】黄耆二两　白芍药　白术各一两半　甘草一两
【用法】每服五钱，加煨姜三片，大枣一枚，水煎服。
【主治】虚劳自汗不止。

参术散

【来源】《赤水玄珠全集》卷十一。
【组成】人参一两半　白术二两　桂心七钱
【用法】每服五钱，水煎服。
【主治】虚劳自汗不止。
【加减】阳虚甚者，加附子。

黄耆白术汤

【来源】《仁术便览》卷三。
【组成】黄耆二钱半　人参一钱　白术（麸炒）二钱　甘草（炙）五分　当归八分　浮小麦一撮
【用法】水一钟半煎，食远温服。
【主治】自汗阳虚。
【宜忌】忌五辛物。

文蛤散

【来源】《万病回春》卷四。
【别名】文蛤膏（《杏苑生春》卷五）。
【组成】五倍子
【用法】上为末。用津唾调，填满脐中，以绢帛系缚一宿即止。加白枯矾末尤妙。
【主治】自汗，盗汗。

白龙汤

【来源】《万病回春》卷四。
【组成】桂枝　白芍（酒炒）　龙骨（煅）　牡蛎（煅）各三钱　甘草（炙）三钱
【用法】上锉一剂。加大枣两个，水煎服。
【主治】男子失精，女子梦交，自汗盗汗。

参耆汤

【来源】《万病回春》卷四。
【组成】人参（去芦）　黄耆（蜜炒）　白术（去芦）　茯苓（去皮）　当归（酒洗）　熟地各一钱　甘草（炙）二分
【用法】上锉一剂。加大枣二个，浮小麦一撮，水煎温服。
【主治】自汗。
【加减】原书治上证，加白芍（酒炒）、酸枣仁（炒）、牡蛎（煅）各一钱，陈皮七分，乌梅一个。

黄耆汤

【来源】《痘疹全书》卷下。
【组成】人参　黄耆　甘草　黄连　桂枝
【用法】水煎服。
【主治】痘收之后，卫弱自汗出者。

养心益肾百补丹

【来源】《宋氏女科》。
【组成】淮生地八两（酒蒸，另杵为膏）　枸杞子四两（酒浸）　山药四两　丹皮三两（去木）　茯苓三两（乳蒸） 山萸肉四两（酒蒸） 柏子仁二两（炒） 覆盆二两 泽泻二两（去毛） 五味子二两 菟丝子三两（水洗净，酒蒸烂，研饼，焙干，又研细末）

【用法】上为末，用蜜八两，鹿角胶一两，先溶入蜜，浮小麦粉四两，芡实粉四两，水调，亦入胶蜜同炼熟，和诸药，杵千余下为丸，如梧桐子大。每日空心服百丸，淡盐汤送下。

【功用】补益元气，培填虚损。

【主治】真精内乏，以致胃气怯弱，下焦虚惫，及梦泄自汗，头晕目黑，耳鸣，四肢无力者。

自汗主方

【来源】《红炉点雪》卷一。

【组成】黄耆（蜜炙）一钱 人参五分 白术（土炒）一钱 麻黄根八分 知母（蜜炒，去毛）一钱 酸枣仁（微炒，研碎）一钱 白茯苓（去皮）一钱 柏子仁（微炒，研碎）一钱 牡蛎（煅，研末）一钱 龙骨（煅，研末）五分 熟地黄一钱

【主治】气虚自汗，脉微而缓，或大而虚微者，或兼梦遗。

【加减】若觉阴火盛者，加玄参一钱；若兼伤风，卫气不与营气而自汗者，加桂枝三分，外以雌鸡猪肝羊胃作羹，牛羊脂酒服。

生津汤

【来源】《济阴纲目》卷九。

【组成】当归 甘草（炙）各五钱 麦门冬（去心） 通草 滑石各三钱 人参 细辛各一钱

【用法】上为细末。每服六七钱，灯心煎汤，空心调服。

【主治】妊妇津液不足，常病自汗，或因下痢后，小便短少不痛者。

三味建中汤

【来源】《景岳全书》卷五十三。

【组成】芍药二钱 甘草一钱 官桂五分

【用法】加生姜三片，大枣一枚，水煎服。

【主治】表虚自汗。

护命散

【来源】《丹台玉案》卷四。

【组成】枯矾一钱 五倍子五钱 龙骨（煅过）一钱五分

【用法】上为细末。以津唾调，塞满脐中，外用绢条扎定，过夜即止。

【主治】盗汗，自汗。

镇元饮

【来源】《丹台玉案》卷四。

【组成】人参 当归 白术 黄耆 五味子各一钱 山茱萸 肉苁蓉 麦门冬 黄柏 生地各一钱二分 莲肉十枚

【用法】上加灯心三十茎，水煎八分，临卧时服。

【功用】固肺经。

【主治】自汗。

麦煎汤

【来源】《幼科金针》卷上。

【组成】黄耆 白术 牡蛎 麻黄节

【用法】加炒浮小麦，煎服。

【主治】小儿自汗。

黄耆汤

【来源】《瘟疫论》卷一。

【组成】黄耆三钱（蜜炙） 五味子二钱 当归一钱 白术一钱 甘草五分（炙）

【用法】水煎服。

【主治】时疫愈后表虚，脉静身凉，数日后反得盗汗及自汗者。

【加减】如汗未止，加麻黄净根一钱五分。

加味补中益气汤

【来源】《医林绳墨大全》卷四。

【组成】人参 黄耆 当归身 白术 升麻 柴

胡　橘红　甘草　麻黄根　浮小麦　白芍　桂皮　酸枣仁

【用法】加大枣二枚，水煎，温服。

【主治】阳虚自汗。

【加减】虚极者，加附子二片。

加减黄耆建中汤

【来源】《医林绳墨大全》卷四。

【组成】黄耆一钱　官桂　甘草　白芍各五分　人参　当归各一钱

【用法】加大枣二枚，水煎，温服。

【主治】气虚自汗。

敛汗汤

【来源】《辨证录》卷七。

【组成】黄耆一两　麦冬五钱　北五味二钱　桑叶十四片

【用法】水煎服。

【主治】大病之后，无过而遍身出汗，日以为常，是阳气之虚外泄，而腠理不能自闭。

止汗散

【来源】《冯氏锦囊·杂证》卷十二。

【组成】人参　白术　茯苓　黄耆（蜜炙）　当归　甘草（炙）各一钱

【用法】加生姜一片，入麦麸同煎，食前服。

【主治】小儿盗汗、自汗。

扑汗方

【来源】《冯氏锦囊·杂症》卷十二。

【组成】牡蛎　麻黄根各一两　赤石脂　糯米粉　煅龙骨各五钱

【用法】上为极细末。绵包药，扑于身上。

【主治】小儿盗汗、自汗。

防风汤

【来源】《嵩崖尊生全书》卷八。

【组成】防风　荆芥　羌活　桂枝　薄荷　甘草

【主治】自汗畏风，虽炎天必须棉衣。

补中益气汤

【来源】《嵩崖尊生全书》卷八。

【组成】黄耆　人参　白术　当归各一钱　炙草　陈皮各五分　升麻　柴胡各三分　麻黄根　浮麦各一钱

【主治】内伤气虚自汗。

【加减】尺脉虚大，加黄柏、知母、熟地；夹风邪，加桂枝五分，白芍一钱。

黄耆建中汤

【来源】《嵩崖尊生全书》卷八。

【组成】黄耆　桂各一钱五分　白芍三分　甘草一钱

【用法】入黑砂糖，煎服。

【主治】血气不足，常自汗。

回阳正气饮

【来源】《重订通俗伤寒论》。

【组成】人参　附子各一钱　生耆三钱　生白术　当归　枣仁各二钱　炙甘草五分　麻黄根二钱（醋炒）

【功用】回阳止汗固脱。

【主治】过汗误汗，阳虚自汗，脉沉细者。

知母石膏汤

【来源】《伤寒大白》卷三。

【组成】知母　石膏　麦门冬　粳米

【功用】清里热。

【主治】表邪已解，里热自汗。

实表散

【来源】《医略六书》卷二十。

【组成】附子一两半（炒）　当归三两　五味一两半　小麦（浮者）一合

【用法】上为散。大枣汤煎，去滓温服。
【功用】扶阳止汗。
【主治】阳虚自汗，脉细者。
【方论】阳气内虚，不能布敷卫外，故腠理不密，自汗不止焉。附子补火扶阳，当归益营养血，五味敛汗以密腠理，浮麦凉心以止自汗也。水煎温服，俾阳气内充，则三焦布敷而腠理自密，何自汗之不止哉。

自汗汤

【来源】《脉症正宗》卷一。
【组成】黄耆二钱　白术一钱　山药八分　熟地二钱　枣仁一钱　五味五分　牡蛎一钱　玉竹二钱
【主治】自汗。

桂枝加人参附子汤

【来源】《金匮翼》卷三。
【组成】桂枝　白芍各一两半　甘草（炙）一两　附子（炮）半个　人参一两半
【用法】每服五钱，加生姜三片，大枣一枚，水煎服。
【主治】阳虚，腠理不固，恶寒自汗，脉浮虚。

黄耆固真汤

【来源】《幼幼集成》卷四。
【组成】嫩黄耆一钱　官拣参五分　漂白术五分　当归身一钱　炙甘草五分　天圆肉三枚
【用法】水煎服。
【主治】小儿气虚自汗。

自汗汤

【来源】《仙拈集》卷二。
【组成】黄耆　人参　白术　茯苓　当归　白芍　熟地各一钱　五味十粒　肉桂　甘草（炙）各五分　枣二枚
【用法】水煎，温服。
【主治】自汗属阳虚者。

黑豆酒

【来源】《仙拈集》卷二。
【组成】黑豆二合（拭净）　黄耆二钱
【用法】水酒三碗，煎半碗，连服三五次自愈。连日只吃汤，其豆拌盐，尽吃更妙。
【主治】虚汗。

缩汗煎

【来源】《仙拈集》卷二。
【组成】黄耆　白芍各五钱　桂枝三钱
【用法】水煎，入酒温服。
【主治】自汗、盗汗。

白芍汤

【来源】《杂病源流犀烛》卷七。
【组成】白芍　枣仁　乌梅
【主治】肝虚自汗。

矾倍丹

【来源】《医级》卷八。
【组成】白矾　五倍子各等分
【用法】上为末，米糊为丸。或填贴脐中，或吞服亦可。
【主治】汗多不止，并脐淋之候。

加味知柏地黄汤

【来源】《会约医镜》卷十二。
【组成】熟地四、五钱　枣皮　山药　茯苓　当归　白芍（酒炒）各钱半　丹皮　麦冬　知母　黄柏各一钱　泽泻八分　五味三分
【用法】水三碗，煎二碗，空心顿服。
【主治】阴虚火动，煎熬汗出。

清火固表汤

【来源】《会约医镜》卷十二。
【组成】黄芩　生地　白芍各一钱半或二钱　麦

冬　石斛　女贞子各一钱半　知母　青蒿　甘草各一钱　淡竹叶十片

【用法】水煎服。

【主治】内热有火，口渴便秘，烦躁不宁，表虚自汗，日夜不止。

【加减】如火退而汗不收者，加净麻黄根（蜜炒）二钱，或加牡蛎粉二钱；如心虚不寐多汗者，加枣仁、当归各一钱半；如口渴甚者，加生石膏三钱；如小便赤涩，加山栀一钱半。

加味归脾汤

【来源】《疫疹一得》卷下。

【组成】人参一钱　黄耆一钱半（炒）　白术一钱（炒）　茯神三钱　枣仁二钱（炒）　远志一钱半（炒）　甘草五分　当归一钱半　麻黄根二钱　牡蛎三钱　红枣三枚　浮麦三钱

【主治】自汗，盗汗。

新定龙骨散

【来源】《产科发蒙》卷四。

【组成】龙骨三钱　五倍子五钱

【用法】上为极细末，酽醋和调。贴脐中，以纸盖其上。

【主治】自汗盗汗。

黄耆豆汤

【来源】《医学实在易》卷五。

【组成】黄耆　马料豆各等分

【用法】二味用水一大碗，煎八分服。半月愈。

【主治】盗汗，自汗。

玉屏风散

【来源】《笔花医镜》卷三。

【组成】生黄耆二钱　防风八分

【主治】小儿无端自汗者。

和表八珍汤

【来源】《外科证治全书》卷五。

【组成】当归身　黄耆（生）　续断各三钱　白术　白芍各二钱　甘草　白芷各一钱　川芎五分

【用法】上加生姜一片，大枣二个，水煎，温服。

【功用】托毒生肌。

【主治】表虚自汗，营卫不和，饮食无味。

补阳汤

【来源】《类证治裁》卷二。

【组成】参　耆　术　草　五味

【主治】表虚，自汗失敛。

【加减】虚，加附子。

镇液丹

【来源】《理瀹骈文》。

【组成】生黄耆二两　白术　枣仁　熟地　当归　白芍　柏子仁　麻黄根各一两　五味子　防风　龙骨各五钱　牡蛎粉一两五钱　赤石脂一两二钱

【用法】上共研为末，用红枣肉、黑小豆、浮小麦各二两，煎汁化牛胶五钱和丸。临用酌以开水磨涂心口；亦可用麻油熬膏，黄丹收贴。

【主治】自汗盗汗。

白术散

【来源】《揣摩有得集》。

【组成】白术一钱（土炒）　茯神一钱（炒黑）　归身一钱　小洋参五分　龙骨一钱（煅）　浮小麦一钱

【用法】水煎服。

【主治】小儿心虚血热，自汗、盗汗。

乌鸡白凤丸

【来源】《全国中药成药处方集》（天津方）。

【组成】人参（去芦）　鹿角胶　生白芍各八斤　当归九斤　生牡蛎三斤　甘草二斤　生黄耆二斤　鳖甲（醋制）四斤　丹参　香附（醋制）各八斤　天冬四斤　桑螵蛸三斤　乌鸡三十二只（去净毛、肠子、爪尖，净重不得低于四十二斤）

【用法】上药用绍兴酒八十四斤装罐内（或不生锈的桶亦可），将罐口封固，隔水蒸煮，至酒尽为度；再将以下鹿角霜三斤，熟地十六斤，生地十六斤，川芎四斤，银柴胡一斤十两，芡实（麸炒）四斤，生山药八斤，轧成粗末，再和所蒸的药料共和一起，搅匀晒干，共为细末，炼蜜为丸，三钱五分重，蜡皮或蜡纸筒封固。每服一丸，白开水送下。

【主治】妇女血虚，月经不调，经期腹痛，白带淋漓，腰腿疼痛，肢体浮肿，产后身体衰弱，出虚汗发烧。

清热固表汤

【来源】《温病刍言》。

【组成】生石膏 30 克　地骨皮 12 克　浮小麦 30 克　糯稻根 30 克　知母 10 克

【主治】内热而表不和，以致自汗盗汗。

【方论】生石膏、知母以清内热；地骨皮、浮小麦、糯稻根皆为养阴止汗之剂。且汗为心之液，汗多则心气亦虚，小麦为心之谷，专能补养心气，惟浮小麦中空体轻而走皮表，故兼有固表止汗之功。

五郁散

【来源】《中医杂志》（1983，11：852）。

【组成】广郁金 30g　五倍子 9g

【用法】共研细末，贮瓶备用。临证取适量（每次 10 ～ 15g），用蜂蜜调成药饼 2 块（以不流动为度），贴两乳头上，用纱布固定之。每日换 1 次。

【主治】自汗。

【验案】自汗　《中医杂志》（1983，11：852）：所治自汗 45 例，男 28 例，女 17 例，年龄均在 15 岁以上。结果：治愈（自汗止、诸证消失，2 年内未复发）41 例；有效（自汗止、诸证减轻，1 年内未见复发）4 例。

健身固表散

【来源】《首批国家级名老中医效验秘方精选》。

【组成】黄芪 40 克　白术 20 克　防风 20 克　百合 40 克　桔梗 30 克

【用法】以上诸药共为细末。每次服 9 克，每日 2 ～ 3 次，开水冲服，7 天为 1 个疗程，一般 1 ～ 2 个疗程即愈。或改为汤（照上方诸药剂量均减半），水煎服，每日 1 剂，分 2 次服用，一般服 3 ～ 5 剂即可。

【功用】补益脾肺，强卫固表。

【主治】气虚自汗，体弱感冒，或慢性鼻炎、气管炎以及因人虚卫阳不固而常常感冒，或感冒缠绵不愈者。

【加减】若素有慢性鼻炎而见鼻塞不通者，可加辛夷 15 克；若兼有头痛 、身痛者，可加苏叶 10 克，羌活 10 克；若见咳嗽吐白痰者，可加橘红 10 克，半夏 10 克，杏仁 10 克；若兼心慌气短者，可加太子参 12 克，麦冬 10 克，五味子 10 克。

【验案】刘某，男，28 岁，1990 年 4 月 27 日就诊。病人于去年 3 月患感冒，曾服用解热止痛药，始小效，但汗出不彻，仍头痛、身痛，继而加大剂量，覆被取汗，少顷周身涔涔汗出，又饮红糖水一碗，须臾，全身汗出如水洗，湿衣沾被。第二天头痛、身痛已减，自觉病愈。以后，稍有劳作，即见汗出，因余无不适，未予理会。一日，下地回家，自觉劳累，卧床稍息，不意入睡，一觉醒来，即觉头痛不舒，周身酸懒，服安乃近等药。嗣后，身常自汗出，无汗时反觉全身不适，头痛、鼻塞，如此缠绵到今。诊其脉缓而无力，右脉尤弱，舌质淡苔薄白，此乃气虚自汗，体弱感冒也。随处以本方，研为细末，每次 9 克，开水冲服，每日 3 次，于服药后第 6 天，病人欣然来告，自汗已止，感冒已愈。为巩固疗效，又嘱其按照原剂量，每日服 2 次，再继服 7 剂，迁延年余之疾遂获痊愈。

灵芝益寿胶囊

【来源】《部颁标准》。

【组成】灵芝 650g　黄芪 650g　三七 100g　淫羊藿 400g　丹参 500g　制何首乌 600g　桑寄生 250g　人参 44g　五味子 60g

【用法】制成胶囊，每粒装 0.55g，密封。口服，每次 3 ～ 4 粒，1 日 3 次。

【功用】补气固本，滋补肝肾，活血化瘀。

【主治】神疲倦怠，自汗气短，失眠多梦，胸痛胸闷，头晕目眩，腰膝酸软，脉细无力和结代等症的辅助治疗。

【宜忌】外感发热者忌服。

屏风生脉胶囊

【来源】《部颁标准》。

【组成】黄芪 90g　白术（土炒）30g　防风 30g　五味子 60g　人参 60g　麦冬 97.5g　附子（制）45g

【用法】制成胶囊剂，每粒装 0.33g，密封。口服，每次 3 粒，1 日 2～3 次。

【功用】益气，扶阳，固表。

【主治】气短心悸，表虚自汗，乏力眩晕，易感风邪。

健儿丸

【来源】《部颁标准》。

【组成】黄芪 180g　牡蛎 54g　五味子 54g　淫羊藿 54g　黄精 54g　茯苓 54g　鸡内金 42g　青黛 9g

【用法】制成糖衣片，密封。口服，1 岁至 2 岁每次 1～2 片，3 岁至 6 岁每次 3～4 片，7 岁以上每次 5～6 片，1 日 2 次。

【功用】扶正祛邪，固表止汗，健脾和胃。

【主治】脾胃弱引起的少食，多汗，睡眠不宁。

【宜忌】患病期间，暂停服用。1 岁以下婴儿忌用。

黄芪精

【来源】《部颁标准》。

【组成】黄芪粗粉 1000g

【用法】制成合剂，密封，置阴凉干燥处。口服，每次 10ml，1 日 2 次，早晚服用。

【功用】补血养气，固本止汗。

【主治】气虚血亏，表虚自汗，四肢乏力，精神不足或久病衰弱，脾胃不壮。

虚汗停颗粒

【来源】《部颁标准》。

【组成】黄芪 500g　浮小麦 750g　大枣 500g　糯稻根 750g　牡蛎（煅）1500g

【用法】制成颗粒，每袋装 10g，密封。用开水冲服，成人每次 10g，1 日 3 次。四周岁以下儿童，每次 5g，1 日 2 次。四周岁以上儿童，每次 5g，1 日 3 次。

【功用】益气养阴，固表敛汗。

【主治】气阴不足之自汗、盗汗及小儿盗汗。

二十一、盗　汗

盗汗，是指眨眼状态中常常汗出醒后方知的病情。病发多为阴虚不能内守，津液外泄。治宜补阴养血，敛液止汗为基本。

桂枝加龙骨牡蛎汤

【来源】《金匮要略》卷上。

【组成】桂枝　芍药　生姜各三两　甘草二两　大枣十二枚　龙骨　牡蛎各三两

【用法】以水七升，煮取三升，分三次温服。

【功用】

1.《医宗金鉴》：调阴阳，和营卫，兼固涩精液。

2.《金匮要略方义》：燮理阴阳，调和营卫，交通心肾，固精止遗。

【主治】

1.《金匮要略》：失精家，少腹弦急，阴头寒，目眩（一作目眶痛），发落，脉极虚芤迟，为清谷亡血，失精，脉得诸芤动微紧，男子失精，女子梦交。

2.《金匮要略方义》：自汗盗汗，心悸多梦，

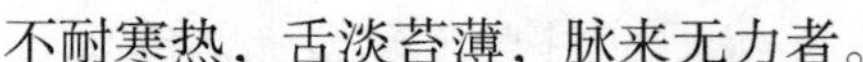

不耐寒热，舌淡苔薄，脉来无力者。

【宜忌】《外台秘要》引《小品方》：忌海藻、菘菜、生葱、猪肉、冷水。

【验案】

1.盗汗　《经方实验录》：吴兄凝轩，昔尝患盗汗之恙，医用浮小麦、麻黄根、糯稻根以止其汗。顾汗之止仅止于皮毛之里，而不止于肌肉之间，因是皮肤作痒异常，颇觉不舒。后自检方书，得本汤服之，汗止于不知不觉之间云。

2.自汗　《岳美中医案》：李某某，40岁，男性。患项部自汗，竟日淋漓不止，频频作拭，颇感苦恼，要求治疗。诊其脉浮缓无力，汗自出。分析病情，项部是太阳经所过，长期汗出，系经气向上冲逆，持久不愈，必致虚弱。因投以张仲景之桂枝加龙骨牡蛎汤，和阳降逆，协调营卫，收敛浮越之气。先服4剂，自汗止；再服4剂，以巩固疗效。

麻黄散

【来源】《外台秘要》卷十三引《古今录验》。

【别名】麻黄根散（《圣济总录》卷十三）。

【组成】麻黄根三分　故扇（烧屑）一分

【用法】上为散。小儿以乳调服三分，每日三次。大人每服方寸匕，每日三次。不知，益之。又以干姜三分，粉三分捣合，以粉扑之。

【主治】

1.《外台秘要》引《古今录验》：盗汗。

2.《圣济总录》：虚汗。

二物茯苓粉散

【来源】《备急千金要方》卷五。

【别名】二味茯苓粉散（《外台秘要》）。

【组成】茯苓　牡蛎各四两

【用法】上药治下筛，以粉八两，合捣为散。有热辄以粉，汗即自止。

【主治】

1.《备急千金要方》：少小头汗。

2.《普济方》：小儿盗汗不止。

三物黄连粉

【来源】《备急千金要方》卷五。

【别名】黄连散（《圣济总录》卷一七九）、黄连粉（《小儿卫生总微论方》卷十五）。

【组成】黄连　牡蛎　贝母各十八铢

【用法】以上粉一升，合捣下筛。以粉身，良。

【主治】少小盗汗。

犀角饮子

【来源】《备急千金要方》卷五。

【组成】犀角十八铢　茯神一两　麦门冬一两半　甘草半两　白术六铢

【用法】上锉。以水九合，煎取四合，分服。加龙齿二两佳。

【主治】小儿盗汗由心脏热所致者。

牡蛎散

【来源】《备急千金要方》卷十。

【组成】牡蛎　白术　防风各三两

【用法】上为末，每服方寸匕，一日二次，酒调下。

【功用】止汗。

【主治】卧即盗汗，风虚头痛。

【方论】止汗之验，无出于此方，一切泄汗服之，三日皆愈，神验。

止汗粉

【来源】《外台秘要》卷十三引崔氏 。

【组成】麻黄根　牡蛎粉　败扇灰　栝楼各三两　白术二两　米粉三升

【用法】上为散，和粉搅令调，以生绢袋盛。用粉身体，一日二三次。仍灸大椎五六百炷，日灸二七、五七任意，不能日灸，别灸亦得，汗即渐止。

【主治】盗汗。

【宜忌】忌桃、李、雀肉。

泽泻散

【来源】《太平圣惠方》卷二十九。

【组成】泽泻三分　牡蛎一两（烧为粉）　桂心半两　白术一两　黄耆一两（锉）

【用法】上为粗散。每服三钱，以水一中盏，煎至六分，去滓，食前温服。

【主治】虚劳盗汗，恶风怯寒。

龙骨散

【来源】《太平圣惠方》卷八十三。

【组成】白龙骨　牡蛎粉　黄耆（锉）　人参（去芦头）　麻黄根　熟干地黄　甘草（炙微赤，锉）各半两　麦门冬一两（去心，焙）

【用法】上为粗散。每服一钱，以水一小盏，煎至五分，去滓，不拘时候温服。

【主治】小儿夜后常有盗汗，黄瘦。

牡蛎散

【来源】《太平圣惠方》卷八十三。

【组成】牡蛎粉一两　麻黄根一两　赤石脂一两

【用法】上为细散。入米粉二合，拌令匀。每日及夜间常扑之。

【主治】小儿盗汗不止。

黄耆散

【来源】《太平圣惠方》卷八十三。

【组成】黄耆半两（锉）　朱砂半两（细研，水飞过）　龙脑一钱（细研）　人参（去芦头）　川升麻　川大黄（锉，微炒）　甘草（炙微赤，锉）　天竹黄　牡蛎粉各一分

【用法】上为细散。每服半钱，煎竹叶汤调下，不拘时候。

【主治】小儿体热盗汗，心烦，不欲乳食。

麻黄根散

【来源】《太平圣惠方》卷八十三。

【组成】麻黄根　败蒲灰　麦门冬（去心，焙）　黄耆（锉）　龙骨　甘草（炙微赤，锉）各半两

【用法】上为粗散。每服一钱，以水一小盏，煎至五分，去滓温服，不拘时候。

【主治】小儿盗汗不止，咽喉多干，心神烦热。

犀角散

【来源】《太平圣惠方》卷八十三。

【组成】犀角屑　茯神　麦门冬（去心，焙）　黄耆（锉）　人参（去芦头）各半两　甘草一分（炙微赤，锉）

【用法】上为粗散。每服一钱，以水一小盏，煎至五分，去滓温服，不拘时候。

【主治】小儿盗汗，体热咽干。

犀角散

【来源】《太平圣惠方》卷八十三。

【组成】犀角屑二分　茯神一两　麦门冬一两半（去心，焙）　甘草半两（炙微赤，锉）　白术　龙齿一两

方中白术用量原缺。

【用法】上为粗散。每服一钱，以水一小盏，煎至五分，去滓温服，不拘时候。

【主治】小儿盗汗，体热，瘦瘁多惊。

煎麦散

【来源】《博济方》卷一。

【别名】麦煎汤（《圣济总录》卷八十八）、麦煎散（《三因极一病证方论》卷十）。

【组成】大鳖甲二两（醋煮三五十沸后，净去裙襕，另用好醋煮令香）　银州柴胡二两（去苗）　大川乌头一两（炮制去皮脐）　元参三两　干漆一两（炒）　干葛一两　秦艽二两（去土）　人参一两　茯苓一两

【用法】上为末。每服二钱，先用小麦三七粒，煎汤一盏，去麦，同煎至七分，温服，食后或临卧时服之。

【功用】退劳倦，调顺经络。

【主治】营卫不调，夜多盗汗，四肢烦疼，饮食进

退，肌瘦面黄。

黄耆六一汤

【来源】《太平惠民和济局方》卷五（宝庆新增方）。
【别名】黄耆汤（《普济方》卷二二九）、黄耆饮（《证治要诀类方》卷二）。
【组成】黄耆（去芦，蜜炙）六两　甘草（炙）一两
【用法】上锉。每服二钱，水一盏，大枣一枚，煎至七分，去滓温服，不拘时候。
【功用】平补气血，安和脏腑。
【主治】

1.《太平惠民和济局方》（宝庆新增方）：男子妇人诸虚不足，肢体劳倦，胸中烦悸，时常焦渴，唇口干燥，面色痿黄，不能饮食，或先渴而欲发疮疖，或病痈疽而后渴者。

2.《丹溪心法》：盗汗虚者。

3.《疮疡经验全书》：疮疡溃后，虚汗如雨不止。

4.《医学正传》：三消，痈疽发渴。

5.《外科大成》：痔漏漏孔穿开，脓水不绝者。

6.《张氏医通》：卫虚自汗，昼日烦热。

重汤丸

【来源】方出《证类本草》卷九引《孙尚药方》，名见《圣济总录》卷一七九。
【组成】胡黄连　柴胡各等分
【用法】上为极细末，炼蜜为丸，如鸡头子大。每服二丸至三丸，银器中用酒少许化开，更入水五分，重汤煮三二十沸，放温，食后和滓服。
【主治】小儿盗汗，潮热往来。

黄耆汤

【来源】《圣济总录》卷十三。
【组成】黄耆（锉）　人参各二两　麻黄根　牡蛎（煅赤）各三两　枸杞根白皮二两半　龙骨四两
【用法】上为粗末。每服三钱匕，水一盏，大枣一枚（擘破），同煎，去滓，取六分，空心服，日三次。
【主治】风虚多汗，夜卧尤甚，床席衣被尽湿。

粉汗方

【来源】《圣济总录》卷三十一。
【组成】牡蛎半斤（烧，研如粉）　麻黄根一两（捣罗为末）
【用法】二味同拌匀，寝寐中有汗处，使人敷之。
【主治】盗汗，腠理开疏。

黄连散

【来源】《圣济总录》卷三十一。
【组成】黄连（去须）一两　牡蛎（烧）二两　白茯苓（去黑皮）三分　甘草（炙）半两
【用法】上为散。每服二钱匕，煎竹叶熟水调下，不拘时候。
【主治】伤寒后体虚，盗汗不止。

黄连散

【来源】《圣济总录》卷四十三。
【组成】黄连（去须）半两　柴胡（去苗）　前胡（去芦头）各一两
【用法】上为散。每服一钱匕，温酒调下，每日三次。
【主治】心热汗出，及虚热盗汗。

羚羊角汤

【来源】《圣济总录》卷四十三。
【组成】羚羊角（镑）　地骨皮　秦艽（洗去苗土）　麦门冬（去心，焙）　枳壳（去瓤，麸炒）　大黄（锉）　柴胡（去苗）　白茯苓（去皮）　芍药　桑根白皮（锉）　黄耆（薄切）　人参　鳖甲（醋炙，去裙襕）各一两
【用法】上为粗末。每服三钱匕，以水一盏，煎至七分，去滓温服，不拘时候。
【主治】心热汗出，及骨蒸烦躁盗汗，食不生肌。

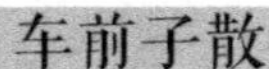

车前子散

【来源】《圣济总录》卷八十九。

【组成】车前子（炒）半两　木贼（锉、炒）　菟丝子（酒浸一宿，别捣）各一分　椒目一两（微炒）

【用法】上为散。每服二钱匕，用生精猪肉一两，掺药散在肉上，炙熟，临卧嚼吃，以温水漱口。

【主治】虚劳盗汗不止。

栀子汤

【来源】《圣济总录》卷八十九。

【组成】栀子仁　地骨皮　麦门冬（去心，焙）　柴胡（去苗）各半两

【用法】上为粗末。每服三钱匕，水一盏，入竹茹、小麦各少许，煎七分，去滓温服。

【主治】虚劳骨节烦热，盗汗不止。

黄耆散

【来源】《圣济总录》卷八十九。

【组成】黄耆（锉）　人参　地骨皮各等分

【用法】上为散。每服一钱匕，煎陈小麦汤调下，温服，不拘时候。

【主治】虚劳，盗汗不止。

麻黄根汤

【来源】《圣济总录》卷八十九。

【组成】麻黄根（锉）　牡蛎（煅）　黄耆（锉）各等分

【用法】上为粗末。每服三钱匕，以水一盏，加葱白三寸，同煎至半盏，去滓温服。

【主治】虚劳盗汗不止。

续断汤

【来源】《圣济总录》卷八十九。

【别名】续断散（《鸡峰普济方》卷十一）。

【组成】续断　黄耆（锉）　人参　牡蛎粉　五味子（微炒）各一两　陈橘皮（汤浸去白，焙）半两　甘草（炙，锉）半两　桂（去粗皮）一分

【用法】上为粗散。每服三钱匕，水一盏，加麦门冬二十粒，生姜三片，同煎至六分，去滓温服，不拘时候。

【主治】虚劳，盗汗不止。

丹砂散

【来源】《圣济总录》卷一七九。

【组成】丹砂（研）一两　白矾（熬汁枯，研）二钱

【用法】上为极细末。每服半钱匕，薄荷自然汁调下。

【主治】小儿肌热盗汗。

芎藭汤

【来源】《圣济总录》卷一七九。

【组成】芎藭　大黄（煨，锉）　羌活（去芦头）　甘草（炙，锉）各一两

【用法】上为粗末。每服二钱匕，以水一中盏，加薄荷数叶，同煎至六分，去滓，分温二服。

【主治】小儿心热盗汗。

故扇散

【来源】《圣济总录》卷一七九。

【组成】故扇（烧灰）一分　麻黄（取根节）三分

【用法】上为散。每服半钱匕，乳汁调下。

【主治】小儿盗汗。

柴胡秦艽汤

【来源】《圣济总录》卷一七九。

【组成】柴胡（去苗）　秦艽（去苗土）　常山　贝母（去心）　甘草（微炙）　乌梅肉（焙干）　山栀子仁　豉　鳖甲（去裙襕，醋炙）　黄芩（去黑心）各一两　生姜（切）　大黄（锉，炒）各半两　桃枝（锉）　柳枝（锉）　葱白（切）　薤白（切）各一握　糯米半合

【用法】上为粗末。每服一钱匕，水半盏，酒二分，同煎至四分，去滓温服，早晨、日午、临卧

各一。五岁以下分作二服，二岁以下分作三服。
【主治】小儿盗汗。

麻黄根散

【来源】《圣济总录》卷一七九。
【组成】麻黄根　雷丸　牡蛎（火煅过）各一两半　甘草（炙）一两　干姜（炮）半两　粱米半升
【用法】上为散。以粉儿身体及头。甚验。
【主治】小儿盗汗。

犀角汤

【来源】《圣济总录》卷一七九。
【组成】生犀角屑三分　茯神（去木）一两　麦门冬（去心，焙）一两半　白术一分　甘草（炙，锉）半两
【用法】上为粗末。每服二钱匕，以水一小盏，煎至五分，去滓，食后、临卧分二次温服。
【主治】小儿盗汗，睡中惊啼。

虎杖散

【来源】《小儿药证直诀》卷下。
【组成】虎杖（锉）
【用法】水煎服，量多少与之，不拘时候。
【主治】小儿实热盗汗。

黄耆散

【来源】《小儿药证直诀》卷下。
【别名】牡蛎散（《普济方》卷三八五）。
【组成】牡蛎（煅）　黄耆　生地黄各等分
【用法】上为末。煎服，不拘时候。

《卫生宝鉴》：每服一二钱，水一盏，小麦二三十粒，煎至七分，去滓，食后温服。
【主治】

1.《小儿药证直诀》：小儿虚热盗汗。
2.《普济方》：小儿血虚，自汗潮热。

活血汤

【来源】《中国医学大辞典》引《全生指迷方》。
【组成】红花三分　蔓荆子　细辛各五分　生地黄（夏月加之）熟地黄各一钱　藁本　川芎各一钱五分　防风　羌活　独活　甘草（炙）　柴胡（去苗）　当归身（酒洗）　葛根各二钱　白芍药（炒）　升麻各三钱
【用法】上锉。每服五钱，清水二盏，煎至一盏，去滓，食前稍热服。
【功用】补血养血，生血益阳。
【主治】发热，自汗，盗汗，目䀮䀮，头晕口干，四肢无力；妇女崩漏太多，昏冒不省。

止汗汤

【来源】《仙拈集》卷二引《全生》。
【组成】当归　黄耆（蜜炙）　枣仁（炒熟）
【用法】水煎服。
【主治】自汗，盗汗。

麻黄散

【来源】《幼幼新书》卷二十引《吉氏家传》。
【组成】麻黄根一分（焙）　麦麸半两（炒黄黑色）
【用法】上为细末。每服半钱至一钱，猪耳煎汤调下。
【主治】小儿胃热盗汗，及衣厚伤温汗出。

柴胡饮

【来源】《幼幼新书》卷二十引《庄氏家传》。
【组成】柴胡（去苗）　青蒿　嫩桃枝　嫩柳枝（各阴干取）　地骨皮　甘草（炙）各二两
【用法】上锉细。每服二钱，加乌梅一个（拍破），小麦四十九粒，水一盏，煎七分，食后、临卧温服。
【主治】小儿肌热盗汗，不思饮食。

苁蓉丹

【来源】《幼幼新书》卷二十引张涣方。

【别名】鳖甲丸（《普济方》卷三九〇）。
【组成】肉苁蓉（酒浸一宿，刮去皱皮，令干） 鳖甲（涂醋炙黄，或去裙襕）各一两 绵黄耆（锉） 何首乌 当归各半两
【用法】上为细末，炼蜜为丸，如黍米大。每服十丸，食前温米饮送下。
【主治】血少肌瘦，盗汗。

白龙散

【来源】《幼幼新书》卷二十引《张氏家传》。
【组成】龙骨半两 麝少许
【用法】上为细末。每服半钱，冷水调下。
【主治】盗汗。

牡蛎散

【来源】《幼幼新书》卷二十。
【组成】牡蛎二两 麻黄根 赤石脂 糯米各一两 龙脑一钱
【用法】上为末，绵包。日夜扑有汗处。
【主治】盗汗。

牡蛎散

【来源】方出《医方类聚》卷一五九引《卫生十全方》，名见《类编朱氏集验方》卷二。
【组成】牡蛎（大而白者，火煅通赤，别研极细）二两 白术 黄耆（略炙） 防风（不用叉尾者）各一两
【用法】上为极细末。每服三钱，一日二三次，温酒调下。
【主治】气虚，夜多盗汗。

团参黄耆散

【来源】《鸡峰普济方》卷十一。
【别名】团参汤（《永类钤方》卷二十一）。
【组成】人参 黄耆各等分 甘草减半
【用法】上为细末。每服二钱，水一盏，煎至六分，加生姜三片，大枣二个同煎，去滓温服，不拘时候。
【功用】《永类钤方》：收敛心血。
【主治】

1.《鸡峰普济方》：肺虚热，咳嗽气急，胸中烦悸，肢体倦疼，口燥咽干，情思不乐，多唾涎沫，或有恶物，肢瘦发热，减食嗜卧。

2.《永类钤方》：盗汗。

黑锡丸

【来源】《普济本事方》卷二。
【组成】黑铅 硫黄各三两（谓如硫黄与黑铅各用三两，即以黑铅约八两，铫内熔化，去滓直净，尽倾净地上，再于铫内熔，以皮纸五重，撮四角如箱模样，倾黑铅在内，揉取细者于绢上罗过，大抵即损绢，须连纸放地上，令稍温，纸焦易之，下者居上，将粗铅再熔、再揉、再罗，取细者尽为度，称重三两，即以好硫黄三两，研细拌铅砂令匀，于铫内用铁匙不住搅，须文武火不紧不慢，俟相乳入，倾在净砖上） 葫芦巴（微炒） 破故纸（炒香） 川楝肉（去核，微炒） 肉豆蔻各一两 巴戟（去心） 木香 沉香各半两
【用法】上将砂子研细，余药末研匀入碾，自朝至暮，以黑光色为度，酒糊为丸，如梧桐子大，阴干，布袋内伴令光莹。急用枣汤吞一二百丸，但是一切冷疾，盐酒、盐汤空心吞下三四十丸；妇人艾醋汤下。
【功用】调治荣卫，升降阴阳，安和五脏，洒陈六腑，补损益虚，回阳返阴。
【主治】丈夫元脏虚冷，真阳不固，三焦不和，上热下冷，夜梦交合，觉来盗汗，面无精光，肌体燥涩，耳内虚鸣，腰背疼痛，心气虚乏，精神不宁，饮食无味，日渐瘦悴，膀胱久冷，夜多小便；妇人月事愆期，血海久冷，恶露不止，赤白带下；及阴毒伤寒，面青舌卷，阴缩难言，四肢厥冷，不省人事。
【方论】《本事方释义》：黑铅气味甘寒入足少阴，硫黄气味辛热入右肾命门，舶上茴香气味辛温入肝肾，附子气味辛咸大热入心肾，葫芦巴气味辛温入肾，破故纸气味辛温入脾肾，川楝子性味苦微寒入手足厥阴，肉豆蔻气味辛温入脾，巴戟气味甘温入肝肾，木香气味辛温入手足太阴，沉香气味辛温入肾。此方主治元阳虚脱，痰逆厥冷，

非重镇之药，佐以辛热之剂不能直达下焦，挽回真阳于无何有之乡，乃水火既济神妙之方也。

柏子仁丸

【来源】《普济本事方》卷六。

【组成】新柏子仁（研） 半夏曲各二两 牡蛎（甘锅子内火隘，用醋淬七次，焙） 人参（去芦） 麻黄根（慢火炙，拭去汗） 吴白术 五味子（拣）各一两 净麸半两（慢火炒）

【用法】上为末，枣肉为丸，如梧桐子大。每服三五十丸，空心米饮送下，一日二次。得效减一服 好愈即住。作散调亦可。

【功用】戢阳气，止盗汗，进饮食，退经络热。

【主治】《医方集解》：阴虚盗汗。

【方论】《医方集解》：心血虚则睡而汗出、柏子仁味甘辛平，养心宁神为君；牡蛎、麦麸咸凉，清燥收脱为臣；五味酸敛涩收，半夏和胃燥湿为佐；麻黄根专主肌表，引参术以固正气为使。

升麻汤

【来源】《小儿卫生总微论方》卷十五。

【组成】升麻 绵黄香（去芦） 人参（去芦）各一两 熟干地黄 天竺黄（研） 牡蛎粉（研）各半两

【用法】上为细末，拌匀，每服半钱或一钱，煎竹叶汤调下，不拘时候。

本方方名，据剂型当作“升麻散”。

【主治】肌热盗汗。

沉香黄耆散

【来源】《小儿卫生总微论方》卷十五。

【别名】黄耆散（《普济方》卷三九〇）。

【组成】沉香（锉） 绵黄耆（锉） 人参（去芦） 当归（去芦，洗净，焙） 赤芍药各一两 木香 桂心各半两

【用法】上为细末。每服一大钱，水一小净盏，加生姜三片，大枣一枚，同煎至半盏，去滓，放温，食前时时与服。

【主治】

1.《小儿卫生总微论方》：荣卫虚，遍身喜汗。

2.《普济方》：小儿荣卫不和，肌瘦盗汗，骨蒸多渴，不思乳食，腹满泄泻，气虚少力。

柴胡人参散

【来源】《小儿卫生总微论方》卷十五。

【组成】柴胡（去芦） 人参（去芦） 白术 白茯苓 青皮（去瓤） 桔梗（去芦） 麦门冬（去心） 川芎 白芍药 甘草（炙） 桑白皮 升麻各等分

【用法】上为末。每服一钱，水一盏，煎至七分，食后温服。

【主治】肌热盗汗。

柴胡黄连膏

【来源】《小儿卫生总微论方》卷十五。

【别名】柴胡丸（《幼科证治大全》）。

【组成】柴胡（去苗） 胡黄连各等分

【用法】上为末，炼蜜和膏为丸，如鸡头子大。每服一二丸，银器中用酒少许化开，入水五分，重汤煮二三十沸，温服，不拘时候。

【主治】盗汗，潮热往来。

大建中汤

【来源】《宣明论方》卷一。

【别名】大建中黄耆汤（《普济方》卷二一七引《究原方》）、黄耆建中汤（《普济方》卷二一八）。

【组成】黄耆 远志（去心） 当归 泽泻各三两 芍药 人参 龙骨 甘草（炙）各二两

【用法】上为末。每服三钱，水一盏，加生姜五片，煎至八分，去滓温服，不拘时候。

【主治】

1.《宣明论方》：蛊病，小腹急痛，便溺失精，溲而出白液。

2.《普济方》引《十便良方》：思虑太过，心气耗弱，阳气流散，精神不收，阴无所使，热自腹中，或从背膂，渐渐蒸热，日间小剧，至夜渐

退，或寐而汗出，小便或赤或白或浊，甚则频数尿精，夜梦鬼交，日渐羸瘦。

3.《普济方》引《究原方》：虚热盗汗，四肢倦怠，百节烦疼，口苦舌涩，心怔短气。

菟丝子丸

【来源】《杨氏家藏方》卷九。

【组成】鹿角霜　菟丝子（酒浸一宿，别捣，焙干）　熟干地黄（洗，焙）　柏子仁（别研）各五两

【用法】上为细末，炼蜜为丸，如梧桐子大。每服五十丸，空心温酒送下。

【功用】轻身，驻颜，益寿。

【主治】精血不足，筋骨无力，怔忪盗汗，梦遗失精。

【加减】元气虚冷，久服此药，觉小便少，以车前子半两，略炒过为末。每服二钱，水一盏，煎至六分，温服。

异功散

【来源】《杨氏家藏方》卷二十。

【组成】浮小麦不以多少（拣净，炒令焦，薄纸衬于地上放冷）

【用法】上为细末。每服三钱，用煮软猪嘴薄切数片，临睡捏药吃；不食荤者，用白汤点服。

【主治】盗汗不止。

椒目散

【来源】《杨氏家藏方》卷二十。

【组成】椒目　麻黄根各等分

【用法】上为细末。每服一钱，食后无灰热酒调服。

【主治】盗汗，日久不止。

归神汤

【来源】《古今医统大全》卷八十二引《集验》。

【组成】人参　白术　白茯苓　当归身各一钱　酸枣仁　陈皮各八分　龙眼肉七个（去核）　甘草　羚羊角末　琥珀末各五分

【用法】上羚羊、琥珀二味不煎，余药煎熟，去滓，入二末和匀，食前服。

【主治】妇人梦交，盗汗，心神恍惚，四肢乏力，饮食减少。

加味理中汤

【来源】《女科百问》卷上。

【组成】干姜　吴术　人参　黄耆　白芍　肉桂　甘草　牡蛎　浮麦　当归

【用法】上锉。每服水二盏，加生姜五片，大枣一枚，煎八分，食前热服，滓再煎。

【主治】男子、妇人夜多盗汗，并便浊者。

耆附汤

【来源】《魏氏家藏方》卷四。

【组成】附子二钱（炮、去皮脐）　黄耆一钱（盐水或蜜拌，炙）

【用法】上为粗末。每服三钱，水一盏半，加生姜三片，枣子一枚，煎至七分，去滓，食前服。

【主治】

1.《魏氏家藏方》：盗汗。

2.《医方类聚》引《济生续方》：气虚阳弱，虚汗不止，肢体倦怠。

3.《济阳纲目》：阳气虚脱，恶寒自汗，或口噤痰涌，四肢逆冷，或吐泻腹痛，饮食不入，及一切虚寒等证。

【实验】对免疫系统的作用　《中国实验方剂学杂志》（1999，4：25）：灌服芪附汤可增强正常小鼠及阳虚小鼠腹腔巨噬细胞活性，尤其对阳虚小鼠的作用更明显；明显促进阳虚小鼠分泌白细胞介素1（IL-1）和肿瘤坏死因子（TNF），抑制一氧化氮（NO）的形成；明显增强巨噬细胞内精氨酸酶和超氧化物歧化酶（SOD）的活性。芪附汤还可促进正常小鼠分泌TNF、降低SOD的活性。

断汗汤

【来源】《魏氏家藏方》卷四。

【组成】黄耆一两（蜜炙）　防风（去芦）　龙骨

（煅） 麻黄（用根节） 白术（炒） 牡蛎粉各半两

【用法】上为粗末。每服三钱，水一盏半，加生姜三片，大枣一个，煎至七分，去滓，空心服。

【主治】盗汗。

止汗散

【来源】《魏氏家藏方》卷十。

【组成】白茯苓（去皮） 牡蛎粉各四两

【用法】上为末。遇有汗处扑之。汗自止。

【主治】小儿头汗、盗汗。

香朱散

【来源】《魏氏家藏方》卷十。

【组成】香白芷一两（锉，为细末） 朱砂一钱（研细）

【用法】上为一处同和，每服一钱，浓煎小麦汤调下。

【主治】小儿盗汗。

正气汤

【来源】《兰室秘藏》卷下。

【别名】正气散（《古今医统大全》卷五十一）。

【组成】黄柏（炒）一钱 知母（炒）一钱半 甘草（炙）五分

【用法】上为粗末，作一服。水二盏，煎一盏，卧时服。

【主治】盗汗。

【方论】《医方考》：阴虚，则阳独活，故令有汗。火益亢，则阴益亏。阴亏，则睡去之时，卫外之阳乘虚而入，卫虚无以固表，故令盗汗。经曰：壮水之主，以制阳光。故用黄柏、知母苦寒质润之品以主之，苦能泻火，寒能胜热，质润能滋阴；佐以甘草者，和其阴阳耳。

当归六黄汤

【来源】《兰室秘藏》卷下。

【别名】六黄汤（《周慎斋遗书》卷五）。

【组成】当归 生地黄 熟地黄 黄柏 黄芩 黄连各等分 黄耆加一倍

【用法】上为粗末。每服五钱，水二盏，煎至一盏，食前服。小儿减半。

【功用】《中医方剂学讲义》：滋阴清热，固表止汗。

【主治】

1.《兰室秘藏》：盗汗。

2.《麻科活人全书》：自汗，盗汗。

3.《兰台轨范》：阴虚有火，盗汗发热；或血虚不足，虚火内动，盗汗不止。

【宜忌】《中医方剂学讲义》：气虚挟寒者慎用。

【方论】

1.《医方考》：醒而出汗曰自汗，睡去出汗曰盗汗。自汗阳虚，盗汗阴虚也。当归、熟地，养阴之品也；黄芩、黄连，去火之品也；生地、黄柏，可以养阴，亦可以去火；而黄芪者，所以补表气于盗汗之余也。是盗汗也，与伤寒汗不同。伤寒盗汗是半表半里之邪未尽，杂证盗汗则阴虚而已；彼以和表为主，此以补阴为主。明者辨之。

2.《古今名医方论》季楚重曰：汗本心之液，其出入关乎肝、肺。营分开合，肝司之；卫分开合，肺司之。顾营卫各有所虚，则各有所汗，阳虚汗责在卫，阴虚汗责在营。然必相须为用。卫气不固于外，由阴气之不藏；营气失守于中，由阳气之不密。故治盗汗之法有二：一由肝血不足，木不生火，而心亦虚，酸枣仁汤补肝即以补心也；一以肝气有余，木反侮金，而肺亦虚，当归六黄汤治肝以治肺也。是方当归之辛养肝血，黄连之苦清肝火，一补一泄，斯为主治；肝火之动，由水虚无以养，生地凉营分之热，熟地补髓中之阴，黄柏苦能坚肾，是泻南补北之义也，肝木之实，由金虚不能制，黄芪益肺中之气，黄芩清肺中之热，是东实西虚之治也。惟阴虚有火，关尺脉旺者始宜。若阴虚无气，津脱液泄，又当以生脉、六味，固阴阳之根。若用芩、连、柏苦寒伤胃，使金水益虚，木火益旺，有措手不及之虞矣。

3.《医方集解》：此手足少阴药也。盗汗由于阴虚，当归、二地所以滋阴；汗由火扰，黄芩、柏、连所以泻火；汗由腠理不固，倍用黄芪，所以固表。

4.《医略六书》：血气两亏，三焦火迫，故营阴失守，盗汗不已焉。黄芪补气固卫，当归养血益营，生地滋阴壮水，能制三焦火迫，熟地补阴滋血，能充五脏之真阴，黄连清火燥湿，以安心脾，黄芩清火泻热，以宁肝肺，黄柏直清肾火以存肾水也。使肾水内充，则君相之火下潜归坎，而心肺肃清，血气自复，迫汗无不自止，何盗汗之有哉？此清补之剂，为血气虚弱、火迫盗汗之专方。

5.《医宗金鉴》：用当归以养液，二地以滋阴，令阴液得其养也。用黄芩泻上焦火，黄连泻中焦火，黄柏泻下焦火，令三火得其平也。又于诸寒药中加黄芪，庸者不知，以为赘品，且谓阳盛者不宜，抑知其妙义正在于斯耶!盖阳争于阴，汗出营虚，则卫亦随之而虚，故倍加黄芪者，一以完已虚之表，一以固未定之阴。

6.《时方歌括》阴虚火扰之汗，得当归、熟地、生地之滋阴，又得黄芩、黄连之泻火，治汗之本也。然此方之妙则在于苦寒，寒则胜热，而苦复能坚之。又恐过于苦寒伤其中气，中者阴之守也，阴愈虚则火愈动，火愈动则汗愈出。尤妙在大苦大寒中倍加黄芪，俾黄芪领苦寒之性尽达于表，以坚汗孔，不使留中而为害。此旨甚微，注家向多误解，特表而出之。

7.《血证论》：惟言黄芪领苦寒之性尽达于表，不使留中为害，则差毫厘。盖药之救病，原于偏寒偏热，治偏寒偏热之病，自必用偏寒偏热之药。此方大治内热，岂寒凉之药能尽走皮肤，而不留中者？况黄芪是由中以托外之物，非若麻黄直透皮毛，而不留中也。吾谓内热而蒸为汗者，此为对症。如果外热，而内不利寒凉药者，则归脾汤、当归补血汤加减可也。

8.《医方发挥》：本方为治阴虚有火的盗汗而设，故治宜滋阴清热，固表止汗。方中用当归养血增液，生地黄、熟地入肾，取其滋补肾阴，育阴清火，肾阴足则水能制火，诸药共为主药。盗汗乃因水不济火，心火独亢所致，故辅以黄连清泻心火，合以黄芩、黄柏，三黄泻火以除烦，清热以坚阴，热清则火不内扰，阴坚则汗不外泄，合主药以育阴养血而清热除烦。由于汗出过多，亦可损伤阳气，导致卫外不固，故倍用黄芪为佐，一以益气实卫以固表，一以固未定之阴。黄芪合当归、熟地以益气养血，气血充则腠理密而汗不易泄；合三黄以扶正泄火，火不内扰，则阴液内守而汗可止。诸药合用则有滋阴清热，固表止汗之功。

【实验】调节免疫作用 《中国中医药科技》（2010，2：165）：研究发现，本方对深部真菌感染病人能显著提高其免疫功能。病人服用本方治疗14天后，病人血清免疫球蛋白IgA、IgG、IgM，补体C3、C4较治疗前明显提高（$P<0.05$，$P<0.01$）；其淋巴细胞亚群CD4+（%）升高，而CD8+（%）降低，从而使CD4+/ CD8+比值升高。由此说明，本方不但可以明显提高深部真菌感染病人的体液免疫功能，也能显著改善其细胞免疫功能。

【验案】

1.术后出汗 《国医论坛》（1992，2：27）：用本方加龙骨、牡蛎各20～30g，冬桑叶15～20g，每日1剂，水煎服；气虚甚者重用黄芪；阴虚甚者重用熟地、黄柏、生地；血虚甚者重用当归、黄芪、熟地；有感染及发热症状者重用黄芩、黄连、黄柏、生地；治疗术后汗证32例。结果：全部治愈。

2.更年期综合征 《江苏中医》（1995，5：22）：用本方加减：黄芪、当归、生熟地、黄连、炒黄芩、炒黄柏，阴虚火旺者加丹皮、泽泻、地骨皮、知母；自汗明显者加白术、防风；盗汗明显者加二至丸、百合；寐差者加茯神、五味子；治疗更年期综合征33例。结果：显效（汗出渐止，烘热等症明显减轻）11例，有效22例。总有效率为100%。

3.白塞病 《中国中西医结合杂志》（1995，7：440）：用当归六黄汤加减：当归15g，生地20g，熟地10g，黄芩10g，黄连10g，黄柏10g，黄芪15g；肝经湿热型去熟地加龙胆草9g，茵陈30g，车前子30g，杭菊花10g；肝肾阴虚型加枸杞子15g，知母10g，山药30g，山萸肉15g；中虚脾热型加党参15g，白术15g，茯苓15g，炒薏仁30g；血瘀化热型加丹皮10g，地龙1g，红花10g，忍冬藤3g；治疗白塞病77例，水煎服。结果：总有效率为73.33%。

4.虚火喉痹 《云南中医学院学报》（1996，1：40）：用本方加味：当归、生地黄、熟地黄、黄柏、黄芩、黄连、黄芪、山药、丹皮、桔梗、陈皮、甘草，治疗虚火喉痹30例。结果：显效18例，好转10例，无效2例。

5.口腔溃疡 《新中医》（1996，6：33）：以本方加味：当归、黄芩、黄芪各15g，黄连、黄柏各10g，生地30g，熟地20g，知母、花粉、玄参15～20g，治疗慢性口腔溃疡116例。结果：痊愈82例，有效24例，无效10例，总有效率为91%。

6.小儿盗汗 《江西中医药》（1998，4：33）：以本方加减，治疗小儿盗汗30例。结果：30例经治疗后均停止盗汗，其中服药5剂停止盗汗者5例，7剂者10例，10剂者8例，15剂者7例。

7.盗汗症 《实用中西医结合杂志》（1998，4：347）：用本方加浮小麦；自汗加制附子；咳嗽加葶苈子、川贝；纳差加莱菔子、鸡内金；低热期加青蒿或石膏；心悸、气短加丹参、五味子；治疗盗汗症36例。结果：痊愈29例，有效4例，总有效率为91.7%。

8.慢性骨髓炎 《实用中西医结合杂志》（1999，9：569）：用本方加减：当归12g，生地12g，熟地15g，黄连9g，黄芩12g，黄芪20g，甘草6g；下肢感染加牛膝；上肢加桂枝；治疗慢性骨髓炎296例，并用药汁熏洗创面。结果：本组最短愈合时间21天，最长97天，1年内复发率为9%。

9.大肠癌术后盗汗 《广西中医药》（2004，4：21）：采用当归六黄汤：黄芪20g，当归12g，生地黄、熟地黄、黄柏各10g，黄连6g，黄芩12g，每日1剂水煎，早晚分2次服，5天为1个疗程，治疗大肠癌术后盗汗120例。结果：经1个疗程治疗，治愈（汗止，其他症状消失）57例，好转（汗出明显减少，其他症状改善）52例，无效（出汗及其他症状无变化）11例；经2个疗程治疗后，再治愈34例，好转22例，无效7例；总有效率为94.17%。

黄耆汤

【来源】《医方类聚》卷一五九引《济生方》。

【组成】黄耆（去芦，蜜水炙）一两半　白茯苓（去皮）　熟地黄（酒蒸）　肉桂（不见火）　天门冬（去心）　麻黄根　龙骨各一两　五味子　小麦（炒）　防风（去芦）　当归（去芦，酒浸）　甘草（炙）各半两

【用法】上锉。每服四钱，水一盏半，加生姜五片，煎至七分，去滓温服，不拘时候。

【主治】喜怒惊恐，房室虚劳，致阴阳偏虚，或发厥自汗，或盗汗不止。

【加减】发厥自汗，加熟附子；发热自汗，加石斛。

当归散

【来源】《仁斋直指方论》卷九。

【别名】团参汤（《仁斋直指小儿方论》卷四）、参归汤（《杏苑生春》卷五）、团参散（《景岳全书》卷六十二）。

【组成】人参　当归各一分

【用法】上为粗末。分两服，以雄猪心一个，新水煮熟取汁两次，煎药，空心、临卧服。

【主治】

1.《仁斋直指方论》：虚汗，盗汗。

2.《竹林女科》：小儿惊啼。

术苓汤

【来源】《仁斋直指方论》卷九。

【组成】黄耆（炙）　防风　白茯苓　白术　麻黄根节各半两　甘草（炙）二钱

【用法】上锉细。每服三钱，加小麦百粒同煎，临卧服。

【主治】虚汗，盗汗。

【加减】或加牡蛎亦得。

龙胆散

【来源】《仁斋直指方论》卷九。

【组成】龙胆草　防风各等分（晒干）

【用法】上为末。每服一钱，临卧温米饮调下。

【主治】盗汗有热。

防风散

【来源】《仁斋直指方论》卷九。

【组成】川芎一分　人参半分　防风二分

【用法】上为末。每服一钱，临卧米饮调下。

【主治】盗汗。

白术散

【来源】《类编朱氏集验方》卷二引赵冀公方。
【组成】白术不拘多少（锉成小块或稍大，用浮麦一升，水一斗，煮干，如白术尚硬，又加一二升煮，取出切作片，焙干，去麦不用）
【用法】上为细末。别用浮麦汤，每服二三钱，不拘时候。
【主治】

1.《类编朱氏集验方》：盗汗。

2.《良朋汇集》：多汗盗汗，四肢作痛，饮食少进，面黄肌瘦。

茯苓汤

【来源】《类编朱氏集验方》卷二。
【组成】白茯苓
【用法】上为细末。每服二钱，煎乌梅、陈艾汤调下。
【主治】虚汗，盗汗。

加脑子收阳粉

【来源】《御药院方》卷八。
【组成】麻黄根　藁本　白芷　牡蛎（烧）　龙骨各半两　米粉二两　脑子半钱
【用法】上为细末，研匀。以沙帛包药于汗处扑傅之。汗止为度。
【主治】一切虚汗、盗汗、自汗及漏风等诸证，汗泄不禁，服诸药不能止者。

收阳粉

【来源】《御药院方》卷八。
【组成】藁本　麻黄根　白芷各半两　米粉一两半
【用法】上为细末，搅和匀，纱帛包。扑敷汗出、腿痛处。
【主治】一切虚汗、盗汗、自汗及漏风。

天仙饼

【来源】《医方类聚》卷一五九引《吴氏集验方》。
【组成】天仙子一两（去土，炒）　飞罗面二两（微炒）
【用法】上为末，汤和作饼，折二钱大。临睡湿纸裹，慢火煨熟，去纸，地上出火气，米饮嚼下。
【主治】盗汗。

六神饮

【来源】《医方类聚》卷二六六引《吴氏集验方》。
【组成】黄耆（蜜炙）　地骨皮　乌梅肉　龙胆草　秦艽　银州柴胡各等分
【用法】上锉。每服二钱，水一盏，淡竹叶一枝，煎五分，去滓，食后、临卧温服。
【主治】小儿盗汗骨蒸。

独圣散

【来源】《卫生宝鉴》卷五。
【组成】浮小麦不拘多少（文武火炒令焦）
【用法】上为细末。每服二钱，米饮汤调下。频服为佳。
【主治】盗汗及虚汗不止。

团参汤

【来源】《永类钤方》卷二十一。
【组成】罗参　白术　白茯苓　黄耆　当归　甘草各等分　生姜三片
【用法】上锉。加麦麸，水煎服。
【功用】收敛心血。
【主治】盗汗。

陈艾汤

【来源】《世医得效方》卷八。
【组成】茯苓二两半
【用法】上为末。每服二钱，浓煎艾汤调下。
【主治】盗汗，只自心头出者。

四制白术散

【来源】方出《丹溪心法》卷三，名见《医学正传》卷五。
【别名】白术汤（《赤水玄珠全集》）。
【组成】白术四两（分作四份：一份用黄耆同炒，一份用石斛同炒，一份用牡蛎同炒，一份用麸皮同炒）
【用法】上各炒微黄色，去余药，只用白术研细。每服三钱，粟米汤调下。
【主治】盗汗。

牡蛎粉

【来源】《金匮钩玄》卷中。
【组成】牡蛎粉
【用法】酒调服一二钱。
【主治】盗汗。
【宜忌】气实者忌用。

五仙丸

【来源】《医学纲目》卷十七。
【组成】天仙子　五灵脂
【用法】上为末，水糊为丸，如梧桐子大。每服三十丸，临卧白汤送下。
【主治】盗汗。

黄耆散

【来源】《医学纲目》卷十七。
【组成】黄耆　木通　葛根
【用法】上为粗末。水煎服。
【主治】盗汗。

龙齿汤

【来源】《普济方》卷三八五。
【组成】麦门冬（去心）　地骨皮　远志（去心）　人参（去芦头）　白茯苓（去皮）　甘草（微炒）　防风（去芦头）各二钱　紫石英一钱　石膏一钱　羚羊角一钱　龙齿二钱
【用法】每服二钱，水六分，煎至四分，去滓，乳食后、临卧温服。
【主治】小儿潮热往来，睡多盗汗，肌体瘦，久不愈者。

茯神散

【来源】《普济方》卷三八五。
【组成】茯神　山药　全蝎　远志　甘草　白附子　荆芥　蝉蜕　朱砂　金箔　麝香
【用法】上为末，灯心汤调下。
【主治】风热惊悸，心虚盗汗。

麦麸散

【来源】《普济方》卷三九〇。
【组成】麸皮（炒黄）
【用法】上为末。每服半钱，煎猪脊髓汤调下。
【主治】小儿盗汗不止，日渐消瘦。

牡蛎散

【来源】《普济方》卷三九〇。
【别名】黄耆散。
【组成】牡蛎（煅）二两　黄耆　干地黄（生者）　麻黄根各一两（一方无麻黄根）
【用法】上锉。每服一钱，水半盏，小麦二十粒，煎三分，去滓温服，不拘时候。
【主治】小儿盗汗。或小儿病后暴虚，津液不固，体常自汗，夜卧愈甚，久而不止，羸瘦枯瘦，短气烦倦；或因病后血少虚弱，消瘦潮热烦渴，腠理不密，盗汗不止。

香粉散

【来源】《普济方》卷三九〇。
【组成】藁本　牡蛎粉　川芎　白芷　蚌粉　麻黄根各等分
【用法】上为末。周身敷之。
【主治】小儿盗汗不止。

粉汗散

【来源】《普济方》卷三九〇。
【组成】牡蛎（煅）二两　麻黄根（炒）　赤石脂　糯米各一两　龙脑一钱　麝香少许
【用法】上为末。用生绵绢包药，扑有盗汗出处。
【主治】小儿睡中遍身盗汗。

粉汗散

【来源】《普济方》卷三九〇。
【组成】黄连（生）　牡蛎（煅）　贝母各七分　糯米三两
【用法】上为细末。用生绵绢包药，扑有盗汗处。
【主治】小儿睡中遍身盗汗。

麻黄散

【来源】《普济方》卷三九〇。
【组成】人参　茯苓　黄耆（蜜炙）　龙骨　牡蛎（煅）　麻黄根各等分
【用法】上为末。每服一钱，以水半盏，加生姜、大枣，煎至三分服。
【主治】小儿盗汗日久，口干烦渴，消瘦少力。

石斛散

【来源】《袖珍方》卷三。
【组成】柴胡　防风　北五味　黄耆　小草　官桂　白术（麸炒）　石斛　甘草（炙）　茯苓各等分
【用法】上锉。每服一两，水二盏，加生姜三片，煎至一盏，去滓，食前温服。
【主治】虚盗汗。

参耆汤

【来源】《袖珍方》卷三。
【组成】人参　甘草（炙）　白扁豆（炒）　干葛　茯苓　陈皮　白术　黄耆（炙）　山药　半夏（洗）各等分
【用法】上锉。每服一两，水二盏，煎至一盏，去滓，温服，不拘时候。
【主治】虚盗汗。

当归六黄汤

【来源】《伤寒全生集》卷二。
【组成】当归　黄连　黄芩　黄柏　黄耆　生地黄　熟地黄　知母

原书治上症，加白术、肉桂少许。

【用法】加生姜、大枣，浮小麦一撮，水煎服。
【主治】杂症盗汗，寸脉虚浮，尺脉数大无力，乃阴虚火动。

秘传加味四物汤

【来源】《松崖医径》卷下。
【组成】当归　川芎　熟地黄　生地黄　白芍药　人参　白术　黄耆　黄柏　知母
【用法】上细切，加浮小麦一撮，大枣一枚，水二盏，煎一盏，去滓服。
【主治】盗汗。

通神丸

【来源】《婴童百问》卷九。
【组成】龙胆草不拘多少（一方加防风等分）
【用法】上为细末，米醋煮糊为丸，如椒目大。每服五七丸，用饭饮送下。
【主治】小儿白日精神欢悦，至夜卧通身多汗。

全鹿丸

【来源】《古今医统大全》卷四十八。
【别名】百补全鹿丸（《饲鹤亭集方》）、大补全鹿丸（《全国中药成药处方集》杭州方）。
【组成】中鹿一只（不拘牝牡，缚死，去毛，肚杂洗净；鹿肉煮熟，横切片，焙干为末；取皮同杂入原汤煮膏，和药末为丸；骨用酥炙，为末，和肉末、药末一处，和膏捣；不成丸，加炼蜜）　人参　黄耆　白术　茯苓　当归　川芎　生地黄　熟地黄　天门冬　麦门冬　陈皮　炙甘

草　破故纸　川续断　杜仲　川牛膝　枸杞子　巴戟天　胡芦巴　干山药　芡实子　菟丝子　五味子　覆盆子　楮实子　锁阳　肉苁蓉　秋石各一斤　川椒　小茴香　青盐　沉香各半斤

【用法】上各精制为末，称分两和匀一处，候鹿制膏成，就和为丸，梧桐子大，焙干；用生黄绢作小袋五十条，每条约盛一斤，悬置透风处。用尽一袋，又取一袋。霉伏天须要火烘一二次为妙。每服八九十丸，空心临卧时，姜汤、盐汤、沸汤任下，冬月温酒送下。

《北京市中药成方选集》：鹿角胶八两，青毛鹿茸（去毛）四两，鹿肾三两，鲜鹿肉（带骨）三百二十两，鹿尾一条（约二两）。以生地、芡实、枸杞子、补骨脂、山药、续断、川芎、於术、沉香九味研粗末铺晒槽；余者下罐，加黄酒四百八十两蒸三昼夜，同铺槽之群药拌匀晒干，共研为细粉，过罗，炼蜜为丸，重三钱，蜡皮封固。

【功用】

1.《鲁府禁方》：还精填髓，补益元阳，滋生血脉，壮健脾胃，安五脏，和六脉，添智慧，驻容颜。

2.《中国医学大辞典》：通脉和血，利节健步，壮阳种子，延年益寿。

【主治】

1.《古今医统大全》：诸虚百损，五劳七伤。

2.《鲁府禁方》：精血不足，元气虚弱，久无子嗣，并四肢无力，精神欠爽。

3.《中国医学大辞典》：头眩耳聋，脊背疼软，瘕疝腹痛，精寒阳痿，肌肤甲错，筋挛骨痿，步履艰难，妇女虚羸痨瘵，骨蒸发热，阴寒腹痛，崩漏经阻，赤白带下，大肠脱肛。

4.《全国中药成药处方集》：面色萎黄，形寒畏冷。遗精盗汗。宫寒不孕。

【宜忌】

1.《时方歌括》：肥厚痰多之人，内蕴湿热者，若服此丸，即犯膏粱无厌，发痈疽之戒也。

2.《全国中药成药处方集》：体实而发炎者忌服。风寒感冒忌服。忌生冷食物。

术苓汤

【来源】《古今医统大全》卷五十一。

【组成】白术三钱　白茯苓二钱

【用法】水一盏半，加生姜三片，大枣二枚，煎八分，调妙香散，至夜温服。

【主治】脾虚盗汗。

生地黄煎

【来源】《古今医统大全》卷五十一。

【组成】生地黄　当归　黄耆（炙）　黄连　黄芩　甘草（炙）　麻黄根　黄柏　浮小麦各一钱

【用法】水二盏，煎八分，温服。

【主治】阴火盗汗。

白芩汤

【来源】《古今医统大全》卷五十一。

【组成】黄耆（炙）　防风　白茯苓　白术各一钱　麻黄根　甘草　牡蛎各五分　小麦五粒

【用法】水盏半，煎八分，食远服。

【主治】因虚盗汗。

参苓散

【来源】《古今医统大全》卷五十一。

【组成】酸枣仁（炒，去衣）　人参　白茯苓各等分

【用法】上为细末。每服三钱，食远米饮调下。

【主治】睡中汗出。

六和汤

【来源】《古今医统大全》卷八十八。

【组成】川芎　当归　白芍药　生地黄　人参　白术各等分

【用法】上锉。水煎，不拘时候服。

【主治】虚热，三焦五脏不和，啼哭烦躁，夜出盗汗。

独胜散

【来源】《古今医鉴》卷七。
【别名】五倍子膏（《本草纲目》卷三十九引《集灵方》）、文蛤散（《万病回春》卷四）、文蛤膏（《杏苑生春》卷五）。
【组成】五倍子
【用法】上为末。津唾调，填满脐中，以绢帛缚定。一宿即止。或加枯矾末尤妙。
【主治】自汗盗汗。

盗汗正气汤

【来源】《仁术便览》卷三。
【组成】黄柏　知母（炒）各一钱五分　甘草（炙）五分
【用法】水煎服。
【主治】盗汗。

白龙汤

【来源】《万病回春》卷四。
【组成】桂枝　白芍（酒炒）　龙骨（煅）　牡蛎（煅）各三钱　甘草（炙）三钱
【用法】上锉一剂。加大枣两个，水煎服。
【主治】男子失精，女子梦交，自汗盗汗。

当归地黄汤

【来源】《万病回春》卷四。
【别名】当归地黄散（《杂病源流犀烛》卷七）。
【组成】当归　熟地　生地　白芍（酒炒）各一钱　人参五分　白术（去芦）一钱　茯苓（去皮）　黄耆（蜜炙）各一钱　黄柏（蜜水炒）　知母（蜜水炒）　陈皮各八分　甘草三分
【用法】上锉一剂，加大枣一个，浮小麦一撮，水煎温服。
【主治】盗汗，属气血两虚者。

加味补阴丸

【来源】《证治准绳·伤寒》卷七。
【组成】黄柏（盐酒拌炒）四两　熟地黄　知母（盐酒拌炒）　败龟版（醋炙）各二两　虎胫骨　锁阳（醋炙）　白芍药（酒炒）　当归（酒浸）　川牛膝（酒洗）　杜仲（醋炙去丝）　砂仁各一两
【用法】上为末，炼蜜入猪脊髓五条，共捣和成，石臼内杵千余下为丸，如梧桐子大。每服五十丸，空心淡盐酒或盐汤送下。
【主治】病后阴虚，精血不足，四肢少力，心神不宁，夜梦遗精，或虚热盗汗，饮食进少，不为肌肉，身体羸弱，面色青黄而无血色。
【加减】若冬月天寒，加干姜（炮）五钱。

加味黄耆建中汤

【来源】《证治准绳·伤寒》卷七。
【组成】黄耆　白芍药各二钱　当归一钱半　人参　白术　麻黄根　牡蛎粉各一钱　官桂五分　饴糖一匙　大枣二枚
【用法】上作一服。水二钟，煎至八分，食远温服。
【主治】阳虚无热恶寒，盗汗，无力，下虚者。

滋阴补肾丸

【来源】《证治准绳·伤寒》卷七。
【组成】熟地黄（酒蒸）　生地黄（酒浸）　白术各二两　人参　麦门冬（去心）　五味子　当归（酒浸）　白芍药（酒炒）　川芎　黄耆（盐水炙）　山药　蛤粉（另研极细）　茯神（去皮木）　砂仁各一两　知母（炒）一两半　黄柏（炒）二两
【用法】上为细末，炼蜜和成于石臼内杵千余下，丸如梧桐子大。每服五十丸，空心淡盐汤送下。
【功用】滋肾水，制虚火。
【主治】病后阴虚，精血不足，四肢少力、心神不宁，夜梦遗精，或虚热盗汗，饮食进少，不为肌肉，身体羸弱，面色青黄而无血色。

滋阴益阳汤

【来源】《寿世保元》卷四。
【组成】当归（酒洗）　熟地黄　生地黄　白芍

（酒炒）各一钱　黄柏（蜜水炒）　知母（蜜水炒）各八分　人参五分　白术（去芦）　白茯苓（去皮）　黄耆（蜜水炒）各一钱　陈皮八分　甘草（炙）三分

【用法】上锉一剂。加大枣二枚，浮小麦一撮，水煎，温服。

【主治】盗汗，气血两虚者。

养心滋肾丸

【来源】《寿世保元》卷五。

【组成】人参一两　芡实（去壳）一两　酸枣仁（炒）二两　天冬（去心）二两　远志（甘草水泡，去心）一两　当归（酒洗）一两　莲蕊一两　柏子仁（去油，炒）一两　石菖蒲（去毛）六钱　熟地黄（酒蒸）二两　五味子一两　麦冬（去心）二两　知母（去毛，酒炒）二两　白芍（盐酒炒）一两五钱　白茯神（去皮木）一两　莲肉（去心皮）一两　牡蛎（火煅）一两　怀山药（炒）三两　生地黄（酒洗）二两　黄柏（去皮，盐水炒）二两

【用法】上为细末，炼蜜为丸，如梧桐子大。每服七十丸，空心盐汤送下。

【功用】养元气，生心血，健脾胃，滋肾水，止盗汗，除遗精，降相火，壮元阳。

【主治】遗精。

黄耆散

【来源】《济阴纲目》卷四。

【组成】黄耆一两　防风　当归　白芍　干地黄各七钱半　甘草（炙）半两

【用法】每服五钱，加生姜三片，大枣一枚，水煎，食前温服。

【主治】因失血，荣卫损而致劳气，食后身疼倦，夜间盗汗。

【方论】用黄耆益阳气而固表，防风为之使，归、芍、地黄引气药以归阴，甘草从中以和营卫。

左归饮

【来源】《景岳全书》卷五十一。

【组成】熟地二三钱或加至一二两　山药二钱　枸杞二钱　炙甘草一钱　茯苓一钱半　山茱萸一二钱（畏酸者少用之）

【用法】水二钟，煎七分，空腹服。

【功用】

1.《景岳全书》：壮水。

2.《方剂学》：养阴补肾。

【主治】

1.《景岳全书》：命门之阴衰阳胜者。

2.《会约医镜》：阴衰阳胜，身热烦渴，脉虚气弱。

3.《医方简义》：肾虚腰痛，偏坠遗精。

4.《方剂学》：真阴不足，症见腰酸遗泄，盗汗，口燥咽干，口渴欲饮，舌光红，脉细数。

【加减】如肺热而烦者，加麦冬二钱；血滞者，加丹皮二钱；心热而躁者，加玄参二钱；脾热易饥者，加芍药二钱；肾热骨蒸多汗者，加地骨皮二钱；血热妄动者，加生地二三钱；阴虚不宁者，加女贞子二钱；上实下虚者，加牛膝二钱以导之；血虚而燥者，加当归二钱。

神效麦面汤

【来源】《景岳全书》卷五十九。

【组成】麦面（炒黄色）一钱　防风　白术（炒）　牡蛎（煅，醋淬）　黄耆（蜜炙）各一钱半

【用法】水一钟半，枣二枚，煎八分，调服辰砂妙香散。

【主治】心虚盗汗。

麦麸散

【来源】《简明医彀》卷四。

【组成】麦麸（炒黄）　防风　白术　牡蛎　黄耆各一钱半

【用法】加大枣，煎服。

【功用】止盗汗。

敛汗益脾汤

【来源】《简明医彀》卷四。

【组成】黄耆　人参　白术　茯苓　扁豆　山

药　陈皮　半夏　葛根　甘草（炙）各等分

【用法】水煎服。

【主治】气虚脾弱，盗汗。

护命散

【来源】《丹台玉案》卷四。

【组成】枯矾一钱　五倍子五钱　龙骨（煅过）一钱五分

【用法】上为细末。以津唾调，塞满脐中，外用绢条扎定，过夜即止。

【主治】盗汗，自汗。

敛汗育心汤

【来源】《丹台玉案》卷四。

【组成】枣仁　茯神　知母　白芍　当归各二钱　牡蛎　麦门冬　沙参　甘草　生地各一钱五分

【用法】加大枣五枚，煎八分。温服。

【功用】养心血。

【主治】盗汗。

黄耆汤

【来源】《瘟疫论》卷一。

【组成】黄耆三钱（蜜炙）　五味子二钱　当归一钱　白术一钱　甘草五分（炙）

【用法】水煎服。

【主治】时疫愈后表虚，脉静身凉，数日后反得盗汗及自汗者。

【加减】如汗未止，加麻黄净根一钱五分。

固本锁精丸

【来源】《何氏济生论》卷五。

【组成】山药　枸杞　黄耆　石莲　知母（盐炒）　黄柏（盐炒）　五味　沙苑蒺藜　菟丝　茯苓　蛤粉（煅，研）　人参二两五钱　锁阳（酥炙）一两

方中山药、枸杞、黄耆、石莲、知母、黄柏、五味、沙苑蒺藜、菟丝、茯苓、蛤粉用量原缺。

【用法】白术膏为丸，如梧桐子大。每服八九十丸，盐水送下。

【功用】益气固阳。

【主治】男子阴虚盗汗，遗精。

加味当归六黄汤

【来源】《医林绳墨大全》卷四。

【组成】当归六黄汤加枣仁　牡蛎　门冬各七分　五味子九粒　枣二枚

【用法】水煎，温服。

【主治】盗汗。

四参汤

【来源】《辨证录》卷七。

【组成】玄参一两　麦冬　生地各五钱　天门冬　人参　沙参各三钱　丹参　茯苓各二钱　黄连五分　北五味一钱

【用法】水煎服。

【主治】梦遗之后，身体狼狈，加之行役太劳，或行房太甚，遂致盗汗淋漓。

防盗止汗汤

【来源】《辨证录》卷七。

【组成】麦冬五钱　生枣仁一两　熟地一两　山茱萸三钱　黄连五分　人参三钱　丹参三钱　茯神三钱　肉桂五分

【用法】水煎服。一剂汗少止，二剂汗全愈。

【功用】泻心中之热，补肾中之水。

【主治】梦遗之后，身体虚弱，加之行役太劳，或行房太甚，遂至肾阴大亏，心火失济，盗汗淋漓。

补阴止汗汤

【来源】《辨证录》卷七。

【组成】熟地一两　山茱萸五钱　人参二钱　白术三钱　地骨皮一两　沙参三钱　北五味子一钱　桑叶十片

【用法】水煎服。二剂汗少止，四剂汗乃止，十剂

汗不再出矣。

【主治】阴虚盗汗。

湛露饮

【来源】《辨证录》卷七。

【组成】熟地二两　地骨皮　沙参　丹皮各五钱　北五味一钱

【用法】水煎服。

【主治】夜间发热，初时出汗星星，后则渐多，日久每夜竟出大汗，至五更而止。

止汗散

【来源】《冯氏锦囊·杂证》卷十二。

【组成】人参　白术　茯苓　黄耆（蜜炙）　当归　甘草（炙）各一钱

【用法】加生姜一片，入麦麸同煎，食前服。

【主治】小儿盗汗、自汗。

扑汗方

【来源】《冯氏锦囊·杂症》卷十二。

【组成】牡蛎　麻黄根各一两　赤石脂　糯米粉　煅龙骨各五钱

【用法】上为极细末。绵包药，扑于身上。

【主治】小儿盗汗、自汗。

固本丸

【来源】《嵩崖尊生全书》卷十三。

【组成】山药　枸杞　黄耆　石莲肉　知母　黄柏（各盐酒炒）　北五味　沙苑蒺藜　酒菟丝　茯苓各二两　蛤粉二两半　人参一两五钱　琐阳（浸洗，酥炙）一两

【用法】白术膏为丸。盐汤送下。

【主治】阴虚盗汗，遗精。

酸枣参苓饮

【来源】《幼科证治大全》。

【组成】人参　茯苓　酸枣仁

【用法】上为末。每服二钱，米饮调下；或水煎服。

【主治】小儿盗汗。

胡连丸

【来源】《良朋汇集》卷四。

【组成】柴胡　胡黄连各等分

【用法】上为细末，炼蜜为丸，如鸡头子大。每服二三丸，放银器中，黄酒化开，再入水五分，重汤煮二三十沸，温连药渣饮尽，重者再一服。

【主治】小儿盗汗。

加味建中汤

【来源】《幼科直言》卷五。

【组成】白术（炒）　白芍（炒）　扁豆（炒）　黄耆　陈皮　甘草　白茯苓　丹皮　枣仁　沙参

【用法】大枣一枚为引。

【主治】小儿病后，面黄肌瘦，夜出盗汗。

加味大造丸

【来源】《胎产要诀》卷上。

【组成】紫河车　人参　山药　当归　熟地　天冬　麦冬　五味子　杜仲　牛膝（酒浸一宿，炒）　黄柏（盐水炒，泄泻不用）

【用法】炼蜜为丸服。

【主治】妇人血弱，不能摄元，或成胎屡堕，或孕后虚热，盗汗，少食，带多等。

酸枣仁汤

【来源】《医宗金鉴》卷五十五。

【组成】当归　白芍（炒）　生地　茯苓　酸枣仁（炒）　知母（炒）　黄柏（炒）　五味子　人参　黄耆（炙）

【用法】水煎服。

【主治】心虚，阴气不敛，盗汗，睡则多惊。

盗汗汤

【来源】《脉症正宗》卷一。

【组成】熟地二钱　当归一钱　元参八分　车前八分　枣仁一钱　五味五分　白芍八分　牡蛎一钱
【用法】水煎服。
【主治】盗汗。

莲枣麦豆汤

【来源】方出《种福堂公选良方》卷二，名见《医学实在易》卷五。
【组成】莲子七粒　黑枣七个　浮麦一合　马料豆一合
【用法】用水一大碗，煎八分，服三剂愈。
【主治】盗汗。

培元固本丸

【来源】《活人方》卷二。
【组成】人参五两　麦冬四两　五味子二两　肉苁蓉二两（制净，晒干）　熟地八两　山茱一两　山药一两　茯苓三两　丹皮三两　泽泻三两
【用法】炼蜜为丸。每服三五钱，早空心滚汤送下。
【主治】朝凉暮热，烦嗽痰红，神驰不寐，盗汗遗精，肌消色萎，肌瘦体弱，饮食不甘，脾胃虚泄，遂成虚损痨瘵之症。

盗汗汤

【来源】《仙拈集》卷二。
【组成】当归　熟地　人参　白术　黄耆　茯苓　陈皮各一钱　白芍　黄柏　知母　甘草各五分　枣二枚　浮小麦一撮
【用法】水煎服。
【主治】气血两虚盗汗。

缩汗煎

【来源】《仙拈集》卷二。
【组成】黄耆　白芍各五钱　桂枝三钱
【用法】水煎，入酒温服。
【主治】自汗、盗汗。

回生丸

【来源】《方症会要》卷一。
【组成】熟地四两　山药三两　知母　丹皮各一两五钱　枸杞　茯神　泽泻　黄柏　山萸　杜仲各二两
【主治】肺嗽，喉痹，潮热盗汗，梦遗。

龙眼肉粥

【来源】《药粥疗法》引《老老恒言》。
【组成】龙眼肉 15 克　红枣 3 ～ 5 枚　粳米二两
【用法】一同煮粥，如爱好食甜病者，可加白糖少许。
【功用】养心安神，健脾补血。
【主治】心血不足之心悸、心慌、失眠、健忘、贫血，脾虚腹泻，浮肿，体质虚羸，以及神经衰弱，自汗盗汗。
【宜忌】龙眼粥每次用量不宜过大，根据各人食量，每天早晚可各服一二饭碗，并须热服，量过了会引起中满气壅。凡风寒感冒，恶寒发热，或舌苔厚腻者忌用。

露桑散

【来源】《医级》卷八。
【组成】桑叶（带露者帛，晒炙炒）
【用法】上为末。每服三钱，米饮调下。
【主治】多汗、盗汗。

当归六黄汤

【来源】《寒温条辨》卷五。
【组成】当归二钱　熟地二钱　生地　黄连　黄芩　黄柏各一钱　黄耆（生）三钱　防风一钱　麻黄根一钱　浮麦一钱
【用法】水煎，温服。
【主治】阴虚盗汗。

加味归脾汤

【来源】《疫疹一得》卷下。

【组成】人参一钱　黄耆一钱半（炒）　白术一钱（炒）　茯神三钱　枣仁二钱（炒）　远志一钱半（炒）　甘草五分　当归一钱半　麻黄根二钱　牡蛎三钱　红枣三枚　浮麦三钱

【主治】自汗，盗汗。

新定龙骨散

【来源】《产科发蒙》卷四。

【组成】龙骨三钱　五倍子五钱

【用法】上为极细末，酽醋和调。贴脐中，以纸盖其上。

【主治】自汗盗汗。

敛气归源饮

【来源】《古方汇精》卷一。

【组成】黄耆（蜜炙）　黑豆　浮小麦各等分

【用法】水煎服。

【主治】盗汗不止。

黄耆豆汤

【来源】《医学实在易》卷五。

【组成】黄耆　马料豆各等分

【用法】二味用水一大碗，煎八分服。半月愈。

【主治】盗汗，自汗。

益阴汤

【来源】《类证治裁》卷二。

【组成】山萸　地黄　丹皮　芍药　麦冬　五味　山药　泽泻　灯草　地骨皮　莲子

【主治】里虚，盗汗有热。

镇液丹

【来源】《理瀹骈文》。

【组成】生黄耆二两　白术　枣仁　熟地　当归　白芍　柏子仁　麻黄根各一两　五味子　防风　龙骨各五钱　牡蛎粉一两五钱　赤石脂一两二钱

【用法】上共研为末，用红枣肉、黑小豆、浮小麦各二两，煎汁化牛胶五钱和丸。临用酌以开水磨涂心口；亦可用麻油熬膏，黄丹收贴。

【主治】自汗盗汗。

白术散

【来源】《揣摩有得集》。

【组成】白术一钱（土炒）　茯神一钱（炒黑）　归身一钱　小洋参五分　龙骨一钱（煅）　浮小麦一钱

【用法】水煎服。

【主治】小儿心虚血热，自汗、盗汗。

健脾止汗汤

【来源】《揣摩有得集》。

【组成】炙耆五钱　潞党参三钱　白术二钱（土炒）　茯神二钱　枣仁三钱（炒）　龙骨二钱（煅）　五味子五分（炒）　归身一钱半（土炒）　白芍一钱半（炒）　元肉一钱半

【用法】大枣三枚，浮麦一撮为引，水煎服。

【主治】妇人脾肺两虚，时常盗汗，精神短少，心跳不安。

萃仙丸

【来源】《中国医学大辞典》。

【组成】何首乌（制）　枸杞子　芡实　莲须各四两　白茯苓　核桃肉　龙骨　山药　沙苑蒺藜　破故纸　菟丝子　韭子　覆盆子　建莲肉各二两　人参一两　鱼鳔胶　银杏肉　续断肉各三两

【用法】上为细末，蜜水为丸，如梧桐子大。每服三钱，盐汤送下。

【功用】补精，益髓，添血，强腰。

【主治】真元不足，肾气虚弱，命门火衰，目昏盗汗，梦遗失精。

乌鸡白凤丸

【来源】《全国中药成药处方集》（天津方）。

【组成】人参（去芦） 鹿角胶 生白芍各八斤 当归九斤 生牡蛎三斤 甘草二斤 生黄耆二斤 鳖甲（醋制）四斤 丹参 香附（醋制）各八斤 天冬四斤 桑螵蛸三斤 乌鸡三十二只（去净毛、肠子、爪尖，净重不得低于四十二斤）

【用法】上药用绍兴酒八十四斤装罐内（或不生锈的桶亦可），将罐口封固，隔水蒸煮，至酒尽为度；再将以下鹿角霜三斤，熟地十六斤，生地十六斤，川芎四斤，银柴胡一斤十两，芡实（麸炒）四斤，生山药八斤，轧成粗末，再和所蒸的药料共和一起，搅匀晒干，共为细末，炼蜜为丸，三钱五分重，蜡皮或蜡纸筒封固。每服一丸，白开水送下。

【主治】妇女血虚，月经不调，经期腹痛，白带淋漓，腰腿疼痛，肢体浮肿，产后身体衰弱，出虚汗发烧。

安神定志丸

【来源】《全国中药成药处方集》（济南方）。

【组成】党参 茯苓 柏子仁 远志 枣仁 茯神 当归各一两 琥珀 石菖蒲 乳香各五钱

【用法】上为细末，炼蜜为丸，朱砂三钱为衣，每丸重三钱。每服一丸，每日二次，温开水送下。

【主治】神志不足，心虚多梦，烦躁盗汗。

保身丸

【来源】《全国中药成药处方集》（武汉方）。

【组成】党参三两 牡蛎二两 炙黄耆三两 巴戟天四两 当归三两 龙骨二两 甘草一两 杜仲 补骨脂各二两 续断三两 菟丝子四两 川芎 益智仁各二两 枸杞子四两 酸枣仁三两 淮牛膝 杭白芍各二两 远志四两 白术三两 广陈皮一两 云茯苓三两

【用法】小丸：取上药干燥，为细末，明净粉量加炼蜜50%～52%，迭成小丸，每钱不得少于二十五粒。大丸：加炼蜜115%～125%，和成大丸，每丸重二钱。每服二钱，白开水送下。

【主治】精神疲倦，腰酸肢软，虚烦盗汗，心悸不宁。

既济丸

【来源】《全国中药成药处方集》（武汉方）。

【组成】熟地 生地 山萸肉 天冬 麦冬 白芍各四两（炒） 五味子 当归身 黄柏各三两（盐水炒） 党参四两 苁蓉 枸杞子 茯苓 茯神 丹皮 泽泻 枣仁 远志各三两

【用法】上药干燥，混合碾细，按净粉量加炼蜜45%～50%迭成小丸，每钱不得少于二十丸。每服三钱，温开水送下。

【主治】口燥舌干，骨蒸发热，五心烦躁，自汗盗汗，夜梦遗精等症。

清热固表汤

【来源】《温病刍言》。

【组成】生石膏30克 地骨皮12克 浮小麦30克 糯稻根30克 知母10克

【主治】内热而表不和，以致自汗、盗汗。

【方论】生石膏、知母以清内热；地骨皮、浮小麦、糯稻根皆为养阴止汗之剂。且汗为心之液，汗多则心气亦虚，小麦为心之谷，专能补养心气，惟浮小麦中空体轻而走皮表，故兼有固表止汗之功。

止汗汤

【来源】《中医杂志》（1979，5：288）。

【组成】生黄芪 生牡蛎 浮小麦各30g 生地 熟地各15g 当归 炒黄柏 炒黄芩 麻黄根各9g 炒胡连6g

【用法】每日1剂，水煎，早晚各服1次。

【主治】肺结核所致盗汗。

【加减】严重盗汗者可加用白芍12g，丹皮9g，五味子6g。

【验案】肺结核所致盗汗 《中医杂志》（1979，5：288）：治疗肺结核所致盗汗病人161例。结果：盗汗消失140例，好转15例，无效6例，有效率为96.3%。多数病人服药3剂后，盗汗即见减轻，一般6剂即可消失，10剂左右亦可止汗。

五味敷剂

【来源】《陕西中医》（1985，5：209）。

【组成】五倍子　赤石脂　没食子　煅龙牡各100g　辰砂5g

【用法】前四味共研细末，再加辰砂共研和匀备用。视小儿年龄增减使用。6个月～1岁者每次10g，1～5岁者15g，5岁以上用20g。用凉水、食醋各半调药成稀糊状，每晚临睡前敷肚脐，以纱布绷带固定，翌晨揭去，3～5夜为1个疗程。

【主治】小儿顽固性盗汗。

【验案】小儿顽固性盗汗　《陕西中医》（1985，5：209）：所治小儿顽固性盗汗118例，男79例，女39例；年龄半岁～10岁；病程3个月至1年以上。结果：用药后盗汗止者100例，无效6例，愈后复发继敷有效者9例，续敷无效者3例。

柏子仁丸

【来源】《部颁标准》。

【组成】柏子仁200g　麻黄根（蜜炙）100g　半夏曲（炒）200g　党参100g　白术（麸炒）100g　牡蛎（煅）100g　麦麸（炒黄）50g　五味子（制）100g　大枣300g

【用法】以上九味，先将柏子仁、五味子略炒，大枣去核微炒，然后与半夏等七味混合，粉碎成细粉，过筛，混匀，每100g粉末加炼蜜20～30g与水适量泛丸，干燥；密闭，防潮贮藏。口服，1次6～9g，1日2次，饭前服用。

【功用】养心安神，和胃固卫。

【主治】阴虚火旺，夜寐不安，盗汗。

【宜忌】忌食刺激性食物。

二十二、心　汗

心汗，是指心窝部多汗之症。《丹溪心法》："别处无汗，独心孔一片有汗。思虑多则汗亦多，病在用心，宜养心血，……名曰心汗。"病发多因思虑太过而伤及心脾所致，汗为心之液也。治宜补养心脾，益气敛汗。

艾煎茯苓散

【来源】《医方考》卷四。

【组成】艾　茯苓末一钱。

方中艾用量原缺。

【用法】以艾煎汤，调茯苓末服。

【主治】别处无汗，独心孔一片有汗者。

【方论】此是心火自旺，膈有停饮，火热蒸其湿饮，故令此处有汗。茯苓甘而淡，甘能养心，淡能渗湿；艾叶香而涩，香能利气，涩能固津。

茯苓补心汤

【来源】《万病回春》卷四。

【组成】茯苓　人参　白术　当归　生地黄　酸枣仁　白芍　麦门冬　陈皮　黄连（炒）各等分　辰砂（研末，临服调入）五分　甘草三分

【用法】上锉一剂。加大枣二个，乌梅一个，浮小麦一撮，水煎，食远服。

【主治】心汗症。

返汗化水汤

【来源】《辨证录》卷六。

【组成】茯苓二两　猪苓三钱　刘寄奴三钱

【用法】水煎服。一剂而汗止，不必再剂。

【功用】利水消火。

【主治】小肠热极，心头上一块出汗，不啻如雨，四肢他处又复无汗。

【方论】茯苓、猪苓俱是利水之药，加入刘寄奴则能止汗，又善利水，其性又甚速，同茯苓、猪苓从心而直趋于膀胱，由阴器以下泄，因水去之急，而火亦随水而急去也，正不必再泄其火，以防伤损脏腑耳。

苓连汤

【来源】《辨证录》卷六。
【组成】茯苓二两　黄连一钱
【用法】水煎服。
【功用】利小肠，利水以分消其火气。
【主治】小肠热极，止在心头上一块出汗，不啻如雨，四肢他处无汗。

助思汤

【来源】《辨证录》卷七。
【组成】人参五钱　熟地一两　生地五钱　麦冬五钱　北五味一钱　黄连一钱　肉桂三分　茯苓二钱　菟丝子二钱　丹皮二钱　丹砂一钱（不可经火）　柏子仁三钱　炒枣仁二钱　莲子心一钱
【用法】水煎服。
【主治】思虑过多，心虚而无血养心，心头有汗，一身手足无汗者。

滋心汤

【来源】《辨证录》卷七。
【组成】人参三钱　桑叶十四片　黄连五分　丹参三钱　麦冬五钱　甘草五分　熟地一两　山茱萸五钱　柏子仁二钱　生地五钱　白术三钱　沙参二钱　玄参三钱　丹皮三钱
【用法】水煎服。二剂心汗止，十剂不再发。
【功用】补血养心，泻火生液。
【主治】思虑过多，心虚而无血以养心，心头有汗，一身手足无汗。

艾煎散

【来源】《嵩崖尊生全书》卷八。
【组成】艾五分　茯神二钱　青桑叶一钱
【主治】心汗，别处无汗，独心孔有汗，思虑多汗亦多。

二十三、血　汗

血汗，又名红汗、汗血、肌衄，是指汗出色淡红如血之症。《奇效良方》：“神白散，治血汗，从肌腠出”。《血证论》：“阳乘阴而外泄者，发为皮肤血汗矣。”病发多由火热炽盛，迫血外溢所致。治宜清热泻火。

郁金散

【来源】《圣济总录》卷七十。
【别名】金光散（《普济方》卷一八八）。
【组成】郁金　甘草（炙）　青黛各半两
【用法】上为散。每服二钱匕，以鸡子白调下。
【主治】衄血，汗血。

定命散

【来源】《圣济总录》卷七十。
【组成】丹砂　水银　麝香各一分
【用法】上为细末。分为二服，用新汲水调下。
【主治】血汗，鼻衄不止。

炒栀散

【来源】《内经拾遗方论》卷一。
【组成】炒山栀（炒黑）
【用法】上为细末。每服二钱，白滚水调下。
【主治】汗血。

麻黄六合汤

【来源】《保命歌括》卷八。
【组成】熟地　当归　芍药　川芎　麻黄　生姜
【主治】脉胀病。肺受寒邪，汗孔闭密，汗不得泄，卫强荣弱，毛窍之中，节次血出，少间不出，即皮胀如鼓，口、鼻、眼目皆胀。

猬皮汤

【来源】《类证治裁》卷二。

【组成】猬皮（烧灰）

【用法】米饮下。猬肉煮食更妙。

【主治】产后血汗。

二十四、头　汗

头汗，是指头面局部多汗的病情。《伤寒明理论》："但头汗出，身无汗，剂 颈而还，小便不利，渴饮水浆"，"皆但头汗出也，俱是热郁于内，而不得越者也。"病发多因或胃火上腾，水湿内盛，或瘀血内蓄，水亏火旺等所致。治宜清泻胃火，利水渗湿，活血化瘀，滋阴降火。

止汗散

【来源】《魏氏家藏方》卷十。

【组成】白茯苓（去皮）　牡蛎粉各四两

【用法】上为末。遇有汗处扑之。汗自止。

【主治】小儿头汗、盗汗。

遏汗丸

【来源】《石室秘录》卷二。

【组成】桑叶一斤　熟地二斤　北五味三两　麦冬六两

【用法】上为末，炼蜜为丸。每日五钱或一两，白滚水送下。

【功用】滋肾清肺。

【主治】肾火有余，肾水不足，头顶汗出，徒用止汗之药，以致目昏而耳痛。

龟豕膏

【来源】《辨证录》卷七。

【组成】杀猪心内之血一两　龟版膏二两　五味子二钱（为末）

【用法】先将龟版融化，后入猪心血，再入五味子末，调化膏，切片，含化。

【主治】胃气盛而每次饮食之时，头项至面与颈脖之间大汗淋漓，身又无恙。

半夏茯苓汤

【来源】《伤寒大白》卷三。

【组成】熟半夏　白茯苓

【主治】头汗，中焦闭塞，则周身不能敷布，但头有汗。

胜湿汤

【来源】《杂病源流犀烛》卷七。

【组成】苍术　厚朴　半夏各钱半　藿香　陈皮各七分半　甘草五分　生姜七片　大枣二枚

【主治】

1.《杂病源流犀烛》：湿邪。胃家湿滞多唾。
2.《类证治裁》：湿邪搏阳，汗出头额。

二十五、大汗不止

大汗不止，是指全身大量汗出的病情。病发多因气分热炽，逼迫津液外泄。治宜清热泻火，益气生津，甚者可大补元气，谨防亡阴亡阳之危象。

术桂散

【来源】《外台秘要》卷二十三引《古今录验》。

【组成】麻黄　桂心各五分　白术　附子（炮）　菖蒲各三分

【用法】上为末。每服方寸匕，食前酒送下，一日三次。

【主治】汗出不止。

扑肌散

【来源】《普济方》卷三五三。

【组成】黑附子二钱半（炮）　牡蛎半两（盐泥煅）　糯米二两（炒）

【用法】上为末。以绢袋盛，身上扑之。

【主治】汗不止。

生阳汤

【来源】《医学集成》卷三。

【组成】黄耆　人参　熟地　麦冬各一两　当归　枣仁各五钱　五味三钱　炙草一钱

【主治】大汗伤阳。

收汗汤

【来源】《医学集成》卷三。

【组成】黄耆　当归各一两　五味子一钱　桑叶七片

【主治】大汗伤阳。

安肺散

【来源】《辨证录》卷九。

【组成】麦冬五钱　桔梗二钱　生地三钱　白芍三钱　茯苓三钱　紫苏二钱　款冬花一钱　天门冬三钱　紫菀一钱　黄芩三钱　熟地三钱　山茱萸二钱　玄参五钱　贝母五分

【用法】水煎服。

【功用】补肺气，滋肾水。

【主治】人有日坐于围炉烈火之边，肺金受火之伤，以致汗出不止，久则元气大虚，口渴引饮，发热者。

收汗散

【来源】《点点经》卷一。

【组成】陈蒲扇（烧灰）

【用法】加砂糖，开水冲服。

【功用】止汗。

【主治】酒伤肺脏，肺气虚，大汗如雨。

二十六、消　渴

消渴，又名消瘅，是指以多尿、多饮、多食、乏力、消瘦，或尿有甜味为典型临床表现的一种疾病。《黄帝内经》论述颇多，如《素问·奇病论》：“肥者，令人内热，甘者令人中满，故其气上溢，转为消渴”，《灵枢经·邪气脏腑病形》：“五脏主藏精者也。五脏之血气皆少，则津液枯竭而为消瘅。消瘅者，三消之证。心肺主上消，脾胃主中消，肝肾主下消也。”《金匮要略·消渴小便不利淋病脉证并治》：“气盛则溲数，溲数即坚，坚数相搏，即为消渴”，“男子消渴，小便反多，以饮一斗，小便一斗，肾气丸主之”，“脉浮，小便不利，微热消渴者，宜利小便发汗，五苓散主之。”不仅立专篇讨论，并最早提出治疗方药。《诸病源候论·消渴候》论述本病并发症：“夫消渴者，渴不止”，“其病变多发痈疽”。此后多有论此者，如《宣明论方·消渴总论》“可变为雀目或内障”；《儒门事亲·三消论》：“夫消渴者，多变聋盲、疮癣、痤疿之类”，“或蒸热虚汗，肺痿劳嗽”。更进一步论述本病的并发症。《证治准绳·消瘅》在前人论述的基础上，对三消的临床分类作了规范，“渴而多饮为上消（经谓膈消），消谷善饥为中消（经谓消中），渴而便数有膏为下消（经谓肾消）”。

本病成因多为禀赋不足，饮食失节，情志失调，劳欲过度所致。其病机要在阴津亏损，燥热偏盛，以阴虚为本，燥热为标，两者互为因果，阴愈虚则燥热愈盛，燥热愈盛则阴愈虚。病变涉及肺、胃、肾，尤以肾为关键。三脏之中，虽有所偏重，但往往又互相影响。其治疗，当以清热润燥，养阴生津为大法。如《医学心悟·三消》：“治上消者，宜润其肺，兼清其胃”；“治中消者，宜清其胃，兼滋其肾”；“治下消者，宜滋其肾，兼补其肺”。至于病机转化，出现血脉瘀滞及阴损及阳之象，以及并发痈疽、眼疾、劳嗽等症，则还应针对具体病情，及时合理地选用活血化瘀，清热解毒，健脾益气，滋补肾阴，温补肾阳等治法。

滑石白鱼散

【来源】《金匮要略》卷中。

【组成】滑石二分　乱发二分（烧）　白鱼二分

【用法】上为散。每服半钱匕，饮下，一日三次。

【主治】

1.《金匮要略》：小便不利。

2.《张氏医通》：消渴、小便不利，小腹胀痛有瘀血。

【方论】

1.《金匮玉函经二注》赵以德：滑石利窍；发乃血之余，能消瘀血，通小便，本草治妇人小便不利，又治妇人无故溺血；白鱼去水气，理血脉，可见皆血剂也。

2.《金匮要略心典》：《别录》云：白鱼开胃下气，去水气；血余疗转胞，小便不通；合滑石为滋阴益气，以利其小便者也。

肾气丸

【来源】《金匮要略》卷下。

【组成】干地黄八两　薯蓣四两　山茱萸四两　泽泻三两　茯苓三两　牡丹皮三两　桂枝　附子（炮）各一两

【用法】上为末，炼蜜为丸，如梧桐子大。每服十五丸，加至二十五丸，酒送下，每日二次。

【功用】

1.《太平圣惠方》：暖肾脏，补虚损，益颜色，壮筋骨。

2.《养老奉亲书》：补老人元脏虚弱，腑气不顺，壮筋骨，益颜容，固精髓。

3.《太平惠民和济局方》：久服壮元阳，益精髓，活血驻颜，强志轻身。

4.《摄生众妙方》：阴阳双补。

5.《医宗金鉴》：引火归源。

【主治】《金匮要略》：虚劳腰痛，少腹拘急，小便不利，或短气有微饮，或男子消渴，小便反多，以饮一斗，小便一斗，及妇人病饮食如故，烦热不得卧，而反倚息者，此名转胞，以胞系了戾，故致此病。

【宜忌】

1.《外台秘要》引《崔氏方》：忌猪肉、冷水、生葱、醋物、芜荑。

2.《中成药研究》（1981，2：46）：有咽干口燥，舌红少苔等肾阴不足，肾火上炎表现者，不宜使用本方。

【验案】糖尿病性膀胱病　《浙江中医》（1997，10：447）：用该药口服，每次7粒，1日3次，连续服用3～5个月，治疗糖尿病性膀胱病12例。结果：症状消失者7例，症状明显减轻者4例。起效时间一般在用药后3～4周。

八味丸

【来源】方出《肘后备急方》卷四，名见《类编朱氏集验方》卷二。

【别名】八物肾气丸、肾气丸（《御药院方》卷六），陈氏八味丸（《饲鹤亭集方》）。

【组成】八味丸去附子，加五味子。

【用法】用茧空及茄空煎汤下。

《御药院方》：上为细末，炼蜜为丸，如梧桐子大。每服五十丸，空心、食前温酒送下，一日二次。

【功用】《御药院方》：平补气血，坚固牙齿，活血，驻颜益寿。

【主治】

1.《肘后备急方》：大风冷。

2.《类编朱氏集验方》：消渴。

3.《饲鹤亭集方》：肾水不足，虚火上炎，面赤足冷，咳嗽痰多。

汉防己散

【来源】方出《外台秘要》卷十一引《肘后备急方》，名见《普济方》卷一七九。

【组成】栝楼六分　黄连六分　汉防己六分　铅丹六分（研）

【用法】上为散。每食后取酢一合，水二合，和服方寸匕，一日三次。当强饮水，须臾恶水，不复饮矣。

【主治】

1.《外台秘要》引《肘后备急方》：消渴，肌肤羸瘦，或虚热转筋，不能自止，小便数。

2.《普济方》：消渴，饮水过多，不知厌足。

加减六物丸

【来源】《外台秘要》卷十一（注文）引《肘后备急方》。

【组成】栝楼根八分　麦门冬六分（去心）　知母五分　人参四分　苦参四分　土瓜根四分

【用法】上为末，以牛胆汁为丸，如小豆大。每服二十丸，麦粥汁送下，一日三次；未知，稍加至三十丸。

【主治】消渴热中。

【加减】咽干者，加麦门冬；舌干，加知母；胁下满，加人参；小便难，加苦参；小便数，加土瓜根，随患加之一分。

桑根白皮汤

【来源】方出《外台秘要》卷十一引《肘后备急方》，名见《普济方》卷一七七。

【别名】桑根汤（《千金翼方》卷十九）。

【组成】桑根白皮（新掘入地三尺者，炙令黄黑色，切）

【用法】上以水煮令浓，随意饮之。亦可纳少量粟米，勿与盐。

《圣济总录》：桑根白皮（锉，炒）半斤，为粗末，每服三钱匕，水一盏，煎至七分，去滓，温服，一日二次。

【主治】

1.《外台秘要》引《肘后备急方》：卒消渴，小便多，日饮水一斛。

2.《圣济总录》：消渴后，心肺气独盛，结成痈疽。

黄连丸

【来源】《外台秘要》卷十一引《肘后备急方》。

【组成】黄连一斤（去毛）　生地黄十斤

【用法】上为末，绞生地黄取汁，渍黄连，出，晒之燥，复纳之，令汁尽干，为末，炼蜜为丸，如梧桐子大。每服二十丸，一日三次；亦可为散，每服方寸匕，以酒送下，一日三次。尽，更令作即愈。

【主治】消渴。

【宜忌】忌猪肉，芜荑。

【方论】《千金方衍义》：黄连清燥膈上之热，生地滋培下焦之阴。

独胜散

【来源】《普济方》卷一七七引《肘后备急方》。

【组成】萝卜（出子者）三枚

【用法】洗净薄切，晒干为末。每服二钱，食后、夜卧煎猪肉澄清调下，一日三次。

【主治】消渴。

栝楼汤

【来源】《医心方》卷十二引《范汪方》。

【组成】栝楼二两　黄连一升　甘草二两

【用法】以水五升，煮取二升半，分三服。

【主治】消渴。日饮一斛，小便亦如之。

增损肾沥汤

【来源】《外台秘要》卷十七引《小品方》。

【组成】肾一具（猪羊并得） 远志二两 麦门冬一升（去心） 人参二两 五味子二合 泽泻二两 干地黄二两 茯苓一两 桂心二两 当归二两 芎藭二两 黄芩一两 芍药一两 生姜五两 枣二十枚 螵蛸二十枚（炙） 鸡膍胵里黄皮一两

【用法】先用水一斗五升煮肾，取一斗三升，去肾煎药，取三升，去滓，分三服。

【主治】肾气不足，消渴引饮，小便过多，腰背疼痛。

【宜忌】忌生葱，芜荑酢物。

黍米汤

【来源】《医心方》卷十二引《经心录》。

【组成】干黍米一升

【用法】以水三升，煮取一升，去滓，服一升，一日二服。

【主治】消渴。

小麦汤

【来源】《医心方》卷十三引《古今录验》。

【组成】小麦一升 栝楼根（切）一升 麦门冬一升

【用法】以水三斗，煮取一斗半，饮之。

【主治】消渴，日饮六七斗者。

花苁蓉丸

【来源】《外台秘要》卷十一引《古今录验》。

【组成】花苁蓉八分 泽泻四分 五味子四分 紫巴戟天四分（去心） 地骨皮四分 磁石六分（研，水淘去赤汁，干之研入） 人参六分 赤石脂六分（研入） 韭子五分（熬） 龙骨五分（研入） 甘草五分（炙） 牡丹皮五分 干地黄十分 禹余粮三分（研入） 桑螵蛸三十枚（炙） 栝楼四分

【用法】上药治下筛，炼蜜为丸，如梧桐子大。每服二十丸，空腹以牛乳送下，一日二次。

【主治】消渴服铅丹丸得小便咸苦如常，后恐虚惫者。

【宜忌】忌房劳、酢、海藻、菘菜、胡荽、芜荑。

铅丹散

【来源】《备急千金要方》卷二十一注文引《古今录验》。

【别名】胡粉散（《儒门事亲》卷十三）。

【组成】铅丹 胡粉各二分 栝楼根 甘草各十分 泽泻 石膏 赤石脂 白石脂各五分

【用法】上药治下筛。每服方寸匕，水送下，每日三次；壮人一匕半。渴甚者，夜二服，腹痛者减之。丸服亦佳，每服十丸。服此药了，经三两日，宜烂煮羊肝空腹服之；或作羹亦得，宜汤淡食之。候小便得咸，更即宜服苁蓉丸兼煮散将息。

【主治】

1.《备急千金要方》（注文）引《古今录验》：消渴，小便数，兼消中。

2.《普济方》：消中，心神烦闷，头痛。

【宜忌】《备急千金要方》（注文）引《备急方》：不宜酒下，用麦汁下之。

【方论】《千金方衍义》：栝楼治肺胃燥渴；甘草解毒安中；石膏清胃止渴，兼解石药之悍；铅丹、胡粉、赤白石脂镇慑痰涎，分走血气。石膏解石药毒，甘草解草药毒，栝楼专主消渴，泽泻兼治水逆，总解热而化下毒。

煮 散

【来源】《外台秘要》卷十一引《古今录验》。

【组成】桑根白皮六分 薏苡仁六分 通草四分 紫苏茎叶四分 五味子六分 覆盆子八分 枸杞子八分 干地黄九分 茯苓十二分 菝葜十二分 黄耆二分

【用法】上为末，分为五贴，每贴用水一升八合，煎取七合，去滓温服。

【主治】消渴病，服花苁蓉丸渴多者。

【宜忌】忌酢物、芜荑。

大曲蘖丸

【来源】《备急千金要方》卷十五。

【组成】大麦蘖 曲各一升 附子 干姜 当

归　人参各三两　赤石脂一两　桔梗　女萎各二两　吴茱萸　皂荚各五两　蜀椒二两半　乌梅五十枚

【用法】上为末；蜜酢中半渍梅一宿，蒸三斗米下，去核，捣如泥，和药，炼蜜为丸。每服十丸，一日三次。

【功用】消谷，断下，温和；寒冷者长服不患霍乱。

【加减】下甚者，加龙骨、阿胶、艾各三两。

五石汤

【来源】《备急千金要方》卷十六。

【组成】寒水石　消石　赤石脂　龙骨　牡蛎　甘草　黄芩　栝楼根各五分　知母　桂心　石膏各三分　大黄二分

方中消石，《千金翼方》作"滑石"。

【用法】上锉。以水七升，煮取三升，分四次服，日三夜一。

【主治】胃间热，热病后不除，烦闷，口中干渴。

【方论】《千金方衍义》：此于风引汤中除去滑石之伤津，易赤石脂以固脱；因有烦热、口干，是以除去干姜之燥烈、紫白石英之剽悍，并易黄芩、知母、栝楼根清热滋津之味。更易四味，而功用迥然矣。

三黄丸

【来源】《备急千金要方》卷二十一引巴郡太守方。

【别名】加减三黄丸（《证治准绳·类方》卷五）、四季三黄泻心丸（《审视瑶函》卷六）、四季三黄丸（《北京市中药成方选集》）。

【组成】春三月黄芩四两　大黄三两　黄连四两　夏三月黄芩六两　大黄一两　黄连七两　秋三月黄芩六两　大黄二两　黄连三两　冬三月黄芩三两　大黄五两　黄连二两

【用法】上药随时和捣，以蜜为丸，如大豆大。饮服五丸，一日三次，不知，稍加至七丸，取下而已。一本云，夏三月不服。

【主治】

1.《备急千金要方》：男子五劳七伤，消渴不生肌肉，妇人带下，手足寒热。

2.《审视瑶函》：男妇三焦积热，上焦有热攻冲，眼目赤肿，头项疼痛，口舌生疮；中焦有热，心膈烦躁，不美饮食；下焦有热，小便赤涩，大便秘结；五脏俱热，生痈疖疮痍。及治五般痔疾，粪门肿或下鲜血，小儿积热。

【宜忌】

1.《外台秘要》：忌猪肉。

2.《千金方衍义》：津枯血燥慎勿投。

【方论】

1.《千金方衍义》：巴蜀风土刚厚，民多血气刚强，虽有劳伤消渴肌肉不生，多属水亏火旺。故巴郡所奏之方专取伊尹三黄随四序而为加减，在春阳气方强之时，虽当寒折，只宜平调以分解之，夏月阴气在内，总有湿热，反堪以苦燥之；又秋燥令司权，热邪伤表虽多，故取轻剂以外泄之；平冬阳气潜藏，热邪内伏，专事苦寒以内夺之，药虽峻削，日服无几，可无伤中之虑，妇人湿热带下亦不出此。

2.《医方考》：上件皆火证也。火炎则水干，故令消渴；燥万物者，莫熯于火，故令羸瘦，不生肌肉；火甚则速于传化，故善谷。芩、连、大黄，苦寒物也，寒能胜热，苦能泻火，火去而阴自生，阴生而肌肉自长矣。

3.《审视瑶函》：味之苦者能降火，黄芩味苦而质枯，黄连味苦而气燥，大黄苦寒而味厚。质枯则上浮，故能泻火于膈，气燥则就火，故能泻火于心；味厚则喜降，故能荡邪攻实。此天地亲上亲下之道，水流湿，火就燥之义也。

古瓦汤

【来源】方出《备急千金要方》卷二十一，名见《鸡峰普济方》卷十九。

【组成】屋上瓦（三十年者，碎如雀脑）三升（东流水二石煮取二斗）　生白术　干地黄　生姜各八两　橘皮　人参　甘草　黄耆　远志各三两　桂心　当归　芍药各二两　大枣三十枚

【用法】上锉。纳瓦汁中，煮取三升，分四次服。

【主治】

1.《备急千金要方》：消渴，阴脉绝，胃反而吐食。

2.《鸡峰普济方》：消渴，虚乏食少无力，小便频数者。

白术散

【来源】方出《备急千金要方》卷二十一，名见《普济方》卷一七六。

【组成】茯苓八两　泽泻四两　白术　生姜　桂心各三两　甘草一两

【用法】上锉。以水一斗，煮小麦三升，取三升，去麦下药，煮取二升半，服八合，一日二次。

【主治】消渴，阴脉绝，胃反而吐食。

地黄丸

【来源】《备急千金要方》卷二十一。

【别名】地黄煎丸（《圣济总录》卷五十八）、生地黄丸（《鸡峰普济方》卷十九）。

【组成】生地黄汁　生栝楼根汁各二升　牛羊脂三升　白蜜四升　黄连一斤（为末）

【用法】上合煎令可丸，即丸如梧桐子大。每服五丸，饮送下，加至二十丸，一日二次。

【功用】除热，止渴，补养。

【主治】消渴面黄，手足黄，咽中干燥，短气，脉如连珠。

【方论】《千金方衍义》：脉如连珠，心脾结热可知，故用黄连专泻二经之积热，地黄滋血，栝楼根滋津，牛羊脂、蜂蜜滋肠胃之枯燥也。

竹叶汤

【来源】方出《备急千金要方》卷二十一，名见《普济方》卷一八〇。

【组成】竹叶（切）二升　地骨皮　生地黄（切）各一升　石膏八两　茯神（一作茯苓）　萎蕤　知母　生姜各四两　生麦门冬一升半　栝楼根八两

【用法】上锉。以水一斗二升，下大枣三十个并药，煮取四升，分四服。

【功用】消热止渴。

【主治】渴利虚热，引饮不止。

麦门冬丸

【来源】方出《备急千金要方》卷二十一，名见《外台秘要》卷十一。

【组成】麦门冬　茯苓　黄连　石膏　萎蕤各八分　人参　龙胆　黄芩各六分　升麻四分　枳实五分　枸杞子　栝楼根　生姜（屑）各十分　茅根（切）一升　粟米三合

方中枸杞子，《外台秘要》作地骨皮。

【用法】上为末，炼蜜为丸，如梧桐子大。用茅根、粟米，以水六升，煮取米熟，以其汁送下前药十丸，一日二次。若渴，则与此饮，至足大麻亦得。

【功用】除肠胃热实。

【主治】消渴。

【宜忌】《外台秘要》：忌猪肉、酢物。

枸杞汤

【来源】《备急千金要方》卷二十一。

【别名】栝楼根汤（《圣济总录》卷五十八）、栝楼汤（《普济方》卷一七八）。

【组成】枸杞枝叶一斤　栝楼根　石膏　黄连　甘草各三两

【用法】上锉。以水一斗，煮取三升，分五服，日三夜二；剧者多合，渴即饮之。

【主治】

1.《备急千金要方》：消渴。

2.《圣济总录》：发背痈疽，热渴闷乱。

3.《普济方》：渴而利者。

枸杞汤

【来源】《备急千金要方》卷二十一。

【别名】地骨皮散（《普济方》卷一七八）。

【组成】枸杞根（白皮，切）五升　麦门冬三升　小麦二升

【用法】上以水二斗煮，麦熟药成，去滓，每服一升，一日二次。

【主治】

1.《备急千金要方》：虚劳，口中苦渴，骨节烦热或寒。

2.《圣济总录》，消渴，舌干体瘦。

茯苓丸

【来源】方出《备急千金要方》卷二十一，名见《普济方》卷一八〇。

【组成】贝母六分（一作知母）　栝楼根　茯苓各四分　铅丹一分　鸡肶胵中黄皮十四枚

【用法】上为末，每服方寸匕，一日三次。愈后常服甚佳，去铅丹，以蜜为丸，长服勿绝，以麦饮服。

【主治】渴，小便数。

茯神汤

【来源】方出《备急千金要方》卷二十一，名见《外台秘要》卷十一。

【组成】竹叶（切）二升　地骨皮　生地黄（切）各一升　石膏八两　茯神　葳蕤　知母　生姜各四两　生麦门冬一升半　栝楼根八两

【用法】上锉。以水一斗二升，下大枣三十个，并药煮取四升，分四服。

【功用】消热止渴。

【主治】渴利虚热，引饮不止。

茯神煮散

【来源】《备急千金要方》卷二十一。

【别名】茯神散（《医方类聚》卷一二四）。

【组成】茯神　苁蓉　葳蕤各四两　生石斛　黄连各八两　栝楼根　丹参各五两　甘草　五味子　知母　人参　当归各三两　麦蘖三升

【用法】上药治下筛。每服三方寸匕，以绢袋盛，水三升，煮取一升服，一日二次。

【功用】补虚。

【主治】消渴，虚热四肢羸乏，渴热不止。

【宜忌】《外台秘要》：忌猪肉、醋物、海藻、菘菜。

【方论】《千金方衍义》：三焦之治与肾脏之治截然两途，肾脏阴虚，而用壮水之剂，不得杂以补气之味，恐其留恋阴药于上，泥膈夺食，转增弥漫，非若益火消阴，宜兼补气，以资阳生阴长之功也。三焦本属相火，所以用苁蓉、五味、知母滋培下焦，黄连、麦蘖、石斛清理中焦，茯神、葳蕤、栝楼滋养上焦，又须人参、甘草，匡扶胃气，当归、丹参调和营血，则三焦之火，得以涵养，而无焱起之患矣。

骨填煎

【来源】《备急千金要方》卷二十一。

【别名】填骨煎（《外台秘要》卷十一）。

【组成】茯苓　菟丝子　山茱萸　当归　牛膝　附子　五味子　巴戟天　麦门冬　石膏各三两　石韦　人参　桂心　苁蓉各四两　大豆卷一升　天门冬五两

《外台秘要》有远志，无苁蓉。

【用法】上为末，次取生地黄、栝楼根各十斤，取汁，于微火上煎之，减半，便作数分，纳药，并下白蜜二斤，牛髓半斤，微火煎之。令如糜。食如鸡子黄大，每日三次，亦可饮服之。

【主治】虚劳消渴。

【宜忌】《外台秘要》：忌酢物、鲤鱼、生葱、猪肉、冷水。

宣补丸

【来源】《备急千金要方》卷二十一（注文）引《集验》。

【别名】茯神丸（《备急千金要方》卷二十一）。

【组成】茯神　黄耆　栝楼根　麦门冬　人参　甘草　黄连　知母各三两　干地黄　石膏各六两　菟丝子三合　苁蓉四两

【用法】上为末，以牛胆汁三合加炼蜜为丸，如梧桐子大。每服三十丸，以茅根汤送下，一日二次。渐加至五十丸。

【主治】肾消渴，小便数者。

栝楼丸

【来源】方出《备急千金要方》卷二十一，名见《医心方》卷十二。

【组成】栝楼根三两　铅丹二两　葛根三两　附子一两

【用法】上为末，炼蜜为丸，如梧桐子大。每服十丸，饮送下，一日三次，渴则服之。

【主治】

1.《备急千金要方》：消渴。日饮一石水者。

2.《医心方》：小便不通。

【加减】春、夏减附子。

栝楼汤

【来源】方出《备急千金要方》卷二十一，名见《外台秘要》卷十一。

【组成】栝楼根　生姜各五两　生麦门冬（用汁）　芦根（切）各二升　茅根（切）三升

【用法】上锉。以水一斗，煮取三升，分三服。

【主治】

1.《备急千金要方》：消渴。

2.《普济方》：胃热。

栝楼粉

【来源】《备急千金要方》卷二十一。

【别名】栝楼根散（《简易方》引《桃溪方》，见《医方类聚》卷一二五）。

【组成】大栝楼根

【用法】深掘大栝楼根，厚削皮至白处止，以寸切之，水浸一日一夜，易水经五日，取出烂捣碎研之，以绢袋滤之，如出粉法，干之。每服方寸匕，水送下，一日三四次。亦可作粉粥，乳酪中食之，不限多少，取愈止。

【主治】消渴。

栝楼散

【来源】方出《备急千金要方》卷二十一，名见《外台秘要》卷十一。

【别名】栝楼根散（《普济方》卷一七六）。

【组成】栝楼根　麦门冬　铅丹各八分　茯神（一作茯苓）　甘草各六分

【用法】上药治下筛。每服方寸匕，以浆水下，一日三次。

【主治】消渴。

【宜忌】《外台秘要》：忌海藻、菘菜。

栝楼粉粥

【来源】《备急千金要方》卷二十一。

【别名】天花粉粥（《药粥疗法》）。

【组成】栝楼根

【用法】深掘大栝楼根厚削皮至白处止，以寸切之，水浸一日一夜，易水经五日，取出烂捣，碎研之，以绢袋滤之，如出粉法干之，作粉粥，乳酪中食之不限多少，取愈止。

《药粥疗法》：栝楼根煎汁，去滓，或鲜者洗净后切片，煎取浓汁，同粳米煮粥。

【功用】《药粥疗法》：清热生津，止渴。

【主治】

1.《备急千金要方》：大渴。

2.《药粥疗法》：热病伤津，多饮，肺热干咳，消渴。

浮萍丸

【来源】《备急千金要方》卷二十一。

【组成】干浮萍　栝楼根各等分

【用法】上为末，以人乳汁和丸，如梧桐子大。每服二十丸，空腹时饮送下，一日三次。

【主治】消渴，虚热。

【方论】《千金方衍义》：《本经》言浮萍下水气，止消渴，以其能开发腠理，通行经脉也。此方以肺气固结，津不行而渴，故用浮萍，兼取栝楼根协济，以建清热止渴之功。

黄耆汤

【来源】方出《备急千金要方》卷二十一，名见《外台秘要》卷十一。

【组成】黄耆　茯神　栝楼根　甘草　麦门冬各三两　干地黄五两

【用法】上锉。以水八升，煮取二升半，去滓，分三服，日进一剂，服十剂佳。

【主治】消渴。

【宜忌】《外台秘要》：忌芜荑、酢物、海藻、菘菜。

黄耆汤

【来源】《备急千金要方》卷二十一。

【组成】黄耆　芍药　生姜　桂心　当归　甘草各二两　麦门冬　干地黄　黄芩各一两　大枣三十枚

【用法】上锉。以水一斗，煮取三升，分三服，每日三次。

【主治】消中。虚劳少气，小便数。

【方论】《千金方衍义》：虚劳少气是宿病，故用黄耆、甘草、归、芍、地黄以资气血；消中小便数是新病，故用黄芩、麦冬、桂心、姜、枣以通津液。

猪肚丸

【来源】《备急千金要方》卷二十一。

【别名】黄连猪肚丸（《三因极一病证方论》卷十）、猪肚黄连丸（《太平圣惠方》卷五十三）、猪肚儿丸（《普济方》卷一七六引《如宜方》）。

【组成】猪肚一枚（治如食法）　黄连　粱米各五两　栝楼根　茯神各四两　知母三两　麦门冬二两

《太平圣惠方》有柴胡。

【用法】上为末，纳猪肚中缝塞，安甑中蒸之极烂，接热及药，木臼中捣为丸；若强，与蜜和之为丸，如梧桐子大。随渴即饮服三十丸，加至五十丸，每日二次。

【主治】

1.《备急千金要方》：消渴。

2.《中国医学大辞典》：下元虚弱，湿热郁结，强中消渴，小便频数，甚至梦遗白浊，赤白带淋。

酸枣丸

【来源】《备急千金要方》卷二十一。

【别名】酸枣仁丸（《圣济总录》卷五十八）。

【组成】酸枣一升五合　酢安石榴子五合（干子）　葛根　覆盆子各三两　乌梅五十枚　麦门冬四两　茯苓　栝楼根各三两半　桂心一两六铢　石蜜四两半

【用法】上为末，炼蜜为丸，如酸枣大。每次一丸，含化，不限昼夜，以口中润为度。尽复更合，无忌。

【主治】

1.《备急千金要方》：口干燥。

2.《圣济总录》：消渴。

【方论】《千金方衍义》：酸枣丸中专以酸收为主，唯取桂通阳气，葛行津液，石蜜温脾，茯苓安胃，麦门冬滋肺，栝楼根止渴，覆盆子助阳，亦能收敛精血也。

增损肾沥汤

【来源】《备急千金要方》卷二十一。

【别名】补损肾沥汤（《普济方》卷一七八）。

【组成】羊肾一具　远志　人参　泽泻　干地黄　桂心　当归　茯苓　龙骨　黄芩　甘草　芎䓖各二两　生姜六两　五味子五合　大枣二十枚　麦门冬一升

【用法】上锉。以水一斗五升，煮羊肾，取一斗二升，下药煮取三升。分三服。

【主治】肾气不足，消渴，小便多，腰痛。

大黄丸

【来源】《千金翼方》卷十九。

【组成】大黄一斤　栝楼　土瓜根各八两　杏仁五合（去皮尖双仁，熬）

【用法】上破大黄如棋子，冷水渍一宿，蒸晒干，捣筛为末，炼蜜为丸，如梧桐子大。每服五丸，以饮送下，一日三次。以知为度。

【主治】消渴，小便多，大便秘。

太一白丸

【来源】《千金翼方》卷十九。

【组成】狼毒　桂心各半两　乌头（炮，去皮）　附子（炮，去皮）　芍药各一两

【用法】上为末，炼蜜为丸，如梧桐子大。旦服二丸，暮三丸，以酒送下；知热，止。久服大佳。

【功用】消谷长肌，强中。

【主治】八瘕，两胁积聚有若盘盂，胸痛彻背，奄奄恻恻，里急气满，噫，项强痛极者；耳聋，消渴，泄痢，手足烦，或有流肿，小便苦数，淋沥不尽，不能饮食，少气流饮，时复闷寒，少腹寒，

大肠热，恍惚喜忘，意有不定，五缓六急，食不生肌肉，面目黧黑。

羊髓煎

【来源】《千金翼方》卷十九。
【别名】甘草汤（《普济方》卷一七八）。
【组成】羊髓二合（无即以酥代之） 白蜜二合 甘草一两（炙，切）
【用法】以水三升，煮甘草取一升，去滓，纳蜜、髓，煎令如饴。含之尽，复含。
【功用】濡咽。
【主治】消渴口干。

防己散

【来源】《千金翼方》卷十九。
【别名】栝楼根散（《圣济总录》卷五十八）、栝楼散（《圣济总录》卷五十九）。
【组成】木防己一两 栝楼 铅丹 黄连各二两

方中栝楼，《圣济总录》作“栝楼根”。

【用法】上为散。以苦酒一升，水二升合为浆，每于食后服方寸匕，一日三次。服讫当强饮，极令盈溢，一日再服则憎水，当不欲饮也。
【主治】消渴，肌肤羸瘦，或转筋不能自止，小便不禁。

茯苓煎

【来源】《千金翼方》卷十九。
【组成】茯苓二斤 白蜜四升
【用法】上药于铜器中重釜煎，以二茎薤白为候，黄即煎熟。先食服如鸡子大，一日三次。
【主治】消渴。

栝楼散

【来源】《千金翼方》卷十九。
【组成】栝楼 枸杞根 赤石脂 茯苓各一两半 天门冬二两半（去心） 牛膝 干地黄各三两 桂心 菊花 麦门冬（去心） 菖蒲 云母粉 泽泻 卷柏 山茱萸 远志（去心） 五加皮 杜仲（炙） 瞿麦 续断 石斛 黄连 柏仁 石韦（去毛） 忍冬各一两 菟丝 车前子 蛇床子 巴戟天 钟乳（研） 薯蓣 甘草（炙）各五分
【用法】上为散。每服方寸匕，酒送下，一日三四次。亦可为丸，每服十丸，一日三次。
【主治】消渴。

铅丹散

【来源】《千金翼方》卷十九。
【组成】铅丹二两 栝楼八两 茯苓 甘草（炙）各一两半 麦门冬八两（去心）
【用法】上为散。每服方寸匕，旦以浆水送下，每日二次。
【主治】消渴。

猪肚丸

【来源】《千金翼方》卷十九。
【别名】黄连猪肚丸（《济阳纲目》卷三十三）、黄连煮肚丸（《中国医学大辞典》）。
【组成】猪肚一枚（治如食法） 黄连五两 栝楼四两 麦门冬四两（去心） 知母四两（无，以茯神代）
【用法】上为散，纳猪肚中，线缝，安置甑中，蒸之极烂熟，接热木臼中捣，为丸；若硬，加少许炼蜜为丸，如梧桐子大。渴即饮服三十丸，渐加至四十、五十丸，每日二次。
【主治】消渴。
【方论】《杏苑生春》：用猪肚为肠胃之引，使黄连清热，知母、麦冬、天花粉生津止渴。

酥蜜煎

【来源】《千金翼方》卷十九。
【组成】酥一升 白蜜三升 芒消二两
【用法】上合煎，欲渴即啜之，每日六七次。

《太平圣惠方》：上于银器中以慢火熬成膏，收瓷器中。每服半匙，咽津，不拘时候。

【功用】

1.《千金翼方》：益气力。

2.《太平圣惠方》：除烦热。

【主治】消渴。

葛根丸

【来源】《千金翼方》卷十九。

【组成】葛根　栝楼各三两　铅丹二两　附子一两（去皮）

【用法】上为末，炼蜜为丸，如梧桐子大。每服十丸，一日三次。

《圣济总录》：每服二十丸，煎茅根汤送下，一日三次。

【主治】消渴，日饮一石水者。

【加减】春夏减附子。

黄连丸

【来源】方出《外台秘要》卷十一引《崔氏方》，名见《普济方》卷一七七。

【组成】黄连一升（去毛）　麦门冬五两（去心）

【用法】上为末，以生地黄汁、栝楼根汁、牛乳各三合和，顿为丸，如梧桐子大。每服二十五丸，渐渐加至三十丸，以饮送下，一日二次；常吃，以少许食送下。

【主治】

1.《外台秘要》引《崔氏方》：消渴，小便多。

2.《圣济总录》：乳石发渴。

【宜忌】忌猪肉、芜荑。

麦门冬饮

【来源】《医心方》卷十三引《玄感传尸方》。

【别名】麦门冬汤（《圣济总录》卷九十三）、生麦门冬汤（《普济方》卷一七八）。

【组成】麦门冬三升（去心，生者）　地骨白皮三升　小麦一升

【用法】以水一斗三升，先煮小麦取一斗，去麦纳二味，更煮取三升，绞去滓，分三次温服，相去四五里。

【主治】

1.《医心方》引《玄感传尸方》：骨蒸肺痿，四肢烦热，不能食，口干。

2.《太平圣惠方》：消渴，口舌干燥，骨节烦热。

土瓜丸

【来源】方出《外台秘要》卷十一引《广济方》。名见《普济方》卷一七七。

【别名】麦门冬丸（《普济方》卷一七七）。

【组成】麦门冬十二分（去心）　苦参八分　栝楼八分　知母八分　茯神八分　土瓜根八分　甘草六分（炙）　人参六分　（一方有黄连十二分）

【用法】上为末，炼蜜为丸，如梧桐子大。每服二十丸，食后少时煮芦根、大麦饮送下，一日二次。渐加至三十丸。

【主治】脾胃中虚热消渴，小便数，骨肉日渐消瘦。

【宜忌】忌海藻、菘菜、猪肉、大酢。

麦门冬汤

【来源】《外台秘要》卷十一引《广济方》。

【组成】芦根（切）二升　茔根（切）二升　石膏六分（碎）　生姜五两　栝楼五两　小麦二升　生麦门冬二升（去心）

【用法】上切。以水二斗，煮取六升，去滓，每服一升，渴即任意饮，未愈更作。

【主治】消渴。

兼气散

【来源】《外台秘要》卷十一引《广济方》。

【组成】栝楼三两　石膏三两（研）　甘草三两　甘皮二两

方中甘皮，《普济方》作“柑子皮”。

【用法】上为散。每服一方寸匕，渐加至二方寸匕，食后煮大麦饮送服，白日二次，夜间一次。

【主治】消渴。

【宜忌】忌热面、海藻、菘菜。

补益养精方

【来源】《外台秘要》卷十七引《广济方》。

【组成】生干地黄十二分　天门冬十分（去心）　干姜六分　菟丝十分（酒渍二宿，焙干别捣）　石斛八分　当归六分　白术六分　甘草八分（炙）　肉苁蓉七分　芍药六分　人参八分　玄参六分　麦门冬十分（去心）　大黄八分　牛膝六分　紫菀六分　茯苓八分　防风六分　杏仁八分（去皮尖，熬）　麻子仁八分　地骨皮六分　椒三分（去目，汗）

【用法】上为末，炼蜜为丸，如梧桐子大。每服二十丸，渐加至三十丸，空腹酒送下，一日二次。

【功用】使人身体润，服之多性情。

【主治】五劳七伤，六极八风，十二痹，消渴，心下积聚。

小麦面十四味煎

【来源】《外台秘要》卷二十七引《许仁则方》。

【组成】小麦五升（以水硬搜之，别于水中揉挺，令面粉尽，面筋别成一块即止；以此面粉汁别器澄停，沥却清汁，即以稠粉盛于练袋子中漉，着令微燥）　生葛根五挺（径三寸，长二尺，捶碎于水中揉挺，令葛根中粉汁尽，别器澄停，盛贮一如小麦面法）　生栝楼五斤（捣如上法）　胡麻三升（去皮，熬令熟，为散）　堇竹根（切）一斤　生茅根（切）一斤　生芦根（切）一斤　乌梅五十个（以上用水五斗，缓火煎取一升半，去滓澄取清）　冬瓜汁二升　生麦门冬汁三升　生姜汁一升　牛乳一升　白蜜二升

【用法】先取竹根等汁，和冬瓜以下汁，微火上煎减半，次纳牛乳、白蜜，又煎六七沸，投小麦面粉、生葛粉、栝楼粉、胡麻散于诸汁中煎，和熟搅之，勿住手，候如稠糖即成，成旋，止火待冷，贮别器。每夜含如此，初服一枣大，稍稍加至一匙，亦任性日日含之。欲作丸，饮服亦得。

【主治】消渴小便数。

竹根饮子

【来源】《外台秘要》卷二十七引《许仁则方》。

【组成】篁竹根（切）　生茅根（切）　芦根（切）各五升　菝葜（切）二升　石膏一斤（杵碎）　乌梅三十枚　生姜（切）一升　小麦三升　竹沥二升　白蜜一升

【用法】以水五斗，煮取一斗，去滓，加竹沥及蜜，著不津瓶贮之，送下黄耆十四味丸，纵不下丸，但觉口干及渴，即饮之。如热月，即逐日斟酌煎之，多则恐坏也。

【主治】消渴，小便数多。

菝葜八味汤

【来源】《外台秘要》卷二十七引《许仁则方》。

【别名】菝葜散（《太平圣惠方》卷五十八）、黄耆汤（《圣济总录》卷四十八）、菝葜饮（《圣济总录》卷五十八）、菝葜汤（《普济方》卷一七八）。

【组成】菝葜　土瓜根各三两　黄耆　地骨皮　五味子各四两　人参三两　石膏八两（碎）　牡蛎三两

【用法】上切。以水一斗，煮取三升，去滓，分三次温服，每服如人行十里服一剂，服至五六剂佳。隔五日服一剂，剂数满，宜合黄耆十四味丸服之。

【主治】

1.《外台秘要》引许仁则方：消渴小便数。

2.《圣济总录》：肺消饮少溲多；冷淋寒颤涩痛。

黄耆十四味丸

【来源】《外台秘要》卷二十七引《许仁则方》。

【组成】黄耆　黄连　土瓜根各五两　苦参三两　玄参六两　栝楼　地骨皮　龙骨　菝葜　鹿茸（炙）各四两　牡蛎（熬）　人参　桑螵蛸（炙）各三两　五味子一升

【用法】上为末，炼蜜为丸，如梧桐子大。初服十五丸，稍加至三十丸，用后竹根饮下之，每日二次。

【主治】消渴。小便数，多而渴，饮食渐加，肌肉渐减，乏气力，少颜色。

【宜忌】忌猪肉、冷水。

栝楼散

【来源】《外台秘要》卷十一引《近效方》

【组成】栝楼八分　茯苓八分　玄参四分　枳实六

分（炙） 苦参三分 甘草三分（炙） 橘皮三分

【用法】上为末。每服方寸匕，空腹以浆水下，一日二次。

【功用】除风湿，理石毒，止小便，去皮肤疮，调中。

【主治】肾虚热渴，小便多。

【宜忌】忌海藻、大酢、菘菜。

调中方

【来源】《外台秘要》卷十一引《近效方》。

【别名】调中汤（《普济方》卷一八〇）。

【组成】升麻四分 玄参五分 甘草四分（炙） 知母五分 茯苓三分 牡蛎六分 漏芦五分 枳实六分（炙） 菝葜四分 黄连六分

【用法】上为末。每服方寸匕，一日二次。以愈为度。

【功用】除风湿，理石毒，止小便，去皮肤疮。

【主治】肾虚热渴，小便多。

【宜忌】忌猪肉、海藻、菘菜、酢物。

瞿麦汤

【来源】《外台秘要》卷十一引《近效方》。

【别名】瞿麦饮（《杂病源流犀烛》卷十七）。

【组成】瞿麦穗 泽泻 滑石各一两半 防己三分 黄芩 大黄各一分 桑螵蛸（炒）十四枚

【用法】上切。每服三钱匕，水三升，煮取一升，去滓，空心温服，良久再服。

【主治】消渴，欲成水气，面目并足胫浮肿，小便不利。

麦门冬丸

【来源】《外台秘要》卷十一引《近效极要论》。

【组成】麦门冬五两（去心） 干地黄三两 蜀升麻五两 黄芩五两 栝楼七两 苦参八两 人参三两 黄连五两 黄柏五两

【用法】上为末，以牛乳为丸，晒干。每服二十丸，以饮送下，一日二次。加至五六十丸。

【主治】

1.《外台秘要》引《近效极要论》：消渴。

2.《圣济总录》：消渴，口舌干燥。

【宜忌】忌芜荑、猪肉、冷水。

无比散

【来源】方出《外台秘要》卷十一引崔氏方，名见《普济方》卷一七七。

【组成】土瓜根八两 苦参粉三两 黄连五两（去毛） 鹿茸三两（炙） 栝楼三两 雄鸡肠三具 牡蛎五两（熬） 白石脂三两（研） 甘草三两（炙） 黄耆三两 桑螵蛸三七枚（炙） 白龙骨五两（研） 鸡肶胵黄皮三十具（熬）

【用法】上为散。每服六方寸匕，日二服，夜一服；用竹根十两，麦门冬四两（去心），石膏四两，甘李根白皮三两，以水一斗二升，煮取三升五合，以下前散药。如难服，可取此药汁为丸，一服六十丸，仍用此药汁下之。

【主治】消渴

【宜忌】忌猪肉、海藻、菘菜。

枸杞酒

【来源】《外台秘要》卷十七。

【组成】米一石（黍糯并得酿酒米，用上好曲末一斗，加五升弥佳） 枸杞三十斤（去赤皮，半寸锉之，以水一石，浸之三日，煮取五斗汁） 生地黄二十斤（洗去土，细切，共米同炊之） 秋麻子三斗（微熬细粉，蒸气出，以枸杞汤淋取汁） 豆豉二斗（以枸杞汤煮取汁）。

【用法】上药地黄共米同蒸，余三物药汁，总合得五斗，分半渍米，馈半及曲和酿饭，如人肌温，总和一瓯，盖瓮口，经二七日，压取封泥，复经七日。初一度酿，用麻子二斗，多即恐令人头痛。日可饮三杯。

方中用法项用量原缺，据《太平圣惠方》补。

【功用】补中逐水，破积去瘀，逐热破血，利耳目，长发，坚筋骨，强阴，利大小肠，填骨髓，长肌肉，破除结气。

【主治】五内邪气，消渴，风湿，胸胁间气，头痛，五劳七伤，胃中宿食，鼻衄吐血，内湿风傍，恶血石淋，伤寒瘴气，烦躁满闷，虚劳喘息及脚气肿痹。

【宜忌】慎芜荑、生冷、陈宿猪、犬、鸡、鱼、面、蒜、油腻、白酒、房室等。

干葛散

【来源】《元和纪用经》。

【组成】绵黄耆　白茯苓各四两　蕗草（即甘草）　干葛各二两（葛汁中粉尤佳）

【用法】上为末。每服方寸匕，以沸汤调下。

【功用】凉膈，止烦渴咽干。

冬瓜汤

【来源】《幼幼新书》卷二十八引《婴孺方》。

【组成】冬瓜八合　栝楼十二分　茯苓　知母各八分　麦门冬五分　粟米二合半

【用法】水五升，煮一升四合，新布绞，量与。

【主治】渴利不住。

枸杞煎

【来源】《大清经》引贺兰方（见《医心方》卷十三）。

【组成】枸杞根（切）大一石　薯蓣　藕根各二大升　牛膝　茯苓　石斛　杜仲各大一斤　茅根　芦根各大一斗　枣膏大一升　地黄煎大二升　麦门冬煎大二升　蜜大一升　千岁葛汁煎大二升　冬时苏大二升。

【用法】上以水大三斛，入枸杞根，煮取五斗汁，去滓，加薯蓣、藕根，煮取一大斗；次以牛膝、茯苓、石斛、杜仲，加水五斗，煮取一大斗；次以茅根、芦根，入水一斛，煮取一斗，加枣膏，煮令减半，混合三汁，煎令减三分之二；次加地黄煎大二升，麦冬煎大二升；次加蜜大一升；千岁葛汁煎大二升；冬时苏大二升，稍煎令如饴，稍冷，纳漆器，密封。始服如弹子大一丸，一日三次。（一方加生姜汁煎五合）。

【功用】补虚羸，除寒热，益气力，长肌肉，止腰痛，充五脏，利小便，益精气，止泄精。久服耳目聪明，阴气长强，坚筋骨，填脑髓，养神安魄。

【主治】五内邪气，热中消渴，周痹风湿，胸腹游气，客热头痛，内伤大劳虚损，头面游风，风头眼眩，五瘾，脚弱痿，四肢拘挛，膝痛不可屈伸，伤中少气，阴消脑疼，忧患惊邪恐悸，心下结痛，烦满咳逆，口焦舌干，好唾，胸中痰水，水肿，阴下湿痒，小便余沥，脚下酸痛，不欲践地，身中不足，四肢沉重，时行呕哕，折跌绝筋，积聚，五劳七伤，目暗清盲热赤痛。

枸杞汤

【来源】《医心方》卷十二引深师方。

【组成】枸杞根五升（锉皮）　石膏一升　小麦（一方小豆）三升

【用法】上切。加水至没手，合煮麦熟，汤成去滓，适寒温服之。

【主治】消渴，唇干口燥。

苏蜜煎

【来源】《医心方》卷十三引《煎药方》。

【组成】苏一升　蜜一升　地黄（煎）一升　甘葛（煎）一升　大枣一百个　茯苓　人参　薯蓣各三两

【用法】先蜜、苏入合搅烊后，甘葛煎入，烊枣膏以绢绞入，然后茯苓、人参、薯蓣等散入，合后入地黄煎，微火煎，不止手搅冷之。

【功用】内补。

【主治】诸渴。

苏蜜煎

【来源】《医心方》卷十三引《煎药方》。

【组成】苏小一升　蜜小一升（煎，去滓沫；如无，用甘葛煎）　甘葛煎大三升　地黄煎大二合五勺　麦门冬煎大二合五勺　生姜大五升（舂绞，煎得大五合）　大枣一百五十个（取肉）　练胡麻大三合（熬，舂）　干薯蓣小三两（舂，筛）　茯苓小二两（舂，筛）

【用法】先以苏入生姜煎，煎之令相得，次入蜜，次以甘葛煎和大枣、练胡麻绞去滓入，次入干薯蓣、茯苓，次入麦门冬煎、地黄煎，皆入诸药，微火上煎，不离手搅令和调，冷之，为丸如枣大。

每服二丸，一日三次；或丸如鸡子大，每服一丸，一日三次，俱以酒送下。

【功用】内补。

【主治】诸渴。

三黄丸

【来源】《太平圣惠方》卷十七。

【别名】小三黄丸（《世医得效方》卷三）、清热三黄丸〔《全国中药成药处方集》（武汉方）〕。

【组成】黄芩二两　黄连一两（去须）　川大黄一两（锉碎，微炒）

【用法】上为末，炼蜜为丸，如梧桐子大。

【功用】《中药制剂手册》：清热通便。

【主治】

1.《太平圣惠方》：热病烦渴，诸脏不安。

2.《太平惠民和济局方》（吴直阁诸家名方）：丈夫、妇人三焦积热。上焦有热，攻冲眼目赤肿，头项肿痛，口舌生疮；中焦有热，心膈烦躁，不美饮食；下焦有热，小便赤涩，大便秘结，五脏俱热，即生痈疖疮痍；及五般痔疾，粪门肿痛，或下鲜血。

3.《世医得效方》：三焦积热，头目昏痛，肩背拘急，肢节烦疼，热气上冲，口苦唇焦，咽喉肿痛，痰涎壅滞，眼赤睛痛。

4.《永类钤方》：小儿诸热及身黄黄疸，鼻衄便血，积热吐血，咽膈不利。

5.《普济方》：肾咳恶热。

6.《医学正传》引河间：三焦火盛，消渴不生肌肉。

7.《仁术便览》：脾热口甜。

【宜忌】《中药制剂手册》：孕妇忌服。

人参散

【来源】《太平圣惠方》卷五十三，名见《普济方》卷一七六。

【组成】铅霜半两（研细）　黄连半两（去须）　栝楼根半两　人参半两（去芦头）　黄丹半两（炒令紫色）

【用法】上为细散。入研了药令匀。每服半钱，不拘时候，以温水调下。

【主治】消渴不止。

人参散

【来源】《太平圣惠方》卷五十三。

【组成】人参三分（去芦头）　地骨皮一两　赤茯苓三分　麦门冬二两（去心）　甘草三分（炙微赤，锉）　芦根二两（锉）　葛根三分（锉）　黄耆三分（锉）　川升麻一两　黄芩半两

【用法】上为散。每服四钱，以水一中盏，加生姜半分，淡竹叶二十片，煎至六分，去滓，不拘时候温服。

【主治】消渴，口舌干燥，烦热。

人参散

【来源】《太平圣惠方》卷五十三，名见《普济方》卷一七八。

【组成】麦门冬一两（去心）　人参半两（去芦头）　黄耆三分（锉）　赤茯苓三分　甘草半两（炙微赤，锉）　葛根半两（锉）　枇杷叶三分（拭去毛，炙微黄）

【用法】上为散。每服四钱，以水一中盏，加生姜半分，淡竹叶二十片，煎至六分，去滓，不拘时候温服。

【主治】消渴，虚烦，口舌干燥。

人参散

【来源】《太平圣惠方》卷五十三。

【别名】人参汤《圣济总录》卷五十八。

【组成】人参一两（去芦头）　桑根白皮半两（锉）　陈橘皮一两（汤浸，去白瓤，焙）　半夏半两（汤浸七遍去滑）　黄耆三分（锉）　木香半两　赤芍药半两　草豆蔻半两（去皮）　桂心半两　槟榔半两　枇杷叶半两（拭去毛，炙微黄）

【用法】上为散。每服四钱，以水一中盏，加生姜半分，煎至六分，去滓，不拘时候温服。

【主治】消渴，饮水过多，心腹胀满，不能下食。

人参散

【来源】《太平圣惠方》卷五十三。

【组成】人参三分（去芦头） 猪苓三分（去黑皮） 木通一两（锉） 黄连一两（去须） 麦门冬一两（去心，焙） 栝楼根二两

【用法】上为细散。每服一钱，以温水调下，一日三四次。

【主治】消渴后，四肢虚肿，小便不利。

干地黄丸

【来源】《太平圣惠方》卷五十三。

【别名】熟干地黄丸（《鸡峰普济方》卷十九）。

【组成】熟干地黄二两 五味子半两 黄耆三分（锉） 枸杞子三分 肉苁蓉三分（酒浸一宿，刮去皱皮，炙干） 麦门冬一两半（去心，焙） 薯蓣三分 泽泻半两 远志半两（去心） 菟丝子一两（酒浸三日，晒干，别捣为末） 牛膝半两（去苗） 玄参半两 车前子半两 桑螵蛸半两（微炒） 白石英一两（细研，水飞过） 山茱萸半两 桂心半两 人参半两（去芦头） 附子（炮裂，去皮脐） 牡丹各三分 甘草三分（炙微赤，锉） 白茯苓三分

【用法】上为末，入石英，研令匀，炼蜜为丸，如梧桐子大。每服三十丸，食前以温酒送下；粥饮下亦得。

【主治】 痟肾。烦渴，小便数多，味如饧糖，脚弱阴萎，唇干眼涩，身体乏力。

土瓜根丸

【来源】《太平圣惠方》卷五十三。

【组成】土瓜根三分 栝楼根一两 麦门冬一两（去心） 知母三分 苦参一两（锉） 石膏一两（细研） 鸡肶胵七枚（微炒） 子芩三分 铁粉一两（细研） 川大黄一两（锉碎微炒） 龙齿三分 大麻仁一两（研如膏） 金箔五十片（细研） 银箔五十片（细研） 泽泻三分

【用法】捣罗为末，入研了药令匀，炼蜜为丸，如梧桐子大。每于食后服三十丸，煎竹叶、小麦汤送下。

【主治】消渴，饮水过度，烦热不解，心神恍惚，眠卧不安。

大黄丸

【来源】《太平圣惠方》卷五十三。

【组成】川大黄三两（锉碎，微炒） 栝楼根一两 川芎三分 枳壳一两（炒微黄，去瓤） 槟榔一两 桂心三分

【用法】上为末，炼蜜为丸，如梧桐子大。每服三十丸，以温水送下，不拘时候。

【功用】利大小肠。

【主治】消渴腹胀。

天雄散

【来源】方出《太平圣惠方》卷五十三。名见《普济方》卷一八〇。

【组成】天雄半两（炮裂，去皮脐） 白石脂三分 露蜂窠半两（微炒）

【用法】上为粗末。以水二大盏半，加大枣五枚，煎至一盏半，去滓，食前分三次温服。

【主治】消肾，小便滑数，白浊，心神烦躁。

天竺黄散

【来源】《太平圣惠方》卷五十三。

【组成】天竺黄一两（细研） 黄连半两（去须） 栀子仁半两 川大黄半两（锉碎，微炒） 马牙消半两（细研） 甘草一两（炙微赤，锉）

【用法】上为细散，入研了药令匀。每服二钱，食后煎竹叶水调下。

【主治】消渴。心神烦躁，口干舌涩。

天竺黄散

【来源】《太平圣惠方》卷五十三。

【组成】天竺黄一两（细研） 黄连一两（去须） 茯神一两 甘草一两（炙微赤，锉） 川芒消一两 犀角屑一两 栝楼根一两 川升麻一两

【用法】上为细散，入研了药令匀。每服一钱，食后煎淡竹叶汤调下。

【主治】热渴。

升麻散

【来源】《太平圣惠方》卷五十三。

【别名】茯苓散（《圣济总录》卷五十九）。

【组成】川升麻一两　栝楼根一两半　赤茯苓一两　麦门冬二两（去心焙）　桑根白皮二两（锉）　青橘皮三分（汤浸，去白瓤，焙）

【用法】上为细散。每服一钱，以温水调下，一日三四次。

【主治】

1.《太平圣惠方》：消渴后成水病，面目身体浮肿。

2.《圣济总录》：消渴后数饮呕逆，虚羸欲成水病。

乌梅汤

【来源】方出《太平圣惠方》卷五十三，名见《普济方》卷一七九。

【组成】乌梅肉七枚（微炒）　生姜一分（捶碎）　白沙糖三分

【用法】以水二大盏，煎至一盏二分，去滓，分温二服，食后服之。

【主治】暴渴，心神烦闷，口舌干燥。

水蛇丸

【来源】方出《太平圣惠方》卷五十三，名见《医部全录》卷二八一。

【组成】水蛇一条（活者，剥皮，炙黄，捣末）　蜗牛不限多少（水浸五日，取涎，入腻粉一分，煎令稠）　麝香一分（细研）

方中腻粉，《医部全录》作“天花粉末”。

【用法】用粟米饭为丸，如绿豆大。每服十丸，以生姜汤送下，不拘时候。

【主治】消渴，四肢烦热，口干舌燥。

石斛散

【来源】《太平圣惠方》卷五十三。

【组成】石斛一两（去根，锉）　肉苁蓉一两（酒浸一宿，刮去皱皮，炙干）　麦门冬二两（去心，焙）　白蒺藜半两（微炒）　甘草半两（炙微赤，锉）　干姜三分（炮裂，锉）　桂心半两　熟干地黄二两　续断一两　黄耆三分（锉）

【用法】上为散。每服四钱，以水一中盏，煎至六分，去滓，食前温服。

【主治】大渴后，虚乏脚弱，小便数。

冬瓜饮

【来源】方出《太平圣惠方》卷五十三，名见《普济方》卷一七八。

【组成】大冬瓜一枚（割开头，去子）　黄连一斤（去须）　炙甘草一两（炙微赤，锉）　童子小便一升　地黄汁五合　蜜五合

【用法】上药捣甘草、黄连，罗为末，都入冬瓜内，即以头却盖之。又以黄土泥封裹，可厚一寸，候干，即以糠火烧之一日，待冷去泥，置于露下一宿，取瓜烂研，生布绞汁。每于食后以清粥饮调下一合。

【主治】消渴烦躁，饮水不止，或成骨蒸之状。

汉防己丸

【来源】《太平圣惠方》卷五十三。

【别名】防己丸（《圣济总录》卷五十九）。

【组成】汉防己三分　猪苓三分（去黑皮）　栝楼根一两　赤茯苓一两　桑根白皮一两半（锉）　白术半两　杏仁一两（汤浸，去皮尖双仁，麸炒微黄）　郁李仁一两半（汤浸，去皮，微炒）　甜葶苈一两（隔纸炒令紫色）

【用法】上为末。炼蜜为丸，如梧桐子大。每服三十丸，于食前以温水送下。

【主治】消渴。已觉津液耗竭，身体浮气如水病者。

半夏散

【来源】《太平圣惠方》卷五十三。

【组成】半夏半两（汤洗七遍去滑） 赤茯苓一两 人参一两（去芦头） 白术三分 木香半两 甘草半两（炙微赤，锉） 陈橘皮一两（汤浸去白瓤，焙）
【用法】上为粗散。每服三钱，以水一中盏，加生姜半分，竹茹一分，大枣二个，煎至六分，去滓温服，不拘时候。
【主治】消渴，饮水腹胀，烦热呕吐，不思食。

地骨皮散

【来源】《太平圣惠方》卷五十三。
【组成】地骨皮一两 茯神三分 栝楼根一两 黄连一两（去须） 石膏二两 甘草半两（炙微赤，锉） 麦门冬一两（去心） 黄芩一两 远志三分（去心）
【用法】上为散。每服四钱，以水一中盏，煎至六分，去滓，食后温服。
【主治】消渴。口舌焦干，精神恍惚，烦躁不安。

肉苁蓉丸

【来源】《太平圣惠方》卷五十三。
【别名】苁蓉丸（《鸡峰普济方》卷十九）。
【组成】肉苁蓉一两（酒浸一宿，刮去皱皮，炙干） 熟干地黄一两半 麦门冬二两（去心，焙） 泽泻半两 五味子半两 桂心半两 巴戟半两 地骨皮三分 当归半两 磁石一两（烧醋淬七遍，捣碎，研如粉） 黄耆一两（锉） 人参一两（去芦头） 鸡肶胵一两（微炒） 赤石脂半两 韭子半两 白龙骨半两 甘草半两（炙微赤，锉） 禹余粮三分（烧醋淬三遍，研如粉） 牡丹半两 桑螵蛸一两半（微炒）
【用法】上为末，炼蜜为丸，如梧桐子大。每服三十丸，食前以清粥饮送下。
【主治】痟肾，小便滑数，四肢羸瘦，脚膝乏力。

肉苁蓉散

【来源】《太平圣惠方》卷五十三。
【组成】肉苁蓉一两（酒浸一宿，刮去皱皮，炙令干） 熟干地黄一两 白茯苓三分 白芍药半两 桂心半两 牛膝三分（去苗） 麦门冬一两（去心） 白石英一两（细研） 附子三分（炮裂，去皮脐） 黄耆一两（锉） 牡蛎一两（烧为粉） 磁石一两（捣碎，水淘去赤汁） 五味子三分 人参三分（去芦头） 续断三分 萆薢半两（锉） 地骨皮半两
【用法】上为粗散。每服用猜猪肾一对，切去脂膜，先以水一大盏半，煎至一盏，去滓，入药五钱，加生姜一分，薤白三茎，煎至五分，去滓，食前温服。
【主治】大渴后，下元虚乏，日渐羸瘦，四肢无力，不思饮食。

麦门冬丸

【来源】《太平圣惠方》卷五十三。
【组成】麦门冬三两（去心，焙） 栝楼根三分 知母三分 黄芩三分 甘草半两（炙微赤，锉） 黄连一两（去须） 铁粉一两半（细研）
【用法】上为末，入铁粉，研令匀，炼蜜为丸，如梧桐子大。每服二十丸，食后以清粥饮送下。
【主治】消渴。口舌干燥，烦热狂乱。

麦门冬汤

【来源】方出《太平圣惠方》卷五十三，名见《普济方》卷一七八。
【组成】麦门冬半两（去心） 土瓜根一两 小麦一合 黄芩半两
【用法】上锉细和匀。每服半两，以水一大盏，加竹叶二七片，生姜半分，煎至五分，去滓，不拘时候温服。
【主治】消渴烦躁，不得眠卧。

麦门冬汤

【来源】方出《太平圣惠方》卷五十三，名见《普济方》卷一七九。
【组成】黄连半两（去须） 麦门冬一两（去心）
【用法】上为散。每服半两，以水一大盏，煎至五分。去滓，食后温服。

本方改为丸剂，名“麦冬丸”（《济阳纲

目》卷二十五）。

【主治】心脾壅热，烦渴口干。

麦门冬散

【来源】《太平圣惠方》卷五十三。

【组成】麦门冬二两（去心） 茅根二两（锉） 栝楼根二两 芦根一两（锉） 石膏二两 甘草一两（炙微赤，锉）

【用法】上为粗散。每服四钱，以水一中盏，加小麦一百粒，煎至六分，去滓温服，不拘时候。

【主治】消渴。体热烦闷，头痛，不能食。

麦门冬散

【来源】方出《太平圣惠方》卷五十三，名见《普济方》卷一七六。

【组成】黄丹一两（炒令紫色） 栝楼根一两 麦门冬二两（去心，焙） 甘草二两（炙微赤，锉） 赤茯苓一两

【用法】上为细散，入黄丹研令匀。每服一钱，以温水调下，不拘时候。

【主治】消渴不止。

麦门冬散

【来源】《太平圣惠方》卷五十三。

【组成】麦门冬二两（去心） 川升麻一两 黄连一两（去须） 柴胡一两（去苗） 赤茯苓二两 黄芩一两 生干地黄一两 人参半两（去芦头） 栝楼根一两 甘草半两（炙微赤，锉）

【用法】上为散。每服四钱，以水一中盏，加生姜半分，淡竹叶六七片，煎至六分，去滓温服，不拘时候。

【主治】消渴。心躁烦热，不得睡卧。

麦门冬散

【来源】方出《太平圣惠方》卷五十三，名见《普济方》卷一七八。

【组成】麦门冬一两（去心，焙） 栝楼根一两 黄芩三分 牡蛎一两（烧为粉） 黄连一两（去须） 金箔五十片（细研） 银箔五十片（细研）

【用法】上为细散，入研了药令匀。每服一钱，煎淡竹叶汤调下，不拘时候。

【主治】消渴。烦躁，羸瘦乏力，不思饮食。

麦门冬散

【来源】《太平圣惠方》卷五十三。

【组成】麦门冬一两（去心） 地骨皮三分 栝楼根三分 人参半两（去芦头） 芦根一两（锉） 黄耆三分（锉） 甘草半两（炙微赤，锉） 黄芩三分 茅根一两（锉） 石膏三两

【用法】上为散。每服五钱，以水一大盏，加生姜半分，竹茹半分，小麦半合，煎至五分，去滓温服，不拘时候。

【主治】消渴。口舌干燥，心神烦热。

麦门冬散

【来源】《太平圣惠方》卷五十三。

【组成】麦门冬一两（去心） 栝楼根一两 知母一两 黄耆一两（锉） 甘草半两（炙微赤，锉） 牡蛎一两半（烧为粉）

【用法】上为散。每服四钱，以水一中盏，加生姜半分，煎至六分，去滓温服，不拘时候。

【主治】消渴，日夜饮水，过多不足，口干燥，小便数。

麦门冬散

【来源】《太平圣惠方》卷五十三。

【别名】芦根汤（《圣济总录》卷五十九）。

【组成】麦门冬一两（去心） 白茅根二两（锉） 栝楼根一两 黄芩三分 甘草半两（炙微赤，锉） 芦根一两半（锉） 人参二分（去芦头） 地骨皮一两 石膏二两

【用法】上为散。每服五钱，以水一大盏，加生姜半分，小麦半合，淡竹叶二七片，煎至五分，去滓，食后温服。

【主治】暴渴，烦热不退，少得睡眠。

芦根散

【来源】《太平圣惠方》卷五十三。

【组成】芦根一两（锉） 赤茯苓一两 麦门冬一两（去心） 人参半两（去芦头） 黄芩三分 桑根白皮三分（锉） 甘草半两（炙微赤，锉）

【用法】上为散。每服四钱，以水一中盏，加生姜半分，淡竹叶二七片，煎至六分，去滓温服。

【主治】消渴烦躁，体热不能食。

芦根散

【来源】《太平圣惠方》卷五十三。

【组成】芦根一两半（锉） 人参半两（去芦头） 百合三分 麦门冬一两（去心） 桑根白皮三分（锉） 黄耆三分（锉） 赤茯苓二分 黄芩三分 葛根三分（锉） 甘草三分（炙微赤，锉）

【用法】上为散。每服四钱，以水一中盏，加生姜半分，淡竹叶二十片，煎至六分，去滓温服，不拘时候。

【主治】暴渴饮水多，或干呕。

赤茯苓汤

【来源】方出《太平圣惠方》卷五十三，名见《普济方》卷一七九。

【组成】赤茯苓半两 人参半两（去芦头） 赤芍药半两 白术三分 前胡三分（去芦头） 枳壳半两（麸炒微黄，去瓤） 槟榔三分 厚朴三分（去粗皮，涂生姜汁，炙令香熟） 桂心三分 甘草半两（炙微赤，锉）

【用法】上为粗散。每服四钱，水一中盏，加生姜半分，大枣三个，煎至六分，去滓，食前温服。

【主治】消渴，饮水太过，胃气不和，腹胀，不思饮食。

赤茯苓散

【来源】《太平圣惠方》卷五十三。

【别名】赤茯苓汤（《圣济总录》卷五十九）。

【组成】赤茯苓一两 紫苏子一两 白术一两 前胡一两（去芦头） 人参一两（去芦头） 陈橘皮三分（汤浸，去白瓤，焙） 桂心三分 木香三分 槟榔三分 甘草半两（炙微赤，锉）

【用法】上为散。每服三钱，以水一中盏，加生姜半分，大枣三个，煎至六分，去滓温服，不拘时候。

【主治】消渴后，头面脚膝浮肿，胃虚不能下食，心胸不利，或时吐逆。

赤茯苓煎

【来源】《太平圣惠方》卷五十三。

【组成】赤茯苓五两（为末） 白蜜半斤 淡竹叶一小盏 生地黄汁一中盏

【用法】上药都搅匀，以慢火煎成膏。每服一茶匙，以清粥饮调下，不拘时候。

【主治】消渴，心神烦乱，唇口焦干，咽喉不利。

牡蛎丸

【来源】《太平圣惠方》卷五十三。

【组成】牡蛎一两（烧为粉） 鹿茸二两（去毛涂酥，炙令微黄） 黄耆一两半（锉） 土瓜根一两 人参一两（去芦头） 桂心半两 白茯苓一两半 熟干地黄一两 龙骨一两 甘草半两（炙微赤，锉）

【用法】上为末，炼蜜为丸，如梧桐子大。每服三十丸，空心及晚食前以清粥饮送下。

【主治】痟肾，小便滑数，虚极羸瘦。

牡蛎散

【来源】方出《太平圣惠方》卷五十三，名见《普济方》卷一七六。

【组成】白羊肺一具（切片） 牡蛎二两（烧为粉） 胡燕窠中草（烧灰）一两

方中白羊肺，《普济方》作“白羊肝”。

【用法】上为细散。每服二钱，食后以新汲水调下。

【功用】润肺。

【主治】消渴。

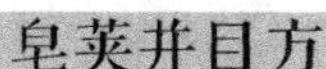

皂荚丼目方

【来源】《太平圣惠方》卷五十三。

【别名】皂荚煎丸（《普济方》卷一八〇）。

【组成】皂荚十挺（不蚛者，捶碎，用水三升浸一宿，挼令浓，滤去滓，以慢火熬成膏） 天门冬一两半（去心，焙） 枳壳一两（麸炒微黄，去瓤） 乌蛇三两（酒浸，去皮骨，炙令微黄） 白蒺藜一两（微炒，去瓤） 防风一两（去芦头） 杏仁一两（汤浸，去皮尖双仁，麸炒微黄） 川大黄一两（锉碎，微炒） 苦参一两（锉） 川升麻一两

【用法】上为末，入皂荚膏，捣和为丸，如梧桐子大。每服三十丸，食后以温浆水送下。

【主治】消渴利后，热毒未解，心神烦热，皮肤瘙痒成疮。

陈橘皮散

【来源】《太平圣惠方》卷五十三。

【组成】陈橘皮一两（汤浸，去白瓤，焙） 诃黎勒皮半两 赤茯苓半两 桂心半两 大腹皮半两（锉） 川芎半两 枳壳半两（麸炒微黄，去瓤） 赤芍药半两 甘草一分（炙微赤，锉）

【用法】上为散。每服四钱，以水一中盏，加生姜半分，煎至六分，去滓，食前温服。

【主治】消渴，饮水过多，心腹胀满，或胁肋间痛，腰腿沉重。

肾沥汤

【来源】《太平圣惠方》卷五十三。

【别名】肾沥散（《普济方》卷一七八）。

【组成】鸡肶胵一两（微炒） 远志一两（去心） 人参一两（去芦头） 黄耆一两（锉） 桑螵蛸一两（微炒） 泽泻一两 熟干地黄一两 桂心一两 当归一两 龙骨一两 甘草半两（炙微赤，锉） 麦门冬二两（去心） 五味子半两 磁石三两（捣碎，水淘去赤汁） 白茯苓一两 川芎二两 玄参半两

【用法】上为散。每服用羊肾一对（切去脂膜），先以水一大盏，煮羊肾至一盏，去水上浮脂及肾；次入药五钱，生姜半分，煎至五分，去滓，空心温服，晚食前再服。

本方原名“肾沥丸”，与剂型不符，据《鸡峰普济方》改。

【主治】痟肾。肾气虚损，发渴，小便数，腰膝痛。

知母散

【来源】《太平圣惠方》卷五十三。

【组成】知母一两 麦门冬一两（去心） 黄芩三分 川升麻三分 犀角屑三分 葛根三分（锉） 甘草三分（炙微赤，锉） 马牙消一两半

【用法】上为粗散。每服四钱，以水一中盏，入生姜半分，淡竹叶二七片，煎至五分，去滓温服，不拘时候。

【主治】消渴，心热烦躁，口干颊赤。

知母散

【来源】《太平圣惠方》卷五十三。

【组成】知母一两 芦根一两半（锉） 栝楼根一两 麦门冬一两（去心） 黄芩三分 川大黄一两（锉碎，微炒） 甘草半两（炙微赤，锉）

【用法】上为散。每服四钱，以水一中盏，煎至六分，去滓温服，不拘时候。

【主治】心脾实热，烦渴不止。

枸杞子丸

【来源】《太平圣惠方》卷五十三。

【组成】枸杞子一两 白茯苓一两 黄耆一两（锉） 鸡肶胵一两半（微炙） 栝楼根三分 泽泻半两 牡丹半两 山茱萸半两 麦门冬一两半（去心，焙） 牡蛎一两（烧为粉） 桑螵蛸三分（微炒） 车前子三分

【用法】上为末，炼蜜为丸，如梧桐子大。每服三十丸，食前以粥饮送下。

【主治】消肾，久渴不愈，困乏，小便滑数，心神虚烦。

茯苓汤

【来源】方出《太平圣惠方》卷五十三，名见《普济方》卷一七九。

【组成】赤茯苓一两　芦根一两（锉）　黄芩一两　知母一两　栝楼根一两　瞿麦穗一两　麦门冬一两（去心）　甘草一两（炙微赤，锉）　木通一两（锉）

【用法】上为散。每服四钱，以水一中盏，加生姜半分，煎至六分，去滓温服，不拘时候。

【主治】心脾热，渴不止，小便难。

秦艽汤

【来源】方出《太平圣惠方》卷五十三，名见《圣济总录》卷五十九。

【组成】秦艽二两（去苗）　甘草三分（炙微赤，锉）

【用法】上为散，每服四钱，以水一中盏，加生姜半分，煎至六分。去滓温服，不拘时候。

【功用】除烦躁。

【主治】消渴。

桂心散

【来源】《太平圣惠方》卷五十三。

【组成】桂心半两　人参半两（去芦头）　白茯苓半两　诃黎勒皮半两　大腹皮半两（锉）　甘草半两（炙微赤，锉）　枳壳半两（麸炒微黄，去瓤）　厚朴一两（去粗皮，涂生姜汁，炙令香熟）　白术半两　前胡半两（去芦头）

【用法】上为散。每服四钱，以水一中盏，加生姜半分、大枣三枚，煎至六分，去滓，食前温服。

【主治】消渴。饮水伤冷太过，致脾气虚，腹胁胀满，不思饮食

栝楼丸

【来源】方出《太平圣惠方》卷五十三，名见《医方类聚》卷一二四引《神巧万全方》。

【组成】栝楼根二两　麦门冬二两（去心，焙）　苦参三分（锉）　人参三分（去芦头）　知母三分

【用法】上为末，用牛胆汁为丸，如小豆大。每服二十丸，以清粥饮送下，不拘时候。

【主治】消渴。四肢烦热，口干心躁。

栝楼丸

【来源】《太平圣惠方》卷五十三。

【组成】栝楼根二两　麦门冬二两（去心，焙）　知母一两　人参三分（去芦头）　黄芩半两　苦参半两（锉）　土瓜根半两　赤茯苓一两

【用法】上为末，炼蜜为丸，如梧桐子大。每服三十丸，以温粥饮送下，不拘时候。

【主治】消渴烦躁，小便不利。

栝楼根丸

【来源】《太平圣惠方》卷五十三。

【组成】栝楼根一两　麦门冬一两（去心，焙）　甘草三分（炙微赤，锉）　黄连三分（去须）　赤石脂半两　泽泻半两　石膏一两

【用法】上为末，炼蜜为丸，如梧桐子大。每服三十丸，以清粥饮送下，不拘时候。

【主治】消渴，心神虚烦躁闷。

栝楼根丸

【来源】《太平圣惠方》卷五十三。

【别名】铅黄丸（《圣济总录》卷五十八）。

【组成】栝楼根三分　黄丹半两　葛根半两　黄连一两（去须）

【用法】上为末，入黄丹，研令匀，炼蜜为丸，如梧桐子大。每服十丸，以温水送下，遇渴吃水，即便服之。

【主治】消渴。饮水过多，不知足限。

栝楼根散

【来源】《太平圣惠方》卷五十三。

【组成】栝楼根一两　芦根一两（锉）　麦门冬一两（去心）　知母一两　人参一两（去芦头）　地骨皮一两　黄芩一两　甘草一两（炙微赤，锉）

【用法】上为散。每服五钱，以水一大盏，加生姜半分，小麦半合，竹叶二七片，煎至五分，去滓温服，不拘时候。

【主治】暴渴，心神烦闷，体热食少。

栝楼根散

【来源】《太平圣惠方》卷五十三。

【组成】栝楼根二两　赤茯苓二两　玄参一两　枳壳一两（麸炒微黄，去瓤）　苦参三分（锉）　甘草三分（炙微赤，锉）

【用法】上为细散。每服一钱，以温浆水调下，不拘时候。

【主治】渴利后心烦体热，皮肤生疮，瘙痒。

铁粉丸

【来源】《太平圣惠方》卷五十三。

【组成】铁粉二两（细研）　鸡膍胵一两（微炙）　栝楼根三分　土瓜根一两　苦参三分（锉）　黄连三分（去须）　麦门冬一两（去心，焙）　牡蛎三分（烧为粉）　桑螵蛸三分（微炒）　金箔五十片（细研）　银箔五十片（细研）

【用法】上为末，入研了药更研令匀，炼蜜为丸，如梧桐子大。每服三十丸，以清粥饮送下，不拘时候。

【主治】消渴，不问年月深浅困笃者。

铁粉丸

【来源】《太平圣惠方》卷五十三。

【组成】铁粉一两（细研）　黄连二两（去须）　苦参一两（锉）　麦门冬二两（去心，焙）　土瓜根一两　牡蛎粉一两　金箔五十片（细研）　银箔五十片（细研）　栝楼根二两

【用法】上为末，入研了药，都研令匀，炼蜜为丸，如梧桐子大。每服三十丸，以清粥饮送下，不拘时候。

【功用】镇心止渴。

【主治】消渴饮水过度，渴尚不止，口舌干燥，心神烦乱，坐卧不安。

铁粉散

【来源】方出《太平圣惠方》卷五十三，名见《普济方》卷一七六。

【组成】铁粉一两（细研）　麦门冬二两（去心，焙）　牡蛎一两（烧为粉）　知母一两　黄连二两（去须）　苦参一两（锉）　栝楼根二两　金箔一百片（细研）　银箔五十片（细研）

【用法】上为细散，入铁粉等同研令匀。每服一钱，以清粥饮调下，不拘时候。

【主治】消渴不止，心神烦乱。

铅黄散

【来源】方出《太平圣惠方》卷五十三，名见《圣济总录》卷五十八。

【组成】铅一斤　水银二两（先熔铅，旋投入水银，候铅面上有花晕上，便以铁匙掠取，于乳钵内研细）　皂荚一挺（不蚛者，涂酥炙令黄，去皮子，入麝香一钱，同研为末）

【用法】上为散。每抄皂荚末一钱匕，以水一中盏，煎至六分，去滓放温，食后调下铅黄末半钱匕。

【主治】消渴。饮水过多，不知足限。

黄丹散

【来源】《太平圣惠方》卷五十三。

【组成】黄丹三分（炒令紫色）　栝楼根一两　前胡一两　甘草一两（炙微赤，锉）　泽泻半两　石膏一两（细研）　赤石脂半两（细研）　贝母半两（煨令微黄）

【用法】上为细散，入研了药令匀。每服一钱，以清粥饮调服，不拘时候。

【主治】消渴，心神烦闷，头痛。

黄丹散

【来源】《太平圣惠方》卷五十三。

【组成】黄丹一两　胡粉一两　栝楼根一两　甘草半两（炙微赤，锉）　泽泻三分　石膏一两半　麦门冬半两（去心，焙）　白石脂三分

【用法】上为细散。每服一钱，以清粥饮调下，不拘时候。

【主治】消渴饮水过多，烦热不解。

黄连丸

【来源】《太平圣惠方》卷五十三。

【组成】黄连半两（去须） 黄耆半两（锉） 栀子仁一分 苦参半两（锉） 人参一两（去芦头） 葳蕤一分 知母一分 麦门冬一两（去心，焙） 栝楼根半两 甘草一分（炙微赤，锉） 地骨皮一分 赤茯苓一分 生干地黄一分 铁粉半分（研）

【用法】上为末，炼蜜为丸，如梧桐子大。每服三十丸，以粥饮送下，不拘时候。

【主治】消渴久不愈，体瘦心烦。

黄连丸

【来源】方出《太平圣惠方》卷五十三，名见《普济方》卷一七九。

【组成】黄连一两（去须） 皂荚树鹅一两（微炙） 苦参二两（锉） 栝楼根二两 赤茯苓二两 知母二两 白石英一两（细研） 金箔五十片（细研） 银箔五十片（细研）

【用法】上为末，入石英、金银箔相和，研令匀，炼蜜为丸，如梧桐子大。每服三十丸，以煮小麦汤送下；竹叶汤送下亦得，不拘时候。

【主治】消渴久不止，心神烦壅，眠卧不安。

黄连丸

【来源】方出《太平圣惠方》卷五十三，名见《普济方》卷一七九。

【组成】黄连半两（去须） 黄丹半两（炒令紫色） 豆豉半两（炒干）

【用法】上为末，入黄丹研令匀，软饭为丸，如梧桐子大。每服十五丸，食后以温水送下。

【主治】

1.《太平圣惠方》：消渴。

2.《普济方》：消渴，饮水绝多，身体黄瘦。

黄连散

【来源】《太平圣惠方》卷五十三。

【组成】黄连二两（去须，捣罗为末） 生地黄汁三合 生瓜蒌汁三合 牛乳三合

【用法】上用三味汁相和，每服三合，调下黄连末一钱，不拘时候。

【功用】润肺心。

【主治】消渴。

黄连散

【来源】《太平圣惠方》卷五十三。

【组成】黄连一两（去须） 栝蒌根一两半 麦门冬一两（去心） 知母三分 人参半两（去芦头） 地骨皮三分 黄芩三分 川升麻三分。

【用法】上为散。每服四钱，以水一中盏，加生姜半分，淡竹叶二七片，煎至六分，去滓温服，不拘时候。

【主治】消渴烦躁，饮水不止。

黄连散

【来源】《太平圣惠方》卷五十三。

【组成】黄连二两（去须） 葛根二两（锉） 麦门冬一两（去心） 枇杷叶一两（拭去毛，炙微黄）

【用法】上为散。每服四钱，以水一中盏，加生姜半分，淡竹叶二七片，煎至六分，去滓温服，不拘时候。

【主治】消渴。口舌干燥，烦热，不能饮食。

黄连膏

【来源】方出《太平圣惠方》卷五十三，名见《普济方》卷一七九。

【组成】黄连五两（去须，捣为末） 地黄汁一两 蜜五合

【用法】上药于银器中以慢火熬成膏，收于瓷器中。每服如弹子大，食后煎竹叶、麦冬汤下。

【主治】热渴不止，心神躁烦。

黄耆散

【来源】《太平圣惠方》卷五十三。
【组成】黄耆一两（锉） 麦门冬一两（去心） 芦根一两（锉） 栝楼根一两 紫苏茎叶一两 生干地黄半两（锉） 桑根白皮半两（锉） 泽泻半两 甘草一分（炙微赤，锉）
【用法】上为散。每服四钱，以水一中盏，加生姜半分，竹叶二七片，煎至六分，去滓温服，不拘时候。
【主治】消中烦闷，热渴不止。

黄耆散

【来源】方出《太平圣惠方》卷五十三，名见《普济方》卷一八〇。
【组成】黄耆半两（锉） 鸡膍胵一两（微炙） 五味子半两
【用法】上为粗末。以水三大盏，煎至一盏半，去滓，食前分三次温服。
【主治】消肾。小便滑数白浊，令人羸瘦。

黄耆散

【来源】《太平圣惠方》卷五十三。
【别名】麦门冬汤（《圣济总录》卷五十八）。
【组成】黄耆一两（锉） 人参半两（去芦头） 麦门冬一两（去心） 桑根白皮一两（锉） 知母三分 栝楼根三分 黄连一两（去须） 石膏二两 葛根半两（锉） 赤茯苓半两 地骨皮半两 川升麻半两 甘草半两（炙微赤，锉）
【用法】上为散。每服四钱，以水一中盏，加生姜半分，淡竹叶二七片，煎至六分，去滓温服，不拘时候。
【主治】消渴，发热，心神烦躁，饮水不足。

黄耆散

【来源】《太平圣惠方》卷五十三。
【别名】黄耆汤（《普济方》卷一七九）。
【组成】黄耆一两（锉） 栝楼根一两 麦门冬二两（去心，焙） 赤茯苓半两 甘草半两（炙微赤，锉）
【用法】上为细散。每服二钱，食后煎竹叶水调下。
【主治】消渴。饮水过多，烦渴不止。

黄瓜根丸

【来源】方出《太平圣惠方》卷五十三，名见《普济方》卷一七六。
【组成】黄瓜根三两 黄连三两（去须）
【用法】上为末，炼蜜为丸，如梧桐子大。每于食后以温水下二十丸。
【主治】消渴热，或心神烦乱。

鹿茸丸

【来源】《太平圣惠方》卷五十三。
【组成】鹿茸二两（去毛，涂酥炙微黄） 人参三分（去芦头） 泽泻五分 赤石脂三分 石斛三分（去根，锉） 熟干地黄二两 麦门冬一两半（去心，焙） 白茯苓二分 萆薢三分（锉） 白芍药三分 甘草一分（炙微赤，锉） 黄耆三分（锉） 桑螵蛸半两（微炒） 子芩半两 龙骨三分 桂心半两 牡蛎一两（烧为粉）
【用法】上为末，炼蜜为丸，如梧桐子大。每服二十丸，空心及晚食前以清粥饮送下。
【主治】消肾。气虚羸瘦，四肢无力，小便色白，滑数不禁，不思饮食，心神虚烦。

鹿茸丸

【来源】《太平圣惠方》卷五十三。
【别名】人参鹿茸丸（《鸡峰普济方》卷十九）。
【组成】鹿茸一两半（去毛，涂酥炙微黄） 黄芩三分 人参三分（去芦头） 土瓜根三分 肉苁蓉一两半（酒浸一宿，刮去皴皮，炙干） 鸡膍胵十枚（微炙） 菟丝子三两（酒浸三日，晒干，别捣为末）
【用法】上为末，炼蜜为丸，如梧桐子大。每服三十丸，食前以清粥饮送下。
【主治】消肾。小便滑数白浊，将欲沉困。

鹿茸丸

【来源】《太平圣惠方》卷五十三。

【组成】鹿茸二两（去毛，涂酥炙令黄） 肉苁蓉一两（酒浸一宿，去皴皮，炙干） 附子一两（炮裂，去皮脐） 黄耆一两半（锉） 石斛一两半（去根，锉） 五味子一两 菟丝子一两半（酒浸三日，晒干，别捣为末） 白龙骨一两 桑螵蛸一两（微炒） 白蒺藜一两（微炒，去刺）

【用法】上为末，炼蜜为丸，如梧桐子大。每服三十丸，空心及晚食前以清粥饮送下。

【主治】大渴后虚乏，小便滑数，腿胫无力，日渐羸瘦。

羚羊角散

【来源】《太平圣惠方》卷五十三。

【组成】羚羊角屑三分 知母三分 黄耆三分（锉） 栝楼根三分 麦门冬三分（去心） 茯神三分 地骨皮三分 人参三分（去芦头） 防风三分（去芦头） 甘草半两（炙微赤，锉） 石膏一两半 酸枣仁三分（微炒） 黄芩半两

【用法】上为散。每服五钱，以水一大盏，加生姜半分、淡竹叶二七片、小麦半合，煎至五分，去滓，每于食后温服。

【主治】消渴饮水，过多不止，心神恍惚，卧不安稳。

葛根汁

【来源】方出《太平圣惠方》卷五十三，名见《圣济总录》卷五十八。

【别名】葛根汤（《普济方》卷一七八）。

【组成】生葛根（切去皮，木臼内捣取自然汁一大盏） 蜜二大匙

【用法】上搅令匀，分三次，不拘时候服。

【主治】消渴烦躁，狂乱，皮肤干燥。

紫苏散

【来源】《太平圣惠方》卷五十三。

【别名】紫苏汤（《圣济总录》卷五十九），紫白汤（《嵩崖尊生全书》卷十一）。

【组成】紫苏茎叶一两 桑根白皮一两（锉） 赤茯苓一两 羚羊角屑三分 槟榔三分 木香半两 桂心半两 独活半两 枳壳半两（麸炒微黄，去瓤） 郁李仁二两（汤浸，去皮，微炒）

【用法】上为粗散。每服四钱，以水一中盏，加生姜半分，煎至六分，去滓温服，不拘时候。

【主治】消渴后，遍身浮肿，心膈不利。

滑石散

【来源】方出《太平圣惠方》卷五十三，名见《普济方》卷一七六。

【组成】密陀僧半两（细研） 黄连半两（去须） 滑石半两（细研） 栝楼根半两

【用法】上为细末，研药令匀。每服一钱，用清粥饮调下，不拘时候。

【主治】消渴。吃水渐多，小便涩少，皮肤干燥，心神烦热。

犀角丸

【来源】《太平圣惠方》卷五十三。

【组成】犀角屑三分 铅霜半两（细研） 麦门冬二两（去心，焙） 铁粉一两（细研） 甘草半两（炙微赤，锉） 郁金半两 地骨皮半两 栝楼根三分 子芩半两 茯神半两 玄参半两 胡黄连三分

【用法】上为末，入研了药令匀，炼蜜为丸，如梧桐子大。每服二十丸，食后煎竹叶汤送下。

【主治】消渴。口舌干燥，烦热，心神如狂。

槟榔散

【来源】《太平圣惠方》卷五十三。

【别名】槟榔汤（《圣济总录》卷五十八）。

【组成】槟榔一两 桑根白皮一两（锉） 赤茯苓一两 紫苏茎叶一两 木通一两（锉） 麦门冬一两（去心）

【用法】上为散。每服四钱，以水一中盏，加生姜半分，葱白七寸，煎至六分，去滓温服，不拘时候。

【主治】消渴。饮水不止，小便复涩，心腹连膀胱胀闷，胸膈烦热。

麝香散

【来源】方出《太平圣惠方》卷五十三，名见《普济方》卷一七八。

【组成】水蛇一条（活者剥皮，炙黄捣末） 蜗牛（不限多少，水浸五日，取涎入腻粉一分煎，令稠） 麝香一分（细研）

【用法】上药用粟米饭和丸，如绿豆大。每服十丸，以生姜汤送下，不拘时候。

【主治】消渴。四肢烦热，口干心燥。

黄耆丸

【来源】《太平圣惠方》卷五十八。

【组成】黄耆一两（锉） 黄连一两（去须） 土瓜根一两 苦参半两（锉） 玄参半两 栝楼根一两 龙骨一两 菝葜一两 地骨皮一两 牡蛎一两（烧为粉） 鹿茸二两（去毛，涂酥，炙令微黄） 人参三分（去芦头） 桑螵蛸一两（微炒） 五味子一两

【用法】上为末，炼蜜为丸，如梧桐子大。每服三十丸，食前以竹根煎汤送下。

本方原名“黄耆散”，与剂型不符，据《普济方》改。

【主治】

1.《太平圣惠方》：下虚，小便滑数。

2.《普济方》：消渴小便频数，小便量多而汤食渐加，至肌肉渐减，乏气力，少颜色者。

【宜忌】《普济方》：忌猪肉，冷水。

羊肺羹

【来源】《太平圣惠方》卷九十五。

【组成】羊肺一具（治如食法） 精羊肉五两（切） 粳米半合 葱白五茎（切） 生姜少许 盐 醋

【用法】上相和，依常法作羹。饱食之。

【主治】三消，小便数。

杏酪粥

【来源】《太平圣惠方》卷九十六。

【组成】煎成浓杏酪一升 黄牛乳一升 大麦仁三合（折令细滑）

【用法】上药依常法煮粥食之。入白锡沙糖和之，更大美。

《圣济总录》：先用水煮麦仁并杏酪，候熟即下牛乳搅令匀，空心食之，每日一次。

【主治】

1.《太平圣惠方》：三消，心热气逆，不下食。

2.《圣济总录》：发背，心肺积风热。

神效煮兔方

【来源】《太平圣惠方》卷九十六。

【别名】煮兔方（《普济方》卷二五八）。

【组成】兔一只 新桑根白皮半斤（细锉）

【用法】上剥兔去皮及肠胃，与桑根白皮同煮，烂熟为度，尽力食肉，并饮其汁，即效。

【主治】消渴。

栝楼根羹

【来源】《太平圣惠方》卷九十六。

【组成】栝楼根半斤 冬瓜半斤

【用法】上切作小片子，以豉汁中煮作羹食之。

【主治】消渴口干，心神烦躁。

黄雌鸡粥

【来源】《太平圣惠方》卷九十六。

【组成】黄雌鸡一只（治如食法）

【用法】上以烂煮取肉，随意食之；其汁和豉作粥食之亦妙。

【主治】消渴口干，小便数。

滑石粥

【来源】《太平圣惠方》卷九十六。

【组成】滑石二两（碎） 粳米二合

【用法】以水三大盏，煎滑石至二盏，去滓，下米煮粥。温温食之。

【功用】导利九窍。

【主治】

1.《太平圣惠方》：膈上烦热，多渴。

2.《仙拈集》：消渴。

乌梅五味汤

【来源】《普济方》卷一七六引《太平圣惠方》。

【别名】秘方乌梅五味子汤（《医方大成》卷七）。

【组成】五味子　巴戟（酒浸，去心）　百药煎　乌梅　甘草各等分

【用法】上锉。每服四钱，水一盏，空心煎服。

【功用】生津液。

【主治】消渴。

六物丸

【来源】《普济方》卷一七六引《太平圣惠方》。

【组成】栝楼根八分　麦门冬（去心）六分　知母五分　人参　苦参粉　土瓜根各四分

【用法】上为细末，牛胆和为丸，如梧桐子大。每服二十丸，麦粥汁送下，一日三次。未知，稍加至三十丸。

【主治】消渴。

【加减】咽干者，加麦门冬；舌干，加知母；胁下满，加人参；小便数，加土瓜根。随患加各一分。

黄连丸

【来源】《普济方》卷一七八引《太平圣惠方》。

【组成】黄连二两（去须）　苦参一斤　麝香一钱

【用法】上为末，炼蜜为丸，如梧桐子大。每服六十丸，空腹以茶送下，一日二次，任意吃茶，不限多少；一方用粥饮送下。

【主治】消渴，烦热闷乱。

木香汤

【来源】《普济方》卷一七九引《太平圣惠方》。

【组成】木香　枳壳（去瓤，麸炒）　芍药　槟榔（生锉）各半两　桑根白皮（锉，炒）　黄耆（细锉）　草豆蔻（去皮）　枇杷叶（拭去毛，炙）　黄连（去须）各二两　桂心（去粗皮）一两　人参一两半

【用法】上为粗散。每服三钱，水一盏，煎至七分，去滓温服，不拘时候。

【主治】虚热渴，饮水不已，心腹胀满。

猪苓散

【来源】《普济方》卷一八〇引《太平圣惠方》。

【组成】猪苓（去黑皮）　人参各三分　木通（锉）一两一分　黄连（去须）一两半　麦门冬（去心，焙）　栝楼根各二两

方中麦门冬、栝楼根用量原缺，据《圣济总录》补。

【用法】上为细末。每服一钱，温浆水调下，一日三次。以愈为度。

【主治】消渴后，四肢浮肿，小便不利，渐成水病。

牛黄甘露丸

【来源】《博济方》卷二。

【组成】朱砂一两（成块者）　牛黄一分　铁粉半两　犀角半两（锉）　丁香半两　胡桐泪半两　葳蕤半两　麝香一分　银箔五十片　地龙半两　槟榔　牡蛎　苦参　石膏　锡蔺纸　甘草（炙）　白扁豆各半两（慢火炒）　铅白霜半两　麦门冬半两（去心）　知母半两　宣连一两　金箔一百五十片　生栝楼根一两（杵，研细）

【用法】上药除栝楼根另杵外，同为细末，炼蜜与金箔及生栝楼根和匀为丸，如豌豆大。每服十丸，空心，金箔三片，银箔三片（碎研），米饮送下，渐加至二十丸，饭后、临卧各一服。日近轻者，当日止，重者三日止。十日后，只空心一服，夜后一服，用金银箔各一片；一月外，只用温浆水下五十丸。其药合时，二月至九月，即用生栝楼根，九月后只用炼蜜和为丸亦得。

【主治】三焦渴疾，饮水无度，舌上皱裂，肌肉黄瘦，精神减退，小便多，腹胁胀。

【宜忌】忌咸、酸、炙煿、鱼、酒。

苁蓉丸

【来源】《普济方》卷一七八引《指南方》。
【组成】苁蓉　五味子　山茱萸各等分
【用法】上为细末，炼蜜为丸，如梧桐子大。每服三十丸，用盐酒饮送下。
【主治】消渴。

金英丸

【来源】方出《医方类聚》卷一二五引《神巧万全方》，名见《圣济总录》卷五十八。
【别名】金箔铅丹丸（《鸡峰普济方》卷十九）。
【组成】虢丹　麦门冬（去心）　牡蛎　知母各一两　黄连　干栝楼根　苦参各二大两　金一百箔　银一百箔　生栝楼根二大两（杵如泥，入药中）
【用法】上为末，用生栝楼根汁和为丸。每服四十丸，食后以饮下，一日二次，夜又进一服，当日渴止；十日已来，渐觉减，即每服三十五丸，一日两次；一月外，每服三十丸，一日一次。夏月即用蜜为丸。服药之次，腹中忽冷痛，即取厚朴二小两（炙），橘皮三分（去白，焙），生姜二小两，以水二大升，煎取半升，去滓，分温二服，服讫良久，以饭压之，如腹中不痛，即不吃。
【主治】消渴不止。

茴香丸

【来源】《太平惠民和济局方》卷五。
【别名】茴香煎（《鸡峰普济方》卷七）。
【组成】威灵仙（洗去土）　川乌头（炮，去皮脐）　陈皮（去白）　防风（去苗）　川楝子（麸炒）　萆薢各三两　乌药（去土）五两　川椒（去目及闭口者，炒出汗）二两　赤小豆茴香（炒）各八两　地龙（去土，炒）七两
【用法】上为细末，酒煮面糊为丸，如梧桐子大。每服二十丸，空心及晚食前温酒送下，盐汤亦得；小肠气痛，炒生姜、茴香酒送下；脚转筋，木瓜汤送下；妇人血脏虚冷，温醋汤送下；脐腹绞痛，滑泄冷痢，浓煎艾汤送下。
【功用】久服补虚损，除风冷，壮筋骨，明耳目。
【主治】

1.《太平惠民和济局方》：丈夫无脏久虚，冷气攻冲，脐腹绞痛，腰背拘急，面色萎黄，饮食减少，及膀胱、小肠气痛，并肾脏风毒，头面虚浮，目暗耳鸣，脚膝无力，肿痛生疮；妇人血脏虚冷，食减力少，肢体疼痛。

2.《证治宝鉴》：消渴，虫食津液而渴者。

冬瓜羹

【来源】《养老奉亲书》。
【别名】冬瓜粥（《古今医统大全》卷八十七）。
【组成】冬瓜半斤（去皮）　豉心二合（绵裹）　葱白半握
【用法】上以和煮作羹，下五味调和，空心食之。常作粥佳。

《医学入门》本方用法：和米粉煮羹，入盐味，空心食。
【主治】老人消渴烦热，心神狂乱，躁闷不安。

芦根饮子

【来源】《养老奉亲书》。
【组成】芦根（切）一升（水一斗，煎取七升半）　青粱米五合
【用法】上药以煎煮饮，空心食之。渐进为度。
【主治】老人消渴消中，饮水不足，五脏干枯。
【宜忌】忌咸食、炙肉、熟面。

兔头饮

【来源】《养老奉亲书》。
【组成】兔头一枚（净洗）　豉心五合（绵裹）
【用法】上以水七升，煮取五升汁，渴即渐饮之。
【主治】老人烦渴，饮水不定，日渐羸瘦困弱。

野鸡臛

【来源】《养老奉亲书》。
【组成】野鸡一只（如常法）　葱白一握　粳米二合（细研）
【用法】切，作相和羹，作臛，下五味、椒、酱。

空心食之，常作服佳妙。

【主治】老人烦渴，脏腑干枯，渴不止。

猪肚方

【来源】《养老奉亲书》。

【组成】猪肚一具（肥者，净洗） 葱白一握 豉五合（绵裹）

【用法】上煮烂熟，下五味调和，空心渐食之，渴即饮汁。

【主治】老人消渴热中，饮水不止，小便无度，烦热；劳热。

三黄丸

【来源】《类证活人书》卷十八。

【组成】黄连三两 大黄一两 黄芩二两

【用法】上为细末，炼蜜为丸，如梧桐子大。每服十五丸，滚白汤送下。

【主治】三消吐血，黄疸。

栝楼饮

【来源】《圣济总录》卷五十八。

【组成】栝楼一枚（黄熟者，去皮，用瓤并子） 冬瓜一枚（中样者，割破头边，纳栝楼瓤子在冬瓜心内）

【用法】上用黄土泥裹冬瓜令匀，可半指厚，候干，簇炭火烧令泥通赤即止，去泥取瓜，就热碎切，烂研，布绞取汁，约七八合，更入白蜜二匙头，搅令调匀，候稍冷，即分三度服。

【功用】救急止渴。

【主治】因好食热面炙肉，及服补治壅热药并乳石，三焦气隔，心肺干热，口干舌焦，饮水无度，小便日夜不知斗数，心欲狂乱。

沉香汤

【来源】《圣济总录》卷四十七。

【组成】沉香 人参 麦门冬（去心） 地骨皮 生干地黄（焙） 小草 甘草（炙）各一两

【用法】上为粗末。每服五钱匕，水一盏半，同煎至八分，去滓温服，每日三次，不拘时候。

【主治】胃热，消谷善饥，不为肌肤。

干姜甘草汤

【来源】《圣济总录》卷四十八。

【组成】干姜（炮）四两 生干地黄（焙） 麦门冬（去心，焙） 蒺藜子（炒） 桂（去粗皮） 续断各二两 甘草（炙）一两

【用法】上锉，如麻豆大。每服五钱匕，水二盏，煎至一盏，空心、食前去滓温服，一日三次。

【主治】肺消。

鸡内金丸

【来源】《圣济总录》卷四十九。

【别名】鸡肶胵丸（原书卷五十九）。

【组成】鸡内金（洗，晒干） 栝楼根（炒）各五两

【用法】上为末，炼蜜为丸，如梧桐子大。每服二十丸，稍加至三十丸，食后温水送下，一日三次。

【主治】膈消；膀胱有热，消渴饮水，下咽即利。

肉苁蓉丸

【来源】《圣济总录》卷五十二。

【组成】肉苁蓉（去皴皮，酒炙） 附子（炮裂，去脐皮） 白蒺藜（炒去角） 桑螵蛸（炒）各二两 五味子（炒） 龙骨（研）各一两 黄耆（锉，炒） 菟丝粉 石斛（去根）各一两半

【用法】上为末，炼蜜为丸，如梧桐子大。每服二十丸，空心以盐汤送下。

【主治】痟肾，肾脏虚损，小便多，腰胫无力，日渐羸瘦。

栝楼根丸

【来源】《圣济总录》卷五十四。

【组成】栝楼根五两 王瓜根三两 铁粉（研） 苦参 黄连（去须） 朴消（研） 芒消（研）各二两 白石英（研） 泽泻（锉） 龙

胆　白英　水萍（焙）　菰根各一两

【用法】上为末，炼蜜为丸，如梧桐子大。每服十五丸，早、晚食前用温米饮送下。稍增至三十丸，以知为度。

【主治】中焦热结，肠胃不通，引饮无度。

茅根汤

【来源】《圣济总录》卷五十六。

【组成】茅根（锉）　芦根（锉）　菝葜（细锉）各二两　石膏（碎）一两半　乌梅（去核，炒）半两　淡竹叶根（锉）一两

【用法】上为粗末。每服四钱匕，水一盏半，煎取一盏，去滓温服，不拘时候。

【主治】消渴口干，小便数。

人参汤

【来源】《圣济总录》卷五十八。

【组成】人参　桑根白皮（锉，炒）各二两　麦门冬（去心，焙）　知母　枇杷叶（拭去毛，炙）　黄连（去须，微炒）　葛根（锉）　白茯苓（去黑皮）　地骨皮　淡竹根各一两

方中淡竹根，《普济方》作淡竹叶。

【用法】上锉细，如麻豆大。每服五钱匕，用水一盏半，煎至八分，去滓温服。

【主治】消渴，发作有时，心脾有热，饮水无度。

人参汤

【来源】《圣济总录》卷五十八。

【组成】人参　甘草（半生半炙）各一两

【用法】上为粗末。以燖猪水，去滓澄清，取五升，同煎至二升半，去滓，渴即饮之。

【主治】消渴，初因酒得。

人参汤

【来源】《圣济总录》卷五十八。

【组成】人参　芍药各一两　大腹子（慢灰火内煨，锉）二枚　葛根（锉）　赤茯苓（去黑皮）　黄芩（去黑心）　桑根白皮（锉）　知母（焙）各一两半　萎蕤一两一分　枳壳（去瓤，麸炒）三分

【用法】上为粗末。每服三钱匕，水一盏，加生姜如枣大（拍破），煎至七分，去滓，空心温服，食后、夜卧再服。

【主治】消渴，饮水过多，心腹胀满，或胁肋间痛，腰腿沉重。

人参饮

【来源】《圣济总录》卷五十八。

【组成】人参一两　白茯苓（去黑皮）　甘草（炙）各半两　麦门冬（去心）一分

【用法】上锉，如麻豆大。以水五盏，煎取二盏，去滓，温，顿服之。

【主治】消渴，胸膈烦闷，燥渴，饮水无度。

人参煎

【来源】《圣济总录》卷五十八。

【组成】人参一两　葛根（锉）二两

【用法】上为末。每发时，须得燖猪汤一升已来，入药末三钱匕，又入蜜二两，都一处于铛子内，慢火熬之，至三合已来，似稠黑饧，便取出，贮于新瓷器内。每夜饭后取一匙头，含化咽津。重者不过三服。

【主治】消渴。

山茱萸丸

【来源】《圣济总录》卷五十八。

【组成】山茱萸　栝楼根（锉）　土瓜根（锉）　苦参　龙骨（细研）各一两半　黄连（去须）三两半

【用法】上六味，先捣罗五味，次入龙骨，再研匀，用生栝楼汁和剂，酥涂杵，捣匀熟，丸如梧桐子大。每服三十丸，食后煎白茅根饮送下，一日三次。

【主治】消渴。饮水极多，肢体羸弱，小便如米泔，腰膝冷痛，诸方不能治者。

牛膝丸

【来源】《圣济总录》卷五十八。

【组成】牛膝（酒浸，切，焙）五两　生地黄汁五升

【用法】上二味，先将牛膝为细末，入地黄汁浸，夜浸昼晒，复浸汁尽为度，炼蜜为丸，如梧桐子大。每服三十丸，空心温酒送下。

【功用】久服壮筋骨，驻颜黑发。

【主治】消渴不止，下元虚损。

升麻丸

【来源】《圣济总录》卷五十八。

【组成】升麻　黄连（去须）　龙胆　黄芩（去黑心，锉）　犀角（镑）　葳蕤　知母（焙）各一分　前胡（去芦头）　鳖甲（醋炙，去裙襕）各半两　朴消（研）一分

【用法】上为末，炼蜜为丸，如梧桐子大。每服二十丸，温浆水送下，不拘时候。

【主治】消渴，口干燥，四肢瘦疼，日晡颊赤烦闷。

乌梅汤

【来源】《圣济总录》卷五十八。

【组成】乌梅肉（炒）二两　茜根（锉）一两　黄芩（去黑心）一分　葛根（锉）　人参　白茯苓（去黑皮）　甘草（炙）各半两

【用法】上为末。每服三钱匕，水一盏，煎至八分，去滓温服，不拘时候。

【功用】止烦渴，生津液。

【主治】消渴，膈热咽干。

水骨丸

【来源】《圣济总录》卷五十八。

【组成】汤瓶内水碱一两

【用法】上为细末。烧粟米饭为丸，如梧桐子大。每服十五丸，人参汤送下，不拘时候。

【主治】消渴，饮水不止。

甘露散

【来源】《圣济总录》卷五十八。

【组成】干猪胞十枚

【用法】上剪破出却气，去却系著处，用干盆子一只，烧胞，烟尽取出，研令极细。每服一钱匕，温酒调下，不拘时候。

【主治】渴疾，饮水不止。

冬瓜饮

【来源】《圣济总录》卷五十八。

【组成】冬瓜一枚（重三斤。去皮瓤，分作十二片）　麦门冬二两（去心）　黄连两半（去须）

【用法】上药以麦冬、黄连粗捣筛，作十二服。每服水三盏，入冬瓜一斤（劈碎），同煎至一盏，去滓温服，日三夜二。

【主治】消渴口干，日夜饮水无度，浑身壮热。

冬瓜饮

【来源】《圣济总录》卷五十八。

【别名】冬瓜饮子（《卫生宝鉴》卷十二）、黄瓜汤（《普济方》卷一七六引《十便良方》）。

【组成】冬瓜一枚　黄连十两（去须，别捣为细末）

【用法】上药先取冬瓜剖开去瓤净，掺黄连末在瓜内，却用瓜顶盖，于热灰中煨熟，去皮细切烂研，布绞取汁。食前每服一盏至二盏，日三夜二。

【主治】消渴，能食而饮水多，小便如脂麸片，日夜无度。

生津丸

【来源】《圣济总录》卷五十八。

【组成】青蛤粉　白滑石各一两

【用法】上为细末，用黄颡鱼涎和为丸，如梧桐子大。每服三十丸，煎陈粟米饮下，不拘时候。

【主治】消渴，饮水日夜不止。

白矾丸

【来源】《圣济总录》卷五十八。

【组成】白矾（烧令汁尽） 铅白霜各一分
【用法】上为细末，炼蜜为丸，如鸡头子大。绵裹，含化咽津。
【主治】消渴烦热。

地黄煎

【来源】《圣济总录》卷五十八。
【组成】生地黄（细切）三斤 生姜（细切）半斤 生麦门冬（去心）二斤
【用法】上于石臼内捣烂，生布绞取自然汁，用银石器盛，慢火熬，稀稠得所，以瓷盒贮。每服一匙，用温汤化下，不拘时候。
【主治】消渴，口干舌燥。

地骨皮饮

【来源】《圣济总录》卷五十八。
【组成】地骨皮（锉） 土瓜根（锉） 栝楼根（锉） 芦根（锉）各一两半 麦门冬（去心，焙）二两 枣七枚（去核）
【用法】上锉，如麻豆大。每服四钱匕，水一盏，煎取八分，去滓温服，不拘时候。
【主治】消渴，日夜饮水不止，小便利。

地黄生姜煎丸

【来源】《圣济总录》卷五十八。
【组成】生姜汁一升 生地黄汁五升 蜜二斤（绵滤过） 生麦门冬汁三升 牛胫骨内髓一升 茯神（去木） 甘草（炙） 石斛（去根） 黄连（去须）各四两 栝楼根五两 五味子（微炒） 知母（焙） 人参 当归（切，焙） 丹参各二两 肉苁蓉（酒浸，切，焙）三两（除前五味外，茯神等十一味捣罗为末） 地骨皮（锉）二升 胡麻仁二升 萎蕤（锉）五两 生竹根（锉）三升
【用法】先以水一斗五升，煮地骨皮等四味至水四升，绞去滓，下麦门冬、地黄汁再煎五六沸，却下蜜、髓、姜汁，再煎至七升为膏，稀稠得所，入前药末和为丸，如梧桐子大。每服三十丸，竹叶汤送下，不拘时候。
【主治】消渴后四肢羸弱，气虚乏。

竹龙散

【来源】《圣济总录》卷五十八。
【别名】竹笼散（《云岐子保命集》卷下）。
【组成】五灵脂 黑豆（生，去皮）各半两
【用法】上为散。每服三钱匕，煎冬瓜汤调下，一日二次。无冬瓜即用冬瓜苗、叶、子煎汤俱可，小渴只一服愈。
【主治】消渴。
【宜忌】渴定后不可服热药。

竹叶汤

【来源】《圣济总录》卷五十八。
【组成】青竹叶（锉碎） 白茯苓（去黑皮） 地骨皮（锉） 栝楼根各一两 桂（去粗皮） 甘草（炙，锉）各半两 麦门冬（去心，焙）二两
【用法】上为粗末。每服五钱匕，水一盏，入小麦一撮，煎至八分，去滓，食后温服，一日二次。
【主治】积年消渴，好食冷物。

竹叶汤

【来源】《圣济总录》卷五十八。
【组成】甘竹叶（切） 大麻仁（炒） 赤秫米各一升（淘净） 鹿脚四只（汤浸，去皮毛骨，细研肉） 白茯苓（去黑皮）一两 薤白二两（切）
【用法】上锉，如麻豆大，分作八服。每服先以水三盏，煎麻仁、竹叶取二盏，去滓澄清，入诸药鹿脚，又煎，去滓，取一盏，微微饮之。渴止为度。
【主治】消渴，饮水不辍，多至数斗。

亥骨饮

【来源】《圣济总录》卷五十八。
【组成】猪脊骨五寸 大枣二十枚（劈碎） 甘草（微炙，锉） 干姜（炮）各半分
【用法】上锉。以水三升，同煎至二升，发时量意加熟水服。
【主治】消渴。

麦门冬丸

【来源】《圣济总录》卷五十八。

【组成】麦门冬（去心，焙） 栝楼根 大麻仁（研） 大黄（蒸二度，切，炒） 苦参粉 铁粉各三两 鸡肶胵黄皮（炙）七枚 黄芩（去黑心） 泽泻各一两半 龙齿（研） 土瓜根 知母（焙） 石膏（研）各二两 银箔二百片（和龙齿、石膏研入）

【用法】上为末，炼蜜为丸，如梧桐子大。每服二十五丸，食后煎生地黄汤送下，一日二次。

【主治】消渴，饮水过多。

麦门冬丸

【来源】《圣济总录》卷五十八。

【组成】麦门冬（去心，焙） 土瓜根（锉） 山茱萸 鹿茸（酒浸，炙，去毛） 牛膝（去苗，锉） 狗脊（碎，锉，去毛） 茯神（去木） 人参各一两 黄连（去须） 菟丝子（酒浸一宿，晒干，别捣为末）各一两半 龙骨（烧） 牡蛎（煅）各三分

【用法】上为末，炼蜜为丸，如梧桐子大。每服二十丸，煮小麦饮送下，加至三十丸。不拘时候。

【主治】消渴。口干喜饮水，小便数，心烦闷，健忘怔松。

麦门冬汤

【来源】《圣济总录》卷五十八。

【组成】生麦门冬（去心）一两半 栝楼根三两 茅根 竹茹各五两 小麦三合 乌梅（去核）七枚

【用法】上为粗末。每服五钱匕，水一盏半，煎至一盏，去滓温服，不拘时候。

【主治】消渴，舌干引饮。

麦门冬汤

【来源】《圣济总录》卷五十八。

【组成】麦门冬（去心，焙） 乌梅（去核取肉，炒）各二两

【用法】上为粗末。每服三钱匕，水一盏，煎至半盏，去滓，食后温服，一日三次。

【主治】消渴。喉干不可忍，饮水不止，腹满急胀。

麦门冬饮

【来源】《圣济总录》卷五十八。

【组成】生麦门冬（去心）三两 甘竹沥三合 小麦二合 知母一两半 芦根二两 生地黄三两

【用法】上锉，如麻豆大。每用半两，水三盏，煎至二盏，去滓，入竹沥少许，分二次，食后服。

【主治】消渴热盛，烦躁恍惚。

苁蓉丸

【来源】《圣济总录》卷五十八。

【组成】肉苁蓉（酒浸，切，焙） 黄耆（锉） 牛膝（去苗，酒浸，切，焙） 车前子 萆薢 白茯苓（去黑皮） 地骨皮 黄连（去须） 槟榔（煨）各一两半 山芋 菟丝子（酒浸，别捣） 蒺藜子（炒，去角） 人参 白芍药各一两一分 泽泻 桑螵蛸（炒）各一两 枳壳（去瓤，麸炒）三分 生干地黄（焙）二两

【用法】上为末，炼蜜为丸，如梧桐子大。每服三十丸，空心粟米饮送下。

【主治】消渴后，气乏体羸，腿胫细瘦。

芦根汤

【来源】《圣济总录》卷五十八。

【组成】芦根一斤 黄耆（锉） 栝楼根 牡蛎（煅）各二两 知母三两 生麦门冬（去心）六两

【用法】上锉。每服三钱匕，水一盏，煎取七分，去滓、食后乘渴细服。

【主治】消渴，心脾中热，烦躁不止，下焦虚冷，小便多，羸瘦。

赤茯苓丸

【来源】《圣济总录》卷五十八。

【组成】赤茯苓（去黑皮） 桑根白皮（锉） 防己 麦门冬（去心，焙）各一两半 木香 郁李仁（汤浸，去皮，焙干）各一两（研）
【用法】上药前五味为细末，与郁李仁研匀，炼蜜和为剂，更于铁臼内酥杵令匀熟，为丸如梧桐子大。每服三十丸，空腹煎木通、枣汤送下，至晚再服。渐加至五十丸。
【主治】久患消渴，小便数，服止小便药多，渴犹不止，小便复涩，两肋连膀胱胀满闷急，心胸烦热。

沃焦散

【来源】《圣济总录》卷五十八。
【组成】泥鳅鱼十头（阴干，去头尾，烧灰，碾为细末） 干荷叶（碾为细末）各等分
【用法】上为末。每服各二钱匕，新汲水调下，遇渴时服，一日三次，候不思水即止。
【主治】消渴，饮水无度。

肾沥汤

【来源】《圣济总录》卷五十八。
【组成】白羊肾一具（去脂膜，切） 黄耆（锉） 杜仲（锉，炒） 五味子 生姜（切）各一两半 生干地黄（焙）一两 人参半两 枣五枚（去核） 磁石三两（捶碎，绵裹）
【用法】上除羊肾、磁石外锉碎，分为二剂。先以水四升，煎肾与磁石至二升，去肾下诸药，再煎取八合，去滓，食前分二次服之。
【主治】消渴，小便白浊如脂。

知母饮

【来源】《圣济总录》卷五十八。
【组成】知母（切，焙） 生芦根各三两 土瓜根二两 黄芩（去黑心） 甘草（炙）各一两半 龙齿三两 大黄二两半
【用法】上锉。每服五钱匕，水三盏，煎取二盏，去滓，下生麦门冬汁二合，食后分三次温服。
【主治】消渴，心脾实，燥热多渴，化为小便。

金牙石汤

【来源】《圣济总录》卷五十八。
【组成】金牙石（捣碎，研） 厚朴（去粗皮，涂生姜汁炙熟） 石菖蒲各一两半 贝母（煨，去心）一两 乌梅（去核，微炒） 葶苈子（炒，别捣如膏）各三分 桂（去粗皮） 高良姜 菟丝子（酒浸二宿，晒干，微炒，别捣）各半两
【用法】上九味，先捣八味为粗末，次入金牙石再研匀。每服三钱匕，水一盏，加大枣二枚（去核）煎七分，去滓，早晚食前温服。
【主治】消渴，小便浓浊如面汁，此为肾冷。

茯苓汤

【来源】《圣济总录》卷五十八。
【组成】白茯苓（去黑皮） 麦门冬（去心，焙）各四两 石膏五两 茅根（锉）一升
【用法】上为粗末。每服四钱匕，水一盏半，加冬瓜一片，同煎至七分，去滓温服，不拘时候。
【主治】消渴。口干唇焦，心脾脏热，唯欲饮水。

钟乳丸

【来源】《圣济总录》卷五十八。
【组成】炼成钟乳粉 续断 熟干地黄（焙） 石韦（去毛）各一两 杜仲（去粗皮，锉，炒）三两三分 天雄（炮裂，去皮脐）半两 山茱萸 蛇床子各一两 远志（去心）一两三分 肉苁蓉（酒浸，切，焙）一两三分 防风（去叉） 山芋 石斛（去根） 赤石脂各一两三分 甘草（炙，锉） 牛膝（酒浸，切，焙）各一两

方中远志用量原缺，据《普济方》补。
【用法】上为末，炼蜜为丸，如梧桐子大。每服三十丸，温酒送下。
【主治】消渴后虚乏。

姜鱼丸

【来源】《圣济总录》卷五十八。
【组成】干生姜末一两

【用法】用鲫鱼胆汁为丸，如梧桐子大。每服七丸，米饮送下，不拘时候。
【主治】消渴，饮水不止。

神应散

【来源】《圣济总录》卷五十八。
【组成】滑石（研）　寒水石（研）各半两
【用法】上为散，用生鸡子一枚，凿破，去黄留清，调和药末，令如稠膏，却纳在鸡壳内，以纸封口，用盐泥固济，晒干，炭火内烧令通赤，放冷，去土并壳，取药研令绝细为度。每服大人二钱匕，小儿半钱匕，米饮调下。
【主治】消渴，饮水不休。

栝楼丸

【来源】《圣济总录》卷五十八。
【别名】栝楼根丸（《普济方》卷一七八）。
【组成】栝楼根五两　黄连（去须）一两　浮萍草二两
【用法】上为末，用生地黄汁半盏，于石臼内木杵捣令匀，再入面糊为丸，如梧桐子大。每服三十丸，食后、临卧以牛乳汤送下，一日三次；煎菖蒲汤下亦得。
【主治】消渴。饮水不止，小便中如脂，舌干燥，渴喜饮。

栝楼根丸

【来源】《圣济总录》卷五十八。
【组成】栝楼根（锉）　黄连（去须）　知母（焙）　麦门冬（去心）各五两
【用法】上为末，炼蜜为丸，如梧桐子大。每服三十丸，米饮送下。
【主治】消渴，饮水不止。

桃红散

【来源】《圣济总录》卷五十八。
【组成】赤石脂　石膏（各研）　栝楼根（锉）　白石脂　铅丹各一两　甘草（炙）半两
【用法】上为散。每服二钱匕，冷水调下。
【主治】消渴。

莎草根散

【来源】《圣济总录》卷五十八。
【组成】莎草根（去毛）一两　白茯苓（去黑皮）半两
【用法】上为散。每服三钱匕，陈粟米饮调下，不拘时候。
【主治】消渴累年不愈者。

殊胜散

【来源】《圣济总录》卷五十八。
【组成】乌贼鱼骨（去甲）　海浮石　桔梗（锉，炒）　葛根（锉）　丹砂（研，水飞）　虎杖（烧过）各一分
【用法】上为散。每服二钱匕，渴时煎麦门冬汤调下，空心、日午、夜卧各服一次。
【主治】消渴。

柴胡饮

【来源】《圣济总录》卷五十八。
【组成】柴胡（去苗）　葛根（锉）　芦根（锉）　地骨皮　百合（干者）　桑根白皮（锉）　知母（切，焙）　萎蕤各三分　贝母（去心，炒）　茅根（锉）　犀角（镑）　甘草（炙，锉）　木通（锉）各半两
【用法】上为粗末。每服四钱匕，水一盏，加生地黄半分，同煎至七分，去滓，食后温服，一日三次。
【主治】消渴，上焦虚热，心中烦躁。

铁粉丸

【来源】《圣济总录》卷五十八。
【组成】铁粉（研，水飞过，干称）三两（再研）　鸡膍胵（阴干）五枚（炙熟）　黄连（去须）三两　牡蛎（炒，研如面）二两
【用法】上四味，先捣二味为细末，再与铁粉、牡

蛎研匀，炼蜜和剂，以酥涂杵熟捣为丸，如梧桐子大。每服三十丸，渐加至四十丸，食前煎粟米饮送下。

【主治】消渴。脏腑枯燥，口干引饮，小便如脂。

铅丹散

【来源】《圣济总录》卷五十八。

【别名】黄连散（原书卷五十九）。

【组成】铅丹（研）一两　栝楼根三两　黄连（去须）　白石脂各一两半

【用法】上为散。每服二钱匕，食后以浆水调下。

【主治】消渴羸瘦，小便不禁，久内燥引饮不已。

铅霜丸

【来源】《圣济总录》卷五十八。

【别名】铅白霜丸。

【组成】铅霜半两　青黛　栝楼根末各一两　龙脑少许

【用法】上为细末，炼蜜为丸，如梧桐子大。每服二十丸，食后微嚼，煎竹叶汤送下；新汲水下亦得，每日三次。

【主治】消渴，口干烦躁，饮水无度。

消石散

【来源】《圣济总录》卷五十八。

【组成】消石　茜草　铅霜各一两

【用法】上为散。每服一钱匕，冷水调下。

【主治】三消渴疾。

桑白皮汤

【来源】《圣济总录》卷五十八。

【别名】木香汤（《圣济总录》卷五十八）。

【组成】桑根白皮（锉，炒）　人参　黄耆（锉，炒）　草豆蔻（去皮）各一两　枳壳（去瓤，麸炒）　青木香　芍药　半夏（汤洗去滑）　槟榔（锉）各半两　桂（去粗皮）三分　枇杷叶（去毛，蜜炙）半两

【用法】上为粗末。每服五钱匕，用水一盏半，入生姜五片，煎取八分，去滓，温服。

【主治】消渴。饮水过多，心腹胀满。

桑白皮汤

【来源】《圣济总录》卷五十八。

【组成】桑根白皮（锉）　人参　知母（切，焙）　麦门冬（去心，焙）　枇杷叶（去毛，微炙）　黄连（去须，锉，炒）　葛根（锉）　地骨皮（去土）　淡竹根（洗去土，暴干，锉）各半两

【用法】上为粗末。每服四钱匕，水一盏半，煎至一盏，去滓，食前服，一日二次。

【主治】消渴及心脏燥热，饮水无度。

梅苏丸

【来源】《圣济总录》卷五十八。

【组成】白梅肉　紫苏叶　乌梅肉各半两　人参一分　麦门冬（去心）三分　百药煎三两　甘草（炙，锉）一两半　诃黎勒（炮，去核）一分

【用法】上为末，炼黄蜡汁拌和为丸，如鸡头子大。每服一丸，含化咽津，不拘时候。

【功用】生津液，解渴。

【主治】消渴，膈热烦躁。

菝葜饮

【来源】《圣济总录》卷五十八。

【组成】菝葜（锉，炒）　汤瓶内碱各一两　乌梅二两（并核捶碎，焙干）

【用法】上为粗末。每服二钱匕，水一盏，于石器中煎至七分，去滓，稍热细呷。

【主治】消渴饮水无休。

黄连丸

【来源】《圣济总录》卷五十八。

【组成】黄连（去须）　栝楼根　甘草（炙，锉）　栀子仁（微炒）各一两半　香豉（炒黄）二两半

【用法】上为末，炼蜜和剂，更于铁臼内涂酥杵匀熟，为丸，如梧桐子大。每服三十丸，午食后以

温浆水送下。

【主治】消渴，心胸烦躁。

黄耆丸

【来源】《圣济总录》卷五十八。

【组成】黄耆（锉） 鹿茸（去毛，酥炙）各二两 牡蛎（煅一复时） 土瓜根 黄连（去须） 白茯苓（去黑皮）各一两 人参一两半

【用法】上为末，研令细，炼蜜为丸，如梧桐子大。每服三十丸，用何首乌汤下。

【主治】消渴。小便数少，虚极羸瘦。

黄耆汤

【来源】《圣济总录》卷五十八。

【组成】黄耆（锉） 白茅根（锉） 麦门冬（去心，微炒） 白茯苓（去黑皮）各三两 石膏八两 车前子（去土）五两（生） 甘草二两半（炙，锉）

【用法】上为粗末。每服五钱匕，水二盏，煎至一盏，去滓，空腹温服。

【主治】消渴，心中烦躁。

黄连牛乳丸

【来源】《圣济总录》卷五十八。

【组成】黄连（去须）一斤（为末） 麦门冬（去心）二两（烂研） 牛乳 地黄汁 葛汁各一合

【用法】上研，为丸，如梧桐子大。每服二十丸，空心粥饮送下，每日二次。渐加至四十丸。

【主治】消渴。

银宝丸

【来源】《圣济总录》卷五十八。

【别名】澄源丹（《三因极一病证方论》卷十）。

【组成】水银一两（用铅结为沙子） 栝楼根一两半 苦参 牡蛎（煅，为粉） 知母（焙） 密陀僧各一两 铅丹半两

【用法】上为末，若阳人患，用未曾生长雌猪肚一枚，若阴人患，用雄猪肚一枚，贮药在内，以线缝合，用索子十字系在一新砖上，不令走转，又别用栝楼根半斤（细切），入在水中，一处同煮，自平旦煮至午时，取出候冷，细切肚子，及药同捣为膏，为丸如梧桐子大，阴干。每服五丸，温水送下。

【主治】消渴。

旋覆花汤

【来源】《圣济总录》卷五十八。

【组成】旋覆花（净择，去茎叶，微炒） 桑根白皮（锉）各一两半 紫苏（并嫩茎，干者） 犀角（镑）各半两 赤茯苓（去黑皮）三两 陈橘皮（汤浸，去白，微炒）一两半

【用法】上为粗末。每服七钱匕，水三盏，入大枣二枚（擘），生姜半分（拍破），盐豉半匙，同煎至一盏半，去滓，分温三服，每食后一服，如人行十五里已来，更一服。

【主治】消渴，腹胁虚胀，心下满闷。

楮叶丸

【来源】《圣济总录》卷五十八。

【组成】干楮叶（炒） 桑根白皮（锉，炒） 人参 白茯苓（去黑皮） 定粉各一两

【用法】上为细末，取楮汁和丸，如梧桐子大。每服二十丸，煎人参汤送下，不拘时候。

【主治】消渴减食，饮水不休。

楮叶散

【来源】《圣济总录》卷五十八。

【组成】蜗牛（焙干）半两 蛤粉 龙胆（去土） 桑根白皮（锉，炒）各一分

【用法】上为散。每服一钱匕，煎楮叶汤调下，不拘时候。

【主治】消渴久不愈。

葶苈丸

【来源】《圣济总录》卷五十八。

【组成】葶苈子（慢火炒，别捣为膏）一两

半　枳壳（去瓤，麸炒）　桂（去粗皮）　羚羊角（镑）　白茯苓（去黑皮）　柴胡（去苗）　鳖甲（去裙襕，醋浸炙）　防风（去叉）　菟丝子（酒浸两宿，焙干，炒，别捣）　牛膝（去苗）　安息香各三分　陈橘皮（汤浸，去白，焙）一两

【用法】上为末，炼蜜为丸，如梧桐子大。每服三十丸，空腹酒送下。

【主治】消渴下冷，小便浓白如泔，呕逆不下食。

磁石汤

【来源】《圣济总录》卷五十八。

【组成】磁石一两半（捣如麻粒大，先以水淘去赤汁，候干，分为五贴，每贴用绵裹入药内煎）　黄耆（锉）　地骨皮（锉）　生干地黄（焙）　五味子　桂（去粗皮）　枳壳（去瓤，麸炒）　槟榔（锉）各半两

【用法】上八味，七味粗捣筛，分为五贴，每贴先用水三盏，与磁石一贴，同煎至一盏半，去滓，分二服。

【主治】消渴，肾脏虚损，腰脚无力，口舌干燥。

膍胵散

【来源】《圣济总录》卷五十八。

【组成】鸡膍胵黄皮　鸡肠各五具（炙干）　鹿角胶（炙燥）　白龙骨　白石脂　漏芦（去芦头，炙）各一两　土瓜根三两　黄连（去须）　苦参　牡蛎粉各二两半　桑螵蛸三七个（炙）

【用法】上为散。每服一钱匕至二钱匕，米饮调下，日三夜一。旬日见效。

【主治】久渴。

翠碧丸

【来源】《圣济总录》卷五十八。

【组成】青黛（研）　麦门冬（去心，焙）　葛根（锉）各一两　半夏（汤洗七遍去滑，切，焙）二两　人参　知母（焙）各半两　瓜蒌根三分　天南星（牛胆制者）半两　寒水石（火煅）三两

【用法】上为末，面糊为丸，如梧桐子大，金箔为衣。每服十五丸，食后、临卧人参、竹叶汤送下。

【主治】烦渴不止，咽干，燥热昏闷。

澄水饮

【来源】《圣济总录》卷五十八。

【组成】银汤瓶内硷　水萍（焙干）　葛根（锉）各等分

【用法】上为粗末。每服五钱匕，水一盏半，同煎至一盏，去滓温服。

【主治】渴疾。

人参汤

【来源】《圣济总录》卷五十九。

【组成】人参　黄耆（锉细）各二两　旋覆花　桑根白皮（锉）各一两　紫苏叶　犀角（镑屑）各半两　赤茯苓（去黑皮）　陈橘皮（汤浸，去白，焙）　五味子（去梗）　泽泻各一两半

【用法】上为粗末。每服三钱匕，水一盏半，煎至一盏，去滓温服，不拘时候。

【主治】虚渴，饮水过多，身体浮肿。

人参汤

【来源】《圣济总录》卷五十九。

【组成】人参二两　五味子　大腹皮各三分　赤茯苓（去黑皮）　桑根白皮（锉，炒）　黄耆（锉细）各一两半　芍药　黄芩（去黑心）　葛根（锉）各一两　枳壳（去瓤，麸炒）三分

【用法】上为粗末。每服三钱匕，水一盏，煎至七分，去滓温服，不拘时候。

【主治】虚渴，饮水无节。

千金散

【来源】《圣济总录》卷五十九。

【组成】泽泻　栝楼根　甘草（炙）各一两一分　白石脂（研）　赤石脂（研）　铅丹（炒，研）各一分　胡粉（炒，研）三分　石膏（碎，研）一两

【用法】上药捣前三味为散，更与研者和匀。每服

一钱匕，煎菝葜汤调下，不拘时候，一日三次。

【主治】渴利，患十年者。

小豆汁

【来源】《圣济总录》卷五十九。

【组成】小豆不拘多少

【用法】上药水煮粥，捣烂，细布绞取汁。每服一盏，不拘时候，频服即愈。

【主治】消渴，小便利，多随饮而出。

天门冬丸

【来源】《圣济总录》卷五十九。

【组成】天门冬（去心，焙）二两半　鸡内金三具（微炙）　桑螵蛸十枚（炙）　土瓜根（干者）　肉苁蓉（酒浸一宿，切，焙）　熟干地黄（焙）　栝楼根　知母（焙）　泽泻（锉）　鹿茸（去皮毛，酒浸，炙）　五味子　赤石脂各一两半　牡蛎（煅）二两　苦参一两

【用法】上为末，炼蜜为丸，如梧桐子大。每服二十丸，煎粟米饮送下。

【主治】初得消中，食已如饥，手足烦热，背膊疼闷，小便白浊。

升麻丸

【来源】《圣济总录》卷五十九。

【组成】升麻　黄芩（去黑心）　麦门冬（去心，焙）各五两　生干地黄（焙）三两　栝楼根七两　苦参八两　人参三两　黄连（去须）　黄柏（去粗皮，锉）各五两

【用法】上为末，以生牛乳汁为丸，如梧桐子大，晒干。每服三十丸，粟米饮送下，不拘时服。渐加至五十丸。

【主治】久消渴不止。

乌梅散

【来源】《圣济总录》卷五十九。

【组成】乌梅肉（焙）　麦门冬（去心，焙）各一两半　生干地黄（焙）三两　甘草（炙）一两

【用法】上为散。每服二钱匕，温熟水调下，不拘时候。

【主治】虚躁暴渴。

丹砂散

【来源】《圣济总录》卷五十九。

【组成】丹砂（研，水飞）　黄连（去须）　铁粉（研）　栝楼各一两一分　赤石脂　芦荟（研）　龙齿　泽泻各三分　胡粉（研）　铅丹（研）各半两　牡蛎（熬）一分　桑螵蛸十个（炙）　鸡肶胵五枚（蜜炙黄）　甘草（炙）一两半

【用法】上药除别研外，捣罗为散，再和匀。每服二钱匕，煎小麦汤调下，一日三次。

【主治】三消病，小便频数，皮燥毛焦，饮食虽多，肌肉消瘦，渴燥引饮。

水银丸

【来源】《圣济总录》卷五十九。

【组成】水银　铅（醋碎）各半两　柳絮矾三分（先细研，次入水银并铅三味和研匀，以瓷盒盛，外用纸筋泥固济，安灰火内养半日，取出候冷，再研细）　豉（炒）　铅丹（研）　白僵蚕（炒）　黄连（去须）各半两

【用法】上药后四味为末，与前三味再研匀，用糯米糊为丸，如梧桐子大。每服二十丸，空心、日午、夜卧温水送下。

【主治】消渴经年，饮水无度。

石菖蒲散

【来源】《圣济总录》卷五十九。

【组成】石菖蒲一两　栝楼根二两　黄连（去须）半两

【用法】上为散。每服二钱匕，食后、临卧新汲水调下。

【主治】消渴，日夜饮水，随饮即利。

白石英丸

【来源】《圣济总录》卷五十九。

【组成】白石英（别研） 芒消（别研） 凝水石（别研）各二两 赤茯苓（去黑皮） 人参 地骨皮 泽泻 苦参 甘草（炙，锉） 麦门冬（去心，焙）各三两

【用法】上十味，除别研外，捣罗为末，合研匀，炼蜜为丸，如梧桐子大。每服三十丸，温水送下，不拘时候。

【主治】消渴经年，饮水不止。

地黄汤

【来源】《圣济总录》卷五十九。

【组成】熟干地黄（锉） 麦门冬（去心，焙）各二两 甘草（炙） 蒺藜子（炒去角）各半两 干姜（炮）一两 桂（去粗皮） 续断各半两

【用法】上为粗末。每服三钱匕，水一盏，煎至七分，去滓温服，日三夜二服。

【主治】消肾。脚胫瘦细，小便数，或赤似血色，脏腑虚冷者。

肉苁蓉丸

【来源】《圣济总录》卷五十九。

【组成】肉苁蓉（去皴皮，酒浸，切，焙） 泽泻 五味子 巴戟天（去心） 当归（切，焙） 地骨皮各一两 磁石（煨，醋淬七遍） 人参 赤石脂各一两半 韭子（炒） 白龙骨 甘草（炙，锉） 牡丹皮各一两 熟干地黄（焙）一两 禹余粮（煅）三分 桑螵蛸（炙）四十枚

【用法】上为末，炼蜜为丸，如梧桐子大。每服二十丸，用牛乳送下，一日三次。

【主治】消渴，尿脂小便如泔。

肉苁蓉丸

【来源】《圣济总录》卷五十九。

【组成】肉苁蓉（酒浸一宿，切，焙）二两 泽泻 熟干地黄（焙） 五味子 巴戟天（去心） 地骨皮 人参 栝楼根 韭子（炒） 甘草（炙，锉） 牡丹皮各一两 桑螵蛸（炙）三十枚 赤石脂（研） 磁石（煅，醋淬二七遍，研） 龙骨 禹余粮（煅，醋淬二七遍，研）各一两半

【用法】上为末，炼蜜为丸，如梧桐子大。每服三十丸，牛乳汁送下。

【主治】消中虚极，小便无度。

麦门冬丸

【来源】《圣济总录》卷五十九。

【组成】麦门冬（去心，焙） 赤茯苓（去黑皮） 黄连（去须） 黄芩（去黑心） 石膏（煅） 萎蕤 人参 升麻 龙胆 栝楼根 枳壳（去瓤，麸炒） 生姜（切，焙） 枸杞根皮（洗，切）各一两

【用法】上为末，炼蜜为丸，如梧桐子大。每服三十丸，粟米饮送下，不拘时候。

【主治】久消渴。

麦门冬汤

【来源】《圣济总录》卷五十九。

【组成】麦门冬（去心，焙）四两 知母（焙）三两 凝水石一两半 青竹茹（揉如鸡子大）两块（碎、切）

【用法】上为粗末。每服三钱匕，水一盏，煎至七分，去滓温服，不拘时候。

【主治】暴渴，烦躁饮水。

麦门冬汤

【来源】《圣济总录》卷五十九。

【组成】麦门冬（去心，焙） 黄连（去须） 冬瓜（干者）各二两

【用法】上为粗末。每服三钱匕，水一盏，煎至七分，去滓温服。

【主治】消渴。日夜饮水不止，饮下小便即利。

麦门冬汤

【来源】《圣济总录》卷五十九。

【组成】麦门冬（去心，焙） 白茯苓（去黑皮）各四两 栝楼根 地骨皮各五两 甘草（炙）三两

【用法】上为粗末。每服四钱匕，先以水二盏，加小麦一匙，竹叶二七片，生姜一枣大（切），大枣二枚（劈破），同煎至一盏半，去滓下药末，煎至八分，去滓，食前温服，一日三次。

【主治】渴利。

牡蛎丸

【来源】《圣济总录》卷五十九。

【组成】牡蛎（煅研） 赤石脂（研） 栝楼根 肉苁蓉（酒浸一宿，切焙）各一两 黄连（去须） 土瓜根（锉） 黄芩（去黑心） 知母（焙） 泽泻 天门冬（去心，焙） 鹿茸（去皮毛，酒浸，炙） 五味子 桑螵蛸（麸炒）各三分 熟干地黄（焙）一两半

【用法】上十四味，十二味为末，与别研二味和匀，炼蜜为丸，如梧桐子大。每服三十丸，煎陈粟米饮送下，日三夜一。

【主治】消中，食已即饥，手足烦热，背膊疼闷，小便稠浊。

阿胶汤

【来源】《圣济总录》卷五十九。

【组成】阿胶（炙燥） 干姜（炮）各一两 远志（去心）四两 附子（炮裂，去皮脐） 人参各一两 甘草（炙）三两 大麻仁（研）二两

方中大麻仁用量原缺，据《普济方》补。

【用法】上锉，如麻豆大。每服三钱匕，水一盏，煎至七分，去滓温服，不拘时候。

【主治】消肾小便数。

苦参丸

【来源】《圣济总录》卷五十九。

【组成】苦参二两 黄连（去须） 栝楼根 知母（焙） 麦门冬（去心，焙） 人参 牡蛎（煅） 黄耆（锉） 生干地黄（焙）各一两

【用法】上为末，以牛乳汁为丸，如梧桐子大。每服三十丸，浆水送下，不拘时候。

【主治】久消渴，饮水不绝。

肾沥汤

【来源】《圣济总录》卷五十九。

【组成】生干地黄（洗，锉，焙） 泽泻 远志（去心） 桂（去粗皮） 当归（切，焙） 龙骨 甘草（炙，锉） 五味子 赤茯苓（去皮） 芎藭 人参 黄芩（去黑心） 麦门冬（去心，焙）各一两

【用法】上为粗末。每服用羊肾一只（去筋膜，切开），先用水一盏半煮羊肾，取一盏，去肾，入药末三钱匕，再煎至七分，去滓温服，不拘时候。

【主治】脏气不足，内燥发渴。

知母丸

【来源】《圣济总录》卷五十九。

【组成】知母（焙） 麦门冬（去心，焙）各一两 犀角（镑） 铅霜 鸡膍胵（炙） 土瓜根各半两 白茯苓（去黑皮） 黄连（去须）各三分 金箔二十片

【用法】上为末，炼蜜为丸，如梧桐子大。每服十丸，煎人参汤送下。

【主治】消渴，消中久不愈。

金银箔丸

【来源】《圣济总录》卷五十九。

【组成】金箔 银箔各一百片（细研） 泽泻一两半 天门冬（去心，焙） 肉苁蓉（酒浸一宿，薄切，焙干）各二两半 白茯苓（去黑皮，锉） 生干地黄（焙） 葛根（锉）各三两 黄连（去须）四两 麦门冬（去心，焙）二两半 栝楼根二两 巴戟天（去心） 五味子 干姜（炮）各一两半 丹砂（细研）二两

【用法】上药除别研外，捣罗为细末，再研匀，炼蜜为丸，如梧桐子大。每服二十丸至三十丸，煎粟米饮送下，不拘时候。

【主治】消肾。口干，眼涩阴萎，手足烦疼，小便多。

泽泻丸

【来源】《圣济总录》卷五十九。

【组成】泽泻　肉苁蓉（酒浸，切，焙）　五味子　禹余粮（煅，醋淬七遍）　巴戟天（去心）　当归（切，焙）　地骨皮（洗，焙）各一两　磁石（煅，醋淬二七遍）　人参　赤石脂　韭子　白龙骨　甘草（炙，锉）　牡丹皮各一两一分　生干地黄（焙）二两半

【用法】上为末，炼蜜为丸，如梧桐子大。每服三十丸，以牛乳汁送下，不拘时候。

【主治】肾虚燥久，消渴不止。

参附汤

【来源】《圣济总录》卷五十九。

【组成】人参　附子（炮裂，去皮脐）　青黛各半两

【用法】上锉，如麻豆大。每服二钱匕，水一盏，加楮叶一片（切），煎七分，去滓温服，日二夜一。

【主治】消肾。饮水无度，腿膝瘦细，小便白浊。

枸杞根饮

【来源】《圣济总录》卷五十九。

【组成】枸杞根皮　菰根　李根白皮　葛根（四味并洗，锉）各二两　甘草（炙）一两　牡蛎（炒）二两　石膏（碎）五两

【用法】上为粗末。每服五钱匕，水一盏半，煎至八分，去滓温服，不拘时候。

【主治】消渴，饮水无度，小便旋利，心中热闷烦躁。

【验案】2型糖尿病周围神经病变　《中医药临床杂志》（2006，2：139）：随机将63例2型糖尿病周围神经病变的病人分成治疗组和对照组，均在西药降血糖达标的同时，对照组单纯口服弥可保，治疗组采用枸杞根饮联合弥可保内服，治疗2个月。结果病人治疗后证候积分比较，治疗组均优于对照组（$P<0.05$）；治疗后肌电图比较，治疗组优于对照组（$P<0.01$）。

荠苨汤

【来源】《圣济总录》卷五十九。

【组成】荠苨　大豆　人参　白茯苓（去黑皮）　磁石（捣如米粒）　葛根（锉）　石膏（碎）　黄芩（去黑心）　栝楼根　甘草（炙，锉）　知母（焙）各二两

【用法】上为粗末。每服五钱匕，水二盏，煎至一盏，去滓温服，日三次，夜一次。

【主治】内消。所食物皆作小便，强中。

厚朴汤

【来源】《圣济总录》卷五十九。

【组成】厚朴（去粗皮，姜汁炙）三两　牡蛎（煅）三两　人参一两

【用法】上为粗末。每服五钱匕，水一盏半，煎至八分，去滓温服，不拘时候。

【主治】三消渴疾，饮水无度，小便随之，肌肉消瘦。

栝楼根丸

【来源】《圣济总录》卷五十九。

【组成】栝楼根一两一分　铅丹（研）一两　干葛粉三分　附子（炮裂，去皮脐）半两

【用法】上四味，以二味捣罗为细末，与粉干葛、铅丹和匀，炼蜜为丸，如梧桐子大。每服二十丸，温水送下，不拘时候。

【主治】消渴后，虚热留滞，结成痈疽。

栝楼根汤

【来源】《圣济总录》卷五十九。

【组成】栝楼根三两　知母（焙）二两　甘草（炙，锉）　人参各一两

【用法】上为粗末。每服三钱匕，水一盏，煎至七分，去滓，下白蜜少许搅匀，不拘时候服，日可数服。

【主治】胃中干渴。

栝楼根煎

【来源】《圣济总录》卷五十九。

【组成】生栝楼根（去皮，细切）十斤　黄牛脂一合半（碎切，锅内慢火煎令消，去滓）

【用法】先以水三斗，煮生栝楼根至水一斗，用生绢绞，去滓取汁，纳牛脂搅令匀，再以锅中慢火煎，不住手搅，令水尽，候如膏状即止，于瓷盒中密盛。每服鸡子黄大，食后温酒调下，一日三次。

【主治】渴利。

黄耆汤

【来源】《圣济总录》卷五十九。

【组成】黄耆（细锉）　栝楼根（锉）　麦门冬（去心，焙）　赤茯苓（去黑皮）　人参　甘草　黄连（去须）　知母（锉，焙）　生干地黄（焙）　菟丝子（酒浸一宿，焙干）　肉苁蓉（酒浸一宿，去皱皮，锉，焙）　石膏（煅赤）各一两

【用法】上为粗末。每服三钱匕，水一盏，煎七分，去滓温服，不拘时候。

【主治】气虚燥渴引饮。

黄耆汤

【来源】《圣济总录》卷五十九。

【组成】黄耆（锉）　栝楼根各一两　赤茯苓（去黑皮）　甘草（炙）各半两　麦门冬（去心，焙）一两半

【用法】上为粗末。每服三钱匕，水一盏半，煎至八分，去滓温服，不拘时候。

【主治】暴渴。

黄耆散

【来源】《圣济总录》卷五十九。

【组成】黄耆（锉）　桑根白皮（锉细）各一两　葛根（锉）二两

【用法】上为散。每服三钱匕，煎暗猪汤，澄清调下，不拘时候。

【主治】三消渴疾，肌肤瘦弱，饮水不休，小便不止。

猪肚黄连丸

【来源】《圣济总录》卷五十九。

【组成】猪肚一枚（洗，去脂膜，不切破）　黄连（去须，捣罗为末）五两

【用法】以大麻子仁二合烂研，以水四升，调如杏酪汁，煮猪肚，候烂取出，入黄连末在内，密缝肚口，蒸令极烂，乘热切细，和黄连末以木臼捣之，候可丸，即为丸如梧桐子大，晒干。每服三十丸，温水送下，不拘时候。

【主治】消渴变为消中，饮食到胃，即时消化，小便多而色白，所食多而不觉饱。

鹿茸丸

【来源】《圣济总录》卷五十九。

【组成】鹿茸（去毛，酥炙）　黄耆（细锉）　人参　土瓜根　山茱萸　杜仲（去粗皮，切，炒）　桑螵蛸（炙）各一两　栝楼根　菟丝子（酒浸一宿，别捣）　肉苁蓉（酒浸一宿，去皴皮）各一两一分　鸡膍胵十枚（炙干）

【用法】上为细末，炼蜜为丸，如梧桐子大。每服三十丸，酒送下，温水亦得，不拘时候。

【主治】虚渴，烦躁不利。

磁石丸

【来源】《圣济总录》卷五十九。

【组成】磁石（火烧，醋淬二七遍）一两　大豆二合　荠苨（洗，切）　人参　赤茯苓（去黑皮）　葛根（锉）各三分　石膏（碎）一两一分　黄芩（去黑心）　栝楼根　甘草（炙，锉）　知母（焙）各一两

【用法】上为细末，炼蜜为丸，如梧桐子大。每服三十丸，温水送下，一日三次。

【主治】消渴内虚，热结成痈疽。

磁石散

【来源】《圣济总录》卷五十九。

【组成】磁石（引铁者。火烧，醋淬二十遍）一两　黄耆（细锉）　地骨皮（洗）　生干地黄（焙）各三分　五味子　枳壳（去瓤，麸炒）　桂（去粗皮）　槟榔（锉）各半两
【用法】上为细散。每服三钱匕，温水调下，一日三次。
【主治】消渴后成痈疽。

苦参丸

【来源】《圣济总录》卷九十三。
【组成】苦参五两　黄连（去须）　知母（锉，焙）　栝楼根　牡蛎粉　麦门冬（去心，焙）各三两
【用法】上为末，以生牛乳为丸，如梧桐子大，晒干。每服十五丸或二十丸，食后浆水送下。
【主治】骨蒸消渴、消中，热中渴利，心热，风虚热，传尸劳。

黄耆丸

【来源】《圣济总录》卷九十六。
【组成】黄耆（锉）三两　土瓜根　干姜（炮）各二两　菝葜　漏芦（去芦头）　地骨皮（去土）各一两半　栝楼根二两半　桑螵蛸半两（中劈破，慢火炙）
【用法】上为末，以湿纸裹粟米饭，于煻火内烧过，和捣令匀，丸如梧桐子大。每服二十丸，以微温牛乳汁送下，早、晚两服。渐加至三十丸，多饮乳汁为妙。
【主治】小便利，饮水多者，又非淋疾。

田螺饮

【来源】《圣济总录》卷一八八。
【组成】田螺（活者）一升
【用法】以水一斗，煮至二升，不问食前后，稍稍饮汁。一方用螺五升，水一斗半，浸之经宿，渴即饮浸螺汁，每日一度易水并螺。
【主治】卒患消渴，小便利数。

地黄花粥

【来源】《圣济总录》卷一八八。
【组成】地黄花（阴干）
【用法】上为末。每用粟米两合，净淘煮粥，候熟入末三钱匕，搅匀，更煮令沸，任意食之。
【主治】消渴。

羊骨汤

【来源】《圣济总录》卷一八八。
【组成】羊脊骨一具（连喉者）　豉　白粟米各一升　薤白（切）一把
【用法】上药各分作两度煮，每度用水六升，煮至三升，去滓，渴即温汁量意饮之，以愈为度。
【主治】消渴。

麦豆饮

【来源】《圣济总录》卷一八八。
【组成】大麦仁　绿豆（水浸，退去皮）各半升
【用法】上药净淘，于星月下各贮一铛中，用水二升，慢火煮熟，次取绿豆过麦仁铛内，同煮令烂，并汁收在瓷瓶内。渴即饮，食后仍吃三二匙麦仁、绿豆尤妙。
【主治】消渴。

胡豆汁

【来源】《圣济总录》卷一八八。
【组成】胡豆二合
【用法】上煮取汁，勿用盐，随意饮之。
【主治】消渴。

盐豉饮

【来源】《圣济总录》卷一八八。
【组成】盐豉
【用法】浓煎盐豉汁，停冷，渴即饮之。
【主治】消渴。

菇蒋根羹

【来源】《圣济总录》卷一八八。

【组成】菇蒋根（生嫩者，洗，切细） 冬瓜（去瓤，细切）各半斤

【用法】以水六升，入盐豉半升，煎至五升，去豉，下前二味，入醋作羹，分三次食之。

【主治】消渴口干。

绿豆汁

【来源】《圣济总录》卷一八八。

【组成】绿豆二升

【用法】上味净淘，用水一斗，煮烂研细，澄滤取汁。早、晚食前各服一小盏，如觉小便浓即愈。

【主治】消渴，小便如常。

葵齑汁

【来源】《圣济总录》卷一八八。

【组成】葵菜一束（洗）

【用法】上药于汤内略煮过，别煮粟米汁，置葵于汁中，如淹齑法，候熟，渴即饮汁。以愈为度。

【主治】消渴心闷。

粱米粥

【来源】《圣济总录》卷一八八。

【组成】青粱米半升（净淘）

【用法】上以水三升，煮稀粥饮之。以愈为度。一方用米半升，水三升，烂研，取泔饮之。

【主治】消渴。

藕蜜浆

【来源】《圣济总录》卷一八八。

【组成】生藕（去皮节，切） 炼蜜各半斤

【用法】新汲水一升半，化蜜令散，纳藕于蜜水中，浸半日许，渴即量意食藕并饮汁。

【主治】消渴，口干，心中烦热。

冬瓜拨刀

【来源】《圣济总录》卷一九〇。

【组成】冬瓜（研取汁）三合 小麦面四两 地黄汁三合

【用法】上药一处搜和如常面，切为拨刀。先将獐肉四两细切，用五味调和煮汁熟，却滤去肉取汁，下拨刀面煮令熟，不拘多少，任意食之。

【主治】产后血壅消渴，日夜不止。

地黄丸

【来源】《小儿药证直诀》卷下。

【别名】补肾地黄丸（《幼幼新书》卷六引《集验方》）、补肝肾地黄丸（《奇效良方》卷六十四）、六味地黄丸（《正体类要》卷下）、六味丸（《校注妇人良方》卷二十四）。

【组成】熟地黄八钱 山萸肉 干山药各四钱 泽泻 牡丹皮 白茯苓（去皮）各三钱

【用法】上为末，炼蜜为丸，如梧桐子大。每服三丸，空心温水化下。

【功用】

1.《小儿药证直诀》：补肾，补肝。

2.《校注妇人良方》：壮水制火。

3.《保婴撮要》：滋肾水，生肝木。

4.《东医宝鉴·内景篇》：专补肾水，能生精补精，滋阴。

【主治】

1.《小儿药证直诀》：肾怯失音，囟开不合，神不足，目中白睛多，面色㿠白。

2.《校注妇人良方》：肾虚发热作渴，小便淋秘，痰壅失音，咳嗽吐血，头目眩晕，眼花耳聋，咽喉燥痛，口舌疮裂，齿不坚固，腰腿痿软，五脏亏损，自汗盗汗，便尿诸血。

【宜忌】

1.《审视瑶函》：忌萝卜。

2.《寿世保元》：忌铁器，忌三白。

3.《医方发挥》：本方熟地滋腻滞脾，有碍消化，故脾虚食少及便溏者慎用。

4.《中医方剂选讲》：阴盛阳衰，手足厥冷，感冒头痛，高热，寒热往来者不宜用。又南方夏季暑热湿气较盛时，宜少服用。

【验案】糖尿病 《陕西中医学院学报》(1999，3：12)：用本方加减：生地、丹皮、茯苓、山茱萸、麦冬、花粉、黄精、山药、泽泻为基本方，并随症加减，每日1剂，水煎服，服药期间停用西药降糖药；治疗糖尿病60例。结果：显效29例，好转20例，有效11例，总有效率为100%。

菟丝子丸

【来源】《全生指迷方》卷三。

【组成】菟丝子不拘多少(拣净，水淘，酒浸三宿)

【用法】上药控干，乘润捣罗为散，焙干再为细末，炼蜜为丸，如梧桐子大。每服五十丸，食前饮送下，一日二三服。

【主治】消渴。

白龙散

【来源】《中藏经·附录》卷七。

【组成】寒水石(生) 甘草(半生半炙) 葛粉各等分

【用法】上为细末。每服二钱，浓煎麦门冬苗汤调下。

【主治】消渴。

紫霜丸

【来源】《幼幼新书》卷二十二引《吉氏家传》。

【组成】大赭石 木香(炮) 乳香 肉桂 杏仁(去皮尖) 丁香各一钱 陈皮一钱半(去白) 巴豆十五粒(去油) 肉豆蔻一个(炮)

【用法】上为末，面糊为丸，如梧桐子大。每服七丸，饭饮送下。

【功用】去积。

【主治】消渴。

干木瓜丸

【来源】《鸡峰普济方》卷十二。

【组成】干木瓜(无盐)一两 干紫苏 白术 甘草 干生姜各一钱 乌梅肉 神曲 大麦芽各一钱 丁香半钱 百药煎三字 人参 茯苓各一分

【用法】上为细末，炼蜜为丸，如鸡头子大。每服一丸，含化，不拘时候。

【功用】理脾胃，生津液，止烦渴。

干葛散

【来源】《鸡峰普济方》卷十九。

【组成】仙人骨(去花结子后之干萝卜) 仙人襄衣(出了莲子之干莲蓬) 干葛 银汤瓶内碱各等分

【用法】上为细末。每服二钱，紫苏熟水下。

【主治】消渴。

山茱萸丸

【来源】《鸡峰普济方》卷十九。

【组成】山茱萸 鹿茸 附子(炮) 五味子 苁蓉 巴戟 泽泻 禹余粮 牡丹皮各一两半 磁石 麦门冬 赤石脂 白龙骨各三两 栝楼 熟干地黄 韭子各二两半 桂心一两一分

【用法】上为细末，炼蜜为丸，如梧桐子大。每服二十丸，空心酒送下，一日二次。

【主治】三消。饮食倍多，肌体羸瘦，小便频数，口干喜饮。

鸡内金散

【来源】《鸡峰普济方》卷十九。

【组成】朱砂 黄连 铁粉 栝楼各三两 赤石脂 芦荟 龙骨各二两 铅丹 胡粉各一两 甘草 泽泻各一两半 牡蛎三分 螵蛸三十个 鸡肶胵七个

【用法】上为细末。每服三钱匕，空心、食后大麦汤调下。

【主治】消渴。

神效黑神丸

【来源】《鸡峰普济方》卷十九。

【组成】好虢丹一两(用绢裹扎定，甑中以盏萎之，蒸升炊了，取出于地下用碗覆盖少时，尽热

毒气为度）

【用法】上用好京墨研浓如稀糊，搜和为丸，如梧桐子大。如少壮人，每服五七丸；年耄，三二丸，渐加丸数。服之不渴，更不得再服，然后服补药。

【主治】三焦渴疾。

【宜忌】大忌房室及炙煿之物。

消余丸

【来源】《鸡峰普济方》卷十九。

【组成】退钳锅一个　牡蛎不以多少（末）

【用法】上以牡蛎末纳在钳锅内，大火煅通赤，放冷，各为细末。每称一两，更入干葛一两，研匀，以鸡子清为丸，如梧桐子大。每服二十丸，猪肉汤送下。

【主治】消渴，小便不禁。

黄连丸

【来源】《鸡峰普济方》卷十九。

【组成】黄连不以多少

【用法】上药纳猪肚中，饭上蒸烂，同杵为丸，如梧桐子大。每服三十丸，米饮送下。

【主治】渴。

黄连煎

【来源】《鸡峰普济方》卷十九。

【组成】黄连末（以新瓜蒌根汁和作饼子，焙干）

【用法】上为细末，炼蜜为丸，如梧桐子大。每服三四十丸，熟水送下，不拘时候。

本方方名，据剂型，当作“黄连丸”。

【主治】酒毒、水毒、渴不止。

黄耆汤

【来源】《鸡峰普济方》卷十九。

【组成】黄耆　茯神　瓜蒌根　人参　甘草各一两半　麦门冬　熟干地黄各二两半

【用法】水煎服。先服肾气丹补其虚损，食后宜此药。

【功用】止渴退热。

【主治】男子消渴，小便极多，水饮一斗，小便一斗。

【宜忌】此病切忌慎者三：一饮酒，二行房，三咸食及面食。

断渴汤

【来源】《鸡峰普济方》卷十九。

【组成】乌梅肉二两　麦门冬　人参　甘草　茯苓　干葛各一两

【用法】上为末。每服三钱，以水一盏半，煎至六分，去滓温服。

【主治】消渴不止。

葛根饮子

【来源】《鸡峰普济方》卷十九。

【组成】葛根　麦门冬　竹茹　菝葜各半两

【用法】上为粗末。水煎服。或熬粥食之亦佳。

【功用】止渴。

【主治】消渴。

苏乳汤

【来源】《鸡峰普济方》卷二十五。

【组成】紫苏叶一两　乳糖四两　甘草三钱　盐二两　乌梅二两　生姜一两

【用法】上将乌梅、甘草、紫苏为末，先以姜丝拌，次入糖，用瓿器收点之，水亦可。

【功用】解渴生津液。

三痟丸

【来源】《普济本事方》卷六。

【别名】瓜莲丸（《仁斋直指方论》卷十七）、三消丸（《赤水玄珠全集》卷十一）。

【组成】好黄连（去须，细末）不计多少

【用法】锉冬瓜肉，研裂，自然汁和黄连末做成饼子，阴干；再为末，再用汁浸和，如是七次，即用冬瓜汁为丸，如梧桐子大。每服三四十丸，以冬瓜汁煎大麦仁汤送下。寻常渴，只一服。

【主治】消渴。

【方论】《本事方释义》：川连气味苦寒，入手少阴；冬瓜气味微寒，入手太阳、手足阳明。此治三消之证致消渴不止者，皆由火气上炎，津液被劫，以苦寒、甘寒之味，制其上炎之火，而津液自振矣。

神效散

【来源】《普济本事方》卷六。
【组成】白浮石　蛤粉　蝉壳（去头足）各等分
【用法】上为细末。每服三钱，用鲫鱼胆七个调服，不拘时候。
【主治】渴疾，饮水不止。
【方论】

1.《绛雪园古方选注》：浮石、蛤粉、鲫鱼胆三者，以咸胜苦，以苦胜辛，辛，肺之气味也；佐以蝉蜕轻浮上升，引领三者直达肺经，解热止渴；且浮石、蛤粉之咸，皆平善无过，非但止渴，兼能利水，可无聚水之变幻。世医但以滋阴寒剂救燎原之火，孰知火热既消，反不能消水，转成中满肿胀。

2.《本事方释义》：白浮石气味咸平，入手太阴；蛤粉气味咸平，入足少阴；蝉壳气味咸甘寒，入足少阴、厥阴；鲫鱼胆为引子，取其咸苦，能引药入里也。病因消渴，饮水不止，以咸平微寒之药制之，则阳气潜伏，阴气自然稍苏矣。

浮石散

【来源】方出《普济本事方》卷六，名见《普济方》卷一七六。
【组成】浮石　舶上青黛各等分　麝少许
【用法】上为细末。每服一钱，温汤调下。
【主治】消渴。
【方论】《本事方释义》：浮石气味咸平，入手太阴；舶上青黛气味苦辛微寒，入足厥阴；麝香气味辛温，入手足少阴，能引药入经络；凡消渴之病，必因阳盛阴亏，津液内涸所致，故以咸平微苦寒之味助其阴，犹恐不能直入病所，又以辛香走窜之品引其入里，无不效验矣。

知母散

【来源】《扁鹊心书·神方》。
【组成】知母五钱（盐水炒，研末）　生姜三片
【用法】水一盏，煎六分，温服。
【功用】解热。
【主治】一切烦热，口干作渴，饮水，属实热者。

玉液膏

【来源】《续本事方》卷二。
【组成】紫苏四两　板桂半两　甘草　白梅肉各二两
【用法】上为末。捣白梅肉为丸，如鸡头子大。每服三丸，含化。
【主治】消渴。

消痞丸

【来源】《宣明论方》卷四。
【组成】黄连　干葛各一两　黄芩　大黄　黄柏　栀子　薄荷　藿香　厚朴　茴香（炒）各半两　木香　辣桂各一分　青黛一两（研）　牵牛二两
【用法】上为细末，滴水为丸，如小豆大。小儿丸如麻子大。每服十丸，新水送下；温水亦得。
【主治】积湿热毒，甚者身体面目黄，心胁腹满，呕吐不能饮食，痿弱难以运动，咽嗌不利，肢体焦瘇，眩悸膈热，坐卧不宁，心火有余而妄行，上为咳血、衄血，下为大小便血，肠风痔漏，三焦壅滞，热中消渴，传化失常，小儿疳积热。
【宜忌】忌发热诸物。
【加减】本自利者，去大黄、牵牛。

青金膏

【来源】《宣明论方》卷七引《信香十方》。
【组成】信砒　乳香　轻粉　粉霜　巴豆各一两（同研）　龙脑半字　麝香半字　青黛二钱（同研）　黄蜡三钱
【用法】上为细末，熔蜡入蜜半钱为丸，如绿豆至小豆大。先服小丸一丸，净器盛水送下。病在上，

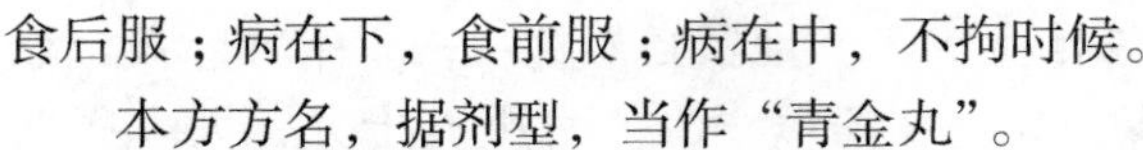

食后服；病在下，食前服；病在中，不拘时候。

本方方名，据剂型，当作“青金丸”。

【功用】行荣卫，调饮食。

【主治】周身中外阴阳不调，气血壅滞，变生百病，乃至虚羸困倦，酒食内伤，心腹满塞急痛，或酒积，食积，癥瘕积聚，痃癖坚积，中满膈气，食臭酸醋，呕吐翻胃；或膈瘅消中，善食而瘦，或消渴多饮而数小便；或肠风下血，痔瘘痒痛；或胃痈疢，或遍身痈疽恶疮，或疮毒已入于里，腹满呕吐，或成泻痢，或出恶疮息肉，或下痢腹痛；或一切风气，肢体疼痛；及中风偏枯，或痰逆生风痰涎嗽；兼产后腹疼及小儿疳疾，诸风潮搐。

人参散

【来源】《宣明论方》卷九。

【别名】既济解毒丸。

【组成】石膏　甘草各一两　滑石四两　寒水石二两　人参半两

【用法】上为末。每服二钱，早、晚食后温水调下。兼服栀子金花丸。

【主治】

1.《宣明论方》：身热头痛，积热黄瘦，肌热恶寒，畜热发战，膈热呕吐，烦渴，温热泻利，或目赤口疮，咽喉肿痛，或风昏眩，虚汗，肺痿劳嗽不已者。

2.《儒门事亲》：消渴，一切邪热变化，直阴损虚。

人参白术汤

【来源】《宣明论方》卷十。

【别名】人参白术散（《儒门事亲》卷十三）。

【组成】人参　白术　当归　芍药　大黄　山栀子　荆芥穗　薄荷　桔梗　知母　泽泻各半两　茯苓（去皮）　连翘　瓜蒌根　干葛各一两　甘草三两　藿香叶　青木香　官桂各一分　石膏四两　寒水石二两　滑石半斤

《儒门事亲》人参白术散较本方少荆芥、薄荷、桔梗、知母，疑脱。

【用法】上为细末。每服抄五钱，水一茶盏，入盆消半两，加生姜三片，煎至半盏，绞汁，入蜜少许，温服。渐加至十余钱，得脏腑流利取效。如常服，以意加减，兼服消痞丸散，以散肠胃结滞。

【主治】胃膈瘅热，烦满，饥不欲食；瘅成为消中，善食而瘦；燥热郁甚而成消渴，多饮而数小便。兼疗一切阳实阴虚，风热燥郁，头目昏眩，风中偏枯，酒过积毒，一切肠胃燥涩，倦闷壅塞，疮疥痿痹；并伤寒杂病，产后烦渴，气液不得宣通。

【加减】温热内甚自利者，去大黄、芒消。

大黄甘草饮子

【来源】《宣明论方》卷十。

【组成】大豆五升（先煮三沸，淘去苦水，再煮）　大黄一两半　甘草（大粗者）四两（打碎）

【用法】用井水一桶，将前药同煮三五时，如稠糊水，少候大豆软，盛大盆中，放冷。令病人食豆，渴食豆汤，不拘时候。脏腑自然清润。如渴尚不止，再服前药，不三五日自愈。

【主治】一切消渴，饮水不止者。

【方论】《医方考》：此治中、上二焦消渴之方也。大黄能去胃中实热，甘草能缓燥急之势，大豆能解诸家热毒，而必冷服者，寒因寒用也。

绛雪散

【来源】《宣明论方》卷十。

【组成】黄芩　黄丹　汉防己　栝楼实各等分

《普济方》有黄连。

【用法】上为细末。每服二钱，临卧时以温浆水调下，并进三二服，即止。

【主治】消渴，饮水无度，小便数者。

子童桑白皮汤

【来源】《三因极一病证方论》卷十。

【别名】童根桑白皮汤（《普济方》卷一七六）。

【组成】童根桑白皮（即未移栽者，去粗皮，晒干，不焙）　茯苓　人参　麦门冬（去心）　干葛　干山药　桂心各一两　甘草半两（生用）

【功用】补虚，止渴利。

【主治】二消渴病，或饮多利少，或不饮自利，肌肤瘦削，四肢倦怠。

六神汤

【来源】《三因极一病证方论》卷十。
【组成】莲房　干葛　枇杷叶（去毛）　甘草（炙）　栝楼根　黄耆各等分
【用法】上为散。每服四钱，水一盏，煎七分，去滓温服。
【主治】三消渴疾。
【加减】小便不利，加茯苓。

玄菟丹

【来源】《三因极一病证方论》卷十。
【别名】玄菟煎（《易简方论》）、茯菟丹（《仁斋直指方论》卷十七）、茯菟丸（《丹溪心法》卷三）。
【组成】菟丝子（酒浸通软，乘湿研，焙干，别取末）十两　白茯苓　干莲肉各三两　五味子（酒浸，别为末）七两
【用法】上为末，别碾干山药末六两，将所浸酒余者，添酒煮糊，搜和得所，捣数千杵，丸如梧桐子大。每服五十丸，空心、食前米汤送下。
【功用】常服禁精，止白浊，延年。
【主治】

1.《三因极一病证方论》：三消渴利，白浊。

2.《医方大成》：肾水枯竭，心火上炎，津液不生，消渴诸证。

3.《济阳纲目》：肾气虚损，目眩耳鸣，四肢倦怠，遗精尿血，心腹胀满，脚膝酸痿，股内湿痒，小便滑数，水道涩痛，时有遗沥等证。

4.《证治宝鉴》：下焦虚而不能摄水，以致小便多而有降无升。

【宜忌】《易简方论》：须是戒酒，并火上炙煿之物。

麦门冬煎

【来源】《三因极一病证方论》卷十。
【组成】麦门冬（去心）　人参　黄耆各二两　白茯苓　山茱萸　山药　桂心各一两半　黑豆三合（煮去皮，别研）
【用法】上为末，地黄自然汁二碗，牛乳二盏，熬为膏，为丸如梧桐子大。每服五十丸，大麦煮饮送下。
【主治】诸渴。

苁蓉丸

【来源】《三因极一病证方论》卷十。
【组成】苁蓉（酒浸）　磁石（煅碎）　熟地黄　山茱萸　桂心　山药（炒）　牛膝（酒浸）　茯苓　黄耆（盐汤浸）　泽泻　鹿茸（去毛，切，醋炙）　远志（去心，炒）　石斛　覆盆子　五味子　萆薢　破故纸（炒）　巴戟（酒浸）　龙骨　菟丝子（酒浸）　杜仲（去皮，锉，姜汁制，炒丝断）各半两　附子（炮，去脐）一个重六钱
【用法】上为末，炼蜜为丸，如梧桐子大。每服五十丸，空腹米饮送下。服真珠丸后次服本丸。
【功用】补心肾。
【主治】消渴，心虚烦闷，或外伤暑热，内积愁烦，酣饮过多，口干舌燥，引饮无度，小便或利或不利。

附子猪肚丸

【来源】《三因极一病证方论》卷十。
【组成】附子（炮，去皮脐）　槟榔（不焙）各一两　鳖甲（醋煮）一两半　当归　知母　木香（炮）　川楝（锉，炒）　秦艽（去苗土）　大黄（酒蒸）　龙胆草　白芍药　破故纸（酒浸，炒）　枳壳（麸炒，去瓤）各半两
【用法】上为末。分作三份，将二份入猪肚内，缝定，加蜜酒三升，童便五升同入砂钵内，熬干烂，研细，入一份末同为丸，如梧桐子大。每服五十丸，温酒米汤送下。
【主治】消中。多因外伤瘴热，内积忧思，喜啖咸食及面，致脾胃干燥，饮食倍常，不为肌肤，大便反坚，小便无度。

烂金丸

【来源】《三因极一病证方论》卷十。
【组成】大猪肚一个　黄连三两　蜜　生姜各二

两（研。先将猪肚净洗，复以葱、面、醋、椒等洗，控干；用药同水酒入银石器内煮半日，漉出黄连，洗去蜜酒令尽，锉，研为细末，再用酒调成膏，入先洗猪肚内，缝定，入银石器内水熬烂，研为膏，搜下项药） 人参二两 黄耆四两 五味子 山药 山茱萸 杜仲（去皮，锉，姜汁淹，炒丝断） 石斛 车前子 鳖甲（醋炙） 熟地黄 新莲肉（去皮） 当归各二两 槐角子（炒） 白茯苓 磁石（煅碎）各一两 川芎一两 沉香半两（不焙） 麝香一钱（别研入） 菟丝子（酒浸湿，研）五两（一法有白术二两，阳起石一两）

【用法】上为末，用猪肚膏搜和得所，膏少则添熟蜜，杵数千下，为丸如梧桐子大。每服五十丸，食前温酒、糯米汤任下。

【功用】补精血，益诸虚，解劳倦，去骨节间热，宁心强志，安神定魄，固脏腑，进饮食，免生疮疡。

【宜忌】热中消渴止后宜服之。

真珠丸

【来源】《三因极一病证方论》卷十。

【组成】知母一两一分 川连一两（去毛） 苦参一两 玄参一两 铁胤粉一两一分（研） 牡蛎（煅）一两一分 朱砂（另研）二两 麦门冬（去心） 天花粉各半两 金箔 银箔各二百片 白扁豆（煮，去皮）一两

【用法】上为末，炼蜜入生栝楼根汁少许，丸如梧桐子大，用金银箔为衣。每服二十丸至三十丸，先用栝楼根汁下一服，次用麦门冬熟水送下，病退一日二次。

【主治】心虚烦闷，或外伤暑热，内积愁烦，酣饮过多，皆致烦渴口干舌燥，引饮无度，小便或利或不利。

【宜忌】忌炙煿酒色。

梅花汤

【来源】《三因极一病证方论》卷十。

【组成】糯谷（旋炒作爆蓬） 桑根白皮（厚者，切细）各等分

【用法】每服一两许，水一大碗，煮取半碗，渴则饮，不拘时候。

【主治】三消渴利。

猪脊汤

【来源】《三因极一病证方论》卷十。

【组成】大枣四十九枚（去皮核） 新莲肉四十九粒（去心） 西木香一钱半 甘草二两（炙）

【用法】上与雄猪脊骨一尺二寸同煎，用水五碗，于银石器煮，去肉骨，滤滓，取汁一碗，空腹任意呷服。以滓减去甘草一半，焙干为末，米汤调服，不拘时候。

【主治】三消渴疾。

【宜忌】忌生冷、盐、脏等物。

鹿茸丸

【来源】《三因极一病证方论》卷十。

【组成】鹿茸（去毛，切，炙）三分 麦门冬（去心）二两 熟地黄 黄耆 鸡膍胵（麸炒） 苁蓉（酒浸） 山茱萸 破故纸（炒） 牛膝（酒浸） 五味子各三分 茯苓 玄参 地骨皮各半两 人参三分

【用法】上为末，炼蜜为丸，如梧桐子大。每服三十丸至五十丸，米汤送下。

【主治】失志伤肾，肾虚消渴，小便无度。

独连丸

【来源】《杨氏家藏方》卷十。

【组成】鸡爪黄连（去须）四两（米醋一升，于研钵内熬尽，取出晒干）

【用法】上为细末，米醋煮面糊为丸，如梧桐子大。每服三十丸，温开水送下，不拘时候。

【主治】消渴。

神授丸

【来源】《杨氏家藏方》卷十。

【别名】面饼丸（《世医得效方》卷七）、神效丸（《普济方》卷一七六）。

【组成】密陀僧二两（研） 黄连（去须）一两

【用法】上为细末，汤浸蒸饼为丸，如梧桐子大。每服五丸，日加五丸，至三十丸止，临卧用出了蚕的空茧子并茄子根煎汤下。渴止住药。

【功用】止消渴。

【主治】消渴。

栝楼根散

【来源】《杨氏家藏方》卷十。

【组成】熟干地黄 生干地黄 葛根 栝楼根各等分

【用法】上药焙干，为细末。每服二钱，温米饮调下，不拘时候。

【主治】消渴，饮水不止。

猪肚丸

【来源】《杨氏家藏方》卷十。

【组成】栝楼根一两半（生用） 牡蛎粉 黄丹（别研）各半两 水银 黑铅各八钱（结砂子） 苦参 密陀僧 知母各一两

【用法】上为细末；男子患，用米生养草猪肚一枚，妇人患，用豮猪肚一枚，贮药在内，以绵缝合，用绳子十条系在一口新砖上煮，不令得转；更别取栝楼根半斤细切，在水中一处同煮，自卯至午取出；细切肚子，研令如泥者软硬，同诸药末为丸，如梧桐子大。每服三十丸，空心、日午、临卧米饮送下。

【主治】消渴。

【宜忌】此药宜阴干，不得日晒。忌热面、猪肉、葱白、炙煿物及酒色一百日。

缩水丸

【来源】《杨氏家藏方》卷十。

【组成】甘遂半两（用麸炒透，裹黄褐色） 黄连（去须）一两

【用法】上为细末，水浸蒸饼为丸，如绿豆大。每服二丸，薄荷汤送下，不拘时候。

【主治】消渴。

【宜忌】忌甘草三日。

大救生丸

【来源】《普济方》卷一七六引《卫生家宝》。

【组成】牡蛎（生用） 苦参（生、为末） 栝楼（生捣） 知母（生、为末） 蜜陀僧（生用）各一两 白蜡（熔） 水银（研）八分 黄丹半斤（研）（一方有天花粉半两；一方有灰坯，无密陀僧）

方中白蜡用量原缺。

【用法】上为末。用猪肚一个贮药，以钱缝合，用绳子系在新瓦砖上，不令走转；更用栝楼根半斤，细切，入在水中，一处和砖煮，早晨至午，取猪肚细切，与诸药末为丸，如梧桐子大，阴干。每服三十丸，空心米饮送下，一日三次。若饮酒则渴愈甚者，专心服饵之。数日后，见酒与水若仇，顿尔口中津润，小便缩减。五日后，小便赤色，是病毒归于下也。或令人吐，或腰背脚膝疼痛，或呕逆恶心，精神昏困，此乃药验，使病毒消散也。

【主治】三消渴病，日夜饮水，百杯不歇；子母疮，或生于背，或生于鬓间；五漏疮。

【宜忌】忌酒、色、热面、咸物、豚、鱼、葱、蒜、炙煿等物。

殊胜散

【来源】《普济方》卷一七六引《卫生家宝》。

【别名】朱砂散（《普济方》卷一七六）。

【组成】海浮石 乌贼鱼骨（去甲） 丹砂（研，水飞） 虎杖（烧过）各一两 （一方有人参）

【用法】上为散。每服二钱，渴时煎麦门冬调下，日午、空心及夜卧时各进一服。

【主治】消渴。

【宜忌】忌酒色、湿面、油煎、生冷、氨酱。

木瓜丸

【来源】《普济方》卷一七八引《十便良方》。

【组成】百药煎一两 乌梅一钱 檀香二钱 蒲黄二钱 脑子（研）一分 麝香（研）一分

本方名木瓜丸，但方中无木瓜，疑脱。

【用法】上为末，加甘草少许为丸，如绿豆大。每

服二三丸，含化。
【功用】生津液，止渴，思饮食。
【主治】消渴。

治消渴丸

【来源】《普济方》卷一七七引《十便良方》。
【组成】麦门冬（用上元柏桥鲜肥者）二大两　黄连（九节大者）一两
【用法】上为末，以肥苦瓜汁浸麦门冬经宿，然后去心，即于臼中捣烂，纳黄连末臼中，和捣为丸，如梧桐子大。每服五十丸，食后饮送下，一日二次。但服两日，其渴必定。若重者每一服一百五十丸，第二日一百二十丸，第三日一百丸，第四日八十丸，第五日依次服之，至少可每日只服二十五丸。服讫觉虚，即取白羊头一枚，净去毛洗了，以水三大斗煮令烂，去头取汁，可一斗以来，细细服之，亦不用著盐，不过三剂平复。
【主治】消渴。

黄连丸

【来源】《普济方》卷一七六引《十便良方》。
【别名】热消丸。
【组成】豉心二两（以盐醋拌蒸晒干，如此者三，熬微黄）川黄连三两（一方用吴黄连）
【用法】上为细末，蜜和为丸。每日空腹服二十五丸，食后服二十丸，以乌梅十颗，水二小升，煎之数沸，取汤送下；如无乌梅，以小麦子二升煮取汁替亦得。
【主治】热消渴。
【宜忌】忌猪肉。

斑龙丸

【来源】《是斋百一选方》卷四。
【别名】斑龙脑珠丹（《续易简方论后集》卷四）、仙传斑龙丸（《万氏家抄方》卷四）。
【组成】鹿角胶（以酒浸胶数日，煮糊丸众药）鹿角霜（碾为细末）菟丝子（净洗，酒浸两宿，蒸，研）柏子仁（净者，别研）熟地黄（好者，酒浸两宿，蒸焙，余酒入在胶内）各十两
【用法】上先焙鹿角霜、菟丝子、地黄，干后研为细末，方入柏子仁在众药内研，却将鹿角胶酒约三四升煮糊为丸，如梧桐子大。每服五十丸至一百丸止，早、晚空心盐汤或酒任下。逐日早晚服，久之大有功效。
【功用】

1.《是斋百一选方》：平补。

2.《万氏家抄方》：理百病，养五脏，补精髓，壮筋骨，益心志，安魂魄，令人悦泽驻颜，延年益寿。

3.《扶寿精方》：壮精神，养气血。

4.《医方集解》：补阳。

【主治】

1.《是斋百一选方》：虚劳。

2.《续易简方论后集》：消渴。

3.《赤水玄珠全集》：真阴虚极及老人、虚人。

【方论】

1.《医方集解》：此手、足少阴药也。鹿角胶霜、菟丝、熟地皆肾经血分药也，大补精髓；柏子仁入心而养心气，又能入肾而润肾燥，使心肾相交。心志旺而神魂安，精髓充而筋骨壮，去病益寿，不亦宜乎?

2.《医方论》：鹿角、菟丝阴中之阳也；地黄阴中之阴也，用以补肾，不偏不倚。

人参散

【来源】方出《是斋百一选方》卷十二，名见《普济方》卷一七六。
【别名】参梅散（《普济方》卷一七六）。
【组成】牛鼻木二个（洗净，锉细。男患用雌，女患用雄）甘草　人参各半两　白梅十个（大者）
【用法】用水四碗，煎至二碗，滤去滓，热服。
【主治】消渴。

棘钩子散

【来源】方出《是斋百一选方》卷十二，名见《类编朱氏集验方》卷二。
【组成】麝香

【用法】上以酒濡之，作十许丸。以枳枸子作汤吞服。

【主治】消渴，酒疸。

【方论】消渴消中，皆脾弱肾败，上不能节汤水，肾液不上溯，乃成此疾。今诊脾脉极热而肾不衰，当由果实与酒过度，热在脾，所以饮食过人而多饮水，饮水既多不得不多溺，非消渴也。麝香能败瓜果，枳枸亦胜酒，故以此二物为药，以去生果酒之毒也。

【验案】消渴　眉山杨颖臣，长七尺，健饮啖，倜傥人也。忽得消渴疾，日饮水数斗，食倍常而数溺，消渴药服之逾年，疾日甚，自度必死，治棺。余嘱其子延良医张耽隐之子（不记其名）为诊脉，笑曰：君几误死。取麝香当门子以酒濡之，作十许丸，用枳枸子作汤，吞之遂愈。

蒌连丸

【来源】方出《是斋百一选方》卷十二，名见《医方类聚》卷一二五引《简易方》。

【组成】栝蒌根　黄连

【用法】上为细末，研麦门冬取自然汁，和药为丸，如绿豆大。每服十五至二十丸，熟水吞下。

【主治】消渴。

加减八味丸

【来源】《集验背疽方》。

【别名】加味八味丸（《仁斋直指方论》卷二十二）、加减八味地黄丸（《准绳疡医》卷二）。

【组成】干熟地黄（焙，锉）二两　真山药（锉细，微炒）　山茱萸（去核取肉，焙干）各一两　肉桂（削去粗皮，锉，不见火）一两（别研，取半两净末，和入众药，余粗滓仍勿用）　泽泻（水洗，锉作块，无灰酒湿，瓦器盛盖，而上蒸五次，锉，焙）　牡丹皮（去心枝杖，锉，炒）　白茯苓（去黑皮，锉，焙）各八钱　北真五味子（拣去枝杖，慢火炒至透，不得伤火）一两半（别研罗，和入众药。最要真者）

【用法】上为细末，炼蜜为丸，如梧桐子大。每服三十丸，空心无灰酒或盐汤任下。

本方改为汤剂，名“加减八味汤”（《医学心悟》卷六）。

【功用】

1.《集验背疽方》：降心火，生肾水，止渴；增益气血，生长肌肉，强健精神。

2.《医方类聚》引《澹寮方》：免生痈疽。

3.《寿世保元》：久服必肥健而多子；晚年服此，不生痈疽诸毒，不患消渴。

【主治】

1.《集验背疽方》：痈疽之后，转作渴疾，或未发疽人，先有渴症者。

2.《小儿痘疹方论》：小儿禀赋肾阴不足，或吐泻久病，津液亏损，或口舌生疮，两足发热，或痰气上涌，或手足厥冷。

3.《医方类聚》引《澹察》：肾虚津乏，心烦燥渴。

4.《世医得效方》：肾消，小便频数，白浊，阴瘦弱，饮食不多，肌肤渐渐如削，或腿肿脚先瘦小。

5.《普济方》：或先患痈疽而才觉作渴，或有痈疽而无渴。

6.《外科理例》：疮痊后口干渴，甚则舌或黄，及口舌生疮不绝。

7.《准绳类方》：肾水不足，虚火上炎，发热作渴，口舌生疮，或牙龈溃烂，咽喉作痛，或形体瘦悴，寝汗发热，五脏齐损。

8.《张氏医通》：肾虚火不归元，烘热咳嗽。

【方论】内真北五味子，最为得力，此一味独能生肾水、平补、降心火，大有功效。

【验案】

1.发热　《内科摘要》：大尹沈用之不时发热，日饮冰水数碗。寒药二剂，热渴益甚，形体日瘦，尺脉洪大而数，时或无力。王太仆曰：热之不热，责其无火；寒之不寒，责其无水。又云：倏热往来，是无火也；时作时止，是无水也。法当补肾，用加减八味丸，不月而愈。

2.痈疽作渴　《集验背疽方》：有一贵人病疽疾，未安而渴作，一日饮水数升，愚献此方，诸医失笑云：此药若能止渴，我辈当不复业医矣。诸医尽用木瓜、紫苏、乌梅、参、苓、百药煎等生津液、止渴之药，服多而渴愈甚。数日之后，茫无功效，不得已而用此药服之，三日渴止。今医多用醒脾、生津、止渴之药，误矣！而其疾本起于肾水枯竭，不能上润，是以心火上炎，不能既济，煎熬而生渴。今服八味丸，降其心火，生其肾水，则渴自止矣。

3.口舌生疮　《续名医类案》：薛立斋治一男子口舌糜烂，津液短少，眼目赤，小便数，痰涎壅盛，脚膝无力，或冷，或午后脚热，劳而愈盛，数年不愈。服加减八味丸而痊。

辰砂聚宝丹

【来源】《女科百问》卷上。

【组成】铁粉三钱半　牡蛎三钱半　辰砂半两　瓜蒌根半两　黄连二钱半　金银箔各五十片（为衣）　知母三钱半　新罗参半两　白扁豆（汤浸，去皮取末）半两

【用法】瓜蒌根末等五味同前药末，用生瓜蒌根去皮取汁一盏，白沙蜜一小盏，同银器中炼七八沸，候冷和药为丸，如梧桐子大。每服三十丸，食后煎麦门冬汤放冷送下，一日三次。

【主治】心肺积蕴虚热，口苦舌干，面赤，大便渗泄，肌肉瘦瘁，四肢少力，精神恍惚，以及消渴、消中、消肾、三焦留热。

清平汤

【来源】《女科百问》卷上。

【组成】人参　半夏　麦门冬　芍药　白术　甘草　当归　茯苓　柴胡各等分

【用法】上锉。每服二钱，以水一盏半，加烧生姜一块（切破），薄荷少许，同煎至七分，去滓热服，不拘时候。

【主治】妇人血虚口燥，咽干喜饮。

水葫芦丸

【来源】《魏氏家藏方》卷九。

【组成】百药煎三两　甘草一两半（炙）　白梅肉（研成膏，搜入众药）　榆柑子　乌梅肉　紫苏子（微炒）　干葛　麦门冬（去心）各半两　诃子（炮，取肉）　人参各一两（去芦）

【用法】上为细末，用好黄蜡熔，去滓，入上药末火上为丸，如樱桃大。每服一丸，含化。

【功用】生津液。

【主治】消渴。

清中丸

【来源】《魏氏家藏方》卷九。

【组成】宣连不拘多少（锉，以好酒浸过一指许，约一伏时，漉出焙干）

【用法】上为细末，用醋糊为丸，如梧桐子大。每服三五十丸，熟汤送下，不拘时候。

【主治】消渴。

清心丸

【来源】《魏氏家藏方》卷九。

【组成】蜜陀僧二两　黄连一两

【用法】上为细末，汤泡蒸饼为丸，如梧桐子大。浓煎茄根空茧汤送下五丸至十丸，或三十丸止，临卧觉恶心住服。

【主治】消渴。

滋渴汤

【来源】《魏氏家藏方》卷九。

【组成】绵黄耆一两（生）　人参（去芦）　干生姜　麦门冬（去心）　乌梅肉　甘草各半两（炙）

【用法】上切成片子。每服一两，用水两碗，煎一碗许，才遇渴时，暖一半，以一半冷者和之，作熟水饮。

【主治】消渴。

【加减】若脾泄人，加草果半两。

解渴饮子

【来源】《魏氏家藏方》卷九。

【组成】人参（去芦）　绵黄耆（蜜炙）　麦门冬（去心）　干葛（有粉者）　枇杷叶（刷去毛，蜜炙）　生木瓜（去皮）各二两　甘草一两半（炙）　乌梅肉　生姜各半两

【用法】上细锉。用水约斗余，银石锅内煮百十沸，候欲饮时，温半盏许，自在饮之，须食后服。

【功用】生津液，除烦躁，止渴。

【主治】消渴。

百日还丹

【来源】《儒门事亲》卷十五。
【组成】佛茄子　樟柳根各等分
【用法】上为末，枸杞汁为丸，如鸡头子大。每服十丸，新水送下。
【主治】消渴。

神效散

【来源】《普济方》卷一七七引《家藏经验方》。
【组成】白芍药　甘草各等分
【用法】上为末。水调服，一日三次。

《古今医统大全》：上为粗末，每服三钱，水一盏半，煎八分，不拘时，一日三次，滓复煎，疾止则已。
【主治】消渴。
【验案】消渴　昔鄂渚李祐之，尝病渴九年，服药不一，往往止而复作，与苏朴宰交，因授此方，服三四日，疾势顿愈，今年余不作，觉前后所服之药，取效无愈于此者，不当以所用之药平易而忽之也。

内金散

【来源】《普济方》卷一七六引《经验良方》。
【组成】鸡内金（即鸡肚内黄）　菠薐根等分
【用法】上为末。每服二钱，米饮调下。
【主治】消渴，日饮水一石，小便不禁。

瓜连丸

【来源】《普济方》卷一七七引《经验良方》。
【组成】大冬瓜一枚（去瓤）　黄连
【用法】上用黄连细末实冬瓜内，浸十余日，觉冬瓜肉消尽为度，同研为丸，如梧桐子大。每服冬瓜煎汤，随意服之。
【主治】消渴，骨蒸。

神效丸

【来源】《本草纲目》卷八引《选奇方》。
【组成】密陀僧二两
【用法】上为末，汤浸蒸饼为丸，如梧桐子大。一日五丸，浓煎蚕茧、盐汤或茄根汤或酒送下，日增五丸，至三十丸止，不可多服。五六服后，以见水恶心为度，恶心时以干物压之，日后自定。
【主治】消渴饮水。

甘露膏

【来源】《兰室秘藏》卷上。
【别名】兰香饮子。
【组成】半夏二分（汤洗）　熟甘草　白豆蔻仁　兰香　升麻　连翘　桔梗各五分　生甘草　防风各一钱　酒知母一钱五分　石膏三钱
【用法】上为极细末，汤浸蒸饼，和匀成剂，捻作薄片子，日中晒半干，擦碎如米大。每服二钱，食后淡生姜汤送下。
【主治】消渴，饮水极甚，善食而瘦，自汗，大便结燥，小便频数。

生津甘露饮子

【来源】《兰室秘藏》卷上。
【别名】生津甘露饮（《脉因证治》卷下）。
【组成】藿香二分　柴胡　黄连　木香各三分　白葵花　麦门冬　当归身　兰香各五分　荜澄茄　生甘草　山栀子　白豆蔻仁　白芷　连翘　姜黄各一钱　石膏一钱二分　杏仁（去皮）　酒黄柏各一钱五分　炙甘草　酒知母　升麻　人参各二钱　桔梗三钱　全蝎二个（去毒）
【用法】上为细末，汤浸蒸饼和匀成剂，捻作片子，日中晒半干，擦碎如黄米大。每服二钱，津唾下，或白汤送下，食远服。
【主治】消渴，上下齿皆麻，舌根强硬肿痛，食不能下，时有腹胀，或泻黄如糜，名曰飧泄；浑身色黄，目睛黄甚，四肢痿弱；前阴如冰，尻臀腰背寒，面生黧色，胁下急痛，善嚏喜怒，健忘。

当归润燥汤

【来源】《兰室秘藏》卷上。

【别名】止渴润燥汤(《普济方》卷一七八引鲍氏方)、润燥汤(《东垣试效方》卷三)。

【组成】细辛一分　生甘草　炙甘草　熟地黄各三分　柴胡七分　黄柏　知母　石膏　桃仁(泥子)　当归身　麻子仁　防风　荆芥穗各一钱　升麻一钱五分　红花少许　杏仁六个　小椒三个

【用法】上锉，都作一服。水二大盏，煎至一盏，去滓，食远热服。

【主治】消渴。大便闭涩，干燥结硬，兼喜温饮，阴头退缩，舌燥口干，眼涩难开，及于黑处见浮云。

【宜忌】忌辛热物。

辛润缓肌汤

【来源】《兰室秘藏》卷上。

【别名】清神补气汤。

【组成】生地黄　细辛各一分　熟地黄三分　石膏四分　黄柏(酒制)　黄连(酒制)　生甘草　知母各五分　柴胡七分　当归身　荆芥穗　桃仁　防风各一钱　升麻一钱五分　红花少许　杏仁六个　川椒二个

【用法】上锉，都作一服。水二大盏，煎至一盏，食远稍热服。

【主治】消渴证才愈，止有口干，腹不能努。

和血益气汤

【来源】《兰室秘藏》卷上。

【别名】地黄饮子(《东垣试效方》卷三)、和血养气汤(《医学纲目》卷二十一)。

【组成】柴胡　炙甘草　生甘草　麻黄根各三分　酒当归梢四分　酒知母　酒汉防己　羌活各五分　石膏六分　酒生地黄七分　酒黄连八分　酒黄柏　升麻各一钱　杏仁　桃仁各六个　红花少许

【用法】上锉，都作一服。水二大盏，煎至一盏，去滓温服。

【功用】生津液，除干燥，生肌肉。

【主治】

1.《兰室秘藏》：口干舌燥，小便数，舌上赤脉。

2.《证治宝鉴》：二阳之病久而生燥，传为风消息贲，病在里者。及中消有汗，血受火邪者。

【宜忌】

1.《兰室秘藏》：忌热湿面、酒、醋等物。

2.《医学纲目》：忌房事。

加减肾气丸

【来源】《济生方》卷一。

【别名】肾气丸(《证治要诀类方》卷四)。

【组成】山茱萸(取肉)　白茯苓(去皮)　牡丹皮(去木)　熟地黄(酒蒸)　五味子　泽泻　鹿角(镑)　山药(锉，炒)各一两　沉香(不见火)　官桂(不见火)各半两

方中鹿角，《冯氏锦囊·杂症》作鹿茸。

【用法】上为细末，炼蜜为丸，如梧桐子大。每服七十丸，盐汤、米饮任下。

【主治】

1.《济生方》：劳伤肾经，肾水不足，心火自炎，口舌焦干，多渴而利，精神恍惚，面赤心烦，腰痛脚弱，肢体羸瘦，不能起止。

2.《证治要诀类方》：三消。

【加减】弱甚者，加附子一两，兼进黄耆汤。

天花丸

【来源】《简易方》引《卫生方》(见《医方类聚》卷一二五)。

【组成】黄连(去须)三两(童便浸三宿，焙)　白扁豆(炒)二两　辰砂(别研)　铁艳粉(别研)各一两　牡蛎(煅)　知母　苦参　天花粉各半两　芦荟一分　金箔　银箔各二十片

《仁斋直指方论》有白茯苓半两。

【用法】上为末，取生瓜蒌根自然汁和生蜜为丸，如梧桐子大。每服三十丸，麦门冬汤送下。

本方原名天花散，与剂型不符，据《仁斋直指方论》改。

【主治】消渴。

蒌连丸

【来源】《简易方》引《卫生方》(见《医方类聚》卷一二五)。

【组成】黄连(去须) 瓜蒌(连瓤)各等分

【用法】上为末,以生地黄自然汁为丸,如梧桐子大。每服五十丸,食后用牛乳汁下,一日二服。不可太多。

【主治】消渴,小便频数滑如油。

【宜忌】忌冷水、猪肉。

地黄饮子

【来源】《简易方》引《家宝方》(见《医方类聚》卷一二五)。

【别名】生地黄饮子(《世医得效方》卷七)、生津地黄饮子(《证治宝鉴》卷四)、地黄饮(《医林纂要》卷四)。

【组成】人参(去芦) 生干地黄(洗) 熟干地黄(洗) 黄耆(蜜炙) 天门冬(去心) 麦门冬(去心) 枳壳(去瓤,麸炒) 石斛(去根,炒) 枇杷叶(去毛,炒) 泽泻 甘草(炙)各等分。

【用法】上为粗末。每服三钱,水一盏,煎至六分,去滓,食后、临卧温服。

【功用】《中国医学大辞典》:滋补气血。

【主治】

1.《简易方》引《家宝方》(见《医方类聚》):消渴咽干,面赤烦躁。

2.《医钞类编》:消渴,阴虚火炎,阳明苑热。

【方论】

1.《简易方》引《家宝方》(见《医方类聚》):此方乃全用二黄丸、甘露饮料生精补血润燥止渴;佐以泽泻、枳壳疏导二腑,使心火下行,则小腑清利;肺经润泽,则大腑流畅,宿热既消,其渴自止。

2.《医林纂要》:此方意在滋阴血以济亢阳,故麦冬、枇杷叶所以佐天冬而清肺;黄耆、甘草所以佐人参而和脾胃;生地、泽泻所以佐熟地而滋肾;引肾水以上荣,而亢阳不能害,则于石斛取之。固其本根达其条枚,荣其枝叶,破其上逆之势,而泻其余邪。三焦之气顺,心包之血滋,火散而气清,润泽荣华,无烦躁咽干之病。

3.《医方论》:此方妙处在清金润肺,以益水之源;又有泽泻、枳壳以泄郁热。斯渴止而烦躁亦除矣。

【验案】老年痴呆 《中国医药学报》(1996,5:36):以本方加味:生地、山萸肉、肉苁蓉、巴戟天、肉桂、麦门冬、石斛、五味子、石菖蒲、川芎、怀牛膝等,治疗髓海不足型老年痴呆184例。结果:显效74例,占40.22%,有效90例,占48.91%,无效20例,占10.87%,总有效率89.13%;主要相关生化指标也有明显改善。

黄耆六一汤

【来源】《外科精要》卷下。

【组成】绵黄耆六两(用淡盐水润,饭上蒸) 粉草一两(半生半炙)

【用法】上为末,每服二钱,侵晨、日午以白汤调下;不应,作大剂,水煎服。古人号黄耆为羊肉,可见其能补也。

【功用】治渴补虚,免痈疽。

【主治】

1.《外科精要》:渴疾痈疽。

2.《外科发挥》:溃后作渴。

川黄连丸

【来源】《仁斋直指方论》卷十七。

【别名】麦门冬丸(《普济方》卷一七六)。

【组成】川黄连(净)五两 白天花粉 麦门冬(去心)各二钱半

【用法】上为末,以生地黄汁并牛乳汁调和为丸,如梧桐子大。每服三十丸,粳米饮送下。

【主治】诸渴。

天花散

【来源】《仁斋直指方论》卷十七。

【别名】玉泉散(《古今医鉴》卷十)、天华散(《寿世保元》卷五)。

【组成】天花粉 生干地黄(洗)各一两 干

葛　麦门冬（去心）　北五味子各半两　甘草一分

【用法】上为粗末。每服三钱，加粳米百粒，水煎服。

方中粳米，《古今医鉴》作“糯米”。

【主治】消渴。

天花粉丸

【来源】《仁斋直指方论》卷十七。

【组成】天花粉　黄连（去须）各一两　茯苓　当归各半两

【用法】上为末，炼蜜为丸，如梧桐子大。每服三十丸，茅根煎汤送下。

【主治】消渴，饮水多，身体瘦。

止渴锉散

【来源】《仁斋直指方论》卷十七。

【组成】枇杷叶（新布拭去毛，炙）　白干葛　生姜（切片，焙）各一两　大乌梅七个　大草果二个（去皮）　淡竹叶　甘草（生）各半两

【用法】上锉。每服四钱，新水煎服。

【主治】消渴口干。

玉壶丸

【来源】《仁斋直指方论》卷十七。

【别名】天花粉丸（《奇效良方》卷三十三）、天花丸（《古今医统大全》卷五十二）。

【组成】人参　瓜蒌根各等分

【用法】上为末，炼蜜为丸，如梧桐子大。每服三十丸，麦门冬煎汤送下。

【主治】消渴，引饮无度。

降心汤

【来源】《仁斋直指方论》卷十七。

【组成】人参　远志（姜淹，取肉，焙）　当归　川芎　熟地黄　白茯苓　黄耆（蜜炙）　北五味子　甘草（微炙）各半两　天花粉一两

【用法】上锉细。每服三钱，加大枣煎，食前服。

【主治】心火上炎，肾水不济，烦渴引饮，气血日消。

茧丝汤

【来源】《仁斋直指方论》卷十七。

【别名】蚕茧汤（《类编朱氏集验方》卷二）、原蚕茧汤（《医学正传》卷五）、缲丝汤（《本草纲目》卷三十九）、缫丝汤（《万病回春》卷五）、茧丝饮（《卫生鸿宝》卷一）。

【组成】茧搔丝

【用法】煎汤，任意饮之。

【主治】

1.《仁斋直指方论》：消渴。

2.《卫生鸿宝》：血淋，三消症及妇人血崩。

【方论】《医学正传》：盖此物属火，有阴之用，大能泻膀胱中相火，引阴水上潮于口而不渴也。

【验案】消渴　《类编朱氏集验方》：有一人苦渴疾，日饮斗水，诸药不效，遂服煮蚕茧搔丝汤一盏，其渴顿除，恐不及时，如无，但以乱绵煎汤服。

黄耆汤

【来源】《仁斋直指方论》卷十七。

【组成】黄耆　茯神　瓜蒌根　麦门冬（去心）各一两　北五味子　甘草（炙）各半两　生干地黄一两半

【用法】上锉细。每服四钱，新水煎服。

【主治】诸渴疾。

蜡苓丸

【来源】《仁斋直指方论》卷十七。

【组成】黄蜡　雪白茯苓各四两

【用法】上茯苓为末，熔蜡和丸，如弹子大。每服一丸，不饥饱细嚼下。

【功用】补虚，治浊，止渴。

【主治】

1.《仁斋直指方论》：消渴。

2.《世医得效方》：妇人血海冷，白带，白淫，白浊。

加味四君子汤

【来源】《类编朱氏集验方》卷二。
【组成】人参　白茯苓　白术　甘草　桔梗各等分
【用法】上为细末。白汤调下。
【主治】消渴。

麦门冬丸

【来源】《类编朱氏集验方》卷二。
【组成】麦门冬（去心，烂研成膏）　瓜蒌根　黄连（去须）
【用法】上为末，入麦门冬内，捣匀为丸。每服三十丸，早、晚食后煎麦门冬汤送下。
【主治】消渴。

参耆汤

【来源】《类编朱氏集验方》卷二引《梁氏总要方》。
【组成】人参　桔梗　天花粉　甘草各一两　白芍药　绵耆（盐汤浸）各二两　白茯苓　北五味子各一两半　（一方有木瓜、干葛、乌梅）
【用法】上锉。每服四钱，水一盏半，煎至八分。日进四服，留滓合煎。
【主治】消渴。

神功散

【来源】《类编朱氏集验方》卷二。
【组成】北白芍药一两半　甘草一两
【用法】上锉。每服三钱，水一盏半，煎至六七分，不拘时服。
【主治】消渴。

鹿茸丸

【来源】《类编朱氏集验方》卷二。
【组成】鹿茸二两　菟丝子一两（浸，酒蒸）　天花粉半两
【用法】上炼蜜为丸。每服五十丸，空心用北五味子汤送服。
【主治】渴疾。

参苓饮子

【来源】《卫生宝鉴》卷十二。
【组成】麦门冬　五味子　白芍药　熟地黄　黄耆各三两　白茯苓二钱半　天门冬　人参　甘草各五钱
【用法】上为粗末。每服三钱，水一盏半，加生姜三片，大枣二个，乌梅一个，煎至一盏，去滓，食后温服。
【功用】生津液，思饮食。
【主治】消渴口干燥，不思饮食。

鹿菟煎

【来源】《普济方》卷一八〇引《澹寮方》。
【组成】菟丝子　北五味子各五两　白茯苓三两半　鹿茸一两半（盐酒浸，炙）
【用法】上为末，生地黄汁为丸，如梧桐子大。每服五十丸，空心盐汤送下。
【功用】禁遗精，止白浊，延年。
【主治】三消渴利。

千里浆

【来源】《医垒元戎》。
【别名】水葫芦。
【组成】木瓜　紫苏叶　桂各半两　乌梅肉　赤茯苓各一两
【用法】上为细末，炼蜜为丸，如弹子大。噙化一丸，咽津。
【功用】止渴。

黄耆膏子煎丸

【来源】《医垒元戎》。
【组成】人参　白术各一两半　柴胡　黄芩各一两　白芷　知母　甘草（炙）各半两　鳖甲一个（半手指大，酥炙）
【用法】上为细末，黄耆膏子（用黄耆半斤，为粗末，水二斗，熬一斗，去滓，再熬，令不住搅成膏，至半斤，入白蜜一两，饧一两，再熬令蜜、饧熟，得膏十两，放冷）为丸，如梧桐子大。每

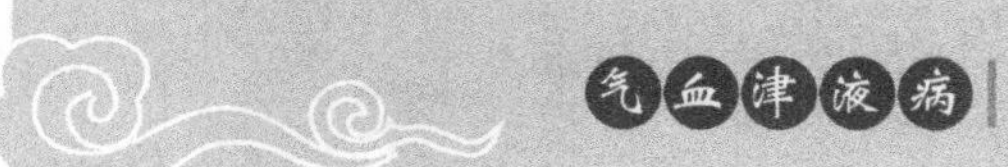

服三五十丸，空心以百沸汤送下。

【功用】除烦解劳，去肺热。

【主治】

1.《医垒元戎》：上焦热，咳衄，心热惊悸；脾胃热，口甘，吐血；肝胆热，泣出口苦；肾热，神志不定；上而酒毒，膈热消渴，下而血滞，五淋血崩。

2.《医学纲目》：气虚，呼吸少气，懒言语，无力动作，目无睛光，面色皓白。

消渴丹

【来源】《活幼心法》卷末。

【组成】红花子

【用法】上为末。煎服。

【主治】大渴证。

顺气散

【来源】《云岐子保命集》卷下。

【别名】顺利散（《证治准绳·类方》卷五）。

【组成】厚朴（姜制）一两　大黄四两　枳实二钱（炒）

【用法】上锉。每服五钱，水煎，食远服。

【功用】《杂病源流犀烛》：通大便。

【主治】消渴。热在胃而能饮食，小便黄赤。

【宜忌】宜微利，不可多利。服此药渐利，不欲多食则愈。

朱砂黄连丸

【来源】《普济方》卷一七六引《医方集成》。

【组成】朱砂一两（另研）　宣连二两　生地黄三两

【用法】上为末，炼蜜为丸，如梧桐子大。每服五十丸，灯心枣汤送下。

【主治】心虚蕴热，或因饮酒过多，发为消渴。

茯苓丸

【来源】《医方大成》。

【组成】五倍子（去瓤）四两　莲肉一两　龙骨（煅）一两半　左顾牡蛎（煅）二两　茯苓二两

【用法】上为末，煮糊为丸，如梧桐子大。每服五十丸，空心盐汤送下。仍兼服灵砂黑锡。

【主治】三消渴疾。

瓠子汤

【来源】《饮膳正要》卷一。

【组成】羊肉一脚子（卸成事件）　草果五个

【用法】上件同熬成汤，滤净，用瓠子六个，去瓤皮，切掠，熟羊肉切片，生姜汁半合，白面二两，作面丝同炒，葱、盐、醋调和。

【功用】利水道。

【主治】消渴。

小麦粥

【来源】《饮膳正要》卷二。

【组成】小麦（掏净）不拘多少

【用法】以上煮粥，或炊作饭，空腹食之。

【主治】

1.《饮膳正要》：消渴，口干。

2.《中国医学大辞典》：消渴，烦热。

萝卜粥

【来源】《饮膳正要》卷二。

【组成】大萝卜五个（煮熟绞取汁）

【用法】用粳米三合，同水并汁煮粥食之。

【功用】《本草纲目》：消食利膈。

【主治】消渴，舌焦口干，小便数。

野鸡羹

【来源】《饮膳正要》卷二。

【别名】野鸡汤（《古今医统大全》卷八十八）。

【组成】野鸡一只（挦净）

【用法】入五味如常法，作一羹。食之。

【主治】消渴，口干，小便频数。

鹁鸽羹

【来源】《饮膳正要》卷二。

【组成】白鹁鸽一只（切作大片）
【用法】上用土苏一同煮熟，空腹食之。
【主治】消渴，饮水无度。

渴忒饼儿

【来源】《饮膳正要》卷二。
【组成】渴忒一两二钱　新罗参一两　菖蒲一钱（各为细末）　白纳八三两（系沙糖）
【用法】将渴忒用葡萄酒化成膏，和上药末和匀为剂，用诃子油印作饼。每用一饼。徐徐噙化。
【功用】生津止渴。
【主治】渴，嗽。

鲤鱼汤

【来源】《饮膳正要》卷二。
【组成】大鲤鱼一头　赤小豆一合　陈皮二钱（去白）　小椒二钱　草果二钱
【用法】入五味调和匀，煮熟。空腹食之。
【主治】消渴，水肿，黄疸，脚气。

枳椇子丸

【来源】《世医得效方》卷七。
【组成】枳椇子二两　麝香一钱
【用法】为上末，面糊为丸，如梧桐子大。每服三十丸，空心盐汤吞下。
【主治】消渴。饮酒多，发积为酷热，熏蒸五脏，津液枯燥，血涩，小便多，肌肉消铄，专嗜冷物寒浆。

三神汤

【来源】《世医得效方》卷七。
【组成】乌梅肉　远志（去心，甘草水煮过，却以姜汁拌炒）各一两　枳实（去瓤）一两
【用法】上锉散。每服四钱，水二盏，糯稻根一握，煎七分，去滓，不拘时温服；若无糯稻根，白茅根亦可，若无白茅根，禾秆绳代之亦可。
【主治】消渴。饮酒多，发积为酷热，熏蒸五脏，津液枯燥，血泣，小便并多，肌肉消烁，专食冷物寒浆。
【加减】夏，加黄连五钱。

龙凤丸

【来源】《世医得效方》卷七。
【组成】鹿茸（火燎去毛）一两（酒浸，炙）　山药　菟丝子（酒浸，炒）各二两
【用法】上为末，炼蜜为丸，如梧桐子大。每服三十丸，食前米饮送下；浓煎人参汤亦可。

《普济方》：一方面糊为丸。盐酒汤送下。名龙肝风髓丸。
【主治】消渴。饮酒多，发积为酷热，熏蒸五脏，津液枯燥，血泣，小便并多，肌肉消烁，专嗜冷物寒浆。

黄连猪肚丸

【来源】《世医得效方》卷七。
【组成】猪肚一枚（治如食法）　黄连（去芦）　小麦（炒）各五两　天花粉　茯神（去木）各四两　麦门冬（去心）二两
【用法】上为末，纳猪肚中缝塞，安甑中，蒸之极烂，木臼小杵，为丸如梧桐子大。每服七十丸，以米饮送下，随意服之。如不能丸，入少炼蜜。
【主治】强中消渴，已服栝楼散、荠苨汤者。

四汁膏

【来源】方出《丹溪心法》卷三，名见《古今医统大全》卷五十二。
【别名】乳汁膏（《杏苑生春》卷五）、藕汁膏（《东医宝鉴·杂病篇》卷六）、人乳膏（《明医指掌》卷七）、连花乳散（《医林纂要探源》卷四）。
【组成】黄连末　天花粉末　人乳汁（又云牛乳）　藕汁　生地黄汁
【用法】以后二味汁为膏，入前三味搜和，佐以姜汁和蜜为膏。徐徐留舌上，以白汤少许送下。

《医林纂要探源》：研黄连、天花粉为末，以二汁及乳调之，加姜汁、蜂蜜少许和服。
【功用】养肺降火生血。
【主治】三消。

【加减】能食者，加软石膏、瓜蒌根。

【方论】《医林纂要探源》：天花粉甘酸微苦，补肺敛气，泄逆宁心，此治上焦气分之热；黄连苦以泻火，此治中焦心脾血分之热；黄连亦入血分，且能厚肠胃；生地黄汁苦寒而浊，以治下焦肾命之火，清其本也；藕汁甘咸涩，敛阴散热，交心肾，济水火；牛乳甘咸，润肠胃，解热结，滋阴血，而引之上行；蜂蜜润燥去热，通利三焦，加姜汁为反佐，以行之。

加味钱氏白术散

【来源】《丹溪心法》卷三。

【组成】人参　白术　白茯苓　甘草（炙）　枳壳（炒）各半钱　藿香一钱　干葛二钱　木香　五味　柴胡各三分

【用法】上作一剂。水煎服。

【主治】

1.《丹溪心法》：消渴，不能食。
2.《证治准绳·类方》：消中，消谷善饥。

秘　丹

【来源】《脉因证治》卷下。

【组成】黄连　花粉　人乳　地黄汁　藕汁

【用法】上药蜜为膏。徐徐留舌上，以白汤送下。

【主治】

1.《脉因证治》：三消。
2.《万病回春》：吐血。

金豆丸

【来源】《本草纲目》卷二十四引《仁存方》。

【组成】白扁豆（浸，去皮）

【用法】上为末，以天花粉汁同蜜为丸，如梧桐子大，金箔为衣。每服二三十丸，天花粉汁下，一日二次。次服滋肾药。

【主治】消渴饮水。

【宜忌】忌炙煿，酒色。

大麦汤

【来源】《医方类聚》卷一二六引《必用全书》。

【组成】寒食残大麦二升　赤饧二合

【用法】以水七升，煎取五升，去滓，下饧调之。渴即服。

【主治】老人烦渴不止，饮水不定，转渴，舌卷干焦。

干木瓜汤

【来源】《医方类聚》卷一九八引《居家必用》。

【组成】干木瓜（去瓤，净）四两　粉甘草（炙）二两半　茴香（炒）　白檀各一两　白豆蔻仁半两　缩砂仁　干生姜各二两

【用法】上为极细末。每用半钱，加盐，沸汤点服。

【功用】止渴，快气，除湿。

兔骨饮

【来源】《普济方》卷一七六引《仁存方》。

【别名】兔骨粥（《仙拈集》卷二）。

【组成】兔骨一具（微炙黄，捣碎）　大麦苗二斤

【用法】上以水一斗，煮取汁五升，每服一小盏，一日三两服。

【主治】消渴羸瘦，小便不禁。

【宜忌】忌食兔肉。

梅花取香汤

【来源】《普济方》卷一七六引《德生堂方》。

【别名】斩龙刽子手（原书同卷）、梅花聚香汤（《奇效良方》卷三十三）。

【组成】天花粉　乌梅肉　人参　干葛　枇杷叶　黄耆　栝楼子　麦门冬　五味子各一两　檀香五钱

【用法】上为细末。水调服之，随意不拘时候。

【主治】消渴，饮水至石斗，病极者。

补骨脂丸

【来源】《普济方》卷一七七引《郑氏家传渴浊方》。

【组成】补骨脂　舶茴香（炒）　丁公藤（酒浸）各一两　鹿茸（酥炙）五钱　茯苓　香附子各

一两

【用法】上为末，将丁公藤细末，同所浸酒打糊为丸，如梧桐子大。每服三十粒，盐、汤任下。

【主治】消渴。

地骨皮散

【来源】《普济方》卷一七八。

【组成】地骨皮一两　栝楼根一两　芦根一两（锉）　人参半两（去芦头）　麦门冬一两半（去心）　赤茯苓三分　生干地黄一两　黄芩三分

【用法】上为散。每服四钱，水一盏，加生姜半分，小麦一百粒，淡竹叶二十七片，煎至六分，去滓温服，不拘时候。

【主治】消渴，体热烦躁。

沉香散

【来源】《普济方》卷一八〇引《郑氏家传渴浊方》。

【组成】白扁豆（姜汁浸，炒去皮）　茯苓　山药　人参　甘草（炙）　莲肉　砂仁　桔梗　薏苡仁（炒）各二两　干葛　沉香各八两（一方有白术）

【用法】上为末。每服方寸匕，以姜汤调服，一日二次。

【主治】三消。上盛下虚，诸药不效。

止渴丸

【来源】《普济方》卷一七六。

【组成】黄连二两　无名异一两

【用法】上为细末，用蒸饼打糊为丸，如绿豆大。每服一百丸，用茄根、茧壳煎汤送下；姜汤亦得。

【主治】消渴。

黄连丸

【来源】《普济方》卷一七六。

【组成】苦参一大斤　黄连七分　栝楼　知母　牡蛎粉　麦门冬（去心）各五两

【用法】上药治下筛，搅使匀，以牛乳和，并手捻丸，如梧桐子大，晒干。每服二十丸，饱食讫以浆水送下，一日二次；如微利，减十丸；如食热面、酒等，即加服五丸。

【主治】消渴，中焦热渴。

【宜忌】忌猪肉。

三神汤

【来源】《普济方》卷一七七引《郑氏家传渴浊方》。

【组成】乌梅肉　白茯苓　枳壳　白术各一两

【用法】上为细末。每服二钱，用糯藁头煎。

【主治】消渴。

【加减】有热者，加黄连，去茯苓、白术。

菟丝子丸

【来源】《普济方》卷一七七引《郑氏家传渴浊方》。

【组成】菟丝子一两（净，酒浸一宿）　五味子　白茯苓　肉苁蓉（酒浸一宿）　茴香（炒）　鹿茸（酥炙）一两

【用法】上为细末，炼蜜为丸，如梧桐子大。每服三十丸，空心饭汤饮送下。

【主治】渴浊。

龙胆丸

【来源】《普济方》卷一七七引《徐氏家传渴浊方》。

【组成】人参一两　粉草二两（用猜猪胆一枚取汁浸，炙尽为度）

【用法】上为末，加脑子半钱，炼蜜为丸，如梧桐子大。每服二丸，空心细嚼，冷白水送下，噙之亦可。

【主治】消渴。

三神汤

【来源】《普济方》卷一七七。

【组成】羚羊角（屑）　葛粉　犀角（屑）　瓜蒌根　白茯苓　白茅根各等分

【用法】上为末。煎人参汤调下。更合八味丸、山药丸服。

【主治】消渴。

三神散

【来源】《普济方》卷一七七。
【组成】荆芥穗　桔梗各一两半　甘草半两
【用法】上锉。加生姜，水煎服。
【主治】消渴。

乌梅汤

【来源】《普济方》卷一七七。
【组成】梅肉　甘草各四两　草豆蔻仁　桂心　木香　干生姜各半两　白盐六两（炒）
【用法】上如法炮制，同为细末。每服一二钱，沸汤点服。
【功用】止渴生津，和气暖胃，爽口悦神。
【主治】消渴。

玉真丹

【来源】《普济方》卷一七七。
【组成】黄柏三两（去粗皮）　滑石六两（净末）　知母一两
【用法】上为细末。滴水，空心下。
【主治】消渴。

珍珠龙脑丸

【来源】《普济方》卷一七七。
【组成】人参　神砂　珍珠各半两　银箔五十片　脑子一钱　天花粉一两　黄连半两（去须）
【用法】上为末，炼蜜为丸，如鸡头米大。每服一丸，细嚼，用麦门冬汤送下，空心、临午及卧时服。
【功用】镇心安神。
【主治】消渴。

铅参散

【来源】《普济方》卷一七七。
【组成】黄丹（煅，研，别入）一两　蚌粉（炒，研，别入）一两　人参三分（去芦）　天花粉三分
【用法】上为细末。每服一大钱，空心、食前浓煎麦门冬汤调下。
【主治】消渴。

聚瑶丹

【来源】《普济方》卷一七七。
【组成】辰砂二两　铁铧粉二两一分（煅）　牡蛎一两一分（煅）　人参半两　珍珠十两　大金箔二百片（研）　天花粉一两　宣连一两（九节者，去须）　苦参一两　扁豆（白者）一两　知母一两一分
【用法】上为末，生栝蒌根嫩者取汁一盏，入炼蜜二盏，于银石器内，煎七八沸，候冷搜和为丸，如梧桐子大。每服三十粒，麦门冬汤送下，一日五次。
【主治】消渴。

五味饮

【来源】《普济方》卷一七八引《郑氏家传浊渴方》。
【组成】五味子（糯米炒）　白茯苓各半两（去皮，用天花粉煮）　沉香二钱（不见火）
【用法】上锉。加糯禾根，水煎服。
【主治】劳伤肾经。肾水不足，心火自用，口舌焦干，多渴面赤，羸瘦。

救活丸

【来源】《普济方》卷一七八。
【组成】天花粉　大黑豆（炒）各等分
【用法】上为末，面糊为丸，如梧桐子大。黑豆百粒煎汤下。
【主治】肾虚疮渴。

神仙减水法

【来源】《普济方》卷一七九。
【别名】斩龙刽子手。
【组成】人参　知母　天花粉　苦参　宣连　扁豆　浮萍　麦门冬各一两　黄丹少许　黄耆一两
【用法】上为细末。每服一钱，新汲水调下。
【主治】三焦虚热，三消渴疾，不问日夜，饮水

无度。

栝楼丸

【来源】《普济方》卷一七九。
【组成】栝楼根　黄连（去须）　铁粉（细研）各等分
【用法】上为末，入铁粉研令匀，炼蜜为丸，如梧桐子大。每服二十丸，煎茅根汤送下，不拘时候。
【主治】消渴。饮水绝多，身体黄瘦。

黄连散

【来源】《普济方》卷一七九。
【组成】密陀僧（细研）　腊茶　黄连（去须）　滑石　栝蒌根各半两
【用法】上为散。每服一钱，以清粥调下，不拘时候。
【主治】消渴饮水过多，不知厌足。

百段锦散

【来源】《普济方》卷一八〇引《郑氏家传渴浊方》。
【组成】五苓散　清心莲子饮
【用法】上二方依方制，等分打合。水煎服，每日二次。
【主治】消肾，小便白浊，有浊无渴。
【加减】赤浊，除肉桂，用生姜、莲子。

珍珠丸

【来源】《普济方》卷一八〇引《郑氏家传渴浊方》。
【组成】生珍珠一两　麝香　龙脑　人参　天花粉　干葛　白茯苓　甘草　紫草各二两　朱砂　黄连各半两
【用法】上为末，酒糊为丸，如鸡头子大。每服用麦门冬汤，细嚼咽下，含化为妙。
【主治】消渴。

生萝卜粥

【来源】《普济方》卷二五八。
【组成】萝卜五枚
【用法】捣捩取汁一大盏，搅粥作饮，频吃。
【主治】消渴，发动无时，饮水不足。

醍醐膏

【来源】《普济方》卷二六七。
【组成】乌梅一斤（捶碎，甜水四大碗，煎一碗，滤去滓）　白沙糖五斤　砂仁末半两　白檀香四钱　麝香一字
【用法】上药前三味入砂石器内，慢火熬成赤色膏为度，取下放冷，加白檀香、麝香令匀，瓷石器内收顿，封口一宿。夏月冷水调，冬月沸汤调用。
【主治】《奇效良方》：消渴。
【方论】乌梅化痰止烦渴；蜜生津液润心肺；大檀大能解暑毒，麝香通窍辟邪气。

绿豆粥

【来源】《本草纲目》卷二十四引《普济方》。
【组成】绿豆
【用法】煮汁，煮作粥。
【功用】
1.《本草纲目》解热毒，止烦渴。
2.《长寿药粥谱》：消水肿，预防中暑。
【主治】
1.《本草纲目》引《普济方》：消渴饮水。
2.《长寿药粥谱》：暑热烦渴，疮毒疖肿，老年浮肿，高热口渴。

干葛汤

【来源】《证治要诀类方》卷一。
【组成】干葛二钱　枳实（麸炒）　栀子仁　豆豉各一钱　甘草五分
【用法】水煎服。
【主治】《证治准绳·类方》：消瘅，口渴咽干。

三和甘露饮

【来源】《奇效良方》卷三十三。
【组成】滑石六钱　石膏四钱　知母　人参　白

术　茯苓　猪苓　泽泻各一钱半　甘草一钱

【用法】上锉，分作二贴。每贴用水二盏，煎至一盏，食远温服，每日一二次。

【主治】消渴。

黄连膏

【来源】《奇效良方》卷三十三。

【组成】黄连一斤（碾为末）　牛乳汁　生地黄各一斤

【用法】上将汁熬膏，搓黄连末为丸，如小豆大。每服二十丸，少呷汤送下，每日十次。

本方方名，据剂型，当作“黄连丸”。

【功用】生津液，除干燥，长肌肉。

【主治】消渴，口舌干，小便数，舌上赤脉。

秘传黄连地黄汤

【来源】《松崖医径》卷下。

【别名】黄连地黄汤（《万病回春》卷五）。

【组成】黄连　生地黄　天花粉　五味子　川归　人参　干葛　白茯苓　麦门冬　甘草

【用法】上细切。加生姜一片，大枣二枚，竹叶十片，用水二盏煎，去滓温服。

【功用】泻火润燥，清心滋肾。

【主治】消渴，心脉多浮，肾脉多弱。

【加减】上焦渴，加桔梗、山栀；中焦渴，加黄芩；头眩，渴不止，加石膏；下焦渴，加黄柏、知母。

【备考】若作丸剂，加薄荷，炼蜜为丸，如弹子大。噙化咽下。

琼玉膏

【来源】《医学正传》卷二引臞仙方。

【组成】人参十二两　沉香　琥珀各五钱　白砂蜜五斤（煎沸，去沫）　白茯苓（去皮，净者）二十五两　生地黄（去芦，净者）十斤（洗净，银石器内杵细，取自然汁。大忌铁器）

【用法】上人参、茯苓、沉香、琥珀俱为细末，先将地黄汁与白砂蜜搅匀，用密绢滤去细滓，入药末搅匀，入好瓷瓶或银瓶内，用绵纸十数层，外加箬箬包封，扎瓶口，入砂锅内或铜锅内，以长流水浸没瓶颈，用桑柴文武火煮三昼夜，取出，换蜡纸数重包扎瓶口，浸没井中半日，以出火毒，提起，仍入前锅内煮半日，以出水气，然后收藏。每日清晨及午前后，取一二匙，用温酒一盏调服；不饮酒人，白汤亦可。

【功用】《全国中药成药处方集》（杭州方）：滋阴润肺，安神降气。

【主治】

1.《医学正传》：虚劳，干咳嗽。

2.《证治汇补》：气散失音，干咳无痰，或见血线。

3.《张氏医通》：虚劳，肠中隐痛。

4.《医学六要》：血虚皮肤枯燥及消渴。

5.《全国中药成药处方集》（杭州方）：阴亏肺热，潮热盗汗。

琼脂膏

【来源】《医学正传》卷二引臞仙方。

【组成】鹿角胶一斤　生地黄二十斤（洗净，细捣，取真汁，去滓）　白沙蜜二斤（煎一二沸，掠去上沫，净而止）　真酥油一斤　生姜二两（捣，取真汁）

【用法】上先以文武火熬地黄汁数沸，以绢滤取净汁，又煎二十沸，下鹿角胶，次下酥油及蜜同煎，良久候稠如饧，以瓷器收贮。每服一二匙，空心温酒调下。

【功用】《简明医彀》：润燥通便。

【主治】

1.《医学正传》：血虚，皮肤枯燥及消渴。

2.《简明医彀》：秘结。

清脾汤

【来源】《万氏家抄方》卷二。

【组成】白芍　淡竹叶　麦门冬　石膏　甘草　黄连

【用法】水煎服。

【主治】脾热消渴。

补肾地黄丸

【来源】《丹溪心法附余》卷十三。
【组成】生地黄半斤（酒浸二日，蒸烂研膏与柏拌，晒干） 鼠苓一两（酒炒） 白茯苓四两 黄柏一斤（锉，同地黄晒干） 当归（酒洗） 枳壳（去瓤） 麦门冬（去心）一两 熟地黄（酒浸） 天门冬（去心） 拣参 甘菊花各二两 生芩一两
【用法】上为末，滴水为丸，如梧桐子大。每服七十丸，空心盐酒送下。
【功用】降心火，益肾水，除骨蒸，壮筋骨，明眼目。
【主治】消渴。

栝楼丸

【来源】《丹溪心法附余》卷十三。
【组成】栝楼根（薄切）
【用法】用人乳汁拌蒸，竹沥拌晒，为末，炼蜜为丸，如弹子大，噙化；或丸如绿豆大。每服百丸，米饮送下。
【主治】消渴小便多。

仙家酒

【来源】《丹溪心法附余》卷二十四。
【组成】妇人乳
【用法】每用一吸，即以指塞鼻孔，按唇贴齿而漱孔，与口津相和，然后以鼻内引上吸，使气由明堂入脑，方可徐徐咽下，凡五七次为一度。不漱而服者，何异饮酪止于肠胃耳。
【功用】大能益心气，补脑髓。
【主治】消渴，劳怯及风火症。
【宜忌】老人尤宜。

固本养荣丸

【来源】《活人心统》。
【组成】人参一两 生地二两 麦冬（去心）二两 天冬（去心）二两 萆薢一两 知母（盐水炒） 川柏（盐水炒）各二两 熟地（酒洗）二两 茯神一两
【用法】上人参、茯神、知母、黄柏研末，余药酒浸捣膏，同蜜为丸，如梧桐子大。每服八十丸，莲心汤送下。
【主治】三消日久，阴虚阳亢者。

升阳益气复阴汤

【来源】《活人心统》卷下。
【组成】升麻 生地 黄连 黄柏（酒炒） 知母 人参 白术 泽泻 茯神（去木） 红花 苦参 生熟甘草 苡仁
【用法】水二钟，煎七分服。滓再煎。
【主治】三消久伤脾肾，白浊。

滋阴降火丸

【来源】《活人心统》卷下。
【组成】人参一两 生地黄二两 熟地黄二两 天冬二两（去心） 牡蛎（煅）一两 知母一两五钱 黄柏二两（蜜炒） 萆薢一两 麦冬（去心）二两
【用法】上以人参、黄柏、萆薢、牡蛎粉为末，余药俱洗净去心，以水酒洗净，捣膏蜜丸，如梧桐子大。每服八十丸，白汤送下。
【主治】三消。用心过度，水火不交，上渴下浊。

白藕汁膏

【来源】《丹溪治法心要》卷三。
【组成】黄连末 生地汁 牛乳汁 自然藕汁各一斤
【用法】上将诸汁慢火熬膏，入连末为丸。每服二三十丸，温水送下，日服数次。
【主治】消渴。

白豆蔻汤

【来源】《古今医统大全》卷五十二。
【组成】黄连 葛根 天花粉 麦门冬各一钱 五味子 白豆蔻 陈皮各五分 黄柏 甘草各七分
【用法】水二盏，加竹叶二十片，煎一盏，温服。

【主治】酒毒消渴。

白鸽煎

【来源】《古今医统大全》卷八十七。
【组成】白鸽一只
【用法】治如法，切作小块，以土苏煎。含而咽其汁。
【主治】消渴，饮水不知足。

软猪肚

【来源】《古今医统大全》卷八十七。
【组成】猪肚一具（净洗） 葱白一握 豉五合（绵包）
【用法】上煮烂，下五味和，空心切，渐食之，渴饮汁。
【主治】老人消渴，热中饮水不止，小便无度；亦治劳热。

煮鹿头方

【来源】《古今医统大全》卷八十七。
【组成】鹿头一个
【用法】上燎去毛，刮洗净，煮烂和五味。空心食咽之。
【主治】老人消渴。

青豆饮

【来源】《医学入门》卷三。
【组成】青豆
【用法】煮烂。饥则食豆，渴则饮汁。或煮粥食。
【主治】消渴。热中，饮水无度，常若不足。

滋阴养荣汤

【来源】《医学入门》卷四。
【组成】当归二钱 人参 生地黄各一钱半 麦门冬 芍药 知母 黄柏各一钱 甘草四分 五味子十四粒
【用法】水煎，温服。
【主治】消渴。汗下过多，内亡津液，或病后水亏火炎，口燥咽干。

人参门冬汤

【来源】《医学入门》卷七。
【组成】人参 麦门冬 小麦 茯苓各一钱 竹茹一团 白芍八分 甘草五分
【用法】水煎服。
【主治】虚热烦渴。

瓜蒌根丸

【来源】《医学入门》卷七。
【组成】瓜蒌根（薄切，以人乳汁拌蒸，竹沥拌晒）
【用法】上为末，炼蜜为丸，如弹子大，噙化；或如绿豆大，每服一百丸，米饮送下。
【主治】水亏火炎而成之三消。

加减白虎汤

【来源】《古今医鉴》卷十。
【组成】石膏二钱半 知母一钱 甘草三分 人参七分 五味子十粒 黄柏七分 玄参五分
【用法】上锉一剂。加粳米一撮，水煎，食后服。
【主治】消渴，能食而消者。

鹿头酒

【来源】《本草纲目》卷二十五。
【组成】鹿头
【用法】上煮烂捣泥，少入葱，椒，连汁和曲、米，酿酒饮之。
【功用】补益精气。
【主治】虚劳不足，消渴，夜梦鬼物。

朽木汤

【来源】《医方考》卷四。
【组成】朽木（方寸者）三十枚
【用法】水煎服。

【主治】消渴。

【方论】朽木年深而质腐，腐者水之气。水足以制火，故腐足以胜焦，热中、消中皆焦证也，故此物主之。

加减钱氏白术散

【来源】《仁术便览》卷二。

【组成】人参　白术　白茯　甘草（炙）　枳壳（炒）各半钱　藿香一钱　干葛二钱　木香　五味子　柴胡各三分

【用法】上作一服。水煎服。

【主治】消渴不能食。

噙化丹

【来源】《医学六要·治法汇》卷六。

【组成】百药煎　乌梅肉　紫苏心叶　人参　麦门冬　甘草

【用法】上为末，炼蜜为丸，如弹子大。每次噙化一丸。

【功用】生津止渴。

【主治】消渴。

玉泉丸

【来源】《万病回春》卷五。

【组成】黄连　干葛　天花粉　知母　麦门冬（去心）　人参　五味子　生地汁　莲肉　乌梅肉　当归　甘草各等分

【用法】上加人乳汁、牛乳汁、甘蔗汁、梨汁、藕汁，先将各汁入蜜一斤半，煎熬成膏，后将各药为末，和前膏熬数沸。每服五茶匙，食前清米汤调下。

本方方名，《东医宝鉴·杂病篇》引作五汁玉泉丸。据剂型，当作玉泉膏。

【主治】消渴。

【宜忌】忌一切辛热之物。

黄芩汤

【来源】《万病回春》卷五。

【组成】黄芩　山栀　桔梗　麦门冬（去心）　当归　生地黄　干葛　人参　天花粉　白芍各等分　乌梅一个

【用法】上锉一剂。食远频服。

【主治】上焦渴症，饮水多而食少。

黄连猪肚丸

【来源】《鲁府禁方》卷二。

【组成】黄连五两　麦门冬　知母　天花粉各四两　葛根　生地黄各二两

【用法】上为末，入雄猪肚内缝定，置甑中蒸极烂，取出药，捣肚成膏和药，如干，加炼蜜杵匀，如梧桐子大。每服五十丸，以米饮送下。加至一百丸。

【主治】消渴。

加减茯苓汤

【来源】《杏苑生春》卷五。

【组成】赤茯苓　橘红　泽泻　桑白皮　赤芍药　半夏（姜制）　石膏各一钱　白术一钱半　人参八分

【用法】上锉。加生姜五片，水煎熟，食前温服。

【主治】消渴，食已如饥，胃热消谷，阳明脉盛，心火上行，面黄肌瘦，胸满胁胀，小便赤涩。

【加减】如病甚，加大黄、朴消，须看人虚实加入。

地黄人参汤

【来源】《杏苑生春》卷五。

【组成】生地黄　人参　熟地黄　枇杷叶各一钱　甘草四分　黄耆八分　天门冬　麦门冬　泽泻　石斛各七分

【用法】上锉。以水二钟，煎一钟，食前温服。

【主治】心膈有热，消渴，咽干，面赤。

和血益气汤

【来源】《杏苑生春》卷五。

【组成】黄耆二钱　人参一钱五分　甘草　苍术各

一钱　柴胡　升麻各五分　木香四分　陈皮八分

【用法】上锉。水二钟，煎一钟，食远温服。

【主治】口唇干燥，小便数，舌上赤脉。

【加减】有嗽，人参减去五分。

天池膏

【来源】《寿世保元》卷五。

【组成】天花粉　黄连各半斤　人参　知母（去壳）　白术（炒，去芦）各四两　五味子三两　麦门冬六两（去心）　藕汁二碗　怀生地黄汁二碗　人乳　牛乳各一碗　生姜汁二酒杯

【用法】上先将天花粉七味切片，用米泔水十六碗，入砂锅内浸半日，用桑柴火慢熬至五六碗，滤清，又将渣捣烂，以水五碗，煎至二碗，同前汁又煎二三碗，入生地等汁，慢熬如饧，加白蜜一斤，煎去沫，又熬如膏，乃收入瓷罐内，用水浸三日，去火毒。每用二三匙，安舌咽之，或用白汤送下。

【主治】三消。

参耆救元汤

【来源】《寿世保元》卷五。

【组成】黄耆（蜜炒）　人参　粉草（炙）　麦门冬（去心）　五味子

【用法】上锉。水煎，加朱砂少许，不拘时服。

【主治】肾水枯竭，不能运上，作消渴，恐生痈疽。

养血清火汤

【来源】《寿世保元》卷五。

【组成】当归一钱　川芎八分　白芍（酒炒）一钱　生地黄（酒洗）一钱　麦冬一钱　石莲肉五分　天花粉七分　知母一钱　黄连八分　薄荷五分　乌梅肉五分　黄柏（盐水炒）五分　甘草五分

【用法】上为末，水煎，温服。

【主治】消渴，阴虚火盛，烦渴引饮无度。

金液戊土丹

【来源】《外科正宗》卷四。

【组成】人中黄　乌梅肉　茯神　胡黄连　五味子各一两　石菖蒲　辰砂　雄黄　远志　消石各三钱　牛黄　冰片各一钱　金箔二十张（为衣）

【用法】上药各为净末，配准前数，共入乳钵内，再研千转，于端午七夕，或二至、二分吉辰，在净室中先将乌梅、地黄二膏捣极烂，和药；渐加炼蜜少许，徐徐添捣，软硬得中，每药一两，分作十丸，金箔为衣。每服一丸，用人乳、童便共一大杯化药，随病上下，食后服之。此药用蜡封固收藏，不泄药味，愈久愈效。

【功用】解膏粱金石药毒，杀三尸，除劳热，安神志，辟瘴辟瘟。

【主治】脱疽及疔毒发背，先因纵食膏粱厚味法酒，又或丹石补药，勉力入房，多致积毒脏腑，久则胃汁中干，肾水枯竭，不能上制心火，以致消渴、消中、消肾。饶食多干，能食多瘦，九窍不通，惊悸健忘。见此诸症，后必发疽，多难治疗。宜预服此，可转重就轻，移深居浅。

瓜蒌丸

【来源】《济阳纲目》卷三十三。

【组成】瓜蒌根（薄切，用人乳汁拌蒸，竹沥拌晒）

【用法】上为末，炼蜜为丸，如弹子大，噙化；或丸如绿豆大，每服一百丸，米饮下。

【主治】三消。

瓜蒌汤

【来源】《济阳纲目》卷三十三。

【组成】瓜蒌根（薄切，炙）五两

【用法】以水五升，煮取四升，随意饮。

【主治】消渴，小便多。

竹根汤

【来源】《济阳纲目》卷三十三。

【组成】竹根（锉碎）

【用法】以水煮，饮之。
【主治】消渴。

人参麦冬汤

【来源】《济阳纲目》卷五十。
【组成】人参　麦门冬　小麦　茯苓各一钱　竹茹一团　白芍药八分　甘草五分
【用法】上锉。水煎服。
【主治】虚热烦渴。

生津散

【来源】《丹台玉案》卷三。
【组成】黄柏　天花粉　黄连　山栀各一钱　白扁豆　生地　麦门冬　知母各一钱五分　茯苓　干葛各八分
【用法】加灯心三十茎，水煎，空心服。
【主治】上焦之病，渴而饮水者。

神效散

【来源】《丹台玉案》卷三。
【组成】麦门冬　黄耆　天花粉　白扁豆各一钱五分　枇杷叶　天门冬　乌梅各一钱　甘草五分
【用法】水煎，食前服。
【主治】消渴，形容渐瘦，精神倦怠。

清心降火汤

【来源】《丹台玉案》卷三。
【组成】黄连　天花粉　麦门冬（去心）　滑石各二钱　五味子　木通　茯苓各一钱　甘草五分
【用法】上加灯心三十茎，食前服。
【主治】消渴，小便不利者。

天一生津饮

【来源】《证治宝鉴》卷四。
【组成】怀生地　人参　天花粉　天门冬　麦冬　肥知母　宣木瓜　白芍　当归　生甘草　升麻
【用法】水煎服。
【功用】养血滋水。
【主治】消渴。

肾约汤

【来源】《证治宝鉴》卷四。
【组成】黄耆　人参　升麻　杞子　山药　益智仁
【用法】水煎服。
【主治】肾水不升，频频渗下，以致消渴。

大黄甘草汤

【来源】《医方集解》。
【组成】甘草黑豆汤加大黄
【主治】上中下三焦消渴。

消虚至凉汤

【来源】《石室秘录》卷一。
【组成】元参七钱　麦冬五钱　白芥子二钱　竹叶三十片　干菊花二钱　生地三钱　陈皮五分　丹皮二钱。
【主治】人病火盛之症，大渴引饮，呼水自救，朝食即饥，或夜食不止，或久虚之人，气息奄奄，不能饮食者。
【方论】方中玄参能去浮游之火，使阳明之余火，渐渐消灭；麦冬消肺中之热，断胃中之路；用生地清肾中之火，断胃之去路；加丹皮截胃之旁路；竹叶、白芥子清痰行心，又截胃中之路。四面八方，俱是分散其势，则余火安能重聚。

合治汤

【来源】《石室秘录》卷六。
【组成】熟地三两　山茱萸二两　麦冬一两　车前子五钱　元参一两
【用法】水煎服，日日饮之。三消自愈。
【主治】消渴。
【加减】下寒，寒冷之甚者，加肉桂二钱。

生地黄饮子

【来源】《证治汇补》卷五。

【组成】人参　生地　熟地　麦冬　天冬　石斛　五味子　甘草　枇杷叶　茯苓

【功用】《医略六书》：滋培润燥。

【主治】

1.《证治汇补》：下焦虚火上炎。

2.《医略六书》：下焦虚火，消渴，脉虚数者。

【加减】小便不利，加茯苓。

【方论】《医略六书》：下焦虚火上炎，肺金受烁，不能分布津液上潮，故消渴不止。生地滋阴壮水以制虚火，熟地滋肾补阴以济心阳，天冬益阴润肺，麦冬润肺凉心，人参扶元生水，甘草泻火生金，五味子收肺气之耗散，枇杷叶平肝气之上逆，石斛益阴以除虚热。水煎，温服，使肾水内充，则虚阳自潜而阴精无不上奉，何消渴之不瘳哉！小便不利，加茯苓，乃水出高源，源流并泽以上潮，何消渴之有？此滋培润燥之剂，为阴虚消渴之专方。

二丹汤

【来源】《辨证录》卷六。

【组成】丹皮　丹参　玄参各五钱　茯苓　柏子仁各三钱

【用法】水煎服。

【主治】消渴饮水，时而渴甚，时而渴轻。

丹桂止氛汤

【来源】《辨证录》卷六。

【组成】熟地三两　肉桂二钱　茯苓　丹皮各一两　麦冬二两

【用法】水煎服。

【主治】消渴证。小便甚多，饮一斗溲一斗，口吐清痰，投之水中，立时散开，化为清水，面热唇红。

引龙汤

【来源】《辨证录》卷六。

【组成】玄参三两　肉桂三钱　山茱萸四钱　北五味一钱　麦冬一两

【用法】水煎服。

【主治】消渴，小便甚多，饮一斗溲一斗，口吐清痰，面热唇红，口舌不峭。

【方论】龙火浮游，干燥之极，非玄参三两，断不能止其焰，非肉桂三钱，必不能导其归；山茱萸、北五味非用之以益精，实取之以止渴；益之麦冬者，以龙火久居于上游，未免损肺，得麦冬以生其气，则肺金生水，火得水而易归也。

宁沸汤

【来源】《辨证录》卷六。

【组成】麦冬三两　山茱萸三两　茯苓一两

【用法】水煎服。一剂渴少止，再剂渴又止，饮半月痊愈。

【功用】纯补其水。

【主治】肾火上沸之消渴，口干舌燥，吐痰如蟹涎白沫，气喘不能卧，但不甚大渴，渴时必须饮水，饮之后，即化为白沫。

【方论】此方用山茱萸三两，以大补肾水，尽人知之。更加入麦冬三两者，岂滋肺以生肾乎！不知久渴之后，日吐白沫，则熬干肺液。使但补肾水，火虽得水而下降，而肺中干燥无津，能保肺之不告急呼！肺痿、肺痈之成，未必不始于此。故补其肾而随滋其肺，不特子母相生，且防祸患于未形者也。加入茯苓者，因饮水过多，膀胱之间必有积水，今骤用麦冬、山萸至六两之多，不分消之于下，则必因补而留滞，得茯苓利水之药以疏通之，则补阴而无腻膈之忧，水下趋而火不上沸，水火既济，消渴自除矣。

闭关止渴汤

【来源】《辨证录》卷六。

【组成】石膏五钱　玄参二两　麦冬二两　熟地二两　青蒿五钱

【用法】水煎服。

【主治】消渴，大渴恣饮，一饮数十碗，始觉胃中少快，否则胸中嘈杂如虫上钻，易于饥饿，得食渴减，不食渴尤甚，属胃消者。

【方论】此方少用石膏、青蒿以止胃火，多用玄参、熟地以填肾水，重用麦冬以益肺气，未尝闭胃之关门也。然而胃火之开，由于肾水之开；肾水之开，由于肾火之动也；而肾火之动，又由于肾水之乏也。今补其肾水，则水旺而肾火无飞动之机，火静而肾水无沸腾之患。肾水既安于肾宅，而胃火何能独开于胃关哉。此不闭之闭，真神于闭也。

消饮散

【来源】《辨证录》卷六。

【组成】人参　天花粉　茯苓各三钱　枳壳　厚朴各一钱　山楂二十粒　麦冬二两　甘草一钱

【用法】水煎服。

【主治】素健饮啖，忽得消渴疾，日饮数斗，食倍而溺数，服消渴药益甚，是脾气之虚热。

解沫散

【来源】《辨证录》卷六。

【组成】熟地二两　麦冬二两　山芋　丹皮各一两　车前子五钱

【用法】水煎服。

【功用】纯补肾水，以制阳光。

【主治】肾水不足，肾火上沸，致患消渴，口干舌燥，吐痰如蟹涎白沫，气喘不能卧，但不甚大渴，渴时必须饮水，然既饮之后，即化为白沫。

蜜香散

【来源】《辨证录》卷六。

【组成】木蜜三钱　麝香三分

【用法】酒为丸。用黄连一钱，茯苓三钱，陈皮五分，神曲一钱，人参三钱，煎汤送服丸药，日用三丸，丸尽而愈。

【功用】平脾中虚热，解酒消果。

【主治】素健饮啖，脾气虚热，忽得消渴疾，日饮水数斗，食倍而溺数，服消渴药益甚。

【方论】麝能散酒，且最克瓜果；木蜜乃枳椇也，酿酒之房，苟留木蜜，酒化为水。故合用二味，以专消酒果之毒。酒果之毒既消，用参、苓、连、曲之类，以平脾中之虚热，则腹中清凉，何消渴之有哉。

人参宁神汤

【来源】《嵩崖尊生全书》卷十。

【组成】人参　茯神　五味　生地　甘草　知每　干葛　花粉　竹叶各二钱

【主治】消渴，胸满心烦，无精神。

人参麦冬汤

【来源】《嵩崖尊生全书》卷十一。

【组成】人参　枸杞　茯苓　甘草各七钱五分　五味五钱　麦冬五钱

【主治】消渴及老人、虚弱人大渴。

加减地黄丸

【来源】《嵩崖尊生全书》卷十一。

【组成】熟地八两　山萸　山药各四两　茯苓三两　丹皮　百药煎　五味各三两

【用法】上为末，炼蜜为丸服。

【主治】消渴症，夜间为甚。

清凉饮

【来源】《嵩崖尊生全书》卷十一。

【组成】羌活　柴胡　黄耆　甘草（冬用梢）　酒芩　酒知　炙草各一钱　生地　防风（梢）　防己各五分　桃仁五个　杏仁五个　当归六分　红花少许　升麻（梢）　黄柏　胆草　石膏各一钱五分

【用法】以水二酒一煎服。

【主治】消渴。能食而瘦，口干，自汗，便结，溺数。

甘露饮

【来源】《医学传灯》卷下。

【组成】天冬　麦冬　生地　熟地　茵陈　枇杷叶　黄芩　苡仁　石斛　甘草　山栀（一方无茵陈、山栀，用枳壳）

【主治】三消。

平胃滋肾汤

【来源】《惠直堂方》卷二。
【组成】熟地　元参　麦冬各八钱　石膏三钱　青蒿二钱
【用法】水煎服。
【主治】胃消。大渴多饮，嘈杂易饥，得食稍减。

清凉水

【来源】《惠直堂方》卷二。
【组成】田螺五升
【用法】以水一斗，浸过夜。渴则饮水，每日换水浸饮。
【主治】消渴。

活血汤

【来源】《叶氏女科证治》卷二。
【组成】熟地黄　当归　川芎　白芍（炒）各三钱　生地黄八分　黄柏（酒炒）　麦冬（去心）　山栀仁（炒）各五分　生姜三片　大枣二枚
【用法】水煎服。
【主治】妊娠血少，三焦火盛之消渴。

麦冬丸

【来源】《金匮翼》卷四。
【组成】麦冬　茯苓　黄芩　石膏　玉竹各八分　人参　龙胆草各六分　升麻四分　枳实五分　生姜　栝楼根各十分　枸杞根
　　方中枸杞根用量原缺。
【用法】上为末，炼蜜为丸，如梧桐子大。每服十丸，茅根、粟米汁送下，一日二次。
【功用】除肠胃实热。
【主治】消渴之人，内热小便数，虑有大痈。

还津丸

【来源】《种福堂公选良方》卷二。
【组成】霜梅　乌梅各二十五个（俱去核）　苏薄荷末一两　冰片一分五厘　硼砂一钱五分
【用法】上为极细末，为丸。每含一丸，津液立至。
【功用】生津止渴。
【主治】消渴。

参甘归芍麦冬瓜蒌汤

【来源】《四圣悬枢》卷二。
【组成】人参三钱　甘草二钱　当归三钱　芍药三钱　麦冬三钱　瓜蒌根三钱
【用法】流水煎大半杯，热服。
【主治】寒疫，厥阴发热消渴者。

参甘归芍瓜蒌汤

【来源】《四圣悬枢》卷三。
【组成】人参一钱　甘草一钱　当归一钱　芍药二钱　生地一钱　栝蒌根三钱
【用法】流水煎半杯，温服。
【主治】厥阴经痘证，消渴者。

桂附苓乌汤

【来源】《四圣心源》卷五。
【组成】茯苓三钱　泽泻三钱　桂枝三钱　干姜三钱　附子三钱　龙骨三钱（煅，研）　牡蛎三钱（煅，研）　首乌三钱（蒸）
【用法】水煎大半杯，温服。
【主治】消渴，饮一溲二。
【方论】《素问》饮一溲二，水寒土湿，木郁疏泄，宜苓、泽泄湿燥土，姜、附暖水温中，桂枝、首乌达木荣肝，龙骨、牡蛎敛精摄溺。病之初起，可以药救，久则不治。

三消汤

【来源】《仙拈集》卷二。
【别名】三消散（《吉人集验方》卷下）。
【组成】人参　白术　茯苓　当归　生地各一钱　黄柏　知母　黄连　麦冬　天花粉　黄芩各

七分　甘草五分

【用法】水煎服。

【主治】三消。

止消丸

【来源】《仙拈集》卷二。

【组成】菟丝子（酒浸，焙干）十两　茯苓　莲肉各三两　五味子一两

【用法】上为末。另研干山药末六两，将酒煮糊为丸，如梧桐子大。每服五十丸，空心米汤送下。

【主治】三消，并遗精白浊。

牛膝丸

【来源】《仙拈集》卷二。

【组成】牛膝五两（锉末）　生地黄五斤

【用法】上为末，炼蜜为丸，如梧桐子大。每服三十丸，空心酒送下。

【功用】久服延年益寿。

【主治】消渴不止，下元虚损。

健猪肚

【来源】《仙拈集》卷二。

【组成】猪肚一具（洗净）

【用法】入黄连一钱，煮极烂，食。

【主治】消渴。

莱菔粥

【来源】《老老恒言》卷五。

【组成】莱菔

【用法】生捣汁，煮粥食。

【功用】宽中下气，消食去痰，止嗽止痢，制面毒。

【主治】消渴。

生地黄饮子

【来源】《杂病源流犀烛》卷十七。

【组成】人参　黄耆　生地　熟地　金石斛　天冬　麦冬　枳壳　枇杷叶　泽泻各一钱　甘草五分

【主治】消瘅。

荠苨丸

【来源】《医级》卷八。

【组成】荠苨　大豆（去皮）　茯神　磁石（煅，研细）　玄参　钗斛　沉香（磨）　人参各五钱

【用法】上为末，用猪肾一具，如食法煮，杵烂，和蜜为丸。每服六七十丸，空心淡盐汤送下。

【主治】强中为病，茎长兴盛，不交精溢，此由劳欲过甚，多为消渴、痈疽，或由服食丹砂之故。

杞元膏

【来源】《济众新编》卷五。

【组成】龙眼肉　枸杞子各一斤　黑豆一升

【用法】黑豆，用水三斗，文武火浓煎取汁一斗三升，入药再煎至七升余，去滓，入炼蜜一升，熬成膏至四升半，即滴水成珠矣，瓷器盛。白沸汤或淡姜茶化下。

【主治】阴虚火动发渴。

红柿粥

【来源】《济众新编》卷七。

【组成】红柿不拘多少

【用法】下筛取汁，和糯米泔煮粥，和蜜尤好，任食之。或和粘米粉成泥，作粳团饼。

【功用】润心肺，止消渴，疗肺痞，清心热，开胃气，解酒热，安胃热，止口干，止吐血，补元气，补中益气。

猪肚丸

【来源】《履霜集》卷一。

【组成】黄连二两（炒）　麦门冬　熟地　五味子　花粉各二两　人参一两

【用法】上为末，入雄猪肚内，缝，煮极熟，捣烂，炼蜜为丸。每服一百丸，食后米汤送下。

【主治】虚劳消渴，善食易饥，自汗，大便硬，小

便数黄赤。

通治三消丸

【来源】《医钞类编》卷八。

【组成】黄连不拘多少　冬瓜（切，肉研自然汁）

【用法】上和成饼，阴干，再为末，又用汁浸和，加至七次，仍用汁为丸。大麦煎汤入汁送下。

【主治】消渴。

【方论】黄连苦入心，寒泻火；冬瓜甘益脾，寒泄热。

加味甘露饮

【来源】《引经证医》卷四。

【组成】生地黄　玉竹　五味子　白蜜　沙参　鲜石斛　麦冬　甘蔗汁

【主治】消渴，脾胃热，阴虚者。

乌梅四物汤

【来源】《医门八法》卷二。

【组成】乌梅五个　当归身五钱（炒）　生白芍三钱　大熟地三钱　大生地五钱　天花粉三钱

【用法】水煎服。

【主治】消渴，阴虚于下，火炎于上。

【加减】中消，去花粉，加甘草五钱；下消，去甘草，加麦冬五钱。

玉液汤

【来源】《医学衷中参西录》上册。

【组成】生山药一两　生黄耆五钱　知母六钱　生鸡内金二钱（捣细）　葛根一钱半　五味子三钱　天花粉三钱

【主治】消渴。

【宜忌】忌食甜物。

【方论】消渴之证，多由于元气不升，此方乃升元气以止渴者也。方中以黄耆为主，使葛根能升元气，而又佐以山药、知母、花粉以大滋真阴，使之阳升而阴应，自有云行雨施之妙也；用鸡内金者，因此证尿中皆含有糖质，用之以助脾胃强健，化饮食中糖质为津液也；用五味者，取其酸收之性，大能封固肾关，不使水饮急于下趋也。

【验案】

1.消渴　邑人某，年二十余，贸易津门，得消渴证。求津门医者，调治三阅月，更医十余人不效，归家就医于愚。诊其脉甚微细，旋饮水旋即小便，须臾数次。投以玉液汤，加野台参四钱，数剂渴见止，而小便仍数，又加萸肉五钱，连服十剂而愈。

2.糖尿病　《内蒙古中医药》（1985，2：17）：应用本方：黄芪、怀山药各60g，天花粉30g，知母、鸡内金、葛根各15g，五味子10g。若肺热烦渴多饮，咳嗽痰少加地骨皮；胃火偏旺，消谷善饥加生地、石膏；若肾虚腰膝酸软，耳鸣耳聋，夜尿明显增多，加菟丝子、枸杞。水煎服，每日3次。3个月为1个疗程。治疗糖尿病50例，男26例，女24例；各年龄组均有；病程几个月至4年以上不等。均为显性糖尿病，以多饮、多食、多尿、疲乏消瘦等症状较为明显。结果：主要症状消失，空腹血糖、尿糖检查恢复正常，随访半年以上未复发为临床治愈，共24例；临床症状消失或明显减轻，血糖尿糖明显降低或接近正常为显效，共14例；主要症状减轻，血糖明显下降为有效，共8例；经1个疗程治疗，症状改变不明显，血糖无明显变化为无效，共4例，总有效率为92%。

3.慢性胃炎　《浙江中医杂志》（1990，10：437）：应用本方：生山药30g，生黄芪15g，知母18g，生鸡内金6g，葛根5g，五味子、天花粉各10g；胃脘疼痛较甚者，加白芍30g，甘草6g；痞胀者，加生山楂20g，枳壳12g；嘈杂善饥者，加蒲公英（炒炭）、煅瓦楞子（先煎）各30g；嘈杂而不欲食者，加麦冬、太子参各10g；脘中灼热，口干不欲饮，便秘者，加麦冬10g，玄参20g；每日1剂，水煎服，治疗胃阴不足型慢性胃炎126例，男75例，女51例；年龄最大78岁，最小12岁；病程最长22年，最短为1年。属肥厚性胃炎28例，胃窦炎98例。结果：痊愈87例；有效39例。治愈率为69%。87例痊愈病人中，服药30～50剂而愈者58例，服药50～80剂者25例，服药100剂者4例。

4.流行性出血热多尿　《中医药学报》（1992，5：53）：天花粉30g，生山药20g，知母

15g，葛根15g，五味子15g，生地10g，麦冬10g，黄芪20g，每日1剂，水煎100ml，分2次服，治疗流行性出血热多尿期30例，男性24例，女性6例，年龄最小16岁，最大69岁。病程最短10天，最长21天。结果：治疗后口渴多饮或烦渴及尿量恢复正常为显效，共28例，占93.3%；口渴多饮，尿量由原来的多尿减一半量为有效，共2例；治疗前后症状无改善为无效，总有效率为100%。

5.非胰岛素依赖型糖尿病 《山东中医杂志》（1994，12：550）：用本方加减：生黄芪、葛根、天花粉、生地、肉苁蓉、五味子、鸡血藤、山楂，每日1剂，水煎服，1个月为1个疗程。腰膝酸软者加枸杞子、巴戟天；肢体无力者加苍术、白术；目干目糊者加菊花、枸杞子；五心烦热，自汗、盗汗者加丹皮、地骨皮；下肢轻度浮肿者加泽泻、茯苓；治疗非胰岛素依赖型糖尿病47例。结果：治愈22例，显效19例，好转5例，总有效率97.87%。

滋膵饮

【来源】《医学衷中参西录》上册。

【组成】生箭耆五钱 大生地一两 生怀山药一两 净萸肉五钱 生猪胰子三钱（切碎）

【用法】上五味，将前四味煎汤，送服猪胰子一半，至煎滓时，再送服余一半。若遇中上二焦积有实热，脉象洪实者，可先服白虎加人参汤数剂，将实热消去强半，再服此汤。

【主治】消渴。

三消菟丝丸

【来源】《吉人集验方》卷下。

【组成】菟丝子（酒浸，洗净，焙干）十两 白茯苓三两 莲子肉三两 五味子一两

【用法】焙燥，共研为末，另加真山药末六两酒煮，捣千杵为丸，如梧桐子大。每服五十丸，空心米汤送下。

【主治】三消证。

生津汤

【来源】《中医内科医鉴》。

【组成】麦门冬 黄耆 栝楼根 甘草 人参 黄连 牡蛎 地黄 知母

【主治】消渴嘈杂。

参芪降糖片

【来源】《中国药典》。

【组成】人参茎叶皂甙 五味子 黄芪 山药 地黄 枸杞子等

【用法】制成片剂。口服，每次3片，1日3次，1个月为1个疗程，效果不显著或治疗前症状较重者，1次用量可达8片，每日3次。

【功用】益气养阴，滋脾补肾。

【主治】消渴症，用于2型糖尿病。

【宜忌】有实热者禁用，待实热症退后可服用。

生漳止渴汤

【来源】《首批国家级名老中医效验秘方精选》。

【组成】山药50克 生地50克 玉竹15克 石斛25克 沙苑蒺藜25克 知母20克 附子5克 肉桂5克 红花10克

【用法】水煎服，日服2次，早饭前、晚饭后30分钟温服，猪胰子切成小块生吞。服药期间，停服一切与本病有关的中西药物。

【功用】滋阴清热，生津解渴。

【主治】多饮、多尿、多食，形体消瘦，咽干舌燥，手足心热，舌质红绛，苔微黄，脉沉细而消渴症者。

【验案】韩某，女，48岁，1988年9月初诊。近6个月来，多饮、多尿、多食，形体消瘦，腰酸膝软，咽干舌燥，手足心热，时有乏力气短，畏寒肢冷，舌质红绛，苔黄干，脉沉弦而数。诊断：消渴病，气阴两虚证候。查：尿糖（++++），空腹血糖190毫克%。治宜滋阴清热，生津止渴，益气养阴。投生津止渴汤6剂，水煎服，并用猪胰一具分3次生吞。共服20剂，症状、体征消失，查尿阴性，空腹血糖100毫克%，舌脉均正常。嘱其服用六味地黄丸1个月，以巩固疗效。追访

至今未见复发。

消渴方

【来源】《首批国家级名老中医效验秘方精选》。

【组成】石膏20克　知母10克　甘草3克　沙参12克　麦冬10克　石斛12克　地黄12克　山药12克　茯苓12克　泽泻12克　花粉15克　内金6克

【用法】每日一剂，水煎服。

【功用】清热养阴，滋肾生津。

【主治】糖尿病，干燥综合征，尿崩症。

【验案】张某，男，45岁，农民。初诊：病人能食善饥已2余年。半月来头昏乏力，嗜睡懒动，在当地县医院检查发现尿糖（＋＋＋＋），血糖150mg%（空腹），谷丙转氨酶182单位。就诊时症见形体消瘦，能食善饥，每餐可进食稀饭20碗，口渴多饮，尿多，苔中根黄。证属胃热炽盛，伤灼阴津，夹肝经湿热蕴结。治宜清热滋阴为主，佐以清利湿热：石膏20克，知母10克，甘草4克，生地12克，丹皮6克，茯苓12克，泽泻12克，内金6克，花粉15克，茵陈12克，苡仁2克，石打穿15克，12剂。复诊：药后“三消”症状基本消失，复查餐后尿糖阴性，空腹血糖81.5mg%。前方既效，可不更章。原方15剂。三诊：“三多”症状已基本消失，肝功复查谷丙转氨酶降至40单位以下，舌红少津，苔中根仍黄厚。原方去茵陈、苡仁、石打穿，加麦冬10克，石斛12克，8剂。经治后，消渴症状一直未发，多次检查血糖、尿糖均正常。嘱续服六味地黄丸及消渴方以巩固疗效。

消渴降糖胶囊

【来源】《部颁标准》。

【组成】番石榴叶

【用法】制成胶囊剂，每粒装0.3g（相当于原药材3g），密封。口服，每次3～5粒，1日3次。

【功用】生津止渴，甘平养胃，涩肠固阴。

【主治】多饮，多尿，多食，消瘦，体倦乏力，尿糖及血糖升高之消渴症；轻度及中度糖尿病。

【宜忌】忌饮酒；肝肾功能不全者、糖尿病并发酸中毒症和急性感染者禁用。

糖尿乐胶囊

【来源】《部颁标准》。

【组成】天花粉208.6g　山药208.6g　黄芪52g　红参31.3g　地黄52g　枸杞31.3g　知母31.3g　天冬15.6g　茯苓21g　山茱萸21g　五味子15.6g　葛根21g　鸡内金（炒）21g

【用法】制成胶囊剂，每粒装0.3g，密封。口服，每次3～4粒，1日3次。

【功用】滋阴补肾，益气润肺，和胃生津。

【主治】消渴症引起的多食、多饮、多尿、四肢无力等症。

【宜忌】忌食含糖食物，烟酒。

二十七、上　消

上消，又称膈消、肺消、消心等，是指消渴病以大渴引饮为特征的病情。《素问病机气宜保命集·消渴论》：“上消者，上焦受病，又谓之膈消病也。多饮水而少食，大便如常，或小便清利，知其燥在上焦也。”病发多因心肺火炽所致。治以清心肺为主，兼清其胃。亦有因命门之火上浮而致病者，治宜引火归元。

白虎加人参汤

【来源】《伤寒论》。

【别名】白虎人参汤（《金匮要略》卷上）、人参石膏汤（《袖珍方》卷三引《太平圣惠方》）、人参白虎汤（《玉机微义》卷九引《太平惠民和济局方》）、白虎化斑汤（《小儿卫生总微论方》卷八）、化斑汤（《丹溪心法》卷二）、人参化斑汤（《万病回春》卷三）。

【组成】知母六两　石膏一斤（碎，绵裹）　甘草（炙）二两　粳米六合　人参三两

【用法】以水一斗，煮米熟，汤成去滓，温服一升，每日三次。

【功用】

1.《注解伤寒论》：生津止渴，和表散热。

2.《医宗金鉴》：清热生津。

3.《伤寒论方解》：清热生津，兼益气阴。

【主治】

1.《伤寒论》：服桂枝汤，大汗出后，大烦渴不解，脉洪大者；伤寒若吐若下后，七、八日不解，热结在里，表里俱热，时时恶风，大渴，舌上干燥而烦，欲饮水数升者；伤寒无大热，口燥渴、心烦，背微恶寒者；渴欲饮水，无表证者。

2.《金匮要略》：太阳中热者，暍是也；汗出恶寒，身热而渴。

3.《袖珍方》引《太平圣惠方》：膈消，上焦燥渴，不欲多食。

4.《小儿卫生总微论方》：小儿疮疹赤黑，出不快，毒盛烦躁者。

5.《世医得效方》：太阳中暍，其脉弦细芤迟，小便已，洒然毛耸，口开，前板齿燥者。

6.《丹溪心法》：伤寒汗吐下后，斑发脉虚。

7.《万病回春》：斑已出，如脉洪数，热甚烦渴者。

8.《景岳全书》：暑热脉虚者。

9.《温病条辨》：太阴温病，脉浮大而芤，汗大出，微喘，甚至鼻孔扇者。

【宜忌】

1.《伤寒论》：此方立夏后立秋前乃可服。立秋后不可服；正月、二月、三月尚凛冷，亦不可与服之，与之则呕利而腹痛；诸亡血虚家，亦不可与，得之则腹痛而利。

2.《外台秘要》引《千金翼方》：忌海藻、菘菜。

【方论】

1.《金匮方衍义》：《内经》曰：心移热于肺，传为膈消。膈消则渴也，皆相火伤肺之所致，此可知其要在救肺也。石膏虽能除三焦火热，然仲景名白虎者，为石膏功独多于清肺，退肺中之火，是用为君；知母亦就肺中泻心火，滋水之源，人参生津，益所伤之气而为臣；粳米、甘草补土，以资金为佐也。

2.《伤寒溯源集》：暍乃暑热之邪，其气本热，不待入里，故中人即渴也；暍证为夏至以后之病，阳极阴生之后，阴气已长，当暑热大汗之时，腠理开张，卫阳空疏，表气已虚，不能胜受外气，故汗出恶寒也；暑邪得入，是热邪乘腠理之虚而为暍证也，即用石膏以治时令暑热之邪，又加人参以补汗出之表虚，添津液而治燥渴也。

3.《金匮要略心典》：中热亦即中暑，暍即暑之气也。恶寒者，热气入则皮肤缓，腠理开，开则洒然寒，与伤寒恶寒者不同。发热汗出而渴，表里热炽，胃阴待涸，求救于水，故与白虎加人参以清热生阴，为中暑而无湿者之法也。

4.《伤寒贯珠集》：阳明者，两阳之交，而津液之府也。邪气人之，足以增热气而耗津液，是以大烦渴不解。方用石膏辛甘大寒，一直清胃热为君；而以知母之咸寒佐之；人参、甘草、粳米之甘，则以之救津液之虚，抑以制石膏之悍也。

5.《绛雪园古方选注》：阳明热病化燥，用白虎加人参者，何也?石膏辛寒，仅能散表热；知母甘苦仅能降里热；甘草、粳米仅能载药留于中焦。若胃经热久伤气，气虚不能生津者，必须人参养正回津，而后白虎汤乃能清化除燥。

6.《医学衷中参西录》：白虎汤中加人参，不但能生津液，且能补助气分以助津液上潮，是以能立见其功也。白虎加人参汤所主之证，或渴，或烦，或舌干，固由内陷之热邪所伤，实亦由其人真阴亏损也。人参补气之药非滋阴之药，而加于白虎汤中，实能于邪火炽盛之时立复其阴，此中盖有化合之妙也。凡遇其人脉数或弦硬，或年过五旬，或在劳心劳力之余，或其人身形素羸弱，即非在汗吐下后，渴而心烦者，当用白虎汤时，皆宜加人参，此立脚于不败之地，战则必胜之师也。

7.《金匮要略方义》：本方即白虎汤原方加人参三两而成，具有清气分大热，益气生津之功。今以其治暑热，盖暑为阳邪，暑热伤人，腠理开泄，热蒸肌肤则身热汗出，复因暑热伤人，气泄亦令汗出。汗出多者表气虚，故洒淅恶寒，

此种恶寒与表证恶寒不同。太阳中风虽有恶寒、发热、汗出，但其口不渴，且汗出不多；此则汗出多而口渴喜冷饮。风热初起亦常自汗出，口微渴，彼则先起于发热恶寒，而口渴不甚，其脉浮数；此则先起于发热汗出，因汗出多而恶寒，而口渴甚，其脉洪大。尤以发病急，初起即身大热，大汗出，口大渴为特征。证属气分热盛，气津两伤。方中重用生石膏为君药，以其善清气分大热，解肌热，祛暑气，止渴除烦。臣以知母清热生津，既能助石膏清气分之热，又长于救治热邪所伤之阴。更配以人参，一则补益热伤之元气，一则配知母以益气生津。佐以粳米养胃和中，使以甘草调和诸药，且可延缓石膏清肃沉降之性，使药气留连；又可益胃气而防膏、知寒凉伤中。综观全方，大有清热益气生津之效。凡气分热盛，耗气伤津者，用之咸宜。其辨证要点，应以白虎汤证之身大热、汗大出、口大渴、脉洪大为主，用时兼见气津两伤者，诸如或汗或吐或下之后，邪热内陷，里热炽盛，出现白虎汤证者；白虎汤证而见口干舌燥，欲饮水数升者，或背微恶寒者，或时时恶风者，或脉浮大而芤甚等。

【验案】

1.伤寒发热　《伤寒九十论》：从军王武经病，始呕吐，俄为医者下之，已八九日，而内外发热。予诊之曰：当行白虎加人参汤。或云：既吐复下，是里虚矣，白虎可行乎?予曰仲景云：若下后七八日不解，热结在里，表里俱热者，白虎加人参汤。证相当也。盖吐者为其热在胃脘，而脉致令虚大，三投而愈。

2.消渴　《生生堂治验》：草庐先生年七旬，病消渴引饮无度，小便白浊，周殚百治，而瘁疲日加焉。举家以为不愈，先生亦弟嘱后事，会先生诊之，脉浮滑，舌燥裂，心下硬。曰：可治矣。乃与白虎加人参汤，百余贴全愈。

3.风温　《医学衷中参西录》：赵印龙，年近三旬，于孟秋得风温病。胃热气逆，服药多呕吐，因此屡次延医服药，旬余无效。及愚诊视，见其周身壮热，心中亦甚觉热，五六日间饮食分毫不进，大便数日未行。问何不少进饮食?自言有时亦思饮食，然一切食物闻之皆臭恶异常。强食之即呕吐，所以不能食也。诊其脉弦长有力，右部微有洪象，一息五至。证脉相参，知其阳明腑热已实，又挟冲气上冲，所以不能进食，服药亦多呕也。欲治此证当以清胃之药为主，而以降冲之药辅之，则冲气不上冲，胃气亦必随之下降，而呕吐能止，即可以受药进食矣。生石膏9g（捣细），生赭石3g（轧细），知母24g，潞党参12g，粳米9g，甘草6g，共煎汤1大碗，分3次温服；将药3次服完，呕吐即止，次日减去赭石，又服1剂，大便通下，热退强半。至第三日减去石膏3g，加玄参18g，服1剂，脉静身凉。

4.咽喉干燥症　《国外医学·中医中药分册》（1992，2：106）：应用本方制剂7.5g，连服4周以上，治疗口腔咽喉干燥症14例，头颈部癌放疗后引起的口腔、咽喉干燥症7例，干燥综合征2例，慢性咽炎或咽喉异感5例。结果：因头颈部癌放疗后使唾液分泌功能极度低下所致的7例治疗较困难，但其中的3例口腔干燥感的自觉症状得到了改善，另外2例的黏膜发红、干燥、白苔状态有所减轻，2例干燥综合征的自他觉症状也稍有改善；慢性咽炎或咽喉异常感所致的干燥症也有自觉症状的改善。

5.口渴　《日本东洋医学杂志》（1994，5：119）：以精神科服用抗抑郁药而致口渴的30例病人为研究对象。全部病人服用本方，6g/d，分3次服。疗效评价：根据汉米尔顿抑郁量表对精神症状进行评价，并根据口内干燥、味觉异常等六项评价口渴。结果：极有效7例，有效6例，稍有效11例，稍有效以上者占80%，无效6例。服药期间未出现副作用，无中途停药者。由此认为，本方治疗抗抑郁药所致口渴有效。

6.特应性皮炎　《日本东洋医学杂志》（1995，5：199）：关太辅氏以成人特应性皮炎病人（在本试验开始前至少一个月以上症状无明显改善）20例为治疗对象（年龄11～25岁），使用白虎加人参汤，每日3次饭前服药，给药2周以上。可继续使用原来并用药剂。颜面以外部位可外用类固醇药物，必要时可相应给予抗过敏药物和抗组胺药口服，但不可口服类固醇药和免疫抑制剂。对其颜面发热和口渴进行调查，并记录其变化。结果。在完成本试验的16例病人中，全部都有发热的感觉，其中11例面部发热，14例口渴。对于颜面发热和口渴，改善率分别为62.5%、

51.7%，且皮肤症状也得到了改善。

黄耆汤

【来源】《圣济总录》卷四十八。

【组成】黄耆三两　五味子　人参　麦门冬（去心，焙）　桑根白皮各二两　枸杞　熟干地黄（焙）各一两一分

【用法】上锉，如麻豆大。每服五钱匕，以水二盏，煎取一盏，去滓温服，日三次。

【功用】《宣明论方》：补肺平心。

【主治】肺消，饮少溲多。

地黄煎

【来源】《圣济总录》卷四十九。

【组成】生地黄汁　生栝楼汁各二升半　牛脂三升　蜜半升　黄连（去须）一斤（为细末）

【用法】上合煎，取五升，不津器收贮。每服一大匙，热汤化，通口服，一日三次。

【功用】除热。

【主治】膈消。

竹叶汤

【来源】《圣济总录》卷四十九。

【组成】竹叶一握　麦门冬（去心，焙）　白茯苓（去黑皮）　栝楼实（炒）　地骨皮　生姜各二两　甘草（炙）三两　大枣五两　小麦（淘）六合

【用法】上锉，如麻豆大。每服五钱匕，水二盏，煎至一盏，去滓，食后温服。

【主治】膈消烦渴，津液燥少。

麦门冬饮

【来源】《圣济总录》卷四十九。

【别名】麦门冬饮子（《宣明论方》卷一）、门冬饮子（《医学纲目》卷二十一）、生津麦冬汤（《杏苑生春》卷五）、麦冬饮子（《医略六书》卷二十二）。

【组成】麦门冬（去心）二两　栝楼根　知母（焙）　甘草（炙）　五味子　生干地黄（焙）　人参　葛根　茯神（去木）各一两

【用法】上锉，如麻豆大。每服五钱匕，水二盏，加竹叶数片，煎至一盏，去滓温服，日二夜一。

【主治】

1.《圣济总录》：膈消。胸中烦满，津液燥少，短气多消。

2.《医略六书》：上消属虚热，脉虚浮数者。

【方论】《医略六书》：虚阳内郁，灼烁肺金，不能生肾水以上朝，故消渴不止矣。人参扶元补肺虚，生地壮水滋真阴，花粉清热润燥，知母滋肾退热，五味收肺气之虚耗，茯神安心神之虚烦，干葛升清阳以解郁，竹叶疗膈热以凉心，炙草缓中和胃也。水煎温服，使金水相生，则津液上奉，而肺气自雄，水精四布，何患上消之不瘳哉。此保肺生津之剂，为虚阳内郁上消之专方。

知母汤

【来源】《圣济总录》卷四十九。

【组成】知母（焙）　泽泻　白茯苓（去黑皮）　黄芩（去黑心）　生姜（切）各二两　小麦八合（洗净）　大枣十五枚（去核）　淡竹叶（切）一升半　甘草（炙）二两

【用法】上锉，如麻豆大。每服五钱匕，水二盏，煎一盏，去滓，食后温服。

【主治】膈消，胸中烦渴。

栝楼汤

【来源】《圣济总录》卷四十九。

【组成】栝楼根五两　麦门冬（去心，焙）　茅根　芦根各一两半　小麦半升　石膏（研）九两

【用法】上锉，如麻豆大。每服五钱匕，水二盏，煎至一盏，去滓，食后温服。

【主治】膈消多渴。

桑白皮散

【来源】《圣济总录》卷四十九。

【组成】桑根白皮（锉）　防风（去叉）　麦门冬（去心，焙）各半两　防己　紫苏叶　槟榔（面

裹炮）各一分　甘草（炙，锉）半两
【用法】上为散。每服二钱匕，食后沸汤调下。
【主治】肺热膈消。

黄耆饮

【来源】《圣济总录》卷四十九。
【组成】黄耆　茯神（去木）　栝楼根　麦门冬（去心，焙）　甘草（炙）各三两　生干地黄（切，焙）四两
【用法】上锉，如麻豆大。每服五钱匕，水二盏，煎至一盏，去滓，食后温服。
【主治】膈消，胸中烦渴。

柴胡饮

【来源】《圣济总录》卷五十八。
【组成】柴胡（去苗）　葛根（锉）　芦根（锉）　地骨皮　百合（干者）　桑根白皮（锉）　知母（切，焙）　萎蕤各三分　贝母（去心，炒）　茅根（锉）　犀角（镑）　甘草（炙，锉）　木通（锉）半两
【用法】上为粗末。每服四钱匕，水一盏，加生地黄半分，同煎至七分，去滓，食后温服，一日三次。
【主治】消渴，上焦虚热，心中烦躁。

人参石膏汤

【来源】《洁古家珍》。
【组成】人参半两　石膏一两二钱　知母七钱　甘草四钱
【用法】上为粗末。水煎，食后服。
【主治】膈消，上焦燥渴，不欲多食。

人参石膏汤

【来源】《济生拔粹》卷八引东垣方。
【组成】人参（去芦）三钱　石膏四钱　知母二钱　甘草　黄芩　杏仁各一钱
【用法】上作一服。水二钟，加粳米一撮，煎到一钟，不拘时候。
【主治】膈消，上焦燥渴，不欲多食。

参膏汤

【来源】《脉因证治》卷下。
【组成】人参五钱　石膏一两　知母六钱　甘草三钱五分　（一方加寒水石妙）
【用法】水煎服。
【主治】膈消。上焦渴，不欲多饮。

加减地骨皮散

【来源】《医学纲目》卷二十一引钱氏方。
【别名】加减地骨皮饮（《医钞类编》卷八）。
【组成】知母　柴胡　甘草（炙）　半夏　地骨皮　赤茯苓　白芍药　黄耆　石膏　黄芩　桔梗
【用法】上为细末。每服三钱，加生姜五片，水煎，食远温服。
【主治】上消。

芷梅汤

【来源】《医学纲目》卷二十一。
【组成】乌梅肉　甘草各三分　百药煎一两　白芷半两　白檀三钱
【用法】上为细末。汤点服。
【主治】上消，渴而多饮。

生津养血汤

【来源】《古今医鉴》卷十。
【组成】当归一钱　川芎八分　白芍（煨）一钱　生地黄（酒洗）一钱　知母五分　黄柏（蜜水炙）五分　麦门冬一钱　石莲肉五分　天花粉七分　黄连八分　乌梅五分　薄荷五分　甘草（炙）五分
【用法】上锉一剂。水煎，温服。
【主治】上消，火盛制金，烦渴引饮。

莲花饮

【来源】《幼科发挥》卷四。

【组成】甘草　知母　莲花须　川莲仁　瓜蒌根　五味　人参　干葛　白茯苓　生地　竹叶

【主治】《幼科铁镜》：消渴。心火动而消上，上消乎心，移热于肺，渴饮茶水，饮之又渴，名曰上消者。

加减一阴煎

【来源】《景岳全书》卷五十一。

【组成】生地　芍药　麦冬各二钱　熟地三五钱　炙甘草五七分　知母　地骨皮各一钱

【用法】水二钟，煎服。

【功用】《中医妇科治疗学》：养阴清热。

【主治】

1.《景岳全书》：上消，水亏于下，火炎于上，有不得不清者；肾水真阴虚损，脉证多阳，虚火发热，及阴虚动血，或疟疾、伤寒屡散之后，取汗既多，伤阴水亏而脉虚气弱，烦渴不止，潮热不退，火之甚者。

2.《证治宝鉴》：虚劳，阴虚而兼微火者。

3.《竹林女科》：肝经怒火上冲，产后乳胀而溢；产后阴虚火盛而大热。

4.《类证治裁》：水亏火盛，烦躁热渴而为怔忡、惊悸者。

5.《医门八法》：阴虚血亏，虚火易动，头痛，遇热痛甚，烦热内热；耳聋，

6.《中医妇科治疗学》：阴虚血热，月经后期，经量正常

【加减】躁烦热甚便结者，加石膏二三钱；小水热涩者，加栀子一二钱；火浮于上者，加泽泻一二钱，或黄芩一钱；血燥血少者，加当归一二钱。

加味白虎汤

【来源】《简明医彀》卷四。

【组成】石膏三钱　知母一钱半　人参一钱　甘草五分　黄芩　杏仁　栀子各一钱　麦冬二钱　五味十五粒（打）

【用法】加粳米一撮，水煎服。

【主治】上焦消渴热甚。

知母石膏汤

【来源】《症因脉治》卷三。

【组成】知母　石膏　葛根　甘草

【功用】清燥。

【主治】燥火伤于肺，上消，烦渴引饮，唇口干裂，寸脉浮数。

知母石膏汤

【来源】《症因脉治》卷三。

【组成】知母　石膏　麦冬　竹叶　桑白皮　甘草

【功用】清肺。

【主治】肠痹，数饮，病在上，尺脉弦数；及上焦消渴。

二冬苓车汤

【来源】《辨证录》卷六。

【组成】麦冬三两　天冬一两　茯苓五钱　车前子三钱

【用法】水煎服。

【主治】肺消。气喘痰嗽，面红虚浮，口舌腐烂，咽喉肿痛，得水则解，每日饮水约得一斗。

清上止消丹

【来源】《辨证录》卷六。

【组成】麦冬二两　天冬一两　人参三钱　生地五钱　茯苓五钱　金银花一两

【用法】水煎服。十剂渴尽减，二十剂痊愈。

【主治】消渴之病，气喘痰嗽，面红虚浮，口舌腐烂，咽喉肿痛，得水则解，每日饮水约得一斗，是谓肺消。

生津四物汤

【来源】《幼科铁镜》卷五。

【组成】川芎八分　归身一钱　生地一钱（酒洗）　知母一钱　白芍一钱（水纸包煨）　麦门冬（去心）一钱　川连八分　乌梅肉五分　天花粉七分　薄荷　石莲肉　川黄柏（蜜炒）　炙甘草各五分

【主治】上消，渴饮茶水，饮之又渴。

二冬汤

【来源】《医学心悟》卷三。
【组成】天冬（去心）二钱　麦冬（去心）三钱　花粉一钱　黄芩一钱　知母一钱　甘草五分　人参五分　荷叶一钱
【用法】水煎服。
【功用】润肺清胃。
【主治】上消。
【方论】《证因方论集要》：人参、甘、麦大甘以复胃津；天冬、花粉苦甘以清肺热；黄芩、知母苦降以泄肺胃之火。

二冬汤

【来源】《惠直堂方》卷二。
【组成】麦冬一两　天冬四钱　茯苓一钱五分　车前子一钱
【用法】水煎服。
【主治】肺消，气喘痰嗽，面红虚浮，口烂咽肿，饮水过多，饮讫即溺者。

人参竹叶汤

【来源】《医略六书》卷二十二。
【组成】人参一钱半　黄连一钱半　麦冬三钱（去心）　黄芩一钱半　炙草七分　山栀一钱半（炒）　竹叶三钱
【用法】水煎，去滓热服。
【主治】上消，热盛脉数者。
【方论】心火刑金，元津暗耗，不能分布上朝，故消渴不止焉。黄连清心火以存阴，黄芩清肺火以生水，麦冬滋热伤之津液，人参补热伤之元气，炙草缓中和胃，竹叶清膈凉心，山栀降火下行，从小便而出。俾热降气布，则肺金清肃，而津液得全，消渴无不止矣。此降火回津之剂，为上消热伤元津之专方。

生津四物汤

【来源】《幼幼集成》卷三。
【组成】白归身　大生地　杭白芍　净知母　大麦冬　人参各一钱　正川芎　正雅连　天花粉　川黄柏　炙甘草各五分　肥乌梅一粒　灯心十茎
【用法】水煎，热服。
【主治】上消，渴饮茶水，饮之又渴。

天花粉散

【来源】《类证治裁》卷四。
【组成】花粉　生地　麦冬　干葛各二钱　五味　甘草各一钱　粳米百粒
【主治】上消。

逢原饮

【来源】《医醇剩义》卷三。
【组成】天冬一钱五分　麦冬一钱五分　南沙参四钱　北沙参三钱　胡黄连五分　石斛三钱　玉竹三钱　蛤粉四钱　贝母二钱　茯苓三钱　广皮一钱　半夏一钱五分
【用法】加梨汁半杯冲服。
【功用】清润，渗湿化痰。
【主治】上消。肺气焦满，水源已竭，咽燥烦渴，引饮不休，肺火炽盛，阴液消亡，火盛则痰燥，其消烁之力，皆痰为之助虐。

玉壶饮

【来源】《不知医必要》卷二。
【组成】生党参（去芦）三钱　花粉三钱
【功用】微凉兼补。
【主治】上消。
【加减】如饮酒人，加干葛一钱。

花粉散

【来源】《不知医必要》卷二。
【组成】生地　麦冬（去心）　干葛　花粉各二钱　北味六分　甘草七分　粳米百粒
【用法】水煎服。
【主治】上消。

二十八、中 消

中消，又称消中、痟中、消脾等，是指消渴病以善肌多食，形体消瘦特征的病情。《证治汇补·消渴章》："中消者，脾也，善渴善饥，能食而瘦，溺赤便闭。"病发多因脾胃燥热所致。治宜清胃泻火，滋阴润燥。

调胃承气汤

【来源】《伤寒论》。

【别名】小承气汤（《医方类聚》卷五十三引《神巧万全方》）、调胃承气散（《医方大成》卷一）、承气汤（《外科发挥》卷六）。

【组成】大黄四两（去皮，清酒洗） 甘草（炙）二两 芒消半斤

【用法】上切。以水三升，煮取一升，去滓，纳芒消，更上火微煮令沸，少少温服之。

【功用】

1.《内经拾遗方论》：推陈致新以和中。

2.《医方集解》：除热荡实，润燥软坚，甘平和缓。

【主治】

1.《伤寒论》：伤寒脉浮，自汗出，小便数，心烦，微恶寒，脚挛急，反与桂枝误攻其表，胃气不和，谵语者；发汗后，不恶寒，但热，属实者；太阳病未解，但阴脉微者；伤寒十三日，过经谵语，自下利，脉和，内实者；太阳病，过经十余日，心下温温欲吐，而胸中痛，大便反溏，腹微满，郁郁微烦，先此时自极吐下者；阳明病，不吐不下，心烦者；太阳病三日，发汗不解，蒸蒸发热者；伤寒吐后，腹胀满者。

2.《口齿类要》：中热，大便不通，咽喉肿痛，或口舌生疮。

3.《医方集解》：渴证中消，善食而瘦。

铅丹散

【来源】《备急千金要方》卷二十一注文引《古今录验》。

【别名】胡粉散（《儒门事亲》卷十三）。

【组成】铅丹 胡粉各二分 栝楼根 甘草各十分 泽泻 石膏 赤石脂 白石脂各五分

【用法】上药治下筛。每服方寸匕，水送下，每日三次；壮人一匕半。渴甚者，夜二服，腹痛者减之。丸服亦佳，每服十丸。服此药了，经三两日，宜烂煮羊肝空腹服之；或作羹亦得，宜汤淡食之。候小便得咸，更即宜服苁蓉丸兼煮散将息。

【主治】

1.《备急千金要方》（注文）引《古今录验》：消渴，小便数，兼消中。

2.《普济方》：消中，心神烦闷，头痛。

【宜忌】《备急千金要方》（注文）引《备急方》：不宜酒下，用麦汁下之。

白茯苓丸

【来源】《太平圣惠方》卷五十三。

【组成】白茯苓一两 覆盆子一两 黄连一两（去须） 人参一两（去芦头） 栝蒌根一两 熟干地黄一两 鸡肶胵五十枚（微炒） 萆薢一两（锉） 玄参一两 石斛三分（去根，锉） 蛇床子三两

【用法】上为末，炼蜜为丸，如梧桐子大。每服三十丸，食前煎磁石汤送下。

【主治】因消中之后，胃热入肾，消烁肾脂，令肾枯燥，遂致消肾，即两腿渐细，腰脚无力。

【方论】《医方集解》：此足少阴药也。茯苓降心火而交肾，黄连清脾火而泻心，石斛平胃热而涩肾，熟地、玄参生肾水，覆盆、蛇床固肾精，人参补气，花粉生津，萆薢清热利湿，肶胵能消水谷，通小肠、膀胱而止便数，善治膈消，磁石色黑入肾，补肾益精，故假之为使也。

地骨皮散

【来源】《太平圣惠方》卷五十三。

【组成】地骨皮二两 栝楼根一两 石膏一两 黄连一两（去须） 甘草一两（炙微赤，锉）

【用法】上为粗散。每服四钱，以水一中盏，煎至

六分，去滓温服，不拘时候。

【主治】消中。虚羸，烦热口干，眠卧不安。

牡蛎散

【来源】《太平圣惠方》卷五十三。

【组成】牡蛎三分（烧为粉） 朱砂半两（细研） 龙齿三分 芦荟三分 黄连一两（去须） 铁粉一两（细研） 泽泻半两 甘草半两（炙微赤，锉） 黄丹一分 栝楼根一两 鸡肶胵三分（炙令黄色） 桑螵蛸半两（微炒） 胡粉一分 赤石脂二两

【用法】上为细散。每服一钱，煎大麦仁汤调下，不拘时候。

【主治】消中。心神烦热，肌肉干瘦，小便赤黄，脚膝无力，吃食不成肌肤。

泽泻丸

【来源】《太平圣惠方》卷五十三。

【组成】泽泻一两 麦门冬二两（去心，焙） 车前子半两 黄连三分（去须） 牡蛎一两（烧为粉） 桑螵蛸半两（微炒） 鸡肶胵一两（微炒） 金箔五十片（研入）

【用法】上为末，炼蜜为丸，如梧桐子大。每服三十丸，以蚕蛹汤送下，不拘时候。

【主治】消中渴不止，小便数，烦热，四肢无力。

茯神丸

【来源】《太平圣惠方》卷五十三。

【组成】茯神一两 地骨皮半两 黄耆半两（锉） 知母半两 牡蛎一两（烧为粉） 栝楼根三分 黄连三分（去须） 麦门冬二两（去心，焙） 熟干地黄一两

【用法】上为末，炼蜜为丸，如梧桐子大。每服三十丸，以清粥饮送下，不拘时候。

【主治】消中烦热，小便数。

荠苨散

【来源】《太平圣惠方》卷五十三。

【组成】荠苨一两 人参一两（去芦头） 茯神一两 葛根一两（锉） 石膏二两 黄芩一两 栝楼根一两 知母一两 甘草一两（炙微赤，锉）

【用法】上为粗散。每服四钱，以水一中盏，加大豆一百粒，煎至六分，去滓温服，不拘时候。

【主治】消中烦热，吃食旋消，四肢羸弱。

神效方

【来源】《太平圣惠方》卷五十三。

【别名】神效散（《普济方》卷一七八）。

【组成】浮萍草三两（干者） 土瓜根一两半

【用法】上为细散。每服二钱，以牛乳汁调下，不计时候。

【主治】消中，渴不止，心神烦热，皮肤干燥。

铅霜丸

【来源】《太平圣惠方》卷五十三。

【组成】铅霜三分（细研） 栝楼根一两半 甘草半两（炙微赤，锉） 石膏三分（细研） 知母三分 子芩三分 铁粉半两（细研） 黄连半两（去须） 朱砂半两（细研）

【用法】上为末，入研了药令匀，炼蜜为丸，如梧桐子大。每服二十丸，食后以清粥饮送下。

【主治】消中。渴，饮水不多，心中烦乱，四肢燥热，卧不安席。

铅霜散

【来源】《太平圣惠方》卷五十三。

【组成】铅霜三分（细研） 金箔一百片（细研） 银箔二百片（细研） 麦门冬一两半（去心，焙） 黄连半两（去须） 子芩半两 犀角屑半两 人参半两（去芦头） 鸡膍胵一两半（微炙） 知母半两 土瓜根半两 苦参半两（锉）

【用法】上为细散，入前三味同研令匀。每服一钱，以清粥饮调下，不拘时候。

【主治】消中久不愈，干瘦少力，心神烦乱，眠卧不安。

黄耆丸

【来源】《太平圣惠方》卷五十三。

【组成】黄耆一两（锉） 牡蛎二两（烧为粉） 栝楼根半两 甘草半两（炙微赤，锉） 麦门冬一两半（去心，焙） 地骨皮半两 白石脂半两 泽泻半两 知母半两 黄连半两（去须） 薯蓣半两 熟地黄半两

【用法】上为末，炼蜜为丸，如梧桐子大。每服三十丸，不拘时候以清粥饮送下。

【主治】消中。渴不止，小便赤黄，脚膝少力，纵食不生肌肤。

白术散

【来源】《小儿药证直诀》卷下。

【别名】白术汤（《小儿卫生总微论方》卷十）、钱氏白术散（《太平惠民和济局方》卷十吴直阁增诸家名方）、人参白术散（《小儿痘疹方论》）、七味人参白术散（《永类钤方》卷二十一）、清宁散（《世医得效方》卷十二）、七味白术散（《校注妇人良方》卷二十一）、参苓白术散（《片玉痘疹》卷六）、干葛参苓白术散（《痘疹全书》卷上）、七味白术汤（《景岳全书》卷六十四）。

【组成】人参二钱五分 白茯苓五钱 白术五钱（炒） 藿香叶五钱 木香二钱 甘草一钱 葛根五钱

【用法】上锉。每服三钱，水煎服。

【功用】

1.《小儿痘疹方论》：清神生津，除烦止渴。

2.《古今医鉴》：和胃生津，止泻痢。

3.《幼科释谜》：助脾和胃，调中益气。

4.《小儿药证直诀类证释义》：健脾养胃升清。

【主治】

1.《小儿药证直诀》：小儿脾胃久虚，呕吐泄泻，频作不止，精液枯竭，烦渴躁，但欲饮水，乳食不进，羸瘦困劣；及失治后变成惊痫，不论阴阳虚实者。

2.《医学六要》：消中，消谷善饥。

【加减】热甚发渴，去木香；渴者，葛根加至一两。

【验案】消渴证 《新中医》（1994，12：18）以本方加减，治疗儿童脾虚消渴证78例，全部病例临床症状消失，其中1周内消失62例，最少者4天，最长者21天。

银液生犀丸

【来源】《圣济总录》卷十三。

【组成】犀角（镑） 银箔一钱（水银结沙子） 牛黄（研） 郁金 竹茹 阿胶（炙令燥）各一分 天麻 琥珀（研） 白茯苓（去黑皮） 人参 防风（去叉） 紫石英（研）各半两 丹砂（研）一两半 天竺黄（研） 天南星（牛胆櫃者）各一两 龙脑（研） 麝香（研）各一分

方中犀角用量原缺。

【用法】上为细末，炼蜜为丸，如鸡头实大。每服一丸，食后临卧细嚼，人参汤送下。

【主治】风邪蕴积，传为热中。

犀角天麻丸

【来源】《圣济总录》卷十三。

【组成】犀角（镑） 天麻（酒浸，切，焙） 芎䓖 半夏（为末，生姜汁作饼，焙干） 菊花各半两 茯神（去木） 人参 羌活（去芦头） 阿胶（炙令燥） 丹砂（研）各一两 甘草（炙，锉）三分

【用法】上为细末，炼蜜为丸，如皂子大。每服一丸，食后、临卧细嚼，人参汤送下。

【主治】风不散，传为热中。

栝楼散

【来源】《圣济总录》卷四十九。

【别名】香墨散（原书卷五十八）。

【组成】栝楼根三两 墨一两 铅丹半两

【用法】上为细散，和匀。每服一钱匕，新汲水调下，一日三次，不拘时候。

【主治】膈消。

水银丸

【来源】《圣济总录》卷五十九。

【组成】水银一两　银箔二百片（与水银共研）　铁粉（别研）　牡蛎（煅）各三两　栝蒌根　麦门冬（去心，焙）　黄芩（去黑心）　苦参　黄连（去须）　栀子仁各二两

【用法】上药捣罗七味为末，与别研三味和匀，用枣肉研捣为丸，如梧桐子大。每服四十丸，煎芦根汤送下，日二夜一。

【主治】消中，饮食无度，小便日夜频数，转加羸瘦。

参苓丸

【来源】《圣济总录》卷四十七。

【别名】参蒲丸（《医学纲目》卷二十一）。

【组成】人参　赤茯苓（去黑皮）　菖蒲　远志（去心）　地骨皮　牛膝（酒浸，切、焙）各一两。

【用法】上为细末，炼蜜为丸，如梧桐子大。每服二十丸，温水送下，一日三次，不拘时候。

【主治】

1.《圣济总录》：食亦。胃中热结，消谷善食，不生肌肉。

2.《杂病源流犀烛》：肉极，身上淫淫如鼠走，体上干黑。

黄芩汤

【来源】《圣济总录》卷五十九。

【组成】黄芩（去黑心）　麦门冬（去心，焙）　栝楼根　栀子仁　石膏（碎）　淡竹叶各一两

【用法】上为粗末。每服四钱匕，水一盏半，煎至八分，去滓温服，不拘时候。

【主治】脾胃热极而致消中，消谷引食，化为小便。

黄柏丸

【来源】《圣济总录》卷五十九。

【组成】黄柏（去粗皮）二两　黄连（去须）半斤

【用法】上为末，用酥拌和捣三百杵，为丸如梧桐子大。每服三十丸，温浆水送下。

【主治】消中。

茱萸丸

【来源】《全生指迷方》卷三。

【组成】苁蓉（洗切，酒浸，焙）　五味子（炒）　山茱萸　干山药各等分

【用法】上为末，酒糊为丸，如梧桐子大。每服三十丸，空心饮送下。

【主治】消中，肾气败。其人素渴饮水，一旦不饮不渴，小便日夜数十行，气乏肉消脱。

乌梅木瓜汤

【来源】《三因极一病证方论》卷十。

【组成】木瓜干　乌梅（打破，不去仁）　麦糵（炒）　甘草　草果（去皮）各半两

【用法】上锉散。每服四大钱，水盏半，加生姜五片，煎七分，去滓，不拘时候服。

【主治】酒食过度，中焦蕴热，烦渴枯燥，小便并多，遂成消中；兼治瘴渴。

古瓦汤

【来源】《三因极一病证方论》卷十。

【组成】干葛　天花粉　人参　鸡肶胵（净洗，焙干）各等分

【用法】上为末。每服二大钱，用多年古瓦碓碎煎汤调下，不拘时候服。

【主治】消肾消中，饮水无度，小便频数。

姜粉散

【来源】《三因极一病证方论》卷十。

【组成】生姜（研汁，控粉）　轻粉

【用法】搜匀。每服二钱匕，长流水调下。齿浮是效，次投猪肚丸。

【主治】消中。多因外伤瘅热，内积忧思，喜啖碱食及面，致脾胃干燥，饮食倍常，不为肌肤，大便反坚，小便无度。

生津甘露汤

【来源】《兰室秘藏》卷上。

【别名】清凉饮子（原书同卷）、生津甘露饮（《杏苑生春》卷五）。

【组成】升麻四分　防风　生甘草　汉防己　生地黄各五分　当归身六分　柴胡　羌活　炙甘草　黄耆　酒知母　酒黄芩各一钱　酒龙胆草　石膏　黄檗各一钱五分　红花少许　桃仁五个　杏仁十个

【用法】上锉，都作一服。水二盏，酒一匙，煎至一盏。食远稍热服。

【主治】消中，能食而瘦，口舌干，自汗，大便结燥，小便频数。

【方论】《绛雪园古方选注》：东垣治心火亢甚，乘于脾胃，亦是至而不至乃为不及者之方也。升麻、柴胡、羌活、防风气芳，石膏性沉，虽云消渴禁芳草石药，其气慓悍，恐助燥热，然欲走达经气，非芳香不能。故脾胃不及，须少用升麻，阳气从脾胃中右迁于左，以行阳道，得春生万化之机；更用柴胡，使诸经左迁，生发阴阳之气；黄耆、杏仁理肺气；佐石膏、知母、黄芩清手阳明气分之热以生津，生地、当归、桃仁、红花破血结，佐龙胆、黄柏、防己清足阳明血分之热以生液。津液既生，燥热亦解，又何患二阳复结也。

茯神丸

【来源】《仁斋直指方论》卷十七。

【组成】茯神　人参　枳壳（制）　麦冬（去心，焙）　生干地黄　牡蛎粉　黄连（净）各一两　黄耆（炙）　石莲肉　知母各半两　瓜蒌根七钱五分

【用法】上为细末，炼蜜为丸，如梧桐子大。每服五十丸，清粥饮送下。

【主治】消中，烦热，消谷，小便数。

顺气散

【来源】《脉因证治》卷下。

【组成】川朴一两　大黄四两　枳壳二钱　赤芍药

方中赤芍药用量原缺。

【主治】消中能食，小便赤。

四制黄柏丸

【来源】《活人心统》卷下。

【组成】黄柏一斤（分作四份，一份酒浸，一份蜜炒，一份童便浸，一份盐水炒）　知母一斤（去毛，切碎）

【用法】先以黄柏研成末，用知母煎熬成膏为丸，如梧桐子大。每服七十丸，白汤送下。

【主治】上盛下虚，水火偏胜，消中。

加味白术散

【来源】《古今医统大全》卷五十二。

【组成】人参　白术　茯苓　甘草（炙）　藿香各八分　干葛一钱　木香　枳壳（麸炒）　五味子　柴胡各四分

【用法】水煎，食远温服。

【主治】中消，消谷善饥。

消渴痞丸

【来源】《医学入门》卷七。

【组成】黄连　青黛　干葛各一两　黄芩　大黄　黄柏　山栀　薄荷　藿香　厚朴　茴香各五钱　木香　辣桂各二钱半　牵牛二两

【用法】上为末，水丸如小豆大，小儿如麻仁大。每服十粒，温水送下。

【主治】中消，或挟诸血肠风，心胁胀满，呕吐瘘弱，湿热积毒。

【宜忌】忌发热物。

【加减】自利者，去大黄、牵牛。

抑火理脾汤

【来源】《丹台玉案》卷三。

【组成】山栀　白术　扁豆　寒水石各二钱　山药　黄连　茯苓　沙参

方中山药、黄连、茯苓、沙参用量原缺。

【用法】加莲子七个，水煎服。

【主治】中消。

加味清胃汤

【来源】《症因脉治》卷三。

【组成】川连　升麻　丹皮　山栀　甘草　干葛

【主治】中消。

地黄膏

【来源】《症因脉治》卷三。

【组成】生地　当归　丹皮　白芍药　甘枸杞　知母　人参　甘草　地骨皮

【主治】精虚中消，时食时饥，饥不欲食。

止渴润燥汤

【来源】《证治宝鉴》卷四。

【别名】止消润燥汤（《杂病源流犀烛》卷十七）。

【组成】小椒　防风　荆芥　草梢　红花　桃仁　麻仁　杏仁　升麻　柴胡　当归　熟地　知母　黄柏　石膏　细辛

【主治】中消。喜温饮，便秘阴缩，舌燥，眼燥难开。

黄连白术饮

【来源】《证治宝鉴》卷四。

【组成】黄芩　黄连　生地　白术　石斛　甘草　人参

【主治】中消，不能用下法者。

止消汤

【来源】《辨证录》卷六。

【组成】石膏　人参　茯神各五钱　玄参一两　生地二两　知母　麦芽　谷芽　神曲各三钱

【用法】水煎服。

【功用】泻胃火，补肾水。

【主治】胃消，大渴恣饮，一饮数十碗，始觉胃中少快，否则胸中嘈杂，如虫上钻，易于饥饿，得食渴减，不食渴尤甚。

加减白术散

【来源】《嵩崖尊生全书》卷十一。

【组成】人参　茯苓　白术各二钱　枳壳　柴胡各一钱　藿香　干葛　五味　木香　炙草各一钱

【主治】消中，消谷善肌。

柴胡芍药汤

【来源】《医学传灯》卷上。

【组成】柴胡　黄芩　花粉　甘草　麦冬　白芍　知母　黄连

【功用】生津止渴。

【主治】身体黑瘦之人，精血为时令所耗，中暍，口渴喜饮，其人洒洒恶寒，淅淅发热，脉来细数；及上消、中消，气分病。

【加减】中消大便不利，去黄连，加大黄。

生地八物汤

【来源】《医学心悟》卷三。

【别名】生地八味汤（《医钞类编》卷八）。

【组成】生地三钱　山药一钱五分　知母一钱五分　麦冬三钱　黄芩一钱　黄连一钱　黄柏一钱　丹皮一钱五分　荷叶二钱

【用法】水煎服。

【主治】中消。

【方论】《证因方论集要》：生地、丹皮以凉心火，麦冬、知母以清肺热，山药以养肺阴，三黄大苦大寒，所谓以苦泄之，以甘缓之也。

加减白术散

【来源】《杂病源流犀烛》卷十六。

【组成】葛根二钱　人参　白术　茯苓各一钱　木香　知母　黄柏　甘草各五分　五味子九粒

【主治】中消，饮食多，不甚渴，小便数，肌肉瘦；或消谷善饥者。

加减三黄丸

【来源】《杂病源流犀烛》卷十七。

【组成】大黄　黄芩　黄连　生地

【主治】消中。

中消黄耆汤

【来源】《古今医彻》卷二。

【组成】黄耆二钱　人参二钱　石膏二钱（煨熟）　炙甘草三分　知母一钱　粳米一撮

【用法】加竹叶五片，水煎服。

【主治】中消。

地连丸

【来源】《履霜集》卷一。

【组成】生地黄　白藕（各取自然汁）各一升　牛乳一升

【用法】熬成膏，炒黄连末为丸，如绿豆大。每服三钱，白汤送下。

【功用】甘辛降火。

【主治】中消，善食易饥，自汗，大便硬，小便数而黄赤。

补胃汤

【来源】《证因方论集要》卷二引黄锦芳方。

【组成】山药（炒）　扁豆（炒）　甘草（炙）　饴糖

【主治】除中。胃阳空虚，思食自救，凡病痢之后多有是症。

【方论】胃阴空虚，仲景谓其胃虚本不能食，反能食者，为除中，此即中气将除之谓。若复进用苦寒，则胃已虚而成莫治之症。此方重进山药、扁豆，能养胃阴；炙草、饴糖能复脾阳，但用稼穑作甘之旨，如是则中气健矣。

祛烦养胃汤

【来源】《医醇剩义》卷三。

【组成】鲜石斛五钱　熟石膏四钱　天花粉三钱　南沙参四钱　麦冬二钱　玉竹四钱　山药三钱　茯苓三钱　广皮一钱　半夏一钱五分

【用法】甘蔗三两，煎汤代水，煎药服。

【功用】清阳明之热，润燥化痰。

【主治】中消。

豆麦粥

【来源】《寿世青编》卷下。

【组成】绿豆　糯米　小麦各一升

【用法】上炒熟为末。每用末一升，滚水调服。

【主治】饮食不住口，仍易饥饿，近似中消。

茵陈汤

【来源】《医学探骊集》卷五。

【组成】茵陈八钱　栀子四钱　大青叶四钱　炙山甲二钱　延胡索三钱　煅石膏四钱　黄芩三钱　橘红三钱　甘草二钱

【用法】宜于初得二三个月内，先取上脘、中脘、下脘，太乙针之。留五点钟时乃出针，因勉拟茵陈汤服二三剂。水煎，温服。

【主治】中消。食脯饱餐，转瞬又复思食，多食而又羸瘦者。

【方论】此方以茵陈为君，专能清散内热；以栀子、石膏、黄芩、大青为臣，俱寒凉之品，资助茵陈清散之力；以橘红、甘草为佐，提升胃腑之正气；以山甲、延胡为使，使之引药达病所，搜其结热之根。胃热既减，自无中消之患矣。

黄精芡实汤

【来源】《中医内科临床治疗学》引冷柏枝方。

【组成】黄精 15 克　芡实 30 克　山药 15 克　白芍 15 克　大枣 7 枚　太子参 30 克　佩兰叶 6 克

【用法】水煎服。

【功用】补脾阴。

【主治】脾阴不足的中消证。

【方论】黄精补脾阴，填精髓；芡实补脾阴而缩泉；太子参补脾气，生津液；三味为本方主药；山药、白芍、大枣皆为补脾之品，养阴兼益气；佩兰叶醒脾，令全方补而不滞。本方为补脾阴之平稳剂。

二十九、食亦

食亦，是指多食而消瘦的病情。《黄帝内经·素问·气厥论》：“大肠移热于胃，善食而瘦人，谓之食亦。”病发多因饮食不节，过食肥甘；或饮酒无度，蕴热化燥；或情志失调，恼怒忧愁，化火伤津；或房事不节，损耗阴津所致。临床表现为多食，易饥饿，形体消瘦，倦怠乏力，大便干燥。治宜以养胃阴，清燥热为主。

升麻汤

【来源】《圣济总录》卷四十六。

【组成】升麻　栀子仁　射干　赤茯苓（去黑皮）各三两　芍药四两　白术五两　生地黄汁　蜜各一升

【用法】上八味，咀六味如麻豆大。每服五钱匕，以水一盏半，煎取一盏，去滓，下地黄汁半合，再煎二沸，次下蜜半匙，共煎取一盏，温服。

【主治】胃热消谷善饥，不生肌肉，病名食亦。

干地黄汤

【来源】《圣济总录》卷四十七。

【组成】生干地黄　麦门冬（去心，焙）　栝楼根各三两　甘草（炙，锉）　枳壳（去瓤，麸炒）　黄芩（去黑心）各一两

【用法】上为粗末。每服五钱匕，水一盏半，煎取七分，去滓温服，一日二三次。

【主治】食亦。胃热善食而瘦。

龙胆汤

【来源】《圣济总录》卷四十七。

【组成】龙胆　黄连（去须）　木通（锉）　柴胡（去苗）　麦门冬（去心，焙）　人参各一两　陈橘皮（去白，焙）　黄芩（去黑心）各半两

【用法】上为粗末。每服三钱匕，以水一盏，煎取七分，去滓，食后温服，一日二次。

【主治】胃热，善食而瘦。

参苓丸

【来源】《圣济总录》卷四十七。

【别名】参蒲丸（《医学纲目》卷二十一）。

【组成】人参　赤茯苓（去黑皮）　菖蒲　远志（去心）　地骨皮　牛膝（酒浸，切、焙）各一两。

【用法】上为细末，炼蜜为丸，如梧桐子大。每服二十丸，温水送下，一日三次，不拘时候。

【主治】

1.《圣济总录》：食亦。胃中热结，消谷善食，不生肌肉。

2.《杂病源流犀烛》：肉极，身上淫淫如鼠走，体上干黑。

理脾糕

【来源】《摄生众妙方》卷五。

【组成】百合　莲子肉　山药　薏苡仁　芡实　蒺藜子各一升

【用法】上药各为末，又砂糖一升，用粳米粉一斗二升，糯米粉三升，和前药粉并糖蒸糕，晒干。常服。

【主治】饮食不住，仍易饥饿。

调脾汤

【来源】《辨证录》卷六。

【组成】人参五钱　玄参一两　麦冬五钱　甘菊花五钱　苡仁五钱　金钗石斛三钱　芡实一两　山药五钱

【用法】水煎服。

【功用】益太阴之阴水，以胜其阳明之阳火。

【主治】阳明之火，固结于脾而不肯解，善用肥甘之物，食后即饥，少不饮食，便觉头红面热，两足乏力，不能行走。

三十、下 消

下消，亦称消肾、肾消，是指消渴病以面黑耳焦，饮一溲二，溲似淋浊，如膏如油等为特征的病情。《圣济总录》："论曰消肾者，由少服石药，房室过度，精血虚竭，石势孤立，肾水燥涸，渴引水浆，下输膀胱，小便利多，腿胫消瘦，骨节酸疼，故名消肾。"《医学纲目》："肾消者，饮一溲二，其溲如膏油。"本病多由肾水亏竭，蒸化失常所致。治宜补肾固涩。

竹叶汤

【来源】方出《备急千金要方》卷二十一，名见《普济方》卷一八〇。

【组成】小麦　地骨白皮各一升　竹叶（切）三升　麦门冬　茯苓各四两　甘草三两　生姜　栝楼根各五两　大枣三十个

【用法】上锉。先以水三斗，煮小麦，取一斗，去滓澄清，取八升，去上沫，取七升，煮药，取三升，分三服。

【主治】下焦虚热，注脾胃，从脾注肺，好渴利。

栝楼根丸

【来源】《太平圣惠方》卷五十三。

【组成】栝楼根一两　甘草半两（炙微赤，锉）　黄连一两（去须）　泽泻一两　赤石脂半两　熟干地黄一两　石膏半两（细研）　黄耆三分（锉）　黄丹三分　桑螵蛸二七枚（微炒）　子芩一两　龙骨三分　牡蛎一两（烧为粉）　菟丝子一两（酒浸三日，晒干，别捣为末）

【用法】上为末，入研了药令匀，炼蜜为丸，如梧桐子大。每服三十丸，以清粥饮送下，不拘时候。

【主治】肾消，小便数。

铁粉丸

【来源】《太平圣惠方》卷五十三。

【组成】铁粉一两（细研）　生干地黄三两　鸡膍胵二两（微炙）　牡蛎二两（烧为粉）　黄连一两（去须）

【用法】上为末，入研了药令匀，炼蜜为丸，如梧桐子大。每服三十丸，以粥饮送下，不拘时候。

【主治】消肾。心肺热极，羸瘦乏力，口干心烦，小便如脂。

桑螵蛸丸

【来源】《太平圣惠方》卷五十三。

【组成】桑螵蛸一两（微炒）　兔丝子半两（汤浸三日，曝干，别捣为末）　熟干地黄二两　山茱萸三分　黄连一两（去须）

【用法】上为末，炼蜜为丸，如梧桐子大。每服三十丸，食前煎大麦饮送下。

【主治】痟肾。小便白浊，久不愈者。

菟丝子散

【来源】《太平圣惠方》卷五十三。

【组成】菟丝子一两（酒浸三日，晒干，别捣为末）　蒲黄一两半（微炒）　磁石半两（烧醋淬七遍，细研，水飞过）　黄连一两（去须）　肉苁蓉一两（酒浸一宿，刮去皱皮，炙干）　五味子一两　鸡膍胵中黄皮一两半（微炙）

【用法】上为细散，入研了药令匀。每服二钱，食前以清粥饮调下。

【主治】

1.《太平圣惠方》：消肾，小便多，白浊，或不禁。

2.《圣济总录》：肺消，饮少溲多。

黄连丸

【来源】《太平圣惠方》卷五十三。

【组成】黄连一两（去须）　栝楼根一两　白龙骨一两　苦参一两（锉）　牡蛎一两（烧为粉）　山茱萸一两　葳蕤一两　土瓜根一两

【用法】上为末，炼蜜为丸，如梧桐子大。每服三十丸，不拘时候以煎大麦汤送下。

【主治】消肾，小便滑数，白浊，心神烦躁。

黄耆丸

【来源】《太平圣惠方》卷五十三。

【组成】黄耆三分（锉） 熟干地黄一两 麦门冬二两（去心，焙） 鸡膍胵一两（微炙） 山茱萸三分 人参三分（去芦头） 五味子三分 肉苁蓉一两（酒浸一宿，刮去皱皮，炙干） 地骨皮半两 白茯苓半两 玄参半两 牛膝一两（去苗） 补骨脂一两（微炒） 鹿茸一两（去毛，涂酥，炙令黄）

【用法】上为末，炼蜜为丸，如梧桐子大。每服三十丸，食前以粥饮送下。

【主治】消肾。心神虚烦，小便无度，四肢羸瘦，不思饮食，唇口干燥，脚膝乏力。

黄耆丸

【来源】《太平圣惠方》卷五十三。

【组成】黄耆一两（锉） 白茯苓三分 黄连一两（去须） 土瓜根三分 熟干地黄一两 麦门冬二两（去心，焙） 玄参三分 地骨皮三分 牡蛎一两（烧为粉） 龙骨三分 栝楼半两（锉） 人参三分（去芦头） 桑螵蛸三分（微炒） 五味子三分 鹿茸一两（去毛，涂酥，炙微黄）

《普济方》有菝葜，无栝楼。

【用法】上为末，炼蜜为丸，如梧桐子大。每服三十丸，食前以清粥饮送下。

【主治】消肾。小便白浊，四肢羸瘦，渐至困乏。

黄耆散

【来源】《太平圣惠方》卷五十三。

【组成】黄耆一两（锉） 麦门冬一两（去心） 茯神一两 龙骨一两 栝楼根一两 熟干地黄一两 泽泻一两 白石脂一两 桑螵蛸一两（微炒） 甘草三分（炙微赤，锉）

【用法】上为散。每服四钱，以水一中盏，加生姜半分，大枣三枚，煎至六分，去滓，食前温服。

【主治】消肾。心神烦闷，小便白浊。

熟干地黄散

【来源】《太平圣惠方》卷五十三。

【组成】熟干地黄一两 鸡膍胵一两（微炒） 黄耆一两（锉） 白茯苓一两 麦门冬三分（去心） 龙骨一两半 桑螵蛸三分（微炒） 牡蛎粉一两 人参一两（去芦头） 牛膝一两（去苗） 枸杞子三分

【用法】上为散。每服三钱，以水一中盏，煎至六分，去滓温服，不拘时候。

【主治】消肾。小便滑数，口干心烦，皮肤干燥，腿膝消细，渐至无力。

薯蓣丸

【来源】《太平圣惠方》卷五十三。

【组成】薯蓣一两 鸡膍胵一两（微炙） 牡丹半两 黄耆半两（锉） 栝楼根半两 白龙骨半两 白茯苓半两 山茱萸半两 麦门冬一两（去心，焙） 熟干地黄一两 桂心半两 泽泻半两 附子半两（炮裂，去皮脐） 枸杞子半两

【用法】上为末，炼蜜为丸，如梧桐子大。每服三十丸，于食前以清粥送下。

【主治】消肾。小便滑数，四肢少力，羸瘦困乏，全不思食。

黄连丸

【来源】《医方类聚》卷一二五引《神巧万全方》。

【组成】黄连（去须） 菟丝子（酒浸三日，晒干，别研末） 五味子 肉苁蓉（酒浸一宿，刮去皴皮，炙） 龙骨 山茱萸各一两 磁石半两（烧赤，醋淬七遍，研，水飞过） 鸡膍胵中黄皮一两半（微炙）

【用法】上为末，入研了药和匀，炼蜜为丸，如梧桐子大。每服二十丸，食前以粥饮咽下。

【主治】消肾，小便多白浊或不禁。

人参丸

【来源】《圣济总录》卷五十九。

【别名】人参鹿茸丸（《圣济总录纂要》卷九）。

【组成】人参三分　鹿茸（去毛，酒炙）一两　黄耆（锉）三分　栝楼根一两　桑螵蛸（炙）一两　杜仲（去粗皮，炙，锉）三分　鸡膍胵四枚（炙）　山茱萸三分　菟丝子（酒浸一宿，焙干，别捣为末）一两半

【用法】上为细末，炼蜜为丸，如梧桐子大。每服三十丸，煎大枣汤送下，一日三次。

【主治】消肾，身体羸瘦，小便频数。

山茱萸丸

【来源】《圣济总录》卷五十九。

【组成】山茱萸一两　黄耆（细锉）　杜仲（去粗皮，炙，锉）　肉苁蓉（酒浸一宿，切，焙）各一两半　桂（去粗皮）　牛膝（去苗，酒浸，焙）　韭子（慢火炒）各一两

【用法】上为细末，炼蜜为丸，如梧桐子大。每服二十丸，煎黄耆汤送下，一日三次。

【主治】消肾。自腰以下，瘦弱无力，小便数或不禁。

茯苓汤

【来源】《圣济总录》卷五十九。

【组成】赤茯苓（去黑皮）　泽泻　麦门冬（去心，焙）　杜仲（去粗皮，炙）各二两　桑白皮（锉）三两　桂（去粗皮）一两　磁石（捣如麻粒大，淘去赤水）四两

【用法】上为粗末。每服六钱匕，水二盏，加大枣三个（擘破），薤白五茎（细切），煎至一盏，去滓，分二服，空腹温服，如人行十里，再服，至晚亦然。此药内消，不吐利，服一剂讫，津液未通，血脉未行，肌肤未润，更服一剂。

【主治】三焦气不宣通，膈壅停水，不下至肾，肾消肌肉化为小便。

黄耆饮

【来源】《圣济总录》卷五十九。

【组成】黄耆（锉）　杜仲（去粗皮，炙，锉）　山茱萸　人参　知母（切，焙）各二两　龙骨（碎）三两

【用法】上为粗末。每服四钱匕，水一盏半，加大枣一枚（擘），煎至一盏，去滓温服，日三夜二。

【主治】消肾。干渴，小便多，羸瘦少力。

磁石汤

【来源】《圣济总录》卷五十九。

【别名】肾沥汤（《普济方》卷一八〇）。

【组成】磁石六两（别捣如米粒，分为二十贴，每煎时取一贴，绵裹）　黄耆（细锉）　杜仲（去粗皮，炙）　人参　五味子各一两半　熟干地黄（焙）二两

【用法】上除磁石外，粗捣筛，分为二十贴。每贴先用水三盏，羊肾一只（切作四片，去筋膜），与磁石一贴同煎至二盏，去磁石、羊肾，下药末，更同煎至一盏半，去滓，温分二服。

【主治】消肾，小便白浊如凝脂，形体羸瘦。

雌黄丸

【来源】《圣济总录》卷九十六。

【组成】雌黄（研如粉）一两半　干姜半两（锉，入盐四钱匕，同炒黄色）

【用法】上为末，用干蒸饼为末，入水内拌和捣熟为丸，如绿豆大。每服十丸，加至二十丸，空心盐汤送下。

【主治】

1.《圣济总录》：小便滑数。

2.《本草纲目》：肾消尿数。

人参远志汤

【来源】《鸡峰普济方》卷十二。

【组成】远志　人参　泽泻　熟地黄　桂　当归　白茯苓　黄芩　甘草　川芎　白龙骨各一钱　五味子二钱

【用法】上为细末。每服三钱。羊肾汤煎服，一日三次。觉减，则服山药地黄丸。

【主治】肾气不足，消渴，小便数，腰痛无力，消瘦。

茱萸黄耆丸

【来源】《鸡峰普济方》卷十九。

【组成】黄耆　山茱萸　人参　五味子各三分　熟干地黄　鸡膍胵　肉苁蓉　牛膝　补骨脂　鹿茸各一两　麦门冬二两　地骨皮　白茯苓　玄参各半两

【用法】上为细末，炼蜜为丸，如梧桐子大。每服三十丸，食前以粥饮送下。

【主治】消肾。心神虚烦，小便无度，四肢羸瘦，不思饮食，唇舌干燥，脚膝乏力。

黄连黄耆丸

【来源】《鸡峰普济方》卷十九。

【组成】黄耆　黄连　熟干地黄　牡蛎　鹿茸各一两　白茯苓　土瓜根　玄参　地骨皮　龙骨　人参　桑螵蛸　五味子各三分　麦门冬二两　菝葜半两

【用法】上为细末，炼蜜为丸，如梧桐子大，每服三十丸，食前以米饮送下。

【主治】消肾。小便白浊，四肢羸瘦，渐至困乏。

人参散

【来源】《宣明论方》卷十。

【组成】人参三钱　白术　泽泻　瓜蒌　桔梗　栀子　连翘各半两　葛根　黄芩　大黄　薄荷　白茯苓各一两　甘草一两半　石膏二两　滑石　寒水石各三两

【用法】上为末。加缩砂仁三钱，每服五钱，水一盏，煎至七分，入蜜少许，再煎二三沸，去滓，食前服。食后服消痞丸。

《医学正传》：肾消食前服，上消食后服。

【主治】

1.《宣明论方》：消肾善饮，食后小便数者。

2.《医学正传》引东垣方：小便频数，白浊如膏。

古瓦汤

【来源】《三因极一病证方论》卷十。

【组成】干葛　天花粉　人参　鸡膍胵（净洗，焙干）各等分

【用法】上为末。每服二大钱，用多年古瓦碓碎煎汤调下，不拘时候服。

【主治】消肾消中，饮水无度，小便频数。

胡桃丸

【来源】《三因极一病证方论》卷十。

【组成】白茯苓　胡桃肉（汤去薄皮，别研）　附子（大者）一枚（去皮脐，切作片，生姜汁一盏，蛤粉一分，同煮干焙）各等分

【用法】上为末，炼蜜为丸，如梧桐子大。每服三五十丸，米饮送下；或为散，以米饮调下，食前服。

【主治】肾消，亦云内消。多因快情纵欲，极意房中；年少惧不能房，多服丹石及失志伤肾，遂致唇口干焦，精溢自出，或小便赤黄，五色浮浊，大便燥实，小便大利而不甚渴。

茴香散

【来源】《云岐子保命集》卷下。

【别名】茴香汤（《洁古家珍》）。

【组成】茴香（炒）　苦楝（炒）

【用法】上为末。每服二钱，食前酒下。

【主治】肾消病，下焦初证，小便如膏油。

平补丸

【来源】《仁斋直指方论》卷十七。

【组成】菟丝子（酒浸，研，焙）　山茱萸（酒浸，焙）　当归　益智仁各半两　川楝肉　牛膝　葫芦巴（炒）　厚杜仲（姜制，炒）　巴戟（去心）　苁蓉（酒浸，焙）各三钱半　乳香二钱

【用法】上为末，糯米糊为丸，如梧桐子大。每服五十丸，食前枣汤或盐汤送下。

【主治】消肾不渴，肌肉瘦削，小便涩数而沥，如欲渗之状。或虚劳内损遗尿，或下焦虚寒，小便欲出而不禁。

枸杞子丸

【来源】《仁斋直指方论》卷十七。

【组成】枸杞　菟丝子（酒浸，研，焙）　白茯苓　黄耆（炙）　牡蛎粉　牛膝　熟地黄（洗）　麦门冬（去心）各一两　鸡内金（微炙）一两半　桑螵蛸　瓜蒌根各三分　山茱萸　牡丹皮各半两。

【用法】上为末，炼蜜为丸，如梧桐子大。每服五十丸，食前粥饮送下。

【主治】消肾，久渴困乏，小便滑数。

茴香散

【来源】《脉因证治》卷下。

【组成】茴香　苦楝（炒）　五味

【用法】上为末。每服二钱，食前酒送下。

【主治】肾消，小便如油。

栝楼根丸

【来源】《普济方》卷一七八。

【组成】栝楼根一两　甘草半两（炙微赤，锉）　黄连一两（去须）　泽泻一两　赤石脂半两　熟干地黄一两　牡蛎一两（烧为灰）　菟丝子一两（酒浸三日，晒干，别杵为末）

【用法】上为末，入研了药令匀，炼蜜为丸，如梧桐子大。每服三十丸，以清粥饮送下，不拘时候。

【主治】肾消，小便数。

黄耆丸

【来源】《普济方》卷一七八。

【组成】人参三分　鹿茸（酒浸，去毛）一两　黄耆三分（锉）　栝楼根一两　桑螵蛸一两　杜仲（去粗皮，炙）三分（锉）　鸡膍胵四枚（炙）　山茱萸三分　菟丝子（酒浸一宿，焙干，别捣末）一两半

【用法】上为末，炼蜜为丸，如梧桐子大。每服三十丸，煎枣汤送下，每日三次。

【主治】消肾肾虚，小便滑数。

加味地黄丸

【来源】《丹台玉案》卷三。

【组成】山药（炒）　山茱萸　北五味　泽泻（去毛）　黄柏（盐水炒）　知母各四两（青盐水炒）　怀生地八两　牡丹皮（炒）　白茯苓（去皮）各二两五钱

【用法】上为末，炼蜜为丸，如梧桐子大。每服二钱，空心滚汤送下。

【主治】下消。

补遗人参散

【来源】《证治宝鉴》卷四。

【组成】川芎　当归　白芍　地黄　连翘　薄荷　山栀　甘草　大黄　芒消　肉桂　木香　寒水石

【用法】用缫丝煎汤饮之。

【主治】实热下消。

止气汤

【来源】《惠直堂方》卷二。

【组成】熟地一两　肉桂七分　茯苓三钱　丹皮三钱　麦冬六钱

【用法】水煎服。五六剂即愈。

【主治】肾消，下部虚寒，逼火上升，水泛为痰，多饮多溺，口吐清痰，投水即散，面热唇红。

加味地黄汤

【来源】《幼幼集成》卷三。

【组成】大怀地二钱　正怀山一钱五分　山茱肉一钱二分　宣泽泻六分　粉丹皮一钱　白云苓一钱二分　建莲肉七分　净知母五分　芡实米一钱　大麦冬一钱　北五味十四粒

【用法】净水浓煎，清晨空心服。

【主治】小儿下消，小便浑浊，色如膏脂。

人参茯苓散

【来源】《医部全录》卷二八二引东垣方。

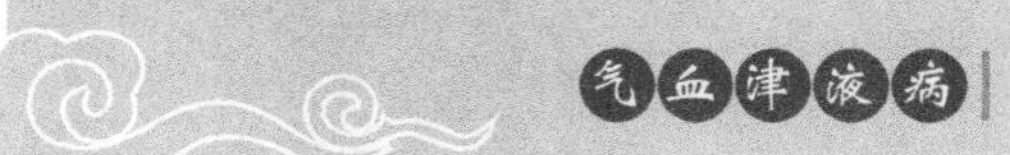

【别名】人参散。
【组成】滑石　寒水石各一钱半　甘草七分　赤茯苓　干葛　黄芩　薄荷　大黄各五分　连翘三分　人参　白术　泽泻　桔梗　栀子　天花粉　缩砂各二分
【用法】上锉作一帖。水煎服。
【主治】肾消，尿浊如膏。

茯苓丸

【来源】《杂病源流犀烛》卷十七。
【组成】茯苓　黄连　花粉　熟地　覆盆子　萆薢　人参　玄参　石斛　蛇床子　鸡肫皮
【用法】磁石汤送下。
【主治】消中后，腿渐细，将成肾消者。

下消六味汤

【来源】《古今医彻》卷二。
【组成】怀熟地三钱　牡丹皮一钱　泽泻一钱　山茱萸一钱半　山药一钱半　茯苓一钱　牛膝一钱半　车前子一钱半
【用法】水煎服。
【主治】消渴，属下消者。
【加减】火衰，加肉桂、五味子。

女贞汤

【来源】《医醇剩义》卷二。
【组成】女贞子四钱　生地六钱　龟版六钱　当归　茯苓　石斛　花粉　萆薢　牛膝　车前子各二钱　大淡菜三枚
【主治】肾受燥热，淋浊溺痛，腰脚无力，久为下消。

乌龙汤

【来源】《医醇剩义》卷三。
【组成】元武版八钱　生地六钱　天冬二钱　南沙参四钱　蛤粉四钱　女贞二钱　料豆三钱　山药三钱　茯苓二钱　泽泻一钱半（盐水炒）　车前二钱　藕三两（煎汤代水）
【主治】下消。饮一溲一，或饮一溲二，夹有淋浊，腿股枯瘦者。

加减茯菟汤

【来源】《医学探骊集》卷五。
【组成】茯苓五钱　黄耆四钱　五味子二钱　菟丝饼八钱　人参三钱　焦术四钱　熟地五钱
【用法】水煎，温服。
【主治】阳强，即下消症。
【宜忌】宜戒色节欲，平心静养。
【方论】此方以人参大补元气，焦术大补脾胃，黄耆大补气血，茯苓渗湿益胃，五味子涩精生水，菟丝子强阴益阳，熟地补虚滋阴，服之气体足壮，自不下消矣。

三十一、风　消

风消，是指阴液不断被消耗，形体日渐消瘦的病情，在妇人则多见月经闭塞不行。《黄帝内经·素问·阴阳别论篇》：“二阳之病发心脾，有不得隐曲，女子不月；其传为风消”，《普济方》：“二阳之病发心脾，有不得隐曲，女子不月，其传为风消。夫肠胃发病传于心脾，心主血，心病则血不流；脾主味，脾病则味不化而精不足；精血不足，故其证不能隐曲，女子不月，久则传为风消，盖精血已亏，则风邪胜而真气愈削也。”病发主要为血虚生燥，如《医述》所言：“此亦肺燥所由来而未经揭出者。然其始但不利于隐曲之事耳，其继则胃之燥传入于脾，而为风消。”治宜健脾生血，养阴润燥。

人参荆芥汤

【来源】《圣济总录》卷十三。

【组成】荆芥穗二两　芍药　天麻　芎藭　当归（洗，切，焙）　京三棱（煨，锉）　黄耆（薄切）　鳖甲（醋浸，去裙，炙）　牛膝（去苗，酒浸，切，焙）各一两　木香半两　熟干地黄（切，焙）　柴胡（去苗）各一两半　防风（去叉）　牡丹皮　大腹皮各三分　枳壳（去瓤，麸炒）三两　半夏（为末，生姜汁作饼，晒干）一两　秦艽（去苗土）一分　人参　石膏（碎研）　白术　羌活（去芦头）　款冬花（择）　陈橘皮（去白，切，炒）各半两

【用法】上为粗末。每服三钱匕，水一盏，加生姜二片，大枣一枚（去核），同煎七分，去滓，空心、日午、临卧服。

【主治】风消，血气虚损，攻刺疼痛，四肢无力，多困黄瘁，胸膈痞闷，或大便多秘，或时泄利。

太和汤

【来源】《圣济总录》卷十三。

【组成】前胡（去芦头）　枇杷叶（拭去毛）　鳖甲（醋炙）　白茯苓（去黑皮）　桔梗（去芦头，炒）　白芷　五味子　白术　厚朴（去粗皮，生姜汁炙）　半夏（汤洗，去滑）　京三棱（煨，锉）　藿香（去梗）　防风（去叉）各一两　人参三分　柴胡（去苗）半两　桂（去粗皮）一两半　桑白皮（锉）　当归（切，焙）　芍药　枳壳（去瓤，麸炒）　牡丹皮　甘草（炙，锉）　知母（焙）　杏仁（去皮尖双仁，麸炒）各半两

【用法】上为粗末。每服三钱匕，水一盏，加生姜三片，煎至七分，去滓温服。

【主治】风消，五劳七伤。

姜黄汤

【来源】《圣济总录》卷十三。

【别名】姜黄散（原书卷八十七）。

【组成】姜黄一两　沉香（锉）三分　黄耆（锉）一两　桂（去粗皮）半两　延胡索　人参　厚朴（去粗皮涂生姜汁炙）　芎藭　防风（去叉）　芍药各三分　杏仁（汤浸去皮尖双仁，别研）　羌活（去芦头）　诃黎勒（煨去皮）各半两

【用法】上药除杏仁外，为粗末，入杏仁和匀。每服三钱匕，旋汲井华水一盏，煎至七分，去滓温服，不拘时候。

【主治】风消，四肢无力，胸膈烦闷。

黄耆汤

【来源】《圣济总录》卷十三。

【组成】黄耆（薄切）　犀角（镑）各一两　白茯苓（去黑皮）　人参各一两半　柴胡（去苗）　升麻　秦艽（去苗）　芎藭　木香　桑根白皮（锉）　枳壳（去瓤，麸炒）　防风（去叉）　芍药　黄芩（去黑心）　肉豆蔻（去壳，炒）　天麻　鳖甲（醋浸，炙，去裙襕）　地骨皮　甘草（炙，锉）各一两　羌活（去芦头）　当归（切，焙）　青橘皮（去白，切，炒）各三分　槟榔（锉）　桔梗（去芦头，炒）各半两

【用法】上为粗末。每服三钱匕，以水一盏，煎至七分，去滓，空腹温服。

【主治】风消，气血虚弱。

黄耆羌活饮

【来源】《圣济总录》卷十三。

【别名】黄耆羌活散（《宣明论方》卷一）。

【组成】黄耆一两半　羌活（去芦头）一两　石斛（去根）　防风（去叉）　枳壳（去瓤，麸炒）　人参　附子（炮裂，去皮脐）　茯苓（去黑皮）　五味子　牛膝（酒浸，切，焙）各一两　续断半两　地骨皮三分　生干地黄（切，焙）二两　牡蛎（熬）一两

【用法】上锉，如麻豆大。每服五钱匕，水一盏半，煎服一盏，去滓，温服。

【主治】心脾受病，精血虚少，风气乘之，日益消削。

排风汤

【来源】《圣济总录》卷十三。

【组成】防风（去叉）　当归（洗，切，焙）　白鲜

皮　白术　芍药　桂（去粗皮）　芎藭　独活（去芦头）　杏仁（去皮尖双仁，炒，别研）　枸杞根（锉）　茯神（去木）　麻黄（去根节，先煎，掠去沫，焙）各一两

【用法】 上除杏仁外，粗捣筛，入杏仁和匀。每服三钱匕，以水一盏，加生姜三片，煎至七分，去滓，空腹温服，日晚再服。

【主治】

1.《圣济总录》：风消，肢体酸疼，血脉枯耗。

2.《普济方》：风毒脚气肿痛。

丹白生母汤

【来源】《辨证录》卷六。

【组成】 白芍　生地各一两　丹皮五钱　知母一钱

【用法】 水煎服。

【主治】 风消，脾肺燥热，肌肉消瘦，四肢如削，皮肤飞屑，口渴饮水。

三十二、口　渴

口渴，亦称口干，是指口中津液缺少而干渴之症。《证治准绳·杂病》："口燥咽干，此寻常渴，非三消证。"发多因阴虚津少，或气虚阳弱，津液不能上承所致。临床常见口腔干燥，饮水不解渴，有异物感、烧灼感，在咀嚼食物，特别是较干燥的食物时，不能形成食团而影响吞咽。治宜养阴生津，益气温阳。

朴消煎

【来源】《备急千金要方》卷十六。

【组成】 朴消一斤　芒消八两　寒水石四两　石膏二两　金二两

【用法】 上五味，先纳二消于八升汤中搅之令消，以纸密封一宿，澄取清，纳铜器中，别捣寒水石、石膏碎如豆粒，以绢袋盛之，纳汁中，以微火煎之，候其上有沫起，以箸投中，着箸如凌雪凝白，急下泻着盆中，待凝取出，烈日晒干。每服方寸匕，白蜜一合和冷水五合，搅和令消，顿服之，一日三次。热定即止。

【功用】《医略六书》清解悍毒，搜涤燥热。

【主治】

1.《备急千金要方》：服石所致积热，困闷不已。

2.《张氏医通》：服石成消瘅大渴者。

【方论】

1.《千金方衍义》：膏粱金石皆富贵之所，常嗜受如持虚，每致热发毒蕴，百治罔效，惟朴消煎可以荡涤脏腑，专取石药之寒以治石药之毒，如水沃火，顷刻冰消。贵高人加金以治五金之毒，皆同气相招之意。

2.《医略六书》：石药气悍，积毒伤阴，故消瘅大渴，肌肉顿削焉。朴消、芒消荡涤积热之结滞；石膏、寒水石清解燥火以存阴。俾石药之悍毒顿消，则消瘅大渴自退，而肌体无不丰腴矣。此清解悍毒之剂，为搜涤燥热之专力。

含消丸

【来源】《千金翼方》卷十八。

【组成】 茯苓　五味子　甘草各一两　乌梅（去核）　大枣（去核）各二七个

【用法】 上为散，别捣梅、枣令熟，合余药为丸，如弹子大。含之咽汁，日三夜二。

【主治】 胸中热，口干。

酥蜜煎

【来源】《千金翼方》卷十九。

【组成】 酥一升　蜜一升

【用法】 上合煎，令调和。每服二升，当令下利药

出，明日更服一升，后日更服一升。即愈。
【主治】诸渴。
【宜忌】慎酒及诸咸等。

甘草丸

【来源】《外台秘要》卷二十二引《删繁方》。
【组成】甘草六分（炙） 人参六分 半夏六分（洗） 乌梅肉六分 枣膏十分
《备急千金要方》有生姜。
【用法】上五味，捣筛四味，枣膏相和，入蜜为丸，如弹子大。含之。
【主治】口热干燥。

含化玉液丸

【来源】《太平圣惠方》卷四。
【组成】寒水石一两（研） 石膏一两（研如粉） 葛根一两 栝蒌根一两 乌梅肉半两（炒） 麦门冬一两半（去心，焙） 赤茯苓一两 龙脑一钱（研入）
【用法】上为末，都研令匀，炼蜜为丸，如弹子大。每用一丸，薄绵裹，含化咽津。
【主治】心胸烦热，口干舌涩，心神壅闷。

泄热芦根散

【来源】《太平圣惠方》卷五。
【别名】芦根汤（《圣济总录》卷六十）。
【组成】芦根一两（锉） 赤茯苓三分 栝楼根一两 麦门冬一两（去心） 知母半两 甘草半两（炙微赤，锉）
【用法】上为散。每服三钱，以水一中盏，入小麦五十粒，竹叶二七片，生地黄一分，生姜半分，煎至六分，去滓，食后放温服之。
【主治】胃实热，常渴引饮水。

芦根散

【来源】《太平圣惠方》卷十五。
【组成】芦根二两（锉） 麦门冬一两（去心） 黄芩一两 甘草半两（炙微赤，锉） 栝楼根一两
【用法】上为散。每服三钱，以水一中盏，加竹茹一分，煎至五分，去滓温服，不拘时候。
【主治】时气口干。

甘草丸

【来源】《太平圣惠方》卷三十六。
【组成】甘草三分（炙微赤，锉） 人参三分（去芦头） 麦门冬一两半（去心，焙） 乌梅肉三分（微炒） 栝楼根三分 寒水石一两
【用法】上为末，炼蜜为丸，如弹子大。每服一丸，含咽津。
【主治】口舌干燥烦热。

甘露丸

【来源】《太平圣惠方》卷三十六。
【组成】寒水石二斤（烧令通赤，摊于地上出毒一宿） 铅霜三分（细研） 马牙消三两（细研） 龙脑三分（细研） 甘草三分（炙微赤，锉）
【用法】上为末。再入乳钵内，研令极细，用糯米饭为丸，如弹子大。每服半丸，食后以新汲水磨下。
【功用】解壅毒，退风热。
【主治】
1.《太平圣惠方》：口舌干燥。
2.《太平惠民和济局方》：风壅痰热，心膈烦躁，夜卧不安，谵语狂妄，目赤鼻衄，口燥咽干；中暑。

生姜煎丸

【来源】《太平圣惠方》卷三十六。
【组成】生姜汁一合 甘草半两（炙微赤，捣为末） 枣膏三十枚 蜜五合 杏仁一两（汤浸，去皮尖双仁，麸炒微黄，研烂）
【用法】以慢火煎令稠，为丸如鸡头子大。常含一丸，咽津。
【主治】口舌热，干燥。

杏仁膏

【来源】方出《太平圣惠方》卷三十六，名见《济

生方》卷五。

【组成】川升麻半两　甘草半两（炙微赤，锉）　黑豆五十枚（炒熟）　杏仁半两（汤浸，去皮尖双仁，麸炒微黄）

【用法】上为末，入白蜜五合，生地黄汁五合，以慢火煎成膏。丸如鸡头子大，常含一丸，咽津。

【主治】

1.《太平圣惠方》：口舌热，干燥。

2.《济生方》：舌上生苔，语言不真。

赤茯苓散

【来源】《太平圣惠方》卷五十三。

【组成】赤茯苓一两　诃黎勒皮三分　龙脑一钱（细研）　人参三分（去芦头）

【用法】上为细散，加龙脑，研令匀。每服一钱，以粥饮调下，不拘时候。

【主治】胸膈气壅滞，暴渴不止。

柴胡散

【来源】《太平圣惠方》卷五十三。

【别名】柴胡汤（《圣济总录》卷五十九）。

【组成】柴胡二两（去苗）　乌梅肉二两（微炒）　甘草一两（炙微赤，锉）　麦门冬一两半（去心）

【用法】上为散。每服四钱，以水一中盏，煎至七分，去滓温服，不拘时候。

【主治】暴渴，心神烦闷，口舌干焦。

黄连散

【来源】方出《太平圣惠方》卷五十三，名见《普济方》卷一七九。

【组成】枇杷叶一两（拭去毛，炙微黄）　芦根二两（锉）　甘草三分（炙微赤，捣）　黄连一两（去须）

【用法】上为散。每服四钱，以水一中盏，煎至六分，去滓，每于食后温服。

【主治】暴渴，心神烦闷，口舌干焦。

煎银饮子

【来源】《太平圣惠方》卷八十三。

【组成】银五两　石膏二两　寒水石二两　蚕蛹茧二两

【用法】上以水三升，入银石三味，煎至一升，去银石；次下蛹茧，更煎至七合，去滓，每服半合，温温服之，不拘时候。

【主治】小儿热渴不止。

黑豆汤

【来源】《圣济总录》卷四十三。

【组成】黑豆（小者）一升　防风（去叉）二两　甘草（炙，锉）　麦门冬（去心）各一两

【用法】上除黑豆外，并锉细，用水七升，煎取五升，温服，不拘时候，从早至夜，匀分作四次。如渴不至甚者，只用半剂。

【主治】心膈虚烦，燥渴至甚。

猪胆煎

【来源】《圣济总录》卷五十八。

【别名】猪胆丸（《普济方》卷一七八）。

【组成】雄猪胆五枚　定粉一两

【用法】以酒煮胆，候皮烂，即入粉，研细，同煎成煎丸，如鸡头子大。每服二丸，含化咽津。

【主治】口中干燥无津液而渴。

地骨皮汤

【来源】《圣济总录》卷五十九。

【组成】地骨皮　栝楼根　黄连（去须）　麦门冬（去心，焙）　黄芩（去黑心）各一两　茯神（去木）　远志（去心）各三分　甘草（炙，锉）半两　石膏（碎）二两

【用法】上为粗末。每服三钱匕，水一盏，煎至七分，去滓温服，不拘时候。

【主治】心脾虚热，暴渴不已。

地骨皮汤

【来源】《圣济总录》卷五十九。

【组成】地骨皮　栝楼根各一两半　黄连（去须）　土瓜根　麦门冬（去心，焙）　车前子各一两　知母（焙）半两

【用法】上为粗末。每服三钱匕，水一盏半，加生地黄半分（切），煎至八分，去滓温服，不拘时候。

【主治】暴渴。

泄热茯神汤

【来源】《圣济总录》卷五十九。

【组成】茯神（去木）二两　栝楼根　麦门冬（去心，焙）各五两　知母（锉）　葳蕤各四两

【用法】上为粗末。先以水三盏，淘小麦一匙，淡竹叶五十片（洗，切），同煮至一盏半，去滓，下药末四钱匕，枣二枚（劈破），生地黄半分，同煎至一盏。去滓温服，一日三次。

【主治】胃渴引饮。

茯苓汤

【来源】《圣济总录》卷五十九。

【组成】赤茯苓（去黑皮）　泽泻　白术　黄连（去须）　桂（去粗皮）　甘草（炙，锉）各一两　大黄（生）半两

【用法】上为粗末。每服三钱匕，水一盏半，加小麦半匙，煎至一盏，去滓温服，不拘时候。

【主治】心脾壅滞，暴渴引饮。

桑根皮汤

【来源】《圣济总录》卷五十九。

【别名】桑根白皮汤（《普济方》卷一七九）。

【组成】桑根白皮（锉）　麦门冬（去心，焙）　石膏（碎）各二两　赤茯苓（去黑皮）　黄芩（去黑心）　瓜蒌根各一两半　栀子仁半两　土瓜根一两

【用法】上为粗末。每服三钱匕，水一盏半，煎至八分，去滓，温服，不拘时候。

【主治】暴渴。饮水不止，头面虚浮。

黄连散

【来源】《圣济总录》卷五十九。

【组成】黄连（去须）　葛根（锉）各二两　大黄（锉，炒）半两　枇杷叶（拭去毛，炙）一两　麦门冬（去心，焙）一两半。

【用法】上为散。每服二钱匕，温水调下，不拘时候。

【主治】心脾壅盛，暴渴饮水。

薏苡仁汤

【来源】《圣济总录》卷五十九。

【组成】薏苡仁　五味子各一两半　覆盆子　生干地黄（锉，焙）　枸杞子　紫苏茎叶　黄耆（细锉）　木通各一两　白茯苓（去黑皮）三两

【用法】上为粗末。每服三钱匕，水一盏，煎七分，去滓温服，不拘时候。

【主治】虚渴不止。

干枣汤

【来源】《圣济总录》卷一一七。

【组成】干枣（去核，焙）　贝母（去心）各一两半　生干地黄（焙）　胡桃瓤各二两　陈橘皮（去白，焙）一两　牛膝（酒浸，切，焙）　葛根（锉）　鳖甲（去裙襴，醋炙）　柴胡（去苗）　桑根白皮各一两

【用法】上为粗末。每服五七匕，水一盏半，煎至一盏，去滓温服，不拘时候。

【主治】口舌干焦。

干枣杏仁丸

【来源】《圣济总录》卷一一七。

【组成】干枣肉（焙）　杏仁（去皮尖双仁，研）　乌梅肉（焙）　甘草（炙，锉）各一两

【用法】上为末，炼蜜为丸，如弹子大。每服一丸，不拘时候含化。

【主治】口舌干燥。

甘草丸

【来源】《圣济总录》卷一一七。

【组成】甘草（炙，锉）　人参　乌梅肉（炒）　枣

肉（焙） 石膏（碎）各一两 半夏（汤洗去滑，生姜汁制）一分

【用法】上为末，炼蜜为丸，如弹丸大。每服一丸。含化，不拘时候。

【主治】口干心热。

柴胡散

【来源】《圣济总录》卷一一七。

【组成】柴胡（去苗）一两 地骨皮 赤茯苓（去黑皮） 枳壳（去瓤，麸炒） 旋覆花各半两

【用法】上为散。每服二钱匕，生姜汤调下，一日三次，不拘时候。

【主治】口中干燥，心膈痰壅。

葛根汤

【来源】《圣济总录》卷一一七。

【组成】葛根（锉） 甘草（炙）各半两 人参三分 赤茯苓（去黑皮）一两 天门冬（去心，焙）三分 黄耆（锉）一两 桂（去粗皮）三分 犀角屑 生干地黄 川芎各半两 麻黄（去根节）一两 牛黄（研）一分 地骨皮（锉）半两 麦门冬（去心，焙）一两

【用法】上为粗末。每服三钱匕，以水一盏，煎至七分，去滓温服，不拘时候。

【主治】口舌干焦。

酸石榴汤

【来源】《圣济总录》卷一一七。

【组成】酸石榴子一两 酸枣仁（去核） 麦门冬（去心，焙）各二两 覆盆子一两半 葛根三两 乌梅（去核）五十枚 甘草（炙，锉）一两 栝楼根一两半

【用法】上为粗末。每服五钱匕，水一盏半，煎至一盏，日服三次，不拘时候。

【主治】口干。

黄连饮

【来源】《圣济总录》卷一六八。

【组成】黄连（去须）半两 冬瓜瓤一分

【用法】上锉细。以水一盏半，同煎至八分，去滓，分温三服。

【主治】小儿多渴。

浮水散

【来源】《幼幼新书》卷二十引《婴童宝鉴》。

【组成】蜗牛二七个（甘草水洗） 草龙胆一两（为末，以蜗牛搜作饼子后阴干）

【用法】上为末。每服一捻许，浮水与饮，只一服效。

【主治】小儿渴不止，腹急身热。

濡咽煎

【来源】《鸡峰普济方》卷十九。

【组成】甘草三两 酥 蜜各一升

【用法】上药纳蜜中，煎如薄膏。含咽之。

【主治】渴，口舌燥涩。

碧香丹

【来源】《小儿卫生总微论方》卷十。

【组成】天竺黄 不灰木（烧赤放冷） 赤石脂 龙骨（煅）各一两（先为细末） 腻粉 定粉 铅白霜 蛤粉各一两（别研）

方中腻粉，《普济方》作“铁粉”。

【用法】上拌匀，入麝香半两，再研，滴水和丸，如鸡头子大。每用一粒或半粒，同例螺儿二个细研，沸汤浸化，却用冷水沉极冷服。

【主治】小儿吐泻后，大渴不止，不得眠睡，甚则变痦。

清脾汤

【来源】《三因极一病证方论》卷十六。

【组成】黄耆 香白芷 升麻 人参 甘草（炙） 半夏（汤去滑）各等分

【用法】上为散。每服四钱，以水一盏半，加生姜五片，大枣二个，小麦三十粒，煎七分，去滓服，不拘时候。

【主治】

1.《三因极一病证方论》：意思过度，蕴热于脾，口干唇燥，瀋裂无色。

2.《普济方》引《如宜方》：烦渴饮水，小便赤。

解渴百杯丸

【来源】《杨氏家藏方》卷二十。

【组成】木瓜十枚（烂蒸去皮，细研） 乌梅（去核）一斤 甘草七两半（炙） 干葛二两 川芎 余甘子 紫苏叶各半两 百药煎一两（研） 白盐十两（炒）

【用法】上为细末，同研匀，将木瓜搜和为丸，如鸡头子大。每服一丸，含化。

【主治】渴甚。

橄榄丸

【来源】《杨氏家藏方》卷二十。

【组成】百药煎一两 白梅肉二钱 檀香二钱 蒲黄二钱 脑子一分（研） 麝香一分（研）

【用法】上研匀，甘草膏和丸，如绿豆大。每服三五丸，含化。

【功用】生津液，压壅热。

补气汤

【来源】《普济方》卷三十五引《十便良方》。

【组成】五味子三两（须用辽东者） 甘草五钱 白盐（炒）一两（三件同拌，置器中露一宿，取出焙干） 吴茱萸五钱

【用法】上为细末，干净瓷瓶中盛。每服一钱，以熟汤送下，不拘时候。

【功用】生胃中津液。

【主治】上焦虚热，夜卧口干。

蜡梅丸

【来源】《普济方》卷一一七引《十便良方》。

【组成】蜡梅花（末） 干姜（末） 甘草（末） 枇杷叶 百药煎 乌梅肉（末）各一两 蜡五两

【用法】上熔蜡开，投蜜二两，和上件药捣为丸，如芡实大。夏月长途，一日服一丸。妙。

【主治】止渴生津。

湿乌梅荔枝汤

【来源】《是斋百一选方》卷二十。

【组成】乌梅三十个（大而有肉者，先以汤浸三五次，去酸水，取肉碾烂，与糖同熬） 桂末半两（入汤内） 球糖一斤（临时添减，与乌梅同熬得所即止） 生姜半斤（取汁，加减多少用）

【用法】上熬成膏，看可便住火。用汤或水调点。

【功用】解渴。

橄榄汤

【来源】《是斋百一选方》卷二十。

【组成】百药煎三两（细切作片子） 檀香（锉，焙） 白芷各半两 甘草（炙）一两

【用法】上为细末。沸汤点服。

【功用】《遵生八笺》：止渴生津。

甘草石膏汤

【来源】《兰室秘藏》卷上。

【组成】生地黄 细辛各一分 熟地黄 黄连各三分 甘草五分 石膏六分 柴胡七分 黄柏 知母 当归身 桃仁（炒，去皮尖） 荆芥穗 防风各一钱 升麻一钱五分 红花少许 杏仁六个 小椒二个

【用法】上锉，如麻豆大。都作一服，水二盏，煎至一盏，食后温服。

【主治】渴病久愈，又添舌白滑微肿，咽喉咽津觉痛，嗌肿时时有，渴喜冷饮，口中白沫如胶。

黄连膏

【来源】《活法机要》。

【组成】黄连末一斤 生地黄自然汁 白莲藕汁 牛乳汁各一斤

【用法】将汁熬成膏，搓黄连末为丸，如桐子大。

每次二十丸，少呷温水送下，日十次。

【功用】《医门法律》：生津液，除干燥，长肌肉。

【主治】

1.《活法机要》：燥在上焦，多饮水而少食，大便如常，小便清利。

2.《证治准绳·类方》：口舌干，小便数，舌上赤脉。

冬瓜饮子

【来源】《类编朱氏集验方》卷二。

【组成】大冬瓜子（去皮，捣烂，取自然汁五大碗） 五苓散（去桂）一两

【用法】上调成饮子。时时吃一盏。吃药时不得与水，不过二料立愈。

【主治】渴疾。

橙皮丸

【来源】《御药院方》卷二。

【组成】沉香　白术各半两　木瓜（干者，去皮）　乌梅肉各一两　橙皮（去白，焙干）五钱　白茯苓（去皮）　糖霜各二两　干生姜二钱半

【用法】上为细末，用甘草膏子和成剂，每两作二十五丸。欲作渴，用水化开，寒热温凉任意饮之；欲噙化亦得。

【功用】调中顺气，生津止渴。

味谏汤

【来源】《医方类聚》卷一九八引《吴氏集验方》。

【组成】川百药一两半　丁香二十一粒（不见火）　檀香一钱半（不见火）

【用法】上为末，沸汤少点一二呷。

【功用】止烦渴，生津液。

五味子汤

【来源】《饮膳正要》卷二。

【组成】北五味一斤（净肉）　紫苏叶六两　人参四两（去芦，锉）　沙糖二斤

【用法】上药用水二斗，熬至一斗，滤去滓，澄清，任意服之。代葡萄酒饮。

【功用】生津止渴，暖精益气。

水火既济丸

【来源】《普济方》卷一七六引《德生堂方》。

【组成】黄连一斤　白茯苓一斤

【用法】上为细末，熬天花粉水，作面糊为丸，如梧桐子大。每服五十丸，温汤送下，不拘时候。

【主治】上盛下虚，心火炎燥，肾水枯竭，不能交济而成渴证者。

黄芦散

【来源】《普济方》卷三八六。

【组成】黄连（去须，炒）　芦根

【用法】上锉细。水一盏半，煎至五分，去滓，旋与服。

【主治】小儿热渴不止。

蜜花散

【来源】《疮疡经验全书》卷九。

【组成】金银花（洗净，于瓦罐内用无灰酒浸满，候火一伏时取出，晒干，末之）五两

【用法】炼蜜为丸。渴时蜜汤送下，渴止为度。

本方方名，据剂型当作“蜜花丸”。

【主治】渴。

【宜忌】此散肠厚者宜服，恐作泻故也，慎之。

清上梅苏丸

【来源】《寿世保元》卷二。

【组成】乌梅（不拘多少，清水洗净，取肉）半斤　白沙糖半斤

【用法】上为细末，入南薄荷头末半斤，共捣成膏，丸如弹子大。每用一丸，口中噙化。行路备之，解渴最妙。

【功用】清上焦热，润肺生津止渴。

梅酥饼

【来源】《寿世保元》卷十。
【组成】南薄荷叶三两　紫苏叶五钱　白粉葛一两　白砂糖八两　乌梅肉一两半（另末）
【用法】上为细末，入片脑一分半，研细放入，同研匀，加炼蜜为丸，略带硬些，如樱桃大。每用一丸，噙化。
【功用】清上焦，润咽膈，生津液，化痰降火，止咳嗽。

雪梨浆

【来源】《景岳全书》卷五十一。
【组成】清香甘美大梨（削去皮）
【用法】用大碗盛清冷甘泉，将梨薄切，浸于水中，少顷水必甘美，但频饮其水，勿食其滓。
【功用】解烦热，退阴火，生津止渴。

灌舌丹

【来源】《辨证录》卷六。
【组成】熟地　麦冬各一两　沙参　地骨皮各五钱
【用法】水煎服
【主治】日间口燥，舌上无津，至夜卧又复润泽。

梅苏丸

【来源】《奇方类编》卷下 。
【组成】乌梅肉二两（水浸捣烂）　葛粉六钱　白檀一钱　苏叶三钱　炒盐一钱　白糖一斤
【用法】炼蜜为丸，如芡实大。遇暑甚含一丸，口噙化。途中备之最妙。
【功用】止渴生津。

生津止渴丸

【来源】《惠直堂方》卷四。
【组成】乌梅肉二斤　檀香三钱　白豆蔻五钱　薄荷三两　甘葛二两　飞盐一两　紫苏一两　花粉三两
【用法】上为细末，炼蜜为丸，如龙眼大。渴即噙化一颗。
【功用】生津止渴。

生津方

【来源】《医碥》卷七。
【组成】兜铃　水芹　旋覆花　酱瓣草（俱鲜者取汁）　薄荷叶　五倍子各四两
【用法】捣作饼，七日，出白毛，又采前四种取汁拌捣，待干，又拌汁捣，不拘通数。每用五厘，入口津液涌溢。
【主治】口干涩，火盛津虚。

梅苏丸

【来源】《串雅外编》卷三。
【组成】白糖二斤　乌梅肉二斤　紫苏叶二两　炒盐一钱五分
【用法】上为细末，滴水为丸，如芡子大。每服一丸，含化，不拘时候。
【功用】生津止渴。

望梅丸

【来源】《串雅外编》卷三。
【组成】盐梅四两　麦冬（去心）　薄荷（去梗）　柿霜　细茶各一两　苏叶（去梗）五钱
【用法】上为细末，白霜糖四两，共捣为丸，如鸡豆大；加参一两更妙。旅行带之，每含一丸，可代茶。
【功用】生津止渴。

藕　粥

【来源】《老老恒言》卷五。
【组成】藕
【用法】切片，煮粥。
【功用】健脾止泄，开胃消食，散留血；久服令人心欢。
【主治】

1.《老老恒言》：热渴。

2.《长寿药粥谱》：年老虚弱，食欲不佳，大便溏薄，热病后口干烦渴。

加味肾热汤

【来源】《医醇剩义》卷二。

【组成】磁石四钱　牡蛎四钱　生地四钱　白术一钱　白芍一钱　人参一钱　元参二钱　甘草五分

【用法】猪肾二枚，煎汤代水。

【主治】肾火飞腾于上，口燥咽干，面红目赤，耳流脓血，不闻人声。

鲜石斛膏

【来源】《北京市中药成方选集》。

【组成】鲜石斛一百六十两　麦冬三十二两

【用法】上药酌于切碎，水煎三次，分次过滤去滓，滤液合并，用文火煎熬，浓缩至膏状，以不渗纸为度，每两膏汁兑炼蜜一两成膏。每服五钱，日服二次，热开水冲服。

【功用】养阴润肺，生津止渴。

【主治】男女阴虚，肺热上攻，咽干口燥，烦闷耳鸣。

生津代茶饮

【来源】《慈禧光绪医方选议》。

【组成】青果五个（研）　金石斛二钱　甘菊二钱　荸荠五个（去皮）　麦冬三钱　鲜芦根二支（切碎）　桑叶三钱　竹茹二钱　鲜藕十片　黄梨二个（去皮）

【用法】水煎，代茶。不喜甚凉者，可重汤燉温服。

【功用】生津润燥。

【主治】温病热盛，灼伤肺胃阴津，口中燥渴，咳唾白沫，枯滞不爽者。

玄麦甘桔颗粒

【来源】《中国药典》。

【组成】玄参 400g　麦冬 400g　甘草 400g　桔梗 400g

【用法】上药制成冲剂，每袋装 10g。开水冲服，1 次 10g，每日 3 ～ 4g。

【功用】清热滋阴，祛痰利咽。

【主治】阴虚火旺，虚火上浮，口鼻干燥，咽喉肿痛。

山茄子清凉颗粒

【来源】《部颁标准》。

【组成】玫瑰茄

【用法】制成颗粒剂，密封，置阴凉处。每袋装 15g。开水冲服，每次 15g，1 日 1 ～ 3 次。

【功用】清热解暑，开胃生津。

【主治】暑热口渴，可作为高温、刺激性气体作业清凉剂。

玉泉片

【来源】《部颁标准》。

【组成】天花粉　葛根　人参　地黄　五味子　麦冬　茯苓　乌梅　黄芪　甘草

【用法】制成糖衣片，密封，置阴凉干燥处。口服，每次 8 片，1 日 4 次。

【功用】生津止渴，清热除烦，养阴益气。

【主治】气阴不足，口渴多饮，消食善饥，糖尿病属上述证候者。

玉竹冲剂

【来源】《部颁标准》。

【组成】玉竹 500g

【用法】制成冲剂，每袋装 20g，密封。开水冲服，每次 20g，1 日 3 次。

本方制成膏剂，名“玉竹膏”。

【功用】补中益气，润肺生津。

【主治】热病伤津，咽干口渴，肺萎干咳，气虚食少。

孕妇清火丸

【来源】《部颁标准》。

【组成】黄芩 80g　知母 60g　石斛 60g　柴胡 60g　地黄 80g　薄荷 60g　白芍 60g　白术（麸炒）

60g　甘草 30g

【用法】水泛为丸，每 100 丸重 6g，密闭，防潮。口服，1 次 6g，每日 2 次。

【功用】清火安胎。

【主治】孕妇胎热口干，胸腹灼热，或口舌生疮，咽喉燥痛，或大便秘结，小便黄赤。

冰霜梅苏丸

【来源】《部颁标准》。

【组成】薄荷叶 6g　乌梅肉 6g　薄荷脑 0.1g　蔗糖 640g

【用法】制成灰白色丸，每盒装 20 丸，密封，置阴凉干燥处。1 次 2 丸，随时含化。

【功用】生津，止渴，祛暑。

【主治】受暑受热，头晕心烦，口渴思饮，口燥咽干。

金银花合剂

【来源】《部颁标准》。

【别名】金银花露。

【组成】金银花

【用法】制成合剂，密封，置阴凉处。口服，每次 15ml，1 日 2 ～ 3 次。

【功用】清热解毒。

【主治】暑热口渴，热疖疮毒。

金梅清暑颗粒

【来源】《部颁标准》。

【组成】金银花　乌梅　淡竹叶　甘草

【用法】制成颗粒，每袋装 15g，密封。开水冲服，每次 15g，1 日 2 次。

【功用】清暑解毒，生津止渴。

【主治】夏季 暑热，口渴多汗，头昏心烦，小便短赤，并防治痱痱。

复方鲜石斛颗粒

【来源】《部颁标准》。

【组成】鲜石斛 150g　葛根 200g　三七 25g

【用法】制成颗粒剂，每袋装 5g，密封。开水冲服，每次 5 ～ 10g，1 日 3 次。

【功用】滋阴养胃，清热解酒，生津止渴。

【主治】胃阴不足，口干咽燥，饥不欲食，舌红少苔，酒后津枯虚热，酒醉烦渴等症。

增液颗粒

【来源】《部颁标准》。

【组成】玄参 270g　地黄 216g　麦冬 216g

【用法】制成颗粒剂，每袋装 20g，密封。用开水冲服，1 次 20g，每日 3 次。

【功用】养阴生津，清热润燥。

【主治】热邪伤阴，津液不足，阴虚内热，口干咽燥，大便燥结；亦可作为感染性疾患高热所致体液耗损的辅助用药。

薄荷六一散

【来源】《部颁标准》。

【组成】滑石 600g　薄荷 60g　甘草 100g

【用法】制成散剂，密闭，防潮。布包煎服，每次 9 ～ 15g，1 日 1 ～ 2 次。

【功用】祛暑热，利小便 。

【主治】暑热烦渴，小便不利。

三十三、病后烦渴

病后烦渴，是指因病耗伤津液而致的口渴、心烦之症，多见于外感热病后期。《普济方》："夫肾者，水脏；膀胱者，津液之府；二经为表里。伤寒热入于脏，流于少阴之经，则肾受病矣。水恶燥，热盛则燥，故渴而引饮”，“发汗吐下以后，脏腑空虚，津液竭绝，肾家有余热，故使其烦渴也”。本病成因，多为热病耗伤阴津，或解散邪气药物损伤津液，导致肺不布津而见烦渴；或内伤杂病日久，气阴耗损，津液不能上承而致烦渴。治宜清燥救肺，益气养阴。

文蛤散

【来源】《伤寒论》。

【组成】文蛤五两

【用法】上为散。每次一方寸匕，以沸汤五合和服。

【主治】

1.《伤寒论》：伤寒病在阳，应以汗解之，反以冷水潠之，若灌之，其热被劫不得去，弥更益烦，肉上粟起，意欲饮水反不渴者；

2.《金匮要略》：渴欲饮水不止者。

【方论】《医宗金鉴》：渴欲饮水，水入则吐，小便不利者，五苓散证也；渴欲饮水，水入则消，口干舌燥者，白虎人参汤证也。渴欲饮水而不吐水，非水邪盛也；不口干舌燥，非热邪盛也。惟引饮不止，故以文蛤一味，不寒不温，不清不利，专意于生津止渴也。或云：文蛤即今吴人所食花蛤，性寒味咸，利水胜热，然屡试而不效。尝考五倍子亦名文蛤，按法治之名百药煎，大能生津止渴，故尝用之，屡试屡验也。

青葙子丸

【来源】《外台秘要》卷二引《集验方》。

【组成】青葙子五两　龙胆三两　黄芩一两　栀子仁一两　苦参一两　黄柏二两　栝楼一两　黄连二两

【用法】上为末，炼蜜为丸，如梧桐子大。每服七丸，食前饮送下，一日三次。不知稍增。

【主治】伤寒后，结热在内，烦渴。

【宜忌】忌猪肉，冷水。

【方论】《千金方衍义》：青葙子专走厥阴肝经，《本经》治唇口青，是热伏至阴而见假象，非阴寒药也；草龙胆《本经》治骨间寒热，大泻肝经湿热；苦参《本经》治心腹结气，与黄柏同为泻肾之品；兼芩、连、栀子一派苦寒，暗伏黄连解毒于中；更加栝楼根通津液，除烦渴。相率以迅扫留泊之余邪，咸非驯良之品，病人稍涉虚者，难以概施。

人参竹叶汤

【来源】方出《备急千金要方》卷二十一，名见《普济方》卷一七九。

【组成】葛根一斤　人参　甘草各一两　竹叶一把

【用法】上锉。以水一斗五升，煮取五升，渴即饮之，日三夜二。

【主治】热病后虚热，渴，四肢烦疼。

乌梅汤

【来源】《千金翼方》卷十八。

【组成】乌梅二七枚（大者）　香豉一升

【用法】以水一斗，煮乌梅取五升，去滓，纳豉，煮取三升，分三服，可常用之。

【功用】下气，消渴，止闷。

五味麦门冬汤

【来源】《外台秘要》卷二引《深师方》。

【组成】麦门冬（去心）　五味子　人参　甘草（炙）　石膏（碎）各一两

【用法】上为末。每用三指撮，水一升二合，煮令沸，得四合，尽服。

【功用】除热止渴。

【主治】伤寒下后，烦热口渴。

【宜忌】忌海藻、菘菜。

芍药汤

【来源】《外台秘要》卷四引《深师方》。

【组成】芍药五分　黄连四分　甘草二分（炙）　黄芩二两　桂心二两　栝楼二分

【用法】上切。以水五升，煮取三升，分三服，一日令尽。

【主治】温毒病及吐下后，有余热而渴者。

洗心饮子

【来源】《普济方》卷一七九引《广南摄生》。
【组成】甘草　芍药　山栀　杏仁（去尖研入）各等分
【用法】上为散。每服三钱，水二盏，煎至八分，饭后温服。
【主治】胃热渴。

栝楼汤

【来源】《幼幼新书》卷二十引《婴孺方》。
【组成】栝楼五分　黄芩三分　知母　芦根各二分　生米一合　麦门冬三分（去心）
【用法】上切。水五升，煮二升，如饮浆度服。
【主治】小儿热渴，或吐下后虚热渴。

前胡丸

【来源】《太平圣惠方》卷三。
【组成】前胡三分（去芦头）　枳壳半两（麸炒微黄，去瓤）　黄芩三分　沙参三分（去芦头）　犀角屑三分　蔓荆子三分　栀子仁三分　瓜蒌根一两　车前子三分　麦门冬一两（去心，焙）　川升麻一两　甘草半两（炙微赤，锉）
【用法】上为细末，炼蜜为丸，如梧桐子大。每服三十丸，食后用温浆水送下。
【主治】肝脏壅热，心胸烦躁，头目不利，多渴，体热。

犀角丸

【来源】《太平圣惠方》卷六。
【组成】犀角屑一两　川升麻三分　黄连三分（去须）　赤茯苓三分　栀子仁半分　木通一两（锉）　子芩三分　玄参三分　天门冬三分（去心，焙）
【用法】上为末，炼蜜为丸，如梧桐子大。每服二十丸，食后及夜临卧时煎淡竹叶汤送下。
【主治】肺脏壅热，烦闷口干。

人参散

【来源】《太平圣惠方》卷十。
【组成】人参一两（去芦头）　知母一两　甘草半两（炙微赤，锉）　石膏二两
【用法】上为粗散。每服五钱，以水一中盏，加生姜半分，煎至五分，去滓，不拘时候温服。
【主治】伤寒大汗后，烦渴，热不解，脉大者。

麦门冬散

【来源】《太平圣惠方》卷十。
【组成】麦门冬（去心）　五味子　人参（去芦头）　葛根（锉）　甘草（炙微赤，锉）　石膏　芎䓖　桑根白皮（锉）各一两
【用法】上为粗散。每服五钱，以水一大盏，煎至五分，去滓温服，不拘时候。
【主治】伤寒下后，上气，烦渴不止。

龙胆丸

【来源】《太平圣惠方》卷十二。
【组成】龙胆一两（去芦头）　青葙子一两　黄芩半两　栀子仁半两　苦参半两（锉）　黄柏三分（锉）　栝楼根半两　川升麻三分
【用法】上为末，炼蜜为丸，如梧桐子大。每服三十丸，以温水送下，不拘时候。
【主治】伤寒后，余热在于胸中，烦渴闷乱。

大黄散

【来源】《太平圣惠方》卷十六。
【组成】川大黄（锉碎，微炒）　栀子仁　犀角屑　麦门冬（去心）　黄连（去须）　地骨皮　甘草（炙微赤，锉）　黄芩　柴胡（去苗）　白鲜皮各一两
【用法】上为散。每服五钱，以水一大盏，煎至五分，去滓温服，不拘时候。
【主治】时气余热不退，发渴躁闷。

知母散

【来源】《太平圣惠方》卷十七。

【组成】知母三分　川大黄三分（锉，微炒）　黄芩三分　麦门冬三分（去心）　龙胆三分（去芦头）　甘草一分（炙微赤，锉）

【用法】上为散。每服四钱，以水一中盏，入生芦根五寸，煎至五分，去滓温服，不拘时候。

【主治】热病，积热攻脾肺，烦躁多渴，饮水无度，小便数。

芦根散

【来源】《太平圣惠方》卷十八。

【组成】芦根二两（锉）　地骨皮一两　茅根一两（锉）　甘草三分（炙微赤，锉）　葛根一两（锉）　麦门冬一两半（去心，焙）　黄芩一两　川升麻一两

【用法】上为粗散。每服四钱，以水一中盏，加竹茹一分，煎至六分，去滓温服，不拘时候。

【主治】热病口干，烦热。

犀角散

【来源】《太平圣惠方》卷十八。

【组成】犀角屑一两　栝楼根一两　川升麻一两　麦门冬二两（去心，焙）　寒水石一两　葛根一两　胡黄连一两　生干地黄一两　甘草半两（炙微赤，锉）

【用法】上为细散。每服一钱，以新汲水调下，不拘时候。

【主治】热病。毒气在心脾，口干烦闷。

茯神丸

【来源】方出《太平圣惠方》卷五十三，名见《普济方》卷一七九。

【组成】知母一两　栝楼根一两　麦门冬一两（去心，焙）　黄连一两（去须）　茯神一两

【用法】上为末，炼蜜为丸，如梧桐子大。每服三十丸，以粥饮送下，不拘时候。

【主治】心脾壅热，烦渴口干。

浮萍丸

【来源】方出《太平圣惠方》卷五十三，名见《普济方》卷一七九。

【组成】水中萍

【用法】洗，晒干为末，以牛乳汁为丸，如梧桐子大。每服三十丸，以粥饮送下，不拘时候。

【主治】热渴不止，心神烦躁。

黄连散

【来源】方出《太平圣惠方》卷五十三，名见《普济方》卷一七九。

【组成】豉一合　黄连一两（去须）

【用法】上为散。每服半两，以水一大盏，煎至五分，去滓，每于食后温服。

【主治】心脾壅热，烦渴口干。

黄耆散

【来源】《太平圣惠方》卷五十三。

【组成】黄耆一两（锉）　茯神一两　地骨皮一两　栝楼根一两　麦门冬一两（去心）　黄芩一两　生干地黄一两　甘草半两（炙微赤，锉）

【用法】上为散。每服四钱，以水一中盏，加生姜半分，淡竹叶二七片，煎至六分，去滓温服，不拘时候。

【主治】脾胃中热，烦渴不止。

麦门冬散

【来源】《太平圣惠方》卷八十三。

【组成】麦门冬（去心，焙）　栀子仁　犀角屑　知母　甘草（炙微赤，锉）　黄芩各半两

【用法】上为粗散。每服一钱，以水一盏，加竹叶七片，煎至五分，去滓温服，不拘时候。

【主治】小儿心肺热壅，闷烦，渴不止。

栝楼散

【来源】《太平圣惠方》卷八十三。

【组成】栝楼　芦根（锉）　柴胡（去苗）　黄芩各三分　川大黄（锉，微炒）　甘草（炙微赤，锉）　川芒消　石膏　麦门冬（去心，焙）各半两

【用法】上为粗散。每服一钱，以水一小盏，煎至

五分，去滓温服。

【主治】小儿胃中热，烦闷，不欲乳食，身体黄，多渴。

栝楼根散

【来源】《太平圣惠方》卷八十三。

【组成】栝楼根三分　黄芩半两　知母半两

【用法】上为粗散。每服一钱，以水一小盏，加小麦、粟米各一百粒，煎至五分，去滓温服，不拘时候。

【主治】小儿热渴不止，烦闷。

黄连散

【来源】《太平圣惠方》卷八十三。

【组成】黄连（去须）　川升麻　黄芩　犀角屑　川大黄（锉碎，微炒）　麦门冬（去心，焙）　甘草（炙微赤，锉）各半两　茯神三分

【用法】上为散。每服半钱，以竹沥调下，一日三四次。

【主治】小儿心热，夜卧狂语，烦渴。

乌梅散

【来源】《太平圣惠方》卷九十三。

【别名】乌梅饮（《圣济总录》卷一七九）、乌梅汤（《赤水玄珠全集》卷二十六）。

【组成】乌梅肉半两（微炒）　白茯苓一两　干木瓜一两

【用法】上为粗散。每服一钱，以水一小盏，煎至五分，去滓放温，不拘时候服之。

【主治】

1.《太平圣惠方》：小儿痢渴不止。

2.《太平惠民和济局方》（吴直阁增诸家名方）：诸病烦渴，引饮无度。

寒水石粥

【来源】《太平圣惠方》卷九十六。

【组成】寒水石二两（捣碎）　粳米二合　牛蒡根四两（切）

【用法】上以水四大盏，煎至二盏半，去滓，下米煮粥食之。

【主治】心下烦热多渴，恍惚。

甘草汤

【来源】《观聚方要补》卷六引《经验方》。

【组成】白药煎　白干葛各二钱　乌梅　五味子　天花粉各二钱　甘草半钱

【用法】水煎服。

【主治】烦渴口干。

甘露汤

【来源】《丹溪心法附余》卷十三引《经验方》。

【组成】百药煎　白干葛各三钱　乌梅　五味子　天花粉各二钱　甘草半钱

【用法】上锉。水煎服。

【主治】烦渴口干。

枸杞饮

【来源】《养老奉亲书》。

【组成】枸杞根白皮一升　小麦一升（净淘）　粳米三合（研）

【用法】上以水一斗，煮前二味，取七升汁，下米作饮，渴即渐服之。

【主治】老人烦渴口干，骨节烦热。

黄雌鸡羹

【来源】《养老奉亲书》。

【组成】黄雌鸡一只（理如食法）　粳米二合（淘净）　葱白一握

【用法】上切鸡，和煮作羹，下五味，少著盐，空心食之。渐进常效。

【主治】

1.《养老奉亲书》：老人烦渴，小便黄色无度。

2.《圣济总录》：女子产后虚损。

茯苓丸

【来源】《圣济总录》卷十二。

【组成】白茯苓（去黑皮）一两半　赤芍药　柴胡（去苗）　百合　诃黎勒皮　羚羊角（镑）　陈橘皮（汤浸，去白，焙）　防风（去叉）　菊花各一两　郁李仁（去皮，炒）一两半　大麻仁（研）四两　生干地黄（焙）三两

【用法】上为末，炼蜜为丸，如梧桐子大。每服三十丸，煎麦门冬汤送下。

【主治】风热攻头面虚浮，心下满闷，烦躁热渴，腰胯酸疼，咳逆咽干，小便赤涩。

人参汤

【来源】《圣济总录》卷二十三。

【组成】人参　麦门冬（去心，焙）　五味子（炒）　石膏（碎）各一两　甘草（炙）半两

【用法】上为粗末。每服五钱匕，水一盏半，煎至八分，去滓温服，不拘时候。

【主治】伤寒下后，发热烦渴。

人参汤

【来源】《圣济总录》卷二十三。

【组成】人参　黄芩（去黑心）　柴胡（去苗）　葛根（锉）各一两　山栀子仁　甘草（炙，锉）各半两

【用法】上为粗末。每服五钱匕，水一盏半，加生姜一枣大（拍碎），煎至七分，去滓，不拘时候温服。

【主治】伤寒七八日，汗后心烦，躁渴。

芍药黄连汤

【来源】《圣济总录》卷二十三。

【组成】芍药　黄连（去须）　麦门冬（去心，焙）各三分　栝楼根半两　甘草（炙）一分　黄芩（去黑心）一两

【用法】上为粗末。每服三钱匕，用水一盏，煎至六分，去滓，食后温服。

【主治】伤寒温病，吐下后有余热，烦渴不止。

知母汤

【来源】《圣济总录》卷二十三。

【组成】知母（焙）　人参　石膏（碎）各一两　甘草（炙）半两

【用法】上为粗末。每服三钱匕，水一盏，煎至六分，去滓温服，不拘时候。

【主治】伤寒大汗后，烦渴及热不解。

茯苓地黄汤

【来源】《圣济总录》卷二十三。

【组成】赤茯苓（去黑皮）　生干地黄（焙）　栝楼根各一两　知母（焙）半两　麦门冬（去心，焙）一两半

【用法】上为粗末。每服五钱匕，水一盏半，加小麦一百粒，淡竹叶三五片，大枣三个（擘），同煎至八分，去滓温服，不拘时候。

【主治】伤寒后胃热引饮，烦渴不止。

黄芩饮

【来源】《圣济总录》卷二十三。

【组成】黄芩（去黑心）　桑根白皮（锉）各三分　葛根（锉）　麦门冬（去心，焙）各一两　甘草（炙）半两

【用法】上为粗末。每服三钱匕，水一盏，煎至七分，去滓温服，不拘时候。

【主治】伤寒汗后烦热，燥渴不止。

葛根人参汤

【来源】《圣济总录》卷三十一。

【组成】葛根（锉）一两　人参一两　麦门冬（去心，焙）半两　黄芩（去黑心）半两　黄耆（锉）一两　地骨皮　石膏（碎）各半两

【用法】上为粗末。每服五钱匕，用水一盏半，煎至八分，去滓温服。

【主治】伤寒发汗及吐下后，余热不退，头痛满闷，口干。

石膏汤

【来源】《圣济总录》卷五十九。

【组成】石膏四两　地骨皮三两　栝楼根二两半　麦门冬（去心，焙）三两　茯神（去木）　知母（焙）　萎蕤各二两

【用法】上为粗末。每服四钱匕，水二盏，加竹叶二十片、生地黄半分（切）、生姜三片、大枣二枚（擘破），同煎至一盏，去滓，食后温服，一日三次。

【功用】消热止渴。

【主治】渴利，虚热引饮不止。

枳实汤

【来源】《圣济总录》卷五十九。

【组成】枳实（去瓤，麸炒）　茯神（去木）　葛根（锉）　石膏各二两半

【用法】上为粗末。每服三钱匕，水一盏半，煎至一盏，去滓温服，不拘时候。

【主治】内热暴渴不止。

龙脑丸

【来源】《圣济总录》卷六十四。

【组成】龙脑一字　铅白霜（研）一分　甘草（炙，锉）半两　凝水石（用火烧令通赤，研）一分

【用法】上为细末，用烧饭为丸，如梧桐子大。每服含化三丸至五丸。

【主治】热痰，咽干烦渴。

茜草丸

【来源】《圣济总录》卷六十九。

【组成】茜草（锉）　雄黑豆（去皮）　甘草（炙，锉）各等分

【用法】上为细末，井华水和丸，如弹子大。每服一丸，温熟水化下，不拘时候。

【主治】吐血后，虚热燥渴。

石膏丸

【来源】《圣济总录》卷七十八。

【组成】石膏（别研入）　麦门冬（去心，焙）　栝楼根　茯神（去木）　知母（焙）　黄连（去须）　枸杞根皮　白茯苓（去黑皮）各一两　胡粉（炒黄色）半两

【用法】上为末，炼蜜为丸，如梧桐子大。每服三十丸，空心米饮送下，晚食前再服。或作散，每服二钱匕，冷熟水调下。

【主治】痢后渴不止。

陈米汤

【来源】《圣济总录》卷七十八。

【组成】陈廪米（水淘净）二合

【用法】用水二盏，煎至一盏，去滓，空心温服，晚食前再煎服。

【主治】吐痢后，大渴饮水不止。

麦门冬汤

【来源】《圣济总录》卷九十一。

【组成】麦门冬（去心，焙）二两　淡竹叶（洗，切）一握　半夏（汤洗七遍，焙）二两　甘草（炙，锉）一两一分

【用法】上为粗末。每服五钱匕，水一盏半，加生姜一枣大（切碎），大枣二枚（擘破），粳米半合，同煎取一盏，去滓温服。

【主治】虚劳烦热，口干舌燥，欲得饮水。

杏仁煎

【来源】《圣济总录》卷一一七。

【组成】杏仁（去皮尖双仁，研）半两　生姜汁一合　甘草（炙，锉为末）半两　枣（去皮核，研）三十个　蜜五合

【用法】上药先下姜汁与蜜，煎令烊，后入诸药，煎赤色如饧，每服如枣核大一丸，含化。

【主治】口热，舌焦干。

栝楼根汤

【来源】《圣济总录》卷一一七。
【组成】栝楼根二两　石膏（碎）三分　铅丹（研）三分　赤石脂　白石脂各半两　泽泻三分
【用法】上为粗末。每服五钱匕，水一盏半，煎至一盏，去滓，入胡粉半钱匕，分温二服，不拘时候。
【主治】口干燥渴。

姜米汤

【来源】《圣济总录》卷一六三。
【组成】干姜（炮）一两　陈粟米（炒）二两　甘草（炙）一两
【用法】上为粗末。每服三钱匕，水一盏，煎至六分，滤去滓，食前稍热服，一日三次。
【主治】产后虚乏，津液衰耗，烦渴不止。

栝楼饮

【来源】《圣济总录》卷一六八。
【别名】栝楼散（《普济方》卷三八六）。
【组成】栝楼根三分　黄芩（去黑心）一分　知母（焙）　小麦　粟米各半两
【用法】上除粟米、小麦外，余为粗末。每服二钱匕，水一小盏，入小麦、粟米各一撮，同煎至六分，去滓，分作三服，一日吃尽。
【功用】除热止渴。
【主治】小儿热渴，或虚热吐下。

莲实汤

【来源】《圣济总录》卷一六八。
【组成】莲实三十枚（炒黄，捶碎）　浮萍一分
【用法】上用水一盏，加生姜少许，煎至五分，去滓，分三次温服。
【主治】小儿热渴不止。

生藕汁饮

【来源】《圣济总录》卷一九〇。
【组成】生藕汁半盏　生地黄汁半盏
【用法】上二味相和，温暖，分为三服。
【主治】妇人蓐中好食热面酒肉，变成渴躁。

香葛汤

【来源】《幼幼新书》卷二十七引张涣方。
【组成】藿香叶　白茯苓　甘草（炙）各半两　丁香　干葛根（锉）　人参（去芦头）各一两
【用法】上为细末，次用麝香一钱（研细）同拌匀。每服半钱至一钱，生姜汤调，放温服。
【主治】小儿呕吐后渴甚，津液燥少。

神蛎散

【来源】《小儿卫生总微论方》卷十五。
【组成】大牡蛎（于腊日、端午日用黄泥裹，煅通赤，放冷，去泥）
【用法】上为细末。每服半钱，取活鲫鱼煎汤调下。只一二服愈。
【主治】一切诸渴。

莲汤散

【来源】《小儿卫生总微论方》卷十五。
【组成】粉霜（研极细）
【用法】每婴孩一字，三四岁下者半钱，煎莲花汤调下。冬月无花时，莲肉代之。
【主治】小儿发渴心燥。

梅肉丸

【来源】《杨氏家藏方》卷二十。
【组成】百药煎一斤　乌梅肉二两　朴消二两　缩砂仁半两　香白芷半两　薄荷叶（去土）三两　绿豆粉五两
【用法】上为细末，熬甘草膏为丸，每两作十五丸。每服一丸，含化。
【功用】生津液，止燥渴，凉咽喉。

五味子丸

【来源】《是斋百一选方》卷四。

【组成】北五味子一裹（约二斤。拣净，用酒一斗浸一伏时，取出或晒或焙，碾为细末）

【用法】将所浸药酒熬成膏，搜前件药末为丸，如梧桐子大。每服百粒，空心，食前、临卧用盐汤、温酒任下。浸药酒不用绿豆曲者，恐解药力。

【功用】明目下气，除烦止渴，养气血，活经络。

甘露饮

【来源】《伤寒心要》。

【组成】茯苓　泽泻　甘草　石膏　寒水石各二两　白术　桂枝　猪苓各半两　滑石四两

【用法】上为末。每服三钱，汤调或新汲水调服，姜汤尤妙。

【主治】汗后烦渴。

玉泉丸

【来源】《仁斋直指方论》卷十七。

【组成】麦门冬（去心，晒）　人参　茯苓　黄耆（半生，半蜜炙）　乌梅肉（焙）　甘草各一两　瓜蒌根　干葛各一两半

【用法】上为末，炼蜜为丸，如弹子大。每服一丸，温汤嚼下。

【主治】烦渴口干。

水葫芦丸

【来源】《御药院方》卷二。

【组成】人参　干葛　紫苏叶各二钱　乌梅肉　木瓜　甘草（炙）各一钱

【用法】上为细末，炼蜜为丸，每两作三十丸。每用一丸，绵裹噙化咽津，不拘时候；或新汲水化服亦得。

【功用】生津液，止烦渴，利咽嗌。

荔枝汤

【来源】《医垒元戎》。

【组成】乌梅肉　甘草各二两　百药煎一两　白芷半两　白檀二钱

【用法】上为细末。汤点服。

【功用】生津止渴。

洗心散

【来源】《普济方》卷十八引《如宜方》。

【组成】白术一两半　麻黄　当归　芍药　甘草各三两　木香（煨）　荆芥穗　大黄（面裹煨）各六两

【用法】上为末，生姜薄荷汤，加神砂末调服。

【主治】心热语乱，烦渴，眼涩，口苦唇焦。

人参汤

【来源】《饮膳正要》卷一。

【组成】新罗参（去芦，锉）四两　橘皮（去白）一两　紫苏叶二两　沙糖一斤

【用法】用水二斗，熬至一斗，去滓澄清，任意饮之。

【功用】顺气，开胸膈，止渴生津。

桂沉浆

【来源】《饮膳正要》卷二。

【组成】紫苏叶一两（锉）　沉香三钱（锉）　乌梅一两（取肉）　砂糖六两

【用法】用水五六碗，熬至三碗，滤去滓，入桂浆一升，合和作浆。饮之。

【功用】去湿逐饮，生津止渴，顺气。

梅子丸

【来源】《饮膳正要》卷二。

【组成】乌梅一两半（取肉）　白梅一两半（取肉）　干木瓜一两半　紫苏叶一两半　甘草一两（炙）　檀香二钱　麝香一钱（研）

【用法】上为末，入麝香和匀，砂糖为丸，如弹子大。每服一丸，噙化。

【功用】生津止渴，解化酒毒，去湿。

绿豆灯心糯米汤

【来源】《杂病源流犀烛》卷二。

【组成】绿豆一酒杯　灯心三十根　炒糯米一撮

【主治】热渴。

银白散

【来源】《普济方》卷三六八。

【组成】石膏三钱（水飞）　腻白滑石一两　甘草（炙，锉）七分

【用法】上为细末。每服三钱，煎薄荷汤送下，白汤亦得，不拘时候。

【主治】小儿伤寒，伤暑，伏热泄泻，自利烦渴，口燥咽干，中暑发渴，疮疹等。

福寿二味散

【来源】《普济方》卷一七七。

【组成】干姜（生用）　石决明各等分

【用法】上为细末。每服一钱，用男儿津，唾于左手心内，调令稀稠得所。

【主治】诸病烦渴。

代茶汤

【来源】《摄生众妙方》卷四。

【组成】白术一钱五分　麦门冬一钱（去心）

【用法】煎作汤，代茶服。

【功用】夏月服之，健脾止渴。

【方论】夏日吃茶水多，必至泄泻。白术补脾燥湿，麦门冬生津止渴也。

茯苓散

【来源】《古今医统大全》卷二十。

【组成】茯苓　麦门冬　通草　升麻各八分　紫菀　知母各一钱　桂心四分　赤石脂　淡竹叶十片　大枣二个

方中赤石脂用量原缺。

【用法】水二盏，煎八分，温服。

【主治】心经实热，口干烦渴，眠卧不安。

竹茹麦门冬汤

【来源】《古今医统大全》卷四十七。

【别名】竹茹麦冬汤（《赤水玄珠全集》卷十四）。

【组成】淡竹茹　麦门冬各等分

【用法】上锉。每服七钱，水二钟，煎八分，不拘时候。

【主治】大病后，表里俱虚，内无津液，烦渴心躁，及诸虚烦热，不恶寒，身不痛。

活血润燥生津饮

【来源】《医学入门》卷八。

【别名】生津散（《证治宝鉴》卷四）。

【组成】天门冬　麦门冬　五味子　瓜蒌仁　麻子仁　甘草　当归　生地黄　熟地黄　天花粉各等分

【用法】水煎，温服。

【功用】活血，润燥，生津。

【主治】燥渴。

千里水葫芦

【来源】《古今医鉴》卷三。

【组成】硼砂　柿霜　乌梅肉　薄荷叶　白砂糖各等分

【用法】上捣烂为丸。每用一丸，噙化。

【功用】止渴生津，化痰宁嗽。

【主治】暑热作渴。

龙液膏

【来源】《本草纲目》卷三十七引《积善堂方》。

【组成】白茯苓（坚实者，去皮，焙，研）

【用法】取清溪流水，浸去筋膜，复焙，入瓷罐内，以好蜜和匀，又铜釜内重汤桑柴炭煮一日，取出收之。每服二三匙，空心白汤送下。

【功用】解烦郁燥渴。

【主治】一切下部诸疾。

加减解毒汤

【来源】《寿世保元》卷二。

【组成】黄连一钱五分　栀子一钱五分　黄芩一钱五分　柴胡二钱　知母二钱　葛根三钱　羌活二钱　防风一钱　连翘一钱　人参一钱五分　当归一钱　生地黄一钱　甘草一钱
【用法】上锉一剂。水煎，温服。
【主治】伤寒曾经汗下后，而热不退，头疼不清，脉数实，心尚烦躁，渴不止者。

黄连麦冬汤

【来源】《痘科类编》卷三。
【组成】黄连（九节者，去毛须）　麦冬（肥大者，以苦瓠汁浸，去心）各二两
【用法】每服一二钱或三五钱，水煎，温服。
【主治】烦渴火盛，饮水不止。

白虎加参汤

【来源】《丹台玉案》卷二。
【别名】化斑汤。
【组成】石膏　知母　粳米　甘草　山栀　麦门冬　人参　五味子　天花粉　黄连　生姜　大枣
【主治】热病汗后烦渴，脉洪大，背恶寒者。
【加减】心烦，加竹叶、竹茹；小便短少，加滑石；背恶寒，渴，加茯苓，去山栀；呕，加姜汁炒半夏；头微疼，加葛根，去山栀。

清凉散

【来源】《诚书》卷八。
【组成】黄连（姜炒）　薄荷　陈皮　甘草　天花粉　连翘　丹皮　荆芥穗　黄芩
【用法】上加生姜皮、灯心，水煎服。
【主治】小儿痰热，烦闷口渴。

牛乳饮

【来源】《温病条辨》卷二。
【组成】牛乳一杯
【用法】重汤炖熟，顿服之。甚者再服。
【主治】胃液干燥、外感已净者。

胜湿清火汤

【来源】《医醇剩义》卷二。
【组成】茅术　白术各一钱五分　茯苓二钱　苡仁八钱　石斛三钱　石膏五钱　知母一钱　猪苓一钱　泽泻一钱五分
【用法】加荷叶一角，水煎服。
【主治】积湿化热，湿火相乘，渴饮舌白。

滋肾膏

【来源】《理瀹骈文》。
【组成】附子二两　炮姜　党参　吴萸　麦冬各一两　黄连　五味　知母各五钱
【用法】熬贴。并用回阳返本汤，加姜、枣煎浓汁，调蜜，擦心口。
【主治】麻痧躁渴。

白虎汤

【来源】《顾氏医径》卷五。
【组成】熟石膏　金斛　知母　连翘　竹叶　粳米　玄参　山栀　淡芩　生甘草
【主治】疹已出而烦渴者。

三十四、发　热

发热，是指以体温高出正常标准或自有身热不适为主的病情。本病成因，分为外感、内伤两类。外感发热，因感受六淫之邪及疫疠之气所致，症情多实。内伤发热，多由饮食劳倦或七情变化，导致阴阳失调，气血虚衰所致，症情多虚，诸如阴虚发热、阳虚发热、血虚发热、气虚

发热等。临床有壮热、微热、恶热、发热恶寒、往来寒热、潮热、五心烦热、暴热、平旦热、昼热、日晡发热、夜热等。外感发热治宜疏散外邪，发汗解表；内伤发热治宜补其不足。

豉 汤

【来源】《医心方》卷九引《耆婆方》。

【组成】豉一升

【用法】上药用水二升，令小沸，纳豉令三沸，顿服。

【主治】内虚，上热下冷，气不下，头痛，胸烦。

葳蕤饮

【来源】《外台秘要》卷十五引《延年秘录》。

【别名】萎蕤饮（《圣济总录》卷十三）。

【组成】葳蕤三两　羚羊角屑　人参各二两　葱白（切）一升　豉一升（绵裹）

【用法】上切。以水五升，煮取二升，去滓，纳豉，煎取一升五合，去豉，分三次温服，如人行八九里。取微汗即愈。

【主治】风热，项强急痛，四肢骨肉烦热。

【宜忌】忌蒜、面、脂、鱼。

三黄汤

【来源】《千金翼方》卷二十二，名见《外台秘要》卷三十八。

【组成】大黄三两　黄芩二两　栀子十四枚（擘）　豉一升（绵裹）　麻黄（去节）　甘草（炙）各二两

【用法】上锉。以水九升，煮麻黄，去上沫，纳诸药，煮取四升，纳豉三沸，分三服。得下止。

【功用】

1.《千金翼方》：杀石气，下去实，兼发汗解肌。

2.《外台秘要》：折石热，通气，泄肠胃。

【主治】服石发热或中风发热。

葳蕤丸

【来源】《外台秘要》卷十五引《千金翼方》。

【别名】萎蕤丸（《普济方》卷一〇三）。

【组成】葳蕤　黄连各八分　防风　人参各六分　茯神五分　豆豉三分（熬）

【用法】上为末，炼蜜为丸，如梧桐子大。每服十五丸，加至二十丸，饮汁送下，一日二次。若冷，用酒下之。

【主治】热风冲头面，妨闷。

【宜忌】忌猪肉，冷水，酢物、蒜、热面。

防风汤

【来源】《外台秘要》卷十四引《深师方》。

【组成】防风　白术　桂心　蜀椒（汗）　黄芩　细辛　芍药　人参　甘草（炙）各一两　麻黄三两（去节）　石膏二两（碎，绵裹）　大枣三十枚（擘）

【用法】上切。以水九升，煮取三升，分三服。

【主治】中风发热，头痛面赤，吸吸苦热，恶风烦闷，身中悁悁而疼，其脉浮而数者。

【宜忌】忌海藻、菘菜、桃、李、生葱、生菜。

【实验】抗炎作用　《辽宁中医药大学学报》（2006，1：92）：实验显示：防风汤大、中、小剂量组的鼠耳肿胀度、腹腔伊文思蓝的 OD 值均比蒸馏水组小，差异显著（$P<0.01$）；防风汤大、中剂量组的肉芽肿的重量比蒸馏水组小，差异显著（$P<0.01$），小剂量组的肉芽肿的重量与蒸馏水组相比，差异不显著（$P>0.05$）。提示：防风汤具有抗炎作用。

薏苡仁十二味饮

【来源】《外台秘要》卷十四引许仁则方。

【别名】薏苡仁汤（《圣济总录》卷五）。

【组成】薏苡仁一升　葳蕤五两　生麦门冬二两（去心）　石膏八两（碎，绵裹）　杏仁六两（去尖皮、两仁，碎）　乌梅四十枚（擘）　生姜八两　生犀角屑　地骨皮各三两　人参二两　竹沥一升　白蜜二合

【用法】上切。以水一斗，煮十味，取三升，纳竹沥，白蜜搅调，细细饮之，不限冷暖及食前后。若热多，即食前冷饮；冷多，即食后暖饮；如服丸药，以饮送弥佳。

【主治】诸风服生葛根三味汤、附子汤后，风热未

退者。

石膏散

【来源】《太平圣惠方》卷十七。
【组成】石膏二两　麦门冬一两（去心，焙）　知母半两　人参半两（去芦头）　黄芩三分　柴胡半两（去苗）　犀角屑半两　甘草半两（炙微赤，锉）
【用法】上为粗散。每服五钱，以水一大盏，加葱白二茎，豉五十粒，煎至五分，去滓，不拘时候温服。
【主治】热病得汗后，余热不退，头痛心烦。

石膏散

【来源】《太平圣惠方》卷十七。
【组成】石膏一两半　知母一两　人参一两（去芦头）　葳蕤一两　甘草三分（炙微赤，锉）
【用法】上为粗散，每服五钱，以水一大盏，加生姜半分，煎至五分，去滓，不拘时候温服。
【主治】热病已得汗，余热未退。

黄芩散

【来源】《太平圣惠方》卷十七。
【组成】黄芩一两　川升麻一两　黄连三分（去须）　石膏一两　栀子仁一分　麻黄一两（去根节）　甘草一分（炙微赤，锉）
【用法】上为粗散。每服四钱，以水一中盏，煎至六分，去滓温服，不拘时候。
【主治】热病后，余热不解，身体沉重。

黄耆散

【来源】《太平圣惠方》卷七十。
【组成】黄耆一两（锉）　麦门冬一两半（去心，焙）　生干地黄一两　犀角屑半两　人参三分（去芦头）　茯神三分　栝楼子仁半两　黄芩半两　甘草半两
【用法】上为细散。每服二钱，以竹叶汤调下，不拘时候。
【主治】妇人客热，心胸壅闷，肢节烦疼，少思饮食。

葛根散

【来源】《太平圣惠方》卷十七。
【组成】葛根三分（锉）　麻黄二两（去根节）　柴胡一两（去苗）　大青半两　葳蕤半两　赤芍药三分　黄芩半两　甘草半两（炙微赤，锉）　麦门冬一两（去心）
【用法】上为散。每服四钱，以水一中盏，煎至六分，去滓温服，不拘时候。
【主治】热病汗后，余热不解，往来寒热不定。

鳖甲散

【来源】《太平圣惠方》卷十七。
【组成】鳖甲二两（涂醋，炙令黄，去裙襕）　天门冬一两（去心）　人参一两（去芦头）　石膏二两　黄耆一两（锉）　乌梅肉一两（微炒）　恒山一两　牛膝一两（去苗）　甘草一两（炙微赤，锉）
【用法】上为散。每服五钱，以水一大盏，加竹叶三七片，豉五十粒，煎至五分，去滓温服，不拘时候。
【主治】热病七日，四肢疼痛，热毒不退，乍寒乍热，乍剧乍愈，发动如疟。

真珠丸

【来源】《太平圣惠方》卷二十一。
【组成】真珠半两（细研）　牛黄一分　朱砂半两（细研）　金箔三十片　铁粉半两　天竹黄半两　玳瑁半两　胡黄连半两　犀角屑半两　沙参半两（去芦头）　苦参三两（锉）　玄参半两　石膏一两（细研，水飞过）　龙齿半两（细研）　甘草半两（炙微赤，锉）
【用法】上为细末，炼蜜为丸，如梧桐子大。每服十五丸，麦门冬汤送下，不拘时候。
【主治】风热，心神壅闷，头目不利，口舌干燥，皮肤枯槁。

菊花散

【来源】《太平圣惠方》卷四十七。

【组成】甘菊花半两　人参半两（去芦头）　赤茯苓半两　麦门冬半两（去心）　犀角屑半两　甘草半两（炙微赤，锉）　防风半两（去芦头）　羌活半两　地骨皮半两　羚羊角屑半两　蔓荆子半两　川升麻半两

【用法】上为散。每服四钱，以水一中盏，加生姜半分，煎至六分，去滓温服，不拘时候。

【主治】上焦壅滞，头面风热。

三焦散

【来源】《博济方》卷二。

【组成】前胡　柴胡（各去苗）　桔梗　羌活　独活　人参　枳壳（麸炒）　鳖甲（去裙襴，醋浸，炙黄）各一两　旋覆花一两半　甘草半两（炙）　石膏一分（如头疼，旋入）

【用法】上为细末。每服一钱至二钱，水一盏，煎至七分，温服。

【主治】三焦不和，荣卫不调，肢体烦倦，头目昏疼，饮食无味，多困少力，寒热痰壅，头眩。

【加减】解伤寒，发汗，入麻黄一两（去节），同杵为末；如上焦多壅热，入地骨皮一两半。

柴胡防风汤

【来源】《普济方》卷一〇三引《指南方》。

【组成】柴胡　防风　栀子　甘草　桔梗　薄荷各等分

【用法】上为粗末。每服五钱，水二盏，煎一盏，去滓服。

【主治】风热。

薄荷煎

【来源】《寿亲养老新书》卷四。

【组成】龙脑薄荷叶一斤　川芎三两　桔梗五两（去芦）　甘草四两　防风三两　缩砂仁一两

【用法】上为末，炼蜜为剂服。

【功用】消风热，化痰涎，利咽膈，清头目。

黄芩汤

【来源】《伤寒微旨论》卷上。

【组成】黄芩　甘草　山栀子　芍药　厚朴　英粉各等分

【用法】上为末。每服二钱，水一盏，煎至七分，去滓温服；如脉力差软，住服。

【主治】病人阴阳气俱实，两手三部脉沉数，按之至骨，有力而不断，口燥咽干而渴，时时发热冒闷。

【加减】若大便溏，去栀子，加葛根等分；若立春以后、立夏以前见证者，去栀子、芍药，加柴胡（去苗）等分。

青蒿散

【来源】《妇人大全良方》卷五引《灵苑方》。

【组成】青蒿（八九月间成实时采，去枝梗，以蒿用童便浸三日，晒干）

【用法】上为末。每服二钱，加乌梅一个，煎至七分，温服。

【主治】

1.《妇人大全良方》引《灵苑方》：男子妇人肢体倦疼，虚劳寒热。

2.《普济方》：阴阳二毒伤寒。

调顺正气散

【来源】《普济方》卷一〇三引《护命方》。

【组成】麻黄（去根节）　羌活　紫苑　贝母（去心）　防风（去叉）　桔梗　菊花　藁本　独活　川芎各一分　甘草三铢

【用法】上为细末。每服二钱八分，水一盏，煎取七分，食后去滓服。大腑不秘热，只可非时吃三五口，不要任性吃，令过剂，酌量脏腑进服。

【主治】寒风所中，吃透风气散子后，觉上焦有热。

【加减】若觉大府秘热，加升麻。

大安汤

【来源】《圣济总录》卷十三。

【组成】麻黄（去根节，汤煮，掠去沫，焙）四两　防风（去叉）一两半　川芎　羌活（去芦头）　桔梗（去芦头，锉，炒）　柴胡（去苗）　赤箭　白鲜皮　蔓荆实（去皮）各一两　独活（去芦头）　前胡（去芦头）各一两半　甘草（炙，锉）半两　人参　松花各二两　石膏（碎，研）三两

【用法】上为粗末。每服五钱匕，水一盏半，加薄荷五叶，煎至八分，去滓温服，不拘时候。

【主治】风邪伤人，寒热时作，头痛烦躁，周身疼痛，颈项拘急。

羚羊角汤

【来源】《圣济总录》卷十三。

【组成】羚羊角（镑）　赤茯苓（去黑皮）　细辛（去苗叶）　半夏（汤洗七遍，生姜汁煮，焙）　藁本（去苗土）各三分　蔓荆实（去皮）　芎䓖　旋覆花　防风（去叉）　甘草（炙，锉）　枳壳（去瓤，麸炒）各一两　人参　羌活（去芦头）　前胡（去芦头）各一两半　甘菊花半两

【用法】上为粗末。每服三钱匕，加生姜两片，以水一盏半，煎至七分，去滓，早、晚食后稍热服，急则不拘时候。

【主治】热毒风。胸膈烦满，语涩痰盛，筋脉挛急，头目昏痛，肢节烦疼。

薄荷白檀汤

【来源】《宣明论方》卷三。

【别名】新补薄荷白檀汤（《普济方》卷四十七）。

【组成】白檀一两　荆芥穗二两　薄荷叶四两　栝楼根一两　甘草四两（炙）　白芷二两　盐四两　缩砂仁半两

【用法】上为末。每服一钱，百沸汤，食后临卧、稍热温服。

【功用】消风化痰，清头目。

【主治】风壅头目眩，鼻塞、烦闷、精神不爽。

越没里膏

【来源】《经验良方》。

【组成】麻油四十钱　白蜡十六钱

【用法】上以文火炼和为软膏。

【主治】神经热，腐败热，精力罢弊沉垂者。

犀角散

【来源】《云岐子保命集》卷下。

【组成】犀角屑　赤芍药　地骨皮　红花　甘草各半两　柴胡一两　黄耆一两半　麦门冬　人参　枳壳　赤茯苓　生地黄各七分半

【用法】上锉。每服四钱，加生姜三片，水煎服。

【主治】妇人客热，四肢烦闷，疼痛。

辰砂滑石丸

【来源】《脉因证治》卷上。

【组成】辰砂　龙脑　薄荷　六一散

【主治】表里热。

羌活黄芩苍术甘草汤

【来源】《玉机微义》卷五十引易老方。

【组成】羌活　黄芩　苍术　甘草各等分

【用法】上锉。水煎服。

【主治】壮热体重而渴，或泻。

薄荷汤

【来源】《医方类聚》卷一九七引《御医撮要》。

【组成】龙脑薄荷四两（阴干）　荆芥穗二两　甘草一两

【用法】上为细散。每服一钱，沸汤调下。

【功用】顺风气，清头目。

黄连地黄丸

【来源】《幼科类萃》卷六。

【组成】黄连　川芎　赤茯苓　地黄

【用法】上锉散。入灯心一捻，水煎，食远服。

【主治】夜热，因伤寒后余热失解者。

黄连清气散

【来源】《摄生众妙方》卷四。

【组成】羌活　独活　柴胡　前胡　防风　黄芩　黄连各一钱五分　川芎　茯苓　桔梗　枳壳各一钱半　荆芥八分　甘草四分

【用法】水一钟半，煎服。

【主治】风热上攻，头目不清。

苍芩丸

【来源】《医学入门》卷七。

【组成】苍术五钱　片芩三钱　甘草一钱半

【用法】上为末，汤浸炊饼为丸服。

【主治】湿热发热。

苍连丸

【来源】《医学入门》卷七。

【组成】苍术二两　香附二两半　片芩（炒）　黄连（炒）各五钱

【用法】上为末，瓜蒌瓤为丸服。

【主治】湿痰发热。

黄耆饮

【来源】《证治准绳·女科》卷二。

【组成】黄耆　生地黄各二钱　人参　茯神（炒）　犀角屑　瓜蒌仁　黄芩各一钱　甘草半钱

【用法】上作一服。水二钟，加淡竹叶五片，煎至一钟，不拘时候服。

【主治】妇人客热，心胸壅闷，肢节烦疼，不思饮食。

加味二陈汤

【来源】《济阳纲目》卷五十一。

【组成】陈皮　半夏　当归　干葛　元参各一钱　黄芩　茯苓各八分　黄连七分　甘草五分

【用法】上锉，作一服。加生姜三片，水煎服。

【主治】内热恶寒。

升犀汤

【来源】《丹台玉案》卷三。

【组成】升麻五分　干葛　白芷　甘草　芍药　黄连　黄芩各一钱五分　玄参　荆芥　薄荷　犀角各八分

【用法】加灯心三十茎，水煎服。

【主治】面独热。

柴胡归芍汤

【来源】《症因脉治》卷二。

【组成】柴胡　黄芩　山栀　甘草　当归　白芍药　生地　丹皮

【主治】血分感热。

家秘木通羌活汤

【来源】《症因脉治》卷三。

【组成】木通　桔梗　羌活　荆芥

【主治】太阳里热不得卧，身热汗出，口渴引饮，小便不利。

解肌汤

【来源】《诚书》卷十二。

【组成】防风　山楂　紫苏　天花粉　薄荷　陈皮　枳壳各五分　茯苓三分　甘草二分

【用法】水煎服。

【主治】发热有惊。

助正汤

【来源】《石室秘录》卷二。

【组成】人参三钱　甘草一钱　白术五钱　当归三钱　陈皮一钱　柴胡二钱

【用法】水煎服。

【功用】补阳气。

【主治】邪在阳分，日间发热。

【加减】有痰，加半夏一钱；有食，加山楂一钱。

调经逍遥散

【来源】《郑氏家传女科万金方》卷一。
【组成】当归　白芍　白茯苓　白术　柴胡　薄荷　香附　竹叶　煨姜
【用法】不拘时候服。
【主治】妇人血去太过，血虚生热，自汗体热，脉微。

三黄金花丸

【来源】《李氏医鉴》卷四。
【组成】黄连（酒炒）　黄芩（酒炒）　大黄（酒拌，九蒸）　石膏　淡豉　麻黄
【主治】内外诸热。

山栀汤

【来源】《蒿崖尊生》卷十二。
【组成】炒山栀二钱半　瞿麦五分　炙草三分　葱白三根　姜三片
【用法】水煎，热服。
【主治】腰以下热，腰以上寒。

生地黄粥

【来源】《药粥疗法》引《二如亭群芳谱》。
【组成】生地黄汁约50毫升（或用干地黄60克）　粳米60克　生姜2片
【用法】先用粳米加水煮粥，煮沸后加入地黄汁和生姜，煮成稀粥食用。
【功用】清热生津，凉血止血。
【主治】热病后期，阴液耗伤，低热不退，劳热骨蒸，或高热心烦，口干作渴，口鼻出血。

益气清肺缓肝丸

【来源】《慈禧光绪医方选议》。
【组成】西洋参三钱　朱茯神六钱　生于术三钱　生甘草一钱五分　次生地六钱　生杭芍三钱　牡丹皮四钱　建泽泻三钱　真熊胆三钱　乌犀角三钱　带心麦冬六钱　白蔻仁二钱　浙贝母四钱　苦桔梗三钱　金石斛三钱　川郁金六钱
【用法】上为细末，炼蜜为丸，如绿豆大，朱砂为衣。每服二钱，早、晚白开水送下。
【功用】益气，清肺，缓肝。
【方论】益气取四君子汤，用西洋参，益气养阴而不燥；血热套《小品方》芍药地黄汤和《千金要方》犀角地黄汤，清热凉血散瘀尤好；缓肝以真熊胆、乌犀角为主药。

清热养阴代茶饮

【来源】《慈禧光绪医方选议》。
【组成】甘菊三钱　霜桑叶三钱　羚羊五分　带心麦冬三钱　云苓四钱　广皮一钱五分　枳壳一钱五分（炒）　鲜芦根二枝（切碎）
【用法】水煎，温服。
【功用】清热养阴。

小儿消炎栓

【来源】《中国药典》。
【组成】金银花250g　连翘500g　黄芩250g
【用法】制成栓剂，每粒重1.5g，密闭，置阴凉干燥处。直肠给药，小儿1次1粒，每日2～3次。
【功用】清热解毒，抗菌消炎。
【主治】上呼吸道感染，急性扁桃体炎，喉炎等症。

双黄连口服液

【来源】《中国药典》。
【组成】金银花　黄芩　连翘等
【用法】制成口服液。口服，1次20ml，每日3次，小儿酌减或遵医嘱。
　　本方制成注射液，名“双黄连注射液”。
【功用】辛凉解表，清热解毒。
【主治】外感风热引起的发热、咳嗽、咽痛。小儿酌减或遵医嘱。

抗感颗粒

【来源】《中国药典》。
【组成】金银花210g　赤芍210g　绵马贯众70g

【用法】上药制成颗粒剂，每袋装10g。开水冲服，1次10g，每日3次，小儿酌减或遵医嘱。

【功用】清热解毒。

【主治】外感风热引起的发热，酸痛，鼻塞，喷嚏，咽痛，全身乏力、酸痛等。

【宜忌】孕妇慎服。

柴胡口服液

【来源】《中国药典》。

【组成】柴胡

【用法】制成口服液，每支10ml（相当于原药材10g）。口服，1次10～20ml，每日3次，小儿酌减。

本方制成注射液，名“柴胡注射液”。

【功用】退热解表。

【主治】外感发热。

清宣导滞汤

【来源】《首批国家级名老中医效验秘方精选》。

【组成】石膏30～60克　青蒿15～30克　白薇30克　桑叶10克　赤芍3～6克　柴胡6～10克　荆芥9克　黄连3～6克　山楂10～15克　神曲10～15克　槟榔6～9克　花粉9～15克　大青叶15～30克

【用法】将上药用凉水浸泡5～10分钟后煎煮，水量以超过浸泡药面为度，文火将药煮沸后10分钟取汁，视病儿大小给药。患儿饮药后，放至床，盖被，待儿微汗出，用热毛巾或干毛巾擦汗，日服3～4次。

【功用】清热解毒，透邪导滞。

【主治】小儿高热。

【加减】若高热引动肝风，选加羚羊角、犀角，钩藤；热入营血，选加丹皮、玄参、生地、麦冬；鼻衄，选加荷叶、白茅根、焦栀子；因湿热所致，选加黄芩、滑石；对小儿不足周岁者去石膏，视其病情缓急使用紫雪丹每晚八九点分二次服。

【验案】郭某，男，1岁，1990年2月7日就诊。患儿5天前因外感导致发烧，最高体温达40℃。曾到他院治疗，口服螺旋霉素，肌注青霉素80万单位，但疗效不佳，于我科就诊，体温39℃，神倦纳呆，唇赤面红，舌红苔少，指纹紫滞。处方：荆芥9克，柴胡10克，黄连9克，石膏30克，青蒿30克，赤芍9克，栀子9克，芦根30克，山楂12克，神曲12克，花粉15克，连翘9克，黄芩10克，板蓝根30克，上方服一剂后，烧即退，精神恢复，随善后调理，即告病愈。

卫生宝丸

【来源】《部颁标准》。

【组成】黄芩600g　玄参600g　天花粉450g　麦冬450g　竹茹600g　僵蚕（麸炒）450g　荆芥穗600g　薄荷450g　桔梗450g　柴胡450g　紫苏叶450g　苦杏仁（去皮炒）450g　六神曲（麸炒）900g　甘草450g　朱砂粉375g　羚羊角粉15g　水牛角浓缩粉30g　冰片75g　雄黄粉75g

【用法】制成大蜜丸，每丸重3g，密封。口服，1次2丸，小儿1次1丸或半丸，每日2次。

【功用】疏风解表，润肺化痰。

【主治】外感风寒，内有蕴热而致的怕冷发烧，四肢酸懒，头疼目眩，咳嗽痰多，口渴咽干。

小儿止嗽糖浆

【来源】《部颁标准》。

【组成】玄参200g　麦冬200g　胆南星200g　杏仁水180ml　槟榔（炙）150g　桔梗150g　竹茹150g　桑白皮150g　天花粉150g　川贝母150g　瓜蒌子150g　甘草150g　紫苏子（炒）100g　知母100g　此苏叶油0.32ml

【用法】制成糖浆，每瓶装10ml，密封，置阴凉干燥处。口服，1次10ml，每日2次，周岁以内酌减。

【功用】润肺清热，止嗽化痰。

【主治】内热发烧，咳嗽黄痰，口干舌燥，腹满便秘，久嗽痰盛。

【现代研究】镇咳、祛痰、消炎。

小儿清感灵片

【来源】《部颁标准》。

【组成】羌活64g　荆芥穗43g　防风64g　苍术（炒）64g　白芷16g　葛根43g　川芎64g　地黄

43g　苦杏仁（炒）3.2g　黄芩 43g　甘草 43g　牛黄 7g

【用法】制成片剂，每片重 0.23g，口服，周岁以内 1 次 1 ～ 2 片，1 ～ 3 岁 1 次 2 ～ 3 片，3 岁以上 1 次 3 ～ 5 片，每日 2 次。

【功用】发汗解肌，清热透表。

【主治】外感风寒引起的发热怕冷，肌表无汗，头疼口渴，咽同鼻塞，咳嗽痰多，体倦。

小儿清热宁颗粒

【来源】《部颁标准》。

【组成】羚羊角粉 2.5g　牛黄 2.5g　金银花 300g　黄芩 250g　柴胡 250g　板蓝根 350g　水牛角浓缩粉 25g　冰片 0.5g

【用法】制成冲剂，每袋重 8g。密封。开水冲服，1 岁至 2 岁 1 次 4g，每日 2 次，3 岁至 5 岁 1 次 4g，每日 3 次,6 岁至 14 岁 1 次 8g，每日 2 ～ 3 次。

【功用】清热解毒。

【主治】外感温邪，脏腑实热引起的内热高烧，咽喉肿痛，咳嗽痰盛，大便干燥。

小儿感冒散

【来源】《部颁标准》。

【组成】羌活 64g　荆芥穗 43g　防风 64g　苍术（炒）64g　白芷 16g　葛根 43g　川芎 64g　苦杏仁（去皮炒）32g　地黄 43g　黄芩 43g　甘草 43g　牛黄 7g

【用法】制成散剂，每瓶装 0.5g，密封。用温开水送服，周岁以内小儿 1 次 0.25 ～ 0.5g，2 至 3 岁 1 次 0.5 ～ 0.75g,3 岁以上 1 次 1 ～ 1.5g，每日 2 次。

【功用】发汗解肌，清热透表。

【主治】脏腑积热，外感风寒引起的发热怕冷，肌表无汗，头痛口渴，咽痛鼻塞，咳嗽痰多，体倦。

太和妙灵丸

【来源】《部颁标准》。

【组成】钩藤 30g　僵蚕（麸炒）60g　全蝎 30g　天麻 30g　羌活 30g　荆芥穗 60g　防风 60g　柴胡 30g　薄荷 60g　蓼大青叶 60g　金银花 120g　法半夏 30g　天竺黄 30g　天南星（制）30g　化橘红 30g　赤芍 90g　栀子（姜炙）60g　黄芩 60g　关木通 60g　麦冬 60g　玄参 60g　甘草 30g　羚羊角粉 15g　琥珀粉 76g　朱砂 76g　冰片 11.4g

【用法】制成大蜜丸，每丸重 3g，密封。用薄荷汤或温开水送服，1 次 1 丸，每日 2 次，周岁以内小儿酌减。

【功用】散寒解表，清热镇惊，化痰止咳。

【主治】小儿肺胃痰热，外感风寒引起的发烧恶寒，头痛鼻塞，咳嗽气促，烦躁不安，内热惊风，四肢抽搐。

甘露解热口服液

【来源】《部颁标准》。

【组成】金银花 150g　蝉蜕 75g　石膏 300g　滑石 250g　黄芩 150g　大黄 38g　赤芍 150g　板蓝根 250g　广藿香 250g　羚羊角片 15g

【用法】制成口服液，每支 10ml，密封，置阴凉处。口服，1 至 3 岁 1 次 10ml，4 至 6 岁 1 次 20ml，周岁之内酌减，4 小时 1 次，热退停服。

【功用】清热解毒，解肌退热。

【主治】内蕴伏热，外感时邪引起的高热不退，烦躁不安，咽喉肿痛，大便秘结等症。

【宜忌】忌食生冷油腻食物。

加味银翘片

【来源】《部颁标准》。

【组成】金银花 80g　连翘 160g　忍冬藤 80g　桔梗 100g　甘草 80g　地黄 100g　淡豆豉 80g　牛蒡子 100g　淡竹叶 65g　荆芥 65g　栀子 65g　薄荷 100g

【用法】制成片剂，每片重 0.6g，密闭，防潮。口服，1 次 4 片，每日 2 ～ 3 次。

【功用】辛凉解表，清热解毒。

【主治】外感风热，发热头痛，咳嗽，口干，咽喉疼痛。

金银花糖浆

【来源】《部颁标准》。

【组成】金银花 75g　忍冬藤 175g

【用法】制成糖浆，密封，置阴凉处。口服，1次15～30ml，每日2～4次。
【功用】清热解毒。
【主治】发热口渴，咽喉肿痛，热疖疮疡，小儿胎毒。

复方小儿退热栓

【来源】《部颁标准》。
【组成】对乙酰氨基酸150g　人工牛黄5g　南板蓝根浸膏粉50g
【用法】制成栓剂，每粒含对乙酰氨基酚150mg，人工牛黄5mg，密闭，置阴凉处。直肠给药，1至3岁小儿1次1粒，每日1次，3至6岁1次1粒，每日2次。
【功用】解热镇痛，利咽解毒，祛痰定惊。
【主治】小儿发热，上呼吸道感染，支气管炎，惊悸不安，咽喉肿痛及肺热痰多咳嗽等症。

柴酮片

【来源】《部颁标准》。
【组成】烟台柴胡茎叶
【用法】制成糖衣片，每片含总黄酮4mg或12mg，密封，置干燥处。口服，1～2岁1次2～3片（每片含约4mg），3～5岁1次3～4片（每片含约4mg），6～9岁1次4～5片（每片含约4mg），成人1次3～4片（每片含总黄酮12mg），每日3次或遵医嘱。
【功用】解热镇痛。
【主治】外感风热，颈痛发热，咳嗽咽痛等症及上呼吸道感染见上述证候者。

清热银花糖浆

【来源】《部颁标准》。
【组成】金银花100g　菊花100g　白茅根100g　通草20g　大枣50g　甘草20g　绿茶叶8g
【用法】制成糖浆，密封，置阴凉处。口服，1次20ml，每日3次。
【功用】清热解毒，通利小便。
【主治】温邪头痛，目赤口渴，湿热郁滞，小便不利等。

绿　雪

【来源】《部颁标准》。
【组成】寒水石230.4g　滑石230.4g　磁石230.4g　石膏230.4g　玄参76.8g　升麻76.8g　甘草38.4g　青木香24g　丁香4.8g　石菖蒲24g　玄明粉768g　硝石153.6g　水牛角浓缩粉3.45g　青黛15g　朱砂24g
【用法】制成粉末，每瓶重3g，密封。口服，1次1.5～3g，小儿酌减或遵医嘱。

本方制成胶囊，名“绿雪胶囊”。

【功用】清热解毒，镇惊安神。
【主治】外感时邪引起的高烧神昏，头痛脑胀，咽痛口渴，面赤腮肿，大便燥结，小儿急热惊风。
【宜忌】孕妇忌服。

解热消炎胶囊

【来源】《部颁标准》。
【组成】胆酸32.5g　猪去氧胆酸37.5g　珍珠母粉500g　水牛角浓缩粉250g　黄芩甙50g　栀子提取物30g　金银花提取物90g　板蓝根提取物220g　冰片10g　薄荷脑7.5g　郁金挥发油5ml　郁金提取物50g　广藿香挥发油15ml　广藿香提取物80g　石菖蒲挥发油15ml　石菖蒲提取物80g
【用法】制成胶囊，每粒装0.3g，密封，置阴凉干燥处。口服，1次3粒，儿童1次1～2粒，每日3次。
【功用】清热解毒，镇惊安神。
【主治】外感风热引起的发烧，咽喉肿痛，扁桃腺炎，咽炎等症。
【宜忌】孕妇忌服。

新雪片

【来源】《部颁标准》。
【组成】磁石86g　石膏43g　滑石43g　寒水石43g　硝石86g　芒硝86g　栀子22g　竹叶卷心220g　广升麻43g　穿心莲220g　珍珠层粉9g　沉

香 13g　冰片 2.3g　人工牛黄 9g

【用法】制成片剂，每瓶装 0.27g 或 0.54g，密封。口服，小片 1 次 4 片，大片 1 次 2 片，每日 3 次。

本方又名“新雪丹”；制成颗粒剂，名“新雪颗粒”。

【功用】消炎解热。

【主治】各种热性病之发热，如扁桃体炎、上呼吸道炎、咽炎、气管炎、感冒引起的高热，以及温热病之烦热不解。

三十五、骨　蒸

骨蒸，是指自觉有热自骨内向外透散的病情。《诸病源候论》：“蒸病有五。一曰骨蒸，其根在肾，旦起体凉，日晚即热，烦躁，寝不能安，食无味，小便赤黄，忽忽烦乱，细喘无力，腰疼，两足逆冷，手心常热，蒸盛过伤，内则变为疳，食人五藏。”《外台秘要》：“骨髓中热，称为骨蒸。”热起多于午后或夜间，体温不高或低热，常兼有颧红，盗汗，舌红少津，脉细数等。病发多为阴血亏虚，水不制火。治宜滋阴降火。

五蒸汤

【来源】《外台秘要》卷十三引《范汪方》。

【别名】五蒸饮（《红炉点雪》卷二）、五蒸散（《医钞类编》卷十三）。

【组成】甘草一两（炙）　茯苓三两　人参二两　竹叶二把　葛根　干地黄各三两　知母　黄芩各二两　石膏五两（碎）　粳米一合

【用法】上切。以水九升，煮取二升半，分为三服。亦可以水三升，煮小麦一升，乃煮药。

【功用】解五蒸。

【主治】

1.《外台秘要》引《范汪方》：虚劳骨蒸。

2.《玉机微义》：骨蒸发热，自汗。

【宜忌】忌海藻、菘菜、芜荑、火醋。

龙胆丸

【来源】《普济方》卷二三六引《备急千金要方》。

【组成】龙胆　黄连（去须）各一两　栀子（去皮）十枚　苦参　大黄（锉，炙）　黄芩（去黑心）　芍药　青葙子　栝楼根　芒消（别研）各半两（一方无苦参）

【用法】上为末，拌匀，炼蜜为丸，如梧桐子大。每次二十丸，空心、食前米饮送下，一日二次。微利为度。

本方改为散剂，名龙胆散（见《圣济总录》）。

【主治】骨蒸羸瘦，烦闷短气，喘息鼻张，日晚即发。

小龙胆丸

【来源】《医心方》卷十三引《玄感传尸方》。

【别名】龙胆丸（《圣济总录》卷九十三）。

【组成】龙胆五分　黄连（去毛）　芍药　甘草　黄柏　大黄　黄芩　人参　栀子仁各四分

【用法】上药治下筛，炼蜜为丸，如梧桐子大。每服三丸，饮送下，一日二三次。稍加，以知为度。

【主治】骨蒸身热，手足烦，心中懊憹，羸瘦，不能食。

牡蛎粉

【来源】方出《医心方》卷十三引《玄感传尸方》；名见《圣济总录》卷九十三。

【组成】麻黄根三分　牡蛎粉三分　蒺藜子二两　熟朱砂半两（末）　白术粉六分　胡燕脂一两

方中麻黄根、白术粉、胡燕脂，《圣济总录》作麻黄（不去节）、白米粉、胡燕屎。

【用法】上为细末，绢袋盛之，夜卧汗出傅之。

【主治】传尸骨蒸，盗汗。

竹叶饮

【来源】《外台秘要》卷十三引《崔氏方》。

【组成】竹叶一握　麦门冬一升（去心）　大枣二十个（擘）　甘草三两（炙）　半夏一升（汤洗令滑尽）　粳米五合　生姜三两

【用法】上切。以水五升，煮取二升半，分三次温服。

【主治】骨蒸，唇干口燥，欲得饮水止渴。

【宜忌】忌羊肉、饧、海藻、菘菜。

桃仁丸

【来源】方出《外台秘要》卷十三引《救急》，名见《医方考》卷三。

【组成】毛桃仁一百二十枚（去皮及双仁，留尖）

【用法】上一味，捣令可丸。平旦以井花水顿服使尽。服讫，量性饮酒使醉，仍须吃水，能多最精，隔日又服一剂。

【主治】骨蒸。

【宜忌】百日不得食肉。

【方论】

1.《医方考》：骨蒸日久，则络有留血，不去其瘀，则诸药不效。

2.《外台秘要》此方，以桃仁独味为丸，所以消留瘀也，亦是超人之见。

生地黄饮

【来源】方出《医心方》卷十三引《广济方》，名见《圣济总录》卷九十三。

【组成】生地黄三两（切）　葱白二两（切）　香豉二两　童子小便二升　甘草二两（炙）

【用法】将生地黄等于小便中浸一宿，平旦煎二沸，绞去滓，澄定。取一升二合，分温二服。

【主治】骨蒸及脚气，每至日晚即恶寒壮热，颜色微赤，不能下食，日渐羸瘦。

【宜忌】忌食热面、猪肉、油腻、粘食。

鳖甲丸

【来源】《外台秘要》卷十三引《广济方》。

【组成】鳖甲（炙）　芍药　蝮蛇脯（炙）　大黄各八分　人参　诃黎勒皮（熬）　枳实（炙）　防风各六分

【用法】上为末，炼蜜为丸，如梧桐子大。每服二十丸，渐加至三十丸，以酒饮送下，每日二次。

【主治】痃气，心忪，骨蒸热，暗风。

【宜忌】忌苋菜、生菜、热面、荞麦、蒜、粘食。

黄瓜丸

【来源】《太平圣惠方》卷三十。

【组成】熟黄瓜一枚　黄连（末）二两

【用法】以熟黄瓜头上取破，去瓤，纳黄连末，却以纸封口，用大麦面裹，文火烧，令面黄熟为度，去面为丸，如梧桐子大。每服二十丸，食后以温水送下。

【主治】骨蒸劳热，皮肤干燥，心神烦热，口干，小便赤黄。

天门冬丸

【来源】《太平圣惠方》卷三十一。

【别名】天冬丸（《仙拈集》卷二）。

【组成】天门冬二两半（去心，焙）　贝母一两（煨微黄）　白茯苓一两　杏仁一两（汤浸，去皮尖双仁，麸炒微黄）　甘草三分（炙微赤，锉）

【用法】上为末，炼蜜为丸，如弹子大。绵裹一丸，含化咽津。

【功用】

1.《太平圣惠方》：润心养肺。

2.《仙拈集》：润肺止嗽。

【主治】

1.《太平圣惠方》：骨蒸劳，咳嗽。

2.《仙拈集》：吐血，咯血。

天门冬散

【来源】《太平圣惠方》卷三十一。

【组成】天门冬一两半（去心，焙）　前胡三分（去芦头）　赤茯苓一两　甘草三分（炙微赤，锉）　川升麻三分　百合半两　黄芩三分　白前半两　柴胡一两（去苗）　杏仁二分（汤浸，去皮尖

双仁，麸炒微黄） 桑根白皮一两（锉） 桔梗一两（去芦头）

【用法】上为粗散。每服四钱，以水一中盏，加生姜半分，煎至六分，去滓，食后温服。

【主治】骨蒸，心肺烦热，喘息气促，唾不去唇，渐加羸瘦。

天灵盖丸

【来源】《太平圣惠方》卷三十一。

【组成】天灵盖一两半（以童子小便一升，煮令小便尽，炙干） 地骨皮一两半 麦门冬二两半（去心，焙） 腻（铁）粉三分（二两） 赤茯苓一两半 黄连二两（去须）

【用法】上为末，炼蜜为丸，如梧桐子大。每服二十丸，食前煎麦门冬汤送下。

【主治】骨蒸劳。

天灵盖丸

【来源】《太平圣惠方》卷三十一。

【组成】天灵盖三两（涂酥，炙令微赤） 麝香半两（细研）

【用法】上为末，同研令匀，炼蜜为丸，如梧桐子大。每服二十丸，食前以粥饮送下。

【主治】骨蒸劳，颜色憔悴，不思饮食，四肢急驰，翕翕发热；传尸劳瘦。

天灵盖散

【来源】《太平圣惠方》卷三十一。

【组成】天灵盖一两（涂酥，炙微黄） 柴胡一两（去苗） 桑根白皮一两（锉） 鳖甲一两（涂醋，炙令黄，去裙襕） 知母一两 麦门冬一两（去心） 青蒿一握（锉） 甘草三分（炙微赤，锉）

【用法】上为散。每服五钱，以童便一大盏，加桃，柳嫩枝各一握长七茎，豉五十粒，生姜半分，葱白三茎，煎至七分，去滓，食前分温二服。

【主治】骨蒸劳。心膈烦满，身体壮热，唇口干，小便赤，头痛，羸瘦。

【宜忌】忌苋菜。

天灵盖饮子

【来源】《太平圣惠方》卷三十一。

【组成】天灵盖半两（涂酥，炙微黄，捣为末） 鳖甲半两（涂醋，炙微黄，去裙襕，捣为末） 桃仁一十枚（汤浸，去皮尖双仁，麸炒微黄） 柴胡半两（去苗） 知母半两 青蒿半两 甘草一分（生用） 豉心半合 葱白二茎（并须）

【用法】上锉细，拌令匀，都用童便三大盏从午时浸至来日五更，煎取一盏，去滓，食前分二次温服；服讫衣盖，卧至日出。良久审看手十指，节间有毛，如藕丝状，烧之极臭，毛色白者必愈；黑者难治。

【主治】骨蒸劳，四肢疼痛，筋脉拘急，寒热进退，发作如疟，日渐萎黄，不能饮食。

【宜忌】忌苋菜。

木乳散

【来源】《太平圣惠方》卷三十一。

【组成】木乳一两（涂酥炙令黄） 麻黄三分（去根节） 栀子仁三分 甘草半两（炙微赤，锉） 贝母三分（煨，炙微黄） 百合三分 杏仁三分（汤浸，去皮尖双仁，麸炒微黄） 桑根白皮二两（锉） 款冬花三分 紫菀三分（洗去苗土）

【用法】上为粗散。每服三钱，以水一中盏，加生姜半分，煎至六分，去滓温服，不拘时候。

【主治】骨蒸劳热，咳嗽，涕唾稠粘。

木香丸

【来源】《太平圣惠方》卷三十一。

【组成】木香半两 鳖甲一两（涂醋，炙令黄，去裙襕） 京三棱一两（炮，锉） 赤芍药三分 川大黄一两（锉碎，微炒） 陈橘皮半两（汤浸，去白瓤，焙） 苍术半两（微炒） 桔梗三分（去芦头） 槟榔一两 郁李仁一两（汤浸，去皮尖，微炒） 柴胡一两（去苗）

【用法】上为末，炼蜜为丸，如梧桐子大。每服三十丸，食前煎橘皮汤送下。

【主治】骨蒸，腹中痃癖，按之隐手，四肢痃痛，不能下食，羸瘦无力。

升麻丸

【来源】《太平圣惠方》卷三十一。

【组成】川升麻三分　黄连三分（去须）　赤芍药三分　龙胆三分（去芦头）　知母三分　柴胡一两半（去苗）　犀角屑三分　葳蕤三分　子芩三分　前胡一两（去芦头）　鳖甲一两（涂醋炙微黄，去裙襕）　川芒消一两

【用法】上为末，炼蜜为丸，如梧桐子大。每服三十丸，食后以温浆水送下。

【主治】骨蒸烦热，四肢疲疼，日晚颊赤，口舌干燥。

升麻散

【来源】《太平圣惠方》卷三十一。

【组成】川升麻一两　黄连一两（去须）　枳壳一两（麸炒微黄，去瓤）　栀子仁三分　生干地黄一两半　赤芍药一两　地骨皮三分　麦门冬一两半（去心焙）　甘草半两（炙微赤，锉）

【用法】上为粗散。每服三钱，以水一中盏，加生姜半分，煎至六分，去滓，每于食后温服。

【主治】骨蒸，五心烦热，眼目昏涩，肢节酸疼，不能饮食。

乌梅丸

【来源】《太平圣惠方》卷三十一。

【组成】乌梅肉一两（微炒）　柴胡一两（去苗）　知母三分　鳖甲一两（涂醋，炙令黄，去裙襕）　桃仁三分（汤浸，去皮尖双仁，麸炒微黄）　虎头骨三分（涂酥，炙令黄）　人参半两（去芦头）　恒山半两　秦艽三分（去苗）　川升麻半两　白术半两　子芩半两　黄耆三分（锉）　豉心一合　木香半两　甘草半两（生用）　远志半两（去心）　槟榔一两

【用法】上为末，炼蜜为丸，如梧桐子大。每服三十丸，食前以清粥饮送下。

【主治】骨蒸劳热，肢节疼痛，心膈壅闷，少思饮食。

【宜忌】忌苋菜。

生地黄煎丸

【来源】《太平圣惠方》卷三十一。

【组成】生地黄汁一升　青蒿一升　生姜汁一合　童便三升　牛膝一两（去苗）　生干地黄四两　桃仁三两（去皮尖，研如膏，同前药六味于石锅子内，慢火熬令烂，研绞取汁，去滓，入蜜半合，更熬如膏）　秦艽一两（去苗）　柴胡一两（去苗）　川大黄一两（锉碎，微炒）　鳖甲二两（涂醋，炙令微黄，去裙襕）　赤茯苓三分　胡黄连三分　犀角屑三分　知母三分　枳壳三分（麸炒微黄，去瓤）　龙胆三分（去芦头）　木香三分　黄芩三分　地骨皮三分　桔梗三分（去芦头）　桑根白皮三分（锉）　赤芍药三分　当归三分　麝香半两（细研）

【用法】上为末，入麝香研令匀，用前膏和捣为丸，如梧桐子大。每于食前以温酒送下三十丸。清粥饮下亦得。

【主治】骨蒸劳，烦热口干，颊赤，咳嗽，寒热盗汗，四肢干瘦。

地黄煎

【来源】《太平圣惠方》卷三十一。

【组成】生地黄汁一中盏　杏仁一两（汤浸，去皮尖双仁，麸炒微黄，研）　黄牛髓六两　阿胶三两（捣研，炒令黄燥，为末）　生姜汁一合　薯蓣二两（末）　酥四两　蜜四两

【用法】上用石锅子纳一处，以慢火熬成膏，收于瓷器中。每服一茶匙，以温粥饮调下，不拘时候。

【主治】骨蒸肺痿，咳嗽，咽喉胸膈干痛。

防葵丸

【来源】《太平圣惠方》卷三十一。

【组成】防葵一两　鳖甲二两（涂醋炙令黄，去裙襕）　甘草半两（炙微赤，锉）　川大黄一两半（锉碎，微炒）　京三棱一两（炮，锉）　桃仁一两（汤浸，去皮尖双仁，麸炒微黄）

【用法】上为末，炼蜜为丸，如梧桐子大。每服

二十丸，食前煎橘皮汤送下。
【主治】骨蒸痃癖。按之隐手，不能下食，羸瘦，日渐无力。

麦门冬散

【来源】《太平圣惠方》卷三十一。
【组成】麦门冬一两半（去心，焙） 枳壳三分（麸炒微黄，去瓤） 川升麻三分 赤芍药三分 黄芩三分 知母三分 赤茯苓三分 柴胡一两（去苗） 甘草一两（炙微赤，锉） 栀子仁三分 桑根白皮一两（锉） 地骨皮三分
【用法】上为粗散。每服四钱，以水一中盏，加生姜半分，煎至六分，去滓，食后温服。
【主治】骨蒸虚烦，翕翕发热，骨节酸疼。

麦门冬散

【来源】《太平圣惠方》卷三十一。
【组成】麦门冬一两半（去心，焙） 黄耆三分（锉） 黄芩一两 栝楼根三分 甘草一两（炙微赤，锉） 地骨皮二两
【用法】上为粗散。每服四钱，以水一中盏，加生姜半分，粳米五十粒，竹叶二七片，煎至六分，去滓温服，不拘时候。
【主治】骨蒸，口舌干燥，欲得饮水。

麦门冬煎

【来源】《太平圣惠方》卷三十一。
【组成】生麦门冬汁 青蒿汁 生地黄汁各三升 童便三升 桃仁二两（大者，汤浸，去皮尖双仁，研） 麝香一钱（细研） 朱砂一两（细研）
【用法】上件药，以三味汁与小便，用慢火同煎，稍稠，即下研了药，更熬令稀稠得所，如膏。每服一茶匙，以清粥饮调下，不拘时候。
【主治】骨蒸劳，身体常热，羸瘦，皮毛干枯。
【宜忌】忌羊血。

芦根散

【来源】《太平圣惠方》卷三十一。
【组成】芦根二两（锉） 赤茯苓一两 知母一两 麦门冬一两半（去心，焙） 黄芩三分 地骨皮一两 甘草三分（炙微赤，锉） 人参一两（去芦头） 栝楼根一两
【用法】上为粗散。每服四钱，以水一中盏，加生姜半分，煎至六分，去滓，食后温服。
【主治】骨蒸，手足烦热，多渴，不能饮食。

赤茯苓散

【来源】《太平圣惠方》卷三十一。
【组成】赤茯苓二两 甘草二两（炙微赤，锉） 紫菀一两（去苗土） 白前三分 前胡一两（去芦头） 旋覆花半两
【用法】上为粗散。每服四钱，以水一中盏，加生姜半分，煎至六分，去滓温服，不拘时候。
【主治】骨蒸肺痿，心胸满闷，咳嗽涎唾，不欲饮食。

赤茯苓散

【来源】《太平圣惠方》卷三十一。
【组成】赤茯苓一两 柴胡一两半（去苗） 地骨皮三分 鳖甲一两半（涂醋炙微黄，去裙襕） 桑根白皮一两（锉） 枳壳一两（麸炒微黄，去瓤） 川大黄一两（锉碎，微炒） 芎藭半两 川朴消一两
【用法】上为粗散。每服四钱，以水一中盏，加生姜半分，煎至六分，去滓温服，不拘时候。
【主治】骨蒸烦热，四肢疼痛，背膊壅闷。

皂荚丸

【来源】《太平圣惠方》卷三十一。
【组成】皂荚并树白皮棘刺各五七片。
【用法】上药各烧为灰，水淋取汁，将汁更于灰上再淋，如此三五遍，即煎成霜，取二两，入麝香三分，同细研，用软饭为丸，如小豆大。每服七丸，空心以温酒送下。泻下劳虫即愈。如未利，即加丸服之，以利为度。
【主治】骨蒸，传尸鬼气。

皂荚煎

【来源】《太平圣惠方》卷三十一。

【组成】皂荚一挺（不蚛者，以酥炙，去皮子，绵裹） 黑饧三两 地黄汁五合 生姜汁一合 煮枣二七个（去皮核，研成膏） 蜜五合 酥三合

【用法】上于银器中，以慢火熬成膏，去皂荚，瓷器中收贮。每服一茶匙，以粥饮调下，不拘时候。

【主治】骨蒸劳咳，嗽脓血不止。

诃黎勒丸

【来源】《太平圣惠方》卷三十一。

【组成】诃黎勒三分（煨，用皮） 赤芍药三分 桔梗三分（去芦头） 川大黄一两（锉碎，微炒） 人参三分（去芦头） 鳖甲一两（涂醋炙令黄，去裙襕） 枳壳一两（麸炒微黄，去瓤） 防葵三分（去芦头） 芎藭三分

【用法】上为末，炼蜜为丸，如梧桐子大。每服二十丸，食前以粥饮送下。

【主治】骨蒸，痃癖，气攻腹胁，四肢疼痛，少力羸瘦。

阿魏散

【来源】《太平圣惠方》卷三十一。

【组成】阿魏一分（麸裹煨，面熟为度） 川大黄半两（锉碎，微炒） 槟榔一两 木香一分 桃仁三分（汤浸去皮尖双仁，麸炒微黄）

【用法】上为细散，研麝香一钱，和桃仁更研令匀。每服二钱，食前暖青蒿汁半合、生姜汁半合、童便三合调下。以溏利为度。

【主治】骨蒸热，四肢烦疼，大便秘涩，无问远近。

前胡散

【来源】《太平圣惠方》卷三十一。

【组成】前胡三分（去芦头） 桑根白皮三分（锉） 地骨皮三分 桔梗半两（去芦头） 木通三分（锉） 甘草半两（炙微赤，锉） 杏仁三分（汤浸，去皮尖双仁，麸炒微黄） 麦门冬一两半（去心，焙） 赤茯苓一两

【用法】上为粗散。每服三钱，以水一中盏，入生姜半分，煎至六分，去滓温服，不拘时候。

【主治】骨蒸劳，咳嗽，胸背烦热。

桃枝饮子

【来源】《太平圣惠方》卷三十一。

【组成】嫩桃枝一握（长三七寸） 柳枝一握（长三七寸） 豉心五合 甘草三分（生用） 生姜半两 葱白二七寸 薤白三握 青蒿二两

【用法】上锉细。以童便二大盏，煎至一盏五分，去滓，分温三服，不拘时候。

【主治】骨蒸劳瘦，体痛烦热。

柴胡散

【来源】《太平圣惠方》卷三十一。

【组成】柴胡一两（去苗） 赤茯苓三分 甘草半两（炙微赤，锉） 白术三分 枳壳一两（麸炒） 川大黄一两（锉碎，微炒） 川芎半两 桂心半两 京三棱一两（炮，锉）

【用法】上为粗散。每服三钱，以水一中盏，加生姜半分，煎至六分，去滓，食前温服。

【主治】骨蒸痃癖，体瘦食少。

柴胡煎丸

【来源】《太平圣惠方》卷三十一。

【组成】童便七升 甘草一尺二寸 雄鼠粪四十九粒 桃柳枝各一握（长三寸） 豉心半斤 糯米一合 葱 薤白各一握

【用法】上锉细，入小便内，煎至三升，去滓更煎，如稀饧，以柴胡一升为末，入前药煎中为丸，如梧桐子大。每服三十丸，食前以温酒送下；温水下亦得。

【主治】骨蒸劳。颊赤口干，心神烦闷，体瘦，发渴，寒热。

铁粉丸

【来源】《太平圣惠方》卷三十一。

【组成】铁粉一两　獭肝一具（微炙）　安息香三分　鬼督邮一两　白术三分　木香三分　柴胡一两（去苗）　胡黄连三分

【用法】上为末，炼蜜为丸，如梧桐子大。每服二十丸，食前以粥饮送下。

【主治】骨蒸劳，体瘦寒热。

桑白皮散

【来源】《太平圣惠方》卷三十一。

【组成】桑根白皮三分（锉）　赤茯苓三分　麻黄三分（去根节）　杏仁三分（汤浸，去皮尖双仁，麸炒微黄）　紫菀三分（去苗土）　泽漆三分　柴胡一两（去苗）　大腹皮三分（锉）

【用法】上为粗散。每服三钱，以水一中盏，入生姜半分，煎至六分，去滓，温服，不拘时候。

【主治】骨蒸劳热，喘急咳嗽。

紫菀散

【来源】《太平圣惠方》卷三十一。

【组成】紫菀半两（去苗土）　柴胡一两半（去苗）　鳖甲一两半（涂醋，炙微黄，去裙襕）　知母一两　桑根白皮一两（锉）　甘草半两（炙微赤，锉）　款冬花三分　生干地黄二两

【用法】上为粗散。每服三钱，用水一中盏，加生姜半分，煎至六分，去滓温服，不拘时候。

【主治】骨蒸劳热，咳嗽，涕唾稠粘，吃食不得，渐加困乏。

【宜忌】忌苋菜。

蛤蚧丸

【来源】《太平圣惠方》卷三十一。

【组成】蛤蚧一枚（涂酥，炙微黄）　人参半两（去芦头）　白前一两半　杏仁一两（汤浸，去皮尖双仁，麸炒微黄）　猪牙皂半两（去黑皮，涂酥，炙微焦，去子）　汉防己一两半　紫菀一两（洗去苗土）　甘草三分（炙微赤，锉）　羚羊角屑三分　槟榔二两　贝母一两（煨，微黄）　甜葶苈二两（隔纸炒令紫色）　郁李仁二两（汤浸，去皮尖，微炒）

【用法】上为末，炼蜜为丸，如梧桐子大。每服二十丸，以桃仁汤送下，不拘时候。

【主治】骨蒸劳，咳嗽，涎唾稠粘。

黑虎丹

【来源】《太平圣惠方》卷三十一。

【组成】芦荟一两（细研）　雄黄一分（细研）　麝香一分（细研）　白狗粪一分（微炒）　虾蟆一枚（涂酥，炙令黄）　天灵盖一分（涂酥，炙令焦黄）　蛤蚧一对（头足全者，涂醋炙令黄）　乌驴蹄三分（烧）　乳香一两　猪胆二枚（汁于茶碗中，以慢火熬如膏）

【用法】上为末，研入猪胆膏令匀，以粟米饮为丸，如梧桐子大。每服五丸，服药前先吃煮面少许，然后以茅香汤沐浴，以砂糖、麝香各少许，以冷水一小盏调令匀，将药纳水中，放星月下露一宿，平旦顿服。吃药了以衣被盖之，微有汗出为效。

【主治】骨蒸劳。

犀角丸

【来源】《太平圣惠方》卷三十一。

【组成】犀角屑一两　獭肝一两（微炒）　柴胡一两（去芦头）　地骨皮一两　鳖甲一两（涂酥，炙令黄，去裙襕）　枳壳一两（麸炒微黄，去瓤）　人参一两（去芦头）　柏脂一两　黄耆一两（锉）　天灵盖一两（涂酥，炙令黄）　甘草一两（生用）

【用法】上为末，炼蜜为丸，如梧桐子大。每服三十丸，食前以温童子小便送下。

【主治】骨蒸劳疾，羸瘦，晚即面赤，手足疼疼，口干壮热。

【宜忌】忌炙煿、热面、苋菜。

槟榔散

【来源】《太平圣惠方》卷三十一。

【组成】槟榔三分　赤芍药三分　木香三分　赤茯苓一两　桔梗一两（去芦头）　诃黎勒三分（煨，用皮）　桃仁三分（汤浸，去皮尖双仁，麸炒微

黄） 鳖甲二两（涂醋炙令黄，去裙襕） 京三棱一两（煨，锉）

【用法】上为粗散。每服三钱，以水一中盏，加生姜半分，煎至六分，去滓，食前温服。

【主治】骨蒸，腹中痃癖，胁下妨痛，渐至瘦劳。

槟榔散

【来源】《太平圣惠方》卷三十一。

【组成】槟榔一枚（末） 豉心五十粒 葱白七寸 桃仁二七枚（汤浸，去皮尖双仁，麸炒微黄，研） 青蒿汁二合

【用法】用童便一大盏相和，煎至八分，去滓，分温二服，不拘时候。

【主治】骨蒸劳，咳嗽壮热。

獭肝丸

【来源】《太平圣惠方》卷三十一。

【组成】獭肝一两（微炙） 麝香一分（细研） 犀角屑半两 鳖甲一两（涂酥，炙微黄，去裙襕） 天灵盖三分（涂酥，炙令微黄） 阿魏一两（麸裹煨，面熟为度） 牛黄一分（细研） 雄黄三分（细研） 木香半两 龙胆半两（去芦头） 胡黄连三分 知母三分 柴胡一两（去苗） 地骨皮三分 赤芍药半分 麦门冬一两半（去心，焙） 甘草半两（生用） 白术半两 黄芩半两 赤茯苓二分 川升麻半两 朱砂三分（细研） 槟榔三分

【用法】上为末，炼蜜为丸，如梧桐子大。每服三十丸，以清粥饮送下，不拘时候。

【主治】骨蒸劳热，体瘦烦疼。

【宜忌】忌苋菜。

獭肝丸

【来源】《太平圣惠方》卷三十一。

【组成】獭肝一具（炙令黄） 柴胡一两半（去苗） 玄参一两 知母一两 大麻仁二两 子芩一两 地骨皮一两 川升麻一两 木通一两（锉） 柏树香一两半 天灵盖一两（涂酥，炙令焦黄） 川大黄一两（锉碎，微炒）

【用法】上为末，炼蜜为丸，如梧桐子大。每服三十丸，以童便浸豉一合，经一宿，滤去滓送下，一日二次。若有下利，即减丸数服之。

【主治】骨蒸烦热，日月久远，渐加羸瘦。

獭肝丸

【来源】《太平圣惠方》卷三十一。

【别名】真珠丸（《普济方》卷二三七）。

【组成】獭肝三分（炙令黄） 真珠米三分 槟榔三分 旋覆花半两 茯神三分 贝母三分（煨微黄） 柴胡一两（去苗） 龙胆三分（去芦头） 黄连三分（去须） 赤芍药三分 川大黄三分（锉，微炒，碎）

《普济方》无大黄。

【用法】上为末，炼蜜为丸，如梧桐子大。每服三十丸，食后以温水送下。

【主治】骨蒸劳，咳嗽上气，痰喘，寒热，四肢瘦弱。

獭肝丸

【来源】《太平圣惠方》卷三十一。

【组成】獭肝三分（微炙） 鬼臼三分 沙参三分（去芦头） 人参三分（去芦头） 丹参三分 苦参三分 天灵盖一两（涂酥，炙微黄） 麝香半两（研入）

【用法】上为末，炼蜜为丸，如梧桐子大。每服二十丸，以粥饮送下，不拘时候。

【主治】传尸鬼气，骨蒸，日渐瘦弱。

鳖甲丸

【来源】《太平圣惠方》卷三十一。

【组成】鳖甲一两（涂醋，炙微黄，去裙襕） 人参三分（去芦头） 赤芍药一两 诃黎勒三分（煨，用皮） 枳壳二两（麸炒微黄，去瓤） 白术半两 川大黄一两半（锉碎，微炒） 柴胡一两（去苗）

【用法】上为末，炼蜜为丸，如梧桐子大。每服三十丸，食前以粥饮送下。

【主治】骨蒸痃癖，气攻腹胁疼痛，四肢羸瘦少

力，不欲饮食。

鳖甲散

【来源】《太平圣惠方》卷三十一。

【组成】鳖甲一两（涂醋，炙令黄，去裙襕） 杏仁三分（汤浸，去皮尖双仁，麸炒微黄） 柴胡一两（去苗） 麦门冬一两半（去心，焙） 赤茯苓一两 川升麻半两 木通三分 前胡三分（去芦头） 贝母半两（煨，炙微黄） 大腹三分（锉） 甘草半两（炙微赤，锉） 子芩三分

【用法】上为粗散。每服三钱，以水一中盏，加生姜半分，煎至六分，去滓温服，不拘时候。

【主治】骨蒸劳。烦热，胸背疼痛，咳嗽气促，小便赤黄，不思饮食。

百部散

【来源】《太平圣惠方》卷四十六。

【别名】百部汤（《圣济总录》卷六十五）。

【组成】百部一两 赤茯苓二两 百合一两 桑根白皮一两（锉） 木通一两（锉） 甘草半两（炙微赤，锉） 柴胡一两（去苗） 枳壳一两（麸炒微黄，去瓤） 赤芍药三分 郁李仁三分（汤浸去皮，微炒）

【用法】上为散。每服五钱，以水一大盏，加生姜半分，煎至五分，去滓温服，不拘时候。

【主治】肺气暴热咳嗽，气满喘急；又治骨蒸劳，烦热，肩背疼痛，四肢乏力，咳嗽。

天灵盖散

【来源】《太平圣惠方》卷七十。

【组成】天灵盖一两（涂酥，炙令微黄） 鳖甲二两（涂醋，炙令黄，去裙襕） 柴胡一两半（去苗） 安息香一两 当归一两 地骨皮一两半 栀子仁一两 人参一两（去芦头） 赤茯苓一两半 贝母一两（煨令微黄） 桃仁一两（汤浸，去皮尖双仁，麸炒微黄） 麦门冬一两半（去心） 阿魏一钱（面裹煨，以面熟为度） 黄连一两（去须） 生干地黄一两半 槟榔一两

【用法】上为粗散。每服四钱，以童便一大盏，加桃枝、柳枝各七寸，生姜半分，葱白五寸，煎至五分，去滓温服，不拘时候。

【主治】妇人骨蒸气劳，四肢无力，每至晚间即热，两颊红色，饮食不下，心神烦躁。

【方论】《济阴纲目》：传尸者，彼此传染相续而亡，其症亦大相类。然以为传尸有虫，形变不一，故多难治。此方以天灵盖祛伏尸，安息香逐邪祟，阿魏、桃仁、槟榔祛虫，其余诸药，则补气血，清骨热，消痰而已，别无所奇，而其妙则在童便、桃柳枝、葱、姜而已。

赤茯苓散

【来源】《太平圣惠方》卷七十。

【组成】赤茯苓一两 鳖甲二两（涂醋炙令黄，去裙襕） 柴胡一两（去苗） 麦门冬一两（去心） 人参三分（去芦头） 桃仁三分（汤浸，去皮尖双仁，麸炒微黄） 木香三分 白术三分 桂心半两 川大黄一两（锉碎，微炒） 瞿麦三分 赤芍药三分 当归三分 半夏三分（汤洗七遍去滑） 甘草半两（炙微赤，锉）

【用法】上为粗散。每服四钱，以水一中盏，加生姜半分，煎至六分，去滓温服，不拘时候。

【主治】妇人骨蒸及劳血等疾，面色黄瘦，四肢无力，烦疼，痰壅涕唾稠粘，不思饮食。

柴胡散

【来源】《太平圣惠方》卷七十。

【组成】柴胡一两（去苗） 半夏半两（汤洗七遍去滑） 川大黄三分（锉碎，微炒） 枳壳三分（麸炒微黄，去瓤） 百合三分 桑根白皮一两（锉） 麦门冬二两（去心） 赤茯苓一两 秦艽三分（去苗） 紫菀三分（洗，去苗土） 黄芩三分 赤芍药三分 甘草半两（炙微赤，锉） 鳖甲二两（涂醋炙令黄，去裙襕） 知母三分 木通三分（锉）

【用法】上为粗散。每服三钱，以水一中盏，加生姜半分，煎至六分，去滓温服，不拘时候。

【主治】妇人骨蒸劳热，咳嗽，胸膈痰壅，腹胁妨闷，不欲饮食。

益母草煎丸

【来源】《太平圣惠方》卷七十。

【别名】益母草丸（《普济方》卷三一九）。

【组成】益母草二斤　青蒿二斤　桃枝一握（长一尺）　柳枝一握（长一尺）（以上四味细锉，用童便一斗，于银铛中，煎至三升，绞去滓，煎成膏）　柴胡二两（去心）　朱砂一两（细研，水飞过）　天灵盖一两（涂酥炙令微黄）　鳖甲二两（涂醋炙令黄，去裙襕）　木香一两　赤芍药二两　犀角屑二两　甘草一两（炙微赤，锉）　麝香半两（细研）　桃仁五两（汤浸，去皮尖双仁，生研如膏）

【用法】上为末，用益母草煎都和捣为丸，如梧桐子大。每服三十丸，用乌梅、甘草煎汤送下，不拘时候。

【主治】妇人骨蒸劳瘦，月候不通，心神烦热，四肢疼痛，不能饮食。

黄连散

【来源】《太平圣惠方》卷七十。

【组成】黄连一两（去须）　知母二两　鳖甲二两（涂醋，炙令黄，去裙襕）　麦门冬三分（去心）　龙胆半两（去芦头）　甘草半两（炙微赤，锉）　柴胡一两半（去苗）　白术三分　地骨皮三分　木通一两（锉）　黄芩三分　犀角屑三分

【用法】上为散。每服四钱，以水一中盏，加生姜半分，淡竹叶三七片，煎至六分，去滓温服，不拘时候。

【主治】妇人骨蒸劳热，四体昏沉，背膊疼痛，面色萎黄，渐渐无力。

【方论】《济阴纲目》：心火上烁，久则为蒸。此方以黄连、木通、犀角、麦门冬导心热，柴、鳖、地骨皮清骨热，知、芩救肾之母，龙胆泻心，知母、白术、甘草和诸药而保脾。如是则壮火去而少火生，水日旺而骨蒸去矣，又何劳热之有？

黄耆丸

【来源】《太平圣惠方》卷七十。

【组成】黄耆一两（锉）　麦门冬一两（去心，焙）　人参三分（去芦头）　黄芩三分　枸杞子三分　茯神一两　百合半两　枳壳半两（麸炒微黄，去瓤）　秦艽半两（去苗）　酸枣仁三分（微炒）　柴胡一两（去苗）　赤芍药半两　知母半两　鳖甲三两（涂醋，炙令黄，去裙襕）　杏仁三分（汤浸，去皮尖双仁，麸炒微黄）　甘草半两（炙微赤，锉）　生干地黄一两　郁李仁三分（汤浸，去皮，微炒）

【用法】上为末，炼蜜为丸，如梧桐子大。每服三十丸，不拘时候，以清粥饮送下。

【功用】《济阴纲目》：补气益精，养血安神，清肺热，解劳热，宽胸膈。

【主治】妇人骨蒸烦热，四肢羸瘦疼痛，口干心躁，不得眠卧。

【宜忌】《济阴纲目》：郁李仁、杏仁虽能润燥，然大便滑者不宜。

獭肝丸

【来源】《太平圣惠方》卷七十。

【组成】獭肝一具（微炙）　柴胡一两半（去苗）　知母一两　地骨皮一两　栀子仁一两　犀角屑一两　天灵盖一两（涂酥，炙微黄）　黄耆三分（锉）　鳖甲一两半（涂醋，炙令黄，去裙襕）　川升麻一两　桃仁一两（汤浸，去皮尖双仁，麸炒微黄）　甘草半两（炙微赤，锉）　朱砂一两（细研，水飞过）　麝香一分（细研）

【用法】上为末，炼蜜为丸，如梧桐子大。每服三十丸，以温水送下，不拘时候。

【主治】妇人骨蒸劳热，体瘦烦疼，不欲饮食。

胡黄连丸

【来源】《太平圣惠方》卷八十八。

【组成】胡黄连一分　人参一分（去芦头）　柴胡半两（去苗）　羚羊角屑一分　麦门冬半两（去心，焙）　鳖甲半两（涂醋炙令黄）　地骨皮一分　秦艽半两（去苗）　黄耆一分（锉，微炒）　木香一分　犀角屑一分　甘草一分（炙微赤，锉）　葳蕤一分

【用法】上为末，炼蜜和丸，如绿豆大。每服七丸，以温水下，一日三服。

【主治】小儿骨热，烦躁黄瘦，饮食无味。

胡黄连丸

【来源】《太平圣惠方》卷八十八。

【组成】胡黄连三分　干蟾三分（酒浸去骨，微炙）　麝香一分（细研）

【用法】上为末，都研令匀，炼蜜和丸，如绿豆大。每服五丸，以粥饮下，一日三四服。

【主治】小儿骨热。

胡黄连散

【来源】《太平圣惠方》卷八十八。

【组成】胡黄连一分　知母一分　鳖甲半两（涂醋，炙令黄，去裙襕）　柴胡半两（去苗）　地骨皮一分　黄芩一两　栀子仁一分　川升麻一分　犀角屑一分　甘草一分（炙微赤，锉）　杏仁一分（汤浸，去皮尖仁双，麸炒微黄）

【用法】上为粗散。每服一钱，以水一小盏，煎至五分，去滓温服，不拘时候。

【主治】小儿骨热瘦瘁，心神烦躁，不得睡卧。

胡蜣螂散

【来源】《太平圣惠方》卷八十八。

【组成】胡蜣螂两个（去翅足，微炒）　赤芍药一分　柴胡半两（去苗）　熊胆半分（细研）　鳖甲一分（涂醋，炙令黄，去裙襕）　川大黄一分（锉碎，微炒）　枳壳一分（麸炒微黄，去瓤）　赤茯苓一分　紫菀一分（洗去苗土）　甘草一分（炙微赤，锉）　人参一分（去芦头）　生姜半分（切，烧灰）　麝香一钱（细研）　蛇黄一分（细研）　牛黄一分（细研）

【用法】上为细散。每服半钱，以温水调下，一日三服。

【主治】小儿骨热，黄瘦不食，多卧。

獭肝丸

【来源】《太平圣惠方》卷八十八。

【组成】獭肝半两（微炙）　麦门冬一两（去心，焙）　人参半两（去芦头）　黄芩半两　黄连半两（去须）　龙胆半两（去芦头）　白术半两　柴胡三分（去苗）　枳壳半两（麸炒微黄，去瓤）　鳖甲半两（涂醋，炙令黄，去裙襕）　桃仁二十枚（汤浸，去皮尖双仁，麸炒微黄）

【用法】上为末，炼蜜为丸，如绿豆大。每服七丸，以温水送下，一日三次。

【主治】小儿骨热羸瘦，虽食不生肌肉。

牛膝叶羹

【来源】《太平圣惠方》卷九十七。

【组成】牛膝叶四两　龙葵叶四两　地黄叶四两　生姜半两　豆豉一合半

【用法】上先以水五大盏，煎姜、豉取汁二盏半，去姜、豉，下牛膝叶等煮作羹。入少盐醋，调和食之。

【主治】骨蒸劳，背膊烦疼，口干壮热，四肢无力。

地黄叶猪肾羹

【来源】《太平圣惠方》卷九十七。

【组成】生地黄叶四两（切）　猪肾二两（去脂膜，切）　豆豉一合　生姜一分（切）　葱白三茎（去须，切）

【用法】先以水二大盏煮豉等，取汁一盏五分，去滓，加地黄叶等于汁中煮，更加盐、酱、醋、米，作羹食之。

【主治】骨蒸劳，乍寒乍热，背膊烦痛，瘦弱无力。

杏仁粥

【来源】《太平圣惠方》卷九十七。

【组成】杏仁半两（汤浸，去皮尖双仁，水研取汁）　生地黄三两（研取汁）　生姜一分（研取汁）　蜜半匙　粳米三合　酥半两

【用法】先将米煮作粥，次入杏仁等汁及蜜，更煮令熟，食之，不拘时候。

【主治】骨蒸烦热，咳嗽。

枸杞叶羹

【来源】《太平圣惠方》卷九十七。

【组成】 枸杞叶三两　青蒿叶一两　葱白一握（去须，切）　豉一合

【用法】 上先以水三大盏，煎豉取汁一盏五分，去豉，下枸杞叶等，煮作羹，调和食之。

【主治】 骨蒸劳，肩背烦疼，头痛，不能下食。

麦煎散

【来源】《普济方》卷三一九引《太平圣惠方》。

【别名】 麦煎汤（《鸡峰普济方》卷十五）。

【组成】 赤茯苓　当归　干漆（炒令烟尽）　鳖甲（醋炙）　常山　大黄（煨）　北柴胡　白术　生干地黄　石膏各一两　甘草五钱

【用法】 上为细末。每服二钱，水一盏，加小麦五十粒，煎至八分，食后、临卧时温服。

【功用】《证治准绳·女科》：破血积痰。

【主治】

1.《普济方》引《太平圣惠方》：少男室女骨蒸，妇人血风攻注四肢，心胸烦壅。

2.《苏沈良方》：骨热。黄瘦口臭，肌热盗汗。

【加减】 有虚汗，加麻黄根一两。

【方论】

1.《医方考》：血，阴也，阻而塞之，则积阴为疰，故令四肢攻注；曰风血攻注四肢者，风血内搏，四肢无力，而倦怠浮肿也。鳖甲、干漆，攻坚削积之品也，所以治精血之留结；柴胡、石膏，解肌清热之药也，所以去骨蒸之内热；思则火结于心包，故用常山以开其结；郁则气留于六府，故用大黄以推其陈；当归、生地，生新血也；白术、甘草，致新气也；赤茯苓所以导丙丁之邪；浮小麦所以止骨蒸之汗；而麻黄根之加，乃以其形中闭，为止汗之最。

2.《医门法律》：此方治肝、肺、脾、胃火盛，灼干荣血，乃致口臭肌热可验。故用润血行瘀之法，以小麦煎之，引入胃中，盖胃之血干，热炽大肠必然枯燥，服此固可无疑，然更加人参助胃真气，庶可多服取效也。

地仙散

【来源】《普济方》卷二三六引《经验方》。

【组成】 北地骨皮　防风各一两　人参　鸡苏　甘草各二钱半

【用法】 上为细末。每服二钱，水一盏，加生姜三片，淡竹叶三五叶，同煎至七分，去滓温服。

【主治】 骨蒸肌热，一切虚烦。

地骨皮散

【来源】《博济方》卷一。

【别名】 地骨皮汤（《圣济总录》卷一七九）、地骨皮枳壳散（《医垒元戎》卷五）。

【组成】 地骨皮（水洗）　秦艽（水洗净）　柴胡（去芦）　枳壳（去白，麸炒香熟用）　知母（生用）　当归（去芦）　鳖甲（去裙襴，醋炙令黄色）各等分

【用法】 上为末。每服二大钱，水一大盏，加桃、柳枝头各七个，生姜三片，乌梅一个，同煎至七分，去滓温服，每日空心、临卧各一服。

【主治】 骨蒸壮热，肌肉减瘦，多困少力，夜多盗汗。

青蒿煎丸

【来源】《博济方》卷一。

【别名】 青蒿丸（《普济方》卷二二九）。

【组成】 青蒿一斤（切，净洗，去土）　甘草一两（炙黄色，为末）　杏仁一两（汤浸，去皮尖，另研）　柴胡一两（去芦，为末，银州者）　鳖甲一两（去裙，醋浸，炙令黄赤色，为末）　蜜二合

【用法】 先用童便五升，煎青蒿，取一升，去蒿滓，入小净锅子内，再煎如饧，入酥少许，及蜜、药末等，熬成膏，可丸如梧桐子大。每服二十丸，渐加至三十丸，空心温酒送下。

【主治】 骨蒸劳。

【宜忌】 忌猪肉、面、毒物。

柴胡散

【来源】《博济方》卷二。

【别名】柴胡汤（《圣济总录》卷八十九）。

【组成】柴胡（去芦）二两　鳖甲二两（醋浸一宿，炙令黄）　甘草　知母各一两　秦艽一两半

【用法】上为末。每服二钱，水八分盏，加大枣二枚，煎六分，热服。

【主治】

1.《博济方》：荣卫不顺，体热黄瘦，筋骨疼痛，多困少力，饮食进退。

2.《圣济总录》：虚劳羸瘦，盗汗。

金花散

【来源】《博济方》卷四。

【组成】藿香　零陵香各一分　莲子心二分　延胡索　芍药　香白芷　川芎　当归　官桂（去皮）各一分　晚蚕蛾二分

【用法】上为散。每服一钱，温酒调下，一日二次。

【主治】室女骨蒸热劳。

鳖甲煎丸

【来源】《普济方》卷二三六引《博济方》。

【别名】鳖甲柴胡煎丸（《圣济总录》卷一七九）、青蒿鳖甲煎丸（《永类钤方》卷十六）、鳖甲煎（《医部全录》卷三〇六）、柴胡煎丸（《普济方》卷三九〇）。

【组成】鳖甲（去裙襕，醋炙）　柴胡（去苗）各二两　甘草（炙，锉）　杏仁（去皮尖双仁，炒）　桔梗　当归（切，焙）　地骨皮　人参　赤芍药各一两　木香　桂（去粗皮）各半两　黄连　胡黄连各一分　麝香（另研）二钱　酥三两　蜜三两

【用法】上除麝香、酥、蜜外为末，用青蒿一斤，童子小便五升，好酒一升，熬青蒿至二升，去蒿，入酥、蜜，再熬成膏，候冷，入药末、麝香为丸，如梧桐子大。每服十五至二十丸，温酒或米饮送下，每日三次。

【功用】《古今医统大全》：补虚劳。

【主治】

1.《普济方》引《博济方》：虚劳骨蒸，早晚烦热，寝食不安，五心热闷，百节瘦疼。

2.《圣济总录》：小儿骨蒸，肌瘦盗汗。

菟丝散

【来源】《普济方》卷二三六引《指南方》。

【组成】菟丝子（酒浸透）　五味子各一两　生干地黄二两

【用法】上为末。每服二钱，食前米饮调下。

【主治】骨蒸。

生犀散

【来源】《太平惠民和济局方》卷十。

【别名】羚羊角汤（《圣济总录》卷一七七）。

【组成】大黄（蒸，切，焙）　鳖甲（汤煮，去裙襕，醋涂炙黄）　麦门冬（去心）　黄耆　秦艽（去苗并土）　羚羊角（镑）　桑白皮（锉）　人参　茯苓（去皮）　地骨皮（去土）　赤芍药　柴胡（去苗）　枳壳（去瓤，麸炒）各等分

【用法】上为粗末。每服二钱，水一盏，入青蒿少许，煎至六分，去滓温服。儿小即分为二服。

【主治】小儿骨蒸肌瘦，颊赤口干，日晚潮热，夜有盗汗，五心烦躁，四肢困倦，饮食虽多，不生肌肉；及大病瘥后，余毒不解；或伤寒病后，因食羊肉，体热不除。

麝香苏合香丸

【来源】《太平惠民和济局方》卷三。

【组成】白术　青木香　乌犀屑　香附子（炒去毛）　朱砂（研，水飞）　诃黎勒（煨，去皮）　白檀香　安息香（别为末，用无灰酒一升熬膏）　沉香　麝香（研）　丁香　荜拨各二两　苏合香油（入安息香膏内）各一两　熏陆香（别研）一两

【用法】上为细末，入研药匀，用安息香膏并炼白蜜和剂为丸，如梧桐子大。早朝取井华水，空心化服四丸，温冷任意；老人，小儿可服一丸，温酒化服亦得。用蜡纸裹一丸如弹子大，绯绢袋盛，当心带之，一切邪神不敢近。

【主治】传尸骨蒸，殗殜肺痿，疰忤鬼气，卒心痛，霍乱吐利，时气鬼魅瘴疟，赤白暴利，瘀血月闭，痃癖丁肿惊痫，鬼杵中人，小儿吐乳，大

人狐狸等病。

牡丹散

【来源】《太平惠民和济局方》卷九（续添诸局经验秘方）。

【组成】干漆（炒） 苏木 鬼箭 蓬莪术（炮） 各一分 甘草（半盐汤炙、半生） 当归 桂心 牡丹皮 芍药 陈皮（去白） 红花 延胡索（炒） 没药（别研令细） 乌药各一两

【用法】上为末。每服二钱，水一盏，煎至七分，不拘时候。

【主治】血虚劳倦，五心烦热，肢体疼痛，头目昏重，心忪颊赤，口燥咽干，发热盗汗，减食嗜卧；及血热相搏，月水不利，脐腹胀痛，寒热如疟；室女血弱阴虚，荣卫不和，痰嗽潮热，肌体羸瘦，渐成骨蒸。

防风煮散

【来源】《传家秘宝》。

【组成】柴胡 川大黄（煨） 元参 木通 酸枣仁（炒） 大腹子 虎骨（醋炙） 芍药 五加皮 麻黄（去节） 黄耆（炙） 当归 牛膝 羌活 防风 丹参 海桐皮 官桂 木香 鳖甲（炙）各等分

【用法】上为末。每服二钱，水一盏，入青蒿枝同煎至七分，去滓温服。

【主治】骨蒸劳气，日渐消瘦，腰脚疼痛，寒热不调。

暖脾丸

【来源】《传家秘宝》。

【组成】黑附子 干姜 甘草 陈皮 官桂 苁蓉 缩砂 茴香 红豆蔻 蛮姜 荜澄茄各一两（依常法修制为细末） 舶上硫黄半两（别研如粉）

【用法】上药搅拌令匀，每用药末三钱，用猪肚一枚，盛入盐花二钱，葱七茎，同用线扎定，煮烂为度。空心吃。

【功用】补脏气。

【主治】虚冷。

鳖甲汤

【来源】《圣济总录》卷三十一。

【组成】鳖甲（去裙襕，醋浸，炙）一两 知母（切，焙）半两 大黄（锉，醋炒） 桑根白皮（锉） 甘草（炙，锉）各一分 木香（炒）半两

【用法】上为粗末。每服三钱匕，水一盏，童便三分，葱白三寸，煎至七分，去滓，早、晚食后温服。

【主治】伤寒后骨蒸热，日渐黄瘦，大便涩，小便赤。

柴胡饮

【来源】《圣济总录》卷四十三。

【组成】柴胡（去苗）二两 桑根白皮（锉） 防风（去叉）芍药 玄参 黄芩（去黑心）甘草（炙，锉）各一两

【用法】上为粗末。每服半两，水三盏，加生姜五片，煎至二盏，去滓，日午、临卧分温两服。

【主治】心热多汗，骨蒸盗汗，咳嗽，五心烦热。

胡黄连丸

【来源】《圣济总录》卷八十七。

【组成】胡黄连 犀角（镑） 鳖甲（醋炙，去裙襕） 诃黎勒皮（半生半熟）各一两 桔梗（锉炒） 升麻（锉） 地骨皮 知母（焙） 黄芩（去黑心）各一两一分 甘草（炙、锉） 白茯苓（去黑皮） 人参各三分 栝楼一个（大者） 柴胡（去苗）一两半

【用法】上为末，用猪胆二十个，取汁及蜜四两，搅和匀，慢火煎成膏，丸如梧桐子大。每服二十丸，食后以乌梅煎童子小便送下；如腹痛，用糯米饮下。

【主治】劳热，骨节烦疼，心膈躁闷。

前胡汤

【来源】《圣济总录》卷八十八。

【组成】前胡（去芦头） 柴胡（去苗） 桔梗（炒） 羌活（去芦头） 独活（去芦头） 人参 枳壳（去瓤，麸炒） 鳖甲（去裙襕，醋炙）各一两 旋覆花一两半 甘草（炙，锉）半两 石膏（碎）一分

【用法】上为粗末。每服二钱匕，水一盏，煎至七分，去滓温服。

【主治】虚劳，营卫不调，寒热羸瘦，肢体烦倦，头目昏疼，饮食无味，多困少力。

秦艽汤

【来源】《圣济总录》卷八十八。

【组成】秦艽（去苗土） 甘草（炙，锉）各一两 桂（去粗皮） 柴胡（去苗） 当归（切，焙）各半两

【用法】上为粗末。每服三钱匕，水一盏，加生姜二片，乌梅并枣各一枚（擘破），同煎至七分，去滓温服。

【主治】虚劳喘嗽，寒热盗汗。

秦艽汤

【来源】《圣济总录》卷八十八。

【组成】秦艽（去苗土） 前胡（去芦头） 桔梗（炒）各二两 龙胆 人参各一两 甘草（炙，锉）一两 柴胡（去苗）四两

【用法】上为粗末。每服三钱匕，水一盏，加乌梅一枚（拍碎），生姜二片，煎至七分，去滓温服，不拘时候。

【主治】寒热虚劳，四肢无力，面色枯悴。

秦艽汤

【来源】《圣济总录》卷八十八。

【组成】秦艽（去苗土） 柴胡（去苗） 知母 甘草（锉，炙）各一两

【用法】上为粗末。每服三钱匕，水一盏，煎至六分，去滓温服，不拘时候。

【主治】虚劳潮热，咳嗽，盗汗不止。

柴胡丸

【来源】《圣济总录》卷八十八。

【组成】柴胡（去苗）一两 鳖甲（醋炙，去裙襕）二两 厚朴（去粗皮，生姜汁炙，焙） 山栀子仁 常山 知母（切，焙） 秦艽（去苗土） 黄芩（去黑心） 白术 槟榔（锉） 桔梗（炒） 芍药 枳壳（去瓤，麸炒） 白茯苓（去黑皮） 贝母（去心） 人参 熟干地黄（焙） 前胡（去芦头） 防风（去叉） 紫菀（去苗土） 麻黄（去根节）黄耆（细锉） 陈橘皮（去白，麸炒） 桂（去粗皮）各一两 京三棱（炮，锉）三两

【用法】上为末，炼蜜为丸，如梧桐子大。每服三十丸，以温酒送下，空心日午、夜卧服。

【主治】虚劳寒热，羸瘦食减，肢体困倦。

柴胡汤

【来源】《圣济总录》卷八十八。

【组成】柴胡（去苗） 麻黄（去根节，汤煮，掠去沫）各一两

【用法】上为粗末。用童便五盏，同煎至两盏，去滓，分温二服。出汗即愈。

【主治】虚劳发热，肢体烦疼。

柴胡饮

【来源】《圣济总录》卷八十八。

【组成】柴胡（去苗）半两 白术 赤茯苓（去黑皮） 鳖甲（去裙襕，醋炙）各一分半 知母（切，焙） 犀角屑各一分 枳壳（去瓤，麸炒）一分半

【用法】上为粗末。每服三钱匕，水一盏，煎至半盏，去滓温服，早晨、日午、夜卧各一服。

【主治】虚劳咳嗽，气喘颊赤，心忪烦躁，两胁胀闷，肌瘦少力，不思饮食。

柴胡煮散

【来源】《圣济总录》卷八十八。

【别名】柴胡人参汤（原书卷一七九）。

【组成】柴胡（去苗） 人参 白茯苓（去黑皮） 当归（切，焙） 桔梗（锉，炒） 青橘皮（去白，炒） 芍药 芎藭 麦门冬（去心，焙） 白术 升麻 桑根白皮（锉） 甘草（炙，锉）各一两

【用法】上为粗末。每服二钱匕，水一盏，煎至七分，去滓，食后、临卧温服。

【主治】

1.《圣济总录》：虚劳潮热，肢节烦疼，肌肤枯燥，面赤咽干。

2.《小儿卫生总微论方》：小儿骨热盗汗，肌瘦减食。

柴胡当归汤

【来源】《圣济总录》卷八十八。

【组成】柴胡（去苗） 当归（切，焙） 防风（去叉） 白芷 附子（炮裂，去皮脐） 白术 牡丹皮 桂（去粗皮） 天仙藤 秦艽（去苗土） 桔梗（炒） 芍药 人参 麻黄（去根节） 木香各一两 知母（切，焙）半两 甘草（炙，锉）半两

【用法】上锉，如麻豆大。每服三钱匕，水一盏，加生姜三片，大枣一枚（擘），同煎至七分，去滓，空心温服。

【主治】虚劳寒热，日渐羸瘦，行步艰难，饮食不进，状如痁疾。

柴胡鳖甲汤

【来源】《圣济总录》卷八十八。

【组成】柴胡（去苗）一两 鳖甲（小便浸三日，逐日换小便，炙黄，去裙襕脊骨）一两半 秦艽（去苗土） 桔梗（炒） 人参 芎藭 当归（切，焙） 白茯苓（去黑皮） 桂（去粗皮） 槟榔（锉） 紫菀（去苗土） 桑根白皮（锉） 地骨皮 生干地黄（焙） 白术 知母（焙） 芍药各一两 甘草（炙，锉）三分

【用法】上为粗末。每服三钱匕，水、童便各半盏，同煎至七分，去滓，通口服，空心、日午、临卧各一次。

【主治】虚劳潮热，心神烦躁，咳嗽盗汗，肢节疼痛，夜卧不安。

黄耆汤

【来源】《圣济总录》卷八十八。

【组成】黄耆（细锉） 柴胡（去苗） 鳖甲（去裙襕，醋炙） 肉豆蔻（炮，去壳） 白芷 秦艽（去苗土） 桂（去粗皮） 桔梗（炒）各一两 麦门冬（去心，焙） 当归（切，焙） 白茯苓（去黑皮） 人参 枳壳（去瓤，麸炒） 甘草（炙，锉） 熟干地黄（焙） 海桐皮（锉） 芍药 木香 酸枣仁（炒） 沉香（锉） 荆芥穗 槟榔（锉）各半两

【用法】上为粗末。每服三钱匕，水一盏，加生姜三片，同煎至七分，去滓温服，空心、日午、近夜各一次。

【主治】虚劳寒热，周身疼痛，咳嗽痰壅。

常山汤

【来源】《圣济总录》卷八十八。

【组成】常山 鳖甲（去裙襕，醋炙） 柴胡（去苗） 甘草（炙锉） 石膏（研） 人参 牵牛子（炒） 干漆（炒令烟出） 陈橘皮（去白焙干） 大黄（锉，炒） 当归（切，焙）各一两

【用法】上为粗末。每服三钱匕，水一盏，入小麦、竹叶，煎至七分，去滓，食后温服。

【主治】虚劳潮热，饥瘦减食，烦躁颊赤，夜多盗汗。

羚羊角汤

【来源】《圣济总录》卷八十八。

【组成】羚羊角（镑） 人参 白茯苓（去黑皮） 地骨皮 柴胡（去苗） 鳖甲（去裙襕，醋炙） 黄耆（锉） 知母（焙） 葛根（锉） 生干地黄（切，焙） 陈橘皮（汤浸去白，焙） 麦门冬（去心，微炒） 羌活（去芦头，锉） 酸枣仁（微炒） 甘草（炙，锉）各等分

【用法】上为粗末。每服三钱匕，以水一盏，加生姜半分（拍破），煎至六分，去滓，食后热服。

【主治】虚劳。时发潮热，五心烦躁，口干，咽喉

不利。

鳖甲丸

【来源】《圣济总录》卷八十八。

【组成】鳖甲（去裙襕，醋炙）二两　厚朴（去粗皮，生姜汁炙，锉）二两　木香　青橘皮（汤浸，去白，焙）　柴胡（去苗）　人参　大黄（煨，锉）　白茯苓（去黑皮）各半两

【用法】上为末，炼蜜为丸，如梧桐子大。每服二十丸，食后临卧，米饮送下。

【主治】虚劳寒热，喘嗽烦满，夜多虚汗，不思饮食，五心烦热。

鳖甲丸

【来源】《圣济总录》卷八十八。

【组成】鳖甲（去裙襕，醋炙）三分　柴胡（去苗）　肉苁蓉（酒浸，切，焙）　羌活（去芦头）各二两　知母（焙）　虎骨（醋炙）　常山　牛膝（切，酒浸，焙）　芍药　秦艽（去苗土）　附子（炮裂，去皮脐）　豉（炒）　黄连（去须）各一两　乌梅肉（焙）　青蒿　白术各一两半　桃仁（去皮尖双仁，炒黄）三两

【用法】上为末，炼蜜为丸，如梧桐子大。每服二十丸，空心、临卧温米饮送下。

【主治】虚劳，寒热困劣，浑身疼痛无力。

鳖甲汤

【来源】《圣济总录》卷八十八。

【组成】鳖甲（去裙襕，醋炙）　柴胡（去苗）　甘草（炙，锉）　半夏（生姜半两同捣，作饼子，晒干，如此三次）　楝实（麸炒，去核）　黄耆（锉）　赤芍药各一两　秦艽（去苗土）　人参　白术　白茯苓（去黑皮）　桔梗（炒）　知母（焙）　枳壳（去瓤，麸炒）　熟干地黄（焙）　地骨皮　草豆蔻（去皮）　常山　乌梅（取肉）各半两　木香一分

【用法】上为粗末。每服三钱匕，水一盏，加生姜二片，大枣一个（劈破），同煎至七分，去滓温服，不拘时候。

【主治】虚劳潮热，肌瘦咳嗽，骨节痠疼，面红颊赤。

鳖甲散

【来源】《圣济总录》卷八十八。

【组成】鳖甲（去裙襕，醋炙黄）　柴胡（去苗）　秦艽（去苗土）　牡丹皮　附子（炮裂，去皮脐）各等分

【用法】上为细散。每服三钱匕，用豮猪肾一个（去筋膜，切），葱白一寸，椒末少许，同研细，与药相和，别用童便半盏，水一盏，煎沸，搅令匀，盏子盖之，放温服。

【主治】虚劳寒热，背胛劳倦，肢节酸疼，多困少力，饮食无味，面黄体瘦。

人参汤

【来源】《圣济总录》卷八十九。

【组成】人参　柴胡（去苗）　石膏（碎）　甘草（炙，锉）　当归（切，炒）各一两　常山（炒）半两　大黄（湿纸裹，略炮）一分　干漆半两（炒烟出）　鳖甲（去裙，醋炙）三分

【用法】上为粗末。每服二钱匕，水一盏半，加乌梅半个，小麦一百粒，同煎至八分，去滓温服，不拘时候。

【主治】虚劳，身体烦痛，潮热盗汗，多惊，头痛，四肢拘倦。

人参汤

【来源】《圣济总录》卷八十九。

【组成】人参一分　白茯苓（去黑皮）半两　桂（去粗皮）半两　紫菀（去苗土）半两　木香一分　青橘皮（汤浸，去白，焙）半两　桔梗一两（炒）　赤芍药一两　五味子一两　芎穷半两　诃黎勒皮半两　羌活（去芦头）半两　当归（切，焙）半两　防己一分　秦艽（去苗土）半两　甘草（炙，锉）一两　鳖甲一两（醋炙令焦黄）　柴胡（去苗）半两　地骨皮一两

【用法】上为粗末。每服二钱，加葱白二寸，生姜半分（切碎），同煎至半盏，去滓，入童子小便半

盏，再煎一两沸，每日食前温服。

【主治】虚劳羸瘦，肌热盗汗，四肢少力，不思饮食，咳嗽多痰。

柴胡汤

【来源】《圣济总录》卷八十九。

【组成】柴胡（去苗） 鳖甲（去裙襕，醋炙） 枳壳（去瓤，麸炒） 人参 乌梅肉（炒） 白茯苓（去黑皮）各半两 桂（去粗皮） 白术（锉） 款冬花 紫菀（去土） 桔梗（炒） 甘草（炙）各一分 槟榔（大者，锉）一枚

【用法】上为粗末。每服三钱匕，水一盏，加生姜二片，青蒿少许，同煎至七分，去滓温服，不拘时候。

【主治】虚劳，阳气外虚，腠理不密，荣卫发泄，盗汗不止，骨节热痛。

柴胡鳖甲汤

【来源】《圣济总录》卷八十九。

【组成】柴胡（去苗） 鳖甲（去裙襕，醋炙令熟）各一两 地骨皮一两半 知母（焙）一两

【用法】上为粗末。每服三钱匕，水一盏，乌梅半个，青蒿少许，同煎至六分，去滓，食后临卧温服。

【主治】虚劳，夜多盗汗，面色萎黄，四肢无力，不思饮食，咳嗽不止。

猪胆丸

【来源】《圣济总录》卷八十九。

【组成】猪胆五十枚（焙干） 柴胡（去苗） 黄连（去须）各四两 秦艽（去苗土）三两 苍术（米泔浸，切，焙）一两 青蒿头八两（小便五升慢煎干）

【用法】上为末，炼蜜为丸，如梧桐子大。每服三十丸，空心冷茶送下。

【主治】劳气攻注，背脊拘急，肩膊烦疼，目昏瘦弱，饮食无味。

鳖甲丸

【来源】《圣济总录》卷八十九。

【组成】鳖甲一两半（醋炙令黄，去裙襕） 柴胡（去苗）一两半 人参 白术 诃黎勒皮 黄耆（锉） 五味子 沉香 麦门冬（去心，焙） 赤芍药 茯神（去木） 生干地黄（焙） 木香 枳实（去瓤，麸炒）各一两

【用法】上为末，炼蜜为丸，如梧桐子大。每服二十丸至三十丸，空心人参汤或粥饮送下，一日三服。

【主治】虚劳，肌体羸瘦，发热减食，四肢少力。

阿胶散

【来源】《圣济总录》卷九十。

【组成】阿胶（碎，炒） 人参（去芦头） 茯苓（去皮） 玄参（去苗） 丹参（去芦头） 防风（去叉） 黄耆 生干地黄（焙） 地骨皮 山栀子仁 葛根 柴胡（去苗） 秦艽（去苗土） 黄连（去须） 龙胆（去土） 枳壳（去瓤，麸炒） 麦门冬（去心，焙） 百合 鳖甲（去裙襕，醋炙） 甜葶苈（隔纸炒） 防己 甘草（炙） 栝楼根 马兜铃 大黄（锉，炒） 桔梗（炒） 知母（焙） 贝母（去心） 款冬花 石膏（碎） 麻黄（去节） 桑根白皮（炙，锉） 黄芩（去黑心） 白药子 杏仁（去皮尖，麸炒）各一两 槟榔五枚

【用法】上锉，如麻豆大，和匀。每服三钱匕，水一盏半，加青蒿七枝（切），同煎至七分，去滓，食后、临卧温服。

【主治】虚劳体热，消瘦骨蒸。

七圣散

【来源】《圣济总录》卷九十三。

【组成】黄雌鸡一只（料如食法，净去毛，勿令着水，于腹下开一小窍，去肠肚，令极净，却再入心、肝用） 蜀椒（去目并合口者）一分 生地黄一升（洗，肥者） 生姜（去皮）一两 黄耆（锉） 陈橘皮（汤浸，去白，焙） 人参各一两

【用法】上七味，除鸡外，各锉如麻豆大，和匀，

入在鸡腹内，却缝合，以银石器盛，新布罩，坐于甑中蒸，甑一边用碗盛米并水半碗，同盖覆，勿令透气，候碗内米并鸡烂熟为度，取出药，别焙干，捣罗为散。每服一钱匕，米饮调下，一日三次；其鸡劈碎掺少盐，令患人恣意食之，饱即止。良久厚衣被覆取汗。汗出多，即以牡蛎烧捣为粉敷之。

【主治】骨蒸积癖，鬼气疰忤；男女虚损，手足烦疼，背膊酸重，至夜病甚，四肢清瘦，颜色萎黄，两膝疼冷，腹中雷鸣，时多泄利，饮食无味，行步不能；及五脏虚劳。

【宜忌】勿冒风寒。

天门冬丸

【来源】《圣济总录》卷九十三。

【组成】天门冬（去心，焙）三两半　桑根白皮（锉，炒）　白茯苓（去黑皮）各三分　杏仁（汤浸，去皮尖双仁，麸炒）　甘草（炙）　贝母（去心，炒）各一两

【用法】上为末，炼蜜为丸，如弹子大。每服一丸，绵裹含化咽津；煎麦门冬汤下亦得，不拘时候。

【功用】润心肺，止咳嗽。

【主治】骨蒸劳气。

乌梅丸

【来源】《圣济总录》卷九十三。

【组成】乌梅肉（炒）　知母（焙）各一两　鸡舌香　紫菀（去苗土）　赤芍药　大黄（蒸三度，焙）　黄芩（去黑心）　细辛（去苗叶）各一两一分　桂（去粗皮）　白矾（枯）　栝楼根（焙）各半两

【用法】上为末，炼蜜为丸，如梧桐子大。每服二十丸，空腹米饮送下，一日二次。

【主治】诸骨蒸久治不愈。

地骨皮丸

【来源】《圣济总录》卷九十三。

【组成】地骨皮　龙胆　枳壳（去瓤，麸炒）　黄芩（去黑心）　甘草（炙，锉）　山栀子（去皮）各一两　鳖甲（醋浸，炙黄）一两半　桃仁（汤浸，去皮尖双仁，炒）二两

【用法】上为细末，炼蜜为丸，如梧桐子大。每服二十丸，食后米饮送下，一日二次。

【主治】骨蒸羸瘦，经久不愈，邪热留连。

当归黄耆汤

【来源】《圣济总录》卷九十三。

【组成】黄耆（锉）　当归（切，焙）　人参　桔梗（锉，炒）　芍药　甘草（炙，锉）各一两

【用法】上为粗末。每服五钱匕，水一盏半，加生姜一枣大（拍碎），大枣二个（擘破），同煎至八分，去滓，食前温服。

【主治】骨蒸，肺痿。

麦门冬汤

【来源】《圣济总录》卷九十三。

【组成】麦门冬（去心，焙）二两　黄芩（去黑心）　柴胡（去苗）　升麻　芍药　甘草（炙，锉）各一两

【用法】上为粗末。每服五钱匕，水一盏半，加苦竹叶三片，煎至一盏，去滓，分二次温服，空腹、食后各一服。

【主治】骨蒸疼烦，翕翕发热，骨节酸痛，口干烦渴。

麦门冬汤

【来源】《圣济总录》卷九十三。

【组成】麦门冬（去心，焙）三两　甘草（炙，锉）二两　半夏（汤洗去滑，炒干）三两

【用法】上为粗末。每服三钱匕，水一盏，加生姜半分（拍碎），大枣三个（去核），竹叶三片，粳米四十九粒，煎至七分，去滓，空腹温服，日午、夜卧再服。

【功用】止渴。

【主治】骨蒸，唇干口燥。

麦门冬饮

【来源】《圣济总录》卷九十三。

【组成】麦门冬（去心，焙干）二两　白茯苓（去黑皮）　人参　龙齿　远志（去心，焙）各三两　甘草（炙）一两　防风（去叉）　地骨皮（去土）各三两　羚羊角（镑末）一两

【用法】上锉，如麻豆大。每用五钱匕，以水二盏，加山泽银一分，大枣二枚（擘破），同煎取一盏，去滓，分二次温服。

【主治】心蒸。心中烦躁，手足热疼，欲露其体，惊悸怵惕，咽干虚渴，面色萎黄，失前忘后，妇人血气衰弱，多传此疾。

【加减】若大患烦热渴躁者，加淡竹沥一合煎服，若曾经吐血亦治。

苍术丸

【来源】《圣济总录》卷九十三。

【组成】苍术　诃黎勒皮各一两半　陈橘皮（汤浸，去白，焙）　木香　芍药　青橘皮（汤浸，去白，焙）　白龙骨　生姜（切，焙）各一两

【用法】上为末，炼蜜为丸，如梧桐子大。每服三十丸，食前人参汤送下，一日二次。

【主治】骨蒸，腹中痃癖疠痛，兼下痢，日夜数十行。

阿胶汤

【来源】《圣济总录》卷九十三。

【组成】阿胶（炒燥）　人参　白茯苓（去黑皮）　玄参　丹参　防风（去叉）　黄耆　生干地黄（焙）　葛根　柴胡（去苗）　秦艽（去苗土）　黄连（去须）　龙胆　枳壳（去瓤，麸炒）　地骨皮　百合　鳖甲（去裙襕，醋炙）　甘草（炙）　桔梗（炒）　知母（焙）　贝母（去心）　款冬花　石膏（碎）　麻黄（去根节）　黄芩（去黑心）　栀子仁　麦门冬（去心）　防己　栝楼根　马兜铃　大黄（炒）　桑根白皮（炙）　白药子　葶苈子（隔纸炒）　杏仁（汤浸去皮尖双仁，炒）各一两　槟榔五枚

【用法】上锉，如麻豆大。每服五钱匕，水一盏半，煎至八分，去滓，食后、临卧温服。

【主治】骨蒸虚劳，热气上熏，咽嗌焦干，津液枯燥，烦渴引饮。

阿魏丸

【来源】《圣济总录》卷九十三。

【组成】阿魏（细研）　当归（切，炒）　芜荑仁（炒）各一两　雌黄（研）　猪牙皂荚（去皮子，酥炙）各半两　麝香（研）　蓬莪术（煨，锉）各三分　柴胡（去苗）　白槟榔（锉）各二两

【用法】上为末，和匀再罗，用羊肉半斤，去皮烂煮，细切，研如膏，入诸药末，和捣三千杵，如硬，即添肉汁，为丸如绿豆大。每服五十丸，五更温酒送下。仍饮令醉，以青绢被盖之，睡觉汗出通身，必有细虫在被间，日光内看，急须烧之，或泻下恶物并虫等是效。

【主治】传尸骨蒸，女人血气，月候经年不通，痰嗽黄瘦，四肢羸弱，盗汗骨蒸，或时憎寒，饮食减少。

茯苓汤

【来源】《圣济总录》卷九十三。

【组成】白茯苓（去黑皮）　麦门冬（去心，焙）　款冬花　独活（去芦头）　槟榔（锉）各六两　桂（去粗皮）　防风（去叉）　防己各五两　甘草（炙）　枳壳（去瓤，麸炒）各四两　地骨皮（去土）十两

【用法】上锉，如麻豆大。每服五钱匕，以水二盏，先煎山泽根，取水一盏半，入药并生姜半分（切），大枣三个（擘破），同煎取一盏，去滓温服，每早晨、日晚各一次。

【主治】心蒸。苦心惊悚栗，男子因读书损心气，伤思虑，过损心，吐血，心烦多忘，失精神，或身体痒瘙，风癣，或胸中气满。

茯神汤

【来源】《圣济总录》卷九十三。

【组成】茯神（去木）　人参　远志（去心）　甘草（炙，锉）　当归（切，焙）　陈橘皮（去白，

焙） 龙齿 熟干地黄（焙）各一两 五味子 麦门冬（去心，焙） 桂（去粗皮）各一两半 黄耆（锉）二两

【用法】上为粗末。每服五钱匕，水二盏，加大枣七个（擘破），生姜五片，煎至一盏，去滓，空心温服，一日三次。先服麝香散，取虫后服本方。

【功用】补五脏。

【主治】传尸骨蒸。

钩藤汤

【来源】《圣济总录》卷九十三。

【别名】钩藤饮（《普济方》卷二三七）。

【组成】钩藤 黄芩（去黑心） 升麻 甘草（炙令赤色，锉）各一两 鳖甲（去裙襕，醋浸，炙令黄色） 丁香各半两 大黄（锉，微炒）四两

【用法】上为粗末。每服五钱匕，用水一盏半，煎至一盏，去滓，每日食后分温二服。相去如人行七八里再服之。

【主治】传尸劳瘦，骨蒸、伏连、殗殜，命在须臾，精神尚爽。

香豉饮

【来源】《圣济总录》卷九十三。

【组成】香豉一分 生地黄一两 葱白三茎

【用法】上锉细，相和，以童便二盏半，浸一宿，平旦煎至八分，去滓，空腹、日午分二次温服。

【主治】骨蒸肿气，每至日晚即恶寒壮热，颊色赤，不下食，日渐瘦。

秦艽散

【来源】《圣济总录》卷九十三。

【组成】秦艽（去苗土） 柴胡（去苗） 甘草（炙，锉） 乌梅（取肉，焙）各二两

【用法】上为散。每服一钱匕，食后、临卧以沸汤调下。

【主治】骨蒸潮热，烦渴引饮，不思饮食。

柴胡丸

【来源】《圣济总录》卷九十三。

【组成】柴胡（去苗） 胡黄连 龙胆 桃胶（干者） 升麻 茯神（去木） 黄芩（去黑心） 地骨皮 生干地黄（焙） 芍药 大黄（锉，焙） 知母（锉，焙） 麦门冬（去心，焙） 甘草（炙，锉） 龙齿 犀角（镑） 玄参 山栀子（去皮） 桔梗（炒）各一两半 丹砂二两（别研入药）

【用法】上为末，炼蜜为丸，如梧桐子大。每服三十丸，空心以熟水送下。

【主治】骨蒸热劳，心烦闷，手足背膊酸疼，四肢沉重，食不作肌肤，日渐黄瘦。

柴胡茯苓汤

【来源】《圣济总录》卷九十三。

【组成】柴胡（去苗）二两 白茯苓（去黑皮） 白术 枳壳（去瓤，麸炒）各一两半

【用法】上为粗末。每服三钱匕，水一盏，煎至七分，去滓，食后温服，一日二次。

【主治】癥癖气壮热，咳嗽骨蒸。

黄耆丸

【来源】《圣济总录》卷九十三。

【组成】黄耆（锉）三两 白术 枳壳（去瓤，麸炒） 白茯苓（去黑皮） 甘草（炙，锉）各二两 生干地黄（洗去土，切，焙）四两 地骨皮一两

【用法】上为末，炼蜜为丸，如梧桐子大。每服二十丸，食前以人参汤送下，每日二次。

【主治】骨蒸。热虽稍退，瘦弱无力，饮食不为肌肉。

葛根汤

【来源】《圣济总录》卷九十三。

【组成】葛根（炙）一两 赤茯苓（去黑皮） 麦门冬（去心，焙）各一两半 甘草（炙，锉）一两

【用法】上为粗末。每用五钱匕，以水一盏半，入竹叶三片，生芦根三枚，煎至一盏，去滓，分二次温服，空腹、食后各一服。

【主治】骨蒸热，烦渴，呕逆不下食。

鳖甲丸

【来源】《圣济总录》卷九十三。

【组成】鳖甲（去裙襕，醋炙）二两　木香一两　京三棱（煨，锉）一两半　芍药一两半　陈橘皮（汤浸，去白，焙）　苍术（米泔浸，切，焙）各一两　槟榔（锉）二两　郁李仁（去皮，研）一两半

【用法】上为末，入郁李仁再研匀，炼蜜为丸，如梧桐子大。每服三十丸，食前橘皮汤送下。

【主治】骨蒸，腹中痃癖，按之应手，不能下食，羸弱无力。

鳖甲汤

【来源】《圣济总录》卷九十三。

【组成】鳖甲（去裙襕，醋炙令黄）三两　秦艽（去苗土）二两　紫菀（去土）一两半　柴胡（去苗）三两　诃黎勒皮（煨）一两半　牡蛎（煅）　麻黄（去根节）　犀角（镑）　知母（切，焙）　升麻　甘草（炙）　栀子仁　槟榔（锉）　木香　当归（切，焙）　桔梗（炒）　桑根白皮（锉）　大黄（炒）　黄连（去须）　桃仁（炒）　人参　桂（去粗皮）　葳蕤　川芎各一两

【用法】上为粗末。每服三钱匕，水一盏，大枣一个（劈），乌梅一个，生姜三片，同煎三五沸，去滓稍热服，不拘时候。

【主治】男子、女人骨蒸热劳，皮肉消瘦，面色萎黄，不思饮食，夜多咳嗽，涕唾稠粘，骨节疼痛，憎寒壮热，心腹气胀，坐卧不安，发如疟状；女人血风劳；一切劳疾。

鳖甲汤

【来源】《圣济总录》卷九十三。

【组成】鳖甲（去裙襕，醋炙）　柴胡（去苗）各三两　桔梗（炒）　甘草（炙黄）各一两半　秦艽（去苗土）一两　青蒿子二两（用童便浸一宿，焙干，微炒）

【用法】上为粗末。每服三钱匕，水一盏，加乌梅一个（拍破），同煎至六分，去滓，食后温服。

【主治】男子、妇人骨蒸劳气，肌体羸瘦，四肢无力，颊赤面黄，五心烦热，困倦心忪，或多盗汗，腹胁有块，不欲饮食。

鳖甲麦煎汤

【来源】《圣济总录》卷九十三。

【组成】鳖甲（去裙襕，醋炙）　大黄（湿纸裹煨熟）　常山　柴胡（去苗）　赤茯苓（去黑皮）　当归（酒浸一宿，切，焙）　干漆（炒烟出）　白术　生干地黄（焙）　石膏各一两　甘草（炙）半两

【用法】上为散。每服三钱匕，小麦五十粒，水一盏，煎至六分，去滓，食后、卧时温服。

【主治】男女骨蒸，妇人血风，攻注四肢，心胸烦壅，口臭肌热，黄瘦盗汗。

【加减】有虚汗，加麻黄根一两。

丹砂丸

【来源】《圣济总录》卷一七七。

【组成】丹砂二两（飞研）　柴胡（去苗，为末）四两

【用法】上为末，用豮猪胆汁拌和，饭甑上蒸一次，候冷为丸，如绿豆大。每服十丸，用桃仁、乌梅煎汤送下，一日三次。

【主治】小儿骨热，十五岁以下骨蒸热劳，遍身如火，日渐黄瘦，夜卧多汗，咳嗽烦渴。

龙胆丸

【来源】《圣济总录》卷一七七。

【组成】龙胆一两　熊胆（研）一分　马牙消（研）　朴消（研）　山栀子（去皮）　玄参　人参　枳壳（去瓤，麸炒）　柴胡（去苗）　当归（切，焙）　陈橘皮（去白，焙）各半两　麝香（研）半钱　沉香半两　甘草（炙，锉）　赤茯苓（去黑皮）各一两

【用法】上药除研者外，捣罗为末，共研匀，炼蜜为丸，如梧桐子大。一岁一丸，温水化下。

【主治】小儿骨热生风。

胡黄连丸

【来源】《圣济总录》卷一七七。

【组成】胡黄连　夜明砂　五灵脂各半两　柴胡（去苗）一两　麝香（研）半钱　鳖甲（去裙襕，醋炙）　人参各半两

【用法】上为末，用猪胆汁煮面糊为丸，如绿豆大。每服十丸至十五丸，米饮下，不拘时候。

【主治】小儿骨热劳疾，面黄肌瘦，发热，夜卧有汗。

桃仁青蒿煎丸

【来源】《圣济总录》卷一七七。

【组成】桃仁（汤浸，去皮尖，研）半两　麝香（研）一分　柴胡（去苗）　丹砂（研）　紫菀（去苗土）　鳖甲（去裙襕，醋炙）各一两

【用法】上六味，除麝香、丹砂外，并捣罗为末，共研匀，用青蒿汁、童便、生地黄汁各一盏，于银石器内熬汁，入药末一半，慢火再熬，搅得所，余药末尽和匀，杵为丸，如绿豆大。每服五七丸至十丸，空心、食前煎陈粟米饮送下，一日三次。

【功用】长肌肉，退热。

【主治】小儿十五岁以下，骨蒸热劳，盗汗，体热咳嗽，烦躁发渴。

猪肚丸

【来源】《圣济总录》卷一七九。

【组成】鳖甲（去裙襕，醋炙）　柴胡（去苗）　木香　青蒿（去茎）　生干地黄（焙）各一两　黄连（去须，炒）二两　青橘皮（去白，焙）半两

【用法】上为末，用一枚嫩小猪肚净洗，入药末在内，系定，蒸令极烂，研和药末，为丸，如绿豆大。每服十丸，食前、日午、临卧温水送下。

【主治】

1.《圣济总录》：小儿骨蒸盗汗，乳食减少。

2.《普济方》引《永类钤方》：骨蒸劳，唇颊赤，气粗口干，遍身壮热，或多虚汗，大肠涩秘，小便赤黄，饮食全少。

兰台散

【来源】《幼幼新书》卷八引《保生信效方》。

【组成】乌梅肉（焙）一两　蛇黄二两（醋淬二十遍）

【用法】上为末，每服二钱汁调下。儿睡起不了了，为神不聚，此能收。

【主治】小儿骨蒸劳热，骨肉、五心烦躁，或大病大下后多睡，或全睡。

补髓丸

【来源】《全生指迷方》卷二。

【组成】生干地黄（晒干）三两　干漆半两（碎，炒令烟尽）

【用法】上为末，炼蜜为丸，如梧桐子大。每服三十丸，空心、临卧饮送下。

【主治】骨蒸，热起骨间烦痛，手足时冷，早起体凉，日晚即热，背膂牵急，或骨节起凸，足胫酸弱，由阴不足，而阳陷阴中，热留骨髓，髓得热则稀，髓稀则骨中空虚，阴虚水少脂枯，故蒸起，其脉沉细而疾。

神验柴胡散

【来源】《中藏经·附录》。

【组成】土柴胡（不以多少，去芦，洗净，炙黄色，不令太焦，亦不须银州者）

【用法】上为末。每服二钱，水一盏，入地骨皮指面大二片子，同煎至七分，食后温服。如虚瘦，但空心服补药，食后煎下数服，时时如水饮之。

【主治】大人、小儿骨热，夜间如蒸。

朱砂柴胡丸

【来源】《幼幼新书》卷二十引《庄氏家传》。

【组成】好朱砂一两（细研，水飞过，晒过）　柴胡（去苗土，净洗，为末）二两

【用法】上为末，用獖猪胆汁拌和匀湿，入一瓷盒子内，盖；于炊饮甑上蒸之至饭熟为度，取出，急和丸，如小豆大。每服十丸，空心、临卧煎桃仁、乌梅汤放冷送下。

【主治】小儿骨蒸发热，遍身如火，黄瘦虚汗，咳嗽心忪，日久不已。

胡黄连丸

【来源】《幼幼新书》(古籍本)卷二十引《庄氏家传》。

【别名】胡连丸(原书人卫本)。

【组成】胡黄连　黄连　柴胡各一两　乌犀　赤茯苓　使君子　黄芩　鳖甲(炙)各半两

【用法】上为细末，猪胆面糊为丸，如绿豆大。每服一二十丸，熟水送下。

【功用】生肌，消疳黄。

【主治】骨蒸潮热羸瘦。

沉香鳖甲丹

【来源】《幼幼新书》卷二十引张涣方。

【别名】沉香鳖甲丸(《小儿卫生总微论方》卷十五)、香甲丸(《普济方》卷三九〇)。

【组成】鳖甲(童便浸，酥炙)　黄耆　草龙胆　当归　沉香各一两　大黄(炮)　川黄连各半两

【用法】上为细末，炼蜜为丸，如黍米大。每服十丸，以麦门冬汤送下。

【主治】潮热盗汗。

地黄散

【来源】《幼幼新书》卷二十引《张氏家传》。

【组成】熟地黄(去土，洗)　当归　地骨皮(各洗)　枳壳(去瓤，麸炒)　柴胡　秦艽(各去芦)　知母　鳖甲(去黑皮尽，醋炙黄)各等分

【用法】上为末。每服一钱半，水一盏，加乌梅半个，煎七分，和梅热服。

【主治】小儿骨蒸体热，成劳倦。

猪肚丸

【来源】《幼幼新书》卷二十引《张氏家传》。

【组成】南木香半两　宣州黄连　生干地黄　青橘皮　银州柴胡(去根及土)　鳖甲(九肋者，水煮去裙襕，用童便炙黄)各二两

【用法】上为细末，猪胆一个盛药在内，紧系定口，慢火汤煮令香熟，去线，捣猪肚同药令极烂，为丸，如麻子大。每服二十丸至三十丸，温米饮送下，一日二三次。

【功用】退黄，长肌肉，进饮食，解虚劳，行滞，利关节。

【主治】小儿骨热体瘦，面色萎黄，脐腹时痛，胸膈满闷，全不入食。

虾蟆丸

【来源】《幼幼新书》卷二十引郑愈方。

【组成】虾蟆一个(紫斑者，去肠爪甲，用姜汁涂，炙黄干，别研)　芦荟(研)　鹤虱　宣连各二钱　胡黄连一钱

【用法】上为末，取獖猪胆汁为丸，如绿豆大。每服三丸，饭饮送下，一日三次。

【功用】杀虫，去骨热，进食，驻颜。

【主治】小儿骨热。

天门冬煎

【来源】《鸡峰普济方》卷十一。

【组成】天门冬二两半　白茯苓　贝母　杏仁各一两　甘草三分

【用法】上为细末，炼蜜为丸，如弹子大。食后含化一粒。

【功用】润肺养心。

【主治】骨蒸劳热，咳嗽。

芦根汤

【来源】《鸡峰普济方》卷十三。

【组成】芦根　麦门冬　赤茯苓　芍药各一两　地骨皮二两

【用法】上为粗末。每服五钱，水二盏，煎至一盏，去滓，食后温服。

【主治】骨蒸，邪热加阴，蓄蓄留骨髓，阴虚水少，脂液干枯，热蒸骨软而凸，其脉沉细。

威灵仙散

【来源】《鸡峰普济方》卷十七。

【组成】威灵仙四两　干漆一两　雄黄一分　真麝香二钱

【用法】上为细末，拌匀。每服一大钱，水八分，煎至六分，空心和滓温服，至午后取下臭秽恶物，并是病根；服五七日后，恶物少，即与好理劳药及和气汤散疗之。或用汤浸蒸饼为丸，如梧桐子大，每服二十丸，每日空心、午后用温米饮送下。如传尸伏连患，取后别服桃仁散。

【主治】一切蓄热骨蒸，室女经脉不通，劳瘦。

地仙散

【来源】《普济本事方》卷四。

【组成】地骨皮（洗，去心）　防风（去钗股）各一两　甘草（炙）一分

【用法】上为细末。每服二钱，水一盏，加生姜三片，竹叶七片，煎至七分服。

【功用】解一切虚烦躁，生津液。

【主治】

1.《普济本事方》：骨蒸肌热。

2.《世医得效方》：伤寒、伏暑后烦热不安。

【方论】《本事方释义》：地骨皮气味苦甘寒，入手太阴、足厥阴，能治有汗之骨蒸；防风气味辛甘微温，入足太阳；甘草气味甘平，入足太阴。此治骨蒸内热，阴虚烦躁，津液欲伤者，再以生姜之辛温而散，竹叶之辛凉而清，使内外和平，则病魔焉有不去者乎。

地骨皮汤

【来源】《小儿卫生总微论方》卷十六。

【组成】地骨皮（去骨）　胡黄连各一两　鳖甲（涂酥炙黄，去裙襕）　柴胡（去苗）　犀角（镑，取屑）　嫩桃枝（锉）　川大黄（炮）　知母各半两

【用法】上为细末。每服一大钱，水一盏，煎至五分，去滓温服，不拘时候。

【主治】小儿骨蒸体热肌瘦。

鸡白调散

【来源】《小儿卫生总微论方》卷七。

【组成】朱砂（水飞）　白矾（枯）　铁华粉　粉霜　铅白霜各一钱　轻粉　白附子各二钱　蝎梢六个　龙脑　麝香各少许

【用法】上为末。每服半钱，入鸡子白、井花水共约一茶脚，调匀服，不拘时候。

【主治】小儿伤寒伤风，发寒热似疟，久不愈，渐变骨间蒸热。

青蒿散

【来源】《杨氏家藏方》卷十。

【组成】天仙藤　鳖甲（醋炙）　香附子（炒，去毛）　桔梗（去芦头）　柴胡（去苗）　秦艽　青蒿各一两　乌药半两　甘草（炙）一两半　川芎二钱半

方中柴胡，《普济方》卷二三六作“前胡”。

【用法】上为细末。每服二钱，水一盏，加生姜三片，同煎至七分，温服，不拘时候。小儿骨蒸劳热，肌瘦减食者，每服一钱，水半盏，加小麦三十粒，同煎至三分，温服。

【主治】虚劳骨蒸，咳嗽胸满，皮毛干枯，四肢懈惰，骨节疼痛，心中惊悸，咽燥唇焦，颊赤烦躁，涕唾腥臭，困倦少力，夜多盗汗，肌体潮热，饮食减少，日渐瘦弱。

前胡散

【来源】《杨氏家藏方》卷十。

【别名】柴胡梅连散（《玉机微义》卷九引《瑞竹堂经验方》）、柴前梅连散（《玉机微义》引《瑞竹堂经验方》，见《医方类聚》卷六十三）、八煎散（《医方类聚》卷二一五引《医林方》）、柴胡梅连汤（《傅青主女科·产后编》卷下）、清骨散（《胎产心法》卷下）。

【组成】柴胡（去苗）　前胡（去芦头）　胡黄连　乌梅肉各等分

【用法】上锉。每服五钱，水酒、童便共一盏半，猪胆一枚取汁，猪脊髓一条，葱、薤白各三寸，同煎至八分，去滓，食前冷服。

【主治】童男、室女骨蒸潮热，及热在肌肉，吐血等疾。

柴胡鳖甲丸

【来源】《杨氏家藏方》卷十。

【组成】柴胡（去苗） 鳖甲（醋浸一宿，炙黄） 地骨皮 人参（去芦头） 白茯苓（去皮） 白芍药 知母 贝母（去心） 麦门冬（去心） 黄耆（蜜炙） 山栀子仁（炒）各等分

【用法】上为细末，炼蜜为丸，如梧桐子大。每服三十丸，煎乌梅、青蒿、小麦汤送下，不拘时候。

【主治】虚劳客热，荣卫不和，全不思食，寒热相间，咳嗽痰涎，肢体倦怠，及伤寒汗后，余热不解，潮作寒热，日渐消瘦。

小品汤

【来源】《普济方》卷二三〇引《卫生家宝》。

【组成】黄耆（去芦）二两 人参（去芦）一两 白芍药（微炒）二两 白茯苓（去皮）一两 半夏一两（汤泡，洗七次，去滑，切，焙） 肉桂（去皮）一两 甘草（微炙）一两 当归一两（洗，去芦）

【用法】上为粗末。每服三钱，水一盏，加生姜三片，大枣一个（去核），同煎七分，去滓，食前温服。

【主治】血虚，潮热往来，呕逆自汗，浑身酸痛，咳嗽，背髆拘急。

生肌散

【来源】《普济方》卷二三六引《卫生家宝》。

【组成】黄耆一两 当归三分 荆芥穗半两 白芍药一两 甘草半两 地骨皮一两 川芎半两 人参半两

【用法】上为粗末。每服三钱，水一盏半，乌梅一个，煎至一盏，去滓服。

【功用】退里外潮热。

【主治】骨蒸。

鳖甲散

【来源】《普济方》卷二三六引《卫生家宝》。

【组成】鳖甲（醋炙） 黄耆 赤茯苓 常山（醋煮） 柴胡（醋浸一宿，焙干） 茯苓 当归（去芦） 干漆（炒青烟为上） 白术 生熟地黄 石膏各一两 甘草半两（蜜炙）

【用法】上为粗末。每服二大钱，加小麦五十粒，水一盏半，煎至一盏，去滓服，每日三次。

【主治】男子、妇人骨蒸劳疾。

【宜忌】久虚人不可服。

【加减】盗汗，加麻黄根一两。

天仙藤散

【来源】《魏氏家藏方》卷四。

【组成】天仙藤 甘草（炙） 桔梗（炒） 青皮（去瓤）各一两 香附子 天台乌药 川白芷 陈皮（去白）各二两

【用法】上为末。每服二钱，水一盏，加生姜三片，乌梅一个，煎至七分时，通口服。

【主治】蒸热劳气，百骨痠痛，腰背拘急，小便赤黄，脚手沉重，胸中不快。

猪骨散

【来源】《魏氏家藏方》卷四。

【组成】秦艽（洗净） 柴胡（去苗） 前胡各一两 川乌头（炮，去皮脐）半两 藁本二两（醋炙） 芜荑（去皮）一两 鳖甲（洗净） 甘草各半两

【用法】用雄猪脊骨一全副，去头尾各一节，去肉，将骨细锉，入水二大碗，瓷器中煮令水尽；除芜荑、甘草二味外，余并入猪骨中，好酒一斗，同煮令酒尽，却入芜荑、甘草，同焙干，为末。每服二钱，空心、夜卧温酒送下。

【主治】诸劳气蒸热，倦怠，腰脚酸疼，四肢困重，不美饮食，肌肤瘦悴。

犀角散

【来源】《儒门事亲》卷十二。

【组成】黄连　大黄　芍药　犀角　甘草各等分

【用法】上为粗末。每服五钱，水一盏，煎至七分，去滓温服，不拘时候。

【主治】

1.《儒门事亲》：骨蒸发热，皮肤枯干，痰唾稠粘，四肢疼痛，面赤唇焦，盗汗烦躁，睡卧不安，或时喘嗽，饮食无味，困弱无力，虚汗黄瘦。

2.《普济方》：五脏积热。

黄耆丸

【来源】《妇人大全良方》卷五。

【组成】黄耆　麦门冬（去心）　茯神　北柴胡　甘草　生干地黄各一两　酸枣仁（炒）　郁李仁　杏仁（去皮尖、双仁，麸炒黄）　枸杞子　人参（去芦）　黄芩各三分　百合　枳壳（去瓤，麸炒）　赤芍药　知母各半两　鳖甲二两（制）

【用法】上为细末，炼蜜为丸，如梧桐子大。每服三十丸，清粥吞下，不拘时候。

【主治】妇人骨蒸烦热，四肢羸瘦，疼痛口干，心躁不得眠卧。

鳖甲煎

【来源】《妇人大全良方》卷五。

【组成】雄鳖一个（重一斤者）　杏仁（去皮尖双仁，炒）　北柴胡　贝母（去心）　知母各四两

【用法】上除鳖外，诸药细锉，以好酒五升入锅内，将活鳖置在中，以药和停围定，上用板子石压定，令鳖在药内吃酒药，来日即以慢火煮，候酒尽为度，却取鳖令患人吃尽，次将鳖甲用醋炙黄，入在前项诸药内焙为细末，用酒煮面糊为丸，如梧桐子大。每服三十丸，不拘时候，每日五次。

【主治】

1.《妇人大全良方》：妇人骨蒸劳。

2.《普济方》：妇人劳损，或时寒热，肌体倦疼。

地骨皮散

【来源】《仁斋直指方论》卷九。

【组成】地骨皮（洗）　秦艽（洗，去芦）　柴胡　枳壳（制）　知母（生）　当归　鳖甲（醋炙黄）各半两　川芎半两　甘草（炙）一分

【用法】上为粗末。每服三钱，加桃、柳枝各七寸，生姜三片，乌梅一个，同煎，空心、临卧各一服。

【主治】虚劳，潮热骨蒸，壮热。

【加减】潮热甚，加些大黄微利之。

秦艽鳖甲散

【来源】《卫生宝鉴》卷五。

【别名】秦艽鳖甲饮（《医略六书》卷十九）。

【组成】柴胡　鳖甲（去裙襕，酥炙，用九肋者）　地骨皮各一两　秦艽　当归　知母各半两

【用法】上为粗末。每服五钱，水一盏，加青蒿五叶，乌梅一个，煎至七分，去滓，空心、临卧温服。

【功用】《中医大辞典》：滋阴养血，清热除蒸。

【主治】

1.《卫生宝鉴》：骨蒸壮热，肌肉消瘦，唇红颊赤，气粗，四肢困倦，夜有盗汗。

2.《女科指掌》：经闭。

3.《金匮翼》：风劳之证，肌骨蒸热，寒热往来，痰嗽，盗汗，黄瘦，毛焦口臭，或成疳利，由风邪淹滞经络，瘀郁而然。

【方论】

1.《医方集解》：此足少阳、厥阴药也。风生热而热生风，非柴胡、秦艽不能驱风邪使外出；鳖阴类，用甲者，骨以及骨之义；乌梅酸涩，能引诸药入骨而敛热；青蒿苦寒，能从诸药入肌而解蒸。柴胡、青蒿、皆感少阳生发之气，凡苦寒之药，多伤脾胃，惟青蒿清芬入脾，独宜于血虚有热之人；知母滋阴，当归和血，地骨散表邪兼清里热，又去汗除蒸之上品也。

2.《医略六书》：营气受风，遏热伤乎阴血，故肌肉消瘦，骨蒸潮热不已，名曰风痨。生鳖甲专入厥阴，力能滋阴而散结；秦艽肉兼走阳明，性善活血以祛风，青蒿解少阳之热；柴胡疏肝胆之邪；当归益荣养血；知母润燥益阴；地骨皮退肌表之热；乌梅肉敛肝肾之阴。使热退阴充，则风自外解，而骨蒸无不退，肌肉无不生矣。此滋

阴解热之剂，为风痨骨蒸，消瘦之专方。

3.《医林纂要探源》：阴虚内热之甚，则为劳热骨蒸，俗谓之风劳，实相火独炽，而阴不能辅之，则阴反受烁，阳亦不能自拔，而郁而内蒸也。苗槁则引水以溉之，此相火独炽，阴不能辅之故，鳖甲、地骨皮、知母、当归，皆所以引水而溉之。汤沸则揭其盖而扬之，此阳不能拔，郁而内热之故，秦艽、柴胡、青蒿、乌梅，皆所以揭锅盖而扬之也。何不熄其火？相火生人之本，可升而遂之，不可抑而熄之；何不益其水？滋阴则有以生水，火散而水可自滋。

4.《医方论》：风为天之气，中人最速，郁而为热，固当清散，但深入骨里者，千万中无一二；盖骨蒸乃阴虚，非外风在骨也。

【验案】

1. 肺结核 《实用中西医结合杂志》（1991，9：533）：应用本方加味：秦艽、鳖甲、地骨皮、青蒿、当归、知母、乌梅、黄芩各12g，银柴胡10g，百部、海浮石各15g；水煎服，每日1剂，每晚睡前服，治疗肺结核中毒症状者32例。结果：痊愈（服药15剂以下，体温恢复正常，盗汗止）29例；有效（服药15剂以下，体温下降，但未降至正常，盗汗减轻）2例；无效（服药15剂，体温不降，盗汗不减）1例。

2. 小儿反复呼吸道感染 《浙江中医杂志》（1993，5：206）：应用本方加减：秦艽、鳖甲、太子参各15g，百部、地骨皮各10g，知母、青蒿、柴胡、乌梅各6g；气虚甚者加黄芪15g；阴虚甚者加生地15g；痰热甚者加黄芩10g；汗多者加五味子5g，治疗小儿反复呼吸道感染30例。结果：痊愈（症状完全消失，疗效巩固，随访1年无复发）18例；显效（症状完全消失，但疗效不巩固）9例；无效3例；总有效率为90%。

续断汤

【来源】《卫生宝鉴》卷五。

【别名】续断散（《医学纲目》卷十七）。

【组成】生地黄 桑白皮各五两 续断 紫菀 青竹茹 五味子 桔梗各三两 甘草（炙）二两 赤小豆半升

【用法】上为粗末。每服三钱，水一盏半，加小麦五十粒，煎至一盏，去滓，食后温服，一日三次。

【主治】骨蒸劳热，传尸瘦病，潮热烦躁，咳嗽气急，身体疼痛，口干盗汗；兼治咳嗽唾脓血。

人参黄耆散

【来源】《证治准绳·类方》卷三引《卫生宝鉴》。

【组成】人参 桔梗各一两 秦艽 鳖甲（去裙襕，酥炙） 茯苓各二两 知母二钱半 半夏（汤洗） 桑白皮各一两半 紫菀 柴胡各二两半 黄耆三两半

【用法】上为粗末。每服五钱，水煎服。

【主治】虚劳客热，肌肉消瘦，四肢倦怠，五心烦热，咽干颊赤，心忡潮热盗汗，减食，咳嗽脓血。

六合汤

【来源】方出《医垒元戎》，名见《赤水玄珠全集》卷十。

【组成】熟地黄 川芎 芍药 当归 地骨皮 牡丹皮

【主治】妇人骨蒸。

四物加减汤

【来源】方出《医垒元戎》，名见《医学纲目》卷五。

【组成】四物汤加地骨皮 牡丹皮

【主治】妇人骨蒸。

【方论】《医学纲目》：当归、白芍、川芎、地黄补血；地骨皮泻肾火；牡丹皮泻包络火。

地骨皮饮

【来源】方出《医垒元戎》，名见《医宗金鉴》卷六十二。

【组成】四物汤加丹皮 地骨皮

【用法】水煎服。

【主治】

1.《医垒元戎》：妇人骨蒸。

2.《医宗金鉴》：痈疽溃后，但热不寒。

生地黄粥

【来源】《饮膳正要》卷二。

【组成】生地黄汁一合　酸枣仁二两（水绞取汁二盏）

【用法】上药水煮同熬数沸，次下米三合煮粥，空腹食之。

【主治】虚弱骨蒸，四肢无力，渐渐羸瘦，心烦不得睡卧。

阴病开关散

【来源】《永类钤方》卷六。

【组成】当归　赤芍药　肉桂　白芷　甘草（炙）各半两　木香二钱　制枳壳三钱　天南星一钱（去皮、姜汁浸一宿，焙）

【用法】上锉。每服三钱，加生姜三片，煎七分，入无灰酒三分盏，童便三分盏，又煎七分，温服。先服起胃散一二日后，不问退否，兼玉童膏服之。

【主治】骨蒸劳热阴病，大便溏利，小便白浊，及多饮食不化，胃逆口恶，虽有热，痰唾白色。

生犀散

【来源】《世医得效方》卷八。

【别名】生犀角散（《普济方》卷二三六）、正料生犀散（《济阳纲目》卷六十五）。

【组成】犀角（镑）　地骨皮（去骨）　秦艽（去芦）　麦门冬（去心）　枳壳（煨，去瓤）　大黄（煨）　柴胡（去须）　茯苓（去皮）　赤芍药　桑白皮（去赤）　黄耆（去芦，蜜炙）　人参（去芦）　鳖甲（醋炙）　知母各等分

【用法】上锉散。每服三钱，陈青蒿一根煎；桃枝亦可。

【主治】骨蒸肌瘦，颊赤口干，日晚潮热，夜有盗汗，五心烦躁，及大病愈后，余毒不解；小儿疳病，热似骨蒸者；及久病后或虚后，时复来作潮热者；疟疾亦用。

【加减】有痰，加半夏；热轻，去大黄，加黄芩。

加减黄耆建中汤

【来源】《世医得效方》卷九。

【组成】白术　白茯苓　桔梗各三钱　人参三钱半　秦艽　北柴胡（去芦）　防风　白芍药　甘草　当归（去尾）　泽泻　生干地黄　熟地黄　地骨皮　肉豆蔻（煨）　槟榔　缩砂仁各五钱　猪苓四钱　黄耆一两

【用法】上为散。每服三钱，水一盏半煎，温服，不拘时候。老人更加黄耆一两，或为末，蜜汤调服，临时斟酌。

【主治】男子妇人，五劳骨蒸者。

地仙散

【来源】《世医得效方》卷九。

【组成】地骨皮二两　防风（去芦）一两　甘草半两　麦门冬一两（去心）

【用法】上锉散。每用三钱，水一盏，加生姜五片，煎服，不拘时候。

【功用】《校注妇人良方》：生津液而清肺火。

【主治】骨蒸肌热，一切虚劳烦躁。

青蒿散

【来源】《世医得效方》卷九。

【组成】青蒿（春、夏用叶，秋、冬用子，用子不用叶，用根不用茎，四者相用而反以为痼疾，必用童便浸过，使有功无毒）一握　大鳖甲（炙黄，醋淬五七次，去腥）　白术（湿纸裹，煨熟）　地骨皮　白茯苓　粉草（炙）　拣参（去头）　栝楼根　北柴胡（去芦）　桑白皮（蜜炙）各半两

【用法】上为散。每服三钱，水一盏半煎，温服，不拘时候。

【主治】男子妇人骨蒸劳，憎寒壮热。

参归散

【来源】《脉因证治》卷上。

【组成】知母（炒）　人参（炒）　秦艽（去尖芦）　北柴胡（同术炒）　鳖甲（麦汤浸七次）　前胡各半两　乌梅三个　地骨皮　川常山（酒浸三

日） 川归（同柴胡炒） 甘草 白茯苓各七钱半

【用法】水煎服。

【主治】骨蒸劳。

七星洗心散

【来源】《永乐大典》卷八〇二〇引《经验普济本事方》。

【组成】柴胡（去苗） 鳖甲（炙） 黄芩 知母 黄连 杏仁（去皮，炒） 甘草（炙）各半两

【用法】上为细末。每服七钱，童子小便一升，入桃枝七茎（寸切），青蒿一把（洗净，切），灯心一束，同煎半升，分两次服，空心、食前服。

【主治】大人、小儿骨蒸热劳，皮肤干枯，痰唾稠粘，四肢疼痛，面赤唇干，烦躁，睡卧不宁，或时咳嗽。

茯苓散

【来源】《永乐大典》卷八〇二〇引《普济经验加减方》。

【组成】茯苓（去皮） 茯神 人参（去芦头） 远志（去心） 甘草各七钱半 龙骨 防风各半两 麦门冬（去心） 生地黄 犀角各一两（末）

【用法】上为末，分作三服，水一升半，煎至一升，三次服。

【主治】骨蒸热劳，多嗽喘。

洗肺饮子

【来源】《永乐大典》卷八〇二〇引《经验普济本事方》。

【组成】鳖甲（醋浸，炙）一两半 甘草（炙）一两 柴胡一两二钱 槟榔三钱 生姜五钱（切） 川大黄八钱 葱白五茎（切） 豆豉一百粒 生地黄一两（切）

【用法】上为散。每服二两，童子小便一升，同煎七分去滓，食前，分三次，一日服。

【主治】时疾寒热，虚劳骨蒸。

柴胡散

【来源】《永乐大典》卷八〇二〇引《经验普济本事方》。

【组成】柴胡（去苗）一两 大黄 秦艽 甘草 常山各半两 干漆七钱（炒） 鳖甲一两半（炙黄）

【用法】上为末。每服二钱，水一盏，加小麦二钱，同煎六分，去滓温服。加人参、石膏各半两妙。

【主治】童男室女，骨蒸热劳；或因伤寒时疾后，余热不解，瘦弱，减食，困倦，寒热嗽喘，面赤口干，眼涩多睡。

紫菀散

【来源】《永乐大典》卷八〇二〇引《经验普济本事方》。

【组成】紫菀茸 苍术（浸）各八钱 桔梗半两 芍药三钱 木香 肉豆蔻各一钱

【用法】上为细末。每服三四钱，猪肝二两，或腰子二个（拆开），掺药，入盐、葱，纸裹三五重，烧熟，热粥服之。

【主治】骨蒸虚劳，寒热口干，少力。

犀角散

【来源】《永乐大典》卷八〇二〇引《经验普济本事方》。

【组成】柴胡（去苗） 前胡 人参（去芦） 茯苓（去皮） 羌活（去苗） 白芷 桔梗 川芎各半两 鳖甲（炙） 甘草（炙）各一两 犀角末 黄连各四钱

【用法】上为散。每服五钱，水一盏，加生姜二片，竹叶三钱，同煎七分，去滓，食前温服。

【主治】骨蒸热劳，烦躁面赤，口干多渴，昏沉眼涩，无力虚汗，黄瘦，饮食少味，痰嗽。

神应丹

【来源】《医方类聚》卷一五二引《居家必用》。

【组成】绵纹大黄半斤（酽米醋一斗，于银石器内，以木炭文武火煮一昼夜，醋干为度，晒干，如无白色，慢火焙干） 血竭半两

【用法】上为细末，无灰好酒打糊为丸，如弹子

大，朱砂为衣。每服一丸，妇人用无灰酒一盏，红花一撮，同煎至七分，空心温服，平明时服；男子用青木香少许同煎，无灰酒煮化一丸服。

【主治】虚劳客热，肌肉消瘦，四肢倦怠，五心烦热，口燥咽干，颊赤心怔，日晚潮热，夜有盗汗，胸胁不利，减食多渴，咳唾稠粘，时有脓血，及传尸劳。

【宜忌】忌生冷、腥荤七日。

地骨皮散

【来源】《普济方》卷二三六引《仁存方》。

【组成】地骨皮　黄耆　人参　鳖甲（酒浸，炙）　甘草各等分

【用法】上为末。每服三钱，以水一盏，加生姜三片，大枣一个，煎至七分，去滓，空心、临卧服。

【主治】骨蒸

团鱼丸

【来源】《普济方》卷二三六引《经效良方》。

【组成】贝母　前胡　知母　杏仁　柴胡各等分　团鱼二斤

【用法】上药同团鱼煮，候鱼熟提起团鱼，除去鱼头不用，取肉连汁食之，却将前药焙干为末，就用团鱼裙甲及骨更煮一盏，和药为丸，如梧桐子大。每服三十丸，煎黄耆汤空心送下。病安，仍服《太平惠民和济局方》黄耆益损汤补理；须用市店中自死团鱼。

【功用】《血证论》：调肝利肺，金木交和。

【主治】

1.《普济方》引《经效良方》：骨蒸潮热，咳嗽。

2.《医学心悟》：久咳不止，恐成劳瘵。

【方论】《血证论》：团鱼乃甲虫之长，能破肝之癥结，肉亦带酸，入肝养阴，合清利痰火，疏理凝滞之品，凡肝经血郁、气郁、火郁、痰郁，以致骨蒸咳嗽者，此丸力能治之。盖此丸以调肝者利肺，金木交和，则血气清宁，痨瘵不作。

草还丹

【来源】《医学纲目》卷五。

【别名】青蒿丸（《不居集》下集卷四）。

【组成】赤蒿一斗五升　童便三斗

【用法】文武火熬，约童便减至二斗，去蒿，再熬至一升，入猪胆七个，再熬数沸，用甘草末收和为丸，如梧桐子大。每服五十丸。

【主治】阴虚骨蒸。

青蒿散

【来源】《普济方》卷二二九。

【组成】青蒿一握　甘草二寸　童便三大盏　东南桃枝一握　杏仁三枚（去皮尖，捶碎）　槟榔三枚（为末）

【用法】上以童便纳瓶子中，初夜浸至五更，用慢火煎至一大盏半。去滓，空心分温三服。当泻出恶物，自止后吃薤粥补之。

【主治】热劳久不愈，寒热羸瘦。

柴胡汤

【来源】《普济方》卷二二九。

【组成】柴胡　杏仁各三两　秦艽　青蒿子各三两　犀角　知母　桔梗　人参　桑根白皮　葳蕤　甘草　鳖甲（蜜炙）各一两　山栀子仁半两　赤茯苓二两

【用法】上为散。水一盏，煎七分，去滓服，不拘时候。

【主治】劳热烦躁，不进饮食。

丹砂丸

【来源】《普济方》卷二三〇。

【组成】朱砂（细研，水飞过）　薯蓣　犀角屑　黄耆　肉苁蓉（酒浸一宿，刮去粗皮，令炙干）　川升麻　牡蛎（烧为粉）　槟榔各一两　牛黄（细研）　麝香各一钱　麦门冬（去心，焙）　鳖甲（涂醋炙微黄，去裙襕）　豉心各三分

【用法】上为末，入研药令匀，炼蜜为丸，如梧桐子大。每服三十丸，以粥饮送下，不拘时候。

【主治】虚劳骨热，四肢烦闷，及心躁虚汗。
【宜忌】忌苋菜。

当归汤

【来源】《普济方》卷二三〇。
【组成】秦艽（去苗土） 当归（二味用醋、酒浸经宿，焙） 人参 干漆（炒烟） 白茯苓（去黑皮） 白术各半两 前胡（去苗） 鳖甲（去裙襕，醋炙）各一两 木香 乌头（泡裂，去皮脐） 甘草（炙，锉）各半两
【用法】上锉，如麻豆大。每服三钱，水一盏半，加小麦五十粒，同煎取一盏，去滓，稍热服。
【主治】虚劳寒热，四肢羸瘦，不思饮食。

柴胡汤

【来源】《普济方》卷二三〇。
【组成】前胡（去芦头） 柴胡（去苗） 桔梗（炒） 羌活（去芦头） 独活（去芦头） 人参 枳壳（去瓤，麸炒） 鳖甲（去裙襕，醋炙）各一两 旋覆花一两半 甘草（炙，锉）半两 石膏（碎）一分
【用法】上为粗末。每服二钱，水一盏，煎至七分，去滓温服。
【主治】虚劳荣卫不调，寒热羸瘦，肢体烦倦，头目昏疼，饮食无味，多困少力。

黄连汤

【来源】《普济方》卷二三〇。
【组成】胡黄连 柴胡（去苗） 鳖甲（去裙襕） 甘草（炙，锉） 白蒺藜（炒） 黄耆 附子（炮，去皮脐）各半两 威灵仙一两
【用法】上锉，如麻豆大。每服三钱，水一盏，童便、酒共半盏，加乌梅一枚（拍碎），同煮至一盏，去滓温服，不拘时候。
【主治】虚劳，寒热心忪，骨节酸疼。

人参鳖甲散

【来源】《普济方》卷二三一。
【组成】柴胡（茸） 前胡 人参 秦艽 汉防己 木香 茯苓 桔梗 白术各五钱 鳖甲一个（去裙襕，醋炙）
【用法】上为细末，每服二钱，酒炙猪脑子少许同和，食前以热酒调下。衣盖汗出效。男用母猪，女用雄猪。
【主治】冷热虚劳，肌热盗汗，喘嗽困乏。

地骨皮散

【来源】《普济方》卷二三五。
【组成】当归四两 黄耆半斤 秦艽六两 知母二两 枳壳一两 地骨皮一斤 甘草一斤
【用法】上为末。每服半两，水二盏，加生姜三片，乌梅、大枣各一个，煎至八分，去滓温服，不拘时候。
【主治】骨蒸壮热，肌肉减瘦，面色萎黄，小便赤色，恶心潮热，夜多盗汗，嗜卧少力，口苦舌干，肢节烦疼，渐成劳瘵。

走马散

【来源】《普济方》卷二三六引《鲍氏方》。
【组成】秦艽（洗） 鳖甲（酥炙） 当归 知母 黄连 青蒿子 藁本 茯苓 柴胡各一两
【用法】上为末。以桃、柳枝、葱白各一握，酒、水、童便各一盏，乌梅、生姜、大枣各七个，煎去滓，每服药末二钱，饮子半盏，早、晚空心服。
【主治】骨蒸劳气。

青蒿丸

【来源】《普济方》卷二三六。
【组成】青蒿（锉）四两 甘草（锉）一两 桃仁 杏仁（去皮尖双仁）各二两（以上用童便五升，瓷瓶盛入药于内，砖支其底，以糠头火烧一夜取出，桃、杏仁别研如泥，别入） 芍药 知母 天灵盖（炙） 车前子 紫菀（去土）各一分 葳蕤 当归（切，焙） 枳壳（去瓤，麸炒） 生地黄（焙） 槟榔（锉） 黄连（去须） 秦艽（去苗土） 京三棱（煨，锉） 柴胡（去苗） 续断各一分 獭肝（炙）半两 麝

香　犀角（生用，屑）一两

方中麝香用量原缺。

【用法】上除前四味外，为末，和桃、杏仁同捣一二十下，旋入所煎小便，湿捣一二千杵，如硬，入熟蜜一两半更捣，众手为丸，如梧桐子大。每日三十丸，熟水送下，不拘时候。初患未传诸脏，酒送下，四服即愈。

【主治】童子室女骨蒸热成痨，不思饮食，食即无味，身体苦疼；阳热传盛，面色多赤。及腹中有块，痃癖，恶寒头痛，面黄色，毛发焦枯。

【加减】咳嗽，加贝母半两；妇人月候不通，加牡丹、延胡索各一分；五心烦躁，加地骨皮、茯神、羚羊角。

青蒿丸

【来源】《普济方》卷二三六。

【组成】青蒿（切细）一斤　阿魏（别研）一两　天灵盖（涂醋炙黄，为末）一两　桃仁一升（汤浸，去皮尖双仁，炒黄，研细末）

【用法】上四味，先以小便一斗煮青蒿至五升，绞去滓，即下余药，候成膏为丸，如梧桐子大。每服十五丸，空心温酒送下，日晚再服，渐加至三十丸。

【主治】骨蒸羸瘦。

柴胡汤

【来源】《普济方》卷二三六。

【组成】柴胡（去苗）一两　胡黄连半两　紫菀（去土）　知母各三分　鳖甲（小者）半斤（小便浸一宿，醋炙）　天灵盖（醋炙）一两　秦艽（去苗土）一两　甘草（炙黄）半两　杏仁（去皮尖双仁，炒）一两　地骨皮三分

【用法】上为粗末。每服二钱，水一盏，加青蒿少许，同煎至七分，露天处安一夜，去滓，平旦空腹温服。

【主治】骨蒸劳热。

八仙饮子

【来源】《普济方》卷三一九。

【组成】常山　白术　秦艽　洪州鬼臼　赤芍药　甘草　紫苏　银州柴胡各等分

【用法】洗净，为粗末。每服半两，水二碗，乌梅肉二个，葱白、韭白、桃枝、槐枝各七寸，同煎至一盏，去滓温服；滓并煎。

【主治】男妇虚劳骨蒸服鳖甲丸后作热者。

人参散

【来源】《普济方》卷三一九。

【组成】人参二两（去芦头）　地骨皮二两　鳖甲三两（涂醋，炙令黄，去裙襕）　羚羊角屑二两　赤茯苓二两　知母一两半　柴胡三两（去苗）　枳壳二两（麸炒微黄，去瓤）　牛膝二两（去苗）　赤芍药一两　贝母三两（煨令微黄）　黄芩三分　栝楼根一两　当归三分　桃仁一两（汤浸，去皮尖、双仁，麸炒微黄）

【用法】上为粗末。每服四钱，以水一盏，加生姜半钱，大枣三枚，煎至六分，去滓，食前温服。

【主治】妇人骨蒸劳，身体壮热，手臂疼痛，月水不通，日渐瘦瘁，两胁气刺，四肢羸弱，腹内生块，时有咳嗽，不欲饮食。

鳖甲丸

【来源】《普济方》卷三一九。

【组成】河车一具（长流水中荡洗血净，入锅熟煮，焙干为末）　鳖甲（醋炙）半两　桔梗　白芍药　大黄（煨）　甘草　苦参　贝母　知母　秋石　豉心　草龙胆　黄药子　莪术　犀角　消石各半两

【用法】上为末，用益母草汁一升，青蒿一升，生姜三分，童子小便一升，于银器中以慢火熬成膏，为丸，如梧桐子大。每服二十丸，以麦门冬汤送下，不拘时候。

【主治】妇人热劳。

清气汤

【来源】《普济方》卷三二二。

【组成】紫苏子　五味子　大腹子　枳壳　桑白皮（微炒）　菖蒲　地骨皮　白术　柴胡　秦艽　独

活（干用） 干葛 甘草（炙）各一两 地黄 泽兰 档子 防已 川乌 玄胡索各等分

【用法】上为末。每服二钱，空心酒调下。

【主治】妇人血劳、产后蓐劳，及羸瘦之人，阴衰阳盛，气弱而血热，则搏而不通，外蒸肌肉，内蒸骨髓，肌热骨瘦，劳时晕热，烦渴口干，颊赤头疼，饮食无味，心神惊悸，肢体酸疼，或时盗汗，或时咳嗽，或月水断绝，或经极少。

灵犀散

【来源】《普济方》卷三八四。

【别名】灵犀饮（《婴童百问》卷六）。

【组成】犀角（镑屑）半两 胡黄连半两 茯苓（去皮）一两 人参（去芦）一两 川芎一两 秦艽一两 甘草一两 羌活一两 柴胡一两 桔梗一两 地骨皮一两

【用法】上锉。三岁每服一钱，用水半盏加乌梅、竹叶少许，煎服。

【主治】小儿骨蒸潮热，盗汗，咳嗽，不食多渴，面黄肌瘦，腹急气粗。

戊戌丸

【来源】《本草纲目》卷五十引《乾坤秘韫》。

【组成】黄童子狗一只 地骨皮一斤 前胡 黄耆 肉苁蓉 当归末各四两 莲肉 苍术末各一斤 厚朴 橘皮末各十两 甘草末八两

【用法】将黄童子狗去皮毛、肠肚同外肾，于砂锅内用酒、醋八分，水二升，入地骨皮，前胡、黄耆、肉苁蓉同煮一日。去药，再煮一夜。去骨，再煮肉如泥，擂滤。入当归末、莲肉、苍术末、厚朴末、橘皮末、甘草末八两，和杵为丸，如梧桐子大。每服五七十丸，空心盐酒送下。

【主治】男妇诸虚不足，骨蒸潮热。

生犀散

【来源】《袖珍小儿方》卷四。

【别名】生犀饮（《婴童百问》卷六）。

【组成】地骨皮 秦艽 人参 羚羊角 大黄 麦门冬（去心） 枳壳 柴胡 茯苓 赤芍药 桑白皮 鳖甲（炙）各等分

【用法】上锉散。每服二钱，入青蒿少许，水煎服。

【主治】小儿骨蒸肌瘦，颊赤口渴，日夜潮热，夜有盗汗，五心烦热，四肢困倦，饮食虽多不生肌肉；及大病后余热不解，或伤寒病瘥后因食羊肉体热不除；亦治疳劳。

柴胡散

【来源】《补要袖珍小儿》卷四。

【组成】柴胡 地骨皮 甘草各五钱

【用法】上锉散。每服二钱，加水一小盏煎服。

【主治】小儿骨蒸潮热，面黄瘦弱。

加味牛黄散

【来源】《奇效良方》卷一。

【组成】牛黄（另研） 麝香（另研） 犀角屑 羚羊角屑 龙齿（另研） 防风（去芦） 天麻 独活（去芦） 人参（去芦） 茯神（去木） 川升麻 甘草（炙） 白鲜皮 远志（去心） 天竺黄各二钱半（另研） 朱砂（水飞） 铁粉（另研） 麦门冬（去心）各半两

【用法】上为细末，研匀。每服二钱，煎麦门冬汤调下，不拘时服。

【主治】

1.《奇效良方》：心脏中风，恍惚恐惧，闷乱不得睡卧，志意不定，语言错乱。

2.《校注妇人良方》：骨蒸肌热，烦躁，劳热口干；或恍惚恐惧，睡卧不得，志意不定。

地骨皮饮

【来源】《奇效良方》卷六十四。

【组成】柴胡（去芦） 地骨皮各三两 知母 甘草（炙） 鳖甲（醋炙黄） 黄芩 人参各二钱半 赤茯苓半两

【用法】上锉。一岁每服二钱，水六分，加生姜、乌梅各一片，煎三分，不拘时候服。

【主治】小儿骨蒸，潮热往来，心膈烦悸，及伤寒后气未解。

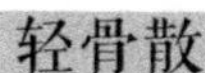

轻骨散

【来源】《医学正传》卷三。

【组成】乌梅 龙胆草 胡黄连 贝母 知母 鳖甲（酥炙） 桔梗 秦艽 柴胡 甘草（炙） 栀子 人参 青蒿（酒煮） 阿胶（炒成珠子） 杏仁（去皮尖，炒）各等分

【用法】上晒干为末，用好京墨一块，以井花水磨，调前药末作饼子，如大指头大，透风处阴干二七日。每用一饼，以井花水磨化，又用没药五分，磨成一盏，更加黄柏末二钱，同煎数沸，倾入盏内，频频打转，于五更时轻轻起服，服后就睡仰卧，甚者不过三服。

【主治】

1.《医学正传》：劳嗽。

2.《古今医统大全》：骨蒸劳热。

清热饮

【来源】《医学集成》卷三。

【组成】骨皮 丹皮 当归 鳖甲 焦术各三钱 人参 黄耆 柴胡 青蒿 知母各二钱 大枣二个

【主治】骨蒸热。

清金宁肺汤

【来源】《活人心统》卷下。

【组成】知母 贝母 麦冬 薏仁 桔梗 生地 薄荷 芍药 当归 苏子 桑白皮 条芩 白术 甘草

【用法】水二钟，加生姜一片，煎七分，食远服，渣再煎。

【主治】男妇骨蒸劳热，咳嗽吐痰或血。

【加减】有汗，加小麦；烦渴，加石膏、淡竹叶；久咳，加款冬花、杏仁（炒）。

龙胆丸

【来源】《古今医统大全》卷四十六。

【组成】龙胆草 柴胡 黄芩 鳖甲（醋炙）各一两 桃仁（去皮尖） 山栀子 陈皮 当归（酒洗） 大黄 甘草（炙）各半两

【用法】上为细末，炼蜜为丸，如梧桐子大。每服二十丸，空心白汤送下。如小儿，减丸数服之。

【功用】解肌骨之热，散滞毒。

【主治】积热劳瘦不食，热壅疮肿。

丹桂散

【来源】《古今医统大全》卷八十四。

【组成】牡丹皮 桂心 蓬莪术 京三棱 玄胡索（炒）各八分 当归（酒洗）一钱半 陈皮（去白） 赤芍药 甘草各五分 干漆（炒） 没药（另研） 红花 苏木各四分 鬼箭三分 乌药一钱

【用法】水一盏半，煎八分，不拘时候服。

【主治】气血虚损，内则经闭不行，外则肢髓羸瘦，潮热，渐成骨蒸。

桑椹膏

【来源】《慎斋遗书》卷七。

【组成】桑椹不拘多少（取汁） 苍术

【用法】取桑椹汁，入苍术共熬，去滓成膏。

【主治】骨蒸。

【加减】肾气虚，加枸杞子四两（研末）；肺气虚，加人参一两。

香连猪肚丸

【来源】《医学入门》卷七。

【组成】木香五钱 黄连 生地 青皮 银柴胡 鳖甲各一两

【用法】上为末，入猪肚内，以线缚定，于砂锅内煮烂，取出为丸，如梧桐子大，小儿如黍米大。每服三十丸，米饮送下。

【主治】骨蒸疳痨羸瘦；瘵痢。

小生犀散

【来源】《医学入门》卷八。

【组成】犀角一钱 地骨皮 赤芍 柴胡 干葛各一两 甘草二两

【用法】每服三钱，水煎服。

【主治】骨蒸，肌热瘦悴，颊赤口渴，晡热盗汗，五心烦热。

加味逍遥散

【来源】《点点经》卷一。

【组成】当归一钱　白术一钱　茯苓　白芍各八分　柴胡　薄荷　陈皮　知母　贝母　骨皮　麦冬　香附　甘草各三分

【用法】煨生姜为引。

【主治】酒病后发咳，间有骨蒸邪热者。

五痨麝香散

【来源】《证治准绳·类方》卷一。

【组成】天灵盖二钱半　柴胡一两　犀角屑半两　甘草三寸（患人中指长，男左女右）　东引桃枝　青蒿　东引柳枝　石榴皮各一握　阿胶　薤白　葱白各七寸　麝香二钱半

【用法】上为末，用童便二升半，浸药一宿，明日早、晚煎至一升半，去滓，分为三服，加槟榔末三分，温服。初服约人行三五里远，便再服一次。倘恶心，以白梅含止之。服三五次，病止即泻出异物，若虫如头发马尾，身赤口黑，身上如蚁行不可名状，泻后葱粥饮补之，同时药煎补五脏茯神散。

【主治】男子妇人传尸痨，骨蒸实热。

【宜忌】忌风一月。忌食油腻、湿面、咸味，并牛、猪、鸡、鸭、犬等物。

清骨散

【来源】《证治准绳·类方》卷一。

【组成】银柴胡一钱五分　胡黄连　秦艽　鳖甲（醋炙）　地骨皮　青蒿　知母各一钱　甘草五分

【用法】上以水二钟，煎至八分，食远服。

【主治】骨蒸劳热。

【加减】血虚甚，加当归、芍药、生地；嗽多，加阿胶、麦门冬、五味子。

【方论】

1.《医方集解》：此足少阳、厥阴药也。地骨皮、黄连、知母之苦寒，能除阴分之热而平之于内；柴胡、青蒿、秦艽之辛寒，能除肝胆之热而散之于表；鳖，阴类，而甲属骨，能引诸药入骨而补阴；甘草甘平，能和诸药而退虚热也。

2.《成方便读》：以银柴、青蒿、秦艽之苦寒直入阴分者，宣热邪而出之于表；胡黄连、鳖甲、地骨、知母苦寒，甘寒之性，从阴分以清伏热于里；用炙甘草者，缓其中而和其内外，使邪去正安之意耳。

3.《医方概要》：胡黄连清脾胃食积之热，知母、地骨清肺肾之热，青蒿、秦艽清营分之热而止往来寒热，鳖甲和阴而敛虚热，炙草调中而和诸药。合治虚热、营疟之症。银柴胡和阴之功多而升发之力少，故虚证用之。

4.《医方发挥》：本方所治诸般见症，皆由虚火为患，若只滋阴而不清热，则虚火猖獗之势难于控制。但是清热又不宜苦寒，若用苦寒之药则更伤其阴，所以，本方大法当首清其虚热，故本方集清虚热退骨蒸之药而用之。方中银柴胡味甘性微苦，清热凉血，善退虚热而无苦泄之性，为主药；知母滋阴泻肾火而清虚热，与银柴胡合用则为清中兼透，胡黄连独入血分而清热，地骨皮降肺中伏火，去下焦肝肾虚热，三药共清阴分之虚火，善清有汗骨蒸而清之于内；青蒿泻火热而不耗气血，引骨中之火，行于肌表；秦艽泄热而益胆气，以除肝胆之热，可治无汗骨蒸，透之于外；以上诸药均为辅药。佐鳖甲之咸寒，既滋阴潜阳，又引药入里，为治虚热之常用药；少用甘草，调和诸药而除虚热，并可防苦寒药物损伤胃气，为使药。全方汇集了清热除蒸之药，善治素体阴虚，潮热骨蒸，或长期低热不退之证。

5.《方剂学》：方中用银柴胡为君药，本品味甘性微寒，善退虚热而无苦泄之性。知母、胡黄连、地骨皮善消虚热而退有汗骨蒸，清之于内；青蒿、秦艽可治无汗骨蒸，透之于外，均为臣药。佐以鳖甲之咸寒，滋阴潜阳，引药入里，与知母相合，养阴之力益增，阴滋则火自降。使以甘草，以调和诸药。各药相合，集退热除蒸之品于一方，共奏退热除蒸之效。本方专退骨蒸劳热，故名清骨散。

【验案】无名低热　《河北中医》（1998，1：42）：郭氏等用本方加减治疗无名低热50例。药用：青

蒿、鳖甲、生地黄、知母、地骨皮、银柴胡、胡黄连、黄芪、沙参、麦冬、甘草，每日1剂，水煎服。结果：治愈41例，显效7例。

柴胡饮

【来源】《证治准绳·幼科》卷八。

【组成】北柴胡（去芦，净洗） 人参（去芦） 当归（酒洗） 黄芩 赤芍药 甘草（炙）各一两 大黄（生用） 桔梗（去芦，锉，炒） 北五味子（去梗） 半夏（汤煮透，去滑）各半两

【用法】上锉。每服二钱，水一盏，加乌梅一个，生姜二片，煎七分，温服，不拘时候。

【主治】小儿骨蒸疳气，五心烦热，日晡转盛，口干无味，渴多身瘦，胸满痰紧，小便黄色，食减神昏。

太白散

【来源】《寿世保元》卷二。

【组成】白石膏（火煅）

【用法】上为末。新汲水调下方寸匕，以身无热为度。

【主治】病在脏腑，骨蒸内热之病，时发外寒，寒过内热，附骨蒸盛之时，四肢微瘠，足趺肿者。

清骨散

【来源】《寿世保元》卷四。

【组成】人参一钱 白茯苓五钱 柴胡二钱 秦艽五钱 生地黄二钱 熟地黄二钱 黄柏一钱 防风一钱 薄荷七分 胡黄连五分

【用法】上锉一剂。水煎，温服。

【主治】男妇五心烦热，骨蒸劳热。

加味四物汤

【来源】《济阴纲目》卷四。

【组成】当归 白芍药（炒） 川芎 生地 地骨皮 牡丹皮各等分（一方加白术）

【用法】上锉。每服六钱，水煎服。

【主治】妇人骨蒸。

【方论】《济阴纲目》汪淇笺：此方以四物生四脏之阴，以地骨、牡丹解骨蒸之热。其加白术者，以土为万物之母也。

地仙饮

【来源】《丹台玉案》卷三。

【别名】地仙散（《不居集》下集卷一）。

【组成】地骨皮三钱 防风一钱五分 薄荷 甘草各一钱 乌梅肉八分

【用法】水煎服。

【功用】《不居集》：退热。

【主治】潮热。

保真汤

【来源】《丹台玉案》卷四。

【组成】生地 熟地 黄耆 人参 地骨皮 白术各六分 柴胡 黄柏 橘红各五分 五味子十五粒 甘草二分 天门冬 知母 麦门冬 贝母 白茯苓各八分

【用法】水煎，食远服。

【主治】微微干嗽，骨蒸盗汗，四肢壮热，饮食少进，气虚血亏损者。

调荣清热饮

【来源】《丹台玉案》卷四。

【组成】丹皮（炒） 地骨皮 当归 鳖甲（酥炙） 白术各一钱五分 黄耆（蜜炒） 青蒿 知母（盐水抄） 人参 柴胡各一钱

【用法】上加枣二个，煎八分，不拘时服。

【主治】骨蒸。

清热养荣汤

【来源】《理虚元鉴》卷下。

【组成】柴胡 丹皮 地骨皮 生地 当归 白芍 元参 茯苓 麦冬肉 生甘草

【用法】上加灯心三十寸，河水煎服。

【主治】虚劳，内热骨蒸。

集灵胶

【来源】《理虚元鉴》卷下。
【组成】天冬　麦冬　生地　熟地　玄参　桔梗　甘草
【用法】白蜜五斤收胶。
【主治】虚劳内热骨蒸。

鳗鲡鱼丸

【来源】《何氏济生论》卷二。
【组成】生地黄　大门冬　五味子　白茯苓　牡丹皮　地骨皮　贝母　嫩黄耆　辽东参　当归身各二两　银柴胡　胡黄连各一两　鳗鱼（活大者）四斤（用陈尿壶一个，以鱼入内，将盐泥满身封固，笼糠火煨三昼夜为度）
【用法】炼蜜为丸服。
【主治】骨蒸劳热。

清骨散

【来源】《何氏济生论》卷五。
【组成】银柴胡　地骨皮　牡丹皮
【用法】为散服。
【主治】骨蒸。

保真汤

【来源】《产后编》卷下。
【组成】黄耆六分　人参二钱　白术二钱（炒）　炙草四分　川芎六分　当归二钱　天冬一钱　麦冬二钱　白芍二钱　枸杞二钱　黄连六分（炒）　黄柏六分（炒）　知母二钱　生地二钱　五味十粒　地骨皮六分
【用法】上加大枣三枚（去核），水煎服。
【主治】产后骨蒸。

清骨滋肾汤

【来源】《傅青主女科》卷上。
【组成】地骨皮一两（酒洗）　丹皮五钱　沙参五钱　麦冬五钱（去心）　元参五钱（酒洗）　五味子五分（炒，研）　白术三钱（土炒）　石斛二钱
【用法】水煎服。三十剂，骨蒸解，再服六十剂，自可受孕。
【主治】骨蒸夜热不孕，遍体火焦，口干舌燥，咳嗽吐沫。

先天大造丸

【来源】《胎产指南》卷八。
【组成】紫河车一具　人参一两　当归八钱　麦冬八钱　银柴胡六钱　生地二两　胡黄连五钱　山药一两　石斛八两（酒蒸）　杞子一两　黄柏七钱（酒蒸）
【用法】将门冬、地黄先捣如泥，河车蒸熟亦捣，后入诸药末，均为丸。若焙河车末，炼蜜为丸。
【主治】骨蒸劳热。

乌骨鸡丸

【来源】《张氏医通》卷十三引《制药秘旨》。
【组成】乌骨白丝毛鸡一只（男雌女雄，制法同巽顺丸）　北五味一两（碎）　熟地黄四两（如血热加生地黄二两。上二味，入鸡腹内，用陈酒酒酿、童便于砂锅中煮，如巽顺丸）　绵黄耆（去皮，蜜、酒拌炙）　于术（饭上蒸九次）各三两　白茯苓（去皮）　当归身（酒洗）　白芍药（酒炒）各二两（上五味，预为粗末，同鸡肉捣烂焙干，骨用酥炙，共为细末，入下项药）　人参三两（虚甚加至六两）　牡丹皮二两（酒洗净，勿炒）　川芎一两（童便浸，切，晒。上三味，各为细末，和前药中）
【用法】另用干山药末六两打糊，将前药众手为丸，晒干勿令馊，瓷罐收贮。侵晨人参汤或沸汤送下三钱，卧时醇酒送下二钱。大便实者，炼白蜜为丸亦可。
【主治】妇人郁结不舒，蒸热咳嗽，月事不调，或久闭不行，或倒经血溢于上，或产后褥劳，或崩淋不止，及带下赤白、白淫；男子斲丧太早，劳嗽吐红，成虚损者。
【加减】骨蒸寒热，加九肋鳖甲三两，银柴胡、地骨皮各一两五钱；经闭，加肉桂一两；崩漏下血，倍熟地，加真阿胶二两；倒经血溢，加麦门冬二

两；郁结痞闷，加童便制香附二两，沉香半两；赤白带下，加真川萆薢　二两，四制香附二两，蕲艾一两；白淫，倍用参、耆、苓、术。

清蒸丹

【来源】《嵩崖尊生全书》卷十一。

【组成】紫河车一个（洗去紫血，入瓶内，酒一杯，花椒一钱，封口煮，去椒）　秋石一两五钱　人中白（年久夜壶内，入枣三十个，酒八分满，盐泥封，以炭火煅之，待酒耗三分，再封住口，用慢炭火煅一夜，去枣取白）　一两半　五味一两　人参二两半　人乳粉二两半　阿胶珠　地骨皮　鳖甲（醋炙）各一两五钱　银柴胡一两半

【用法】以百部、青蒿、童便、酒共熬膏和丸。每服四钱。

【主治】痨嗽骨蒸。

鳖甲散

【来源】《嵩崖尊生全书》卷十一。

【组成】银柴胡一钱半　胡连　秦艽　鳖甲（醋炙）　地骨　青蒿　知母各一钱　甘草五分　当归　白芍　生地各八两

【主治】骨蒸热。

【加减】嗽，加阿胶、麦冬、五味。

白凤膏

【来源】《顾松园医镜》卷十一。

【组成】乌嘴凤头白鸭一只

【用法】令饿透，将二地、二冬、青蒿、鳖甲、骨皮、女贞子各四两共为末，每糯米一升，用药一两同煮，连汤水与食，令极肥，宰血，陈酒冲服；将鸭去毛，挖净肚杂，如常用甜白酒加盐煮烂，空心食之更妙，食完再照上法用之；若作丸服，仍用前药一料为细末，入鸭腹中，麻线扎定，以清白人溺煮烂，去骨，捣为丸服。

【功用】滋阴除热，化痰止嗽。

【主治】虚劳，内热骨蒸，咳嗽痰白。

【宜忌】虚劳之人，所宜常食。

清骨散

【来源】《医学心悟》卷三。

【组成】柴胡　白芍各一钱　秦艽七分　甘草五分　丹皮　地骨皮　青蒿　鳖甲各一钱二分　知母　黄芩　胡黄连各四分

【用法】水煎服。加童便尤妙。

【主治】咳嗽吐红，渐成骨蒸劳热之症。胃强气盛，大便结，脉有力。

全鳖丸

【来源】《惠直堂方》卷一。

【组成】当归　生地　熟地　丹皮　杜仲　益母草　地骨皮各三两　天冬（去心）　白芍　麦门冬（去心）　贝母（去心）　牛膝　白茯苓　续断　陈皮各二两　甘草一两五钱　五味子一两

【用法】上药都拌匀，分为两处，以一半置大砂锅内，用水八碗，煎至四五碗，将滓滤出，再入水五碗，煎二三碗滤出，将滓晒干，同未煎一半药，共研为末听用；再用甲鱼一个重一斤者，如多少俱不可用，将甲鱼后足吊起，过一日候渴极，放入药汁内一时许，用砂锅煮之，陆续添药汁，须剩一碗许听用；其鳖煮烂，剔出骨甲，醋炙黄脆为末，入前药末内和匀，以鳖肉捣烂，并汁和药为丸，如梧桐子大，阴干，瓷器收贮。每服三钱，空心清汤送下。

【主治】一切骨蒸，虚损劳热。

乌鸡丸

【来源】《不居集》下集卷一。

【组成】地骨皮　小青草（珍珠草也）　六月雪根　柴胡　胡黄连　苡仁米

【用法】用乌鸡一只，撏毛，酒洗净，将上药塞肚内，线缝，酒与水各半，煮熟，任病者啖肉；其骨炒燥，和药磨细，炼蜜为丸，如梧桐子大。每服三钱，未申时白水送下。

【主治】风劳，骨蒸劳热。

河车如圣丹

【来源】《不居集》下集卷一。

【组成】紫河车一具（酒洗净） 青蒿一斗五升（入童便熬） 童便三斗

【用法】上熬，童便减至二斗，去青蒿，再熬至一斗，再入紫河车煮烂，莲粉为丸，如梧桐子大。每服五十丸。

【主治】虚劳骨蒸，传尸及癫痫健忘，并治恍惚惊怖，神不守舍，多言不定。

柴胡鳖甲饮

【来源】《医略六书》卷十九。

【组成】鳖甲三钱（醋炙） 柴胡三分（盐水炒） 青蒿一钱半 地骨皮一钱半 丹皮一钱半 生地五钱 知母一钱半（盐水炒） 麦冬三钱（去心） 茯神二钱（去木） 乌梅三枚

【用法】水煎，去滓温服。

【功用】滋阴疏热。

【主治】虚劳骨蒸，烦渴，脉弦数。

【方论】生鳖甲滋阴散结，软柴胡疏热解蒸，青蒿叶解蒸热之余，地骨皮退肌表之热，丹皮凉血退蒸，茯神安神定志，麦冬清心热润肺，生地壮肾水滋阴，知母滋肾涤热以存阴，乌梅敛液生津以止渴。水煎温服，使热退阴生，则津液得全而骨蒸自退，虚劳无不愈矣。

柴胡清骨散

【来源】《医宗金鉴》卷四十。

【组成】秦艽 知母 炙草 胡连 鳖甲 柴胡 地骨皮 韭白 猪脊髓 猪胆汁 童便

【主治】骨蒸久不痊，热甚者。

柴胡梅连散

【来源】《金匮翼方》卷三。

【组成】柴胡 人参 黄芩 甘草 胡黄连 当归 芍药各半两

【用法】上为末。每服三钱，童便一盏，乌梅一个，猪胆五匙，猪脊髓一条，韭根半钱，水一钟，同煎至七分，去滓温服，不拘时候。

【主治】

1.《金匮翼方》：骨蒸劳热，久而不愈。

2.《血证论》：肝经怒火逆上，侮肺作咳。

滋补济阴丸

【来源】《活人方》卷一。

【组成】熟地五两 山萸肉三两 山药三两 茯苓二两 泽泻二两 丹皮二两 芍药二两 龟版二两 地骨皮二两 黄柏一两二钱五分 知母一两二钱五分 五味子一两二钱五分 牛膝一两五钱 杜仲一两五钱 青蒿一两二钱五分

【用法】上为细末，炼蜜为丸。每服三五钱，早晨空心白滚汤送服。

【主治】心肾不交，水火不济，心液竭而心火独亢，肾水枯而骨蒸劳热，或干嗽痰红，或精滑淋漓者。

苓桂柴胡汤

【来源】《四圣心源》卷十。

【组成】茯苓三钱 甘草二钱 丹皮三钱 桂枝三钱 芍药三钱 柴胡三钱 半夏三钱

【用法】水煎大半杯，温服。

【主治】骨蒸。

【加减】热蒸不减，加生地、黄芩；蒸退即用干姜、附子以温水土。

贝莲猪肺

【来源】《仙拈集》卷二。

【组成】健猪肺一个 贝母二钱 莲肉四两。

【用法】同煮极烂吃。过两日后，贝母加一两五钱，莲肉加半斤，连吃数个即愈。

【主治】骨蒸劳热，咳嗽不止。

羊荚顶

【来源】《串雅内编》卷三。

【组成】羊肉（如拳大一块，煮熟） 熟皂荚一个（炙） 黑锡一两

【用法】以无灰酒一升，将皂荚入铜铛内煮三五沸，去滓入黑锡，煎至一合，令病人先啜肉汁，后服一合之药。

【主治】骨蒸传尸。

生犀散

【来源】《医部全录》卷四五一。

【组成】犀角屑　鳖甲（酥炙）　柴胡　知母　地骨皮　胡黄连各一钱　大黄　桃枝各半钱

【用法】上锉散。每服二钱，水一盏，煎五分，去滓服，不拘时候。

【主治】小儿骨蒸潮热，盗汗肌瘦。

清火消毒汤

【来源】《杂病源流犀烛》卷二。

【组成】黄芩　黄连　山栀　郁金　龙胆草　雄黄　地骨皮　灯心

【用法】水煎服。

【主治】痧既收没，毒邪犹郁于肌肉间，昼夜发热，渐至发焦肤槁，羸瘦如柴，变成骨蒸劳瘵者，或遍身壮热，瘦疲烦躁。

二美膏

【来源】《医级》卷八。

【组成】生地　熟地　沙参　玄参　知母　贝母　丹皮　骨皮　天冬　麦冬　杏仁　枣仁各等分

【用法】上药熬汁三次，滤去滓，熬膏将成，加白蜜四两为膏，以米仁末收之。不时挑二三匙，含化或点汤服。

【主治】阴虚火炎，咳嗽颧红，骨蒸夜热。

全鳖丸

【来源】《医级》卷九。

【组成】生地　熟地　知母　贝母　杏仁　款冬　沙参　丹皮　紫菀各一两　青蒿　前胡　柴胡各五钱

【用法】用团鱼一个，斤外者佳，清水漾七日，将麻扎其头足，和药纳坛内，用水三碗，将箬扎坛，隔水煮一日，取起鱼，剔去甲骨，炙燥；鱼肉捣烂如泥；所存之药，另置砂锅煮干，炒和骨甲为末，外用米仁、莲肉粉各四两，以糯米糊为丸，如梧桐子大。每服三钱，黄耆麦冬汤送下。

【主治】肝肾阴虚，骨蒸劳嗽。

济阴浚泉丸

【来源】《会约医镜》卷二。

【组成】熟地八两　枣皮四两（去核，酒蒸）　淮药四两（微炒）　丹皮二两五钱　茯苓四两　泽泻一两半　枸杞三两（酒蒸）　上肉桂二三两

【用法】加真龟版胶三四两，水、酒蒸化合，炼蜜为丸。

【主治】阴虚劳热，骨蒸喉痛，尿赤夜躁。

【宜忌】远房室，调饮食，一切损神耗力之事务宜切戒。

【加减】如精滑自遗者，加杜仲（盐烧）三两，补骨脂（酒炒）二两，胡桃肉三两；如火炎肺咳，加麦冬三两，款冬花三两；如火灼肺而痰臭者，加白及三两。

源泉汤

【来源】《会约医镜》卷二。

【组成】当归一钱半　生地二钱（用大本支摘碎，酒浸一时）　熟地三钱　白芍一钱半（酒炒）　阿胶（蛤粉炒成珠）一钱半　枸杞一钱二分　青蒿七分　丹参二钱半　干姜（炒黑过心）五至七分　山药一钱半　元参一钱　陈皮七分　地骨皮一钱

【用法】水煎，日服一剂，或多服。

【主治】血虚劳热骨蒸，五心热，大便干燥，小便黄涩。

【加减】如尺脉弱，血虚有寒者，加肉桂一钱；如妇人产后，加益母草三钱；若五心不热，减元参；如骨不蒸热，去地骨皮；如胃寒作呕者，去生地。

杜劳方

【来源】《潜斋医话》。

【组成】枇杷叶五十六片（刷去毛，鲜者尤良）　红莲子四两（不去心皮）　梨二枚（大而味甘者良，去心皮，切片）　大枣八两（同煮熟后去

皮） 炼白蜜一两

【用法】先将枇把叶放砂锅内，甜水煎极透，去滓，以绢沥取清汁，后将果蜜同拌，入锅铺平，以枇杷叶汁淹之，不咳者但以甜水淹之，盖好煮半炷香，翻转再煮半炷香，收瓷罐内，每日随意温热连汁食之，冬月可多制，夏须逐日制小料也。轻者二三料全愈，重者四五料除根，若先天不足之人，不论男女、未病先服，渐可强壮，常服更妙。以其性味中和，久任亦无偏胜之弊。

【主治】骨蒸劳热，羸弱神疲，腰脊酸疼，四肢痿软，遗精吐血，咳逆嗽痰，一切阴虚火动之症。

【加减】咳甚者，多加枇杷叶，不咳勿用；咳嗽多痰，加真川贝母一两，研极细，起锅时加入，滚一二沸即收；吐血，加藕节捣汁同煮；便燥，多加炼白蜜，溏泻勿用。

龙虎散

【来源】《医方简义》卷三。

【组成】煅龙骨二两　琥珀一两　玄武板四两　生鳖甲二两　桂枝一两　煅磁石（醋淬一次）一两　赤芍药一两　远志肉五钱　枣仁（炒）一两　左牡蛎四两　石菖蒲四钱

【用法】上为细末。每服三钱，姜汤调下。

【功用】《全国中药成药处方集》：补心益肾，养血安神。

【主治】

1.《医方简义》：寒厥肢冷。

2.《全国中药成药处方集》：骨蒸劳热，血液不足，耳鸣目昏，头晕心烦，怔忡不安。

柴胡清骨散

【来源】《血证论》卷七。

【组成】柴胡三钱　青蒿三钱　秦艽三钱　白芍三钱　丹皮三钱　地骨皮三钱　鳖甲三钱　知母三钱　黄芩二钱　甘草一钱　童便少许　胡黄连一钱

【主治】血虚火旺，烦渴淋闭，骨蒸汗出。

【方论】方用丹皮、知母、枯芩、黄连、童便大清相火；而又恐外有所郁，则火不能清也，故用柴胡、青蒿、秦艽以达其郁；又恐内有所结，则火不能清也，故用白芍、丹皮、鳖甲以破其结；佐甘草一味以和诸药。务使肝经之郁结解，而相火清。

柴芍地黄丸

【来源】《饲鹤亭集方》。

【别名】柴芍六味丸（《全国中药成药处方集》福州方）。

【组成】六味地黄丸加柴胡　白芍各三两

【用法】炼蜜为丸。每服三钱，开水送下。

【功用】滋肾平肝，益阴养血。

【主治】血虚肝燥，骨蒸内热。

滋阴八味丸

【来源】《饲鹤亭集方》。

【组成】麦冬　山药　首乌　青皮　熟地　桑叶　知母　丹皮各四两

【用法】熟蜜十二两为丸。每服三四钱，开水送下。

【主治】阴虚不足及小儿骨蒸，五心烦热。

清骨散

【来源】《镐京直指医方》。

【组成】生首乌四钱　鳖甲胶二钱（冲）　银胡一钱半　秦艽一钱半　地骨皮三钱　青蒿梗八分　炙知母一钱半　炙甘草五分　扁石斛三钱

【用法】水煎服。

【主治】骨蒸。

地骨皮露

【来源】《中药成方配本》。

【组成】地骨皮一斤

【用法】用蒸气蒸馏法，每斤吊成露五斤。每用四两，隔水温热饮服。小儿酌减。

【功用】清热解烦。

【主治】骨蒸内热。

鳖甲胶

【来源】《北京市中药成方选集》。
【组成】鳖甲一千六百两　阿胶二百四十两　冰糖八十两　黄酒四十八两　香油二十四两
【用法】先将鳖甲浸泡七天，清水洗刷后取出，下锅煮之，和以上的原料浓缩成胶，装槽散热，凝固后再去槽，切成小块长方形，每斤干重一百一十块左右。每料鳖甲汁子百斤，下白矾二十四两，计头汁用矾四两，二汁四两，三汁三两，四汁二两，细汁五两，沫水四两，缸底二两。每服二至三钱，用黄酒炖化服，或白水亦可。
【功用】养阴退烧，破癥瘕积聚。
【主治】气虚血亏，骨蒸潮热，腹胀血块，午后发烧。

养肺止嗽丹

【来源】《全国中药成药处方集》（沈阳方）。
【组成】百合六两　生地三两　紫菀四两　川贝五两　白果　兜铃　天冬各四两　五味子二两　枳壳　莱菔各二两　木香　麻黄（炙）白芍各三两　杏仁　甘草各四两　草蔻三两　苏子二两　蒌仁五两　玄参　陈皮各三两　当归五两　京知母四两　熟地三两　阿胶珠八两　冬花　麦冬各三两　橘红四两　乌药三两　桔梗二两　桑皮四两　槟榔三两　川朴四两　苏叶三两　粟壳十两　黄芩二两　茯苓三两
【用法】上为细末，炼蜜为丸，二钱重。每服一丸，小儿半丸，白开水送下。
【功用】化痰止嗽，养肺补气。
【主治】新久咳嗽，痰中带血，痨伤咳嗽，骨蒸潮热，痰喘气短，身瘦食少，倦怠乏力，虚劳盗汗。
【宜忌】忌咸辣食物。

地骨皮露

【来源】《部颁标准》。
【组成】地骨皮
【用法】制成液剂，密封。口服，1次60～120ml，每日2次。
【功用】凉营血，解肌热。
【主治】体虚骨蒸，虚热口渴。

养血退热丸

【来源】《部颁标准》。
【组成】熟地黄80g　鳖甲（醋制）80g　地骨皮60g　牡蛎（煅）60g　六神曲40g　谷芽（炒）60g　茯苓40g　山药60g　丹参40g　牡丹皮60g　陈皮40g　酸枣仁60g　党参60g　麦冬60g　山楂60g
【用法】制成大蜜丸，每丸重9g，密封。口服，每次1丸，1日2～3次。
【功用】滋阴养血，退虚热。
【主治】阴血亏虚，骨蒸潮热，盗汗，眩晕，咳嗽痰少。
【宜忌】忌食辛辣之物。

清身饮冲剂

【来源】《部颁标准》。
【组成】枸骨叶20g　玄参15g　地骨皮15g　龙骨（煅）25g　太子参15g　地黄15g　糯稻根15g　甘草5g
【用法】制成冲剂，每袋装18g，密封。开水冲服，1次18g，每日2～3次，小儿酌减。
【功用】养阴清热，益气敛汗。
【主治】功能性低热及体虚盗汗等症。

三十六、烦　热

烦热，是指发热且烦躁不安的病情。《伤寒明理论》："烦者，热也，与发热若同而异也。发热者，怫怫然发于肌表，有时而已者是也；烦者，为烦而热，无时而歇者是也。二者均为表

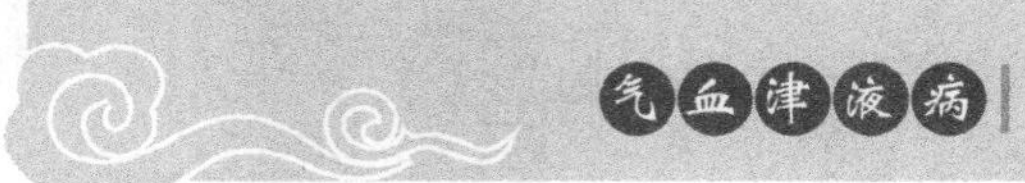

热，而烦热为热所烦，非若发热而时发时止也，故谓之烦热。”《伤寒绪论》：“烦热，为郁闷不安，火热不得发越之象。”病发或因温热病邪入里，常见高热口渴，胸中烦闷，手足扰动，烦躁，属实热证，治宜清热生津。或为外感病经过汗、吐、下后，余热未清，或温热病后期，常见胸中烦热，睡眠不宁，属虚热证，治宜养阴清热。

竹叶汤

【来源】《备急千金要方》卷九。

【组成】竹叶二把　人参　甘草各二两　半夏半升　石膏一斤　麦门冬一升　生姜四两

【用法】上锉。以水一斗，煮取六升，去滓，纳粳米半升，米熟去之，每服一升，每日三次。

【主治】伤寒发汗后，表里虚烦，不可攻者。

寒水石汤

【来源】《千金翼方》卷十八。

【组成】寒水石五两　泽泻　茯苓　前胡　黄芩各三两　柴胡　牛膝　白术　甘草（炙）各二两　杏仁二十粒（去皮尖、双仁）

【用法】上锉。以水一斗，煮取二升，分三服。

【主治】身中大热，胸心烦满毒热。

槟榔散

【来源】《幼幼新书》卷十九引《形证论》。

【组成】槟榔　大黄（蒸）　青皮各一分　黑牵牛一钱（炒）　木香少许

【用法】上为末。每服一钱，薄荷蜜水调下。

【功用】疏风顺气。

【主治】伏热心烦。

甘露散

【来源】《太平圣惠方》卷四。

【组成】甘草半斤　不灰木半斤

【用法】上药须是腊月内预办，修合取冰雪水浸泡，阴干，又投入水中，如此三二十度后，阴令极干，为细散。每服一钱，以新汲水调下，不拘时候。

【主治】心胸烦热，不得安定。

羚羊角散

【来源】《太平圣惠方》卷四。

【组成】羚羊角屑一两　葛根半两（锉）　黄芩半两　赤芍药半两　石膏二两　麦门冬三分（去心）　甘草半两（炙微赤，锉）　柴胡一两（去苗）　赤茯苓一两　栀子仁半两

【用法】上为粗散。每服三钱，以水一中盏，加竹叶七片、豉三十粒，煎至六分，去滓温服，不拘时候。

【主治】心胸烦热，渴逆头痛。

麦门冬散

【来源】《太平圣惠方》卷十二。

【组成】麦门冬三分（去心）　茯神一两　黄芩三分　熟干地黄一两　甘草半两（炙微赤，锉）　人参一两（去芦头）　黄耆一两（锉）

【用法】上为散。每服五钱，以水一大盏，加生姜半分，大枣三枚，粳米五十粒，煎至五分，去滓温服，不拘时候。

【主治】伤寒后，体虚烦热，不得睡卧，少思饮食。

柴胡散

【来源】《太平圣惠方》卷十二。

【组成】柴胡一两半（去苗）　贝母一两（煨微黄）　杏仁三分（汤浸，去皮尖双仁，麸炒微黄）　葛根一两（锉）　赤芍药一两　石膏二两　玄参（黄芩）一两　知母三分　栀子仁一两

【用法】上为散。每服四钱，以水一中盏，加生姜半分，煎至六分，去滓温服，不拘时候。

【主治】伤寒，咳嗽烦热，四肢骨节头目疼痛。

丹砂散

【来源】《太平圣惠方》卷二十三。

【组成】朱砂三分（细研，水飞过） 犀角屑半两 天竹黄半两 秦艽半两（去苗） 白鲜皮半两 沙参半两（去芦头） 寒水石一两 麦门冬二两（去心，焙干） 马牙消半两（研入） 川升麻半两 甘草半两（炙微赤，锉） 龙脑一钱（研入）

【用法】上为细散，入研了药令匀。每服一钱，以温水调下，不拘时候。

【主治】风热，心肺壅滞，时多烦闷。

丹砂散

【来源】《太平圣惠方》卷七十。

【组成】丹砂一两（细研，水飞过） 犀角屑半两 天竹黄半两 胡黄连二两 寒水石一两（细研） 麦门冬一两（去心，焙） 马牙消一分（细研） 铅霜半两（细研）

【用法】上为细散，入研了药令匀。每服一钱，以竹叶汤调下，不拘时候。

【主治】妇人客热，心神烦躁，口干舌涩，食少无味。

黄连散

【来源】《太平圣惠方》卷八十四。

【组成】黄连一分（去须） 大青二分 川升麻一分 赤茯苓一分 人参一分（去芦头） 甘草一分（炙微赤，锉） 麦门冬半两（去心，焙） 黄芩一分 地骨皮一分 犀角屑半分

【用法】上为散。每服一钱，以水一盏，煎至五分，去滓温服，不拘时候。

【主治】小儿伤寒，得汗利后，余热不除，心神烦躁，夜卧不安。

鸡子羹

【来源】《太平圣惠方》卷九十六。

【组成】鸡子三枚 莼叶一斤（切） 淡竹笋四两（去皮，切）

【用法】上以豉汁中煮作羹，临熟，破鸡子投入羹中食之。

【功用】止渴。

【主治】心下烦热。

藕实羹

【来源】《太平圣惠方》卷九十六。

【组成】藕实三两（新嫩者） 甜瓜皮四两（切） 莼菜四两（切）

【用法】上药入豉汁中，相和作羹，调和食之。

【功用】去渴，补中，养神益气，除百疾，令人心神悦畅。

【主治】烦热。

藿叶羹

【来源】《太平圣惠方》卷九十六。

【组成】藿叶一斤（切） 葱白一握（切）

【用法】上以豉汁中煮，调和作羹食之。

【主治】气壅烦热或渴。

芦根汤

【来源】《伤寒总病论》卷五。

【组成】生芦根 生茅根 赤茯苓 子芩 麦门冬 甘草 生姜各一分 小麦 糯米各二百粒

【用法】上锉细。水一升二合，煎六合，去滓，分三服。立效。

【主治】小儿伤寒后，胃中有热，烦闷不食，致日晚潮热颊赤，躁乱呕吐。

知母麻黄汤

【来源】《伤寒总病论》卷二。

【组成】知母一两半 麻黄一两 芍药 黄芩 甘草 桂枝各半两

【用法】上锉。水二升半，煮麻黄数沸，去上沫，纳诸药，取一升三合，去滓，每温饮一大盏，半日可相次三服。温覆令微汗。若心烦欲水，当稍与之，令胃中和则愈，未汗尽剂。

【主治】伤寒愈后，由于发汗不尽，余毒气在心胞络间，有不了了证者，谓至十日或半月二十日，终不惺惺，常昏沉似失精神，言语错谬，或无寒热，有似鬼祟，或朝夕潮热颊赤，或有寒热如

疟状。

化风丸

【来源】《圣济总录》卷十二。

【组成】荆芥穗　鸡苏叶　羌活（去芦头）各一两　干蝎十四枚（全者，去土炒）

【用法】上为细末，炼蜜为丸，如鸡头子大。每服一丸，薄荷汤化下。

【主治】风热上焦烦满。

地骨皮汤

【来源】《圣济总录》卷十二。

【组成】地骨皮（去土）　人参　甘草（炙，锉）　柴胡（去苗）　葛根（锉）　麦门冬（去心，焙）各半两

【用法】上为粗末。每服三钱匕，水一盏，加竹叶二十片，生姜两片，同煎至七分，去滓，食后温服。

【主治】风热毒气，身体烦热，头目不利，口干舌涩，夜卧不安。兼解利伤寒汗后，余热烦躁。

柴胡汤

【来源】《圣济总录》卷三十一。

【组成】柴胡（去苗）　茵陈蒿　甘草（炙，锉）　人参各一两　大黄（锉，炒）半两

【用法】上为粗末。每服三钱匕，水一盏，小麦五十粒，同煎至七分，去滓温服，不拘时候。

【主治】伤寒后余毒不解，颊赤口干，四肢烦热。

地骨皮汤

【来源】《圣济总录》卷五十三。

【组成】地骨皮（洗）二两　胡黄连　柴胡（去苗）　当归（切，焙）　泽泻　黄芩（去黑心）　甘草（炙，锉）　枳实（去瓤，麸炒）各一两

【用法】上为粗末。每服三钱匕，水一盏，煎至七分，去滓温服，日二夜一。

【主治】髓实，使人强悍惊热。

秦艽汤

【来源】《圣济总录》卷五十三。

【组成】秦艽（去苗土）半两　甘草（炙，锉）　前胡（去芦头）　柴胡（去苗）各一两

【用法】上为粗末。每服三钱匕，水一盏，煎至七分，去滓，食前温服。

【主治】骨实烦热。

麦门冬汤

【来源】《圣济总录》卷九十三。

【组成】麦门冬（去心，焙）　茯神（去木）　防风（去叉）　地骨皮（去土）各三两　人参　龙齿　远志（去心）　甘草（炙黄）　羚羊角（屑）　石膏各二两　紫石英一两

【用法】上药各锉，如麻豆大。每服三钱匕，以水一盏半，加大枣两枚，煎取半盏，去滓温服。服一剂，未全安再作之，以愈为度。曾经吐血者，服尤佳。若畏石药，不用紫石英亦佳。

【主治】心中烦热，唯欲露体，复之即闷烦，惊悸心忪，面无颜色，忘前失后，妇人患血风气者，多成此疾，乃心蒸之状。

退热汤

【来源】《圣济总录》卷一五六。

【组成】人参　甘草（炙）　黄芩（去黑心）各二两　当归（切，焙）　芍药　栀子仁　防风（去叉）　柴胡（去苗）各一两

【用法】上为粗末。每服三钱匕，水一盏，煎取七分，去滓，食后温服。

【主治】妊娠虚烦懊热。

地血散

【来源】《扁鹊心书·神方》。

【组成】茜草　当归　白芍　乌梅　柴胡　知母各一钱

【用法】加生姜三片，水煎，温服。

【主治】妇人心血间有热，饮食不减，起居如常，但发烦热。

黄连一物汤

【来源】《普济方》卷一三三。

【组成】黄连一两（锉碎，生姜数片，入酒少许，微炒）

【用法】水一盏，煎七分，去滓，徐饮。

【主治】伤寒不解，恐服药太多，大小便不利，虚烦不安。

黄柏滋肾丸

【来源】《医方集解》。

【组成】滋肾丸去桂加黄连

【主治】上热下冷，水衰心烦。

三十七、内伤发热

内伤发热，是指以内伤为病因，脏腑功能失调、气血水湿郁遏或气血阴阳亏虚为基本病机，以发热为主要临床表现的病情。《黄帝内经·素问·评热病论篇》："阴虚者，阳必凑之，故少气时热而汗出也"。《金匮要略·血痹虚劳病篇》："四肢酸疼，手足烦热，咽干口燥，小建中汤主之"，此以小建中汤治疗手足烦热，可谓是后世甘温除热治法之先河。《内外伤辨惑论》："其热也，翕翕发热，又为之拂拂发热，发于皮毛之上，如羽毛之拂，明其热在表也，是寒邪犯高之高者也"，"其内伤饮食不节，或劳役所伤，……是热也，非表伤寒邪，皮毛间发热也。乃肾间受脾胃下流之湿气，闭塞其下，致阴火上冲，作蒸蒸而躁热，上彻头顶，旁彻皮毛，浑身躁热，作须待袒衣露居，近寒凉处即已，或热极而汗出亦解。"对内伤发热与外感发热的鉴别作了详细的论述。《症因脉治·内伤发热》最先提出"内伤发热"这一病症概念，并指出气分血分之别："夜则安静，昼则烦热，唇焦口渴，饮水多汗，此气分发热之症也"，"昼则安静，夜则发热，唇焦口干，反不饮水，睡中盗汗，此血分发之症也"。《血证论》："瘀血在肌肉，则翕翕发热，自汗盗汗"，"故其证象白虎，犀骨地黄汤加桃仁红花治之"，"瘀血在经络脏腑之间，被气火煎熬，则为干血，……其证必见骨蒸痨热"，"仲景大黄蟅虫丸治之"，对瘀血发热的辨证及治疗做出了重要贡献。

本病成因多为肝经郁热，瘀血阻滞，内湿停聚，中气不足，血虚失养，阴精亏虚或阳气虚衰等所致。其治疗宜予疏肝解郁，活血化瘀，利水渗湿，补阴降火，补中益气等法。

四时加减柴胡饮子

【来源】《金匮要略》卷下。

【别名】四时加减柴胡汤（《兰台轨范》卷二）。

【组成】柴胡八分　白术八分　大腹槟榔四枚（并皮子用）　陈皮五分　生姜五分　桔梗七分

【用法】冬三月，加柴胡；春三月，加枳实，减白术；夏三月，加生姜三分，枳实五分，甘草三分；秋三月，加陈皮三分，各锉。分为三贴，一贴以水三升，煮取二升，分温三服，如人行四五里进一服。

【主治】五脏虚热。

【加减】如四体壅，添甘草少许，每贴分作三小贴，每小贴以水一升，煮取七合，温服；再合滓为一服，重煮，都成四服。

五补丸

【来源】《备急千金要方》卷八。

【组成】防风　人参　苁蓉　干地黄　羚羊角　麦门冬　天门冬各一两半　芍药　独活　干姜　白术　丹参　食茱萸（一本云山茱萸）　甘草　茯神　升麻　黄耆　甘菊花　地骨皮　五加皮　石斛　牛膝　薯蓣各三十铢　秦艽　芎藭　生姜屑　桂心　防己　黄芩各一两　寒水石三两　附子十八铢　石膏三两

【用法】上为末，白蜜为丸，如梧桐子大。每服二十丸，稍加至三十丸，生姜蜜汤送下，一日三次。

【主治】风病服汤药，患虚热翕翕然。

【宜忌】忌油、面、蒜、生冷、醋滑、猪、羊、鸡、鱼等。

【方论】《千金方衍义》：五补者，补五脏诸虚不足也。方下主治虚热而反用桂、附、干姜者，以虚热不得温补不散，反谓温能除大热也。致虚之由，良因服风药过多，故仍用独活、防已、防风引领参、耆入于残破之区，与太阳病下后，其气上冲者，与桂枝汤用前法同义。黄芩、菊花清解于上，石膏、寒水石降泄于下，白术、甘草镇守于中，余药各随所主，以补五脏诸虚不足也。

葳蕤丸

【来源】《外台秘要》卷十五引《延年秘录》。

【别名】萎蕤丸（《普济方》卷一〇三）。

【组成】葳蕤六分　人参　白术各五分　甘草四分（炙）

【用法】上为末，蜜和为丸，如梧桐子大。每服十丸，加至十五、二十丸，食前饮汁送下，一日三次。

【主治】虚风热，发即头热闷，不能食。

【宜忌】忌桃、李、海藻、松菜、雀肉等物。

地黄煎

【来源】《妇人大全良方》卷五引《经验方》。

【组成】生干地黄　熟干地黄各等分

【用法】上为细末，用生姜自然汁入水相和，打糊为丸，如梧桐子大。每服三十丸，食后用地黄汤送下；或只茶、酒、醋汤送下亦可，一日三次。觉脏腑虚冷，早晨先服八味丸一次。

【功用】《丸散膏丹集成》：补阴益血，退热。

【主治】

1.《妇人大全良方》引《经验方》：妇人血风劳，心忪，发热不退。

2.《校注妇人良方》：肝脾血虚发热，内热晡热，盗汗作渴，体倦，筋骨疼痛，筋脉拘挛，血虚发躁，虚热生痰咳嗽。

茯苓丸

【来源】《普济方》卷一一九引《指南方》。

【组成】赤茯苓四两　黄芩二两

【用法】上为细末，炼蜜为丸，如梧桐子大。每服三十丸，米饮送下。

【主治】四肢发热，逢风如炙如焚，此由阴阳气不调，阴气虚，阳气盛，以水少不能灭盛火，阳独活于外。

参桔丸

【来源】《普济方》卷一五三引《指南方》。

【组成】人参　桔梗各半两　陈皮三两

【用法】上为细末，炼蜜为丸，如梧桐子大。每服三十丸，米饮送下。

【主治】脾虚发热。

芦根汤

【来源】《普济方》卷二三六引《指南方》。

【组成】芦根　麦门冬　赤茯苓　橘皮各半两　地骨皮二两

【用法】上为粗末。每服五钱，水二盏，加生姜五片，煎一盏，去滓服。

【主治】骨热发热。

天仙藤汤

【来源】《圣济总录》卷八十七。

【组成】天仙藤二两　秦艽（去苗土）　鳖甲（去裙襕，醋炙）　柴胡（去苗）　麻黄（去节）　芍药　甘草（炙，锉）　防风（去叉）　前胡（去芦头）各一两

【用法】上为粗末。每服三钱匕，水一盏，加乌梅一枚，生姜二片。同煎至七分，去滓温服。

【主治】风热劳气。

【加减】如解伤寒，不用乌梅，入葱白二寸煎热服。

青蒿饮

【来源】《圣济总录》卷八十七。

【组成】青蒿　甘草（炙）　柴胡（去苗）　知母（焙）　龙骨　麦门冬（去心）各一两　桃枝　柳枝各一握

【用法】上锉如麻豆大，每服四钱匕，以童便一盏半浸经宿，入葱白、薤白各三寸（切），同煎至八分，去滓，食后温服。

【功用】退热。

【主治】暴急热劳，四肢烦疼，手脚心热，咽干虚渴，饮食减少。

青蒿饮

【来源】《圣济总录》卷八十七。

【组成】青蒿（干者）三两　地骨皮一两　嫩柳枝一两半　嫩桃枝二两　甘草（炙，锉）半两

【用法】上锉，如麻豆大，每服三钱匕，水一盏，加乌梅一枚，同煎至八分，去滓，食后、临卧温服。

【主治】急劳，烦躁壮热，四肢无力，瘦痛。

鳖甲丸

【来源】《圣济总录》卷八十七。

【组成】鳖甲（去裙襕，童便炙黄，为末）　柴胡（去苗，为末）　秦艽（去土，为末）各二两　生薄荷汁　生青蒿汁　生地黄汁　生姜汁（各取自然汁）一小盏（银器内熬成煎）

【用法】上药前三味为细末，入后四味煎中为丸，如梧桐子大。每服二十丸，食后温熟水送下，每日三次。

【主治】热劳。羸瘦盗汗，壮热烦渴。

鳖甲汤

【来源】《圣济总录》卷八十七。

【组成】鳖甲（九肋者，童便浸半日，醋炙，去裙襕）二两　柴胡（去苗）　胡黄连　木香　人参　白茯苓（去黑皮）　桔梗（炒）　槟榔（锉）　犀角（镑）　大黄（锉，炙）　枳壳（去瓤，麸炒）　白术各一两

【用法】上为粗末。每服三钱匕，水一盏，加生姜、甘草各少许，同煎至七分，去滓分服。

【主治】气劳。或冷或热，不思饮食，多睡少起，四肢沉重。

七味汤

【来源】《圣济总录》卷八十八。

【组成】柴胡（去苗）　厚朴（去粗皮，姜汁炙）各二两　甘草（炙）　桂（去粗皮）　麻黄（去根节）　陈橘皮（汤浸，去白，焙）　半夏（为末，姜汁和作饼，焙干）各一两

【用法】上为粗末。每服三钱匕，水一盏，加生姜三片，大枣二枚，同煎至七分，去滓温服。

【主治】虚劳发热，咳嗽。

秦艽人参汤

【来源】《圣济总录》卷八十八。

【组成】秦艽（去苗土）　人参　柴胡（去苗）　鳖甲（去裙襕，醋炙）　玄参　葛根（锉）　附子（炮裂，去皮脐）　干漆（炒令烟出）　白茯苓（去黑皮）　甘草（炙，锉）各半两　干姜（炮）一分

【用法】上锉散。每服三钱匕，水一盏，加生姜三片，同煎至七分，去滓，空心、临卧温服。

【主治】虚劳发热，三焦不顺，饮食减少，肢节疼痛。

秦艽当归汤

【来源】《圣济总录》卷八十八。

【组成】秦艽（去苗土）　当归（二味醇酒浸经宿，焙）　人参　干漆（炒烟出）　白茯苓（去黑皮）　白术各半两　柴胡（去苗）　鳖甲（去裙襕，醋炙）各一两　木香　乌头（炮裂，去皮脐）　甘草（炙，锉）各半两

【用法】上为散。每服三钱匕，水一盏半，加小麦五十粒，同煎取一盏，去滓，稍热服。

【主治】虚劳寒热，四肢羸困，不思饮食。

芍药黄耆汤

【来源】《全生指迷方》卷二。

【别名】芍药散（《普济方》卷一五三）。
【组成】芍药三钱　黄耆　甘草（炙）　青蒿（阴干）各一两
【用法】上为散。每服五钱，水二大盏，煎至一盏，去滓，食后温服。
【主治】

1.《全生指迷方》：阴气亏少，少水不能制盛火，发热从背，或从手足渐渐遍身，或昼发而夜宁，或夜发而至旦即消。口舌干燥，欲饮水而不能，其脉虚疾而小。

2.《普济方》：阴虚发热。

参橘丸

【来源】《全生指迷方》卷二。
【组成】橘皮三两（洗）　麦门冬（去心）　人参（去芦）各一两
【用法】上为末，炼蜜为丸，如梧桐子大。每服三十丸，食前米饮送下。
【主治】热从腹起，上循胸腋，绕颈额，初微而渐至大热，发无时，遇饥则剧，中脘不利，善食而瘦，其色苍黄，肌肉不泽，口唇干燥，由脾气素弱，曾因他病，误服热药入于脾，脾热则消谷引饮，善消肌肉，其脉濡弱而疾。
【加减】若嗽，加五味子一两，及炙脾腧百壮。

柴胡芒消汤

【来源】《全生指迷方》卷二。
【组成】柴胡四两（洗，去苗）　黄芩　甘草（炙）　赤茯苓各一两半　半夏（汤洗七遍）一两一分
【用法】上为散。每服五钱，水二盏，加生姜五片，大枣二个（擘破），同煎至一盏，去滓，入芒硝一钱，搅和温服。以大便利为度。
【主治】由三阳气盛，蕴于经络，内属脏腑，或因他病而致热证，但热不歇，日晡尤甚，口中勃勃气出，耳无所闻，昼多昏睡，睡即浪言，喜冷，小便赤涩，大便不通，脉短疾而数。

菟丝子丸

【来源】《全生指迷方》卷二。
【组成】菟丝子（先于臼内杵百下，筛去杂物末）　五味子各一两　生干地黄三两（焙）
【用法】上为末，炼蜜为丸，如梧桐子大。每服三十丸，食前饮送下。
【主治】四肢发热，逢风如炙如火，由阴不胜阳，阳盛则热起于四末，少水不能灭盛火，而阳独治于外。

四物加桂汤

【来源】《全生指迷方》卷四。
【组成】川芎　当归（洗，焙）　芍药　地黄（焙）　桂心各等分
【用法】上为散。每服五钱，水二盏，煎至一盏，去滓温服。
【主治】妇人忽然寒热。

空心平补丸子

【来源】《鸡峰普济方》卷十三。
【组成】生干地黄　黄耆　白茯苓　楮实子　枸杞　山药　槐实　沉香　泽泻　白蒺藜各等分
【用法】上为细末。每服二钱，水一盏，煎至七分，和滓温服，不拘时候。
【主治】发热不解，五心烦热，不得睡。

玉筵散

【来源】《鸡峰普济方》卷十五。
【组成】山药七两半　当归　桂　神曲　熟地黄　大豆卷各二两半　甘草　人参各一两七钱半　芎藭　白芍药　白术　麦门冬　杏仁　柴胡　白茯苓各一两八分　阿胶一两三分　干姜三分　白蔹半两　防风一两半　枣一百个　桔梗一两
【用法】上为细末。每服三钱，食前温米饮调下。
【主治】气虚有热，状如劳瘵者。

丁香草果散

【来源】《洪氏集验方》卷三。
【组成】丁香一钱半（拣新辣者）　草果三个

（面裹煨，面裂为度） 麦门冬半两（去心，汤洗） 人参二钱 茯苓二钱半 半夏二钱（姜制） 甘草二钱（炙） 淡竹叶数叶

【用法】上为粗末。分作六服，用水一盏半，加生姜三片，大枣一个，煎七分，去滓服，不拘时候。

【主治】脾虚发热及潮热。

【加减】小儿加陈皮二钱（去瓤）。

败毒散

【来源】《宣明论方》卷十五。

【组成】大黄 黄药子 紫河车 赤芍药 甘草各等分

【用法】上为末。每服一钱，如发热，冷水送下；如发寒，煎生姜、瓜蒌汤同调下。

【主治】男子往来寒热，妇人产后骨蒸血晕。

藕汁膏

【来源】《杨氏家藏方》卷三。

【组成】藕汁三盏 生地黄汁三盏 生薄荷汁一盏 蜜一盏 生姜汁半盏

【用法】银石器内慢火熬成稠膏。每服半匙，浓煎当归汤化下，不拘时候。

【功用】凉血解肌，除五心烦热。

加减八味丸

【来源】《集验背疽方》。

【别名】加味八味丸（《仁斋直指方论》卷二十二）、加减八味地黄丸（《准绳疡医》卷二）。

【组成】干熟地黄（焙，锉）二两 真山药（锉细，微炒） 山茱萸（去核取肉，焙干）各一两 肉桂（削去粗皮，锉，不见火）一两（别研，取半两净末，和入众药，余粗滓仍勿用） 泽泻（水洗，锉作块，无灰酒湿，瓦器盛盖，而上蒸五次，锉，焙） 牡丹皮（去心枝杖，锉，炒） 白茯苓（去黑皮，锉，焙）各八钱 北真五味子（拣去枝杖，慢火炒至透，不得伤火）一两半（别研罗，和入众药。最要真者）

【用法】上为细末，炼蜜为丸，如梧桐子大。每服三十丸，空心无灰酒或盐汤任下。

本方改为汤剂，名“加减八味汤”（《医学心悟》卷六）。

【功用】

1.《集验背疽方》：降心火，生肾水，止渴；增益气血，生长肌肉，强健精神。

2.《医方类聚》引《澹寮方》：免生痈疽。

3.《寿世保元》：久服必肥健而多子；晚年服此，不生痈疽诸毒，不患消渴。

【主治】

1.《集验背疽方》：痈疽之后，转作渴疾，或未发疽人，先有渴症者。

2.《小儿痘疹方论》：小儿禀赋肾阴不足，或吐泻久病，津液亏损，或口舌生疮，两足发热，或痰气上涌，或手足厥冷。

3.《张氏医通》：肾虚火不归元，烘热咳嗽。

【验案】

1. 发热 《内科摘要》：大尹沈用之不时发热，日饮冰水数碗。寒药二剂，热渴益甚，形体日瘦，尺脉洪大而数，时或无力。王太仆曰：热之不热，责其无火；寒之不寒，责其无水。又云：倏热往来，是无火也；时作时止，是无水也。法当补肾，用加减八味丸，不月而愈。

2. 发热 《内科摘要》：州同韩用之年四十有六，时仲夏色欲过度，烦热作渴，饮水不绝，小便淋沥，大便秘结，唾痰如涌，面目俱赤，满舌生刺，两唇燥裂，遍身发热，或时如芒刺而无定处，两足心如烙，以冰折之作痛，脉洪而无伦。此肾阴虚阳无所附，而发于外，非火也。盖大热而甚，寒之不寒，是无水也，当峻补其阴。遂以加减八味丸料一斤内肉桂一两，以水顿煎六碗，水冷与饮，半饱已用大半，睡觉而食温粥一碗，复睡至晚，乃以前药温饮一碗，乃睡至晓，食热粥二碗，诸症悉退。翌日畏寒，足冷至膝，诸症仍至，或以为伤寒。余曰，非也，大寒而甚，热之不热，是无火也，阳气亦虚矣。急以八味丸一剂服之稍缓，四剂诸症复退。大便至十三日不通，以猪胆导之，诸症复作，急以十全大补汤数剂方应。

大固阳汤

【来源】《女科百问》卷上。

【组成】白芍六两　黄耆　远志　当归　泽泻各三两　龙骨　人参　甘草（炙）各二两　吴术一分

【用法】上为粗末。每服五钱，水二盏，加生姜三片，大枣一枚（擘破），入饴少许，煎一盏，食前温服。

【主治】热自腹中，或从背膂，渐渐蒸热，或寐而汗，日渐羸瘦。

神健饮子

【来源】《女科百问》卷上。

【组成】赤芍　白术各二两　赤茯　当归　肉桂　鳖甲　川芎　枳壳　柴胡　黄耆　秦艽　桔梗　橘红　甘草各一两　木香

方中木香用量原缺。

【用法】上锉。每服三钱，水二盏，加生姜五片，大枣一枚，煎至八分，去滓温服，不拘时候。

【主治】妇人荣卫失调之寒热。

黄耆除热丸

【来源】《魏氏家藏方》卷十。

【组成】熟干地黄（酒浸）　白芍药　地骨皮　人参（去芦）各一两　黄耆二两（蜜炙）　当归一两半（去芦，酒浸）　川芎三分

【用法】上为细末，炼蜜为丸，如梧桐子大。每服三十丸，空心以米饮送下。

【主治】气血虚弱，或寒或热，四肢乏力。

当归补血汤

【来源】《内外伤辨惑论》卷中。

【别名】黄耆当归汤（《兰室秘藏》卷上）、补血汤（《脉因证治》卷上）、耆归汤（《周慎斋遗书》卷五）、黄耆补血汤（《产科心法》下集）。

【组成】黄耆一两　当归（酒洗）二钱

【用法】上锉，作一服。水二盏，煎至一盏，去滓，空心、食前温服。

【功用】《中医方剂学讲义》：补气生血。

【主治】

1.《内外伤辨惑论》：肌热，燥热，困渴引饮，目赤面红，昼夜不息，其脉洪大而虚，重按全无。此病得之于饥困劳役。

2.《兰室秘藏》：热上攻头目，沿身胸背发热。

3.《口齿类要》：口舌生疮，血气俱虚，热渴引饮，目赤面热，脉大而虚，重按全无。

4.《证治准绳·疡医》：疮疡溃后，气血俱虚而见上证者。

5.《寿世保元》：妇人素禀怯弱，血气虚耗，产后无乳。

6.《济阴纲目》：产后血脱，烦燥引饮，昼夜不息，脉洪大而虚，重按全无者。

7.《傅青主女科》：产妇气血两脱，子方下地，即昏晕不语。

【宜忌】《医方发挥》：阴虚潮热者慎用。

【方论】

1.《医方考》：血实则身凉，血虚则身热。或以饥困劳役虚其阴血，则阳独治，故令肌热、目赤、面红、烦渴引饮。此证纯像伤寒家白虎汤之证，但脉大而虚，非大而长，为可辨耳。《内经》所谓脉虚血虚是也。当归味厚，为阴中之阴，故能养血，而黄芪则味甘补气者也。今黄芪多于当归数倍，而曰补血汤者，有形之血不能自生，生于无形之气故也。《内经》曰：阳生阴长，是之谓尔。

2.《成方便读》：如果大脱血之后，而见此等脉证，不特阴血告匮，而阳气亦欲散亡。斯时也，有形之血不能速生，无形之气所当急固。故以黄芪大补肺脾元气而能固外者为君。盖此时阳气已去里而越表，恐一时固里不及，不得不从卫外以挽留之。当归益血和营，二味合之，便能阳生阴长，使伤残之血，亦各归其经以自固耳。非区区补血滋腻之药，所可同日语也。

3.《医方集解》：此足太阴，厥阴药也。当归气味俱厚，为阴中之阴，故能滋阴养血；黄芪乃补气之药，何以五倍于当归，而又云补血汤乎？盖有形之血，生于无形之气，又有当归为引，则从之而生血也。经曰：阳生则阴长，此其义耳。庵曰：病本于劳役，不独伤血，而亦伤气，故以二药兼补之也。

4.《伤寒绪论》：气虚则身寒，血虚则身热，故用当归调血为主。然方中反以黄芪五倍当归者，以血之肇始本乎营卫也。每见血虚发热，服

发散之药则热转剧，得此则泱然自汗而热除者，以营卫和则热解，热解则水谷之津液，皆化为精血矣。

5.《医林纂要探源》：此方君以黄芪。黄芪，胃气之主药，胃气盛而厚脾血滋，然亦必当归滋之，而后血乃日盛，为之媒也。血生于脾，此方补脾胃以滋之，是为补生血之本。犹四君子为补生气之本，与四物汤之为补肝者，又有不同。

6.《时方歌括》：凡轻清之药皆属气分，味甘之药皆能补中。黄芪质轻而味微甘，故略能补益，《神农本草经》以为主治大风，可知其性也。此方主以当归之益血，倍用黄芪之轻清走表者为导，俾血虚发热，郁于皮毛而不解者，仍从微汗泄之。故症象白虎，不再剂而热即如失也。

【实验】

1.对鼠腹腔巨噬细胞吞噬功能的影响　《新医药学杂志》（1979，3：56）：从当归补血汤及单味药黄耆、当归对巨噬细胞吞噬功能的影响的实验中可以看出：黄耆水煎剂组能明显增强巨噬细胞的吞噬功能；当归补血汤水煎剂组稍逊于黄耆水煎剂组，而当归水煎剂组与对照组比较未见到明显差异。当归补血汤水煎剂组的作用稍逊于黄耆水煎剂组，并非由于当归存在拮抗作用，因为当归水煎剂组没有抑制巨噬细胞吞噬功能现象，而可能是由于复方中黄耆的浓度较低的关系，当归补血汤水煎剂中黄耆含83%，而单味黄耆水煎剂中含100%。

2.增强耐缺氧能力　《中药药理与临床》（1987，3：7）：实验结果表明，本方能提高机体对氧的利用率，增强耐缺氧能力；延缓心和脑功能障碍的发生及促进供氧后脑电的恢复，说明对严重缺氧动物的心、脑功能有一定的保护作用；当归补血汤还可降低缺氧动物的心脑组织和血液乳酸含量，减轻代谢性酸中毒，有利于维持其功能活动；还可减轻大鼠冠脉结扎后梗死区心肌组织的耗氧量，可能是药物改善了心肌的缺氧状态，减轻了代谢产物积累的结果。

3.保肝作用　《北京中医杂志》（1993，1：54）：将本方水煎3次，兑匀浓缩成1：1浓度至每毫升药液含黄芪生药1g，当归生药0.2g的试剂，每天灌服实验小鼠不同剂量的当归补血汤煎汤。结果提示，当归补血汤对四氯化碳所致小鼠肝损害有明显保肝作用。在本实验范围内，这种保肝效应与剂量成正比。

4.免疫调节作用　《辽宁中医学院学报》（1999，4：226）：包氏等采用环磷酞胺（CY）制造免疫功能低下小鼠的动物模型，研究当归补血汤组成药物的不同比例配伍，对机体免疫功能调节作用的影响。实验过程中将当归、黄芪分别配制成1：1（A方）、1：5（B方）、5：1（C方）的不同比例中药方剂，对小鼠施以灌胃，以WBC总数、T淋巴细胞转化率及胸腺细胞超微结构变化作为检测指标。结果表明：三组不同比例配伍的方剂，对小鼠机体免疫功能均有调节作用。三组之间比较，提高WBC总数以A方效果最明显；三个方剂均有促进淋巴细胞转化的作用，但转化率三者间无明显差异；保护胸腺细胞作用以B方效果最好。认为：当归补血汤对机体免疫功能有明显调节作用，但不同比例配伍，对机体免疫功能调节作用各有所侧重。

5.抗肿瘤及调节免疫作用　《中西医结合学报》（2008，1：83）：研究表明，本方可显著减缓小鼠皮下接种肿瘤的生长速度（$P<0.05$），明显延长荷瘤小鼠生存时间（$P<0.05$），其各项免疫学指标也明显增强，同时在与环磷酰胺联合用药时，表现有增效减毒作用。

6.对肾损害的保护作用　《中国中西医结合肾病杂志》（2009，9：772）：研究发现，本方能明显抑制高糖条件下肾小球系膜细胞（GMC）增殖，细胞中核转录因子-κB（NF-κB）蛋白表达也相应减少，从而预防和治疗肾小球硬化，进而延缓糖尿病肾病（DN）的进展。

7.抗心衰作用　《中医研究》（2010，5：22）：研究证明，当归补血汤可进一步降低西药常规治疗下心力衰竭大鼠的血浆醛固酮（ALD）、内皮素（ET）值，表现出一定的减毒增效作用。

【验案】

1.血虚发燥　《正体类要》：有一病人，扑伤之后，烦躁面赤，口干作渴，脉洪大，按之如无。余曰：此血虚发燥也。遂以当归补血汤，2剂即止。

2.虚劳发热　《寿世保元》：一人虚劳发热，自汗。诸药不能退其热者，服当归补血汤1剂如神。

3. 白细胞减少症　《安徽中医学院学报》（1987，3：43）：应用本方加三棱15g，甘草10g，水煎，每日1剂，治疗白细胞减少症40例。该症病人随机分为2组，每组20例。治疗组服上药，对照组服利血生20mg，每日3次。2组均服药14～21天。结果：治疗组显效（连续3周检查周围血象，白细胞在4000/mm^{3}以上，临床症状消失）8例；有效（白细胞在4000/mm^{3}以上，临床症状改善）11例；无效1例；总有效率为95%。对照组显效1例，有效10例，无效9例，总有效率为55.5%。治疗组疗效明显优于对照组。对照组的无效病例再用本方治疗，仍能提高临床疗效。

4. 原发性血小板减少性紫癜　《中医杂志》（1984，5：36）：应用本方加血余炭30g，生甘草15g，仙鹤草15g为基本方。气虚者选加党参、白术、黄精；血虚者选加熟地、阿胶、枸杞子；阴虚者选加生地、麦冬、五味子、山萸肉、鳖甲；肾阳虚者选加菟丝子、补骨脂、鹿角胶、巴戟天；胃热盛者选加石膏、知母、川军、川连；血热盛者选加丹皮、赤芍、紫草、羚羊角；伴感染者选加银花、连翘、蒲公英、败酱草、大青叶等。每日1剂，重症病人，每日可服2剂。治疗原发性血小板减少性紫癜24例。结果：全部病例有效。

5. 痹证　《湖北中医杂志》（1986，1：46）：应用本方加减：当归25g，黄芪35g，桂枝15g，海风藤10g，秦艽10g，制川乌6g。痛痹加细辛3g；着痹加防己8g，薏苡仁30g；行痹加防风9g，羌活8g；热痹去川乌、海风藤，加知母10g，石膏30g，忍冬花20g。每日1剂，10天为1疗程。治疗痹证51例，结果：治愈（关节肿痛、肢体麻木消失，运动自如）36例；好转（关节肿痛、肢体麻木基本消失，但活动轻度受限）10例；无效5例。疗效最短10天，最长45天。该方对痛痹、着痹疗效尤佳，热痹稍逊。

6. 足底痛　《上海中医药杂志》（1984，3：21）：应用本方加杜仲、川断、狗脊为主方。偏肝肾阴虚者加熟地、玄参、杞子、知母等；偏脾肾阳虚者加肉桂、附子、菟丝子、补骨脂等，治疗足底痛25例。结果：显效18例，好转4例，减轻3例，全部病例有效。用药最少者14剂，最多者60剂。

7. 子宫发育不良性闭经　《实用中西医结合杂志》（1991，8：477）：应用本方加减：当归30g，黄芪50g，莪术15g，三棱15g，丹参15g，月月红15g。水煎服，每日1剂。1日2次，连服3个月为1疗程，2个疗程后观察疗效。治疗子宫发育不良性闭经37例，年龄21～34岁，平均27.5岁；初潮年龄15～22岁；经迟31例；已婚6例，未婚31例；病程8个月至9年，5年以上者22例。结果：显效（治疗期间月经来潮，但基本体温双相，或阴道脱落细胞仅有好转而无周期性变化，或已妊娠）23例；有效（治疗期间有月经来潮，但基础体温单相，或阴道脱落细胞出现周期性变化）11例；无效（治疗过程中无月经，或阴道涂片无明显好转）3例。总有效率为91.89%。

8. 更年期综合征　《陕西中医》（1986，6：204）：应用本方加夜交藤30g，桑叶12g，胡桃仁10g，三七6g为基本方。气血双虚型加熟地、白芍；肝肾阴虚型加枸杞、丹皮；脾肾阳虚型加附子、山药、白术；心肾不效型加丹参、枣仁、黄柏；治疗更年期综合征79例。结果：治愈（临床症状全部消失，随访未复发）61例；未愈18例。

9. 老年性皮肤瘙痒　《吉林中医》（1992，6：20）：应用本方加减：黄芪30g，当归10g，生熟地各30g，制首乌15g，玄参15g，麦冬10g，防风10g，荆芥10g，蝉衣10g，川芎10g，炙甘草3g。水煎服，每日1剂，分2次服。治疗老年性皮肤瘙痒156例，男135例，女21例；年龄50～84岁；病程3个月至12年。结果：服药7～21剂，瘙痒完全消失，抓痕血痂消退，皮肤润泽，半年未复发者为治愈，共104例，占67%；瘙痒基本消失，皮肤尚留少量抓痕，半年瘙痒未加重者为显效，共26例，占17%；瘙痒减轻，皮肤有散在抓痕或干燥脱屑者为好转，共20例，占13%；治疗前后瘙痒与皮肤改变无明显变化者为无效，共6例，占4%；总有效率为96%。

10. 牙龈出血　《江苏中医杂志》（1984，3：21）：应用本方合失笑散加味。血虚加熟地12g，白芍15g；气阴两虚加太子参、生地各15g，麦冬、杞子各12g；阳虚加炮姜10g，肉桂6g，水煎服，每日1剂，治疗顽固性牙龈出血20例。结果：治愈16例，好转4例。追踪观察0.5～8年均未复发。

升阳散火汤

【来源】《内外伤辨惑论》卷中。

【别名】柴胡升麻汤（《兰室秘藏》卷下）、柴胡升阳汤（《证治准绳·类方》卷一）。

【组成】升麻　葛根　独活　羌活　白芍药　人参各五钱　甘草（炙）　柴胡各三钱　防风二钱五分　甘草（生）二钱

【用法】上锉，如麻豆大。每服五钱，水二盏，煎至一盏，去滓，大温服，不拘时候。

【主治】

1.《内外伤辨惑论》：血虚或胃虚过食冷物，郁遏阳气于脾土之中，致使四肢发困热，肌热，筋骨间热，表热如火燎于肌肤，扪之烙手。

2.《证治准绳·类方》：热厥。

【宜忌】忌寒凉之物。

【方论】

1.《医方考》：少阳者，三焦与胆也。经曰：少火生气。丹溪曰：天非此火不能生万物，人非此火不能以有生。是少火也，生物之本，扬之则光，遏之则灭，今为饮食填塞至阴，抑遏其上行之气，则生道几于息矣，故宜辛温之剂以举之。升麻、柴胡、羌活、独活、防风、干葛，皆辛温上行之物也，故用之以升少阳之气，清阳既出上窍，则浊阴自归下窍，而食物传化自无抑遏之患；芍药味酸，能泻土中之木；人参味甘，能补中州之气；生甘草能泻郁火于脾，从而炙之，则健脾胃而和中矣。

2.《医林纂要探源》：清阳之气，倡阴以行，本于肾命，行于肝胆，蒸于脾胃，达于膈上，布于膻中，而后畅于四表。阳气即火，而畅则无所谓火，阳气一有所遏抑，则愤逆而见为火焉（火郁在中、下二焦，此方所治是也。若酒食醲厚烧煿，则又助火，而火逼中、上焦，乃为凉膈散症矣）。火郁于下，真阴愈灼，苦以发之，拨自肾命之中（柴胡解骨髓中热），宣之脾胃之上（葛根、升麻散脾胃热），达之四表之末（羌活、独活祛四肢热），阳气可不郁矣。参、芍、草、姜、枣，以厚滋脾胃，而和其阴阳，所以固其气血之本也。胃伤冷食，何以不用消导而用和补？曰，此非伤食，乃伤于所食之冷而抑遏阳气耳。胃已虚矣，何可更消？人参、甘草、姜、枣以温之，则冷气消矣，热盛如此，何以不用寒凉？曰，阳气已为阴所抑遏矣，而更用寒凉，是重为抑遏之。凡火盛水亏，则滋其水，阳为阴揜，则畅其阳，火炎于上，可自下夺之，火郁在下，必升以散之。此与凉膈散之治，所以大不相似也。

3.《医方集解》：此手足少阳药也，柴胡以发少阳之火为君；升、葛以发阳明之火，羌、防以发太阳之火，独活以发少阴之火为臣；此皆味薄气轻，上行之药，所以升举其阳，使三焦畅遂，而火邪皆散矣。人参、甘草益脾土而泻热，芍药泻脾火而敛阴，且酸敛甘缓，散中有收，不致有损阴气为佐使也。

【验案】

1.五心烦热　《名医类案》：虞恒德治一妇人，年四十余，夜间发热，早晨退，五心烦热，无休止时。半年后，虞诊六脉皆数，伏而且牢，浮取全不应，与东垣升阳散火汤四服，热减大半，胸中觉清快胜前，再与二帖，热悉退。

2.流感　《中医教育》（1977，3：38）：某机关干部，男性，46岁。感冒四天，经西医服药打针治疗无效。发热不退，身热如焚（腋温39.2℃），头痛如破，周身骨骼酸痛如折，咳嗽气喘，咳声粗洪，痰难咯出，小便淡黄，脉浮数带弦，舌红苔薄白滑。证属阳邪被遏，不得发越。给“升阳散火汤”去参，加杏仁、桔梗，二剂。服药一剂，汗出热退，痛苦解除大半。二剂后，除稍有咳嗽外，基本告愈。

3.慢性扁桃体炎　《中医杂志》（1985，4：308）：用升阳散火汤：生甘草6克，防风7.5克，炙甘草9克，升麻、葛根、独活、白芍、羌活、党参各15克，柴胡24克，治疗慢性扁桃体炎30例，取得了较好疗效。30例病人年龄大多在10岁以下，最小3岁，最大25岁，患病时间平均两年。临床见症为，继急性扁桃体炎反复发作之后，扁桃体肿大Ⅰ至Ⅲ度，微红，咽痛反复发作，阵发性刺激咳嗽，易感冒，纳呆，便溏，舌淡，脉弦细或细数。结果：治愈25例，显效4例，好转1例。

4.鼻渊　《古今医案按》：江应宿治王晓，鼻塞，气不通利，浊涕稠粘，屡药不效，已经三年。宿诊视，两寸浮数，曰，郁火病也。病人曰，昔医皆作脑寒主治，子何悬绝若是耶。经曰，诸气膹郁，皆属于肺。河间云，肺热甚则出涕，故热结郁滞，壅塞而气不通也。投以升阳散火汤十数剂，病如失。

5. 慢性扁桃体炎　《实用中医药杂志》（2003，8：409）：用升阳散火汤治疗慢性扁桃体炎65例，结果：治愈49例，占75.4%；显效11例，占16.9%；好转5例，占7.7%，总有效率92.3%。

补中益气汤

【来源】《内外伤辨惑论》卷中。

【组成】黄耆一钱　甘草（炙）五分　人参（去芦）升麻　柴胡　橘皮　当归身（酒洗）　白术各三分

《小儿痘疹》有生姜、大枣。

【用法】上锉，都作一服。水二盏，煎至一盏，去滓，早饭后温服。如伤之重者，二服而愈。量轻重治之。

【功用】《方剂学》：补中益气，升阳举陷。

【主治】饮食失节，寒温不适，脾胃受伤；喜怒忧恐，劳役过度，损耗元气，脾胃虚衰，元气不足，而心火独盛，心火者，阴火也，起于下焦，其系系于心，心不主令，相火代之，相火，下焦胞络之火，元气之贼也，火与元气不能两立，一胜则一负，脾胃气虚，则下流于肾，阴火得以乘其土位。始得之则气高而喘，身热而烦，其脉洪大而头痛，或渴不止，皮肤不任风寒而生寒热。

【宜忌】《张氏医通》：下元虚者禁用。

【验案】内伤发热　《四明医案》：庚子六月，吕用晦病热证。察其神气，内伤证也。询其致病之由，曰：偶半夜，出庭外与人语，移时就寝，次日便不爽快，渐次发热，饮食俱废，不更衣者数日矣，服药以来，百无一效。予曰：粗工皆以为风露所逼，故重用辛散，不进饮食，便曰停食，妄用消导，孰知"邪之所凑，其气必虚"，若投补中益气汤，则汗至而便通，热自退矣。遂取药立煎饮之，顷之索器，下燥矢数十枚，觉胸膈通泰，是晚热退进粥，连服数剂而愈。

补脾胃泻阴火升阳汤

【来源】《脾胃论》卷上。

【别名】泻阴火升阳汤（《玉机微义》卷十）、升阳泄火汤（《证治准绳·类方》卷一）、升阳降火汤（《仁术便览》卷一）。

【组成】柴胡一两五钱　甘草（炙）　黄耆　苍术（泔浸，去黑皮，切作片子，晒干，锉碎，炒）　羌活各一两　升麻八钱　人参　黄芩各七钱　黄连（去须，酒制）五钱（炒）　石膏少许（长夏微用，过时去之，从权）

【用法】上锉，每服三钱，水二盏，煎至一盏，去滓，大温服，早饭后午饭前，间日服。

【主治】饮食损胃，劳倦伤脾，火邪乘之而生大热。

【宜忌】服药之时宜减食，宜美食。服药讫忌语话一二时辰许，及酒、湿面大料之类，恐大热之物，复助火邪而愈损元气也。亦忌冷水及寒凉淡渗之物及诸果，恐阳气不能生旺也。宜温食及薄滋味以助阳气。

【验案】胃癌术后吻合口炎　《上海中医药杂志》（1996，3：22）：应用补脾胃泻阴火升阳汤：柴胡、黄芪、苍术、羌活、升麻、人参、黄芩、黄连、石膏、甘草等味药组成，如胃脘疼痛甚者，加延胡、川楝子；闷胀者，加枳壳、佛手；泛酸者，加吴茱萸、煅牡蛎；泛恶欲吐者，加藿佩兰、法半夏；大便秘结者，加生大黄；口渴引饮者，加沙参、麦冬；食欲不振者，加炒神曲、焦山楂；热象不甚者或不在夏日时，去石膏；湿热甚者，加半枝莲、土茯苓、白花蛇舌草，治疗胃癌术后吻合口炎52例，病人年龄最大69岁，最小28岁，病程最长3年，最短2个月。主症有胃脘部隐痛不适，有灼热感，食欲不振，时有嗳气泛酸，或有口气臭秽，舌红，苔薄黄腻，脉滑。胃镜检查示吻合口炎。结果：显效（胃脘部隐痛、灼热感消失，食欲正常，舌淡红，苔薄白）22例，有效（胃脘部隐痛、灼热感减轻，食欲好转，舌淡红，苔薄微黄）24例。无效（临床症状无改变）6例。

火郁汤

【来源】《兰室秘藏》卷下。

【组成】升麻　葛根　柴胡　白芍药各一两　防风　炙甘草各五钱

【用法】上锉。每服五钱，水二大盏，加连须葱白三寸，煎至一盏，去滓稍热服，不拘时候。

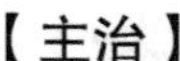

【主治】

1.《兰室秘藏》：五心烦热。

2.《仁斋直指方论》：手足心发热。

白术除湿汤

【来源】《兰室秘藏》卷下。

【组成】白术一两　生地黄（炒）　地骨皮　泽泻　知母各七钱　赤茯苓　人参　炙甘草　柴胡各五钱

【用法】上为粗末。每服五钱，水二盏，煎至一盏，去滓，食远温服。

【主治】午后发热，背恶风，四肢沉重，小便或多或少，黄色；又治汗后发热。

【加减】如小便快利，减茯苓、泽泻一半；如有刺痛，一料药中加当归身（酒洗）七钱。

【方论】

1.《医方集解》：此足太阴、少阴、少阳药也。阳陷阴中，热在血分，故以生地滋其少阴，而以知母、地骨泻血中之伏火也。柴胡升阳以解其肌；苓、泽利湿兼清其热，参、术、甘草益气助脾，气足阳升，虚热自退，脾运而湿亦除矣。方名除湿，而治在退热，欲热从湿中而下降也。

2.《医林纂要探源》：午后发热，热在阳明经也；四肢沉困，太阴脾湿也，小便黄，湿兼热也；然而背恶风，则阳不足，汗后而仍发热，亦阳之不足；阳不足者，其湿热在阴，湿热在阴者，太阴脾主血分，其人血热而湿凑之。湿盛而阴之郁热转盛，阳不能拔，则反虚也。其过在湿，湿责之脾，热以湿深，故君白术；生地黄滋阴生血，且以胜热而能化湿为血；地骨皮甘淡补肺清金，而下生肾水；知母辛苦，泻肺逆即以生肾水，坚肾水亦转生肝血，此三味皆以泻血中之伏热也。泽泻泻肾之邪水，使由膀胱而出之；赤茯苓泻心下之水，使由小肠而出，此二味去湿而兼以清热。人参、甘草以补脾土，脾土厚则能胜湿，而血亦日滋，不生热矣。柴胡升阳气于至阴之下而达之膻中，布散经络以解沉阴郁热，东垣最长于用柴胡，此方妙亦在柴胡也。此以治湿热之在血分者。在血分则主于脾肾。凡治三焦者主行湿，湿行而热自消。此方名除湿，而治在去热，热平而湿自除。要尤在补脾胃而升阳，土厚阳升，则湿热皆息也。

泻血汤

【来源】《兰室秘藏》卷下。

【组成】生地黄（酒洗，炒）　熟地黄　蒲黄　丹参（酒炒）　当归（酒洗，去土）　汉防己（酒洗，炒）　柴胡（去芦）　甘草梢（炙）　羌活各一两　桃仁（去皮，汤浸）三钱

【用法】上为粗末。每服五钱，水一盏半，煎至一盏，去滓，空心温服。

【主治】邪入足太阳膀胱经络，血中有浮热，气分有微邪，发热昼少夜多，大小便如常，有时而发，有时而止。此虽杂证，当从热入血室论之。

退热汤

【来源】《兰室秘藏》卷下。

【组成】黄耆一钱　柴胡七分　生甘草　黄连（酒制）　黄芩　芍药　地骨皮　生地黄（去血热）　苍术各五分　当归身　升麻各三分

【用法】上锉，作一服。水二盏，煎至一盏，去滓，食远温服。

【主治】表中虚热，或遇夜则甚。

【加减】如身体力困者，加麦门冬、五味子各五分，人参、甘草各一钱。

二连四物汤

【来源】《医垒元戎》（拔萃本）。

【别名】四物二连汤（原书东垣十书本）。

【组成】四物汤（内用生地黄）加黄连　胡黄连（真者）

【用法】温饮清汁。

【主治】

1.《医垒元戎》：妇人或因伤酒，或因产亡血，或虚劳五心烦热者。

2.《校注妇人良方》：妇人血虚发热，口舌生疮，或夜发寒热。

3.《医林纂要探源》：血虚生热，伤于冲任而

经闭者。

芍药香附丸

【来源】《古今医统大全》卷二十六引《医垒元戎》。
【组成】芍药（炒） 香附子（制）各一两 苍术五钱 片芩三钱 甘草二钱
【用法】上为末，蒸饼为丸服。
【主治】久病阴虚，内热夜甚。

四白散

【来源】《云岐子保命集》卷下。
【组成】黄耆 厚朴 益智仁 藿香 白术 白扁豆 陈皮各一两 半夏 白茯苓 人参 乌药 甘草 白豆蔻仁各半两 芍药一两半 檀香 沉香各二钱半
【用法】上为细末。每服三钱，加生姜三片，大枣一个，水煎服。
【主治】男子妇人，血虚发热，夜多盗汗，羸瘦，脚痛不能行。

人参黄耆散

【来源】《世医得效方》卷十一。
【别名】人参黄耆汤（《普济方》卷三八四）。
【组成】人参 黄耆 杨芍药各五钱 粉草三钱
【用法】上锉散。每服二钱，加生姜二片，红枣一枚，麦子三十粒，水一盏煎，空心温服。
【主治】发热，自汗，虚烦。

甘露饮

【来源】《世医得效方》卷十一。
【组成】寒水石 石膏 郁金 甘草 薄荷各等分
【用法】上为末。每服一钱，食后薄荷汤调下。
【主治】潮热乍来乍去，心烦面赤，口干如疟状。

火郁汤

【来源】《脉因证治》卷上。
【组成】羌活 升麻 葛根 参 白芍各半两 柴胡 甘草（炙）各三钱 防风二钱半 葱白三寸
【用法】水煎服。
【主治】四肢热，五心烦热，因热伏土中，或血虚得之，或胃虚多歹食冷物，抑遏阳气于土中。

十味人参散

【来源】《玉机微义》卷九。
【组成】柴胡 甘草 人参 茯苓 半夏 白术 黄芩 当归 白芍药 葛根各等分

《医钞类编》有陈皮，无当归。

【用法】上锉。加生姜，水煎服。
【主治】虚热，潮热，身体倦怠。

黄芩芍药散

【来源】《医方类聚》卷二一五引《医林方》。
【组成】芍药八钱 黄芩三钱 茯苓三钱
【用法】上为末。每服四钱，水一中盏，同煎去滓，温服。
【功用】养阴去热。
【主治】妇人诸热。

厚朴汤

【来源】《普济方》卷一八二。
【组成】厚朴 陈皮 半夏 茯苓 苍术 白术 草果 藿香 南星 芍药 黄耆 粉草 砂仁各等分 人参少 木香少 官桂少
【用法】每服加生姜五片，水二盏，枣子二个，煎至一盏，食前服。
【主治】气患发热，头疼气急，全不思饮食。

交感丹

【来源】《普济方》卷二一九。
【组成】菟丝子四两 茯神四两（苓亦可用）
【用法】上为末。以好酒煮面作稀糊为丸，如梧桐子大。每服五十丸，以酒或汤下，不拘时候。
【功用】升降水火，令气血不偏胜。

独圣汤

【来源】《普济方》卷三五三。

【组成】麦门冬　乌梅（去核）各等分

【用法】上锉。用水一碗，煎至八分，露一宿，清晨服之。

【主治】烦热。

克效汤

【来源】《奇效良方》卷六十四。

【组成】地骨皮一两　柴胡　防风　黄芩　甘草（炙）　葛根各七钱半

【用法】上锉碎。每服二钱，用水六分，煎至三分，不拘时服。

【主治】潮热往来，久而不解，烦渴昏倦，肌瘦减食。

人中白散

【来源】《医学正传》卷二。

【组成】人中白二两　黄柏（盐酒拌炒褐色）　生甘草　青黛各五钱

【用法】上为细末。每服二钱，童便调服。

【主治】阴虚火盛，及五心烦热。

太乙煎

【来源】《医学集成》卷三。

【组成】熟地　生地　山药　鳖甲　枣皮　丹皮　骨皮

【主治】五心热。

清热补气汤

【来源】《口齿类要》。

【组成】人参　白术　茯苓　当归（酒拌）　芍药（炒）各一钱　升麻　五味子　麦门冬　玄参　甘草（炙）各五分

【用法】水煎服。如不应，加炮姜；更不应，加附子。

【主治】中气虚热，口舌如无皮状，或发热作渴。

阴虚生内热方

【来源】《丹溪心法附余》卷二十四。

【别名】阴虚生内热汤（《杂病源流犀烛》卷十七）。

【组成】当归八分　白芍（煨，锉，或酒浸，姜汁浸）六分　川芎八分　白术七分　苍术八分　黄柏三分　陈皮八分　玄参五分　甘草二分　沙参七分　麦门冬七分（夏月多用）　天花粉六分半　栀子（炒焦）六分（或以山药代参、术）

【用法】水二碗，加生姜三片，煎至七分，食前热服。

【主治】

1.《丹溪心法附余》：阴虚内热。

2.《杂病源流犀烛》：火病虚损。

【加减】久服，去川芎；冬月，加破故纸。

灵姜饮

【来源】《丹溪心法附余》卷六引《澹寮方》。

【组成】生姜四两（和皮捣汁一碗）

【用法】夜露至晓，空心冷服。

【主治】脾胃聚痰，发为寒热。

五蒸丸

【来源】《活人心统》卷下。

【组成】胡黄连五钱　地骨皮一两　生地黄一两　川归七钱　石膏一两　青蒿（童便浸）一两　鳖甲一片（酒炙）

【用法】上为末，炼蜜为丸，如梧桐子大。每服七十丸，食前小麦汤送下。

【主治】男子妇人烦蒸潮热，脉数口干。

加味四物汤

【来源】《内科摘要》卷上。

【组成】四物汤加白术　茯苓　柴胡　丹皮

【主治】《张氏医通》：血虚发热。

加味逍遥散

【来源】《内科摘要》卷下。

【别名】八味逍遥散（《医学入门》卷八）、加味逍遥饮（《审视瑶函》卷五）、丹栀逍遥散（《方剂学》）。

【组成】当归　芍药　茯苓　白术（炒）　柴胡各一钱　牡丹皮　山栀（炒）　甘草（炙）各五分

《医学心悟》有薄荷。

【用法】水煎服。

本方改为丸剂，名“加味逍遥丸”（《北京市中药成方选集》）、“丹栀逍遥丸”（《全国中药成药处方集》南京方）。

【功用】《赵炳南临床经验集》：疏肝清热。解郁和营。

【主治】

1.《内科摘要》:肝脾血虚发热，或潮热晡热，或自汗盗汗，或头痛目涩，或怔忡不宁，或颊赤口干，或月经不调，或肚腹作痛，或小腹重坠，水道涩痛，或肿痛出脓，内热作渴。

2.《校注妇人良方》：遍身搔痒，或口燥咽干，食少嗜卧，小便涩滞，及瘰疬流注，虚热等疮。

3.《女科撮要》:妇人初产，阴门肿胀，或焮痛而不闭；血虚火燥，产后大便不通。

4.《保婴撮要》：小儿肝脾血虚内热，肋腹作痛，头目昏黑，或食少不寐，或口舌生疮，或胸乳膨胀；或女子患前症，经候不调，发热咳嗽，寒热往来。伤损血虚，内热发热；或肢体作痛，或耳内作痛。乳母肝脾血虚发热；致儿患疮，或儿肝脾有热，致疮不愈。

5.《医学入门》：脾胃血虚有热生痈；或胁乳肿痛，耳下结核。

6.《济阴纲目》：妇人湿热流注下部，阴内溃烂痒痛。

7.《济阳纲目》：大怒逆气伤肝，肝伤血少目暗。

8.《医宗金鉴》：妇人郁热伤损肝脾，湿热下注而致阴中作痛，痛及往往手足不能伸舒；及风湿血燥而致血风疮证，遍身起瘖瘟，如丹毒状，或痒或痛，搔之则成疮。

9.《杂病源流犀烛》：郁证；或血燥肝气虚弱，风寒客于经络，肩臂痛而筋挛，遇寒则剧，脉紧细。

10.《伤科汇纂》：血虚肝燥，骨蒸劳热。

11.《全国中药成药处方集》：肝经郁热过甚，烦热口苦，耳鸣头眩。

【宜忌】《北京市中药成方选集》：忌气恼、劳碌。

【方论】

1.《医方考》：方中柴胡能升，所以达其逆也；芍药能收，所以损其过也；丹、栀能泻，所以伐其实也；木盛则土衰，白术、甘草，扶其所不胜也；肝伤则血病，当归所以养其血也；木实则火燥，茯神所以宁其心也。

2.《张氏医通》：逍遥散及牡丹皮一钱五分，炒黑山栀一钱。脾虚食少便溏，去山栀易香附。此本八珍汤，去参之益气，芎之上窜，地之腻膈，而加入柴胡、陈皮、薄荷以疏肝气。姜用煨者，取其守中而不至于辛散僭上也；加丹皮、山栀者，以清上下之火也。

3.《成方便读》：本方以丹皮之能入肝胆血分者，以清泄其火邪；黑山栀亦入营分，能引上焦心肺之热，屈曲下行；合于逍遥散中，自能解郁散火，火退则诸病皆愈耳。

【验案】

1.产后阴门不闭　《女科撮要》：产妇阴门不闭，小便淋沥，腹内1物，攻动胁下，或胀或痛，用加味逍遥散加车前子而愈。

2.功能性低热　《中西医结合杂志》（1982，2：870）：应用本方加味：柴胡15g，当归15g，白芍15g，炒白术15g，云苓15g，薄荷10g，生姜10g，丹参30g，丹皮10g，栀子15g，炙甘草5g。治疗功能性低热45例，结果：45例均治愈。其中4～6个月治愈者9例，2～4个月治愈者12例，1～2个月治愈者24例。

3.口腔糜烂型扁平苔藓　《中医杂志》（1988，1：772）：应用本方加减：丹皮10g，栀子10g，赤白芍各10g，当归20g，茯苓10g，白术10g，生黄芪15g，薏仁30g，陈皮5g，黄芩10g。水煎服。治疗口腔糜烂型扁平苔藓35例，结果：治疗后局部充血糜烂消失，全身症状基本消失为显效，共10例，占28.6%；局部充血糜烂基本消失，但有时有反复，全身症状明显好转为有效，共18例，占51.4%；局部病损改善不大，或虽有改善但病情反复较大，全身症状有轻微改善或无明显改善为无效，共7例，占20%；总有效率为80%。

4.外伤性外阴血肿　《湖南中医杂志》

（1989，5：40）：应用本方加减：柴胡10g，丹皮10g，栀仁10g，茯苓10g，白术10g，乳香10g，没药10g，穿山甲10g，当归12g，赤芍12g，水蛭6g，甘草梢5g。治疗外伤性外阴血肿30例，结果：治愈30例。其中1个疗程痊愈者10例，占33.3%；2个疗程痊愈者15例，占50%；3个疗程痊愈者5例，占16.7%。

5.更年期综合征　《现代中医》（1990，1：17）：应用本方加减：当归12g，白术10g，茯苓15g，白芍18g，柴胡10g，女贞子12g，五味子10g，生龙骨30g，生牡蛎30g，甘草10g。治疗更年期综合征102例，结果：疗程最短15天，最长62天，症状完全消失92例，基本消失8例，中断治疗2例。

6.急性球后视神经炎　《中西医结合眼科》（1990，2：78）：应用本方适当加减，辅用西药抗生素，皮质类固醇，维生素B等。治疗急性球后视神经炎45例，其中男19例，女26例；年龄14～48岁；双眼34例，单眼11例；疗程最短14天，最长58天，平均30.5天。结果：视力提高6行以上或视力正常，停药后3个月以上未复发者为痊愈，共59眼；视力提高4行以上为显效，共12眼；视力有一定进步者为有效，共6眼；无效2眼；总有效率为97.5%。

7.胆囊炎、胆石症　《成都中医院学报》（1993，2：34）：应用本方加减：丹皮10g，栀子15g，柴胡10g，白芍20g，当归10g，茯苓15g，白术10g，川楝子10g，延胡索12g，甘草5g。便秘、口苦、心烦加枳实、大黄、玄明粉；身黄、目黄加茵陈、金钱草。治疗胆囊炎、胆石症45例，选择急性单纯性胆囊炎、胆石症或慢性胆囊炎、胆石症急性发作，以疼痛为主要临床表现者，排除有严重梗阻的胆道感染者，排除有心、肝、肺、肾等重要器官并发症的病例。结果：2天内疼痛停止者为显效，共10例，占22.22%；4天内疼痛停止或基本停止者为有效，共31例，占68.89%；4天内疼痛不缓解者为无效，共4例，占8.89%；总有效率为91.11%。

8.中老年女性眼疲劳　《日本东洋医学杂志》（1993，5：118）：治疗眼疲劳，身体比较虚弱的中老年女性病人22例。病人中未见引起眼疲劳的严重的眼科并发症。给予本方7.5g/d，饭前服，服药2周后，对自觉症状是否改善进行评价。结果：症状改善6例，稍改善9例，不变7例，无恶化病例，且不变的1例有胃部不适。22例中，本方与维生素B_{12}眼药并用的14例，其中症状改善1例，稍改善7例，不变6例；只服本方的8例中，改善5例，稍改善2例，不变1例。并用维生素B_{12}眼药症状改善的程度与单独使用本方比较没有明显差异。据以上结果，认为本方对治疗身体比较虚弱的中老年女性眼疲劳也是很好的药物。

9.经期口腔溃疡　《浙江中医杂志》（1997，1：10）：用本方加味，溃疡发于口唇部者加黄连、生石膏、连翘；发于舌体者加木通、生地、竹叶；并配合耳穴压豆，治疗经期口腔溃疡15例。结果：痊愈12例，显效1例，好转2例。

10.更年期失眠　《江苏中医》（1998，1：22）：用本方加减（丹皮、山栀、醋柴胡、当归、白芍、茯苓、白术、薄荷、仙茅、仙灵脾、合欢皮、夜交藤、生甘草），治疗更年期失眠72例。结果：临床痊愈42例，好转29例，总有效率97.51%。

11.先兆流产　《浙江中医杂志》（1998，5：259）：用本方加减：炒丹皮、炒山栀、柴胡、炒生地、炒当归、炒白芍、茯苓、甘草、苎麻根。腰酸明显者加炒杜仲、桑寄生；腹痛甚者加大白芍量；阴道出血多，色鲜红，心烦口干者加阿胶、炒黄芩；恶心呕吐者加砂仁、苏梗；治疗先兆流产75例。结果：治愈57例，有效14例，总有效率94.7%。

12.乳腺癌内分泌综合征　《河北中医》（2005，9：676）：用本方：牡丹皮、柴胡、当归各10g，栀子12g，白芍药、白术、茯苓各15g，炙甘草6g，每日1剂，水煎，分早晚2次服，2个月后评价疗效，治疗乳腺癌内分泌综合征67例。结果显示：丹栀逍遥散加减对乳腺癌内分泌综合征有较为明显的改善作用，在缓解病人潮热汗出、失眠、烦躁、疲乏、骨关节痛、头痛等症状及改善性生活状况等方面效果显著。

六和汤

【来源】《古今医统大全》卷八十八。

【组成】川芎　当归　白芍药　生地黄　人参　白

术各等分

【用法】上锉。水煎，不拘时候服。

【主治】虚热，三焦五脏不和，啼哭烦躁，夜出盗汗。

苍芍丸

【来源】《医学入门》卷七。

【组成】芍药一两二钱半　香附一两　苍术五钱　片芩二钱　甘草一钱半

【用法】上为末，炊饼为丸服。

【主治】大病后阴虚，气郁夜热。

苍栀丸

【来源】《医学入门》卷七。

【组成】苍术　香附各五钱　山栀一两　半夏　川芎　白芷各二钱

【用法】上为末，神曲糊为丸服。

【主治】手心发热。

加减逍遥散

【来源】《古今医鉴》卷十一。

【组成】当归（酒洗）　白芍（酒炒）　白术（土炒）　白茯　柴胡各一钱　甘草（炙）五分

【用法】上锉一剂。加煨姜一片，薄荷少许，水煎服。

【主治】肝脾血虚发热，或潮热，或自汗盗汗，或头痛目涩，或怔忡不宁，颊赤口干，或月经不调，或肚腹作痛，或小腹重坠，水道涩痛，或肿痛出脓，内热作渴。

【加减】如发热盛，加地骨皮、知母；如手擅掉，加防风、荆芥、薄荷；如咳嗽，加五味子、紫菀；如气恼胸膈痞闷，加枳实、青皮、香附；如吐痰，加半夏、贝母、瓜蒌仁；如饮食不消，加山楂、神曲；如发渴，加麦门冬、天花粉；如胸中作热，加黄连、栀子；如心慌心跳，加酸枣仁、远志肉；如久泻，加干姜炒黑；如遍身痛，加羌活、防风、川芎以利关节；如吐血，加生地、阿胶、牡丹皮；如自汗，加黄耆、酸枣仁；如左腿血块，加三棱、莪术、桃仁、红花；如右腹气块，加木香、槟榔；如怒气伤肝，眼目昏花，加龙胆草、黄连、栀子、白豆蔻；如经闭不通，加桃仁、红花、苏木；如小腹痛，加玄胡索、香附米。

一味黄芩汤

【来源】《本草纲目》卷十三引李杲方。

【组成】片芩一两

【用法】水二钟，煎一钟，顿服。

【主治】

1.《本草纲目》引李杲方：骨蒸发热，肤如火燎，咳嗽吐痰，烦渴，脉浮洪。

2.《不居集》：风劳肤如火燎，重按不热，日西更甚，喘嗽，洒淅寒热，目赤心烦。

【验案】骨蒸发热　予年二十时，因感冒咳嗽既久，且犯戒，遂病骨蒸发热，肤如火燎，每日吐痰碗许，暑月烦渴，寝食几废，六脉微洪，遍服柴胡、麦门冬、荆沥诸药，月余益剧，皆以为必死矣。先君偶思李东垣治肺热如火燎，烦燥引饮而昼盛者，气分热也，宜一味黄芩汤，以泻肺经气分之火。遂按方用片芩一两，水二钟，煎一钟，顿服。次日身热尽退，而痰嗽皆愈。

升麻散火汤

【来源】《赤水玄珠全集》卷一。

【组成】升麻　葛根　羌活　独活各五分　防风三分　柴胡八分　甘草（炙）三分　白芍五分　生甘草二分

【用法】水煎，稍热服。

【主治】男子妇人四肢发热，肌热，筋痹热，骨髓中热，发困热如燎，扪之烙手。此多血虚而得之，或胃虚过食冷物，抑遏阳气于脾土之中。

逍遥散

【来源】《赤水玄珠全集》卷二十。

【组成】地骨皮　甘草　黄芩　川芎各三钱　北柴胡五钱　香附三钱

【用法】加竹叶十片，水煎，空心服。

【主治】日夜虚热，脉微细。

神仙延寿酒

【来源】《万病回春》卷四。

【组成】生地黄二两　熟地黄二两　天门冬（去心）二两　麦门冬（去心）二两　当归二两　牛膝（去芦，酒洗）二两　杜仲（去皮，酒和姜汁炒）二两　小茴（盐酒炒）二两　巴戟（水泡，去心）二两　枸杞子二两　肉苁蓉二两　破故纸（炒）一两　木香五钱　砂仁一两　南芎二两　白芍（煨）二两　人参五钱　白术（去芦油）一两　白茯苓（去皮）二两　黄柏（酒炒）三两　知母（去毛，酒炒）二两　石菖蒲五钱　柏子仁五钱　远志（甘草水泡，去心）一两

【用法】上锉，用绢袋盛药入坛内，用酒六十斤，煮三炷香为度，取出，埋土中三日夜，去火毒。每随量饮之。

【功用】和气血，养脏腑，调脾胃，解宿酲，强精神，悦颜色，助劳倦，补诸虚。久服百病消除。

【主治】虚人有热者。

清热四物汤

【来源】《鲁府禁方》卷三。

【组成】当归（酒洗）一钱　川芎八分　生地黄　熟地黄　赤芍各一钱　天花粉　地骨皮　柴胡　前胡　黄芩　桔梗　百合　麦门冬（去心）各八分

【用法】上锉，水煎服，不拘时候。

【主治】血虚津液干燥，肌体烦热，手足心热。

清金降火丹

【来源】《东医宝鉴·杂病》卷三。

【组成】天门冬　麦门冬　莲实各一两　五味子五钱　砂糖五两　龙脑三分

【用法】上为末，炼蜜为丸，每两作二十丸。含化咽下。

【主治】心肺虚热。

参耆退热汤

【来源】《杏苑生春》卷三。

【组成】黄柏　人参　白术各一钱　当归　橘皮　川芎各八分　甘草（炙）　升麻　柴胡　甘葛　羌活　独活各五分

本方名“参耆退热汤”，但方中无黄耆，疑脱。

【用法】上锉，水煎，食前服。

【主治】劳役身热，骨疼腰痛，头重自汗。

退热清气汤

【来源】《杏苑生春》卷四。

【别名】退热补中汤（原书卷五）。

【组成】黄耆一钱　人参　甘草各一钱　橘皮　当归各八分　白术六分　升麻　柴胡　干葛各四分　黄柏（炒）　黄芩　白芍药各五分　红花三分

【用法】上锉，水煎熟，食前热服。

【主治】气逆身热，中脘痞满；及五心烦热，虚热日晡发作，自汗倦怠。

加减逍遥散

【来源】《寿世保元》卷四。

【组成】当归二钱　白芍二钱　白术一钱五分　茯苓三钱　柴胡八分　甘草八分　胡黄连六分　麦门冬二钱　黄芩二钱　地骨皮三钱　秦艽三钱　木通二钱　车前子三钱　灯草十根

【用法】上锉。水煎服。

【主治】子午潮热者。

逍遥散

【来源】《外科正宗》卷二。

【组成】当归　白芍　茯苓　白术　柴胡各一钱　香附八分　丹皮七分　甘草六分　薄荷　黄芩（有热加）各五分

方中丹皮，《医宗金鉴》作“陈皮”。

【用法】水二钟，煎八分，食远服。

【功用】

1.《医宗金鉴》：和气血，开郁行滞，散结。

2.《许订外科正宗》：疏肝。

【主治】

1.《外科正宗》：妇人血虚，五心烦热，肢体疼痛，头目昏重，心忡颊赤，口燥咽干，发热盗汗，食少嗜卧；血热相搏，月水不调，脐腹作痛，寒热如疟；及室女血弱，荣卫不调，痰嗽潮热，肌体羸瘦，渐成骨蒸。

2.《医宗金鉴》：气郁痰热凝结而成上搭手。

【加减】有寒，加生姜三片、大枣二枚。

柴胡二陈汤

【来源】《明医指掌》卷三。

【组成】二陈汤加柴胡

【主治】内伤发热。

【加减】内伤饮食发热，加枳实、山楂、神曲；房劳内伤发热，加知母、黄柏。

加味地黄丸

【来源】《简明医彀》卷四。

【组成】六味地黄丸加黄柏（制）四两　当归　白芍　知母（生）　麦冬各三两　五味子二两

【主治】阴虚火动，手足心热，口干唇燥，夜卧不安，遗精白浊，咳嗽失血，痰涎壅盛，面黄肌瘦，骨蒸劳热；肾消，小便淋浊。

抑阳丸

【来源】《简明医彀》卷四。

【组成】人中黄　人中白（研细）　鳖甲（童便或醋炙，研极细）　青蒿（秋冬用子）　当归各二两　麦门冬　地骨皮各一两半

【用法】上为末，猪胆十个，取汁，和水叠丸，如绿豆大。每服百丸，白汤送下，一日三服。热退止服。鳖甲同龟甲煎胶，入猪胆和丸尤妙。

【主治】虚劳初甚，形肉未脱，发热，泄泻。

擦牙漱津方

【来源】《妙一斋医学正印种子篇》卷上。

【组成】石膏四两（煅过）　青盐一两（炒）　黄柏二两（盐酒炒黑色）　川椒（炒去汗，去目，取红末）三钱　杜仲二两（盐水炒断丝）

【用法】每清晨洗面时取少许擦牙，漱津，呷滚水再嗽咽下。

【功用】滋阴清火，永无痰火之患。

人中白散

【来源】《丹台玉案》卷三。

【组成】人中白二两　黄柏　知母　青黛　甘草各五钱

【用法】上为末。每服二钱，滚白汤调下。

【主治】五心烦热。

补元散热饮

【来源】《丹台玉案》卷三。

【组成】人参　黄耆　白术各五分　柴胡　黄芩　甘草　白芍　车前子　当归各一钱二分

【用法】加灯心三十茎，水煎服。

【主治】元气虚弱，口干发热，小便短赤。

柴芩清热汤

【来源】《丹台玉案》卷三。

【组成】茯苓　柴胡　知母　人参各一钱　天花粉八分　甘草五分　白芍　黄芩各一钱二分

【用法】加灯心三十茎，食远服。

【主治】虚损，手心、足心发热。

清火神秘汤

【来源】《丹台玉案》卷三。

【组成】丹皮　地骨皮　柴胡　沙参各一钱二分　人参一钱　玄参　天花粉　生地　当归各二钱　白芍　甘草　知母各八分

【用法】上加灯心三十茎，水煎，食前服。

【主治】四肢发烧，火郁不散，心烦内热，口苦咽干。

滋肾丸

【来源】《丹台玉案》卷三。
【组成】黄柏　知母各四两（俱盐水炒）　肉桂四钱　山茱萸　生地　丹皮各三两（炒）
【用法】上为末，炼蜜为丸，如梧桐子大。每服六十丸，空心盐汤送下。
【主治】肾虚发热。

滋阴抑火汤

【来源】《丹台玉案》卷三。
【组成】当归　川芎　知母　白芍各一钱二分　生地　黄连　人参　熟地各一钱　龟版二钱　丹皮　杜仲各八分
【用法】加枣二枚，煎服。
【功用】补坎水，降离火。
【主治】阴虚火动，火起于涌泉穴者。

灵应饮

【来源】《丹台玉案》卷四。
【组成】茯神　小柴胡　人参　生地　银柴胡　黄芩各二钱　知母　麦门冬各一钱
【用法】加大枣五枚，水煎，临服加童便一杯。
【主治】潮热。

保真饮

【来源】《丹台玉案》卷四。
【组成】辽五味　当归　白术　酸枣仁　紫河车　石斛　玄参　沙参各一钱　紫菀　山栀（炒黑）各二钱　人参三钱
【用法】上加童便一杯，水煎服。
【主治】劳思虚损，妄泄真元，阴虚火动，痰喘气急，咳嗽吐血。

济阴丹

【来源】《丹台玉案》卷四。
【组成】紫菀　麦冬　辽五味各四两　人参二两　知母　青蒿各三两　紫河车二具
【用法】上为细末，以陈荷叶煎汤为丸。每服三钱，空心白滚汤送下。
【主治】酒色过度，怒气伤肝，阴虚火动，咳嗽吐痰，咯血盗汗。

滋阴抑火汤

【来源】《丹台玉案》卷四。
【组成】当归三钱　知母　麦门冬　天门冬　地骨皮　丹皮各二钱　枣仁　柴胡　天花粉　人参各一钱
【用法】加灯心三十茎，水煎，食远服。
【主治】血虚火盛，朝凉晚热，精神减少，睡卧不稳。

气实柴胡汤

【来源】《症因脉治》卷一。
【组成】柴胡　黄芩　广皮　甘草　知母　石膏　地骨皮　天花粉
【主治】气实发热。

气虚柴胡汤

【来源】《症因脉治》卷一。
【组成】柴胡　黄芩　广皮　甘草　人参　黄耆　地骨皮　金石斛
【主治】气虚发热。

归芍柴胡汤

【来源】《症因脉治》卷一。
【组成】当归三钱　白芍药三钱　柴胡三钱　黄芩五钱　广皮二钱　甘草五钱
【主治】肝经血虚，发热。

加减地黄汤

【来源】《幼科金针》卷上。
【组成】人参　白术　肉桂　熟地　白芍　鳖甲　杜仲　牛膝　丹皮　萸肉
【用法】加桂圆肉，水煎服。
【主治】病后虚热。大病之后，日晡作热，一交子分即凉者。

地骨皮散

【来源】《症因脉治》卷一。
【组成】地骨皮　柴胡　黄芩　广皮　甘草
【主治】肝胆气分发热，夜则安静，昼则发热，唇焦口渴，饮水多汗，左脉洪数。

血实柴胡汤

【来源】《症因脉治》卷一。
【组成】柴胡　黄芩　广皮　甘草　当归　白芍药　丹皮　大黄
【主治】内伤血实发热。

血虚柴胡汤

【来源】《症因脉治》卷一。
【组成】柴胡　黄芩　广皮　甘草　人参　黄耆　当归　白芍药
【主治】内伤血虚发热。

羌活柴胡汤

【来源】《症因脉治》卷一。
【组成】羌活　柴胡　黄芩　广皮　甘草
【主治】肝胆气分发热，左脉洪数。

门冬安神丸

【来源】《症因脉治》卷二。
【组成】拣麦冬　川黄连　生地　白茯神　远志　朱砂　甘草
【主治】心血不足，虚热。

家秘补阴丸

【来源】《症因脉治》卷二。
【组成】当归　白芍药各四两　黄柏　知母各二两　天门冬　生地各八两
【用法】前四味为末，天地煎膏为丸。
【主治】阴虚内热。

当归补血汤

【来源】《症因脉治》卷四。
【组成】当归　黄耆　柴胡　白芍药
【主治】三阴久疟不愈，并一切血虚发热。
【宜忌】邪盛者不可用。

加减补中益气汤

【来源】《易氏医案》。
【组成】人参一钱　黄耆八分　归身八分　陈皮六分　白术八分　甘草五分　泽泻六分　黄柏五分　牡丹皮六分
【用法】水煎服。
【主治】潮热病。每日申酉二时身发寒热，初以微寒，即作大热而躁，躁甚如狂，过此二时，平复无恙，惟小便赤黄而涩。往时一有心事，夜即梦遗，左尺脉浮中沉取之皆洪数有力，余部皆平。

加味犀角地黄汤

【来源】《理虚元鉴》卷下。
【组成】犀角　生地　赤芍　丹皮　蒲黄
【用法】加灯心三十寸，荷叶一大张，煎汤代水。
【主治】虚劳内热，痰中夹血。

加味逍遥散

【来源】《外科大成》卷二。
【组成】当归　白芍　白术　茯苓　柴胡各一钱　薄荷五分　甘草六分　丹皮七分　香附八分
【用法】水二钟，煎八分，食远温服。
【主治】妇人血虚，五心烦热，肢体疼痛，头目昏重，心忡颊赤，口燥咽干，发热盗汗，食少嗜卧；并室女血弱，荣卫不调，痰嗽潮热，肌体羸瘦，渐成骨蒸；及血热相搏，月水不调，寒热如疟，脐腹作痛。
【加减】有热，加黄芩五分，生姜三片，红枣二枚。

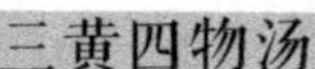

三黄四物汤

【来源】《医方集解》。
【组成】四物汤加黄柏　黄芩　甘草
【主治】阴虚潮热。

滋阴降火汤

【来源】《医方集解》。
【组成】四物汤加知母　黄柏　玄参
【主治】阴虚有火。

内伤发热方

【来源】《傅青主男女科》卷二。
【别名】内伤散邪汤（《石室秘录》卷一）。
【组成】当归　柴胡　陈皮　栀子　甘草各一钱　白芍　花粉各二钱
【用法】水煎服。
【主治】内伤发热，肝木郁者。

补阴辟邪汤

【来源】《石室秘录》卷二。
【组成】熟地半两　山茱萸四钱　当归三钱　白芍三钱　鳖甲五钱　柴胡三钱　白芥子三钱　陈皮一钱　生何首乌三钱　茯苓五钱　北五味一钱　麦冬三钱
【用法】水煎服。
【主治】阴气甚虚，夜发寒热。

补阴汤

【来源】《石室秘录》卷三。
【组成】熟地三两　元参八两　生地四两　麦冬三两　白芍五两　丹皮三两　沙参三两　地骨皮五两　天门冬三两　陈皮五钱
【用法】上为末，炼蜜为丸；或加桑叶六两为末，同捣为丸。每日五钱，白滚水送下。

本方方名，据剂型当作“补阴丸”。
【主治】瘦人火有余，水不足者。
【方论】元参去浮游之火，而又能调停五脏之阳，各品之药，阴多于阳，则阴气胜于阳气，自然阴胜阳消，又何必石膏、知母之纷纷哉：虽石膏、知母原是去火神剂，不可偏废，然而用之于火腾热极之初，可以救阴水之熬干，不可用之于火微热退之后，减阳光之转运，此瘦人之治法。

加味逍遥散

【来源】《辨证录》卷三。
【组成】白芍一两　柴胡二钱　当归一两　甘草一钱　陈皮一钱　茯神三钱　白术五钱　炒栀子一钱　天花粉二钱　枳壳五分　丹皮二钱
【用法】水煎服。
【主治】妇人因怒发热，肝气横逆，火盛血亏，经来之时，两耳出脓，两太阳作痛，乳房胀闷，寒热往来，小便不利，脐下满筑。
【方论】此方乃平肝之圣药，亦解怒之神剂也，补血而无阻滞之忧，退火而更鲜寒凉之惧。不必治肾，而治肾已包于其中；不必通膀胱，而通膀胱已统乎其内。

解围汤

【来源】《辨证录》卷六。
【组成】人参五钱　熟地一两　山茱萸五钱　当归一两　茯神五钱　生枣仁五钱　柴胡一钱　白芍一两　远志二钱　半夏二钱　玄参三钱　菖蒲一钱
【用法】水煎服。二剂寒热减半，躁颤亦减半；再服二剂，前症顿愈；再服二剂，不再发。
【功用】止肾热，散心寒，舒肝郁。
【主治】心肾不交，寒热时止时发，一日四五次以为常，热来时躁不可当，寒来时颤不能已。

红花当归汤

【来源】《郑氏家传女科万金方》卷五。
【组成】红花　当归　芍药　玄参　茯苓　半夏　陈皮　山楂　厚朴　甘草
【主治】妇人饱闷，手足心热，咽中有痰。

养荣归脾汤

【来源】《冯氏锦囊·杂症》卷十一。

【组成】熟地八钱　酸枣仁二钱（炒，研）　鸡腿白术三钱（炒黄）　白芍一钱二分（酒炒）　白茯苓一钱五分　牛膝二钱　麦冬二钱（炒燥）　五味子六分　上肉桂（去皮）八分

【用法】加灯心、莲子，水煎，食前温服。

【主治】一切劳伤发热，咳嗽吐血，似疟非疟，懒食倦怠，寸洪尺弱。

人中白丸

【来源】《嵩崖尊生全书》卷十一。

【组成】人中白（年久夜壶内入枣三十个，酒八分满，盐泥封，以炭火煅之，待酒耗三分，再封住口，用慢炭火煅一夜，去枣，取白）四钱　羚羊角　生地　当归　黄蒿子　银柴胡　鳖甲（洗净，醋炙）　阿胶珠　白术（土蒸，不可炒）　白芍（炒）各二钱　熟地四钱

【用法】百部膏为丸。男服四钱，女服三钱。

【主治】《嵩崖尊生全书》：阴虚欲成虚劳。

《杂病源流犀烛》：虚损，血虚发热，兼燥渴，睡卧不安。

回生丸

【来源】《顾松园医镜》卷十一。

【组成】地黄十二两（一半制）　萸肉（蒸、晒）　枸杞（晒干）　菟丝子（自制）　牛膝（酒蒸，晒干）　山药（蒸）　茯苓（人乳拌，晒，至加倍重）　白芍（酒炒）　莲肉（去心，炒）　麦冬（去心，晒干）　天冬（去心，晒干）　北五味（蜜水拌蒸，焙干）　枣仁（炒）　园肉（炙干）　莲须　玄参（蒸）　骨皮　女贞子（酒蒸，晒）各四两　龟甲胶　鳖甲胶各八两（俱地黄汁溶化）　鳔胶（牡蛎煅粉拌炒，净）八两　猪脊髓三十条（去筋膜，捣烂，入炼蜜熬）　黄牛肉（去油）十斤（熬膏）　紫河车膏四两，（如无，用紫河车四具至十具，泔水洗净，隔汤煮熟，捣烂，药拌，晒干）

【用法】诸胶髓为丸，如梧桐子大。每服三四五钱，淡盐汤或园肉汤任下。

【主治】男妇阴虚内热。

【方论】此方补肾理脾保肺，兼而有之。补肾用熟地、萸肉、枸杞、菟丝、牛膝，有理脾药以佐之，则不嫌其滋润。理脾用山药、茯苓、白芍、莲肉者，无香燥伤阴之患，以其能兼入肾经也。二冬清肺，五味敛肺，皆所保肺也，保肺金正以生肾水，理脾土亦为生金以生水也。枣仁、圆肉养心，一恐水虚而火旺血耗，一恐心虚不下交于肾。莲须涩精固肠；玄参、骨皮、女贞、龟鳖二甲退热除蒸。猪髓、鳔胶填精益髓，牛肉膏补脾消痰，紫河车峻补精血，是以血肉之物，补血肉之躯，功效速也。嘉言云：虚劳之疾，百脉空虚，非粘腻之物，不能填空；精血枯涸，非滋湿之品，不能濡润。是以治虚劳，纵遇能消丸药之人，必煎膏服方效。若脾弱难化者，尤当膏服，胃弱者，腥膻之品勿用。此丸功在六味左归之上，不可忽之。

理脾益营汤

【来源】《不居集》上集卷十。

【组成】制首乌三钱　海参　莲肉　黑料豆各二钱　山药　扁豆各一钱

【主治】脾虚血少，阴虚发热，不任归、地者。

【加减】阴阳两虚者，加中和理阴汤；血分热者，加丹皮、地骨皮各八分；痰多者，加橘红、贝母各六分；咳嗽者，加紫菀、枇杷叶各一钱；汗多者，加浮麦一钱；失血者，加金墨、藕节；食少者，加谷芽、苡仁各一二钱。

【方论】今虚劳之人，血少而不能补血，脾虚而不能健脾，故用海参以有气血之属，补阴而养血；二豆以五谷之属，养脾而健脾；用莲肉补心，则心有所主，而血运化；制首乌补肝，则肝有所藏，而血不妄行；以山药佐扁豆扶脾，则脾有所统，而为胃行其津液，灌溉四旁，而五脏均受其益矣。

四珍丸

【来源】《不居集·下集》卷八。

【组成】黄芩　黄连　香附　苍术各等分

【用法】上为末，瓜蒌瓤为丸。
【主治】湿痰发热。

当归补血汤

【来源】《金匮翼》卷三。
【组成】黄耆一两　当归二钱　生地黄五钱　生草一钱
【用法】上作一服。水煎，食前温服。
【主治】血虚发热。

调经济阴丸

【来源】《活人方》卷二。
【组成】生地五两　山药三两　茯苓三两　香附三两　当归三两　白芍三两　山萸肉二两　泽泻二两　杜仲二两　地骨皮二两　丹皮二两　青蒿一两三钱　蕲艾茸一两三钱　川芎一两三钱　知母一两三钱　黄柏一两三钱　牛膝一两三钱　鳖甲一两三钱
【用法】上为细末，炼蜜为丸。每服三钱，早、晚空心白汤下。
【功用】开郁清热，滋阴济火。
【主治】阴虚内热，热郁于经脉之中，久而不清，遂成骨蒸劳热，火炎金燥，水涸精枯，先致咯血、吐血、咳嗽、音哑，渐及自汗盗汗，虚寒虚热，冲任不和，天癸闭绝。

回生膏

【来源】《仙拈集》卷二。
【组成】人乳（男用女胎乳，女用男胎乳）　藕汁　白蜜　白酒头浆　童便（后入）各等分
【用法】煎膏，滴水不散。每服半盏，空心白汤调下，病深者多服。
【主治】血虚火旺，消补两难者。
【宜忌】忌服寒凉药。

滋阴退火汤

【来源】《会约医镜》卷四。
【组成】熟地三五钱　生地　白芍　麦冬各二钱　女贞子一钱半　甘草七分　知母　地骨皮各一钱　黄芩　生石膏各二钱
【用法】水煎服。
【主治】水亏挟火，脉浮大无力，躁扰如狂者。

术附汤

【来源】《会约医镜》卷十。
【组成】人参　白术各三钱　附子钱半　干姜一钱
【用法】水煎，冷服。
【主治】命门火衰，中真寒而外假热，外热烦躁，腹痛胀闷，下泻而兼脓血，六脉无力，右尺更弱，或大而散。

蒿皮四物汤

【来源】《笔花医镜》卷三。
【组成】生地三钱　北沙参　炙鳖甲各二钱　归身　白芍　青蒿各一钱　地骨皮一钱五分　丹皮八分　甘草五分
【主治】内热属阴虚者。

清肺补阴汤

【来源】《证因方论集要》卷一。
【组成】天冬　麦冬　桑白皮　贝母　枇杷叶　地骨皮　五味子　白芍（炒）　鳖甲　苏子　车前子
【主治】肺阴虚内热。
【方论】肺为娇脏，少阳火旺，必克辛金。天、麦二冬清心保肺，桑皮、地骨能泻肺热，贝母润燥，五味收阴，枇杷叶、苏子治火上逆，可降肺气，白芍和脾，鳖甲制肝，车前子甘能益脾，脾气散精，上输于肺，则肺气清肃矣。

和中养胃汤

【来源】《医醇剩义》卷二。
【组成】黄耆二钱　人参一钱　茯苓二钱　白术一钱　甘草四分　当归二钱　料豆四钱　柴胡一钱　薄荷一钱　广皮一钱　砂仁一钱　苡仁四钱　大枣二枚　生姜三片
【主治】虚火。饥饱劳役，正气受伤，阳陷于阴，

发热神疲，饮食减少。

和气解毒汤

【来源】《点点经》卷四。

【组成】人参　羌活　前胡　川芎　枳壳各一钱　柴胡　黄耆　茯苓　桔梗　熟地　独活各一钱五分　甘草五分

【用法】生姜为引。

【主治】病久虚耗气血，脉数身热，脉或浮数无根。

滋阴降火汤

【来源】《喉舌备要秘旨》。

【组成】熟地五分　元参三钱半　麦冬一钱半　生芍药一钱半　丹皮一钱半　泽泻一钱　北沙参三钱　女贞三钱　金钗石斛一钱半　天冬一钱半

【主治】阴虚火旺之喉症。

【宜忌】如无潮热，方可用此方。

龟版胶

【来源】《北京市中药成方选集》。

【组成】龟版一千六百两　陈皮十六两　甘草十六两　冰糖八十两　黄酒四十八两　阿胶二百四十两　香油二十四两

【用法】先将龟版浸泡七天，取出下锅煮之，和上药料浓缩成胶。装槽散热，凝固后再出槽，切成小块长方形。每服二至三钱，用黄酒炖化服之，或白开水亦可。

【功用】养血化瘀，滋阴退热。

【主治】阴虚蒸热，午后发烧，久嗽痰盛，妇女癥瘕血块。

熟地膏

【来源】《北京市中药成方选集》。

【组成】大熟地四百八十两

【用法】将熟地煎熬三次，分次过滤去滓，合并滤液，用文火煎熬浓缩至膏状，以不渗纸为度，每一两膏汁兑炼蜜一两成膏，装瓶，重二两。每服三至五钱，开水冲下。

【功用】滋阴补肾，添精益髓。

【主治】

1.《北京市中药成方选集》：血虚发热，精髓不充，腰腿疲软。

2.《全国中药成药处方集》（济南方）：体虚血亏，及妇女胎产等症。

和解宣化汤

【来源】方出《程门雪医案》，名见《古今名方》。

【组成】银柴胡（水炒）远志各3克　炙鳖甲　甜杏仁　象贝母　麸炒谷芽　麸炒麦芽各9克　竹沥　半夏　紫菀各6克　黄芩（酒炒）知母（酒炒）橘红各4.5克　生薏苡仁12克

【功用】和解宣化，凉营退热。

【主治】阴虚潮热，缠绵不愈，或肺痨发热，口苦，咳嗽有痰，胃纳不香。

【加减】若咳嗽重，加紫菀6克、炙枇杷叶9克。

益气清肺缓肝丸

【来源】《慈禧光绪医方选议》。

【组成】西洋参三钱　朱茯神六钱　生于术三钱　生甘草一钱五分　次生地六钱　生杭芍三钱　牡丹皮四钱　建泽泻三钱　真熊胆三钱　乌犀角三钱　带心麦冬六钱　白蔻仁二钱　浙贝母四钱　苦桔梗三钱　金石斛三钱　川郁金六钱

【用法】上为细末，炼蜜为丸，如绿豆大，朱砂为衣。每服二钱，早、晚白开水送下。

【功用】益气，清肺，缓肝。

【方论】益气取四君子汤，用西洋参，益气养阴而不燥；血热套《小品方》芍药地黄汤和《千金要方》犀角地黄汤，清热凉血散瘀尤好；缓肝以真熊胆、乌犀角为主药。

三十八、寒热往来

寒热往来，是指恶寒与发热交替出现，定时或不定时发作的病情，是少阳病正邪相争所出现的热型。《伤寒论·辨少阳病脉证并治》："本太阳病不解，转入少阳者，胁下硬满，干呕不能食，往来寒热，尚未吐下，脉沉紧者，与小柴胡汤。"《类证活人书》："往来寒热者，阴阳相胜也。阳不足则先寒后热，阴不足则先热后寒。"但其他疾病也会出现寒热往来之症。如《济阴纲目》："阴阳不和，败血不散，能令乍寒乍热。产后血气虚损，阴胜则乍寒，阳胜则乍热，阴阳相乘，则或寒或热。"《风劳臌膈四大证治》："虚劳之症，皆见发热，而虚损之热，多发于外，轻手按之即得，或潮热，或往来寒热。"治宜调和阴阳。

黄芩汤

【来源】《幼幼新书》卷十三引《婴孺方》。

【组成】黄芩　人参　甘草（炙）　半夏（洗）　干姜各一两　柴胡三两　大枣十个（去核）

【用法】上切。以水三升，煮一升，为三服。

【主治】少小中风，往来寒热，胸胁满，嘿嘿烦心，喜呕，不欲食。

【加减】烦，去半夏、人参，加栝楼子半个，当归二两，龙骨二两，栝楼根二两；腹中痛，去黄芩，加芍药一两，茯苓二两；表证不解，去人参，加桂心二两微发汗；得病七八日不解，结热在内，往来寒热，加黄连二两，芒消半两。

豉心丸

【来源】《太平圣惠方》卷十四。

【组成】豉心一合　川大黄二两（锉碎，微炒）　恒山一两　川升麻一两　附子半两（炮裂，去皮脐）

【用法】上为末，炼蜜为丸，如梧桐子大。每服二十丸，食前以温水送下。

【主治】伤寒后，余毒不散，寒热往来，变成疟状。

黄芩散

【来源】《太平圣惠方》卷十四。

【组成】黄芩一两　知母一两　葛根一两（锉）　麻黄一两（去根节）　甘草半两（炙微赤，锉）　川大黄半两（锉碎，微炒）

【用法】上为散。每服五钱，以水一大盏，煎至五分，去滓热服，不拘时候，以衣覆之。汗出为效。

【主治】伤寒后，朝暮发寒热，或如疟状。

鳖甲散

【来源】《太平圣惠方》卷十四。

【组成】鳖甲一两半（涂醋，炙微黄，去裙襕）　知母一两　桑根白皮一两半（锉）　甘草三分（炙微赤，锉）　川大黄二分（锉碎，微炒）

【用法】上为散。每服五钱，以水一大盏，加葱白三茎，豉半合，煎至五分，去滓温服，不拘时候。

【主治】伤寒后经数日，发歇寒热，四肢烦闷，喘息微急，状如疟病。

赤芍药散

【来源】《太平圣惠方》卷十七。

【组成】赤芍药三分　前胡半两（去芦头）　人参三分（去芦头）　桂心半两　犀角屑三分　陈橘皮三分（汤浸，去白瓤，焙）　赤茯苓三分　芦根半两　大腹皮半两

【用法】上为散。每服三钱，以水一大盏，煎至五分，去滓温服，不拘时候。

【主治】热病，往来寒热，胸胁满闷，哕逆。

前胡散

【来源】《太平圣惠方》卷十七。

【组成】前胡一两（去芦头）　半夏半两（汤洗七遍去滑）　黄芩三分　人参三分（去芦头）　赤芍药三分　桂心三分　甘草半两（炙微赤，锉）

【用法】上为散。每服五钱，以水一大盏，入生

姜半分，大枣三枚，煎至五分，去滓温服，不拘时候。

【主治】热病七日不解，寒热往来，胸胁苦满，不思饮食，心烦欲吐。

知母桂心汤

【来源】《类证活人书》卷十八。

【组成】知母一两　麻黄一两（去节）　甘草一两（炙）　芍药一两　黄芩一两　桂心一两

【用法】上锉，如麻豆大。每服四钱，水一盏半，加生姜四片，煎一盏，去滓，取八分清汁，温热服，一日三次。温覆令微汗，若心烦不眠，其人欲饮水，当稍与之，令胃中和则愈。

【主治】伤寒后不愈，朝夕有热如疟状。

黄连白术汤

【来源】《圣济总录》卷十三。

【组成】黄连（去须）　麦门冬（去心，焙）各一两　白术　旋覆花（炒）　甘草（炙）　黄芩（去黑心）　附子（炮裂，去皮脐）各半两　桑根白皮一两半　桂（去粗皮）　桔梗（炒）　白茯苓（去黑皮）　陈橘皮（汤浸，去白，焙）各七钱　地骨皮一两二钱

【用法】上锉，如麻豆大。每服五钱匕，水一盏半，入生姜三片，同煎至八分，去滓温服。

【功用】调顺阴阳。

【主治】风成寒热，二气交争。

桔梗汤

【来源】《圣济总录》卷三十七。

【组成】桔梗（锉，炒）一两　甘草（炙）半两　知母（焙）半两　柴胡（去苗）一两半　大黄（锉，炒）半两　鳖甲（去裙襕，醋炙）二两

【用法】上锉，如麻豆大，分为六帖。每帖用童子小便二盏，加葱白三茎，豉半合，浸食顷，煎取一盏，去滓，食后分温二服，日一帖。

【主治】寒热似疟。

增损四物汤

【来源】《产育宝庆集》。

【组成】当归　人参　芍药　川芎　炮姜各一钱　甘草（炙）四钱

【用法】上锉。每服四钱，水一盏，姜三片，煎至六分。去滓热服。

【主治】

1.《产育宝庆集》：产后阴阳不和，乍寒乍热者。

2.《太平惠民和济局方》（续添诸局经验秘方）：妇人气血不足，四肢怠惰，乏力少气，兼治产后下血过多，荣卫虚损，阴阳不和，乍寒乍热。

【方论】《济阴纲目》汪淇笺：夫血病治血，气病治气，人所易也。而血病补气，气病补血，人未尽知。故四物复有增损之法。盖以地黄滞气而损脾，非四肢怠惰，乏力少气者所宜，故当损；而人参、甘草，所以益脾也，故当增。若炮姜既能温中，又能引血以归气，此增损之妙也。

小柴胡加生姜橘皮竹茹汤

【来源】《袖珍方》卷一引《仁斋直指方论》。

【组成】小柴胡汤加生姜　橘皮　竹茹

【用法】上锉。每服一两，水二盏，煎至一盏，去滓，通口服，不拘时候。

【主治】阳证咳逆潮热。

七宝汤

【来源】《普济方》卷三一九。

【组成】防风（去芦）　知母（去芦）　生地黄各半两　柴胡（去芦）　秦艽　甘草（炙）各二钱半　前胡（去芦）二钱半

【用法】上锉。每服五钱，水一盏半，加人参三分，煎至七分，热服。

【主治】妇人寒热往来。

玄荆汤

【来源】《辨证录》卷六。

【组成】玄参二两　荆芥三钱
【用法】水煎服。
【主治】心肾不交，寒热时止时发，一日四五次以为常，热来时躁不可当，寒来时颤不能已。

既济汤

【来源】《张氏医通》卷十六。
【组成】竹叶石膏汤加熟附子三五分
【主治】上热下寒。

大秦艽汤

【来源】《嵩崖尊生全书》卷十四。
【组成】防风　知母　生地各一钱　柴胡　前胡　秦艽　甘草各五分　人参五分
【主治】妇人血病，寒热往来。

加减圣愈汤

【来源】《不知医必要》卷二。
【组成】党参（去芦，米炒）二钱　炙耆　归身　柴胡各一钱五分　熟地四钱　白芍（酒炒）一钱　炙草八分
【用法】加生姜一片，红枣一枚，水煎服。
【主治】寒热往来，非若疟疾之发，有定候者。

三十九、积　热

积热，本不是一独立病症，而是指火热郁积于体内的病因病机，然热积于内不得散，又是众多病症的肇端，故历代文献又多有治疗积热之方。《杂病广要》所言："痼冷积热，本是病因，不必有一病，然亦不必无一病。是以《巢源》有冷热病诸候，而《备急千金要方》创立此一门，遂为后学所取则。"《三因极一病证方论》："夫以脏腑禀赋不同，亦有将理失宜，遂致偏冷偏热，故方论中，有痼冷积热之说。积热者，脏腑燥也。多因精血既衰，三焦烦壅，复饵丹石酒炙之属，致肠胃蕴毒，阳既炽盛，阴不能制，大便秘涩，小便赤淋，口苦咽干，涎稠眵泪，饮食无度，皆阴虚阳盛之所为也。"《世医得效方》："诸实热则五脏积热，口苦咽干，苦唇裂生疮，肠胃干涩，烦躁喜冷，涎唾稠实，眵泪眼赤，或遍体痈疡。"

本病成因，多为过食甘甜肥腻，庸滞中州，日久积渐化热；或是嗜啖辛辣炙煿，燥热内生；诸如此类，皆可致内生积热。诚如《幼幼新书·积热》之言："论积热者，因口不慎味，常餐粘食、腥膻、肥腻、冷滑、瓜果之物，已伤脾胃病也。"《济生方》不仅对致病之因论述甚详，并提出治疗大法："一阴一阳之谓道，偏阴偏阳之谓疾。夫人一身，不外乎阴阳气血相与流通焉耳。如阴阳得其平，则疾不生，阴阳偏胜，则为痼冷积热之患也。……其或阴血既衰，三焦已燥，复饵酒、炙、丹石，以助其热，阳炽于内，阴不能制，遂致口苦咽干，涎稠目涩，膈热口疮，心烦喜冷，大便闭结，小便赤淋，此皆阳偏胜而为积热之证也。施治之法，冷者热之，热者冷之，痼者解之，积者散之，"

泻心汤

【来源】《金匮要略》卷中。
【别名】大黄黄连泻心汤（《类证活人书》卷十四）、三黄汤（《圣济总录》卷三十）、三黄泻心汤（《奇效良方》卷六十三）。
【组成】大黄二两　黄连　黄芩各一两
【用法】上以水三升，煮取一升，顿服之。
【功用】

1.《医宗金鉴》：泻三焦热。
2.《金匮要略讲义》：苦寒清泄，降火止血。
3.《方剂学》：泻火解毒，燥湿泄痞。

【主治】

1.《金匮要略》：心气不足，吐血衄血。

2.《世医得效方》：心受积热，谵言发狂，逾墙上屋。

3.《千金方衍义》：下痢不止，腹中愊坚而呕哕肠鸣者。

4.《类聚方广义》：中风卒倒，不省人事，身热，牙关紧急，脉洪大，或鼾睡大息，频频欠伸者，及省后偏枯，瘫痪不遂，缄默不语，或口眼㖞斜，言语謇涩，流涎泣笑，或神思恍惚，机转如木偶人者；酒客郁热下血，肠痔肿痛下血，痘疮热气炽盛，七孔出血者；产前后，血晕郁冒，或如狂言；眼目焮痛，赤脉怒张，面热如醉者；龋齿疼痛，齿缝出血，口舌腐烂；唇风，走马疳，喉痹热肿痛；痈疔内攻，胸膈冤热，心气恍惚者；发狂，眼光萤萤，倨傲妄语，昼夜不就床者。

【方论】

1.《医方考》：心膈实热，狂躁面赤者，此方主之。味之苦者，皆能降火。黄芩味苦而质枯，黄连味苦而气燥，大黄苦寒而味厚，质枯则上浮，故能泻火于膈；气燥则就火，故能泻火于心；味厚则喜降，故能荡邪攻实。此天地亲上亲下之道，水流湿、火就燥之义也。

2.《医宗金鉴》：心气不足二字，当是有余二字。若是不足，如何用此方治之，必是传写之讹。心气有余，热盛也，热盛而伤阳络，迫血妄行，为吐、为衄。故以大黄、黄连、黄芩大苦大寒直泻三焦之热，热去而吐衄自止矣。

3.《金匮要略今释》：黄连、黄芩治心气不安，即抑制心脏之过度张缩，且平上半身之充血也。大黄亢进肠蠕动，引起下腹部之充血，以诱导方法，协芩、连平上部充血也。

4.《金匮要略方义》：本方为苦寒清热泻火之剂，所治之吐血衄血，是为心火亢盛，迫血妄行所致。方中以大黄为君药，泻血分之实热，导火热下行，具有釜底抽薪之意；佐以黄连、黄芩，苦寒泻火，使火热下降，热去则血宁；三药合用，大有苦寒降泻，直折火邪之效。凡由火热内盛，迫血妄行而致吐衄者，均宜用之。此外，本方不仅清热泻火，尚能苦寒燥湿，故又可用于湿热黄疸，胸中烦热，心下痞痛，目赤肿痛，口舌生疮等症属于热重于湿者。

5.《医方发挥》：本方治热盛吐衄证。心藏神，主血脉，心火亢盛，扰乱心神于内；迫血妄行于上，故见心烦不宁，吐血、衄血。治以泻心汤，取大黄、黄连、黄芩苦寒清泄，直折其热，使火降则血亦自止。故具有泻火解毒，燥湿泄热功效。主治心胃火炽，迫血妄行，以致吐衄便秘；或三焦积热，目赤口疮；或外科痈肿，属于热毒炽盛者。

【实验】

1.抗凝作用　《中成药研究》（1988，6：24）：通过体外抗凝实验研究，证实本复方全方及不同组合或单味药均有抗凝作用。其中以单味黄连及黄连与黄芩组合时，呈协同作用；但黄连、黄芩分别与大黄配伍时，则抗凝效价明显减弱，且呈拮抗作用。在组合药中将浓度降低反会出现促凝作用。抗血小板聚集作用在本实验中，除发现黄芩有促聚集作用外，余药均有不同程度抑制血小板聚集的作用。按作用大小排列，黄连作用最强，其次是泻心汤，黄连与大黄，黄芩与大黄。与单味药组对照，黄连与大黄，黄芩与大黄大致呈相加作用，而黄连与黄芩及泻心汤则呈明显的协同作用。

2.抗缺氧作用　《四川中医》（1988，8：5）：实验表明，本方水醇法提取液对常压下异丙肾上腺素、亚硝酸钠和氰化钾等引起的急性缺氧现象，有明显对抗作用。该作用可能与增强心肌耐缺氧能力、降低脑耗氧量、提高脑对缺氧的耐受力以及减小整体细胞耗氧量有关。

3.止血作用　《现代中医》（1990，1：39）：通过对小鼠出血时间的观察，结果：给药组出血时间为18.5 ± 5.6分，对照组为28.0 ± 12.0分，$P<0.05$。对小鼠凝血时间的测定，发现给药组用药前凝血时间为4.90 ± 0.88分，给药后为2.90 ± 0.34分，变化值为-1.96 ± 1.00；对照组给药前为5.60 ± 0.74分，给药后为6.51 ± 1.11分，变化值为0.6 ± 1.1，$P<0.05$。经家兔循环内血小板聚集率实验表明，本方有明显的促血小板聚集作用。

【验案】

1.天行赤眼　《浙江中医杂志》（1983，4：175）：张某，男，32岁。3天来两眼睑红肿，球结膜充血严重，且见水肿，眼眵多，口干，大便干结，舌赤苔黄燥，脉数。诊断为：急性结膜炎，证属邪火上扰，治以清心降火。用泻心汤加玄明粉，服6剂。眼睑红肿消退，大便通畅而愈。

2. 上消化道出血 《广西中医药》（1985，3：18）：以泻心汤为主，治疗上消化道出血60例。结果：痊愈（呕血、便血消失，大便潜血试验连续2～3次阴性）50例；好转[呕血止，大便潜血试验（＋）19例；自动出院而中止治疗者1例。

3. 胃炎与消化性溃疡 《临床と研究》（1994，6：167）：以本方治疗胃炎45例，消化性溃疡56例。结果：胃炎内镜检查，中度改善以上为67.7%，自觉、他觉症状中度改善以上为65.9%，全面改善率中度以上为65.9%；消化性溃疡缩小率，中度缩小以上23例，全面改善率中度以上为50.0%。

4. 中晚期肝癌上消化道出血 《中国中西医结合杂志》（1995，12：743）：以泻心汤（大黄粉5～10g，黄芩10g，黄连5g）为主治疗中晚期肝癌上消化道出血40例。结果：观察组临床治愈7例，显效15例，有效7例，总有效率为72.5%；对照组（单用西药5-氨基己酸、甲氰咪胍）30例，临床治愈4例，显效3例，有效11例，总有效率为60.0%。两组比较差异显著（$P<0.05$）。

5. 急性上消化道大出血 《云南中医学院学报》（1996，4：38）：用本方配合西药治疗急性上消化道大出血34例。方法为：输血，胃饲大黄粉、白及粉，压迫止血，对症支持治疗；中药：大黄、黄连、黄芩、仙鹤草、侧柏叶、丹皮、小蓟，每日1剂，口服或经胃管内注入。结果：临床治愈31例，有效3例，总有效率为100%。

6. 阴囊湿疹 《陕西中医》（1997，2：52）：用本方加味（加地肤子、白鲜皮、柴胡）治疗阴囊湿疹63例。结果：痊愈51例，显效5例，有效3例，总有效率为93.6%。

7. 咯血 《浙江中医杂志》（1998，7：301）：用本方随证加味：大黄12g、黄连、黄芩各5g，外感风热者加桑叶、白菊花、牛蒡子；兼有燥热者加沙参、麦冬、天花粉；痰热较甚者加川贝、黛蛤散；肺胃热盛者酌加生石膏、知母、地骨皮、桑白皮；并可适当加用一些止血药，如仙鹤草、白及、侧柏叶、三七粉等治疗咯血73例。结果：显效47例，有效21例，总有效率为93.1%。

黄耆汤

【来源】《刘涓子鬼遗方》卷四。

【组成】黄耆二两 人参一两 芎藭 当归 甘草（炙）各一两 远志（去心） 干地黄各二两 大枣二十枚 生姜五两 麦门冬（去心）五两

【用法】上切。以水一斗二升，煮取三升，分三次温服。

【主治】客热郁积在内，或生疖。

龙脑甘露丸

【来源】《证类本草》卷四引《集验方》。

【组成】寒水石半斤（烧半日，净地坑内，盆合四面，湿土壅起，候经宿取出） 甘草末 天竺黄各二两 龙脑二分

【用法】糯米膏为丸，如弹子大。蜜水磨下。

《普济方》引《广南四时摄生论》：生姜蜜水磨下半丸。如中药毒，入板蓝根汁同服。小儿一丸分为四服，更少入腻粉。

【主治】

1.《证类本草》引《集验方》：风热心躁，口干狂言，浑身壮热，及中诸毒。

2.《普济方》引《广南四时摄生论》：一切风热伤寒热病。

竹叶汤

【来源】《医心方》卷二十引《古今录验》。

【组成】竹叶二两 甘草十两 白术一两 大黄二两

【用法】以水七升，煮取二升半，分五合一服。

【功用】除胸中热，益气。

升麻汤

【来源】《备急千金要方》卷五。

【别名】十物升麻汤（《类证活人书》卷二十）。

【组成】升麻 白薇 麻黄 葳蕤 柴胡 甘草各半两 黄芩一两 朴消 大黄 钩藤各六铢

【用法】上锉。以水三升，先煮麻黄，去上沫，纳诸药，煮取一升，儿生三十日至六十日，一服二合；六十日至百日，一服二合半；百日至二百日，一服三合。

【主治】小儿伤寒，变热毒病，身热，面赤，口燥，心腹坚急，大小便不利，或口疮者；或因壮热，便四肢挛掣惊，仍成痫疾，时发时醒，醒后身热如火者。

【方论】《千金方衍义》 此采麻黄升麻汤中五味，以二麻透表，黄芩泄热，葳、甘润燥，参入白薇散坚，柴胡退热，消、黄荡实，钩藤舒挛，表里兼治之捷法，仍从南阳法中化出。

半夏汤

【来源】《备急千金要方》卷十六。

【组成】半夏一升　生姜八两　前胡四两　茯苓五两　甘草一两　黄芩　人参各二两　杏仁　枳实各三两　白术五两（一方用栀子仁二两）

【用法】上锉。以水九升，煮取三升，分三服，胸中大热者，沉冷服之。

【主治】胸中客热，心下烦满，气上，大小便难。

【加减】大小便涩，加大黄三两。

【方论】《千金方衍义》：胸中客热，良由风热内陷所致，故以前胡、黄芩、杏仁开提于上，枳实、半夏、生姜疏豁于中，参、术、苓、甘护持正气，不使伤犯津液，自然胃气安和，二便如常矣。

地黄煎

【来源】《备急千金要方》卷十六。

【组成】地黄汁四升三合　茯神　知母　萎蕤各四两　栝楼根五两　竹沥三合（一方用竹叶）　生姜汁　白蜜　生地骨皮（切）各二升　石膏八两　生麦门冬汁一升

【用法】上锉。以水一斗二升，先煮诸药，取汁三升，去滓，下竹沥、地黄、麦门冬汁，微火煎四五沸，下蜜、生姜汁，微火煎取六升。初服四合，日三夜一，渐加至六七合。四月五月作散服之。

【主治】

1.《备急千金要方》积热。

2.《千金方衍义》：肾气不能上蒸于肺，肺胃枯槁不能滋其化源，而致烦渴便难。

【方论】

1.《医门法律》：按此方生津凉血，制火彻热，兼擅其长，再加人参，乃治虚热之圣方也。

2.《千金方衍义》：方中用凉润诸味润血生津，单取生姜之辛以开结滞之气。

竹叶汤

【来源】《备急千金要方》卷十六。

【组成】竹叶　小麦各一升　知母　石膏各三两　黄芩　麦门冬各二两　人参一两半　生姜五两　甘草　栝楼根　半夏各一两　茯苓二两

【用法】上锉。以水一斗二升，煮竹叶、小麦，取八升，去滓，纳药，煮取三升，分三服，老小五服。

【主治】五心热，手足烦疼，口干唇燥，胸中热。

【方论】《千金方衍义》：竹叶石膏汤本治大病后虚羸烦渴。《备急千金要方》乃于方中除去粳米之益胃，易入小麦以清肝，加栝楼根以佐麦冬，茯苓以佐人参，黄芩以佐石膏，生姜以佐半夏，仍用白虎汤中知母以佐竹叶，以治胃气暴虚之烦渴，固为合剂。

枳实汤

【来源】方出《备急千金要方》卷十六，名见《普济方》卷一二〇。

【组成】竹叶二升　枳实三两　青葙子　白前各一两　吴茱萸　黄芩各二分　栝楼根　麦门冬各二两　生姜六两　前胡（一作芍药）　半夏各五两

【用法】上锉。以水八升，煮取二升，分三次服。

【主治】热气，手足心烦热如火。

竹叶饮

【来源】《备急千金要方》卷十七。

【别名】竹叶饮子（《千金方衍义》卷十七）。

【组成】竹叶　紫苏子各二升　紫菀　白前各二两　百部　甘草　生姜各三两

【用法】上锉。以水八升，煮取三升，温以送下桂心丸。

【主治】热发气上冲，不得息，欲死不得卧。

栀子煎

【来源】《备急千金要方》卷十八。

【组成】栀子仁　枳实　大青　杏仁　柴胡　芒消各二两　生地黄　淡竹叶（切）各一升　生玄参五两　石膏八两

【用法】上锉。以水九升，煮取三升，去滓，下芒消，分三次服。

【主治】皮实，肺病热气。

干地黄丸

【来源】《备急千金要方》卷二十二。

【组成】干地黄五两　芍药　甘草　桂心　黄耆　黄芩　远志各二两　石斛　当归　大黄各三两　人参　巴戟天　栝楼根各一两　苁蓉　天门冬各四两

【用法】上为末，炼蜜为丸，如梧桐子大。每服十丸，酒送下，一日三次。加至二十丸。

【功用】壮热人长将服之，终身不患痈疽，令人肥悦耐劳苦。

【方论】《千金方衍义》：无故脉数，须防发痈，今见肌常壮热，洵是壮火凭凌之象。故以地黄、黄芩、石斛、栝楼清热剂中兼进人参、天冬以滋津气；巴戟、苁蓉以摄虚阳；黄耆、甘草以固卫气；当归、芍药以和营血；桂心、远志开导伏火；大黄涤除宿热。寓补于泻，而用人参、黄耆佐大黄、黄芩祛热，已是举世所昧；至用巴戟、苁蓉助桂心、远志通肾，即先哲方中罕具此法。盖肾窍一通，热邪悉从二便开泄矣。

三黄汤

【来源】《千金翼方》卷十五。

【别名】泻心三黄汤（《类证活人书》卷十九）、泻心汤（《世医得效方》卷八）。

【组成】大黄　黄连　黄芩各三两

【用法】上锉。以水七升，煮取三升，分为三服。

【主治】

1.《千金翼方》：服石后，石忽发动，目赤口疮，腹痛胀满卒急。

2.《类证活人书》：妇人伤寒六七日，胃中有燥屎，大便难，烦躁谵语，目赤，毒气闭塞不得流通。

3.《兰台轨范》引《普济本事方》：三焦实热，一切有余火症，大便秘结者。

4.《世医得效方》：心受积热，谵语发狂，逾墙上屋。

5.《银海精微》：脾胃积热，胬肉攀睛。

6.《嵩崖尊生全书》：热症口疮。

生地黄煎

【来源】《千金翼方》卷十八。

【组成】生地黄汁四升　生地骨皮　生天门冬（去心）　生麦门冬汁　白蜜各一升　竹叶（切）　生姜汁各三合　石膏八两（碎）　栝楼五两　茯神　萎蕤　知母各四两

【用法】上锉，以水一斗二升，先煮药取三升，去滓，纳地黄、麦门冬汁，微火煎五沸，次纳蜜、姜汁，煎取六升下之。每服四合，稍加至五六合，日二夜一。

【主治】胸中热。

玄　霜

【来源】《千金翼方》卷十八。

【组成】金五十两　寒水石六斤（研如粉）　磁石三斤（碎）　石膏五斤（碎）　升麻　玄参各一斤　羚羊角八两　犀角四两　青木香四两　沉香伍两　朴消末　芒消各六升　麝香　当门子一两（后入）

【用法】金、寒水石、磁石、石膏四味以两斛水煮取六斗，澄清；升麻、玄参、羚羊角、犀角、青木香、沉香六味切，纳上汁中，煮取二斗，澄清；朴硝末、芒消、麝香三味，纳前汁中渍一宿，澄取清，铜器中微微火煎取一斗二升，以匙抄看，凝即成，下，经一宿当凝为雪，色黑耳。若犹湿者，安布上晒干，其下水更煎，水凝即可停之如初，闭密器贮之。此药无毒，心热须利病出，用水三四合和一小两，搅令消服之，炊久当利，两行即愈；小儿热病服枣许大；毒风脚气、热闷赤热肿，身上热疮，水渍少许，绵贴取点上，即愈，频与两服。病膈上热，食后服；膈下热，空腹服之。卒热淋，大小便不通，服一两。

【主治】诸热、风热、气热、瘴热、瘗，恶疮毒，内入攻心热闷；服诸石药发动、天行时气、温疫，热入脏腑，变成黄疸；蛇螫虎啮、狐狼毒所咬，毒气入腹内攻，心热；小儿热病，毒风脚气，热闷赤热肿、身上热疮；卒热淋，大小便不通，原有患热者。

麦门冬理中汤

【来源】《外台秘要》卷六引《删繁方》。

【别名】麦门冬汤（《圣济总录》卷五十四）。

【组成】生麦门冬一升　生姜四两　白术五两　甘草二两（炙）　人参三两　茯苓二两　橘皮三两　竹茹一升　生芦根一升　莼心五合　萎蕤三两　廪米一升

【用法】上切。以水一斗五升，煮取三升，分三服。

【主治】上焦热，腹满而不欲食，或食先吐而后下，肘胁挛痛。

【宜忌】忌海藻、菘菜、大醋、桃李、雀肉等。

【方论】《千金方衍义》：此方治腹满不欲食，故用术、橘、仓米助胃除满，病在下取诸上也；麦冬、萎蕤、芦根、竹茹为胃热上逆，先吐后下而设。

石旻山人甘露饭

【来源】《证类本草》卷三引《传信方》。

【别名】甘露饧（《太平圣惠方》卷九十五）。

【组成】蜀朴消

【用法】上为末。每一大斤用白蜜冬十三两，春、夏、秋十二两，和令匀，便入新青竹筒，随小大者一节著药得半筒以上即止，不得令满。却入炊甑中令有药处在饭内，其虚处出其上，不妨甑箪即得。候饭熟取出承热绵滤，入一瓷钵中，竹篦搅勿停手，令至凝即药成。收入盒中，如热月即于冷水中浸钵，然后搅。每食后或欲卧时含一匙，渐渐咽之。如要通转亦得。

【功用】

1.《证类本草》引《传信方》:除热壅，凉膈上，欧积渍，镇心除热。

2.《太平圣惠方》：镇心除热。

橘皮汤

【来源】《医方类聚》卷八十九引《食医心鉴》。

【组成】橘皮一两（去瓤，微炒）

【用法】上为末，如茶法薄煎，啜之。

【功用】下气消痰，化食去醋。

【主治】胸中伏热。

大黄汤

【来源】《幼幼新书》卷二十八引《婴孺方》。

【组成】大黄　柴胡　甘草（炙）　生姜各十二分　升麻　知母　黄芩各七分　大青五分　石膏十分　芍药　枳实（炙）各六分

【用法】以水四升七合，煮取一升三合，分为四服。

【主治】小儿结实，壮热头痛，自下。

鸡子白煎

【来源】《医心方》卷六引《删繁方》。

【组成】鸡子七枚（扣开取白）　生地黄汁一升　麦门冬汁三合　赤蜜一升

【用法】上四汁相和搅调，微火上煎之三沸，分三次服。

【主治】骨实苦烦热。

真珠散

【来源】《太平圣惠方》卷四。

【组成】真珠粉　琥珀末　寒水石　天竹黄　铁粉　朱砂　栝楼根末各一分　马牙消半分　甘草末（生用）半分

【用法】上为细末。每服半钱，以竹叶汤放温调下，不拘时候。

【主治】

1.《太平圣惠方》：心胸烦热，口舌干燥，心神不利。

2.《太平惠民和济局方》：五脏积热，毒气上攻，心忪闷乱，坐卧不宁。

犀角散

【来源】《太平圣惠方》卷四。

【组成】犀角屑 朱砂（细研如粉） 防风（去芦头） 细辛 天竺黄（细研） 茯神 龙脑各一分（细研） 川大黄（锉碎，微炒） 羌活 麦门冬（去心，焙） 赤芍药 白僵蚕（微炒） 槟榔各一两 羚羊角屑 甘草（炙微赤，锉） 栀子仁 子芩各半两 麝香一分（细研）

方中犀角屑、朱砂、防风、细辛、天竺黄、茯神、川大黄、羌活、麦门冬、赤芍药、白僵蚕用量原缺，据《普济方》补。

【用法】上为细散，入研了药令匀。每服一钱，煎竹叶汤调下，不拘时候。

【主治】心脏久积风热，脏腑壅滞，口干舌缩，神思不安。

犀角散

【来源】《太平圣惠方》卷四。

【别名】犀角汤（《普济方》卷十七）。

【组成】犀角屑三分 龙骨 麦门冬（去心） 黄耆（锉） 地骨皮 茯神 人参（去芦头） 麻黄根 远志 甘草（炙微赤，锉）各三分

【用法】上为散。每服四钱，以水一中盏，加淡竹叶二七斤，煎至六分，去滓，食后温服。

【主治】心气壅热，手心头面多汗，胸中烦满。

【宜忌】忌炙烤热面。

麦门冬煎

【来源】《太平圣惠方》卷五。

【组成】麦门冬汁半升 生地黄汁半升 蜜半升 栝楼根二两 地骨皮一两 黄耆一两（锉） 葳蕤一两 知母一两 寒水石二两 犀角屑一两 川升麻一两 甘草半两 石膏二两 淡竹叶一两

【用法】上药将栝楼根等捣筛为散。先以水七升，煎取三升，滤去滓，将麦门冬汁等三味纳锅中，慢火熬如稀饧，以瓷盒盛。每次温服一合，不拘时候。

【主治】脾脏壅实，心胸烦闷，唇口干燥，喝水不止。

芦根饮子

【来源】《太平圣惠方》卷五。

【组成】芦根二两（锉） 麦门冬三两（去心） 人参一两（去芦头） 黄耆一两 陈橘皮一两（汤浸，去白瓤，焙） 淡竹茹一两

【用法】上锉细，和匀。每服一两，以水一中盏半，加生姜半两，煎至一盏，去滓，加蜜一茶匙，生地黄汁半合，更煎一两沸，分二次温服，不拘时候。

【主治】脾胃积热，胸膈烦壅，呕哕不下食。

陈橘皮散

【来源】《太平圣惠方》卷五。

【组成】陈橘皮一两（汤浸，去白瓤，焙） 羚羊角屑半两 麦门冬二两（去心） 人参一两（去芦头） 紫苏茎叶一两 泽泻半两

【用法】上为粗散。每服四钱，以水一中盏，加生姜半分，煎至六分，去滓温服，不拘时候。

【主治】脾胃壅热，呕哕烦渴，不下食。

陈橘皮散

【来源】《太平圣惠方》卷五。

【组成】陈橘皮一两（汤浸，去白瓤，焙） 人参一两（去芦头） 葛根二两 芦根一两（锉） 麦门冬一两（去心） 枇杷叶半两（拭去毛，微炙）

【用法】上锉细和匀。每服半两，以水一大盏，加生姜半分，煎至六分，去滓，分温二服，不拘时候。

【主治】脾胃壅热，呕哕烦渴，不下食。

犀角散

【来源】《太平圣惠方》卷五。

【组成】犀角屑三分　独活三分　黄芩一两　川升麻一两　马牙消一两　玄参一两　射干二两　甘草半两（炙微赤，锉）

【用法】上为散。每服三钱，以水一中盏，煎至五分，去滓，加淡竹沥半合，更煎一两沸，温服，不拘时候。

【主治】脾实热。舌本强，唇口肿，咽喉窒塞，心神烦热。

黄耆散

【来源】《太平圣惠方》卷六。

【组成】黄耆（锉）　赤茯苓　人参（去芦头）　麦门冬（去心）　枳壳（麸炒，微黄，去瓤）　川升麻　前胡（去芦头）　百合　赤芍药　紫菀（洗去苗土）　甘草（炙微赤，锉）　沙参　知母各一两

【用法】上为散。每服三钱，以水一中盏，煎至六分，去滓温服，不拘时候。

【主治】肺脏壅热，心胸不利，吃食全少，四肢烦疼。

柴胡散

【来源】《太平圣惠方》卷十一。

【别名】六味柴胡汤（《圣济总录》卷二十三）。

【组成】柴胡一两（去苗）　桂心半两　黄芩三分　栝楼根半两　牡蛎一分（烧为粉）　甘草一分（炙微赤，锉）

【用法】上为散。每服五钱，以水一大盏，加生姜半分，煎至五分，去滓温服，不拘时候。

【主治】伤寒经十日以上，潮热不解，日晡即发，壮热如火，胸满呕逆。

生地黄煎

【来源】《太平圣惠方》卷十八。

【组成】生地黄汁五合　生栝楼根汁五合　蜜二合　生麦门冬汁五合　酥一两　生藕汁一合

【用法】上药一处相和，于锅中熬令稍稠。每服不拘时候，抄服半匙。

【主治】热病，心胸烦热，口干，皮肉黄。

枳壳丸

【来源】《太平圣惠方》卷二十一。

【组成】枳壳一两（麸炒微黄，去瓤）　葳蕤三分　玄参三分　蔓荆子三分　防风三分（去芦头）　麦门冬一两半（去心，焙）　沙参三分（去芦头）　羚羊角屑半两　栀子仁三分　地骨皮三分　赤芍药半两　甘菊花半两　大麻仁一两　川大黄一两（锉碎，微炒）

【用法】上为末，炼蜜为丸，如梧桐子大。每服二十丸，以温浆水送下，不拘时候。

【主治】热毒风，心神烦躁，头目眩晕，大肠壅滞。

【宜忌】忌炙爆、热酒、猪肉。

石膏散

【来源】《太平圣惠方》卷十五。

【组成】石膏六两　葛根（锉）　百合　赤芍药　贝母（烟令微黄）　桔梗（去芦头）　川升麻　栝楼根各二两　栀子仁一两

【用法】上为粗散。每服五钱，以水一大盏，加葱白二茎，豉五十粒，煎至五分，去滓，不拘时候温服。

【主治】时气壮热，头痛咳嗽。

前胡散

【来源】《太平圣惠方》卷二十一。

【组成】前胡半两（去芦头）　羚羊角屑一两　子芩半两　栀子仁半两　麦门冬一两（去心，焙）　枳壳一两（麸炒微黄，去瓤）　防风半两（去芦头）　甘菊花半两　沙参半两（去芦头）　甘草半两（炙微赤，锉）　石膏二两

【用法】上为粗散。每服三钱，以水一中盏，煎至六分，去滓温服，不拘时候。

【主治】热毒风，头目壅热，口干心烦，不欲吃食。

犀角散

【来源】《太平圣惠方》卷二十一。

【组成】犀角屑一两　白鲜皮一两　黄芩一两　玄参一两　葳蕤一两　葛根二两（锉）　石膏三两　麦门冬一两半（去心，焙）　甘草一两（炙微赤，锉）

【用法】上为粗散。每服三钱，以水一中盏，煎至五分，去滓，入竹沥半合，更煎一两沸，不拘时候温服。

【主治】热毒风。攻心腹，烦闷。

麦门冬散

【来源】《太平圣惠方》卷二十三。

【组成】麦门冬三两（去心，焙）　茯神一两　甘草二两半（炙微赤，锉）　木通二两半（锉）　犀角屑一两　川升麻一两半　川朴消三两　防风一两半（微炒）　独活一两　人参一两（去芦头）　酸枣仁一两（微炒）

【用法】上为粗散。每服五钱，以水一大盏，煎至五分，去滓，加荆沥半合，煎一二沸，温服，不拘时候。

【主治】风热攻于肝心，语涩烦躁，或四肢拘急。

【宜忌】忌炙煿热面。

大黄丸

【来源】《太平圣惠方》卷三十二。

【组成】川大黄二两（锉碎，微炒）　栀子仁二两　黄芩二两　黄连二两（去须）　车前子二两

【用法】上为末，炼蜜为丸，如梧桐子大。每服三十丸，食后以温浆水送下，夜卧临时再服。

【主治】上焦积热，眼赤涩痛。

菊花散

【来源】《太平圣惠方》卷三十二。

【组成】甘菊花　防风（去芦头）　决明子　栀子仁　黄芩　车前子　川升麻　玄参　地骨皮　柴胡（去苗）　麦门冬（去心）　生干地黄　甘草（炙微赤，锉）　羚羊角屑各一两

【用法】上为散。每服三钱，以水一中盏，加淡竹叶二七片，煎至六分，去滓，食后温服。

【主治】肝心壅热，眼涩痛。

【宜忌】忌炙煿、油腻、热面、生果。

玄参散

【来源】《太平圣惠方》卷三十五。

【组成】玄参一两　牛蒡子一两（微炒）　川升麻一两　木香半两　犀角屑一两　甘草一两（炙微赤，锉）　桑根白皮一两（锉）黑　豆皮半两

【用法】上为粗散。每服四钱，以水一中盏，煎至六分，去滓，不拘时候温温灌之。

【主治】热毒伏在心脾，攻于咽喉，心胸胀满，口噤胀。

牛黄丸

【来源】《太平圣惠方》卷三十六。

【组成】牛黄三分（细研）　黄连二两（去根）　黄芩一两　芎藭一两　川大黄二两（锉碎，微炒）　栀子仁一两　马牙消一两（细研）　麦门冬一两半（去心，焙）　甘草一两（炙微赤，锉）　朱砂半两（细研，水飞过）　麝香一钱（细研）

【用法】上为末，同研令匀，炼蜜为丸，如弹子大。每服一丸，食后及夜临卧时煎竹叶汤研下。

【主治】心脾壅热，口舌干燥，兼烦渴。

含化丸

【来源】《太平圣惠方》卷三十六。

【组成】石膏半两（细研，水飞过）　寒水石半两（研如面）　白蜜半斤

【用法】以水四大盏，煎取一大盏半，绵滤过，入蜜同煎令稠，丸如鸡头实大。常含一丸咽津。

【主治】上焦烦热，口舌干燥，心神头目不利。

大黄散

【来源】《太平圣惠方》卷四十七。

【组成】川大黄二两（锉碎，微炒）　黄芩一两　泽泻一两　川升麻一两　羚羊角屑一两　栀子仁一两　玄参一两　川芒消二两

【用法】上为散。每服五钱，以水一大盏，煎至五

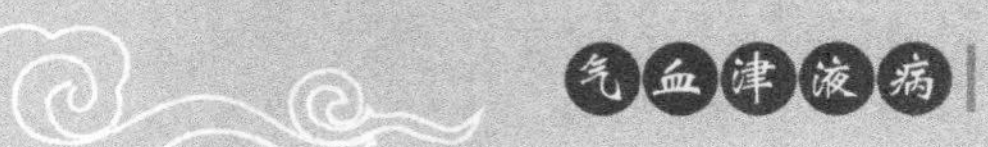

分，去滓，下生地黄汁半合，温温频服。
【功用】泻热，开隔绝。
【主治】中焦壅热，闭塞隔绝，上下不通，不吐不下，肠胃膨胀，喘息常急。

乌犀散

【来源】《太平圣惠方》卷四十七。
【别名】乌犀汤（《圣济总录》卷四十三）。
【组成】乌犀角屑三分　龙齿一两　川升麻一两　茯神一两半　麦门冬一两半（去心）　玄参一两　甜竹根（切）二合　赤芍药一两　生干地黄一两半　马牙消一两半
【用法】上为散。每服四钱，以水一中盏，加生姜半分，煎至五分，去滓温服，不拘时候。
【主治】上焦虚热，睡卧多惊，往往心忪，不欲见人。

枳壳散

【来源】《太平圣惠方》卷四十七。
【组成】枳壳三分（麸炒微黄，去瓤）　黄芩三分　前胡三分（去芦头）　半夏三分（汤洗七遍去滑）　赤茯苓三分　木香三分　人参三分（去芦头）　槟榔三分　川大黄三分（锉碎，微炒）
【用法】上为散。每服五钱，以水一大盏，加生姜半分，煎至五分，去滓温服，不拘时候。
【主治】中焦壅热，关隔不通，中逆喘急。

石膏汤

【来源】方出《太平圣惠方》卷五十三，名见《普济方》卷一七九。
【组成】麦门冬一两（去心）　石膏二两　芦根一两（锉）
【用法】上为散。每服半两。以水一大盏，煎至五分，去滓，不拘时候温服。
【主治】热极渴不止。

赤茯苓散

【来源】《太平圣惠方》卷五十三。
【组成】赤茯苓一两　栝楼根一两　黄芩一两　麦门冬一两（去心）　生干地黄一两　知母一两
【用法】上为散。每服五钱，以水一大盏，加生姜半分，小麦半合，淡竹叶二七片，煎至五分，去滓温服，不拘时候。
【主治】脾胃中热，引饮水浆，烦渴不止。

生干地黄丸

【来源】《太平圣惠方》卷七十。
【组成】生干地黄一两　羚羊角屑半两　葳蕤半两　白鲜皮半两　黄连三分（去须）　黄耆半两（锉）　麦门冬一两（去心，焙）　玄参半两　地骨皮半两　川大黄一两　甘草半两（炙微赤，锉）
【用法】上为细末，炼蜜为丸，如梧桐子大。每服二十丸，以温水送下，不拘时候。
【主治】妇人客热，面赤头疼，口舌生疮，心胸烦壅，饮食无味。

芦根散

【来源】《太平圣惠方》卷八十三。
【组成】芦根（锉）　茅根（锉）　赤茯苓　黄芩　麦门冬（去心，焙）　甘草（炙微赤，锉）各半两
【用法】上为粗散。每服一钱，以水一小盏，加小麦五十粒，糯米五十粒，生姜少许，煎至五分，去滓温服。
【主治】小儿胃中热，烦闷不食。

栀子仁散

【来源】《太平圣惠方》卷八十三。
【组成】栀子仁　甘草（炙微赤，锉）　黄连（去须）　黄芩各半两
【用法】上为粗散。每服一钱，以水一小盏，煎至五分，去滓温服。
【主治】小儿胃中热，日渐肌瘦。

黄连散

【来源】《太平圣惠方》卷八十三。

【组成】黄连（去须） 射干 川升麻 赤茯苓 麦门冬（去心，焙） 玄参 甘草（炙微赤，锉） 桑根白皮（锉） 黄芩各半两

【用法】上为散。每服一钱，以水一小盏，加青竹叶七片，煎至五分，去滓，入蜜半合，更煎一两沸，放温，时时与儿呷之。

【主治】小儿心肺积热，渴不止，咽喉干痛。

犀角散

【来源】《太平圣惠方》卷八十四。

【组成】犀角屑半两 赤芍药半两 黄芩半两 麦门冬三分（去心） 川升麻半两 栀子仁半两 地骨皮半两 甘草半两（炙微赤，锉） 川大黄三分（锉碎，微炒）

【用法】上为散。每服一钱，以水一小盏，煎至五分，去滓温服，不拘时候。

【主治】小儿热疾，烦热不解，大小肠秘涩，心胸闷乱。

加减四味饮子

【来源】《太平圣惠方》卷八十八。

【别名】清凉饮子（《太平惠民和济局方》卷十）、四顺散（《类证活人书》卷二十）、当归汤（《圣济总录》卷一四三）、四顺饮子（《鸡峰普济方》卷十三）、四顺清凉饮子（《小儿卫生总微论方》卷三）、四顺饮（《易简》）、清凉饮（《仁斋直指方论》卷二十三）、四顺清凉饮（《世医得效方》卷八）、清凉散（《普济方》卷二九五）、四味大黄饮子（《普济方》卷四〇五）、四配清中饮（《疡医大全》卷三十三）。

【组成】当归（孩子体骨多热多惊，则倍于分数用之） 川大黄（先蒸二炊饭久，薄切焙干，或孩子小便赤少，大便多热则倍用） 赤芍药（细锉炒，孩子四肢多热，多惊，大便多泻青黄色，直倍用之） 甘草（孩子热即生用，孩子寒多泻多即炙、倍用）

【用法】上件药，平常用即等分，各细锉和匀。每服一分，以水一中盏，煎至五分，去滓，温服半合，每日三四次。

【主治】

1.《太平惠民和济局方》：小儿血脉壅实，腑脏生热，颊赤多渴，五心烦躁，睡卧不宁，四肢惊掣；及因乳哺不时，寒温失度，令儿血气不理，肠胃不调，或温壮连滞，欲成伏热，或壮热不歇，欲发惊痫；又治风热结核，头面疮疖，目赤咽痛，疮疹余毒，一切壅滞。

2.《圣济总录》：痔瘘。

3.《鸡峰普济方》：大便不通，面目身热，口舌生疮，上焦冒闷，时欲得冷，三阳气壅，热并大肠，其脉洪大。

4.《仁斋直指方论》：诸痔热证，大便秘结。

5.《普济方》：风热毒气与血相搏，结成核，生于腋下颈上，遇风寒所折，不消，结成瘰疬，久而溃脓成疮。

犀角散

【来源】《太平圣惠方》卷八十九。

【组成】犀角屑半两 黄耆（锉）半两 麦门冬半两（去心，焙） 川大黄 赤芍药 枳壳（麸炒微黄，去瓤） 木通（锉） 甘草（炙微赤，锉）各一分 川大黄半两（锉，微炒）

【用法】上为粗散。每服一钱，以水一小盏，煎至五分，去滓温服，不拘时候。

【主治】小儿心肺气壅，脑热鼻干，心神烦躁，大小肠不利。

柳花丹

【来源】《太平圣惠方》卷九十五。

【别名】柳黄丹（《普济方》卷二六五）。

【组成】柳絮矾一两 铅霜一两

【用法】上为细末，以枣肉为丸，如梧桐子大。每服五丸，以冷金银汤送下。若路行走马，热渴不彻，即含化七丸，或常含一丸，终不患渴。

【功用】镇心神。

【主治】男子三焦壅热，烦渴不止；脚气，乳石发动，狂躁不彻。

木通散

【来源】《太平圣惠方》卷九十六。

【组成】木通三两（锉） 生地黄五两（切） 粳米三合

【用法】以水三大盏，煎取二盏，去滓，入米煮粥食之。

【主治】风壅，心膈烦热，口舌干渴。

玉屑饭

【来源】《太平圣惠方》卷九十六。

【组成】粱米饭一盏 绿豆粉四两（锉）

【用法】将饭散于粉内，拌令匀，入汤内煮令熟，用豉汁和食之。

【主治】胸中伏热，心烦躁闷，口干气逆。

葛粉粥

【来源】《太平圣惠方》卷九十六。

【别名】葛根粉粥（《长寿药粥谱》）。

【组成】葛粉四两 粟米半斤

【用法】上以水浸粟米经宿，来日漉出，与葛粉同拌令匀，煮粥食之。

【功用】《长寿药粥谱》：清热生津止渴，降血压。

【主治】

1.《太平圣惠方》：胸中烦热，或渴，心躁。

2.《长寿药粥谱》：高血压、冠心病、心绞痛，老年性糖尿病、慢性脾虚泻利、夏季或发热期间口干烦渴者。

栀子汤

【来源】《普济方》卷三十四引《太平圣惠方》。

【组成】栀子仁二十枚 升麻 黄芩 大青 茯神（去木）各二分 甘草（炙，锉）五钱

【用法】上为末。每服三钱，水一盏，豉五十粒，煎七分，去滓，入蜜半合，更煎三二沸，食后温酒服。

【主治】腹热气逆，口苦烦渴。

【宜忌】忌热面，炙煿。

金花丸

【来源】《博济方》卷一。

【别名】新添三黄丸（《宣明论方》卷九）。

【组成】黄芩 黄连（宣州者） 川大黄各一两

【用法】上为末，炼蜜为丸，如梧桐子大。每服十五至二十丸，空心、食后温水送下。

【功用】《宣明论方》：流湿润燥。

【主治】

1.《博济方》：急热劳，烦躁，羸，面目痿黄，头痛目涩，多困少力。

2.《宣明论方》：五劳七伤，消渴，不生肌肉。

鳖甲散

【来源】《博济方》卷一。

【别名】小鳖甲散（《普济方》卷二三〇）。

【组成】鳖甲一两半（醋炙） 常山一两（生） 大黄一两（炮） 甘草三分（半生半熟） 柴胡一两（去芦，焙） 石膏一两

【用法】上为末。每服二钱，水一盏，小麦一把，煎至七分，去滓温服；却将二服滓，再煎作一服。

【主治】五心烦热，饮食减少，状似劳气。

白蒺藜散

【来源】《博济方》卷二。

【组成】地骨皮（去土） 白蒺藜（去刺） 旋覆花 山茵陈 白菊花各半两 鼠粘子 石膏各一两

【用法】上药生为末。每服一钱，食后清茶调下，一日三次。

【主治】上焦虚热，头目昏疼，或眼赤肿，心胸烦闷。

越桃丸

【来源】《医方类聚》卷一〇三引《简要济众方》。

【组成】山栀子一两（去皮，入蜜少许，炒） 草龙胆半两 甘草三分（炙） 赤茯苓一两

【用法】上为末，炼蜜为丸，如梧桐子大。每服二十丸，食后、临卧煎竹叶汤送下。

【主治】上焦热，口苦咽干，胸膈痞闷。

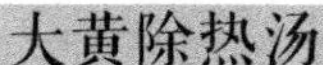

大黄除热汤

【来源】《普济方》卷一一九引《指南方》。

【组成】大黄三两　黄芩三两　柴胡　芒消（别研）　甘草各一两

【用法】上为粗末。每服五钱，水一盏半，煎一盏，去滓；入芒消一钱匕，再煎三两沸，温服。

【主治】阳实发热。

地黄散

【来源】《医方类聚》卷十引《神巧万全方》。

【组成】地黄二两　麦门冬（去心）　地骨皮　赤茯苓　石膏各二两　甘草（炙）　葛根各半两　栀子仁三十枚

【用法】上为粗散。每服三分，以水一中盏，加生姜半分，小麦与豆豉各五十粒，淡竹叶二七片，煎六分，温服。

【主治】心实热，或欲吐而不出，烦闷喘急，头痛。

龙脑鸡苏丸

【来源】《太平惠民和济局方》卷六。

【别名】鸡苏丸（《普济方》卷五十八引《如宜方》）。

【组成】柴胡（要真银州者）二两（锉，同木通以沸汤大半升浸一二宿，绞汁后入膏）　木通（锉，同柴胡浸）　阿胶（炒微燥）　蒲黄（真者，微炒）　人参各二两　麦门冬（汤洗，去心，焙干）四两　黄耆（去芦）一两　鸡苏（净叶）一斤（即龙脑薄荷也）　甘草（炙）一两半　生干地黄末六两（后入膏）

【用法】上除别研药后入外，并为细末，将好蜜二斤先炼一二沸，然后下生干地黄末，不住手搅，时时入绞下前木通、柴胡汁，慢慢熬成膏，勿令焦，然后将其余药末同和为丸，如豌豆大。每服二十丸，嚼破，热水送下，不嚼亦得。虚劳烦热，消渴惊悸，煎人参汤送下；咳嗽唾血，鼻衄吐血，将麦门冬（汤浸，去心）煎汤送下，并食后、临卧服之；惟血崩下血，诸淋疾，皆空心食前服；治淋，用车前子汤送下。

【功用】

1.《太平惠民和济局方》：除烦解劳，消谷下气，散胸中郁热，凉上膈，解酒毒，常服聪耳明目，开心益智。

2.《医方集解》：清热理血。

【主治】肺热咳嗽，鼻衄吐血，血崩下血，血淋，热淋，劳淋，气淋，消渴，惊悸，胃热口臭，肺热喉腥，脾疸口甜，胆疸口苦。

【方论】《医方集解》：此手足太阴、少阳药也。肺本清肃，或受心之邪焰，或受肝之亢害，故见诸证。薄荷辛凉，轻扬升发，泻肺搜肝，散热理血，故以为君；生地黄凉血，炒蒲黄止血，以疗诸血；柴胡平肝解肝热，木通利水降心火，麦冬、阿胶润燥清肺，参、耆、甘草泻火和脾。此亦为热而涉虚者设，故少佐参、耆也。

灵液丹

【来源】《太平惠民和济局方》卷六（续添诸局经验秘方）。

【组成】乌梅（去核，炒）　寒水石（火煅，研飞）　瓜蒌根　石膏（研）　葛根　赤茯苓各一两　麦门冬（去心，焙）一两半　龙脑（别研）一钱

【用法】上为末，入研药令匀，炼蜜为丸，如弹子大。每服一丸，薄绵裹，含化咽津。

【主治】一切风热，脏腑积热，毒气上攻，胸膈烦躁，口舌干涩，心神壅闷，咽嗌不利，饮食无味。

妙香丸

【来源】《太平惠民和济局方》卷六。

【组成】巴豆三百一十五粒（去皮心膜，炒熟，研如面油）　牛黄（研）　龙脑（研）　腻粉（研）　麝香（研）各三两　辰砂（飞，研）九两　金箔（研）九十箔

【用法】上为末，炼黄蜡六两，入白沙蜜三分，同炼令匀，为丸，每两作三十丸。如治潮热、积热，伤寒结胸发黄，狂走燥热，口干面赤，大小便不通，煎大黄、炙甘草汤送下一丸；毒利下血，煎黄连汤调腻粉少许送下；如患酒毒、食毒、茶毒、气毒、风痰伏痞、吐逆等，并用腻粉、龙脑、米饮送下；中毒吐血、闷乱烦躁欲死者，用生人血

送下，立愈；小儿百病，惊痫，急慢惊风，涎潮搐搦，用龙脑、腻粉、蜜汤送下绿豆大二丸；诸积食积热，颊赤烦躁，睡卧不宁，惊哭泻利，并用金银薄荷汤送下，更量岁数加减；如大人及妇人因病伤寒时疾，阴阳气交结，伏毒气胃中，喘躁眼赤，潮发不定，再经日数七、八日已下至半月日未安，医不能明其证候，脉息交乱者，可服一丸，或分作三丸亦可，并用龙脑、腻粉、米饮调半盏送下，此一服，取转下一切恶毒涎，并药丸泻下。如要却收，水洗净，以油单子裹，埋入地中，五日取出，可再与。大人、小儿依法服一丸，救三人即不堪使。如要药速行，即用针刺一眼子，冷水浸少时服之，即效更速。

【功用】

1.《太平惠民和济局方》：解五毒。

2.《证治准绳·幼科》：安神，通关，辟恶气。

【主治】时疾伤寒，阴阳气交结，伏毒气胃中，喘躁眼赤，潮发不定；潮热，积热，伤寒结胸发黄，狂走燥热，口干面赤，大小便不通，毒利下血；酒毒、食毒、茶毒、气毒，风痰伏痞，吐逆；中毒吐血，闷乱烦躁欲死者；小儿百病，惊痫，急慢惊风，涎潮抽搐，诸积食积热，颊赤烦躁，睡卧不宁，惊哭泻利等。

【验案】烦躁 《医学纲目》引丹溪：一女子二十余岁，在室素强健，六月间发烦闷，困惫不食，发时欲入井，六脉皆沉细而弱数，两月后微渴，众以为病暑，治不效，四五日加呕而人瘦，手心极热，喜在阴处，渐成伏脉，时妄语，急予《太平惠民和济局方》妙香丸，如桐子大，以井水下一丸，半日许大便，药已出，病无退减，遂以麝香水洗药，以针穿三窍，次日以凉水送下，半日许大便，下稠痰数升，是夜得睡，困顿伏枕，旬日而愈。

真珠散

【来源】《太平惠民和济局方》卷六。

【组成】瓜蒌根末 琥珀 真珠粉 寒水石（煅，醋淬，研） 铁粉 朱砂（研，飞） 甘草末（生） 川大黄 牙消（枯，研）各等分

【用法】上为末。每服一钱，以竹叶汤温调下，不拘时候。

【主治】丈夫、妇人五脏积热，毒气上攻，心胸烦闷，口干舌燥，精神恍惚，心忪闷乱，坐卧不宁。

凉膈散

【来源】《太平惠民和济局方》卷六。

【别名】连翘饮子（《宣明论方》卷六）、连翘消毒散（《外科心法》卷七）。

【组成】川大黄 朴消 甘草（爁）各二十两 山栀子仁 薄荷叶（去梗） 黄芩各十两 连翘二斤半

【用法】上为粗末。每服二钱，小儿半钱，水一盏，加竹叶七片、蜜少许，煎至七分，去滓，食后温服。得利下住服。

【功用】

1.《证治准绳·伤寒》：养阴退阳。

2.《北京市中药成方选集》：清热降火，除烦止渴。

3.《方剂学》：泻火通便，清上泄下。

【主治】

1.《太平惠民和济局方》：大人小儿脏腑积热，烦躁多渴，面热头昏，唇焦咽燥，舌肿喉闭，目赤鼻衄，颔颊结硬，口舌生疮，痰实不利，涕唾稠粘，睡卧不宁，谵语狂妄，肠胃燥涩，便溺秘结，一切风壅。

2.《宣明论方》：伤寒表不解，半入于里，下证未全；下后燥热怫结于内，烦心懊憹不得眠，疮癣发斑，惊风，热极黑陷将死。

3.《丹溪心法》：火气上蒸胃中之湿，亦能汗。

4.《证治准绳·伤寒》：心火上盛，膈热有余，吐血，咳嗽痰涎，淋闭不利，阴耗阳竭，小儿疮痘黑陷。

5.《寿世保元》：三焦实火

【宜忌】《北京市中药成方选集》：孕妇勿服。

【方论】

1.《医方考》：黄芩、栀子，味苦而无气，故泻火于中；连翘、薄荷，味薄而气薄，故清热于上；大黄、芒硝，咸寒而味厚，故诸实皆泻；用甘草者，取其性缓而恋膈也；不作汤液而作散者，取其泥膈而成功于上也。

2.《医方集解》：此上中二焦泻火药也。热淫于内，治以咸寒，佐以苦甘，故以连翘、黄芩、竹叶、薄荷升散于上，而以大黄、芒硝之猛力推荡其中，使上升下行，而膈自清矣；用甘草、生蜜者，病在膈，甘以缓之也。

3.《张氏医通》：硝、黄得枳、朴之重著，则下热承之而顺下；得芩、栀、翘、薄之轻扬，则上热抑之而下清，此承气、凉膈之所攸分也；用甘草者，即调胃承气之义也；《太平惠民和剂局方》专主温热时行，故用竹叶。

4.《绛雪园古方选注》：薄荷、黄芩，从肺散而凉之；甘草从肾清而凉之；连翘、山栀，从心之少阳苦而凉之；山栀、芒硝，从三焦与心包络泻而凉之；甘草、大黄，从脾缓而凉之；薄荷、黄芩，从胆升降而凉之；大黄、芒硝，从胃与大肠下而凉之。上则散之，中则苦之，下则行之，丝丝入扣，周遍诸经，庶几燎原之场，顷刻为清虚之腑。

5.《医略六书》：邪热内蕴，火热结滞，故膈塞不下，大便不能通。大黄荡热结以软坚，连翘清心散热，黄芩清肺宽肠，栀子清三焦之火，甘草缓中州之气，薄荷清胸咽之邪，竹叶疗膈上之热。使火降结开则大便自通，而膈热下泄，何壅闭之有哉！此釜底抽薪之法，为火壅热闭之专方。

6.《成方便读》：以大黄、芒硝之荡涤下行者，去其结而逐其热，然恐结邪虽去，尚有浮游之火，散漫上中，故以黄芩、薄荷、竹叶清彻上中之火，连翘解散经络中之余火，栀子自上而下，引火邪屈曲下行，如是则有形无形、上下表里诸邪，悉从解散。

【验案】

1. 热厥　《临证指南医案》：某，先发水痘，已感冬温小愈，不忌荤腥，余邪复炽，热不可遏，入夜昏烦，辄云头痛，邪深走厥阴，所以发厥，诊脉两手俱细，是阳极似阴，鼻煤舌干，目眦黄，多属邪闭坏败，谅难挽回，用凉膈散。

2. 时疫　《南雅堂医案》：时疫来势甚暴，目赤口渴，壮热无汗，斑疹隐隐未透，烦躁不已，脘腹按之作痛，大小便闭，热毒内炽，邪势不能外达，防有内陷昏喘之变。拟仿凉膈法，并加味酌治，俾热从外出，火从下泄，冀其邪去正复，得有转机。连翘9g，大黄（酒浸）、芒硝、牛蒡子各4.5g，枳实3g，栀子2.4g（炒黑），甘草4.5g，淡黄芩、薄荷各2.4g，竹叶3g，生白蜜适量。

3. 疮疡　《外科发挥》：一妇人面患毒，疼痛发热作渴，脉数，按之则实，以凉膈散2剂少愈。

4. 牙痛　《口齿类要》：表兄颜佥宪牙痛，右寸后半指脉洪而有力，余曰：此大肠积热，当用寒凉之剂。自泥年高，服补阴之药，呻吟彻夜，余与同舟赴京，煎凉膈散加荆、防、石膏，与服即愈。

5. 小儿疱疹性咽炎　《浙江中医学院学报》（1996，3：37）：用本方加减：蝉衣、薄荷、鲜芦根、牛蒡子、连翘、玄参、焦山栀、生大黄、板蓝根、生甘草、射干。汗出不多者加荆芥；高热甚者加生石膏；高热惊厥者加钩藤或制僵蚕；大便干结而体质偏弱者去大黄，加炒枳壳、决明子；每日1剂，水煎服，3天为1疗程。治疗小儿疱疹性咽炎28例；对照组用病毒唑静滴，3天为1疗程，共观察2个疗程。结果：治疗组总有效率为96.4%，对照组总有效率为84.2%。两组比较差异显著（$P<0.05$）。

青解毒丸

【来源】《太平惠民和济局方》卷八（吴直阁增诸家名方）。

【组成】寒水石（研）　石膏（研）各十六两　青黛八两

【用法】上为细末，入青黛和匀，蒸饼七个为丸，如鸡头子大。每服一丸，食后新汲水化下；或细嚼生姜水下亦得。三岁儿可服半粒。

【主治】五脏积热，毒气上攻，胸膈烦闷，咽喉肿痛，赤眼痈肿，头面发热，唇口干燥，两颊生疮，精神恍惚，心松闷乱，坐卧不宁，及伤暑毒，面赤身热，心躁烦渴，饮食不下。并治小儿惊风潮热，痰涎壅塞。

灵砂归命丹

【来源】《太平惠民和济局方》卷十。

【组成】巴豆（去心膜皮，炒熟，研如面油）

三百一十五粒　牛黄（研）　龙脑（研）　麝香（研）　腻粉（研）　各三两　辰砂（研飞）九两　金箔（研）九十片

【用法】上合研匀，炼黄蜡六两，入白沙蜜三分，同炼令匀，为丸如绿豆大。每服二丸，金银薄荷汤下。更量岁数加减。如惊痫搐搦，用龙脑、腻粉、蜜汤送下。服药先以冷水浸少时，服之见效尤速。

【主治】小儿蕴积邪热，潮热不除，颊赤口干，心膈烦躁，痰涎不利，睡卧不安，或发惊痫，涎潮搐搦。积滞不消，下利多日，腹中疞痛，烦渴呕秽，服药调和不能愈者。

黄耆散

【来源】《养老奉亲书》。

【组成】黄耆　赤芍药　牡丹皮　香白芷　沙参（炙）　甘草（炙）　肉桂（去皮）　柴胡（去苗）　当归（洗后炙）各等分

【用法】上为末。每服二钱，水一盏，加生姜三片，煎至五分，日进三服。春季每煎时，入蜜蒸瓜蒌煎半匙。

【主治】老人心脾积热，或流注脚膝疼痛。

【宜忌】忌粘食、炙煿等物。

人参丸

【来源】《圣济总录》卷十三。

【组成】人参一两半　芦荟　白术　藁本（去苗土）　桔梗（锉，炒）各半两　白附子（炮）　赤茯苓（去黑皮）　菊花各一两　防风（去叉）　天麻（酒浸，切，焙）各三分　龙脑（研）　麝香（研）各一分

【用法】上为末，以面糊为丸，如梧桐子大。每服十五丸，食后煎黄耆、荆芥汤送下。

【功用】解烦渴，镇心神。

【主治】风邪热中，烦渴，心神不安。

鹿髓煎丸

【来源】《圣济总录》卷十四。

【组成】鹿髓五合　生天门冬汁三合（滤）　生麦门冬汁三合（滤）　清酒五合　牛髓五合（无牛髓，牛酥一升代）　白蜜七合　枣膏五合　生地黄汁一升（上八味，先煎地黄、天门冬汁、清酒，五分减二分，次纳麦冬汁煎二十沸，次纳酥、髓、白蜜、枣膏，煎如稠糖，倾出银石器中，复于重汤上煮，搅如稠膏，即入后药末）　茯神（去木）　龙骨　人参各一两　枳壳（去瓤，麸炒）　细辛（去苗叶）　防风（去叉）　白术　石斛（去根）　桂（去粗皮）　芎藭　黄耆（炙，锉）　五味子各三分　甘草（炙，锉）一两半　陈橘皮（汤浸，去白，焙）　厚朴（去粗皮，生姜汁炙）　山芋各半两　山茱萸（并子用）　柏子仁（炒）　枸杞子各三分　远志（去心）　黄连（去须）各半两　薏苡仁（炒）　槟榔（锉）各三分

【用法】上三十一味，除八味为煎外，捣罗为末，入在煎中，和捣令匀为丸，如梧桐子大。每服二十丸，加至三十丸，温酒送下，空心，日午、夜卧服。

【主治】久积风热，发即惊悸，气满不安，四肢虚弱，不生肌肉。

大黄丸

【来源】《圣济总录》卷三十四。

【组成】大黄（锉，炒）　甘草（炙，锉）　黄连（去须）　恶实（微炒）　荆芥穗各等分

【用法】上为末，炼蜜为丸，如梧桐子大。每服二十丸，食后温水送下；若为散，水调亦得。

【主治】暑毒及心经积热。

菝葜散

【来源】《圣济总录》卷三十四。

【组成】菝葜　贯众（摘碎，刮去毛）各一两　人参　甘草（炙，锉）各半两

【用法】上为散。每服二钱匕，水一盏，煎至七分，温服。如热渴即冷作饮。

【主治】一切伏热，烦躁困闷。

郁李仁散

【来源】《圣济总录》卷四十一。

【组成】郁李仁（汤浸，去皮尖） 大黄（锉，炒）各一两 栀子仁 朴消（研） 干荷叶 甘草（炙，锉） 荆芥穗各半两
【用法】上为细散。每服二钱匕，食后温熟水调下。
【主治】肝脏壅热，三焦不利，胸膈满闷，睡卧不安。

半夏汤

【来源】《圣济总录》卷四十二。
【组成】半夏（为末，生姜汁和作饼，晒干） 酸枣仁各一两半 黄芩（去黑心）半两 远志（去心） 山栀子（去皮） 赤茯苓（去黑皮）各一两 秫米三大合
【用法】上为粗末。每服五钱匕，水一盏半，加生姜五片，生地黄半分（切），煎至八分，去滓，食后温服。
【主治】胆实热，口苦，冒冒气满，食饮不下，咽干心胁痛，不能转侧，头目连缺盆皆痛。

地黄汤

【来源】《圣济总录》卷五十一。
【组成】生干地黄（焙）一两半 麦门冬（去心，焙） 羚羊角（镑） 槟榔（锉） 牛膝（切，焙） 黄芩（去黑心） 甘草（炙，锉） 丹参 枳壳（去瓤，麸炒） 赤茯苓（去黑皮）各一两
【用法】上为粗末。每服三钱匕，水一盏，煎至七分，去滓温服，不拘时候。
【主治】肾脏实热，心胸烦闷，腹胁胀急，腰重不利。

地骨皮汤

【来源】《圣济总录》卷五十三。
【组成】地骨皮 柴胡（去苗） 甘草（炙，锉）各一两 胡黄连一分
【用法】上为粗末。每服三钱匕，水一盏，煎至七分，去滓温服。
【主治】骨实热烦痛。

枳实汤

【来源】《圣济总录》卷五十三。
【组成】枳实（去瓤，麸炒） 柴胡（去苗） 当归（切，焙） 川芎 甘草（微炙，锉）各一两
【用法】上为粗末。每服三钱匕，用水一盏，煎至七分，去滓，食后、夜卧温服。
【主治】髓实证，气勇悍，烦躁惊热。

天门冬丸

【来源】《圣济总录》卷五十四。
【组成】天门冬（去心，焙）二两 地骨皮 人参 甘草（炙，锉） 黄耆（炙，锉） 枸杞子（焙） 甘菊花（栋） 防风（去叉） 黄芩（去黑心） 赤芍药各一两 生干地黄（焙）二两
【用法】上为末，炼蜜为丸，如鸡子黄大。每服一丸，以水一盏，煎至七分，食后、临卧和滓温服。
【主治】上焦热结，口燥咽干，脏腑秘滞，面赤心烦。

五味子丸

【来源】《圣济总录》卷五十四。
【组成】五味子五两 天门冬（去心，焙）三两 白芍药 防己 车前子各二两 槟榔（锉） 牵牛子（炒） 大黄（锉，炒） 消石（研）各一两
【用法】上为末，炼蜜为丸，如梧桐子大。每服十五丸，食后木香汤送下。稍增至三十丸，以知为度。
【主治】下焦热结。

玉螺丸

【来源】《圣济总录》卷五十四。
【组成】井泉石（研）五两 丹砂（研）三两 铁精（研） 芒消（研） 黄环各二两 大黄（锉，炒） 黄连（去须） 丹参 地龙（炒）各一两
【用法】捣罗五味为末，与四味研者和匀，炼蜜为丸，如绿豆大。每服十丸，平旦时及初更后浓煎麦门冬汤送下。以知为度。

【主治】上焦热结，心气懊憹，振掉谵语。

石长生丸

【来源】《圣济总录》卷五十四。

【组成】石长生五两　升麻三分　鸡舌香　水银粉　消石（别研）各二两　石膏（碎）　葛根（锉）　大黄（锉，炒）　射干各一两

【用法】上为末，炼蜜为丸，如绿豆大。每服十丸，早、晚食前温米饮送下。渐加至二十丸，以知为度。

【主治】下焦受热，大便难，及多疮疡。

苎根散

【来源】《圣济总录》卷五十四。

【组成】苎根（锉）二两　松脂三分　槐花（炒）半两

【用法】上为散。每服二钱匕，稍增至三钱匕，以知为度，早、晚食前温糯米饮调下。

【主治】中焦蓄积痺热，食已如饥。

前胡枳壳汤

【来源】《圣济总录》卷五十四。

【组成】前胡（去芦头）　人参　赤茯苓（去黑皮）各一两　枳壳（去瓤，麸炒）　半夏（汤洗七遍去滑，焙）　桔梗（炒）　甘草（炙，锉）　桑根白皮（锉）　旋覆花（微炒）各半两　麦门冬（去心，焙）三分

【用法】上为粗末。每服三钱匕，水一盏，生姜三片，同煎至六分，去滓，食后温服。

【主治】上焦热结，头痛昏眩，胸膈烦闷，涕唾稠粘，痰实恶心，不欲饮食。

消气丸

【来源】《圣济总录》卷五十四。

【组成】皂荚五挺（长约及尺，不蛀者，去皮子，水煮五七沸，取出酥炙）　防己　人参　射干（不蚛者）　桑根白皮（锉）　甜葶苈（隔纸炒）各一两　知母（焙）三分　马兜铃三十枚　槟榔七枚（锉）

【用法】上为末，煮枣肉为丸，如梧桐子大。每服二十丸，食后荆芥汤送下，一日二次。

【主治】上焦热结，脾肺久壅，痰涕喘闷，脑昏背痛，常觉口干咽涩，饮食无味，时觉烦躁，鼻塞。

接神散

【来源】《圣济总录》卷五十四。

【组成】菊花五两　秦艽（去土）三两　射干　白术　铅霜各二两　朴消（研）　石膏（研）　白石英（研）　扁青（研）各一两

【用法】上为散。每服二钱匕，食后温米饮调下，稍增至三钱匕，以知为度。气弱者减之。

【主治】内热上逆，目睛如脱。

薗茹散

【来源】《圣济总录》卷五十四。

【组成】薗茹三两　甘草（炙）二两　消石（研）一两

【用法】上为散。每服一钱匕，稍增至二钱匕，于初更时及鸡鸣后用温酒调下。以知为度。

【主治】中焦热痹，善忘不乐。

枳实汤

【来源】《圣济总录》卷五十九。

【组成】枳实（去瓤，麸炒）　茯神（去木）　葛根（锉）　石膏各二两半

【用法】上为粗末。每服三钱匕，水一盏半，煎至一盏，去滓温服，不拘时候。

【主治】内热暴渴不止。

豉栀汤

【来源】《圣济总录》卷六十一。

【别名】豆豉汤（《普济方》卷三八四）、栀豆饮子（《普济方》卷三八四）、栀豉饮子（《医学纲目》卷三十七）。

【组成】豉二合　栀子仁七枚

【用法】上为粗末，用水一盏半，煎至七分，去滓

顿服。

【主治】

1.《圣济总录》：虾蟆黄。舌上青脉起，昼夜不睡。

2.《阎氏小儿方论》：小儿蓄热在中，身热狂躁，昏迷不食。

石膏竹茹汤

【来源】《圣济总录》卷六十三。

【组成】石膏二两　竹茹（焙）　人参　白茅根　半夏（汤洗七遍，炒）各一两　玄明粉　桔梗（炒）　甘草（炙，锉）　葛根（锉）各半两

【用法】上为粗末。每服五钱匕，水一盏半，加生姜五片，同煎至八分，去滓温服。

【主治】上焦壅热，见食呕吐，头痛目赤。

半夏汤

【来源】《圣济总录》卷六十三。

【组成】半夏（汤洗七遍，焙）　人参　柴胡（去苗）　麦门冬（去心，焙）各三分　赤茯苓（去黑皮）　竹茹　桂（去粗皮）　芦根（锉）各半两　甘草（炙，锉）一分

【用法】上为粗末，每服五钱匕，水一盏半，加生姜五片，同煎至八分，去滓温服。

【主治】上焦壅热，食饮不下，呕吐，两胁痛。

半夏丸

【来源】《圣济总录》卷六十五。

【组成】半夏六两（去脐，浆水五升、生姜半斤薄切，甘草、桑白皮一两，锉，银石铫内慢火煮一复时，只取半夏，余药不用）　郁李仁一两（去皮尖，焙）　青橘皮（汤浸去白，焙）　木香　槟榔（锉）各一分

【用法】上为末，面糊为丸，如豌豆大。每服十丸，稍加至二十丸，食后、临卧淡生姜汤送下。

【功用】化痰涎，止咳嗽。

【主治】胸膈热壅。

郁金散

【来源】《圣济总录》卷六十九。

【组成】郁金一两　当归（切，焙）半两

【用法】上为散。每服一钱匕，以生姜、乌梅汤调下。

【主治】心脏积热，血脉壅盛，舌上血出。

柳枝汤

【来源】《圣济总录》卷八十八。

【组成】柳枝（锉）半两　柴胡（去苗）　鳖甲（去裙襴，醋炙）各二两　大黄（煨）　青橘皮（汤浸，去白，焙）　木香　甘草（炙，锉）各半两

【用法】上为粗末。每服四钱匕，水一盏半，入青蒿一握（切），小麦二百粒，同煎至一盏，去滓，食后温服。

【主治】虚劳肌热，烦躁少力，痰嗽颊赤，潮热，夜多盗汗，饮食无味，日渐羸瘦，五心烦热，骨节酸疼。

龙胆汤

【来源】《圣济总录》卷九十六。

【组成】龙胆（去苗，洗）　犀角（镑）　生地黄（洗，切）各一两　麦门冬（去心，生用）三分　升麻（锉）　甘草（炙）各半两　牡蛎（慢火炒）一两半

【用法】上锉。每服四钱匕，水一盏半，煎至八分，去滓，不拘时候温服。

【主治】小便赤涩，额上汗出，手足烦热。

石膏散

【来源】《圣济总录》卷一〇三。

【组成】石膏（碎）　甘菊花　羌活（去芦头）　白附子（炮）　白僵蚕（炒）　玄参　黄连（去须）各等分

【用法】上为散，研匀。每服二钱匕，生姜、茶清调下。

【主治】上焦壅热，目赤口干。

苍耳酒

【来源】《圣济总录》卷一一四。

【组成】苍耳（净拣） 防风（去叉） 恶实（炒）各三两 独活（去芦头） 木通各二两 生地黄（洗）三两 人参一两 薏苡仁二两 黄耆三两 桂（去粗皮）一两半 白茯苓（去黑皮）二两半

【用法】上锉细，以酒一斗，浸七日。空心饮之，初一盏，一日二次。量性加至二三盏。

【主治】肾间风热，骨疼耳聋，及肾中实邪。

天麻人参煎

【来源】《圣济总录》卷一六八。

【组成】天麻 人参 白茯苓（去黑皮）各一分 天竺黄（研）一钱 甘草（生用）一钱 铅白霜（研）一钱 龙脑（研）半钱 丹砂（研）一钱

【用法】上药先将四味为细末，再入研了四味和匀，炼蜜煎为膏。每服一大豆许，用金箔、薄荷汤化下。

【主治】小儿上焦风热，热渴引饮不止。

龙胆汤

【来源】《圣济总录》卷一六八。

【组成】龙胆（去根） 冬葵子 萎蕤 大青 柴胡（去苗）各一分 赤茯苓（去黑皮） 甘草（炙）各半两

【用法】上为粗末。每服一钱匕，以水半盏，煎至三分，去滓，分三次服，如人行十里已来一服。

【主治】小儿生四五十日，服药下后，身体壮热如火，伤寒兼腹满，头面丹肿。此皆内有伏热。

赤茯苓汤

【来源】《全生指迷方》卷二。

【组成】赤茯苓四两 甘草（生）一两 木香半两

【用法】上为散。每服五钱，水二盏，煎至一盏，去滓温服。

【主治】口干，溺赤，腹满心痛。由热留于手少阴之经，其气厥也。

清肌散

【来源】《幼幼新书》卷十九引《医方妙选》。

【组成】当归 川大黄（微炮，锉） 人参（去芦头）各一两 芍药 甘草（炙） 犀角各半两（末）

【用法】上为细末。每服一钱，以水一盏，加生姜三片、竹叶二片，同煎至五分，去滓放温，乳食后服。

【功用】疏解积热。

【主治】小儿初春不问有病无病。

地黄散

【来源】《幼幼新书》卷三十引《吉氏家传》。

【组成】绿豆粉 滑石各一两 生干地黄二两 甘草半两（炙）

【用法】上为末。每服二钱，小儿八岁以下每服半钱，新汲水调下，二服止。

【主治】小儿心脏、脾脏、肝脏积热，下传小肠，尿血。

【宜忌】忌热食、酸、咸。

金露散

【来源】《幼幼新书》卷十九引《吉氏家传》。

【组成】郁金一个（水煮五次，焙） 天竺黄 大黄（蒸三次） 干地黄 牙消各一分 甘草半两（炙）

【用法】上为细末。每服半钱，浆水调下。

【主治】积热惊掣。

天竺黄散

【来源】《幼幼新书》卷十九引丁时发方。

【组成】天竺黄 甘草（炙） 朱砂（研） 雄黄（研） 白附子 全蝎 轻粉 郁金（皂角水煮，焙）各一分 牙硝半两 脑麝各少许

【用法】上为末。每服半钱，薄荷汤调下；蜜丸亦得。

【主治】小儿上焦热，烦躁。

麦门冬丸

【来源】《幼幼新书》卷三十三引《万全方》。
【组成】麦门冬（去心，焙）一两　龙脑（细研）半分　甘草（炙）　犀角屑　粉霜　朱砂　马牙消（各研）　生干地黄　子芩各半两　赤茯苓　牛黄（研入）各一分
【用法】上为末，入研了药，都研令匀。每服半钱，以温蜜水调下。
【主治】小儿心肺壅热，脑干无涕，时有烦躁。

越桃饮

【来源】《幼幼新书》卷十九引庄氏方。
【别名】越桃饮子（《魏氏家藏方》卷十）。
【组成】山栀　甘草　红芍药　大黄各一分　连翘　黄芩各半分
【用法】上为末。每服半钱至一钱，蜜汤调下。
【主治】小儿积热诸疾。

延寿膏

【来源】《幼幼新书》卷十九引《庄氏家传》。
【组成】白羯羊胆一只（腊日者或腊月者皆可）　马牙消半两　朱砂一分
【用法】上为细末。盛于胆内当风悬之，候过清明可开，再研极细；入脑、麝香少许，生蜜和为膏子，以瓷器中盛。服如紫雪法。
【主治】小儿心脏积热；大人、小儿口疮。

知母柴胡汤

【来源】《幼幼新书》卷十九引《养生必用》。
【组成】知母　柴胡（去苗）　茯苓　茯神　甘草（炙）　人参各等分
【用法】上为末。每服二钱，水一盏，煎至七分，去滓，食后温服，一日三次。
【主治】大人小儿实热，眼赤口疮，及伤寒后烦渴，手足热。

壅　药

【来源】《鸡峰普济方》卷二十。
【组成】人参半两　白蒺藜（去刺）　赤茯苓　白术各一分　莨测子二钱　白扁豆一分（若无以白豆代之，此别有理）　独活二钱　甘草三钱　天南星二钱（生用）　半夏一钱半（制略有性）
【用法】上为细末。水一盏，磨水沉香少许，荆芥一二穗，同煎三钱匕，取八分，去滓，再炼。一日三服。
【主治】一切壅热不可服凉药者。
【加减】惟脏腑秘，口干，呕逆，即加枳实一二豆大，黄连一豆大。枳实米泔浸之一宿，用黄连蜜炒焦黑，用此是凡煎药每服之所加者数。

青散子

【来源】《鸡峰普济方》卷二十一。
【组成】青黛　黄连各等分
【用法】上为末。揩漱牙齿。
【主治】服青龙丹，动口齿。

通膈丸

【来源】《普济本事方》卷四。
【组成】黄连（去须）　茯苓（去皮）　人参各三两（去芦）　朱砂一分（水飞）　真脑子少许
【用法】上为细末，炼蜜为丸，如梧桐子大。每服三五丸，熟水送下，每日二三次。
【主治】上焦虚热，肺脘咽膈有气如烟抢上。
【方论】《本事方释义》：黄连气味苦寒，入手少阴；茯苓气味甘平淡渗，入足阳明；人参气味甘温，入足阳明；朱砂气味苦温，入手少阴；脑子气味辛大热，能行十二经络。此上焦虚热，肺脘胸膈之间有气如烟上逆欲抢者，非大热之品不能引苦寒之药入里也。

薄荷散

【来源】《扁鹊心书·神方》。
【组成】真薄二两　桔梗三两　防风二两　甘草一两

【用法】上为末。每服四钱，灯心煎汤下。

【主治】心肺壅热，头目不清，咽喉不利，精神昏浊，小儿膈热。

鸡卵蜜

【来源】方出《小儿卫生总微论方》卷三，名见《医部全录》卷四二一。

【组成】鸡卵一枚

【用法】和白蜜服之。

【主治】小儿诸热。

人参散

【来源】《宣明论方》卷九。

【别名】既济解毒丸。

【组成】石膏　甘草各一两　滑石四两　寒水石二两　人参半两

【用法】上为末。每服二钱，早、晚食后温水调下。兼服栀子金花丸。

【主治】

1.《宣明论方》：身热头痛，积热黄瘦，肌热恶寒，畜热发战，膈热呕吐，烦渴，温热泻利，或目赤口疮，咽喉肿痛，或风昏眩，虚汗，肺痿劳嗽不已者。

2.《儒门事亲》：消渴，一切邪热变化，直阴损虚。

防风通圣散

【来源】《宣明论方》卷三。

【别名】通圣散（《伤寒标本》卷下）。

【组成】防风　川芎　当归　芍药　大黄　薄荷叶　麻黄　连翘　芒消各半两　石膏　黄芩　桔梗各一两　滑石三两　甘草二两　荆芥　白术　栀子各一分

【用法】上为末。每服二钱，水一大盏，生姜三片，煎至六分，温服。

本方改为丸剂，名“防风通圣丸”（见《全国中药成药处方集》北京方），又名“通圣丸”（见《全国中药成药处方集》哈尔滨方）。

【功用】

1.《宣明论方》：解酒，退热毒，兼解利诸邪所伤。

2.《医方类聚》引《修月鲁般经》：消风退热，散郁闭，开结滞，宣通气血。

3.《不居集》下集：疏风解热，利水泻火，扶脾燥湿，上下分消，表里交治。

【主治】

1.《宣明论方》：风热怫郁，筋脉拘倦，肢体焦萎，头目昏眩，腰脊强痛，耳鸣鼻塞，口苦舌干，咽嗌不利，胸膈痞闷，咳呕喘满，涕唾稠粘，肠胃燥热结，便溺淋闭；或夜卧寝汗，咬牙睡语，筋惕惊悸；或肠胃怫郁结，水液不能浸润于周身，而但为小便多出者；或湿热内郁，而时有汗泄者；或因亡液而成燥淋闭者；或因肠胃燥郁，水液不能宣行于外，反以停湿而泄；或燥湿往来，而时结时泄者；或表之，阳中正气与邪热相合，并入于里，阳极似阴而战，烦渴者；或虚气久不已者。或风热走注，疼痛麻痹者；或肾水真阴衰虚，心火邪热暴甚而僵仆，或卒中久不语，或一切暴喑而不语，语不出声，或喑风痫者，或洗头风，或破伤，或中风诸潮搐，并小儿诸疳积热，或惊风积热，伤寒疫疠而能辨者；或热甚怫结而反出不快者，或热黑陷将死；或大人、小儿风热疮疥及久不愈者，或头生屑，遍身黑黧，紫白斑驳，或面鼻生紫赤风刺瘾疹，俗呼为肺风者，或成风疠，世传为大风疾者；或肠风痔漏，及伤寒未发汗，头项身体疼痛者，并两感诸症。兼治产后血液损虚，以致阴气衰残，阳气郁甚，为诸热症，腹满涩痛，烦渴喘闷，谵妄惊狂，或热极生风而热燥郁，舌强口噤，筋惕肉瞤，一切风热燥症，郁而恶物不下，腹满撮痛而昏者。兼消除大小疮及恶毒，兼治堕马打扑伤损疼痛，或因而热结，大小便涩滞不通，或腰腹急痛，腹满喘闷者。

2.《医学正传》：痫后鹤膝风。

3.《片玉心书》：冻耳成疮者。

4.《寿世保元》：风热实盛发狂，及杨梅疮。

5.《眼科全书》：时行暴热，风肿火眼，肿痛难开，或头面俱肿。

6.《医宗金鉴》：胃经积热生疮而致之秃疮。

【宜忌】《证治准绳·疡医》：若时毒饥馑之后胃气

亏损者，须当审察，非大满大实不用。

【加减】涎嗽，加半夏半两（姜制）。

【方论】

1.《医方考》：防风、麻黄，解表药也，风热之在皮肤者，得之由汗而泄；荆芥、薄荷，清上药也，风热之在巅顶者，得之由鼻而泄；大黄、芒硝，通利药也，风热之在肠胃者，得之由后而泄；滑石、栀子，水道药也，风热之在决渎者，得之由溺而泄。风淫于膈，肺胃受邪，石膏、桔梗，清肺胃也，而连翘、黄芩又所以祛诸经之游火；风之为患，肝木主之，川芎、归、芍和肝血也，而甘草、白术又所以和胃气而健脾。诸痛疡疮痒，皆属心火，故表有疥疮，必里有实热。是方也，用防风、麻黄泄热于皮毛；用石膏、黄芩、连翘、桔梗泄热于肺胃；用荆芥、薄荷、川芎泄热于七窍；用大黄、芒硝、滑石、栀子泄热于二阴，所以各道分消其势也。乃当归、白芍者，用之于和血；而白术、甘草者，用之以调中尔。

2.《医方集解》：此足太阳、阳明表里血气药也。防风、荆芥、薄荷、麻黄轻浮升散，解表散寒，使风热从汗出而散之于上。大黄、芒硝破结通幽；栀子、滑石降火利水，使风热从便出而泄之于下；风淫于内，肺胃受邪，桔梗、石膏清肺泻胃；风之为患，肝木受之，川芎、归、芍和血补肝；黄芩清中上之火；连翘散气聚血凝；甘草缓峻而和中（重用甘草、滑石，亦犹六一利水泻火之意）；白术健脾而燥湿。上下分消，表里交治，由于散泻之中，犹寓温养之意，所以汗不伤表，下不伤里也。

3.《医方论》：虽云通治一切内外诸邪，然必如注中表里三焦俱实者，方可用。否则消、黄之峻烈，石膏、滑石之沉寒，寻常之症，岂能堪此？双解散已除去大黄、芒硝，而石膏、滑石二味，予意尚以为过当，不如一并除去，加木通、青皮二味为妥也。

4.《王旭高医书六种》：此即凉膈散变法，去竹叶、白蜜而加发表和气血药。荆、防、麻黄、薄荷，发汗而散热搜风；栀子、滑石、硝、黄，利便而降火行水；芩、桔、石膏，清肺泻胃；川芎、归、芍，养血补肝；连翘散气聚血凝；甘、术能补中燥湿；生姜通彻表里。汗不伤表，下不伤里，名曰通圣，极言其用之效耳。此为表里、气血、三焦通治之剂。

5.《谦斋医学讲稿》：防风通圣散治疗寒热、目赤、鼻塞、口干、咳嗽、咽喉不利、便秘溲赤等证。用麻、防、荆、薄、桔梗宣肺散风，芩、栀、翘、膏、滑石清里热，硝、黄泻实通便，又因饥饱劳役，气血拂郁，加入归、芍、芎、术、甘草等调肝健脾。此方用药较多，牵涉面较广，总的说来，也是以祛除表里之邪为目的。所以双解不等于和解，和解是双方兼顾，重在邪正，双解则着重在清除表里之邪。虽然防风通圣散亦用了调气养血的药，但主力仍在散风、清热、通便。

【实验】

1. 降胆固醇作用　《中药药理与临床》（1989，3：3）：本方浸液灌胃给药（0.012g/kg体重），可使用蛋黄乳液造型的小鼠血清胆固醇显著降低，皮下给药则无效，对肝脏胆固醇无影响。因此推测本方可能是主要抑制了外源性胆固醇的吸收。

2. 抗血栓、抗心律失常和降压作用　《中药药理与临床》（1989，6：6）：对兔体外血栓形成有明显抑制作用；降低小鼠耗氧量；抗小鼠对氯仿、大鼠对乌头碱诱发的心律失常和提高大鼠对利多卡因中毒的耐受量；明显抑制蛙心收缩力，降低兔动脉血压，其降压作用原理可能与其兴奋血管M-受体有关。

【验案】

1. 咽喉肿痛　《齐氏医案》：一病人咽喉肿痛，作渴引冷，大便秘结，按之六脉俱实，乃与防风通圣散。因其自汗，去麻黄、加桂枝；因涎嗽，加姜制半夏；重用消、黄，下之而愈。

2. 头痛　《天津医药》（1977，2：82）：将防风通圣散改为汤剂为基本方，无大便秘结，去大黄、芒硝；无小便黄赤，去山栀、滑石；头昏眼花者，加菊花；治疗顽固性头痛27例，病人均表现为持续性或反复发作性头痛，病程3个月以上，经多种治疗效果不佳，并排除颅内占位性病变及颅内炎症所致之头痛。其中偏头痛及类偏头痛型血管性头痛6例；非偏头痛型血管性头痛8例，肌肉收缩性头痛7例，神经官能症性头痛3例，副鼻窦炎伴发头痛1例，高血压所致头痛2

例。结果：治愈19例，显效5例，有效2例，无效1例。

3. 扁平疣　《河南中医》（1995，1：46）：用防风通圣丸每次6g，每日2次，温开水送服，1周为1个疗程；治疗扁平疣67例。结果：痊愈39例，显效11例，有效6例，无效11例。

4. 小儿丘疹性荨麻疹　《四川中医》（1996，3：42）：用防风通圣丸与扑尔敏对照，治疗小儿丘疹性荨麻疹71例。结果：风热证治疗组23例与对照组18例，两组间总显效率无明显差异，$P>0.05$；湿热证治疗组17例与对照组13例，两组间总显效率有明显差异，治疗组疗效明显优于对照组，$P<0.05$。

5. 单纯性肥胖症　《河北中医》（1998，1：23）：用本方加白矾，治疗单纯性肥胖症150例。结果：有效（体重下降1.5kg以上）132例，占88%。多数在服药后1周体重即开始下降。

6. 散发性脑炎　《河北中医》（1998，5：300）：用本方加减，偏表证加葛根、射干，去熟大黄；偏里证加大青叶、玄参；半表半里证去石膏，加钩藤；风痰入络证加羚羊角粉、石决明；痰瘀痹阻心窍证加牛黄、郁金；治疗散发性脑炎53例。结果：治愈47例，总有效率达100%。

7. 疖病　《陕西中医学院学报》（1999，6：11）：用防风通圣丸每次1包，每日2次，早晚服；龙胆泻肝丸每次1包，每日1次，睡前服；治疗疖病50例。结果：全部有效。

【加减】本方去芒消，名“贾同知通圣散”；去麻黄、芒消，加缩砂仁，名“崔宣武通圣散”；去芒消，加缩砂仁，名“刘庭瑞通圣散”；（见原书同卷）。

防风当归饮子

【来源】《宣明论方》卷十二。

【别名】防风当归饮（《医学入门》卷七）。

【组成】防风　当归　大黄　柴胡　人参　黄芩　甘草（炙）　芍药各一两　滑石六两

方中“防风”原脱，据《袖珍方》补。《杂病源流犀烛》有赤苓，无黄芩。

【用法】上锉。每服三钱至五钱，水一大盏，加生姜三片，同煎至七分，去滓温服。

【功用】

1.《宣明论方》：宣通气血，调顺饮食。

2.《丹溪心法附余》：泻心肝之阳，补脾肾之阴。

【主治】脾肾真阴损虚，肝心风热郁甚，阳盛阴衰，邪气上逆，上实下虚，怯弱不耐；或表热而身热恶寒；或里热而燥热烦渴；或邪热半在表，半在里，进退出入不已，而为寒热往来；或表多则恶寒，里多则发热；或表之阳分正气与邪相助，并甚于里，蓄热极深而外无阳气，里热极甚，阳极似阴而寒战，腹满，烦渴者；或里之阴分正气反助邪气并甚于表，则燥热烦渴而汗出也；或邪热壅塞者；或烦热痛者；或热结极甚，阳气不通而反觉冷痛；或中外热郁烦躁甚，喜凉畏热者；或热极闭寒不得宣通，阳极似阴，中外喜热而反畏寒者；或燥热烦渴者；或湿热极甚而腹满不渴者；或一切风热壅滞，头目昏眩，暗风眼黑，偏正头痛，口干鼻塞，耳鸣耳聋，咽嗌不利；或目赤肿痛，口疮舌痹；或上气痰嗽，心胁郁痞，肠胃燥涩，便溺淋秘；或是皮肤瘙痒，手足麻痹；又或筋脉拘急，肢体倦怠；或浑身肌肉跳动，心忪惊悸；或口眼㖞斜，语言謇涩；或狂妄昏惑，健忘失志；及或肠胃燥热，怫郁而饥，不欲食，或湿热内余而消谷善饥，然能食而反瘦弱；或误服燥热毒药，及妄食热物过多而耗损脾肾，则风热郁甚而多有如此，不必全见也。

【方论】《丹溪心法附余》：大黄泻阳明之湿热从大便出，滑石降三焦之妄火从小便出，黄芩以凉膈，柴胡以解肌，防风以清头目，人参、甘草以补气，当归、芍药以补血，无半味辛香燥热之谬药也。

栀子金花丸

【来源】《宣明论方》卷四。

【别名】既济解毒丸（原书同卷）、金花丸（《活法机要》）、小金花丸（《保命歌括》卷十），三黄金花丸（《医方集解》）、大金花丸（《云岐子保命集》卷中）。

【组成】黄连　黄柏　黄芩　栀子各半两

【用法】上为末，滴水为丸，如小豆大。每服二三十丸，新汲水送下。小儿丸如麻子大，每服三五丸。

【主治】中外诸热，寝汗咬牙，睡语惊悸，溺血淋闭，咳血衄血，瘦弱头痛，骨蒸，肺痿喘嗽。

【实验】对炭疽杆菌和巴氏杆菌的抗菌作用 《河北中医》（1992，4：36）：研究发现：本方对炭疽杆菌及巴氏杆菌有良好的抑菌作用。

柴胡饮子

【来源】《宣明论方》卷四。

【别名】柴胡饮（《校注妇人良方》卷五）、人参柴胡饮子（《证治准绳·类方》卷一）。

【组成】柴胡　人参　黄芩　甘草　大黄　当归　芍药各半两

【用法】上为末。每服三钱，水一盏，加生姜三片，煎至七分，温服，每日三次。

【主治】

1.《宣明论方》：一切肌骨蒸积热作，发寒热往来，蓄热寒战，及伤寒发汗不解，或中外诸邪热，口干烦渴，或下后热未愈，汗后劳复或骨蒸肺痿喘嗽，妇人余疾，产后经病。

2.《儒门事亲》：妇人产后一二日，潮热口干；双身妇人病疟。

3.《永类钤方》：小儿伤寒五六日，发热潮热，大便秘，母多服。

4.《保婴撮要》：脉洪实弦数，大便坚实。

【方论】《杏苑生春》：用人参、当归、芍药益阴血以胜阳热，黄芩解肌热，柴胡退蒸热，大黄下积热，生甘草泻火兼和药。

【验案】二阳病 《名医类案》：张子和治常仲明病寒热往来，时咳一二声，面黄无力，懒思饮食，夜寝多汗，日渐瘦削，诸医作虚损治之，用二十四味烧肝散、鹿茸、牛膝，补养二年，口中痰出，下部转虚，戴人断之曰，上实也，先以涌剂吐痰二三升，次以柴胡饮子降火益水，一月余复旧，此二阳病也。

黄连丸

【来源】《宣明论方》卷九。

【组成】黄连（好者）不拘多少

【用法】上为末，酒面糊为丸，如小豆大。每服二十丸，以温水送下，不拘时候，每日三次。

【功用】清爽头目。

【主治】湿热流运，气血不通，壅滞不散。

黄耆葛花丸

【来源】《宣明论方》卷十三。

【组成】黄耆　葛花　黄赤小豆花各一两　大黄　赤芍药　黄芩　当归各三分　猬皮一个　槟榔　白蒺藜　皂角子仁（炒）各半两　生地黄（烙）一两

【用法】上为末，炼蜜为丸，如梧桐子大。每服二十丸至三十丸，食前煎桑白皮汤送下；以槐子煎汤送下亦得。

【主治】肠中久积热，痔瘘下血，疼痛。

升明汤

【来源】《三因极一病证方论》卷五。

【组成】紫檀香　车前子（炒）　青皮　半夏（汤洗）　酸枣仁　蔷薇　生姜　甘草（炙）各半两

【用法】上锉散。每服四钱，水盏半，煎七分，去滓，食前服。

【主治】寅申之岁，少阳相火司天，厥阴风木在泉，气郁化热，血溢，目赤，咳逆，头痛，胁满，呕吐，胸臆不利，耳聋，目瞑，口渴，身重，心痛，阳气不藏，疮疡烦躁。

【加减】自大寒至春分，加白薇、玄参各半两；自春分至小满，加丁香一钱；自小满至大暑，加漏芦、升麻、赤芍药各半两；自大暑至秋分，加茯苓半两；自秋分至小雪，依正方；自小雪至大雪，加五味子半两。

苁蓉牛膝汤

【来源】《三因极一病证方论》卷五。

【组成】肉苁蓉（酒浸）　牛膝（酒浸）　木瓜干　白芍药　熟地黄　当归　甘草（炙）各等分

【用法】上锉。每服四钱，水一盏半，加生姜三片，乌梅半个，煎七分，去滓，食前服。筋痿脚弱，镑鹿角屑同煎。

【主治】肝虚为燥热所伤，胁并小腹痛，肠鸣，溏泄，或发热，遍体疮疡，咳嗽，肢满，鼻鼽。

润焦汤

【来源】《三因极一病证方论》卷八。

【组成】地骨皮　半夏（汤洗七次）　柴胡（去苗）　泽泻各五两　茯苓　麦门冬（去心）　甘草（炙）　人参各一两

【用法】上锉散。每服四钱，水二盏，加生姜五片，竹茹如指大，煎七分，去滓，空心服。

【主治】三焦实热，目眦急痛，腰胁热，脊背连膻中烦闷，饮食未定，头面汗出，关格不通，不吐不下，或气逆不续，走哺不禁，或泄泻，溺涩，遗沥。

乌金散

【来源】《三因极一病证方论》卷十。

【组成】黄丹（炒）　细墨（烧）各一两

【用法】上为末。每服三钱，食后先用水一两碗漱口，待心中热索水，便以冷水调下。

【主治】热中。多因外伤燥热，内用意伤脾，饮啖肥腻，热积胸中，致多食数溲，小便过于所饮，或不渴而饮食自消为小便者。

羌活饮子

【来源】《杨氏家藏方》卷二。

【组成】羌活（去芦头）　独活（去芦头）　川芎　柴胡（去苗）　前胡（去芦头）　细辛（去叶土）　白蒺藜（炒，去刺）　麦门冬（去心）　山药　升麻　紫苏叶　黄耆（蜜炙）各二钱半　乌梅（去核）　防风（去芦头）　枳壳（去瓤，麸炒）　蔓荆子　藁本（去土）　荆芥穗　甘草（炙）　桑白皮（炙）各半两　干葛一两

【用法】上锉。每服三钱，水一盏半，加生姜三片，薄荷五叶，煎至八分盏，食后去滓温服。

【主治】风毒上攻，头面发热，颊赤唇焦，眼涩，鼻出热气，项背拘急。

芎黄丸

【来源】《杨氏家藏方》卷三。

【组成】川芎　大黄（锦纹者，用无灰酒一碗浸，火煮令酒尽，焙干）各二两

【用法】上为细末，炼蜜为丸，如梧桐子大。每服二十丸，食后温熟水送下。

【主治】风热壅盛，头昏目赤，大便艰难。

团参太一丹

【来源】《杨氏家藏方》卷三。

【组成】人参（去芦头）　酸枣仁（炒）　山栀子仁（微炒）　阿胶（蚌粉炒）各半两　天南星（牛胆制者）一两　甘草一两（炙）　玄精石（别研）　麝香（别研）各一分　脑子（别研）一分　辰砂（别研）三钱　金箔十片

【用法】上为细末，炼蜜为丸，每两作十丸，金箔为衣。每服一丸，食后临卧荆芥茶嚼下。

【主治】心经蕴热，神情恍惚，睡卧不安，烦躁健忘，小便赤涩，口苦舌干，头目昏痛。

竹茹散

【来源】《杨氏家藏方》卷三。

【组成】羚羊角三分　青竹茹一两　黄芩　山栀子仁　紫苏叶　黑参　杏仁（汤浸，去皮尖，麸炒微黄色）　木通　赤茯苓（去皮）各三分　朴消一两（别研）　甘草半两（炙赤）　大黄一两（锉，炒）

【用法】上为粗末。每服三钱，水一盏，煎至六分，去滓，入生地黄汁一合，再煎一两沸，不拘时候温服。

【主治】大肠实热，心神烦躁，口内生疮。

麝香上清丸

【来源】《杨氏家藏方》卷三。

【组成】辰砂一两（别研，水飞如粉）　马牙消（别研）　天竺黄（别研）　甘草（炙）各半两　海金沙　防风（去芦头）　滑石（别研）　麝香（别研）　脑子（别研）各一分　牛黄（别研）一钱

【用法】上为末，研令极匀，炼蜜为丸，一两作十五丸，金箔为衣。每服一丸，细嚼，薄荷汤或茶酒任下，不拘时候。

【主治】上焦积热，咽膈不利，目赤口燥，小便

赤涩。

升麻饮子

【来源】《杨氏家藏方》卷十九。

【组成】山栀子仁　防风（去芦头）　甘草（炙）　大黄　连翘　升麻各等分

【用法】上锉。每服二钱，水六分，煎至四分，去滓，乳食后温服。如大便尚未通，加芒消半钱，再略煎，热服。

【主治】小儿脏腑积热，面赤烦渴，痰实不利，肠胃燥涩，一切风壅。

生犀饮

【来源】《普济方》卷六十三引《杨氏家藏方》。

【组成】大黄　盆消各二两　荆芥　薄荷　甘草各一两

【用法】上为粗末。水煎，食后服；或为末，蜜水调下。

【主治】脾肺积热，脏腑积滞，咽喉肿痛，痰嗽不利。

解毒丸

【来源】《洁古家珍》。

【组成】滑石　黄芩　贯众　茯苓　山栀子　干姜　草龙胆　大豆　青黛　甘草　薄荷　寒水石各一两　益智仁　缩砂仁　大黄　山豆根　生地黄　桔梗　百药煎　紫河车　粉花（即豆粉）　马勃　板蓝根　黄药子各半两

方中紫河车，《医学纲目》作“草河车（即蚤休）”。

【用法】上为细末，炼蜜为丸，如弹子大。每服一丸，新汲水化下，细嚼或噙化亦得；小儿半丸；如妇人血晕不省，每服一丸，生姜、薄荷水磨下。

【功用】补真益气，化毒除风，发散瘟疫毒邪之气。

【主治】一切积滞不解，停留作毒，上焦壅热，咽喉不利，口干多渴；伏暑烦闷，霍乱不宁；山岚瘴气，食毒酒毒，吐逆不定；游风丹毒，迷惑昏困，不省人事，虚烦发躁；赤眼口疮；四时伤寒，瘟疫毒邪；四方人不服水土；一切诸毒；妇人血晕不省。

清膈丸

【来源】《简易方》引《叶氏录验方》（见《医方类聚》卷一一七）。

【组成】人参　赤茯苓　木通　黄耆（蜜炙）　生干地黄　桑白皮（蜜炙）　青皮（去白）　防风（去芦）　甘草（炙）各一两　枳壳（麸炒，去穰）　麦门冬（去心）半两

方中枳壳用量原缺。

【用法】上为末，炼蜜为丸，如弹子大。每服一丸，以水七分盏，煎至六分，食后温服，每日三次。

一方只作散子，用蜜煎服。

【主治】肺气上壅，气促迫塞，面赤痰实，咽膈不利，头昏目眩，肩背拘急，及面生赤焮瘙痒。

辰砂聚宝丹

【来源】《女科百问》卷上。

【组成】铁粉三钱半　牡蛎三钱半　辰砂半两　瓜蒌根半两　黄连二钱半　金银箔各五十片（为衣）　知母三钱半　新罗参半两　白扁豆（汤浸，去皮取末）半两

【用法】瓜蒌根末等五味同前药末，用生瓜蒌根去皮取汁一盏，白沙蜜一小盏，同银器中炼七八沸，候冷和药为丸，如梧桐子大。每服三十丸，食后煎麦门冬汤放冷送下，一日三次。

【主治】心肺积蕴虚热，口苦舌干，面赤，大便渗泄，肌肉瘦瘁，四肢少力，精神恍惚，以及消渴、消中、消肾、三焦留热。

黄连清心汤

【来源】《儒门事亲》卷十二。

【别名】清心散（《医门法律》卷三）、清心汤（《袖珍方》卷三）。

【组成】凉膈散加黄连半两

【主治】诸火热之证。

黄连清膈丸

【来源】《内外伤辨惑论》卷中。
【组成】麦门冬（去心）一两　黄连（去须）五钱　鼠尾黄芩（净刮）三钱
【用法】上为细末，炼蜜为丸，如绿豆大。每服三十丸，食后以温水送下。
【主治】心肺间有热及经中热。

发泡膏

【来源】《经验良方》。
【组成】越没里膏四十八钱　芫菁（末）八钱
【用法】先将膏上文火烊化，加芫菁而炼和。贴踝跖或项窝。
【主治】神经热，腐败热，精力罢弊沉垂者。

麝香丸

【来源】《经验良方》。
【组成】麝香　龙脑各等分
【用法】上为末，取二厘为一丸。每服五丸，每日三四次。
【主治】神经热，腐败热，精神疲困，痉挛搐掣，昏睡不省人事者。

黄芩利膈丸

【来源】《兰室秘藏》卷下。
【组成】生黄芩　炒黄芩各一两　半夏　黄连　泽泻各五钱　南星　枳壳　陈皮各三钱　白术二钱　白矾五分
【用法】上为末，汤浸蒸饼为丸，如梧桐子大。每服三五十丸，食远温水送下。
【主治】胸中热，膈上痰。
【宜忌】忌酒、湿、面。

犀角解毒丸

【来源】《小儿痘疹方论》。
【别名】犀角化毒丸（《景岳全书》卷六十三）。
【组成】生地黄　防风　当归　犀角屑（镑）　荆芥各一两　牛蒡子（杵，炒）　赤芍药　连翘　桔梗各七钱　薄荷　黄芩（炒）　甘草各五钱
【用法】上为末，炼蜜为丸，如芡实大。每服一丸，薄荷汤送下。
【主治】

1.《小儿痘疹方论》：诸积热及痘疹后余毒生疮。

2.《鳞爪集》：一切口破舌痛，惊恐发搐，鹅口牙疳。

【宜忌】忌生冷油腻，煎炒等物。

黄连汤

【来源】《仁斋直指方论》卷十五。
【组成】黄连（去须，锉碎）
【用法】上以井水浸良久，瓷碗盛之，置铁铫内，隔汤炖，取清汁服，再炖。
【主治】一切热，血热、眼热、酒热。

豆苏汤

【来源】《仁斋直指方论》卷二十六。
【组成】黑豆三合　紫苏茎叶二条　乌梅二个
【用法】用水一大碗同煎，临熟入姜汁三大匙。食后旋服。
【主治】上焦有热，咯吐瘀血，烦闷燥渴。

加味清凉饮

【来源】《仁斋直指小儿方论》卷三。
【组成】《仁斋直指方论》四顺清凉饮加川芎　柴胡

清凉饮（《仁斋直指方论》卷二十三）：当归（孩子体骨多热多惊，则倍于分数用之）　川大黄（先蒸二炊饭久，薄切焙干，或孩子小便赤少，大便多热则倍用）　赤芍药（细锉炒，孩子四肢多热，多惊，大便多泻青黄色，炙、倍用之）　甘草（孩子热即生用，孩子寒多泻多即炙、倍用）

【用法】水煎服。
【主治】小儿头热身热，口中热气，大便黄赤。

调经柴胡汤

【来源】《女科万金方》。
【组成】柴胡　黄芩　人参　甘草　大黄　当归　白芍各一钱
【用法】水二钟，加生姜三片，食后服。
【主治】日逐积热，口干烦躁，喘，咳嗽。

海仙丸

【来源】《御药院方》卷七。
【组成】船板青五两　酥油饼末一两半
【用法】上为细末，稀面糊为丸，如梧桐子大。每服四五十丸，酒送下，不拘时候。
【功用】解诸大毒。
【主治】诸伏热，头目不清，神志昏塞。

龙麝聚圣丹

【来源】《御药院方》卷九。
【组成】川芎一两　生地黄　犀角屑　羚羊角　南琥珀（研）　南玄参　桔梗　连翘各半两　马牙消（研）　人参　赤茯苓（去皮）　升麻　牛黄（研）　麝香（研）　脑子（研）各三钱　南硼砂（研）一两　铅白霜（研）一钱　朱砂（水飞）半两　金箔（为衣）五十片
【用法】上为细末，炼蜜为丸，每两作十五丸，用金箔为衣。每服一丸，用薄荷汤化下；或新水化服亦得，更或细嚼服，并噙化咽津，皆可，食后、临卧服，一日三二次。
【主治】心脾客热，毒气攻冲，咽喉赤肿疼痛，或成喉痹，或结硬不消，愈而复发，经久不愈，或舌本肿胀，满口生疮，饮食难咽。

黄连汤

【来源】《医方类聚》卷一五七引《施圆端效方》。
【组成】黄连一两半（净）　黄柏（去皮）　黄芩　栀子各一两
【用法】上锉。每服四钱，水一盏半，煎至七分，去滓温服，不拘时候。
【主治】一切积毒伏热，赤目口疮，咽喉糜烂；酒毒烦躁；伤寒蓄热在中，身热狂躁，昏迷不食。

地仙散

【来源】《卫生宝鉴》卷五。
【组成】地骨皮　防风各一两　人参　甘草各半两
【用法】上为粗末。每服三钱，水一盏，加青蒿五七叶，煎至七分，去滓温服，不拘时候。无青蒿，用竹叶五七片。
【功用】生津液。
【主治】心脏积热口干，或烦渴，颊赤，舌涩，及汗后余热。

全真丸

【来源】《卫生宝鉴》卷十二。
【别名】保安丸。
【组成】大黄三两（米泔浸三日，逐日换水，焙干为末。一法以酒浸透，切片，焙干为末）　黑牵牛八两（净，轻炒四两，生用四两，同取头末四两）
【用法】上以皂角二两轻炒，去皮子，水一大碗，浸一宿，入萝卜一两切片，同皂角一处熬至半碗，去滓；再熬至二盏，投药末为丸，如梧桐子大。每服二三十丸至五十丸，诸般饮送下，不拘时候。
【功用】洗涤肠垢，润燥利涩。
【主治】五脏积热，风毒攻注，手足浮肿，或顽痹不仁，痰涎不利，涕唾稠粘，胸膈痞闷，腹胁胀满，减食嗜卧，困倦无力。

升麻加黄连汤

【来源】《医方类聚》卷八十一引《卫生宝鉴》。
【组成】升麻　葛根各一钱　白芷七分　甘草（炙）　白芍各五分　黄连（酒制）　黄芩（酒制）各四分　川芎三分　荆芥穗　薄荷叶各二两　生犀末三分
【用法】上锉。用水半盏，先浸川芎、荆芥、薄荷外，都作一服，水二盏半，煎至一盏半，入先浸三味，同煎至一盏，去滓食后温服，一日三次。
【功用】《外科集腋》：散风清热。
【主治】面热。
【宜忌】忌酒、湿、面、五辛之物。

【验案】面热　杨郎中之内，五十一岁，身体肥盛，己酉春，患头目昏闷，面赤多热，服清上药不效，请予治之。诊其脉，洪大而有力。《内经》云：面热者，足阳明病。《脉经》云：阳明经气盛有余，则身以前皆热。况其人素膏粱，积热于胃，阳明多血多气，本实则风热上行，诸阳皆会于头，故面热之病生矣。先以调胃承气汤七钱，黄连二钱，犀角一钱，疏利三两行，彻其本热。次以升麻加黄连汤，去经络中风热上行，如此则标本之病邪俱退矣。

龙脑鸡苏丸

【来源】《医垒元戎》卷五。

【组成】鸡苏叶（龙脑薄荷是也）　黄耆二两　麦门冬（去心）四两　甘草一两半　黄连一两　干地黄六两（为末）　人参二两　木通二两　新蒲黄二两　阿胶（炒焦）二两　柴胡（银州鼠尾红色者）二两（锉，同木通沸汤半升，浸一日夜，绞取汁）

《兰台轨范》有黄芩，无黄耆。

【用法】上为细末，用西路好蜜二斤余，先炼一二沸，然后下生地黄末，不住手搅，时时入绞下者木通、柴胡汁，慢火熬成膏，勿令火紧，焦了；然后将余药末为丸，如豌豆大。每服二十丸，白汤送下。虚劳烦热，栀子汤送下；肺热，黄芩汤送下；心热悸动恍惚，人参汤送下；唾咯衄血，去心麦门冬汤送下；脾胃热，赤芍药、生甘草汤送下；肝热，防风汤送下；肾热，黄柏汤送下。以上诸证，并食后、临卧服。治五淋及妇人血崩漏下，车前子汤送下；茎中痛，蒲黄、滑石各一钱，温水调下；室女虚劳，寒热潮作，煎柴胡、人参汤送下；痰嗽者，生姜汤送下；气逆者，橘皮汤送下。

【功用】除劳解热，下气散郁，清神爽气，润肺开心，益志滋肝，补肾，令人身强体轻，耳目聪明，利膈，化热痰，去膀胱中积热。

【主治】肺热咳血，心热惊悸，脾胃热口甘吐血，肝胆热气出口苦，肾热神志不定，上而酒毒、膈热、消渴，下而血痢、五淋、血崩。

大连翘饮

【来源】《活幼口议》卷十六。

【别名】大连翘饮子。

【组成】连翘　瞿麦穗　滑石　车前子　牛蒡子（炒）　红芍药各一两　山栀　木通　川当归　防风各半两　黄芩（去心）一两半　柴胡（去芦）　甘草（炙）各二两　荆芥穗一两半　蝉蜕（去大脚）一分

【用法】上锉。每服一大钱，水一小盏，煎服。

【功用】解利心经邪热。

【主治】

1.《活幼口议》：风热，丹热，疮疹热，余毒热。

2.《奇效良方》：小儿上焦壅热，口舌生疮，小便赤涩。

【加减】风热、痰热、变蒸热、肝热、大肠热、瘾疹热，加麦门冬去心煎；丹热、实热、血热、三焦热、小肠热、龙带热，加大黄及灯心煎；疮疹热、麻子热、温气热、已出证热、未出证热，加紫草茸、川当归同煎；余毒热、胎热、肺热、伤寒后余毒热、疮疹后余毒热，加薄荷煎；项上生核作热，痄腮热，痈疖毒热，加大黄、朴消煎。

【方论】《医方考》：是方也，防风、柴胡、蝉蜕解热于表，表有热者，自皮毛汗孔而泄；荆芥、牛蒡解热于上，头目咽喉有热者，从口鼻而泄；滑石、木通、栀子、车前解热于里，里有热者，导之从小便而泄；连翘去诸经之客热；黄芩去诸经之游火；乃甘草者，所以解热于气；而芍药、当归，所以调热于血也。

天竺黄散

【来源】《活幼心书》卷下。

【组成】天竺黄　郁金（无，以山栀仁代）　茯神（去皮）　甘草各半两　硼砂　牙消　白芷　川芎　僵蚕（去丝）　枳壳（麸炒）各二钱半　朱砂（水飞）二钱　麝香一字　蝉壳十五个（洗，去泥土嘴足）

【用法】上除硼砂、牙消、朱砂、麝香四味乳钵细杵，余九味焙干，为末，同入乳钵内再杵匀。每服半钱或一钱，温薄荷汤或麦门冬汤调服，不拘时候。

【主治】上焦风热，口鼻生疮，两目赤肿，咽膈不利，痰涎壅滞，气不通畅，惊搐烦闷，神思昏迷。

凉膈散

【来源】《云岐子脉诀》。

【组成】山栀子仁一两　连翘　黄芩各二两　大黄半两　薄荷一两半

《松峰说疫》有甘草。

【用法】上为粗末。每服一两，水二盏，同竹叶七片，煎至一盏，去滓，入蜜少许，食后服。

【主治】

1.《云岐子脉诀》：实脉关前胸热甚，主脉浮，客脉实，浮实相合，实在上焦，阳气有余，胸中热甚。

2.《松峰说疫》：赤膈伤寒。表症已退，大便燥实，胸膈肿痛者。

【加减】《松峰说疫》治上症加蒌仁、枳壳、桔梗、紫金皮、赤芍。

桔梗散

【来源】《云岐子保命集》卷中。

【别名】桔梗汤（《此事难知》）、甘桔汤（《古今医统大全》卷六十五引《拔粹》）、甘草汤（《医钞类编》卷十二）。

【组成】薄荷　黄芩　甘草　山栀子各一钱　桔梗半两　连翘二钱

【用法】上锉。每服五钱或七钱，称半两水加竹叶煎服。

【主治】

1.《云岐子保命集》：热在上焦，积于胸中，身热脉洪，无汗多渴者。

2.《玉机微义》：热肿喉痹。

【加减】大便秘结，加大黄半钱。

犀角消毒饮

【来源】《医方类聚》卷二四三引《王氏集验方》。

【别名】犀角消毒汤（《万病回春》卷三）。

【组成】鼠粘子四斤（炒香）　防风半斤（去芦叉）　荆芥穗二斤　甘草一斤（炙）　犀角（磨汁）

方中犀角原脱，据《万病回春》补。

【用法】上为粗末。每服三钱，水一盏，煎七分，入犀角汁，食后温服。小儿疹痘欲出及已出，热未解，急进此药三四服。

【主治】大人、小儿内蕴邪热，咽膈不利，痰涎壅嗽，眼赤睑肿，腮项结核，痈肿毒聚，遍身风疹，瘴毒赤瘤，及疮疹已出未出，不能快透。

防风散

【来源】《世医得效方》卷十。

【组成】防风（去芦）　羌活（去芦）　薄荷（去粗梗）　当归（去尾）　大黄　栀子（去须）　川芎各一两　蝉退二十个（去足白）　粉草五钱

【用法】上为散。每服四钱，水一盏半，加灯心二十茎，苦竹叶十片煎，食后服。

【主治】积热上冲，头热如火，痛入顶中。

春雪膏

【来源】《世医得效方》卷十五。

【组成】寒水石　石膏　滑石　赭石　朴消各五钱　甘草三钱

【用法】上为末。每服二钱　井水调下。

【功用】凉心除烦。

【主治】热极壅盛，心热烦闷。

快风膏

【来源】《普济方》卷三八四引《傅氏活婴方》。

【组成】防风一钱　荆芥穗一钱　苦梗一钱（研，用糯米同炒）　白术半钱　甘草　大黄一钱（湿纸裹，火熬）

方中甘草用量原缺。

【用法】上为末。每服半钱，用淡竹叶三片同煎，温服；如不退，与青金丹微利，再与此药服之。

【功用】通利肺脏。

【主治】诸热。

凉药子丸

【来源】《普济方》卷三十九。

【组成】连翘一两半　牙消　甘草（生）各一两二钱　大黄一两　石膏半两　薄荷叶　栀子　绿豆粉各二两

【用法】上为末，炼蜜为丸，如弹子大。每服三丸，水化下，每日二次。

【主治】五脏伏热，痰涎壅塞，烦躁，口舌生疮，大便秘结，小便赤涩，及小儿惊热疳病。

苎根散

【来源】《普济方》卷四十三。

【组成】苎根（细锉）二两　白芍药三分　地榆　甘草各一两　槐花（锉）半两

【用法】上为散。每服三钱。每早起、晚食前用温酒调下。

【主治】中焦蓄积瘅热，食已如饥。

加减黄连解毒丸

【来源】《普济方》卷一一六引《海上居士秘方》。

【组成】黄连半两　当归二钱半　芍药二钱　大黄一两　黄芩一两　滑石二两　黑牵牛一两（头末，微炒）

【用法】上为细末，水泛丸，如小豆大。每服四十丸，百沸汤送下，食远临卧服。

【主治】气痰壅热，胸膈不利，食饮不欲，胫酸腿困，行步艰难，膈痛咽干，便溺赤黄，阴痞，足膝困倦。

【宜忌】忌酒、干姜、胡椒等物。

滑石甘桔汤

【来源】《普济方》卷一一七引《鲍氏方》。

【组成】滑石五两　甘草一两　桔梗一两

【用法】上为末。每服二钱，煎八分，食前服，旋利愈，病在膈上食后服。

【主治】脏腑蕴热，气实燥渴，心神烦躁，口苦唇焦，咽膈不快至于肿痛，小便秘涩，大便亦实，感冒烦渴。

大黄汤

【来源】《普济方》卷一一九。

【组成】川大黄二两　山栀子仁一两　朴消二两　连翘二两　薄荷二两（去枝根梗）　甘草一两　干葛二两　赤芍药一两

【用法】上为末。每服二钱，水一盏，加竹叶七片，蜜三匙，同煎至七分，去滓，食后服。

【主治】大人小儿五脏积热，烦躁多渴，唇裂喉闭，目赤鼻衄，颔颊结硬，口舌生疮；阳明证伤寒发狂，见鬼谵语，大小便秘；一切风壅。

牛黄宣毒丸

【来源】《普济方》卷一一九。

【组成】大黄　芒消　黄连（不见火）　黄柏　黑牵牛（微炒）各等分

【用法】上为细末，水为丸，如梧桐子大。每服百丸，用当归顺气饮子送下；浑身瘙痒，足胫生疮，脓烂腥臭久而不已，每服二百丸，用蜜水送下。

【主治】壅热内攻，胸膈不利。或遍身瘙痒，口唇生疮，咽膈不利；或足胫生疮，脓烂腥臭，久而不已。

乌梅丸

【来源】《普济方》卷一一九。

【组成】好百药煎一斤　乌梅肉一两　朴消二两　砂仁半两　香白芷半两　薄荷三两　豆粉五两

【用法】上为极细末，甘草膏为丸，如龙眼大。含化。

【功用】生津止渴，凉咽膈。

【主治】积热。

青金丹

【来源】《普济方》卷一一九。

【组成】天门冬（去心）　麦门冬各一两　天麻一分　全蝎（大者）五个　牙消二钱　天竹黄二分　硼砂一钱　雄黄一钱　白附子二钱　紫粉四钱　辰砂一钱　片脑子半钱　生麝香半钱　金银

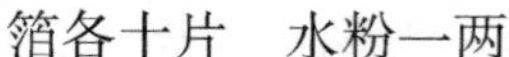

箔各十片　水粉一两

【用法】上另研脑、麝、辰砂、水粉、金银箔，同前药末入白面二两，水为丸，以靛花为衣，如箸头大。每丸用麦门冬、生地黄、灯心、薄荷煎汤磨化服。合时加甘草、人参尤妙。

【功用】清心解热，阴潮。

【主治】大人、小儿谵语，舌生白苔，痰盛气壅，烦渴引饮；及时行热极生风，并时行热疫，发热如火，连日不愈者。

既济清神饮

【来源】《普济方》卷一一九。

【别名】既济清神散（《古今医统大全》卷二十一）。

【组成】桔梗　黄芩　川芎　当归　茯苓　羌活　白术　山栀子各一两　薄荷　甘草　知母各半两

【用法】上锉。每服五钱，以水一盏半，煎至七分，去滓，入蜜调服。

【功用】益肾水，降心火，清上实下。

犀角丸

【来源】《普济方》卷一一九。

【组成】犀角　黄连　黄芩　橘皮　滑石　大黄各三两　牵牛头末四两　槟榔　木香　薄荷　青皮　川芎各一两

【用法】上为细末，滴水为丸，如梧桐子大。量人虚实服。

【主治】积热，胸膈有停滞。

解毒槟榔丸

【来源】《普济方》卷一六九。

【组成】槟榔　黄连　青皮　陈皮（去白）　木香　沉香　巴戟（酒浸，去心）　当归　广茂（火炮）　枳壳（炮，去瓤）　香附子（炒）　甘草（去皮炙）　大黄各一两　黄柏三两　牵牛头末四两

【用法】上为细末，滴水为丸，如梧桐子大。每服三十丸，或四十至五十丸；调血脉，每服五十丸，生姜汤送下，温酒亦可，食后食前，量病上下。急宜多服，速利三五行为妙。

【功用】抑上奉下，壮阳，强筋骨，添髓，起阳道，益子精，益寿。流湿润燥，推陈致新，滋阴阳，散郁结，活气血，发痛消痒，调血脉。

【主治】心火有余，肾水不足，上实下虚，呕吐酸水，痰涎不利，大便脓血闭涩，风壅精热，口苦烦躁，涕唾稠，咳嗽，血溺血崩，腹胀气满，手足痿弱，四肢无力，面色痿黄；及酒疸食黄，宿食不消，口苦生疮，骨蒸肺痿，寒热往来；疟疾，肠风，痔漏，癥瘕血积，成块硬积，诸恶疮疔肿，背疔疽疮；四方人不服水土，伤寒结胸；妇人赤白带下，血崩漏不止，血胎艰难。

柴胡汤

【来源】《普济方》卷二六一。

【组成】柴胡　黄芩　甘草（炙）　茯苓　麦门冬（去心）　枳实（炙）　生地黄各三两　竹叶（切）一升

【用法】上切。以水一斗，煮取三升，去滓分服。

【主治】膈上热。

八仙汤

【来源】《普济方》卷三五三。

【组成】赤茯苓　麦门冬　知母　前胡　半夏曲各二钱

【用法】上锉。每服三钱，水一盏，入甘草三寸，煎至七分，空心热服。

【主治】妇人常服温补药而积温成热，致发烦渴；血热，经下少而烦热；虚热，烦满短气；痰热，烦渴而呕吐；或妊娠烦躁；或产后气虚，口干烦渴，心下闷痞。

神光汤

【来源】《普济方》卷三六四。

【组成】川大黄一分

【用法】上为粗末。水半盏，浸一宿，一岁分作两服；余滓，涂顶上，干易之。

【主治】小儿热膈，疳热，闭目不开，并脑疼。

朱砂散

【来源】《普济方》卷三八四。
【组成】朱砂半两　牛黄一分
【用法】上为细末。每服一字，以水研犀角调下。
【主治】心肺积热。

大黄汤

【来源】《普济方》卷三八六。
【组成】麝香三铢（别研）　大黄四分　甘遂　石膏各三分　黄芩　甘草　青木香各三分　前胡四分
【用法】上为粗末。水七升，煮一升九合，每服三合，日四服，夜三服。
【主治】小儿咳肿，壮热有实。

含化三黄丸

【来源】《袖珍方》卷三。
【别名】加味三黄丸（《丹溪心法附余》卷十）。
【组成】大黄　黄芩　黄连各二两半　黄药子　白药子各一两半　黄柏　苦参　山豆根各一两　硼砂一两　脑子一钱半　京墨三钱　麝香少许（一方有甘草）
【用法】上为细末，用猪胆汁调匀，摊在碗内，甑上蒸三次，露一宿后，入脑子，麝香、硼砂为丸，如豆大。每服一丸，食后噙化。
【主治】

1.《袖珍方》：积热。

2.《丹溪心法附余》：三焦积热，咽喉肿闷，心膈烦躁，小便赤涩，大便秘结。

【加减】冬加知母。

宣利积热金花丸

【来源】《袖珍方》卷三。
【组成】大黄二两（微炮）　黑牵牛末二两（半生半熟）
【用法】上为末，薄荷汁为丸，如梧桐子大。每服五十丸，食后熟水送下。
【主治】积热。

黄连黄柏知母丸

【来源】《松崖医径》卷上。
【组成】黄连　黄柏　知母（酒制）各等分
【用法】上为末，水为丸，如梧桐子大。每服七八十丸至一百丸，空心以百沸汤送下，以饮食压之。
【主治】足下时热如火，表则恶寒。

清心莲子饮

【来源】《明医杂著》卷六。
【组成】黄芩（炒）　麦门冬　地骨皮　车前子（炒）　柴胡　人参各一钱

本方名清心莲子饮，但方中无莲子，疑脱。

【用法】水煎服。
【主治】热在气分，烦躁作渴，小便赤浊淋沥，或阴虚火旺，口苦咽干，烦渴，微热者。

梅花饮子

【来源】《婴童百问》卷十。
【组成】南硼砂　马牙消（另研）　芒消（另研）　甘草（炙）各半两　人参一两　辰砂二钱半　片脑　麝香各一字
【用法】上为末，以瓷器收之。遇有此证，服一匙，麦门冬汤调下；气喘咳嗽，桑白皮汤调下；常服薄荷汤下。
【功用】常服镇心压惊，化痰退热安神，可除未来之患，通关。
【主治】婴孩惊热、潮热、虚热、积热，五脏蕴热，上焦壅热，手足心热，喉中多痰，面色或红或白，变蒸龆牙，鼻流清涕，气急，肝肺壅热，目赤咳嗽；或被人物所惊，夜啼睡卧不安，心中惊怖，情绪不快；或伤寒渐安，尚有余热未除。

石膏丸

【来源】《医学正传》卷二。
【组成】石膏（煅）
【用法】上为细末，醋为丸，如绿豆大。清米饮送下。

《济阳纲目》：每服三四十丸。

【功用】泻胃火并食积痰火。

清膈丸

【来源】《医学正传》卷四。

【别名】清膈苍莎丸（《医学入门》卷七）。

【组成】黄芩　黄连各五钱（炒）　香附一两五钱　苍术二两

【用法】上为细末，新取红熟瓜蒌去皮，捣烂和丸，如绿豆大。每服三五十丸，白汤送下。

【主治】

1.《医学正传》：湿热气滞。

2.《医学入门》：湿热痰火气滞。

五制黄柏丸

【来源】《万氏家抄方》卷二。

【组成】黄柏一斤（去皮，咀片，分作五份：一份好酒浸；一份醋浸；一份童便浸；一份米泔浸；一份蜜水浸）

【用法】上各浸一宿，捞起晒干，炒褐色，放地上去火毒。为末，煮老米二碗，将莲叶盖饭面上，煮熟。又将莲叶盖面蒸，后又将莲叶包饭煨一刻，取出去莲叶，捣如泥，和药为丸，如梧桐子大，焙干。每服百丸，早晨盐汤送下。

【功用】降五脏六腑之火，滋阴补阳。

鹤顶丹

【来源】《万氏家抄方》卷五。

【组成】寒水石（煅）　石膏各二两　甘草二钱

【用法】上为末，甘草浓煎汁为丸，如芡实大，辰砂为衣。薄荷汤送下。

【主治】小儿积热，及暑月火盛心烦，并麻瘄热症，一切结热。

四黄夺命丹

【来源】《陈素庵妇科补解》卷三。

【组成】大黄　黄芩　黄连　黄柏（上俱酒炒）　胆星　焦栀　知母　甘草　枯矾（斟酌用之）　竹叶（或加砂仁）

【功用】急下降火救阴。

【主治】妊娠心脾二经伏火上炎，舌肿痛，或木舌，重舌，唇如涂朱，舌晕煤黑，舌长齿唇之外不收，水谷难以下咽，胎上逼心，烦闷欲死，危在旦夕。

【方论】是方黄芩清上，黄连清中，黄柏清下，大黄直驱涤肠胃之热邪，釜底抽薪，九死一生之法也；甘、栀、知母佐芩、连、柏导上中下三焦屈曲之火，引之下行；枯矾之酸涩、胆星之苦寒、辰砂之重镇，皆所以为佐使也。

枸杞酒

【来源】《韩氏医通》卷下。

【组成】枸杞子五钱　黄连（炒）三钱　绿豆一钱

【用法】上药绢袋盛之，凡米五升，造酒一樽，煎一袋，窨久乃饮。

【主治】火证。

加味清胃散

【来源】《口齿类要》。

【组成】黄连（炒）　生地黄　升麻各一钱　牡丹皮八分　当归三钱二分　芍药　柴胡

方中芍药、柴胡用量原缺。

【用法】水煎服。

【主治】脾胃肝胆经热。

流金丸

【来源】《扶寿精方》。

【组成】大黄四两（酒浸，切薄片，九蒸九晒。初用大香二炷蒸熟透，取晒。如初次蒸不透，后次虽八蒸亦不能透矣）　石膏二两（水飞）　陈皮（去白）　香附（去毛）各一两五钱　桔梗一两

【用法】上为极细末，炼蜜为丸，如弹子大。噙服。

【主治】内外上下诸积热。

天竺黄散

【来源】《丹溪心法附余》卷二十二。

【组成】天竺黄七分　大黄　蝉蜕各三分　白僵蚕二分　川羌活　全蝎（去毒）　甘草各五分

【用法】上为细末。每服一钱，麦门冬煎汤调下。

【功用】凉膈，退潮热。

柔金丸

【来源】《丹溪心法附余》卷二十四。

【组成】山栀子（去皮，炒焦黑）

【用法】上为末，面糊为丸。

【功用】解五脏结气，补少阴经血。

上清丸

【来源】《活人心统》卷一。

【组成】硼砂三钱　川芎四钱　薄荷一两　桔梗二钱　冰片二分　玄明粉二钱

【用法】上为末，炼蜜为丸，如龙眼大。每服一丸，食远含化。

【主治】上焦火盛，口干；痰火证。

朱砂凉膈丸

【来源】《活人心统》卷一。

【组成】川黄连　黄柏　黄芩　大黄　天花粉　滑石　薄荷各等分

【用法】上为末，炼蜜为丸，如梧桐子大，朱砂为衣。每服五十丸。

【主治】三焦积热，肠胃燥结，热应睛红。

芦荟丸

【来源】《校注妇人良方》卷二十四。

【组成】芦荟五钱　胡黄连　当归　芍药（炒）　龙胆草（酒浸，炒焦）　川芎　芜荑各一两　木香　甘草（炒）各三钱

【用法】上为末，用米糊为丸，如麻子大。每服五十丸，滚汤送下。

【主治】肝气不和，克侮脾胃而患诸证，或三焦肝胆经风热，目生云翳，或疳热瘰疬，耳内生疮，寒热作痛，肌体消瘦，发热作渴，饮食少思，肚腹不调，或牙龈蚀落，颊腮腐烂，下部生疮。

珠珀益元散

【来源】《摄生秘剖》卷二。

【组成】白滑石（水飞）六两　甘草（大者，研极细）一两　朱砂（透明者，研，水飞）二钱　琥珀（真正者，研极细）三钱

【用法】上各制净，称准分两，配合和匀，收贮。每服三钱，凉水调下，或蜜水，或灯心汤俱佳。

【主治】男、妇、小儿六腑实热，上焦烦渴，心胸闷乱，精神恍惚，口舌干燥，便秘，赤色，及中暑。

【方论】滑石性寒而淡，寒则能清六腑，淡则能利膀胱；甘草性平而甘，平则能缓火势，甘则能调中气；朱砂之重，可以镇心，亦可以坠火；琥珀之明，可以安神，亦可以利水，故并用之。经曰：治温以清凉而行之。故用凉水、蜜水、灯心汤，是散易简而敏捷，火证、暑证，用之神良。但于老弱、阴虚之人，宜少与也，此虚实之辨，明者详之，否则蹈虚虚之戒，恶乎不慎。

梅花饮

【来源】《保婴撮要》卷六。

【组成】硼砂　马牙消　片脑　人参各一两　甘草五钱　芒消　辰砂　麝香各一分

【用法】上药各为末，瓷器收贮。每服半匙，麦门冬汤调下；气急喘嗽，桑白皮汤下；常服，薄荷汤下。

【主治】五脏积热，喉中有痰，面色赤白，鼻流清涕，气逆喘急，目赤咳嗽，或因惊夜啼。

青解丸

【来源】《古今医统大全》卷九十。

【组成】寒水石　石膏各四两　青黛一两

【用法】上为末，蒸饼为丸，如芡实大。每服一丸，新汲水磨下。

【主治】小儿五脏积热，毒气上攻，胸肿咽喉

痛，头面发热，唇口干燥，两颊生疮，惊风潮热，痰壅。

升麻汤

【来源】《古今医统大全》卷十四。
【组成】升麻　苍术　麦门冬　麻黄各一钱　黄芩　大青各七分　石膏一钱　淡竹叶十片
【用法】水二盏，煎一盏，温服。
【主治】
1.《古今医统大全》：无汗而喘，小便不利而烦渴，
2.《景岳全书》：发斑。

归耆汤

【来源】《医学入门》卷七。
【组成】当归一钱　黄耆五钱
【用法】水煎服。
【主治】虚火上攻头目，浑身胸背发热。

鹿菟丸

【来源】《医学入门》卷七。
【组成】鹿茸一两　菟丝子　山药各二两
【用法】上为末，炼蜜为丸，如梧桐子大。每服三十丸，米饮或人参煎汤或盐酒送下。
【主治】饮酒积热，熏蒸五脏，津血枯燥，小便并多，肌肉消烁，专嗜冷物寒浆。

清火汤

【来源】《古今医鉴》卷四引云林方。
【组成】连翘一钱　栀子一钱（炒）　玄明粉一钱（如无，以消代之）　黄芩一钱（酒炒）　黄连一钱（酒炒）　桔梗一钱二分　玄参一钱二分　薄荷八分　羌活（酒洗）八分　防风六分　贝母一钱　独活（酒洗）八分　前胡八分　柴胡八分　天花粉一钱　茯苓一钱　川芎八分　枳壳一钱　甘草三分　大黄（酒蒸）二钱
【用法】上锉一剂。水煎服。
【主治】五脏六腑及上、中、下三焦火热。

【加减】酒毒，加白粉葛一钱。

犀角化毒丹

【来源】《古今医鉴》卷十三引陈伯野方。
【别名】犀角丸（《杂病源流犀烛》卷二十四）。
【组成】犀角（镑）三钱　桔梗一两　青黛二钱　牛蒡子（微炒）五钱　连翘（去心）六钱　元参六钱　朴消三钱　生地黄（酒洗）五钱　粉草五钱　赤茯苓（去皮）五钱
【用法】上为末，炼蜜为丸，如龙眼大。每服一丸，薄荷汤化下。兼有惊，加朱砂，研细为衣。
【主治】小儿蕴积热毒，唇口肿破生疮，牙龈出血，口臭颊赤，咽干，烦躁不宁，并痘疹余毒未解，或头面身体多生疮疖。

交加丸

【来源】《本草纲目》卷十二引《卫生杂兴》。
【组成】苍术一斤（刮净，分作四份，一份米泔浸炒，一份盐水浸炒，一份川椒炒，一份破故纸炒）　黄柏皮一斤（刮净，分作四份，一份酒炒，一份童尿浸炒，一份小茴香炒，一份生用）
【用法】拣去各药，只取术、柏为末，炼蜜为丸，如梧桐子大。每服六十丸，空心盐汤送下。
【功用】升水降火，除百病。

龙脑川芎丸

【来源】《育婴家秘》卷四。
【组成】桔梗二钱半　片脑六分　砂仁二分　白豆蔻（去壳）五分　薄荷一钱三分　川芎　防风　炙草　酒芩　连翘各一钱
【用法】炼蜜为丸，每两作二十丸。每服一二丸，茶清化下。
【功用】消风化滞，除热清痰，通利七窍。

神芎上清丸

【来源】《育婴家秘》卷四。
【组成】大黄　黄芩各二两　滑石四两　薄荷叶　川芎各半两　桔梗　黄连　甘草各二钱半

【用法】蜜为丸，如芡实大。每服一丸或二丸，滚白汤化下。
【功用】清利头面，利咽膈。
【主治】一切热证。

救阴双解散

【来源】《点点经》卷三。
【别名】温补双解散。
【组成】当归　川芎　白芍　生地　栀仁　木通　淡竹　黄耆各一钱五分　黄芩　连翘　葳蕤　黄柏各一钱　甘草三分　黑枣五枚
【用法】竹茹一团为引，水煎服。
【主治】诸阳火动，下后前病不休，身热如常，及一切杂症。

护龙解痰散

【来源】《点点经》卷四。
【组成】黄芩　黄连　黄柏　连翘　竹叶　生地各一钱　山栀　胆星　枣仁　木香各一钱五分　大黄　朴消各三钱　甘草三分
【主治】六脉洪数，心烦渴燥，身热烧闷。

木香金铃子散

【来源】《云岐子保命集》卷中。
【组成】大黄半两　金铃子　木香各三钱　轻粉少许　朴消二钱
【用法】上为细末。每服三钱或四钱，食后煎柳白皮汤调下。以利为度，喘止即止。
【主治】暴热，心肺上喘不已。

滋阴丸

【来源】《保命歌括》卷五。
【组成】酒黄连　酒黄柏　酒知母各等分
【用法】上为细末，热汤为丸，如梧桐子大。每服二百丸，空心白汤下。仍多饮热汤，服毕少时，便以米饮食压之，使不令胃中停留，直至下元，以泻冲脉之邪。
【主治】夏热厥逆，其症气上冲咽，不得息而喘息有音，不得卧。

牛黄散

【来源】《赤水玄珠全集》卷七。
【组成】白牵牛（炒）二两　大黄（煨）一两
【用法】上为末，每服二钱，蜜水调下。
【主治】热痰暴喘欲死者。

上清散

【来源】《仁术便览》卷一。
【组成】薄荷　川芎　防风　桔梗　甘草　荆芥　菊花　玄参　黄芩
【用法】水二钟，煎服。
【功用】清上焦火邪。

清神散

【来源】《仁术便览》卷一。
【组成】羌活　枳壳　归身　白术　薄荷　甘草　龙胆草　桔梗　黄芩　半夏　防风　连翘　川芎　玄参　栀子仁
【用法】上以水一盏半，加生姜三片，煎服。
【主治】热气壅盛，痰涎，胸膈烦热。

清中丸

【来源】《仁术便览》卷二。
【组成】陈皮　黄芩（酒炒）　干葛（炒）　天花粉　白米（炒）　薄荷各一两　贝母　枳实各一两五钱　黄连八钱五分
【用法】上为末，用天门冬、麦门冬、甘草各一两，水二十碗，慢火熬成膏丸。每服百丸，白汤送下。
【主治】上焦有火，胸膈有痰，血分有热，气分有滞，脾胃停痰，头目昏眩，烦扰作渴。

黄连汤

【来源】《万病回春》卷二。
【组成】黄连　山栀　生地黄　麦门冬（去心）各

一钱　当归　芍药各一钱　薄荷　犀角　甘草各五分

【用法】上锉一剂。水煎，食后频服。

【主治】

1.《万病回春》：心火舌上生疮，或舌上肿，燥裂，或舌尖出血，或舌硬。

2.《杂病源流犀烛》：木舌。由心脾热壅，舌肿粗大，渐渐硬塞满口，气不得吐，如木之不和软。

黄连解毒汤

【来源】《万病回春》卷二。

【组成】黄连　黄芩　栀子　黄柏　连翘　芍药　柴胡各等分

【用法】上锉一剂。水煎，食前服。

【主治】三焦实火，内外皆热，烦渴，小便赤，口生疮。

清肺汤

【来源】《万病回春》卷二。

【组成】片黄芩一钱　山栀子　枳实　桑白皮　陈皮　白茯苓（去皮）　杏仁（去皮尖）　苏子　麦门冬（去心）　贝母（去心）各八分　沉香（磨水）　辰砂（研末，二味临服调入）各五分

【用法】上锉一剂。加生姜一片，水煎，入竹沥同服。

【主治】火喘，乍进乍退，得食则减，止食则喘者。

升麻黄连汤

【来源】《万病回春》卷五。

【组成】升麻　葛根各一钱半　白芍七分　川芎四分　苍术八分半　薄荷　荆芥各二分半　酒芩六分　犀角四分半　白芷二分　甘草　黄连（酒洗）各五分

【用法】上锉一剂。水煎，食后服。

【主治】阳明经风热，面热。

升炼玉露霜

【来源】《遵生八笺》卷十三。

【组成】真豆粉半斤（焙）　龙脑薄荷一斤

【用法】先将薄荷入甑中，用细绢隔住，上置豆粉，将甑封盖，上锅蒸至顶热甚，霜已成矣，收取粉霜，每八两配白糖四两，炼蜜四两拌匀，捣腻印饼或丸，含之。

【功用】消痰降火。

【主治】火症。

瓜蒌膏

【来源】《鲁府禁方》卷一。

【组成】青嫩瓜蒌

【用法】洗净，切片捣烂，用布绞取汁二碗，入砂锅内，慢火熬至一碗，加真竹沥一小盏，白蜜一碗，再熬数沸，瓷罐收贮。每用一小盏，倾茶瓯中，白滚汤调服，不拘时候。

【主治】上焦痰火。

梅苏丸

【来源】《鲁府禁方》卷一。

【组成】乌梅（不拘多少，温水洗净，取肉）半斤　白砂糖半斤

【用法】上为细末，入南薄荷头末半斤，再捣成膏为丸，如弹子大。每用一丸，口中噙化。行路备之，戒渴极妙。

【功用】润肺生津。

【主治】上焦热。

生津甘露饮

【来源】《张氏医通》卷十六。

【组成】兰香饮子去防风、半夏，加当归、麦冬、山栀、黄连、黄柏、藿香、木香

【主治】上焦热渴。

调胃散

【来源】《证治准绳·幼科》卷三。

【组成】人参三钱　白术二钱半　甘草（炙）　白茯苓　罂粟子各一钱　白附子半分　藿香　丁香各半钱
【用法】上为末。每服半钱或一钱，紫苏汤送下。服桃枝丸取积热后用此方。
【主治】小儿积热。

加味金花丸

【来源】《东医宝鉴》卷三引《必用》。
【组成】黄连　黄柏　黄芩（并酒炒）　栀子各一两　大黄（煨）　人参　半夏　桔梗各五钱
【用法】上为末，滴水为丸，如梧桐子大。每服三十丸，茶清送下。
【功用】泻三焦火，止嗽化痰，清头目。
【主治】三焦火。

上清饮子

【来源】《杏苑生春》卷七。
【组成】灯心　通草各六分　车前子　泽泻　瞿麦　琥珀　扁蓄各八分　茯苓　猪苓各一钱　木通八分
【用法】上锉。水煎，空心热服。
【主治】邪热在上焦气分，渴而小便闭涩不利。

黄金丸

【来源】《寿世保元》卷二。
【组成】大黄（煨）　郁金（即姜黄。要极小者佳）　牙皂（去筋皮）各等分
【用法】上为细末，用牛胆汁入瓷罐内煎成稀膏，和药为丸，如梧桐子大。每服三五十丸，量病加减，白汤送下。大便少行一二次即止，不伤元气。
【主治】积热积痰，并五脏三焦有余之热，夹热下利，食痞隔闷，咽痛，目赤肿，中暑中热，烦躁，及初发肿毒。

开郁散

【来源】《穷乡便方》。
【组成】羌活　陈皮　半夏　木通　大腹皮　槟榔　茯苓　抚芎　连翘　甘草　栀子仁　香附米各等分
【用法】水煎服。
【主治】火病。

清火汤

【来源】《穷乡便方》。
【组成】连翘　栀子　黄芩　黄连　薄荷　天花粉　羌活　川芎　桔梗　贝母　枳壳　独活　柴胡　茯苓各六分　大黄（制）四分　玄明粉三分
【用法】水煎服。
【主治】火病。
【宜忌】壮者可用，虚者不宜。

导赤饮

【来源】《痘疹活幼至宝》卷终。
【组成】生地黄　赤茯苓　木通　麦冬各等分
【用法】灯心一团，水煎服。
【主治】小儿心经热，小便赤。

升阳散火方

【来源】《医部全录》卷四二一引《医贯》。
【组成】山楂五分　黄芩四分　甘草　干葛　柴胡　陈皮各二分　黄连　芍药　防风　连翘　当归尾　蔓荆子各三分
【用法】水一钟，加生姜一片，煎六分，食远服。如饮食过伤，山楂倍用。
【功用】升阳，散火，消滞。

红白散

【来源】《伤寒广要》卷八引《寿世仙丹》。
【组成】人中白　玄明粉各一钱　辰砂五钱
【用法】上为末。白沸汤或金银煎汤调下。
【主治】大烦大热，昼夜不退，神思昏迷，口干舌燥，一切热证，并瘟疫时症。

徙薪饮

【来源】《景岳全书》卷五十一。
【别名】徙薪散（《叶氏女科证治》卷三）。
【组成】陈皮八分　黄芩二钱　麦冬　芍药　黄柏　茯苓　牡丹皮各一钱半
【用法】水一钟半，煎七分。食远温服。
【主治】三焦凡火，一切内热，渐觉而未甚者。
【加减】多郁，气逆伤肝，胁肋疼痛，或致动血者，加青皮、栀子。

粉草散

【来源】《济阳纲目》卷三十六。
【组成】玄明粉一斤　甘草（为末）二两
【用法】上和匀。每服一钱二分，桃花汤或葱白汤调下。
【主治】膈上气壅滞，五脏秘塞邪热。

清凉饮

【来源】《简明医彀》卷二。
【组成】黄连　黄芩　栀子　连翘　薄荷　甘草
【用法】加灯心，水煎服。
【主治】恶寒而脉洪数，兼目痛口渴，心烦便秘属热者。
【加减】夏月外穿棉衣，脉洪数，小便短赤，大便秘结，加大黄、芒消。

羌活散

【来源】《症因脉治》卷三。
【组成】败毒散加黄柏　知母
【主治】气热不得卧，左脉浮数。

枳桔大黄汤

【来源】《症因脉治》卷三。
【组成】枳实　桔梗　大黄　大腹皮　桑白皮　广皮　甘草
【主治】肺热、胃火熏蒸，肠热肠结，腹胀作痛，喘息倚肩，不得仰卧，烦闷咳逆，大便结，脉右关上溢。

栀连戊己汤

【来源】《症因脉治》卷三。
【组成】山栀　川黄连　白芍药　甘草
【功用】清脾火，兼清肝火。
【主治】热气积于脾中之积热酸软，脉弦数者。

清凉饮子

【来源】《症因脉治》卷三。
【组成】黄芩　黄连　薄荷　玄参　当归　芍药　甘草　山栀　牡丹皮
【主治】燥火伤血，身肿。

牛黄丸

【来源】《诚书》卷八。
【组成】葛根（炒）一两　防风　山栀仁　甘草　黄芩（炒）各三钱　麝香一字
【用法】上为末，炼蜜为丸。薄荷汤送下。
【主治】膈热，烦闷忡悸。

坎离丸

【来源】《何氏济生论》卷五。
【组成】知母　黄柏　菊花　熟地　白芍　川芎　枸杞　当归
【用法】炼蜜为丸，如梧桐子大。空心盐汤送下。
【功用】生津液，升水降火，明目清心。
【主治】火症。

泻火汤

【来源】《傅青主男科》卷上。
【别名】泻火圣神汤（《石室秘录》卷四）。
【组成】栀子　丹皮各三钱　白芍五钱　玄参二钱　甘草二钱
【主治】火证。
【加减】心火，加黄连一钱；胃火，加生石膏三钱；肾火，加黄柏、知母各一钱；肺火，加黄芩一钱；大肠火，加地榆一钱；小肠火，加天冬、麦冬各一钱；膀胱火，加泽泻三钱。

先解汤

【来源】《石室秘录》卷二。
【组成】羌活五分　炒栀子三钱　柴胡二钱　白芍三钱　半夏一钱　茯苓三钱　甘草一钱
【用法】水煎服。
【功用】散火。
【主治】火初起之时，尚未现于头目口舌之际。

去薪汤

【来源】《石室秘录》卷三。
【组成】玄参七钱　麦冬三钱　天冬三钱　生地三钱　熟地三钱　山茱萸一钱　北五味五分　白芍三钱　丹皮二钱　白芥子一钱　甘草五分
【用法】水煎服。
【主治】瘦人多火者。

祛火丹

【来源】《石室秘录》卷四。
【组成】熟地三两　山茱萸五钱　北五味三钱　麦冬一两　元参一两　沙参一两　丹皮三钱　甘菊花五钱　牛膝三钱　金钗石斛一两　茯苓五钱　泽泻三钱　车前子三钱　萆薢二钱
【用法】水煎服。
【主治】因人用热药，立而行房，火聚于脚心而不散，以致脚板中色红如火不可落地，又非痰毒，终岁经年不愈。
【宜忌】忌房事三月。

三黄汤

【来源】《证治汇补》卷一引东垣方。
【组成】黄连　黄芩　黄柏各一钱　炒山栀　玄参各八钱　知母一钱半　石膏二钱　甘草七分
【用法】加灯心，水煎服。
【主治】膏粱醇酒太过，积热上中二焦，变诸火症。

莫愁汤

【来源】《辨证录》卷三。
【组成】白芍　生地各五钱　当归一两　炒栀子　天花粉　香附各二钱　甘草　苍术各一钱　炒荆芥三钱　枳壳五分
【用法】水煎服。
【主治】妇人火盛血亏，因怒发热，经来之时，两耳出脓，两太阳作痛，乳房胀闷，寒热往来，小便不利，脐下满筑。

通火汤

【来源】《辨证录》卷四。
【组成】白芍　玄参　麦冬各一两　生地五钱　甘草一钱　陈皮五分　荆芥一钱　白芥子二钱　茯苓三钱　半夏八分
【用法】水煎服。一剂郁解，二剂全愈。
【主治】火郁为病，少气，胁、腹、胸、背、面目、四肢填塞愤懑，时而呕逆，咽喉肿痛，口干舌苦，胃脘上下忽时作痛，或腹中暴痛，目赤头晕，心热烦闷，懊憹善暴死，汗濡皮毛，痰多稠浊，两颧红赤，身生痱疮。

地榆解热汤

【来源】《辨证录》卷五。
【组成】当归五钱　生地三钱　地榆　天花粉各二钱　黄芩　甘草　苏叶　大黄各一钱
【用法】水煎服。
【主治】肺金干燥，伤风潮热，大便微硬。

玄丹麦冬汤

【来源】《辨证录》卷六。
【组成】玄参　丹参　麦冬各一两
【用法】水煎服。
【主治】相火妄动，口舌红肿，不能言语，胃中又觉饥渴之甚。

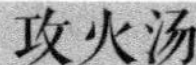

攻火汤

【来源】《辨证录》卷六。
【组成】大黄三钱　石膏五钱　炒栀子三钱　当归一两　厚朴一钱　甘草一钱　白芍三钱
【用法】水煎服。
【主治】火郁于脏腑，欲出而不得出，满身皮窍如刺之钻，又复疼痛于骨节之内外，以冷水拍之少止。
【方论】此方直泻脾胃，又不损脾胃之气，兼舒其肝木之郁，则火尤易消，乃扼要争奇，治火实有秘奥，何必腑腑而清之，脏脏而发之哉。

定狂汤

【来源】《辨证录》卷六。
【组成】熟地三两　知母一两　荆芥五钱
【用法】水煎服。
【主治】头面红肿，下身自脐以下又现青色，口渴殊甚，似欲发狂。

宣扬散

【来源】《辨证录》卷六。
【组成】柴胡一钱　荆芥二钱　当归一两　麦冬一两　天花粉三钱
【用法】水煎服。
【主治】热症，满身皮窍如刺之钻，又复疼痛于骨节之内外。

救焚解毒汤

【来源】《辨证录》卷六。
【组成】熟地四两　玄参二两　麦冬三两　白芍三两　金银花三两　甘菊花五钱　牛膝一两　黄柏一钱
【用法】水煎服。
【主治】头面红肿，下身自脐以下又现青色，口渴殊甚，似欲发狂。
【方论】以火之有余者，水之不足，故用熟地、麦冬以大益其肾水。又恐熟地、麦冬不足以息燎原之火，又益玄参、甘菊以平其胃中之炎。泻火仍是滋阴之味，则火息而正又无亏。火既上行，非引而下之，则水不济而火恐上腾，加之牛膝之润下，使火下降而不上升也。肾水既久枯竭，所补之水，仅可供肾中之用，安得分余膏而养肝木之子？复佐之白芍以滋肝，则肝木既平，不必取给于肾水，自气还本宫而不至走下而外泄。然而火焚既久，则火毒将成，虽现在之火为水所克，而从前之火毒安能遽消，故又辅之金银花以消其毒，而更能益阴，是消火之毒，而不消阴之气也。又虑阳火非至阴之味，不能消化于无形，乃少用黄柏以折之。虽黄柏乃大寒之药，然入之大补阴水之中，反能解火之毒，引补水之药，直入于至阴之中，而泻其虚阳之火耳。此方除黄柏不可多用外，其余诸药，必宜如此多用，始能补水之不足，泻火之有余，否则火炽而不可救也。

芩麻地冬汤

【来源】《辨证录》卷九。
【组成】麦冬二两　黄芩　天门冬各三钱　升麻　甘草各一钱　生地五钱
【用法】水煎服。
【主治】肺经火旺，移热大肠，大便闭塞不通，咳嗽不宁，口吐白沫，咽喉干燥，两脚冰冷。

金花汤

【来源】《张氏医通》卷十六。
【别名】金花散（《医方一盘珠》卷十）。
【组成】黄芩　黄连　黄柏各等分
【用法】水煎服。

本方改为丸剂，名“金银丸”（《医方一盘珠》卷十）。
【主治】热毒内蕴。

栀子金花汤

【来源】《张氏医通》卷十六。
【别名】金花汤（《胎产心法》卷上）。
【组成】黄连　黄芩　黄柏　栀子各一钱
【用法】《胎产心法》：上以麻沸汤二升渍渍，须臾绞去滓，分二次温服。

【主治】

1.《张氏医通》：热毒内蕴。

2.《胎产心法》：妊娠伤寒，发热大渴者。

啥化丸

【来源】《嵩崖尊生全书》卷六。

【组成】石膏　寒水石　蜜各八钱

【用法】水同煎成膏，为丸。啥化。

【主治】上焦热，头昏，口干。

抽薪汤

【来源】《嵩崖尊生全书》卷八。

【组成】生地　赤芍　当归　丹皮　荆芥　阿胶　滑石　大黄　玄胡粉　桃仁泥

【用法】水煎服。

【主治】膈热面赤，或胸中痛，或吐血色紫黑。

四物泻火汤

【来源】《嵩崖尊生全书》卷十二。

【组成】当归　川芎　白芍　生地　黄耆　黄柏　黄连

【主治】内火甚，反振栗恶寒。

麦冬汤

【来源】《嵩崖尊生全书》卷十二。

【组成】薄荷一两半　麦冬二钱　甘草一钱半　生地六钱　黄连一钱　黄耆　蒲黄　阿胶　人参　木通　柴胡各二钱

【主治】上焦热，咳衄，口甘口苦，神不定，消渴，淋浊。

滋水地黄汤

【来源】《医学传灯》卷上。

【组成】熟地　山药　白茯苓　丹皮　山萸　泽泻　麦冬　白芍　元参

【功用】填补真阴。

【主治】火症。相火炽盛，煎熬真阴。

滋阴健脾丸

【来源】《医学传灯》卷上。

【组成】人参二两　麦冬三两　五味一两　白术三两　白茯苓二两　甘草一两　山药三两　石斛一两　陈皮一两　山楂三两

【主治】中宫有火，不能化物。

解毒清凉散

【来源】《重订通俗伤寒论》。

【组成】芙蓉叶　大青叶各五钱　青黛　人中黄各二钱

【用法】上研末，鲜菊叶、天荷叶捣汁调匀。先以细银针刺肿处出紫血，即以薄棉拭干滋水，再以此散涂敷患处。

【功用】泄其热毒以消肿。

【主治】赤膈伤寒。胸膈赤肿热疼，外发紫疱，舌胎边红，中黄糙起刺，甚或黄中夹现黑点。

清燥汤

【来源】《伤寒大白》卷二。

【别名】石膏清燥汤。

【组成】桑叶　石膏　人参　麦门冬　枇杷叶　杏仁　阿胶　黄芩　知母

【主治】燥热喘逆。

归术汤

【来源】《幼科直言》卷五。

【组成】当归　白术（炒）　地骨皮　白芍（炒）　丹皮　沙参　黄耆　陈皮　甘草（或加人参）

【用法】水煎服。

【主治】久热症，或因病后失调，或过伤药饵，体瘦干枯。

生地芍药汤

【来源】《幼科直言》卷五。

【组成】生地　白芍　当归　连翘　陈皮　甘

草　白茯苓　川贝母　苡仁　百合

【用法】水煎服。

【主治】伤寒。表里失序，汗未通达，遗留积热，或生毒，或手足不利，强痛不伸。

三黄汤

【来源】《医略六书》卷十八。

【组成】黄连一钱半　黄芩一钱半　黄柏一钱半　山栀一钱半（炒）　玄参一钱半　知母一钱半　石膏五钱　甘草五分　淡豉一钱半

【用法】水煎服。

【主治】膏粱积热，三焦见诸火证，脉洪数者。

【方论】膏粱积热，蕴蓄于中，不得舒泄，而弥漫三焦，故发火证。黄连清心、脾之火，黄芩清肺、肠之火，黄柏清肾、膀胱之火，栀子清三焦之火，玄参清浮游之火，知母清肠胃之火，石膏清胃泻热，甘草缓中和药，佐淡豉以发泄热邪也。使热化火降，则三焦肃清而经络宣通，安有火发之患哉！此清火疏热之剂，为三焦热盛之专方。

小牛黄丸

【来源】《医方一盘珠》卷八。

【组成】熟大黄　川郁金　胆星　槟榔　川厚朴各五钱　甘草　广木香（不见火）　川连（酒炒）各三钱

本方名小牛黄丸，但方中无牛黄，疑脱。

【用法】上为细末，薄荷汤洒水为丸，每丸重五分。

【主治】小儿诸般积热。

冰梅丸

【来源】《活人方》卷三。

【组成】干葛五钱　苏叶一钱五分　白豆蔻一钱　甘草一钱　薄荷二钱　藿香一钱五分　桔梗一钱　人参二钱　乌梅肉（炙干）一钱　白硼砂一钱　麦冬三钱　花粉三钱　广橘红一钱

【用法】上为细末，炼蜜为丸，如龙眼核大，不拘时候噙化。

【主治】停痰积热，使肺胃之气不和而烦渴，恶心干呕，及酒毒郁于三脘而作呕哕，既久而脾胃不醒，饮食不思，及霍乱吐泻之症。

三补丸

【来源】《医林纂要探源》卷四。

【组成】枯黄芩　黄连　黄柏　栀子

【用法】用浓粥为丸，如梧桐子大。临卧每服三钱。

【主治】三焦有火，嗌燥喉干，二便秘结，夜作烦热。

【方论】此大寒之剂，而曰三补者，壮火食气，是抑其火，乃所以补其气。枯黄芩泻上焦肺火，黄连泻中焦心肝脾火，黄柏泻下焦肾膀胱火，栀子泻三焦屈曲之火。三补不数栀子，以其能摄之也。

加减龙胆汤

【来源】《医部全录》卷四〇九。

【组成】龙胆草　柴胡　黄芩　麦门冬　防风　桔梗　赤芍　茯苓　甘草　大黄（煨，减半）（一方用前胡）

【用法】水煎服。得下即止。

【主治】小儿内热。

地骨皮散

【来源】《杂病源流犀烛》卷十四。

【组成】石膏二钱　黄芩　知母　生地各一钱　羌活七分半　赤苓　地骨皮各五分

【主治】伤热成积，或吐或泻，头晕腹痛，心中烦躁。

加味逍遥散

【来源】《杂病源流犀烛》卷十七。

【组成】丹皮　白术各一钱半　当归　赤芍　桃仁　贝母各一钱　山栀　黄芩各八分　桔梗七分　青皮五分　甘草三分

【主治】脾家蓄热，痰涎夹血。

火郁汤

【来源】《杂病源流犀烛》卷十八。

【组成】连翘　薄荷　黄芩　槐仁　麦冬　甘草　郁金　竹叶　全瓜蒌

【主治】热郁。不发热，常觉自蒸不能解，目蒙口渴，舌燥便赤，脉沉而数，或昏瞀，或肌热，扪之烙手。

黄连解毒汤

【来源】《治疫全书》卷五。

【组成】黄连　黄芩　栀子各等分

【用法】水煎，温服。

【主治】一切火热，表里俱盛，狂躁烦心，口燥咽干，大热干呕，错语不眠，吐血衄血，热甚发斑。

【宜忌】倘非实热，不可轻投。

清上汤

【来源】《名家方选》。

【组成】四物汤合三黄汤加山栀子　桔梗　香附　连翘　薄荷　甘草

【用法】水煎服。

【主治】头面诸病属血热者。

黄芩清热汤

【来源】《会约医镜》卷十二。

【组成】黄芩二钱　白芍一钱半　栀子　生地　麦冬各一钱　甘草八分　泽泻　木通各七分　薄荷五分

【用法】温服。

【主治】一切烦热，口疮咽痛，衄血吐血，脉洪数者。

【加减】胃热，加生石膏三钱；热盛，加黄连一钱半；大便燥结，加酒炒大黄一二钱。

清凉汤

【来源】《会约医镜》卷十九。

【组成】黄芩二钱　黄连一钱　滑石二钱　薄荷叶八分　大黄（酒浸，煨熟）一钱半

【用法】生姜为引，水煎热服。如大便秘结，用猪胆汁，少加皂角末，从谷道灌入。

【主治】小儿面赤舌燥，鼻干饮冷，大小便秘，一切热证。

【加减】如口渴，加花粉、干葛。

清火固表汤

【来源】《会约医镜》卷十二。

【组成】黄芩　生地　白芍各一钱半或二钱　麦冬　石斛　女贞子各一钱半　知母　青蒿　甘草各一钱　淡竹叶十片

【用法】水煎服。

【主治】内热有火，口渴便秘，烦躁不宁，表虚自汗，日夜不止。

【加减】如火退而汗不收者，加净麻黄根（蜜炒）二钱，或加牡蛎粉二钱；如心虚不寐多汗者，加枣仁、当归各一钱半；如口渴甚者，加生石膏三钱；如小便赤涩，加山栀一钱半。

清凉散

【来源】《会约医镜》卷十四。

【组成】黄芩　栀子　黄连　陈皮　牛膝　泽泻各一钱五分

【用法】水煎，温服。

【主治】一切气逆暴痛，口渴便燥，喜凉恶热，不可按者。

【加减】如口渴，加生石膏；如大便燥结，加生大黄三钱；如烦躁，加淡竹叶、麦冬；如热在肠胃不得下者，加芒消以通之。

梨菁饮

【来源】《济众新编》卷七。

【组成】生梨（磨取汁）一合

【用法】和清蜜少许用。

【功用】除客热，止心烦，消风热，下气。

【主治】胸中热结。

清宁丸

【来源】《银海指南》卷三。

【组成】大黄十斤（须锦纹者，切作小块如棋子大，用好酒十斤，先将泔水浸透大黄，以侧柏叶铺甑，入大黄蒸过晒干，以酒浸之，再蒸晒收干。另用桑叶、桃叶、槐叶、大麦、黑豆、绿豆各一斤，每味煎汁蒸收，每蒸一次，仍用侧柏叶铺甑，蒸过晒干，再蒸再晒。制后再用半夏、厚朴、陈皮、白术、香附、车前各一斤，每味煎汁蒸收如上法，蒸过晒干）

【用法】上用好酒十斤制透为丸，如梧桐子大。每服一二钱。或为散亦可。

【功用】《北京市中药成方选集》：清理胃肠，泻热润燥。

【主治】

1.《银海指南》：一切热病。

2.《北京市中药成方选集》：饮食停滞，腹胁膨胀，头晕口干，大便秘结。

【宜忌】《北京市中药成方选集》：孕妇忌服。

泻心丸

【来源】《笔花医镜》卷二。

【组成】川黄连五钱

【用法】上为末。灯草汤调下。

【主治】心火。

消黄败毒散

【来源】《医钞类编》卷二十一。

【组成】羌活　柴胡　桔梗　前胡　独活　茯苓　枳壳　川芎　大黄　芒消　甘草　薄荷

【用法】加生姜，水煎服。

【主治】热毒壅积。

滋阴降火汤

【来源】《类证治裁》卷三。

【组成】白芍一钱三分　当归一钱二分　熟地　麦冬　白术各一钱　生地八分　知母　黄柏　炙草各五分　陈皮七分

【用法】加生姜、大枣，水煎服。

【主治】肝气。病人自觉冷气从足下起入腹，此积热，虚之极者。

泻肝汤

【来源】《良方合璧》卷下。

【组成】龙胆草　归尾各二钱　金银花　连翘　天花粉　黄芩各钱半　木通　知母　丹皮　防风　生草各一钱

【用法】水煎服。

【功用】泻肝火。

碧雪霜

【来源】《医方易简》卷五。

【组成】朴消一两　牙消一两　芒消一两　石膏一两　寒水石一两（飞过）　青黛一两　甘草一两　僵蚕一两

【用法】先将甘草、僵蚕煎汤去滓，入诸药再煎，用柳木棍不住手搅，令消溶得所，再入青黛和匀，倾入砂盆内，候冷结凝成霜，研为极细末。口痛，每用少许含化；如喉痛，吹入喉中即愈。

【主治】一切积热，口舌生疮，心烦喉闭，燥热肿痛，天行时热。

泽下汤

【来源】《医醇剩义》卷二。

【组成】人参一钱　当归二钱　白芍一钱　生地六钱　白苏子三钱　大麻仁三钱　石斛三钱　山药三钱　料豆三钱　红枣十枚

【主治】脾脏燥热太过，令人体疲便硬，反不思食。

通治实火膏

【来源】《理瀹骈文》。

【组成】大黄　当归　生地各二两　黄柏　黄芩　黄连　川芎　柴胡　干葛　薄荷　连翘　赤芍　栀子　知母　黑丑各一两　犀角片　羚角片

各三钱（一方有生甘草）
【用法】麻油熬，黄丹收，加石膏、滑石各四两，搅。
【主治】实火。

清阳膏

【来源】《理瀹骈文》。
【组成】老生姜　葱白（连须）　韭白　大蒜头各四两　槐枝　柳枝　桑枝各二斤（连叶）　桃枝（连叶）半斤　马齿苋（全用）一斤　白凤仙花（茎、子、叶、根全用）半斤　苍耳草　芙蓉叶各半斤　小麻油五斤（先熬上药，加炒黄丹，炒铅粉，收，听用）　元参　苦参　生地　当归　川芎　赤芍　羌活　独活　天麻　防风　荆穗　葛根　连翘　白芷　紫苏　柴胡　黄芩　黑栀子　黄柏　知母　桔梗　丹皮　地骨皮　黄连　花粉　郁金　赤苓　枳实　麦冬　银花　甘草　龙胆草　牛子　杏仁　桃仁　木通　车前子　五倍子　山慈姑（或用山豆根代）　红大戟　芫花　甘遂　生半夏　大贝母　橘红　陈胆星　升麻　白菊花　石菖蒲　赤小豆　皂角　木鳖仁　蓖麻仁　山甲　鳖甲　蝉蜕　僵蚕　全蝎　石决明　细辛　羚羊　大青　蟾皮　香附　白芨　白蔹各一两　草乌　官桂　红花　苍术　厚朴　木香各五钱　薄荷四两　大黄　芒消各二两　犀角片三钱　发团一两二钱
【用法】小磨麻油十斤熬上药，炒黄丹六十两收，加生石膏八两、飞滑石四两、广胶二两、乳香、没药、雄黄、青黛各一两，轻粉五钱，冰片或薄荷油二三钱搅，两膏合并，捏如鸡蛋大者数十丸，浸水出火毒。每服一丸，隔水化开，量大小摊贴。
【主治】风热，凡头面、腮颊、咽喉、耳、目、鼻、舌、齿、牙诸火，及三焦实火，口渴、便秘者，又时行感冒、伤寒、瘟疫、热毒、结胸症、中风、热症、鹤膝风等，及一切内痈、外痈、丹毒、肿毒、冻疮、发热、湿热、流注、肠痔，并蓄血症胸腹胀痛者，妇人热结血闭，小儿惊风、痰热，痘后余毒为病人。
【宜忌】孕妇忌用，如不碍胎处亦可贴。

泻黄汤

【来源】《麻症集成》卷四。
【组成】石膏　栀炭　生地　知母　鲜斗　黄芩　花粉　甘草　茵陈
【主治】脾胃伏火，口燥唇干，口疮烦渴，热在肌肉。

石斛青蒿汤

【来源】《不知医必要》卷二。
【组成】石斛三钱　银花　麦冬（去心）　川地骨各二钱　丹皮一钱　青蒿　连翘　黑山栀（杵）各一钱五分
【用法】加淡竹叶十片，灯心一团，水煎服。
【主治】热症火微，非壮热者。
【加减】口渴，加花粉二钱。

大黑丸

【来源】《青囊秘传》。
【组成】夏枯草（煅存性）
【用法】上为末，面和为丸，如梧桐子大。每服一钱。
【主治】风热痰。

化毒丹

【来源】《青囊秘传》。
【组成】金银花二两　夏枯草四两
【用法】上为细末，炼蜜为丸。每服三钱。
【功用】解热毒。

梅苏丸

【来源】《饲鹤亭集方》。
【组成】薄荷三两二钱　桔梗二钱　诃子肉一两　砂仁三钱　冰片二钱　月石四钱　百药煎一两六钱　玄明粉三钱　甘草二钱　乌梅五钱
【用法】冰糖烊化为丸。每服二三钱，开水送下。
【主治】三焦积热，五脏伏火，心中烦闷，咽喉不利，口干舌燥。

【宜忌】有外感忌服。

黄连上清丸

【来源】《饲鹤亭集方》。

【组成】黄连　黄芩　黄柏　山栀各八两　大黄十二两　连翘　姜黄各六两　玄参　薄荷　归尾　菊花各四两　葛根　川芎　桔梗　天花粉各二两

【用法】炼蜜为丸。每服三钱，临卧茶清送下。

【功用】

1.《中药成方配本》：清化三焦积热。

2.《全国中药成药处方集》（北京方）：清热通便。

【主治】

1.《饲鹤亭集方》：三焦热积，赤眼初起，咽喉疼痛，口舌生疮，心膈烦热，小便赤涩，一切风热之症。

2.《中药成药配本》：目赤咽痛，头痛，齿痛，口舌生疮，便秘溲赤。

【宜忌】

1.《中药成方配本》：孕妇慎用。

2.《全国中药成药处方集》（北京、济南、沈阳方）：忌饮酒食厚味。禁忌辛辣刺激等食物；虚弱者忌服。

调胃黄连解毒汤

【来源】《医学探骊集》卷三。

【组成】黄连二钱　广陈皮三钱　焦白术二钱　滑石三钱　酒黄芩三钱　粉葛根三钱　栀子三钱　黄柏三钱　木通三钱　甘草二钱

【用法】水煎，温服。

【主治】伤寒隐疹后，内热过盛，脉象洪数或细数，不思饮食者。

【方论】此方用黄连、黄芩、栀子、黄柏清上中下三焦之热，滑石清六腑之热，木通引热下行；佐以葛根清淡之品，稍为解其肌表；其脾胃为热所用，久已虚衰，用焦术、甘草、陈皮助胃扶脾，少为开导，培养其根蒂。服一二剂，周身必见微汗，则热解而人安矣。

清凉饮

【来源】《医学探骊集》卷三。

【组成】大熟地四钱　黄芩四钱　栀子三钱　滑石三钱　广陈皮二钱　黄柏三钱　木通三钱　茯苓三钱　甘草一钱

【用法】水煎温服。

【主治】伤寒二三日，汗出，外感已除，内稍积热者。

【方论】以栀子清上焦之热，黄柏清下焦之热，黄芩清血中之热，滑石清六腑之热，木通引诸热从小便出，熟地滋阴，陈皮、茯苓、甘草能升清降浊，通达胃气。热郁去则脉象安，内外和而饮食进，人虽稍弱，可保万全矣。

玉露饮

【来源】《感证辑要》卷四。

【组成】羚羊一钱五分　桑叶二钱　制西洋参三钱　象贝二钱　薄荷六分　飞滑石三钱　金银花三钱　连翘一钱五分　元参三钱　淡竹沥八钱（微点姜汁冲）　白僵蚕三钱　带心麦冬二钱　金汁一杯（冲）

【功用】清热

加味犀羚白虎汤

【来源】《感证辑要》卷四。

【组成】白犀角一钱　羚角片一钱半　生石膏八钱　知母四钱　生甘草八分　陈仓米三钱（荷叶包）　白颈蚯蚓三支　陈金汁一两（冲）　甘蔗根汁一瓢（冲）

【功用】清热。

清膈活血汤

【来源】《喉科秘诀》卷上。

【组成】黄连一钱　麦冬二钱　连翘一钱　栀子五分　石膏一钱　桔梗八分　黄芩一钱　甘草三分　归尾五分　升麻三分

【用法】上以水二碗，煎七分，温服。

【主治】积热喉症。初起多有夜半睡觉咽津凝气，牙关强而不开，鼻气觉有些烧，痰涎壅粘，壮热多，憎寒少。

芜荑丸

【来源】《眼科菁华》卷下。

【组成】胡黄连（炒） 芦荟 龙胆草各一两 川芎 芜荑各六钱 当归身 白芍药各一两半 木香八钱 炙甘草五钱

【用法】上为细末，炼蜜为丸，每药一两，匀作十丸。用开水送下。

【主治】三焦及肝胆二经积染风热，以致目生翳膜，耳生疮疖，虚火内烧，肌体羸瘦，发热作渴，饮食少进，肚腹不调，皮干腹膨，口内有疮，牙龈烂，牙齿蚀落，腮颊烂，下部生疮等病。

牛黄清胃丸

【来源】《北京市中药成方选集》。

【组成】大黄二十两 菊花三十两 麦冬十两 薄荷十两 生石膏三十两 生栀子二十两 玄参（去芦）二十两 泻叶四十两 黄芩二十两 甘草二十两 桔梗二十两 黄柏二十两 小枳实（炒）二十两 连翘二十两 黑白牵牛（炒）十两

【用法】上为细末，过罗，每六十二两细末兑牛黄八分，冰片一两。再将药研细，混合均匀，炼蜜为丸，重一钱五分，蜡皮封固。每服二丸，温开水送下。

【功用】清肠胃热，导滞通便。

【主治】肺胃实热，口舌生疮，牙龈肿痛，咽膈不利，大便秘结，小便短赤。

【宜忌】孕妇忌服。

牛黄解毒丸

【来源】《北京市中药成方选集》。

【组成】防风三钱 赤芍五钱 黄连五钱 黄芩五钱 大黄一两 钩藤五钱 生石膏一两 连翘一两 黄柏五钱 生栀子五钱 金银花一两 麦冬三钱 桔梗四钱 甘草三钱 当归尾五钱

【用法】上为细末，过罗。每八两八钱细末兑牛黄一钱，冰片五钱，雄黄五钱，薄荷冰一钱，朱砂一两，麝香五分。研细，混合均匀，炼蜜为丸，重一钱，蜡皮封固。每服一丸，一日二次，温开水送下。

【功用】清热解毒。

【主治】头晕目赤，咽干咳嗽，风火牙痛，大便秘结。

【宜忌】孕妇忌服。

芩连上清丸

【来源】《北京市中药成方选集》。

【组成】大黄一九二两 黄芩一六两 白芷九十六两 连翘九十六两 菊花九十六两 桔梗三十二两 栀子（炒）三十二两 防风三十二两 川芎十六两 薄荷十六两 荆芥十六两 黄柏六十四两

【用法】上为细末，过罗，用冷开水泛为小丸，每十六两用青黛二两为衣闯亮，袋装重六钱。每服二钱，温开水送下，一日二次。

【功用】清热散风，通便。

【主治】肺胃火盛，口舌生疮，眼目赤肿，牙齿疼痛，耳鸣作痒，大便秘结，小便赤涩。

清火贵金丸

【来源】《北京市中药成方选集》。

【组成】大黄八十两 白芷八十两 玄参（去芦）八十两 桔梗八十两 金银花八十两 菊花八十两

【用法】上为细末，炼蜜为丸，每丸重二钱五分。每服一丸，每日二次，温开水送下。

【功用】清热散风，止痛。

【主治】肺胃实热，头痛目眩，咽喉肿痛，大便秘结。

龙胆泻肝丸

【来源】《全国中药成药处方集》（兰州方）。

【组成】龙胆草二两 栀子三两 胡连一两六钱 木通二两 泽泻三两 熟军一两六钱 甘草二两 车前子三两 当归三两 生地三两 柴胡

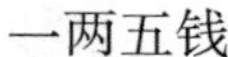

一两五钱

【用法】上为细末，水打小丸。每次服三钱重，白开水送下，每日早晚各一次。

【功用】泻肝胆之热，清肠胃，利便，助消化。

【宜忌】孕妇忌服。

冰霜梅苏丸

【来源】《全国中药成药处方集》（沈阳方）。

【组成】乌梅肉五两　新柿霜四两　桂圆二两　薄荷叶六两　紫苏叶一两　白糖十斤

【用法】上为极细末，以冰糖淬为母，用白开水泛为小丸，五分重。口内噙化，随意服用。

【功用】生津止渴，清热消暑。

【主治】三焦积热，口燥咽干，津液短少，饮酒过度，头昏目眩。

兑金丸

【来源】《全国中药成药处方集》（吉林方）。

【组成】纹军六钱七分　黄芩三钱四分　黄柏三钱四分　山栀二钱　桔梗二钱七分　黄连二钱七分　甘草二钱七分　麝香一分四厘　梅片三分四厘　胆星七分　竺黄三钱四分　紫菀三钱四分　牛黄一分四厘　全蝎一钱三分四厘

【用法】上为细末，水为小丸，滑石粉、青黛、朱砂、京墨、赤金等为衣。每服七厘，白开水送下。

【功用】清热去毒，消炎杀菌。

【宜忌】孕妇忌用，忌食鱼腥、油腻、生冷、面、豆等物。

黄连利气丸

【来源】《全国中药成药处方集》（禹县方）。

【组成】黑白丑六斤　大黄二斤　陈皮一斤半　元胡索　槟榔　川芎各一斤半　黄连半斤　木通一斤半　香附　枳壳各一斤　广木香　甘草各半斤　木瓜一斤

【用法】上为细末，水为丸，如小绿豆大。每服一钱，以开水送下；十岁每服五分。有效期二年。

【主治】肠胃积热，咽喉肿痛，口燥舌干，大便秘结，小便赤黄。

【宜忌】孕妇忌用。

清火丸

【来源】《全国中药成药处方集》（昆明方）。

【组成】桔梗　连翘各十六两　甘草　栀子各八两　薄荷六两　黄芩　竹叶各四两

【用法】上研末为丸。每服一丸。水丸每服二钱，幼童减半，开水送服。

【功用】清热解毒。

【宜忌】体弱感寒勿服。

清宁丸

【来源】《全国中药成药处方集》（上海方）。

【组成】大黄二十斤　牡丹皮　地骨皮　泽泻　薄荷　赤茯苓　川石斛　黄柏　侧柏　玄参　连翘　木通　当归　知母　车前子　猪苓　陈皮　生地　川萆薢　薏苡仁　青盐　韭菜各八两　鲜藕　甘蔗各一斤

【用法】先将大黄用米泔水浸透，切开晒干，用鲜藕、甘蔗打汁拌蒸，再将余药煎汁拌蒸，至黑为度，然后晒干研细粉，用黄酒和水为丸，如绿豆大。每服一钱半至三钱，温开水送服。

【主治】目赤便秘，小溲热赤。

【宜忌】禁忌刺激性食物。

牛黄清火丸

【来源】《北京市中成药规范》。

【组成】黄芩四十八两　大黄四十八两　山药四十八两　桔梗四十八两　丁香二十四两　雄黄二十四两　牛黄一钱二分　冰片二两六钱　薄荷冰一两八钱

【用法】将药材加工洁净。桔梗、黄芩煮提二次，分别为2.5小时、1.5小时，山药热浸取药液，过滤沉淀，丁香提油，8～16小时，油尽收药液。合并以上药液，过滤沉淀，成压浓缩至比重1.40，温度（50℃）的稠膏。原粉：大黄、山药16两，粉碎为细粉，过一百目孔罗，用牛黄套研均匀加入冰片、薄荷冰，混合均匀，过重罗。取原粉及稠膏按比例制丸。取处方内雄黄八两为衣，占全部药材3.2%，每百粒重五钱。日服二次，温开水送下。

【功用】清热、散风、解毒。

【主治】胃肺蕴热，头晕目眩，口鼻生疮，风火牙疼，咽喉疼痛，痄腮红肿，耳鸣肿痛，大便秘结。

【宜忌】忌辛辣厚味。孕妇勿服。

清热片

【来源】《吉林省中成药暂行标准》。

【组成】黄芩150克　滑石100克　黄柏100克　大黄100克　北寒水石100克　栀子100克　知母100克　甘草100克　石膏100克　雄黄30克　冰片20克

【用法】粉碎：将雄黄研细粉，过140目筛，黄芩、滑石、黄柏、大黄、寒水石、栀子、石膏共研细粉，过120目筛，与雄黄细粉配研，研细，混合均匀。冰片分研细粉，过100目筛，备用。煎煮：将知母、甘草酌予碎断，煎煮三次，分次过滤，合并滤液，浓缩成膏。制粒压片：将上述药粉（冰片细粉除外）、浓缩膏混合均匀，干燥、粉碎，过100目筛，加适量的黄糊精，混合均匀，制颗粒，干燥，整粒，加入冰片细粉。应出颗粒830克，公差±3%。加硬脂酸镁混合均匀，压片，包衣，打光。基片重0.3克，糖衣片重0.45克。温开水送服。每次4～6片，每日2～3次。

【功用】泻火，清热，解毒。

【主治】实热毒水引起的身热烦渴，头晕目赤，齿龈肿痛，咽喉肿痛，大便燥结。

犀角解毒片

【来源】《中药制剂汇编》。

【组成】金银花100g　连翘100g　桔梗100g　荆芥穗100g　牛蒡子（炒）100g　甘草100g　淡竹叶100g　薄荷100g　淡豆豉100g　羚羊角1g　犀角1g　冰片5g

【用法】①取羚羊角、犀角单研细粉，过筛。②甘草粉碎成细粉，过筛。③连翘、淡竹叶照煎煮法提取两次，首次3小时，第二次2小时，将提取液澄清，滤过，蒸发至膏稠状。④金银花、淡豆豉照热浸法提取二次，首次3小时，第二次2小时，将浸液澄清，滤过，蒸发至稠膏状。⑤桔梗、牛蒡子，制粗粉，照渗漉法分别用60%乙醇作溶媒，浸渍24小时后，开始渗漉，漉液蒸发至稠膏状。⑥荆芥穗照挥发油提取法提取挥发油至尽。⑦薄荷用薄荷脑、薄荷油各0.5%代替。⑧取2项甘草细粉与③、④、⑤、⑥项稠膏混匀并补充适量淀粉，并加入①项细粉照制颗粒二法制粒后，加入冰片，薄荷脑各0.5g，薄荷油0.5ml，荆芥穗油0.5ml，混匀，压片即得，每片重约0.25g（相当原药材0.6g）。每服4片，一日三次。

【功用】解表退热。

【主治】感冒发烧，头痛咳嗽，咽喉肿痛。

十三味榜嘎散

【来源】《中国药典》。

【组成】榜嘎60g　波棱瓜子30g　秦艽花40g　獐牙菜40g　巴夏嘎40g　苦荬菜40g　洪连40g　小檗皮40g　节裂角茴香40g　金腰草30g　牛黄3g　红花20g　止泻木子30g

【用法】上药除牛黄别研细外，余药粉碎成细粉，再同混匀即得。口服，用温开水送下，1次1～1.5g，每日2次。

【功用】清热解毒，凉肝利胆。

【主治】热性“赤巴”病，胆囊炎，黄疸型肝炎。

三子散

【来源】《中国药典》。

【组成】诃子200克　川楝子200克　栀子200克

【用法】上为粗末，过筛，混匀即得。水煎服，1次3～4.5克，1日2～3次。

【功用】清热凉血，解毒。

【主治】温热，血热，新久热。

栀芩清热液

【来源】《部颁标准》。

【组成】栀子400g　甘草200g　黄芩400g　连翘400g　薄荷油1ml　淡竹叶400g

【用法】制成合剂每瓶装10ml或100ml，密封，置阴凉处。口服，1次10～20ml，每日2次。

【功用】疏风散热，清热解毒。

【主治】三焦热毒炽盛，发热头痛，口渴，尿赤等。

【宜忌】对外伤引起的抽搐和对缺钙抽搐的患儿无效，表里无热，腹痛便泄者停服；高烧退后停服药片。

黄连胶囊

【来源】《新药转正标准》。

【组成】黄连

【用法】制成胶囊。口服,1次2～6粒，每日3次。

【功用】清热燥湿，泻火解毒

【主治】湿热痞满，呕吐，泻痢，黄疸，高热神昏，心火亢盛，心烦不寐，血热吐衄，目赤吞酸，牙痛，消渴，痈肿疔疮。

清解冲剂

【来源】《新药转正标准》。

【组成】金银花　钱草　柴胡　夏枯草　连翘　石膏　牡丹皮　蒲公英等

【用法】制成冲剂，每包3g。开水冲服，1次2包，每日2～3次，儿童酌减。

【功用】清热解毒，凉血散结。

【主治】热毒炽盛，具有高热，口渴尿赤，便结，苔黄舌质红，脉弦数等实热证候有抗药性或过敏反应的病人。

金莲清热颗粒

【来源】《新药转正标准》。

【组成】金莲花　大青叶　生石膏　知母　生地黄　玄参　苦杏仁（炒）

【用法】制成颗粒剂。口服，成人1次5g,1日4次，高烧时每4小时1次；小儿1岁以下每次2.5g，1日3次，高烧时每日4次；1～15岁每次2.5～5g，1日4次，高烧时每4小时1次，或遵医嘱。

【功用】清热解毒，利咽生津，止咳祛痰。

【主治】外感热证。症见高热，口渴咽干，咽痛，咳嗽痰稠，亦适用于流行性感冒、上呼吸道感染见有上述证候者。

【宜忌】虚寒泄泻者不宜服用。

四十、虚　劳

虚劳，又称虚损、劳伤，是指阴阳气血匮乏和脏腑功能低下的病情，泛指一切虚弱病症。《黄帝内经·素问·通评虚实论》：“黄帝问曰：何谓虚实？岐伯对曰：邪气盛则实，精气夺则虚。”即十分简明地指出虚劳之要点。《金匮要略》设血痹虚劳专篇：“男子面色薄者，主渴及亡血，卒喘悸，脉浮者，里虚也”，“劳之为病，其脉浮大，手足烦，春夏剧，秋冬瘥，阴寒精自出，酸削不能行”，“虚劳里急，诸不足，黄芪建中汤主之”。《诸病源候论·虚劳病诸候》对虚劳病的论述更为深入：“夫虚劳者，五劳、六极、七伤是也。五劳者：一曰志劳，二曰思劳，三曰心劳，四曰忧劳，五曰瘦劳”，“六极者，一曰气极，令人内虚，五脏不足，邪气多，正气少，不欲言。二曰血极，令人无颜色，眉发堕落，忽忽喜忘。三曰筋极，令人数转筋，十指爪甲皆痛，苦倦不能久立。四曰胃极，令人酸削，齿苦痛，手足烦疼，不可以立，不欲行动。五曰肌极，令人羸瘦，无润泽，饮食不为肌肤。六曰精极，令人少气吸吸然，内虚，五脏气不足，发毛落，悲伤喜忘”，“七伤者，一曰阴寒，二曰阴萎，三曰里急，四曰精连连，五曰精少阴下湿，六曰精清，七曰小便苦数，临事不举”。虚劳专书《理虚元鉴》对虚劳的病因、病机、治疗、预防及护理均有全面的论述。

本病成因多为禀赋薄弱，因虚致病；烦劳过度，损伤五脏；饮食不节，损伤脾胃；大病久病，失于调理；误治失治，损耗精气等所致。其治疗，总以补益为基本原则，五脏六腑、气血阴阳，虚即补之，损即益之，又尤其需要重视补益肾之先天与脾之后天。同时还应注意，有虚中夹实及兼感外邪者，当补中有泻，扶正祛邪；虚之较甚者，当补中寓消，以防虚不胜补。虚劳之病，多为病程日久，影响的因素较多，要将药物治疗与饮食调养及生活调摄密切结合起来，方能收到更好的治疗效果。

小建中汤

【来源】《伤寒论》。

【组成】桂枝三两（去皮） 甘草二两（炙） 大枣十二个（擘） 芍药六两 生姜三两（切） 胶饴一升

【用法】以水七升，煮取三升，去滓，纳饴，更上微火消解，温服一升，一日三次。

【功用】

1.《圣济总录》：补中，止腹痛。

2.《伤寒明理论》：温建中脏。

3.《金匮要略心典》：和阴阳，调营卫。

4.《医宗金鉴》：缓肝和脾。

5.《血证论》：建胃滋脾。

【主治】

1.《伤寒论》：伤寒，阳脉涩，阴脉弦，腹中急痛；伤寒二三日，心中悸而烦者。

2.《金匮要略》：虚劳里急，悸，衄，腹中痛，梦失精，四肢酸疼，手足烦热，咽干口燥；男子黄，小便自利；妇人腹中痛。

【宜忌】

1.《伤寒论》：呕家不可用建中汤，以甜故也。

2.《外台秘要》引《古今录验》：忌海藻、菘藤、生葱。

3.《医门法律》：必小便自利，证非湿热者乃可用之。

【验案】虚劳 《吴鞠通医案》：施某，20岁，形寒而六脉弦细，时而身热，先天不足，与诸虚不足小建中法，白芍18g，炙甘草9g，生姜12g，桂枝12g，胶饴30g（云滓后化入），大枣（去核）4枚，煮3杯，分3次服。服60剂后，诸皆见效，阳虽转而虚未复，于前方内减姜、桂之半，加柔药（大生地、麦冬、五味子）兼与护阴。

天雄散

【来源】《金匮要略》卷上。

【组成】天雄三两（炮） 白术八两 桂枝六两 龙骨三两

【用法】上为散。每服半钱匕，酒送下，一日三次。不知，稍增之。

【功用】《金匮要略心典》：补阳摄阴。

【主治】

1.《金匮要略》：虚劳。

2.《本草纲目》：男子失精。

3.《金匮要略今释》引《类聚方广义》：老人腰冷。小便频数，或遗溺，小腹有动者。

4.《方机》：失精，脐下有动而恶寒，或冲逆，或小便不利者。

5.《医醇剩义》：阳虚亡血，失精。

【方论】

1.《金匮要略方论本义》：天雄散一方，纯以温补中阳为主，以收涩肾精为佐，想为下阳虚甚而上热较轻者设也。

2.《金匮方歌括》元犀按：方中白术入脾以纳谷，以精生于谷也；桂枝入膀胱以化气，以精生于气也；龙骨具龙之性，龙能致水，以海为家，盖以精归于肾，犹水归于海而龙得其安宅也。深得《难经》所谓"损其肾者益其精"之旨。然天雄不可得，可以附子代之，断不可泥于小家天雄主上，附子主下之分。

3.《金匮要略方义》：药用天雄为君，乃大热纯阳之品，善能助阳事、暖命门，殆为阳虚而阴痿者设；臣以桂枝，配天雄以益火之源，鼓舞肾阳之气，佐龙骨以涩精，是为遗精、早泄而设；加入白术者，以补后天之本，与天雄相伍，以收脾肾并补之功。综合诸药，可以助肾阳，益脾气，固精止遗，适于肾阳虚衰，阳痿早泄，遗精等证。

4.《中医方剂通释》：肾藏精，为封藏之本，因肾气遭重伐，无以温养腰膝则腰膝冷痛；精关难以固摄而精滑无度，故见诸虚损之证。方内天雄，禀纯阳之性，补命门、三焦，壮阳精，强肾气，以之为主药；白术补脾益胃、燥湿和中，为资后天治虚劳之要药，是以为辅；桂枝，温经通脉，和营补虚，龙骨收敛正气，固肾摄精，共以为佐。诸药合用，共奏补阳摄精之功。

【验案】

1. 滑精 《金匮要略今释》引《方函口诀》：一人常苦阴囊冷，精汁时自出，长服此方丸药而愈。

2. 老年人尿频、尿急 《日本东洋医学杂志》（1995，5：71）：福田佳弘氏以70～90岁的病人17例（男6例，女11例）为治疗对象。其中尿频9例，尿失禁、尿频8例，均有尿急感。天雄散以乌头0.1g，白术0.26g，肉桂0.2g，龙骨0.1g，做麻子大丸，每次饭后服4丸。结果：排尿次数减少，尿急、尿失禁显著改善。显效4例，有效7例，稍稍有效3例，不变3例。

3. 男子不育症 《中国医药学报》（1987，1：36）：应用本方制成丸剂，治疗男子不育症32例。结果：总有效率81.2%。

当归生姜羊肉汤

【来源】《金匮要略》卷上。

【别名】羊肉汤（《东医宝鉴·外形篇》卷四）。

【别名】小羊肉汤［《备急千金要方》卷三（注文）引《胡洽方》］、当归汤（《圣济总录》卷九十四）。

【组成】当归三两　生姜五两　羊肉一斤

【用法】以水八升，煮取三升，温服七合，日三服。如加生姜等者，亦加水五升，煮取三升二合服之。

【功用】《医方发挥》：温中补血，祛寒止痛。

【主治】寒疝腹中痛及胁痛里急者；产后腹中疠痛，腹中寒疝，虚劳不足。

【加减】若寒多者，加生姜成一斤；痛多而呕者，加橘皮二两，白术一两。

【方论】

1.《金匮要略论注》：寒疝至腹痛胁亦痛，是腹胁皆寒气所主，无复界限，更加里急，是内之荣血不足，致阴气不能相荣，而里急不舒，故以当归、羊肉兼补兼温，而以生姜宣散其寒。然不用参而用羊肉，所谓“精不足者，补之以味”也。

2.《金匮要略心典》：此治寒多而血虚者之法，血虚则脉不荣，寒多则脉绌急，故腹胁痛而里急也。当归、生姜温血散寒，羊肉补虚益血也。

3.《绛雪园古方选注》：寒疝为沉寒在下，由阴虚得之，阴虚则不得用辛热燥烈之药重劫其阴，故仲景另立一法，以当归、羊肉辛甘重浊、温暖下元而不伤阴，佐以生姜五两，加至一斤，随血肉有情之品引入下焦，温散沍寒。若痛多而呕，加陈皮、白术奠安中气，以御寒逆。本方三味，非但治疝气逆冲，移至产后下焦虚寒，亦称神剂。

4.《医林纂要探源》：羊肉甘辛，大补命门之火，以生肝木，又血气之类，以补血气也；生姜辛温，补肝以益生生之气，且合当归用之，则气为血倡，有以萃肝血也；当归甘辛温，滋润生血，而归之肝，以布之脏腑百脉。

5.《金匮方歌括》：方中当归行血分之滞而定痛，生姜宣气分之滞而定痛，亦人所共晓也。妙在羊肉之多，羊肉为气血有情之物，气味腥膻浓厚，入咽之后即与浊阴混为一家，旋而得当归之活血，而血中之滞通，生姜之利气，而气中之滞通，而寒无有潜藏之地，所谓先诱之而后攻之者也。

【验案】

1. 寒疝 《本草衍义》：一妇人产当寒月，寒气入于产门，脐下胀满，手不敢犯，此寒疝也。医将治之以抵当汤，谓其瘀血。予教之曰：非其治也，可服张仲景羊肉汤，二服而愈。

2. 产后腹痛 《得心集医案》：冬月产后，少腹绞痛，诸医谓为儿枕之患，去瘀之药，屡投愈重，乃至手不可触，痛甚则呕，二便紧急，欲解不畅，且更牵引腰胁俱痛、势颇迫切。急延二医相商，咸议当用峻攻，庶几通则不痛。余曰：形羸气馁，何胜攻击，乃临产胎下，寒入阴中，攻触作痛，故亦拒按，与中寒腹痛无异。然表里俱虚，脉象浮大，法当托里散邪。但气短不续，表药既不可用，而腹痛拒按，补剂亦难遽投。仿仲景寒疝例，与当归生姜羊肉汤，因兼呕吐、略加陈皮、葱白，一服微汗而愈。

3. 顽固性室性早搏 《实用中西医结合杂志》（1994，9：517）：用本方：羊肉500克，生姜200克，当归头60克，大枣10枚去核，文火炖烂成糊状，每日早晚各服1次，分3天服完，同时服肌苷、维生素B_1、谷维素等，早搏和发病症状消失后，隔3～4天，重复1疗程，坚持服用5～6个疗程，1个月后，每旬服1疗程，治疗顽固性室性早搏3例。结果：3例病人均在第1疗程早搏明显减少，第2疗程早搏全部消失，心电图正常，追访1年无复发。

4. 女性顽固性室性早搏　《山东中医杂志》（1997，7：299）：用本方加大枣治疗女性顽固性室性早搏30例，另设男性对照组12例，治疗方法同女性。结果：女性组显效27例，总有效率为93.33%；男性组有效5例，总有效率50%。

黄耆建中汤

【来源】《金匮要略》卷上。

【别名】黄耆汤（《外台秘要》卷十七引《古今录验》）。

【组成】小建中汤加黄耆一两半

【用法】以水七升，煮取三升，去滓，纳胶饴，更上微火消解，温服一升，每日三次。

本方改为丸剂，名“黄耆建中丸”（《全国中药成药处方集》南昌方）。

【功用】《谦斋医学讲稿》：温养中气。

【主治】

1.《金匮要略》：虚劳里急诸不足。

2.《古今医统大全》：尺脉迟，伤寒身痛，汗后身痛脉弱。

3.《济阳纲目》：卫虚恶寒。

4.《杂病广要》：血汗出污水，甚如坏染，皆由大喜伤心，喜则气散，血随气行故也。

5.《家塾方与方极》：里急、腹皮拘急及急痛证而盗汗，或自汗者。

6.《谦斋医学讲稿》：胃虚痛，痛时常在空腹，得食或温罨缓解，伴见泛酸，畏冷喜暖，舌质淡，苔薄白，脉象沉细无力或见虚弦。

【宜忌】《外台秘要》忌海藻、菘菜、生葱。

【方论】

1.《金匮要略论注》：小建中汤本取化脾中之气，而肌肉乃脾之所生也，黄耆能走肌肉而实胃气，故加之以补不足，则桂、芍所以补一身之阴阳，而黄耆、饴糖又所以补脾中之阴阳也。

2.《金匮要略心典》：里急者，里虚脉急，腹中当引痛也。诸不足者，阴阳诸脉并俱不足，而眩、悸、喘、喝、失精、亡血等证相因而至也。急者缓之必以甘，不足者补之必以温，充虚塞空，则黄耆尤有专长也。

3.《金匮要略方义》：此方乃小建中汤加黄耆而成。黄耆为补气扶弱之品，得饴糖则甘温以益气，得桂枝则温阳以化气，得白芍又有益气和营之效。综合全方，其补虚益气之功优于小建中汤。

4.《医方考》：汗后身痛者，此由汗多耗损阴气，不能荣养筋骨，故令身痛。阳虚，故令脉迟；汗后，故令脉弱。黄芪、甘草之甘，补中气也，然桂中有辛，同用之足以益卫气而实表；芍药之酸，收阴气也，桂中有热，同用之足以利荣血而补虚。此方以建中名者，建立中气，使其生育荣卫，通行津液，则表不虚而身痛自愈矣。

5.《金匮方歌括》：虚劳里急者，里虚脉急也；诸不足者，五脏阴精、阳气俱不足也。经云：阴阳俱不足，补阴则阳脱，泻阳则阴竭，如是者当调以甘药。又云：针药所莫及，调以甘药。故用小建中汤君以饴糖、甘草，本稼穑作甘之味，以建立中气，即《黄帝内经》所谓“精不足者，补之以味”是也。又有桂枝、姜、枣之辛甘，以宣上焦阳气，即《黄帝内经》所谓“辛甘发散为阳”是也。夫气血生于中焦，中土虚则木邪肆，故用芍药之苦泄，于土中泻木，使土木无忤，而精气以渐而复，虚劳诸不足者，可以应手而得耳。加黄芪者，以其补虚塞空，实腠通络，尤有专长也。

【实验】

1. 中枢镇静作用　《北京中医学院学报》（1960，3：208）：加味黄耆建中汤（本方加当归）对中枢神经系统有明显的镇静作用，可使小白鼠自由活动减少。但没有催眠和中枢的镇痛作用，对平滑肌的正常运动有抑制作用，尤其在异常兴奋状态下更为显著，有较弱对抗由组织胺引起的胃酸增高现象。认为本方的主要作用是对中枢神经的镇静及对胃肠平滑肌的解痉作用，抗酸作用可能不是主要的。

2. 抗溃疡作用　《药学学报》（1965，7：440）：以黄耆建中汤煎剂给大白鼠皮下注射10g/

kg时，可防止结扎幽门所致胃溃疡发生，并抑制胃液分泌，减少游离酸及总酸度，使胃液pH上升。另以本方减去甘草的煎剂皮下注射，同样也有抗溃疡作用，但作用较弱。说明黄耆建中汤除甘草外，尚有其他抗溃疡的成分。

3. 制酸作用　《中草药》（1983，12：23）：将本方制成每ml含生药1g的注射剂，肌内注射4ml/（次·d），对照组生理盐水4ml/（次·d）。测定十二指肠球部溃疡活动期病人的基础酸排泄量（BAD），最大酸排泄量（MAD）和高峰酸排泄量（PAD）13例，结果：经治疗30天后，其BAD、MAD及PAD均显著下降（$P<0.01$）。

【验案】

1. 虚劳　《临证指南医案》：汪，三九。此劳力伤阳之劳，非酒色伤阳之劳也。胃口消惫，生气日夺，岂治嗽药可以奏功?黄耆建中汤去姜。《种福堂公选良方》：何，三一。脐流秽水，咳嗽，腹痛欲泻。询知劳动太过，阳气受伤。三年久恙，大忌清寒治嗽，法当甘温以治之。黄耆建中汤去姜。

2. 咳嗽　《南雅堂医案》：诊得脉左细右虚，咳嗽日久，吸短如喘，肌表微热，形容渐致憔悴，虑成内损怯症，奈胃纳渐见减少，便亦带溏，若投以寒凉滋润之品，恐嗽疾未必能治，而脾胃先受损伤，岂云妥全，昔贤谓上损过脾，下损及胃，均称难治，自述近来背寒忽热，似虑先理营卫为主，宗仲师元气受损，甘药调之之例，用建中加减法。桂枝一钱，白芍药三钱，炙甘草八分，炙黄耆一钱，饴糖二钱，加大枣三枚，同煎服。

3. 吐血　《临证指南医案》：许，四八。劳倦伤阳，形寒，失血，咳逆，中年不比少壮火亢之嗽血。黄耆建中汤。

4. 伤寒　《印机草》：病经一月，两脉虚浮，自汗恶气，此卫虚阳弱。人身之表，卫气主之。凡所以温分肉，肥腠理，司开阖者，皆此卫气之用，故《经》曰：阳者卫外而为固也。今卫气一虚，则分肉不温，腠理不密，周身毛窍，有开无合，由是风之外入，汗之内出，其孰从而拒之，用黄耆建中汤以建立中气，而温卫实表也。桂枝、生姜、芍药、甘草、大枣、饴糖、黄耆。

5. 泄泻不食　《得心集医案》：胡晓鹤孝廉尊堂，素体虚弱，频年咳嗽，众称老痨不治。今春咳嗽大作，时发潮热，泄泻不食，诸医进参、术之剂，则潮热愈增，用地黄、鹿、胶之药，而泄泻胸紧尤甚。延医数手，无非脾肾两补，迨至弗效，便引劳损咳泻不治辞之。时值六月，始邀予诊，欲卜逝期，非求治也。诊之脉俱迟软，时多歇止，如徐行而怠，偶羁一步之象，知为结代之脉，独左关肝部弦大不歇，有土败木贼之势。因思诸虚不足者，当补之以味，又劳者温之，损者益之，但补脾肾之法，前辙可鉴，然舍补一着，又无他法可施，因悟各脏俱虚之脉，独肝脏自盛，忽记洁古云，假令五脏胜，则各刑已胜，法当补其不胜，而泻其胜，重实其不胜，微泻其胜。此病肝木自盛，脾土不胜，法当补土制肝，直取黄耆建中汤与之。盖方中桂、芍，微泻肝木之胜；甘、糖味厚，重实脾土之不胜；久病营卫行涩，正宜姜、枣通调，而姜以制木，枣能扶土也；用黄耆补肺者，盖恐脾胃一虚，肺气先绝。连进数剂，果获起死回生，但掌心微热不除，且口苦不寐，咳泻虽止，肝木犹强，原方加入丹皮重泻肝木之胜再胜而安。

6. 盗汗　《江苏中医》（1965，4：31）：范某某，男，18岁。病人身体素弱，形体苍瘦，面皖欠华，近来眠则遍身汗出，衣衫皆湿，脉濡细，此卫阳失固之候，治拟扶正实表。予生黄耆四钱，川桂枝一钱，大白芍四钱，炙甘草一钱，老生姜一钱，大红枣四钱，糯稻根须三钱。上方连服五剂。汗泄得止。

7. 小儿慢性支气管炎　《上海中医药杂志》（1984，1：22）：张某某，女，6岁。1977年12月10日初诊。咳嗽、喉鸣时轻时重反复发作4年余，两月前感寒而发，发热、咳嗽、喘鸣，某医院诊为慢性支气管炎急性发作，给予青、链霉素及麻杏石甘汤等，药后烧退，咳喘不愈，来院求诊。拟黄耆建中汤加半夏、白术，服6剂后诸症缓解，嘱以原方加紫河车粉，3日1剂，计进28剂停药观察，追访3年未见复发。

8. 血卟啉病　《江苏中医》（1994，11：477）：用黄耆建中汤加味：黄芪20克，炒白芍30克，桂枝15克，炙甘草、生姜各10克，大枣5枚，饴糖30克；腹痛甚者，加元胡15克；湿重呕吐甚者，加砂仁、半夏各10克；腹胀者，加枳壳20

克，水煎服，治疗血卟啉病27例。结果：本组27例均获痊愈，疗程最长17天，最短5天，一般于1周左右痊愈。

9. 胃十二指肠溃疡　《吉林中医药》（1996，5：10）：以本方为主，食积加焦三仙、鸡内金；泛酸加黄连、吴茱萸；便秘加番泻叶；治疗胃十二指肠溃疡12例。结果：痊愈9例，好转2例，无效1例，总有效率92%。

薯蓣丸

【来源】《金匮要略》卷上。

【别名】大山蓣丸（《太平惠民和济局方》卷五）、团参补气丸（《鸡峰普济方》卷九）、山芋丸（《普济方》卷二三一）、百疾薯蓣丸（《中国医学大辞典》）。

【组成】薯蓣三十分　当归　桂枝　曲　干地黄　豆黄卷各十分　甘草二十八分　人参七分　芎藭　芍药　白术　麦门冬　杏仁各六分　柴胡　桔梗　茯苓各五分　阿胶七分　干姜三分　白蔹二分　防风六分　大枣一百枚（为膏）

【用法】上为末，炼蜜为丸，如弹子大。每服一丸，空腹酒送下，一百丸为剂。

【功用】

1.《太平惠民和济局方》：补诸不足，久服养真气，益精补髓，活血驻颜。

2.《北京市中药成方选集》：调理脾胃，益气和荣。

【主治】

1.《金匮要略》：虚劳诸不足，风气百疾。

2.《太平惠民和济局方》：诸虚百损，五劳七伤，肢体沉重，骨节痠疼，心中烦悸，唇口干燥，面体少色，情思不乐，咳嗽喘乏，伤血动气，夜多异梦，盗汗失精，腰背强痛，脐腹弦急，嗜卧少起，喜惊多忘，饮食减少，肌肉瘦瘁，风虚头目眩晕，心神不宁，及病后气不常复，渐成劳损。

3.《北京市中药成方选集》：气血不足，腰膝痠痛，经闭血块，蒸热作烧。

【方论】

1.《金匮要略方论本义》：方中以薯蓣为主，专理脾胃，上损下损至此可以撑持；再以人参、白术、茯苓、干姜、大豆黄卷、大枣、神曲、甘草以除湿益气；以当归、芎藭、芍药、地黄、麦冬、阿胶以养血滋阴；以柴胡、桂枝、防风以升邪散热；以杏仁、桔梗、白蔹下气开郁；惟恐虚而有热之人，资补之药，上拒不受，故为散其邪热，开其逆郁，而气血平顺，补益得纳，亦至当不易之妙术也。

2.《金匮要略论注》：虚劳证多有兼风气者，正不可着意治风气，故仲景以四君、四物养其气血，麦冬、阿胶、干姜、大枣补其肺胃，而以桔梗、杏仁开提肺气，桂枝行阳，防风运脾，神曲开郁，黄卷宣肾，柴胡升少阳之气，白蔹化入营之风。虽有风气，未尝专治之，谓正气运而风气自去也。然薯蓣最多，且以此为汤名者，取其不寒不热，不燥不滑，脾肾兼宜，故以为君，则诸药皆相助为理耳。

3.《金匮要略方义》：本方具有补气养血，滋阴助阳，调和营卫，疏风散邪之功。主治虚营病久，气血俱虚，阴阳失和，感受风邪之证。方中重用薯蓣、甘草、大枣为君药，补益脾胃，助后天生化之源，以生气血；臣以人参补气，当归补血，地黄养阴，桂枝温阳，共奏阴阳气血之不足；又以神曲、豆黄卷之宣通运化，则补而不滞，以灌诸经。余者皆为佐助之品，白术、茯苓以健脾益气，白芍、川芎以调营和血，阿胶、麦冬以滋阴润燥，干姜以温阳暖中。以上诸药，皆为补虚疗损，扶正固本而设。至于柴胡、防风、白蔹、杏仁、桔梗乃宣肺驱风之用，于大队补益剂中少佐此疏利之品，以收扶正祛邪，补不留邪之功。综观全方，重在补益脾胃，滋养气血，寓散于补，补而不滞。此乃扶虚理损，匡正祛邪之大方，凡虚劳证兼挟微风者，用之咸宜。

【实验】对创伤应激小鼠的影响　《中国中医药信息杂志》（2006，4：33）：研究显示：薯蓣丸可通过促进创伤应激小鼠脾淋巴细胞白细胞介素-2（IL-2）及IL-2R的基因转录水平的表达进而逆转IL-2及IL-2R的抑制状态。

【验案】

1. 心功能减退　《山西中医》（1991，5：12）：应用本方：薯蓣30份，当归、桂枝、神曲、生地、豆卷各10份，甘草28份，人参7份，川芎、白术、麦冬、杏仁各6份，柴胡、桔梗、茯苓各5份，阿胶7份，干姜3份，白蔹2份，防风6份，大枣100枚为膏。炼蜜为丸，每丸10g，每次1丸，每日3次，黄酒或温水送服，2个月为1个疗程，治疗心功能减退69例，男37例，女32例，年龄29～77岁。结果：63例心功能提高了Ⅰ级以上（91.3%），其中提高Ⅰ级者34例（53.9%），提高Ⅱ级者21例（33.3%），提高Ⅲ级者8例（12.7%），无效6例（8.7%）。

2.慢性疲劳综合征 《中医药导报》（2009，2：43）：用薯蓣丸加减，治疗慢性疲劳综合征69例，结果：痊愈32例，显效21例，有效l6例，总有效率达100%。

生地黄鸡

【来源】方出《肘后备急方》卷四，名见《圣济总录》卷一八九。

【别名】乌鸡汤（《内外科百病验方大全》）。

【组成】乌雌鸡一头　生地黄一斤（切）　饴糖二升

【用法】乌雌鸡治如食法，以地黄、饴糖纳腹内，急缚，铜器贮甑中，蒸五升米久，须臾取出，食肉、饮汁，三月三度作之。

【主治】

1.《肘后备急方》：因积劳虚损，或大病后不复，常若四体沉滞，骨肉疼瘦，吸吸少气，行动喘惙；或小腹拘急，腰背强痛，心中虚悸，咽干唇燥，面体少色；或饮食无味，阴阳废弱，悲忧惨戚，多卧少起，久者积年，轻者才百日，渐至瘦削，五脏气竭。

2.《内外科百病验方大全》：男妇虚弱，或病后，或产后，或疮毒久不收口，脾胃不健，一切诸损。

【宜忌】勿啖盐。

黄耆建中汤

【来源】方出《肘后备急方》卷四，名见《备急千金要方》卷十七。

【别名】黄耆汤（《圣济总录》卷一七九）。

【组成】小建中汤加黄耆　人参各二两

【用法】以水九升，煮取三升，去滓，纳饴八两，分三服；间日复作一剂。

【主治】男女因积劳虚损，或大病后不复常，若四肢沉滞，骨肉疼酸，吸吸少气，行动喘惙，或小腹拘急，腰背强痛，心中虚悸，咽干唇燥，面体少色，或饮食无味，阴阳废弱，悲忧惨戚，多卧少起。久者积年；轻者才百日，渐至瘦削，五脏气竭，则难可振复。

【加减】若患痰满及溏泄，可除饴。

加减草宝汤

【来源】《普济方》卷三二二引《肘后备急方》。

【组成】黄耆四两　熟干地黄（汤泡十次）　白茯苓　人参　当归（酒浸）　白术　半夏（汤泡七次）　白芍药　五味子　桂各一两　甘草半两（炙）

【用法】上为粗末。每服二钱，水一盏半，加生姜三片，乌梅一个，煎至七分，去滓，空心、食前服。

【主治】妇人真气虚损，四肢劳倦，腰膝疼痛，颜色枯槁。

开心薯蓣肾气丸

【来源】《医心方》卷十三引《范汪方》。

【组成】肉苁蓉一两　山茱萸一两　干地黄六分　远志六分　蛇床子五分　五味子六分　防风六分　茯苓六分　牛膝六分　菟丝子六分　杜仲六分　薯蓣六分

【用法】上药治下筛。炼蜜为丸，如梧桐子大。每服十丸至二十丸，日二夜一。若烦心，即停减之，只服十丸为度。服药五日，玉茎炽热；十夜，通体滑泽；十五夜，颜色泽，手足热；二十夜雄力欲盛；二十五夜，经脉充满；三十夜，热气朗彻，面色如花，手纹如丝而心开，记事不忘，独寝不寒。年四十以下一剂即足；五十以上两剂即足。妇人断续者，服一剂，五十得子。

【功用】健中补髓，填虚养志，开心安脏，止泪明目，宽胃养阴阳，除风去冷。

【主治】丈夫五劳七伤，髓极不耐寒，眠即胪胀，心满雷鸣；不欲饮食，虽食心下停淡不能消；春夏手足烦热，秋冬两脚凌冷；多忘。

【宜忌】忌大辛、醋。

六生散

【来源】《医心方》卷十三引《范汪方》。
【别名】菖蒲散（《圣济总录》卷二十）。
【组成】生地黄根二斤　生姜一斤　生菖蒲根一斤　生枸杞根一斤　生乌头一斤　生章陆根一斤
【用法】上六药合七斤，煮洗之，停令燥，粗切之。美酒二斗，都合渍三四日，出晒之，暮则还着酒中，趣令汁尽，止，为末。每服半钱匕，酒下，一日三次。十日之后增至一钱。
【功用】消癥逐血，补诸不足，令人肥白。
【主治】
1.《医心方》引《范汪方》：五劳七伤，五缓六急。寒热，胀满大腹，中风垂曳。
2.《外台秘要》引《古今录验》：急风痹，身躯拘痛。
3.《圣济总录》：周痹身体拘痛，腰膝痹痛。
【宜忌】忌猪羊肉、冷水、芜荑、饧。

补养汤

【来源】《医心方》卷十三引《范汪方》。
【组成】甘草一两（炙）　术四两　牡蛎二两　大枣二十枚　阿胶三两　麦门冬四两（去心）
【用法】上锉。水八升，煮取二升，尽服。
【主治】虚劳羸瘦，食已少气。
【宜忌】忌生冷。

狸骨丸

【来源】《外台秘要》卷十三引《范汪方》。
【组成】狸骨　连翘各五分　土瓜　山茱萸　玄参　胡燕屎　黄芩　丹砂　马目毒公　鸢尾各二分　黄连　芍药　雄黄　青葙子　龙胆　栝楼各三分
【用法】上药治下筛，炼蜜为丸，如梧桐子大。每服三丸，食前服，一日三次；不知，稍稍增之，以知为度。
【主治】
1.《外台秘要》引《范汪方》：骨热。
2.《太平圣惠方》：虚劳，骨热体痛，心神恍惚，夜卧不安，小便赤黄，口干眼涩。
【宜忌】禁食生鱼菜、猪肉、黄黍米、生血物。

肉苁蓉丸

【来源】《医心方》卷二十八引《范汪方》。
【组成】肉苁蓉　菟丝子　蛇床子　五味子　远志　续断　杜仲各四分
【用法】上药治下筛，炼蜜为丸，如梧桐子大。平旦服五丸，一日二次。
【功用】补精，益气力，令人好颜色。
【主治】男子五劳七伤，阳痿不起，积有十年痒湿，小便淋沥，溺时赤时黄。
【加减】阴弱，加蛇床子；不怒，加远志；少精，加五味子；欲令洪大，加苁蓉；腰痛，加杜仲；欲长，加续断；所加者倍之。

二加龙骨汤

【来源】《外台秘要》卷十六引《小品方》。
【组成】龙骨　甘草（炙）各二分　牡蛎三分（熬）　白薇三分　附子三分（炮）　芍药四分　大枣四枚（擘）　生姜五分
【用法】以水四升，煮取一升半，分再服。
【功用】《血证论》：清散上焦，温补下焦。
【主治】
1.《外台秘要》引《小品方》：虚羸浮热汗出。
2.《时方歌括》：虚劳不足，男子失精，女子梦交，吐血，下利清谷，浮热汗出，夜不成寐。
3.《血证论》：肾阳虚，肺阴虚，上热下寒之咳血。
【宜忌】忌海藻、菘菜、生葱、猪肉、冷水。
【方论】
1.《血证论》：此方用甘、枣，从中宫以运上下；姜、薇清散，使上焦之火不郁；附、芍、龙、牡温敛，使下焦之火归根。合观其方，以温为正治，以清为反佐，真寒假热，虚阳上浮，为对证。
2.《江苏中医》（1986，11：22）：二加龙骨汤以白薇配附子，龙骨配牡蛎为两组主药，取附子温导浮阳，守而不走；白薇从阴中泄热。寒热互用，导火泄热，不治阴虚而阴自安。配以龙、牡镇潜摄纳，咸降益阴，合为用阳和阴之法。

加减肾沥汤

【来源】《外台秘要》卷十七引《小品方》。

【组成】肾一具（猪羊并可用） 远志二两（去心） 麦门冬一升（去心） 人参一两 大枣四十枚 芎藭二两 五味子二两 当归二两 泽泻二两 桂心四两 干姜二两 干地黄三两 黄连二两 桑螵蛸三十枚 龙骨二两 甘草三两（炙）

【用法】上切。以水一斗五升，如常法煎取三升，去滓，分三服。

【主治】大虚内不足，小便数，嘘噏，焦熇饮水浆，膀胱引急。

【宜忌】忌海藻、菘菜，生葱，猪肉，芜夷等物。

黄耆汤

【来源】《外台秘要》卷十七引《小品方》。

【组成】黄耆三两 人参一两 芍药二两 生姜半斤 桂肉三两 大枣十四枚 当归一两 甘草一两（炙）

【用法】上切。以水一斗，煮取四升，分四次服。

【主治】虚劳。胸中客热，冷癖痞满，宿食不消，吐噫，胁间水气，或流饮肠鸣，不生肌肉，头痛上重下轻，目视安安，惚惚志损，常燥热，卧不得安，少腹急，小便赤余沥，临事不起，阴下湿，或小便白浊伤多。

【宜忌】忌生葱、海藻、菘菜。

【加减】有寒，加厚朴二两。

黄耆汤

【来源】《外台秘要》卷十七引《小品方》。

【组成】黄耆二两 麦门冬二两（去心） 大枣三十枚（擘） 芍药二两 干地黄二两 黄芩一两 桂心二两 生姜二两 当归二两 甘草二两（炙）

【用法】上切。以水九升，煮取三升，去滓，分三服。

【主治】虚劳少气，小便过多。

【宜忌】忌海藻、菘菜、生葱、芜荑、猪肉、冷水。

地黄汤

【来源】方出《外台秘要》卷十七引《集验方》，名见《普济方》卷二三三。

【组成】生地黄五两 香豉五合（绵裹） 人参二两 粟米五合 茯苓四两 知母四两 麦门冬（去心）三两 前胡三两 甘草二两（炙）

【用法】上切。以水八升，煮取二升七合，去滓，分四次服。

【主治】虚劳不得眠。

【宜忌】忌海藻、菘菜、芜荑、酢物。

二虎丸

【来源】《证类本草》卷十引《梅师方》。

【别名】神助丹（《御药院方》卷六）。

【组成】乌头 附子各四两

【用法】酽醋浸三宿，取出切作片子，穿一小坑，以炭火烧令通赤，用好醋三升同药倾入热坑子内，盆合之，经一宿取出，去沙土，用好青盐四两（研），与前药同炒令赤黄色，杵为末，醋面糊为丸，如梧桐子大。每服十五丸，空心冷酒送下；盐汤亦得。

【功用】补益元脏，进饮食，壮筋骨。

补益养荣汤

【来源】《东医宝鉴·杂病篇》卷四引《集略》。

【组成】熟地黄一钱半 当归身一钱二分 白芍药 白茯苓 白术 陈皮各一钱 川芎 人参 知母各八分 黄柏七分 甘草五分 五味子九粒

【用法】上锉，作一帖。加生姜三片，水煎服。

【主治】虚劳气血俱损，及五劳七伤。

陆抗膏

【来源】《外台秘要》卷十七引《经心录》。

【组成】猪脂三升　羊脂二升　牛髓二升（并炼成）　白蜜二升　生姜汁三升（一方加生地黄三升）

方中猪脂，《备急千金要方》作“酥”。

【用法】上五味，先煎猪脂等，次下姜汁又煎，次下蜜复煎，候膏成收之，取两匙，温酒服。

【功用】

1.《外台秘要》引《经心录》：补益。

2.《千金方衍义》：充髓补虚。

【主治】

1.《外台秘要》引《经心录》：百病劳损，伤风湿，男女通服之。

2.《备急千金要方》：虚冷枯瘦，身无精光，虚损不足。

【宜忌】忌芜荑。

解五蒸汤

【来源】《外台秘要》卷十三引《古今录验》。

【组成】甘草一两（炙）　茯苓三两　人参二两　竹叶二把　葛根　干地黄各三两　知母　黄芩各二两　石膏五两（碎）　粳米一合　（一方无甘草、茯苓、人参、竹叶）

【用法】上切。以水九升，煮取二升半，分为三服。亦可以水三升，煮小麦一升，乃煮药。

【主治】虚劳骨蒸。

【宜忌】忌海藻、菘菜、芜荑、火醋。

八公散

【来源】《外台秘要》卷十七引《古今录验》。

【组成】麦门冬（去心）　石韦（去毛）　五味子　茯苓　菟丝子（酒渍）　干地黄　桂心各等分

【用法】上为散。食后以饮服方寸匕，一日三次。二十日知，三十日自任意欲行百里并得。

【功用】益颜色，久服令人耐老轻身。

【主治】男子虚羸七伤。

【宜忌】忌大酢、生葱、芜荑。

大竹叶汤

【来源】《外台秘要》卷十七引《古今录验》。

【组成】甘草二两（炙）　小麦（完用）五合　黄耆二两　人参二两　知母二两　大枣二十枚（擘）　半夏三两（洗）　栝楼一两　粳米一升　黄芩一两　当归二两　生姜四两　前胡二两　芍药二两　麦门冬六合（去心）　龙骨三两　桂心三两　竹叶（切）一两

【用法】上切。用东流水二升，煮取五升，去滓，分服一升，日三夜二。

【主治】虚劳客热，百病之后，虚劳烦扰，不得眠卧，骨间劳热，面目青黄，口干烦躁，短气乏力，食不得味，纵食不生肌肤，胸中痰热，烦满愦闷。

【宜忌】忌海藻、菘菜、羊肉、饧、生葱。

大薯蓣丸

【来源】《外台秘要》卷十七引《古今录验》。

【组成】薯蓣五分　大黄六分　前胡三分　茯苓二分　人参二分　杏仁三分（熬，去皮尖）　当归十分　桔梗二分　防风二分　黄芩八分　麦门冬八分　甘草五分（炙，加二分）　五味子四分　干地黄十分　枣一百个　芍药四分　石膏四分（研）　泽泻八分　阿胶四分（炙）　白术二分　干姜四分　桂心四分　干漆三分　黄耆五分

【用法】上为末，炼蜜为丸，如梧桐子大。每服三十丸，空腹酒送下，一日二次。

【功用】令人肥白，补虚益气。

【主治】男子五劳七伤，晨夜气喘气，内冷身重，骨节烦疼，腰背强痛引腹内，羸瘦不得饮食。妇人绝孕疝瘕诸病。

【宜忌】忌猪肉、冷水、桃、李、雀肉、海藻、菘菜、生葱、芜荑。

五蒸丸

【来源】《外台秘要》卷十三引《古今录验》。

【组成】乌梅　鸡骨（一本是鹳骨）　紫菀　芍药　大黄　黄芩　细辛各五分　知母四分　矾石（炼）　栝楼各一分　桂心二分（一方无桂心）

【用法】上为末，炼蜜为丸，如梧桐子大。每服十丸，饮送下，一日二次。

【主治】虚劳五蒸。

【宜忌】忌生葱、生菜。

五石黄耆丸

【来源】《外台秘要》卷十七引《古今录验》。

【组成】黄耆二两　紫石英二两（研）　赤石脂二两　石硫黄二两（研）　石斛二两　白石脂二两　白矾石二两（炼，研）　桂心四两　乌头二两（炮，去皮）　炼钟乳二两（研）　芎䓖二两　防风二两　茯苓三两　干姜四两　枣一百枚　当归二两　细辛三两　人参二两　肉苁蓉二两　附子二两（炮）　干地黄二两　芍药三两　甘草三两（炙）　白术二两

【用法】草、石各别为末，枣、蜜为丸，如梧桐子大。每服十丸，空腹酒送下，一日三次。渐加之三十丸。

【功用】补益

【主治】五劳七伤，诸虚。

【宜忌】忌海藻、菘菜、猪肉、冷水、桃、李、雀肉、生葱、酢物、芜荑、生菜。

肾气丸

【来源】《外台秘要》卷十七引《古今录验》。

【组成】羊肾二具（炙）　细辛二两　石斛四两　苁蓉四两　干地黄四两　狗脊一两（黑者）　桂心二两　茯苓五两　牡丹皮二两　麦门冬三两（去心）　黄耆四两　人参二两　泽泻二两　干姜二两　山茱萸二两　附子二两（炮）　薯蓣二两　大枣一百枚（取膏）

【用法】上为末，以枣膏合蜜少许为丸，如梧桐子大。每服二十丸，渐加至三十丸，酒送下，每日二次。

【主治】丈夫肾气不足，阳气虚衰，风痹虚损，愵愵诸不足，腰背痛脚疼，耳鸣，小便余沥，风虚劳冷。

【宜忌】忌猪肉、冷水、生葱、生菜、胡荽、芜荑、酢物。

建中黄耆汤

【来源】《外台秘要》卷十七引《古今录验》。

【组成】黄耆三两　甘草三两（炙）　桂心三两　生姜一斤（薄切）　饴糖半斤　大枣十二个（擘）

【用法】上切。以水一斗，煮取三升，去滓，下糖，温服一升，每日三次。

【主治】虚劳短气，少腹急痛，五脏不足。

【宜忌】忌海藻、菘菜、生葱。

枸杞汤

【来源】《外台秘要》卷十七引《古今录验》。

【组成】枸杞叶十斤　干姜二两　桂心一两　甘草五两（炙）　大麻子仁二升

【用法】上切碎。以河水三斗，煮取九升，去滓，每服一升，一日三次。

【主治】虚劳少气，骨节中微热，诸疼痛。

调中汤

【来源】《外台秘要》卷十七引《古今录验》。

【组成】麦门冬半两　干枣一两　茯苓半两　甘草半两（炙）　桂心半两　当归半两　芍药半两

【用法】上药切。以水八升，煮取三升，去滓，每服一升，一日三次。

【功用】补益气力。

【主治】虚劳。

【宜忌】忌生葱、海藻、菘菜、醋物。

通命丸

【来源】《外台秘要》卷十七引《古今录验》。

【组成】茯苓六分　甘草六分（炙）　杏仁六分（去皮尖，熬）　牛膝七分　黄芩五分　阿胶三分（炙）　防风四分　干天门冬六分（去心）　芍药六分　大黄六分　当归六分　干姜六分　干地黄七分　人参六分　桂心三分　干漆四分（熬）　紫菀五分　白术四分　苁蓉五分　吴茱萸三分　蜀椒三分（汗）　石斛三分

【用法】上为末，以枣膏、蜜为丸。每服七丸，食前服，一日三次。不知渐增，以知为度。病剧者，夜更一服。

【主治】虚劳百病，七伤六极，少气羸弱，不能饮食。

【宜忌】忌芜荑、鲤鱼、生葱、海藻、菘菜、桃、

李、雀肉、酢等。

黄耆汤

【来源】方出《外台秘要》卷十七引《古今录验》，名见《普济方》卷二三三。

【组成】黄耆二两　附子一两（炮）　大枣十四枚　甘草二两（炙）　蜀椒一两（炒出汗）　生姜六两　芍药　茯苓　当归各三两　人参三两　黄芩　桂心各二两

【用法】上切。以水一斗，煮取三升半，去滓，分五服，日三夜二，适寒温。

【主治】体虚少气，羸瘦不堪，荣卫不足，善惊，胸膈痰冷而客热，欲冷水，饮食则心腹弦满，脾胃气少，不能消食，或时衄血。

【宜忌】忌海藻、生葱、菘菜、猪肉，冷水，大酢。

黄耆汤

【来源】《外台秘要》卷十七引《古今录验》。

【组成】芍药六两　黄耆四两　甘草二两（炙）　桂心二两　干姜四两　当归四两　大枣十二枚　饴糖六两

【用法】上切。以水一斗，煮取三升，去滓，下饴糖令消，分三次服。

【主治】虚劳里急，少腹痛，气引胸肋痛，或心痛短气。

【宜忌】忌海藻、生葱、菘菜。

淮南王枕中丸

【来源】《外台秘要》卷十七引《古今录验》。

【组成】芎藭二两　附子二两（炮）　桂心二两　甘草二两（炙）　黄芩二两　芍药二两　干姜二两　蜀椒二两（汗）　杏仁四两（去皮尖，熬）　白术五两　当归二两　大黄一两

【用法】上为末，炼蜜为丸，如梧桐子大。每服五丸，以酒送服，每日三次，夜服三丸。

【主治】五劳六极七伤，胃气不和，发于五脏，虚劳小便或难或数，令人多思，脾气不和，宿食热所为，流入百脉，食饮不进，沉滞着中膈，并来着一边，或食不消。

【宜忌】忌海藻、菘菜、生葱、猪肉、冷水、桃李、雀肉等。

淮南八公石斛万病散

【来源】《外台秘要》卷十七引《古今录验》。

【别名】石斛万病散（《普济方》卷二二七）。

【组成】牛膝二分　远志二分（去心）　续断二分　蛇床子三分　菟丝子三两（酒渍）　苁蓉二分　茯苓二分　杜仲二分　桂心二分　干姜一分　蜀椒一分（汗）　细辛二分　附子二分（炮）　天雄二分（炮）　防风二分　干地黄二分　白术二分　萆薢二分　石斛二分　云母粉二分　菊花二分　菖蒲二分

【用法】上随病倍其分量，为散。食前以酒服方寸匕，每日三次，以知为度。

【功用】令人康健多子。

【主治】五劳七伤，大风缓急，湿痹不仁，甚则偏枯，筋缩拘挛，胸胁支满，引身僵直，或颈项腰背疼痛，四肢酸烦，阴痿临事不起，痒湿，卧便盗汗，心腹满急，小便茎中疼痛，或时便血，咽干口燥，饮食不消，往来寒热，羸瘦短气，肌肉损减，或无子；若生男女，才欲成人便死，皆极劳伤血气，心神不足所致。

【宜忌】忌猪羊肉、冷水、桃李、雀肉、生葱、生菜、酢。

彭祖丸

【来源】《外台秘要》卷十七引《古今录验》。

【别名】小丹（《元和纪用经》）。

【组成】柏子仁五合　石斛三两　天雄一两（炮）　巴戟天三两（去心）　续断三两　天门冬三两（去心）　泽泻二两　菟丝子五两　人参二两　干地黄四两　薯蓣二两　远志二两（去心）　蛇床子五合（取仁）　钟乳三两（炼，研成粉）　覆盆子五合　苁蓉六两　山茱萸二两　杜仲三两　菖蒲二两　五味子五两　桂心四两　茯苓二两

【用法】上为细末，炼蜜为丸，如梧桐子大。每服八丸，渐加至十丸，酒送下，勿令醉，一日二次。

先服药，斋五日，不食脂、肉、菜、五辛。服二十日断白沥，三十日渐脱，六十日眼瞳子白黑分明，不复泪出，溺血余沥断，八十日白发变黑，腰背不复痛，行步脚轻，一百五十日都愈，意气如年少时，诸病皆除，长服如神。

【功用】

1.《外台秘要》引《古今录验》：延年益寿，通脏腑，安神魂，宁心意，固荣卫，开益智慧，令寒暑风湿气不能伤人。

2.《元和纪用经》：令目睛光明，冷泪不复出，筋力强健，悦泽肌肤。

【主治】

1.《外台秘要》引《古今录验》：劳虚风冷百病。

2.《元和纪用经》：男女诸虚不足，老人精枯神耗。

【宜忌】忌鲤鱼、生葱、猪羊肉、冷水、酢物、芜荑、饧。

薯蓣丸

【来源】《外台秘要》卷十七引《古今录验》。

【组成】干薯蓣二两　苁蓉四两　牛膝二两　菟丝子二两（酒渍）　杜仲二两　赤石脂二两　泽泻二两　干地黄二两　山茱萸二两　茯苓二两　巴戟天二两（去心）　五味子一两半　石膏二两（研）　远志一两（去心）　柏子仁一两　白马茎筋（干之）二两（炙）

【用法】上药治下筛，炼蜜为丸，如梧桐子大。每服二十丸至三十丸，空腹用酒送下，一日二次。

【功用】补十二经脉，起发阴阳，通内制外，安魂定魄，开三焦，破积聚，厚肠胃，消五脏邪气，除心内伏热，强筋练骨，轻身明目，除风去冷。

【主治】丈夫五劳七伤，头痛目眩，手足逆冷，或烦热有时，或冷痹骨疼，腰髋不随，食虽多不生肌肉，或少食而胀满，体涩无光泽，阳气衰绝，阴气不行。

【宜忌】忌大酢、芜荑、蒜，陈臭物。

更生丸

【来源】《外台秘要》卷十七引《素女经》。

【别名】白茯苓丸（《太平圣惠方》卷二十六）。

【组成】茯苓四分（若不消食，三分加一）　菖蒲四分（若耳聋，三分加一）　山茱萸四分（若身痒，三分加一）　栝楼根四分（若热渴，三分加一）　菟丝子四分（若痿泄，二分加一）　牛膝四分（若机关不利，加一倍）　赤石脂四分（若内伤，三分加一）　干地黄七分（若烦热，三分加一）　细辛四分（若目茫茫，三分加一）　防风四分（若风邪，三分加一）　薯蓣四分（若阴湿痒，三分加一）　续断四分（若有痔，加一倍）　蛇床子四分（若少气，三分加一）　柏实四分（若少力，加一倍）　巴戟天四分（若痿弱，三分加一）　天雄四分（炮，若有风，三分加一）　远志皮四分（惊恐不安，三分加一）　石斛四分（若体疼，加一倍）　杜仲四分（若绝阳腰痛，三分加一）　苁蓉四分（若冷痿，加一倍）

【用法】上为末，炼蜜为丸，如梧桐子大。每服三丸，食前，一日三次。不知渐增，以知为度。亦可散服，以清粥饮服方寸匕，七日知，十日愈，三十日余气平，长服老而更少。

【主治】男子五劳七伤，阴衰消小，囊小生疮，腰背疼痛，不得俯仰，两膝膑冷，时时热痒，或时浮肿，难以行步，目风泪出，远视茫茫，咳逆上气，身体痿黄，绕脐弦急，痛及膀胱，小便尿血，茎痛损伤，时有遗沥，汗衣赤黄，或梦惊恐，口干舌强，渴欲饮水，得食不常，或气力不足，时时气逆，坐犯七忌，以成劳伤。

补肾茯苓丸

【来源】《外台秘要》卷十七引《素女经》。

【组成】茯苓二两（食不消加一倍）　附子二两（炮，有风加三分之一）　山茱萸三两（身痒加三分之一）　杜仲二两（腰痛加三分之一）　牡丹二两（腹中游气加三分之一）　泽泻三两（有水气加三分之一）　薯蓣三两（头风加一倍）　桂心六两（颜色不足加三分之一）　细辛三两（目视茫茫加三分之一）　石斛二两（阴湿痒加三分之一）　苁蓉三两（身痿加三分之一）　黄耆四两（体疼加三分之一）

【用法】上为末，炼蜜为丸，如梧桐子大。先每服七丸，食前服，一日二次。

【主治】男子内虚，不能食饮，忽忽喜忘，悲忧不乐，喜怒无常，或身体浮肿，小便赤黄，精泄淋沥，痛绞膀胱，胫疼冷痹，伸不得行，渴欲饮水，心腹胀满。

垂命茯苓丸

【来源】《外台秘要》卷十七引《素女经》。

【组成】茯苓二两　白术二两　泽泻二两　牡蒙二两　桂心二两　牡蛎二两（熬）　牡荆子二两　薯蓣二两　杜仲二两　天雄二两（炮）　人参二两　石长生二两　附子二两　干姜二两　菟丝子二两　巴戟天二两　苁蓉二两　山茱萸二两　甘草二两（炙）　天门冬二两（去心）

【用法】上为末，以蜜和丸，如梧桐子大。先食服五丸，酒饮皆得。

【功用】补诸绝，令人肥壮，强健气力，倍常饮食，百病除愈。

【主治】男子五劳七伤，两目𥆧𥆧，得风泪出，头项急强，不得回展，心腹胀满，上支胸胁，下引腰脊，表里疼痛，不得喘息，饮食咳逆，面目萎黄，小便淋沥，清精自出，阴萎不起，临事不对，足胫酸疼，或五心烦热，身体浮肿，盗汗流离，四肢拘挛，或缓或急，梦寤惊恐，呼吸短气，口干舌燥，状如消渴，忽忽喜忘，或悲忧呜咽。

【宜忌】忌海藻、菘菜、鲤鱼、生葱、猪肉、酢等物。

神明丸

【来源】《幼幼新书》卷二十引《仙人水鉴》。

【组成】鼓子花　雄黄　紫石英　远志各二分　槟榔一枚（生）　桃仁（去皮尖）　光明砂各一分　金箔一片

【用法】上为细末，以蟾酥为丸，如麻子大。每日一丸，米饮送下。

【主治】小儿骨热劳，渐渐瘦弱，不能食。

【宜忌】忌果子。

内补黄耆汤

【来源】《备急千金要方》卷三。

【组成】黄耆　当归　芍药　干地黄　半夏各三两　茯苓　人参　桂心　远志　麦门冬　甘草　五味子　白术　泽泻各二两　干姜四两　大枣三十枚

【用法】上锉。以水一斗半，煮取三升，去滓，每服五合，日三夜一服。

【主治】妇人七伤，身体疼痛，小腹急满，面目黄黑，不能饮食；并诸虚乏不足，少气，心悸不安。

【方论】《千金方衍义》：此内补建中合保元、四君而易干姜温中益气，加地黄疗伤中逐血，半夏治胸腹急痛，远志、门冬除心悸不安，泽泻通膀胱气化，五味子收肾藏之津液也。

石斛地黄煎

【来源】《备急千金要方》卷三。

【别名】石斛生地黄煎（《外台秘要》卷三十四）。

【组成】石斛四两　生地黄汁八升　桃仁半升　桂心二两　甘草四两　大黄八两　紫菀四两　麦门冬二升　茯苓一斤　淳酒八升（一方用人参三两）

【用法】上为末，于铜器中炭火上熬，纳鹿角胶一斤，耗得一斗，次纳饴三斤，白蜜三升和调，更于铜器中，釜上煎微耗，以生竹搅，无令着，耗令相得，药成。每服如弹子大一丸，食前酒送下，一日三次。不知，稍加至二丸。

【主治】妇人虚羸短气，胸逆满闷，风气。

【方论】《千金方衍义》：虚羸短气，而用地黄、门冬，举世之通套；用桂心、大黄，近世所未闻。须知地黄、门冬得桂心则滋而不滞；桂心得大黄则宣而遂通；鹿角胶、醇酒、饴糖、白蜜等温养精血之味，咸得辛温敷布之力。群行补剂之中虽有一味大黄，只能行滞，断无泄泻之理。

羊肉黄耆汤

【来源】《备急千金要方》卷三。

【组成】羊肉三斤　黄耆三两　大枣三十枚　茯苓　甘草　当归　桂心　芍药　麦门冬　干地黄各一两

【用法】上锉。以水二斗煮羊肉，取一升，去肉纳诸药，煎取三升，去滓，分三服，每日三次。

【功用】补益。

【主治】产后虚乏。

【方论】《千金方衍义》：前羊肉汤以有腹中绞痛，故用姜、芎之辛以散之；此无腹中绞痛，专宜补虚，故用黄耆、茯苓、门冬、大枣，滋养营气，可无藉于辛散也。

厚朴汤

【来源】《备急千金要方》卷三。

【组成】厚朴如手大长四寸（去皮，炙，削）

【用法】以酒五升煮两沸，去滓，取桂一尺为末，纳汁中调和。一宿勿食，旦顿服之。

【主治】妇人下焦劳冷，膀胱肾气损弱，白汁与小便俱出者。

三石泽兰丸

【来源】《备急千金要方》卷四。

【别名】石斛泽兰丸。

【组成】钟乳　白石英各四两　紫石英　防风　藁本　茯神各一两六铢　泽兰二两六铢　黄耆　石斛　石膏各二两　甘草　当归　芎藭各一两十八铢　白术　桂心　人参　干姜　独活　干地黄各一两半　白芷　桔梗　细辛　柏子仁　五味子　蜀椒　黄芩　苁蓉　芍药　秦艽　防葵各一两　厚朴　芜荑各十八铢

【用法】上为末，炼蜜为丸，如梧桐子大。每服二十丸，酒送下，加至三十丸，日二三服。

【功用】通血脉，补寒冷。

【主治】妇人风虚不足。

大泽兰丸

【来源】《备急千金要方》卷四。

【别名】补益大泽兰丸（《太平圣惠方》卷七十）。

【组成】泽兰二两六铢　藁本　当归　甘草各一两十八铢　紫石英三两　芎藭　干地黄　柏子仁　五味子各一两半　桂心　石斛　白术一两六铢　白芷　苁蓉　厚朴　防风　薯蓣　茯苓　干姜　禹余粮　细辛　卷柏各一两　蜀椒　人参　杜仲　牛膝　蛇床子　续断　艾叶　芜荑各十八铢　赤石脂　石膏各二两（一方有枳实十八铢，门冬一两半）

【用法】上为末，炼蜜为丸，如梧桐子大。每服二十丸至四十丸，酒送下。

【主治】妇人虚损及中风余病，疝瘕，阴中冷痛；或头风入脑，寒痹筋挛缓急，血闭无子，面上游风去来，目泪出，多涕唾，忽忽如醉；或胃中冷逆胸中，呕不止，及泄痢淋沥；或五脏六腑寒热不调，心下痞急，邪气咳逆；或漏下赤白，阴中肿痛，胸胁支满；或身体皮肤中涩如麻豆，苦痒，痰癖结气；或四肢拘挛，风行周身，骨节疼痛，目眩无所见；或上气恶寒，洒淅如疟；或喉痹鼻齆，风痫癫疾；或月水不通，魂魄不定，饮食无味，并产后内衄。

【加减】久赤白痢，去干地黄、石膏、麦门冬、柏子仁，加大麦蘖、陈曲、龙骨、阿胶、黄连各一两半；有钟乳，加三两，良。

大平胃泽兰丸

【来源】《备急千金要方》卷四。

【组成】泽兰　细辛　黄耆　钟乳各三两　柏子仁　干地黄各二两半　大黄　前胡　远志　紫石英各二两　芎藭　白术　蜀椒各一两半　白芷　丹参　栀子（一本用枳实）　芍药　桔梗　秦艽　沙参　桂心　厚朴　石斛　苦参　人参　麦门冬　干姜各一两　附子六两　吴茱萸　麦蘖各五合　陈曲一升　大枣五十枚（作膏）（一本无干姜，有当归三两）

【用法】上为末，炼蜜为丸，如梧桐子大。每服二十丸，酒送下。加至三十丸。令人肥健。

【功用】定志意，除烦满。

【主治】五劳七伤诸不足，手足虚冷，羸瘦，及月水往来不调，体不能动。

【方论】《千金方衍义》：此以大平胃名方，则知专平胃中陈气也。而方中一派峻补之药，与柏子仁丸、大小五石泽兰丸、三石泽兰丸等方，大都仿佛，惟曲、蘖、枳、朴、大黄平胃之品，为承气之正治，其间补泻杂陈，寒热互用，良难体会其旨。三复求之，始知其为《金匮要略》薯蓣丸之变方。方中秦艽、前胡、细辛、白芷，即薯蓣丸中柴胡、防风、杏仁、白蔹开发风气之变法；泽兰、柏仁、门冬、沙参，即薯蓣丸中门冬、桔梗清润膈气之变法；曲、蘖、大黄，即薯蓣丸中法曲、大豆、黄芩疏通里气之变法；椒、姜、萸、附协济参、耆、白术、生干地黄，即薯蓣丸中干姜、桂枝协济四君、四物温理血气之变法，较薯蓣丸药虽异，而理一揆，且配合不可思议。参、耆得桂、附则补而不壅，桂、附得芍、地则温而不烈，蘖、柏、大黄得参、术、桂、附则泄而不利，允为补中寓泻之良法，不特为薯蓣丸之变方，又为大黄蟅虫丸之变法。观方下主治，恰与大黄蟅虫丸相类，彼以内有干血，故蘖、蟅、干漆为专药；此以胃有陈气，则曲、蘖、大黄为必需，况人参助术、石英辅乳，较柏子仁丸等方之反激愈甚，立法愈奇。

小五石泽兰丸

【来源】《备急千金要方》卷四。

【组成】钟乳　紫石英　矾石各一两半　白石英　赤石脂　当归　甘草各四十二铢　石膏　阳起石　干姜各二两　泽泻二两六铢　苁蓉　龙骨　桂心各二两半　白术　芍药　厚朴　人参　蜀椒　山茱萸各三十株　柏子仁　藁本各一两　芜荑十八铢

【用法】上为末，炼蜜为丸，如梧桐子大。每服二十丸，加至三十丸，酒送下，一日三次。

【功用】补益温中。

【主治】妇人劳冷虚损，饮食减少，面无光色，腹中冷痛，经候不调，吸吸少气无力。

【方论】《千金方衍义》：本方主治全无风证，故去大五石泽兰丸中乌头、细辛、防风、芎、芷等药，但加阳起、矾石、石脂等味，专行固脱扶阳，故所加之味尤为必需。

柏子仁丸

【来源】《备急千金要方》卷四。

【组成】柏子仁　黄耆　干姜　紫石英各二两　蜀椒一两半　杜仲　当归　甘草　芎藭各四十二铢　厚朴　桂心　桔梗　赤石脂　苁蓉　五味子　白术　细辛　独活　人参　石斛　白芷　芍药各一两　泽兰二两六铢　藁本　芜荑各十八铢　干地黄　乌头（一方作牛膝）　防风各三十铢　钟乳　白石英各二两

【用法】上为末，炼蜜为丸，如梧桐子大。每服二十丸，酒送下。不知，加至三十丸。

【功用】补益，令人肥白。

【主治】妇人五劳七伤，羸冷瘦削，面无颜色，饮食减少，貌失光泽，及产后断续无子。

增损泽兰丸

【来源】《备急千金要方》卷四。

【别名】增减泽兰丸（《经效产宝》卷中）。

【组成】泽兰　甘草　当归　芎藭各四十二铢　附子　干姜　白术　白芷　桂心　细辛各一两　防风　人参　牛膝各三十铢　柏子仁　干地黄　石斛各三十六铢　厚朴　藁本　芜荑各半两　麦门冬二两

【用法】上为末，炼蜜为丸，如梧桐子大。每服十五至二十丸，空腹酒送下。

【功用】理气血，补虚损。

【主治】产后百病。

术膏酒

【来源】《备急千金要方》卷七。

【别名】白术膏酒（《外台秘要》卷十九）。

【组成】生白术（净洗）一石五斗（捣取汁三斗，煎取半）　湿荆二十五束（束别三尺，围各长二尺五寸，径头二寸，烧取沥三斗，煎取半）　青竹三十束（束别三尺，围各长二尺五寸，径一寸，烧取沥三斗，煎取半）　生地黄根五大斗（粗大者，捣取汁三斗，煎取半）　生五加根三十六斤（洗净讫，锉，于大釜内以水四石煎之，去滓澄清，取汁七斗，以铜器中盛，大釜内水上煎之，取汁三斗五升）

【用法】以上白术等五种药，总计得汁九斗五升，好糯米一石五斗，上小麦曲八斤，晒干为末，以药汁六斗，浸曲五日，待曲起，第一投净淘米七斗，令得三十遍，下米置净席上，以生布拭之，勿令不净，然后炊之，下贲，以余药汁浸饋，调强弱更蒸之，待馈上痂生，然后下于席上，调强弱冷热如常酿酒法，酝之瓮中，密盖头。三日后第二投，更淘米四斗，一如前法投之，三日后即加下药：桂心、甘草、白芷、细辛、防风、当归、麻黄、芎藭各六两，附子五两，牛膝九两，干姜、五加皮各一斤。上药锉讫。第三投以米四斗，净淘如前法，还以余汁浇馈重蒸，待上痂生，下置度上，调冷热如常酿法，和上件药投之，三日外，然后尝甘苦得中讫，密封头二七日，乃压取清酒。一服四合，一日二次，细细加，以知为度，温酒不得过热。

【主治】脚弱风虚，五劳七伤。

【宜忌】慎生冷、酢滑、猪、鲤鱼、蒜、牛肉等。

【方论】《千金方衍义》：脚气之病多缘肾虚痹湿所致。以脾湿故用白术，肾虚故用五加，血燥故用地黄，风湿故用湿荆，筋急故用竹沥，用以酿酒，次第更加后药，较之浸酒，工力虽繁，而功用洵不寻常。

钟乳酒

【来源】《备急千金要方》卷七。

【组成】钟乳八两　丹参六两　石斛　杜仲　天门冬各五两　牛膝　防风　黄耆　芎藭　当归各四两　附子　桂心　秦艽　干姜各三两　山茱萸　薏苡仁各一升

【用法】上锉，以清酒三斗，渍之三日。初服三合，每日二次。后稍加之，以知为度。

【主治】风虚劳损，脚疼冷痹，羸瘦挛弱，不能行。

钟乳酒

【来源】《备急千金要方》卷七。

【组成】钟乳五两　附子　甘菊各二两　石斛　苁蓉各五两

【用法】上锉，以清酒三斗渍。每服二合，一日二次。稍增至一升。

【功用】补虚损，通顺血脉，极补下元。

干地黄丸

【来源】《备急千金要方》卷八。

【组成】干地黄一两半　茯苓　天雄　钟乳各二两　杜仲　牛膝　苁蓉　柏子仁各四十二铢　桂心　续断　山茱萸　天门冬各一两半　松脂　远志　干姜各三十铢　菖蒲　薯蓣　甘草各一两

【用法】上为末，炼蜜为丸，如梧桐子大。每服三十丸，酒送下，一日二次。加至四十丸。

【主治】肾虚，呻吟，喜恚怒，反常心性，阳气弱，腰背强直，髓冷。

【方论】《千金方衍义》：肾虚风毒袭于髓府，阳衰精冷，故用钟乳、松脂填塞骨空；天雄、姜、桂辟除阴毒；远志、菖蒲通利关窍；余皆辅佐之功，亦可助力成功也。

肾沥汤

【来源】《备急千金要方》卷八。

【组成】羊肾一具　磁石五两　玄参　茯苓　芍药各四两　芎藭　桂心　当归　人参　防风　甘草　五味子　黄耆各三两　地骨皮二升（切）　生姜八两

原书卷十九有泽泻。

【用法】上锉。以水一斗五升，煮羊肾取七升，下诸药，取三升，去滓，分三服，可服三剂。

【主治】肾寒虚为厉风所伤，语言謇吃不转，偏枯，胻脚偏跛蹇，缓弱不能动，口㖞言音混浊，便利仰人，耳偏聋塞，腰背相引痛。虚劳损羸乏，咳逆短气，四肢烦疼，耳鸣面黧黯，骨间热，小便赤黄，心悸目眩。

麻子酒

【来源】《备急千金要方》卷八。

【组成】麻子一石　法曲一斗

【用法】上先捣麻子为末，以水两石著釜中，蒸麻子极熟，炊一石米，须出滓，随汁多少，如家酿酒法，候熟，取清酒随性饮之。

【功用】令人肥健。

【主治】虚劳百病，伤寒风湿，及妇人带下，月水往来不调，手足疼痹着床。

【方论】《千金方衍义》：麻仁性润滋血，人但目之为脾约专药，不知《本经》有补中益气、久服令人肥健之功，《备急千金要方》每每取治恶风，乃从麻勃条下悟入，安有花治二十种恶风而仁独无预于风之理？花既成实，辛香之气虽乏，辛温之性犹存，大料和曲酿酒日饮，以治虚劳百病无不宜之，去取滋血之性以疗风痹，所谓血行风自灭也。

补肝汤

【来源】《备急千金要方》卷十一。

【组成】甘草　桂心　山茱萸各一两　细辛　桃仁　柏子仁　茯苓　防风各二两　大枣二十四枚

【用法】上锉。以水九升，煮取五升，去滓，分三次服。

【主治】肝气不足，两胁下满，筋急不得太息，四肢厥冷，抢心腹痛，目不明了；及妇人心痛，乳痈，膝热消渴，爪甲枯，口面青者。

【宜忌】《外台秘要》：忌海藻、菘菜、猪肉、生葱、菜、酢物。

【方论】《千金方衍义》：肝为风木之脏，动则生火，静则生风，动则实而静则虚也。山萸、桂心专补肝虚下脱，防风、细辛、柏仁专散虚风内动，然非山萸不能敛固于下，非桂心不能鼓运于中。故欲杜虚风，须培疆土，苓、甘、大枣意在培土。尤赖防风、桂心之风力运动，则土膏发育，木泽敷荣。桃仁一味协济桂心，流通血脉，调适妇人经候之要著也。

干地黄丸

【来源】《备急千金要方》卷十二。

【组成】干地黄三两　当归　干姜　甘草　麦门冬　黄芩各二两　厚朴　干漆　枳实　防风　大黄　细辛　白术各一两　茯苓五两　前胡六分　人参五分　虻虫　蟅虫各五十枚

【用法】上为末，炼蜜为丸，如梧桐子大。先食服十丸，一日三次。稍加之。

【功用】补中理血。

【主治】血虚劳。胸腹烦满疼痛，瘀血往来，脏虚不受谷，气逆不得食。

小鹿骨煎

【来源】《备急千金要方》卷十二。

【组成】鹿骨一具（碎）　枸杞根（切）二升

【用法】上药各以水一斗，别器各煎汁五升，去滓澄清，乃合一器共煎，取五升。一日二升服尽，好将慎。皆用大斗。

【主治】一切虚羸。

天门冬大煎

【来源】《备急千金要方》卷十二。

【别名】天门冬丸（《鸡峰普济方》卷四）。

【组成】天门冬三斗半（切，捣，压取汁尽）　生地黄三斗半（切，捣，压如门冬）　枸杞根三斗（切，净洗，以水二石五斗，煮取一斗三升，澄清）　獐骨一具（碎，以水一石，煮取五斗，澄清）　酥三升（炼）　白蜜三升（炼。上六味，并入大斗铜器中，微火先煎地黄、门冬汁，减半乃合煎，取大斗二斗，下后散药）　茯苓　柏子仁　桂心　白术　萎蕤　菖蒲　远志　泽泻　薯蓣　人参　石斛　牛膝　杜仲　细辛　独活　枳实　芎藭　黄耆　苁蓉　续断　狗脊　萆薢　白芷　巴戟天　五加皮　覆盆子　橘皮　胡麻仁　大豆黄卷　茯神　石南各二两　甘草六两　蜀椒　薏苡仁各一升　阿胶十两　大枣一百枚（煮作膏）　鹿角胶五两　蔓荆子三两

【用法】上药治下筛，纳煎中，煎取一斗；纳铜器重釜煎，令隐掌可丸，丸如梧桐子大。每服二十丸，平旦空腹以酒送下，一日二次。加至五十丸。有牛髓、鹿髓各加三升大佳。

【主治】男子五劳七伤，八风十二痹，伤中六极，脚气。

【宜忌】慎生冷、醋、滑、猪、鸡、鱼、蒜、油、面等。女人先患热者得服，患冷者勿服。

【加减】小便涩，去柏子仁，加秦艽二两，干地黄六两；阴萎失精，去萎蕤，加五味子二两；头风，去柏子仁，加菊花、防风各二两；小便利，阴气弱，去细辛、防风，加山茱萸二两；腹中冷，去防风，加干姜二两。

五加酒

【来源】《备急千金要方》卷十二。

【别名】五加皮酒（《普济方》卷二三二）。

【组成】五加皮　枸杞根皮各一斗

【用法】上锉，以水一石五斗，煮取汁七斗，分取

四斗，浸曲一斗，余三斗用拌饭下米如常酿法。熟，压取服之，多少任性。

【主治】虚劳不足。

【宜忌】禁房事。

巴戟天酒

【来源】《备急千金要方》卷十二。

【组成】巴戟天　牛膝各三斤　枸杞根皮　麦门冬　地黄　防风各二斤（上并生用，如无可得则用干者）

【用法】上锉，以酒一担四斗，浸七日，去滓温服。常令酒气相及，勿至醉吐。此酒每年入九月中旬即合，入十月上旬即服。滓晒干捣末，以此酒服方寸匕，一日三次益佳。

【主治】虚羸，阳道不举，五劳七伤。

【宜忌】服药后，慎食生冷、猪、鱼、油、蒜，春六日，秋、冬二七日，夏勿服。

【加减】先患冷者，加干姜、桂心各一斤；好忘，加远志一斤；大虚痨，加五味子、苁蓉各一斤；除下湿，加五加根皮一斤；有石斛加一斤佳；常服加甘草十两；虚劳加黄耆一斤。每加药一斤则加酒七升。

石斛散

【来源】方出《备急千金要方》卷十二，名见《普济方》卷二二九。

【组成】甘草一斤　石斛　防风　苁蓉　山茱萸　茯苓　人参　薯蓣各四两　桂心　牛膝　五味子　菟丝子　巴戟天　芎䓖各三两（并为末）　生地骨皮（切）一升　丹参二两　胡麻二升（以水二斗，煮取四升，去滓）　牛髓三升　生地黄汁一升　生姜汁一升　白蜜三升　生麦门冬汁三升

【用法】上药先煎地黄、地骨皮、胡麻汁减半；纳牛髓、蜜、姜、门冬等汁，微火煎，余八升；下诸药散，和令调匀，纳铜钵中，汤上煎令可丸，为丸如梧桐子大。每服三十丸，酒送下，一日二次，加至五十丸。

本方方名，据剂型当作石斛丸。

【主治】男子风虚劳损，兼时气。

地黄小煎

【来源】《备急千金要方》卷十二。

【组成】干地黄（末）一升　蜜二升　猪脂一斤　胡麻油半升

【用法】上以铜器中煎令可丸，即丸如梧桐子大。每服三丸，饮送下，一日三次。稍加至十丸。

【功用】久服，瘦黑者肥充。

【主治】五劳七伤，羸瘦干削。

坚中汤

【来源】《备急千金要方》卷十二。

【组成】糖三斤　芍药　半夏　生姜　甘草各三两　桂心二两　大枣五十个

【用法】上锉。以水二斗，煮取七升，分七服，日五夜二。

方中“糖”，《圣济总录》作“饴糖”。其用法：同煎至八分，去滓，入饴糖一分，再煎令沸，放温服，日二夜一。

【主治】虚劳内伤，寒热，呕逆吐血。

枸杞煎

【来源】《备急千金要方》卷十二。

【组成】枸杞子一升（九月采）

【用法】上以清酒六升，煮五沸，出取研之熟，滤取汁，令其子极净，晒子令干，捣为末，和前汁微火煎，令可丸。每服二方寸匕，一日二次，加至三匕，酒调下。亦可丸服，每服五十丸。

【功用】补虚羸，久服轻身不老。

桃仁煎

【来源】《备急千金要方》卷十二。

【组成】桃仁一斤（末）　胡麻一升（末）　酥半斤　牛乳五升　地黄十斤（取汁）　蜜一斤

【用法】上药合煎如饧，旋服。

【功用】补血。

猪肚补虚方

【来源】《备急千金要方》卷十二。

【组成】猪肚一具　人参五两　蜀椒一两　干姜二两半　葱白七两　白粱米半斤

【用法】上锉，诸药相得，和米纳肚中，缝合勿泄气，取四斗半水，缓火煮烂。空腹食之大佳，兼下少饭。

【功用】补虚。

【方论】《千金方衍义》：补虚方专补脾胃阳气，藉葱白以通少阳生发之气。

填骨万金煎

【来源】《备急千金要方》卷十二。

【组成】生地黄三十斤（取汁）　甘草　阿胶　肉苁蓉各一斤　桑根白皮（切）八两　麦门冬　干地黄各二斤　石斛一斤五两　牛髓三斤　白蜜十斤　清酒四斗　麻子仁三升　大枣一百五十枚　当归十四两　干漆二十两　蜀椒四两　桔梗　五味子　附子各五两　干姜　茯苓　桂心各八两　人参五两

【用法】上药先以清酒二斗六升，纳桑根白皮、麻子仁、枣胶，为刻识之，又加酒一斗四升煮，取至刻，绞去滓，纳蜜、髓、地黄汁，汤上铜器煎，纳诸药末，半日许使可丸止，大瓮盛。饮吞如弹丸一枚，一日三次。若夏月暑热，煮前转味，可以蜜、地黄汁和诸药成末为丸，如梧桐子大。每服十五丸，不知，稍加至三十丸。

【主治】内劳少气，寒疝里急，腹中喘逆，腰脊痛。

【方论】《千金方衍义》：此方专主填补骨髓，而于天门冬大煎方中采取温补药味，添入椒、附之辛烈，故可兼治寒疝里急等疾。

大补心汤

【来源】《备急千金要方》卷十三。

【别名】补心汤（普济方）卷三七八。

【组成】黄芩　附子各一两　甘草　茯苓　桂心各三两　石膏　半夏　远志各四两　生姜六两　大枣二十枚　饴糖一斤　干地黄　阿胶　麦门冬各三两

【用法】上锉。以水一斗五升，煮取五升，汤成下糖，分四服。

【主治】

1.《备急千金要方》虚损不足，心气弱悸，或时妄语，颜色不荣。

2.《证治准绳·幼科》：小儿愈后，风冷留滞于心络，使心气不和，语声不发。

牛髓丸

【来源】《备急千金要方》卷十三。

【组成】牛髓　羊髓　白蜜　酥　枣膏各二升　茯苓（一方茯神）　麦门冬　芎䓖　桂心　当归　甘草　羌活各二十铢　干姜　干地黄各二十六铢　人参　五味子　防风各一两　细辛十八铢　白术四十二铢

【用法】上十九味，切捣十四味，再筛，别研枣膏和散，次与诸髓、蜜和散，搅令相得，纳铜钵中，于釜汤中煎之，取为丸，如梧桐子大。每服三十丸，稍加至四十丸，以酒送下，一日二次。

【主治】百病虚瘠羸乏。

补虚调中防风丸

【来源】《备急千金要方》卷十三。

【组成】防风　桂心　通草　茯神　远志　甘草　人参　麦门冬　白石英各三两

【用法】上为末，白蜜为丸，如梧桐子大。每服三十丸，加至四十丸，酒送下，一日二次。

【主治】脉虚，惊跳不定，乍来乍去，小肠腑寒。

大镇心丸

【来源】《备急千金要方》卷十四。

【组成】干地黄六分　牛黄五分（一方用牛膝）　杏仁　蜀椒各五分　泽泻　黄耆　茯苓　大豆卷　薯蓣　茯神　前胡　铁精　柏子仁各二分　羌活　桂心　秦艽　芎䓖　人参　麦门冬　远志　丹砂　阿胶　甘草　大黄　银屑各八分　桑螵蛸十二枚　大枣四十枚　白蔹　当归　干姜　紫石英　防风各八分

【用法】上为末，炼蜜、枣肉为丸。每服七丸，酒送下，一日三次，加至二十丸。

【主治】男子妇人虚损，梦寐惊悸，或失精神；妇女赤白注漏，或月水不利，风邪鬼注，寒热往来，腹中积聚，忧恚结气诸病。

小定心汤

【来源】《备急千金要方》卷十四。

【组成】茯苓四两　桂心三两　甘草　芍药　干姜　远志　人参各二两　大枣十五枚

【用法】上锉。以水八升，煮取二升，分四服，日三夜一。

【主治】

1.《备急千金要方》：虚羸，心气惊弱多魇。

2.《普济方》引《备急千金要方》：心劳虚寒，惊悸恍惚多忘，梦寐惊魇，神志不定。

【方论】《千金方衍义》：定心首宜实脾，以御阴火之逆，方下所主惊弱多魇，明是土气虚实，不能营养肝木，所以神魂不宁，故于桂枝汤中易干姜、桂心以温肝脾，兼参、苓、远志交流心肾以安神明也。

天门冬酒

【来源】《备急千金要方》卷十四。

【组成】天门冬　百部

【用法】捣绞取汁一斗，渍曲二升，曲发，以糯米二斗，准家醞法造酒，春、夏极冷下饭，秋、冬温如人肌酘之。酒熟，取清服一盏。常令酒气相接，勿至醉吐。

【功用】久服延年轻身，齿落更生，发白更黑。

【主治】五脏六腑大风，洞泄虚弱，五劳七伤，癥结滞气，冷热诸风，癫痫恶疾，耳聋头风，四肢拘挛，猥退历节，万病皆主之。

【宜忌】慎生冷、酢滑、鸡、猪、鱼、蒜，特慎鲤鱼，亦忌油腻。

镇心丸

【来源】《备急千金要方》卷十四。

【组成】紫石英　茯苓　菖蒲　苁蓉　远志　大黄　大豆卷　麦门冬　当归　细辛　卷柏　干姜各三分　防风　人参　泽泻　秦艽　丹参各六分　石膏　芍药　柏子仁各三分　乌头　桂心　桔梗　甘草　薯蓣各七分　白蔹　铁精　银屑　前胡　牛黄各二分　白术　半夏各八分　干地黄十二分　蟅虫十二枚　大枣五十枚

【用法】上为末，蜜、枣和丸，如梧桐子大。每服五丸，加至二十丸，一日三次。

【主治】虚损，梦寤惊悸，风邪鬼注、寒热往来，腹中积聚，忧恚结气；男子失精；妇人赤白注漏，或月水不利。

半夏汤

【来源】《备急千金要方》卷十五。

【组成】半夏　宿姜各八两　茯苓　白术　杏仁各三两　竹叶（切）一升　橘皮　芍药各四两　大枣二十个

【用法】上锉。以水一斗，煮取三升，分四服。

【功用】承气，泄实热。

【主治】脾劳实，四肢不用，五脏乖反胀满，肩息，气急不安。

【方论】《千金方衍义》：脾劳津耗则浊气逆满不安，故以橘、半、苓、术涤痰，宿姜、大枣安中，杏仁、竹叶泄热，芍药收敛阴气。

建脾丸

【来源】《备急千金要方》卷十五。

【组成】钟乳粉三两　赤石脂　好曲　大麦蘖　当归　黄连　人参　细辛　龙骨　干姜　茯苓　石斛　桂心各二两　附子一两　蜀椒六两

【用法】上为末，炼蜜为丸，如梧桐子大。每服十丸，加至三十丸，酒送下，一日三次，弱者饮服。

【主治】虚劳羸瘦，身体重，脾胃冷，饮食不消，雷鸣腹胀，泄痢不止。

【方论】《千金方衍义》：建脾丸建中州之气以祛冷积之滞，即于温脾汤中除去大黄，加钟乳、石脂、龙骨、椒、辛助参、附、姜、桂以固下脱，曲、蘖、黄连以除陈气，当归以和营血，石斛以清胃气，茯苓以通气化，并合黄连、石斛以化石药之悍也。

淮南五柔丸

【来源】《备急千金要方》卷十五。

【别名】五柔丸（《类证活人书》卷十八）、五劳丸（《圣济总录》卷一八六）。

【组成】大黄一升（蒸三斗米下） 前胡二两 半夏 苁蓉 芍药 茯苓 当归 葶苈 细辛各一两

【用法】上为末，炼蜜和合为丸，如梧桐子大。食后服十五丸，秒增之，每日二次。

【功用】

1.《备急千金要方》：和荣卫，利脏腑，补三焦。

2.《备急千金要方》（注文）引《崔氏方》：令人喜饭，消谷益气。

【主治】秘涩及虚损不足，饮食不生肌肤，三焦不调。

增损健脾丸

【来源】《备急千金要方》卷十五。

【组成】钟乳粉 赤石脂各三两 礜石（一方用矾石） 干姜 苁蓉 桂心 石斛 五味子 泽泻 远志 寄生 柏子仁 人参 白头翁 天雄 当归 石榴皮 牡蛎 龙骨 甘草各二两

【用法】上为末，炼蜜为丸。每服二十丸，加至四十丸，以酒送下，一日三次。

【功用】止痢。

【主治】丈夫虚劳，五脏六腑伤败受冷，初作滞下，久变五色，赤黑如烂肠，极臭秽者。

大桂汤

【来源】《备急千金要方》卷十六。

【组成】桂心一斤 半夏一升 生姜一斤 黄耆四两

【用法】上锉。以水一斗半，煮取五升，分五服，日三夜二。

【主治】虚羸，胸膈满。

甘草汤

【来源】《备急千金要方》卷十六。

【组成】甘草 生姜 五味子各二两 人参一两 吴茱萸一升

【用法】上五味，锉。以水四升，煮茱萸令小沸，去滓纳药，煮取一升六合，分二服。服数剂佳。

【主治】虚羸惙惙，气欲绝。

【方论】《千金方衍义》：参、姜、吴萸温中散寒，乃吴茱萸汤之变方。彼用大枣以行脾津，此用甘草以和胃气，五味子以收津液也。

大补气方

【来源】《备急千金要方》卷十七。

【组成】羊肚一具（治如食法，去膏膋） 羊肾一具（去膏，四破） 干地黄五两 甘草 秦椒各一两 白术 桂心 人参 厚朴 海藻各三两 干姜 昆布 地骨皮各四两

【用法】上药治下筛，纳羊肚中，合肾缝塞肚口，蒸极熟为度，乘热于木臼中合捣，取肚、肾与药为一家，晒干，更捣为散。每服方寸匕，酒送下，一日二次。

【功用】补气。

白石英散

【来源】《备急千金要方》卷十七。

【组成】炼成白石英十两（白石英无多少，以锤子砧上细砣，向明选去翳色暗黑黄赤者，惟取白净者为佳，捣，绢下之，瓷器中研令极细熟，以生绢袋于铜器中水飞之，如作粉法，如此三度，研讫澄之，渐渐去水，水尽至石英，晒得干，看上有粗恶不净者去之，取中央好者，在下有恶者亦去之，更研堪用者，使熟白绢袋子盛，着瓷碗中，以瓷碗盖之，于三斗米下蒸之，饭熟讫出，取悬之使干，更以瓷器中研之为成） 石斛 苁蓉各六分 茯苓 泽泻 橘皮各一两 菟丝子三两

【用法】上药治下筛，总于瓷器中研令相得，重筛之。每服方寸匕，酒下，一日二次，不得过之。

【功用】补五劳七伤，明目，利小便。

【主治】五劳七伤及百病。

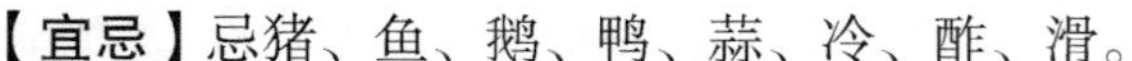

【宜忌】忌猪、鱼、鹅、鸭、蒜、冷、酢、滑。

【方论】《千金方衍义》：肺气虚寒已极，必须白石英为君，佐以苁蓉、菟丝引领虚阳归宿下元，不使上浮喘满。其余石斛、泽泻、茯苓、橘皮，通解石英之性耳。

补伤散

【来源】《备急千金要方》卷十七。

【组成】天门冬一升　防风　泽泻　人参各一两半　白蔹一两　大豆卷　前胡　芍药　栝楼根　石膏　干姜各二两　紫菀一两　桂心　白术各四两　甘草　干地黄　薯蓣　当归各二两半　阿胶一两半

【用法】上药治下筛。每服方寸匕，食前酒送下，一日三次。

【主治】肺伤善泄，咳，善惊恐，不能动筋，不可以远行，膝不可久立，汗出鼻干，少气喜悲，心下急痛，痛引胸中，卧不安席，忽忽喜梦，寒热，小便赤黄，目不远视，唾血。

【方论】《千金方衍义》：此《金匮要略》薯蓣丸之变方，除十三味相同外，其天冬乃麦冬之变味，柴胡乃前胡之变味，泽泻乃茯苓之变味，栝楼根乃杏仁之变味，石膏乃桔梗之变味，紫菀乃川芎之变味，惟曲、枣二味，无可变味。

贯众丸

【来源】方出《备急千金要方》卷十八，名见《太平圣惠方》卷二十六。

【组成】雷丸　橘皮　石蚕（一方无石蚕）　桃仁（一作桃皮）各五分　狼牙六分　贯众二枚　僵蚕三七枚　吴茱萸根皮十分　芜荑　青葙　干漆各四分　乱发如鸡子大（烧）

【用法】上为末，炼蜜为丸，如梧桐子大。每服七丸，空腹米饮或酒送下。未愈，更加至二七丸。

【主治】心劳，热伤心，有虫长一尺，贯心为病。

茱萸根下虫方

【来源】《备急千金要方》卷十八。

【别名】吴萸根汤（《慎柔五书》卷四）、茱萸根汤（《圣济总录》卷八十六）。

【组成】东引吴茱萸根（大者）一尺　大麻子八升　橘皮二两

【用法】上锉。以水煎服，临时量之。

【主治】脾劳热，有白虫在脾中为病，令人好呕。

人参汤

【来源】《备急千金要方》卷十九。

【组成】人参　麦门冬　当归　芍药　甘草　生姜　白糖各二两　前胡　茯苓　蜀椒　五味子　橘皮各一两　桂心二两　大枣十五枚　枳实三两

【用法】上锉。取东流水一斗半，渍药半日，用三岁陈芦梢以煎之，取四升，纳糖，复上火煎令十沸。年二十以上，六十以下，一服一升；二十以下，六十以上，服七八合；虽年盛而久羸者，亦服七八合，日三夜一。不尔，药力不接，则不能救病也。要用劳水、陈芦，不则水强火盛猛，即药力不出也。

【功用】调中平脏，理绝伤。

【主治】男子五劳七伤，胸中逆满，害食乏气，呕逆，两胁下胀，少腹急痛，宛转欲死。

【方论】《千金方衍义》：五劳七伤，不独肾脏受病。然多醉饱入房，胃气受伤，所以胸中逆满乏气，呕逆气竭；肝伤，所以两胁下胀；肾气失职，所以小腹急痛，宛转欲死，总由肾气受伤而为种种诸患。故以甘草、人参、麦冬、茯苓平调中气；归、芍、姜、枣、饴糖调和营血；椒、桂、五味下达肾逆；前胡、枳、橘开豁痰气，全赖内补建中，护持绝伤为主。用东流水煮煎者，取其通利肾邪，以清委积之陈气也。

【验案】虚劳羸瘦　贞观初，有人患羸瘦殆死，孙思邈处此方，一剂即愈，如汤沃雪。

三人九子丸

【来源】《备急千金要方》卷十九。

【组成】酸枣仁　柏子仁　薏苡仁　菟丝子　菊花子　枸杞子　蛇床子　五味子　菴蕳子　地肤子　乌麻子　牡荆子　干地黄　薯蓣　桂心各二两　苁蓉三两

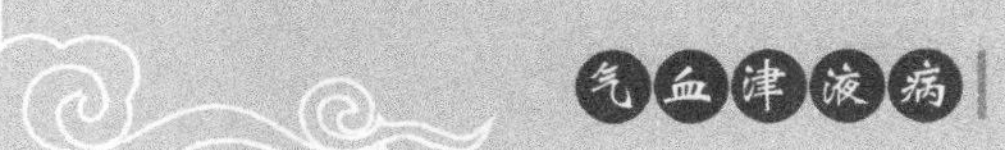

【用法】上为末，炼蜜为丸，如梧桐子大。每服二十丸，酒送下，日二夜一。

【功用】补益。

【主治】五劳七伤。

干地黄丸

【来源】《备急千金要方》卷十九。

【组成】干地黄七分　蛇床子六分　远志十分　茯苓七分　苁蓉十分　五味子四分　麦门冬五分　杜仲十分　阿胶八分　桂心五分　天雄七分　枣肉八分　甘草十分

【用法】上为末，炼蜜为丸，如梧桐子大。每服二十丸，酒送下，一日二次。加至三十丸。

【功用】补虚益气，能食，资颜色，长元阳。

【主治】五劳七伤六极，脏腑虚弱，食饮不下，颜色黧黯，八风所伤。

【方论】《千金方衍义》：地黄得天雄则滋而不壅，桂心得五味则辛而不散，阴阳兼济，寒热交通；麦冬、阿胶、茯苓助地黄之滋阴；苁蓉、远志、蛇床、杜仲助天雄之补火；枣肉、甘草通脾津而和寒热诸性也。

干地黄补虚益气能食资颜色长阳方

【来源】《备急千金要方》卷十九。

【组成】干地黄七分　蛇床子六分　远志十分　茯苓七分　苁蓉十分　五味子四分　麦门冬五分　杜仲十分　阿胶八分　桂心五分　天雄七分　枣肉八分　甘草十分

【用法】上为末，炼蜜为丸，如梧桐子大。每服二十丸，酒送下，一日二次。加至三十丸。常服尤佳。

【功用】补虚，益气，进食，资颜色，长阳。

【主治】五劳、七伤、六极，脏腑虚弱，饮食不下，颜色黧黯，八风所伤。

大通丸

【来源】《备急千金要方》卷十九。

【组成】干地黄八两　天门冬　干姜　当归　石斛　内苁蓉　白术　甘草　芍药　人参各六两　麻子仁半两　大黄　黄芩各五两　蜀椒三升　防风四两　紫菀五两　茯苓　杏仁各三两　白芷一两

【用法】上为末，白蜜、枣膏为丸，如弹子大。空腹服一丸，每日三次。

【功用】补虚益精。

【主治】五劳七伤。

大建中汤

【来源】《备急千金要方》卷十九。

【组成】甘草二两　人参三两　半夏一升　生姜一斤　蜀椒二合　饴糖八两

【用法】上锉。以水一斗，煮取三升，去滓，纳糖消，服七合。

【主治】虚劳寒澼，饮在胁下，决决有声，饮已如从一边下，有头并冲皮起，引两乳内痛，里急，善梦失精，气短，目䀮䀮，忽忽多忘。

【加减】里急拘引，加芍药、桂心各三两；手足厥，腰背冷，加附子一枚；劳者，加黄耆一两。

【方论】《千金方衍义》：此本《金匮要略》三蛾大建中汤，于中除去干姜之守中，易入生姜以散表，更加半夏以运痰，甘草缓急。药虽小变而大义不殊。

大建中汤

【来源】《备急千金要方》卷十九。

【别名】大建中黄耆汤（《圣济总录》卷九十一）。

【组成】饴糖半斤　黄耆　远志　当归　泽泻各三两　芍药　人参　龙骨　甘草各二两　生姜八两　大枣二十枚

【用法】上锉。以水一斗，煮取二升半，汤成纳糖令烊，一服八合，消息又一服。

【主治】五劳七伤。小腹急，脐下彭亨，两胁胀满，腰脊相引，鼻口干燥，目暗䀮䀮，愦愦不乐，胸中气逆，不下食饮，茎中策策痛，小便黄赤，尿有余沥，梦与鬼神交通，失精，惊恐虚乏。

大黄耆汤

【来源】《备急千金要方》卷十九引胡洽方。

【组成】黄耆　芍药　桂心各三两　甘草　人参各一两　大枣二十枚　生姜　半夏各八两

【用法】上锉。以水一斗四升，煮取三升。每服八合，一日二次。

【主治】五脏内伤。

大薯蓣丸

【来源】《备急千金要方》卷十九。

【组成】薯蓣　人参　泽泻　附子各八分　黄芩　天门冬　当归各十分　桔梗　干姜　桂心各四分　干地黄十分　白术　芍药　白蔹　石膏　前胡各三分　干漆　杏仁　阿胶各二分　五味子十六分　大豆卷五分　甘草二十分　大枣一百枚　大黄六分

【用法】上为末，炼蜜和枣膏为丸，如梧桐子大。每服五丸，酒送下，一日三次。渐增至十丸。

【主治】男子、女人虚损伤绝，头目眩，骨节烦痛，饮食微少，羸瘦百病。

【方论】《千金方衍义》：大薯蓣丸则于《金匮要略》薯蓣丸中之相同者一十五味，又以前胡易柴胡，天冬易麦冬。彼治房劳不足风气百疾，故用川芎、防风、茯苓、神曲；此治虚损绝伤，内有干血，故用大黄、附子、干漆、石膏、芩、泽、五味。其力较《金匮要略》倍，用枣膏者，以和干漆之峻利也。

无比薯蓣丸

【来源】《备急千金要方》卷十九。

【别名】无比山药丸（《太平惠民和济局方》卷五）、山芋丸（《圣济总录》卷五十二）、苁蓉丸（《圣济总录》卷八十九）、山药丸（《仁斋直指方论》卷十）、万安丸（《御药院方》卷六）。

【组成】薯蓣二两　苁蓉四两　五味子六两　菟丝子　杜仲各三两　牛膝　泽泻　干地黄　山茱萸　茯神（一作茯苓）　巴戟天　赤石脂各一两

【用法】上为末，炼蜜为丸，如梧桐子大。每服二十丸至三十丸，食前以酒送下，一日二次。

【功用】

1.《备急千金要方》：令人健，四体润泽，唇口赤，手足暖，面有光悦，消食，身体安和，音声清明。

2.《圣济总录》：补元脏，益阳气，轻身驻颜。壮气血。补益筋脉，安和脏腑，除心中伏热，强筋骨、轻身，明目，去冷除风。

3.《御药院方》：安魂定魄，开三焦，破积聚。

【主治】

1.《备急千金要方》：诸虚劳百损。

2.《太平惠民和济局方》：丈夫诸虚百损，五劳七伤，头痛目眩，手足逆冷，或烦热有时，或冷痹骨疼，腰髋不随，饮食虽多，不生肌肉；或少食而胀满，体无光泽，阳气衰绝，阴气不行。

【宜忌】禁醋、蒜、陈臭之物。

【加减】若求大肥，加燉煌石膏二两；失性健忘，加远志一两。

五补丸

【来源】《备急千金要方》卷十九。

【组成】人参　五加皮　五味子　天雄　牛膝　防风　远志　石斛　薯蓣　狗脊各四分　苁蓉　干地黄各十二分　巴戟天六分　茯苓　菟丝子各五分　覆盆子　石龙芮各八分　萆薢　石南　蛇床子　白术各二分　天门冬七分　杜仲六分　鹿茸十五分

【用法】上为末，炼蜜为丸，如梧桐子大。每服十丸，酒送下，一日三次。稍加至三十丸。不得增，常以此为度。

【功用】久服却病延年。

【主治】肾气虚损，五劳七伤，腰脚酸疼，肢节苦痛，目暗䀮䀮，心中喜怒恍惚不定，夜卧多梦，觉则口干，食不得味，心常不乐，多有恚怒，房室不举，心腹胀满，四体疼痹，口吐酸水，小腹冷气，尿有余沥，大便不利。

【宜忌】慎醋、蒜、鲙、陈臭、大冷、醉吐。

【加减】有风，加天雄、芎䓖、当归、黄耆、五加皮、石南、茯神、独活、柏子仁、白术各三分；有气，加厚朴、枳实、橘皮各三分；冷，加干姜、桂心、吴茱萸、附子、细辛、蜀椒各三分；泄精，加韭子、白龙骨、牡蛎、鹿茸各三分；泄痢，加赤石脂、龙骨、黄连、乌梅肉各三分；夏加地黄五分，黄芩三分，麦门冬四分，冷则去此，加干姜、桂心、蜀椒各三分。

【方论】《千金方衍义》：五补者，补五劳之损伤也。方中助阳之味居多，略兼地黄、天冬以助阴长之力。唯取防风外通阳气，石龙芮内除阴翳，则诸药各随脏气之虚，而施补益之功。

五补汤

【来源】《备急千金要方》卷十九。

【组成】桂心　甘草　五味子　人参各二两　麦门冬　小麦各一升　枸杞根白皮一斤　薤白一斤　生姜八两　粳米三合

【用法】上锉。以水一斗二升，煮取三升，每服一升，一日三次。口燥者，先煮竹叶一把，水减一升，去叶纳诸药煮之。

【功用】下气，通津液。

【主治】五脏虚竭，短气，咳逆伤损，郁悒不足。

【方论】《千金方衍义》：五补者，补五脏诸虚不足也。肾为五脏之根，五味收摄右肾命门之相火，固蛰封藏不使精气妄泄。胃为五脏之母，人参入胃，先补肺气，肺气旺则四脏之气皆旺，故《本经》言补五脏、安精神、定魂魄。得麦冬，交通肺肾而通上下津液；得桂心，交通心肾而通上下气化；得甘草，引入脾经而敷化精微；得小麦，滋培肝气。且助以粳米而生发清阳，又须枸杞根皮散三焦之虚热，薤白、生姜泄胃中之滞气，滞气散而正气安，五脏皆受荫矣。

内补散

【来源】《备急千金要方》卷十九。

【组成】干地黄五分　巴戟天半两　甘草　麦门冬　人参　苁蓉　石斛　五味子　桂心　茯苓　附子各一两半　菟丝子　山茱萸各五分　远志半两　地麦五分

【用法】上药治下筛。每服方寸匕，酒送下，一日三次。加至三匕。无所禁。

【主治】男子五劳六绝。其心伤者。令人善惊，妄怒无常；其脾伤者，令人腹满喜噫，食竟欲卧，面目痿黄；其肺伤者，令人少精，腰背痛，四肢厥逆；其肝伤者，令人少血面黑；其肾伤者，有积聚，少腹、腰背满痹，咳唾，小便难。六绝之为病，皆起于大劳脉虚，外受风邪，内受寒热，令人手足疼痛，膝以下冷，腹中雷鸣，时时泄痢，或闭或痢，面目肿，心下愦愦，不欲语，憎闻人声。

【方论】《千金方衍义》：五劳六绝，靡不因于大劳，而五劳之中，其房劳更为根柢。况堪六气乘虚，宁无六绝之患乎？所以《备急千金要方》急乘未绝之时，特立内补一方，以人参补心神，麦冬滋肺气，桂心调肝血，甘草温脾津，石斛清胃气，茯苓通气化，余皆温补肾脏之品，味虽兼走诸脏，而实归并于肾也。

石韦丸

【来源】《备急千金要方》卷十九引高阳负方。

【组成】石韦　蛇床子　肉苁蓉　山茱萸　细辛　礜石　远志　茯苓　泽泻　柏子仁　菖蒲　杜仲　桔梗　天雄　牛膝　续断　薯蓣各二两　赤石脂　防风各三两

【用法】上为末，枣膏或蜜和丸，如梧桐子大。每服三十丸，酒送下，一日三次。二十日百病除，久服良。

【主治】五劳七伤。五劳：一曰志劳，二曰思劳，三曰心劳，四曰忧劳，五曰疲劳。七伤：一曰阴衰，二曰精清，三曰精少，四曰阴消，五曰囊下湿，六曰腰胁苦痛，七曰膝厥痛，冷不欲行，骨热，远视泪出，口干，腹中鸣，时有热，小便淋沥、茎中痛，或精自出。

【方论】《千金方衍义》：劳伤阳气式微，不能护持中外，每致虚风外袭，痰癖内蕴，阻碍气化流行之道，故用石韦治劳热闭癃；礜石破五内癥结；防风通百骸阳气。使阴邪退听，则阳和敷布矣。

石英煎

【来源】《备急千金要方》卷十九。

【组成】紫石英　白石英各一斤（碎如米，以醇酒九升，铜器中微火煎取三升，以竹篦搅，勿住手，去滓澄清）　干地黄一斤　石斛五两　柏子仁　远志各一两　茯苓　人参　桂心　干姜　白术　五味子　苁蓉　甘草　天雄　白芷　细辛　芎䓖　黄耆　山茱萸　麦门冬　防风　薯蓣各二

两　白蜜三斤　酥一升　桃仁三升

【用法】上药治下筛，纳煎中，如不足，加酒取足为限，煎之令可丸，为丸如梧桐子大。每服三十丸，酒送下，一日三次，稍加至四十丸为度。无药者可单服煎。

【功用】令人肥白充实。

【主治】男子女人五劳七伤，消枯羸瘦，风虚固冷，少气力，无颜色，不能动作。口苦咽燥，眠中不安，恶梦惊惧。

【方论】《千金方衍义》：白石英治男子消渴阳痿，紫石英治风寒在子宫，皆镇慑虚风之药，佐以助阳益气，和血滋津，祛风润燥等味，补虚逐热之法靡不毕具。

石斛散

【来源】《备急千金要方》卷十九。

【组成】石斛十分　牛膝二分　附子　杜仲各四分　芍药　松脂　柏子仁　石龙芮　泽泻　萆薢　云母粉　防风　山茱萸　菟丝子　细辛　桂心各三分

《太平圣惠方》有鹿茸一两（去毛，涂酥炙令微黄），巴戟一两。

【用法】上药治下筛。每服方寸匕，酒下，一日二次；亦可为丸，以枣膏为丸，如梧桐子大，每服七丸，酒送下。

【功用】除风轻身，益气明目，强阴，令人有子，补不足。

【主治】饮酒中大风，露卧湿地，寒从下入，四肢不收，不能自反覆，两肩中疼痛，身重胫急，筋挛不可以行，时寒时热，足腨似刀刺，身不能自任，腰以下冷，子精虚，众脉寒，阴下湿，茎消，令人不乐，恍惚时悲。

【宜忌】《太平圣惠方》：忌生冷、油腻、牛肉。

【加减】阴不起，倍菟丝子、杜仲；腹中痛，倍芍药；膝中疼，倍牛膝；背痛，倍萆薢；腰中风，倍防风；少气，倍柏子仁；蹶不能行，倍泽泻；随病所在倍三分。

【方论】《千金方衍义》：石斛散专主风虚诸证，故以石斛之治伤中除痹下气，补五脏虚劳羸瘦，强阴益精气，久服厚肠为主；佐以细辛、防风、萆薢、泽泻、柏仁、松脂、菟丝、云母，皆祛风逐湿开痹之味，石龙芮为风寒湿痹，心腹邪气、利关节止烦满之峻药，余俱调补肾肝，强阴益精之品，所以能令有子。

生地黄汤

【来源】方出《备急千金要方》卷十九，名见《普济方》卷三十三。

【组成】生地黄汁二升　麦门冬汁　赤蜜各一升　竹沥一合　石膏八两　人参　芎藭　桂心　甘草　黄芩　麻黄各三两　当归四两

【用法】上锉。以水七升，先煮八味，取二升，去滓，下地黄等汁，煮取四升，分四服，日三夜一。

【主治】精极，五脏六腑俱损伤；虚热，遍身烦痛，骨中酸痛，烦闷。

【方论】《千金方衍义》：此治精伤而热溢于外，血肉气衰邪热泊于肌表，虽用地黄、芍药、竹叶、麦冬、黄芩、赤蜜之属，不得麻、桂发越怫郁，不能宣通表热以救烦疼；但内蕴之火不过借麻黄之开泄，又须甘草、石膏以化本热，故越婢汤中用之；用人参者，因麻黄转伤肌表之气，不得不以填补为务也。

乐令黄耆汤

【来源】《备急千金要方》卷十九。

【别名】乐令建中汤（《太平惠民和济局方》卷五）、黄耆汤（《普济方》卷二三一）。

【组成】黄耆　人参　橘皮　当归　桂心　细辛　前胡　芍药　甘草　茯苓　麦门冬各一两　生姜五两　半夏二两半　大枣二十枚

【用法】上锉。以水二斗，煮取四升，一服五合，日三夜一服。

【功用】

1.《备急千金要方》：补诸不足。

2.《医方集解》：退虚热，生气血。

【主治】

1.《备急千金要方》：虚劳少气，胸心痰冷，时惊惕，心中悸动，手脚逆冷，体常自汗，五脏六腑虚损，肠鸣，风湿荣卫不调百病。又治风里急。

2.《岭南卫生方》：岭南瘴毒，发热烦躁，引饮，大便不通，小便赤涩，或狂言内热，神昏不省人事。

【加减】加蜀椒一两，乌头五枚，名“乐令大黄耆汤”。

地黄散

【来源】方出《备急千金要方》卷十九。名见《圣济总录》卷五十三。

【组成】豉二升　地黄八斤

【用法】上蒸二次，晒干为散。每服二方寸匕，食后以酒一升送下，一日二次。

【主治】虚劳冷，骨节疼痛无力；亦治虚热。

地黄散

【来源】《备急千金要方》卷十九。

【组成】生地黄三十斤

【用法】上切细晒干，又取生者三十斤，捣取汁渍之，令相得，出晒干，九复如是，为末。每服方寸匕，酒送下，勿令绝。

【功用】益气调中，补绝，令人嗜食，除热。

【方论】《千金方衍义》:《本经》言地黄治伤中，逐血痹。作汤以除寒热积聚，疗折跌绝筋，生者尤良。此用生者九晒九捣，并不经火，深得《本经》之奥。

曲囊丸

【来源】《备急千金要方》卷十九。

【组成】干地黄　蛇床子　薯蓣　牡蛎　天雄　远志　杜仲　鹿茸　五味子　桂心　鹿药草　石斛　车前子　菟丝子　雄鸡肝　肉苁蓉　未连蚕蛾各等分

【用法】上为末，炼蜜为丸，如小豆大。每服三丸酒送下，加至七丸，日三次，夜一次。

【功用】补虚弱。

【主治】风冷。

【方论】《千金方衍义》: 无底曰囊。膀胱有上窍无下窍，因以囊喻。夫人之肾气不虚，则膀胱有制。今以肾气失职，不能司闭藏之令，则膀胱亦不能秉气化之权，或时频数，或时不禁，故专取鹿茸、鸡肝、菟丝、蛇床以助氤氲之气；五味、苁蓉、原蚕、牡蛎以收耗散之津。盖肾得咸则固蜜，膀胱得酸则拳曲。曲囊之名未必不本诸此。他如天雄、桂心助真阳，消阴翳；地黄、薯蓣济真阴，除假热；其余杜仲、远志、薇衔乃鹿茸之匡佐，车前、石斛则地黄之通使耳。

苁蓉散

【来源】方出《备急千金要方》卷十九，名见《普济方》卷二二七。

【组成】苁蓉　续断　天雄　阳起石　白龙骨各七分　五味子　蛇床子　干地黄　牡蛎　桑寄生　天门冬　白石英各二两　车前子　地肤子　韭子　菟丝子各五合　地骨皮八分

【用法】上药治下筛。每服方寸匕，酒下，一日三次。

【主治】五劳六极七伤虚损。

苁蓉补虚益气方

【来源】《备急千金要方》卷十九。

【别名】苁蓉丸（《医方类聚》卷一四四）。

【组成】苁蓉　薯蓣各五分　远志四分　蛇床子　菟丝子各六分　五味子　山茱萸各七分　天雄八分　巴戟天十分

【用法】上为末，炼蜜为丸，如梧桐子大。每服二十丸，加至二十五丸，酒送下，一日二次。

【主治】五脏虚劳损伤，阴痹，阴下湿痒，或生疮，茎中痛，小便余沥，四肢虚极，阳气绝，阳脉伤。

赤石脂丸

【来源】《备急千金要方》卷十九。

【组成】赤石脂　山茱萸各七分　防风　远志　栝楼根　牛膝　杜仲　薯蓣各四分　蛇床仁六分　柏子仁　续断　天雄　菖蒲各五分　石韦二分　肉苁蓉二分

【用法】上为末，蜜枣膏为丸，如梧桐子大。每空腹服五丸，一日三次。十日知。加菟丝子四分佳。

【功用】久服不老。

【主治】五劳七伤，每事不如意，男子诸疾。

补汤

【来源】《备急千金要方》卷十九。

【组成】防风　桂心各二两　车前子二两　五加皮三两　丹参　鹿茸　巴戟天　干地黄　枸杞皮各五两

【用法】上锉。以水八升，煮取三升，去滓，分三次服。

【功用】补肾。

【方论】《千金方衍义》：补汤者，补肾脏之真阳。故用桂心、巴戟、鹿茸、地黄峻补精血，兼收防风之走督脉利腰脊，为鹿茸之外使；丹参达心包，行血脉，为地黄之内助；五加皮强肝肾，壮筋骨，为桂心之匡佐；杞根皮通三焦，泄旺气，为巴戟之别使；车前子分清浊，涩精气，为补肾之首推也。

补益方

【来源】《备急千金要方》卷十九。

【组成】干漆　柏子仁　山茱萸　酸枣仁各四分

【用法】上为末，炼蜜为丸，如梧桐子大。每服二七丸，加至二十丸，一日二次。

【功用】补肾。

补虚益精大通丸

【来源】《备急千金要方》卷十九。

【组成】干地黄八两　天门冬　干姜　当归　石斛　肉苁蓉　白术　甘草　芍药　人参各六两　麻子仁半两　大黄　黄芩各五两　蜀椒三升　防风四两　紫菀五两　茯苓　杏仁各三两　白芷一两

【用法】上为末，白蜜枣膏为丸，如弹子大。每服一丸，空心服，一日三次。

【主治】五劳七伤百病。

枣仁汤

【来源】《备急千金要方》卷十九。

【别名】人参汤（《圣济总录》卷九十一）。

【组成】枣核仁二合　人参二两　芍药　桂心各一两　黄耆　甘草　茯苓　白龙骨　牡蛎各二两　生姜二斤　半夏一升　泽泻一两

【用法】上锉。以水九升，煮取四升，每服七合，一日三次。

【主治】

1.《备急千金要方》：虚劳，梦泄精，茎核微弱，血气枯竭，或醉饱伤于房室，惊惕忪悸，小腹里急。

2.《圣济总录》：虚劳失精，便溺白浊，形体枯瘦，腰脚疼重。

【加减】若不能食，小腹急，加桂心六两。

【方论】《千金方衍义》：肾司闭藏，肝司疏泄，今以过劳伤肝，不能司闭藏之令，故首取枣仁通肝气而愈惊，龙骨、牡蛎秘精气而固肾脱，参、耆、甘草保元气而补大虚，茯苓、泽泻利水道而除水气，生姜、半夏逐滞气而通清阳，桂心、芍药和荣气而除里急也。

虎骨酒

【来源】《备急千金要方》卷十九。

【组成】虎骨一具（通炙，取黄焦汁尽）

【用法】碎之，如雀头大，酿米三石，曲四斗，水三石，如常酿酒法。酒熟封头五十日开饮之。

【主治】

1.《备急千金要方》：骨虚，酸疼不安，好倦，主膀胱寒。

2.《医方考》：骨极者，腰脊酸削，齿痛，手足烦疼，不欲行动。

【方论】

1.《千金方衍义》：虎骨追风定痛，强筋壮骨，酿酒以助其势而散膀胱之寒也。

2.《医方考》：肾主骨，骨极者，骨内空虚之极也，故令腰脊酸削；齿者，骨之余，故齿亦痛；手足烦疼，不欲行动，皆骨内空虚之征也。以骨治骨，求其类也；以虎骨治骨，取其壮也；酿之以酒者，取酒性善渍，直彻于骨也。

肾气丸

【来源】《备急千金要方》卷十九。
【组成】干地黄八分　苁蓉六分　麦门冬　远志　防风　干姜　牛膝　地骨皮　萎蕤　署预　石斛　细辛　甘草　附子　桂心　茯苓　山茱萸各四分　钟乳粉十分　仓羊肾一具
【用法】上为末，炼蜜为丸，如梧桐子大。每服十五丸，渐加至三十丸，酒送下，每日三次。
【功用】补肾。
【主治】虚劳。肾气不足，腰痛阴寒，小便数，囊冷湿，尿有余沥，精自出，阴痿不起，忽忽悲喜。
【方论】《千金方衍义》：肾气丸于八味丸中裁去丹皮、泽泻，取用其六而分两不侔，且配入远志以通心，防风以通脾，萎蕤、门冬以通肺，牛膝以通肝，惟羊肾、苁蓉专通肾气，其余枸杞根皮通三焦而散虚阳，石斛清胃热而坚筋骨，甘草、干姜温中气而进饮食，细辛搜肝风而利九窍，钟乳助元阳而充百骸，虽云主肾气之劳伤，而实补五脏之不足。

肾气丸

【来源】《备急千金要方》卷十九。
【别名】石斛丸（《普济方》卷二三三）。
【组成】石斛二两　紫菀　牛膝　白术各五分　麻仁一分　人参　当归　茯苓　芎䓖　大豆卷　黄芩　甘草各六分　杏仁　蜀椒　防风　桂心　干地黄各四分　羊肾一具（一方有苁蓉六分）
【用法】上为末，炼蜜为丸，如梧桐子大。每服十丸，酒送下，逐渐增加，每日二次。
【主治】劳损虚羸，伤寒冷，乏力。

肾气丸

【来源】《备急千金要方》卷十九。
【别名】十味肾气丸（《千金翼方》卷十五）。
【组成】干地黄　茯苓　玄参各五两　山茱萸　署预　桂心　芍药各四两　附子三两　泽泻四两

《千金翼方》有丹皮。

【用法】上为末，炼蜜为丸，如梧桐子大。每服二十丸，加至三十丸，以知为度，酒送下。
【功用】补肾。

肾气丸

【来源】《备急千金要方》卷十九。
【别名】干地黄丸、桂心丸（《普济方》卷二十九）。
【组成】桂心四两　干地黄一斤　泽泻　署预　茯苓各八两　牡丹皮六两　半夏二两
【用法】上为末，蜜为丸，如梧桐子大。每服十丸，酒送下，一日三次。
【主治】肾气不足，羸瘦日剧，吸吸少气，体重耳聋，眼暗百病。

肾沥散

【来源】《备急千金要方》卷十九。
【组成】仓羊肾一具（阴干）　茯苓一两半　五味子　甘草　桂心　巴戟天　石龙芮　牛膝　山茱萸　防风　干姜　细辛各一两　人参　石斛　丹参　苁蓉　钟乳粉　附子　菟丝子各五分　干地黄二两
【用法】上药治下筛，令钟乳粉和搅，更筛令匀。每服方寸匕，稍加至二匕，平旦清酒送下，每日二次。
【主治】虚劳百病。
【方论】《千金方衍义》：汤之与散，主治虽有新久之分，其羊肾、五味、参、苓、甘草、防风、桂心、苁蓉、巴戟、地黄、牛膝、丹参、细辛等味大都与汤相类，惟石龙芮、钟乳、附子之毒烈则散峻于汤，非患久痼疾正气虚惫不轻用此猛剂也。

肾沥散

【来源】《备急千金要方》卷十九。
【别名】羊肾散（《普济方》）。
【组成】羊肾一具（阴干）　厚朴　五味子　女萎　细辛　芍药　石斛　白敛　茯苓　干漆　矾石　龙胆　桂心　芎䓖　苁蓉　蜀椒　白术　牡荆子　菊花　续断　远志　人参　黄耆　巴戟天　泽泻　萆薢　石龙芮　黄芩　山茱萸各一两　干姜　附子　防风　菖蒲　牛膝各一两

半　桔梗二两半　署预　秦艽各二两

【用法】上药治下筛。每服方寸匕，酒送下，每日三次。

【主治】男子五劳、七伤、八风、十二痹，无有冬夏，悲忧憔悴。

【宜忌】忌房室。

建中汤

【来源】《备急千金要方》卷十九。

【组成】胶饴半斤　黄耆　干姜　当归各三两　大枣十五个　附子一两　人参　半夏　橘皮　芍药　甘草各二两

【用法】上锉。以水一斗，煮取三升半，汤成下胶饴烊沸，分四服。

【主治】五劳七伤，小腹急痛，膀胱虚满，手足逆冷，食饮苦吐，酸痰呕逆，泄下少气，目眩耳聋，口焦，小便自利。

【方论】《千金方衍义》：小建中为诸建中之母，本桂枝汤表药，藉胶饴之甘温入脾通津，大建中气，即伤寒荣气不足，尺脉不至，虚劳之腹痛里急，阳涩阴弦，咸可用为前导，温中而兼疏表气，扶阳而不碍阴虚，以桂枝达表，芍药安中，甘草和胃，大枣通脾，生姜散邪，胶饴资津，共襄建中之功也。加黄耆名黄耆建中，则偏助卫气，以治下元亏损，梦中失精，烦热悸衄等病。此治五劳七伤，则于黄耆建中方内加当归，合内补建中，大补荣血，以附子易桂心，峻温肾气；以干姜易生姜，专力温中；又加人参辅黄耆、甘草，保合元神；更加半夏、橘皮，开泄痰气，并行大枣、胶饴之滞也。

建中汤

【来源】《备急千金要方》卷十九。

【别名】附子汤（《普济方》）。

【组成】人参　甘草　桂心　茯苓　当归各二两　黄耆　龙骨　麦门冬各三两　大枣三十个　芍药四两　附子一两　生地黄一斤　生姜六两　厚朴一两　饴糖八两

【用法】上锉。以水一斗二升，煮取四升，去滓，纳饴糖，每服八合，日三夜一。

【主治】虚损少气，腹胀内急，拘引小腹至冷，不得屈伸，不能饮食，寒热头痛，手足逆冷，大小便难，或复下痢口干，梦中泄精，或时吐逆恍惚，面色枯瘁，又复微肿，百节疼痠。

【加减】咳者，加生姜一倍。

【方论】《千金方衍义》：用黄耆建中参入当归、参、附峻补元阳，兼培荣气，加门冬、地黄以滋津液，厚朴、茯苓以泄滞气，龙骨以收耗散之精。

建中汤

【来源】《备急千金要方》卷十九。

【组成】生姜　芍药　干地黄　甘草　芎藭各五两　大枣三十个

【用法】上锉。以水六升渍一宿，明旦复以水五升合煮，取三升，分三服。药入四肢百脉似醉状，是效。无生姜，酒渍干姜二两一宿用之。

【主治】五劳七伤，虚羸不足，面目黧黑，手足疼痛，久立腰疼，起则目眩，腹中悬急而有绝伤，外引四肢。

钟乳散

【来源】《备急千金要方》卷十九。

【组成】钟乳六两（无问粗细，以白净无赤黄黑者为上，铜铛中可盛三两斗，并取粟粗糠二合许，纳铛中煮五六沸，乃纳乳煮水，欲减添之如故，一晬时出，以暖水净淘之，晒干，玉锤研，不作声止，重密绢水下，澄取之用）　铁精一两　鹿角一两（白者）　蛇床子三两　人参　磁石　桂心　僵蚕　白马茎（别研）　硫黄（别研）　石斛各一两

【用法】上为末，以枣膏为丸，如梧桐子大。每服三十丸，酒送下，一日二次。

本方方名，据剂型当作“钟乳丸”。

【主治】五劳七伤，虚羸无气力，伤极。

【宜忌】忌房事及生冷、酢滑、鸡、猪、鱼、陈败之物。

前胡建中汤

【来源】《备急千金要方》卷十九。

【组成】前胡二两　黄耆　芍药　当归　茯苓　桂心各二两　甘草一两　人参　半夏各六分　白糖六两　生姜八两

【用法】上锉。以水一斗二升，煮取四升，去滓，纳糖，分四服。

【主治】大劳虚羸劣，寒热呕逆；下焦虚热，小便赤痛；客热上熏头目，及骨肉疼痛，口干。

【方论】《千金方衍义》：此以小建中、黄耆建中、内补建中，加前胡、半夏，以治胸中痰气；人参、茯苓，以治胃虚呕逆；去大枣者，恶其滞腻恋膈，滋痰助呕也。

神化丸

【来源】《备急千金要方》卷十九。

【组成】苁蓉　牛膝　薯蓣各六分　山茱萸　续断　大黄各五分　远志　泽泻　天雄　人参　柏子仁　防风　石斛　杜仲　黄连　菟丝子　栝楼根　白术　甘草　成石　当归各一两　桂心　石南　干姜　萆薢　茯苓　蛇床子　细辛　赤石脂　菖蒲　芎藭各二分

【用法】上为末，炼蜜为丸，如梧桐子大。每服五丸，渐加至二十丸，酒送下，一日三次。

【功用】

1.《备急千金要方》：调中利食。

2.《千金方衍义》：清热燥湿，温补元阳，透表通肌，攻坚破结，分利阴阳，涩精滋血。

【主治】五劳七伤，气不足，阴下湿痒或生疮，小便数，有余沥，阴头冷疼，失精自出，少腹急，绕脐痛，膝重不能久立，目视漠漠，见风泪出，胫酸，精气衰微，卧不欲起，手足厥冷。

通明丸

【来源】《备急千金要方》卷十九。

【组成】麦门冬三斤　干地黄　石韦各一斤　紫菀　甘草　阿胶　杜仲　五味子　肉苁蓉　远志　茯苓　天雄各半斤

【用法】上为末，蜜为丸，如梧桐子大。每服十丸，加至二十丸，食前酒送下，一日二次。

【主治】五劳七伤六极，强力行事举重，重病后骨髓未满，所食不消，胃气不平。

【方论】《千金方衍义》：方中滋阴助阳、益精补血、坚骨充髓之药萃聚十一味中，因以通明命方，言周身脏腑得此无不通彻。

黄耆丸

【来源】《备急千金要方》卷十九。

【组成】黄耆　干姜　当归　羌活（一作白术）　芎藭　甘草　茯苓　细辛　桂心　乌头　附子　防风　人参　芍药　石斛　干地黄　苁蓉各二两　羊肾一具　枣膏五合

【用法】上为末，以枣膏与蜜为丸，如梧桐子大。每服十五丸，以酒送下，每日二次。渐加至三十丸。

【主治】五劳七伤，诸虚不足，肾气虚损，目视䀮䀮，耳无所闻。

黄耆丸

【来源】《备急千金要方》卷十九。

【别名】补益黄耆丸（《圣济总录》卷二十）。

【组成】黄耆　鹿茸　茯苓　乌头　干姜各三分　桂心　芎藭　干地黄各四分　白术　菟丝子　五味子　柏子仁　枸杞白皮各五分　当归四分　大枣三十枚

【用法】上为末，炼蜜为丸，如梧桐子大。旦服十丸，夜十丸，酒送下，以知为度。

【主治】虚劳。

黄耆汤

【来源】《备急千金要方》卷十九。

【组成】黄耆　芍药　桂心　麦门冬各三两　五味子　甘草　当归　细辛　人参各一两　大枣二十枚　前胡六两　茯苓四两　生姜　半夏各八两

【用法】上锉。以水一斗四升，煮取三升，每服八合，每日二次。

【主治】虚劳不足，四肢烦疼，不欲食，食即胀，汗出。

【方论】《千金方衍义》：小建中、黄耆建中、内补建中三方合用，表里兼赅；加细辛、前胡祛风下气；半夏利膈除痰；人参、茯苓、麦冬滋培津气；

五味子以收津；以无胶饴，所以革去建中之名，而曰黄耆汤。

鹿角丸

【来源】《备急千金要方》卷十九。

【组成】鹿角　石斛　薯蓣　人参　防风　白马茎　干地黄　菟丝子　蛇床子各五分　杜仲　泽泻　山茱萸　赤石脂　干姜各四分　牛膝　五味子　巴戟天各六分　苁蓉七分　远志　石龙芮各三分　天雄二分（一方无干姜、五味子）

【用法】上为末。每服如梧桐子三十丸，酒调服，一日二次。

【功用】《圣济总录》：补诸虚，益精血，壮阳充饥。

【宜忌】忌米醋。

填骨丸

【来源】《备急千金要方》卷十九。

【组成】石斛　人参　巴戟天　当归　牡蒙　石长生　石韦　白术　远志　苁蓉　紫菀　茯苓　干姜　天雄　蛇床子　柏子仁　五味子　牛膝　牡蛎　干地黄　附子　牡丹　甘草　署预　阿胶各二两　蜀椒三两

【用法】上为末，白蜜为丸，如梧桐子大。每服三丸，酒送下，一日三次。

【功用】补五脏。

【主治】五劳七伤。

【方论】《千金方衍义》：肾主骨，填骨而用温补髓脏，必先滋培胃气，以先天之气靡不本诸后天，所以人参、白术不可缺也。

增损肾沥汤

【来源】《备急千金要方》卷十九。

【组成】羊肾一具　人参　石斛　麦门冬　泽泻　干地黄　栝楼根　地骨皮各四两　远志　生姜　甘草　当归　桂心　五味子　桑白皮（一作桑寄生）　茯苓各二两　大枣三十枚

【用法】上锉。以水一斗五升，煮肾取一斗二升，去肾纳药，煮取三升，去滓。分三服。每年三伏中服此三剂，于方中商量用之。

【主治】大虚不足，小便数，吸嘘焦比引饮，膀胱满急。

凝唾汤

【来源】《备急千金要方》卷十九。

【别名】茯苓汤。

【组成】茯苓　人参各半两　前胡三两　甘草一两　大枣三十枚　麦门冬五两　干地黄　桂心　芍药各一两

【用法】上锉。以水九升，煮取三升，分温三服。

【主治】虚损短气，咽喉凝唾不出，如胶塞喉。

覆盆子丸

【来源】《备急千金要方》卷十九。

【组成】覆盆子十二分　苁蓉　巴戟天　白龙骨　五味子　鹿茸　茯苓　天雄　续断　薯蓣　白石英各十分　干地黄八分　菟丝子十二分　蛇床子五分　远志　干姜各六分

【用法】上为末，炼蜜为丸，如梧桐子大。每服十五丸，酒送下，一日二次。细细加至三十丸。

【功用】补益，令人充健。

【主治】五劳七伤，羸瘦。

【宜忌】忌生冷、陈臭。

琥珀散

【来源】《备急千金要方》卷二十。

【组成】琥珀（研）一升　松子　柏子　荏子各三升　芜菁子　胡麻子　车前子　蛇床子　菟丝子　枸杞子　菴蔺子　麦门冬各一升　橘皮　松脂　牡蛎　肉苁蓉各四两　桂心　石韦　石斛　滑石　茯苓　芎藭　人参　杜蘅　续断　远志　当归　牛膝　牡丹各三两　通草十四分

【用法】上为末，盛以韦囊。食前服方寸匕，日三夜一，用牛羊乳汁煎令熟，长服。

【功用】令人志性强，轻体益气，消谷能食，耐寒暑，久服老而更少，发白更黑，齿落重生。

【主治】虚劳百病，阴痿，精清力不足，大小便不利如淋状，脑门受寒，气结在关元，强行阴阳，精少余沥，腰脊痛，四肢重，咽干口燥，食无常味，乏气力，远视䀮䀮，惊悸不安，五脏虚劳，上气满闷。

【方论】《千金方衍义》：琥珀散专取琥珀以散血结，菴䕡以破水气，芜菁以解热毒，杜蘅以散风气，石韦以利水道。使经脉调畅，则温补诸药得以奏振起之功。

枸杞汤

【来源】《备急千金要方》卷二十一。

【别名】地骨皮散（《普济方》卷一七八）。

【组成】枸杞根（白皮，切）五升　麦门冬三升　小麦二升

【用法】上以水二斗煮，麦熟药成，去滓，每服一升，一日二次。

【主治】

1.《备急千金要方》：虚劳，口中苦渴，骨节烦热或寒。

2.《圣济总录》，消渴，舌干体瘦。

干地黄丸

【来源】《备急千金要方》卷二十二。

【别名】五香丸（《普济方》卷二八五）。

【组成】干地黄四两　天门冬五两　黄耆　黄芩　大黄　黄连　泽泻　细辛各三两　甘草　桂心　芍药　茯苓　干漆各二两　人参一两

【用法】上为末，炼蜜为丸，如梧桐子大。每服十丸，日三夜一。加至二十丸。

【功用】久服延年，终身不发痈疽。

【主治】虚劳客热，数发痈肿疮疖，经年不除。

枸杞煎

【来源】《备急千金要方》卷二十二。

【组成】枸杞三十斤（锉。叶生至未落，可用茎叶，落而未生可用根）

【用法】上以水一石，煮取五斗，去滓，将滓更入釜与水依前煮取五斗，并前为一斛，澄之去淀，釜中煎之，取二斗许，更入小铜锅子煎，令连连如饴，或器盛重汤煮更好。每日早朝服一合半，日再服。初服一合，渐渐加之。

【功用】轻身益气，令人有力；预防痈疽。

【主治】虚劳。

枸杞酒

【来源】《备急千金要方》卷二十七。

【组成】枸杞根一百二十斤（切）　干地黄末二斤半　桂心　干姜　泽泻　蜀椒末各一升　商陆末二升。

【用法】以东流水四石，煮杞根一日一夜，取清汁一石，渍曲一如家酿法，熟取清，贮不津器中；余药以绢袋贮，纳酒底，紧塞口，埋入地三尺，坚覆上，三七日后开之，其酒赤如金色。旦空腹服半升，恶疾人以水一升，和酒半升，分五服。

【功用】补养，灭瘢痕。

钟乳散

【来源】《备急千金要方》卷二十七。

【别名】炼钟乳散（《外台秘要》卷三十七）。

【组成】成炼钟乳粉三两　上党人参　石斛　干姜各三分

【用法】上为末，合和相得，均分作九帖，平旦空腹温淳酒服一帖，日午后服一帖，黄昏后服一帖。三日后准此服之。凡服此药法，皆三日一剂。三日内只食一升半饭、一升肉，肉及饭惟烂，不得服葱、豉。三日服药既尽，三日内须作羹食补之，任意所便，仍不用葱豉及硬食也。三日服讫，还须准式服药如前，尽此一斤乳讫，其气力当自知耳，不能具述。一得此法，后服十斤二十斤，任意方便可知也。

【主治】虚羸不足。六十以上人，瘦弱不能食者。

【方论】问曰：何故三日少食，勿得饱也？答曰：三夜乳在腹中，熏补脏腑，若此饱食即推药出腹，所以不得饱食也。何故不得生食？由食生故即损伤药力，药力既损，脂肪亦伤，所以不得食生食也。何故不得食葱、豉？葱、豉杀药，故不得食也。

延寿丹

【来源】《医学正传》卷三引《备急千金要方》。

【组成】五味子　菟丝子（煮烂另研）　川牛

膝　杜仲（姜汁拌，炒丝断）　川归（酒浸）　山药　天门冬　麦门冬（去心）　生地黄　熟地黄各一两　肉苁蓉二两　人参　白茯苓　大茴香　泽泻　地骨皮　鹿茸　菖蒲（九节者）　花椒　巴戟（去心）　远志（去心）　覆盆子（炒去汁）　枸杞子　柏子仁各五钱

【用法】上为细末。勿犯铁器，蒸捣，炼蜜为丸，如梧桐子大。每服一百丸，空心温酒或生姜盐汤送下。

【功用】却疾延年。

【主治】诸虚百损，怯弱欲成痨瘵及大病后虚损不复。

【宜忌】忌萝卜菜。

【加减】如大便溏，小便不利，加车前子二两；如精滑或梦遗，加赤石脂、山茱萸肉各五钱。

制羊头蹄

【来源】方出《本草纲目》卷五十引《备急千金要方》，名见《古今医统大全》卷八十七。

【组成】白羊头蹄一具（净治，更以稻草烧烟熏，令黄色）　胡椒　荜茇　干姜各一两　葱白（切）　豆豉各一升

【用法】上用水先煮头蹄半熟，入药更煮令烂，去骨。空腹任意食之，每日一具。七日即愈。

【主治】五劳七伤。

【宜忌】《古今医统大全》：禁生冷、醋、滑腻、肥猪、鸡、陈臭物七日。

甘草丸

【来源】《外台秘要》卷十七引《延年秘录》。

【组成】甘草四两（炙）　人参二两　白术二两　芍药二两　黄耆二两　远志二两（去心）　大麦二两（熬令黄）

【用法】上为散，以枣膏和蜜搅调和药，令成丸，如梧桐子大。食后少时，以酒或饮任下五丸，渐加至七丸，一日二次，长服勿绝，尽即更合，非止一剂即停，多分两恐难尽又坏；分两少，服尽更常得新药。

【功用】安养五脏，长肌肉，调经脉，下气，补脾胃，益精神，令人能食，强健倍力。

【宜忌】忌海藻、菘菜、桃、李、雀肉。

生地黄煎

【来源】《外台秘要》卷十七引《延年秘录》。

【组成】生地黄五升　枣膏六合　白蜜七合　酒一升　牛酥四合　生姜汁三合　紫苏子一升（研，以酒一升绞取汁）　鹿角胶四两（炙末）

《外台秘要》同卷引《延年秘录》另有生地黄煎，方中少生姜汁、紫苏子、鹿角胶三味，功用相同。

【用法】上药先煎地黄等三分减一，纳蜜酥，以蜜调入胶末，候煎成，以器盛之。酒和服。

【功用】补虚损，填骨髓，长肌肉，去客热。

枸杞根酿酒

【来源】《外台秘要》卷十七引《延年秘录》。

【组成】枸杞根（切）一石五斗　鹿骨一具（炙，碎）

【用法】上以水四石　煎取六斗，去滓澄清，曲一斗（须干好），糯米一石，炊，如常法造酒，酒熟，密封头，然后压取清酒服。

【功用】除风，补益，悦泽人。

【主治】风冷虚劳。

钟乳散

【来源】《外台秘要》卷十七引《延年秘录》。

【组成】钟乳粉二分　防风一分　人参一分　细辛半分　桂心二铢　干姜一铢（一方钟乳粉半两）

【用法】上为散。分作三帖，每日一帖，食前温酒送下，每日一次。

【功用】补虚劳，益气力，消食，强腰脚。

【宜忌】进食不用过饱，亦不得饥。常饮酒令体中熏熏。若热烦，以冷水洗手面即定。不用热食，亦不得大冷。忌生葱、生菜。

大补内黄耆汤

【来源】《千金翼方》卷五。

【组成】黄耆　半夏各三两（洗）　大枣三十

枚　当归　干地黄　桂心　人参　茯苓　远志（去心）　芍药　泽泻　五味子　麦门冬（去心）　白术　甘草各二两（炙）　干姜四两

【用法】上锉。以水一斗半，煮取二升，每服五合，一日三次。

【主治】妇人七伤，骨髓疼，小腹急满，面目黄黑，不能饮食；诸虚不足，少气，心悸不安。

瓜子散

【来源】《千金翼方》卷五。

【别名】甜瓜子散（《太平圣惠方》卷四十一）。

【组成】瓜子一升　白芷（去皮）　当归　芎䓖　甘草（炙）各二两　（一方有松子二两）

【用法】上为散。每服方寸匕，食后用酒浆或汤饮调下，一日三次。

【主治】头发早白，虚劳。脑髓空竭，胃气不和，诸脏虚绝，血气不足，故令人发早白，少而筭发及忧愁早白。远视䀮䀮，风泪出，手足烦热，恍惚忘误，连年下痢。

柏子仁丸

【来源】《千金翼方》卷七。

【组成】柏子仁　白石英　钟乳　干姜　黄耆各二两　泽兰九分（取叶，熬）　藁本　芜荑各三分　芎䓖二两半　防风五分　蜀椒一两半（去目及闭口者，汗）　人参　紫石英　石斛　赤石脂　干地黄　芍药　五味子　秦艽　肉苁蓉　厚朴（炙）　龙骨　防葵　细辛　独活　杜仲（炙）　白芷　茯苓　桔梗　白术　桂心各一两　当归　甘草（炙）各七分

【用法】上为末，炼蜜为丸，如梧桐子大。每服十丸，空肚温酒送下，不知，增至三十丸，以知为度。

【功用】令人肥白。

【主治】妇人五劳七伤，羸弱瘦削，面无颜色，饮食减少，貌失光泽，及产后半身枯悴，伤坠断绝无子。

【宜忌】禁食生鱼、肥猪肉、生冷。

大黄耆丸

【来源】《千金翼方》卷十二。

【组成】黄耆　柏子仁　天门冬（去心）　白术　干地黄　远志（去心）　泽泻　薯蓣　甘草（炙）　人参　石斛　麦门冬（去心）　牛膝　杜仲（炙）　薏苡仁　防风　茯苓　五味子　茯神　干姜　丹参　肉苁蓉　枸杞子　车前子　山茱萸　狗脊　萆薢　阿胶（炙）　巴戟天　菟丝子　覆盆子各一两

【用法】上药治下筛，炼蜜为丸。每服十丸，酒送下。日稍加至四十丸。

【主治】虚劳百病。

【宜忌】百日以内，慎生冷、醋滑、猪、鸡、鱼、蒜、生菜、冷食；五十以上，虽暑月三伏时，亦忌冷饭。

【加减】性冷者，加干姜、桂心、细辛各二两，去车前子、麦门冬、泽泻；多忘者，加远志、菖蒲各二两；患风者，加独活、防风、芎䓖各二两；老人，加牛膝、杜仲、萆薢、狗脊、石斛、鹿茸、白马茎各二两

牛乳方

【来源】《千金翼方》卷十二。

【组成】钟乳一斤（上者，细研之如粉）　人参三两　甘草五两（炙）　干地黄三两　黄耆三两　杜仲三两（炙）　苁蓉六两　茯苓五两　麦门冬四两（去心）　薯蓣六两　石斛二两

【用法】上为散。以水五升，先煮粟米七升为粥，纳散七两，搅令匀和，少冷，水牛渴，饮之令足；不足更饮水，日一。余时患渴，可饮清水。平旦，取牛乳服之，生熟任意。牛须三岁以上，七岁以下，纯黄色者为上，余色者为下。其乳常令犊子饮之，若犊子不饮者，其乳动气，不堪服也。其乳牛净洁养之，洗刷饮饲须如法，用心看之。

【功用】补益。

【宜忌】慎蒜、猪、鱼、生冷，陈臭等物。

周白水侯散

【来源】《千金翼方》卷十二。

【组成】远志五分（去心） 白术七分 桂心一两 人参三分 干姜一两 续断五分 杜仲五分（炙） 椒半两（汗） 天雄三分（炮） 茯苓一两 蛇床仁三分 附子三分（炮去皮） 防风五分 干地黄五分 石斛三分 肉苁蓉三分 栝楼根三分 牡蛎三分（熬） 石韦三分（去毛） 钟乳一两（炼） 赤石脂一两 桔梗一两 细辛一两 牛膝三分

【用法】上为散。每服钱五匕，酒送下，服后饮酒一升，一日二次；不知更增一钱匕。服之三十日身轻目明；八十日百骨间寒热除；百日外无所苦，气力日益。

【功用】令人身轻、目明。

【主治】心虚劳损。

油面馎饦

【来源】方出《千金翼方》卷十二，名见《养老奉亲书》。

【组成】生胡麻油一升 浙粳米泔清一升

【用法】上以微火煎尽泔清乃止，取出贮之；取三合，盐汁七合，先以盐汁和油令相得，溲面一斤，如常法作馎饦，煮五六沸，出置冷水中，更漉出，盘上令干。乃更一叶叶掷沸汤中，煮取如常法，十度煮之，面热乃尽。以油作臛浇之，任饱食。

【功用】补大虚劳。

耆婆汤

【来源】《千金翼方》卷十二。

【别名】酥蜜汤。

【组成】酥一斤（炼） 生姜一合（切） 薤白三握（炙黄） 酒二升 白蜜一斤（炼） 油一升 椒一合（炒去汗） 胡麻仁一升 橙叶一握（炙令黄） 豉一斤 糖一升

【用法】上先以酒渍豉一宿，去滓，纳糖、蜜、油、酥于铜器中煮令匀沸，次纳薤、姜、煮令熟，次下椒、橙叶、胡麻，煮沸，下二升豉汁，又煮一沸，出，纳瓷器中密封。每服一合，空腹吞，如人行十里，更一服，冷者加椒。

【主治】大虚冷风，羸弱无颜色。

煎猪肪方

【来源】方出《千金翼方》卷十二，名见《太平圣惠方》卷九十七。

【别名】煎猪脂方（《寿亲养老新书》）、煎膏（《普济方》卷二二八）。

【组成】不中水猪肪一大升 葱白一茎

【用法】上以葱白入猪肪内，煎令葱黄止，候冷暖如人体，空腹平旦顿服之令尽，暖盖覆，卧至日晡后乃食白粥稠糜，过三日服补药（羊肝一具细切，羊脊骨厉肉一条细切，曲末半升，枸杞根十斤，切，以水三大斗，煮取一大斗，去滓。上药合和，下葱白、豉汁，调和羹法，煎之如稠糖，空腹饱食之）。

【主治】大虚羸，困极。

蜜 饵

【来源】《千金翼方》卷十二。

【组成】白蜜二升 腊月猪肪脂一升 胡麻油半升 干地黄末一升

【用法】上药合和，以铜器重釜煎令可丸，为丸如梧桐子大。每服三丸，一日三次，以知为度。

【功用】久服肥充益寿，补虚。

【主治】羸瘦，乏气力。

大五补丸

【来源】《千金翼方》卷十五。

【组成】薯蓣 石龙芮 覆盆子 干地黄 五味子各二两 石南 秦艽 五加皮 天雄（炮，去皮） 狗脊 人参 黄耆 防风 山茱萸 白术 杜仲（炙） 桂心各一两 麦门冬（去心） 巴戟天各一两半 远志二两半（去心） 石斛 菟丝子 天门冬（去心）各七分 蛇床子 萆薢各半两 茯苓五分 干姜三分 肉苁蓉三两

【用法】上为末，炼蜜为丸，如梧桐子大。每服十丸，空腹以酒送下，一日三次。稍加至三十丸。

【主治】五劳七伤，虚损不足，冷热不调，饮食无味。

大补益散

【来源】《千金翼方》卷十五。

【别名】大补益石斛散（《太平圣惠方》卷二十七）、石斛散（《鸡峰普济方》卷七）。

【组成】肉苁蓉　干枣肉　石斛各八两　枸杞子一斤　菟丝子　续断　远志各五两（去心）　天雄三两（炮，去皮）　干地黄十两

【用法】上为散。每服方寸匕，酒送下，一日二次。

【主治】

1.《太平圣惠方》：虚劳不足，乏力不食。

2.《圣济总录》：虚劳脱营，失精多惊，营卫耗夺，形体毁沮。

肾气丸

【来源】《千金翼方》卷十五。

【组成】署预　石斛各三分　苁蓉　黄耆各三两　羊肾一具　茯苓　五味子　远志（去心）　当归　泽泻　人参　巴戟天　防风　附子（炮，去皮）　干姜　天雄（炮，去皮）　干地黄　独活　桂心　棘刺　杜仲（炙）　菟丝子各二两

【用法】上为末，炼蜜为丸，如梧桐子大。每服十丸，稍加至二十丸，空腹酒送下，每日三次。

【主治】五劳七伤，脏中虚竭，肾气不足，阴下痒，小便余沥，忽忽喜忘，悲愁不乐，不嗜食饮。

肾沥散

【来源】《千金翼方》卷十五。

【组成】防风　黄芩　山茱萸　白蔹　厚朴（炙）　芍药　署预　麦门冬（去心）　天雄（炮，去皮）　甘草（炙）各五分　独活　菊花　秦艽　细辛　白术　枳实（炙）　柏子仁各一两　当归　芎藭　菟丝子　苁蓉　桂心各七分　石斛　干姜　人参各二两　钟乳（研）　蜀椒（汗，去目及闭口者）　附子（炮，去皮）　白石英各一两　乌头三分（炮，去皮）　羊肾一具　黄耆二两半

【用法】上为散。每服方寸匕，酒送下，每日二次；加至二匕，每日三次。

【主治】五劳，男子百病。

泻肾散

【来源】《千金翼方》卷十五。

【组成】消石　矾石各八分

【用法】上为散。以粳米粥汁一升，纳一方寸匕，搅令和调，顿服之，一日三次。不知，稍增。

【主治】男女诸虚不足，肾气乏。

试和丸

【来源】《千金翼方》卷十五。

【组成】防风　泽泻　白术　蛇床子　吴茱萸　细辛　菖蒲　乌头（炮去皮）　五味子各一分　当归　远志（去心）　桂心各半两　干姜三分

【用法】上为末，炼蜜为丸，如梧桐子大。空腹吞，每服五丸，加至十丸，一日三次。

【主治】呕逆，腰以上热，惕惕惊恐，时悲泪出，时复喜怒妄语，梦寤洒洒淅淅，头痛少气，时如醉状，不能食，噫闻食臭欲呕，大小便不利，或寒热，小便黄赤，恶风，目视䀮䀮，耳中凶凶。

翟平薯蓣丸

【来源】《千金翼方》卷十五。

【组成】薯蓣　牛膝　菟丝子　泽泻　干地黄　茯苓　巴戟天　赤石脂　山茱萸　杜仲（炙）各二两　苁蓉四两　五味子一两半

【用法】上为末，炼蜜为丸，如梧桐子大。每服二十丸，酒送下，日一次，夜一次。

【主治】诸虚劳损。

【宜忌】慎食蒜、醋、陈、臭等物。

【加减】瘦者，加敦煌石膏二两；健忘，加远志二两；少津液，加柏子仁二两。

九江太守散

【来源】《千金翼方》卷十六。

【组成】知母　人参　茯苓各三分　蜀椒半两（汗，去目闭口者）　栝楼一两半　防风　白术各三两　泽泻二两　干姜　附子（炮、去皮）　桂心

各一两　细辛一两

【用法】上为散。以每服方寸匕，酒送下，一日二次；饮酒，常令有酒色，勿令大醉。

【功用】延年益寿，轻身明目，强筋骨，愈折伤。

【主治】男子五劳七伤，妇人产后余疾，五脏六腑诸风。

【宜忌】禁房室、猪、鱼、生冷。

硫黄散

【来源】《千金翼方》卷十七。

【组成】硫黄（研）　钟乳（粉）　防风各五两　干姜一两　白术　人参　蜀椒（汗，去目及闭口者）　细辛　附子（炮，去皮）　天雄（炮，去皮）　茯苓　石斛　桂心　山茱萸各三分

【用法】上为散。每服方寸匕，加至二方寸匕，旦以热酒送服，一日三次。

【功用】大补。

【主治】风虚脚弱面热。

大酸枣汤

【来源】《千金翼方》卷十八。

【组成】酸枣仁五升　人参　茯苓　生姜（切）　芎藭　桂心各二两　甘草（炙）一两半

【用法】上锉。以水一斗二升，煮枣仁取七升，去滓；纳诸药，煮取三升，分三服。

【主治】虚劳烦悸，奔气在胸中，不得眠。

龙胆丸

【来源】《千金翼方》卷十八。

【组成】龙胆　苦参　黄连　黄芩各二两　大黄三两　黄柏　李子仁（去皮）　栝楼　青葙子各一两

【用法】上为末，炼蜜为丸，如梧桐子大。每服七丸，食前饮送下，一日二次。不知增之。

【主治】身体有热，羸瘦不能食。

坚中汤

【来源】《千金翼方》卷十八。

【组成】糖三斤　芍药　半夏（洗）　生姜各三两（切）　大枣五十个（擘）　生地黄一斤

【用法】上锉。以水二斗，煮取七升，分七服，日三夜一。

【主治】虚劳内伤，寒热，频连吐血。

人参汤

【来源】《千金翼方》卷十九。

【组成】人参　干姜　黄耆　芍药　细辛　甘草（炙）各一两

【用法】上锉。以水四升，煮取一升八合，一服三合。

【功用】养神补益，安利五脏，通血脉，长肌肉，调气进食。

人参散

【来源】《千金翼方》卷十九。

【组成】人参　茯苓　陈曲　厚朴（炙）　麦蘖　白术　吴茱萸各二两　槟榔八枚

【用法】上为散。食后服方寸匕，酒送下，一日二次。

【主治】虚劳，冷饮食不消，劳倦，噫气，胀满，忧恚不解。

乌头当归汤

【来源】《千金翼方》卷十九。

【组成】乌头（炮，去皮）　独活　芍药　蜀椒（去目闭口者，汗）　白术　人参各二两　厚朴四两（炙）　桂心五两　麦门冬（去心）　细辛各一两　吴茱萸一升　当归　生姜（切）　甘草（炙）各二两

【用法】上锉。以水一斗三升，煮取四升，一服七合，一日三次。

【主治】虚劳损，胸满痛，挛急短气，面黄失色，头眩心烦，梦寤失精，寒气支节疼，又两腋不得喘息，喘息辄牵痛，逆害饮食。

平胃丸

【来源】《千金翼方》卷十九引崔文行方。

【组成】菖蒲　大黄　葶苈（熬）　小草　芍药　当归　桂心　干姜　茯苓　麦门冬（去心）　芎　细辛各二两　甘草二两半（炙）

【用法】上为末，炼蜜为丸，如梧桐子大。每服五丸，空腹以酒送下，一日二次。

【功用】消谷，平胃气，令人能食。

【主治】五劳七伤。

【加减】小儿亦患冷者，减大黄，倍干姜；小便利者，生用葶苈。

泽兰子汤

【来源】《千金翼方》卷十九。

【组成】泽兰子　半夏（洗）　麻仁各一升　大枣二十枚（擘）　糖一斤　人参　茯苓　细辛各二两　远志（去心）　桂心　龙骨　甘草（炙）各一两

【用法】上锉。以水一斗二升，煮取四升，分四服，日三夜一。

【主治】伤中里急，两胁挛痛，久致咳嗽，四肢寒热，小便赤黄，饮酒困卧，长风百脉开张，血痹不仁，梦寤失精，唇口干燥，奄然短气。

茱萸汤

【来源】《千金翼方》卷十九。

【组成】吴茱萸二升　半夏一升（洗）　生姜一斤（切）　芍药　桂心各三两　大枣二十个（擘）　人参　黄芩　甘草（炙）各二两

【用法】上锉。以水一斗二升，先煮枣极沸，乃纳诸药，煮取四升，每服八合，一日三次。

【主治】男子虚热寒冷，妇人寒劳气逆，及胸腹苦满而急绕脐腹，寒心吞酸，手足逆冷，脐四边坚，悸气踊起，胃中虚冷，口中多唾，或自口干，手足烦，苦渴湿痹，风气动作，顽痹不仁，骨节尽痛，腰背如折，恶寒，大呼即惊，多梦。

鹿骨汤

【来源】《千金翼方》卷十九。

【组成】鹿骨一具（锉）　苁蓉一两　防风　橘皮　芍药　人参　当归　龙骨　黄耆各二两　桂心　厚朴（炙）　干姜　独活　甘草（炙）各三两

【用法】上锉。以水三斗，先煮骨，取一斗，澄取清，纳药煮取三升五合，分四服，一日二次。

【功用】补诸不足。

【主治】虚劳风冷，乏惙少气。

三石肾气丸

【来源】《千金翼方》卷二十二。

【组成】钟乳　白石英　赤石脂　禹余粮　海蛤（并研，炼）各二两半　干地黄　石斛　白术各一两半　桔梗　五味子　寄生　山茱萸　杜仲（炙）　牛膝　泽泻　天门冬（去心）　蛇床子　当归各三两　人参　薯蓣　远志（去心）　细辛　菟丝子（酒浸）　茯苓　苁蓉　附子（炮去皮）各一两　干姜　桂心各五两　甘草半两（炙）　鹿茸二两（炙）

【用法】上为末，炼蜜为丸，如梧桐子大。每服十五丸，酒送下，稍加至三十丸，一日二次。

【主治】虚劳。

五石乌头丸

【来源】《千金翼方》卷二十二。

【组成】钟乳（研，炼）　紫石英（研，炼）　白石英（研，炼）　石硫黄（研）各二两半　黄芩　白薇　白术各三分　矾石二两（烧）　干地黄七分　芍药　附子（炮，去皮）各一两　乌头十五枚（炮，去皮）　吴茱萸二两半　蜀椒（去目、闭口者，汗）　人参　细辛　白石脂　赤石脂　山茱萸　天雄（炮，去皮）　芎䓖　麦门冬（去心）　前胡　半夏（洗）　龙骨　桂心各五分　远志十五枚（去心）　茯苓　黄连　当归　紫菀　禹粮　云母　粉甘草（炙）各一两半

【用法】上为末，炼蜜为丸，如梧桐子大。每服十丸，酒送下，一日三次。不知，可增至二十丸，以心热为知力也。

【主治】男子五劳七伤，诸积冷，十二风痹，骨节沉重，四肢不举，食饮减少，羸瘦骨立，面目焦黑，时时或腹内雷鸣，膀胱常满，或下青黄，经时不止；妇人产后恶血不尽，腹内坚强，诸劳少气，百病间发，或时阴肿，或即脱肛及下出疼

痛者。

五石护命散

【来源】《千金翼方》卷二十二。

【组成】紫石英（取紫者，头如樗蒲者上） 白石英（取如箭镞者上） 钟乳（极白乳色者上） 石硫黄（取干黄色，烧有灰者） 赤石脂 海蛤 栝楼各二两半 干姜 白术各一两半 人参 桔梗 细辛各五分 防风 黑附子（炮，去皮） 桂心各三分

【用法】上药皆取真新好者，各异捣筛，筛已乃出散，重二两为一剂，分三薄。净温淳酒服一薄，日移一丈再服一薄，如此三薄尽，须臾以寒水洗手足，药力行者痹，便自脱衣，冷水极浴，药力尽行，周体凉了，心意开明，所患即愈。羸困着床，皆不终日愈矣。凡服此药，食皆须冷，惟酒令热。当饮淳酒令体中熏熏不绝，若饮薄酒及白酒，令人变乱。若病癥瘕者，要当先下，乃可服药耳。

【功用】久服则气力强壮，延年益寿。

【主治】虚劳百病，羸瘦，咳逆短气，骨间有热，四肢烦痛，或肠鸣，腹中绞痛，大小便不利，尿色赤黄，积时绕脐切痛急，眼眩冒闷，恶寒风痹，食饮不消，消渴呕逆，胸中胁下满气不得息，周体浮肿，痹重不得屈伸，唇口青，手足逆，齿牙痛；产妇中风，及大肠寒；年老目暗，恶风头着巾帽厚衣对火，腰脊痛。

五石肾气丸

【来源】《千金翼方》卷二十二。

【组成】白石英 紫石英 钟乳各十大分 赤石脂 禹余粮各二两半 薯蓣 远志（去心） 细辛 茯苓 菟丝子（酒浸一宿） 苁蓉 附子（炮，去皮） 干地黄 干姜 桂心各五分 海蛤 白术各七分 石斛一两半 五味子 山茱萸 人参 续断 杜仲（炙） 泽泻 蛇床子 桔梗 牛膝 天门冬（去心） 鹿茸（酒浸，炙） 当归各三分 甘草半两（炙）

【用法】上为末，炼蜜为丸，如梧桐子大。每服五丸，一日二次，稍加至三十丸，以酒送下佳。

【主治】诸虚劳。

牛乳煮石英服方

【来源】《千金翼方》卷二十二。

【组成】石英三大两（泽州者） 牛乳一大升 水三大斗

【用法】上先下牛乳于铛中，即以生密绢四重作袋盛石英，系头，下着乳中，勿令袋着底，以杖测之为记讫，然后下水，以炭火涓涓煎之，水尽乳在，还以前杖测之，至刻即休，出石袋，以水濯之，其乳以绵滤之。令暖调适，每朝空腹细细服之；或以乳煮粥吃亦佳。如是经二十日服即停。

【功用】补益。

【加减】若患冷气，宜加八颗荜茇和煎之。

石英磁石浸酒

【来源】方出《千金翼方》卷二十二，名见《医方类聚》卷二十四引《食医心鉴》。

【组成】白石英五大两（泽州者） 磁石五大两（无毛，连针多者十两亦得）

【用法】各别捣令碎，各用两重帛练袋盛之，以好酒一斗置不津器中，挂药浸经六七日以后，每日饮三两杯，常令体中微有酒气。其酒三五日后即渐添一二升，常令瓶满。所加草药疑力尽者任换之，经三四个月疑石力稍微者，即更出捣碎，还以袋盛，经半年后即弃之，准前更合。

【功用】

1.《千金翼方》：乌发壮腰聪耳。

2.《医方类聚》引《食医心鉴》：益精保神守中。

【主治】

1.《千金翼方》：中年以后，须发斑白，腰疼耳聋。

2.《医方类聚》引《食医心鉴》：手足痹弱.不可持物，行动无力，及耳聋肾脏虚损。

【加减】欲加牛膝、丹参、杜仲、生地黄、吴茱萸、黄耆等药者，各自量冷热及所患，并随所有者加之，仍随所加有忌者即禁之，余者无忌。

地黄石英酒丸

【来源】《千金翼方》卷二十二。

【组成】生地黄十六斤（十月采，取肥大者佳，细切） 石英五大两 无灰清酒二斗

【用法】以坩土锅盛石英，烧令极赤，纳酒中，去石，以地黄纳酒中浸之，经三日出之，晒干，复纳酒中，以酒尽为度，惟留汁一升许，捣地黄为末，以一升残酒和末作丸。任食，一日二次。

【功用】补益。

更生散

【来源】《千金翼方》卷二十二。

【组成】钟乳 白石英 海蛤（各研） 赤石脂 防风 栝楼各二两半 干姜 白术各一两半 桔梗 细辛各五分 人参 附子（炮，去皮） 桂心各三分

方中白石脂，《外台秘要》作“白石英”。

【用法】上药皆须新好州土者，捣筛为散，囊盛四两为八薄，温酒和服一薄，须臾起行，随力所往，还欲坐卧，随意着衣乃卧，适体中所便，食时乃冷，不得热食，只得大冷。服药后二十日复饮热食及房室，可渐随意，唯服药时不得耳。若头面中愦愦者，散发，风中梳百余遍，一日三饮五合酒讫，日下晡渴，便饮酒搬脯饭，常令体中醺醺有酒势；手足烦热，可冷水洗之。

【主治】男子、女人宿寒虚羸，胸胁逆满，手足烦热，四肢不仁，食饮损少，身体疾病，乍寒乍热，极者着床四五十年，服众药不愈。

【宜忌】

1.《千金翼方》：忌食猪肉、羹臛、汤面，不得房室。

2.《外台秘要》：忌猪肉、冷水，生菜、生葱、桃、李、雀肉。

【加减】加硫黄，名“邵靳散”。

草钟乳丸

【来源】《千金翼方》卷二十二引曹公方。

【别名】曹公草钟乳丸（《外台秘要》卷三十七）、曹公钟乳丸（《圣济总录》卷八十一）。

【组成】钟乳二两（别研令细） 菟丝子一两（酒浸一宿，别捣） 石斛一两 吴茱萸半两

【用法】上为末，炼蜜为丸，如梧桐子大。空腹服七丸，一日二次。服之讫，行数百步，温酒三合饮之。复行二三百步，口胸内热，热如定，即食干饭豆浆。过一日，食如常，须暖将息。服过半剂觉有效，即相续服三剂。

【功用】

1.《千金翼方》：安五脏，补肠胃，下气消食，长肌和中。

2.《圣济总录》：潜补。

【主治】

1.《千金翼方》引曹公方：五劳七伤损肺，气急，丈夫衰老阳气绝，手足冷，心中少气，髓虚腰疼，脚痹身烦，口干不能食。

2.《圣济总录》：脚气久虚，脉来沉细。

【宜忌】不得闻见尸秽等气，亦不用食粗臭陈恶食；初服七日，不可为房事，过七日后任性，然亦不宜伤多。

【加减】多房者，加雄蛾三十枚；若失精者，加苁蓉三两。

寒食散

【来源】《千金翼方》卷二十二引何候方。

【组成】紫石英 白石英 赤石脂 钟乳 石硫黄 海蛤（并研） 防风 栝楼各二两半 白术七分 人参三两 桔梗 细辛 干姜 桂心各五分 附子（炮）三分（去皮）

【用法】上为散。一两分作三薄，日移一丈再服，二丈又服。或为散。酒服方寸匕，一日二次。中间节量，以意裁之。热烦闷可冷水洗面及手足身体，亦可浑身洗。名“五石更生散”。

【主治】男子五劳七伤，虚羸着床，医不能治者；或肾冷脱肛阴肿。

【加减】若热，去硫黄，赤石脂，名“三石更生散”。

七味干漆散

【来源】《外台秘要》卷十七引《崔氏方》。

【组成】干漆三两（熬，烟断） 干地黄八两 芍

药二两　苁蓉二两　五味子二两　食茱萸四两　枸杞子四两

【用法】上为散。酒服方寸匕，渐加至二匕，日二服。以知为度。

【主治】虚羸。

【宜忌】忌芜荑。

干漆散

【来源】《外台秘要》卷十七引《崔氏方》。

【组成】干漆八两（熬，令断烟）　苁蓉八两　石斛八分　枸杞子一升　干地黄十两　远志皮五两　续断五两　菟丝子五两　天雄三两（炮）　桂心三两

【用法】上为散。每旦服一匕，暮服一匕，酒饮皆得。

【主治】丈夫五劳七伤。

【宜忌】忌猪肉、生葱、芜荑、冷水。

五落散

【来源】《外台秘要》卷十七引《崔氏方》。

【别名】五若散（《外台秘要》卷十七）、山茱萸散（《圣济总录》卷八十九）、五洛散（《普济方》卷二二七）。

【组成】大黄六分　麦门冬七分（去心）　栝楼五分　白薇七分　甘草五分（炙）　当归十分　干地黄七分　山茱萸七分　桑螵蛸七分（炙）　石斛九分（六安者）　茯苓五分　桂心三分　铁屑三分（研）　厚朴三分（炙）　吴茱萸二分

【用法】上为末，以白蜜一斤，枣膏一斤，蒸之，以温汤浸之，和搜前药，令如干饮状，药悉成，又别取牛膝五两、肉苁蓉六两、附子三两（炮），三物合捣下筛，纳诸药，和令相得。每服方寸匕，酒送下，一日三次。不知，稍增之。

【功用】长肌肉，补不足，久服益气力。

【主治】五劳、六极、七伤、八不足。里急，胸胁胀痛，背痛头眩，四肢重，腰髋强，环脐腹痛，小便或难或数，剧者大便去血，歙歙少气，手足烦热，卧不能举起，起行不能久立，有病若此，名曰内极；或生愁忧恐怖，生热，或饱食饮酒，房室自极，阳气虚竭，耳鸣消渴，甚则手足浮肿，逆害饮食，名曰内消。

【宜忌】忌海藻、菘菜、生葱、芜荑、醋物、鲤鱼等。

【加减】若少气力，加石斛；消渴，加栝楼；止痛，结烦里急，加芍药；腹中痛、下脓血，加厚朴四两（炙）；四肢酸疼，加当归；歙歙少气，加天门冬、白薇。

地黄酒

【来源】《外台秘要》卷十七引《崔氏方》。

【组成】生地黄（肥大者）一石二斗（捣，以生布绞取汁四斗四升）　杏仁一斗（去皮尖双仁，熬，捣末）　大麻子一斗（熬，捣末）　糯米一石（晒干）　上曲一斗五升（晒干，锉细）

【用法】上先以地黄汁四斗四升，浸曲候发，炊米二斗作饭，冷暖如人肌，酘曲汁中和之，候饭消，更炊米一斗作饭，酘如前法；又取杏仁、麻子末各一升二合半，和饭搅之酘曲汁中，待饭消，依前炊米饭一斗，以杏仁、麻子末各一升二合半，一如前法酘之。凡如此可八酘讫，待酒发定，封泥二七日，压取清。每温饮一升，渐加至二升，一日二次。

【功用】令人充悦能食，益气力，轻身明目，久服去万病，令人有子。

【主治】虚羸。

【宜忌】忌芜荑。

肾沥汤

【来源】《外台秘要》卷十七引《崔氏方》。

【组成】猪肾一具（去脂膜）　附子四分（炮）　芎䓖四分　牡丹四分　桂心四分　茯苓八分　干地黄六分　人参四分　桑螵蛸八分（炙）　磁石八分（研如粉）　牡荆子八分　当归四分　黄耆八分　菖蒲八分

【用法】上切。以水一斗七升，煮肾取一斗一升，去肾纳药，煎取四升，分四服。

【功用】补诸不足。

【主治】五劳、六极、八风、十二痹。

【宜忌】忌羊肉饧、冷水、醋、生葱、芜荑、胡荽。

肾沥汤

【来源】《外台秘要》卷十七引《崔氏方》。

【组成】羊肾一具（切） 黄耆二两 干姜四分 当归二两 甘草二两（炙） 黄芩二两 远志二两（去心） 五味子三合 芍药三两 泽泻二两 人参二两 茯苓二两 大枣二十枚（擘） 桂心二两 防风二两 麦门冬四两（去心） 干地黄三两

【用法】上切。以水一斗九升，先煮肾，减四升，即去肾入诸药，煮取三升二合，绞去滓，每服八合，空腹分服，每日三次。

【功用】补益。

【主治】肾脏虚劳。

【宜忌】忌生葱、酢物、海藻、菘菜、芜荑等。

乌麻地黄酒

【来源】《外台秘要》卷三十一引《崔氏方》。

【组成】六月六日曲四升（净） 王斯油麻六斗五升（出虢州，赤色者是。如无，别用巨胜替之，以脱去皮，晒干。脱乌麻法：以冷水浸经一宿出之，置筲箕中漉水令尽，春之即皮自脱去） 生地黄四斗（冷熟汤洗，待水气尽便切之，更取生地黄一石，以水一石和煮，粗布绞去滓，即取汁六斗，又以蜡及麻子涂瓮内，蒸之令干，前三味总纳瓮中浸之） 丹参 生石斛 牛膝 杜仲草 生姜各二斤 人参八两

【用法】上切，以生绢袋盛，同纳前件熟地黄汁瓮中浸，封闭七日外，更取乌豆四大斗，摩使光净，分作四度，微熬令香，取无灰重酒二斗八升，三度淋豆，豆一熬三淋，淋讫并去豆，总计十二度淋豆，取淋酒别器中盛，然后更泻曲汁等物及诸药，并出在大瓮中，以物闭头，及更将此酒先重蒸瓮看冷暖，还纳曲汁及药等安在瓮中，其日即用八斗精糯米，炊作饭，如常酿酒法，酘酒，即以淋豆酒投在瓮中，封闭经一两宿，看米消尽，又炊四斗糯米饭酘之。此后更封闭经七日，其酒即熟。任性饮，多少量之，不拘时候。常微微觉身润，夜中稍加少许，或汗出佳。

【功用】补不足，除百病。

【主治】风虚。

【宜忌】忌房室，避风，特禁毛桃、芥、生菜、热面并酢、蒜、牛肉、冷物。

钟乳丸

【来源】《外台秘要》卷三十七引曹公方。

【组成】炼成钟乳二十四分 石斛 蛇床子各五分 人参 桂心各四分 干姜三分 椒三分（汗，去目并合口者）

【用法】上以炼白蜜为丸，如梧桐子大。每服二十五丸，空腹以温无灰清酒送下，一日二次。如性嗜饮，宜加饮少许，仍行三数百步，即乳气溜下，任食。若能节量甚佳。

【功用】补益。

牛膝酒

【来源】《医心方》卷二十一引《玄感传尸方》。

【组成】牛膝一斤 生地黄（切）三升 牛蒡根（切，曝干）一斤 生姜（合皮切）一升

【用法】上切，于绢袋盛之，以清酒二大升浸七日。温服一盏，一日三次。

【主治】妇人年老，体渐瘦弱，头面风肿，骨节烦疼冷，口干，状如骨蒸。

黄耆大补肾汤

【来源】《医心方》卷十三引《玄感传尸方》。

【组成】黄耆三两 生姜三钱 人参三钱 大枣二十枚（擘） 牡蛎二钱 芍药三钱 桂心三钱 五味子三钱 地骨皮三钱 茯苓三钱 防风三钱 橘皮三钱 磁石三钱（碎，绵裹） 甘草二两（炙）

【用法】上切。以水一斗二升，煮取三升，绞去滓，分温三四服，人如去八九里。覆取微汗，五日服一剂，以三四剂为断。

【主治】丈夫因虚劳损，梦泄盗汗，小便余沥，阴湿弱，欲成骨蒸者，名曰劳极。

【宜忌】忌粘食、生冷。

补肺丸

【来源】《医方类聚》卷八十六引《千金月令》。
【组成】干地黄一斤（汤净洗） 杏仁半斤（汤去皮尖）
【用法】上细切，以木臼中先杵地黄，后入杏仁同杵令匀，急手丸如梧桐子大。每日三十丸，食后熟水送下。
【功用】补肺。
【宜忌】忌萝卜、莲、藕、贝母、白药、毛米粥。

补益方

【来源】《外台秘要》卷十七引《张文仲方》。
【组成】苁蓉 桂心 菟丝子（酒渍） 干漆（熬） 蛇床子各三两（并捣为末） 生地黄一斤（切，以上好酒一斗渍之，昼晒夜渍，酒尽则止，晒干，捣筛，以和前药）
【用法】上药以炼蜜为丸，如弹丸大。每服二丸，酒、饮任下，嚼破，一日三次。
【功用】补腰脚，常服髓满骨中。
【主治】虚劳。
【宜忌】忌生葱、芜荑。

黄耆建中汤

【来源】《外台秘要》卷十七引《必效方》。
【组成】黄耆三两 桂心二两 人参二两 当归二两 芍药三两 生姜八两 胶饴八两 大枣三十枚
【用法】上切。以水一斗，煮七味，取三升，去滓，下饴烊销，分三服。
【主治】虚劳。下焦虚冷，不甚渴，小便数。
【宜忌】忌生葱。
【加减】若失精，加龙骨一两，白蔹一两。

獭肝丸

【来源】《外台秘要》卷十三引《广济方》。
【组成】獭肝六分（炙） 天灵盖（烧）四分 生犀角四分（屑） 前胡四分 升麻四分 松脂五分 枳实（炙）四分 甘草五分（炙）
【用法】上为末，炼蜜为丸，如梧桐子大。每服二十丸，空腹以小便浸豉汁送下，日再服。
【主治】瘦病。每日酉即赤色，脚手痠疼，口干壮热。
【宜忌】忌海藻、松菜、生葱、热面、炙肉鱼、蒜、粘食、陈臭等物。

生地黄丸

【来源】《外台秘要》卷十七引《广济方》，名见《普济方》卷二二七。
【组成】生干地黄十二分 天门冬十分（去心） 干姜六分 菟丝十分（酒渍二宿，焙干，别捣） 石斛八分 当归六分 白术六分 甘草八分（炙） 肉苁蓉七分 芍药六分 人参八分 玄参六分 麦门冬十分（去心） 大黄八分 牛膝六分 紫菀六分 茯苓八分 防风六分 杏仁八分（去皮尖，熬） 麻子仁八分 地骨皮六分 椒三分（去目汗）
【用法】上为末，炼蜜为丸，如梧桐子大。每服二十丸，空腹酒送下，每日二次，渐加至三十丸。
【功用】补益养精，使人身体润，多情性。
【主治】五劳、七伤、六极、八风、十二痹，消渴，心下积聚。
【宜忌】忌鲤鱼、海藻、菘菜、桃、李、雀肉、大酢、葱、芜荑等。

补益养精方

【来源】《外台秘要》卷十七引《广济方》。
【组成】生干地黄十二分 天门冬十分（去心） 干姜六分 菟丝十分（酒渍二宿，焙干别捣） 石斛八分 当归六分 白术六分 甘草八分（炙） 肉苁蓉七分 芍药六分 人参八分 玄参六分 麦门冬十分（去心） 大黄八分 牛膝六分 紫菀六分 茯苓八分 防风六分 杏仁八分（去皮尖，熬） 麻子仁八分 地骨皮六分 椒三分（去目，汗）
【用法】上为末，炼蜜为丸，如梧桐子大。每服二十丸，渐加至三十丸，空腹酒送下，一日二次。
【功用】使人身体润，服之多性情。
【主治】五劳七伤，六极八风，十二痹，消渴，心下积聚。

肾沥汤

【来源】《外台秘要》卷十七引《广济方》。

【组成】羊肾一具（去脂，切八片） 茯苓三两 五味子二两 肉苁蓉三两 牛膝二两 防风二两 黄耆二两 泽泻二两 五加皮二两 地骨皮二两 磁石六两 桂心二两

【用法】上切。以水一斗五升先煮肾，取一斗，去肾入诸药，煎取三升，去滓，分温服，间隔如人行七八里久。

【主治】虚劳百病。

【宜忌】忌生葱、酢物、油腻、陈臭。

地黄煎

【来源】《外台秘要》卷三十一引《广济方》。

【组成】生地黄汁二升 甘草三两（炙，末） 豉心一升 葱白（切）一升 牛酥半斤 藕汁二升 白蜜一升

【用法】以小便六升煮葱、豉等，取二升，绞去滓，次下地黄、藕汁，更煎取三五沸，下酥、蜜，搅勿住手，候似稀饧，以器贮之。每服一匙，渐至三匙。桑枝熬煎汤调和服之尤妙；桃仁汤亦良。

【主治】妇人丈夫血气劳，骨热，日渐瘦悴。

鹿角胶煎

【来源】《外台秘要》卷三十一引《广济方》。

【组成】鹿角胶二斤（捣碎，作四分，于铛中熬令色黄） 紫苏子二升（以酒一升，研滤取汁） 生地黄一斤（取汁） 生姜一斤（取汁） 黄牛酥一升 白蜜三斤

【用法】上六味，先煎地黄汁、苏子汁、生姜汁等二十余沸，次下酥、蜜，又煎三五沸，次以蜜并胶末下之，搅令相得，胶消尽，煎即成矣，以器盛之。空腹以酒调二合服之，一日二次。

【功用】补五脏，益心力，实骨髓，生肌肉，理风补虚，耳聪目明。

【主治】五劳七伤，四肢沉重，百事不任，怯怯无力，昏昏欲睡，身无润泽，腰痛顽痹，脚弱不便，不能久立，胸胁胀满，腹中雷鸣，春夏手足烦热，秋冬腰膝冷痛，心悸健忘，肾气不理，五脏风虚。

【宜忌】忌羊血、芜荑。

肾沥汤

【来源】《外台秘要》卷三十一引《近效方》。

【组成】黄耆 芎藭 茯苓 五味子 防风 泽泻 独活 玄参 人参 牛膝各六两 麦门冬（去心） 地骨皮各八两 桂心 甘草各三两（炙） 丹参五两

【用法】上切，如大豆大。一剂分为二十四贴，每贴加生姜一两（切），杏仁十四枚（去尖，碎），以水三升，煮取一升，去滓澄清，取九合顿服，每日一贴，晚间以气下心胸空为妙。十服以后，身力不可当，常须护惜将养之，以饮食补之，每年春、夏、秋、冬各服一剂，胜服肾气丸二十剂。

【功用】除风下气，强腰脚，明耳目，除痰饮，理荣卫，永不染时气诸风疾。

人参补肾汤

【来源】《外台秘要》卷十六引《删繁方》。

【组成】人参 甘草（炙） 桂心 橘皮 茯苓各三两 杜仲 白术各四两 生姜五两 羊肾一具（去膏，四破） 猪肾一具（去膏，四破） 薤白（切）一升

【用法】上切。以水三斗，煮取六升，去滓，分为六服，昼四夜二服。覆头眠。

【主治】肾劳虚寒，关格塞，腰背强直，饮食减少，气力渐羸。

【宜忌】忌海藻、菘菜、生葱、酢物、桃、李、雀肉等。

牛髓补虚寒丸

【来源】《外台秘要》卷十六引《删繁方》。

【组成】牛髓 鹿髓 羊髓 白蜜 酥 枣肉（研为脂）各一升 人参四分 生地黄十斤（切，酒二升渍三宿，出曝，还纳酒中，取尽曝干） 桂心 茯苓各四分 干姜 白术 芎藭各五分 甘草六分

【用法】上为末，纳五髓中，微火煎搅，可为丸，如梧桐子大。初服三十丸，加至四十丸为剂，一日二次，温清酒送下。
【主治】脾劳虚损消瘦，四肢不举，毛悴色夭。
【宜忌】忌海藻、菘菜、生葱、芜荑、桃、李、雀肉、醋。

生地黄煎

【来源】《外台秘要》卷十六引《删繁方》。
【组成】生地黄汁三升　赤蜜　石膏各一升（碎，绵裹）　升麻　射干　子芩各三两　生玄参八两　栀子仁　葳蕤各四两　甘草二两（炙）
【用法】上切。以水七升，先煮石膏等，取二升，去滓，下生地黄汁，更煎取四升，绵捩，分为四服。
【主治】脾劳热，身体眼目口唇悉萎黄，舌本强直，不能得咽唾。
【宜忌】忌海藻、菘菜、芜荑。
【加减】若须利泄，加芒消三两，分为三服；余一服停下芒消，留晚，若热不止，更进服之。得利泄，止后一服也。

生姜温中下气汤

【来源】《外台秘要》卷十六引《删繁方》。
【组成】生姜一斤　大枣三十枚　杜仲皮五两　萆薢　桂心各四两　白术五两　甘草（炙）　附子（炮）三两

方中甘草用量原缺。

【用法】上切。以水九升，煮取三升，去滓，分温三服。
【主治】肺虚劳寒损，则腰背苦痛，难以俯仰，短气，唾如脓。
【宜忌】忌猪肉、海藻、菘菜、生葱、桃、李、雀肉等。

羊肾补肾汤

【来源】《外台秘要》卷十六引《删繁方》。
【别名】羊肾汤（《圣济总录》卷八十六）。
【组成】羊肾一具（细切）　磁石（碎绵裹）　白术各八两　黄耆　茯苓　干姜各四两　桂心三两
【用法】上切。以水三斗，煮取七升，绞去滓，分服一升，昼四服，夜三服，燥器贮之，六月减水。
【主治】肾虚寒损，耳鸣好唾，欠呿委顿。
【宜忌】忌生葱、桃李、雀肉、酢等物。

附子汤

【来源】《外台秘要》卷十六引《删繁方》。
【组成】附子（炮）　甘草（炙）各二两　宿姜　半夏（洗，破）各四两　大枣二十枚（擘，去皮核）　白术三两　仓米半升
【用法】上切。以水一斗，煮取三升，去滓，分为三服。
【主治】肺虚劳损，腹中寒鸣切痛，胸胁逆满气喘。
【宜忌】忌猪羊肉、饧、海藻、菘菜、桃、李、雀肉等。

肾沥汤

【来源】《外台秘要》卷十六引《删繁方》。
【组成】羊肾一具（猪肾亦得）　芍药　麦门冬（去心）　干地黄　当归各三两　干姜四两　五味子二合　人参　茯苓　甘草（炙）　芎藭　远志（去心）各二两　黄芩一两　桂心六两　大枣二十枚（擘）
【用法】上切。以水一斗五升，煮肾取一斗，除肾纳药，煮取四升，去滓，分为四服，日三夜一。
【主治】肾病，骨极虚寒，面肿垢黑，腰脊痛不能久立，屈伸不利，梦寤惊悸上气，少腹里急痛引腰，腰脊四肢常苦寒冷，大小便或白。
【宜忌】忌海藻、菘菜、生葱、酢物、芜荑。
【加减】遗尿，加桑螵蛸（炙）二十枚。

建中汤

【来源】《外台秘要》卷十六引《删繁方》。
【组成】黄耆　芍药各三两　甘草（炙）二两　桂心三两　生姜六两　半夏五两（洗）　大枣十二个（擘）　饴糖十两
【用法】上切。以水八升，煮取三升，分三次服。

【功用】补气。
【主治】肺虚损不足。
【宜忌】忌羊肉、饧、海藻、菘菜、生葱。

茱萸根下虫酒

【来源】《外台秘要》卷十六引《删繁方》。
【别名】茱萸根浸酒（《太平圣惠方》卷二十六）、吴茱萸酒（《太平圣惠方》卷五十七）。
【组成】东行茱萸根（大者）一尺　大麻子八升　橘皮二两（切）
【用法】上锉茱萸根，捣麻子，并和以酒一斗，渍一宿，微火上薄暖之，三上三下，绞去滓，平旦空腹为一服取尽，虫便下出，或死或半烂，或下黄汁。
【主治】脾劳热，有白虫在脾中为病，令人好呕。

厚朴汤

【来源】《外台秘要》卷十六引《删繁方》。
【组成】厚朴四两（炙）　枳实（炙）　桂心　橘皮　大黄各三两　甘草二两（炙）　五加皮　生姜各五两　大枣二十个（擘）
【用法】上切。以水一斗二升，煮取三升，去滓，分三次温服。
【主治】肺虚劳寒，腹胀膨膨，气急，小便数少。
【宜忌】忌海藻、菘菜、生菜。

人参丸

【来源】《外台秘要》卷十六引《深师方》。
【组成】人参二两　桂心　牡蛎（熬）　薯蓣　黄柏（一本云黄柏四分）　细辛　附子（炮）　苦参各三分　泽泻五分　麦门冬（去芯）　干姜　干地黄各四分　菟丝子二分
【用法】上为末，炼蜜为丸，如梧桐子大。每服三丸，酒送下。
【主治】

1.《外台秘要》引《深师方》：虚劳失精。

2.《圣济总录》：虚劳失精，小腹弦急，隐隐头冷，目痛，发落。

【宜忌】忌猪肉、冷水、生葱、生菜、芜荑。
【加减】痹，加附子一分（炮）；妇人血崩，加干地黄好者二分。

棘刺丸

【来源】《外台秘要》卷十六引《深师方》。
【组成】棘刺　天门冬（去心）各二两　干姜　菟丝子　乌头（炮）　小草　防葵　薯蓣　石龙芮　枸杞子　巴戟天　萆薢　细辛　萎蕤　石斛　厚朴（炙）　牛膝　桂心各二两
【用法】上为末，以蜜、鸡子白各半为丸，如梧桐子大。食前服五丸，每日三次。
【主治】虚劳诸气不足，数梦或精自泄。
【宜忌】忌食猪肉、冷水、生葱、菘菜、鲤鱼等。
【加减】若患风痿痹，气体不便，热，烦满少气，消渴枯悴，加萎蕤、天门冬、菟丝子；身黄汗，小便赤黄不利，加石龙芮、枸杞子；关节腰背痛，加萆薢、牛膝；寒中气胀时泄，数唾呕吐，加厚朴、干姜、桂心；阴囊下湿，精少，小便余沥，加石斛（以意增之）、菟丝子（酒渍一宿）。
【方论】《千金方衍义》：虚劳不足，梦泄失精，多由木郁生风，袭入髓脏之故。故首取棘刺透肝肾之风，兼取乌头、干姜祛风逐湿，细辛、桂心通肾达肝，防葵、石龙芮散结利窍，巴戟天、萆薢、石斛、小草坚骨强筋，菟丝子、牛膝、枸杞、天门冬、葳蕤、山药益气充精，独用厚朴一味开泄滞气而致清纯。王节斋言：风气袭于肾肝，惟蒺藜可以搜逐，而此独不用者，既用棘刺似可无籍蒺藜，且乌头、细辛、防葵、石龙芮、巴戟、小草、天门冬、山药等味未尝不治风气百疾也。

大建中汤

【来源】《外台秘要》卷十七引《深师方》。
【别名】八味大建中汤（《景岳全书》卷五十三）。
【组成】黄耆四两　人参二两　大枣二十枚（擘）　当归二两　桂心六两　生姜一斤　半夏一升（洗）　芍药四两　附子一两（炮）　甘草二两（炙）
【用法】上切。以水一斗二升，煮取四升，分四次食前服。
【功用】补中益气。

【主治】

1.《外台秘要》引《深师方》：内虚绝，里急少气，手足厥逆，少腹挛急；或腹满弦急，不能食，起即微汗出，阴缩；或腹中寒痛，不堪劳苦，唇口舌干，精自出；或手足乍寒乍热，而烦苦酸痛，不能久立，多梦寐。

2.《丹溪心法》：阴证发斑。无根失守之火、聚于胸中、上独熏肺、传于皮肤、胸背、手足发斑、稀少而微红，如蚊、蚋、虱、蚤咬形状。

3.《卫生宝鉴·补遗》：发黄。

4.《兰台轨范》：兼治下焦虚寒之证。

【宜忌】忌海藻、菘菜、生葱、猪、羊肉、饧、冷水等。

【方论】《伤寒瘟疫条辨》：方中参、耆所以补中，夏、草所以调中，以此皆脾胃药也；复有归、芍之和血，则外溢之斑，流而不滞；又有桂、附之温中，则失守之火，引而归原。此中营之帜一端，而失位之师，各就其列也。是方也，以参、耆、桂、附而治斑，犹兵法之变者也。

乐令黄耆汤

【来源】《外台秘要》卷十七引《深师方》。

【组成】黄耆二两　当归三两　乌头三两（炮，去皮尖，四片，入蜜炙之，令黄色）　桂心三两　生姜四两　蜀椒二两（汗）　人参二两　芍药二两　大枣二十枚（劈）　茯苓二两　远志二两（去心）　半夏四两（洗）

【用法】上切。以水一斗五升，煮取四升，分服八合，日三夜再。

【功用】补诸不足。

【主治】虚劳少气，胸心痰冷，时惊惕，心中悸动，手足逆冷，体常自汗，五脏六腑虚损，肠鸣风湿，荣卫不调百病。又治风里急。

【宜忌】忌生葱、羊肉、饧、猪肉、冷水、大醋。

补肾方

【来源】《外台秘要》卷十七引《深师方》。

【别名】磁石散（《普济方》卷二十九）。

【组成】磁石二两（研，绵裹）　生姜二两　防风二两　桂心二两　甘草一两（炙）　五味子二两　附子一两（炮）　玄参二两　牡丹皮三两　大豆二十四枚

【用法】上切。以水一斗二升，先于铜器中扬三百遍，煮药，取六升，去滓，更煎取二升八合，分三次服。

【功用】消疽痔。

【主治】肾气不足，心中悒悒而乱，目视茫茫，心悬少气，阳气不足，耳聋，目前如星火；一身悉痒，骨中痛，少腹拘急，乏气咽干，唾如胶，颜色黑。

【宜忌】忌海藻、菘菜、猪肉、冷水、生葱、胡荽等。

阿胶汤

【来源】《外台秘要》卷十七引《深师方》。

【组成】阿胶二两　干姜二两　麻子一升（捣碎）　远志四两（去心）　附子一枚（炮）　人参一两　甘草一两（炙）

【用法】上切。以水七升，煮六味取三升，去滓，纳胶烊消，分三次服。

【主治】虚劳，小便利而多。

【宜忌】忌猪肉，冷水、海藻、菘菜。

黄耆汤

【来源】《外台秘要》卷十七引《深师方》。

【组成】黄耆二两　远志二两（去心）　麦门冬二两（去心）　茯苓二两　生姜三两　人参三两　甘草三两（炙）　半夏二两（洗）　当归一两　前胡二两　橘皮二两　蜀椒一两（汗）　芍药二两　乌头三枚（炮）　大枣二十枚　桂心二两

【用法】上切。以水一斗二升，煮取三升，分三次服。增减量性服之。

【主治】丈夫虚劳，风冷少损，或大病后未平复而早萦劳，腰背僵直，脚中疼弱，诸不足。

【宜忌】忌羊肉、饧、海藻、菘菜、生葱、生菜、猪肉、冷水、酢物等。

黄耆汤

【来源】《外台秘要》卷十七引《深师方》。

【别名】黄耆建中汤（《外台秘要》卷十七引《深师方》）、黄耆姜桂汤（《圣济总录》卷三十一）。

【组成】黄耆三两　半夏一升（洗）　大枣二十枚（擘）　生姜四两　桂心四两　芍药四两　人参二两　甘草二两（炙）

【用法】上切。以水一斗二升，煮取四升，分四次服，日夜再服。

【主治】

1.《外台秘要》引《深师方》：大虚不足，少腹里急，劳寒拘引，脐气上冲胸，短气，言语谬误，不能食，吸吸气乏，闷乱。

2.《圣济总录》：伤寒后脏气不足，虚乏。

【宜忌】忌生葱、海藻、菘菜、羊肉、饧。

【加减】手足冷，加附子一两。

黄耆汤

【来源】《外台秘要》卷十七引《深师方》。

【组成】黄耆三两　茯苓二两　桂心二两　芍药二两　甘草一两　半夏三两（洗）　生姜五两　当归一两　大枣三十枚　人参二两　桑螵蛸二十枚（熬，两片破）

【用法】上切。以水一斗，煮取四升，分服一升。

【主治】虚乏，四肢沉重，或口干吸吸少气，小便利，诸不足。

【宜忌】忌海藻、菘菜、羊肉、饧、生葱、大酢。

枸杞酒

【来源】《外台秘要》卷十七。

【组成】米一石（黍糯并得酿酒米，用上好曲末一斗，加五升弥佳）　枸杞三十斤（去赤皮，半寸锉之，以水一石，浸之三日，煮取五斗汁）　生地黄二十斤（洗去土，细切，共米同炊之）　秋麻子三斗（微熬细粉，蒸气出，以枸杞汤淋取汁）　豆豉二斗（以枸杞汤煮取汁）。

方中用法项用量原缺，据《太平圣惠方》补。

【用法】上药地黄共米同蒸，余三物药汁，总合得五斗，分半渍米，馈饭及曲和酿饭，如人肌温，总和一殴，盖瓮口，经二七日，压取封泥，复经七日。初一度酿，用麻子二斗，多即恐令人头痛。日可饮三杯。

【功用】补中逐水，破积去瘀，逐热破血，利耳目，长发，坚筋骨，强阴，利大小肠，填骨髓，长肌肉，破除结气。

【主治】五内邪气，消渴，风湿，胸胁间气，头痛，五劳七伤，胃中宿食，鼻衄吐血，内湿风傍，恶血石淋，伤寒瘴气，烦躁满闷，虚劳喘息及脚气肿痹。

【宜忌】慎芜荑、生冷、陈宿猪、犬、鸡、鱼、面、蒜、油腻、白酒、房室等。

肾沥汤

【来源】《外台秘要》卷三十八。

【别名】肾沥当归汤（《圣济总录》卷一八四）。

【组成】羊肾一具（去脂膜，切）　五味子三两　当归　甘草（炙）　芎䓖　远志（去心）　芍药　麦门冬（去心）　茯苓各一两　干地黄　生姜各四两（切）　黄芩　桂心各一两　大枣二十枚（擘）

【用法】上切。以水一斗煮肾，取八升，纳诸药，煎取三升半，去滓分服。

【主治】

1.《外台秘要》：虚劳挟风，以致乳石散发后，虚热羸乏，或脚疼腰痛。

2.《圣济总录》：乳石发后，胸膈痞滞，心腹胀满。

耆婆汤

【来源】《外台秘要》卷三十八。

【组成】麻油一升　牛酥一斤　葱白一握　胡麻仁一升（研）　豉二升（以水二升渍，取汁）　蜜一升　上酒二升

【用法】上先于锅中入油煎令沸，著葱白令色黄，下酥、蜜、豉汁、麻仁，沸，下酒成煎，收不津器中盛之。日服一二匙，或和酒服亦妙，冷即加生姜一斤取汁，干姜末亦可用之。

【功用】补髓令人健。

【主治】风劳虚损。

十精丸

【来源】《元和纪用经》。

【别名】保真丸。

【组成】菟丝子（人精。酒浸一宿，湿捣） 甘菊花（目精。二味春加一倍） 五加皮（草精。去皮用） 柏子仁（木精。二味夏加） 白术（日精） 人参（药精。二味秋加） 石斛（山精。如金钗者，酥炙） 鹿茸（血精。酥炙） 巴戟（天精。紫色者，去心，酒浸一宿） 肉苁蓉（地精。酒浸一宿，酒蒸用亦得。四味冬加）各等分

【用法】上药随四季各加分两，为末，炼蜜为丸，如梧桐子大。空心温酒或盐汤下二十五丸至三十丸。

【功用】

1.《元和纪用经》：温平补益。

2.《普济方》：大补虚冷，接引真气。

上　丹

【来源】《元和纪用经》。

【组成】五味子半斤　百部（酒宿浸，焙） 玉女（即菟丝子，酒宿浸，焙） 苁蓉（酒宿浸） 思仙木（即杜仲，炒） 不凋草（即巴戟，去心） 细草（即远志，去心） 仙人杖（即枸杞子） 防风（无叉枝者） 白茯苓　思益（即蛇床子，炒） 柏子仁（另研） 干薯蓣各二两

本方为原书“耘苗丹”之第一方。

【用法】上为末，蜜煎面糊为丸，如梧桐子大。每服二十丸至三十丸，食前温酒送下；不饮者，盐汤送下；春，干枣汤送下。

【功用】养五脏，补不足，秘固真元，均调二气，和畅荣卫，保神守中；久服轻身耐劳，健力能食，明目，降心火，交肾水，益精气，开心臆，安魂魄，消饮食，养胃和中。

【主治】男子绝阳，庶事不堪，女子绝阴，乃不能妊。腰膝重痛，筋骨衰败，面黑，心劳志昏，寤寐恍惚，烦愦多倦，余沥梦遗，膀胱邪气，五劳七伤，肌肉羸悴，上热下冷。

【宜忌】不犯金、石、桂、附。

【加减】夏，五味子加四两，通称十二两；四季，苁蓉加六两，通称半斤，各十八日四立之前也；秋，仙人仗加六两；冬，细草加六两；戊寅、戊申相火司天，中见火运，饭后兼饵养肺平热药。

元及散

【来源】《元和纪用经》。

【组成】元及（即五味子）

【用法】上药烈日晒干，为末。每服三匕，酒送下，一日二次。

【功用】养五脏，补不足，益气明目，止烦，消风，下气，令体悦，消水肿，定反胃，强食益精，坚筋骨。

少中丹

【来源】《元和纪用经》。

【组成】黄耆（白水者，半禀阴也；陇西者，半禀阳也） 白芍药　当归各四两　黑附子（炮，去皮脐，大者佳） 黄芩各一两（与黑附子同末，生姜汁和） 蜀椒（去子）一两（出汗） 白茯苓　人参　桂（去皮，辛者）各二两

本方为原书“耘苗丹”之第二方。

【用法】上为末，粟米粥为丸，如梧桐子大。每服二三十粒，酒送下，食前服。

【功用】长肌肉，泽容色，实髓壮筋，不染邪疫，身轻目明耐老。

【主治】百损久虚，体劣羸瘦不堪，荣卫不足，善惊昏愦，上焦客热，胃膈冷痰引饮，过食则心腹痞满，脾胃气衰不能消谷，血妄时崩，四肢沉困。

六曲丸

【来源】《元和纪用经》。

【组成】曲一斤　术二斤　当归　干姜各三两（一方加甘草二两）

【用法】上为末，炼蜜为丸，如梧桐子大。每服三五十丸，酒送下。

【主治】气血衰弱，胃气不和，不能饮食，食辄不消，四肢尪弱，百疾交攻，多卧。

术　散

【来源】《元和纪用经》。

【组成】术八两　桂四两　干地黄　泽泻　白茯苓各三两

【用法】上为末。每服方寸匕，酒饮，随性调下，一日三次。

【功用】益肾补虚。

【主治】五劳百损，四肢沉滞，骨肉酸疼，大病后不复常，行动喘惙，吸吸少气，小腹拘急，腰背强痛，心悸，咽干，饮食无味，虚乏瘦削。

活血续命散

【来源】《元和纪用经》。

【组成】白芍药四两　当归三两　绵黄耆四两　续断三两　芎藭（各先为细末）　柏子仁各一两半（别研匀）

【用法】上为末。酒服方寸匕。

【主治】虚损。

黄耆平补汤

【来源】《元和纪用经》。

【组成】陇西黄耆　枸杞根皮　桂　麦门冬　甘草各三两

【用法】上为末。每服四匕，加生姜寸许，细切别研，生米泔汁三升，同煮至一升半，分两服，温热进之，每日二次，通为四服。

【主治】五劳百损，四肢沉滞，骨肉酸疼，大病后不复常，行动喘惙，吸吸少气，小腹拘急，腰背强痛，心悸咽干，饮食无味。

鳖甲散

【来源】《理伤续断方》。

【组成】肉桂四两　川芎四两　白芷四两　秦艽四两　鳖甲四两（醋炙三次，令赤色）　紫菀四两（净洗，焙干）　麻黄四两（不去节）　羌活四两（一云独活）　当归四两（去尾）　干姜四两　橘皮四两　苍术一斤（焙）　天台乌药七两　紫苏四两（不过火）　桔梗三斤半（焙）　乌药七两　柴胡七两　川乌半个（炮）

《医方类聚》有五味子七两。

【用法】上焙，为细末。每服二钱，水一盏，加生姜三片，乌梅一个，同煎至七分，热服。

【主治】五劳七伤，四时伤寒风疾，浑身憎寒壮热，骨节烦疼，咳嗽痰涎，酒色伤惫，四肢倦怠；及山岚瘴疟，一切积气，心腹膨胀，呕吐泄泻。

羊肾汤

【来源】方出《证类本草》卷十七引《食医心鉴》，名见《普济方》卷三十。

【组成】羊肾一双（去脂）

【用法】细切。于豉汁中以五味、米揉，如常法作羹食，作粥亦得。

【主治】肾劳损精竭。

狗肉粥

【来源】方出《证类本草》卷十七引《食医心镜》，名见《长寿药粥谱》。

【组成】肥狗肉半斤

【用法】以米、盐、豉等煮粥，频日吃一两顿。

【功用】《长寿药粥谱》：温补脾肾，去寒助阳，轻身益气。

【主治】

1.《证类本草》引《食医心境》：脾胃冷弱，肠中积冷，胀满刺痛。

2.《长寿药粥谱》：年老体衰，阳气不足，营养不良，畏寒肢冷，腰膝软弱。

【宜忌】《长寿药粥谱》：可供早、晚餐或点心，温热服食，尤以秋、冬季节为宜。发热期间忌服；在服食狗肉粥时，忌吃蒜、菱以及中药杏仁、商陆。疯狗肉不可食用。

【方论】《长寿药粥谱》：狗肉不仅是营养丰富，味道鲜美的食品，同时又是一味滋养强壮的中药。中医说它有温补脾肾，去寒助阳的作用。唐·孟诜《食疗本草》中说：狗肉补五劳七伤，益阳事，补血脉，厚肠胃，实下焦，填精髓。

补骨脂煎

【来源】方出《本草图经》引《续传信方》(见《证类本草》卷九)，名见《寿亲养老新书》卷四。
【别名】补骨脂散(《世医得效方》卷八)。
【组成】破故纸十两　胡桃瓤二十两
【用法】破故纸净择去皮，洗过，捣筛令细，胡桃瓤汤浸去皮，细研如泥，即入前末，更以好蜜和搅令匀如饴糖，盛于瓷器中。旦日以暖酒二合，调药一匙服之，便以饭压；如不饮人，以暖熟水调服亦可。

本方改为丸剂，名“补骨脂丸”(《太平圣惠方》卷九十八)、“暖下丸”(《类编朱氏集验方》卷八)。
【功用】

1.《本草图经》引《续传信方》：延年益气，悦心明目，补添筋骨。

2.《太平圣惠方》：暖下元，补筋骨，久服令人壮健悦泽。
【主治】

1.《本草图经》引《续传信方》：卑湿伤于内外，众疾俱作，阳气衰绝，服乳石补益之药不效者。

2.《医方类聚》引《经验秘方》：汗湿脚气。

青木香丸

【来源】《续传信方》引张仲景方(见《证类本草》卷六引《本草图经》)。
【组成】昆仑青木香　六路诃子皮各二十两
【用法】上为末，砂糖为丸，或加羚羊角十二两，炼蜜为丸，如梧桐子大。每服三十丸，一日二次，空腹煎酒送下，其效甚速。
【主治】阳衰诸不足。

五加酒

【来源】《医心方》卷十三引《大清经》。
【组成】五加一升(切，盛绢袋，常用雄不用雌，五叶者雄，三叶者雌，雄者味甘，雌者味苦，夏用茎叶，冬用根皮)
【用法】以酒一斗渍，春、秋七日，夏五日，冬十日。去滓温服，任意勿醉。
【功用】补中益精，坚筋骨，强志意。久服轻身耐老，耳目聪明，落齿更生，白发更黑，颜色悦泽。
【主治】五劳七伤，心痛，血气乏竭。男子阴痿不起，囊下恒湿，小便余沥而阴痒，及腰脊痛，两脚疼痹，五缓六急，虚羸。妇人产后余疢百病。

枸杞煎

【来源】《大清经》引贺兰方(见《医心方》卷十三)。
【组成】枸杞根(切)大一石　薯蓣　藕根各二大升　牛膝　茯苓　石斛　杜仲各大一斤　茅根　芦根各大一斗　枣膏大一升　地黄煎大二升　麦门冬煎大二升　蜜大一升　千岁葛汁煎大二升　冬时苏大二升。
【用法】上以水大三斛，入枸杞根，煮取五斗汁，去滓，加薯蓣、藕根，煮取一大斗；次以牛膝、茯苓、石斛、杜仲，加水五斗，煮取一大斗；次以茅根，芦根，入水一斛，煮取一斗，加枣膏，煮令减半，混合三汁，煎令减三分之二；次加地黄煎大二升，麦冬煎大二升；次加蜜大一升；千岁葛汁煎大二升；冬时苏大二升，稍煎令如饴，稍冷，纳漆器，密封。始服如弹子大一丸，一日三次。(一方加生姜汁煎五合)。
【功用】补虚羸，除寒热，益气力，长肌肉，止腰痛，充五脏，利小便，益精气，止泄精。久服耳目聪明，阴气长强，坚筋骨，填脑髓，养神安魄。
【主治】五内邪气，热中消渴，周痹风湿，胸腹游气，客热头痛，内伤大劳虚损，头面游风，风头眼眩，五癃，脚弱痿，四肢拘挛，膝痛不可屈伸，伤中少气，阴消脑疼，忧患惊邪恐悸，心下结痛，烦满咳逆，口焦舌干，好唾，胸中痰水，水肿，阴下湿痒，小便余沥，脚下酸痛，不欲践地，身中不足，四肢沉重，时行呕哕，折跌绝筋，积聚，五劳七伤，目暗清盲热赤痛。

枸杞子酒

【来源】《医心方》卷十三引《极要方》。
【别名】神仙枸杞子酒(《太平圣惠方》卷九十五)。

【组成】枸杞子五大升（干者，碎） 生地黄三大升（切） 大麻子五大升（碎）

【用法】上于甑中蒸麻子使熟，放案上摊去热气，冷暖如人肌，纳地黄，枸杞子相和得所，入绢袋中，以无灰清酒二大斗浸之，春、夏五日，秋、冬七日，取服，任性多少，常使体中微有酒气。

【功用】《寿亲养老新书》：明目驻颜，轻身不老，坚筋骨，耐寒暑。

【主治】虚羸，黄瘦，不能食。

龙胆丸

【来源】《医心方》卷三引《效验方》。

【组成】龙胆二分 黄连二分 黄芩二分 人参二分 芒消二两 大黄二分

【用法】上药治下筛，蜜为丸，如梧桐子大。每服五丸，一日三次。不知，可至七丸。

【主治】朝寒暮热，手足烦，鼻张面青，不能饮食。

枸杞丸

【来源】《医心方》卷十三引《录验方》。

【组成】枸杞子三升 干地黄（切）一升 天门冬（切）一升

【用法】上为细末，晒干，以绢罗之，炼蜜为丸，如弹子大。每服一丸，一日二次。

【主治】劳伤虚损。

淮南王枕中丸

【来源】《医心方》卷十三引《录验方》。

【组成】石斛 巴戟天 桑螵蛸 杜仲各等分

【用法】上为末，炼蜜为丸，如梧桐子大。酒服十丸，每日二次。

【功用】强阴气，补诸虚。

【主治】阴气衰，腰背痛，两胫酸疼，小便多沥，失精，精自出，囊下湿痒。

鳖甲丸

【来源】《太平圣惠方》卷三。

【组成】鳖甲一两半（涂醋，炙令黄，去裙襕） 酸枣仁一两 羌活一两 黄耆一两（锉） 牛膝一两（去苗） 人参一两（去芦头） 五味子一两

【用法】上为末，炼蜜为丸，如梧桐子大。每服二十丸，暖酒送下，不拘时候。

【主治】胆虚不得睡，四肢无力。

【宜忌】忌苋菜。

天门冬丸

【来源】《太平圣惠方》卷六。

【别名】调肺丸（《圣济总录》卷四十九）。

【组成】天门冬一两（去心，焙） 麦门冬一两（去心，焙） 人参一两（去芦头） 赤茯苓一两 百合一两 桑根白皮一两（锉） 紫菀一两（洗，去苗土） 杏仁一两（汤浸，去皮尖双仁，麸炒微黄） 贝母一两（煨令微黄） 前胡三分（去芦头） 五味子三分 甘草半两（炙微赤，锉）

《普济方》有射干，无赤茯苓。

【用法】上为末，炼蜜为丸，如弹子大。每服绵裹一丸，食后含化咽津。

【主治】

1.《太平圣惠方》：肺脏壅热，喘促咳嗽，心神烦闷。

2.《普济方》：虚劳，肺热吐血，烦闷，咽喉不利。

牛膝丸

【来源】《太平圣惠方》卷七。

【组成】牛膝一两（半）（去苗） 柏子仁三分 桂心一两 白茯苓三分 白石英一两（细研，水飞过） 黄耆一两（锉） 鹿茸一两（去毛，涂酥，炙令微黄） 五味子三分 人参三分（去芦头） 附子一两（炮裂，去皮脐） 覆盆子一两 菟丝子一两（酒浸三日，曝干） 山茱萸三分 芎䓖三分 杜仲三分（去粗皮，炙令微黄，锉） 熟干地黄三分 防风三分（去芦头） 石斛一两（去根，锉） 肉苁蓉一两（酒洗，去皱皮，微炙） 磁石一两（烧，醋淬七遍，捣碎细研，水

飞过） 补骨脂一两（微炒）

【用法】上为末，炼蜜为丸，如梧桐子大。每服三十丸，空心及晚食前以温酒送下。

【主治】肾脏虚损，骨痿无力，坐而难起，目视茫茫，短气不足，肌体羸瘦。

石斛丸

【来源】《太平圣惠方》卷七。

【组成】石斛一两（去根，锉） 天门冬半两（去心，焙） 五味子三分 巴戟半两 牛膝一两（去苗） 肉苁蓉三分（酒浸一宿，刮去皴皮，炙干） 干漆半两（捣碎，微炒） 菟丝子一两（酒浸三宿，焙干，别捣为末） 白术三分 远志半两（去心） 白茯苓三分 熟干地黄三分 覆盆子半两 薯蓣半两 补骨脂一两（微炒） 人参半两（去芦头） 石龙芮三分 五加皮三分 萆薢三分（锉） 狗脊半两 石南半两 杜仲二分（去粗皮，炙微黄，锉） 天雄三分（炮裂，去皮脐） 鹿茸一两（去毛，涂酥炙微黄）

【用法】上为末，炼蜜为丸，如梧桐子大。每服三十丸，空心及晚食前以温酒送下，渐加至五十丸。

【主治】肾脏虚损，头昏耳鸣，目暗茫茫，心中喜忘，恍惚不定，饮食无味，心恒不乐，多有恐思，时吐酸水，面无光泽，肌体虚羸，骨萎不能行立。

肉苁蓉散

【来源】《太平圣惠方》卷七。

【组成】肉苁蓉二两（酒浸一日，刮去皴皮，炙干） 菟丝子一两半（酒浸三宿，晒干，别捣） 钟乳粉二两 蛇床子一两 远志一两（去心） 续断一两 天雄一两（炮裂，去皮脐） 鹿茸二两（去毛，涂酥炙微黄） 石龙芮一两

【用法】上为细散。每服二钱，食前以温酒调下。

【主治】肾脏虚损，精气衰竭，阳道萎弱。

补肾肉苁蓉丸

【来源】《太平圣惠方》卷七。

【组成】肉苁蓉二两（酒浸，去皴皮，微炒，炙） 磁石二两（烧醋淬七遍，捣碎，细研水飞过） 熟干地黄二两 山茱萸三分 桂心一两 附子一两（炮裂，去皮脐） 薯蓣三分 牛膝一两（去苗） 石南三分 白茯苓三分 泽泻三分 黄耆三分（锉） 鹿茸二两（去毛，涂酥炙令微黄） 五味子三分 石斛一两（去根，锉） 覆盆子三分 远志三分（去心） 补骨脂一两（微炒） 萆薢三分 巴戟三分 杜仲一两（去粗皮，炙微黄，锉） 菟丝子二两（酒浸三宿，晒干，别杵为末） 白龙骨一两

【用法】上为末，炼蜜为丸，如梧桐子大。每服三十丸，空心温酒送下，晚食前再服。

【主治】肾脏久虚，面色萎黑，足冷耳鸣，四肢羸瘦，脚膝缓弱，小便滑数。

补肾熟干地黄散

【来源】《太平圣惠方》卷七。

【组成】熟干地黄一两 五味子一两 桂心一两 当归一两（锉，微炒） 白芍药一两 牛膝一两（去苗） 杜仲一两（去粗皮，炙微黄，锉） 石斛一两（去根，锉） 人参一两（去芦头） 附子一两（炮裂，去皮脐） 白茯苓一两 荜澄茄三分 厚朴一两（去粗皮，涂生姜汁炙令香熟） 白术一两 沉香一两

【用法】上为散。每服四钱，以水一中盏，加生姜半分，大枣三枚，煎至六分，去滓，不拘时候稍热服。

【主治】肾虚少气，腹胀腰疼，小腹急痛，手足逆冷，饮食减少，面色萎黑，百节疼。日渐无力。

附子丸

【来源】《太平圣惠方》卷七。

【组成】附子二两（炮裂，去皮脐） 蛇床子二两 钟乳粉二两 菟丝子二两（酒浸三日，晒干，别杵为末） 鹿茸一两（去毛，涂酥炙微黄） 肉苁蓉二两（酒浸，去皴皮，炙干）

【用法】上为末，炼蜜为丸，如梧桐子大。每服三十丸，空心及晚食前以温酒送下。

【主治】肾脏衰弱绝阳，手足多冷。

附子散

【来源】《太平圣惠方》卷七。

【组成】附子一两（炮裂，去皮脐） 石斛三分（去根，锉） 杜仲三分（去粗皮，炙微黄，锉） 五味子三分 人参三分（去芦头） 熟干地黄一两 续断三分 牛膝三分（去苗） 桂心一两 沉香一两 黄耆三分（锉） 当归三分（锉，微炒） 木香三分 白龙骨一两 磁石二两（捣碎，水淘去赤汁）

【用法】上为粗散。每服四钱，以水一中盏，加生姜半分、大枣三枚，煎至六分，去滓，食前温服。

【主治】肾脏风虚，两耳常鸣，腰背痛强，小便多利，虚羸无力。

肾沥汤

【来源】《太平圣惠方》卷七。

【组成】磁石二两（捣碎，水淘去赤汁，以帛包之） 巴戟一两 附子一两（炮裂，去皮脐） 沉香半两 石斛半两（去根，锉） 人参半两（去芦头） 肉桂一两（去皱皮） 白茯苓半两 牛膝三分（去苗） 黄耆半两（锉） 五味子半两 桑螵蛸半两（微炒） 泽泻半两 防风半两（去芦头） 熟干地黄一两 山茱萸三分

【用法】上为粗散。每服五钱，以水一大盏，用羊肾一对（切去脂膜），加生姜半分，与磁石包子同煎至五分，去滓，空心及晚食前温服。

【主治】肾脏风虚，两耳常鸣。

肾沥汤

【来源】《太平圣惠方》卷七。

【组成】磁石二两（捣碎，水淘去赤汁，以帛包之） 肉苁蓉一两（酒浸，去皱皮，微炙） 人参三分（去芦头） 附子一两（炮裂，去皮脐） 黄耆三分（锉） 熟干地黄一两 桑螵蛸一两（微炒） 桂心三分 石南三分 五味子三分 白龙骨三分 白茯苓三分

【用法】上为粗散。每服五钱，以水一大盏，用羊肾一对（切去脂膜），生姜半分，枣三枚，与磁石包子同煎至五分，去滓，空心及晚食前温服。

【主治】肾脏风虚耳鸣，四肢羸瘦，小便滑数，夜卧多寒，吃食减少。

肾沥汤

【来源】《太平圣惠方》卷七。

【组成】附子一两（炮裂，去皮脐） 桂心三分 熟干地黄三分 人参三分（去芦头） 山茱萸三分 磁石二两（捣碎，水淘去赤汁，以帛包之） 肉苁蓉二两（酒浸一宿，去皱皮，炙令干）

【用法】上为粗散。每服五钱，以水一大盏，用羊肾一对（切去脂膜），加生姜半分、薤白三茎，与磁石包子同煎至五分，去滓，空心及晚食前温服。

【主治】肾脏风虚，两耳常鸣。

肾沥汤

【来源】《太平圣惠方》卷七。

【组成】肉苁蓉一两（酒浸一宿，刮去皱皮，炙干） 汉椒半两（去目及闭口者，微炒去汗） 五味子半两 附子一两（炮裂，去皮脐） 干姜半两（炮裂，锉） 人参三分（去芦头） 黄耆三分（锉） 泽泻三分 芎藭三分 牛膝三分（去苗） 当归半两（锉，微炒） 石斛三分（去根，锉） 磁石二两（捣碎，水淘去赤汁，以帛包之） 桂心半两

【用法】上为散。每服五钱，以水一大盏，用羊肾一对（切去脂膜），大枣三枚，与磁石包子同煎至五分，去滓，食前温服。

【主治】膀胱及肾脏虚冷，小便色白稠浊，日夜数无常，腰胁疼痛。

秋季补肾肾沥汤

【来源】《太平圣惠方》卷七。

【组成】黄耆三分（锉） 牛膝三分（去苗） 五味子三分 桂心三分 白茯苓半两 白芍药半两 人参半两（去芦头） 五加皮半两 甘草半两（炙微赤，锉） 当归三分（锉，微炒） 磁石二两（捣碎，水淘去赤汁，以帛包之）

【用法】上为粗散。每服五钱，以水一大盏，加羊肾一对（切去脂膜），生姜半分，大枣三枚，每与

磁石包之，同煎至五分，去滓，食前温服。秋季宜用。

【主治】肾虚。

保寿丸

【来源】《太平圣惠方》卷七。

【组成】麋茸二两（去毛，酒洗，炙微黄） 钟乳粉二两 补骨脂一两（微炒） 天雄二两（炮裂，去皮脐） 硇砂二两（研细） 腽肭脐一两（酒洗，炙） 菟丝子二两（酒浸三宿，晒干，别杵为末） 阳起石一两（酒煮半日，研细，水飞过） 肉苁蓉一两（酒浸，去皴皮，炙干） 青盐一两 巴戟一两 白马茎二两（涂酥，炙令微黄） 雄雀儿三十枚（去毛足肠肚，研如泥，以酒五升煎如膏） 硫黄一两（研细，水飞过）桂心一两 雄鸡肝三具（切，焙干）黄戍茎并肾一对（切，焙干）

【用法】上为末，入雀肉膏为丸，如梧桐子大。每日三十丸，空心及晚食前温酒送下。

【主治】肾脏虚损，阳气全乏。

前胡散

【来源】《太平圣惠方》卷七。

【组成】前胡一两（去芦头） 大腹皮三分（锉） 半夏一两（汤洗七遍去滑） 杏仁一两（汤浸） 陈橘皮三分（汤浸去白瓤，焙） 白术一两 泽泻一两 赤茯苓一两 甘草半两（炙微赤，锉）

【用法】上为散。每服三钱，以水一中盏，入生姜半分，煎至六分，去滓，食前温服。

【主治】肾脏虚损，脾气乏弱，津液不荣，上焦生热，多唾稠粘，胸膈壅滞，不欲饮食。

菟丝子丸

【来源】《太平圣惠方》卷七。

【组成】菟丝子二两（酒浸三宿，晒干，为末） 肉苁蓉一两（酒浸一宿，刮去皴皮，炙干） 鹿茸一两（去毛，涂酥，炙令微黄） 蛇床子一两 钟乳粉一两 牡蛎一两（烧，为粉） 天雄一两（炮裂，去皮脐） 远志一两（去心） 桂心一两 五味子一两 杜仲一两（去粗皮，炙微黄，锉） 车前子一两 石斛一两半（去根，锉） 雄蚕蛾一两（微炒） 石龙芮一两 雄鸡一两（微炙） 腽肭脐一两（酒洗，微黄）

【用法】上为末，炼蜜为丸，如梧桐子大。每服三十丸，食前温酒送下。

【主治】肾脏虚损，肌体羸瘦，腰脚无力，志意昏沉，阳气痿弱，小便滑数。

鹿茸丸

【来源】《太平圣惠方》卷七。

【组成】鹿茸一两（去毛，涂酥炙微黄） 肉苁蓉一两（酒浸，去皱皮，微炙） 附子一两（炮裂，去皮脐） 桑螵蛸半两（微炙） 石斛一两（去根，锉） 茴香子一两 钟乳粉一两（研入） 白龙骨一两 沉香一两 菟丝子一两半（酒浸三宿，乱捣如泥，焙干） 磁石一两半（烧，醋淬七遍，捣碎细研） 木香一两

【用法】上为细末，酒煮面糊为丸，如梧桐子大。每服三十丸，渐加至四十丸，空心及晚食前以温酒送下。

【主治】膀胱虚冷，面色萎黑，小便不禁，腰膝疲疼，两胁胀满，不能饮食，肌肤消瘦。

紫石英丸

【来源】《太平圣惠方》卷七。

【组成】紫石英一两（细研，水飞过） 肉苁蓉二两（酒浸一宿，锉，去皴皮，炙令干） 白石英一两（细研，水飞过） 磁石二两（烧，醋淬十遍，捣细研，水飞过） 鹿茸一两（去毛，涂酥，炙微黄） 菟丝子一两（酒浸三日，晒干，别捣为末） 人参一两半（去芦头） 黄耆二两（锉） 钟乳粉二两 熟干地黄二两 巴戟一两半 白茯苓一两 补骨脂一两（微炒） 覆盆子一两 附子一两（炮裂，去皮脐） 当归一两（微炒） 杜仲一两（去粗皮，炙令微黄，锉） 天门冬一两（去心，焙） 五味子一两 石斛二两（去根，锉） 桂心一两 柏子仁一两 蛇床子一两 棘刺一两 牛膝二两（去苗） 续断一两 腽肭脐一两

（酒洗，微炙）

【用法】上为末，炼蜜为丸，如梧桐子大。每服三十丸，空心及晚食前以温酒送下，渐加至五十丸。

【功用】益气力，令人充健。

【主治】肾气虚损，食饮不为肌肤，骨痿无力，腰疼痛。

薯蓣散

【来源】《太平圣惠方》卷十四。

【组成】薯蓣　韭子（微炒）　麦门冬（去心，焙）　菟丝子（酒浸三日，晒干，别杵为末）　熟干地黄　车前子　龙骨各一两　芎藭三分

【用法】上为细散，入菟丝子和匀。每服二钱，食前以温酒调下。

【主治】伤寒后虚损，肾气乏弱，精滑，夜梦泄。

人参散

【来源】《太平圣惠方》卷十八。

【组成】人参一两（去芦头）　麦门冬一两半（去心，焙）　赤芍药一两　柴胡一两（去苗）　白茯苓一两　黄耆一两（锉）　牡蛎一两（烧为粉）　甘草半两（炙微赤，锉）　鳖甲一两（涂醋，炙令微黄，去裙襴）

【用法】上为散。每服四钱，以水一中盏，煎至六分，去滓，不拘时候温服。

【主治】热病后，虚劳盗汗，口苦，不得睡卧，四肢烦疼，舌干卷涩。

虎头骨散

【来源】《太平圣惠方》卷十八。

【组成】虎头骨一两（涂酥，炙令黄）　白茯苓一两　白术一两　人参三分（去芦头）　麦门冬一两半（去心）　赤芍药半两　桂心半两　黄耆一两　柴胡一两（去苗）　陈橘皮三分（汤浸，去白瓤，焙）　当归半两　沉香一两　五味子半两　甘草半两（炙微赤，锉）　桃仁一两半（汤浸，去皮尖双仁，麸炒微黄）

【用法】上为散。每服五钱，以水一大盏，加生姜半分，煎至五分，去滓温服，不拘时候。

【主治】热病后，虚劳气发，作寒热，乍进乍退，头痛，眼睛疼，口苦，不思食。

黄耆丸

【来源】《太平圣惠方》卷十八。

【组成】黄耆一两（锉）　人参一两（去芦头）　知母三分　白芍药三分　茯神三分　牡蛎一两（烧过）　鬼箭羽半两　木香三分　白术一两　陈橘皮三分（汤浸，去白瓤，焙）　五味子三分　地骨皮三分　麦门冬一两半（去心，焙）　沉香一两　甘草半两（炙微赤，锉）　牛黄半两（细研）　麝香半分（细研）　鳖甲半两（涂醋，炙令微黄，去裙襴）

【用法】上为末，入牛黄、麝香，研令匀，炼蜜为丸，如梧桐子大。每服三十丸，食前以温酒送下，如不饮酒，用粥饮送下。

【主治】热病后，虚劳四肢无力，或时寒热盗汗，心中虚悸，不能饮食，日渐瘦羸。

黄耆散

【来源】《太平圣惠方》卷十八。

【组成】黄耆三分（锉）　知母半两　桑根白皮五两　鳖甲一两（涂醋，炙令黄，去裙襴）　甘草一分（炙微赤，锉）　陈橘皮三分（汤浸，去白瓤，焙）　白术三分　豉一合

【用法】上为散。每服五钱，以水一大盏，加葱白三茎，生姜半分，煎至五分，去滓温服，不拘时候。

【主治】热病后，体虚成劳，气力羸，瘦弱，或寒或热，状如疟，四肢烦闷。

獭肝丸

【来源】《太平圣惠方》卷十八。

【组成】獭肝一两（微炒）　柴胡三分（去苗）　川升麻半两　黄耆三分（去须）　天灵盖一两（涂酥，炙令微黄）　枳壳三分（麸炒微黄，去瓤）　犀角屑一两　金箔五十片（细研）　银箔三十片（细研）　牛黄半分（细研）　松脂三分

（细研）

【用法】上为末，入金、银箔、牛黄、麝香、松脂等，炼蜜为丸，如梧桐子大。每服二十丸，食前以童便三合，浸豉取汁送下。

【主治】热病后虚劳，皮骨蒸，日渐黄瘦，四肢羸瘁，不思饮食。

天雄浸酒

【来源】《太平圣惠方》卷二十五。

【组成】天雄三两（炮裂，去皮脐） 川椒三两（去目） 干姜二两（炮裂） 茵芋二两 附子二两（炮裂，去皮脐） 肉桂三两（去皱皮） 牛膝三两（去苗） 川乌头二两（炮裂，去皮脐） 白蔹半两 踯躅花三两（微炒）

【用法】上锉细，用生绢袋盛，以好酒二斗渍之，春、夏五日，秋、冬七日。每服一小盏，后渐渐增之；其药滓晒干为散。每服二钱，以酒调下，空心及晚食前服。

夏日恐酒酸，以油单裹瓶，悬于井中，近水即不酸也。

【功用】充壮血脉，益精气，明耳目，黑髯发，悦颜色，除久风湿痹，祛筋脉挛急，强腰膝，倍力气。

【主治】一切风证。

【宜忌】忌生冷、猪、鸡肉、豆豉。

丁香散

【来源】《太平圣惠方》卷二十六。

【组成】丁香半两 木香半两 桂心半两 白术半两 人参半两（去芦头） 当归半两 白茯苓半两 附子半两（炮裂，去皮脐） 沉香半两 鳖甲一两（涂酥炙令黄，去裙襕） 青橘皮半两（汤浸，去白瓤，焙）

【用法】上为散。每服三钱，以水一中盏，加生姜半分，煎至六分，去滓，食前温服。

【主治】脾劳，胃寒呕逆，脐下疞痛。

【宜忌】忌醋物、苋菜。

人参散

【来源】《太平圣惠方》卷二十六。

【组成】人参半两（去芦头） 白茯苓三分 川芎半两 厚朴三分（去粗皮，涂生姜汁，炙令香熟） 枳壳半两（麸炒微黄，去瓤） 麦蘖半两（微炒） 吴茱萸一分（汤浸七遍，焙干，微炒） 陈橘皮半两（汤浸，去白瓤，焙） 诃黎勒一两（煨，用皮） 木香半两 草豆蔻三分（去皮）

【用法】上为粗散。每服四钱，以水一中盏，加生姜半分，大枣二枚，煎至六分，去滓，令前温服。

【主治】脾劳，四肢羸瘦，腹中冷痛，不能饮食。

三人九子丸

【来源】《太平圣惠方》卷二十六。

【组成】酸枣仁一两（微炒） 柏子仁一两 薏苡仁一两 枸杞子一两 蛇床子一两 五味子一两 韭子一两（微炒） 菴蕳子一两 覆盆子一两 地肤子一两 乌麻子一两 薯蓣一两 桂心一两 菟丝子一两（酒浸三日，晒干，别捣为末） 熟干地黄一两 肉苁蓉一两（酒浸一宿，刮去皱皮，炙干）

【用法】上为末，炼蜜为丸，如梧桐子大。空腹及晚食前以温酒送下三十丸。

【功用】补益。

【主治】五劳七伤。

干漆丸

【来源】《太平圣惠方》卷二十六。

【组成】干漆半两（捣碎，炒令烟出） 熟干地黄一两 山茱萸半两 五味子半两 牛膝一两（去苗） 白术半两 续断半两 蛇床子半两 甘草半两（炙微赤，锉） 桂心半两 肉苁蓉一两（酒浸一宿，刮去皱皮，炙干） 石斛一两（去根，锉） 菟丝子一两（酒浸一宿，晒干，别捣罗为末） 巴戟半两 酸枣仁半两（微炒） 柏子仁半两 薏苡仁半两 鹿茸一两（去毛，涂酥炙微黄）

【用法】上为末，炼蜜为丸，如梧桐子大。每服三十丸，空腹及食前以温酒送下。

【功用】令人肥健，益气力。

【主治】五劳六极七伤，虚羸不足。

干地黄散

【来源】《太平圣惠方》卷二十六。

【别名】地黄汤（《普济方》卷三十）。

【组成】生干地黄二两　赤茯苓一两　玄参一两　石菖蒲一两　人参一两（去芦头）　黄耆一两（锉）　远志半两（去心）　甘草半两（炙微赤，锉）

【用法】上为散。每服四钱，以水一中盏，煎至六分，去滓，食前温服。

【主治】肾劳实热，胀满，四肢黑色，耳聋，多梦见大水，腰脊离解。

五味子丸

【来源】《太平圣惠方》卷二十六。

【组成】五味子一两　白茯苓一两　车前子一两半　巴戟一两　肉苁蓉二两（酒浸一宿，刮去皱皮，炙干）　菟丝子三两（酒浸三日，晒干，别捣罗为末）

【用法】上为末，炼蜜为丸，如梧桐子大。每服三十丸，空腹及晚食前以温酒送下。

【主治】

1.《太平圣惠方》：五劳六极七伤，虚损，肾气不足。

2.《圣济总录》：肾劳虚损，精气不足，面黑耳聋，小便白浊。

牛膝丸

【来源】《太平圣惠方》卷二十六。

【组成】牛膝二两（去苗）　白芍药一两　远志一两（去心）　黄耆一两（锉）　肉苁蓉二两（酒浸一宿，刮去皱皮，炙干）　杜仲二两（去粗皮，炙微黄，锉）　续断一两　蛇床子一两　薯蓣一两　菟丝子二两（酒浸一宿，晒干，别捣为末）　白茯苓一两　人参一两（去芦头）　鹿茸二两（去毛，涂酥，炙微黄）　巴戟一两　柏子仁一两　桂心一两　五味子一两　石斛二两（去根，锉）

【用法】上为末，炼蜜为丸，如梧桐子大。每服三十丸，空腹及晚食前以温酒送下。

【功用】补暖益精，明目驻颜，轻身强记。

【主治】五劳六极七伤，小便数，阳气弱，腰脊疼痛，上焦虚热，恒多健忘，不能久立。

升麻散

【来源】《太平圣惠方》卷二十六。

【组成】川升麻二两　麦门冬二两（去心）　射干一两　羚羊角屑一两　赤芍药二两　芦根三两（锉）

【用法】上为散。每服四钱，以水一中盏，煎至六分，去滓，不拘时候温服。

【主治】虚劳，口舌干燥。

巴戟丸

【来源】《太平圣惠方》卷二十六。

【组成】巴戟一两　天门冬一两半（去心，焙）　五味子三分　肉苁蓉一两（酒浸，刮去粗皮，炙干）　柏子仁三分　牛膝三分（去苗）　菟丝子一两（酒浸一宿，焙干别捣为末）　远志三分（去心）　石斛三分（去根，锉）　薯蓣三分　防风三分（去芦头）　白茯苓三分　人参三分（去芦头）　熟干地黄一两　覆盆子三分　石龙芮三分　萆薢三分（锉）　五加皮三分　天雄一两（炮裂，去皮脐）　续断三分　石南三分　杜仲三分（去粗皮，炙令微黄，锉）　沉香一两　蛇床子三分

【用法】上为细末，炼蜜为丸，如梧桐子大。每服三十丸，空心及晚食前以温酒送下。

【功用】除万病，久服延年。

【主治】肾劳，腰脚痠疼，肢节苦痛，目暗䀮䀮，心中恍惚，夜卧多梦，觉则口干，食不得味，恒多不乐，常有恚怒，心腹胀满，四体痹疼，多吐酸水，小腹冷痛，尿有余沥，大便不利。

【宜忌】忌生冷、油腻、鲤鱼。

巴戟丸

【来源】《太平圣惠方》卷二十六。

【组成】巴戟一两　远志一两（去心）　五味子一两　牛膝一两（去苗）　熟干地黄三两　柏子仁一

两 桂心一两 肉苁蓉二两（酒浸，削去皱皮，炙干） 鹿茸一两半（去毛，涂酥，炙微黄） 菟丝子一两半（酒浸三日，晒干，别捣为末） 补骨脂一两 干漆一两（捣碎，炒令烟出）

【用法】上为末，炼蜜为丸，如梧桐子大。每服三十丸，空腹及晚食前以温酒送下。

【主治】五劳六极七伤，骨髓虚惫，四肢无力。

生干地黄散

【来源】《太平圣惠方》卷二十六。

【组成】生干地黄二两 川升麻一两 柴胡三两（去苗） 射干一两 子芩一两 茵陈一两 犀角屑一两 麦门冬一两（去心） 桔梗一两（去芦头） 栀子仁一两 葳蕤一两 甘草一两（炙微赤，锉）

【用法】上为散。每服四钱，以水一中盏，煎至六分，去滓，入蜜一匙，更煎一沸，放温，食后服之。

【主治】脾劳壅热，身体、眼目、唇口悉黄，舌干，咽喉痛，不能咽唾。

白术散

【来源】《太平圣惠方》卷二十六。

【组成】白术三分 白茯苓二两 桂心三分 厚朴二两（去粗皮，涂生姜汁炙令香熟） 陈曲三分（微炒黄色） 草豆蔻一两（去皮） 大麦一两（微炒令黄） 木香一两 吴茱萸三分（汤浸七遍，焙干微炒） 陈橘皮一两（汤浸，去白瓤，焙） 人参二两（去芦头） 槟榔一两

【用法】上为细散。每服二钱，食前以温酒调下。

【主治】脾劳。胃中虚冷，饮食不消，腹胁胀满，忧恚不乐。

白石英丸

【来源】《太平圣惠方》卷二十六。

【别名】阳起石丸（《圣济总录》卷一八七）。

【组成】白石英二两（细研，水飞过） 磁石二两（烧，醋淬七遍，捣碎细研，水飞过） 阳起石三两（细研，水飞过） 熟干地黄三两 石斛二两（去根，锉） 五味子一两 肉苁蓉二两（酒浸一宿，去皱皮，炙干） 石南一两 菟丝子一两（酒浸三宿，晒干，别捣为末） 五加皮一两 胡麻一两 巴戟一两 桂心一两 人参一两（去芦头） 蛇床子半两

【用法】上为末，炼蜜为丸，如梧桐子大。每服三十丸，空腹及晚食前以温酒送下。

【功用】助阳气，补不足。

【主治】虚损乏力。

半夏散

【来源】《太平圣惠方》卷二十六。

【组成】半夏一两（汤浸七遍去滑） 白术二两 赤茯苓一两 鳖甲一两（涂醋炙令黄，去裙襕） 杏仁一两（汤浸，去皮尖双仁，麸炒微黄） 陈橘皮二两（汤浸，去白瓤，焙） 赤芍药一两 柴胡一两（去苗） 大腹皮二两（锉） 枳壳一两（麸炒微黄，去瓤） 木香一两 诃黎勒一两半（煨，用皮）

【用法】上为粗散。每服四钱，以水一中盏，加生姜半分，大枣三个，煎至六分，去滓，食前温服。

【主治】脾劳实，四肢不举，五脏不调，胀满气急。

【宜忌】忌饴糖、苋菜。

地黄煎丸

【来源】《太平圣惠方》卷二十六。

【组成】生地黄五十斤（拣择好者，洗，捣取汁） 无灰酒三斗（上二味，于银锅中慢火熬成膏，入后药） 肉苁蓉三两（酒浸一宿，刮去皱皮，炙干） 枸杞子二两 巴戟二两 薯蓣二两 鹿茸二两（去毛，涂酥炙令微黄） 山茱萸 五味子 茯神 续断 补骨脂（微炒） 远志（去心） 蛇床子 附子（炮裂，去皮脐） 石斛（去根，锉） 覆盆子 黄耆（锉） 芎䓖 木香 桂心 牛膝（去苗） 菟丝子（酒浸一宿，焙干，别捣为末） 人参（去芦头） 沉香各一两半

【用法】上为末，入前煎和为丸，如梧桐子大。每日四十丸，空心及晚食前以温酒调下。

【功用】添精补髓，益气养神，驻颜，调血脉，令

人轻健。

【主治】肾脏劳损。

肉苁蓉丸

【来源】《太平圣惠方》卷二十六。

【组成】肉苁蓉三两（酒浸一宿，刮去皱皮炙干） 赤石脂三分 石韦三分（拭去毛） 天雄一两（炮裂，去皮脐） 远志三分（去心） 石菖蒲三分 薯蓣二两 杜仲一两（去粗皮，炙微黄，锉） 山茱萸一两 白马茎一两（炙黄） 石斛一两（去根，锉） 柏子仁三分 续断一两 牛膝一两（去苗） 蛇床子三分 石南一两 细辛三分 防风三分（去芦头） 菟丝子一两半（酒浸三宿，别捣为末） 熟干地黄一两半

【用法】上为末，炼蜜为丸，如梧桐子大。每服三十丸，空腹及晚食前以温酒送下。

【主治】五劳六极七伤，阴萎内虚，口干汗出，失精，阴下湿痒，小便赤黄，阴中疼痛，卵偏大，小腹里急，腰脊俯仰苦难，胜胫痠疼，目视䀮䀮，腹胁胀满，膀胱久冷，致生百疾。

肉苁蓉丸

【来源】《太平圣惠方》卷二十六。

【组成】肉苁蓉二两（酒浸一宿，刮去皱皮，炙干） 石斛一两（去根，锉） 麋角胶二两（以酥拌，微炒） 枸杞子二两（微炒） 远志一两（去心） 续断一两 熟干地黄三两 天雄二两（炮裂，去皮脐） 干姜一两（炮裂，锉） 菟丝子二两（酒浸一宿，晒干，别捣罗，为末）

【用法】上为末，炼蜜为丸，如梧桐子大。每服三十丸，空腹及晚食前以温酒或炒盐汤送下。

【功用】补益精血。

【主治】虚损。

羊肾汤

【来源】《太平圣惠方》卷二十六。

【组成】人参一两（去芦头） 白芍药一两 麦门冬一两半（去心，焙） 熟干地黄一两 当归一两 杜仲一两（去粗皮，炙令黄，锉） 芎䓖一两 远志一两（去心） 白茯苓一两 石斛一两（去根，锉） 五味子一两 黄耆半两（锉） 桂心一两 续断一两 磁石三两（捣碎，水淘去赤汁）

【用法】上为散。每服用羊肾一对，切去脂膜，以水一大盏半，煎至一盏，去肾，下药末五钱，加生姜半分，大枣三枚，煎至五分，去滓，空心及晚食前温服。

【主治】肾劳虚寒，面肿垢黑，腰脊痛，不能久立，屈伸不利。多语惊悸，上气，小腹里急，痛引腰脊，四肢苦寒，小便或白浊。

羊肾汤

【来源】《太平圣惠方》卷二十六。

【别名】小羊肾汤（《鸡峰普济方》卷九）。

【组成】磁石一两（捣碎，水淘去赤汁） 肉苁蓉一两（酒浸，刮去皱皮，炙干） 白茯苓半两 桂心半两 石菖蒲半两 附子半两（炮裂，去皮脐） 五味子半两 当归半两 芎䓖半两 石斛半两（去根，锉） 桑螵蛸半两（微炒） 杜仲半两（去粗皮，炙令微黄，锉） 熟干地黄一两

【用法】上为散。每服用羊肾一对，切去脂膜，以水一大盏半，煎至一盏，去肾，下药末半两，加生姜半分，煎至五分，去滓，空腹温服，晚食前再服。

【主治】肾劳虚损，面黑耳聋，腰脚疼痛，小便滑数。

远志散

【来源】《太平圣惠方》卷二十六。

【组成】远志一两（去心） 白术一两 肉桂一两半（去皱皮） 人参一两（去芦头） 鳖甲一两半（涂酥炙令黄，去裙襴） 天门冬一两（锉，去心，焙） 杜仲一两（去粗皮，微炙令黄，锉） 川椒一两（去目及闭口者，微炒去汗） 牛膝一两（去苗） 白茯苓一两 薯蓣一两 山茱萸一两 柏子仁一两 生干地黄一两 石斛一两（去根，锉） 黄耆一两（锉） 甘草半两（炙微赤，锉）

【用法】上为细散。每服一钱，空心及晚食前以温

酒调下。

【功用】除寒热，利腰脚，充肌肤，益气力。

【主治】心虚，劳损羸瘦，四肢无力，心神昏闷。

【宜忌】忌鲤鱼、苋菜。

杜仲散

【来源】《太平圣惠方》卷二十六。

【组成】杜仲一两（去粗皮，炙令微黄，锉） 丹参半两 生干地黄一两 甘草一分（炙微赤，锉） 当归一两 赤茯苓半两 芎藭半两 续断半两 五加皮半两 羚羊角屑一分 牛膝半两（去苗） 桂心半两 枳壳半两（麸炒微黄，去瓤）

【用法】上为散。每服四钱，以水一中盏，加淡竹茹一分，生姜半分，煎至六分，去滓，食前温服。

【主治】肾劳，腰脊疼痛，不可俯仰屈伸。

补益地黄煎

【来源】《太平圣惠方》卷二十六。

【组成】生地黄十斤（捣绞取汁） 汉椒三两（去目及闭口者，微炒去汗） 附子三两（炮裂，去皮脐）

【用法】上为末，入生地黄汁中，以慢火渐熬成煎，盛于瓷盒中。每于食前以温酒调下半匙。

【主治】五劳六极七伤。

松脂丸

【来源】《太平圣惠方》卷二十六。

【组成】松脂一两 肉豆蔻一两（去壳） 诃黎勒二两（煨，用皮） 荜茇二两 缩砂一两（去皮） 人参一两（去芦头） 干姜一两（炮裂，锉） 白茯苓一两 木香一两 白术一两 麦蘖一两（炒令微黄） 陈橘皮半两（汤浸，去白瓤，微炒）

【用法】上为末，用白蜡熔和，丸如梧桐子大。每服三十丸，食前以粥饮送下。

【主治】脾劳。胃气不和，时有泄泻，食少无力。

拌肝散

【来源】《太平圣惠方》卷二十六。

【组成】茵陈一两 犀角屑半两 石斛半两（去根，锉） 白术三分 赤芍药半两 柴胡三分（去苗） 缩砂半两（去皮） 人参三分（去芦头） 桔梗三分（去芦头） 防风半两（去芦头） 肉桂三分（去皱皮） 白芜荑仁半两 肉豆蔻半两（去壳）

【用法】上为细散。用猪肝一叶，净去筋膜，不洗，切作片子，葱白三茎细切，入散五钱，重重掺在肝上，用湿纸五七重裹，以慢火煨令熟，空心食，食后吃暖酒半盏。

【主治】脾劳虚冷，大肠滑泄，不思饮食，口舌生疮，四肢无力，日渐羸弱。

茯苓散

【来源】《太平圣惠方》卷二十六。

【组成】白茯苓一两 人参一两（去芦头） 白芍药一两半 甘草一两（炙微赤，锉） 羚羊角屑一两 防风一两（去芦头） 黄耆一两（锉） 桂心半两 芎藭一两 麦门冬一两（去心） 地骨皮三分 磁石一两半（捣碎，水淘，去赤汁） 当归一两 牛膝一两（去苗） 五味子一两

【用法】上为散。每服四钱，以水一中盏，煎至六分，去滓，空腹及晚食前温服。

【主治】肾劳。虚损羸乏，咳逆短气，四肢烦疼，耳鸣，骨间热，小便赤色，腰脊疼痛无力。

厚朴丸

【来源】《太平圣惠方》卷二十六。

【组成】厚朴二两（去粗皮，涂生姜汁，炙令香熟） 白茯苓三分 人参三分（去芦头） 鳖甲二两（涂醋炙令黄，去裙襕） 诃黎勒二两（煨微黄） 木香半两 陈橘皮半两（汤浸，去白瓤，焙） 附子半两（炮裂，去皮脐） 吴茱萸半两（汤浸七遍，焙干，微炒） 苍术三分 干姜一分（炙裂，锉） 麦蘖三分（微炒令黄） 京三棱半两（炮裂） 益智子半两 当归三分 黄耆一两（锉） 槟榔半两

【用法】上为末，炼蜜为丸，如梧桐子大。每服二十丸，空心以粥饮送下，晚食前再服。

【主治】脾劳。脏腑虚冷，不思饮食，呕逆，四肢

少力，腹胁胀痛。

【宜忌】忌苋菜。

厚朴丸

【来源】《太平圣惠方》卷二十六。

【组成】厚朴三两（去粗皮，涂生姜汁，炙令香熟） 神曲一两（微炒） 当归一两 枳壳一两（麸炒微黄，去瓤） 白矾一两半（烧灰） 五味子一两 缩砂一两（去皮） 黄连一两（去须，微炒） 白龙骨一两 白石脂一两 干姜一两（炮裂，锉） 诃黎勒二两（煨，用皮） 白茯苓一两 人参一两（去芦头） 附子一两（炮裂，去皮脐）

【用法】上为末，以酒煮曲糊为丸，如梧桐子大。每服三十丸，空心及晚食前以粥饮送下。

【主治】脾劳。心腹气冷痛，时时下痢。

钟乳丸

【来源】《太平圣惠方》卷二十六。

【组成】钟乳粉二两 肉苁蓉二两（酒浸一宿，去皱皮，炙干） 干漆一两（捣碎，炒令烟出） 甘草半两（炙微赤，锉） 桂心一两 熟干地黄二两 菟丝子二两（酒浸一宿，晒干，别捣） 柏子仁一两 酸枣仁一两（微炒）

【用法】上为末，炼蜜为丸，如梧桐子大。每服三十丸，空腹及晚食前以温酒送下。

【功用】令人肥白。

【主治】五劳六极七伤，瘦损虚冷。

钟乳丸

【来源】《太平圣惠方》卷二十六。

【组成】钟乳粉三两 石斛一两（去根，锉） 甘草一两（炙微赤，锉） 牛膝一两（去苗） 蛇床子一两 细辛三分 山茱萸三分 熟干地黄二两 桂心三分 菟丝子二两（酒浸一日，晒干，别捣为末） 防风三分（去芦头） 杜仲三分（去粗皮，炙微黄，锉） 枳壳三分（麸炒微黄，去瓤） 五味子一两 川椒半两（去目及闭口者，炒去汗）

【用法】上为末，炼蜜为丸，如梧桐子大。每服三十丸，空心及晚食前以温酒送下。

【主治】五劳六极七伤，腰疼膝痛，小便余沥，心虚健忘，荣卫不调。

黄耆丸

【来源】《太平圣惠方》卷二十六。

【组成】黄耆二两（锉） 覆盆子一两 牛膝一两（去苗） 鳖甲一两（涂醋炙令黄，去裙襕） 石斛二两（去根，锉） 肉苁蓉一两（酒浸一宿，刮去皱皮，炙干） 白术一两 附子一两（炮裂，去皮脐） 肉桂二两（去皱皮） 五味子一两 人参一两（去芦头） 沉香一两 熟干地黄二两

【用法】上为末，炼蜜为丸，如梧桐子大。每服三十丸，空心及晚食前以温酒送下。

【功用】充肌调中助力。

【主治】脾劳羸瘦，脚膝疼痛。

黄耆丸

【来源】《太平圣惠方》卷二十六。

【组成】黄耆二两（锉） 牛膝二两（去苗） 桂心一两 熟干地黄二两 薯蓣一两 远志半两（去心） 覆盆子一两 巴戟一两 五味子一两 石斛一两半（去根，锉） 肉苁蓉一两半（酒浸一宿，削去皱皮，炙干） 鹿茸一两（去毛，涂酥炙微黄）

【用法】上为末，炼蜜为丸，如梧桐子大。每服三十丸，空心及晚食前以温酒送下。

【主治】五劳六极七伤，骨髓虚惫，四肢无力。

黄耆散

【来源】《太平圣惠方》卷二十六。

【组成】黄耆二两（锉） 白茯苓一两 泽泻一两 磁石二两（捣碎，水淘去赤汁） 薯蓣一两 牛膝一两（去苗） 鳖甲一两半（涂醋，炙令黄，去裙襕） 羚羊角屑一两 杜仲一两（去粗皮，炙令微黄，锉） 熟干地黄一两 沉香一两 甘草半两（炙微赤，锉）

【用法】上为散。每服三钱，以水一中盏，加生姜

半分，煎至六分，去滓，食前温服。

【主治】肾劳虚损，耳听无声，四肢满急，腰背转动强难。

【宜忌】忌生冷、油腻，苋菜。

黄耆散

【来源】《太平圣惠方》卷二十六。

【组成】黄耆一两半（锉） 防风一两（去芦头） 芎藭一两 白术一两 肉苁蓉二两（酒浸一宿，刮去皱皮，炙干） 山茱萸一两 当归一两 甘草一两（炙微赤，锉） 五味子一两 熟干地黄一两 桂心一两 白茯苓二两

【用法】上为粗散。每服四钱，以水一中盏，加生姜半分，大枣三枚，煎至六分，去滓，食前温服。

【功用】强肾气，补不足。

【主治】虚损羸弱，肾气不足。

猪肚丸

【来源】《太平圣惠方》卷二十六。

【组成】猪肚一枚（以皂荚水净洗，用童子小便二斗于锅内煮至五升已来，取出猪肚细切，于砂盆中烂研，以新布绞去筋膜，却纳小便中慢火煎至二升，入后药末） 鳖甲一两（涂醋炙令黄，去裙襕） 京三棱二两（炮，锉） 槟榔 桂心 干漆（捣碎，炒令烟出） 附子（炮裂，去皮脐） 木香 草豆蔻（去皮） 枳壳（麸炒微黄，去瓤） 石斛（去根，锉） 厚朴（去粗皮，涂生姜汁炙令香熟） 当归 白术 牛膝（去苗） 桔梗（去芦头） 紫菀（洗去苗土） 赤芍药 蓬莪术 诃黎勒皮 芎藭 神曲（微炒） 陈橘皮（汤浸，去白瓤，焙） 黄耆各一两 柴胡一两（去苗） 桃仁三两（汤浸，去皮尖，双仁麸炒微黄） 肉豆蔻二两（去壳） 阿魏一两（面裹煨，令面熟为度）

【用法】上为末，入前猪肚煎中，慢火熬令稠，为丸如梧桐子大。每服三十丸，空心及晚食前人参汤或温酒送下。

【主治】脾劳。脏腑冷热不调，食少羸瘦，四肢无力，骨节烦疼，宿食不消，心腹积聚，脐下冷痛，面色萎黄。

鹿茸丸

【来源】《太平圣惠方》卷二十六。

【组成】鹿茸二两（去毛，涂酥炙微黄） 蛇床子一两 远志一两（去心） 熟干地黄三两 菟丝子二两（酒浸三日，晒干，别捣为末） 五味子一两 肉苁蓉二两（酒浸一宿，刮去皱皮，炙干） 白茯苓一两 薯蓣半两

【用法】上为末，炼蜜为丸，如梧桐子大。每服三十丸，空心及晚食前以温酒送下。

【主治】五劳六极七伤衰损；虚劳衰损，小便白浊。

鹿茸丸

【来源】《太平圣惠方》卷二十六。

【组成】鹿茸二两（去毛，涂酥炙微黄） 腽肭脐一两（酒洗，微炙） 巴戟一两 附子一两（炮裂，去皮脐） 肉苁蓉一两（酒浸一宿，刮去皱皮，炙干） 汉椒半两（去目及闭口者，微炒去汗） 石斛一两（去根，锉） 泽泻一两 远志一两（去皮） 山茱萸一两 续断一两 天麻一两 五味子一两 酸枣仁一两（微炒） 茴香子一两（微炒） 柏子仁一两 桂心三分 白茯苓三分 蛇床子三分 菟丝子一两（酒浸一宿，晒干，别捣罗为末） 杜仲三分（去粗皮，炙微黄，锉） 枳壳三分（麸炒微黄，去瓤） 芎藭半两 当归半两 萆薢半两（锉） 牛膝一两半（去苗）

【用法】上为末，炼蜜为丸，如梧桐子大，每服四十丸，空腹及晚食前以温酒送下。

【功用】补虚损，益下元，暖水脏，调三焦，和腰脚。

【主治】风冷气。

薯蓣丸

【来源】《太平圣惠方》卷二十六。

【组成】薯蓣二两 石龙芮一两 覆盆子一两 熟干地黄一两 五味子一两 萆薢一两（锉） 蛇床子 肉苁蓉一两半（酒浸一宿，刮去皱皮，炙干） 远志一两（去心） 菟丝子一两（酒浸一宿，

晒干，别捣罗为末） 石斛一两（去根，锉） 桂心一两 杜仲一两半（去皱皮，炙微黄，锉） 山茱萸一两 人参一两（去芦头） 防风一两（去芦头） 五加皮三分 天雄一两（炮裂，去皮脐） 狗脊一两 黄耆一两（锉） 秦艽一两（去苗） 白术一两 石南一两 麦门冬一两半（去心，焙） 巴戟一两

【用法】上为末，炼蜜为丸，如梧桐子大。每服二十丸，空腹及晚食前以温酒送下。

【功用】《普济方》：补虚益血，调荣卫，进食，润肌肤，去风冷。

【主治】

1.《太平圣惠方》：冷热不调，食饮无味，四肢羸瘦。

2.《普济方》：五劳七伤，手足疼痛，肢体倦怠。

薯蓣丸

【来源】《太平圣惠方》卷二十六。

【组成】薯蓣一两 石斛二两（去根，锉） 牛膝二两（去苗） 鹿茸二两（去毛，涂酥，炙微黄） 白茯苓二两 五味子二两 续断一两 巴戟二两 山茱萸二两 人参二两（去芦头） 桂心二两 熟干地黄二两 泽泻二两 杜仲二两（去粗皮，炙微黄，锉） 蛇床子一两 远志二两（去心） 菟丝子一两（酒浸一宿，晒干，别捣为末） 覆盆子一两 肉苁蓉二两（酒浸一宿，刮去皱皮，炙干）

【用法】上为末，炼蜜为丸，如梧桐子大。每服三十丸，空腹及晚食前以温酒送下。

【功用】补脏腑，利腰脚，壮元气，充骨髓。

【主治】男子五劳七伤，久虚损羸瘦，腰脚无力，颜色萎瘁，下元衰惫，脾胃气寒，饮食无味，诸虚不足。

薯蓣散

【来源】《太平圣惠方》卷二十六。

【组成】薯蓣二两 白茯苓二两 远志半两（去心） 泽泻一两 黄耆二两（锉） 人参一两（去芦头） 龙骨一两半 白芍药一两 五味子一两 山茱萸一两 沉香一两 枳壳三分（麸炒微黄，去皮）

【用法】上为粗散。每服四钱，以水一中盏，加生姜半分，大枣三枚，煎至六分，去滓，纳白砂糖如栗子大，更煎一二沸，食前温服。

【主治】五劳六极七伤，脐下膨脝，两胁胀满，腰脊相引痛，鼻中干燥，目暗䀮䀮，愦愦不乐，胸中气逆，不下饮食，小便赤黄余沥，梦与鬼交失精，惊恐虚乏。

鳖甲散

【来源】《太平圣惠方》卷二十六。

【组成】鳖甲一两（涂醋，炙令黄，去裙襕） 人参三分（去芦头） 赤芍药半两 当归半两 黄耆一两（锉） 赤茯苓半两 柴胡一两（去苗） 白术半两 芎䓖半两 木香半两 甘草一分（炙微赤，锉）

【用法】上为粗散。每服四钱，以水一中盏，加生姜半分，煎至六分，去滓，食前温服。

【主治】脾劳。四肢疼痛，不思饮食。

【宜忌】忌苋菜。

鳖甲散

【来源】《太平圣惠方》卷二十六。

【组成】鳖甲二两（涂醋炙令微黄，去裙襕） 赤芍药三分 桂心三分 汉防己三分 羚羊角屑半两 前胡一两（去芦头） 泽泻半两 赤茯苓三分 桑根白皮一两（锉） 大麻仁一两 木通三分（锉） 枳壳三分（麸炒微黄，去瓤）

【用法】上为粗散。每服四钱，以水一中盏，煎至六分，去滓，食前温服。

【主治】肾劳热。四肢肿满，小腹急痛，颜色黑黄，关格不通。

【宜忌】忌苋菜。

人参散

【来源】《太平圣惠方》卷二十七。

【组成】人参半两（去芦头） 黄耆三分（锉） 麦门冬一两半（去心，焙） 甘草半两（炙微赤，

锉） 熟干地黄一两 当归半两 白芍药三分 白术三分 酸枣仁一两（微炒）

【用法】上为粗散。每服三钱，以水一中盏，加生姜半分，大枣三枚，煎至六分，去滓，不拘时候温服。

【主治】虚劳少气，四肢疼痛，心神烦热，不得睡卧，吃食全少。

山茱萸散

【来源】《太平圣惠方》卷二十七。

【组成】山茱萸一两半 天雄一两半（炮裂，去皮脐） 麻黄二两（去根节） 川乌头半两（炮裂，去皮脐） 川椒（去目及闭口者，微炒去汗） 白术 茵芋 防风（去芦头） 丹参 牛膝（去苗） 细辛 莽草（微炙） 石南 桂心各一两

【用法】上为细散。每服二钱，空心及晚食前以温酒调下。

【主治】虚劳，风邪所攻，偏枯不遂，筋脉拘急，肢节疼痛。

川大黄丸

【来源】《太平圣惠方》卷二十七。

【组成】川大黄（锉，微炒） 黄芩 黄连（去须） 当归 赤茯苓 黄耆（锉） 生干地黄 赤芍药 柴胡（去苗）各三分 栀子仁半两

【用法】上为末，炼蜜为丸，如梧桐子大。每服二十丸，以温水送下，不拘时候。

【主治】虚劳骨热，心神烦躁，大小便难，四肢疼痛。

天门冬丸

【来源】《太平圣惠方》卷二十七。

【组成】天门冬一两半（去心，焙） 麦门冬一两半（去心，焙） 人参（去芦头） 前胡（去芦头） 桑白皮根（锉）各一两 射干 百合 杏仁（汤浸，去皮尖双仁，麸炒微黄） 五味子 紫菀（去苗土） 贝母（煨令微黄） 甘草（炙微赤，锉）各三分

【用法】上为末，炼蜜为丸，如弹子大。每服以薄绵裹一丸，含化咽津，不拘时候。

【主治】虚劳肺热，吐血，烦闷，咽喉不利。

天门冬丸

【来源】《太平圣惠方》卷二十七。

【组成】天门冬二两（去心，焙） 款冬花 五味子 人参（去芦头） 白茯苓 贝母（煨微黄） 甘草（炙微赤，锉） 萝卜子（酥拌，炒令香）各一两 熟干地黄二两

【用法】上为末，炼蜜为丸，如小弹子大。每服以绵裹一丸，常含咽津。

【主治】虚劳咳嗽，喘促心烦。

天竺黄散

【来源】《太平圣惠方》卷二十七。

【组成】天竺黄 知母 川大黄（锉碎，微炒） 人参（去芦头） 犀角屑 黄耆（锉） 白茯苓 马兜铃 麦门冬（去心，焙） 生干地黄 鹿角胶（捣碎，微炒令黄燥）各一两 甘草半两（炙微赤，锉）

【用法】上为粗散。每服三钱，以水一中盏，煎至六分，去滓温服，不拘时候。

【主治】虚劳，心肺烦热吐血。

木香散

【来源】《太平圣惠方》卷二十七。

【组成】木香半两 酸枣仁一两（微炒） 人参三分（去芦头） 白术半两 黄耆三分（锉） 诃黎勒皮一两 槟榔一两 柴胡一两（去苗） 桂心半两 白茯苓一两

【用法】上为散。每服四钱，以水一中盏，加生姜半分，煎至六分，去滓，不拘时候温服。

【主治】虚劳烦热，不得睡卧，两胁妨闷，不思饮食。

五加皮散

【来源】《太平圣惠方》卷二十七。

【组成】五加皮半两（锉） 牛膝一两（去苗） 五

味子半两　桂心三分　白茯苓三分　当归三分　甘草半两（炙微赤，锉）　人参一两（去芦头）　白芍药三分　黄耆一两（锉）　白术三分　附子一两（炮裂，去皮脐）

【用法】上为粗散。每服三钱，以水一中盏，加生姜半分，大枣三枚，煎至六分，去滓，食前温服。

【主治】虚劳气不足，羸瘦困乏，两胁里急，四肢烦疼无力，睡多不足，腰背疼痛。

五味子散

【来源】《太平圣惠方》卷二十七。

【别名】紫菀汤（《圣济总录》卷八十八）。

【组成】五味子　紫菀（去苗土）　前胡（去芦头）　陈橘皮（汤浸，去白瓤，焙）　人参（去芦头）　白术　麦门冬（去心）各一两　桂心三分　甘草半两（炙微赤，锉）

【用法】上为散。每服四钱，以水一中盏，加生姜半分，大枣三枚，煎至六分，去滓温服，一日三四次。

【主治】虚劳咳嗽，胸中寒热，短气不足。

五味子散

【来源】《太平圣惠方》卷二十七。

【组成】五味子三分　酸枣仁二两（微炒）　人参一两（去芦头）　白术一两　甘草半两（炙微赤，锉）　黄耆一两（锉）　诃黎勒皮一两　柴胡一两（去苗）

【用法】上为粗散。每服三钱，以水一中盏，加生姜半分，煎至六分，不拘时候温服。

【主治】虚劳烦热，不得睡眠，胁下气上攻，心闷。

牛膝丸

【来源】《太平圣惠方》卷二十七。

【组成】牛膝（去苗）　巴戟　天雄（炮裂，去皮脐）　肉苁蓉（酒浸一宿，刮去皱皮，炙干）　附子（炮裂，去皮脐）　云母粉　熟干地黄各一两　远志（去心）　续断　柏子仁　杜仲（去粗皮，炙令黄色，锉）　川椒（去目及闭口者，微炒去汗）　山茱萸　防风（去芦头）　石斛（去根，锉）　萆薢（锉）　石菖蒲　干姜（炮裂，锉）各半两　蛇床子三分　菟丝子一两半（酒浸三日，曝干，别捣为末）

【用法】上为末，研入云母粉令匀，炼蜜为丸，如梧桐子大。每服三十丸，空心及晚食前以温酒送下。

【主治】虚劳，风邪所攻，手足偏枯，筋脉不利，胸胁支满，背多疼痛，饮食不消，寒热盗汗，短气不足，肌体羸瘦。

丹砂丸

【来源】《太平圣惠方》卷二十七。

【组成】朱砂（细研，水飞过）　薯蓣　犀角屑　虎头骨（涂酥，炙微令黄）　肉苁蓉（酒浸一宿，刮去皱皮，炙令干）　安息香　川升麻　牡蛎（烧为粉）　槟榔　人参　白茯苓各半两　牛黄一钱（细研）　麝香一钱（细研）　甘草一分（炙微赤，锉）　麦门冬三分（去心，焙）　龟甲三分（涂醋，炙微黄，去裙襕）　豉心三分

【用法】上为末，入研了药令匀，炼蜜为丸，如梧桐子大。每服三十丸，以粥饮送下，不拘时候。

【主治】虚劳骨热，四肢烦闷，及心躁虚汗。

【宜忌】忌苋菜。

玉饮

【来源】《太平圣惠方》卷二十七。

【组成】真玉十两　粟谷一升

【用法】以水一斗，煮粟谷取汁五升，去粟谷澄滤却，以此汁煮玉至三升，旋分呷服之。

【功用】镇心神。

【主治】虚劳烦渴。

甘草丸

【来源】《太平圣惠方》卷二十七。

【组成】甘草一两（炙微赤，锉）　人参一两（去芦头）　生干地黄一两　乌梅肉一两（微炒）

【用法】上为末，以枣瓤并炼蜜为丸，如弹子大。每服一丸，绵裹含咽津，一日四五次。

【主治】虚劳，口干舌燥。

石膏散

【来源】《太平圣惠方》卷二十七。

【组成】石膏四两　麻黄（去根节）　五味子　半夏（汤浸七遍去滑）　黄耆（锉）　麦门冬（去心）各一两　杏仁一两（汤浸，去皮尖双仁，麸炒微黄）　生干地黄二两　甘草半两（炙微赤，锉）

【用法】上为散。每服四钱，以水一中盏，加生姜半分，小麦一百粒，煎至六分，去滓，不拘时候温服。

【主治】虚劳吐血，喘促，头痛，吃食全少。

龙齿散

【来源】《太平圣惠方》卷二十七。

【组成】龙齿一两　甘草半两（炙微赤，锉）　黄耆一两（锉）　麦门冬一两（去心）　熟干地黄一两　人参一两（去芦头）　桂心半两　干姜半两（炮裂，锉）　阿胶一两（捣碎，炒令黄燥）

【用法】上为散。每服四钱，以水一中盏，加大枣三枚，煎至六分，去滓，不拘时候温服。

【主治】虚劳，不汗出而闷，心悸虚烦，脉结。

生地黄丸

【来源】《太平圣惠方》卷二十七。

【组成】生干地黄　知母　栝楼根　乌梅肉（微炒）　麦门冬（去心，焙）　土瓜根　五味子各一两　甘草半两（炙微赤，锉）

【用法】上为末，炼蜜为丸，如小弹子大。食后及夜卧时以绵裹含一丸，咽津。

【主治】虚劳烦渴，津液竭绝。

生干地黄散

【来源】《太平圣惠方》卷二十七。

【组成】生干地黄一两　柴胡一两（去苗）　知母一两　枳壳三分（麸炒微黄，去瓤）　赤芍药一两　麦门冬二两（去心，焙）　甘草三分（炙微赤，锉）　人参一两（去芦头）

【用法】上为粗散。每服四钱，以水一中盏，煎至六分，去滓温服，不拘时候。

【主治】虚劳。四肢烦疼，口舌干燥，面色萎黄，食物无味。

白术散

【来源】《太平圣惠方》卷二十七。

【组成】白术一两　白芍药三分　人参一两（去芦头）　甘草半两（炙微赤，锉）　当归一两　半夏半两（汤浸七遍去滑）　桂心三分　附子一两（炮裂，去皮脐）　黄耆一两（锉）

【用法】上为粗散。每服三钱，以水一中盏，加生姜半分，大枣三个，煎至六分，去滓，食前温服。

【主治】虚劳里急，四肢不和，身体疼痛，不欲吃食。

白芍药散

【来源】《太平圣惠方》卷二十七。

【组成】白芍药一两　当归一两（锉，微炒）　附子一两（炮裂，去皮脐）　黄芩一两　白术一两　阿胶一两（捣碎，炒令黄燥）　生干地黄四两　甘草一两（炙微赤，锉）

【用法】上为细散。每服二钱，以糯米粥饮调下，不拘时候。

【主治】虚损劳极，面色枯悴，或时唾血、吐血。

白茯苓散

【来源】《太平圣惠方》卷二十七。

【组成】白茯苓　前胡（去芦头）　人参（去芦头）　黄耆（锉）　诃黎勒皮各一两　麦门冬（去心，焙）　杏仁（汤浸，去皮尖双仁，麸炒微黄）　紫菀（去苗土）　陈橘皮（汤浸，去白瓤，焙）各三分　甘草半两（炙微赤，锉）

【用法】上为粗散。每服三钱，以水一中盏，加生姜半分，煎至六分，去滓温服，不拘时候。

【主治】虚劳咳嗽，心胸壅闷。

白茯苓散

【来源】《太平圣惠方》卷二十七。

【组成】白茯苓一两　黄耆一两（锉）　半夏三分（汤洗七遍，去滑）　甘草半两（炙微赤，锉）　人参一两（去芦头）　桂心一两　白芍药一两　麦门冬一两半（去心焙）　陈橘皮三分（汤浸，去白瓤，焙）　熟干地黄一两

【用法】上为散。每服三钱，以水一中盏，加生姜半分，大枣三个，煎至六分，去滓，食前温服。

【主治】虚劳不足，小腹里急，四肢少力疼痛，不欲饮食。

白茯苓散

【来源】《太平圣惠方》卷二十七。

【组成】白茯苓　鳖甲（涂醋，炙令黄，去裙襕）　黄芩　萆薢（锉）　麦门冬（去心）　酸枣仁（微炒）　甘草（炙微赤，锉）　生干地黄　人参（去芦头）　黄耆（锉）　柴胡（去苗）各一两　白芍药半两

【用法】上为散。每服四钱，以水一中盏，加秫米一百粒，生姜半分，煎至六分，去滓温服，不拘时候。

【主治】虚劳烦热，不得睡卧，四肢疼痛。

地黄散

【来源】《太平圣惠方》卷二十七。

【组成】生干地黄一两　黄芩一两　白芍药一两　阿胶二两（捣碎，炒令黄燥）　当归一两　伏龙肝二两

【用法】上为细散。每服二钱，以糯米粥饮调下，不拘时候。

【主治】虚劳吐血不止。

地骨皮散

【来源】《太平圣惠方》卷二十七。

【组成】地骨皮二两　麦门冬二两（去心）　甘草一两（炙微赤，锉）

【用法】上为散。每服三钱，以水一中盏，加小麦一百粒，煎至六分，去滓温服，不拘时候。

【主治】虚劳，口中苦渴，骨节烦疼。

地黄金粉散

【来源】《太平圣惠方》卷二十七。

【别名】地黄汤（《鸡峰普济方》卷九）、生地黄汤（《普济方》卷二十九）。

【组成】地黄半斤（取自然汁）　飞罗面四两

【用法】同调成糊，摊于漆盘内，候干取下为末。每服二钱，以陈米饮调下，不拘时候。

【主治】

1.《太平圣惠方》：虚劳，心肺热吐血。
2.《鸡峰普济方》：劳瘦。
3.《普济方》：肾气虚弱。

芍药散

【来源】《太平圣惠方》卷二十七。

【组成】白芍药一两　黄耆二两（锉）　甘草半两（炙微赤，锉）　人参一两（去芦头）　熟干地黄一两　附子一两（炮裂，去皮脐）　桂心一两　干姜半两（炮裂，锉）　当归一两　前胡一两（去芦头）　枳壳半两（麸炒微黄，去瓤）　诃黎勒皮一两

【用法】上为粗散。每服四钱，以水一中盏，加生姜半分，大枣三枚，煎至六分，去滓，纳饴糖枣许大，更煎一二沸，食前温服。

【主治】虚劳里急，四肢疼痛，气引胸胁不利。

【宜忌】忌菘菜。

肉苁蓉丸

【来源】《太平圣惠方》卷二十七。

【组成】肉苁蓉二两（酒浸一宿，刮去皱皮炙令干）　熟干地黄二两　钟乳粉一两　五味子三分　龙骨三分　山茱萸三分　车前子一两　桂心三分　人参三分（去芦头）　牛膝一两（去苗）　枸杞子三分　远志三分（去苗）　白茯苓一两　黄耆三分（锉）　杜仲一两半（去粗皮，微炙，锉）　防风三分（去芦头）　薯蓣三分　石菖蒲三分　附子一两（炮裂，去皮脐）　石斛一两

（去根，锉） 菟丝子二两（酒浸三日，焙干，别捣为末）

【用法】上为末，炼蜜为丸，如梧桐子大。每服三十丸，空心及晚食前以温酒送下。

【主治】虚劳，肾气不足，梦交，心多忪悸，头目昏闷，四肢少力，不欲饮食。

肉苁蓉散

【来源】《太平圣惠方》卷二十七。

【组成】肉苁蓉（酒浸一宿，刮去皱皮，炙令干） 菟丝子（酒浸一宿，焙干，别捣） 牛膝（去苗） 附子（炮裂，去皮脐） 杜仲（去粗皮，炙令黄，锉） 白茯苓各一两 防风（去芦头） 桂心 巴戟 续断 枸杞子各三分 五味子半两 蛇床子半两 山茱萸半两

【用法】上为细散。每服二钱，食前以温酒调下。

【功用】补益脏腑，利腰膝，止烦疼，强志力，充肌肤。

【主治】风劳。

伏龙肝散

【来源】《太平圣惠方》卷二十七。

【组成】伏龙肝二两 生干地黄二两 鹿角胶二两（捣碎，炒令黄燥） 芎藭 当归 桂心 白芍药 白芷 麦门冬（去心，焙） 细辛 甘草（炙微赤，锉）各一两

方中阿胶，《普济方》作鹿角胶。

【用法】上为粗散。每服三钱，以水一中盏，煎至六分，去滓温服，不拘时候。

【主治】虚劳吐血，心烦头闷。

羊肾丸

【来源】《太平圣惠方》卷二十七。

【组成】羊肾二对（去脂膜，切碎，焙干） 人参（去芦头） 白茯苓 白术各一两 桂心 熟干地黄各二两 肉苁蓉（汤浸一宿，刮去皱皮，炙干） 当归 蛇床子各三分 枳壳（麸炒微黄，去瓤） 薯蓣 黄耆 泽泻 山茱萸 白芍药 吴茱萸（汤浸七遍，焙干微炒） 菟丝子（酒浸三日，晒干，别捣为末） 鹿茸（去毛，涂酥，炙微黄） 远志（去心） 附子（炮裂，去皮脐） 牡丹 石斛（去根，锉） 牛膝（去苗） 诃黎勒（煨，用皮）各一两半

【用法】上为末，炼蜜为丸，如梧桐子大。每日三十丸，空腹以暖酒送下，晚食前再服。

【功用】补益骨髓，悦泽肌肤。

【主治】虚劳羸瘦。

麦门冬散

【来源】《太平圣惠方》卷二十七。

【组成】麦门冬一两半（去心，焙） 榆白皮（锉） 苦参（锉） 地骨皮 黄连（去须） 黄芩 龙胆（去芦头） 生干地黄 甘草（炙微赤，锉）各一两

【用法】上为粗散。每服三钱，以水一中盏，煎至五分，去滓温服，不拘时候。

【主治】虚劳，心热烦躁，忧恚少睡。

【宜忌】忌猪肉、芜荑。

麦门冬散

【来源】方出《太平圣惠方》卷二十七，名见《普济方》卷二三三。

【组成】麦门冬（去心） 人参（去芦头） 白茯苓 酸枣仁（微炒） 前胡（去芦头） 甘草（炙微赤，锉） 地骨皮各一两 生干地黄三两

【用法】上为散。每服四钱，以水一中盏，加粟米一百粒，豉五粒，煎至六分，去滓温服，不拘时候。

【主治】虚劳，心烦不得睡卧。

麦门冬散

【来源】方出《太平圣惠方》卷二十七，名见《普济方》卷二三三。

【组成】麦门冬一两半（去心，焙） 前胡一两（去芦头） 人参三分（去芦头） 黄耆一两（锉） 槟榔半两 茯神一两

【用法】上为粗散。每服三钱，以水一中盏，加生姜半分，小麦一百粒，煎至六分，去滓温服，不

拘时候。

【主治】虚劳烦热，不得睡卧，少气翕翕，口干失食。

牡蛎粉散

【来源】《太平圣惠方》卷二十七。

【组成】牡蛎粉　五味子　桂心　牡丹　地骨皮　知母　肉苁蓉（酒浸一宿，去皱皮，炙令干）　甘草（炙微赤，锉）各半两　黄耆一两（锉）　麦门冬三分（去心）　人参三分（去芦头）　熟干地黄一两　续断三分　白茯苓一两　石斛三分（去根，锉）

【用法】上为散，每服三钱，以水一中盏，煎至五分，去滓温服，不拘时候。

【功用】止渴，助气力。

【主治】虚劳。

诃黎勒散

【来源】《太平圣惠方》卷二十七。

【组成】诃黎勒二两（用皮）　鳖甲一两（涂醋炙令黄，去裙襕）　枳壳半两（麸炒微黄，去瓤）　白茯苓一两　紫菀半两（去苗土）　柴胡一两（去苗）　黄耆一两（锉）　杏仁半两（汤浸，去皮尖双仁，麸炒微黄）　百合一两　甘草半两（炙微赤，锉）　酸枣仁一两

【用法】上为粗散。每服四钱，以水一中盏，加生姜半分，煎至六分，去滓温服，不拘时候。

【主治】虚劳咳嗽，或时寒热，不得眠卧。

【宜忌】忌苋菜。

诃黎勒散

【来源】《太平圣惠方》卷二十七。

【组成】诃黎勒皮一两　木香三分　陈橘皮三分（汤浸，去白瓤，焙）　当归三分　黄耆一两（锉）　甘草半两（炙微赤，锉）　白术三分　牛膝一两（去苗）　白茯苓一两　人参一两（去芦头）　白芍药一两　桂心三分

【用法】上为粗散。每服三钱，以水一中盏，加生姜半分，大枣三枚，煎至六分，去滓，食前温服。

【主治】虚劳里急，两胁疼痛，四肢无力，不欲吃食。

补肺散

【来源】《太平圣惠方》卷二十七。

【组成】干姜半两（炮裂，锉）　当归三分　白芍药半两　黄芩三分　阿胶一两（捣碎，炒令黄燥）　伏龙肝一两　白芷半两　甘草一分（炙微赤，锉）　桂心半两

【用法】上为粗散。每服三钱，以水一中盏，煎至六分，去滓温服，不拘时候。

【主治】虚劳吐血失声。

补肺散

【来源】《太平圣惠方》卷二十七。

【组成】人参（去芦头）　桂心　钟乳粉　白石英（细研，水飞过）　麦门冬（去心，焙）　五味子　熟干地黄　白茯苓各一两　干姜半两（炮裂，锉）　黄耆三分　鹿角胶（捣碎，炒令黄燥）二两　甘草三分（炙微赤，锉）

【用法】上为散。每服三钱，煮姜、枣粥饮调下，不拘时候。

【主治】虚劳咳嗽，气喘乏力，吃食全少，坐卧不安。

补益天雄丸

【来源】《太平圣惠方》卷二十七。

【组成】天雄（炮裂，去皮脐）　菟丝子（酒浸一宿，焙干别捣）　柏子仁　石斛（去根，锉）　巴戟　天门冬（去心，焙）　牛膝（去苗）　干漆（捣碎，炒令烟出）各一两　肉苁蓉二两（酒浸一宿，刮去皱皮，炙令干）　熟干地黄二两　肉桂二两（去皱皮）

【用法】上为末，炼蜜为丸，如梧桐子大。每服三十丸，空心及晚食前以温酒送下。渐加至四十丸。

【主治】风劳气，身体疼痹，手足无力，气血虚损，颜色萎黄，精神昏沉，饮食无味。

阿胶散

【来源】《太平圣惠方》卷二十七。

【组成】阿胶一两（捣碎，炒令黄燥） 当归一两（锉，微炒） 伏龙肝一两 白芍药一两 白芷一两 甘草一两（炙微赤，锉） 生干地黄四两 细辛半两 芎䓖一两 桂心一两

【用法】上为粗散。每服四钱，用水一中盏，煎至六分，去滓温服，不拘时候。

【主治】虚劳，频吐血，心膈、四肢疼痛，头目旋闷。

陈橘皮丸

【来源】《太平圣惠方》卷二十七。

【组成】陈橘皮二两（汤浸，去白瓤，焙） 槟榔一两 柴胡一两半（去苗） 诃黎勒皮一两 白芍药一两 紫菀一两（去苗土） 川大黄二两（锉碎，微炒） 木香三分 杏仁一两（汤浸，去皮尖双仁，麸炒微黄）

【用法】上为末，炼蜜为丸，如梧桐子大。每服三十丸，食前粥饮送下。

【主治】虚劳咳嗽，腹胁妨闷，大腹气滞，肢节烦疼。

松子丸

【来源】《太平圣惠方》卷二十七。

【组成】松子（去皮） 白茯苓 麦门冬（去心，焙） 柏子仁 薯蓣 枸杞子 五味子 菌桂 山茱萸 覆盆子 熟干地黄 泽泻 女贞实 石南 黄耆（锉） 远志（去心）各一两 肉苁蓉二两（酒浸一宿，括去皱皮，炙令干） 石斛一两半（去根，锉） 杜仲一两半（去皱皮，炙令黄） 甘草半两（炙微赤，锉）

【用法】上为末，炼蜜为丸，如梧桐子大。每服三十丸，空心及晚食前温酒送下。

【功用】久服强筋骨，长肌肉，悦泽颜色，延年不老。

【主治】虚劳百病，绝伤羸瘦。

知母散

【来源】《太平圣惠方》卷二十七。

【组成】知母三两 前胡一两（去芦头） 地骨皮二两 犀角屑一两半 白鲜皮二两 龙齿三两 川芒消二两

【用法】上为粗散。每服四钱，以水一中盏，煎至六分，去滓，每于食后温服。

【主治】虚劳骨热，四肢烦疼，渐渐羸瘦，日晚口干颊赤。

建中散

【来源】《太平圣惠方》卷二十七。

【别名】大建中散（《普济方》卷二一七）。

【组成】黄耆（锉） 桂心 白芍药 白术 当归 附子（炮裂，去皮脐）各一两 甘草半两（炙微赤，锉） 木香三分 熟干地黄三分

【用法】上为粗散。每服四钱，以水一中盏，加生姜半分，大枣三个，煎至六分，去滓、下饴糖如枣大，更煎一两沸，食前温服。

【功用】益气，补不足。

【主治】虚劳。

建中黄耆汤

【来源】《太平圣惠方》卷二十七。

【组成】黄耆二两（锉） 桂心一两 甘草半两（炙微赤，锉） 五味子三分 牡丹皮三分 泽泻一两 白芍药三分 山茱萸一两 远志半两（去心） 当归一两

【用法】上为粗散。每服四钱，以水一中盏，加生姜半分、大枣三个，煎至六分，去滓，更入饴糖枣许大，同煎一两沸，食前温服。

【主治】虚劳里急诸不足。

胡麻汤

【来源】《太平圣惠方》卷二十七。

【组成】胡麻三两 熟干地黄二两 人参一两（去芦头） 甘草一分（炙微赤，锉） 麦门冬二两（去心，焙） 藁本三分

【用法】上为散。每服四钱，以水一中盏，煎至五分，去滓，食前温服。

【主治】虚劳绝伤羸极，气少不足，四肢消瘦。

胡麻散

【来源】《太平圣惠方》卷二十七。

【组成】胡麻　桂心　甘草（炙微赤，锉）　人参（去芦头）　泽泻　黄耆（锉）　白茯苓各一两　五味子　麦门冬（去心，焙）　地骨皮　天门冬（去心）各半两　熟干地黄二两

【用法】上为散。每服四钱，以水一中盏，入薤白两茎，生姜半分，煎至六分，去滓温服，不拘时候。

【主治】虚劳不足，咳逆上气，不欲饮食，四肢乏力。

胡黄连丸

【来源】《太平圣惠方》卷二十七。

【组成】胡黄连　天灵盖（涂醋，炙令微黄）　赤茯苓　川升麻　川大黄（锉碎，微炒）　地骨皮　知母　犀角屑　人参（去芦头）　麦门冬（去心，焙）各一两　鳖甲三两（涂醋，炙令黄，去裙襕）　黄芩　前胡（去芦头）　桔梗（去芦头）　赤芍药　当归（锉，微炒）　木通（锉）　防风（去芦头）各三分　甘草半两（炙微赤，锉）　柴胡二两（去苗）

【用法】上为末，炼蜜为丸，如梧桐子大。每服三十丸，温水送下，不拘时候。

【主治】虚劳骨热，四肢羸瘦少力，不思饮食。

【宜忌】忌苋菜。

胡黄连散

【来源】《太平圣惠方》卷二十七。

【组成】胡黄连一两　人参三分（去芦头）　赤茯苓一两半　柴胡一两半（去苗）　鳖甲一两半（涂醋炙令微黄，去裙襕）　栀子仁三分　麦门冬一两半（去心，焙）　赤芍药三分　甘草半两（炙微赤，锉）　桔梗一两（去芦头）　槟榔半两

【用法】上为粗散。每服四钱，以童子小便一中盏，入生姜半分，煎至六分，去滓温服，不拘时候。

【主治】虚劳骨热，四肢烦疼，口干心躁。

【宜忌】忌苋菜。

茜根散

【来源】《太平圣惠方》卷二十七。

【组成】茜根（锉）　羚羊角屑　柏叶　刺蓟　阿胶（捣碎，炒令黄燥）　白芍药　白术　黄耆（锉）　当归（锉，微炒）　黄芩各一两　生干地黄二两　甘草半两（炙微赤，锉）　伏龙肝二两　乱发灰半两

【用法】上为粗散。每服四钱，以水一中盏，入竹茹一分，煎至六分，去滓温服，不拘时候。

【主治】虚劳少力，吐血心闷，头旋目晕。

茯苓散

【来源】方出《太平圣惠方》卷二十七，名见《普济方》卷二三三。

【组成】酸枣仁（微炒）　白茯苓　麦门冬（去心，焙）　白芍药　紫苏茎叶　黄耆各（锉）三两　人参（去芦头）　陈橘皮（汤浸，去白瓤，焙）　甘草（炙微赤，锉）各三分

【用法】上为散。每服三钱，以水一中盏，加生姜半分，煎至六分，去滓温服，不拘时候。

【主治】虚劳烦热，四肢疼痛，不得睡卧。

茯神散

【来源】《太平圣惠方》卷二十七。

【组成】茯神　石斛（去根，锉）　栝楼根　肉苁蓉（酒浸一宿，刮去皱皮，炙令黄）　知母　人参（去芦头）　白茯苓各一两　五味子半两　黄连三分（去须）　丹参半两　当归半两　麦蘖三分（微炒）　葳蕤半两　甘草半两（炙微赤，锉）

【用法】上为粗散。每服三钱，以水一中盏，煎至六分，去滓温服，不拘时候。

【主治】虚劳多渴，四肢羸乏。

茯神散

【来源】《太平圣惠方》卷二十七。

【组成】茯神　人参（去芦头）　熟干地黄　牡蛎（烧为粉）　麦门冬（去心，焙）　黄耆（锉）　酸枣仁（微炒）　龙骨各一两　五味子　苍术　甘草（炙微赤，锉）各半两

【用法】上为粗散。每服四钱，以水一中盏，加生姜半分，大枣三个，煎至六分，去滓温服，不拘时候。

【主治】虚劳，起动汗出，稍热多惊恚，不得睡卧。

钟乳散

【来源】《太平圣惠方》卷二十七。

【组成】钟乳粉二两　黄耆一两（锉）　桂心一两　干姜三分（炮裂，锉）　肉苁蓉一两（酒浸一宿，刮去皱皮，炙令干）　白术一两

【用法】上为细散。每服二钱，食前以温酒调下。

【功用】益气力，思饮食。

【主治】虚劳不足。

钟乳浸酒方

【来源】《太平圣惠方》卷二十七。

【组成】钟乳粉三两　石斛二两（去根，锉）　牛膝二两（去苗）　黄耆二两（锉）　防风二两（去芦头）　熟干地黄五两

【用法】上锉细，以生绢袋盛，以酒二斗浸三日后，每于食前温饮一小盏。

【功用】补养五脏，疗风气，坚筋骨，益精髓。

【主治】虚劳不足。

栝楼煎

【来源】《太平圣惠方》卷二十七。

【组成】栝楼根一两　茯神一两　石斛一两（去根节）　肉苁蓉二两（酒浸一宿，刮去皱皮，炙令黄）　甘草半两（炙微赤，锉）　知母一两　黄连半两（去须）　当归半两　五味子半两　人参一两（去芦头）　丹参半两（上并捣罗为末）　地骨皮二两　葳蕤二两　胡麻一两　蜜五合　生地黄汁一升　牛髓一合　淡竹叶五十片　生麦门冬汁五合　生姜汁一合

【用法】以水三升，煮地骨皮、葳蕤、胡麻、淡竹叶四味，去滓，取汁一升，和地黄汁、麦门冬、牛髓、蜜、姜汁等，入前药末，搅令匀，又煎成膏，入于铜器中。每服半匙，以粥饮调下，不拘时候。

【主治】虚劳渴，四体虚乏，羸瘦。

栝楼根丸

【来源】《太平圣惠方》卷二十七。

【组成】栝楼根　甘草（炙微赤，锉）　杏仁（汤浸，去皮尖双仁，麸炒微黄）　乌梅肉（微炒）各一两

【用法】上为末，煮枣肉，入少许蜜为丸，如弹子大。每服一丸，以绵裹，含咽津，一日四五次。

【主治】虚劳烦热，口干舌燥，烦渴。

桃仁丸

【来源】《太平圣惠方》卷二十七。

【组成】桃仁一斤（于新瓦器内用童便一斗煮，候小便尽取出，去皮尖，研如膏）　乌梅肉三两（微炒）　芜荑仁三两　黄连二两（去须）

【用法】上三味为末，入桃仁膏为丸，如梧桐子大。每服十五丸，空心以温水送下，晚食前再服。

【主治】急劳。

柴胡煎丸

【来源】《太平圣惠方》卷二十七。

【组成】柴胡一两半（去苗）　犀角屑　知母　胡黄连　桔梗（去芦头）　川升麻　地骨皮　黄芩　诃黎勒皮各一两　栝楼一枚　鳖甲二两（涂醋炙令微黄，去裙襕）　甘草三分（炙微赤，锉）　赤茯苓三分　人参三分（去芦头）

【用法】上为末。用猪胆五枚取汁，及蜜半斤，搅和令匀，慢火煎成膏，和药末为丸，如梧桐子大。每服二十丸，食后煎乌梅、小便送下。

【主治】虚劳骨热，肢节烦疼，心膈躁闷。

【宜忌】忌苋菜。

菟丝子散

【来源】《太平圣惠方》卷二十七。

【组成】菟丝子三两（捣） 甘草二两（炙微赤，锉） 枣肉三两 桂心三两（锉） 杜仲五两（去皱皮，锉） 麦门冬二两（去心） 生干地黄五两 肉苁蓉三两（锉，去皱皮，切）

【用法】以酒五升，渍三宿，出晒干，复浸，更晒干，以酒尽为度，捣细罗为散。每服二钱，食前以温酒调下。

【主治】虚劳不足，阴阳失度，伤筋损脉，嘘吸短气，漏泄不止，小便赤黄，阴下湿痹，腰脊如折，颜色不悦。

黄芩散

【来源】《太平圣惠方》卷二十七。

【组成】黄芩三分 知母一两 羚羊角屑一两 甘草半两（炙微赤，锉） 白茯苓一两 酸枣仁一两

【用法】上为粗散。每服四钱，以水一中盏，加大枣三枚，煎至六分，不拘时候温服。

【主治】虚劳烦热，不得睡卧。

黄耆丸

【来源】《太平圣惠方》卷二十七。

【组成】黄耆（锉） 葛根（锉） 乌梅肉（微炒） 麦门冬（去心，焙） 栝楼根 天门冬（去心，焙）各一两 酸枣仁（微炒） 甘草（炙微赤，锉） 覆盆子各三分

【用法】上为末，炼蜜为丸，如弹子大。每服一丸，绵裹含咽津，尽即更含咽之。

【主治】虚劳。羸瘦烦热，口舌干燥，不欲饮食。

黄耆丸

【来源】《太平圣惠方》卷二十七。

【组成】黄耆一两半（锉） 栝楼根二两 苦参二两半（锉） 羚羊角屑一两半 黄连一两（去须） 茯神二两 鸡肶胵黄皮五枚（炙黄） 甘草一两半（炙微赤，锉）

【用法】上为末，炼蜜为丸，如梧桐子大。每服三十丸，不拘时候以粥饮送下。

【主治】虚劳。口干烦渴，腰疼膀痛，小便白浊。

黄耆散

【来源】《太平圣惠方》卷二十七。

【组成】黄耆一两（锉） 露蜂房一两（微炒） 川楝子三分（微炒） 白蒺藜半两 桑根白皮三分（锉） 阿胶二两（捣碎，炒令黄燥） 薯蓣一两 麝香二两（细研）

【用法】上为细散，入麝香，研令匀。每服二钱，以糯米粥饮调下，不拘时候。

【功用】补肺气，止吐血。

【主治】虚劳吐血。

黄耆散

【来源】《太平圣惠方》卷二十七。

【组成】黄耆（锉） 白茯苓 当归 牛膝（去苗） 五味子 桂心 人参（去芦头） 附子（炮裂，去皮脐）各一两 半夏半两（汤浸七遍，去滑） 熟干地黄一两 白芍药三分 甘草半两（炙微赤，锉）

【用法】上为散。每服三钱，以水一中盏，加生姜半分，大枣三枚，煎至六分，去滓温服，不拘时候。

【主治】虚劳。小腹里急，少气羸弱，不能饮食。

黄耆散

【来源】《太平圣惠方》卷二十七。

【组成】黄耆（锉） 人参（去芦头） 陈橘皮（汤浸，去白瓤，焙） 当归 附子（炮裂，去皮脐） 石斛（去根，锉） 白术 山茱萸 白茯苓各一两 桂心三分 甘草半两（炙微赤，锉） 麦门冬一两半（去心）

【用法】上为粗散。每服三钱，以水一中盏，加生姜半分，大枣三枚，煎至六分，去滓，食前温服。

【主治】虚劳不足，脏腑虚弱，四肢乏力，不能饮食。

黄羊肾汤

【来源】《太平圣惠方》卷二十七。

【组成】羊肾一对（去膜，切作八片） 磁石二两（捣碎，水淘去赤汁） 黄耆一两（锉） 地骨皮三分 麦门冬一两（去心） 熟干地黄二两 五味子三分 人参一两（去芦头） 桂心三分 白茯苓一两

【用法】上为散。每服先以水一大盏半，煎羊肾至一盏，去肾及水上浮脂，后入散一两，枣五枚，煎至七分，去滓，空心及晚食前分二次温服。

【主治】虚劳口干舌燥，腿膝无力，下焦虚乏。

鹿髓煎

【来源】《太平圣惠方》卷二十七。

【组成】鹿髓半斤 蜜二两 酥二两 生地黄汁四合 杏仁三两（汤浸，去皮尖双仁，以酒一中盏，浸研取汁） 桃仁三两（汤浸，去皮尖双仁，以酒半盏研取汁）

【用法】先以桃仁、杏仁、地黄等汁于银锅内，以慢火煎令减半，次下鹿髓、酥、蜜同煎如饧，每服一茶匙，食后含咽。

【主治】虚劳伤中，脉绝筋急，肺痿咳嗽。

鹿角胶散

【来源】《太平圣惠方》卷二十七。

【组成】鹿角胶一两（捣碎，炒令黄燥） 白芍药一两 生干地黄二两 羚羊角屑一两 柏叶一两 黄耆一两 刺蓟一两

【用法】上为粗散。每服四钱，以水一中盏，入竹茹一分，煎至六分，去滓，入砂糖如枣大，更煎三二沸，不拘时候温服。

【主治】虚劳，内伤寒热，吐血。

羚羊角散

【来源】《太平圣惠方》卷二十七。

【组成】羚羊角屑三分 当归三分 白茯苓一两 酸枣仁一两（微炒） 黄耆三分（锉） 半夏（汤浸七遍，去滑） 防风（去芦头） 甘草（炙微赤，锉） 桂心 黄芩 远志（去心） 萆薢（锉） 人参（去芦头）各半两 麦门冬一两（去心）

方中半夏、防风用量原缺，据《普济方》补。

【用法】上为粗散。每服四钱，以水一中盏，加生姜半分、大枣三枚，煎至六分，去滓温服，不拘时候。

【主治】虚劳烦热，肢节拘急疼痛，不得睡卧。

紫菀丸

【来源】《太平圣惠方》卷二十七。

【组成】紫菀三分（去苗土） 前胡一两（去芦头） 麦门冬一两半（去心，焙） 桔梗半两（去芦头） 鳖甲一两半（涂醋，炙令黄，去裙襕） 白芍药三分 贝母半两（煨微黄） 百合三分 甘草半两（炙微赤，锉）

【用法】上为末，炼蜜为丸，如梧桐子大。每服二十丸，以生姜汤送下，不拘时候。

【主治】虚劳咳嗽，胸膈不利，骨节疼痛，饮食无味。

【宜忌】忌苋菜。

紫菀散

【来源】《太平圣惠方》卷二十七。

【组成】紫菀（去苗土） 黄耆（锉） 白茯苓 款冬花 生干地黄 白前 杏仁（汤浸，去皮尖双仁，麸炒微黄） 桑根白皮（炙微赤，锉）各一两 甘草半两（炙微赤，锉）

【用法】上为散。每服四钱，以水一中盏，加生姜半分，煎至六分，去滓温服，不拘时候。

【主治】虚劳咳嗽，涕唾稠粘，渐各羸弱。

紫菀散

【来源】《太平圣惠方》卷二十七。

【别名】广济紫菀汤（《鸡峰普济方》卷十一）。

【组成】紫菀一两（洗去苗土） 五味子三分 甘草半两（炙微赤，锉） 百合三分 白茯苓一两

【用法】上为粗散。每服三钱，以水一中盏，煎至

五分，去滓温服，一日三四次。
【主治】虚劳上气，咳嗽不止。

蛤蚧丸

【来源】《太平圣惠方》卷二十七。
【组成】蛤蚧一对（头尾全者，涂酥，炙令黄） 贝母一两（煨微黄） 紫菀一两（去苗土） 杏仁一两（汤浸，去皮尖双仁，麸炒微黄） 鳖甲二两（涂醋，炙令黄，去裙襴） 皂荚仁一两（炒令焦黄） 桑根白皮一两（锉）
【用法】上为末，炼蜜为丸，如梧桐子大。每服二十丸，以大枣汤送下，一日二三次。
【主治】虚劳咳嗽，及肺壅上气。
【宜忌】忌苋菜。

猬皮散

【来源】《太平圣惠方》卷二十七。
【组成】猬皮一两（烧灰） 硫黄一分
【用法】上为细末。每服一钱，空心以温酒调下。
【主治】虚劳吐血。

犀角丸

【来源】《太平圣惠方》卷二十七。
【组成】犀角屑 胡黄连 知母 赤芍药 贝母（煨令微黄） 地骨皮 黄芩 槟榔 紫苑（洗去苗土） 木香 款冬花 乌梅肉（微炒） 柴胡（去苗）各半两 大熟黄瓜一枚（去瓤）
【用法】上为末，入黄瓜内，蒸熟烂研，入蜜少许和丸，如梧桐子大。每服三十丸，以温水送下，不拘时候。
【主治】虚劳骨热，四肢烦疼，小便赤黄，眼涩少睡。

熟干地黄散

【来源】《太平圣惠方》卷二十七。
【组成】熟干地黄二两 川乌头半两（炮裂，去皮脐） 人参一两（去芦头） 桂心半两 干姜半两（炮裂，锉） 黄耆一两（锉） 白芍药半两 川椒一分（去目及闭口者，微炒去汗） 白茯苓一两 白术三分 半夏半两（汤洗七遍去滑） 当归一两
【用法】上为粗散。每服三钱，以水一中盏，加生姜半分，大枣三枚，煎至六分，去滓，食前温服。
【主治】虚劳，里急少气，心胸疼冷，手足不和，身体每日汗出。

熟干地黄散

【来源】《太平圣惠方》卷二十七。
【别名】熟地黄散（《普济方》卷十六）。
【组成】熟干地黄 牡蛎 黄耆（锉） 人参（去芦头） 麦门冬（去心） 白茯苓各一两 续断 白芍药 桂心 五味子 甘草（炙微赤，锉） 当归 白术 山茱萸各三分
【用法】上为散。每服四钱，以水一中盏，加生姜半分，大枣三枚，煎至六分，去滓，食前温服。
【主治】虚劳不足，四肢无力，不能饮食，食即多汗。

麋茸丸

【来源】《太平圣惠方》卷二十七。
【组成】麋茸二两（去毛，涂酥，炙令微黄） 鹿茸一两（去毛，涂酥，炙微黄） 干熟地黄二两 牛膝二两（去苗） 人参一两（去芦头） 白茯苓一两 桂心一两 五味子一两 巴戟一两 菟丝子一两（酒浸三日，焙干，别捣为末） 附子一两（炮裂，去皮脐） 肉苁蓉一两（酒浸一宿，刮去皱皮，炙令干） 汉椒半两（去目及闭口者，微炒，去汗） 山茱萸一两 薯蓣一两 车前子一两 远志一两（去心） 蛇床子一两
【用法】上为末，取白羊肾十只，去筋膜，细切烂研，用好酒五升，慢火熬成膏，入前药末为丸，如梧桐子大。每服三十丸，空心及晚食前温酒送下。
【主治】虚劳不足，肾脏伤绝。

鳖甲丸

【来源】《太平圣惠方》卷二十七。

【组成】鳖甲（涂酥，炙令黄，去裙襕） 酸枣仁（微炒） 羌活 黄耆 麦门冬（去心，焙） 柴胡 白茯苓 人参（去芦头） 牛膝（去苗） 知母 五味子 白芍药各一两

【用法】上为末，炼蜜为丸，如梧桐子大。每服三十丸，温水送下，不拘时候。

【主治】虚劳羸瘦，四肢烦热疼痛，吃食减少，不得睡卧。

丁香丸

【来源】《太平圣惠方》卷二十八。

【组成】丁香一两 硫黄三分（细研） 神曲一两（炒微黄） 陈橘皮一两（汤浸，去白瓤，焙） 厚朴一两（去粗皮，涂生姜汁炙令香熟） 槟榔一两

【用法】上为末，炼蜜为丸，如梧桐子大。每服二十丸，空心及晚食前以温酒送下；粥饮下亦得。

【主治】虚劳。脾气虚弱，腹胀，食饮不消，面无颜色，四肢羸瘦。

丁香散

【来源】《太平圣惠方》卷二十八。

【组成】丁香半两 当归三分 赤芍药三分 厚朴一两半（去粗皮，涂生姜汁，炙令香熟） 青橘皮一两（汤浸，去白瓤，焙） 木香三分 桂心三分 人参半两（去芦头） 桃仁三分（汤浸，去皮尖双仁，麸炒微黄） 川椒一分（去目及闭口者，微炒去汗）

【用法】上为粗散。每服三钱，以水一中盏，加生姜半分，大枣三个，煎至六分，焙，去滓稍热服，不拘时候。

【主治】虚劳，冷气攻心腹疼痛。

丁香散

【来源】《太平圣惠方》卷二十八。

【组成】丁香三分 半夏半两（汤洗七遍去滑） 白术三分 前胡三分（去芦头） 桂心三分 人参三分（去芦头） 枇杷叶半两（去毛，炙微黄） 厚朴三分（去粗皮，涂生姜汁，炙令香熟） 柴胡一两（去苗） 白茯苓三分 陈橘皮三分（汤浸，去白瓤，焙） 诃黎勒一两（煨，用皮） 甘草半两（炙微赤，锉）

【用法】上为粗散。每服三钱，以水一中盏，加生姜半分，大枣三个，煎至六分，去滓稍热服，不拘时候。

【主治】气劳，脾胃久弱，呕逆不纳饮食，四肢羸瘦，渐加乏力。

八石散

【来源】《太平圣惠方》卷二十八。

【组成】白矾 阳起石 太阴玄精 禹余粮各三两 钟乳粉 寒水石 金牙石 黄丹各一两

【用法】上为细末，以盐泥固济瓶子，纳诸药末，密封泥，候干，以火渐渐逼之，相次加火至二十时断之，火尽为度，候冷取出，重研令极细。每服二三钱，病重四钱，以猪肝一具，切作片，掺药末在肝内，并入盐二钱，葱白一握，劈碎，炉鏊令熟了便以胡椒、荜茇末、生姜、醋、酱、酱吃，后饮暖酒一两盏。渴即粥饮解之，甚者不过三服。

【主治】虚劳泄痢至甚。

人参散

【来源】《太平圣惠方》卷二十八，名见《普济方》卷二三三。

【组成】人参一两（去芦头） 龙骨一两半 桑螵蛸一两（微炒） 熟干地黄一两半 桂心三分 黄耆一两（锉） 茯神一两 麦门冬一两半（去心，焙） 甘草半两（炙微赤，锉） 白术三分 肉苁蓉一两（酒浸一宿，刮去皱皮，炙干）

【用法】上为粗散。每服四钱，以水一中盏，加生姜半分，大枣三枚，煎至六分，去滓，食前温服。

【主治】虚劳羸瘦，夜卧失精，心神虚烦，咽喉不利，少思饮食。

人参散

【来源】《太平圣惠方》卷二十八。

【组成】人参一两（去芦头） 当归三分（锉，微

炒） 草豆蔻三分（去皮） 陈橘皮一两（汤浸，去白瓤，焙） 厚朴二两（去粗皮，涂生姜汁，炙令香熟） 桂心三分 甘草半两（炙热赤，锉） 白术三分 大麦蘖二两（炒微黄） 吴茱萸半两（汤浸七遍，焙干，微炒）

【用法】上为粗散。每服三钱，以水一中盏，加生姜半分，大枣三枚，煎至六分，去滓，食前稍热服。

【主治】虚劳，脾胃虚冷，食不消化，腹胁气痛。

人参散

【来源】《太平圣惠方》卷二十八。

【别名】人参煮散（《鸡峰普济方》卷七）。

【组成】人参一两（去芦头） 白芍药三分 桂心三分 黄耆二两（锉） 甘草半两（炙微赤，锉） 茯神一两 白龙骨一两 牡蛎一两（烧为粉） 远志一两（去心） 泽泻一两 酸枣仁二两（微炒）

【用法】上为粗散。每服三钱，以水一中盏，加生姜半分，大枣三枚，煎至六分，去滓，不拘时候温服。

【主治】虚劳惊悸，心神不安。

三神煎

【来源】《太平圣惠方》卷二十八。

【组成】桃仁一千三（二）百粒（汤浸，去皮尖双仁，研，旋以水滤取浓汁五升） 荆三棱三两（炮裂，锉） 鳖甲三两（涂醋炙微黄，去裙襕）。

【用法】上件药，除桃仁外，捣罗为末。于铛中先煎桃仁汁耗一半，下二味药末，以木蓖不住手搅，煎良久；又下好酒三升，煎如稀饧，收瓷瓶中盛。每日空心及晚食前以热酒一中盏，调下一茶匙。

【主治】虚劳癥瘕，结块不消者。

【宜忌】忌苋菜、生冷、湿面。

三棱散

【来源】《太平圣惠方》卷二十八。

【组成】京三棱一两（炮、锉） 木香三分 鳖甲一两（涂醋，炙微黄，去裙襕） 当归三分 陈橘皮一两（汤浸，去白瓤，焙） 赤芍药半两 川大黄三分（锉，微炒） 桔梗三分（去芦头） 桂心三分 槟榔三分 柴胡一两（去苗） 干姜三分（炮裂，锉） 诃黎勒三分（煨，用皮） 防葵三分 白术半两

【用法】上为粗散。每服三钱，以水一中盏，加生姜半分，煎至六分，去滓，不拘时候稍热服。

【主治】气劳，心腹积聚，两胁妨闷，四肢羸瘦，不能起立。

【宜忌】忌苋菜。

川椒丸

【来源】《太平圣惠方》卷二十八。

【组成】川椒一两（去目及闭口者，微炒去汗） 白茯苓 柏子仁 芎藭 人参（去芦头） 桂心 黄耆 干姜（炮，锉，去皮脐） 枸杞子 薯蓣各三分 枳实半两（麸炒微黄） 牛膝（去苗） 厚朴（去粗皮，涂生姜汁，炙令香熟） 肉苁蓉（酒浸一宿，刮去皱皮，炙干） 石斛（去根，锉） 熟干地黄 菟丝子（酒浸三日，焙干，别捣为末）各一两

【用法】上为末，炼蜜为丸，如梧桐子大。每服三十丸，空腹以温酒送下，晚食前再服。

【功用】补益，强元气，令人肥健。

【主治】虚劳羸瘦，食饮无味，百节酸疼，神思昏沉，四肢无力。

木香丸

【来源】《太平圣惠方》卷二十八。

【组成】木香半两 诃黎勒一两（煨，用皮） 肉豆蔻一分（去壳） 麝香一分

【用法】上为末，煮枣肉为丸，如绿豆大。每服十丸，食前以暖酒送下。

【主治】虚劳，脾胃气冷，不思饮食，或气满刺痛。

木香散

【来源】《太平圣惠方》卷二十八。

【组成】木香 芎藭 枳壳（麸炒微黄，去

瓤） 桃仁（汤浸，去皮尖双仁，麸炒微黄） 陈橘皮（汤浸，去白瓤，焙） 桂心 赤芍药 人参（去芦头） 槟榔各一两

【用法】上为粗散。每服三钱，以水一中盏煎至六分，去滓，不拘时候稍热服。

【主治】虚劳，心腹痛，胃气不和，腹胁胀满。

木香散

【来源】《太平圣惠方》卷二十八。

【组成】木香三分 诃黎勒一两（煨，用皮） 前胡一两（去芦头） 白术半两 丁香半两 人参半两（去芦头） 厚朴一两（去粗皮，涂生姜汁，炙令香熟） 陈橘皮一两（汤浸，去白瓤，焙） 鳖甲一两（涂醋，炙令微黄，去裙襕） 枳壳半两（麸炒微黄，去瓤） 桂心半两 当归半两 槟榔半两 赤茯苓半两 甘草一分（炙微赤，锉）

【用法】上为散。每服四钱，以水一中盏，加生姜半分，大枣三枚，煎至六分，去滓，不拘时候稍热服。

【主治】气劳，心胸不利，腹中多气，少思饮食，四肢无力。

【宜忌】忌苋菜。

巴戟丸

【来源】《太平圣惠方》卷二十八。

【组成】巴戟 菟丝子（酒浸三日，晒干，别捣为末） 石斛（去根，锉） 松子（去皮） 桂心 人参（去芦头） 牛膝（去苗） 羌活 附子（炮裂，去皮脐） 白茯苓各一两 钟乳粉 云母粉 肉苁蓉（酒浸一宿，刮去皱皮，炙令干） 干熟地黄各二两 甘菊花 五味子 防风（去芦头）各三分

【用法】上为末，入研了药，同研令匀，炼蜜为丸，如梧桐子大。每服三十丸，空心及晚食前以温酒送下。

【主治】虚劳羸瘦，下元冷惫，脚膝无力，风气相攻。

艾叶煎丸

【来源】《太平圣惠方》卷二十八。

【组成】艾叶四两（微炒） 白头翁一两

【用法】上为末，用米醋三升，先熬药末一半成膏，后入余药末相和为丸，如梧桐子大。每服三十丸，食前以粥饮送下。

【主治】冷劳，脐腹疼痛，或时泄痢；兼治妇人劳后带下。

石斛散

【来源】《太平圣惠方》卷二十八。

【组成】石斛二两（去根，锉） 山茱萸一两 五味子半两 萆薢三分（锉） 远志半两（去心） 桂心半两 人参一两（去芦头） 黄耆一两（锉） 当归三分 白茯苓三分 肉苁蓉一两（酒浸一宿，刮去皱皮，炙令干） 附子一两（炮裂，去皮脐）

【用法】上为粗散。每服四钱，以水一中盏，加生姜半分，大枣三枚，煎至六分，去滓，食前温服。

【主治】虚劳羸瘦，不能饮食，面色黄黑，手足多冷。

龙齿丸

【来源】《太平圣惠方》卷二十八。

【组成】龙齿三分 黄耆一两（锉） 熟干地黄一两 人参三分（去芦头） 柏子仁三分 防风三分（去芦头） 独活三两 甘草半两（炙微赤，锉） 枳壳半两（麸炒微黄。去瓤） 白术三分 干姜三分（炮裂，锉） 桂心三分 鳖甲一两（涂醋炙微黄，去裙襕） 桔梗半两（去芦头） 茯神一两

【用法】上为末，炼蜜为丸，如梧桐子大。每服二十丸，不拘时候，以温酒送下。

【主治】虚劳，风邪惊悸，心气不定，吃食少，四肢瘦损无力。

【宜忌】忌苋菜。

白术丸

【来源】《太平圣惠方》卷二十八。

【组成】白术一两 防葵一两 木香一两 鳖甲一两（涂醋炙微黄焦，去裙襕） 桃仁一两（汤浸，

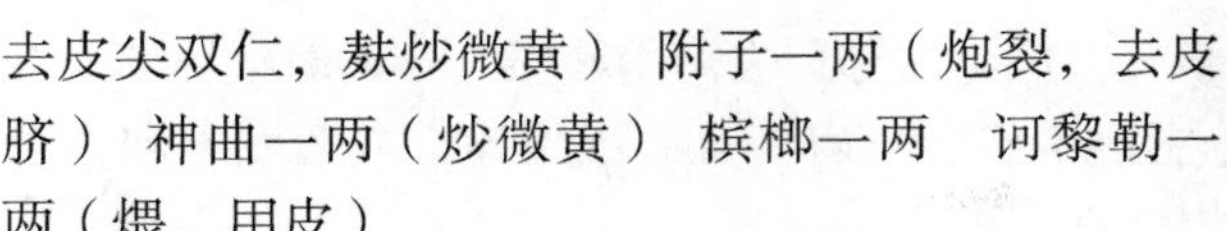

去皮尖双仁，麸炒微黄） 附子一两（炮裂，去皮脐） 神曲一两（炒微黄） 槟榔一两 诃黎勒一两（煨，用皮）

【用法】上为末，炼蜜为丸，如梧桐子大。每服三十丸，空心及晚食前以生姜汤送下。

【主治】虚劳，癥瘕，不能下食，日渐羸瘦。

【宜忌】忌苋菜、生冷。

白术散

【来源】《太平圣惠方》卷二十八。

【组成】白术一两 陈橘皮（汤浸，去白瓤，焙） 枳实三分（麸炒微黄） 半夏三分（汤洗七遍去滑） 桂心一两 白茯苓一两 附子三分（炮裂，去皮脐） 前胡一两（去芦头） 甘草（炙微赤，锉）

【用法】上为粗散。每服三钱，以水一中盏，加生姜半分，煎至六分，去滓稍热服，不拘时候。

【主治】虚劳，胸中气满，痰饮澼结，时或呕逆不食。

白术散

【来源】《太平圣惠方》卷二十八。

【组成】白术三分 陈橘皮一两（汤浸，去白瓤，焙） 人参三分（去芦头） 麦蘖一两（微炒） 附子一两（炮裂，去皮脐） 芎䓖三分 桂心三分 厚朴一两半（去粗皮，涂生姜汁炙令香熟） 诃黎勒一两（煨，用皮）

【用法】上为粗散。每服三钱，以水一中盏，加生姜半分，大枣三个，煎至六分，去滓，食前稍热服。

【主治】虚劳，脾胃虚冷，食不消化，渐加无力。

白术散

【来源】《太平圣惠方》卷二十八。

【组成】白术一两 人参一两（去芦头） 桂心三分 厚朴一两半（去粗皮，涂生姜汁炙令香熟） 吴茱萸半两（汤浸七遍，焙干，微炒） 诃黎勒一两（煨，用皮） 益智子三分（去皮） 陈橘皮一两（汤浸，去白瓤，焙） 槟榔半两

【用法】上为粗散。每服三钱，以水一中盏，加大枣三个，煎至六分，去滓，食前稍热服。

【主治】虚劳，脾胃虚冷，饮食不消化。

白术散

【来源】《太平圣惠方》卷二十八。

【组成】白术 木香 草豆蔻（去皮） 陈橘皮（汤浸，去白瓤，焙） 人参（去芦头） 肉豆蔻（去壳） 益智子（去皮） 干姜（炮裂，锉） 白茯苓 厚朴（去粗皮，涂生姜汁炙令香熟）各一两 半夏（汤浸七遍去滑） 甘草半两（炙微赤，锉）

【用法】上为粗散。每服三钱，以水一中盏，加生姜半分，大枣三个，煎至六分，去滓稍热服，不拘时候。

【主治】虚劳，脾胃气虚，不思饮食。

白术散

【来源】《太平圣惠方》卷二十八。

【组成】白术半两 防葵一两 槟榔二两 郁李仁二两（汤浸，去皮，微炒） 鳖甲二两（涂醋炙微黄，去裙襕） 吴茱萸三分（汤浸七遍，焙干，微炒） 桃仁三分（汤浸，去皮尖双仁，麸炒微黄） 诃黎勒一两半（煨，用皮）

【用法】上为粗散。每服四钱，以水一中盏，加生姜半分，煎至六分，去滓，食前温服。以微利为度。

【主治】虚劳，积聚坚实，腹如鼓，食即却吐，坐卧不安，喘急。

【宜忌】忌苋菜、生冷、油腻。

白豆蔻丸

【来源】《太平圣惠方》卷二十八。

【组成】白豆蔻半两（去皮） 白术半两 胡椒半两 当归半两 白龙骨半两 荜茇半两 厚朴一两（去粗皮，涂生姜汁炙令香熟） 陈橘皮一两（汤浸，去白瓤，焙） 芎䓖半两 人参半两（去芦头） 肉桂一两（去皱皮） 白茯苓半两 诃黎勒一两半（煨，用皮） 干姜半两（炮裂，锉）

【用法】上为末，炼蜜为丸，如梧桐子大。每服三十丸，食前以粥饮送下。

【主治】虚劳泄痢，腹胀满痛，或时疼痛，饮食减少，四肢无力。

白豆蔻散

【来源】《太平圣惠方》卷二十八。

【组成】白豆蔻一两（去皮） 木香一两 青橘皮一两（汤浸，去白瓤，焙） 白术一两 吴茱萸半两（汤浸七遍，微炒） 诃黎勒一两（煨，用皮） 干姜三分（炮裂，锉） 草豆蔻一两（去皮） 厚朴一两（去粗皮，涂生姜汁炙令香熟） 桂心一两 人参一两（去芦头） 甘草半两（炙微赤，锉）

【用法】上为粗散。每服三钱，以水一中盏，加生姜半分，大枣三个，煎至六分，去滓，食前稍热服。

【主治】虚劳，脾胃冷弱，食不消化，四肢少力。

半夏散

【来源】《太平圣惠方》卷二十八。

【组成】半夏三分（汤洗七遍去滑） 防风半两（去芦头） 大腹皮三分（锉） 麦门冬三分（去心，焙） 枇杷叶半两（拭去毛，炙微黄） 白茯苓三分 白术三分 桔梗三分（去芦头） 青橘皮三分（汤浸，去白瓤，焙） 前胡二分（去芦头） 人参三分（去芦头） 厚朴一两（去粗皮，涂生姜汁炙令香熟）

【用法】上为粗散。每服四钱，以水一中盏，加生姜半分，煎至六分，去滓热服，不拘时候。

【主治】虚劳痰饮，心腹烦满，不欲饮食。

芎藭散

【来源】《太平圣惠方》卷二十八。

【组成】芎藭一两 柴胡一两半（去苗） 桂心三分 赤芍药一两 白术一两 大腹皮二分 桃仁二十枚（汤浸，去皮尖双仁，麸炒微黄） 陈橘皮三分（汤浸，去白瓤，焙） 木香二分

【用法】上为散。每服三钱，以水一中盏，加生姜半分，煎至六分，去滓稍热服，不拘时候。

【主治】虚劳，肩背及心腹疼痛，或四肢不和，腹胃胀满。

肉豆蔻丸

【来源】《太平圣惠方》卷二十八。

【组成】肉豆蔻一两（去壳） 木香一两 丁香半两 当归半两 京三棱一两（炮，锉） 神曲一两（捣碎，微炒） 陈橘皮半两（汤浸，去白瓤，焙） 麝香一分 桃仁一两（汤浸，去皮尖双仁，麸炒微黄） 安息香半两 麦蘖一两（炒微黄）

【用法】上为末，炼蜜为丸，如梧桐子大。每服十五丸食前以热酒送下。

【主治】虚劳，心腹胀满刺痛，食不消。

肉苁蓉丸

【来源】《太平圣惠方》卷二十八。

【组成】肉苁蓉二两（酒浸一宿，刮去皱皮，炙令干） 菟丝子（酒浸三日，晒干，别捣为末） 薯蓣 牛膝（去苗） 巴戟 杜仲（去粗皮，炙微黄） 续断 白茯苓 枸杞子 五味子 蛇床子 山茱萸各一两 茯神 远志（去心） 柏子仁各二两

【用法】上为末，炼蜜为丸，如梧桐子大。每服三十丸，空腹以温酒送下，晚食前再服。

【主治】虚劳羸瘦，心神健忘，腰膝多疼，脏腑气虚，阳事衰绝。

肉苁蓉散

【来源】《太平圣惠方》卷二十八。

【别名】苁蓉散（《魏氏家藏方》卷四）。

【组成】肉苁蓉一两（酒浸一宿，刮去皱皮，炙令干） 熟干地黄一两 石斛一两（去根，锉） 防风半两（去芦头） 附子一两（炮裂，去皮脐） 黄耆一两（锉） 白茯苓一两 人参半两（去芦头） 牛膝一两（去苗） 白术半两 五味子半两 桂心半两

【用法】上为粗散。每服四钱，以水一中盏，加生姜半分，大枣三枚，煎至六分，去滓，食前温服。

【主治】虚劳伤惫，四肢羸瘦，腰膝无力，不能饮食。

肉豆蔻猪肝丸

【来源】《太平圣惠方》卷二十八。

【组成】肉豆蔻一两（去壳） 草豆蔻一两（去皮） 诃黎勒二两（煨，用皮） 缩砂一两（去皮） 陈橘皮一两（一半生，一半炙）

【用法】上为末，用猪肝一叶，可重四两以来，切为片子，以乌梅十枚捶碎，以米泔汁同浸猪肝一宿，后却用湿纸裹煨，令肝熟后，入醋少许，同细研如糊，入前药末为丸，如梧桐子大。每服三十丸，空心及食前，以粥饮送下。

【主治】虚劳泄痢，兼脾胃不和，不思饮食。

羊肝丸

【来源】《太平圣惠方》卷二十八。

【组成】羊肝一具（去脂膜，切作片子） 白矾三两（烧令汁尽）

【用法】上药以酽醋三升，煮羊肝令烂，入砂盆内研，后入白矾为丸，如梧桐子大。每服二十丸，渐加至三十丸，空心及晚食前以粥饮送

【主治】冷劳久不愈，食少泄痢。

防葵丸

【来源】《太平圣惠方》卷二十八。

【组成】防葵一两 柴胡一两（去苗） 木香三分 桃仁一两（汤浸，去皮尖双仁，麸炒微黄） 鳖甲一两（涂醋炙微黄，去裙襕） 桂心半两 川大黄一两（锉碎，微炒） 当归半两 京三棱一两（炮，锉） 赤芍药半两 槟榔一两 郁李仁一两（汤浸，去皮尖，微炒）

【用法】上为末，炼蜜为丸，如梧桐子大。每服二十丸，食前以温酒送下。

【主治】虚劳积聚，胁下妨满，腹胀不能食，及腹中痛。

【宜忌】忌苋菜、生冷、湿面。

防葵散

【来源】《太平圣惠方》卷二十八。

【组成】防葵三分 京三棱三分（锉碎，醋炒三遍） 蓬莪术半两 诃黎勒半两（煨，用皮） 槟榔半两 赤茯苓半两 人参半两（去芦头） 白术半两 桂心半两 枳壳半两（麸炒微黄，去瓤） 白豆蔻半两（去皮） 木香半两 川大黄半两（锉碎，微炒） 丁香一分 附子半两（炮裂，去皮脐） 郁李仁三分（汤浸，去皮尖，微炒） 鳖甲三两（洗去尘土，用硇砂半两研碎，以醋二合浸硇砂去却石，涂醋炙鳖甲、硇砂，醋尽为度）

【用法】上为细散。每服一钱，空心及晚食前以温酒调下。

【主治】虚劳癥瘕，或气攻脾胃，令人心下及胃管两旁坚硬，喘息急促，牵引两胁妨痛。

【宜忌】忌苋菜、生冷、湿面。

赤茯苓散

【来源】《太平圣惠方》卷二十八。

【组成】赤茯苓一两 紫菀三两（洗去苗土） 白术半两 吴茱萸一分（汤浸七遍，焙干，微炒） 郁李仁三分（汤浸，去皮尖，微炒） 当归半两 人参半两（去芦头） 鳖甲三分（涂醋炙微黄，去裙襕） 桂心半两 槟榔半两

【用法】上为粗散。每服三钱，以水一中盏，加生姜半分，煎至五分，去滓，食前温服。

【主治】虚劳积聚，心胸壅闷，喘急气促，不能饮食，四肢瘦弱。

【宜忌】忌苋菜、湿面、生冷。

赤茯苓散

【来源】《太平圣惠方》卷二十八。

【组成】赤茯苓一两 陈橘皮三分（汤浸，去白瓤，焙） 人参三分（去芦头） 丁香半两 半夏半两（汤洗七遍去滑） 黄耆三分（锉） 白术三分 五味子半两 枳实半两（麸炒微黄） 甘草一分（炙微赤，锉） 诃黎勒皮三分 桂心半两

【用法】上为散。每服三钱，以水一中盏，加生姜

半分，大枣三个，煎至六分，去滓稍热服，不拘时候。

【主治】虚劳，胸膈气满，呕逆，不纳饮食。

沉香丸

【来源】《太平圣惠方》卷二十八。

【组成】沉香一两　白术三分　柴胡二两（去芦）　桂心三分　干姜三分（炮裂，锉）　诃黎勒一两（煨，用皮）　附子一两（炮裂，去皮脐）　木香一两　人参一两（去芦头）　白茯苓一两　当归三分　槟榔三分　鳖甲一两半（涂醋炙微黄，去裙襕）　陈橘皮一两（汤浸，去白瓤，焙）　肉豆蔻一两（去壳）

【用法】上为末，炼蜜为丸，如梧桐子大。每服三十丸，食前以粥饮送下。

【主治】冷劳，四肢疼痛，体瘦少力，不思饮食。

【宜忌】忌苋菜。

沉香散

【来源】《太平圣惠方》卷二十八。

【组成】沉香一两半　附子（炮裂，去皮脐）　槟榔　肉桂（去皱皮）　陈橘皮（汤浸，去白瓤，焙）　茴香子各一两　当归半两　丁香半两

【用法】上为细散。每服二钱，食前以热酒调下。

【主治】虚劳，心腹痛，小腹滞闷。

沉香散

【来源】《太平圣惠方》卷二十八。

【组成】沉香半两　紫苏子三分　赤茯苓一两　木香半两　诃黎勒一两（煨，用皮）　柴胡一两（去苗）　鳖甲一两（涂醋炙令黄，去裙襕）　陈橘皮一两（汤浸，去白瓤，焙）　桂心半两　白术半两　槟榔一两

【用法】上为粗散。每服四钱，以水一中盏，加生姜半分，煎至六分，去滓，稍热服，不拘时候。

【主治】气劳，心腹满闷，身体羸瘦，脚膝微肿，不能饮食。

诃黎勒丸

【来源】《太平圣惠方》卷二十八。

【组成】诃黎勒一两（煨，用皮）　桂心二分　丁香半两　高良姜半两（锉）　草豆蔻一两（去皮）　神曲一两（炒微黄）　麦蘖一两（炒微黄）　白术一两　人参一两（去芦头）　吴茱萸半两（汤浸七遍，焙干，微炒）　厚朴一两（去粗皮，涂生姜汁炙令香熟）　陈橘皮一两（汤浸，去白瓤，焙）

【用法】上为末，炼蜜为丸，如梧桐子大。每服二十丸，食前以姜、枣汤送下。

【主治】虚劳，脾胃虚冷，饮食不消，腹胁胀满。

诃黎勒丸

【来源】《太平圣惠方》卷二十八。

【组成】诃黎勒三分（煨，用皮）　地榆一两（锉）　木香半两　乳香一两　当归三分　干姜半两（炮裂，锉）　白龙骨一两　阿胶一两（捣碎，炒令黄燥）　附子二两（炮裂，去皮脐）

【用法】上为末，炼蜜为丸，如梧桐子大。每服三十丸，空心及食前以粥饮送下。

【主治】虚劳，脾胃气不和，大肠泄痢，水谷难化，不思饮食。

诃黎勒散

【来源】《太平圣惠方》卷二十八。

【组成】诃黎勒三分（煨，用皮）　人参半两（去芦头）　当归半两　白术一两　芎藭半两　丁香半两　甘草一分（炙微赤，锉）　陈橘皮一两（汤浸，去白瓤，焙）　黄耆三分（锉）　桂心半两　熟干地黄一两　麦门冬一两半（去心，焙）

【用法】上为粗散。每服三钱，以水一中盏，加生姜半分，大枣三枚，煎至六分，去滓温服，不拘时候。

【主治】虚劳，脾胃气虚弱，不思饮食，四肢无力，睡常不足，面色萎黄。

诃黎勒散

【来源】《太平圣惠方》卷二十八。

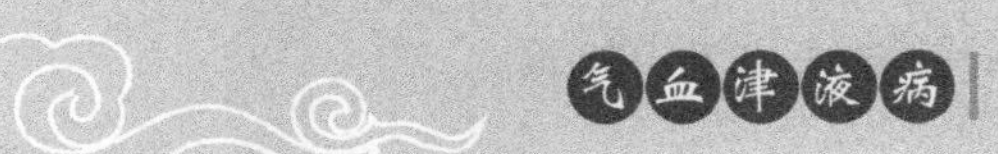

【组成】诃黎勒一两（煨，用皮） 鳖甲一两（涂醋炙微黄，去裙襕） 防葵三分 柴胡一两（去苗） 陈橘皮三分（汤浸，去白瓤，焙） 木香半两 赤茯苓三分 桔梗半两（去芦头） 桂心半两 白术三分 赤芍药三分 槟榔半两

【用法】上为粗散。每服三钱，以水一中盏，加生姜半分，煎至六分，去滓，稍热服，不拘时候。

【主治】气劳羸瘦，四肢疼痛，心腹妨闷，不欲饮食。

【宜忌】忌苋菜。

补骨脂散

【来源】《太平圣惠方》卷二十八。

【组成】补骨脂二两（微炒） 诃黎勒一两半（煨，用皮） 枳壳三分（麸炒微黄，去瓤） 肉苁蓉二两（汤浸一宿，刮去皱皮，炙令干） 厚朴一两（去粗皮，涂生姜汁，炙令香熟） 鹿茸一两（去毛，酒洗，涂酥，炙微黄） 肉豆蔻三分（去壳） 龙骨一两 赤石脂一两 白术一两 缩砂二两（去皮） 当归半两

【用法】上为细散。每服二钱，食前以粥饮调下。

【主治】冷劳羸瘦，四肢无力，不思饮食，或时泄痢。

【宜忌】忌生冷、油腻。

补益甘草丸

【来源】《太平圣惠方》卷二十八。

【组成】甘草一两（炙微赤，锉） 薯蓣一两 远志一两（去心） 续断一两 桂心一两 牛膝一两半（去苗） 人参一两（去芦头） 泽泻一两 防风一两（去芦头） 天雄一两（炮裂，去皮脐） 石斛一两（去根，锉） 茯神一两 覆盆子一两 车前子一两 五味子一两 肉苁蓉一两（酒浸一宿，刮去皱皮，炙令干） 鹿茸一两（去毛，涂酥炙微黄） 菟丝子二两（酒浸三日，晒干，别捣为末） 楮实一两（水淘去浮者，焙干） 山茱萸一两 蛇床子一两 杜仲一两（去皱皮，炙微黄） 巴戟一两 萆薢一两（锉） 白龙脑半两（细研入） 狗脊一两 黄耆一两（锉） 生干地黄二两 钟乳粉二两

【用法】上为末，炼蜜为丸，如梧桐子大。每日三十丸，空心以温酒送下，晚食前再服。

【主治】虚劳羸瘦，膝冷腰疼，神思昏沉，肢节无力，少精乏气，睡卧多惊。

补益钟乳天雄丸

【来源】《太平圣惠方》卷二十八。

【组成】钟乳粉 天雄（炮裂，去皮脐） 巴戟各一两半 肉苁蓉（酒浸一宿，刮去皱皮，炙令干） 菟丝子（酒浸三日，晒干别捣，为末） 茴香子 补骨脂 木香 天门冬（去心，焙） 续断 沉香 石斛（去根，锉） 丁香 山茱萸 附子（炮裂，去皮脐） 肉桂（去皱皮） 当归 麝香（细研） 白术 人参（去芦头） 仙灵脾 薯蓣 牛膝（去苗） 厚朴（去粗皮，涂生姜汁炙令香熟） 磁石二两（烧令赤，醋淬七遍，细研，水飞过） 熟干地黄 石龙芮各一两

【用法】上为末，炼蜜为丸。每日三十丸，空心以暖酒送下，临卧时再服；如不饮酒，盐汤下亦得。

【主治】虚劳，水脏久惫，腰膝疼冷，筋骨无力，梦寐不安，阳道劣弱，面色萎黄，饮食不得，日渐羸瘦。

阿魏丸

【来源】《太平圣惠方》卷二十八。

【组成】阿魏半两（细研，用白面一两，拌溲作饼子，爆令黄焦） 木香一两 补骨脂二两（微炒） 青橘皮一两（汤浸去白瓤，焙） 干姜二两（炮裂，锉） 附子二两（炮裂，去皮脐） 茴香子二两（微炒） 槟榔二两 肉桂二两（去皱皮） 吴茱萸二两（汤浸七遍，焙干，微炒）

【用法】上为末，炼蜜为丸，如梧桐子大。每服十五丸，食前以温酒送下；生姜汤下亦得。

【功用】顺气思食，兼暖脾肾。

【主治】虚劳，心腹或脐下疼痛。

陈橘皮丸

【来源】《太平圣惠方》卷二十八。

【组成】陈橘皮一两（汤浸，去白瓤，焙） 厚朴

三分（去粗皮，涂生姜汁炙令香熟） 神曲一两（微炒） 木香半两 槟榔三分 人参半两（去芦头） 桂心半两 柴胡三分（去苗） 白术三分 诃黎勒三分（煨，用皮） 白豆蔻三分（去皮） 高良姜半两（锉） 白茯苓三分 沉香三分 枳实三分（麸炒令微黄）

【用法】上为末，炼蜜为丸，如梧桐子大。每服三十丸，生姜、大枣汤送下，不拘时候。

【主治】气劳，脾胃乏弱，饮食不消，四肢羸瘦。

陈橘皮煎丸

【来源】《太平圣惠方》卷二十八。

【组成】陈橘皮一斤（汤浸，去白瓤，焙干，捣罗为末，用酒一斗入于银器中，以慢火成膏） 附子二两（炮裂，去皮脐） 草薢三两（锉） 京三棱三两（炮，锉） 当归三两 桂心三两 干姜三两（炮裂，锉） 桃仁三两（汤浸，去皮尖双仁，麸炒微黄）

方中草薢，《普济方》作“黄柏”。

【用法】上为末，入前橘皮煎中，和为丸，如梧桐子大。每服三十丸，空心及晚食前以清粥饮送下。

【主治】虚劳癥瘕，食不消化，面色萎黄，四肢羸瘦，吃食全少，腹内常多冷气，大肠不调，腰胯疼痛。

枇杷叶散

【来源】《太平圣惠方》卷二十八。

【组成】枇杷叶半两（拭去毛，炙微黄） 前胡一两（去芦头） 半夏三分（汤洗七遍去滑） 人参三分（去芦头） 大腹皮半两（锉） 桂心半两 白茯苓一两 白术一两 陈橘皮三分（汤浸，去白瓤，焙）木香半两 甘草半两（炙微赤，锉）

【用法】上为粗散。每服三钱，以水一中盏，加生姜半分，煎至六分，去滓稍热服，不拘时候。

【功用】消痰饮，顺气思食。

【主治】虚劳。

茅香花丸

【来源】《太平圣惠方》卷二十八。

【组成】茅香花 艾叶各一两（并烧为灰）

【用法】上为细末，以粟米饭为丸，如梧桐子大。初以蛇床子汤下二丸至三十丸，微吐不妨吐，吐却用枣汤下。立有大效。

【主治】冷劳久不愈。

和气通真丸

【来源】《太平圣惠方》卷二十八。

【组成】厚朴一两（去粗皮，涂生姜汁，炙令香熟） 楮实三分（水淘去浮者，焙干） 石斛一两（去根，锉） 肉桂一两（去皱皮） 干姜三分（炮裂，锉） 附子一两（炮裂，去皮脐） 牛膝三分（去苗） 白术一两 青橘皮半两（汤浸，去白瓤，焙） 人参一两（去芦头） 白茯苓半两 槟榔三分 薯蓣半两 木香三分 乳香半两 肉豆蔻二两（去壳）

【用法】上为末，炼蜜为丸，如梧桐子大。每服三十丸，食前以生姜、枣汤送下；酒下亦得。

【功用】暖脾壮胃，令思饮食。

【主治】虚劳。

炙肝散

【来源】《太平圣惠方》卷二十八。

【组成】紫菀半两（洗去苗土） 干姜半两（炮裂，锉） 缩砂半两（去皮） 芜荑半两 人参一分（去芦头） 白茯苓一分 甘草一分（炙微赤，锉） 当归一分 木香一分 陈橘皮一分（汤浸，去白瓤，焙） 川椒一分（去目及闭口者，微炒去汗） 厚朴半两（去粗皮，涂生姜汁炙令香熟） 草豆蔻半两（去皮） 桂心一分 胡椒一分 桔梗半两（去芦头） 细辛半两 苍术半两 白术半两 附子半两（炮裂，去皮脐） 芎藭一分

【用法】上为细散。每服用猪肝一具，去脂膜，薄切如角片，入散一两半，葱薤白一握细切，盐末相拌令有味，以竹箸子串，慢火炙令熟，空心食之，后饮暖酒一两盏为妙。

【主治】冷劳，羸瘦不能食，心腹多疼，四肢无力。

炙肝散

【来源】《太平圣惠方》卷二十八。

【组成】苍术半两（微炒） 青橘皮半两（汤浸，去白瓤，焙） 芎藭半两 白芍药一两 紫菀一两 桔梗一两（去芦头） 木香二两 肉豆蔻半两（去壳） 槟榔半两 厚朴一两（去粗皮，涂生姜汁炙令香熟）

【用法】上为细散。每服用猪肝一具，切去脂膜，薄切如角片，入散一两半，葱薤白一握细切，盐末相拌令有味，以竹箸子串，慢火炙令熟，空心食之，后饮暖酒一两盏为妙。

【主治】冷劳，心腹虚胀，食饮全少，四肢无力，大肠不调。

京三棱煎丸

【来源】《太平圣惠方》卷二十八。

【别名】三棱煎丸（《鸡峰普济方》卷九）。

【组成】京三棱八两（炮，锉） 陈橘皮八两（汤浸去白瓤，焙） 黑三棱四两（炮，锉） 桃仁四两（汤浸，去皮尖双仁，研如膏。以上四味，除桃仁外，捣罗为末，用好酒五升，于锅中，以慢火煎，次下桃仁膏，熬如稀饧，入后药末） 槟榔二两 诃黎勒二两（煨，用皮） 枳壳四两（麸炒微黄，去瓤） 木香三两 硇砂一两（研入） 鳖甲二两（涂醋炙微黄，去裙襕） 硫黄二两（细研，水飞过） 附子二两（炮裂，去皮脐） 干姜三两（炮裂，锉）

【用法】上为末，入研了硇砂、硫黄等，重研令匀，入前药内为丸，如梧桐子大。每服三十丸，空腹及晚食前以生姜汤或温酒送下。

【主治】虚劳癥瘕，心腹疼痛，胸膈不利。

【宜忌】忌苋菜生冷。

荜茇丸

【来源】《太平圣惠方》卷二十八。

【组成】荜茇一两 人参一两（去芦头） 桂心一两 干姜一两（炮裂，锉） 诃黎勒一两半（煨，用皮） 白茯苓三分 胡椒三分 陈橘皮三分（汤浸，去白瓤，焙）

【用法】上为末，炼蜜为丸，如梧桐子大。每服二十丸，食前以粥饮送下。

【主治】

1.《太平圣惠方》：虚劳，肠胃大冷，全不思食，或气胀满。

2.《普济方》：脾胃冷，心腹疞痛，肠鸣泄泻；脐下结痛，及痃癖气块；五劳七伤，肾虚脾弱，上焦烦热，下元虚冷，腹内雷鸣，胸膈气滞，羸瘦无力。

荜茇丸

【来源】《太平圣惠方》卷二十八。

【组成】荜茇半两 木香半两 诃黎勒一两半（煨，用皮） 肉豆蔻一两（去壳） 槟榔一两 白术半两 阿魏半两（面裹煨，以面熟为度） 陈橘皮半两（汤浸，去白瓤，焙） 干姜半两（炮裂，锉） 厚朴一两（去粗皮，涂生姜汁炙，令香熟） 人参半两（去芦头） 桂心半两 胡椒半两 甘草半两（炙微赤，锉）

【用法】上为末，炼蜜为丸，如梧桐子大。每服三十丸，空心及晚食前以暖酒送下。

【主治】冷劳气，四肢羸瘦，面色萎黄，腹内疼痛，不思饮食。

荜茇丸

【来源】《太平圣惠方》卷二十八。

【组成】荜茇三分 白术三分 肉豆蔻三分（去壳） 丁香半两 诃黎勒二两（煨，用皮） 附子一两（炮裂，去皮脐） 桂心三分 胡椒半两 干姜半两（炮裂，锉） 厚朴一两（去粗皮，涂生姜汁炙，令香熟） 陈橘皮三分（汤浸，去白瓤，焙） 木香半两

【用法】上为末，炼蜜为丸，如梧桐子大。每服三十丸，以粥饮送下，不拘时候。

【主治】气劳，大肠时泄，不欲饮食，四肢厥冷，面色青黄。

荜茇散

【来源】《太平圣惠方》卷二十八。

【组成】荜茇三分　肉豆蔻三分（去壳）　赤石脂一两　诃黎勒一两（煨，用皮）　丁香半两　白茯苓半两　阿胶半两（捣碎，炒令黄燥）　白龙骨三分　当归半两　桂心半两　缩砂三分（去皮）　人参三分（去芦头）　厚朴三分（去粗皮，涂生姜炙，令香熟）　陈橘皮三分（半两）（汤浸，去白瓤，焙）　甘草一分（炙微赤，锉）

【用法】上为细散。每服二钱，空心及晚食前煎艾粥饮调下。

【主治】虚劳，大肠久冷，泄痢不止。

荜澄茄散

【来源】《太平圣惠方》卷二十八。

【组成】荜澄茄一两　附子半两（炮裂，去皮脐）　木香半两　京三棱半两（炮，锉）　白茯苓半两　肉豆蔻半两（去壳）　沉香半两　人参半两（去芦头）　白术半两　桂心半两　丁香半两　甘草一分（炙微赤，锉）　桃仁半两（汤浸，去皮尖双仁，麸炒微黄）　陈橘皮半两（汤浸，去白瓤，焙）　吴茱萸一分（汤浸七遍，焙干，微炒）　诃黎勒一两半（煨，用皮）　厚朴半两（去粗皮，涂生姜汁，炙令香熟）　鳖甲一两（涂醋炙微黄，去裙襴）

【用法】上为细散。每服二钱，食前以粥饮调下。

【主治】冷劳，脏腑虚弱，心腹气胀，不能饮食，四肢无力。

【宜忌】忌苋菜、生冷。

荜澄茄散

【来源】《太平圣惠方》卷二十八。

【组成】荜澄茄三分　白术一两　黄耆三分（锉）　附子三分（炮裂，去皮脐）　草豆蔻三分（去皮）　桂心半两　蓬莪茂三分　当归三分　木香半两　芎䓖半两　柴胡一两（去苗）　牛膝三分（去苗）　吴茱萸半两（汤浸七遍，焙干，研碎）　甘草半两（炙微赤，锉）

【用法】上为粗散。每服三钱，以水一中盏，入生姜半分，枣三枚，煎至六分，去滓，稍热服，不拘时候。

【主治】气劳，心腹冷痛，吃食减少，四肢羸弱。

草豆蔻丸

【来源】《太平圣惠方》卷二十八。

【组成】草豆蔻半两（去皮）　桂心半两　丁香三分　高良姜半两（锉）　附子半两（炮裂，去皮脐）　半夏半两（汤洗七遍，去滑）　人参半两（去芦头）　白茯苓三分　诃黎勒三分（煨，用皮）　厚朴一两（去粗皮，涂生姜汁，炙令香熟）　白豆蔻半两（去皮）　陈橘皮二两（汤浸，去白瓤，焙）

【用法】上为末，酒煮面糊为丸，如梧桐子大。每服二十丸，食前以姜、枣汤送下。

【主治】虚劳，脾胃气弱，痰饮不散，呕逆不下食。

草豆蔻散

【来源】《太平圣惠方》卷二十八。

【组成】草豆蔻一两（去皮）　人参一两（去芦头）　桂心半两　白术一两　半夏半两（汤洗七遍去滑）　甘草一两（炙微赤，锉）　陈橘皮一两（汤浸，去白瓤，焙）　厚朴一两半（去粗皮，涂生姜汁，炙令香熟）

【用法】上为粗散。每服三钱，以水一中盏，加生姜半分，大枣三个，煎至六分，去滓，食前稍热服。

【主治】虚劳，脾胃虚冷，食不消化。

厚朴丸

【来源】《太平圣惠方》卷二十八。

【组成】厚朴一两（去粗皮，涂生姜汁，炙令香熟）　五味子一两　桔梗一两（去芦头）　白术一两半　枳壳一两（麸炒微黄，去瓤）　诃黎勒一两（煨，用皮）　桂心三分　干姜半两（炮裂，锉）　人参一两（去芦头）　黄柏三分（炒微黄）　益智子三分（去皮）

【用法】上为末，炼蜜为丸，如梧桐子大。每服二十丸，食前以温酒送下。

【主治】虚劳，脾胃不调，腹胁胀满，不思饮食。

厚朴散

【来源】《太平圣惠方》卷二十八。

【组成】厚朴一两（去粗皮，涂生姜汁，炙令香熟） 人参一两（去芦头） 白豆蔻三分（去皮） 甘草半两（炙微赤，锉） 高良姜半两（锉） 丁香半两 诃黎勒一两（煨，用皮） 桂心三分 前胡三分（去芦头） 半夏半两（汤洗七遍去滑） 陈橘皮一两（汤浸，去白瓤，焙）

【用法】上为粗散。每服二钱，以水一中盏，加生姜半分，大枣三个，煎至六分，去滓，食前稍热服。

【主治】虚劳，脾胃虚冷，吃食即吐，胸中妨闷，宿食不消。

厚朴散

【来源】《太平圣惠方》卷二十八。

【组成】厚朴一两（去粗皮，涂生姜汁，炙令香熟） 人参一两（去芦头） 吴茱萸半两（汤浸七遍，焙干，微炒） 青橘皮半两（汤浸，去白瓤，焙） 白术一两 白茯苓一两 草豆蔻一两（去皮） 桂心半两 高良姜半两（锉） 附子半两（炮裂，去皮脐） 甘草二两（炙微赤，锉）

【用法】上为粗散。每服三钱，以水一中盏，加生姜半分、大枣三个，煎至六分，去滓，稍热服，不拘时候。

【主治】虚劳，脾胃气不和，心腹冷气，不思饮食。

厚朴散

【来源】《太平圣惠方》卷二十八。

【组成】厚朴五两（去粗皮，细锉，用生姜五两研取汁，和浸厚朴一宿，以生姜捏，焙干后微火炒令香熟紫色烟尽为度） 人参一两（去芦头） 陈橘皮一两（汤浸，去白瓤，焙） 白术一两 诃黎勒二两（煨，用皮） 草豆蔻一两（去皮） 甘草半两（炙微赤，锉）

【用法】上为细散。每服一钱，食前以生姜枣汤调下。

【主治】虚劳，脾胃不和，少思饮食，或时自泻。

香连丸

【来源】《太平圣惠方》卷二十八。

【组成】木香一两 黄连一两（去须，别炒） 地榆一两（锉） 诃黎勒二两（煨，用皮） 厚朴二两（去粗皮，涂生姜汁，炙令香熟） 当归一两

【用法】上为末，炼蜜为丸，如梧桐子大。每服二十丸，粥饮送下，不拘时候。

【主治】虚劳，泄痢腹痛，不欲饮食。

前胡丸

【来源】《太平圣惠方》卷二十八。

【组成】前胡一两（去芦头） 木香三分 枳实三分（麸炒微黄） 陈橘皮一两（汤浸，去白瓤，焙） 鳖甲一两（涂醋炙令黄，去裙襕） 诃黎勒一两（煨，用皮） 桂心三分 槟榔三分 半夏三分（汤浸七遍去滑，微炒） 桃仁一两（汤浸，去皮尖双仁，麸炒微黄） 赤茯苓一两

【用法】上为末，炼蜜为丸，如梧桐子大。每服二十丸，以生姜、橘皮汤送下，不拘时候。

【主治】气劳，心胸噎塞，不下食，渐加羸瘦。

【宜忌】忌苋菜。

前胡散

【来源】《太平圣惠方》卷二十八。

【组成】前胡一两半（去芦头） 旋覆花半两 桑根白皮一两（锉） 陈橘皮一两（汤浸去白瓤，焙） 枇杷叶一两（拭去毛，炙微黄） 白术一两

【用法】上为粗散。每服三钱，以水一中盏，入生姜半分，煎至六分，去滓温服，不拘时候。

【主治】虚劳，心胸痰饮不散，少欲饮食。

神曲丸

【来源】《太平圣惠方》卷二十八。

【组成】神曲三两（炒微黄） 白术一两 附子一两（炮裂，去皮脐） 枳壳一两（麸炒微黄，去瓤） 高良姜一两（锉） 人参一两（去芦头） 吴茱萸一两（汤浸七遍，焙干，微炒） 诃黎勒一两（煨，用皮） 草豆蔻一两（去皮）

【用法】上为末，炼蜜为丸，如梧桐子大。每服二十丸，食前煎橘皮汤送下。

【主治】虚劳，脾胃虚冷，饮食不消，腹胁气满。

神曲散

【来源】《太平圣惠方》卷二十八。

【组成】神曲二两（微炒） 木香一两 陈橘皮一两（汤浸，去白瓤，焙） 麦蘖二两（微炒） 草豆蔻一两（去皮）

【用法】上为细散。每服一钱，食前以温酒送下。

【主治】虚劳，脾胃冷弱，腹中气胀满，食不消化。

神效太一丹

【来源】《太平圣惠方》卷二十八。

【组成】禹余粮四两（火烧令赤，于米醋内淬，如此七遍后，捣研如面） 乌头一两（冷水浸一宿，去皮脐，焙干，捣罗为末）

【用法】上药相和，用醋煮面糊为丸，如绿豆大。每服五丸，食前以温水送下。

【主治】冷劳，大肠转泄不止。

神效金髓丹

【来源】《太平圣惠方》卷二十八。

【别名】金髓丹（《普济方》卷二三〇）。

【组成】吴茱萸三斤

【用法】以新水淘一百遍，日中晒干，以浓酒五升煮茱萸，以酒尽为度。以炭火烧地令赤，以酒二升淋地，将茱萸摊在地上，以盆合之，以灰四面焙之，勿令泄气，一宿取出，以文火炒令干，捣罗为末，以醋煮枣肉和研为丸，如绿豆大。每服二十丸，加至三十丸，空心及晚食前以生姜汤送下。

【主治】冷劳及冷气诸疾。

桂心散

【来源】《太平圣惠方》卷二十八。

【组成】桂心一两 甘草半两（炙微赤，锉） 皂荚三寸（去皮，涂酥炙微黄焦，去子） 白术三分 陈橘皮一两（汤浸，去白瓤，焙） 前胡三分（去芦头）

【用法】上为粗散。每服三钱，以水一中盏，加生姜半分、大枣三枚，煎至六分，去滓，稍热服，不拘时候。

【主治】虚劳痰饮，呕吐涎沫。

桔梗丸

【来源】《太平圣惠方》卷二十八。

【组成】桔梗一两（去芦头） 白术一两半 桂心一两 吴茱萸一两半（汤浸七遍，焙干微炒） 厚朴二两（去粗皮，涂生姜汁炙令香熟） 陈橘皮一两（汤浸，去白瓤，焙） 枳壳一两（麸炒微黄，去瓤） 人参一两半（去芦头） 干姜一两（炮裂，锉） 甘草半两（炙微赤，锉） 麦蘖一两半（炒微黄） 神曲一两半（炒微黄） 肉豆蔻三分（去壳）

【用法】上为末，炼蜜为丸，如梧桐子大。每服二十丸，食前以暖酒送下。以愈为度。

【主治】虚劳，脾胃虚冷，气满不思食。

桔梗散

【来源】《太平圣惠方》卷二十八。

【组成】桔梗一两（去芦头） 柴胡一两（去苗） 赤芍药三分 赤茯苓三分 旋覆花半两 五味子三分 人参一两（去芦头） 鳖甲一两（涂醋炙微黄，去裙襕） 陈橘皮一两（汤浸，去白瓤，焙） 白术三分 槟榔三分 甘草一分（炙微赤，锉）

【用法】上为粗散。每服三钱，以水一中盏，加生姜半分，大枣三枚，煎至六分，去滓稍热服，不拘时候。

【主治】虚劳痰饮，胸胁气不利。

【宜忌】忌苋菜。

桃仁方

【来源】《太平圣惠方》卷二十八。

【组成】桃仁五百颗（大者） 吴茱萸三两

【用法】上药相和，入净铁铛中，著微火炒，经一炊久，取桃仁一颗，捻去皮，看似微黄色，即渐加火令极热，铛中微烟出，即趁热取出，于新瓷瓶子盛，厚著纸封瓶口，勿令泄气。每日空心，只取桃仁二十颗，捻去皮，烂嚼，以温酒下。至重者服五百颗即愈。

【主治】冷劳气，不能饮食，渐加黑瘦。

桃仁散

【来源】《太平圣惠方》卷二十八。

【组成】桃仁二两（汤浸，去皮尖双仁，麸炒微黄） 川大黄二两（锉碎，微炒） 鳖甲一两（涂酥，炙微黄，去裙襕） 吴茱萸半两（汤浸七遍，焙干，微炒） 诃黎勒一两半（煨，用皮） 京三棱一两（炮裂） 木香半两 桂心半两 当归一两

【用法】上为粗散。每服四钱，以水一中盏，煎至六分，去滓，食前稍热服。

【主治】虚劳，积聚结块，心腹胁肋刺痛。

【宜忌】忌苋菜、生冷。

桃仁散

【来源】《太平圣惠方》卷二十八。

【组成】桃仁三分（汤浸，去皮尖双仁，麸炒微黄） 吴茱萸半两（汤浸七遍，焙干，微炒） 木香半两 京三棱三分（炮，锉） 芎藭半两 桂心半两 白术三分 青橘皮半两（汤浸，去白瓤，焙） 柴胡一两（去苗） 诃黎勒三分（煨，用皮） 高良姜二分（锉） 当归半两 槟榔半两 赤芍药半两 甘草半两（炙微赤，锉）

【用法】上为散。每服三钱，以水一中盏，加生姜半分，大枣三枚，煎至六分，去滓稍热服，不拘时候。

【主治】气劳羸瘦，膈胁痞坚，脐下冷疼，不欲饮食。

黄耆丸

【来源】《太平圣惠方》卷二十八。

【组成】黄耆一两（锉） 人参一两（去芦头） 桂心一两 当归一两 赤石脂一两（细研） 茯神一两 龙骨一两（细研） 朱砂一两（细研） 远志一两（去心） 桔梗三分（去芦头） 柏子仁三分 五味子一两 麦门冬一两半（去心，焙） 薯蓣一两 枳实一分（麸炒）

【用法】上为末，入研了药令匀，炼蜜为丸，如梧桐子大。每服二十丸，不拘时候，以温酒送下。

【主治】虚劳，惊悸不安，心膈烦满，不能嗜食。

黄耆散

【来源】《太平圣惠方》卷二十八。

【组成】黄耆一两（锉） 人参三分（去芦头） 五味子三分 牛膝一两（去苗） 白术一两 桂心三分 当归三分 续断三分 白茯苓一两 甘草半两（炙微赤，锉） 肉苁蓉一两（酒浸一宿，去皱皮，炙令干）

【用法】上为粗散。每服四钱，以水一中盏，加生姜半分、大枣三枚，煎至六分，去滓，食前温服。

【主治】虚劳羸瘦，四肢少力，睡卧不定，少思饮食。

猪肝丸

【来源】《太平圣惠方》卷二十八。

【组成】猪肝一具（切，去脂膜，用醋五升煮令尽，取出研如膏） 鳖甲一两半（涂醋炙令黄焦，去裙襕） 厚朴二两（去粗皮，涂生姜汁炙令香熟） 诃黎勒一两半（煨，用皮） 陈橘皮一两（汤浸，去白瓤，焙） 川椒三分（去目及闭口者，微炒去汗） 柴胡一两（去苗） 桂心三分 苍术一两 木香三分 桔梗三分（去芦头） 乌梅肉三分（微炒） 甘草半两（炙微赤，锉） 紫菀一两（洗，去苗土） 干姜三分（炮裂，锉） 芜荑三分（微炒） 当归三分

【用法】上为末，入猪肝膏内，和捣为丸，如梧桐子大。每服三十丸，食前粥饮送下。

【主治】冷劳，肌体羸瘦，或时腹痛，食饮不消，日渐尪羸。

【宜忌】忌苋菜。

煮肝散

【来源】《太平圣惠方》卷二十八。

【组成】木香一两　人参一两（去芦头）　桂心半两　胡椒一分　补骨脂半两　白术一两　白芍药一两　高良姜半两（锉）　干姜半两（炮裂，锉）　陈橘皮一两（汤浸，去白瓤，焙）　厚朴半两（去粗皮，涂生姜汁，炙令香熟）　缩砂半两（去皮）

【用法】上为散。每服五钱，用别猪肝一具切细，拌匀，入于铛子内，以浆水三大盏，入葱白五根，煮令烂熟，任意食之。

【主治】虚劳不思食。

硫黄丸

【来源】《太平圣惠方》卷二十八。

【组成】硫黄一两（细研）　木香一两　厚朴一两半（去粗皮，涂姜汁炙香熟）　陈皮一两（汤浸，去白瓤，焙）　神曲一两（炒微黄）　槟榔一两半　桃仁一两（汤浸，去皮尖双仁，麸炒微黄）

【用法】上为末，炼蜜为丸，如梧桐子大。每服三十丸，食后以桃仁汤或温酒送下。

【主治】虚劳癥瘕，腹胀，食饮不消，面无颜色，四肢羸瘦。

硫黄丸

【来源】《太平圣惠方》卷二十八。

【组成】硫黄二两　蛤粉五两

【用法】上用瓶子一个，以泥固济，先将蛤粉一半铺底，当心作一坑子，后入硫黄末，以余蛤粉盖头，慢火煨烧，莫令焰起，直待硫黄溶后，取出，放净地上出火毒一夜，一处研细，以粟米饭和丸，如绿豆大。每服七至十丸，以粥饮送下，不拘时候。

【主治】虚劳，脾胃久积冷气，大肠泄痢，呕逆，面色萎黄。

硫黄丸

【来源】《太平圣惠方》卷二十八。

【组成】硫黄一两（细研，水飞过）　木香（末）一两　川大黄（末）一两　桃仁四十九枚（汤浸，去皮尖双仁，研如膏）

【用法】先将大黄末用酒滤湿，纳新竹筒子内，闭口，入炊饭甑中，蒸令饭熟为度，取出与桃仁膏同研极烂，后入硫黄、木香末研匀，入少许面糊和丸，如梧桐子大。每服二十丸，空腹以粥饮送下。

【主治】冷劳痃癖，气结固不散，心腹冷疼，食少体瘦。

紫石英汤

【来源】《太平圣惠方》卷二十八。

【别名】紫石英散（《赤水玄珠全集》卷十）。

【组成】紫石英五两（打碎如米豆大，水淘一遍）

【用法】以水一斗，煮取二升，去滓澄清，细细温服，或煮羹粥食亦得，服尽更煎之。

【功用】止惊悸，令能食。

【主治】虚劳。

橘皮汤

【来源】《太平圣惠方》卷二十八。

【组成】陈橘皮一两（汤浸，去白瓤，焙）　半夏半两（汤浸七遍，去滑）　白茯苓半两　白术半两　人参半两（去芦头）　麦门冬半两（去心）　黄耆半两（锉）　枇杷叶半两（拭去毛，炙微黄）　甘草一分（炙微赤，锉）

【用法】上为散。每服四钱，以水一中盏，加生姜半分，煎至六分，去滓，稍热服，不拘时候。

【主治】虚劳呕逆，烦渴，不能食，四肢少力。

鳖甲丸

【来源】《太平圣惠方》卷二十八。

【组成】鳖甲一两半（涂醋，炙微黄焦，去裙襕）　熟干地黄一两　郁李仁一两（汤浸，去皮尖，微炒）　陈橘皮一两（汤浸，去白瓤，焙）　当归三分　白术一两　枳壳三分（麸炒微黄，去瓤）　赤茯苓一两　牛膝一两（去苗）　槟榔三分　桂心三分　人参三分（去芦头）　五味

子三分　柴胡一两半（去苗）　诃黎勒一两（煨，用皮）　附子一两半（炮裂，去皮脐）　木香一两　干姜三分（炮裂，锉）　赤芍药一两　桔梗三分（去芦头）　京三棱一两（炮裂，锉）

【用法】上为末，炼蜜为丸，如梧桐子大。每服三十丸，食前生姜、大枣汤送下。

【主治】冷劳羸瘦，四肢无力，肩背疼痛，腹胁积聚气，吃食不消。

【宜忌】忌苋菜。

鳖甲丸

【来源】《太平圣惠方》卷二十八。

【组成】鳖甲一个（大者，以盐泥固济壳上，用煎后药）　木香一两　桂心一两　诃黎勒皮四两　附子二两（去皮脐）　肉豆蔻一两（去壳）　桃仁一两（汤浸，去皮尖双仁）

【用法】上细锉，用酒二升，于鳖甲内煮令酒尽，捻下火，取出诸药，其鳖壳去泥用之，并焙干，为末，炼蜜为丸，如绿豆大。每服十五丸，空腹及晚食前以生姜汤送下。

【主治】冷劳，心腹气痛，食少羸瘦。

【宜忌】忌苋菜。

鳖甲散

【来源】《太平圣惠方》卷二十八。

【组成】鳖甲一两半（涂醋，炙令微黄，去裙襕）　柴胡二两半（去苗）　京三棱一两（炮，锉）　当归一两半　赤芍药一两　人参一两（去芦头）　白术一两　陈橘皮三分（汤浸，去白瓤，焙）　大腹皮半两

【用法】上为粗散。每服三钱，以水一中盏，加生姜半分，煎至六分，去滓，食前稍热服。

【主治】虚劳，肩背疼闷，心腹胀痛，肠胃虚鸣，脐下拘急。

鳖甲散

【来源】《太平圣惠方》卷二十八。

【组成】鳖甲二两（涂醋，炙微黄，去裙襕）　厚朴一两（去粗皮，涂生姜汁炙令香熟）　木香三分　槟榔三分　神曲二两（捣碎，微炒）　京三棱一两（炮，锉）　川大黄二两（锉碎，微炒）　芎藭半两　青橘皮三分（汤浸，去白瓤，焙）　桃仁一两（汤浸，去皮尖双仁，麸炒微黄）　麦蘖一两（炒微黄）　当归半两　赤芍药一两　桂心三分　柴胡二两半（去苗）

【用法】上为粗散。每服四钱，以水一中盏，加生姜半分，煎至六分，去滓，食前稍热服。

【主治】虚劳积聚，或心腹疼痛，四肢羸瘦，小便赤，不能饮食。

【宜忌】忌苋菜、生冷。

鳖甲散

【来源】《太平圣惠方》卷二十八。

【组成】鳖甲一两半（涂醋，炙微黄，去裙襕）　柴胡一两半（去苗）　干姜半两（炮裂，锉）　芎藭半两　木香三分　川大黄一两（锉碎，微炒）　陈橘皮一两（汤浸，去白瓤，焙）　诃黎勒二两（煨，用皮）　赤茯苓一两　桃仁一两（汤浸，去皮尖双仁，麸炒微黄）　京三棱一两（炮裂，锉）

【用法】上为粗散。每服三钱，以水一中盏，加生姜半分，煎至六分，去滓，食前稍热服。

【主治】虚劳癥瘕，或攻心腹，四肢无力，不思饮食。

【宜忌】忌苋菜、生冷、湿面。

鳖甲煎丸

【来源】《太平圣惠方》卷二十八。

【组成】鳖甲二两（别捣为末）　干漆（捣碎，炒令烟出）　附子（炮裂，去皮脐）各一两　京三棱一两（炮裂，锉）　川大黄一两（锉碎，炒过）　木香半两

【用法】上为末。先将鳖甲末以头醋三升煎令稠，然后入诸药末为丸，如梧桐子大。每服十丸，空心及晚食前以温酒送下。

【主治】虚劳，癥瘕不消。

【宜忌】忌苋菜、生冷。

丁香散

【来源】《太平圣惠方》卷二十九。

【组成】丁香三分　人参三分（去芦头）　甘草半两（炙微赤，锉）　白术三分　茯神一两　高良姜半两（锉）　白豆蔻半两（去皮）　陈橘皮半两（汤浸，去白瓤，焙）　半夏半两（汤洗七遍，去滑）

【用法】上为散。每服三钱，以水一中盏，加生姜半分，大枣三个，煎至六分，去滓稍热服，不拘时候。

【主治】虚劳，脾胃气弱，呕逆，不欲饮食，四肢少力。

人参散

【来源】《太平圣惠方》卷二十九。

【组成】人参一两（去芦头）　桔梗一两（去芦头）　桑根白皮一两（锉）　枳壳三分（麸炒微黄，去瓤）　麦门冬三分（去心）　柴胡一两（去苗）　黄耆一两（锉）　赤茯苓三分　鳖甲一两（涂醋，炙令黄，去裙襕）　诃黎勒皮一两　木香三分　桂心三分

【用法】上为散。每服四钱，以水一中盏，加生姜半分，煎至六分，去滓，不拘时候温服。

【主治】虚劳，上焦气壅，每唾稠粘，不思饮食，四肢少力。

人参散

【来源】《太平圣惠方》卷二十九。

【组成】人参一两（去芦头）　赤茯苓一两　柴胡一两（去苗）　地骨皮三分　鳖甲一两（涂醋，炙令黄，去裙襕）　芎藭三分　枳壳半两（麸微黄，去瓤）　陈橘皮一两（汤浸，去白瓤，焙）　木香半两　甘草半两（炙微赤，锉）　白术三分　赤芍药一两。

【用法】上为散。每服四钱，以水一中盏，加生姜半分，煎至六分，去滓，不拘时候温服。

【主治】虚劳羸瘦，身体疼痛，不欲饮食。

【宜忌】见苋菜。

人参散

【来源】《太平圣惠方》卷二十九。

【组成】人参三分（去芦头）　黄耆一两（锉）　半夏三分（汤洗七遍去滑）　白茯苓一两　桂心三分，赤芍药三分　甘草半两（炙微赤，锉）　当归三分　熟干地黄一两　桑螵蛸三分（微炒）　酸枣仁三分（微炒）　萆薢三分（锉）

【用法】上为粗散。每服四钱，以水一中盏，加生姜半分，大枣二枚，煎至六分，去滓，不拘时候温服。

【主治】虚劳，食少乏力，四肢烦疼。

大黄丸

【来源】《太平圣惠方》卷二十九。

【组成】川大黄一两（锉碎，微炒）　赤芍药三分　木通一两（锉）　陈橘皮一两（汤浸，去白瓤，焙）　大麻仁一两　槟榔一两

【用法】上为末，炼蜜为丸，如梧桐子大。每服三十丸，食前以清粥饮送下，以利为度。

【主治】虚劳，小便不利，腹胁满闷，四肢烦疼。

大黄散

【来源】《太平圣惠方》卷二十九。

【组成】川大黄一两（锉碎，微炒）　芎藭半两　槟榔三分　桑根白皮半两（锉）　汉防己半两　甘草半两（炙微赤，锉）

【用法】上为粗散。每服三钱，以水一中盏，加生姜半分，煎至六分，去滓温服，不拘时候。

【主治】虚劳气壅，大便难，头目昏，心神烦热。

大麻仁丸

【来源】《太平圣惠方》卷二十九。

【组成】大麻仁二两　枳实一两（炒微黄）　赤芍药一两　杏仁一两（汤浸，去皮尖双仁，麸炒微黄）　川大黄一两（锉碎，微炒）　陈橘皮一两（汤浸，去白瓤，焙）

【用法】上为末，炼蜜为丸，如梧桐子大。每服三十丸，食前以清粥饮送下。

【主治】虚劳，小便不利，心神烦闷，不欲饮食，四肢羸瘦。

天雄丸

【来源】《太平圣惠方》卷二十九。

【组成】天雄一两（生用，去皮，为末） 盆口米半两

【用法】上为末，用韭根汁为丸，如绿豆大。每用刀豆壳（蜜涂，炙令熟）、粟米（炒熟）各等分，同捣罗为散，如茶点一钱，送下七丸。

【主治】虚劳，下元冷惫，风气攻注，腰筋脉拘急，小便白浊，色如米泔。

天门冬散

【来源】《太平圣惠方》卷二十九。

【组成】天门冬一两半（去心，焙） 黄耆一两（锉） 桑根白皮三分（锉） 柴胡一两（去苗） 鳖甲半两（涂醋，炙令黄，去裙襕） 人参一两（去芦头） 白术一两 木香三分 白芍药半两 当归一两 地骨皮半两 桂心半两 甘草半两（炙微赤，锉） 熟干地黄半两 白茯苓一两

【用法】上为粗散。每服四钱，以水一中盏，加生姜半分，大枣三个，煎至六分，去滓，不拘时候温服。

【主治】虚劳寒热，四肢疼痛，黄瘦无力。

【宜忌】忌苋菜。

木香散

【来源】《太平圣惠方》卷二十九。

【组成】木香半两 诃黎勒一两（煨，用皮） 人参三分（去芦头） 桂心三分 白术三分 京三棱三分（炮裂，锉） 芎藭三分 陈橘皮二分（汤浸，去白瓤，焙） 槟榔三分 赤茯苓三分 桔梗三分（去芦头） 枳实三分（麸炒微黄） 吴茱萸一分（汤浸七遍，焙干，微炒） 甘草一分（炙微赤，锉）

【用法】上为散。每服三钱，以水一中盏，煎至六分，去滓，不拘时候温服。

【主治】虚劳冷气不和，气攻心腹，痞满，不思饮食。

木香散

【来源】《太平圣惠方》卷二十九。

【组成】木香半两 青橘皮三分（汤浸，去白瓤，焙） 槟榔半两 诃黎勒一两（煨，用皮） 柴胡一两（去苗） 桂心半两 当归三分 白术三分 鳖甲一两（涂醋，炙令微黄，去裙襕）

【用法】上为粗散。每服三钱，以水一中盏，加生姜半分，煎至六分，去滓，不拘时候稍热服。

【主治】虚劳，心腹痞满，气攻两胁满痛，不思饮食。

【宜忌】忌生冷、油腻、苋菜等。

木香散

【来源】《太平圣惠方》卷二十九。

【组成】木香半两 当归三分 桑螵蛸三分（微炒） 川大黄三分（锉碎，微炒） 瞿麦三分 子芩三分 芎藭半两 槟榔三分 滑石三分

【用法】上为粗散。每服三钱，以水一中盏，加生姜半分，煎至六分，去滓，食前稍热频服。

【主治】虚劳，小便淋沥，脐腹㽲痛。

木通散

【来源】《太平圣惠方》卷二十九。

【组成】木通一两（锉） 甜葶苈一两（微炒） 白茯苓二两

【用法】上为细散。每服一钱，食前以粥饮调下。

【主治】虚劳房损过多，小便出血。

木通散

【来源】《太平圣惠方》卷二十九。

【组成】木通一两（锉） 生干地黄一两 桑螵蛸一两（微炒） 麦门冬一两半（去心，焙） 赤茯苓一两 车前子一两 地骨皮一两 冬葵子一合

【用法】上为粗散。每服三钱，以水一中盏，加生姜半分，葱白五寸，煎至六分，去滓温服，不拘时候。

【主治】虚劳，小便淋涩，脐下妨闷，心神虚烦。

王不留行散

【来源】《太平圣惠方》卷二十九。

【组成】王不留行一两　赤芍药三分　木通三分（锉）　当归三分　滑石一两　子芩半两　生干地黄一两　榆白皮三分（锉）

【用法】上为细散。每服二钱，食前以温粥饮调下。

【主治】虚劳小肠热，小便淋沥，茎中痛。

五味子散

【来源】《太平圣惠方》卷二十九。

【别名】五味子汤（《圣济总录》卷八十八）。

【组成】五味子一两　诃黎勒皮一两　人参三分（去芦头）　枳壳三分（麸炒微黄，去瓤）　前胡一两（去芦头）　陈橘皮半两（汤浸，去白瓤，焙）　紫苏茎叶三分　大腹皮三分（锉）　麦门冬一两（去心）　半夏半两（汤洗七遍去滑）　甘草三分（炙微黄，锉）

【用法】上为散。每服四钱，以水一中盏，加生姜半分，煎至六分，去滓，不拘时候温服。

【主治】虚劳气壅，胸膈不利，喘急，每唾稠粘，不思饮食。

石韦散

【来源】《太平圣惠方》卷二十九。

【组成】石韦三分（去毛）　瞿麦一两　王不留行三分　冬葵子一两　车前子一两　当归三分

【用法】上为细散。每服二钱，食前煎木通汤调下。

【主治】虚劳烦热，小便不利，阴中疼痛。

石斛丸

【来源】《太平圣惠方》卷二十九。

【组成】石斛一两（去根，锉）　天雄三分（炮裂，去皮脐）　黄耆一两（锉）　肉桂半两（去粗皮）　鳖甲一两（涂醋炙令黄，去裙襕）　当归三分　芎藭三分　白术三分　沉香三分　海桐皮三分（锉）　牛膝一两半（去苗）　杜仲一两半（去粗皮，微炙，锉）　巴戟一两　五味子三分　干漆三分（捣碎，炒令烟出）　枳壳三分（麸炒微黄，去瓤）

【用法】上为末，炼蜜为丸，如梧桐子大。每服三十丸，空心及晚食前以温酒送下。

【主治】虚劳衰损，气血虚弱，风邪所乘，肢节不利，身体疼痛。

【宜忌】忌苋菜。

石斛散

【来源】《太平圣惠方》卷二十九。

【组成】石斛一两半（去根，锉）　黄耆一两（锉）　赤芍药三分　桑螵蛸一两（微炒）　鸡肶胵一两（微炒）　白龙骨三分　人参一两（去芦头）　牛膝一两（去苗）　麦门冬三分（去心）　熟干地黄一两　当归一两

【用法】上为散。每服四钱，以水一中盏，加生姜半分，大枣三枚，煎至六分，去滓温服，不拘时候。

【主治】虚劳手足烦疼，羸瘦无力，不能饮食，小便数。

生地黄散

【来源】《太平圣惠方》卷二十九。

【别名】地黄散（《普济方》卷三十）。

【组成】生干地黄一两　茯神三分　葳蕤三分　知母三分　栝楼一两　黄耆一两（锉）　地骨皮一两　石膏一两　人参一两（去芦头）　麦门冬一两（去心）　甘草半两（炙微赤，锉）

【用法】上为散。每服三钱，以水一中盏，煎至六分，去滓温服，不拘时候。

【主治】虚劳烦热，口热，颊赤，多渴。

白术丸

【来源】《太平圣惠方》卷二十九。

【组成】白术一两　当归三分　人参三分（去芦头）　桂心一两　附子一两（炮裂，去皮脐）　木

香三分　吴茱萸半两（汤浸七遍，焙干，微炒）　桔梗一两（去芦头）　陈橘皮一两（汤浸，去白瓤，焙）　诃黎勒一两（煨，用皮）　石斛一两（去根，锉）　黄耆一两（锉）

【用法】上为末，炼蜜为丸，如梧桐子大。每服三十丸，食前以生姜汤送下。

【主治】虚劳冷气，心腹痞满，不思饮食，四肢少力，疼痛。

白术散

【来源】《太平圣惠方》卷二十九。

【组成】白术三分　藿香半两　桂心半两　枇杷叶三分（拭去毛，炙微黄）　人参一两（去芦头）　白茯苓一两　肉豆蔻三枚（去壳）　厚朴一两（去粗皮，涂生姜汁炙令香熟）　甘草半两（炙微赤，锉）

【用法】上为散。每服四钱，以水一中盏，加生姜半分，大枣三个，煎至六分，去滓稍热服，不拘时候。

【主治】虚劳，脾胃气冷即呕逆，无食即饥。

白术散

【来源】《太平圣惠方》卷二十九。

【组成】白术一两　前胡一两（去芦头）　半夏三分（汤洗七遍去滑）　人参三分（去芦头）　桑根白皮三分（锉）　杏仁半两（汤浸，去皮尖双仁，麸炒微黄）　紫菀三分（去苗土）　赤茯苓三分　槟榔半两　桂心三分　鳖甲一两（涂醋炙令黄，去裙襕）　百部三分　枳壳三分（麸炒微黄，去瓤）　旋覆花半两　甘草三分（炙微赤，锉）

【用法】上为散。每服三钱，以水一中盏，加生姜半两，煎至六分，去滓温服，不拘时候。

【主治】虚劳羸瘦，每唾稠粘，心胸壅闷。

白术散

【来源】《太平圣惠方》卷二十九。

【组成】白术一两　人参三分（去芦头）　诃黎勒一两（煨，用皮）　陈橘皮一两（汤浸，去白瓤，焙）　草豆蔻一两（去皮）　桂心三分

【用法】上为散。每服四钱，以水一中盏，加生姜半分，大枣三个，煎至六分，去滓稍热服，不拘时候。

【主治】虚劳冷气，心腹痞满，不思饮食，四肢少力。

白术散

【来源】《太平圣惠方》卷二十九。

【组成】白术一两　酸枣仁一两（微炒）　麻黄根二两　防风一两（去芦头）　白龙骨二两半　黄耆二两（锉）

【用法】上为粗散。每服三钱，以水一中盏，煎至六分，去滓温服，不拘时候。

【主治】虚劳盗汗，夜卧心烦少睡。

白薇散

【来源】《太平圣惠方》卷二十九。

【组成】白薇三分　白龙骨一两　黄耆一两（锉）　牡蛎三分（烧为粉）　附子三分（炮裂，去皮脐）　甘草半两（炙微赤，锉）　肉苁蓉一两（酒浸，去皱皮，炙干）

【用法】上为散。每服四钱，以水一中盏，加生姜半分，大枣三个，煎至六分，去滓，食前温服。

【主治】虚劳羸弱，小便数者。

白茯苓散

【来源】《太平圣惠方》卷二十九。

【组成】白茯苓一两　白术一两　甘草半两（炙微赤，锉）　黄耆一两（锉）　人参三两（去芦头）　鳖甲一两（涂醋，炙令黄，去裙襕）　熟干地黄一两　当归三分　白芍药三分

【用法】上为散。每服四钱，以水一中盏，加生姜半分，豉三十粒，煎至六分，去滓温服，不拘时候。

【主治】虚劳寒热，心烦体痛，吃食减少。

半夏散

【来源】《太平圣惠方》卷二十九。

【组成】半夏一两（汤洗七遍去滑） 鳖甲一两（涂醋炙令黄，去裙襴） 白术一两 人参一两（去芦头） 黄耆一两（锉） 赤茯苓一两 桔梗半两（去芦头） 桂心一两 前胡一两（去芦头） 陈橘皮一两（汤浸去白瓤，焙） 甘草半两（炙微赤，锉） 木香半两

【用法】上为散。每服三钱，以水一中盏，加生姜半分，大枣三个，煎至六分，去滓，稍热服，不拘时候。

【主治】虚劳，心腹痞满，胸隔壅闷，不思饮食。

【宜忌】忌生冷、油腻、苋菜。

地骨皮散

【来源】《太平圣惠方》卷二十九。

【组成】地骨皮一两 半夏半两（汤浸七遍去滑） 桔梗半两（去芦头） 人参半两（去芦头） 白茯苓半两 白术半两 陈橘皮三分（汤浸，去白瓤，焙） 柴胡三分（去芦头） 甘草一分（炙微赤，锉）

【用法】上为散。每服三钱，以水一中盏，加生姜半分，煎至六分，去滓温服，不拘时候。

【主治】虚劳寒热，四肢羸瘦，不欲饮食。

地骨皮散

【来源】《太平圣惠方》卷二十九。

【组成】地骨皮三分 玄参三分 黄耆二两（锉） 泽泻一两 麦门冬三分（去心） 生干地黄一两 葳蕤半两 人参一两（去苗）

【用法】上为散。每服四钱，以水一中盏，煎至六分，去滓温服，不拘时候。

【主治】虚劳烦热，食少无力。

芎藭散

【来源】《太平圣惠方》卷二十九。

【组成】芎藭一两 酸枣仁一两（微炒） 黄耆一两（锉） 人参一两（去芦头） 前胡一两 赤芍药一两 鳖甲一两（涂醋，炙令黄，去裙襴） 桔梗半两（去芦头） 甘草半两（炙微赤，锉）

【用法】上为散。每服四钱，以水一中盏，加生姜半分，煎至六分，去滓温服，不拘时候。

【主治】虚劳四肢无力，骨节身体烦疼，不思饮食。

【宜忌】忌苋菜。

肉苁蓉散

【来源】《太平圣惠方》卷二十九。

【组成】肉苁蓉一两（酒浸一宿，刮去粗皮，炙令干） 黄耆一两（锉） 五加皮三分 牡蛎粉一两 熟干地黄一两 枸杞子一两 白茯苓一两 石斛一两（去根） 五味子半两 当归一两 白术一两 牛膝一两（去苗）

【用法】上为粗散。每服四钱，以水一中盏，加生姜半分，大枣三枚，煎至六分，去滓，食前服。

【主治】虚劳盗汗，四肢无力，腰脚冷疼。

肉苁蓉散

【来源】《太平圣惠方》卷二十九。

【组成】肉苁蓉二两（酒浸一宿，刮去皱皮，炙干） 五味子三分 韭子一两（微炒） 熟干地黄一两 蛇床子一两 续断三分 车前子三分 当归三分 天雄三分（炮裂，去皮脐） 桑螵蛸一两（微炒） 天门冬一两半（去心，焙） 白石英一两（细研，水飞过） 白龙骨三分 鹿茸一两（去毛，涂酥炙微黄） 菟丝子一两（酒浸一宿，晒干，别捣为末） 磁石一两（须醋淬七遍，捣碎，细研，水飞过）

【用法】上为细散。每服二钱，食前用温酒调下。

【主治】虚劳，小便余沥，或黄或白，茎中疼痛，囊下湿痒。

麦门冬散

【来源】《太平圣惠方》卷二十九。

【组成】麦门冬一两（去心） 人参三分（去芦头） 白术三分 黄耆一两（锉） 诃黎勒三分 白茯苓一两 陈橘皮三分（汤浸，去白瓤，焙） 甘草半两（炙微赤，锉）

【用法】上为散。每服四钱，以水一中盏，煎至六

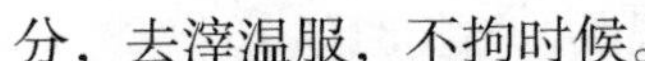

分，去滓温服，不拘时候。

【主治】虚劳烦热，体瘦无力，不思饮食。

杜仲散

【来源】《太平圣惠方》卷二十九。

【组成】杜仲一两半（去粗皮，微炙，锉） 蛇床子三分 五味子半两 熟干地黄一两 桂心三分 巴戟一两 菟丝子一两半（酒浸三宿，晒干，别捣为末） 牛膝一两（去苗） 肉苁蓉二两（酒浸一宿，刮去皴皮，炙干） 鹿茸一两（去皮，涂酥炙微黄） 车前子一两 石龙芮二两

【用法】上为散。每服二钱，食前以温酒调下。

【主治】虚劳羸瘦，五脏气乏，腰脚痛不能行，阴痿，小便余沥。

赤芍药散

【来源】《太平圣惠方》卷二十九。

【组成】赤芍药三分 柴胡一两（去苗） 茯苓一两 大麻仁一合 木通半两（锉） 槟榔三枚

【用法】上为粗散。每服四钱，以水一中盏，加生姜半分，豆豉五十粒，葱白五寸，煎至六分，去滓，食前温服。

【主治】虚劳，下焦有热，小便不利，骨节疼痛，肌肉急，腹内痞满。

赤茯苓散

【来源】《太平圣惠方》卷二十九。

【组成】赤茯苓三分 芎藭半两 桔梗半两（去芦头） 五味子半两 木香半两 当归三分 柴胡一两（去苗） 鳖甲半两（涂醋炙令黄，去裙襕） 桂心三分 枳壳半两（麸炒微黄，去瓤） 白术一两 赤芍药一两

【用法】上为散。每服三钱，以水一中盏，加生姜半分，煎至六分，去滓温服，不拘时候。

【主治】虚劳，身体背膊疼痛，心膈妨闷，不欲饮食，食则腹胀，坐卧不安，口苦头痛，手足无力。

【宜忌】忌苋菜。

赤茯苓散

【来源】《太平圣惠方》卷二十九。

【组成】赤茯苓一两 猪苓一两（去黑皮） 当归一两 枳壳三分（麸炒微黄，去瓤） 羚羊角屑一两 大麻仁一两 木香半两 甘草半两（炙微赤，锉） 赤芍药一两

【用法】上为散。每服三钱，以水一中盏，煎至六分，去滓，食前温服。

【主治】虚劳小便不利，气攻腹内，㽲痛。

牡蛎丸

【来源】《太平圣惠方》卷二十九。

【组成】牡蛎一两半（烧为粉） 龙骨一两半 续断一两 肉苁蓉二两（酒浸一宿，刮去皴皮，炙干） 远志一两（去心） 黄耆一两（刮锉） 鹿茸一两（去毛，酥涂，炙微黄） 桂心半两 附子半两（炮裂，去皮脐） 天门冬一两半（去心，焙） 熟干地黄二两

【用法】上为末，炼蜜为丸，如梧桐子大。每服三十丸，空心及晚食前饮下。

【主治】虚劳，四肢羸劣，手足多疼，小便数，心神烦。

牡蛎散

【来源】《太平圣惠方》卷二十九。

【组成】牡蛎粉一两 麻黄根一两 杜仲一两（去粗皮，微炙，锉） 黄耆二两（锉） 白茯苓 败蒲扇灰一两

方中茯苓用量原缺。

【用法】上为散。每服四钱，以水一中盏，煎至六分，去滓温服，不拘时候。

【主治】虚劳盗汗。

牡蛎散

【来源】《太平圣惠方》卷二十九。

【组成】牡蛎一两（烧为粉） 车前子一两 桂心三分 黄芩一两 泽泻三分 葵子一两

【用法】上为细散。每服二钱，食前以清粥饮

调下。

【主治】虚劳小便出血。

诃黎勒丸

【来源】《太平圣惠方》卷二十九。

【组成】诃黎勒一两（煨，用皮） 厚朴一两（去粗皮，涂生姜汁，炙令香熟） 槟榔一两 白术一两 干姜半两（炮裂，锉） 吴茱萸半两（汤浸七遍，焙干，微炒） 人参一两（去芦头） 桂心一两 当归三分

【用法】上为末，炼蜜为丸，如梧桐子大。每服三十丸，食前以生姜汤送下。

【主治】虚劳，心腹痞满，胁下时痛，不思饮食。

诃黎勒散

【来源】《太平圣惠方》卷二十九。

【组成】诃黎勒皮一两 黄耆一两（锉） 白豆蔻三分（去皮） 陈橘皮三分（汤浸，去白瓤，焙） 白术三分 半夏半两（汤浸，洗七遍去滑） 槟榔半两 人参三分（去芦头） 前胡三分（去芦头） 厚朴一两（去粗皮，涂生姜汁，炙令香熟） 甘草半两（炙微赤，锉） 桂心三分

【用法】上为粗散。每服三钱，以水一中盏，加生姜半分、大枣二枚，煎至六分，去滓稍热服，不拘时候。

【主治】虚劳，脾胃气不和，呕逆，不纳饮食，四肢少力，胸膈妨闷。

诃黎勒散

【来源】《太平圣惠方》卷二十九。

【别名】诃黎勒汤（《圣济总录》卷九十）。

【组成】诃黎勒一两（煨，用皮） 白术三分 桂心半两 紫苏茎叶三分 赤茯苓一两 黄耆三分（锉） 人参三分（去芦头） 陈橘皮一两（汤浸，去白瓤，焙） 桔梗半两（去芦头） 槟榔三分 木香半两 前胡一两（去芦头） 甘草一分（炙微赤，锉） 草豆蔻三分（去皮）

【用法】上为散。每服三钱，以水一中盏，加生姜半分，煎至六分，去滓温服，不拘时候。

【功用】顺气，利胸膈。

【主治】

1.《太平圣惠方》：虚劳，心腹痞满，不思饮食。

2.《圣济总录》：虚劳，胁肋妨闷。

补骨脂散

【来源】《太平圣惠方》卷二十九。

【组成】补骨脂一两（微炒） 肉苁蓉二两（酒浸一宿，刮去皱皮，炙干） 白芍药三分 白茯苓三分 菌桂三分 附子三分（炮裂，去皮脐） 川椒四十粒（去目及闭口者，微炒令汗出） 黄耆一两（锉）

【用法】上为粗散。每服三钱，以水一中盏，煎至六分，去滓，食前温服。

【主治】虚劳，小便数，水脏虚冷。

【宜忌】忌醋物。

补益石斛丸

【来源】《太平圣惠方》卷二十九。

【组成】石斛一两半（去根） 萆薢一两（锉） 远志三分（去心） 覆盆子三分 泽泻一两 白龙骨一两 杜仲一两半（去粗皮，微炙，锉） 防风三分（去芦头） 牛膝一两半（去苗） 石龙芮一两 薯蓣三分 磁石二两（烧，醋淬七遍，捣碎，水飞过） 五味子三分 甘草半两（炙微赤，锉） 黄耆一两（锉） 鹿茸二两（去毛，涂酥炙微黄） 补骨脂一两（微炒） 附子一两（炮裂，去皮脐） 人参一两（去芦头） 车前子一两 桂心一两 白茯苓一两 熟干地黄一两 山茱萸三分 钟乳粉二两 肉苁蓉一两（酒浸一宿，刮去皱皮，炙干） 巴戟一两 菟丝子二两（酒浸三宿，晒干别捣为末） 蛇床子一两

【用法】上为末，炼蜜为丸，如梧桐子大。每服三十丸，食前以温酒送下。

【主治】虚劳肾气不足，阴痿，小便余沥，或精自出，腰脚无力。

附子散

【来源】《太平圣惠方》卷二十九。

【组成】附子一两（炮裂，去皮脐） 熟干地黄二两 白龙骨一两 桂心三分 续断一两 干姜一两（炮裂） 甘草一两（炙微赤，锉）

【用法】上为散。每服三钱，以水一中盏，煎至六分，去滓，食前温服。

【主治】虚劳小便数，或不禁者。

郁李仁丸

【来源】《太平圣惠方》卷二十九。

【组成】郁李仁三两（汤浸，去皮尖，微炒） 诃黎勒皮一两 木香一两 桂心一两 枳实一两（微炒黄） 前胡二两（去芦头） 川大黄二两（锉碎，微炒） 芎䓖一两 槟榔一两

【用法】上为末，炼蜜为丸，如梧桐子大。每服三十丸，食前以生姜汤送下。

【主治】虚劳，胸膈气滞，心腹胀满，大便结涩。

肾沥汤

【来源】《太平圣惠方》卷二十九。

【组成】人参一两（去芦头） 石斛一两（去根，锉） 麦门冬一两半（去心，焙） 泽泻三分 桑寄生半两 远志半两（去心） 甘草半两（炙微赤，锉） 当归半两 熟干地黄一两半 栝楼一两 桂心三分 五味子三分 黄耆一两（锉） 白龙骨一两 磁石二两（捣碎，水淘去赤汁） 白茯苓一两 地骨皮一两

【用法】上为粗散。每服用羊肾一对（切去脂膜），先以水一大盏半，煎肾至一盏，去肾，入药末半两，加生姜半分、大枣三枚，煎至七分，去滓，食前分为二服。

【主治】虚劳内不足，便数，四肢瘦，心神烦，不能食。

泽泻散

【来源】《太平圣惠方》卷二十九。

【组成】泽泻三分 牡蛎一两（烧为粉） 桂心半两 白术一两 黄耆一两（锉）

【用法】上为粗散。每服三钱，以水一中盏，煎至六分，去滓，食前温服。

【主治】虚劳盗汗，恶风怯寒。

泽泻散

【来源】《太平圣惠方》卷二十九。

【组成】泽泻一两 鳖甲一两（涂醋炙微黄，去裙襕） 麦门冬半两（去心） 栀子仁半两 甘草半两（炙微赤，锉） 木通三分（锉） 赤芍药三分 黄芩三分 赤茯苓

方中赤茯苓用量原缺。

【用法】上为粗散。每服四钱，以水一中盏，加生姜半分，葱白七寸，豉五十粒，煎至六分，去滓温服，不拘时候。

【主治】虚劳骨节疼痛，心膈躁闷，小便不利。

泽泻散

【来源】《太平圣惠方》卷二十九。

【组成】泽泻一两 牡丹三分 桂心三分 甘草三分（炙微赤，锉） 榆白皮三分（锉） 白术三分 赤茯苓一两 木通一两（锉）

【用法】上为粗散。每服三钱，以水一中盏，煎至六分，去滓，食前温服。

【主治】虚劳，膀胱气滞，腰中重，小便淋。

枳壳散

【来源】《太平圣惠方》卷二十九。

【组成】枳壳三两（麸炒微黄，去瓤） 赤茯苓一两 黄耆一两（锉） 人参一两（去芦头） 甘草半两（炙微赤，锉） 当归三分 白术一两 地骨皮半两 酸枣仁三分（微炒）

【用法】上为散。每服四钱，以水一中盏，加生姜半分，煎至六分，去滓温服，不拘时候。

【主治】虚劳烦热，身体疼痛少力，不欲饮食。

枳实散

【来源】《太平圣惠方》卷二十九。

【组成】枳实一两（麸炒微黄） 黄耆一两（锉） 青葙子一两 白前一两 黄芩半两 栝楼根一两 麦门冬一两半（去心，焙） 柴胡一两（去苗） 地骨皮一两
【用法】上为粗散。每服四钱，以水一中盏，煎至六分，去滓温服，不拘时候。
【主治】虚劳烦热，不欲饮食，四肢少力。

枸杞子散

【来源】《太平圣惠方》卷二十九。
【组成】枸杞子一两 黄耆一两半（锉） 人参一两（去芦头） 桂心三分 当归一两 白芍药一两
【用法】上为散。每服三钱，以水一中盏，入生姜半分，大枣三个，饴半分，煎至六分，去滓，食前温服。
【主治】虚劳，下焦虚伤，微渴，小便数。

草豆蔻丸

【来源】《太平圣惠方》卷二十九。
【组成】草豆蔻一两（去皮） 木瓜半两 当归三分 前胡一两（去芦头） 人参一两（去芦头） 赤茯苓一两 桂心一两 陈橘皮一两（汤浸，去白瓤，焙） 白术一两 槟榔一两 诃黎勒一两（煨，用皮）
【用法】上为末，炼蜜为丸，如梧桐子大。每服三十丸，食前以生姜汤送下。
【主治】虚劳，心腹痞满，胁下妨闷，不思饮食。

茯苓散

【来源】《太平圣惠方》卷二十九。
【组成】赤茯苓一两 麦门冬一两（去心） 生干地黄一两 人参一两（去芦头） 前胡二两（去芦头） 枳实一两（麸炒微黄） 赤芍药一两 甘草半两（炙微赤，锉） 射干一两
【用法】上为散。每服三钱，以水一中盏，煎至六分，去滓温服，不拘时候。
【主治】虚劳，每唾稠粘，咽喉不利。

厚朴丸

【来源】《太平圣惠方》卷二十九。
【组成】厚朴一两（去粗皮，涂生姜汁，炙令香熟） 木香半两 桂心三分 附子三分（炮裂，去皮脐） 人参半两（去芦头） 陈橘皮一两（汤浸，去白瓤，焙） 诃黎勒一两（煨，用皮） 黄耆三分（锉） 白术一两 干姜半两（炮裂，锉） 草豆蔻一两（去皮） 当归半两
【用法】上为末，炼蜜为丸，如梧桐子大。每服三十丸，食前以温酒送下。
【主治】虚劳冷气，心腹痞满，四肢少力，不欲饮食。

前胡散

【来源】《太平圣惠方》卷二十九。
【组成】前胡一两（去芦头） 赤茯苓半分 陈橘皮三分（汤浸，去白瓤，焙） 枇杷叶半两（拭去毛，炙微黄） 槟榔半两 人参半两（去芦头） 草豆蔻半两（去皮） 半夏半两（汤洗七遍去滑） 甘草半两（炙微赤，锉）
【用法】上为粗散。每服四钱，以水一中盏，入生姜半分，煎至六分，去滓，不拘时候，稍热服。
【主治】虚劳，脾胃气滞，胸膈疼壅不散，食即呕逆。

前胡散

【来源】《太平圣惠方》卷二十九。
【组成】前胡一两（去芦头） 麦门冬一两（去心） 诃黎勒皮一两 赤茯苓一两 枳壳三分（麸炒微黄，去瓤） 赤芍药三分 射干三分 生干地黄一两 人参三分（去芦头） 紫菀三分（去苗土） 甘草三两（炙微赤）
【用法】上为散。每服三钱，以水一中盏，入生姜半分，煎至六分，去滓温服，不拘时候。
【主治】虚劳损乏，短气不足，上焦壅滞，唾稠如胶，咽喉不利。

桔梗散

【来源】《太平圣惠方》卷二十九。

【组成】桔梗三分（去芦头） 黄耆一两（锉） 桑根白皮一两（锉） 麦门冬一两半（去心，焙） 枳壳三分（麸炒微黄，去瓤） 甘草三分（炙微赤，锉） 桂心三分 前胡三分（去芦头） 五味子三分

【用法】上为粗散。每服三钱，以水一中盏，加生姜半分，煎至六分，去滓温服，不拘时候。

【主治】虚劳，上焦气滞，喘促，唾稠如胶，心神烦热。

桔梗散

【来源】《太平圣惠方》卷二十九。

【组成】桔梗一两（去芦头） 陈橘皮一两（汤浸，去白瓤，焙） 人参二两（去芦头） 赤茯苓一两 厚朴一两（去粗皮，涂生姜汁炙令香熟） 杏仁半两（汤浸，去皮尖双仁，麸炒微黄） 木香一两 前胡一两（去芦头） 甘草半两（炙微赤，锉）

【用法】上为粗散。每服四钱，以水一中盏，加生姜半分，煎至六分，去滓温服，不拘时候。

【主治】虚劳，心腹痞满，不思饮食，胸膈不利。

桃枝饮子

【来源】《太平圣惠方》卷二十九。

【组成】桃嫩枝一握（长二七寸） 柳嫩枝一握（长二七寸） 柴胡一两（去苗） 白术一两 乌梅肉一两（微炒） 甘草三分（炙微赤，锉） 鳖甲一两（涂醋炙令黄，去裙襕） 木香三分 赤芍药一两

【用法】上锉细。每服半两，以童便一大盏，加生姜半分，葱白七寸，煎至七分，去滓温服，不拘时候。

【主治】虚劳羸瘦，寒热进退如疟，半眠半起，或时吃食，或时不能饮食。

【宜忌】忌苋菜。

柴胡散

【来源】《太平圣惠方》卷二十九。

【组成】柴胡一两半（去苗） 五味子一两 桔梗一两（去芦头） 熟干地黄一两 白茯苓一两 麦门冬一两（去心） 紫菀一两（洗，去苗土） 人参一两（去芦头） 地骨皮一两 黄耆一两（锉） 甘草三分（炙微赤，锉） 桂心一两 牡蛎粉一两 半夏三分（汤浸七遍去滑） 白术一两

【用法】上为散。每服四钱，以水一中盏，加生姜半分，大枣三枚，煎至六分，去滓温服，不拘时候。

【主治】虚劳寒热，夜卧盗汗，四肢无力，吃食口苦，上气咳嗽。

柴胡散

【来源】《太平圣惠方》卷二十九。

【组成】柴胡一两（去苗） 黄耆一两（锉） 枳壳半两（麸炒微黄，去瓤） 麦门冬一两半（去心，焙） 鳖甲一两（涂醋炙微黄，去裙襕） 地骨皮三分 生干地黄三分 人参一两（去芦头） 萎蕤三分 赤茯苓一两 赤芍药三分 甘草半两（炙微赤，锉）

【用法】上为粗散。每服四钱，以水一中盏，煎至六分，去滓温服，不拘时候。

【主治】虚劳烦热，四肢疼痛，不欲饮食。

【宜忌】忌苋菜。

桑白皮散

【来源】《太平圣惠方》卷二十九。

【组成】桑根白皮一两（锉） 赤茯苓一两 麻黄三分（去根节） 杏仁三分（汤浸，去皮尖双仁，麸炒微黄） 甘草半两（炙微赤，锉） 泽泻三分 紫菀三分（去苗土） 柴胡一两（去苗） 大腹皮三分（锉）

【用法】上为散。每服四钱，以水一中盏，入生姜半分，煎至六分，去滓，温服，不拘时候。

【主治】虚劳肺壅，心胸不利，每唾稠粘，不思饮食。

桑螵蛸散

【来源】《太平圣惠方》卷二十九。

【组成】桑螵蛸三七枚（微炒） 薯蓣一两 山茱

萸一两　黄耆三分（锉）　桂心三分　附子一两（炮裂，去皮脐）　鹿茸一两半（酒洗，去毛，微炒）　杜仲一两（去粗皮，炙微黄）

【用法】上为细散。每服二钱，食前以温酒调下。

【主治】虚劳，小便数，及精气虚冷。

菟丝子散

【来源】《太平圣惠方》卷二十九。

【组成】菟丝子二两（酒浸一宿，晒干，别捣，为末）　韭子二两（微炒）　附子一两（炮裂，去皮脐）　当归一两　芎藭一两　桂心一两　车前子二两　白矾二两（烧，为末）

【用法】上为细散。每服二钱，食前以温酒调下。

【主治】虚劳，小便白浊，及梦遗尿精。

菟丝子散

【来源】《太平圣惠方》卷二十九。

【组成】菟丝子二两（酒浸三宿，晒干，别捣为末）　白龙骨一两　韭子一两（微炒）　肉苁蓉二两（酒浸一宿，锉，去皱皮，炙干）　熟干地黄一两　蛇床子一两

【用法】上为细散。每服二钱，食前以温酒调下。

【主治】虚劳久冷，小便余沥。

黄耆散

【来源】《太平圣惠方》卷二十九。

【组成】黄耆一两（锉）　诃黎勒一两（煨，用皮）　桂心半两　半夏半两（汤洗七遍去滑）　白术一两　白茯苓一两　草豆蔻一两（去皮）　厚朴一两（去粗皮，涂生姜汁，炙令香熟）　人参三分（去芦头）　陈橘皮一两（汤浸，去白瓤，焙）　甘草半两（炙微赤，锉）

【用法】上为散。每服三钱，以水一中盏，加生姜半分，大枣三枚，煎至六分，去滓，稍热服，不拘时候。

【主治】虚劳，脾胃气不和，吃食呕逆。

黄耆散

【来源】《太平圣惠方》卷二十九。

【组成】黄耆一两（锉）　枳壳一两（麸炒微黄，去瓤）　鳖甲一两（涂醋，炙令黄，去裙襕）　柴胡一两（去苗）　麦门冬三分（去心）　赤茯苓一两　赤芍药三分　桑根白皮三分（锉）　五味子半两　紫苏茎叶三分　半夏半两（汤洗七遍，去滑）　木通三分（锉）　诃黎勒皮一两　甘草半两（炙微赤，锉）

【用法】上为散。每服三钱，以水一中盏，加生姜半分，煎至六分，去滓温服，不拘时候。

【主治】虚劳羸瘦，上焦壅滞，每唾稠粘，不思饮食。

黄耆散

【来源】《太平圣惠方》卷二十九。

【组成】黄耆一两（锉）　柴胡一两（去苗）　桂心半两　赤芍药半两　熟干地黄一两　白术一两　陈橘皮三分（汤浸，去白瓤，焙）　当归三分　甘草半两（炙微赤，锉）

【用法】上为散。每服四钱，以水一中盏，加生姜半分，煎至六分，去滓温服，不拘时候。

【主治】虚劳少力，身体疼痛，不欲饮食。

黄耆散

【来源】《太平圣惠方》卷二十九。

【组成】黄耆一两（锉）　人参一两（去芦头）　白茯苓二两　柴胡半两（去苗）　当归半两　白术一两　桂心半两　甘草半两（炙微赤，锉）　枳壳半两（麸炒微黄，去瓤）　桔梗半两（去芦头）　桃仁半两（汤浸，去皮尖双仁，麸炒微黄）

【用法】上为粗散。每服四钱，以水一中盏，加生姜半分，大枣三枚，煎至六分，去滓温服，不拘时候。

【主治】虚劳寒热，不能饮食，四肢羸瘦少力。

黄耆散

【来源】《太平圣惠方》卷二十九。

【组成】黄耆一两（锉）　白术一两　白茯苓一两　人参一两（去芦头）　麦门冬一两半（去心，焙）　甘草半两（炙微赤，锉）　五味子三分　熟

干地黄一两半　牡蛎粉一两

【用法】上为粗散。每服四钱，以水一中盏，加大枣三枚，煎至六分，去滓温服。

【主治】虚劳盗汗，翕翕少气，四肢乏力，咽干食少。

黄耆散

【来源】《太平圣惠方》卷二十九。

【别名】黄耆汤（《圣济总录》卷八十八）。

【组成】黄耆二两（锉）　白芍药一两　桂心一两　当归一两　麦门冬一两半（去心，焙）　白龙骨一两　熟干地黄一两　甘草半两（炙微赤，锉）

【用法】上为粗散。每服三钱，以水一中盏，加生姜半分，大枣三枚，煎至六分，去滓，食前温服。

【主治】虚劳少气，小便数，无力，不能食。

黄耆散

【来源】《太平圣惠方》卷二十九。

【组成】黄耆一两（锉）　人参三分（去芦头）　牡蛎粉三分　肉苁蓉一两（酒浸一宿，刮去皱皮，炙干）　熟干地黄一两　附子一两（炮裂，去皱皮脐）　石南三分　防风半两（去芦头）　五味子半两　白茯苓一两　白芍药半两　桂心半两　石斛一两（去根，锉）　甘草半两（炙微赤，锉）　磁石一两（捣碎，水淘去赤汁）

【用法】上为散。每服四钱，以水一中盏，加生姜半分，大枣三枚，煎至六分，去滓，食前温服。

【主治】虚劳损，小便余沥，阴萎湿痒，四肢羸弱，不欲饮食。

黄耆散

【来源】《太平圣惠方》卷二十九。

【组成】黄耆一两（锉）　赤芍药三分　甘草半两（炙微赤，锉）　人参一两（去芦头）　熟干地黄一两　麦门冬一两半（去心，焙）　五加皮半两　牛膝三分（去苗）

【用法】上为粗散。每服四钱，以水一中盏，加生姜半分，大枣三枚，煎至六分，去滓温服，不拘时候。

【主治】虚劳，手足烦疼，不欲饮食，四肢少力，睡恒不足。

黄耆茯苓散

【来源】方出《太平圣惠方》卷二十九，名见《普济方》卷二三二。

【组成】黄耆一两（锉）　赤茯苓三分　麦门冬三分（去心）　枳壳三分（麸炒微黄，去瓤）　桑根白皮三分（锉）　射干三分　桔梗三分（去芦头）　甘草半两（炙微赤，锉）

【用法】上为散。每服四钱，以水一中盏，入生姜半分，煎至六分，去滓温服，不拘时候。

【主治】虚劳，上焦浮热，每唾稠粘，咽喉不利。

鹿茸散

【来源】《太平圣惠方》卷二十九。

【组成】鹿茸二两（去毛，酒洗，微炙）　白龙骨一两　桑寄生一两　当归三分　人参一两（去芦头）　白芍药一两　乌贼鱼骨二两　桑螵蛸三七枚（微炒）

原书卷七十二本方有附子，无人参。

【用法】上为细散。每服二钱，食前以温酒调下。

【主治】

1.《太平圣惠方》：虚劳，腰膝伤冷，小便日夜五十余行。

2.《校注妇人良方》：肾气虚寒，便溺数甚，或夜间频数遗溺。

麻黄根散

【来源】《太平圣惠方》卷二十九。

【组成】麻黄根一两　牡蛎粉一两　黄耆二两（锉）　人参一两（去芦头）　枸杞子一两　麦门冬三分（去心）　白龙骨一两　白茯苓一两　熟干地黄一两

【用法】上为散。每服四钱，以水一中盏，加生姜半分，大枣三枚，煎至六分，去滓温服，不拘时候。

【主治】虚劳盗汗，口干心烦，不欲饮食，四肢少力。

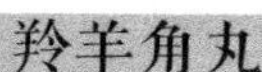

羚羊角丸

【来源】《太平圣惠方》卷二十九。

【组成】羚羊角屑一两　独活一两　川大黄二两（锉碎，微炒）　威灵仙三分　枳壳三分（麸炒微黄，去瓤）　槟榔一两　大麻仁一两　郁李仁二两（去皮尖，微炒）

【用法】上为末，炼蜜为丸，如梧桐子大。每服三十丸，食前温水送下。

【主治】虚劳心酸，气壅滞，大便难，四肢拘急。

椒肾丸

【来源】《太平圣惠方》卷二十九。

【组成】汉椒二两（去目及闭口者，微炒出汗）　白术一两半　肉桂一两半（去皱皮）　白龙骨二两　白矾灰一两半　桑螵蛸一两半（微炒）　鹿茸二两（去毛，涂酥，炙微黄）　鸡头实二两（生者）　补骨脂一两半（微炒）　干姜一两半（炮裂，锉）

【用法】上为末，入盐花二两，研令匀，用别猪肾十只，切去脂膜，研令烂，以酒二升渐入，熬成膏，次入药末，和捣为丸，如梧桐子大。每服三十丸，食前以暖酒送下。

【主治】虚劳内伤，肾气衰冷，小便余沥，精气滑泄。

葵子散

【来源】《太平圣惠方》卷二十九。

【组成】木通一两（锉）　冬葵子一合　滑石二两　石韦一两（去毛）　当归一两　生干地黄二两

【用法】上为粗散。每服四钱，以水一中盏，煎至六分，去滓，食前温服。

【主治】虚劳，小肠不利，出血。

紫苏散

【来源】《太平圣惠方》卷二十九。

【组成】紫苏茎叶二两　木通三分　石韦三分（去毛）　冬葵子一两　木香半两　青橘皮三分（汤浸，去白瓤，焙）　赤茯苓一两　槟榔一两

【用法】上为散。每服四钱，以水一中盏，煎至六分，去滓，食前温服。

【主治】虚劳，下焦气滞，脐腹妨闷，小便不利。

犀角散

【来源】《太平圣惠方》卷二十九。

【组成】犀角屑半两　茯神一两　赤芍药三分　人参三分（去芦头）　黄耆一两（锉）　地骨皮半两　麦门冬三分（去心）　生干地黄一两　甘草半两（炙微赤，锉）

【用法】上为散。每服三钱，以水一中盏，煎至六分，去滓温服，不拘时候。

【主治】虚劳烦热，心神不安，四肢疼痛，吃食全少。

熟干地黄丸

【来源】《太平圣惠方》卷二十九。

【组成】熟干地黄一两　黄耆一两（锉）　蒲黄三分　鹿茸一两（去毛，涂酥炙微黄）　菟丝子一两（酒浸三宿，晒干，别捣为末）　葵子一两　当归三分　车前子一两　赤茯苓三分

【用法】上为末，炼蜜为丸，如梧桐子大。每服三十丸，食前以粥饮送下。

【主治】虚劳内损，小便出血，时复涩痛。

熟干地黄散

【来源】《太平圣惠方》卷二十九。

【组成】熟干地黄一两　柏叶三分　黄芩三分　当归一两　甘草半两（炙微赤，锉）　阿胶一两（捣碎，炒令黄燥）　黄耆一两（锉）　车前叶一两

【用法】上为粗散。每服三钱，以水一中盏，煎至六分，去滓，食前温服。

【主治】虚劳内伤，小便出血，阴道中痛，时加寒热。

薯蓣丸

【来源】《太平圣惠方》卷二十九。

【组成】薯蓣一两　车前子三分　韭子一两（微

炒） 菟丝子一两（酒浸一宿，晒干，别捣为末） 桂心一两 附子一两（炮裂，去皮脐） 肉苁蓉三两（酒浸，刮去粗皮，炙干） 白龙骨一两半 山茱萸三分 五味子一两 牡丹皮三分 白茯苓一两 石斛一两（去根） 牛膝一两（去苗） 熟干地黄二两

【用法】上为末，炼蜜为丸，如梧桐子大。每服三十丸，食前以暖酒送下。

【主治】虚劳，肾脏虚弱，小便白浊，腿膝无力。

瞿麦散

【来源】《太平圣惠方》卷二十九。

【组成】瞿麦半两 川大黄一两（锉碎，微炒） 茅根半两（锉） 枳壳半两（麸炒微黄，去瓤） 子芩半两 木通半两（锉） 赤芍药半两 川朴消半两 甘草一分（炙微赤，锉）

【用法】上为散。每服三钱，以水一中盏，煎至六分，去滓温服，一日三四次，以利为度。

【主治】虚劳小便不利，心神烦热。

鳖甲散

【来源】《太平圣惠方》卷二十九。

【组成】鳖甲一两半（涂醋，炙微黄，去裙襕） 白茯苓一两 甘草半两（炙微赤，锉） 人参半两（去芦头） 桔梗半两（去芦头） 枳壳半两（麸炒微黄，去瓤） 麦门冬半两（去心） 黄耆一两（锉） 白芍药半两 白术一两 半夏半两（汤浸七遍，去滑） 熟干地黄一两 桂心半两

【用法】上为散。每服四钱，以水一中盏，加生姜半分，大枣三个，煎至六分，去滓温服，不拘时候。

【主治】虚劳寒热，四肢羸瘦，食少体痛。

【宜忌】忌苋菜。

人参散

【来源】《太平圣惠方》卷三十。

【组成】人参一两（去芦头） 白茯苓一两 白芍药一两 前胡一两（去芦头） 川椒半两（去目及开口者，微炒去汗） 桂心一两 麦门冬一两半（去心，焙） 当归半两 陈橘皮三分（汤浸，去白瓤，焙） 五味子半两 枳壳半两（麸炒微黄，去瓤） 甘草半两（炙微赤，锉）

【用法】上为散。每服四钱，以水一中盏，加生姜半分，大枣三枚，煎至六分，去滓，不拘时候温服。

【主治】虚劳少气，胸中逆满，不能下食，渐加羸弱。

大黄丸

【来源】《太平圣惠方》卷三十。

【组成】川大黄二两（锉碎，微炒） 鳖甲三两（涂醋，炙令黄，去裙襕）

【用法】上为末，以酽醋二升，纳铛中，先煎令稠，下药末更煎之，以柳木蓖搅勿住手，候可丸，即丸如梧桐子大。每服七丸，空腹及晚食前以粥饮送下。渐加至十丸，以溏利下脓血烂肉为度。老少以意加减。唯得食煮饭、葱煎汁、生姜而已，此外不得食之。

【主治】骨蒸劳，两胁下有痃癖，渐上攻心，食少或不消化，腹内积聚不散，黄瘦，久困久痢，或大便秘涩，小便赤黄。

【宜忌】忌苋菜。

山茱萸丸

【来源】《太平圣惠方》卷三十。

【组成】山茱萸一两 薯蓣一两 牛膝一两半（去苗） 天雄一两（炮裂，去皮脐） 菟丝子二两（酒浸三日，干，别捣为末） 五味子三分 楮实一两（水淘，去浮者，焙干） 萆薢一两（锉） 覆盆子一两 桂心三分 石斛一两（去根，锉） 巴戟一两 熟干地黄一两半 牡蛎粉一两

【用法】上为末，炼蜜为丸，如梧桐子大。每服三十丸，食前以暖酒送下。

【主治】虚劳伤惫，膝冷无力，小便利，不思食。

山茱萸散

【来源】《太平圣惠方》卷三十。

【组成】山茱萸一两　牛膝二两（去苗）　桂心一两

【用法】上为细散。每服二钱，食前以暖酒调下。

【主治】虚劳，下焦风冷，腰脚疼痛无力。

川椒丸

【来源】《太平圣惠方》卷三十。

【组成】川椒一两（去目及闭口者，微炒去汗）　菟丝子二两（酒浸三日，晒干，别捣为末）　桂心三分　牛膝一两半（去苗）　续断一两　鹿茸二两（去毛，涂酥，炙微黄）　肉苁蓉一两（酒浸一宿，刮去皱皮，炙干）　附子一两（炮裂，去皮脐）　山茱萸一两　蛇床子一两　远志三分（去心）　防风三分（去芦头）

【用法】上为末，炼蜜为丸，如梧桐子大。每服三十丸，食前以温酒送下。

【主治】虚劳，膝冷阴萎，四肢羸弱。

天雄丸

【来源】《太平圣惠方》卷三十。

【组成】天雄一两（炮裂，去皮脐）　柏子仁一两　山茱萸一两　牛膝一两（去苗）　桂心一两　酸枣仁一两（微炒）

【用法】上为末，炼蜜为丸，如梧桐子大。每服三十丸，食前以温酒送下。

【主治】虚劳羸损，腰脚疼痛，不能行步。

天雄丸

【来源】《太平圣惠方》卷三十。

【组成】天雄二两（炮裂，去皮脐）　覆盆子一两　鹿茸一两（去毛，涂酥，炙微黄）　巴戟一两　菟丝子二两（酒浸三日，曝干，别捣为末）　五味子一两　肉苁蓉二两（酒浸一宿，刮皮皱皮，炙干）　牛膝一两半（去苗）　桂心一两　石龙芮一两　石南一两　熟干地黄二两

【用法】上为末，炼蜜为丸，如梧桐子大。每服三十丸，食前以温酒送下。

【主治】虚劳羸弱，阳气不足，阳痿，小便数。

天雄丸

【来源】《太平圣惠方》卷三十。

【组成】天雄一两（炮裂，去皮脐）　蛇床子三分　细辛半两　川大黄（锉碎，微炒）半两　杜仲三分（去粗皮，炙微黄，锉）　柏子仁三分　白茯苓三分　防风半两（去芦头）　萆薢三分（锉）　菖蒲三分　泽泻三分　栝楼三分　桂心三分　薯蓣三分　远志半两（去心）　川椒半两（去目及闭口者，微炒去汗）　牛膝三分（去苗）　石韦半两（去毛）　山茱萸三分　白术三分

【用法】上为末，炼蜜为丸，如梧桐子大。每服三十丸，食前以温酒送下。

【主治】虚劳，阴萎湿痒，搔之汁出生疮，小便淋沥，或赤黄，茎中痛；甚者失精尿血，目视䀮䀮，得风泪出，脚弱不能久立。

木香丸

【来源】《太平圣惠方》卷三十。

【组成】木香三分　荜澄茄三分　附子一两（炮裂，去皮脐）　干姜半两（炮裂，锉）　吴茱萸半两（汤浸七遍，焙干，微炒）　桂心三分　诃黎勒皮一两　硫黄三分（细研）　陈橘皮一两（汤浸，去白瓤，焙）

【用法】上为末，炼蜜为丸，如梧桐子大。每服十丸，以姜、枣汤送下，不拘时候。

【主治】虚劳四肢逆冷，心腹气胀，唇青、呕逆。

木香散

【来源】《太平圣惠方》卷三十。

【组成】木香一两　五加皮一两　松节一两（锉）　桑根白皮一两（锉）　薏苡仁三分　槟榔一两　桃仁一两（汤浸，去皮尖双仁，微炒）　陈橘皮三分（汤浸，去白瓤，微炒）　郁李仁一两（汤浸，去皮尖，微炒）

【用法】上为粗散。每服三钱，以水一中盏，煎至六分，去滓，不拘时候稍热服。

【主治】虚劳损，脐下痛，抽肾入腹，四肢浮肿。

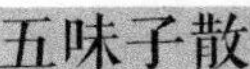

五味子散

【来源】《太平圣惠方》卷三十。

【组成】五味子半两　续断半两　人参三分（去芦头）　紫苏子三分　钟乳粉一两　半夏一两（汤洗七遍去滑）　白茯苓一两　陈橘皮三分（汤浸，去白瓤，焙）　白术三分　桂心半两　黄耆一两（锉）　熟干地黄一两　甘草半两（炙微赤，锉）　紫菀半两（洗去苗土）

【用法】上为粗散。每服三钱，以水一中盏，加生姜半分，大枣三枚，煎至六分，去滓，不拘时候温服。

【主治】虚劳上气，四肢羸弱，不能饮食。

车前子丸

【来源】《太平圣惠方》卷三十。

【组成】车前子一两　磁石二两（烧，醋淬七遍，捣碎，细研，水飞过）　石斛一两（去根，锉）　菟丝子二两（酒浸二日，曝干，别捣为末）　熟干地黄一两　远志一两（去心）　泽泻一两　牛膝一两（去苗）　桂心半两　蒺藜子一两（微炒，去刺）　白茯苓一两　山茱萸一两　五味子一两　巴戟一两半　肉苁蓉一两（酒浸一宿，刮去皱皮，炙干）　甘草半两（炙微赤，锉）　黄耆一两半　人参一两（去芦头）

【用法】上为末，炼蜜为丸，如梧桐子大。每服三十丸，空心及晚食前以盐酒送下。

【主治】虚劳气，目昏暗，身体少力。

牛膝丸

【来源】《太平圣惠方》卷三十。

【组成】牛膝一两（去苗）　黄耆三分（锉）　侧子一两（炮裂，去皮脐）　羌活一两　人参一两（去芦头）　白附子一两（炮裂，去皮脐）　肉苁蓉一两（酒浸一宿，锉，去皱皮，炙）　防风三分（去芦头）　芎藭一两　桂心一两　巴戟一两　干蝎三（半）两（微炒）　白茯苓一两　五加皮一两　甘菊花三分　天麻一两　补骨脂一两（微炒）　熟干地黄一两　萆薢一两（锉）　茵芋一两

【用法】上为末，炼蜜为丸，如梧桐子大。每服三十丸，食前以暖酒送下。

【主治】虚劳痿痹，四肢不举，头目昏重，不能饮食，身体乏力疼痛。

牛膝散

【来源】《太平圣惠方》卷三十。

【组成】牛膝一两（去苗）　附子三分（炮裂，去皮脐）　熟干地黄一两　五加皮半两　桂心三分　当归三分　赤茯苓一两　防风半两（去芦头）　赤芍药一两　羚羊角屑三分　酸枣仁三分（微炒）

【用法】上为粗散。每服三钱，以水一中盏，煎至六分，去滓，食前温服。

【主治】虚劳损，腰脚疼痛。

巴戟散

【来源】《太平圣惠方》卷三十。

【组成】巴戟三分　五加皮一两　萆薢一两（锉）　牛膝一两（去苗）　石斛一两（去根，锉）　防风一两（去芦头）　白茯苓一两　附子一两（炮裂，去皮脐）　桂心三分　甘草半两（炙微赤，锉）　当归三分　羌活三分

【用法】上为粗散。每服三钱，以水一中盏，煎至六分，去滓，食前温服。

【主治】虚劳，腰脚疼痛，行立不得。

石斛丸

【来源】《太平圣惠方》卷三十。

【组成】石斛一两（去根，锉）　熟干地黄三分　麦门冬一两半（去心，焙）　五味子半两　牛膝一两（去苗）　泽泻半两　肉苁蓉一两（酒浸一宿，刮去皱皮，炙干）　防风半两（去芦头）　芎藭三分　独活半两　秦艽二分（去苗）　人参半两（去芦头）　桂心三分　甘草半两（炙微赤，锉）　细辛半两　附子一两（炮裂，去皮脐）　黄耆半两（锉）　石龙芮半两　白芍药半两　白茯苓三分

【用法】上为末，炼蜜为丸，如梧桐子大。每服三十丸，食前以温酒送下。

【主治】虚劳痿痹，四肢挛急，肌体枯瘦。
【宜忌】忌生冷、猪、鸡、牛、马肉。

石斛丸

【来源】《太平圣惠方》卷三十。
【组成】石斛二两（去根，锉） 汉椒二两（去目及闭口者，微炒去汗） 硫黄二两（细研，水飞过） 杜仲一两（去粗皮，炙微黄，锉） 楮实二两（水淘去浮者，焙干） 柏子仁一两半 补骨脂二两（微炒） 续断一两 鹿茸一两（去毛，涂酥炙微黄）桂心三分 巴戟一两 附子一两（炮裂，去皮脐）
【用法】上为末，入研了药令匀，炼蜜为丸，如梧桐子大。每服三十丸，食前以暖酒送下。
【主治】虚劳冷气，腰脚疼痛。

石斛丸

【来源】《太平圣惠方》卷三十。
【组成】石斛一两（去根节） 黄耆三分（锉） 桂心三分 白茯苓一两 山茱萸一两 薯蓣一两 牛膝一两半（去苗） 木香三分 附子一两（炮裂，去皮脐） 羌活三分 巴戟一两 桂心三分 菟丝子一两（酒浸三日，晒干，别捣为末）
【用法】上为末，炼蜜为丸，如梧桐子大。每服三十丸，空心以温酒送下，晚食前再服。
【主治】虚劳乏弱，膝冷无力。

石斛丸

【来源】《太平圣惠方》卷三十。
【组成】石斛一两半（去根，锉） 巴戟二两 杜仲一两半（去粗皮，炙微黄，锉） 牛膝一两（去苗） 桑螵蛸一两（微炒） 鹿茸一两半（去毛，涂酥炙微黄） 补骨脂一两（微炒） 龙骨一两
【用法】上为末，炼蜜为丸，如梧桐子大。每服三十丸，食前以温酒送下。
【主治】虚劳肾气衰弱，阴痿失精，腰膝无力。

龙角散

【来源】《太平圣惠方》卷三十。
【组成】龙角一两（赤锦纹者） 干姜三分（炮裂，锉） 甘草三分（炙微赤，锉） 桂心三分
【用法】上为细散。每服一钱，食前以温酒调下。
【主治】虚劳失精。

龙骨散

【来源】《太平圣惠方》卷三十。
【组成】白龙骨二两 甘草半两（炙微赤，锉） 续断一两 泽泻一两 牡蛎粉三分 附子一两（炮裂，去皮脐） 覆盆子三分 棘刺三分（微炒） 白芍药一两
【用法】上为粗散。每服三钱，以水一中盏，加生姜半分，大枣三枚，煎至六分，去滓，食前温服。
【主治】虚劳梦中失精，心悸，小腹急痛，阴间寒，目眶疼痛，头发脱落。

龙骨散

【来源】《太平圣惠方》卷三十。
【组成】龙骨一两 韭子三分（微炒） 赤石脂一两 黄耆一两（锉） 桑螵蛸一两（微炒） 远志三分（去心） 茯神一两 麦门冬一两半（去心，焙） 熟干地黄一两
【用法】上为粗散。每服三钱，用水一中盏，加大枣三枚，煎至六分，去滓，食前温服。
【主治】虚劳失精，心多松悸。

白术散

【来源】《太平圣惠方》卷三十。
【别名】白术汤（《圣济总录》卷八十八）。
【组成】白术一两 陈橘皮三分（汤浸，去白瓤，焙） 槟榔三分 紫苏茎叶三分 人参一两（去芦头） 白茯苓一两 木香半两 半夏半两（汤洗七遍去滑） 桂心三分 诃黎勒皮一两 厚朴一两（去粗皮，涂生姜汁炙令香熟）
【用法】上为散。每服三钱，以水一中盏，加生姜半分，煎至六分，去滓稍热服，不拘时候。

【主治】虚劳上气，及心腹气胀，不能饮食，呕吐酸水。

白羊肉汤

【来源】《太平圣惠方》卷三十。

【组成】白羊肉二斤（去脂膜，以水四升，煮取二升） 杜仲一两（去粗皮，炙微黄，锉） 白茯苓一两 熟干地黄一两半 牛膝一两（去苗） 人参一两（去芦头） 黄耆一两（锉） 白术一两 桂心三分 磁石三两（捣碎，水淘去赤汁） 龙骨一两 远志一两（去心）

【用法】上为粗散。每服四钱，用羊肉汁一中盏，煎至六分，去滓，每于食前温服之

【主治】虚劳羸瘦，脚腰无力，耳聋盗汗，心多忪悸。

汉防已散

【来源】《太平圣惠方》卷三十。

【别名】防已汤（《圣济总录》卷三十二）。

【组成】汉防已三分 猪苓三分（去黑皮） 海蛤一两 陈橘皮一两（汤浸去白瓤，焙） 木香半两 白术半两 桑根白皮三分（锉） 赤茯苓三分 槟榔一两 紫苏茎叶一两 木通一两（锉）

【用法】上为粗散。每服三钱，以水一中盏，加入生姜半分，煎至六分，去滓温服，不拘时候。

【主治】

1.《太平圣惠方》：虚劳，四肢浮肿，喘息促，小便不利，坐卧不安。

2.《圣济总录》：伤寒或痢疾后，身体浮肿，喘息促急，小便不利，坐卧不安。

半夏散

【来源】《太平圣惠方》卷三十。

【组成】半夏（汤洗七遍去滑） 五味子半两 前胡一两（去芦头） 木香三分 桂心半两 陈橘皮一两（汤浸，去白瓤，焙） 甘草半两（炙微赤，锉） 赤茯苓一两 桔梗三分（去芦头） 麦门冬三分（去心） 人参一两（去芦头） 枳壳一两（麸炒微黄，去瓤）

【用法】上为散。每服三钱，以水一中盏，加生姜半分，煎至六分，去滓温服，不拘时候。

【主治】虚劳，胸中烦热，心下痞满，不欲饮食。

地黄煎丸

【来源】《太平圣惠方》卷三十。

【组成】生地黄五斤（洗净，肥好者） 巨胜子三两 牛膝三两（去苗） 桂心三两 生黄精五斤（洗净，同地黄于木臼中烂捣，绞取汁，旋更入酒三升，于银锅中慢火熬成膏） 附子三两（炮裂，去皮脐） 干漆三两（捣碎，炒令烟出） 肉苁蓉三两（酒浸一宿，刮去皱皮，炙干） 补骨脂三两（微炒） 鹿角胶三两（捣碎，炒令黄燥） 菟丝子三两（酒浸三日，晒干，别捣为末）

【用法】上为末，入地黄、黄精膏中，丸如梧桐子大。每服三十丸，空心温酒送下，晚食前再服。

【功用】益脏腑，久服轻身，驻颜色，强志力，补虚损。

【主治】虚劳，精少。

肉苁蓉丸

【来源】《太平圣惠方》卷三十。

【组成】肉苁蓉二两（酒浸一宿，刮去皱皮炙干） 薯蓣一两 巴戟一两 车前子一两 黄耆一两（锉） 覆盆子一两 菟丝子一两半（酒浸二宿，晒干，别捣为末） 山茱萸一两 熟干地黄一两 人参一两（去芦头） 牛膝一两（去苗） 续断一两 犀角屑半两 甘菊花一两

【用法】上为末，炼蜜为丸，如梧桐子大。每服三十丸，食前以粥饮送下。

【主治】虚劳，目睛远视无力，四肢乏弱。

【宜忌】忌生冷、油腻、热面。

肉苁蓉散

【来源】《太平圣惠方》卷三十。

【组成】肉苁蓉一两（酒浸一宿，刮去皱皮，炙） 石斛三分（去根，锉） 枸杞子一两 远志半两（去心） 续断三分 原蚕蛾三分（微炒） 菟丝子二两（酒浸三日，晒干，别研为

末） 天雄一两（炮裂，去皮脐） 熟干地黄一两

【用法】上为细散。每服二钱，食前用温酒调下。

【主治】虚劳羸损，阴痿，精气乏弱。

防风散

【来源】《太平圣惠方》卷三十。

【组成】防风一两（去芦头） 五加皮一两 萆薢一两（锉） 薏苡仁一两 杜仲一两半（去粗皮，炙微黄） 牛膝一两半（去苗） 海桐皮一两（锉） 桂心一两 枳壳一两（麸炒微黄，去瓤） 赤芍药一两 续断三分 鼠粘子三分 黄耆一两（锉） 熟干地黄一两 羚羊角屑三分

【用法】上为细散。每服二钱，以温酒调下，一日三四次。

【主治】虚劳，筋脉拘挛，腰膝疼痛。

【宜忌】忌生冷、油腻、毒滑鱼肉。

防风散

【来源】《太平圣惠方》卷三十。

【组成】防风三分（去芦头） 山茱萸三分 羚羊角屑三分 枳实半两（麸炒微黄） 黄耆二分（锉） 白茯苓一两 羌活三分 黄芩半两 当归三分 麦门冬一两半（去心，焙） 五味子半两 薏苡仁半两

【用法】上为粗散。每服三钱，以水一中盏，煎至六分，去滓温服，一日三四次。

【主治】虚劳，肝气乏弱，四肢不收，筋骨疼痛，目多昏暗。

麦门冬散

【来源】《太平圣惠方》卷三十。

【组成】麦门冬一两（去心） 防风三分（去芦头） 羚羊角屑三分 茯神一两 赤芍药三分 柴胡一两（去苗） 枳壳三分（麸炒微黄，去瓤） 白术一两 黄耆一两（锉） 芎藭三分 甘草半两（炙微赤，锉） 酸枣仁三分（微炒）

【用法】上为散。每服四钱，以水一中盏，加生姜半分，煎至六分，去滓温服，不拘时候。

【主治】虚劳，筋脉拘挛，四肢疼痛，心神烦热，不得睡卧。

杜仲丸

【来源】《太平圣惠方》卷三十。

【组成】杜仲一两半（去粗皮，炙微黄，锉） 远志三分（去心） 熟干地黄一两 桂心一两 白茯苓一两 枳壳一两（麸炒微黄，去瓤） 牛膝一两半（去苗） 菟丝子二两（酒浸三日，晒干，别捣为末） 羌活一两

【用法】上为末，炼蜜为丸，如梧桐子大。每服三十丸，食前以温酒送下。

【主治】虚劳损，腰脚疼痛，少力。

赤茯苓散

【来源】《太平圣惠方》卷三十。

【组成】赤茯苓二两 诃黎勒皮二两 木香半两 当归一两 吴茱萸半两（汤浸七遍，焙干，微炒） 槟榔一两 川大黄一两（锉碎，微炒）

【用法】上为粗散。每服三钱，以水一中盏，加生姜半分，煎至六分，去滓稍热服，不拘时候。

【主治】虚劳上气，胸中逆满，不下饮食。

吴茱萸散

【来源】《太平圣惠方》卷三十。

【组成】吴茱萸三分（汤浸七遍，焙干，微炒） 当归一两 桂心一两 白芍药一两 细辛三分 木通一两 甘草半两（炙微赤，锉） 白术一两

【用法】上为粗散。每服三钱，以水一中盏，加生姜半分，大枣三个，煎至六分，去滓温服，一日三四次。

【主治】虚劳，四肢逆冷，脉厥绝，面无颜色。

牡蛎散

【来源】《太平圣惠方》卷三十。

【组成】牡蛎粉三两 龙骨三两 桂心一两 棘刺一两（微炒） 白芍药一两 苍术二两（微炒） 甘草一两（炙微赤，锉） 柏子仁一两 车

前子一两　桑螵蛸一两（微炒）
【用法】上为细散。每服二钱，食前以粥饮调下。
【主治】虚劳梦泄，乏力盗汗。

牡蒙散

【来源】《太平圣惠方》卷三十。
【组成】牡蒙一两　兔丝子二两（酒浸二日，晒干，别捣为末）　柏子仁一两　肉苁蓉二两（酒浸一宿，去皴皮，炙干）
【用法】上为细散。每服一钱，食前以温酒调下。
【主治】虚劳，阴下湿痒生疮及萎弱。

沉香散

【来源】《太平圣惠方》卷三十。
【组成】沉香一两　五味子半两　人参一两（去芦头）　远志半两（去心）　天门冬半两（去心）　石斛一两（去根，锉）　桂心一两　牛膝一两（去苗）　黄耆一两（锉）
【用法】上为散。每服三钱，以水一中盏，加生姜半分，大枣三枚，煎至六分，去滓温服，不拘时候。
【主治】虚劳少气无力。

沉香散

【来源】《太平圣惠方》卷三十。
【组成】沉香三分　枇杷叶三分（拭去毛，炙微黄）　前胡一两（去芦头）　半夏半两（汤洗七遍去滑）　白术三分　诃黎勒皮一两　人参三分（去芦头）　黄耆一两（锉）　桂心半两　五味子半两　细辛半两　白茯苓一两　陈橘皮三分（汤浸，去白瓤，焙）　甘草半两（炙微赤，锉）
【用法】上为散。每服三钱，以水一中盏，加生姜半分，大枣三枚，煎至六分，去滓，稍热服，不拘时候。
【主治】虚劳上气，脾胃气弱，胸膈多痰，食饮无味，神思昏闷，肢节烦疼，体虚乏力。

诃黎勒散

【来源】《太平圣惠方》卷三十。
【组成】诃黎勒皮一两　陈橘皮一两（汤浸，去白瓤，焙）　白术三分　人参一两（去芦头）　桂心三分　甘草半两（炙微赤，锉）　紫苏茎叶一两半　半夏半两（汤浸七遍去滑）　槟榔三分
【用法】上为散。每服三钱，以水一中盏，加生姜半分，煎至六分，去滓稍热服，不拘时候。
【主治】虚劳上气，心膈气滞，不思饮食。

诃黎勒散

【来源】《太平圣惠方》卷三十。
【组成】诃黎勒皮一两　人参三分（去芦头）　前胡一两（去芦头）　附子一两（炮裂，去皮脐）　细辛半两　干姜半两（裂，锉）　桂心三分　白术一两　半夏半两（汤浸七遍去滑）　白茯苓一两　甘草半两（炙微赤，锉）
【用法】上为粗散。每服三钱，用水一中盏，加生姜半分，大枣三枚，煎至六分，去滓，稍热服，一日三四次。
【主治】虚劳，四肢逆冷，心膈滞闷，不能饮食。

补肾汤

【来源】《太平圣惠方》卷三十。
【组成】磁石二两（捣碎，水淘去赤汁）　牛膝一两（去苗）　桂心一两　黄耆一两半（锉）　人参一两（去芦头）　白茯苓一两　独活一两　芎藭一两　当归一两　白芍药一两　白术一两　白蒺藜一两（微炒，去刺）　附子一两（炮裂，去皮脐）　泽泻一两　汉椒一两（去目及闭口者，微炒去汗）
【用法】上为粗末。每服用羊肾一对（切去脂膜），以水一大盏半，煎至一盏，去肾，下药末半两，更煎至六分，去滓，空心及晚食前分二次温服。
【主治】虚劳肾脏乏损，耳聋体瘦，脚膝少力，疼痛。

补益干漆丸

【来源】《太平圣惠方》卷三十。
【组成】干漆一两（捣碎，炒令烟出）　续断一两　熟干地黄一两　牛膝一两半（去苗）　桂心

一两　山茱萸一两　泽泻一两　附子一两（炮裂，去皮脐）　杜仲一两半（去粗皮，炙微黄，锉）　狗脊一两半　菟丝子二两（酒浸一宿，晒干，别捣为末）　肉苁蓉一两（酒浸一宿，刮去皱皮，炙干）

【用法】上为末，炼蜜为丸，如梧桐子大，每服三十丸，空心暖酒送下，晚食前再服。

【主治】虚劳，膝冷疼痛，下元伤惫。

补益地黄丸

【来源】《太平圣惠方》卷三十。

【组成】熟干地黄一两　五味子一两　鹿角屑一两（微炒）　远志一两（去心）　桂心一两　巴戟一两　天门冬一两半（去心，焙）　菟丝子一两（酒浸三日，晒干，别捣为末）　石龙芮一两　肉苁蓉一两（酒浸一宿，刮去皱皮炙干）

【用法】上为末，炼蜜为丸，如梧桐子大，每服三十丸，食前以温酒送下。

【主治】虚劳精少，阳事衰弱。

补肾虚磁石丸

【来源】《太平圣惠方》卷三十。

【组成】磁石一两（烧令赤，以醋淬七遍，捣碎，水飞过）　鹿茸一两半（去毛，涂酥炙微黄）　人参一两（去芦头）　黄耆一两（锉）　白茯苓一两　远志三分（去心）　附子三分（炮裂，去皮脐）　牡蛎三分（烧为粉）　牛膝一两（去苗）　楮实子一两半（水淘去浮者，焙干）　防风三分（去芦头）　肉苁蓉三分（酒浸一宿，刮去皱皮，炙干）　五味子半两　薯蓣三分　巴戟二分　石斛一两（去根，锉）　桂心三分　熟干地黄二两

【用法】上为末，炼蜜为丸，如梧桐子大。每服三十丸，空心及晚食前以温酒送下。

【主治】虚劳，肾脏乏弱，耳聋，或常闻钟磬风雨之声。

补益黄耆浸酒

【来源】《太平圣惠方》卷三十。

【组成】黄耆一两（锉）　萆薢一两半（锉）　防风一两半（去芦头）　牛膝二两（去苗）　桂心一两　石斛二两（去根）　杜仲一两半（去粗皮，炙微黄，锉）　肉苁蓉二两（酒浸一宿，刮去皱皮，炙干）　附子一两（炮裂，去皮脐）　山茱萸一两　石南一两　白茯苓一两

【用法】上锉细，以绢袋盛，用酒二斗，于瓷瓶中浸，密封瓶头。候三日后，每于食前暖一小盏服。

【主治】虚劳膝冷。

补益覆盆子丸

【来源】《太平圣惠方》卷三十。

【组成】覆盆子四两　菟丝子二两（酒浸三日，晒干，别捣为末）　龙骨一两半　肉苁蓉二两（酒浸一宿，刮去皱皮，炙干）　附子一两（炮裂，去皮脐）　巴戟一两　人参一两半（去芦头）　蛇床子一两　熟干地黄二两　柏子仁一两　鹿茸二两（去毛，涂酥炙令微黄）

【用法】上为末，炼蜜为丸，如梧桐子大。每服三十丸，空心及晚食前以温酒送下。

【主治】虚劳，梦与鬼交，失精，腰膝疼痛。

陈橘皮丸

【来源】《太平圣惠方》卷三十。

【组成】陈橘皮二两（汤浸，去白瓤，焙）　紫苏子三分（微炒）　郁李仁一两（汤浸，去皮尖，微炒）　甘遂半两（煨微黄）　汉防己半两　桑根白皮一两（锉）　甜葶苈一两（隔纸炒令紫色）　赤茯苓一两　木通一两（锉）

【用法】上为末，炼蜜为丸，如梧桐子大。每服二十丸，空心及晚食前以生姜、大枣汤送下。

【主治】虚劳，心胸壅闷，喘促，大小便不利，四肢浮肿。

附子丸

【来源】《太平圣惠方》卷三十。

【组成】附子一两（炮裂，去皮脐）　肉苁蓉一两（酒浸一宿，锉去皱皮，炙干）　巴戟一两　防风三分（去芦头）　当归一两　羌活三分　桂心三分　萆薢三分（锉）　酸枣仁三分（微炒）　牛

膝一两（去苗） 木香三分 白蒺藜三分（微炒去刺） 补骨脂一两（微炒） 鹿茸二两（去毛，涂酥炙微黄） 石斛一两（去根，锉） 桃仁一两（汤浸，去皮尖双仁，麸炒微黄） 白茯苓一两

【用法】上为末，炼蜜为丸，如梧桐子大。每服三十丸，空心及晚食前以温酒送下。

【主治】虚劳伤惫，腰脚疼痛。

附子丸

【来源】《太平圣惠方》卷三十。

【组成】附子半斤（每日早以新汲水浸，日一度换水，浸经七日，去黑皮，薄切，晒干，为末） 石斛四两（去根，锉） 肉苁蓉四两（酒浸一宿，刮去皴皮，炙干） 补骨脂四两（微炒）

【用法】上为末，炼蜜为丸，如梧桐子大。每服三十丸，食前以温酒送下。

【主治】虚劳膝冷。

附子散

【来源】《太平圣惠方》卷三十。

【组成】附子一两（炮裂，去皮脐） 桂心三分 半夏半两（汤洗七遍去滑） 白术三分 人参一两（去芦头） 陈橘皮一两（汤浸，去白瓤，焙） 白茯苓一两 甘草半两（炙微赤，锉） 麦门冬一两半（去心，焙）

【用法】上为粗散。每服三钱，以水一中盏，加生姜半分，大枣三枚，煎至六分，去滓，稍热服，一日三四次。

【主治】虚劳，四肢逆冷，心神烦躁，不能饮食。

鸡肠散

【来源】《太平圣惠方》卷三十。

【组成】赤雄鸡肠二具（炙令干） 鸡肶胵二具（炙令干） 熟干地黄一两 牡蛎粉三分 龙骨三分 白石脂三分 黄连三分（去须） 赤石脂三分 桑螵蛸三分（微炒） 肉苁蓉一两半（酒浸一宿，刮去皴皮，炙干）

【用法】上为细散。每服二钱，食前以温酒调下。

【主治】虚劳膀胱寒，小便数而精出。

郁李仁散

【来源】《太平圣惠方》卷三十。

【别名】郁李仁汤（《圣济总录》卷三十二）。

【组成】郁李仁一两（汤浸，去皮尖，微炒） 川大黄一两（锉碎，微炒） 柴胡三分（去苗） 泽泻三分 赤芍药三分 猪苓三分（去黑皮） 桔梗三分（去芦头） 桑根白皮三分（锉） 杏仁半两（汤浸，去皮尖双仁，麸炒微黄） 赤茯苓半两 鳖甲一两（涂醋，炙令微黄，去裙襕） 麻黄三分（去根节）

【用法】上为粗散。每服三钱，以水一中盏，加生姜半分，煎至六分，去滓温服，不拘时候。

【主治】虚劳通体洪满，腹坚胀喘急，不能饮食。

金锁子丸

【来源】《太平圣惠方》卷三十。

【组成】补骨脂二两（微炒） 韭子二两（微炒） 牛膝一两（去苗） 巴戟一两 肉苁蓉一两（酒浸一宿，刮去皱皮，炙干） 龙骨一两 菟丝子一两（酒浸三日，晒干别捣为末） 山茱萸一两 桑螵蛸一两（微炒）

【用法】上为末，炼蜜为丸，如梧桐子大。每服三十丸，食前以温酒送下。

【主治】虚劳，小便精出。

兔肝丸

【来源】《太平圣惠方》卷三十。

【组成】兔肝二两（炙微黄） 防风三分（去芦头） 玄参一两 白茯苓一两 羚羊角屑三分 人参三分（去芦头） 决明子三两 车前子一两 地骨皮二分 枳壳半两（麸炒微黄，去瓤） 黄耆一两（锉） 熟干地黄一两 甘菊花三分 麦门冬一两半（去心，焙）

【用法】上为末，炼蜜和捣三五百杵，丸如梧桐子大。每服食前以温粥饮下三十丸。

【主治】虚劳，肝肾风虚，眼漠漠昏暗，不能久视，无力。

细辛散

【来源】《太平圣惠方》卷三十。

【组成】细辛半两　枳壳三分（麸炒微黄，去瓤）　汉防己半两　桂心半两　黄耆一两（锉）　白术三分　赤茯苓三分　赤芍药三分　当归半两

【用法】上为散。每服三钱，以水一中盏，加生姜半分，煎至六分，去滓温服，不拘时候。

【主治】虚劳，心胸壅闷，喘促，四肢肿。

草豆蔻散

【来源】《太平圣惠方》卷三十。

【组成】草豆蔻三分（去皮）　前胡一两半（去芦头）　桔梗三分（去芦头）　木香三分　赤茯苓一两　大腹皮三分（锉）　槟榔一两　紫苏茎叶二两　陈橘皮一两（汤浸，去白瓤，焙）

【用法】上为粗散。每服三钱，以水一中盏，加生姜半分，煎至六分，去滓，稍热服，不拘时候。

【主治】虚劳上气，胸中满闷，不下饮食。

【宜忌】忌炙煿、醋物、猪肉。

茯苓丸

【来源】《太平圣惠方》卷三十。

【组成】白茯苓一两　牡荆子半两　天雄一两（炮裂，去皮脐）　黄耆一两（锉）　肉苁蓉一两（酒浸一宿，刮去皱皮，炙干）　薯蓣一两　巴戟一两　石长生三分　桂心一两　菟丝子一两（酒浸三日，晒干，别捣为末）　杜仲一两（去粗皮，炙微黄，锉）　牡蛎一两（烧为粉）　山茱萸一两　熟干地黄一两　泽泻三分　石斛一两半（去根，锉）　附子一两（炮裂，去皮脐）　天门冬一两半（去心，焙）　人参一两（去芦头）　防风半两（去芦头）　羌活三分　当归三分　甘草半两（炙微赤，锉）

【用法】上为末，炼蜜为丸，如梧桐子大。每服三十丸，食前以温酒送下。

【功用】丰盛体骨，光泽肌肤。

【主治】虚劳痿痹，手足厥冷，精气虚乏，骨节疼痛，头眩吐逆，腰脊强直。

茯神散

【来源】《太平圣惠方》卷三十。

【组成】茯神一两　黄耆一两（锉）　人参一两（去芦头）　桂心三分　牡蛎三分（为粉）　龙骨三分　甘草三分（炙微赤，锉）　麝香一钱（研）

【用法】上为粗散，入麝香令匀。每服三钱，以水一中盏，加生姜半分，大枣三个，煎至六分，去滓温服，一日三四次。

【主治】虚劳无力，梦与鬼交，神心虚烦。

厚朴散

【来源】《太平圣惠方》卷三十。

【组成】厚朴一两半（去粗皮，涂生姜汁，炙令香熟）　人参一两（去芦头）　附子一两（炮裂，去皮脐）　白术一两　陈橘皮一两（汤浸，去白瓤，焙）　黄耆三分（锉）　白茯苓一两　桂心一两　石斛一两（去根，锉）　甘草半两（炙微赤，锉）　白芍药三分

【用法】上为粗散。每服三钱，以水一中盏，加生姜半分，大枣三个，煎至六分，去滓，稍热服，一日三四次。

【主治】虚劳，四肢逆冷，乏力少气，不能饮食。

钟乳丸

【来源】《太平圣惠方》卷三十。

【组成】钟乳粉二两　熟干地黄一两　续断三分　白茯苓三分　黄耆三分（锉）　覆盆子三分　甘草半两（炙微赤，锉）　石斛一两（去根，锉）　五味子三分　桂心三分　肉苁蓉一两（酒浸一宿，刮去皱皮，炙干）　菖蒲三分　人参一两（去芦头）　山茱萸三分　薯蓣一两

【用法】上为末，炼蜜为丸，如梧桐子大。每服三十丸，煮生姜、大枣粥饮送下，不拘时候。

【主治】虚劳上气，肢体羸瘦，不能饮食。

【宜忌】忌生冷、饴糖。

钟乳丸

【来源】《太平圣惠方》卷三十。

【组成】钟乳粉三两　蛇床子三分　石斛一两（去根，锉）　菟丝子三两（酒浸三日，晒干，别捣为末）　桂心三分　肉苁蓉一两（酒浸一宿，刮去皱皮，炙干）

【用法】上为末，炼蜜为丸，如梧桐子大。每服三十丸，食前以温酒送下。

【主治】虚劳衰弱，绝阳阴痿，膝冷。

钟乳丸

【来源】《太平圣惠方》卷三十。

【组成】钟乳粉二两　熟干地黄一两半　人参一两（去芦头）　薯蓣一两　肉苁蓉二两（酒浸一宿，刮去皱皮，炙干）　牛膝一两半　黄耆一两　白茯苓一两　枸杞子一两　巴戟一两　杜仲一两半（去粗皮，炙微黄，锉）　续断一两　天门冬一两半（去心，焙）　石斛一两半（去根，锉）　桂心一两　蛇床子一两　补骨脂一两（微炒）　石龙芮一两　覆盆子一两　防风一两（去芦头）　山茱萸一两　五味子一两　远志一两（去心）　附子一两（炮裂，去皮脐）　鹿茸二两（去毛，涂酥炙微黄）　车前子一两

【用法】上为末，炼蜜为丸，如梧桐子大。每服三十丸，食前以温酒送下。

【主治】虚劳乏弱，精少骨痿，腰膝无力，不能饮食，日渐羸困。

前胡丸

【来源】《太平圣惠方》卷三十。

【组成】前胡一两（去芦头）　旋覆花半两　人参三两（去芦头）　槟榔一两　木香半两　陈橘皮半两（汤浸，去白瓤，焙）　诃黎勒皮一两　赤茯苓三分　桑根白皮三分（锉）　郁李仁一两（汤浸，去皮尖，微炒）　桂心半两

【用法】上为末，炼蜜为丸，如梧桐子大。每服三十丸，煎生姜、大枣汤送下，一日三次。

【主治】虚劳，四肢浮肿，心胸满闷，不欲饮食。

桂心散

【来源】《太平圣惠方》卷三十。

【组成】桂心一两　白芍药一两　龙骨一两半　牡蛎粉一两半　甘草半两（炙微赤，锉）

【用法】上为粗散。每服三钱，以水一中盏，加生姜半分、大枣三枚，煎至六分，去滓，食前温服。

【主治】虚劳梦泄，甚者心下悸，腹里急，阴头寒，目眶痛，发落。

海藻丸

【来源】《太平圣惠方》卷三十。

【组成】海藻一两（洗去咸味）　肉苁蓉三分（酒浸一宿，刮去皱皮，炙干）　牡蛎粉半两　茴香子三分（去苗）　木香半两　沉香半分　天雄三分（炮裂，去皮脐）　牛膝半两（去苗）　硫黄半两（研细）

【用法】上为末，入硫黄，都研令匀，炼蜜为丸，如梧桐子大。每服三十丸，食前以温酒送下；盐汤送下亦得。

【主治】虚劳损，肾阴肿痛。

益气补虚杜仲散

【来源】《太平圣惠方》卷三十。

【别名】杜仲散（《普济方》卷二三一）。

【组成】杜仲一两（去粗皮，炙微黄，锉）　蛇床子三分　五味子三分　熟干地黄一两　萆薢一两（锉）　巴戟三分　肉苁蓉一两半（酒浸一宿，刮去皱皮，炙干）　桂心三分　菟丝子一两（酒浸三日，晒干，别捣为末）

【用法】上为细散。每服二钱，食前以温酒调下。

【主治】虚劳，羸乏少气，五脏萎损，腰痛不能行。

桑寄生散

【来源】《太平圣惠方》卷三十。

【组成】桑寄生一两　白芍药三分　独活三分　熟干地黄一两　杜仲一两（去粗皮，炙微黄，锉）　牛膝一两（去苗）　附子一两（炮裂，去皮脐）　细辛半两　秦艽三分（去苗）　白茯苓一两　羚羊角屑三分　防风三分（去芦头）　芎藭三分　人参三分（去芦头）　当归三分　桂心一

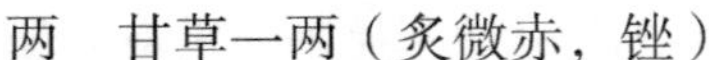

两 甘草一两（炙微赤，锉）

【用法】上为粗散。每服四钱，以水、酒各半中盏，煎至六分，去滓，食前温服。

【主治】虚劳痿痹，肢节疼痛或偏枯，或腰痛挛急。

理中人参散

【来源】《太平圣惠方》卷三十。

【组成】人参一两（去芦头） 陈橘皮一两（汤浸，去白瓤，焙） 白术一两 干姜三分（炮裂，锉） 甘草半两（炙微赤，锉） 附子一两（炮裂，去皮脐） 白茯苓一两 桂心三分 麦门冬一两半（去心，焙）

【用法】上为粗散。每服三钱，以水一中盏，加生姜半分，大枣三个，煎至六分，去滓稍热服，一日三四次。

【主治】虚劳羸瘦，四肢逆冷，或心腹虚满，不能饮食。

萆薢丸

【来源】《太平圣惠方》卷三十。

【组成】萆薢一两（锉） 牛膝一两（去苗） 杜仲一两（去粗皮，炙微黄，锉） 酸枣仁一两（微炒） 当归一两 防风三分（去芦头） 附子一两（炮裂，去皮脐） 茵芋三分 熟干地黄一两 丹参一两 赤芍药三分 桂心一两 黄耆一两（锉） 羚羊角屑三分 羌活一两 石斛一两（去根，锉） 薏苡仁一两

【用法】上为末，炼蜜为丸，如梧桐子大。每服三十丸，食前暖酒送下。

【主治】虚劳痿痹，腰脚不遂，骨节酸疼，筋脉拘急。

菟丝子丸

【来源】《太平圣惠方》卷三十。

【组成】菟丝子一两半（酒浸三日，晒干，别捣，为末） 鹿茸一两半（去毛，涂酥，炙微黄） 萆薢一两（锉） 厚朴一两（去粗皮，涂生姜汁，炙令香熟） 柏子仁三分 肉苁蓉一两半（酒浸一宿，刮去皱皮，炙干） 桂心三分 石斛一两（去根，锉） 远志三分（去心） 龙骨一两 杜仲一两（去粗皮，炙微黄，锉） 石龙芮一两 牛膝一两半（去苗） 防风三分（去芦头） 棘刺三分（微炒）

【用法】上为末，炼蜜为丸，如梧桐子大。每服三十丸，食前温酒送下。

【主治】虚劳失精，小便过多，不能饮食，腰膝无力。

黄耆丸

【来源】《太平圣惠方》卷三十。

【组成】黄耆一两（锉） 防风半两（去芦头） 人参一两（去芦头） 远志半两（去心） 酸枣仁三分（微炒） 熟干地黄一两 羌活三分 白茯苓一两 薏苡仁一两 羚羊角屑三分 当归三分 桂心三分 山茱萸一两 枸杞子三分

【用法】上为末，炼蜜为丸，如梧桐子大。每服三十丸，不拘时候以温酒送下。

【主治】虚劳，四肢羸瘦，心神虚烦，筋脉拘挛疼痛，少得睡卧。

黄耆散

【来源】《太平圣惠方》卷三十。

【备考】黄耆汤（《普济方》卷二三一）。

【组成】黄耆一两（锉） 续断三分 当归三分 熟干地黄一两 白术三分 五味子三分 石斛一两（去根，锉） 桂心一两 白芍药一两 诃黎勒皮一两 人参三分（去芦头） 木香半两 白茯苓一两 附子一两（炮裂，去皮脐） 甘草半两（炙微赤，锉） 麦门冬一两半（去心，焙） 牛膝一两（去苗） 陈橘皮三分（汤浸，去白瓤，焙）

【用法】上为粗散。每服四钱，以水一中盏，加生姜半分，大枣三枚，煎至六分，去滓，食前温服。

【主治】虚劳少气，面色萎黄，四肢羸瘦，腹胁妨闷，吃食减少，日渐虚困。

黄耆散

【来源】《太平圣惠方》卷三十。

【组成】黄耆一两　钟乳粉一两半　白茯苓一两　云母粉一两半　远志一两（去心）　细辛一两

【用法】上为细散，入钟乳粉等，更都研令匀。每服二钱，以温酒调下，日二三服。

【功用】益肝明目。

【主治】虚劳目暗。

黄耆散

【来源】《太平圣惠方》卷三十。

【组成】黄耆一两（锉）　白茯苓一两　熟干地黄一两　韭子一两（微炒）　麦门冬一两半（去心，焙）　车前子一两　鹿茸一两（去毛，涂酥，炙微黄）　菟丝子二两（酒浸三日，晒干，别捣为末）　白龙骨三分

【用法】上为细散。每服二钱，食前以温粥调下。

【主治】虚劳，肾气乏弱，或时失精，心中虚烦。

蛇床子丸

【来源】《太平圣惠方》卷三十。

【组成】蛇床子三分　续断半两　薯蓣半两　桑寄生半两　肉苁蓉一两（酒浸一宿，刮去皱皮，炙干）　附子半两（炮裂，去皮脐）　菟丝子一两（酒浸三日，晒干，别捣为末）　远志半两（去心）　莨菪子半两（水淘去浮者，水煮芽出，焙干，炒黑色）

【用法】上为末。炼蜜为丸，如梧桐子大。每服二十丸，食前温酒送下。

【主治】虚劳，阳气衰绝，阴萎，湿痒生疮。

蛇床子散

【来源】《太平圣惠方》卷三十。

【组成】蛇床子半两　菟丝子一两（酒浸三日，晒干，别研为末）　远志半两（去心）　肉苁蓉一两（酒浸一宿，刮去皱皮，炙干）　五味子半两　防风半两（去芦头）　巴戟三分　杜仲一两（去粗皮，炙微黄，锉）　熟干地黄一两

【用法】上为细散。每服二钱，食前温酒调下。

【主治】虚劳阴萎，四肢乏力。

猪寄汤

【来源】方出《太平圣惠方》卷三十，名见《普济方》卷三〇一。

【组成】猪蹄二枚（锉）　槐树寄生（细锉）一升

【用法】以水五升，煮取三升，去滓，看冷热，洗疮三五度。

【主治】虚劳，阴湿痒，生疮。

鹿角丸

【来源】《太平圣惠方》卷三十。

【组成】鹿角半斤（镑细，以少牛乳拌和得所，于小甑子内以大麦压蒸一复时）　黄耆半两（锉）　补骨脂二两（微炒）　韭子三两（微炒）　蛇床子一两　人参二两（去芦头）　石龙芮一两　覆盆子一两　附子一两（炮裂，去皮脐）　远志一两（去心）　续断一两　石斛一两（去根，锉）　当归三两　龙骨二两　柏子仁一两

【用法】上为末，炼蜜为丸，如梧桐子大。每服三十丸，空心及晚食前以温酒送下。

【主治】虚劳，肾气久弱，阴下湿痒，小便遗失，因梦鬼交，精泄不禁。

鹿角散

【来源】《太平圣惠方》卷三十。

【组成】鹿角屑二两　韭子一两（微炒）　芎藭三分　白茯苓一两　当归三分（锉，微炒）　鹿茸一两（去毛，涂酥炙微黄）

【用法】上为散。每服三钱，以水一中盏，入生姜半分，大枣三枚，粳米一百粒，煎至六分，去滓，食前温服。

【主治】虚劳不足，梦与鬼交，四肢无力。

【宜忌】忌生冷、油腻、大肉、酸物。

鹿茸丸

【来源】《太平圣惠方》卷三十。

【组成】鹿茸一对（去毛，涂酥炙微黄）　枸杞子一两　泽泻一两　白术一两　杏仁一两（汤浸，去皮尖双仁，麸炒微黄）　薯蓣一两　菟丝子一两

（酒浸三日，晒干，别捣为末） 白芍药一两 黄耆一两（锉） 桂心一两 阿胶一两（捣碎，炒令黄燥） 附子一两（炮裂，去皮脐）

【用法】上为末，炼蜜为丸，如梧桐子大。每服三十丸，食前以温酒或枣汤送下。

【主治】虚劳少气，羸弱乏力。

鹿茸丸

【来源】《太平圣惠方》卷三十。

【组成】鹿茸三两（去毛，涂酥炙微黄） 桂心一两 石斛一两（去根，锉） 蛇床子一两 补骨脂一两（微炒） 牛膝一两半（去苗） 附子一两（炮裂，去皮脐） 山茱萸一两 远志三分（去心） 萆薢一两（锉） 肉苁蓉一两（酒浸一宿，刮去皴皮，炙干） 杜仲一两半（去粗皮，炙微黄，锉） 熟干地黄一两

【用法】上为末，炼蜜为丸，如梧桐子大。每服三十丸，食前以温酒送下。

【功用】补益气力。

【主治】虚劳脚冷。

鹿茸丸

【来源】《太平圣惠方》卷三十。

【组成】鹿茸三分（去毛，涂酥炙微黄） 韭子一两（微炒） 柏子仁一两 泽泻半两 菟丝子一两（酒浸三日，晒干，别捣为末） 茯神半两 石斛半两（去根，锉） 天门冬二两半（去心，焙） 黄耆一两（锉） 巴戟一两 龙骨三分 石龙芮半两 附子一两（炮裂，去皮脐） 露蜂窠三分（微炒） 麝香半两（细研入）

【用法】上为末，炼蜜为丸，如梧桐子大。每服三十丸，空心及晚食前以温酒送下。

【主治】虚劳，梦与鬼交，精泄不止，四肢羸瘦，少力，心神虚烦。

鹿茸丸

【来源】《太平圣惠方》卷三十。

【组成】鹿茸二两（去毛，涂酥炙微黄） 补骨脂一两（微炒） 牛膝一两（去苗） 杜仲一两（去粗皮，炙微黄，锉） 菟丝子一两半（酒浸三日，晒干，别捣为末） 桂心三分 牡蛎粉三分 薯蓣一两 黄耆一两（锉，微炒） 桑螵蛸一两（微炒） 附子一两（炮裂，去皮脐） 泽泻三分 防风三分（去芦头） 干姜三分（炮裂，锉） 熟干地黄一两 远志三分（去心） 肉苁蓉一两半（酒浸一日，刮去皴皮，炙干） 龙骨三分

【用法】上为末，炼蜜为丸，如梧桐子大。每服三十丸，食前以温酒送下。

【主治】虚劳，肾气乏弱，失精，腰膝无力，小便数。

鹿茸丸

【来源】《太平圣惠方》卷三十。

【组成】鹿茸一两半（去毛，涂酥炙微黄） 菟丝子二两（酒浸三日，晒干，别捣为末） 牛膝一两半（去苗） 石斛一两半（去根，锉） 五味子一两 巴戟一两 肉苁蓉一两半（酒浸一宿，刮去皴皮，炙干） 覆盆子一两 萆薢一两（锉） 白茯苓一两 防风三分（去芦头） 黄耆一两（锉） 麦门冬一两半（去心，焙） 钟乳粉二两 桂心一两 熟干地黄二两 人参一两（去芦头） 附子一两（炮裂，去皮脐）

【用法】上为末，炼蜜为丸，如梧桐子大。每服三十丸，食前以暖酒送下。

【主治】虚劳伤惫，骨气不足，精清而少，阴痿，脚膝无力。

鹿茸散

【来源】《太平圣惠方》卷三十。

【组成】鹿茸一两半（去毛，涂酥炙微黄） 肉苁蓉一两（酒浸一宿，刮去皴皮，炙干） 钟乳粉一两 蛇床子三分 远志三分（去心） 续断一两 薯蓣三分 桑螵蛸一两（微炒） 熟干地黄一两

【用法】上为细散。每服二钱，食前以温酒调下。

【主治】虚劳，阳气不足，阴痿，小便滑数。

鹿角胶散

【来源】《太平圣惠方》卷三十。

【组成】鹿角胶二两（捣碎，炒令黄燥） 肉苁蓉二两（酒浸一宿，刮去皱皮，炙干） 熟干地黄三两 黄耆一两半（锉） 当归一两半 麦门冬二两半（去心，焙） 石斛一两（去根） 五味子一两

【用法】上为细散。每服二钱，食前以生姜、大枣汤调下；温酒下亦得。

【主治】虚劳少气，羸损。

羚羊角丸

【来源】《太平圣惠方》卷三十。

【组成】羚羊角屑一两 酸枣仁一两（微炒） 防风一两（去芦头） 晚蚕砂一两（微炒） 附子一两（炮裂，去皮脐） 藁本一两 黄耆一两（锉） 威灵仙一两 羌活一两 白芍药一两 熟干地黄二两 白茯苓一两

【用法】上为末，炼蜜为丸，如梧桐子大。每服三十丸，温酒送下，每日三四次。

【主治】虚劳筋脉拘挛，牵引颈面，眼口瞤动，胸中气逆，不多思饮食。

羚羊角丸

【来源】《太平圣惠方》卷三十。

【组成】羚羊角屑三分 鹿茸一两半（去毛，涂醋，炙微黄） 山茱萸三分 防风三分（去芦头） 肉苁蓉一两（酒浸一宿，刮去皱皮，炙干） 牛膝一两半（去苗） 薯蓣三分 蜜蒙花三分 菟丝子一两（酒浸三日，晒干，别捣为末） 当归三分 白茯苓一两 黄耆三分（锉） 车前子三分 人参三分（去芦头） 五味子半两 桂心三分 细辛半两 地肤子半两 甘菊花半两 决明子半两 青葙子半两 熟干地黄一两 附子一两（炮裂，去皮脐） 磁石二两（烧，醋淬七遍，捣碎，细研，水飞过） 甘草半两（炙微赤，锉）

【用法】上为末，炼蜜为丸，如梧桐子大。每服三十丸，温酒送下，枣汤亦得，一日三次。

【主治】虚劳乏弱，四肢无力，头昏目暗，身体疼痛，不欲吃食。

【宜忌】忌炙煿热面荤辛。

羚羊角散

【来源】《太平圣惠方》卷三十。

【组成】羚羊角屑三分 薏苡仁二两 桂心三分 牛膝三分（去苗） 防风三分（去芦头） 附子一两（炮裂，去皮脐） 甘草半两（炙微赤，锉） 黄耆一两 生干地黄一两

【用法】上为粗散。每服三钱，以水一中盏，加生姜半分，煎至六分，去滓，食前温服。

【主治】虚劳风引，筋脉拘挛，不可屈伸。

【宜忌】忌生冷、毒滑、鱼肉。

羚羊角散

【来源】《太平圣惠方》卷三十。

【组成】羚羊角屑半两 黄耆一两（锉） 柴胡一两半（去苗） 防风一两（去芦头） 人参三两（去芦头） 附子一两（炮裂，去皮脐） 泽泻三分 山茱萸一两 覆盆子一两 决明子一两 车前子一两 青葙子一两 甘草半两（炙微赤，锉）

【用法】上为粗散。每服四钱，以水一中盏，煎至六分，去滓温服，不拘时候。

【主治】虚劳，肝肾风虚，头昏目暗，四肢少力。

雄黄淋蘸方

【来源】《太平圣惠方》卷三十。

【别名】雄黄散（《普济方》卷二四九）。

【组成】雄黄一两（油研绵裹） 甘草一尺

【用法】上以水三升，煮取二升，去滓。看冷热，于密室中洗之。后以暖棉衣裹之，一日一度用之。

【主治】虚劳阴肿，大如升，核痛，人所不能疗者。

紫苏散

【来源】《太平圣惠方》卷三十。

【组成】紫苏茎叶一两 五味子半两 赤茯苓三分 前胡一两（去芦头） 陈橘皮一两（汤浸，

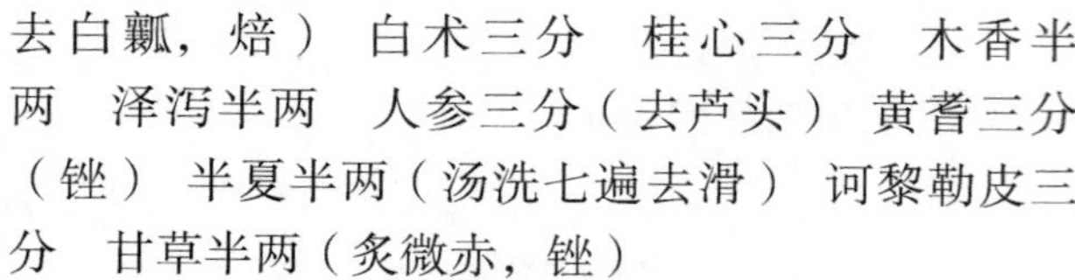

去白瓤，焙） 白术三分 桂心三分 木香半两 泽泻半两 人参三分（去芦头） 黄耆三分（锉） 半夏半两（汤洗七遍去滑） 诃黎勒皮三分 甘草半两（炙微赤，锉）

【用法】上为散。每服三钱，以水一中盏，加生姜半分，煎至六分，去滓，稍热服，不拘时候。

【主治】虚劳上气，胸膈满闷，不能饮食，四肢少力。

紫石英丸

【来源】《太平圣惠方》卷三十。

【组成】紫石英二两（细研，水飞过） 朱砂一两（细研，水飞过） 柏子仁二两 龙骨二两 人参二两（去芦头） 桑螵蛸二两（微炒） 麝香半两（细研） 肉苁蓉一两（酒浸一宿，刮去皴皮，炙干）

【用法】上为末，研入朱砂、石英、麝香令匀，炼蜜为丸，如梧桐子大。每服二十丸，食前以温酒送下。

【主治】虚劳，梦与鬼交，失精，虚竭至甚。

强肾气附子散

【来源】《太平圣惠方》卷三十。

【组成】附子一两（炮裂，去皮脐） 芎藭半两 白芍药三分 当归三分 熟干地黄一两 人参一两（去芦头） 半夏半两（汤洗七遍去滑） 白茯苓三分 桂心三分 五味子三分 肉苁蓉一两（酒浸一宿，刮去皴皮，炙干） 黄耆三分（锉）

【用法】上为散。每服四钱，以水一中盏，加生姜半分，大枣三枚，煎至六分，去滓，食前温服。

【主治】虚劳少气，羸弱。

熟干地黄丸

【来源】《太平圣惠方》卷三十。

【组成】熟干地黄一两 蛇床子半两 薯蓣半两 牡蛎粉三分 天雄三分（炮裂，去皮脐） 远志半两（去心） 桂心半两 枸杞子三分 鹿药半两 五味子半两 黄耆一两（锉） 人参三分（去芦头） 杜仲一两（去粗皮，炙微黄，锉） 鹿茸一两（去毛，涂酥炙微黄） 车前子三分 覆盆子三分 磁石一两（烧通赤，醋淬七遍，捣细，研，水飞过） 雄蚕蛾半两（微炒） 菟丝子一两半（酒浸三日，晒干，别研为末） 石斛一两（去根，锉） 雄鸡干一两（微炙） 肉苁蓉一两（酒浸一宿，刮去皴皮，炙干） 阳起石一两半（酒煮一日，细研，水飞过） 白茯苓三分

【用法】上为末，炼蜜为丸，如小豆大。每服二十丸，食前以温酒送下。

【主治】虚劳阴痿，脏腑乏弱，面无颜色，肢体俱悴。

熟干地黄散

【来源】《太平圣惠方》卷三十。

【组成】熟干地黄一两 酸枣仁三分（微炒） 黄耆一两（锉） 当归三分 牛膝一两（去苗） 桂心三分 五加皮三分 白芍药三分 防风三分（去芦头） 人参一两（去芦头） 薏苡仁一两 附子一两（炮裂，去皮脐） 白茯苓一两 甘草半两（炙微赤，锉）

【用法】上为散。每服四钱，以水一中盏，加生姜半分，煎至六分，去滓，食前温服。

【主治】虚劳气弱，四肢少力，筋脉拘挛，骨节疼痛，不欲饮食。

薯蓣丸

【来源】《太平圣惠方》卷三十。

【组成】薯蓣二两 黄耆一两（锉） 远志半两（去心） 五味子半两 牛膝半两（去苗） 柏子仁三分 桂心二分 巴戟一两 熟干地黄二两

【用法】上为末，炼蜜为丸，如梧桐子大，每服三十丸，食前以温酒送下。

【主治】虚劳。少气，四肢无力。

覆盆子散

【来源】《太平圣惠方》卷三十。

【组成】覆盆子二两 五味子三分 黄耆一两（锉） 石斛一两半（去根，锉） 肉苁蓉一两

（酒浸一宿，刮去皱皮，炙干） 车前子三分 鹿角胶一两（捣碎，炒令黄燥） 熟干地黄一两 钟乳粉二两 天门冬一两半（去心，焙） 紫石英一两半（细研，水飞过） 菟丝子一两（酒浸三日，晒干，别研为末）

【用法】上为细散。每服二钱，食前温酒调下。

【主治】虚劳精气乏，四肢羸弱。

三圣散

【来源】《太平圣惠方》卷三十一。

【组成】胡黄连二两 柴胡二两（去苗） 鳖甲二两（生用）

【用法】上为细散。每服一钱，用生姜酒调下，早晨、日午、临卧各一服。

【主治】骨蒸劳气烦热，四肢无力，夜卧虚汗，唇口干焦，面无血色，日渐羸瘦。

大黑虎丹

【来源】《太平圣惠方》卷三十一。

【组成】蛤蚧三对（微炒） 虾蟆一枚（涂酥炙令赤） 丹砂五铢（细研） 金箔五片（研） 银箔五片（研） 白鲜皮 苦参各三钱 蛇蜕皮一两（微炙） 白狗粪一分（微炒） 皮巾子六钱（三年者，炙令黄） 金刚子三钱 乌驴蹄三钱（炙黄） 硫黄一钱（细研） 雄黄一分（细研） 天灵盖一分（涂酥炙令微赤） 麝香一两（细研） 沉香一分 甲香三铢（微炙） 乳香三钱 夜明砂六钱（雄者，两头尖） 人中白一分

【用法】上为末，更都研令匀，用猪胆汁并软饭和捣为丸，如绿豆大。每服药，先以新汲水一盏，入少许麝香、砂糖，以药十丸，浸于露下，来旦，先用煎茅香汤浴后，吃淡面一小盏子，便吃药。服了，以衣被厚盖卧，直候汗出。

【主治】传尸复连，及一切劳证，不问冷热大小。

生地黄饮子

【来源】《太平圣惠方》卷三十一。

【组成】生地黄二两 柴胡一两（去苗） 葱白五寸（切） 香豉半合 甘草半两（生用） 生姜半两 杏仁半两（汤浸，去皮尖双仁，麸炒微黄） 地骨皮半两 赤芍药半两

【用法】上锉细，和匀。每服半两，以童便一大盏，煎至五分，去滓温服，不拘时候。

【主治】骨蒸劳热，四肢疼痛，小便赤黄。

地骨皮散

【来源】《太平圣惠方》卷三十一。

【组成】地骨皮三分 百合三分 黄耆三分 赤茯苓三分 人参半两（去芦头） 赤芍药三分 枳壳三分（麸炒微黄，去瓤） 桑根白皮三分（锉） 柴胡一两半（去苗） 甘草半两（炙微赤，锉） 麦门冬一两半（去心，焙） 犀角屑三两 杏仁一两（汤浸，去皮尖双仁，麸炒微黄） 鳖甲一两（涂醋，炙令黄，去裙襕） 白前三分

【用法】上为粗散。每服四钱，以水一中盏，加生姜半分，煎至六分，去滓温服，不拘时候。

【主治】虚劳骨蒸烦热，心神不宁，及小便赤涩，时有咳嗽，四肢羸弱疼痛。

【宜忌】忌苋菜。

地骨皮散

【来源】《太平圣惠方》卷三十一。

【组成】地骨皮二分 赤芍药一两 桑根白皮一两 茅根一两（锉） 甘草一两（炙微赤，锉） 柴胡二两（去苗）

【用法】上为粗散。每服四钱，以水一中盏，加生姜半分，煎至六分，去滓温服，不拘时候。

【主治】骨蒸，羸瘦少力，燥热，背膊痠痛，小便赤黄，口舌干燥烦渴。

百合散

【来源】《太平圣惠方》卷三十一。

【组成】百合三分 柴胡一两（去苗） 桑根白皮三分（锉） 杏仁一分（汤浸，去皮尖双仁，麸炒微黄） 陈橘皮三分（汤浸，去白瓤，焙） 麻黄三分（去根节） 赤茯苓三分 甘草半两（炙微赤，锉） 紫苏茎叶一两

【用法】上为散。每服三钱，以水一中盏，加生姜半分，煎至六分，去滓温服，不拘时候。
【主治】骨蒸劳热，咳嗽损肺。

牡蛎散

【来源】《太平圣惠方》卷三十一。
【组成】牡蛎一两半（烧为粉） 知母一两半 犀角屑一两 前胡一两（去芦头） 柴胡一两（去苗） 甘草半两（炙微赤，锉） 虎头骨一两半（涂酥炙令黄） 鳖甲二两（涂酥炙令黄，去裙襕）
【用法】上为散。每服四钱，以水一中盏，煎至六分，去滓温服，不拘时候。
【主治】热劳百节烦疼，渐渐羸瘦，不能饮食，日晚或恶寒，兼盗汗。
【宜忌】忌生果、苋菜。

青蒿丸

【来源】《太平圣惠方》卷三十一。
【组成】青蒿一斤（取叶，晒干，捣罗为末） 桃仁一斤（酒浸，去皮尖，麸炒令黄，研烂） 甘草半两（捣罗为末）
【用法】以童便三斗，于瓷瓮中盛，于糠火上煎令如稀饧，却倾于铜器中，下诸药，又于糠火上煎，以柳木衬搅之，看稀稠得所，候可丸，即丸如梧桐子大。以粗疏布袋盛，每服三十丸，空心温童便送下，日晚再服。
【主治】骨蒸劳体瘦，发渴寒热。

青蒿煎

【来源】《太平圣惠方》卷三十一。
【组成】青蒿（切）一斗 童便一斗 麝香一钱（细研） 阿魏一两（面裹煨，令面熟为度，细研） 桃仁五两（汤浸，去皮尖双仁，麸炒微黄，细研） 天灵盖二两（涂酥炙微黄，捣末）
【用法】上件药，先将青蒿于小便中煮取五升，研绞去滓，即下诸药末熬成膏，瓷盒中收。每服半匙，食前以清粥饮调下。
【主治】骨蒸劳气，四肢羸瘦疼痛。

青蒿饮子

【来源】《太平圣惠方》卷三十一。
【组成】青蒿二两 柳嫩枝一两 栀子仁三分 乌梅肉半两（微炒） 甘草三分 木香半两 桃嫩枝一握
【用法】上锉细，相和令匀，分作五服，每服以水一大盏半，煎至八分，去滓，分温二服，不拘时候。
【主治】热劳烦闷，四肢无力。

知母散

【来源】《太平圣惠方》卷三十一。
【组成】知母三分 桔梗半两（去芦头） 紫菀三分（洗去苗土） 桑根白皮三分（锉） 柴胡一两（去苗） 人参半两（去芦头） 赤芍药三分 半夏三分（汤洗七遍，去滑） 秦艽一两（去苗） 地骨皮一两 甘草三分（炙微赤，锉） 生干地黄一两 天门冬一两半（去心，焙） 赤茯苓一两 黄芩三分 鳖甲一两半（涂醋，炙令黄，去裙襕）
【用法】上为粗散。每服四钱，以水一中盏，煎至六分，去滓温服，不拘时候。
【主治】热劳，身体壮热，皮毛干枯，痰唾稠粘，四肢疼痛，食少无力，渐加羸瘦。
【宜忌】忌苋菜、醋物。

知母散

【来源】《太平圣惠方》卷三十一。
【组成】知母三分 陈橘皮三分（汤浸，去白瓤，焙） 芦根一两（锉） 麦门冬一两（去心） 地骨皮一两 赤茯苓三分 甘草半两（炙微赤，锉） 赤芍药三分 柴胡一两（去苗）
【用法】上为散。每服四钱，以水一中盏，入生姜半分，煎至六分，去滓温服，不拘时候。
【主治】骨蒸肺痿，烦躁，四肢疼痛，不能饮食。

知母散

【来源】《太平圣惠方》卷三十一。

【组成】知母一两　柴胡二两（去苗）　地骨皮三分　犀角屑三分　白鲜皮三分　龙齿三分　川芒消二分　甘草半两（炙微赤，锉）　黄芩三分

【用法】上为粗散。每服三钱，以水一中盏，煎至六分，去滓温服，不拘时候。

【主治】骨蒸烦热，口舌干燥，多渴，少思饮食，四肢羸瘦，日晚颊赤。

桃仁丸

【来源】《太平圣惠方》卷三十一。

【组成】桃仁一两（汤浸，去皮尖双仁，麸炒微黄）　鳖甲一两（涂酥，炙令黄，去裙襕）　柴胡一两（去苗）　甘草半两（炙微赤，锉）　天灵盖一两（涂醋，炙微黄）　麝香一分（细研）　龙胆一两（去芦头）　青蒿子二两

【用法】上为末，入麝香都拌匀，炼蜜为丸，如梧桐子大。每服三十丸，用童便一小盏，入豉五十粒，煎五七沸，去滓，温酒送下。

【主治】热劳，肌体羸瘦。

【宜忌】忌苋菜。

紫菀丸

【来源】《太平圣惠方》卷三十一。

【组成】紫菀三分（洗去苗土）　前胡五分（去芦头）　麦门冬一两半（去心，焙）　桔梗三分（去芦头）　知母半两　百合三分　甘草半两（炙微赤，锉）　赤茯苓半两　柴胡半两（去苗）　鳖甲一两（涂醋，炙令黄，去裙襕）　杏仁半两（汤浸，去皮尖双仁，麸炒微黄）

【用法】上为末，炼蜜为丸，如梧桐子大。每服三十丸，食后良久以粥饮送下。

【主治】热劳咳嗽，四肢无力，不能饮食。

【宜忌】忌猪肉、苋菜、湿面、醋物。

犀角丸

【来源】《太平圣惠方》卷三十一。

【组成】犀角屑一两　乌梅肉三两（微炒）　黄连一两（去须）　秦艽二两（去苗）　贝母三分（煨令微黄）　柴胡一两半（去苗）　川升麻三分　枳壳一两（麸炒微黄，去瓤）　龙胆三分（去芦头）　鳖甲一两（涂醋，炙令黄，去裙襕）

【用法】上为末，入猪胆汁二合拌，炼蜜为丸，如梧桐子大。每服二十丸，以温粥饮送下，不拘时候。

【主治】热劳。

【宜忌】忌猪肉、苋菜。

石更生散

【来源】《太平圣惠方》卷三十八。

【组成】炼成钟乳二两　白石英（细研，水飞过）　紫石英（细研，水飞过）　赤石脂　硫黄　海蛤各一两（细研）　防风一两（去芦头）　桔梗（去芦头）　桂心一两　栝楼根一两　细辛　人参（去芦头）各一两　干姜（炮裂，锉）　防葵　白术各三分

【用法】上为细散，入研了药和匀。每服二钱，空心及晚食前以温酒调下。

【主治】男子五劳七伤，虚羸着床，久医不效。

五石护命散

【来源】《太平圣惠方》卷三十八。

【组成】炼成钟乳一两　紫石英二两（细研，水飞过）　白石英二两（细研，水飞过）　硫黄一两　赤石脂二两　海蛤二两（细研）　防风三分（去芦头）　黄耆一两（锉）　麦门冬二两（去心，焙）　生干地黄一两　桂心三分　桔梗一两（去芦头）　栝楼根一两　白术一两　干姜一两（炮裂，锉）　细辛一两　人参一两（去芦头）　附子三两（炮裂，去皮脐）

【用法】上为细散，入研了药和令匀。每服二钱，空心及晚食前以温酒调下。服药后稍有力者，宜行百余步。所贵药势归下。

【主治】虚劳百病，羸瘦，咳逆短气，骨间有热，四肢烦痛，或腹鸣疞痛，大小便不利，尿多赤黄，头眩冒闷，恶寒风痹，食饮不消。

石英粉

【来源】《太平圣惠方》卷三十八。

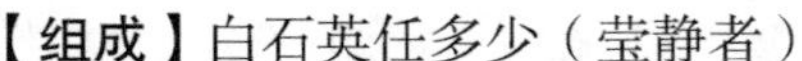

【组成】白石英任多少（莹静者）

【用法】上先以生绢袋盛，于一斗米饭甑中蒸四五遍，然后捣罗，又用玉锤乳钵内细研，以清水飞过，更以白绢袋盛，于饭甑中又蒸三遍。每四两为一剂，取炼成白蜜和之，分为二十一丸，用瓷盒盛之。每日空心及晚食前嚼一丸，用暖酒送下。服后吃少粥了，宜行百步，以展药力。

【主治】风虚劳损，眼目不明，神思昏浊。

白石英丸

【来源】《太平圣惠方》卷三十八。

【组成】白石英五两（炼成粉者）　生干地黄二两　白茯苓二两　人参三两（去芦头）　天门冬五两（去心，焙）　地骨皮二两

【用法】上为末，入石英粉研令匀，炼蜜为丸，如梧桐子大。每服三十丸，煎黄耆汤送下，不拘时候。

【主治】五劳七伤，羸瘦，体热心烦，小便不利，夜多恍惚。

更生散

【来源】《太平圣惠方》卷三十八。

【组成】炼成钟乳三两　白石英二两（细研，水飞过）　海蛤二两（细研）　赤石脂一两（细研）　羌活二两　栝楼根二两　白术一两　石斛一两（去根，锉）　干姜一两（炮裂，锉）　细辛三分　桂心三分　牛膝三分（去苗）　人参三分（去芦头）　附子三分（炮裂，去皮脐）　防风一两（去芦头）

【用法】上为细散，入研了药和匀，每服二钱，空心及晚食前以温酒调下。饮酒常令醺醺，及行百余步，以展药势。

【主治】男子、妇人宿寒虚羸，胸胁逆满，手足不仁，饮食全少，身体多病，乍寒乍热，极者着床，众药不愈。

法煮白石英水

【来源】《太平圣惠方》卷三十八。

【组成】白石英五两　金十两　银四两　人参五两（去芦头）

【用法】上取铁釜净洗，即下前件药于釜中，先下水三升，以杖子长者一枚，入釜中至底，水所浸着处，即刻记，更下水二斗七升，连前总三斗，以慢火煎之如鱼眼沸，渐减至杖刻处，即停火，急以湿土置于釜底，去滓，取其汁，贮于不津器中。每服三合，暖服之，不拘时候。

【功用】安定心脏。

【主治】诸虚邪气。

钟乳丸

【来源】《太平圣惠方》卷三十八。

【组成】炼成钟乳三两　吴茱萸半两（汤浸七遍，焙干微炒）　石斛一两（去根，锉）　菟丝子三两（酒浸一宿，焙干，别捣为末）　雄蚕蛾五十枚（微炒）　肉苁蓉三两（酒浸一宿，刮去皱皮，炙干）

【用法】上为末，炼蜜为丸，如梧桐子大。每服三十丸，空心及晚食前以温酒送下。服讫行数百步，更饮温酒三五合。饮讫复行百余步以展药势，及吃干饭豆酱一日。

【功用】安五脏，补肠胃，息万病，下气消食，长肌肤，和中焦。

【主治】丈夫衰老，阳气虚乏，手足常冷，心中少气，髓血虚耗，腰疼脚痹，体烦口干，不能饮食。

【宜忌】不可闻见尸臭等气；勿食粗臭陈恶之物。

钟乳散

【来源】《太平圣惠方》卷三十八。

【组成】炼成钟乳三两　人参二两（去芦头）　熟干地黄一两　黄耆二两（锉）　甘草一两（炙微赤，锉）　杜仲一两（去粗皮，炙令黄，锉）　白茯苓一两　薯蓣二两　麦门冬三两（去心，焙）　石斛二两（去根，锉）　肉苁蓉一两（酒浸一宿，刮去皱皮，炙令干）

【用法】上为细散，入钟乳研令匀。每服二钱，空心及晚食前以温酒调下。

【主治】诸虚不足，羸弱，不能起止。

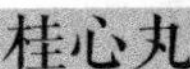

桂心丸

【来源】《太平圣惠方》卷四十四。
【组成】桂心三分　干姜半两（炮裂，锉）　丹参一两　杜仲一两（去粗皮，炙微黄，锉）　牛膝一两（去苗）　附子三分（炮裂，去皮脐）　续断二两
【用法】上为末，炼蜜为丸，如梧桐子大。每服三十丸，食前以温酒送下。
【主治】虚损，腰脚冷痹不仁。

茯神散

【来源】《太平圣惠方》卷五十六。
【组成】茯神一两　黄耆一两（锉）　甘草一两（炙微赤，锉）　白芍药一两　干姜一两（炮裂，锉）　远志一两（去心）　人参一两（去芦头）　桂心一两
【用法】上为散。每服五钱，以水一大盏，煎至五分，去滓温服，不拘时候。
【主治】虚羸，心气乏弱，多魇。

内补散

【来源】《太平圣惠方》卷六十。
【组成】续断二两　人参一两（去芦头）　附子一两（炮裂，去皮脐）　当归一两（锉，微炒）　熟干地黄二两　芎藭一两　黄耆一两（锉）　白芍药一两　白芷三分　桂心一两　麦门冬一两（去心）　白茯苓一两　干姜一两（炮裂，锉）　甘草三分（炙微赤，锉）　五味子一两
【用法】上为散。每服四钱，以水一中盏，加大枣三枚，煎至六分，去滓温服，一日三四次。
【主治】肠风痔疾，失血过多，虚乏羸困，不欲饮食。

白术散

【来源】《太平圣惠方》卷六十。
【组成】白术三分　石斛三分（去根，锉）　黄耆一两（锉）　桂心半两　熟干地黄一两　续断三分　人参一两（去芦头）　牛膝一两（去苗）　天门冬三分（去心）　肉苁蓉一两（酒浸一宿，刮去皱皮，炙干）　白茯苓一两　甘草半两（炙微赤，锉）
【用法】上为散。每服四钱，以水一中盏，加生姜半分，大枣三个，煎至六分，去滓温服，不拘时候。
【主治】肠风痔疾失血后，虚损羸瘦，饮食无味，面色萎黄，四肢乏力。

人参散

【来源】《太平圣惠方》卷七十。
【组成】人参三两（去芦头）　鳖甲三两（涂醋炙令黄，去裙襕）　羚羊角屑二两　赤茯苓二两　知母一两　柴胡三两（去苗）地骨皮二两　枳壳二两（麸炒微黄，去瓤）　牛膝二两（去苗）　赤芍药一两　生干地黄一两半　牡丹二两半　川大黄一两（锉碎，微炒）
【用法】上为粗散。每服四钱，以水一中盏，加生姜半分，大枣三枚，煎至六分，去滓，食前温服。
【主治】妇人骨蒸劳，身体壮热，手臂疼痛，月水不通，日渐瘦瘁，两胁气刺，四肢羸弱，腹内块生，时有咳嗽，不欲饮食。

三石泽兰丸

【来源】《太平圣惠方》卷七十。
【组成】泽兰二两　芜荑三分　甘草半两（炙微赤，锉）　桂心一两　白术三分　人参一两（去芦头）　干姜三分（炮裂，锉）　羌活三分　熟干地黄二两　黄耆一两　石斛一两（去根，锉）　石膏二两（细研，水飞过）　防风一两（去芦头）　白石英一两（细研，水飞过）　白芷一两　柏子仁一两　桔梗三分（去芦头）　川椒一两（去目及闭口者，微炒出汗）　细辛三分　钟乳粉一两　厚朴一两（去粗皮，涂生姜汁，炙令香熟）　紫石英一两（细研，水飞过）　藁本半两　肉苁蓉一两（酒浸一宿，刮去皱皮，炙令干）　白芍药半两　干漆三分（捣研，炒令烟出）　琥珀一两　五味子半两　防葵半两　当归一两（锉碎，微炒）　白茯苓一两　芎藭一两
【用法】上为末，炼蜜为丸，如梧桐子大。每服

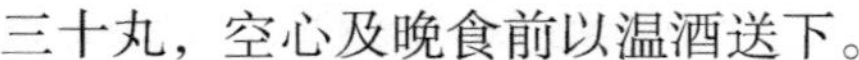

三十丸，空心及晚食前以温酒送下。

【功用】补益。

【主治】妇人虚损不足，气血不调，四肢羸瘦疼痛，不欲饮食。

木香丸

【来源】《太平圣惠方》卷七十。

【组成】木香三分　鳖甲一两（涂醋，炙令黄，去裙襕）　琥珀三分　柴胡一两（去苗）　白术一两　干姜半两（炮裂，锉）　陈橘皮一两（汤浸，去白瓤，焙）　人参半两（去芦头）　桂心半两　吴茱萸三分（汤浸七遍，焙干，微炒）　厚朴一两（去粗皮，涂生姜汁，炙令香熟）　当归三分（锉碎，微炒）　赤芍药三分　京三棱三分（微煨，锉）　延胡索三分　附子三分（炮裂，去皮脐）　芎藭三分　牡丹三分　熟干地黄一两

【用法】上为末，炼蜜为丸，如梧桐子大。每服三十丸，空心及晚食前以温酒送下。

【主治】妇人冷劳气，经脉不调，脏腑气滞，四肢疼痛，饮食无味，渐加羸瘦。

石斛丸

【来源】《太平圣惠方》卷七十。

【组成】石斛一两（去根，锉）　熟干地黄一两　桃仁三分（汤浸，去皮尖双仁，麸炒微黄）　桂心三分　赤茯苓一两　甘草半两（炙微赤，锉）　人参三分（去芦头）　五味子一两　紫菀三分（洗去苗土）　黄耆一两（锉）　白术一两　附子一两（炮裂，去皮脐）　沉香一两　当归一两　枳实三分（麸炒微黄）

【用法】上为末，炼蜜为丸，如梧桐子大。每服三十丸，食前以温酒送下。

【主治】妇人风虚劳损，羸弱短气，胸胁逆满，不欲饮食。

半夏散

【来源】《太平圣惠方》卷七十。

【组成】半夏半两（汤洗七遍去滑）　知母半两　桔梗半两（去芦头）　黄耆一两（锉）　柴胡二两（去苗）　鳖甲一两（涂醋炙令黄，去裙襕）　人参半两（去芦头）　赤茯苓半两　秦艽半两（去苗）　麦门冬半两（去心）　赤芍药半两　甘草一分（炙微赤，锉）　乌梅肉半两　大腹皮三分（锉）

【用法】上为粗散。每服四钱，以水一中盏，加生姜半分，煎至六分，去滓温服，不拘时候。

【主治】妇人热劳，烦渴口干，体瘦无力，四肢疼痛，或时寒热，痰逆不欲饮食。

延胡索散

【来源】《太平圣惠方》卷七十。

【组成】延胡索一两　白术一两　当归一两（锉碎，微炒）　桂心一两　赤芍药一两　芎藭一两　附子一两（炮裂，去皮脐）　木香一两　琥珀一两　桃仁一两（汤浸，去皮尖双仁，麸炒微黄）

【用法】上为散。每服三钱，水一中盏，加生姜半分，煎至六分，去滓，食前温服。

【主治】妇人血虚气弱，风冷搏于脏腑，致成劳损，体瘦无力，食饮减少，脐腹多疼，肢节拘急。

牡丹丸

【来源】《太平圣惠方》卷七十。

【组成】牡丹三分　牛膝一两（去苗）　桂心三分　桃仁一两（汤浸，去皮尖双仁，麸炒微黄）　附子一两（炮裂，去皮脐）　熟地黄一两　干漆三分（捣碎，炒令烟出）　木香三分　芎藭三分　菴蕳子三分　延胡索半两　当归三分（锉碎，微炒）　虻虫三分（去翅足，微炒）　水蛭三分（炒令黄）

【用法】上为末，炼蜜为丸，如梧桐子大。每服三十丸，空心及晚食前，以暖酒送下。

【主治】妇人冷劳，血海气虚，经络不利，四肢疼痛，不欲饮食，渐加羸瘦。

羌活散

【来源】《太平圣惠方》卷七十。

【组成】羌活一两　桃仁一两（汤浸，去皮尖双仁，麸炒微黄）　人参半两　木香三分　鳖甲一

两（涂酥，炙令黄，去裙襕） 白术三分 桂心半两 白茯苓三分 白芍药半两 当归半两（锉碎，微炒） 附子三分（炮裂，去皮脐） 牛膝一两（去苗） 防风半两（去芦头） 续断三分 芎䓖三分 熟干地黄一两

【用法】上为粗散。每服四钱，以水一中盏，加生姜半分，煎至六分，去滓温服，不拘时候。

【主治】妇人风虚劳冷，四肢羸弱，不能饮食，面色萎黄，腹内时痛。

诃黎勒散

【来源】《太平圣惠方》卷七十。

【组成】诃黎勒皮一两 厚朴一两（去粗皮，涂生姜汁，炙令香熟） 柴胡一两（去苗） 木香半两 当归半两 桂心半两 芎䓖三分 陈橘皮三分（汤浸，去白瓤，焙） 熟干地黄三分 人参三分（去芦头） 牛膝一两（去苗） 白芍药三分 白术三分 甘草一分（炙微赤，锉）

【用法】上为粗散。每服四钱，以水一中盏，加生姜半分，大枣二枚，煎至六分，去滓温服，不拘时候。

【主治】妇人冷劳，气攻脾胃，腹胁妨闷，四肢不和，吃食减少，渐至虚羸。

补益泽兰丸

【来源】《太平圣惠方》卷七十。

【组成】泽兰一两 防风一两（去芦头） 芎䓖一两 人参一两半（去芦头） 肉苁蓉一两（酒洗，去皱皮，炙干） 延胡索二两 细辛一两 柏子仁一两半 牛膝一两（去苗） 麦门冬一两半（去心，焙） 当归一两（锉，微炒） 熟干地黄一两 芜荑一两 石膏一两（细研，水飞过） 艾叶三分（微炒） 薯蓣一两 山茱萸一两 桂心一两 石斛一两半（去根，锉） 钟乳粉三两 藁本一两 五味子一两 甘草三分（炙微赤，锉）

【用法】上为末，炼蜜为丸，如梧桐子大。每服三十丸，空心及晚食前以温酒送下。

【主治】妇人久患羸瘦虚损，四肢百体烦疼，脐下结冷，不能饮食，面目黑，忧恚不乐。

补益赤石脂丸

【来源】《太平圣惠方》卷七十。

【组成】赤石脂二两（细研） 白薇三分 芎䓖三分 琥珀一两 鹿茸一两（去毛，涂酥炙令黄） 熟干地黄一两 人参半两（去芦头） 五味子半两 藁本半两 桂心半两 甘草半两（炙微赤，锉） 牡丹半两 牛膝三分（去苗） 附子三分（炮裂，去皮脐） 干姜半两（炮裂，锉） 黄耆一两（锉） 芜荑半两 丹参三分 白茯苓二分 肉苁蓉一两（酒洗去皱皮，炙干） 细辛半两 当归半两（锉碎，微炒） 羌活半两 杜仲一两（去粗皮，炙微黄，锉）

【用法】上为末，炼蜜为丸，如梧桐子大。每服三十丸，空心及晚食前以温酒送下。

【主治】妇人风虚，劳损羸劣，不能饮食，四肢疼痛，经络不调。

补益柏子仁丸

【来源】《太平圣惠方》卷七十。

【组成】柏子仁一两 防风半两（去芦头） 续断一两 桂心三分 白茯苓一两 羚羊角屑三分 牡丹半两 人参半两（去芦头） 当归半两（锉，微炒） 黄耆三分（锉） 白术半两 枳壳半两（麸炒微黄，去瓤） 赤芍药半两 木香半两 附子一两（炮裂，去皮脐） 细辛三分 羌活三分 芎䓖三分 牛膝一两（去苗） 熟干地黄一两

【用法】上为末，炼蜜为丸，如梧桐子大。每服三十丸，空心及晚食前以温酒送下。

【主治】妇人风虚劳损，下焦伤冷，膈上风痰，头目旋眩，或时吐逆，心胸烦躁，不思饮食。

补益三石泽兰丸

【来源】《太平圣惠方》卷七十。

【组成】泽兰二两 芜荑三分 甘草半两（炙微赤，锉） 桂心一两 白术三分 人参一两（去芦头） 干姜三分（炮裂，锉） 羌活三分 熟干地黄二两 黄耆一两 石斛一两（去根，锉） 石膏二两（细研，水飞过） 防风一两（去芦头） 白

石英一两（细研，水飞过） 白芷一两 柏子仁一两 桔梗三分（去芦头） 川椒一两（去目及闭口者，微炒去汗） 细辛三分 钟乳粉一两 厚朴一两（去粗皮，涂生姜汁炙令香熟） 紫石英一两（细研，水飞过） 藁本半两 肉苁蓉一两（酒浸一宿，刮去皱皮，炙令干） 白芍药半两 干漆三分（捣研，炒令烟出） 琥珀一两 五味子半两 防葵半两 当归一两（锉碎，微炒） 白茯苓一两 芎藭一两

【用法】上为末，炼蜜为丸，如梧桐子大。每服三十丸，空心及晚食前以温酒送下。

【主治】妇人虚损不足，气血不调，四肢羸瘦疼痛，不欲饮食。

补虚损大泽兰丸

【来源】《太平圣惠方》卷七十。

【组成】泽兰二两 紫石英（细研，水飞过） 白石脂（细研） 赤石脂（细研） 石膏（细研，水飞过） 龙骨 牛膝（去苗）各一两半 桂心 白薇 当归（锉，微炒） 人参（去芦头） 白茯苓 续断 白芜荑 黄耆（锉） 防风（去芦头） 五味子 远志（去心） 薯蓣 白术 柏子仁 蛇床子 甘草（炙微赤，锉） 蒲黄 牡丹 桃仁（汤浸去皮尖双仁，麸炒微黄） 细辛 芎藭各一两 熟干地黄各一两

《医方类聚》有白石英。

【用法】上为末，入研了药，都研令匀，炼蜜为丸，如梧桐子大。每服三十丸，空心及晚食前以温酒送下。

【主治】妇人诸虚损不足，羸瘦萎黄，月候淋漓，或时带下，头晕心烦，肢节少力。

青蒿丸

【来源】《太平圣惠方》卷七十。

【组成】青蒿一两半 天门冬一两（去心，焙） 柴胡一两（去心） 地骨皮一两 旋覆花一两 紫菀一两（洗去苗土） 贝母一两 人参一两（去芦头） 杏仁一两半（汤浸，去皮尖双仁，麸炒微黄） 秦艽一两（去芦头） 龙胆半两 天灵盖一两半（涂酥炙令赤） 鳖甲一两半（涂酥炙令黄，去裙襕） 葳蕤一两 黄耆一两（锉） 川大黄一两（锉碎，微炒） 枳壳一两（麸炒微黄，去瓤） 甘草三分（炙微赤，锉） 朱砂一两（细研，水飞过） 麝香半两（细研）

【用法】上为细末，入研了药令匀，炼蜜为丸，如梧桐子大。每服二十丸，麦门冬汤送下，不拘时候。

【主治】妇人热劳，咳嗽，肌体消瘦，心膈烦热，夜多盗汗，四肢疼痛，食少无力。

青蒿散

【来源】《太平圣惠方》卷七十。

【组成】青蒿二两 龙胆三分半（去芦头） 栀子仁三分 知母三分 黄连一两（去须） 鳖甲二两（涂醋炙令黄，去裙襕） 黄耆一两（锉） 桑根白皮一两（锉） 地骨皮半两 白术一两 甘草半两（炙微赤，锉） 柴胡一两半（去苗）

【用法】上为散。每服四钱，以水一中盏，加生姜半分，煎至六分，去滓温服，不拘时候。

【主治】妇人骨蒸劳热，四肢烦疼，日渐羸瘦。

【方论】《济阴纲目》：栀、连、龙胆所以清水火之热，桑、地、知母所以泻肺金之热，柴胡、鳖甲、青蒿解骨蒸劳热，然肺泻则气伤于上，火去则土无以生，故用黄耆、白术、甘草者，所以发巨橘之粟，以保赤子于干戈之地也。

知母散

【来源】《太平圣惠方》卷七十。

【组成】知母三分 黄芩三分 柴胡一两（去苗） 生干地黄一两 赤芍药三分 麦门冬三分（去心） 射干三分 川升麻一分 甘草半两（炙微赤，锉）

【用法】上为粗散。每服四钱，以水一中盏，入生姜半分，淡竹叶二七片，同煎至六分，去滓温服，不拘时候。

【主治】妇人热劳，体瘦壮热，四肢烦疼，咽喉不利，少思饮食。

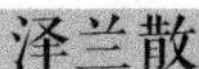

泽兰散

【来源】《太平圣惠方》卷七十。

【别名】泽兰叶散(《医学入门》卷七)。

【组成】泽兰一两　当归三分(锉碎，微炒)　延胡索三分　桂心三分　附子三分(炮裂，去皮脐)　牛膝三分(去苗)　赤芍药半两　干膝三分(捣碎，炒令烟出)　续断半两　芎䓖三分　柏子仁半两　牡丹半两　琥珀三分　没药三分　桃仁三分(汤浸，去皮尖双仁，麸炒微黄)　木香三分　麝香一分(研入)

【用法】上为细散。每服二钱，食前以酒调下。

【主治】

1.《太平圣惠方》：妇人风虚劳冷，气攻心腹疼痛，肢节拘急，体瘦无力，经候不调，食饮减少。

2.《医学入门》：妇人寒湿，或服水银，以致子宫翻出肿湿。

柏子仁丸

【来源】《太平圣惠方》卷七十。

【组成】柏子仁一两　泽兰半两　芎䓖半两　桂心半两　黄耆半两(锉)　禹余粮一两(烧，醋淬五次)　人参半两(去芦头)　熟干地黄一两　五味子半两　白术半两　木香半两　厚朴三分(去粗皮，涂生姜汁炙令香熟)　当归三分(锉碎微炒)　续断三分　白茯苓三分　紫石英一两(细研，水飞过)　附子三分(炮裂，去皮脐)　白薇三分　牛膝三分(去苗)　干姜三分(炮裂，锉)　干漆半两(捣碎，炒令烟出)　防风半两(去芦头)　牡丹半两　细辛半两　赤石脂一两

【用法】上为末，炼蜜为丸，如梧桐子大。每服三十丸，食前温酒送下。

【功用】补虚助脾，思饮食，强气力。

【主治】妇人风虚劳冷，脾胃乏弱，四肢羸困，不欲饮食。

柏子仁丸

【来源】《太平圣惠方》卷七十。

【组成】柏子仁三合　干漆三分(捣碎，炒令烟出)　鳖甲一两半(涂醋炙令黄，去裙襕)　当归三分(锉碎，微炒)　紫石英三分(细研，水飞过)　白术三分　肉苁蓉三分(酒浸一宿，刮去皱皮，炙干)　干姜三分(炮裂，锉)　桂心三分　牛膝三分(去苗)　赤芍药三分　附子三分(炮裂，去皮脐)　芎䓖三分　木香三分　熟干地黄三分　桃仁三分(汤浸，去皮尖双仁，麸炒微黄)　琥珀三分　麝香半两(细锉)

【用法】上为末，入麝香研匀，炼蜜为丸，如梧桐子大。每服三十丸，空心及晚食前以温酒送下。

【主治】妇人冷劳气，腹胁疼痛，不思饮食，四肢少力，渐加羸瘦。

胡黄连丸

【来源】《太平圣惠方》卷七十。

【组成】胡黄连半两　柴胡一两(去苗)　赤芍药三分　鳖甲二两(涂醋炙令黄，去裙襕)　知母半两　犀角屑三分　川升麻半两　玄参半两　人参半两(去芦头)　地骨皮三分　当归半两　杏仁三分(汤浸，去皮尖双仁，麸炒微黄)　茯神三分　枳壳三分(麸炒微黄，去瓤)　麦门冬一两半(去心，焙)　紫菀三分(洗去苗土)　川大黄三分(锉碎，微炒)　甘草半两(炙微赤，锉)　秦艽三分(去苗)　槟榔半两　桔梗半两(去芦头)

【用法】上为末，炼蜜为丸，如梧桐子大。每服三十丸，以粥饮下，不拘时候。

【主治】妇人热劳烦闷，四肢黄瘦疼痛，时有咳嗽，不欲饮食。

厚朴散

【来源】《太平圣惠方》卷七十。

【组成】厚朴一两(去粗皮，涂生姜汁，炙令香熟)　木香半两　当归三分(锉碎，微炒)　熟干地黄一两　半夏半两(汤洗七遍去滑)　人参三两(去芦头)　白茯苓三分　白芍药半两　干姜半两(炮裂，锉)　桂心半两　牛膝三分(去苗)　陈橘皮三分(汤浸，去白瓤，焙)　白术三分　附子三分(炮裂，去皮脐)　甘草半两(炙微赤，锉)

【用法】上为粗散。每服四钱，以水一中盏，加生姜半分、大枣三个，煎至六分，去滓温服，不拘

时候。

【主治】妇人冷劳气，面色萎黄，四肢羸瘦，多卧少起，不欲饮食，身体虚困。

钟乳丸

【来源】《太平圣惠方》卷七十。

【组成】钟乳粉三两　泽兰二两　防风一两（去芦头）　人参一两（去芦头）　柏子仁二两（微炒）　石膏一两半（研细，水飞过）　芎藭一两　附子一两（炮裂，去皮脐）　续断一两　白芷一两　牛膝一两（去苗）　当归一两半（锉碎，微炒）　木香一两　干姜一两（炮裂，锉）　藁本一两　细辛一两　桂心一两　艾叶三分（微炒）　麦门冬一两半（去心，焙）　白芜荑一两　熟干地黄一两

【用法】上为末，炼蜜为丸，如梧桐子大。每服三十丸，食前以温酒送下。

【主治】妇人风虚劳冷，羸瘦，四肢烦疼，脐下时痛，不能饮食，面目黄黑，忧恚不乐。

桃仁丸

【来源】《太平圣惠方》卷七十。

【组成】桃仁（汤浸，去皮尖双仁，麸炒微黄）　川芎半两　白术半两　赤茯苓三分　枳壳半两（麸炒微黄，去瓤）　赤芍药半两　诃黎勒皮三分　槟榔半两　鳖甲一两半（涂醋，炙令黄，去裙襕）　羚羊角屑一两　柴胡一两（去苗）　人参一两（去芦头）　酸枣仁一两（微炒）　生干地黄一两

【用法】上为末，炼蜜为丸，如梧桐子大。每服三十丸，以生姜、荆芥、薄荷汤送下，不拘时候。

【主治】妇人头目昏重，心神烦乱，或时寒热，肢节疼痛，不欲饮食。

柴胡散

【来源】《太平圣惠方》卷七十。

【组成】柴胡一两（去苗）　人参三分（去芦头）　黄耆一两（锉）　赤茯苓一两　地骨皮三分　鳖甲二两（涂醋炙令黄，去裙襕）　麦门冬三分（去心）　白术一两　枳壳三分（麸炒微黄，去瓤）　生干地黄三分　桔梗三分（去芦头）　桑根白皮三分（锉）　赤芍药三分　甘草半两（炙微赤，锉）

【用法】上为散。每服四钱，以水一中盏，加生姜半分，煎至六分，去滓温服，不拘时候。

【主治】妇人寒热体瘦，肢节疼痛，口干心烦，不欲饮食。

【方论】《医略六书》：人参扶元补气，黄耆补中托邪，生地滋阴生血，赤芍破血散滞，柴胡疏腠理以达邪，白术健脾土以强胃，鳖甲滋肝阴兼散结气，麦冬润肺燥兼清心火，桑白皮清肺气，地骨皮退肌热，桔梗清咽利膈，赤苓渗湿和营，枳壳泻滞气以宽胸，甘草缓中州以和胃，生姜温卫气而散外邪也，使郁散气充，则邪得外解而寒热自除，肢节疼痛无不退，何体瘦经少之足患哉！

益母草煎丸

【来源】《太平圣惠方》卷七十。

【组成】益母草汁一升　青蒿汁一升　无灰酒一升　生姜汁三合　童便一升　蜜五合（以上同于银器中，慢火熬成膏）　柴胡一两（去苗）　人参三分（去芦头）　麦门冬一两半（去心，焙）　琥珀三分（细研）　桃仁一两（汤浸，去皮尖双仁，麸炒微黄）　地骨皮三分　白术三分　枳壳三分（麸炒微黄，去瓤）　鳖甲一两（涂醋炙令黄，去裙襕）　桔梗半分（去芦头）　当归半分　赤芍药一两　生干地黄一两　鬼箭羽一两　麝香一分（细研）

【用法】上药前六味熬成膏；余药为末，用熬成膏和捣为丸，如梧桐子大。每服三十丸，食前以温水送下。

【主治】妇人热劳烦闷，四肢疼痛，经脉滞涩，腹胁妨闷，不欲饮食。

黄耆散

【来源】《太平圣惠方》卷七十。

【组成】黄耆一两（锉）　地骨皮一两　赤茯苓一两　麦门冬一两（去心）　人参三分（去芦

头） 赤芍药一两 生干地黄一两 柴胡一两半（去苗） 黄芩三分 当归三分 甘草一分（炙微赤，锉）

【用法】上为粗散。每服四钱，用水一中盏，加生姜半分，煎至六分，去滓温服，不拘时候。

【主治】妇人热劳羸瘦，四肢烦疼，口干心躁，不欲饮食。

黄连猪肚丸

【来源】《太平圣惠方》卷七十。

【别名】猪肚丸（《妇人大全良方》卷六）

【组成】黄连三两（去须） 人参一两（去芦头） 赤茯苓一两 黄耆一两（锉） 木香半两 鳖甲一两半（涂醋，炙令黄，去裙襕） 柴胡一两（去苗） 地骨皮半两 桃仁一两半（汤浸，去皮尖双仁，麸炒微黄）

【用法】上为细散。用好嫩猪肚一枚，净洗后，将前药末安猪肚内，以线缝合，蒸令烂熟，砂盆内研令如膏，为丸如梧桐子大。每服三十丸，食前以粥饮送下。

【主治】妇人热劳羸瘦。

煮肝散

【来源】《太平圣惠方》卷七十。

【组成】缩砂三分（去皮） 蒚（蔺）萝三分 荜茇三分 柴胡三分（去苗） 白术半两 白芷半两 胡椒半两 干姜半两（炮裂，锉） 芜荑半两 陈橘皮半两（汤浸，去白瓤，焙） 茵陈半两 细辛半两 人参半两（去芦头） 木香半两 桂心半两 紫菀半两（去苗土） 白芍药半两

【用法】上为细散。每服半两，用猪肝一具，去脂膜，柳叶片切，新汲水洗过，入葱白三根细切，于铛锅内，以新汲水二大盏，入盐醋少许，以瓷碗合，煮令水浓，空心食之，吃粥饮送下。食后良久，饮暖酒一盏为妙，晚食前再服亦佳。

【主治】妇人冷劳气，脾胃虚乏，大肠转泻，水谷不化，四肢羸瘦，口内生疮，不思饮食，渐加无力。

煮肝散

【来源】《太平圣惠方》卷七十。

【组成】白芍药一两 芎䓖三分 桔梗三分（去芦头） 陈橘皮一两半（汤浸，去白瓤，焙） 厚朴三分（去粗皮，涂生姜汁，炙令香熟） 桂心三分 干姜（炮裂，锉） 当归（锉碎，微炒） 柴胡（去芦头） 荆芥 蒚莳萝 胡椒 芜荑 藁本 紫菀（去苗土）各半两

【用法】上为细散。每服半两，用别猪肝一具，以盐醋葱白各少许相合，如寻常煮熟，空腹任意食之，后吃暖酒一盏。

【主治】妇人冷劳，面色萎黄，不多思食，或时下痛，四肢少力，日渐羸瘦。

紫桂丸

【来源】《太平圣惠方》卷七十。

【组成】桂心三分 木香半两 当归三分（锉碎，微炒） 芎䓖三分 人参三分（去芦头） 熟干地黄一两 白术三分 附子一两（炮裂，去皮脐） 白茯苓一两 牛膝一两（去苗） 肉豆蔻半两（去壳） 诃黎勒皮三分 干姜三分（炮裂，锉） 延胡索三分 琥珀三分 椒红半两（微炒） 桃仁一两（汤浸，去皮尖双仁，麸炒微黄）

【用法】上为末，炼蜜为丸，如梧桐子大。每服三十丸，食前以温酒送下。

【主治】妇人风虚劳冷，四肢羸瘦，脾胃气弱，不思饮食。

紫石英丸

【来源】《太平圣惠方》卷七十。

【组成】紫石英一两（细研，水飞过） 牛膝一两（去苗） 柏子仁半两 阿胶半两（捣研，炒令黄燥） 附子三分（炮裂，去皮脐） 防风半两（去芦头） 细辛半两 黄耆半分（锉） 芎䓖三分 杜仲一两（去粗皮，炙令黄，锉） 熟干地黄一两 羌活（锉）三分 萆薢三分（锉） 丹参一两 木香半两 人参半两（去芦头） 麦门冬一两半（去心，焙） 续断三分 泽兰三分 禹余粮三分（烧，醋淬七遍，细研） 当归三分（锉碎，微

炒） 白芍药半两 桂心半两 石斛一两（去根，锉） 鹿角胶一两（炙黄燥） 甘草半两（炙微赤，锉）

【用法】上为末，入研了药，都研令匀，炼蜜为丸，如梧桐子大。每服三十丸，食前以暖酒送下。

【主治】妇人虚损，血海风冷气，腰脚骨节疼痛，吃食减少，心神虚烦，气血不调，体瘦无力。

硼砂煎丸

【来源】《太平圣惠方》卷七十。

【别名】硇砂煎丸（原书同卷）、硇砂丸（《济阴纲目》卷四）。

【组成】硼砂二两（以醋一升，熬成膏） 鳖甲一两（涂醋，炙令黄，去裙襕） 桃仁一两（汤浸，去皮尖双仁，麸炒微黄） 木香一两 当归一两（锉碎，微炒） 五灵脂一两

方中硼砂，一作“硇砂”。

【用法】上为末，用硼砂膏为丸，如梧桐子大。每服二十丸，空心及晚食前以暖酒送下。

【主治】妇人冷劳气，心腹积聚攻腹胁疼痛，四肢羸瘦，不欲饮食。

熟干地黄丸

【来源】《太平圣惠方》卷七十。

【别名】熟地黄丸（《普济方》卷三一九）。

【组成】熟干地黄一两 当归半两（锉碎，微炒） 芎藭半两 鳖甲一两（涂醋炙令黄，去裙襕） 人参三分（去芦头） 白芍药三分 白术三分 桂心半两 五味子半两 黄耆三分（锉） 牛膝三分（去苗） 附子三分（炮裂，去皮脐） 陈橘皮一两（汤浸，去白瓤，焙） 白茯苓三分 甘草一分（炙微赤，锉）

【用法】上为末，炼蜜为丸，如梧桐子大。每服三十丸，空心及晚食前以温酒送下。

【主治】妇人冷劳虚损，肌体消瘦，颜色萎黄，四肢无力，月候不调，少思饮食。

鳖甲丸

【来源】《太平圣惠方》卷七十。

【组成】鳖甲一两（涂醋，炙令黄，去裙襕） 紫菀一两（洗，去苗土） 熟干地黄二两半 桂心三分 芎藭一两 羌活二分 防风一两（去芦头） 牛膝一两（去苗） 当归一两（锉） 秦艽一两（去芦头） 黄耆三分（锉） 赤芍药三分 人参一两（去芦头） 白术三分 桃仁一两（汤浸，去皮尖双仁，麸炒微黄） 琥珀一两 鬼箭羽三分 虻虫三分（去翅足，微炒） 水蛭二分（炒令黄） 麝香一分（细研入）

【用法】上为细末，炼蜜为丸，如梧桐子大。每服三十丸，食前温酒送下。

【主治】妇人血风劳气，四肢羸瘦疼痛，经络不利，饮食无味，渐加虚困。

鳖甲丸

【来源】《太平圣惠方》卷七十。

【组成】鳖甲一两（涂醋，炙令黄，去裙襕） 生干地黄一两 当归三分 人参三分（去芦头） 甘草半两（炙微赤，锉） 木香半两 白术一两 牛膝三分（去苗） 桂心三分 桃仁一两（汤浸，去皮尖双仁，麸炒微黄） 乌梅肉三分（炒干）

【用法】上为末，炼蜜为丸，如梧桐子大。每服三十丸，食前以温酒送下。

【主治】妇人风虚劳气，时发寒热，四肢羸瘦疼痛，不欲饮食。

鳖甲丸

【来源】《太平圣惠方》卷七十。

【组成】鳖甲一两（涂酥，炙令黄，去裙襕） 土瓜根一两 桂心一两 京三棱一两 牡丹一两 牛膝一两（去苗） 川大黄一两（锉碎，微炒） 诃黎勒皮一两 琥珀一两（细研） 桃仁一两（汤浸，去皮尖双仁，麸炒微黄）

【用法】上为末，炼蜜为丸，如梧桐子大。每服三十丸，以桃仁汤送下，不拘时候。

【主治】

1.《太平圣惠方》：妇人骨蒸劳，月水不通，胁下痃癖，继之腹痛。

2.《普济方》：妇人月经不调，肌肉黄瘦，胁下积气结硬，时发刺痛，渐成劳状。

鳖甲散

【来源】《太平圣惠方》卷七十。

【组成】鳖甲二两（涂醋，炙令黄，去裙襕） 白茯苓一两 枳壳一两（麸炒微黄，去瓤） 白芍药一两 当归一两 五加皮一两 羌活一两 菴蔺子一两 桃仁一两（汤浸，去皮尖双仁，麸炒微黄） 白术一两 柴胡一两（去苗） 甘草半两（炙微赤，锉）

【用法】上为散。每服四钱，以水一中盏，加生姜半分，煎至六分，去滓温服，不拘时候。

【主治】妇人寒热，体瘦烦疼。

狗胆丸

【来源】《太平圣惠方》卷七十二。

【组成】狗胆五枚（去汁） 硇砂半两（胆汁浸三七日） 干漆半两（捣碎，炒令烟出） 芫花半两（醋拌炒令干） 牛李仁半两 延胡索半两 干姜一分（炮裂，锉） 斑蝥一分（糯米拌炒令黄，去翅足） 当归半两（锉，微炒） 麒麟竭一分 砒霜一分 伏龙肝半两（细研） 自然铜一两（锉，细研） 虻虫半两（炒微黄，去翅足） 水蛭半两（炒微黄）

方中硇砂，《普济方》引作“硼砂”，无牛李仁。

【用法】上为末，用头醋一升，先入自然铜末，煎十沸以来，去却石脚，却入铫子内，入药末一半，以慢火煎如膏；后更入硇砂、狗胆及一半药末，和捣三二百杵，丸如绿豆大。每服七丸，食前以温酒送下。

【主治】妇人月水久不通，日渐羸瘦，变为血痨，及血气结聚疼痛。

白芍药散

【来源】《太平圣惠方》卷七十三。

【组成】白芍药一两 牡蛎粉一两 熟干地黄一两 白术二两 麒麟竭三两 柏子仁二分 乌贼鱼骨一两（炙黄） 桂心一两 附子一两（炮裂，去皮脐） 黄耆一两（锉） 龙骨一两

【用法】上为细散。每服二钱，食前以温酒调下。

【主治】

1.《太平圣惠方》：妇人崩中下血不断，淋沥连年不绝，黄瘦。

2.《魏氏家藏方》：虚劳盗汗，便浊走失，血少筋痿。

猬皮丸

【来源】《太平圣惠方》卷七十三。

【组成】猬皮一两（炙，微炒黄） 槐角三分 白蔹半两 黄耆三分（炒） 艾叶三分（微炒） 桂心半两 蒲黄半两 当归半两（锉，微炒） 干姜二分（炮裂，锉） 白马蹄一两（烧灰） 牛角腮一两（烧灰） 续断三分 禹余粮二两（烧醋淬七遍） 猪悬蹄甲七枚（烧灰）

【用法】上为末，炼蜜为丸，如梧桐子大。每服三十丸，食前以温酒送下。

【主治】妇人劳伤，气血虚损，白崩，发歇不止。

石斛丸

【来源】《太平圣惠方》卷七十九。

【组成】石斛一两（去根，锉） 牛膝一两半（去苗） 丹参一两 续断三分 当归三分（锉，微炒） 附子一两（炮裂，去皮脐） 桂心三分 芎䓖一两 延胡索一两 熟干地黄一两 枳壳一两（麸炒微黄，去瓤） 桑寄生二两

【用法】上为末，炼蜜为丸，如梧桐子大。每服三十丸，食前以温酒或生姜汤送下。

【主治】产后虚损，气血不和，腰间疼痛，手足无力。

柏子仁丸

【来源】《太平圣惠方》卷八十一。

【组成】柏子仁一两 熟干地黄一两半 防风三分（去芦头） 黄耆三分（锉） 人参三分（去芦头） 麦门冬一两半（去心，焙） 当归半两（锉，微炒） 续断三分 羚羊角屑半两 白茯苓三分 泽兰一两 桂心半两 芎䓖半两 白术半两 酸枣仁三分（微炒） 紫石英一两（细研，水飞过） 附子三分（炮裂，去皮脐） 甘草一分

（炙微赤，锉）

【用法】上为末，入研了药令匀，炼蜜为丸，如梧桐子大。每服三十丸，空心及晚食前温酒送下。

【主治】产后风虚劳损，四肢羸弱，心神虚烦，不能饮食，少得眠卧。

枸杞子丸

【来源】《太平圣惠方》卷八十一。

【组成】枸杞子二两　牛膝一两（去苗）　熟干地黄二两　漏芦三分　当归三分（锉，微炒）　酸枣仁三分（微炒）　人参一两（去芦头）　防风三分（去芦头）　羚羊角屑三分　桂心三分　白茯苓一两　黄耆一两（锉）　羌活三分　麦门冬一两（锉，去心，焙）　五加皮三分　白术三分　芎藭三分　甘草半两（炙微赤，锉）

【用法】上为末，炼蜜为丸，如梧桐子大。每服三十丸，以温酒或荆芥汤送下，不拘时候。

【主治】产后风虚劳损，四肢疼痛，心神虚烦，不欲饮食。

麦门冬丸

【来源】《太平圣惠方》卷八十八。

【组成】麦门冬一两（去心，焙）　人参半两（去芦头）　黄耆半两（锉，微炒）　黄连半两（去须）　青蒿子半两　桑根白皮半两（锉）　柴胡三分（去苗）　地骨皮半两　枳壳半两（麸炒微黄，去瓤）

【用法】上为末，炼蜜为丸，如绿豆大。每服五丸，以熟水研下，不拘时候。

【主治】小儿虽食，不着肌肤，羸瘦骨热，小便赤黄。

黄耆丸

【来源】《太平圣惠方》卷八十八。

【组成】黄耆半两（锉）　赤芍药半两　麦门冬一两（去心，焙）　人参半两（去芦头）　柴胡三分（去苗）　胡黄连半两　鳖甲一两（涂醋，炙令黄，去裙襕）　甘草半两（炙微赤，锉）

【用法】上为末，炼蜜为丸，如麻子大。每服五丸，不拘时候，以粥饮送下。

【主治】小儿羸瘦体热，面色萎黄，不欲乳食。

老子乳丹

【来源】《太平圣惠方》卷九十四。

【别名】太乙神丹。

【组成】蜜三升　新生儿乳三升

【用法】上合煎一两沸，以不津器盛之。每日空心服一中盏。

【功用】补益。

鹿角散

【来源】《太平圣惠方》卷九十四。

【组成】鹿角屑十两　附子一两（去皮脐，生用）

【用法】上为细散。每服二钱，以温酒调下，一日三次。

【功用】令人少睡，补益气力。

雄黄延年方

【来源】《太平圣惠方》卷九十四。

【组成】雄黄一两　蕤仁二两　蒲黄三两

【用法】上合治，雄鸡血和，捣之万杵，用白蜜为丸，如麻子大。每服一丸，早晨以酒送下，渐加如梧桐子大，如常服之。

【功用】轻身益气。

天门冬酒

【来源】《太平圣惠方》卷九十五。

【组成】天门冬三十斤（去心，捣碎，以米二石，煮取汁一石）　糯米一石（净淘）　细曲十斤（捣碎）

【用法】上炊米熟，三味相拌，入瓮，密封三七日，候熟，压漉。冬温夏冷，每日饮三杯。

【功用】补五脏六腑不调，亦令无病。

太阳紫粉丹

【来源】《太平圣惠方》卷九十五。

【组成】硫黄　马牙消　水银各三两

【用法】上药以无灰酒旋点于乳钵中，同研，候水银星尽即止；晒干，布于铛中，瓷碗合之，以盐泥如法固济，候干，铛下渐渐以三四两火养半日，渐加至七八两火，经一复时，待冷，取药细研，以白蜜拌令泣泣，于竹筒中盛，糯米饭上蒸一炊久，出之。更细研，以枣肉为丸，如梧桐子大。每服三丸，空心以盐汤或酒送下。久冷人加至五丸。

【主治】男子久冷，妇人血气冷劳，膈气，反胃痃癖，一切冷病。

术　酒

【来源】《太平圣惠方》卷九十五。

【组成】术

【用法】煎一斗，好酒三斗相和，入瓷瓮中盛，泥封头，三七日开。初服一盏，后即任意。勿至醉为妙。

【功用】服十五日诸病皆愈，气力十倍，行及奔马。

【宜忌】忌桃、李、雀肉。

术　酥

【来源】《太平圣惠方》卷九十五。

【组成】肥术二石（秋末取，以水刷去黑皮，晒干）

【用法】于木臼中捣匀碎，即于甑中薄铺白茅，上施布，即下术，以布掩之，上以合，蒸一炊久，取下入盆，以汤拌湿润，再入甑中蒸一炊久，便入于酒槽中，压令汁尽，其汁入银锅，以重汤煮，不住搅之，时取少许看硬软，如常酥即成，贮于不津器中。不拘时候，以温酒调枣许大服之。甚良。

【功用】祛风，消食，补益。

【宜忌】忌桃、李、雀肉。

石斛酒

【来源】《太平圣惠方》卷九十五。

【组成】石斛四两（去根）　丹参　芎藭　杜仲（去粗皮）　防风（去芦头）　白术　人参（去芦头）　桂心　五味子　白茯苓　陈橘皮（汤浸，去白瓤，焙）　黄耆　薯蓣　当归各二两　干姜二两（炮裂）　甘草一两（炙微赤）　牛膝三两（去苗）

【用法】上锉细，以生绢袋盛，用清酒五斗，于瓮中渍，七日开。初温服三合，一日二次，渐加至一盏为度。

【主治】

1.《太平圣惠方》：风虚劳，腹内冷，不多食。

2.《圣济总录》：脚气痹弱，筋骨疼痛。

生薯药酒

【来源】《太平圣惠方》卷九十五。

【别名】山药酒（《寿亲养老新书》卷四）。

【组成】薯药

【用法】上将薯药于砂盆中烂研，然后刮下，于铫子中。先以小酥炒一大匙令香，次旋添入酒一盏，煎搅令匀，空腹饮之。

【功用】补虚损，益颜色。

玄石紫粉丹

【来源】《太平圣惠方》卷九十五。

【组成】磁石三斤（好者）

【用法】上以炭火烧令赤，投一斗米醋中淬之，以醋尽为度，更烧，投一斗好酒中，以酒尽为度；有拆破者，一一收之细研，以水飞过，泣干，入瓶子中，以大火煅令通赤，用盐花三两，同研令匀，于地上铺纸匀摊，以盆盖三日，出火毒，以蒸饼为丸，如梧桐子大。每服七丸，空心以盐汤或酒送下，渐加至十丸。

【功用】补暖下元，强壮筋骨，聪耳明目，保神益气，祛风冷，利腰脚。

地黄煎

【来源】《太平圣惠方》卷九十五。

【组成】生地黄汁一斗　生姜汁一升　酥一斤　蜜一升　杏仁一升（汤浸，去皮尖，研如膏用之）

【用法】先取地黄汁，于银锅中煎如稀饧，纳姜、酥、蜜、杏仁等和，更煎令稠，于不津器中盛。每以温酒一蚬壳服之，一日三次。
【功用】长肌肉，填骨髓。
【主治】五劳七伤。

麦门冬煎

【来源】《太平圣惠方》卷九十五。
【组成】新麦门冬五斤（去心）
【用法】上捣令熟，绞取汁，入白蜜半斤，于银锅中，以重汤煮，不住手搅，候如饴，即盛不津器中。每服半匙，以温酒调下。
【功用】强阴益精，消谷，调中保神定气，安五脏，令人肥健，美颜色，有子，久服轻身不老不饥。愈瘘䗍。
【主治】结气，腹中伤饱，胃络脉绝，羸瘦短气，身重目黄，心下支满，虚劳客热，口干燥渴。

还元丹

【来源】《太平圣惠方》卷九十五。
【组成】砒霜五两　消石半两　白矾五两　硫黄二两
【用法】上药各为细末，先固济瓷瓶子一所，候泥干，掘地坑子深一尺，内入灰，坐瓶子在其间，先下硫黄平摊，次安消石、砒霜、白矾，别取罗了石灰，填满瓶子令实，以物盖瓶口，便聚炭约二十斤，上安熟火三五两，渐渐烧令通赤，住火自消，候冷取出，以绢裹悬在井中一宿，出火毒，细研，以水浸蒸饼为丸，如粟米大。每服二丸，空心以温酒送下。
【功用】补益下元。
【主治】虚冷气。

金液丹

【来源】《太平圣惠方》卷九十五。
【组成】磁石半斤　硫黄
方中硫黄用量原缺。
【用法】上以童子小便一斗，烧磁石赤，于小便中淬，以尽为度，候干，入硫黄同研令细，却入瓶子中，以六一泥固济，阴干，坐于灰池中，常以火半斤，养一七日，满即更。常以灰五斤，烧一七日，日足，放冷出之，以熟绢包裹，纳于井底一伏时，出火毒，候干，研为末，用蒸饼为丸，如麻子大，每服七丸，空腹以温酒送下。
【主治】脏腑积冷，腰脚疼痛，四时虚羸，下气衰惫。

枸杞煎

【来源】《太平圣惠方》卷九十五。
【组成】枸杞根（切）三斗（净洗漉干）　生地黄汁二升　鹿髓一升　枣膏半升。
【用法】上先将枸杞根，以水五斗，煎去一斗，去滓澄清，纳铜锅中，煮取汁三升；纳地黄汁、鹿髓、枣膏，以慢火煎如稀饴。每服半匙，温酒调服，一日三次。
【功用】填骨髓，补虚劳，益颜色；久服延年，老者返少，身轻目明。

菊花酒

【来源】《太平圣惠方》卷九十五。
【组成】菊花八两　五加皮八两　甘草四两　生地黄一斤（切）　秦艽四两（去苗）　枸杞根八两　白术八两
【用法】上药捣令碎，以水三硕，煮至一硕，以槽床压取汁，用糯米一硕炊熟，细曲一斤捣碎，拌和令匀，入于瓮中，密封三七日，取饮任性，不得过醉。
【功用】补虚损不足。
【主治】八风十二痹。

铜粉丹

【来源】《太平圣惠方》卷九十五。
【组成】熟铜屑四两　朱砂二两　消石一两　硫黄二两
【用法】上朱砂、消石、硫黄三味，同研为末，取一铜桶子，内布铜屑一重，安药一重，如此重重布尽，即用六一泥固济，待干，即入灰池内，以火四两，养一伏时，后以大火烧令通赤，候冷取出，于湿地上一伏时，去火毒，研为末，以粟米饭为丸，如绿豆大。每服七丸，空腹以温酒送下。

【功用】壮腰，固精髓，益颜色，耐寒暑。

【宜忌】忌羊血。

鹿角胶煎

【来源】《太平圣惠方》卷九十五。

【组成】鹿角胶三两（捣碎，炒令黄燥，捣罗为末） 牛乳一升 白蜜一合 牛酥一合 生姜汁一合

【用法】上五味，先煎乳，欲熟，即下胶消讫，次下姜汁，次下蜜，唯须缓入，煎十余沸，倾于瓷器中，仍数数搅，勿令酥浮于上，待凝，以竹刀割为小片。食后细细含咽之。

【功用】填骨髓，好颜色，祛风气，润鬓发。

【主治】五劳七伤，身无润泽，腰脊疼痛，四肢沉重。

葡萄酒

【来源】《太平圣惠方》卷九十五。

【组成】干葡萄末一斤 细曲末五斤 糯米五斗

【用法】上炊糯米令熟，候稍冷，入曲并葡萄末，搅令匀，入瓮盖覆，候熟。即时饮一盏。

【功用】驻颜，暖腰肾。

巨胜粥

【来源】《太平圣惠方》卷九十七。

【组成】巨胜子不限多少（拣去杂，蒸曝各九遍）

【用法】上药每取二合，用汤浸布裹，挼去皮，再研，水滤取汁，煎成饮，着粳米煮作粥食之，或煎浓饮，浇索饼食之，甚佳。

【功用】益气力，坚筋骨。

【主治】五脏虚损，羸瘦。

牛肾粥

【来源】《太平圣惠方》卷九十七。

【组成】牛肾一枚（去筋膜，细切） 阳起石四两（布裹） 粳米二合

【用法】以水五大盏，煮阳起石，取二盏，去石，下米及肾，著五味、葱白等，煮作粥。空腹食之。

【主治】五劳七伤，阴痿气乏。

白蜜煎丸

【来源】《太平圣惠方》卷九十七。

【组成】白蜜二升 腊月猪肪一升（去膜） 胡麻油半斤（微熟） 熟干地黄一升

【用法】上药合和，入银器中，重汤煎令可丸，丸如梧桐子大。每服三十丸，以温酒送下。一日三次。稍加，以知为度。

【功用】久服令人肥充，好颜色。

【主治】虚羸瘦弱，乏气力。

地黄粥

【来源】《太平圣惠方》卷九十七。

【别名】生地黄粥（《圣济总录》卷一九）、生地粥（《病机沙篆》）。

【组成】生地黄汁三合 糯米三合

【用法】上煮糯米作粥，临熟下地黄汁，搅调令匀，空腹食之。

【主治】

1.《太平圣惠方》：妊娠漏胎，胞干胎死。

2.《饮膳正要》：虚劳瘦弱，骨蒸，寒热往来，咳嗽唾血。

地黄粥

【来源】《太平圣惠方》卷九十七。

【组成】生地黄汁三合 粳米一合 好酥半两

【用法】以水一大盏，先煮米欲熟，加地黄汁，次下酥，候粥熟，温食之。

【主治】骨蒸劳瘦，日晚寒热，咳嗽唾血。

肉苁蓉粥

【来源】《太平圣惠方》卷九十七。

【组成】肉苁蓉二两（酒浸一宿，刮去皱皮，细切） 粳米三合 鹿角胶半两（捣碎，炒令黄燥，为末） 羊肉四两（细切）

【用法】上药，煮羊肉、苁蓉、粳米作粥，临熟，

下鹿角胶末，用盐、酱、味末调和，作两顿食之。
【主治】五劳七伤，久积虚冷，阳事都绝。

肉苁蓉月霍

【来源】《太平圣惠方》卷九十七。
【组成】肉苁蓉一两（酒浸一宿，刮去皱皮） 葱白三茎（去须切） 糯米一两 羊肉三两
【用法】上将苁蓉、羊肉细抹，和末糁及葱，都依寻常法，煮着盐、醋、椒酱五味调和，空腹食之。
【主治】脏腑虚损，四肢乏弱，不欲饮食。

羊肉粥

【来源】《太平圣惠方》卷九十七。
【组成】羊肉二斤 黄耆一两（锉） 人参一两（去芦头） 白茯苓一两 大枣五枚 粳米三合
【用法】上先将肉去脂皮，取精者，内留四两细切。余一斤十二两，以水五大盏，并黄耆等，煎取汁三盏，去滓，入米煮粥，临熟，下切了生肉更煮，入五味调和，空心食之。
【功用】助阳壮筋骨。
【主治】虚损羸瘦。

羊肾粥

【来源】《太平圣惠方》卷九十七。
【组成】白羊肾一对（去脂膜，切） 羊髓二两 白粳米二合
【用法】上相和，煮作粥，加盐、椒，空腹食之。
【主治】五劳七伤，羸瘦，阳气不足，心神虚烦。

羊肾羹

【来源】《太平圣惠方》卷九十七。
【组成】羊肾一具（去脂膜，细切） 羊肉三两（切） 嫩枸杞叶（细切）一升 葱白三茎（去须，切） 粳米半两 生姜二分（切）
【用法】先炒肾及肉、葱白、生姜，欲熟下水二大盏半，入枸杞叶，次入米、五味等，煎作羹食之。
【主治】五劳七伤，肾气不足。

羊肾羹

【来源】《太平圣惠方》卷九十七。
【组成】羊肾一对（去脂膜，切） 肉苁蓉一两（酒浸一宿，刮去皱皮） 生薯蓣一两 羊髓一两 薤白一握（去须，切） 葱白半两（去须，切） 粳米一合
【用法】炒羊肾并髓等欲熟，下米并豉汁五大盏，次下苁蓉，更加生姜、盐等各少许，煮成羹食之。
【主治】五劳七伤，髓气竭绝。

羊肾羹

【来源】《太平圣惠方》卷九十七。
【组成】白羊肾一对（去脂膜，切） 肉苁蓉一两（酒浸一宿，刮去皱皮，切） 葱空三茎（去须，切） 羊肺三两（切）
【用法】以上并于豉汗中煮，入五味作羹。空腹食之。
【功用】令人肥健。
【主治】羸瘦久积虚损，阳气衰弱，腰脚无力。

羊髓粥

【来源】《太平圣惠方》卷九十七。
【组成】羊髓三合 羊肾一对（去脂膜，切） 葱白三茎（去须，切） 生姜半两（切） 粳米一合 肉苁蓉二两（酒浸一宿，刮去皱皮，切）
【用法】上以髓炒肾及葱、生姜，欲熟，入水二大盏半，次入米、五味等，煮作粥食之。
【功用】补虚，强志，益气。
【主治】五劳七伤。

羊肾饆饠

【来源】《太平圣惠方》卷九十七。
【组成】羊肾一两对（去脂膜，细切） 附子半两（炮裂，去皮脐，捣罗为末） 桂心一分（捣罗为末） 干姜一分（炮裂，锉末） 胡椒一钱（捣末） 肉苁蓉一两（酒浸一宿，刮去皱皮，捣末） 大枣七枚（煮熟，去皮核，研为膏） 面三两

【用法】上将药末并枣及肾等，拌和为餢飳，溲面作餢飳，以数重湿纸裹，于煻灰火中煨，令纸焦，药熟。空腹食之，良久，宜吃三两匙温水饭压之。

【主治】下焦虚损，羸瘦，腰胯疼重，或多小便。

羊脊骨粥

【来源】《太平圣惠方》卷九十七。

【组成】羊连尾脊骨一握　肉苁蓉一两（酒浸一宿，刮去皱皮）　菟丝子一分（酒浸三日，晒干，别捣末）　葱白三茎（去须，切）　粳米三合

【用法】上锉碎脊骨，水九大盏，煎取三盏，去滓，将骨汁入米并苁蓉等，煮粥欲熟，入葱五味调和，候熟，即入菟丝子末及酒二合，搅转，空腹食之。

【功用】益精气。

【主治】虚损羸瘦乏力。

羊肾苁蓉羹

【来源】《太平圣惠方》卷九十七。

【组成】羊肾一对（去脂膜，细切）　肉苁蓉一两（酒浸一宿，刮去皱皮，细切）

【用法】上药相和作羹，著葱白、盐、五味末等，一如常法，空腹食之。

【主治】五劳七伤，阳气衰弱，腰脚无力。

鸡肝粥

【来源】《太平圣惠方》卷九十七。

【组成】雄鸡肝一具（切细）　菟丝子末半两　粟米二合

【用法】以水二大盏半，入五味及葱，煮作粥，空心食之。

【主治】五劳七伤，阴萎气弱。

鸡子索饼

【来源】《太平圣惠方》卷九十七。

【别名】鸡子馎饦（《医方类聚》卷一〇二引《必用之书》）。

【组成】白面四两　鸡子四两　白羊肉四两（炒作臛）

【用法】上以鸡子清搜作索饼，于豉汁中煮令熟，加五味和臛，空腹食之。

【功用】令人肥白光泽。

【主治】

1.《太平圣惠方》：虚损羸瘦。

2.《医方类聚》引《必用之书》：老人脾胃气弱，不多进食，行步无力，黄瘦气微，见食即欲吐。

枸杞粥

【来源】《太平圣惠方》卷九十七。

【别名】枸杞叶粥（《寿亲养老新书》卷四）。

【组成】枸杞叶半斤（切）　粳米二合。

【用法】上药以豉汁相和，煮作粥，以五味末、葱白等，调和食之。

【功用】《寿世新编》：益肾气。

【主治】

1.《太平圣惠方》：五劳七伤，庶事衰弱。

2.《寿世新编》：肝家火旺血衰。

枸杞煎

【来源】《太平圣惠方》卷九十七。

【组成】生枸杞根（细锉）一斗（以水五斗，煮取一斗五升，澄清）　白羊脊骨一具（锉碎）

【用法】上以微火煎取五升，去滓，收瓷盒中。每取一合，与酒一小盏，合暖，食前温服。

【主治】频遭重病，虚羸不可平复。

药肉粥

【来源】《太平圣惠方》卷九十七。

【组成】羊肉二斤　当归（锉，微炒）　白芍药　熟干地黄　黄耆各半两　生姜一分（切）　粳米三合

【用法】上以精肉留四两细切，余一斤十二两，先以水五升，并药煎取汁三升，去滓，下米煮粥，欲熟，入生肉更煮令熟，用五味调和，空心食之。

【功用】驻颜色。

【主治】虚损羸瘦，女人产后虚羸。

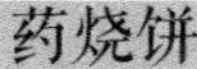

药烧饼

【来源】《太平圣惠方》卷九十七。
【组成】羊肉一斤（去脂膜，切） 肉苁蓉四两（酒浸一宿，刮去皱皮） 附子一两（炮裂，去皮脐） 干姜半两（炮裂，锉） 胡椒一分 时萝一分 荜茇一分 诃黎勒半两（煨，用皮） 芜荑半两 白面五升
【用法】上为末，将肉并苁蓉细切，入诸药末调和，分作四剂馅，逐剂以溲了面裹着馅、后撮合，微拍合匀，以湿纸裹，煻火烧之令熟。每日空腹食一个。
【功用】暖腰肾，缩小便。
【主治】五劳七伤，大肠泄痢。

药髓饼子

【来源】《太平圣惠方》卷九十七。
【组成】干姜一分（炮裂，锉） 汉椒半两（去目及闭口者，微炒去汗） 桂心一分 附子一两（炮裂，去皮脐） 诃黎勒一分（煨，用皮） 缩砂半两（去皮，各为末） 蜜一合 大枣一百个（去核，细切） 羊筒骨髓三两 白面二斤 黄牛酥三两
【用法】上为细末，入诸药同和作馅，分为八分，以溲面包裹，如常作髓饼，入炉上，下着火煿，则须彻里过熟。每日空腹食一次。觉腰肾及膀胱暖则止。
【主治】五劳七伤，肾气虚冷，腰膝疼痛，小便遗沥。

骨汁煮索饼方

【来源】《太平圣惠方》卷九十七。
【别名】骨汁煮饼（《古今医统大全》卷八十七）。
【组成】大羊尾骨一条（水五大盏，煮取汁二盏五分） 葱白七茎（去须，切） 陈橘皮一两（汤浸，去白瓤，焙） 荆芥一握 面三两 羊肉四两（细切）
【用法】上以骨汁煮五七沸，去滓，用汁少许，搜面作索饼，却于汁中与羊肉煮，入五味，空腹食之。
【主治】虚损羸瘦，下焦久冷，眼昏耳聋。

高良姜粥

【来源】《太平圣惠方》卷九十七。
【组成】高良姜三两（锉） 羊脊骨一具（捶碎）
【用法】以水一斗，煮二味，取五升，去骨等，每取汁二大盏半，用米二合，入葱、椒、盐作粥食之；或以面煮，饨作羹并得。
【主治】脾胃冷气，虚劳羸瘦，不能下食。

酒煮鳗鲡鱼

【来源】《太平圣惠方》卷九十七。
【组成】鳗鲡鱼二斤（锉作段子）
【用法】上入铛内。以酒三大盏，熟煮，入盐、醋食之。
【主治】骨蒸劳瘦，及肠风下虫。

萝摩茶

【来源】《太平圣惠方》卷九十七。
【组成】萝摩叶（夏采蒸熟如造茶法，火焙干）
【用法】每旋取，碾为末。依煎茶法，煎服，不拘时候。
【功用】补暖。
【主治】风及气。

黄耆粥

【来源】《太平圣惠方》卷九十七。
【组成】黄耆二两（锉） 桑根白皮一两（锉） 人参一两（去芦头） 白茯苓一两 生姜半两（切） 白粱米三合
【用法】上细锉，和匀。每用药二两，以水三大盏，加大枣五枚，煎取一盏半，去滓，下米煮粥，空腹食之。
【功用】益气力，除肠风。
【主治】虚损羸瘦，肠风

黄雌鸡粥

【来源】《太平圣惠方》卷九十七。

【组成】黄雌鸡一只（未周年者，治之如法，以水一斗，煮取汁五升） 杏仁十枚（汤浸，去皮尖双仁） 熟干地黄三两（锉碎，与杏仁同研，用酒三合，研绞取汁） 粳米三合

【用法】上每用鸡汁二大盏半，和米煮粥，欲熟，下地黄、杏仁等汁，更煮令熟，空心食之。

【功用】益气，壮筋骨，补肾气。

【主治】虚损，膀胱积冷。

雀儿粥

【来源】《太平圣惠方》卷九十七。

【别名】雀粥（《古今医统大全》卷八十七）。

【组成】雀儿五只（治如食法，细切） 粟米一合 葱白三茎（切）

【用法】先炒雀儿肉，次入酒一合，煮少时，入水二大盏半，下米煮作粥，欲熟，下葱白五味等，候熟。空心食之。

【主治】脏腑虚损，羸瘦，阳气乏弱。

雀儿药粥

【来源】《太平圣惠方》卷九十七。

【组成】雀儿十枚（剥去皮毛，剥碎） 菟丝子一两（酒浸三日，晒干，别捣为末） 覆子一合 五味子一两 枸杞子一两 粳米二合 酒二合

【用法】上为末。将雀肉先以酒炒，入水三大盏，次入米煮粥，欲熟，下药末五钱，搅转，入五味调和令匀，更煮熟空心食之。

【功用】《药粥疗法》：壮阳气，补精血，益肝肾，暖腰膝。

【主治】

1.《太平圣惠方》：下元虚损，阳气衰弱，筋骨不健。

2.《药粥疗法》：肾气不足所致的阳虚羸弱，阴痿（即性功能减退），早泄，遗精，腰膝酸痛或冷痛，头晕眼花，视物不清，耳鸣耳聋，小便淋沥不爽，遗尿多尿，妇女带下。

【宜忌】《药粥疗法》：发热病人和性功能亢进者忌服。

猪肾羹

【来源】《太平圣惠方》卷九十七。

【组成】猪肾一对（去脂膜，切） 生地黄四两（切） 葱白一握（去须，切） 生姜半两（切） 粳米一合

【用法】炒猪肾及葱白欲熟，着豉汁五大盏，入生姜，下地黄及米，煎作羹食之。

【主治】五劳七伤，乍寒乍热，背膊烦疼，羸瘦无力。

猪肾羹

【来源】《太平圣惠方》卷九十七。

【组成】猪肾一对（去脂膜，切） 枸杞叶半斤（切）

【用法】上用豉汁二大盏半，相和煮作羹，入盐、醋、椒、葱，空腹食之。

【主治】五劳七伤，阴萎羸瘦，精髓虚竭，四肢少力。

鹿肾粥

【来源】《太平圣惠方》卷九十七。

【组成】鹿肾一对（去脂膜，细切） 肉苁蓉二两（酒浸一宿，刮去皱皮，切） 粳米二合

【用法】上先以水二大盏，煮米作粥，欲熟，下鹿肾、苁蓉、葱白、盐、椒食之。

【功用】益气力。

【主治】五劳七伤，阳气衰弱。

椒肾羹

【来源】《太平圣惠方》卷九十七。

【组成】汉椒三十枚（去目及闭口者，酒浸一宿） 白面三两 羊肾一对（去脂膜，细切）

【用法】上取椒入面内，拌令匀，热水中下，并羊肾煮熟，入五味调和，作羹。空腹食之。

【主治】下焦久冷，虚损。

葱豉粥

【来源】《太平圣惠方》卷九十七。
【组成】豉一合　葱白一握（去须，切）　粳米二合
【用法】上以水二大盏半，煮葱、豉，取汁一盏半，绞去葱、豉，入米煮作粥。不拘时候食之。
【主治】骨蒸烦热，咳嗽，四肢疼痛，时发寒热。

葱豉粥

【来源】《太平圣惠方》卷九十七。
【组成】香豉三合　葱白（切）半升　羊髓一两　盐花半两　薄荷二十茎
【用法】上以水三大盏，先煎葱等四物十余沸，下豉更煎五七沸，去豉，入米二合，煮为粥。空心温服之。
【主治】五劳七伤，体热喘急，四肢烦疼。

煮羊头蹄方

【来源】《太平圣惠方》卷九十七。
【组成】白羊头蹄一具（草火烧令黄色，刮去灰尘）　胡椒半两　荜茇半两　干姜半两　葱白（切）半升　豉半升
【用法】以水煮头蹄半熟，纳药更煮令烂，去骨。空腹适性食之，日食一具，满七具即止。
【主治】五劳七伤虚损。
【宜忌】禁生冷醋滑，五辛陈臭猪鸡等七日。

酿猪肚

【来源】《太平圣惠方》卷九十七。
【组成】獖猪肚一枚（净洗，去脂）　杏仁一两（去皮尖，研）　人参一两（去芦头）　白茯苓一两　陈橘皮半两（汤浸，去白瓤，焙）　干姜一分（炮裂）　芜荑一分　汉椒一分（去目及闭口者，微炒去汗）　莳萝一分　胡椒一分　黄牛酥一两　大枣二十一枚（去核，切）　糯米五合（淘，看肚大小临时加减）
【用法】上为末。每用药一两，入酥、枣、杏仁、米等分，相和令匀，入猪肚内，以麻线缝合，即于甑内蒸令熟，切作片。空心渐渐食之。
【主治】五劳七伤，羸瘦虚乏。

酿猪肚

【来源】《太平圣惠方》卷九十七。
【组成】猪肚一枚（净洗）　白石英一两（捶碎）　生地黄一合（切）　紫石英一两（捶碎，与白石英同绵裹）　川椒三十粒（去目及闭口者，微炒去汗，捣末）　饙饭半两　盐少许　葱白二茎（去须，切）
【用法】诸药拌和，纳猪肚内，以麻线缝定，蒸令烂熟；取出石英，细切。任性食之。
【功用】令人肥白，悦颜色。
【主治】虚损不足。

雌鸡方

【来源】《太平圣惠方》卷九十七。
【别名】雌鸡粥（《养老奉亲书》）。
【组成】黄雌鸡一只（去毛羽肠脏）　肉苁蓉一两（酒浸一宿，刮去皱皮，切）　生薯药一两（切）　阿魏少许（炼过）　米二合（淘入）
【用法】上先将鸡烂煮，擘，去骨取汁，下米及鸡肉、苁蓉等，都煮粥，入五味。空心食之。经月余，肌肉充盛，老成年少。
【功用】益下元，壮气海。
【主治】五劳七伤。

云母丸

【来源】《太平圣惠方》卷九十八。
【组成】云母粉五两　白茯苓四两　钟乳粉三两　柏子仁三两　人参三两（去芦头）　续断三两　桂心二两　甘菊花五两　生干地黄四两
【用法】上为散，取天门冬七斤，捣绞取汁，搜诸药，用黍米五斗下蒸之，令米熟，取药晒干，捣罗为末，炼蜜为丸，如梧桐子大。每服三十丸，空心以温酒送下。
【功用】补益脏腑，轻身耐老，变白，明目，强力，益精，悦泽颜色，壮健筋骨，精神灵明，不复有病。

天雄丸

【来源】《太平圣惠方》卷九十八。

【组成】天雄二两（炮裂，去皮脐） 石斛一两（去根，锉） 补骨脂一两（微炒） 天麻一两 麋角屑一两 泽泻一两 巴戟一两 五味子一两 柏子仁一两 沉香一两 肉苁蓉一两（酒浸一宿，刮去皱皮，炙，锉） 鹿茸一两（去毛，涂酥，炙微黄） 菟丝子一两（酒浸三日，曝干，别捣为末） 山茱萸一两 续断一两 熟干地黄一两 杜仲一两（去粗皮，炙微黄，锉） 防风一两（去芦头） 腽肭脐一两（酒洗，炙令微黄） 木香一两 龙骨一两

【用法】上为末，炼蜜为丸，如梧桐子大。每日三十丸，空心以温酒送下；盐汤下亦得。

【功用】补填骨髓，益壮血脉，驻精气，暖腰膝，润泽肌肉，补诸虚不足。

【主治】五劳七伤，元气衰惫，腰膝久冷，精气散失，小便稠浊。

天雄丸

【来源】《太平圣惠方》卷九十八。

【组成】天雄二两（炮裂，去皮脐） 肉苁蓉二两（酒浸一宿，刮去皱皮，炙干） 白马茎二两（涂酥，炙令黄） 雄蚕蛾一两（隔纸微炒） 雀卵四十九枚 菟丝子一两（酒浸三日，曝干，别捣为末）

【用法】上为末，以雀卵并少炼蜜为丸，如梧桐子大。每日十丸，空心以温酒送下。渐加至二十丸。

【功用】补暖元脏，添益精气，利腰脚，强筋力。

天雄丸

【来源】《太平圣惠方》卷九十八。

【组成】天雄一两（炮裂，去皮脐） 鹿角屑一两（酥拌，炒令黄燥） 硫黄一两（细研，水飞过）

【用法】上为末，入硫黄研匀，以酒浸蒸饼为丸，如小豆大。每日十五丸，空心以盐汤或温酒送下。

【功用】补水脏，壮腰膝，去风冷，暖下元。

巴戟丸

【来源】《太平圣惠方》卷九十八。

【组成】巴戟一两 肉苁蓉一两（酒浸一宿，刮去皱皮，炙干） 石斛一两（去根，锉） 鹿茸一两（去毛，涂酥，炙微黄） 附子一两（炮裂，去皮脐） 薯蓣三分 牛膝三分（去苗） 桂心三分 山茱萸三分 泽泻三分 远志三分（去心） 熟干地黄一两 菟丝子一两（酒浸三日，晒干，别捣为末） 黄耆三分（锉） 人参三分（去芦头） 槟榔三分 木香三分 牡丹三分 仙灵脾三分 蛇床子三分 续断三分 枳壳三分（麸炒微黄，去瓤） 白茯苓三分 覆盆子三分

【用法】上为末，炼蜜为丸，如梧桐子大。每日服二十丸，渐加至三十丸，空心盐汤送下；温酒送下亦得。

【功用】久服驻颜色，养精志。

【主治】丈夫下焦久积风冷，肾脏虚乏，腰膝疼痛，小便数，阳道衰，不能饮食，面无颜色，筋骨痿弱，起坐无力，膀胱虚冷，脐腹胀急。

巴戟丸

【来源】《太平圣惠方》卷九十八。

【组成】巴戟 鹿茸（去毛，涂酥，炙微黄） 蛇床子 远志 薯蓣 熟干地黄 山茱萸 附子（炮裂，去皮脐） 补骨脂（微炒） 菟丝子粉 肉苁蓉（酒浸三宿，刮去皱皮，炙干） 白茯苓 桂心 硫黄（细研，水飞过）各一两

【用法】上为末，入硫黄研令匀，炼蜜为丸，如梧桐子大。每服三十丸，渐加至四十丸，空心温酒送下。

【主治】下元虚冷，颜色萎黄，肌肤羸，腰无力。

巴戟丸

【来源】《太平圣惠方》卷九十八。

【组成】巴戟 硫黄（细研，水飞过） 桂心 补骨脂（微炒） 硇砂（细研） 附子（炮裂，去皮脐） 胡芦巴（微炒） 川椒红（微炒） 木香 肉苁蓉（酒浸一宿，刮去皱皮，炙干） 吴茱萸（汤浸七遍，焙干，微炒）各一两

【用法】上为末，入研了药令匀，以羊肾三对，切去筋膜，好酒三升，熬令稠烂，研和诸药末为丸，如梧桐子大。每日服三十丸，空心温酒送下。

【主治】下元虚惫，脐腹疼痛，小便滑数，颜色萎黄，手足常冷，饮食无味，四肢少力。

石斛丸

【来源】《太平圣惠方》卷九十八。

【组成】石斛二两（去根，锉） 牛膝（去苗） 山茱萸 续断 肉苁蓉（酒浸一宿，刮去皱皮，炙干） 沉香 钟乳粉 桂心 熟干地黄 白茯苓 泽泻 黄耆（锉） 菟丝子（酒浸三日，晒干，别捣为末） 蛇床子 薯蓣 附子（炮裂，去皮脐） 鹿茸（去毛，涂酥，炙令微黄） 巴戟 杜仲（去粗皮，炙微赤，锉） 补骨脂（微炒）各一两

【用法】上为末，炼蜜为丸，如梧桐子大。每日三十丸，空心及晚食前以温酒送下。

【功用】

1.《太平圣惠方》：强筋骨，悦颜色，耐寒暑，倍气力。

2.《普济方》：补精益髓。

【主治】肝肾久虚，腰体不利，肌肤羸弱。

石斛丸

【来源】《太平圣惠方》卷九十八。

【组成】石斛二两（去根，锉） 蛇床子一两 牛膝一两（去苗） 桂心一两 菟丝子二两（酒浸三日，晒干，别捣为末） 肉苁蓉二两（酒浸一宿，刮去皱皮，炙令干） 人参一两（去芦头） 鹿茸一两（去毛，涂酥炙令微黄） 熟干地黄二两 杜仲一两（去粗皮，炙微黄，锉） 木香一两 薯蓣一两 白茯苓二两 附子二两（炮裂，去皮脐） 巴戟一两 防风一两（去芦头） 钟乳粉二两 干漆一两（捣碎，炒令烟出） 泽泻一两 山茱萸一两 覆盆子一两 补骨脂二两（微炒） 五味子一两 石龙芮一两 槟榔一两

【用法】上为末，炼蜜为丸，如梧桐子大。每日三十丸，空心以温酒送下。四时宜服。

【功用】补虚损，利腰膝，暖水脏，祛风冷，强气力，悦颜色。

石斛丸

【来源】《太平圣惠方》卷九十八。

【组成】石斛二两（去根，锉） 肉苁蓉一两（酒浸一宿，刮去皱皮，炙干） 菟丝子一两（酒浸三宿，晒干，别捣为末） 牛膝一两（去根，锉） 熟干地黄一两 杜仲一两（去粗皮，炙微赤，锉） 泽泻一两 枸杞子一两 山茱萸一两 桂心一两 白茯苓一两 补骨脂一两（微炒） 覆盆子一两 附子一两（炮裂，去皮脐） 巴戟一两 桑螵蛸一两（微炒） 钟乳粉一两 车前子一两 牡蛎粉一两 龙骨一两 阳起石一两（酒煮半日，细研，水飞过）

【用法】上为末，入研了药令匀，炼蜜为丸，如梧桐子大。每日三十丸，空心以温酒送下。

【功用】补虚损，壮腰膝，暖水脏，止小便滑数。久服好颜色，强志倍力，耐寒暑，填精髓，令人肥健。

白石英丸

【来源】《太平圣惠方》卷九十八。

【组成】白石英五两（打碎如小豆大，以牛乳三升、水五升相和于银器中，慢火煮石英，以乳水尽为度。取出用井花水淘挑，晒干，细研如粉） 黄耆三两（锉） 人参三两（去芦头） 巴戟二两 附子二两（炮裂，去皮脐） 肉苁蓉三两（酒浸一宿，刮去皱皮，炙干） 牛膝一两（去苗） 菟丝子二两（酒浸三日，晒干，别捣为末） 吴茱萸一两（酒浸七遍，焙干，微炒） 甘草一两（炙微赤，锉） 石斛一两（去根，锉） 五味子一两 桂心一两 白茯苓一两

【用法】上为末，与石英相和，研令匀，炼蜜为丸，如梧桐子大。每服二十丸，空心以石英浸酒送下。

【功用】补五脏，利四肢，益颜色。

【主治】虚损，下元风冷，上焦虚热。

【宜忌】忌生冷、牛肉、豆豉。

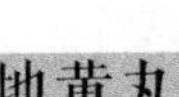

地黄丸

【来源】《太平圣惠方》卷九十八。

【组成】生地黄（净洗，细切）一斗（以好酒一斗浸之，经宿即出。干即入酒中浸，以酒尽为度，候干） 干漆二两（捣碎，炒令烟出） 肉苁蓉二两（酒浸一宿，刮去皱皮，炙干） 蛇床子二两 菟丝子三两（酒浸三日，晒干，别捣为末） 桂心二两 远志三两（去心） 人参三两（去芦头） 牛膝二两（去苗） 石斛一两（去根，锉） 补骨脂二两（微炒）

【用法】上为末，炼蜜为丸，如梧桐子大。每服三十丸，空心及晚食前以盐汤送下。

【功用】还精补髓，驻颜色，却老，安脏腑，暖下元，壮腰。

【主治】虚损。

地黄煎丸

【来源】《太平圣惠方》卷九十八。

【组成】生地黄五斤（肥好者） 巨胜子三两（微炒） 牛膝二两（去苗） 威灵仙二两 生黄精三斤（与黄精同净洗，于木臼中烂捣，绞取汁，旋更入酒三升，于银锅中以慢火熬成煎） 鹿角胶二两（捣碎，炒令黄燥） 桂心二两 附子三两（炮裂，去皮脐） 干漆二两（捣碎，炒令烟出） 补骨脂三两（微炒）

【用法】上为末，入地黄、黄精煎中，为丸如梧桐子大。每服三十丸，空心温酒送下，晚食前再服。

【功用】补暖脏腑，久服轻身，益颜色，强志力，补虚损。

肉苁蓉丸

【来源】《太平圣惠方》卷九十八。

【别名】苁蓉丸（《普济方》卷二二〇引《圣济总录》）。

【组成】肉苁蓉一两（酒浸一宿，刮去皱皮，炙干） 熟干地黄一两 钟乳粉一两 天雄一两（炮裂，去皮脐） 天门冬一两半（去心，焙） 五味子一两 桂心一两 人参一两（去芦头） 干姜一两半（炮裂，锉） 白术一两 远志一两 杜仲一两（去粗皮，炙微赤，锉） 巴戟一两 牛膝一两（去苗） 山茱萸一两 覆盆子一两 甘草半两（炙微赤，锉） 川椒一两（去目及闭口者，微炒去汗） 菟丝子二两（酒浸三日，晒干，别捣为末）

【用法】上为末，炼蜜为丸，如梧桐子大。每服三十丸，空心以温酒送下。

【功用】驻颜，益髭发，补神益气。

【主治】下元久冷，水脏伤惫，风虚劳损，不思饮食。

肉苁蓉丸

【来源】《太平圣惠方》卷九十八。

【组成】肉苁蓉（酒浸一宿，刮去皱皮，炙干） 蛇床子 远志（去心） 五味子 防风（去芦头） 附子（炮裂，去皮脐） 菟丝子（酒浸三日，曝干，别捣为末） 巴戟 杜仲（去粗皮，炙微黄，锉）各一两

【用法】上为末，炼蜜为丸，如梧桐子大。每服二十丸，空心以温酒送下，盐汤送下亦得，渐加至四十丸为度。

【功用】暖下元，益精髓，利腰膝。

【主治】虚损。

安息香丸

【来源】《太平圣惠方》卷九十八。

【组成】安息香五两（黄明者，细锉，入蜜十两煎成膏） 补骨脂三两（微炒） 牛膝二两（去苗） 鹿茸二两（去毛，涂酥，炙微黄） 桂心二两 附子二两（炮裂，去皮脐）

【用法】上为末，以安息香膏和丸，如梧桐子大。每服三十丸，空心以温酒送下。

【功用】壮腰膝，暖下元。

安息香丸

【来源】《太平圣惠方》卷九十八。

【组成】安息香三两（锉细，以无灰酒一升浸一宿，以瓷碗中盛，重汤煮成膏） 沉香一两 肉苁蓉一两（酒浸一宿，刮去皱皮，炙干） 胡桃瓤

三两（细研，入安息香膏内） 鹿茸一两（去毛，涂酥，炙微黄） 补骨脂二两（微炒） 附子一两（炮裂，去皮脐） 巴戟一两 丁香一两 桂心一两 牛膝一两（去苗） 鸡舌香一两

【用法】上为末，以安息香膏，更入少许炼蜜为丸，如梧桐子大。每日服三十丸，空心以温酒送下。

【主治】肾脏虚冷，脐腹多疼，腰脚沉重，肌体羸瘦，颜色萎黄，食少无力。

何首乌丸

【来源】《太平圣惠方》卷九十八。

【组成】何首乌半斤 熟干地黄五两 附子二两（炮裂，去皮脐） 牛膝三两（去苗） 桂心三两 芸薹子一两 桑椹子二两 柏子仁二两 五味子一两 地骨皮四两 薯蓣二两 鹿茸二两（去毛，涂酥炙微黄） 肉苁蓉三两（酒浸一宿，刮去皱皮，炙干） 菟丝子二两（酒浸三日，晒干，为末）

【用法】上为末，炼蜜为丸，如梧桐子大。每服四十丸，空心以盐汤送下。

【功用】补益下元，黑鬓发，驻颜容。

【主治】七十二般风冷，及腰脚疼痛。

何首乌丸

【来源】《太平圣惠方》卷九十八。

【组成】何首乌三斤（锉如棋子大） 牛膝一斤（去苗，锉可一斗许）

【用法】上以黑豆一斗，净淘洗，晒干，用甑一所，先以豆薄铺在甑底，然后始薄铺何首乌，又铺豆，又薄铺牛膝，如此重重铺，令药与豆俱尽，安于釜上蒸之，令豆熟为度，去黑豆，取药晒干，又换豆蒸之，如此三遍，去豆取药为末，以枣瓤和丸，如梧桐子大。每服三十丸，渐加至四十丸，空心以温酒送下，晚食前再服。

【功用】补暖脏腑，祛风冷气，利腰脚，强筋骨，黑髭发，驻颜容。

【宜忌】忌萝卜、葱、蒜。

沉香丸

【来源】《太平圣惠方》卷九十八。

【组成】沉香一两 补骨脂一两（微炒） 附子一两（炮裂，去皮脐） 青橘皮半两（汤浸，去白瓤，焙） 槟榔一两 黄耆半两（锉） 石斛一两（去根，锉） 熟干地黄一两 桂心一两 白茯苓一两 白术一两（去根，锉） 芎藭半两 人参半两（去芦头） 干姜半两（炮裂，锉） 牛膝一两（去苗） 五味子半两

【用法】上为末，炼蜜为丸，如梧桐子大。每服三十丸，空心以盐汤送下；暖酒送下亦得。

【功用】补虚惫，除冷，暖脾肾，益气力，思饮食。

补骨脂丸

【来源】《太平圣惠方》卷九十八。

【组成】补骨脂二两（微炒） 阳起石二两（酒煮半日，细研，水飞过） 巴戟 附子（炮裂，去皮脐） 石斛（去根，锉） 肉苁蓉（酒浸一宿，刮去皱皮，炙干） 覆盆子 天麻 独活 菟丝子（酒浸三日，晒干，别捣为末） 柏子仁 山茱萸 安息香（入胡桃仁捣熟） 桂心 朱砂（细研，水飞过） 龙骨 木香 枸杞子 槟榔 牛膝 蛇床子各一两 麝香半两（细研）

【用法】上为末，炼蜜为丸，如梧桐子大。每服三十丸，空心温酒送下。

【功用】补中强志，助力充肌。

【主治】脏腑久冷，腰膝疼痛，脾胃虚弱，荣卫不调，四肢无力。

补骨脂丸

【来源】《太平圣惠方》卷九十八。

【组成】补骨脂二两（微炒） 桂心二两 缩砂一两（去皮） 附子二两（炮裂，去皮脐） 木香二两 安息香二两（以酒熬成膏） 鹿角胶二两（捣碎，炒令黄燥）

【用法】上为末，炼蜜并安息香膏为丸，如梧桐子大。每服三十丸，空心温酒送下。

【功用】补虚损，强筋力，暖腰膝，逐冷气。

补骨脂丸

【来源】《太平圣惠方》卷九十八。

【组成】补骨脂二两（微炒） 附子一两（炮裂，去皮脐） 巴戟一两 桂心一两 肉苁蓉二两（酒浸一宿，去皱皮，炙干） 菟丝子二两（酒浸三日，晒干，别捣为末） 枳壳半两（麸炒微黄，去瓤） 石斛一两（去根，锉） 荜澄茄一两 干姜一两（炮裂，锉） 牛膝一两（去苗） 木香半两 肉豆蔻一两 槟榔三分 蛇床子一两 茴香子一两 荜茇三分

【用法】上为末，炼蜜为丸，如梧桐子大。每服三十丸，空心温酒送下；盐汤下亦得。

【功用】补暖脾肾虚冷，壮腰脚，益颜色。

补骨脂丸

【来源】《太平圣惠方》卷九十八。

【组成】补骨脂（微炒） 木香 附子（炮裂，去皮脐） 槟榔 肉豆蔻（去壳） 青橘皮（汤浸去白瓤，焙） 桂心（去皮） 牛膝（去苗） 干姜（炮裂，锉） 鹿茸（去毛，涂酥炙令微黄） 硫黄（细研，水飞过） 腽肭脐（酒刷，炙微黄） 肉苁蓉（酒浸一宿，刮去皱皮，炙干） 川椒（去目及闭口者，微炒去汗）各一两

【用法】上为末，入硫黄研令匀，用白羊肾五对，去筋膜，细剁，入前药末相和拌了，溲白面裹，煻火中烧令面熟为度，取出药，为丸如梧桐子大。每服三十丸，空心温酒送下。渐加至四十丸。

【功用】温中强力，暖胃思食。

【主治】下元虚冷气。

补骨脂丸

【来源】《太平圣惠方》卷九十八。

【组成】补骨脂五两（微炒） 雄雀儿粪二两（头尖者是） 熟干地黄三两 木香三两 安息香一两（以胡桃仁捣熟） 硫黄二两（细研，水飞过）

【用法】上为末，炼蜜并安息香为丸，如梧桐子大。每服三十丸，空心温酒送下。

【功用】久服强力壮气，轻身明目，补填精髓，润泽颜色。

【主治】男子五劳七伤，久虚积冷，腰胯疼痛，行履无力，脾胃不调，或时自泻，肾气乏弱，梦泄盗汗，终日恍惚，情常不乐，风湿外伤，阳道衰绝。

附子丸

【来源】《太平圣惠方》卷九十八。

【组成】附子十枚（唯大者，以尖刀子于心中可剜去一半） 朱砂一两（细研，水飞过） 硇砂一两（细研） 阿魏一两（细研）

【用法】上将朱砂、硇砂、阿魏相和，重研令匀，纳入附子中填实，然后将附子内剜出末填于诸药末上，实筑。用钱许大纸片子，以面粘盖附子口。每一个附子，用大萝卜一枚完备者，剜下萝卜头可半寸许，剜却中心，安附子在内，却将剜下萝卜头盖，后以竹签子紧密签定，和大麦面裹合，约厚半指以来，以煻灰火烧，候面焦熟为度，取出，去却萝卜，入臼内。有剜出附子末填不尽者，亦同捣熟为度，丸如梧桐子大。每服十丸，空心以盐汤或温酒送下。

【功用】暖脾肾，益气力。

【主治】下元虚冷气。

附子丸

【来源】《太平圣惠方》卷九十八。

【组成】附子半斤（生用） 硫黄二两（细研，水飞过）

【用法】以新汲水浸附子七复时，每一复时换水一遍，并不令见日气。日数足，阴干，去皮脐，为末，加硫黄搅令匀。以羊肾三对，去筋膜，研，以酒三升煮令稠，和药末，看硬软得所，为丸如梧桐子大。每服二十丸，空心以盐汤送下。

【功用】补益下元。

松脂丸

【来源】《太平圣惠方》卷九十八。

【组成】松脂三两（炼成者） 松花三两 白茯苓一两 菖蒲一两 桂心一两 生干地黄二两 薯蓣一两 远志一两（去心） 鹿角胶一两（捣碎，

炒令黄燥） 牛膝一两（去苗） 甘草一两（炙微赤，锉） 槟榔一两 肉苁蓉一两（酒浸一缩，刮去皱皮，炙干） 菟丝子一两（酒浸三日，晒干，别捣为末） 鹿茸一两（去毛，涂酥，炙微黄）

【用法】上为末，炼蜜为丸，如梧桐子大。每日服三十丸，空心以温酒送下。渐加至四十丸。

【功用】强筋骨，补五脏，除风湿，久服轻身耐老延年，益气，补诸不足。

【主治】风冷。

肾附丸

【来源】《太平圣惠方》卷九十八。

【组成】羊肾五对 附子五两（炮裂，去皮脐） 钟乳粉二两 桂心二两 诃黎勒皮二两 赤箭二两 山茱萸二两 薯蓣二两 肉苁蓉二两（酒浸一宿，刮去皱皮，炙干） 菟丝子二两（酒浸三日，晒干，别捣为末）

【用法】上为末。羊肾去筋膜，批作片子，每一片上铺药末一层，如此层层相隔，以尽为度；然后用湿纸裹数重，更用盐泥重裹，入塘灰火中煨三炊久，候火气通透，亦不得令焦，出药看作紫黑色即住，如肾未熟，即重封更煨；候得所即捣三五百杵，入少水浸蒸饼为丸，如梧桐子大。每服三十丸，每日空腹及晚食前以温酒送下。三日后已觉水脏温暖。

【功用】耐寒暑，暖腰膝。

【主治】水脏风冷滞气。

泽泻丸

【来源】《太平圣惠方》卷九十八。

【组成】泽泻一两 附子一两（炮裂，去皮脐） 桂心一两半 远志三分（去心） 牛膝三分（去苗） 人参三分（去芦头） 白茯苓三分 甘草三分（炙微赤，锉） 牡丹三分 防风三分（去芦头） 鹿茸一两（去毛，涂酥，炙微黄） 杜仲三分（去粗皮，炙微黄，锉） 云母粉一两 石斛三分（去根，锉） 薯蓣三分 山茱萸三分 肉苁蓉一两（酒浸一宿，刮去皱皮炙干） 巴戟三分 五味子三分 熟干地黄一两

【用法】上为末，炼蜜为丸，如梧桐子大。每服三十丸，渐加至四十丸，空心以温酒送下。

【主治】男子五劳七伤，四肢无力，腰膝冷痛，夜多小便，面色萎黄，不能饮食。

卷柏丸

【来源】《太平圣惠方》卷九十八。

【组成】卷柏 龙骨 人参（去芦头） 石斛（去根，锉） 续断 桂心 狗脊 鹿茸（去毛，涂酥炙令微黄） 泽泻 附子（炮裂，去皮脐） 当归（锉，微炒） 牡丹 牛膝（去苗） 防风（去芦头） 木香 独活 熟干地黄 槟榔 蒺藜子（微炒，去刺）各一两

【用法】上为末，炼蜜为丸，如梧桐子大。每服三十丸，空心以温酒送下，晚食前再服。

【功用】补虚损，填不足，温中下气，安五脏，利腰脚，除膀胱宿水，散小腹胀满，养肾补血，祛风利气。

枸杞子丸

【来源】《太平圣惠方》卷九十八。

【组成】枸杞子二两 熟干地黄 人参（去芦头） 茯神 附子（炮裂，去皮脐） 覆盆子 五味子 薯蓣 菟丝子（酒浸三日，晒干，别捣为末） 肉苁蓉（酒浸一宿，刮去皱皮，炙干） 石斛（去苗根，锉） 山茱萸 桂心各一两。

【用法】上为末，炼蜜为丸，如梧桐子大。每日服三十丸，渐加至四十丸，空心温酒送下。

【功用】益颜色，养精气，壮筋骨，强力倍志。

【主治】虚损。

胡芦巴丸

【来源】《太平圣惠方》卷九十八。

【组成】胡芦巴一两（微炒） 沉香一两 桂心一两 硫黄一两（细研，水飞过） 附子一两（炮裂，去皮脐） 茴香子一两 槟榔一两 青橘皮三分（汤浸，去白瓤，焙） 麋茸一两（涂酥，微炙） 干姜半两（炮裂，锉） 补骨脂一两（微炒） 木香一两

【用法】上为末，入硫黄研令匀，炼蜜为丸，如梧

桐子大。每服三十丸，空心以温酒下。
【功用】补暖下元，祛逐冷气。
【主治】诸虚。

荜茇丸

【来源】《太平圣惠方》卷九十八。
【组成】荜茇一两　胡桃仁一两　干姜一两（炮裂，锉）　人参一两（去芦头）　白茯苓一两　诃黎勒一两（煨，用皮）　桂心一两半
【用法】上为末，炼蜜为丸，如梧桐子大。每日服二十丸，空心温酒送下，渐加至三十丸。
【主治】五劳七伤，肾虚脾弱，上焦热，下元虚冷，腹内雷鸣，胸膈气滞，羸瘦无力。

荜茇丸

【来源】《太平圣惠方》卷九十八。
【别名】沉香荜拔丸（《圣济总录》卷五十四）。
【组成】荜茇　沉香　附子（炮裂，去皮脐）　肉豆蔻（去壳）　茴香子　木香　石斛（去根，锉）　诃黎勒皮　山茱萸　桂心　干姜（炮裂，锉）　补骨脂（微炒）　巴戟　荜澄茄　槟榔各一两
【用法】上为末，炼蜜为丸，如梧桐子大。每日服三十丸，空心及晚食前以温酒送下。
【功用】逐积冷气，暖脾肾脏。
【主治】下元虚惫。

荜茇丸

【来源】《太平圣惠方》卷九十八。
【组成】荜茇　诃黎勒皮　桂心　胡椒　附子（炮裂，去皮脐）　沉香　木香　人参（去芦头）　草豆蔻（去皮）　槟榔各一两
【用法】上为末，炼蜜和丸，如梧桐子大。每服三十丸，食前以温酒送下。
【功用】补暖虚冷气，温脾饮食。

韭子丸

【来源】《太平圣惠方》卷九十八。
【组成】韭子一两（微炒令香）　鹿茸一两（去毛，涂酥炙令微黄）　石斛三分（去根，锉）　柏子仁三分　肉苁蓉一两（酒浸一宿，刮去皱皮，炙干）　桂心三分（去皮）　牛膝三分（去苗）　泽泻三分　川椒三分（去目及闭口者，微炒出汗）　远志三分（去心）　附子一两（炮裂，去皮脐）　蛇床子半两　芎藭半两　五味子半两　枳壳半两（麸炒微黄，去瓤）　白术三分　薯蓣三分　巴戟三分　干姜半两（炮裂，锉）　黄耆三分（锉）　楮实一两（水淘去浮者，晒干，微炒）　狗脊三分（去毛）　杜仲三分（去粗皮，炙微黄，锉）　覆盆子三分
【用法】上为末，炼蜜为丸，如梧桐子大。每日三十丸，渐加至四十丸为度，空心以温酒送下。
【主治】下元虚惫，惊悸梦泄，腰脚无力，肌体羸瘦，颜色萎弱，食欲减少。

钟乳丸

【来源】《太平圣惠方》卷九十八。
【组成】钟乳粉三两　鹿茸二两（去毛，涂酥炙令微黄）　附子二两（炮裂，去皮脐）　石斛二两（去根，锉）　蛇床子二两　菟丝子二两（酒浸三日，晒干，别捣为末）　桂心二两　干漆二两（捣碎，炒令烟出）
【用法】上为末，入钟乳粉研令匀，炼蜜为丸，如梧桐子大。每服三十丸，空心以温酒送下。
【主治】水脏虚冷，五劳七伤，腰脚疼痛无力，面色萎黄，肌肤消瘦。

钟乳丸

【来源】《太平圣惠方》卷九十八。
【组成】钟乳粉三两　吴茱萸二两（汤浸七遍，焙干微炒）　石斛二两（去根，锉）　菟丝子二两（酒浸三日，晒干，别捣为末）　附子二两（炮裂，去皮脐）　肉苁蓉二两（酒浸一宿，刮去皱皮，炙干）
【用法】上为末，入钟乳粉，同研令匀，炼蜜为丸，如梧桐子大。每服三十丸，空心以温酒送下。
【功用】补暖虚冷，充益肌肤，安利五脏，强壮腰脚，通利血脉，悦泽颜色。

萆薢丸

【来源】《太平圣惠方》卷九十八。

【组成】萆薢（锉） 牛膝（去节） 杜仲（去粗皮，炙微黄，锉） 酸枣仁（微炒） 柏子仁 防风（去芦头） 天麻 肉苁蓉（酒浸一宿，刮去皱皮，炙干） 桂心 补骨脂（微炒） 附子（炮裂，去皮脐） 五味子 磁石（烧醋淬七遍，捣碎细研，水飞过） 鹿茸（去毛，涂酥，炙令微黄） 熟干地黄 石斛（去根，锉） 巴戟各一两

【用法】上为末，磁石研令匀，炼蜜为丸，如梧桐子大，每服三十丸，空心温酒送下。

【功用】壮腰膝，暖脏腑，利血脉，补脾肾，益气力。

【主治】风冷。

萆薢丸

【来源】《太平圣惠方》卷九十八。

【组成】萆薢三两（锉） 牛膝二两（去苗） 桂心二两 白术二两 丹参一两 川乌头二两（炮裂，去皮脐） 熟干地黄二两 附子二两（炮裂，去皮脐） 枳实一两（炒微黄） 肉苁蓉二两（酒浸一宿，刮去皱皮，炙干）

【用法】上为末，炼蜜为丸。如梧桐子大。每服三十丸，渐加至四十丸，空心温酒送下。

【功用】长骨坚筋，养血脉，益颜色变白，祛风逐气充肌。

【主治】一切气劳，五缓六急。

黄耆丸

【来源】《太平圣惠方》卷九十八。

【组成】黄耆二两（锉） 熟干地黄二两 覆盆子 牛膝（去苗） 石斛（去根，锉） 泽泻 附子（炮裂，去皮脐） 鹿茸（去毛，涂酥，炙微黄） 山茱萸 五味子 桂心 人参（去芦头） 沉香 肉苁蓉（酒浸三宿，刮去皱皮，炙干）各一两

【用法】上为末，炼蜜为丸，如梧桐子大。每服三十丸，空心及晚食前以温酒送下。

【功用】补虚乏，长肌肉，调中助力，美颜色，益精志，利腰膝。

黄耆丸

【来源】《太平圣惠方》卷九十八。

【组成】黄耆（锉） 覆盆子 牛膝（去苗） 薯蓣 五味子 天门冬（去心） 人参（去芦头） 白茯苓 牡丹 泽泻 附子（炮裂，去皮脐） 鹿角胶（捣碎，炒令黄燥） 山茱萸 熟干地黄 肉苁蓉（酒浸一宿，刮去皱皮，炙干）各一两

【用法】上为末，炼蜜为丸，如梧桐子大。每日三十丸，空心以温酒送下，渐加至四十丸。

【功用】补虚养气，益精壮血，安神定志，长肌肉，美颜色。

黄耆丸

【来源】《太平圣惠方》卷九十八。

【组成】黄耆一两（锉） 熟干地黄一两 天门冬一两半（去心，焙） 石斛一两（去根，锉） 桂心三分 五味子三分 白术三分 防风三分（去芦头） 巴戟一两 薯蓣三分 山茱萸三分 远志三分（去心） 人参三分（去芦头） 白茯苓三分 枳壳三分（麸炒微黄，去瓤） 枸杞子二（三）分 肉苁蓉一两（酒浸一宿，刮去皱皮，炙干） 菟丝子一两（酒浸三日，晒干，别捣为末）

【用法】上为末，炼蜜为丸，如梧桐子大。每服三十丸，空心以温酒送下，晚食前再服。渐加至四十丸。

【功用】益肾气，强骨髓，治风气，补虚乏。

黄耆丸

【来源】《太平圣惠方》卷九十八。

【组成】黄耆（锉） 人参（去芦头） 石斛（去根，锉） 桂心 肉苁蓉（酒浸一宿，刮去皱皮，炙干） 鹿茸（去毛，涂酥，炙令微黄） 熟干地黄 菟丝子（酒浸三日，晒干，别捣为末） 阳起石（酒煮半日，细研，水飞过） 杜仲（去粗皮，炙微黄，锉） 钟乳粉 白茯苓 狗脊 赤石

脂（细研） 山茱萸 薯蓣 附子（炮裂，去皮脐） 五味子 蛇床子 萆薢（锉） 巴戟 白术 续断 泽泻各一两

【用法】上为末，入阳起石，研令匀，炼蜜为丸，如梧桐子大。每服三十丸，空腹以温酒送下，晚食前再服。渐加至五十丸。

【功用】久服令人五脏内实，肌肤外充，面色红光，反老为少。

【主治】男子五劳七伤，风虚羸瘦，腰疼膝冷，阴盛阳虚，身力衰残，夜梦遗泄。

雀附丸

【来源】《太平圣惠方》卷九十八。

【组成】雀儿四十只（去毛嘴足肠胃，以酒五升煮令烂，去骨烂研，并酒都绞取汁） 硇砂二两（细研，以汤化澄滤于银器中，煎成霜，将小大瓜一枚，去皮子细切，以酒一斤半煮令烂，同研用之） 川椒红二两（微炒，捣罗为末） 菟丝子三两（酒浸三日，晒干别捣为末。上药并入雀儿煎中相和，搅令匀，以慢火熬如膏，入后药） 附子二两（炮裂，去皮脐） 肉苁蓉一两（酒浸一宿，刮去皱皮，炙干） 天麻一两 鹿茸二两（去毛，涂酥炙令微黄） 补骨脂一两（微炒） 沉香一两 木香一两 茴香子一两 石斛一两（去根，锉）

【用法】上为末。以雀儿膏为丸，如梧桐子大。每日空心以温酒送下三十丸；盐汤送下亦得。

【功用】补虚冷，暖下元，壮腰脚，祛风气，充肌肤，益颜色。

雀附丸

【来源】《太平圣惠方》卷九十八。

【组成】雀儿三十枚（去嘴脚毛羽胃肠胸骨，用好酒一升煮烂，熟研） 补骨脂一两（微炒） 木香一两 吴茱萸一两（汤浸七遍，焙干微炒） 干姜一两（炮裂，锉） 青橘皮一两（汤浸，去白瓤，焙） 木瓜一两（捣罗为末） 附子一两（炮裂，去皮脐） 熟艾末二两（以米醋二升，煎如膏）

【用法】上为末，以雀肉入于艾膏内，和药末为丸，如梧桐子大。每日空心及晚食前以温酒或盐汤送下三十丸，渐加至四十丸。

【主治】脏腑久积虚冷，腹胁多气，脾胃乏弱，少思饮食，羸瘦无力。

鹿茸丸

【来源】《太平圣惠方》卷九十八。

【组成】鹿茸一两（去毛，涂酥炙微黄） 牛膝二两（去苗） 巴戟一两 龙骨一两 补骨脂二两（微炒） 附子二两（炮裂，去皮脐） 干漆一两（捣碎，炒令烟出） 熟干地黄二两 桂心一两 肉苁蓉二两（酒浸一宿，刮去皱皮，炙干） 菟丝子二两（酒浸三日，晒干，别捣为末） 阳起石二两（酒煮半日，细研，水飞过）

【用法】上为末，入阳起石研令匀，炼蜜为丸，如梧桐子大。每服三十丸，渐加至四十丸，空心以温酒送下。

【功用】补益脏腑，强壮腰脚。

【主治】下元冷惫，风虚劳损。

楮实丸

【来源】《太平圣惠方》卷九十八。

【组成】楮实一升（水淘去浮者，微炒，捣如泥） 牛膝半斤（去苗） 干姜三两（炮裂，锉） 桂心五两 附子二两（炮裂，去皮脐） 石斛二两（去根，锉） 巴戟二两 麋角屑二两（酥拌，微炒）

【用法】上为末，炼蜜为丸，如梧桐子大。每服三十丸，渐加至四十丸，空心时以温酒送下。

【功用】

1.《太平圣惠方》：补暖下元，益阳道。

2.《圣济总录》：平补下元。

【主治】下元虚冷惫极，不能久立。

楮实丸

【来源】《太平圣惠方》卷九十八。

【别名】神仙楮实丸（《宣明论方》卷十二）。

【组成】楮实一升（水淘去浮者，微炒，捣如泥） 桂心四两 牛膝半斤（去苗） 干姜三两（炮裂，锉）

【用法】上为末，煮枣肉为丸，如梧桐子大。每服三十丸，渐加至五十丸，空心时以温酒送下。
【功用】明目益力，轻身补暖。
【主治】积冷，气冲胸背，及心痛有蛔虫，痔瘘痃癖，气块积聚，心腹胀满，两胁气急，食不消化，急行气奔心肋，并疝气下坠，饮食不下，吐水呕逆，上气咳嗽，眼花少力，心虚健忘，冷风等，坐则思睡，起则头旋，男子冷气，腰疼膝痛，冷痹风顽，阴汗盗汗，夜多小便，泄痢，阳道衰弱，妇人月水不通，小腹冷痛，赤白带下，一切冷气，无问大小。

椒红丸

【来源】《太平圣惠方》卷九十八。
【组成】川椒红二两（微炒） 附子二两（炮裂，去皮脐） 石斛一两（去根，锉） 桂心二两 肉苁蓉二两（酒浸一宿，刮去粗皮，炙干） 菟丝子二两（酒浸三日，晒干，别捣为末） 吴茱萸一两（汤浸七遍，焙干，微炒） 巴戟一两 木香一两 硫黄一两（细研，水飞过） 磁石二两（烧，醋淬七遍，细研，水飞过） 鹿茸二两（去毛，涂酥，炙微黄）
【用法】上为末，炼蜜为丸，如梧桐子大。每服三十丸，空心以盐汤送下。
【功用】壮腰脚，明耳目，暖下元。
【主治】虚冷。

硫黄丸

【来源】《太平圣惠方》卷九十八。
【组成】硫黄四两（酒煮令黑色，细研） 雄雀儿五十只（取肉，研） 天雄四两（炮裂，去皮脐） 阿魏二两（面裹煨令面熟为度） 硼砂二两（细研） 桂心二两 远志三两（去心） 菟丝子二分半（酒浸三日，晒干，别捣为末） 晚蚕沙二合半（醋浸一日，晒干）

《普济方》有硇砂，无硼砂、天雄。
【用法】上为末，入研了药和匀，炼蜜为丸，如梧桐子大。每服二十丸，空心盐汤或温酒送下。
【功用】暖下元，治风冷，益精髓，悦颜色，久服轻身倍力，耐寒暑，壮筋骨。

腽肭脐丸

【来源】《太平圣惠方》卷九十八。
【组成】腽肭脐一两（酒刷，炙微黄） 附子三分（炮裂，去皮脐） 石斛三分（去根，锉） 鹿茸一两（去毛，涂酥，炙微黄） 牛膝三分（去苗） 肉豆蔻三分（去壳） 山茱萸三分 桂心半两 人参半两（去芦头） 白茯苓半两 沉香三分 蛇床子半两 覆盆子三分 黄耆半两（锉） 熟干地黄一两 槟榔三分 木香三分 巴戟三分 泽泻半两 补骨脂三分（微炒） 吴茱萸半两（汤浸七遍，焙干，微炒） 肉苁蓉一两（酒浸一宿，刮去皱皮，炙干） 菟丝子一两（酒浸三日，晒干，别捣为末）
【用法】上为末，炼蜜为丸，如梧桐子大。每服三十丸，空心以温酒送下，晚食前再服。
【主治】腑脏虚弱，肌体羸瘦，下元冷惫，腰膝疼痹，心腹胀满，脾气乏弱，不思饮食，面无颜色，虚损不足。

腽肭脐丸

【来源】《太平圣惠方》卷九十八。
【组成】腽肭脐一两（酒刷，炙微黄） 荜澄茄一两 附子一两（炮裂，去皮脐） 泽泻三分 芎藭三分 沉香一两 石龙芮三分 肉豆蔻三分（去壳） 牛膝一两（去苗） 蛇床子三分 薯蓣一两 覆盆子一两 巴戟三分 槟榔一两 桂心一两 木香一两 麝香一两（细研） 白术三分 远志三分（去心） 石斛一两（去根，锉） 补骨脂一两（微炒） 山茱萸三分 肉苁蓉一两（酒浸一宿，刮去皱皮，炙干） 母丁香半两
【用法】上为末，入麝香研令匀，炼蜜为丸，如梧桐子大。每服三十丸，渐加至四十丸，空心以温酒送下。
【功用】补益丹田，固济水脏，安神益智，明目驻颜，壮腰膝，充肌肤，补虚冷，安脏腑。

薯蓣丸

【来源】《太平圣惠方》卷九十八。
【组成】薯蓣二两 肉苁蓉二两（酒浸一宿，刮

去皱皮，炙干） 牛膝一两（去苗） 菟丝子二两（酒浸三日，晒干，别捣为末） 五味子一两 熟干地黄一两 泽泻一两 山茱萸一两 白茯苓一两 附子二两（炮裂，去皮脐） 赤石脂二两 巴戟一两 柏子仁一两 桂心一两 人参一两（去芦头） 白术一两 干姜一两（炮裂，锉）

【用法】上为末，炼蜜为丸，如梧桐子大。每服十丸，加至四十丸，空心以温酒送下。

【功用】益颜色，令人肥健，气力强壮。

【主治】风虚。

薯蓣丸

【来源】《太平圣惠方》卷九十八。

【组成】薯蓣一两 远志三分（去心） 白茯苓三分 人参三分（去芦头） 肉苁蓉一两（酒浸一宿，刮去皱皮，炙干） 山茱萸三分 附子一两（炮裂，去皮脐） 五味子三分 钟乳粉一两 牛膝三分（去苗） 蛇床子三分 黄耆三分（锉） 萆薢三分（锉） 车前子三分 石斛一两（去根） 桂心三分 天门冬三分（去心） 熟干地黄一两 覆盆子三分 菟丝子三分（酒浸三日，晒干，别捣为末） 鹿茸一两（去毛，涂酥炙令黄）

【用法】上为末，炼蜜为丸，如梧桐子大。每服三十丸，渐加至四十丸，空心以温酒送下，晚食前再服。

【功用】补暖脏腑，强壮腰脚，益气倍力，令颜色悦泽。

麋茸丸

【来源】《太平圣惠方》卷九十八。

【组成】麋茸二两（去毛，涂酥，炙微黄） 肉苁蓉二两（酒浸一宿，刮去皱皮，炙干） 薯蓣一两 菟丝子二两（酒浸三日，晒干，别捣为末） 石斛一两（去根，锉） 桂心一两 熟干地黄一两 巴戟一两 牛膝一两（去苗） 山茱萸一两 枸杞子一两 五味子一两 人参一两（去芦头） 赤石脂一两 柏子仁一两 泽泻一两 白茯苓一两 远志一两（去心）

【用法】上为末，炼蜜为丸，如梧桐子大。每日服四十丸，空心以温酒送下。

【功用】补虚劳，倍筋力，除脾胃冷气，充肌肤，益颜色，补暖。

麋茸丸

【来源】《太平圣惠方》卷九十八。

【组成】麋茸三两（去毛，涂酥，炙微黄） 雄蚕蛾（隔纸微炒） 桂心 桑螵蛸（微炒） 远志（去心） 菟丝子（酒浸三日，晒干，别捣为末） 阳起石（酒煮半日，细研，水飞过） 肉苁蓉（酒浸一宿，刮去皱皮，炙干） 钟乳粉 山茱萸 附子（炮裂，去皮脐） 蛇床子 黄耆（锉）各一两

【用法】上为末，入阳起石等，都研令匀，炼蜜为丸，如梧桐子大。每日服三十丸，空心及晚食前以温酒送下。

【主治】下元虚冷，五劳七伤，阳气衰弱，腰脚无力，虚劳羸损。

覆盆子丸

【来源】《太平圣惠方》卷九十八。

【组成】覆盆子 薯蓣 石斛（去根，锉） 熟干地黄 牛膝（去苗） 阳起石（酒煮半日，细研，水飞过） 桂心 巴戟 肉苁蓉（酒浸一宿，刮去皱皮，炙干） 兔丝子（酒浸三日，晒干，别捣为末） 蛇床子 山茱萸 枸杞子 五味 人参（去芦头） 赤石脂 泽泻 鹿茸（去毛，涂酥，炙令微黄） 白茯苓 远志（去心）各一两

【用法】上为末，炼蜜为丸，如梧桐子大。每服二十丸，空心温酒送下。渐加至三十丸。

【功用】强力益气，补虚损，壮腰脚，安五脏，驻颜色。

【主治】五劳七伤。

人参五味子散

【来源】《仁斋直指方论》卷八引《太平圣惠方》。

【别名】人参五味子汤（《普济方》卷一六〇）、人参五味散（《寿世保元》卷四）、人参五味汤（《外科正宗》卷二）。

【组成】人参　五味子　桔梗　白术　白茯苓　甘草（炙）　熟地黄　当归（焙）各半两　地骨皮　前胡（去苗）　桑白皮（炒）　枳壳（去瓤，炒）　黄耆（炙）　陈皮（去白）　柴胡各三钱

【用法】上锉。每服八钱，水一盏半，加生姜三片，煎至八分，去滓，食后温服，一日三次。

【主治】

1.《仁斋直指方论》：男女老幼，诸虚百损，气血劳伤，涎喘咳脓，或嗽咯血，寒热往来，夜有盗汗，羸瘦困乏，一切虚损。

2.《外科理例》：劳复，咳脓或咯血。

3.《景岳全书》：肺痿。

4.《不居集》：肺痈。

【加减】烦渴，加乌梅、青蒿；咳脓血，加知母、阿胶。

羊肝散

【来源】《施圆端效方》引《太平圣惠方》（见《医方类聚》卷一五三）。

【组成】缩砂仁　白芍药　良姜（切，炒）　厚朴（姜制）　橘皮　胡椒各半两　破故纸　丁香　白术　木香　吴茱萸（汤洗七次，焙）　肉豆蔻　官桂各三钱

【用法】上为细末，羊肝三两，薄批开，掺药二钱半，铺葱丝一重，卷定麻扎，精火炙熟。每日一剂，分三五次细嚼，食前米饮送下。

【主治】诸虚百损，五劳七伤，年深泄痢，久作滑肠，心腹痞闷，块癥疼硬，下虚上热，口疮燥渴，一切阴盛阳虚之证。

鹿茸丸

【来源】《普济方》卷一九二引《太平圣惠方》。

【组成】鹿茸（炙，去毛）　肉苁蓉（去皮，焙，浸）　干地黄（焙）　柏子仁（研）　菟丝子（酒浸一宿，焙）各一两　黄耆（细锉，炙）　白茯苓（去皮）　桂（去皮）　防风（去芦）　车前子　五味子各半两

【用法】上为末，炼蜜为丸，如梧桐子大。每服三十丸，空心米饮送下。可加至四十丸。

【主治】水气已愈，体瘦。

大效四神丸

【来源】《普济方》卷二二一引《太平圣惠方》。

【别名】四圣丸（《圣济总录》卷一八七）。

【组成】草乌　蜀椒　苍术　干姜各等分

【用法】上用半斤，先着锅内炒欲干，先将草乌炒赤色，次入苍术，次入干姜，再入椒炒，候椒香熟为度，都倾出，纸衬地上，出火毒；夏月俱筛去盐，冬月三分，存一分在药内，同为末，用法醋捣熟为丸，如梧桐子大；如难丸，入少薄糊和之。每服三十丸，空心温酒送下；盐汤亦得。如久服，夜卧再服亦可。

【功用】壮神益气，添精髓，倍气力，令耳目聪明。

【主治】丈夫妇人，元气血气交冷，腰膝重沉，行步无力，手足酸痛，下元虚惫，小便夜多。

五补丸

【来源】《普济方》卷二二一引《太平圣惠方》。

【组成】巴戟（去心）　牛膝（酒浸，焙）　山芋　蜀椒（去目并合口者）　苁蓉（酒浸，令干，切，焙）各四两　附子（炮，去皮脐）　黄耆（锉）　桃仁（水浸，令干，去皮尖双仁，炒）　补骨脂（酒浸）　茴香子　舶上茴香各三两（炒）　木香　人参　白茯苓　山茱萸　五味子　桂（去心）　羌活（去芦头）各二两

【用法】上为末，酒煮面糊为丸，如梧桐子大。每服三十丸，空心、食前盐汤温汤送下。

【功用】丈夫久服，乌发须，驻颜色，进饮食，壮气。妇人久服，除风气诸候。

【主治】男子元脏虚惫，目昏耳聋，阳道衰弱，夜多小便，膀胱积滞，脐下疼痛，疝气攻注，夜梦鬼交，精神恍惚，腰重胯痛，腰膝酸痛，筋力困乏。并妇人血海冷弱，子宫虚冷，面黄，心腹疼痛，四肢羸瘦。

麋茸丸

【来源】《普济方》卷二二六引《太平圣惠方》。

【组成】麋茸二两（去毛，涂酥，炙微黄）　腽肭脐（酒洗，微炙）　巴戟　附子（炮裂，去皮

脐） 肉苁蓉（酒浸一宿，刮去粗皮，炙干）各一两 石斛一两（去根，锉） 泽泻 远志（去心） 山茱萸 续断 天麻 五味子 酸枣仁（微炒） 茴香子（微炒） 柏子仁各一两 桂心 白茯苓 蛇床子各三分 菟丝子一两（酒浸一宿，晒干，别捣罗为末） 杜仲（去粗皮，炙微黄，锉） 枳壳（麸炒微黄，去瓤）各三分 芎藭 当归 萆薢（锉）各半两 牛膝一两半（去苗） 汉椒半两（去目及闭口者，微炒出汗，拣净）

【用法】上为末，炼蜜为丸，如梧桐子大。每服四十丸，空腹及晚食前以温酒送下。

【功用】益下元，暖水脏，调三焦，利腰脚。

【主治】虚损，风冷气。

万全饮

【来源】《普济方》卷二三五引《太平圣惠方》。

【别名】青蒿饮。

【组成】阿魏一分（童便磨化） 甘草（大者）二寸 东引桃枝（小者）一握 青蒿（一大握，用子皮）一两 槟榔一两（末） 葱白二寸（并根）（一方有东向柳枝，无葱白）

【用法】上用童便二升，浸桃枝、蒿、草、葱白四味一宿，来日五更初煎取六合，去滓，入阿魏更煎四沸，分为二服，每服临吃时入槟榔末半两同服。如觉恶心必吐，吐后更进第二服，服时不得与患人语，及不可与患人对面，恐恶虫飞入口鼻内。春二服，秋三服，一年五服，劳虫并尽。病若在上先吐，若在下则利，皆出黑虫如发，及如马尾。

【主治】一切劳疾，传尸劳瘵，不问远年近日。

羌活汤

【来源】《普济方》卷三二三引《太平圣惠方》。

【组成】羌活（去芦） 独活（去芦） 芎藭 当归（酒浸） 细辛（去芦） 枳壳（去瓤，微炒） 柴胡（去苗） 附子（炮裂，去皮脐） 木香 赤茯苓各一两（去皮）

【用法】上锉，如麻豆大。每服三钱，水一盏，加生姜三片，大枣一枚（擘破），煎至七分，去滓，空心、日午、临卧温服。

【主治】妇人风虚劳冷，身体瘦瘁，头目昏眩，气滞血涩，脐腹疼痛。

补中丸

【来源】《袖珍方》卷四引《太平圣惠方》。

【组成】川芎 白芍药 黄耆 当归 人参 陈皮各五钱 白术 地黄各一两

【用法】上为末，炼蜜为丸，如梧桐子大。每服五七十丸，温水送下，常服。

【主治】妇人虚损诸疾。

瑞莲丸

【来源】《医方大成》卷四引《经验方》。

【别名】宫方瑞莲丸（《世医得效方》卷八）、瑞莲丸子（《医学入门》卷七）。

【组成】苍术一斤（酒浸四两，醋浸四两，米泔浸四两，生用四两） 枸杞子二两 莲肉一斤（去心皮，酒浸软，入猪肚内煮极烂，取出焙干，研猪肚为膏，每一斤约猪肚二个） 北五味子二两（去枝） 熟地黄二两（酒浸，蒸） 破故纸二两（炒）

【用法】上为末，煮猪肚膏同酒糊丸，如梧桐子大。每服四十丸，空心温酒送下。

【功用】

1.《医方大成》引《经验方》：定心暖肾，生血化痰。

2.《世医得效方》：治湿定心，消痰，暖肾水，匀血，去黑痣。

【主治】

1.《医方大成》引《经验方》：诸虚。

2.《世医得效方》：虚损。

人参半夏汤

【来源】《博济方》卷一。

【别名】人参橘皮汤（《圣济总录》卷八十七。）

【组成】半夏一两（汤洗三七遍） 大腹皮二枚 人参三分 枇杷叶三分（去毛，炙） 鳖甲三分（醋炙令黄） 柴胡三分（去苗） 茯苓一两（去皮） 前胡三分（去苗） 橘皮三分（去白） 芍药半两

【用法】上为散。每服三钱，水一中盏半，加生姜三片，同煎至七分，温服。

本方原名人参半夏丸，与剂型不符，据《圣济总录》改。

【主治】

1.《博济方》：患劳气，心胸烦闷，痰涎壅塞，不思饮食，头目昏眩。

2.《圣济总录》：虚劳，脾胃不调，痰饮留滞，心胸烦闷，不思饮食，呕逆头眩。

延龄膏

【来源】《博济方》卷一。

【组成】虾蟆鹤骨　丁香　枣叶　鳗鲡　木香　猪牙皂角各等分　麝香（另研细）少许

【用法】上为末，用羊肠（大者）盛之，缚定两头，于饭甑上蒸熟为度；取出候冷，以竹刀子割开，同肠研细，再入麝香，同研令匀为丸，如梧桐子大。每日到辰、巳间，用茅香熟水吞下一百丸；更看病人强弱，渐渐服之。须得一度吃尽一百丸后，以衣被盖之出汗，病甚者略露面，其虫逡巡后汗出，尸虫如麦麸大，余者皆微壮，出尽汗后，病人其身轻快，十去三四也。候汗干后，即一时换却原着衣服并卧物等。初服药，见当时随药便尽吐出，并不住，即难疗；或一百丸存六七十丸，犹可医，别以新药补数，如药全住，疾无不退。病甚者，吃及两服至三服，即永除根本。治劳，煮散三五服为妙。初出汗，频换手帕揩之，约两炊饭久，肠劳随泻下一度，别用盆一个盛之，其虫皆微壮，浮在上面动。服药后如不吐甚妙也。

【主治】一切劳。

【宜忌】服药后忌一切动劳等物，一生永忌触犯药，苦参、人参、空青、麦冬、乌头切忌服之。

如智散

【来源】《博济方》卷一。

【组成】萎蕤　川芎　青皮（去白）　肉桂（去皮）　木鳖子　当归（去须）　羌活　秦艽　柴胡（去苗）　乌梅　黄耆各一两　甘草一两

【用法】上为末。每服一钱，水一盏，入青蒿头子七枚，同煎至七分，去滓温服。若冬月无青蒿，以生姜、大枣代煎之。

【主治】五心虚烦，夜多盗汗，面色黄瘁，四肢少力，多困饶睡，饮食不进。

【加减】如五心发热，甘草减至半两。

沉香散

【来源】《博济方》卷一。

【别名】沉香汤（《圣济总录》卷八十七）。

【组成】沉香　槟榔　大附子（炮，去皮脐）　人参（去芦）　茯苓（去皮）　当归（去芦）　官桂（去粗皮）　前胡　黄耆　枳壳（去瓤，麸炒）　干姜（炮）各半两　柴胡（去苗）一两　雀脑　芎藭各半两　诃子（炮，去核）　甘草　五味子各一两　半夏二两（用浆水煮三十沸，细切小片子，焙干用之）　草豆蔻三分（炮，去皮）

【用法】上为末。每服二大钱，水一盏，加生姜一片，大枣二枚，同煎至七分，温服，每日三次。

【功用】散滞气。

【主治】

1.《博济方》：丈夫女人，五劳七伤，寒热无力，小便黄赤，吃食无味，心多惊悸，骨节酸疼，心胸痞闷，两胁疼痛。

2.《圣济总录》：气劳，心胸不利，日渐羸瘦，四肢沉倦，荣卫不和。

沉香鳖甲煮散

【来源】《博济方》卷一。

【别名】沉香鳖甲散（《太平惠民和济局方》卷五吴直阁增诸家名方）。

【组成】沉香　木香　人参　黄耆　牛膝（去苗）　茯苓　紫巴戟（去心）　川当归　秦艽（去芦）　柴胡（去芦）　荆芥各半两　半夏（生姜汁浸二宿，炒令黄色）半两　桂心一两（不得近火，去粗皮）　附子一两（炮，去皮脐）　羌活三分　干地黄三分　干蝎一分　鳖甲一两（醋炙令黄）　肉豆蔻四枚（去壳）

【用法】上药洗择，焙干，为末。每服二钱，用水一大盏，葱白二寸，加生姜三片，大枣二枚，同煎七分，空心、夜卧、日午食前各一服。

【主治】

1.《博济方》：脾肾风，劳气攻疰，背膊四肢烦倦，百骨节酸痛，吃食减少，心胸不快，涕唾稠粘，多困少力，面色黑黄，肌肤瘦瘁。

2.《太平惠民和济局方》（吴直阁增诸家名方）：男子妇人，五劳七伤，气血虚损，腰背拘急，手足沉重，百节酸痛，面色黄黑，肢体倦怠，行动喘乏，胸膈不快，咳嗽痰涎，夜多异梦，盗汗失精，嗜卧少力，肌肤瘦瘁，不思饮食，日渐羸瘦。

【宜忌】忌毒物。

炙肝散

【来源】《博济方》卷一。

【组成】柳桂　吴白芷　羌活（温水洗，浸过）　独活　芍药各一两　诃子皮七个（好者）　白术半两　蛮姜半两

【用法】上为末。每服用猪肝一具，净除筋膜，切如柳叶状，换水七遍，控干，用药末十钱、盐一分同拌令匀，作丸串子，以慢火炙熟，空心任意服之，以生姜粥下之。

【主治】男子五劳七伤，手足酸疼，四肢烦倦，多患口疮，咽喉不利，心胸痞满，不思饮食，久积泻利，脚膝浮肿，日渐消瘦。

鬼哭饮子

【来源】《博济方》卷一。

【组成】阿魏一分（使童便磨一处）　东引桃枝（小者，捶碎）一大握　甘草（大者）三寸（捶碎）　青蒿一大握（如用其子，只用一两半）　槟榔一两（为末）　葱白二寸（连根）

【用法】上用童便二升，浸桃枝、甘草、青蒿、葱白一宿，来日五更初煎取六合，去滓，然后入阿魏更煎两沸，分为二服。每服临吃时入槟榔末半两同煎。如觉心头恶心，必吐，吐后更进第二服。如服前一服后心头安稳，即须进第二服，必然通转，当下，必见恶物。服时仍不得令人与病人面对，恐恶虫飞入人口鼻内。病人春吃二服，秋吃三服，每年五服，劳虫并尽，即去病根。

【主治】一切劳。

【宜忌】忌猫、狗见。

神效喝起散

【来源】《博济方》卷一。

【组成】鳖甲（洗净，醋炙令黄）　柴胡（去苗）　秦艽　牡丹皮　附子（炮，去皮脐）各等分

【用法】上为末。每服三钱，用獖猪石子一个，去筋膜，以葱白一寸、椒末一钱，同研如糊，入碗与药相和，用童便一小盏，煎三五沸，入药末，搅匀，盏盖子盖之，放温服。

【主治】劳证。背胛劳倦，肢节酸疼，多困少力，饮食无味，面黄体瘦，或发寒热。

柴胡膏

【来源】《博济方》卷一。

【组成】柴胡半两（去芦）　红芍药一两一分　蒺藜根一两一分　青橘皮　川附子（炮）　吴茱萸　陈橘皮各半两　青木香一分　乌鸡一只（净，去骨皮毛肠肚，唯择肉）

【用法】上为末。入乌鸡肉内再杵成膏，于瓷器内收贮。每用膏一匙头，食前用盐酒一盏调服。常令患人有酒容，只服两日，便见效验。

【主治】五劳七伤，肢体烦倦，日渐消瘦，行步稍难，饮食不进。

烧肝散

【来源】《博济方》卷一。

【组成】肉豆蔻三个（和皮）　官桂三分（去皮）　香白芷半两　当归　破故纸　人参　茯苓　桔梗各半两

【用法】上为末。每服四钱，羊肝四两，批作片子，掺药在上，令匀，以刀背微捶，以南粉涂湿纸裹，文武火烧，令香熟为度，放冷，用米饮嚼下。

【主治】丈夫、女人五劳七伤，胸膈满闷，饮食少味，脚膝无力，大肠虚滑，或即口内生疮，牙齿宣露，及妇人风血气块。

鹿茸丸

【来源】《博济方》卷一。

【组成】附子一两（炮，去皮脐） 鹿茸二两（去毛，涂酥炙微黄） 苁蓉一两（酒浸一宿，去皮，炙干） 巴戟一两（去心） 防风三分（去芦） 当归一两 羌活三分 桂心三分（去皮） 萆薢三分（锉） 酸枣仁三分（微炒） 牛膝一两（去苗） 木香三分 白蒺藜三分（去刺，微炒） 石斛一两（去根，锉） 补骨脂一两（微炒） 白茯苓一两（去皮） 桃仁一两（汤浸，去皮尖双仁，麸炒微黄）

【用法】上为细末，炼蜜为丸，如梧桐子大。每服二十丸，空心及晚食前以温酒送下。

【功用】驻颜益气。

【主治】虚劳伤惫，腰脚疼痛少力，精神不爽，饮食减退。

香甲散

【来源】《博济方》卷四。

【别名】香甲汤（《圣济总录》卷一五〇）

【组成】木香三分 鳖甲（去皮肉，醋炙令香）二两 牡丹皮 赤芍药 陈橘皮（去白） 官桂（去皮） 人参 茯苓 熟干地黄 秦艽 柴胡（去苗） 白术 当归（炒） 黑附子（炮制，去皮脐）各一两 干姜三分（炮制） 甘草半两（炙）

【用法】上为末。每服二钱，以水一盏，加生姜三片，大枣二枚，同煎至七分，去滓，稍热服。

【主治】妇人血气虚劳，四肢少力，肌肉黄瘦，多困减食，遍体酸疼，真邪相击，心腹撮痛。

【加减】如烦渴心躁，加乌梅一两（为末）。

枸杞煎

【来源】《博济方》卷五。

【组成】枸杞子不拘多少（去蒂子）

【用法】上用清水洗净，掏出控干后，入夹布袋子内，于净砧上取自然汁，澄一宿，去其清水，入石器内，慢火煎成膏子，取出，入瓷器内收贮。每服半匙，以温酒调下。久服大有所益，如合时天暖，其榨下之汁，更不用经宿，其膏煎下，三二载并不损坏。如久远服，多煎亦无妨。

【功用】明目驻颜，行步康健，壮元气，润悦肌肤。

木瓜煎丸

【来源】《普济方》卷二二〇引《博济方》。

【组成】木瓜（去子，蒸令熟）二枚 黑豆（拣细紧者）一升 陈皮（酒浸，去白） 吴茱萸 附子（炮裂，去皮脐）各四两 桂（去粗皮） 芎䓖 羌活（去芦头） 肉豆蔻（去壳） 槟榔（锉）各一两

【用法】上药先煮黑豆令熟，挹干，却入陈皮、木瓜、吴茱萸三味拌匀，用好酒一升，入豆内煎泣干漉出，令烂研似面糊，然后将附子以下六味，捣罗为末，入在前膏内搅和令匀，再杵得所，为丸如梧桐子大。每服十五丸至二十丸，空心、夜卧盐汤送下。候见效即减五丸。

【功用】补暖。

【主治】脏腑虚弱，眼目昏暗，腰膝无力，或脑冷疼痛，饮食减少。

乌头煎丸

【来源】《普济方》卷二二一引《博济方》。

【组成】川乌头一斤（以大豆煮二伏时，以竹刀切作片子，焙干，去大豆不用，杵为末，青盐四两化用成水，相和淋成片，熬成膏，次入下项药） 沉香一两半 破故纸一两 虎骨一两（醋炙） 天麻一两 牛膝一两（炙） 海桐皮一两 肉豆蔻四枚（去壳） 木香半两 羌活 巴戟二两（炒令黄）

【用法】上为末，入膏为丸，如梧桐子大。每服二十丸，空心温酒送下。

【功用】补元脏虚冷，驻颜益气。

【主治】腰膝无力，行步难，吃食少，筋骨拘急疼痛。

吴茱萸丸

【来源】《普济方》卷二二一引《博济方》。

【组成】吴茱萸（汤泡，焙炒） 青皮（去白，

焙） 干姜（炮）各等分

【用法】上为末，用无灰酒和成剂，别用无灰酒和面作饼子，厚一指，每一饼内，安药一皂荚大，用秆草一束，一半烧成草灰，一半旋添同烧，仍安药饼子，于火内煨令香熟，放冷去面，取药酒和成剂，如药硬，入少无灰酒和之，为丸如梧桐子大。每服三十丸，空心、日午、夜卧盐汤送下。其药面亦暖可食也。

【主治】腰膝无力，行步艰难，虚惫冷积，面黄体肿，饮食进退。

鳖甲猪肚丸

【来源】《普济方》卷二三〇引《博济方》。

【组成】鳖甲（去裙襕，醋炙） 柴胡（去苗） 木香 青蒿 生干地黄（焙）各一两 黄连（去须）二两 青橘皮（去白，炒）半两

【用法】上为末。用猪肚一个（净洗），入药末在内，紧系，甑上蒸取烂，候冷和药为丸，如绿豆大。每服十五丸至二十丸，食前、日午、临卧温水送下。

【主治】虚劳潮热，唇红颊赤，气粗口干，睡多盗汗，大小肠秘涩，饮食减少。

鳖甲煎丸

【来源】《普济方》卷二三六引《博济方》。

【别名】鳖甲柴胡煎丸（《圣济总录》卷一七九）、青蒿鳖甲煎丸（《永类钤方》卷十六）、鳖甲煎（《医部全录》卷三〇六）、柴胡煎丸（《普济方》卷三九〇）。

【组成】鳖甲（去裙襕，醋炙） 柴胡（去苗）各二两 甘草（炙，锉） 杏仁（去皮尖双仁，炒） 桔梗 当归（切，焙） 地骨皮 人参 赤芍药各一两 木香桂（去粗皮）各半两 黄连 胡黄连各一分 麝香（另研）二钱 酥三两 蜜三两

【用法】上除麝香、酥、蜜外为末，用青蒿一斤，童子小便五升，好酒一升，熬青蒿至二升，去蒿，入酥、蜜，再熬成膏，候冷，入药末、麝香为丸，如梧桐子大。每服十五至二十丸，温酒或米饮送下，每日三次。

【功用】《古今医统大全》：补虚劳。

【主治】

1.《普济方》引《博济方》：虚劳骨蒸，早晚烦热，寝食不安，五心热闷，百节痠疼。

2.《圣济总录》：小儿骨蒸，肌瘦盗汗。

治劳地黄丸

【来源】《苏沈良方》卷一。

【别名】地黄煎丸（《圣济总录》卷八十七）。

【组成】生地黄汁 青蒿汁 薄荷汁 童便 好酒各二升（煎成膏） 柴胡（去头） 鳖甲（醋炙） 秦艽各一两 朱砂 麝香各半两（研）

【用法】后五味为末，入前膏和为丸，如梧桐子大。每服十五丸至二十丸，温酒送下。

【主治】

1.《苏沈良方》：骨蒸劳热。

2.《圣济总录》：热劳。心神烦躁，面赤头疼，眼涩唇焦，身体壮热，烦渴不止，口舌生疮，食饮无味，肢节痠疼，多卧少起，或时盗汗，日渐羸瘦。

【宜忌】忌生冷毒物。

益肝双补丸

【来源】《医方类聚》卷十引《神巧万全方》。

【组成】细辛 酸枣仁（微炒） 白茯苓 楮实子 覆盆子 五味子 附子（炮） 石斛（去苗） 破故纸（炒） 鹿茸（去皮，酥炙令黄） 肉桂 白术 沉香 枳实（麸炒令黄） 熟干地黄各一两

【用法】上为末，炼蜜为丸，如梧桐子大。每服三十丸，早晨空心、晚食前温酒送下。

【主治】肝虚寒，色面青黄，胸胁胀满，筋脉不利，背膊痠疼，羸瘦无力。

十华散

【来源】《太平惠民和济局方》卷二（绍兴续添方）。

【组成】五加皮 陈皮（去白） 干姜（炮） 甘草各六两 大川乌三两 附子（炮）六两 桔梗

（炒） 肉桂（去粗皮） 绵黄耆（去芦，炒） 苍术（去皮，炒） 羌活各八两八钱

【用法】上为细末。每服二钱，水一盏，加生姜二片，大枣一个，煎六分，不拘时候；热盐酒调服亦得。

【主治】丈夫五劳七伤，浑身疼痛，四肢拘急，腰膝无力；脾元气虚，不思饮食，霍乱吐泻，四肢冷麻；二毒伤寒，脚气流注肿痛，行步不得及虚劳等患。

对金饮子

【来源】《太平惠民和济局方》卷二（吴直阁增诸家名方）。

【别名】节金饮子（《普济方》卷一九七）。

【组成】厚朴（去皮、姜汁炙） 苍术（米泔浸一宿） 甘草（炙）各二两 陈皮（去白，炒令黄色）半斤

【用法】上为细末。每服三钱，以水一盏，生姜二片，如茶法煎取八分，空心服：余滓重煎两度服食。

《袖珍方》：加大枣一个，同煎。

【功用】固元阳，益气，催脾进食，和胃祛痰，常服调三焦，壮筋骨，祛冷气，快胸膈。

【主治】

1.《太平惠民和济局方》，四时伤寒，及五劳七伤，耳鸣眼昏，梦泄盗汗，四肢沉重，腿膝酸疼，妇人宫脏久冷，月水不调。

2.《袖珍方》：寒热疟疾，愈后调理脾胃。

【加减】瘟疫时气，二毒伤寒，头痛壮热，加连须葱白五枚，豉三十粒同煎，服数剂汗出得安。如未得汗，以稀粥投之，厚盖衣服，取汗立愈；五劳七伤，脚手心热，烦躁不安，肢节酸疼，加柴胡（去芦头）同煎；痰嗽发疟，加姜制半夏煎；本脏气痛，加茴香煎；水气肿满，加桑白皮煎；妇人赤白带下，加黄耆煎；酒伤，加丁香；食伤，加高良姜；四时泄泻，加肉豆蔻；风疾，加荆芥穗；腿膝冷疼，加牛膝；浑身拘急及虚壅，加地骨皮；腿痹，加菟丝子；白痢，加吴茱萸；赤痢，加黄连；头风，加藁本；转筋霍乱，加楠木皮。

劫劳散

【来源】《太平惠民和济局方》卷二（吴直阁增诸家名方）。

【组成】地骨皮二两半 前胡（去芦） 荆芥各二两七钱 香附子（炒去毛） 苍术（浸，去皮，焙） 甘草（爁）各三两六钱 麻黄（去根节） 白芷各四钱半 川芎二两二钱半 桔梗（去芦）七两二钱 当归七两三钱半 肉桂（去粗皮）一两三钱半 石膏九钱 陈皮（去白）一两三钱 天仙藤二两半

【用法】上为细末。每服二钱，水一盏，乌梅半个，入盐同煎服。如要出汗，加葱白、姜钱煎，连进三服。常服温盐酒调，热盐汤点亦得。

【主治】五劳七伤，四时伤寒，山岚瘴疟，时行疫疠，心神烦躁，口苦舌干，憎寒壮热，头疼鼻塞，腰脚瘦倦，背脊强急，浑身疼痛。

锉　散

【来源】《太平惠民和济局方》卷二（绍兴续添方）。

【组成】天仙藤 青蒿子（炒） 桑白皮（炒） 香附子（炒） 荆芥穗 前胡（生姜汁制，炒） 柴胡 桔梗 麻黄（去根节） 苍术（炒）各十斤 干葛 陈橘皮各十斤 茴香（炒） 秦艽 川芎 白芍药 藁本 黄耆 半夏（为粗末，姜汁炙） 川羌活各二斤半 甘草（炒） 肉桂 白芷（炒） 厚朴（去粗皮，姜汁炒）各五斤

【用法】上为粗末。每服三大钱，水一盏半，加生姜、乌梅、大枣，煎至七分，去滓温服。并两滓作一服煎。

【功用】壮筋骨，轻健肢体，进饮食。

【主治】五劳七伤，感冷冒寒，气弱体虚，多倦少力。

十补丸

【来源】《太平惠民和济局方》卷五（续添诸局经验秘方）。

【别名】大补丸（《普济方》卷二一七引《仁存方》）。

【组成】附子（炮，去皮脐） 干姜（炮） 肉桂

（去粗皮） 菟丝子（酒浸软，别研细） 厚朴（去粗皮，姜汁炙） 巴戟（去心） 远志（去心，姜汁浸，炒） 破故纸（炒） 赤石脂（煅）各一两 川椒（炒出汗，去目及闭口者）二两

【用法】上为末，酒糊为丸，如梧桐子大。每服三十丸至五十丸，温酒、盐汤任下。

【功用】补五脏，行营卫，益精髓，进饮食。

【主治】真气虚损，下焦伤竭，脐腹强急，腰脚疼痛，亡血盗汗，遗泄白浊，大便自利，小便滑数；或三消渴疾，饮食倍常，肌肉消瘦，阳事不举，颜色枯槁。

十四味建中汤

【来源】《太平惠民和济局方》卷五（宝庆新增方）

【别名】大建中汤（《证治要诀类方》卷一）。

【组成】当归（去芦，酒浸，焙干） 白芍药（锉） 白术（锉，洗） 甘草（炙） 人参（去芦） 麦门冬（去心） 川芎（洗净） 肉桂（去粗皮） 附子（炮，去皮脐） 肉苁蓉（酒浸一宿） 半夏（汤洗七次） 黄耆（炙） 茯苓（去皮） 熟地黄（洗去土，酒蒸一宿，焙干）各等分

【用法】上为粗散。每服三钱，水一盏半，加生姜三片，枣子一个，煎至一盏，去滓，食前温服。

【主治】

1.《太平惠民和济局方》（宝庆新增方）：荣卫不足，脏腑俱伤，积劳虚损，形体羸瘦，短气嗜卧，寒热头痛，咳嗽喘促，吐呕痰沫，手足多冷，面白脱色，小腹拘急，百节尽疼，夜卧汗多，梦寐惊悸，小便滑利，大便频数，失血虚极，心忪面黑。

2.《证治要诀类方》：肾虚腰痛，转侧不能，嗜卧疲弱。

3.《医方集解》：阴证发斑，寒甚脉微。

4.《会约医镜》：伤寒中气不足，脉息虚大，一切虚斑。

【方论】《医方集解》：此足三阴、阳明气血药也。黄耆益卫壮气，补中首药；四君补阳，所以补气，四物补阴，所以养血。阴阳调和，则血气各安其位矣。半夏和胃健脾，麦冬清心润肺，苁蓉补命门相火之不足，桂、附引失守之火而归元，于十全大补之中而有加味，要以强中而戢外也。

【实验】促进造血和免疫器官功能恢复 《中国中医药科技》（2003，4：200）：实验显示：分离出10个经十四味建中汤治疗后表达上调的差异表达基因，3个经十四味建中汤治疗后表达下调的差异表达基因。十四味建中汤促进免疫球蛋白 α 链恒区、α 珠蛋白、β^{maj} 珠蛋白、层粘连蛋白受体、谷脱甘肽过氧化物酶、核糖体蛋白S6等基因表达，抑制鸟氨酸脱羧酶抗酶等基因表达。结果提示：十四味建中汤可促进再障小鼠造血和免疫器官脾脏等功能的恢复，中医补肾健脾疗法的机制可能与上述基因表达变化有关。

【验案】

1.原发性骨质疏松症 《淮海医药》（2002，5：387）：将68例病人分成脾肾双补组和补肾组各34例，分别采用十四味建中汤和六味地黄汤治疗，连续治疗2个月，观察治疗前后骨密度和临床症状改善情况。结果：脾肾双补组运用十四味建中汤治疗后在提高骨密度和改善临床症状方面均显著高于补肾六味地黄汤组（$P<0.05$）。提示：脾肾两虚是原发性骨质疏松症发病的主要病理机制，运用脾肾双补治疗本病优于单纯补肾治疗。

2.严重创伤后证候群 《中国中医骨伤科杂志》（2008，1：13）：将82例病人随机分为十四味建中汤综合治疗组42例，西医治疗组40例，分别予以治疗。结果：单项症状疗效肾脏虚损得分最高。虚损证候总体疗效综合治疗组总有效率（85.71%）优于西医治疗组（70%）。两组病人治疗前血清各指标皆异常升高，无差异。用药后各组间与治疗前相比，创伤指标都有不同程度的下降（$P<0.05$）；综合治疗组差异性更大（$P<0.01$），与西医治疗组相较亦存在差异，有统计学差异。结论：十四味建中汤可作为中西医结合救治严重创伤的有效方法。检测血清白细胞介素-6、C-反应蛋白和肌酸激酶可作为判断病情危重、评价疗效及估计预后的重要的指标。

人参黄耆散

【来源】《太平惠民和济局方》卷五。

【组成】天门冬（去心）三十两 半夏（汤洗七次，姜汁制） 知母 桑白皮（锉，炒） 赤芍药 黄耆 紫菀 甘草（炒）各十五两 白茯苓

（去皮） 柴胡（去苗） 秦艽（去土） 生干地黄 地骨皮各二十两 人参 桔梗各十两 鳖甲（去裙，醋炙）一两

方中生干地黄，《医方类聚》引《太平惠民和济局方》作生熟地黄。

【用法】上为粗末。每服二大钱，以水一盏，煎至七分，食后去滓温服。

【主治】虚劳客热，肌肉消瘦，四肢倦怠，五心烦热，口燥咽干，颊赤心忪，日晚潮热，夜有盗汗，胸胁不利，减食多渴，咳唾稠粘，时有脓血。

三建丹

【来源】《太平惠民和济局方》卷五（续添诸局经验秘方）。

【组成】阳起石（火煅通红） 附子（炮，去皮脐） 钟乳粉各等分

【用法】上为细末，和匀，用糯米糊为丸，如梧桐子大。每服二十丸至三十丸，食前用米饮送下。

【功用】壮元阳，补真气。

【主治】劳伤虚损，下经衰竭，肾气不固，精溺遗失，脏腑自利，手足厥冷；或脉理如丝，形肉消脱；或恶闻食气，声嘶失音。

【宜忌】忌豉汁、羊血。

小菟丝子丸

【来源】《太平惠民和济局方》卷五（吴直阁增诸家名方）。

【别名】菟丝子丸（《摄生众妙方》卷二）、菟丝丸（《郑氏家传女科万金方》卷四）。

【组成】石莲肉二两 菟丝子（酒浸，研）五两 白茯苓（焙）一两 山药二两（内七钱半打糊）

【用法】上为细末，用山药糊搜和为丸，如梧桐子大。每服五十丸，空心温酒或盐汤送下；如脚无力，木瓜汤送下，晚食前再服。

【功用】填骨髓，续绝伤，补五脏，去万病，明视听，益颜色，轻身延年，聪耳明目。

【主治】

1.《太平惠民和济局方》：肾气虚损，五劳七伤，少腹拘急，四肢酸疼，面色黧黑，唇口干燥，目暗耳鸣，心忪气短，夜梦惊恐，精神困倦，喜怒无常，悲忧不乐，饮食无味，举动乏力，心腹胀满，脚膝痿缓，小便滑数，房室不举，股内湿痒，水道涩痛，小便出血，时有遗沥。

2.《仁斋直指方论》：色疸。赤白浊。

双和汤

【来源】《太平惠民和济局方》卷五（宝庆新增方）。

【别名】双和散（《内外伤辨惑论》卷中）。

【组成】白芍药七两半 当归（洗，酒浸） 黄耆（蜜炙） 川芎 熟地黄（净洗，酒蒸）各三两 甘草（炙） 肉桂（去皮，不见火）各二两二钱半

【用法】上为细末。每服二钱，水一盏半，加生姜三片，枣子一个，煎至六分，空心、食前服。

【功用】调中养气，益血育神，和胃进食，补虚损。

【主治】男子、妇人五劳、六极、七伤，心肾俱虚，精血气少，遂成虚劳。百骸枯瘁，四肢倦怠，寒热往来，咳嗽咽干，行动喘乏，面色萎黄，略有所触，易成他疾；或伤于冷，则宿食不消，脾疼腹痛，泻痢吐逆；或伤于热，则头旋眼晕，痰涎气促，五心烦热；或因饥饱动作，喜怒惊恐，病随而至，或虚胀而不思食，或多食而不生肌肉，心烦则虚汗盗汗，一切虚劳不敢服燥药者。

【宜忌】忌生冷、果子等物。

巴戟丸

【来源】《太平惠民和济局方》卷五（续添诸局经验秘方）。

【别名】紫金藤丸（《本草纲目》卷十八）。

【组成】良姜六两 紫金藤十六两 巴戟三两 青盐二两 肉桂（去粗皮） 吴茱萸各四两

【用法】上为末，酒糊为丸。每服二十丸，日午、夜卧各一服，暖盐酒送下，盐汤亦得。

【功用】补肾脏，暖丹田，兴阳道，减小便，填精益髓，驻颜润肌。

【主治】元气虚惫，面目黧黑，口干舌涩，梦想虚惊，眼中冷泪，耳作蝉鸣，腰胯沉重，百节痠疼，

项筋紧急，背胛劳倦，阴汗盗汗，四肢无力，及妇人子宫久冷，月脉不调，或多或少，赤白带下。

玉霜丸

【来源】《太平惠民和济局方》卷五。

【组成】天雄十两（长大者，以酒浸七日了，掘一地坑，以半称炭火烧坑通赤，速去炭火令净，以醋二升泼于地坑内候干，乘热便投天雄在内，以盆合土拥之，经宿取出，去皮脐） 磁石（醋淬七次，更多为妙） 朱砂（飞研） 泽泻（洗，酒浸一宿，炙） 牛膝（去苗，酒浸，焙干） 石斛（去根，炙） 苁蓉（去皮，酒浸一宿，炙干） 巴戟（穿心者）各二两 茴香（炒） 肉桂（去粗皮）各一两 家韭子（微炒） 菟丝子（酒浸一伏时，蒸过，晒干，杵，罗为末，去轻浮者）各五两 牡蛎（火煅，捣为粉） 紫梢花（如无，以木贼代之）各三两 鹿茸（用麻茸连顶骨者，先燎去毛令净，约三寸以来截断，酒浸一伏时，慢火炙令脆）半两 白龙骨一斤（粘舌者，细研如粉，以水飞过三度，日中晒干，用黑豆一斗，蒸一伏时，以夹绢袋盛，日晒干）

【用法】上为末，炼酒、蜜各半和丸，如梧桐子大。每服三十丸，空心、晚食前温酒送下。

【功用】续骨联筋，秘精坚髓，延年保命，却老还童，安魂定魄，换肌秘气，轻身壮阳，益寿住世。常服补真气，壮阳道。

【主治】真气虚惫，下焦伤竭，脐腹弦急，腰脚软痛，精神困倦，面色枯槁，或亡血盗汗，遗沥失精，大便自利，小便滑数，肌肉消瘦，阳事不举。

玉华白丹

【来源】《太平惠民和济局方》卷五（吴直阁增诸家名方）引唐冲虚先生三品制炼方。

【别名】震灵丹（《普济方》卷二〇七）。

【组成】白石脂（净瓦阁起，火煅红，研细，水飞） 左顾牡蛎七钱（洗，用韭叶捣，盐泥固济，火煅，取白者） 阳起石（用坩锅于大火中煅令通红，取出，酒淬，放阴地令干）各半两 钟乳粉（炼成者）一两

【用法】上各为极细末，拌和令匀，研一二日，以糯米粉煮糊为丸。如鸡头子大，入地坑出火毒一宿。每服一丸，空心浓煎人参汤放冷送下，熟水亦得；妇人久无妊者，以当归、熟地黄浸酒送下；久冷，崩带，虚损，脐腹撮痛，艾醋汤送下。服毕以少白粥压之。

【功用】清上实下，助养根元，扶衰救弱，补益脏腑，常服泽肌悦色，祛除宿患。

【主治】五劳七伤，夜多盗汗，肺痿虚损，久嗽上喘，霍乱转筋，六脉沉伏，唇口青黑，腹胁刺痛，大肠不固，小便滑数，梦中遗泄，肌肉瘦瘁，目暗耳鸣，胃虚食减，久疟久痢，积寒痼冷；妇人久无妊，或久冷，崩带、虚损、脐腹撮痛；及久患肠风脏毒。

【宜忌】忌猪、羊血、绿豆粉，恐解药力。

四神丹

【来源】《太平惠民和济局方》卷五（吴直阁增诸家名方）。

【组成】雄黄 雌黄 硫黄 朱砂各五两

【用法】上为细末，入瓷盒内，将马鞭草为末，盐泥固济，慢火四围烧煅，一日一夜取出，再研细末，以糯米粽研为糊，丸如豆大。每服一粒，绝早空心新汲水吞下。

【功用】活血实髓，安魂定魄，悦泽颜色，轻身保寿。治百病，补五脏，远疫疠，却岚瘴，除尸疰蛊毒，辟鬼魅邪气。

【主治】男子妇人真元虚损，精髓耗伤，形羸气乏，中满下虚，致水火不交，及阴阳失序，精神困倦，面色枯槁，亡血盗汗，遗沥失精，大便自利，小便滑数，梦寐惊恐，阳事不举，腰腿沉重，筋脉拘挛；及一切沉寒痼冷，痃癖疝瘕，脐腹绞痛，久泻久痢，伤寒阴证，脉候沉微，身凉自汗，四肢厥冷；妇人百病，胎脏久冷，绝孕无子，赤白带下，月候不调，服诸药久不瘥。

【宜忌】妊妇不可服。忌羊血、葵菜。

成炼钟乳粉

【来源】《太平惠民和济局方》卷五。

【组成】钟乳粉不拘多少

【用法】上取韶州者，无问厚薄，但颜色明净光泽

者即堪入炼，唯黄赤两色不任用。欲炼亦不限多少，置钟乳于金银器中，即以大铛中着水，沉金银器于铛水中煮之，常令如鱼眼沸，水减即添。若薄乳，三日三夜即得，若粗肥厚管者，即七日七夜，候乳色变黄白即熟。如疑生，更煮，满十日最佳。煮讫出金银碗，其铛内煮乳黄浊水弃之，勿令人服，服必损人咽喉，伤人肝肺，令人头痛，兼复下利不止。其有犯者，食猪肉即愈。弃此黄水讫，更着清水，准前更煮，经半日许即出之，其水色清不变即止，乳无毒矣。即于瓷钵中，用玉锤着水研之。其钵及锤须夹白练袋，笼口稍长作之，使锤得转，兼通上下，每日着水搅令匀调，勿使着锤体，即封系练袋，自作字记，勿使人开，一即免纤尘入中，二即免人窃吃。研觉干涩，即是水尽，即更添水，常令如稀米泔状，乳细者皆浮在上，粗者沉在下，复绕锤体四边研之，不及者即粗细不匀。为此，每日须一开或二开，搅括令匀，勿使着锤，即得匀熟，免有粗细。研至四五日，状若乳汁，研揩视之，状若书中白鱼腻即成。自然光白，便以水洗之，不随水落者即熟。若得水而落者即未成，更须研之，以不落为限。熟讫，澄取晒干。每服称半两，分为三服，空腹用温酒调下，更量病轻重增减。兼可合和为钟乳丸散。

【功用】通音声，明目益精，安五脏，通百节，利九窍，下乳汁，益气补虚损，强阴，久服延年益寿，好颜色，不老，令人有子。

【主治】五劳七伤，咳逆上气，寒嗽，脚弱疼冷，下焦伤竭。

伏火二气丹

【来源】《太平惠民和济局方》卷五（续添诸局经验秘方）。

【组成】硫黄四两　黑锡　水银　丁香（不见火）　干姜各半两

【用法】上先熔黑锡，后下水银，结砂子，与硫黄一处，再研成黑灰色，次入余药研匀，用生姜自然汁煮糊为丸，如梧桐子大。每服十丸至十五丸，食前、空心浓煎生姜汤送下。

【功用】济心肾交养，大补诸虚。

【主治】真元虚损，精髓耗伤，肾气不足，面黑耳焦，下虚上盛，头目眩晕，心腹刺痛，翻胃吐逆，虚劳盗汗，水气喘满，全不入食；妇人血气久冷，崩中漏下，癥瘕块癖。

羊肉丸

【来源】《太平惠民和济局方》卷五（续添诸局经验秘方）。

【组成】川楝子（炒）　续断（炒，去丝）　茯苓　茴香　补骨脂（炒）　附子（炮，去皮脐）　葫芦巴（微炒）各三两　山药（炒）　桃仁（麸炒，去皮尖，别研）　杏仁（麸炒，去皮尖，别研）各二两

【用法】上为末，精羊肉四两，酒煮烂，研极细，面糊为丸，如梧桐子大。每服三五十丸，空心以盐汤、温酒任下。

【功用】固真补气，益精驻颜。

【主治】真阳耗竭，下元伤惫，耳轮焦枯，面色黧黑，腰重脚弱，元气衰微。

远志丸

【来源】《太平惠民和济局方》卷五（续添诸局经验秘方）。

【组成】远志（去心，姜汁炒）　牡蛎（煅，取粉）各二两　白茯苓（去皮）　人参　干姜（炮）　辰砂（别研）各一两　肉苁蓉（净洗，切片，焙干）四两

【用法】上为细末，炼蜜为丸，如梧桐子大。每服三十丸，空心、食前煎灯心、盐汤送下；温酒亦可。

【功用】补益心肾，聪明耳目，定志安神，滋养气血。

【主治】丈夫、妇人心气不足，肾经虚损，思虑太过，精神恍惚，健忘多惊，睡卧不宁，气血耗败，遗沥泄精，小便白浊，虚汗盗汗，耳或聋鸣。

沉香鹿茸丸

【来源】《太平惠民和济局方》卷五（续添诸局经验秘方）。

【组成】沉香一两　附子（炮，去皮脐）四两　巴

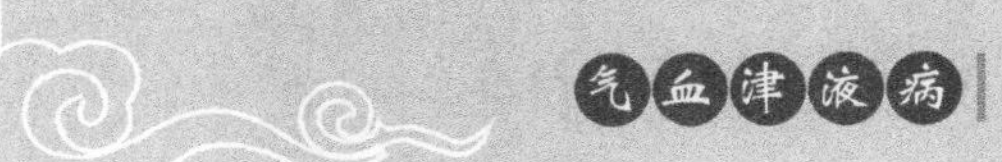

戟（去心）二两　鹿茸（燎去毛，酒浸，炙）三两　熟干地黄（净洗，酒洒，蒸，焙）六两

【用法】上为细末，加麝香一钱半，炼蜜为丸，如梧桐子大。每服四五十丸，空心以好酒或盐汤吞下。

【功用】

1.《太平惠民和济局方》（续添诸局经验秘方）：养真气，益精髓，明视听，悦色驻颜。

2.《普济方》：镇心肾，养肝，益五脏，调顺三焦。

【主治】真气不足，下元冷惫，脐腹绞痛，胁肋虚胀，脚膝缓弱，腰背拘急，肢体倦怠，面无精光，唇口干燥，目暗耳鸣，心惊气短，夜多异梦，昼少精神，喜怒无时，悲忧不乐，虚烦盗汗，饮食无味，举动力乏，夜梦鬼交，遗泄失精，小便滑数，时有余沥，阴间湿痒，阳事不兴。

金钗石斛丸

【来源】《太平惠民和济局方》卷五。

【别名】茴香乌药丸（《圣济总录》卷一八五）、石斛丸（《普济方》卷三十三）。

【组成】川椒（去目，微炒出汗）　胡芦巴（炒）　巴戟天（去心）　地龙（去土，炒）各四两　苍术（去浮皮）　乌药各十六两　川乌头（炮，去皮脐）　羌活（去芦）　茴香（炒）　赤小豆　马蔺子（醋炒）　金铃子（麸炒）　石斛（去根）各八两　青盐二两

【用法】上为细末，酒煮面糊为丸，如梧桐子大。每服二十丸，空心、食前温酒送下；或盐汤亦得。

【功用】补五脏，和血脉，驻颜色，润发进食，肥肌，大壮筋骨。

【主治】真气不足，元脏虚弱，头昏面肿，目暗耳鸣，四肢疲倦，百节酸疼，脚下隐痛，步履艰难，肌体羸瘦，面色黄黑，鬓发脱落，头皮肿痒，精神昏困，手足多冷，心胸痞闷，绕脐刺痛，膝胫酸疼，不能久立，腰背拘急，不得俯仰，两胁胀满，水谷不消，腹痛气刺，发歇无时，心悬噫醋，呕逆恶心，口苦咽干，吃食无味，恍惚多忘，气促喘乏，夜梦惊恐，心忪盗汗，小便滑数，或水道涩痛，一切元脏虚冷之疾。

金锁正元丹

【来源】《太平惠民和济局方》卷五（续添诸局经验秘方）。

【组成】五倍子　茯苓（去皮）各八两　紫巴戟（去心）十六两　补骨脂（酒浸，炒）十两　肉苁蓉（净洗，焙干）　胡芦巴（炒）各一斤　龙骨　朱砂（别研）各三两

【用法】上为细末，入研药令匀，酒糊为丸，如梧桐子大。每服十五丸至二十丸，空心食前温酒吞下；或盐汤亦得。

【主治】真气不足，元脏虚弱，四肢倦怠，百节酸痛，头昏眩痛，目暗耳鸣，面色黄黑，鬓发脱落，头皮肿痒，精神昏困，手足多冷，心胸痞闷，绕脐切痛，膝胫酸疼，不能久立，或脚弱隐痛，步履艰难，腰背拘急，不能俯仰，腹痛气刺，两胁虚胀，水谷不消，大便不调，呕逆恶心，饮食减少，恍惚多言，气促喘乏，夜多异梦，心忪盗汗，小便滑数，遗精白浊，一切元脏虚冷之病。

【方论】《济阴纲目》：肉苁蓉男得之而助阳，女得之而孕育；巴戟补髓添精；胡芦巴治虚冷，补骨脂起阳衰；五倍子燥阴湿；茯苓阳中之阴；朱砂镇心之主，寓降水升火之妙；龙骨固脱。故为天下真气不足者所服也。

降心丹

【来源】《太平惠民和济局方》卷五（吴直阁增诸家名方）。

【组成】熟干地黄（净洗，酒浸，蒸，焙干）　天门冬（去心）　麦门冬（去心）各三两　茯苓（去皮）　人参　远志（甘草煮，去芦骨）　茯神　山药各二两　肉桂（去粗皮，不见火）　朱砂（研飞）各半两　当归（去芦，洗，焙）三两

【用法】上为末，炼蜜为丸，如梧桐子大。每服三十丸，煎人参汤吞下。

【功用】常服镇益心神，补虚养血，益丹田，秘精气。

【主治】心肾不足，体热盗汗，健忘遗精，及服热药过多，上盛下虚，气血不降，小便赤白，稠浊不清。

茴香丸

【来源】《太平惠民和济局方》卷五。

【别名】茴香煎（《鸡峰普济方》卷七）。

【组成】威灵仙（洗去土） 川乌头（炮，去皮脐） 陈皮（去白） 防风（去苗） 川楝子（麸炒） 萆薢各三两 乌药（去土）五两 川椒（去目及闭口者，炒出汗）二两 赤小豆 茴香（炒）各八两 地龙（去土，炒）七两

【用法】上为细末，酒煮面糊为丸，如梧桐子大。每服二十丸，空心及晚食前温酒送下，盐汤亦得；小肠气痛，炒生姜、茴香酒送下；脚转筋，木瓜汤送下；妇人血脏虚冷，温醋汤送下；脐腹绞痛，滑泄冷痢，浓煎艾汤送下。

【功用】久服补虚损，除风冷，壮筋骨，明耳目。

【主治】

1.《太平惠民和济局方》：丈夫无脏久虚，冷气攻冲，脐腹绞痛，腰背拘急，面色萎黄，饮食减少，及膀胱、小肠气痛，并肾脏风毒，头面虚浮，目暗耳鸣，脚膝无力，肿痛生疮；妇人血脏虚冷，食减力少，肢体疼痛。

2.《证治宝鉴》：消渴，虫食津液而渴者。

钟乳白泽丸

【来源】《太平惠民和济局方》卷五（续添诸局经验秘方）。

【组成】白檀香（取末） 滴乳香（别研）各一两 阳起石（煅令通红，研） 附子（炮，去皮脐）各一两半 钟乳粉二两 麝香（别研）一钱

【用法】上和匀，滴水搜成剂，分作六十丸。每服一丸，以水一盏，煎至七分盏，空心热服。如急病，不拘时候。

【功用】久服补益精血，助阳消阴，安心神，定魂魄，延年增寿。

【主治】一切虚劳之疾。丈夫诸虚损，五劳七伤，真气不足，元脏不固，神志俱耗，筋力顿衰，头目眩晕，耳内虚鸣，心腹急痛，气逆呕吐，痰嗽喘促，胸膈胀闷，脾泄下痢，遗精便浊，厥冷自汗，脉微欲绝；妇人血海虚冷，崩漏不止，赤白带下，经候不调，脐腹时痛，面无颜色，饮食不进。

养气丹

【来源】《太平惠民和济局方》卷五（宝庆新增方）。

【组成】禹余粮石（火炼七次，醉淬七次，为末） 紫石英（火煅一次） 赤石脂（火煅一次）各半斤 代赭石（火煅七次，醉淬七次，为末）一斤 磁石（火煅十次，醋淬十次）半斤（上五石各贮之，各为细末，又以水研之。挹其清者，置之纸上，纸用筲箕盛，欲使细末在纸上，而水滴在下，挹尽而上。既干，各用藏瓶盛贮，以盐水纸筋和泥固济，阴干；以好硬炭五十斤分为五处，每一处用炭十斤，烧红作一炉子，煅此五药，以纸灰盖之；两日后，火尽灰冷，则再煅，如此三次，埋地坑内两日，出火毒，再研，入后药） 附子（炮，去皮脐）二两 肉苁蓉（净洗，酒浸一宿，焙干）一两半 当归（酒浸一宿，焙干） 茴香（炒） 破故纸（酒炒香熟） 木香（不见火） 肉桂（去粗皮） 巴戟（盐汤浸，打，去心） 肉豆蔻（面裹；煨） 丁香 山药 鹿茸（酥炙） 白茯苓（去皮） 沉香 远志（去心）各一两（已上 各如法修制，同研为末，却入） 乳香（别研） 五灵脂（去砂，别研） 没药（去砂石，研）各一两（已上三味入众药同研，却入） 朱砂（或煅或蒸） 阳起石（略煅，或只用酒煮） 钟乳粉各一两（已上三味别研，临时入）

【用法】上为细末，用糯米粉煮糊为丸，每两作五十丸，阴干，入布袋内，擦令光莹。每服五丸至十丸，空心用温酒吞下，或姜盐汤，或枣汤送下亦可；妇人用艾醋汤吞下。阴毒伤寒，面青舌卷，阴缩难言，四肢厥冷，不省人事者，急服百丸，用生姜、大枣煎汤灌下，即便回阳，命无不活。

【功用】

1.《太平惠民和济局方》：助养真气，生阳逐阴，温平不僭，消磨冷滞，克化饮食，使五脏安宁，六腑调畅，百病不侵。

2.《玉机微义》：固滑脱，镇虚逆，复阳助阴。

【主治】诸虚百损，脾元耗惫，真阳不固，三焦不和，上实下虚，中脘痰饮上攻，头目昏眩，八风五痹；或卒暴中风，痰潮上膈，言语謇涩，神昏气乱，状若瘫痪；及奔豚肾气，上冲胸腹连两胁，

膨胀刺痛不可忍者；阴阳上下，气不升降，饮食不进，面无精光，肢体浮肿，五种水气，脚气上冲，腰背倦痛，夜梦鬼交，觉来盗汗，胃冷心痛，小便滑数，牵引小腹，足膝缓弱，步履艰难；妇人血海久冷，赤白带下，岁久无子；及阴毒伤寒，面青舌卷，阴缩难言，四肢厥冷，不省人事者；或触冒寒邪，霍乱吐泻，手足逆冷，六脉沉伏，唇口青黑，腹胁攻刺；及男子阳事痿怯，脚膝酸疼，腹脐虚鸣，大便自滑；兼疗膈胃烦壅，痰饮虚鸣，百药不愈者。

【加减】《中国医学大辞典》：肾虚，加熟地黄三钱。

养正丹

【来源】《吴直阁增诸家名方》引宝林真人谷伯阳《伤寒论》（见《太平惠民和济局方》卷五）。

【别名】交泰丹。

【组成】水银　硫黄（研细）　朱砂（研细）　黑锡（去滓，秤，与水银结砂）各一两

【用法】上用黑盏一只，火上熔黑锡成汁，次下水银，以柳枝子搅匀，次下朱砂，搅令不见星子，放下少时，方入硫黄末，急搅成汁和匀，如有焰，以醋洒之。候冷取出，研如粉极细，用糯米粉煮糊为丸，如绿豆大。每服二十丸，加至三十粒，盐汤送服，或空心食前枣汤送下。

【功用】升降阴阳，既济心肾，却邪辅正，助阳接真。常服济心火，强肾水，进饮食。

【主治】元气虚亏，阴邪交荡，正气乖常，上盛下虚，气不升降，呼吸不足，头旋气短，心神怯弱，梦寐惊悸，遍体盗汗，腹痛腰疼；或虚烦狂言，口干上喘，翻胃吐食，霍乱转筋，咳逆不定；又治中风涎潮，不省人事，阳气欲脱，四肢厥冷。如伤寒阴盛，自汗唇青脉沉，最宜服之。及妇人产后，血气身热，月候不均，带下腹痛，悉能治疗。

【方论】《本事方释义》：黑铅气味甘寒，入足少阴；水银气味辛寒，能伏五金为泥，能行九窍；硫黄气味辛大热，入右肾命门；朱砂气味苦温，入心。虚风头旋，吐涎不止，阴阳二气不能交接者，诸药不能效验，万不得已，故用金石之品。惟恐药性悍戾，以枣肉和丸，以缓其性，盐汤送药，以达于下，欲药性之不即发于上也。

秦艽鳖甲散

【来源】《太平惠民和济局方》卷五（吴直阁增诸家名方）。

【组成】荆芥（去梗）　贝母（去心）　天仙藤　前胡（去芦）　青皮（去白）　柴胡（去芦）　甘草（炙）　陈皮（去白）　秦艽（去芦，洗）　鳖甲（去裙襕，醋炙）各一两　干葛二两（焙）　白芷　肉桂（去粗皮）　羌活各半两

【用法】上为细末。每服二钱，水一盏，加生姜三片，同煎至八分，稍热服，酒调亦得，不拘时候。

【功用】养气血，调荣卫，解倦怠。

【主治】男子妇人气血劳伤，四肢倦怠，肌体消弱，骨节烦痛，头昏颊赤，肢体枯槁，面色痿黄，唇焦口干，五心烦热，痰涎咳嗽，腰背引痛，乍起乍卧，梦寐不宁，神情恍惚，时有盗汗，口苦无味，不美饮食，及山岚瘴气，寒热往来。

菟丝子丸

【来源】《太平惠民和济局方》卷五。

【别名】大菟丝子丸（《证治准绳·类方》卷二）。

【组成】菟丝子（净洗，酒浸）　泽泻　鹿茸（去毛，酥炙）　石龙芮（去土）　肉桂（去粗皮）　附子（炮，去皮）各一两　石斛（去根）　熟干地黄　白茯苓（去皮）　牛膝（酒浸一宿，焙干）　续断　山茱萸　肉苁蓉（酒浸，切）　防风（去苗）　杜仲（去粗皮）　补骨脂（去毛，酒炒）　荜澄茄　沉香　巴戟（去心）　茴香（炒）各三分　五味子　桑螵蛸（酒浸，炒）　芎藭　覆盆子（去枝叶萼）各半两

【用法】上为细末，以酒煮面糊为丸，如梧桐子大。每服二十丸，温酒或盐汤送下，空心服；如脚膝无力，木瓜汤送下，晚食前再服。

【功用】填骨髓，续绝伤，补五脏，去万病，明视听，益颜色，轻身延年，聪耳明目。

【主治】肾气虚损，五劳七伤，小腹拘急，四肢酸疼，面色黧黑，唇口干燥，目暗耳鸣，心忪气短，夜梦惊恐，精神困倦，喜怒无常，悲忧不乐，饮食无味，举动乏力，心腹胀满，脚膝痿缓，小便滑数，房室不举，股内湿痒，水道涩痛，小便出血，时有余沥。

黄耆六一汤

【来源】《太平惠民和济局方》卷五（宝庆新增方）。

【别名】黄耆汤（《普济方》卷二二九）、黄耆饮（《证治要诀类方》卷二）。

【组成】黄耆（去芦，蜜炙）六两　甘草（炙）一两

【用法】上锉。每服二钱，水一盏，大枣一枚，煎至七分，去滓温服，不拘时候。

【功用】平补气血，安和脏腑。

【主治】

1.《太平惠民和济局方》（宝庆新增方）：男子妇人诸虚不足，肢体劳倦，胸中烦悸，时常焦渴，唇口干燥，面色痿黄，不能饮食，或先渴而欲发疮疖，或病痈疽而后渴者。

2.《丹溪心法》：盗汗虚者。

3.《疮疡经验全书》：疮疡溃后，虚汗如雨不止。

4.《医学正传》：三消，痈疽发渴。

5.《外科大成》：痔漏漏孔穿开，脓水不绝者。

6.《张氏医通》：卫虚自汗，昼日烦热。

黄耆鳖甲散

【来源】《太平惠民和济局方》卷五（吴直阁增诸家名方）。

【别名】黄耆鳖甲汤（《医学入门》卷八）、黄耆鳖甲煎（《金匮翼》卷三）。

【组成】人参　肉桂（去粗皮）　苦梗各一两六钱半　生干地黄（洗，焙干）三两三钱　半夏（煮）　紫菀（去芦）　知母　赤芍药　黄耆　甘草（爁）　桑白皮各二两半　天门冬（去心，焙）　鳖甲（去裙，醋炙）各五两　秦艽（去芦）　白茯苓（焙）　地骨皮（去土）　柴胡（去芦）各三两三钱

【用法】上为粗末。每服二大钱，水一盏，煎至七分，去滓，食后温服。

【主治】

1.《太平惠民和济局方》（吴直阁增诸家名方）：虚劳客热，肌肉消瘦，四肢倦怠，五心烦热，口燥咽干，颊赤心忡，日晚潮热，夜有盗汗，胸胁不利，减食多渴，咳唾稠粘，时有脓血。

2.《仁斋直指方论》：男女虚热，身瘦，五心烦热，四肢怠惰，咳嗽咽干，自汗食少。

【方论】

1.《痰火点雪》：方意以黄耆治五劳羸瘦，寒热自汗，补气实表；以鳖甲治劳瘦，除骨节间劳热结实，补阴补气；以地骨皮治骨蒸烦热；以秦艽、桔梗、人参，并主传尸骨蒸，劳热自汗；桑白皮去肺中水气，及火热嗽血；以天冬除肺气，清肺热，除咳痰；以紫菀止咳脓血，消痰益肺；以生地黄治咳嗽吐血；以知母泻肺火，滋肾水，除命门相火；以柴胡治劳热，消痰止咳；以甘草泻火养阴补脾；以茯苓补五劳七伤，肺痿痰壅等症；以白芍利肺益脾，是方也，备一十五味药品固繁，而用之亦精，犹韩信将兵，多多益善，战有不胜者乎!

2.《医方集解》：此手足太阴足少阳药也。鳖甲、天冬、芍、地、知母滋肾水而泻肺肝之火，以养阴也；黄耆、人参、桂、苓、甘草固卫气而补脾肺之虚，以助阳也；桑皮、桔梗以泻肺热；半夏、紫菀以理痰嗽；秦艽、地骨以散内热而除蒸；柴胡以解肌热而升阳，此表里气血交治之剂也。

鹿茸大补汤

【来源】《太平惠民和济局方》卷五（淳祐新添方）。

【组成】鹿茸（制）　黄耆（蜜炙）　当归（酒浸）　白茯苓（去皮）　苁蓉（酒浸）　杜仲（炒去丝）各二两　人参　白芍药　肉桂　石斛（酒浸，蒸，焙）　附子（炮）　五味子　半夏　白术（煨）各一两半　甘草半两　熟干地黄（酒蒸，焙）三两

【用法】上锉。每服四钱，加生姜三片，大枣一个，水一盏，煎七分，空心热服。

【主治】

1.《太平惠民和济局方》：男子、妇人诸虚不足，产后血气耗伤，一切虚损。

2.《杂病源流犀烛》：遗泄。

椒附丸

【来源】《太平惠民和济局方》卷五（续添诸局经验方）。

【组成】附子（炮，去皮脐） 川椒（去目，炒出汗） 槟榔各半两 陈皮（去白） 牵牛（微炒） 五味子 石菖蒲 干姜（炮）各一两

【用法】上锉，以好米醋于瓷器内用文武火煮令干，焙为细末，醋煮面糊为丸，如梧桐子大。每服三十丸，盐酒或盐汤空心食前吞下。妇人血海冷，当归酒送下；泄泻，饭饮送下；冷痢，姜汤送下；赤痢，甘草汤送下。

【功用】补虚壮气，温和五脏，暖补下元。

【主治】下经不足，内挟积冷，脐腹弦急，痛引腰背，四肢倦怠，面色黧黑，唇口干燥，目暗耳鸣，心忪短气，夜多异梦，昼少精神，时有盗汗，小便滑数，遗沥白浊，脚膝缓弱，举动乏力，心腹胀满，不进饮食；妇人血海冷，泄泻，冷痢，赤痢；肾气亏乏，腰疼。

腽肭脐丸

【来源】《太平惠民和济局方》卷五。

【别名】大腽肭脐丸（《圣济总录》卷一八六）、赐方腽肭脐丸（《杨氏家藏方》卷九）。

【组成】腽肭脐一对（慢火酒炙令熟） 硇砂（研飞）二两 精羊肉（熟切碎烂，研） 羊髓（取汁）各一斤 沉香 神曲（炒）各四两（以上六味，用无灰好酒一斗，同于银器内，慢火熬成膏，候冷入下项药） 阳起石（用浆水煮一日，细研飞过，焙干用） 人参（去芦） 补骨脂（酒炒） 钟乳粉（炼成者） 巴戟（去心） 川芎 肉豆蔻（去壳） 紫苏子（炒） 枳壳（去瓤，麸炒） 木香 荜澄茄 葫芦巴（炒） 天麻（去苗） 青皮（去白） 丁香 茴香（舶上，炒）各二两 肉桂（去粗皮） 槟榔 蒺藜子（炒） 大腹子各二两半 山药一两半 苁蓉（洗，切片，焙）四两 白豆蔻（去壳）一两 大附子（炮，去皮，脐，用青盐半斤，浆水一斗五升煮，候水尽，切，焙干）八两

【用法】上为末，入煎膏内搜成剂，于臼内捣千余杵，丸如梧桐子大。每服二十丸，空心温酒送下；盐汤亦得。

【功用】补虚壮气，暖背祛邪，益精髓，调脾胃，进饮食，悦颜色。

【主治】五劳七伤，真气虚惫，脐腹冷痛，肢体酸疼，腰背拘急，脚膝缓弱，面色黎黑，肌肉消瘦，目暗耳鸣，口苦舌干，腹中虚鸣，胁下刺痛，饮食无味，心常惨戚，夜多异梦，昼少精神，小便滑数，时有余沥，房室不举，或梦交通，及一切风虚痼冷。

麝香鹿茸丸

【来源】《太平惠民和济局方》卷五。

【组成】鹿茸（火燎去毛，酒浸，炙）七十两 熟干地黄（净洗，酒浸，蒸，焙）十斤 附子（炮，去皮脐）一百四十个 牛膝（去苗、酒浸一宿，焙）一斤四两 杜仲（去粗皮，炒去丝）三斤半 五味子二斤 山药四斤 肉苁蓉（酒浸一宿）三斤

【用法】上为末，炼蜜为丸，加梧桐子大，每一斤丸子，用麝香末一钱为衣。每服二十丸，食前用温酒送下；盐汤亦得。

【功用】益真气，补虚惫。

【主治】

1.《太平惠民和济局方》：治下焦伤竭，脐腹绞痛，两胁胀满，饮食减少，肢节烦痛，手足麻痹，腰腿沉重，行步艰难，目视茫茫，夜梦鬼交，遗泄失精，神情不爽，阳事不举，小便滑数，气虚肠鸣，大便自利，虚烦盗汗，津液内燥。

2.《医方类聚》：劳损虚冷，精血不足。房劳伤肾腰痛。

钟乳健脾丸

【来源】《太平惠民和济局方》卷六。

【组成】肉桂（去粗皮） 人参 黄连（去须） 干姜（炮） 龙骨 当归（去芦） 石斛（去根） 大麦蘖（炒） 茯苓（去皮） 细辛（去苗土） 神曲（碎，炒） 赤石脂（煅）各二两 蜀椒（去目及闭口者，微炒出汗）六两 附子（炮，去皮脐）一两 钟乳粉三两

【用法】上为细末，入钟乳粉炼蜜为丸，如梧桐子大。每服三十丸，食前温米饮送下，一日三次。

【主治】男子、妇人虚损羸瘦，身体沉重，脾胃冷弱，饮食不消，腹胀雷鸣，泄泻不止；又治肠虚积冷，下利清谷，或下纯白，腹中绞痛，及久痢赤白，肠滑不禁，少气羸困，不思饮食。

人参鳖甲丸

【来源】《太平惠民和济局方》卷九（淳祐新添方）。

【组成】杏仁（汤浸，去皮尖，炒） 人参 当归（洗，焙） 赤芍药 甘草（炙） 柴胡（去苗） 桔梗（去芦）各一两 地骨皮 宣黄连（去须） 胡黄连各一分 肉桂（去粗皮） 木香各半两 麝香（别研）半分 鳖甲一枚（重二两者，醋炙黄色为度）

【用法】上为细末，用青蒿一斤，研烂，绞取汁，童便五升，酒五升，同熬至二升以来；次入真酥三两，白沙蜜三两，再熬成膏，候冷，方下众药末，搜和令匀为丸，如梧桐子大。每服五十丸，温酒送下，不拘时候。

【主治】妇人一切虚损，肌肉瘦悴，盗汗心忪，咳嗽上气，经脉不调，或作寒热，不思饮食。

【方论】《济阴纲目》汪淇笺释：此方谓治虚损者，为气血不足也，故用参、归。惟不足，则津液枯而肌肉瘦，故用酥蜜以润之，且酥、蜜同杏仁、甘、桔，又可润肺下气而除嗽也。然气则寒而心忪，血不足则而盗汗，故又于补气血之中，一加柴胡、地骨、黄连以除热；一加肉桂、木香以温寒，赤芍散血中之瘀，杏仁破气中之滞，胡连、鳖甲、青蒿、童便搜骨蒸之热。而以麝香为引者，是欲内外通而结热散也。

熟干地黄丸

【来源】《太平惠民和济局方》卷九。

【组成】熟干地黄（酒浸） 五味子（拣净） 柏子仁（微炒，别研） 芎藭各一两半 泽兰（去梗）二两一分 禹余粮（火烧红，醋淬七遍，细研） 防风（去芦叉） 肉苁蓉（酒浸一宿） 白茯苓（去皮） 厚朴（去粗皮，姜汁炙） 白芷 干姜（炮） 山药 细辛（去苗） 卷柏（去根）各一两 当归（去芦，酒浸，炒） 藁本（去芦，洗） 甘草（炙）各一两三分 蜀椒（去目及闭口者，微炒去汗） 牛膝（去苗，酒浸一宿） 人参 续断 蛇床子（拣净，微炒） 芜荑（炒） 杜仲（去粗皮，炙黄） 艾叶（炒）各三分 赤石脂（煅，醋淬） 石膏（煅，研飞）各二两 肉桂（去粗皮） 石斛（去根） 白术各一两一分 紫石英（煅，醋淬，研飞）三两

【用法】上为末，炼蜜为丸，如梧桐子大。每服三十丸，空心、食前温酒或米饮送下。

【功用】常服养血补气，和顺荣卫，充实肌肤，调匀月水，长发驻颜，除风去冷，令人有子。

【主治】妇人风虚劳冷，一切诸疾。或风寒邪气留滞经络，气血冷涩，不能温润肌肤；或风寒客于腹内，则脾胃冷弱，不能克消水谷；或肠虚受冷，大便时泄；或子脏挟寒，久不成胎，月水不调，乍多乍少，或月前月后，或淋漓不止，或闭断不通；结聚癥瘕，面体少色，饮食进退，肌肉消瘦，百节疼疼，时发寒热，渐至羸损；带漏五色，阴中冷痛，时发肿痒，月水将行，脐腹先痛；皮肤皱涩，瘾疹瘙痒，麻痹筋挛，面生鼾䵴，发黄脱落，目泪自出，心忪目眩；及产后劳损未复，肌瘦寒热，颜色枯黑，饮食无味，渐成蓐劳。

【宜忌】妊娠不宜服之。

熟干地黄散

【来源】《太平惠民和济局方》卷九。

【组成】丹参（去芦头） 防风（去芦叉） 当归（去芦，微炒） 细辛（去苗） 藁本（去芦，洗） 芎藭各半两 人参（去芦） 熟干地黄（酒洒蒸，焙）各一两 白茯苓（去皮） 肉桂（去粗皮） 白术各一两 续断三分 附子（炮，去皮脐） 黄耆（去芦）各三分

【用法】上为粗散。每服四钱，水一盏半，加生姜半分，大枣三个（擘破），煎至一盏，滤去滓，食前温服。

【主治】妇人劳伤血气，脏腑虚损，风冷邪气乘虚客搏，肢体烦痛，头目昏重，心多惊悸，寒热盗汗，羸瘦少力，饮食不进。

枣附丸

【来源】《普济方》卷二二六引《太平惠民和济局方》。

【组成】大附子三个　晋枣一百个

【用法】上用晋枣五十个，煮附子至五分软，去皮脐，别用晋枣五十个，再煮附子软，切片，焙干，捣为细末，以枣肉为丸，如梧桐子大。每服二三十丸，空心米饮送下。

【功用】

1.《普济方》引《太平惠民和济局方》：资血气，进饮食。

2.《普济方》引《十便良方》：益脾壮气。

【主治】

1.《普济方》引《太平惠民和济局方》：诸虚不足，脏腑不调。

2.《普济方》引《十便良方》：脾气虚弱，大肠冷滑，脏腑泄泻，米谷不化，饮食短气。

补骨脂丸

【来源】《本草纲目》卷十四引《太平惠民和济局方》。

【组成】补骨脂四两（炒香）　菟丝子四两（酒蒸）　胡桃肉一两（去皮）　乳香　没药　沉香各二钱半

【用法】上为末，炼蜜为丸，如梧桐子大。每服二三十丸，空心盐汤、温酒任下，自夏至起，冬至止，每日一次。

【功用】壮筋骨，益元气。

【主治】下元虚败，脚手沉重，夜多盗汗，纵欲所致。

经进地仙丸

【来源】《易简 》引陶隐居方（见《永乐大典》卷一一六二〇）。

【别名】经进地仙丹（《太平惠民和济局方》卷一续添诸局经验秘方）、地仙丹（《世医得效方》卷八）。

【组成】川牛膝（酒浸一宿，切、焙）　肉苁蓉（酒浸一宿、切，焙）　川椒（去目）　附子（炮）各四两　木鳖子（去壳）　地龙（去土）各三两　覆盆子　白附子　菟丝子（酒浸，研）　赤小豆　天南星　防风（去芦）　骨碎补（去毛）　何首乌　萆薢　川羌活　金毛狗脊（去毛）　乌药各二两　绵黄耆　人参各一两　川乌（炮）　白茯苓　白术　甘草各一两。

【用法】上为细末，酒煮面糊为丸，如梧桐子大。每服三四十丸，空心温酒送下。

【主治】

1.《易简》引陶隐居方（见《永乐大典》）：丈夫妇人，五劳七伤，肾气衰败，精神耗散，行步艰辛，饮食无味，耳焦眼昏，皮肤枯燥。妇人脏冷无子，下部秽恶，肠风痔漏，吐血泻血，诸风诸气。

2.《医方大成》：肾脏虚惫，风湿流注，脚膝痠疼，行步无力。

【验案】风气疾　时有人母，幼年得风气疾，久治不愈五十余年。隐居处此方修合，日进二服。半年，母病顿愈，发白返黑，齿落再生，至八十岁，颜色如少年人，血气筋力倍壮，耳目聪明。其家老仆七十余岁，窃服此药，遇严冬御希葛，履霜雪无寒色，有别业去家七十里，每使老仆，往返不移时，又能负重，非昔时比，几成地仙。

北亭丸

【来源】《养老奉亲书》。

【组成】北亭二两（去除砂石）　阿魏半两（同硇砂研令细，醋化，去砂石）　川当归（净洗，去苗梢用）　厚朴（去皮，姜汁炙令黄色）　陈橘皮（去瓤用红）　官桂（去皮称）　干姜（炮）　甘草（炙）　川芎　胡椒（拣好者）　缩砂（去皮用）　大附子（炮，去皮脐）各四两　茯苓二两　青盐二两（与硇砂、阿魏同醋研，去沙土）　白术（米泔水浸一宿，切作片子，焙干）　五味子（去沙土用之）各一两半

【用法】上药依法修事为末，将硇砂、阿魏、醋入面看多少，同煎稀糊，下药，更炼好蜜，同搜和为丸，如酸枣大。每服一丸，嚼破，空心盐汤、茶、酒任下。

【功用】壮元，补血，健胃，暖脾，止痰逆，消饮食。

【主治】妇人、男子久积虚败，妇人一切病患。

法制猪肚

【来源】《养老奉亲书》。
【别名】猪肚煎（《华佗神医秘传》卷二十一）。
【组成】獖猪肚一枚（洗如食法） 人参半两（去芦头） 干姜二钱（炮制，锉） 椒二钱（去目不开口者，微炒去汗） 葱白七茎（去须，切） 糯米二合
【用法】上为末，入米合和相得，入猪肚内缝合，勿令泄气，以水五升，于铛内微火煮令烂熟。空心服，放温服之，次暖酒一中盏饮之。
【功用】补虚羸乏气力。

细辛散

【来源】《养老奉亲书》。
【组成】细辛二两（去土） 川芎二两 甘草半两（炙）
【用法】上为末。每服一大钱，以水一盏，煎至六分，热呷，可常服。男子女人通用。
【功用】明目，和脾胃，除风气，去痰涎。
【主治】老人春时多昏倦。

羊羔酒

【来源】《寿亲养老新书》卷三引《宣和化成殿方》。
【组成】米一石 肥羊肉七斤 曲十四两（诸曲皆可） 杏仁一斤 木香一两
【用法】米如常法浸浆，将羊肉切作四方块，烂煮，杏仁同煮，留汁七斗许，拌米饭、曲，更用木香同酿，不得犯水，十日熟，味极甘滑。
【功用】《本草纲目》引《宣和化成殿方》：大补元气，健脾胃，益腰肾。

麦门冬饮

【来源】《寿亲养老新书》卷四。
【组成】麦门冬（去心）
【用法】水煎服。
【功用】安魂定魄，止渴肥人。
【主治】心肺虚热，并虚劳客热。

杏仁粥

【来源】《寿亲养老新书》卷四。
【组成】杏仁二两（去皮尖，研） 猪肺一具（去管，和研，令烂如糊）
【用法】用瓦瓶煮粥令熟，却将瓷碗放火上炙令热，以猪肺糊在碗内，便泻粥盖之，更以热汤抵令热后服之。
【功用】补肺气。

暖肾丸

【来源】《史载之方》卷上。
【组成】牛膝（酒浸一宿） 石斛 巴戟（去心） 萆薢（盐水煮） 川芎各半两 续断 茯苓 附子（炮） 当归 细辛 五味子 菟丝子各一分（酒浸两宿）
【用法】上为末，炼蜜为丸，如梧桐子大。每服七十丸，空心米饮送下。
【主治】元气虚乏，肾水极寒，发为寒战，冷汗自出，六脉微细而沉者。

鹿茸丸

【来源】《史载之方》卷下。
【组成】血茸半两（用酥微炙） 五味子 山药各一两（上三味为末） 青盐三钱（另研）
【用法】上为末，炼蜜和作一块，收瓷盒中，临时为丸。每服三十丸，食前温酒送下。
【主治】精血皆虚。

木香锉散

【来源】《传家秘宝》卷上。
【组成】木香一分 鳖甲（用七肋者，炙令黄色）一两 银州柴胡一两（去芦头） 秦艽三分（去芦头） 黄耆一两 知母三分 茯苓三分 人参一两 桔梗三两 白术一两 甘草一两（炙） 防风三分 肉豆蔻一分 半夏半两（用生姜三两，取汁，煮令汁干） 枳壳三分（汤浸，去瓤，

炒） 芍药三分

【用法】上药并洗，锉细，如大豆大或豆大。每服半两，加生姜一分、大枣三个，水一升，煎七分。以生绢子滤，分二次温服，晨暮各服尽，再将两服渣依前煎作一服。

【主治】虚劳气弱，寒热往来，不思饮食，口舌生疮，四肢劳倦，五心烦躁，肌肤不泽。

枇杷叶前胡散

【来源】《传家秘宝》卷上。

【别名】枇杷饮（《圣济总录》卷十二）、枇杷叶汤（《圣济总录》卷八十八）、枇杷前胡汤（《圣济总录》卷一八七）。

【组成】枇杷叶（去毛，生姜汁浸，炙） 前胡（去芦头）各三分 人参三分（去芦头） 茯苓三分 五味子二分 桔梗三分 白术五分 厚朴二分（去皮，生姜汁浸，炙） 白芷（炒） 防风各二分 当归 芍药各一分 牡丹皮一分鳖甲二分（醋炙） 甘草（炙）二分 枳壳一分（去瓤，炙） 半夏一两（汤浸十遍） 知母一分 藿香五分 泽泻三分 木香 大腹皮三分（炙） 木通二分 荆三棱二分 诃子皮三分

【用法】上为末，用马尾罗子过罗。每服五钱匕，加生姜二分（拍碎），大枣五枚，用水两汤碗半，同煎至五分，带热五更初服一次，申时服一次。

【功用】

1.《传家秘宝》：益五脏，大补肺脏，去风疼，补肾虚，正元气。

2.《圣济总录》：通心肺，健脾胃，止逆进食。

【主治】

1.《传家秘宝》：劳气及上逆痰涎。

2.《圣济总录》：三焦风壅，五脏虚弱，遍身风气劳闷，手脚风毒气，寒热烦躁。

败龟散

【来源】《传家秘宝》卷上。

【别名】败龟汤（《圣济总录》卷八十七）。

【组成】败龟（醋炙） 虎骨（酒炙）各半两 官桂 木香各一两 海桐皮 防风各半两 酸枣仁 黄耆 大腹（连皮） 麻黄（去根节） 牛膝各一两 当归 芍药 木通各半两（一方加柴胡、熟地黄各半两）

【用法】上为末。每服三钱，水一盏，入青蒿、乌梅各少许，同煎至七分，去滓温服。

【主治】一切风虚劳气，喘嗽发热。

肉鹿茸丸

【来源】《传家秘宝》卷中。

【组成】鹿茸二两（先用草火燎去毛，锉，酒浸三宿，炙令黄色） 菟丝子（净水淘，酒浸三宿，焙，别捣） 茯苓（去粗皮） 肉苁蓉（汤浸，刮去粗皮，酒浸三宿，作片，焙干） 紫菀（去土，水淘洗，焙干） 蛇床子（淘净，酒浸三宿，焙干） 黄耆（锉碎，慢火炙黄） 桑螵蛸（锉开，慢火炙黄） 阳起石（炒令赤色） 沙菀蒺藜（净拣，微炒，别捣） 大黑附子（拣，慢火炮，去皮脐） 官桂（去粗皮）各一两

【用法】上药并须修制精细，为细末，炼蜜为丸，如梧桐子大。每服三十丸，空心酒送下。

【功用】补阴阳，益精神，止遗沥。

【主治】五劳七伤。

石斛麦门冬散

【来源】《传家秘宝》卷下。

【组成】金钗石斛（酒浸一宿，焙） 麦门冬（汤浸，去心） 黄耆（去芦头） 白芷 官桂（去粗皮） 白术各半两 人参半两（去芦头） 当归半两 甘草半两（炙） 熟干地黄（焙干）半两

【用法】上为细散。每服一钱，空心盐汤送下。

【功用】平益宫脏，退积冷，除膀腹痛，止带，进饮食。

【主治】妇人虚劳。

麦煎散

【来源】《传家秘宝》卷下。

【组成】鳖甲（九肋者，童便浸，炙黄，去裙襴称一两半，取末）一两 人参一两半 白茯苓 玄参 干葛各一两 干姜（炮） 川乌头（生）各半

两　秦艽（去芦头）　柴胡（去芦头）各一两

【用法】上为细末。每服一大钱，用小麦汤七分，煎至五分，和滓温服，一日三五次。

【功用】止嗽定喘，止汗，进饮食。

【主治】虚劳身热，骨节疼痛，烦痹。

麦煎散

【来源】《传家秘宝》卷下。

【别名】麦煎汤（《圣济总录》卷八十九）。

【组成】花肋鳖甲（醋炙令黄）一两半　银州柴胡　秦艽各一两（去苗）　川乌半两（炮，去皮脐尖）　干漆（炒）　干葛　宣连（净刮去毛）各一两　官桂（去粗皮）　黑附子（炮，去皮脐）各半两　石菖蒲　石斛（金色者）　沉香各一两　木香半两

【用法】上细锉如豆。每服一两，用小麦汤一升，同煎至五合，去滓，分二次温服。滓并再煎。小麦汤用小麦五升，水一斗，煎至五升，收取，逐旋煎药。

【主治】劳气，四肢烦疼拘急，劳倦。兼有虚风。

补真丸

【来源】《传家秘宝》卷下。

【组成】厚朴（去粗皮）　苍术（净刮去黑皮）各四两（二味用大枣一斤半，生姜二斤，细切，同入大锅，以浆水煮一日，耗更添之，慢火泣尽水脉，焙干用）　陈橘皮（汤浸，去瓤）二两　鳖甲一两（小便、酒、醋各一升，同煮一日了，更将汁涂炙了，焙干）　石斛（去根）二两　丁香　肉苁蓉（酒浸、切，焙）　木香　巴戟天（去心）　当归（切，焙）　草豆蔻（去皮）　诃子皮　肉桂　五味子　槟榔（锉）　山茱萸　杜仲（去粗皮，炙，锉）　破故纸（炒）各二两　人参一两　黄耆（锉）三两　附子（炮裂，去皮脐）　柴胡（去芦头）　茯苓　沉香（锉）各一两

《普济方》有吴茱萸五钱。

【用法】上为细末，将一半用枣肉为丸，如梧桐子大。每服二十丸，空心米饮送下；一半作散，米饮调下，或煮羊肝，每具用药十钱匕，盐花、白浆水煮熟，空心服之。

【主治】脾元脏虚冷，四肢无力，吃食不得，心腹满胀，或时下痢盗汗，冷劳玄癖。

肾劳七伤散

【来源】《传家秘宝》卷下。

【组成】舶上茴香　白术（炒）　人参　茯苓　陈皮（汤浸，去白）　芍药　桔梗　紫菀（去芦头尘土）　香白芷（炒）各一两　干姜　苍术五两（去皮）　柴胡一两半（去苗）

方中干姜用量原缺。

【用法】上为末。每服三钱，用猪腰子一对（去脐脂膜），批作片子，将盐一钱与前药末和匀掺在腰子内，湿纸裹，灰火内烧香熟。细嚼米饮送下。

【功用】补虚健脾。

【主治】男子风虚，五劳七伤。

【宜忌】忌冷水饮。

鳖甲散

【来源】《传家秘宝》卷下。

【组成】鳖甲二两（醋炙）　京三棱（炮）　茯苓各一两　人参二两（去芦头）　大黄三分（煨）　黑附子（去皮脐）　枳壳（去白）　牛膝各一两　半夏半两（去粗皮）　羌活　槟榔各一两　干地黄一两（米炒）　厚朴（去皮，姜制）　五味子　木香　当归（炒）　白术　芍药　肉豆蔻　沉香各一两

【用法】上为细末。每服三钱，水一盏，加大枣三个，生姜五片，同煎七分，去滓服。

【主治】五脏虚劳气攻注，四肢无力，手足疼痛，日渐瘦弱，心下气满，不思饮食。

麝香散

【来源】《传家秘宝》卷下。

【组成】沉香　白术各半两　人参三分　肉豆蔻五个　槟榔三分　木香半两　官桂　陈橘皮　枳壳　荆三棱　草豆蔻各三分　厚朴　丁香　诃子　茯苓　益智　青橘皮　蓬莪术各半两　甘草一两　干姜一分　郁李仁（汤浸去皮，放干，研如膏，入白面一大匙，盐水和饼子，煿令黄香熟用）

【用法】上药除郁李仁外，为细末后，却将郁李仁饼子与药同捣罗令细，更研入真麝香半分，令和匀。每服一钱，生姜汤调下；入盐点亦得。
【主治】气劳及一切痞气，胸膈膺胁疼痛不利。

补骨脂丸

【来源】方出《证类本草》卷九引《经验后方》，名见《普济方》卷二二七。
【组成】补骨脂一斤（酒浸一宿，放干）
【用法】用乌油麻一升和炒，令麻子声绝，即播去，只取补骨脂为末，醋糊为丸，如梧桐子大。每服二十丸，早晨温酒、盐汤送下。
【功用】乌髭鬓，驻颜壮气。
【主治】五劳七伤，下元久冷，一切风病，四肢疼痛。

补益牛膝丸

【来源】《医方类聚》卷二〇四引《修真秘诀》。
【组成】牛膝（去苗，酒浸） 干地黄（酒浸，蒸） 枳壳（酒浸，麸炒黄，去瓤） 地骨皮（酒浸） 菟丝子（酒浸，焙干，别杵） 远志（酒浸，去心）各等分
【用法】上为末，炼蜜或酒煮糊为丸，如梧桐子大。每服二十丸至五十丸，空心盐汤、温酒任下。
【功用】清心润肺，固元益神，进食，壮筋骨。

黄耆汤

【来源】《普济方》卷十四引《护命方》。
【组成】黄耆 防风（去叉） 石斛（去根） 当归（焙） 白芷 藿香（择叶） 沉香 五味子 羌活（去芦头） 桂（去粗皮）各半两 木香一钱 芎藭 白蒺藜（炒，去角） 桑寄生 附子（炮裂，去皮脐） 白术各三钱
【用法】上锉，如麻豆大。每服三钱，水一盏，枣一枚（擘破），煎一两沸，去滓，空心、食前温服。
【主治】肝元虚冷，多困少力，口无滋味，耳鸣眼暗，面色青黄，精神不快。

滋阴百补丸

【来源】《类证活人书》卷三。
【组成】熟地五两 杜仲三两 牛膝三两 枸杞子三两 当归二两五钱 茯苓二两五钱 山萸肉二两五钱 鹿角胶二两五钱 人参二两 黄耆二两 白术二两 白芍二两 肉苁蓉二两 龟版胶二两 锁阳一两五钱 知母一两五钱 黄柏一两五钱 肉桂一两
【用法】共研细末，炼蜜为丸。每服四五钱，早晨空心白汤吞服。
【主治】脏腑不和，营卫不调，精神不足，气血不充，以致形衰色萎，骨软筋枯，腰膝酸痛，步力艰难，饮食减少，嗜卧懒言，皮寒内热，精寒阳痿。

黄耆汤

【来源】《圣济总录》卷三十七。
【组成】黄耆（锉）二两 人参 白茯苓（去黑皮）各一两 柴胡（去苗） 当归（切，焙）各半两 白术一两 桂（去粗皮）半两 甘草（炙）半两 枳壳半两（去瓤，麸炒） 桔梗（锉，炒）半两 桃仁半两（汤浸，去皮尖双仁，麸炒黄）
【用法】上为粗末。每服三钱匕，水一盏，加生姜半分（拍碎），枣三枚（擘破），煎至六分，去滓温服，不拘时候。
【主治】寒热不能饮食，羸瘦少力。

荜茇丸

【来源】《圣济总录》卷四十一。
【组成】荜茇（洗，炒）三两 干姜（白者，炮）一两半 胡椒（炒） 甘草（炙）各半两 人参 桂（去粗皮） 木香 白茯苓（去黑皮）各一两
【用法】上为细末，炼蜜为丸，如梧桐子大。每服三十丸，空心、食前盐汤送下。
【功用】补顺三焦，通肝气。
【主治】肝元气虚，四肢劳倦，饮食不消，背痛头旋，或时寒热，肢节疼痛，手足无力。

鹿茸丸

【来源】《圣济总录》卷四十一。

【组成】鹿茸（去毛，酒浸，焙） 肉苁蓉（去皴皮，酒浸，焙） 巴戟天（去心） 白茯苓（去黑皮） 附子（炮裂，去皮脐） 远志（去心） 桂（去粗皮） 干姜（炮） 地骨皮（去土） 黄耆（细锉） 熟干地黄（焙） 牛膝（去苗，酒浸一宿，焙） 柏子仁（微炒） 覆盆子 防风（去叉） 磁石（醋淬六七次，研细）各等分

【用法】上除磁石外，并为细末，和匀，炼蜜为丸，如梧桐子大。每服二十丸，空心食前以盐汤送下。

【主治】肝元气虚。

肉苁蓉丸

【来源】《圣济总录》卷四十三。

【组成】肉苁蓉（酒浸，切，焙） 山芋 熟干地黄（焙）各三两 菟丝子（酒浸，别捣） 五味子 杜仲（去粗皮，炙，锉） 泽泻 覆盆子 山茱萸 远志（去心） 续断 桂（去粗皮） 附子（炮裂，去皮脐） 甘草（炙，锉） 白茯苓（去黑皮） 石斛（去根） 鹿茸（去毛，酥炙） 人参 蛇床子 巴戟天（去心）各一两半

【用法】上为细末，炼蜜为丸，如梧桐子大。每服二十丸，空心、日午、夜卧温酒送下。

【主治】瘦病，筋脉相引；及五劳七伤，小便数，腰疼，久立不得，坐即脚痹，腹肚不安。

人参散

【来源】《圣济总录》卷五十四。

【组成】人参（紫团者） 甘草（炙）各二两 前胡（去芦头）五味子（炒） 桔梗（炒）木香 大腹（锉） 益智（去皮） 白茯苓（去黑皮） 山芋 乌药 蓬莪术 沉香（锉）姜黄 槟榔（锉） 白术 檀香（锉） 莎草根（去毛）藿香叶 白芷各一两 丁香皮 京三棱各一两半 丁香 陈橘皮（汤浸，去白，焙）各三分 白豆蔻（去皮） 青橘皮（汤浸，去白，焙）各半两

【用法】上药以京三棱、乌药、蓬莪术、白术等四味细锉。别用陈曲末，同四味药炒食黄色，去陈曲，同余药为散。每服二匕，水一盏，加生姜半分（切），同煎至七分，不去滓，食前温服。

【功用】上引肺气，补气。

【主治】三焦俱虚。

平补鹿茸丸

【来源】《圣济总录》卷八十。

【组成】鹿茸（酥炙去毛） 肉苁蓉（酒浸，去皴皮，焙） 干地黄（焙） 柏子仁（研） 菟丝子（酒浸一宿，焙）各一两 黄耆（锉细） 白茯苓（去黑皮） 桂（去粗皮） 防风（去叉） 远志（去心） 车前子 五味子各半两

【用法】上为细末。炼蜜为丸，如梧桐子大。每服三十丸，加至四十丸，空心米饮送下。

【主治】水气平愈，体瘦如旧。

补虚饮

【来源】《圣济总录》卷八十六。

【别名】补肺饮（《普济方》卷二十七）。

【组成】黄耆（锉，炒）二两 人参 茯神（去木） 麦门冬（去心，焙） 桂（去粗皮） 陈橘皮（去白，焙） 当归（炙，锉） 天门冬（去心，焙） 甘草（炙，锉） 熟干地黄（焙） 五味子（炒）各一两

【用法】上为粗末，分作十剂。每剂以水三盏，加生姜半两（切），大枣七枚（擘），同煎取一盏，去滓，空心顿服。

【主治】肺脏因吐血后，四肢虚劣，气乏无力，手脚振掉，饮食不得。

补气黄耆汤

【来源】《圣济总录》卷八十六。

【组成】黄耆（锉） 人参 茯神（去木） 麦门冬（去心，焙） 白术 五味子 桂（去粗皮） 熟干地黄（焙） 陈橘皮（去白，焙） 阿胶（炙燥）各一两 当归（切，焙） 白芍药 牛膝（酒浸，切，焙）各三分 甘草（炙，锉）半两

【用法】上为粗末。每服三钱匕，水一盏，加生姜

三片、大枣二枚（擘破），同煎至六分，去滓，食后温服。

【主治】肺劳，饮食减少，气虚无力，手足颤掉，面浮喘嗽。

胡黄连散

【来源】《圣济总录》卷八十六。

【组成】胡黄连　獭肝（炙）　芜荑仁（焙）　秦艽（去苗土）　白术（锉）各一分　柴胡（去苗）　鳖甲（去裙襕，醋炙）各半两

【用法】上为散。每服三钱匕，取猪肾一只，小便一合，别煎酒二合沸，浸小便与肾，入药，以碗盖，候通口即服，猪肾不吃。

【主治】虚劳，嗜欲过伤，肾气衰竭，咳嗽唾涎，瘦弱不能食。

天麻散

【来源】《圣济总录》卷八十七。

【组成】天麻　附子（炮裂，去皮脐）各一两　甘草（炙）　乌头（炮裂，去皮脐）各二两　麻黄三两（内二两去节，一两不去节）　芜荑仁（炒）　柴胡（去苗）　秦艽（去苗土）　鳖甲（去裙襕，醋炙）　藁本（去苗土）　前胡（去芦头）各四两

【用法】上锉细，如麻豆大，用猪脊骨一条全者，锉，入好酒一斗，同熬候干，去骨，将药焙干，捣罗为散。每服三钱匕，温酒调下，一日二次。

【主治】虚劳，风气不顺。

木香汤

【来源】《圣济总录》卷八十七。

【组成】木香　枸杞子　沉香　山芋　附子（炮裂，去皮脐）　天麻　半夏（汤洗七遍，焙）　秦艽（去苗土）　当归（切，焙）　鳖甲（去裙襕，醋炙）　黄耆　牛膝（酒浸，切，焙）各半两　羌活（去芦头）　枳壳（去瓤，麸炒）　巴戟天（去心）　白茯苓（去黑皮）各一分　肉豆蔻（去壳）四枚　柴胡（去苗）　人参　甘草（炙）各一两

【用法】上锉，如麻豆大。每服三钱匕，水一盏，加生姜二片，葱白一寸，煎至七分，去滓温服，不拘时候。

【主治】气劳，身体羸瘦，四肢少力，面色萎黄，饮食减少，呕逆痰沫，咳嗽胸满。

水浸鳖甲汤

【来源】《圣济总录》卷八十七。

【组成】鳖甲（九肋者，去裙襕，醋炙）　升麻　柴胡（去苗）　人参　白茯苓（去黑皮）　槟榔（锉）　肉豆蔻（去壳）　诃黎勒皮　犀角（镑）　青橘皮（汤浸，去白，焙）　陈橘皮（汤浸，去白，焙）　甘草（炙，锉）　缩砂仁　茴香子（炒）　陈曲（炒）各半两

【用法】上为粗末。每服三钱匕，水一盏半，浸二日，煎至七分，去滓，空心细呷，以食压之。

【主治】气劳羸瘦，四肢疼痛，心腹妨闷，不思饮食。

白术散

【来源】《圣济总录》卷八十七。

【组成】白术一两　白芷　鳖甲（去裙襕，醋炙令焦）　苍术（米泔浸一宿，锉，焙）　防风（去叉）　厚朴（去粗皮，生姜汁炙，锉）　桂（去粗皮）　人参　陈橘皮（去白，焙）　干姜（炮）　高良姜（炮）各半两　吴茱萸（汤洗三遍，焙干）　柴胡（去苗）　蜀椒（去合口并目，炒出汗）　芎藭　白茯苓（去黑皮）　白芜荑　缩砂（去皮）各一两　附子二枚（炮裂，去皮脐）　沉香（锉）　丁香　当归（炙，锉）　木香各一分

【用法】上为散。每服五钱匕，用猪肝三两，批开，入葱白、盐各少许，掺药在内，湿纸裹，慢火煨香熟为度，空心、食前米饮嚼下。

【主治】冷劳，大便滑泄，食饮不美，有盗汗。

沉香丸

【来源】《圣济总录》卷八十七。

【组成】沉香（锉）　木香　芎藭　白茯苓（去黑皮）　槟榔（锉）　楝实（炮）　白附子　人参　石斛（去根）　牛膝（酒浸，切，焙）　补骨脂

（炒） 附子（炮裂，去皮脐） 茴香子（炒） 肉苁蓉（酒浸，切，焙） 泽泻（锉） 青橘皮（去白，焙） 白蒺藜（炒） 阿魏（醋化，去砂石，面和作饼，炙） 硇砂（醋飞）各半两 桃仁（去皮尖双仁，炒，研）一两

【用法】上为末，和匀，次用木瓜二枚（去皮核）蒸烂，研入众药末为丸，如梧桐子大。每服二十丸，食前以温酒或盐汤送下。

【主治】气劳，肢体疼痛，心腹妨闷，减食无力，日渐羸瘦，怠惰呻吟。

陈橘皮汤

【来源】《圣济总录》卷八十七。

【组成】陈橘皮（汤浸，去白，焙）一两 甘草（炙，锉）二两 桃仁五十四枚（汤浸，去皮尖双仁，炒） 诃黎勒皮三两

【用法】上为粗末，和匀。每服五钱匕，水一盏半，煎至一盏，去滓，加獖猪胆汁少许，食后温服，良久再服。

【主治】气劳，心腹妨闷，不欲饮食。

附子汤

【来源】《圣济总录》卷八十七。

【组成】附子（炮裂，去皮脐） 柴胡（去苗）各一两 秦艽（去苗土）一两半

【用法】上锉，如麻豆大。每服二钱匕，用猪胰子一两（切令细），酒半盏，水三分，加薤白三寸，同煎令猪胰熟，去滓温服，每日五更初服之。

【主治】冷劳肌瘦，盗汗少力，时发寒热，不思饮食。

虎杖饮

【来源】《圣济总录》卷八十七。

【组成】虎杖 柴胡（去苗）五味子（炒） 熟干地黄（焙） 白茯苓（去黑皮） 陈橘皮（去白，焙） 麦门冬（去心，焙） 黄芩（去黑心） 甘草（炙，锉）各一两半 人参一两 桂（去粗皮） 黄耆（锉） 芍药 当归（切，焙）各二两

【用法】上为粗末。每服五钱匕，水一盏半，加生姜七片，大枣三枚（劈），同煎至八分，去滓温服，不拘时候。

【主治】男子、妇人冷劳。身体羸瘦，食不化，心腹痞满，呕吐吞酸，面色萎黄，甚则心腹常痛，大肠泄痢，手足逆冷，骨节痠痛。

厚朴汤

【来源】《圣济总录》卷八十七。

【别名】厚朴散（《普济方》卷二二九）。

【组成】厚朴（去粗皮，生姜汁炙，锉） 白术 鳖甲（去裙襕，醋炙） 柴胡（去苗） 石斛（去根） 肉豆蔻（去壳） 地骨皮 犀角（镑） 白茯苓（去黑皮） 人参 甘草（炙，锉）各一两 青木香半两

【用法】上为粗末。每服三钱匕，水一盏，大枣二个（擘破），生姜一枣大（拍碎），煎至七分，去滓，食前温服，一日二次。

【主治】气劳。心腹胀满，吃食不得，胸膈烦闷，面色萎黄，身体无力，不能行履。

香甲汤

【来源】《圣济总录》卷八十七。

【别名】香甲煮散（原书卷八十九）。

【组成】沉香（锉） 青木香 人参 白茯苓（去黑皮） 柴胡（去苗） 槟榔（锉） 桂（去粗皮） 黄耆（锉） 赤芍药 山芋 甘草（炙，锉）各半两 干姜（炮）一分 熟干地黄（焙） 厚朴（去粗皮，生姜汁炙，锉） 白术 鳖甲（去裙襕，以童便浸，炙）各一两

【用法】上为粗末。每服三钱匕，以水一盏，加生姜一枣大（拍碎），大枣二枚（去核），煎至七分，去滓，食后良久温服，每日三次。

【主治】气劳。不思饮食，身体疼痛，胸膈妨闷，四肢烦热。

烧肝散

【来源】《圣济总录》卷八十七。

【组成】山茵陈 石斛（去根） 当归（切，焙）各一两半 木香 桂（去粗皮） 人参 紫菀（去

苗土） 桔梗（炒） 赤芍药 干姜（炮裂） 防风（去叉） 白芜荑 犀角（镑） 吴茱萸（汤洗，焙干，炒）各一两 白术一两一分

【用法】上为散。每用猪肝一具细切，入药末十五钱匕，葱白五茎（细切），入盐三钱匕，与肝拌和令匀，分作三服。每服用荷叶包，更以湿纸三五重裹，慢火烧肝令熟，空心、食前吃，用米饮下。如患冷劳，面色萎黄，不过吃十服愈。

【功用】补五脏，通气脉，和脾胃，止泄痢。

【主治】冷劳，面色萎黄，泄痢。

猪肝丸

【来源】《圣济总录》卷八十七。

【组成】猪肝一具（去皮膜，切，以童子小便二升煮烂） 柴胡（去苗） 秦艽（去苗土） 黄连（去须，炒） 木香 芜荑（炒） 蜀椒（去目及闭口者，炒出汗） 青蒿 当归（切，焙）各一两

【用法】上九味，除肝外，捣罗为末；将猪肝于砂盆内细研，入诸药末，以余小便为丸，如梧桐子大。每服三十丸，加至四十丸，空心酒送下。

【主治】一切冷热劳疾，寒热时作。

煮肝丸

【来源】《圣济总录》卷八十七。

【组成】雄猪肝一具（用米醋三升，煮醋尽为度） 白矾（烧研） 柴胡（去苗）各二两 厚朴（去粗皮涂生姜汁炙透） 干姜（炮裂） 黄连（去须） 陈橘皮（去白，焙）各一两 桂（去粗皮） 附子（炮裂，去皮脐）各半两

【用法】上九味，捣罗八味为末。以醋煮猪肝极烂，入白面五匙相和，煎三、五沸，入诸药末一处，和捣为丸，如绿豆大，焙干。每服七丸，空心温酒送下，晚食后再服，如不饮酒，生姜盐汤送下，重者不过三剂。

【主治】冷劳。腹痛下痢，面色萎黄，四肢无力。

蛤蚧丸

【来源】《圣济总录》卷八十七。

【组成】蛤蚧（去鳞，酥炙）一对 桂（去粗皮） 木香 五灵脂各一两 乌梅（去核）二十枚 甘草（炙，锉）一分

【用法】上为细末，煮枣肉为丸，如梧桐子大。每服二十丸，盐汤送下，妇人醋汤送下，一日三次。

【主治】风虚劳气，肢体无力，吃食减少，心胸不利，咳嗽涎唾；兼妇人血气风劳，不思饮食。

人参汤

【来源】《圣济总录》卷八十八。

【组成】人参 白茯苓（去黑皮） 附子（炮裂）各半两 柴胡（去苗） 枳壳（去瓤，麸炒） 白术 秦艽（去苗土）各一两

【用法】上锉，如麻豆大。每服水三盏，猪肾一枚（去脂膜，切作薄片），煮熟猪肾，入药末二钱匕，葱白一寸，乌梅半枚（拍碎），生姜二片，同煎数沸，去滓温服，不拘时候。

【主治】五劳七伤，气虚羸疲，骨节疼痛。

人参汤

【来源】《圣济总录》卷八十八。

【组成】人参 鳖甲（去裙襕，醋炙） 泽泻 柴胡（去苗） 防风（去叉） 枳壳（去瓤，麸炒） 生干地黄（焙） 白术 胡黄连 羚羊角（镑） 款冬花 甘草（炙，锉）各等分

【用法】上为粗末。每服二钱匕，水一盏，入乌梅一枚，竹叶五片，煎至六分，去滓温服，一日三次。

【主治】虚劳，潮热咳嗽，心腹妨闷，肢体疼痛，饮食减少。

人参汤

【来源】《圣济总录》卷八十八。

【组成】人参半两 柴胡（去苗） 白术 黄耆（锉） 知母各一两 槟榔（锉）一枚 桔梗（炒）半两 当归（切，焙） 陈橘皮（去白，焙干） 甘草（炙，锉） 白茯苓（去黑皮） 白檀香（锉）各一两 山芋 黄芩（去黑心）各半两

【用法】上为粗末。每服三钱匕，水一盏，煎至七分，去滓，食前温服。

【功用】进饮食，退肌热。
【主治】虚劳潮热，咳嗽盗汗。

山芋丸

【来源】《圣济总录》卷八十八。
【组成】山芋二两　黄耆一两　远志（去心）　五味子　牛膝（去苗，酒浸，切，焙）各半两　柏子仁　桂（去粗皮）各三分　巴戟天（去心）一两　熟干地黄（焙）二两
【用法】上为末，炼蜜为丸，如梧桐子大。每服三十丸，食前温酒送下。
【主治】虚劳少气，四肢无力。虚劳腰痛，四肢无力。

木香鳖甲汤

【来源】《圣济总录》卷八十八。
【组成】木香一分　鳖甲（九肋者，去裙襕，醋炙黄）一两　柴胡（去苗）一两　秦艽（去苗土）三分　黄耆一两　知母（焙）三分　白茯苓（去黑皮）三分　人参一两　桔梗（炒）三两　白术一两　甘草（炙）一两　防风（去叉）三分　肉豆蔻（去壳）一分　半夏半两（生姜三两取汁，煮令汁尽，焙）　枳壳（去瓤，麸炒）　芍药各三分
【用法】上锉细，如麻豆大。每服半两，加生姜一分（切碎），大枣三枚，水三盏，煎至二盏，去滓分温二服，早晨、日晚各一次。
【主治】虚劳，寒热往来，不思饮食，口舌生疮，四肢劳倦，五心烦躁，肌肤不泽。

五补汤

【来源】《圣济总录》卷八十八。
【组成】五味子　黄耆（锉）　白术各一两　桂（去粗皮）　人参　厚朴（去粗皮，涂姜汁炙熟）　白茯苓（去黑皮）　当归（切，焙）　甘草（炙，锉）　沉香（锉）　熟干地黄（焙）　陈橘皮（汤浸去白，焙）　半夏（汤洗七遍，去滑）各半两
【用法】上为粗末。每服三钱匕，水一盏，加生姜一小块（拍破），大枣二枚，同煎至七分，食前去滓温服。
【主治】虚劳痰饮，脾胃不和，四肢乏力，不思饮食。

五补麦门冬汤

【来源】《圣济总录》卷八十八。
【别名】麦门冬汤（《普济方》卷二三一）。
【组成】麦门冬（去心，焙）二两　五味子　人参　桂（去粗皮）　甘草（炙）各半两　地骨皮一两　小麦二合　粳米一合
【用法】上为粗末。每服五钱匕，水一盏半，加薤白三寸，切，同煎至一盏，去滓，空腹温服。
【功用】降气，通津液。
【主治】虚劳少气，咳逆伤损，郁郁不足。
【加减】若口干，加竹叶一两（切）。

内补地黄丸

【来源】《圣济总录》卷八十八。
【组成】熟干地黄（焙）　桂（去粗皮）各三分　防风（去叉）　乌头（炮裂，去皮脐）　芎藭　桃仁（汤浸，去皮尖，炒，别研）　牛膝（酒浸，切，焙）　石斛（去根）　干姜（炮裂）各半两
【用法】上九味药除桃仁外，捣罗为末，与桃仁相和令匀，炼蜜为丸，如梧桐子大。每服二十丸，温酒送下，空心、日午、夜卧服。
【主治】虚劳瘦羸，不进食，脏腑虚冷。

牛膝汤

【来源】《圣济总录》卷八十八。
【组成】牛膝（酒浸，切，焙）　青蒿子　羌活（去芦头）各半两　柴胡（去苗）　当归（切，焙）　秦艽（去苗土）　乌梅（去核，炒）　芎藭　甘草（炙）各一两　青橘皮（汤浸，去白，炒）　酸枣仁　地骨皮　桂（去粗皮）　藁本（去苗土）各半两
【用法】上为粗末。每服二钱匕，水一盏，加生姜二片，大枣一个（擘），同煎至七分，去滓温服，不拘时候。

【主治】虚劳潮热，骨节痠痛，面赤口干，夜多盗汗。

半夏汤

【来源】《圣济总录》卷八十八。

【组成】半夏（汤洗去滑，焙干） 槟榔各半两 柴胡（去苗） 桔梗（炒） 人参 赤茯苓（去黑皮） 白术各一两 陈橘皮（去白）三分

【用法】上为粗末。每服五钱匕，水一盏半，加生姜一分（拍碎），煎至一盏，去滓，空腹分温二服。

【主治】虚劳，寒热进退，痰饮不消，四肢拘急，手足时冷。

地黄汤

【来源】《圣济总录》卷八十八。

【组成】熟干地黄二两 黄耆（锉） 桂（去粗皮） 甘草（炙） 当归（切，焙）各三两 芍药 黄精（焙干） 黄芩（去黑心）各一两 麦门冬（去心，焙）五两

【用法】上为粗末。每服三钱匕，水一盏，加生姜半分（拍碎），大枣两枚（去核），煎至六分，去滓，空腹温服，日午、夜卧再服。

【主治】虚劳少气，行动喘促，小便过多。

地骨皮丸

【来源】《圣济总录》卷八十八。

【组成】地骨皮 白槟榔（煨，锉） 桔梗（炒） 麦门冬（去心，焙）各一两半 茯神（去木） 百合 诃黎勒（煨，取皮） 人参 甘草（炙，锉）各一两 熟干地黄（焙） 赤芍药各二两

【用法】上为末，炼蜜为丸，如梧桐子大。每服二十丸，空心煎黄耆汤送下，一日三次。

【主治】虚劳，咳嗽喘满，食少胁痛，时发寒热。

地骨皮汤

【来源】《圣济总录》卷八十八。

【组成】地骨皮 鳖甲（去裙襕，醋炙） 当归（切，焙） 秦艽（去苗土） 柴胡（去苗） 知母（切，焙） 贝母（去心）各等分

【用法】上为粗末。每服三钱匕，水一盏，加乌梅半个，桃、柳枝各七寸（拍碎），同煎至七分，去滓温服。

【主治】虚劳，阴阳不和，早晚潮热，面赤烦躁，肢体疼痛。

芍药汤

【来源】《圣济总录》卷八十八。

【组成】芍药 黄耆（锉） 桂（去粗皮）各一两 甘草（炙） 干姜（炮）各半两 熟干地黄一两（焙） 阿胶（炒燥）半两

【用法】上为粗末。每服五钱匕，水一盏半，煎至一盏，去滓，加饴糖少许，再煎一二沸，食后分二次温服，夜卧再服。

【主治】虚劳少气，胁下妨闷，腹中拘急，少腹㽲痛，唇干口燥，不能饮食。

枸杞汤

【来源】《圣济总录》卷八十八。

【组成】枸杞根（锉） 黄耆（锉）各三分 甘草（炙，锉） 麦门冬（去心，焙） 桂（去粗皮）各半两 粳米一两。

【用法】上为粗末。每服五钱匕，水一盏半，生姜一分（拍碎），煎至一盏，去滓，空腹服，夜卧再服。

【主治】虚劳，骨肉酸疼，吸吸少气，少腹拘急，腰背强痛，心中惊悸，咽干唇燥，面无颜色，饮食减少，忧愁嗜卧。

胡黄连汤

【来源】《圣济总录》卷八十八。

【组成】胡黄连 柴胡（去苗） 鳖甲（去裙襕，醋炙） 甘草（炙，锉） 白蒺藜（炒） 黄耆 附子（炮裂，去皮脐）各半两 威灵仙（去土）一两

【用法】上锉，如麻豆大。每服三钱匕，水一盏，

童子小便、酒共半盏，乌梅一个（拍碎），同煎至一盏，去滓温服，不拘时候。

【主治】虚劳，寒热心忪，骨节酸疼。

厚朴丸

【来源】《圣济总录》卷八十八。

【组成】厚朴（去粗皮，姜汁炙熟） 陈橘皮（汤浸，去白，炒） 白茯苓（去黑皮） 人参 干姜（炮） 白术 薏苡仁各一两半 桂（去粗皮） 牛膝（酒浸，焙）各一两一分 枳壳（去瓤，麸炒） 细辛（去苗叶） 食茱萸 大麦蘖（炒）各三分 石斛（去根） 甘草（炙）各一两

【用法】上为末，炼蜜为丸，如梧桐子大。每服二十丸，加至三十丸，一日二次，温酒送下。

【主治】虚劳，脾胃气弱，呕吐，口干烦渴，不能饮食，四肢疼痛。

前胡汤

【来源】《圣济总录》卷八十八。

【组成】前胡（去芦头）三分 柴胡（去苗） 桔梗（炒） 人参 赤茯苓（去黑皮）各半两 大腹三枚（并皮锉） 半夏（汤洗七遍去滑，焙干） 陈橘皮（汤浸，去白，炒）各一分

【用法】上为粗末。每用五钱匕，水一盏半，入生姜一分（拍破），煎至一盏，去滓，空腹分温二服。

【主治】虚劳胸满，气逆呕吐，饮食不入。

黄耆汤

【来源】《圣济总录》卷八十八。

【组成】黄耆（锉，焙） 甘草（炙，锉） 当归（切，焙） 细辛（去苗叶） 五味子（去茎叶） 人参 桂（去粗皮）各半两 芍药三分 前胡（去芦头）一分 白茯苓（去黑皮）一两 半夏（汤浸去滑，焙干） 麦门冬（去心，焙）各二两

【用法】上为粗末。每服五钱匕，水一盏半，加生姜半分（拍碎），大枣三枚（去核），煎至一盏，去滓，分二次温服，空心一服，如人行三五里再服。

【主治】虚劳不足，四肢羸瘦，脾胃虚冷，痰饮停积，不欲饮食，食即汗出。

猪肝丸

【来源】《圣济总录》卷八十八。

【组成】豮猪肝半具（去脂膜，以酒五升煮令烂，细切，后入药末） 柴胡（去苗） 厚朴（去粗皮，生姜汁炙） 干姜（炮裂） 附子（炮裂，去皮脐） 缩砂（去皮） 白术各一两 陈橘皮（汤浸，去白，炒） 当归（切，炒） 芍药各半两 陈曲（炒） 肉豆蔻（炮，去壳） 桂（去粗皮） 木香 黄连（去须）各一分

【用法】上十五味，除猪肝外，为末，入木臼，将猪肝相和为丸，如梧桐子大。每服二十丸，温酒送下，不拘时候。

【主治】虚劳，不思饮食，腹肚不调，口疮痰逆，及脏腑久冷。

猪肝煎丸

【来源】《圣济总录》卷八十八。

【组成】猪肝 猪肚（净洗，去脂膜）各二具（上二味并切作片，于新砂盆内，以薄黄泥固济，外面泥如灶；初且用小便一斗已来入肝肚，慢火煎，以柳木篦搅，夜盖覆；旋入小便，更可二斗，次别入后药） 桃仁（去皮尖双仁，炒）五两（研） 阿魏二两（醋化，去沙石，以面裹，慢火煨，候面黄熟，去面，并桃仁同研入药） 薄荷汁二升 青蒿头（研汁）二升 猪胆二十枚（取汁。上五味并相次入前药煎，频搅；更入小便二斗，都可五斗已来，不住以慢火煎，渐渐入，不得令干，候煎如稀饧，以通油器盛贮，封盖） 鳖甲（去裙襴，醋炙） 京三棱（煨，锉）各二两 槟榔（锉） 桂（去粗皮） 干漆（炒烟出） 厚朴（去粗皮，生姜汁炙） 附子（炮裂，去皮脐） 木香 蓬莪术（煨） 石斛（去根） 草豆蔻（去皮） 枳壳（去瓤，麸炒） 当归（切，焙） 白术（锉，炒） 牛膝（酒浸，切，焙） 桔梗（锉，炒） 紫菀（去苗土） 芎藭 芍药 诃黎勒皮 陈橘皮（去白，焙） 陈曲（炒） 地

骨皮各一两　肉豆蔻十枚（去壳）　柴胡（去苗）三两

【用法】上二十五味并为末，用前煎为丸，如梧桐子大。每服二十丸，空心人参汤或温酒送下，加至三十丸。

【主治】五劳七伤，脏腑虚惫，四肢少力，骨节疼痛，胃气不调，日渐羸瘦，不思饮食。

麻仁汤

【来源】《圣济总录》卷八十八。

【组成】大麻仁五两　枸杞叶五两　干姜（炮）一两　桂（去粗皮）半两　甘草（炙，锉）二两

【用法】上为粗末。每服三钱匕，以水一盏，煎取半盏，去滓，空腹温服。

【主治】虚劳少气，骨节热痛。

十补丸

【来源】《圣济总录》卷八十九。

【组成】肉苁蓉（酒浸一宿、切，焙）　牛膝（酒浸，切，焙）　菟丝子（酒浸，别捣）　山芋　续断　山茱萸　五味子　柏子仁　巴戟天（去心）　远志（去心）各一两

【用法】上为末，酒煮面糊为丸，如梧桐子大。每服十五丸，食前温酒或盐汤送下。

【功用】补益气血，壮筋骨，暖水脏。

【主治】虚劳羸瘦。

干漆丸

【来源】《圣济总录》卷八十九。

【组成】干漆（以醋炒令烟出）三两　牛膝（锉，酒浸，焙干）三分　桂（去粗皮）　甘草（炙，锉）　肉苁蓉（酒浸，去皱皮，切，焙令干）　菟丝子（酒浸，别捣）　蛇床子（炒令香）　白术各半两

【用法】上八味，捣罗七味为末，入菟丝子相和令匀，炼蜜为丸，如梧桐子大。每服十五丸，空腹以温酒送下，夜食后再服。

【功用】悦泽颜色，益精补气。

【主治】虚劳羸瘦。

干地黄丸

【来源】《圣济总录》卷八十九。

【组成】生干地黄（酒洗去土，炙令干）二两（锉）　干漆（炒令烟出）半两　白术一分半　甘草（炙令赤，锉）一分半　桂（去粗皮）半两　石钟乳（炼成者）一分（研）　酸枣仁（微炒，去皮）一分（别研）　柏子仁（微炒，别研）一分

【用法】除研药外，捣罗为末，和匀，炼蜜为丸，如梧桐子大。每服二十丸，空腹温酒送下，夜卧再服。渐增之。

【功用】令人肥白。

【主治】虚劳羸瘦，虚损少气。

干地黄丸

【来源】《圣济总录》卷八十九

【组成】熟干地黄（焙）一两　细辛（去苗叶）　附子（炮裂，去皮脐）各一分　白茯苓（去黑皮）　山芋　泽泻　干姜（炮）　山茱萸　牡丹皮各半两

【用法】上为末，炼蜜为丸，如梧桐子大。每服三十丸，空腹、夜卧温酒送下。渐加至五十丸。

【主治】虚劳腰脚疼痛，羸瘦不有食。

干地黄丸

【来源】《圣济总录》卷八十九。

【组成】熟干地黄（焙）四两　五味子　鹿茸（去毛，酥炙）　桂（去粗皮）　巴戟天（去心）　远志（去心）各一两　肉苁蓉（酒浸，切，焙）二两　菟丝子（酒浸，别捣）二两半

【用法】上为末，炼蜜为丸，如梧桐子大。每服三十丸，食前枣汤或黄耆汤送下。

【功用】补益。

【主治】五劳七伤，阳气不足，腰脚疫痛。

大补益摩膏

【来源】《圣济总录》卷八十九。

【组成】木香　丁香　零陵香　附子（炮裂）　沉

香　吴茱萸　干姜（炮）　舶上硫黄（研）　桂（去粗皮）　白矾（烧灰，研）各一两　麝香（研）　腻粉（研）各一分

【用法】上一十二味，捣罗八味为末，与四味研者和匀，炼蜜为丸，如鸡头子大。每先取生姜自然汁一合煎沸，投水一盏，药一丸同煎，良久化破，以指研之，就温室中蘸药摩腰上，药尽为度。仍加绵裹肚，系之，有顷腰上如火。久用之，血脉舒畅，容颜悦泽。

【主治】五劳七伤，腰膝疼痛，鬓发早白，面色萎黄，水脏久冷，疝气下坠，耳聋眼暗，痔漏肠风；女人子脏久冷，头鬓疏薄，面生皯䵟，风劳血气，产后诸疾，赤白带下。

寸金丸

【来源】《圣济总录》卷八十九。

【组成】吴茱萸（汤洗，焙干，炒）　青橘皮（汤浸，去白，焙）　牛膝（酒浸，切，焙）　肉苁蓉（酒浸，切，焙）　茴香子（舶上者，炒）各一两　附子一枚（重半两，炮裂，去皮脐）

【用法】上为末，炼蜜为丸，如梧桐子大。每服二十丸至三十丸，空心盐汤送下。

【主治】虚劳腰膝无力，元气虚惫，行步艰难，腿股疼痛。

天仙藤汤

【来源】《圣济总录》卷八十九。

【组成】天仙藤（洗，锉）　鳖甲（去裙襕，醋浸，慢火炙）　黄耆（锉，炒）　牛膝（酒浸，切，焙）　柴胡（去苗）　甘草（炙）各三两　乌药六两（锉）　五加皮（锉）　芍药各二两　木香一两

【用法】上为粗末。每服三钱匕，水一盏半，加乌梅、大枣各半枚，煎至七分，去滓热服，不拘时候。

【主治】五劳骨节疼疼，五心烦热，口苦舌干，不思饮食，咳嗽虚汗，渐瘦无力。

五补丸

【来源】《圣济总录》卷八十九。

【组成】人参　白茯苓（去黑皮）　地骨皮　熟干地黄（焙）各一两

【用法】上为末，炼蜜为丸，如梧桐子大。每服三十丸，温酒送下，食后临睡服。

【主治】虚劳羸瘦，饮食减少，困倦无力。

五香鳖甲饮

【来源】《圣济总录》卷八十九。

【别名】五香鳖甲散（《御药院方》卷六）。

【组成】鳖甲（去裙襕，醋炙）二两　大黄（湿纸煨）三分　人参　附子（炮裂，去皮脐）　枳壳（汤浸去瓤，麸炒）　牛膝（切，焙）各二两半　桂（去粗皮，锉）半两　熟干地黄一两半（炒）　厚朴（刮去粗皮，用生姜汁炙）　五味子（炒）　木香　丁香　当归（切、炒）　白术　芍药　白茯苓（去黑皮）　肉豆蔻（去皮）　沉香（锉）　京三棱（炮）　羌活（去芦头）　槟榔（煨）各一两

【用法】上锉，如麻豆大。每服三钱匕，以水一盏，加大枣一枚（擘），生姜三片，同煎至七分，去滓温服，不拘时候。

【主治】虚劳，身体气刺疼痛，日渐瘦弱，心下气满，不思饮食。

丹砂饮

【来源】《圣济总录》卷八十九。

【组成】丹砂（研）　牛黄（研）　麝香（研）　龙脑（研）　狗脊　皂荚（去皮子）　狼牙各半两　犀角屑一两半　槟榔二七枚（并皮锉，别捣）

【用法】上九味，除槟榔别捣外，为极细末。先以水三升，渍槟榔仁并皮，只煎取一升，然后下诸药末，更煎取半升，不去滓，分作三服，如人行七里再服。利六七行自止，煮浆水粥食之。

【主治】虚劳瘦病，不问久近，治不瘥者。

六奇汤

【来源】《圣济总录》卷八十九。

【组成】柴胡（去苗）　厚朴（去粗皮，生姜汁炙，锉）　枳壳（去瓤，麸炒）　白术各半两　京三棱（醋浸，炮，锉）　白茯苓（去黑皮）各一两

【用法】上为粗末。每服三钱匕，水一盏，加生姜半分（切碎），同煎至八分，去滓，空心温服。

【主治】

1.《圣济总录》：虚劳羸瘦，日久不瘥。

2.《普济方》：心腹痞满，不思饮食。

石斛汤

【来源】《圣济总录》卷八十九。

【组成】石斛（去根，锉）二两　苍术四两（米泔浸一宿，切，麸炒）　桔梗（锉，炒）　陈橘皮（去白，焙）　甘草（炙，锉）　麻黄（去节）　骨碎补（去毛）　桂（去粗皮）各二两

【用法】上为粗末。每服三钱匕，水一盏半，加乌梅半个，生姜二片，大枣一枚（擘），同煎至八分，去滓，稍热服。

【主治】虚劳，身体疼痛，发热羸瘦。

地骨皮汤

【来源】《圣济总录》卷八十九。

【组成】地骨皮　细辛（去苗叶）各半两　柴胡（去苗）一两　甘草（炙，锉）　人参　白茯苓（去黑皮）各半两

【用法】上为粗末。每服三钱匕，水一盏，煎至七分，去滓温服，一日三次。

【主治】虚劳，肢体疼痛，头目昏眩，怠惰少力，饮食无味，心忪烦渴，口苦咽干，夜多盗汗。

当归散

【来源】《圣济总录》卷八十九。

【组成】当归（去芦头，焙干）　石斛（去根）　天门冬（去心，焙）　菴蕳子　地肤子　肉苁蓉（酒洗，去皴皮，切，焙干）各一两　白蔹　覆盆子　甘草（炙令赤，锉）　五味子各三分　桂（去粗皮）　牛膝（锉，酒浸，焙干）　附子（炮裂，去皮脐）各半两　石钟乳（炼成者）一两一分

【用法】上为散。每服三钱匕，以温酒入少熟蜜调下，空心、日午、夜食后服之。

【主治】虚劳羸瘦，面目黧黑，四肢苦重，短气，不思饮食。

肉苁蓉丸

【来源】《圣济总录》卷八十九。

【组成】肉苁蓉（酒浸一宿，切，焙）　磁石（煅，醋淬）　威灵仙（去土）各一两　槟榔三枚（炮，锉）　肉豆蔻（去壳）　木香　桂（去粗皮）　蜀椒（去目及闭口者，炒出汗）　牛膝（酒浸一宿，切，焙）　远志（去心）　黄耆（锉）　补骨脂（炒）　茴香子（炒）　硇砂（别研）　附子（炮裂，去皮脐）各半两　生姜二两（切，焙）　沉香一分

【用法】上为末，炼蜜为丸，如梧桐子大。每服十五丸，空心、食前温酒送下。

【主治】元脏气虚，脐腹紧痛，腰脚少力，行步艰难，面黄肌瘦，耳内虚鸣，精神不爽。

竹茹汤

【来源】《圣济总录》卷八十九。

【组成】青竹茹　人参　续断　桔梗（炒）　五味子　紫菀（去土）　桑根白皮（锉）　前胡（去芦头）　麦门冬（去心，焙）　赤小豆　甘草（炙，锉）　熟干地黄（焙）各一两

【用法】上为粗末。每服三钱匕，水一盏，煎至七分，去滓温服。

【主治】虚劳盗汗，日晡潮热。

羊肾汤

【来源】《圣济总录》卷八十九。

【组成】磁石三两（煅，醋淬）　桂（去粗皮）　甘草（炙，锉）各一两　五味子　白茯苓（去黑皮）各二两　牛膝（酒浸，切焙）一两半

【用法】上为粗末。每服五钱匕，水二盏，先取羊肾一只，细切，煎三五沸，次下药，煎至一盏，去滓，空腹温服，良久再服。

【主治】虚劳肾气不足，腰痛无力，手脚痠痛，状似骨蒸。

麦门冬散

【来源】《圣济总录》卷八十九。

【组成】麦门冬（去心，焙） 石韦（去毛） 五味子 白茯苓（去黑皮） 菟丝子（酒浸一宿，别捣） 生干地黄（焙）各一两 桂（去粗皮）半两

【用法】上为散。每服二钱匕，空腹温酒调下，日午、夜食后再服。

【主治】虚劳羸瘦，面体少色。

谷仙散

【来源】《圣济总录》卷八十九。

【组成】石斛（去根） 肉苁蓉（酒浸，切，焙） 杜仲（去粗皮，锉，炒） 菟丝子（酒浸，别捣） 远志（去心） 菖蒲 麦门冬（去心，焙） 白马茎（切，焙） 防风（去叉） 萆薢 柏实 续断 山芋 蛇床子 泽泻 细辛（去苗叶） 天雄（炮裂，去皮脐）各等分

【用法】上为散。每服三钱匕，温酒调下。

【主治】虚劳羸瘦，目风泪出，耳作蝉鸣，口中干燥，饮食多呕，时或下痢，腹中雷鸣，阴下湿痒，不能久立，四肢烦疼。

羌活丸

【来源】《圣济总录》卷八十九。

【别名】羌活硫黄丸（原书卷一八五）。

【组成】羌活（去芦头） 天雄（炮裂，去皮脐） 茴香子（炒） 木香 天麻 硫黄（生，研）各一两 干艾叶四两 硇砂一两（水飞过）

【用法】前五味为末，用木瓜一枚，切下顶，去子，入硫黄、艾叶、硇砂在内，再以原顶密盖，就饭甑蒸熟研烂，与羌活等末为丸，如梧桐子大。每服二十丸，温酒或盐汤送下。

【主治】虚劳腰脚疼痛，肿满沉重，行步艰难；元阳虚弱，风气攻注，脚膝疼痛。

补益煎

【来源】《圣济总录》卷八十九。

【组成】生地黄四斤 生天门冬一斤 生藕一斤 生姜半斤（以上四味锉碎，用生绢袋绞取汁） 石斛（去根） 鹿茸（酥炙，去毛） 菟丝子（酒浸一宿，捣成片子，焙干） 牛膝（酒浸一宿，焙干） 黄耆（锉） 柴胡（去苗） 地骨皮 人参 白茯苓（去黑皮） 桂（去粗皮） 木香 附子（炮裂，去皮脐）各一两

【用法】上为末，先将前四味自然汁，于银石器内熬耗一半，入好酒一斗，又熬去一半，入酥、蜜各半斤同熬，次入上件药末于汁内，用柳枝不住手搅，直候匙上抄起为度，于新瓷器内盛，用蜡纸封口。每日一匙，空心温酒调下。

【功用】和益营卫，驻颜补气，滋润肌体。

【主治】虚劳肌瘦，腿膝少力，不思饮食，皮肤生疮。

附子木瓜丸

【来源】《圣济总录》卷八十九。

【组成】附子（重半两者）十枚（以黑豆一升，水三碗，银石器慢火煮之，候豆熟附子软，切，焙干） 牛膝（酒浸，切，焙）六两 羌活（去芦头）四两 茴香子（舶上者，炒） 青橘皮（汤浸，去白，焙） 巴戟天（去心）各二两 木瓜（宣州者，去皮核）六两（蒸软，用新沙盆研成膏，和前药，如干，加薄面糊少许）

【用法】上七味，六味为末，以木瓜膏为丸，如梧桐子大。每服二十丸至三十丸，空心、食前盐汤送下。

【主治】下元久虚，腰膝无力，步履甚艰，或发疼痛，饮食进退，久服诸药未成痊效者。

虎骨散

【来源】《圣济总录》卷八十九。

【组成】虎骨（醋炙） 猴孙骨（醋炙） 自然铜（烧，醋淬） 骨碎补（去毛） 赤芍药 补骨脂（炒） 金牙（烧，醋淬） 苍术（切，炒） 当归（切，炒） 芎䓖 牛膝（切，酒浸，焙） 桂（去粗皮） 人参 柴胡（去苗） 败龟（醋炙） 沉香各一两

【用法】上为细散。每服二钱匕，温酒调下，空心、日午、近夜服。

【主治】虚劳，荣卫俱伤，遍身疼痛。

轻骨汤

【来源】《圣济总录》卷八十九。

【组成】知母（焙） 人参 天仙藤（洗，锉） 白术 秦艽（去土） 柴胡（去苗，洗，锉，焙） 鳖甲（去裙襕，醋炙）各一两 黄耆（洗，打破，手劈如丝，以盐少许和水揉，猛火焙干） 常山 当归（切，炙） 前胡（去芦头） 芎䓖 紫菀（洗，焙） 白茯苓（去黑皮） 甘草（生）各半两

【用法】上为粗末。每服三钱匕，水一盏半，加乌梅半个，同煎至八分，去滓温服。

【主治】虚劳身体倦怠，百节疫疼，羸瘦发热，神昏不爽。

桂心汤

【来源】《圣济总录》卷八十九。

【组成】桂（去粗皮） 黄耆（去芦头，锉，炒）各三分 芍药 甘草（炙，锉） 人参各一两

【用法】上为粗末。每服五钱匕，以水一盏半，加生姜三片、大枣二枚（擘），煎至七分，去滓温服，空心、日午、夜卧各一次。

【主治】虚劳体痛，手足疼，心热腹满，胸中少气，客热，头痛欲吐，恍惚多忘，小便赤涩，或多余沥，卧不安席。

蒜煎汤

【来源】《圣济总录》卷八十九。

【组成】甘草（炙） 秦艽（去土） 当归（洗，切，焙） 玄参（洗，焙） 延胡索各二两 常山四两 山栀子（去皮）二两 鳖甲（九肋者，去裙襕，酥炙令黄）三两 黄耆（锉） 乌梅（去核，炒） 芎䓖各二两

【用法】上锉，如麻豆大，瓷盒收，勿泄气。每服二钱匕，水八分一盏，入蒜一瓣去两头，煎至六分，去滓温服，一日三次。

【主治】虚劳，夜多虚汗，肌体瘦弱，减食困劣，咳嗽不止。

覆盆子丸

【来源】《圣济总录》卷八十九。

【组成】覆盆子（去萼） 巴戟天（去心） 山芋 泽泻 附子（炮裂，去皮脐）各一两半 白术（炒） 桂（去粗皮） 菟丝子（酒浸，别捣） 牛膝（酒浸，切，焙） 人参 白茯苓（去黑皮） 厚朴（去粗皮，生姜汁炙） 干姜（炮裂） 山茱萸 细辛（去苗叶） 远志（去心） 甘草（炙，锉） 五味子 陈橘皮（去白，炒） 龙骨 石斛（去根） 青木香 槟榔（锉） 芎䓖 熟干地黄（焙） 赤石脂 陈曲（炒） 柏子仁 地骨皮 蛇床子各一两 肉苁蓉（去皱皮，酒浸，切，焙） 黄耆（锉）各二两

【用法】上为末，炼蜜为丸，如梧桐子大。每服四十丸，空心、食前温酒送下。

【功用】令人肥健。

【主治】虚劳腰痛，不能运动；及男子五劳七伤，下元虚损。

鳖甲汤

【来源】《圣济总录》卷八十九。

【组成】鳖甲（去裙襕，酥炙） 柴胡（去苗） 附子（炮裂，去皮脐） 白茯苓（去黑皮） 芍药各一两 沉香 黄耆 桔梗 人参 芎䓖 桂（去粗皮） 木香 黄芩（去黑心） 五味子 半夏（汤洗七遍，去滑，焙） 防风（去叉） 枳壳（去瓤，麸炒） 当归（切，焙） 麻黄（去根节，汤煮掠去沫，焙） 羌活（去芦头） 秦艽（去苗土）各半两 槟榔一个 甘草（炙）一两半（锉） 陈橘皮（汤浸，去白，焙）一分

【用法】上锉。如麻豆大。每服三钱匕，水一盏，加生姜二片，大枣一个（劈破），同煎至七分，去滓温服。

【主治】男子、妇人五劳七伤。四肢无力，手足疼痛，饮食无味。

七宝丸

【来源】《圣济总录》卷九十。

【组成】芦荟 柏子仁 茯神（去木） 款冬

花　麦门冬（去心，焙）　知母各一两　生干地黄（焙）半两

【用法】上为末，炼蜜为丸，如弹丸大。每服一丸，河水一盏，加生姜少许，煎至六分，和滓温服，不拘时候。

【主治】虚劳，喘急咳嗽，吐血咯血。

人参煮散

【来源】《圣济总录》卷九十。

【组成】人参　鳖甲（去裙襕，醋炙）各一两　附子（炮裂，去皮脐）　缩砂蜜（去皮）　桂（去粗皮）　陈橘皮（汤浸，去白，焙）　干姜（炮）　柴胡（去苗）　桔梗（略炒）　当归各三分（切，焙）　五味子　甘草（锉，炒）各半两

【用法】上为散。每服三钱匕，水一盏，加生姜二片，盐少许，同煎至七分，去滓温服，每日空心、午前、日晚各一。

【功用】补虚，进饮食。

【主治】虚劳，心胸痞闷，腹胁虚胀。

山芋苁蓉丸

【来源】《圣济总录》卷九十。

【组成】山芋　肉苁蓉（酒浸，切，焙）　牛膝（酒浸，切，焙）　菟丝子（酒浸，切，焙）　五味子　杜仲（去粗皮，炙，锉）　泽泻　熟干地黄（焙）　茯神（去木）　人参　山茱萸　桂（去粗皮）　巴戟天（去心）　石斛（去根）　鹿茸（去毛，酥炙）　蛇床子　远志（去心）　续断　覆盆子　天雄（炮裂，去皮脐）　甘草（炙，锉）各等分

【用法】上为末，炼蜜为丸，如梧桐子大。每服三十丸，空心、食前温酒送下，一日二次。一方为散，每服二钱匕，酒调下。

【主治】丈夫五劳七伤，小便数，饶虚汗，足膝冷疼，不能久立，健忘昏塞，精神不爽。

四味地黄丸

【来源】《圣济总录》卷九十。

【组成】熟干地黄（焙）　白术　白茯苓（去黑皮）　菟丝子（酒浸两宿，别捣）各等分

【用法】上为末，炼蜜为丸，如梧桐子大。每服三十丸，空腹温酒送下，一日二次。

【功用】补腰膝，填骨髓，令人悦泽。

【主治】虚劳，腹内冷气。

柴胡汤

【来源】《圣济总录》卷九十。

【组成】柴胡（去苗）一两半　鳖甲（去裙襕，醋炙）　秦艽（去苗土）　知母（焙）　桂（去粗皮）　人参　白茯苓（去黑皮）　附子（炮裂，去皮脐）　黄耆　五味子　羌活（去芦头）　木香　沉香各半两　枳壳（去瓤，炒）一分　枸杞子一分　槟榔（炮，锉）二枚

【用法】上锉，如麻豆大。每服三钱匕，水一盏，煎至六分，去滓温服，不拘时候。

【主治】五劳七伤，四肢少力，肌瘦盗汗，遗精心忪，不思饮食，咳嗽唾脓血。

柴胡汤

【来源】《圣济总录》卷九十。

【组成】柴胡（去苗）三分　黄耆（锉）一两　厚朴（去粗皮，涂生姜汁炙）　半夏（汤洗去滑，焙干）各三分　人参　白茯苓（去黑皮）　防风（去叉）　细辛（去苗叶）各半两　当归（切，焙）　麦门冬（去心，焙）各二两　陈橘皮（汤浸，去白，焙）　甘草（炙，焙）　杏仁（汤浸，去皮尖双仁，别研）　槟榔各半两

【用法】上为粗末。每服五钱匕，水一盏半，加生姜一分（切碎），煎至一盏，去滓，空腹顿服，夜卧再服。

【主治】虚劳羸瘦，心虚惊悸，气乏力劣。

黄耆丸

【来源】《圣济总录》卷九十。

【组成】黄耆（锉）一两　熟干地黄（焙）二两　石斛（去根）　五味子（炒）　白术　枸杞子　肉苁蓉（酒浸一宿，去皱皮，焙）　山芋　桂（去粗皮）　人参　甘草（炙，锉）各一两半

【用法】上为末，炼蜜为丸，如梧桐子大。每服二十丸，温酒送下，饮下亦得，每日二次。稍加至三十丸。

【功用】补虚益气。

【主治】虚劳，阳气不足，四肢逆冷，虚羸少气。

黄耆丸

【来源】《圣济总录》卷九十。

【组成】黄耆（锉） 肉苁蓉（酒浸，切，焙） 五味子 天雄（炮裂，去皮脐） 牛膝（酒浸，切，焙）各二两 熟干地黄三两 干姜（炮） 山芋 山茱萸 桂（去粗皮）各一两半

【用法】上为末，炼蜜为丸，如梧桐子大。每服三十丸，食前以酒送下。

【主治】五劳七伤，髓液虚惫，四肢逆冷。

鹿茸丸

【来源】《圣济总录》卷九十。

【组成】鹿茸（酒浸，炙黄） 桂（去粗皮） 石膏（碎）各三分 熟干地黄（洗，焙） 续断 牛膝（酒浸一宿，锉，焙）各一两 肉苁蓉（酒洗，切，焙） 干姜（炮）各半两 杜仲（去粗皮，酥炙）二两 菟丝子（酒浸，别捣） 荆子 五味子（炒） 人参 巴戟天（去心） 远志（去心） 蛇床子（炒香） 石斛（去根及黑者） 枸杞子各一两

【用法】上为末，炼蜜为丸，如梧桐子大。每服十五丸，渐加至二十丸，空心、食前、夜卧时温酒送下；亦可为散，每服一钱匕，酒调下。

【主治】虚劳，两足疼冷，或时发热；由于行房失度，两目䀮䀮，四肢沉重，多卧少起。

紫芝丸

【来源】《圣济总录》卷九十。

【组成】紫芝一两半 山芋 天雄（炮裂，去皮脐） 柏子仁（炒香，别研） 枳实（去瓤，麸炒黄） 巴戟天（去心） 白茯苓（去黑皮）各一分半 人参 生干地黄（洗，焙） 麦门冬（去心，焙） 五味子（去茎叶，炒） 半夏（汤洗去滑，炒） 牡丹皮 附子（炮裂，去皮脐）各三分 蓼实 远志（去心）各一分 泽泻 瓜子仁（炒香）各半两

【用法】上为末，炼蜜为丸，如梧桐子大。每服十五丸，渐增至三十丸，温酒送下，空心、日午、夜卧各一服。

【功用】安神保精。

【主治】虚劳短气，胸胁苦伤，唇口干燥，手足逆冷，或有烦躁，目视䀮䀮，腹内时痛。

犀角汤

【来源】《圣济总录》卷九十。

【组成】犀角屑一两 黄耆（锉）三分 龙胆（去芦头）半两 赤茯苓（去黑皮） 人参各一两 枳实（去瓤，麸炒）三分 槐实（炒香）半两

【用法】上为粗末。每用五钱匕，用水一盏半，加竹叶五片（细锉），煎至一盏，去滓，调丹砂末半钱匕，早食后及夜卧时温服。

【主治】虚劳羸瘦，愁忧思虑，神情不乐，善忘惊悸，小便秘难。

人参汤

【来源】《圣济总录》卷九十一。

【组成】人参 赤茯苓（去黑皮） 桑根白皮（锉，炒） 芍药 秦艽（去苗土） 半夏（汤洗去滑七遍）各一两 鳖甲（去裙，醋炙）三两 柴胡（去苗） 大腹（炮） 木香各一两 京三棱（醋浸泡，捶碎）二两 甘草（炙，锉）三分 枳壳（去瓤，麸炒）一分

【用法】上为粗末。每服三钱匕，水一盏，加生姜三片，大枣二枚，同煎至五分，去滓温服，不拘时候。

【主治】虚劳，四肢发肿，饮食不进，百节无力，多卧少起。

人参饮

【来源】《圣济总录》卷九十一。

【组成】人参一两 鳖甲（醋浸，去裙，炙黄）二两 柴胡（去苗） 当归（切，焙） 枳壳（去瓤，

麸炒） 甘草（炙，锉）各一两 桃仁七十枚（汤浸，去皮尖，别研） 白槟榔一枚（锉）

【用法】上为粗末。每服三钱匕，加童便一盏，浸一宿，平旦煎至七分，去滓，空心温服。

【主治】虚劳脚气，脐腹及面目浮肿。

【加减】若女人病，加干膝一两。

人参散

【来源】《圣济总录》卷九十一。

【组成】人参三分 桔梗（炒）一两 桂心（去粗皮）一两半 秦艽（去苗土）一两 牡蛎（烧令通皮）半两 黄芩（去黑心）半两 白术一两 干姜（炮）一两 白茯苓（去黑皮）一两 附子（炮裂，去皮脐）三分 细辛（去苗叶）半两 防风（去叉）一两半 蜀椒（去目及闭口，炒出汗）

【用法】上为细散。每服三钱匕，空腹温酒调下。

【主治】虚劳，风寒冷毒，休息下痢，垂命欲死。

大通丸

【来源】《圣济总录》卷九十一。

【组成】熟干地黄（焙）半斤 天门冬（去心，焙） 白术（锉） 干姜（炮） 当归（切，焙） 石斛（去根） 甘草（炙，锉） 肉苁蓉（酒浸，去皱皮，切，焙） 芍药 人参 大黄（锉，炒） 紫菀（洗）各一两半 白茯苓（去黑皮） 杏仁（汤浸，去皮尖双仁，炒） 防风（去叉） 麻仁（生研）各三分 白芷半两 蜀椒（去目及闭口，炒出汗）一两

【用法】上为末，炼蜜煮枣肉合为丸，如梧桐子大。每服二十丸，米饮送下，一日三次。

【主治】虚劳，心腹积聚，胁肋刺痛，肌体羸瘦，不欲饮食；及八风十二痹，气血不荣。

大琥珀散

【来源】《圣济总录》卷九十一。

【组成】琥珀（研）二两 干姜（炮） 石苇（去毛） 滑石（研） 牡丹皮 白茯苓（去黑皮） 芎䓖 石斛（去根） 续断 当归（切，焙） 远志（去心） 人参 牛膝（去苗）各三两 桂（去粗皮）二两半 肉苁蓉（酒浸，去皱皮，焙） 松脂（炼了者） 牡蒙 陈橘皮（汤浸，去白，焙）各四两 荏子 松实（和皮用） 柏子仁各三升 车前子 菟丝子（酒浸，别捣，焙） 枸杞子 胡麻子 芜菁子 麦门冬（去心，焙）各一升 木通一十四两 蛇床子（炒）半升

【用法】上为细散。每服三钱匕，以牛乳半盏，水一盏，同煎少时，和滓温热服。

【功用】轻身益气，消谷能食，耐寒暑，驻颜，润肌肤，力倍常人。

【主治】虚劳脱营，真气不足，形体毁沮，四肢沉重，咽干口燥，饮食无味，远视䀮䀮，惊悸不安，五脏虚损，病从内生。

大鳖甲丸

【来源】《圣济总录》卷九十一。

【组成】鳖甲一枚重二两（去裙襕，醋炙） 柴胡（去苗） 大黄（湿纸裹煨） 熟干地黄（焙） 乌梅（去核，炒） 桃仁（汤浸，去皮尖、双仁，炒）各一两 干姜（炮） 槟榔（锉） 木香 人参 白茯苓（去黑皮） 芎䓖 桂（去粗皮） 紫菀（去苗土） 芍药 牛膝（酒浸，切，焙） 知母（焙） 京三棱（炮，锉） 五味子 白术 黄连（去须） 厚朴（去粗皮，姜汁炙） 黄芩（去黑心） 陈橘皮（汤浸，去白，炒） 枳壳（去瓤，麸炒） 当归（切，焙）各半两

【用法】上为末，炼蜜为丸，如梧桐子大。每服二十丸至三十丸，温酒送下，一日三次。

【主治】虚劳积聚，心腹胀满，喘促气逆，面色萎黄，痰嗽心忪，不思饮食。

天门冬汤

【来源】《圣济总录》卷九十一。

【组成】天门冬（去心，焙） 麦门冬（去心，焙） 柴胡（去苗） 桑根白皮（锉） 甘草（炙）各二两 山芋 人参各一两半 熟干地黄（焙） 生干地黄（焙）各三两 枇杷叶（拭去毛） 枳壳（去瓤，麸炒） 石斛（去根） 白茯苓（去黑皮）各一两

【用法】上为粗末。每服三钱匕，水一盏，煎至七分，食后去滓温服，一日二次。

【主治】虚劳，口舌干燥，津液减耗；及口疮，牙齿宣露。

天门冬散

【来源】《圣济总录》卷九十一。

【组成】天门冬（去心，焙） 石菖蒲 远志（去心） 熟干地黄（焙） 山茱萸 桂（去粗皮） 石韦（去毛） 白术各一两 白茯苓（去黑皮）二两

【用法】上为细散。每服一钱匕，热水调下，服药至三十日后，筋力倍加，至百日后，耳目聪明，老少皆可服。

【功用】补虚益精血，除百疾；久服驻颜益寿。

【主治】虚劳脱营，气血耗夺，形体毁沮，失精少气，洒洒然时惊。

五牡丸

【来源】《圣济总录》卷九十一。

【组成】牡蒙二两 牡桂（去粗皮）二两 牡荆子二两 牡丹皮二两 牡蛎（熬）二两 人参 天雄（炮裂，去皮脐，大者）二枚 桑寄生二两 狗脊（去毛）二两 雷丸（炮）二两 石长生一两 萹蓄一两 小豆三两 贯众二两 东门鸡头末二两

【用法】上为末，炼蜜为丸，如梧桐子大。每服七丸，空腹温酒送下，夜食后再服。渐增之，以知为度。

【主治】虚劳脱营，荣卫耗夺，阳气乏少，少气时惊，饮食不为肌肤，四肢疼痛，并治妇人诸病。

正阳丸

【来源】《圣济总录》卷九十一。

【组成】鹿茸（去毛，酥炙）二两 肉苁蓉（酒浸，切，焙） 石南各一两 五味子 胡芦巴（炒）各三分 木香一两半 石斛（去根） 韭子（炒） 牛膝（酒浸，切，焙）各半两 巴戟天（去心） 附子（炮裂，去皮脐）各一两 白马茎（涂酥炙干）二两

【用法】上为末，炼蜜为丸，如梧桐子大。每服二十丸，食前温酒或盐汤送下。

【主治】阳气虚损，下元冷极，精泄不禁，小便频数，腰脚无力，饮食减少。

甘草丸

【来源】《圣济总录》卷九十一。

【组成】甘草（炙，锉） 当归（切，焙） 芍药各一两 干姜（炮） 芎䓖 人参 黄芩（去黑心）各半两

【用法】上为末，炼蜜为丸，如弹丸大。每服一丸，温酒化下，空腹夜卧服。

【功用】强神益气。

【主治】虚劳脱营，羸瘦少气，精神毁减。

石斛散

【来源】《圣济总录》卷九十一。

【组成】石斛（去稍黑者）一两 山茱萸 五味子 萆薢各一两 肉苁蓉（酒洗，去皴皮，切，炙）一两半 远志（去心） 人参 桂（去粗皮）各一两 菟丝子一两半（酒浸一宿，别捣） 秦艽（去苗土）一两一分 赤茯苓（去黑皮）三分 蜀椒（去目并闭口者，炒出汗）一两

【用法】上为散。每服二钱匕，空腹温酒调下，日午、夜卧再服。

【主治】虚劳，腹中拘急，食不生肌肉，面色黑黄，手足疼痛，小便不利。

龙骨散

【来源】《圣济总录》卷九十一。

【组成】龙骨 人参 远志（去心）各一两一分 白茯苓（去黑皮） 肉苁蓉（酒浸，切，焙）各一两半 蛇床子（炒） 桂（去粗皮） 菟丝子（酒浸，捣，焙） 巴戟天（去心） 石斛（去根）各一两

【用法】上为散。每服三钱匕，温酒调下，一日三次。

【主治】五劳七伤，失精腰痛，少气，面目萎黄，手足痛冷，不思饮食。

白龙骨丸

【来源】《圣济总录》卷九十一。

【组成】白龙骨一两　韭子（炒）半两　补骨脂（炒）　肉苁蓉（酒浸，切、焙）各一两　菟丝子（酒浸，别捣）半两

【用法】上为末，酒煮面糊为丸，如梧桐子大。每服二十丸至三十丸，空心、食前温酒送下。

【主治】虚劳，元气虚弱，精滑不禁，腰脊疼痛。

地黄煎丸

【来源】《圣济总录》卷九十一。

【组成】地黄汁一升（煎成煎）　鹿茸（去毛，酥炙黄色）半两　人参一两半　茯神（去木）半两　防风（去叉）半两　甘草（炙，锉）一两

【用法】上为末，以地黄煎为丸，如梧桐子大。每日三十丸，空心温酒送下。

【功用】补益，镇心，强志。

【主治】虚劳脱营，失精少气，形体日减。

苁蓉丸

【来源】《圣济总录》卷九十一。

【组成】肉苁蓉（酒浸一宿，切作片子，焙干）二两　磁石三两（烧醋淬七遍，研）　鹿茸（酥炙，去毛）　桂（去粗皮）　熟干地黄（焙）　巴戟天（去心）各一两　附子（炮裂，去皮脐）　远志（去心）　地骨皮各半两　黄耆（锉）一两　牛膝（酒浸一宿，切，焙）二两　五味子（炒）　白茯苓（去黑皮）各一两　晚蚕蛾（炒）半两

【用法】上药除磁石外，为细末，同研匀，炼蜜为丸，如梧桐子大。每服二十丸，空心食前温酒送下。

【主治】虚劳，肾气不足，腹内拘急，目暗耳鸣，四肢困倦，行步乏力，脚如石沉，肌瘦羸弱，面色萎黄，脐下紧痛，心忪盗汗，小便滑数。

苁蓉汤

【来源】《圣济总录》卷九十一。

【组成】肉苁蓉（酒洗，去皴皮，焙）　白茯苓（去粗皮）各二两　五味子　牛膝（去苗，锉，焙令干）　五加皮（锉）　地骨皮　防风（去叉）　黄耆（细锉）　泽泻　桂（去粗皮）各一两　磁石（烧通赤，醋淬五遍）三两

【用法】上为粗末。每五钱匕，用水一盏半，入羊肾一分细切，煎至一盏，去滓，空腹分温二服，如人行四五里再服。

【主治】脱营，虚劳耗竭，形体日减，气虚时惊。

补益干地黄汤

【来源】《圣济总录》卷九十一。

【组成】熟干地黄（焙）　黄耆（锉）各半两　地骨皮一分　枳壳（去瓤，麸炒）半两　蒺藜子（炒去角）　磁石（煅，醋淬七遍）各三分　五味子　桂（去粗皮）各一分

【用法】上为粗末。每服五钱匕，先用水一盏半，加羊肾一只（细切），煎三五沸，次下药末，大枣二枚（擘破），煎至一盏，去滓，空腹温服。

【主治】虚劳，水脏虚损，脚膝无力，口干舌燥。

灵感丸

【来源】《圣济总录》卷九十一。

【组成】柴胡（去苗）　防风（去叉）　紫菀（去苗土）　当归（切，焙）　人参　赤茯苓（去黑皮）　干姜（炮裂）　桔梗（炒）　菖蒲　乌头（炮裂，去皮脐）　厚朴（去粗皮，生姜汁炙，锉）　大黄　吴茱萸（汤洗，焙干）　皂荚（去皮子、酥炙）　蜀椒（去目并闭口，炒出汗）　陈橘皮（去白，炒）　郁李仁（别研）　黄连（去须，炒）　巴豆各半两（去油，研）

【用法】上为末，炼蜜为丸，如梧桐子大。每服五丸，空心酒饮送下，取微利为度。如风冷气人，长服此药最佳。又宜夜服。

【主治】虚劳积聚，腹胁坚满；男子、妇人一切风劳冷气，头旋眼疼，手脚痛痹；血风劳气，攻击五脏四肢，筋脉掉动，面上习习似虫行；遍生疮癣；心膈烦闷，腹痛虚鸣，腰疼膝冷，手足或冷或热；诸气刺痛，呕逆醋心，肠胃秘涩，肺气发动，耳复虚鸣，脚膝无力；仍治妇人诸病，冷血劳气，发损面黄，气刺心腹，骨筋疼痛，经脉不

调，经年逾月，或下过多不定；兼治冷热诸痢，脚气水肿等。

松实丸

【来源】《圣济总录》卷九十一。

【组成】松实（去皮） 白茯苓（去黑皮） 麦门冬（去心，焙） 柏子仁（微炒，别研） 甘草（炙，锉） 山芋 枸杞子 肉苁蓉（酒浸，去皴皮，炙干） 五味子（去茎叶） 桂（去粗皮） 熟干地黄（焙） 陈橘皮（汤浸，去白，焙） 干姜（炮） 泽泻 远志（去心） 石斛（去根黑者） 女贞实 络石 杜仲（去粗皮，涂酥炙）各等分

【用法】上为细末，炼蜜为丸，如梧桐子大。每服十丸，食前温酒送下，食后再服。不知，稍增之，可至二十丸。

【功用】久服强筋骨、长肌肉，令人肥盛，光泽颜色，除解百病，安精神，少梦寐，强气血，倍力留年，益气长神。

【主治】虚劳脱营，血气伤惫，羸瘦少气，畏恐多惊。

建中汤

【来源】《圣济总录》卷九十一。

【组成】黄耆（锉） 远志（去心） 芍药 龙骨各一两 甘草（炙，锉）半两

【用法】上为粗末。每用六钱匕，水一盏半，加大枣二个（擘破），同煎至一盏，去滓，下饴糖少许，分温二服，空腹日午各一。

【主治】五劳七伤，小腹拘急，脐下膨胀，两胁胀满，腰脊引痛，鼻口干燥，目视𥆧𥆧，忽忽不乐，胸中气逆，不下饮食，茎中痛，小便赤黄而有余沥，夜梦失精，惊恐虚乏。

韭子丸

【来源】《圣济总录》卷九十一。

【组成】韭子二两（以醋汤煮后，炒令如油麻者） 牛膝（酒浸，切，焙） 当归（切，焙） 桂（去粗皮） 干姜（炮裂） 人参 芎䓖 大黄各半两 巴豆九十粒（去皮心，麸炒，别研出油）

【用法】将前八味为末，入巴豆旋旋调和令匀，次下熟蜜为丸，如梧桐子大。每服二丸至三丸，空心以温酒送下。取溏利为度。

【主治】虚劳积聚，满闷疼痛，及一切风劳冷气，积年不愈，攻击四肢，遍体痠疼，面无颜色，或即浮肿，脚膝虚肿，行步无力，大肠秘涩，常有结粪，膝冷腰疼，吃食无味。妇人虚冷血气，年深不愈，气攻四肢，心膈刺痛，经脉不调，面如蜡色，手足虚肿。

黄耆汤

【来源】《圣济总录》卷九十一。

【组成】黄耆（细锉）一两 山芋一两 白茯苓（去黑皮）一两 人参半两 厚朴（去粗皮，生姜汁炙）三分 白术半两 五味子一分 熟干地黄（焙）一两半 桂（去粗皮）一分

【用法】上为粗末。每服三钱匕，以水一盏，加生姜半分（拍碎），大枣三枚（去核），煎至七分，去滓，空腹温服，食后再服。

【主治】虚劳脱营，气血伤惫，四肢痿瘁，腿膝无力。

黄耆汤

【来源】《圣济总录》卷九十一。

【组成】黄耆 白茯苓（去黑皮）各一两半 桂（去粗皮）一两 人参 酸枣仁（微炒）各一两半 甘草（炙，锉）一两 萝摩白皮一两一分

【用法】上为粗末。每服五钱匕，水一盏半，加大枣二枚（擘破），煎至一盏，去滓温服，空心日晚各一次。

【主治】五劳七伤虚损，阴阳废弱，津液不荣，口燥咽干，多卧少起。

鹿角丸

【来源】《圣济总录》卷九十一。

【组成】鹿角一斤（洗净，酥炙令香） 巴戟天（去心）二两 熟干地黄（焙）四两 黄耆（锉） 牛膝（酒浸，切，焙）各一两半 独活

（去芦头） 萆薢 白茯苓（去黑皮） 桂（去粗皮） 肉苁蓉（酒浸，去皴皮，切，焙） 附子（炮裂，去皮脐） 泽泻（锉） 续断 芎藭 槟榔（锉） 防风（去叉） 甘草（炙，锉） 秦艽（去苗土） 细辛（去苗叶） 当归（切，焙） 芍药 白蒺藜（炒去角） 枳壳（去瓤，麸炒） 人参 鹿角胶（炙令燥） 杏仁（汤浸，去皮尖双仁，炒，研）各半两

【用法】上除杏仁别研外，捣罗为末，炼蜜为丸，如梧桐子大。每服二十丸，空心温酒送下。

【功用】润肌肉，填骨髓，去风气。

【主治】虚劳里急，腰脚顽痹，筋骨疼痛，或攻刺胁肋。

鹿茸丸

【来源】《圣济总录》卷九十一。

【组成】鹿茸（去毛，酥炙） 五味子 白茯苓（去黑皮） 黄耆（锉） 远志（去心）各一两半 熟干地黄三两 菟丝子（酒浸，别捣） 肉苁蓉（酒浸，切，焙）各二两

【用法】上为末，炼蜜为丸，如梧桐子大。每服三十丸，食前黄耆汤送下。

【主治】五劳七伤，口舌干燥。

麋茸丸

【来源】《圣济总录》卷九十一。

【组成】麋茸（酒浸，去毛，炙黄色）一两半 肉苁蓉（酒浸，去皴皮，焙干）一两半 菟丝子（酒浸一宿，别捣）三分 巴戟天（去心）半两 牛膝（去苗，酒浸，锉碎）三分 桂（去粗皮）三分 甘草（炙，锉）一两 山茱萸半两 枸杞子三分 五味子三分 干姜（炮）三分 人参三分 赤石脂一两 柏子仁（微炒）三分 泽泻三分 细辛（去苗叶）半两 白茯苓（去黑皮）三分 远志（去心）一两半 枳壳（麸炒，去瓤）半两 厚朴（去粗皮，生姜汁炙）一两 熟干地黄（焙）三分 石斛（去根）三分 山芋三分 白术三分

【用法】上为末，炼蜜为丸，如梧桐子大。每服二十丸，空心温酒送下，渐至三十丸。

【功用】倍筋力，令人能食，充肌肤，益颜色。

【主治】虚劳脱营，气血消夺，形体日减，少气失精，多惊健忘。

二参丸

【来源】《圣济总录》卷九十二。

【组成】人参半两 桂（去粗皮） 牡蛎（煅，研成粉） 山芋 黄柏（去粗皮，蜜炙，锉） 细辛（去苗叶） 附子（炮裂，去皮脐） 苦参各三分 麦门冬（去心，焙） 泽泻各一两 干姜（炮） 生干地黄（焙）各一分 菟丝子（酒浸一宿，别捣）半两

【用法】上为细末，炼蜜为丸，如梧桐子大。每服三十丸，空腹温酒送下。

【主治】虚劳，小便余沥，尿精。

【加减】痛痹，加附子（炮裂，去皮脐）一分；妇人血伤，加干地黄（焙）半两、黄柏（去粗皮，蜜炙）一分。

巴戟丸

【来源】《圣济总录》卷九十二。

【组成】巴戟天（去心）一两半 肉苁蓉（酒浸，去皴皮，切，焙）二两 牛膝（去苗，同苁蓉酒浸） 山芋各一两 杜仲（去粗皮，炙，锉）一两半 续断 蛇床子各一两 菟丝子（酒浸，焙，别捣）一两一分 白茯苓（去黑皮）一两 山茱萸 五味子各一两一分 远志（去心）一两

《御药院方》有益智仁一两。

【用法】上为末，炼蜜为丸，如梧桐子大。每服三十丸，空心温酒送下，日晚再服。

【功用】

1.《圣济总录》：服药五十日后，筋骨健壮，百日后面如童颜，久服令人精满充溢。

2.《御药院方》：令人多子。

【主治】

1.《圣济总录》：虚劳，肾气衰弱，小便白浊，阴囊湿痒，羸瘦多忘，面无颜色。

2.《御药院方》：男子阳道衰弱。

【加减】如精涩，更加柏子仁三分；如精虚，加五味子一两半；阳弱，加续断一两半。

平补汤

【来源】《圣济总录》卷九十二。

【组成】黄耆（锉） 芍药各二两 甘草（炙，锉） 人参各一两 桂（去粗皮）二两 当归（锉，炒）一两

【用法】上为粗末。每服三钱匕，水一盏，加生姜半分（劈碎），大枣二枚（去核），煎至七分，去滓，空腹温服，日午、夜卧再服。

【主治】虚劳。胸中客热，目视䀮䀮，恍惚发热，卧不得安，少腹拘急，小便余沥，临事阳弱，阴下湿痒，小便白浊。

【加减】如寒，加厚朴二两（去粗皮，生姜汁炙）。

加减阿胶汤

【来源】《圣济总录》卷九十二。

【组成】阿胶（炙令燥） 远志（去心）各二两 干姜（炮） 人参各一两 麻子仁（研）三两 附子（炮裂，去皮脐）一枚 甘草（炙）一两半

【用法】上锉，如麻豆大。每服三钱匕，水一盏，煎至七分，去滓，空腹温服。

【主治】劳伤，小便利数。

麦冬竹叶汤

【来源】《圣济总录》卷九十二。

【别名】麦门冬竹叶汤（《普济方》卷二十八）。

【组成】麦门冬（去心）三两 小麦一合 麻黄（去根节）一两半 甘草（锉）一两 石膏（碎）三分

【用法】上为粗末。每用五钱匕，水一盏半，加生姜一枣大拍碎，大枣二枚（去核），竹叶五片，生地黄半分（锉碎），同煎至一盏，去滓，分二次温服，空腹、夜卧各一。

【主治】气极伤热，气喘唾血，气短不欲食，口燥咽干。

杜仲丸

【来源】《圣济总录》卷九十二。

【组成】杜仲（去粗皮，炙，锉） 肉苁蓉（酒浸去皴皮，切，焙） 巴戟天（去心） 楮实 五味子 茴香子（炒） 远志（去心） 山茱萸 白茯苓（去黑皮）各一两 山芋 牛膝（酒浸，切，焙）各三分

【用法】上为末，炼蜜为丸，如梧桐子大。每服十五丸，加至三十丸，空心温酒送下。

【主治】虚劳，下焦伤惫，目昏耳聋，腰膝冷痛，小便滑数，日渐瘦悴。

附子赤石脂丸

【来源】《圣济总录》卷九十二。

【组成】附子（炮裂，去皮脐） 赤石脂（烧） 巴戟天（去心） 补骨脂（炒）各半两 茴香子（炒） 益智（去皮）各一两

【用法】上为末，酒煮面糊为丸，如梧桐子大。每服二十丸，食前盐汤送下。

【主治】虚劳，下元冷弱，膀胱气寒，小便数。

肾沥汤

【来源】《圣济总录》卷九十二。

【组成】远志（去心） 人参 五味子 石斛（去根） 泽泻 当归（切，焙） 桂（去粗皮） 甘草（炙，锉） 白茯苓（去黑皮） 桑上寄生各一两 麦门冬（去心，焙）三两 熟干地黄（焙） 栝楼根 地骨皮各一两半

【用法】上为粗末。每服三钱匕，水一盏半，入羊肾一分（细切），先煎一两沸，次入生姜半分（拍碎），大枣二枚（劈破），煎至七分，去滓，空腹温服，食后再服。

【主治】虚劳不足，小便利数，呼吸短气，烦渴引饮，膀胱满急。

泽泻汤

【来源】《圣济总录》卷九十二。

【组成】泽泻一两 黄耆（锉）三分 干姜（炮） 甘草（炙，锉） 桂（去粗皮） 牡蛎（煅令赤） 芍药各半两

【用法】上为粗末。每服五钱匕，水一盏半，煎至

一盏，去滓，空心分温二服；如小便淋，即以热酒调三钱匕，去滓澄清服，一日三次。

【主治】虚损大劳，惊恐失精，茎中痛，小便白浊，或赤，或如豆汁，或遗沥。

建中汤

【来源】《圣济总录》卷九十二。

【组成】黄耆　芍药各二两　桂（去粗皮）　人参　当归（切，焙）各一两

【用法】上锉，如麻豆大。每服三钱匕，水一盏，加生姜半分（劈碎），大枣二个（擘破），煎至七分，去滓，下饧一分，搅令消，温服，早晨、日午、夜卧服。

【主治】虚劳，下焦虚冷不渴，小便自利。

【加减】若失精，加龙骨、白薇各一两。

枸杞汤

【来源】《圣济总录》卷九十二。

【组成】枸杞　黄耆（锉，炒）　附子（炮裂，去皮脐）各二两　芎藭　人参　芍药　茯神（去木）　甘草（炙，锉）　羌活（去芦头）　桂（去粗皮）各一两　防风（去叉）三分　半夏（汤洗去滑）一两半。

【用法】上锉，如麻豆大。每服五钱匕，用水一盏半，加生姜五片，煎取八分，去滓温服。

【主治】肉极虚羸，寒气所加，体重怠堕，四肢不举，肢节疼痛，饮食减少，坐卧不安。

茯苓丸

【来源】《圣济总录》卷九十二。

【组成】白茯苓（去黑皮）二两（食不消，多饮者加一倍）　附子（炮裂，去皮脐）二两（有风者三分加一倍）　山茱萸二两（腹痛者三分加一倍）　杜仲（去粗皮，酥炙，锉）二两（腹中游气者三分加一倍）　泽泻二两（有水气者三分加一倍）　山芋三两（头风者加一倍）　桂（去粗皮）六两（颜色不足者三分加一倍）　细辛（去苗叶）三两（目视䀮䀮者三分加一倍）　石斛二两（阴湿痒者三分加一倍）　肉苁蓉（酒浸，去皴皮，炙）三两（身痿加一倍）　黄耆（锉）四两（体疼者加一倍）　熟干地黄二两（焙，色萎黄者三分加一倍）

【用法】上为细末，炼蜜为丸，如梧桐子大。每服十五丸，空腹、温酒或米饮送下，日晚再服。

【主治】虚劳不足，小便淋沥，少腹㽲痛，脐腹胀满。

厚朴丸

【来源】《圣济总录》卷九十二。

【组成】厚朴（去粗皮，姜汁炙）　胡黄连　补骨脂（微炒）　秦艽（去苗土）　防风（去叉）　桂（去粗皮）　附子（炮裂，去皮脐）　干姜（炮）　柴胡（去苗）各一两

【用法】上为末，无灰酒一升半相和，银石器内文武火煎成膏可丸，以少酥和匀为丸，如梧桐子大。每服二十丸，空腹盐汤送下，夜卧再服。

【主治】虚劳伤惫，举体无力，四肢烦疼，腰膝冷痛，夜多小便，面色青黑，寝卧盗汗。

菟丝子丸

【来源】《圣济总录》卷九十二。

【组成】菟丝子（酒浸，别捣）　鹿茸（去毛，酥炙）　肉苁蓉（酒浸，去皴皮，切，焙）　五味子各二两

【用法】上为末，醋煮面糊为丸，如梧桐子大。每服五十丸，空心米饮送下。

【主治】虚劳，小便利。

黄耆丸

【来源】《圣济总录》卷九十二。

【组成】黄耆（锉）三两　肉苁蓉（酒浸，去皴皮，切，焙）　鹿茸（酥炙，去毛）各一两半　菟丝子（酒浸一宿，别捣）三分　石斛　巴戟天（去心）各一两　山芋一两半　远志（去心）　柏子仁（炒，别研）各三分　白茯苓（去黑皮）一两　泽泻三分　山茱萸一两　熟干地黄（洗去土，切，焙）六两　续断一两　桂（去粗皮）三分

【用法】上为细末，炼蜜为丸，如梧桐子大。每服

三十丸，空心煎枣汤送下，午食前再服。
【主治】虚劳。肾气冷弱，小便余沥。

蛇床子丸

【来源】《圣济总录》卷九十二。
【组成】蛇床子（炒） 肉苁蓉（酒浸，去皱皮，切，焙） 细辛（去苗叶） 石韦（去毛） 山茱萸 矾石（煅，研） 防风（去叉） 远志（去心） 赤石脂 白茯苓（去黑皮） 泽泻 柏子仁（炒，别捣末） 菖蒲 栝楼根 天雄（炮裂，去皮脐） 牛膝（去苗，酒浸，锉，焙） 续断 山芋 杜仲（去粗皮，酥炙，细锉）各一分
【用法】上为细末。炼蜜为丸，如梧桐子大。每服三十丸，空腹温酒送下，夜卧再服。
【主治】五劳七伤，阴衰，小便余沥，阴中痛，精清，囊下湿，胸胁痛，两膝厥冷，不欲行，胃中热，远视泪出，口干肠鸣。

磁石丸

【来源】《圣济总录》卷九十二。
【组成】磁石（烧令赤，醋淬五遍，水飞）五两 五味子 人参各一两 白茯苓（去黑皮）半两 桂（去粗皮）一分 黄耆（锉） 赤芍药 防风（去叉） 地骨皮各半两 甘草（炙，锉）一分
【用法】上为细末，炼蜜为丸，如梧桐子大。每服二十丸，空腹米饮送下。
【主治】虚劳，肾气内伤，小便余沥，阴下湿痒，四肢羸极，梦寐失精，夜有盗汗。

菟丝子丸

【来源】《圣济总录》卷九十八。
【组成】菟丝子（酒浸，别捣） 人参 黄耆（锉） 滑石 芍药 木通 车前子各一两 黄芩（去黑心）三分 冬葵子一合（炒）
【用法】上为细末，炼蜜为丸，如梧桐子大。每服二十丸，食前温酒、盐汤任下，一日三次。
【主治】肾劳虚损，溲便不利，淋沥不已。

万病丸

【来源】《圣济总录》卷一〇〇。
【组成】远志（去心） 泽泻 石斛（去根）柏子仁（别研） 云母（水飞） 石韦（去毛） 杜仲（去粗皮，炙） 天雄（炮裂，去皮脐） 牛膝（去油，酒浸，切，焙） 白茯苓（去黑皮） 菖蒲 山芋 熟干地黄（焙） 肉苁蓉（酒浸，切，焙） 续断 干姜（炮） 甘菊花 桂（去粗皮） 五味子 蛇床子（炒） 山茱萸各半两 桔梗（炒） 防风（去叉） 白术各一两 附子四枚（炮裂，去皮脐） 天门冬（去心，焙）一两半 细辛（去苗叶）三分
【用法】上为末，炼蜜为丸，如梧桐子大。每服二十丸，空心温酒送下，春、秋日再服，夏、季日一服，冬季日三服。
【主治】五劳七伤，尸疰所侵，心腹疞痛，饮食不化，两胁鼓胀，皮肤挛缩等病。
【加减】如久服，即减天雄、附子各一半。

明目椒红丸

【来源】《圣济总录》卷一〇二。
【组成】椒红四两 巴戟天（去心） 楝实（炒） 茴香子（炒） 附子（炮裂，去皮脐）各一两
【用法】上为末，别用干山芋三两为末，酒煮面糊为丸，如梧桐子大。每服二十丸，食前盐汤送下。
【功用】补暖水藏。
【主治】肝肾俱虚。

椒红丸

【来源】《圣济总录》卷一〇二。
【组成】椒红 附子（炮裂，去皮脐） 巴戟天（去心） 补骨脂（炒） 木香 肉苁蓉（去粗皮，酒浸，切，焙）各一两 青盐（别研）一分 茴香子（洗，焙）半两
【用法】上为末，又用羊腰子一对，去筋膜，湿纸裹煨，半生半熟切，细研，与青盐并药末和匀，炼蜜为丸，如梧桐子大。每服二十丸，空心、日午温酒送下。

【功用】明目调气进食。
【主治】元脏久虚。

椒红丸

【来源】《圣济总录》卷一〇二。
【组成】椒红四两　巴戟天（去心）　楝实（炒）　茴香子（炒）　附子（炮裂，去皮脐）各一两
【用法】上为末，别用干山芋三两为末，酒煮糊为丸，如梧桐子大。每服二十丸，食前盐汤送下。
【功用】
1.《圣济总录》：补暖水脏，明目。
2.《三因极一病证方论》：驻颜，缩小便。
【主治】肝肾俱虚。
【主治】妇人风虚劳冷，四肢困倦，面色萎黄，经水不调，饮食减少。

九物金锁丹

【来源】《圣济总录》卷一八五。
【组成】龙齿　败龟（酥炙）　雄蚕蛾（未对者）　巴戟天（去心）　白莲花（叶）各半两　莲子心　肉苁蓉各一两　雄鸡肝一分　山芋二两
【用法】上为末，面糊为丸，如梧桐子大。每服十丸，空心温酒送下。
【功用】去风，闭精，固元阳。
【主治】虚损。

山芋丸

【来源】《圣济总录》卷一八五。
【组成】山芋　牛膝（酒浸，切，焙）　菟丝子（酒浸，别捣）　白茯苓（去黑皮）　巴戟天（去心）　泽泻　赤石脂各二两　五味子（炒）　杜仲（去粗皮，酥炙，锉）　山茱萸各一两
【用法】上为末，炼蜜为丸，如梧桐子大。每服三十丸，空心温酒送下。
【功用】平补。
【主治】诸虚百损。

山芋四倍丸

【来源】《圣济总录》卷一八五。
【组成】山芋半两　枸杞子一两　甘菊花二两　熟干地黄（焙）四两
【用法】上四味，捣罗为末，炼蜜为丸，如梧桐子大。每服三十丸，空心、食前盐汤送下；温酒亦得。
【功用】平补，除风痰，益年寿。

小地黄煎丸

【来源】《圣济总录》卷一八五。
【组成】生地黄十斤（洗漉出一宿后，捣绞取汁）　鹿角胶一斤　紫苏子（炒）三升　酥一斤半　生姜半斤（取汁）　蜜二升　酒四升
【用法】上药先以文火煎地黄汁一二沸，即以酒研紫苏子滤取汁投之，又煎二十沸，下胶，候胶消尽，下酥、蜜、姜汁等，同煎稠如糖，收于净瓷器中。每服一匙，暖酒调化饮之。
【功用】平补，益颜色，乌髭发，令人肥健。

天雄石斛丸

【来源】《圣济总录》卷一八五。
【组成】天雄（炮裂，去皮脐）　石斛（去根）　肉苁蓉（酒浸，去皱皮，切，焙）　牛膝（酒浸，切，焙）　独活（去芦头）　巴戟天（去心）各一两　桂（去粗皮）　补骨脂（炒）各二两半　生干地黄（焙）三两半
【用法】上为末；腽肭脐三两细锉，以酒二升，浸两宿，去筋膜，研取肉，布绞滤去滓，文武火煎膏，和前药末，捣为丸，如梧桐子大。每服二十丸，空心温酒或盐汤送下，如药稠，更入熟蜜。
【功用】壮元气，去风冷，益精髓，长肌肉。

太一金锁丹

【来源】《圣济总录》卷一八五。
【别名】太一金锁丸（原书同卷）、太乙金锁丹（《普济方》卷二一七）。

【组成】钟乳（粗捣，净淘，淡竹叶一握，地榆半两，锉。同入砂铫内水煮一复时，取钟乳石净淘，研细，水飞，取细者，不住手研三日，至无声如面，焙）二两　芡实（和壳晒干）　大豆黄卷（微炒）　巴戟天（去心）　附子（炮裂，去皮脐）　补骨脂（炒熟）　鹿茸（去毛，涂酥炙）各一两　肉苁蓉（酒浸一宿，去皱皮，切，蒸烂，研成膏）三两

【用法】上八味，除膏外，捣罗为末，入苁蓉膏，捣千百下。如硬，更入炼蜜同捣为丸，如梧桐子大。每服十丸，空心、临卧温盐酒送下。

【功用】补益阳气，秘精还元，丰肌驻颜。

【主治】精气不固，诸虚百损，诸气，及积年伤惫冷疾。

六神丸

【来源】《圣济总录》卷一八五。

【别名】菖蒲丸（《普济方》卷二二四）。

【组成】石菖蒲（洗，锉，焙）　地骨皮（洗，焙）　远志（去心）　牛膝（去苗，酒浸，焙）　生干地黄　菟丝子（酒浸七日，炒，别捣，罗为末）各等分

【用法】上六味，除菟丝子外，为末，再与菟丝子一处和匀，炼蜜为丸，如梧桐子大。每服二十丸，空心、食前温酒或盐汤任下，加至三十丸。

【功用】平补诸虚，大益气血。

【主治】《普济方》：男子、妇人虚惫，健忘，精神恍惚，四肢不能动。

巴戟天丸

【来源】《圣济总录》卷一八五。

【组成】巴戟天（去心）一两　沉香（锉）半两　山芋一两　菟丝子（酒浸一宿，别捣）一两半　茴香子（炒）　茯神（去木）　五味子　海桐皮（锉）各一两　牛膝（酒浸，切，焙）一两半

【用法】上为末，炼蜜为丸，如梧桐子大。每服十五丸至二十丸，空心、食前盐汤或温酒送下。

【功用】补虚损，益正气。

巴戟天丸

【来源】《圣济总录》卷一八五。

【组成】巴戟天（去心，微炒）　山茱萸　龙骨（研如粉）　肉苁蓉（酒浸，研如膏）　韭子（微炒）　附子（炮裂，去皮脐）各一两　补骨脂（炒）　茴香子（炒）各二两

【用法】上八味，除膏外，捣罗为末，渐次入苁蓉膏内研匀，炊枣肉为丸，如梧桐子大。每服十五丸至二十丸，空心、盐汤或温酒送下。

【功用】暖下元，益精髓，壮阳益气。

石斛丸

【来源】《圣济总录》卷一八五。

【组成】石斛（去根）　远志（去心）　槟榔（煨，锉）　牛膝（酒浸一宿，焙）　桑螵蛸（炙焦再炒）　桂（去粗皮）　干姜（炮）各半两　五味子（炒）　覆盆子（微炒）　肉苁蓉（酒浸，去皱皮，切，焙）　巴戟天（去心，微炒）　枳壳（去瓤，麸炒）　柏子仁（研）　陈橘皮（汤浸，去白，焙）各二两　鹿茸一对（去毛，酥炙）　泽泻　白蒺藜（炒去角）各三分　天雄（炮裂，去皮脐）　菟丝子（酒浸，捣烂，焙三日）各二两

【用法】上为细末，和匀，炼蜜为丸，如梧桐子大。每服三十丸，空心盐汤送下。

【功用】平补诸虚不足。

四补丸

【来源】《圣济总录》卷一八五。

【组成】柏子仁（生绢袋盛）　何首乌（切作小片）　肉苁蓉（切作小片）　牛膝（细切，生绢袋盛）各三两

【用法】上药用酒三升，春、夏浸七日，秋、冬浸二七日，取牛膝、柏子仁先捣如泥，次将何首乌、苁蓉同杵为丸，如梧桐子大。每服二十丸至三十丸，空心温酒送下。

【功用】益气血，补元脏，悦颜色。

四味丸

【来源】《圣济总录》卷一八五。

【组成】熟干地黄（焙） 天门冬（去心，焙） 白茯苓（去黑皮） 远志（去心）各三两

【用法】上为末，炼蜜为丸，如梧桐子大。每服三十丸，温酒送下。

【功用】补益精髓。

【主治】五劳七伤。

四金丸

【来源】《圣济总录》卷一八五。

【组成】肉苁蓉（酒浸一宿，焙） 牛膝（酒浸一宿，焙） 天麻 青盐（细研）各三两

【用法】上药除盐外，捣罗为末，与盐和匀，用木瓜一枚，除心蒸烂去皮，入臼中与四味药同捣为丸，如梧桐子大；若干，少少入酒丸。每服五十丸，空心、夜卧暖酒吞下。

【功用】平补五脏，壮筋骨，益颜色，美饮食。

四倍丸

【来源】《圣济总录》卷一八五。

【组成】木香一两 硫黄二两（柳木椎研，频以甘草水洒） 附子三两（炮裂，去皮脐） 茴香子（微炒）四两

【用法】上为末，酒煮面糊为丸，如梧桐子大。每服十五丸至二十丸，空心盐汤或温酒送下。

【功用】补虚益气。

仙术丸

【来源】《圣济总录》卷一八五。

【别名】平补仙术丸（《普济方》卷二二四）。

【组成】苍术（米泔浸一宿，切，炒，为末）三斤 枸杞子（为末） 生干地黄（切，焙，为末）各一斤

【用法】上药用好酒二升，先调枸杞末成膏，次将苍术、地黄二药同捣三百杵为丸，如梧桐子大。每服三十丸，空心新汲水送下。

【主治】平补。

仙灵脾酒

【来源】《圣济总录》卷一八五。

【组成】仙灵脾六两（锉，鹅脂一两炒） 陈橘皮（汤浸，去白，焙）半两 连皮大腹半两

【用法】上锉，以生绢袋盛，用好酒一斗二升浸，挂药不令到底，塘灰火外煨一伏时，取出候冷。空心、夜卧各一盏。服此酒后，更用紫稍花散浴药淋浴，以壮阳气。

【功用】补精益气。

地黄煎丸

【来源】《圣济总录》卷一八五。

【组成】生地黄二十斤（洗，捣取汁） 熟干地黄（焙）二斤 生干地黄（焙）二斤 甘草（炙，锉）半斤 醇酒一斗（用无灰者） 菟丝子（酒浸，别捣） 鹿角胶（炙燥） 白蒺藜（炒，去角） 牛膝（酒浸，切，焙） 干漆（末，用酒拌和，炒令烟尽） 白茯苓（去黑皮） 白槟榔（煨，锉） 枳壳（去瓤，麸炒） 萆薢 覆盆子（去梗）各四两

【用法】上除生地黄汁并酒外，余各为细末。先取地黄汁与酒五升，于银锅内慢火煎三十沸，次下鹿角胶搅匀消尽，次下地黄末，又次下诸药，添酒，以柳枝不住手搅，候堪为丸，即分为二十剂，余以蜡纸裹于宽瓷瓶内封贮。旋取一剂，为丸如梧桐子大。每服三十丸，加至五十丸，空心、食前温酒送下，用地黄酒下尤佳。余药收经三月余，取于日中晒之，依前收封。

【功用】平补诸虚，牢牙齿，荣须发，久服坚筋骨，长肌肉，悦颜色，聪耳明目，令人壮健。

【主治】虚劳诸风。

地黄煎丸

【来源】《圣济总录》卷一八五。

【组成】生地黄七斤（洗五遍，取汁，余滓更入酒二升同研，更捩汁银石器内，慢火熬成膏） 熟干地黄（焙） 生干地黄（焙）各五两 山芋二两 黄耆（锉） 远志（去心） 五味子 牛膝（酒浸，焙） 柏子仁 干枣肉（焙） 巴戟天

（去心）各一两　干漆三钱（末，酒炒烟尽）　枸杞子（去蒂）　石菖蒲（九节者）各二两　桂（去粗皮）半两

【用法】上除前膏外，共为末，入膏为丸，如梧桐子大。每服三十丸，加至五十丸，空心温酒或盐汤送下。

【功用】补虚续绝，益精髓。

地黄石斛丸

【来源】《圣济总录》卷一八五。

【组成】生地黄五斤（研取汁，银石器中熬去半，入白蜜四两，慢火熬成膏）　石斛（去根）　巴戟天（去心）　牛膝（去苗，切，酒浸，焙）　肉苁蓉（酒浸，去皴皮，切，焙）　桂（去粗皮）　补骨脂（炒）　鹿角胶（炒令燥）　菟丝子（酒浸，别捣末）　木香　附子（炮裂，去皮脐）　枸杞子（焙）　鹿茸（去毛，酥炙）各一两

【用法】上为末，入膏为丸，如梧桐子大。每服二十丸至三十丸，空心、临卧温酒或盐汤送下。

【功用】补虚，益精髓。

地黄沉香丸

【来源】《圣济总录》卷一八五。

【组成】沉香（锉）　鹿茸（酒浸，去皮，酥炙）　肉苁蓉（酒浸，切，焙）　牛膝（酒浸，切，焙）　附子（炮裂，去皮脐）　菟丝子（酒浸一宿，别捣为末）各三两　黄耆（锉）一两　熟干地黄（焙）四两　蒺藜子（炒去角）二两　巴戟天（去心）　芎藭　石斛（去根）　木香　山茱萸　羌活（去芦头）　补骨脂（炒）　蛇床子（炒）　人参　楝实（取肉）　桂（去粗皮）　槟榔（锉）　茴香子　骨碎补（去毛）　安息香（用胡桃瓤二枚，先研）各一两

【用法】上为末，别取地黄自然汁七升，枣膏四两，酒三升，蜜半斤，酥五两，于银石器中熬如膏，放冷，入羯羊筒骨内髓半升，炼油去滓，和前末为丸，如梧桐子大。每服三十丸，加至四十丸，空心温酒或盐汤送下。

【功用】补虚益气。

【主治】上热下冷，五劳七伤。

回阳丸

【来源】《圣济总录》卷一八五。

【组成】牡蛎（煅通赤）　干姜（炮）各半斤

【用法】上为细末，生姜汁煮半夏为丸，如梧桐子大。每服二十丸，空心温酒送下。

【功用】补益元气，悦泽肌体，开心明目。

肉苁蓉丸

【来源】《圣济总录》卷一八五。

【组成】肉苁蓉二斤（酒浸三日，细切，焙干）

【用法】上为末。分一半醇酒煮作膏，和一半入臼中为丸，如梧桐子大。每服二十丸加至三十丸，空心食前温酒或米饮任下。

【主治】下部虚损，腹内疼痛，不喜饮食。

安息香丸

【来源】《圣济总录》卷一八五。

【组成】安息香　天雄（炮裂，去皮脐）　硫黄（研）　阳起石（研）　附子（炮裂，去皮脐）　钟乳（研）　白矾（熬令汁枯，研）　木香　蛇床子（炒）　白龙骨（研）各一两

【用法】上为末，更合研三日，用黄狗外肾（去筋膜）研细，以法酒同熬成膏，为丸，如梧桐子大。每服二十丸，以温酒送下。

【功用】补元阳，益气血。

【主治】虚冷。

苁蓉丸

【来源】《圣济总录》卷一八五。

【组成】肉苁蓉（酒浸，去皴皮，切，焙）　牛膝（酒浸，切，焙）　熟干地黄（焙）　麦门冬（去心，焙）　山茱萸　枳壳（去瓤，麸炒）　五味子各三两　远志（去心）一两　石斛（去根）　人参各二两

【用法】上为细末，炼蜜为丸，如梧桐子大。每服三十丸，空心食前温酒送下，一日二次。

【主治】丈夫虚羸，精髓衰惫，不能饮食。

苁蓉丸

【来源】《圣济总录》卷一八五。

【组成】肉苁蓉（酒浸，切，焙）二两　天雄（炮裂，去皮脐）一两　白马茎（酥炙）二两　蚕蛾（微炒）一两　雀卵四十九枚　菟丝子（酒浸三日，焙干）一两

【用法】上将五味为末，以雀卵并炼蜜为丸，如梧桐子大。每服十丸，空心温酒或米饮送下。

【功用】补元脏，益精气，利腰脚。

沉香续断丸

【来源】《圣济总录》卷一八五。

【组成】沉香（锉）　续断　牛膝（炒）　石斛　茴香子（炒）　补骨脂（微炒）　荜澄茄　山茱萸　防风（去叉）　熟干地黄　白茯苓（去黑皮）　杜仲（去粗皮，炙）　肉苁蓉（酒浸，切，焙）各三分　菟丝子（酒浸一宿，别捣）　桂（去粗皮）　鹿茸（去毛，酥炙）　附子（炮裂，去皮脐）　泽泻　石龙芮各一两　巴戟天（去心）　桑螵蛸（炒）　芎藭　五味子　覆盆子　木香各半两

【用法】上为末，酒糊为丸，如梧桐子大。每服三十丸，空心以温酒下或盐汤送下。

【功用】补虚益气。

【主治】骨髓伤败。

补真丸

【来源】《圣济总录》卷一八五。

【组成】肉苁蓉半斤（酒浸一宿，去皴皮，切，焙，为末）　菟丝子（酒浸一宿，净洗，焙，捣末）

【用法】上为末，取生地黄汁二升，于银石器内慢火熬成膏，另取青竹沥一盏，时时洒膏内，候稠粘，放冷，和前药为丸，如梧桐子大。每服三十丸至五十丸，空心温酒或盐汤送下，日中再服。

【功用】壮元气，益精髓，润髭须，久服无暴性。

补骨脂丸

【来源】《圣济总录》卷一八五。

【组成】补骨脂（炒）　松脂　山芋　白茯苓（去黑皮）各八两　杏仁（汤浸，去皮尖双仁，炒）三升　胡桃肉　枣各一斤　鹿角胶（炙燥）十两　桂（去粗皮）　牛膝（酒浸，切，焙）　泽泻　菖蒲　薏苡仁　萆薢　槟榔（煨，锉）　独活（去芦头）　蒺藜子（炒去角）　蛇床子各一两　生地黄二十斤（取汁）

【用法】上为末，煎地黄汁成煎，入药点蜜为丸，如梧桐子大。每服三十丸，空腹温酒送下。

【功用】平补诸虚，益精壮阳。

补益紫金丸

【来源】《圣济总录》卷一八五。

【组成】青蒿　柴胡（去苗）各二两　芍药　五加皮　续断　石斛（去根）　黄耆　羌活（去芦头）各一两（以上锉，以无灰酒、童便各二升浸，置日中晒三日，逐日转动，日足漉出焙干，捣罗为末，其浸药之酒，留熬后药）　当归（切，焙）　牛膝（酒浸，切，焙）各一两　桃仁（去皮尖，麸炒）　肉苁蓉（酒浸，切，焙）各一两半　地黄汁三升（以上五味，除地黄汁外，捣罗为末，同地黄汁并入前浸药酒内，慢火熬，时时搅转，令膏凝，即住火）　芎藭　人参　白茯苓（去黑皮）　桂（去粗皮）　附子（炮裂，去皮脐）　蛇床子（炒）　卷柏（去根土，炒）　蜀椒（去目并闭口炒去汗）　厚朴（去粗皮，姜汁浸炙）　木香　荜澄茄各一两

【用法】上为末，并入药膏，同前八味拌和令匀，干不可丸，即添炼蜜，为丸如梧桐子大。每日三十丸，空心、日午温酒送下。

【功用】除百病，肌肤充实，颜色红润，进饮食，壮筋骨，暖血海，黑髭发。

【主治】形气衰惫，积气上攻，心膈不利，身体羸瘦，饮食无味；妇人屡经产育，血海冷惫，腰腹气痛。

补暖金液丹

【来源】《圣济总录》卷一八五。

【别名】金液丹（《普济方》卷二一九）。

【组成】硫黄（甘草水浸，柳木椎研，水飞

过） 阳起石（煨，研） 石膏（煅，研）各四两

【用法】上为细末，煎甘草汤煮糊为丸，如梧桐子大。每服二十丸，温酒或盐汤送下。

【主治】元阳气虚。

灵芝丸

【来源】《圣济总录》卷一八五。

【组成】苍术一斤（米泔浸，时换水）

【用法】上一味，用竹刀刮去皮并土，夏浸三日，冬七日，晒干，木臼内捣罗为末，枣肉为丸，如梧桐子大。每服三十至五十丸，空心枣汤送下。

【功用】补骨髓，通利耳目。

【主治】脾肾气虚。

附子丸

【来源】《圣济总录》卷一八五。

【组成】附子（炮裂，去皮脐）四两　硇砂半两（用浆水半升，同附子慢火煎干）　沉香一两　蒺藜子（微炒，去角）三两

【用法】上为末，炼蜜为丸，如梧桐子大。每服二十丸，空心温酒送下。如不饮酒，即以盐汤送下。渐加丸数，久服。

【主治】元脏气衰，风虚劳冷，腰脚无力，筋骨疼痛，日加痿瘁，饮食不化，脾泄泻痢，面无颜色。及伤寒头痛。

附子苁蓉丸

【来源】《圣济总录》卷一八五。

【组成】附子（炮裂，去皮脐）一枚　肉苁蓉（酒浸一宿，切，焙）　楮实（酒浸一宿，蒸熟）　茴香子（炒）　菟丝子（酒浸一宿，蒸熟，研，焙）　牛膝（酒浸，切，焙）　补骨脂（炒）　杏仁（去皮尖双仁，炒）　白茯苓　当归（切，焙）　荜茇（炒）　桃仁（去皮尖双仁，炒）各半两　远志（去心）　山茱萸（打破，炒）　柴胡（去芦头）　黄耆（锉细）　巴戟天　芜荑（炒）　山芋各一两　大蒜（煨）六颗　蜀椒（去目及闭口，炒出汗）　黄蜡各二两

【用法】上除苁蓉、桃仁、杏仁、楮实、蒜、黄蜡外，并为末。先取出细研。入楮实、桃仁、杏仁、苁蓉、蒜等，一处烂研如膏。入前药末为丸，如梧桐子大。每服十五丸，加至二十丸，空心盐酒或盐汤送下。

【功用】平补，壮元阳。

青盐丸

【来源】《圣济总录》卷一八五。

【组成】青盐（细研）一两　蜀椒（去目并闭口者）一两半　肉苁蓉（酒浸一宿，切，焙）　牛膝（酒浸一宿，焙）　巴戟天（去心）各二两

【用法】上为末，用豮猪肾一对，去脂膜，细切研烂，以浸药酒熬为膏，丸如梧桐子大，焙干。每服五十丸，空心、食前温酒或盐汤送下。

【功用】固丹田，壮筋骨。

金锁丸

【来源】《圣济总录》卷一八五。

【组成】龙骨一两（茅香汤浴三遍，研如面）　鸡头粉三两　沉香（锉）　山茱萸（酒浸，取肉，焙）　桂（去粗皮）　附子（炮裂，去皮脐）　肉苁蓉（酒浸去皱皮，切，焙）　莲花蕊（七八月采，干）各二两

【用法】上为末。以金樱煎膏为丸，如无即炼蜜为丸，如梧桐子大。每服二十丸至三十丸，空心酒送下。

【功用】壮元气，益精髓，补虚损。

法制煨肾

【来源】《圣济总录》卷一八五。

【组成】巴戟天（米泔浸，去心）　荜澄茄　茴香子（炒）　附子（浆水煮三二十沸，控干，炮裂，去皮脐）各等分

【用法】上为末。每服用羊肾一对，各批开去白，入药末一钱半匕，匀掺，入葱丝少许，用湿纸裹，慢火中煨熟。食之。

【主治】阳衰下脏虚弱。

枸杞丸

【来源】《圣济总录》卷一八五。

【别名】平补枸杞子丸（《普济方》卷二二四）。

【组成】石斛（去根）一两　鹿茸（去毛，酥炙）　地骨皮各一分。

【用法】上焙为末，以红枸杞子自然汁二合，无灰酒一合，白蜜半两，熬成膏为丸，如梧桐子大。每服三十丸，空心用温酒或生姜盐汤送下。

【功用】平补。

枸杞丸

【来源】《圣济总录》卷一八五。

【别名】枸杞子丸（《普济方》卷八十一）。

【组成】枸杞子（净择）一斤　肉苁蓉（酒浸，切，焙）　干枣肉　石斛（去根）各八两　远志（去心）六两　菟丝子（酒浸一宿，另捣）　续断各五两　熟干地黄十两　天雄（炮裂，去皮脐）二两

【用法】上为末，炼蜜为丸，如梧桐子大。每服三十丸，空心温酒送下。五日后，加至四十丸；十日后，加至五十丸；二十日后，加至六十丸；三十日后，却减十丸；减至三十丸止。

【功用】益气补精。

威灵仙丸

【来源】《圣济总录》卷一八五。

【组成】威灵仙　肉苁蓉（酒浸，切，焙）　补骨脂（炒）　龙骨　菟丝子（酒浸一宿，别捣）　远志（去心）　人参　白茯苓（去黑皮）　熟干地黄（焙）　杜仲（去粗皮，切，炒）　续断　牛膝（酒浸，切，焙）　山芋　山茱萸　附子（先去皮脐，黑豆内煮透，切，焙）　五味子　泽泻　覆盆子　黄耆（锉）　桂（去粗皮）各等分

【用法】上为末，炼蜜为丸，如梧桐子大。每服三十丸，空心温酒或盐汤送下。服一月后，减半常服。

【功用】补虚益气。

【主治】五劳七伤。

威灵仙汤

【来源】《圣济总录》卷一八五。

【组成】威灵仙（酒浸，去芦头）　仙灵脾（锉碎，羊脂拌炒过）　防风（去叉）　人参　白茯苓（去黑皮）　羌活（去芦头）　独活（去芦头）各三分　附子（炮裂，去皮脐）　柴胡（去苗）各一两半　秦艽（童便浸一宿，洗，焙）　槟榔　木香各三分　鳖甲（童便浸一宿，炙黄，去裙襕）　黄耆各一两　枳壳（去瓤，麸炒）　甘草（炙）　沉香　桂（去粗皮）　芎藭各三分　苁蓉（酒浸，切，焙）　巴戟天（酒浸一宿，去心）各一两　牛膝（酒浸一宿，切，焙）　半夏（生姜汁浸一宿，焙）　当归（酒浸一宿，瓦上炒）　乌药（生，米泔浸一宿，锉，焙）各三分

【用法】上锉，如麻豆大。每服五钱匕，水一盏半，生姜五片，羊肾半枚，同煎减半，入酒半合，更煎三两沸，去滓，适口服，空心、午前各一服。

【主治】丈夫元脏风虚，气血劳伤，饮食减少，四肢疲乏，气劣心悸，上热下冷，口苦舌干。

骨补丸

【来源】《圣济总录》卷一八五。

【组成】黄狗脊骨一条（两头去两节，截为五段，取硇砂一两，研细，以浆水一升调搅，令消化作水，下脊骨，在汁中浸三宿后用炭火炙干，以汁刷之，汁尽为末）　肉苁蓉（酒浸，切，焙）　桂（去粗皮）　附子（炮裂，去皮脐）　干姜（炮）各一两　蛇床子（炒）　牛膝（酒浸，焙干）各半两　鹿茸一只（酥炙）　阳起石（火煅，研为粉）　五味子　胡椒各半两

【用法】上药为末，和前狗脊骨末，用枣肉五两，酥一两，相和为丸，如小豆大，晒干。每日盐汤下十丸。服一月，其精温暖；两月，精结实；三月精秘不泄。

【功用】驻颜悦色，暖精固精，壮筋力。

【主治】下元伤惫。

香茸丸

【来源】《圣济总录》卷一八五。

【组成】鹿茸（去毛，酒浸煮，焙干）一两　麝香（研细）一分　山茱萸（去核，焙干）二两　沉香（锉）一钱

【用法】上为末，入麝香研匀，炼蜜为丸，如梧桐子大。每服三十丸，空心温酒或盐汤送下。

【功用】调荣卫，利腰脚。

【主治】精耗血少，阳气衰弱。

菖蒲丸

【来源】《圣济总录》卷一八五。

【组成】菖蒲（九节，叶细如剑脊者，八月取根阴干，不限多少，米泔浸，硬竹刀刮去黑皮约一斤，以淘净黑豆一斗，分一半铺甑中，次安菖蒲，即将一半豆铺复，炊之良久，将釜水仍洒甑中，俟过熟，去豆取菖蒲用）

【用法】上取菖蒲薄切，焙干，为末，水浸炊饼为丸，如梧桐子大。每服三十丸，空心温酒或盐汤任下，稍加丸数。

【功用】延年益寿，补益精气，壮腰脚，和荣卫。

【主治】脏真衰惫，面色萎黄，牙齿疏落，眼目昏暗，腰脚酸痛，四肢困乏，口苦舌干。

菟丝子丸

【来源】《圣济总录》卷一八五。

【组成】菟丝子（水淘去浮，酒浸七日，别捣，取末）　萆薢各二两　黑狗脊骨并髓（炙焦）一两半　肉苁蓉（酒浸一宿，切，焙）四两　熟干地黄二两（焙）　枳实（微炒）　山芋各一两

【用法】上为末，酒煮面糊为丸，如梧桐子大。每服三十丸，空心、食前米饮送下。

【功用】补元脏，益脾胃，止脐腹疼痛，思进饮食，固真气，美颜色。

菟丝子丸

【来源】《圣济总录》卷一八五。

【组成】菟丝子（淘去浮者，以酒浸七日，烂杵，焙干）三十两　茴香子（微炒）八两　青盐三两

【用法】上为末，用浸药酒煮面糊为丸，如梧桐子大。每服二十丸至三十丸，空心温酒送下。

【功用】补虚益气，壮元阳。

鹿茸丸

【来源】《圣济总录》卷一八五。

【组成】鹿茸（去毛，酥炙）　附子（炮裂，去皮脐）　续断　侧柏叶　厚朴（去粗皮，生姜汁炙）　黄耆（锉）各一两　阿胶（炙燥）二两　当归（切，炒）　熟地黄（焙）　麝香（研）各半两

【用法】上为细末，炼蜜为丸，如梧桐子大。每服三十丸，空心米饮送下；温酒、盐汤皆可服。

【功用】平补诸虚，益气血，壮筋骨。

鹿茸丸

【来源】《圣济总录》卷一八五。

【别名】补益鹿茸丸（《普济方》卷二二八）。

【组成】鹿茸（去毛，酥炙）　山茱萸　杜仲（锉，炒丝断）　桂（去粗皮）　五味子（炒）各三分　菟丝子（酒浸，蒸，捣取粉）一两半　肉苁蓉（酒浸，炙）　山芋　酸枣仁（炒）各一两　腽肭脐（细切，研）一两一分（用酒二升，淘滤精细，入铫子，慢火熬成膏）

【用法】上十一味，捣罗九味为末，将腽肭脐膏杵和为丸，如梧桐子大。每服三十丸，空心用温酒送下。

【主治】五劳七伤，精髓虚惫。

鹿茸散

【来源】《圣济总录》卷一八五。

【组成】鹿茸（去毛，酥炙）

【用法】上为细散。每服一钱匕，渐加至二钱匕，浓煎苁蓉酒七分一盏，放温，入少盐，空心送下。

【功用】益精。

【主治】欲事过多，肾久虚，精气耗惫，腰脚酸重，神色昏黯，耳鸣焦枯，阳道萎弱。

鹿角霜丸

【来源】《圣济总录》卷一八五。

【组成】鹿角霜　肉苁蓉（酒浸去皴皮，切，

焙） 附子（炮裂，去皮脐） 巴戟天（去心） 蜀椒（去目及闭口者，炒出汗）各一两

【用法】上为末，酒煮面糊为丸，如梧桐子大。每服二十丸，空心温酒送下。

【功用】生阳气，补精髓。

【主治】肾寒羸瘦。

楮实丸

【来源】《圣济总录》卷一八五。

【组成】楮实半斤（淘，炒） 山芋四两 桑螵蛸（锉，炒） 枸杞子各二两

【用法】上为末，炼蜜为丸，如梧桐子大。每服三十丸，空心、日午盐汤送下。

【功用】补精血。

椒附丸

【来源】《圣济总录》卷一八五。

【组成】蜀椒（去目及闭口者）四两（醋浸一宿取出，却用酒一升炒干，为末） 白羯羊肾二对（切，焙干，为末） 附子（炮裂，去皮脐） 青盐 巴戟天（去心） 蒺藜子（炒去角） 肉苁蓉（酒浸，切，焙干） 茴香子（炒）各一两

【用法】上为细末，用生羊肾二对，去脂膜，细切，研如面，搜药末熟，丸如梧桐子大。每服三十丸，温酒送下；盐汤亦得。

【功用】补壮元阳。

煨肾方

【来源】《圣济总录》卷一八五。

【组成】巴戟天（米泔浸，去心） 荜澄茄 茴香子（炒） 附子（浆水煮三二十沸，控干，炮裂，去皮脐）各等分

【用法】上为末。每服用羊肾一对，各批开，去白，入药末一钱半匕，匀掺，入葱丝少许，用湿纸裹，慢火中煨熟食之。

【主治】阳衰，下脏虚弱。

熟干地黄丸

【来源】《圣济总录》卷一八五。

【组成】熟干地黄（焙） 枳壳（去瓤，麸炒） 地骨皮（洗，焙） 菟丝子（酒浸，别捣末） 牛膝（酒浸，切，焙）各五两

【用法】上为末，炼蜜为丸，如梧桐子大。每服二十至三十丸，空心盐汤送下。

【功用】平补。

覆盆子丸

【来源】《圣济总录》卷一八五。

【组成】覆盆子（去梗） 巴戟天（去心） 五味子 桂（去粗皮） 山芋 鹿茸（去毛，酥炙）各半两 黄耆（锉） 牛膝（酒浸，切，焙） 熟干地黄（焙）各一两 远志（去心）一分 石斛（去根） 肉苁蓉（酒浸，去皱皮，切，焙）各三分

【用法】上为末，炼蜜为丸，如梧桐子大。每服三十丸，空心温酒送下。

【主治】五劳七伤，骨髓虚惫。

二石丸

【来源】《圣济总录》卷一八六。

【组成】磁石二两（火煅醋淬七遍） 硇砂半两

【用法】上二味，捶碎，入砂盒子内，盐泥固济。木炭火烧令通赤，候冷取出细研。以酒煮羊肾一对，细切，烂研取汁，入少面为糊，丸如梧桐子大，阴干。每服三十丸，空心、食前盐汤送下。

【功用】补丹田，壮筋骨。

【主治】脾肾久虚，脐腹痼冷，目暗耳焦。身重足痛，行步艰难，腿膝无力。

万安丸

【来源】《圣济总录》卷一八六。

【组成】干蝎（炒）二两 白花蛇（酒浸，取肉炙） 桃仁（去皮尖双仁，炒，研）各四两 肉苁蓉（酒浸，切） 槟榔（锉） 木香 当归（切，焙） 茴香子（炒） 羌活（去芦头） 芎藭 天麻 桂（去粗皮） 沉香（锉） 白附子（炮） 阿魏（米醋研用） 安息香（研）各一两半

【用法】上为末，用蜜一斤，拌和为丸，如鸡头子

大。每服温酒或茶嚼一丸。

【功用】补益，调气，除风。

【主治】虚损。

五味子丸

【来源】《圣济总录》卷一八六。

【组成】五味子　熟干地黄（焙）　补骨脂（炒）　牛膝（去苗，酒浸，切，焙）各二两　杜仲（去粗皮，炙，锉）　石斛（去根）　山芋　海桐皮（锉）　黄耆（细锉）各一两　菟丝子六两（淘去浮者，酒浸三日，别捣取末三两）　天雄半两（炮裂，去皮脐）

【用法】上为细末，炼蜜为丸，如梧桐子大。每服三十丸，空心温酒送下。

【功用】补虚损，益气血，壮筋骨。

牛膝丸

【来源】《圣济总录》卷一八六。

【组成】牛膝（酒浸，切，焙）　益智（炒）　大枣（用灯心煮熟，去皮核）各四两　干姜（炮）一两半　桂（去粗皮）二两半　厚朴（去粗皮，生姜汁炙）三两　陈橘皮（汤浸，去白，焙）二两　乌头（炮裂，去皮脐）　远志（去心）各一两　蜜一斤（炼）

【用法】上十味，除蜜、枣外，捣罗为末，先将枣肉同药末研，后入蜜同和，若干燥，即将药酒添助少许为丸，如梧桐子大。每服二十丸至三十丸，空心盐酒送下。

【功用】补虚损，逐风气，益精驻颜，壮筋骨，通血脉。

牛膝木瓜丸

【来源】《圣济总录》卷一八六。

【组成】牛膝二两（酒浸一宿，切，焙）　木瓜一枚（去顶并瓤，入艾一两蒸熟）　巴戟天（去心，炒）　怀香子（炒）　木香各一两　桂（去粗皮）半两

【用法】上六味，将五味为末，入熟木瓜并艾同捣为丸，如梧桐子大。每服二十丸，空心温酒送下。

【功用】

1.《圣济总录》：补益，壮筋骨，驻颜色。

2.《普济方》：理腰膝。

乌头煎丸

【来源】《圣济总录》卷一八六。

【组成】乌头半斤（不去皮尖，水浸三两宿）　天麻一两　巴戟天（去心）半两　海桐皮（锉）一两　补骨脂（炒）半两　牛膝（去苗，酒浸，切，焙）一两半　肉豆蔻（去壳）半两　茴香子（炒）一两　萆薢半两　木香一两　石斛（去苗）半两　沉香（锉）一两　大枣十五个（烂煮，去皮及核入膏中）

【用法】先用黑豆半升煮乌头，以豆熟为度，取出切作片子，焙干，用青盐二两炒令黄色，去盐，捣为细末；以醇酒二升，先煖酒令滚沸，次下乌头，熬成膏，然后以诸药焙干，捣罗为末，并枣膏入膏内，和纳得所为丸，如梧桐子大。每服三十丸，空心盐汤送下。

【功用】补壮筋骨。

巴戟丸

【来源】《圣济总录》卷一八六。

【组成】巴戟天（去心）　羌活（去芦头）　独活（去芦头）　茴香子（炒）　白茯苓（去黑皮）　人参　枳壳（去瓤，麸炒）　木香　桂（去粗皮）　槟榔（生，锉）　牛膝（去苗，酒浸，焙）　当归（切，焙）　半夏（汤浸七遍，焙）　厚朴（去粗皮，生姜汁涂炙）　草豆蔻（去皮）　附子（炮裂，去皮脐）　沉香（锉）　白附子（炮）　天麻　肉苁蓉（酒浸两宿，焙）　荜茇　蜀椒（去目及闭口者，炒出汗）　京三棱（炮，锉）　甘草（炙）　陈橘皮（汤浸，去白，焙）　白豆蔻（去皮）各一两

【用法】上为细末，炼蜜为丸，如梧桐子大。每日服三十丸，空心温酒及盐汤送下。

【功用】补虚冷，壮腰脚，明耳目，暖下元。

巴戟丸

【来源】《圣济总录》卷一八六。

【组成】巴戟天（去心）三分　黄耆（锉）一两　远志（去心）　牛膝（去根，酒浸，焙）　熟干地黄（焙）　山芋各三分　桂（去粗皮）　五味子　附子（炮裂，去皮脐）各半两　猪肾一对（去脂膜，破开，纳蜀椒四十九粒，盐花少许拌匀，湿纸裹，煨熟，去椒，细研如糊，搜诸药）

【用法】上十味，捣罗九味为末，以猪肾为丸，如梧桐子大。每服二十丸，温酒送下。

【主治】骨髓虚惫，腰膝无力。

四神汤

【来源】《圣济总录》卷一八六。

【别名】四柱散（《太平惠民和济局方》卷三绍兴续添方）、四柱饮（《张氏医通》卷十四）、补虚四柱饮（《医钞类编》卷七引戴氏方）。

【组成】附子（炮裂，去皮脐）　木香（炮）各一两　白茯苓（去黑皮）　人参各半两

【用法】上锉，如麻豆大。每服三钱匕，水一盏，加生姜二片，大枣二枚，葱白二寸，同煎至七分，去滓，早、晚各一服。

【功用】调顺经络，生精补气，强力益志。

【主治】

1.《圣济总录》：一切冷气。

2.《太平惠民和济局方》（绍兴续添方）：脏气虚弱者及丈夫元脏气虚，真阳衰败，两耳常鸣，脐腹冷痛，头旋目晕，四肢怠倦，小便滑数，泄泻不止。

四倍丸

【来源】《圣济总录》卷一八六。

【组成】蜀椒（去目并合口，炒出汗）一两　菟丝子（酒浸三宿，别捣）二两　萆薢（洗，焙）四两　牛膝（酒浸二宿，切，焙）八两

【用法】上为细末，炼蜜为丸，如梧桐子大。每服三十至五十丸，早、晚温酒、盐汤任下。

【功用】补益，壮腰脚。

地仙丸

【来源】《圣济总录》卷一八六。

【组成】萆薢　防风（去叉）　白蒺藜（炒）　狗脊（去毛）　乌药（锉）　附子（炮裂，去皮脐）　白附子（炮）　赤小豆（拣）　地龙（去土）　骨碎补（炒）　茴香子（炒）　羌活（去芦头）　天南星（炮）　黄耆（锉，炒）各半两　肉苁蓉（酒浸，切，焙）　牛膝（酒浸，切，焙）　何首乌（去黑皮）　蜀椒（去合口及目，炒出汗）　覆盆子（去蒂）各一两　木鳖子（去壳）三分

【用法】上为末，酒煮面糊为丸，如梧桐子大。每服二十丸，空心、食前盐汤或茶酒任下。

【功用】治风顺气，补元阳，活血，壮筋骨，滑肌肤，明目，益寿驻颜，久服轻身。

【主治】男子久冷，元气虚惫，脚手疼痛。

地仙煎

【来源】《圣济总录》卷一八六。

【别名】地仙膏（《衡要》卷二）。

【组成】山芋末一斤　杏仁（汤浸，去皮尖双仁）一升　生牛乳一升

【用法】上先研杏仁极细，入生牛乳绞取汁，次取山芋末相拌，入新瓷器，密封，安于釜中，重汤煮一日煎成。每服一匙，空心温酒调下。

【功用】

1.《圣济总录》：令人颜色悦泽，骨髓坚固，行及奔马。

2.《衡要》：益津液，润燥。

【主治】

1.《圣济总录》：腰膝疼痛及腹内一切冷病。

2.《衡要》：一切燥症。

【方论】《衡要》：山药补阴血，润皮毛，杏仁润肺液皮肤，牛乳生津血以润燥。

地金丸

【来源】《圣济总录》卷一八六。

【组成】生地黄十七斤（竹刀子切，木臼捣烂）　木香　菟丝子（酒浸一日，蒸过，别捣末）　牛膝（酒浸一宿，切，焙）各二两　陈曲一斤（捣末）　何首乌（用黑豆蒸一复时，晒干，木臼捣末）　杏仁（去皮尖双仁，研，纸压去油）各

四两（以上七味和匀，入瓦罐内盛，令平，用新油单盖，复缚定，以白盐一两和灰泥固济，勿令透气，掘坑深广二尺，先用慢火烧热，方安药罐子在内，用糠火细细烧三昼夜，开验，药如豉汁色即住，如未，更烧一日。取出研细，入后药） 鹿茸（酥涂炙） 五味子（焙） 肉苁蓉（酒浸一宿，切，焙） 茯苓（去黑皮） 覆盆子（焙） 山茱萸 巴戟天（去心）各二两半（同用木臼捣为末）

【用法】上和作饼子，捣干山芋一斤半于盆内，表里按掩过。安在竹棚子上，用纸铺盖阴干，新瓦器中盛贮，旋取为细末，炼白蜜为丸，如梧桐子大。每服三十丸，空心温酒送下，食后更一服，经一百日后，每日一次。其粘罐子药，用酒洗，别以瓶子贮，可每日一杯。

【功用】补益血脉，乌髭发，润肌肤。

【主治】风冷诸疾。

地黄散

【来源】《圣济总录》卷一八六。

【组成】生地黄五斤 五加皮五两 牛膝（去苗）半斤

【用法】上各锉细，先以酒浸地黄一宿后，九蒸九晒，同为散。每服二钱匕，空心温酒下；粳米粥调亦得。

【功用】治腰膝，补下元，壮筋骨。

肉苁蓉丸

【来源】《圣济总录》卷一八六。

【组成】肉苁蓉（酒浸，切，焙） 牛膝（去苗，酒浸一宿，切，焙） 葫芦巴（炒） 蜀椒（去目并闭口者，炒出汗） 楝实（去核，炒） 茴香子（炒）各一两 青盐（炒，研）半两

【用法】上为细末，用猪肾一只，去筋膜细切，将浸药酒煮熟，研烂，入前药末和匀为丸，如梧桐子大。每服二十丸，稍加至三十丸，空心温酒送下。

【功用】补元气，壮筋骨，益精驻颜。

肉苁蓉丸

【来源】《圣济总录》卷一八六。

【组成】肉苁蓉（酒浸一宿，切，焙） 附子（炮裂，去皮脐） 牛膝（去苗，酒浸一宿，切，焙） 菟丝子（酒浸二宿，别捣末）各一两 鹿茸（酥微炙，去毛）半两

【用法】上为细末，酒煮面糊为丸，如梧桐子大。每服三十丸，盐汤或酒任下。

【功用】补壮筋骨。

麦门冬丸

【来源】《圣济总录》卷一八六。

【组成】麦门冬（去心，焙）二两半 天门冬（去心，焙）一两三分 茯神（去木） 杜仲（去粗皮，炙，锉） 柏子仁 石菖蒲（切，焙） 枸杞子 生干地黄（焙） 百部根（去皮）各一两 白茯苓（去黑皮） 山芋 人参 肉苁蓉（酒浸，切，焙） 贝母（去心，炒）各一两半 防风（去叉） 五味子 丹参各一两一分 远志（去心）半两

【用法】上为细末，炼蜜为丸，如梧桐子大。每服二十丸，空心米饮送下，食后常含化一丸。

【功用】补心育神，强力益志，兼止肺嗽，及肾脏风冷。

远志丸

【来源】《圣济总录》卷一八六。

【组成】远志（去心） 山芋 柏子仁 巴戟天（去心） 续断 杜仲（去粗皮，炙，锉）各二两 菟丝子（酒浸，焙干，别捣） 荆实 山茱萸 五味子各二两半 肉苁蓉（酒浸，切，焙） 牛膝（酒浸，切，焙）各四两

【用法】上为细末，炼蜜为丸，如梧桐子大。每服三十丸，空心温酒送下。服之月余，气壮精倍。

【功用】补血益气，强力益志。

【主治】真元衰惫，耳焦面黑，精神不爽。

【加减】若体涩，加柏子仁；精冷，加五味子；阳衰，加续断，各一倍。

却老苁蓉丸

【来源】《圣济总录》卷一八六。

【组成】肉苁蓉（酒浸，切，焙）二两　山芋　五味子（炒）各一两一分　菟丝子（酒浸三日，焙干，别取末）　赤石脂（研）　白茯苓（去黑皮）　泽泻　熟干地黄（焙）　山茱萸（焙）　巴戟天（去心）　覆盆子（去梗）　石斛（去根）各一两

【用法】上为细末，酒煮面糊，入蜜少许为丸，如梧桐子大。每服二十丸至三十丸，空心食前温酒送下；粟米饮亦得。

【功用】补真脏气，调顺阴阳，和胃气，进饮食。

【主治】肾脏虚损，丹田风冷。

苁蓉丸

【来源】《圣济总录》卷一八六。

【组成】乌头一斤（炮裂，去皮脐）

【用法】入米泔浸七日，逐日一换水，七日了，便别捣生黑豆末一斗，后以水两石煮乌头，切作片子如钱大，渐渐添豆末入水，自平明煮到黄昏了，取出豆末，只将乌头片于长流水浸半月，出热毒，日满阴干，入青盐三两同捣末；别用苁蓉半斤，酒浸二日了，入饭甑蒸三度，每度添酒满再蒸，候蒸得如泥软，便入沙盆内研如泥；牛膝半斤，酒浸三日了蒸，蒸一日了便焙干，都捣末，并生乌头，青盐等，入在苁蓉膏内和匀为丸，如两皂子大。每服一丸，温酒嚼下，一日二次。

【功用】补元脏，除诸风，益脾实肾。

【主治】肾虚。

何首乌丸

【来源】《圣济总录》卷一八六。

【组成】何首乌一斤（米泔浸一宿，用竹刀刮去黑皮，切作片，焙干）　赤芍药　牛膝（去苗，用醇酒浸一宿，切，焙干）　熟干地黄（焙干）各四两

【用法】上为细末，以酒煮面糊为丸，如梧桐子大。每服三十丸，空心温酒或米饮送下。

【功用】祛风活血，壮筋骨，润肌肤。

沉香紫桂丸

【来源】《圣济总录》卷一八六。

【组成】桂（去粗皮）　乌头（炮裂，去皮脐）　赤白脂（烧）各一两　干姜（炮）　蜀椒（去目及合口者，炒出汗）各半两

【用法】上为末，酒煮面糊为丸，如梧桐子大。每服二十丸，空心、食前以醋汤送下；丈夫以盐汤送下。

【主治】丈夫元脏气虚损；妇人血海虚冷，月脉愆漏，五般带下，脐腹疠痛，及一切虚风冷气攻注。

补骨脂煎丸

【来源】《圣济总录》卷一八六。

【组成】补骨脂（微炒，别捣）二两　附子（炮裂，去皮脐）　葫芦巴（微炒）　巴戟天（去心）　白槟榔（炮，锉）各一两　桃仁一两（去皮尖双仁，以酒一升，别研如酪，于银石器中熬五七沸，次入蜜二两，又煎五七沸；入安息香半两，以酒半盏，研细滤入煎内；次入补骨脂末，熬成膏）　沉香半两

【用法】上为末，以煎膏为丸，如梧桐子大，每服三十丸，生姜盐汤送下。

【功用】补虚，益血脉。

灵宿丹

【来源】《圣济总录》卷一八六。

【别名】灵宿丸（《普济方》卷二二五）。

【组成】菟丝子（酒浸一宿，别捣末）五两　覆盆子三两（酒浸，焙）　槟榔（煨）　牛膝（去苗，酒浸，切，焙）　肉苁蓉（去皴皮，酒浸，切，焙）　天麻（酒浸，锉，焙）　熟干地黄（酒浸三月，焙干）各二两　鹿茸一对（涂酥炙）　桂（去粗皮）　巴戟天（紫者，去心）　附子（炮裂，去皮脐）　石斛（去根）　青橘皮（去白，焙）　楮实（炒）　茴香子（微炒）　白龙骨（研碎）　杜仲（去粗皮，切，炒）　补骨脂（微炒）　葫芦巴　石韦（去毛）　枸杞子　远志（去心）　五味子（炒）　沉香（锉）　蛇床子（炒）　山茱萸　萆薢　山芋（捣末）各一两

【用法】上为末，用浸药酒调山芋末煮糊，更入酥、蜜各一两，和药为丸，如梧桐子大。每服二十至三十丸，空心温酒或盐汤送下。

【功用】

1.《圣济总录》：通九窍，利三焦，安和五脏，益血补虚。

2.《御药院方》：大补益、强心志，壮筋骨，益气血，调营卫，补骨髓，固元阳，黑髭鬓，去诸风，除冷痰，明耳目。

【主治】

1.《圣济总录》：治脚腰，及五劳七伤，诸风冷气。

2.《御药院方》：腰膝无力。

附子丸

【来源】《圣济总录》卷一八六。

【组成】附子一两（炮裂，去皮脐） 硇砂一钱（水煎，炼成霜）

【用法】上为末，酒煮面糊为丸，如梧桐子大。每服三十丸，男子盐汤、妇人醋汤送下，空心服。

【主治】男子元气虚冷，妇人赤白带下，血海诸冷。

茴香丸

【来源】《圣济总录》卷一八六。

【别名】茴香子丸（《普济方》卷二二〇）。

【组成】茴香二两（炒） 川乌头二两（炮裂，去皮脐） 川楝子二两 陈橘皮二两（去白瓤） 萆薢二两 地龙二两（去土，微炒） 旋覆花 蜀椒（去闭口及目，炒出汗）各二两

【用法】上为末，炼蜜为丸，如梧桐子大。每服二十丸，空心、临卧酒送下。

【主治】虚损。

菖蒲丸

【来源】《圣济总录》卷一八六。

【组成】菖蒲（切，焙） 苍术（锉）各等分

【用法】上药用米泔浸三宿，控干，再用酒浸一宿，焙，为末，炼蜜为丸，如梧桐子大。每服二十丸至四十丸，空心盐汤送下，一日三次。

【功用】补元气，强力益志。

萆薢煎丸

【来源】《圣济总录》卷一八六。

【别名】补骨脂煎（《普济方》卷二一九）。

【组成】萆薢一斤（用新米泔洗净，焙干，入新瓦罐子内，以醇酒五升浸，用油单密封口，放日中晒一七日，取焙干，为末） 补骨脂（炒）四两 狗脊（去毛，醋炙） 巴戟天（去心） 牛膝（去苗，酒浸，切，焙） 茴香子（以盐一两同炒）各二两

【用法】上为细末，酒煮面糊为丸，如梧桐子大。每服十五至二十丸，空心温酒或盐汤送下。

【功用】补益丹田，壮筋骨。

【主治】妇人久冷。

菟丝子丸

【来源】《圣济总录》卷一八六。

【组成】菟丝子（酒浸，焙干，别杵） 菖蒲（切，焙） 远志（去心） 地骨皮 生干地黄（焙）各二两

【用法】上为末，炼蜜为丸，如梧桐子大。每服三十丸，茶酒任下。

【功用】补益真气，强力益志。

鹿茸丸

【来源】《圣济总录》卷一八六。

【组成】鹿茸（去毛，酥炙） 附子（炮裂，去皮脐） 当归（酒浸一宿，焙） 细辛（去苗叶，生用） 白术 桂（去粗皮，生用）各一两

【用法】上为细末，炼蜜为丸，如梧桐子大。每服二十丸至三十丸，空心、日午用盐酒送下。

【主治】元脏虚损，一切风冷。

椒红丸

【来源】《圣济总录》卷一八六。

【组成】蜀椒（去目及闭口者，炒出汗，取红）

三两　牛膝（去苗，酒浸三宿，洗，晒干）四两　生地黄五两（取汁为膏）　附子二两（炮裂，去皮脐）　石斛一两（去根，锉）　桂心二两　肉苁蓉二两（酒浸，去粗皮，炙）　巴戟一两　菟丝子二两（酒浸，焙干，为末）　木香一两　吴茱萸一两（汤浸，焙干，炒）　鹿茸二两（去毛，涂酥，炙微黄）　硫黄一两（细研，水飞过）　磁石二两（烧，醋淬七遍，细研，水飞）

【用法】上为末，炼蜜为丸，如梧桐子大。每服三十丸，空心以盐汤送下。

【功用】壮筋骨，益血脉，悦颜色。

椒红丸

【来源】《圣济总录》卷一八六。

【组成】蜀椒（去子及合口者）八两（以火烧一坑子，泼酒在上，次倾椒在上，急用一新瓦盆紧合定，四缝以新土密闭，一复时取出，杵，取红不用白）　附子（炮裂，去皮脐）二两　木香　肉豆蔻（去壳）各半两　陈橘皮（汤浸，去白，焙）二两　生姜四两（切作片子，炙黄）　巴戟天（去心）　肉苁蓉（酒浸，切，焙）　牛膝（酒浸，切，焙）　五味子（炒）　桂（去粗皮）　补骨脂（微炒黄）　茴香子（微炒）　蒺藜子（炒去角）各一两　槟榔（锉）半两

【用法】上为末，用羊肾四对，去筋膜细锉，入青盐二两，于砂盆内同研，和前药为丸，如梧桐子大。若稠时，更入少面糊为丸。每服三十丸，空心、食前以温酒送下，盐汤下亦得。

【功用】补暖，逐风冷，聪明耳目。

【主治】本脏虚损。

腽肭脐丸

【来源】《圣济总录》卷一八六。

【组成】腽肭脐（酒浸，微炙）　鹿茸（去毛，酥炙）　肉苁蓉（酒浸，切，焙）　牛膝（酒浸，切，焙）　人参　木香　独活（去芦头）　天麻　白术　防风（去叉）　巴戟天（去心）　麝香（研）　铁粉（研）　五味子各一两　石斛（去根）　沉香（锉）　白茯苓（去黑皮）　远志（去心）　菖蒲（米泔浸，切，焙）　山芋　荜澄茄　丁香　肉豆蔻（去壳）　诃黎勒皮各三分　槟榔（锉）　熟干地黄（焙）　萆薢　松花各一两半　丹砂（研）　赤石脂（研）各二两

【用法】上为细末，同罗令匀，炼蜜和丸，如梧桐子大。每服二十丸至三十丸，空心、食前温酒送下，粟米饮亦得。

【功用】滋润肌肤，悦泽颜色，进饮食。

【主治】元脏虚冷，腰膝无力疼痛。

麋茸丸

【来源】《圣济总录》卷一八六。

【别名】地黄煎（《普济方》卷二二二）。

【组成】麋茸（去毛，酥炙）二两　枸杞子三两　茯神　人参各一两半　干姜（炮）二两　桂（去粗皮）半两　远志（去心）三分

【用法】上为末，取地黄汁一升，和捣令匀，丸如梧桐子大。每日服十丸，食前盐酒送下，加至二十丸。

【功用】补虚治心，强力益志。

二气丹

【来源】《圣济总录》卷一八七。

【组成】丹砂　雄黄各一两

【用法】上为细末，用瓦合子一只，入药在内，先用赤石脂封口，后捣纸筋泥固济，阴干；每次用粗瓷碗一口盛药合子，又用阴干浮萍草三两拥定，更以一瓷碗覆之，内外用纸筋泥固济，亦候阴干。然后于地上掘一小坑，坐定碗足令稳用炭半秤，簇定顶上，煅令通赤，去火候冷，取药细研；又用天南星半两为末，面糊为丸，如梧桐子大。取瓦盆一只，盛水半盆，以竹筛子安盆上摊药，日内晒干。每日空心以井花水吞下一丸。服此药一料尽后，过三二月方可再服。

【功用】壮元气，驻颜色，破久冷。

【主治】诸虚证。

山芋丸

【来源】《圣济总录》卷一八七。

【组成】山芋　仙灵脾各一两　车前子（酒浸经

宿，焙干）三两　菟丝子（酒浸经宿，别捣，焙干）三两

【用法】上为细末，炼蜜为丸，如梧桐子大。每服十五丸，食前温酒或盐汤送下。

【功用】补丹田，悦颜色，长肌肤，进饮食。

山芋丸

【来源】《圣济总录》卷一八七。

【组成】山芋　石斛（去根）　牛膝（去苗，酒浸，切，焙）　鹿茸（去毛，酥炙）　白茯苓（去黑皮）　五味子　续断　巴戟天（去心）　山茱萸　人参　桂（去粗皮）　熟干地黄（焙）　泽泻　杜仲（去粗皮，炙）　蛇床子（炒）　远志（去粗皮，炙）　菟丝子（酒浸一宿，别捣末）　天雄（炮裂，去皮脐）　覆盆子（去梗萼）　肉苁蓉（酒浸，切，焙）各一两

【用法】上为末，炼蜜和捣三五百杵为丸，如梧桐子大。每服三十丸，空腹、晚食前温酒送下。

【功用】补脏腑，利腰脚，壮元气，充骨髓。

【主治】虚损。

小还丹

【来源】《圣济总录》卷一八七。

【组成】肉苁蓉（酒浸一宿，切，焙）五两　肉豆蔻四枚（去壳，生用）　山芋三两

【用法】上为末，炼蜜为丸，如梧桐子大，以丹砂为衣。每服三十丸，空心、食前汤酒送下。

【功用】补益元气，壮精华，明耳目。

【主治】五劳七伤。

天雄丸

【来源】《圣济总录》卷一八七。

【组成】天雄（炮裂，去皮脐）　阿魏（研破，用醋面和饼子，炙令黄）　菖蒲（去须，锉，炒）　沉香（锉）　厚朴（去粗皮，生姜汁炙）　草豆蔻（去皮，炒）　槟榔（锉）　干姜（炮）　桃仁（去皮尖双仁，炒）各二两

【用法】上为末，醋煮面糊为丸，如梧桐子大。每服二十丸至三十丸，温酒或盐汤送下，空心、临卧服。

【功用】补益元脏。

【主治】虚损诸病。

太一护命丸

【来源】《圣济总录》卷一八七。

【别名】太乙护命丸（《普济方》卷二二一）。

【组成】甘菊花　麦门冬（去心，焙）　枸杞子（焙）　白术　人参　白茯苓（去黑皮）　远志（去心）　菖蒲（石上者）　桂（去粗皮）各六两　熟干地黄一斤（焙）

【用法】上为粗末。取春采生地黄五十斤，绞取汁，同药末于银石器内，逐旋入地黄汁微炒，候入尽汁，焙干，再捣为细末，炼蜜为丸，更入酥少许为丸，如梧桐子大。每服二十丸，空心、食前清酒送下。渐加至五十丸，从五十丸复渐减至二十丸，终而复始。

【功用】益精血，满骨髓，坚实脏腑，乌发，延年却病。

【主治】元脏虚损。

乌头煎丸

【来源】《圣济总录》卷一八七。

【组成】乌头一斤（大者，刮去黑皮，锉作小片子，用雪水三升浸一宿，入盐六两，同煮干，炒令黄）　牛膝三两（酒浸一宿，切，焙）　肉苁蓉（细切，用法酒一升浸一宿，焙令干）四两　巴戟天（去心）一两　大枣半斤（汤浸，去皮核，焙）　桃仁（浸，去皮尖，麸炒熟）五两　陈橘皮（汤浸，去白，焙）半斤　蜀椒（去目并闭口，炒出汗）二两　厚朴（去粗皮，生姜汁炙）三两

【用法】上为末，以酒煮面糊为丸，如梧桐子大。每服三十丸，空心盐汤送下。

【功用】壮筋骨，明耳目，补虚爽神益气。

玉蕊丸

【来源】《圣济总录》卷一八七。

【别名】玉蕊丹（《是斋百一选方》卷四）。

【组成】木香三分　茴香子（炒）　蝎梢各半

两　附子（炮裂，去皮脐）一两　白矾（烧令汁枯）一分　阳起石（煅）　硫黄（研）各半两　硇砂（飞研）一分

【用法】上为末，酒煮面糊为丸，如梧桐子大。每服二十丸，温酒送下。小肠膀胱气痛，烧绵灰热酒送下；阴阳二毒伤寒，甘草汤送下；泻痢虚滑不止，腹内撮疼，煎艾汤送下；妇人赤白带下，没药酒送下；脾胃虚弱，米谷不化，温酒送下，并食前服。

【主治】元阳虚惫，脐腹冷疼，面黄肌瘦，多困少力，腰膝酸痛，饮食减少；膀胱小肠气痛；脾虚滑泄。

地仙丸

【来源】《圣济总录》卷一八七。

【组成】枸杞子　陈曲（炒）　甘菊　熟干地黄（焙）　桂（去粗皮）各二两　肉苁蓉（切，酒浸一宿，焙干）一两半

【用法】上为末，炼蜜为丸，如梧桐子大。每服三十丸，空心、食前酒、饮任意送下。

【功用】安神延年，乌髭黑发，令身体轻健，耳目聪明，宽膈进食，除寒热，调荣卫。

【主治】劳伤，头目昏眩。

地黄煎丸

【来源】《圣济总录》卷一八七。

【备考】平补熟干地黄丸（《普济方》）。

【组成】地黄二十斤（沉者，净洗，阴干，令水脉尽，木臼内杵，绞汁，余滓更入法酒五升，重杵，再绞，与前叶相和于银石器内，慢火煎，柳木篦子搅，膏成放冷，更入乌鸡子清十枚，大麻油五合搅匀，次入诸药）　山芋四两　鹿角胶（炙燥）三两　山茱萸（焙）一两　牛膝（酒浸，切，焙）　肉苁蓉（去皴皮，酒浸，切，焙）　菟丝子（酒浸一宿，烂捣，拍作饼，焙）　巴戟天（去心）　白茯苓（去黑皮）　虎骨（酥炙）　附子（炮裂，去皮脐）　干漆（炒）　牡丹皮（锉，焙）　泽泻（炮）　续断各二两　生干地黄（焙，木臼捣）　熟干地黄（焙，木臼捣）　甘草（炙，锉）各四两

【用法】上为末，入地黄煎为丸，如梧桐子大。每服四十丸，渐加至六十丸，早晨、日午空心温酒或盐汤送下。

【功用】调顺营卫，补填骨髓，续筋脉，助真元，滑肌肉，驻颜益气，乌髭发。

【主治】诸虚损。

【宜忌】

1.《圣济总录》：服药后忌房事百日。

2.《普济方》：忌食葱、萝卜、蒜。

壮元酒

【来源】《圣济总录》卷一八七。

【组成】天雄（生，去皮脐）　白蔹各三两　茵芋（去粗茎）一两　蜀椒（去目并闭口者，炒出汗）　羊踯躅各半升　乌头（生，去皮脐）　附子（生，去皮脐）　干姜各二两

【用法】上锉细，以酒三斗渍之，春、夏五日，秋、冬七日，去滓。初服半合，稍加至三合，晒滓为散。每服方寸匕，一日三次。以知为度。夏日恐酒酸，以油单覆，下悬井中。

【功用】益精气，通血脉，除风湿，明耳目，悦颜色。

【主治】虚劳，疾在腰膝者。

苁蓉木瓜煎丸

【来源】《圣济总录》卷一八七。

【组成】肉苁蓉一斤（以酒浸，净刮去皴皮及沙石尽，细切，焙干，捣罗为末，称）　牛膝八两（去苗，酒浸，锉，焙干，捣罗为末，称）　菟丝子（尝甜滑者，以水淘去浮者）四两半（酒浸三五日，以软烂为度，沙盆内研如泥）　木瓜四枚（如无花木瓜，只用小黄熟木瓜十枚，并削去皮子，别以酒煮烂为度，入沙盆研如泥，又用法酒一斗五升匀调，同煎四味，入银器内重汤慢火熬成膏，不住手搅，勿令焦，仍相度后药末多少，或硬，更入炼熟好蜜，亦须带软，搜所贵滋润易为丸也）　附子六枚（炮裂，去皮脐，锉，以青盐末三两拌和匀，炒令黄色同用）　麋角（锉末）五两（用酥拌和，炒黄色）　椒红四两　肉豆蔻仁二两　补骨脂三两（拣净，称，炒香）　楮实（红实

熟成者）三两半（淘去浮者，焙干，称） 巴戟天（去心，炒黄）三两 木香二两 鹿茸（去毛，酥炙三两） 桂（去粗皮）三两 蛇床子（拣择净）二两 槟榔二两（锉） 干姜（炮裂）三两

【用法】上十三味为细末，将前膏和成剂，再入臼内捣三二千下，入真酥少许为丸，如梧桐子大。每服三十丸，渐加至五十丸，空心温酒送下，盐汤亦得，晚食前再服。

【功用】延年轻身，爽神益气，补壮筋骨。

【主治】肝肾气虚，耳目不聪明，及一切冷气，腹胁疼痛。

沉香汤

【来源】《圣济总录》卷一八七。

【组成】沉香一两 肉豆蔻仁 桂（去粗皮） 木香 厚朴（去粗皮，生姜汁炙） 槟榔 青橘皮（汤浸，去白，焙） 诃黎勒皮 白术 当归（焙） 京三棱（醋浸一宿，煨，锉） 人参 枇杷叶（炙，刷去毛） 芎藭 干姜（炮） 蓬莪术（煨，锉） 黄耆 郁李仁（汤浸，去皮并双仁） 附子（炮裂，去皮脐） 白茯苓（去黑皮） 石斛（去根，酒浸，微炙） 前胡（去芦头） 枳壳（去瓤，麸炒） 甘草（炙）各半两

【用法】上锉，如麻豆大。每服五钱匕，水一盏半，加生姜三片，大枣三枚（擘破），煎至八分，去滓，稍热，食前服。

【功用】补虚治气，调顺三焦，安和脏腹，进饮食。

附子汤

【来源】《圣济总录》卷一八七。

【组成】附子（炮裂，去皮脐） 乌头（炮裂，去皮脐） 柴胡（去苗土） 前胡（去芦头） 黄耆 芎藭白术 人参 木香 当归（切，焙） 羌活（去芦头） 甘草（炙） 桔梗（炒） 白芷 地榆 桂（去粗皮）各一两

【用法】上锉，如麻豆大。每服三钱匕，水一盏，加生姜二片，大枣二枚，葱白一寸，同煎至一分，空心服。

【功用】补不足。

【主治】身体劳倦，四肢拘急，腹内刺痛，体弱，风痰头疼，肾脏伤惫，胸臆噎塞，久积冷气，妇人血海冷滞。

柏子仁丸

【来源】《圣济总录》卷一八七。

【组成】柏子仁（研）一两 巴戟天（去心）二两 远志（去心） 五味子各一两 牛膝（去苗，酒炙，切，焙）二两 熟干地黄（焙）三两 桂（去粗皮）一两 肉苁蓉（酒浸，切，焙）二两 鹿茸（去毛，酥炙） 菟丝子（酒浸一宿，别捣）各一两半 补骨脂（炒）二两 干漆（炒烟出）一两

【用法】上为末，炼蜜为丸，如梧桐子大。每服二十丸，空腹及晚食前温酒送下。

【主治】五劳七伤，骨髓虚惫，肢体羸悴。

枸杞丸

【来源】《圣济总录》卷一八七。

【组成】枸杞子十两 甘菊花四两 桂（去粗皮）一两半 白茯苓（去黑皮） 茯神（去木） 熟干地黄各一两

【用法】上为细末，炼蜜五两，入薄荷汁半盏，同熬得所为丸，如梧桐子大。每服二十丸，空心、食前温酒送下。

【功用】补真气，壮丹田，悦颜色，充肌肤。

枸杞酒

【来源】《圣济总录》卷一八七。

【组成】枸杞子二斤 生地黄汁三升

【用法】上每于十月采枸杞子，先以好酒二升，于瓷瓶内浸二十一日，开封再入地黄汁，不犯生水者，同浸，勿搅之，却以纸三重封头，候至立春前三十日开瓶。空心暖饮一杯。

【功用】变白轻身，乌髭发。

【主治】精血虚损。

【宜忌】忌食芜荑、葱。

胡芦巴丸

【来源】《圣济总录》卷一八七。

【组成】胡芦巴　巴戟天（去心）　天麻　桂（去粗皮）　附子（炮裂，去皮脐）　硇砂（研）　茴香子（炒）　楮实（炮，去核）　没药（研）　天雄（炮裂，去皮脐）　陈橘皮（去白，切，焙）　益智（炒）　京三棱（炮）各一两　木香半两

【用法】上为末，炼蜜为丸，如梧桐子大。每服二十丸，空心、日午、临卧温酒送下。

【功用】补益。

【主治】诸虚。

胡芦巴汤

【来源】《圣济总录》卷一八七。

【组成】胡芦巴（炒）　川芎　木香　京三棱（煨）　白术　官桂（去皮）　白蒺藜（微炒）　当归　益智　陈橘皮（去白）各一两　沉香　附子（炮，去皮脐）　舶上茴香（微炒）各一两半　干姜半两（炮）　甘草三分（炙令黄）　苦楝子三两（取肉，不用核）

【用法】上为细末。每服二钱匕，煎沸汤点服，不拘时候。

【主治】元气虚损，腹胁雷鸣，中脘胀满或发冷痛。

鹿茸丸

【来源】《圣济总录》卷一八七。

【组成】鹿茸（去毛，酥炙）一对　木香半两　胡芦巴一两　石斛（去根）半两　茴香子（炒）三分　巴戟天（去心）一两　附子（炮裂，去皮脐）半两　牛膝（酒浸，切，焙）一两　槟榔三分（锉）　熟干地黄一两　破故纸一两（酒浸，炒）　肉苁蓉一两（酒浸，焙）　官桂半两　菟丝子一两（酒浸一日）　蛇床子半两（酒浸）　苦楝子一两　薯蓣半两　干姜半两

【用法】上为末，酒煮面糊为丸，如梧桐子大。每服五十丸，空心温酒或盐汤送下。

【功用】补诸不足。

【主治】劳伤。

鹿茸丸

【来源】《圣济总录》卷一八七。

【别名】石斛丸（《普济方》卷二二一）。

【组成】鹿茸（去毛，酥炙）　石斛（去根，锉）各一两　附子（炮裂，去皮脐）　熟干地黄（焙）各二两　牡丹皮　泽泻　山芋　桂（去粗皮）　杜仲（去粗皮，炙）　萆薢（锉）　山茱萸　白茯苓（去黑皮）　五味子各一两　肉苁蓉（酒浸一宿，切，焙）　补骨脂（炒）各二两　远志（去心）　防风（去叉）　黄耆（锉）各一两

【用法】上为末，炼蜜为丸，如梧桐子大。每服二十丸，空腹、晚食前用温酒送下。

【主治】肾脏虚损，脚膝无力，腰脊拘急，口苦舌涩。

椒红丸

【来源】《圣济总录》卷一八七。

【组成】蜀椒（去目及闭口者，晒干，捣罗取红）一斤（再捣为末）　生地黄七斤（肥嫩者）

【用法】上先将地黄捣，绞自然汁，铜器中煎至一升许，住火，候稀稠得所，即和前椒末为丸，如梧桐子大。每服三十丸，空心暖酒送下。

【功用】服百日觉身轻少睡，心力足；服及三年，心智爽悟，记忆不倦，目明倍常，面色红悦，须发光黑。

【主治】元脏伤惫，耳聋目暗。

覆盆子丸

【来源】《圣济总录》卷一八七。

【组成】覆盆子三两半（拣去梗萼杆）　巴戟天（穿心紫者，去心）　肉苁蓉（酒浸，去皱皮，切片，焙干）　远志（去心）　牛膝（酒浸一宿，焙干）　五味子（洗净，焙干）　续断各二两　山茱萸（去核，焙干）一两

【用法】上为末，炼蜜为丸，如梧桐子大。每服五十丸，空心温酒送下。渐加至百丸。

【功用】补肝益肾，平养心气，聪耳明目。

羊肝煎

【来源】《圣济总录》卷一八八。

【别名】羊肝羹（《古今医统大全》卷八十七）。

【组成】羊肝（细切）一具　羊脊膂肉（细切）一条　陈曲末三两　枸杞根五两（切，以水一斗二升，煮取九升，去滓）

【用法】上四味，先以枸杞根汁重煎令沸，次入肝肉、曲末，并葱豉汁调和，渐渐煎如稠糖，分作三服，空腹、日午、夜卧食之。

【主治】

1.《圣济总录》：虚劳。

2.《古今医统大全》：老人虚损。

苁蓉粥

【来源】《圣济总录》卷一八八。

【组成】白羊肉四两（切）　肉苁蓉（水洗，切）一两　粳米三合　鹿角胶（炒燥）三分　葱白（切）七茎　鸡子二枚

【用法】以五味汁中煮粥，临熟下胶、鸡子。空腹食之。

【主治】久积虚冷，阳气衰乏。

苁蓉羹

【来源】《圣济总录》卷一八八。

【组成】肉苁蓉（温水洗去土，细切）一两　白羊肾一对（去脂膜，切）　葱白七茎（擘）　羊肺二两（切）

【用法】入五味汁作羹。空腹食之。

【主治】丈夫久积虚损，阳气衰，腰脚疼痛无力。

苁蓉羊肾粥

【来源】《圣济总录》卷一八八。

【组成】肉苁蓉（酒洗去土）一两半　羊肾一具（去脂膜，细切）　羚羊角（屑）二两　磁石（烧赤，醋淬，捣末）　薏苡仁各三两

【用法】上药除羊肾、磁石、薏苡仁外，锉细，分为三服。每服用水三升半，煎至二升，去滓，下磁石、薏苡仁各一两，羊肾一具，煮粥，空心任意食之。

【主治】肾劳风虚，面色黄黑，鬓发干焦。

补肾羹

【来源】《圣济总录》卷一八八。

【组成】羊肾一双（去脂，切）　葱白一分（切）　生姜一分（切）

【用法】细切羊肾，加五味、葱、生姜，如常法作羹食之。

【主治】肾虚劳损，精气竭绝。

泽泻羹

【来源】《圣济总录》卷一八八。

【组成】生泽泻花叶（切）五两

【用法】以水三升，煮取一升半，去滓，下羊肚、葱、豉等于汁中，煮羹香熟，任意食之。老羊肚佳。

【功用】补益。

【主治】虚劳。

枸杞羹

【来源】《圣济总录》卷一八八。

【组成】枸杞叶一斤　羊肾一对（切）　羊肉（切）三两　葱白七茎（切）

【用法】上以五味汁煮作臛，空腹食之。

【主治】虚劳羸瘦。

猪肾粥

【来源】《圣济总录》卷一八八。

【组成】猪肾两具（治研如法）　粟米一合（研如法）　葱白（切）　生姜（切）各少许

【用法】上于豉汁中煮作粥。空腹食之。

【主治】肾虚脚弱。

猪肾羹

【来源】《圣济总录》卷一八八。

【组成】猪肾一对（切）　枸杞叶（切）一斤　猪

脊膂一条（去脂膜，切） 葱白（切）十四茎

【用法】上以五味汁作羹，空腹食之。

【功用】益气。

【主治】虚羸。

猪肚糜方

【来源】《圣济总录》卷一八八。

【组成】猪肚、肾各一具（去脂膜） 人参 麦门冬（去心）各三分 地骨皮三两

【用法】上五味，除肚、肾外锉细，用绵裹，与肚、肾同入水一斗煮熟，弃药；取肚、肾纳汁中，入葱白一茎（切），粳米一升，同用微火煮熟。随意饮汁食肉。

【主治】虚损。

薏苡饼

【来源】《圣济总录》卷一八八。

【组成】薏苡仁

【用法】熟水淘，捣罗如作米粉法，以枣肉、乳汁拌和作团，如蒸饼大，依法蒸熟。随性食之。夏用粉不得留经宿，恐酸坏。

【功用】补益。

【主治】虚劳。

薏苡羹

【来源】《圣济总录》卷一八八。

【组成】薏苡仁

【用法】同羊肉作羹，甘酸随性如常法，下葱，豉煮令香熟，食之。

【功用】轻身，益气，嗜食。

【主治】虚劳。

白羊肾羹

【来源】《圣济总录》卷一八九。

【组成】白羊肾一对（去脂膜，切） 肉苁蓉（酒浸，细切）一两

【用法】上药相和，加葱白、盐、酱、椒，如常法，煮作羹。空腹食。

【主治】久积虚损，阳道虚弱，腰脚无力。

羊肉方

【来源】《圣济总录》卷一八九。

【组成】精羊肉八两（切作馅） 肉苁蓉（微炒，碾末）二钱半 莳萝（末）半两 附子（炮裂，去皮脐，细碾）半两 干姜（炮裂）二钱半 胡椒 荜茇 诃黎勒（炮，去核）各一钱 芜荑（微炒）半两

【用法】上九味，八味为末，以肉并药末等相和拌匀，分作四剂，每剂以面裹之，撮合微拍令扁，用湿纸裹，入煻灰火中煨令熟。空心食之，以饱为度。

【功用】暖腰腹，缩小便。

【主治】冷劳气痢。

羊骨粥

【来源】《圣济总录》卷一八九。

【组成】羊骨两具（捶碎）

【用法】上以水二斗，慢火煎取三升，如常法作粥食；作羹亦得。

【主治】虚劳。

羊脏方

【来源】《圣济总录》卷一八九。

【组成】羊肝、肚、肾、心、肺各一具（汤洗细切） 胡椒 荜茇各一两 豉一合 葱白一握（细切） 牛酥一两

【用法】上先以五味相和，以水七升，慢火煎取五升，去滓，和羊肝等并汁皆纳羊肚中，系肚口，别用绢袋盛之，煮熟，乘热出，切肚食之，并旋旋服尽药汁。

【主治】虚劳。

羊蜜方

【来源】《圣济总录》卷一八九。

【别名】羊蜜膏（《饮膳正要》卷二）。

【组成】熟羊脂 熟牛髓 白蜜 熟猪脂各五

两　生姜汁一合　生地黄汁五两

《饮膳正要》有熟羊髓，无熟牛髓、熟猪脂。

【用法】上先以猪羊脂煎一沸，次下牛髓，又煎一沸，次下白蜜、生姜、地黄汁，微火煎，不住手搅，膏成，贮密器中。每服一匙许，空腹温酒调下，羹粥中服之亦得。

【主治】虚劳腰痛，咳嗽，肺痿骨蒸。

【加减】若食素者，以酥代脂髓，加麦门冬汁；若不能食或多风者，加白术。

枸杞羊肾粥

【来源】《圣济总录》卷一八九。

【组成】枸杞叶一斤　羊肾一对（细切）　米三合　葱白十四茎

【用法】上细切，加五味煮粥如常法。空腹食。

【主治】阳气衰，腰脚疼痛，五劳七伤。

猪肾粥

【来源】《圣济总录》卷一八九。

【组成】猪肾（去脂膜，切）一对　米三合

【用法】上以豉汁一升半煮粥，入五味并酒调和如常法。空腹食之。

【主治】肾虚劳损，腰膝疼，行动无力。

大茯苓丸

【来源】《圣济总录》卷一九八。

【组成】白茯苓（去黑皮，锉碎，水浸四十九日，每七日一易水，日足蒸一复时，却入水中安罗子内，以手缓缓挼去筋脉令净，澄，取出晒干，为末）　柏叶（采嫩枝上者，蒸令黄色，勿采道旁墓上者）　大麻子（水浸一宿，晒干，炒，才闻一两声即出之，以净砖两口靡取之）　车前子　粳米（炒）　大豆黄（炒令焦，取黄）　蔓荆子（水煮一复时，晒干）　地骨皮（去粗皮）各一升　人参　地肤皮（蒸半炊久，晒干）各二升　黍米（炒）　麦门冬（去心，焙）　茯神（去木）各半升

【用法】上十三味，捣罗十一味为末，唯麦门冬、麻子仁熟捣极细，即和诸药令匀，拣蜜六十两，绵滤净器中，令温，和搜诸药，更捣万杵为丸，如小酸枣大，盛净器中，其药永不坏。若明朝欲服，隔夜须先服黍米粥一杯，次日平旦服五十丸，温青酒或粥饮送下，每日二次；若三日内腹中不安稳，更服之。

【功用】轻便四肢，聪明耳目，强健气力；久服补精髓，安魂魄，调荣卫，通神明，耐寒暑。

【主治】劳损，大风诸气。

护命丹

【来源】《圣济总录》卷一九八。

【组成】天麻（锉）　牛膝（去苗，锉）各四两　天仙子一斤（淘净，炒黄）

【用法】以绢袋盛，浸酒中七日七夜，取药炒干，为末，用浸药酒作面糊为丸，如梧桐子大。每服二十丸，空心酒送下。

【功用】消阴保真。

【主治】阴气太盛，五脏昏浊，食毕困乏，虽未中年，衰棒先至。

野云浆

【来源】《圣济总录》卷一九八。

【组成】糯米三升

【用法】以井水三斗煮熟，滤取饮，入蜜半升搅匀，入云母粉二两，丹砂末一钱，白茯苓、人参末各一两，同煎至七升。每服半盏，温冷任意。

【功用】壮气海，润五脏，益精气，和心神。

太上延年万胜追魂散

【来源】《中藏经》卷下。

【组成】人参（去芦）　柴胡（去苗）　杏仁（去皮尖）　天灵盖（炙）各一两　蜀椒一分　桃柳心一小握

【用法】上为末。童子小便一升，末一两，垍瓶中煎令熟。空心、日午各进一服，经五日效。

【主治】《普济方》：劳瘦垂死。

地黄煎

【来源】《中藏经》卷下。

【别名】地黄煎丸（《妇人大全良方》卷五）。

【组成】生地黄汁五升　生杏仁汁一升　薄荷汁一升　生藕汁一升　鹅梨汁一升　法酒二升　白蜜四两　生姜汁一升（以上同于银石器中，慢火熬成膏，却入后药）　柴胡四两（去芦，焙）　木香四两　人参二两　白茯苓二两　山药二两　柏子仁二两　远志二两（去心）　白术二两　桔梗二两　枳实二两（麸炒）　秦艽三两（去芦）　麝香二钱（另研）　熟地黄四两

【用法】上为末，入前药膏中和捣为丸，如梧桐子大。每服二十丸，食后用甘草汤送下，一日三次。安即住服。

【功用】解劳生肌肉，进食，活血养气。

八珍散

【来源】《产乳备要》。

【别名】八珍汤（《御药院方》卷十一）。

【组成】当归　川芎　白芍药　熟地黄　人参　茯苓　甘草（炙）　缩砂仁各等分

方中白芍药，《御药院方》作赤芍药。

【用法】上为粗末。每服三钱，水一大盏，加生姜七片，大枣三枚（去核），同煎三五沸，去滓放温，空心日进二服。

【功用】调和营卫，理顺阴阳，滋血养气，进美饮食。

万病丸

【来源】《产乳备要》。

【别名】滋阴养血丸（《鸡峰普济方》卷十六）、滋阴万病丸（原书冀致君注引《十便良方》）、内补丸（原书冀致君注引《郑汝明产经》）。

【组成】熟干地黄　当归各四两

【用法】上为细末，面糊为丸，如梧桐子大。每服五十丸，空心、食前温粥饮送下。

【主治】

1.《产乳备要》：妇人久虚，血气衰少，怠惰嗜卧，饮食不进，肌体瘦悴，精神不足。

2.《鸡峰普济方》：妇人劳虚血弱，肌肉枯燥，手足多烦，肢节痠疼，鬓发脱落，面少颜色，腹中拘急，痛引腰背，去血过多，崩伤内竭，胸中短气，昼夜不得眠，情思不乐，怔忡多汗；诸虚不足，腹胁疼痛，翕翕发热，及妇人经病，月事不调。

地黄膏子

【来源】《产乳备要》。

【别名】地髓煎丸。

【组成】熟地黄八两　净蜜十八两

【用法】将熟地黄为末，同蜜熬成膏子为丸，如梧桐子大。每服四五十丸，空心、食前温酒送下，米饮亦得；或作膏子，酒化服，不饮酒，白汤亦得。

【主治】妇人本脏血气衰乏，经气不调，虚烦发热，肌体瘦悴，形羸弱困。饮食不进，欲成劳病。

当归没药丸

【来源】《产乳备要》。

【组成】当归（锉，炒）　没药　天仙子（炒黑色）　干姜（炮）　苍术（炒黄色）　芍药　熟干地黄　川芎各等分

【用法】上为细末，面糊为丸，如梧桐子大。每服五十丸，食前温粥饮送下。

【主治】妇人真气虚惫，血气极少，不能荣养，致使经气不来，或发寒热，饮食减少；怠惰嗜卧，以致虚劳。

滋阴丹

【来源】《产乳备要》。

【组成】熟干地黄　生干地黄　人参　白茯苓各二两　黄耆　甘菊花　枸杞子　丹参　柏子仁（炒）　白芍药各一两

【用法】上为细末，炼蜜为丸，如梧桐子大。每服五十丸，空心食前米饮下，日进二三服。

【功用】养血和气，理治荣卫，充盛肌肤，活血驻颜；久久服，大补冲任，调顺月经。

侧柏散

【来源】《幼幼新书》卷二十引东方先生方。

【组成】侧柏　五灵脂各等分（焙干）

【用法】上为细末。热汤浸二钱，温呷，不拘时候，可服旬日。

【主治】劳气。

保中丸

【来源】《幼幼新书》卷二十引东方先生方。

【组成】天灵盖（用醋浸一宿，羊脂炙黄）　鳖甲（去裙襕，治如上法）　虎头骨（锉细，酒拌炒）各一两　青蒿子（赤梗者）　人参　桃仁（去皮尖，麸炒，研）　知母（切）　甘草（生锉，焙干）各半两

【用法】上为细末，加阿魏二钱研开，同桃仁再研，和诸药匀，炼蜜为丸，如梧桐子大。每服三十粒，煎乌梅汤送下，不拘时候。岁数小者作小丸，以意加减。

【主治】劳气，久困床枕。

四柱丸

【来源】《鸡峰普济方》卷四。

【别名】长生丹。

【组成】何首乌　石菖蒲　牛膝各四两

【用法】上为粗末，以酒三升，入瓷锅内慢火煮令干，更用川乌头四两（炮，细锉），同上药为末，酒煮面糊为丸，如梧桐子大。每服三十丸，空心盐、酒任下。

【功用】添精补髓，长筋力，缩小便，大壮筋骨，黑发生齿。

鹤顶丹

【来源】《鸡峰普济方》卷四。

【组成】辰砂　椒红　青盐各五两（上药纳银瓶内，木塞瓶口，油纸封，重汤煮七昼夜，入地坑出火毒，一宿后入下药）　鹿茸五两一分（酒浸，水洛，焙干）　参五两　茅术五两九分

【用法】上药共拌匀，同杵三五百下，丸如梧桐子大。每服四十丸，空心、食前米饮送下。

【功用】强脚膝，补气，能令气下行，安五脏，填骨髓，补虚羸，去百病。

人参薯蓣丸

【来源】《鸡峰普济方》卷七。

【组成】生地黄　人参　防风　薯蓣　五味子，茯苓各一两　麦门冬二两半　贝母　远志各半两　熟地黄　百部　柏子仁　丹参　杜仲　茯神　黄耆各三分

【用法】上为细末，炼蜜为丸，如樱桃大，或梧桐子大。每服十丸，食后熟水送下。

【功用】聪明耳目，保定骨髓，开心强记，去惊怖，除邪热。

【主治】虚劳，肾脏虚弱，客风流入四肢，四肢烦满沉重，腰背拘急，不能俯仰，体热身重，毒风上攻，心胸闷满，攻注颈项，志意不乐，肌肤消瘦，嗜卧无力，喜怒好忘，若服暖药，又加转甚者。

山药附子丸

【来源】《鸡峰普济方》卷七。

【组成】茯神　山药　人参　五味子　附子　石斛　牛膝　苁蓉各八两　远志　鹿茸　泽泻　山茱萸　蛇床子　黄耆　诃子　桂各六两　熟地黄　麻仁　钟乳粉各十二两　槟榔二两

【用法】上为细末，炼蜜为丸，如梧桐子大。每服二十丸，空心酒送下。

【主治】男子五劳七伤，虚乏羸瘦，大便秘滞，小腹满闷。

小黄耆丸

【来源】《鸡峰普济方》卷七。

【组成】黄耆　覆盆子　牛膝　鳖甲　石斛　白术　肉苁蓉　附子　五味子　人参　沉香各一两　肉桂　熟干地黄各二两

【用法】上为细末，炼蜜为丸，如梧桐子大。每服三十丸，空心及晚食前以温酒送下。

【功用】充肌，调中，助力。

【主治】脾胃虚劳羸瘦，脚膝疼痛。

五补鹿茸煎

【来源】《鸡峰普济方》卷七。

【组成】鹿茸十五分　天门冬七分　熟干地黄　苁蓉各十分　巴戟　五加皮　五味子　天雄　人参　防风　牛膝　远志　石斛　狗脊　薯蓣各四分　萆薢　石南菜　蛇床子　白术各三分　菟丝子五分　覆盆子　石龙芮各八分　杜仲六分　茯苓五分

【用法】上为细末，炼蜜为丸，如梧桐子大。每服三十丸，空心米饮送下。

【主治】肾气虚损，五劳七伤，腰脚酸痛，肢节苦痛，目暗𥆨𥆨，心中喜怒，恍惚不定，夜卧多梦，觉则口干，食不知味，心神不乐，多有恚怒，心腹胀满，尿有余沥。

【加减】有风，加当归、黄耆、茯神、羌活、柏子仁、芎藭，增石南、五加皮、天雄、白术；有气，加厚朴、枳壳、橘皮；有冷，加干姜、桂、吴茱萸、附子、细辛、川椒；泄精，加韭子、白龙骨、牡蛎，增鹿茸；泄痢，加赤石脂、龙骨、黄连、乌梅各三分。

巨胜煎

【来源】《鸡峰普济方》卷七。

【组成】巨胜半大升　地黄十斤（取汁六升）　杏仁五大两　桂末一两　黑豆黄子一大升（末之）　乳苏五两

【用法】上药先下地黄汁煎至三升，次下杏仁、巨胜、乳苏等，候凝下豆、桂末为丸，如梧桐子大。每服四五十丸，温酒送下，不拘时候。

【功用】补虚损，变白为黑发。

瓜蒌煎

【来源】《鸡峰普济方》卷七。

【组成】瓜蒌二两　茯神　石斛　人参　肉苁蓉各一两　甘草　黄连　当归　五味子　丹参各半两　知母　胡麻各一两　地骨皮　葳蕤各二两　蜜五合　生地黄汁一升　牛髓一合　淡竹叶五十片　生麦门冬汁五合　生姜汁一合

【用法】以水三升，煮地骨皮，葳蕤、胡麻、淡竹叶四味，去滓取汁一升，和地黄汁、麦门冬汁、牛髓、蜜、姜汁等，入前药末，搅令匀，又煎成膏，入于铜器中。每服不拘时候，以粥饮调下半匙。

【主治】虚劳燥渴，四体虚乏，羸瘦。

肉苁蓉散

【来源】《鸡峰普济方》卷七。

【组成】肉苁蓉　麋茸　牛膝　石斛　远志　菟丝子各一两　石龙芮三分　雄蚕蛾半两　五味子　蛇床子　天雄　巴戟各一两

【用法】上为细末。每服二钱，食前温酒调下。

【主治】肾脏虚损，精气衰竭，阳道萎弱。

肉苁蓉牛膝丸

【来源】《鸡峰普济方》卷七。

【组成】黄狗脊骨一条（两头去节，截段，留少许，取硇砂一两研，以浆水一升调匀，消化作水，方下脊骨在汁中，浸三日，炭火炙干，以汁旋刷，汁尽令黄）　肉苁蓉　肉桂　附子　干姜各一两　蛇床子　牛膝　五味子　胡椒　阳起石各半两　鹿茸一只

【用法】上为细末，用枣肉五两、酥一两相和为丸，如绿豆大，晒干。每服十丸，盐汤下。服之一月其精如火；二月精结实；三月精秘不泄。

【功用】补伤惫，驻颜悦色，壮筋力，百病不生。

【主治】下元虚损。

附子鹿茸煎

【来源】《鸡峰普济方》卷七。

【组成】鹿茸　破故纸　山药各二两　桂一两半　附子　牛膝　泽泻　熟地黄　山茱萸　茯神　巴戟　赤石脂各一两　苁蓉四两　五味子半两　菟丝子　杜仲各三两　麝香一钱

【用法】上为细末，炼蜜为丸，如梧桐子大。每服三十丸，空心温酒送下。

【主治】肝肾气虚，肢体疼痛。

乳粉散

【来源】《鸡峰普济方》卷七。

【组成】钟乳粉一两　金钗石斛　人参各一分　干姜半两

【用法】上为细末，合和匀。每服一钱，以酒一分，米饮拌生姜汁少许同调，再用米饮送下，空心服。

【功用】补虚扶衰。

养血百补丸

【来源】《鸡峰普济方》卷七。

【组成】人参　牡丹　槟榔　吴茱萸　肉豆蔻　白芍药　泽泻　木香　远志　缩砂　枳壳　柴胡　麻黄　麝香　盐各半两　乌梅二两　知母　升麻　甘草　鳖甲　苁蓉　白蔹　葳蕤　虎骨　桃仁　羌活　防风　茯苓　附子　青蒿　秦艽　厚朴　牛膝　半夏　桂各一两

【用法】上为细末，炼蜜为丸，如梧桐子大。每服三十丸，加至五十丸，空心温酒送下。

【主治】真元衰弱，营卫虚微，久病羸瘦，咳嗽痰涎，唾如胶粘，或如红物，手足心热，虽思饮食而吃不多，睡眠不安，肩背拘急，百节烦疼，足胫痿弱，行步无力，腹中如空，气短喘促，精神烦扰，郁抑悲啼。

黄耆散

【来源】《鸡峰普济方》卷七。

【组成】石斛一两半　黄耆　补骨脂　人参各一两　熟干地黄二两　泽泻　远志　当归　桂心各三两　牛膝　白茯苓　龙骨各一两　五味子半两　鹿茸一两半

【用法】上为粗末。每服用羊肾一对，切去脂膜，以水一盏半，煮取汁一盏，去羊肾入药五钱，煎至五分，去滓，食前温服，晚食前服，滓再煎之。

【主治】虚劳不足，小便数，四肢少力，不能自持。

鹿茸丸

【来源】《鸡峰普济方》卷七。

【组成】鹿茸一两　麋茸　熟干地黄各二两　牛膝　人参　白茯苓　桂心　五味子　巴戟　菟丝子　附子　肉苁蓉　山茱萸　薯蓣　车前子　远志　蛇床子各一两　汉椒半两

【用法】上为细末，取白羊肾十只，去筋膜，细切，烂研，用好酒五升，慢火熬成膏，入前药末为丸，如梧桐子大。每服三十丸，空心及晚食前温酒送下。

【主治】虚劳不足，肾脏伤惫。

填骨髓煎

【来源】《鸡峰普济方》卷七。

【组成】白茯苓二两　山茱萸　当归　巴戟　五味子　人参　远志　桂心　附子　菟丝子　天门冬　大豆黄卷各一两　肉苁蓉二两　石斛　石韦各半两

【用法】上为细末，取生地黄汁二升，生瓜蒌根汁一升，白蜜三合，牛髓二合，入银锅中煎药，搅令匀，以慢火熬成膏，收入垍合中。每服食前以粥饮调下半匙。

【主治】虚劳干渴，羸瘦少力。

槟榔丸

【来源】《鸡峰普济方》卷七。

【组成】茯神　山药　人参　五味子　附子　石斛　牛膝　苁蓉各八分　远志　鹿茸　泽泻　山茱萸　蛇床子　黄耆　诃子　桂各六分　熟地黄十分　麻仁　钟乳各十二分　槟榔十分

【用法】上为细末，炼蜜为丸，如梧桐子大。每服二十丸，空心酒送下。

【主治】男子五劳七伤，虚乏羸瘦。

熟干地黄丸

【来源】《鸡峰普济方》卷七。

【组成】车前子　熟干地黄　葵子　鹿茸

【用法】上为细末，炼蜜为丸，如梧桐子大。每服

三十丸，食前米饮送下。
【主治】虚劳损，小便出血，时复涩痛。

鹤顶丹

【来源】《鸡峰普济方》卷七。
【组成】辰砂（打碎千百遍，入水不住手研七日可用，浸去黄脚，别以器中沥干）五两　青盐五两
【用法】上为细末，面糊为丸，如梧桐子大。每服二三十丸，空心米饮送下。
【功用】强脚膝，补气，能令气下行，安五脏，填骨髓，补诸虚，去万病。

大羊肾汤

【来源】《鸡峰普济方》卷九。
【组成】人参　白芍药各一两　麦门冬一两半　熟干地黄　杜仲　当归　芎藭　远志　白茯苓　石斛　五味子　桂心　续断各一两　黄耆半两　磁石三两
【用法】上为粗末，每服用羊肾一对，切去脂膜，以水一盏半，煎至一盏，去肾，下药末五钱，加生姜半分，大枣三枚，煎至五分，去滓，空心及晚食前温服。
【主治】肾劳虚寒，面肿垢黑，腰脊痛不能久立，屈伸不利，梦寐惊悸上气，小腹里急，痛引腰脊，四肢苦寒，小便白浊。

大麦煎散

【来源】《鸡峰普济方》卷九。
【组成】九肋鳖甲一两半　银州柴胡　秦艽各一两　木香　川乌头各半两　干漆　干葛　石菖蒲　宣连各一两　官桂　黑附子各半两　石斛　沉香各一两
【用法】上锉细，如豆大。每服一两，用小麦汤一升，同煎至五合，去滓，分二次温服。
【主治】劳气，四肢烦疼，拘急劳倦；兼治虚风。

小肉苁蓉散

【来源】《鸡峰普济方》卷九。
【组成】肉苁蓉　枸杞子　天雄各一两　石斛三分　远志半两　续断　原蚕蛾各三分　菟丝子　熟干地黄一两半
【用法】上为细末。每服二钱，食前以温酒调下。
【主治】虚劳羸损，阴萎，精气乏弱。

天雄丸

【来源】《鸡峰普济方》卷九。
【组成】天雄　鹿茸　菟丝子　肉苁蓉　羌活　山茱萸各二两　覆盆子　巴戟　五味子　桂心　石龙芮　石南叶各一两　牛膝　防风各一两半　熟干地黄二两
【用法】上为细末，炼蜜为丸，如梧桐子大。每服三十丸，食前以温酒送下。
【主治】虚劳羸瘦，阳气不足，阴痿，小便数。

出毛丸

【来源】《鸡峰普济方》卷九。
【组成】雄黄　大蒜　杏仁各一两
【用法】上除雄黄外，先捣如泥，入乳钵内与雄黄同研匀，日内晒，候可丸，即丸如梧桐子大。每服二十一丸，凌晨空心清米饮送下。
【主治】肺疼久嗽，梦见先亡，或梦中饮食，亡精失血，多怒少睡，饮食不入，渐渐羸瘦；及骨蒸虚劳，传染鬼气。
【宜忌】服毕不得洗手，频看十指甲中有毛出，逐旋拭了，至辰时候方得洗手。

乳石乌头丸

【来源】《鸡峰普济方》卷九。
【组成】钟乳（炼）　紫石英　硫黄　赤石脂　矾石　枳实　甘草　白术　紫花　茱萸　防风　白薇　桔梗　天雄　皂荚　细辛　苁蓉　人参　附子　藜芦各一两六铢　干姜　吴茱萸　蜀椒　桂　麦门冬各二两半　乌头三两　厚朴　远志　茯苓各一两半　当归二两　枣膏五合　干地黄一两十八铢
【用法】上为末，炼蜜为丸，如梧桐子大。每服五十丸，酒送下，一日三次。稍加之。

【主治】男子、女人百病虚弱，劳冷宿寒，久癖及癥瘕积聚，或呕逆不下食，并风湿诸病。

柏子仁丸

【来源】《鸡峰普济方》卷九。

【组成】柏子仁四分　人参　半夏　茯苓　牡蛎　五味子　白术　净麸各三分　木香一分

【用法】上为细末，枣肉为丸，如梧桐子大。每服二十丸，米饮送下，不拘时候。

【主治】虚劳多汗。

秦艽散

【来源】《鸡峰普济方》卷九。

【组成】秦艽　金钗石斛　茯神　山药　人参　五味子　当归　远志　白芍药　牡丹皮　黄耆各一两　苁蓉　熟干地黄各二两　葳蕤三分

【用法】上为细末，炼蜜为丸，如梧桐子大。每服五十丸，空心米饮送下。

本方方名，据剂型当作“秦艽丸”。

【主治】虚劳羸瘦，身体发黄，食少忪悸，头昏眩晕，上焦虚热，口干烦郁。

黄芩散

【来源】《鸡峰普济方》卷九。

【组成】黄耆　白术　前胡　枳壳各五两　柴胡　杏仁　人参　白茯苓　甘草　当归　半夏　黄芩　白芍药　麦门冬　熟干地黄各三两

【用法】上为细末。每服二大钱，水一盏，煎至七分，去滓，食后临卧温服。

【主治】虚劳。人不甚虚，有热，胸中烦，手足热，心忪悸，口苦咽干，痰嗽潮热。

黄耆散

【来源】《鸡峰普济方》卷九。

【组成】黄耆一两　牛膝　白术　陈橘皮　人参　桂心　白茯苓　白芍药　当归各三分　麦门冬一两　五味子　甘草各半两

【用法】上为粗末。每服四钱，水一中盏，加生姜半分，大枣三枚，煎至六分，去滓温服，不拘时候。

【主治】虚劳。手足烦疼，羸瘦困乏，两胁里急，不欲饮食。

棘刺丸

【来源】《鸡峰普济方》卷九。

【组成】棘刺　萎蕤　石斛　牛膝　厚朴　龙齿　远志各一两　干姜三分　乌头　甘草　防风　细辛各半两　菟丝子二两　薯蓣　石龙芮　枸杞子　巴戟　桂心各三分　萆薢　天门冬各一两半

【用法】上为细末，炼蜜为丸，如梧桐子大。每服三十丸，食前温酒送下。

【主治】虚劳，肾气不足，梦泄。

麋角丸

【来源】《鸡峰普济方》卷九。

【组成】麋角半斤（镑细，以牛乳少许拌和得所，于小瓶子内以大麦压，蒸一伏时）　黄耆　补骨脂　当归　龙骨各二两　韭子三两　蛇床子　石龙芮　覆盆子　附子　远志　续断　石斛　柏子仁各一两　人参

方中人参用量原缺。

【用法】上为细末，炼蜜为丸，如梧桐子大。每服三十丸，空心及晚食前以温酒送下。

【主治】虚劳，肾气久弱，阴下湿痒，小便遗失，夜梦鬼交，精泄不禁。

大石斛丸

【来源】《鸡峰普济方》卷十。

【组成】石斛一两半　萆薢一两　柏子仁　石龙芮　泽泻各三分　附子　杜仲各一两　牛膝一两半　赤芍药三分　云母粉　松柏各一两　防风　山茱萸各三分　菟丝子一两　细辛三分　鹿茸　巴戟各一两

方中“松柏”，疑讹。

【用法】上为细末，酒煮面糊为丸，如梧桐子大。每服五十丸，空心温酒送下。

【功用】补肝肾，益精髓，养荣卫，去风毒，强筋骨，明目强阴，轻身壮气。
【主治】肝肾风虚，头目诸疾。
【宜忌】忌生冷、油腻、牛肉。

补心丹

【来源】《鸡峰普济方》卷十一。
【组成】干山药　人参　茯苓　菖蒲各四两　熟地黄　黄耆　紫石英各二两
【用法】上为细末，炼蜜为丸，如弹子大，辰砂一两为衣。每服一丸，临卧白汤化下。
【主治】心虚诸疾。

茯苓丸

【来源】《鸡峰普济方》卷十一。
【组成】远志　甘草　茯苓　麦门冬　人参　当归　白术　泽泻　独活　菖蒲各三两　薯蓣　阿胶各一两　干姜四两　干地黄五两　桂三两
【用法】上为细末，炼蜜为丸，如大豆大。每服二十丸，不知稍增至五十丸，未食温酒送下。
【功用】安定心神。
【主治】虚损。
【加减】大虚，身体冷，少津液，加钟乳三两。

黄耆汤

【来源】《鸡峰普济方》卷十一。
【组成】黄耆　人参　秦艽　甘草　紫菀　桑白皮　五味子　前胡　陈橘皮　白茯苓　贝母　桔梗　山药　白芍药　当归　天门冬　干地黄各一分　半夏　木香各半分
【用法】上为细末。每服二钱，水一盏，加生姜五片，大枣一个，同煎至六分，去滓温服，不拘时候。
【主治】禀气怯弱，将温过度，积温成热，熏蒸五脏，或外触微寒，搏于咽膈，寒热相壅，攻冲肺经，或咳嗽曲折，或胸满短气，或壅邪渐退，气血犹弱，或胃口虚烦，饥而不欲饮食，或余邪尚留经络，小劳辄剧，又不可服诸补药者。

虚成散

【来源】《鸡峰普济方》卷十一引《真君脉诀》。
【组成】枳实　秦艽　白茯苓　芍药　延胡索　当归　麻黄　茴香各半两　甘草一两
【用法】上为细末。每服二钱，水一盏，入银耳环一只，蜜三五滴，同煎八分，食后通口服。
【功用】补肺脏劳极。
【主治】五脏虚劳极。

石斛苁蓉散

【来源】《鸡峰普济方》卷十二。
【组成】肉苁蓉一两半　石斛　五味子　黄耆　丹参　牛膝　附子　当归　人参　杜仲　沉香　茯苓　石南　枳实　熟地黄各半两　桂　磁石各二两
【用法】上为粗末。每服三钱，羊腰子汁一盏半，煎至八分，去滓温服。
【功用】补肾气。

育婴散

【来源】《鸡峰普济方》卷十二。
【组成】香附子一分　黑附子一枚　白蒺藜　木香各一分　茯苓半两　甘草一分
【用法】上为细末。每服二钱，水二盏，入生姜五片，葱白一小茎，同煎至七分，空心服。
【功用】补肾脏劳极。
【主治】《证治准绳·类方》：肾脏虚劳。

香茸丸

【来源】《鸡峰普济方》卷十二。
【组成】麝香一钱　破故纸四两　牛膝　鹿茸各二两　附子　苁蓉各四两
【用法】上为细末，酒糊为丸，如梧桐子大。每服五十丸，食前盐汤或温酒送下。
【功用】补益。
【主治】肾脏虚寒，腰膝沉重。

接真丹

【来源】《鸡峰普济方》卷十二。

【组成】黑附子　干姜　鹿茸各二两（去毛，酒煮，片切焙干）　硫黄（别研）　补骨脂　官桂　茴香　金铃子各一两

【用法】上为细末，水煮面糊为丸，如梧子大，朱砂为衣。每服三十丸，加至五十丸，生姜汤下，早、晚食前各一服。

【功用】益气补血，强力进食，退昏倦。

【主治】脾肾虚损，四肢不持。

魂停汤

【来源】《鸡峰普济方》卷十二。

【别名】魂停散（《古今医统大全》卷四十六）。

【组成】白芍药　桔梗　人参　茯苓　诃子　丁香　甘草各一两

方中白芍药，《古今医统大全》作“白药子”。

【用法】上为末。每服二大钱，水一盏，入蜜一匙头，同煎八分，通口服，不拘时候。每晚食前空心、临卧服，即一夜中脘温温有冲和之气。

【主治】脾脏劳极。

助阳丹

【来源】《鸡峰普济方》卷十三。

【组成】硫黄　附子　干姜　桂各一两　朱砂半两

【用法】上为末，面糊为丸，如梧桐子大。每服二十丸，食前米饮送下。

【主治】久虚羸瘠，或因大病，真气虚耗，阳微阴胜，虚劳百疾，形寒脉结，夜常异焚，尸注传染，多卧乏力；或伤寒变证，脉弱躁，神明错乱；及疗动伤脾胃，痼冷坚积，恶利脓血，脐腹撮痛，虚滑无数，厥逆自汗。

当归汤

【来源】《鸡峰普济方》卷十五。

【组成】当归　续断　干姜　麦门冬　芎藭　桂各三两　白芍药　吴茱萸各四两　黄耆　甘草　香白芷各二两　熟地黄六两

【用法】上为粗末。水、酒各半盏，煎药二钱，至七分，去滓服，不拘时候。

【功用】大补中下虚弱。

牡丹丸

【来源】《鸡峰普济方》卷十五。

【组成】牡丹皮　白薇　肉豆蔻　当归　熟地黄　禹余粮　苁蓉　木香各二两　吴茱萸　细辛　独活　茯苓　石膏　芎藭各一两　黄耆　五味子　桂各三分　椒半两

【用法】上为细末，炼蜜为丸，如梧桐子大。每服三十丸，空心温醋汤送下。

【功用】暖妇人血海，壮颜色气力。

【主治】妇人血海冷败伤损。

羌活牡丹散

【来源】《鸡峰普济方》卷十五。

【组成】牡丹皮　川芎　枳壳各一两　桂　延胡索　甘草　羌活　半夏各半两　陈皮　木香　白术　诃子肉各三分　当归一两半

【用法】上为细末。每服二钱，水一中盏，煎五七沸，食前温服。

【功用】益血海，消寒疾，益脾胃，理血气。

【主治】血脏虚风攻头目不利，可思饮食，手足烦热，肢节拘急疼痛，胸膈不利，大肠不调，阴阳相干，心惊忪悸，或时眩晕体倦；及妇人气虚，恶寒潮热。

荆芥柴胡散

【来源】《鸡峰普济方》卷十五。

【组成】鳖甲　柴胡　荆芥穗　人参　白术　绵黄耆　延胡索各一两　赤芍药　当归　熟干地黄　木香　青橘皮　黄橘皮　桑白皮　地骨皮　甘草各半两

【用法】上为细末。每服一钱，水一盏，生姜三片，煎至七分，去滓温服，日午、临卧各一服。

【主治】处女气虚，血海不调，时发寒热，目涩舌干，身体困倦，心忪气短，不思饮食，小便赤涩，

大便或秘，迤逦瘦弱，面色萎黄，变为劳疾。

钟乳泽兰煎

【来源】《鸡峰普济方》卷十五。
【组成】钟乳粉二两　泽兰叶二两二钱半　防风一两三钱　人参　柏子仁　麦门冬　熟干地黄　石膏　石斛　芎藭　甘草　牛膝　山茱萸　干山药　当归　白芷各一两半
【用法】上为细末，炼蜜为丸，如梧桐子大。每服三十丸，食前温酒送下。
【功用】补虚损。

七补丸

【来源】《鸡峰普济方》卷十六。
【组成】白芍药　川芎各三分　白芷　白术　熟地黄　阿胶各二分　当归三分
【用法】上为细末，炼蜜为丸，如梧桐子大。每服三十丸，空心米饮送下。
【主治】妇人血气虚弱，冲任不和，腹中坚结，状若怀妊，月候尚来，未分喜脉者。

人参丸

【来源】《鸡峰普济方》卷十六。
【组成】鹿角胶　熟地黄　白芍药　当归　白术　人参　川芎各一两
【用法】上为细末，炼蜜为丸，如梧桐子大。每服三十丸，空心米饮送下。
【功用】养阴生血补虚。

木香白术散

【来源】《鸡峰普济方》卷十六。
【组成】白术二两　茯苓一两　人参半两　木香一分　甘草二分
【用法】上为细末。每服二钱，煎粳米饮调下，不拘时候。
【功用】和气，滋养冲任，进饮食，去百病。

小琥珀散

【来源】《鸡峰普济方》卷十七。
【组成】琥珀　没药　肉豆蔻仁　血竭　木香各半两　官桂　人参　赤茯苓　当归　牡丹皮　赤芍药各一两　延胡索二两
【用法】上为细末。每服半钱，沸汤点下，一日三次；如有血劳气，与鬼煎丸次第服。
【主治】血热虚烦，不思饮食，潮躁消瘦，心腹脐胁隐痛。

泽兰汤

【来源】《鸡峰普济方》卷十七。
【别名】泽兰叶汤（《医宗金鉴》卷四十四）。
【组成】泽兰叶三两　当归　白芍药各一两　甘草半两
【用法】上为粗末。每服五钱匕，水二盏，煎至一盏，去滓温服，不拘时候。
【功用】
1.《鸡峰普济方》：养血益阴。
2.《校注妇人良方》：益阴血，制虚火。
【主治】阴虚血弱，阳往乘之，火逼水涸，津液焦枯，妇人经候微少，渐渐不通，手足骨肉烦痛，日就羸瘦，渐生潮热，其脉微数。

人参肾沥汤

【来源】《鸡峰普济方》卷十九。
【组成】人参　石斛　麦门冬　泽泻　熟地黄　栝楼根　地骨皮各一两　远志　甘草　当归　五味子　桑白皮　桂心　茯苓各半两
【用法】上为粗末。以水一盏半，煮羊肾一个至一盏，入药二钱，仍先去肾，煎至六分，去滓温服，不拘时候。
【主治】大虚不足，小便数，嘘吸，焦渴引饮，膀胱满。

开胃正气散

【来源】《鸡峰普济方》卷二十。
【组成】丁香　沉香　藿香　黄橘皮　半夏　厚

朴　甘草　人参各一两

【用法】上为粗末。每服二钱，水一盏，加生姜三片，煎至七分，去滓，食前温服。

【主治】真元亏耗，荣卫劳伤，邪气乘袭，阴阳交错，胸膈噎闷，不思饮食，或气痞多痰，或呕逆泻痢，或气结肿满，或山岚瘴气久不能除，寒热时作，羸瘦劣弱；中暑烦躁，痰逆头眩；伤寒阴阳不正，变证多端。

团参散

【来源】《鸡峰普济方》卷二十五。

【组成】白术　人参　五味子各半两　甘草一分

【用法】上为粗末。每服二钱，水一盏，加生姜二片，同煎至六分，去滓温服，不拘时候。

【功用】补气生津。

洞阳金丹

【来源】《鸡峰普济方》卷二十九。

【组成】朱砂五两

【用法】用砂盒子一个，于底内铺枸杞根皮末一钱，又注蜜半两，上铺金箔，方入朱砂；上又盖金箔，上又注蜜半两，蜜上盖枸杞根皮末三钱许，多亦不妨，按令实，蜜和赤石脂末固盒子缝，务要严密，次用盐纸泥固济盒子一指厚，放干，置平地上，用醋拌细灰拥盒，拍作篱子，用木炭一秤簇起发顶，火煅之；俟火尽经宿，取出盒子，去泥开盒，其朱砂如铁色，生黄土内埋一宿，出火毒了，研令极细，用枣肉或糯米煮粥糊为丸，每两作四十粒，阴干。每服一二粒至三粒，空心熟水送下。

【功用】常服养神，安魂魄，通血脉，止渴；久服轻身延年，令人不惧寒暑，除去万病。

【主治】真阳不足，五脏气虚。

紫金丹

【来源】《鸡峰普济方》卷二十九。

【组成】好朱砂一斤（生）　土盐六两　马牙消六两（二味用坩锅子烧令盐通红）

【用法】将后二味安向鼎，不拘大小，用水八分，后将朱砂用绢袋子六重悬煮，七日取出，淘去沙净，用埚盒先将盐铺盒子底四两，后入朱砂，更用盖头盐四两，后用牡蛎四两，亦盖头了，后用盐泥固济埚盒子，厚半寸，次用醋二升，拌细灰，更将醋灰盖泥者埚盒子，更用十斤炭火烧通赤，用茆灰盖，火烧一伏时后，火灭令冷时，便取朱砂用水淘净，却安向鼎中，用解盐六两捣细，上水底火，先将纸灰铺在炉里，后用炭五两，如鼎高，火临时加减，其水不得煎干，七日取出，又淘去盐净，焙干，入乳钵内研如粉，用枣汤煮糯米粽子为丸，临时看大小丸。每服一丸，空心冷酒送下。

【功用】不老驻颜。

【主治】一切虚损。

人参散

【来源】《普济本事方》。

【组成】人参（去芦）　白术　白茯苓（去皮）　柴胡（去苗，洗）　半夏曲　当归（洗，去芦　薄切，焙干）　赤芍药，干葛　甘草各一两（炙）　子芩半两（去皮）

【用法】上为细末。每服三钱，水一盏，加生姜四片，大枣二个，煎至八分，不拘时候，带热服。但是有劳热证，皆可服，热退即止。

【功用】补和真气，解劳倦。

【主治】邪热客于经络，肌热痰嗽，五心烦躁，头目昏痛，夜多盗汗；妇人血热，虚劳骨蒸并皆治。

八仙丹

【来源】《普济本事方》卷二。

【组成】伏火朱砂　真磁石　赤石脂　代赭石　石中黄　禹余粮（以上五味并火煅，醋淬）　乳香（乳钵坐水盆中研）　没药各一两

【用法】上为细末，匀研极细，糯米浓饮为丸，如梧桐子大或如豆大。每服一粒，空心盐汤送下。

【功用】补精髓，壮筋骨，益心智，安魂魄，令人悦泽，驻颜轻身，延年益寿，闭固天癸。

【主治】虚损。

【验案】虚劳　有人年几七旬，梦漏，羸弱，气惙惙然，虚损，得此方服之，顿尔强壮，精气闭固，

饮食如旧。

人参丸

【来源】《普济本事方》卷二。

【组成】人参（去芦） 山芋 白术 白茯苓（去皮） 石斛（去根，净洗，锉细，酒炒） 黄耆（蜜水涂炙，取头末） 五味子（拣）各一两

【用法】上为细末，炼蜜为丸，如梧桐子大。每服三十丸，空心、食前米饮送下。

【功用】平补五脏虚羸，六腑怯弱，充肌肤，进饮食。

卫真汤

【来源】《普济本事方》卷二。

【组成】人参一两半 当归（酒浸一宿） 青皮（去白） 丁香各一两 川牛膝（童便、酒各半盏，浸一宿） 生地黄各二两 白茯苓 木香 肉豆蔻 熟地黄（温水洗） 山药各三两 金钗石斛五两

【用法】上为细末。每服三大钱，空心、食前酒调下，盐汤亦得；妇人诸疾，空心用童便同酒调下。

【功用】补气固摄，实丹田，填五脏。

【主治】丈夫、妇人元气衰惫，荣卫怯弱，真阳不固，三焦不和，上盛下虚，夜梦鬼交，觉来盗汗，面无精光，唇口舌燥，耳内蝉鸣，腰背背倦，心气虚乏，精神不宁，惊悸健忘，饮食无味，日渐瘦悴，外肾湿痒，夜多小便，腰重冷痛，牵引小腹，足膝缓弱，行步艰难；妇人血海久冷，经候不调，或过期不至，或一月两来，赤白带下，漏分五分，子宫感寒，久不成孕。

五味子丸

【来源】《普济本事方》卷二。

【别名】五味丸（《证治要诀类方》卷四）。

【组成】五味子（拣） 川巴戟（酒浸，去心） 肉苁蓉（酒浸，水洗，焙干） 人参（去芦） 菟丝子（酒浸，晒干，用纸条子同碾为末） 熟地黄（酒洒，九蒸九晒，焙干） 覆盆子 白术 益智仁（炒） 土茴香（炒香） 骨碎补（洗，去毛） 白龙骨 牡蛎（盐泥固济，干，火烧通赤，去泥用）各等分

【用法】上为细末，炼蜜为丸，如梧桐子大，焙干。每服三十丸，空心、食前米饮送下，一日二三次。

【功用】收敛精气，补真戢阳，充悦肌肤，进美饮食，止汗。

【主治】

1.《普济本事方》：虚劳，肝肾俱虚者。

2.《证治要诀》：每日五更初洞泻，服止泻药并无效者。

【方论】《本事方释义》：五味子气味酸咸微温，入足少阴；川巴戟气味甘温，入足少阴、厥阴；肉苁蓉气味咸温，入肾；人参气味甘温，入脾胃；菟丝子气味甘平，入脾肾；熟地黄气味甘苦微寒，入肾；覆盆子气味辛甘微温，入肝肾；白术气味甘温，入脾；益智仁气味辛温，入足太阴；茴香气味辛温，入肝肾；骨碎补气味苦温，入足少阴；白龙骨气味凉涩，入足少阴，能收敛浮越之气；牡蛎气味咸涩微寒，入足少阴。此方主治肝肾皆虚，精气不能收敛，肌肤不能润泽，补下药中必兼补中焦之品者，以精气必生于五谷也。

石斛散

【来源】《普济本事方》卷二。

【组成】石斛四钱（去根，净洗，锉细，酒炒） 牛膝（酒浸，水洗，焙干） 柏子仁（去皮，研） 五味子（拣） 远志（去心苗，洗，锉，炒黄色） 木香 杏仁（去皮尖，炒令香熟） 肉苁蓉（酒浸，水洗，焙干） 诃子肉（炮） 青橘皮 柴胡（去苗，净洗） 人参（去芦） 熟地黄（酒洒，九蒸九晒，焙干）各三钱 茯苓四钱（去皮） 甘草二钱（炙） 干姜一钱半（炮） 神曲（碎，炒） 麦蘖各六钱

【用法】上为细末。每服二钱，食前米饮调下，一日二三次。

【主治】虚劳，羸瘦乏力，少食倦怠，多惊畏。

【方论】《本事方释义》：石斛气味甘平微苦咸，入足厥阴少阴；茯苓气味甘平，淡渗入胃，能引诸药达于至阴之处；柏子仁气味苦辛微温，入足厥阴；牛膝气味酸咸平，入肝；远志气味辛温，入

手足少阴；木香气味辛温，入手足太阴；五味子气味酸咸微温，入肾；杏仁气味苦辛微温，入肺；肉苁蓉气味咸温，入肾；诃子气味苦温微涩，入手阳明、手足太阴；陈橘皮气味辛温微苦，入手足太阴；柴胡气味辛平，入足少阳；人参气味甘温，入脾胃；熟地黄气味甘寒微苦，入肾；甘草气味甘平，入脾，能行十二经络；干姜气味辛温，入手足太阴；神曲气味甘温，入脾胃；麦糵气味甘平，入脾胃。此因虚劳不复，神倦多惊，以补足三阴之药固其本，佐以清肺平肝、驱除陈腐之药，则病去而元自复矣。

青盐丸

【来源】《普济本事方》卷二。

【组成】茴香三两（炒香）　菟丝子四两　干山药二两　青盐一两

【用法】上将菟丝子洗淘，无灰酒浸，日中煎七日，冬天近火煨之，晒干别末，将余药末和匀，酒糊为丸，如梧桐子大。每服三五十丸，盐酒、盐汤任下。

【功用】壮力进食。

【主治】

1.《普济本事方》：肾虚及足膝无力。

2.《校注妇人良方》：肝肾虚损，腰膝无力，颤振亸曳。

【方论】《本事方释义》：大茴香气味辛温，入肾；菟丝子气味甘平，入脾；干山药气味甘平，入脾；青盐气味咸、微寒，入足少阴。下焦肾虚致足膝行走无力，其始必因肾家气弱不能运水，故必补脾之药，佐以酒浸引药入肾，以驱湿邪而本脏自安也。

【验案】足亸曳　一妇人素患足亸曳，久服此药，履地如故。

香茸丸

【来源】《普济本事方》卷二。

【组成】鹿茸（酥炙黄，燎去毛）　熟干地黄（酒洒，九蒸九晒，焙干）各二两　苁蓉（酒浸水洗，焙干）　破故纸（炒香）　附子（炮，去皮脐）　当归（洗，去芦，薄切，焙干）各一两　麝香一钱　沉香半两

【用法】上为末，入麝研匀，炼蜜为丸，如梧桐子大。每服三五十丸，空心盐汤送下。

【功用】补肾经。

【主治】

1.《普济本事方》：肺肾经病。

2.《永类钤方》：诸虚。

【方论】《本事方释义》：此通补督脉之方也。鹿茸气味甘温，入足太阳、少阴；熟地黄气味甘寒微苦，入足少阴；附子气味咸温，入手、足少阴；肉苁蓉气味咸温，入足少阴；破故纸味辛温，入脾肾；当归气味辛甘微温，入手少阴、足厥阴；沉香气味辛温，入肾；麝香气味辛温，入手、足少阴，能引诸药入经络，送药用盐汤者，引药入下也。乃蔡元长所服之药，因年高下焦阳气衰弱，投入温暖，必藉血气有情辛香走窍之药，庶几效验之速耳。

香茸丸

【来源】《普济本事方》卷二。

【组成】鹿茸二两（酥炙黄，燎去毛）　沉香　白芍药　人参（去芦）　熟干地黄（酒洒，九蒸九晒，焙干）　苁蓉（酒浸，水洗，焙干）　牛膝（酒浸，水洗，焙干）　泽泻　大附子（炮，去皮脐）　当归（洗，去芦，薄切焙干）各一两　生干地黄一两　麝香一钱

【用法】上为细末，酒糊为丸，如梧桐子大。每服五十丸，盐酒或盐汤送下。

【功用】补肾经。

【主治】

1.《普济本事方》：肺肾经病。

2.《普济方》：虚损。

熟干地黄丸

【来源】方出《普济本事方》卷二，名见《普济方》卷二二四。

【组成】熟地黄五两（酒洒，九蒸九晒，焙干）　菟丝子四两（酒浸，晒干，用纸条子同研别末）　鹿茸三两（酥炙黄，燎去毛）　附子二两（炮，去皮脐）　沉香一两

【用法】上为细末，加麝香半钱研匀，炼蜜为丸，如梧桐子大。每服三十丸至五十丸，盐酒或盐汤送下。

【功用】补益脾胃。

【主治】风虚劳损挟毒，脚弱疼痹或不随，下焦虚冷，胸中微有客热，心虚惊悸不得眠，食少失气味，日夜数过，心烦迫不得卧，小便不利，又时复下。

【方论】此方专补脾肾。熟地黄气味甘寒微苦，入肾；鹿茸气味甘温，入足少阴、太阳；菟丝子气味甘平，入足少阴、太阴；附子气味咸温，入手、足少阴；沉香气味辛温，入肾，能走下焦；再佐以麝香之走窍，盐酒之送药。盖高年中下两亏者，非此不能效也。

大　丹

【来源】《扁鹊心书·神方》。

【组成】大朱砂一斤（要有墙壁者）

【用法】上为粗末，入阳城罐，先用蜜拌，安砂在底；次以瞿麦末、草乌末、菠棱末各五钱，以鸡子清五钱拌匀，盖在砂上，以罐盖盖住，铁丝扎好，盐泥封固，阴干。掘地作坑，下埋五分，上露五分，烈火煅一日夜。寒炉取出，研细，醋打半夏糊丸，如芡实大，滑石为衣，以发光彩，银器收贮。每服五粒或三粒，空心热酒送下。

【功用】补肾气，驻颜色，活血脉，壮筋骨，轻步履，明耳目，延年益寿。

【主治】虚劳，发热，咳嗽，咯血，骨蒸盗汗，怔忡惊悸。一切阴疽冷漏，小儿斑痘缩陷，水肿臌胀，黄、黑疸，虚羸大病。

菟丝子丸

【来源】《扁鹊心书·神方》。

【组成】菟丝子一斤（淘净，酒煮，捣成饼，焙干）　附子（制）四两

【用法】上为末，酒糊为丸，如梧桐子大。每服五十丸，酒送下。

【功用】补肾气，壮阳道，助精神，轻腰脚。

鹿茸丸

【来源】《扁鹊心书·神方》。

【组成】鹿茸一具（去毛，酥炙）　鹿角霜二两　川楝子（炒，取净肉）　青皮　木香各一两

【用法】上为末，蒸饼为丸，如梧桐子大。每服三十丸，空心盐汤送下。

【功用】温补下元，疏通血脉，明目轻身。

紫金丹

【来源】《扁鹊心书·神方》。

【组成】代赭石（烧红，醋淬七次）　赤石脂（制法同）　禹余粮（制法同）各五两

【用法】上为细末，入阳城罐盐泥封固，一寸厚，阴干，大火煅三炷香，冷定，再研极细，醋糊为丸，如芡实大。每服十丸，热酒送下。

【功用】补脾肾虚损，活血，壮筋骨。

【主治】下元虚惫，子宫寒冷，月信不调，脐腹连腰疼痛，面黄肌瘦，泄泻，精滑，一切虚损之证。

人参丸

【来源】方出《续本事方》卷一，名见《普济方》卷二二六。

【别名】青春丸（《普济方》卷二二六）。

【组成】人参　白茯苓　川牛膝（去苗，酒浸）一两　地骨皮（真者）　川当归（去芦，酒浸一宿）　熟地黄各等分

【用法】上为末，炼蜜为丸，如梧桐子大。每服三十丸，空心用温酒或盐汤送下。常服只二十丸，用三五匙干饭压下。服三五日后，每日饱饭后及临卧时，服局中鸡苏丸五十粒，下嚼破，熟水吞下，次又服前药。

【主治】丈夫、妇人房事不节，渐至虚损，行步如踏空，夜梦从高坠下，及梦大小、溺水、诸般水梦。

国老丸

【来源】《小儿卫生总微论方》卷十四。

【组成】甘草（炙焦黄）

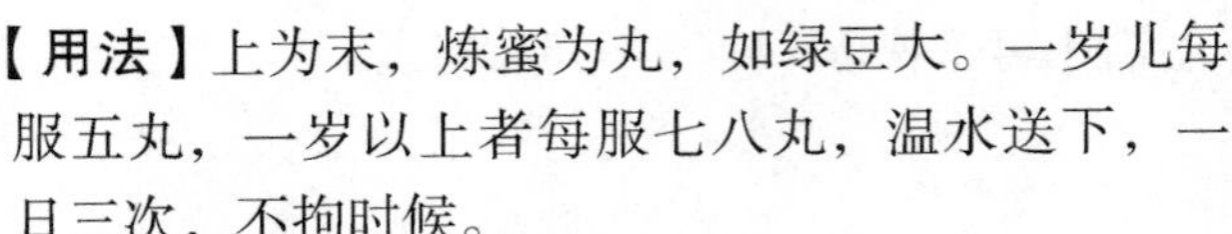

【用法】上为末，炼蜜为丸，如绿豆大。一岁儿每服五丸，一岁以上者每服七八丸，温水送下，一日三次，不拘时候。

【主治】小儿瘦瘠虚羸，少气。

增损四物汤

【来源】《产宝诸方》。

【组成】川芎二两　川当归二两　芍药一两　熟地黄一两　人参一两　麦门冬一两（去心）　枳壳半两（麸炒，去瓤）　甘草一分

【用法】上为粗末。每服三钱加生姜二片，水一盏，煎八分，去滓，空心服。

【主治】妇女损血伤气，四肢无力，腿脚疼痛，血不潮心，自汗膈满。

西川罗赤脚仙还少丹

【来源】《洪氏集验方》卷一引陈晦叔方。

【别名】还少丸（《杨氏家藏方》卷九）、还少丹（《卫生宝鉴》卷六）、滋阴大补丸（《医学正传》卷三）、真人还少丹（《中国医学大辞典》）。

【组成】干山药　牛膝（酒浸一宿，焙干）各一两半　山茱萸　白茯苓（去皮）　五味子　肉苁蓉（酒浸一宿，焙干）　石菖蒲　巴戟（去心）　远志（去心）　杜仲（去粗皮，用生姜汁并酒合和，涂炙令熟）　楮实　舶上茴香各一两　枸杞子　熟干地黄各半两

【用法】上为末，炼蜜入枣肉为丸，如梧桐子大。每服三十丸，空心以温酒、盐汤送下，一日三次。至五日觉有力，十日精神爽健，半月气力稍盛，二十日目明，一月夜思饮食，冬月手足常暖，久服无毒。

【功用】大补心肾脾胃，常服令人身体轻健，筋骨壮盛，怡悦难老，齿牢，永无瘴疟；妇人服之，姿容光悦，去一切病。

【主治】

1.《洪氏集验方》引陈晦叔方：一切虚损，神志俱耗，精力不爽，腰脚沉重，肢体倦怠，气血羸乏，小便浑浊，子宫久冷。

2.《杨氏家藏方》：脾胃怯弱，心忪恍惚，精神昏愦，气血凝滞，饮食无味，肌瘦体倦，目暗耳聋。

【加减】如身热，加山栀子一两；心气不宁，加麦门冬一两；少精神，加五味子一两；阳弱，加续断一两。

【验案】老年性痴呆　《山东中医杂志》（1997，5：255）：用本方加减：熟地黄、山药、牛膝、枸杞子、山茱萸、茯苓、杜仲、远志、五味子、楮实子、小茴香、巴戟天、石菖蒲，每日1剂，水煎服，气虚者加人参、大枣；苔黄腻加黄芩、黄连，2个月为1疗程，治疗老年性痴呆35例。结果：显效24例，有效10例，总有效率97.1%。

安肾丸

【来源】《洪氏集验方》卷三。

【组成】熟干地黄（洗净，焙干）一两　牡丹皮半两　附子（炮，去皮尖）半两　金钗石斛半两　破故纸（炒）半两　山药半两　肉桂半两（去皮秤）　白蒺藜（炒，去刺）半两　巴戟天（去心称）一两　肉苁蓉（酒浸一宿）一两（切，焙）　白茯苓半两（去皮秤）　泽泻（微炒）半两　萆薢半两　白术半两

【用法】上为细末，炼蜜为丸，如梧桐子大。每服三十丸至四十丸，食前、空心以温酒或盐汤送下。

【主治】本气怯弱，筋骨无力，或时疼痛。

鹿茸世宝丸

【来源】《洪氏集验方》卷三。

【组成】鹿茸（酥涂，炙）　附子（炮，去脐）　白术（炒）　阳起石（烧赤）　椒红（炒出汗）　成炼钟乳粉　苁蓉（酒浸，炙）　人参（去芦）　肉豆蔻（面裹煨）　川当归（炒）　牛膝（去芦，酒浸一宿）　白茯苓　沉香　巴戟（去心）各一两

【用法】上为细末，次入钟乳粉拌匀，炼蜜为丸，如梧桐子大。每服四十粒，食前盐饭饮或盐汤送下，一日三服。

【主治】诸虚不足，心脾气弱，腹胁胀急，肠鸣泄泻，腹疼，手足厥逆，顽痹，中满恶心，头疼怯寒，肢体酸痛，饮食少思，气短乏力，惊悸自汗。

麋茸丸

【来源】《洪氏集验方》卷三。

【组成】麋茸（火烧去毛，簿切酥涂，炙）四两　当归（去芦，酒浸一宿，焙干）二两　鹿茸（火烧去毛，薄切，酥涂，炙）二两　鹿角胶（麸炒）二两　大黑附子（炮，去皮脐）二两　沉香二两（不见火，好者）　肉苁蓉（酒洗，薄切，焙干）三两　牛膝（去芦，酒浸一宿，焙干）二两　熟干地黄（酒洗，焙干）三两　赤石脂一两（真者）　破故纸（酒浸一宿，炒）二两（一方有麝香二两）　阳起石一两半（夜间用瓷罐子盛，以酒二升，煮一宿，水洗焙干，乳钵研如粉）

【用法】上为细末。用酒、蜜各等分，熬成稠膏子，搜和为丸，如梧桐子大。每服三十粒，渐加四十粒至五十粒，温酒、盐汤吞下，空心、日午服之。

【功用】大补益元脏。

【主治】妇人风虚劳冷，一切诸疾。或风寒邪气留滞经络，气血冷涩，不能温润肌肤；或风寒客于腹内，则脾胃冷弱，不能克消水谷；或肠虚受冷，大便时泄；或子脏挟寒，月水不调，乍多乍少，或月前，或月后，或淋沥不断或闭不通，百节疼疼，头顶作痛，相应脐、腹、腰、腿痛，便不仁。

【宜忌】绝忌羊肉。

秋石丹

【来源】《洪氏集验方》卷四。

【组成】秋石一两　干山药一两

【用法】上为末，别以酒调山药糊为丸，如梧桐子大，又以干山药为衣。每服二十丸，温酒米饮任下。

【主治】虚劳瘦弱。

大补丸

【来源】《宣明论方》卷十二。

【组成】陈韭子　陈萝卜子（以上炒）　蕤仁（去皮）各半两　川山甲七片（用酒炙）　麝香少许

【用法】上为细末，炼蜜为丸，如樱桃大。每服一丸，食前、空心温酒送下。

【主治】男子脾肾不足，不问久新者。

大百劳散

【来源】《宣明论方》卷九。

【组成】蛤蚧一对（蜜炙）　元州鳖甲一个（去裙，醋炙）　附子一两　人参　柴胡　川干姜　白茯苓（去皮）　白术　茴香　青皮（去白）　杏仁（去皮尖）　知母　贝母　陈皮（去白）　官桂　甘草（炙）　半夏（生姜制）　苍术（汤浸）各一两　苏木　龙胆草各半两

【用法】上为末。每服二钱，水一盏，加生姜三片，大枣二枚，乌梅二枚，同煎，空心稍热服。

【主治】一切劳疾，肌劣，喘息不卧，痰涎不食。

【宜忌】不用铁器。

【加减】有汗，加小麦二十粒。

双芝丸

【来源】《宣明论方》卷十二。

【组成】熟干地黄（后取末）　石斛（去根，酒炙）　五味子（焙）　黄耆（锉）　肉苁蓉（酒浸）　牛膝（酒浸）　杜仲（蜜水浸，炮）　菟丝子（酒浸三日，炒）　麋鹿角霜半斤　沉香三钱　麝香二钱（研）　人参　白茯苓（去皮）　覆盆子　干山药　木瓜　天麻（酒浸）　秦艽各一两　薏苡仁二两（炒）

【用法】上为末，炼蜜为丸，如梧桐子大。每服二十丸至三四十丸，温酒送下；盐汤、米饮亦可。

【功用】补精气，填骨髓，壮筋骨，助五脏，调六腑。久服驻颜不老。

【主治】《奇效良方》：诸虚。

【加减】凡年五十岁以上，加入黑附子（以青盐汤醮泡），鹿角二大对（去顶三指），硫黄半斤（浑用。以上用些油釜中以水同煮令微沸，勿大急甚，水耗只旋添温水，须用水以备添之，炼令角胶汁出尽，其角如霜，以手捻如腻粉，乃盛之取用，勿令秽污也）。

白术黄耆散

【来源】《宣明论方》卷九。

【组成】白术　黄耆　当归　黄芩（去皮）　芍药各半两　石膏　甘草各二两　茯苓　寒水石各一两　官桂一分　人参　川芎各三分

【用法】上为末。每服三钱，水一盏，煎至六分，去滓，食前温服，一日三次。

【主治】五心烦热，自汗，四肢痿劣，饮食减少，肌瘦昏昧。

必效散

【来源】《宣明论方》卷九。

【组成】川乌头一两（生）　天南星半两（生）

【用法】上为末。每服二钱，萝卜八块，如母指大，以水煮熟，去滓，食后嚼服。

【主治】五劳七伤，劳役肌瘦，不思饮食，喘嗽不已。

当归木香汤

【来源】《宣明论方》卷九。

【组成】青皮　五加皮　海桐皮　桑白皮　陈皮　地骨皮　丁香皮　牡丹皮　棕榈皮（上药全烧为灰末）十大钱　当归一两　木香　红芍药各半两

【用法】上为细末。每服一钱，水一盏，入小油二点，钱一文，同煎至七分，温服。

【主治】妇人血气虚劳，令人头目昏眩，谵语声沉重，舌根强硬，言语謇涩，口苦不思饮食，白日间睡，夜发虚汗，神思恍惚，梦寐狂言，面色萎黄，频发喘咳，遍身疼痛，骨节气走注，四肢沉重，背胛拘急，发寒热，五心烦躁，唇干多渴，胸膈不利，咽喉噎塞，尪羸瘦弱。

【加减】如妇人血脏、脐下冷痛似刀搅，遍身肿满，室女经脉不通，用斑蝥半两，大黄一两（炒，锉），二味为末，用黄狗胆汁，以温酒调下一钱；如脐下痛止，心间痰未止，不服二味。

何首乌丸

【来源】《宣明论方》卷十二。

【组成】何首乌半斤　肉苁蓉六两　牛膝四两

【用法】上将何首乌半斤，用枣一层，与何首乌甑内蒸枣软用，切，焙，同为末，枣肉为丸，如梧桐子大。每服五七丸，嚼马蔺子服，食前酒送下，一服加一丸，每日三次，至四十丸即止，却减至数。

【功用】

1.《宣明论方》：乌发，填精。

2.《普济方》：填精补髓。

【主治】男子元脏虚损。

【宜忌】《济阳纲目》：修合不犯铁器。

补真丹

【来源】《宣明论方》卷十五。

【组成】黑附子一两（煨）　阳起石（火烧，酒淬）三钱　海马二钱　乳香　雄黄（为衣）　血竭各三钱　石莲子（去壳皮心）　黑锡（炒，去砂子）半两　石燕子（烧，以醋淬）一对　麝香一分

方中石燕子用量原缺，据《普济方》补。

【用法】上为细末，面糊为丸。每服二十丸，空心五香汤送下。

【功用】兴阳固肾。

【主治】男子元脏虚冷。

五加皮汤

【来源】《三因极一病证方论》卷八。

【组成】五加皮十两　丹参八两　石斛（酒浸）六两　杜仲（酒浸，炒丝断）　附子（炮，去皮脐）各五两　牛膝（酒浸）　秦艽　川芎　防风　桂心　独活各四两　茯苓四两　麦门冬（去心）　地骨皮各三两　薏苡仁一两

【用法】上为锉散。每服四大钱，水一盏半，加生姜五片，大麻子一撮（研破），同煎七分，去滓，食前服。

【主治】肾劳虚寒，恐虑失志，伤精损髓，嘘吸短气，遗泄白浊，小便赤黄，阴下湿痒，腰脊如折，颜色枯悴。

地黄汤

【来源】《三因极一病证方论》卷八。

【组成】麦门冬（去心）　生地黄（干）各五

两　人参　茯苓　芍药各三两　萎蕤四两　石膏六两　远志（去心）十两　甘草三两　白术三两

【用法】上锉散。每服四钱，水一盏半，煎七分，去滓，不拘时服。

【主治】脉实极。气衰血焦，发落，好怒，唇舌赤，甚则言语不快，色不泽，饮食不为肌肤。

安中散

【来源】《三因极一病证方论》卷八。

【别名】安中汤（《奇效良方》卷三十四）。

【组成】熟地黄　巴戟天（去心）　龙骨各二两半　远志（去心，炒）　茯苓各三两　天雄（炮，去皮脐）　五味子　山药各三两半　苁蓉（酒浸）　续断各四两　蛇床子（略炒）　菟丝子（酒浸）各四两半

【用法】上为细末。每服二钱匕，以温酒调下。

【主治】醉饱心虚而合阴阳，累于心脾肾三经，而致三焦虚寒，短气不续，腹不安食，随即洞下，小便赤浊，精泄不禁，脚胫酸疼，小腹胀满。

益志汤

【来源】《三因极一病证方论》卷八。

【别名】益智汤（《证治准绳·类方》卷六）。

【组成】鹿茸（酥涂炙，去毛尽）　巴戟（去心）　熟干地黄（酒浸）　枸杞子　苁蓉（酒浸）　牛膝（酒浸）　附子（炮，去皮脐）　桂心（不焙）　山茱萸　白芍药　防风（去叉）　甘草（炙）各等分

【用法】上为散。每服四大钱，水一盏半，加生姜五片，盐少许，煎七分，去滓，食前服。

【主治】右肾虚寒，小便数，腰胁引痛，短气咳逆，四肢烦疼，耳鸣，面黑，骨间热，梦遗白浊，目眩，诸虚困乏。

远志丸

【来源】《三因极一病证方论》卷十。

【组成】人参　白茯苓　川姜（炮）各半两　牡蛎（煅取粉）　远志（去心，姜汁制炒）各一两

【用法】上为末，用苁蓉一两，酒熬成膏为丸，如梧桐子大。每服五十丸，糯米汤送下。

【主治】心肾虚，烦渴引饮，胸间短气，小便自利，白浊泄遗。

建脾丸

【来源】《三因极一病证方论》卷十一。

【组成】钟乳粉　赤石脂（煅）各一两半　枯矾　干姜（炮）　苁蓉（酒浸）　石斛（酒浸）　五味子　桂心　泽泻　桑寄生　远志（去心，炒）　人参　柏子仁　当归　酸石榴皮　龙骨（煅）　天雄（炮，去皮脐）　牡蛎粉　白头翁（去苗）　甘草（炙）各一两

【用法】上为末，炼蜜为丸，如梧桐子大。每服三十丸，空腹米汤送下。

【主治】虚劳羸瘦，身重，胃冷，饮食不消，泄泻不止，或作滞下，久变五色秽臭。

大补丸

【来源】《三因极一病证方论》卷十三。

【别名】苁蓉大补丸（《太平惠民和济局方》卷五续添诸局经验秘方）

【组成】木香（炮）　附子（炮，去皮脐）　茴香（炒）　苁蓉（酒浸）　川椒（炒去汗）各十两　桃仁（炒，去皮尖）　葫芦巴　牛膝（酒浸）　巴戟（去心）　五味子　黄耆　白蒺藜（炒去刺）　泽泻各五两　羌活　槟榔　天麻　川芎　桂心各二两

【用法】上为末，炼蜜为丸，如梧桐子大。每服三五十丸，空心、盐汤、盐酒任下。

【主治】元脏虚惫，血气不足，白浊遗泄，自汗自利，口苦舌干，四肢羸瘦；及妇人诸虚。

参香散

【来源】《三因极一病证方论》卷十三。

【组成】人参　黄耆　白茯苓　白术　山药　莲肉（去心）各一两　缩砂仁　乌药　橘红　干姜（炮）各半两　甘草（炙）三分　南木香　丁香　檀香各一分　沉香二钱（一方有炮熟附子半两）

【用法】上为粗末。每服四钱，水一大盏，加生姜三片，大枣一个，煎七分，去滓，食前服。

【功用】常服补精血，调心气，进饮食，安神守中。

【主治】心气不宁，诸虚百损，肢体沉重，情思不乐，夜多异梦，盗汗失精，恐怖烦悸，喜怒无时，口干咽燥，渴欲饮水，饮食减少，肌肉瘦瘁，渐成劳瘵。

养荣汤

【来源】《三因极一病证方论》卷十三。

【别名】人参养荣汤（《太平惠民和济局方》卷五淳祐新添方）。

【组成】黄耆　当归　桂心　甘草（炙）　橘皮　白术　人参各一两　白芍药三两　熟地黄　五味子　茯苓各三分　远志（去心，炒）半两

【用法】上锉散。每服四大钱，水一盏半，加生姜三片，大枣二个，煎至七分，去滓，空腹服。

本方改为丸剂，名“人参养荣丸”（《中国医学大辞典》）。

【主治】

1.《三因极一病证方论》：积劳虚损，四肢沉滞，骨肉酸疼，吸吸少气，行动喘咳，小便拘急，腰背强痛，心虚惊悸，咽干唇燥，饮食无味，阴阳衰弱，悲忧惨戚，多卧少起；久者积年，急者百日，渐至瘦削；五脏气竭，难可振复；又治肺与大肠俱虚，咳嗽下利，喘乏少气，呕吐痰涎。

2.《校注妇人良方》：溃疡寒热，四肢倦怠，体瘦少食，面黄气短，不能收敛，或大疮愈后多服之。

3.《医方集解》：发汗过多，身振脉摇，筋惕肉瞤。

【加减】便精遗泄，加龙骨一两；咳嗽，加阿胶。

【方论】

1.《医方考》：人参、黄芪、白术、茯苓、甘草、陈皮，皆补气药也，荣血不足而补气，此大易之教，阴生于阳之义也。阴者，五脏之所主，故用当归泽脾，芍药调肝，熟地滋肾，五味益肺，远志宁心，五脏和而阴血自生矣。桂性辛热，热者入心而益火，辛者入经而利血，又心为生脉之源，故假之引诸药入心而养荣血于脉耳!

2.《古今名医方论》柯韵伯：古人治气虚以四君，治血虚以四物，气血俱虚者以八珍，更加黄芪、肉桂，名十全大补，宜乎万举万当也。而用之有不获效者，盖补气而不用行气之品，则气虚之甚者，无气以受其补；补血而仍用行血之物于其间，则血虚之甚者，更无血以流行。故加陈皮以行气，而补气者悉得效其用；去川芎行血之味，而补血者因以奏其功。此善治者，只一加一减，便能转旋造化之机也。然气可召而止，血易亏难成，苟不有以求其血脉之主而养之，则营气终归不足，故倍人参为君，而佐以远志之苦，先入心以安神定志，使甘温之品，始得化而为血，以奉生身。又心苦缓，必得五味子之酸以收敛神明，使营行脉中而流于四脏，名之曰养荣，不必仍十全之名，而收效有如此者。

3.《绛雪园古方选注》：养营者，调养营气循卫而行，不使其行之度数疾于卫也。故于十全大补汤中减川芎行血之品，独用血分填补收敛之药，则营行之度缓于气分。药中加广皮行气之品，则卫行之度速。观其一减一加，便能调平营卫，使其行度不愆。复远志、五味者，经言：营出中焦，心经主之。以远志通肾，使阴精上奉于心，佐以五味收摄神明，一通一敛，则营有所主而长养矣。

4.《时方歌括》：人参养荣汤之妙，从仲景小建中汤、黄芪建中汤套出。何以知之？以其用生芍药为君知之也。芍药苦平破滞，本泻药，非补药也；若与甘草同用，则为滋阴之品；若与生姜、大枣、肉桂同用，则为和荣卫之品；若与附子、干姜同用，则能急收阳气，归根于阴，又为补肾之品。虽非补药，昔贤往往取为补药之主，其旨微矣。此方以芍药为君，建中汤诸品俱在，恶饴糖之过甜动呕，故以熟地、当归、白术、人参诸种甘润之品代饴糖，以补至阴。然饴糖制造，主以麦糵，麦为心谷，心者化血而奉生身也，故又代以远志之入心；麦造为糵，能疏远而畅气也，故又代以陈皮之行气。建中汤中原有胸满去枣加茯苓之例，故用茯苓。细思其用意，无非从建中套来，故气血两虚变见诸症者，皆可服也。其以养荣名汤奈何？心主营而苦缓，必得

五味子之酸以收之，使营行脉中而流于四脏，非若大全、八珍之泛泛无归也。按《神农本草经》云：芍药气味平苦无毒，主治邪气腹痛，除血痹，破坚积寒热，止痛，利小便，益气。原文只此二十九字，后人妄改圣经而曰微酸，是没其苦泄攻坚之性，而加以酸敛和阴之名，则芍药之真面目掩矣。不知古人用法，或取其苦以泄甘，或取其苦以制辛，或取其攻利以行补药之滞，皆善用芍药以为补，非以芍药之补而用之也。但芍药之性略同大黄，凡泄泻必务去之，此圣法也。《本经》不明，宋、元以后，无不误认为酸敛之药，不得不急正之。

5.《血证论》：此方即中焦取汁，奉心化赤以为血之义。参、芪、术、草、大枣，大补中焦，中焦谷化则汁益生，故加陈皮以化谷；中焦水停则谷不化，故加姜、苓以别水。水谷既化，中焦之汁自生矣。再用归、地多汁以引其汁，凡系妇人催乳，用此足矣。若必令其奉心化血，则宜芍、味以敛之，使荣行脉中而不外散；加桂心、远志启导心火，以助其化赤之令。补中者，开血之源也；导心者，化血之功也；敛脉者，成血之用也。此心火不足之治法，与炙甘草汤、建中汤相近。

6.《医方集解》：此手少阴、手足太阴气血药也。熟地、归、芍养血之品，参、芪、苓、术、甘草、陈皮补气之品，血不足而补其气，此阳生则阴长之义，且参、芪、五味，所以补肺，肺主气，气能生血；甘、陈、苓、术所以健脾，脾统血；归、芍所以养肝，肝藏血；熟地所以滋肾，肾藏精，精血相生；远志能通肾气上达于心，桂心能导诸药入营生血，五脏交养互益，故能统治诸病，而其要则归于养荣。

【试验】

1.对主动脉内皮细胞的作用　《American Journal of Chinese　Medicine》（1994，3：293）：实验研究结果提示，本方能够促进内皮细胞的增殖，抑制内皮素（是一种血管收缩剂和血管加压剂）的合成，并加速其分解。另外，本方还能促进前列腺环素在主动脉血管内皮细胞的合成，这种前列腺素具有抗血栓形成和抑制血小板聚集的作用。以上结果表明，人参养荣汤对体外的主动脉血管内皮细胞的生理功能具有促进作用。

2.增强免疫功能　《日本东洋医学杂志》（1995，5：120）：实验结果提示，使用人参养荣汤提取剂的常用量（15g/d），可增强健康者和恶性肿瘤术后病人的免疫功能。

3.抗衰老　《中医杂志》（2006，11：859）：实验观察人参养荣汤对亚急性老化小鼠外观、体重增长率、死亡率、脑神经元形态和密度的影响。结果显示:人参养荣汤能明显抑制老化小鼠大脑皮质神经元密度的下降（$P<0.01$）,对海马区神经元密度的作用不显著。提示人参养荣汤对大脑皮质神经元的保护作用可能是其抗衰老机制之一。

【验案】

1.贫血　《上海中医药杂志》（1985，1：35）：病人王某，女，50岁。患贫血7～8年，血红蛋白50～70g/L。近2周来常有昏厥之象，面色不华，心慌耳鸣，少气懒言，易汗纳差，舌淡而胖，苔薄白，脉沉细。辨证属脾胃虚弱，气血不足。先用归脾汤7剂，继用本方大补气血。共服34剂，血红蛋白上升至9.5g，症状逐渐消失。

2.雷诺氏病　《国外医学·中医中药分册》（1992，2：107）：应用人参养荣汤提取剂9g，4周内连日服用。治疗有雷诺病现象的结缔组织病30例，年龄18～67岁，平均44岁，女性29例，男性1例。通过给药前后比较，硬皮病5例中有1例、混合性结缔组织病（MCTD）18例中有13例，系统性红斑狼疮（SLE）3例中有2例，雷诺现象出现的频度减少，手指温度上升。2例未分类结缔组织病（UCTD），2例干燥综合征也同样有改善。通过各种检查数值比较发现，MCTD病例中RNP抗体价显著增高的病例，效果很差。有5例发现食欲下降，上腹部疼痛等副作用。

3.泌尿系统癌　《新药と临床》（1993，4：91）:连续给予本方提取剂（每次2.5g，1日3次，饭前服用）4周以上，治疗泌尿系统癌症病人35例。结果：术后病人的改善率为85.71%。由此认为，本方对泌尿系统癌症病人根治术后全身状态的恢复和减轻化疗副作用的有效性极高。

4.带状疱疹　《日本东洋医学杂志》（1993，5：88）：以10例带状疱疹病人为研究对象，予静脉点滴阿昔洛韦，内服保尔他灵及人参养荣汤（7.5g/日，分3次服）。选择5例带状疱疹病人作为对照组，不投与本方。对疼痛解除的时间及3个月后是否复发进行了比较研究。另外，在初诊和治疗开始1个月时静脉采血，测定NK细胞活性。结果，至带状疱疹性神经痛解除的日数，本方组比对照组明显缩短（$P<0.05$），本方组的全部病例，在服药3个月后未出现带状疱疹性神经痛，而对照组出现1例。NK细胞活性治疗前后比较无明显差异（$P>0.1$）。由此认为，本方对带状疱疹性神经痛的解除和预防有效。

5.混合性结缔组织病　《日本东洋医学杂志》（1993，5：84）：以17例混合性结缔组织病（MCTD）病人为研究对象，连续给予本方提取剂（9g/日，分3次服）4周，对可长期服药的病例4周后继续给药。对给药前后，临床症状（包括雷诺现象）及各种检查数值的变化进行比较研究。研究期间服用的类固醇剂及非类固醇抗炎剂等不变，但除外服作用于血管药物的病例。另外，用热像图测定相关区域的皮肤温度，并进行统计学处理。结果：雷诺现象明显改善3例，改善6例，稍改善3例，改善率为70%，无恶化病例。

6.难治性贫血　《日本东洋医学杂志》（1994，5：148）:以本方治疗贫血8例，其中再生障碍性贫血（AA）5例、顽固性贫血（PARA）2例、原发性血小板减少性紫癜（ITP）1例。结果：3例以前以蛋白同化类固醇或雄性激素治疗无效的AA病人，并用本方治疗1～2个月时，对三大血细胞系统均有疗效，特别是对红细胞、血小板系统的效果更为显著，其中1例至今仍单用本方维持治疗。初次治疗的2例AA病人，仅1例有效。2例PARA病人对治疗的反应迟缓，不需要采用输血等辅助治疗。

7.肝硬化　《临床と研究》（1995，3：214）：岩田郁氏以血小板数$<100\times10^9$/L的肝硬化（根据肝活检或各种影像诊断）病人35例为治疗对象。其中男性18例，女性17例。年龄44～78岁（平均62±8.3岁，以60岁段为最多）。结果表明人参养荣汤不仅改善肝硬化病人的血小板数，而且明显改善HPT，γ-GTP等。以为该剂对伴有血小板减少的肝硬化有效。

8.高龄慢性丙型肝炎　《和汉医药学杂志》（1995，4：466）：以本方颗粒剂，治疗抗丙型肝炎病毒（HCV）抗体阳性病人11例，其中男性1例，女性10例，年龄36～88岁（平均72岁）。结果：PCR法检验HCV无阴性病例。1例36岁年轻病人给药后不久，转氨酶变为正常。无副作用。食欲不振、倦怠感改善，瘙痒感减轻等自觉症状改善的8例。

9.失眠　《山西中医》（2003，12：10）：用人参养荣汤治疗失眠30例，对照组予硝基安定治疗30例。结果：治疗组临床治愈10例，显效7例，有效10例，无效3例，总有效率90.00%；对照组临床治愈7例，显效6例，有效9例，无效8例，总有效率73.33%。两组总有效率比较有显著性差异（$P<0.05$）。

增损乐令汤

【来源】《三因极一病证方论》卷十三。

【组成】黄耆　人参　橘皮　当归　桂心　细辛　前胡　甘草（炙）　茯苓　麦门冬（去心）　芍药各二两　附子（炮，去皮脐）　熟地黄各一两　半夏（汤洗）二两半　远志三分（去心）

【用法】上锉为散。每服四钱，水一盏半，加姜五片，枣二个，煎七分，去滓。食前温服。

【主治】诸虚不足，小腹急痛，胁肋䐜胀，脐下虚满，胸中烦悸，面色萎黄，唇干口燥，手足逆冷，体常自汗，腰背强急，骨肉痠痛，咳嗽喘乏，不能饮食，或因劳伤过度，或因病后不复。

【加减】腹满食少，去枣；下焦虚冷，不甚渴，小便数者，倍人参、当归、附子；烦渴引饮，加栝楼根；遗泄白浊，加龙骨、白蔹；小腹急引心痛者，加干姜。

麝香鹿茸丸

【来源】《三因极一病证方论》卷十三。

【组成】鹿茸（酥炙）一两半　熟地一两　沉香三分　麝香一两（别研）

【用法】上为末，入麝香，研匀，炼蜜为丸，如梧桐子大。空心服三十丸，温酒、盐汤任下。

【功用】调荣卫，利腰脚，补精血。

【主治】诸虚百病，精气耗散，血少不增，阳道不兴。

二苓丸

【来源】《古今医统大全》卷七十三引《三因极一病证方论》。

【组成】赤茯苓　白茯苓（另研）　人参（另研）　丹参（另研）各等分

【用法】上为末，先将二茯苓以新汲水挼洗，澄去新沫，控干，复研末。别取地黄汁与好酒同于银石器内熬成膏，搜和丸，如弹子大，朱砂为衣。每服一丸，细嚼，空心盐汤送下。

【主治】心肾俱虚，神志不守，小便不禁。

茯苓丸

【来源】《杨氏家藏方》卷八。

【组成】白茯苓（去皮）三两　菟丝子五两（酒浸一宿，别捣，焙干）　龙齿　益智（去壳）　破故纸（炒）　远志（去心）　人参（去芦头）　石菖蒲各二两

【用法】上为细末，炼蜜为丸，如梧桐子大。每服一百丸，空心、食前煎灯心汤送下。

【功用】滋养血气，蠲除风冷。

【主治】真元气弱，荣卫俱虚，精滑不固，神气消耗。

桃仁散

【来源】《杨氏家藏方》卷八。

【组成】白茯苓（去皮）　五灵脂（去沙土）　马兜铃各半两　杏仁三十枚（去皮尖，蛤粉炒）　桃仁二十枚（去皮尖，蛤粉炒）

【用法】上为细末。每服二钱，水一盏半，加萝卜三片，同煎至一盏，去滓，加黄蜡一块，如皂子大，再煎候蜡熔，食后、临卧通口服。

【主治】远年一切肺疾，咯吐脓血，渐成劳证。

紫金丸

【来源】《杨氏家藏方》卷八。

【组成】新绵灰（炒）一钱　汉防己一两　甘草（炙）半两　阿胶半两（蛤粉炒）　麝香半钱（别研）　乳香半钱（别研）

【用法】上为细末，滴水为丸，如梧桐子大。每服二十丸至三十丸，食后或临卧腊茶清送下。

【主治】虚劳咳嗽咯血，痰涎壅盛。

二至丸

【来源】《杨氏家藏方》卷九。

【组成】鹿角（镑细，以真酥二两，无灰酒一升煮干，慢火炒令干）　苍耳（酒浸一宿，炒干）　麋角（镑细，以真酥二两、米醋一升煮干，慢火炒干）各半斤　当归五两（细切，酒浸一宿，焙干）　山药　白茯苓（去皮）　黄耆（蜜炙）各四两　人参（去芦头）　沉香　沙苑蒺藜（拣去土，净洗，焙干）　远志（去心）　肉苁蓉（酒浸一宿，切，焙干）各二两　附子（炮，去皮脐）一两

【用法】上为细末，用酒三升，糯米三合煮烂，和捣为丸，如梧桐子大。每服五十至一百丸，空心温酒、盐汤任下。

【功用】补虚损，生精血，去风湿，明目聪耳，强健腰脚，和悦阴阳，既济水火，百疾不生。

八仙丸

【来源】《杨氏家藏方》卷九。

【组成】肉苁蓉　牛膝　天麻（去苗）　木瓜（去子，切）各四两（并用好酒浸三日，取出焙干）　当归（洗，焙）二两　附子（炮，去皮脐）二两　鹿茸一两（火燎去毛，涂酥炙）　麝香一分（别研）

【用法】上为细末，炼蜜为丸，如梧桐子大。每服五十丸，空心、食前温酒送下。

【主治】

1.《杨氏家藏方》：元脏气虚，头昏面肿，目暗耳鸣，四肢疲倦，步履艰难，肢节麻木，肌体羸瘦，肩背拘急，两胁胀满，水谷不消，吃食无味，恍惚多忘，精神不清。

2.《奇效良方》：元气虚损，血气不足，耳鸣目暗，腰膝酸疼，肌体羸瘦，饮食无味。

三仁五子丸

【来源】《杨氏家藏方》卷九。

【组成】菟丝子（酒浸一宿，别捣，焙干） 五味子 枸杞子 覆盆子 车前子 柏子仁 酸枣仁（炒） 薏苡仁（微炒） 沉香 鹿茸（醋涂，炙黄，锉） 肉苁蓉（酒浸一宿，切，焙） 巴戟（去心） 当归（洗，焙） 白茯苓（去皮） 乳香（别研） 熟干地黄（洗，焙）各一两

【用法】上为细末，次入研了药和匀，炼蜜为丸，如梧桐子大。每服五十丸，空心温酒或盐汤送下。

【功用】常服养心益肝，生血补气，润泽肌肤，倍进饮食。

【主治】血气耗虚，五脏不足，睡中惊悸，盗汗怔忪，梦遗失精，四肢倦懈，肌肤瘦弱，或发寒热，饮食减少。

羊肉汤

【来源】《杨氏家藏方》卷九。

【组成】生羊肉半斤（精者，分作八段） 生姜半斤（薄切片子） 当归（洗，焙） 川芎 人参（去芦头） 白术 附子（炮，去皮脐） 肉豆蔻（面裹煨香）各二两

【用法】上锉，每一料分作八服。水三盏，煎至一盏，食前稍热服。

【主治】男子、妇人一切虚损不足，肌体羸弱，不思饮食。

固真丸

【来源】《杨氏家藏方》卷九。

【组成】川乌头（锉，盐炒黄色，去盐不用） 熟干地黄（洗，焙） 秦椒各二两 肉桂（去粗皮） 茴香（酒浸，炒） 威灵仙（去土） 仙灵脾 山药 五味子（炒）各一两 萆薢 附子（炮，去皮脐） 白茯苓（去皮） 当归（浸，焙） 牛膝（酒浸一宿） 石菖蒲各半两

【用法】上为细末，炼蜜为丸，杵千余下，丸如梧桐子大。每服五十丸，空心、食前温酒、盐汤任下。久服不生诸疾。

【功用】补益五脏，接助真阳，滋润肌肤，悦颜色。

【主治】诸虚不足。

育真丸

【来源】《杨氏家藏方》卷九。

【别名】育真丹（《普济方》卷二二三）。

【组成】苍术四两（米泔浸一二宿） 川乌头（炮，去皮脐） 川楝子肉（去核，炒）各二两半 破故纸（炒） 龙骨（研） 茴香（炒）各半两

【用法】上为细末，酒煮面糊为丸，如梧桐子大，朱砂为衣。每服五十丸，食前、空心温酒送下，盐汤亦得。

【功用】补暖脏腑，祛逐风寒，利腰膝，强筋骨，黑髭发，驻容颜。

【主治】男子、妇人诸虚不足。

胡椒青盐丸

【来源】《杨氏家藏方》卷九。

【组成】附子二个（九钱重者，炮，去皮脐，切细） 青盐二两（别研） 厚朴（去粗皮，生姜汁浸，炙） 人参（去芦头） 木香 白术 沉香（锉） 丁香 茴香（炒） 破故纸（炒） 川楝子（去核取肉，杵，炒） 肉豆蔻（面裹煨香） 黄耆（蜜炙） 杜仲（去粗皮，生姜汁浸一宿，微炒，焙干） 胡椒各一两

【用法】上为细末，却入青盐酒煮面糊为丸，如梧桐子大。每服一丸，空心盐汤送下。

【主治】下焦虚弱，脚膝无力，多倦瘦怯，不美饮食。

香茸丸

【来源】《杨氏家藏方》卷九。

【组成】鹿茸（火燎去毛，酥涂炙） 麋茸（火燎去毛，酥涂炙）各二两 沉香 五味子 白茯苓 白龙骨（火煅） 肉苁蓉（酒浸一宿，切，焙干）各一两 麝香半两（别研）

【用法】上为细末，用熟干地黄三两（焙干，为细末），同酒二升熬成膏，加诸药为丸，如梧桐子大。每服五十丸，空心、食前温酒、盐汤任下。

【功用】滋补精血，益养真元。

【主治】下焦伤竭，脐腹绞痛，饮食减少，目视䀮䀮，夜梦鬼交，遗泄失精，肌肉消瘦。

鹿茸丸

【来源】《杨氏家藏方》卷九。
【别名】内补鹿茸丸（《普济方》卷三十三）。
【组成】鹿茸（火燎去毛，酒浸，炙） 附子（炮，去皮脐） 五味子 肉苁蓉（酒浸一宿，切，焙） 牛膝（酒浸一宿）各一两 熟干地黄（洗，焙）五两 干山药三两 杜仲一两半（炒去丝）
【用法】上为细末，面糊为丸，如梧桐子大。每服三十丸，食前温酒或盐汤送下。
【主治】真元虚惫，五劳七伤，小腹拘急，四肢酸疼，面色黧黑，唇口干燥，目暗耳鸣，心忪气短，精神困倦，喜怒无常，饮食无味，举动乏力，小便滑数，或时出血。

鹿角胶丸

【来源】《杨氏家藏方》卷九。
【组成】肉苁蓉二两（酒浸一宿，切，焙） 牛膝二两（酒浸一宿） 菟丝子（汤浸去浮，别用酒浸取软） 附子（炮，去皮脐） 桑寄生 覆盆子 熟干地黄（洗，焙） 山药 五味子 山茱萸 白蒺藜（炒） 当归（洗，焙） 肉桂（去粗皮）各二两 川萆薢四两 破故纸二两半（炒） 柏子仁二两 茴香二两半（炒） 鹿角胶二两（蚌粉炒焦） 茯神（去木）二两
【用法】上为细末，酒煮面糊为丸，如梧桐子大。每服五十丸，空心、食前温酒或盐汤送下；妇人温醋汤送下。
【功用】补养元阳，滋营气血，驻颜美食。
【主治】真元虚弱，下元冷惫，脐腹疼痛，夜多小便，腰脚无力，肢体倦怠，怔忪恍惚，头昏目运，面色黧黑，耳内蝉鸣，饮食减少；妇人诸虚不足，一切冷病，久娠不成，发落面黑。

赐方鹿茸丸

【来源】《杨氏家藏方》卷九。
【组成】鹿茸（火燎去毛，酒浸，炙） 附子（炮，去皮脐） 五味子 肉苁蓉（酒浸一宿，切，焙） 牛膝（酒浸一宿）各一两 熟干地黄（洗，焙）五两 干山药三两 杜仲一两半（炒，去丝）
【用法】上为细末，面糊为丸，如梧桐子大。每服三十丸，食前温酒或盐汤送下。
【主治】真元虚惫，五劳七伤，小腹拘急，四肢疼痛，面色黧黑，唇口干燥，目暗耳鸣，心忪气短，精神困倦，喜怒无常，饮食无味，举动乏力，小便滑数，或时出血。

内补散

【来源】《杨氏家藏方》卷十。
【组成】沉香 丁香 木香 安息香（酒化，去砂石） 麝香各二钱半 鳖甲（酒炙黄色） 柴胡（去苗） 熟干地黄（洗，焙）各一两 京三棱（炮，切） 白茯苓（去皮） 人参（去芦头） 附子（炮，去皮脐） 槟榔 五味子 白芍药 甘草（炙） 厚朴（去粗皮，生姜汁浸炙） 桃仁（汤浸，去皮尖） 肉豆蔻（面裹煨）各半两 秦艽 知母 牛膝（酒浸一宿，焙干） 白术 地骨皮各三分 大黄一分（湿纸裹煨）（一方减大黄、附子）
【用法】上为细末。每服三钱，水一盏半，加生姜五片，大枣三枚，同煎至一盏，空心、食前温服。
【主治】五脏劳气，肌肉消瘦，发热盗汗，不进饮食。

灵砂宁神丸

【来源】《杨氏家藏方》卷十。
【别名】宁神丸（《普济方》卷二一八）、灵砂宁志丸（《永类钤方》卷十二）。
【组成】辰砂二两（不夹石，绢袋子盛，于银石器内悬，于器内用椒红三两，取井花水调椒红盛于器内，可七、八分，更用锅子坐，盛朱砂器在内，重汤煮令鱼眼沸。三昼夜为度，取出辰砂研，水飞） 人参（去芦头） 白术 茯神（去木） 鹿茸（燎去毛，涂酥炙令黄） 黄耆（蜜炙）各三两 石菖蒲二两
【用法】上为细末，次入辰砂研匀，用枣肉和令匀熟，为丸如梧桐子大。每服二十丸至三十丸，空心、食前以温酒或米饮送下。
【功用】常服补虚益气，滋养荣卫。令人肌体充实，饮食进美、悦泽颜色，精神爽，诸疾不生。

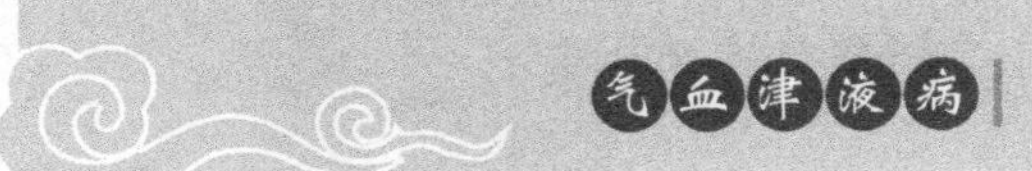

【主治】男子、妇人大病之后，伤损荣卫。或发汗、吐、下太过，或失血过多之后，精气亏损，不能复常，心神恍惚，不得睡眠，饮食全減，肌体瘦弱，怠堕倦乏，嗜卧无力，四肢酸痛。

知母散

【来源】《杨氏家藏方》卷十。

【别名】知母汤（《东医宝鉴》卷五引《丹心》）。

【组成】黄耆一两（蜜炙） 白芍药 生干地黄 黄芩 麦门冬（去心） 人参（去芦头） 白茯苓（去皮） 桔梗（去芦头） 知母各三分 甘草（炙）半两

【用法】上锉。每服五钱，水二盏，入生姜三片，淡竹叶三十叶，小麦五十粒，同煎至一盏，去滓温服，不拘时候。

【功用】解劳除热，调顺荣卫。

【主治】虚劳，心肺有热，咳嗽唾脓血。

香肚丸

【来源】《杨氏家藏方》卷十。

【组成】龟甲一枚（九肋者，醋浸一宿，炙黄） 柴胡（去苗）二两 杏仁半斤（汤浸，去皮尖） 青蒿半斤（洗净，焙干） 青橘皮（去白）四两

【用法】上锉，用猪肚一枚（去皮膜），酿药在内，用线缝合，以童便四升煮烂如泥，切碎，同药焙干，为细末。次入黄连末三两，麝香（研细）二钱，酒糊为丸，如梧桐子大。每服五十丸，空心、食前温熟水送下。

【主治】虚劳羸瘦，潮热盗汗，肢节酸疼，行步少力。

解劳散

【来源】《杨氏家藏方》卷十。

【组成】白芍药一两半 柴胡（去苗） 鳖甲（醋浸，炙黄） 枳壳（去瓤，麸炒）各一两 甘草半两（炙） 赤茯苓（去皮）半两

【用法】上锉。每服五钱，水一盏半，入生姜三片，枣子一枚，煎至七分，食后温服。

【主治】虚劳，积气坚硬，噎塞，胸胁引背彻痛。

上洞小丹

【来源】《杨氏家藏方》卷十四。

【组成】辰砂一斤（用绵帛包裹） 黄柏八两（锉） 蜜八两

【用法】上药一处用重汤同煮七伏时，取出辰砂，控干后，用羊蹄根、车前草二件等分，捣细，用砂盒子一枚，入二味药铺底，入辰砂在内，又以二味药盖头满筑，以盒盖子合定，铁钱扎缚，赤石脂固缝，盐泥固济，令干，以炭二秤周围簇定，发顶火煅一伏时，火冷取出，去火毒，研令极细，用糯米粥和丸，如鸡头子大。每服一丸，空心、食前米饮送下。

【主治】诸虚百损，真元虚惫，形体羸瘦，脏腑虚滑，脐腹久冷；及妇人子宫宿寒，赤白带下，盗汗心忪，精神憔悴，服他药不能作效者。

久炼太素丹

【来源】《杨氏家藏方》卷十四。

【组成】礜石（盐泥固济，火煅十日十夜，放冷用） 阳起石（入甘锅子内，煅令通红，放冷用） 寒水石（入甘锅子内，煅令通红，放冷用） 矾石（飞过成灰用）各等分

【用法】上为极细末，加白石脂细末少许，滴水为丸；如丸时，就口以气吹之，如鸡头子大，候干，放甘锅子内，以瓦子盖口，再烧令通赤，取出，倾在建盏内，放冷。每服一丸，空心温酒或米饮送下。

【主治】男子、妇人一切虚损，夜梦纷纭，遗精失溺，大便滑泄，久利肌瘦，及妇人子宫久寒，赤白带下。

小灵丹

【来源】《杨氏家藏方》卷十四。

【组成】代赭石 赤石脂 紫石英 禹余粮石各四两

【用法】上药各用火煅赤，入米醋中淬，各七遍，同碾为细末，入一砂盒子内合了，外用盐泥固济，

日中晒干，用炭二十斤，顶火煅，以炭火尽为度，取出药盒，于润地上掘坑，埋一伏时取出，研三日令极细，次入乳香（别研）、没药（别研）、五灵脂（研细）各二两。同前四味，一处研令极匀，水煮糯米饼子和得所，入铁臼中捣为丸，如鸡头子大，阴干。每服一丸，空心温酒或新溪水送下。

【功用】助养真气，补暖丹田，活血驻颜，健骨轻身。

【主治】真元虚损，精髓耗惫，本气不足，面黑耳焦，腰膝沉重，膀胱疝瓣，手足麻痹，筋骨拘挛，心腹疠痛，冷积泻利，肠风痔漏，八风五痹，头目昏眩，饮食不进，精神恍惚，疲倦多睡，渐成劳疾，妇人胎脏久冷，绝孕无子，赤白带下，月经不调，风冷血气。

【宜忌】孕妇不可服。

沉香煎丸

【来源】《杨氏家藏方》卷十五。

【组成】桔梗（去芦）三两　沉香二两　前胡　柴胡（去苗）　荆芥穗　麻黄（去根节）　白芍药　茴香（炒）　陈橘皮（去白）　甘草（炙）各一两　木香　川芎　当归（洗，焙）　青蒿子　肉桂（去粗皮）　天仙藤　香白芷　干姜（炮）各半两

【用法】上为末，炼蜜为丸，每一两作十丸。每服一丸，用水一盏化开，加生姜三片，乌梅一枚，同煎至七分，通口服；如骨蒸热极者，用酒、水各半盏，同煎至七分服；浑身疼痛，用温酒化下；冷血气疼，炒生姜酒化下，不拘时候。

【主治】妇人一切血虚，羸瘦等疾。

滋补丸

【来源】《杨氏家藏方》卷十五。

【组成】生干地黄　熟干地黄（洗焙）　刘寄奴（去根）　泽兰叶　川芎　艾叶（醋炒）　当归（洗）　牡丹皮　五味子　紫巴戟（炒，去心）　白芍药　人参（去芦头）　赤芍药　白术　附子（炮，去皮脐）　香白芷　金钗石斛（去根，细锉，酒拌炒干）　五加皮　茴香（微炒）各一两

【用法】上为细末，酒煮面糊为丸，如梧桐子大。每服五十丸，空心、临卧温酒或盐汤下。

【功用】补诸虚不足，调养血气，悦泽颜色，充肌肤，益饮食。

人参饮子

【来源】《普济方》卷二三〇引《杨氏家藏方》。

【组成】黄耆　五味子各一两　人参　白术　当归　白芍药　茯苓　白芷各半两

【用法】上为饮子。每服三钱，加生姜、大枣，水煎，不拘时服。

【主治】虚劳潮热。

黄耆散

【来源】《普济方》卷二三〇引《杨氏家藏方》。

【组成】黄耆一两半　吴术　苍术　人参　阿胶　麦门冬　干地黄　桑寄生　甘草各一两

【用法】上为散。每服二钱，食前如茶法煎服，日二服。

【主治】气虚蒸热，致卫气消铄，四肢羸弱无力，饮食不思，五心烦躁，久而不治，因证劳成；产后烦热。

滋补汤

【来源】《普济方》卷三二三引《杨氏家藏方》。

【组成】生干地黄　熟干地黄（洗焙）　刘寄奴（去根）　泽兰叶　麻黄（不去节）　干葛　青蒿　苦梗　知母　天仙藤　地黄芩各一两（炒）　人参　秦艽　鳖甲　黄耆各半两

【用法】上锉。每服三钱，水一盏，酒一分，猪筒骨一茎炙焦，分为四服，桃、柳枝各七寸，杏仁五粒（去皮尖，捶碎），煎至七分，去滓温服。加乌梅半个尤炒。

【功用】补诸不足，调养血气，悦泽颜色，充肌肤，进饮食。

赤茯苓散

【来源】《传信适用方》卷一。

【组成】赤茯苓（去黑皮）三分　当归（去苗，洗，切，焙干）三分　木香半两　桂心（去粗皮，不见火）三分　白术一两　枳壳（麸炒，去瓤）半两　赤芍药一两　柴胡（去苗，洗）半两　黄耆半两（炙）　鳖甲（醋炙，去裙襕）三分　五味子（拣净）半两　桔梗（锉，炒）半两　芎藭半两　橘红半两　甘草半两（炒）

【用法】上为粗散。每服四钱，水一盏半，加生姜五片，煎至八分，去滓，通口服，不拘时候。

【主治】阴阳俱虚，经络凝涩，气血不和，身体疼痛，背膊劳倦，手足无力。

十全散

【来源】《传信适用方》卷二。

【别名】十补汤（《易简方论》）、十全大补汤（《太平惠民和济局方》卷五吴直阁增诸家名方）、十全饮（《太平惠民和济局方》卷五续添诸局经验秘方）、大补十全散（《医垒元戎》）、千金散（《丹溪心法附余》卷二十一）、十全大补散（《证治准绳·类方》卷一）、加味八珍汤（《会约医镜》卷十四）。

【组成】人参（去芦）　白术　白芍药　白茯苓　黄耆　川芎　干熟地黄　当归（去芦）　桂（去皮）　甘草（炒）各等分

【用法】上锉。每服三钱，加生姜三片，大枣二个（擘破），水一盏半，煎八分，去滓温服，不拘时候。

本方改为丸剂，名“十全大补丸”（《麻疹全书》）；改为膏剂，名“十全大补膏”（《中药成方配本》）。

【功用】

1.《传信适用方》：补诸虚不足，养荣卫三焦，五脏六腑，冲和清快。

2.《太平惠民和济局方》（吴直阁增诸家名方）：养气育神，醒脾止渴，顺正辟邪，温暖脾肾。

3.《外科理例》：生血气。

4.《医方集解》：助阳固卫。

5.《傅青主女科》：壮其元阳。

【主治】

1.《太平惠民和济局方》（吴直阁增诸家名方）：男子、妇人诸虚不足，五劳七伤，不进饮食；久病虚损，时发潮热，气攻骨脊，拘急疼痛，夜梦遗精，面色萎黄，脚膝无力，一切病后气不如旧；忧愁思虑伤动血气，喘嗽中满，脾肾气弱，五心烦闷。

2.《普济方》：久嗽生寒热，似痨瘵。

3.《外科发挥》：溃疡发热，或恶寒，或作痛，或脓多，或清，或自汗盗汗；及流注、瘰疬、便毒久不作脓，或脓成不溃，溃而不敛。

4.《内科摘要》：遗精白浊，自汗盗汗；或内热

【方论】

1.《医垒元戎》：桂、芍药、甘草，小建中汤也，黄芪与此三物，即黄芪建中汤也；人参、茯苓、白术、甘草，四君子汤也；川芎、芍药、当归、熟地黄四物汤也；以其气血俱衰，阴阳并弱，天得地之成数，故名曰十全散。

2.《医门法律》：此方合黄芪建中汤，四君子汤、四物汤三方，共得十味，合天地之成数，名曰十全大补，以治气血俱衰，阴阳并弱之候，诚足贵也。但肉桂之辛热，未可为君。审其肾虚腰腹痛，少用肉桂；若营卫之虚，须少用桂枝调之，取为佐使可也。

3.《绛雪园古方选注》：四君、四物加黄芪、肉桂，是刚柔复法。盖脾为柔脏，制以四君刚药，恐过刚损柔，乃复黄芪维持柔气；肝为刚脏，制以四物柔药，恐过柔损刚，乃复肉桂回护刚气。调剂周密，是谓十全。

4.《成方便读》：八珍并补气血之功，固无论矣；而又加黄芪助正气以益卫，肉桂温血脉而和营。且各药得温养之力，则补性愈足，见效愈多，非惟阳虚可遏，即阴虚者亦可温，以无阳则阴无以生，故一切有形之物，皆属于阴，莫不生于春夏而杀于秋冬也。凡遇人之真阴亏损，欲成痨瘵等证，总宜以甘温之品收效。或虚之盛者，即炮姜、肉桂，亦可加于大队补药之中，自有神效。若仅以苦寒柔静，一切滋润之药，久久服之，不特阴不能生，而阳和生气，日渐衰亡，不至阳气同归于足不止耳。

5.《医方考》：热极由于阴火久灼者难治，宜别主六味地黄丸。若由饮食劳倦伤脾而致肉极者，宜大补气血以充之。经曰：气主煦之，血主

濡之。故用人参、白术、黄芪、茯苓、甘草甘温之品以补气，气盛则充实于肌肉矣；用当归、川芎、芍药、地黄、肉桂味厚之品以补血，血生则能润其枯矣。

【实验】

1.增强机体免疫功能　《炎症》（1986，4：405）：十全大补汤具有显著的免疫增强效果，能明显促进特异性抗体生成。当用绵羊红细胞于体外一次免疫小鼠脾细胞后，发现脾脏溶血空斑数（PFC）明显增多，且与剂量有关。其热水浸出物按0.5.1.0、2.0g/kg剂量连续灌服7天，PFC分别增加20%、40%和80%，2.0g/kg即达最大效果。用棉羊红细胞静脉注射免疫小鼠，如在免疫前或免疫后给予十全大补汤均可使PFC有所增加，于免疫前后连续给药，可使PFC增多70%，与对照组比较，有显著性差异，表明本方可促进抗体生成。

2.对小鼠应激能力及免疫功能的影响　《中成药研究》（1993，2：40）：实验结果提示，本方有极显著的增强小鼠的抗疲劳、耐缺氧、耐寒的能力。有显著的促进蛋白质合成代谢的作用，有一定的增强非特异免疫力的作用，能提高机体应激能力并促进血凝。

3.对抗5-氟尿嘧啶化疗所致骨髓抑制　《中医研究》（2003，1：18）：实验以荷瘤H22小鼠为观察对象，探讨了十全大补汤对抗化疗药物5-氟尿嘧啶（5-Fu）所致肝癌H22小鼠骨髓抑制的作用机制。结果表明，十全大补汤与5-Fu合用能增加肝癌H22小鼠的白细胞计数、骨髓有核细胞计数，增加骨髓造血细胞核因子-κB（NF-κB）表达及抑制半胱天冬酶-3（Caspase-3）的表达。提示了十全大补汤具有对抗化疗药物5-Fu所致肝癌H22小鼠骨髓抑制的作用，其作用机制之一与调控细胞凋亡有关。

4.促进小鼠与瘤共存　《中华中医药学刊》（2009，6：1306）：实验显示：十全大补汤各剂量组可以抑制小鼠血清中白介素-6（IL-6）的产生，促进γ干扰素（INF-γ）分泌，尤以高剂量组为明显；环磷酰胺（CTX）对二者都有抑制作用。中、高剂量十全大补汤及CTX具有抑瘤作用，但前者不及后者。结果提示：十全大补汤通过增强荷瘤小鼠免疫功能，而与瘤共存。

【验案】

1.《杏苑生春》：有一证，卒然晕倒，冷汗自出，气定复醒，不时举作，似乎中风，乃气虚阳衰之故，不可用治风治气之药。以十全大补汤主之。甚则加黑附子。

2.疟疾　《石山医案》：一人年近三十，形瘦淡紫，八月间病疟。予疹之，左脉颇和而快，右脉弱而无力。令用清暑益气汤加减服之，觉胸膈痞闷，遂畏人参。更医作疟治，而疟或进或退，服截药病稍增。延至十月，复邀予诊，脉皆浮小而濡带数，右则尤近不足。曰：正气久虚，邪留不出，疟尚不止也，宜用十全大补汤减桂加芩倍参，服之渐愈。

3.痿证　《芷园臆草存案》：织造刘大监，病痿一年，欲求速效，人亦咸以旦暮效药应之。二月，予诊之，六脉细弱，血气大虚，用十全大补汤，药将百帖而能起矣。

4.顽固性荨麻疹　《河南中医》（1983，6：40）：顽固性荨麻疹迁延日久，屡治不愈，往往因体质虚弱，气血两亏之故，乃投益气补血之十全大补汤并加活血祛风止痒之药，治愈22例。

5.抗癌药所致的骨髓抑制　《诊断と治疗》（1993，10：20）：治疗对象为10例肺癌病人。第一疗程仅用卡铂、依托泊甙、丝裂霉素C（小细胞癌病人不用）等抗癌药治疗。第二疗程从应用抗癌药的前一天起给予本方7.5g/日，给药时间为21天。骨髓抑制的评价，在抗癌药投与前、投与1周、2周后，以及其后适时测定血红蛋白浓度、白细胞、中性粒细胞、血小板数值，比较各指标在第一、二疗程的最低值。结果表明：本方对抗癌药所引起的骨髓抑制有明显减轻作用，同时具有增强抗癌药药效的作用。

6.妇科癌病人恶液质　《日本东洋医学杂志》（1994，5：202）：观察对象为临床已判定为恶液质的妇科癌病人17例，对这些病例死亡前7个月的血常规、生化及血清学检查结果进行经时的回顾性探讨。对根据血清白蛋白和胆碱酯酶值诊断有恶液质倾向的3例妇科癌病人给予十全大补汤（7.5g/d）和红参（3g/d），观察其临床症状和血液检查值的变化。3例病人中有2例食欲增加，血清白蛋白和胆碱酯酶上升，可以进一步接受化学和放射线治疗；1例服药后没有反应，恶液质状态继续恶化。结果表明，十全大补汤和红参，对根据血清白蛋白和胆碱酯酶值判定的恶液质倾向有改善作用。

7.食管癌放化疗所致的骨髓病　《日本东洋医学杂志》（1994，5：105）：对象为施行术前放化疗的7例食管癌病人。对其中2例病人在治疗开始时连续给予十全大补汤提取剂（7.5g/d，给药组），对其余5例不给予十全大补汤（非给药组）。从治疗开始前到治疗7周后，每周对白细胞数和血小板数进行测定，通过比较两组间白细胞和血小板的减少率，对放化疗引起的骨髓病进行评价。结果，白细胞数两组均在5～6周时最少，以后有回升的倾向。但减少率给药组为73.2%（5周后），非给药组为55.0%（6周后），给药组减少率高。血小板数的变化，虽也有同样的趋势，但其减少率略低。由于研究对象仅有7例，例数较少，故对本方的疗效评价应慎重，今后有必要进一步对累积病例及开始给药的时间和药量进行探讨。

8.小儿瘘管　《日本东洋医学杂志》（1995，3：427）：千叶庸夫氏选择治疗对象为形成瘘管，通常创口处置无效的病人9例，原发疾病包括外伤、炎症性疾病、先天性疾病等。瘘管部位：颈部1例、腹部4例、会阴部及肛门周围4例。全部病例给予十全大补汤2.5～7.5g（按体重决定）。其中因一时肠道障碍给予大建中汤者2例，为治疗感染外涂紫云膏1例，先用黄芪建中汤1例。结果：用药后7～17天颈部与腹部的瘘管闭合，会阴及肛门部周围须较长时间服药，一般为1～6个月。愈后无复发病例。

太上混元丹

【来源】《传信适用方》卷二引韩伯成方。

【组成】紫河车一具（用少妇首生男子者良，带子全。于东流水洗断血脉，入无灰酒三升，椒一大合，同入砂石瓷器内，慢火煮，候酒欲尽，去火候冷取出，不用椒。只将河车入大砂盆内，用大木槌研如泥，摊凉，裹过，入下药）　沉香半两　人参一两　白茯苓二两　苁蓉一两　乳香半两　麝香少许

方中麝香，《重订严氏济生方》作“安息香”。

【用法】上为细末，河车搅匀，可丸即丸，如梧桐子大，真朱砂为衣。每服四五十丸，空心温酒送下。

【功用】

1.《传信适用方》：还本元，补益。

2.《重订严氏济生方》：轻身延年，补损扶虚。

【主治】《古今医统大全》：虚劳怯弱。

沉香鹿茸丸

【来源】《传信适用方》卷二。

【组成】沉香一两　大附子（炮，去皮脐）二两　鹿茸（燎去毛，酥炙）三两　苁蓉（洗，酒浸）四两　菟丝子（洗净，酒浸）五两　熟地黄（洗净，酒浸，焙干）六两

【用法】上为细末，炼蜜为丸，如梧桐子大。每服三五十丸，空心、食前以温酒吞下。

【功用】补益下元，滋养真气，明目驻颜色。

【主治】诸虚不足。

神仙养气丹

【来源】《传信适用方》卷二引沈德器方。

【组成】代赭石一斤（火煅赤，醋淬十数遍）　紫石英　禹余粮各半斤（火煅赤，米醋淬数遍）　赤石脂半斤（不须醋淬）上为细末，水飞极细，入坩锅内封口，盐泥固济候干，用炭三十斤煅，火尽为度，再研细如粉。天雄（炮裂，去皮脐）　附子（炮，去皮脐）　肉豆蔻（湿面裹，炮香，去面）　丁香　沉香　胡椒　破故纸（炒香）　乳香（别研）　没药（别研）　钟乳粉（别研）各一两（一方去丁香、胡椒，入当归、血竭各一两）

【用法】上为细末，用粽子入少汤研开为丸，如鸡头子大，或差小亦可。每服三四丸，甚虚者，每服一二十丸，空心温酒或温汤送下。

【功用】补虚养五脏，接气助真阳。

【主治】男子五劳七伤，肾气冷惫，精耗髓竭，耳鸣目眩，腰膝冷痛，小便频数，怔忡健忘，神思不乐；妇人血海虚冷，脐腹疼痛，经候愆期，赤白带下，久无子孕，虽孕不成；及脾胃虚弱，浮

肿气满，全不思食，肠鸣切痛，大便滑泄，新病瘥后，气短力微，真气不复，形容憔悴等证属虚寒者。

既济丹

【来源】《传信适用方》卷二。

【组成】朱砂一两　附子四个（每个重六钱以上。去皮脐，生，各切下顶，剜空心，中安朱砂在内，以前顶子盖定，用线扎）　木瓜（大者）二个（去皮瓤，切开顶，入朱砂附子四个在内，以木瓜原顶子盖之，线扎定，烂蒸讫，取出附子，切作片，焙干为末。辰砂别研细。木瓜研如膏）　鹿茸二两（作片，酥炙）　当归（洗，焙）一两　远志二两（去心，焙干）　菟丝子（水淘，酒浸，烂研成膏，焙干为末）一两半　柏子仁（别研）一两　沉香一两　杜仲（去粗皮）一两半（酒浸一宿）　巴戟（去心）一两　肉苁蓉（切细，酒浸一宿，焙）一两　黄耆（蜜炙）一两　五味子（去皮）一两半　牛膝（去苗，锉，酒浸，干）一两　石斛（去苗，酒浸一宿，干）一两

【用法】上为细末，用茯神、干山药各一两，为细末，酒煮作糊，同木瓜膏及诸药末为丸，如梧桐子大。每服五十丸，空心米饮送下；温酒或菖蒲盐汤送下亦可。

【功用】令水火既济，久服秘精益神，永无膏淋、白浊、遗精之患。

【主治】诸虚不足，膀胱肾经痼败，阴阳不交，致生诸病。

煎附子法

【来源】《传信适用方》卷二引王季远方。

【别名】附子煎（《普济方》卷二二〇）。

【组成】生大附子一个（重九钱以上者，去皮脐，切片；捶碎亦得）　晋枣十枚　生姜（切）二两

【用法】用水三大盏，入附子、晋枣、生姜，以炭火银石器煎，别用水一盏，遇沸即用水旋旋点之，点尽水，煎至一大盏为度；取滓，再用水二盏，煎至一盏，同前一盏，共用沉香磨一钱，青盐一钱，再煎沸即止，放温，分作二次，服毕以蒸饼压之，再温第二服，止用重汤温，不可再煎也。

【功用】补益。

紫辰丹

【来源】《普济方》卷十六引《卫生家宝》。

【组成】朱砂半两（研）　酸枣仁一两（汤浸，去皮，炒）　乳香半两（研）　人参半两　茯苓半两　远志肉一钱　天南星半两（炮）　人脑子少许

【用法】上为细末，炼蜜为丸，如梧桐子大。每服二十丸，人参汤送下。

【主治】心气不足。

交泰丸

【来源】《普济方》卷二一七引《卫生家宝》。

【组成】石菖蒲一斤（去须，切，无灰好酒浸，冬三宿，夏二宿）　乳香一两（另研）　远志半斤（酒浸，去心，浸作如上法）

【用法】上为细末，用浸药酒煮糊为丸，如梧桐子大。每服三五十丸，空心温酒送下。

【功用】宁心养气，定魄安魂，疗诸虚不足，生元真气，补精枯髓竭，去夜梦鬼邪；正丹田，久服明目。

【主治】男子下元虚，妇人血海冷。

桃仁丸

【来源】《普济方》卷二一七引《卫生家宝》。

【组成】桃仁（麸炒，去皮尖双仁）　石菖蒲（去石）　茴香（炒）　苍术（米泔浸一宿，去皮）　胡芦巴（炒）　陈皮（去白）各一两

【用法】上为末，酒糊为丸，如梧桐子大。每服四十丸，空心温酒盐汤送下。

【主治】心肾脾俱虚，水火不相济，少饮多惊，遗溺失精，日渐羸瘦。

琥珀丸

【来源】《普济方》卷二一八引《卫生家宝》。

【组成】琥珀三分　乳香三分　干熟地黄三两　远志一两一分（去心）　白茯苓一两半　附子一两（炮）　桂一两一分　人参一两一分　麦门冬一两

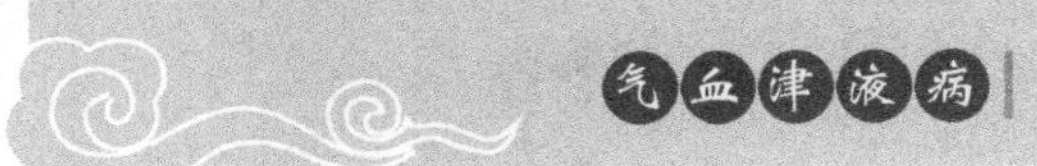

（去心） 当归一两 朱砂一两（研） 麝香一分（研） 酸枣仁一两（汤浸，去皮） 石菖蒲一两一分

【用法】上为末，炼蜜为丸，如梧桐子大。每服三十丸，人参汤送下，日中夜卧服。

【功用】养心肾，滋益气血。

【加减】如孕妇，去朱砂、麝香。

大黄耆散

【来源】《普济方》卷二二三引《卫生家宝》。

【组成】黄耆（生，细锉） 款冬花（焙） 牛膝（去头，酒浸一宿，焙） 柴胡（去芦，洗） 秦艽（生） 青橘皮（去白，炒） 茴香（船上者，炒） 木香（水调面裹，煨，忌伤火。以上拣净）各半两 贝母（大者）七个（汤泡七次） 杜仲（酒浸一宿，劈开，渗尽酒，炙色黄） 肉桂（去皮，不见火） 穿心巴戟（去心，生用） 甘草（炙黄） 萆薢 石斛各一分 附子（大者）七钱（炮裂，去皮尖）

【用法】上药焙，为末。每服二钱，水一盏，加生姜三片，大枣一枚，同煎至七分，倾向盏内，去滓，空心、食前温服，一日三次。

【功用】补虚，益颜色，填骨髓。

【主治】劳倦。

【宜忌】忌生冷、油面、炙煿、带壳物。

何仙姑庆世丹

【来源】《普济方》卷二二三引《卫生家宝》。

【别名】四神丹、还精丹、护命丹、延灵丹。

【组成】枸杞子 菊花（去萼用） 远志（须用硬物捶破，去心） 车前子 巴戟 生地黄（用干者，去芦头） 覆盆子 白术 苁蓉（用有肉者，酒浸七日） 菖蒲（细小九节者） 牛膝（去芦头，酒浸七日） 地骨皮 菟丝子（酒浸七日，昼夜晒干，炒令黄色为度） 续断 细辛（去苗用） 何首乌（上各用本土所生者）各等分

【用法】上逐药择洗，为末，炼蜜为丸，如梧桐子大。每服二十丸至三十丸，空心、食前温酒下。

【功用】还精定魂，安五脏，和六腑，添智慧，去邪，乌发黑髭，驻颜色，长肌肤，聪耳明目，强健四体，延年益智，服一至二年返老还童。

【主治】一切危疾，及瘫痪痛楚，久在床褥，或五脏不安，四肢少力，口干气虚，神乱，骨节疼痛，毛发焦枯，或有恶疾，居体不安，行履艰难，饮食不进，或寝寐不安，或痛连筋骨。

滋养丸

【来源】《普济方》卷二二三引《卫生家宝》。

【组成】远志二两（去心） 人参一两（去芦） 白茯苓三两 山药五两 柏子仁二两 石菖蒲半两 熟地黄四两 天门冬三两 麦门冬三两 龙骨一两（别研）

【用法】上为细末，炼蜜为丸，如梧桐子大。每服三十丸，温酒盐汤下，食前服。

【功用】助心气，益颜色。

【主治】诸虚。

保真丸

【来源】《普济方》卷二二六引《卫生家宝》。

【组成】肉苁蓉（酒浸一宿） 舶上茴香（炒香） 川牛膝（酒浸） 白蒺藜（炒，捣去尖） 葫芦巴（炒香） 补骨脂（炒香） 黄耆（盐水浸） 附子（炮，去皮脐） 杜仲（去粗皮，炒断丝） 菟丝子（酒浸二宿，蒸熟，研细） 白茯苓 山茱萸 薯蓣（炒） 桂心（去粗皮） 川楝子（肉） 南木香（湿纸裹煨）各一两

【用法】上为细末，炼蜜为丸，如梧桐子大。每服五十丸，食前盐、酒任下。

【功用】壮阳补肾，益精髓。

【主治】真气虚惫，下焦伤竭，脐腹强急，腰脚酸痛，精神困倦，面色枯槁，小肠疝气，夜梦遗精，小便滑数。

覆盆子丸

【来源】《普济方》卷二二六引《卫生家宝》。

【组成】熟地黄二两 菟丝子 五味子 枸杞子 覆盆子 牛膝 葫芦巴 绵黄耆各一两

【用法】上为末，炼蜜为丸，如梧桐子大。每服三十丸，食前以生地黄汁熬成膏，每服半匙，用

酒调送下。
【功用】补诸虚。

来苏散

【来源】《普济方》卷二二八引《卫生家宝》。
【组成】甘草（捣，焙，去滓） 肉桂（去皮，不近火） 桔梗（净，焙干） 防风（净洗，焙） 五加皮（净洗，焙） 赤芍药（净洗，焙） 荆芥穗（别轻焙） 柴胡（去苗，净洗，焙） 干葛（焙，捣筛粉，去皮） 白茯苓各一两 麻黄一两半（去节） 陈橘皮一两半（去白，焙）
【用法】上须州土新好者，焙干，捣罗为末。每服二钱，加生姜三片，乌梅、大枣各一个，水一大盏，煎至七分，去滓热服，一日三次。解劳倦，及不染山岚瘴气。时行伤寒，如伤寒壮热头痛，连进二三服，稍轻调理，每日三服，并不拘时候。
【主治】男女五劳七伤，憎寒壮热，骨节酸痛，口舌干苦，四体骨蒸，伤寒头疼，背膊劳倦，膈胃烦壅，多睡昏沉，或时咳嗽，面无颜色，小便黄赤，妇人血风劳。

补劳茯神散

【来源】《普济方》卷二二八引《卫生家宝》。
【组成】远志（去心） 龙骨 茯神 白茯苓 人参 当归 五味子 肉桂 陈皮 甘草（炙）各一两 麦门冬二两半（去心） 黄耆二两
【用法】上为末，分作八服。每服加大枣七枚，生姜五片，用水一升半，煎至一碗，空心、食前服。
【主治】一切气虚劳疾。

前胡木香散

【来源】《普济方》卷二二八引《卫生家宝》。
【组成】前胡一两 柴胡一两 木香一两 秦艽一两 京三棱半两（煨） 官桂一两 茴香一两 槟榔三个（面煨） 白术一两 肉豆蔻三个（去皮） 甘草半两（炙） 青皮半两 川芎半两 甜葶苈半两（微炒）
【用法】上每服二钱，水一盏半，生姜三片，乌梅一枚，煎至六分，温服。
【功用】调顺三焦，平和胃气。
【主治】五劳七伤，气隔不通，日渐消瘦。

加减建中汤

【来源】《普济方》卷二三一引《卫生家宝》。
【组成】黄耆二两或三两 白芍药六两 桂二两 甘草二两加半夏五两
【用法】上为粗末。水一盏半，药末四钱，加生姜五片，大枣二枚，同煎至七分，去滓，入饧少许，再煎饧溶，食前温服。
【主治】虚劳咳嗽，痰盛，渐成劳疾。
【加减】腹胀者，去枣，加茯苓三两；心忡悸者，加柏子仁三两；潮热者，加柴胡三两；喘者，加五味子三两；自汗，加小麦同煎服。

异香鳖甲散

【来源】《普济方》卷二三二引《卫生家宝》。
【组成】鳖甲二两（醋炙黄） 牛膝一两五钱（酒浸） 熟地黄一两五钱 人参二两五钱 大黄三分（煨） 黑附子（炮，去皮脐） 京三棱（炮） 白茯苓 羌活 枳壳（去瓤，麸炒） 肉桂（去皮） 厚朴（姜制） 五味子 木香（不见火） 当归 白术（炒） 白芍药 肉豆蔻各一两
【用法】上为粗末。每服三钱，水一大盏，加大枣三个，生姜五片，同煎至七分，去滓温服。
【主治】五脏虚劳气攻，四肢无力，手足酸痛，背脊拘急，日渐虚弱，心下气满，不思饮食。

五味子丸

【来源】《普济方》卷二三三引《卫生家宝》。
【组成】五味子二两 续断二两 地黄一两 鹿茸一两（切片，酥炙） 附子一两（炮，去皮脐）
【用法】上为末，酒糊为丸，如梧桐子大。每服二十丸，盐汤送下。
【主治】

1.《普济方》引《卫生家宝》：虚劳羸瘦，短气，夜梦鬼交，骨肉烦痛，腰背酸痛，动辄微喘。

2.《普济方》引《指南方》：房劳过度，精泄

不禁。

黄耆地黄丸

【来源】《普济方》卷三二八引《卫生家宝》。

【组成】黄耆一两（蜜炙） 当归（去芦，酒浸洗）三两 川芎 熟干地黄（酒浸）二两 鹅卵矾朱二两（火煅通赤，盆覆地上，出火毒）

【用法】上为末，炼蜜为丸，如梧桐子大。每服三十丸，空心以温酒盐汤送下。

【功用】活血驻颜，滋润皮肤。

【主治】妇人血虚，肌瘦面黄，腹胀饮食不进，或崩漏，腰脚酸疼，脐腹㽲痛，荣卫不足，浑身倦怠。

寸金散

【来源】《普济方》卷三二八引《卫生家宝》。

【组成】独茎川当归一两（去芦头并梢，洗，以好酒浸一宿，次日漉出控干，切作薄片子，火焙令干） 紫团人参（去芦头）八钱（切作片子，慢火焙干） 琥珀四钱（别研极细末，候众药成末子，却入琥珀末，一处拌匀） 柏子仁半两（拣去壳，如众药碾成末子，即将柏子仁一味入碾一二三百碾，却将众药末子又在碾内一处，又同碾一二百碾，抄出，再用纱罗子隔筛，余者药碾又罗，只候张盖） 芎藭一两（锉碎，焙干用） 官桂（削去粗皮，锉碎，不得见火，只于日热干）三钱半（令碾作细末，却拌和入药） 甘草一两（火上微炙透） 熟地黄二两（须用酒漉匀，九蒸九次晒者） 白术（干好者，锉碎，焙干）八钱 白茯苓一两（锉碎，微焙）

【用法】上为细末。每服三大钱，水一中盏半，煎至八分，去滓，乘热再入麝香少许，搅匀，急以盏子盖定药少时。空心食前通口服；如急要服，便服，抄二平钱，泡麝香汤调下。酒浸服亦得。

【主治】妇人诸虚不足，产前产后等疾。

【宜忌】忌生冷、油腻、硬物。

无价宝

【来源】《伤寒标本》卷下。

【别名】壮阳丹。

【组成】川楝子二两 牛膝一两（酒浸） 槟榔一两 菟丝子一两（另研，酒浸） 蛇床子一两 干姜五钱 穿山甲一大片（酥炙） 莲肉一两（不去心） 乳香三钱（另研） 沉香五钱（另研） 白檀香五钱（另研） 鹿茸一两（炙） 巴戟一两 大茴香一两 仙灵脾三钱 破故纸五钱 凤眼草三钱 胡芦巴五钱 人参一两 泽泻一两 山药一两 五味子一两 熟地黄二两 麦门冬 肉苁蓉 茯苓各一两 白芍药五钱

【用法】上药除乳香、沉香、白檀香、菟丝子四味另研为细末，其余二十三味各为细末，同前四味炼蜜为丸，如梧桐子大。每服三十丸，增至九十丸，好酒送下，以干物压之。修合之日，加丁香一钱

【主治】五劳七伤，四肢无力，脚腿沉困，骨节酸疼，面目无光，阳痿不起，下元虚冷，梦失精液。

十补汤

【来源】《医方大成》卷三引《叶氏录验方》。

【组成】白芍药一两 当归（酒浸一宿） 黄耆（蜜炙） 生干地黄（洗） 茯神（去木）各半两 肉桂（去皮）四钱 北五味子三钱 台乌药 麦门冬（去心） 人参 白术各二钱半 酸枣仁（炒） 陈皮（去白）各二钱 木香（煨） 半夏（汤洗七次） 沉香（不见火）各一钱

【用法】上锉。每服五钱，水一盏，加生姜五片，大枣二个，煎七分，温服。

【功用】安益心肾。

【主治】诸虚不足。

附子养气汤

【来源】《简易方》引叶氏方（见《医方大成》卷三）。

【别名】加味四柱散（《易简方》）、附子降气汤（《魏氏家藏方》卷四）。

【组成】附子三两（炮裂，水浸，去皮脐，切片） 人参（切片） 白术（纸裹煨，切片） 白茯苓（去皮）各一两（切） 木香半两（纸裹，炮裂）

【用法】每服四钱，水一盏，加生姜七片，大枣二枚，煎至七分，去滓，空心服。

【功用】壮脾养气，止呕进食。

【主治】

1.《简易方》引叶氏方（见《医方类聚》）：久病方愈，上气急满，痰唾稠粘。

2.《易简方》：丈夫元脏气虚，真阳耗散，两耳常鸣，脐腹冷痛，头眩目晕，四肢倦怠，小便滑数，泄泻不止。

十味大建中汤

【来源】《简易方》引《叶氏录验方》（见《医方类聚》卷一五〇）。

【组成】白芍药　桂心　甘草（炙）　黄耆（蜜炙）　当归（酒浸）　人参　白茯苓　远志（去心）　龙骨各一两　泽泻半两

【用法】上为粗末。每服五钱，水二盏，加生姜五片，大枣二个，煎取一盏，临时入饴糖一匙，空心、食前服。

【主治】血脉虚少，筋骨不荫，身倦力弱，心忪痰逆，腹痛膝软，或失血后，虚羸不复常，妇人月水不调，带下，腹胁作痛。

人参固本丸

【来源】《简易方》引《叶氏录验方》（见《医方类聚》卷一五〇）。

【别名】二黄丸（原书同卷）、地黄丸（《普济方》卷二二六引《如宜方》）、固本丸（《医方类聚》卷七十引《简奇方》）、生料固本丸（《医略六书》卷二十二）。

【组成】生地黄（洗）　熟地黄（洗，再蒸）　天门冬（去皮）　麦门冬（去心）各一两　人参半两

【用法】上为末，炼蜜为丸，如梧桐子大。每服三十丸，空心温酒、盐汤送下。

【功用】

1.《医略六书》：扶元润燥。

2.《饲鹤亭集方》：滋阴养血，清金降火，补精益肾。

【主治】

1.《外科发挥》：肺气燥作渴，或小便短少赤色，及肺气虚热，小便涩滞如淋。

2.《医略六书》：反胃，津枯便燥脉涩者。

3.《饲鹤亭集方》：肺劳虚热，真阴亏损，咳嗽失血，自汗盗汗，水泛为痰。

【宜忌】《外科发挥》：中寒人不可服。

【方论】

1.《医方类聚》引《叶氏录验方》：夫人心生血，血生气，气生精，精盛则须发不白，颜貌不衰，延年益寿；其夭阏者，多由服性热之药，不能滋生精血也。而药之滋补者，无出生熟二地黄，天麦二门冬，人徒知服二地黄，而不知以二门冬为引也。盖生地黄能生精血，用天门冬引入所生之地，熟地黄能补精血，用麦门冬引入所补之地，四味互相该载；本章又以人参为通心气之主使，五味并归于心。而药之滋补，诚无过此。

2.《医方集解》：此手太阴、足少阴药也。肺主气，而气根于丹田，故肺肾为子母之脏，必水能制火，而火不刑金也，二冬清肺；二地益肾水，人参大补元气，气者水之母也，且人参之用，无所不宜，以气药引之则补阳，以血药引之亦补阴也。

3.《成方便读》：夫虚劳一证，有阴虚阳虚之分，其由于阴虚者，皆始于肾，而终于肺。以肾水不足，则虚火凌逼肺金，金受火刑，不能生水。于是肾愈虚，金愈燥，煎熬焚灼，不至同归于尽不止也。故以二地滋肾水，二冬保肺金，然二地二冬，皆重浊滋腻，有质而无气。虽有补肾保肺之能，而不能使金水相生，循环上下，不得不赖人参之气厚力足者，从中而赞助之。且脾胃者中流砥柱，肺肾阴虚之盛者，总宜以甘药补中，使上下受荫耳。

4.《医方考》：本，犹根也。肺主气，而其根于丹田；肺畏火，而制火必本于肾水。故用人参益气，二冬清气，熟地补肾，生地凉肾。制之为丸，用之于下，所谓壮水之主，以制阳光是也，非固本而何？或问补肾何以用人参？余曰：大气周流，无藏不有，故人参之用，亦无处不宜，今得滋阴之品以君之，则亦下行而补下矣。

人参黄老汤

【来源】《洁古家珍》。

【组成】人参二钱　黄耆三钱　白术一钱　陈皮（去白）一钱　甘草半钱（炙）　当归二钱　茯苓一钱

【用法】上锉。水煎，空心热服。

【主治】虚损。

【加减】胃热不能食者，加生姜、大枣。

利肺汤

【来源】《洁古家珍》。

【组成】人参　麦门冬　沉香　白豆蔻　五味子　益智　丁香　川芎

【主治】胸中元气不及，脉中少有力，浮则似止。

益气丸

【来源】《洁古家珍》。

【组成】麦门冬（去心）　人参各二钱　橘皮（去白）　桔梗　炙甘草各五分　五味子一钱（去子）

【用法】上为极细末，水浸油饼为丸，如鸡头子大。每服一丸，细嚼，唾津咽下。

【功用】补上益气。

【主治】语言多，损气懒语。

十五味大建中汤

【来源】《普济方》卷二一七引《叶氏方》。

【组成】黄耆　当归　熟地黄各一两　人参　白术　白茯苓　白附子（酒浸，去皮）　五味子　石斛（锉，酒浸半日，炒）　牛膝（酒浸）　苁蓉（酒浸）　薏苡仁　白芍药　桂心各一两　甘草三分

【用法】上为粗末。每服三钱，水一大盏半，加生姜五片，大枣三个，小麦数粒，煎七分，去滓，空心服。

【功用】滋养荣卫，理劳伤。

【主治】虚损，虚汗、盗汗。

茯苓补心汤

【来源】《易简方论》。

【组成】原书参苏饮三两　局方四物汤一两半

【用法】上锉。每服四钱，水一盏半，加生姜七片，枣子一个，煎至六分，去滓，不拘时候服。

【主治】男子、妇人虚劳发热，或五心烦热，并治吐血、衄血、便血并妇人下血过多致虚热者。

【加减】感冒风寒，头目昏重，鼻流清涕，加川芎半两煎服；疝气初发，必先憎寒壮热，甚者呕逆恶心，加木香半两服之，两日寒热必退；或阴癞尚肿，牵引作楚，再于此药，每服加灯心二十茎煎，下青木香。

黄耆煎

【来源】《普济方》卷十四引《十便良方》。

【组成】黄耆一两半（去芦头，细锉，焙干，为细末，入白蜜一匙，好酒一升，煮如糊）　牛膝　菟丝子　苁蓉　白蒺藜　茴香　萆薢各一两　防风半两

【用法】上为细末，用黄耆膏和丸，如梧桐子大。每服三十丸，空心以盐汤送下。

【主治】肝肾虚风，头脑昏重，面目多浮，项背拘急，四肢倦怠，脚膝少力。

发灰煎

【来源】《普济方》卷二一五引《十便良方》。

【组成】菟丝子四两　鹿茸　山药各一两　发灰一分

【用法】上为细末，酒浸煮面为丸，如梧桐子大。每服五十丸，空心白汤送下。

【主治】五劳七伤，溺血淋沥，胸腹撑闷。

二味香茸丸

【来源】《普济方》卷二一九引《十便良方》。

【组成】鹿茸十两　麝香一两

【用法】上先将鹿茸为细末，后入麝香同拌匀，以山药二两，酒煮为糊，丸如梧桐子大。每服三十丸，空心米饮送下。

【功用】补虚益阳。

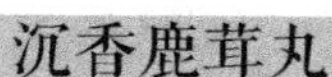

沉香鹿茸丸

【来源】《普济方》卷二一九引《十便良方》。

【组成】麝香一两　附子　沉香　茴香　巴戟　牛膝　当归　苁蓉　山茱萸　茯苓　龙骨各一两

【用法】上为末，以酒煮山药糊为丸，如梧桐子大。每服四十丸，空心、食前温酒或盐汤送下。

【功用】补暖下元，助益真气。

香茸丸

【来源】《普济方》卷二二〇引《十便良方》。

【组成】熟干地黄五两　菟丝子四两（另末）　鹿茸三两

【用法】上为细末，入麝香半钱，炼蜜为丸，如梧桐子大。每服三十丸至五十丸，盐酒、盐汤任下。

【功用】补真气，暖肾脏，缩小便，退阴进阳，壮筋骨，耐寒暑，进饮食。

鹿茸丸

【来源】《普济方》卷二二〇引《十便良方》。

【组成】鹿茸二两　苁蓉（焙干秤）　附子　山药　地黄　牛膝　破故纸各一两　桂　麝香各一分

【用法】上为末，以酒、蜜各一半炼熟为丸，如梧桐子大。每服三五十丸，空心酒送下。

【功用】补真气，暖肾脏，缩小便，退阴进阳，壮筋骨，耐寒暑，进饮食。

秋石还元丹

【来源】《普济方》卷二二二引《十便良方》。

【组成】男子小便十石（更多不妨）

【用法】先侧大锅灶一副，于空屋内，锅上用深瓦甑接锅口令高，用纸筋杵石灰泥，涂甑缝并锅，勿令通气，候干下小便，只可于锅中及七分以来，灶下以稻火煮，令专人看之，若涌出，即添冷小便些少，勿令涌出；候干研细，入好合内，如法固济，入灰炉中煅之；旋取二三两，再研如粉，煮枣瓤为丸，如绿豆大。每服五七丸，渐至十五丸，空心盐汤送下。其药末常近火收，或时复养火三五日，功效大也。

【功用】能大补暖，悦色进食，益下元；久服去百疾，强骨髓，补精血，开心智。

【主治】诸般冷疾，及多年冷劳虚惫甚者。

平补苁蓉煎

【来源】《普济方》卷二二四引《十便良方》。

【组成】苁蓉　五味子　山茱萸　杜仲　茯苓　牛膝（酒浸，切，焙）　菟丝子　薯蓣　巴戟各等分

【用法】上为细末，以酒煮面糊为丸，如梧桐子大。每服三十丸，空心米饮送下。

【功用】补虚填精髓。

【主治】诸虚。

肉　丹

【来源】《普济方》卷二二六引《十便良方》。

【组成】精羊肉一斤（去尽筋皮横纹，切块，以好酒半斤加水五升烂煮，焙干，研为细末）　鹿茸　白术　神曲各二两　附子　肉果　缩砂仁　干生姜（制）各一两　陈仓米半斤

【用法】上为细末，拌匀，以沸汤洗泡，蒸饼和为丸，如梧桐子大。每服五十丸，食前温酒或米饮任下。

【功用】补虚。

【主治】老人一切虚证，又治胃弱，饮食不进。

附子黄耆汤

【来源】《普济方》卷二二六引《十便良方》。

【组成】附子　黄耆　白术　当归　苁蓉　厚朴各一两　人参　桂心各三分　半夏　干姜各半两　甘草一分

【用法】上为粗末。每服三钱，以水一盏半，加生姜三片，大枣一枚，同煎至八分，去滓，食前温服。

【主治】诸虚不足，及大病后气血不复，虚羸少气，腹胁疼痛，精神倦怠，饮食不进。

附子鹿茸丸

【来源】《普济方》卷二二六引《十便良方》。

【组成】鹿茸　麋茸　附子　白龙骨各一两　麝香一分

【用法】上为末，以糯米糊为丸，如梧桐子大。每服一二十丸，空心、晚食前温酒送下，若觉得力即止，不可多服。

【主治】补诸虚不足。

固真丹

【来源】《普济方》卷二二六引《十便良方》。

【别名】神仙补益固真丸（原书同卷）、四炒丹（《医方类聚》卷八十八引《简易方》）、四妙丹、神仙固真丸（《普济方》卷三十三）、四炒固真丹（《医学入门》卷七）、固元丹（《本草纲目》卷十二）。

【组成】苍术（洗去泥土，干，米泔水浸，逐日易泔，春五日，夏三日，秋七日，冬十日，切作片子焙干）一斤（分作四份：四两用小茴香、青盐五分，同炒黄色为度；四两用川乌头切作片子，重五钱，川楝子一两，去皮并核，炒黄色为度；四两用酒半升，醋半斤，煮三十来次；四两用川椒一两，去核，破故纸一两，同炒黄色为度）。

【用法】上为细末，用酒醋打糊为丸，如梧桐子大。每服二十丸，空心盐汤或酒送下；妇人醋汤送下。此药性温无毒，小便频数为效。

【主治】诸虚不足，五劳七伤，元阳气虚，及小肠肾膈膀胱疝气，诸般淋疾，精滑精漏，小便白浊；及妇人赤白带下，漏下血崩，子宫久冷，血海虚冷，面色痿黄，产前后诸般冷病。

重校定香茸丸

【来源】《普济方》卷二二六引《十便良方》。

【组成】麝香二钱（研）　鹿茸　熟地黄　肉苁蓉　牛膝各四两　沉香二两

【用法】上为细末，炼蜜为丸，如梧桐子大。每服三四十丸，空心温酒或盐汤任下。

【主治】诸虚不足。

黄耆白术散

【来源】《普济方》卷二二六引《十便良方》。

【组成】黄耆　白术　芍药　桂　茯苓　甘草　人参（去芦）　神曲各一两

【用法】上锉。每服三钱，加生姜、大枣煎，不拘时候服，每日三四次。

【主治】诸虚不足，面黄食少，困倦，潮热有时。

椒　丹

【来源】《普济方》卷二六五引《十便良方》。

【组成】辰砂一两（细研如尘）　椒（拣大粒红色者，去枝梗并合口者不用）一两半

【用法】上以生绢袋盛，用无灰淳浓酒浸椒袋，令酒在上二三分以来，一宿取出，控少时，入朱砂钵内搅匀，余者滴浸椒酒少许，令朱砂尽为度，晒干。每服五十丸，加至百丸。

【功用】暖水脏，降气明目，补骨髓，保长寿命。

【宜忌】此药不得用火焙，不可犯生水。

软朱砂法

【来源】《是斋百一选方》卷一引赵从简方。

【别名】软朱砂延寿水仙丹（《普济方》卷二三引《经效济世方》）。

【组成】颗块墙壁辰砂一两（研为粉）

【用法】上以好清麻油四两，白及二两，木通一两，于油内煎令焦黄，滤去，放令油如人体温，于瓷器内和辰砂末令如膏，以皂角浆水洗去油，却用新汲水洗去皂角浆，于瓷盒内以新水养之，每日早晨换水，旋丸如梧桐子大。空心以新水送下七丸。若用一匙头许，以温酒化下亦得。

【功用】

1.《是斋百一选方》：补心气，轻健手足。

2.《普济方》引《经效济世方》：壮筋骨，延年益寿。

【主治】

1.《是斋百一选方》：废忘。

2.《普济方》引《经效济世方》：男子元气虚损，酒色损惫，面色黄瘦，多睡少力，精神恍惚，胸膈不利，多倦怠，夜多小便；兼治妇人血

气血风等疾，及瘴疾。

金液丹

【来源】《是斋百一选方》卷一引范忠宣公方。
【组成】透明硫黄四两 猪肪脂半斤
【用法】上先将硫黄碎为小块子，以沙石铫子炼肪脂成汁，去却筋膜，后下硫黄在内，急以柳枝子搅，才候消，不可炼过，却便下火，先用汤一盏，以新绵罩其上，将所熬硫黄并脂倾在绵上，硫黄沉，脂浮，候冷，拨去脂，将凝住硫黄以皂角汤洗十余遍，候不粘腻，以柳木捶研三五日，细如粉，水浸蒸饼为丸，如梧桐子大。每服三五十丸，米饮送下。
【功用】壮气养真。

十精丸

【来源】《是斋百一选方》卷四。
【组成】破故纸（炒） 远志（去心） 白茯苓 益智仁（炒） 青盐（炒，别研）各一两 菟丝子（酒浸） 牛膝 川当归（酒浸一宿）各二两 石菖蒲（九节者） 山茱萸（一方去菖蒲，加熟干地黄二两）
【用法】上为细末，用猪腰子一只，去膜，和酒研细，煮面作糊为丸，如梧桐子大。每服四五十丸，食前盐汤或温酒送下；如小便赤而少，车前子汤送下；如心虚精神不定，用茯神汤送下；如夜间烦躁不得睡，用酸枣仁末调汤送下；如心气盛塞，煎麦门冬汤送下，每日二次。
【功用】升降阴阳，既济水火，平补心肾。
【主治】下虚上盛。

双芝丸

【来源】《是斋百一选方》卷四。
【组成】麋鹿茸各五两（只用一色，亦得镑细，酒浸一宿，取出搦令干，慢火焙） 沉香七钱 川附子二只（六钱者，炮，去皮脐）
【用法】上为细末，鹿角胶三两（麸炒，别为末），用浸茸酒慢火熬成膏，入麝香三钱（研细），搜药入臼捣数百杵令匀为丸，如梧桐子大。每服三十丸至五十丸，空心温酒送下。
【主治】虚劳。

双补丸

【来源】《是斋百一选方》卷四引史载之方。
【组成】熟地黄 菟丝子各半斤
【用法】上为细末，酒糊为丸，如梧桐子大。每服五十丸，人参汤送下。如气不顺，沉香汤送下；如心气虚，茯苓汤送下；如心气烦躁不得眠，酸枣仁汤送下；肾气动，茴香汤送下；小便少，车前子汤送下；小便多，益智汤送下。
【功用】平补精血。
【主治】下部弱，肾水冷。
【方论】熟地黄补血，菟丝子补精，合而平补，不燥不热。

壮气丸

【来源】《是斋百一选方》卷四。
【组成】茴香（炒） 巴戟 破故纸（炒） 胡芦巴 玄胡索 仙茅 附子（炮） 金铃子 桂各三两 木香一两半
【用法】上为细末，酒糊为丸。每服五十丸，以温酒送下；盐汤亦得。
【功用】补虚。

沉香猪肚丸

【来源】《是斋百一选方》卷四。
【组成】沉香 丁香 木香 川椒（炒） 荜澄茄 陈皮 葫芦巴（炒） 破故纸（炒） 石茱萸 桂 巴戟（去心） 茴香（炒） 牛膝 肉苁蓉 附子（炮，去皮脐）各三两 槟榔 肉豆蔻各四两
【用法】上为细末，生猪肚一个去脂，先用生绢袋盛药末，令在猪肚内缝合，用酸浆水一桶于银石锅内煮令猪肚软，取出放冷，不用猪肚，将药焙干，酒面糊为丸，如梧桐子大。每服五十丸，以温酒送下；妇人以醋汤送下，与壮气丸相间服。
【主治】男子、妇人久病气虚。

黄耆建中汤

【来源】《是斋百一选方》卷四引陆彦安方。
【别名】十七味大建中汤（《普济方》卷二一七）。
【组成】黄耆（去芦） 白术 枳壳（汤浸，去瓤） 前胡各三分 杏仁（去皮尖） 柴胡（银州者） 人参 白茯苓 甘草 当归 川芎 半夏（汤洗七次） 黄芩 白芍药 羚羊角 生地黄 麦门冬（去心）各二分
【用法】上为粗末。每服四钱，水一大盏半，加生姜四片，煎至八分，去滓，食后服，每日二次。
【主治】虚劳有热，胸中烦，手足热，心怔忡，口苦咽干，咳嗽潮热等。

猪骨煎

【来源】《是斋百一选方》卷四。
【别名】猪膏煎（《袖珍方》卷四）。
【组成】豮猪脊骨一条（去尾五寸，锉细，用好法酒六升，青蒿一握，乌梅十个，柴胡一两去芦，秦艽一两去芦，慢火同熬，耗一半，去滓，入蜜半斤，再熬成膏子） 白茯苓（去皮） 当归（去芦） 川芎 人参（去芦） 肉苁蓉（酒浸） 巴戟（去心，酒浸） 五味子 牛膝（去芦，酒浸） 茴香（微炒） 破故纸（炒）各一两 鳖甲（去裙，醋炙黄） 沉香各半两 鹿茸（酒浸，醋炙） 附子（炮，去皮脐）各二两
【用法】上为细末，用前猪骨膏子为丸，如梧桐子大。每服三十丸，渐加至五十丸，米饮送下，不拘时候。
【主治】虚劳发热，热从脊骨上起。

斑龙丸

【来源】《是斋百一选方》卷四。
【别名】斑龙脑珠丹（《续易简方论后集》卷四）、仙传斑龙丸（《万氏家抄方》卷四）。
【组成】鹿角胶（以酒浸胶数日，煮糊丸众药） 鹿角霜（碾为细末） 菟丝子（净洗，酒浸两宿，蒸，研） 柏子仁（净者，别研） 熟地黄（好者，酒浸两宿，蒸焙，余酒入在胶内）各十两
【用法】上先焙鹿角霜、菟丝子、地黄，干后研为细末，方入柏子仁在众药内研，却将鹿角胶酒约三四升煮糊为丸，如梧桐子大。每服五十丸至一百丸止，早、晚空心盐汤或酒任下。逐日早晚服，久之大有功效。
【功用】
1.《是斋百一选方》：平补。
2.《万氏家抄方》：理百病，养五脏，补精髓，壮筋骨，益心志，安魂魄，令人悦泽驻颜，延年益寿。
3.《扶寿精方》：壮精神，养气血。
4.《医方集解》：补阳。
【主治】
1.《是斋百一选方》：虚劳。
2.《续易简方论后集》：消渴。
3.《赤水玄珠全集》：真阴虚极及老人、虚人。
【方论】
1.《医方集解》：此手、足少阴药也。鹿角胶霜、菟丝、熟地皆肾经血分药也，大补精髓；柏子仁入心而养心气，又能入肾而润肾燥，使心肾相交。心志旺而神魂安，精髓充而筋骨壮，去病益寿，不亦宜乎？
2.《医方论》：鹿角、菟丝阴中之阳也；地黄阴中之阴也，用以补肾，不偏不倚。

麝香鹿茸丸

【来源】《是斋百一选方》卷四。
【组成】当归（酒浸一宿） 鹿茸（去皮、酥炙） 鹿角霜各三两 麝香二钱（研细） 肉苁蓉（酒浸一宿） 附子（炮裂，去皮脐）各二两
【用法】上为末，用鹿角胶四两，溶作汁和药为丸，如梧桐子大。每服五十丸，空心温酒、盐汤任下，每日一次。鹿角胶全用难和药，可入汤二三合同煮，如缺，以阿胶代之。
【主治】诸虚不足。

十柔丸

【来源】《是斋百一选方》卷十八。

【组成】熟干地黄四两　当归　桂　苁蓉（酒浸。无，以鹿茸代之）　紫菀　补骨脂　鹿角胶（炒）　柏子仁　熟艾（别碾，酒浸，熬膏）　白茯苓各二两

【用法】上为细末，艾膏为丸，如梧桐子大。每服七八十丸，温酒或米饮汤送下。

【功用】补妇人血气。

拱辰丹

【来源】《是斋百一选方》卷十八引孙琳方。

【组成】鹿茸（酥炙，去皮毛用）　山茱萸（新好有肉红润者）　当归（洗去土）各四两　麝香半两（别研）

【用法】上为末，入麝香拌匀，酒煮面糊为丸，如梧桐子大。每服一百丸，或五十丸，温酒、盐汤送下。

【主治】方壮年而真气犹怯，乃禀气素弱，非虚衰而然。

双补丸

【来源】《简易方》引《究原方》（见《医方类聚》卷一五〇）。

【组成】鹿角霜三两　熟地黄（洗，再蒸）　沉香　菟丝子（酒浸，蒸，研，焙）　覆盆子（去枝蒂）　白茯苓（去皮）　人参（去芦）　宣木瓜　薏苡仁（炒）　黄耆（炙）　苁蓉（洗，酒浸）　五味子（去枝，炒）　石斛（去根，炒）　当归（去芦，油浸）　泽泻（切块再蒸）各一两　麝香一钱（别研）　朱砂半两（别研，为衣）

【用法】上为细末，炼蜜为丸，如梧桐子大。每服五七十丸，空心盐汤送下。

【功用】常服既济水火，益气安神。

【主治】

1.《简易方》引《究原方》：一切虚损，五劳七伤，面色黧黑，唇口干燥，发渴，目暗耳鸣，心忪气短，食少神倦，夜梦惊恐，四肢瘦疼，寒热盗汗，小腹拘急，小便滑数、妇人诸疾。

2.《仁斋直指方论》：肾虚水涸，燥渴劳倦。

内补芎归汤

【来源】《女科百问》卷上。

【组成】芎藭　熟地各四两　白芍五两　桂心二两　甘草　干姜各三两　大枣四十枚　当归二两

【用法】上为粗末。每服五钱，水一盏半，煎至八分，去滓温服，不拘时候。

【主治】妇人血气羸弱，或崩伤过多，少气伤绝，腹中拘急，四肢烦热，面目无色，及唾血、吐血。

经济丹

【来源】《女科百问》卷上。

【组成】白茯苓　白茯神　白芍药各一两　远志（去心）一两　乳香半两（别研）　当归一两（酒浸）　酸枣仁（去壳，炒）　人参一两　没药一两（研）　朱砂（别研）半两　石菖蒲一两（真者）

【用法】上为末，炼蜜为丸，如梧桐子大，将朱砂为衣。只用枣仁丸亦得。每服三十丸，加至五十丸，食前枣汤、参汤任下，饮酒亦可。

【功用】常服补心养血，安神定志，令人血壮气实。

【主治】妇人血气不足，荣卫俱虚，心气不定，夜卧惊怖，梦寐不祥，心虚自汗，乏力倦怠，饮食减少，咳嗽痰实。

柏子仁汤

【来源】《女科百问》卷上。

【组成】新罗参　黄耆　茯神　瓜蒌根　天门冬（去心）　麦门冬（去心）　甘草各一两　北五味半两（炒）　柏子仁半两　熟地二两

【用法】上为粗末。每服五钱，水一盏半，生姜三片，大枣三个，煎七分，去滓温服，不拘时候。

【功用】滋养营卫，调心顺气。

【主治】上焦虚热，烦躁，口苦，四肢倦怠，津液内燥。

滋阴养血丸

【来源】《女科百问》卷上。

【组成】熟地　当归各一两　鹿茸二两（酥炙）

【用法】上为细末，炼蜜为丸，如梧桐子大。每服五十丸，米饮汤任下，不拘时候。

【主治】劳虚血弱，肌肉枯燥，手足多烦，肢节疼疼，头发脱落，面少颜色，少腹拘急，痛引腰背，去血过多，崩伤内竭，胸中短气，昼夜不能眠，情思不乐，怔忡多汗。

正真汤

【来源】《魏氏家藏方》卷二。

【组成】附子（炮，去皮脐） 白茯苓（去皮） 人参（去芦） 沉香（不见火） 乌药 白豆蔻 白术各半两（炒）

【用法】上为细末。每服二钱，水一盏，加生姜五片，煎至七分，不拘时候服。

【主治】阴阳不和，气不升降，下元虚损，上焦痰滞。

生血丹

【来源】《魏氏家藏方》卷二。

【组成】鹿角胶 白茯苓（去皮） 干山药各一两半 柏子（别研） 牡丹皮 菟丝子（洗净，酒浸三日，研烂成饼） 枸杞子 五味子 人参（去芦） 牛膝（去芦，酒浸三日） 远志（去心）各一两 当归（去芦，酒浸） 肉苁蓉（酒浸三日）各一两一分 生干地黄（洗） 熟干地黄（洗）各四两

【用法】上为细末，炼蜜为丸，如梧桐子大。每服四五十丸，空心、食前温酒、盐汤任下。

【主治】血少气涩，肌肉不荣，脚膝无力，眼目多昏等疾。

补心丸

【来源】《魏氏家藏方》卷二。

【组成】酸枣仁（炒，去壳） 沉香（不见火） 薏苡仁（炒） 乳香（别研） 柏子仁（炒） 鹿茸（酥炙） 车前子（炒） 当归（去芦，酒浸） 五味子（去枝） 人参（去芦） 覆盆子（炒） 防风（去芦） 穿心巴戟（去心） 枸杞子 菟丝子（淘净，酒浸，研成饼） 白茯苓（去皮） 肉苁蓉（去皴皮，酒浸） 熟干地黄（洗）各等分

【用法】上为细末，炼蜜为丸，如梧桐子大。每服五十丸，莲心汤送下，一日二次；盐汤饭饮亦得。

【功用】生养气血，补不足，泻有余，滋润精血，养固真元，使邪气无侵，令营卫坚守。

【主治】男子妇人，童男童女，忧愁思虑，食饱恚怒，耗伤心气，精神不守，酒后行房，百脉离经，营卫失调，脏腑遂生疾病：阴阳不足，则寒热往来；气血虚耗，皮毛枯槁；心气不足，怔忡冒乱，梦寐惊惶；肾不足，则乏力失精，小便淋沥；肝气不足，目昏疲倦，四肢烦疼；肺不足，则秘利不常，痰嗽喘急；脾不足，则面黄腹急，饮食无味。并治鼻衄，沙石淋及妇人产后蓐劳，平日恶露，肌瘦骨蒸，久无子息，或妊月未足，多致损堕，诸虚不足，日久淹延之疾。

补心汤

【来源】《魏氏家藏方》卷二。

【组成】人参（去芦） 枳实（去瓤，麸炒） 龙齿 当归（去芦，酒浸） 桔梗（去芦，炒） 甘草（炙） 远志（汤泡，去心） 白茯苓（去皮）各一两 茯神七钱（去木） 黄耆一两三钱（蜜涂，炙） 半夏曲（炙） 桂心（去粗皮，干）各一两六钱三分

【用法】上锉。每服四钱，水一盏半，加生姜三片，大枣二枚，煎至八分，去滓，食前服。

【功用】宁心定志，升降荣卫。

二十四味大建中汤

【来源】《魏氏家藏方》卷四。

【组成】人参（去芦） 白茯苓（去皮） 桔梗（炒） 柴胡（去苗） 甘草（炙） 陈皮（去瓤） 当归（去芦） 秦艽（洗净） 川芎 阿胶（蛤粉炒） 半夏（汤泡七次） 柏子仁 草果子 乌药各一两 白芍药 黄耆（蜜炙） 鳖甲（米醋炙） 地黄（熟煮） 乌梅肉 五味子各三钱 槟榔半钱 地骨皮（去骨） 木香各一钱（不见火） 肉桂一钱半（去粗皮，不见火）

【用法】上锉。每服四钱，水一盏半，加生姜三片，枣子二个，煎至八分，去滓，不拘时候服。

【主治】虚劳。寒热往来，日久未愈，不思饮食，肌肉消瘦，口燥咽干者。

十八味黄耆建中汤

【来源】《魏氏家藏方》卷四。

【组成】黄耆（蜜炙） 熟干地黄（洗） 肉桂（去粗皮，不见火） 甘草（炙） 人参（去芦） 当归（酒浸，去芦） 鳖甲（米醋炙） 白茯苓（去皮）各二两 南木香（不见火） 地骨皮（去骨） 柴胡（去苗） 秦艽（洗净） 附子（炮，去皮脐） 五味子（酒洗） 川芎 阿胶（蚌精粉） 半夏（汤泡七次）各一两 白芍药四两

【用法】上锉。每服二大钱，水一盏半，加生姜五片，大枣二个，去滓，空心服。

【主治】荣卫不调，五心烦热，状如劳疟，口苦舌干，不思饮食，一切虚损。

大附散

【来源】《魏氏家藏方》卷四。

【组成】附子（炮，去皮脐） 人参（去芦） 茯苓（白者，去皮） 白术（炒） 金钗石斛（洗净，细锉，酒拌微炒） 山药 黄耆（蜜水或盐水炙） 当归（去芦尾，酒浸） 川芎各一两 木香（不见火） 甘草（炙）各半两

【用法】上为细末。每服二钱，水一盏半，加生姜三片，枣子一个，煎至七分，空心食前服。

【主治】真阳不足，脏气虚弱，荣卫损耗。

【加减】虚弱人伤风，加葱白三寸；盗汗，加小麦三五十粒同煎。

大正气散

【来源】《魏氏家藏方》卷四。

【组成】白茯苓（去皮） 黄耆（蜜炙） 陈橘皮（去白） 白术（麸炒）各四两 川芎（炒） 甘草（炙） 附子（炮，去皮脐） 干葛（生） 乌药（去心） 肉桂（去粗皮，不见火） 山药（炮）各二两 白姜（炮，洗） 红豆（炒）各一两

【用法】上为细末。每服二钱，水一盏，加生姜二片，枣子一枚，煎至七分，食前服。若空腹常服，令人饮食进美，血气充盛。

【功用】补壮脾元，平顺胃气，调和脏气。

【主治】真阳不足，脏气虚弱，荣卫损耗。头目昏暗，耳鸣重听，四肢瘦倦，胸膈痞满，面色萎黄，畏风怯冷，肚腹时痛，噫气吞酸，恶心呕逆，不进饮食，心忪盗汗；或阴伏下焦，足胫如冰，血气虚竭，阴阳失守，冷热相搏，四肢烦疼，或发寒热；及阴证伤寒，气虚感冷等症。

【加减】自汗，加小麦百余粒同煎。

山药丸

【来源】《魏氏家藏方》卷四。

【组成】山药 菟丝子（洗净，酒浸一宿，研成饼） 附子（炮，去皮脐） 韭菜子（炒） 肉桂（去粗皮，不见火） 五味子（去枝） 牛膝（去芦） 白茯苓（去皮） 金钗石斛（酒浸）各一两 肉苁蓉三两（酒浸，去皱皮） 熟干地黄二两（洗） 白龙骨一两半（煅，别研） 山茱萸（去核） 牡丹皮 车前子各三分

【用法】上为细末，炼蜜为丸，如梧桐子大。每服三十丸，食前温酒送下。

【主治】虚劳，肾脏衰弱，小便白浊，腿膝无力。

小补髓汤

【来源】《魏氏家藏方》卷四引孙路琳方。

【组成】柴茸（极老者不妨，刮去毛，锯作甘蔗段，再擘作薄片子）三钱 大缩砂仁（揉碎，去膜）一钱

【用法】水一大碗，同煮至一盏半，去滓，取清汁一盏，空心温饮之，一日二次。

【功用】补益。

【宜忌】如服此药，须屏去一切汤剂。

无名散

【来源】《魏氏家藏方》卷四。

【组成】天仙藤 乌药 香白芷 香附子各一两（去毛） 甘草半两（炙） 沉香三两（不见火）

【用法】上为细末。每服二钱，水一盏，加生姜三

片，乌梅一枚，煎七分，食前稍热服。

【功用】大解劳倦。

木香黄耆汤

【来源】《魏氏家藏方》卷四。

【组成】黄耆二两（蜜炙） 木香半两（不见火） 人参一两（去芦） 甘草半两（炙） 白芍药 肉桂（去粗皮，不见火） 白茯苓（去皮） 牡蛎各三分 白术一两半（炒） 柴胡一分（去苗）

【用法】上锉。每服二钱半，水一盏，煎至半盏，去滓温服，不拘时候。

【主治】虚劳，营卫不和，时或潮热，夜有盗汗，口干引饮，四肢无力，肌体黄瘦。

龙虎汤

【来源】《魏氏家藏方》卷四。

【组成】鹿茸一两（去毛，酒浸，炙） 附子二两（炮，去皮脐） 黄耆（盐水浸，炙） 茯神（去木） 肉苁蓉（酒浸，去皱皮） 白术（炒）各一两

【用法】上为粗末。每服三钱，水一盏半，煎至七分，去滓，食前服。

【功用】调荣卫。

【主治】虚劳寒热。

龙虎饮

【来源】《魏氏家藏方》卷四。

【组成】鹿茸（酒浸，酥炙） 附子（炮，去皮脐）各二两 人参（去芦） 萆薢 金钗石斛（酒浸） 杜仲（去皮，锉，姜汁制，炒去丝） 肉苁蓉（酒浸，去皱皮） 木瓜 当归（去芦，酒浸） 黄耆（蜜水炙）各半两

【用法】上锉。每服三钱，水一盏半，加生姜三片，枣子一枚，煎七分，去滓，食前服。

【功用】壮筋益血。

【主治】虚劳脚弱。

加减十全汤

【来源】《魏氏家藏方》卷四。

【组成】川芎 川当归（去芦，酒浸） 白芍药 熟干地黄（酒浸） 半夏（汤泡七次，焙） 秦艽（去芦） 人参（去芦） 白术（炒） 金钗石斛（酒浸） 甘草（炙） 鹿角胶（锉，麸炒成珠） 白茯苓（去皮） 黄耆（蜜炙）各一两 肉桂（去粗皮，不见火） 银州柴胡（去芦）各二两

【用法】上锉。每服三大钱，水一盏半，加生姜五片，枣子一枚，入饧一块，煎七分，去滓热服，不拘时候。

【功用】调营卫，壮力，退热，收虚汗，美饮食，悦颜色。

【主治】诸虚百损。

当归黄耆汤

【来源】《魏氏家藏方》卷四。

【组成】黄耆（蜜炙） 当归（去芦）各二两 熟干地黄（洗） 白芍药各一两半 人参（去芦） 牡丹皮 白茯苓（去皮） 白术各一两（炒） 甘草（炙） 肉桂（去皮，不见火）各半两

【用法】上锉。每服四钱，水一盏半，加生姜三片，枣子一个，煎至七分，去滓，食前温服。

【功用】补诸虚不足，调营卫，退虚热，进饮食。

如意散

【来源】《魏氏家藏方》卷四。

【组成】百合 黄耆（蜜炙） 当归（去芦） 茯神（去木） 人参（去芦） 五味子 甘草（炙） 柏子仁 白茯苓（去皮）各等分

【用法】上为细末。每服三钱，水一盏，生姜三片，乌梅一枚，煎至七分，不拘时候服。

【主治】忧思过度，心血不足，倦乏瘦悴，或夜发寒热。

补气汤

【来源】《魏氏家藏方》卷四。

【组成】鹿茸（去毛，锉作段，酒浸，炙） 当归（去芦，酒浸） 白术（炒）各一两 附子二只（炮，去皮脐） 北五味子（去梗） 黄耆（盐水炙） 人参（去芦） 金钗石斛 白茯苓（去皮） 山药（炒）各半两

【用法】上为细末。每服二钱，水一盏半，加生姜三片，大枣一枚，煎至七分，食前服。

【功用】补营卫。

【主治】虚劳咳嗽，寒热往来，四肢乏力。

附子面

【来源】《魏氏家藏方》卷四。

【组成】附子一只（炮令熟，去皮尖）

【用法】上为细末。和面四两，一处筛过，然后用姜汁入汤搜和，打成棋子面，分作二服，煮熟，以鸡羊之类为汁，面随多少食。

【功用】补益。

【宜忌】不可用猪肉汁。

附子鹿角煎

【来源】《魏氏家藏方》卷四。

【组成】鹿角（寸截，四破之） 附子

【用法】将鹿角用河水浸七日，净洗，每斤用杜仲半斤（锉细）。同入瓷瓶内，贮水，以文武火煮三日，水耗则添，鹿角软去杜仲，将角焙干为细末。每用鹿角四两，入附子一两（炮，去皮脐），共为末，以所煮角胶为丸，如梧桐子大。每服三五十丸，空心温酒、盐汤送下。

【功用】填精髓，补不足。

参耆鳖甲散

【来源】《魏氏家藏方》卷四。

【组成】人参（去芦） 黄耆（蜜炙） 鳖甲（去裙净，酒醋炙令黄） 白术（炒） 当归（酒浸，去芦） 白茯苓（去皮） 甘草（炙）各一两 白芍药二两 附子（炮，去皮脐，锉，生姜自然汁浸一宿，蒸两次） 金钗石斛（酒浸，炒） 干姜（炮，洗） 肉桂（去粗皮，不见火）各半两

【用法】上为细末。每服二钱，水一大盏，加生姜三片，大枣子、乌梅各一个，煎至七分，去滓。空心、食前服；温酒调下亦得。

【功用】补虚壮力，调荣卫，进饮食。

【主治】劳倦。

茸附汤

【来源】《魏氏家藏方》卷四。

【组成】鹿茸（去毛，切作片，酒浸，炙） 肉苁蓉（去皱皮，酒浸） 人参（去芦） 远志（去心，炒黄）各一两 当归（去芦，酒浸） 白芍药 熟干地黄各三分（洗） 肉桂（去粗皮，不见火） 附子（炮，去皮脐）各半两

【用法】上焙燥，为粗末。每服五钱，水一盏半，生姜五片，煎至八分，取清汁，食前空心服。

【功用】补肝肾心血。

黄耆散

【来源】《魏氏家藏方》卷四

【组成】人参（去芦） 黄耆（洗，捶破，蜜水炙香） 半夏（汤泡七遍，薄切旋入） 白茯苓（去皮） 当归（去芦，酒浸） 麦芽（炒） 白术（炒）各三两 白芍药四两 甘草（炙） 肉桂（去粗皮，不见火） 神曲（炒）各一两

【用法】上锉。每服三钱，加生姜五片，枣子三个，水一盏半，煎八分，去滓，食前温服。

【主治】男子、妇人诸虚不足，病后羸乏，微发寒热，精竭力弱，血气劳伤，痰多呕逆，不思饮食，骨节酸痛，嗽喘气急，面色浮黄。

鹿茸汤

【来源】《魏氏家藏方》卷四。

【组成】鹿茸二两（燃去毛，酥炙） 附子一两（炮，去皮脐） 人参（去芦） 黄耆各三分（蜜炙） 茯神（去木） 金钗石斛（酒浸） 当归（去芦）各半两 甘草一钱（炙） 肉桂一分（去粗皮，不见火）（又方加五味子）

【用法】上锉。每服四钱，水一盏半，生姜三片，煎至七分，去滓，食前服。

【功用】益心血。

【主治】虚劳，四肢无力。

鹿茸地黄煎

【来源】《魏氏家藏方》卷四。

【组成】鹿茸（去毛，酥炙） 肉苁蓉（洗去砂土，切片） 熟干地黄（洗） 羊脊髓各一两

【用法】上以鹿茸、地黄二味为细末，以苁蓉、羊脊髓入醇酒一大盏，石器内慢火煮，候酒干，研成膏，和前药末。每服一匙，温酒化下。

【功用】益精养血，长肌肉，生津液，壮腰脚。

椒黄酒

【来源】《魏氏家藏方》卷四。

【组成】台椒（去目并合口者，炒出汗） 熟干地黄（洗）各一掬

【用法】上锉碎，用生绢袋盛，酒浸一宿。只饮酒，药味淡则去旧药换新药。二味晒干，亦可别用。

【功用】补暖下元。

大固肠汤

【来源】《魏氏家藏方》卷五。

【组成】肉豆蔻（面裹煨） 丁香（不见火） 缩砂仁 附子（炮，去皮脐） 藿香叶（去土） 肉桂（去粗皮，不见火） 草果仁各半两 厚朴（去粗皮，姜制炙） 荆南茴香各一两 川姜三分（炮，洗） 诃黎勒（温煨） 甘草（炙）各一两

【用法】上除肉桂、丁香外，十味一处，炒令香熟，入二药后，为细末。每服二钱，入盐少许，食前沸汤调服。

【功用】补脾元，温肠胃，养脏气，进饮食。

沉香丸

【来源】《魏氏家藏方》卷五。

【组成】南木香（不见火） 沉香（不见火） 舶上茴香（炒） 丁香（不见火） 南番葫芦巴（炒） 金钗石斛（去根） 补骨脂（炒） 巴戟（去心） 牛膝（酒浸，去芦） 青皮（去瓤） 川芎各一两 附子半两（炮，去皮脐）

【用法】上为细末，炼蜜为丸，如梧桐子大。每服三十丸，空心以温酒、饭饮任下。

【功用】调顺脾胃，补益真气，进饮食，壮筋骨，轻脚膝。

【主治】虚乏。

三妙丸

【来源】《魏氏家藏方》卷六。

【组成】鹿茸（爁去毛，酥炙） 钟乳粉 肉豆蔻（面裹煨）各等分

【用法】上为细末，枣肉为丸，如梧桐子大。每服三五十丸，枣汤食前送下。

【功用】补益脾肾。

五子丸

【来源】《魏氏家藏方》卷六。

【组成】覆盆子 杜仲（去皮，姜制，炒去丝） 菟丝子（淘净，酒浸，研成饼） 巴戟（去心） 枸杞子 远志（去心） 五味子（去枝） 茯神（去木） 肉苁蓉（酒浸，去土） 当归（酒浸，去芦） 山茱萸（去核） 牛膝（酒浸，去芦） 干山药 萆薢 熟干地黄（洗） 黄精 破故纸（炒）各二两 青盐（别研） 柏子仁（别研）各二两 石菖蒲一两（去须）

【用法】上为细末，炼蜜为丸，如梧桐子大。每服三五十丸，空心温酒、盐汤送下。

【功用】固心肾，补元气。

加减大橘皮煎丸

【来源】《魏氏家藏方》卷六。

【组成】鹿茸（滥去毛，酥炙） 茯神（去木） 菟丝子（淘净，酒浸，研成饼） 大附子（炮，去皮脐）各二两 山茱萸（去枝核） 沉香（不见火） 巴戟（去心） 丁香（不见火） 人参（去芦） 当归（去芦，酒浸） 阳起石（别研）半两 橘红三两 川厚朴一两半（去皮，姜制炙） 干姜（炮，洗） 肉苁蓉（酒浸，去皱皮） 肉桂（去粗皮，不见火） 肉豆蔻（面裹煨） 牛膝

（去芦，酒浸） 川杜仲（锉，姜汁浸，炒去丝） 茴香（淘去沙，炒） 补骨脂各一两

本方自山茱萸以下至当归六味用量原缺。

【用法】上为细末，酒煮面糊为丸，如梧桐子大，每服五十丸，食前盐酒、盐汤或米饮送下。饮食减少，用丁香、附子煎汤送下；胸膈不快，丁香、茯苓、干姜、白术、甘草煎汤送下；大便作泻，豆蔻、附子煎汤送下，心气不足，睡卧不寐；茯苓、附子煎汤送下；受寒邪，姜附煎汤送下；小便多，茴香、盐附煎汤送下；虚冷腹疼，茱萸、附子煎汤送下；大便泻血，缩砂、附子煎汤送下；口吐涎沫，津液稠粘，痰饮恶心，川乌，附子、南星煎汤送下。

【功用】固壮脾经，补益下元，健美饮食，安神定志，兼能升降心肾，既济水火。久服无病，行履如飞，不僭不躁。

赤石脂丸

【来源】《魏氏家藏方》卷六。

【组成】川当归二两半（去芦，酒浸） 赤石脂（一色不杂者）一两半 白茯苓（去皮） 熟干地黄（自蒸者。铺中者再蒸） 鹿角胶（锉碎，炒成珠） 吴茱萸（汤泡七次，炒）各一两 宣州大木瓜一个（重半斤以上者，开一盖子，去瓤，用艾叶填满，将盖子盖定，用小竹针扎定，饭甑内蒸熟，取艾，同前药焙干；木瓜去皮，研成膏子）

【用法】上为细末，木瓜膏子为丸，如梧桐子大。每服五十丸，空心米饮送下。

【主治】男子、妇人大病之后，伤损营卫，或发汗吐泻太过，或失血过多，精气亏损，心神恍惚，不得眠睡，饮食全减，肌体瘦弱，怠惰倦乏，嗜卧无力，四肢瘦痛。

法制厚朴丸

【来源】《魏氏家藏方》卷六。

【组成】台椒（去目，炒出汗） 青盐 川厚朴（去皮，姜制，炒） 益智子（炒） 橘红 白姜（炒） 茴香（淘去沙）各等分

【用法】上以水浸药，慢火煮干，焙燥，为细末，酒煮，面糊为丸，如梧桐子大。每服三十丸，加至四十丸，空心盐汤或温酒送下。

【功用】壮脾肾。

神仙既济丹

【来源】《魏氏家藏方》卷六。

【组成】人参（去芦） 石菖蒲（米泔浸一宿） 鹿茸（去毛，酥炙） 柏子仁 远志（去心） 菟丝子（淘净，酒浸，研成饼） 巴戟（去心） 鹿角胶（酒化旋入） 牛膝（酒浸一宿，去芦） 白茯苓（去皮） 当归（酒浸一宿，去芦） 五味子（去枝） 诃子（炮，去核） 金樱子 生干地黄（洗净）各一两 鹿角霜四两

【用法】上为细末，酒糊为丸，如梧桐子大，朱砂、麝香为衣。每服三十丸，空心、食前温酒送下。

【功用】令心肾之气互相交养，气血荣盛，精固神全，久服精神健壮，轻身延年。

【主治】日以事物交战，损心劳神，神动气散，兼饮食过度，嗜欲无节，亏损精神，气动神疲，阴阳交错，水火不济，精神恍惚，肢体烦疼，夜梦阴交，遗精白浊，以致气衰血弱。

既济丸

【来源】《魏氏家藏方》卷六。

【组成】鹿茸（爁去毛，酥炙） 沉香（不见火） 白术（炒） 五味子（去枝） 山药 补骨脂（炒） 远志 白茯苓（去皮） 续断 车前子（酒浸） 牛膝（酒浸，去苗） 覆盆子 舶上茴香（炒） 熟干地黄（洗）各二两 白龙骨（黑豆蒸，去豆，火煅，水飞） 鹿角胶（蚌粉炒成珠） 巴戟（去心）各三两 大附子（炮，去皮脐） 菟丝子（淘洗，酒浸，焙，再炒） 仙灵脾（去刺，酒浸，切，焙，微炒） 肉苁蓉（酒浸，去皮土） 杜仲（去皮，姜制，炒去丝） 莲子肉（炒） 桑螵蛸（酒浸，炙黄） 山茱萸（去核）各四两 麝香半两（别研）

【用法】上为细末，糯米饭为丸，如梧桐子大。每服五十丸，食前温酒、盐汤送下。

【主治】心肾气虚，客热上燥，神水下泄，阴阳不和，清浊相干，下元虚惫，腰脚疼重，心神不宁，

水脏滑泄，饮食不进。

既济丸

【来源】《魏氏家藏方》卷六。

【组成】磁石（火煅，醋淬七次） 破故纸（炒）各二两 鹿茸（去毛，酥炙） 当归（酒浸，去芦） 附子（炮，去皮脐） 莲子肉（去心）各一两 沉香三分（不见火） 续断一两半（酒浸） 乳香（别研） 酸枣仁（去壳，炒，别研） 木香（湿纸裹，煨） 石菖蒲（去毛，酒浸） 朱砂（别研） 柏子仁（别研）各半两

【用法】上为细末，炼蜜为丸，如梧桐子大。每服四十丸，空心食前温酒、盐汤、米饮任下。

【主治】心肾气虚，客热上燥，神水下泄，阴阳不和，清浊相干，下元虚惫，腰脚疼重，心神不宁，水脏滑泄，饮食不进。

既济补真丹

【来源】《魏氏家藏方》卷六。

【组成】大附子二只（生，去皮脐，每只作四片） 阳起石（酒煮三日，研如粉）一分 伏火灵砂一分（研细如粉） 天雄一对（每只劈作四片，生，去皮，同附子入青盐半两，以水三升同煮，令水尽为度，切，焙干用） 磁石（连吸五七针者，火煅红，醋淬十四次，研细如粉，水飞，去赤浊水）半两（别研） 鹿茸（去毛，酥炙） 麋茸（去毛，酥炙） 舶上茴香（炒） 补骨脂（炒） 川当归（酒浸一宿，去芦） 牛膝（酒浸一宿，去芦）各一两 钟乳粉 荜澄茄 夜明砂 肉豆蔻（面裹煨） 枸杞子 杜仲（去皮，盐炒） 丁香各半两（不见火） 菟丝子二两（淘净，酒浸三宿，焙干）（前药共为细末）腽肭脐（酒浸，研） 沉香（不见火） 神曲（炒）各半两（并为细末） 麝香半钱（别研） 安息香一分（酒化，别研） 羊髓二两（研烂） 肉苁蓉一两（先去咸，研令极烂） 羊石一对（去筋膜，研烂）

【用法】将后八味用水二升，同于银石器内重汤熬，不住手搅成膏，和前药末为丸，如梧桐子大。每服百丸，空心食前，盐汤或温酒送下。

【功用】补诸虚不足，升肾水以制心火，降心火以暖肾水，交感阴阳，既济关元，生真精，和中焦，使上下升降，百骸安和，温暖脾胃，健壮脚膝，明目聪耳，添精补髓，益寿延年。

【主治】眼昏力弱，肤腠不密，脏腑不实，真阳虚惫，血弱气耗。

【宜忌】忌食羊肉。

救生丹

【来源】《魏氏家藏方》卷六。

【组成】腽肭脐一对（一两以上者，去膜，研） 朱砂半两（研） 附子四只（八钱重者，去皮脐，酒煮十沸，焙干，用黄土拌和，同蒸半时许） 人参（去芦） 白术（炒） 远志（去心） 当归（去芦，酒浸） 天门冬（去心）各三两 神曲（炒） 鹿茸（燎去毛，酥炙） 肉苁蓉（酒浸，去皮土）各五两 沉香一两（不见火）

【用法】上为细末，用精羊肉二斤（细切，去皮膜秤，酒煮过，入砂盆内研烂），别用好酒五升，入腽肭脐、当归、肉苁蓉、天门冬末，同熬成膏，入余药末为丸，如梧桐子大。每服三十丸，加至五十丸，空心、食前温酒送下。

【主治】心肾不交，脾气虚寒，营卫不行，大肉俱陷，真气不守，津液枯少。

琥珀丸

【来源】《魏氏家藏方》卷六。

【组成】人参（去芦） 远志（去心） 麦门冬（去心） 茯神（去木） 白茯苓（去皮） 龙齿（水飞） 车前子 乳香（别研） 地骨皮 山药 石菖蒲（去须，蒸） 朱砂（别研，水飞）各一两 熟干地黄（洗） 黄耆（蜜炙）各一两 琥珀（别研） 柏子仁（别研） 五味子各半两（去枝）

【用法】上为细末，炼蜜为丸，如梧桐子大。每服五十丸，空心、食前、临卧枣汤送下。

【功用】补心肾。

【主治】忧愁思虑，内耗元气，醉饱房劳，下伤元脏，致令精血不固，神气大伤，心忡烦悸，梦寐不安，精神恍惚，足胫酸疼，小便白浊，情思不乐，多生恐怖，头目昏晕，阴痿阳弱，腰膝疼重，一切虚羸。

煮砂丹

【来源】《魏氏家藏方》卷六引王提点炳传方。

【组成】辰砂（有墙壁大块者） 远志（汤泡，去心） 山茱萸 补骨脂（炒） 石菖蒲（米泔浸一宿） 石莲肉（去皮） 白茯苓（去皮） 柏子仁（别研） 熟地黄（肥实者，水洗净，酒浸一宿，蒸五次，晒干，或焙干） 穿心巴戟（去心） 酸枣仁（汤煮一二沸，去壳，炒紫色） 北五味（去枝） 人参（去芦） 附子（炮，去皮脐）各一两半 干山药三两 沉香一两（不见火）

【用法】别用别猪心三个，灯心一两半，将朱砂用灯心裹，放猪心内，外以灯心缠之，麻线系定，于银石器内，水煮一日一夜，取出余物不用，将朱砂研极细，诸药为细末，别用法酒一升，熬沉香、山药末为膏，搜和诸药得所为丸，如梧桐子大。每服五十丸，食前枣汤下。

【功用】专养心肾。

腽肭脐丸

【来源】《魏氏家藏方》卷六。

【组成】鹿茸（爁去毛，酥炙） 当归（去芦，酒浸） 破故纸（炒） 杜仲（姜制，炒去丝） 五味子（去枝） 附子（炮，去皮脐） 舶上茴香（炒）各一两 沉香（不见火） 腽肭脐（酒浸） 龙骨（煅） 钟乳粉各半两 熟干地黄二两（洗）

【用法】上为细末，蜜和酒打糊为丸，如梧桐子大。每服三十丸，空心盐酒送下。

【功用】补心肾，壮阳益阴，固下元。

艾麦丸

【来源】《魏氏家藏方》卷七。

【组成】艾叶（糯米糊蘸过，大火焙干） 麦蘖（炒）各等分

【用法】上为细末，米醋打糯米粉糊为丸，如梧桐子大。每服三五十丸，空心醋汤、温酒或米饮送下。

【主治】虚羸，久不进食，脏腑不固，小便常多。

鹿茸四斤丸

【来源】《魏氏家藏方》卷八。

【组成】肉苁蓉（酒浸一宿，去皱皮） 牛膝（去芦，酒浸一宿，焙） 干木瓜（大片者，去心） 天麻（通明者）各二两 鹿茸（去毛，酒浸，炙） 虎胫骨（醋炙令黄） 附子（炮，去皮脐，切片，再用酒煮令透） 杜仲（去皮，锉，酒洒，炒去丝，勿令焦干） 北五味子（去枝，研砂，作饼，焙） 川当归（净洗，酒浸一宿）各一两

【用法】上为细末，炼蜜为丸，如梧桐子大。每服三十丸至六十丸，空心、食前温酒、盐汤送下；脚疼，木瓜汤送下。

【功用】补气血，壮元阳，强筋骨，除风湿。

【主治】腰重脚弱，筋骨酸疼，倦怠无力。

十补丸

【来源】《魏氏家藏方》卷十。

【组成】熟干地黄（酒浸一宿） 艾叶（薄醋糊浆过，炒） 川续断（中心有丝者，去芦） 鹿茸（爁去毛，酒浸一宿，炙） 肉苁蓉（酒浸一宿，去皱皮） 阿胶（麸炒） 当归（去芦、酒浸一宿）各二两 牡蛎（盐泥裹，煅三次，别研） 赤石脂（煅，别研） 附子（炮，去皮脐）各一两

【用法】上为细末，炼蜜为丸，如梧桐子大。每服三五十丸，空心、食前温酒或用白汤任下。

【主治】妇人虚损，血败不足。

十味养荣汤

【来源】《魏氏家藏方》卷十。

【组成】熟干地黄（酒浸） 黄耆（蜜炙）各二两半 五味子（去枝） 肉桂（去粗皮，不见尖） 牡丹皮（炒） 白芍药（炒） 白茯苓各一两（去皮） 当归（去芦，酒浸） 川芎各一两半 甘草七钱（炙）（一方加人参、地骨皮各一两）

【用法】上锉。每服五钱，水一盏半，加生姜二片，枣子一枚，煎至七分，去滓，食前空心服。

【主治】妇人劳疾，脏腑血气不足，冲任虚损，脐腹疞痛，寒热往来，心忪恍惚，忧虑不乐，面少

光泽，月水不调，颜色多变，气道壅塞，体倦好睡。

十三味当归补虚汤

【来源】《魏氏家藏方》卷十。

【组成】当归（去芦，酒浸） 黄耆（捶破，蜜炙）各一两 熟干地黄（洗净） 附子（炮，去皮脐） 白术（炒） 干姜（洗，炮） 白芍药 人参（去芦） 甘草（炙） 川芎各半两 吴茱萸（去枝梗，汤泡七次，炒） 杜仲（去皮，锉，炒，去丝） 良姜各一分（炒）。

【用法】上锉。每服二钱，水一大盏，加生姜五片，枣子二个，煎至五分，去滓，空心服。

【主治】妇人诸虚不足，心胸痞闷，四肢倦怠，头目昏眩，心间恍惚，饮食多伤，或时恶寒恶热，一切虚寒者。

活络汤

【来源】《魏氏家藏方》卷十。

【组成】五加皮 续断（酒浸） 白芍药 当归（去芦，酒浸） 白术（炒）各一两 官桂（去粗皮，不见火） 甘草（炙）各半两 附子二钱（炮，去皮脐）

【用法】上锉。每服四钱，水一盏半，生姜五片，枣子一枚，煎至八分，去滓，入酒少许，食前服。

【主治】血虚气短，面目浮肿，四肢乏力。

紫石英丸

【来源】《魏氏家藏方》卷十。

【组成】紫石英（火煅红，别研） 阿胶（蛤粉炒） 赤芍药 当归（去芦，酒浸） 川芎 续断各一两 鹿茸（煅去毛，酥炙） 官桂（去粗皮，不见火） 白术各半两（炒） 柏子仁二钱（别研） 熟干地黄三两（酒浸）

【用法】上为细末，炼蜜为丸，如梧桐子大。每服二十丸，空心温酒送下。

【主治】妇人血虚生热。

滋养丸

【来源】《魏氏家藏方》卷十。

【组成】肉苁蓉（酒浸） 山茱萸（去核） 柏子仁（炒） 当归（去芦，酒浸） 酸枣仁（炒） 干木瓜 鹿茸（去毛，酥炙） 白茯苓（去皮）各一两 附子半两（炮，去皮脐）

【用法】上为细末，用生地黄自然汁熬成膏，搜和为丸，如梧桐子大。每服四十丸，空心、食前用猪腰子汤任下。

【主治】妇人真血损惫，经络干枯，精髓既亏，肌肉瘦悴，百节倦疼。

天真丸

【来源】《儒门事亲》卷十五。

【组成】佛袈裟（男用女，女用男，以新水四担，洗尽血水，以酒煮烂为泥） 威灵仙一两 当归半两 缩砂一两 莲子肉二两（炒熟） 干地黄一两（酒浸） 广茂半两 甘草二两 牡丹皮一两 牛膝一两（酒浸） 木香半两 白术一两 白茯苓一两

【用法】上为细末，与君主同捣，罗为细末，酒浸蒸饼为丸，如梧桐子大。每服三五十丸，一日三次。

【功用】补虚损。

补肾丸

【来源】《医学纲目》卷四引东垣方。

【别名】补血丸（《医方类聚》卷一五三引《新效方》）。

【组成】龟版（酒炙）四两 知母（酒浸，炒） 黄柏（炒焦）各三两 干姜一两（一方无姜，有侧柏叶）

【用法】上为末，粥为丸服。一方用地黄膏为丸。

【主治】《医学纲目》引东垣方：肾水不足之阴虚。

扶羸黑白丹

【来源】《普济方》卷二六五引《家藏经验方》。

【组成】黑丹：麋茸（去床骨皮毛，酒浸一宿，酥炙令黄） 鹿茸（事治如麋茸之法）各等分 白丹：钟乳粉

【用法】黑丹：共为细末，酒糊为丸，如梧桐子大。白丹：糯米糊为丸。上用此二丹，杂之而服。如觉血少，即多用黑丹。每服三十丸，空心、食前温酒或米饮送下。

《寿亲养老新书》：如觉气不足，即多用白丹。

【主治】年老气血虚耗，精血少不能荣卫经络，精神枯悴，行步战掉，筋脉缓纵，目视茫茫。

参　丹

【来源】《普济方》卷二六五引《家藏经验方》。

【组成】上色颗块辰砂一百两（研如粗沙，不可太细） 新罗人参六十两（咀片） 大样金箔三百片

【用法】用瓦瓶或银瓶，以布巾铺底，先将熟绢夹袋两个，安顿人参一半在辰砂袋内，于其上，却以人参一半盖之，锅上蒸熟，烧桑柴，别以银锅烧汤，准备瓶下水耗，逐旋添，须要候火紧慢得所，不要煎过，亦不得令火歇，每七日一次，开瓶取出砂袋，将人参搅拌过，再依前法安顿袋内蒸，候四十九日住火，去人参不用，只将朱砂同金箔，以上捶研令极细，不见金箔星为度，糯米粉煮糊为丸，如绿豆大。每服五七丸，加至十五丸，人参枣汤空心送下。

【主治】荣卫不平和，心肾不升降，气闭痰厥，心腹冷痛，脏腑泄滑，小便频数，肌体瘦悴，目暗耳聋，精神恍惚，健忘多惊，诸虚百损，及妇人血崩气晕，子宫久冷。

乞力伽散

【来源】《妇人大全良方》卷五。

【组成】白术 白茯苓 白芍药各一两 甘草半两

【用法】上为细末。每用二钱，加生姜、大枣，水煎服。

【主治】血虚肌热，小儿脾虚蒸热，羸瘦，不能饮食。

香甲散

【来源】《妇人大全良方》卷五。

【组成】鳖甲三两（醋浸去裙襴，炙黄，又入醋蘸，炙七次） 当归 木香 人参 羌活 川芎 沉香 肉豆蔻 酸枣仁 附子 槟榔 大腹子各半两 北柴胡半两 厚朴 川牛膝 白茯苓 秦艽各一两 桂心半两

【用法】上锉。每服五钱，以水一盏，加生姜三片，乌梅一个，煎至八分，去滓，空心温服，一日三次。

【功用】久服驻颜。

【主治】热病后虚劳，或四肢倦怠，脚手疼痛，饮食无味，肌肤黄瘦，或热疟盗汗，头晕虚烦。

【宜忌】忌生冷、面食、鸡肉、酢酱之类。

筒骨煎

【来源】《妇人大全良方》卷五。

【组成】地骨皮 粉草 北柴胡 前胡 乌药 麻黄（不去节） 干葛 青蒿 苦梗 知母 天仙藤 北黄芩各一两 人参 生干地黄 秦艽 鳖甲 黄耆各半两 （一方加当归、白芍）

【用法】上锉，每服三钱，水一盏，酒一分，猪筒骨一茎（炙焦，分为四服），桃、柳枝各七寸，杏仁五粒（去皮尖，捶碎），煎至七分，去滓温服。加乌梅半个尤妙。

【主治】诸虚劳疾，羸瘦乏力，腰背引痛，心烦喘嗽，唾脓呕血，顽涎壅盛，睡卧有妨，胸膈气促，夜多盗汗，发焦耳鸣，皮寒骨热，一切五劳七伤，骨蒸。

牡丹散

【来源】《妇人大全良方》卷七引《卫生方》。

【别名】牡丹皮散（《古今医统大全》卷八十三）。

【组成】牡丹皮 桂心 当归 延胡索各一两 莪术 牛膝 赤芍药各二两 荆三棱一两半

【用法】上为粗末。每服三钱，水一盏，酒半盏，煎七分，温服。

【主治】妇人久虚羸瘦，血块走疰，心腹疼痛，不思饮食。

【方论】《医方集解》：此足厥阴药也。桂心、丹皮、赤芍、牛膝，以行其血；三棱、莪术、归尾、延胡，以行其血中气滞，气中血滞，气血周流，则结者散矣。

参附大正气散

【来源】《医方类聚》卷一二三引《经验良方》。

【组成】附子一个（炮，去皮脐） 人参（去芦，不用北参） 木香（不见火） 藿香叶 缩砂仁 槟榔 白术 白茯苓 益智仁 草果仁（煨，去壳） 丁香（不见火）各半两 陈皮（去白） 粉草（炙） 香附子（炒，去毛） 肉桂（不见火） 乌药（炒黄） 枳壳（麸炒，去瓤） 青皮（去白） 黄耆（擘开，盐水浸一宿） 厚朴（姜制）各一两 沉香（不见火）半两

【用法】上为细末罗过。每次二钱，水一大盏，加生姜三片，大枣一个，同煎，空心服。

【功用】顺气快脾，进美饮食。

【主治】男子妇人虚弱，及疟安后体虚。

【加减】如虚眼昏暗，加净枸杞子，拣菊花蕊各半两。

牛膝丸

【来源】《普济方》卷二一九引《选奇方》。

【组成】牛膝（酒浸三日，焙干） 泽泻 干地黄 茯神 山茱萸 川巴戟 赤石脂各一两 杜仲（炒）三两 五味子三两 干山药三两 菟丝子三两（酒浸三日，炒干） 苁蓉（酒浸三日，焙干）四两

【用法】上为细末，炼蜜为丸，如梧桐子大。每服二十丸，加至三十丸，空心、食前温酒送下。服至七日后，手足暖，面色悦泽。

【功用】久服壮元阳，益精髓，轻身健体。消饮食。

【主治】诸百损。

养真丸

【来源】《普济方》卷二二四引《余居士选奇方》。

【组成】当归（去芦，酒浸一宿，汤洗过，焙干） 熟地黄（洗净，焙干）各三两 北五味子（去梗）一两 川芎 人参 茯苓 白术 黄耆各一两

【用法】上为细末，炼蜜为丸，如梧桐子大。每服三十丸，食前米饮吞下。

【功用】内补腑脏，外充百脉，滋血平气，调筋强力，进食养精。

【宜忌】宜常服。

黄耆汤

【来源】《兰室秘藏》卷上。

【组成】木香（气通去之） 藿香叶各一钱 当归（酒洗） 陈皮各二钱 人参 泽泻各五钱 黄耆一两

【用法】上锉。每服五钱，水二大盏，煎至一盏，食远热服。

【功用】补胃除湿，和血益血，滋养元气。

【加减】如欲汗，加生姜煎。

补益肾肝丸

【来源】《兰室秘藏》卷下。

【别名】补益肝肾丸（《普济方》卷二二五）。

【组成】柴胡 羌活 生地黄 苦参（炒） 防己（炒）各五分 附子 肉桂各一钱 当归身三钱

【用法】上为细末，熟水为丸，如鸡头子大。每服五十丸，食前温水送下。

【主治】目中流火，视物昏花，耳聋耳鸣，困倦乏力，寝汗恶风，行步不正，两足欹侧，卧而多惊，脚膝无力，腰以下消瘦。

参归汤

【来源】《兰室秘藏》卷下。

【组成】黄耆七分 甘草 生地黄各五分 柴胡 草豆蔻仁 升麻各四分 当归身三分 熟地黄 人参各二分 益智仁少许 红花少许

【用法】上锉，如麻豆大，都作一服。水二盏，煎至一盏，去滓，食远服。

【主治】气血不足。

沉香羊肉丹

【来源】《普济方》卷二一九引《兰室秘藏》。

【组成】羊肉一斤（去筋膜） 葱白一握 陈皮一两 青盐五钱 破故纸（炒） 远志 生地黄 花椒各五钱（去目合口者，用好酒煮糊，加葱白等再煮羊肉） 牛膝 干地黄 木香 韭子 菖蒲 沉香 覆盆子 木瓜 北五味子各一两 麝香一钱 胡桃肉二两 鹿茸（酥炙）四两 苁蓉一两 枸杞子 山药各一两 茴香一两

【用法】上为细末，炼蜜为丸。每服三十丸，空心以盐汤送下。

【功用】升降阴阳，调理三焦，通经络，生气血，壮元阳，补脏腑。

耆味丸

【来源】《普济方》卷三二三引《兰室秘藏》。

【组成】黄耆四两（盐水浸，火炙） 北五味二两

【用法】上为末，米糊为丸。空心盐酒送下。

【功用】补虚败。

【主治】《证治准绳·女科》：妇人虚劳。

双和散

【来源】《医学发明》卷九。

【组成】黄耆 熟地黄 当归 川芎各一两 白芍药三两半 官桂 甘草各三分 人参三钱

【用法】上锉。每服五钱，水二盏，加生姜三片，肥枣一只，同煎至八分，去滓温服。

【功用】补益血气。

【主治】虚劳少力。

巴戟丸

【来源】《医学发明》卷九。

【组成】五味子 川巴戟（去心） 肉苁蓉 人参 菟丝子 熟地黄 覆盆子 白术 益智仁（炒） 骨碎补（洗去毛） 白龙骨 茴香 牡蛎各等分

【用法】上为细末，炼蜜为丸，如梧桐子大。每服三十丸，空心、食前米饮送下。

【功用】

1.《医学发明》：收敛精气，补真戢阳，充越肌肤，进美饮食。

2.《医方大成》：补精神，止汗。

【主治】

1.《医学发明》：肝肾俱虚，面色白而不泽。

2.《杂病源流犀烛》：肝肾两伤，精气衰弱，脉象空虚，悲愁欲哭，面色夭白，为脱精脱神。

十补丸

【来源】《济生方》卷一。

【组成】附子（炮，去皮脐） 五味子各二两 山茱萸（取肉） 山药（锉，炒） 牡丹皮（去木） 鹿茸（去毛，酒蒸） 熟地黄（酒蒸） 肉桂（去皮，不见火） 白茯苓（去皮） 泽泻各一两

【用法】上为细末，炼蜜为丸，如梧桐子大。每服七十丸，空心盐酒、盐汤送下。

【主治】肾脏虚弱，面色黧黑，足冷足肿，耳鸣耳聋，肢体羸瘦，足膝软弱，小便不利，腰脊疼痛。

大建中汤

【来源】《济生方》卷一。

【组成】黄耆（去芦） 附子（炮，去皮脐） 鹿茸（酒蒸） 地骨皮（去木） 续断 石斛（去根） 人参 川芎 当归（去芦，酒浸） 白芍药 小草各一两 甘草（炙）半两

【用法】上锉。每服四钱，水一盏半，加生姜五片，煎至七分，去滓温服，不拘时候。

【主治】诸虚不足，小腹急痛，胁肋䐜胀，骨肉酸痛，短气喘咄，痰多咳嗽，潮热多汗，心下惊悸，腰背强痛，多卧少气。

【加减】咳嗽者，加款冬花；咳血者，加阿胶；便精遗泄者，加龙骨；怔忡者，加茯神。

白术饮

【来源】《济生方》卷一。

【别名】白术散（《医学六要·治法汇》卷二）、白术汤（《金匮翼》卷三）。

【组成】白术 人参 草果仁 干姜（炮） 厚朴

（姜制，炒） 肉豆蔻（面裹，煨） 橘皮（去白） 木香（不见火） 麦蘖（炒）各一两 甘草（炙）半两

【用法】上锉。每服四钱，水一盏半，加生姜五片，大枣一个，煎至七分，去滓，食前温服。

【主治】脾劳虚寒，呕吐不食，腹痛泄泻，胸满喜噫，多卧少起，情思不乐，肠鸣体倦。

加减肾气丸

【来源】《济生方》卷一。

【别名】肾气丸（《证治要诀类方》卷四）。

【组成】山茱萸（取肉） 白茯苓（去皮） 牡丹皮（去木） 熟地黄（酒蒸） 五味子 泽泻 鹿角（镑） 山药（锉，炒）各一两 沉香（不见火） 官桂（不见火）各半两

【用法】上为细末，炼蜜为丸，如梧桐子大。每服七十丸，盐汤、米饮任下。

方中鹿角，《冯氏锦囊·杂症》作鹿茸。

【主治】

1.《济生方》：劳伤肾经，肾水不足，心火自炎，口舌焦干，多渴而利，精神恍惚，面赤心烦，腰痛脚弱，肢体羸瘦，不能起止。

2.《证治要诀类方》：三消。

【加减】弱甚者，加附子一两，兼进黄耆汤。

羊肾丸

【来源】《济生方》卷一。

【组成】熟地黄（酒蒸，焙） 杜仲（去皮，锉，炒断丝） 石斛（去根） 菟丝子（淘净，酒浸焙干，别研） 黄耆（去芦） 川续断（酒浸） 桂心（不见火） 磁石（煅，醋淬） 川牛膝（去芦，酒浸） 沉香（别研） 五加皮（洗） 山药（锉，炒）各一两

【用法】上为细末，雄羊肾两对，以葱、椒、酒煮烂，再加少酒，和药为丸，如梧桐子大。每服七十丸，空心盐汤送下。

【主治】肾劳虚寒，面肿垢黑，腰脊痛，不能久立，屈伸不利，梦寐惊悸，上气，小腹急，痛引腰脊，四肢苦寒，小便白浊。

芡实丸

【来源】《济生方》卷一。

【组成】芡实（蒸，去壳） 莲花须各二两 茯神（去木） 山茱萸（取肉） 龙骨 五味子 枸杞子 熟地黄（酒蒸，焙） 韭子（炒） 肉苁蓉（酒浸） 川牛膝（去芦，酒浸，焙） 紫石英（煅七次）各一两

【用法】上为细末，酒煮山药糊为丸，如梧桐子大。每服七十丸，空心盐酒、盐汤任下。

【主治】思虑伤心，疲劳伤肾，心肾不交，精元不固，面少颜色，惊悸健忘，梦寐不安，小便赤涩，遗精白浊，足胫痠疼，耳聋目昏，口干脚弱。

助阳丹

【来源】《济生方》卷一。

【组成】牡蛎（烧） 川小椒（炒）各二两 硫黄一两

【用法】上为细末，酒糊为丸，如梧桐子大。食前每服十五丸，好酒送下。

【功用】久服明目，暖五脏，健阳事，去冷病。

【主治】肾气虚损，四肢少力，面色萎黄，脐腹冷痛。

补真丸

【来源】《济生方》卷一。

【组成】葫芦巴（炒） 附子（炮，去皮脐） 阳起石（煅） 川乌（炮，去皮） 菟丝子（淘净，酒蒸） 沉香（不见火，别研） 肉豆蔻（面裹，煨） 肉苁蓉（酒浸，焙） 五味子各半两 鹿茸（去毛，酒蒸，焙） 川巴戟（去心） 钟乳粉各一两

【用法】上为细末，用羊腰子二对，治如食法，葱、椒、酒煮烂，入少酒杵和为丸，如梧桐子大。每服七十丸，空心、食前用米饮、盐汤任下。

【主治】

1.《济生方》：房劳过度，真阳衰虚，坎火不温，不能上蒸脾土，冲和失布，中州不运，以致饮食不进，胸膈痞塞，或不食而胀满，或已食而不消，大腑溏泄。

2.《证治准绳·女科》：脾胃虚寒，饮食少思，大便不实，胸膈痞闷，吞酸嗳腐，食反不化。

黄犬肉丸

【来源】《济生方》卷一。

【组成】磁石三两（煅，水飞） 川乌（炮，去皮尖） 附子（炮，去皮脐） 桑寄生 鹿茸（燎去毛，酒蒸） 麋茸（同上制） 仙茅（酒浸） 肉苁蓉（酒浸，切，焙） 川巴戟（去心） 葫芦巴（炒）各二两 沉香（别研） 阳起石（煅，研极细） 龙骨（生用） 虎胫骨（酥炙） 覆盆子（酒浸）各一两 青盐（别研）

【用法】上为细末，用犬肉二斤，以酒、葱、茴香煮烂，杵和为丸，如梧桐子大。每服七十丸，空心盐酒、盐汤任下。

【主治】真精衰惫，脐腹冷痛，小便频数，头晕耳鸣，足胫酸冷，步履无力，腰背拘痛，水谷不消，饮食无味，肌肉瘦悴，遗泄失精。

黄耆饮子

【来源】《济生方》卷一。

【组成】黄耆（蜜炙）一两半 当归（去芦，酒浸） 紫菀（洗，去须） 石斛（去根） 地骨皮（去木） 人参 桑白皮 附子（炮，去皮脐） 鹿茸（酒蒸） 款冬花各一两 半夏（汤泡七次） 甘草（炙）各半两

【用法】上锉。每服四钱，水一盏半，生姜七片，枣一枚，煎至七分，去滓温服，不拘时候。

【功用】温补荣卫。

【主治】诸虚劳损，四肢倦怠，骨节酸疼，潮热乏力，自汗怔忡，日渐黄瘦，胸膈痞塞，不思饮食，咳嗽痰多，甚则唾血。

【宜忌】枯燥者，不宜进。

【加减】唾血不止者，加阿胶、蒲黄各半两。

鹿茸丸

【来源】《济生方》卷一。

【别名】生料鹿茸丸（《证治准绳·类方》卷二）。

【组成】川牛膝（去芦，酒浸） 鹿茸（去毛，酒蒸） 五味子各二两 石斛（去根） 菟丝子（淘净，酒浸） 棘刺 杜仲（去皮，锉，炒） 川巴戟（去心） 山药（锉，炒） 阳起石（煅） 附子（炮，去皮脐）各一两 沉香（别研）半两 川楝子（取肉，炒） 磁石（煅） 官桂（不见火） 泽泻各一两

【用法】上为细末，酒糊为丸，如梧桐子大。每服七十丸，空心盐酒、盐汤送下。

【主治】肾虚少气，腹胀腰痛，小腹急痛，手足逆冷，饮食减少，面色黧黑，百节痛疼，日渐无力。

黑　丸

【来源】《济生方》卷一。

【别名】黑丸子（《普济方》卷二二二引《瑞竹堂经验方》）。

【组成】鹿茸（酒蒸） 当归（去芦，酒浸）各等分

【用法】上为细末，煮乌梅膏为丸，如梧桐子大。每服五十丸，空心米饮送下。

【主治】

1.《济生方》：精血耗竭，面色黧黑，耳聋目昏，口干多渴，腰痛脚弱，小便白浊，上燥下寒，不受峻补。

2.《杂病源流犀烛》：肝劳。

腽肭脐丸

【来源】《济生方》卷一。

【组成】腽肭脐一对（酒蒸熟，打和后药） 天雄（炮，去皮） 附子（炮，去皮脐） 川乌（炮，去皮尖） 阳起石（煅） 钟乳粉各二两 独体朱砂（研极细） 人参 沉香（不见火，别研） 鹿茸（酒蒸）一两

【用法】上为细末，用腽肭脐膏入少酒，臼内杵和为丸，如梧桐子大。每服七十丸，空心盐酒盐汤任下。

【主治】五劳七伤，真阳衰惫，脐腹冷痛，肢体酸疼，腰背拘急，脚膝缓弱，面色黧黑，肌肉消瘦，目眩耳鸣，口苦舌干，饮食无味，腹中虚鸣，胁下刺痛，心常惨棱，夜多异梦，昼少精神，小便

滑数，大肠溏泄，时有遗沥，阳事不举，但是风虚痼冷。

百花丸

【来源】《济生方》卷二。

【组成】款冬花　百合（蒸、焙）各等分

【用法】上为细末，炼蜜为丸，如龙眼大。每服一丸，食后、临卧细嚼，姜汤咽下；噙化尤佳。

本方原名百花膏，与剂型不符，据《症因脉治》改。改为膏剂，名“润肺百花膏”（《全国中药成药处方集》武汉方）。

【主治】

1.《济生方》：喘嗽不已，或痰中有血。

2.《丸散膏丹集成》：七情内伤，酒色无节，虚火妄动，午后虚潮，口干声哑，诸虚百损。

3.《全国中药成药处方集》（武汉方）：津少咽干，虚烦潮热。

【方论】《医方集解》：此手太阴药也。款冬泻热下气，清血除痰；百合润肺宁心、补中益气，并为理嗽要药。

小草汤

【来源】《济生方》卷四。

【组成】小草　黄耆（去芦）　麦门冬（去心）　当归（去芦，酒浸）　酸枣仁（炒，去壳）各一两　石斛（去根）　人参　甘草（炙）各半两

【用法】上锉。每服四钱，水一盏半，加生姜五片，煎至八分，去滓温服，不拘时候。

【主治】虚劳忧思过度，遗精白浊，虚烦不安。

冷补丸

【来源】《济生方》卷五。

【组成】熟地黄（酒蒸，焙）　生地黄（洗）　天门冬（去心）　川牛膝（去芦，浸）　白芍药　地骨皮（去木）　白蒺藜（炒）　麦门冬（去心）　石斛　玄参　磁石（火煅七次，细研，水飞过）　沉香（别研，不见火）各等分

【用法】上为细末，炼蜜为丸，如梧桐子大。每服七十丸，空心盐酒、盐汤任下。

【主治】肾水燥少，不受峻补，口干多渴，耳痒耳聋，腰痛腿弱，小便赤涩，大便或难。

双补丸

【来源】《普济方》卷二一七引《济生方》。

【组成】菟丝子（淘净，酒蒸，擂）二两　五味子一两

【用法】上为末，炼蜜为丸，如梧桐子大。每服七十丸，空心盐汤或酒送下。

【主治】精气不足，肾水涸燥，咽干多渴，耳鸣头晕，目视昏，面色黧黑，腰膝疼痛，脚膝软弱，屡服药不得痊者。

地黄汤

【来源】《袖珍方》卷三引《济生方》。

【组成】生地黄（洗）　赤茯苓（去皮）　玄参（洗）　石菖蒲　人参（去芦）　黄耆（去芦）　远志（去心，甘草煮）　甘草（炙）各一两

【用法】上锉。每服四钱，水一盏，加生姜五片煎服，不拘时候。

【主治】肾劳实热，腹胀耳聋，常梦见大水。

二至丸

【来源】《医方类聚》卷九十五引《济生方》。

【组成】鹿角（镑）二两　麋角（镑）二两　附子（炮，去皮）一两　桂心（不见火）一两　补骨脂（炒）　杜仲（去皮，锉，炒丝断）一两　鹿茸（酒蒸，焙）一两　青盐（别研）半两

鹿角、麋角，《张氏医通》作鹿角胶、麋茸。

【用法】上为细末，酒糊为丸，如梧桐子大。每服七十丸，空心用胡桃肉细嚼，以盐酒、盐汤任下。

【主治】

1.《医方类聚》引《济生方》：老人、虚弱人，肾气虚损，腰痛不可屈伸。

2.《张氏医通》：老人肾虚腰痛，不可屈伸，头旋眼黑，下体痿软。

【加减】恶热药者，去附子，加肉苁蓉一两。

六柱散

【来源】《医方类聚》卷一四二引《济生方》。

【别名】六柱汤（《证治要诀类方》卷一）、六柱饮（《医学六要·治法汇》卷三）。

【组成】白茯苓（去皮） 附子（炮，去皮脐） 人参 木香（不见火）各一两 肉豆蔻 诃子

方中肉豆蔻、诃子用量原缺。

【用法】上为细末。每服三钱，水一盏半，加生姜五片，入盐少许，煎至七分，食前温服。

【主治】

1.《医方类聚》引《济生方》：元脏气虚，真阳耗散，两耳常鸣，脐腹冷痛，头旋目晕，四肢怠倦，小便滑数，滑泄不止。

2.《张氏医通》：泻利完谷。

清心明目丸

【来源】《疡医大全》卷十一引《济生方》。

【组成】生地（酒洗） 远志（甘草汤泡，焙） 石菖蒲 川连 当归身（酒洗） 甘菊 麦冬 甘草各一两五钱 甘枸杞二两

【用法】炼蜜为丸，如梧桐子大。每服七八十丸，临卧灯心汤下。

【功用】补心养血，清神长智，润肺利窍，聪耳明目。

法炼灵砂丹

【来源】《医方类聚》卷一四九引《简易方》。

【组成】好硫黄三两 水银九两

【用法】择天医黄道火日午时，先研硫黄为末，用人家常使铁锅，盛以麸炭火，慢慢熔成汁，却离火，渐渐以水银入铫内，使铁匙抄二品同一处，凡三次，慢慢炼成青黑沙，候冷干燥，取出，研为细末，然后用好坩锅内，次用中建盏一只，曾经火煅者妙，安顿坩锅上，使铁线，十字两路缚令牢固，却用醋调赤石脂末，密固济盏缝，又单用醋调赤石脂膏，涂坩锅口缝，晒干，候盏缝干，再以赤石脂膏，竹篦子挑涂数次，又择天医黄道火日午时，先用麸炭一斤，端正顿在炉内，却安坩锅定了，于建盏内盛水九分，若干，旋旋添水，煅至未时，用炭一斤，顿坩锅侧，约一寸，申时添炭火二斤，在坩锅侧，约二寸，至亥时添炭一斤，顿坩锅侧，约三寸，至子时，炉下退火，盏内去汤，添井水九分，至寅时取出灵砂，研为末。用糯米末为饼，为丸，如小麻子大，小者若粟米，丸毕，顿在纸灰盘内，二日取出，用布袋打，或碗盏盖合，打令光色，每服五丸至十丸，加至二十、三十丸，人参枣汤送下。常服，温酒盐汤任下。诸虚不足，气不升降，膀胱疝气，淋沥，遗精，白浊，炒茴香、青盐入酒煎，候温送下；元气伤惫，羸弱无力，不思饮食，温酒盐汤送下；虚劳，喘嗽不安，罂粟、乌梅、姜汤送下，以物压；热劳，口干，无时发热，瘦弱不食，贝母柴胡汤送下；冷劳，虚颤手足弱，姜附麝香酒送下；盗汗，阴汗，小便频数，白浊，牡蛎（煅，多）、生硫黄（少）、盐共三味，细研，冷停酒下；童室一切劳气，泄漏精血，日见枯羸，色黄厌食，怯弱危困，人参、柴胡（多）、半夏（少）汤送下。妇室老童，一切虚证，皆可服，但随证轻重，年龄大小加减。男女中邪，麝香酒或井花、水花化下，外以七粒，桃枝七寸，入绛袋，悬于患人心前辟之。男女邪气所侵，痎疟不已，桃柳汤送下；寒热疟疾，草果、姜汤送下；中满腹胀，体痛腰疼，莪术汤送下。脾胃大虚，气不升降，呕逆翻胃，腹痛甚者，丁香二粒，胡椒五粒，甘草半寸同嚼，以热汤送下十丸；脾胃大虚，津液耗竭，不思饮食，人参汤米饮任下；心腹冷胀、绞刺，上下腹痛，茴香汤送下；冷气攻疰，引痛肚疼，木香汤送下；心痛，干姜、良姜汤送下。男女心烦不宁，心绪不正，妄见如祟状，沉香、灯心汤送下；梦泄，白茯苓末汤送下；冷泻，干姜汤、米饮任下；赤痢，甘草汤送下；白痢，干姜汤送下；赤白痢，甘草干姜汤送下；腰虚肠滑泄利，缩砂、粟壳、陈皮、生姜、陈米、北枣汤送下；如病重不食者，亦用前药煎服送下，可全愈，复食，能起死回生；肠风泻血，槐花柏叶汤送下；男女一切风疾，身体疼疼，松节酒送下；瘫痪手足不举，人参、附子汤送下；中风不语，木香、附子汤送下；遍身疼痛走注风，嚼生葱酒下；中风痰厥，霍乱转筋，翻胃呕逆，丁香汤送下；男女腰腿痛，木瓜盐酒、盐汤任下；腰脚痛，木瓜甜桃汤送下；干湿脚气，疼痛不能行，木瓜酒送

下；木肾偏坠，吊气疼肿，炒茴香及三棱、枣子煎汤送下；血蛊、血崩、血刺，一切血疾，当归芍药汤送下；产后中风，角弓反张，不省人事，荆芥煎酒服，候省，再以此酒下丹；产后热入血室，神昏语乱，若祟，生地黄酒送下；小儿惊风，金银薄荷汤送下；小儿慢惊，人参、附子汤送下。小儿脾胃虚弱，神昏欲脱，危困者，沉香、丁香、附子汤送下；小儿冷热，虫疼，肚大青筋，厌乳瘦弱，使君子、枣汤送下。小儿虚热时潮，手足抽掣，临睡惊惕，金银薄荷汤送下。

【功用】上益精液，中通荣卫，下却强阴，固精补髓，保寿轻身。

【主治】真元虚惫，脏腑亏损，寒热往来，骨蒸盗汗，心神不宁，恍惚时惊，咳嗽喘满，呕吐寒涎，食减少味，小便滑数，时有白浊，形容羸瘦，中风痰厥，久病脾泄，诸虚百损。

二十四味建中汤

【来源】《简易方》引《卫生家宝》（见《医方类聚》卷一五〇）。

【组成】黄耆（蜜炙） 官桂 秦艽 肉豆蔻 煨柴胡 荆芥 白芷 川芎 鳖甲（醋炙） 桔梗各二两 当归 莪术（炮） 麦门冬（去心） 白芍药 人参（去芦） 茯苓 甘草（炙） 木香 酸枣仁（炒） 海桐皮 枳壳（去瓤，煨） 干地黄各一两 沉香 槟榔各半两

【用法】上为细末。每二钱半，水一盏，加生姜三片，乌梅二个，煎至七分，温服。如觉脏腑冷，即空心热服；小便多，即食后、临卧时服。

【主治】虚劳，体倦骨疼，羸瘦少力，心忪胸满，痞闷不食；妇人血气风劳，月水不调，不孕者。

莲心散

【来源】《医方大成》卷四引《简易方》。

【别名】莲心饮（《普济方》卷二二八）。

【组成】莲肉一两 白术 人参 白茯苓 五味子 木香 薏苡仁（炒） 北桔梗（炒） 甘草（炙） 白扁豆（炒） 丁香 白芷 当归各半两 桑白皮 干葛（炒） 黄耆（炒） 杏仁（去皮尖，炒） 干姜（炮） 山药（炒） 半夏曲 百合 神曲（炒）各一两

【用法】上锉。每服三分，水一盏，姜、枣同煎，空心温服。

【主治】虚劳或大病后心虚脾弱，盗汗，遗精。

秘传当归膏

【来源】《仁斋直指方论》卷九。

【别名】当归膏（《医学入门》卷七）。

【组成】当归（酒洗）一斤六两 生地黄一斤（酒洗） 熟地黄三两（酒洗） 薏苡仁八两（米粉同炒） 白芍药一斤（粉炒） 白茯苓十二两 白术一斤 莲子四两（去心） 山药五两 人参四两（加洗用） 甘草三两 枸杞子一斤四两（甘州者佳） 贝母三两（去心） 地骨皮四两 麦门冬五两（去心） 天门冬二两（去心） 五味子一两 琥珀一钱二分

【用法】上各锉细，和足，以水十斤，微火煎之，再加水十斤，如此四次，滤其滓，取汁，文武火煎之，如法为度，每斤加炼熟净蜜四两，春五两，夏六两，共熬成膏。

【功用】养血和中，滋荣筋骨，养阴抑阳。

【主治】五劳七伤，诸虚劳极，脾胃虚弱。

【加减】吐血，加牡丹皮二两；骨蒸，加青蒿汁二碗，童便二碗；劳瘵，加钟乳粉一两。

黄耆十补汤

【来源】《仁斋直指方论》卷九。

【组成】黄耆（蜜炙） 当归（酒浸，焙） 熟地黄（洗） 茯神各半两 白芍药一两 人参 白术 酸枣仁（微炒） 半夏（制） 陈皮 北五味子 肉桂 天台乌药 甘草（炙） 麦门冬（去心）各一分 木香 沉香各一钱

【用法】上锉。每服三钱，加生姜五片，大枣二枚，食前煎服。

【功用】补虚劳，养血气。

黄耆六一汤

【来源】《仁斋直指方论》卷九。

【组成】黄耆（炙）六钱 甘草（炙）一钱 白

术　白芍药各三钱

【用法】上为粗末。每服二钱，加生姜、大枣，水煎服。

【主治】虚劳自汗。

黄耆益损汤

【来源】《仁斋直指方论》卷九。

【组成】肉桂　熟地黄　半夏（制）　甘草（炙）各三分　石斛（酒炒）　当归　川芎　黄耆（炙）　白术各一两　白芍药一两半　北五味子半两　木香三钱半

【用法】上锉细。每服三钱，加生姜五片，大枣二枚，食前煎服。

【主治】诸虚劳倦。

【加减】有热，加柴胡。

鹿茸大补汤

【来源】《仁斋直指方论》卷九。

【组成】人参　北五味子　当归　白术　白茯苓　熟地黄（洗）　白芍药　黄耆（炙）　甘草（炙）　阿胶（炒酥）　续断（洗）　半夏（制）　山药（炮）　石斛　酸枣仁（浸，去皮，焙）　柏子仁（略炒）各一两　远志（酒浸取肉，焙）　川白姜（生）各三分　辣桂半两　鹿茸二两（去皮毛，酥炙黄）

【用法】上细锉。每服三钱半，加生姜四片，大枣二枚，水煎食前服。

本方改为丸剂，名“鹿茸大补丸”（《古今医统大全》卷四十八）。

【功用】补虚损，益气血。

集验鹿茸丸

【来源】《仁斋直指方论》卷九。

【组成】鹿茸（酥炙）　熟地黄　当归（酒浸，焙）　枸杞子　酸枣仁（慢火炒，去皮）　远志（姜汁腌，取肉，焙）　附子（炮）　沉香　牛膝（酒浸，焙）　山药（炮）　苁蓉（酒浸，焙）各一两　麝香半两

【用法】上为末，炼蜜为丸，如梧桐子大。每服五十丸，空心盐汤送下。

【功用】补养心肾，滋益血气。

【主治】诸虚劳倦。

龙齿补心汤

【来源】《仁斋直指方论》卷十。

【组成】龙齿（煅，别研）　人参　当归（酒浸一宿，焙）　熟地黄（洗，焙）　北梗（焙）　酸枣仁（炒）　白茯苓　白茯神（去木）　远志（水浸，取肉，晒，姜汁淹，焙）　枳壳（去瓤，麸炒）　麦门冬（去心）　半夏曲　白术　甘草（炙）各半两　肉桂二钱半　绵黄耆七钱半（蜜炙）

【用法】上为粗末。每服三钱，水一盏半，加生姜五片，粳米一小撮，同煎，不时服，临卧服。

【主治】诸虚不足，虚热潮来，心神惊惕，睡卧不宁，小便油浊。

麝香鹿茸丸

【来源】《仁斋直指方论》卷十五。

【组成】熟地黄　山药各三两　杜仲（炒断丝）　鹿茸（酒炙）各一两半　北五味子　肉苁蓉　牛膝（并酒浸焙）各一两　沉香半两　麝香半钱

《普济方》引本方无五味子，有薯蓣、天雄、远志。

【用法】上为末，炼蜜为丸，如梧桐子大。每服三五十丸，食前盐汤送下。

【主治】真元虚惫，精血耗少。

加味补中益气汤

【来源】《仁斋直指方论·附遗》卷九。

【组成】人参一钱　黄耆七分　甘草四分　白术一钱　当归（酒洗）一钱二分　陈皮（去白）一钱　柴胡（去芦）五分　升麻三分　麦冬七分（制，去心）　天花粉五分　黄柏七分（酒盐炒）　黄芩五分（酒浸）

【用法】上锉。用水二钟，煎至一钟，去滓温服。

【主治】动作劳倦。

沉香大补丸

【来源】《仁斋直指方论·附遗》卷九。

【组成】黄柏四两（酒浸，炒褐色） 知母一两半（酒浸，焙） 熟地黄（酒浸）二两 芍药 陈皮（去白） 牛膝（酒浸） 锁阳（酒浸） 当归（酒浸）各一两 败龟版（酥炙）二两 虎胫骨（酥炙）七钱半 山茱萸（肉）一两 山药 沉香 白茯苓 牡丹皮 杜仲（酥炙） 泽泻 大茴香各一两 人参二两

【用法】上为细末，以酒煮黑羊羔肉熬为膏，去骨，内加猪脊髓二付，再加火熬，和药为丸，如梧桐子大。每服四五十丸，空心以好酒送下，干物压之。

【功用】补益元气，轻身健体，调和五脏，通泰血脉，种子延年。

【主治】下焦虚弱。

固真丹

【来源】《仁斋直指方论·附遗》卷九。

【组成】人参一两 干山药一两半（炒） 当归（酒浸） 黄耆（炒） 黄柏（炒） 白术各一两 杜仲（酒炙，炒断丝） 补骨脂（炒）各一两 五味子半两（炒） 泽泻半两 白茯苓 牡丹皮 山茱萸肉各一两 熟地黄四两（汤头阑膏于石臼内，捣如泥）

《济阳纲目》有羊肉，无当归。

【用法】上为极细末，和地黄膏拌匀，却入炼蜜为丸，如梧桐子大。每服八九十丸，空心淡盐汤送下。

【主治】诸虚百损，五劳七伤，水火不升，下元虚冷，脐腹疼痛。

【加减】腰腿无力，加牛膝一两（酒炒）、败龟版一两半（酥炙）；夏天服，加桂半两；脉弱食少，再加附子半两（炮）。

经验养荣丸

【来源】《仁斋直指方论·附遗》卷九。

【组成】白术（土炒） 黄耆（蜜炙） 芍药（酒炒） 远志（甘草略煮，去心）各一两半 当归身（酒洗） 山药 熟地黄（酒洗） 五味子 人参（去芦）各一两 白茯苓二两 山茱萸（去梗） 生地黄（酒洗）各五钱 陈皮（泡）八钱

【用法】上为细末，用鸭子一只取血入蜜，炼和前药为丸，如梧桐子大。每服八十丸，白盐汤送下；寒月盐汤送下。

【主治】气血两虚，精神短少，脾胃不足，形体羸乏。

【加减】咳嗽，加麦冬、贝母、紫菀茸、款冬花各一两；热，加黄柏、知母各一两；遗精带浊，加牡蛎一两、真龙骨五钱；吐衄血腥，加牡丹皮、赤芍药各一两。

秘传大补元丸

【来源】《仁斋直指方论·附遗》卷九。

【组成】黄柏（蜜炒褐色） 知母（乳汁浸，炒） 龟版（酥炙）各三两 淮熟地黄（酒洗）五两 牛膝（酒洗） 麦门冬（去心） 肉苁蓉（酒洗） 虎胫骨（好酒炙） 淮山药 茯神（去心） 黄耆（蜜炙）各一两半 杜仲（去粗皮，好酒炒断丝） 枸杞子（甘州者佳） 何首乌（篾刮去皮） 人参（去芦）各二两 当归身（酒洗） 天门冬（去心） 五味子（去枝核） 淮生地黄（酒洗）各一两 白芍药（酒炒）二两（冬月只用一两） 紫河车一具（一名混沌皮，即今之胞衣，取初产者为佳。如无初产者，或壮盛妇人胎者亦可。取一具，用线吊于急流水中漂一昼夜，去其污浊血丝，取起，再用净米泔水一碗许，于小罐内微火煮一沸，取出勿令泄气，再用小篮一个，四周用纸密糊，将河车安于篮内，用慢火烘干，为末）。

【用法】上为极细末，入猪脊髓三条，炼蜜为丸，如梧桐子大。每服八十丸，空心以淡盐汤送下；寒月用温酒送下。

【主治】男妇诸虚百损，五劳七伤，形体羸乏，腰背疼痛，遗精带浊。

【加减】梦遗白浊，加牡蛎一两，白术、山茱萸各一两五钱，茯苓二两；冬加干姜五钱（炒黑色）。

八物汤

【来源】《女科万金方》。

【组成】山栀　肉桂　泽泻　猪苓　熟地　丹皮　山茱萸　黑附子　门冬

【用法】水煎服。

【主治】下元冷惫，心火上炎，渴欲饮水；或肾不能扶养，常吐痰嗽，小便不利。

十补丸

【来源】《类编朱氏集验方》卷八。

【组成】茴香（炒）二两　葫芦巴（炒）　破故纸（炒）　苍术（米泔水浸一宿）　菟丝子各一两（酒浸一宿，炒。以上五味，用煮酒浸三宿）　大川乌一个（一两者，好醋浸三宿）　青盐半两　丁香二钱　木通半两（用盐二钱，好酒一碗，煮干）　麝香半钱

【用法】上为细末，用前浸药酒煮面糊为丸，如梧桐子大。每服四五十丸，空心温酒送下。

【功用】补元阳，益真气。

【主治】诸虚不足。

八宝妆丸

【来源】《类编朱氏集验方》卷八。

【组成】八味丸　安肾丸　鹿角霜丸　菟丝子丸　固真丹　黄耆丹　茴香丸　鹿茸丸

【用法】上各买一贴，令有一两作一处，瓷器盛，以无灰酒浸一宿，令稀稠得所，竹木槌子干净桌子上捶数千下，却加天雄一个、大附子一个，炮为末，合在药内，再捶千余下，又以无灰酒再浸一宿，次日再捶数千下为丸，如梧桐子大。每服十五丸，空心盐汤、酒任下。日加二十丸，至三五十丸止。以干物压之。

【功用】壮脾肾，进饮食，行步如飞。

【主治】虚损。

大养脾丸

【来源】《类编朱氏集验方》卷八引张必胜方。

【组成】缩砂仁　麦芽　人参各半两　神曲　木香　肉豆蔻（枣肉包煨）各三钱　沉香　扁豆　青皮　白豆蔻仁　石莲肉　陈皮　红豆　草果子　丁香　厚朴（制）各二钱

【用法】上为末，炼蜜为丸。空心粟米汤嚼下，一日三次。

【功用】补气血虚。

【主治】虚损。

升朝汤

【来源】《类编朱氏集验方》卷八引《三山曾太丞方》。

【组成】鹿茸　当归各二两　川乌　白姜各一两　肉桂一两　甘草半两

【用法】上锉。每服半两，加生姜、大枣同煎，空心服。

【主治】精血少，神气昏倦，背膊疼痛，脉涩。

六益丸

【来源】《类编朱氏集验方》卷八。

【组成】丁香　木香　肉豆蔻（面煨）　白附子（炮）　附子（炮）　血茸（酥炙）各一两

【用法】上为末，酒糊为丸，如梧桐子大。每服三五十丸，温酒送下。

【功用】专补脾肾。

巴戟丸

【来源】《类编朱氏集验方》卷八。

【组成】川楝子（去核）　胡芦巴（炒）　白姜（炮）　川椒（炒）　茴香　川牛膝（酒浸，焙）　破故纸（炒）　山药　木通　肉桂（去皮）　牡蛎（煅）　附子（炮，去皮脐）　赤石脂各等分

本方名巴戟丸，但方中无巴戟，疑脱。

【用法】上为末，酒糊为丸，如梧桐子大。每服五十丸，空心盐汤、温酒任下。

【主治】诸虚不足，真阳衰惫。

【加减】肾厥头痛，加川芎；肺虚咳唾，加五味子、款冬花；背膊劳倦，加沉香；脾胃不和，加荜澄茄；虚疟寒热，加蜀漆叶；心神不宁，加龙

齿、酸枣仁（炒，去壳）。

玉女砂

【来源】《类编朱氏集验方》卷八引许德修方。

【组成】辰砂八两或六两或十两（夹绢袋盛，若块大打令稍小，惟红者为上，若添砂添药） 金毛狗脊（去毛） 吴茱萸 菟丝子 杜仲 瓦松（古屋瓦上青毛，焙干去土） 熟地黄 五味子 人参 肉豆蔻（面包煨） 桑寄生 川萆薢 芍药 巴戟（去心） 黄耆 牡丹皮（去心） 肉苁蓉 当归 茯神（去木） 茴香（洗） 远志（去心） 山茱萸（去核）各一两

【用法】上药装在一斗瓶内，着童子小便五七升，将砂袋悬胎挂瓶中，如煮酒法，于锅内着水，亦悬药瓶于锅中，桑柴或间松柴煮五日夜，火不要急，小便不住讨添，煮令干，日足取出，将砂袋以温水涤十余次。又换温水浸半日，弃药不用，辰砂又洗三两次，糯米团子和丸。每服五丸至十丸，空心枣汤送下。

【功用】暖下元，固阳气，暖宫肾。

【主治】男子妇人诸虚百损，产后诸虚，虚病寒热，自汗盗汗。

瓜砂丹

【来源】《类编朱氏集验方》卷八。

【组成】朱砂四两

原书于朱砂下尚有煮药方：黄耆（炙） 当归 远志（去心） 柏子仁 川乌（炮） 木香 茯神（去木） 益智仁 人参 乳香 龙齿 五味子 石斛 川椒 熟地黄 麦门冬 白芍药 仙灵脾各一两 鹿茸（炙） 酸枣仁（炒） 附子（炮，去皮） 钟乳粉各二两

【用法】以木瓜十数个，每木瓜开盖去瓤，底下根铺药末少许，中以绢片裹朱砂一两，蜜拌湿，坐于其间，仍盖药末令满，仍以木瓜盖子盖定，篾签签定，纱片裹木瓜全个不令散失，如此者二三十个。看其银合大小，坐于其中，上下仍铺药末封盖定，坐于银锅银甑中，勿用铁器，以桑柴烧文武火蒸七昼夜，再换木瓜末一次，又蒸七昼夜乃止，取出朱砂一味，摊干研细，以薏苡粉煮稀糊为丸，如梧桐子大。每服二三十丸，茶、酒任下。

【主治】男子、妇人诸虚不足，心气不宁，梦寐不安，手足疼痛，腰膝拘挛，步履艰难；妇人脚气冲心，呕吐药食，不能下咽。

加味大建中汤

【来源】《类编朱氏集验方》卷八。

【组成】白芍药 官桂 黄耆（蜜炙） 附子（炮） 五味子 干姜（炮） 人参 鹿茸（酒蒸） 白茯苓（去皮） 川芎 半夏 当归（酒浸） 陈皮各一两 甘草半两

【用法】上为粗末。每服四钱，水一盏半，加生姜七片，大枣一枚，煎六分，去滓，空心服。

【功用】补诸虚。

众妙丸

【来源】《类编朱氏集验方》卷八引蜀医殿机何企颜方。

【组成】川吴茱萸 破故纸（炒） 人参 火砂 蜜砂各一两 北五味子 大附子（炮） 钟乳粉 肉豆蔻（面包焙）各二两 白茯苓一两二钱 鹿茸（炙）二两半 菟丝子（捣，去糠，不碎者真；酒浸，蒸，捣）二两

【用法】上为细末，大钵内滚一二日，令匀，糯米糊为丸，如梧桐子大，焙干，瓷瓶收，常存暖处。可与八味丸轮服。

【主治】虚损。

沉香固元散

【来源】《类编朱氏集验方》卷八。

【组成】沉香 茴香 丁香 乌药 木香 川芎 巴戟（酒煮，去心）各半两 陈皮三钱 葫芦巴四钱

【用法】上为细末。以盐汤调下。常服为妙。

【主治】虚损。

青蛾丸

【来源】《类编朱氏集验方》卷八。

【组成】菟丝子半斤（酒浸） 木瓜 牛膝（酒浸） 五味子各二两 青盐 天麻各一两 附子一两（用柳木火炮，去皮脐，埋三宿，姜汁浸，焙）

【用法】上件除青盐、附子，诸药俱用酒浸，洗，却用浸药酒煮糊为丸，如梧桐子大。每服五十丸，空心酒送下。

【主治】虚损。

固元丸

【来源】《类编朱氏集验方》卷八。

【组成】八角茴香（炒） 复盆子（酒浸） 茴香（炒） 白茯苓（去皮） 川牛膝（酒浸） 磁石（火烧，酒淬七次） 龙齿（煅） 补骨脂各一两（炒） 天雄一两（用青盐一两研入酒一盏内，泡天雄，取酒尽为度） 五味子（酒蒸，研） 菟丝子（净洗，酒蒸，研）各二两 鹿茸（去毛） 苁蓉（酒浸一宿）各二两半 车前子半两（隔纸炒） 麝香半钱（别研） 钟乳粉 川乌（炮） 附子（炮，去皮脐） 肉桂（去皮） 巴戟（去心）各一两半

【用法】上为细末，酒煮鹿角胶为丸，如梧桐子大。每服五十至一百丸，食前温酒送下。

【主治】元气虚弱，肾水不能滋肝木，子母俱虚，而筋脉拘挛。

金樱丸

【来源】《类编朱氏集验方》卷八。

【组成】金樱子（一名山石榴；干了，以新草鞋筛内擦刺令净，捶破去子，切，焙） 缩砂一半。

【用法】上为蜜丸。每服五十丸，空心酒或盐汤送下。

【功用】补血。

茸附煎丸

【来源】《类编朱氏集验方》卷八引吴尚书方。

【组成】鹿茸（火燎去毛，酒浸三宿，蒸熟，焙干） 苁蓉 牛膝（洗） 熟地黄 当归（洗） 巴戟（去心） 川续断各四两（以上六味拌匀，酒浸二宿，日干，一处拌） 菟丝子八两（洗去沙土，酒浸五日，焙干） 大附子（炮） 破故纸（炒） 茯神（去木） 茴香（炒） 川楝子（去核）各四两 五味子 沉香 官桂（去皮）各二两 台椒红（炒） 木香各一两 杜仲（去皮，细锉，生姜汁拌和，干炒） 苍术八两（米泔水浸一宿，洗去沙土，锉片，用葱白八两切片，罨五宿，日干，炒黄色）

【用法】上为细末，酒糊为丸，如梧桐子大。每服五六十丸，盐汤温酒吞下，一日二三次。常服甚妙。

【功用】生精补血，益诸虚百损。

养肝丸

【来源】《类编朱氏集验方》卷八引梁国佐方。

【组成】白芍药 禹粮石（煅） 肉苁蓉 黄耆（蜜炙） 当归 茯神（去木）各一两 杜仲（炒）四两 鹿角胶（炒）一两半 川续断 柏子仁 牛膝 木瓜 石菖蒲各半两

【用法】上为末，醋糊为丸，如梧桐子大。早空心盐汤送下。

【功用】养血气，壮筋骨。

【主治】虚劳。

神仙修真丹

【来源】《类编朱氏集验方》卷八。

【别名】神仙修真丸（《普济方》卷二二二）。

【组成】鹿角霜十两 附子五两（炮）

【用法】上为细末，以鹿角胶半升熬化为丸，如梧桐子大。每服三十丸，空心温酒或炒茴香汤送下。

【功用】益精补髓，壮筋骨，明眼目，补暖脏气，去一切风。

秘传肉丹

【来源】《类编朱氏集验方》卷八。

【别名】朱赭妙丸（《普济方》卷二一九）。

【组成】伏火朱砂四两（研如粉） 代赭石四两

（火煅，水飞过） 鹿角胶七两（蛤粉炒） 鹿角霜二两 鹿茸七两（酒浸，炙） 白龙骨三两（生用，水飞） 虎胫骨四两（酥炙） 天雄二两（炮） 桑螵蛸四两（炒） 磁石四两（醋淬，水飞） 牡蛎粉四两（韭菜叶和泥煅，水飞） 附子一两（炮） 钟乳粉二两 阳起石二两（煅，水飞） 乳香一两 没药一两 沉香一两 （一方用灵砂不使朱砂）

【用法】上以糯米粉用酒和成饼煮熟为丸，如梧桐子大。每服三十丸，加至五十丸，空心以盐汤送下。

【功用】养心肾，生精血，补虚损，壮筋骨，固下元。

梅茸丸

【来源】《类编朱氏集验方》卷八。

【组成】鹿茸三两（燎去毛，酒浸一宿，炙） 乌梅肉一两（用肥者） 沉香三钱 当归二两 钟乳粉半两

【用法】上为末，次入钟乳粉拌和，用羊脊髓为丸，如梧桐子大。每服五十丸，粟米饮送下。

【功用】补肝肾，敛肝气。

菟丝子丸

【来源】《类编朱氏集验方》卷八。

【组成】菟丝子（酒浸一宿，焙） 泽泻（酒浸一宿，略蒸，焙） 大附子（炮，去皮） 肉桂各五两 苁蓉（酒浸一宿，焙） 杜仲（制） 熟地黄（投水中沉者是，酒浸一宿，焙） 白茯苓（去皮） 猢孙姜（去毛，炙） 山茱萸（去核） 茴香（炒） 石斛（焙） 川续断（焙） 川牛膝（酒浸一宿，焙） 荜澄茄各三两半 金铃子（去核） 干姜（炮）各四两 川巴戟（去心，酒浸一宿，焙） 桑螵蛸（蜜炙） 覆盆子 五味子 川芎各二两半 天台乌药八两

【用法】上为细末，不犯铜铁器，酒糊为丸，如梧桐子大。每服二三十丸，盐汤、温酒任下；如脚弱，木瓜汤下。

【功用】益颜色，去万病，安五脏，填骨髓，和耳目，轻身延年。

【主治】男女虚劳。

煮附丸

【来源】《类编朱氏集验方》卷八。

【组成】附子八钱（重者两只，去皮脐，切作片，酒二升煮尽为度） 茴香（炒） 木香各半两 葫芦巴一两（炒）

【用法】上为细末，酒湖为丸。每服四五十丸，空心温盐汤送下；腹痛，良姜汤送下；泄泻米饮送下。

【主治】虚损。

黑锡丹

【来源】《类编朱氏集验方》卷八。

【组成】黑锡（洗，熔了去渣） 硫黄（透明者，结沙子） 附子各二两 破故纸（酒浸，炒） 肉豆蔻（面裹煨） 茴香（炒） 金铃子（蒸熟，去皮核）各一两半 木香 沉香各一两

【用法】上用新铁铫内，如常法结黑锡、硫黄沙子，地上出火毒，自朝至暮，研令极细，余药并杵罗为细末，一处和停入研，酒糊为丸，如梧桐子大，阴干，入布袋内擦令光莹。每服五七十丸，空心姜盐汤或枣汤送下；妇人艾醋汤下；如一切冷疾，盐酒、盐汤空心下三四十丸；急用，枣汤吞一二百粒，即便回阳。

【功用】调治荣卫，升降阴阳，补损益虚，回阳返阴。

【主治】丈夫元脏虚冷，真阳不固，三焦不和，上热下冷，耳内虚鸣，腰背疼痛，心气虚乏，饮食无味，膀胱久冷，夜多小便；妇人月事愆期，血海久冷，恶露不止，赤白带下；及阴毒伤寒，四肢厥冷，不省人事。

腽肭脐丸

【来源】《类编朱氏集验方》卷八。

【组成】腽肭脐一对（酒煮烂用） 大附子（炮，去皮脐） 五味子 川乌（炮） 菟丝子（酒浸，焙干）各二两 鹿茸（蜜炙） 麋茸 鹿角胶各一两半 沉香 青盐（别研） 阳起石（火煅） 葫

芦巴（炒） 钟乳粉各一两 麝香一钱

【用法】上为细末，用腽肭脐杵烂和药，将所煮腽肭脐、酒煮山药末为糊，丸如梧桐子大。每服七十丸，空心酒服。

【功用】补真助阳，益壮根本。

【主治】虚损。

腽肭脐丸

【来源】《类编朱氏集验方》卷八。

【组成】腽肭脐一对 鹿角胶 鹿角霜 麋茸各二两 熟地黄 葫芦巴 菟丝子 巴戟（去心） 钟乳粉 乳香 没药 当归 牛膝 苁蓉 茴香 天雄 附子各一两 沉香半两 朱砂二钱 麝香一钱

【用法】先将腽肭脐酒浸一宿，煮烂，杵成膏，将浸药酒化麋鹿胶同为膏子，次下乳香、麝香、没药、朱砂、乳粉研为末，将余药研为细末，再于干钵内同研千百下，别用羊白腰子三对，羊白脊髓五条，酒煮熟烂，研为膏，用腽肭脐，麋鹿角胶，搜拌药末成剂得所，若稍干打酒糊些小，同搜成剂，入臼杵三五千杵，丸如梧桐子大，窨一宿，慢火上焙干，用无油罐子盛，纸密封上。每服三五十丸，空心温酒送下。

【功用】补真助阳，益壮根本。

【主治】虚损。

腽肭脐丸

【来源】《类编朱氏集验方》卷八。

【组成】腽肭脐一对 麋茸（去毛、酒浸一宿，炙） 鹿茸（去毛，酒浸一宿，炙） 苁蓉（酒浸一宿）各五两 当归 茯神（去皮心） 朱砂（蜜煮） 牛膝（酒浸一宿） 五味子 巴戟（去心）各三两 青盐（炒）一两 阳起石（酒煮一日） 沉香各二两 附子三两（炮，去皮） 菟丝子五两（净酒浸一宿）

【用法】上为细末，用腽肭脐并鹿角胶为膏子，丸如梧桐子大。每服七十丸至一百丸，食前盐酒汤送下。

【功用】补真助阳，益壮根本。

【主治】虚损。

聚宝养气丹

【来源】《类编朱氏集验方》卷八。

【组成】代赭石 紫石英 赤石脂 禹余粮各二两（醋淬，水飞过，搜作锭子，候十分干，入砂盒内养火三日，罐子埋地中一宿，出火毒，入后药） 阳起石（煅） 肉豆蔻（面包，煨） 鹿茸（酒炙） 破故纸（酒炒） 钟乳粉 五灵脂（酒研） 茴香（酒炒） 柏子仁 当归（酒浸，炙） 远志（去心，酒炒） 没药（别研） 白茯苓 附子（炮） 天雄（炮） 胡椒 沉香 丁香 木香 乳香 黄耆（蜜炙） 山药 苁蓉（焙） 肉桂 巴戟各半两 血竭 琥珀 朱砂 麝香各三钱

【用法】上为细末，糯米煮糊为丸，如梧桐子大，留朱砂、麝香少许为衣。每服三十丸，空心人参煎汤或枣汤下；妇人醋汤下。

【主治】诸虚不足，气血怯弱，头目昏晕，肢节倦怠，心志昏愦，夜梦失精，小便滑数，脾胃气虚；又治诸风瘫痪，半身不遂，语言謇涩，肢体重痛，寒湿气痹；或久寒宿冷泄泻，发疟寒热，下痢赤白，及肠风，痔瘘，下血不止；妇人子宫久冷，崩漏，带下五色，月候不调，腹胁刺痛，血瘕血闭，羸瘦乏力。

磁石丸

【来源】《类编朱氏集验方》卷八引湘中赵伯海方。

【组成】磁石（醋煅） 黄耆（蜜炙） 覆盆子 赤茯苓（去皮）各半两 干姜（炮） 巴戟（去心） 桂心 鹿茸（蜜炙）各三钱 苁蓉（酒浸，焙干） 牛膝（酒浸，焙干） 川椒（炒）各四钱 柏子仁（别研） 防风 地骨皮 远志（去心）各二钱半 大附子一个（炮，去皮） 大川乌一个（炮，去皮） 紫梢花（去木）各一两

【用法】上为细末，酒煮面糊为丸，如梧桐子大。每服三十丸，汤、酒任下。

【主治】心肾诸虚不足。

【加减】妇人白带下及男子泄精，加龙骨半两，海螵蛸一两，牡蛎半两（盐泥固济，火煅）。

增益八味丸

【来源】《类编朱氏集验方》卷八。

【组成】熟干地黄（酒洒九蒸，晒干） 鹿茸（去毛，炙） 五味子各四两 山药（大块者，酒浸一宿） 山茱萸（去核） 大附子（一两者，炮） 牛膝（酒浸一宿）各二两 白茯苓 牡丹皮（去骨） 泽泻（酒浸一宿）各一两半

【用法】上为细末，用真鹿角胶半斤，锉细，于银石器中，法酒和为丸，如梧桐子大。每服五十丸，空腹温酒、盐汤任下。

【功用】滋养肝肾，益心血，利足膝，充肌肤，悦颜色。

抱婆丸

【来源】《类编朱氏集验方》卷九。

【组成】大附子一两一只（炮去皮） 苍术三两（米泔浸一宿） 南木香（不见火） 大川乌（去皮尖，炮） 天麻（酒浸，炙）各半两

方中川乌用量原缺，据《普济方》补。

【用法】上为细末，酒煮面糊为丸，如梧桐子大，空心温酒、盐汤送下；头风，食后葱、酒送下。

【主治】男女诸虚不足，女人头风，男子气虚弱，吐痰及脚气，腰疼，下元虚冷。

薤白汤

【来源】《类编朱氏集验方》卷十。

【组成】鹿角胶 当归 黄耆 肉桂 干地黄 石斛 木香 白术 白茯苓 鳖甲（醋炙） 秦艽 川巴戟 柑子皮各一两 牡丹皮 天仙藤 甘草各半两 人参二钱 枳壳三钱

【用法】上锉。每服三钱，水一盏半，加生姜九片，薤白三寸，煎七分，去滓，空心服。

【主治】妇人血虚劳倦。

心肾丸

【来源】《医方类聚》卷一五〇引《济生续方》。

【组成】菟丝子（淘，酒蒸，擂）二两 麦门冬（去心）二两

【用法】上为细末，炼蜜为丸，如梧桐子大。每服七十丸，空心、食前用盐汤送下；熟水亦得。

【主治】心肾不足，精少血燥，心下烦热，怔忡不安，或口干生疮，目赤头晕，小便赤浊，五心烦热，多渴引饮，及精虚血少，不受峻补者。

茸附汤

【来源】《医方类聚》卷一五〇引《济生续方》

【组成】鹿茸（去毛，酒蒸）一两 附子（炮，去皮脐）一两

【用法】上锉，分作四服。水二盏，生姜十片，煎至八分，去滓，食前温服。

【主治】精血俱虚，荣卫耗损，潮热自汗，怔忡惊悸，肢体倦乏，但是一切虚弱之证。

鹿血丸

【来源】《医方类聚》卷一五〇引《济生续方》。

【组成】桑上寄生二两 川续断（锉，酒润） 鹿茸（去毛，酒蒸） 麋茸（去毛，酒蒸） 鹿角（镑） 麋角（镑） 附子（炮，去皮） 川乌（炮，去皮） 钟乳粉 阳起石（煅） 川巴戟（捶，去心） 沉香（不见火） 川牛膝（去芦，酒浸） 川草薢各一两 菟丝子（淘，酒蒸，擂，焙） 五味子各二两 宣木瓜二枚（去皮瓤，蒸烂） 椒红（去目及闭口者，微炒出汗，取红）半两

【用法】上为细末，刺鹿血，乘热搜和为丸，如梧桐子大。每服一百丸，空心食前用盐汤、盐酒任下，妇人用淡醋汤送下。

【主治】诸虚百损，精血俱耗，血少不能养筋，精虚不能实骨，筋骨痿弱，面色黧黑，耳鸣气短，目视昏花，腰脊疼痛，足膝疲弱，步履艰难，小便白浊，或小便频数，及妇人虚弱。

育气汤

【来源】《御药院方》卷三。

【组成】白术 丁香 人参 木香 白茯苓 藿香 缩砂仁 肉豆蔻 荜澄茄 甘草（炙）各半两 干山药一两 陈皮（去白） 青皮（去白）各

一分

《卫生宝鉴》有白檀香半两。

【用法】上为细末。每服一二钱，木瓜汤点服；空心盐汤点亦得。

本方改为丸剂，名“育气丸”（《杂病源流犀烛》卷十八）。

【功用】通流百脉，调畅脾元，补中脘，益气海，思进饮食，大益脏虚疼痛，祛阴寒，止肠鸣。

人参补虚汤

【来源】《御药院方》卷六。

【组成】黄耆　人参　陈皮（去白）　当归（炙）　桂（去皮）　细辛（去叶、土）　前胡　白芍药（去皮）　甘草（炙）　白茯苓（去皮）　麦门冬（去心）　半夏（炮）　熟干地黄各二两

【用法】上为细末。每服三钱，水一大盏，加生姜五片，大枣两个，煎至七分，食前稍热服。

【主治】虚劳，少气不足，四肢困弱，嗜卧少力，心中悸动，夜多盗汗。

三才丸

【来源】《御药院方》卷六。

【组成】天门冬三两（去心）　生地黄三两（上用柳甑箅，以酒洒之，九蒸降晒干）　人参（去芦）二两

【用法】上同为末，以枣肉为丸，如梧桐子大。每服三十丸，食前温酒送下，一日三次。岁久为验。

【功用】滋阴养血，润补不燥，养气和血，养神。

天真丸

【来源】《御药院方》卷六。

【别名】太真丸（《丹溪心法附余》卷十九）。

【组成】羊肉七斤（精者为妙，先去筋膜，并去脂皮，批开入药末）　肉苁蓉十两　当归十二两（洗净，去芦）　湿山药（去皮）十两　天门冬（焙软，去心，切）一斤

【用法】上四味置之在肉内裹定，用麻缕缠定，用上色糯酒四瓶，煮令酒尽，掺在药内，再入水二升又煮，直候肉如泥，再入黄耆末五两，人参末三两，白术末二两，熟糯米饭焙干为末十两，前后药末同剂为丸，如梧桐子大。一日约服三百粒，初服百粒，旋加至前数服之，定觉有精神，美饮食，手足添力，血脉便行，轻健。如久喑不言者，服之半月，言语有声；或云血下喘咳嗽，行步不得，服之必效。恐药难丸，即入宿蒸饼五七枚，焙干为末，同搜和为丸。用温糯米酒送下，空心食前服。如滑肠绝不入食，守死无法可治者，如咽喉窄下食不得，只能五七粒渐渐服之，粒数多便可养起。

【功用】

1.《御药院方》：久服令人面色红润，生血并津液，润燥通便。

2.《医学入门》：久服生血补气，暖胃驻颜。

【主治】先曾损血及脱血，肌瘦，绝不入食，行步不得，手足痿，血气枯槁，形神不足。

【方论】

1.《医门法律》：此方可谓长于用补矣，人参、羊肉同功，而苁蓉、山药为男子佳珍，合之当归养荣，黄耆益卫，天冬保肺，白术健脾，其法制甚精，允为补方之首。

2.《绛雪园古方选注》：形不足者补之以气，精不足者补之以味，养形补精以全神，故名天真。人参、黄耆、白术养其形也，当归、羊肉、山药补其精也，肉苁蓉暖肾中之阳，引精气以归根，天门冬保肺之阴，致高原于清肃。尝按古方温燥药中必复滋阴保肺，亦恐未得补阳之功，先伤肺经阴气尔。

3.《医方论》：此用血肉有情之品，以形补形，喜其不用地黄之滋腻，平调营卫，而不碍脾胃，故极为妥善。

4.《中医方剂通释》：本方证是由七情、劳倦、饮食、酒色所伤，或病后失于调理，以致阴阳、气血脏腑虚损而成。方中羊肉益气补虚，温中暖下为主药；人参、白术补气培元，健脾燥湿，山药补脾胃、益肺肾，黄芪、当归补气生血，共为辅药；肉苁蓉补肾益精，润肠通便，天门冬养阴清热、润肺滋肾，糯米（即稻米或江米）补益中气，是为佐使药。全方温而不燥，补而不腻，药以为丸，缓缓图功，以收补气养血,益肾填精之效。

五味子丸

【来源】《御药院方》卷六。

【组成】苁蓉　蛇床子（炒）　菟丝子　远志（去心）　五味子各四两

【用法】上为细末，酒面糊为丸，如梧桐子大。每服四十丸，空心温酒送下。

【功用】收敛精气，补阴养阳，充悦肌肤，进美饮食。

【主治】肝肾俱虚。

太和膏

【来源】《御药院方》卷六。

【组成】当归（酒洗）三两　川芎二两　肉苁蓉　舶上茴香各六两　川苦楝　破故纸　白茯苓　枸杞子　葫芦巴　远志（去心）　白术各三两　黄蜡一两半　葱白二十茎　胡桃五十个（各分作眼子）

【用法】上用鹿角三十斤，东流河水三十担，同灶铁锅二只，靠鹿顶截角，用赤石脂、盐泥于截动处涂固之，勿令透气，于甑内蒸一炊时，用马蔺刷就热汤刷去角上血刺、尘垢讫，可长三四寸截断鹿角，外将前件药十四味拌和停匀，先铺一层角于锅内，角上铺一层药，如此匀作三层铺之，将河水添在药锅内，其水于角上常令高三寸，用无烟木炭慢慢煎熬，常令小沸，勿令大滚。外一锅内，专将河水煎汤，亦勿令大滚。如药锅内水稍下，却于热汤内取添，止令三寸，却取河水添在熟汤内，续续倒添至二十四时，住火候冷，将鹿角捞出，用生绢取汁，其药滓不用。外将药汁如前法再熬，更不用加水，如膏成滴水中凝结不散，方始成膏。每服三钱，空心暖酒化服。

【功用】

1.《御药院方》：久服益精髓，壮元阳。

2.《普济方》：补虚乏，健脾胃，美饮食。

【主治】诸虚不足，气血虚衰，精神减少，肢体瘦悴，行步艰难。

未央丸

【来源】《御药院方》卷六。

【组成】巨胜子（九蒸九晒）　巴戟（去心）　川椒（去目）　枸杞　甘菊花　菖蒲　人参（去芦头）各一两

【用法】上用金襕袈裟一具，东流水洗千遍，荷叶裹，用文武火烧稍干，好酒煮烂，入药为丸，如梧桐子大。每服六七十丸至百丸，空心温酒或米饮送下，日进二服。药一两，用膏末子一两。

【主治】气血虚弱，肢体沉重，情思少乐，饮食减少；及肾气衰惫，腰腿沉重。

仙茅丸

【来源】《御药院方》卷六。

【组成】仙茅二斤（糯米泔浸五日，浸去赤水，用铜刀去皮，铜刀锉，取一斤。夏月止浸三日，阴干，不见日）　苍术二斤（米泔浸五日或三日，去皮，焙干一斤）　马兰花　舶上茴香各半斤　椒红二斤（醋炒取红，一斤）　熟干地黄一斤（焙干秤半斤）　柏子仁半斤

【用法】上件为细末，醋煮糊为丸，如梧桐子大，酒丸亦得。每服三十丸至四十丸或五十丸，空心、食前温酒送下，一日二服。渐加至七八十丸。

【功用】常服强筋骨，益精神，明目，黑髭发。

【主治】男子真气不足。

加减仙茅丸

【来源】《御药院方》卷六。

【组成】仙茅二斤（米泔浸五日，去赤水，用铜刀子去皮，用铜刀锉碎，夏月只浸三日，阴干，不见日，干称一斤）　苍术二斤（米泔浸五日，或二日亦得，去皮，焙干，秤一斤）　白茯苓（去皮）八两　车前子十二两　茴香（炒香）八两　枸杞子一斤　生干地黄（焙干）四两　熟地黄（焙干）四两　柏子仁（微炒黄，捣）八两

【用法】上为细末，酒煮面糊为丸，如梧桐子大。每服五六十丸，空心、食前温酒下，日二服，渐加至七八十丸。

【功用】强筋骨，益精神，明目，黑髭鬓。

延生丹

【来源】《御药院方》卷六。

【组成】辰砂（别研）三两　木香　没药　硇砂（别研）　白术　人参　沉香各半两　附子（炮裂，去皮）　胡芦巴各一两半

【用法】上为极细末，同研匀；用大萝卜去顶，用银匙剜作罐子，将已剜出萝卜绞取汁积在碗内，入药末一层，旋以银匙撩萝卜汁在上；再一层如上法；若汁不透，用银箸匙投之令入药及八分，萝卜顶盖之，用竹签签定；如一个萝卜盛药不了，即用三两个分盛之，先用纸封闭，次用盐泥固济，周回约一指许；用木炭火煅令通赤；闻药有香方出火；药罐子不动，只于烧处存放，至次日去泥开罐子，以银匙取药，在瓷器内揉和，令匀为丸；如药干，再入萝卜汁，和令得所，为丸如小豆大。每服十丸，细嚼三丸，吞七丸，空心，温酒送下；或米饮亦得，一日二次。

【主治】丈夫妇人虚损，五劳七伤，腹内一切痛，大便滑，小便数，或小便不通；男子小肠膀胱气病；妇人经脉闭，赤白带下，酒食多伤，大人小儿吐逆不定，诸块积聚，寒疝气疰，中恶鬼疰，传尸劳疾，久嗽水肿，疟痢，脚气病。

延龄丹

【来源】《御药院方》卷六。

【组成】牛膝（酒浸二宿）　苁蓉（酒浸二宿）　金铃子（去皮）　补骨脂（炒）　川茴香（炒）各七钱半　鹿茸（去毛）　益智仁　檀香　晚蚕蛾（炒）　没药（研）　丁香　青盐　川山甲各半两（炙）　沉香　香附子（炒）　姜黄　薯蓣　木香　巴戟（去心）　甘草（炙）各一两　乳香（研）　白术　青皮　苍术各三两

【用法】上为细末。酒煮面糊为丸，如梧桐子大。每服四十丸，空心温酒送下；或煎茴香汤送下。

【功用】补五脏，养真阳，和血脉，壮筋骨。

【主治】脾肾不足，真气伤惫，肢节困倦，举动乏力，怠惰嗜卧，面无润泽，不思饮食，气不宣畅，少腹里急，脐下疞痛，及奔豚、肓肠气攻充脐腹，发歇无时。

补真丹

【来源】《御药院方》卷六。

【组成】沉香　丁香　白豆蔻仁　檀香　肉豆蔻各一两　肉苁蓉半两（酒浸一宿，焙干）　牛膝半两（酒浸一宿，焙干）　巴戟（去心）七钱　白术半两　香附子二两　缩砂仁一两　木香二两　乳香半两（别研）　干山药七钱　穿山甲半两（炙黄）　青皮（去白）二两　附子七钱（炮裂，去皮脐）　补骨脂一两（炒）　桂（去粗皮）一分　没药一两（别研）　姜黄一两　茴香半两（微炒）　甘草二两（炙黄）　苍术三两（酒浸三日，取出焙，未干用青盐一两炒黄，去盐不用）

【用法】上为细末，酒浸蒸饼为丸，如梧桐子大。每服八十丸至一百丸，空心温酒或盐汤送下。

【功用】接真养气，健脾益胃，升降阴阳，调顺三焦，常服宽利胸膈，消进饮食。

补虚黄耆汤

【来源】《御药院方》卷六。

【组成】人参三两（去芦）　当归三两（去芦）　白术三两　黄耆三两　桂三两（去粗皮）　甘草三两（炙）　白芍药六两

【用法】上为粗末。每服三钱，水一盏，加生姜三片、大枣一枚，同煎至七分，去滓，食前温服，一日三次。

【主治】诸虚不足，少腹急痛，胁肋䐜胀，脐下虚满，胸中烦悸，面色萎黄，唇口干燥，少力身重，胸满短气，腰背强痛，骨肉酸疼，行动喘乏，不能饮食，或因劳伤过度，或因病后不复。

固真丸

【来源】《御药院方》卷六。

【别名】鹿角霜丸（《普济方》卷二二四）、固精丸（《万氏家抄方》卷四）。

【组成】鹿角一对（用杀者，去顶骨，截作三寸长短，解作两半，秤见斤两，用河水浸七日，每日一换新水，浸候日数足，每角一斤，入好黄蜡一两，用瓷缸子纳，以河水用桑柴火煮三伏时，不得住火，如水少，渐渐添，浸着角后煮得角软，

削去黑皮，只取霜，晒干，将煮角汁再以慢火熬成清胶）。

【用法】每用鹿角霜一斤，入上好者雪白茯苓五两（刮去黑皮）同捣罗为细末，将鹿角胶水搜和为丸，如梧桐子大。每服五十丸，空心用温酒吞下，渐渐加至一百丸亦得。若不吃酒，以清米饮吞下亦得。

【功用】暖丹田，补真气，活血脉，健筋骨，添精固气，延年助阳。

【主治】肾经虚损，真元不足。

固真丹

【来源】《御药院方》卷六。

【组成】南乳香半两　代赭石（丁头者）　拣丁香（去叶）　广木香　没药　桂府滑石　舶上茴香　沉香　木通　甘草　朱砂（为衣）各一两　莲子心三两

【用法】上为细末，醋浸一宿，蒸饼为丸，如鸡头子大，选辰火日合，比午时前要毕，阴干，盛在竹筒子内。选双火日服一丸，假令初一日服一丸，初二日服二丸。一日遇丙丁火日之类是也。

【功用】养真气，补不足，常服令人益精髓。

【主治】下元衰惫，精神减少。

金樱丹

【来源】《御药院方》卷六。

【组成】金樱（取汁）　山术（取汁）　生地黄（取汁）　仙灵脾（取汁）　肉苁蓉（酒浸）　菟丝子（酒浸，别研）　牛膝（酒浸）　生鸡头肉（干）　生莲子肉（干）　干山药　人参　茯苓（去皮）　丁香　木香　菖蒲　麝香（别研后入）　甘草（炒）　陈皮（去瓤）　柏子仁（别研）各二两

【用法】上将菟丝子以下为细末，入柏子仁匀；以白沙蜜入银石器中，于天地炉中置熟火五斤炼微解，入孩儿乳汁二升已来，以木篦搅，以入上项膏汁，同搅令匀，勿令住手，倾入药末一处搅熬之，火消续续旋添，熟火勿令太紧，熬至膏成可丸即止；取出，却于银石器中候稍温，入麝香末一处搜和成剂；更于石臼中杵千余下，每两作一十丸。每服一丸，空心细嚼酒送下。

【功用】常服充实肌肉，坚填骨髓，悦泽面目，长养精神，秘精固气，壮力强筋，冲和百脉，正理三焦，定神魄，安尸虫，乌髭发，牢牙齿，男子全道，使妇人妊娠，通神明，不老，能健捷。

【主治】男子去血失精，妇人半产漏下，五劳七伤，三尸百疰，肌肉陷下，形色俱脱，传尸骨蒸，虚劳至损，诸风变易，瘦劣难痊；或因呕吐，或从汗出利，积久津液耗散；妇人崩漏无停，色肉衰朽；男子气滑不固，筋力消痿；伤寒累经劳复，疮漏方在淹延，大衄不定，下血过多，心气不足，健忘成狂，目血衰虚，昏暗作瞑，阴阳衰废，饮食忘思。

柏子仁丸

【来源】《御药院方》卷六。

【组成】山茱萸四两　远志（去心）　柏子仁各半两　覆盆子　山药（另取末）各一两

【用法】上为细末，用山药、白面同酒煮糊为丸，如梧桐子大。每服三十丸，空心、食前温酒送下，一日二次。

【功用】补益元气，充实肌肤。

封髓丹

【来源】《御药院方》卷六。

【组成】黄柏三两　缩砂仁一两半　甘草二两

【用法】上为细末，水煮面糊为丸，如梧桐子大。每服五十丸，空心、食前用苁蓉半两切作片子，酒一大盏，浸一宿，次日煎三四沸，去滓服。

【功用】降心火，益肾水。

【主治】虚损。

荣芝丸

【来源】《御药院方》卷六。

【组成】鹿角霜五两　鹿茸（去毛，酥炙）三两　麝香（研）二两　沉香　白术　当归（去芦头）　熟干地黄　苁蓉（酒浸二宿）　牛膝（酒浸二宿）　菟丝子（酒浸，别研）　萆薢（蜜炒）　川芎　五味子各一两

【用法】上为细末，用面二两，炼蜜为丸，如梧桐子大。每服三十丸，空心粥水送下；或温酒盐汤亦得。渐加至五十丸。

【功用】起阴发阳，安神定魄，补五脏，和六腑，活血脉，填骨髓，强骨生力，驻颜色，久服轻身，延年不老。

【主治】诸虚不足。

烧肝散

【来源】《御药院方》卷六。

【组成】黑附子一两　缩砂仁　川芎　青皮　陈皮　肉桂　益智　肉豆蔻　红豆　山茵陈　柴胡（去苗）　芍药　桔梗　白术　苍术（去皮，炒）　远志（去心）　干姜　白芷　良姜　细辛　蓬莪茂　芜荑　荜拨　大椒各半两

【用法】上为细末。每服五钱，猪羊肝四两批开，葱白二枚细切，掺药重重尽，纸裹三五重，文武火烧香熟。空心、食前吃，白面烧饼二个压，米饮送，次吃好酒三两盏。频频吃此药多验。

【主治】五劳七伤，三十六风，二十四冷，脐腹寒痛，四肢少力困倦，黄疮久患。

凌阳子木香丸

【来源】《御药院方》卷六。

【组成】山茱萸一两（不去核）　莲花蕊一两　破故纸五两　白茯苓二两　木香二两　胡桃仁半斤（微去油，烂研）　菟丝子五两（酒浸三宿，焙干）

【用法】上为细末，炼蜜为丸，如梧桐子大。每服七十丸，空心以温酒送下，每日一次。

【功用】滋阴养正，补肾秘真，坚骨髓，调荣卫，悦颜色，墨髭鬓。

【主治】虚损。

黄连茯苓丸

【来源】《御药院方》卷六。

【组成】黄连五两　白茯苓五两　破故纸（微炒）半两　菖蒲半两

【用法】上为细末，酒面糊和为丸，如梧桐子大。每服六十丸，食前以温水送下。

【功用】壮水源，降心火。

【主治】虚损。

紫芝丹

【来源】《御药院方》卷六。

【组成】紫芝半两　朱砂二两　白石英二两　石决明一两　黄连半两　黄芩半两　茯苓半两　白矾半两　瓜瓣半两

【用法】上为细末，炼蜜为丸，如梧桐子大。每服十丸，食前以温酒送下。

【功用】降心火，益肾水，秘真气，健阳事。

覆盆子丸

【来源】《御药院方》卷六。

【组成】覆盆子（去萼）一两　远志（去心）一两　杜仲（去皮，炒去丝）一两　柏子仁（炒香，另捣之）二两　枸杞子（焙干）二两　地肤子（微焙香）一两　胡桃仁（去皮，另研）二两

【用法】上为细末，将山药末同白面酒糊为丸，如梧桐子大。每服四五十丸，空心温酒送下。

【功用】壮筋骨，益子精，明目，黑髭发。

炙肝散

【来源】《御药院方》卷七。

【组成】木香　白术　生犀末　山茵陈（去枝梗）　红豆蔻　缩砂仁　桂（去粗皮）　人参（去芦头）　黑附子（炮裂，去皮脐）　石斛（锉，炒）　狗脊（去皮）　川芎　良姜　柴胡（去苗）　诃子（炮，去核）　草豆蔻（炮，去皮）各一两半　陈皮（去白）　白芍药　白芜荑（炒，去皮）　干姜（炮）　桔梗　吴茱萸（洗，焙干）　防风　紫菀（去土）　紫参（去皮）各半两。

【用法】上为细末。每服二钱，羊肝二两，去筋膜，薄批掺药。入葱白、生姜丝、盐各少许拌匀，用湿纸裹，文武火煨熟，食前用生姜粥送下，一日二次。

【主治】脾胃虚弱，五劳七伤，肌体羸瘦，全不思饮食，久患泄泻，肠滑不止，心胸满闷，脐腹疼

痛，或便脓血，困倦无力，四肢沉重，心劳口疮。

山茱萸散

【来源】《御药院方》卷八。

【组成】山茱萸　吴茱萸　硇砂（飞）　紫梢花　零陵香　藿香叶　丁香皮各半两　木通　细辛　续断　远志　蛇床子　木鳖子　天仙子各三钱半

【用法】上为粗末。每用一匙，水一碗，煎五七沸，先以热气熏，然后浴。宜盖覆避风。

【主治】肾气虚弱，阴囊多汗，或冷肿痛不消，或牵引少腹，时发疼痛。

还童散

【来源】《御药院方》卷八。

【组成】丁香　麝香叶　官桂（去粗皮）　露蜂房（烧烟尽）　川椒（去目，微炒）　牡蛎（烧）　吴茱萸（炒）　零陵香　木鳖子（去皮）　马蔺花　韶脑（别研）　白矾灰各一两　紫稍花　蛇床子各二两

【用法】上为粗末。每用药三匙，水一碗半，煎至一碗，滤去滓，乘热熏，俟汤通手时，自少腹以下淋浴，临睡用。

【功用】外固，壮阳气。

大建中汤

【来源】《医方类聚》卷一五〇引《管见大全良方》。

【组成】人参（去芦）　粉草（炙）各二两　龙齿（研）　当归（酒洗，去芦）　酸枣仁（去皮）　黄耆（去芦）各三两　白芍药四两　远志（去心）　白茯苓（去皮）　石莲肉（去心）　泽泻各一两半

【用法】上为粗末。每服三钱，水一盏，加生姜三片，大枣二枚，煎至七分，去滓，入饧少许，再煎溶，空心温服，一日二次。

【主治】思虑太过，心气耗弱，阳气流散，精神不收，阴无所归，小便或赤或白，甚则尿精滑数，夜梦鬼交，或睡而汗出，日渐溲悴，或生虚热，六脉虚弱，或大而软，按之不应。

集灵膏

【来源】《内经拾遗方论》卷一。

【组成】生地　熟地各一斤十二两　人参（去芦）　枸杞子各一斤　麦门冬（去心）一斤四两　天门冬（去皮心）　牛膝各半斤

【用法】上锉，量入水，用桑柴火熬成膏。终日随意服之。

【功用】滋心润肺，益卫养营。

【方论】集，集聚也；灵，灵验也。集灵，集药之灵验也。

五补丸

【来源】《医方类聚》卷一五七引《吴氏集验方》。

【组成】巴戟　牛膝　山药　白蒺藜各二两　菟丝子（酒浸三日，洗，焙干）　木香　人参　白茯苓　黄耆　川椒（微炒）　苁蓉　远志（去心）各一两半　附子（炮，去皮脐）　桂（去皮）　舶上茴香　北五味子　山茱萸　破故纸（微炒）各一两

【用法】上择净称，为末，以酒糊为丸，如梧桐子大。每服三十丸，空心盐汤或温酒送下。

【主治】男子本脏虚惫，下元冷极，阳道衰弱，夜多小便，膀胱积滞，脐下疼痛，疝气攻注，梦中遗泄，精神恍惚，眼暗耳鸣，腰膝生疫，筋力困乏，齿牙浮动。妇人血海虚冷，面色无光，心腹冷疼，四肢瘦弱，产后诸疾。

豆蔻藿香汤

【来源】《医方类聚》卷八十九引《施圆端效方》。

【组成】藿香叶　桂花　甘松各一分　陈皮（去白）　干姜（炮）各五两　川芎　白芷　白术各二两　益智　肉豆蔻　缩砂仁　人参各一两　红豆　茯苓（去皮）　官桂　五灵脂　枇杷叶　芍药各一两半　苍术（净炒）半斤　甘草（炒）五两半　桔梗二两半　当归三两（焙）　木香半两　厚朴（姜制）四两半

【用法】上为细末。每服二钱，浓煎生姜枣汤调下，食前，日进二服；或姜、枣同煎，和滓服亦妙。

【主治】脾胃诸虚百损，气血劳伤，阳气久衰，下

寒阴汗，中脘停痰，心腹痞闷，疼痛呕哕，减食困倦，泄泻肠滑，因病虚损，正气不复，妇人月信不匀，产后产前诸病，一切阴盛阳虚之证。

大加减建中汤

【来源】《医方类聚》卷二一二引《施圆端效方》。

【组成】芍药二两　当归　川芎　黄耆　桂各一两　甘草（炙）　白术各三分

【用法】上为细末。每服二钱半，水一盏半，加生姜、大枣，同煎至六分，去滓，食前温服。

【主治】妇人胎前产后，气血虚损，月水不调，脐腹绞痛，往来寒热，自汗，口干烦渴。

补阴丹

【来源】《施圆端效方》引贾彦通方（见《医方类聚》卷二一二）。

【组成】熟地黄（焙）　生地黄（焙）　乌梅肉（焙）各二两　川芎三钱

【用法】上为细末，炼蜜为丸，如弹子大。每服一丸，麦蘖汤化下，一日三次，不拘时候。

【主治】妇人血气俱虚，四肢困热，骨节烦疼。

柴胡散

【来源】《卫生宝鉴》卷五。

【别名】柴胡饮（《医学纲目》卷二十六）。

【组成】地骨皮一两半　柴胡　鳖甲（去裙襴，醋炙）　知母各一两　五味子半两

【用法】上为末。每服二钱，水一盏半，加乌梅四个，青蒿五叶，煎至一盏，去滓，食后温服。

【主治】虚劳羸瘦，面色痿黄，四肢无力，不思饮食，夜多盗汗，咳嗽不止。

清神甘露丸

【来源】《卫生宝鉴》卷五。

【组成】生地黄汁　牛乳汁（生用）　白莲藕汁各等分（上三味放砂石器内，以文武火熬成膏子，用和后药）　人参　白术　黄连　胡黄连　五味子　黄耆各等分

【用法】上为末，用前膏子为丸，如梧桐子大。每服三十丸至五十丸，煎人参汤送下，不拘时候。

【主治】男子、妇人虚劳病患，未至大骨枯槁、大肉陷下者。

补真玉露丸

【来源】《卫生宝鉴》卷十五。

【组成】白茯苓（去皮）　白龙骨（水飞）　韭子（酒浸）　菟丝（酒浸）各等分（火日修合）

【用法】上为末，醋糊为丸，如梧桐子大。每服五十丸，空心、食前温酒或盐汤送下，待少时，以饭羹压之。

【主治】阳虚阴盛，精脱淫乐胫酸。

敛阳丹

【来源】《医方大成》卷四引《澹寮方》。

【组成】灵砂　钟乳（各研末）各二两　金铃子（蒸，去核）　沉香（镑）　木香　附子（炮，去皮脐）　葫芦芭（酒浸，炒）　阳起石（煅成细粉，水飞）　破故纸（酒浸，炒）　茴香（炒）　肉蔻（面裹煨）　鹿茸（酒炙）　苁蓉（酒洗）　牛膝（酒浸）　巴戟（去心）各一两　肉桂（去皮）半两

【用法】上为末，和匀，酒煮糯米糊为丸，如梧桐子大。每服三十丸，空心枣汤送下。

【功用】安神益志，顺气调荣。

【主治】老人气虚，面红自汗，阳气不敛者。

乌沉汤

【来源】《普济方》卷二二四引《澹寮方》。

【组成】人参　当归（大者，去芦）　白术（炒）各一两　天台乌药　沉香各半两　附子（煨，去皮脐）　白茯苓（去皮）各一两　肉桂（去皮）半两

【用法】上为末。每服二钱，水一盏，加生姜五片，大枣一个，水煎，空心服。

【功用】生气血，补心肾。

灵乳丹

【来源】《普济方》卷二二六引《澹寮方》。

【组成】灵砂一两（别研） 钟乳半两（别研） 沉香半两（镑末） 乳香半两（箬叶上炙，研细） 没药半两（研）

【用法】上为末，乳钵内拈令无声为度，却用半夏为末，煮糊为丸，如绿豆大，别用好朱砂细研为衣，建盏内出光。磨沉香汤送下。

【功用】补益诸虚。

茸附养气丹

【来源】《普济方》卷二二六引《澹寮方》。

【组成】代赭石 紫石英 禹余粮石 赤石脂各二两（上四味，用醋淬煅七八次，以酥为度，共碾为末，入瓦瓶内，盐泥固济，炭火煅养一日一夜后，移埋别地，出火毒三昼夜，入后药） 天雄一个（炮，去皮脐） 附子一个（炮，去皮脐） 干姜（炮） 鹿茸（去血毛，盐酒炙） 当归（去芦，酒浸） 沉香 木香 丁香 肉桂（去粗皮） 阳起石 肉苁蓉 磁石 石燕 胡芦巴（炮炒） 破故纸（炒） 肉豆蔻（煨） 舶上茴香（炒） 胡椒 荜澄茄（去蒂） 牡蛎（煅） 乳香（别研） 安息香（别研） 血竭（别研） 朱砂（别研） 没药（别研） 钟乳粉各一两

【用法】上共为细末，糯米糊为丸，如梧桐子大。每服五粒、七粒或九粒，早晨枣汤吞下，或参汤、盐汤送下。

【功用】壮真气，敛元阳。

【主治】诸虚不足。

茸珠丹

【来源】《袖珍方》卷二引《澹寮方》。

【别名】斑龙丸（原书同卷引《澹寮方》）、茸珠丸（《普济方》卷二一九）。

【组成】鹿角胶（炒珠子） 鹿茸（去皮毛，切片，酥炙；无酥用浊酒炙） 鹿角霜 阳起石（煅，酒淬）各一两 大附子（炮，去皮脐） 当归（去芦尾） 地黄（九蒸九焙）各八钱 辰砂（别研）半钱 肉苁蓉 酸枣仁（去壳，捣膏） 柏子仁（去壳，同枣仁捣膏） 黄耆（蜜炙）各一两

【用法】上为末，酒煮面糊为丸，如梧桐子大。每服五十丸，空心温酒、盐汤任下。用干物压之为妙。

【功用】《普济方》：补精益血。

鹿茸丸

【来源】《袖珍方》卷二引《澹寮方》。

【组成】嫩鹿茸一两（蜜炙） 沉香 附子（炮，去皮脐） 当归（去芦） 茴香（炒）各半两 菟丝子一两（酒浸，蒸数次，研如泥，箬叶上焙） 葫芦巴（炒） 破故纸（炒）各半两

【用法】上为末，酒糊为丸，如梧桐子大。每服七十丸，空心盐酒、盐汤送下。

【功用】补益肾水。

【主治】精血虚惫。

厚朴六合汤

【来源】《医垒元戒》。

【组成】四物汤四两 厚朴（姜制）一两 枳实（麸炒）半两

【主治】虚劳气弱，咳嗽喘满；妊娠伤寒汗下后，虚痞胀满者。

八物汤

【来源】《云岐子脉诀》。

【组成】当归 白术 人参 干姜各一两 附子（炮，去皮） 白芍药 桂各半两 丁香三钱

方中丁香用量原缺，据《普济方》补。

【用法】上锉。每服一两，水煎，不拘时候。

【主治】虚气冲心，闷而不痛，手足冷，脉沉。

八物汤

【来源】《云岐子脉诀》。

【组成】当归 白芍药 熟地黄 白术各一两 人参 干姜（炮） 茯苓 桂各半两

【用法】上锉。每服一两，加生姜七片，水煎，食前服。

【功用】养血气。
【主治】血败不止，面色无光。

人参黄耆汤

【来源】《云岐子脉诀》。
【组成】人参　白茯苓　熟地黄　甘草（炙）　地骨皮各半两　黄耆　白芍药　桔梗　天门冬　半夏（制）　当归各一两　陈皮（去白）二两
【用法】上锉。每次一两，加生姜十片，水煎去滓，食前服。
【功用】滋养血气，调和荣卫，和顺三焦，通行血脉。
【主治】暴损气血，以至元气不续而脉代，形容羸瘦，口不能言者。

八物汤

【来源】《云岐子保命集》卷下。
【组成】白术　人参　黄耆　茯苓　川芎　熟地黄　当归　芍药各等分
【用法】上为粗末。每服五七钱，水一盏，煎至七分，去滓，食后温服。
【功用】益气和血。
【主治】心肺虚损，皮聚而毛落；血脉虚损，妇人月水愆期。

子芩散

【来源】《云岐子保命集》卷下。
【组成】黄耆一两　白芍药　子芩　人参　白茯苓　麦门冬　桔梗　生干地黄各半两
【用法】上为粗末。先用竹叶一握，小麦七十粒，水三盏，加生姜三片，煎至一盏半，入药末三钱，重煎至七分，去滓温服。
【功用】凉心肺，解劳热。

气六合汤

【来源】《云岐子保命集》卷下。
【组成】四物汤加厚朴　陈皮
【主治】气虚弱，起则无力，尪然而倒。

牛膝丸

【来源】《云岐子保命集》卷下。
【组成】牛膝（酒浸）　萆薢　杜仲（炒去丝）　苁蓉（酒浸）　防风　菟丝子（酒浸）　白蒺藜各等分　桂枝减半
【用法】上为细末，酒煮猪腰子捣为丸，如梧桐子大。每服五七十丸，空心酒送下。
【功用】益精缓中。
【主治】肾肝损，骨痿不能起于床，筋缓不能收持。

肾气丸

【来源】《云岐子保命集》卷下。
【组成】苍术一斤（米泔水浸）　熟地黄一斤　川姜冬一两，夏五钱，春、秋七钱　五味子半斤　《脉因证治》有川芎，无干姜。
【用法】上为细末，枣肉为丸，如梧桐子大。每服一百至二百丸，食前米饮送下或酒送下。
【功用】

1.《云岐子保命集》：养血益肾。

2.《保命歌括》：补肾虚，消水肿。

【主治】阳盛阴虚，脾肾不足，房室虚损，形瘦无力，面多青黄而无常色。

柴胡四物汤

【来源】《云岐子保命集》卷下。
【组成】川芎　熟地黄　当归　芍药各一两半　柴胡八钱　人参　黄芩　甘草　半夏曲各三钱
【用法】上为粗末。煎服。
【主治】

1.《云岐子保命集》：日久劳虚，微有寒热，脉沉而浮。

2.《仁术便览》：血虚阴虚，午后或夜分发热。

3.《东医宝鉴·杂病篇》：三阴经温疟或夜发者。

4.《张氏医通》：妇人经行感冒，热入血室。

5.《医略六书》：经枯发热，脉虚弦数者。

6.《叶氏女科证治》：妊娠吐衄。妊娠忧虑惊怒伤其脏腑，气干于上，血随溢而心闷，胸满久不已，必致堕胎。

【方论】《医略六书》：以四物汤滋荣血室，柴胡汤疏热扶元，二方合剂，异路同归，水煎温服，务使正气内充而邪热外却，何患发热不止，天癸不来乎！

黑地黄丸

【来源】《云岐子保命集》卷下。

【别名】地黄丸（《活法机要》）。

【组成】苍术一斤（泔浸）　熟地黄一斤　川姜冬一两，夏五钱，春七钱

【用法】上为细末，枣肉为丸，如梧桐子大。每服一百丸至二百丸，食前米饮汤或酒送下。

【功用】《医方集解》：健脾补肾。

【主治】

1.《云岐子保命集》：阳盛阴虚，脾肾不足，房室虚损，形瘦无力，面多青黄而无常色。

2.《兰台轨范》：脱血脾寒。

宽中丸

【来源】《医方类聚》卷八十九引《王氏集验方》。

【组成】苍术（去粗皮，米泔浸三日，炒干）　乌药（去粗皮）　香附子（火燎去毛）各二两　三棱（醋煮，切，焙干）　广茂（煨）　青皮（去瓤）　陈皮（去白）　干姜（炮）　良姜（炒）　小茴香（炒）　神曲（炒）　麦芽各一两

【用法】上为细末，醋煮面糊为丸，如梧桐子大。每服五十丸，空心生姜汤送下。

【功用】宽中下气，暖胃调脾，消克饮食，补益虚损。

【主治】五劳七伤，下元虚冷，脚膝无力，腰滞腿疼，筋骨软弱，心胸胀满，呕逆恶心，恶闻食气；七癥八瘕，五积六聚，痃癖气块，胁肋疼痛，脐腹胀满，面黄肌瘦，身体倦怠，脾胃不和，不思饮食；风湿气痹，霍乱转筋，上吐下泻，气逆冲心，翻胃吐食，多年气痢，小肠疝气；妇人月事不行，脐腹疼痛，一切沉滞之气。

经验加减四物汤

【来源】《医方大成》卷九引徐同知方。

【组成】当归（酒浸一宿）　熟干地黄　白芍药　川芎各一两

【用法】上锉为散。随病证加减后药煎服。

【主治】妇人诸虚不足。

【加减】血气不调，加吴茱萸一两，甘草半两；胎动下血，加熟艾一块，阿胶七片（末）一钱；补下元，加干姜半两、甘草七分；血崩淋漓不断，加炮附子一个，赤石脂一两；便血及带下，加荆芥、地椒；血气滞，腹内刺痛，加桂；产后伤风头痛，加石膏一两，甘草半两；血风劳，加荆芥、柴胡；潮热，加前胡子、干葛、人参、黄芩；虚热口干，加门冬半两，黄芩一两；呕吐不止，加藿香、白术各半两，人参一钱；产后虚惫，血热烦闷，加生地黄；产后腹胀加枳壳、肉桂各三钱；产后恶露，腹痛不止，加桃仁、苏木、牛膝；产后寒热往来，加柴胡、门冬各半两；经血淋沥不断，加干瑞莲房（炒）；血滞不通，加红花、桃仁各一分；产后闷乱，加茯神、远志各半两；虚而多汗，加煅牡蛎、麻黄粉各半两；妊娠心烦，加竹茹一块；如有败血，则用当归近上节，白芍药易赤芍，熟地黄用生者；大便闭，加大黄、桃仁各一分。

露星饮

【来源】《医方大成》卷十引《汤氏方》

【组成】秦艽　白术　柴胡　茯苓　半夏曲　槟榔　黄芩　常山　甘草　官桂各等分

【用法】上锉。每服三钱，酒、醋各一盏，姜三片，煎露一宿，次早服。

【主治】

1.《医方大成》：久疟成劳。

2.《丹溪心法附余》：感冒四气。

大固肠丸

【来源】《医方类聚》卷一五三引《经验秘方》。

【组成】附子二两（炮）　丁香二两　良姜半斤　干姜半斤（灰炮）　肉豆蔻二两　白术四

两　茯苓四两（白者）　诃子肉二两　厚朴四两（去皮，姜制）　赤石脂四两

【用法】上为细末，面糊为丸，如梧桐子大。每服二钱，空心、食前米饮汤送下。

【主治】诸虚。

山药丸

【来源】《医方类聚》卷一五三引《经验秘方》。

【组成】干山药　牛膝（酒浸一宿，焙干）各一两半　苁蓉（酒浸一宿，焙干）　石菖蒲　巴戟（去心）　褚实　山茱萸　五味子　远志（去白）　白茯苓（去皮）　杜仲（去皮，姜汁涂、炙）　枸杞子　茴香（盐炒）各一两　熟地黄半两

【用法】上为细末，蜜同枣肉为丸，如梧桐子大。每服三十丸，空心温酒或盐汤送下，一日三次。

【功用】大补心肾脾胃。服后五日有力，十日精神爽健，半月气稍盛，二十日明目，一月夜思饮食，冬月手常温；久服令人身轻体健，筋力壮盛，怡光难老；常服齿牢，永无瘴疟；妇人服之，滋养荣光。

【主治】一切虚损，神志俱耗，筋力顿衰，腰脚沉重，身体倦怠，血气俱乏，小便浑浊。

【加减】如身热，加山栀子一两；心气不宁，加麦门冬三两；精神短少，加五味子一两；阳弱，加续断一两。

五福延龄丹

【来源】《医方类聚》卷一五三引《经验秘方》。

【组成】沉香三钱　木香三钱　五味子二两（微炒）　菟丝子三两（酒浸）　苁蓉四两　天门冬二两　巴戟（去心）二两　杜仲三两（炒）　山药二两　鹿茸（酥炙）　车前子（炒）　石菖蒲　泽泻　生地黄（洗，焙）　熟地黄（洗，焙）　枸杞　人参　山茱萸（去黑仁）　远志　赤石脂　白茯苓　覆盆子　杏仁（去皮，炒，另研）　柏子仁（微炒）　当归（酒浸，焙干）　牛膝（酒浸）　川楝子各一两　川椒七钱半（去目）

【用法】上为细末，炼蜜为丸，如梧桐子大。每服三五十丸，空心温酒送下。

【功用】延年益寿。

【主治】男女五劳七伤，颜枯骨疲，日渐羸弱，妇人久不成胎，男子未老阳事不举，精神怯弱，未及七旬，发鬓俱白，行步艰难，左瘫右痪。

巨胜丸

【来源】《医方类聚》卷一五三引《经验秘方》。

【组成】金铃子半斤　知母半斤　小茴香四两（微炒）　单枝甘草四两（去皮，炙）　广木香二两　秋蚕沙二两（淘净，微炒）　莲子心二两　好芽茶二两

【用法】上为细末，用无灰好酒为丸，如梧桐子大，晒干。每服三钱，空心温酒送下，或牛、羊肉、瓜齑大补神效，送下后干物压之。

【主治】诸虚。

长春丹

【来源】《医方类聚》卷一五三引《经验秘方》。

【组成】金刚骨半斤　补骨脂四两（酒浸一宿，微炒干）

【用法】上为细末，醋糊为丸，如桐子大。每服五十丸，空心温酒送下，干物压之。

【主治】诸虚。

长生聚宝丹

【来源】《医方类聚》卷一五三引《经验秘方》。

【组成】古老钱一十文（真者，煮蘸火煅醋淬七次）　虎骨三两（酥炙黄色）　自然铜二两（煮蘸火煅醋淬七次）　龟版三片（酒浸，炙，醋淬蘸）　当归二两半（酒浸，炙）　肉苁蓉三两（酒浸，焙干）　川牛膝二两（酒浸）　桑螵蛸三两（炒）　没药二两　金刚骨一两（炒）　滴乳香二两（另研）　龙骨二两（煅）　槟榔二两　诃子肉二两（去核，炒）　川乌二两（炮，去皮脐）　木鳖子二两（去壳，炒去油）　川楝子二两（去核）　葫芦巴二两（酒浸，炒）　白胶香二两　人参二两（去芦）　白附子二两　草乌二两（去皮脐，青盐炒）　何首乌二两（焙）　五灵脂一两　木香二两（不见火）　地龙一两半　丁香二两　缩砂仁二两　赤芍药二两　破故纸二两

（酒浸） 天麻二两（酒浸，火煨） 熟地黄二两（酒浸一宿，焙干） 香白芷二两 干木瓜二两（去穰，炒） 续断二两（酒浸，焙） 骨碎补三两（炒去毛） 巴戟二两（去心，炒） 朱砂五钱重（入药只用一半，留一半为衣） 乌药二两（炒）麝香半两（一半入药，一半为衣） 白茯苓半两 菟丝子二两（酒浸） 五加皮二两（去土） 鹿茸二两 酸枣仁二两（炒） 安息香二两（酒浸） 鹿角霜二两（以上二味，酒熬成膏子） 沉香二两 琥珀一两（研）

《普济方》引《德生堂方》有附子、苏合香油。

【用法】上为末，用酒熬安息、鹿角膏，酒糊为丸，如梧桐子大，以麝香、朱砂为衣。每服三十丸，空心温酒、盐汤任下。

《普济方》引《德生堂方》：五更温酒下。如觉麻，乃是药行，不久即散。更量虚实人加减，至五十丸，亦妙；妇人艾醋汤下。

【功用】

1.《医方类聚》引《经验秘方》：大壮筋骨，益诸虚百损，壮元阳，固真气，服百日，令人轻健，服一年，驻颜色好，服之三年，长寿。

2.《普济方》引《德生堂方》：助脾，祛风邪，厚肠胃，安魂定魄，耳聪目明，进美饮食；妇人诸病可除，子嗣可必。

【主治】《普济方》引《德生堂方》：男子妇人诸虚百损，五劳七伤，肾脏久寒，膀胱怯冷，心神恍惚，元气虚惫，目昏耳聋，唇焦口燥，四肢倦怠，百节酸疼，面色黧黑，腰脚沉重，肢体羸瘦，行步艰辛，小腹坚硬，下部湿痒，两胁胀满，手臂麻疼，不能动举，夜梦遗精，小便滑数，白浊，神思不定，虚汗，盗汗，阳事不举；及诸种风气，手足不遂，痰涎壅塞，语言不出，事多健忘，一切虚损。

仙方羊肉丹

【来源】《医方类聚》卷一五三引《经验秘方》。

【组成】肉苁蓉（酒洗） 枸杞 山药各四两 生干地黄 熟干地黄 远志 石菖蒲 破故纸（盐炒） 干木瓜 牛膝各一两（酒浸） 木香 五味子 复盆子 沉香 茴香（盐炒）一两 韭子（同）一两 龙骨五钱 鹿茸（酥炙）三两 麝香一钱

方中木香、五味子、覆盆子、沉香用量原缺。

【用法】上以羊肾驱肉一斤，去筋膜，银器中用无灰酒入葱白一握，陈皮一两，青盐半两，川椒（去目并合口者）半两，慢火煮肉极烂，去葱白、陈皮不用，研极烂，和前药为丸，以朱砂为衣。每服丸数不以多少，空心酒、汤任下。

【功用】升降阴阳，生气血，通经络，壮元阳，补脏腑，久服明目益肾，润颜色，阳事不倦，老来行步如飞，髭须不白。

沉香丸

【来源】《医方类聚》卷一五三引《经验秘方》。

【组成】沉香三钱 木香三钱 白檀三钱 胡桃三钱（去皮，生用） 丁香三钱 枸杞子三钱 八角茴香三钱 全蝎五钱（去毒，炒） 小茴香五钱（盐炒） 川楝子五钱（去核，炒） 葫芦巴五钱 破故纸五钱（去壳，酒浸，以上葫芦巴、破故纸二味，用羊肠一尺五寸长，盛药在内，以好酒煮令熟，瓦器窨干） 川山甲三钱（酥炙黄色） 菟丝子五钱（酒浸） 巨胜子（即胡麻子）五钱 远志五钱（去心） 韭子五钱（酒浸） 莲花蕊三钱 川心巴戟五钱（去心，酒浸） 干山药五钱 山茱萸五钱（去核） 知母五钱 仙灵脾二钱（酥炙） 青皮三钱 陈皮三钱 白茯苓五钱 牛膝三钱（酒浸） 黄精五钱 天门冬五钱（汤润，去皮） 麦门冬五钱（汤润，去核心） 人参三钱 熟地黄二钱 乳香二钱 生地黄二钱 细墨五钱（烧灰，净） 五味子五钱 肉苁蓉五钱（酒浸）

【用法】上为细末，酒糊为丸，如梧桐子大。每服三十丸，空心、临卧各一次，温酒、盐汤任下。

【功用】令人通灵，多强记，养五脏，壮筋骨，行轻健，止麻痛，辟寒暑，延年保命，黑发驻颜，不老，明目牢齿。

【主治】男子喘急虚弱，腰脚疼痛，不思饮食，精神困倦，面色无光，阳事衰弱，一切风气。

典裙丸

【来源】《医方类聚》卷一五三引《经验秘方》。

【组成】樟脑二钱　零陵香　甘松　麝香各二钱　白矾三钱　茱萸一钱　母丁香二钱　苁蓉一两　蛇床子五钱　晚蚕蛾一两　官桂二钱　龙骨二钱　黄犬头脑髓并内外肾一付（生用，烧灰）

【用法】上为细末，炼蜜为丸，如梧桐子大。以津唾调下。

【主治】诸虚。

固真丹

【来源】《医方类聚》卷一五三引《经验秘方》。

【组成】茅山苍术一斤（不浸，入药臼，以面杖舂稍滑，筛去粗皮）　破故纸二两（微炒）　龙骨一两（别研如粉）　赤石脂二两（研）　川乌头一两（大者，炮裂，去皮脐）　川楝子三两（去核，微炒）　茴香三两（舶上者，南京者，各一两半，微炒）　远志（去心）　莲肉（去心）　白茯苓各一两　鹿茸　苁蓉　青盐　麝香少许

方中鹿茸、苁蓉、青盐用量原缺。

【用法】上为末，酒煮面糊为丸，如梧桐子大，朱砂为衣。每服多可百丸，少只三十丸，食前温酒、米饮、盐汤任下。如欲恃药力，冷酒服五十丸，或用苏合香丸，调酒送下尤好。

【主治】诸虚。

固真丹

【来源】《医方类聚》卷一五三引《经验秘方》。

【组成】沉香　木香　小茴香（盐炒）　桑螵蛸（炒，取末）　当归（去头尾，酒浸）　丁香（去顶）　人参　麝香（另研）　青娘子　红娘子（去头翅，炒过，夹纸裹三五重）各二两　白木通一两半（净，炒，夹纸裹三五重）　蜻蜓（去翅足，净，微炒）二两　川山甲（炒）　全蝎（去毒，炒）　滑石（水飞）　代赭石（水飞）　滴乳（另研）　没药（另研）　琥珀（另研）　血竭　朱砂（水飞，为衣）　干胭脂各五钱　黄柏（代莲子心）一两　腽肭脐一对（为末，银石器内用酒一小碗，重阳煮干为度，后用醋碾开和药）　蛤蚧一对（酒浸，刷洗净，酥炙黄，去嘴爪）

【用法】上为细末，酒浸蒸饼为丸，如樱桃大。每服三二丸，空心温酒送下，干物压之。

【功用】补经脉，起阴阳，定魂魄，开三焦，破积聚，辟毒疫，杀鬼魅，厚肠胃，实骨髓，轻身益寿，活血驻颜，除风去冷。

【主治】男子诸虚百损，五劳七伤，喘嗽盗汗，腰膝麻痹，腹肋胀满，致使阳气衰绝，阴气不行，精骨不固，夜梦鬼交，小便淋涩，阴汗浸润，奔豚疝气；妇人血海久冷，月水不调，崩漏带下，脐腹疼痛。

封髓丹

【来源】《医方类聚》卷一五三引《经验秘方》。

【组成】商黄柏　刘寄奴　新莲蕊　破故纸（羊肠煮）各一两　母丁香　蛤蚧（微炒）一对　枣针各半两

【用法】上为细末，酒糊丸，如梧桐子大。每服五十丸，渐加至七八十丸，空心温酒送下。

【功用】降心火，益肾水，升阳壮气，添精补髓。

【主治】诸虚。

茸附益肾丸

【来源】《医方类聚》卷一五三引《经验秘方》。

【组成】鹿茸一两（炙）　沉香二钱半　天雄半两（炮）　鹿角霜半两　家韭子半两（酒浸）　青盐半两　茴香半两（盐炒）　桑螵蛸一两（炒）　牡蛎粉半两　白石脂一两　鹿角胶一两（炒）

【用法】上为细末，酒糊为丸。每服五十丸，空心温酒送下。

【主治】易泄易衰。

香饼金锁丹

【来源】《医方类聚》卷一五三引《经验秘方》。

【组成】磁石一钱　脑子二钱　麝香一钱　腽肭脐三钱　沉香三钱　麝香脐壳二钱（炙存性）　花蜘蛛二钱

【用法】上为细末，用苏合香油和为饼，作十饼。以生针砂泡酒饮一二盏，然后烧此香饼。

【主治】诸虚。

神仙五子丸

【来源】《医方类聚》卷一五三引《经验秘方》。

【组成】覆盆子　五味子　枸杞子　蛇床子　菟丝子（酒浸三日）　干山药　熟地黄　巴戟（去心）　白茯苓（去皮）　续断　苁蓉（酒浸二日）　牛膝（酒浸三日，焙）　肉桂　槟榔　附子（炮）各一两　木香　沉香　乳香（另研）　没药（另研）　破故纸（炒）　木鳖子（去壳）　萆薢各半两　茴香一两（盐炒，去盐）　枳实二两

【用法】上为细末，酒糊为丸，如梧桐子大。每服三十丸，空心温酒送下。服至一月，气力俱壮，皮肤滑润，冬不至冷，夏不至热。

【功用】令白发返黑，活血驻颜。常服强阴气，补元肾，益子息。

【主治】男子失精，肌肉陷下，形色俱脱，骨蒸虚劳，诸风变易，脾胃久虚，全不思食，四肢怠惰，夜梦泄精，阴囊肿痛，湿润瘙痒。

摩腰膏

【来源】《医方类聚》卷一五三引《经验秘方》。

【组成】母丁香（大拣丁香亦得）　木香　朱砂（水飞，另研）　杏仁（去皮尖，另研）　藿香　白附子（去皮尖）　干姜（炮）　蛇床子　沉香　官桂　生硫黄　吴茱萸（酒浸）　枯白矾　雄黄（水飞，另研）　陈皮（去白）各一两　麝香　轻粉各减半

【用法】上除轻粉、麝香另研为末，余药共为细末，却入二味和匀，炼蜜为丸，如弹子大。每用一丸，生姜自然汁煎滚，盏中浸化良久，研开为汁，于静室中，令人蘸药于腰上摩之，以尽为度，用绵裹系，逡巡腰上如火燎为验。若摩一丸如火，二丸舒畅血脉，三丸颜色光洁，十丸体轻身健，气全精足，至百丸其功甚大，不可为之过当。

【功用】《普济方》：补下元虚败，悦颜轻身，益精坚髓。

【主治】男女五劳七伤，气血衰弱及下坠疝气，髭鬓早白，面色萎黄，耳聋肾虚，腰膝疼痛，寒湿脚气，半身不遂，气血衰败；妇人子宫久冷无孕，及赤白带下，并诸恶疾。

应痛乳香丸

【来源】《医方类聚》卷一八七引《经验秘方》。

【组成】自然铜（灰火烧红，好醋内蘸一遍再烧，计七遍）　鹿茸（用炭于净地上烧红，去炭，用米醋喷于火地上，即将鹿茸放在上头，用瓷器盖合令定取用）苍术一两（去皮，晒干）　川乌头（用慢火烧出，成纹路儿时便好）　天南星（川乌一般制）　虎骨（好醋于砂铫内煮过，滚六七遍，取出空干）半两钱（火烧七遍，好米醋蘸七遍）　胡桃（去皮壳，用瓤）各一两（切成薄片子，晒干）　甘草一两（去皮，用瓤）　甜瓜子一两（炒黄色）　没药　乳香龙骨　川椒　葫芦巴　破故纸　香附子　香白芷　五灵脂　浮萍草　血竭　雄黄　茴香　干川楝子各一两

【用法】上依法制度，晒干，为细末，用好醋糊为丸，如梧桐子大。药丸子于葫芦内盛顿，不用晒，如临丸时，丸了盛于瓷器内，用油少许，却别用一器合定，往来撞之，令油滚于丸子上，次将丸子入葫芦内阴干，随病用度。每服七丸，无灰酒温热送下，盐汤亦可。病上食后，病下食前，一日二次。

【主治】男子妇人打扑损伤，腰脚疼痛，手足顽麻，膝劳背冷，四肢无力，下元虚冷，小便较多，上喘咳嗽，不思饮食，心腹闭闷，一切诸气，酒肿食黄，膨胀冷疼。

固本丸

【来源】《医方类聚》卷一九七引《经验秘方》。

【组成】牛肉（去净脂膜）五斤（以胡椒、川椒各二两，盐四两，淹浥一宿，蒸熟，晒干，为末，取肉末一斤）　五味子　干山药　枸杞子各四两　生地黄　熟地黄各二两

【用法】后五味为细末，生牛乳作面糊为丸，如梧桐子大。每服五十至一百丸，空心温酒送下，一日二次。

【主治】邪气日久入肾，或将近作劳，不进饮食，精神短少者。

固真丸

【来源】《医方类聚》卷一九七引《经验秘方》。
【组成】真川椒四两　青盐二钱
【用法】上为细末，好酒糊丸，如梧桐子大。每服三十丸，加至六十丸，日进一服，空心温酒送下。
【功用】固真气。

大防风汤

【来源】《普济方》卷二二六引《如宣方》。
【组成】熟地黄　防风　白术　当归　杜仲（制）　黄耆（炙）　白芍药各二两　羌活　牛膝（制）　人参　甘草各一两
【用法】上锉。每服四钱，加生姜七片，大枣一枚，水煎服。
【主治】诸虚损风冷，腰膝筋骨疼痛。

益智五味丸

【来源】《普济方》卷二十九引《如宣方》。
【组成】益智仁　肉苁蓉　巴戟（去心）　人参　五味子　骨碎补　茴香　覆盆子　龙骨　熟地黄　菟丝子（制）各等分
【用法】上为末，酒糊为丸，如梧桐子大。每服五十丸，空心米汤送下。
【主治】肝肾俱虚，精气耗散。

十宝丸

【来源】《瑞竹堂经验方》卷一。
【组成】破故纸（酒浸一宿，焙干）　附子（炮，去皮脐）　苍术（锉，泔浸一宿，焙干）　当归（去芦，焙）各一两　石枣半两（去核）　枸杞子（焙）半两　菟丝子（酒浸，焙干）　肉苁蓉（酒浸，焙干）　白茯苓（去皮）各半两　地黄（去芦，拣肥壮者，酒浸，蒸，焙干，如此九次，透黑为度，焙干，妙处全在此一味）二两
【用法】上为细末，醋糊为丸，如梧桐子大。每服三五十丸，空心用温酒或盐汤送下，干物压之。
【功用】补益肝、脾、肾三经。

万安丸

【来源】《瑞竹堂经验方》卷一。
【组成】川楝子半斤（微炒出汗）　知母半斤（微炒出汗）　甘草四两（微炒）　茴香四两（炒黄色）　莲子心　木香各一两　晚蚕砂一两（微炒）
【用法】上将甘草、茴香二味先捣为末，以四两熬膏，外将余四两与其余药同为末，用膏为丸，如梧桐子大。每服七八十丸，空心温酒送下。
【主治】劳伤。

坎离丸

【来源】《瑞竹堂经验方》卷一。
【组成】苍术八两（锉如豆大，泔浸三日，或焙或晒干，分作四处。一份用真乌豆一两，去皮脐，切作片子；又用川楝子净肉一两，同苍术炒焦黄色为度。一份用川椒去目一两，又用陈皮一两，破故纸一两，酒浸一宿，炒令干，次下苍术，川椒同炒黄。一份用茴香净一两，青盐一两半，食盐炒半两，先下苍术炒熟，次下茴香等同炒黄色。一份用醇酿酒、醋各一碗，浸苍术，令自干，炒燥，入后药）　麦门冬（去心，焙干）三两　天门冬（去心，焙）三钱　茯神（去皮木，炒）三分　远志（去心，焙）二钱　沉香一两　鹿茸（燎去毛，酥炙）　胡芦巴（酒浸，炒）　川巴戟各五钱（去心，酒浸，炒）　当归半两（酒浸，焙）　人参（去芦）　枸杞子　雀脑　川芎　陈皮（去瓤）各半两
【用法】上为细末，好酒煮神曲二两，打糊为丸，如梧桐子大。每服四五十丸，空心服。如补心，枣汤送下；补肾，温酒、盐汤送下。
【主治】心、脾、肾三经不足。

杜仲丸

【来源】《瑞竹堂经验方》卷一。
【组成】莲肉（去心）四两　龙骨七钱半（新瓦上煅，另研细）　益智仁　破故纸（炒香）　茴香各一两（微炒）　牛膝（去苗）一两（酒浸）　白茯神（去皮木）一两　杜仲（去皮，锉碎，酒浸，炒断丝）一两　菟丝子四两　桃仁（汤泡，去皮

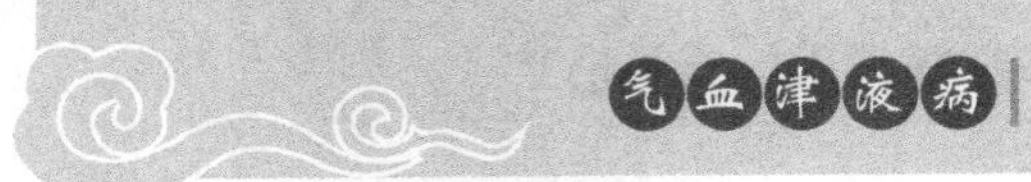

尖净，炒）一两

【用法】上为细末，用山药四两炙为末，酒糊为丸，如梧桐子大。每服五十丸，枣汤送下，空心食前服。

【功用】

1.《瑞竹堂经验方》：补心肾，益气血，暖元脏，缩小便。

2.《普济方》：壮力。

【加减】如欲暖水脏，减去莲肉、龙骨、白茯神，加好醋、酒，兼糟四两，连须葱白四两，苍术四两（米泔水浸一夕，切片），合连须葱白，酒糟捣，淹一宿成饼，晒干，炒令熟，入前药同研。

沉麝香茸丸

【来源】《瑞竹堂经验方》卷一。

【组成】沉香二钱　麝香一钱　南木香　乳香各三钱　八角茴香四钱（炒）　小茴香四钱（炒）　鹿茸（酥炙）　莲肉（炒）各半两　晚蚕砂　肉苁蓉　菟丝子　牛膝　川楝子（酒浸）各半两　地龙（去土净）半两　陈皮半两（去白）　仙灵脾三钱（酥炙）

【用法】上为细末，酒糊加麝香为丸，如梧桐子大。每服三十丸，每朝不见红日，面东用温酒送下。

【主治】五痨百损，诸虚精怯，元气不固。

【宜忌】忌食羊肉、豆粉之物。

补气汤

【来源】《瑞竹堂经验方》卷一。

【组成】黄耆三两（去芦，蜜水炙）　人参　甘草（炙）各半两　麦门冬一两（汤浸，去心）　苦桔梗（去芦，炒）一两

【用法】上锉。每服四钱，水一盏半，加生姜五片，煎至七分，去滓温服，不拘时候。

原书治上证，须与益荣丹配合使用。

【功用】补气以养肺。

【主治】

1.《瑞竹堂经验方》：思虑伤心，忧虑伤肺。心乃诸血之源，肺为诸气之候，心虚则血少，脉弱则气虚，遂致目涩口苦，唇燥舌咸，甚至齿为之痛，鼻为之不利，怔忡白浊，腠理不密，易感风寒。

2.《医钞类编》：肺虚少气自汗。

补养丸

【来源】《瑞竹堂经验方》卷一。

【组成】菟丝子（洗净，捣为末）四两　破故纸（炒香）　益智仁各一两　杜仲一两（去皮，用生姜自然汁拌匀，炒断丝）　山药一两（锉碎，炒黄）　茴香一两半（炒香）　苍术二两（米泔浸，切片，麸炒）

【用法】上为细末，酒糊为丸，如梧桐子大。每服五十丸，温酒、盐汤送下。

【功用】补养元气，滋益气血，暖水脏及下元。

金锁正元丹

【来源】《瑞竹堂经验方》卷一。

【组成】白僵蚕（炒）　破故纸（炒）　白龙骨　山茱萸（汤浸，去核）　桑螵蛸（炒）　黑附子（炮）　肉苁蓉（酒浸）　牛膝（酒浸）　菟丝子（酒浸）各半两　韭子二两（炒）

【用法】上为细末，炼蜜为丸，如梧桐子大。每服二三十丸，空心温酒送下，一日二次。常服有益，妇人亦可服。

【功用】涩精补气，强健驻颜。

【主治】男子五劳七伤，沉寒痼冷，四肢厥逆，阴盛身寒，脐腹久痛，脏腑软弱，困倦少力，饮食迟化。

神应丸

【来源】《瑞竹堂经验方》卷一。

【组成】大黄六两（去皮净）　黄连四两（净）　血竭三两　犀角末二两　仙人盖一个（醋炙黄色）　九肋鳖甲　牛黄二钱　灵矾二两

【用法】上为末，用好醋一斗，入砂锅内，文武火熬醋尽，焙干，再为极细末，酒糊为丸，如弹子大。每服一丸，男子用酒将药化开，空心温服；妇人用红花好酒一盏半煎至七分，去红花滓，将药化开，空心服之。

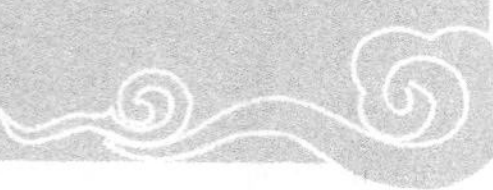

【主治】五劳七伤。

【宜忌】服药后十日内，忌生冷、酒、肉、面等物。

聚宝丹

【来源】《瑞竹堂经验方》卷一。

【组成】白茯苓（去皮） 山茱萸（去核） 五味子 干山药 石莲肉 鸡头肉 金樱子 巴戟（去心） 破故纸（炒） 杜仲（去粗皮，炒断丝） 牛膝（酒浸） 熟地黄（酒浸，焙） 石菖蒲 远志（去心） 枸杞子（酒浸，焙） 龙骨 楮实 茴香（炒） 仙茅 肉苁蓉（酒浸，焙干） 沉香各一两

【用法】上为细末，枣肉为丸，如梧桐子大。每服五十丸，以朱砂为衣。空心温酒或盐汤送下；如有气滞不顺，用木香调气散，入盐少许，汤调送下。

【功用】温中正气，祛风活血，逐寒除湿，填精益髓，强阴壮阳，聪耳明目，开心益智，暖胃化食，消痰宽中，杀九虫，通九窍，补五脏，秘精气，止梦遗，除咳嗽，养肌肤。

【主治】五劳七伤，诸虚不足，腰膝疼痛。

八珍散

【来源】《瑞竹堂经验方》卷四。

【别名】八物汤（《医学正传》卷三）、八珍汤（《外科发挥》卷二）。

【组成】当归（去芦） 川芎 熟地黄 白芍药 人参 甘草（炙） 茯苓（去皮） 白术各一两

【用法】上锉。每服三钱，水一盏半，加生姜五片，大枣一枚，煎至七分，去滓，不拘时候，通口服。

本方改为丸剂，名“女科八珍丸”（《中国医学大辞典》）；又名“八珍丸”（《中药成方配本》）。

【功用】

1.《瑞竹堂经验方》：调畅营卫，滋养气血，能补虚损。

2.《外科发挥》：进养饮食，退虚热。

【主治】

1.《瑞竹堂经验方》：脐腹疼痛，全不思食，脏腑怯弱，泄泻，小腹坚痛，时作寒热。

2.《医方类聚》引《袖珍方》：妇人脏躁，自笑自哭。

3.《正体类要》：伤损失血过多，或因克伐，血气耗损，恶寒发热，烦躁作渴。

4.《口齿类要》：气血俱虚，口舌生疮，或齿龈肿溃，恶寒发热，或烦躁作渴，胸胁作胀，或便血吐血，盗汗自汗。

5.《证治准绳·女科》：肝脾气血俱虚，不能养筋，以致筋挛骨痛，或不能行履，或发热晡热，寒热往来。

6.《外科正宗》：溃疡。

7.《张氏医通》：妇人胎产崩漏。

【方论】

1.《医方考》：血气俱虚者，此方主之。人之身，气血而已；气者百骸之父，血者百骸之母，不可使其失养者也。是方也，人参、白术、茯苓、甘草、甘温之品也，所以补气；当归、川芎、芍药、地黄，质润之品也，所以补血。气旺则百骸资之以生，血旺则百骸资之以养。

2.《沈氏女科辑要笺正》：四君、四物合为八珍，按之药理功能，可谓四君气药，能助脾阳；四物血药，能养脾阴。一属于血，只可专主脾胃讲，决不能泛泛然谓四君补气，四物补血。

3.《成方便读》：细阅方意，止能调理寻常一切气血不足之证。若真正气血大虚，阴阳并竭之证，似又不宜再以归、芎之辛散扰阴，地、芍之阴寒碍阳耳。

4.《方剂学》：本方所治之证，多由病后失调或久病失治，或失血过多，以致气血两虚，治宜气血双补。方中用人参、熟地甘温益气补血为君药；白术、茯苓健脾化湿，助人参益气补脾；当归、白芍养血和营，助熟地补益阴血，共为臣药；佐以川芎活血行气；炙甘草和中益气，调和诸药为使；诸药合用，共奏益气补血之效。

【实验】

1.促进急性贫血的血细胞再生 《中医药研究参考》（1976，5：29）：八珍汤与四物汤药理研究发现，两方均能促进急性贫血的血细胞再生，其主要表现在网状红细胞的转变成熟过程，尤以

八珍汤作用较显著。本方能促使血压很快恢复正常，并维持一定时间，而且对功体整个功能状态也有改善，说明急性大量失血时，气血双补较之单纯养血补血为佳。

2.对血虚模型小鼠造血调控因子的影响　《生物医学工程学杂志》（2004，5：727）：实验显示：八珍汤对环磷酰胺所致血虚模型小鼠骨髓细胞有促进增殖作用；经八珍汤诱导制备的巨噬细胞、脾细胞、肺条件培养液和骨骼肌条件培养液能促进血虚模型小鼠骨髓细胞增殖，促进血虚模型小鼠骨髓基质细胞分泌肿瘤坏死因子（TNF）。结果提示：八珍汤对环磷酰胺所致化疗损伤的造血调控作用可能与直接或间接刺激造血微环境的基质细胞分泌正性和负性造血生长因子有关。

3.对骨髓细胞及脾细胞凋亡的抑制作用　《中国中药杂志》（2004，12：1165）：实验观察到模型小鼠骨髓细胞在6 h其凋亡数最多，以后随时间延长而逐渐减少，八珍汤组小鼠骨髓细胞和脾细胞凋亡数与模型组相比两者在6h处有显著性差异（$P<0.05$，$P<0.01$）；在12h、18h、24h也能相应的拮抗细胞的凋亡。结果提示：八珍汤对实验小鼠骨髓细胞及脾细胞凋亡有较好的抑制作用，此作用可能是八珍汤的补血机制之一。

【验案】

1.血枯　《内科摘要》：一妇人久患血崩，肢体消瘦，饮食到口，但闻腥臊，口出津液，强食少许，腹中作胀，此血枯之症，肺肝脾亏损之患，用八珍汤、乌贼骨丸，兼服两月而经行，百余剂而康宁如旧矣。

2.习惯性流产　《福建中医药》（1960，10：封3）：以八珍汤加砂仁，紫苏。如气虚，加黄芪；血虚，加阿胶；虚火盛而呕者，加黄芩、竹茹；虚火引起咽干口燥者，去熟地，加生地、玉竹。防治习惯性流产38例，病人年龄一般多在25～30岁，流产次数最少为2胎，最多为5胎。全部治愈。

3.慢性萎缩性胃炎　《河北中医》（1987，6：16）：应用本方加鸡内金、砂仁、三棱、没药、乌药。肝胃气滞型加柴胡、枳壳；脾胃气虚型加黄芪；胃热阴虚型加沙参、石斛；湿热中阻型加白花蛇舌草、土茯苓，水煎服，每日1剂，半年为1疗程，治疗本病54例。证属肝胃气滞者22例，脾胃气虚者13例，胃热阴虚者5例，湿热中阻者14例。结果总有效率为98.15%，与猴头菌片治疗组（27例，有效率为76.2%）比较，有非常显著性差异（$P<0.001$）。

4.冠心病　《中医函授通讯》（1991，6：48）：应用红参20g，茯苓20g，白术、甘草、生地各15g，当归25g，川芎30g，白芍20g，水煎，分3次温服。每日1剂，30天为1疗程。治疗冠心病48例，男43例，女5例；年龄56～76岁。结果：显效（心虚之临床主证消失或明显减轻，心电图改善并稳定，血液黏度及血脂较治疗前明显下降）29例；有效（心虚之临床主证均有不同程度的好转，并发症消失或改善，心电图改善并稳定）17例；无效（心虚之临床主症改善效果不明显）2例；总有效率为95.8%。

5.有机磷中毒致迟发性周围神经炎　《中医杂志》（1995，12：725）：以八珍汤加桂枝，治疗有机磷中毒后以阿托品和胆碱酯酶复活剂治疗，在急性中毒症状消失后11～40天（平均21天）所致之迟发性周围神经炎22例。治疗用党参15g，白术、茯苓各8g，当归10g，川芎8g，白芍8g，熟地15g，甘草5g，桂枝6g。麻痹不仁、关节不利、舌青紫暗、脉涩者，加赤芍10g，丹参10g，或桃仁10g，红花10g；上肢重者加桑枝8g；下肢重者加牛膝6g；有发热，灼热，心烦，舌赤者，加黄柏15g，栀子15g；身重肢沉、头晕欲眠、苔腻脉滑者，加苍术15g，萆薢15g，黄柏10g，或防己10g，木瓜10g；潮热盗汗，舌干苔少者，加龟甲15g，麦冬15g，知母8g。水煎服，每日1剂。连续服药3个月仍未完全恢复者改为隔日1剂。治疗结果：服药后1月内完全恢复者5例，两月内完全恢复者5例，3月内完全恢复者8例，3月以上恢复者4例。完全恢复者均没有复发。肌肉萎缩肌力减退出现垂足、垂腕、爪手（踝反射消失）大多在1年以内消除症状。仅有1例随访4年仍为爪形手，上肢肌力差，其余症状均消失。

6.胎位不正　《甘肃中医学院学报》（1996，2：18）：刘氏用本方加味（枳壳、续断，每日1剂，水煎服，3剂为1疗程，1周后复查未转正者，再服3～6剂）矫正胎位不正96例。结果：有效88例，无效8例，总有效率为91.67%。服药1个疗程者75例，2个疗程21例。

7.白细胞减少症　《四川中医》（2004，10：51）：将73例白细胞减少症病人随机分为2组，治疗组50例采用八珍汤治疗，西药对照组23例采用鲨肝醇、利血生、维生素B_4治疗。结果：治疗组有明显的促进白细胞生成的作用，其疗效优于对照组。

8.溢乳　《山东中医杂志》（2005，11：700）：病人女，27岁，产后哺乳10个月，断奶后月经正常，双乳无乳汁，但隔一年半后，因过度劳累引起双乳房乳汁自出，色白清稀，乳房柔软、不胀不痛，伴面色萎黄、头晕心悸、神疲乏力，舌淡苔薄白，脉细弱。放免查泌乳素，核磁共振查头颅均正常，诊为生理性溢乳。方选八珍汤加味：党参15g，炙黄芪20g，炒白术、茯苓、全当归、炒白芍、川芎、熟地黄、芡实各10g，煅龙骨、煅牡蛎各30g（另包先煎），生麦芽30g，五味子、炙甘草6g。7剂。二诊：药后头晕乏力等症减轻，溢乳稍减，治疗原方不变，只将生麦芽改为120g，煎汤取汁以之另煎其他药物。7剂药尽，溢乳等症消失。

八宝丹

【来源】《瑞竹堂经验方》卷七。

【组成】广木香　母丁香　红花各二两　牡蛎五钱　地龙（去土）五钱　灯草二钱（糯，晒干，研）　干胭脂二两半　穿山甲十五片（炮）

【用法】上为末，甘草三两研末，熬成膏子为丸，如弹子大。每服一丸，细嚼，空心酒送下，以干物压之；或用水为丸，如梧桐子大。每服五十丸，温酒送下亦可。

【功用】壮益元阳，行气生血。

万安丸

【来源】《医主类聚》卷一五三引《瑞竹堂经验方》。

【组成】肉苁蓉四两（酒浸）　干薯蓣　五味子各二两半　杜仲三两（炒）　牛膝（酒浸）　菟丝子（酒浸）　泽泻　白茯苓（酒浸）　熟干地黄　当归　山茱萸各二两（去核）　巴戟三两（去心）　赤茯苓（去皮）

方中赤茯苓用量原缺。

【用法】上为细末，用苁蓉末半斤，酒熬膏和为丸，如梧桐子大。每服五七十丸，空心温酒送下。

【功用】《普济方》：补下元，起阴阳，安魂定魄，和三焦，破积聚，消五谷，安脏腑，除心中伏热，强骨轻身，明目，去冷除风。

【主治】下元极虚。

【宜忌】

1.《医方类聚》引《瑞竹堂经验方》：忌醋、陈腐、自死之物。

2.《普济方》：忌猪羊肉、血七日。

补精膏

【来源】《医方类聚》卷一五三引《瑞竹堂经验方》。

【组成】牛髓四两（炼，去粗）　胡桃四两（去皮壳）　杏仁四两（去皮尖）　山药半斤

《寿世保元》有人参、红枣。

【用法】上将杏仁、胡桃、山药三味捣为膏，蜜一斤，炼去白沫，与牛髓同和匀，入瓷罐内，汤煮一日。空心服一匙。

【功用】壮元阳，益精气，助胃润肺。

滋补丸

【来源】《医方类聚》卷一五三引《瑞竹堂经验方》。

【组成】白芍药二两　人参一两　白茯苓（去皮）　阿胶（锉碎，面炒）　当归　地黄（生熟皆可）　半夏（生用）　鹿茸（盐炙）　黄耆（盐炙）　五味子各一两

【用法】上为细末，酒糊为丸，如梧桐子大。每服七十丸，空心温酒送下。宜常服。

【主治】下元虚弱。

胡芦巴丸

【来源】《普济方》卷二一七引《瑞竹堂经验方》。

【组成】附子（炮，去皮脐）　川乌（炮，去黑皮）　沉香　酸枣仁　当归（去芦）　川芎　柏子仁（去壳）　胡芦巴　巴戟　破故纸（微炒）　龙骨　牡蛎（煨）　天雄（炮）　赤石脂　鹿茸（酥炙）　茴香各二两　泽泻半两　生硫黄一两半（用明者佳）

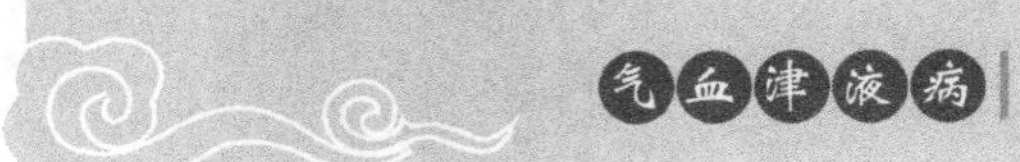

【用法】上为末。酒糊为丸，如梧桐子大。每服五十丸，空心盐汤米饮下，日一二次。

【功用】关锁精气，升降阴阳。

【主治】虚损。

十补丸

【来源】《普济方》卷二一九引《瑞竹堂经验方》。

【组成】肉苁蓉（酒浸） 菟丝子（酒浸） 牛膝（酒浸） 干山药 熟地黄 川乌头（泡） 泽泻 人参 当归 官桂（不见火）各等分

【用法】上为细末，酒糊为丸，如梧桐子大。每服五十丸，空心温酒送下。

【功用】暖丹田。

【主治】阳损久虚下冷，夜频起。

琥珀丸

【来源】《普济方》卷二一九引《瑞竹堂经验方》。

【组成】琥珀（明者） 沉香 木香 丁香（净） 小茴香（盐炒） 白茯苓（去皮） 陈皮（去白） 八角茴香 熟地黄 甘草（炒）各五钱 木通（去皮） 没药 枳壳（炒）各三钱 当归三两（炒）

【用法】上为细末，炼蜜为丸，如弹子大。每服一丸，空心细嚼，温酒送下，一日二次。

【功用】降心火，益肾水，兴阳道。

【主治】虚损。

山药面

【来源】《饮膳正要》卷一。

【组成】白面六斤 鸡子十个（取白） 生姜汁二合 豆粉四两 山药三斤

【用法】山药煮熟研泥，同和面，羊肉二脚子，切丁头乞马，用好肉汤加炒葱、盐调和下。

【功用】补虚羸，益元气。

水龙馔

【来源】《饮膳正要》卷一。

【组成】羊肉二脚子（熟，切作乞马） 白面六斤（切作钱眼馔）鸡子十个 山药一斤 糟姜四两 胡萝卜五个 瓜齑二两（各切细） 三色弹儿（内一色肉弹儿，外二色粉，鸡子弹儿）

【用法】上药用清汁，下胡椒二两，盐、醋调服。

【功用】补中益气。

围 像

【来源】《饮膳正要》卷一。

【组成】羊肉一脚子（煮熟，切细） 羊尾子二个（熟，切细） 藕二枚 蒲笋二斤 黄瓜五个 生姜半斤 乳饼二个 糟姜四两 瓜齑半斤 鸡子十个（煎作饼） 蘑菇一斤 蔓菁菜 韭菜（各切条道）

方中蔓菁菜、韭菜用量原缺。

【用法】上用好肉汤，调麻泥二斤、姜末半斤，同炒。葱、盐、醋调和，对胡饼食之。

【功用】补益五脏

珍珠粉

【来源】《饮膳正要》卷一。

【组成】羊肉一脚子（卸成事件） 草果五个 回回豆子半升（捣碎，去皮）

【用法】上同熬成汤，滤净，羊肉切乞马，心、肝、肚、肺各一具，生姜二两，糟姜四两，瓜齑一两，胡萝卜十个，山药一斤，乳饼一个，鸡子十个，作煎饼，各切，次用麻泥一斤，同炒，葱、盐、醋调和。

【功用】补中益气。

春盘面

【来源】《饮膳正要》卷一。

【组成】白面六斤（切细面） 羊肉二脚子（煮熟，切条道乞马） 羊肚 肺各一个（煮熟切） 鸡子五个（煎作饼，裁烂） 生姜四两（切） 韭黄半斤 蘑菇四两 合子菜 蓼芽胭脂

方中后三味药用量原缺。

【用法】上用清汁下胡椒一两，盐、醋调和。

【功用】补中益气。

搠罗脱因

【来源】《饮膳正要》卷一。

【组成】白面六斤（和，按作钱样） 羊肉二脚子（熟切） 羊舌二个（熟切） 山药一斤 蘑菇半斤 胡罗卜五个 糟姜四两（切）

【用法】上用好酽肉汤同下，炒葱、醋调和。

【功用】补中益气。

糯米粉搊粉

【来源】《饮膳正要》卷一。

【组成】羊肉一脚子（卸成事件） 草果五个 良姜二钱

【用法】上件同熬成汤，滤净，用羊肝酱熬取清汁，下胡椒五钱，糯米粉二斤，与豆粉一斤同作标粉，羊肉切细乞马，入盐、醋调和，或浑汁亦可。

【功用】补中益气。

山药饦

【来源】《饮膳正要》卷二。

【组成】羊骨五七块（带肉） 萝卜一枚（切作大片） 葱白一茎 草果五个 陈皮一钱（去白） 良姜一钱 胡椒二钱 缩砂二钱 山药二斤

【用法】上药同煮，取汁澄清，滤去滓。面二斤，山药二斤，煮熟研泥，搜面饦。入五味。空腹食之。

【主治】诸虚，五劳七伤，心腹冷痛，骨髓伤败。

山药粥

【来源】《饮膳正要》卷二。

【组成】羊肉一斤（去脂膜，烂煮熟，研泥） 山药一斤（煮熟，研泥）

【用法】上药入肉汤内，下米三合，煮粥。空腹食之。

【主治】虚劳骨蒸，久冷。

乌鸡汤

【来源】《饮膳正要》卷二。

【组成】乌雄鸡一只（挦洗净，切作块子） 陈皮一钱（去白） 良姜一钱 胡椒二钱

【用法】上药以葱、醋、酱相和，入瓶内，封口，令煮熟，空腹食。

【主治】虚弱劳伤，心腹邪气。

白羊肾羹

【来源】《饮膳正要》卷二。

【组成】白羊肾二具（切作片） 肉苁蓉一两（酒浸，切） 羊脂四两（切作片） 胡椒二钱 陈皮一钱（去白） 荜茇二钱 草果二钱

【用法】上药相和，加葱白、盐、酱煮作汤，入面䬪，如常作羹食之。

【主治】虚劳，阳道衰败，腰膝无力。

羊骨粥

【来源】《饮膳正要》卷二。

【组成】羊骨一付（全者，捶碎） 陈皮二钱（去白） 良姜二钱 草果二个 生姜一两 盐少许

【用法】以水二斗，慢火熬成汁，滤出澄清，如常作粥；或作羹汤亦可。

【主治】虚劳，腰膝无力。

羊脏羹

【来源】《饮膳正要》卷二。

【组成】羊肝 羊肚 羊肾 羊心 羊肺各一具（汤洗净） 牛酥一两 胡椒一两 荜茇一两 豉一合 陈皮二钱（去白） 良姜二钱 草果一两个 葱五茎

【用法】先将羊肝等慢火煮令熟，将汁滤净，和羊肝等并药一同入羊肚内缝合，令绢袋盛之，再煮熟，入五味，旋旋任意食之。

【主治】肾虚劳损，骨髓伤败。

羊脊骨羹

【来源】《饮膳正要》（宋楼本）卷二。

【别名】羊脊骨粥（《饮膳正要》人卫本卷二）。

【组成】羊脊骨一具（全者，捶碎） 肉苁蓉一两

（洗，切作片） 草果三个 荜茇二钱

【用法】水熬成汁，滤去滓，入葱白五味，作面羹食之。

【主治】下元久虚，腰肾伤败。

狐肉汤

【来源】《饮膳正要》卷二。

【组成】狐肉五斤（汤洗净） 草果五个 缩砂二钱 葱一握 陈皮一钱（去白） 良姜二钱 哈昔泥一钱（即阿魏）

【用法】上件水一斗煮熟，去草果等，次下胡椒二钱、姜黄一钱，醋、五味调和匀。空心食之。

【主治】虚弱，五脏邪气。

河西米汤粥

【来源】《饮膳正要》卷二。

【组成】羊肉一脚子（卸成事件） 河西米二升

【用法】羊肉熬成汤，滤净，下河西米，淘洗净，次下细乞马、米、葱、盐，同熬成粥。或不用乞马亦可。

【功用】补中益气。

枸杞羊肾粥

【来源】《饮膳正要》卷二。

【组成】枸杞叶一斤 羊肾一对（细切） 葱白一茎 羊肉半斤（炒）

【用法】上四味拌匀，入五味，煮成汁，下米熬成粥，空腹食之。

《药粥疗法》：将新鲜羊肾剖开，洗净，去内膜，细切；再把羊肉洗净，切碎。用枸杞叶煎汁，去滓，同羊肾、羊肉、葱白、粳米一起煮粥，待粥成后，加入细盐少许，稍煮即可

【功用】《药粥疗法》：益肾阴，补肾气，壮元阳。

【主治】

1.《饮膳正要》：阳气衰败，腰脚疼痛，五劳七伤。

2.《药粥疗法》：肾虚劳损，阳气衰败，腰脊疼痛，腿脚痿弱，头晕脑鸣，听力减退或耳聋，阳萎，尿频或遗尿。

【宜忌】《药粥疗法》：以冬季食用为好，对阳盛发热，或性功能亢进者，不可选用。

油煎散

【来源】《永类钤方》卷十六。

【组成】川乌 海桐皮 地骨皮 五加皮 桂心 牡丹皮 净陈皮 白芍 川芎 当归 乌药 白芷 莪术各等分

【用法】上为末。每服二钱，水二盏，入生麻油三四点，煎，温服，不拘时候。

【主治】血虚寒热，四肢酸倦无力，瘦瘁阻食。

红椒丸

【来源】《世医得效方》卷五。

【组成】灵砂一两（细研） 人参 木香各二钱半 大香 附子（杵净）大红椒（去合口并子，焙出汗）各半两

【用法】上为末，糕糊为丸，如麻子大。每服二十丸，空心橘皮汤送下。

【主治】虚劳喘嗽，眩晕。

入药灵砂丸

【来源】《世医得效方》卷七。

【组成】当归（酒洗） 鹿茸（去毛，盐、酒炙） 黄耆（盐水炙） 沉香（镑） 北五味（炒） 远志肉 酸枣仁（炒） 吴茱萸（去枝） 茴香（炒） 破故纸（炒） 牡蛎（煅） 熟地黄（蒸） 人参（去芦） 龙骨（煅） 附子（炮） 巴戟各一两（净） 灵砂二两（研）

【用法】上为末，酒糊为丸。每服五十粒至七十粒，空心温酒、盐任下。

【主治】诸虚，白浊，耳鸣。

万安丸

【来源】《世医得效方》卷八。

【组成】苁蓉四两（酒浸） 干薯蓣 五味子各二两半 杜仲三两半 牛膝（酒浸） 菟丝子（酒浸） 赤石脂（煅） 白茯苓（去皮） 泽泻 山茱

萸（去核） 巴戟（去心） 熟干地黄各二两 附子（炮，去皮脐） 牡丹皮（去骨） 官桂（去粗皮）各一两

【用法】上为末，别用苁蓉末半斤，酒熬膏为丸，如梧桐子大。每服五七十丸，空心温酒送下。

【功用】补下经，起阴发阳，安魂定魄，开三焦，破积聚，消五谷，益精气，安脏腑，除心中虚热，强筋骨，轻身明目，去冷除风。

【主治】虚损。

【宜忌】忌酽醋及陈臭之物。

【加减】若要肥，加敦煌石膏二两（敦煌，如火色也）；如失狂多忘，加远志一两；体少津润，加柏子仁一两；欲进房事，加白马茎（若无，用鹿茸代之）二两（去毛，酥炙）；阴下湿闫，加蛇床子一两。

正气补虚汤

【来源】《世医得效方》卷八。

【组成】人参 藿香叶 厚朴（去粗皮，姜汁炒） 黄耆各二两 交趾桂一两 川白芷二两 大当归（去尾）二两 五味子 白术各一两 半夏 绵附子（炮）各一两 熟地黄（酒洗，炒） 川芎 白茯神各二两 丁香 南木香 干姜 甘草各一两

【用法】上锉散。每服三钱，水一盏半，加生姜三片，枣子二枚，水煎，空心温服。

【主治】忧恚思虑，喜怒不常，失饥劳力，或饮食不调，肌肉减耗，荣卫虚弱，外邪所袭，入于经络，头痛昏闷，拘挛，身疼腰倦，脚弱转筋，自汗，手足冷，四肢麻痹，五脏诸虚百病。

石刻安肾丸

【来源】《世医得效方》卷八。

【组成】苍术四两（一两用茴香一两炒，一两用青盐一两炒，一两用茱萸一两炒，一两用猪苓一两炒，各炒今黄色，取术用） 川乌（炮，去皮脐） 附子（炮，去皮脐） 川楝子（酒浸，去核） 巴戟（去心，炒）白术（炒） 陈皮（炒）各一两 肉苁蓉（酒浸，炙） 破故纸（炒）各二两 茯苓一两（炒） 肉豆蔻（面裹煨） 木香（不见火） 当归（火焙干）各一两 杜仲（炒去丝）二两 熟地黄（酒浸，蒸十次，火焙） 菟丝子（酒浸，炒） 茴香 黑牵牛（半生，半炒） 山药（炒）各一两 晚蚕蛾（去头足翅，炒） 葫芦巴（酒浸，炒） 肉桂（不见火） 石斛（炒） 川牛膝（酒浸，炒）各一两

【用法】上为末，酒煮面糊为丸，如梧桐子大。每服四十丸，空心盐汤送下。

【功用】久服壮元阳，益肾气，健筋骨，生血驻颜，扶老资寿。

【主治】真气虚惫，脚膝缓弱，目暗耳鸣，举动倦乏，夜梦遗精，小便频数，一切虚损。

金粟黄芽丹

【来源】《世医得效方》卷八。

【别名】太乙紫霞丹。

【组成】丹母 大朱砂一斤 真金箔五十片

原书注：此丹无方，惟有丹母，不知是何药修炼得成。

【用法】以大朱砂一斤抽汞，置丹母于鼎内，以汞安于丹母上，复以真金箔五十片，于静室养火，朝东北，暮西南，一月后开鼎。如觉丹母伤火，以浓煎沉香水浴。一载后，丹成如谷芽样，或如花果样。用银剪刀剪下，入大萝卜内蒸一伏时，以萝卜深黑为度。取出用玉石杵研为细末，以木蜜为丸。丸如粟大，依前汤引服。服时以平旦取一粒，在手内搓令暖，置口中。可加至十粒，或用枣肉丸，以井花水或人参枣汤送下。

【功用】起死回生，脱胎换骨。

【主治】诸虚百损，五劳七伤，八风五痹，沉寒痼冷，水肿蛊气，久痢久疟，一切男女老幼困笃之疾，百药不能疗者。

【宜忌】孕妇不可服。绝嗜欲，断五腥，不食鸡、鱼、大蒜、陈臭等物。

黄耆益损汤

【来源】《世医得效方》卷八。

【组成】人参（去芦） 石斛（去根） 甘草 黄耆（去芦） 木香 白术 当归 正桂 茯苓 芍药 半夏 川芎 熟地黄（去土，酒炒） 山

药　五味子　牡丹皮（去骨）　麦门冬（去心）各等分

【用法】上锉散。每服三钱，水一盏半，加生姜五片，大枣二枚，小麦五十粒，乌梅一个，水煎，空心、食前服。

【主治】诸虚不足，荣卫俱弱，五劳七伤，骨蒸潮热，腰背拘急，百节酸疼，夜多盗汗，心常惊惕，咽燥唇焦，嗜卧少力，肌肤瘦瘁，咳嗽多痰，咯唾血丝，寒热往来，颊赤神昏，全不用食，服热药则烦躁，冲满上焦，进凉药则膈满而腹痛；及大病后荣卫不调，妇人产后血气未复。

增益归茸丸

【来源】《世医得效方》卷八。

【别名】归茸丸（《寿世保元》卷四）、补益归茸丸（《普济方》卷二二四）。

【组成】熟干地黄（酒浸，九蒸）　鹿茸（去毛，酥涂炙）　五味子各四两　山药（酒浸）　山茱萸（去核）　大附子（炮，去皮脐）　川牛膝（酒浸一宿）各二两　白茯苓　牡丹皮（去骨）　泽泻（酒浸一宿）各一两半　大当归四两（去芦）　黄连二两（去芦）

【用法】上为末，用真鹿角胶半斤，锉细入银石器中，酒湖为丸，如梧桐子大。每服五十丸，空心温酒、盐汤送下。

【功用】养肝肾，益心血、利足膝、实肌肤，悦颜色。

黑附丸

【来源】《世医得效方》卷十九。

【组成】黑附子一个九钱（煨，盐水浸）　白茯苓五钱（去皮）　川楝子一两（去皮核）　茴香一两（炒）　破故纸一两（炒）　熟地黄（净洗，切，酒炒）一两　交趾桂五钱（去粗皮）　大当归一两（去尾）

【用法】上为末，炼蜜为丸，如梧桐子大。每服三十丸，空心盐汤或盐酒送下。如觉脾虚食减，亦用参苓白术散兼服。

【主治】气虚血弱，老人疽发后四肢倦怠无力，或燥渴好饮水不止者。

茸归丸

【来源】《普济方》卷三二八引《世医得效方》。

【组成】嫩鹿茸（煨去毛，涂酥炙）　川芎　人参　肉苁蓉　乌梅肉　肉桂　柏子仁　牡丹皮　京芍药各一两　当归半两（洗）　黄耆二两（蜜炙）　紫石英一两（蜜炙）　大熟地黄（洗净，再以酒蒸二次，焙干）一两

【用法】上为末，米打薄糊为丸，如梧桐子大。每服五十丸至六十丸，空心淡醋汤送下。

【功用】补血。

【主治】妇人血虚，胃之水气不足，时渴烦作热，手足掌心热，四肢烦疼，或寒热，夜出盗汗，口干舌燥。

五补丸

【来源】《丹溪心法》卷三。

【组成】枸杞　锁阳各半两　续断　蛇床（微炒）各一两　两头尖二钱半

【用法】上为末，糊为丸。每服三十丸，淡盐汤送下。

【功用】补损。

龙虎丸

【来源】《丹溪心法》卷三。

【组成】白芍　陈皮各二两　锁阳　当归各一两半　虎骨（酒浸，酥炙）各一两　知母（酒炒）

方中知母用量原缺。

【用法】上为末，酒煮羊肉捣汁为丸服。

【功用】补下焦。

【加减】冬月，加干姜半两。

如意丸

【来源】《丹溪心法》卷三。

【组成】生地黄　熟地黄各二两　天门冬（去心）　麦门冬（去心）　川椒（去目，炒）　胡芦巴（酒炒）　补骨脂（炒）　苁蓉（酒浸）　杜仲（炒去丝）　白茯苓　小茴香（炒）　菟丝子（酒浸）　川楝肉　地龙（酒浸，去土）　石菖蒲　枸

杞　远志（去心）各一两　青盐半两（炒）　山栀（去皮）二钱（炒）　川山甲十四片（炙）　甘菊花三钱半

【用法】上为末，用晋枣（煮，去皮核）二两，核桃肉（煮，去皮）二两，各研如泥，余再炼蜜和丸，如梧桐子大。每服七八十丸，白汤温酒任下。

【功用】补损。

沉香百补丸

【来源】《丹溪心法》卷三。

【组成】熟地六两　菟丝子四两　杜仲（炒）三两　知母（炒）二两　黄柏二两（酒炒）　人参二两　山药　当归　苁蓉各三两　沉香一两

【用法】上为末，酒糊为丸。

【功用】

1.《丹溪心法》：补损。

2.《东医宝鉴·杂病篇》：补血气，滋阴。

【主治】《东医宝鉴·杂病篇》：虚劳。

补天丸

【来源】《丹溪心法》卷三。

【组成】补肾丸加紫河车（洗净，用布缴干）

【用法】上捣细，焙，为末，酒调米糊为丸。夏加五味子半两。

【主治】

1.《丹溪心法》：痿证气血俱虚甚者。

2.《济阴纲目》：阴虚骨蒸发热，形羸瘦者。

3.《简明医彀》：气血虚败，百髓羸惫，脏腑亏伤，精神疲竭。

【加减】若治虚劳发热者，又当以骨蒸药佐之。

【方论】《医方考》：此方即补肾丸加人胞也。人胞者，亦精血之所融结，乃无极之极，未生之天也。已生之后，天癸虚损，补以草木之药，非其类也，卒难责效。人胞名曰混沌皮，则亦天耳，以先天之天而补后天之天，所谓补以类也，故曰补天。

补阴丸

【来源】《丹溪心法》卷三。

【别名】大补阴丸（《医方类聚》卷一五三引《新效方》）。

【组成】侧柏　黄柏　乌药叶各二两　龟版（酒炙）五两　苦参三两　黄连半两

【用法】上为末，地黄膏为丸，如梧桐子大。每服三五十丸，食前温水送下。

【功用】补阴。

【主治】

1.《医方类聚》引《新效方》：肾经阴亏。

2.《医方类聚》引《新效方》：阴虚血少。

【加减】冬，加干姜；夏，加缩砂。

补阴丸

【来源】《丹溪心法》卷三。

【别名】虎潜丸（《古今医统大全》卷四十八）、补阴种子丸（《妙一斋医学正印种子篇》卷上）。

【组成】黄柏半斤（盐酒炒）　知母（酒浸，炒）　熟地黄各三两　龟版四两（酒浸，炙）　白芍（炒）　陈皮　牛膝各二两　琐阳　当归各一两半　虎骨一两（酒浸，酥炙）

【用法】上为末，酒煮羊肉为丸。每服五十丸，盐汤送下。

【功用】

1.《景岳全书》：降阴火，滋肾水。

2.《简明医彀》：济阴养血，补肾益精，强腰膝，壮筋骨，固精元。

【主治】

1.《摄生众妙方》：左尺肾脉洪大盛数，精元不固者。

2.《医钞类编》：精血不足，骨蒸劳热，筋骨痿弱，足不任地。

【加减】冬，加干姜半两。

【方论】

1.《医方集解》：此足少阴药也。黄柏、知母、熟地所以壮肾水而滋阴；当归、芍药、牛膝，所以补肝虚而养血；牛膝又能引诸药下行，以壮筋骨，盖肝肾同一治也。龟得阴气最厚，故以补阴而为君；虎得阴气最强，故以健骨而为佐，用胫骨者，虎虽死犹立不仆，其气力皆在前胫，故用以入足，从其类也。琐阳益精壮阳，养筋润燥，然数者皆血药，故又加陈皮以利气，加干姜以通阳，羊肉甘热属火而大补，亦以味补精，以形补形之义，使气血交通，阴阳相济也。名虎潜者，虎阴类，潜藏也。一名补阴丸，益补阴所以称阴也。

2.《医方考》：人之一身，阳常有余，阴常不足。黄柏、知母，所以滋阴；地黄、归、芍，所以养血。牛膝能引诸药下行，锁阳能使阴精不泄。龟得天地之阴气最厚，故用以补阴；虎得天地之阴气最强，故用以壮骨。陈皮所以行滞。而羊肉之用，取其补也。

3.《古今名医方论》：方用黄柏清阴中之火，燥骨间之湿，且能坚肾，为治痿要药，故以为君。虎骨去风毒，健筋骨，为臣。然高原之水不下，母虚子亦虚，肝脏之血不归，子病而母愈病，知母清肺原，归、芍养肝血，使归于肾；龟禀天地之阴独厚，茹而不吐，使之坐镇北方；更以熟地、牛膝、锁阳、羊肉群队补水之品，使精血交补；若陈皮者，疏血行气，此又有气化血行之妙。其为筋骨壮盛，有力如虎也必矣。《道经》云：虎向水中生，以斯为潜之义焉。夫是以命之曰虎潜丸。

4.《张氏医通》：虎体阴性，刚而好动，故欲其潜，使补阴药咸随其性，潜伏不动，得以振刚劲之力，则下体受荫矣。其膝胫乃筋骨结聚，功力最优。若用掌骨，各随患之前后左右取用，不必拘于左前为善也。

5.《冯氏锦囊秘录》：人之一身，阴气在下，阴不足则肾虚。肾主骨，故艰于步履。龟属北方，得天地之阴气最厚，故以为君；虎属西方，得天地之阴气最强，故以为臣，独取胫骨，从类之义也。草木之药，性偏难效，气血之属，异类有情也。黄柏、知母去骨中之热，地黄、归、芍滋下部之阴。阴虚则阳气泄越而上，用琐阳以禁其上行；加陈皮以导其下降。精不足者，补之以味，故用羊肉为丸。

6.《绛雪园古方选注》：虎，阴兽；潜，伏藏也。脏阴不藏，内热生痿者，就本脏分理以伏藏其阴也。故用龟甲为君，专通任脉，使其肩任三阴；臣以虎骨熄肝风，丸以羊肉补精髓，三者皆有情之品，能恋失守之阴；佐以地黄苦补肾，当归味辛补肝；使以牛膝行血，陈皮利气，芍药约阴下潜，知、柏苦以坚之，锁阳涩以固之，其阴气自然伏藏而内守矣。

7.《医方论》：虎潜丸息肝肾之虚风，风从虎，虎潜则风息也。惟知、柏苦寒，用以泄肾经之邪火则可，若谓补肾滋阴，则予不以为是，不如用枸、菟等类为佳。

【验案】甲亢术后低钙性抽搐　《浙江中医杂志》（1995，11：495）：用本方加减：黄柏、知母、锁阳、熟地、白芍、龟甲、陈皮、干姜、羊肉、龙骨、牡蛎、阿胶为基本方；手足麻木者加鸡血藤、丹参；抽搐严重者加地龙、全虫；影响呼吸者加前胡、桔梗，治疗甲亢术后低钙性抽搐15例。结果：痊愈7例，好转4例。

补阴丸

【来源】《丹溪心法》卷三。

【组成】龟版二两　黄柏（炒）　牛膝　人参各半两　香附　白芍各一两　甘草二钱　砂仁三钱（春不用）

【用法】上为末，酒糊为丸服。

【功用】补阴。

补阴丸

【来源】《丹溪心法》卷三。

【组成】龟版二两　黄柏一两

【用法】上细切地黄，酒蒸熟，擂细为丸服。

【功用】补阴。

补阴丸

【来源】《丹溪心法》卷三。

【组成】龟版二两（酒炙）　黄柏七钱半　知母半两　人参三钱　牛膝一两

【用法】上为末，酒糊为丸服。

【功用】补阴。

补阴丸

【来源】《丹溪心法》卷三。

【组成】龟版一两（酒煮）　黄柏半两　知母三两　五味三钱

【用法】上为末，酒糊为丸服。

【功用】补阴。

补阴丸

【来源】《丹溪心法》卷三。
【组成】龟版五两　侧柏一两半　香附三两
【用法】上为末，姜汁浸地黄膏为丸。空心服。
【功用】补阴。

补肾丸

【来源】《丹溪心法》卷三。
【别名】八味肾气丸（《东医宝鉴·杂病篇》卷四）。
【组成】熟地　菟丝子（酒浸）各八两　归身三两半　苁蓉（酒浸）五两　黄柏（酒炒）　知母（酒浸）各一两　故纸（酒炒）五钱　山萸肉三钱半
【用法】上为末，酒糊为丸，如梧桐子大。每服五十丸。
【功用】《东医宝鉴·杂病篇》：补肾滋阴。
【主治】

1.《丹溪心法》：虚劳。
2.《东医宝鉴·外形篇》：阴虚火动，耳鸣。

补虚丸

【来源】《丹溪心法》卷三。
【组成】人参　白术　山药　枸杞　琐阳
【用法】上为末，面糊为丸服。
【功用】补损。

济阴丸

【来源】《丹溪心法》卷三。
【组成】黄柏二两七钱（盐酒拌抄）　龟版（炙）一两三钱半　陈皮七钱　当归一两（酒浸）　知母一两（酒炒）　虎骨七钱（酥炙）　锁阳一两　牛膝一两三钱半　山药　白芍　砂仁　杜仲（炒）　黄耆各七钱（盐水拌抄）　熟地七钱　枸杞五钱　破故纸三钱半（炒）　菟丝子（酒浸）一两三钱半
【用法】上为末，以地黄膏为丸。每服七十丸。
【功用】益阴补虚。
【主治】《东医宝鉴·杂病篇》：阴虚劳证。

添精补髓丹

【来源】《丹溪心法》卷三。
【组成】赤石脂二钱　茯苓一两　山药三两　苁蓉四两　巴戟一两（去心）　杜仲三两　牛膝一两（酒浸）　五味一两　泽泻一两　菟丝三两　熟地　山茱肉各一两　晚蚕蛾二两（如无，以鹿茸代）　山甲七钱（酒炙）　地龙一两（去土）　柏子仁一两　枸杞　故纸各二两　川椒一两（去目）　厚朴一两　人参二两　白术二两　仙灵脾一两半（羊脂炒）
【用法】上为末，炼蜜为丸。
【功用】补虚损。
【加减】腰痛，加小茴香。

锁阳丸

【来源】《丹溪心法》卷三。
【组成】龟版（炙）　知母（酒炒）　黄柏（酒炒）各一两　虎骨（炙）　牛膝（酒浸）　杜仲（姜炒）　锁阳（酒浸）各五钱　破故纸　续断（酒浸）各二钱半　当归　地黄各三钱
【用法】上为末，酒糊为丸，如梧桐子大。每服五十丸。
【功用】补精。

滋血百补丸

【来源】《丹溪心法》卷三。
【组成】地黄半斤（酒蒸）　菟丝半斤（酒浸）　当归（酒浸）　杜仲（酒炒）各四两　知母（酒炒）　黄柏（酒炒）各二两　沉香一两
【用法】上为末，酒糊为丸服。

《东医宝鉴·杂病篇》：上为末，酒糊和丸，如梧桐子大。每服七十丸，盐汤送下。
【功用】

1.《丹溪心法》：补损。
2.《东医宝鉴·杂病篇》：补血气，滋阴。

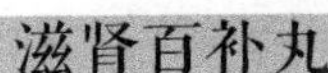

滋肾百补丸

【来源】《丹溪心法》卷三。

【组成】当归四两（酒浸） 知母二两（酒浸） 沉香五钱 黄柏（酒炒褐色） 山药 菊花 楮实各二两 青盐一两（炒） 菟丝四两（酒炒） 杜仲（炒）二两 熟地黄八两

【用法】上为末，酒糊为丸，或炼蜜为丸服。

《东医宝鉴·杂病篇》：上为末，酒糊为丸，如梧桐子大。每服七十丸，

【功用】

1.《丹溪心法》：补损。

2.《东医宝鉴·杂病篇》：补血气，滋阴。

【主治】《东医宝鉴·杂病篇》：虚劳。

加减补阴丸

【来源】《丹溪心法》卷五。

【组成】熟地八两 菟丝子四两（盐酒浸一宿） 当归三两（酒浸） 白芍三两（炒） 锁阳三两（酥炙） 杜仲二两（炒） 牛膝四两（酒浸） 破故纸 枸杞各一两半 虎骨二两（酥炙） 龟版一两（酥炙） 黄柏二两（炒） 山药 人参 黄耆各二两 冬加干姜一两

方中破故纸用量原缺，据《东医宝鉴·杂病篇》补。

【用法】上为末，猪骨髓入蜜为丸，如梧桐子大。每服一百丸，空心盐汤送下。

【功用】《东医宝鉴杂病篇》：补阴扶阳。

【主治】《东医宝鉴杂病篇》：阴虚。

十珍丸

【来源】《修月鲁般经》引《劳证十药神书》（见《医方类聚》卷一五〇）。

【别名】补髓丹《劳症十药神书》（陈修园注本）。

【组成】猪背膂一条 羊背膂一条 鳖鱼一只 乌骨鸡一只（四味制净，去骨留肉，煮酒一大瓶，甏内煮熟，擂碎） 大山药一条 莲肉半斤 京枣一百个霜柿十个（上四味，用井水一大瓶，于沙糖甏内煮熟，擂细，却与前药一处，用慢火熬，却下） 明胶四两 真黄蜡三两

【用法】上二味，旋旋下，与前八味和作一处，擂成膏子，和平胃散末，四君子汤末，并知母、黄柏各一两，共十两、搜和成剂。如十分硬了时，再入白蜜同熬，取起，放青石上，用水捶打如法，匀了，为丸如梧桐子大。每服一百丸，枣汤吞下，不拘时候。

【功用】此药服之半月，精神完复，气血津和。服之一月，饮食倍加，轻居轻快。服之两月，百病消除，诸气益补。服之三月，丹田常暖，水火既济。服之四月，老者反壮，行步如龙飞。服之五月，发白再黑，齿落更生。

【主治】一切劳。大怯极虚甚惫，骨干津涸，血枯气竭，火乘金位者，服白凤膏愈后，即服此药。

白凤膏

【来源】《修月鲁班经后录》引《劳证十药神书》（见《医方类聚》卷一五〇）。

【组成】黑嘴白鸭一只 大京枣二升 参苓平胃散一升 陈煮酒一大瓶

【用法】上先将鸭扎缚其脚，却量患人饮酒多少，随量倾酒在器中，烫温，却将刀于鸭项上割开，沥血于酒内，搅匀，一气饮之。其血酒直入肺经，滋补其肺，宁止其嗽。又将鸭干撏去毛，就胁下开一孔，取出肠杂，以纸拭干，将枣子去核，每介实填参苓平胃散末，以麻布扎定，填于鸭肚中，用砂糖甏一个，放鸭在内，四遭炭火慢煨，一瓶煮酒作三次添入，直至熬酒干为度，取起。次第食之，尽此一鸭。愈后，即服十珍丸。

【功用】复其真元。

【主治】

1.《修月鲁班经后录》引《劳证十药神书》：一切劳，大怯及虚甚惫，火乘金位，嗽吐痰咯血、发热者。

2.《张氏医通》：少年禀气不足，因饮食饥饱所伤，致成虚损，形体羸弱，日晡潮热，腹胀气急，脉来弦数者。

【方论】《劳症十药神书》陈修园按：怯而日久，虚极而惫，而且咳嗽不已，则肺日因嗽而动扰矣。吐痰不已，则肺因痰而壅滞矣。咯血发热，壮火食气，不特肌肉消瘦，而且气衰言微矣。此为极症，恐非无情之草木所能治。故用黑嘴白鸭一只

为君，盖以毛白者味较清而入肺，嘴黑者骨亦黑而入肾，取金水相生之义，亦资异类有情之物以补之也。最妙入京枣二升，取其甘温以补胃；平胃散一升，取其消导以转胃。胃为五脏六腑之本，胃安则脏腑俱安，与保真汤佐以厚朴同义。

保真汤

【来源】《修月鲁般经》引《劳证十药神书》(见《医方类聚》卷一五〇)。

【组成】当归　人参　生地黄　熟地黄　白术　黄耆各三钱　赤茯苓　白茯苓各一钱半　天门冬　麦门冬各二钱　赤芍药　白芍药　知母　黄柏　五味子　柴胡　地骨皮各二钱　甘草　陈皮　厚朴各一钱半

方中甘草、陈皮、厚朴原无用量，据《劳症十药神书》(陈修园注本)补。

【用法】上为粗末。每服以水二盏，加生姜三片，大枣五枚，莲心五枚，同煎至一盏，去滓，食前服，一日三次，与保和汤间服。

【功用】《医学入门》：补虚除热。

【主治】

1.《修月鲁般经》引《劳证十药神书》：劳证骨蒸体虚。

2.《东医宝鉴》：虚劳骨蒸，潮热盗汗。

【加减】惊悸，加用茯神、远志、柏子仁、酸枣仁；淋浊，加用萆薢、乌药、猪苓、泽泻；便涩，加用苦杖、木通、石苇、萹蓄；遗精，加用龙骨、牡蛎、莲须、莲心；燥热，加用滑石、石膏、青蒿、鳖甲；盗汗，加用牡蛎、浮麦、黄耆、麻黄根。

消化丸

【来源】《修月鲁般经》引《劳证十药神书》(见《医方类聚》卷一五〇)。

【组成】青礞石二两(消煅)　明矾　橘红各三两　薄荷一两　猪牙皂角二两(火炙，去皮弦)　南星二两(生用)　半夏二两(生用)　枳壳一两半　白茯苓　枳实各一两半

陈修园注本《劳症十药神书》有沉香，名"沉香消化丸"。

【用法】上为细末，和匀，神曲打糊为丸，如梧桐子大。每服一百丸，每夜上床时，饴糖拌吞。次噙嚼太平丸，二药相攻，痰嗽扫迹，除根立愈也。

【主治】劳热痰壅盛者。

补髓膏

【来源】《东医宝鉴》卷四引《医林》。

【组成】黄犍牛前脚髓三斤　白蜜四斤(去滓)　人参　杏仁(并另末)各四两　胡桃肉五十个(另研为泥)　熟地黄(蒸为泥)　五味子(另末)各一两

【用法】上拌匀，盛瓷缸，重汤煮一伏时取出。每服一大匙，温酒下，一日三次。

【功用】补精血。

【主治】虚劳。

水芝汤

【来源】《医方类聚》卷一九八引《居家必用》。

【组成】干莲实一斤(带皮炒极燥，捣罗为细末)　粉甘草(去皮)一两(锉细，微炒)

【用法】上为细末。每服二钱，入盐，沸汤点下。

【功用】通心气，益精髓，补虚助气。

还阳丹

【来源】《医方类聚》卷一五三引《烟霞圣效方》。

【组成】川楝子　巴戟　葫芦巴　破故纸各一两　肉苁蓉二两(酒浸，焙干)　苍术一斤(泔浸三宿，去黑皮，细切，饭内煎七遍，取出用)　巴豆一两(去皮，同苍术炒紫色，去巴不用)

【用法】上为细末，熬酒膏子为丸，如梧桐子大。每服二三丸，空心温酒送下，日进加。

【功用】补益。

益真丸

【来源】《医方类聚》卷一五三引《烟霞圣效》。

【组成】天门冬　麦门冬(各去心)　干地黄　车前子　枸杞子　人参　补骨脂(炒)　茴香(炒香)各等分

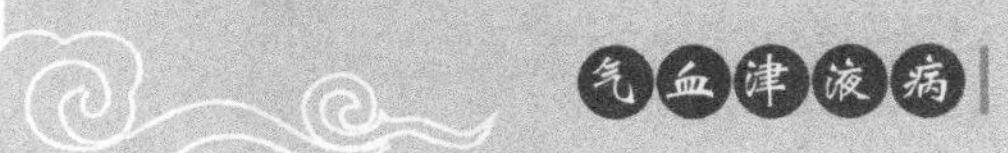

【用法】上为细末，酒打面糊为丸，如梧桐子大。每服三十丸至五十丸，食前温酒或盐汤送下；米饮亦得。

【功用】久服利九窍，益精气，悦颜色，长精神，明耳目，壮筋骨，美饮食，养肺气，通血脉。

【主治】诸虚不足，五劳七伤，面色无光，饮食无味。

仙方三补丸

【来源】方出《急救仙方》卷六，名见《医方类聚》卷一五三。

【组成】破故纸三两（隔纸炒令香熟） 白茯苓一两（去皮） 没药一两（无灰酒浸）

【用法】上候酒浸没药如饧糖样，用前二味为末，酒糊为丸，如梧桐子大。每服二三十丸，空心熟水下。不问老少，有疾皆效。

【主治】诸虚百损。

【方论】破故纸补肾，茯苓养心，没药养血，三者既壮，自然身安。

椒红丸

【来源】《普济方》卷二二四引《医学切问》。

【组成】川椒三两 巴戟（去心） 茴香 川楝子肉 山药各一两

【用法】上为末，酒为丸，如梧桐子大。每服五十丸，空心时温酒送下。

【功用】安五脏，壮筋骨，明目去昏，进饮食。

【加减】老人，加附子一两（炮过）。

参附汤

【来源】《普济方》卷二二五引《医学切问》。

【组成】川当归 川芎 北防风 北芍药 陈皮 白桂 大附子 黄耆各一两（盐水炙） 人参 丁香 益智仁 白姜 宿砂 白豆蔻（焙） 肉豆蔻（煨） 北五味子各半两 南木香四钱 沉香 甘草各三钱

【用法】上为粗末。每服四钱，水一盏半，加生姜三片，大枣一个，煎八分，空心服。

【功用】补气养血，调和五脏，温暖脾元，进美饮食。

【主治】男子、妇人诸虚百损，恍惚健忘，神昏气短，头晕目眩，咳嗽多痰，气不升降，夜多盗汗，虚劳咯血，遗精白浊，肠鸣泄泻。

【加减】枣子胀气，虚满者去之；胆虚不得眠，加酸枣仁；虚劳咳嗽痰多，加半夏、神曲、杏仁、北细辛、紫菀、款冬花；久嗽不愈咯血者，煎地黄汁调钟乳粉，下黑锡丹；气壅，加紫苏叶；腹胀，加萆薢、澄茄；夜多小便，加茴香、益智，煎盐汤服；心热小便涩，加茯苓；口干，加五味子；呕者，加藿香；冷气胀痛，加茱萸、良姜。

沉香既济丸

【来源】《普济方》卷二一九引《德生堂方》。

【组成】枳壳（去瓤，酒浸，麸炒） 川楝子（干用，青盐炒） 巴戟（去心，酒浸） 韭子（酒浸，炒焦）各三两 八角茴香（就于青盐少许炒小茴香） 白茯苓各三两 木香一两 沉香一两 麝香二钱 青盐一两 白马茎一条（微炒，晒干，切作片，另研为末；如无马茎，用黄狗茎十三个，切，焙干；若有狐茎，止用九个，切，焙干，另研末）

方中白马茎，《奇效良方》作“肉苁蓉”。

【用法】上为细末，却将别研药末和匀，酒为丸，如梧桐子大。每服五六十丸，早晨空心以好酒送下，干物压之。

【功用】滋补下元，调顺诸气，壮健阳事，加进饮食。

【宜忌】忌食生姜、萝卜、豆粉、猪血。

草灵丹

【来源】《普济方》卷二一九引《德生堂方》。

【组成】川乌一两 甘草三两 人参一两 白豆蔻一两 苍术二两 白术一两 破故纸一两 茴香三两（盐炒） 柏子仁一两（另研） 茯苓一两 熟地黄一两 沉香半两 川椒四两（净） 枸杞三两

【用法】上为细末，酒为丸，如梧桐子大。每服五十丸，空心温酒或盐汤送下。

【功用】壮元阳，补真气，和胃，明眼目。

灵砂固本丸

【来源】《普济方》卷二二二引《德生堂方》。

【组成】沉香　木香　葫芦巴（酒浸）　小茴香（炒）　川楝肉（炒）　八角茴香（炒）　菟丝子（酒浸）　巴戟（去心，酒浸）　牛膝（酒浸）　杜仲（炒）　钟乳粉（另研）　续断（酒浸）　交趾桂　鹿茸（去皮生用）　山药　破故纸（酒浸）　肉豆蔻（煨，别研）　阳起石（水飞）各一两　灵砂一两　黑锡丹头二两（与灵砂先研极细，又入前药再碾）

【用法】上为细末，酒糊为丸，如梧桐子大。每服三十丸，渐加至五十丸，空心熬人参汤、枣汤送下，干物压之。妇人同。

【功用】夺阴阳造化之功，济心肾安养之妙。

【主治】真阳虚损，精髓耗伤，肾气不足，面黑耳焦；下虚上盛，头目昏眩，心腹疼痛，翻胃吐逆，劳汗水气，盗汗水气，喘满，全不思饮食；妇人血气，子宫久冷，崩中漏下。

四制苍术丸

【来源】《普济方》卷二二四引《德生堂方》。

【组成】苍术一斤（分四处，一份酒浸，一份童子小便浸，一份泔水浸，一份盐水浸；春五、夏二、秋五、冬七日）　川椒（去目，炒）　小茴香　破故纸（酒浸，炒）　川楝肉（炒）　何首乌　白茯苓各四两

【用法】上为末，酒糊为丸，如梧桐子大。每服五六十丸，空心酒或盐汤送下。

【功用】上明眼目，中暖水脏，下补丹田，疏风顺气，乌髭发。

【主治】凡病愈后，气体不得复元者。

犊髓全阳膏

【来源】《普济方》卷二二四引《德生堂方》。

【组成】小牛犊儿一只（未知阴阳，不见日者，宰过，梆去毛，开破洗净，肚脏全体不遗，大锅顿煮）　黄耆一斤（锉，净皮）　甘草　官桂　陈皮　良姜各四两（粗锉）　川椒（去子，净）四两　盐二两　好酒二斗

【用法】上以各药同酒、椒、盐入肉锅内，用水添至八分锅，慢火熬肉烂如泥，取骨捶髓，尽化，滤去肉、骨、药，但净稠汁，待冷入瓮内盖覆，掘土深藏，露瓮面，如法遮蔽。凡遇吃饭、面食诸物，即取瓮内犊儿肉汁，任意调和食用，以尽为度。

【主治】体气虚弱，动感疾病，羸瘦少食。

大沉香丸

【来源】《普济方》卷二二五引《德生堂方》。

【组成】沉香　木香　丁香　白檀香　胡桃仁（去皮）　枸杞子　大茴香　小茴香　破故纸（用羯羊番白肠一尺半，盛上项药在内，好酒煮熟，瓦器内阴干）　胡芦巴（酒浸）半两（同前药治之）　川山甲（酥炙）　川楝子　木通　肉苁蓉（酒浸）　远志（去心）　韭子各半两（酒浸）　莲蕊二钱　川巴戟半两（酒浸，去心）　干山药半两（蛀者）　山茱萸半两（去核）　知母半两　仙灵脾（酥炙）三钱　青皮（去白）三钱　白茯苓半两　牛膝（酒浸）三钱　黄精（酒浸）半两　天门冬（去心）半两　麦门冬（去心）　人参　熟地黄　乳香（另研）各半两　细墨（一锭，烧灰）半两　生地黄半两　巨胜子半两　菟丝子半两（酒浸带湿与群药同研）　北五味子半两　陈皮二钱

【用法】上为细末，好酒调面糊为丸，如梧桐子大。每服三十丸至五十丸，空心酒送下，干物压之。

【功用】辟山岚瘴气，通饮食，厚肠胃，食人肥白，填精补髓。去浑身走注，活经脉，健身体，顺气宁心。

【主治】诸虚。

【宜忌】忌诸血、豆粉等冷物。

固真丸

【来源】《医学纲目》卷四。

【组成】龟版（醋炙）二两　虎骨（炙酥）一两　苍耳（酒蒸九次）三两　生地（姜汁制，炒）　柏皮半两　干姜三钱　乌药半两

方中生地用量原缺。

【用法】上为末，姜汁糊丸服。
【功用】补肾固真。

人参补气汤

【来源】《医学纲目》卷二十五。
【组成】黄耆一钱半　人参七分　甘草（炙）三分　生地五分　防风七分　白芍五分　五味二十粒　升麻七分　肉桂二分　熟地六分　生甘草一分　黄柏七分　知母七分
【用法】上为粗末，作一服。水二盏，煎至一盏，滤去滓，空心热服．
【主治】四肢懒倦。

苁蓉丸

【来源】《普济方》卷二二〇。
【组成】苁蓉（酒浸一宿，切，焙）　附子（炮裂，去皮脐）　牛膝（去苗，酒浸一宿，切，焙）　鹿茸（酥炙，去毛）半两　菟丝子（酒浸二宿，另捣末）各一两
【用法】上为细末，酒煮面糊为丸，如梧桐子大。每服三十丸，盐汤或白汤送下。
【功用】补壮筋骨。

胡芦巴汤

【来源】《普济方》卷四十三。
【组成】胡芦巴　沉香　芎藭　陈橘皮（汤浸，去白，焙）　茴香子（轻炒）　人参　白茯苓（去黑皮）各半两　附子（炮裂，去皮脐）一两　木香　益智（去皮）　桂（去粗皮）　干姜（炮）　甘草（炙）各一两　白术三分
【用法】上锉，如麻豆大。每服三钱匕，以水一盏，入生姜三片，大枣三个（擘），同煎七分，去滓，空心温服，一日二次。
【功用】平补三焦。
【主治】三焦俱虚。

细辛散

【来源】《普济方》卷七十。
【组成】生地黄　地骨皮　石膏　白芷　何首乌　茯苓　当归　寒水石　细辛　丁香　川芎　甘草　甘松　附子　青盐各等分　升麻　茶末
【用法】上为细末。用庚子日为头刷牙，每日二次。以余掠鬓。
【功用】明目，暖水脏，补下元，使发白者变黑，黑者不白。

合德丸

【来源】《普济方》卷八十一。
【组成】苍术（去皮，米泔浸二日，薄切，晒干）四两　地黄（熟者，细切，焙干）二两
【用法】上为细末，酒糊为丸，如梧桐子大。每服三五十丸，食前温酒或米泔送下，一日三次。
【功用】补虚活血，健骨轻身，聪耳明目，除昏。

大建中汤

【来源】《普济方》卷二一七引《定斋未病方》。
【组成】苁蓉（酒浸一夕）　肉桂　白芍药　甘草　人参　茯苓　鹿茸（蜜炙）　龙骨（煅）各等分
【用法】加生姜、大枣，水煎服。
【功用】滋气养血，充益五脏。

二阳丹

【来源】《普济方》卷二一八。
【组成】朱砂二两　人参一两　白术　茯苓各一两
【用法】上为细末。用附子数个，切盖作瓮子，入药在内，将白面用醋和作饼子，先裹附子，后以精羊肉一大片再裹，甑内蒸熟，一处杵烂，用木臼乘热捣为丸，如梧桐子大。每服五七十丸，空心、食前温酒送下。
【功用】补中益气，安心镇惊。
【主治】心脾不足，五脏虚弱，腰膝疼痛。

大菟丝饼

【来源】《普济方》卷二一八。

【组成】菟丝子（酒浸一宿，别捣） 鹿茸（去毛，酥炙） 附子（炮裂，去皮脐） 泽泻 石龙芮各一两 巴戟天（去心） 桑螵蛸（炒） 芎藭 五味子 覆盆子 木香各半两

【用法】上为末，酒煮糊为丸，如梧桐子大。每服三十丸，空心温酒或盐汤送下。

本方方名，据剂型当为"大菟丝丸"。

【主治】虚劳痿弱，元阳痼冷。

不饥耐老方

【来源】《普济方》卷二一八。

【组成】麻子二升 大豆一升

【用法】上熬令香，为末，炼蜜为丸。日二服。

【功用】益气。

少阳丸

【来源】《普济方》卷二一八。

【组成】苍术四两（泔水浸） 人参二两 杜仲（香油炒） 破故纸（芝麻炒）各四两 山药三两 白茯苓 白芍药 胡桃仁各四两

【用法】上为末，酒为丸，如梧桐子大。每服五十丸，温酒送下。

【功用】补虚益损。

净神丸

【来源】《普济方》卷二一八。

【组成】胡麻（其实六棱者） 巨胜（其实八棱者） 白蜜一升

方中胡麻、巨胜用量原缺。

【用法】三味合之。

【功用】常服辟谷，填骨髓。

【主治】五脏虚损羸瘦。

胡麻粥

【来源】《普济方》卷二一八。

【组成】胡麻（其实六棱者） 巨胜（其实八棱者）各等分

【用法】上药蒸晒各九遍。每服取二合，用汤浸，布裹去皮，再研，水滤取汁煎饮，和粳米煮粥食之。

【功用】益气力，坚筋骨。

【主治】五脏虚损羸瘦。

【加减】虚而吸吸者，加胡麻用。

萆薢丸

【来源】《普济方》卷二一八。

【组成】萆薢 杜仲（炒） 菟丝子（酒浸） 胡芦巴（炒） 破故纸（炒） 川楝子 茴香（盐炒） 莲子肉各一两 沉香一两半 广木香五钱

【用法】上为末，面糊为丸，如梧桐子大。每服五十丸，空心温酒送下，盐汤亦得。

【功用】补虚益气。

鹿血酒

【来源】《普济方》卷二一八。

【组成】生鹿血。

【用法】和酒服。

【功用】令人血气充盈。

人参养荣汤

【来源】《普济方》卷二一九。

【组成】人参二钱 生地黄四钱 麦门冬（去心）三钱 石莲肉（去心）五钱 茯神（去木）四钱 五味子三钱 山药二钱半 甘草二钱 远志肉（去木）三钱

【用法】上作四服。水二钟，加大枣一枚，煎至八分，去滓，食前服。再以二滓并煎服。

【主治】诸虚。

人参养胃汤

【来源】《普济方》卷二一九。

【组成】人参三钱 茯苓（去皮）四钱 北五味子五钱 黄耆三钱 白扁豆三钱 远志三钱 石莲肉（去皮）五钱 生地黄五钱 益智仁三钱 川当归三钱半 川芎二钱半 麦门冬（去心）三钱 甘草二钱 大枣六枚

【用法】上锉散，分作六服。每服用水二钟，加大枣一枚，煎至八分，去滓，食前服。滓再煎服。

【主治】虚损血衰，手足软，行步无力，口苦舌干。

四真丸

【来源】《普济方》卷二一九。

【组成】当归（焙干称） 干地黄（焙干称）各二两 北五味子一两 人参一两

【用法】上为细末，炼蜜为丸，如梧桐子大。每服三十丸，食前米饮吞下。

【功用】内补脏腑，外充百脉，资血平气，调筋强力，进食养精。

加味青娥丸

【来源】《普济方》卷二一九。

【组成】杜仲三两（炒去丝，姜汁制）一两 破故纸（盐炒）四两 胡芦巴四两 小茴香四两（盐炒） 莲花蕊半两 川山甲六钱（酥炙） 胡桃三十个（去皮） 青盐少许

【用法】上为末，煮和为丸，如梧桐子大。每服三十丸，空心温酒吞下，干物压之。

【功用】《景岳全书》：滋益阴阳，美容颜，健腰膝，止腰痛。

【主治】诸虚不足。

老龙丸

【来源】《普济方》卷二一九引崔磨方。

【别名】苍龙丸（原书同卷）、老奴丸（《奇效良方》卷二十一）。

【组成】母丁香 紫霄花 肉苁蓉（酒浸） 菟丝子（酒浸） 蛇床子 巴戟 仙灵脾 白茯苓（去皮） 远志（去心） 八角茴香各二两 灯草二钱 毕澄茄 胡桃肉 车前子 萆薢 马蔺花（酒浸） 牡蛎（火烧炒六次） 韭子种木通（酒浸）各一两 干漆（炒去烟）三两 山茱萸 破故纸（酒浸） 全蝎 桑螵蛸（酒浸） 龙骨各一两半 熟地黄五两 当归五钱 沉香五钱 木香五钱 大蜘蛛七个（一方无桑螵蛸、当归、乳香）

【用法】上为细末，炼蜜为丸，如梧桐子大。每服三十丸，空心温酒送下。

【功用】

1.《普济方》：添精补肾虚，去冷除风湿，扶经更起阳。

2.《饲鹤亭集方》：兴元阳，种子嗣。

【主治】

1.《普济方》：年高气衰虚耗，风湿脚疼痛。

2.《饲鹤亭集方》：下元虚损，精虚无子，及五劳七伤，腰膝酸痛，小肠疝气。

【验案】无子 《普济方》：褚氏无子，得此药修合未服，夫主有老奴七十之上，腰脚疼痛，曲背而行，褚氏以此药服之，其老奴语褚氏曰，自服此药，深有灵验，诸疾悉痊，房事如少壮之人。于是与褚氏通，因后有孕。一日，褚氏服药，其家母视之，切究其由，得其实，因打死此老奴，并折其腿，骨髓皆满，皆此药之效也。

安中归气汤

【来源】《普济方》卷二一九。

【组成】当归 羌活 独活 厚朴 半夏 曲 麦芽 苍术 陈皮 米壳 甘草 续断 桔梗 茴香 川芎 南星 槟榔 芍药 熟地黄各等分

【用法】上为细末。每服三钱，加生姜、大枣，水煎服。

【主治】男子、妇人元阳虚惫，一切远近气疾，上攻头目及喘息，虚浮肿满，下注腿腰腹膝浮满，气噎心惊，十种水气，五种疟疾，三十六种风，二十四般气，咳嗽呕逆，远近泄利。

【加减】春，加阿胶；夏，加甘草；秋，加官桂；冬，加干姜；咳嗽，加杏仁、阿胶。

苁蓉丸

【来源】《普济方》卷二一九。

【组成】苁蓉（酒浸一宿，刮去粗皮，炙干） 菟丝子（酒浸一宿，晒干，另捣罗为末） 天雄（炮，去皮脐） 麋角屑（酥拌，微炒） 枸杞子（微炒）各二两 石斛（去根） 远志（去心） 续断 干姜（炮制，锉）各一两 干熟地黄二两

【用法】上为末，炼蜜为丸，如梧桐子大。每服三十丸，空心及晚食前以温酒或炒盐汤送下。
【功用】补益精血。
【主治】虚损。

固脬丸

【来源】《普济方》卷二一九引《卫生家藏》。
【组成】鹿茸二两半（去毛，酥炙） 当归（洗，焙） 牛膝（焙） 补骨脂（炒）各一两半 附子（炮，去皮脐） 巴戟（去心） 远志（去心） 白茯苓（焙） 柏子仁（研） 鹿角胶（麸炒）各一两 桑螵蛸一两一分（酒蒸一宿，焙） 肉苁蓉（洗，焙） 菟丝子（酒浸一宿，焙）各四两 泽泻半两（炒）
【用法】上为细末，炼蜜为丸，如梧桐子大。每服五十丸，空心用温酒、盐汤任下。
【功用】接真气，益元阳，润肌肤，健筋骨，固脬寒，明目，养心肾。
【主治】元脏气虚弱，荣卫不调，肢体倦怠。
【加减】如要秘精，加龙骨、石莲肉、鸡头肉各一两，取金樱子汁熬膏，同蜜为丸；如梦寐遗精泄气，精寒滑下，虚损气厥晕闷，小便频数，加白茯苓神一两、醋煮韭子一两（炒）、钟乳粉七钱、阳起石（煅）半两、好桑藓茄二两。

神仙固真丹

【来源】《普济方》卷二一九。
【组成】苍术一斤（切片，米泔水浸） 川乌一两（炮，去皮尖，切片） 青盐一两 川楝子（去核） 当归 枸杞子一两 茴香（炒） 破故纸（同术炒黄） 菟丝子（酒浸） 地黄各一两（切细，焙干）

方中川楝子、当归用量原缺。

【用法】上为末，同术一斤细末，酒和为丸，如梧桐子大。每服三十丸，男子以酒送下，女子醋汤送下。
【主治】男子元阳气虚，妇人七伤，日渐瘦弱，饮食无味，小肠膀胱清精寒湿，小便并多，妇人胎前产后诸般冷疾，赤白带下血崩，子宫久冷，面色痿黄，四肢倦怠。

香茸丸

【来源】《普济方》卷二二〇。
【组成】附子二个（重六钱，以火炮裂，去皮脐） 胡芦巴（洗，淘净） 白茯苓（去皮） 鹿茸（以酒洗净，炙黄） 桃仁（麸炒，去皮） 苁蓉（酒浸，切，焙） 木香各二两 麝香一钱
【用法】上为细末，酒糊为丸，如梧桐子大。每服三十丸，空心食前盐汤送下。
【功用】补下元虚惫，除一切寒冷病。
【主治】下元虚惫，面色黧黑，一切寒冷病，及小肠尿白脬寒。

木香丸

【来源】《普济方》卷二二一。
【组成】山茱萸（不去核） 莲花芯各一两 白茯苓 木香各二两 破故纸 菟丝子（酒浸三日，焙干）各五两 胡桃肉半斤（微去油，研烂）
【用法】上为末，炼蜜为丸，如梧桐子大。每服七十丸，空心温酒送下，一日一次。
【功用】滋阴养正，补肾秘真，坚固骨髓，调荣卫，悦颜色，黑髭发。

羊肾丸

【来源】《普济方》卷二二一。
【组成】羊肾一个
【用法】煮熟和炼成，拌乳粉半大两。空腹食之。
【功用】补益。
【主治】下焦虚冷，腰膝无力，虚弱。

青冢丸

【来源】《普济方》卷二二二。
【组成】广木香二两（青者佳） 全蝎六个（焙） 狐肾五个（去筋肉净，酥炙） 犬肾十个（去筋肉净，酥炙） 菟丝子六两（酒浸，取头末三两） 小茴香三两（盐炒） 白茯苓二两（白者佳） 破故纸五两（酒浸，取头末）二两 山茱萸一两（去心） 川山甲一两二钱（酥炙） 胡桃仁六两（汤洗，去黄皮，另研）

【用法】上为细末，用炼过白沙蜜同胡桃膏子和前药，入石臼杵千余下，干物压之，丸如梧桐子大。每服三丸，空心温酒送下。

【功用】添精髓，壮筋骨，美饮食；后服令人有子。

【主治】男子下元虚冷，肾囊阴湿，行步艰辛，饮食不进。

【宜忌】忌饮酒及房室等事。

鹿角散

【来源】《普济方》卷二二三。

【组成】鹿角（锉，为屑）

【用法】上用白蜜五升淹之，微火熬令小变，晒干，更捣筛服。

【功用】轻身益气，强骨髓，补绝伤。

飞步丹

【来源】《普济方》卷二二四。

【组成】茅山苍术半斤（米泔浸一宿，切片子，用老葱白同炒半黄色为度） 小茴香四两（炒） 杜仲（炒去丝） 肉苁蓉（酒浸） 菟丝子（酒浸）各一两（为饼） 八角茴香（炒） 南木香（生） 韭子（酒浸） 破故纸（炒） 川楝子（取肉，炒） 葫芦巴（炒） 川牛膝（酒浸）各半两 胡桃肉六十枚（去皮油用） 好川乌二枚（炮裂，去皮脐）

【用法】上为末，煮酒糊为丸，如梧桐子大。每服七十丸，加至百丸，空心、食前好酒送下。

【主治】诸虚。

石刻安肾丸

【来源】《普济方》卷二二四。

【组成】苍术半斤 川椒 破故纸 葫芦巴 陈皮 茴香（炒） 续断 川楝各四两

【用法】上为末，酒糊为丸，如梧桐子大。每服六十丸，空心盐汤或温酒送下。

【功用】补下元。

壮元丹

【来源】《普济方》卷二二四。

【组成】牛膝（酒浸三日） 苁蓉（酒浸一日） 熟地黄 川芎 覆盆子各二两 石斛一两半（去根） 菟丝子一两（酒浸三日） 当归 续断 巴戟 白茯苓 山茱萸肉 枸杞子 肉桂 五味子 防风 杜仲（炒）各一两半

【用法】上为细末，炼蜜为丸，如梧桐子大。每服五十丸，空心、食前以盐汤酒送下。

【功用】耐寒暑，进饮食，黑髭发，润肌肤，壮筋骨。

【主治】肝肾虚，精血不足，眼昏黑花，迎风有泪，头晕耳鸣；或肾风下疰，腰脚沉重，筋骨酸疼，步履无力，阴汗盗汗，湿痒生疮。

草还丹

【来源】《普济方》卷二二四。

【组成】川椒四两（净） 苍术（泔水浸三日） 小茴香（盐炒）各三两 白茯苓二两 川乌（炮）一两 甘草二两

【用法】上为细末，加附子一两尤佳，却不用川乌，面糊为丸，如梧桐子大。每服五七十丸，空心酒或盐汤送下。

【功用】上明眼目，中暖水脏，下补丹田，疏风顺气，乌髭发，调顺气血，肥健身体。

【主治】病愈后，气体不得复元。

神仙巨胜子丸

【来源】《普济方》卷二二四。

【别名】益寿丹。

【组成】黄精 木通 当归 黄耆 莲子 广木香 枸杞子 肉苁蓉（酒浸） 熟地黄（酒浸） 何首乌 人参 破故纸（酒浸） 柏子仁 巴戟（酒浸，去皮） 山茱萸 巨胜子（煎，去皮，燥干） 干山药 菟丝子（酒浸） 杜仲（酒浸） 酸枣仁 五味子（酒浸）各二两 天雄一对 石菖蒲（酒浸） 楮实子 甘菊花 牛膝（酒浸三日） 小茴香（炒）各一两 川乌头（炮） 白茯苓 覆盆子 远志（去心，酒浸，

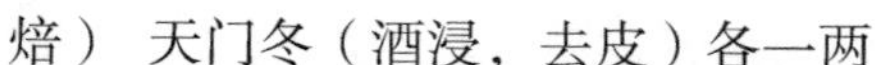

焙） 天门冬（酒浸，去皮）各一两

【用法】上为细末，春、夏炼蜜为丸，秋、冬枣肉为丸，如梧桐子大。每服三十丸，空心温酒送下，每日二次。服至一月，真气完成；至五十日，头白再黑；百日，颜如童子。

【功用】除百病，补真气，乌发，驻颜，耐寒，种子，延年益寿。

【主治】耳聋眼暗，诸病。

【加减】如无天雄，可以附子代之。

温补丸

【来源】《普济方》卷二二四。

【组成】沉香 木通 木香 丁香 八角茴香 杜仲（炒，去丝） 葫芦巴（炒） 楮皮（炒） 破故纸（炒） 川萆薢 韭子（炒） 甘草（焙） 肉桂 川山甲 地龙 菊花 枸杞子各一两 无名异二分半 青木香一两

【用法】上为细末，炼蜜为丸，如梧桐子大。每服三十五丸，空心温酒送下。

【主治】诸虚。

万应延寿丹

【来源】《普济方》卷二二五。

【别名】万应延龄丹（《奇效良方》卷二十一）。

【组成】麦门冬一两（去心） 天门冬一两（去心） 熟地黄一两（酒蒸） 生地黄一两（酒洗） 人参一两 干山药二两 牛膝三两（酒浸） 巴戟二两（去心） 泽泻一两 肉豆蔻四两（酒浸，洗） 杜仲一两（姜汁炒去丝） 枸杞子一两（酒浸，洗去须） 赤石脂一两（煅） 远志一两 白茯苓一两（去皮） 覆盆子一两 地骨皮一两（酒洗，去土） 五味子六两半 车前子一两 石菖蒲一两 柏子仁一两 川椒七钱 菟丝子三两（酒浸） 山茱萸一两

【用法】上为细末，炼蜜为丸，如梧桐子大。每服三十丸，空心温酒送下，初服每日三次，二日至三日，每日只一次。渐加至五十丸，老者加百丸。服四十九日见效，至百日百病散去，身体荣润。小便或落杂色恶物，是肾间病出；五日间气痞，是脏腑间寒热气出；至七日唇口生津液，粗觉腹痛勿怪；十日全体渐肥润；至二十日，鼻顶辛酸，消除腹中一切痛证；四十五日语言雄壮，胸膈微痛，或吐微血，去积滞思虑郁结；至百日百病皆散，身体强健，至诚候合服饵，其效不浅也。

【主治】《奇效良方》：诸虚不足。

大阳丹

【来源】《普济方》卷二二六引《鲍氏方》。

【组成】朱砂 雄黄 雌黄各半两（末） 乳汁半升（男儿者）

【用法】上以酒一升，同熬干三次，为丸，如麻子大。每服一丸至三丸，空心米汤送下，兼服地仙酒、老仙酒更妙。

【主治】诸虚百损

正元丹

【来源】《普济方》卷二二六。

【组成】黄精（拣净）一斤（锉） 苍术（去皮）一斤 北枣一斤

【用法】上药煮烂为度，漉出晒干，拣去枣子，将二味入青盐一两，小茴香二两，同炒香熟为末，却将枣肉为丸，如梧桐子大。每服三十丸，空心温酒、盐汤任下。

【功用】开三焦，破积聚，消五谷，益子精，祛冷除风，令阳气入脑，补益极多。

阳液方

【来源】《普济方》卷二二六。

【组成】黄米二升（醋煮粥） 曲细末三升 糯米二升（醋煮粥）

【用法】上量寒温，和器内，停候发过沉澄之时，又入饧稀六斤，等候去糟粕讫，自然上清下澄以成汤液，昼夜十二时辰，停分三度，一度一服，俟药气下沉后，停待一时，温服汤液一盏液后，又停一时，更吃白饧数块，日夜长短品三服，饮液食饧均九度，饮食汤液造作，如前烹食药相应。

【功用】颐生养气，实腹虚心。

【主治】诸虚百损，气血劳伤，因病久深，变生膈气，胁肋刺痛，噎痞心胸，食结不消，哕逆呕水，翻胃吐食，大便硬秘，形体瘦枯，以致难救者。

坎离丸

【来源】《普济方》卷二二六。
【组成】黄柏（酒炒） 知母（酒炒）各等分
【用法】上为细末，滴水为丸，如梧桐子大。每服一百丸至一百五十丸。
【功用】补益。
【主治】性热虚羸。

固真丹

【来源】《普济方》卷二二六。
【组成】木香二钱 母丁香二钱 沉香二钱 麝香半钱 头红花三钱 川楝子三钱 细墨二钱 韭子三钱（酒浸一宿） 菟丝子三钱（酒浸一宿，擂细成饼，晒干，为末） 牛膝三钱（酒浸一宿） 破故纸三钱（同前制） 巴戟三钱（同前） 肉苁蓉三钱（同前） 莲肉三钱 青盐三钱 莲心三钱 茴香三钱 川山甲三钱（酥炙黄） 益智三钱 地龙（去土）三钱 川木通三钱 朱砂三钱 胡芦巴三钱
【用法】上青盐、莲心以墨别研，共为末，酒糊为丸，如梧桐子大。每服三十丸，空心温酒送下，服讫干物压之。
【主治】诸虚。

八仙丹

【来源】《普济方》卷二二七。
【组成】小茴香（微炒） 川乌 虎骨（酥炙） 甜瓜子（微炒） 乳香 自然铜（醋火煅七次） 川楝子（酒浸） 没药 苍术（米泔浸去皮，春五、夏三、秋五、冬七日）各等分
【用法】上为细末，好头醋打糊为丸，如梧桐子大。空心服四五十丸至五六十丸，温酒送下，干物压之；午后半饱服之。
【主治】五劳七伤，身体骨节疼痛，腰腿缓弱，行步艰难，肾脏虚惫。

安肾丸

【来源】《普济方》卷二二七。
【组成】川乌（面炒，去皮） 川萆薢 茴香（炒） 杜仲（醋浸，炒） 蜀椒（去目，炒） 当归 木瓜 柏子仁 菟丝子（酒浸） 熟地黄（酒浸）各三两 川楝子三两半（去核） 泽泻 远志（甘草煮，去核） 川巴戟（紫者，去心，酒浸） 牛膝（酒浸） 肉苁蓉（酒浸，炒） 胡芦巴（酒浸，炒） 山茱萸（去核，炒） 白茯苓（去皮） 蛇床子各二两 破故纸四两（炒） 苍术五两（米泔浸，去皮，茅山者佳）
【用法】上为细末，酒糊为丸，如梧桐子大。每服五六十丸，空心、食前以盐汤送下，温酒亦得，每日二次。
【功用】补肾填精，壮阳，补虚损，暖腰膝，缩小便，涩精温中，去痰止呕吐，暖下元，定心气，消食止渴，长肌肉，除茎中寒及热疼，逐寒湿及诸冷痹，去一切风，添精益髓，去腰膝冷，益颜色，破癥结，开胃进食，明目。
【主治】男子诸风，五劳七伤，颜色枯朽，手足不随，语言蹇涩，口眼歪斜，筋脉挛急，腰脚疼痛，元脏虚冷，面色青黑，腹胁胀满，下痢泄精，夜梦鬼交，惊悸健忘，骨髓伤败，未老阳事不兴，胃冷精流，阴囊湿痒，膀胱疝气，小肠下部脾胃俱弱，癥结痰饮，霍乱吐泻，转筋不止，胸膈逆气，不进饮食。

萆薢散

【来源】《普济方》卷二二七。
【组成】萆薢 枣肉 生地黄 桂心 杜仲 麦门冬各一两
【用法】上锉。以酒一斗五升，浸三日，出晒干复浸，如此候酒浸干，治下筛。每服方寸匕，食后酒下，一日三次。
【主治】虚劳，阴阳失度，伤筋损脉，嘘吸短气，溢漏泄下，小便赤黄，阴下湿痒，腰脊如折，颜色堕落。

猪肚丸

【来源】《普济方》卷二二七。

【组成】大黄（炮） 鳖甲（醋炙黄） 柴胡 秦艽 附子 黄连各一两 细辛 川乌 黄耆 桃仁 甘草 干姜各半两 青蒿子半斤 葱白 韭白各一握 乌梅五个（取肉，小便浸） 杏仁半两

【用法】上为末，用豮猪肚一枚，安药在内，用绵线缝之；童子小便五升，同入火瓦瓶内，煨极熟；取出肚子，研烂细切，葱、韭白同研，无灰酒一斗，煎成膏；入飞罗面四两为丸，如梧桐子大。每服三十丸，空心盐汤送下，每日三次。以衣盖之，出汗如胶甚妙。

【主治】一切劳疾，四肢羸瘦，口苦舌干，白日多睡，夜间不眠，咳嗽脓血，脚手疼酸，背髀拘急，诸药不治者。

人参五补散

【来源】《普济方》卷二二八。

【组成】人参二分 黄耆一两 当归一两（酒浸） 木香一两（生）川芎一两生 干地黄二两（酒焙） 桑白皮一两 秦艽一两（去芦） 白术一两 白芍药二两 沉香半两 紫菀一两 柴胡一两（去芦） 天门冬一两（去心） 甘草三两（炙） 白芷一两 半夏一两（汤洗十四次，为末，姜汁作饼，炙）

【用法】上为末。每服二钱，水一盏，加生姜三片，大枣一枚，煎至八分，温服，不拘时候。

【主治】五劳七伤，肌瘦体热，皮毛干槁，四肢疼倦，不思饮食，气虚耳鸣，便旋频并，痰嗽盗汗。

五龙软金丹

【来源】《普济方》卷二二八。

【组成】沉香二钱 檀香一钱 八角茴香一钱 半乳香一钱 安息香一钱半 麝香 莲子心 犀角 丁香 朱砂 川山甲 仙灵脾（酥炙）各一钱 益智仁一钱半

【用法】上为末，炼蜜为丸，如梧桐子大。每服十丸，空心温酒送下，干物压之。

【功用】添精补髓，活血驻颜。

【主治】男女诸虚百损，五劳七伤，下元久冷，腰腿膝疼痛，妇人赤白带下。

加味椒红丸

【来源】《普济方》卷二二八。

【组成】真川椒一斤（净，分作四处，浸一伏时，四两酒浸，四两醋浸，四两童子小便浸，四两米泔水浸） 自然铜二两（用火假，以童子小便浸七次，醋淬七次）

【用法】上将川椒一斤，置地上烧红，却将好酥酒于烧红地上了，地干，将花椒铺在地上，用瓦盆盖之，候地冷，取出花椒为末，却将自然铜、乳香、没药、血竭一处，用原浸花椒酒、醋、童子小便、米泔水打糊为丸，如梧桐子大，每服三十五丸至四十丸，温酒送下，日进三服。

【功用】轻身健体，顺气。

【主治】男子五劳七伤，身体骨节酸疼；行履艰难，胸膈闷满，不思饮食。

地黄丸

【来源】《普济方》卷二二八。

【组成】干地黄 茯苓 玄参各五两 泽泻 薯蓣 山茱萸 桂心 芍药各四两 附子三两

【用法】上为末，炼蜜为丸，如梧桐子大。每服二十丸，加至三十丸，酒送下。以知为度。

【主治】男子妇人劳损虚羸，伤寒冷食少。

固元丹

【来源】《普济方》卷二二八。

【组成】菟丝子 益智仁（去皮） 牛膝 石斛 黄耆 干地黄 桑寄生 萆薢 茯苓 芎藭 五味子 山茱萸 羌活 木香 虎骨（酥炙黄黑色） 肉豆蔻各一分 厚朴（去皮、姜制） 青橘皮各三铢 鳖甲（醋炙）半两 阿魏三铢 肉苁蓉一分

【用法】上为细末，以好酒少许化阿魏，与蜜合炼为丸，如梧桐子大。每服四十丸，早晨盐汤送下。

【主治】五劳七伤，元气亏弱，血气虚损，一切虚冷，百般劳证。

参苓饮子

【来源】《普济方》卷二二八。

【组成】人参　莲肉　甘草各一两　白茯苓　茯神　白术各半两　香附子一两（炒去毛）

【用法】上为饮子。每服三钱，水一盏，加生姜三片，大枣一个，同煎至七分，去滓服，不拘时候。最治小儿，量大小加减服。

【主治】脾弱，虚劳发热，心神不宁。

活鳖煎

【来源】《普济方》卷二二八引《指迷方》。

【组成】附子（去皮脐）　白术　当归　人参　枳壳　桃仁　杏仁各半两　三棱　陈橘皮　白芷　茯苓　甘草　秦艽　柴胡　桑白皮　阿胶　麻黄　官桂各半两　槟榔　豆蔻各一个

【用法】上锉细。用大鳖一枚，汤中燖过，折去头尾肠肚，却入药在腹内，将甲合定，以麻皮缠湿纸裹七重，盐泥固济，令四面厚薄匀，用瓮一口入砻糠三斗，在瓮内放鳖在中间，再用砻糠三斗盖之，四畔发一伏时，次日取出候气冷，取出打破，开鳖并肉及药作三处焙燥，再捣为细末。每服二钱，湿酒调下。如咳甚，饮酒不得者，以酒糊为丸，如梧桐子大；每服三十丸，米饮送下，空心服。

【主治】虚劳咳嗽喘急，唾如浓涕，渐渐瘦弱。

【宜忌】忌雀、鸽、苋菜、鱼腥、海味等。

奇补汤

【来源】《普济方》卷二二九。

【组成】麻油一斤　牛酥一斤　葱白一握　胡麻仁一升（研）　蜜一升　豉二升（以水三升煮一宿，取汁）　上酒一升

【用法】先于锅中，入油煎令沸，着葱白令色黄，下酥、蜜、豉汁、麻仁沸，下酒成煎，收不津器中盛之。日服一匙二匙；或和酒服亦妙。

【功用】补髓，令人健。

【主治】风劳虚损。

【加减】冷，即加生姜一斤取汁，干姜末亦可用之。

虎杖饮

【来源】《普济方》卷二三〇。

【组成】虎杖　柴胡（去苗）　五味子（炒）　熟干地黄（焙）　白茯苓（去黑皮）　陈橘皮（去白皮）　麦门冬（去心，焙）　黄芩（去黑皮）　甘草（炙，锉）各一两半　人参一两　川大黄（锉碎，微炒）　黄连（去须）当归　赤茯苓各一两半　黄耆（锉）　生干地黄　赤芍药各三分　栀子仁半两

【用法】上为末，炼蜜为丸，如梧桐子大。每服二十丸，以温水送下，不拘时候。

【主治】男子妇人冷劳，身体羸瘦。

皂角散

【来源】《普济方》卷二三一。

【组成】白羯羊肺一个（去心，候烂煮为膏）　杏仁一两（汤浸，去皮，为膏）　猪牙皂角一两（水浸，去滓，以水熬为膏）

【用法】上为膏。每服一匙，蜜汤调下，食后，日中及夜卧服。

本方方名，据剂型，当作“皂角膏”

【主治】虚劳，吐血失音。

人参汤

【来源】《普济方》卷二三二。

【组成】人参　肉豆蔻（去壳，炮）　半夏（汤洗七遍去滑）　黄耆（锉）　厚朴（去粗皮，生姜汁炙热）　枇杷叶（拭去毛，炙）　藿香（去梗）　白茯苓（去黑皮）各二两

【用法】上为粗末。每服三钱，水一盏，加生姜指大（拍碎），大枣二枚（擘破），煎取七分，去滓，空心、食前温服。

【主治】虚劳，脾胃虚弱，呕吐，不纳饮食，四肢怠惰。

石斛散

【来源】《普济方》卷二三二。

【组成】石斛　山茱萸　肉苁蓉　牛膝　五味子各六分　附子四分（炮）　远志六分（酒浸，去

心） 桂心四分 人参 茯苓各六分 秦艽四分 菟丝子八分（酒渍）

【用法】上为散。每服方寸匕，食前以酒送下，早、午、晚各一次。

【主治】男子七伤，面目黄黑，饮食不生肌肉，手足酸疼，少腹里急，小便不利。

【宜忌】忌猪肉、冷水、生葱、酢物。

地黄丸

【来源】《普济方》卷二三二。

【组成】熟干地黄（焙） 桂（去粗皮）各三分 防风（去芦） 乌头（炮裂，去皮脐） 芎䓖 桃仁（汤浸，去皮尖，炒，别研） 牛膝（酒浸，切，焙） 石斛（去根） 干姜（炮裂）各五钱

【用法】上除桃仁外，共为末，与桃仁和匀，炼蜜为丸，如梧桐子大。每服二十丸，空心、日午、夜卧温酒送下。

【主治】虚劳羸瘦，不思饮食，脏腑虚冷。

天灵盖汤

【来源】《普济方》卷二三三。

【组成】天灵盖一大两（炙，研） 麝香半两 桃仁一大抄（去皮） 朱砂一两五钱（光明者） 好豉一大升（干者）

【用法】上为末，捣和令匀。每晨空腹以小便半升，和散方寸匕，以水煎服。

【主治】瘦病。

【宜忌】忌生血物。

半夏汤

【来源】《普济方》卷二三三。

【组成】半夏三两（洗） 麦门冬三两（去心） 酸枣仁 甘草各二两（炙） 桂心三两 黄芩 萆薢 人参各二两 茯苓四两 远志半两 秫米一合 生姜半分

【用法】水煎服。

【主治】虚劳，闷不得眠。

安息香汤

【来源】《普济方》卷二三三。

【组成】安息香（研）五钱 天灵盖一片（涂酥炙透） 青木香 阿魏（醋化，去沙石，入面作饼子，焙） 甘草（炙，锉）各一两

【用法】上为散。每服三钱，童便一盏半，豉百粒，葱白三寸（拍破）同煎至七分，去滓温服。

【主治】虚劳瘦瘠。

灵宝丹

【来源】《普济方》卷二三三。

【组成】天灵盖一枚（涂酥炙） 鬼箭羽 白术（炒） 虎头骨（涂酥炙）各一两

【用法】上为末，别入丹砂、雄黄、麝香各五钱，同研匀，炼蜜为丸，如梧桐子大。每服十丸至二十丸。煎安息香汤送下；米饮亦得，一日二次。

【主治】虚劳，精神恍惚，悸动不定，烦热体痛。

地黄散

【来源】《普济方》卷二三四。

【组成】熟地黄一两 磁石二两（捣碎，水淘去赤汁） 防风三分（去芦头） 羌活三分 黄耆一两（锉） 白芍药 木通（锉） 桂心各三分 人参一两（去芦头）

【用法】上为末。每服用羊肾一对（切去脂膜），以水一大盏半，煎至一盏，去肾，入药末五钱，煎至六分，去滓，空心及晚食前分二次温服。

【主治】虚劳耳聋及虚鸣。

肉苁蓉丸

【来源】《普济方》卷二三四。

【组成】肉苁蓉一两（酒浸一宿，刮去粗皮，炙干） 黄耆一两（锉） 熟地黄 巴戟各一两 枳壳三分（麸炒微黄，去瓤） 白蒺 五味子 白术各三分 牛膝一两（去苗） 附子一两（炮裂，去皮脐） 牡蛎粉三分 泽泻一两 干姜三分（炮裂，锉） 菟丝子二两（酒浸三日，晒干，别捣为末）

【用法】上为末，炼蜜为丸，如梧桐子大。每服三十丸，空心、晚食前以温酒送下。

【主治】虚劳，肾气不足，耳聋。

再生丹

【来源】《普济方》卷二三五。

【组成】沉香八钱半　木香五钱　槟榔五钱　大茴香一两（盐炒）　小茴香一两（盐炒）　木通一两　川山甲一两（酥炒）　全蝎一两（微炒）　通草一两　灯草五钱　头红花二钱半

【用法】上为细末，甘草膏子为丸，如梧桐子大。每服三四十丸，空心酒、盐汤送下，干物压之。

【主治】一切劳证黄瘦，虚损，诸药不能治者。

鳖甲汤

【来源】《普济方》卷二三七。

【组成】鳖甲（去裙襕，酥炙令黄色）一两　天灵盖（酥炙黄色）半两　柴胡（去苗）　赤茯苓（去黑皮）各三分　贝母（去心）　桃仁（去皮尖双仁，麸炒）各半两　黄连（去须）半两　麦门冬（去心焙）三分　阿魏（用麸裹，煨令熟）半两　生干地黄三分　槟榔（锉）　当归（锉，焙）各半两　安息香半两　地骨皮三分　山栀子仁　人参各半两

【用法】上为末。每服四钱，童便一盏半，葱白五寸，桃、柳枝各七寸，生姜钱大二片，同煎至八分，去滓温服，不拘时候。

【主治】五劳干瘦，及传尸梦寐不祥，日渐消瘦，肌体困倦，骨节疼痛，不思饮食。

玄胡散

【来源】《普济方》卷二五一。

【组成】玄胡索　知母　贝母　款冬花各一两

【用法】上为细末。每服二钱，猪肉一两，薄批掺药卷定，精火炙熟，食后细嚼，生姜汤下，一日二次。

【主治】虚劳喘嗽，咳唾脓血，肌热盗汗困弱。

金银人参煮石英服饵方

【来源】《普济方》卷二六〇。

【组成】金一两　银一两　人参二两　白石英五两

【用法】上取一铁釜净洗，即下前件药于釜中，先下水三大升，立一杖入釜中令至底，水所浸着处即刻记之；更下水二大斗七升，通前总三大斗，煎如鱼眼沸，渐减至杖所刻之处即停火。急取湿土置釜底，取汁贮不津器中，其金、银、石等漉出，收取其人参。随药汁细细吃却汁，每朝空腹服三大合，夜间又服二大合，服作食饵亦佳。每服后随性饮酒行药气。

【功用】安定心脏。

【主治】诸虚邪气。

保真护命丹

【来源】《普济方》卷二六五。

【组成】天麻（锉）　牛膝（去苗，锉）各四两　天仙子一升（净肉，炒黄）

【用法】上以绢袋盛，浸酒中七日七夜，取药炒干为末，用浸药酒和面糊为丸，如梧桐子大。每日二十丸，空心酒送下。

【功用】消阴。

【主治】阴气太盛，五脏昏浊，食毕困乏，虽未中年，衰老先至。

秘传膏药

【来源】《普济方》卷三一五。

【组成】赤石脂　舶上硫黄　天门冬（去心）　麦门冬（去心）　熟地黄（酒浸）　菟丝子（酒浸）　木香（酥炙）各二钱　肉苁蓉（酒浸）　没药（另研）　紫霄花　杏仁（去皮尖，另研）　鹿茸　虎骨（生用）　牛膝（酒浸）　阳起石　远志（去心）　川续断　蛇床子　谷精草　龙骨（煅）各二钱　附子一个（炮，去皮脐）　乳香五钱（另研）　蟾酥（另研）　麝香（另研）各一钱　雄黄四钱（另研）　生地黄　沉香　母丁香各二钱　官桂三钱（另研）　甘草三钱　松香（明净）三两（另研）　木鳖子一两（去壳，碾）

【用法】上为末，除甘草、杏仁、木鳖子、官桂四

味，用水六斤四两于砂锅内用桑柴火熬至一碗，去滓净，将松香末，小油二两，白及末一两，下砂锅内化开数沸，却下其余药末，以槐、柳、桑条不住手搅成膏药，稠粘为度。用时以绯绢裁帛，逐渐厚摊如小碗大，贴脐上、腰上。

【功用】补益。

【主治】阳衰。

鳖甲丸

【来源】《普济方》卷三一九。

【组成】黄耆　柴胡　枳壳　知母　白茯苓　沉香　人参　附子　木香　升麻　肉桂　胡黄连　杏仁　当归　常山　羌活　荆三棱　乌梅肉　安息香（明者，同胡桃肉细研）各一两

【用法】上为末，用活鳖一个（重十两或半斤者），河水养七日，须逐日换新水，用童便五升，无灰酒五升，于银石器内慢火熬百沸，更加桃柳枝（东南上者）各三两（锉），乌梅五十个，拍破此三味，用绵裹，同鳖煎至半，去桃柳三味，鳖烂取出，将肉研入，膏骨并壳焙干为末，再入汁中，熬如漆色，或更入酒少许，此在临时斟酌盛放瓷器中，搜和药入臼中，杵千下为丸，如梧桐子大。丈夫妇人十五岁已上，每服二十至三十丸，温酒送下；妇人荆芥酒送下。所煮膏子须吃斟酌多少，勿令剩下，但少些不妨，却别熬酒，若膏剩，恐鳖不全故也。凡服此药恐热，三五更须服八仙饮子一服解之。

【主治】男子、妇人、童男、室女五劳七伤，传疰，伏连，飞尸，尸注，八极，骨蒸肺痿，黄瘦虚劳无肉，肌肉不生；妇人血蒸，五心烦热，血蒸劳气；室女月闭，黄瘦，气块肠痛，经脉不调，干嗽，咽膈不利，癥瘕积块，脸赤口疮。

大圣散

【来源】《普济方》卷三二二。

【组成】川白芷　藁本　川椒　人参　白姜　丹参　白术　厚朴　石枣　卷柏　茯苓　柏子仁　细辛　桔梗　当归　白芍药　川芎　阿胶　石膏　桂心各二两

【用法】上为细末，用生藕自然汁、生姜自然汁、蜜各一盏，同煎数沸，令香熟，入药调成膏，用砂器贮。每服一匙，灯心、枣汤化下。

【主治】五劳七伤。

寸金散

【来源】《普济方》卷三二二。

【组成】紫苏花　胡椒　韶脑　破故纸　蛇床子

【用法】上为细末，炼蜜为丸，如梧桐子大。每服二十丸至三十丸，空心、食前热酒送下，吃一物压，一日三次。又将此药末一两，酸醋一大升，或好酒一升，同药煎沸，令妇人披衣于收口盆上，坐熏阴户，迤逦淋洗，盆下灰火冷，再温，三五次立效。

【主治】妇人虚劳百损，内伤气血，风冷客邪，耗散真气，脐下炙寒，刺痛难忍，小便淋沥，腰背拘挛，阴弱盗汗，头目昏重，不时寒热，崩血带下。

乌鸡煎丸

【来源】《普济方》卷三二二。

【组成】乌鸡一只　五加皮二两

【用法】上用酒、醋各一瓶，同煎烂，去皮骨捣膏。加黄耆鳖甲散、妙香散，再加乌沉汤、红曲末各二两，和膏为丸，如梧桐子大。每服五七小丸，空心、食前服。

【主治】虚劳证。

当归丸

【来源】《普济方》卷三二二。

【组成】当归　石斛（去根）　柏子仁　紫石英（煅，醋淬七次）　鹿茸　鳖甲（醋炙）各二两　卷柏叶一两　川牛膝（酒洗）一两半

【用法】上和前药末，膏子为丸服。

【主治】妇人血海虚损，荣卫不足，多至潮热心烦，口干喜冷，腹胁刺痛，腰腿疼痛，痰多喘嗽，惊悸怔忡，经候不调，或闭断不通。

【加减】虚寒者，加炮附子二两；咳嗽者，加紫菀

茸二两。

秘方十补丸

【来源】《普济方》卷三二二。

【别名】十补丸（《济阴纲目》卷四）。

【组成】熟干地黄（净洗，酒浸，蒸过，焙干）四两　肉苁蓉（酒浸，焙干）　人参　绵黄耆（去芦，蜜使）　川芎　当归（去芦，酒浸，焙）　白芍药（浸）　白茯苓　白术（去芦，洗净，炒）各二两　甘草（炙）半两　肉桂一两（去皮）

【用法】上为细末，用好酒调山药末打糊为丸，如梧桐子大。每服六七十丸，食前以米汤或温酒送下。

【主治】妇人诸虚百损，荣卫不调，形体羸瘦，面黄背倦，口苦舌干，心忪多汗、血衰气盛，寒热往来，一切血崩带下，堕胎落孕。

加减大建中汤

【来源】《普济方》卷三二三。

【组成】芍药二两　当归　川芎　黄耆　桂各一两　甘草（炙）　白术各三分

【用法】上为末。每二钱半，水一盏半，加生姜、大枣，同煎至六分，去滓，食前温服。

【主治】妇人胎前产后，一切虚损，月水不调，脐腹绞痛，往来寒热，自汗口渴。

茵陈散

【来源】《普济方》卷三二三。

【组成】茵陈蒿　犀角屑　石斛（去根）　人参　芍药　桔梗（炒）　防风（去叉）　柴胡（去苗）　细辛（去苗）　桂（去粗皮）　吴茱萸（汤洗，焙干，炒）　当归各一两　白术

方中白术用量原缺。

【用法】上为散。每服五钱，用猪肝一具，切作五段，每服一段，薄切小片子入药末拌令匀，以湿纸裹，慢火煨熟，取出细嚼，以米饮下。

【主治】妇人气血劳，四肢疼痛，心腹胀满，吐逆，面无颜色，经脉不调。

粱豉汤

【来源】《普济方》卷三四九。

【组成】猪肾一具（切，去筋）　淡豆豉五合（绵裹）　白粱米三合　葱白（切）一升　人参　当归各一两

【用法】上以水三升，煎八合，分二服。

【主治】产后虚羸喘乏，寒热如疟，名曰蓐劳。

四物汤

【来源】《普济方》卷三五三。

【组成】当归　人参　芍药　川芎各等分

【用法】加乌梅，水煎服。

【主治】产母荣卫大虚，血气未定，或内积虚损，外伤燥热，饮食甘辛，令口干痞满者。

当归饮子

【来源】《普济方》卷三五五。

【组成】当归　柴胡各二两　人参一两　半夏七钱半　白芍药一两半　黄芩一两　甘草半两

【用法】上锉。每服四钱，水一盏半，加生姜三片，大枣一枚，煎八分，去滓服，不拘时候。

【主治】妇人血虚劳倦，五心烦热，肢体疼痛，头目昏重，心忪颊赤，口燥咽干，发搦盗汗，减食嗜卧；及血热相搏，月水不调，脐腹胀满疼痛，寒热如疟；又疗室女血弱，阴虚荣卫不和，痰嗽潮热，肌体羸瘦，渐成骨蒸。

返本丸

【来源】《本草纲目》卷五十引《乾坤生意》。

【组成】黄犍牛肉（去筋膜，切片，河水洗数遍，仍浸一宿，次日再洗三遍，水清为度，用无灰好酒同入坛内，重泥封固，桑柴文武火煮一昼夜，取出，如黄沙为佳，焦黑无用，焙干为末听用）　山药（盐炒过）　莲肉（去心，盐炒过，并去盐）　白茯苓　小茴香（炒）各四两

【用法】上为末，每半斤牛肉，入药末一斤，以红枣蒸熟去皮，和捣为丸，如梧桐子大。每服五十丸、空心酒送下，一日三次。

【功用】补诸虚百损。

延寿丸

【来源】《袖珍方》卷二。
【组成】鹿茸三两（切片，燎毛，酥炙） 沉香 苁蓉（酒浸） 菟丝子（酒浸，蒸） 杜仲（炒） 当归（酒浸，焙） 胡芦巴（炒） 补骨脂（炒） 枳实（去瓤） 石莲（猪肉煮） 续断（炒） 枸杞子 五味子 川巴戟（去心）各二两 胡桃仁十四个
【用法】上为末，黄犬肉或羊肉二斤（切），用无灰酒并葱、椒、青盐、桂花、茴香同煮烂，入石臼杵成膏子，却入山药糊为丸，如梧桐子大。每服五十丸至一百丸，空心盐酒送下。
【主治】元阳虚惫，诸虚不足，行履无力，肢体瘦痛。

黄狗肉丸

【来源】《袖珍方》卷二引陈万里方。
【组成】童子狗一只 地骨皮一斤 前胡 黄耆各四两 苁蓉二两 当归末四两 莲肉一斤 平胃散二斤
【用法】童子狗去肠脏并皮毛，用内外肾（研）入砂锅内，酒醋八分，水二分，用地骨皮、前胡、黄耆、苁蓉同狗朝煮至晚，将药去，肉再煮一宿，至明去头骨，再煮如泥，倾石器研如泥。入归末、莲肉、平胃散，与狗肉合杵，为丸如梧桐子大。每服五七十丸，盐、酒任下。
【主治】男子妇人虚劳，体热盗汗，四肢怠惰。

乳 粥

【来源】《瞿仙活人心方》。
【组成】黄牛乳
【用法】煮粥半熟，去米汤，下牛乳代米汤煮之，候熟挹置碗中。每碗下真酥半两，置粥上溶如油，遍覆粥上，食时旋搅。
【功用】补虚羸，止烦渴，除风热，润皮肤，养心肺，解诸热风毒，大助元气。
【宜忌】水牛乳不用。

鹿 羹

【来源】《臞仙活人心方》卷上。
【组成】鹿肉不拘多少
【用法】上洗净控干，先以盐、酒（多）、醋（少）浴过，用花椒、莳萝、茴香、红豆、桂花（如无，桂皮代之），俱为细末，量肉多少下之，却将酒、醋、酱油拌匀，加葱白数茎，入银器或瓦器内，密封其口，用重汤慢火煮，候软烂，方可食。
【功用】补益气力，助五脏，强阴。
【主治】烦惫多梦，脚膝酸，肺痿吐血及崩带下。

鹿角粥

【来源】《臞仙活人心方》卷上。
【组成】新鹿角一具（寸截）
【用法】流水内浸三日，刷洗去腥秽，以河水入砂罐内，以桑叶塞口，勿令漏气，炭火猛煮，时时看候，如汤耗，旋添热汤；煮一日，候角烂似熟芋，掐得酥软即止，未软更煮，慎勿漏气，漏气则难熟，取出晒干为粉。其汁沉滤，候清冷，以绵滤，作胶片，碗盛，风中吹干，谓之鹿角胶，可入药。每粥一碗，入角粉五钱，盐一匙，同搅温服。
【功用】益气力，补脑髓，益精血，强阴，尤固元气。

薯蓣酒

【来源】《臞仙活人心方》。
【组成】薯蓣（蒸熟，去皮，生者佳）一斤 酥三两
【用法】上同研，丸如鸡子大，投沸汤中一枚，用酒半升服。
【功用】充五脏，强阴，久服耳目聪明，轻身不饥，延年。
【主治】虚劳羸瘦，五脏烦热。

糟蒸猪肚

【来源】《臞仙活人心方》。
【组成】猪肚一个

【用法】将猪肚洗净，将黄耆、地黄洗净捶碎，装入肚内，令竹签签住，用醇糟包肚，放在罐内，重汤以文武火蒸熟为度。
【功用】常服健脾胃，进饮食，补中益气。
【主治】诸虚弱。

牛髓膏

【来源】《医方类聚》卷一五四引《寿域神方》。
【组成】人参　牛髓　桃仁　杏仁　山药二两　蜂蜜八两　核桃肉三两（去皮，另研）
【用法】上为细末，用文武火，铁锅内先将牛髓溶化，次入蜜，去滓滤净，后下前项末药，用竹片为匙，不住手搅，以黄色为度，候冷，瓷器盛之。每服二钱，空心细嚼，盐汤下；或滚汤亦可。
【主治】一切虚损，咳嗽，五劳七伤。

仙人粮

【来源】《本草纲目》卷十八引《瞿仙神隐》。
【组成】干天门冬十斤　杏仁一斤
【用法】上为末，蜜渍。每服方寸匕。
【功用】久服补中益气。
【主治】虚劳绝伤，年老衰损，偏枯不随，风湿不仁，冷痹恶疮，痈疽。

补骨脂丸

【来源】《医方类聚》卷九十六引《御医撮要》。
【组成】补骨脂三两　鹿茸　肉苁蓉　巴戟天各一两　胡桃仁一两半
【用法】上为末，胡桃别研如泥，相和，炼蜜为丸，如小豆大。每服二十丸，空心茶、酒任下。
【功用】疗水脏，补益腰膝，进饮食。
【宜忌】忌生冷、油腻、陈物。

温白丸

【来源】《医方类聚》卷一九七引《御医撮要》。
【组成】紫菀　吴茱萸　皂角（去皮子，酥炙）　干姜（去皮，煨）　柴胡　桔梗　厚朴　茯苓　石菖蒲（米泔水浸一宿，切，焙干）　肉桂（去皮）　黄连　川椒（去皮子，出汗）　甘草　牛膝　当归（炒）　巴豆（去皮，麸炒黄，细研，纸裹压出油）　葶苈各二分　乌头十分（炮，去皮尖）
【用法】上为末，炼蜜为丸，如梧桐子大。初服二丸，加至三丸，临卧熟水送下。如是宿患，取微利为度，看脏腑虚实，加至五丸；如患宿疾劳病，脏腑久冷，黄黑瘦弱，吐逆腹胀，吃食减退，于五更初暖酒下三丸，粥饮下亦可；一切气痛，冷热气筑，用温酒下三丸；一切伤寒热病，浑身壮热，头痛，阴阳二毒，葱汤下三至五丸，坐间汗出，微转下恶物，麻黄汤下亦好；大小男女患惊痫，热茶下一二丸；消食化气，脏腑壅滞，食前茶酒或汤任下三丸；脐下结痛；煎橘皮汤下三丸；血痢蜜汤下；心痛石榴皮汤下；脚气，杏仁或小豆汤下；腿转筋，木瓜汤下；水泻，龙骨汤下；口疮，蜜汤下；咳嗽，百部汤下；诸般风疾，柳枝汤下；头痛，石膏汤下，或茶下；耳鸣，盐汤下，胸膈气满，木通汤下；心痰，米饮下；大小便不利，葱茶汤下；翻胃，人参汤下；疟疾，醋汤下；鬼气胀满，桃仁汤下；喉闭喉塞，吴茱萸汤下；中毒，洗衣汤下；又时气，豆豉汤下；赤眼，茶下；血淋，麻子汤下；产难，滑石汤下。
【主治】久患宿疾劳病，脏腑久冷，黄黑瘦弱，吐逆腹胀，吃食减退。

鹿菟丸

【来源】《医方类聚》卷一五〇引《续济生方》。
【组成】生鹿角（镑）一两　菟丝子（淘，酒蒸，擂）二两
【用法】上为细末，酒糊为丸，如梧桐子大。每服七十丸，空心、食前用盐酒、盐汤送下。
【主治】真精不足，肾水涸燥，咽干多渴，耳鸣头晕，目视昏花，面色黧黑，腰背疼痛，脚膝酸弱，屡服药不得痊者。

谷灵丸

【来源】《医方类聚》卷二一二引《仙传济阴方》。
【组成】黄耆　人参　牛膝　当归各一两　附子一个　地黄半两　杜仲　苍术　白术　桂　枸杞子

各三钱　茯苓五钱

【用法】上以酒糊为丸。人参汤送下。

【功用】调气血，长精神。

【主治】妇人气弱血虚，血海虚竭，肌肉不长，形容瘦瘁。

益阴丹

【来源】《医方类聚》卷二一二引《仙传济阴方》。

【组成】黑豆一升（炒熟，去皮）　香附子末四两半　干姜（炮）　生干地黄各一两

【用法】上为末，以酒煮面糊为丸，如梧桐子大。每服三十丸，以温酒、米饮送下。

【功用】补理。

【主治】血虚、血劳、血气、血风。

五补汤

【来源】《医方类聚》卷十二引《新效方》。

【组成】莲子　枸杞子　山药　锁阳

方中诸药用量原缺，《丹溪治法心要》用"各等分"。

【用法】上为末。沸汤调服，加酥尤妙。

【功用】补心肝脾肺肾。

天雄丸

【来源】《奇效良方》卷二十一。

【组成】天雄（炮裂，去皮脐）　肉苁蓉（酒浸一宿，刮去皱皮，炙干）各二两　雀卵四十九枚　破故纸（酒浸）　雄蚕蛾（隔纸微炒）　菟丝子（酒浸三日，曝干，别捣为末）各一两

【用法】上为细末，以雀卵并少炼蜜为丸，如梧桐子大。每服十丸，加至二十丸，空心用温酒送下。

【功用】补暖元脏，添精益气，利腰脚，强筋力。

法制虾米

【来源】《奇效良方》卷二十一。

【组成】虾米一斤（去皮壳，用青盐酒炒干，至香熟为度）　真蛤蚧（青盐酒炙脆为度）一对　茴香（青盐酒炒）四两　净川椒四两（同上法制，不可过）

【用法】上酒须用混浊煮酒二升，带浮蛆醡酒最佳，搅入青盐制用，先制蛤蚧、椒皮、茴香，干却制虾米，以酒尽为度，候香熟，取前三味同和匀，用南木香粗末二两同和，乘热收入瓷器内，四围封固，候冷取用。每服一勺，空心细嚼，盐酒下。

【功用】起阳补肾。

秋莲丸

【来源】《奇效良方》卷二十一。

【组成】莲肉一斤（先用酒浸一宿，待透入，于猪肚内线缝合，却用酒煮熟，取出晒干，猪肚不用）　苍术（用茅山者）一斤（分作四份：一份用米泔水浸，小茴香、破故纸各一两同炒；一份用酒浸，川乌、川楝子肉各一两同炒；一份用醋浸，川椒一两同炒；一份用盐水浸，黑牵牛一两同炒，去牵牛）　木香　五味子　枸杞子　熟地黄　牛膝　肉苁蓉　鹿茸各二两

【用法】上为细末，酒糊为丸，如梧桐子大。每服五十丸，空心温酒或盐汤送下。

【功用】壮筋骨，健脾胃，去痰涎，除风湿，添精气，和血驻颜，牢牙齿，乌髭发，理腰疼，疗疝气。

【主治】诸虚百损。

韩魏王自养丸

【来源】《奇效良方》卷二十一。

【组成】乌头（锉作块，蛤粉炒）　红椒（去目并合口者）　破故纸（炒）　舶上茴香（炒）　山药各四两　川楝子（取肉）三两　菟丝子二两（酒浸蒸，别研入药）　葫芦巴（酒浸）　巴戟（酒浸）各一两半　牛膝（去苗，酒浸）一两　附子（炮，去皮脐）一两

【用法】上为细末，用醋煮面糊为丸，如梧桐子大。每服三十丸，空心用盐酒、盐汤任下。

【功用】益真气，逐风冷，填骨髓。

【主治】肌体羸瘦，精神昏倦，减食痞满，呕吐，心腹常痛，腰重腿疼，泄泻无时。

玉龙软金丹

【来源】《奇效良方》卷二十二。

【组成】沉香二钱　檀香　安息香　八角茴香　益智仁各一钱半　麝香　莲子心　仙灵脾（酥炙）　朱砂　穿山甲　犀角　乳香　丁香各一钱

【用法】上为细末，炼蜜为丸，如梧桐子大。每服十丸，空心以温酒送下，以干物压之。

【功用】添精补髓，活血驻颜。

【主治】男子诸虚百损，五劳七伤，下元久冷，腰腿膝痛；妇人赤白带下。

附子丸

【来源】《奇效良方》卷二十二。

【组成】附子一枚（以猪脂如鸡子黄大，煎，候制，削去上黑皮）

【用法】上为细末，炼蜜为丸，如豆大。每服三丸，稍加至十丸，食前用温白酒送下，一日三次。常服之，永不痢。

【主治】五劳，及饱食房室伤胃，令人大便数，至溷而不能便，日数十行，剧者下血；妇人产后余疾，腹内绞痛。

【宜忌】忌猪肉。

小浴方

【来源】《奇效良方》卷五十四。

【组成】川椒　苦参　蛇床子各一两半　香附子　白矾　白芷　狗脊　细辛各一两　桂心三分

【用法】上锉。每用药一两，以水三升，煎至二升，去滓，倾入盆子内，但乘热气坐盆子上熏之，良久通身，便洗患处，甚者不过三两度。

【主治】虚劳，阴湿痒生疮。

浑身碎痛饮子

【来源】《奇效良方》卷六十三。

【组成】虎骨五铢　防风　藁本　甘草　白芷　茯苓各二铢　当归　芍药　续断　白术　附子各三铢

【用法】上为粗末。生姜大枣煎服，不拘时候。

【主治】妇人劳倦。

【方论】《济阴纲目》：主浑身之经络者，肝也；而肝所以藏血以荣周身之筋，则一身之碎痛，当以肝为主，而生血之本以脾为主，为脾统诸经之血也。防风行肝气于周身，白芷行阳明于血海，甘、术益中土以生血，归、芍荣肝木于周身，附子温内而通所不通，藁本行上而散至巅顶，茯苓渗下而内达九渊，虎骨、续断其搜筋骨诸邪而定痛者欤。其曰治劳倦者，必每因劳倦而浑身痛者也。

秘传三意酒

【来源】《松崖医径》卷下。

【组成】枸杞子　生地黄各半斤　火麻子半升（蒸）

【用法】上切细，用无灰好酒一大坛，以生绢盛药入不津坛内，春、秋浸十日，夏浸七日，冬浸半月。

【主治】虚损。

秘传秋石丹

【来源】《松崖医径》卷下。

【组成】雪梨二十个　甘松半斤

【用法】用童便一大缸，以新水一半搅和，候澄清，辟去清者，留浊脚，又入新水同搅，候澄去清者，再入捣碎雪梨二十个，又入甘松半斤，熬水一小桶，同搅，以白绵布一方，滤去滓，候澄清，辟去清者，留浊脚，晒干为细末。罗净，每服一小匙，烧酒送下。用瓷罐封固，勿令泄气。

【主治】劳怯及火证。

秘传加减八珍汤

【来源】《松崖医径》卷下。

【组成】人参　白术　茯苓　甘草　当归　生地黄　白芍药　酒黄柏　酒知母　橘红　桔梗

【用法】上细切。用水二盏，煎一盏，去滓服。

【主治】气体虚弱，劳伤心肾，或外感六淫之气，失于祛散，乘虚入里，阴虚内热，而致劳怯。

【加减】咳嗽，去人参，加沙参、五味子、麦门冬；久嗽，去人参，加杏仁、罂粟壳；喘，去人参，加桑白皮、瓜蒌仁；胸中满闷，加制枳实；有痰，加贝母、半夏曲；痰中带血，加紫菀、黄芩、山栀；吐血、咳血，加山栀、阿胶、胡黄连；遗精，加牡蛎粉；盗汗，加黄耆、半夏曲、浮小麦；日晡及半夜热，加地骨皮；骨蒸劳热，加秦艽；寒热往来，加柴胡；心下惊悸，去茯苓，加茯神、远志；声嘶及咽痛生疮，加青黛、犀角、桔梗；渴甚，去芍药，加天花粉；元气不足，大便溏，加升麻、炒白术；作丸剂，加酥炙龟版；遗精，加樗根白皮，为细末，炼蜜为丸，如梧桐子大，每服五十丸，空心盐汤、温酒任下。

遇仙丹

【来源】《婴童百问》卷九。

【组成】牵牛三斤　大腹子三斤　锡灰二两（炙干，为末）　大黄四两　雷丸四两　青木香　鹤虱各二两　干漆二两　皂角四条

【用法】后四味煎水，用粟米煮粥，初用牵牛末，次用大腹末，三用锡灰，四用大黄，五用雷丸，六用青木香和剂为丸，如梧桐子大。每服五七丸，用姜汤熟水送下。

【功用】取诸积，进饮食，除病悦颜色。

【主治】积虫气块，五劳七伤，赤白痢疾，便血注下，皮黄水肿，十般气，十一般恶虫。

【宜忌】伤寒、孕妇不可服。

琼玉膏

【来源】《医学正传》卷二引臞仙方。

【组成】人参十二两　沉香　琥珀各五钱　白砂蜜五斤（煎沸，去沫）　白茯苓（去皮，净者）二十五两　生地黄（去芦，净者）十斤（洗净，银石器内杵细，取自然汁。大忌铁器）

【用法】上人参、茯苓、沉香、琥珀俱为细末，先将地黄汁与白砂蜜搅匀，用密绢滤去细滓，入药末搅匀，入好瓷瓶或银瓶内，用绵纸十数层，外加箬包封，扎瓶口，入砂锅内或铜锅内，以长流水浸没瓶颈，用桑柴文武火煮三昼夜，取出，换蜡纸数重包扎瓶口，浸没井中半日，以出火毒，提起，仍入前锅内煮半日，以出水气，然后收藏。每日清晨及午前后，取一二匙，用温酒一盏调服；不饮酒人，白汤亦可。

【功用】《全国中药成药处方集》（杭州方）：滋阴润肺，安神降气。

【主治】

1.《医学正传》：虚劳，干咳嗽。

2.《证治汇补》：气散失音，干咳无痰，或见血线。

3.《张氏医通》：虚劳，肠中隐痛。

4.《医学六要》：血虚皮肤枯燥及消渴。

5.《全国中药成药处方集》（杭州方）：阴亏肺热，潮热盗汗。

【方论】

1.《医钞类编》：地黄滋阴生水，水能制火；白蜜甘凉性润，润能去燥；人参益肺气而泻火，茯苓清肺热而生津；臞仙加琥珀降肺宁心、沉香升降诸气。

2.《成方便读》：方中以地黄滋肾水，白蜜养肺阴，使金水相生而燥咳自止；用人参者，取土旺金生、虚则补母之义；茯苓色白入肺，使金令下行，即有浊痰，亦可随之而下矣；加沉香、琥珀者，一则流动其气，一则通达其血耳。

无比丸

【来源】《医学正传》卷三。

【别名】紫河车丸、调鼎方。

【组成】紫河车一具（初生者佳，或无病壮年妇人者亦可。一说男病用女，女病用男者，若不可得，亦不必拘束。米醋浸一宿，焙干用）　草龙胆　甘草（炙）各二钱　鳖甲（酥炙）五钱　桔梗　胡黄连　大黄（酒拌湿，蒸）　苦参　黄柏　知母（去毛）　秋石（另研，不必用煎炼者，但尿桶上凝结多年者亦可，长流水洗净用）各二钱五分　贝母二钱五分（去心）　犀角屑　蓬莪术　消石各一钱五分　败鼓皮心（米醋炙黄）二钱五分　辰砂一两（另研）

【用法】上为细末，炼蜜为丸，如梧桐子大，辰砂为衣。每服二十丸，加至三十丸，温酒送下，胁热食前，膈热食后服。

【主治】劳极。

加味虎潜丸

【来源】《医学正传》卷三引丹溪方。

【组成】人参　黄耆　芍药（煨）　黄柏（盐酒炒）　当归（酒洗）　山药各一两　锁阳（酥炙）　枸杞子　虎胫骨（酥炙）　菟丝子（盐酒浸三宿，细研，焙干，入诸药再研）　龟版（酥炙）　破故纸（炒）　杜仲（姜汁拌炒丝断）　五味子各七钱五分　牛膝（去芦，酒洗）二两　熟地黄四两

《古今医统大全》有知母、茯苓，无芍药、五味子

【用法】上为细末，炼蜜和猪脊骨髓为丸，如梧桐子大。每服五六十丸，温酒或姜盐汤送下。

【功用】《古今医统大全》：壮元阳，滋肾水。

【主治】

1.《医学正传》引丹溪方：虚损。

2.《古今医统大全》：诸虚不足，腰腿疼痛，行步无力。

柴胡散

【来源】《医学正传》卷三。

【组成】柴胡（去芦）三钱　人参　茯苓（去皮）各一钱　桔梗　芍药（酒浸，炒）　川归（酒浸）各二钱　青皮（去白）　麦门冬各三分（去心）　甘草一分

【用法】上细切，作一服，为细末。水一盏，煎七分，温服。

【主治】虚劳。

斑龙丸

【来源】《医学正传》卷三引《青囊集方》。

【别名】仙传斑龙丸（《古今医统大全》卷四十八）、斑鹿丸（《何氏济生论》卷二）、青囊斑龙丸（《饲鹤亭集方》）、斑龙丹（《东医宝鉴·杂病篇》）

【组成】鹿角胶（炒成珠子）　鹿角霜　菟丝子（酒浸，研细）　柏子仁（取仁，洗净）　熟地黄各半斤　白茯苓　补骨脂各四两

【用法】上为细末，酒煮米糊为丸，或以鹿角胶入好酒烊化为丸，如梧桐子大。每服五十丸，空心姜、盐汤送下。老人、虚人常服。

【功用】

1.《医学正传》引《青囊集方》：延年益寿。

2.《古今医统大全》：壮精神，除百病，养气血，补百损。

3.《东医宝鉴·杂病篇》：补肾脏气血精。

4.《证治宝鉴》：升固奇经。

5.《绛雪园古方选注》：男服斑龙丸，通督脉之阴阳，补玉堂关下之穴。

6.《丸散膏丹集成》：育子嗣。

7.《北京市中药成方选集》：滋阴益肾，补气养血。

【主治】

1.《医学正传》：真阴虚损。

2.《证治宝鉴》：肝肾两虚，任督并伤，精滑日久。

3.《北京市中药成方选集》：肾虚气亏，阳事痿弱，精神短少，遗精盗汗。

4.《中药制剂手册》：腰痛耳鸣，体倦心烦。

【方论】《绛雪园古方选注》：《乾宁记》云：鹿与游龙相戏，必生异角，故得称龙；鹿有文，故称斑。用其角为方，故名斑龙。鹿卧则口朝尾闾，故为奇经督脉之方。凡入房竭精，耗散其真，形神俱去，虽温之以气、补之以味，不能复也。故以有情之品，专走督脉，复以少阴、太阳之药治其合，乃能搬运精髓，填于骨空，大会于督脉之囟会而髓海充盈。鹿角霜通督脉之气也，鹿角胶温督脉之血也，菟丝、骨脂温肾中之气也，熟地、柏仁补肾中之精也，柏仁属木性润，骨脂属火性燥，非但有木火相生之妙，而柏仁通心，骨脂通肾，并有水火既济之功。使以茯苓性上行而功下降，用以接引诸药，归就少阴、太阳，达于督脉，上朝髓海，而成搬运之功。

紫河车丹

【来源】《医学正传》卷三引《青囊方》。

【别名】混元丹（《东医宝鉴·杂病篇》卷四）。

【组成】男子胞衣（取首生，以皂角水洗净，次放铜铫子内，以米醋摆洗控干，做一小篾笼子盛之，

围以纸，密糊之，不令泄气，以烈火焙干） 人参一两五钱 白术一两 木香 白茯苓各五钱 茯神 川归 熟地黄各一两 乳香四钱（另研） 没药四钱（另研） 朱砂二钱（另研） 麝香二分

【用法】上为细末，酒糊为丸，如梧桐子大，炼蜜为丸服亦可。每服五十丸，煎人参汤送下，空腹服之，一日三次。

【主治】飞尸鬼注，虚劳羸瘦，喘嗽痰气。

大补丸

【来源】《万氏家抄方》卷四。

【组成】赤、白何首乌（大者）各四两（用黑豆拌蒸） 人参二两 黄耆三两（蜜炙） 白术二两（炒） 白茯苓三两 当归四两（酒洗） 熟地四两（酒蒸） 白芍二两（酒炒） 牛膝二两（酒洗） 杜仲二两（去皮，酒炒去丝） 山茱萸（去核）二两 五味子一两 白龙骨（煅）一两 菟丝子四两（酒煮，炒） 石莲肉（去壳净）二两 陈皮二两 黄柏四两（盐、酒炒） 胡桃肉三两 知母二两（盐、酒炒） 虎胫骨二两（酥炙） 龟版二两（酥炙）

【用法】炼蜜为丸，如梧桐子大。每服百丸，空心盐汤送下。

【功用】乌须发，补腰肾，固元阳，生血气。

太乙神应丸

【来源】《万氏家抄方》卷三。

【组成】人乳一碗（用瓷锅煮干，去水不用，将干乳用瓷碗焙干听用） 牛乳一碗（同前制） 白果汁一碗（同前制） 杜仲三两（姜制，炒黄色） 破故纸二两半（用大麦炒黄色） 白鲜皮二两（酒浸三日） 白茯苓二两 川牛膝二两（烧酒浸三日） 当归二两（童便浸三日） 黍米金丹一个（晒干，即新生儿口中血珠）

【用法】上为细末，炼蜜为丸，如梧桐子大。每服一丸，夜间噙化。

【主治】一切虚损劳症。

【加减】惊，加珍珠、琥珀。

打老儿丸

【来源】《万氏家抄方》卷四。

【别名】延寿丹（《古今医统大全》卷九十三）、还少丹（《一草亭目科全书》）。

【组成】石菖蒲（去须毛，嫩桑枝条拌蒸，晒干，不犯铁器） 干山药（蒸出晒干） 川牛膝（去头，用黄精自然汁浸，漉出，酒浸一宿，若无黄精，酒浸三日，漉出，细锉，焙干） 远志（去心，甘草汤浸一宿） 巴戟（去心，枸杞子汤浸一宿，漉出，酒浸一伏时，菊花同焙令黄，去菊花） 续断（去筋，酒浸一伏时，焙干） 五味子（蜜浸蒸，从巳至申。又以浆水浸一宿，焙干） 楮实子（水浸三日，去浮者，晒干，酒浸一伏时，漉出蒸，从巳至亥，焙干） 杜仲（去皮，酥蜜炒去丝） 山茱萸（取肉，暖火焙干） 茯神（去皮心，捣细，于水盆内搅，去浮者） 熟地（瓷锅柳木甑蒸之，摊令气歇，拌酒再蒸，晒干，勿犯铜铁器） 小茴香（酒浸一宿，炒） 肉苁蓉（酒浸一宿，刷去沙土浮甲，劈破中心，去白膜） 枸杞子各等分

《一草亭目科全书》无五味子

【用法】上为细末，酒糊为丸，如梧桐子大。每服三十丸，空心温酒送下；或白汤送下亦可。

《一草亭目科全书》：以枣肉二百枚捣和，加炼蜜为丸。

【功用】

1.《会约医镜》：补精生血，益气力，健筋骨，延寿。

2.《一草亭目科全书》：滋补肾水，温养少火，久服却病延年。

【主治】

1.《万氏家抄方》：五劳七伤，阳事不举，真气衰弱，精神短少，小便无度，眼目昏花，腰膝疼痛，两脚麻冷，不能行走。

2.《医方集解》：脾肾虚寒，血气羸乏，不思饮食，发热盗汗，遗精白浊，肌体瘦弱，牙齿浮痛。

3.《会约医镜》：诸虚百损。

4.《北京市中药成方选集》：气血两亏，肾寒精冷，腰疼腿酸，久无子嗣。

龙眼酒

【来源】《万氏家抄方》卷四。

【组成】龙眼不拘多少

【用法】入上好烧酒内浸百日，常饮数杯。

【功用】温补脾胃，助精神，壮颜色。

何首乌酒

【来源】《万氏家抄方》卷四。

【组成】赤白何首乌（大者）各三两（竹刀去皮） 赤白茯苓各三两

【用法】上药石臼内捣碎，绢袋盛之，浸老酒内，约酒三十斤，封固，蒸一柱香。过百日饮之。

【功用】乌须发，壮元阳，长精神，益气血。

【宜忌】二味不犯铁器。

神仙救苦丹

【来源】《万氏家抄方》卷四。

【组成】川椒二斤半（拣去枝目闭口者）

【用法】先将釜一口覆于地上，四围用刀划记，取去釜，用炭火烧红其地，将米醋泼地，用纸摊椒在上，以釜盖之，良久取出，用炼蜜一斤四两，调椒末成膏为丸，如梧桐子大。每服十五丸，半年加至二十丸，一年后加至二十五丸，清晨温酒送下。

【主治】五劳七伤，诸虚百损及虫积。

【宜忌】忌五辛。

斑龙二至丸

【来源】《万氏家抄方》卷四。

【组成】鹿角（锯成段，长流水浸七日，入砂锅内，用桑柴火煮七日夜，取出，外去粗皮，内去血穰，研为细末）一斤 麋角（制法同前，净末）一斤 生地（酒浸一宿，晒干，为末）四两 黄柏（去皮，切粗片，酒炒老黄色，为末）半斤 熟地（酒浸一宿，晒干，为末）四两 天门冬（酒浸，去心，晒干）四两（为末） 知母（去皮，盐、酒炒老黄色，为末）半斤 麦门冬（酒浸，去心，晒干）四两 当归（酒洗，晒干，为末）二两 白茯苓（去皮，为末，用水淘去筋膜）二两 何首乌（去皮，人乳拌匀，九蒸九晒，为末）二两（勿犯铁器）

方中鹿角、麋角，《扶寿精方》作“鹿角霜”、“鹿角胶”。

【用法】上为细末，炼蜜为丸，如梧桐子大。每服五十丸，空心时黄酒送下，或盐汤亦可。

【功用】

1.《摄生众妙方》：补养。

2.《古今医统大全》：补血，补阳。

【主治】

1.《扶寿精方》：诸虚。

2.《名医类案》：精血欠充，高龄无子。

【验案】高龄无子 《名医类案》：少傅颍阳许相公，年五十八岁，如夫人年近三旬，从来十二年不孕。相公欲其有子，命宿诊视。六脉和缓，两尺大而有力（凡妇人两尺大而有力，皆有子）。告曰：此宜子之象也。尝诊相公，脉沉而缓，知精血欠充实耳。宜服大补精血药。市得麋鹿二角，煎胶，制斑龙二至丸一料。服未周年而孕，次年生公子。

回天大补膏

【来源】《陈素庵妇科补解》卷一。

【组成】人参六两 白术四两 白茯苓三两 当归四两 白芍四两 川芎二两 生熟地各一斤 二冬各五两 知母三两 八制香附八两 红花一两 山药二两 自制龟胶四两 清阿胶四两 鳖胶四两 玄参二两 丹皮三两 柴胡三两 人乳二碗 牛乳半斤 羊乳半斤 梨汁一碗 柿霜三两

【主治】虚损痨瘵之血枯。血枯则月水断绝，其外症畏寒发热，肌肉消瘦，皮肤干涩，爪甲青而不润，饮食减少，大便溏泄，小便痛而数，口干，咽燥，渐成劳瘵。脉候左寸、左右尺必微而涩，右关必沉弦，左关必虚细。

【方论】是方参、苓、术、草四君子汤也；归、芎、芍、生熟地四物汤也；二冬、知母、玄参补肺金以培生化之源；丹皮、龟鳖甲煎胶以制浮游之火；人乳、牛乳、羊乳燥者润之；梨汁、柿霜热者清之；银柴胡以退肌热；香附以开气郁；红花以通血滞；山药以达腰膝营卫，生津液，健脾和胃，真有回天之功。

小刀圭

【来源】《韩氏医通》卷下。

【组成】黄牛犊一只（用未知阴阳者，肥嫩，纯黄色，先期办后开药料，至腊月初八日，或本月戊己日宰，取血，挦毛留皮，碎切，脏腑分寸不遗，用长流水大锅煮至半熟，加后项药。用鹿代之更妙） 人参（以牛十斤用）二两 茯苓（去皮，以牛十斤用）三两 绵黄耆（刮净，以牛十斤用）五两 良姜（去梗） 肉桂（去粗皮，以牛十斤用）各五钱 陈皮（留白，以牛十斤用）一两五钱 甘草（去皮，以牛十斤用）一两 花椒（去目，以牛十斤用）一两 白盐（临漉时斟酌用） 醇酒二斗上下

【用法】上药用文武火同牛煮，旋添熟水，当以八分为节，取牛肉烂如泥，捶骨内之髓，煎化入汁中，漉去滓，但存稠汁，有如稀饧，待冷，入密瓮，掘黄土坑埋，齐瓮口封固。凡早餐不拘何样饮食，加此数匙调和，人事劳苦并房欲之后，醇酒调服。

【主治】虚怯劳瘵。

内鹿髓丸

【来源】《韩氏医通》卷下。

【组成】鹿脑髓 骨髓 脊髓

【用法】鹿一只，尽取脑、骨、脊髓，同煎成油，滤净，每一两加炼蜜二两，又炼相得，瓷器封收。补益之方，用此调制为丸。

【功用】补益。

长松酒

【来源】《韩氏医通》卷下引庐山休休子方。

【组成】长松（酒中之圣药，产太行西北诸山，似独活而香）一两五钱 黄耆（制）七钱 熟地黄（酒浸）八钱 生地黄（酒浸）七钱 苍术（米泔浸去粗皮）三钱 陈皮（去白）七钱 枳壳（去瓤）四钱 当归身五钱 白芍（煨）四钱 天门冬三钱 半夏（姜制）三钱 厚朴（姜制）半两 甘菊花五钱 麦门冬三钱 砂仁三钱 木香二钱 人参四钱 点椒二钱 酥七钱 黄柏五钱 黄连二钱 小红枣（去核）八个 胡桃仁（去衣）二钱 老米一撮 灯心五寸长一百二十根

【用法】一料分十剂，绢袋盛之，凡米五升，造酒一樽，煮一袋，窨久用。

【功用】《本草纲目》：滋补。

【主治】《本草纲目》：一切风虚。

异类有情丸

【来源】《韩氏医通》卷下。

【组成】鹿角霜（以角之新者，寸截，囊置长流水中七日，瓦缶水煮，每角一斤，入黄蜡半斤，缶口用露酒一壶掩之，别沸流水旋添，勿令下竭，桑柴火足十二时，其角软矣，竹刀切去黑皮，取白者，舂细为霜）三两六钱 鹿茸（新如紫茄者，熏干，酒洗数过，酥油涂，炭火炙令透，为细末）二两四钱 龟版（八字文具者，醇酒浸七日，酥炙透黄）三两六钱 虎胫骨（新而真者，长流水浸七日，蜜酥和，炙透）二两四钱

【用法】上为极细末，用水火炼白蜜，入猳猪脊骨髓九条，同舂剂为丸，如梧桐子大。每服五七十丸，空心盐汤送下。

【主治】丈夫中年觉衰。

【加减】如厚味善饮之人，加猪胆汁一二合。

保元汤

【来源】《博爱心鉴》卷上。

【别名】参耆汤（《痘疹活幼至宝》卷终）、参耆饮（《简明医彀》卷六）、保元丹[《全国中药成药处方集》（沈阳方）]。

【组成】人参一钱 黄耆三钱 甘草一钱 肉桂五分至七分

【功用】

1.《全国中药成药处方集》（沈阳方）：滋养益气，扶弱补虚。

2.《方剂学》：补气温阳。

【主治】

1.《简明医彀》：元气虚弱，精神倦怠，肌肉

柔慢，饮食少进，面色苍白，睡卧宁静，痘顶不起，浆不足，及有杂证。

2.《全国中药成药处方集》：气血不足，婴儿怯弱，痘毒内陷，面色苍白，气陷久泻，肢体无力，肺脾虚弱，恶寒自汗。

【宜忌】

1.《简明医彀》：血热毒壅之火证禁用。

2.《全国中药成药处方集》（沈阳方）：禁忌生冷。

【方论】

1.《博爱心鉴》：人参益内，甘草和中，实表宜用黄芪，助阳须凭官桂。前三味得三才之道体，后一味扶一命之巅危。

2.《古今名医方论》引柯韵伯：参、芪非桂引道，不能独树其功；桂不得甘草和平气血，亦不能绪其条理。

3.《医方考》：气者，长养万物者也。气盛即物壮，气弱即物衰，故痘疮陷顶者，责之气虚也。魏桂岩自论云：人参益内，甘草和中，实表宜用黄芪，助阳须凭官桂。前三味得三才之道体，后一味扶一命之颠危。

4.《绛雪园古方选注》：参、芪不能从血透表，必借肉桂入血推动其毒，而后参、芪之力能内托透表。第桂性刚速，非甘草和缓，亦不循循善导。补不用术，恶其燥也。泄不用苓，恶其渗也。入血不用芎、归，恐其辛散也。保护不用芍、地，恐其酸敛凝滞也。止用性柔者以养阳，是亦少火生气也与？东垣治慢惊土衰火旺之方，今借以治痘，内补营血，外护卫气，滋助阴阳，作为浆水，诚出化裁。

【验案】冠心病 《湖南中医杂志》（1995，6：20）：以本方改为膏剂，治疗冠心病22例，并设对照组17例用ATP、丹参片、硝酸甘油、肌苷等对症治疗。结果：本方对T淋巴细胞转化能力有显著影响，治疗前后$P < 0.01$，而对照组无明显差异，$P > 0.05$；治疗前后对迟发型超敏反应也有明显影响，$P < 0.01$；表明本方能使病人细胞免疫功能增强，对外界致病因素的抵抗力也增强。

补真丸

【来源】《外科理例》卷六。

【组成】肉苁蓉（酒浸，焙） 葫芦巴（炒） 附子（炮，去皮） 阳起石（煨） 鹿茸（酒浸，焙） 菟丝子（净洗，酒浸） 肉豆蔻（面裹，煨） 川乌（炮，去皮） 五味子各五钱

【用法】上为末，用羊腰子二对，治如食法，葱、椒、酒煮，捣烂，酒糊为丸，如梧桐子大。每服七十丸，空心米饮、盐汤任下。

【主治】房劳过度，真阳虚惫，或元禀不足，不能上蒸，中州不运，致饮食不进。

二至丸

【来源】《扶寿精方》。

【组成】怀地黄（肥大沉水者，酒浸，九蒸九晒，竹刀切） 白术（无油者，面炒） 败龟板（酒浸一宿，酥炙脆，石器捣碎） 黄柏（厚者，酒浸，春秋一日半，夏一日，冬三日，炒褐色）各三两 知母（肥大者，酒浸一宿） 当归（肥大者，酒洗） 生地黄（肥大者，酒浸软，竹刀切，晒干） 山茱萸（鲜红者六两，水润，剥肉去核）各二两 白芍药（酒浸一时，锉，炒） 白茯苓（坚白者，去皮筋） 人参（肥白人如数，苍黑人减半） 绵黄耆（蜜炙） 山药（白而无皮，手可粉者） 广陈皮（水润，去白） 五味子（肥大者） 甘枸杞 破故纸（炒） 菟丝子（酒浸一宿，蒸熟，杵，去皮，晒干） 杜仲（酒浸，炒，去丝） 牛膝（肥大者，酒浸一宿） 苁蓉（去甲心，酒浸一宿，酥炙黄，竹刀切） 虎胫骨（酥炙黄）各一两

方中陈皮，《医学入门》作丹皮。

【用法】上为细末，炼蜜为丸如梧桐子大。每服八十丸，无灰酒、盐汤送下，不拘时候。

【功用】

1.《扶寿精方》：调养元气，滋益子息。

2.《医学入门》：补虚损，暖腰膝，壮筋骨，明眼目，滋阴降火。

日用仙酥丹

【来源】《扶寿精方》。

【别名】日用仙酥汤（《济阳纲目》卷六十八）。

【组成】莲肉（去皮心）半斤 柏子仁（去壳）半

斤　杏仁（去皮尖）六两（捣）　胡桃仁（去皮）四两（捣）　枣肉半斤（煮，去皮，捣）　砂仁二两（碾末）　酥油半斤　白蜜半斤

【用法】文火炼蜜，次入酥油搅匀，再数沸，方入莲、柏末，又数沸入桃、杏、枣膏，慢熬半炷香，量诸味皆热，入砂仁末搅匀，用瓷罐数个贮，置冷水中浸一日，出火气，油纸或脂膜封口，每服三匙，空心卧时温酒一二杯送之。

【功用】补百损，除百病，返本还童。

四圣不老丹

【来源】《扶寿精方》。

【组成】透明松脂一斤（放砂锅内入无灰酒，桑柴火煮数沸，竹枝搅稠粘，住火，以瓷器盛水，倾入水内结块，复以酒蒸九遍，一日煮讫，次日亦如是，三日通计三九二十七遍，其脂莹然如玉，不苦不涩乃止。为细末，净用十二两。凡煮不宜酒少，少则易干，煮之三分之二，即倾水内）　白茯苓（去皮，净用）半斤　黄菊花（家园味甘者）半斤　柏子仁（纸包，捶去油）半斤

【用法】上为末。炼蜜为丸，如梧桐子大。每服七十二丸，空心好酒送下。

【功用】

1.《摄生众妙方》：振精力，健胃气，增饮食，补养延年。

2.《本草纲目》：强筋补益。

加味太极丸

【来源】《扶寿精方》。

【组成】黄柏（去皮，盐酒浸三日，微炒褐色，净末）三两六钱　知母（去毛，酒浸一宿，微炒，净末）二两四钱　破故纸（新瓦炒香，净末）二两八钱　胡桃仁（去皮，研烂）三两二钱　砂仁（去壳）一两（分作二分，五钱生用，五钱同花椒一两，炒香去椒不用）　橘红（盐水拌炒）　半夏（沸汤泡七次，锉片晒为末，姜汁拌为饼，阴干）

【用法】上七味，米糊为丸服。

【主治】诸虚。

加味四制黄柏丸

【来源】《扶寿精方》。

【组成】黄柏（去皮）一斤（内四两盐酒浸，四两米泔水浸，四两童便浸，四两初生男乳浸，日晒夜露，取日精月华之气，合阴阳造化之功）　知母（去毛皮，盐酒浸，晒干）一两　人参五钱　白茯苓（去皮）　白术各一两　甘草三钱　当归（酒浸）　川芎各一两　白芍药　熟地黄（酒拌蒸）各二两五钱　山茱萸（酒浸肉）一两

【用法】上为末，炼蜜为丸，如梧桐子大。每服三十丸，空心酒送下。

【主治】诸虚。

还元丹

【来源】《扶寿精方》。

【别名】不老丹（《医部全录》卷三三一引《体仁汇编》）、延年益寿不老丹（《摄生众妙方》卷二）、延年益嗣丹（《摄生众妙方》卷十一）、延寿不老丹（《医学入门》卷七）、延年益寿丹（《饲鹤亭集方》）。

【组成】何首乌一斤（鲜者，只用竹刀刮去皮；干者，米泔水浸软刮皮。四制，忌铁，砂锅或瓦器盛酒，生脂麻蒸一次，晒干；羊肉一斤蒸一次，晒干；酒拌蒸一次，晒干；黑豆蒸一次，晒干。一方黑羊肉一斤，黑豆三合，量用水，上加竹炊般置药，盖蒸熟透，晒干）　生地黄　熟地黄各三两（酒浸，焙干，各取末一两）　天门冬　麦门冬各四两（米泔水浸，去心，各取末一两）　人参一两（取末五钱）　白茯苓（去皮）三两（打成块，酒浸，晒干）　地骨皮三两（童便浸，晒干，各取末一两，忌铁）

【用法】上取首生男孩乳汁六两，白蜜十两，炼同一器中，合前末为膏，瓷器贮，勿泄气。每服一二匙，沸汤温漱，不拘时候。如首生乳难得，但凡人乳皆可。

【功用】

1.《扶寿精方》：千益百补。

2.《医部全录》引《体仁汇编》：延年益寿。

【主治】诸虚。

【宜忌】《景岳全书》：此方为阴虚血热者宜之，诸

阳虚者不可用。

滋阴清化丸

【来源】《扶寿精方》。

【组成】怀庆生地黄二两（酒浸，竹刀切捣） 天门冬二两（去皮心，晒） 陈皮（去白，盐水拌，微炒） 天花粉 贝母 熟地黄（酒浸，竹刀切） 麦门冬（酒浸透，去心捣） 薏苡仁（绢包，同糯米于砂锅内蒸一炷香，去米不用，晒干） 白茯苓（去皮，得人乳浸透更妙） 干山药 甘枸杞 白芍药（酒炒） 川玄参各一两 五味子 生甘草各五钱

方去陈皮、天花粉、贝母，加黄柏、知母各一两，名“滋阴清化膏”（《万病回春》卷四）。

【用法】上为细末，炼蜜为丸，如弹子大。每服一丸，空心、临卧不时津液噙化；沸汤调下亦可。

【功用】滋化源，清痰火。

【主治】

1.《扶寿精方》：诸虚。

2.《万病回春》：阴虚火动而后嗽者。

十全补阴丸

【来源】《丹溪心法附余》卷二十四。

【组成】人参半两 甘草四钱 破故纸一两 桂二钱 山栀四钱 麦门冬一两（去心） 黄芩五钱 当归八钱 白术三钱 苦参二钱 菖蒲五钱 酸枣三钱（去核） 牛膝一两（去芦） 山茱萸八钱（去核） 败龟版五钱（酥炙） 五味子三钱 川芎三钱 陈皮七钱 麋鹿角三钱

【用法】上为末，炼蜜为丸，如梧桐子大。淡盐汤送下。

【功用】补益。

三一肾气丸

【来源】《丹溪心法附余》卷十九。

【组成】熟地黄 生地黄 山药（俱怀庆者） 山茱萸肉各四两 牡丹皮 赤茯苓 白茯苓 泽泻 琐阳 龟版各三两 牛膝（川者） 枸杞（甘州者） 人参（辽） 麦门冬 天门冬各二两 知母 黄柏 五味子（辽） 肉桂各一两

【用法】上为细末，炼蜜为丸，如梧桐子大。每服五十丸，渐加至六七十丸，空心淡盐汤送下；或温酒送下。

【功用】

1.《丹溪心法附余》：补心肾诸脏精血，泻心肾诸脏火湿。

2.《北京市中药成方选集》：滋阴补气，强肾助阳。

【主治】《北京市中药成方选集》：身体衰弱，四肢无力，气血虚损，精髓不足。

【加减】虚甚，加鹿茸一两，虚胫骨一两。

【方论】人之一身，阳常有余，阴常不足，气常有余，血常不足，故滋阴补血之药，自幼至老，不可缺也。古方如肾气丸、补阴丸，俱是滋阴补血之剂，然固本丸胸满有痰者忌之，补阴丸脾虚有湿者忌之。惟肾气丸专于补血滋阴而兼理痰湿，最为切当，但品味数少，不足以尽其度。今广将三方合而为一，略用加减，名曰三一肾气丸，有补有泻，其故何哉？夫五脏藏精血者也，精血一虚，邪火乘之，而为湿热。补者，所以补其精血；泻者，所以泻其湿热也。世人徒知五脏精血虚而生火，殊不知五脏精血虚而邪火得以乘之。此方既用知母、黄柏以泻火，又用茯苓、泽泻以渗湿，尤为备也。

仙传黑虎丹

【来源】《丹溪心法附余》卷一。

【组成】苍术（米泔水浸二宿，去皮，切作片） 草乌（洗净，去皮，切作片） 生姜（洗净，擂碎）各一片 葱（连须叶白，捣碎）半斤

【用法】上药和一处，拌匀淹之，春五日，夏三日，秋七日，冬十日，每日一番拌匀，候日数足晒干。另用五灵脂（洗净）、乳香（研）、没药（研）各五钱，穿山甲（火煅存性）二两，自然铜（火煅醋淬七次）一两，同前药为末，用好醋糊为丸，如梧桐子大。每服三十丸，空心热酒送下，间日服尤妙；妇人血海虚冷，肚腹疼痛，临卧醋汤下。只服二三十丸，不可多服，但觉麻木为效。

【主治】男子妇人虚弱，血气衰败，筋骨寒冷，外感风湿，传于经络，手足麻木，腰腿疼痛，久则偏枯，左瘫右痪，口眼歪斜，诸中风气，不能行履者。

【宜忌】服后不可饮冷水冷物。孕妇不可服。

白砂丹

【来源】《丹溪心法附余》卷二十四。

【组成】茯苓三五斤（去黑皮，为细末。须要坚实者，其赤筋最损目，亦宜去之）

【用法】用水淘三五遍，去筋膜，用白砂蜜对分，拌匀，固封坛口，锅内悬煮一昼夜，土埋三日，去火毒。白汤调服。

【功用】补心补虚，驻容颜。

玄菟固本丸

【来源】《丹溪心法附余》卷十九。

【别名】固本丸（《竹林女科》卷四）。

【组成】生地黄（酒浸） 熟地黄（酒浸，蒸，俱不犯铁器） 天门冬（去心） 麦门冬（去心） 五味子（去皮） 茯神（去皮木）各四两 干山药三两（白者，微炒） 莲肉 人参（去芦） 枸杞子各二两（甘州者佳） 菟丝子一斤（酒煮数沸，捣烂，捻作饼子，晒干，净称八两）

【用法】上为末，炼蜜为丸，如梧桐子大。每服五十丸，渐加至八九十丸，空心滚白汤送下，或淡盐汤、温酒送下亦可。

【功用】

1.《丹溪心法附余》：补肾。

2.《东医宝鉴·杂病篇》：滋阴助阳。

【主治】《东医宝鉴·杂病篇》：虚劳，下元衰弱。

地黄煎

【来源】《丹溪心法附余》卷二十四。

【别名】地黄膏（《摄生众妙方》卷二）。

【组成】生地黄不拘多少（取汁熬成煎） 生麦冬不拘多少（取汁熬成煎）

【用法】上二煎合入一处，滤过，入砂锅内同熬一时四分，入蜜一分，再熬一时，取出，纳瓷罐内收之。每日用黄酒纳药一二匙搅匀饮之；不用酒者以白汤下，一日二三次。

【功用】

1.《丹溪心法附余》：驻容颜。

2.《寿世保元》：补肾水真阴，填精固精，生血乌发。

【主治】男妇血虚。

阴分生阳汤

【来源】《丹溪心法附余》卷二十四。

【组成】白术七分 白芍（煨，锉，或酒浸，姜汁浸）六分 当归一钱 甘草二分 苍术五分 陈皮八分

【主治】

1.《丹溪心法附余》：阴虚内热。

2.《东医宝鉴·杂病篇》引《医学入门》：虚劳。

【加减】或加参、苓，或以山药代参、苓、姜、枣煎服，入蜜亦可；加肉果、破故纸亦可；冬日尤宜用故纸。

治汗汤

【来源】方出《丹溪心法附余》卷十九，名见《杂病源流犀烛》卷七。

【组成】防风 黄耆 白术 麻黄根 牡蛎（洗净，煅过）各一两

【用法】用水一钟，小麦一撮，煎至六分，温服。

【主治】

1.《丹溪心法附余》：气虚不足，津液枯竭，体常自汗，昼夜不止，日渐羸瘦。

2.《杂病源流犀烛》：表虚，汗出溱溱。

萆薢丸

【来源】《丹溪心法附余》卷十七。

【组成】萆薢 杜仲（炒去丝） 苁蓉（酒浸） 菟丝子（酒浸）各等分

【用法】上为末，酒煮猪腰子，捣烂为丸，如梧桐子大。每服五十丸至七十丸，空心温酒送下。

【主治】肾损骨虚，不能起床，腰背腿皆痛。

鹿柏固本丸

【来源】《丹溪心法附余》卷十九。
【别名】鹿角霜丸（《摄生众妙方》卷二）。
【组成】鹿角霜半斤（以角之新者，寸截，入布囊置流水中七日，瓦缶水煮。每角一斤，入黄蜡半斤，缶中用露酒一壶掩之别沸，流水旋添，勿令一竭，桑柴火足十二时，其角软矣，用竹刀切去黑皮，取白者，舂细为细霜） 黄柏一斤（酒一制，乳三制，盐汤一制） 天门冬四两（酒浸） 麦门冬四两（酒浸） 生地黄四两（酒洗浸） 熟地黄四两（酒洗浸）
【用法】上为细末，炼蜜为丸，如梧桐子大。每服五六十丸，温酒送下；不饮酒者，白汤送下。
【主治】虚损。

膏子药

【来源】《丹溪心法附余》卷二十四。
【组成】天门冬（去心）二两 麦门冬（去心）半两 黄柏（蜜炙）二两 知母一两半 当归身一两 白芍药一两 白术八钱 菖蒲一两半 甘草半两
【用法】大约药一两，用水二大碗，熬至一碗，去滓，再熬成膏。每服二匙，食前白汤调下。
【功用】补阴。
【主治】阴虚。
【加减】中满者，去甘草。

滋阴济火补脾丸

【来源】《活人心统》。
【组成】熟地一两（酒洗） 当归（酒洗） 牛膝（炒） 茯苓（去木） 白术 山药 白芍（炒） 陈皮（洗） 枸杞子各一两 五味子四分 知母（炒） 黄柏（蜜炒） 山茱萸（去核）各一两
【用法】上为末，炼蜜为丸，如梧桐子大。每服六十丸，莲子汤下。
【功用】滋阴济火，补脾益肾。

滋阴养心丸

【来源】《活人心统》卷下。
【组成】熟地二两（酒洗） 山药二两 归身一两五钱 茯神（去木）二两 枸杞子二两 牛膝二两 山萸肉一两 柏子仁一两 杜仲二两（炒） 远志一两 牡丹皮一两 辰砂三分
【用法】上为细末，炼蜜为丸，如梧桐子大，辰砂为衣。每服七十丸，莲子汤送下。
【主治】心肾不足，气血两虚，人倦气短。

龙虎丸

【来源】《丹溪治法心要》卷四。
【组成】上甲（醋炙）六两 药苗（酒蒸焙干）二两 侧柏二两 黄柏（酒炒）半斤 知母（盐、酒炒）二两 熟地黄二两 芍药二两 锁阳（酒捣）五钱 当归（酒浸）五钱 陈皮（去白）二两 虎骨（酒浸，酥炙）一两 龟版（酒浸，酥炙）四两
【用法】上为末，酒煮羊肉为丸服。
【功用】补下焦。
【主治】诸虚。
【加减】冬月，加干姜。

补阴丸

【来源】《丹溪治法心要》卷四。
【组成】熟地八两（酒洗） 黄柏四两（酒洗） 当归（酒洗） 菟丝子 肉苁蓉（酒洗） 知母（酒洗） 枸杞各三两 天门冬 龟版（酥炙） 山药各二两 五味一两半
【用法】上为末，用参四两，耆八两熬膏，再用猪肾酒煮捣烂为丸。
【主治】阴虚。

固本丸

【来源】《丹溪治法心要》卷四。
【组成】人参 生地 熟地 天冬 麦冬各二两 黄柏 知母 牛膝 杜仲 龟版 五味 茯神 远志各一两

【用法】上为末，酒糊为丸。
【主治】诸虚。
【加减】脾胃怯，加白术；明目，加枸杞子。

大造丸

【来源】《东医宝鉴·杂病篇》卷四引《医方集略》。
【组成】紫河车一具（泔浸，洗净，盛竹器，长流水中浸一刻，以回生气；盛小瓦盆于木甑或瓦甑内，蒸极熟如糊，取出，先倾自然汁别贮，将河车石臼内捣千下，同前汁和匀） 生干地黄四两 龟版 杜仲 天门冬 黄柏（盐酒炒）各一两半 牛膝 麦门冬 当归身各一两二钱 人参一两 五味子八钱
【用法】上为末，河车汁和米糊烂捣为丸。每服一百丸，以温酒或盐汤任下，一日二次。
【功用】滋阴补阳，养寿。
【主治】

1.《东医宝鉴·杂病篇》引《医方集略》：六脉虚微，血气衰弱。

2.《杂病源流犀烛》：阴虚遗泄。

参耆健中汤

【来源】《东医宝鉴·杂病篇》卷四引《医方集略》。
【组成】当归身一钱半 人参 黄耆 白术 陈皮 白茯苓 白芍药 生干地黄（酒炒）各一钱 甘草五分 五味子三分
【用法】上锉作一帖。加生姜三片，大枣二个，水煎服。
【主治】虚损少气，四肢倦怠，饮食少进。

滋补养荣丸

【来源】《东医宝鉴·杂病篇》卷四引《医方集略》。
【组成】远志 白芍 黄耆 白术各一两半 熟地黄 人参 五味子 川芎 当归 山药各一两 陈皮八钱 白茯苓七钱 生干地黄五钱 山茱萸四钱
【用法】上为末，炼蜜为丸，如梧桐子大。每服八九十丸，清米饮送下。
【功用】专补肝血。
【主治】虚劳，气血俱不足，精神短少，脾胃虚弱。

加味地黄丸

【来源】《校注妇人良方》卷二十四。
【别名】抑阴地黄丸（《四明心法》卷中）。
【组成】干山药 山茱萸（肉） 牡丹皮 泽泻 白茯苓 熟地黄 生地黄 柴胡 五味子（各另为末）各等分
【用法】上将二地黄酒拌杵膏，入前末和匀，加炼蜜为丸，如梧桐子大。每服一百丸，空心白汤送下。如不应，用加减八味丸。
【主治】肝肾阴虚诸症，或耳内痒痛出水，或眼昏痰喘，或热渴便涩。

加味四君子汤

【来源】《校注妇人良方》卷二十四。
【组成】人参 白术 茯苓各二钱 甘草（炙）一钱 川芎 当归

方中川芎、当归用量原缺。

【用法】加生姜，大枣，水煎服。
【主治】气血俱虚之症。

镇神锁精丹

【来源】《广嗣纪要》卷二。
【组成】人参一两 茯神一两 远志（甘草水煮，去心）一两 柏子仁一两 酸枣仁（去壳）一两 石菖蒲一两 白龙骨（煅） 牡蛎（煅）各二两五钱 辰砂（水飞，留一钱为衣）五钱
【用法】上为末，炼蜜为丸，如弹子大，朱砂为衣。每服一丸，枣汤送下。
【主治】神不守舍，从欲而动，昼有所感，夜梦随之，心不摄念，肾不摄精，久而不已，遂成虚损。

八制茯苓丸

【来源】《广嗣纪要》卷四。
【组成】白茯苓二斤半（须皮光结实者，去皮，打碎如枣核大，分为八制） 黄耆六两（切片，水

六钟，煎三钟，煮茯苓一分，干为度） 肉苁蓉四两（酒洗，去筋，水六钟，煎三钟，煮茯苓如前） 人参六钱（水五钟，煎三钟，煮茯苓如前） 甘枸杞六两（水八种，煎三钟，煮茯苓如前） 补骨脂五两（水八钟，煎三钟，煮茯苓如前） 何首乌半斤（用黑豆一升，煎水三斤，浸首乌，春秋二日，夏一日，冬三日，将浸过首乌豆汁煮茯苓如前） 秋石四两（水三钟化开，煮茯苓如前） 人乳半斤（煮茯苓如前）

【用法】将制过茯苓放入石臼内捣为细末，用米筛筛过，上甑蒸熟，众手为丸，如梧桐子大。生子者，每日早晚一服，每服四十丸，盐汤送下；乌须明目，用滚白汤送下。

【功用】男子壮筋骨，生心血，乌须发；女子滋颜色，暖子宫，调经气。

【主治】一切虚损。

【宜忌】忌烧酒、犬肉。

补阴丸

【来源】《广嗣纪要》卷四。

【组成】黄柏（盐水炒）四两 知母（酒洗）四两 熟地黄（酒蒸，焙）六两 天门冬（焙）三两（各勿犯铁器）

【用法】上为末和匀，炼蜜为丸，如梧桐子大。每服五十丸，空心、食前百沸汤送下。

【功用】滋其真水之化源，以制其邪火之元甚。

【方论】肾苦燥，知母之辛寒以润之；肾欲坚，黄柏之苦寒以坚之；熟地黄之苦甘寒，以补肾之虚；天门冬之甘寒，以补肺，滋肾水之化源。

龟鹿二仙胶

【来源】《医便》卷一。

【别名】龟鹿二仙膏（《摄生秘剖》卷四）、二仙胶（《杂病源流犀烛》卷八）、龟鹿二胶（《全国中药成药处方集》沈阳方）。

【组成】鹿角（用新鲜麋鹿杀角，解的不用，马鹿角不用；去角脑梢骨二寸绝断，劈开，净用）十斤 龟版（去弦，洗净）五斤（捶碎） 人参十五两 枸杞子三十两

【用法】前三味袋盛，放长流水内浸三日，用铅坛一只，如无铅坛，底下放铅一大片亦可，将角并版放入坛内，用水浸高三五寸，黄蜡三两封口，放大锅内，桑柴火煮七昼夜，煮时坛内一日添热水一次，勿令沸起，锅内一日夜添水五次；候角酥取出，洗，滤净取滓，其滓即鹿角霜、龟版霜也。将清汁另放，外用人参、枸杞子用铜锅以水三十六碗，熬至药面无水，以新布绞取清汁，将滓石臼水捶捣细，用水二十四碗又熬如前；又滤又捣又熬，如此三次，以滓无味为度。将前龟、鹿汁并参、杞汁和入锅内，文火熬至滴水成珠不散，乃成胶也。候至初十日起，日晒夜露至十七日，七日夜满，采日精月华之气，如本月阴雨缺几日，下月补晒如数，放阴凉处风干。每服初一钱五分，十日加五分，加至三钱止，空心酒化下。常服乃可。

本方改为丸剂，名“龟鹿二仙丸”（《全国中药成药处方集》福州方）。

【功用】

1.《医便》：延龄育子。

2.《增补内经拾遗》：坚筋壮骨，填精补髓。

3.《摄生秘剖》：大补精髓，益气养神。

4.《医方集解》：补气血。

【主治】

1.《医便》：男妇真元虚损，久不孕育；男子酒色过度，消铄真阴，妇人七情伤损血气，诸虚百损，五劳七伤。

2.《医方考》：精极，梦泄遗精，瘦削少气，目视不明。

【方论】

1.《医方考》：龟、鹿禀阴气之最完者，其角与版，又其身聚气之最胜者，故取其胶以补阴精，用血气之属剂而补之，所谓补以其类也；人参善于固气，气固则精不遗；枸杞善于滋阴，阴滋则火不泄。此药行，则精日生，气日壮，神日旺矣。

2.《增补内经拾遗》：龟也、鹿也，皆世间有寿之物，故称之曰二仙。龟、鹿禀阴之最完者，龟取版，鹿取角，其精锐之气，尽在于是矣。胶，粘膏也。

3.《医方集解》：此足少阴药也。龟为介虫之长，得阴气最全；鹿角遇夏至即解，禀纯阳之性，且不两月，长至一二十斤，骨至速生无过于

此者，故能峻补气血；两者皆用气血以补气血，所谓补之以其类也。人参大补元气，枸杞滋阴助阳，此血气阴阳交补之剂，气足则精固不遗，血足则视听明了，久服可以益寿，岂第已疾而已哉。李时珍曰：龟、鹿皆灵而有寿。龟首常藏向腹，能通任脉，故取其甲以补心、补肾、补血，皆以养阴也；鹿鼻常反向尾，能通督脉，故取其角以补命、补精、补气，皆以养阳也。

4.《古今名医方论》李士材曰：人有三奇，精、气、神，生生之本也。精伤无以生气，气伤无以生神。精不足者，补之以味。鹿得天地之阳气最全，善通督脉，足于精者，故能多淫而寿；龟得天地之阴气最厚，善通任脉，足于气者，故能伏息而寿。二物气血之属，又得造化之玄微，异类有情，竹破竹补之法也。人参为阳，补气中之祛；枸杞为阴，清神中之火。是方也。一阴一阳，无偏胜之忧；入气入血，有和平之美。由是精生而气旺，气旺而神昌，庶几龟鹿之年矣，故曰二仙。

5.《医方论》：峻补气血，不寒不燥，又能益髓固精，诚补方中之最妙者也。

【验案】青春期崩漏 《陕西中医》（19985：247）：用本方加味：龟甲胶、鹿角胶、阿胶、女贞子、旱莲草、枸杞子、地榆、棕炭、白茅根、生地、太子参、黄芪，偏气虚者加白术、升麻；量多有块者加益母草、牡蛎。每日1剂，水煎服。血止后去棕炭、地榆、白茅根。治疗青春期崩漏103例。结果：治愈57例，好转27例，总有效率为82%。

七味地黄丸

【来源】《摄生秘剖》卷一。

【别名】肉桂七味丸（《证治宝鉴》卷三）、七味丸（《张氏医通》卷十六）。

【组成】熟地黄八两（忌铁，杵膏） 山茱萸（酒润，去核） 干山药（炒）各四两 牡丹皮（酒洗，微炒） 白茯苓（去皮，乳制） 泽泻（去毛，酒浸，焙）各三两 肉桂（去皮，忌火）一两

【用法】上为末，炼蜜为丸，如梧桐子大。每服三钱，空心淡盐汤送下。

【功用】

1.《摄生秘剖》：引火归元。

2.《北京市中药成方选集》：滋阴益气，补肾祛寒。

【主治】肾水不足，虚火上炎，发热作渴，口舌生疮，或牙龈溃烂，咽喉作痛，或形体憔悴，寝汗发热，五脏齐损，火拒上焦。

【宜忌】忌罗卜。

鱼鳔丸

【来源】《摄生秘剖》卷一。

【组成】明净鱼鳔一斤（分四份，用牡蛎粉、蛤粉、陈壁土、麦麸各拌炒成珠） 鹿角胶 鹿角霜各四两 人参（去芦） 天门冬（去心） 麦门冬（去心） 当归（酒洗） 泽泻（去毛） 山茱萸（去核） 石菖蒲（去毛） 莲须 赤石脂 五味子（去梗） 覆盆子（去蒂） 白茯苓 车前子 白术（土炒） 广木香（不见火） 柏子仁（白净者） 酸枣仁各一两 山药（姜汁炒） 金钗石斛 川巴戟（去心） 川牛膝（去芦、酒洗） 川椒（去目与梗及闭口者，微炒，去汁） 生地黄 熟地黄 地骨皮（去木与土） 杜仲（炒断丝） 远志（去土与芦，甘草汤泡去心） 肉苁蓉（酒洗，去心膜，晒干） 枸杞子（酒蒸） 菟丝子（洗去土，用酒拌蒸，捣饼，晒干）各二两 白蒺藜（水洗净，酒煮烂，焙干）四两

【用法】上为末，炼蜜为丸，如梧桐子大。每服三钱，空心白滚汤送下；或好酒下亦佳。

【功用】固精、明目、种子。

【方论】人参、天冬、麦冬、五味用之补脾；菖蒲、柏仁、当归、远志用之养心；白术、茯苓、山药、石斛用之养脾；山萸、熟地、覆盆、杜仲、牛膝、巴戟、苁蓉、枸杞、菟丝、蒺藜用之补肝肾，所以然者，肝肾同一治也；乃车前、泽泻利其灼阴之邪；生地、骨皮平其五脏之火；石脂温涩，补髓固精；木香之窜，所以利六腑；川椒之辛，所以散湿痹；角胶、鱼鳔血气之属，用之所以生精；角霜、莲须收涩之品，用之所以固脱。此则兼五脏六腑而调之，五脏之精实，六腑之气和，夫然后目可明，子可种，而阳可健矣。

十珍膏

【来源】《摄生秘剖》卷四。

【组成】怀生地一斤（酒洗） 当归身三两（酒洗） 白芍药（炒） 知母（盐酒拌炒） 牡丹皮（童便浸，炒） 地骨皮（炒） 天门冬（去心） 麦门冬（去心）各二两 人参（去芦） 生甘草各五钱

【用法】用水二斗、煎一斗，去滓，熬炼成膏。随意服。

【功用】滋阴降火，养血清肝。

五五酒

【来源】《摄生秘剖》卷四。

【组成】糯米六合 黍米六合 胡麻六合 大麦米六合 小黑豆六合（以上为五谷） 圆眼肉六两 红枣肉六两 白果肉六两 胡桃肉六两 莲肉（去皮心）六两（以上为五果） 松子仁六两 柏子仁六两 杏核仁六两 芡实仁六两 薏苡仁六两（以上为五仁） 枸杞子六两 冬青子六两 菟丝子六两 覆盆子六两 蒺藜子（真正道地者）六两（以上为五子） 巴戟（天之精）六两 甘菊（日之精）六两 首乌（山之精）六两 加皮六两（草之精） 桑椹（木之精）六两（以上为五精） 白酒浆四十斤 好烧酒二十四斤

【用法】先将五谷共蒸熟，摊冷；五果、五仁取净肉；五子、五精共用瓷罐盛之，封固其口，重汤煮三炷香，取起，冷定打开，同前各味为一处，用烧酒浸三七，再入白酒浆藏七七。每日早、午、晚服三次，多寡随意。

【功用】补五脏，长肌肤，泽容色，壮筋实髓，保神守中，久服可延年。

【主治】五劳。

百药长

【来源】《摄生秘剖》卷四。

【组成】当归一两 川芎五钱 白芍一两 怀地黄四两 白术（土炒）一两 白茯苓一两 天门冬（去心）二两 麦门冬（去心）二两 牛膝一两（炒） 杜仲（炒）一两 破故纸一两 茴香一两 五味子一两 枸杞子四两 陈皮一两 半夏一两 苍术一两 厚朴一两 枳壳一两 香附一两 砂仁五钱 官桂一两 羌活一两 独活一两 白芷一两 防风（去芦）一两 乌药一两 秦艽一两 何首乌一两 川萆薢一两 干茄根一两 晚蚕砂一两 干姜一两 红枣一斤 烧酒六十斤

【用法】各药共用一绢袋盛之，悬挂坛中，再入烧酒封固，窨半月。随其量之大小多寡饮之，不拘时候。其药滓晒干，研为细末，为丸服亦妙。

【主治】男妇诸虚百损，五劳七伤，身体羸瘦，胸膈胀满，脾胃不调，四肢无力，筋骨疼痛，并风痰寒湿。

【方论】酒为百药之长，然则帅百药而治百病者，莫酒若也。虚损劳伤，身体羸瘦，借此长以帅归、芎、芍、地养血，白术、茯苓益其气，天冬、麦冬润心肺，牛、杜、纸、茴补腰肾，五味助其阴，枸杞壮其阳；胸膈胀满，脾胃不调，借此长以帅陈皮、半夏、苍术、厚朴平其胃，枳壳、香附、砂仁、官桂调其中；风寒痰湿，力乏痛楚，借此长以帅羌活、独活、白芷、防风、乌药、首乌、秦艽、萆薢、茄根、蚕沙、姜、枣之属去其风，散其寒，燥其湿，行其痰；如此则痰自蠲，力自强，而气血自旺矣，百药之长，名称实也。或疑味多不专，殊不知七情。五贼纷扰其中，正宜此大队之长，以安内攘外也，譬之韩信之兵，多多益善云尔。

杞圆膏

【来源】《摄生秘剖》卷四。

【组成】枸杞子（去蒂）五斤 圆眼肉五斤

【用法】上药用新汲长流水五十斤，以砂锅桑柴火慢慢熬之，渐渐加水，煮至杞圆无味方去滓，再慢火熬成膏，取起，瓷罐收贮。不拘时候频服二三匙。

【主治】血不足。

【方论】心主血，脾统血，肝藏血，思虑勤劳则血受伤因而不足，血不足则虚火炽而煎燥，肾水日见衰竭矣。兹取圆眼肉甘温濡润之品，甘温可以补脾，濡润可以养心；枸杞子味厚气平之品，味厚可以滋阴，气平可以益阳，此太极之妙，阴生

于阳也。阴阳和，水火济，心肾时交，则阴血自生而常足矣。

十补丸

【来源】《摄生众妙方》卷二。

【组成】黄耆（蜜炒） 熟地黄（酒浸九次，陈米饭蒸） 白茯苓 山药 枸杞子 肉苁蓉（去皮） 牛膝（去芦） 香附子各一两

【用法】上为细末，醋煮蒸饼糊为丸，如梧桐子大。每服五十丸，空心温酒送下；盐汤亦可。年五十以下者用枳壳，以上者用香附子（麸炒去毛），煎汤送下。

【功用】一补神，二补精，三补气，四补脾，五补血，六补肉，七补丹田，八补髓，九补大腹，十补小腹。

三味补阴丸

【来源】《摄生众妙方》卷二。

【组成】龟版半斤（酥炙） 黄柏一斤（酒炒） 知母半斤（酒炒）

【用法】炼蜜为丸，如梧桐子大。每服四十丸，空心酒送下；或盐汤亦可。

【主治】酒色过伤少阴。

长春真人保命丹

【来源】《摄生众妙方》卷二。

【组成】茯苓 天门冬 山药 熟地黄 枸杞子 何首乌各四两 干姜二两 大茴香（炒）一两 青盐少许 鹿角胶四两 莲实半斤（去皮） 破故纸四两（净，香油炒） 没食子十个 胡桃仁半斤（净肉） 新小米一升（同茯苓、牛乳煮粥晒干） 旱莲草（晒干）一斤 麦门冬四两

【用法】上为细末。空心白汤调匀二三匙，一日二服。不拘男女老少。

【主治】五劳七伤，虚损无力，四肢困倦，脚手顽麻，血气耗散，面黄肌瘦，阳气不升，虚晕恶心，饮食减少。

仙人饭

【来源】《摄生众妙方》卷二。

【组成】黄精

【用法】将瓮去底，釜上安顿，盛黄精令满，密盖蒸之，候气溜，取出晒干，如此九蒸九晒，凡生时有一石，熟有三四斗方好。蒸之不熟，则刺人咽喉，既熟晒干，食之甘美。

【功用】补中益气，安五脏，润心肺，轻身延年。

仙人粥

【来源】《摄生众妙方》卷二。

【别名】首乌粥（《大众医学》）、何首乌粥（《长寿药粥谱》）。

【组成】何首乌一二斤

【用法】以竹刀刮去皮，不可用铁器，切成细细如棋子面大，每日五钱，用砂锅以白水滚烂，放白米三合，洗净，入内煮粥。每日空心服。

《长寿药粥谱》:先用何首乌30～60克，入砂锅煎取浓汁，去滓，与粳米100克，大枣二三枚，冰糖适量，同煮为粥。

【功用】《长寿药粥谱》:益肾抗老，养肝补血。

【主治】

1.《摄生众妙方》：气血不足，面色黄肿，手足疼痛软弱，行履不便，身体羸瘦。

2.《大众医学》:老年性高血脂，血管硬化，大便干燥。

3.《长寿药粥谱》:老年人肝肾不足，阴血亏损，头昏耳鸣，头发早白，贫血，神经衰弱。

白术膏

【来源】《摄生众妙方》卷二。

【组成】白术一斤 人参四两

【用法】上切，以沸过熟水十五碗浸一宿，次日桑柴文武火煎成膏，仍成一斤四两，入炼蜜四两。以白沸汤调服。

【功用】补养。

白砂丹

【来源】《摄生众妙方》卷二。

【组成】熟地黄二两　白茯苓二两　大川乌一两　干山药二两　苍术二两（米泔浸）大茴香二两（与大川乌头炒）粉草二两（即大甘草）川椒四两（去目）

【用法】上为细末，酒糊为丸，如梧桐子大。每服三十丸，空心温酒送下；盐汤亦可服。后五日，唇口红润，手足温暖，面有光泽。半月之后，声清目明，夜思饮食，香入脑中。

【功用】补养。

加味补阴丸

【来源】《摄生众妙方》卷二。

【组成】甘州枸杞（盐酒炒）二两　知母（盐酒炒）二两　黄柏（盐酒炒褐色）三两　生地黄（酒洗）一两　熟地黄（酒洗过，姜汁炒）二两　天门冬（去心）一两五钱　麦门冬（去心）七钱　干山药（微炒）一两　杜仲（姜汁炒去丝）二两　牛膝（去芦，酒洗）一两　当归（去芦，酒浸）一两　山茱萸（去核）一两　琐阳（酥炙）一两五钱（大便软者去五钱）菟丝子（酒浸一宿，炒，取末）一两　人参（去芦）七钱

【用法】上为细末。用好白术与前药末相等为咀，用铜锅熬，先以水六大碗，熬至一碗取出听用；再以水五碗，熬至一碗取出听用；再以水四碗，熬至一碗，通前共水连渣以净袋滤过，文武火熬成膏，和前药末为丸，如梧桐子大。每服五七十丸，空心淡盐汤送下。

【功用】补养。

【宜忌】忌食白萝卜，诸血。

庆世丹

【来源】《摄生众妙方》卷二。

【组成】何首乌（用赤白者）四两　生熟地黄各二两　菊花（园中甘者）二两　车前子二两　地骨皮二两（去粗皮，用近骨者）茯神（白者）二两　远志二两（用柑子水煮，去心）石菖蒲二两（九节者，米泔水浸一宿）川牛膝二两（酒浸）肉苁蓉二两（酒洗，去鳞）山药二两　巴戟天二两（酒炒，去心）甘州枸杞子二两（酒浸）或加柏子仁　酸枣仁各二两

【用法】上为末，春、夏用酒糊为丸，秋、冬炼蜜为丸。每服百丸，清晨滚白汤送下，淡盐酒任下。

【功用】补养。

坎离丸

【来源】《摄生众妙方》卷二。

【别名】滋降降火丸（《仁术便览》卷三）。

【组成】全当归（用好酒浸洗二日，晒干，锉碎）白芍（温水洗，锉碎，用好酒浸一日，晒干，炒赤）川芎（大者，小者不用，清水洗净，锉碎）各四两　厚黄柏（去皮）八两（二两酒浸，二两盐水浸，二两人乳浸，二两蜜浸，俱晒干，炒赤）知母（去毛，四制与黄柏同）熟地黄八两（淮庆者佳，四两用砂仁，四两用白茯苓同入绢袋，用好酒二壶煮干，去砂仁、茯苓二味，只用地黄）

【用法】上药和匀，平铺三四分厚，夜露日晒三日三夜，以收天地之精，日月之华，为细末；用正冬蜜一斤八两，加水半碗，共炼至滴水成珠；再加水一碗，煎滚，和前药为丸，如梧桐子大。每服八九十丸，空心盐汤送下；冬月温酒送下。

【功用】生精益血，升水降火。

【主治】

1.《摄生众妙方》：虚损。

2.《证治宝鉴》：阴虚咳嗽。

还童丹

【来源】《摄生众妙方》卷二。

【组成】熟地黄（酒拌蒸，临时杵成膏，忌铁）五两　牛膝（去芦，酒洗）四两　黄耆（破开，蜜水拌透炙）四两　五味子（去核）二两　覆盆子四两　地骨皮（去骨）白茯苓（去皮）白蒺藜（另杵，净，炒）桃仁（去皮尖）各四两　胡桃仁（温水浸，去皮）五两　菟丝子五两（先用水洗净，次用好酒拌，浸透半湿时杵成饼，焙干，为末）

【用法】上除胡桃仁、桃仁、熟地黄捣成膏，余药同为细末，和入前药，再入炼蜜为丸，如梧桐子大。每服五七十丸，晨、晚好酒送下，或间用盐汤送下。

【功用】固精壮阳。

【主治】肾水不足，髭须苍白，眼目昏花，腰腿疼痛。

【宜忌】忌葱、蒜、萝卜。

【加减】若五十以前人服，可减胡桃仁二两，恐其太滑；大便燥，不必减也。

补损百验丹

【来源】《摄生众妙方》卷二。

【组成】菟丝子一斤（拣净，以无灰腊酒浸一日一夜，次早去酒，以小甑蒸之，晒至暮，又换酒浸，蒸晒九次，然后在星月下碾为细末） 生地黄半斤（无灰酒浸三日三夜，再换酒洗净，放在瓷钵内捣至极烂用）

【用法】上为细丸。每服八九十丸，空心、食前用无灰酒或米汤、淡盐汤送下。

【主治】诸虚遗精白浊，血少无精神，四肢倦怠，脾胃不佳，大肠不实，虚寒虚眩，头眩目花。

枸杞子丸

【来源】《摄生众妙方》卷二。

【组成】枸杞子八两 生地黄二两（酒洗） 熟地黄二两（酒洗） 天门冬（酒洗，去心）二两 麦门冬（去心）二两 当归（去芦，全用，酒洗）四两 白芍药（酒拌匀，晒干，炒）二两 锁阳（酥炙）二两 人参（去芦）一两 黄柏（酒炒，忌铁）一两。

【用法】上除枸杞子、生熟地黄、天麦门冬捣膏外，余各为细末，同前药捣匀，米糊为丸，如梧桐子大。每服五七十丸，空心淡盐汤送下。

【功用】补养。

秋石五精丸

【来源】《摄生众妙方》卷二。

【组成】秋石一两（童男女洁净无体气者，沐浴更衣，各聚一室，用清洁饮食及盐汤与之，忌葱、蒜、韭、牛肉、不洁之物，椒、茶不用尤妙。聚便各盈缸，然后男女童便各另熬成秋石，各另盛瓦罐，盐泥固济，铁线固定，打一火炷香为度，连换铁线，打七火，然后男女秋石称匀，和成一处。如成块，研开用龙水将纸七层滤过，用锅仍熬秋石，其色雪白。用初生男胎之洁净妇人香浓乳汁和成，日晒夜露，但干即添乳汁，待日精月华取足四十九日后入药，用五精丸方见效） 莲肉五钱 真川椒二分 小茴香五钱 白茯苓一两

【用法】上为丸，用初生男胎之妇人乳汁吞下。

【功用】补养。

保真膏

【来源】《摄生众妙方》卷二。

【组成】天门冬 麦门冬 远志 谷精草 生地黄 熟地黄 附子 小茴香 大茴香 羌活 木鳖子 独活各一两

【用法】上俱切成片，用香油一斤，将药入内浸三日，连药油入锅，熬药黑色，捞去药滓，放瓷罐内澄清听用。治药方法：用大鲫鱼一尾，去鳞甲肠，洁净；次将雄黄、朱砂（为末）各五钱，硫黄（末）三两，拌匀装入鱼肚内，以绵纸包裹数层，外用面包，放入灰火内煨熟，取出晾冷，择出三味药来，将鱼刺连头去了，却将鱼肉与药同捣如泥为丸，如绿豆大，白面为衣，晒干听用。喂鸡方法：用白雄乌骨鸡一只，饿三日，加以米泔水饮之，后将鸡粪门缝住，却将前药徐徐喂之，药尽，急将鸡杀死，取出鸡肫内连肠内择出晒干，为细末。熬药方法：松香三两，前听用。香油三两，葱汁、酸醋各半钟。先将葱汁、醋、油熬滴水不散成珠后，下松香末，熬时渐渐入前药，片时取下晾，急下后细药末：乳香、没药、母丁香（炒）、干姜各五钱，肉桂一两，川山甲五钱（拌上炒），麝香二钱。搅匀，熬成膏药，用瓷罐盛之。每用绢一方摊药三钱，临晚用。先将葱汁、生姜（捣烂）擦脐，热后贴药，饮好酒一二钟，次加热手熨磨一百度，阳事自然坚壮。每药一个须用一月可换。如欲精通，须去此膏。

【功用】存精通气，固本坚硬，壮筋骨，有百战之功，最不泄精。

【主治】男女下元虚冷，遗精白浊，赤白带下，子宫久冷绝孕，风湿肚疼，痞块。

鹿血丸

【来源】《摄生众妙方》卷二。

【组成】黄柏（去皮，盐酒炒）二两　知母（去毛，酒炒）二两　山茱萸（去核）二两　枸杞子二两五钱　天门冬（去心）二两五钱　麦门冬（去心）二两七钱　熟地黄（酒洗）二两　生地黄（酒洗）二两五钱　人参二两　龟版（酥炙）三两　白茯苓（去皮）二两　川萆薢二两　山药二两五钱　五味子（去梗）一两三钱　当归身（酒洗）二两五钱　泽泻（去毛）一两二钱　牡丹皮一两　牛膝（去芦，酒洗）二两

【用法】上为细末，即杀鹿取血，加酒二三盏，入药末内，和成丸，如梧桐子大。每服九十丸，渐加至一百丸至一百五十丸，空心用滚水送下。

【主治】虚损。

鹿肝丸

【来源】《摄生众妙方》卷二。

【组成】熟地（酒洗）二两　生地黄（酒洗）二两　当归身（酒洗）二两　枸杞子二两　甘菊花一两　天门冬（去心）二两　冬青子二两　白蒺藜（去刺，炒）一两三钱　玄参一两五钱　川芎一两三钱　白芍药（酒炒）一两五钱　黄连（酒洗）一两三钱　槐角（炒，用子）一两　茺蔚子（炒）一两

【用法】上共为细末，用鹿肝（去膜）捣烂为丸，如梧桐子大。每服八九十丸，临睡时或下午食后稍远用滚白水送下。

【功用】《集验良方》：明目滋阴。

【主治】

1.《摄生众妙方》：虚劳。

2.《集验良方》：眼疾之由于血虚者。

牛胆散

【来源】《摄生众妙方》卷七。

【组成】何首乌　白茯苓　槐角子各二两　生地黄　当归各一两

【用法】上为末，装入黑牛胆内，连汁挂在背阴处，至九日取出，研为末。每服二钱或三钱，温酒调下。

【功用】明目清心，乌须发，补养下元，生髓去风湿，壮精神。

滋阴百补丸

【来源】《摄生众妙方》卷十。

【组成】香附子一斤（炒去毛，分四制：酒浸四两，盐水浸四两，醋浸四两，童便浸四两，俱炒，焙干）　益母草半斤（端午日采去土）　当归六两（酒洗）　川芎四两　熟地黄四两（酒洗）　芍药三两（炒）　白术四两　人参　茯苓　玄胡索（炒）各二两　甘草（炙）一两

【用法】上为细末，炼蜜为丸，如梧桐子大。每服五六十丸，空心缩砂汤或醋汤或酒或滚水任下。

【功用】《济阴纲目》：理气补虚，调经种子。

【主治】妇人劳伤，血气不足，阴阳不和，乍寒乍热，心腹疼痛，不思饮食，尪羸乏力。

补天丸

【来源】《摄生众妙方》卷十一。

【别名】补元丸《中国医学大辞典》。

【组成】紫河车（男用女胎，女用男胎，俱以初胎为佳，若不可得，即壮盛妇人者亦可）　黄柏（酒炒）　龟版（炙）各三两　杜仲（酥炙）　牛膝（酒浸）各二两　陈皮一两

【用法】上为细末，以河车水洗净，布绞干，或用酒煨熟，入诸药末捣匀，焙燥，再为末，酒糊为丸，如梧桐子大。每服百丸，空心温酒或白沸汤送下。

【主治】虚劳。六脉虚微，气血衰弱。

【加减】冬，加干姜五钱；夏，加五味子一两。

【方论】《医方集解》：黄柏、龟版滋肾之药，杜仲、牛膝腰膝之药，皆以补肾而强阴也。河车名曰混沌皮，用气血以补气血，借后天以济先天，故曰补天。加陈皮者，于补血之中而兼调其气也。冬月寒水用事，故加干姜以助阳；夏月火旺灼金，故加五味子以保肺。

治要茯苓补心汤

【来源】《保婴撮要》卷五。

【组成】茯苓四钱　桂心　甘草（炒）各三分　紫石英（煅）　人参各一钱　大枣二枚　麦门冬（去心）一钱

【用法】水煎服。

【主治】心气不足，善悲愁怒，衄血面黄，五心烦热，或咽喉痛，舌本作强。

百劳散

【来源】《古今医统大全》卷四十六。

【组成】天仙藤　当归　川芎　芍药　茯苓　人参　黄耆　知母　贝母　黄芩　五味子　地骨皮　柴胡　甘草　白芷　桔梗各等分（一方有秦艽、前胡）

《济阳纲目》有半夏，无川芎。

【用法】每服一两，水二盏，加生姜三片，煎八分，食后服。

【主治】骨蒸劳热。

金樱膏

【来源】《古今医统大全》卷四十六。

【组成】金樱子（经霜后采红熟者，不拘若干，撞去刺，切开，去子，捣碎煮之，滤滓净用，复将滓榨汁干用，熬成膏）　枸杞子各四两　拣人参二两　薏苡仁五两　山药二两　杜仲（姜汁炒）四两　芡实肉四两　山茱萸肉四两　益智仁一两　青盐三钱　桑螵蛸二两（新瓦焙燥）

【用法】上锉。同熬二次，去滓，熬成膏，和金樱子膏对半和匀，每服三四匙，空心滚白汤调下。

【主治】虚劳，遗精白浊。

河车补阴丸

【来源】《古今医统大全》卷四十六。

【组成】紫河车一具（用热米泔水洗净，然后用麝香汤洗，用针挑去筋内红血水，漂数次者佳）　川黄柏二两（盐酒拌，晒干，炒褐色）　知母（盐酒炒）一两　人参　龟版一两（酥炙，去裙襕）　熟地黄四两（酒浸）　枸杞子二两　牡丹皮　茯苓各一两　泽泻　五味子　青盐各五钱

【用法】上为细末，山药糊丸，如梧桐子大。每服五六十丸，空心白汤送下。

【主治】酒色过度，血气俱虚，肾脏羸惫，虚火上炎，咯血，咳痰多嗽，盗汗，劳热，渐成骨蒸。

参术膏

【来源】《古今医统大全》卷四十六。

【组成】人参　白术（土炒）各一斤　薏苡仁八两（炒熟）　莲肉六两（去皮心）　黄耆四两（蜜炙）　茯苓（去皮）四两　神曲（炒）二两　泽泻　甘草（炙）各五钱

【用法】水二斗，煎一斗，去滓，再熬成膏。或为细末，每服二三钱，饮汤调下。

【主治】虚劳，脾胃虚弱，不能运用，或胀或泻。

【方论】《摄生秘剖》:《经》曰：脾欲缓，急食甘以缓之，苦以泄之。白术苦甘，是以为君；东垣曰：脾胃虚则气不足，人参甘温补气是以为臣；气不足者，肉分不充，故佐以黄耆；土虚则不能生金，故佐以苡仁；虚则补其母，故佐以莲肉；土恶湿，虚则水寡于畏，故佐以茯苓，泽泻；土虚不能散精输肺，故佐以神曲，通五方之气于太阴，和诸药之性而无忤者，甘草为使之力也。

柴胡散

【来源】《古今医统大全》卷四十六。

【组成】柴胡　人参　茯苓　桔梗　芍药　当归（酒浸）　麦门冬　青皮　桑白皮　川芎　白术　升麻　甘草（炙）各一两

【用法】上为细末。每服二钱，水一盏，煎七分，通口连滓服。

【主治】虚劳。

大补元丸

【来源】《古今医统大全》卷四十八。

【组成】黄柏（蜜炒褐色）　知母（乳汁炒）　龟板（酥炙）各三两　怀熟地黄五两　牛膝（酒洗）　麦门冬（去心）　肉苁蓉（酒洗）　虎胫骨

（酥炙） 山药（炒） 茯神 黄耆（蜜炙）各一两半 杜仲（制） 甘枸杞子 何首乌（制） 人参各二两 当归（酒洗） 天门冬 五味子各一两 怀生地黄（酒洗，用砂锅煮烂，捣）一两 白芍药（酒炒）二两（冬月只用一两） 紫河车一具（取初胎者，米泔洗净，入小砂罐内，水一碗煮沸，候冷取起，放竹蓝中，四围纸糊密，烘干为末。入群药和匀）

【用法】上为细末，炼蜜加猪脊髓三条为丸，加梧桐子大。每服八十丸，空心淡盐汤送下，冬月酒送下。

【主治】男妇虚损劳伤，形体羸乏，腰背疼痛，遗精带浊。

【加减】冬，加干姜半两（炒黑）。

加味坎离丸

【来源】《古今医统大全》卷四十八。

【组成】川黄柏八两（二两酒浸，二两盐水浸，二两人乳浸，二两蜜水浸，晒干，炒褐色） 知母八两（盐酒浸，炒） 当归 川芎 白芍药各四两（酒浸一日，晒干） 熟地黄八两（用白茯苓四两打碎，砂仁二两，三味同入绢袋中，好酒二瓶煮干，去茯苓、砂仁，止用地黄）

【用法】上锉，匀铺筐中，日晒夜露三日为度，白蜜一斤半，重汤炼成珠，和药末捣丸，如梧桐子大。每服八十丸，空心盐汤送下，冬月酒送下。

【功用】生精养血，升水降火。

【主治】虚损。

全鹿丸

【来源】《古今医统大全》卷四十八。

【别名】百补全鹿丸（《饲鹤亭集方》）、大补全鹿丸（《全国中药成药处方集》杭州方）。

【组成】中鹿一只（不拘牝牡，缚死，去毛，肚杂洗净；鹿肉煮熟，横切片，焙干为末；取皮同杂入原汤煮膏，和药末为丸；骨用酥炙，为末，和肉末、药末一处，和膏捣；不成丸，加炼蜜） 人参 黄耆 白术 茯苓 当归 川芎 生地黄 熟地黄 天门冬 麦门冬 陈皮 炙甘草 破故纸 川续断 杜仲 川牛膝 枸杞子 巴戟天 胡芦巴 干山药 芡实子 菟丝子 五味子 覆盆子 楮实子 锁阳 肉苁蓉 秋石各一斤 川椒 小茴香 青盐 沉香各半斤

【用法】上各精制为末，称分两和匀一处，候鹿制膏成，就和为丸，梧桐子大，焙干；用生黄绢作小袋五十条，每条约盛一斤，悬置透风处。用尽一袋，又取一袋。霉伏天须要火烘一二次为妙。每服八九十丸，空心临卧时，姜汤、盐汤、沸汤任下，冬月温酒送下。

《北京市中药成方选集》:用鹿角胶八两，青毛鹿茸（去毛）四两，鹿肾三两，鲜鹿肉（带骨）三百二十两，鹿尾一条（约二两）。以生地、芡实、枸杞子、补骨脂、山药、续断、川芎、於术、沉香九味研粗末铺晒槽；余者下罐，加黄酒四百八十两蒸三昼夜，同铺槽之群药拌匀晒干，共研为细粉，过罗，炼蜜为丸，重三钱，蜡皮封固。

【功用】

1.《鲁府禁方》：还精填髓，补益元阳，滋生血脉，壮健脾胃，安五脏，和六脉，添智慧，驻容颜。

2.《中国医学大辞典》：通脉和血，利节健步，壮阳种子，延年益寿。

【主治】

1.《古今医统大全》：诸虚百损，五劳七伤。

2.《鲁府禁方》：精血不足，元气虚弱，久无子嗣，并四肢无力，精神欠爽。

3.《中国医学大辞典》：头眩耳聋，脊背瘦软，瘕疝腹痛，精寒阳痿，肌肤甲错，筋挛骨痿，步履艰难，妇女虚羸痨瘵，骨蒸发热，阴寒腹痛，崩漏经阻，赤白带下，大肠脱肛。

4.《全国中药成药处方集》：面色萎黄，形寒畏冷。遗精盗汗。宫寒不孕。

【宜忌】

1.《时方歌括》：肥厚痰多之人，内蕴湿热者，若服此丸，即犯膏粱无厌，发痈疽之戒也。

2.《全国中药成药处方集》：体实而发炎者忌服。风寒感冒忌服。忌生冷食物。

补肾丸

【来源】《古今医统大全》卷四十八引丹溪方。

【组成】黄柏（制） 龟版（酥炙） 杜仲（制） 牛膝（酒洗） 陈皮各二两 五味子五钱

【用法】上为细末，姜汁糊为丸，如梧桐子大。每服五十丸，酒送下。

【主治】虚损。

【加减】冬，加干姜五钱。

【方论】《医方考》：黄柏、龟版、杜仲、牛膝、皆濡润味厚物也。故能降而补阴，复用陈皮籍以疏滞。夏加五味者，扶其不胜之金也，冬加干姜者，壮其无光之火也。经曰，无伐天和，此之谓也。

养荣丸

【来源】《古今医统大全》卷四十八。

【组成】白术（土炒） 黄耆 芍药 远志 当归（酒洗） 山药 熟地黄各一两 陈皮八钱 人参一两 白茯苓二两 山茱萸 生地黄各半两

【用法】上为细末，用鸭一只取血，入炼蜜为丸，如梧桐子大。每服八十丸，盐汤送下；冬月酒送下。

【主治】

1.《古今医统大全》：男妇气血两虚，精神短少，脾胃不足，形体羸瘦。

2.《饲鹤亭集方》：脾肺气虚，荣血不足，惊悸健忘，寝汗发热，食多无味，身体疲瘦，色枯气短，毛发脱落，小便赤涩；亦治发汗过多，身振肢摇，筋惕肉瞤。

【加减】咳嗽，加麦门冬、紫苑、贝母、款冬花各一两；热，加黄柏、知母各一两；遗精、带浊，加牡蛎一两，龙骨半两；吐血血腥，加牡丹皮、赤芍药各一两。

斑龙二至百补丸

【来源】《古今医统大全》卷四十八。

【别名】斑龙二至丸（《中药成方配本》）、斑龙百补丸（《全国中药成药处方集》青岛方）。

【组成】鹿角五十两（新取连脑骨者佳，锯作二寸长段，长流水洗，米泔浸一宿，刷洗净，吹晒干，同后药和入瓷坛煮胶） 黄精八两 枸杞子四两（甘州者） 怀熟地黄四两 菟丝子四两（热水淘净） 金樱子四两（去毛子净） 天门冬（去心）二两 麦门冬（去心）二两 川牛膝二两（酒洗） 龙眼肉一两 楮实子二两（热水洗。以上十味同角和匀，入净好金华坛内，层层放实，用新汲淡水注坛中平肩，以密棱布四层封口，以新砖压之，置大锅中井字架上，以木甑盖好，重汤煮三日夜，毋得间断火候。旁用小锅烧滚水，不时添注坛内并锅内，勿使干涸。日足，取起，滤去滓，将汁用罗底绢绞出，入净砂锅内，文火熬成膏，约一斤半。再炼蜜二斤掺入，调和后项药，杵烂为丸） 鹿角霜十两 人参五两 黄耆（蜜炒）四两 鸡头粉四两 白茯苓（去皮）四两 怀山药四两（炒） 山茱萸肉（连核者一斤，盐水洗过，取肉）四两 怀生地黄四两（酒洗，掐断，绢包，饭上蒸过） 知母四两（盐水炒） 五味子一两（去梗） 夏月加川黄柏四两（炒褐色）

【用法】上为细末，用前膏和匀为丸，如梧桐子大。每服八十丸，空心时淡盐汤送下。随用煮熟莲子肉或晒干枣数枚以压之，俾纳丹田也。

【功用】固本保元，生精养血；培复天真，大补虚损。益五内而除骨蒸，壮元阳而多子嗣。充血脉，强健筋骸；美颜色，增延龄算。聪明耳目，玄润髭须。

【主治】

1.《中药成方配本》：老年精血亏损，元阳虚惫，腰膝痠软，畏寒足冷，夜溺频多。

2.《全国中药成药处方集》（杭州方）：肾虚腰痛，阳痿梦泄，精神衰弱，元气亏虚。

壮阳暖下药饼

【来源】《古今医统大全》卷八十七。

【组成】附子一两（炮，去皮脐） 神曲三两 干姜三两（炮） 大枣三十枚（去皮核） 桂心 五味子 菟丝子（酒浸一宿，晒干，为末） 肉苁蓉各一两（酒浸一宿，刮去粗皮，炙干） 蜀椒半两（去目及合口者，微炒黄色） 羊髓三两 酥二两 蜜四两 黄牛乳一升半 白面一升（一方入酵醋）

【用法】上为细末，入面，用酥、髓、蜜、乳相和，入大枣，熟，搜于盆中盖覆，勿令通风，半日顷即取出，再搜令熟，擀作胡饼，面上以箸琢入炉鏊中，上下以火煿熟。每日空腹食一枚。

【主治】五劳七伤，遗精数溺。

羊肉饼

【来源】《古今医统大全》卷八十七。

【组成】羊肉四两　白面六两　生姜汁二合

【用法】上以姜汁搜面，入豉汁煮和，以五味以肉作臛。一日一食。

【主治】虚损。

制猪肚

【来源】《古今医统大全》卷八十七。

【组成】猪肚二枚（洗如常法）　人参半两　糯米三合　干姜二钱（炮）　川椒（去目及不开者）二钱（微炒）　葱白（去茎）

【用法】上为细末，入米和合，入猪肚中缝合，以水五升，铛中煮熟，空心食已饮酒一杯。

【功用】补老人虚羸之气。

乳　粥

【来源】《古今医统大全》卷八十七。

【组成】牛羊乳五合　白晚米五合（洗净，控极干）

【用法】以乳煎令沸，再加煎姜汤一合，依煮粥法入米煮熟，倾起瓷碗中。每碗入真酥油半两，令其自溶如油，遍覆粥上，旋搅食之。

【功用】补脾滋肺，益元气。

黄鸡羹

【来源】《古今医统大全》卷八十七。

【组成】黄雌鸡一只（治如常）　粳米二合　葱白一握

【用法】上同煮作羹，下五味以煮盐，空心食之。

【主治】老人烦渴，小便黄，无力。

人参饮

【来源】《医便》卷一。

【别名】补气汤（《古今医鉴》卷四）。

【组成】黄耆（蜜炙）一钱半　人参一钱半　甘草（炙）七分　陈皮（去白）一钱　白术一钱二分　五味子二十粒（打碎）　麦门冬（去心）一钱

【用法】加生姜二片，大枣二枚，水一钟半，煎八分，食前服。

【功用】补气。人遇劳倦，辛苦过多，即服此方，免生内伤发热之病。

【加减】劳倦甚，加熟附子四分。

长春真人保命服食方

【来源】《医便》卷一。

【组成】白茯苓（去皮）　天门冬（去心）　山药（姜汁炒）　怀熟地黄　何首乌（忌铁，照前蒸晒九次）　枸杞子（甘州者，去梗）各净四两　干姜（煨）二两　小茴香（炒）一两　青盐少许　莲肉（去皮心）半斤　麦门冬（去心）四两　鹿角胶四两　鹿角霜四两　破故纸四两（麻油一两炒）　大核桃（去壳并皮）半斤　没食子十个　旱莲草（晒干，净末）一斤　新粟米一升（为末，用牛乳二斤，拌米粉煮作糊丸药）

【用法】上为细末，以前米糊为丸，如弹子大，每丸湿重五钱，干约三钱。每服一丸，滚白汤调化服，一日二次。不拘在家在外，少者一服，老者二服，男女皆同。

【功用】补诸虚，填精益髓，滋润皮肤，充壮神气，身体轻健，开胃进食，返老还童，发白再黑，齿落更生，颜貌如童。

【主治】诸虚百损，五痨七伤，四肢无力，手足顽麻，血气虚耗，面黄肌瘦，阳事不举，眩晕恶心，饮食少减。

加味琼玉膏

【来源】《医便》卷一。

【组成】怀生地黄四斤　白术四两　白茯苓十五两　人参六两　天门冬（去心净）半斤　麦门冬（去心净）半斤　甘州枸杞子半斤（净去梗）

【用法】上先以地黄酒洗净，用水四碗浸一昼夜，捣取自然汁，和蜜三之一，以参、苓等药先为末，拌入蜜与地黄汁内，用瓶贮，与纸三十重，并著包其口，用桑柴火蒸煮三昼夜取出，再换蜡纸包封十数重，沉井底一昼夜取起，再如前煮半日。每日清晨食远白汤点服。

【功用】补血益损，清金水以滋化源。

【主治】虚损。

【宜忌】其蜜用生绢滤净；地黄勿犯铁。

苍术丸

【来源】《医便》卷一。

【别名】铅汞丸、秋石丸（《医便》卷一）、经验苍术丸（《遵生八笺》卷十七）。

【组成】苍术（茅山者佳，用一斤半，糯米泔浸一日半，捞起刮去粗皮，见白，晒干，又用童便浸一日半，捞起，清水洗净，晒干，又用煮酒浸一日半，捞起，晒干，仍用糯米泔澄清，煮苍术，以烂为度。然后于陈米蒸饭盖之，用一层饭、一层术，上以荷叶盖饭，不泄谷气为妙，去饭、叶晒干，为末）四两　黄柏（八两刮去粗皮，锉碎，用无灰好酒浸三日夜。翻覆浸透，晒干，用蜜拌黄柏于砂锅内，着水半锅，以柳条扎棱起，水面上铺荷叶，摊黄柏于叶蒸之，以蜜浸进为度，取出晒干，如此拌蒸三次后，用纸铺锅底，隔纸炒，茶褐色为度，为细末）六两　知母（锉碎，用好酒浸三日，晒干，隔纸炒，焙，为末）六两　枳实四两（锉碎，与麸皮同炒，茶褐色为度，去麸不用，为细末）　白术（砂锅内隔纸以麸皮拌，炒，须不住手搅，以闻药味香，无面气为度，去麸不用，为细末）四两　当归（用酒洗净，再用好酒浸一日半，晒干，为细末）五两　熟地黄（用好酒洗净，再用酒浸，晒干，为细末）五两　干山药（末）四两　白茯苓（刮去粗皮，锉碎，晒干，麸皮拌于锅内，隔纸炒，以茶褐色为度，去麸，为细末）三两　防风（去芦，锉碎，隔纸炒干，为末）三两　灵砂（以水银飞二次，为末）五钱　真铅（用年少妇人乳三碗，将面量入乳中，打糊丸药）　真汞（童便煎）四两

【用法】将前药各另为极细末，总合拌匀，仍用重罗罗过，以前乳糊为丸，如梧桐子大，晒干收入瓷瓶内盛放。每服五六十丸或七八十丸，清晨盐汤送下，临卧远志汤送下。

【主治】气血不足，诸虚百损，遍身痰凝气滞，风湿麻痹，眼目昏花，腰疼头晕，手足欠顺，行履艰辛，遗泄真精，便浊不利，及妇人胎前产后，赤白淋涩。

【方论】此药清而不寒，温而不燥。苍术性燥而辛烈，去内外之湿热，引经药也，行于表里，制为膏者，所以变其质，犹伊尹放太甲于桐，俾为善，以成济世之功也。黄柏其性虽寒，非芩、连之苦，此能通肾气而泻膀胱之火，火动则水不宁，用此者所以泻火而宁肾水也。知母其性润而不寒，虚弱之人火易动而水常涸，所以用此味专补肾水，盖为能制火之故也。虚弱之人，火最易动，津液受克而为痰，或膏粱味厚而为痰，盖半夏化痰，其性躁烈，服之反渴，渴增则贪饮，愈饮愈湿，受火邪而痰愈结也；贝母去四种痰，然能表而不能里；南星虽去痰，然能上而不能下，因于风者可用。唯枳实之功不可胜计；白术大能补脾，虚弱之人胃火必胜，而食易消，愈消而愈食，则脾岂有不损乎？脾损则食不能克化，而用消导之剂则反伤脾胃，脾胃受伤，是无本矣，岂能安乎？然必用此以补脾，犹修武备而御寇也。当归性温，治四等血病，流者能止，凝者能行，虚者能补，乱者能和，虚弱之人火旺水衰，血必受伤，或流或止，或凝或行，故必用以和之。虚弱之人，诸血最虚，皆由心之耗而肝之枯也，是以四肢懈怠，足不能履，手不能持，耳不能听，目不能视，肠不能通而多结也，故必用熟地黄以补一身之血。干山药性温平，主益中补虚，除寒热邪气，益气力，长肌肉，治头风，止腰疼，宁心肺，润皮毛，治泄精健忘。白茯苓去湿利小便，润胃气，伐肾邪，泻痰火，久服安魂养神，延年益寿而无消渴之患。虚弱之人血损少，则凑理不密而风邪易入，必用此所以驱邪之物。防风之性威而不猛也。虚弱之人心虚血少，必多惊悸而梦寐不安，故用灵砂以镇之。真汞性咸能入肾，而用童便煎煮，盖因元气之未泄而纯阳之未丧，煅炼而成亦真元气也；虚弱之人，精神必损，故必用此药以补之。

神验椒丹

【来源】《医便》卷一引许真人方。

【组成】真正川椒二斤半（拣去枝目，切勿用闭口者）

【用法】上用釜一只，覆于地上，四围用刀画记，去釜，用炭火烧红其地，用米醋泼地，将纸摊椒在上，以釜盖之，良久取出，为末，用炼蜜一斤四两为丸，如梧桐子大。每服十五丸，空心酒送下，半年加至二十丸，一年后加至二十五丸止。

【主治】五劳七伤，诸虚百损，并诸虫积。

【宜忌】忌五辛、葱、蒜。

滋肾丸

【来源】《医便》卷一。

【组成】川芎一两　当归身（酒浸烘干）二两　白芍药（酒炒）二两　人参（去芦）二两　怀熟地黄二两　甘草（炙）一两　白术（陈土炒）二两　白茯苓（去皮）二两　黄柏（去粗皮，童便浸炒）二两　知母（去皮，蜜水拌炒）二两　甘州枸杞（去梗）二两　牛膝（去芦，酒洗）二两　赤白何首乌（黑豆蒸七次）各四两

【用法】上为末，炼蜜为丸，如梧桐子大。每服九十丸，空心淡盐汤送下。

【功用】平补气血，滋阴降火。

【主治】少年或女人气血素弱。

加减补中益气汤

【来源】《医便》卷二。

【组成】人参一钱半（去芦）　黄耆一钱半（蜜炙）　白术一钱　当归一钱（酒洗）　甘草（炙）七分　陈皮八分　升麻五分　柴胡五分　半夏一钱二分　黄柏八分　茯神　枣仁　贝母　甘枸杞各一钱二分

【用法】加生姜三片，大枣一枚，水二钟，煎八分，食远服，或加黄柏五分。如身大热，只一服，气和微汗而愈。

【主治】饮食劳力，读书刻苦，勤政伤神，饥饱失时，症类疟状，发热头疼恶寒，身强体痛，苦劳极复感风寒，则头疼如破，全似外感伤寒之症，误表伤正者。

【加减】夏月神短，加麦门冬、五味子；口干，加葛根；身刺痛乃少血，加当归；头痛，加川芎、蔓荆子，头顶痛，加藁本、细辛，诸头痛并用此四味；有痰加半夏、生姜；咳嗽，春加川芎、佛耳草，夏加黄芩、麦冬、五味子，秋加黄芩、麻黄、金佛草，冬加款冬花、马兜铃；久嗽，乃肺中伏火，去参、青；饮食不下，乃胃中有寒，或气滞，春加青皮、陈皮、木香，冬加益智仁、草豆蔻仁，夏加芩、连，秋加槟榔，砂仁；心下痞，加枳实、黄连、白芍药；腹胀，加枳实、木香、砂仁、厚朴，天寒，加姜、桂；腹痛，加白芍药、炙甘草，有寒，加桂心，夏月加黄芩、甘草、芍药，冬加半夏、益智仁、草豆蔻；胁痛，加砂仁、柴胡、甘草、白芍药；如脐下痛，加熟地黄，不止乃是寒，加官桂；脚软，加黄柏、防己。

滋阴降火汤

【来源】《医便》卷二。

【组成】当归一钱　川芎五分　白芍药（薄荷汁炒）　黄芩各七分　生地黄（姜汁炒）　黄柏（蜜水炒）　知母（酒炒）各八分　柴胡七分　熟地黄八分　麦冬八分

《审视瑶函》有甘草梢四分。

【用法】上用生姜一片，大枣一枚，水煎服。别以附子为末，唾津调贴涌泉穴。

【主治】阴虚火动，起于九泉。

【加减】气虚，加人参、黄耆各八分；咳嗽加阿胶、杏仁各七分，五味子三分；咯吐衄血，加牡丹皮八分，藕节自然汁三匙，犀角末五分。

济阴百补丸

【来源】《医便》卷四。

【组成】当归（酒洗，晒干）六两　熟地（酒洗）一钱　香附子一斤（分四制：醋、酒、童便、盐水各浸三日，炒干）　白芍药（酒炒）一钱　川芎一钱　益母草（五月五日采者佳，忌铁，净末）半斤　甘草（炙）一两　白茯苓（去皮）三两　玄胡索（炒）二两　人参（去芦）二两　木香（不见火）　白术（土炒）各四两

【用法】上为细末，炼蜜为丸，如梧桐子大。每服六七十丸，渐加至八九十丸，空心米汤、酒任下。
【功用】调脾胃，补虚损。
【主治】女人劳伤，气血不足，阴阳不和，作寒作热，心腹疼痛，胎前产后，诸虚百损。

黄鸡粥

【来源】《医便》卷四。
【组成】黄母鸡一只（初生一次蛋者佳，杀，去毛肠杂） 肉苁蓉（酒浸一宿，去皱皮并内白心，切片晒干）一两 生薯蓣一两 阿魏少许 粳米三合
【用法】上先将鸡煮烂，去筋骨，取汁，下米及鸡肉并苁蓉等五样，煮熟，下盐空心食之。
【功用】益下元、壮气海。
【主治】老人五劳七伤，及男妇老少补益。

补肝丸

【来源】《慎斋遗书》卷五。
【组成】海螵蛸四钱 杞子四两 归身一两 杜仲四两 香附二两（醋炒）
【用法】水泛为丸服。
【功用】补肝。

虎潜丸

【来源】《慎斋遗书》卷五。
【组成】虎骨 白术 白茯苓 甘草 归身 川乌头 土地黄 白芍 黄耆 杞子 人参 杜仲 牛膝
【用法】炼蜜为丸服。
【主治】脾胃不足，虚损。

天一丸

【来源】《慎斋遗书》卷七。
【组成】山药 虎骨 杞子各二两 归身 白芍 生地 麦冬各二两 琐阳 菟丝 补骨各五钱 牛膝一两 熟地四两 河车一具
【用法】炼蜜为丸服。
【主治】一切阴虚证。

加减黄耆建中汤

【来源】《慎斋遗书》卷七。
【组成】黄耆一两二钱 秦艽 防风 柴胡 归身 白芍药 熟地黄 地骨皮 肉豆蔻（煨） 炙甘草 砂仁 槟榔各五钱 猪苓四钱 桔梗 白茯苓 白术各二钱 人参一钱五分
【用法】上为粗末。每服三钱，水一钟，煎七分，不拘时服。老人黄耆加重一两。
【主治】男妇五劳七伤，骨蒸。

再仙丹

【来源】《慎斋遗书》卷七。
【组成】大小茴香（盐水炒）各二两 麦冬 茯神 地骨皮 防风各二两 远志 人参 龙齿 羚羊角 炙甘草 石膏各三两 紫石英一两
【用法】上锉。每服三钱，加大枣一个，水一钟半，煎七分，食前温服。未愈再服，以愈为度。
【主治】劳证，黄瘦，虚损，吐血。

当归百合汤

【来源】《慎斋遗书》卷七。
【组成】归身三钱 熟地 麦冬各一钱半 川芎一钱 沙参 甘草 香附 橘红各八分 桔梗五分 小麦一钱 大枣三个
【用法】煎汤服。
【主治】阴虚证。

壮水制阳汤

【来源】《慎斋遗书》卷七。
【组成】白麻骨二钱 沙参 麦冬各一钱 当归八分 牛膝五分 元参五分 山栀五分 丹皮五分 绿豆皮五分 莲心七枚 枯芩三分 条芩三分 黄柏五分 泽泻三分 白芍六分 仙茅八分 秦艽五分
【用法】若痰盛，清水三杯，竹沥三杯浸；若火盛，水三杯，童便三杯浸；若胃弱不能食，莲子

煎水冷浸；若头晕，水三杯，乳三杯浸。

【功用】养阴退热。

【主治】阴虚。

【加减】有痰，去当归。

麦冬汤

【来源】《慎斋遗书》卷七。

【组成】青蒿一小握　葱白（一寸长）七根　蓝叶七片　苦楝根七寸

本方名“麦冬汤”，但方中无麦冬，疑脱。

【用法】上药用童便一升半，煎取一半，去滓，加安息香、苏合香、阿胶各一钱，朱砂、雄黄、雷丸、枯矾、硫黄各五分，槟榔末一钱五分，麝香五分，五更初空心进一服，五更五点进一服。午时前后取出虫，净桶盛，急入油铫内煮，仍倾盖虫罐内，扎口埋之深山。

【主治】心中烦热，惟欲露体，以衣被复之即闷，惊悸心怯，面无颜色，忘前失后，妇人患血风气者，多成此证。乃是心蒸之状。

补肾丸

【来源】《慎斋遗书》卷七。

【组成】黄柏（酒炒）　龟版（炙）　牛膝各二两　杜仲一两　五味子五钱　干葛三钱

【主治】阴虚证。

补元益阴汤

【来源】《慎斋遗书》卷七。

【组成】熟地三钱　当归　生地　枣仁各二钱　白芍　甘草　茯神各一钱　麦冬一钱五分

【主治】阴虚耳闭，嗽唾呻吟，肌骸骨痿，腰折。

补水益元汤

【来源】《慎斋遗书》卷七。

【组成】熟地四钱　生地　麦冬　当归各二钱　白芍　甘草各一钱　五味二十粒　大枣三枚

【主治】房劳伤肾之阴虚证。

【加减】若怔忡恍惚，夜卧不安，加枣仁三钱，茯神一钱；若元阴虚甚，加熟地三钱或五钱，一枚者佳；若火动而燥热，加细辛一二分，甘草一钱，生地一钱，童便半杯；若咳嗽，减去五味，加天冬、麦冬、百合、黄柏、桔梗；若火乘心胞络，胸中痞闷，倍用熟地、甘草；若燥渴，倍用麦冬、五味、熟地；若胸中有痰不舒，减熟地去五味，加瓜蒌、贝母、姜汁、竹沥；若坐卧不安，加百合、甘草；若火动腹痛肠鸣，去五味，加白芍、甘草；若精神短少，加熟地、枣仁；若惊惕心跳，肢体酸疼，加当归、地黄、枣仁、甘草、茯苓；若腰疼骨酸，加杜仲、补骨脂、生地黄；若火动饮食易消，加元参、细辛、白芍、童便；若肺募间连背心，热如杯火，往来无常，加元参、桔梗；若热从睾丸而起，肝火也，加柴胡以达之；若元阳不足，加人参、黄耆；厥加附子；若火乘阳精之分而梦遗，加山药、山茱萸、枸杞子、细辛、莲花蕊，兼用六仙丹；如禀气壮盛，可用知母者，酌而加之，使火邪无犯元阳；如尿后沸滴，二仙丹加龙骨、莲蕊；若虚火游行无定，斑疹出没不时，遍发红热，加元参、生地，壮水之主，以制阳光，去五味子；若洒淅似乎恶寒，并加生甘草、童便，切不可用诸寒剂，只补其阴，则火降而寒自除矣。

【方论】熟地大补五脏之阴，安神志，健精脉而填骨髓，故用为君；生地能滋阴退热，有益精壮神之功，同麦冬、甘草，能去神中之火；归、芍补血坚志，安魂定魄，与熟地同用，峻补真阴，此四味大补元阴之圣药也；麦冬清心除烦退热，同五味补元精而止渴，保金益水，勿使火邪伤肺；若火炎伤金而喘嗽者，五味又当慎用；甘草泄心火，心藏神，能降神中之火也。

建中汤

【来源】《慎斋遗书》卷七。

【组成】前胡　细辛　当归　白芍　人参　橘红　桂心　麦冬　黄耆　白茯苓　炙甘草各一钱　半夏七分　生姜三片　大枣二个

【用法】不拘时服。

【功用】生气血，退虚热。

【主治】劳证脏腑虚损，身体消瘦，潮热。

养阴补脾汤

【来源】《慎斋遗书》卷七。
【组成】白茯苓　茯神　甘草　白芍　生地各一钱　山药　归身各一钱半　熟地三钱　大枣二枚
【主治】思虑过度以致伤神，或因饮食不节而伤脾，或因郁怒不节而伤肝，肝木凌脾，以致火动，右胁热，或足大趾端循趾内侧白肉际间、内踝前臁、上腹热如电状，或自觉手足脱落，眼见虚形，或喜食易饥，或食入反胀，面色焦黄，肌肉不泽，神困意懒，痰有红筋。

益水汤

【来源】《慎斋遗书》卷七。
【组成】生地四钱　归身二钱　丹皮八分　甘草　百合各一钱　童便半杯
【主治】诸失血过多，元阴虚损。

滋阴生脉散

【来源】《慎斋遗书》卷七。
【组成】麦冬五钱　生地　当归身各三钱　甘草　白芍各一钱　五味子二十粒
【主治】一切阴虚之症。

滋阴补心汤

【来源】《慎斋遗书》卷七。
【组成】熟地三钱　当归　官桂　麦冬　生地　杏仁各一钱　白芍二钱五分　甘草　茯神各一钱　小麦一撮　大枣三枚
【主治】手少阴心经素禀原弱，日间劳心伤神，夜或房欲损精，精气怯而不能养神，以致火乘心经，患手心尾尻火热，或往或来，心跳不静，睡卧不安，惊惧不宁，睡至子时则醒，至天明反倦卧，舌心焦燥，两手小指有时忽热如电，时有时无，口鼻出入呼吸唯觉蒸热，干燥若渴，无焦腐之气，呻吟之声，但筋骨蒸热，无游行之状者。

滋阴益神汤

【来源】《慎斋遗书》卷七。
【组成】生地　熟地　杏仁各三钱　归身三钱　甘草一钱
【主治】素患血少，阴血不足，不能生化。
【加减】有火重，加甘草。

彭祖固阳固蒂长生延寿丹

【来源】《医学入门》卷一。
【组成】麝香五钱　丁香三钱　青盐四钱　夜明砂五钱　乳香　木香各二钱　小茴四钱　没药　虎骨　蛇骨　龙骨　朱砂各五钱　雄黄三钱　白附子五钱　人参　附子　胡椒各七钱　五灵脂五钱　槐皮　艾叶

方中槐皮、艾叶用量原缺。

【用法】上为末。另用白面作条，圈子脐上，将前药一料，分为三分，内取一分，先填麝香末五分入脐眼内，又将前药一分，入面圈内，按药令紧，中插数孔，外用槐皮一片盖于药上，艾火灸之。无时损易，壮其热气，或自上而下，自下而上，一身热透，患人必倦沉如醉，灸至五六十壮，遍身大汗，上至泥丸宫，下至涌泉穴，苟不汗出，则病未愈，再于三五日后又灸，灸至汗出为度。
【功用】坚固元气，令百病不生，益气延年。
【主治】骨髓风寒暑湿，五劳七伤，及久嗽久喘，吐血寒劳，遗精白浊，阳事不举，下元极弱，精神失常，痰隔；妇人赤白带下，从无生育，子宫极冷。
【宜忌】灸时慎风寒，戒油腻生冷，保养一月。
【加减】若妇人灸脐，去麝，加韶脑一钱。
【方论】方中麝香引诸药入五脏六腑，周彻百节；丁香入肺补血，实脾胃；青盐入肾以实其子，使肺母无泄漏，如乳补下益其气脘；夜明砂透肺孔，补气不足，散内伤；小茴治湿沥之症，调达周流，升降其气，不致喘嗽；雄黄削除病根，扶弱助强；白附子循各经络有推前拽后之功；人参、附子、胡椒补元气，行血化痰为津液；五灵脂保肺气，削有余，补不足；槐皮能闭押诸气之性，使无走窜；艾叶取其火热，劫病去毒，起死回生。

二神交济丹

【来源】《医学入门》卷七。

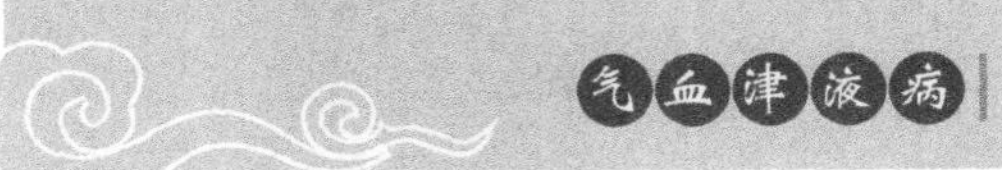

【组成】茯神　薏苡仁各三两　酸枣仁　枸杞　白术　神曲各二两　柏子仁　芡实　生地　麦门冬　当归　人参　陈皮　白芍　白茯苓　砂仁各二两

【用法】上为末，用熟水四盏，调炼蜜四两，煮山药末四两，为丸如梧桐子大。每三五十丸，米饮送下。

【主治】虚劳，心脾肾三经虚者。

【加减】血虚甚，去芍，加鹿茸；脾亏甚，去地黄，加五味子。

人参地骨散

【来源】《医学入门》卷七。

【组成】人参　地骨皮　柴胡　生地　黄耆各一钱半　知母　石膏各一钱　茯苓五分

【用法】加生姜，水煎服。

【主治】脏中积冷，荣中热，脉按不足举有余，乃阴不足阳有余也。

人参清肌散

【来源】《医学入门》卷七。

【组成】人参二钱　白术一钱五分　白茯苓三钱（去皮）　当归二钱　赤芍二钱　柴胡八分　半夏二钱　葛粉二钱　甘草八分

【用法】上锉。加生姜、大枣，水煎服。

【主治】男妇气虚，无汗潮热者。

【方论】《医方集解》：此足少阳、阳明药也。四君以补阳虚，归、芍以调阴血，半夏和胃而行痰，柴、葛升阳而退热。而以甘温泻火，酸寒活血，辛甘解肌。此之无汗与伤寒无汗不同，故但解其肌热，而不必发出其汗也。

归茸丸

【来源】《医学入门》卷七。

【组成】鹿茸（酒蒸）　当归（酒浸）各等分

【用法】上为细末，用乌梅水煮去核，和前末捣匀为丸，如梧桐子大。每服六七十丸，空心米饮送下。

【主治】精血枯竭，面色黧黑，耳聋目暗，口干多渴，腰痛脚弱，小便白浊，上燥下寒，不受峻补。

玄牝太极丸

【来源】《医学入门》卷七。

【组成】苍术四两（用米泔、盐水、酒、醋各浸炒一两）　当归　熟地各三两　川芎一两　葫芦巴　芍药各一两二钱　磁石一两三钱　黄柏（用盐浸）　知母（水炒）　五味子　巴戟　白术各一两半　枸杞　故纸　小茴　白茯（盐酒蒸）各二两半　木瓜（用牛膝水浸）　杜仲　苁蓉各二两　没药一两　阳起石一两（用黄芩水浸，装入羊角内，以泥封固，火煅青烟起，取出以指研，对日不坠为度，如坠复煅）

【用法】上为末，择壬子庚申旺日，用鸡子六十个。打开一孔，去内试干，以末入内，用纸糊住，令鸡抱子出为度，取药，炼蜜为丸，如梧桐子大。每服八十一丸，空心盐汤送下。

【功用】久服神清气爽，长颜色，填骨髓，倍进饮食，和平脏腑，精浓能施，生子。

【方论】苍术补脾，当归、熟地补血，葫芦巴益阳气，磁石补阳，黄柏、知母治相火，五味子去痰收肺气，巴戟佐肾，白术补脾，枸杞补肝，故纸补肾，小茴治小肠气，白茯补心，木瓜、杜仲、苁蓉、没药治肾损，益心血。

加味补阴丸

【来源】《医学入门》卷七。

【组成】黄柏　知母各四两　牛膝　杜仲　巴戟　熟地　山茱萸各三两　苁蓉　白茯苓　枸杞　远志　山药　鹿茸　龟版各二两

【用法】上为末，炼蜜为丸，如梧桐子大。每服八十丸，空心盐汤送下。

【功用】

1.《医学入门》：扶下弱。

2.《东医宝鉴》：补阴虚，泻阴火。

遇仙补寿丹

【来源】《医学入门》卷七。

【组成】蝙蝠十个（捣烂，晒干）　紫黑桑椹四升

（取汁，滓晒干） 杜仲 童子发各六两 天门冬三两 黄精（蜜蒸晒九次） 何首乌 熟地 川椒各四两 枸杞 当归各二两（为末） 旱莲草 秋石丹 玄胡索（各为末）各四两

【用法】用桑椹汁拌三味，晒蒸三次，酒煮三味，打糊为丸，如梧桐子大。每服不拘多少，随便饮下。

【功用】补经络，起阴发阳，开三焦，闭精气，消五谷，益血脉，安五脏，除心热，和筋骨，去盗汗，驻颜乌发，轻身健体，夜视有光。

【宜忌】忌萝卜。

滋阴降火丸

【来源】《医学入门》卷七。

【组成】熟地黄二两 黄柏一两半 知母 枸杞子 莲肉 茯神 人参各一两

【用法】上为末，熟地捣膏和丸，如梧桐子大。每服百丸，空心白汤送下。

【功用】滋阴降火。

二陈芎归汤

【来源】《医学入门》卷八。

【组成】半夏 陈皮 赤茯苓 甘草 人参 阿胶 五味子 细辛各五分 白芍 川芎 当归各一钱

【用法】加生姜，水煎，温服。

【主治】虚劳少血，津液内耗，心火炎肺，咳嗽咯血，及血不荣肌肉，动则毛寒咳嗽。

大调中汤

【来源】《医学入门》卷八。

【组成】原书小调中汤加人参 白术 茯苓 川芎 当归 生地 白芍

【用法】前四味各等分，炒干为度，少加后七味，加生姜煎，温服；或姜汁糊为丸服尤炒。

【主治】血虚而挟痰火者。

固真饮子

【来源】《医学入门》卷八。

【组成】人参 山药 当归 黄耆 黄柏各一钱 熟地黄一钱半 白术 泽泻 山茱萸 补骨脂各五分 五味子十粒 陈皮 茯苓各八分 杜仲 甘草各七分

《仁术便览》：有半夏、生姜，无茯苓。

【用法】水煎，温服。

【功用】养气血，理脾胃，充腠理，补五脏。

【主治】阴阳两虚，气血不足，饮食少，五心热，自汗，日晡潮热，精气滑脱，行步无力，腰胯疼痛，泄泻，脉沉弱；嗽少痰多，或干咳，或气血精神不足，体倦，头目昏，食少，脉虚数，潮热，将成痨症者；或伤力气虚，脉弱，腰背疼痛，动辄鼻衄者；或便血过多，面黄瘦瘁，食少气促者；或妇人阴虚瘦瘁，食少，虚热，自汗，腹痛，面浮，腰痛，赤白带下者。

【宜忌】中年以上之人，可以常服。

润肾丸

【来源】《医学入门》卷八。

【组成】苍术一斤（用韭菜一斤捣汁拌，九蒸九晒；又用小茴香一斤同蒸一次，去茴晒干） 熟地黄一斤 五味子半斤 干姜（冬）一两（夏五钱，秋七钱）

【用法】上为末，枣肉为丸，如梧桐子大。每服五七十丸，空心米饮送下。

【功用】善退劳热。

【主治】脾肾俱虚。

【加减】虚寒，加韭子一两；有火，加黄柏一两；大便燥，加黑芝麻四两。

凤髓膏

【来源】《证治汇补》卷二引《医鉴》。

【组成】人参四两 山药四两 白茯苓（去皮）四两 胡桃肉四两 杏仁（去皮尖）四两 酥油四两 白沙蜜一斤

【用法】将人参三味为细末，次将胡桃、杏仁捣一处，再将油、蜜化开，瓷器内搅匀，竹叶封固，大锅内五七分水煮沸成膏。每服三钱，好酒下。

【主治】

1.《证治汇补》引《医鉴》：虚损。

2.《医略六书》：脾气虚衰，食少便结，脉涩者。

【方论】《医略六书》：脾气虚寒，不能为胃行其津液，而输纳无权，故饮食少进，大便干结不通。人参扶元以补脾肺；胡桃润燥以益肾肝；山药补脾阴；茯苓渗理脾气；酥油滋液润肠；白蜜生津润燥；杏仁降气润燥，以通肠结，酒以行之，大便有不通润者乎？此健中润燥之剂，为中虚肠结之专方。

白雪糕

【来源】《古今医鉴》卷四引单孟齐方。

【组成】大米一升　糯米一升　山药四两　芡实四两　莲肉（去皮心）四两

方中糯米，《万病回春》作“粳米”，《证治汇补》作“白茯苓”。

【用法】上为细末，加白沙糖一斤半，搅和令匀，入笼蒸糕。任意食之。

【功用】

1.《古今医鉴》引单孟齐方：调脾健胃，固本还元。

2.《证治汇补》：养元气，生肌肉，润皮肤，益血秘精，安神定智，壮筋力，养精神，进饮食。

【主治】

1.《古今医鉴》引单孟齐方：内伤。

2.《万病回春》：虚劳泄泻。

白术八宝丹

【来源】《古今医鉴》卷四。

【组成】白术半斤（二两朝阳土炒，六两熬膏）　人参五钱　白茯神（去皮木）一两半　远志（去骨）一两半　陈皮（去白）一两半　白芍药（酒炒）一两半　神曲（炒）一两　麦芽五钱

【用法】上为末，用白术膏为丸，如梧桐子大。每服一钱，或加至一钱五分，空心白沸汤送下。

【主治】一切虚损之症。

【加减】咳嗽，去人参。

瑞莲丸

【来源】《古今医鉴》卷五引何春元方。

【组成】山药（炒）二两　莲肉二两　白术（土炒）二两　芡实二两　人参（去芦）一两　橘红一两　白茯苓一两　白芍药（酒炒）一两　甘草（炙）五钱

【用法】上为末，用雄猪胆一个，洗净煮烂，捣和药末为丸，如梧桐子大。每服一百丸，空心米汤送下。

【功用】《鲁府禁方》：补元气，健脾胃，进饮食，止泄泻。

【主治】

1.《古今医鉴》：元气大虚，脾胃怯弱，泄泻不止，不思饮食。

2.《寿世保元》：虚劳发热，痰嗽喘汗，泄泻腹痛，脾胃虚弱，饮食少思，骨瘦如柴。

九仙酒

【来源】《古今医鉴》卷七。

【组成】八物汤四两　甘州枸杞子八两

【用法】用生姜二两，大枣十个，煮好酒一坛。不拘时候，随量饮。

【主治】诸虚百损。

三才大补膏

【来源】《古今医鉴》卷七。

【组成】生地黄一斤　熟地黄一斤　天门冬四两　麦门冬四两　人参四两　甘枸杞四两　牛膝四两　何首乌八两

【用法】上锉。勿犯铁器，同入大砂锅内，用水二十碗，煎至七碗，取汁别贮；药渣如前再煮九次，共得汁七十碗，滤渣极净；别用中等砂锅，入汁七碗，慢火煎熬，耗汁一碗，方添一碗，六十三碗皆添尽，则汁已浓矣，盖只得汁六碗；却用山白蜜去蜡，可一斤半，同前药入砂锅内，重汤煮汁，滴水不散，则成膏矣。瓷罐盛之，埋土中七日，取出，如前再煮一昼夜，再埋一宿，乃分贮小罂内封固。自煎至煮，但用桑柴火，药本寻常，妙在火候。不拘时以醇酒调服，味美而

功多。若惩忿窒欲之人，又深居简出，时服此膏，亦可以擅其天年矣。

【功用】补益。

神仙既济丹

【来源】《古今医鉴》卷七。

【组成】山药（酒蒸）三两　牛膝（酒洗）三两　杜仲（酥炙）二两　巴戟（汤泡）二两　五味子二两　白茯苓二两　枸杞（酒洗）二两　小茴（盐水炒）二两　苁蓉（酒洗）二两　山茱萸（酒蒸，去核，晒干）二两　石菖蒲（去毛）二两　远志（甘草水泡，去骨，晒干）二两　黄柏（酒炒）四两　知母（去毛，酒炒）二两　生地（酒蒸）二两　熟地（酒蒸）二两　麦冬（去心）二两　人参（去芦）二两　菟丝子（酒煮烂，捣成饼，晒干）二两　甘菊（酒洗）二两　山栀子（炒黑）二两　广橘红一两　天冬（汤泡）二两　当归（酒洗）二两　龙骨（火煅）二两

【用法】上为末，炼蜜和枣肉为丸，如梧桐子大。每服七八十丸，空心淡盐汤送下。

【功用】补诸虚百损，五劳七伤，滋肾水，降心火，补脾土，添精髓，益气和血，壮筋骨，润肌肤，聪耳明目，开心益智，强阴壮阳，延年益寿。久服坎离相济，阴阳协和。

理脾固本汤

【来源】《古今医鉴》卷七。

【组成】白术（炒）一钱　白茯苓一钱　陈皮八分　半夏（制）八分　神曲（炒）一钱　麦芽（炒）一钱　甘草（炙）七分

【用法】上锉一剂。加生姜、大枣，水煎服。候脾胃气固，然后用滋阴降火汤。

【主治】虚劳。

白龙丸

【来源】《古今医鉴》卷八。

【组成】鹿角霜二两　龙骨（生用）一两　牡蛎（火煅）二两

【用法】上为细末，酒打面糊为丸，如梧桐子大。每服三五十丸，空心盐汤或酒送下。

【功用】固精壮阳。

【主治】虚劳肾损，梦中遗精，白淫滑泄，盗汗。

固本锁精丹

【来源】《古今医鉴》卷八。

【别名】固本锁精丸（《证治准绳·类方》卷六）。

【组成】黄耆二两半　人参二两半　枸杞子二两　锁阳二两　五味子二两　石莲肉二两半　山药二两　海蛤粉二两半　黄柏二两（酒拌，晒干，炒黑色）

《证治准绳·类方》有山茱萸、知母。

【用法】上为末，用白术六两，水五碗，煎至二碗，倒过术汁另放；再用水四碗，煎至二碗，去滓，与前二碗同煎，熬至一碗如膏，收和前药末为丸，如梧桐子大。每服五十丸，加至六七十丸，空心温酒或淡盐汤送下。

【功用】大补元气，涩精固阳。

【主治】元阳虚惫，精气不固，梦寐遗精，夜多盗汗，遗泄不禁。

百合汤

【来源】《古今医鉴》卷十一。

【组成】当归　川芎　白芍　生地黄　桔梗　黄芩　柴胡　地骨皮　百合　麦门冬　黄耆　远志（甘草水泡，去骨）　枣仁（炒，去壳）　蔓荆子

【用法】上锉一剂。水煎，温服。

【主治】妇人血虚劳怯，午后发热，夜出盗汗，四更汗止热退，咽痛口干，恶心，心慌头痛。

百补保真丸

【来源】《古今医鉴》卷十一。

【组成】当归（酒洗）四两　川芎四两　白芍（酒炒）四两　熟地（酒蒸）四两　生地（酒洗）四两　天冬（去心）　麦冬（去心）各一两二钱　知母（盐炒）二两　白术（土炒）四两　陈皮（去白）二两　香附（童便炒）四两

【用法】上为末，醋糊为丸，如梧桐子大。每服一百丸，空心盐汤送下。

【主治】虚劳。
【宜忌】制药忌铁器。

济阴至宝丹

【来源】《古今医鉴》卷十一。
【组成】当归（酒洗）一钱　白芍（酒洗）八分　白茯苓（去皮）八分　白术（去芦）一钱　陈皮八分　知母八分（生用）　贝母八分（去心）　香附（便制）八分　柴胡（酒炒）三分　薄荷三分　地骨皮（去皮）八分　甘草三分　麦门冬（去心）八分
【用法】上锉一剂。用煨生姜三片，水煎，温服。
【功用】调经水，滋血脉，补虚劳，扶元气，健脾胃，养心肺，润咽喉，清头目，定心悸，安神魂，退潮热，除骨蒸，止喘嗽，化痰涎，收盗汗，止泄泻，开郁气，利胸膈，疗腹痛，解烦渴，散寒热，祛体疼。
【主治】妇人诸虚百损，五劳七伤，经脉不调，肢体羸瘦。

逍遥五黄汤

【来源】《古今医鉴》卷十一。
【组成】当归（酒洗）半钱　白芍（酒洗）一钱　白术（土炒）一钱　白茯（去皮）一钱　柴胡（酒炒）八分　薄荷二分　生地（姜炒）一钱　黄芩（酒炒）一钱　黄连（姜炒）一钱　黄柏（酒炒）一钱　知母（生）一钱半　黄耆（盐水炒）一钱　神曲（炒）八分　甘草（炙）四分　香附（便制）一钱　地骨皮（酒炒）一钱
【用法】上锉一剂。加煨姜三片、乌梅半个，水煎，温服。
【主治】妇人午后发热，汗出后热退。

养元辟谷丹

【来源】《古今医鉴》卷十六。
【组成】黄犍牛肉十五斤（去筋膜，切作棋子大片，用河水洗数遍，令血水净，再用河水浸一宿，次日再洗二三遍，清水为度；用无灰好酒煮一夜，桑柴文武火，用砂罐煮，取出焙干，黄色者佳，黑焦不用。每牛肉末一斤，加入后药二斤）　山药八两（用葱、盐炒山药至黄色，去葱、盐不用）　莲肉八两（去心皮）　白茯苓（去皮筋膜，为末，水飞过）八两　芡实肉（取粉）八两　白术八两（油者，不用炒）　薏苡仁八两（炒）　白扁豆八两（去壳，姜汁炒）　人参（去芦）四两　小茴香（炒）四两　干姜（炒）二两　砂仁（炒）二两　青盐四两　川椒（去目，炒）二两　甘草（炙）四两　乌梅肉二两（熬浓汁半碗）　粳米（洗净，炒黄）六斤
【用法】上为细末，与米粉、牛肉末和匀，用小红枣五斤，醇酒五斤，煮枣极烂，去皮核，捣膏，加炼蜜二斤半，共和为丸，如弹子大。每次二丸，不拘冷热茶汤嚼下，一日二三次，永不饥。
【功用】安五脏，消百病，和脾胃，补虚损，固元气，实精髓，助脾健胃，瘦者令肥，老者健，常服极妙。

坎离丸

【来源】《本草纲目》卷十二引《积善堂方》。
【组成】苍术（刮净）一斤（分作四份，一份用川椒一两炒，一份用破故纸一两炒，一分用五味子一两炒，一份用川芎一两炒，只取术研末）　川柏皮四斤（分作四份，一斤用酥炙，一斤用人乳汁炙，一斤用童便炙，一斤用米泔炙，各十二次）
【用法】上为末和匀，炼蜜为丸，如梧桐子大。每服三十丸，早用酒、午用茶、晚用白汤送下。
【功用】滋阴降火，开胃进食，强筋骨，去湿热。

麦菟散

【来源】方出《本草纲目》卷十八，名见《仙拈集》卷二。
【组成】菟丝子　麦门冬各等分
【用法】上为末，炼蜜为丸，如梧桐子大。每服七十丸，淡盐汤送下。

本方方名，据剂型当作“麦菟丸”
【主治】心肾不足，精少血燥，小便赤浊，口干烦热，头晕怔忡。

女贞皮酒

【来源】《本草纲目》卷二十五。
【组成】女贞皮（切片）
【用法】浸酒。煮饮之。
【功用】补腰膝。
【主治】风虚。

万病丸

【来源】《本草纲目》卷二十丸。
【组成】杏仁一斗二升
【用法】童便煮七次，以蜜四两拌匀，再以童便五升于碗内重蒸，取出，日晒夜露数日。任意嚼食。
【主治】男妇五劳七伤。

人参酒

【来源】《本草纲目》卷二十五。
【组成】人参
【用法】上为末，同曲、米酿酒，或袋盛浸酒。煮饮。
【功用】补中益气。
【主治】诸虚。

茯苓酒

【来源】《本草纲目》卷二十五。
【组成】茯苓粉
【用法】同曲、米酿酒饮之。
【功用】暖腰膝。
【主治】头风虚眩，五劳七伤。

鹿头酒

【来源】《本草纲目》卷二十五。
【组成】鹿头
【用法】上煮烂捣泥，少入葱，椒，连汁和曲、米，酿酒饮之。
【功用】补益精气。
【主治】虚劳不足，消渴，夜梦鬼物。

酥蜜粥

【来源】《本草纲目》卷二十五。
【组成】酥油　蜂蜜　粳米
【用法】《药粥疗法》：先用粳米加水煮粥，待沸后加入酥油及蜂蜜，同煮为粥，温热食用。
【功用】

1.《本草纲目》：养心肺。

2.《药粥疗法》：补五脏，益气血，润燥。

【主治】《药粥疗法》：体弱羸瘦，虚劳低热，肺痿肺燥，咳嗽咯血，皮肤枯槁粗糙，大便干结。
【宜忌】《药粥疗法》：平素肥胖，或痰湿内盛，大便溏薄之人，不宜多服。

膃肭脐酒

【来源】《本草纲目》卷二十五。
【组成】膃肭脐
【用法】上酒浸擂烂，同曲、米如常酿酒饮。
【功用】助阳气，益精髓，破癥结冷气，大补益人。

麻雀粥

【来源】方出《本草纲目》卷四十八引《食治方》，名见《长寿药粥谱》。
【组成】雀儿五只（如常治）　粟米一合　葱白三茎
【用法】先炒雀熟，入酒一合，煮少时，入水二盏半，下葱，米，作粥食。
【功用】

1.《本草纲目》：补益老人。

2.《长寿药粥谱》：壮阳暖肾益精。

【主治】

1.《本草纲目》引《食治方》：老人脏腑虚损羸瘦，阳气乏弱。

2.《长寿药粥谱》：中老年人阳虚羸弱，阳痿，肾虚多尿，腰酸怕冷等证。

戊戌酒

【来源】《本草纲目》卷五十引《养老方》。

【组成】黄犬肉一只
【用法】煮一伏时，捣如泥，和汁拌炊糯米三斗，入曲，如常酿酒。候熟，每旦空心饮之。
【功用】大补元气。
【主治】《医学入门》：阳虚。

人参养胃汤

【来源】《点点经》卷三。
【组成】人参　淮耆（炙）　茯神　杜仲　枸杞　车前　当归　白术　熟地　川芎　白芍
【用法】生姜、大枣为引。
【主治】气血大败，肌肉消瘦，作渴，胸膈烦躁，时烧时退，饮食减少，人事困倦。

豆淋发表汤

【来源】《点点经》卷三。
【组成】全归　白术　苏叶　蒲黄　干姜各一钱　川芎　川羌　茯苓　丹皮　陈皮　熟地各一钱五分　薄荷八分　甘草三分
【用法】黑豆（炒焦）一把，水煎煮浓为引；如产后，用益母草、生姜并引。
【主治】妇人五劳七伤。
【加减】治五劳、龟瘕，去干姜。

养血固本汤

【来源】《点点经》卷三。
【组成】当归　淮耆　山药各二钱　人参五分　白术　茯苓　枸杞　川芎　厚朴　熟地各一钱五分　陈皮一钱　甘草三分
【用法】生姜、大枣为引，水煎服。此方服之，令人精神爽畅，饮食如常，再行攻破，百无一失。
【主治】积疾年久，骨瘦如柴，发肌焦枯，脉大洪弦，腹痛不休，饮食减少。
【加减】如手足冷，加肉桂一钱。

养脾丸

【来源】《保命歌括》卷五。
【组成】人参　麦芽（炒）　神曲（炒）　归身各七分　白术一两半　苍术（制）　陈皮　厚朴（姜汁炒）　莲肉　白茯苓　山药各一两　砂仁八钱　炙草半两　木香一钱半
【用法】上药各制取末，和匀，用粳米粉、荷叶浸水煮糊为丸，如小豆大。每服五七十丸，米饮送下。
【功用】养脾进食，调理胃气，和畅营卫。
【主治】饥困伤力。

人参养荣丸

【来源】《保命歌括》卷十二。
【组成】白术　炙耆　白芍　远志（甘草水煮）各一两半　当归　山药　熟地黄　五味　人参各二两　白茯苓二两　山萸肉　生地黄各五钱　陈皮（洗）八钱
【用法】上为细末，用鸭一只，取血，入蜜炼，和药为丸，如梧桐子大。每服八十丸，盐汤送下；寒月，盐、酒送下。
【主治】男、妇气血两虚，精神短少，脾胃不足，形体羸瘦。
【加减】咳嗽，加麦冬、贝母、紫菀、冬花各一两；热，加黄柏、知母各一两；遗精、带浊，加牡蛎一两，龙骨五钱；吐衄血腥，加丹皮、赤芍各二两。

补肾地黄丸

【来源】《保命歌括》卷三十四。
【组成】熟地黄（酒洗）八两（再蒸，焙干，取末，忌铁）　山药（刮去赤皮）四两　茱萸（去核，取肉，焙干）四两　白茯苓（去筋膜）四两　巴戟（去心取肉）四两　肉苁蓉（酒洗，去外鳞，破去内白膜，晒干）二两　杜仲（去粗皮，切，盐水炒丝尽，取末）三两　川牛膝（去芦，酒洗，焙干）三两　芡实（取肉）三两　甘枸杞（焙）二两　远志（去芦取肉）二两
【用法】上为极细末，炼蜜为丸，如梧桐子大。每服五十丸，空心、食前温酒送下；盐汤亦可。
【功用】男子服之壮阳益精补肾。女子服之则月事以时下，能令有子，小儿服之能治胎禀怯弱之病。

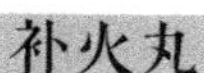

补火丸

【来源】《医方考》卷三。

【组成】生硫黄一斤　猪肠二尺

【用法】将硫黄为细末，尽实肠中，烂煮二时取出，去肠，蒸饼为丸，如梧桐子大。每服十丸，日渐加之。

【主治】

1.《医方考》：冷劳病瘠，血气枯竭，齿落不已，四肢倦怠，语言不足者。

2.《中药成方配本》：命门火衰，畏寒倦怠。

【宜忌】忌猪血、羊血、牛血及诸禽兽之血。

【方论】方中硫黄，火之精也，故用之以补火，然其性过热有毒，故用猪肠烂煮以解之。

六味地黄丸加黄柏知母方

【来源】《医方考》卷五。

【别名】知柏八味丸（《简明医彀》卷四）、滋阴八味丸（《景岳全书》卷五十一）、滋阴地黄丸（《医学正印·男科》）、八味丸（《丹台玉案》卷五）、凉八味丸（《症因脉治》卷二）、知柏地黄丸（《医宗金鉴》卷二十七）。

【组成】熟地黄八两　山茱萸（去核，炙）　山药各四两　泽泻　牡丹皮（去木）　白茯苓各三两　黄柏（盐炒）　知母（盐炒）各二两

【用法】《简明医彀》本方用法：上为末，炼蜜为丸，如梧桐子大。每服百丸，空心淡盐汤送下。

【主治】

1.《医方考》：肾劳，背难俯仰，小便不利，有余沥，囊湿生疮，小腹里急，便赤黄者；肾气热，则腰脊不举，骨枯而髓减，发为骨痿。

2.《简明医彀》：阴虚火动，肾水不足，五心烦热，口燥咽干，溺赤。

3.《丹台玉案》：肾虚淋沥，茎中涩痛，或时作痒。

4.《景岳全书》：阴虚火盛，下焦湿热。

5.《医宗金鉴》：阴虚火动，午热骨痿，两尺脉旺。

【方论】《医方考》：熟地、山萸，味厚者也，味厚为阴中之阴，故足以补肾间之阴血；山药、茯苓、甘淡者也，甘能制湿，淡能渗湿，故足以去肾虚之阴湿；泽泻、丹皮，咸寒者也，咸能润下，寒能胜热，故足以去肾间之湿热；黄柏、知母，苦润者也，润能滋阴，苦能泻火，故足以服龙雷之相火。夫去其灼阴之火，滋其济火之水。则肾间之精血日生矣。王冰曰：壮水之主，以制阳光。此之谓也。

【验案】

1.情感性交叉两腿摩擦症　《新疆中医药》（1994，3：32）：以本方加味：知母、黄柏、熟地、丹皮、泽泻、山药、山萸肉、茯苓、远志、五味子，治疗情感性交叉两腿摩擦症15例，9天为1个疗程。结果：1个疗程治愈5例，2个疗程治愈9例，3个疗程治愈1例。

2.男子免疫不育　《中医杂志》（1994，10：610）：以本方：知母45g，黄柏30g，大熟地30g，怀山药60g，山萸肉30g，粉丹皮20g，茯苓75g，泽泻20g，每日1剂，水煎服，治疗男子免疫不育60例；并设对照组30例，服用强的松5mg，每日1次，维生素C 0.3g，每日3次。结果：治疗组痊愈14例，有效34例，无效12例，总有效率为80.0%。对照组痊愈4例，有效10例，无效16例，总有效率为46.7%。以治疗组明显为优（$P<0.05$）。

3.血精　《新中医》（1995，1：49）：以本方加仙鹤草、地榆、田三七为基本方，并据证稍作加减，水煎服，治疗血精30例。结果：痊愈11例，有效13例，无效6例。7天为1个疗程，一般需用药2～3个疗程。

4.夜尿晕厥症　《河南中医》（1995，1：封三）:用知柏地黄汤加味:知母、黄柏、生地、黄芩、丹皮、肉桂、茯苓、泽泻、山萸肉、山药、川芎、远志，治疗夜尿晕厥症27例。常规煎服。结果：治愈（临床症状消失，1年未复发）21例，显效（临床症状消失或基本消失，1年内有复发）4例，有效（服药时症状基本消失或减轻，停药后即复发）2例。

5.高血压病　《中成药》（1995，4：51）:应用知柏地黄丸治疗高血压病人40例。结果：10例Ⅰ期高血压病人，显效4例，有效2例，无效4例，6例显效和有效病人，一般服药8～9周血压方恢复正常；30例临界高血压病人，显效17例，有效7例，无效6例，总有效率为80%，且在服药4～5周后血压即平稳正常。

6.痤疮　《四川中医》（1998，9：35）:用知柏地黄汤治疗痤疮16例。结果：16例病人皆痊愈，随访半年均未见复发。疗程最短者5天，最长者11天。

7.痛风性关节炎　《河北中医》（1997，2：39）：用本方加味（金钱草、车前子、黄芪、牛膝、赤芍），每日1剂，水煎服，10剂为1个疗程，治疗痛风性关节炎50例。结果：治愈43例，有效7例。

8.肿瘤放疗毒副反应　《湖南中医学院学报》（1999，2：51）：用本方加味（白花蛇舌草、半枝莲、蚤休），并随症加减，治疗肿瘤放疗毒副反应（口干、手足心热、盗汗、口舌溃疡、纳呆、少寐烦躁等）36例。结果：服药后副反应消失者17例，缓解19例，总有效率为100%。

驻颜小还丹

【来源】《赤水玄珠全集》卷十。

【组成】鹿角霜八两　龟版霜八两　虎胫骨（好酒炙）六两　天门冬（酒洗，去心）　熟地黄各四两　人参（去芦）二两　松子仁二两　柏子仁二两　紫河车一具（焙干）

【用法】鹿角胶、龟版胶各四两，酒化开，同前药为丸，如梧桐子大。每服五六七十丸，空心秋石汤送下。

【功用】久服返老还童。

【主治】诸虚百损。

【加减】素有火者，加雄猪胆汁五枚，炼熟入之。

【方论】此方用龟、鹿、虎者，以其多寿也，能壮人之筋骨；用天冬、地黄、人参等，法象三才，以补人之精髓；用紫河车以补人之元神；松、柏耐岁寒，皆足以养神气，非泛常草木可比，故有驻颜延寿之功。

补原丸

【来源】《赤水玄珠全集》卷二十六。

【组成】桑螵蛸　益智仁　人参　仙茅　山茱萸肉　菟丝子　干山药　巴戟

【用法】上为末，各照常制，芡实粉为丸。每服七八十丸，莲肉汤送下。

【主治】下元虚惫，小水不禁，如脂如膏。

加减四物汤

【来源】《仁术便览》卷一。

【组成】当归　白芍　川芎　生地　黄柏　黄芩　熟地各等分

【用法】水一盏半，煎服。

【功用】补阴降火。

【主治】阴虚火动，此火起于九泉穴者。

【加减】甚者，加龟板；气虚者，加人参、白术、黄耆。

加味补中益气汤

【来源】《仁术便览》卷二。

【组成】人参　黄耆（蜜炙）　白术（炒）　杜仲（炒）　牛膝　白芍（炒）各一钱　甘草（炒）六分　当归（酒浸）八分　升麻三分　陈皮七分　柴胡五分　五味子九粒　黄柏（炒）一钱　枸杞子一钱

【用法】水煎，空心服。

【主治】一切中气不足，脾胃弱，下元虚，腰膝软弱，夜有房劳。

【加减】如梦遗，加知母、牡蛎各一钱；腹胀，加半夏、厚朴；咳嗽，加知母、麦冬各八分；泄泻，加肉豆蔻、干姜各七分；呕逆恶心，加藿香、半夏。

五福延寿丹

【来源】《仁术便览》卷三。

【组成】五味子六两　肉苁蓉四两（酒浸，焙）　牛膝三两（酒浸）　菟丝子（酒浸，炒）二两　杜仲（姜炒断丝）三两　天冬（去心）二两　广木香一两　巴戟（去心）二两　山药二两　鹿茸（酥油炙透）一两　车前子（炒）二两　菖蒲（焙）一两　泽泻（去毛）一两　生地一两（酒洗）　熟地一两（酒制）　人参（去芦）一两　乳香一两（另研）　没药五钱（另研）　枸杞子一两　大茴（炒）二两　覆盆子一两　赤石脂（煅）一两　地骨皮二两　杏仁（去皮尖）一

两　山茱萸（去核）二两　柏子仁一两　川椒（去目，合口炒）七钱　川楝肉（炒）一两　远志（去心）一两　龙骨（煅）五钱　白茯苓（去皮）一两　当归（酒洗）一两

【用法】上为细末，炼蜜为丸，如梧桐子大。每服三十丸，空心盐汤或盐酒送下。

【主治】男子女人诸虚百损，五劳七伤，未及半百而须发早白，行路艰难，形容羸瘦，眼目昏花，远年近日咳嗽，吐痰见血，夜梦遗精，并妇人久不生育。

加味补阴丸

【来源】《仁术便览》卷三。

【组成】黄柏（盐酒炒）三两　北五味子一两　知母（去毛，盐水炒）三两　人参（去芦）一两半　龟版（酥炙）三两　枸杞（去夸）三两　天冬（去心）二两　琐阳（酥炙）二两　白芍（酒炒）一两半　当归（酒洗）一两半　牛膝（饭上蒸）二两　杜仲（姜炒丝尽）二两　故纸（酒炒）一两　沉香五钱　熟地五两（热酒浸透，另捣）　干姜（炒紫）二钱　山茱萸肉一两半

【用法】上为末，炼蜜和猪脊髓三条，小枣三十枚（去皮核），共捣为丸，如梧桐子大。每服百丸，空心淡盐汤送下；冬月酒送亦可。

【主治】虚损。

【宜忌】忌白萝卜、牛肉、鱼腥。

加味草金丹

【来源】《仁术便览》卷三。

【组成】天门冬（酒浸，去心）二两　巴戟（去心）二两　远志（甘草水煮，去心）二两　当归（酒浸）　白茯苓（去皮，水澄去浮，晒）　泽泻（去毛）　生地黄（沉水者，酒浸）　熟地（肥者，酒浸，姜制）　人参（去芦）　车前子（炒）　覆盆子（去核，酒浸，晒）　牛膝（去苗，酒浸）　山药（肥大，焙）　赤石脂（火煅）　肉苁蓉（酒浸，去甲）　真川椒（去目，炒）　甘州枸杞子　柏子仁（焙）　白术（去梗，炒）　石菖蒲（去毛）　地骨皮（去心）　五味子（去梗）　菟丝子（酒煮）　杜仲（姜炒）各一两

【用法】上为极细末，炼蜜为丸，如梧桐子大。每服三四十丸，淡盐汤送下。

【功用】补益。

【主治】诸虚百损。

【宜忌】忌三白、烧酒。

延寿补益汤

【来源】《仁术便览》卷三。

【组成】人参　黄耆（蜜炙）　白术（炒）　杜仲（炒）　牛膝　白芍（炒）各一钱　甘草六分　当归（酒焙）　陈皮各七分　柴胡五分　五味子十二粒　知母八分　熟地（酒焙）二钱

【用法】水二钟，加生姜二片，大枣二枚，水煎服。夜有房事劳神，明早服此，大有补益。

【功用】延寿补益。

【主治】虚损。

补中虎潜丸

【来源】《仁术便览》卷三。

【组成】人参一两　黄耆（蜜炙）一两　白芍（炒）一两　当归（酒洗）一两　黄柏（盐水炒）一两　山药一两　牛膝（酒炒）一两　锁阳（酒浸，炒）一两或三钱　枸杞子五钱　虎胫骨（酥炙）五钱　龟版（酥炙）五钱　菟丝子（酒浸，炒）五钱　破故纸（炒）七钱半　杜仲（炒去丝）　五味子各七钱半　熟地二两

【用法】上为末，炼蜜和猪脊髓为丸，如梧桐子大。每服六七十丸，空心温酒或盐汤送下。

【功用】无病常服，补肾固精。

【主治】下元虚损，腰膝无力，精神倦怠，颜色不华，头目昏眩，滑精梦遗，盗汗自汗，一切不足之症。

补精养心丸

【来源】《仁术便览》卷三。

【组成】牛膝（去苗，酒浸，焙）　干山药（焙）　山茱萸肉　白茯苓（去皮，水飞）　肉苁蓉（酒浸，去甲白膜）　远志（水浸，去心）　茴香（青盐水拌，炒）　杜仲（姜炒，去丝）　楮实

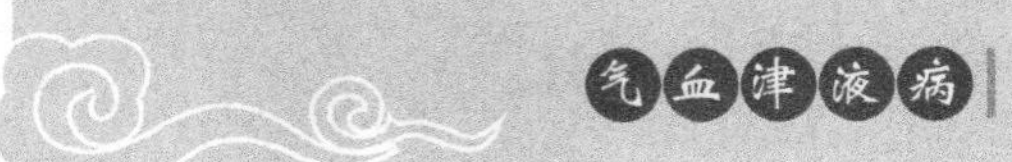

子（去梗） 五味子各一两 归身（酒浸） 枸杞子 熟地黄（酒浸，焙，姜汁浸） 麦冬（去心，酒浸） 人参（去芦，夏月减半） 白术（土炒，去梗） 虎骨（酥炙）各一两五钱 黄柏（酒炒）一两

【用法】上各制净、称足，为极细末，炼蜜加酒一钟，姜汁一钟，为丸如梧桐子大。每服百丸，空心淡盐汤送下；浸酒亦好。

【主治】诸虚百损，精寒不固，腰眼酸痛或无力，及神思不定，恍惚不安，一切不足之症。

保命延寿烧酒方

【来源】《仁术便览》卷三。

【组成】人参 当归 白茯 乌药 杏仁 砂仁 川乌 川草乌 何首乌 五加皮 枸杞子 牛膝 杜仲 肉桂 苍术各五钱（制） 肉苁蓉 破故纸 甘草各一两 木香 枳壳 干姜 虎骨（酥炙） 香附 白芷 厚朴 陈皮 白术 川芎 麻黄 独活 羌活 川椒（去合口及目） 白芍 生地 熟地 天冬（去心） 麦冬（去心） 防风 荆芥 五味子 小茴香 细辛 沉香 白蔻各三钱 枣肉二两 真蜜一斤 核桃仁四两 真酥油半斤 天麻三钱 生姜四两

【用法】上除酥、蜜二味外，将前四十八味各精制称足，装入绢袋中，入无水高烧酒四十斤同酥、蜜入坛中，将坛口密封严固，放入大锅中，注水，桑柴文武火烧三炷香，待大锅中水冷取出，埋阴地三日，出火毒。常饮一二杯。

【功用】除万病，和缓脾胃，补养丹田，强壮筋骨，益精补髓，身体康健，耳目聪明，定五脏，安魂魄，润肌肤，和容颜，强阴壮阳。

【主治】诸虚百损及五劳七伤，左瘫右痪，口眼歪邪，半身不遂，语言謇涩，筋脉拘挛，手足顽麻，浑身疮癣，伤风，痔漏紫白，中风，风寒湿脚气，二十四般积气，痰气，膀胱疝气，十膈五噎，身体羸瘦，腰膝腿疼，四肢无力，耳聋眼花，丹田虚冷，诸般淋痛，妇人经水不调，脐腹疼痛，胁肋虚胀，面黄肌瘦，口苦舌干，饮食无味，四肢倦怠，头晕眼花，神思惊悸，夜多盗汗，时潮热，月事不匀，或多或少，或前或后，或崩漏或止，经脉不通，子宫积冷，赤白带下，或久无子嗣。

秘传固本丸

【来源】《仁术便览》卷三。

【组成】人参 生地 熟地 麦冬（去心） 菟丝子（酒制） 枸杞子 覆盆子 小茴（盐炒） 五味子 肉苁蓉 巴戟 山药 山茱萸（去核） 牛膝（酒制） 杜仲（姜炒丝尽） 当归（酒制） 茯苓（去皮） 川椒（去目合口，炒） 木通 黄耆（蜜炙）各二两 木通一两 官桂五钱 黄柏四两（酒炒） 知母（去毛，酒炒）四两 破故纸（炒）一两 虎胫骨（酥炙）一两

【用法】上各制净，炼蜜为丸，如梧桐子大。每服七八十丸，空心以盐汤或盐酒送下。

【功用】生精血，补五脏，除百病，美容颜，平补气血，补下元诸虚。

【主治】诸虚百损，腿膝无力。

浸黄酒

【来源】《仁术便览》卷三。

【组成】人参（拣肥大者，去芦）五钱 白术（去梗，泔浸，土炒）一两二钱 茯苓（坚白者，去皮，为末，水澄去浮，晒干）八钱 大甘草（炙）五钱 当归（全用，酒浸，姜制）六钱 生熟地黄（拣，酒浸）各五钱 白芍（酒炒）五钱 牛膝（去苗，酒浸，焙）八钱 杜仲（姜汁炒，净）六钱 生姜（洗，切）五钱 黄柏（厚者，酒洗，炒）一两 知母（南者，去皮毛，酒炒）八钱 破故纸（盐、酒炒）三钱 甘州枸杞（去萼）一两 茅山苍术（浸，炒）六钱 山药（大者，焙）五钱 琐阳（酥炙）七钱（如无，以苁蓉代） 山茱萸（去核）七钱 石菖蒲（去毛，焙）五钱 远志（甘草水煮，去心）五钱 陈皮（去白，盐水浸，焙）七钱 莲肉（去心，焙）八钱 鹿角霜五钱（如无，加菟丝子） 天门冬（去心）五钱 麦门冬（去心）五钱

【用法】上各制净，各称足，冬用黄酒，夏用烧酒五十壶，坛内用生绢袋装药系口，入坛中，春浸十四日，夏浸七日，秋浸十四日，冬浸二十一日出。日饮数杯；药滓焙干，炼蜜为丸，如梧桐子

大，每服七八十丸，酒送下。可以常服。

【功用】补气血，理脾胃，滋肾水，强腰脚，益精神，开心明目。

【主治】虚损。

滋阴百补丸

【来源】《仁术便览》卷三。

【组成】枸杞（甘州）二两　杜仲（姜炒，断丝）二两　当归（酒洗）二两　南知母（去毛，酒炒）二两　生地（酒洗）二两　熟地（酒洗）二两　人参（去芦）二两　牛膝（酒洗，焙）二两　干山药一两　山茱萸（去核）一两　菟丝子（酒煮）一两　黄柏（酒炒）三两　琐阳（酥炙）一两五　麦冬（去心）一两　天冬（去心）一两

【用法】上各制净，称足分量，为细末；外将好白术一斤，去梗，水洗二三次，切成片，水七八碗，熬至二碗，留汁，再将滓用水五碗，熬至二碗，去滓不用，将前后汁四碗，共熬至二碗半，如稀糊，和前药末，丸如梧桐子大。每服五六十丸，盐汤或盐酒送下。

【功用】扶阴助阳，健脾胃。

【主治】诸虚百损。

【加减】如心神不宁，眩晕恶逆，加菖蒲、茯神、远志，莲肉，姜半夏各一两。

滋阴降火清肺养脾丸

【来源】《仁术便览》卷三。

【组成】当归（全用，酒浸，焙干）一两　川芎（酒浸）五钱　白芍（酒炒）一两　生地（酒洗，姜汁浸透，焙）一两　熟地一两（同上制）　白术（去梗，泔浸，土炒）二两　南知母（去毛，酒炒）一两　黄柏二两（盐、酒焙）　阿胶一两（蛤粉炒）　麦冬（酒浸，去心，姜汁制透）一两　天冬（去心）一两（同上制）　龟版二两（酒炙透）　黄芩（酒炒）一两　陈皮（盐水浸）一两　大甘草（炙）五钱　瓜蒌仁（炒）一两　贝母（去心）一两　五味子五钱　黄连（姜汁浸炒）五钱　白茯苓（去皮）一两　紫苑（酒洗）一两　桔梗（去芦）一两　山栀（炒）一两

【用法】上为末，炼蜜为丸。每服百丸，空心、临卧用温水送下；有痰用姜汤送下。

【主治】久痰喘嗽，胸膈痞闷，饮食少进，面黄肌瘦，或咯吐唾衄过血者，及已成未成劳疾，发热盗汗。

【宜忌】久泄者不宜服。

滋阴保肺定喘宁嗽汤

【来源】《仁术便览》卷三。

【组成】当归一钱二分　芍药八分　天冬一钱　黄柏（盐水炒）一钱　知母（去毛，酒炒）一钱　生地八分　五味子十二粒　橘红八分　紫苑八分　桑白皮七分　甘草（炙）五分　茯苓八分　瓜蒌仁（炒）七分　阿胶（炒）六分　贝母（去心）七分　百合七分

【用法】上锉。加生姜三片，水煎服，滓再煎服。

【主治】虚劳。痰中见血，或咯血、吐血。

加味虎潜丸

【来源】《医学六要》卷二。

【组成】人参　黄耆　芍药　黄柏（坚厚者，酒浸）　当归（酒浸）　山药各一两　锁阳（酥炙黄）　枸杞　虎胫骨（酒浸一宿，酥炙黄）　五味子各七钱五分　牛膝（酒洗）一两　熟地四两

【用法】以炼蜜加猪脊髓为丸，如梧桐子大。每服一百丸，空心温酒送下。

【功用】强骨补精。

【主治】虚损。

十补心肾丸

【来源】《医学六要·治法汇》卷七。

【组成】熟地黄四两（姜汁制）　干山药三两　山萸肉　枸杞子各二两　牡丹皮（酒洗）　黄柏　川牛膝（酒洗）　败龟版（酥炙）各一两五钱　茯神（去皮，为末，水淘，去浮筋取沉腻者，焙干，净用）三两（以人乳渗之）　人参　柏子仁　酸枣仁（隔纸炒香）　麦冬（酒浸）各二两五钱　辰砂（研极细，甘草煎水飞三次，浸去脚，不见火）　五味子各一两　天冬一两五钱　鹿角霜　鹿角胶　鹿茸（煮者尤佳，酒融化，入蜜同炼）各

二两　肉苁蓉（酒洗去浮膜，蒸一个时辰，酥油涂炙）　菟丝子（酒洗，捣烂，焙干）　虎胫骨（酒浸，酒炙）各一两五钱　紫河车一具（首胎者更佳）

【用法】除茯神、龟版、虎骨、辰砂共为末，柏子仁另研，鹿角霜、胶候各末俱完，酒融化入炼蜜和药外，其余皆锉；紫河车在净水内洗去秽血，用银针挑去紫筋，同锉片，入砂锅内，用陈老酒三碗，陈米醋一碗，清白童便一碗，米泔水数碗，和匀倾入锅内，浮于药寸许，如少再加米泔，以锅盖盖密，桑柴火煮干，为末，和前末，炼蜜为丸，如梧桐子大。每空心盐汤送下一百丸，各随人脏腑偏盛偏虚加减。

【主治】诸虚不足，久不妊娠，骨热形羸，崩中带下；凡人少精神，多惊悸，怔忡，健忘，遗精，滑泄，阳萎，阴虚盗汗，劳热，目昏，耳鸣，头眩，腰膝酸痛。

【加减】如梦遗，加黄柏、知母各一两；如大便秘，加肉苁蓉二两；如素多疝气，加橘核二两，小茴香一两；精滑不禁，加金樱膏代蜜，更加龙骨、牡蛎各一两；凡肠风下血多者，加阿胶一两（哈粉炒为珠）：赤白痢，加何首乌一两五钱（同黑豆蒸），黄连一两（吴萸炒），干姜五钱（炒黑），地榆、槐角（炒）各一两。

太和丸

【来源】《万病回春》卷二。

【组成】人参（去芦）五钱　白术（去芦，土炒）四两　白茯苓（去皮）半两　陈皮一两　半夏（面炒）二两二钱　枳实（麸炒）一两　黄连（姜汁炒）一两　当归（酒洗）一两　山楂（蒸，去子）一两　木香五钱　白芍（酒炒）一两半　香附（童便炒）一两　神曲（炒）一两半　麦芽（炒）一两半　白豆蔻（去壳）一两三钱　龙眼肉一两三钱　大粉草（炙）七钱

【用法】上为末，荷叶一个煎汤，打仓米糊为丸，如梧桐子大。每服百丸，不拘时候，米汤送下。

【功用】补气生血，健脾养胃，开胸快膈，清郁化痰，消食顺气，平和调理。

【主治】元气、脾胃虚损，不思饮食，肌体羸瘦，四肢无力，面色萎黄。

补血汤

【来源】《万病回春》卷二。

【组成】当归一钱　川芎五分　白芍（炒）一钱　生地黄五分　人参一钱二分　白茯神（去木）五钱　酸枣仁（炒）一钱　陈皮五分　麦门冬（去心）一钱　五味子十五个　栀子（炒）五分　甘草（炙）五分

【用法】上锉一剂。水煎，温服。

【主治】劳心思虑，损伤精神，头眩目昏，心虚气短，惊悸烦热。

补真膏

【来源】《万病回春》卷二。

【组成】人参（去芦）四两　山药（蒸熟，去皮）一斤　芡实（水浸三日，去壳皮，蒸熟）一斤　莲肉（水浸，去心皮）一斤　红枣（蒸熟，去皮核）一斤　杏仁（水泡，去皮尖，蒸熟）一斤　核桃肉（水浸，去皮壳）一斤　真沉香三钱（另研为末）　蜂蜜六斤（用锡盆分作三份，入盆内滚水炼蜜，如硬白糖为度，只有三斤干净）　真酥油一斤（和蜜蒸化）

【用法】上为极细末，入酥油、蜜内搅匀如膏，入新瓷罐内，以盛一斤为度，用纸封固，勿令透风。每日清晨用白滚水调服数匙，临卧时又一服。

【功用】大补真元。

【宜忌】忌铁器。

八珍酒

【来源】《万病回春》卷四。

【组成】当归（全用，酒洗）三两　南芎一两　白芍（煨）二两　生地黄（酒洗）四两　人参（去芦）一两　白术（去芦，炒）三两　白茯苓（去皮）二两　粉草（炙）一两半　五加皮（酒洗，晒干）八两　小肥红枣（去核）四两　核桃肉四两

【用法】上锉，共装入绢袋内，用好糯米酒四十斤，煮二炷香，埋净土中五日夜，取出，过三七日服。每晨、午、夕温饮一二小盏。

【功用】和气血，养脏腑，调脾胃，解宿酲，强精

神，悦颜色，助劳倦，补诸虚，久服百病消除。

白龙汤

【来源】《万病回春》卷四。
【组成】桂枝 白芍（酒炒） 龙骨（煅） 牡蛎（煅）各三钱 甘草（炙）三钱
【用法】上锉一剂。加大枣两个，水煎服。
【主治】男子失精，女子梦交，自汗盗汗。

加味八珍丸

【来源】《万病回春》卷四。
【组成】当归（酒洗）二两 南芎一两二钱 白芍（酒炒）一两半 熟地黄（酒蒸，晒干）二两 人参（去芦）二两 白术（去芦，炒）二两 白茯苓（去皮）二两 粉草（蜜炙）七钱 陈皮二两
【用法】上为细末，用首男胎衣一具，长流水洗净，次入麝香二三分，再揉洗，用布绞干，以好酒二升，煮极烂如泥，和前药，如干，再入酒，糊为丸，如梧桐子大。每服一百丸，空心盐汤送下；或酒亦可，晚上米汤下。
【功用】大补血气，壮脾胃，益虚损。
【加减】惊悸怔忡，加远志（甘草水泡去骨）二两、酸枣仁（炒）一两；阴虚火动属虚劳者，去人参一两，加黄柏、知母（俱酒炒）各一两。

延龄固本丹

【来源】《万病回春》卷四。
【别名】延龄固本丸（《仙拈集》卷三）。
【组成】天门冬（水泡，去心） 麦门冬（水泡，去心） 生地黄（酒洗） 熟地黄（酒蒸） 山药 牛膝（去芦，酒洗） 杜仲（去皮，姜酒炒） 巴戟（酒浸，去心） 五味子 枸杞子 山茱萸（酒蒸，去核） 白茯苓（去皮） 人参 木香 柏子仁各二两 老川椒 石菖蒲 远志（甘草水泡，去心） 泽泻各一两 肉苁蓉（酒洗）四两 覆盆子 车前子 菟丝子（酒炒烂，捣成饼，焙干） 地骨皮各一两半
【用法】上为细末，好酒打稀面糊为丸，如梧桐子大。每服八十丸，空心温酒送下。服至半月，阳事雄壮；至一月颜如童子，目视十里，小便清滑；服至三月，白发返黑；久服神气不衰，身轻体健。
【功用】延龄固本，壮阳事，驻颜色，乌须发，强健身体。
【主治】五劳七伤，诸虚百损，颜色衰朽，形体羸瘦；中年阳事不举，精神短少；未至五旬，须发先白；并左瘫右痪，步履艰辛，脚膝疼痛，小肠疝气；妇人久无子息，下元虚冷。
【加减】妇人加当归（酒洗），赤石脂（煨）各一两。

红颜酒

【来源】《万病回春》卷四。
【别名】不老汤。
【组成】胡桃仁（泡，去皮）四两 小红枣四两 白蜜四两 酥油二两 杏仁（泡，去皮尖，不用双仁，煮四五沸，晒干）一两
【用法】先以蜜、油溶开入自造好烧酒一金华坛，随将三药入酒内浸三七日。每早服二三杯。
【功用】补益。

扶衰仙凤酒

【来源】《万病回春》卷四。
【组成】肥线鸡一只（将绳吊死，退去毛屎不用）
【用法】将鸡切四大块，再切入生姜四两、胶枣半斤，用好酒五六壶，共三味装入一大坛内，将泥封固坛口，重汤煮一日，凉水拔出火毒。每服以空心将鸡酒连姜、枣随意食之。
【主治】诸虚百损，五劳七伤，瘦怯无力，及妇人赤白带下。

补天大造丸

【来源】《万病回春》卷四。
【组成】紫河车一具（取男胎首生者佳，如无，得壮盛妇人产者亦好。先用米泔水将紫河车浸，洗净，不动筋膜，将竹器全盛，长流水浸一刻，以瓦盆全盛，木甑内蒸，文武火蒸极熟如糊取出） 怀生地黄（酒浸）一两五钱 怀熟地黄（酒

蒸）二两　麦门冬（泡，去心）一两五钱　天门冬（泡，去心）一两五钱　牛膝（去芦，酒洗）一两　枸杞子七钱　五味子七钱　当归（酒洗）一两　杜仲（去皮，酥炙）一两半　小茴香（酒炒）一两　川黄柏（去皮，酒炒）一两　白术（去芦，炒）一两　陈皮（去白）八钱　干姜（炮）二钱　侧柏叶（采向东嫩枝条，隔纸焙干）二两

【用法】上为细末，用蒸紫河车汁并河车共为末，为丸如梧桐子大，忌铁器，俱用石臼舂杵，或石磨磨之。每服一百丸，空心米汤送下，一日一次，有病者一日二次。

【功用】滋养元气，延年益寿，壮阳元，滋坎水，年过四十，服之接补。

【主治】虚烦之人，房室过度，五心烦热。

【加减】血虚，加当归，地黄倍之；气虚，加人参、黄耆（蜜炙）各一两；肾虚，加覆盆子（炒）、小茴香、巴戟（去心）、山茱萸（去核）；腰痛，加苍术（盐水炒）、萆薢、琐阳（酥炙）、续断（酒洗）；骨蒸，加地骨皮、知母（酒炒）；妇人去黄柏，加川芎、香附、条芩（俱酒炒）各一两。

固本遐龄酒

【来源】《万病回春》卷四。

【组成】当归（酒洗）　巴戟（酒浸，去心）　肉苁蓉（酒洗）　杜仲（酒炒，去丝）　人参（去芦）　沉香　小茴（酒炒）　破故纸（酒炒）　石菖蒲（去毛）　青盐　木通　山茱萸（酒蒸，去核）　石斛　天门冬（去心）　熟地黄　陈皮　狗脊　菟丝子（酒浸，蒸）　牛膝（去芦）　酸枣仁（炒）　覆盆子（炒）各一两　枸杞子二两　川椒（去子）七钱　神曲（炒）二两　白豆蔻　木香各三钱　砂仁　大茴　益智（去壳）　乳香各五钱　虎骨胫（酥炙）二两　淫羊藿四两（新者）　糯米一升　大枣一升　生姜二两（捣汁）　远志（甘草水泡，去心）一两　新山药四两（捣汁）　小黄米明流烧酒七十斤

【用法】上为末，糯米、枣肉、粘饭同姜汁、山药汁、炼蜜四两和成块，分为四块，四绢袋盛之，入酒坛内浸二十一日，取出。每次饮一二盏，早晚热服。

【功用】和气血，养脏腑，调脾胃，解宿酲，强精神，悦颜色，助劳倦，补诸虚。

【宜忌】虚人无热者宜此。

驻世珍馐

【来源】《万病回春》卷四。

【组成】当归（酒洗）　南芎　白芍（酒炒）　熟地黄　菟丝子（酒制）　巴戟（酒浸，去心）　肉苁蓉（酒洗）　益智仁（酒炒）　牛膝（去芦，酒洗）　杜仲（姜酒炒去丝）　山药　青盐　大茴　山茱萸（酒蒸，去核）　枸杞子（酒洗）　川椒（炒）　干姜　甘草（炙）各等分

【用法】上为细末，用豮猪肉不拘多少，切片，酒炒熟，入药再炒，不可用水，瓷器收贮。空心好酒送下。

【功用】补虚。

【宜忌】忌生冷。

滋阴降火汤

【来源】《万病回春》卷四。

【组成】当归（酒洗）一钱二分　白芍（酒洗）二钱三分　生地黄八分　熟地黄（姜汁炒）　天门冬（去心）　麦门冬（去心）　白术（去芦）各一钱　陈皮七分　黄柏（去皮，蜜水炒）　知母　甘草（炙）各五分

【用法】上锉一剂。加生姜三片，大枣一枚，水煎，临服入竹沥、童便、姜汁少许同服。此方与六味地黄丸相兼服之，大补虚劳，神效。

【主治】阴虚火动，发热咳嗽，吐痰喘急，盗汗口干。

【加减】骨蒸劳热者，加地骨皮、柴胡；如服药数剂不退，加炒黑干姜三分；盗汗不止者，加黄耆、炒酸枣仁；痰火咳嗽，气急生痰，加桑白皮、紫菀、片芩、竹沥；咳嗽痰中带血者，加片芩、牡丹皮、阿胶、栀子、紫菀、犀角、竹沥；干咳无痰，及喉痛生疮声哑者，加片芩、瓜蒌仁、贝母、五味子、杏仁、桑白皮、紫菀、栀子；咳嗽痰多，加贝母，款冬花、桑白皮；喉痛生疮，声音不清，或咽干燥，用山豆根磨水噙之，再用吹喉散，噙

化丸；痰火作热，烦躁不安，气随火升，并痰火怔忡嘈杂，加酸枣仁、黄芩、炒黄连、竹茹、辰砂、竹沥；痰火惊惕同治；血虚腰痛，加牛膝、杜仲；血虚脚腿枯细，无力痿弱，加黄耆、牛膝、防己、杜仲，去天门冬；梦遗泄精者，加山药、牡蛎、杜仲、故纸、牛膝，去天门冬；小便淋浊，加车前、瞿麦、萆薢、萹蓄、牛膝、山栀，去芍药；阴虚火动，小腹痛者，加茴香、木香少许，去麦门冬；阴虚火盛，足常热者，加山栀、牛膝，去麦门冬。

噙化仙方

【来源】《万病回春》卷四。

【组成】甜梨汁　白萝卜汁　生姜汁　白糖各二两　辽五味（去梗）一两　款冬花　紫菀　桔梗各二两

【用法】上共熬成膏，入人参末一钱和匀为丸，如弹子大，至晚噙化一丸。不过十丸，其病可痊。

【主治】五劳七伤，吐脓、吐血、吐痰，咳嗽喘急。

乌骨鸡丸

【来源】《万病回春》卷六。

【组成】人参（去芦）五钱　当归（酒洗）　熟地（姜汁浸，焙）　白芍（酒炒）　白茯苓（去皮）　香附（童便浸，炒）各一两　川芎　陈皮　秦艽　玄胡索　贝母（去心）　牡丹皮各七钱　甘草五钱

【用法】上俱锉成饮片听用。另用黄耆为末，拌饭喂乌鸡，喂至肌肥，眼生眵，缢死，燥去毛，破开取出肠胃，好酒洗净，入前药饮片在鸡肚内线缝住，用酒、醋等分，煮鸡烂如泥，捞起焙干或晒干，为细末，将鸡汁打面糊为丸，如梧桐子大。每服五十丸，空心清米汤送下。

【主治】妇人虚弱，咳嗽吐痰，或骨蒸劳热，或赤带下，或经水不调，形体瘦倦无力，或口干舌燥。

清肺饮子

【来源】《万病回春》卷六。

【组成】当归（酒洗）　川芎　黄芩　贝母（去心）　知母（蜜水炒）　阿胶珠　蒲黄（炒）　陈皮各八分　白芍（酒炒）　生地黄　天门冬（去心）　麦门冬（去心）　前胡各一钱　薄荷六分　枳壳（麸炒）五分　藕节十片　甘草（炙）三分

【用法】上锉一剂。以水一钟半，煎至一钟，食后徐徐温服。先服此清热止血，后服逍遥散加减调理。

【主治】妇女虚劳发热，咳嗽吐血。

滋阴至宝汤

【来源】《万病回春》卷六。

【组成】当归（酒洗）　白术（去芦）　白芍（酒炒）　白茯苓（去皮）　陈皮　知母　贝母（去心）　香附（童便炒）　地骨皮（去骨）　麦门冬（去心）各八分　柴胡（酒炒）　薄荷　甘草各三分

【用法】上锉一剂。加煨姜三片，水煎，温服。

【功用】调经水，滋血脉，补虚劳，扶元气，健脾胃，养心肺，润咽喉，清头目，定心慌，安神魄，退潮热，除骨蒸，止喘嗽，化痰涎，收盗汗，住泄泻，开郁气，利胸膈，疗腹痛，解烦渴，散寒热，祛体疼。

【主治】妇人诸虚百损，五劳七伤，经脉不调，肢体羸瘦。

回阳无价至宝丹

【来源】《遵生八笺》（紘雪居本）卷十七。

【别名】壮阳无价至宝丹（原书巴蜀本）。

【组成】川楝子（取肉）　乌药各二两　川牛膝　熟地黄　蛇床子　茯神　穿山甲　肉苁蓉　巴戟　五味子　人参　泽泻　大茴香　槟榔各一两　乳香三钱　沉檀香各五钱　凤眼草二钱　鹿茸　仙灵脾　甘草　破故纸　菟丝子　葫芦巴　莲心各五钱

【用法】上为细末，炼蜜为丸，如梧桐子大。每服三十丸，空心以好酒送下。

【主治】五劳七伤，四肢无力，下元虚冷，夜梦遗

精，阳痿。

肾沥汤

【来源】《遵生八笺》卷四。

【组成】干地黄六分　黄耆六分　茯苓六分　五味子四分　羚羊角四分　桑螵蛸三两（炙）　地骨皮一两　桂心一两　门冬五分（去心）　磁石一钱二分（打碎，水洗令黑汁出尽为止）

【用法】将羊肾两个（猪肾亦可，去脂膜，切如柳叶），以水四升先煮之，待水去半升即掠去水上肥沫及肾滓，取汁煎诸药，澄清去滓，分为三服，空心平旦服之。三伏日各服一料，亦可随人加减。

【主治】男子虚羸，五劳七伤，风湿脏虚，耳聋目暗。

【宜忌】忌食大蒜、生葱、冷陈滑物。

茯苓丸

【来源】《遵生八笺》卷六。

【组成】茯苓　山药　肉桂　山茱萸　巴戟　白术　牛膝　菟丝子各一两　干姜　细辛　防风　柏子仁　泽泻　牡丹皮各三钱　附子（童便煮三次，一两一个）

【用法】上为细末，炼蜜为丸，如梧桐子大。每服七丸，空心盐汤送下，一日二次。

【主治】男子五劳七伤，两目迎风泪出，头风项强，回转不得，心腹胀满，上连胸胁，下引腰背，表里彻痛，喘息不得，饮食咳逆，面黄痿瘦，小便淋沥，阴痿不起，临炉不举，足肿腹痛，五心烦热，身背浮肿，盗汗不绝，四肢拘挛，或缓或急，梦寐惊悸，呼吸气短，口干舌燥，状如消渴，急于喜怒，呜咽悲愁。

乳　粥

【来源】《遵生八笺》卷十一。

【组成】肥人乳

【用法】煮粥半熟，去汤，下人乳汁代汤，煮熟，置碗中，加酥油一二钱（无酥亦可），旋搅食之。

【功用】大补元气。

麋角粥

【来源】《遵生八笺》卷十一。

【组成】麋角霜（煮过胶的）

【用法】上为细末。每粥一盏，入末一钱、盐少许，食之。

【主治】下元虚弱。

大补阴膏

【来源】《遵生八笺》卷十七。

【组成】茯神二两（去皮心）　远志二两（去梗，炒干用）　人参五钱（去芦）　白术四两（切片，水洗，去油，晒干）　茯苓二两（去皮）　橘红一两五钱（去白）　贝母一两五钱（姜汤煮过）　甘草三钱（炙，去皮）　紫菀一两（洗去土）　阿胶一两（蛤粉炒成珠）　五味子五钱　当归身三两（酒洗）　生地黄一两五钱（酒洗）　白芍药二两（炒）　熟地黄一两五钱（酒洗，蒸九次，晒九次）　天门冬一两五钱（去心）　麦门冬一两五钱（去心）　菟丝子二两（水洗去土，晒干）　枸杞子三两（蒸，焙干）　黄柏二两（去皮，盐水炒干）　山茱萸二两（汤浸）　知母一两（盐水炒干）

【用法】上切，用井花水二十四碗，入鲜姜四两二钱，胡桃肉、园眼肉、枣肉、莲肉各二十四个，乌梅肉十二个，春浸半月，夏不浸，秋浸一日，冬浸一日夜，于静室内，用炭火煎至五碗，去药滓，用好蜂蜜二十四两，煎一滚，用纸渗去面上沫，入前药同煎至滴水不散为度；用瓷罐盛，白纸封口，放水盘中，露罐口七日，去火毒，取出。每服三茶匙，空腹白滚汤调下。

【功用】安心神，健脾胃，滋肺金，补元气。

【宜忌】忌食羊肉。

长生斑龙飞步丹

【来源】《遵生八笺》卷十七。

【组成】鹿茸二两（酥炙）　陈皮二两　当归四两（酒洗净）　地黄八两（取汁为膏）　茯神二两（人乳）　钟乳粉一两（水飞过）　人参四两　柏子仁二两　枸杞子二两　麦门冬一两　白术二两　沉香五钱　白胶二两　紫河车一具（首生男

子者为佳） 腽肭脐一两

【用法】上药除地黄、紫河车外为末，用绿毛小龟肉一个，同河车煮，以桑柴文武火煮成糜，连汁同捣细，和前药末，再入人乳汁一碗，同膏为丸，如梧桐子大。每服六十丸。

【主治】虚损，瘘证。

延寿丹

【来源】《遵生八笺》卷十七引罗真人方。

【组成】干山药一两（去皮） 人参一两（去芦） 白茯苓一两（去皮） 川牛膝一两（酒浸） 杜仲一两（姜制去丝） 龙骨一两 川续断一两（去芦） 鹿茸一两 当归一两（酒浸洗） 山药苗一两 北五味一两 熟地黄一两（酒浸） 石菖蒲一两 楮实子一两（去瓤） 破故纸一两（炒） 麦门冬一两（去心） 辽枸杞五钱

【用法】上为极细末，以酒糊为丸，如梧桐子大。每服五十丸或六七十丸，淡盐汤送下，一日二次。服至五日，体自轻健；至十日，精神倍爽；半月之后，气力壮勇；二十四日后，眼目清朗，语言响亮；一月之余，饮食大进，颜色红润，步履轻健，冬月手足常暖。此药不热不燥，老幼皆可服。

【功用】常服此药，阴阳升降无偏，充实肌肤，填精补髓，精神倍长，强壮筋骨，悦颜色，固真气，和百脉，正三焦，乌须发，坚齿牙，聪耳明目，老能轻健。

【主治】男子五劳七伤，诸虚不足，阴痿气弱无力，心肾不交，精神欠爽，小便频数，腰膝疼痛。妇人赤白带下，起居倦怠，脚冷麻痹，不能久立，肾气不和，脐腹疼痛，经水愆期，无孕。

【加减】如下元虚冷，加鹿茸五钱，附子五钱。

延寿酒药仙方

【来源】《遵生八笺》卷十七。

【别名】养寿丹。

【组成】当归（去芦） 人参（去芦） 白茯苓（去皮） 草乌（去皮） 乌药 杏仁（去皮尖） 何首乌（去皮） 川椒（去目） 川乌（去皮尖） 五加皮 肉苁蓉（去皮尖） 枸杞子 砂仁各五钱（净） 木香 牛膝（去芦） 枳壳（去瓤） 干姜（火炮） 虎骨（酥炙黄色） 川芎 香附子（炒去毛） 香白芷 厚朴（姜汁浸） 陈皮（去白） 白术（炒） 独活 羌活 麻黄（去节） 官桂（去皮） 白芍药 半夏（姜汁浸） 生地 熟地 天麦门冬（去心） 五味子 防风 细辛（拣净，酥酒洗，去芦） 沉香 苍术（米泔浸，去皮） 小茴香（盐炒黄）各三钱 破故纸（酒浸，微炒） 核桃仁（汤浸去皮） 甘草（火炙，净）各一两 红枣肉 酥油各半斤 白沙糖一斤

【用法】上药用细绢袋盛之，用烧酒一大坛，浸药三日，放在大锅内，用汤浸坛，煮两个时辰，取起掘一坑，埋三日，出火毒取出。每日用酒一小钟，病在上，食后服；病在下，空心服。饮酒毕后，将药滓晒干，研为细末。用好花烧酒打糊为丸，如梧桐子大。每服三十丸，空心好酒送下。

【功用】补脾，养丹田，和气血，壮筋骨，益精髓，身体轻健，明眼目，安五脏，定魂魄，润肌肤，返老还童，延年益寿。

【主治】男妇远年近日，诸虚百损，五劳七伤，左瘫右痪，偏正头风，口眼歪斜，半身不遂，语言謇涩，筋脉拘挛，手足麻木，浑身疥疮，肠风痔漏，紫白癜风，寒湿脚气，膀胱疝气，十膈五噎，身体羸瘦，腰腿疼痛，四肢无力，皮肤生疮，耳聋眼昏，下部虚冷，诸般淋沥；妇人经脉不调，脐腹疼痛，胁背臌胀，黄瘦面肌，口苦舌干，呕逆恶心，饮食无味，四肢倦怠，神鬼惊悸，夜多盗汗，时发潮热，月事或多或少，或前或后，心中闷塞不通，结成瘕块，时作刺痛，或子宫积冷，气毒虚败，赤白带下，渐成虚瘵。

斑龙黑白二神丹

【来源】《遵生八笺》卷十七引《道藏》。

【组成】鹿茸二两（酥炙） 陈皮二两 当归四两（酒洗净） 地黄八两（取汁为膏） 茯神二两 钟乳粉一两（水飞） 人参四两 柏子仁二两 枸杞子二两 麦门冬一两 生地黄 白术二两 沉香五钱

方中生地黄用量原缺。

【用法】上为末，炼蜜为丸，如梧桐子大。每服五六十丸，秋石汤送下。

【功用】美颜色，和五脏，壮精神，美须发，补

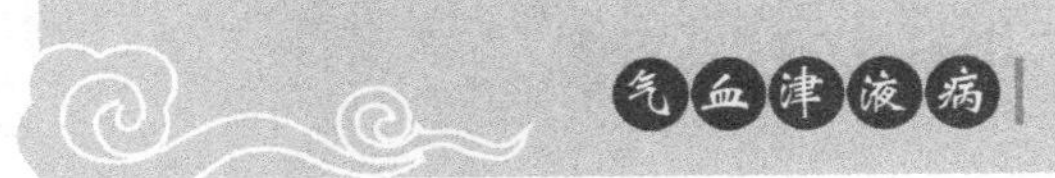

羸瘦。

【主治】虚损怯症，五劳七伤，气血俱虚，颜色憔悴。

乳升丹

【来源】《遵生八笺》卷十八。

【组成】香附一斤（童便浸，炒黄色） 当归一两五钱（酒洗） 红花一两 川芎一两五钱（酒洗） 三棱一两（醋炒） 生地二两 白芍药一两五钱 牡丹皮二两 蕲艾四两 草豆蔻仁一两（麸皮炒） 玄胡索一两五钱 枳壳二两 青皮一两（麸皮炒） 山楂肉四两（炒） 乌药二两（炒） 紫苏子一两五钱 萝卜子二两（炒） 蓬术一两（醋炒） 熟地二两（酒二碗，熬膏） 砂仁一两五钱（炒）

【用法】共为细末，醋糊为丸。每服二钱，艾醋汤送下，不拘时候。

【主治】男人虚劳。

秘传紫府青津丸

【来源】《遵生八笺》卷十八。

【组成】女贞实四两（用芩、连水浸一夜，次日蒸晒，如法三遍） 白石膏四两（煅过，研细，用嫩桑叶四五斤煎汁，取净汁一碗煮干，再用紫苏四两，荆芥一两，煎清汁，再待干听用） 知母四两（净锉片，分四处：人乳、童便、青盐拌润过一宿，生用一分；俱微火炒） 黄柏四两（净，照前四制如法） 白芍药一两（用桑皮煎水煮干） 贝母二两（姜矾水煮干） 杏仁二两（去皮尖，青盐水煮干） 天门冬二两（去心，切细，微火炒干） 麦门冬二两（去心，微火焙干） 人参一两（切大片，用好酒拌润一宿，取白酒、曲末炒热，下人参微炒干，去曲） 茯神二两（去皮心，人乳拌润一夜，次日火焙干） 黄耆一两（切片，蜜水拌润一宿，炒干） 糖球肉五钱 当归一两（酒洗晒干，切片，酒拌润一宿，炒） 陈皮一两（去白，炒） 百合二两（姜汤泡过，焙干）

【用法】上药各制精微分两，和一处，再焙大燥，为极细末，取梨汁半斤，炼蜜一斤，为丸如梧桐子大。每服三钱，早、晚白滚汤送下。

【功用】制伏相火，滋养真阴，津润肺腑，上降心火，下生肾水，清热化痰。

【主治】虚实痰火。

蒸脐秘妙方

【来源】《遵生八笺》卷十八。

【组成】麝香五钱 丁香三钱 青盐四钱 乳香三钱 木香三钱 雄黄三钱 五灵脂五钱 小茴香五钱 没药 虎骨 蛇骨 龙骨 朱砂各五钱 人参 大附子 胡椒各七钱 白附子五钱 夜明砂五钱

【用法】上为末，听用。每用看人脐孔深浅先将麝香填一二厘入脐中，次将药填实，上用荞麦面和匀作箍，照脐眼大小圈转按实在脐四围，再将药填其中令铺着实，次用银簪脚插脐中药上数孔，次盖槐皮一片如大钱，皮上以蕲艾壮灸烧至一百二十壮，如汗不出，再灸，灸后保养月余。一年蒸脐四次。

【功用】除百病。

【主治】久嗽久喘，吐血寒劳，遗精白浊，阳事不起，下元冷弱，久无子嗣，以及妇人赤白带下，并治痰火等疾。

【宜忌】灸后不见风寒、油腻、生冷一月。

【加减】妇人不用麝香。

滋荣健脾丸

【来源】《鲁府禁方》卷一。

【组成】白术六两 白芍（炒） 白茯苓各五两 当归（酒洗） 橘红各四两 川芎三两半 甘草（蜜炙）三两 生地（酒浸） 麦芽（炒） 枳实（麸炒） 山楂肉（蒸） 黄连（姜炒）各二两半

【用法】上为末，酒糊为丸，如梧桐子大。每服七、八十丸，白水送下。

【主治】阴分不足，四肢倦怠，脾气不能布化，或五心烦热，盗汗，将成痨瘵；或大病后羸瘦，一切不足之症。

坎离既济丸

【来源】《鲁府禁方》卷二。

【组成】熟地黄（酒蒸，姜汁浸，焙）四两　生地黄（酒浸）　天门冬（去心）　麦门冬（去心）　山茱萸（酒蒸，去核）　山药　甘枸杞　肉苁蓉（酒洗，蒸）　黄柏（去皮，酒炒）　知母（酒炒）　当归（酒洗）　白芍药（酒炒）各二两　白茯苓（去皮）　牡丹皮各一两半　泽泻　五味子　拣参　远志（甘草水泡，去心）各一两

【用法】上为细末，炼蜜为丸，如梧桐子大。每服一百丸，空心盐汤、黄酒任下。

【功用】补心血，滋肾水。

【主治】虚劳。

【宜忌】忌铁器，忌三白。

【加减】凡人年过四十以后气血渐衰，可加斑龙胶四两，酒化开丸服。

驻世金丹

【来源】《鲁府禁方》卷二。

【组成】红铅（要十三四岁清秀女子首经，阴干）二分五厘　人乳（要壮盛妇女初生男子乳汁，晒干）二分五厘　乳香二厘半（要透明者）　朱砂二厘半（要有神者）　秋石（用新小乌盆一个，入童便于内令满，放净去处阴地上，倾此童便在地下，乌盆坐于上，将布围，日久盆外生出秋石，扫下用少许）

【用法】上各为细末，合一处研匀，用初生男乳汁，加童便少许，揉和为丸，如梧桐子大，用鸡蛋取顶去清黄，令入丸在内，厚纸封顶，放众鸡蛋内，于二十一日取出该蛋内之药，每遇病轻者服一丸，病重者服二丸，乳汁送下。无病之人，服之延年，须要居一静室，清心绝欲，勿太醉太饱，太喜太怒，太劳，静养。每早卯时伏气后用一丸，晚上伏气后用一丸，俱用乳汁送下，服至四十日为止。

【功用】大补元神，培养精气，身体康健，耳目聪明，发白返黑，齿落更生，延年益寿。

【主治】诸虚百损，五劳七伤，万病临危。

神仙延龄丹

【来源】《鲁府禁方》卷二。

【组成】旱莲（取汁，晒干成膏子）半斤　破故纸（炒香，为末）一斤　五加皮（酒浸一昼夜，晒干）　赤茯苓（去皮，乳浸，牛乳可代）　生地黄二斤（酒浸一昼夜，取汁，晒成膏子）　红枣（去皮，煮熟）　生姜二斤（取汁，晒干成膏子）　杜仲（去皮，炙炒去丝，为末）　核桃仁（去皮）各半斤　川芎　枸杞（去蒂，酒浸）各四两　没石子　蜂蜜（炼老熟）各二两　细辛一两

方中五加皮、赤茯苓、红枣用量原缺。

【用法】上除桃仁、红枣、蜜外，其余各为细末，将桃仁、红枣、蜜煮熟为丸，如梧桐子大。每服三五十丸，酒或盐汤送下。服二十日后，退白生黑，久服延年。

【功用】使衰返壮，折骨复坚，生瘢痕，耳聪目明，益寿延年。

【主治】瘫痪，五劳七伤，颜色枯干，身体羸瘦，妇人久不成胎，男子精神减少，行步艰难，筋骨疼痛。

仙传种子药酒

【来源】《鲁府禁方》卷三。

【组成】白茯苓（去皮，净）一斤　大红枣（煮，去皮核，取肉）半斤　胡桃肉（去皮，泡去粗皮）六两　白蜂蜜六斤（入锅熬滚，入前三味搅匀，再用微火熬滚，倾入瓷坛内，又加高烧酒三十斤，糯米白酒十斤，共入蜜坛内）　黄耆（蜜炙）　人参　白术（去芦）　川芎　白芍（炒）　生地　熟地　小茴　枸杞子　复盆子　陈皮　沉香　木香　官桂　砂仁　甘草各五钱　乳香　没药　五味子各三钱

【用法】上为细末，共入蜜坛内和匀，箬叶封口，面外固，入锅内，大柴火煮二炷香，取出，埋于土中三日，去火气。每日早、午、晚三时，男女各饮数杯，勿令大醉。

【功用】安魂定魄，改易颜容，添髓驻精，补虚益气，滋阴降火，保元调经，壮筋骨，润肌肤，发白再黑，齿落更生，目视有光，心力无倦，行步如飞，寒暑不侵，能除百病，种子。

除烦四物汤

【来源】《鲁府禁方》卷三。

【组成】当归（酒洗） 川芎 赤芍 生地天花粉各一钱 五味子十个 麦门冬（去心） 前胡 干葛各八分 淡竹叶十个 人参七分 石膏一钱

【用法】上锉。水煎服，不拘时候。

【主治】虚损，面上心中时或烦热。

除寒四物汤

【来源】《鲁府禁方》卷三。

【组成】熟地黄 南芎 白芍（酒炒） 白茯苓（去皮） 当归身（酒洗）各一钱 干姜五分 石菖蒲七分 黄耆（蜜炒） 人参各七分 甘草三分

【用法】上锉。水煎服，不拘时候。

【主治】气血虚，身体怯冷，但逢时少寒，为之耸肩。

【加减】寒战，加官桂。

巨胜子丸

【来源】《痘疹传心录》卷十八。

【组成】胡麻（拣净，不见水，酒淘净，黑豆上蒸，九蒸九晒） 生地（酒拌，九蒸九晒） 菟丝子（去沙，酒洗净，童便浸二日，捣为饼，晒干） 肉苁蓉（去中心膜，焙干） 枸杞子（人乳浸，蒸焙干）各十两 破故纸五两（盐水拌炒） 杜仲五两（去皮，童便浸，盐酒炒去丝） 茯苓二两五钱（人乳拌蒸） 当归二两五钱（酒洗，焙干） 牛膝五两（酒洗，焙干） 麦冬一两五钱（去心，焙干） 五味子一两五钱（敲碎，蜜拌蒸，焙干） 人参（中年）四两（少年）二两（童便浸，焙干） 附子一个（重一两二钱者；用童便、甘草、防风煮透，用湿纸裹，慢火煨之） 何首乌五两（竹刀刮去皮，米泔浸一宿，用黑豆上蒸，豆熟为度，去豆晒干，如此九次，晒干为末，少年不用）

【用法】上为末，炼蜜为丸，如梧桐子大。每服三钱，空心白汤送下。

【主治】补养气血，添精固髓，久服种子。

虎骨酒

【来源】《增补内经拾遗》卷四。

【组成】虎骨一具（通炙，取黄雀汁浸，碎如雀脑）

【用法】上用糯米三石，入虎骨，倍用曲，如酿酒法，酿之酒熟，封头五十日，开饮之。

【主治】胃中空虚，行阴用力，身体懈惰，不能支持。

大补地黄丸

【来源】《证治准绳·类方》卷一。

【组成】黄柏（盐酒炒） 熟地黄（酒蒸）各四两 当归（酒洗） 山药 枸杞子（甘州佳）各三两 知母（盐酒炒） 山茱萸肉 白芍药各二两 生地黄二两五钱 肉苁蓉（酒浸） 玄参各一两五钱

【用法】上为细末，炼蜜为丸，如梧桐子大。每服七八十丸，空心淡盐汤送下。

【主治】精血枯涸，燥热。

保真汤

【来源】《证治准绳·类方》卷一。

【组成】当归 生地黄 熟地黄 黄耆（蜜水炙） 人参 白术 甘草 白茯苓各五分 天门冬（去心） 麦门冬（去心） 白芍药 黄柏（盐水炒） 知母 五味子 软柴胡 地骨皮 陈皮各一钱 莲心五分

【用法】上以水二钟，加生姜三片，大枣一枚，煎八分，食远服。

【主治】

1.《证治准绳·类方》：劳证体虚骨蒸。

2.《红炉点雪》：诸虚百损，五劳七伤，骨蒸潮热，咳嗽，诸汗、诸血。

【方论】《医门法律》：按此方十八味，十全大补方中已用其九，独不用肉桂耳。然增益地黄，代川芎之上窜，尤为合宜。余用黄柏、知母、五味子滋益肾水，二冬、地骨皮清补其肺，柴胡入肝清热，陈皮助脾行滞，其意中实不欲大补也。

玄精丹

【来源】《证治准绳·类方》卷八。
【别名】元精丹（《医部全录》卷一六四）。
【组成】血余（自己发及父子一本者，及少壮男女发，拣去黄白色者，用灰汤洗二三次，再以大皂角四两捶碎，煮水洗净，务期无油气为佳，将发扯碎晒干，每净发一斤用川椒四两，拣去梗核，于大锅内发一层，椒一层和匀，以中锅盖之，盐泥固济，勿令泄气，桑柴慢火煅三炷香，退火待冷取出，于无风处研为细末）四两　何首乌（用黑豆九蒸九晒，拣去豆，取净末）一斤　黑脂麻（九蒸九晒，取净末）八两　破故纸（炒，取净末）四两　生地黄（怀庆沉水者，酒浸杵膏）八两　熟地黄（酒浸杵膏）八两　桑椹（取净汁熬膏）四两　女贞实四两　旱莲草（取净汁熬膏）四两　胡桃肉（研膏）二两　胶枣肉（研膏）二两　槐角子（入牛胆内百日）四两
【用法】上以药末入诸膏和匀，加炼蜜一斤成剂，入石臼内舂千余下，如梧桐子大。每服六十丸，空心用何首乌酉襄酒每温二三杯送下，一日三次。
【功用】乌须发。
【主治】《医级》：肝肾不足，精血枯涸，凡虚损在真阴水火者。

羊乳丸

【来源】《证治准绳·女科》卷二。
【组成】秦艽　柴胡　地骨皮　山茱萸肉　黄耆（蜜炙）　地黄（酒浸蒸过）各等分
【用法】上为末，炼蜜为丸，如梧桐子大。每服五十丸，不拘时候，煎人参汤送下，一日三次。
【主治】虚劳羸瘦。
【方论】《济阴纲目》：此方以黄耆补上焦元气，而配以地骨之苦寒，是补气不补火；以熟地补下焦之水，而配以山茱之温涩，是补水而又生肝；柴胡散结热之气，秦艽利一身之机；方以羊乳名者，以参、耆有羊肉之功也。

葆真丸

【来源】《证治准绳·女科》卷四。
【组成】鹿角胶半斤（锉作豆大，就用鹿角霜拌炒成珠，研细）　杜仲（去粗皮，切碎，用生姜汁一两同蜜少许拌炒断丝）三两　干山药　白茯苓（去粗皮，人乳拌，晒干，凡五七次）　熟地黄各二两　菟丝子（酒蒸，捣，焙）　山茱萸肉各一两半　北五味子　川牛膝（去芦，酒蒸）　益智仁（去壳）　远志（泔煮，去骨）　小茴香（青盐三钱同炒）　川楝子（去皮核，取净肉，酥炙）　川巴戟（酒浸，去心）各一两　破故纸　胡芦巴（同故纸入羊肠内煮，焙干）各一两　柏子仁（去壳，另研如泥）半两　川山甲（酥炙）　沉香各三钱　全蝎（去毒）一钱半
【用法】上为极细末，以好嫩肉苁蓉四两（酒洗净，去鳞甲、皮垢，开心，如有黄白膜亦去之，取净二两），好酒煮成膏，同炼蜜和药末，捣千余下，为丸如梧桐子大。每服五十丸，淡秋石汤、温酒任下，以干物压之。渐加至百丸。服七日，四肢光泽，唇脸赤色，手足温和，面目滋润。
【功用】补十二经络，起阴发阳，能令阳气入胸，安魂定魄，开三焦积聚，消五谷进食，强阴益子精，安五脏，除心中伏热，强筋骨，轻身明目，去冷除风。
【主治】九丑之疾。茎弱而不振，振而不丰，丰而不循，循而不实，实而不坚，坚而不久，久而无精，精而无子，及治五劳七伤，无子嗣者。

胎元散

【来源】《证治准绳·幼科》卷五。
【组成】胎元（焙干）
【用法】上为末，加麝香少许。每服三五分，酒调服。
【主治】血气俱虚，痘不起，发不红润。

人参固本酒

【来源】《墨宝斋集验方》卷上。
【组成】人参二两　天门冬（去心）　麦门冬（去心）　怀生地　怀熟地　枸杞子各四两　虎胫骨二两（酥炙黄脆）　龟版二两（酥炙黄脆）　何首乌四两（大者佳，竹刀去皮，切片，米泔水浸一宿，

用黑豆三升浸软，一层豆，一层药，密盖蒸熟，九蒸九晒） 当归一两

【用法】用好酒三十斤，盛入二罐内，将药分一半，用好绢小袋盛药，吊入罐内，将面封固，桑柴文武火煮二炷香为度，埋土内。一七后，空心任服。

【功用】固精健骨，补精髓。

固本肾气丸

【来源】《墨宝斋集验方》卷上。

【组成】人参一两 麦门冬三两（去心） 天门冬三两（去心） 怀熟地三两（酒煮） 怀生地二两（酒洗） 泽泻一两（白煮） 怀山药四两（炒） 山茱萸二两（去核） 牡丹皮二两（酒洗） 白茯苓二两 枸杞子二两

【用法】上为末，炼蜜为丸，如梧桐子大。每服百丸，空心淡盐汤送下。

【功用】固肾气。

【主治】《医学启蒙》：下元虚损，精气不固，或梦泄遗精，阴虚火动，水火不济，上实下虚，盗汗淋漓。

药　酒

【来源】《墨宝斋集验方》卷上引茅鹿门方。

【组成】淫羊藿一斤（去根梗，用叶，将麻布揩去背上毛，用酥油涂炙黄透，斤半取八两） 当归八两（酒洗，去须头） 仙茅四两（米泔水浸，去赤汁，用黑豆拌，蒸烂，去豆不用） 鹿茸二两（酥炙三两五钱，取二两）

【用法】上药各锉片，共入绢袋盛，悬坛内，用陈煮老酒五六十斤，打面封头并口，煮三炷香取起，埋地下七日夜，将药晒干为末，炼蜜为丸，如梧桐子大。每服二三十丸，清晨将原酒送下。半月以后见效。或加人参一两。

【功用】固精壮阳，固筋健骨，补精髓，广嗣延年。

【主治】气血不足。

【宜忌】忌房事一个月。

斑龙百补丸

【来源】《墨宝斋集验方》卷上。

【组成】鹿角霜十两 鹿角胶四两 人参四两 杜仲三两（姜汁拌炒） 川牛膝四两（酒洗） 白茯苓四两 芡实四两（粉） 黄柏四两 川当归三两（酒洗） 干山药四两（炒） 黄耆四两（酒炒） 知母四两（盐水炒） 怀生地四两（酒洗） 五味子二两 枸杞三两

【用法】炼蜜和胶为丸，如梧桐子大。每服百余丸，空心盐汤送下。

【功用】

1.《墨宝斋集验方》：补益。

2.《奇方类编》：固本保元，复天真，壮阳气，益五脏，助精神，强筋骨，美颜色，延寿算，通神明。

八味地黄丸

【来源】《杏苑生春》卷四。

【组成】熟地黄（怀庆者，酒浸烂，研如泥）八钱 牡丹皮 白茯苓 泽泻各二钱 山茱萸 山药各四钱 黑附子（炮）二钱 厚朴二钱

【用法】依法修合，共为细末，炼蜜为丸，如梧桐子大。每服五十丸，食前滚汤送下。

【主治】肾气虚衰，不能摄养，使邪水溢上，多吐痰涎。

巨胜子丸

【来源】《杏苑生春》卷五。

【组成】巨胜子 柏子仁 生地黄 熟地黄 酸枣仁 人参 茯苓 山药 楮实 莲肉 续断 五味子 牛膝 何首乌 枸杞子 肉苁蓉 破故纸 巴戟 天门冬（酒浸） 覆盆子 菟丝子 芡实各一两 鹿茸一两 胡桃十个（去皮尖，另研）

【用法】上药依法制度，为细末，春、夏炼蜜为丸，秋、冬煮枣肉（去核）研膏为丸，如梧桐子大。每服五十丸，酒或盐汤空心送下。

【功用】滋补精血，调摄元神。

乌鸡丸

【来源】《杏苑生春》卷五。

【组成】人参　黄耆　柴胡　前胡　黄连　黄柏　当归　白茯苓　熟地黄　生地黄　白芍药　贝母　五味子　知母　川芎　白术各五钱

【用法】上锉；用乌骨雄鸡重二斤以上者一只，须新生肥壮者，去毛、血，洗净，入前药在肚，以线缝定，用好腊酒入锅中，放鸡在内，酒约过鸡背上一寸为度，肠脏放在鸡外，同煮极烂，拆开，同药晒干，研为细末，用原汁打蒸饼糊为丸，如梧桐子大。每服一百丸，空心、食前米汤或沸汤送下。

【主治】虚劳客热，肌肉消瘦，四肢倦怠，五心烦热，咽干颊赤，心怯潮热，盗汗减食，咳嗽脓血。

胡黄连丸

【来源】《杏苑生春》卷五。

【组成】胡黄连　银柴胡　人参　地骨皮　犀角　知母　秦艽各三钱二分　鳖甲五钱　牛黄一钱（另研）　当归　茯神　半夏（姜制，作曲用）　杏仁各四钱二分（另研）　紫菀一钱七分。

【用法】上为末，和匀，炼蜜搜剂，捣千余下，丸如梧桐子大。每服五十丸，食前米汤送服。

【主治】一切虚劳，骨蒸潮热，吐咯嗽血，咳嗽声嘶，痰喘不宁，心神恍惚，夜梦遗精。

荣筋汤

【来源】《杏苑生春》卷五。

【组成】人参　白茯苓　当归各七分　甘草　官桂各四分　黑附子　厚朴各五分　龙骨八分　黄耆　麦门冬　白芍药　生地黄各一钱　饴糖少许　生姜三片

【用法】上锉。水煎，空心服。

【主治】筋病，筋脉相引而急；及五劳七伤，小便频数，腹痛难立。

黄耆补肺汤

【来源】《杏苑生春》卷五。

【组成】黄耆一钱五分　五味子　人参各一钱　麦门冬八分　桑白皮五分　枸杞子六分　熟地黄七分

【用法】上锉。水煎熟，不拘时候服。

【主治】虚劳嗽血。

【加减】本方治上症，加阿胶；如气急，加杏仁、桑白皮。

黄耆五味子散

【来源】《杏苑生春》卷五。

【组成】麦门冬　黄耆　熟地黄各一钱　甘草（炙）　五味子　人参各五分　白芍药　桔梗各八分

【用法】上锉。水煎熟，食远温服。

【主治】咳血咯血成痨，眼睛疼痛，四肢困倦，脚膝无力。

斑龙脑珠丸

【来源】《杏苑生春》卷五。

【组成】鹿角霜一斤　鹿角膏四两（用酒溶开）　山药半斤　熟地黄　柏子仁　白茯苓　菟丝子　破故纸　杜仲各四两　肉苁蓉二两　远志一两

【用法】上为末，入鹿角胶和匀为丸；如干燥难丸，入酒再杵令润为丸，如梧桐子大。每服七八十丸，温酒空心送下。

【主治】虚劳精血不足，形羸困乏，白浊遗精，心神不宁，盗汗倦怠。

滋肾大补汤

【来源】《杏苑生春》卷六。

【组成】人参　黄耆　熟地黄　杜仲各一钱　当归八分　川芎六分　茯苓七分　牛膝　白芍药　黄柏　知母各五分　甘草（炙）四分　肉桂三分

【用法】上锉。用生姜三片，水煎，空心温服。

【主治】精血虚惫，腰疼足软者。

鹿茸内补丸

【来源】《杏苑生春》卷七。

【组成】鹿茸　菟丝子　蒺藜　紫菀　肉苁蓉　官桂　黑附子（炮）　阳起石　黄耆　蛇床子　桑螵蛸各等分

【用法】上为细末，炼蜜为丸，如梧桐子大。每服五十丸，食前温酒送下。

【主治】劳伤思想，阴阳气虚，遗精，白淫。

法制猪肾子

【来源】《杏苑生春》卷八。

【组成】猪肾子一对

【用法】去脂膜，洗净，用童子小便二盏，无灰酒一盏，入新器贮之。以泥封固器口，日初慢火养熟，火至中夜止，至五更再温。发瓶取肾食之，原汁送下。

【主治】肾虚百损。

黄耆地骨皮散

【来源】《杏苑生春》卷八。

【组成】黄耆一钱二分　地骨皮　柴胡　赤芍药　生地黄　麦门冬　当归　赤茯苓　黄芩各八分　人参一钱　甘草（炙）五分

【用法】上锉。用生姜五片，水煎，食前服。

【主治】劳热羸瘦，四肢烦疼，心躁口干，不欲饮食。

犀角柴胡散

【来源】《杏苑生春》卷八。

【组成】犀角　赤芍药　地骨皮　麦门冬各七分　红花　甘草　赤茯苓　枳壳各五分　人参七分　柴胡　黄耆各一钱

【用法】上锉。加生姜三片，水煎，食前服。

【主治】劳热羸瘦，四肢烦疼，心躁口干，不欲饮水。

龟肉丸

【来源】《宋氏女科秘书》。

【组成】川芎二两　当归二两　白芍二两（火煨）　紫苏八钱（去梗）　人参六钱　砂仁二两　花椒二两（取半为末）　艾叶二两（醋炙，焙干）　香附（酒便浸）　白术二两（麸炒）　陈皮二两（去白）　熟地二两（酒浸，杵膏）　干姜五钱（炒）　五味三钱（去梗）

【用法】用黄皮龟肉一斤八两，汤泡去皮，连爪，用好酣酒各一碗，漠烂如泥，焙干，和前药为末，将大枣煮烂，入生姜同煮，去皮核，去姜杵膏，和地黄膏为丸，如梧桐子大。每服七八十丸，或米饧或温酒送下。

【主治】瘦怯妇人虚寒者。

养真益元膏

【来源】《幼科证治大全》引《济世全书》。

【组成】人参五钱　白术（炒）　茯苓　陈皮　麦冬　山药各一两　山楂二两　甘草（炙）五分

【用法】上为细末，炼蜜为丸，如芡实大。每服三丸，枣汤化下。

【主治】小儿魃病，虚羸面黄，肌瘦体热。

阳春白雪膏

【来源】《寿世保元》卷二。

【组成】白茯苓（去皮）　怀山药　芡实仁　莲肉（去心皮）各四两（共为细末）　陈仓米半升　糯米半升　白砂糖一斤半

【用法】上先将药、米二味用麻布袋盛放甑内，蒸极熟取出，放簸箕内，却入白沙糖同搅极匀，揉作一块，用小木印印作饼子，晒干收贮。男妇小儿，任意取食。

【功用】养元气，健脾胃，生肌肉，润肌肤，益血秘精，安神定志，壮筋力，养精神，进饮食。

【主治】虚劳瘦怯，泄泻腹胀，肿满喘嗽。

斑龙固本丹

【来源】《寿世保元》卷二。

【组成】人参（去芦）二两　干山药二两　怀生地黄二两　熟地黄（酒蒸）二两　天门冬（去心）二两　菟丝子（酒煨，捣饼，焙干）四两　山茱萸（酒蒸，去核）二两　巴戟（酒浸，去心）二两　甘枸杞子二两　麦门冬（去心）二两　杜仲

（姜炒）二两 五味子二两 肉苁蓉（酒浸）二两 牛膝（酒洗，去芦）二两 远志（甘草水泡，去心）一两 覆盆子二两五钱 泽泻一两 地骨皮一两五钱 老川椒一两 白茯苓（去皮）二两 石菖蒲二两 车前子一两五钱 大附子（面裹煨，去皮脐，切片，童便浸炒）一两 木香二两 虎胫骨（酥炙）二两 柏子仁二两

【用法】上为细末，用好酒化五仁斑龙胶为丸，如梧桐子大。每服百丸，空心时温酒送下。服至半月，阳事雄壮；服至一月，颜如童子，目视十里，小便清滑；服至三月，白发至黑；久服神气不衰，身轻体健。

【功用】大补虚寒。

【主治】诸虚百损，五劳七伤，形容羸瘦，颜色衰朽，中年阳事不举，精神短少，未至五旬，发须先白，并左瘫右痪，步履艰辛，脚膝痠软，小腹疝气；妇人下元虚冷，久无孕育。

八仙斑龙胶

【来源】《寿世保元》卷四。

【组成】人参 天门冬（去心） 怀生地黄（酒洗） 怀熟地黄（酒蒸） 麦门冬（去心） 怀牛膝（去芦用）各五两 甘枸杞子 白何首乌 赤何首乌（以上俱锉锉片）各八两 老鹿茸（燎去毛，截二寸长，劈两片，水洗净）二十两

【用法】将上药均入大砂锅内，熬汁五次，将滓滤净，再熬至五碗，则成胶矣。每服银茶匙二三匙，好酒调化，空心服；或酒化胶为丸尤佳。

【功用】补益。

【主治】诸虚百损，五劳七伤，虚甚者。

五仁斑龙胶

【来源】《寿世保元》卷四。

【组成】鹿角（连脑盖骨者佳，自解者则不用，去盖用生）五十两（截作三寸段，新汲淡泉井水浸洗去垢，吹去角内血腥秽水尽） 人参五两 天门冬（去心皮）五两 麦门冬（去心）五两 甘枸杞子八两（去蒂） 川牛膝（去芦）五两

【用法】五品药，以角入净坛内，注水至坛肩，用笋壳、油纸封固其口，大锅内注水，用文武火密煮三昼夜足；时常加入沸汤于锅内，以补干耗，取出，滤去滓，将汁复入阔口砂锅内，煎熬成胶听用；和药末。

【功用】生精养血，益智宁神，顺畅三焦，培填五脏，补肾精，美颜色，却病延年。

【主治】真阳元精内乏，以致胃气弱，下焦虚惫，梦泄自汗，头眩，四肢无力。

五子益肾养心丸

【来源】《寿世保元》卷四。

【组成】六味地黄丸加甘枸杞子四两 柏子仁二两 覆盆子二两 楮实子（炒）二两 沙苑蒺藜子（微炒）二两

【用法】上为细末，用蜜八两，入斑龙胶先炼，次入浮小麦粉四两，芡实粉四两，水调，亦入胶蜜同炼熟，和药再杵为丸，如梧桐子大。每日服百丸，淡盐汤送下。

【功用】大补元气，培填虚损。

太和丸

【来源】《寿世保元》卷四。

【组成】白术（去油，土炒）四两 白茯苓（去皮）二两 怀山药二两 莲肉（去心皮）二两 当归身（酒炒）四两 白芍药（酒炒）二两 陈皮一两 川黄连（姜炒）一两 山楂（去子）一两 枳实（面炒）一两 半夏（汤泡，切片，姜炒）一两 神曲（炒）一两 香附（用童便炒）一两 木香五钱 龙眼肉一两 炙甘草五钱 人参五钱 白豆蔻（去壳）五钱 嫩黄耆（蜜水炒用）一两

【用法】上为细末，荷叶如掌大者煎汤，下陈仓米半钟煮稀粥和为丸，如梧桐子大。每服百丸，食后、临卧米汤送下。

【功用】大补诸虚，专进饮食，清痰降火，解郁消滞，养气健脾，预防饮食失节损伤脾胃，劳役过度耗散元气，而成内伤诸病。

【加减】年幼、壮者，去参、耆。

长春酒

【来源】《寿世保元》卷四引刘三川方。

【组成】黄耆（蜜炙） 人参 白术（去芦） 白茯苓（去皮） 当归 川芎 白芍 熟地黄 官桂 橘红 南星 半夏（姜炒） 苍术（米泔水浸） 厚朴（姜炒） 砂仁 草果仁 青皮（去瓤） 槟榔 丁香 木香 沉香 五味子 藿香 木瓜 石斛 杜仲 白蔻壳 薏苡仁 枇杷叶 桑白皮（蜜炙） 神曲（炒） 麦芽（炒） 甘草（炙）

【用法】上药各制了，净称三钱，等分为二十包。每用一包，将生绢袋盛之，浸酒一斗，春七、夏三、秋五、冬十日，每日清晨服一杯。甚为有效。

【功用】大补气血，壮筋骨，和脾胃，宽胸膈，进饮食，祛痰涎，行滞气，消酒食，除寒湿。

长生固本方

【来源】《寿世保元》卷四。

【别名】长生酒（《仙拈集》卷三）。

【组成】人参 甘枸杞子 怀山药 辽五味子 天门冬（水润，去心） 麦门冬（水润，去心） 怀生地黄 怀熟地黄各二两

【用法】上锉片，用生绢盛之，煮酒三十斤，将箬封坛口，放锅内水煮，坛水不过坛口，以米百粒，放箬叶上，候气熏蒸米熟住火，埋土出火毒，饮之。久服面如童子。

【功用】

1.《寿世保元》：补虚弱，乌须发。

2.《仙拈集》：壮筋骨。

【主治】劳疾。

【宜忌】忌萝卜、葱、蒜，食之与地黄相反，令人易白发。肉面不忌，亦忌蒙豆饭。

【实验】延缓衰老 《陕西中医学院学报》(1994,1：25)：研究表明：长生固本方在体外可促进小鼠白细胞介素-2的产生，从而通过白细胞介素-2的作用使机体免疫功能增强，抵抗各种不利因素的进攻，推迟衰老的来临。

长春不老仙丹

【来源】《寿世保元》卷四。

【组成】仙茅（酒浸，洗）四两 山茱萸（酒蒸，去核）二两 白何首乌（同赤首乌制）四两 川萆薢（酒洗）二两 赤何首乌（米泔浸洗，捶碎如枣核大，入黑豆同蒸三日，极黑）四两 补骨脂（酒炒）二两 黄精（酒蒸）四两 大怀生地黄（酒洗净，掐断晒干）二两 大怀熟地黄（用生地黄酒浸洗，碗盛放砂锅内，蒸一日极黑，掐断晒干）二两 巨胜子二两 怀山药二两 甘枸杞子二两 天门冬（水润，去心）二两 麦门冬（水润，去心）二两 白茯苓（去皮，人乳浸，晒三次）二两 辽五味子二两 小茴香（盐、酒炒）二两 覆盆子二两 拣参二两 嫩鹿茸（酥炙）二两 怀牛膝（去芦，酒洗）二两 柏子仁二两 青盐二两 川杜仲（去皮，酒炒）二两 当归身（酒洗）二两 川巴戟（水泡，去心）一两 菟丝子（酒洗净，入砂锅，酒煮烂，捣成饼晒干）二两 肉苁蓉（酒洗）二两 川椒（去目，微炒）一两 远志（甘草水泡，去心）二两 锁阳（炙酥）三两

【用法】上药精制，秤和一处，石臼内捣成饼，晒干，为细末，炼蜜为丸，如梧桐子大。每服三钱，空心酒送下。

【功用】滋肾水，养心血，添精髓，壮筋骨，扶元阳，润肌肤，聪耳明目，宁心益智，乌须黑发，固齿牢牙，返老还童，延年益寿，壮阳种子，却病轻身，长生不老。

【主治】诸虚百损，五劳七伤。

【宜忌】制药忌铁器，服药忌三白。

【加减】阴虚火动，素有热者，加川黄柏（酒炒）二两、知母（酒炒）二两、紫河车一具（用壮盛妇人首生男胎，先将米泔水洗净，次入长流水中再洗，新瓦上慢火焙干）；如虚甚，用八仙斑龙胶化为丸。

加减补中益气汤

【来源】《寿世保元》卷四。

【组成】黄耆（蜜炒）一钱 人参一钱 白术（去油芦，炒）一钱五分 当归（酒洗）一钱 白茯苓（去皮）一钱 陈皮六分 白芍（酒炒）一钱 莲肉一钱 怀山药一钱 甘草（炙）三分半

【用法】上锉。加生姜、大枣，水煎服。

【主治】虚劳发热，口干咳嗽，吐痰喘急，自汗，四肢困倦无力，不思饮食，大便泄泻，肚腹膨胀

而肿，六脉浮数无力。

【加减】痰盛，加姜制半夏；嗽甚，加五味子；口渴，加麦门冬，腹胀，加厚朴（姜炒）；胸痞，加枳实（麸炒）；泄泻，加炒黑干姜，呕吐，加姜炒半夏；肿满，加猪苓、泽泻、木通；憎寒发热，加柴胡；元气下陷，加升麻；元气虚惫，加熟附子、肉桂。

河车地黄丸

【来源】《寿世保元》卷四。

【别名】河车六味丸（《张氏医通》卷十六。）

【组成】怀生地（先将酒洗令净，再入酒拌匀，粗碗盛，坐放砂锅内，重汤蒸半日，取出加酒，再蒸至极黑为度，再入生姜汁拌匀，慢火焙干）八两　山茱萸（酒蒸，去核取肉）四两　怀山药四两　白茯苓（去皮筋膜，乳汁浸晒三次）　牡丹皮（去骨）　泽泻各三两

【用法】上为极细末，用头生胞衣一具，男用男胎，女用女胎，长流水洗净，瓷碗盛放砂锅内，用文武火蒸一日，极烂，入臼内杵如泥，入药，再杵千余下为丸，如梧桐子大。每服一百丸，空心白汤送下；肾水不能摄养脾土，多吐痰唾，姜汤送下。或用斑龙胶酒化开为丸尤妙。

【主治】中少之人，禀赋薄弱，不能谨慎，斫丧太过，以致肾水枯竭，相火妄动，而成阴虚火动之症。浑身发热，咳嗽吐痰，喘急上壅，夜多盗汗，五心烦热，日轻夜重，吐血衄血，尿血便血，咯血唾血，肺痈肺痿，咽疮声哑，口干发渴，耳鸣眼黑，头眩昏沉，蛊胀肿满，小便淋沥，夜梦遗精，足膝酸软，肌肉消瘦，四肢困倦，饮食少思，血虚发热。

【宜忌】忌铁器。

【加减】如病人大便干燥，口干作渴，此相火太旺，加黄柏（酒炒）、知母（酒炒）、麦门冬（去心）、五味子各一两，同丸服。

枸杞膏

【来源】《寿世保元》卷四。

【组成】甘枸杞子一斤

【用法】上药放砂罐内，入水煎十余沸，用细绢罗滤过，将渣挤出汁净，如前再入水熬，滤取汁，三次，去渣不用，将汁再滤入砂罐内，慢火熬成膏，入瓷器内，不可泄气。不论男妇，早、晚用酒调服。

【功用】生精，补元气，益荣卫，生血，悦颜色，延年益寿。

【主治】诸虚百损。

调元百补膏

【来源】《寿世保元》卷四。

【组成】当归身（酒洗）四两　怀生地黄二斤　怀熟地黄四两　甘枸杞子一斤　白芍（米粉炒）一斤　人参四两　辽五味子一两　麦门冬（去心）五两　地骨皮四两　白术（去芦）四两　白茯苓（去皮）十二两　莲肉四两　怀山药五两　贝母（去心）三两　甘草三两　琥珀一钱三分　薏苡仁（用米粉炒）八两

【用法】上锉细末，和足水十斤，微火煎之，如干，再加水十斤，如此四次，滤去滓，取汁，文武火熬之，待减去三分，每斤加炼净熟蜜四两，春五两，夏六两，共熬成膏。每服三匙，白汤调下。

【功用】养血和中，宁嗽化痰，退热定喘，止泻除渴。

【主治】五劳七伤，诸虚劳极，元气虚损，脾胃亏弱。

【加减】吐血，加牡丹皮二两；骨蒸，加青蒿汁、童便各两碗，同热服之。

五仙散

【来源】《寿世保元》卷七。

【组成】嫩黄耆（蜜水炒）　拣参（去芦）　白术（去芦，炒）　当归（酒洗）各二钱　甘草（炙）一钱

【用法】上锉一剂。加龙眼五个，莲肉七个，水煎，温服。

【主治】妇人虚劳，血气脾胃虚损之极，发热痰嗽，喘急之甚，相火妄动，肌肉消削，四肢沉困，夜出盗汗，精神短少，或大便稀溏，或腹中积块，或疟母癥瘕，面黄肌瘦，百药罔效者。

【加减】有热，加地骨皮、知母；嗽，加五味子、桑白皮；痰，加贝母、半夏；渴，加五味子、麦门冬；吐血，加生地黄、犀角、玄参、茅根汁；血虚，加熟地黄、白芍药。

白凤丹

【来源】《寿世保元》卷七。

【组成】白丝毛乌骨雄鸡一只（先以黄耆末一两，当归末一两，甘草末五钱，三味和米粉七合，匀作七分，调成小块，鸡食之，约有六七日，吊死不出血，去毛肠不用） 当归身（酒洗）三两 川芎二两 白芍（酒炒）三两怀 生地黄（酒洗）五两 山药三两 鹿角霜四两 天门冬（去心）一两 人参二两 丹参（水洗净）二两 山茱萸（酒蒸，去核）二两 木瓜一两半 胡黄连一两 知母（去毛，酒炒）三两 小茴（酒炒）二两 麦门冬（去心）二两 怀牛膝（去芦，酒洗）二两 秦艽（去芦）二两 银柴胡二两 鳖甲（醋炙）一两 生甘草一两

【用法】上俱制如法，锉匀，将鸡切作小块，俱盛于瓷坛内，用水二分，好酒二分，米醋一分，坛口用柿漆纸封固，置大锅内，桑柴火煮三昼夜，取出日晒夜烘，一干，又入汁拌，又烘晒，以汁尽为度；为极细末，炼蜜为丸，如梧桐子大。每服百丸，空心淡盐汤送下。

【主治】妇女五劳七伤，骨蒸，五心烦热，心虚惊怕，经水来时，或前或后，或淡白，或紫色，时常注带下；或因烦劳、性气恼怒、产后失调，致赤白带渗，及夜卧身体上下疼痛，及午后神疲，腰腿痠软，或心嘈，又时饱闷，及梦寐不清，或冲任二脉结，癥瘕隐隐。

续嗣壮元丹

【来源】《寿世保元》卷七。

【组成】鹿茸（酥炙） 沉香 苁蓉（酒洗，去甲用） 天冬（去心） 麦冬（去心） 拣参 熟地（蒸） 巴戟（去心） 枸杞 茯苓 五味 当归（酒洗） 杜仲（酒洗） 牛膝（去芦，酒洗） 菟丝（酒洗令净，晒半干捣成饼后，晒干为末） 小茴（盐炒） 鳖甲（酥炙） 故纸（炒） 首乌（米泔浸） 石菖蒲（去毛）各一两 山药 柏子仁 萸肉（酒蒸，去核）各四两 朱砂五钱

【用法】上为细末，酒打面糊为丸，如梧桐子大。空心、临卧以温盐汤送下。

【主治】虚损，阳事不举，少壮纵情，痼冷，心肾不交，难成子嗣，遗精白浊，五劳七伤，一切虚损。

【宜忌】忌烧酒、胡椒、干姜、煎炒之物。

加减瑞莲丸

【来源】《医部全录》卷三三一引《医贯》。

【组成】苍术一斤（酒浸四两，酢浸四两，米泔水浸四两，生用四两） 枸杞子 破故纸 五味子各二两（去梗） 莲肉一斤（去心，酒浸软，入犍猪肚内，煮极烂，取出焙干，为末，猪肚汁仍留为丸） 熟地黄三两（酒浸蒸）

【用法】上为细末，用煮猪肚膏和酒糊为丸，如梧桐子大。每服四五十丸，空心温酒送下。

【功用】定心，暖肾，生血，化痰，益气。

天一生水丸

【来源】《穷乡便方》。

【组成】熟地黄八两 山茱萸（去核） 白茯苓（去皮） 天门冬（去心） 麦门冬（去心） 黄柏（制） 知母（制） 山药各四两

【用法】青盐澄水，煮面糊为丸。每服三钱，空心百沸汤下。

【主治】阴虚火动。

加味补中益气汤

【来源】《济阴纲目》卷二。

【组成】黄耆 人参 甘草（炙） 白术 当归 陈皮各一钱 升麻 柴胡各三分 生地黄 天花粉各八分

【用法】上锉，作一服。水煎服。

【主治】饮食劳倦，损伤脾胃，气弱体倦，发热作渴，饮食减少，而不生血者。

补虚丸

【来源】《先醒斋医学广笔记》卷二。

【组成】棉花子仁一斤　补骨脂四两　白茯苓二两　没药二两

【用法】炼蜜为丸，如梧桐子大。空心淡盐汤送下。

【主治】虚弱。

养阴凉血补心滋肾丸

【来源】《先醒斋医学广笔记》卷二。

【别名】补心滋肾丸（《妙一斋医学正印种子篇》卷上）。

【组成】麦门冬六两　鳖甲六两　五味子六两　怀生地黄八两　山茱萸四两　牡丹皮三两　白茯苓三两（拌人乳晒，至六两）　天门冬四两　杜仲（去皮，切片，酥炙）四两　黄柏四两　砂仁二两　甘草一两　怀山药四两　柏子仁（拣净）八两（酒蒸，另研细如泥）　车前子三两　菟丝子（净末）八两　枸杞子（去枯者）八两　远志肉三两　牛膝四两

【用法】炼蜜为丸。每服五钱，空心白汤送服。

【主治】虚弱。

凉血去湿补阴益气丸

【来源】《先醒斋医学广笔记》卷二。

【组成】真茅山苍术二斤　怀生地（酒洗）一斤　甘菊花一斤　车前子（米泔浸）八两　人参八两　牛膝八两　白茯苓八两（人乳拌积粉至一斤）

【用法】天门冬熬膏为丸服。

【主治】虚弱。

集灵方

【来源】《先醒斋医学广笔记》卷二。

【组成】人参　枸杞　牛膝（酒蒸）　天门冬（去心）　麦门冬（去心）　怀生地黄　怀熟地黄各一斤

【用法】河水砂锅熬膏如法，加炼蜜。白汤或酒调服。

【功用】补心肾，益气血，延年益寿。

【主治】虚弱。

一阴煎

【来源】《景岳全书》卷五十一。

【组成】生地二钱　熟地三五钱　芍药二钱　麦冬二钱　甘草一钱　牛膝一钱半　丹参二钱

【用法】水二钟，煎七分，食远温服。

【功用】《中医内科临床治疗学》：滋阴清热，润肺止咳，止血。

【主治】肾水真阴虚损，而脉证多阳，虚火发热，及阴虚动血；或疟疾伤寒，屡散之后，取汗既多，脉气虚弱而烦渴不止，潮热不退者。

【加减】如火盛躁烦者，加真龟胶二三钱化服；如气虚者，间用人参一二钱；如心虚不眠多汗者，加枣仁、当归各一二钱；如汗多烦躁者，加五味子十粒，或加山药、山茱萸；如见微火者，加女贞子一二钱；如虚火上浮，或吐血，或衄血不止者，加泽泻一二钱，茜根二钱，或加川续断一二钱以涩之，亦妙。

【方论】

1.《景岳全书》：此治水亏火胜之剂，故曰一阴。凡肾水真阴虚损，而脉证多阳，虚火发热，及阴虚动血等证。或虐疾伤寒，屡散之后，取汗即多，脉虚气弱，而烦渴不止，潮热不退者，此以汗多伤阴，水亏而然也，皆宜用此，加减主之。

2.《中医内科临床治疗学》：二地、芍药、麦冬滋阴清血分之热，合牛膝引血下行，甘草调和诸药，故全方有滋阴清热，润肺止咳，兼有止血之功。

3.《实用妇科方剂学》：方中生地养阴滋液，清热凉血；熟地滋阴补肾，以滋涵真水；芍药养血和阴，合地黄、丹参以奏四物之功；麦冬生津润燥，养阴清热；甘草和诸药而益脾胃；牛膝补肾，合丹参有调经之妙。全方重在滋阴养液，清热生津，并有调经之妙用，故经行先、后期而量少者，确属阴虚有热，宜用本方治之，可获良效。

九炁丹

【来源】《景岳全书》卷五十一。

【组成】熟地八两　制附子四两　肉豆蔻（面炒）二两　焦姜　吴茱萸　补骨脂（酒炒）　荜茇（炒）　五味子（炒）各二两　粉甘草（炒）一两

【用法】炼白蜜为丸，或山药糊为丸，如梧桐子大。每服六七十丸或百丸，滚百汤送下。

【主治】脾肾虚寒，如五德丸证之甚者。

【加减】如气虚者，加人参二两或四两，尤妙甚。

大补元煎

【来源】《景岳全书》卷五十一。

【别名】补元煎（《经验广集》卷一）。

【组成】人参少则用一二钱，多则用一二两　山药（炒）二钱　熟地少则用二三钱，多则用二三两　杜仲二钱　当归二三钱　山茱萸一钱　枸杞二三钱　炙甘草一二钱

【用法】水二钟，煎七分，食远温服。

【功用】回天赞化，救本培元。

【主治】男妇气血大坏，精神失守。

【加减】元阳不足多寒者，加附子、肉桂、炮姜之类；气分偏虚者，加黄耆、白术，胃口多滞者不必用；血滞者，加川芎，去山茱萸；滑泄者，去当归，加五味、故纸之属；畏酸吞酸者，去山茱萸。

王母桃

【来源】《景岳全书》卷五十一。

【组成】白术（用冬术腿片，味甘者佳，苦者勿用，以米泔浸一宿，切片，炒）　大怀熟（蒸，捣）各等分　何首乌（九蒸）　巴戟（甘草汤炙）　枸杞子　上三味减半　或加人参

【用法】上为末，炼蜜为丸，如龙眼大。每用三四丸，饥时嚼服，滚汤送下。

【功用】培补脾肾。

四阴煎

【来源】《景岳全书》卷五十一。

【组成】生地二三钱　麦冬二钱　白芍药二钱　百合二钱　沙参二钱　生甘草一钱　茯苓一钱半

【用法】水二钟，煎七分，食远服。

【功用】保肺清金。

【主治】阴虚劳损，相火炽盛，津枯烦渴，咳嗽，吐衄，多热。

【加减】如夜热盗汗，加地骨皮一二钱；如痰多气盛，加贝母二三钱，阿胶一二钱，天花粉亦可；如金水不能相滋而干燥喘嗽者，加熟地三五钱；如多汗不眠，神魂不宁，加枣仁二钱；如多汗兼渴，加北五味十四粒；如热甚者，加黄柏一二钱（盐水炒用），或玄参亦可，但分上下用之；如血燥经迟，枯涩不至者，加牛膝二钱；如血热吐衄，加茜草根二钱；如多火便燥，或肺干咳咯者，加天门冬二钱，或加童便亦可；如火载血上者，去甘草，加炒栀子一二钱。

【方论】《成方便读》：生地滋肾水；参、麦养肺阴；白芍之色白微酸，能入肺而助其收敛；百合之甘寒且苦，能益金而兼可清神；茯苓以降其浊痰；甘草以散其虚热。名曰四阴者，取其地四生金也。

玄武豆

【来源】《景岳全书》卷五十一。

【组成】羊腰子五十个　枸杞二斤　补骨脂一斤　大茴香六两　小茴香六两　肉苁蓉十二两　青盐八两　大黑豆一斗（圆净者、淘洗净）

【用法】上用甜水二斗，以砂锅煮前药七味至半干，去药滓，入黑豆，匀火煮干为度，如有余汁，俱宜拌渗于内，取出用新布摊晾晒干，瓷瓶收贮。日服之。如无砂锅，即铁锅亦可。

【功用】补益。

【加减】大便滑者，去肉苁蓉，青盐加至十二两；若阳虚者，加制附子一二两更妙。

地黄醴

【来源】《景岳全书》卷五十一。

【组成】大怀熟地（取味极甘者，烘晒干以去水气）八两　沉香一钱（或白檀三分亦可）　枸杞（用极肥者，亦烘晒以去润气）四两

【用法】上约每药一斤，可用高烧酒十斤浸之，不

必煮，但浸十日之外，即可用矣。服完又加酒六七斤再浸半月仍可用。宜常服之。

【主治】男妇精血不足，营卫不充。

【宜忌】服此者不得过饮。

两仪膏

【来源】《景岳全书》卷五十一。

【组成】人参半斤或四两　大熟地一斤

【用法】上药，用好甜水或长流水十五碗，浸一宿，以桑柴文武火煎取浓汁。若味有未尽，再用水数碗，煎滓取汁，并熬稍浓，乃入瓷罐重汤熬成膏，入真白蜜四两或半斤，收之。每以白汤点服。

【功用】

1.《景岳全书》：调元。

2.《杂病源流犀烛》：扶虚。

【主治】精气大亏，诸药不应，或以克伐太过，耗损真阴，虚在阴分而精不化气者，或未至大病而素觉阴虚者。

【加减】若劳损咳嗽多痰，加贝母四两。

补阴益气煎

【来源】《景岳全书》卷五十一。

【组成】人参一二三钱　当归二三钱　山药（酒炒）二三钱　熟地三五钱或一二两　陈皮一钱　炙甘草一钱　升麻三五分（火浮于上者，去此不必用）　柴胡一二钱（如无外邪者不必用）

【用法】水二钟，加生姜三五七片，煎八分，食远温服。

【主治】

1.《景岳全书》：劳倦伤阴，精不化气，或阴虚内乏，以致外感不解，寒热痎疟，阴虚便结不通，凡属阴气不足而虚邪外侵者。

2.《通俗伤寒论》：气不摄血，血从下脱，男子便血，妇人血崩，声微力怯，面白神馁，心悸肢软者。

3.《不知医必要》：妇人经期，热入血室，病虽渐愈，而元气素弱，血尚未止者。

理阴煎

【来源】《景岳全书》卷五十一。

【别名】理营煎（《仙拈集》卷一）。

【组成】熟地三五七钱或一二两　当归二三钱或五七钱　炙甘草一二钱　干姜（炒黄色）一二三钱（或加桂肉一二钱）

【用法】水二钟，煎七八分热服。

【功用】

1.《重订通俗伤寒论》：滋补脾阴，温运胃阳。

2.《不居集》：温补阴分，托散表邪。

【主治】

1.《景岳全书》：脾肾中虚等证宜温润者。真阴虚弱，胀满呕哕，痰饮恶心，吐泻腹痛，妇人经迟血滞之证。

2.《幼幼集成》：小儿肾肝亏败，不能纳气，浮散作喘。

3.《妇科玉尺》：妇人脏寒忽呕，胎气不安；产后脾气虚寒，呕吐食少腹痛；产后阳虚中寒，或外感寒邪，以致心腹痛，呕吐厥逆。

4.《会约医镜》：妇人血亏阳虚经后期者；脾肾虚寒，血色紫黑，脉或大而无力，及大吐大下，或外假热等证。小儿脾肾阴阳俱虚，慢脾等证。

5.《成方便读》：营阴虚弱，寒水内乘，或久虚泻痢。

【加减】凡真阴不足或素多劳倦之辈，因而忽感寒邪不能解散，或发热，或头身疼痛，或面赤舌焦，或虽渴而不喜冷饮，或背心肢体畏寒，但脉见无力者，宜用此汤照后加减以温补阴分，托散表邪。加附子即名“附子理阴煎”，再加人参即名“六味回阳饮”，治命门火衰，阴中无阳等症。若风寒外感，邪未入深，但见发热身痛，脉数不洪，凡内无火证，素禀不足者，加柴胡一钱半或二钱，连进一二服；若寒凝阴盛而邪有难解者，必加麻黄一二钱。若阴胜之时，外感寒邪，脉细恶寒，或背畏寒者，乃太阳少阴证也，加细辛一二钱，甚者再加附子一二钱，或并加柴胡以助之亦可。若阴虚火盛，其有内热不宜用温，而气血俱虚，邪不能解者，宜去姜、桂，单以三味加减与之，或只用人参亦可。若泄泻不止，及肾泄者，少用当归，或并去之，加山药、扁豆、吴茱萸、破故纸、肉豆蔻、附子之属。若腰腹有痛，加杜仲、枸杞。若腹有胀滞疼痛，加陈皮、木香、砂仁之属。

【方论】

1.《重订通俗伤寒论》：君以归、地甘润和阴，佐以姜、草辛甘和阳。

2.《成方便读》：此理中汤之变方也。理中者，理中焦之阳，故用参、术，此则理中焦之阴，故用归、地。凡人之脏腑，各有阴阳，倘二气不能两协其平，则有胜负而为病矣。中焦阳气不足而受寒者，固前人论之屡矣；中焦阴血不足而受寒者，其方未多见。故景岳理阴煎一方，实为最切于时用者也。方中用归、地补养阴血，即以炮姜温中逐寒，然恐其刚燥太盛，故以甘草之和中补土，缓以监之；且归、地得炮姜，不特不见其滞，而补阴之力，愈见其功。

赞化血余丹

【来源】《景岳全书》卷五十一。

【组成】血余八两　熟地八两（蒸捣）　枸杞　当归　鹿角胶（炒珠）　菟丝子（制）　杜仲（盐水炒）　巴戟肉（酒浸，炒干）　小茴香（略炒）　白茯苓（乳拌，蒸熟）　肉苁蓉（酒洗，去鳞甲）　胡桃肉各四两　何首乌（小黑豆拌蒸七次，如无黑豆，或人乳、牛乳拌蒸俱妙）四两　人参（随便用，无亦可）

【用法】炼蜜为丸。每服二三钱许，食前用滚白汤送下。

【功用】大补气血，乌须发，壮形体，培元赞育。

【加减】精滑者，加白术、山药各三两；便溏者，去苁蓉，加补骨脂（酒炒）四两；阳虚者，加附子、肉桂。

人参建中汤

【来源】《景岳全书》卷五十三。

【组成】即《金匮要略》小建中汤加人参二两

【用法】同小建中汤。

【主治】虚劳自汗。

保养元气膏

【来源】《景岳全书》卷六十四引邵真人方。

【组成】麻油一斤四两（加甘草二两，先熬六七滚，然后下诸药）　生地黄　熟地黄（俱酒洗）　麦门冬　肉苁蓉（酒洗）　远志肉　蛇床子（酒浸）　菟丝子（酒浸）　牛膝（酒洗）　鹿茸　川续断　虎骨　紫梢花　木鳖子　谷精草　大附子　肉桂各五钱

【用法】上熬成，以煮过松香四两、飞丹半斤收之。次下龙骨、倭硫黄、赤石脂各二钱，又次下阳起石三钱、麝香五分、蟾酥、鸦片各一钱，又次下黄占五两，上煎成，入井中浸三四日。每用膏七八钱，红绢摊贴脐上或腰眼间，每贴五六十日再换。

【功用】助元阳，补精髓，周血脉，镇玉池，养龟存精；妇人经净之时，去膏而泄，则可成孕。

【主治】腰膝疼痛，五劳七伤，诸虚百损，半身不遂，膀胱疝气，带浊淫淋，阴痿不举。

四物二陈汤

【来源】《济阳纲目》卷三十七。

【组成】当归　川芎　白芍药　熟地黄　陈皮　半夏　茯苓　甘草　桔梗　瓜蒌

【用法】上锉。加生姜三片，水煎服。

【主治】血虚挟火，遇劳则发，心下不快。

加减补中益气汤

【来源】《济阳纲目》卷三十七。

【组成】黄耆　人参　甘草　陈皮　当归　白术　升麻　柴胡　黄连　枳实　芍药

【用法】上锉一剂。水煎服。

【主治】内伤劳疫，浊气上泛，清气下陷，虚痞者。

【加减】如便秘，加大黄；呕吐，加黄连、生姜、陈皮，冬月加黄连、丁香。

补益四物汤

【来源】《济阳纲目》卷五十五。

【组成】当归　生地（酒炒）　白术　玄参各一钱　白芍药　川芎　黄柏（炒）　知母　白茯苓　麦门冬（去心）　陈皮　山栀仁（炒）　甘草各五分

【用法】上作一服。加生姜三片，水煎，半饥空心服。

【主治】辛劳读书而有房劳。

龙齿补心汤

【来源】《济阳纲目》卷五十七。

【组成】龙齿（煅）　人参　熟地（砂仁炒）　当归（酒洗）　茯神　白茯苓　麦冬（去心）　黄耆　酸枣仁（炒去油）　远志（甘草水煮，去骨）　白术各一钱　甘草五分

【用法】上作一服。水煎，空腹服。

【主治】诸虚潮热，心惊不寐，小便白浊。

五福延寿丹

【来源】《济阳纲目》卷六十四。

【组成】五味子　人参　远志　石菖蒲　山萸（去核）　大茴香　生地（姜酒炒）　熟地黄　杜仲　白茯苓各二两　肉苁蓉（酒浸）四两　枸杞子　菟丝子　山药各三两　牛膝（酒浸）　川椒（去目，炒）各七钱半　缩砂一两五钱　黄柏（酒炒）八钱　知母（酒炒）　木瓜　覆盆子各一两

【用法】上为细末，炼蜜为丸，如梧桐子大。每服四五十丸，空心好酒或淡盐汤送下。

【功用】消除百病，常服延年耐老。

【主治】一切元气虚弱，五劳七伤，身体羸瘦，腰膝酸疼。

四圣朝元丹

【来源】《济阳纲目》卷六十四。

【组成】人参　熟地（砂仁炒）　肉桂各一两　川椒（去目炒）　小茴香（炒）各四两　茯苓　何首乌（黑豆蒸）　牛膝（酒浸）　干山药　杜仲（酥炙）　枸杞子　当归（酒洗）各一两　沉香　木香（不见火）各五钱　苍术一斤（酒、醋、盐、水各浸四两，春五、夏三、秋七、冬十日，焙干）

【用法】上各为细末，用好酒糊为丸，如梧桐子大。每服五十丸，空心温酒送下；如不饮酒，淡盐汤送下。

【功用】益精神，补元阳，清耳目，去下焦湿。

【主治】诸虚不足，下元亏损，腿脚无力，脾胃虚弱，头目昏眩，四肢倦怠。

壮阳丹

【来源】《济阳纲目》卷六十四。

【组成】肉苁蓉一两（酒浸一宿）　五味子一两　蛇床子一两　菟丝子（酒浸煮烂，晒干）　杜仲（姜汁炒去丝）　牛膝（去芦，酒洗净）　黄柏（蜜炙）各四两　知母（蜜炒）三两　胡桃肉（汤洗去皮）八两（一方无知母）

【用法】上为细末，春、夏用粥，秋、冬用炼蜜，其粥用糯米一碗煮之，将胡桃肉捣烂为膏，和匀，石臼内杵千余下，为丸如梧桐子大。每服五十丸至八十丸，空心以盐汤或酒送下，以干物压之。宜二三日一服或与固精丸间用。

【功用】强壮阳道，固暖精血。

还少丹

【来源】《济阳纲目》卷六十四。

【组成】何首乌（黑豆蒸）半斤　牛膝　生地黄（酒蒸）　肉苁蓉（酒蒸）各六两　黄柏（酒浸，炒褐色）　补骨脂（酒浸，水蒸）　车前子（微炒）　柏子仁（微炒）　干山药（微炒）各三两五钱　秦当归二两五钱（酒洗）　菟丝子（水淘，去砂，酒煮，捣成饼，晒干）二两　人参　五味子各一两

【用法】上俱勿犯铁器，为细末，炼蜜为丸，如梧桐子大。每服六十丸，空心盐汤、白汤、酒任下。

【功用】益精补髓，壮元阳，却病延年，发白返黑。

【主治】虚损。

固精明目菟丝子丸

【来源】《济阳纲目》卷六十四。

【组成】赤白何首乌各八两（极大者，米泔水浸一宿，瓷瓦片刮去粗皮，捶碎，如指顶大。取黑豆、牛膝酒洗同入砂锅木甑，铺作数层，上多盖黑豆蒸之，待黑豆香熟取出晒干，务以九蒸九晒为度） 菟丝子八两（无灰酒浸，砂锅煮裂，入石臼中捣成饼，晒干，焙干，杵碎，用人乳拌，晒干） 川当归八两（酒洗，去头尾用身） 大贝母八两（圆白无浊者，去心） 川续断四两（折断，有烟尘出者，去芦） 甘枸杞八两（人乳拌，晒，焙干） 山茱萸八两（鲜红润泽者，去核） 川牛膝八两（去芦，以手折断，不见铁） 补骨脂四两（去浮子，以黑脂麻半斤拌炒出火） 芡实八两 莲肉八两（去心） 白茯苓八两（人乳拌，晒干三次） 赤茯苓八两（用黑，牛乳拌，晒干三次） 远志肉八两（甘草水煮，去骨，晒干） 辽参量其人可服几何（但不得过八两）

【用法】上为极细末，须用石磨、石碾，不见铁，每药末一斤，用好蜜十二两，炼得滴水成珠，和药入石臼，木杵三千下，为丸如梧桐子大。每日空心白滚汤吞服二钱五分，晚用酒吞服二钱。

【功用】大补气血，倍长精神，久服乌须黑发。

【主治】血气两虚，精神不足，无血养心，腰足酸软，四肢少力，或幼年亏损，或耳目失于聪明，精少寒心，动而精自出，中痿而无子，及痰火风湿，心劳少食，健忘，遗精梦泄，头目晕昏，耳鸣眼花，久患白浊。

【宜忌】忌萝卜、诸牲血、煎炒、胡椒、蒜等及糟腌之物。

【加减】经水不调，气血枯竭，减去远志，加益母草八两（醋煮）、香附米四两；求嗣者，加紫石英四两（醋淬七次），服四斤。

鹿髓丸

【来源】《济阳纲目》卷六十四。

【组成】巴戟（去心）二两半 肉苁蓉（酒洗，去甲，酥炙） 葫芦巴（微炒） 破故纸（酒浸，炒）各二两 川牛膝（酒洗，去芦） 白茯神（去木）各一两 菟丝子（酒煮干） 甘枸杞（炒）各二两 山萸（酒浸，去核）二两半 龙骨（火煅，童便、醋、盐淬九次，井水浸三日，晒干）一两 败龟版（去裙边，酥炙）一两 大附子（童便入盐共煮七次，去皮脐）一两或五钱

【用法】上为细末，用鹿髓同炼蜜为丸，如梧桐子大。每服六七十丸，空心温酒、米汤、炒盐汤任下。

【功用】壮阳补肾。

【主治】下元冷惫。

滋阴益肾丸

【来源】《济阳纲目》卷六十四。

【组成】熟地黄（酒浸，焙）六两 黄柏（酒浸，炒褐色） 菟丝子（酒蒸，焙）各四两 牛膝（酒浸） 败龟版（酥炙黄） 虎骨（酥炙黄） 知母 白芍药 白术 山药 当归（酒浸） 枸杞子各三两

【用法】上为细末，地黄膏和炼蜜为丸，如梧桐子大。每服七八十丸，空心淡盐汤送下。

【功用】补元气，益肾水，降心火，生精补血，壮筋骨，悦颜色，益寿延年。

【主治】虚损。

【加减】如腰腿无力，加牛膝一两（酒浸），败龟版一两五钱（酥炙）。

接命丹

【来源】《济阳纲目》卷六十五。

【组成】人乳（用瓷碟晒热置乳于中） 人胞一具（晒干为末）

【用法】上以乳汁调胞末服。服后以白粥少少养之；或将乳晒干为粉，与人胞末各等分，枣肉为丸服亦可。

【主治】虚损劳瘵。

气复散

【来源】《济阳纲目》卷六十六。

【组成】甘草 白术 茯苓 人参 当归 生地（酒炒） 知母 五味子 麦门冬 黄耆 沉香 诃子 枳实 橘皮各等分

【用法】上为末。每服二钱，水一钟半，煎八分，温服。

【主治】三焦劳极。

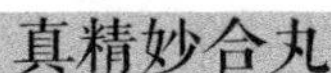

真精妙合丸

【来源】《济阳纲目》卷六十七。

【组成】紫河车一具（用男子初胎者佳，米泔水洗净，用竹刀挑去筋内紫血，以老酒洗过入瓶，重汤煮一日，捣烂如泥） 秋石二两（择童男女洁净无体气者，具以精洁 饮食及盐汤，忌韭肉茶等，取便熬成秋石） 人乳（干）四两（取壮实妇人初胎者浓乳汁，置大瓷盘内，烈日中速晒干） 红铅五钱（择女子洁净无体气者，候天癸初至，以铅打红梓合阴户上，随到随取，中有凝结如粟米珠子，或三或五或七颗者名曰枚子，尤妙。然北方女子多有，南方未易得，既取以澄过茯苓末收之）

【用法】上为末，同河车和匀，炼蜜为丸，如梧桐子大。每服一二十丸，空心白沸汤送下。

【功用】补虚生子。

【主治】男女虚弱，阴阳俱耗者。

万病黄精丸

【来源】《济阳纲目》卷六十八。

【组成】黄精十斤（净洗，蒸令烂熟） 天门冬（去心，蒸烂熟） 白蜜各三斤

【用法】上药于石臼内捣一万杵，再分为四剂，每一剂再捣一万杵为丸，如梧桐子大。每服三十丸，温酒送下，一日三次，不拘时候。

【功用】延年益气。

滋补正元汤

【来源】《简明医彀》卷三。

【组成】当归 黄耆 白术各一钱半 白芍（酒炒） 茯苓 茯神 生地 麦冬各一钱 人参 远志 陈皮 半夏 川芎各七分 炙草五分

【用法】上加生姜三片，黑枣一枚，水煎，早、晚服。

【主治】气血两虚，心脾耗损，神昏，有痰眩晕。

全元百补丸

【来源】《简明医彀》卷七。

【组成】香附一斤（四两醋浸，四两酒浸，四两童便浸，四两人乳浸，如无人乳，盐酒浸；夏一日，春秋二日，冬三日，晒干） 当归六两 川芎 熟地各四两 茯苓 玄胡索各二两 白术四两 甘草（炙）一两 益母草叶八两（端午日采佳）

【用法】上为末，炼蜜为丸，如梧桐子大。每七十丸，空心砂仁汤送下；醋汤、酒、滚水任送下。

【主治】妇女劳伤气血，阴阳不和，乍寒乍热，心腹疼痛，少食乏力。

秘授术宝真丹

【来源】《丹台玉案》卷三。

【组成】云苓（去皮） 白术（土炒） 人参 黄耆 阿胶（蛤粉炒）各四两 当归（酒浸） 生地 丹皮各五两（炒） 紫河车二具 海狗肾一对（酥炙） 甘草一两（炙） 杜仲（盐水炒） 山茱萸 骨碎补各三两

【用法】上为末，炼蜜为丸。每服五钱，空心盐汤送下。

【主治】一切内伤虚损。

调元益本汤

【来源】《丹台玉案》卷三。

【组成】白术 人参 黄耆 山药 茯苓各二钱 紫河车三钱 当归 丹皮 枣仁 远志各一钱五分

【用法】加大枣二个，水煎服。

【主治】劳伤过度，元气虚弱，四肢倦怠。

补天膏

【来源】《丹台玉案》卷四。

【组成】云术 当归 生地 牛膝 沉香各三两 人参 沙参 天门冬 阿胶 山茱萸 核桃肉 龙眼肉各四两 紫河车二具 黍米金丹一粒（即小儿出世口内大血珠）

【用法】上为锉片，以桑树柴文武火煎熬成膏。不拘时服。

【主治】肾气不足，下元虚乏，脐腹疼痛，脚膝缓弱，肢体倦怠，面色痿黄，腰疼背胀。

抽胎换骨丹

【来源】《丹台玉案》卷四。

【组成】真川椒二斤（拣去合口者并子，新瓦上焙干）　牛膝一斤八两（酒浸，焙干）　怀生地　怀熟地各四两

【用法】上为末，不犯铁器，炼蜜为丸，如梧桐子大。每日服三十丸，空心温酒送下；服至五十丸止，不可过多。

【功用】补元气，固精壮肾。

【主治】虚劳梦寐遗精，并虚寒等症。

固本保元丸

【来源】《丹台玉案》卷四。

【组成】人参　茯苓各三两　紫河车二具　枸杞　五味子　知母　锁阳　仙茅　当归各二两　生地四两　黄耆　杜仲各一两　天雄一枚　甘草八钱

【用法】上为末，炼蜜为丸。每服三钱，空心盐汤送下。

【主治】诸虚百损，精血不固，元神不足，四肢乏力，肌肉消瘦，朝凉暮热，梦寐遗精，阳事不举。

河车回天丸

【来源】《丹台玉案》卷四。

【组成】人参一两　紫河车一具　附子八钱　当归　白术　菟丝子　杜仲　知母　黄柏各二两　秋石　丹参　贝母　阿胶　白芍　辽五味各一两二钱

【用法】上为末，炼蜜为丸。每服三钱，空心白滚汤送下。

【主治】咽喉干嗽，洒淅似寒，腰膝酸疼，日晡颊赤，头眩眼花，吐血喘逆，饮食少进，肢体尪羸。

凉肾汤

【来源】《医宗必读》卷六。

【组成】生地黄三钱　赤茯苓一钱　玄参一钱　远志一钱（去木）　知母八分（酒炒）　黄柏六分（酒炒）

【用法】水一钟半，煎八分服。

本方原名凉肾丸，与剂型不符，据《医钞类编》改。

【主治】

1.《医宗必读》：肾劳实热，腹胀耳聋。

2.《医钞类编》：小便黄赤涩痛；阴疮。

新定拯阳理劳汤

【来源】《医宗必读》卷六。

【别名】拯阳汤（《证治汇补》卷二）、拯阳理劳汤（《医宗金鉴》卷四十）、救阳理劳汤（《冯氏锦囊·杂证》卷一）。

【组成】黄耆二钱（酒炒）　人参二钱（去芦）　肉桂七分（去皮）　当归一钱半（酒炒）　白术一钱（土炒）　甘草五分（酒炒）　陈皮（去白）一钱　北五味四分（打碎）

【用法】水二钟，加生姜三片，枣肉二枚，煎一钟服。

【主治】劳伤气耗，倦怠懒言，动作喘乏，表热自汗，心烦，偏身作痛。

【加减】如烦热口干，加生地黄；气浮心乱，加丹参、枣仁；咳嗽，加麦门冬；挟湿，加茯苓、苍术；脉沉迟，加熟附子；脉数实，去桂，加生地黄；胸闷，倍陈皮，加桔梗；痰多，加半夏、茯苓；泄泻，加升麻、柴胡；口渴，加干葛；夏月，去肉桂；冬月，加干姜。

加味补中益气汤

【来源】《医宗必读》卷八。

【组成】人参一钱　白术一钱（炒黄）　黄耆一钱二分　甘草三分　当归五分　陈皮六分　升麻三分　柴胡一分　茯苓二钱　车前子一钱

【用法】水二钟，加煨姜三片，大枣二枚，水煎八分服。

【主治】脾肺虚，小便黄赤。

玄武天地煎

【来源】《症因脉治》卷二。

【组成】天地煎加玄武胶

【主治】肝肾气虚劳伤。

知柏参冬饮

【来源】《症因脉治》卷二。

【组成】知母三钱　黄柏三钱　人参二钱　麦冬五钱　广皮一钱　甘草五分

【主治】气虚劳伤，面黄肌瘦，气怯神离，动作倦怠，上半日咳嗽倾剧，下午身凉气爽，脉数有热者。

参苓河车丸

【来源】《症因脉治》卷二。

【组成】河车一具

【用法】酒煮烂，收干，打白茯苓五六两为丸。加人参更妙。

【主治】脾肺精虚劳伤。

柴胡地骨皮散

【来源】《症因脉治》卷二。

【组成】柴胡　地骨皮　知母　甘草　紫苏　广皮　干葛

【主治】气分感热劳伤，内热躁闷，喘咳气逆，唇焦口渴，小便赤涩，右脉浮数者。

家秘坎离丸

【来源】《症因脉治》卷二。

【组成】补阴丸加鹿角胶三两　补阳丸加玄武胶三两

【主治】阴阳两虚。

家秘补阳丸

【来源】《症因脉治》卷二。

【组成】当归　白芍药各四两　肉桂　附子各一两　天门冬　生地各八两

【用法】前四味为末，天地煎膏为丸。

【主治】阳虚内寒。

河车丸

【来源】《症因脉治》卷三。

【组成】人胞一具

【用法】煎烂，入白茯苓、山药，打为丸。

【主治】先天不足，气血两亏。

归养心肾丸

【来源】《理虚元鉴》卷下。

【组成】生地　熟地　黄耆　白术　山药　芡实　茯神　枣仁　归身　萸肉　五味　甘草

【用法】陈蜜为丸。每服三钱，空心白汤送下。

【主治】虚劳。

【加减】气虚，加人参；久遗，加杞子、金樱；漏滑，加莲须、芡实；心火盛，加石莲；寒精自出，加苁蓉、鹿茸、沙苑、菟丝；泄泻，加泽泻、莲肉；腰膝软弱，艰于步履，加牛膝、杜仲、龟鹿胶。

【方论】二地滋阴，当归养血，茯神、枣仁补心，耆、术、药、草调气补中，五味，芡实固精滋肾。

加味固本胶

【来源】《理虚元鉴》卷下。

【组成】生地　熟地　桔梗　茯苓　天冬肉　玄参　川贝　百合　阿胶　紫菀　麦冬肉　甘草

【用法】白蜜二斤收胶。

【主治】虚劳。

还元丹

【来源】《理虚元鉴》卷下。

【组成】远志　杜仲　牛膝　补骨脂　山药　茯神　锁阳　五味　杞子　山萸肉　熟地　菖蒲

【用法】炼蜜为丸。淡盐汤送下。

【主治】虚劳，阳虚。

固本肾气丸

【来源】《理虚元鉴》卷下。

【别名】固金养荣丸。

【组成】人参　黄耆　白术　茯苓　当归　生地　炙草　枣仁　煨姜　鹿角胶

【主治】阳虚。

固金养荣汤

【来源】《理虚元鉴》卷下。

【组成】桔梗　桑皮　川贝　茯苓　百合　杏仁　陈皮　甘草

【用法】上用生地四两，荷叶汤煮烂捣膏，同蜜为丸服。

【主治】血虚痰火。

清金养荣丸

【来源】《理虚元鉴》卷下。

【组成】生地　麦冬肉　花粉　川贝　元参　白芍　茯苓　地骨皮　丹皮　甘草

【用法】将生地用薄荷汤煮烂，捣胶，加炼蜜为丸服。

【主治】虚劳。

大造丸

【来源】《医灯续焰》卷二。

【组成】紫河车一具（用米泔水浸，轻轻摆开换洗，令净白为度，勿动筋膜；用竹器盛于长流水中浸一刻，取生气，提回以瓦瓶隔汤煮极烂如糊，取出；先倾汁入药内，用石臼、木椎捣极匀细为度，入后药）干地黄一两五钱　熟地黄二两　麦门冬（去心）　天门冬（去心）各一两半　当归一两　枸杞子七钱　五味子　牛膝各七钱　杜仲一两半　小茴香　黄柏　白术各二两　陈皮二钱　干姜二钱　侧柏叶（采向东嫩枝，隔纸焙）二两

【用法】上为末，用河车为丸，如梧桐子大。每服三钱，清晨白汤送下。

【主治】诸虚百损，精血两亏，形体尫羸，筋骨痿弱；或七情伤感，以致成劳；或外感失调，久成虚乏。

【加减】气虚，加人参、黄耆各一两；血虚，倍当归、地黄；肾虚，加覆盆子（炒）、巴戟（去心）、山茱萸肉各一两；腰痛，加白术（盐水炒）、萆薢、锁阳（酥炙）、续断（酒洗）各一两；骨蒸，加地骨皮、知母、丹皮各一两；如妇人，去黄柏，加川芎、香附、条芩（俱酒炒）一两。

清化丸

【来源】《证治宝鉴》卷六。

【组成】黄芩　沉香　明矾　皂角　青礞石　半夏　茯苓　陈皮　枳实　枳壳　炮南星　薄荷

【用法】上以生姜汁浸神曲末作糊为丸服。

【功用】下气消痰。

【主治】虚劳。

加味补中益气汤

【来源】《证治宝鉴》卷七。

【组成】补中益气汤加白芍　熟地　知母　黄柏　茯苓　牡蛎　地骨皮

【用法】煎汤下六味地黄丸加五味子。

【主治】劳役太过，脾肺气虚，色白倦怠，气口脉大无力。

【加减】有热加黄柏、生地。

牛乳粥

【来源】《寿世青编》卷下。

【组成】粥牛乳

【用法】如常粥内加入牛乳，和匀食。

【功用】补虚羸。

黄耆汤

【来源】《医家心法》。

【组成】黄耆（炙）　当归各三钱　枣仁（炒）　白术各二钱　远志（蜜炙）一钱　补骨脂（盐水炒）八分

【用法】加生姜、大枣为引。

【主治】命门虚衰，肺气大虚，腠理不固，小腹隐痛，大便不实，小便频数无度，终夜不寐，盗汗不止，精滑梦遗。

益阴肾气丸

【来源】《四明心法》卷中。
【别名】抑阴地黄丸（《成方切用》卷二）。
【组成】熟地（自制杵膏） 山药 萸肉 丹皮 茯苓 泽泻 五味 当归 生地（酒拌杵膏）
【用法】上为末，入二膏加炼蜜为丸，如梧桐子大，朱砂为衣。每服五十丸，空心淡盐汤送下。
【主治】诸脏亏损，发热晡热，潮热盗汗；或寒热往来，五心烦热；或口干作渴，月经不调；或筋骨疲倦，饮食少思；或头目不清，痰气上壅，咳嗽晡甚，胸膈痞闷；或小便赤数，两足热痛；或脚足痿软，肢体作痛。

参苓归术散

【来源】《痧胀玉衡》卷下。
【别名】木六（《痧症全书》卷下）、六十二号谦象方（《杂病源流犀烛》卷二十一）。
【组成】人参 白茯苓 当归 白术 白芍药 陈皮 黄耆 川芎 熟地黄 甘草
【用法】水煎，空心温服。
【主治】痧退之后，气血虚弱者。

十味回生丸

【来源】《何氏济生论》卷二。
【组成】杜仲二两 山萸二两 熟地四两 山药四两 知母二两 丹皮 茯神 枸杞 黄柏各二两 泽泻一两五钱
【用法】炼蜜为丸服。
【主治】虚劳。

大造丸

【来源】《何氏济生论》卷二。
【组成】紫河车（首胎尤妙，洗去筋膜紫血，入小口瓦罐，花椒一钱、酒半杯，竹箬扎口，重汤煮一日，去花椒） 大生地四两（用砂仁六钱，茯苓一两，砂锅煮一日，去砂仁、茯苓） 杜仲（炒断丝）二两 天冬（去心） 当归（酒洗） 人参 五味子 麦冬各一两五钱 败龟版（酒浸三日，去黑，炙）三两 牛膝二两

方中紫河车用量原缺。

【用法】上为末，炼蜜为丸。每服四五钱，白汤送下。
【主治】诸虚百损，骨蒸劳热。
【加减】妇人，去龟版；男子梦遗，女人带下，加牡蛎一两。

五云宫秘授固真丹

【来源】《何氏济生论》卷二。
【组成】菟丝子一斤 当归八两 生地 山药 枸杞 莲肉 知母（酒炒） 黄柏（酒炒） 五味子 苁蓉（去鳞膜，酒洗）各十两 茯苓 杜仲（炒断丝）四两 远志二两 真秋石二两 沉香（不见火，研）一两
【用法】牛髓和蜜为丸，如梧桐子大。每服七八十丸，酒送下。
【功用】还精大补，助真阳，益气调中，补肾。
【主治】五劳。

秋石丹

【来源】《何氏济生论》卷二。
【组成】真秋石十两 白茯苓四两 莲肉四两 山药四两 小茴香二两。
【用法】酒为丸。空心米饮送下。女子加生地二两，熟地四两，川芎三两，红枣肉为丸。
【功用】补肾水。
【主治】虚劳。

神髓膏

【来源】《何氏济生论》卷二。
【组成】无病牛髓（去筋膜） 胡桃八两（捣烂，去皮）

方中牛髓用量原缺。

【用法】上捣匀，入川蜜四两，盛瓷器内，重汤煮一炷香为度。每用鸡子大一块，空心时白汤调服。少卧片时，似觉有汗，此药行经络也。
【功用】补中填髓，益气润容，除渴宁嗽。
【主治】劳伤。

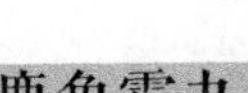

鹿角霜丸

【来源】《何氏济生论》卷二。

【组成】薄荷末四两　山药八两　鳗鱼一斤　鹿角霜四两

【用法】上用饭甑一具，着底铺薄荷末二两，上铺山药，上又铺鳗鱼（去头尾），上又铺鹿角霜，再以薄荷细末二两盖之，蒸极烂，将鱼骨炙脆为末，共一处捣和为丸。每服五钱，白汤送下。

【主治】诸虚百损，羸弱不堪者。

太和丸

【来源】《何氏济生论》卷三。

【组成】白术二两　陈皮一两　半夏一两五钱　神曲一两五钱　麦芽一两五钱　山楂一两五钱　泽泻八钱　川连五钱　扁豆二两　山药二两　茯苓一两五钱　白蔻八钱　砂仁八钱　莲子二两　香附一两五钱　谷精草一两二钱　甘草八钱　薏仁二两

【用法】荷叶水泛为丸。每服一钱五分，食后茶送下。

【主治】劳役内伤。

龟龄集

【来源】《何氏济生论》卷七。

【别名】鹤龄丹（《年氏集验良方》卷二）。

【组成】振山威（即茄茸）一两五钱（砂罐内煮一昼夜，取出，埋土中一宿，晒干为末）　水陆使者（即穿山甲）一两（火酒煮软，酥油搽，炙黄色，为末）　金笋（即熟地）六钱（酒内浸一宿，瓦焙）　玉枝八钱（即生地，人乳浸一宿，晒干）　阴飞郎（即石燕子，坚固者）一对（好酒浸一宿，烧红，投姜汁内浸透）　劈天龙（即苁蓉，酒浸一宿，麸炒为末）九钱　九阳公（即附子，重一两四五钱者为佳，蜜水浸三炷香，白水煮三炷香，焙干为末）三钱　昆山雪（即雀脑，要雄者）十枚（加白硫一分，搅匀摊纸上，晒，为末）　赤羽娘（即红蜻蜓）十对（五月五日取，去翅足）　重阳英（即白菊花，九月九日取，酒浸一宿，为末）一钱五分　寿春紫（即锁阳，黑而实，酒浸一宿，新瓦焙，为末）四钱　宿砂蜜（即砂仁，去皮，为末）四钱　海上主人（即甘草，炙老黄色，为末）三钱　太乙丹（此药无考。用枸杞子，蜜酒浸，晒；为末）五钱　朝云兽（即海马）一对（酥油入铜锅内煎黄色，为末）　补骨先生（即故纸，米泔浸）四钱　乾坤髓（即辰砂，荞麦面色，煨，去面，研）二钱五分　旱珍珠（即白凤仙子，八月半取井水浸一宿，瓦焙）二钱五分　通天柱杖（即牛膝，酒浸一宿，焙）四钱　飞仙四钱（即紫梢花，酒浸一宿，瓦上隔纸焙）　先登（即青盐，河水略洗）四钱　吐蕃丝（即细辛，醋浸一宿，晒）一钱　仙人仗（即地骨皮，蜜水浸一宿，晒）四钱　玉丝皮（即杜仲，麸炒去丝，童便浸一宿）二钱　风流带（即淫羊藿，人乳拌炒）三钱　王孙草（即当归，酒浸一宿，焙）五钱　如字香（即小丁香，花椒水煮一炷香）二钱五分　云门令使（即天门冬，酒浸半日，焙）八钱

《集验良方》有人参，无生地。

【用法】上为极细末，通和一处，装瓷罐内，沙泥封口，重汤煮三炷香，取出，开口露一宿，捏作一块，入金盒内，如无金，以银代之，重十六两，盐泥封口，外用纸筋泥再封包成圆球，晒干，用铁鼎罐一个，将球入中间以铁线十字拴紧，悬于罐中，将黑铅化开，倾入鼎内，以满为率，冷定，再用一缸，贮桑柴灰半缸，安罐在中，以半截埋灰内，其上半截旁以炭烧着，每辰、戌二时换炭垫一次，炭垫用炭屑碾细如粉，入熟红枣肉同打，重一两六钱，长五寸，再用水一碗，不时向鼎内滴水，以声为验，如有声而水即干，则火逼略远指许，如无声而水不干，则火逼略近指许，如法制三十五日足，可将铅打开，倾盒于地冷定，开盒，其药必紫黑色，清香扑鼻，须入瓷罐收贮，蜡封口，勿泄气。每服五厘，渐加至二三分，置手心内舐入口，黄酒送下。浑身燥热，百窍通畅，丹田微痒，痿阳立兴。

【功用】益精神虚，坚齿黑发，明目。

【主治】

1.《何氏济生论》：阳萎泄遗，不育。

2.《集验良方》：命门火衰，精寒肾冷，久无子嗣，五劳七伤。

秘授乌鸡煎丸

【来源】《何氏济生论》卷七。

【组成】乌骨雄鸡（闷死，去毛肠，用童便三十斤，煮烂，入诸药捣，骨另炙） 香附子一斤（四制） 青蒿子四两 熟地四两 蕲艾（去筋梗，加熟地捣，切薄片，晒干） 五味子各三两 黄耆（炙） 白芍药（酒炒） 川芎 丹皮 生地 当归（酒洗）各二两 人参三两

【用法】酒煮陈米为丸，每服一百丸，百沸汤送下。

【功用】种子。

【主治】妇人诸虚百损，五劳七伤，经水不调，久无子嗣。

参乳丸

【来源】《医方集解》。

【组成】人参末 人乳粉各等分

【用法】炼蜜为丸服。

炖乳取粉法，取无病年少妇人乳，用银瓢或锡瓢，倾乳少许，浮滚水上炖，再浮冷水上立干，刮取粉用，如摊粉皮法。

【功用】《冯氏锦囊·杂症》：交补气血，滋燥降火。

【主治】《冯氏锦囊·杂症》：一切虚怯。

【宜忌】人乳能湿脾、滑肠、腻膈，久服亦有不相宜者。惟制为粉，则有益无损。须用一妇人之乳为佳，乳杂则其气杂；又须旋用，经久则油承。

【方论】

1.《医方集解》：人参大补元气，人乳本血液化成，用之以交补气血，实平淡之神奇也。

2.《医方论》：平补气血，一壮水之源，一益气之主。后人两仪膏，从此化出。

补气丸

【来源】《傅青主男科》。

【组成】人参三两 黄耆三两 茯苓四两 白术八两 白芍三两 陈皮一两 炙草八钱 麦冬三两 五味子一两 远志一两 白芥子一两

【用法】炼蜜为丸。每服五钱，早晨白水送下。

【主治】虚劳，气分之伤，右手脉大。

补血丸

【来源】《傅青主男科》。

【组成】熟地八两 白芍八两 当归四两 山萸四两 麦冬三两 五味子一两 砂仁五钱 生枣仁一两 白芥子一两 肉桂五钱

【用法】炼蜜为丸。晚服一两，白水送下。

【主治】血分之劳，左手脉大。

【加减】如血热者，去肉桂，加地骨皮五钱。

和平散

【来源】《石室秘录》卷一。

【组成】熟地一两 山药一两 山茱萸三钱 麦冬三钱 枣仁一钱 人参一钱 茯苓二钱 陈皮一钱 甘草一钱 沙参三钱 白芥子一钱 芡实五钱 白芍三钱 远志八分 丹皮一钱

【用法】水煎服。

【功用】补通身气血。

【主治】虚劳而未成痨瘵之症。

阴阳兼治汤

【来源】《石室秘录》卷二。

【组成】人参一钱 白术五钱 甘草一钱 陈皮一钱 柴胡二钱 熟地半两 白芥子一钱

【用法】水煎服。

【主治】阳虚兼阴虚，发寒发热，日间重于夜间。

胜偏丸

【来源】《石室秘录》卷三。

【组成】人参三两 白术五两 茯苓三两 熟地五两 山茱萸四两 砂仁五钱 当归八两 白芍五两 黄耆五两 麦冬三两 北五味三两 陈皮五钱 神曲一两

【用法】上药各为末，炼蜜为丸。每日早、晚各服五钱。

【功用】补气，补血，补精。

四物汤

【来源】《石室秘录》卷四。

【组成】当归一钱　白芍三钱　川芎一钱　熟地四钱　白果五个　何首乌三钱　桑叶七片

【用法】水煎服。

【功用】补血。

【主治】血脉不足之症，任督阴阳各蹻经络不足，或毛发之干枯，发鬓之凋落，或色泽之不润，或相貌之憔悴。

【方论】此方妙在用白果以引至唇齿，用桑叶以引至皮毛，用何首乌以引至发鬓，则色泽自然生华，而相貌自然发彩矣。

温良汤

【来源】《石室秘录》卷四。

【组成】熟地五钱　山药一钱　茯苓一钱　甘草一钱　女贞子一钱　麦冬三钱　白芍三钱　当归二钱　菟丝子一钱　枣仁一钱　远志八分　山药一钱　陈皮三分　砂仁一粒　覆盆子一钱

【用法】水煎服。

【功用】不热不凉，补益五脏。

【主治】虚劳。四肢无力，饮食少思，怔忡惊悸，或见于失血之后，或大汗之后。

人参养卫汤

【来源】《证治汇补》卷二。

【组成】人参　白术（炒）　麦门冬（去心）各二钱　黄耆（蜜炒）　陈皮各一钱半　五味子十粒（研）　炙甘草七分

《医略六书》：无白术。

【用法】加生姜、大枣，水煎，食前服。

【功用】《医略六书》：补气生津。

【主治】

1.《证治汇补》：劳役辛苦，用力过多，以致内伤发热。

2.《医略六书》：劳倦伤气，发热口渴，脉软数者。

【加减】如劳倦甚者，加熟附子五分。

【方论】《医略六书》：劳伤元气，倦怠乏力，不能摄火而津液暗耗，故发热口渴，不喜冷焉。人参扶元补气，黄耆实卫补中，炙草缓中益胃，麦冬润燥生津，五味收耗散之气，陈皮理耆、草之滞，使滞化气行，则脾胃内强而精微四达，营卫调和，其发热口渴，无不自除，何倦怠乏力之有？此补气生津之剂，为劳倦发热口渴之专方。恶寒加熟附子，乃补火扶阳，以助参耆养卫之力欤。

五德饮

【来源】《辨证录》卷二。

【组成】熟地二两　麦冬　玄参各一两　川芎五钱　肉桂三分

【用法】水煎服。

【主治】少时不慎酒色，又加气恼，乃得肾劳，头疼不十分重，遇劳、遇寒、遇热皆发，倘加色欲则头岑岑而欲卧。

二地汤

【来源】《辨证录》卷六。

【组成】生地　熟地　当归各一两　人参三钱　黄连一钱　肉桂五分

【用法】水煎服。

【主治】心中火热如焚，自觉火起，即入小肠之经，辄欲小便，急去遗溺，大便随时而出。

二白散

【来源】《辨证录》卷八。

【组成】山药　芡实各等分（约各四斤）　万年青四大片

【用法】各炒，磨为细末。入白糖一斤，滚水调服。

【主治】脾痨，胸前饱闷，食不消化，吐痰不已，时时溏泻，肚痛腹胀，空则雷鸣，唇口焦干，毛发干耸，面色黄黑，微微短气，怯难接续，便如黑汁，痰似绿脓。

【方论】山药、芡实二味既能健脾，尤能补肾，脾肾兼治，所以奏功。况万年青杀虫于无形，入之于二味之中，虫亦不知其何以消灭于无迹也。此方不特单治脾痨，但不可责其近功耳。若加入人参二两以助胃气，则胃气更健，脾气尤易援耳。

【验案】脾痨　一妇人得此症，脉又细数。余劝其单服二白散，遇饥即用，无论数次。头一日即服五大碗。约五月，每日如此，脾气渐服渐愈，竟得不死。问其前后所服几何，约百斤也。

八物汤

【来源】《辨证录》卷八。

【组成】白芍　山药各五钱　当归　熟地　麦冬各一两　甘草五分　丹皮　沙参各三钱

【用法】水煎服。

【功用】补气益血。

【主治】失血之后，不知节劳慎色，以致内热烦渴，目中生花见花，耳内蛙聒蝉鸣，口舌糜烂，食不知味，鼻中干燥，呼吸不利，怠惰嗜卧。

卫主生气汤

【来源】《辨证录》卷八。

【组成】人参三钱　白术五钱　麦冬五钱　北五味五分　白芍一两　白芥子一钱　炒枣仁三钱　玄参一两

【用法】水煎服。二剂心血生，心气亦旺矣。

【主治】虚损。夜梦不安，惊悸健忘，形神憔悴，血不华色。

【方论】此方五脏兼补之药也。然而兼补五脏，又是独补心官，所以为善；倘只补心而不补余脏，或单补一二脏，而不五脏之兼补，反有偏胜之忧，非善补心伤虚损之法也。

开胃填精汤

【来源】《辨证录》卷八。

【组成】人参三钱　白术五钱　熟地一两　麦冬三钱　山茱萸三钱　北五味一钱　巴戟天一两　茯苓三钱　肉豆蔻一枚

【用法】水煎服。

【功用】开胃气，进饮食，生精神。

【主治】入房纵欲，不知保涩，以致形体瘦削，面色痿黄，两足乏力，膝细腿摇，皮聚毛落，不能任劳，难起床席，盗汗淋漓，此损精而成痨症。

充髓丹

【来源】《辨证录》卷八。

【组成】熟地二两　山茱萸一两　金钗石斛五钱　地骨皮三钱　沙参五钱　牛膝三钱　五味子一钱　茯苓三钱

【用法】水煎服。

【功用】补真阴。

【主治】久立腿软无力，久则面黄肌瘦，口臭肢热，盗汗骨蒸。

壮气汤

【来源】《辨证录》卷八。

【组成】人参三钱　麦冬一两　甘草三分　百合一两　贝母三分

【用法】水煎服。

【主治】虚损。多言伤气，咳嗽吐痰，久则气怯，肺中生热，短气嗜卧，不进饮食，骨脊拘急，疼痛发痠，梦遗精滑，潮热出汗，脚膝无力。

龟鹿饮

【来源】《辨证录》卷八。

【组成】熟地二两　山茱萸一两　金钗石斛　牛膝　虎骨　龟膏　杜仲各三钱　山药　鹿角胶　菟丝子　白术各五钱

【用法】水煎服。

【功用】补肾精。

【主治】立而行房，伤骨耗髓，两足无力，面黄体瘦，口臭肢热，盗汗骨蒸。

旺水汤

【来源】《辨证录》卷八。

【组成】熟地一两　沙参五钱　北五味一钱　山药一两　芡实一两　茯苓五钱　地骨皮三钱

【用法】水煎服。连服四剂不遗矣。

【功用】补肾水以制火。

【主治】朝朝纵欲，渔色不厌，遂至梦遗不能止，肾水涸竭，腰足痿弱，骨内痠疼，夜热自汗，终宵不干。

【方论】此方纯是补精，绝不入涩精之药，以梦遗愈涩而愈遗也。补其精则水足以制火之动，火不动精自能止，何必涩之。今不特不涩，且用通利之药者，以梦遗之人，精窍大开，由于尿窍之闭也。火闭其尿窍，则水走其精窍也。通其尿窍，正所以闭其精窍也。

定神汤

【来源】《辨证录》卷八。

【组成】人参一两　茯神五钱　白术五钱　丹参五钱　远志一钱　生枣仁五钱　丹砂末一钱　柏子仁一钱　巴戟天三钱　黄耆一两　当归五钱　山药三钱　甘草一钱　白芥子二钱

【用法】水煎服。

【主治】用心太过，思虑终宵，以至精神恍惚，语言倦怠，忽忽若有所失，腰脚沉重，肢体困惫。

缓中汤

【来源】《辨证录》卷八。

【组成】白芍一两　当归一两　人参一两　甘草一钱　熟地一两　山茱萸五钱　麦冬五钱　三七根末三钱　荆芥（炒黑）一钱　炒黑姜炭五分

【用法】水煎服。

【主治】人有失血之后，不知节劳慎色，以致内热烦渴，目中生花见火，耳内蛙聒蝉鸣，口舌糜烂，食不知味，鼻中干燥，呼吸不利，怠惰嗜卧，又不安贴。

加减归脾汤

【来源】《辨证录》卷九。

【组成】人参　当归　茯苓　白术　白芍各三钱　甘草　半夏各五分　川芎二钱　白豆寇一粒　柴胡　远志　枣仁各一钱　麦冬五钱

【用法】水煎服。

【主治】劳倦伤脾，色白神怯，秋间发热头痛，吐泻食少，两目喜闭，喉哑昏昧，粥饮有碍，手常温住阴囊。

助功汤

【来源】《辨证录》卷九。

【组成】人参二钱　茯苓三钱　麦冬五钱　甘草一钱　桔梗一钱　半夏一钱　黄芩五分

【用法】水煎服。

【功用】肺胃同治，助气泻火。

【主治】诵读伤气，气伤肺虚，腠理亦虚，咳嗽身热。

【方论】此方肺胃同治也。助胃中之气，即助肺中之气；泻肺中之火，即泻胃中之火；祛肺中之邪，即祛胃中之邪。邪入肺中，未有不入阳明者也，肺中邪散，宁有遁入阳明者乎？

润槁汤

【来源】《辨证录》卷九。

【组成】熟地　麦冬　葳蕤各一两　甘草五分　百合五钱　贝母一钱

【用法】水煎服。

【主治】阴虚枯槁，肺气困乏，嗌塞喉干，咯痰动嗽。

润燥饮

【来源】《辨证录》卷九。

【组成】麦冬一两　熟地一两　苏子一钱　白芥子二钱　甘草一钱　桔梗三钱　天门冬三钱　山茱萸五钱　北五味五分　人参一钱

【用法】水煎服。

【主治】阴虚枯槁，肺气困乏，嗌塞喉干，咯痰动嗽。

【方论】此方用二冬以润肺，用熟地、茱萸以补肾，肺肾相通；加人参、五味以益气，气旺而津液尤易生也；又恐过于补肾，而不上走益肺，故加桔梗升提之味，使益肺多于益肾；尚虑用参以助燥，更入苏子、甘草调和于上焦之间，同白芥子以消膈膜之痰，又不动火以增燥，亦何致有痰嗽之患哉。

十全补正汤

【来源】《冯氏锦囊·杂证》卷二十。

【组成】人参一钱五分　炙黄耆二钱　枣仁二钱（炒，研）　当归一钱二分（酒炒）　白术（炒黄）二钱　白芍一钱二分（酒炒）　白茯苓一钱二分　生杜仲二钱　川续断一钱五分　牛膝二钱　甜薄桂八分

【用法】加大枣二个，水煎服。

【功用】血气并补。

【主治】心脾阳气不足，五脏气血并伤，自汗恶寒，身热，腰背疼痛；感冒时气，似疟非疟，劳伤发热。

【加减】如心有浮热，再加灯心；如阴虚甚者，加熟地；如有外感，去人参，加柴胡、生姜；如气滞，加木香少许；如咳嗽，去参、耆，加炒麦冬；如右尺有力，去薄桂；如肺脉洪大，去黄耆。

【方论】是方五脏均伤，气血并补，倘有外邪乘虚而袭者，正气得此补助之功，自能互相袪逐，而邪无可容之地矣。书曰：补正而邪自除也，故名之。

【验案】痿症　都门张姓母患痿证，数载不能起床，气血俱虚，乃付以前方，不及十剂，步履如常。

双补地黄丸

【来源】《冯氏锦囊·杂证》卷十一。

【组成】熟地黄八两（微火焙燥）　牡丹皮三两（酒拌炒）　山茱萸（去核）四两（酒拌蒸，晒干，炒）　白茯苓三两（焙）　怀山药四两（炒黄）　泽泻三两（淡盐酒拌，晒干，炒）　蓬莲肉（去心）六两（炒）　菟丝子（酒浸，晒干，炒，另磨细末）四两（入药勿使出气）

【用法】上为末，炼蜜为丸。每服三四钱，空心白汤送下。

【功用】补肾精，固肾气。

壮阳固本地黄丸

【来源】《冯氏锦囊·杂症》卷十一。

【组成】熟地黄二斤（酒煮，去滓，熬浓膏十二两）　山茱萸（去核）六两（酒拌蒸，晒干，炒）　山药六两（炒黄）　白茯苓四两（人乳拌透，晒干，焙）　泽泻三两（淡盐酒拌炒）　鹿茸（去毛骨，酥酒炙黄）三两　补骨脂四两（盐酒浸一宿，炒香）　五味子二两（蜜酒拌蒸，炒）　枸杞八两（另熬膏四两）　紫河车一具（用银针挑破血筋，用长流水洗净，可酒浸、酒煨，捣烂）　鹿角胶四两（用酒溶化）　肉桂（临磨刮去粗皮）一两五钱（不见火）　制附子一两五钱（切片，焙）

【用法】上为末，用熟地、河车、枸杞、鹿角四膏八药杵好为丸。每早服四五钱，空心以参汤送下；临晚食前服三四钱，以温酒送下。

【主治】元阳衰惫已极。

固本十补丸

【来源】《冯氏锦囊·杂症》卷十一。

【组成】熟地八两（锅刀切块，酒水各半煮烂，捣烂，入药）　山茱萸肉五两（酒拌，蒸，晒干，炒）　怀山药六两（炒黄）　白茯苓四两（人乳拌，晒干，焙）　淮牛膝四两（淡盐酒拌，晒干，炒）　厚杜仲三两（淡盐酒拌，晒干，炒）　鹿茄茸一具（拣饱满紫润者，去毛骨，锯厚片，切小方块，酥拌，炒松黄）　北五味子一两二钱（每个打扁，蜜酒拌，蒸，晒干，炒）　制附子一两五钱（切片，微火焙燥）　上肉桂一两五钱（临磨括尽粗皮，不见火，不出气）

【用法】上为细末，用熟地捣烂入药，加炼蜜杵好为丸。每服五六钱，早空心淡盐汤送下，随进饮食压之。

【主治】肾元不足，脾胃虚弱者。

【方论】熟地重浊味厚，能补阴，且色黄而得土之正气，故走心脾，蒸晒至黑则减寒性，而专温补肝肾；山茱萸益肝，且精欲固而畏脱，茱萸味酸涩更可固精髓，以助肾家闭藏之职；山药甘咸，补脾而入肾，以化源也；茯苓淡渗，搬运下趋，精华可入于肾；牛膝、杜仲坚强筋骨，以为熟地之佐使；肉桂甘辛，补命门之真火，附子之健悍以嘘既槁之阳，和使阴从阳长；借鹿茸精血有情之品，助草木而峻补，令无情而变有情；五味子酸以敛之，咸以降之，以防辛温之药乘势车越于上，且可敛肺金而滋水生津液而强阴，专纳气藏原。

和肝滋肾地黄丸

【来源】《冯氏锦囊·杂症》卷十一。

【组成】熟地黄八两（酒煮，捣烂入药） 山茱萸（去核）四两（酒拌蒸，晒干，炒） 牡丹皮二两（酒焙） 茯苓三两（人乳拌透，晒干，焙） 山药四两（炒黄） 泽泻二两（淡盐酒拌，晒干，炒） 当归身三两（酒拌，炒） 白芍三两（蜜水拌，晒干，炒） 肉桂（临磨刮去粗皮，不见火）一两

【用法】上为末，用熟地捣烂入药，加炼蜜杵好为丸。每服四钱，早空心白汤送下，冬天酒服。

【功用】和肝滋肾。

【主治】虚劳。

养营益卫补心清肺育脾和肝滋肾膏子丸

【来源】《冯氏锦囊·杂症》卷十一。

【组成】人参三两（切，并隔纸焙） 熟地八两（切块，焙） 枣仁三两（炒熟） 当归身二两（酒拌晒干，炒） 鸡腿白术四两（人乳拌，晒干，炒） 白芍二两（蜜酒拌，晒干，炒） 白茯神二两四钱（焙） 远志肉（去心，甘草汁煮透，晒干，焙）一两五钱 雄牛膝二两（酒拌晒干，炒） 麦门冬（去心，拌老米炒燥，去米用）二两 五味子一两二钱（打扁，蜜酒拌蒸，炒） 肉桂（临磨刮尽粗皮）八钱（上为细末，入后膏子） 熟地六两（切块） 酸枣仁三两（炒熟，捣碎） 当归身二两（酒拌，晒干，炒） 鸡腿白术四两（人乳拌，晒干，炒黄） 白芍一两五钱（蜜酒拌，晒干，炒） 白茯神二两四钱 远志肉（去心，甘草煮透，晒干）一两五钱 怀牛膝二两（酒拌，晒干） 五味子一两（捣碎） 麦门冬（去心，用老米同拌，炒黄）二两 肉桂（临煎去尽粗皮）八钱［先用建莲子（去心衣）二斤，入清水煎取头汁、二汁，去莲子，入上药煎取头汁、二汁，滤去滓，慢火熬成浓膏子］

【用法】将膏子入前药细末和为丸。每晚服四钱，用桂园汤送下。

【功用】养营益卫，补心清肺，育脾和肝滋肾。

滋金壮水地黄丸

【来源】《冯氏锦囊·杂症》卷十一。

【组成】熟地黄三斤（煮汁去滓，炼成膏十二两） 山茱萸六两（去核，酒拌蒸，晒，干炒） 牡丹皮四两（焙） 茯苓四两（人乳拌透，晒干，焙） 怀山药六两（炒黄） 泽泻三两（淡盐水拌，晒干，炒） 牛膝四两（淡盐水拌炒） 麦门冬（去心）五两（炒）

【用法】上为末，用熟地膏入药，加炼蜜杵好为丸。每服四钱，早晨空腹白汤送下。

【功用】养阴配阳，滋金壮水。

全真一气汤

【来源】《冯氏锦囊·药按》卷二十。

【别名】全真益气汤（《时方歌括》）。

【组成】熟地八钱（如大便不实，焙干用；如阴虚甚者，加倍用） 制麦门冬（去心，恐寒胃气，拌炒米炒黄色，去米用）三钱（肺虚脾弱者少减之） 鸡腿白术（炒深黄色，置地上一宿，出火气，不用土炒。如阴虚而脾不甚虚者，人乳拌透，晒干，炒黄）三钱（如脾虚甚者，用至四五钱） 牛膝（去芦）由二钱加至三钱 五味子由八分至一钱五分 制附子由一钱加至二钱余

【用法】水煎，冲参汤服。人参由二三钱加至四五钱，虚极者一二两，随症任用，另煎冲入前药。如肺脉洪大，元气未虚，竟用前药，不必冲参。

【功用】滋阴救火。

【主治】

1.《冯氏锦囊秘录》：阴分焦燥，上实下虚，上热下寒，阴竭于内，阳越于外，斑疹热极烦躁，上喘下泻。中风大病阴虚发热，吐血喘咳，一切虚劳重症。

2.《会约医镜》：麻疹头面不起，壮热不食，喘促昏沉。

3.《时方歌括》：痘科之逆症。

【宜忌】

1.《冯氏锦囊秘录》：以上六味必先煎好，另煎人参浓汁冲服，则参药虽和，而参力自倍，方能驾驱药力，克成大功。若入剂内同煎，则渗入群药，反增他药之长，而减人参自己之力。

2.《中医杂志》（1963；4：40）：腹痛不大便，即使见高热、神气困倦、唇舌焦燥，亦不宜本方。脾气衰虚，熟地、麦冬少用或不用。治疗麻疹，一般用于麻疹收没期，或麻疹早回者。

【加减】燥涸，则熟地倍之；肺热，则麦冬多用；脾虚，则白术重投；阳虚，则附子多加；元气大虚，则人参大进；气浮气散，则牛膝、五味略多；倘有假阳在上者，去参用之。

【方论】

1.《冯氏锦囊秘录》：或疑五味子酸敛，有碍麻疹，是尚泥于麻疹为有迹之毒，而未达乎气血无形之所化也；况有附子之大力通经达络，何虑五味子酸收小技哉?若不借此少敛，则五脏浮散之残阳，何因藏纳而为发生之根本乎?况附用阴药为君，则唯有回阴制火之力，尚何存辛热强阳之性哉?此方阴阳具备，燥润合宜，驱邪扶正，达络通经，药虽七味，五脏均滋，滋阴而不滞，补脾而不燥，清肺而不寒，壮火而不热，火降而心宁，荣养而肝润。或疑其地黄多而泥膈，殊不知重可坠下，浊可补阴，正取其重浊濡润下趋；况兼白术，其剂则燥者不能为燥，滞者不能为滞矣。或嫌其杂，奈小病、暴病，或在一经；大病、久病，必兼五脏，五脏既已互虚，若不合众脏所欲以调之，难免又增偏胜、偏害之祸；况土金水，一气化源，独不观古方中五脏兼调者乎?或嫌其白术多用而滞，殊不知犹参力多则宣通，少则壅滞，岂不闻塞因塞用，而有白术膏者乎?或嫌其热而燥，殊不知附子随引异功，可阴可阳，可散可补，用补气药可追失散之元阳，同养血药可扶不足之真阴，有发散药则逐在表之风邪，引温暖药则祛在里之寒湿，况独不念附子理中汤，更为纯阳之剂耶?故用此以便火降水土健运如常，精气一复，百邪外御，俾火生土，土生金，一气化源，全此一点真阴真阳，镇纳丹田，以为保生之计而已，即名之曰全真一气汤。熟地、白术，专补脾肾，乃先天、后天，首以重之。但一润一燥，何能逐坠?水土忌克，难成一家，用炒麦冬和之，俾土生金，金生水，水生沫化，源有自，既相克所以相成，复相生所以相继，再入牛膝、五味，则更得纳气藏源，澄清降浊，但诸药和缓，大功难建，虽调营卫，经络难通，更入乌附，既助药力，复可行经，且使真阳能复交于下，真阴自布于上，既济之象一得，燥涸偏枯之势自和，复入人参以驾驱药力，补助真元，火与元气，势不两立，元气生而火自息矣。

2.《时方歌括》：方以熟地滋肾水之干；麦冬、五味润肺金之燥；人参、白术补中宫土气，俾上能散津于肺，下能输精于肾；附子性温以补火，牛膝引火气下行，不为食气之壮火，而为生气之少火，从桂附地黄丸套来，与景岳镇阴煎同意。

【验案】

1.麻疹　余治洪姓郎，未及一周，时当暑月，壮热多日，神气困倦，唇舌焦燥，饮乳作呕，五心身热如烙，脉洪数而弦。问其前服之药，乃发散消导数剂，复疑麻疹，更为托表。余曰：久热伤阴，阴已竭矣，复加托表，阳外越矣，若不急为敛纳，何以续阴阳于垂绝哉?乃用熟地四钱，炒燥麦冬一钱五分，牛膝一钱二分，五味子二分，制附子四分，煎服一剂而热退，次日更加炒黄白术一钱六分，另煎人参冲服而愈。

2.小儿手足瘫　张宅令郎未及一周，卧于低炕，睡中坠下，幸炕低而毫无伤损，嘻笑如故，似无痛苦也。但自后右手足瘫软不举，手不能握，足不能立，脉则洪大，久按无力，乃知先天不足，复为睡中惊触，气血不周行之故也。乃以熟地四钱，炒麦冬一钱五分，炒白术二钱四分，牛膝二钱，五味子四分，制附子五分，煎小半钟；另用人参二钱煎浓汁二三分冲药，每早空心服之。六剂而手足轻强，精神更倍。

大补黄庭丸

【来源】《张氏医通》卷十三。

【组成】人参一两　茯苓一两　山药二两

【用法】上为末，用鲜紫河车一具，河水二升，稍入白蜜，隔水熬膏，代蜜为丸。每服三钱，空心淡盐汤送下。

【主治】虚劳，食少便溏，不宜阴药者。

龟鹿二仙膏

【来源】《张氏医通》卷十三。

【组成】鹿角胶一斤　龟版胶半斤　枸杞六两　人

参四两（另为细末） 桂圆肉六两

【用法】以杞、圆煎膏，炼白蜜收，先将二胶酒浸，烊杞、圆膏中，候化尽，入人参末，瓷罐收贮。每服五六钱，清晨醇酒调服。

【功用】《惠直堂方》：大补精髓，益气养神。

【主治】

1.《张氏医通》：督任俱虚，精血不足。

2.《惠直堂方》：虚损遗泄，瘦弱少气，目视不明。

彭祖麋角丸

【来源】《张氏医通》卷十四。

【组成】麋角一对（炙黄） 槟榔（上二味另捣，取净末）二两 通草 秦艽 人参 菟丝子（酒浸，别捣） 肉苁蓉（酒浸，去腐） 甘草各二两（预散）

【用法】上以麋角、槟榔二味，共煎一食时倾，药似稠粥即止火，稍待热气歇，即投后六味散，搅令相得，仍待少时，渐稠粘堪作丸，如梧桐子大。每服三十丸，空腹酒送下，日加一丸，至五十丸为度，旦、暮各一服。服经一月，腹内诸疾自相驱逐，有微利勿怪。

【功用】培理身心。

【宜忌】百日内忌房室。

【方论】麋角走督脉而补阴中之阳；槟榔行腹内而破阴中之滞，兼通草、秦艽通血脉而运周身之气，菟丝、苁蓉填补肾脏，人参以助诸味之力也。

双和汤

【来源】《张氏医通》卷十五。

【组成】熟地黄 白芍（酒炒）各一钱 黄耆（蜜酒炒） 当归各七分 川芎 甘草（炙）各四分 肉桂三分（有热，去之） 生姜一片 红枣一个（去核）

【用法】水煎，温服。

【主治】麻后虚羸。

纳气丸

【来源】《张氏医通》卷十六。

【组成】八味丸去桂、附，加沉香一两 砂仁二两。

【用法】炼蜜为丸。如泄泻少食者，用干山药末，调糊为丸。

【主治】脾肾皆虚，蒸热咳嗽，倦怠少食。

大补茶膏

【来源】《嵩崖尊生全书》卷十一。

【组成】稻米 小米 糯米 苡仁 芡实 莲肉 山药 茯苓 白糖少许

【用法】炒熟黄色，为细末。白滚水调服。

【功用】补虚。

【主治】老弱虚损。

五气丹

【来源】《嵩崖尊生全书》卷十一。

【组成】阴炼秋石八两 红铅四两（如无，以头生男胞四具代之） 人乳粉（人乳拌山药洒之） 牛乳粉 酥油各四两

【用法】上为末，绢裹糯米水浸一夜，蒸饭，以药包安米中，饭熟为度，枣肉和鹿胶酒化为丸。分作三百六十服。

【功用】接补真元，填实真气。

【主治】虚损。

补中地黄汤

【来源】《嵩崖尊生全书》卷十一。

【组成】黄耆一钱 人参 当归 白术 山萸 山药各八分 陈皮 茯苓各八分 泽泻五分 丹皮五分 熟地一钱五分 升麻三分

【用法】加生姜、大枣，水煎服。

【主治】

1.《嵩崖尊生全书》：气血虚弱，无精神，体乏，腰腿疲。

2.《杂病源流犀烛》：积劳，肾病精浊，胫痠，腰背拘急。

茯苓调中散

【来源】《嵩崖尊生全书》卷十一。

【组成】前胡　细辛　人参　桂心　陈皮　当归　白芍　茯苓　麦冬　炙草各一钱　半夏七分半

【主治】虚弱，潮热，自汗。

调劳养血丸

【来源】《嵩崖尊生全书》卷十一。

【组成】黄耆　白术　茯苓　白芍各一两半　人参　山药　归身　熟地　五味　麦冬　远志各一两　陈皮八钱　生地　山萸各五钱

【用法】加入鸭血，炼蜜为丸。

【主治】气血两虚之虚损。

鹿胎丸

【来源】《嵩崖尊生全书》卷十一。

【组成】鹿胎（去秽，煮烂）　熟地八两（用人乳粉、山药各二两拌蒸至五两为度）　菟丝子十两（酒煮五两）　枸杞八两（人乳浸）　何首乌（连皮，用黑豆煮干，去豆；以人乳浸，日晒夜露）八两　石斛（酒炒）六两　巴戟（酒浸）五两　黄耆（酥炙）五两　人参四两　沉香二两

【用法】炼黄蒿膏为丸。每服一百丸，盐汤送下。

【主治】房劳精损，困乏，虚火，晕，聋，遗精，步履欹邪，欲成劳瘵。

龟柏地黄汤

【来源】《重订通俗伤寒论》。

【组成】生龟版四钱（杵）　生白芍三钱　大熟地五钱（砂仁三分拌捣）　生川柏六分（醋炒）　粉丹皮一钱半　萸肉一钱　淮山药三钱（杵）　辰茯神三钱　青盐陈皮八分

【功用】清肝益肾，潜阳育阴。

【宜忌】此唯胃气尚强，能运药力者，始为相宜，若胃气已弱者，必先养胃健中，复其胃气为首要，此方亦勿轻投。

【方论】肝阳有余者，必须介类以潜之，酸苦以泄之，故以龟版、醋柏介潜酸泄为君；阳盛者阴必亏，肝阴不足者，必得肾水以滋之，辛凉以疏之，故臣以熟地、萸肉，酸甘化阴，丹、芍辛润疏肝，一则滋其络血之枯，则阳亢者渐伏，一则逐其条畅之性，则络郁者亦舒；但肝强者脾必弱，肾亏者心多虚，故又佐以山药培补脾阴，茯神交济心肾，使以青盐陈皮咸降辛润，疏畅胃气以运药。

降气和络饮

【来源】《重订通俗伤寒论》。

【组成】栝楼皮　甜杏仁　紫菀　川贝各三钱　枇杷叶（去毛筋净）一两　苏丹参　生淮牛膝各三钱　参三七汁　广郁金汁各四匙　生藕汁两瓢（和匀同冲）

【功用】轻降辛润。

【主治】远行负重，劳伤失血，气逆于上，胸胁闷痛，甚则呼吸亦痛，咳嗽带红。

八仙滋补丹

【来源】《良朋汇集》卷二。

【组成】头生男子乳　藕汁　大萝卜汁　梨汁各一碗（吃荤人加韭菜汁一碗）

【用法】共熬成膏，白蜜一斤炼过，小黑豆三升炒存性，为末，同膏和均为丸，每丸一钱五分，用朱砂为衣。滚水送下，一日三服。

【主治】虚劳。

打老儿丸

【来源】《良朋汇集》卷二引灵佐宫胡方。

【组成】棉花子一斤（炒，去壳）　核桃肉四两（打烂）

【用法】用小米面打糊为丸，重三钱。滚白水化下。

【功用】补益。

仙传草还丹

【来源】《良朋汇集》卷二。

【组成】乌梅肉四两　薄荷叶二两（研末）　白糖

八两　片脑三分

【用法】上药先将乌梅捣烂后，加荷、糖、冰片合为丸。含之。

【功用】添精补髓，清气化痰，常服神清气爽，温疫不侵，视听倍常，步骤轻健，须鬓加添，返者还童，延年益寿。

【主治】虚弱劳心。

仙传蟠桃丸

【来源】《良朋汇集》卷二。

【组成】棉花子（取净仁，干烧，酒拌透，下用黄酒水平对蒸一柱香）　红枣（黄酒煮熟，取净肉）各一斤　归身　牛膝　枸杞（俱用酒浸）　肉苁蓉（酒洗，去泥甲）　山茱萸（酒润，去核）　菟丝子（酒蒸成饼）　白鱼鳔（麸炒成泡）　白茯苓（人乳拌蒸）　破故纸（盐水炒）　熟地（酒煮如饴）各四两（洗净）　巴戟（酒洗，去心）五两

【用法】上为细末，炼蜜为丸，三钱重。早晚酒、水任意送下。

【功用】补益。

【主治】《本草纲目拾遗》：诸虚百损。

白沙草灵丹

【来源】《良朋汇集》卷二。

【别名】万安丹。

【组成】当归　生地　熟地　麦门冬（去心）　天冬　赤何首乌　肉苁蓉　白芍　大茴香（炒黄色）　白茯苓　枸杞子　山药　远志（去心）　菟丝子（酒炒，蒸为饼）　粉草　白何首乌　川芎各二两　苍术（酒浸洗）　川椒（去核）各四两　丁香三钱　人参一钱　川乌一两（炮）

【用法】上为细末，炼蜜为丸，如梧桐子大。每服三五十丸，食远盐汤送下；或黄酒送下更妙，一日三次。

【功用】补益。服一月身轻体健，百日唇红齿白，手足温暖，面容光彩，耳明目亮，百病消除。

延龄固本丸

【来源】《良朋汇集》卷二引王世功集方。

【组成】人参　肉桂　当归　韭菜子（火酒煮）　枸杞　茯神　山药　菟丝饼　山萸肉　蛇床子　牛膝各二钱　熟地　何首乌（九蒸）　肉苁蓉（去甲，酒洗）各四两　大附子一个（童便浸煮）　鸽子蛋十个（去皮，炒成粉）　黄狗肾（内外一具，酥炙）　车前子一两　黑驴肾（连子一具，竹刀去筋，同肉苁蓉酒煮一日一夜）　鹿茸一对（酥炙）

【用法】上为细末，以驴肾、苁蓉捣膏为丸，如梧桐子大。每服百丸，黄酒或滚水送下。

【主治】五劳七伤，诸虚百损，颜色衰朽，形体羸瘦，中年阳事不举，精神短少，未至五旬，须发先白，并左瘫右痪，步履艰辛，腰膝疼痛，下元虚冷等症。

坎离丸

【来源】《良朋汇集》卷二。

【组成】黑豆不拘多少（炒熟，研末）　红枣量用（煮熟，去皮核）

【用法】共捣泥为丸，如梧桐子大。每服二钱或三钱，盐汤送下或酒送下。

【主治】虚痨。

补肾壮阳丹

【来源】《良朋汇集》卷二。

【组成】蒺藜一斤（酒洗炒黄）　莲须八两（炒）　山萸肉（酒浸一宿，蒸，焙干）　续断（酒洗，蒸）　覆盆子（去蒂，酒蒸）　枸杞子（酒蒸）　金樱子膏各四两　菟丝饼　芡实米　五花龙骨（醋煅三四次）一两

【用法】上为细末，炼蜜为丸，如梧桐子大。每服三钱，空心白滚水送下。

【功用】添精补髓，保固真精不泄，善助元阳，滋润皮肤，壮筋骨，理腰膝。

【主治】阳痿。

鱼鳔丸

【来源】《良朋汇集》卷二。

【组成】鱼鳔（剪碎，蛤粉炒）一斤　沙苑蒺藜

（酒洗，炒） 全当归（酒洗，晒干）各四两 牛膝（酒洗） 枸杞（拣净）各三两

【用法】上为末，炼蜜为丸，三钱重。早、晚各一丸，黄酒送下。

【功用】补虚添精髓，壮筋骨，益元阳。

炒 面

【来源】《良朋汇集》卷二。

【别名】七仙炒面（《仙拈集》卷三）。

【组成】白茯苓四两 莲肉（去心） 鸡头米各一斤（共为细末） 红枣四斤（煮熟去皮核） 新鲜小米一斗（炒熟磨末） 蜂蜜一斤 白沙糖一斤

【用法】上搽成一处。干吃；或随意滚水冲服。

【主治】诸虚百损，痨嗽痰喘。

草还丹

【来源】《良朋汇集》卷二引丁君弼方。

【组成】蒺藜（炒）三斤 黑豆（用小粒，炒，存性）三斤 菟丝饼一斤（酒蒸） 白茯苓（乳浸）八两 当归（酒洗） 黄芩（酒洗）各一斤 萝卜子八两

【用法】上为末，炼蜜为丸，重二三钱。早、晚滚水送下。

【功用】补益。

【主治】诸虚百损。

【加减】春、冬用苍术一斤、赤茯苓八两（牛乳浸），夏、秋用白术一斤。

神仙七星散

【来源】《良朋汇集》卷二。

【组成】地肤子 嫩松枝 巨胜子 黄精 嫩柏叶 蔓荆子 桃胶各等分

【用法】上药九蒸九晒，为末。每服二钱，空心白滚水送下。

【功用】补益。

核桃丸

【来源】《良朋汇集》卷二。

【组成】破故纸二两（酒浸，炒） 杜仲一两（炒去丝） 核桃仁一斤

【用法】上为末，将核桃仁共捣成膏为丸，如弹子大。每服一丸，早、晚用酒或滚白水送下。

【主治】诸虚百损。

白药酒

【来源】《良朋汇集》卷三引王永光方。

【组成】白茯苓 白术 花粉 山药（炒） 薏苡仁 芡实（研） 牛膝各五钱 白豆蔻（去壳）三钱

【用法】用烧酒十斤，谅加白蜜，久泡为妙。

【功用】开胃健脾，补虚劳。

百灵丹

【来源】《良朋汇集》卷三。

【组成】胡黄连（另研） 川黄连（姜炒） 当归（酒洗） 白术（土炒） 神曲（炒）各三钱 芦荟（微炒） 阿魏 木香 厚朴（姜炒）各一钱 甘草（蜜炙） 三棱各一钱 史君子肉 五谷虫 虾蟆（酥炙）各五钱 麝香三分 槟榔二钱 莪术一钱 公鸡肫皮（不见水，微焙）一两

【用法】上为细末，神曲醋糊为丸，如黍米大。每服三十丸，小儿一岁一丸，一日三次，早、午米汤送下，临晚滚水或黄酒送下。

【主治】小儿、室女五劳七伤。

药 酒

【来源】《良朋汇集》卷三。

【组成】桑椹子（晒干） 龙眼肉各四两

【用法】烧酒十斤，昼晒夜露，十日开坛饮之。

【功用】补益。

郁金至宝起危散

【来源】《灵药秘方》卷下。

【组成】青礞石 朱砂 雄精 明矾 磁石（醋淬三次） 南铅 北铅 雌黄各二两

【用法】上八味，于五月五日用阳城罐封固，升

打五炷香，冷取灵药，袋盛，埋东方净土内，四十九日取起；另配沉香、木香、乳香、没药、郁金、熊胆、牛黄、诃子各一钱，狗宝、冰片各五分，乳细研匀，每灵药七厘、没药三厘，米糊为丸，金箔为衣。用蜜水化开服下。

【主治】五劳七伤，极重极危，一切恶症。

【宜忌】忌铁器。

保阴煎

【来源】《顾松园医镜》卷十一。

【组成】熟地三钱至一两　生地　麦冬各二三钱　天冬二钱　牛膝（酒蒸）二三钱　茯苓二钱　山药（蒸）二三钱　玉竹　鳖甲　龟甲各四五钱（加圆肉十枚）

【主治】

1.《顾松园医镜》：真阴虚衰，相火炽盛而发热，其热在于午后子前，或但皮寒骨蒸，五心常热，鼻中干燥，唇红颧赤，口苦舌干，耳鸣目眩，腰膝酸软，四肢无力，倦怠嗜卧，大便燥结，小便黄赤，六脉弦数或虚数无力。或病日久，饮食少思，大便溏泄，午后洒淅恶寒，少顷发热，或热至鸡鸣寅卯时分，盗汗身凉等证。

2.《吴医汇讲》：虚劳。

【加减】骨蒸内热有汗，加骨皮二钱；无汗，加丹皮一钱；腰痛，加枸杞三五钱，杜仲二钱，或猪腰子一枚，脊髓四、五条；盗汗，加枣仁（炒，研细）二钱至八钱，五味子二分至一钱；咳嗽，加鲜百合一二两，款冬花二三钱，枇杷叶三大片；有痰，加贝母二三钱；有血，加藕汁、童便各一杯；食少，加米仁（炒）五钱至一两；肺经无热、肺脉按之无力者，量加人参；便溏，去生地、天冬。

万寿药酒

【来源】《奇方类编》卷下。

【组成】红枣二斤　石菖蒲一两　川郁金一两　全当归二两　五加皮　陈皮　茯神　牛膝　麦冬各一两　红花五钱

【用法】用烧酒二十四斤，绢袋盛药入坛内，煮一炷香，入土数日，退火取饮。

【功用】补益。

长生不老丹

【来源】《奇方类编》卷下。

【组成】青盐三两（用水五碗，煎至三碗，澄清，听用）　黑豆一升（肥者，听用）　何首乌五斤（米泔水泡，铜刀刮去皮，将黑豆并青盐水，对酒各一半，同煮何首乌干，去筋）　白茯苓　赤茯苓各八两　归身八两（酒洗）　白扁豆（姜汁浸，酒、水各半煮干）八两　芡实（去壳，炒）八两　薏米仁（炒）八两　天冬八两（去心）　麦冬八两（去心）　知母八两（酒炒）　枸杞八两（酒炒）　菟丝子八两（酒煮）　莲肉（去心）八两　牛膝（酒浸）八两　冬青子（酒浸）八两　黑脂麻（酒拌炒）八两　覆盆子（酒蒸）一两　川巴戟（酒浸）八两　人参量加

【用法】上为细末，炼蜜为丸，如梧桐子大。每服二三钱，空心白滚汤送下。

【功用】滋阴健脾，补气养血，顺畅三焦，培补五脏，乌须发，固齿牙。

乌豆方

【来源】《奇方类编》卷下。

【组成】熟地二两　杜仲一两　青盐半斤　巴戟肉三两　菟丝子三两　枸杞子二两　山茱萸肉二两　金樱子三两（去毛）五　味子一两　小茴香一两　破故纸一两（盐水炒）　黄耆一两　甘草三钱　黎椒五钱

【用法】上为末，以绢袋盛之，缝固，加黑豆五升，水量入，文武火煮透，取起，晒干，再煮，以药淡为度，去药，以豆晒干，将瓷瓶收贮，勿泄气。饥时常服。

【功用】补肾。

回阳丹

【来源】《奇方类编》卷下。

【组成】沉香　木香　鹿茸　大茴　小茴（盐水炒）　青皮　栀子（去壳，炒）　补骨脂　木通　生地　熟地　肉苁蓉　地龙（洗净土，炒

干） 石菖蒲各一两 葫巴二两（生熟各半） 大海马一对（酥炙） 人参

方中人参用量原缺。

【用法】上为细末，酒糊为丸，如梧桐子大。每服一钱，早、晚二服。二七见效。

【功用】补益。

补天大造丸

【来源】《奇方类编》卷下。

【组成】紫河车一个（头生男胎者，用米泔水洗净，再入长流水洗，以砂锅内碗盛蒸烂，石臼内杵烂，入药） 鹿茸（炙）二两 虎胫骨（炙）一两 大龟版（炙）二两 生地（酒炒，蒸一日，杵烂） 山药四两（炒） 丹皮三两 泽泻三两 白茯苓三两 山萸肉四两 天冬三两 麦冬二两 五味子三两 枸杞子四两 当归四两 菟丝子三两 破故纸（酒炒）二两 牛膝三两 杜仲（酒炒）三两 肉苁蓉三两（酒浸，去鳞甲）

【用法】炼蜜为丸，如梧桐子大。每服一百丸，空心温酒送下；盐汤亦可。

【主治】诸虚百损，五劳七伤。

怡神酒

【来源】《奇方类编》卷下。

【组成】烧酒一坛 糯米糖二斤 绿豆二升 木香二钱（为末）

【用法】久浸饮为妙。

【功用】补益。

养老丸

【来源】《奇方类编》卷下。

【别名】养老丹（《集验良方》卷二）。

【组成】熟地八两 巴戟四两 山萸四两 北五味一两 薏苡仁三两（炒） 芡实四两 车前子一两（炒） 牛膝三两（酒炒） 山药四两（炒）

【用法】炼蜜为丸，如梧桐子大。每服三钱，空心滚水送下。

【功用】补益。

四圣丸

【来源】《何氏虚劳心传》。

【组成】紫河车胶十二两 龟甲胶八两 麋角胶四两（上三味名三益膏） 人参十二两（为细末，人乳拌蒸，或晒、烘干，拌重至二十四两为度。若肺间有火，咳甚痰多者，不宜用参，可以茯苓代之，制亦如上法）

【用法】浓麦冬汤入三益膏，隔汤煮烊，捣匀为丸，如梧桐子大。每服四五钱，空心白汤送下。或竟三益膏中加茯苓，乳粉拌匀，麦冬汤化服亦可。

【功用】峻补精血。

【主治】虚损。

【加减】若已成虚劳内热骨蒸等症者，更宜参入壮水滋阴除蒸之品，如二地、二冬、青蒿、鳖甲、骨皮、女贞子之类。

乳金丹

【来源】《何氏虚劳心传》。

【组成】香甜浓白人乳

【用法】上置薄银碗内，隔汤煮热，以竹箸劈开一头，夹上号沉香，线扎，不住手搅之，乳干为度，丸如梧桐子大。每日三四钱，早、晚白汤送下；可用参者，参汤下之弥佳。

【主治】虚劳。

【方论】此方乃营卫之形质，而无寒热阴阳之偏，大补营卫气血，亦返本还原之上品也。

加味地黄汤

【来源】《幼科直言》卷五。

【组成】熟地 山萸 山药 丹皮 泽泻 白茯苓 麦冬 沙苑蒺藜

【用法】水煎，饿时服。

【主治】小儿虚痨咳嗽，夜热咽痛，大便干结；或有女子经闭。小儿病中服药不当，以闭肾气耳聋者。

加味养血汤

【来源】《幼科直言》卷五。
【组成】黄耆 白术（炒） 白芍（炒） 丹皮（炒） 柴胡 陈皮 甘草 当归
【用法】水煎服。兼服健脾丸。
【主治】潮热而唇白，神倦怠者，乃体虚也。

补阳益气丸

【来源】《胎产心法》卷上。
【组成】人参 肉苁蓉（酒洗，去鳞甲泥） 白茯苓 白芍药（酒洗） 巴戟天 当归身（酒洗） 麦冬（去心）各三两 大熟地八两 山萸肉（蒸，去核） 白术（土炒） 淮山药（炒）各四两 川附子一个（重一两二三钱，童便制，去皮脐） 鹿茸一付（乳酥炙） 紫河车一具（首胎者佳，火焙干，捣粉入药） 肉桂 远志肉（制） 柏子仁（炒，研去油） 杜仲（盐水炒断丝） 补骨脂（盐水炒） 五味子 枣仁（炒，去壳） 炙草各一两 砂仁五钱（去壳炒）
【用法】上为细末，炼蜜为丸，如梧桐子大。每日五钱，空心淡盐汤送下。
【功用】填精益气，虽老年亦能举子。

大造丸

【来源】《绛雪园古方选注》卷中。
【组成】紫河车一具（用米泔水浸，逾时轻轻摆开，换水洗洁净，白如杨妃色佳，用竹器盛于长流水内浸一刻，取生气，提回，再入川椒滚汤内一过，以铅罐封固，隔汤煮一伏取出，先倾汁入药，用石臼木椎捣极匀，入后药） 熟地（以生地五两，砂仁一两二钱，茯苓切块四两，绢袋盛，入瓦罐，酒煮七次，去砂、苓，晒干）二两 生地一两五钱 淡天门冬七钱（去心，清水浸五日，晒干） 当归七钱 枸杞子一两五钱 牛膝七钱（酒拌，蒸） 五味子七钱 淡肉苁蓉七钱（去甲，切片，浸，去白膜，以淡为度，晒干） 黄柏七钱（盐水炒） 锁阳七钱（酒净） 生杜仲一两（另磨去绵）
【用法】上为末，河车捣，量加炼蜜为丸。每服三钱，清晨百滚汤送下。
【功用】金水相生，肝肾同治，潜阴固阳。
【方论】大造者，其功之大，有如再造，故名。河车得父母精中之气而成，乃乾坤之橐，铅汞之匡廓，所谓胚胎兆丸，混元归一者也，为补养先天之妙品；用熟地，即以生地为佐，乃白飞霞天一生水之法；当归、枸杞益血添精；牛膝、杜仲强筋壮骨；内苁蓉暖肾中真阳；五味子摄肾中真阴；天冬保肺，恐邪火上僭烁金；黄柏坚阴，下守丹田真气；复以锁阳之涩，封固周密。诸法具备，力量宏深，夫是谓之大造，庶得曰可。

坎炁丹

【来源】《绛雪园古方选注》卷下。
【组成】坎炁二十四两（男者良） 人乳粉二两四钱 熟地八两（砂仁一两五钱，陈煮酒八两制，久晒者良） 人参二两 枸杞子四两
【用法】上法制，烘燥，入磨为末，用酒酿四两，白蜜四两同炼为丸。每服五钱，清米饮汤送下。
【主治】

1.《绛雪园古方选注》：少阴男人，耳薄鼻尖，毛悴精寒，难以种子。

2.《医级》：阴阳两虚，精神气血皆伤，虚危之疾。

补天大造丸

【来源】《医学心悟》卷三。
【组成】人参二两 黄耆（蜜炙） 白术（陈土蒸）各三两 当归（酒蒸） 枣仁（去壳，炒） 远志（去心，甘草水泡，炒） 白芍（酒炒） 山药（乳蒸） 茯苓（乳蒸）各一两五钱 枸杞子（酒蒸） 大熟地（九蒸，晒）各四两 河车一具（甘草水洗） 鹿角一斤（熬膏） 龟版八两（与鹿角同熬膏）
【用法】以龟、鹿胶和药，炼蜜为丸。每服四钱，早晨开水送下。
【功用】补五脏虚损。
【加减】阴虚内热甚者，加丹皮二两；阳虚内寒者，加肉桂五钱。

卫生膏

【来源】《惠直堂方》卷一。

【组成】人参一斤　枸杞一斤　牛膝一斤　天冬（去心）一斤　麦冬（去心）一斤　黄耆二斤（蜜炙）　生地二斤（九蒸九晒）　龙眼肉一斤　五味子十二两（俱各熬成膏）　鹿角胶一斤　虎骨胶八两　龟胶八两　炼蜜二斤　梨胶一斤　霞天胶一斤

【用法】诸胶俱贮瓷瓶内，熔化搅匀。每服三钱，早、晚开水或无灰酒化下。或半料，或四分之一，俱可愈病，至重者不过一料全愈。

【主治】五劳七伤及一切远年痼疾。

长生酒

【来源】《惠直堂方》卷一。

【组成】枸杞　茯神　生地　熟地　萸肉　牛膝　远志　五加皮　石菖蒲　地骨皮各六钱

【用法】上药放绢袋内，用好酒浸十四日。每早服二三杯。

【功用】清心神，生精血，益气力，壮下元。

【宜忌】忌萝卜并铜铁器。

六神粥

【来源】《惠直堂方》卷一。

【组成】芡实肉三斤　米仁（炒）　粟米（炒）　白糯米（炒）各三斤　莲肉（去皮心，炒）一斤　山药（炒）一斤　茯苓四两

【用法】上为末。每日煎粥服。

【功用】益脾健胃。

【主治】精血不足，神气虚弱。

水火既济丹

【来源】《惠直堂方》卷一。

【组成】茯苓四两　山药　柏子仁（去油）各三两　归身（酒洗）　生地（酒洗）　五味　龙眼肉（捣膏）　枸杞（盐炒）　秋石　麦冬（去心）　莲肉（去心）　元参各二两　丹参一两五钱

【用法】上为末，用芦根捣汁，打芡实粉糊为丸，如梧桐子大。每服一钱，渐加至二钱，早、晚白汤送下。

【功用】养心血，益心气，滋肾水。

百补膏

【来源】《惠直堂方》卷一。

【组成】玉竹　枸杞　龙眼肉　核桃肉　女贞子各一斤

【用法】砂锅内多次水煎，一汁、二汁、三汁合熬，用文武火俟滴水成珠，加白蜜一斤，再熬成膏，瓷瓶收贮。每服三钱，早、晚滚水调下。

【主治】心血、肾水不足，及诸虚。

先天大造丸

【来源】《惠直堂方》卷一。

【组成】棉花子十二两（青盐酒拌浸一宿，去壳，炒黄色）　杜仲八两（青盐酒拌浸一宿，炒断丝）　芡实（蒸）　茯苓　薏苡仁（微炒）各四两　破故纸五两（青盐酒浸，炒）　山药四两（炒）　枸杞子（炒）五两　虎骨（酥炙）二两　金钗石斛八两（熬膏）

【用法】上为细末，炼蜜同膏为丸，如梧桐子大。每服四钱，空心盐汤送下，渐加至五钱。一七十老人传云：服后须白再黑，齿落重生，七旬之外，并不畏冷，筋骨强健。

【功用】补虚。

全鹿膏

【来源】《惠直堂方》卷一。

【组成】鹿肉（全）一只（去油筋净）　杞子十斤

【用法】米泔水五十斤、井水五十斤、熬至半，滤出，再入泔、水各三十五斤；熬至半，滤出，再入泔、水各二十五斤，熬至半，去滓；合三次汁，共熬至一斗，余用绵子滤过，入真龟胶一斤收之。每日五钱，陈酒化下。

【功用】补虚。

经验广嗣丸

【来源】《惠直堂方》卷一。

【组成】人参 山萸 茯苓 天冬 石菖蒲 车前子 赤石脂（另研） 当归各一两 生地 熟地 杜仲 地骨皮 川椒 牛膝各二两 枸杞 肉苁蓉 远志各三两 菟丝四两 覆盆子 泽泻 柏子仁 山药 五味子 巴戟天 木香各一两

【用法】上为末，蜜为丸，如梧桐子大。初服六十丸，渐加至一百丸，空心盐汤或酒送下。

【主治】男子劳损羸瘦，中年阳事不举，精神短少，未至五旬，须发早白，步履艰难；妇人下元虚冷，久不孕育。

桑椹河车丸

【来源】《惠直堂方》卷一。

【组成】河车二具（酒净，焙干） 鹿茸一对（酥炙） 黑驴肾（连腰子肾子，切片，酥炙）四具 黄狗肾（连腰子肾子，酒煮焙干）十具 熟地（九蒸晒） 枸杞（酒蒸） 生首乌各八两 巴戟天（酒蒸） 破故纸（合桃拌炒） 山药（盐水炒） 萸肉 骨碎补（炒） 鱼鳔（蛤粉炒） 五味子 菟丝子（酒煮） 仙茅（米泔浸三次，去皮） 肉苁蓉（去鳞肠） 锁阳 茯苓各四两 人参二两

【用法】上为末，桑椹熬膏，加炼蜜为丸，如梧桐子大。每服五钱，空心清汤送下。

【功用】补虚。

鳗鲤丸

【来源】《惠直堂方》卷一。

【组成】当归（酒洗） 杜仲（盐水炒） 生地（酒洗） 熟地（酒蒸） 枸杞（人乳浸） 菟丝（酒蒸） 女贞（人乳浸，蒸） 红枣肉 莲子（去心） 山药（炒） 丹皮（炒） 藕节 川贝（去心） 百合 龟胶（酒化） 苍术（米泔浸，炒） 豆仁（炒） 石菖蒲（炒） 诃子（面裹煨，去核，取肉） 金樱子（去毛刺，炒）各等分

【用法】上药为末，入鳗灰加倍，共炼蜜为丸，如梧桐子大。每服五七十丸，米汤送下。

煅鳗灰法：觅年远瓦夜壶一个，须择其人中白最多而厚，不能多容小便者，用大鳗一条，重一斤外，放入夜壶内，瓦片盖口，铁丝扎之，外用盐水黄泥加羊毛涂一指厚，以糠炭火煅之二日，以臭气过为度，冷定开出，其鳗成灰，连人中白研匀用。

【主治】虚劳。

赵府神应比天膏

【来源】《惠直堂方》卷四。

【别名】比天膏（《膏药方集》）。

【组成】当归 红花 生地 川芎 芍药 苏木各二两 羌活 独活 蓬术（煨） 防风 荆芥 野菊花 骨碎补（去皮毛） 牙皂 苦参 牛膝 三棱（煨） 白蔹 山甲（炙） 续断 蝉蜕 全蝎（汤泡三次） 山豆根 地龙（去泥） 甘松 三奈 槐枝 柳枝 桃枝 榆枝 夏枯草 露蜂房各一两 白果三个（去壳） 南星 半夏各一两五钱 男血余（皂角水洗）三两 胎发二十丸 白花蛇一条（去头尾） 桑白皮 连翘 金银花 川贝 山茨菇 木别仁 甘草 大黄 桃仁 杏仁 川连（去须） 首乌 五味 黄耆 合欢花 象皮 昆布（洗去盐味） 凤凰退各二两 川附子一个 黄芩 射干（洗） 黄柏 乌药 玄参 五加皮 天麻 人参 大力子 肉桂 豨莶草各四两（以上为粗药） 雄黄二两 银朱六钱 朱砂二两 花蕊石二两（为粗末，用硫黄末二两搅匀，入阳城罐内封固，炼一日取出） 石膏（煅）二两 赤石脂二两 自然铜二两（二味各入倾银罐内煅红，醋淬七次，埋土中一宿，去火气） 云母石一两 乳香三两（同龙骨研） 龙骨二两（照自然铜制） 阿魏一两（同自然铜研） 没药三两（炙，同赤石脂研） 血竭二两五钱（同石膏研） 儿茶二两（同云母石研） 安息香五钱 珍珠五钱（同安息香研） 丹珠一两（即人血，或用山羊血代） 牛黄三两（同雄黄研） 麝香四钱（同银朱六钱研） 冰片二钱（同朱砂研） 蚺蛇胆五钱（同雄黄研） 沉香一两五钱 檀香一两五钱 丁香五钱 木香一两五钱 降香五钱（以上不用火） 三七一两 苏合香二两五钱（以上为细

末） 黄蜡三两 白蜡三两 苏合油四两 淘鹅油四两

【用法】真麻油十五斤，将粗药浸，春五、夏三、秋七、冬十日，入锅，文武火煎枯，绢滤去滓，又煎油至滴水成珠，下淘鹅油、黄白蜡、苏合油，再下炒过黄丹七斤，柳枝搅匀，试其软硬得所，离火，下细药，冷定，沉水中三日，取起摊用。五劳七伤，遍身筋骨疼痛，腰脚软弱，贴两膏肓穴，两肾俞穴，两三里穴；腰痛，贴命门穴；痰喘气急，咳嗽，贴两肺俞穴，华盖穴，膻中穴；小肠气疝气，贴膀胱穴；左瘫右痪，手足麻木，贴两肩井穴，两曲池穴；疟疾，男贴左臂，女贴右臂即止；男子遗精白浊，女人赤白带下，月经不调，血山崩漏，贴阴交穴，关元穴；心气痛，贴中脘穴；偏正头痛，贴风门穴；走气，贴章门穴；寒湿脚气，贴两三里穴；一切无名肿毒，痈疽发背，对口及瘰疬臁疮，杨梅风毒，跌打损伤，指断臂折，痞块癥瘕，皆贴本病患处。

【功用】接骨，化大毒。

【主治】五劳七伤，遍身筋骨疼痛，腰脚软弱，腰痛，痰喘气急，咳嗽，小肠气，疝气，左瘫右痪，手足麻木、疟疾，男子遗精白浊，女人赤白带下，月经不调，血山崩漏，心气痛，偏正头痛，走气，寒湿脚气，无名肿毒，痈疽发背，对口及瘰疬臁疮，杨梅风毒，跌打损伤，指断臂折，痞块癥瘕。

四精膏

【来源】《不居集》上集卷二。

【组成】童便 白蜜 人乳 酒酿

【用法】上熬膏。不拘时挑服。

【主治】虚损羸瘦不足。

金液五精丸

【来源】《不居集》上集卷二。

【组成】秋石十两（金精） 白茯苓二两（木精） 莲肉八两（水精） 川椒二两（火精） 小茴香五两（土精）

【用法】上为末，酒糊为丸，如梧桐子大。每服二十丸，空心酒送下，或椒盐汤送下，以干物压之。

【功用】补虚助阳，壮神气，暖丹田，增颜色，和五脏，润六腑，除烦热，治淋浊，消积块，暖子宫。

【方论】《医略六书》：精寒不化，尿道亦不能清，故小便淋沥，时流浊液不已。秋石滋阴涤垢，以清淋漓浊液之源流；茯苓渗湿和中，以利膀胱之水气；莲肉清心醒脾土；川椒补大暖精室；小茴温气化以散寒湿也。蜜丸，椒盐汤下，使精暖寒消，则气行湿化，而小便清长，淋浊无不瘳矣。此暖精渗湿之利，为精寒淋浊之专方。

小补阴丸

【来源】《不居集》上集卷七。

【组成】漏天机（炙） 鳖甲（炙） 熟地黄（酒蒸，另研）各三两 人参 黄柏（炒）各一两

【用法】炼蜜为丸，或粥为丸。每服四十丸，汤送下。

【主治】虚损。

【加减】补气用人参，然苍黑人服之，反助火邪，而烁真阴，可以白术代之。若肥白人多服最好，又必加陈皮同用。

天一丸

【来源】《不居集》上集卷七。

【组成】天冬 麦冬 当归 生地各一两 茯苓 山药 黄柏 知母 酒连 黄耆各二两 五味子 朱砂各一两（另研为衣）

【用法】炼蜜为丸，如梧桐子大，朱砂为衣。空心盐汤送下。

【功用】降心火，益肾水。

升补中和汤

【来源】《不居集》上集卷十。

【组成】人参五分 谷芽 山药各一钱 茯神八分 甘草三分 陈皮七分 扁豆一钱 钩藤八分 荷鼻一个 老米三钱 红枣二个

【主治】虚劳寒热，食少泄泻，不任升柴者。

【加减】气血弱而似疟者，加制何首乌三钱；筋骨不利者，加秦艽、续断一钱；微有火者，加玉竹

八分；泄泻者，加冬瓜仁二三钱；大便下血者，加地榆八分；食少者，加莲子肉三钱；失血者，加茅根、藕节三五钱。

【方论】升补中和，为清阳下陷者而设也。盖阴亏火乏，法不宜升，而肝肾空虚，更不宜升。惟是泄泻食少之人，清阳不升，则浊阴不降，于法不可以不升，而又非升柴之辈所能升者。故以人参、钩藤、荷鼻升胃中之阳，以谷芽、山药、扁豆、老米补脾中之阴，陈皮快气，甘草和中，红枣助脾，虽非升柴耆术之品，而功效实同补中益气之立法矣。

补真内托散

【来源】《不居集》上集卷十。

【组成】柴胡八分　干葛八分　人参五分　黄耆一钱　熟地一钱　当归八分　茯神八分　枣仁六分　麦冬七分

【主治】房劳过度，耗散真元，外挟客邪者。

【加减】如虚火上泛，或吐衄血者，加泽泻六分，茜根八分，丹皮八分；如血不止者，加牛膝、丹参各一钱；如咳嗽痰多，加贝母、阿胶、天冬各七八分；如脾胃弱，加山药、扁豆一钱。

【方论】房劳挟外感，当以培补精神为主，故用参、耆以益元气，归、地以补精血，柴、葛以托外邪，茯神、枣仁以安神定志，麦冬生津润燥。以欲竭精枯之躯，而感冒四时不正之邪，以大补气血之品而加入柴胡、葛根之内，则补者自补，托者自托，而散者自散矣。

味补汤

【来源】《不居集》上集卷十。

【组成】燕窝　海参　淡火肉　鳗鱼

【用法】上煮汁饮，或用鲜紫河车一具，同入煮极烂，饮其汁更妙。

【主治】虚劳日久，脾胃薄弱者。

【加减】遗精，加鱼鳔；泄泻，加莲子肉、山药。

培土养阴汤

【来源】《不居集》上集卷十。

【组成】制首乌三钱　丹参　扁豆　谷芽各一钱　白芍　车前各八分　莲肉一钱五分　猪腰一具

【主治】虚劳，食少痰多，阴分不足，自汗盗汗，遗精，不任熟地、山萸等药者。

【加减】阳经火甚，痰嗽喘急者，加保金汤；心脾气虚失血者，加苡仁、藕节二三钱；积瘀胸膈胀满者，加白茅根一钱；血中气滞者，加降香八分；气血大虚弱者，加人参、燕窝三钱；尾闾骨痛者，加鹿角霜一钱；泄泻不止者，加脐带；汗多者，加桑叶一钱；嗽不止者，加枇杷叶、佛耳草七八分；遗精者，加芡实、莲须一钱。

【方论】形不足者，温之以气；精不足者，补之以味。今虚劳之人，温气则火生，补精则濡泄，虽六味、四物、生脉皆非所宜也。以制首乌为君，固精养血，有地黄之功，而无地黄之滞；以猪腰为臣，补肾生精，有生血之功，而无败胃之虞；扁豆、谷芽补脾阴而不燥肺金，丹参、莲肉交通心肾而不耗阴血，白芍酸收以缓肝，车前利小便而不走精气，扶脾保肺，平补肝肾，食少不凝痰多，亦宜此温气补味之变方也。

除烦宁燥汤

【来源】《不居集》上集卷十六。

【组成】生地二钱　麦冬三钱　枣仁二钱　人参一钱　茯神一钱　知母一钱五分　五味子三分

【主治】劳烦过度，忧虑伤神，血少液枯，肾衰水涸，而致虚劳烦热，内热口渴，神昏躁妄，脉虚数无力。

【方论】麦冬、五味、人参、生脉散也，生津液而补接元气，同知母以清金水之化源；烦热者则神不宁，心血必亏，以生地、麦冬、枣仁、茯神补血安神。

三圣丸

【来源】《不居集》下集卷八。

【组成】半夏一两　槟榔　雄黄各二钱

【用法】研末为丸。姜汤送下。

【主治】虚劳，恶心欲吐并喘者。

十全大补汤

【来源】《女科旨要》卷四。

【组成】沉香三分　生地　熟地　当归各三钱　白芍　牛膝　藿黄　川芎各一钱　人参五分　杞子二钱　壮鸭一只

【用法】将上药纳鸭肚煮极熟，去药，食鸭饮汤。

【主治】妇人怯损。

补阴益气煎

【来源】《医略六书》卷十八。

【组成】生地五钱　人参三钱　山药三钱（炒）　阿胶三钱（蛤粉炒）　白芍一钱半（炒）　炙草一钱半　柴胡五分　茯神一钱半（去木）　黄蓍三钱（蜜炙）

【用法】水煎，去滓温服。

【主治】气阴两亏，不能摄火而火不归经，或下血，或潮热，脉软数者。

【方论】方中生地滋肾水以济心火，人参扶元气，统血脉，山药补脾益阴，阿胶补阴益血，黄蓍补中气以强卫，柴胡疏肝胆以升阳，白芍敛阴和血，茯神渗利宁神，炙草缓中以益胃气也。水煎温服，使气阴内充，则虚阳得归其部而营卫调和。

黄耆鳖甲饮

【来源】《医略六书》卷十九。

【组成】黄蓍三钱（蜜炙）　鳖甲三钱（生，醋炙）　白芍一钱半（炒）　熟地五钱　归身二钱　麦冬三钱（去心）　茯神二钱（去木）　山药三钱（炒）　甘杞三钱　桂圆三钱（去壳、核）　大枣三枚

【用法】水煎去滓，温服。

【主治】虚痨羸瘦，脉软数者。

【方论】血气两虚，不能营运，而蒸热不解，故渐至羸瘦，乃成虚痨焉。黄蓍补气益卫，鳖甲散结滋阴；归身养血脉以荣经，白芍敛营阴以和血；熟地补阴滋血，麦冬润肺清心；茯神安神志，枸杞补髓填精；桂圆肉滋养心脾，肥大枣缓中益脾，并能资生血脉也。俾血旺气充，则营卫强壮而肌体丰腴，虚劳无不复元矣。此滋补元阴之剂，为虚劳羸弱之专方。

鳖甲地黄汤

【来源】《医略六书》卷十九。

【组成】鳖甲三钱（生，醋炙）　生地五钱　当归二钱　柴胡三分（盐水炒）　麦冬三钱（去心）　白术一钱半（制）　人参六分　茯苓一钱半　石斛三钱　甘草六分　乌梅一钱半

【用法】水煎，去滓温服。

【主治】虚劳，烦热羸瘦，脉弦濡数者。

【方论】血气两虚，虚阳内郁而烦躁，潮热不解，故渐至羸瘦成痨焉。生鳖甲滋阴散结，生地黄壮水滋阴；当归身养营血以活血，麦门冬润肺气以清心；茯苓化气和脾，白术健脾生血；人参扶元补气，甘草和胃缓中；石斛平虚热兼益肾阴，柴胡疏肝胆能除蒸热；乌梅肉除烦热以收津液也。水煎温服，使血气内充，则虚阳得伸，而烦热自解，肌肉渐生，何虚痨之足虑哉。此滋阴疏补之剂，为虚劳烦躁潮热之专方。

生脉地黄汤

【来源】《医宗金鉴》卷四十。

【组成】六味地黄汤加生脉饮

【主治】虚劳，火盛刑金者。

拯阴理劳汤

【来源】《医宗金鉴》卷四十。

【组成】人参　麦冬　五味　当归　白芍　生地　龟版　女贞　薏苡　橘红　丹皮　莲子　百合　炙甘草

【主治】虚劳，阴虚火动。

【加减】汗多不寐，加枣仁；咳而嗽痰，加桑皮、贝母；嗽而湿痰，加茯苓、半夏；咳嗽咯血，加阿胶；骨蒸热深，加地骨皮。

乌鸡丸

【来源】《绛囊撮要》。

【组成】人参三两（或以西党参四两代之亦

可） 大生地三两（忌铁，酒炒） 大熟地三两（忌铁，酒炒） 青蒿子三两四 制香附三两 炙鳖甲三两 白术二两（土炒） 枣仁二两（炒黑） 枸杞子二两（酒炒） 大麦冬二两（去心，烘脆） 白茯苓二两（晒脆） 地骨皮二两 丹皮一两五钱（酒炒） 大白芍二两（酒炒） 白归身二两（酒炒黑） 川芎一两（酒炒） 炙甘草一两

【用法】上药如法制好，磨为细末；用白毛乌骨鸡一只（男用雌、女用雄，约重一斤外者）闷绝，去毛，竹刀破开，去肠杂并头、翅、足，煮极烂，取出骨，新瓦上炙脆，研细末，和入药末内，即用鸡汤酌和，捣千捶为丸，如椒子大。每服三四钱，空心淡盐汤送下。

【主治】男妇血气虚劳，咳嗽吐血，骨蒸潮热，梦遗失精，赤白带下。

心肾两补汤

【来源】《脉症正宗》卷一。

【组成】熟地二钱 当归一钱 覆盆一钱 杜仲一钱 黄耆一钱 枣仁一钱 远志八分 五味五分

【功用】心肾两补。

补气汤

【来源】《脉症正宗》卷一。

【组成】人参八分 黄耆一钱 玉竹二钱 白术一钱 木香三分 山药一钱 陈皮八分 川芎八分

【用法】水煎服。

【主治】阳气大虚。

补血汤

【来源】《脉症正宗》卷一。

【组成】熟地二钱 当归一钱 白芍八分 丹皮八分 元参一钱 丹参一钱 木通八分 车前八分

【用法】水煎服。

【主治】阴血大虚。

补肝汤

【来源】《脉症正宗》卷一。

【组成】生地二钱 当归一钱 白芍八分 柴胡六分 杜仲八分 枣仁一钱 车前八分 牛膝八分

【用法】水煎服。

【功用】补肝。

调顺阴阳汤

【来源】《脉症正宗》卷一。

【组成】黄耆一钱 白术一钱 香附一钱 当归一钱 川芎八分 白芍八分 山药一钱 乌药一钱

【功用】调顺阴阳。

木香猪肚丸

【来源】《金匮翼》卷三。

【组成】木香 附子 郁李仁 干姜 陈皮 麦冬各一两 肉豆蔻一两 熟艾 鳖甲 柴胡 神曲各二两 厚朴（姜水炒）三两 钟乳粉 桂心各五钱

【用法】上为末，用雄猪肚一具，去脂膜切细，入好米醋三升，煮烂研细，入末捣和为丸，如梧桐子大。每服二十丸，空心温酒米饮任下。

【主治】脾痨，食不化，心腹痞满，呕吐吞酸，面色萎黄，甚者心腹常痛，大便泄利，手足逆冷，骨节痠痛。

余粮丸

【来源】《种福堂公选良方》卷四。

【组成】皂矾八两（用红醋二茶杯，煅至通红色，放地上出火毒） 余粮石四两（醋煅七次） 砂仁四钱（姜汁炒） 白豆蔻三钱 枳壳四钱（炒） 厚朴四钱（炒） 真广皮三钱 干漆一两（炒到烟尽） 白芷二钱 川贝母二钱 铁梗茵陈五钱（不见火） 海金沙一钱 益母草五钱 广木香二钱 地骨皮二钱

【用法】上各为末，煮黑枣为丸。缓症朝服七分，夜服八分；重症每服一二钱，好酒送下；极重者，服至六两全愈。

【主治】脱力劳伤，肿胀，妇女干血劳，产后朝凉暮热，男妇反胃、噎膈、腹痛、小儿吃泥土、生米等物，及积年虚黄、脱力黄疸等症。

【宜忌】孕妇忌服。忌河豚，终身忌荞麦。

加减地黄丸

【来源】《活人方》卷一。

【组成】生地二两　熟地二两　茯苓二两　山药二两　天冬二两　麦冬二两　牛膝二两　枸杞（小茴、川椒、盐酒、芝麻四制）　人参四两　萸肉四两　当归一两　何首乌一两　丹皮五钱　泽泻五钱

【用法】上为末，炼蜜为丸。早空心吞服四五钱，白滚汤送下。

【功用】补阴壮水，培土生金，养血润燥。

【主治】虚劳，骨蒸内热。

固本暖脐膏药

【来源】《活人方》卷二。

【组成】真麻油一斤四两　甘草片二两　天冬　麦冬　熟地　肉苁蓉　牛膝　枸杞　当归　杜仲　汉防已　防风　羌活　独活　川芎　续断　锁阳　虎胫骨　桃仁　远志肉　杏仁　菟丝子　巴戟肉　蛇床子　红花　木鳖子　姜黄片　延胡索　南星　半夏　天麻　威灵仙　淫羊藿　骨碎补　鹿茸　肉桂　附子　蓖麻仁　紫梢花　谷精草　肉蔻　益智仁　人参　黄耆　何首乌　苏木屑　苍术　五灵脂　白僵蚕　川山甲　苍耳子　麻黄　荔枝草　三角尖　益母草　清风藤　五味子　皂角刺　粟壳　诃子肉　葱子　韭子各五钱　东丹（飞净，炒黑色）十两　嫩松香（绞去脚，提至色白）四两　嫩黄蜡（提净脚）四两　硫黄（制净末）　雄黄（制净末）　龙骨（制净末）　牡蛎（制净末）　玄精石（制净末）　赤石脂（制净末）各三钱　乳香（制净末）　没药（制净末）　沉香（制净末）　丁香（制净末）　木香（制净末）各三钱　麝香（制净末）　蟾酥（制净末）　阳起石（制净末）　阿芙蓉（制净末）各三钱

【用法】第一次，真麻油以桑柴火熬透，第二次，甘草片入油熬焦，去滓；第三次，天冬至韭子六十味药入油熬焦，重绵绞去滓净；第四次，东丹入油搅匀；第五次，嫩松香入油搅匀，以时候之寒暖，看老嫩出火；第六次，嫩黄蜡入油搅匀；第七次，硫黄至赤石脂六味药入油搅匀，候冷；第八次，再入乳香至木香五味药搅匀；第九次，临用时加入麝香、蟾酥、阳起石、阿芙蓉。

【功用】培元益气，祛寒和血，调补精气。

【主治】男子先天不足，下元虚冷，劳伤痿痹，腰膝酸疼，精寒阳萎，白浊阳遗；妇人经水不调，沙淋白带，子宫虚冷，难嗣半产；暴泻久泄，肚腹疼痛；偏身寒湿风痛。

益气丸

【来源】《活人方》卷二。

【组成】熟地八两　人参四两　山药四两　茯苓三两　山萸肉四两　丹皮三两　泽泻三两　附子一两五钱　肉桂一两五钱　补骨脂一两五钱

【用法】炼蜜为丸。每服三五钱，早空心滚汤送下。

【主治】两尺脉举按无力，阴中之阳有亏者。

琼玉膏

【来源】《活人方》卷二。

【组成】熟地八两　麦冬八两　枸杞八两　葳蕤六两　牛膝六两　桂圆肉六两　黑枣六两　人参四两　黄耆四两　白术四两　天冬四两　广陈皮二两

【用法】上熬膏，炼蜜收。每服二三钱，早、晚隔汤炖热，噙化。

【主治】脾肺肾之元气不足，情志郁结，生机不能启发，致精神气血有亏，遂成虚劳咳嗽，嗽久音哑，咯血咳血，渐及神销形萎，自汗气促，睡梦不宁，遗精泄泻，皮寒骨蒸，肢体瘦弱，阴火冲逆，畏寒喜热。

【加减】无寐，加枣仁六两，茯神四两；骨蒸甚，加制首乌六两，地骨皮四两；有郁痰，加白蒺藜六两，川贝末四两。

河车大造丸

【来源】《活人方》卷三。

【组成】紫河车二具　熟地黄八两　人参四两　白

术四两　当归四两　枸杞四两　茯苓四两　芍药四两　黄耆三两　川芎三两　杜仲三两　牛膝三两　山药三两　肉桂三两　甘草三两

【用法】上为细末，炼蜜为丸。每服三五钱，空心白汤吞服。

【主治】先天不足，精气本虚，强力入房，恣欲无度，精枯气遗，头目眩晕，皮寒骨热，肢体羸弱，神枯色萎，非此不治；兼起病后，精虚血弱；妇人多产，老年虚弱，月经不调，赤白带下。

【加减】妇人虚脱，淋带不止，加鹿角霜三两。

天魂汤

【来源】《四圣心源》卷四。

【组成】甘草二钱　桂枝三钱　茯苓三钱　干姜三钱　人参三钱　附子三钱

【用法】煎大半杯，温服。

【主治】

1.《四圣心源》：阳虚。

2.《血证论评释》：血证后期脾肾阳虚。

【加减】若肝血虚弱，不能生火，则用归、地、首乌以培阳神之原。

【方论】方中甘草、茯苓培土而泄湿，干姜、附子暖脾而温肾，人参、桂枝达木而扶阳。

滋燥丸

【来源】《活人方》卷六。

【组成】熟地五两　枸杞三两　牛膝三两　茯苓二两五钱　当归二两五钱　黄耆二两　麦冬二两　白芍二两　人参一两五钱　知母一两五钱　黄柏一两五钱　牡丹皮一两五钱　五味子一两　黄连一两（茱萸制）　甘草一两

【用法】上为细末，炼蜜为丸。每服四五钱，早晨空心淡盐汤吞服。

【主治】房劳内伤，肾水枯涸，肝木无所禀受，木燥火炎，本经无血可藏，精血既亏，则三焦之火乘虚攻刺于所经所络之地为痛，痛连腰肾、心胸，不能转侧，昼轻夜重，燥热憎寒，饮食减少，形容衰惫。

滋阴百补药酒

【来源】《活人方》卷六。

【组成】熟地三两　生地三两　制首乌三两　枸杞子三两　牛膝二两　沙苑蒺藜三两　鹿角胶三两　当归二两五钱　胡桃仁二两五钱　桂圆肉二两五钱　肉苁蓉二两　白芍药二两　人参二两　白术二两　萎蕤二两　龟版胶二两　白菊花二两　五茄皮二两　黄耆一两五钱　琐阳一两五钱　牡丹皮一两五钱　杜仲一两五钱　地骨皮一两五钱　知母一两五钱　黄柏一两　肉桂一两

【用法】上锉碎，囊贮，以滚酒冲入大坛，泥固，外加厚纸密封，放窨地。过黄梅开用，早、晚随量热饮。

【功用】大补气血，调和营卫，温经舒络，壮骨益髓。

固精丸

【来源】《活人方》卷七。

【组成】山萸肉（连核）四两　莲须二两五钱　茯神二两　山药二两　黄柏一两五钱　远志一两　五味子一两

【用法】金樱子熬膏代蜜为丸。每服三钱，早空心百滚汤送下。

【功用】补心气以安神，益肾气以宁志，培土防水，酸涩固精，苦以泻火。

【主治】心肾不交，火炎水陷，淫梦遗精，日久不固，遂传虚损瘵怯之症。

【加减】心气虚者，兼服宁志丸；心血虚者，兼服安神丸，或服坎离丸。

二仙膏

【来源】《仙拈集》卷二。

【组成】牛乳　福圆各十斤

【用法】煎膏，酒服。

【功用】大补虚损。

母鸡散

【来源】《仙拈集》卷二。

【组成】肥母鸡一只
【用法】用绳将鸡吊死，去毛净，用竹刀剖开，取肠屎，不可入水，用阴阳瓦焙干，以烟尽为度，可重六七钱，为末。分为三服，黄酒调下。
【主治】五劳七伤，诸虚百损。

雄鸡酒

【来源】《仙拈集》卷二。
【组成】雄鸡一只（白毛黑骨）
【用法】将鸡用绳吊死，退去毛、屎，切作四块，入生姜四两，胶枣半斤，陈酒六斤，装入大坛内，泥封口，重汤煮一日，凉水拔去火毒，空心连姜、枣食之。
【主治】五劳七伤，并妇人赤白带下。

八仙藕粉

【来源】《仙拈集》卷三。
【组成】白花藕粉　白茯苓　白扁豆（炒）　莲肉　川贝母　山药　白蜜各等分　人乳（另入）
【用法】滚水冲，不拘时食。
【功用】
1.《仙拈集》：保养。
2.《本草纲目拾遗》滋胃保元。
【主治】一切杂症虚劳。

人乳酒

【来源】《仙拈集》卷三。
【组成】人乳二盏　好酒半盏
【用法】入银镟或锡镟内荡滚。每五更服。
【主治】诸虚百损，五劳七伤。

甘露酒

【来源】《仙拈集》卷三。
【组成】圆眼肉　红枣肉　葡萄　桃仁　当归　枸杞　杜仲　熟地各二两
【用法】浸烧酒十斤。常服。
【主治】诸虚百损。

圆椹酒

【来源】《仙拈集》卷三。
【组成】桑椹（晒干）　圆眼肉各四两
【用法】烧酒十斤晒十日，坛口封固。开坛饮之。
【功用】大补诸虚。

补肾生肝饮

【来源】《杂症会心录》卷上。
【组成】当归二钱　熟地三钱　白芍二钱（炒）　女贞子二钱　山药一钱五分（炒）　人参一钱　枸杞子一钱五分　丹参一钱　炙甘草一钱
【用法】水二钟，煎七分，空腹温服。
【主治】肝肾精亏，经脉失荣，血不运行，气不贯通，气血两虚，不仁不用。

救肾安逆汤

【来源】《杂症会心录》卷下。
【组成】熟地三钱　丹皮一钱　泽泻一钱　山药一钱　茯苓一钱　萸肉一钱　沙参一钱　五谷虫一钱四分（酒炒，研末）
【用法】水煎服。
【主治】久病体虚，脉虚。

桑乌丸

【来源】《经验广集》卷三。
【组成】何首乌一斤（料豆一升合煮，晒干）　桑叶二斤（陈酒拌透，晒干）　侧柏叶二斤（晒干）　女贞子半斤　芝麻半升
【用法】上为末，炼蜜为丸，如梧桐子大。每服三钱，空心滚汤送下。
【功用】降火清目，补肾健步。

三才葆真丸

【来源】《蕙怡堂方》。
【组成】背阴草（即稀莶草，用老酒白蜜拌匀之，九蒸九阴干，取净末）一斤　白蒺藜（去刺，童便浸三日，清水淘清，阴干，如法三次，阴干取

末）一斤　天冬　熟地　人参各八两　黄耆　茯神　枣仁　枸杞　牛膝　杜仲　续断　五加皮　山药　山萸　白术　菟丝　沉香　朱砂　南星　沙苑　半夏　鹿茸　虎胫各四两　乳香　没药　黄芩　山楂　龙骨　地龙　土鳖　甜瓜子　骨碎补　肉桂　附子　炙甘草各二两

【用法】上为末，炼蜜为丸，如梧桐子大。老酒、盐汤任下。

【主治】五痨七伤，左瘫右痪。

归圆酒

【来源】《医林纂要探源》卷八。

【组成】当归二两　圆眼（即龙眼）一斤（剥取肉）

【用法】浸酒十斤。临卧随意随量温服数杯。

【功用】补暖下元，滋养气血，温暖子宫。妇人服此尤易受胎。

【主治】男妇血气衰弱者。

坎离交济丹

【来源】《虚损启微》卷下。

【组成】熟地五两（捣）　生地三两　茯神一两半　远志八钱　阿胶二两（炒珠）　鸡子黄六个　炙甘草一两　莲肉四两

【用法】先将地黄杵烂，加炼蜜为丸，如梧桐子大。每服三钱，空心、食前滚白汤送下。

【主治】虚劳，心肾不交。

【加减】如见微火者，加麦冬三两或元参二两；无寒热者，加菟丝子二两，人参二两；如心气浮散不入于精者，加五味子一两，茯苓一两。

大补阴丸

【来源】《同寿录》卷一。

【组成】黄柏（酒炒）　知母（酒炒）　龟版（酥炙，去边）各三两（净）　熟地（酒蒸九次）五两　锁阳二两　甘枸杞二两　干姜（炒紫色）二两　五味子　白芍（酒炒）　天冬各一两　覆盆子　菟丝子（酒炒）各二两　于白术三两（炒）　陈皮　牡蛎（童便煅）　山萸肉　虎胫骨　防己（酒洗）　牛膝（酒洗）各一两　当归（酒洗）二两

【用法】上为末，炼为丸，如梧桐子大。每服八九十丸，空心炒淡盐汤送下；冬月酒送下或米汤送下。

【功用】益精明目，补肾水，壮腰膝。

乌术保真丸

【来源】《同寿录》卷一。

【组成】真茅山苍术五斤（糯米泔水浸一宿，竹刀刮去皮，晒干，为末）　黑巨胜子四斤半（即芝麻，每次半斤，水磨，用麻布袋盛，去滓，去浮水，拌前苍术末，饭上蒸晒，如此九次）　赤白何首乌五斤（竹刀刮去皮，晒干，为末）　黑豆四升半（每次半升，熬豆烂，取汁，拌前首乌末蒸晒，如此九次）

【用法】上如法制就，用白蜜为丸，每早、晚服三钱，淡盐汤送下。其初服时，先服二钱，三四日后，服二钱五分，再三四日后加至三钱为止。凡有病痛，皆从小便，或冷气，或热气，直至一二时，勿惊，自然止，病除。

【功用】保养真气。

乌金益母丸

【来源】《同寿录》卷三。

【组成】益母草一斤（捶，晒，端午日收者佳）　当归身四两（酒洗）　川芎三两（酒炒）　白芍二两（炒黑色）

【用法】上为细末，每丸重二钱，飞过朱砂为衣。白汤调下；参汤调服更妙。

【主治】妇人思虑气恼，变生多疾，劳伤冲任，崩淋带下，手足酸软，经脉不调，子宫恶疾，产后月余淋沥不止，或脐腹绞痛，血晕，神昏虚弱。

【宜忌】孕妇勿服。

太乙保安膏

【来源】《同寿录》卷四。

【组成】羌活　僵蚕　草乌各一两五钱　独活　川乌　麻黄　桂枝　乌药　防风　当归　良姜　荆

芥　小枫藤各三两　闹羊花四两

【用法】上各锉片，用麻油十斤，将药同煎，上药枯焦为度，取起候冷，滤去药滓，将油再熬滴水成珠，入飞净东丹六斤，搅匀收成膏，贮瓷瓶内，摊用。五劳七伤，遍身筋骨疼痛，腰脚软弱，贴两膏肓穴，两肾俞穴，两三里穴；痰喘气急，咳嗽，贴肺俞穴、华盖穴、膻中穴；左瘫右痪，手足麻木，贴两肩井穴，两曲池穴；男子遗精白浊，女子赤白带下，月经不调，崩漏，贴两阴交穴、关元穴；赤白痢疾，贴丹田穴；疟疾，男贴左臂，女贴右臂；腰疼，贴命门穴；小肠疝气，贴膀胱穴；偏正头风，贴风门穴；心气疼痛，贴中脘穴；走气，贴两章门穴；寒湿脚气，贴两三里穴；风气痛，贴痛处。凡一切无名肿毒，瘰疬臁疮，杨梅顽疮，跌打损伤，痞块等症，不必寻穴，贴本病患处即愈。

【主治】五劳七伤，筋骨疼痛，腰脚软弱；男子遗精白浊；女子赤白带下，月经不调，崩漏；痰喘咳嗽，痢疾疟疾，寒湿脚气，偏正头风，小肠疝气；以及无名肿毒，瘰疬臁疮，跌打损伤等。

神机万灵膏

【来源】《同寿录》卷四。

【组成】真麻油四斤　槐　柳　桃　榴　椿　杏　楮树枝各二枝　两头尖　白芷　赤芍　大黄　川连　人参　穿山甲　白芍　草乌　苦参　川芎　当归各二两　杏仁　生地　川椒　胎发　槐子　黄柏（去皮）各一两　熟地一两　巴豆（去皮壳）一百二十粒　木鳖子（去皮壳）五十个　蓖麻子仁一百二十个（去皮壳）

【用法】上锉，入油锅内浸，春五日，夏三日，秋七日，冬十日，浸足，然后入铜锅熬煎，以药枯焦为度，起锅候冷，生绢滤去滓净，再将药油入锅熬煎，用槐柳枝不住手搅，加入黄丹（水飞净，火焙七次，燥者）二斤，于油内慢火熬，滴水成珠为度，再加入净明黄松香十二两，研末搅匀，取起锅片时，减火性，乃下真阿魏一两（试法：将阿魏搽在铜器上，次日看铜色变白者真），沉香、丁香、麝香、广木香、血竭各一两，又乳香、没药各三两（出汗），共研极细末，入油内搅极匀，用凉水一大桶，将药投入水中，一日一换，浸七日夜，拔去火性，收入瓷瓶内。用时取少许，隔汤炖化，量大小摊贴。五劳七伤，贴肺俞、肩井并三里、曲池穴，火烘双手熨百余下；肩背腰膝两足寒湿疼痛，脚气穿心疼痛，贴患处；男子阳痿不起，阴痿瘦弱，遗精白浊，元气虚冷，女人子宫冷闭，赤白带下，贴两阴交穴、关元穴；男女赤白痢疾，贴丹田穴，膏内加入捣细木鳖一个；男女痞块，先用面作圈围痞处，圈内入皮消一两，用重纸盖，上以熨斗盛火熨之，令纸热透进，然后去消并面圈，将膏贴患处，火烘双手熨百余下，令汗出，膏内加捣细木鳖一个；左瘫右痪，加捣细木鳖一个，贴丹田穴，仍服此药三丸，好酒送下；偏正头风，头痛，贴脐内；舌胀，贴心中肺俞并心坎下三寸；酒后呕吐，酒积、转食、暗风，贴肺俞兼心坎下二寸许；风寒、风热咳嗽、痨病，贴肺俞穴；胸膈不利，气喘不息，贴肺俞穴；妇女月经不通，贴陶康二穴骨上；胎不安，先将此膏贴脐内，再用一膏加入捣细木鳖一个，贴丹田穴；春三月患伤寒，或已过日期，用此膏贴脐上心坎下，如未过日期，用此膏二两半，贴脐中，手熨令汗出；夏三月伤寒，走黄结胸，用此膏二两，贴心坎下；秋三月伤寒，兼赤白痢，用此膏二两，贴脐中；冬三月伤寒，兼赤白痢，用此膏二两半，贴脐中；打扑血凝，贴疼处，手熨热即止；犬咬及蛇、蝎伤，贴伤处，不必熨；痈疽，发背、疔疮，一切无名肿毒，初起一二日内，贴患处，手熨出汗即消，若四五日肿硬有脓，亦以此贴之，易于出脓收口；干湿疥癣、瘙痒、风疹，贴脐中，手熨出汗即安；癞疮肿痛，膏内加捣细木鳖一个，贴脐中，手熨出汗即愈；凡疮疖，随大小贴之；小儿癖疾，以此贴患处，手熨觉腹热即止，或贴脐上亦可；此膏能治万病，皆对患处及脐中贴之，无不应验，贴后火烘双手熨百余下更妙。

【主治】五劳七伤；肩背腰膝两足寒湿疼痛，脚气穿心疼痛；男子阳痿不起，阴痿瘦弱，遗精白浊，元气虚冷，女人子宫冷闭，赤白带下；赤白痢疾；痞块；左瘫右痪；偏正头风、头痛；舌胀；酒后呕吐，酒积，转食，暗风；风寒、风热咳嗽，痨病；胸膈不利，气喘不息；妇女月经不通；胎不安；伤寒，走黄结胸，兼赤白痢；打扑血凝；犬咬及蛇蝎伤；痈疽、发背、疔疮，一切无名肿毒初起；干湿疥癣，瘙痒，风疹；癞疮肿痛；疮疖；小儿癖疾等。

冬瓜仁丸

【来源】《文堂集验方》卷二。
【组成】老冬瓜仁二升
【用法】以绢袋盛，投三沸汤中，须臾取起晒干，如此三次，又以苦酒渍之二宿，晒干为末，水泛为丸。每服三钱，白汤送下。
【功用】久服悦颜色，延年不老，补肝明目。
【主治】男子五痨七伤。

代参青

【来源】《本草纲目拾遗》卷三引《杨春涯验方》。
【组成】于术十斤（白米泔水浸三昼夜，洗净浮皮，蒸晒十次，有脂沾手为度）
【用法】切片熬膏，一火收成，滴纸不化；用白茯苓十斤，舂末，水飞去浮，只取沉者，蒸晒十次，沾手如胶，与术膏搅匀。每服两许，米汤送下。
【功用】补益。

松皮膏

【来源】《本草纲目拾遗》卷六。
【组成】松皮（厚者）
【用法】熬为膏。每服三钱，空心白水调下。
【主治】一切虚怯劳瘵，妇女血枯、血闭诸症。

保真丸

【来源】《本草纲目拾遗》卷七。
【组成】玫瑰花（取净末）一斤（去蒂摘瓣，以竹纸糊袋装之，薄摊晒干，不宜见火） 补骨脂一斤（淘净泥土，用耆、术、苓、甘各五钱，煎汁一碗，拌晒，以汁尽晒燥，炒） 炒菟丝子一斤（用芎藭、归、芍、生地各五钱，煎汁去滓，以汁煮菟丝子，俟吐丝为度，晒干，炒） 胡桃仁六两（连皮捣如泥） 杜仲四两（盐水炒去丝） 韭子四两（淘净，微火炒）（一方加鱼膘四两，或加鹿角胶、枸杞子）
【用法】上药各为细末，炼蜜为丸，如梧桐子大。每服四钱，早晨空心白汤送下。
【功用】通经络，和百脉，壮腰肾，健脾胃，加饮食，健步履，固真元，除一切痼疾。
【宜忌】忌羊肉、芸苔并诸血。

保元丹

【来源】《本草纲目拾遗》卷八引《千金不易方》。
【组成】黄精一斤 甘枸杞四两 酒酿五斤 好黄酒五斤
【用法】入罐煮一炷香，每饮一茶杯，药渣加胡桃肉八两，大黑枣八两，青州柿饼一斤，捣为丸服。
【功用】保养元气。

四宝大神丹

【来源】《本草纲目拾遗》卷八引《家宝方》。
【组成】马料豆五升（用混堂油制九次） 黄耆八两（人乳制七次） 白当归（酒洗）四两 金樱子二斗（去内子与毛，外去刺，淘净熬膏，临收时，加童便一二盏）
【用法】前三味和金樱膏为丸，如梧桐子大。每服三钱，桂圆汤送下。
【主治】五劳七伤。
【宜忌】忌腥臭、发物、房事。

煮料豆方

【来源】《本草纲目拾遗》卷八引羲复方。
【组成】马料豆五升 桑椹半斤 枸杞子四两 肉苁蓉半斤（竹刀切，去皮筋） 青盐 龙骨各二两
【用法】上药同煮豆熟，和药同晒干，贮藏听用。
【功用】常服大有补益。

金锁思仙丹

【来源】《女科切要》卷三。
【组成】莲蕊 莲子 芡实各等分 茯神三两
【用法】上为末。用金樱子一斤（去毛）煎膏为丸。每服三十丸，空心淡盐汤送下。服过一月后即不走泄，遇种子期，用车前子汤送下。

【主治】男子欲劳过度，精神不佳。

胜金丹

【来源】《妇科玉尺》卷三。

【组成】人参　白芍　赤芍　川芎　丹皮各一两半　肉桂　茯苓　牛膝各二两半　当归　白薇各四两　藁本三两（以上药合一处，酒浸一日，井水淘出，焙末）四制香附末一斤　熟地四两（打和一处）赤石脂　白石脂各二两　乳香　没药各一两　琥珀　朱砂各五钱

【用法】上为末，炼蜜为丸，金箔为衣。酒送下。汗出愈。兼治子宫虚冷不育，服二十丸即孕。

【功用】下死胎。

【主治】虚劳。妇人临产，子宫虚冷不育，积年手足麻痹，半身不遂，崩带、产后等疾。男子五劳七伤。

加味逍遥散

【来源】《妇科玉尺》卷六。

【组成】柴胡　白芍　当归　白术　茯苓　甘草　知母　地骨皮　山栀　黄柏　桔梗　麦冬　生地

【主治】妇女虚劳。

加味生脉散

【来源】《杂病源流犀烛》卷二。

【组成】人参　麦冬　五味子　阿胶　白术　陈皮

【主治】元气虚乏而短气。

当归补血汤

【来源】《杂病源流犀烛》卷八。

【组成】荆芥穗　当归　生地　熟地　川芎　赤芍　黄耆　陈皮

【用法】加大枣二个，乌梅一个，水煎服。

【主治】虚损、劳瘵，吐血泻血，女人产后，或崩漏，或诸血失道妄行，眼花头晕，渐至吐血不止，或干血痨。

参苓建中汤

【来源】《杂病源流犀烛》卷八。

【组成】人参　茯苓　当归　白芍　肉桂　甘草　前胡　细辛　麦冬　陈皮　半夏

【主治】虚劳，往来潮热，兼自汗，食少，膝软，骨节疼。

调荣养卫丸

【来源】《杂病源流犀烛》卷八。

【组成】人参　黄耆　当归　白术　白芍　茯苓　山药　麦冬　远志　山萸　陈皮　熟地　生地　五味子

【用法】鸭血、蜜为丸。

【主治】久痨。因杂病久不愈，病久必虚，虚久成劳者。

滋阴清化丸

【来源】《杂病源流犀烛》卷八。

【组成】熟地　生地　天冬　麦冬　当归　龟甲　阿胶　白芍　茯苓　山药　贝母　花粉　甘草　五味　白术　建莲

【用法】上为细末，炼蜜为丸。含化。

【功用】润肺补脾。

【主治】虚劳。阴虚火动，内热烁金而损肺，多服寒凉而伤脾者。

养荣汤

【来源】《杂病源流犀烛》卷十一。

【组成】当归　白芍　生地　熟地　赤苓　山栀　麦冬　陈皮各一钱　人参　甘草各五分　大枣二枚　乌梅一个

【主治】营血内伤，兼夫任、冲、手厥阴者。

葆真止泄丸

【来源】《杂病源流犀烛》卷十八。

【别名】葆真止泄汤（《中国医学大辞典》）。

【组成】水煮熟地　人参（秋石拌）龙骨　杞子　五

味子　山药　茯神　牛膝炭

【主治】精伤，神离气怯，肾气失纳，阳浮不肯潜伏，致诸气皆升，络血随气上溢，肉瞤心悸，头面热，四末汗，两足跗肿冷，走动吸短欲喘，多梦而遗。

七味丸

【来源】《医级》卷八。

【别名】附子七味丸（《饲鹤亭集方》）。

【组成】六味丸加附子

【主治】

1.《医级》：阴虚火不归根，及吐衄因虚火者。

2.《饲鹤亭集方》：阳亏畏冷，自汗便溏，虚火上炎，形体瘦弱。

人参鹿茸丸

【来源】《医级》卷八。

【组成】人参　鹿茸（酥炙）　熟地　当归　枸杞　枣仁（炒）　茯神　附子　牛膝　远志（姜汁浸，炒）　山药　沉香　苁蓉（酒浸）各一两

【用法】上为末，炼蜜为丸，如梧桐子大。每服五十丸，盐汤送下。

【功用】补心肾，益气血。

【主治】诸虚百损，五劳七伤。

补天丸

【来源】《医级》卷八。

【组成】紫河车（初胎者一具，米泔洗净，入砂锅内，用水一碗煮沸，候冷取起，放小竹篮中，用纸密糊烘干）　黄柏（蜜炒）　知母（乳炒）　龟版（酥炙）三两　熟地五两（煮）　牛膝（酒洗）　苁蓉（酒洗）　麦冬　山药　虎胫骨（酥炙）　茯神各一两半　杜仲　首乌　人参　白芍　生地　天冬　当归　五味各三两　枸杞二两

方中黄柏、知母用量原缺。

【用法】上为末，猪脊髓三条，蒸熟，炼蜜为丸。每服七八十丸，空心淡盐汤送下。

【主治】男妇虚损劳伤，形体羸乏，腰背疼痛，遗精带浊。

【加减】冬，加干姜。

黑白神丹

【来源】《医级》卷八。

【组成】大鳗鲡一条　积久瓦便壶一个（先用甘草、黑大豆汤浸七日后再换汤浸，如此七次）

【用法】鳗须斤外者，清水养之五日，装入壶内，箬扎口，黄泥厚涂，炭火围煅，须煅半周时，俟冷敲出，取鳗碱炭，研极细，煮枣去皮核为丸，此为黑神丹。或以箬扎口后，用重汤两昼夜，取起研极细，以鳗捣烂为丸，为白神丹。每日服二钱，开水送下。

【主治】阴虚劳损。

青蒿散

【来源】《医级》卷九。

【组成】青蒿（九月采）　芥穗各等分

【用法】童便浸三日，晒燥，乌梅汤为丸。每日服二钱，酒送下。

本方方名，据剂型当作“青蒿丸”。

【主治】肝虚劳热，体倦食减，或夜自汗。

玄直散

【来源】《名家方选》。

【组成】土茯苓六十钱（合为三生黄黑）　熟地黄三两　生地黄　当归　黄耆（各酒制）各一两　茯苓（蜜制）一两　甘草一钱　人参（茅野产）二两

【用法】上为细末，为二十帖。以土茯苓煎汁，一日服三帖。

【主治】一切痼疾，羸瘦虚弱，不可与峻剂者。

平补虚弱汤

【来源】《会约医镜》卷二。

【组成】人参（少者以时下生条参三五钱代之）　白术　茯苓　炙草各一钱半　当归二钱　白芍（酒炒）一钱半　杜仲　黄耆（蜜炒）各二

钱　甘枸杞　山药各二三钱　五味十五粒　附子一钱或多用

【用法】生姜、大枣为引。

【主治】气血两虚，脾肾悉亏，身倦神晕者。

培补保元丸

【来源】《会约医镜》卷二。

【组成】熟地八两（拣六七钱重一支者，有小直纹而无横纹，其色不纯黑，内有菊花黄心为佳，略洗，用玄砂仁四钱微炒研末，同米酒入砂锅内，以纸湿封数层，久蒸取出晒干，加酒再蒸，如是者九次，切勿用砂锅煮熟，以真汁耗也，最忌铁器。有谓用姜汁蒸者，姜入脾经，切不可依）枣皮四两（下部滑遗者加一两，酒蒸）淮山药（炒）四两　白云苓四两（去皮）粉丹皮一两六钱（酒浸，如血虚热燥者，加五六钱）建泽泻一两二钱（淡盐水浸，如小便短涩，加五六钱）当归三两（酒蒸）白芍二两半（煨，酒炒）杜仲三两（盐水炒）甘枸杞三两（酒蒸）菟丝子四两（淘净泥沙，酒蒸，晒干研末）北五味一两半（微炒）

【用法】先将地黄、枣皮、枸杞、当归共捣成膏，然后将余药研末，加炼蜜一斤多为丸，如梧桐子大。每服一百丸，早晨用淡盐水送下。

【主治】一切体弱脉虚，肾亏神倦，及失血，咳嗽，梦遗火炎，小便短赤，喉舌干燥。

【宜忌】立夏便服，交秋忌用。少年体弱者宜服。人于少年时，每年制服一料，可免内伤阴虚之病。若有是症，更宜多服，不可忽视延挨。

【加减】如血虚发热者，加上阿胶三两（蛤粉炒成珠），即失血者亦用，或多用；如咳嗽有痰者，加川贝母四两（糯米拌炒），麦冬三两（去心酒蒸）；如下部虚滑，加莲须三两，牡蛎（煅，净粉，醋炒）四两；如肾中之阳虚，加补骨脂（盐炒）三两；如乏嗣者，加胡桃肉四两。此方或少加熟附子一两以助各药之力。如中年右尺脉虚，属命门火衰，及肾中之阳不足而乏嗣者，俱宜加肉桂三两，制附子三四两，补骨脂、胡桃肉各四两，更效。

随补羊肉羹

【来源】《会约医镜》卷二。

【组成】羊肉不拘多少（或半斤或四两）

【用法】照常加盐加酱烹调，如命门火衰，或脚膝冷，或身体冷，或腹冷腹痛，大便溏泄，不思饮食，或食不化，每两羊肉用熟附子一钱同煮，或食或楝去不食。若以附子研末同煮更妙，虚弱之症，须多用数会。如气虚者，四肢无力，神气短少，用蜜制黄耆煎水煮羊肉。如血虚者，唇白肤枯，或失血之后，或妇人生产之后，或月水之后，而色淡血少，用当归煎水煮羊肉。如脾土亏弱，不能多食，或泄泻，或瘦削，此等证候，小儿最多，大人亦不少，用淮山药炒黄，或稍加熟附子，共研细末敷羊肉服。

【主治】一切体弱神昏，不爱饮食，倦怠无力。

二补汤

【来源】《会约医镜》卷三。

【组成】熟地三五钱　当归（土炒）二钱　黄耆（蜜炒）二钱　枸杞二钱　甘草（炙）一钱半　杜仲（盐炒）二钱　枣皮一钱　白术一钱半　淮山药二钱　肉桂一钱　五味子十三粒（微炒）

【用法】水煎服。

【主治】阴阳两虚，六脉俱弱，夜热肢冷，失血便泄。

【加减】寒甚者，加附子一钱半；腹痛喜按者，加补骨脂（炒）一钱；泄者，加乌梅二个，肉豆蔻八分，当归或不用亦可；呕恶，加生姜一二钱。

参耆附子汤

【来源】《会约医镜》卷六。

【组成】人参　黄耆（蜜炙）各二钱　附子（制）一钱半　甘草（炙）一钱　白术一钱五分

【用法】水煎服。

【主治】

1.《会约医镜》：面白鼻冷，阳气大虚。

2.《观聚方要补》：虚汗。

补阴益脾汤

【来源】《会约医镜》卷八。

【组成】白术二钱　陈皮一钱　山药一钱半　茯苓一钱二分　熟地三钱　当归二钱　甘草（炙）一钱　附子一钱半　干姜（炒）八分

【用法】水煎服。若虚阳上燥者，冰冷服。

【主治】命门火衰，不能生土，劳极伤脾，则食少恶心，疲极又伤肝肾，则水液妄行。

补阴益阳汤

【来源】《会约医镜》卷九。

【组成】熟地四钱　山药（炒）二钱　枣皮一钱半　枸杞二钱　肉桂一钱半　附子（制）一钱半　沉香一钱

【用法】空心服。

【功用】水中补火，引火归源。

【主治】右尺脉弱，命门真阳亏损，以致肾不化气，上冲似喘。

【加减】如火衰不能生土，呕哕泄泻者，加炮干姜一钱，或加肉豆蔻一钱。

阴阳兼培丸

【来源】《会约医镜》卷十四。

【组成】熟地八两　枣皮　淮药　茯苓各四两　鹿角胶六两（蛤粉炒成珠，或酒蒸溶合，炼蜜为丸）　附子三两　杜仲（淡盐水炒）三两　枸杞四两（酒蒸）　淮牛膝三两（酒蒸）　北五味一两半（微炒）　当归三两（酒蒸）　白芍二两（煨，酒炒）　菟丝子（淘净泥沙，酒蒸，晒干）四两（或加肉桂三两）

【用法】先将地黄、枣皮、枸杞、当归捣如膏，后入药末、鹿胶，量加炼蜜为丸。每服七八钱，早用淡盐水送下。

【主治】先天不足，精亏阳萎，后天不足，食少体倦，一切不足之证。

【加减】阳萎，加补骨脂（盐炒）三两、巴戟三两、胡桃肉四两；下焦虚滑，去淮牛膝。

复原固本丸

【来源】《疯门全书》。

【组成】北枸杞一两　红枣皮一两半　莲花须一两　淮牛膝一两　川续断（上皆酒蒸）一两　拣归身一两半　牡丹皮（二味酒洗）二两　川杜仲一两　光泽泻一两半　川萆薢（土盐水洗）二两　北五味（蜜蒸）一两　白云苓（乳蒸）一两　天门冬（去心）一两半　淮山药（微炒）一两　芡实米（微炒）一两　熟地黄一两　川黄柏一两　败龟版（酒炙）十两　真虎骨（酒炙十次）十两

【用法】将虎骨、龟版二味打碎，用佳酒二十四碗，熬至三四碗，去滓取汁。预将余药为末，入汁内，打糊为丸。每早空心服四钱。

【功用】生气血，扶元神，健筋骨，活经络，润颜色。

【主治】年四十以上，六脉微细，气血衰败。

精气丸

【来源】《风劳臌膈》。

【组成】麦冬　人参各三钱　陈皮　炙草　桔梗各五钱　五味子二十一粒

【用法】上为细末，水浸油饼为丸，如芡实大。每服一丸，细嚼，津液咽下。

【主治】虚劳。呼吸少气，懒言语，无力动作，目无精光，面色㿠白，气血兼虚。

二甲复脉汤

【来源】《温病条辨》卷三。

【组成】加减复脉汤加生牡蛎五钱　生鳖甲八钱

【主治】热邪深入下焦，脉沉数，舌干齿黑，手指但觉蠕动。

【方论】

1.温病七八日以后，热深不解，口中津液干涸，但觉手指掣动，即当防其痉厥，故以复脉育阴，加入介属潜阳，使阴阳交纽，庶厥不可作也。

2.本方由加减复脉汤加牡蛎，鳖甲而成。方中炙甘草益气补虚，健脾养心；生地、麦冬、阿胶、白芍滋阴养血，润燥清热；火麻仁体润多脂，味甘性平，润燥补虚，与生地、麦冬、阿胶、白芍同用，养阴之力益增；牡蛎、鳖甲滋阴潜阳，清解虚热。合方滋阴养血，益气复脉，敛阴柔肝，潜阳入阴，共奏育阴潜阳之功。

【验案】虚劳 《吴鞠通医案》：陈某，十九岁，脉虚数，头目眩冒，暮有微热，饮食少减，面似桃花，身如柳叶，与二甲复脉法。熟地六钱，生鳖甲八钱，白芍（生）六钱，麦冬（不去心）五钱，生牡蛎五钱，麻仁二钱，阿胶三钱，炙甘草六钱。煮三杯，分三次服。服二十贴，红退晕止，食进，后用专翕大生膏四斤收功。

天一补真丹

【来源】《济众新编》卷二。

【组成】羊一只（去筋膜，取精肉） 熟地黄（姜浸）十两 山药 山茱萸各五两 牡丹皮 白茯苓 泽泻各三两 陈皮 缩砂各二两

【用法】上为末。羊肉以刀烂脔，入石臼捣烂，和药末更捣为丸，如梧桐子大。每服七八十丸，米饮或淡姜茶送下，全羊骨煎服亦可。

【主治】气血大虚，男子瘦弱肾虚，妇人虚劳无子。

【加减】肾冷，加茴、破；冷极，加官桂、附子；气滞，加便香附、沉香；妇人则加四制香附；有积，加青皮。

五重膏

【来源】《济众新编》卷二。

【组成】大鲋鱼一尾（去鳞及内肠） 生姜 干姜 胡椒 白芥子（或云川椒） 独头蒜各一钱

【用法】上为末，盛于鲋鱼内，以线缝之，鲋鱼盛于陈黄鸡腹中缝之，黄鸡盛于牛月羊一部内缝之，月羊亦盛于黄狗腹内缝之，鸡、狗去内肠一如鲋鱼，熟制，黄狗盛于牛皮一领内缝之，以刀乱刺开穴，俾通水气，大釜中设两桥，桥上置牛皮块，如悬胎之状，釜内灌水一斗，真油、烧酒、清酱各一升，釜盖以铜盥水器覆之，罅隙则用盐泥固济覆盖，内盛冷水，一如烧酒盖板之状，水中入黄豆数合，始慢火煎熬，豆熟则又改豆与水，如是数次后，釜内肉块更为翻置，如前安盖盛水入豆，待其豆熟，又改豆与水数次，则其肉自然烂熟。肉则随量啖之，肉汁亦随量饮之，大法虽如是，不无随症加减之道。

【主治】虚劳。

【宜忌】冬至后，立春前不可用。

羊肉汤

【来源】《济众新编》卷二。

【组成】血羊脯二三两 生姜二两 桂皮 干姜各五钱

【用法】水煎服。冬月生羊肉一大盏尤好。

【功用】双补气血。

【主治】男子、妇人阳虚瘦弱。

【加减】血虚，加白芍药（酒炒黄）二钱。

鸡 膏

【来源】《济众新编》卷二。

【组成】陈鸡一只（去筋膜皮骨及颈和脊，只取肩脚及腹下坚肉） 生桔梗一条 生姜二两 官桂五钱 山楂二十个 黄栗十个

【用法】制为膏服。贫家遇虚证，而难办参料，以此代用。

【主治】素禀血燥，肺经有火，难服参料者。

【加减】血燥，加白芍药（酒炒黄）二钱；阳虚，加附子一二钱。

牛骨膏

【来源】《济众新编》卷七。

【组成】黄犍牛骨

【用法】嫩肥黄犍牛（去其肉，取其骨），用大鼎多灌水，煎至一斗许，漉滤，贮器待凝。去油，只取精明者，重汤化为水，入盐少许，量宜饮下，或和五味食之。

【功用】补中益气，强筋骨，健行步，益髓填精，气力健壮，肌肤肥泽，益寿延年。

假补中益气汤

【来源】《慈航集》卷上。

【组成】上党参一两　炙黄耆五钱　当归二钱　甜白术三钱　陈皮一钱五分　炙甘草五分　柴胡（炒）五分　升麻（炒）八分　生姜二钱　大枣五枚

【用法】水煎服。或八剂，或十剂，正气自复。

【主治】病后气弱之证。

【加减】脾虚饮食难克者，加炒枳壳、白蔻仁、神曲。

五益膏

【来源】《古方汇精》卷一。

【组成】玉竹　黄耆（蜜炙）　白术（土炒）各一斤　熟地（酒洗）　枸杞子（酒洗）各八两

【用法】上方文火煎熬成膏。每早、晚二钱，用酒一杯或开水一杯调下。

【主治】诸虚百损。

坎离既济丹

【来源】《古方汇精》卷一。

【组成】川连二两　肉桂一两　炙甘草五钱

【用法】各为净末，炼蜜为丸。每晚服三钱，酒送下。

【主治】心肾不交，彻夜无寐，骨蒸汗泄，阴阳两亏诸证。

既济丸

【来源】《采艾编翼》卷二。

【组成】麦冬（去心）一两半（另捣膏）　五味子五钱　菟丝子（淘去沙，酒煮一日，捣烂，捏作饼，晒干，研末）八钱　淮地黄（酒浸透，九蒸九晒，另捣膏）一两　远志七钱　山药（去皮，盐水炒）八钱　茯神（去木）一两　甘草（水煮，去心）七钱　枣仁

方中枣仁用量原缺。

【用法】上除麦冬、地黄、枣仁另捣膏外，其余药物共为细末，再入前膏捣匀，以荷叶蒸饭为丸，如梧桐子大。每早服一钱五分，白滚水送下，临卧再服一钱；服五六日后，歇一二日再服。

【主治】内伤。

四神丸

【来源】《齐氏医案》卷四。

【组成】甘枸五斤（去蒂，分四制：一分黑芝麻五两同炒，去芝麻；一分小茴香五两同炒，去小茴香；一分川椒五两去子同炒，去川椒；一分独炒）　茯苓　白菊各二十两　熟地一斤（极干）　嫩血茸八两

【用法】上为末，炼蜜为丸服。

【功用】大补虚损，明目广嗣。

黑归脾汤

【来源】《银海指南》卷三。

【组成】归脾汤加大熟地

【用法】加生姜、大枣，水煎服。

【主治】阴虚血少。

大造丸

【来源】《医述》卷六。

【组成】紫河车　山药

【用法】为丸服。

【主治】虚损。

黄精粥

【来源】《饮食辨录》卷二。

【组成】黄精（切碎）　米

【用法】上二味同煮粥食。

《药粥疗法》本方用黄精15～30克（或鲜黄精30～60克），粳米二两，白糖适量。先将黄精浓煎，取汁去滓，入粳米煮粥，粥成后加白糖即可。每日食二次，以3～5天为一疗程。

【功用】《药粥疗法》：补脾胃，润心肺。

【主治】

1.《饮食辨录》：一切诸虚百损，不拘阴阳气血衰惫。

2.《药粥疗法》：脾胃虚弱，体倦乏力，饮食减少，肺虚燥咳，或干咳无痰，肺痨咳血。

【宜忌】《药粥疗法》：平素痰湿较盛，口粘，舌苔厚腻，以及脾胃虚寒，大便泄泻的病人，不宜选用。食后一旦出现胸满气闷时，即应停服。

黄耆丸

【来源】《医钞类编》卷四。

【组成】黄耆　人参　茯苓　熟地　薏苡仁各一两　羌活七钱五分　远志五钱

【用法】上为末，炼蜜为丸。温酒送下。

【主治】气虚血弱，羸瘦拘挛。

三鲜饮

【来源】《医钞类编》卷八。

【组成】鲜茅根四两（切碎）　鲜藕四两（切片）　鲜小蓟根二两

【用法】煮汁，常常饮之。

【主治】虚劳证，痰中带血，兼有虚热者。

长生丹

【来源】年氏《集验良方》卷二。

【组成】地黄八两　山药四两　白茯神四两　何首乌半斤　女贞子六两　甜石斛半斤　枸杞六两　鹿角霜半斤　山茱萸六两　菟丝子半斤　肉苁蓉二两　鹿角胶半斤　川牛膝半斤　宣木瓜　虎胫骨四两　人参一斤　丹皮八两　杜仲一两　胡麻一斤　桑椹子一斤

方中宣木瓜用量原缺。

【用法】上为末，拌为丸。每服三钱，空心白滚水送下。

【主治】男子劳损羸瘦，阳事不举，精神短少，须发早白，步履艰难；妇人下元虚冷，久不孕育。

长春至宝丹

【来源】年氏《集验良方》卷二。

【组成】黑驴肾一个（好酒煮熟，切薄片，新瓦焙干为末，听用）　肉苁蓉二两（酒洗焙干）　哺鸡蛋七个（连壳，用新瓦焙干，不可焦了长）　黄狗肾五对（酒煮，切片，焙干）　野蔷薇子三两（焙干）　枸杞子八两（焙干）　人参三两（为末）　大鳖头一个（上下用新瓦盛之，烈炭火炙，不可焦了）　雄蚕蛾四两（焙干）　鸽子蛋一百个（酒煮，焙干）　锁阳二两（焙干）　桑螵蛸四两（即螳螂子）　葱子三两（焙干）　韭子四两（焙干）　青盐二两　破故纸六两　牛膝二两　茯苓二两　覆盆子三两　石斛四两（焙干）　当归二两（焙干）　五加皮三两（焙干）　楮实子三两　鱼胶八两（石脂焙）　山茱萸四两（去核）　生地二两（石脂炒）　远志肉二两（炒）　大何首乌二十两（蒸）　杜仲四两（羊油炒）　巨胜子四两（炒）　沙苑蒺藜四两（炒）　羚羊角四两（焙干）　巴戟肉二两（焙）　淫羊藿二两（炒）　益智仁三两（炒）　鹿茸四两（切片，酥炙）

【用法】上为细末，炼蜜合鹿角胶为丸，如梧桐子大，每日早、中、晚各服三钱，俱用酒送下，服至三月不可再服。

【功用】补益。

全羊丸

【来源】年氏《集验良方》卷二。

【组成】羊羔一只（养带胎母羊一只，每日常食黑豆八两，拌小茴、羊藿、菟丝喂养，足月产羊一对，捡一雄羔听用；养小羊足月，以好酒饮之满腹，取血听用；滚水退去毛，五脏洗净，将故纸、肉苁蓉、青盐、小茴各四两装入腔内，用线缝固，荷叶包裹，蒸三炷香，取出炙干听用）　白茯苓八两（用羊乳浸蒸，晒干）　枸杞子六两（小羊血拌蒸，焙干）　牛膝四两（酒浸，蒸）　黄八两（砂仁酒蒸五炷香）　山萸（去核，酒浸）四两　沙蒺藜四两（酒浸）　山药（炒）四两　归身四两（酒洗）　杜仲四两（去粗皮，姜汁盐水炒去丝）　巴戟四两（酒浸）　虎胫骨一对（酥炙）　故纸四两（羊乳汁蒸一次，黑芝麻油炒）　小茴四两（小羊血拌炒）　肉苁蓉四两（酒洗，去鳞甲）四两（净小羊血拌炒）

【用法】上为细末，入前全羊四味，再研极细末，炼蜜为丸，如梧桐子大。每服二三钱，滚水送下。

【功用】壮筋骨，补气血。

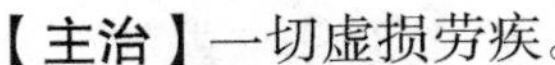

【主治】一切虚损劳疾。

红玉膏

【来源】年氏《集验良方》卷二。

【组成】葳蕤三两　人参三两　五味子二两　龟版胶二两　当归二两　大生地二两　白茯神二两　川牛膝一两　白莲须五钱　枸杞二两　明丹砂一钱

【用法】用河水十碗，煎至五碗，去滓，再煎至二碗，加川蜜慢火熬成膏，瓷瓶收贮。随便用。

【功用】添精补髓，固气养血，和五脏，利九窍，益身心。

鱼鳔丸

【来源】年氏《集验良方》卷二。

【组成】鱼鳔一斤（面麸炒焦，磨去粗末，再炒焦，再磨）　沙蒺藜四两　当归四两（酒洗）　肉苁蓉四两（去鳞甲，酒洗）　莲须四两　菟丝子四两（酒煮）

【用法】炼蜜为丸，如梧桐子大。每服二三钱。宜冷和药，不可大热，恐粘硬难丸。

【主治】肾水不足，阴虚血虚之症。

保真丸

【来源】年氏《集验良方》卷二。

【组成】鹿胶八两（炒成珠）　杜仲三两　山药三两（炒）　白茯苓二两　五味子一两　菟丝饼一两五钱（酒煮）　熟地二两　萸肉一两五钱　鹿茄茸一具（酥炙）　川牛膝一两　益智仁一两　远志肉一两（甘草水泡）　小茴一两（盐水炒）　川楝子一两（去心核）　巴戟肉一两（去油）　故纸一两　胡芦巴一两　柏子仁一两　山甲片三钱　沉香三钱　人参二两

【用法】上为细末，用肉苁蓉肉四两（洗净鳞甲白膜）、好酒二两煮成膏，同炼蜜为丸，如梧桐子大。每服三钱，温酒送下。

【主治】虚损。

保真丸

【来源】年氏《集验良方》卷二。

【组成】补骨脂一两（酒炒，研细末）　人参一两三钱　茯苓一两　土炒白术一两五钱　炙甘草三钱（上四味以河水六碗，煎浓汁，去滓，和骨脂晒干听用）　杜仲一斤（用盐水炒断丝，为细末）　川芎八钱　当归一两五钱　酒炒白芍一两　熟地二两（上四味以水八碗，煎浓汁三碗，去滓，拌杜仲晒干）　玫瑰膏子一斤（捣烂如泥。若干花瓣只用半斤，磨末听用）　连腻皮核桃肉一斤（盐水炒，捣如泥）

如长服，不用人参，以玉竹一两（蜜炒）、黄耆一两（蜜炒）代之。

【用法】上用炼蜜二斤为丸，如梧桐子大。每服一两，清晨淡盐汤送下；如吐血、骨蒸，童便送下。

【主治】气血两虚，五劳七伤，遗精白浊，脾胃虚弱，阳痿腰痛，眼花头眩，吐血骨蒸，翻胃久嗽，盗汗，月经不调。

彭祖秘服接命丹

【来源】年氏《集验良方》卷二。

【别名】彭祖接命丹（《验方新编》卷十一）、接命丹(《中国医学大辞典》)。

【组成】何首乌十两　白茯神十两　赤茯苓十两　菟丝子十两　牛膝十两　破故纸十两　覆盆子十两　当归十两

【用法】上药不犯铁器，为细末，炼蜜调黄酒为丸，如梧桐子大。每服二钱，空心黄酒送下，早、午、晚进三服，服七日后每服三钱。

【功用】添精补髓保真，固精不泄，善助元阳，滋润皮肤，壮筋骨，理腰膝，令人行走康健，气力倍添，通二十四道血脉，固身体，返老还童。

【主治】下元虚冷，五劳七伤，半身不遂，或下部虚冷，膀胱病症，脚膝酸麻，阳事不举，妇人赤白带下，血崩，沙淋，下生疮疖。

【宜忌】

1.年氏《集验良方》：忌食血。

2.《验方新编》：忌服芸苔、菜子油、萝卜。

暖脐膏

【来源】年氏《集验良方》卷二。

【组成】韭子一两　蛇床子一两　附子一两　川椒三两　肉桂一两　独蒜一斤

【用法】上用香油二斤浸十日，加丹熬膏。

【主治】脾气不实，五劳七伤，命门火衰，阳痿精冷。

神仙酒

【来源】年氏《集验良方》卷三。

【组成】肥生地黄一两　牛膝五钱　菊花一两　当归一两　干烧酒十斤　甜水五斤　红砂糖二十两　好陈醋二十两

【用法】先以水、醋将红砂糖调匀，去滓，入酒内，再以绢袋盛药浸入酒内。五日后随量饮之。

【功用】添筋力，补益。

滋阴降火汤

【来源】年氏《集验良方》卷三。

【组成】百部三钱　生地　熟地　天冬　麦冬　知母　贝母　白术（炒）　白芍（酒炒）　白茯苓　黄耆（蜜炒）　地骨皮各一钱半

【用法】水煎服。

【主治】阴虚火动，发热咳嗽，吐痰喘急，盗汗口干。

【加减】骨蒸夜热，加鳖甲三钱；痰中带血，加真阿胶三钱，倍加熟地黄；盗汗不止，加炒枣仁二钱，倍加黄耆；咽喉痒或痛，加桔梗、桑白皮，倍加贝母；咳嗽痰多喘急，加人参、沙参各二钱；遗精，加山药、芡实各五钱，牛膝二钱；小便淋闭，加车前子、萆薢各二钱；大便不实，加炒山药、扁豆各五钱。

天真丸

【来源】《良方集腋》卷上。

【组成】肉苁蓉二两（酒洗、去鳞甲及肉中白筋，净）　甘枸杞五钱（酒蒸合研）　独活二钱（酒蒸）　沉香一钱五分（要将军帽油结者佳，忌火）　芡实五钱（炒，研）　巴戟五钱（去硬心，酒蒸）　朱砂一钱五分（镜面者佳）　母丁香一钱五分　菟丝饼五钱　阳起石二钱五分（煅红，盐水淬七次）　锁阳三钱五分（酒蒸，焙，研，红者佳）　知母七钱五分（去毛，忌铁，酒蒸，焙，研末合之）　麝香一分（真当门子佳）

【用法】如法制准，饴糖为丸。每晚好酒调服。

须查明六气，依天地阴阳五行配合君臣佐使，每气为君者之药，照分两加一倍。

【功用】补益，固精，益智。

【主治】虚劳。

【验案】虚劳　壬年之春，与苏司马共任钦差，羡其不畏劳顿，气足神完。据云弱冠时多病，渐至饮食难受，气短形枯，诸药罔效，见者咸称不寿。承知友访知嵩山老人有天真丸，求药服两月后，身体渐康，饮食大进，复往虔求，始授此方，并以勿轻易予人，勿擅意增改，勿忽略间断为嘱。于是照方制服年余，竟称强健，自后娶室生子，获名出仕，二十余年以来，守而不失，亦从无染疾，极称应验。余即抄方遵服十余年，亦颇安顺。

养老膏

【来源】《集验良方》卷二。

【组成】建莲肉（去心，研末）　芡实肉（去壳，研末）　薏米粉（蒸熟，研末）　甜梨　大山楂　甜藕各等分（各熬膏）

【用法】先将梨、藕、山楂蒸熟，用麻布滤去滓，熬成膏，调莲肉三味细末为膏，酌量加白砂糖拌匀，晾干，收贮食之。

【功用】润燥清火，滋阴健脾，补益老人。

益寿黑豆方

【来源】《集验良方》卷二。

【组成】旱莲草五钱　黑桑椹四钱　白何首乌三钱　故纸六钱　骨碎补六钱　金樱子四钱　何首乌三钱　杜仲四钱　明青盐二两　生地六钱　白茯苓六钱　柏子仁四钱　蛇床子三钱　肉苁蓉四钱　菟丝饼六钱　甘枸杞五钱　川续断四钱　川牛膝六钱　槐角子二两　远志肉六钱　川石斛四钱

【用法】腰子雄黑豆二十碗，用水三十碗，将前药煮至二十碗，盛于净器，入黑豆在内浸过一宿，俟黑豆吃干药水，取起风干，用柳木甑子蒸透，取起风干，再将药渣用水二十碗煎至十五碗，取起药渣，仍入豆再浸一宿，候豆又吃干药水，取起再入甑蒸透，要不见火，不见日，风干，以新瓷罐收贮。每服四钱至五钱，清晨空心用白滚水送下。

【功用】补益。

胎产金丹

【来源】《集验良方》卷五。

【组成】生地四两（酒洗，煮烂，不犯器） 白薇二两 延胡（酒炒）二两 桂心一两 藁本二两 粉草一两二钱（酒炒） 赤石脂二两（炒） 川芎二两 沉香六钱 没药（去油）一两 益母草二两 鳖甲（醋炙）四两 五味子一两（焙） 青蒿四两（童便浸） 蕲艾（醋炙）二两 丹皮二两 香附（醋、酒、盐、童便各浸一两）四两

【用法】上为细末；再用新鲜紫河车一具，长流水浸半日，洗净；黑铅打成大铅罐一个，将河车放在铅罐罐内，再将黄柏四两，放在河车下，加白酒酿二斤，清水二碗，灌满铅罐，仍以铅化封口，再以铁锅盛水，将铅罐悬在砂锅内，煮两日夜为度，取出捣烂，和入药内拌匀，晒干，再研为末，炼蜜为丸，如弹子大，每丸重二钱五分，水飞朱砂为衣，黄蜡为皮。

【功用】安胎种子，调经养血。

【主治】妇人诸虚百损并胎前产后一切病症。

天竺膏

【来源】《集验良方拔萃·续补》。

【组成】大风子四钱 蛇床子四钱 牛蒡子四钱 川羌活三钱五分 独活三钱五分 蓖麻子四钱 白练皮三钱五分 白及三钱五分 破故纸三钱五分 白芷三钱 蜂房一个 桑寄生三钱五分 防风三钱五分 南星三钱五分 陈皮三钱 土茯苓四钱 木鳖四钱 皂角刺三钱五分 白芍三钱五分 红花三钱五分 苍耳子四钱 川乌三钱五分 半夏三钱五分 归身四钱 归尾三钱 黄柏三钱 草乌五钱 甘草节三钱 穿山甲三钱五分 杜仲三钱五分 天花粉三钱 附子三钱 黄丹三十六两 姜汁二两 葱汁一两 头发二两（用鸡蛋清洗净） 麻油五斤 桃 柳 槐 桑 枣枝各一两

方中白练皮，《膏药方集》作“白鲜皮”。

【用法】以上各药即入油内浸五日后，入锅煎，捞起诸药滤干，将药磨末，入油再煎，外加上肉桂三钱，麝香七分五厘，雄黄三钱，冰片三钱，苏合油二两，乳香三钱，白豆蔻三钱 木香三钱，没药三钱，丁香三钱，三蚕沙三钱，阿魏三钱五分。上药各为极细末，入油煎膏，滴水成珠便好。所有三蚕沙、阿魏（煎）、黄丹收用。一、治远年近日心痛，贴中脘穴；二、治大小疟疾，贴肺腧穴；三、治五劳七伤，遍身筋骨疼痛，腰膝软弱，贴两膏肓穴、两肾腧穴、两三里穴；四、治左瘫右痪，手足麻木，筋脉拘挛，贴两肩井穴、两曲池穴、两手腕穴、两膝眼穴、两三里穴；五、治腰痛，贴命门穴；六、治受寒泄泻，贴下脘穴；七、治痰喘气急咳嗽，贴华盖穴、肺腧穴、膻中穴；八、治胃气疼痛，贴上脘穴；九、治偏正头风，贴风门穴、两太阳穴；十、治男子遗精赤白浊，女人赤白带，月经不调，血疝崩漏，贴阴交穴、命门穴；十一、治小肠疝气，贴膀胱穴、丹田穴；十二、治走气疼痛，贴两章门穴；十三、治寒热脚气，贴三里穴、三阴交穴；十四、治一切无名肿毒，诸般恶疮乳患，跌打损伤，积滞痞块，劳伤内伤，闪挫等症，各贴所患之处。

【主治】心痛，疟疾，五劳七伤，筋骨疼痛，腰膝软弱，左瘫右痪，手足麻木，筋脉拘挛，受寒泄泻，痰喘咳嗽，胃气疼痛，偏正头风，遗精赤白浊，赤白带下，月经不调，血疝崩漏，疝气，走气疼痛，寒热脚气，无名肿毒，诸般恶疮乳患，跌打损伤，积滞痞块等。

【宜忌】凡大热火症以及孕妇忌贴此膏。

八珍丹

【来源】《卫生鸿宝》卷一。

【组成】白花藕粉 白茯苓 白扁豆（炒） 莲肉（去皮心） 川贝 山药（焙） 白蜜等分 人乳

（另入）

【用法】上为细末。遇食，用一两，冲滚水服。

【功用】大补虚损。

【主治】男妇虚劳。

虚劳神应膏

【来源】《卫生鸿宝》卷一。

【组成】枇杷叶五六十片（洗刷去毛） 大梨三个（去皮心） 白蜜半钟（先熬滴水成珠） 大枣半斤 建莲肉四两（不去皮）

【用法】将枇杷叶砂锅内煎，取汁去叶，后入诸味拌，放锅内铺平，再将汁掩满，略高些，盖好，煮半炷香，翻转，又煮半炷香，枣煮好去皮，瓶贮。随意温热吃。

【功用】益脏腑。

【主治】气血两虚，骨蒸劳热，身体羸瘦，四肢酸软，腰痛背痛，饮食不进，阴虚吐血，虚弱咳嗽。

【加减】痰多，加川贝一两；吐血，加藕节捣汁同煮；不咳嗽者，去枇杷叶；大便溏泄者不用白蜜。

秘旨乌骨鸡丸

【来源】《卫生鸿宝》卷五。

【组成】丝毛乌骨鸡一只（男用雌，女用雄，溺倒，泡去毛，竹刀剖胁，出肫肝内金，去肠秽，仍入腹内） 熟地四两 北五味（碎）一两（二味入鸡腹内，陈酒、童便各二碗，砂锅内水煮，旋添至磨烂汁尽） 绵耆（去皮，蜜水拌，炙） 于术（饭上蒸九次）各三两 白茯苓（去皮） 归身（酒洗） 白芍（酒炒）各二两（五味为粗末，同鸡肉捣烂焙干，骨用酥炙，为粗末，入下项药） 人参三两（无力者，党参代） 川芎一两（童便浸，晒） 丹参二两（酒浸，晒。三味研末入前药中）

【用法】用干山药末六两糊为丸，大便实者，蜜丸亦可，晒干瓶贮。清晨沸汤送下三钱，卧时醇酒送下二钱。

【主治】妇人郁结不舒，蒸热咳嗽，月事不调，或久闭，或倒经，产后蓐劳，及崩淋不止，赤白带下，白淫；男子斫丧太早，劳嗽吐血而致虚损。

【加减】骨蒸寒热，加炙七肋鳖甲三两，银柴胡、地骨皮各一两半；经闭，加肉桂一两，崩漏下血，倍熟地，加阿胶二两；倒经血溢，加麦冬二两；郁结痞闷，加童便制香附末一两，沉香五钱；赤白带下，加萆薢、四制香附各二两，蕲艾一两；白淫，倍参、耆、苓、术；血热，加生地二两；虚甚，倍加人参。

枇杷膏

【来源】《验方新编》卷三。

【组成】枇杷叶五十六片（新鲜者更佳，洗净毛） 大梨二个（深脐者佳，去皮心，切片） 白蜜半钟（先熬，滴水成珠，大便干燥者多加；大便溏泻者不用，以白糖代之） 大枣半斤（或黑枣、徽枣皆可） 建莲肉四两（不去皮）

【用法】先将枇杷叶放铜锅内（砂锅亦可），以河水煎出浓汁，用绸沥清汁，去叶与滓不用，后将梨、枣、莲、蜜和入煎熬，以莲肉融烂为止，用瓷瓶收贮，随意温热食之。轻者二三料全愈，重者四五料除根，不必另服别药，免致误用害事；即无病常服，可保身强神旺。

【主治】劳伤虚损，吐血咳嗽，发烧，身体瘦弱，四肢疲软，精神疲倦，腰背疼痛，饮食不进，以及一切不足弱症。

【加减】如虚弱并不咳嗽者，枇杷叶不用，只用河水同煮；咳嗽多痰者，加川贝母一两（研极细末），俟煮熟时，入内煮一二滚，取起；若吐血，用藕节二十一个捣汁同煮，冬用多制，久收不坏，夏月随食随制。

代参膏

【来源】《验方新编》卷十一。

【组成】嫩黄耆（肚嫩而箭样者，铿片用） 白归身（截去头尾，酒洗净泥）各五钱 肥玉竹一两 化州橘红三钱（如无真者，用新陈皮去净白亦可）

【用法】共入砂锅内，用天泉水熬成膏。每早滚水调服。

【功用】大补气血。

神仙鸭

【来源】《验方新编》卷十一。

【组成】乌嘴白鸭一只（去净毛，破开，去肠杂，不可用水） 白枣四十九枚（即南枣，去核） 白果四十九个（去壳） 建莲四十九粒（去心） 人参一钱 陈甜酒三大酒杯 好酱油二酒杯

【用法】上各放鸭肚内，装入瓦钵（不用放水），封紧蒸烂。陈酒送服。

【功用】健脾益精。

【主治】劳伤虚弱。无病者亦可食之。

【加减】如无乌嘴白鸭，可以白毛老鸭代之；无人参，可用玉竹四钱九分；加姜汁少许亦可。

斑龙散

【来源】《验方新编》卷十一。

【组成】鹿茸一两（酒泡透，炙酥，研末）

【用法】用真乌梅煮成膏，和捣为丸，如梧桐子大。每服五十丸，米汤调下。

本方方名，据剂型当作“斑龙丸”。

【主治】精血耗涸，上热下寒，耳聋口渴，腰痛白浊，不受峻补者。

培本丸

【来源】《鸡鸣录》。

【组成】西洋参（龙眼肉同蒸透） 沙蒺藜（盐水炒） 萸肉（酒炒） 茯苓（人乳拌药）各二两 直生地 直熟地（砂仁末拌炒） 白术（土炒）各四两 杞子（酒蒸五次）一两五钱 肉苁蓉（焙）五两 血余一两二钱 虎胫骨（酥炙）一对

【用法】上为末，用羯羊肉四斤，剔净油膜取纯精者，酒、水炙取浓汁为丸，如梧桐子大。每服四钱，淡盐汤送下。

【主治】下元虚弱，腰足软，神疲色瘁，劳怯损伤诸证。

黍谷回春膏

【来源】《鸡鸣录》。

【组成】生附子 甘草 大蒜 青葱 甘遂各二两 海马 川椒 紫梢花 沙苑子 蛇床子 狗胆 良姜 故纸 鹿茸 木鳖子 狗头骨 山柰 五味子 大茴香各一两 海螵蛸 韭子 木香 地龙 胡椒 穿山甲 锁阳 全蝎 当归 蛤蚧 蜈蚣 蜂房各五钱（三十一味用麻油四斤浸夏五日、冬半月、春秋一旬，煎枯去渣，熬至滴水成珠，以铅丹收，待温，搅入后十三味） 肉桂二两 公丁香一两 鸦片 阳起石 石硫黄 乳香 朱砂 干安息各五钱 元精石 蟾酥 麝香各三钱（以上俱研极细） 苏合香油五钱 丁香油三钱（并徐徐搅入即成）

【用法】摊贴涌泉、肾俞、丹田等穴。

【主治】阳气虚弱，腰软脚痠，溺冷便溏，神衰痿惫。

玉灵膏

【来源】《随息居饮食谱》。

【别名】代参膏（《随息居饮食谱》）、龙眼膏（《医学碎金录》）。

【组成】好龙眼

【用法】自剥好龙眼，盛竹筒式瓷碗内，每肉一两，入白洋糖一钱，碗口幂以丝绵一层，日日于饭锅上蒸之，蒸到百次。每以开水瀹服一匙。

【功用】大补气血。

【主治】衰羸老弱，别无痰火、便滑之病者。产妇临盆服之尤效。

一志汤

【来源】《医醇剩义》卷二。

【组成】人参二钱 茯神二钱 白术一钱五分 甘草五分 黄耆二钱 益智仁一钱五分 远志五分 柏仁二钱 广皮一钱 木香五分 大枣二枚 姜三片

【主治】思虑太过，心烦意乱，食少神疲，四肢倦怠。

加味三才汤

【来源】《医醇剩义》卷二。

【组成】天冬二钱　生地五钱　人参二钱　龟版八钱　女贞子二钱　旱莲一钱　茯苓二钱　丹皮二钱　泽泻一钱五分　黄柏一钱　杜仲二钱　牛膝一钱五分　红枣五枚

【主治】酒色太过，下元伤损，腰膝无力，身热心烦，甚则强阳不痿。

行健汤

【来源】《医醇剩义》卷二。

【组成】黄耆二钱　人参二钱　茯苓二钱　白术一钱　甘草五分　当归二钱　白芍一钱（酒洗）　青蒿梗一钱五分　广皮一钱　砂仁一钱　料豆三钱　木香五分　大枣二枚　姜三片

【主治】脾劳。或饮食不调，或行役劳倦，积久脾败，四肢倦怠，食少身热。

苁蓉汤

【来源】《医醇剩义》卷二。

【组成】肉苁蓉三钱（漂淡）　枸杞三钱　菟丝子四钱　当归二钱　杜仲三钱　料豆三钱　茯苓二钱　牛膝二钱　甘草四分　红枣十个　生姜二片

【主治】肾受燥凉，腰痛足弱，溲便短涩。

来苏汤

【来源】《医醇剩义》卷二。

【组成】天冬二钱　麦冬二钱　生地三钱　熟地三钱　南沙参三钱　北沙参三钱　白芍一钱　赤芍一钱　沙苑三钱　贝母二钱　磁石四钱　杜仲三钱　茜草根二钱　牛膝二钱　杏仁三钱　莲子十粒（去心）

【用法】水煎服。

【主治】肾劳者，真阴久亏，或房室太过，水竭于下，火炎于上，身热腰疼，咽干口燥，甚则咳嗽吐血。

补骨脂汤

【来源】《医醇剩义》卷二。

【组成】补骨脂二钱（合桃肉炒）　益智一钱五分　苁蓉四钱　熟地五钱　当归二钱　人参二钱　茯苓二钱　远志五分（甘草水炒）　白芍一钱　丹参二钱　牛膝二钱　大枣二枚　姜三片

【主治】气馁，骨节无力，神情不安。

大补延龄膏

【来源】《理瀹骈文》。

【别名】太极膏。

【组成】党参　丹参　玄参　黄耆　于术　木通　生地　熟地　酒川芎　酒当归　酒白芍　川乌　萸肉　香白芷　淮山药　羌活　防风　柴胡　秦艽　苍术　厚朴　青皮　陈皮　乌药　杏仁　香附子　苏子　贝母　生半夏　生南星　枳实　丹皮　地骨皮　桑白皮　菟丝子　蛇床子　杜仲　牛膝　续断　炙甘草　破故纸　黄柏　知母　锁阳　巴戟天　胡桃仁　五味子　天冬　麦冬　枣仁　柏子仁　远志肉（炒）　肉蔻仁　吴萸　大茴　灵仙　覆盆子　川楝子　车前子　泽泻　益智仁　黄连　黄芩　黑山栀　大黄　桂枝　红花　木鳖仁　草麻仁　炮山甲　金樱子　五倍子　龙骨　牡坚蛎各一两　生姜　干姜　葱白　薤白　韭蒜头　干艾　侧柏叶各二两　槐枝　柳枝　桑枝　桃枝　冬青枝　鲜菊花各八两　苍耳草　凤仙草各一株　石菖蒲　白芥子　莱菔子　花椒　大枣　乌梅各一两　发团三两

【用法】共用油二十斤，分熬丹收。再入：铅粉（炒）一斤、陀僧、净松香各四两、赤石脂、木香、砂仁、官桂、丁香、檀香、雄黄、明矾、轻粉、降香、乳香（制）、没药（制）各一两，另用龟胶、鹿胶（酒蒸化），俟丹收后，搅至温温，以一滴试之不爆，方下，再搅千余遍令匀。或加桂、麝以为引更妙。

【功用】调和五脏，配合阴阳。

【主治】气血两衰证。

补肺膏

【来源】《理瀹骈文》。

【组成】鳖甲全个（先熬去滓）　党参　元参　黄耆　紫菀　天冬　麦冬　熟地　生地　地骨

皮　山药　贝母　知母　百合各二两　柏子仁　黄柏　白芍　橘红　丹皮　桔梗　赤苓　杏仁　香附　当归　五味　秦艽　花粉　黄芩（炒）　黑山栀　杞子各一两　柴胡（炒）　郁金　白术　川芎　蒲黄（炒）　桑皮（炙）　黄连　半夏　胆星　甘草各五钱　苏子三钱　薄荷二钱　牡蛎八钱　乌梅七个

【用法】油熬丹收，牛胶、白及二两调服。

【功用】滋阴降火。

【主治】肺虚，或痰或血或痿，虚劳通用。

涌泉膏

【来源】《理瀹骈文》。

【组成】海龙或海马一对　附子一两　零陵香　穿山甲　琐阳各三钱

【用法】油熬，黄丹收，槐枝搅，下阳起石、冬虫夏草末，高丽参，川椒、丁香，搅匀。贴足心。徒起泡无益也。

【主治】命门火衰，真阳上浮者。

【宜忌】少年勿用。

涌泉膏

【来源】《理瀹骈文》。

【组成】海马　鹿茸　人参　大茴　苁蓉　熟地　地龙

【用法】麻油熬，黄丹收。沉香，肉桂掺贴之。

【主治】命门火衰，真阳上浮者。

滋肾膏

【来源】《理瀹骈文》。

【组成】生地　熟地　山药　萸肉各四两　丹皮　泽泻　白茯苓　琐阳　龟版各三两　牛膝　杞子　党参　麦冬各二两　天冬　知母　黄柏（盐水炒）　五味　官桂各一两

【用法】麻油熬，黄丹收。掺附、桂末，或鹿茸贴心口、丹田。

【主治】老年水火俱亏，肾气虚乏，下元冷惫，腰痛脚软，夜多旋尿，面黑口干，耳焦枯者。

【加减】小儿肾疳，加川楝子、使君子。

滋阴壮水膏

【来源】《理瀹骈文》。

【组成】元参四两　生地　天冬各三两　丹参　熟地　萸肉　黄柏　知母　麦冬　当归　白芍　丹皮　地骨皮各二两　党参　白术　生黄耆　川芎　柴胡　连翘　桑白皮　杜仲（炒断丝）　熟牛膝　南薄荷　川郁金　羌活　防风　香附　蒲黄　秦艽　枳壳　杏仁　贝母　青皮　橘皮　半夏　胆星　黑荆穗　桔梗　天花粉　远志肉（炒）　女贞子　柏子仁　熟枣仁　紫苑　菟丝饼　钗石斛　淮山药　续断　巴戟天　黑山栀　茜草　红花　黄芩　黄连　泽泻　车前子　木通　生甘遂　红芽大戟　生大黄　五味子（炒）　五倍子　金樱子　炒延胡　炒灵脂　生甘草　木鳖仁　蓖麻仁　炮山甲　羚羊角　镑犀角　生龙骨　生牡蛎　吴萸各一两　飞滑石四两　生姜　干姜（炒）各一两　葱白　韭白　大蒜头各二两　槐枝　柳枝　桑枝　枸杞根　冬青枝各八两　风仙草　旱莲草　益母草各一株　冬霜叶　白菊花　侧柏叶各四两　菖蒲　小茴香　川椒各一两　发团二两

【用法】生龟版一个（腹黑者佳，黄色及汤版不可用），用小磨麻油三斤，浸熬去滓听用；将飞滑石前七十五味与后二十味共用油二十四斤，分熬去滓；合龟版油并熬丹收，再加铅粉（炒）一斤，生石膏四两，青黛，轻粉各一两，灵磁石（醋煅）二两，官桂、砂仁、木香各一两，牛胶四两（酒蒸化，如清阳膏下法），朱砂五钱，收膏备用。上贴心背，中贴脐眼，下贴丹田。阴无骤补之法，膏以久贴见效。

【主治】男子阴虚火旺，午后发热，咳嗽痰血，或郁热衄血，吐血，或涎唾带血，或心烦口干，惊悸喘息，眼花耳鸣，两颧发赤，喉舌生疮，盗汗梦遗，腰痛脊酸足痿；妇人骨蒸潮热，或经水不调，或少腹热痛，及一切阴虚有火之症。

暖脐膏

【来源】《理瀹骈文》。

【组成】生地　熟地　天冬　麦冬　附子　肉桂　远志　牛膝　苁蓉　肉蔻仁　杏仁　木鳖

仁　菟丝子　蛇床子　鹿胶　虎胶各二钱　紫梢花　阳起石　阿芙蓉（麻油熬，黄丹收，松香调匀，槐柳枝搅，下）　雄黄　硫黄　赤石脂　龙骨　朱砂　沉香　木香各三钱　麝香一钱　黄蜡三钱

方中紫梢花、阳起石、阿芙蓉用量原缺。

【用法】红缎摊贴脐，两月一换。

【功用】壮阳益气。

【主治】阳衰气虚；并治风痰。

温胃饮

【来源】《不知医必要》卷一。

【组成】党参（去芦，米炒）　白术（净炒）各一钱半　归身　防风各一钱　陈皮五分　干姜六分　炙甘草七分

【用法】上加生姜一片，水煎服。

【主治】劳倦内伤，平素脏寒，而略兼外感者。

八珍汤

【来源】《青囊全集》卷上。

【组成】西洋参一钱五分（腹痛用丹参）　漂苍术一钱五分　茯苓二钱　甘草八分　归尾三钱　川芎一钱五分　赤芍一钱五分　生地三钱　苏木一钱　红花一钱

【主治】遍身伤，老人气弱气虚者。

加减右归饮

【来源】《马培之医案》。

【组成】熟地黄四钱　杞子二钱　肉桂三分　杜仲三钱　当归二钱　菟丝子三钱　萸肉一钱半　怀牛膝五钱

【主治】三阳不足，腰腿冷，足弱。

补化汤

【来源】《寿世新编》卷下。

【组成】漂于茅术各一钱五分　紫朴一钱五分　天生苓三钱　白干姜五分　香附片二钱　桂尖一钱五分　荜澄茄一钱五分　西茵陈二钱　广木香七分　建泽泻一钱五分　木通一钱五分

【用法】雄鸡屎二两开水淋汁煎服。每日另化吞十香丸一枚，守服十余日，大气自运，中满自消矣。

【功用】补火燠土，建其中气。

【主治】久经利下，神色枯悴，面目淡黄，脉象迟濡，或弦大无力，舌白不渴，大小便知常，腹虽胀大，按之柔软。

【宜忌】火胀实症忌服。

大菟丝丸

【来源】《饲鹤亭集方》。

【组成】鹿茸　熟地　苁蓉　戟肉　茯苓　石斛　牛膝　防风　泽泻　川断　杜仲　小茴香　补骨脂　沉香　荜茇　桑螵蛸各三两　萸肉二两　龙骨　菟丝子　附子　肉桂各一两　川芎　五味子　覆盆子各五钱

【用法】米糊为丸。每服三钱，淡盐水送下。

【功用】温固下元，升举督脉。

【主治】肾气虚损，五劳七伤，脚膝酸痛，目眩耳鸣，心悸气短，阳痿精泄。

夺天造化丸

【来源】《饲鹤亭集方》。

【组成】针砂（煅）　大麦粉各三两　红花　木香　泽泻　当归　赤芍　生地　牛膝苏子　麦冬　川贝　陈皮　枳壳　香附　山楂　神曲　青皮　丹皮　地骨皮　五加皮　秦艽　川芎　乌药　玄胡　木通各一两

【用法】上为末，泛丸。每服三钱，开水送下。

【功用】《中药成药配本》：调理气血。

【主治】五劳七伤，九种心痛，诸般饱胀，胸膈肚痛，虚浮肿胀，内伤脱力，跌打损伤，行走气喘，遍身疼痛，精滑阳痿，肠红痞塞，面黄腰痛，妇女砂淋，白浊淫带，经水不调，产后恶露不尽，小儿疳膨食积。

坎离既济丸

【来源】《饲鹤亭集方》。

【组成】人参　生地　熟地　天冬　麦冬　萸

肉　白芍各四两　知母　川柏　肉桂　苁蓉　枸杞子　五味子　山药　茯苓　茯神　丹皮　泽泻　枣仁　远志各三两

【用法】炼蜜为丸。每服三钱，空心淡盐汤送下。

【功用】常服养精神，和血脉，宁神益肾。

【主治】五劳七伤，心肾不交，虚火上炎，口燥舌干，骨蒸发热，五心烦躁，虚痰咳嗽，自汗盗汗，夜梦遗精，五淋白浊。

杜煎鹿角胶

【来源】《饲鹤亭集方》。

【组成】鹿角五十两　黄精　熟地各八两　杞子　樱子　天冬各四两　麦冬　牛膝　楮实　菟丝子　桂圆肉各二两

【用法】煎胶。

【主治】四肢酸痛，头晕眼花，崩带遗精，一切元阳虚损劳伤。

补肾桑椹膏

【来源】《饲鹤亭集方》。

【组成】黑桑椹　黑大豆

【用法】同熬成膏，每日三四钱，空心开水冲服。

【功用】大补腰肾，填精益气，和五脏，利关节，生津止渴，养血荣筋，聪耳明目，乌须黑发。

周公百岁酒

【来源】《饲鹤亭集方》。

【组成】党参　于术　麦冬　萸肉　甘枸杞　陈皮　川芎　防风　龟版胶各一两　黄耆二两　生地　熟地　当归各一两二钱　茯神三两　北五味　羌活各八钱　桂心六钱　大红枣　冰糖各二斤

《续名医类案》有茯苓一两，无冰糖。

【用法】上用滴花烧酒二十斤泡入大坛，密封口，重汤煮三炷香，取起安置静室七日，以出火气。每日早、晚随量斟饮。

【功用】

1.《饲鹤亭集方》：调和气血，舒畅经脉，平补三阴。

2.《续名医类案》：治聋明目，黑发驻颜。

【验案】酒劳　《续名医类案》：梁抚军之弟灌云广文素嗜饮，中年后已成酒劳，每日啜粥不过一勺，颜色憔悴，骨立如柴，医家望而却走。余录此方寄之，灌云素不饮烧酒，乃以绍酒代之。日饮数杯，以次递加。半月后眠食渐进，一月后遂复元。此余回福州相见，则清健反胜十年前，而豪饮如故，盖常服此酒，日约三斤，已五年矣。

参麦六味丸

【来源】《饲鹤亭集方》。

【组成】六味地黄丸加党参四两　麦冬三两

【用法】蜜为丸服。

【功用】补益虚损。

【主治】真阴不足，金水并亏，肺损咳嗽，口渴舌燥，咽喉作痛，骨蒸盗汗及遗精、淋浊。

参茸固本丸

【来源】《饲鹤亭集方》。

【组成】人参二两　鹿茸五钱　天冬　麦冬　生地　熟地各四两

【用法】上为末，蜜为丸，每服三钱，开水送下。

【功用】生精添髓，壮筋健骨，大补气血，固本培元，久服延年。

【主治】诸虚百损，腰膝痠软，步履乏力。

参茸养元膏

【来源】《饲鹤亭集方》。

【组成】甘草二两　牛膝一两　鹿茸　生地　熟地　淡苁蓉　菟丝子　川附　川断　麦冬　远志　蛇床子　虎骨　精珠（即穿山甲）　宵花各八钱　方八（即番木鳖）　木香各二钱

【用法】用麻油二斤煎之，再入安桂八钱，乳香、赤石脂各四钱，阳起石五钱，龙骨三钱，公丁香，沉香、鸦片各二钱，倭硫四两，松香、黄蜡各六两。上为末收膏，摊贴脐下或腰眼间，每贴月余再换。

【功用】助元阳，补精髓，通血脉，镇玉池。养气保元，种子毓麟，待妇女经后去膏则可成孕。

【主治】五劳七伤，诸虚百损，腰膝疼痛，半身不遂，膀胱疝气，带浊淋沥，阴痿不起。

参桂百补丸

【来源】《饲鹤亭集方》。

【组成】党参　黄耆　菟丝子　川断　杜仲各四两　生地　熟地各六两　枸杞子　双仁五味子　茯苓　怀膝　山药　金毛狗脊　楮实　当归各三两　白芍　冬术　木瓜各二两　桂圆肉八两

【用法】上为末，蜜为丸服。

【功用】大补气血。

【主治】诸虚百损，五劳七伤，脾胃虚弱，神困体倦，腰膝疲软，筋骨不舒。

斑龙二至百补丸

【来源】《饲鹤亭集方》。

【组成】人参　鹿角霜　五味子各一两　黄耆　生地　知母　黄柏　山药　萸肉　茯苓　芡实各四两

【用法】上为末，面糊为丸。每服百丸，空心淡盐汤送下。

【功用】固本保元，强筋添筋，益肾延年，壮元阳而多子嗣，益五内而助精神，美颜色而通神明。

【主治】真阳亏损，元精内竭，阳痿便数，梦遗自汗，腰膝乏力。

滋补大力丸

【来源】《饲鹤亭集方》。

【组成】熟地四两　山药　茯苓　杞子　枣仁　萸肉　当归　冬术　杜仲　菟丝子　龟版　虎骨各二两　白芍　苁蓉　补骨脂　覆盆子　自然铜（醋煅）各一两　青盐　乳香　没药各三钱　地龙五钱　地鳖虫二十个

【用法】用大黄鳝一条煮熟，去骨，同熟地打烂，加蜜十两为丸。

《北京市中药成方选集》：将鳝鱼一条酒蒸去骨，和群药晒干，共研为细粉过罗，炼蜜为丸，重三钱。每服一丸，日服二次，温开水送下，黄酒亦可。

【功用】

1.《饲鹤亭集方》：健脾开胃，强筋壮骨，填精髓，进饮食，肌肉充长，膂力过人。

2.《北京市中药成方选集》：养血生精，强壮筋骨，活瘀止痛。

【主治】

1.《饲鹤亭集方》：五脏虚衰，劳伤诸损。

2.《北京市中药成方选集》：身体虚弱，腰膝疲软，跌伤血瘀，筋骨疼痛。

熊油虎骨膏

【来源】《饲鹤亭集方》。

【组成】虎骨全副（捶碎）　熊油十斤　当归　川芎　木瓜　牛膝　杜仲　天麻　南星　藁本梢各八两　羌活　独活　防风　骨碎补　川断　胡芦巴　淫羊藿　草豆蔻　海风藤　钻地风　清风藤各四两

【用法】用真麻油八十斤，香油亦可，浸七日夜，如法熬膏。以炒黄丹二十斤收膏，俟将凝定再下香料细药：肉桂、公丁香、乳香、没药、血竭、儿茶各八两，樟冰、原麝各二两，预研净末，徐徐搅匀，瓷坛密收。摊贴。

【功用】强阳长力，壮骨填精，舒筋活络，胜湿祛风除痹。

参麦地黄丸

【来源】《成方便读》卷一。

【组成】六味地黄丸加西洋参　麦冬各三两

【主治】金水两亏，阳虚火旺，肺中津液受灼，骨蒸劳热者。

【方论】地黄丸本长于壮水，加参、麦则兼以清金。

加减十全汤

【来源】《镐京直指医方》。

【组成】人参　炙草　熟地　枸杞　炒杜仲　炮姜　江西术　白茯苓　归身　怀牛膝　生白芍

【主治】痢伤气血，形弱神衰，正虚邪少者。

清金退热饮

【来源】《女科指南》。

【组成】当归　芍药　人参　茯苓　黄芩　川芎　知母　贝母　桔梗　陈皮　软柴胡　五味子　桑皮　甘草　地骨皮

【用法】加生姜，水煎服。

【主治】妇女虚火上炎，咳嗽发热，虚弱，月事不行，痨怯，男子亦治，更治子嗽。

【加减】加姜炒黄连尤妙。

百岁酒

【来源】《千金珍秘方选》。

【组成】蜜炙黄耆二两　大生地一两二钱　茯苓一两　龟版胶一两　肉桂六钱　抱茯神二两　大麦门冬一两　熟地一两五钱　羌活八钱　川芎一两　潞党参一两五钱　全当归一两二钱　陈皮一两　防风一两　于术一两　五味子八钱　枸杞子一两　大枣仁二斤　枣皮一两　冰糖二斤

【用法】泡高粱烧酒二十斤，合前药入瓶内，隔水共煮一炷香，或埋土中七日更好。每晚随量饮之。

【功用】水火既济，步履强健。

【主治】《集成良方三百种》：虚损劳伤，瘫痪诸风，失精亡血，阳衰气弱。

洞天酥香膏

【来源】《千金珍秘方选》。

【组成】酒当归　酒熟地　杜仲　制苁蓉　炙黄耆　酒天冬　麦冬　五味子　高丽参　怀牛膝　鹿茸　甜杏仁　蛇床子　酒川断　紫霄花　盐菟丝　虎胫骨　谷精草　制香附　酒生地　制远志　制山甲　木鳖子　男子头发（洗净）各五钱　大蛤蚧一对（上药如法炮制，锉碎，用香麻油二斤四两，同药入铜锅内，桑枝火熬枯净去滓，再熬至滴水成珠，候热尽，入后香料）　水飞松香四两　花龙骨三钱　母丁香三钱　当门子三钱　水飞黄丹一两　赤石脂三钱　制乳没各三钱　摇桂五钱　腰黄三钱　沉香三钱　倭硫黄三钱　大土膏三钱　木香三钱　蟾酥三钱　阳起石三钱

【用法】上研极细末，用桑、槐、柳条不住手搅匀，盛瓷罐内，浸井水中，或天水缸中七日夜，出尽火气方可用，剪红煅摊膏，计重三钱，衰弱倍之。摊膏时，将铜器或瓷杯取滚水化糯米糊涂缎为妙。贴脐上或命门，药七十天一换。

【功用】通十二经血脉，固本全形，返老还童。

【主治】五劳七伤，淋泻痞证，元虚气喘，瘫痪。

十全育真汤

【来源】《医学衷中参西录》上册。

【组成】野台参四钱　生黄耆四钱　生山药四钱　知母四钱　玄参四钱　生龙骨（捣细）四钱　生牡蛎（捣细）四钱　丹参二钱　三棱一钱半　莪术一钱半

【主治】虚劳，脉弦数细微，肌肤甲错，形体羸瘦，饮食不壮筋力，或自汗，或咳逆，或喘促，或寒热不时，或多梦纷纭，精气不固。

【加减】气分虚甚者，去三棱、莪术，加生鸡内金三钱；喘者，倍山药，加牛蒡子三钱；汗多者，以白术易黄耆，倍龙骨、牡蛎，加山萸肉，生白芍各六钱。

沃雪汤

【来源】《医学衷中参西录》上册。

【组成】生山药一两半　牛蒡子四钱（炒，捣）　柿霜饼六钱（冲服）

【主治】脾肺阴分亏损，饮食懒进，虚热劳嗽；及一切阴虚之证，兼肾不纳气作喘者。

【验案】喘证　一人，年四十余，素有喘证，薄受外感即发。医者投以小青龙汤，一剂即愈，习以为常。一日喘证复发，连服小青龙汤三剂不愈，其脉五至余，右寸浮大，重按即无。知其前服小青龙汤即愈者，因其证原受外感；今服之而不愈者，因此次发喘原无外感也。为拟此汤，服两剂全愈，又数服以善其后。

滋培汤

【来源】《医学衷中参西录》上册。

【组成】生山药一两　干术三钱（炒）　广陈皮二

钱　牛蒡子二钱（炒捣）　生杭芍三钱　玄参三钱　生赭石三钱（轧细）　炙甘草二钱

【主治】虚劳喘逆，饮食减少，或兼咳嗽，并治一切阴虚羸弱诸证。

【方论】方中重用山药以滋脾之阴，佐以于术以理脾之阳；赭石、陈皮、牛蒡以降胃气，且此数药之性，皆能清痰涎，利肺气，与山药、玄参并用，又为养肺止嗽之要品也；用甘草、白芍者，取其甘苦化合，大有益于脾胃，兼能滋补阴分也。并治一切虚劳诸证者，诚以脾胃健壮，饮食增多，自能运化精微以培养气血也。

【验案】喘证　一人年二十二，喘逆甚剧，脉数至七至，用一切治喘药皆不效，为制此方，将药煎成，因喘剧不能服，温汤三次始服下，一剂见轻，又服数剂全愈。

薯蓣粥

【来源】《医学衷中参西录》上册。

【组成】生怀山药一斤（轧细过罗）

【用法】每服用药七八钱，或至一两，和凉水调入锅内，置炉上，不住以箸搅之二三沸，即成粥服之。若小儿服，或少调以白糖亦可。

【主治】阴虚劳热，或喘，或嗽，或大便滑泄，小便不利，一切羸虚损之证。

醴泉饮

【来源】《医学衷中参西录》卷上。

【组成】生山药一两　大生地五钱　人参四钱　玄参四钱　生赭石四钱（轧细）　牛蒡子三钱（炒、捣）　天冬四钱　甘草二钱

【主治】虚劳发热，或喘或嗽，脉数而弱。

【方论】阴虚之甚者，其周身血脉津液皆就枯涸。必用汁浆最多之药，滋脏腑之阴，即以溉周身之液，若方中之山药、地黄是也。然脉之数者，固系阴虚，亦系气分虚弱，有不能支持之象，犹人之任重而体颤也。故用人参以补助气分，与玄参、天冬之凉润者并用，又能补助阴分。且虑其升补之性，与咳嗽上逆者不宜，故又佐以赭石之压力最胜者，可使人参补益之力下行直至涌泉，而上焦之逆气浮火，皆随之顺流而下；更可使下焦真元之气，得人参之峻补而顿旺，自能吸引上焦之逆气浮火下行也。至于牛蒡子与山药并用，最善止嗽，甘草与天冬并用，最善润肺，此又屡试屡效者也。

【验案】咳喘　初制此方时，原无赭石，有丹参三钱，以运化人参之补力。后治一年少妇人，信水数月不行，时作寒热，干嗽连连，且兼喘逆，胸膈满闷，不思饮食，脉数几至七至。治以有丹参原方不效，遂以赭石易丹参，一剂咳与喘皆愈强半，胸次开通，即能饮食，又服数剂脉亦和缓，共服二十剂，诸病皆愈。

羊头蹄煎

【来源】《华佗神医秘传》卷二十一。

【组成】白羊头蹄一具（草火烧令黄赤，先以水煮半熟）　胡椒一两　荜茇一两　干姜一两　葱白　香豉一升

【用法】更煮令大烂，去骨，空腹任性食之，每日食一具，满七具止。

【主治】五劳七伤虚损。

【宜忌】禁生冷、铅丹、瓜果、肥腻、白酒、大蒜、一切畜血等七日。

【备考】方中葱白用量原缺。

万应宝珍膏

【来源】《中国医学大辞典》。

【别名】内伤膏药、万应内伤膏、万应太乙膏、万应红毛膏（《全国中药成药处方集》南京方）。

【组成】生地黄　茅术　枳壳　五加皮　莪术　桃仁　山柰　当归　川乌　陈皮　乌药　三棱　川军　何首乌　草乌　柴胡　防风　刘寄奴　牙皂　川芎　官桂　羌活　威灵仙　赤芍药　天南星　香附　荆芥　白芷　海风藤　藁本　川续断　高良姜　独活　麻黄（去节）　甘松　连翘各三钱

【用法】用麻油四斤，入药煎枯，滤去滓，下净血余二两溶化，再下伟丹三十两，熬成膏，再下肉桂、麝香（后下）各一钱，附子片、木香各二钱，冰片、洋樟、茴香、乳香、没药、阿魏、细辛各

三钱，共研细末，搅入膏内，退火摊匀。五劳七伤，筋骨疼痛，负重伤力，腰膝酸软，贴两膏肓穴及两肾俞穴；左瘫右痪，手足麻木，挛急偏枯，满肩疼痛，贴两肩井穴、两曲池穴、两手腕穴、两膝眼穴；心胃气痛，肚腹饱胀，贴膻中穴及中脘穴；鼻塞脑漏，偏正头风，贴太阳穴及风门穴；冷哮咳嗽，痰鸣气急，贴肺俞穴及膻中穴；遗精、滑精、淋浊，贴丹田穴及俞门穴；月经不调，赤白带下，贴关元穴及尾闾穴；满身走气，闪挫疼痛，贴章门穴；寒湿脚气，鹤膝酸软，贴膝眼穴；小肠疝气，偏坠木子，贴气海穴；脾虚泄泻，久泻痢疾，受寒腹痛，贴腹脐穴；一切跌打损伤，风湿积聚，瘰疬流注，各贴患处。

【功用】《全国中药成药处方集》(南京方)：舒筋活络，消肿止痛。

【主治】五劳七伤，筋骨疼痛，左瘫右痪，手足麻木，心胃气痛，肚腹饱胀，鼻塞脑漏，偏正头风，冷哮咳嗽，痰鸣气急；月经不调，赤白带下；寒湿脚气，鹤膝酸软；小肠疝气偏坠木子；脾虚泄泻，久泻痢疾；跌打损伤，瘰疬流注。

补益杞圆酒

【来源】《中国医学大辞典》。

【组成】枸杞子　龙眼肉

【用法】制酒服之。

【功用】补虚长智，开胃益脾，滋肾润肺。

【主治】五脏邪气，七情劳伤，心痛烦渴，神志不宁。

饴糖饮

【来源】《中国医学大辞典》。

【组成】白糯米糖四两　烧酒二斤　核桃肉七个

【用法】和匀，装入瓷瓶内，不可太满，熟汤煮一炷香久，埋土内七日，去火毒。每日饮一二杯，不可过多。

【主治】五劳七伤，身体烧热，精神困倦，不思饮食。

【宜忌】咳嗽吐血者忌之。

鱼鳔种子丸

【来源】《中国医学大辞典》。

【组成】上白鱼鳔一斤(牡蛎粉炒成珠，磨细)　当归(酒洗，晒干)　淫羊藿(去枝梗荆刺，羊油酥炙炒)　白莲蕊(拣净，去灰)　肉苁蓉(酒洗、晒干)　川杜仲(去皮，青盐水炒断丝)　菟丝子(淘净灰土，用甜酒浸一宿，又用水煮，再合酒煮成饼，晒干)　沙苑蒺藜(碧绿，猪腰形者佳，去灰土，分四股，青盐、人乳、老酒、童便各拌二两，微炒)各八两　云苓(去皮，切片、人乳拌蒸，晒干)　枸杞(红色肉厚者，拣净去带)各四两　牛膝(肥长者佳，去芦、切片，酒洗、晒干)　破故纸(拣净，青盐水炒)各六两　上肉桂二两(去粗皮、切片、不可见火)　大附子二个(每个重一两四钱、去脐，切四块，以甘草水浸七日，每日一换、至期用面八两裹好，放炭火中煨熟，切片、焙干)

【用法】上为细末，炼蜜为丸，如梧桐子大。每早服一百丸，盐汤送下，晚服一百丸，陈黄酒或甜酒送下。

【功用】却病保元。

【主治】身体虚弱，酒色过度，头眩耳鸣，目花，腰膝酸疼，四肢无力、自汗盗汗，下元虚损，梦遗精滑，阳痿；或男子精寒，肾虚阳物不举，不能久坚，元阳衰败；或女子血寒气弱，子宫久冷，赤白崩带，经水不调、久不受孕。

【宜忌】方中桂、附二味，年老并虚弱者可用，壮实者少用。

参茸养元膏

【来源】《中国医学大辞典》。

【组成】天门冬　紫霄花　甘草　川续断　熟地黄　牛膝　菟丝子　远志　虎骨　淡苁蓉　杏仁　番木鳖　谷精草　麦门冬　蛇床子　大附子　生地黄　官桂各三钱

【用法】上用花油二斤四两，熬枯去滓。次入人参、鹿茸、麝香，再后入母丁香、雌黄、雄黄、阳起石、没药、乳香、鸦片灰、木香、蟾酥、沉香、赤石脂、花龙骨各三钱、松香(制)四两、蛤蚧一对、黄丹八两。上为细末，收入成膏，每张摊三钱重。每用一张，贴脐上或腰际，一月再换，常常贴之。

【功用】却病延年，助阳补髓，养气宁神，调营和卫，固本保元。

【主治】男女忧思抑郁，劳倦色欲，诸虚百损，阳痿阴弱。

参桂养营丸

【来源】《中国医学大辞典》。

【组成】人参二两　安南桂　全当归　白茯苓　白芍药　陈皮各一两　白术（炒焦）　黄耆各二两　熟地黄四两　五味子七钱　远志肉　甘草（炙）各五钱

【用法】上为末，生姜、大枣打烂为丸，如梧桐子大。每服四钱，熟汤送下。

【主治】气血虚弱，惊悸健忘，寐汗发热，发脱气短，身倦肌瘦，小便赤涩；及发汗过多，肉瞤身颤者。

参燕百补丸

【来源】《中国医学大辞典》。

【组成】人参须一钱（另研）　燕窝（另研）　明党参　潞党参　麦门冬　玉竹　茯苓　女贞子　杜仲　象贝母　使君子各二钱　桑椹　牡蛎（煅）各三钱　罂粟壳　甘草（炙）各四钱　广皮　鹤虱各一钱五分　沉香（后入）五分　红枣一两　冰糖二两（化水）

【用法】上为细末，红枣煎汤，冰糖化水泛丸，如绿豆大。或上药煎浓汁，去滓，入参燕汁，再入冰糖收成膏，名“参燕百补膏”。每服三四钱，熟汤化下，春、夏宜丸服，秋、冬宜膏服。

【功用】益髓添精，壮水制火，补气养血，宁心滋肾。

【主治】病后或戒烟后身体羸弱，诸虚百损，劳伤咳嗽，腰膝酸软，心悸不寐，头晕耳鸣，阳痿带下。

茸桂百补丸

【来源】《中国医学大辞典》。

【组成】鹿茸二两　肉桂三两　菟丝子　枸杞子　杜仲　当归　巴戟天　白芍药　肉苁蓉各二两　熟地黄五两　山茱萸肉　冬术（炒焦）　茯神　牛膝各三两　人参四两　甘草（炙）一两

【用法】酒拌晒干，共研细末，炼蜜为丸，如梧桐子大。每服三钱，盐汤送下。

【功用】壮水培元，添精补髓，延年益寿。

【主治】气血不足，诸虚百损，五劳七伤，脾胃虚弱，神困体倦，腰膝酸软，筋骨不舒，元阳衰败。

舒肝乌龙丹

【来源】《鳞爪集》。

【组成】九香虫三两　杜仲一两六钱　于术一两　陈皮八钱　车前八钱

【用法】上为细末，炼蜜为丸。每服三钱，开水送下。

【功用】平肝舒气，补虚强胃。

【主治】肝郁不达，胸腹痞闷，两胁作痛，痰饮呕吐，气逆上冲，四肢厥冷，久则遗精带下，病成虚劳。

治浊子午丸

【来源】《鳞爪集》卷二。

【组成】榧子二两（去壳）　苦槠实一两　琥珀一两　赤苓一两　朱砂一两五钱　莲肉一两（去心）　补骨脂一两（炒）　芡实一两　白苓一两　杞子一两　巴戟一两（去心）　白牡蛎一两（煅）　龙骨一两　文蛤一两　枯矾一两　莲须一两（盐蒸）　肉苁蓉十八两（酒蒸烂）

【用法】研膏为丸，如梧桐子大，朱砂为衣。每服50丸，空心浓煎萆薢汤送下。

【主治】心肾俱虚，梦寐惊悸，体常自汗，烦闷短气，悲忧不乐，消渴引饮，旋下赤白，停凝浊甚；四肢无力，面黄肌瘦，耳鸣眼昏，头晕恶风，怯寒。

【宜忌】忌劳力、房事。

河车大造丸

【来源】《内科概要》。

【组成】生地　熟地　牛膝　杜仲　当归　五味子　锁阳　苁蓉　杞子　天冬　黄柏　紫河车

【主治】虚劳血虚者，怔忡盗汗，咳血吐衄，遗精骨蒸；在女性为崩漏经闭，脉数而无力。

八仙寿神汤

【来源】《家庭治病新书》。

【组成】何首乌　地骨皮　茯苓各四钱　党参　生地黄　熟地黄　天门冬　麦门冬各二钱

【用法】水煎服。

【主治】身体虚弱，精神疲倦。

太乙救苦万珍膏

【来源】《经验奇效良方》引凌文轩方。

【组成】当归二钱　厚朴五钱　青皮二钱　丹皮三钱　白芍三钱　杏仁五钱　牛膝五钱　全虫三个　头翁二个　杜仲一钱五分　松节五钱　公英五钱　桔梗三钱　灵仙二钱　川连三钱　五灵脂二钱　海藻二钱　腹皮五钱　五味子三钱　榆白皮二钱　五加皮二钱　栀子五钱　槿皮二钱　桃仁三钱　甘草二钱　木通二钱　防风三钱　连翘五钱　蜈蚣一条　桑皮二钱　白芷二钱　木瓜三钱　枳壳三钱　桂心一钱　樟丹二两　香油五斤　山甲二钱　川芎三钱

【用法】入油内浸五日，熬至滴水成珠，下丹。每贴重八钱，每月贴一张，连贴三次。胃口不开，噎膈反胃，贴胃口；急慢惊风，贴命门穴；牙齿疼痛，贴面上；磕伤疼痛，贴患处；余皆贴肚脐。

【主治】妇人久不生育；并治男女一切虚劳百损，腰膝疼痛，寒湿脚气，痰厥，刀伤热毒，远近头风，男子睾丸偏坠，手足冻伤，刀石磕碰，男子肾虚，小儿腹痛，手足麻木，噎膈反胃，胎前产后，胃口不开，牙齿疼痛，一切疔疮。

参茸卫生丸

【来源】《丸散膏丹集成》。

【组成】人参一两　毛鹿茸二两　沉香一两　肉桂一两　茯苓一两　山药一两　制首乌一两　肉苁蓉一两　鹿角胶一两　炙甘草五钱　麸炒远志五钱　炒杜仲一两　巴戟肉一两　枸杞子一两　虎鞭四两　黄狗鞭一两五钱　附子（炮，去皮，制）五钱

【用法】上为细末，以鹿角胶烊化，加炼蜜为丸，每粒潮重二钱，蜡壳固封。每次一丸，开水化服。

【主治】精力亏乏，滑精阳痿，头眩耳鸣，腰膝痿软。

参桂鹿茸丸

【来源】《丸散膏丹集成》。

【组成】别直参五两　炙黄耆十两　党参十两　毛鹿茸五两　炙甘草五两　续断五两　麸炒冬术十两　茯苓八两　肉桂五两　当归十两　熟地十二两　麸炒远志十两　枸杞子十两　肉苁蓉十两

【用法】上为细末，炼蜜为丸，如梧桐子大。每次三钱，淡盐汤送下。

【主治】虚损乏力，畏寒肢冷，腰膝痠软，食减便溏。

人乳膏

【来源】《内外科百病验方大全》。

【组成】人乳（男用女胎乳，女用男胎乳）　藕汁　白蜜　甜酒（原汁）各等分

【用法】同煎，加童便熬至滴水成珠。每日空心服半盏。病深者多服。

【主治】血虚火旺，消补两难者。

【宜忌】忌服寒凉药。

大还丹

【来源】《内外科百病验方大全》。

【组成】淫羊藿（剪去边毛，羊油炒）十两　地黄（酒浸，九蒸九晒）十二两　金樱（去心毛，酒浸）　破故纸（酒浸）　仙茅（酒浸）各八两　当归（酒浸）　石斛（酒浸）各六两　菟丝子（酒洗）五两　麦冬（去心，炒）　白菊花各四两二钱　杜仲（盐水炒）　肉苁蓉（酒洗，去筋膜，焙干）　山萸肉（酒浸）　枸杞子（酒浸）　锁阳（酒浸）　真山药（炒）　白蒺藜（砂锅炒）　沙苑蒺藜（炒）各四两　续断（炒）　青盐各三两二钱　巴

戟肉（酒洗） 白茯苓 牡丹皮（炒） 小茴香（酒浸） 楮实子（酒浸） 覆盆子（酒浸） 淮牛膝（酒浸） 远志肉（甘草水炒） 泽泻（炒） 石菖蒲（炒）各三两 天冬（晒干）二两一钱 北五味（炒）二两 葫芦巴（酒浸）二两 核桃肉一斤（又名胡桃） 猪腰子十二个 羊腰子十二个

【用法】上药各为细末，将腰子切开，以药塞满为度，不必尽入，麻绳缚定，放蒸笼内蒸熟，晒干，连腰子捣成细末；用白蜜六七斤炼熟，和药为丸，如梧桐子大。每早、晚用二三钱，淡盐汤送下。

【功用】水火兼补，壮元阳，暖丹田，益精神，饮食加增，筋力强健，百证不生。

无价保真丸

【来源】《内外科百病验方大全》。

【组成】九制熟地（忌铁）四两 全当归（酒浸）二两五钱 川芎（酒浸，炒）一两五钱 杜仲（姜汁炒，去丝）一两五钱 白茯苓（人乳拌，蒸）一两五钱 甘草（酒炒）一两 金樱子（酒浸，去皮子）一两 金石斛三两（酒制） 淫羊霍（去边梗，酥炙或羊油炒）一两

【用法】上各药，俱用好烧酒制，惟服药不拘何酒，杜仲另研为末，同各药末，加入生白蜜，为丸，如梧桐子大。每服三钱，空心好酒送下。

【功用】益精补髓。

【主治】一切虚损劳疾。

蒸脐补气散

【来源】《内外科百病验方大全》。

【组成】五灵脂 夜明砂 枯矾各一两

【用法】上为细末，分为四包，存贮听用。每逢春分、秋分、夏至、冬至先一日，避风，用温水将脐眼洗净，纳麝香五厘于脐内，将荞面为圈（面圈深寸许，横径一寸六七分），烘微温安脐上，药一包铺圈内，以蕲艾绒作团（每团重一分，或六七厘）放药末上，用香火烧燃，若干岁即烧若干团，烧完用荞面作饼如圈大（如无荞麦，麦粉亦可）盖圈上，俟药冷，缓缓取下。久久行之，不可间断，受益无穷。

【主治】气虚体倦，肚腹畏寒，下元虚冷。

【宜忌】忌茶七日。

坤髓膏

【来源】《医学碎金录》。

【组成】黄牛骨髓（去筋膜，捣烂）八两 山药（蒸，研细）八两 炼白蜜八两

【用法】上捣匀，入瓷器内。隔汤煮一炷香，每服鸡子大一块，空心白汤调下。泽肌肤，安脏平三焦，续绝阳，益气力，除消渴，宁咳嗽；久服增年。

【主治】《何氏虚劳心传》：虚损。

参术地黄膏

【来源】《中药成方配本》。

【组成】党参八两 冬术六两 熟地一斤 茯苓四两 淮山药三两 炙甘草二两 炒当归三两 麸炒白芍三两 炙黄耆四两 阿胶六两 杜仲二两 远志二两 广木香一两 广皮二两 桂圆肉八两 黑枣一斤 生姜二两

【用法】共煎三次，榨净去滓，将三次药汁澄清滤过，收浓将阿胶烊入，加白蜜八两炼熟，滤过收膏，约成膏三斤。每次五钱，开水冲服，一日二次。

【功用】补气养血。

【主治】男女气血两亏，头晕心宕，食少胃呆，及一般虚弱诸症。

补阴煎

【来源】《杂病证治新义》。

【组成】生熟地黄 麦冬 当归 白芍 阿胶 龟胶 党参 炒谷芽 枳壳

【用法】水煎服。

【主治】阴虚，面色萎黄，精神倦怠，唇焦，口燥无津，脉细数无力。

人参鹿茸丸

【来源】《北京市中药成方选集》。

【组成】人参（去芦）二两五钱 鹿茸（去毛）二

两　当归四两　杜仲（炒）四两　补骨脂（盐水炒）四两　巴戟天（炙）四两　菟丝子四两　牛膝四两　茯苓四两　黄耆四两　五味子（炙）四两　冬虫草一两　桂元肉四两　香附（醋炙）四两　黄柏四两

【用法】上为细末，炼蜜为丸，重三钱，蜡皮封固。每服一丸，温开水送下；黄酒亦可。

【功用】滋肾益气，补血生精。

【主治】精神衰弱，目暗耳鸣，遗精盗汗，腰腿酸软。

【宜忌】忌食生冷。

九转黄精丹

【来源】《北京市中药成方选集》。

【别名】黄精丹（原书）、九转黄精丸（《中药制剂汇编》引《北京市中成药规范》）。

【组成】当归三百二十两　黄精三百二十两

【用法】上药用黄酒三百二十两入罐内，浸透加热，蒸黑为度。晒干。研为细末，炼蜜为丸，重三钱，每服一丸，日服二次，温开水送下。

【主治】身体衰弱，面黄肌瘦，饮食减少。

【功用】补气养血。

壬子丸

【来源】《北京市中药成方选集》。

【组成】吴萸（制）三十两　没药（炙）一百二十两九节　菖蒲三十两　川附片十五两　乳香（炙）九十两　肉桂（去粗皮）三十两　白及三十两　茯苓三十两　牛膝十五两　白蔹三十两　厚朴（炙）十五两　当归六十两

【用法】上为细末，过罗，炼蜜为丸，重三钱。每服一丸，温开水送下，一日二次。

【功用】滋阴补气，暖肾助阳。

【主治】房欲过度，肾寒精冷，腰腹疼痛，体倦神疲。

百补济阴丸

【来源】《北京市中药成方选集》。

【组成】香附（炙）五十两　当归五十两　熟地五十两　杜仲炭五十两　续断五十两　山药五十两　茯苓十三两　丹皮十三两　泽泻十三两　山萸（炙）二十二两　巴戟肉（炙）九两　苁蓉（炙）九两　补骨脂（炒）八两　青盐八两　大茴香八两

【用法】上为细末，炼蜜为丸，重三钱。每服一丸，温开水送下，一日二次。

【功用】滋阴补气，养血调荣。

【主治】妇人诸虚百损，经水短少，虚火上升，腰痛耳鸣。

百补增力丹

【来源】《北京市中药成方选集》。

【组成】麦芽（炒）一百二十八两　陈皮六十四两　苍术（半炒）五十一两二钱　茯苓十六两　神曲（炒）十六两　山药十六两　芡实（炒）十六两　甘草四两八钱　山楂（炒）八两

【用法】上为细末，炼蜜为丸，重一钱二分。每服二丸，一日二次，温开水送下。

【功用】开胃健脾。

【主治】身体瘦弱，精神疲倦，食欲不振。

龟龄丸

【来源】《北京市中药成方选集》。

【组成】人参（去芦）四两　茴香炭六钱　肉桂（去粗皮）四钱　萆薢六钱　硫黄（炙）五钱　鹿茸（去毛）八钱　茯苓八钱　苁蓉（炙）八钱　当归炭六钱　龟版（炙）四钱　杞子六钱　川椒炭八钱　黄耆二两　麻雀脑五十个

【用法】上为细末，冷开水为小丸，每十六两丸药用朱砂三两为衣，闯亮。每服一钱，温开水送下。

【功用】暖肾散寒，益气壮阳。

【主治】气血亏损，肾寒精冷，肚腹疼痛，腰膝无力。

龟龄集

【来源】《北京市中药成方选集》。

【组成】黄毛鹿茸（去毛）二两　补骨脂（黄酒制）三钱　石燕（鲜姜炙）四钱　急性子（水

煮）二钱五分　细辛（醋炙）一钱五分　生地八钱　杜仲炭二钱　青盐四钱　丁香（用生川椒二分炒，去川椒）二钱五分　蚕蛾（去足翅）二钱　蜻蜓（去足翅）四钱　熟地六钱　苁蓉（酒制）九钱　地骨皮（蜜炙）四钱　附子（炙）五钱　天冬（用黄酒一钱炙）三钱　山参（去芦）一两　甘草（炙）一钱　山甲（炒珠）八钱　枸杞子三钱（一钱蜜炙）　淫羊藿（羊油制）二钱　锁阳三钱　牛膝（用黄酒三钱制）四钱　砂仁四钱　麻雀脑三钱　菟丝子（用黄酒二钱制）三钱　对海马（用苏合油三钱制）九钱　硫黄三分　镜面砂二钱五分

【用法】将麻雀脑、硫黄二味装入猪大肠内，用清水煮之，煮至麻雀脑和硫黄溶合一起时倒出，去猪大肠，晒干，再合以上药为粗末，装入银桶内蒸之。蒸至三尽夜，将药倒出，晾干装瓶，每瓶装一钱。每服一钱，温开水送下。

【功用】滋阴补肾，助阳添精。

【主治】

1.《北京市中药成方选集》：肾亏气虚，精神衰弱，阳萎不兴，阴寒腹痛。

2.《全国中药成药处方集》（天津方）：阳虚气弱，盗汗遗精，筋骨无力，行步艰难，头昏眼花，神经衰弱，妇女气虚血寒，赤白带下。

【宜忌】忌生冷。

【验案】

1.滑胎　《新中医》（1983，10：32）：丁某某，女，38岁。经后三日少腹冷痛下坠，历十年余，屡妊屡坠。缘禀赋素弱，妊二月，强力持重，以致坠胎，始而汛水递少，紫黑质薄，经期少腹间有冷痛，血去痛不蠲反益甚，痛时气力全无，腰膝掣痛，四末不温，须以红糖水冲服肉桂末尚可缓解，前已滑四胎。舌淡，苔薄白，脉沉而细。良由肾虚阳衰，冲任虚损，寒滞血脉，精血亏少，龟龄集以黄酒三钟冲服，腹痛止。继之日服二分，以盐水送服。至四月，已孕，未再坠胎，后生男孩。现生两男。

2.白崩　《新中医》（1983，10：33）：师某某，女，47岁。白带终日不止，已一载余，近半月，白带如崩，站立即觉滑脱而下，脐腹冷痛，头脑空痛，腰酸痛如折。医予抗生素，更甚，投桂枝茯苓丸、完带汤乏效。余望其舌淡苔白，闻其语声低微，带下清稀，脉沉微涩，尺部尤甚，知其白物下多已久，脾肾阳虚，气血日衰，任脉不固，带脉失约故也，遂用龟龄集，日服一瓶，分两次以淡盐水送服。连服两日，白带大减，脐腹冷痛若失，腰可俯仰。继日服两次，每服二分，未八日，带止而病愈。

3.不孕　《新中医》（1983，10：30）：董某某，女，25岁。月经17岁初潮，经后少腹隐痛而冷，时觉畏寒，腰酸头晕，带下清稀，大便常薄，已婚四载，迄今未育，终年求治，服药不可以计。诊断为子宫发育不全，略后倾，慢性盆腔炎。舌淡，苔薄，脉沉细而弱。脉证合参，盖下焦阳气素亏，月汛虽已初潮，然肾气未盛，天癸仍衰，精亏血少，血海空虚，胞宫失去温养。令于经后服龟龄集，日二分，以淡盐水送下，服半月即止，服至八月，经未行，经检查，已受孕矣。次年六月，生一女孩。

龟鹿二仙胶

【来源】《北京市中药成方选集》。

【别名】龟鹿胶［《全国中药成药处方集》(北京方)］。

【组成】鹿角八百两　龟版八百两　冰糖八十两　黄酒四十八两　香油二十四两

【用法】上先将鹿角锯成三四寸段，浸泡四天取出，另将龟版浸泡七天，换清水刷洗，取出，连同糖、酒煎制成胶后，装槽散热凝固，出槽切成小块长方形，每服二至三钱，黄酒炖化服之；或白开水亦可。

【功用】补气补血，强壮身体。

【主治】气虚血亏，骨蒸潮热，夜梦遗精，精神疲倦。

补益蒺藜丸

【来源】《北京市中药成方选集》。

【组成】黄耆四十八两　芡实（炒）十六两　白术（麸炒）四十八两　沙苑子一百六十两　山药三十二两　茯苓十六两　当归三十二两　橘皮十六两　扁豆十六两　菟丝子三十二两

【用法】上为细末，炼蜜为丸，重二钱。每服二丸，温开水下，一日二次。

【功用】补养肾水，滋阴明目。

【主治】肾虚气亏，耳鸣眼花，脾胃虚弱，精气不足。

附桂紫金膏

【来源】《北京市中药成方选集》。

【组成】当归一两　胡椒一两　川牛膝一两　侧柏（生）一两　灵仙一两　柳枝一两　槐枝一两　艾把一两　木鳖子一两　官桂一两　川附片一两　木瓜一两　干姜一两　白芷八钱　乌药八钱　橘皮八钱　赤芍八钱　灵脂八钱　甘草八钱　杜仲（生）八钱　寄生八钱　羌活八钱　续断八钱　防风八钱　独活八钱　骨皮八钱　蝉退八钱　腹皮八钱　红花八钱　清风藤八钱　川芎五钱　五加皮五钱　蛇退五钱

【用法】上药酌予碎断。用香油二百四十两炸枯黑，过滤去滓，炼至滴水成珠，入章丹一百两搅匀成膏，取出放入冷水中，出火毒后加热溶化。另兑细料：乳香二两，没药二两，潮脑二两，官桂二两，附子二两，硫黄二两。六味共为细粉，搅匀，摊贴，每张油重五钱，贴肚脐、腰部。

【功用】暖腰固本，补气散寒。

【主治】男妇老少诸虚百损，腰疼腿软，胸腹冷痛。

固本膏

【来源】《北京市中药成方选集》。

【组成】羊腰子一对　附子一两二钱　海马三个　鹿角（镑）一两二钱　芙蓉叶二两　石脂一两　雄黄面一两　阳起石五钱　小茴香二两五钱　苁蓉二两五钱　官桂二两五钱　补骨脂二两五钱　大茴香二两五钱　生地二两五钱　熟地二两五钱　天麻二两五钱　紫梢花二两五钱　牛膝二两五钱　续断二两五钱　甘草二两五钱　蛇床子二两五钱　菟丝子二两五钱　冬虫草五钱　杜仲二两五钱

【用法】上药碎断，用香油二百四十两炸枯，过滤去滓，炼至滴水成珠，入黄丹九十两，搅匀成膏，取出入水中出火毒后，加热溶化，再兑鹿茸粉一两三钱，搅匀摊贴，每张油重五钱，布光。外贴肾俞、肚脐。

【功用】滋补散寒，固精止痛。

【主治】男子气虚，梦遗滑精，腰疼腿痛；妇女血寒，腹痛白带。

【宜忌】孕妇忌贴。

法制黑豆

【来源】《北京市中药成方选集》。

【组成】何首乌（炙）二两　远志（炙）二两　旱莲草二两　山萸肉（炙）二两　苣胜子二两　生地二两　黑芝麻二两　川芎二两　楮实子二两　茯苓二两　肉苁蓉（炙）二两　补骨脂（炒）二两　巴戟（炙）二两　菊花二两　节菖蒲二两　川花椒二两　覆盆子二两　菟丝子二两　蛇床子二两　女贞子（炙）二两　熟地三两　地骨皮三两　五味子（炙）三两　当归三两　枸杞子四两　桑椹四两　食盐十六两　青盐八两

【用法】除食盐、青盐外，其余二十六味，水煎三次，过滤去滓，入雄黑豆八百两，煮至八成熟，加入食盐、青盐同煎，熬至汤尽，取出晒干即得。每次用三至五钱，口内嚼咽。

【功用】补肾益精，强筋壮骨。

【主治】肾水不足，精神衰弱，身体羸瘦，梦遗滑精，腰腿疼痛。

参茸三肾粉

【来源】《北京市中药成方选集》。

【组成】黄毛鹿茸（去毛）五钱　西洋参一两　鹿肾二两　驴肾三两　狗肾三钱

【用法】上为细末，过罗，瓶装，重一钱。春、夏季每瓶分四次服，冬、秋季分二次服，温开水冲服。

【功用】滋肾补髓，助阳益气。

【主治】精神衰弱，用脑过度，腰膝疼痛，肾囊湿冷。

参茸卫生丸

【来源】《北京市中药成方选集》。

【组成】人参（去芦）八十两　鹿茸（去毛）八十

两　巴戟天（炙）八十两　党参（去芦）八十两　山药八十两　桑寄生八十两　白芍八十两　莲子肉八十两　锁阳八十两　苍术（炒）三十二两　乳香（炙）三十二两　黑附子三十二两　川牛膝一百一十二两　熟地一百六十两　酸枣仁（炒）一百六十两　甘草一百六十两　香附（炙）一百六十两　杜仲（炒）一百六十两　何首乌（炙）四十八两　麦冬四十八两　牡蛎（煅）四十八两　枸杞子四十八两　龙骨（煅）四十八两　肉桂（去粗皮）四十八两　远志（炙）四十两　复盆子六十四两　补骨脂（盐水炒）六十四两　茯苓二百四十两　于术二百四十两　没药（炙）十六两　桂圆肉三百二十两　琥珀九十六两　黄耆九十六两　砂仁一百五十二两　山茱萸一百二十八两　当归一百二十八两　红枣（去核）一百七十六两　肉苁蓉一百六十两　续断四十八两　沉香四十八两　橘皮三百二十两　生地三十二两　木香八十两　白术（炒）一百六十两

【用法】续断、沉香、橘皮、生地、木香、白术六味研为粗末馎槽，余者下罐，加黄酒四千两，蒸三日夜，与馎槽之群药末拌匀晒干，共研为细粉过罗。每十六两细粉，兑朱砂三钱六分，炼蜜为丸，重三钱，蜡皮封固。每服一丸，温开水送下，一日二次。

【功用】滋补肝肾，健脾益胃。

【主治】身体衰弱，精神不足，梦遗滑精，腰膝痠软，食欲不振。

参桂鹿茸丸

【来源】《北京市中药成方选集》。

【组成】茯苓八十两　白芍八十两　熟地八十两　生地八十两　鹿茸（去毛）八十两　龟版（炙）四十两　杜仲炭四十两　秦艽四十两　艾炭四十两　山萸肉（炙）四十两　泽泻四十两　橘皮四十两　续断四十两　鳖甲（炙）四十两　没药（炙）四十两　枣仁（炒）四十两　人参（去芦）四十两　元胡（炙）三十两　红花三十两　石脂（煅）三十两　红白鸡冠花六十两　乳香（炙）三十两　甘草二十两　琥珀二十两　阿胶（炒）一百二十两　牛膝四十六两　黄芩五十两　天冬五十四两　香附（炙）一百二十两　川牛膝四十两　藏红花二十两（上药用黄酒一千五百五十两，入罐蒸三昼夜）　当归八十两　砂仁四十两　肉桂（去粗皮）四十两　白术（炒）六十两　川芎六十两　橘皮一百二十两　沉香十两　木香十两

【用法】上药中后八味，共为粗末，拌蒸下罐药料晒干，共研为细粉过罗，炼蜜为丸，重三钱。每服一丸，温开水送下，一日二次。

【功用】滋阴补肾，益气养荣。

【主治】气虚血亏，身体衰弱，精神萎靡，腰膝痠软。

既济丸

【来源】《北京市中药成方选集》。

【组成】杜仲炭二十两　熟地二十两　小茴香（炒）二十两　天冬二十两　盐知母二十两　茯苓二十两　菊花二十两　九菖蒲二十两　菟丝子二十两　麦冬二十两　当归二十两　栀子（炒）二十两　生地二十两　远志（炙）二十两　苁蓉（炙）二十两　人参（去芦）二十两　巴戟肉（炙）二十两　龙骨（煅）二十两　五味子（炙）二十两　山萸肉（炙）二十两　山药三十两　杞子二十两　牛膝三十两　橘皮十两　盐黄柏四十两

【用法】上为细末，炼蜜为丸，每丸重三钱。每服一丸，温开水送下，一日二次。

【功用】滋补肾水，益气降火。

【主治】肾亏气虚，腰痛耳鸣，虚火上升，遗精盗汗。

海马保肾丸

【来源】《北京市中药成方选集》。

【组成】海马一对　砂仁二钱　远志肉（炙）二钱　杞子三钱　鹿茸（去毛）三钱　黄耆一两三钱　山药三钱　白术（炒）三钱　肉桂（去粗皮）二钱　锁阳三钱　茯苓六钱　蛤蚧（去头足）一对　苁蓉（炙）一两　人参（去芦）三钱　熟地六钱　杜仲炭三钱　狗脊（去毛）三钱　钟乳石（煅）二钱　阳起石（炙）一钱　巨胜子一钱　黄精（炙）一钱　龟版（炙）一钱　淫羊藿

（炙）五分

【用法】上为细末，过罗，用冷开水泛为小丸，用牡蛎粉二钱为衣。每服二钱，一日二次，温开水送下。

【功用】滋阴益气，补骨助阳。

【主治】肾气虚寒，精神衰弱，脑亏健忘，四肢无力。

【宜忌】忌色欲及刺激性食物。

黄耆膏

【来源】《北京市中药成方选集》。

【组成】黄耆四百八十两

【用法】上药酌予切碎，水煎三次，分次过滤，去滓，滤液合并，用文火煎熬浓缩至膏状，以不渗纸为度，每一两膏汁兑炼蜜二两成膏，装瓶，重二两。每服五钱，日服二次，开水冲服。

【功用】

1.《北京市中药成方选集》：补中益气，调养荣卫。

2.《赵炳南临床经验集》：补中益气，托里生肌。

【主治】

1.《北京市中药成方选集》：气虚血亏，虚劳盗汗，肺虚作喘，身体羸瘦。

2.《赵炳南临床经验集》：疮面久不愈合，阴疮脓毒未尽，下肢顽固性溃疡，鱼鳞癣（蛇皮症）。

黑桑椹膏

【来源】《北京市中药成方选集》。

【组成】黑桑椹一百六十两

【用法】将桑椹水煎三次，分次过滤去滓，滤液合并，用文火煎熬，浓缩至膏状，以不渗纸为度，每两膏汁兑炼蜜一两成膏，瓶装二两。每服三至五钱，开水冲下，一日二次。

【功用】滋补肝肾，聪耳明目。

【主治】肾虚肝旺，目暗耳鸣，津液枯燥，少年鬓白。

滋阴百补丸

【来源】《北京市中药成方选集》。

【组成】熟地一百二十八两　山药一百二十八两　泽泻一百二十八两　茯苓三十二两　山萸肉（炙）三十二两　巴戟肉（炙）三十二两　苁蓉（炙）三十二两　补骨脂（炒）三十二两　杜仲炭三十二两　莲须三十二两　丹皮三十二两　枸杞子九十六两　牛膝六十四两

【用法】上为细粉，炼蜜为丸，每丸重三钱。每服一丸，日服二次，温开水送下。

【功用】滋阴益气，补肾壮阳。

【主治】肾水不足，筋骨痿弱，腰痛耳鸣，气虚自汗。

滋阴至宝丹

【来源】《北京市中药成方选集》。

【组成】当归一百九十二两　柴胡六十四两　白术（炒）六十四两　橘皮六十四两　茯苓六十四两　知母六十四两　贝母六十四两　地骨皮六十四两　麦冬六十四两　白芍六十四两　薄荷三十二两　甘草三十二两　沙参三十二两　香附（炙）九十六两

【用法】上为细粉，炼蜜为丸，每丸重三钱。每服一丸，日服二次，温开水送下。

【功用】滋阴退烧，调经养血。

【主治】妇人诸虚百损，经血不调，骨蒸潮热，嗽喘盗汗。

八味丹

【来源】《全国中药成药处方集》（沈阳方）。

【组成】朱砂　磁石　赤石脂　代赭石　人中黄　禹余粮　乳香　没药各一两

【用法】上为极细末，糯米汤为小丸。每服一钱，盐汤送下。

【功用】补精髓，壮筋骨，益心智，理虚损，明目益睛，安神定惊。

玉竹膏

【来源】《全国中药成药处方集》（南京方）。

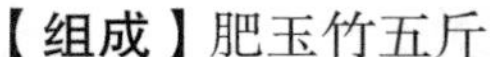

【组成】肥玉竹五斤

【用法】清水煎熬三次，去滓取汁，滤清浓缩，加冰糖五斤收膏。每服三钱，一日一次，开水或淡盐汤吞服。

【功用】滋阴润肺，宁心除烦。

白玉露

【来源】《全国中药成药处方集》（吉林方）。

【别名】白玉霜药酒。

【组成】当归一两　肉桂八钱　广皮一两　陵零香五钱　排草五钱　木香二钱　公丁香二钱　佛手六钱　白酒三十斤　冰糖五斤

【用法】将当归、肉桂、广皮、陵零香、排草、木香、公丁香、佛手八味置于布袋中，浸白酒内，文火煮之，约一小时后，再加入冰糖即成。每于饭前饭后服一、二杯。

【功用】开胃顺气祛寒，助消化，进饮食，悦容颜。

【主治】中气虚损，寒郁气滞，元阳亏耗，身体衰弱，胃脾膨满。

【宜忌】孕妇忌服。

玄霜膏

【来源】《全国中药成药处方集》（沈阳方）。

【组成】乌梅汁　红梨汁　萝卜汁　柿霜　甘蔗糖　白蜜　鲜姜汁各四两　白茯苓　款冬花　天冬各二两

【用法】前七味熬膏，搅合后三味，瓷器收贮。每服二钱，徐徐噙化。

【功用】滋润肺脏，清利气道。

【主治】虚劳肺痿，咳嗽便秘，吐血咯痰，肺热哮喘，咽干舌裂，喉头炎症，口黏膜炎。

全鹿丸

【来源】《全国中药成药处方集》（天津方）。

【组成】人参（去芦）五斤　故纸（盐炒）一斤　鹿角胶一斤四两　当归二斤　川牛膝一斤四两　黄柏二斤　锁阳一斤八两　杜仲炭（盐炒）二斤　小茴香（盐炒）十二两　菟丝子一斤　香附（醋制）三斤　鹿茸（去毛）二斤八两　生黄耆四斤　青盐十两　桂圆肉十五斤　冬虫草五钱　秋石一斤　楮实子十两　鹿角（洗净）六斤　茯苓（去皮）五斤　芦巴子一斤　天冬　麦冬　甘草　怀牛膝　琥珀　制没药各一斤　枸杞子二斤　党参（去芦）十两　益母草膏一斤　花椒四两　覆盆子十两　老鹳草膏十两　鲜鹿肉二十斤　鹿尾一斤十四两　巴戟肉（甘草水制）一斤　鲜牛乳十斤　净鹿肾一斤四两　远志肉（甘草水制）八两　紫河车二两　苁蓉（酒蒸）一斤（以上用黄酒七十一斤八两装罐内，或装不生锈的桶内，将罐口封固，隔水蒸煮至酒尽为度）　川芎一斤　陈皮九斤　白术（麸炒）一斤十两　沉香二斤　广木香一斤　生地一斤十两　续断一斤　砂仁八斤　生枣仁六两五钱　炒枣仁六两五钱　黄芩二斤　桑枝十两　木瓜一斤　生山药一斤　五味子（酒蒸）十两　熟地二斤　红花十两

【用法】上为粗末，再和所蒸的药料共和一起拌匀，晒干研粉，炼蜜为丸，三钱重。蜡皮或蜡纸筒封固。每次服一丸，白开水送下。

【功用】滋补益气，填精补髓。

【主治】身体衰弱，头眩耳鸣，夜梦遗精，腰膝疼痛，四肢痠软，自汗盗汗，神志不安，妇女气血亏损，崩漏带下。

【宜忌】孕妇忌服。

安神固精丸

【来源】《全国中药成药处方集》（沈阳方）。

【组成】莲子肉二两　当归一两　金樱一两　芡实　茯神　龙骨　锁阳　牡蛎各八钱　肉桂四钱　川连三钱　远志　枣仁　莲须各六分　生地　黄柏　知母各五钱

【用法】上为极细末，炼蜜为丸，每丸二钱重。每服一丸，空心淡盐水送下。

【功用】滋补强心，固精安神。

【主治】夜梦遗精，虚弱盗汗，心跳耳鸣，烦躁不宁，头目眩晕，精神衰弱，倦怠无力，睡眠不安。

【宜忌】禁忌五辛、烟、酒。

并补两天丸

【来源】《全国中药成药处方集》（哈尔滨方）。

【别名】两天丸

【组成】橘红三两　牛膝二两　白术四两　砂仁二两　萸肉二两半　龙骨一两半　莲肉二两　鹿胶四两　木瓜二两半　人参一两　枸杞　白茯苓各二两半　藿香二两　杜仲二两半　山药三两　川附一两

【用法】上为极细末，炼蜜为丸，如梧桐子大。每服二钱，每日三次，白水送下。

【功用】温补脾肾。

【主治】脾肾虚弱，纳少溏泄，梦遗滑精，阳痿不举，腰腿痠痛，气短心跳，四肢清冷，神倦面苍。

如童老奴丸

【来源】《全国中药成药处方集》（哈尔滨方）。

【组成】稍花　灯心灰　蛇床子　车前　苁蓉　菟丝子　马蔺花　大茴　韭子　荜澄茄　故纸各二两　川楝　羊藿　枸杞　胡桃肉　茯苓各一两半　母丁香　远志　泽泻　川附各五钱　巴戟二两　蜘蛛七个（酒浸）　柏仁一两半　桑蛸一两半　萸肉一两半

【用法】上为细末，炼蜜为小丸，如梧桐子大。每服二钱，淡盐汤送下，日服二三次。

【功用】补血填精。

【主治】精血衰弱，营养不足，神倦体软，气短心跳，不能支持，风寒湿痹，五劳七伤，阳事不举。

龟鹿固本丸

【来源】《全国中药成药处方集》（沙市方）。

【组成】熟地二两　莲米四两　丹皮一两五钱　枣皮二两　淮药一两　川牛膝　当归各二两　远志一两　枸杞二两　泽泻一两　白芍二两　甘草　鹿胶各一两　龟胶二两

【用法】上为细末，用金钗石斛四两煎水，炼蜜为丸。每服三钱，淡盐开水送下，一日二次。

【功用】补养精血，固精益肾。

【宜忌】湿热体质而精血不虚者忌服。

补天丹

【来源】《全国中药成药处方集》（沈阳方）。

【组成】杜仲二两　贡白术二两半　白芍　故纸　熟地　远志各二两　当归　枸杞各一两五钱　核桃仁三两　牛膝二两　黄耆二两　海狗肾一具　川楝子二两　川芎　人参各一两五钱　沉香五钱　木香一两　小茴一两五钱　甘草　茯神各一两

【用法】上为极细末，炼蜜为丸，二钱重。每服一丸，盐汤送下。

【功用】补肾固精，强心安神。

【主治】肾虚阴痿，早泄遗精，腰腿痠痛，盗汗自汗，疝气腹疼，四肢厥冷，劳伤虚损，怔忡健忘，神经衰弱，形容焦悴，淋漓白浊，肾囊凉湿。

【宜忌】忌生冷。

补天丹

【来源】《全国中药成药处方集》（抚顺方）。

【组成】驴肾二两　制耆五两　柏仁一两半　杜仲三两　白术五两　川附子一两半　萸肉二两　五味子一两半　白参　白芍各三两　云苓二两半　龙骨二两　故纸　菟丝子各三两　杞子四两　砂仁六钱　巴戟四两半　熟地四两　当归三两　覆盆子一两半　鹿胶三两

【用法】上为细末，炼蜜为丸，重二钱。每服二钱，早、晚食前各服一次，白水或淡盐汤送下。

【功用】添精壮阳，补气生血，强壮。

【主治】生殖器衰弱，肾虚滑精，阳痿不举，见色早泄，精液清冷，及气血衰弱，瘦弱难支，食少便溏，气息微弱，动则作喘，腰痠腿软，健忘怔忡，自汗晕眩，寐而不实。

【宜忌】火盛者勿服。

补肾丸

【来源】《全国中药成药处方集》（沈阳方）。

【组成】黄柏　知母　龟版　锁阳　天门冬　白芍药各二两　熟地黄五两　枸杞子三两　干姜五钱　五味子一两

【用法】上为极细末，炼蜜为丸，二钱重。每服一丸，空心炒盐汤送下。

【功用】锁阳固精，滋阴补肾。

【主治】肾水不足，阴虚阳亢，头晕咳嗽，腰膝疼痛，四肢无力，梦遗滑精。

妙香丸

【来源】《全国中药成药处方集》(沈阳方)。

【组成】茯苓一两　茯神　人参　桔梗　甘草各五钱　薯蓣一两　朱砂三钱（另研）　麝香一钱（另研）　木香二钱五分

【用法】上为极细末，炼蜜为丸，每丸重二钱。每服一丸，早、晚空心服，白开水送下。

【功用】补心固肾，镇静安神。

【主治】元气不足，心悸不稳，惊恐怯弱，喜怒不常，夜多盗汗，头目晕眩，梦遗滑精。

固本膏

【来源】《全国中药成药处方集》(天津方)。

【组成】生杜仲　甘草　紫梢花　生茴香　熟地各二两二钱　生附子一两一钱　怀牛膝　大茴香各二两二钱　冬虫草九钱　菟丝子　生地　生故纸各二两二钱　海马一钱　续断　天麻　蛇床子　苁蓉各二两二钱　羊腰子一对

【用法】上药用香油十五斤，炸枯去滓，滤净，炼至滴水成珠，再入漳丹九十两搅匀成膏；每十五斤膏药油兑：雄黄面、乳香面各四钱，母丁香面一两，肉桂面二两二钱，广木香面五钱，生龙骨面六钱，没药面四钱，阳起石面二钱，生赤石脂面四钱，搅匀；所制膏药，每大张净油一两，小张净油半两。外贴，男子贴肾俞穴，妇女贴脐上。

【功用】滋补散寒，固精止痛。

【主治】身体虚弱，梦遗滑精，偏坠疝气，腰疼腿软，妇女经痛带下，腹疼腹胀。

【宜忌】孕妇忌贴。

和血通经丸

【来源】《全国中药成药处方集》(沈阳方)。

【组成】熟地六两　当归三两　川芎二两　益母草三两　白芍三两　香附四两　丹参三两　牛膝二两　玄胡二两　川续断二两　杜仲二两　红花二两　肉桂二两　枳壳二两　艾炭二两　茯苓二两　东党参三两　甘草六两

【用法】上为极细末，炼蜜为丸，每丸二钱重。每服一丸，空心白开水送下。

【主治】气郁血滞，经前腹痛，经后腰腿痛，身体倦怠，不思饮食，日渐消瘦，午后潮热，骨蒸劳热。

【宜忌】孕妇忌服。

金精老奴丸

【来源】《全国中药成药处方集》(沈阳方)。

【组成】木香五钱　灯心二钱　大蜘蛛七个　荜澄茄　胡桃肉　车前子　马蔺花　草薢　牡蛎　韭子　木通各一两　全蝎　山茱萸　破故纸　桑螵蛸　龙骨各五钱　母丁香　紫梢花　蛇床子　肉苁蓉　菟丝子　白茯苓　淫羊藿（羊脂拌炒）　大茴香　巴戟　远志　当归各二两　沉香三两　干漆三两　熟地五两

【用法】上药除熟地捣膏外，余则碾面，加炼蜜为丸，二钱重。每服一丸，空心淡盐汤送下；冬月温黄酒送下。

【功用】健脑添精益髓，促进生殖机能。

【主治】中年虚损，五脏衰弱，元气不足，腿酸腰痛，下部虚寒，小肠疝气。

【宜忌】戒房事。

河车大造丸

【来源】《全国中药成药处方集》(济南方)。

【组成】人参二两　黄耆（蜜炙）　白术各三两（土炒）　当归（酒蒸）　枣仁（炒）　远志（去心，炙）　白芍（酒炒）　山药　茯苓各一两五钱　枸杞子　大熟地各四两　河车一具（甘草水洗）　鹿角一斤　龟板八两（与鹿角同熬膏）

【用法】上以龟鹿胶和药，加炼蜜为丸。每服四钱，早晨开水送下。

【功用】补五脏虚损。

河车大造丸

【来源】《全国中药成药处方集》(沈阳方)。

【组成】黄柏一两　杜仲　牛膝各一两五钱　西当归一两　熟地黄二两　天冬　生地各一两五钱　枸杞一两　茴香七钱　麦冬一两五钱　陈皮七钱五分　白术一两　五味子七钱　干姜二钱　柏叶二两

【用法】上为极细末，炼蜜为丸，二钱重。每服一丸，空心米汤送下，一日二次。

【功用】滋补强壮。

【主治】气血两亏，头晕心跳，气短耳鸣，四肢乏，健忘怔忡，自汗盗汗，食欲不振，性欲减退，积劳内伤，喘咳呃逆，面黄肌瘦，胸闷胀痛，足膝无力，烦躁失眠，神经衰弱。

参茸丸

【来源】《全国中药成药处方集》(吉林方)。

【别名】滋补参茸丸。

【组成】熟地一两　龟版　山药　归身各八钱　益智　茯神　元肉　茅术　牛膝　故纸　枸杞　辰砂各五钱　远志　焦栀　草梢　酒柏　柏仁　枣仁　酒母　山参　鹿茸各三钱　琥珀　贡桂　盐砂各二钱

【用法】上为细末，炼蜜为小丸，如梧桐子大。每服二钱，早、晚空腹服，白水送下。

【功用】补气养血，壮阳添精

【主治】气血衰弱，体弱神倦，气短无力，腰膝疼痛，怔忡健忘，自汗晕眩，失眠惊悸，消化不良，溏泄清白，以及肾虚阳痿，遗精滑精。

【宜忌】阳事易举及火盛者忌服。忌食生冷。

参耆膏

【来源】《全国中药成药处方集》(南京方)。

【组成】西党参　蜜炙黄耆各五斤

【用法】共煎熬三次，去滓取汁，滤清浓缩，加冰糖十斤收膏。每次三至五钱，早、晚开水和服，一日二次。

【功用】强壮体力。

参茸百补丸

【来源】《全国中药成药处方集》。

【组成】红人参　熟地各二两　五味六钱　山药一两　朱寸冬二两　川断六钱　芡实八钱　杜仲　远志　金樱子　柏仁霜各六钱　鹿茸三钱　山萸肉　龟版各一两　丹皮　泽泻　云茯苓各六钱　枣仁一两　白芍　牡蛎　覆盆子各六钱

【用法】上为细末，炼蜜为丸，二钱重。每服一丸，早、晚空心用淡盐水送下。

【功用】滋补强壮。

【主治】性欲减退，元气衰弱，忧思过度，伤损精神，盗汗滑精，女子虚劳。

参茸补血露

【来源】《全国中药成药处方集》(沈阳方)。

【组成】当归五钱　川芎四钱　丹参一两　鹿茸二钱　枸杞三钱　五味子三钱　豆蔻三钱　焦术五钱　莲肉五钱　茯神四钱　远志五钱　节菖蒲五钱　甘草四钱　首乌四钱　生地五钱

【用法】上药以绢袋盛贮，用烧酒五斤，白糖五斤同置罐中，封口，放锅中滚水煮至三小时，止火待凉，置阴地三日出火毒，五日后即可去药用酒温服，每次一杯，一日三次。

【功用】补血益精。男服补精种子，女服调经受孕。

【主治】妇女气滞血亏，经闭经漏，赤白带下，腰腿痠痛，干血痨症。

【宜忌】虚而有热者忌服。

参茸补肾丸

【来源】《全国中药成药处方集》(抚顺方)。

【组成】远志　核桃　萸肉　巴戟肉各二两　杜仲三两　楮实子　川牛膝各二两　山药三两　贡桂一两　茯苓三两　川附子二两　沉香一两　故纸二两　寸芸三两　母丁香二两　菟丝子三两　熟地六两　茴香一两　虎骨　茸片　鹿肾各二两　淫羊藿一两　柏仁霜　红参各二两　枸杞子三两

【用法】上为细末，蜜丸二钱重。每服二钱，食前白水送下。

【功用】补气，养血，壮阳。

【主治】气血虚弱，瘦弱神倦，便溏久泻，气短无力，腰腿痠痛，怔忡健忘，失眠惊悸，肾虚阳痿，见色自泄，精汁清稀。

【宜忌】忌食生冷；火盛者忌服。

参桂养荣丸

【来源】《全国中药成药处方集》（杭州方）。

【组成】潞党参二两　大熟地二两　远志肉一两　麸炒冬术二两　生白芍三两　陈皮二两　白茯苓二两　全当归二两　五味子一两　炙甘草二两　炙黄耆二两　肉桂一两

【用法】上为细末，用大枣三十枚，生姜一两，煎汤泛丸。每服三至四钱，开水送下。

【主治】脾肺两虚，营养缺乏，惊悸健忘，肌瘦肢倦，寝汗发热；病后元虚血亏，食少便溏。

参茸广嗣鱼鳔丸

【来源】《全国中药成药处方集》（沈阳方）。

【组成】净鱼鳔一斤（分四份，用牡蛎、蛤粉、麦麸各面炒成珠）　鹿角胶　鹿角霜　生沙苑蒺藜各四两　人参　麦冬　天冬　当归　泽泻　山茱萸　芡实　菖蒲　莲须　赤石脂　五味子　覆盆子　白茯苓　车前　白术　广木香　柏仁　麸炒枣仁各一两　山药　石斛　巴戟　川牛膝　川椒　生地黄　熟地黄　地骨皮　杜仲　远志　苁蓉　菟丝子　枸杞各二两

【用法】除二地捣膏外，余则共碾极细面，加炼蜜为丸，二钱重。每服一丸，空心白开水送下。

【功用】滋补强壮，促进生殖机能旺盛。

【主治】身体虚弱，未老先衰，四肢无力，精神倦怠，饮食减少，面黄肌瘦，失眠盗汗，怔忡不安，恍惚健忘，腰痠腿软，生殖机能减退。

参茸固本还少丹

【来源】《全国中药成药处方集》（兰州方）。

【组成】白芥子二斤半　砂仁六斤四两　白芍三斤半　莲子五斤　花椒二斤半　焦术　黄芩各五斤　远志二斤半　巴戟天三斤半　山药七斤半　小茴香六斤四两　菟丝子七斤半　故纸三斤十二两　麦芽　神曲各七斤半　贡胶十斤　龟版二斤半　蒺藜十斤　杜仲三斤十二两　龟胶十封（二斤半）　夏虫　土元各五斤　海马二两　淫羊藿五斤　鹿筋（代骨）十斤　炙耆五斤　炙草四斤　五味子六斤四两　当归七斤半　川芎三斤十二两　木瓜六斤四两　川牛膝　仙茅各三斤半　黑豆十二斤半　酒地十五斤　麦冬　陈皮　广木香各二斤半　大芸　地龙各五斤　法夏二斤半　附片七斤半　生地五斤　母丁香二斤半　云苓　枸杞各七斤半　天冬二斤半　萸肉三斤半　贝母五斤　柏仁二斤半　月石二斤　首乌　东山楂各七斤半　旱莲草二斤半　菊花五斤　怀牛膝九斤　龙骨五斤　元桂五斤　鹿茸　丽参各二斤半　党参五斤　阳起石二斤半　朱砂一斤四两　鱼鳔五斤

【用法】每服三钱，盐开水送下。

【功用】滋补强壮，益体健脑。

【主治】气血双亏。

保真广嗣丸

【来源】《全国中药成药处方集》（杭州方）。

【组成】潞党参二两　车前子一两五钱　怀牛膝（酒浸）　天门冬各二两　石菖蒲　炒远志各一两　当归（酒洗）二两　五味子一两　山萸肉　怀山药各二两　覆盆子一两五钱　杜仲（姜汁炒）　巴戟肉各二两　赤石脂（另研）一两　地骨皮一两五钱　广木香　大生地　枸杞子各二两　川椒（微炒）一两　泽泻一两五钱　菟丝子（酒炒）　淡苁蓉各四两　大熟地　柏子仁　白茯苓各二两

【用法】上为细末，炼蜜为丸。每服三至四钱，空腹淡盐汤送下；冬月温酒或开水送下。

【功用】补益气血，滋培肝肾。

【主治】男子诸虚羸瘦，精神衰弱，腰膝痠痛，阳痿乏嗣；妇人下元虚冷，久不孕育。

神效补天丹

【来源】《全国中药成药处方集》（吉林、哈尔

滨方）。

【组成】制耆五两　巴戟四两半　枸杞　熟地各四两　杜仲　白术　白芍　人参　故纸　菟丝饼各三两　块苓　远志各二两半　边桂　枣仁　萸肉　龙骨　当归各二两　柏仁　五味　附子　复盆子各一两半　鹿胶三钱　黑驴肾一具　砂仁二两

【用法】先将驴肾用滑石烫焦，再合诸药一处碾细，炼蜜为小丸，如梧桐子大，包于纸袋内严封，贮于瓷罐内。每服二钱，早、晚空腹各服一次，白水或淡盐汤送下。

【功用】补气养血，添精壮阳。

【主治】气虚血亏，百病蜂起，瘦弱难支，纳入便溏，气息微弱，动则作喘，腰酸疲软，健忘怔忡，自汗眩晕，寐而不实；并治肾虚阳痿，肾虚滑精，阳痿不举，举而不坚，见色自泄，精汁清冷，缺乏子嗣。

【宜忌】忌食生冷，相火盛者勿服。

神效胜金丹

【来源】《全国中药成药处方集》（吉林、哈尔滨方）。

【别名】琥珀胜金丹。

【组成】香附十六两　川芎一两半　丹皮二两半　当归一两半　玄胡一两半　牛膝二两半　远志一两半　熟地四两半　赤芍一两半　白术一两半　白薇四两　白芍一两半　炙草七钱半　白石脂一两　藁本三两　茯苓二两半　乳香一两　没药一两　赤石脂一两　白芷一两半　贡桂二两半　山参一两半　琥珀五钱　朱砂五钱　鹿茸二两

【用法】琥珀、朱砂均各另研，余药均一处研细，调匀，炼蜜为丸，大赤金为衣，每丸重二钱一分，除包装外，用瓷坛保贮。每服一丸，白水调服。

【功用】温补，收涩，益气，养血。

【主治】气血虚脱，中气微弱，自汗形消，面色苍白，爪枯肤燥；经血暴崩或点滴不断，腰酸腿软，头晕气短；积湿浸带，带脉不宣，带下赤白，腰酸腿痛；子宫寒冷，血分虚弱，经血不调，久不受孕。

【宜忌】干血痨及瘀血实症均忌用。

既济丸

【来源】《全国中药成药处方集》（武汉方）。

【组成】熟地　生地　山萸肉　天冬　麦冬　白芍各四两（炒）　五味子　当归身　黄柏各三两（盐水炒）　党参四两　苁蓉　枸杞子　茯苓　茯神　丹皮　泽泻　枣仁　远志各三两

【用法】上药干燥，混合碾细，按净粉量加炼蜜45%～50%迭成小丸，每钱不得少于二十丸。每服三钱，温开水送下。

【主治】口燥舌干，骨蒸发热，五心烦躁，自汗盗汗，夜梦遗精等症。

鹿肾丸

【来源】《全国中药成药处方集》（兰州方）

【组成】鱼鳔四两　怀牛膝三两　虎骨二钱　鹿肾六两　金樱子一两　核桃仁　枸杞各四两　当归　莲须各二两　元桂五钱　党参五两　五味子一两　故纸　麦冬　续断各二两　酒地四两　山药　萸肉各二两　丹皮一两　苓块　建膝各一两五钱　巴戟天　芡实　黄耆各三两　盆子四两　生龙骨二两　鹿茸一两　首乌五两　旱莲草三两　车前草　韭子各一两

【用法】上为细末，炼蜜为丸。每服三钱，淡盐汤送下。

【功用】强健身体，充阳益火，滋阴固肾。

【主治】身体衰弱，气血双虚，面黄肌瘦，梦遗滑精，阳萎。

【宜忌】孕妇忌服。

鹿茸膏

【来源】《全国中药成药处方集》（沈阳方）。

【组成】麻油一斤四两　甘草二两　芝麻四两　紫草二钱　天门冬　寸冬　远志　生地　熟地　牛膝　蛇床子　虎骨　菟丝子　鹿茸　苁蓉　川断　紫梢花　木鳖子　杏仁　谷精子　官桂各三钱　黄丹五两　松香八两　硫黄　雄黄　龙骨　赤石脂（各为末）各二钱　乳香　没药　木香　母丁香（各为末）各五钱　蟾酥　麝香　阳起石各二钱　黄片一两

【用法】将甘草入麻油内，熬至六分，下诸药：第一下芝麻；第二下紫草；第三下天门冬、寸冬、官桂等十七味，文武火熬至枯黑色，去滓，下黄丹；第四下松香，使槐柳枝不停搅，滴水不散；第五下硫黄、雄黄、赤石脂，再上火熬半小时；第六下乳、没、木香、丁香再熬，离火放温；第七下蟾酥、麝香、阳起石，滴水不散；第八下黄片。用瓷罐盛之，以烛封口，入水浸三日，去火毒，用红绢摊贴之。每日一帖，贴脐上。
【功用】滋补强壮，生精补肾。
【主治】五劳七伤，半身不遂，腹痛疝气，阳萎早泄，妇女白带，腰痛崩漏，虚冷腹痛。

鹿胎膏

【来源】《全国中药成药处方集》（抚顺方）。
【组成】梅花鹿胎一具　祁艾三两　香附二两　川芎一两　当归一两半　白芍一两　炮姜炭五钱　红花三钱　熟地四两　吴萸　桂楠　黄芩　川牛膝　元胡各五钱　杜仲　川断各一两　丹皮　丹参各五钱
【用法】上药水煎数滚，滤滓，再用水熬数滚，一连四五次，澄清，再熬成膏，兑元酒数壶，共炼成膏为度。每服一钱，开水或元酒化服。
【功用】调经温寒，养血益气。
【主治】男女一切虚劳，气血虚弱，营养不足，腰腿疼痛，精神疲倦，经血不调，子宫虚寒，经血参差，腹痛脐冷，白带稠凝，血枯经闭。

鹿茸大补丸

【来源】《全国中药成药处方集》（大同方）。
【组成】仙茅四两　山萸二两　首乌（制）半斤　草薢　麦冬　天冬　云苓　五味子　小茴　巴戟　锁阳　生山药　故纸（炒）　覆盆子（炒）　杜仲　牛膝　柏子仁（去油）　远志　苁蓉各二两　川椒一两　菟丝子　巨胜子各二两　鹿茸（炙）四两　青盐二两　丽参六两　当归　生地各二两　熟地　玉竹（制）各四两　枸杞二两
【用法】上为细末，炼蜜为丸。早、晚各服三钱，开水送下。
【主治】先天不足，精窍不固，头晕耳鸣。

葆真丸

【来源】《全国中药成药处方集》（沈阳方）。
【组成】豨莶草　白蒺藜各一斤六两　天冬　熟地　人参各八两　茯神　枣仁　枸杞　牛膝　杜仲　续断　五加皮　山药　山萸　白术　菟丝饼　沉香　朱砂　南星　沙苑子　半夏　鹿茸　虎胆各四钱　乳香　没药　黄芩　山楂　龙骨　地龙　土鳖　甜瓜子　骨碎补　肉桂　附子　炙甘草各二两
【用法】上研极细末，炼蜜为丸，二钱重。每服一丸，黄酒送下。
【功用】滋补强壮，去风湿，壮筋骨。
【主治】五劳七伤，左瘫右痪，腰酸腿痛，倦怠无力，少腹窜痛，男子遗精，肾虚头晕，心脏衰弱，失眠自汗。
【宜忌】忌食生冷辣物。孕妇忌服。

蛤蚧定喘丸

【来源】《全国中药成药处方集》（天津方）。
【组成】生蒌仁二两　生紫菀三两　麻黄一两八钱　鳖甲（醋制）　黄芩　甘草　麦冬各二两　黄连一两二钱　百合三两　炒苏子　生石膏各一两　杏仁（去皮，炒）二两　煅石膏一两　蛤蚧（用尾）一对
【用法】上为细末，炼蜜为丸，每丸三钱重，每斤丸药用朱砂面三钱为衣，蜡皮或蜡纸筒封固。每服一丸，白开水送下。
【功用】滋阴清肺，止嗽定喘。
【主治】虚劳久嗽，年老哮喘，气短作烧，季节举发，胸满郁闷，自汗盗汗，不思饮食。

锁阳丸

【来源】《全国中药成药处方集》（抚顺方）。
【组成】芡实　桑螵蛸　牡蛎　锁阳　云苓　莲须　龙骨　丹皮　鹿角霜　山药　山萸　泽泻各四两　柏子仁一两
【用法】上为细末，炼蜜为丸，二钱重。每服一

丸，白水送下，一日三次。
【功用】涩精补肾。
【主治】心肾两虚，肾气不固，精自滑脱，心动自流，精冷精薄；妇女白带，腰酸体软，头晕目眩，耳鸣心跳；老人小儿遗尿。
【宜忌】忌辛辣物。

龄龟丸

【来源】《全国中药成药处方集》（抚顺方）。
【组成】龟版一斤　当归八两　白芍八两　牛膝五两　桃仁二两　红花二两　鹿胶二两　杜仲三两　黄耆　山药各五两
【用法】上为细末，水滚小丸。每服一钱，一日二次，白水送下。
【功用】滋养强壮。
【主治】男子肾虚，女子血亏，腰腿痠痛，下肢萎弱，周身麻木，气短心跳，四肢无力，血枯经闭。
【宜忌】忌食生冷。孕妇勿服。

琼浆药酒

【来源】《北京市中成药规范》。
【组成】人参（去芦）二两　鹿茸（去毛）一两　桂元肉一两　川附片二两　陈皮三两　狗脊（砂烫去毛）四两　枸杞子四两　补骨脂（盐水制）四两　黄精（酒炙）二两　金樱肉（去毛）四两　韭菜子四两　淫羊藿（羊油制）四两　冬虫草二两　怀牛膝（去头）四两　灵芝四两　当归二两　佛手二两　驴肾二两　麻雀头五十个（约一两）　红糖六斤　红曲八两　白蜜十斤
【用法】上置洁净容器内，装入回流罐，另取45度白酒100斤，分别放入白酒50斤、30斤、20斤，加入红曲八两兑色，每次均加热至酒沸半小时后，放去药液，将残渣压榨，榨出液与三次浸出液合并，置罐内，混匀，储存一个月，静止滤过，分装即得。本品为橘红色液体，气清香，味辛微苦。每瓶装药酒重十两，上下不超过1%。含乙醇量应为35%～39%。口服，每次3～5钱，每日2～3次。
【功用】补气血，助肾阳。
【主治】体质虚弱，肾衰寒盛，神情倦怠，腰痠腿软，四肢无力，阳痿不举，遗精早泄，妇女白带。

参茸片

【来源】《吉林省中成药暂行标准》。
【组成】熟地黄400克　当归320克　山药320克　茯苓200克　麸炒白术200克　牛膝200克　枸杞子200克　盐补骨脂200克　制远志120克　柏子仁霜120克　麸炒酸枣仁120克　人参120克　鹿茸120克　甘草120克　肉桂80克　陈皮80克　琥珀80克
【用法】将人参、鹿茸、琥珀、山药、当归、白术、陈皮、肉桂、茯苓共研细粉，与酸枣仁、柏子仁霜掺研，研细。将其余熟地黄等六味酌予碎断，煎煮三次，分次滤液，浓缩成膏。将药粉、浓缩膏混合均匀，干燥，粉碎，过100目筛，加适量的黄糊精，混合均匀压片。每次五片，温开水送下。一日二至三次。
【功用】补气养血，壮阳益肾。
【主治】气血两亏，肾虚阳衰，腰痠腿痛，心悸多梦。
【宜忌】孕妇慎用。

百损丸

【来源】《蒲辅周医疗经验》。
【组成】破故纸（羊油炒微黄）二两半　骨碎补（甜酒洗）二两　杜仲（盐水炒断丝，勿令焦）一两　川牛膝（甜酒炒，勿令焦）一两　川续断（甜酒炒，勿令焦）一两　肉苁蓉（酒洗）一两　黑豆一两　当归（酒洗）一两　鸡血藤膏（甜酒化开，或用鸡血藤三两代）五钱　三七（另研，可用竹节三七代）五钱　血琥珀（另研。或用乳香五钱代）三钱　麒麟竭（另研）五钱　沉香（另研。或用降香代）五钱
【用法】前八味，共为细末，连同后五味和匀，入鸡血藤膏，再入炼蜜为丸，每丸重三钱。每服一丸，早、晚空心开水送下。久服自效。
【功用】滋补肝肾，强壮筋骨，活血祛瘀，通经络，续断伤，补骨髓。
【主治】跌打损伤，不论内伤脏腑，外伤筋骨，以及劳伤经络；并治遗精，脚弱，腰膝痠痛，诸虚

百损。

慢白汤

【来源】方出《中医临证撮要》，名见《古今名方》。

【组成】西党参9克　全当归9克　生白术9克　生黄耆15克　怀山药15克　云茯苓15克　熟枣仁15克　制首乌15克　银柴胡3克　炒白芍6克　大红枣6枚

【功用】补气血，益脾肾。

【主治】慢性白血病。头昏耳鸣，心悸气短，纳食不香，面色萎黄，浮肿，腰酸腰痛，疲乏无力，潮热，腹胀，大便时结时溏，舌苔淡薄，或薄白，脉象细濡涩，或沉微迟。

【加减】骨蒸潮热，去生白术、当归、红枣，加生龟版、生鳖甲各24克，地骨皮、青蒿梗各9克；盗汗，去当归、银柴胡，加粉龙骨15克，牡蛎24克（先煎），麦冬12克，五味子3克。口干，去当归、白术、大枣，加北沙参9克，冬青子15克，粉丹皮6克；肝脾肿大，去生黄耆，加炙鳖甲24克（先煎），大丹参9克，粉丹皮6克颈部腋下瘰疬，去党参、黄耆、当归、白术、怀山药、红枣，加夏枯草12克，黑元参12克，川贝母9克，天花粉12克，生牡蛎24克，粉丹皮6克；鼻衄，去党参、黄耆、当归、白术、山药、银柴胡、大红枣，加焦山栀、肥知母各9克，侧柏叶、大生地、旱莲草、黑元参各12克，冬青子15克，京赤芍6克。

补肾强身片

【来源】《上海市药品标准》。

【组成】淫羊藿　菟丝子　金樱子　制狗脊　女贞子

【用法】制成片剂。每服五片。一日二三次。

【功用】补肾强身，收敛固涩。

【主治】腰酸足软，头晕眼花，耳鸣心悸，阳萎遗精。

参鹿补膏

【来源】《上海市药品标准》。

【组成】参鹿补膏清膏1千克　砂糖1.29千克

参鹿补膏清膏处方：红参80克，锁阳200克，淫羊藿300克，续断200克，狗脊（制）300克，墨旱莲草400克，白术（麸炒）300克，玉竹（制）100克，鹿肉100克，仙鹤草400克，鸡血藤800克，女贞子（制）600克，党参200克，熟地黄400克。以上14味药，先将红参水煎二次，每次3～4小时，鹿肉水煎4小时左右，再将参渣、鹿肉渣与余药同煎二次，每次3～4小时。参汁、鹿肉汁、药汁分别滤过，澄清，混合后浓缩至比重1.21（热测），即得。

【用法】先将砂糖加水加热烊化，滤过，然后与参鹿补膏清膏混合，浓缩至比重1.365(热测)，即得。密闭保存。常用量每次1羹匙，开水冲服，一日二次。

【功用】益气养血，补肾壮阳。

【主治】阳虚畏寒，精神疲乏，气血不足，腰膝痠软。

鸡汁粥

【来源】《中国烹饪》。

【组成】母鸡一只（3～4斤重者，剖洗干净后，浓煎取汁）　粳米二两

【用法】以原汁鸡汤分次同粳米煮粥，先用旺火煮沸，再改用微火煮到粥稠即可。可供早晚餐或点心，温热服食。

【功用】滋养五脏，补益气血。

【主治】年老体弱，病后羸瘦，气血亏损所引起的一切衰弱病证。

【宜忌】体质壮实的老人，以及伤风感冒或生病发热期间不宜食用。

灵乌二仁膏

【来源】《医方新解》。

【组成】灵芝500克　首乌500克　核桃仁250克　苡仁250克

【用法】首乌、灵芝、苡仁反复浓煎，加蜜收膏。将核桃肉研碎末兑入。

【功用】滋养肝肾，补益精血，调和脾肺。

【主治】肝肾阴虚，精血亏损，症见头晕头痛，失

眠多梦，心悸健忘，大便不畅，或兼咳喘。临床用于高血压痛，冠心病、脑动脉硬化症、脂肪肝及高胆固醇血症。

【宜忌】《古今名方》：阳虚及腹泻者忌用。

长春益寿丹

【来源】《慈禧光绪医方选议》。

【组成】天冬（去心） 麦冬（去心） 大熟地（不见铁） 山药 牛膝 大生地（不见铁） 杜仲 山萸 云苓 人参 木香 柏子仁（去油） 五味子 巴戟各二两 川椒（炒） 泽泻 石菖蒲 远志各一两 菟丝子 肉苁蓉各四两 枸杞子 覆盆子 地骨皮各一两五钱

【用法】上为极细末，炼蜜为丸，如梧桐子大。初服五十丸，一月后加至六十丸，百日后可服八十丸，便有功效，每早空心以淡盐汤送下。

【功用】大补心、肾、脾、胃四经虚损不足，壮筋骨，补阴阳，乌发，壮神，健步，暖子宫，泽颜色。

【主治】腰酸体倦，神衰力弱。

长春益寿广嗣丹

【来源】《慈禧光绪医方选议》。

【组成】天冬（去心） 麦冬（去心） 大熟地（不见铁） 山药（炒） 牛膝 大生地（不见铁） 杜仲（盐水炒） 山萸 云苓 柏子仁（去油） 巴戟各五钱 木香五钱 川椒（炒） 泽泻 石菖蒲 远志各二钱五分 菟丝子 肉苁蓉各一两 枸杞子 覆盆子 地骨皮各四钱

【用法】上为细末，炼蜜为丸，如绿豆大。每服三钱，淡盐汤送下。

【功用】滋肾健脾，养心润肺。

加味枇杷膏

【来源】《慈禧光绪医方选议》。

【组成】枇杷叶五六十斤（干鲜俱可，如不咳嗽不用） 大梨二个（要深脐的，去皮心，切碎） 蜜半杯（先熬滴水成珠，如大便溏泻不用） 大枣八两（或黑圆枣，或徽枣均可。煮熟，乘热去皮） 建莲肉四两（不去皮）

【用法】先将枇杷叶放锅内，用河水多煎几滚，取汤用绢淋清汁，其煎过之枇杷叶弃之不用。后将梨、枣、莲肉、蜜同放锅内，铺平，然后将枇杷叶煎的清汁淹满略高些，盖好，煮半枝线香翻转，再煮半枝线香，用瓷罐收好。随意温食。

【功用】润肺健脾。

【主治】气血两虚，身体羸瘦，四肢酸软，精神倦怠，腰疼脊痛，饮食减少，一切不足弱症。

加减扶元益阴膏

【来源】《慈禧光绪医方选议》。

【组成】党参二两 于术一两（炒） 茯苓一两（研） 山药一两 归身一两（土炒） 女贞子一两 白芍八钱（醋炒） 丹皮六钱 砂仁四钱（研） 鹿角胶五钱（溶化） 香附六钱（炙研） 银柴三钱

【用法】上以水熬透，去滓，再熬浓，加鹿角胶溶化，兑炼蜜为膏。每服四钱，白水冲服。

【功用】健脾益肾。

加减滋阴益肾暖精丸

【来源】《慈禧光绪医方选议》。

【组成】原生地一两（干） 山萸肉四钱 淮山药六钱（炒） 盐杜仲六钱 沙苑蒺藜六钱 白茯苓五钱 骨碎补四钱 远志肉二钱 当归身六钱 炒杭芍四钱 金毛狗四钱（去毛炙） 益智子三钱 怀牛膝四钱 石莲蕊五钱 广橘红二钱 豆皮六钱

【用法】上为细末，枣泥糊为丸，如小绿豆粒大。每早、晚各服二钱，淡盐汤送下。

【功用】滋阴益肾。

泡酒方

【来源】《慈禧光绪医方选议》。

【组成】石菖蒲（鲜）六钱 鲜木瓜六钱 桑寄生一两 小茴香二钱 九月菊根六钱

【用法】烧酒三斤，泡七日。早服一盏。

【功用】清心，柔肝，补肾。

【主治】肾元素弱，脾不化水，郁遏阳气，眩晕，阳虚恶风，谷食消化不快，步履无力，耳鸣，脉息左部沉弦而细，右寸关沉滑。

【加减】如腿疼，加川牛膝二钱。

保元益寿丹

【来源】《慈禧光绪医方选议》。

【组成】人参三钱　炒於术三钱　茯苓五钱　当归四钱　白芍二钱（炒）　干地黄四钱　陈皮一钱五分　砂仁一钱　醋柴一钱　香附二钱（炙）　桔梗二钱　杜仲四钱（炒）　桑枝四钱　谷芽四钱　薏米五钱（炒）　炙草一钱

【用法】上为极细末。每服一钱五分，老米汤调服。

【功用】补养气血，兼舒肝和胃理脾。

【主治】气血久亏，脾元素弱，饮食不香，夜寐欠实，消化较慢，时有头晕，夜间倒饱，嘈杂作呕，精神软倦，大便常溏。

养心延龄益寿丹

【来源】《慈禧光绪医方选议》。

【组成】茯神五钱　柏子仁四钱（炒）　丹参四钱　酒白芍四钱　丹皮四钱　全当归五钱（酒炒）　川芎二钱　干生地四钱（酒洗）　醋柴三钱　香附米四钱（炙）　栀子三钱（炒）　酒条芩三钱　陈皮三钱　野于术二钱（炒）　枳壳四钱（炒）　酸枣仁四钱（炒）

【用法】上为极细末，炼蜜为丸，如绿豆大，朱砂为衣。每服三钱，白开水送下。

【功用】养心安神，补肾滋阴，调肝理脾。

【主治】心肾俱亏，肝脾不调，心烦躁汗，夜寐不实，耳觉作响，梦魇惊怖，醒后筋惕，梦闻金声，偶或滑精，腰膝痠痛，坐立稍久则腰膝酸痛，劳累稍多则心神迷惑，心中无因自觉发笑，有时言语自不知觉，进膳不香。

养心理脾解郁清肺缓肝丸

【来源】《慈禧光绪医方选议》。

【组成】茯神六钱　枣仁二钱（焦）　远志肉四钱　广红四钱　玉竹五钱　当归六钱　大生地八钱　杭芍五钱（炒）　香附六钱（炙）　桔梗四钱　桑枝四钱　厚朴花四钱　郁金四钱　川贝四钱　鸡血藤膏五钱　薏米五钱（炒）

【用法】上为极细末，炼蜜为丸，如绿豆粒大，朱砂为衣。每服三钱，白开水送下。

【功用】养心解郁。

益阴治痨方

【来源】《慈禧光绪医方选议》。

【组成】西洋参四两　潼关蒺藜四两（酒洗）　泽泻一两五钱　大熟地十二两（九制）　淮山药六两　麦冬三两（去心）　酒白芍三两　煅龙骨二两　宣木瓜二两（酒炒）　云茯神五两（抱木）　煅牡蛎二两　伸筋草一两五钱（酒炒）　远志肉八钱（去骨）　丹皮一两五钱　炙甘草八钱　当归身三两（酒洗）　菟丝子三两　莲须三两

【用法】上为细末，炼蜜为丸，如梧桐子大服。

【功用】补阴，伸筋，壮阳气。

【主治】痨症及一切阴虚，心肾不交。

枸杞粥

【来源】《长寿药粥谱》。

【组成】枸杞子 30 克　粳米 60 克

【用法】上加水适量，煮粥。供早点或晚餐服食，四季均可。

【功用】补肾益血，养阴明目。

【主治】中老年人肝肾不足，腰膝酸软，头晕目眩，久视昏暗，以及老年性糖尿病。

【宜忌】凡脾胃虚弱，经常泄泻的老人忌服。

养血参茸片

【来源】《古今名方》引《常见病的中医治疗研究》。

【组成】太子参 150 克　当归　皂矾各 90 克　桑寄生　紫河车各 75 克　炒丹皮　炒栀子　甘草各 45 克　鹿茸片 3 克（研细末）　生地 150 克　天冬　菟丝子各 90 克　麦冬 45 克

【用法】上药水煎，浓缩成膏，加阿胶 90 克，制成片剂，每片 0.5 克。每服 4～8 片，一日二次。

【功用】益气补血，滋阴补阳。

【主治】阴阳气血俱虚。面色㿠白，精神倦怠，腰酸腿软，头昏耳鸣，自汗盗汗，舌质淡，苔白，脉沉细无力。可用于再生障碍性贫血有上述证候者。

党参片

【来源】《中医外科学》。

【组成】党参

【用法】上为末，加适量赋形剂轧片，每片含生药0.3克。每次5片，每日二至三次。

【功用】补气。

附子粥

【来源】《药粥疗法》。

【组成】制附子3～5克　干姜1～3克　粳米30～60克　葱白二根　红糖少许

【用法】将附子、干姜研为极细末。先用粳米煮粥，待粥煮沸后，加入药末及葱白、红糖，同煮为稀粥。或用附子、干姜煎汁，去滓后，下米、葱、糖一并煮粥。每日分二次，温热食用，一般以三至五天为一疗程。

【功用】温中补阳，散寒止痛。

【主治】肾阳不足，命火衰微，畏寒肢冷，阳萎尿频，脾阳不振，脘腹冷痛，大便溏泄，冷痢，或因大汗出及大吐大泻引起的四肢厥逆，冷汗自出，口淡不渴，舌苔白，脉微细无力，阳气衰弱的危重病人。

【宜忌】附子有小毒，煮粥时应选用制附子，且从小剂量开始为妥。对于热证实证的病人，不可服食。

脊肉粥

【来源】《药粥疗法》引《养生食鉴》。

【组成】猪脊肉2两　粳米3两　食盐　香油　川椒粉各少许

【用法】先将猪脊瘦肉洗净，切成小块，用香油烹炒一下，然后加入粳米煮粥，待粥将成时，加入调味品、细盐、川椒，再煮一二沸即可。可作早晚餐随意服食。

【功用】补中益气，滋养脏腑，滑润肌肤。

【主治】体质虚弱，羸瘦，营养不良，脾胃虚寒等气血不足之证。

【宜忌】肥肉不宜选用。

康复丸

【来源】《山东省药品标准》。

【组成】地黄200克　女贞子（酒蒸）60克　当归60克　太子参60克　续断60克　菟丝子（饼）60克　山药100克　五味子（醋蒸）60克　首乌藤100克　地骨皮100克　珍珠母100克　滑石粉适量

【用法】将山药、当归、太子参、五味子、珍珠母研细，过筛。余药置锅中煎两次，合并，滤过，取上清液，浓缩成稠膏，与药粉混匀，干燥，再研细，冷开水泛小丸，干燥，用滑石粉打光，每10粒重1克。每服30粒，一日3次。

【功用】滋肾，养血安神。

【主治】头昏耳鸣，失眠健忘，遗精盗汗，腰疲乏力。

还精煎

【来源】《中西医结合杂志》（1984，11：655）。

【组成】生地黄　潼蒺藜　锁阳　菟丝子　首乌　牛膝　熟地

【用法】上药制成口服液，每支10ml，每次1～2支，1日2～3次。

【主治】衰老，高血压病，乳腺小叶增生症等。

【实验】抗衰老的实验研究　《上海中医药杂志》（1986，1：43）：对老年小鼠肺、肝组织中环核苷酸的影响实验结果表明：还精煎能明显增加老年小鼠肺组织中cAMp/cGMp比植，使支气管平滑肌张力降低，通气量增加；明显提高肝组织中cAMp/cGMp比值，并具有促进机体能量代谢、核酸及蛋白质合成方面有明显作用。

【验案】

1.高血压　《中成药》（1990，11：19）：应用本方治疗高血压病52例，治疗前后收缩压平均下降23.31±2.83mmHg，舒张压平均下降

13.48±1.64mmHg；头痛改善或消失30例；头晕改善或消失28例；胸闷改善或消失31例；肢体麻木改善或消失31例；睡眠改善27例。临床资料表明，该药用于肝肾阴虚型降压效果最佳。

2.乳腺小叶增生症 《中国中西医结合杂志》（1993，8：457）：应用本方每次10ml，1日2～3次，20日为1个疗程，连用3个疗程；重症者用20ml，1日2～3次，或延长用药时间至4～6个疗程；治疗乳腺小叶增生症80例，均为女性，年龄18～47岁，病程1个月至13年。治疗期间不用其他药物。结果：显效66例，占82.5%；有效11例，占13.75%；无效3例，占3.75%；总有效率为96%。

健脑补肾丸

【来源】《中草药》（1990，5：21）。

【组成】人参30g 鹿茸7g 狗肾14g 肉桂30g 金牛草12g 牛蒡子18g 金樱子12g 杜仲炭36g 川牛膝36g 金银花26g 连翘24g 蝉蜕24g 山药48g 远志42g 枣仁42g 砂仁42g 当归36g 龙骨35g 牡蛎42g 茯苓84g 白术42g 桂枝35g 甘草28g 白芍35g 朱砂46g 豆蔻35g

【用法】上药制成蜜丸。每服6～9g,1日1～2次。

【主治】虚损，老年病。

七味葡萄散

【来源】《中国药典》。

【组成】白葡萄干180克 石膏90克 药花90克 甘草90克 香附60克 肉桂60克 石榴60克

【用法】上药除白葡萄干外，其余石膏等六味，粉碎成粗粉，加白葡萄干，粉碎，烘干，再粉碎成细粉，过筛混匀即得。口服，一次3克，一日一至二次。

【功用】清肺，止嗽，定喘。

【主治】虚劳咳嗽，年老气喘，胸满郁闷。

首乌丸

【来源】《中国药典》。

【组成】何首乌（制）360克 地黄20克 牛膝（酒制）40克 桑椹清膏70克 女贞子（酒制）40克 墨旱莲清膏48克 桑叶（制）40克 黑脂麻16克 菟丝子（酒蒸）80克 金樱子清膏70克 补骨脂（盐炒）40克 豨莶草（制）80克 金银花（制）20克

【用法】何首乌等十味为细末，用金樱子等三味清膏，加炼蜜与适量之水为丸；稍干后，再用剩余之墨旱莲清膏加炼蜜10克包衣，打光，干燥即得。口服，每次6克，1日2次。

【功用】补肝肾，强筋骨，乌须发。

【主治】肝肾两虚，头晕目花，耳鸣，腰酸肢麻，须发早白，高脂血症。

参茸固本片

【来源】《中国药典》。

【组成】当归45g 山药（炒）60g 白芍（酒制）37.5g 茯苓60g 山茱萸60g 杜仲（炭）45g 枸杞子45g 牡丹皮24g 鹿茸血0.75g 泽泻（盐制）18g 熟地黄120g 五味子22.5g 鹿茸（去毛）2.5g 菟丝子（酒制）60g 红参15g

【用法】上药制成1000片糖衣片口服，每次5～6片，1日3次

【功用】补气养血。

【主治】气血两亏，诸虚百损，耳鸣目眩，四肢倦怠。

生血增白汤

【来源】《首批国家级名老中医效验秘方精选》。

【组成】人参10～20克 白术15克 当归10克 首乌20克 仙灵脾20克 菟丝子20克 肉桂3～6克 枸杞子20克 女贞子20克 赤芍30克

【用法】人参另煎兑服，余药以水900毫升浸泡两小时，用中小火煎40分钟倒出，二煎以水700毫升煎30分钟倒出，早晚空腹温服。

【功用】补脾益肾，养血活血。

【主治】虚劳、血劳。症见面色㿠白，身倦懒言，动则气短，食少便溏，腰脊酸冷，两足痿弱。包括贫血，慢性再障、白细胞减少诸病。

张氏肾病方

【来源】《首批国家级名老中医效验秘方精选·续集》。

【组成】黄芪30克　党参20～30克　麦冬15克　地骨皮15克　茯苓15克　车衣子15克　白花蛇舌草30克　柴胡10克　甘草10克

【用法】每日一剂，水煎二次，早晚分服。

【功用】益气养阴，清热利湿。

【主治】慢性肾病，以蛋白尿为主症者。

【加减】蛋白尿，加芡实、莲子；久病血尿者，加白茅根、瞿麦、小蓟；热盛者，加栀子、生地；若湿热渐去，常配龙骨、牡蛎、海螵蛸、茜草；加大黄少许3～7克。

【验案】刘某，女，9岁，1989年6月18日初诊。患慢性肾小球肾炎一年余，曾用中西药物治疗未能完全缓解。现时有眼睑浮肿，尿色淡黄，尿量24小时1500～1800毫升，排尿后小腹疼痛，腰痛，周身乏力，纳谷不香，口干。诊断：慢性肾小球肾炎，证属气阴两虚，湿浊内停有化热之势。治以益气养阴兼利湿热法，处方：黄芪20克，党参15克，莲子10克，麦冬10克，地骨皮10克，柴胡10克，茯苓10克，益母草20克，白花蛇舌草20克，甘草10克，水煎服。服上方6剂，腰痛、乏力均减轻，尿蛋白+，白细胞0～1，红细胞2～5，仍纳少，舌淡红，脉滑。药已见效，以上方去益母草，加黄芩10克，车前子15克，白花蛇舌草改为30克，继服之。服12剂，腰痛、小腹痛消失，眼睑未见浮肿，力气增加，尿化验（–），舌淡红、苔薄黄，脉滑。上方去车前子，加赤芍10克，益母草20克，嘱其连服10余剂，以巩固疗效，半年后随访未复发。

人参补膏

【来源】《部颁标准》。

【组成】红参20g　枸杞子100g　熟地黄100g　制何首乌100g　白术（炒）150g　茯苓100g　当归60g　大枣20g

【用法】制成煎膏，密封，置阴凉处。口服，每次15g，1日2～3次。

【功用】补益气血，健脾滋肾。

【主治】脾肾虚弱，气血两亏，神疲乏力，头昏耳鸣。

人参固本丸

【来源】《部颁标准》。

【组成】人参75g　地黄150g　熟地黄150g　山茱萸（酒炙）150g　山药300g　泽泻150g　牡丹皮150g　茯苓150g　麦冬150g　天冬150g

【用法】制成大蜜丸，每丸重9g，密闭，防潮。口服，每次1丸，1日2次。

【功用】滋阴益气，固本培元。

【主治】阴虚气弱，虚劳咳嗽，心悸气短，骨蒸潮热，腰酸耳鸣，遗精盗汗，大便干燥。

人参保肺丸

【来源】《部颁标准》。

【组成】人参45g　罂粟壳120g　五味子（醋炙）30g　川贝母60g　陈皮60g　砂仁30g　枳实60g　麻黄30g　苦杏仁（去皮炒）60g　石膏30g　甘草60g　玄参60g

【用法】制成大蜜丸，每丸重6g，密闭，防潮。口服，每次2丸，1日2～3次。

【功用】益气补肺，止嗽定喘。

【主治】肺气虚弱，津液亏损引起的虚劳久嗽，气短喘促等症。

【宜忌】感冒咳嗽者忌服。本品含罂粟壳，易成瘾，不宜常服。

人参养荣膏

【来源】《部颁标准》。

【组成】人参100g　白术（土炒）100g　茯苓75g　甘草（蜜炙）100g　当归100g　熟地黄75g　白芍（麸炒）100g　黄芪（蜜炙）100g　陈皮100g　远志（炒）50g　肉桂100g　五味子（酒蒸）75g　大枣100g　生姜50g

【用法】制成煎膏剂，密封，置阴凉处。温开水冲服，每次10g，1日2次。

【功用】温补气血。
【主治】心脾不足，气血两亏，形瘦神疲，食少便溏，病后虚弱。

人参鹿茸丸

【来源】《部颁标准》。
【组成】人参 50g　鹿茸（去毛，酥油制）80g　补骨脂（盐炒）80g　巴戟天（甘草水制）80g　当归 80g　杜仲 80g　牛膝 80g　茯苓 80g　菟丝子（盐炒）80g　黄芪（蜜炙）80g　龙眼肉 80g　五味子（醋蒸）80g　黄柏 80g　香附（醋制）80g　冬虫夏草 20g
【用法】制成大蜜丸，每丸重 9g，密封。口服，每次 1 丸，1 日 1 ～ 2 次。
【功用】滋肾生精，益气，补血。
【主治】肾精不足，气血两亏，目暗耳聋，遗精盗汗，腰腿酸软，子宫寒冷。

人参首乌精

【来源】《部颁标准》。
【组成】红参 400g　制何首乌 600g
【用法】制成口服液，密封，置阴凉处。饭前温开水送服，每次 1 ～ 2ml，1 日 3 次。

本方制成胶囊，名“人参补气胶囊”。
【功用】补肝肾，益气血。
【主治】气血虚弱，须发早白，神经衰弱，健忘失眠，食欲不振，疲劳过度等。
【忌宜】高血压及动脉硬化病人忌服。

大补药酒

【来源】《部颁标准》。
【组成】党参 30g　杜仲（盐水炒）30g　黄芪（炙）30g　白芍（炒）24g　山药 30g　甘草（炙）12g　白术（炒）30g　川芎 12g　当归 30g　黄精（制）84g　茯苓 30g　玉竹（制）84g
【用法】制成酒剂，密封，置阴凉处。口服，每次 15 ～ 30ml，1 日 2 次。
【功用】益气补血。
【主治】气血两亏，倦怠，乏力。

山鸡大补酒

【来源】《部颁标准》。
【组成】鸡肉 200g　茯苓 6.25g　麻雀（去毛，去内脏）1.5 个　杜仲 6.25g　人参 3.13g　麦冬 9.38g　鹿茸（酥）2.5g　白芍 12.5g　三七 4.7g　枸杞子 12.5g　黄芪 6.25g　当归 12.5g　白术（麸炒）6.25g　小茴香 12.5g　石斛 6.25g　玉竹 31.25g
【用法】制成酒剂，密封，置阴凉处。适量饮用。
【功用】大补气血，强壮筋骨。
【主治】劳伤虚损，面色萎黄，足膝无力。

卫生丸

【来源】《部颁标准》。
【组成】黄芪 656g　党参（炙）394g　当归 656g　白芍（酒炒）394g　熟地黄 656g　川芎（制）394g　茯苓 526g　白术 263g　甘草（炙）131g　人参 99.7g　砂仁 65.6g　鹿角胶 99.7g　香附（酒醋制）394g
【用法】制成大蜜丸，每丸重 9g，密封。口服，每次 1 丸，1 日 1 ～ 2 次。
【功用】调气补血。
【主治】气血两亏，身体虚弱，病后失调。

卫生培元丸

【来源】《部颁标准》。
【组成】白术 40g　当归 40g　杜仲（盐制）60g　枸杞子 60g　茯苓 60g　白芍（酒制）40g　山药 80g　人参 80g　党参（蜜炙）320g　熟地黄 320g　酸枣仁 20g　砂仁 20g　丹参 20g　甘草（制）20g　鹿茸 8g　黄芪（制）60g　肉桂 16g　远志（姜制）12g　陈皮 12g　川芎 20g
【用法】制成大蜜丸，每丸重 9g，密封。口服，每次 1 丸，1 日 2 次。
【功用】大补元气。
【主治】气血虚弱，四肢无力。
【宜忌】感冒发热忌服。

五加参精

【来源】《部颁标准》。
【组成】刺五加清膏 175g　蜂蜜 200g
【用法】制成合剂，密封，置阴凉处。早晚空腹时温开水送服，每次 10ml，1 日 2 次，小儿酌减。
【功用】补气健脾，安神益智。
【主治】脾肺气虚症，以及病后体虚，精力不足等。
【宜忌】本品贮存日久，可产生轻微沉淀，服时摇匀。

升气养元糖浆

【来源】《部颁标准》。
【组成】党参 125g　黄芪 125g　龙眼肉 50g
【用法】制成糖浆，密封，置阴凉处。口服，每次 20ml，1 日 2 次。
【功用】补益元气，健脾养血。
【主治】气血不足，脾胃虚弱，血虚萎黄，四肢乏力。

归参补血片

【来源】《部颁标准》。
【组成】羊睾丸浸膏 12g　枸杞子 30g　牛鞭胶粉 50g　当归 30g　牛骨髓提取物 1ml　龙眼肉 30g　猪脾脏浸膏粉 30g　红参 28g　猪肝脏粉 30g　三七 30g　何首乌（制）30g　黄芪 30g
【用法】上药制成糖衣片 1000 片，密封。口服，每次 5～7 片，1 日 3 次。
【功用】温补脾肾，益气荣血。
【主治】脾肾两虚引起的虚劳贫血（缺铁性贫血），面色苍白，体弱肢冷，心悸，发斑（原发性血小板减少性紫癜）。

永盛合阿胶

【来源】《部颁标准》。
【组成】驴皮　甘草　川芎　熟地黄　当归　白芍　茯苓　半夏（制）　地黄　香附（醋制）　玉竹　白芷　陈皮　麦冬　黄花
【用法】制成胶剂，每块重 60g，密闭，防潮。黄酒或温水烊化兑服，每次 9g，1 日 2 次，或入汤剂。
【功用】益气养血，滋阴润肺。
【主治】气血两亏，身体瘦弱，骨蒸劳热，目暗耳鸣，虚劳久嗽，喘息失眠，吐血衄血，痰中带血，月经失调，崩漏带下，胎动胎漏，产后血晕。

加味归芪片

【来源】《部颁标准》。
【组成】当归 145g　黄芪 582g　党参 73g
【用法】制成糖衣片，密封。口服，每次 5～6 片，1 日 2 次。
【功用】补气养血。
【主治】气血两亏，气虚体弱，肢体劳倦。

至宝灵芝酒

【来源】《部颁标准》。
【组成】灵芝 120g　人参 60g　白术 100g　茯苓 100g　肉桂 60g　陈皮 30g　当归（炒）100g　白芍 100g　熟地黄 150g　黄芪 150g　五味子 30g　远志 30g　甘草 30g
【用法】制成酒剂，每瓶装 250ml，500ml，750ml 3 种规格，密封，置阴凉处。口服，每次 50～100ml，1 日 2 次。
【功用】补气养血，安神止喘。
【主治】气血两亏，面色苍白或萎黄，气短咳喘有痰，四肢倦怠，食欲不振，心悸怔忡，病后虚弱。

贞芪扶正胶囊

【来源】《部颁标准》。
【组成】女贞子　黄芪等
【用法】制成胶囊剂，每 6 粒相当于原生药 12.5g，密封，防潮。口服，每次 6 粒，1 日 2 次。
【功用】补气养阴。
【主治】久病虚损，气阴不足。

当归黄精膏

【来源】《部颁标准》。

【组成】当归 445g　黄精（蒸）445g

【用法】制成煎膏剂，密封，置阴凉处。口服，每次 15g，1 日 3 次。

【功用】养阴血，益肝脾。

【主治】肝脾阴亏，身体虚弱，饮食减少，口燥咽干，面黄肌瘦。

【宜忌】阳虚者不宜服用。

当归调经冲剂

【来源】《部颁标准》。

【组成】当归 300g　熟地黄 20g　川芎 10g　党参 20g　白芍 20g　甘草 10g　黄芪 20g

【用法】制成冲剂，每袋装 10g，密封。口服，每次 10g，1 日 2～3 次。

【功用】补血助气，调经。

【主治】贫血衰弱，病后、产后血虚以及月经不调，痛经。

血复生片

【来源】《部颁标准》。

【组成】黄芪（炙）100g　当归 30g　白芍 30g　熟地黄 50g　川芎 20g　女贞子 50g　墨旱莲 50g　茯苓 30g　山药 40g　天花粉 20g　牡丹皮 20g　泽泻 20g　川牛膝 20g　甘草 10g　大黄（酒炙）30g　猪脾粉 66.7g

【用法】制成糖衣片，密封。口服，每次 3～6 片，1 日 3 次。小儿酌减或遵医嘱。

【功用】益气养血，滋阴凉血，化瘀解毒。

【主治】气血两虚，阴虚津亏，自汗盗汗，烦躁失眠，出血紫斑等恶性贫血，癌症放、化疗的血象异常；尤其是对白细胞减少症有明显的升高或调整血象作用。

全龟片

【来源】《部颁标准》。

【组成】乌龟

【用法】制成糖衣片，密封。口服，每次 3～5 片，1 日 2～3 次。

本方制成胶囊，名“全龟胶囊”。

【功用】滋阴补肾。

【主治】肺肾不足，骨蒸劳热，腰膝酸软，流注，流痰。

扶正养阴丸

【来源】《部颁标准》。

【组成】阿胶 42g　地黄 42g　熟地黄 42g　天冬 42g　麦冬 42g　北沙参 42g　川贝母 42g　桑叶 84g　菊花 84g　百部 42g　山药 42g　茯苓 21g　三七 21g

【用法】制成大蜜丸，每丸重 7.5g，密封。口服，每次 1 丸，1 日 2 次。

【功用】扶正养阴。

【主治】虚损劳作，潮热咳嗽。

扶正养阴片

【来源】《部颁标准》。

【组成】天冬 42g　麦冬 42g　地黄 42g　熟地黄 42g　山药 42g　百部 42g　沙参 42g　川贝母 42g　茯苓 21g　三七 21g　菊花 84g　桑叶 84g　阿胶 42g

【用法】制成片剂，密封。口服，每次 5 片，1 日 3 次。

【功用】扶正养阴。

【主治】虚损劳伤，潮热咳嗽。

阿胶颗粒

【来源】《部颁标准》。

【组成】阿胶

【用法】制成冲剂，每块（或袋）重 10g，密封。口服或配方兑入药汁中服用，每次半块，1 日 2～3 次。

【功用】滋阴养血，补肺润燥，止血安胎。

【主治】虚劳，血虚心烦，崩漏带下，经血不调，胎动不安，咯血，吐血，便血及各型贫血。

阿胶补血颗粒

【来源】《部颁标准》。

【组成】阿胶　熟地黄　党参　黄芪　枸杞子　白术

【用法】制成颗粒剂，每袋装4g，密封。开水冲服，每次4g，1日2次。

本方制成口服液，名“阿胶补血口服液”。

【功用】滋阴补血，补中益气，健肺润肺。

【主治】久病体弱，血亏目昏，虚劳咳嗽。

固本延龄丸

【来源】《部颁标准》。

【组成】人参60g　麦冬60g　五味子60g　天冬60g　地黄60g　熟地黄60g　山药60g　泽泻30g　茯苓60g　牛膝60g　山茱萸60g　杜仲60g　木香60g　远志30g　柏子仁60g　巴戟天（盐制）60g　花椒30g　石菖蒲30g　丹参120g　肉苁蓉120g　枸杞子45g　覆盆子45g　地骨皮45g　鹿角胶30g　菟丝子120g　鱼鳔珠30g　珍珠9g　狗鞭25g

【用法】制成大蜜丸，每丸重9g，密封。早空腹用淡盐水送服，每次1丸，1日1次。

【功用】固本培元，滋阴壮阳，补髓填精，强壮筋骨，开心益智，延年益寿。

【主治】虚劳损伤，腰痛体倦，阳痿遗精，心悸失眠，肌肤憔悴，须发早白，经血不调，食欲不振。

【宜忌】忌食生冷、油腻。外感未愈者忌用。

参芪丸

【来源】《部颁标准》。

【组成】黄芪500g　党参500g

【用法】制成浓缩丸，每8丸相当于总药材3g，密封。口服，每次8～10丸，1日3次。

本方原为散剂，名“生脉散”。本方制成片剂，名“参芪片”；制成膏剂，名“参芪膏”；制成糖浆，名“参芪糖浆”。

【功用】补益元气。

【主治】气虚体弱，四肢无力。

参杞片

【来源】《部颁标准》。

【组成】党参300g　枸杞子300g

【用法】制成糖衣片，密封。口服，每次6～8片，1日3次。

本方制成酒剂，名“参杞酒”。

【功用】补气健脾，滋补肝肾。

【主治】气血不足，倦怠无力，虚劳精亏，肝肾不足，腰膝酸软。

参茸补酒

【来源】《部颁标准》。

【组成】人参1.17g　鹿茸0.39g　熟地黄39g　山药39g　牛膝（制）29g　甘草（蜜炙）26g　肉桂6g　桑寄生23g　当归26g　党参（蜜炙）16g　白术（制）26g　川芎（制）13g　白芍（制）26g　制何首乌13g　龙眼肉23g

【用法】制成酒剂，每瓶装100ml或250ml，密封，置阴凉处。口服，每次15～30ml，1日2～3次。

【功用】补益气血。

【主治】身体虚弱，气血两亏，脑力不足，精神倦怠等。

【宜忌】感冒发烧者忌服。

参茸大补膏

【来源】《部颁标准》。

【组成】红参1g　鹿茸0.4g　白术48g　五味子24g　当归48g　陈皮48g　白芍48g　熟地黄42g　甘草（蜜炙）48g　党参60g　肉桂10g　远志24g　黄芪（蜜炙）48g　茯苓42g

【用法】制成煎膏剂，密封，置阴凉处。口服，每次20～30g，1日2次。

【功用】滋阴补肾，益气养血，强壮筋骨。

【主治】成人体虚，腰膝酸软，食减肌瘦，气短心悸。

参茸卫生丸

【来源】《部颁标准》。

【组成】龙眼肉160g　鹿角120g　大枣88g　香附（醋制）80g　肉苁蓉（酒制）80g　杜仲（盐制）80g　当归64g　猪腰子64g　牛膝56g　琥珀48g　人参40g　鹿茸40g　莲子40g　白芍

40g 牡蛎24g 枸杞子24g 龙骨24g 狗脊（沙烫）16g 乳香（醋制）16g 秋石16g 鹿尾15g 没药（醋制）8g 陈皮160g 白术（麸炒）200g 熟地黄80g 砂仁76g 木香40g 黄芩40g 川芎40g 红花32g 沉香24g 续断24g 地黄16g 制何首乌6g 茯苓120g 紫河车15g 甘草80g 桑寄生8g 党参80g 酸枣仁（炒）80g 山茱萸（酒制）64g 木瓜40g 黄芪48g 清半夏40g 锁阳40g 肉豆蔻（煨）24g 补骨脂（盐制）32g 远志（制）20g 麦冬24g 苍术16g 猪脊髓16g

【用法】制成大蜜丸，每丸重9g，密封，置阴凉干燥处。口服，每次1丸，1日2次。

【功用】补血益气，兴奋精神。

【主治】身体衰弱，气血两亏，思虑过度，精神不足，筋骨无力，心脏衰弱，腰膝酸痛，梦遗滑精，自汗盗汗，头昏眼花，妇女血寒，赤白带下，崩漏不止，腰痛腹痛。

参茸延龄片

【来源】《部颁标准》。

【组成】核桃仁25g 龟甲（制）25g 枸杞子25g 制何首乌100g 紫河车1具 乳香（炒）12.5g 黄芪50g 韭菜子（炒）200g 五味子50g 蛤蚧（去头足）2对 地龙25g 红参50g 淫羊藿（羊脂油制）150g 鹿茸（去毛）5g 鹿角霜50g 菟丝子（酒制）25g 巴戟天25g 黄精（蒸）100g 沉香12. 5g 补骨脂（盐制）200g 仙茅50g 鹿角胶25g 没药（炒）12.5g

【用法】制成糖衣片，基片重0.25g，密封。口服，每次4～5片，1日3次。

【功用】滋阴壮阳，调补气血。

【主治】身体虚瘦，耗神过度，肾亏阳痿，腰疼背痛，四肢倦怠。

参茸多鞭酒

【来源】《部颁标准》。

【组成】鹿茸片1850g 天冬300g 红参1500g 淫羊藿（制）150g 巴戟天300g 海马（制）150g 补骨脂（盐炒）250g 锁阳225g 菟丝子（炒）1350g 川牛膝300g 枸杞子750g 大青盐600g 阳起石（煅）1350g 硫黄（制）25g 肉桂1350g 韭菜子225g 附子（制）1350g 驴鞭（烫制）13.3g 熟地黄750g 狗鞭（烫制）83.5g 砂仁150g 貂鞭（烫制）6.3g 牛鞭（烫制）26.6g 石燕（煅）750g 刺猬皮（烫制）300g 地骨皮300g 肉苁蓉（制）300g 杜仲（炭）150g 甘草75g 丁香200g 麻雀225g

【用法】制成酒剂，密封，置阴凉处。口服，每次25～50ml，1日2次。

【功用】补血生精，健脑增髓，滋阴壮阳。

【主治】体质虚弱，神经衰弱，贫血头晕，腰酸背痛，阳虚气弱，阳痿早泄，肾亏等症。

参芪力得康片

【来源】《部颁标准》。

【组成】黄芪37.5g 党参12.0g 甘草（炙）7.5g 陈皮7.5g 白术7.5g 柴胡4.5g 当归12.0g 白芍7.5g 升麻7.5g 北五味子12.0g 葛根10.5g 苍术7.5g 刺五加13.5g 维生素E0.3g

【用法】制成糖衣片，每片相当于原药材1g，密封，置于阴凉干燥处。口服，每次4～6片，1日2次。

【功用】补气养血，升阳益阴。

【主治】气血不足，中气虚陷，体倦乏力，食欲不振，睡眠不良，大便便溏。

参芪博力康片

【来源】《部颁标准》。

【组成】人参120g 淫羊藿120g 菟丝子195g 黄芪210g 灵芝120g 首乌（制）120g 黄精90g 麦冬135g 当归75g 知母（盐炒）75g 黄柏（盐炒）75g 天花粉90g 五味子75g

【用法】制成糖衣片，每片相当于原生药1g，密封，置阴凉干燥处。口服，每次4～6片，1日2次。

【功用】益气养血，滋阴补阳。

【主治】气血不足，阴阳虚损，体倦乏力，食欲不振，心悸失眠，腰膝酸软，盗汗遗精。

参茸三七补血片

【来源】《部颁标准》。

【组成】人参 11g 鹿茸 4.3g 鹿角胶 17.2g 龟甲胶 20g 三七（蒸）49.8g 黄芪（炙）73.9g 党参 73.9g 熟地黄 73.9g 枸杞子 30g 五味子 73.9g 当归 73.9g 茯苓 49.8g 白术 49.8g 山药 30g 白芍（酒炙）49.8g 肉桂 30g 砂仁 49.8g 香附（醋盐炙）49.8g 远志（炙）39.6g 大枣 99.8g 陈皮 30g 甘草（炙）39.6g

【用法】制成糖衣片，密封。口服，每次 5～8 片，1 日 3 次。

【功用】滋阴补肾，添精补血，强身健脾。

【主治】身体虚弱，心脏衰弱，头晕耳鸣，心悸失眠，阴虚盗汗，月经不调。

【宜忌】感冒发热时忌用。

绍兴大补酒

【来源】《部颁标准》。

【组成】党参 30g 山药 30g 白术（炒）30g 熟地黄 82g 川芎 13g 杜仲叶（盐水炒）46g 茯苓 30g 当归 30g 黄芪（炙）30g 玉竹（制）82g 白芍（炒）23g 甘草（炙）13g

【用法】制成酒剂，密封，置阴凉处。口服，每次 15～30ml，1 日 2 次。

【功用】益气补血。

【主治】气血两亏，倦台乏力。

敖东壮肾丸

【来源】《部颁标准》。

【组成】鹿角胶 10g 枸杞子 50g 鹿鞭（烫）2.5g 黄芪 50g 狗肾（烫）15g 狗脊（烫）100g 驴肾（烫）10g 熟地黄 100g 海马 2.5g 肉苁蓉 50g 牡蛎（煅）100g 韭菜子（炒）100g 大海米 10g 锁阳 50g 红参 20g 补骨脂（盐制）50g 淫羊藿（制）50g 杜仲（炭）25g 肉桂（去粗皮）20g 牛膝 50g 菟丝子（酒制）50g

【用法】制成大蜜丸，每丸重 9g，密封。口服，每次 1 丸，1 日 2 次。

【功用】补肾壮阳，益气活血。

【主治】肾阳不足，气血虚弱。

【宜忌】阴虚火旺、五心烦热者忌用。

枸杞药酒

【来源】《部颁标准》。

【组成】枸杞子 250g 熟地黄 50g 黄精（蒸）50g 百合 25g 远志（制）25g

【用法】制成酒剂，密封，置阴凉处。口服，每次 10～15ml，1 日 2 次。

【功用】滋肾益肝。

【主治】肝肾不足，虚劳羸瘦，腰膝酸软，失眠。

枸杞益元酒

【来源】《部颁标准》。

【组成】枸杞 995.6g 何首乌（黑豆水蒸）487.8g 锁阳 165.9g 补骨脂（盐水炒）165.9g 茯苓 165.9g 麦冬 27.6g 当归 276.6g 红花 110.6g 怀牛膝 165.9g 栀子 27.6g 红曲 22.1g

【用法】制成酒剂，密封，置阴凉处。口服，每次 10～15ml，善饮酒者可酌增量。

【功用】补益肝肾，养血明目。

【主治】肝肾两虚，头晕目花，腰膝酸痛。

【宜忌】血压过高者忌服。

复方皂矾丸

【来源】《部颁标准》。

【组成】皂矾 西洋参 海马 肉桂 大枣 核桃仁

【用法】制成水蜜丸或小蜜丸，密封。口服。水蜜丸每次 5～7 丸，小蜜丸每次 7～9 丸，1 日 3 次，饭后即服。

【功用】温肾健髓，益气养阴，生血止血。

【主治】再生障碍性贫血，白细胞减少症，血小板减少症，骨髓增生异常综合征及放疗和化疗引起的骨髓损伤、白细胞减少，属肾阳不足，气血两虚证者。

【宜忌】忌茶水。

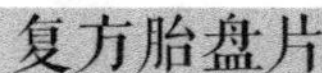

复方胎盘片

【来源】《部颁标准》。
【组成】胎盘粉154g　麦芽（炒）9g　党参39g　陈皮（炒）9g　黄芪39g
【用法】制成糖衣片，密封。口服，每次4片，1日3次。
【功用】益气，补精血。
【主治】虚损羸瘦，劳热骨蒸，咳喘，咯血，盗汗遗精及神经衰弱，贫血，病后体虚。
【宜忌】阴虚火旺者慎用。

复方阿胶胶囊

【来源】《部颁标准》。
【组成】阿胶　人参　熟地黄　党参　山楂
【用法】制成胶囊剂，每粒装0.45g，密封。口服，每次6粒，1日3次。

本方制成颗粒剂，名"复方阿胶颗粒"。

【功用】补气养血。
【主治】气血两虚，头晕目眩，心悸失眠，食欲不振及白细胞减少症和贫血。

复方刺五加片

【来源】《部颁标准》。
【组成】刺五加浸膏50g　玉竹200g　黄芪100g　当归100g　维生素B_1 5g
【用法】制成糖衣片，密封。口服，每次2～3片，1日2～3次。
【功用】补气养血，益智安神，补肾健腰，扶正固本。
【主治】气血两亏所致之全身无力，心悸失眠，食欲不振等。

复方首乌补液

【来源】《部颁标准》。
【组成】制何首乌150g　白术40g　当归40g　黄芪80g　女贞子40g　党参80g　五味子20g　甘草10g　茯苓40g
【用法】制成糖浆，密封，置阴凉处。口服，每次15ml，1日2～3次。
【功用】补肝肾，益气血，健脾胃。
【主治】肝肾亏损，脾胃虚弱，气血不足，头晕目眩，健忘失眠，贫血萎黄，腰肢酸痛，食少或便溏。

复方滋补力膏

【来源】《部颁标准》。
【组成】党参160g　熟地黄40g　黄精80g　枸杞子40g　何首乌40g
【用法】制成膏剂，密封，置阴凉处。口服，每次15～20g，1日2次。
【功用】益气滋阴，补肾。
【主治】气血不足，肾虚，体力衰弱，腰酸肢软，耳鸣眼花。

保儿宁颗粒

【来源】《部颁标准》。
【组成】黄芪（炙）196g　白术（炒）98g　防风59g　芦根196g　鸡内金118g　茯苓137g　山药（炒）196g
【用法】制成颗粒剂，每袋重10g，每块重3g，密封。开水冲服或嚼服，3岁以下，每次半袋或1～2块，3岁以上，每次1袋或2～3块，1日2次。

本方制成糖浆，名"保儿宁糖浆"。

【功用】益气固表，健中醒脾。
【主治】脾肺气虚所致的神倦纳呆，面黄肌瘦，烦躁不宁，表虚自汗，易感风邪等症。

胚宝胶囊

【来源】《部颁标准》。
【组成】羊胎盘
【用法】制成胶囊剂，每粒重0.3g，密封。口服，每次1～3粒，1日3次。
【功用】补肾温阳，养血填精。
【主治】肾阳不足，精血亏虚，面色萎黄，食欲不振，畏寒肢冷，腰膝冷痛，气短自汗。

胎盘片

【来源】《部颁标准》。
【组成】胎盘粉 200g
【用法】制成糖衣片，密封。口服，每次 2～4 片，1 日 3 次，饭后服用。
【功用】补气养血，益精。
【主治】虚损羸瘦，劳热骨蒸，咳嗽咯血，盗汗遗精，神经衰弱，病后体虚等。

胎宝胶囊

【来源】《部颁标准》。
【组成】胎盘粉 100g　胎盘组织粉 200g
【用法】制成胶囊，每粒装 0.3g，密封。口服，每次 1～3 粒，1 日 3 次。
【功用】补气养血，填精。
【主治】身体虚弱，先天不足，气虚血亏，自汗，盗汗，产后体虚。

养荣丸

【来源】《部颁标准》。
【组成】党参 300g　黄芪（制）300g　熟地黄 300g　当归（炒）300g　白术 300g　茯苓 300g　五味子（制）210g　远志 150g　白芍 300g　肉桂 210g　陈皮 210g　大枣 450g　甘草（炙）210g　生姜 300g
【用法】水泛为丸，密闭，防潮。每 14 丸重 1g。口服，每次 9g，1 日 2 次。
【功用】温补气血。
【主治】气血两亏，神倦乏力，食减便溏。

洞天长春膏

【来源】《部颁标准》。
【组成】党参 1562.5g　黄芪（蜜炙）1562.5g　熟地黄 2500g　狗脊（制）1562.5g　女贞子 1562.5g　覆盆子 1562.5g　何首乌（制）1250g　牛膝 1250g　当归 1250g　陈皮 1250g　南沙参 937.5g　杜仲（盐水炒）937.5g　川芎 937.5g　百合 937.5g　茯苓 937.5g　白芍（麸炒）937.5g　白术（麸炒）625g　甘草（蜜炙）625g　山药 312.5g　泽泻 312.5g
【用法】制成煎膏剂，密封，置阴凉干燥处。口服，每次 9～15g，1 日 1～2 次。
【功用】滋补肝肾，补益气血，健脾开胃，养肺生津。
【主治】体质虚弱，病后亏损，头晕目眩，神疲乏力，腰膝酸软等症。

浓缩养荣丸

【来源】《部颁标准》。
【组成】党参 35g　白术（炒）35g　甘草（蜜炙）35g　茯苓 24.5g　当归 35g　白芍 52.5g　黄芪（蜜炙）35g　熟地黄 24.5g　肉桂 35g　陈皮 35g　远志 17.5g　五味子 24.5g　生姜 17.5g　大枣（去核）17.5g
【用法】制成浓缩丸，每 10 丸重 2.5g，密封。口服，每次 9 丸，1 日 3 次。
【功用】补气养血，健脾安神。
【主治】脾肺虚损，气血不足，食欲不振，惊悸盗汗，健忘。

振源片

【来源】《部颁标准》。
【组成】人参果总皂甙
【用法】制成糖衣片，每片含人参果总皂甙 25mg，密封。口服，每次 4 片，1 日 3 次。

本方制成胶囊，名“振源胶囊”。
【功用】滋补强壮，延年益寿，抗疲劳，抗应激，抗缺氧。
【主治】头晕，疲劳，早衰与神经衰弱，内分泌失调等。

健身宁片

【来源】《部颁标准》。
【组成】何首乌 200g　黄精（酒炙）100g　熟地黄 50g　当归 100g　党参 25g　女贞子（酒炙）50g　桑椹 100g　墨旱莲 50g　乌梅 6.25g　鹿茸（去毛）6.25g

【用法】制成糖衣片，密封。口服，每次6片，1日3次。
【功用】滋补肝肾，养血健身。
【主治】肝肾不足引起的腰酸腿软，神疲体倦，头晕耳鸣，心悸气短，须发早白。

健身药酒

【来源】《部颁标准》。
【组成】女贞子29.4g　菟丝子29.4g　金樱子29.4g　肉苁蓉29.4g　黄精29.4g　熟地黄73.5g　当归147g　锁阳58.8g　淫羊藿58.8g　远志58.8g　甘草（炙）14.7g　附子（制）44.1g　黄芪88.2g　蚕蛾5.9g　鸡睾丸23.5g
【用法】制成酒剂，遮光，密封，置阴凉处。口服，每次30～60ml，1日2次。
【功用】提神补气，壮腰固肾。
【主治】身体虚弱，头晕目眩，健忘疲倦，夜多小便，贫血萎黄，食欲不振。

健身糖浆

【来源】《部颁标准》。
【组成】黄花稔600g　狗脊600g　鸡血藤300g　沙氏鹿茸草600g
【用法】制成糖浆，密封，置阴凉处。口服，每次15ml，1日2次。
【功用】益气活血，舒筋活络。
【主治】劳倦乏力，关节及腰背酸痛，月经失调，贫血失眠。

健宝灵片

【来源】《部颁标准》。
【组成】银耳10g　山药40g　茯苓40g　山楂清膏80g　赖氨酸50g
【用法】制成异型片，密封，置阴凉处。口服或研碎后用开水冲服，6个月至2岁每次2～3片，2岁至5岁每次3～4片,5岁至10岁每次4～5片，10岁以上，每次5～7片，1日3次。
【功用】健脾益胃，促进生长，增强抵抗力。
【主治】食欲不振，发育不良，病后体弱。

健脑灵片

【来源】《部颁标准》。
【组成】五味子240g　甘草20g　柏子仁（霜）80g　鹿茸3g　白芍（酒炒）80g　酸枣仁（炒）240g　地黄80g　当归80g　肉苁蓉（制）40g　熟地黄80g　茯苓40g　川芎20g　红参10g
【用法】制成糖衣片，密封。口服，每次4～5片，1日3次。
【功用】滋肾，镇静，安神。
【主治】肾阳不足引起的神经衰弱，头晕失眠，尿频多梦等症。

健身长春膏

【来源】《部颁标准》。
【组成】红参5g　黄芪（蜜炙）20g　茯苓20g　白术（麸炒）20g　白芍（麸炒）20g　甘草（蜜炙）10g　熟地黄30g　当归（酒洗）30g　川芎10g　枸杞子30g　制何首乌30g　女贞子（制）30g　桑椹20g　陈皮20g　半夏（制）15g
【用法】制成煎膏剂，密封，置阴凉处。口服，每次9～15g(约1羹匙),1日2次，饭前用开水化服。
【功用】补气血，养肝肾。
【主治】气血不足，肝肾阴虚，神疲乏力，头晕眼花，耳鸣心悸，失眠，记忆力减退。
【宜忌】感冒时暂停服用。

健脾益肾冲剂

【来源】《部颁标准》。
【组成】党参150g　枸杞子150g　女贞子150g　白术90g　菟丝子50g　补骨脂（盐炙）30g
【用法】制成冲剂，每袋重30g，密封。开水冲服，每次30g，1日2次。
【功用】健脾益肾。
【主治】减轻肿瘤病人术后放、化疗副反应，提高机体免疫功能以及脾肾虚弱引起的疾病。

健脾壮腰药酒

【来源】《部颁标准》。

【组成】甘草10g　红花10g　山药30g　地黄60g　龙眼肉30g　黄芪50g　大枣80g　制何首乌40g　当归30g　牛膝50g　续断60g　党参40g　茯苓40g　杜仲40g

【用法】制成酒剂，密封，置阴凉处。口服，每次20～30ml，早晨及临睡前各服1次。

【功用】补气养血，健脾补肾，通经活血。

【主治】气血不足，纳食不佳，腰腿酸楚，神疲乏力，失眠健忘。

益身灵丸

【来源】《部颁标准》。

【组成】党参100g　鹿茸（去毛）2g　补骨脂（盐炒）60g　枸杞子40g　菟丝子（盐炙）80g　当归80g　熟地黄80g　麦冬60g　五味子（酒制）40g　远志（制）60g　酸枣仁（炒）60g　柏子仁40g　白术（土炒）60g　山药（麸炒）80g　陈皮40g　独活40g　甘草（蜜炙）20g

【用法】水泛为丸或薄膜衣丸，每100丸重9g，密闭，防潮。口服，每次4g，1日3次。

【功用】补气养血，益精安神。

【主治】气虚血亏所致的头晕目眩，健忘失眠，遗精阳痿等症。

益髓冲剂

【来源】《部颁标准》。

【组成】熟地黄55g　枸杞子55g　丹参44g　巴戟天55g　山茱萸44g　牡丹皮33g　黄芪44g　紫梢花44g　马钱子粉27.5g　冬虫夏草11g　当归55g　川芎33g　鹿茸11g　黄精55g　山药44g　鸡血藤44g　人参55g　牛脊髓（鲜）55g

【用法】制成颗粒剂，每袋重15g，密封。开水冲服，每次7.5g，1日2次。

【功用】益精填髓，补肾壮阳。

【主治】脊髓空洞症及其他脊髓疾患等症引起的腰酸腿软，肌肉萎缩疼痛，冷热感迟钝，目眩耳鸣等症。

【宜忌】孕妇忌服。

益寿大补酒

【来源】《部颁标准》。

【组成】党参40g　茯苓40g　白芍48g　续断48g　当归25g　三七3.2g　杜仲叶36g　首乌（制）40g　红花4g　黄芪100g　牛膝（炒）48g　山药（炒）25g　牡丹皮（炒）13g　泽泻（炒）16g　白术（炒）16g　熟地黄264g　人参8g

【用法】制成酒剂，密封，置阴凉处。口服，每次20～30ml，1日1～2次。

【功用】益气养血，滋补肝肾，健脾开胃，益智宁心，强筋健骨，益寿强身。

【主治】适用于体虚气弱，食欲不振，腰膝酸软，筋骨疼痛，神疲乏力，头晕目眩，失眠健忘，年老体弱，病后失调等症。

益寿强身膏

【来源】《部颁标准》。

【组成】党参（炒）50g　人参6g　茯苓50g　黄芪（炙）40g　白术（炒）50g　山药40g　制何首乌50g　当归50g　熟地黄100g　川芎20g　泽泻25g　牡丹皮25g　牛膝25g　白芍40g　杜仲叶60g　续断25g　阿胶6g　红花10g　三七6g　炙甘草12g　黄精（制）24g　陈皮2.5g

【用法】制成煎膏剂，密封，置阴凉干燥处。口服，每次15g，1日2次。

【功用】补气养血，滋补肝肾，养心安神，强筋健骨，健脾开胃。

【主治】体虚气弱，食欲不振，腰膝酸软，神疲乏力，头晕目眩，失眠健忘，年老体弱。

益气养元冲剂

【来源】《部颁标准》。

【组成】党参100g　白术（麸炒）100g　黄芪（蜜炙）100g　当归100g　麦冬100g　白芍100g　熟地黄100g　陈皮50g　远志（甘草炙）50g　紫河车75g　肉桂25g

【用法】制成冲剂，每袋重15g，密封。开水冲服，每次15g，1日3次。

【功用】益气补血，养心安神。

【主治】气血两亏引起的头晕目眩，精神恍惚，肢体倦怠，气短自汗，心悸失眠，病后及产后体虚，月经过多。

益肾兴阳胶囊

【来源】《部颁标准》。

【组成】鹿茸 5g　驴肾（酒炙）5g　狗肾（酒炙）5g　肉苁蓉（酒炙）10g　菟丝子 25g　人参 25g　黄芪 25g　淫羊藿干膏粉 25g　蚕蛾（去足翅）15g

【用法】制成胶囊，每粒装 0.2g，密封。黄酒或淡盐水或温开水送服，每次 12 粒，1 日 2 次。

【功用】补肾益气，壮阳固精。

【主治】肾阳亏、肾气虚引起的腰酸腿软，精神疲倦，头晕耳鸣，失眠健忘，阳痿，遗精早泄。

【宜忌】凡是实热或湿热者忌用。

海马补肾丸

【来源】《部颁标准》。

【组成】熟地黄　鲜雀肉（带头去嘴爪）　驴肾　狗肾　鹿筋　干海米　附子（制）　肉苁蓉（酒制）　覆盆子　母丁香　淫羊藿（制）　山药　党参　核桃仁　补骨脂（盐制）　茴香（盐制）　菟丝子　沙苑子（盐炒）　当归　山茱萸（酒制）　牛膝　枸杞子　五味子（酒制）　茯苓　人参　鹿茸　黄芪　龙骨（煅）　海马　海蛆　狗脊　肉桂　甘草　蛤蚧　豹骨（制）　杜仲（炭）

【用法】制成浓缩丸，每 10 丸重 2.7g，密封。口服，每次 10 丸，1 日 2 次。

【功用】滋阴补肾，强壮健脑。

【主治】身体衰弱，气血两亏，肾气不足，面黄肌瘦，心跳气短，腰酸腿痛，健忘虚喘。

桑椹膏

【来源】《部颁标准》。

【组成】桑椹 500g

【用法】制成膏剂，密封，置阴凉处。口服，每次 10g，1 日 2 次。

本方制成冲剂，名“桑椹冲剂”。

【功用】补肝肾，益精血。

【主治】肝肾精血亏损引起的身体消瘦，腰膝酸软，遗精盗汗，头晕眼花，口渴咽干。

黄精丸

【来源】《部颁标准》。

【组成】黄精 250g　当归 250g

【用法】制成大蜜丸，每丸重 9g，密闭，防潮。口服，每次 1 丸，1 日 2 次。

【功用】补气养血。

【主治】气血两亏，身体虚弱，腰腿无力，倦怠少食。

鹿骨胶

【来源】《部颁标准》。

【组成】鹿骨

【用法】制成胶剂，密闭，置阴凉干燥处。用温开水或黄酒化服，每次 3～9g，1 日 1～2 次。

【功用】补虚，强筋骨。

【主治】久病体弱，精髓不足，贫血，风湿四肢疼痛及筋冷痹，肾虚腰痛，行步艰难。

鹿胎膏

【来源】《部颁标准》。

【组成】红参 20g　当归 30g　益母草 40g　熟地黄 30g　丹参 20g　香附（醋制）10g　龟甲 5g　地骨皮 5g　延胡索（醋制）3g　莱菔子（炒）5g　白术（麸炒）6g　肉桂 3g　木香 3g　赤芍 8g　甘草 5g　小茴香（盐制）4g　续断 10g　蒲黄 5g　川芎 5g　牛膝 5g　鹿茸（去毛）3g　茯苓 6g　鹿胎粉 6g（或仔鹿粉 24g）　阿胶 60g

【用法】制成膏剂。口服，每次 10g，1 日 2 次，温黄酒或温开水送下。

【功用】补气养血，调经散寒。

【主治】气血不足，虚弱羸瘦，月经不调，行经腹痛，寒湿带下。

鹿尾鞭酒

【来源】《部颁标准》。

【组成】鹿尾200g　驴肾5具　狗肾8具　人参200g　熟地黄1000g　淫羊藿1000g　鹿茸150g　锁阳1000g　肉苁蓉1000g　补骨脂（盐制）1000g　当归500g　菟丝子1000g　甘草500g

【用法】制成酒剂，密封，置阴凉处。口服，每次20ml，1日1次。

【功用】补肾壮阳。

【主治】肾虚体弱，腰膝无力等症。

鹿胎胶囊

【来源】《部颁标准》。

【组成】红参100g　当归150g　益母草200g　熟地黄150g　香附（醋制）50g　龟甲（醋制）25g　地骨皮25g　延胡索（醋制）15g　莱菔子（炒）25g　白术（麸炒）30g　阿胶30g　肉桂15g　木香15g　丹参100g　赤芍40g　甘草25g　小茴香（盐制）20g　续断50g　蒲黄25g　川芎25g　牛膝25g　鹿茸15g　茯苓300g　鹿胎（或失水鹿胎）270g

【用法】制成胶囊，每粒装0.3g，密封。口服，每次5粒，1日3次。

【功用】补气养血，通经散寒。

【主治】气血不足，虚弱羸瘦，月经不调，行经腹痛，寒湿带下。

鹿鞭补酒

【来源】《部颁标准》。

【组成】鹿鞭75g　淫羊藿3750g　狗肾150g　驴肾100g　刺五加2550g　沙苑子500g　补骨脂（盐制）500g　何首乌800g　五味子625g　黄芪2500g　菟丝子2750g　地黄750g　枸杞子1875g　红花250g　车前子750g　海龙62.5g　海马62.5g　覆盆子500g

【用法】制成酒剂，每瓶装500ml或250ml。口服，每次25～50ml，1日2次。

【功用】补肾壮阳，益气补虚，填精益髓，健步轻身。

鹿尾补肾丸

【来源】《部颁标准》。

【组成】鹿尾（去毛）31g　牡丹皮15g　当归（酒蒸）230g　山药230g　党参（蒸）460g　龟甲胶77g　菟丝子（盐蒸）123g　锁阳（蒸）153g　桑螵蛸（盐蒸）123g　泽泻46g　黄精（蒸）123g　冬虫夏草77g　杜仲（微炒）77g　鹿角胶77g　巴戟天（盐蒸）153g　莲须153g　蛤蚧（去头、鳞）5.5g　茯苓309g　金樱子（去核盐蒸）31g　枸杞子108g　鹿茸（酒蒸）31g　骨碎补46g　覆盆子（盐蒸）77g　黄芪309g

【用法】制成水蜜丸，密闭，防潮。口服，每次3g，1日3次。

【功用】补肾填精，强筋壮骨，益气补血。

【主治】肾虚精亏，气血虚弱，头晕眼花，健忘遗泄，腰酸腿痛等症。

【宜忌】感冒发热忌服。

鹿茸参鞭酒

【来源】《部颁标准》。

【组成】人参12g　鹿茸12g　当归（炒）9g　熟地黄24g　枸杞子12g　白芍24g　小茴香（炒）6g　鹿鞭3g　白术6g　黄芪24g　牛膝12g　桂皮9g　巴戟天24g　菟丝子（蒸）12g　山药18g　茯苓9g　肉苁蓉18g　广狗鞭8g　陈皮3g

【用法】制成酒剂，密封，置阴凉处。口服，每次30ml，1日3次。

【功用】补肾精，生气血。

【主治】畏寒肢冷，腰痛耳鸣，四肢酸软，精神疲乏，失眠多梦，心悸怔忡，纳呆食少，阳痿早泄，宫冷不孕，肢体麻木。

鹿骨雪莲酒

【来源】《部颁标准》。

【组成】鹿骨（醋炙）100g　雪莲50g　菝葜450g　五加皮200g　当归60g　川牛膝60g　锁阳60g　菟丝子（炒）100g　白芍50g　甘草30g

【用法】制成酒剂，密封。口服，每次50ml，1日2～3次。

【功用】温肾益精，强筋壮骨，养血活血，祛风渗湿。
【主治】肾阳虚衰，筋骨挛痛，四肢麻木，腰膝酸软，小便余沥，月经不调，少腹冷痛。
【宜忌】孕妇忌服，阴虚内热者不宜服用。

清宫长春胶囊

【来源】《部颁标准》。
【组成】人参 100g　当归 50g　白芍 50g　天冬 30g　牛膝 10g　茯苓 30g　五味子 30g　石菖蒲 10g　枸杞子 30g　麦冬 30g　地黄 30g　熟地黄 30g　远志 10g　复盆子 30g　杜仲 30g　木香 30g　花椒 30g　菟丝子（制）30g　地骨皮 30g　山药 30g　山茱萸（制）5g　柏子仁 30g　泽泻 30g　肉苁蓉 10g
【用法】制成胶囊，每粒装 0.25g，密封。口服，每次 2～4 粒，1 日 2～3 次。
【功用】补肾益精，强筋壮骨，延缓衰老。
【主治】神衰体弱，精力不足，健忘易倦，头晕耳鸣，腰痛膝酸，性欲减退，畏寒肢冷。
【宜忌】感冒时暂停服用。

添精补肾膏

【来源】《部颁标准》。
【组成】党参 45g　远志（甘草制）45g　淫羊藿 45g　黄芪（蜜炙）45g　茯苓 45g　狗脊 45g　肉苁蓉（酒蒸）45g　熟地黄 60g　当归 45g　巴戟天（酒制）45g　杜仲（盐炒）45g　枸杞子 45g　锁阳（酒蒸）45g　川牛膝 45g　龟甲胶 45g　鹿角胶 30g
【用法】制成膏剂，密封，置阴凉处。冲服或炖服，每次 9g，或按医嘱。
【功用】壮元阳，补精血。
【主治】肾阳亏虚，精血不足，腰膝酸软，形寒肢冷，阳痿泄精，神经衰弱。
【宜忌】伤风感冒忌服。

蛤蚧党参膏

【来源】《部颁标准》。
【组成】党参清膏 1000g　蛤蚧 5g
【用法】制成煎膏剂，密封，置阴凉处。口服，每次 10～15g，1 日 2 次。
【功用】健脾胃，补肺肾，补中益气，益精助阳，止咳定喘。
【主治】脾胃虚弱，肺气不足，体倦乏力及虚劳咳喘等症的辅助治疗。

脾肾双补丸

【来源】《部颁标准》。
【组成】党参 60g　熟地黄 80g　山茱萸（酒蒸）　泽泻（盐制）60g　茯苓 80g　牡丹皮 60g　山药（麸炒）60g　黄芪（蜜炙）40g　甘草（蜜炙）20g　当归 40g　川芎 20g　白芍（炒）20g　莲子（去心）40g　枸杞子 40g　白术（土炒）40g　肉桂（去粗皮）20g　麦冬 20g　薏苡仁 40g　芡实 40g　牛膝 40g　陈皮 40g　白扁豆 30g　五味子（酒蒸）20g
【用法】制成大蜜丸，每丸重 9g，密封。口服，每次 1 丸，1 日 2 次。
【功用】健脾开胃，补益肝肾。
【主治】脾肾双亏，气阴两虚，面黄肌瘦，食欲不振。

脾肾两助丸

【来源】《部颁标准》。
【组成】党参 164g　白术（麸炒）44g　鸡内金（炒）45g　土鳖虫 45g　川芎 27g　山药（麸炒）180g　黄芪（蜜炙）180g　白芍（酒炒）180g　小茴香（盐炒）180g　熟地黄 340g　山茱萸（酒制）180g　茯苓 90g　杜仲（炭）46g　枸杞子 46g　补骨脂（盐炒）46g　锁阳 46g　九节菖蒲 46g　郁金 46g　陈皮 46g　半夏（制）46g　款冬花 46g　麦冬 46g　川贝母 46g　牵牛子（炒）46g　牛膝 46g　肉苁蓉 46g　甘草（蜜炙）46g　使君子仁 27g　泽泻 180g　当归 27g
【用法】制成大蜜丸，每丸重 9g，密封。用淡盐水送服，每次 1 丸，1 日 2 次。
【功用】健脾益气，滋补肝肾。
【主治】脾肾虚弱而致的肢体倦怠，气虚无力，不思饮食，胃脘痞闷，腰痛腰困，腿膝疲软，梦遗滑精，头晕耳鸣。

螺旋藻片

【来源】《部颁标准》。

【组成】钝顶螺旋藻

【用法】制成片剂，每片含螺旋藻0.35g或0.2g，密封，避光，置阴凉干燥处。口服，每次3～5片（规格0.35g）或4～8片（规格0.2g），1日3次。

本方制成胶囊，名“螺旋藻胶囊”。

【功用】益气养血，化痰降浊。

【主治】气血亏虚，痰浊内蕴，面色萎黄，头晕头昏，四肢倦怠，食欲不振，病后体虚，贫血，营养不良属上述证候者。

潞党参膏滋

【来源】《新药转正标准》。

【组成】潞党参

【用法】制成煎膏剂。温开水冲服，每次5～10ml，1日2～3次，小儿酌减。

【功用】补中益气，健脾益肺，滋补强壮。

【主治】脾肺虚弱，气短心悸，食少便溏，虚喘咳嗽，脾虚型小儿泄泻，妇产科贫血，慢性胃炎，慢性肾炎及放化疗后脾肺气虚诸症。

【宜忌】不宜与藜芦同用。

四十一章、肝　劳

肝劳，是指肝脏的虚损性病情。《诸病源候论·虚劳病诸候》：“肝劳者，面目干黑，口苦，精神不守，恐畏不能独卧，目视不明。”《太平圣惠方》又分为虚热、虚寒两种：“肝劳虚热，其证两目赤涩，烦闷宛转，热气壅滞，胸里炎炎”，“肝劳虚寒，胁痛胀满，气急，昏不思饮食”。虚热着，治宜泻肝除热；虚寒者，治宜温经散寒。

虎骨酒

【来源】《备急千金要方》卷十一。

【组成】虎骨一升（炙焦碎如雀头）　丹参八两　地黄七两　地骨皮　干姜　芎䓖各四两　猪椒根　白术　五加皮　枳实各五两

【用法】上锉，绢袋盛。以酒四斗，浸四日，初服六七合，渐加至一升，一日二次。

【主治】肝虚寒劳损，口苦，关节骨疼痛，筋挛缩，烦闷。

【方论】肝主筋，肾主骨，肝劳而至筋挛骨疼，风寒在下；口苦烦闷，风热在上也。虎骨、猪椒、芎䓖内搜筋骨之风；干姜、白术、五加下追关节之痛；地黄、地骨上清烦扰之热；枳实、丹参中散瘀滞之血也。

五凤丸

【来源】方出《备急千金要方》卷十八，名见《医学正传》卷四。

【组成】鸡子五枚（去黄）　干漆四两　蜡　吴茱萸东行根皮各二两　粳米粉半斤

【用法】捣茱萸皮为末，和药铜器中，煎至可丸，如小豆大。隔宿勿食，旦饮服一百丸，小儿五十丸。虫当烂出。

【主治】肝劳，生长虫，在肝为病，恐畏不安，眼中赤。

茯苓安肝定精神丸

【来源】《外台秘要》卷十六引《删繁方》。

【别名】茯苓丸（《圣济总录》卷八十六）。

【组成】茯苓　远志（去心）　防风　人参　柏子仁（熬）各五分　龙骨七分　牡蛎（熬）　大枣肉各八分　甘草四分（炙）

【用法】上为末，炼蜜为丸，如梧桐子大。初服二十丸，加至三十丸为度，暖清白饮送下，一日两次。

【主治】肝劳热，恐畏不安，精神不守，闷怒不能独卧，感激惆怅，志气错越，不得安宁。

【宜忌】忌海藻、菘菜、大酢。

前胡泻肝除热汤

【来源】《外台秘要》卷十六引《删繁方》。

【别名】前胡汤（《圣济总录》卷八十六）。

【组成】前胡　干姜　大青　细辛　秦皮　决明子　栀子仁　子芩各一两　淡竹叶（切）一升　车前子（切）一升　石膏八两（碎，绵裹）

【用法】上切。以水一斗，煮取三升，去滓，平旦分为三服。

【主治】肝劳虚热，两目为赤，闭塞不开，烦闷宛转，热气，胸里炎炎。

【宜忌】忌生菜。

【加减】须利，加芒消三两。

柴胡下热汤

【来源】《外台秘要》卷十六引《删繁方》。

【组成】柴胡　黄芩　泽泻　升麻　芒硝各三两　玄参六两　淡竹叶（切）　生地黄（切）各一升　干姜二两

【用法】上切。以水九升，煮取三升，去滓，下芒消，平旦分三服。

【主治】肝劳。热闷，关格不通，精神不守，气逆上胸，热炎炎不止。

【宜忌】忌芜荑。

硫黄丸

【来源】《外台秘要》卷十六引《删繁方》。

【组成】硫黄　干姜　吴茱萸　人参　当归　防风各七分　礜石（泥裹，烧半日）　乌头各八分（炮）　桂心　天雄（炮）　甘草（炙）各六分　蜀椒（汗）　皂荚（炙，去皮子）　枳实（炙）各五分　细辛　甘菊花各四分

【用法】上为末，白蜜和丸，如梧桐子大。初服二十丸，加至三十丸，温清酒送服，一日二次。

【主治】肝劳虚寒，眩晕健忘，咳唾痰涎，忧恚内伤，面离色，目青盲。

【宜忌】忌猪肉、冷水、生葱、生菜、海藻、菘菜。

白茯苓丸

【来源】《太平圣惠方》卷二十六。

【组成】白茯苓一两　白龙骨一两　远志一两（去心）　防风一两（去芦头）　人参一两（去芦头）　柏子仁一两　牡蛎二两（烧为粉）　犀角屑一两　生干地黄一两

【用法】上为末，加枣肉二两，炼蜜为丸，如梧桐子大。每服三十丸，空腹以粥饮送下，晚食前再服。

【主治】肝劳热，恐畏不安，精神闷怒，不能独卧，志气错乱。

半夏散

【来源】《太平圣惠方》卷二十六。

【组成】半夏一两（汤洗七遍去滑）　前胡一两（去芦头）　人参三分（去芦头）　赤芍药二分　枳实三分（麸炒微黄）　细辛三分　杏仁三分（汤浸，去皮尖双仁，麸炒微黄）　甘草半两（炙微赤，锉）　麦门冬一两半（去心，焙）

【用法】上为粗散。每服三钱，以水一中盏，加生姜半分，煎至六分，去滓，空腹温服，晚食前再服。

【主治】肝劳实热，易怒，精神不守，恐畏不能独卧，目视不明，胸中满闷。

【宜忌】忌饴糖。羊肉、生菜。

防风散

【来源】《太平圣惠方》卷二十六。

【组成】防风一两（去芦头）　细辛一两　赤茯苓一两　柏子仁一两　桃仁一两（汤浸，去皮尖双仁，麸炒微黄）　桂心一两　枳实半两（麸炒微黄）　赤芍药一两　山茱萸二两　甘草半两（炙微赤，锉）　酸枣仁二两（微炒）　鳖甲二两（涂酥炙令黄，去裙襕）

【用法】上为粗散。每服三钱，以水一中盏，加生姜半分，煎至六分，去滓，食前温服。

【主治】肝脏风劳，两胁虚满，筋脉拘急，不得喘息，四肢烦疼，头目不利，体多青色。

吴茱萸丸

【来源】方出《太平圣惠方》卷二十六，名见《普济方》卷十五。

【组成】鸡子五个（去黄） 吴茱萸根三两（东引者，为末） 蜡三两 粳米粉一合

【用法】上将茱萸根末与米粉和令匀，于铜器中以鸡子及熔蜡为丸，如小豆大。每服二十丸，空腹以粥饮送下。虫当自下。

【主治】肝劳，或生长虫，恐畏不安，眼中赤脉。

虎骨浸酒

【来源】《太平圣惠方》卷二十六。

【组成】虎胫骨五两（涂酥，炙令黄） 羚羊角屑一两 酸枣仁一两（微炒） 猪椒根一两 五加皮二两 枳实一两（麸炒微黄） 丹参一两 芎䓖一两 桂心一两 地骨皮一两 生干地黄一两

【用法】上锉细，用生绢袋盛。以清酒一斗五升浸七日。每于食前暖饮一盏。

【主治】肝劳，肢节疼痛，筋脉挛缩。

柴胡散

【来源】《太平圣惠方》卷二十六。

【组成】柴胡一两（去芦头） 赤茯苓一两 羚羊角屑一两 细辛一两 麦门冬一两（去心） 决明子一两 栀子仁一两 子芩一两 车前子一两 石膏四两 甘草半两（炙微赤，锉）

【用法】上为散。每服四钱，以水一中盏，加竹叶二七片，煎至六分，去滓，食后温服。

【功用】泻肝除热。

【主治】肝劳虚热，两目赤涩，烦闷宛转，热气壅滞，胸里炎炎。

【宜忌】忌炙煿热面。

鳖甲散

【来源】《太平圣惠方》卷二十六。

【组成】鳖甲二两（涂醋，炙令黄，去裙襕） 五味子一两 槟榔一两 赤茯苓一两半 桔梗一两（去芦头） 陈橘皮一两（汤浸，去白瓤，焙） 桂心一两 白术一两半 柴胡一两（去苗） 甘草一两（炙微赤，锉） 半夏三分（汤洗七遍，去滑）

【用法】上为散。每服三钱，以水一中盏，加生姜半分，煎至六分，去滓，食前温服。

【主治】肝劳。虚寒胁痛，胀满气急，昏不思饮食。

【宜忌】忌饴糖、羊肉、苋菜。

芍药饮

【来源】《圣济总录》卷八十六。

【组成】芍药 牡丹皮各三分 熟干地黄（炮） 黄耆 甘草（炙） 白茯苓（去黑皮） 青葙子 白附子 防风（去叉） 山栀子仁（炒）各一两半 细辛（去苗叶）半两 枳实（去瓤，麸炒） 荆芥穗各三分

【用法】上锉，如麻豆大。每服五钱匕，水一盏半，加竹叶七片，煎至八分，去滓，空腹温服，食后、夜卧再服。

【功用】补虚。

【主治】肝劳不足。

赤茯苓汤

【来源】《圣济总录》卷八十六。

【组成】赤茯苓（去黑皮）一两半 桔梗（炒） 陈橘皮（汤浸，去白，焙）各一两 白术半两 鳖甲（去裙襕，醋炙）二两 桂（去粗皮）三分

【用法】上为粗散。每服三钱匕，水一盏，加生姜三片，同煎至七分，去滓，食前温服。

【主治】肝劳虚寒，胁痛胀满，气闷目昏，不思饮食。

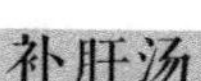

补肝汤

【来源】《圣济总录》卷八十六。

【组成】天门冬（去心，焙） 酸枣仁（微炒） 柴胡（去苗） 当归（切，焙） 羌活（去芦头） 防风（去叉） 桂（去粗皮） 细辛（去苗叶） 赤茯苓（去黑皮） 升麻 秦艽（去苗土） 黄耆（锉） 杜仲（去粗皮，炙，锉） 鳖甲（去裙襕，醋炙，锉） 鹿茸（去毛，酥炙） 牛膝（酒浸，切，焙） 天麻 黄明胶（炙燥） 山茱萸各等分

【用法】上为粗末。每服三钱匕，水一盏，加生姜二片，大枣一枚（擘），煎至七分，去滓，食前温服。

【主治】肝劳。胁痛气急，忧恚不常，面青肌瘦，筋脉拘急。

青龙丸

【来源】《圣济总录》卷八十六。

【组成】龙骨（研） 羌活（去芦头） 秦艽（去苗土）各一两 茯神（去木） 羚羊角（镑） 青葙子 甘菊花 白附子（炮） 丹砂（研如粉）各三分

【用法】上为末，炼蜜为丸，如梧桐子大。每服三十丸，食后人参汤送下。

【主治】肝伤健忘，目视不明，面色青白，常多恐惧。

茯苓丸

【来源】《圣济总录》卷八十六。

【组成】白茯苓（去黑皮） 远志（去心） 防风（去叉） 人参 柏子仁（微炒，研） 牡蛎（烧令赤） 甘草（炙，锉）各半两 龙骨三分

【用法】上为末，炼蜜并同枣肉同为丸，如梧桐子大。每服二十丸，空腹温酒送下。夜卧再服。

【主治】肝劳热，恐畏不安，精神闷怒，不能独卧，志气错越。

柴胡汤

【来源】《圣济总录》卷八十六。

【组成】柴胡（去苗） 黄芩（去黑心） 泽泻 葛根（炙，锉） 升麻各一两半 玄参三两 生干地黄（切，焙）二两

【用法】上为粗末。每用五钱匕，水一盏半，加竹叶七片，煎至一盏，去滓，下芒硝一钱匕，分为二服，空心、食后各一次。

【功用】调气下热。

【主治】肝劳。关格不通，精神不守，气逆上冲，胸中烦闷。

茱萸根丸

【来源】《圣济总录》卷九十九。

【组成】东行吴茱萸根（去土，锉）三两 蜡三两 鸡子五枚（去壳取黄用） 粳米一盏

【用法】上味除蜡并鸡子外，各为末，先以铜锅内煎蜡熔，即下茱萸根末、米粉、鸡子黄，煎令可丸，即丸如小豆大。每服五十丸，早晨煎粟米饮送下；小儿服二十丸。虫出即愈。

【主治】肝劳，生长虫为病，恐畏不安，眼中赤。

黄耆丸

【来源】《圣济总录》卷一一二。

【组成】黄耆（锉） 白茯苓（去黑皮） 石斛（去根）各二两 鹿茸（去毛，酥炙）一两半 五味子（炒）二两 防风（去叉） 牡丹皮 酸枣仁 覆盆子 生干地黄（焙）各三两

【用法】上为末，炼蜜为丸，如梧桐子大。每服二十丸，空心以温酒送下。加至三十丸。

【主治】肝虚劳，兼膀胱久积虚冷，目眩见花不明，渐成内障。

含明散

【来源】《鸡峰普济方》卷十二。

【别名】金明散（《证治准绳·类方》卷一）。

【组成】人参 知母 茯苓 秦艽 丁香 甘草 石膏（细研）各一两

【用法】上为细末。每服二钱，用水一盏，入葱白一寸，煎至八分，通口服，不以早晚。

【主治】肝脏劳极。

续断汤

【来源】《济生方》卷三。
【组成】川续断（酒浸） 芎藭 当归（去芦，酒浸） 橘红 半夏（汤洗七次） 干姜（泡）各一两 桂心（不见火） 甘草（炙）各半两
【用法】上锉。每服四钱，水一盏半，姜五片，煎至七分，去滓温服，不拘时候。
【主治】肝劳虚寒，胁痛胀满，关节疼痛，挛缩烦闷，眼昏不食。

羚羊角散

【来源】《济生方》卷五。
【别名】柴胡羚羊角散（《杏苑生春》卷五）。
【组成】羚羊角（镑） 柴胡（去芦） 黄芩 川当归 决明子 羌活（去芦） 赤芍药 甘草（炙）各等分
【用法】上锉。每服四钱，以水一盏半，加生姜五片，煎至八分，去滓温服，不拘时候。
【主治】肝劳实热，两目赤涩，烦闷热壅，胸里炎炎。

续断丸

【来源】《医学纲目》卷十一。
【组成】续断（酒浸） 川芎 当归（酒浸） 半夏（汤泡，姜制） 橘红 干姜（炮）各一两 桂心 甘草（炙）各半两
【用法】上为细末，炼蜜为丸，如梧桐子大。每服百丸，白滚汤送下。
【主治】肝劳虚寒，胁痛胀满，眼昏不食，挛缩瘈疭。

补虚芍药汤

【来源】《普济方》卷十五。
【组成】芍药 牡丹皮各三两 熟干地黄（炮） 黄耆 甘草（炙） 白茯苓（去黑心） 青葙子 白附子 防风（去叉）各一两半 细辛（去苗叶）半两 山栀子仁（炒）一两半 枳实（去瓤，麸炒） 荆芥穗各三两
【用法】上锉，如麻豆大。每服五钱，水一中盏，加竹叶七片，煎至八分，去滓，空心温服，食后夜卧再服。
【主治】肝劳不足。

健脾散

【来源】《普济方》卷十五。
【组成】黄橘皮 人参各半两 独活 枇杷叶（拭去毛） 甘草 鳖甲（醋炙）各一两
【用法】上为细末。每服二钱半，以水一盏三分，更用仓米四十九粒先煮令熟，约余水九分以来，即下末药，更煎二沸泻出，和滓空心服。
【主治】肝受劳气，吃肝药了，恐肝之病气相移于脾。

金明散

【来源】《古今医统大全》卷四十六引《青囊方》。
【组成】人参 茯苓 秦艽 知母（炒） 石膏（煅） 甘草（炙）各等分
【用法】上为细末。每服三钱，水一盏，加生姜七片，葱白二寸，煎八分，不拘时候服。
【主治】肝脏劳极。

枸杞酒

【来源】《医方考》卷三。
【组成】枸杞子一斗 酒二斗
【用法】上同煎，或渍之。随量饮三五杯。（或渍之及用量，据《增补内经拾遗方论》补）
【主治】肝劳，面目青口苦，精神不守，恐畏不能独卧，目视不明者。
【方论】肝为劳伤，故令目视不明。经曰：味为阴，味厚为阴中之阴。枸杞味厚，故足以养厥阴之阴；煮以纯酒，取其浃洽气血而已。

调肝散

【来源】《症因脉治》卷二。
【组成】当归 生地 白芍药 川芎 柴胡 山栀 黄芩 广皮 甘草

【主治】肝虚劳伤，筋挛烦闷，眼目赤涩，毛焦色夭，腹痛，指甲痛，咳则胁下痛，口苦口酸，筋骨痠疼，寒热咳逆，肝血不足而有火者。

援怯汤

【来源】《辨证录》卷八。

【组成】白术　山药各二两　茯苓三钱　人参三钱　芡实五钱　白薇一钱　鳗鱼骨末五分　肉桂三分

【用法】水煎调服。

【主治】肝劳传脾，胸前饱闷，食不消化，吐痰不已，时时溏泻，肚痛腹胀，空则雷鸣，唇口焦干，毛发干耸，面色黄黑，气短难续，便如黑汁，痰似绿涕。

加味扶桑饮

【来源】《医醇剩义》卷二。

【组成】熟地五钱　当归二钱　白芍一钱五分　川芎八分　木瓜一钱（酒炒）　枣仁二钱（炒，研）　牡蛎四钱（锻，研）　茯苓二钱　广皮一钱　甘草五分　金毛脊二钱（去毛，切片）　续断二钱

【用法】上药以嫩桑枝二两，煎汤代水煎药。

【主治】肝劳，阳气拂逆，阴气亏损，身热胁痛，头眩耳鸣，筋节弛纵。

四十二、风　劳

风劳，又称肝劳、劳风等，是指虚劳病兼有外邪之病情。《黄帝内经·素问·评热病论》："劳风法在肺下，其为病也，使人强上冥视，唾出若涕，恶风而振寒，此为劳风之病。"《太平圣惠方》："劳伤之人，表里多虚，血气衰弱，肤腠疏泄，风邪易侵，或游易皮肤，或沉滞脏腑，随其所感，而众病生焉。"《金匮翼》："风劳之证，肌骨蒸热，寒热往来，痰嗽，盗汗，黄瘦，毛焦，口臭，或成疳利。由风邪淹滞经络，瘀郁而然。其病多著于肝，亦名肝劳。"治宜疏风补虚。

三石散

【来源】《备急千金要方》卷十九。

【组成】钟乳　紫石英　白石英各五分　人参　栝楼根　蜀椒　干姜　附子　牡蛎　桂心　杜仲　细辛　茯苓各十分　白术　桔梗　防风各五分

【用法】上药治下筛。每服方寸匕，酒送下，一日三次。行十数步至五十步以上服此大佳。

【功用】补虚。

【主治】风劳毒冷，百治不愈者。

【宜忌】少年勿用之。

薯蓣散

【来源】《备急千金要方》卷十九。

【组成】薯蓣　牛膝　菟丝子各一两　苁蓉一两　巴戟天　杜仲　续断各一两（一方用远志）　五味子二分　荆实一两（一方用枸杞子）　茯苓一两（一方用茯神）　蛇床子二分　山茱萸十分（一方用防风）

【用法】上药治下筛。每服方寸匕，酒下，日二次，夜一次，服三两剂。亦可为丸，每服三十丸，以头面身体暖为度。

【功用】益肌肉，调五脏，久服健力不可当。

【主治】

1.《备急千金要方》：丈夫一切病。

2.《千金翼方》：风劳。

【宜忌】禁醋、蒜。

【加减】若多忘，加远志、茯苓；体涩，加柏子仁。

大理中露宿丸

【来源】《千金翼方》卷十五。

【组成】人参　桂心　吴茱萸　乌头（炮去

皮） 礜石（烧）各等分

【用法】上为末，炼蜜为丸，如梧桐子大。每服三丸，酒送下，一日二次。以知为度。

【主治】风劳四十年，癖绝冷，并主咳逆上气。

桃仁酒

【来源】方出《证类本草》卷二十三引《食医心镜》，名见《三因极一病证方论》卷十三。

【组成】桃仁一升（去皮尖者）

【用法】熬令黑烟出，热研，捣如脂膏，以酒三升，搅令相和。一服取汗，不过三愈。

【主治】风劳毒肿疼，挛痛，或牵引小腹及腰痛。

生干地黄丸

【来源】《太平圣惠方》卷二十六。

【组成】生干地黄一两 防风一两（去芦头） 薯蓣一两 茯神一两 山茱萸一两 桂心一两 天雄一两（炮裂，去皮脐） 远志一两（去心） 柏子仁一两 川椒一两（去目及闭口者，微炒去汗） 细辛一两 枳实一两（麸炒微黄） 甘菊花一两 甘草三分（炙微赤，锉）

【用法】上为末，炼蜜为丸，如梧桐子大。每服二十丸，食前以温酒送下。

【主治】肝脏风劳，头眩多忘，忧恚不足，面目青黄。

羌活丸

【来源】《太平圣惠方》卷二十六。

【别名】大羌活丸（《鸡峰普济方》卷九）。

【组成】羌活一两半 茯神一两 五加皮一两 鹿茸一两（去毛，涂酥炙令黄） 防风三两（去芦头） 牛膝一两（去苗） 桂心一两 五味子一两 熟干地黄一两 生干地黄一两 菟丝子一两（酒浸一宿，焙干，别捣为末） 柏子仁一两 酸枣仁一两 山茱萸一两 巴戟一两

【用法】上为末，炼蜜为丸，如梧桐子大。每日四十丸，空心温酒送下，晚食前再服。

【主治】肝脏风劳，筋脉拘急，头目不利，腰膝冷疼，四肢羸瘦。

巴戟散

【来源】《太平圣惠方》卷二十七。

【组成】巴戟 柏子仁 石龙芮 天麻 牛膝（去苗） 牡蛎（烧为粉） 菟丝子（酒浸一宿，焙干，别捣） 天雄（炮裂，去皮脐） 肉苁蓉（酒浸一宿，刮去皴皮，炙干）各一两 萆薢（锉） 防风（去芦头） 当归 羌活 桑螵蛸（微炙）各三分 肉桂二两（去皴皮）

【用法】上为细散。每服二钱，空心及晚食前以温酒调下。

【主治】风劳，气血不足，脏腑虚伤，肢节烦疼，腰膝无力，形体羸瘦，面色萎黄，小便数多，卧即盗汗。

石斛丸

【来源】《太平圣惠方》卷二十七。

【组成】石斛（去根，锉） 牛膝（去苗） 桂心 杜仲（去粗皮，炙微黄，锉） 续断 白茯苓 菟丝子（酒浸一宿，焙干，别捣） 枸杞子 五味子 山茱萸 黄耆（锉） 防风（去芦头） 肉苁蓉（酒浸一宿，刮去皴皮，炙干） 远志（去心） 人参（去芦头） 天门冬（去心，焙）各一两 熟干地黄二两

【用法】上为末，炼蜜为丸，如梧桐子大。每服三十丸，食前以温酒送下。

【主治】风劳气，四肢羸弱，心神虚烦，食饮无味，肢节多疼，脚腰无力，夜多盗汗，小便赤黄。

防风散

【来源】《太平圣惠方》卷二十七。

【组成】防风（去芦头） 天麻 海桐皮 附子（炮裂，去皮脐） 沉香各一两 桂心 芎藭 白术 白茯苓 山茱萸 熟干地黄各三分 枳壳半两（麸炒微黄，去瓤）

【用法】上为散。每服四钱，以水一中盏，加生姜半分，煎至六分，去滓，食前温服。

【主治】风劳，体虚食少，羸瘦，筋脉不利，手足多疼。

沉香散

【来源】《太平圣惠方》卷二十七。

【组成】沉香 石斛（去根，锉） 黄耆（锉） 桂心 白茯苓 白术 天门冬（去心，焙） 白芍药 当归（锉，微炒） 羌活 附子（炮裂，去皮脐） 防风（去芦头） 陈橘皮（汤浸，去白瓤，焙）各一两 熟干地黄二两 甘草半两（炙微赤，锉）

【用法】上为粗散。每服三钱，以水一中盏，加生姜半分，煎至六分，去滓，不拘时候温服。

【主治】风劳，气攻四肢拘急，背膊常痛，肌体萎弱，不欲饮食。

附子散

【来源】《太平圣惠方》卷二十七。

【组成】附子（炮裂，去皮脐） 牛膝（去苗） 桂心 当归各一两 五加皮 防风（去芦头） 萆薢（锉） 杜仲（去粗皮，炙微赤，锉） 续断 丹参 沉香 木香 枳壳（麸炒微黄，去瓤）各三分 甘草半两（炙微赤，锉）

【用法】上为散。每服四钱，以水一中盏，加生姜半分，煎至六分，去滓，食前温服。

【主治】风劳，肌体羸瘦，皮肤不仁，肢节烦疼，腰膝无力，少思饮食。

柏子仁散

【来源】《太平圣惠方》卷二十七。

【组成】柏子仁 巴戟 天雄（炮裂，去皮脐） 牛膝（去苗） 天门冬（去心，焙） 川椒（去目及闭口者，微炒去汗） 菟丝子（酒浸三宿，晒干，别捣）各一两 肉桂二两（去皱皮） 石南三分 续断三分 当归三分

【用法】上为细散。每服二钱，空心及晚食前以温酒调下。

【功用】益气血，利四肢，强腰脚，除湿痹。

【主治】风劳。

钟乳散

【来源】《太平圣惠方》卷二十七。

【组成】钟乳粉一两 紫石英一两（研细，水飞过） 白石英一两（研细，水飞过） 白术 防风（去芦头） 桂心 栝楼根 干姜（炮裂，锉） 细辛 牡蛎粉 川椒（去目及闭口者，微炒去汗）各三分 人参一两（去芦头） 白茯苓一两 桔梗半两（去芦头） 附子一两（炮裂，去皮脐）

【用法】上为细散，入研了药令匀。每服二钱，食前以温酒调下。

【主治】风劳。脏气虚损，肌体羸瘦，头目昏闷，四肢少力，神思不安。

桃仁散

【来源】《太平圣惠方》卷二十七。

【组成】桃仁（汤浸，去皮尖双仁，麸炒微黄） 鳖甲（涂酥，炙令黄，去裙襕） 白术 附子（炮裂，去皮脐） 诃黎勒（煨，用皮）各一两 芎藭 丁香 桂心 毕澄茄 当归 枳壳（麸炒微黄，去瓤）各三分

【用法】上为散。每服四钱，以水一中盏，加生姜半分，煎至七分，去滓，食前稍热服。

【主治】风劳，脾肾虚冷，心腹胀疼，骨节烦痛，食少无力。

【宜忌】忌苋菜。

黄耆散

【来源】《太平圣惠方》卷二十七。

【组成】黄耆一两（锉） 续断一两 人参三分（去芦头） 茯神一两 五味子三分 羌活半两 芎藭半两 桂心半两 附子三分（炮裂，去皮脐） 防风一两（去芦头） 牛膝半两（去苗） 枳壳三分（麸炒微黄，去瓤） 甘草三两（炙微赤，锉） 当归半两（锉，微炒） 沉香三分

【用法】上为粗散。每服三钱，以水一中盏，加生姜半分，煎至六分，去滓，食前温服。

【主治】风劳。脏腑气虚，体瘦无力，不思饮食，四肢疼痛。

樟木散

【来源】《太平圣惠方》卷二十七。

【别名】三木节散（《圣济总录》卷八十七）。

【组成】樟木瘤节三两（锉）　皂荚瘤节三两（锉）　槐木瘤节三两（锉）　天灵盖一两（涂酥炙令黄）　牛黄三分（细研）　麝香半两（细研）

【用法】上为细散，入牛黄、麝香令匀。每服二钱，空心及晚食前以温酒送下。

【主治】风劳。羸瘦，面色青黄，肢节烦重，神思不安，脏腑虚伤，有虫所作，令人心躁，食饮无味。

三石散

【来源】《太平圣惠方》卷三十八。

【组成】炼成钟乳二两　紫石英一两（细研，水飞过）　白石英一两（细研，水飞过）　人参三分（去芦头）　白术三分　白茯苓一两　细辛三分　附子三分（炮裂，去皮脐）　川椒三分（去目及闭口者，微炒出汗）　杜仲一两（去粗皮，炙令微黄，锉）　牡蛎一两（烧成粉）　干姜二三分（炮裂，锉）　防风一两（去芦头）　桔梗半两（去芦头）

【用法】上为细散，入研了药令匀。每服二钱，空心及晚食前以温酒调下。

【主治】风劳积冷。

补益阿胶丸

【来源】《太平圣惠方》卷七十。

【组成】阿胶一两（捣碎，炒令熟燥）　白芍药半两　干姜半两（炮裂，锉）　卷柏半两　桂心半两　白龙骨一两　鹿茸一两（去毛，涂酥炙令黄）　人参一两（去芦头）　白茯苓一两　蒲黄半两　当归一两（锉碎，微炒）　白术一两　厚朴一两（去粗皮，涂生姜汁炙令香熟）　石斛一两（去根，锉）　黄耆一两（锉）　熟干地黄一两　艾叶三分（微炒）　芎䓖半两

【用法】上为末，炼蜜为丸，如梧桐子大，每服四十丸，空心及晚食前以粥饮送下；温酒下亦得。

【主治】妇人风虚劳损，经血过多，脏腑虚乏，面色萎黄，四肢羸瘦，腹内时痛，不欲饮食。

柏子仁散

【来源】《太平圣惠方》卷七十。

【组成】柏子仁三分　羌活半两　当归三分（锉碎，微炒）　防风半两（去芦头）　赤箭三分　桂心半两　芎䓖三分　白附子半两（炮裂）　牛膝三分（去苗）　桑寄生三分　藿香三分　仙灵脾三分　麝香一分（研入）

【用法】上为细散，研入麝香令匀。每服二钱，食前以温酒调下。

【主治】妇人风虚劳冷，气血不调，手脚挛急，头目旋眩，肢节烦疼痛。

羌活煮散

【来源】《博济方》卷一。

【别名】羌活汤（《圣济总录》卷八十七）。

【组成】羌活二两　荆芥二两（去梗）　附子二两（去皮脐）　秦艽二两（去芦）　人参一两　麻黄二两（去节）　茯苓一两（去皮）　牛膝二两（酒浸一宿）　白蒺藜二两（酒浸一宿，焙）　沉香一两　牡丹皮一两　当归一两　半夏一两（姜汁浸一宿）　汉防已　官桂各一两（去皮）　甘草一两　鹿茸一两（酥炙）　草薢一两（姜汁浸）

【用法】上为末。每服二钱，水一盏，加大枣二枚，葱白一寸，煎至七分，温服，空心、午前、临卧各一服。

【主治】风劳攻疰，四肢背胛酸疼，上焦虚热，心胸躁闷，面无颜色，四肢昏沉，多困少力，元脏虚惫，腰脚沉重，日渐羸瘦，冷气时攻，肠胁绞刺胀满，酒后痰唾稠多。

【宜忌】忌动风物。

神力汤

【来源】《圣济总录》卷十二。

【组成】人参　白茯苓（去粗皮）　木香　桂（去粗皮）　肉豆蔻（去皮）　草豆蔻（去皮）　防风（去叉）　附子（炮裂，去皮脐）　厚朴（去粗皮，生姜汁炙）　苍术（米泔浸软，去皮，细

切，晒干，麸炒） 黄耆（薄切） 干姜（炮） 白术 当归（切，焙） 羌活（去芦头） 诃藜勒（煨，去核） 菖蒲 牛膝（酒浸，切，焙） 萆薢 山芋 甘草（炙） 白芷 芍药 枳壳（去瓤，麸炒） 桔梗（锉，炒） 陈橘皮（去白，切，焙） 京三棱（煨，乘热锉） 蓬莪术（煨，锉） 吴茱萸（汤洗，焙干，炒） 大腹 五味子 芎藭 前胡（去芦头） 蒟酱 丁香各半两

【用法】上锉，如麻豆大。每服三钱匕，水一盏，入盐少许，煎至七分，去滓温服，不拘时候。

【主治】风劳冷气，及膀胱冷气，攻刺腹内疼痛；兼治妇人血风、血气及伤寒。

芎藭汤

【来源】《圣济总录》卷一五〇。

【组成】芎藭 防风（去叉） 当归（酒浸，切，焙） 附子（炮裂，去皮脐） 黄耆（锉） 人参 藁本（去苗土） 前胡（去芦头） 五加皮 石斛（去根） 山芋 续断各一两

【用法】上锉，如麻豆大。每服三钱匕，水一盏，加生姜三片，大枣一个（擘破），煎至七分，去滓，空心、日午、临卧温服。

【主治】妇人风虚劳冷，肢体疼倦，气血凝涩，脾胃气弱，月经不匀。

四圣丸

【来源】《圣济总录》卷五十二。

【组成】乌头（去皮脐） 地龙（去皮） 赤小豆 乌药各一两

【用法】上药并生为末，醋煮面糊为丸，如小豆大。每服二十丸，盐汤送下。

【主治】肾脏风毒下注及五劳七伤，遍身疼痛，兼女人血风劳缓弱。

三顺丸

【来源】《圣济总录》卷八十七。

【组成】附子（炮裂，去皮脐） 天南星（炮） 楝实（锉，炒） 威灵仙（去土） 乌药（锉） 地龙（去土，炒） 黑牵牛（捣，取粉） 乌头（炮裂，去皮脐） 蜀椒（取红） 茴香子（炒）各一两

【用法】上为末，酒煮面糊为丸，如梧桐子大。每服二十丸，空心、食后温酒送下；妇人醋汤送下。

【主治】风劳。风气攻作，大肠秘涩，下部疼痛，脊膂牵强。

【宜忌】有孕不可服。

五补人参丸

【来源】《圣济总录》卷八十七。

【别名】人参丸（《普济方》卷二三三）。

【组成】人参 白茯苓（去黑皮） 地骨皮 黄耆（锉） 熟干地黄（焙）各一两

【用法】上为细末，炼蜜为丸，如梧桐子大。每服三十丸，临睡以温酒送下。

【主治】

1.《圣济总录》：风劳诸虚不足。

2.《普济方》：风消。

牛膝丸

【来源】《圣济总录》卷八十七。

【组成】牛膝（酒浸，切，焙）二两 桂（去粗皮） 乌头（炮裂，去皮脐）各一两 乳香（研）半两

【用法】上为末，炼蜜为丸，如梧桐子大。每服十五丸至二十丸，空心、日午、夜卧温酒送下。

【主治】风劳攻注，背膊疼痛，四肢沉困，日渐瘦弱，饮食无味。

茵陈散

【来源】《圣济总录》卷八十七。

【组成】茵陈蒿 犀角屑 石斛（去根） 紫参 人参 白术 柴胡（去苗）各三分 桂（去粗皮） 芍药 防风（去叉）各半两 吴茱萸（汤洗焙干，炒）一两 桔梗（炒）半两 白芜荑仁（炒）一分

【用法】上为散。白羊肝一具，细切，分三服，净去筋膜，每服入药末五钱匕，葱白五寸，细切，一处拌和，用湿纸裹，慢火煨熟，空心顿服。

【主治】风劳瘦疾，七种冷气，六极，脾胃虚寒，

不思饮食，疳痢休息或大小便涩；兼累年口疮，医治不愈者。

茯神汤

【来源】《圣济总录》卷八十七。

【别名】茯神散（原书卷九十）。

【组成】茯神（去木） 麦门冬（去心，焙） 柴胡（去苗） 黄连（去须） 贝母（去心，焙）各一两半 秦艽（去苗土）一两 槟榔（锉）二两 甘草（炙，锉）一两

【用法】上为粗末。每服五钱匕，水一盏半，煎至一盏，去滓，食后温服，一日三次。

【主治】

1.《圣济总录》：风劳咳嗽，心躁烦热，惊悸，鼻塞咽干，唇肿口疮，胸满少睡，手臂及腰脚疼。

2.《普济方》：虚劳惊悸。

牵牛子散

【来源】《圣济总录》卷八十七。

【组成】牵牛子（半生半炒）三两 白术 枳壳（去瓤，麸炒） 桑根白皮（炙，锉） 陈橘皮（汤浸，去白，焙） 木通（锉，炒） 独活（去芦头）各一两 人参半两 赤茯苓（去黑皮）一两

【用法】上为细散。每服三钱匕，空腹温酒调下，一日三次。

【主治】风劳冷气，骨热羸瘦；及妇人产后诸疾，血气冲心，脚手麻痹。

轻骨散

【来源】《圣济总录》卷八十七。

【组成】麻黄（去节）三两 乌头（炮裂，去皮脐）一两 附子（炮裂，去皮脐） 白附子（生用）各半两 秦艽（去苗土）一两半 柴胡（去苗） 鳖甲（去裙襕，醋炙）各一两 桂（去粗皮） 人参各半两 山茵陈一分

【用法】上锉细，用童便十盏，酒三盏，入瓷器内，同熬令干，再焙，为散。每服二钱匕，温酒调下。就浴后再服，以衣被盖卧汗出为候。

【主治】风劳。四肢乏力，嗜卧多困，饮食减少，身体疼痛，三焦气涩，发热口干。

黄耆鳖甲汤

【来源】《圣济总录》卷八十七。

【别名】鳖甲汤（《普济方》卷二二九）。

【组成】黄耆 鳖甲（去裙襕，醋炙） 秦艽（去苗土） 柴胡（去苗） 当归（切，焙） 知母（切，焙）各一两 人参 芎藭 羌活（去芦头） 赤茯苓（去黑皮） 黄芩（去黑心） 紫菀（去土） 甘草（炙） 芍药 桑根白皮 白鲜皮 款冬花 陈橘皮（汤浸，去白，焙） 贝母（去心，炒） 木香 桂（去粗皮） 附子（炮裂，去皮脐）各半两 丁香一分

【用法】上锉，如麻豆大。每服三钱匕，水一大盏，入乌梅一枚，生姜三片，大枣二枚（擘），同煎至七分，去滓，入麝香少许，稍热服。入酒一半同煎尤佳。

【主治】风劳。四肢倦怠，百节酸疼，饮食减少，行履不得，涕唾稠粘，多困少力，面色萎黄，小便赤涩。

排风酒

【来源】《圣济总录》卷八十七。

【组成】防风（去叉） 升麻 桂（去粗皮） 独活（去芦头） 天雄（炮裂，去皮脐） 羌活（去芦头）各一两 仙人放杖草并根一斤

【用法】上锉，如麻豆大，以醇酒三升浸。五日后旋饮一盏，日服二次。

【主治】风劳虚热，攻头项急，言语错乱，心膈烦闷，四肢拘急，手足酸痛。

羚羊角汤

【来源】《圣济总录》卷八十七。

【别名】羚羊角饮（原书卷八十八）。

【组成】羚羊角屑 犀角屑 人参 防风（去叉） 甘草（炙，锉） 柴胡（去苗） 桔梗（炒） 白茯苓（去黑皮） 半夏（汤浸七遍，焙）

各一分　黄耆（锉）　知母（焙）各一分半　升麻半分

【用法】上为粗末。每服五钱匕，以水一盏半，煎至一盏，去滓，食后分二次温服。

【主治】风劳困劣，不思饮食，及大病后羸瘦不食。或虚劳潮热不食，及伤寒后不下食。

鳖甲柴胡汤

【来源】《圣济总录》卷八十九。

【组成】鳖甲（醋炙，去裙襕）　柴胡（去苗）　乌梅（去核）　人参各一两　半夏（汤洗七遍，去滑）　陈橘皮（汤浸，去白，焙）　独活（去芦头）　芎䓖　附子（炮裂，去皮脐）　芍药（炒）各三分　桂（去粗皮）　酸枣仁　甘草（炙，锉）　黄耆各半两

【用法】上锉，如麻豆大。每服五钱匕，水一盏半，加生姜五片，煎取七分，去滓温服。

【主治】风虚劳倦，四肢拘急，不思饮食，遍身疼痛。

人参汤

【来源】《圣济总录》卷一五〇。

【组成】人参　牛膝（酒浸，切，焙）　羌活（去芦头）　独活（去芦头）　白芷　黄耆（锉）　芍药　当归（酒浸，切，焙）　天雄（炮裂，去皮脐）各一两

【用法】上锉，如麻豆大。每服三钱匕，水一盏，加生姜三片，大枣一枚（擘破），煎至七分，去滓，空心、日午、临卧温服。

【主治】妇人风虚劳冷，筋脉拘急，肢体烦疼，气滞血涩，肠胃不快。

鳖甲汤

【来源】《圣济总录》卷一五〇。

【组成】鳖甲（去裙襕，醋炙）　羌活（去芦头）　防风（去叉）　芎䓖　熟干地黄（焙）　人参　附子（炮裂，去皮脐）　白茯苓（去黑皮）　芍药　柴胡（去苗）各一两　木香　桂（去粗皮）各半两

【用法】上锉，如麻豆大。每服三钱匕，水一盏，生姜三片，大枣一个（劈破），煎至七分，去滓，空心、日午、临卧温服。

【主治】妇人风虚劳冷，头目昏眩，肢体痠痛，脐腹冷疼，饮食不化，经水不匀。

当归丸

【来源】《圣济总录》卷一五一。

【组成】当归（切，焙）一两半　鳖甲（去裙襕，醋炙）　琥珀（研）　芎䓖　桃仁（去皮尖双仁，炒黄，研）　牛膝（酒浸，切，焙）　水蛭（糯米炒令焦）各一两　虎杖　桂（去粗皮）　大黄（一半生，一半炒）　柴胡（去苗）各半两　虻虫（炒令色黄）　牡丹皮各二分　麝香（研）半分

【用法】上为末，炼蜜为丸，如梧桐子大。每服二十丸，空心用薄荷酒送下；乌梅汤下亦得。

【主治】妇人风劳气疾，经脉不通，渐加羸瘦，不思饮食，心腹胀满，遍身疼痛。

硇砂煎丸

【来源】《圣济总录》卷一八六。

【组成】硇砂半两（水煎为霜用）　附子（去皮脐，一半炮，一半生）　沉香（锉）　天雄（如附子修制）　木香　巴戟天（去心）　肉苁蓉（酒浸，切焙）　牛膝（酒浸，切焙）　茴香子（炒）　桂（去粗皮）　槟榔（锉）　当归（切，焙）　补骨脂（炒）　干姜（一半生，一半炮）　阿魏（用米醋一升化，以布滤过）各二两　楝实（去核取肉，别杵）三两

【用法】上除沉香、苦楝肉、硇砂、阿魏外，余药为细末。其沉香、苦楝二味同研令匀，用好酒六升，先下酒一升，入银石铫子内，便入硇砂水，以慢火熬；欲尽，又添酒一升再熬；欲干，次下阿魏水，又添酒一升，准前熬；相次又添入酒一升并楝子末同熬，已熬了四升酒，然后将前药末分作五分，内将二分入硇砂煎中慢火熬，徐徐添，尽酒二升，成膏为度，倾入净盆器内，将前三分药搜拌令匀，入臼杵一千下，丸如梧桐子大。每服二十丸，空心盐汤或温酒送下。妇人无孕可服，用当归酒下。合了用好瓷盒收藏，停久不妨。

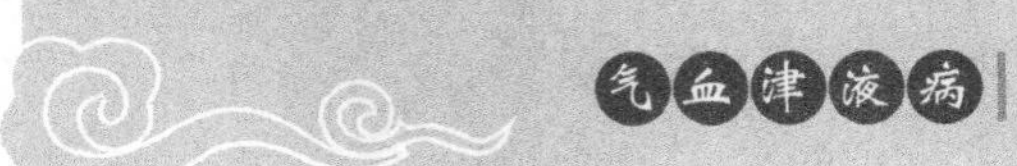

【功用】补益元脏，和一切气。
【主治】男子脾肾风劳。

鳖甲丸

【来源】《鸡峰普济方》卷九。
【组成】人参　牡丹皮　槟榔　吴茱萸　盐　肉豆蔻　赤芍药　泽泻　木香　远志　缩砂仁　枳壳　柴胡　麻黄　麝香各半两　乌梅二两　知母　升麻　甘草　鳖甲　苁蓉　白蔹　葳蕤　虎骨　桃仁　羌活　防风　茯苓　附子　青蒿　秦艽　厚朴　牛膝　半夏　桂各一两
【用法】上为细末，炼蜜为丸，如梧桐子大。每服三十丸，空心温酒送下。
【主治】风劳，肌瘦面黄。

神仙如意丸

【来源】《杨氏家藏方》卷二十。
【组成】砒二两（别研）　黄丹五钱（研，炒）　草乌头五钱（生，去皮尖，为末）　朱砂一分（别研，一半入药，一半为衣）　巴豆十二枚（去皮，不去油）　木鳖子六枚（去壳，别研，生用）　雄黄五钱（别研）　黄蜡二两　沥青二两（别研）
【用法】上前七味研匀，次熔黄蜡、沥青二味，滤过，与前药末搜和为丸，如鸡头子大，以朱砂为衣。每服一丸，心痛及脾寒痁疾，烧铁淬醋汤送下；久痢，脱肛及休息痢，脾虚泄泻，以陈艾心七枚，枣三个，干姜皂子大一块，水一盏，煎至半盏送下；寒热气块，嚼干柿，用白汤送下；一切酒食伤，生姜汤送下；赤白痢，烧干姜灰半钱，温米饮调送下；眼多冷泪不止，煎椒盐汤送下；暑气并热嗽，乳糖、生姜汤送下；小便冷淋，茴香、木通酒调海金砂末一钱送下；男子小肠气，炒茴香盐酒送下；妇人赤白带下，烧秤锤淬醋送下；血崩及血瘕，烧秤锤淬酒送下；月事不匀，当归、红花汤送下；小儿急慢惊风，丸如黄米大，一周岁儿，每服三丸，急惊，金银薄荷汤送下，慢惊，金银汤送下；小儿泻痢，丸如绿豆大，每服一丸，以艾心三枚，大枣一个，干姜一豆大，水一盏，煎至三分送下。
【主治】一切风劳气冷，心腹积滞，脾寒痁疾，脓血泻痢，咳嗽，目疾，心痛，久痢脱肛，脾虚泄泻，寒热气块，一切酒食伤，暑气并咳嗽，小便冷淋，男子小肠气，妇人赤白带下，血崩，血瘕，月事不匀，小儿急慢惊风。
【宜忌】久痢脱肛、休息痢、脾虚泄泻愈后一月，只可食淡粥。

人参地骨皮散

【来源】《卫生宝鉴》卷五。
【组成】人参　地骨皮　柴胡　黄耆　生地黄各一两半　知母　石膏各一两　茯苓半两
【用法】上锉。每服一两，水一盏，加生姜三片，大枣一枚，煎至一盏，去滓，细细温服，连夜顿服。间服生精补虚地黄丸。
【主治】

1.《卫生宝鉴》：营中热，脉象按之不足，举之有余，是阴不足，阳有余。

2.《不居集》：风劳，午后发热恶风，四肢沉困，小便色黄，又治汗后发热。

一味黄芩汤

【来源】《本草纲目》卷十三引李杲方。
【组成】片芩一两
【用法】水二钟，煎一钟，顿服。
【主治】

1.《本草纲目》引李杲方：骨蒸发热，肤如火燎，咳嗽吐痰，烦渴，脉浮洪。

2.《不居集》：风劳，肤如火燎，重按不热，日西更甚，喘嗽，洒淅寒热，目赤心烦。

【验案】骨蒸发热　予年二十时，因感冒咳嗽既久，且犯戒，遂病骨蒸发热，肤如火燎，每日吐痰碗许，暑月烦渴，寝食几废，六脉微洪，遍服柴胡、麦门冬、荆沥诸药，月余益剧，皆以为必死矣。先君偶思李东垣治肺热如火燎，烦燥引饮而昼盛者，气分热也，宜一味黄芩汤，以泻肺经气分之火。遂按方用片芩一两，水二钟，煎一钟，顿服。次日身热尽退，而痰嗽皆愈。

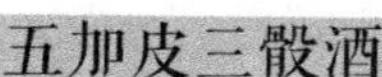

五加皮三骰酒

【来源】《遵生八笺》卷十二。

【组成】五加（根茎） 牛膝 丹参 枸杞根 金银花 松节 枳壳（枝叶）各用一大斗

【用法】以水三大石，于大釜中煮取六大斗，去滓澄清水，以水数浸曲，即用米五大斗炊饭，取生地黄一斗，捣如泥，拌下；二次用米五斗炊饭，取牛蒡子根，细切二斗，捣如泥，拌饭下；三次用米二斗炊饭，大草麻子一斗，熬，捣令细，拌饭下之，候稍冷热，一依常法。酒味好，即去糟饮之。酒冷不发，加以曲末投之，味苦薄，再炊米二斗投之。若饭干不发，取诸药物煎汁，热投，候熟去糟，时常饮之，常令有酒气。

【功用】令人肥健。

【主治】风劳冷气，身中积滞，宿疾。

乌鸡丸

【来源】《不居集》下集卷一。

【组成】地骨皮 小青草（珍珠草也） 六月雪根 柴胡 胡黄连 苡仁米

【用法】用乌鸡一只，挦毛，酒洗净，将上药塞肚内，线缝，酒与水各半，煮熟，任病者啖肉；其骨炒燥，和药磨细，炼蜜为丸，如梧桐子大。每服三钱，未申时白水送下。

【主治】风劳，骨蒸劳热。

百劳猪肚丸

【来源】《不居集》下集卷一。

【组成】真茅山苍术（取肥大者二十四两，米泔水浸七三夜，每日换水一次，去皮，切成二三分厚，晒干）四两 真广陈皮（五两，去筋膜蒂，切成片，烘干）四两 紫肥厚朴十二两（去粗皮，姜汁拌，炒） 真鲜肥仙茅（四两，清水浸，用竹刀刮去皮，铜刀切二分厚，米泔水浸，去赤汁，烘干）二两 不油杏仁（三两，去皮尖，净干）二两 新鲜骨碎补（三斤，用竹刀割去黄黑皮，铜刀切成二分厚，烘干）二两（上六味分为四制：一用人乳，一用姜汁，一用童便，一用陈酒，拌过一宿，烘晒干为末，同入后药） 北五味二两 枸杞子八两 川贝母二两（去心） 白果肉四两（煮熟，去心） 百劳花二两（水拌，蒸捣。五味干湿同捣为泥，烘晒，同前药为末） 原枝大淮地四两（酒煮烂，捣如泥） 红枣肉一斤（临用煮熟，去皮核，捣） 核桃肉四两（临用捣为极细末） 莲子肉一斤（打碎，去心，微炒，为末）

【用法】用雄猪肚一具，不见水，以刀刮一小孔，倾去秽物，用酒洗净，不闻秽气为度。将莲肉粉入内二三两，陈酒一斤入内，将线缝好，再酒煮极烂为度。将前药共捣千捶如泥，若干，加猪肚汤及枣肉为丸，如梧桐子大。每早、晚服三钱。

【功用】调和五脏，辅正祛邪。

【主治】诸虚百损，风劳。发热咳嗽吐痰，或饮食日减，或吐红，或肌肉化为痰，大肉消瘦。

枳壳地骨皮散

【来源】《不居集》下集卷一。

【组成】地骨皮 秦艽 柴胡 枳壳 知母 当归 鳖甲 乌梅一个 桃柳头七个 生姜三片

方中地骨皮、秦艽、柴胡、枳壳、知母、当归、鳖甲用量原缺。

【主治】风劳骨蒸壮热，肌内消瘦，少力多困，盗汗者。

四十三、急　劳

急劳，是指虚劳兼有心肺壅热的病情。《太平圣惠方》：“夫急劳者，是血气俱盛，积热在内”。《圣济总录》：“缘禀受不足，忧思气结，荣卫俱虚，心肺壅热，金火相刑，藏气传克，或感外邪。故烦躁体热，颊赤心忪，头痛盗汗，咳嗽咽干，骨节酸疼，久则肌肤销铄，咯涎唾血者，皆其候也。”治宜清心肺热，补养气血，调理气机。

三皂丸

【来源】《太平圣惠方》卷二十七。

【组成】皂荚十斤　皂荚树皮一斤　皂荚刺一斤

【用法】上药烧成灰，以水三升，淋取汁，更于灰上再淋；如此三五度，即煎之，候稍凝，入研了麝香一分，用童便浸蒸饼为丸，如小豆大。每日空心以温水送下七丸。

【主治】急劳，烦热体瘦。

天灵盖散

【来源】《太平圣惠方》卷二十七。

【组成】天灵盖（涂酥，炙令微黄）　柴胡（去苗）　鳖甲（涂醋，炙令黄，去裙襕）　桑根白皮（锉）　知母　干青蒿　桃枝（锉）　柳枝（锉）各一两　甘草三分（炙微赤，锉）　阿魏半两（麸裹，煨令面熟为度）

【用法】上为散。每服五钱，以童便一大盏，加葱白三茎，宿浸，煎取四分，去滓，空心温服。

【主治】急劳。四肢烦热，百节疫疼，口干心躁，小便黄赤，不欲饮食。

【宜忌】忌苋菜。

乌梅散

【来源】《太平圣惠方》卷二十七。

【组成】乌梅肉半两（微炒）　柴胡一两半（去苗）　秦艽一两（去苗）　陈橘皮一分（汤浸，去白瓤，焙）　甘草半两（炙微赤，锉）　桔梗一两（去芦头）　黄连半两（去须）　杏仁一两（汤浸，去皮尖双仁，麸炒微黄）

【用法】上为细散。每服二钱，煎生姜、童便，放温，食前调下。

【主治】急劳烦热，不得睡卧。

青蒿饮子

【来源】《太平圣惠方》卷二十七。

【别名】青蒿饮（《普济方》卷二三〇引《十便良方》）。

【组成】青蒿一握（细研）　猪胆一枚（取汁）　杏仁二七粒（大者，汤浸，去皮尖双仁，麸炒微黄）

【用法】上药一处，以童便一大盏，煎至五分，去滓，空心温服。

【主治】急劳，骨蒸烦热。

虾蟆散

【来源】《太平圣惠方》卷二十七。

【组成】虾蟆一枚（干者，炙微黄，为末）　胡黄连三分（末）　麝香一钱（细研）　龙脑一钱（细研）

【用法】上为细散。每服二钱，取羊头一枚烂煮，取脑髓调散，空心用温酒调下，以皮肤滑为验。其羊头髓须逐日煮新者用之。

本方改作丸剂，名“虾蟆丸”（见《观聚方要补》）。

【主治】急劳，烦热干瘦。

薄荷煎丸

【来源】《太平圣惠方》卷二十七。

【组成】薄荷汁一升　生地黄汁一升　青蒿汁一升　童便二升　桃仁三两（汤浸，去皮尖双仁，麸炒微黄，别研如膏）　麝香二钱（细研）　朱砂一两（细研）　秦艽三两（去苗，捣罗为末）

【用法】用薄荷等汁并小便同煎，然后下桃仁膏及朱砂等，以慢火熬，候可丸即丸，如梧桐子大。每服三十丸，空腹以清粥饮送下，晚食前再服。

【主治】急劳骨蒸。

猪肝丸

【来源】《太平圣惠方》卷二十七。

【组成】猪肝四两　柴胡二两（去苗）　黄连二两（去须）　诃黎勒皮二两半　甘草一两（炙微赤，锉）　鳖甲二两（涂醋，炙令黄去裙襕）

【用法】上药先将肝用童便五升煮，以小便尽为度，取出薄切焙干，与诸药同捣罗为末，用醋猪胆为丸，如梧桐子大。每服三十丸，空腹及晚食前以粥饮送下。

【主治】急劳瘦病。

青蒿煎丸

【来源】《太平圣惠方》卷三十一。

【组成】青蒿汁　薄荷汁　生地黄汁各二升　童便五升　朱砂一两（细研，水飞过）　麝香半两（细研）　桃仁五两（汤浸，去皮尖双仁，研令细）　柴胡三两（去苗，为末）　鳖甲五两（涂醋，炙令黄，去裙襕，为末）

《圣济总录》有地骨皮。

【用法】上件药，取青蒿汁等及小便，相和一处，先煎令稠，然后下桃仁以下诸药，更熬令稀稠得所，候可丸，即丸如梧桐子大。每服二十丸，以麦门冬汤送下，不拘时候。

【主治】

1.《太平圣惠方》：热劳烦心，口干，皮肤枯燥，渐渐羸瘦。

2.《圣济总录》：急劳，心肺积热，鼻口焦干，食欲无味，神昏欲睡，心胸胀满，两目多涩，四肢无力，足胫痠疼，腰脚拘急。

三安散

【来源】《圣济总录》卷八十七。

【组成】柴胡（去苗）　秦艽（去苗土）各二两　甘草五钱

方中甘草用量原缺，据《普济方》补。

【用法】上为散。每服三钱匕，熟水调下，不拘时候。

【主治】急劳。骨节、手足烦热，身体酸疼，饮食不得。

天灵盖汤

【来源】《圣济总录》卷八十七。

【组成】天灵盖（酥炙黄）　柴胡（去苗）　鳖甲（去裙襕，醋炙）　桑根白皮（细锉）　知母（切，焙）　青蒿（干者）各一两　甘草（炙，锉）　阿魏（炒，研）各二两

【用法】上八味，粗捣筛七味，与阿魏和匀。每服五钱匕，童便一盏半，豉心四十粒，桃、李心各七枚，葱、薤白各二茎（细切），同浸一宿，平明煎取一盏，去滓，空腹顿服。微利为效。

【主治】急劳发热，肌体羸瘦。

天灵盖饮

【来源】《圣济总录》卷八十七。

【组成】天灵盖（酥炙黄）　柴胡（去苗）　鳖甲（醋炙，去裙襕）　贝母（去心）　桑根白皮　知母（炒）各一两　桃枝　柳枝各一握　青蒿一握　豉心一合（炒）　甘草三分（炙）　葱白　薤白各七茎　阿魏半两（研，炒）

【用法】上药除阿魏外，锉如麻豆大，拌匀。每服五钱匕，以童便一盏半，浸隔宿，煎取六分，去滓，空心顿服。

【主治】男子、妇人暴急成劳。

皂荚丸

【来源】《圣济总录》卷八十七。

【组成】猪牙皂荚（去皮子）一两　虾蟆一个（要青黄色，胁畔有斑纹如金色者，去肚肠，阴干，炙，为末）　麝香（研）一钱

【用法】上为末，拌匀，用大羊肠盛药末令尽，两头系定，于碗内用大麦麸衬，安饭甑内，蒸一炊久，取出研细为丸，约分作二百余粒。每服一至二丸，空心熟水送下。服讫，盖衣被，良久泻出血，并汗出愈，即去衣被将息。

【主治】急劳。

胡黄连散

【来源】《圣济总录》卷八十七。

【组成】胡黄连　黄连（去须）　龙胆各二两　桑螵蛸　知母　秦艽（去苗土）　柴胡　枳壳（去瓤）　人参　桔梗　射干　白术各一两

【用法】上洗，锉，炒黄为散。每服三钱匕，以葱、薤白、槐柳心、乌梅肉浸童子小便调下，或只用槐枝、小麦煎亦得，空心、日午、夜卧各一次。

【主治】急劳发热，羸瘦颊赤，口干，心神烦躁。

退热汤

【来源】《圣济总录》卷八十七。

【组成】柴胡（去苗） 青蒿（干者） 甘草（炙，锉） 知母（焙） 龙胆（去苗） 麦门冬（去心，焙）各一两

【用法】上为粗末。每服五钱匕，用童便一盏半，葱白三寸，薤白三茎，桃柳心各五枚，同浸经一宿，平旦煎至一盏，去滓，空心顿服之，至夜再服。

【主治】急劳。四肢烦疼，手足心热，憎寒，饮食不得，口干心躁。

柴胡汤

【来源】《圣济总录》卷八十七。

【组成】柴胡（去苗） 当归（切，焙） 麦门冬（去心，焙） 半夏（汤洗去滑，焙）各一两半 人参 白茯苓（去黑皮） 防风（去叉） 细辛（去苗叶） 厚朴（去粗皮，生姜汁炙，锉） 陈橘皮（去白，炒） 甘草（炙，锉） 杏仁（去皮尖双仁，炒） 大腹（锉）各一两 黄耆（锉）二两

【用法】上为粗末。每服五钱匕，水一盏半，加生姜五片，同煎至七分，去滓温服，不拘时候。

【主治】男子妇人急劳。咳嗽上气，饮食减少，痰涎壅盛，手足酸痛，唇口干燥，心虚惊悸，气乏羸劣。

黄柏饮

【来源】《圣济总录》卷八十七。

【组成】黄柏（去粗皮）三两 乌梅二十一枚（焙干）

【用法】上为粗末。每服五钱匕，水一盏半，煎至一盏，去滓，露一宿，平旦空心服。

【主治】急劳，寒热进退，渐将羸弱。

黄耆汤

【来源】《圣济总录》卷八十七。

【组成】黄耆（锉） 款冬花 贝母（去心，焙）各一两半 麻黄（去节） 柴胡（去苗） 甘草（炙，锉） 桂（去粗皮） 麦门冬（去心，焙） 人参 生干地黄（焙） 桑根白皮（锉） 紫菀（去苗土） 白茯苓（去黑皮） 杏仁（去皮尖双仁，炒）各一两

方中黄耆、款冬花用量原缺，据《普济方》补。

【用法】上为粗末。每服五钱匕，水一盏半，加生姜七片，同煎至八分，去滓，食后温服。

【主治】暴急劳疾，痰嗽喘满。

猪肝丸

【来源】《圣济总录》卷八十七。

【组成】豮猪肝二具（细切如柳叶） 甘草十五两（生，捣末）

【用法】于铛中布猪肝一重，即掺甘草末一重，以尽为度；取童子小便五升，文武火煮小便尽，为细末，为丸如梧桐子大。每服二十丸，渐加至三十丸，空心米饮送下。

【主治】急劳瘦瘁，日晚即寒热，惊悸不宁，常若烦渴。

麻黄汤

【来源】《圣济总录》卷八十七。

【组成】麻黄（去根节）半斤 甘草（锉） 杏仁（汤去皮尖双仁）各一两 蛤粉一两半（青色者为上，如无青色者，白亦得）

【用法】上为粗末，分作二服。每服以水三盏，同于银石器内煎熬成膏，绞汁一盏，临卧温服。睡至二更汗出，次日无力，可思饮食为效。

【主治】急热劳；产后血风，搐却腰脚者。

葱白饮

【来源】《圣济总录》卷八十七。

【组成】葱白（切） 薤白（切） 甘草（炙，锉）各七寸 青蒿心七枚（切） 杏仁（去皮尖双仁）七粒

【用法】上用童子小便量多少浸之。每服一盏，空心温服。

【主治】急劳。潮热盗汗，肌肉消瘦。

鳖甲饮

【来源】《圣济总录》卷八十七。

【组成】鳖甲（去裙襕，醋炙）半分　豉（去皮）一分　甘草如病人中指长　青蒿（干者）一握　桃仁七个（汤浸，去皮尖双仁，生研）　葱（并须）三茎（切）

【用法】上锉细。每服五钱匕，以童便二盏，煎至一盏，去滓，空心温服。避风取汗。

【主治】急劳。肌瘦壮热，心忪战掉。

炙肝散

【来源】《圣济总录》卷八十九。

【别名】炙猪肝散（《普济方》卷二三三）。

【组成】苍术（去粗皮）　木香　桂（去粗皮）　附子（炮裂，去皮脐）　白茯苓（去黑皮）　人参　厚朴（去粗皮，涂生姜汁炙，锉）　牛膝（锉，焙令干）　芍药　鳖甲（醋浸，炙令黄）　当归（去芦头，炙令干，切）　青橘皮（去白，焙）

【用法】上为散。每用豮猪肝一具，细切如柳叶，用药一两掺拌令匀，慢火炙熟放温，空腹任意食之。不过三服愈。

【主治】急劳羸瘦。

四十四、热　劳

热劳，是指虚劳病之呈现热象者，临床以身热、面赤、头痛、心神烦躁、口渴、怔忡、盗汗、饮食无味、倦怠多卧，消瘦，或口舌生疮等为特征。《圣济总录》："论曰热劳之证，心神烦躁，面赤头疼，眼涩唇焦，身体壮热，烦渴不止，口舌生疮，食饮无味，肢节酸疼，多卧少起，或时盗汗，日渐羸瘦者是也。"《金匮翼》："热劳者，因虚生热，因热而转虚也。"治宜补虚解热。

人参散

【来源】方出《备急千金要方》卷二十五，名见《太平圣惠方》卷三十九。

【别名】人参汤（《圣济总录》卷八十七）、人参饮（《普济方》卷二五三）。

【组成】芍药　栝楼根　人参　白薇　枳实　知母各二两　甘草一两　生地黄八两　酸枣仁半升　茯神（《外台秘要》作茯苓）三两

【用法】上锉，以水一斗，煮取三升，分为三服。

【主治】

1.《备急千金要方》：饮酒房劳，虚而受热，积日不食，四肢中热，饮酒不已，酒入百脉，心气虚，令人错谬失常。

2.《圣济总录》：热劳，心神烦躁，肢体酸疼，不能饮食。

【方论】《千金方衍义》：夏月耽嗜太过，令人错谬失常，皆由精神血气离散所致，故用芍药、地黄滋敛阴津；人参、甘草培养阳气；栝楼、知母解渴除烦；枣仁、茯神收摄精神；白薇、枳实宣通胃气。虚火退而精津复，神气安而错谬除矣。

石膏散

【来源】方出《外台秘要》卷十三引《崔氏方》，名见《妇人大全良方》卷五引《灵苑方》。

【组成】石膏十两

【用法】研如乳粉。法水和服方寸匕，一日二次，以体凉为度。

【主治】

1.《外台秘要》引《崔氏方》：虚劳内蒸，外寒内热，骨肉自消，食饮无味，或皮燥而无光，四肢渐细，足趺肿起。

2.《医方考》：热劳，附骨蒸热，四肢微瘦，有汗脉长者。

【宜忌】

1.《证治准绳·女科》引《灵苑方》：非实，能食，大使实者不可服。

2.《医方考》：若新产失血、饥困劳倦之病，合禁用之。

【方论】《医方集解》：石膏大寒质重，能入里降火；味辛气轻，能透表解肌；虽寒而甘，能缓脾益气。火劳有实热者，非此不为功。

【验案】骨蒸内热 《妇人大全良方》引《名医录》：睦州杨寺丞有女事郑迪功。女有骨蒸内热之病，时发外寒，寒过内热附骨。蒸盛之时，四肢微瘦，足趼肿者，其病在五脏六腑之中，众医不愈。因遇处州吴医看曰：请为治之，只单用石膏散服之，体微凉如故。

鳖甲汤

【来源】《外台秘要》卷十六引《删繁方》。

【组成】鳖甲（炙） 麻黄（去节） 升麻 前胡 羚羊角屑各三两 桑根白皮五两 薤白（切）一升 香豉一升（熬，绵别裹） 黄芩三两

【用法】上切。以水一斗，煮取三升，去滓，分为三服。

【主治】劳热。四肢肿急，少腹满痛，颜色黑黄，关格不通。

【宜忌】忌苋菜。

乌梅丸

【来源】《太平圣惠方》卷三十一。

【组成】乌梅肉一两（微炒） 柴胡一两（去苗） 生干地黄半两 桃仁一两（汤浸，去皮尖双仁，麸炒微黄） 杏仁一两（汤浸，去皮尖双仁，麸炒令黄） 虎头骨半两（涂酥，炙令黄） 鳖甲一两（涂醋，炙令黄，去裙襕） 恒山半两 黄耆半两（锉） 秦艽半两（去苗） 人参半两（去芦头） 远志半两（去心） 地骨皮半两 前胡半两（去芦头） 知母三分 麦门冬一两半（去心，焙） 枳壳二两（麸炒微黄，去瓤） 豉心三分（炒黄焦）

【用法】上为末，炼蜜为丸，如梧桐子大。每服二十丸，空心及晚食前以粥饮送下。

【主治】热劳，四肢少力，发渴寒热，不思饮食，渐加羸瘦。

【宜忌】忌生葱、苋菜、生菜。

地骨皮散

【来源】《太平圣惠方》卷三十一。

【别名】黄耆汤（《圣济总录》卷八十七）。

【组成】地骨皮一两 黄耆一两（锉） 甘草半两（炙微赤，锉） 麦门冬一两半（去心，焙） 桂心半两 鳖甲一两（涂醋，炙令黄，去裙襕）

【用法】上为粗散。每服五钱，以水一大盏，加生姜半分，粳米五十粒，煎至六分，去滓，食前温服。

【主治】热劳，肢节疫疼，翕翕少气，腰背强痛，心中虚悸，咽干唇赤，面色枯燥，饮食无味，悲忧戚惨，多卧少起。

【宜忌】忌苋菜。

胡黄连散

【来源】《太平圣惠方》卷三十一。

【组成】胡黄连一两 人参一两（去芦头） 赤茯苓一两 柴胡一两（去苗） 栀子仁一两 麦门冬一两（去心） 犀角屑一两 青橘皮三分（汤浸，去白瓤，焙） 桔梗一两（去芦头） 槟榔半两 鳖甲二两（涂醋炙令黄，去裙襕）

【用法】上为散。每服四钱 以童子小便一中盏，煎至六分，去滓温服，不拘时候。

【主治】热劳，心神烦热，食少乏力。

【宜忌】忌猪肉、苋菜、醋物。

柴胡丸

【来源】《太平圣惠方》卷三十一。

【组成】柴胡一两（去苗） 鳖甲一两（涂醋炙令黄，去裙襕） 麦门冬一两半（去心，焙） 葳蕤三分 枳壳一两（麸炒微黄，去瓤） 人参一两（去芦头） 天门冬一两半（去心，焙） 地骨皮三分 川大黄一两（锉碎，微炒） 黄连一两（去须） 知母一两 羚羊角屑一两 大麻仁一两半（锉如膏） 生干地黄一两半

【用法】上为末，入大麻仁膏，研匀，炼蜜为丸，如梧桐子大。每服二十丸，以温水送下，不拘时候。

【功用】利心肺，除烦热，利大肠。

【主治】热劳。

【宜忌】忌苋菜、鲤鱼、猪肉。

柴胡散

【来源】《太平圣惠方》卷三十一。

【组成】柴胡二两（去苗） 秦艽一两（去苗） 犀角屑三分 知母三分 桔梗三分（去芦头） 人参三分（去芦头） 杏仁二两（汤浸，去皮尖双仁，麸炒微黄） 鳖甲一两半（涂醋炙令黄，去裙襕） 葳蕤三分 生干地黄一两 甘草半两（炙微赤，锉） 赤茯苓一两 桑根白皮三分（锉） 栀子仁半两 紫菀一两（去苗土）

【用法】上为粗散。每服四钱，以水一中盏，煎至六分，去滓温服，不拘时候。

【主治】热劳体热，心烦不食，四肢无力。

【宜忌】忌猪肉、菘菜、苋菜、醋物。

猪牙皂荚丸

【来源】方出《太平圣惠方》卷三十一，名见《普济方》卷二二九。

【组成】鳖甲一两（涂酥或醋炙令黄，去裙襕） 猪牙皂荚半两（去黑皮，涂酥炙令焦黄，去子） 桃仁半两（汤浸，去皮尖双仁，麸炒微黄） 郁李仁半两（汤浸，去皮尖，微炒） 天灵盖一两（涂酥炙令黄） 甜葶苈一分（隔纸炒令黄或紫色） 虎头骨半两（涂酥炙令黄） 干青蒿半两

【用法】上为末，炼蜜为丸，如梧桐子大。每服二十丸，以麦门冬汤送下，不拘时候。

【主治】热劳，或咳嗽气喘，两胁胀，不思饮食，大便秘涩，心脏燥热，恍惚不安。

【宜忌】忌苋菜。

鳖甲丸

【来源】《太平圣惠方》卷三十一。

【组成】鳖甲一两半（涂醋，炙令黄，去裙襕） 桃仁一两（汤浸，去皮尖双仁，麸炒微黄） 赤茯苓三分 桔梗三分（去芦头） 京三棱一两（炮，锉） 柴胡一两（去苗） 白术三分 紫菀一两（洗，去苗土） 人参三分（去芦头） 木香三分 川大黄一两（锉碎，微炒） 防葵三分 犀角屑半两 陈橘皮半两（汤浸，去白瓤，焙） 桂心半两 枳壳半两（麸炒微黄，去瓤） 麝香一两（别研） 赤芍药半两

【用法】上为末，入麝香研令匀，炼蜜为丸，如梧桐子大。每服二十丸，食前以粥饮送下。

【主治】热劳，壮热羸瘦，心腹积聚，食少无力。

【宜忌】忌桃、李、雀肉、胡荽、大蒜、苋菜、猪肉。

鳖甲散

【来源】《太平圣惠方》卷三十一。

【组成】鳖甲二两（涂醋，炙令黄，去裙襕） 柴胡二两（去苗） 赤芍药一两 甘草一两（炙微赤，锉） 赤茯苓一两 枳壳一两（麸炒微黄，去瓤） 人参一两（去芦头） 地骨皮三分

【用法】上为粗散。每服四钱，以水一中盏，煎至六分，去滓温服，不拘时候。

【主治】热劳，四肢疼痛，发渴寒热。

【宜忌】忌苋菜、菘菜、醋物。

红蓝花散

【来源】《太平圣惠方》卷七十。

【组成】红蓝花一两 柴胡一两半（去苗） 当归一两 生干地黄一两 赤芍药一两 鬼箭羽一两 虎杖一两 大腹皮一两（锉） 麦门冬一两（去心） 土瓜根一两 地骨皮一两 枳壳一两（麸炒微黄，去瓤） 甘草半两（炙微赤，锉）

【用法】上为粗散。每服四钱，以水一中盏，加生姜半分，煎至六分，去滓，不拘时候温服。

【主治】妇人热劳，羸瘦，四肢少力，经脉不通。

【方论选录】《济阴纲目》：方中赤芍、虎杖、土瓜根皆破血通经；腹皮、枳壳宽胸理气；其他不过清心凉血解热而已。

胡黄连散

【来源】《太平圣惠方》卷七十。

【组成】胡黄连三分　天灵盖一两（涂醋，炙令黄）　鳖甲一两半（涂醋，炙令黄，去裙襕）　柴胡一两（去苗）　赤芍药三分　生干地黄一两　当归三分　地骨皮一两　黄耆一两（锉）　麝香一分（细研）　大黄　木香　青蒿　黄芩　犀角各一分

【用法】上为粗散。每服四钱，以水一中盏，入生姜半分，桃、柳心各七茎，煎至六分，去滓温服，不拘时候。

【主治】妇人热劳体瘦，经脉不通，四肢疼痛，口干烦渴，不得眠卧，饮食全少。

犀角散

【来源】方出《太平圣惠方》卷七十，名见《普济方》卷三一九。

【组成】犀角屑半两　柴胡一两（去苗）　赤芍药三分　虎杖三分　红蓝花一两　黄芩半两　鳖甲一两（涂醋，炙令黄，去裙襕）　甘草三分（炙微赤，锉）　茯神三分 地骨皮三分　麦门冬三分（去心）　当归三分　枳壳三分（麸炒微黄，去瓤）

【用法】上为粗散。每服三钱，以水一中盏，加生姜半分，煎至六分，去滓温服，不拘时候。

【主治】

1.《太平圣惠方》：妇人劳。

2.《普济方》：妇人热劳，心胸烦热，不思饮食，四肢多疼。

鳖甲散

【来源】《太平圣惠方》卷七十。

【组成】鳖甲一两半（涂醋，炙令黄，去裙襕）　知母三分　川大黄三分（锉碎，微炒）　地骨皮三分　赤芍药半分　甘草半两（炙微赤，锉）　人参三分（去芦头）　麦门冬一两（去心）　黄芩三分　黄耆三分（锉）　柴胡一两半（去芦头）　桑根白皮三分（锉）

【用法】上为粗散。每服四钱，以水一中盏，加生姜半分，葱白五寸，豉五十个，煎至六分，去滓温服，不拘时候。

【主治】妇人热劳，发歇壮热，四肢烦疼，渐渐黄瘦，心胸躁闷。

柴胡栀子饮

【来源】《袖珍方》卷二引《太平圣惠方》。

【组成】柴胡　栀子　桔梗各一两　生地黄　地骨皮　人参　茯苓　白术　甘草　当归各一两半　薄荷五钱　滑石一两半　草参二钱半

【用法】上锉。每服一两，水二盏，加生姜三片，煎至八分，去滓，食后温服。

【主治】劳热。

柴胡散

【来源】《传家秘宝》卷下。

【组成】柴胡半两　子芩三分　甘草半两（炮）　干葛三分　黄连半两　牛黄少许

【用法】上为细末。每服二钱，新汲水半盏调下，每日二次。

【主治】劳热。

香甲丸

【来源】《普济方》卷二二九引《护命》。

【组成】川楝子十个（炒）　葫芦巴一分　上茴香一两　附子一个（炮，去皮脐）　柴胡半两　宣连半两　鳖甲二两（醋炙令黄）

【用法】上为末，煮面糊为丸，如梧桐子大。每服五丸，茶、酒任下。

【主治】男子热劳，四肢无力，手足浑身壮热，不思饮食，口苦舌干，夜梦鬼交，多饶惊魇。

人参汤

【来源】《圣济总录》卷八十七。

【组成】人参一两　地骨皮半两　青蒿二钱　山栀子（去皮）半两　甘草（炙）一两

【用法】上为粗末。每服三钱匕，水一盏，加小麦少许，煎至六分，去滓，不拘时候温服。

【主治】热劳，肌热烦躁，面红颊赤。

人参常山汤

【来源】《圣济总录》卷八十七。

【组成】人参　常山　干漆（炒令烟尽）　大黄（锉，炒）　黄耆（锉，焙）　石膏（研，飞过）　鳖甲（去裙襕，醋炙黄）　生干地黄（焙）　地骨皮各半两　柴胡（去苗）　白茯苓（去黑皮）　甘草（炙）各一两

【用法】上为粗末。每服三钱匕，水一大盏，加青蒿少许，同煎至七分，去滓温服，不拘时候。

【主治】热劳气，饮食渐少，潮热频发，咳嗽不止，日加羸瘦，盗汗心忪。

分气散

【来源】《圣济总录》卷八十七。

【组成】旋覆花　麻黄（去根节）　款冬花　甘草（炙，锉）　陈橘皮（汤浸，去白，焙）　白术　前胡（去芦头）　丹参　桔梗（锉，炒）　大枣（去核，焙）　防葵　黄耆（锉）　五味子　枳壳（去瓤，麸炒）　贝母（去心）　桃仁（去皮尖双仁，炒黄）　萎蕤　葛根（锉）各一两

【用法】上为散。每服二钱匕，食前如茶点下；或用水一盏，加生姜二片，煎服亦得。

【主治】五脏热劳，邪癖毒气。

牛黄丸

【来源】《圣济总录》卷八十七。

【组成】牛黄　麝香（研）　人参　沉香（锉）　丁香各一两　胡黄连　前胡（去芦头）各二两　木香　生犀角（镑）　枳壳（去瓤，麸炒）各一两半

【用法】上为末，炼蜜为丸，如梧桐子大。每服二十丸，米饮送下，不拘时候。

【主治】男子妇人热劳留连，羸瘦。

地骨皮散

【来源】《圣济总录》卷八十七。

【组成】地骨皮二两　柴胡（去苗）一两

【用法】上为散。每服二钱匕，用麦门冬（去心）煎汤调下，不拘时候。

【主治】热劳。

柴胡丸

【来源】《圣济总录》卷八十七。

【组成】柴胡（去苗）　紫菀（去土）各一两　白茯苓（去黑皮）　雄黄（研）　人参　黄芩（去黑心）各一分　牛膝（生）　丹砂（研）　马兜铃各半两

【用法】上为末，酒糊为丸，如弹子大。每服一丸，烧绵灰，温酒送下，不拘时候，每日三次。

【功用】宁心志，止咳嗽，除肌热。

【主治】热劳。

柴胡汤

【来源】《圣济总录》卷八十七。

【组成】柴胡（去苗）　白术　牡蛎（烧令透）各二两　桑根白皮（炙黄）　知母（锉，焙）　木通（锉）　甘草（炙）各半两　鳖甲（去裙襕，醋炙黄）一两半

【用法】上为粗末。每服三钱匕，水一盏，加生姜半分（拍碎），竹叶三片，煎至六分，去滓，空心温服，夜卧再服。

【主治】热劳，潮热盗汗，羸瘦减食。

黄芩汤

【来源】《圣济总录》卷八十七。

【组成】黄芩（去黑心）　柴胡（去苗）　地骨皮　人参　干漆（炒令烟出）　鳖甲（去裙襕，醋炙黄）　甘草（炙）　半夏（汤洗七遍，同生姜捣作饼子，晒干）　葛根（锉）　干青蒿　白茯苓（去黑皮）各半两　麦门冬（去心，焙）一分

【用法】上为粗末。每服五钱匕，先用水二盏，加小麦、乌梅、生姜各少许，煎五七沸，去小麦等，入药末煎至一盏，去滓温服，不拘时候。

【主治】热劳，心忪肌热，夜有盗汗，面黄肌瘦，饮食减少，骨节酸痛。

葛根散

【来源】《圣济总录》卷八十七。

【组成】葛根（锉） 黄芩（去黑心）各三分 甘草（炙） 柴胡（去苗） 黄连（去须） 牛黄（研）各半两

【用法】上为散。每服二钱匕，新汲水半盏调下，一日三次。

【主治】热劳，心神不宁，肌瘦烦渴。

蛤蚧丸

【来源】《圣济总录》卷八十七。

【组成】蛤蚧（酥炙）一对 胡黄连 知母（切，焙） 鳖甲（去裙襕，酥炙） 紫菀 桑根白皮（锉） 天门冬（去心，焙） 人参 黄耆（锉） 甘草（炙） 柴胡（去苗） 地骨皮 生干地黄（焙）各半两 杏仁（汤浸，去皮尖双仁，炒） 细辛（去苗叶）各一分

【用法】上为末，炼蜜为丸，如梧桐子大。每服二十丸，食后卧时生姜汤送下。

【主治】热劳烦躁，面赤口干，骨节疼痛，夜多盗汗，咳嗽痰壅，力乏气促。

犀角汤

【来源】《圣济总录》卷八十七。

【组成】犀角（镑） 胡黄连各半两 柴胡（去苗） 人参 赤茯苓（去黑皮） 羌活（去芦头） 桔梗（炒） 芎䓖 前胡（去芦头） 白芷 鳖甲（去裙襕，醋炙熟） 甘草（炙）各一两

【用法】上为粗末。每服三钱匕，水一盏半，加生姜、竹叶各少许，煎至八分，去滓，食后温服，燥热甚频服。

【主治】热劳，头痛，四肢烦疼，浑身壮热，夜多虚汗，燥渴昏闷，眼涩无力。

【加减】如是风气发动，加生姜、荆芥煎，温服。

犀角汤

【来源】《圣济总录》卷八十七。

【组成】犀角（镑） 防风（去叉） 柴胡（去苗） 知母 桔梗 人参 黄芩（去黑心） 木通（锉） 半夏（汤洗七遍去滑，焙） 玄参 石膏各一两 麦门冬（去心，焙） 旋覆花各一两半

【用法】上为粗末。每服五钱匕，水一盏半，加生姜五片，同煎至七分，去滓温服，不拘时候。

【主治】暴成热劳，心膈烦满，骨节壮热，唇干烦渴，小便赤色，头痛痰嗽，并热毒风攻击。

犀角散

【来源】《圣济总录》卷八十七。

【组成】犀角（镑） 胡黄连各半两 远志（去心） 人参各一两 石韦（去毛）半两 酸枣仁一两 杏仁（汤浸，去皮尖双仁，麸炒，研）半两 秦艽一两

【用法】上为极细末。每服二钱匕，煎莲子心汤调下，不拘时候。

【主治】热劳，心神烦躁，羸瘦发渴。

鳖甲汤

【来源】《圣济总录》卷八十七。

【组成】鳖甲（去裙襕，醋浸，炙令黄） 生干地黄（焙） 天灵盖（涂酥炙黄） 紫菀（去苗土） 贝母（去心） 麦门冬（去心，焙） 杏仁（汤浸，去皮尖双仁，生研）各一两

【用法】上为粗末，入杏仁和匀。每服五钱匕，用童便一盏半，竹叶五片，煎至一盏，去滓，分二次温服，空心、食后各一服。

【主治】热劳及女子虚劳，身体干瘦，不下饮食，咳唾稠粘，背膊疼痛，手足并心背烦热，兼渴。

犀角汤

【来源】《圣济总录》卷九十六。

【组成】犀角（镑） 鳖甲（去裙襕，醋炒） 柴胡（去苗） 山芋 续断（锉） 熟干地黄（焙） 黄芩（去黑心） 紫菀（洗，焙） 甘草（炙，锉） 秦艽（去苗土） 防风（去叉）各半两 厚朴（去粗皮，姜汁炙，锉）三分

【用法】上为粗末。每服四钱匕，水一盏半，加生姜三片，煎至八分，去滓，食前温服。

【主治】因有客热，积在脏腑，变为热劳。小便赤涩，四肢烦疼，心膈壅闷，面黄目赤，遍身壮热，骨节痠疼，饮食无味。

人参汤

【来源】《圣济总录》卷一四六。

【组成】人参二两　芍药　栝楼实　枳实（去瓤，麸炒）　茯神（去木）　生地黄（洗，切）　甘草（炙，锉）　葛根（锉）　酸枣仁各一两

【用法】上锉，如麻豆大。每服三钱匕，水一盏，煎至七分，去滓温服，不拘时候。

【主治】

1.《圣济总录》：饮酒太过，内热烦躁，言语错谬。

2.《普济方》引《三因极一病证方论》：房劳。

六神散

【来源】《女科百问》卷上。

【组成】柴胡（去苗）　白术　青皮（去白）　当归　牛膝　牡丹皮各等分。

【用法】上为粗末。每用六两，加蜜四两炒令焦，入酒并童便各一碗，煎八九沸，去滓，分作六服，空心、食前服。

【主治】妇人热劳，咳嗽，月水不通。

鳖甲地黄汤

【来源】《济生方》卷一。

【组成】柴胡（去芦）　当归（去芦，酒浸）　麦门冬（去心）　鳖甲（醋炙）　石斛（去根）　白术　熟地黄（酒浸，焙）　茯苓（去皮）　秦艽（去芦）各一两　人参　肉桂（不见火）　甘草（炙）各半两

【用法】上锉。每服四钱，水一盏半，加生姜五片，乌梅少许，煎至七分，去滓温服，不拘时候。

【主治】热劳，手足烦，心怔悸；妇人血室有干血，身体羸瘠，饮食不为肌肉。

【宜忌】虚甚而多汗者，不宜服。

铁粉散

【来源】《医方类聚》卷一五三引《烟霞圣效方》。

【组成】蛤粉一钱　铁粉二钱

【用法】上为末。每服半钱至一钱，蜜水调下，水不欲多。

【主治】热劳，胸膈如火，及一切膈热。

地黄汤

【来源】《普济方》卷二二九。

【组成】生地黄汁半斤　蜜三合　青蒿汁三合

【用法】上药相和。温服一合，不拘时候，宜顿服之。

【主治】热劳咳嗽，四肢无力，不能饮食。

茯苓丸

【来源】《普济方》卷二二九。

【组成】白茯苓（去黑皮）　地骨皮　铁精（亦名轻铁）六两　天灵盖（浸童便二升，煮）三两

【用法】上为末，饭为丸，如梧桐子大。每服三十丸，食后煎汤送下，一日二次。

【主治】热劳咳嗽。

蛤蚧饮子

【来源】《医学正传》卷三引《青囊方》。

【组成】黄芩五钱　蛤蚧一对（洗净，酒醋浸，炙黄色）　麻黄（不去根节）　胡黄连　秦艽（去芦）　青蒿　人参　柴胡（去芦）　甘草（生）　生地黄（酒浸洗）　熟地黄（酒洗）　知母（去毛，酒洗）　贝母　杏仁（去皮尖双仁，炒，另研）各五钱　鳖甲一两（酒酥炙）　桔梗　草龙胆　木香各二钱五分

【用法】上为细末。每服二钱，加乌梅、生姜、大枣煎服。

【主治】劳热。

绿豆饮

【来源】《景岳全书》卷五十一。

【组成】绿豆不拘多少　盐少许

【用法】绿豆宽汤煮糜烂，入盐或蜜亦可，待冰冷，或厚或稀或汤，任意饮食之。日服三四次不拘。此物性非苦寒，不伤脾气。

【功用】解毒除烦，退热止渴，大利小水。

【主治】热毒劳热，诸火热极，不能退者。

【宜忌】若火盛口甘，不宜厚味，但略煮半熟清汤冷饮之。

大造丸

【来源】《金匮翼》卷三。

【组成】紫河车一具（米泔洗净，少加酒蒸极烂，以山药末捣和，焙干）　败龟版（酥炙）一两　天冬　麦冬各一两二钱　熟地二两半

【用法】上除熟地另杵外，共为末，用酒煮米糊，同熟地捣膏为丸，如梧桐子大；或炼蜜丸亦可。每服八九十丸，空心、临卧盐汤送下；冬月酒送下。

【主治】热劳。

【加减】夏，加五味七钱；妇人，去龟版，加当归二两。

坎离既济丹

【来源】《杂病源流犀烛》卷八。

【组成】肉苁蓉　生地　麦冬　山萸　杞子　五味　川柏　归身　白芍　天冬　熟地　远志　茯苓　茯神　丹皮　枣仁　人参　泽泻

【用法】炼蜜为丸服。

【主治】热痨。口干咽痛，舌疮，涕唾稠粘，手足心热，大便燥，小便赤，咽疮失音，或尪羸，阳不举，脉细无根，脉数不伦。

四十五、谷　劳

谷劳，是指食后手足重着，默默欲卧的病情。《肘后备急方》："证见四肢烦重，嘿嘿欲卧，食毕辄甚。"《圣济总录》："胃受水谷，其气虚弱，不能传化，则令人怠惰嗜卧，肢体烦重，腹满善饥而不能食，食已则发，谷气不行使然也，故谓之谷劳。"治宜温中散寒，补气健脾。

丁沉丸

【来源】《圣济总录》卷四十五。

【别名】丁香丸（《普济方》卷二十一）。

【组成】沉香（锉）　陈橘皮（汤洗，去白，焙）　诃黎勒（煨熟，取皮）各一两　木香　丁香各半两　肉豆蔻（去壳，炮）二枚

【用法】上为末，炼蜜为丸，如弹子大。陈米饮或生姜、盐汤嚼下一丸，不拘时候。

【主治】谷劳嗜卧，四肢怠惰。

木香汤

【来源】《圣济总录》卷四十五。

【组成】木香　人参　附子（炮裂，去皮脐）　甘草（炙）　白茯苓（去黑皮）各二两　草豆蔻（去皮）半两　干姜（炮）一分　陈曲（炒）　麦蘖（炒）各一两

【用法】上锉，如麻豆大。每服二钱匕，水一盏，煎至七分，不拘时候，去滓温服。

【主治】谷劳身重，食已困倦嗜眠。

木香汤

【来源】《圣济总录》卷四十五。

【组成】木香　陈橘皮（去白，炒）　人参　陈曲（炒）　甘草（炙）各三分　大枣（去核，焙）五十枚　厚朴（去粗皮，生姜汁炙）　麦蘖（炒）　蓬莪术（煨）各一两

【用法】上为粗末。每服三钱匕，水一盏，煎至八

分，去滓温服，不拘时候。

【主治】谷劳身重，少力多困。

分气丸

【来源】《圣济总录》卷四十五。

【组成】京三棱（煨，锉） 蓬莪术（煨，锉） 青橘皮（锉，用巴豆半两打破同炒黄，去巴豆不用）各五两 胡椒半两 阿魏一两（醋面作饼，炙干）

【用法】上为细末，醋煮面糊为丸，如梧桐子大。每服二十丸，陈橘皮汤送下，一日三次。

【主治】谷劳嗜卧，身体烦重。

豆蔻丸

【来源】《圣济总录》卷四十五。

【组成】白豆蔻（去皮）一两半 枳壳（去瓤，麸炒）半斤 陈橘皮（汤浸，去白，切，炒） 诃黎勒（煨，去核） 桂（去粗皮） 当归（切，焙）各一两

【用法】上为末，用浆水煮枣，去皮烂研为丸，如梧桐子大。每服二十至三十丸，生姜汤送下，不拘时候。

【主治】谷劳体重，食已好卧。

沉香汤

【来源】《圣济总录》卷四十五。

【组成】沉香（锉）一两 白豆蔻（去皮） 草豆蔻（去皮，炒） 人参 甘草（炙，锉） 白茯苓（去黑皮） 半夏（汤洗，薄切，生姜汁拌，炒黄色） 木香各半两 厚朴（去粗皮，生姜汁炙）一两 陈橘皮（汤浸，去白，炒）三分 白术（锉，炒）一两 干姜（炮）一分

【用法】上为粗末。每服三钱匕，水一盏，加生姜三片，大枣二枚（擘破），同煎至七分，去滓温服，空心、日午各一次。

【功用】快气消食。

【主治】谷劳体重，食已便卧；及妊娠心痛，痰逆，不思饮食。

沉香汤

【来源】《圣济总录》卷四十五。

【组成】沉香（锉） 白檀香（锉）各二两 干姜（炮）三钱 白茯苓（去黑皮） 甘草（炙） 肉豆蔻（去壳，炮） 人参 木香各一两

【用法】上为粗末。每服二钱匕，水一盏，煎至七分，去滓，不拘时候温服。

【主治】谷劳身重，食已好卧，困倦嗜眠。

京三棱汤

【来源】《圣济总录》卷四十五。

【组成】京三棱（煨，锉）五两 陈曲（炒） 麦蘖（炒） 木香 肉豆蔻（去壳，炮） 槟榔 干姜（炮） 甘草（炙） 杏仁（汤去皮尖双仁，麸炒，研） 厚朴（去粗皮，生姜汁炙）各一两

【用法】上为粗末。每服三钱匕，水一盏，煎七分，去滓温服，不拘时候。

【主治】谷劳体重，四肢烦倦，食已便卧。

槟榔散

【来源】《圣济总录》卷四十五。

【组成】槟榔（半两） 人参 白茯苓（去黑皮）各一两 木香 陈橘皮（汤浸，去白，炒） 五味子 甘草各一两（炙）

【用法】上为细散。每服二钱匕，沸汤点服，不拘时候。

【主治】谷劳。身重，四肢少力，食已好卧，昏愦。

椒姜大麦汤

【来源】《医学摘粹》卷二。

【组成】大麦芽一升（炒） 川椒一两（炒） 干姜三两

【用法】上为末。每服方寸匕，日三服。

【主治】谷劳不能食。怠惰嗜卧，肢体烦重，腹满善饥而不能食，食已则发，因谷气不行。

四十六、干血劳

干血劳，是指虚劳病冶兼有血瘀的病情，临床以面目暗黑，肌肉枯干而粗糙，肌肉消瘦，骨蒸潮热，盗汗，口干颧红，易惊，头晕痛，月经涩少或闭经为特征。《金匮翼》："干血劳，干血，血瘀而干也。瘀则生热，内伤肝肺，发热咳嗽，日以益甚，不已则成劳。《金匮要略》所谓经络营卫气伤，内有干血，肌肤甲错，两目黯黑者是也。"治宜活血化瘀，凉血补血。

大黄䗪虫丸

【来源】《金匮要略》卷上。

【别名】妇科大黄䗪虫丸（《饲鹤亭集方》）。

【组成】大黄十分（蒸）　黄芩二两　甘草二两　桃仁一升　杏仁一升　芍药四两　干地黄十两　干漆一两　虻虫一升　水蛭一百个　蛴螬一升　䗪虫半升

【用法】上为末，炼蜜为丸，如小豆大。每服五丸，酒送下，一日三次。

【功用】

1.《金匮要略》：缓中补虚。

2.《医宗金鉴》：攻热下血。

3.《中国药典》：活血破瘀，通经消痞。

【主治】

1.《金匮要略》：五劳虚极，羸瘦腹满，不能饮食；食伤、忧伤、饮伤、房室伤、饥伤、劳伤、经络营卫气伤，内有干血，肌肤甲错，两目黯黑。

2.《金匮要略今释》引《类聚方广义》：妇人经水不利，渐为心腹胀满，烦热咳嗽，面色煤黄，肌肤干皮细起，状如麸片，目中昙暗，或赤涩羞明怕日者；小儿疳眼，生云翳，睑烂羞明，不能视物，并治雀目。

3.《金匮要略今释》：早期肝硬化。

【宜忌】《中国药典》：孕妇禁用。若出现皮肤过敏者停服。

【方论】

1.《医方考》：是方也，干漆、桃仁、虻虫、水蛭、蛴螬、䗪虫去干血之品也；君以大黄，是听令于将军矣；佐以芍药、地黄，生新血也；佐以杏仁、甘草，致新气也；佐以黄芩，驱游热而坚肠胃也。

2.《医宗金鉴》引李中梓：劳伤之证，肌肤甲错，两目黯黑，此内有瘀血者也。仲景洞见此证，补之不可，凉之无益，而立此方。《经》曰：血主濡之，故以地黄为君；坚者削之，故以大黄为臣；统血者脾也，脾欲缓急，食甘以缓之；又酸苦涌泄为阴，故以甘、芍、桃仁为佐；咸走血，苦胜血，故以干漆之苦，四虫之咸为使。

3.《张氏医通》：夫五劳七伤，多缘劳动不节，气血凝滞，郁积生热，致伤其阴。世俗所称干血痨是也。所以仲景乘其元气未漓，先用大黄、䗪虫、水蛭、虻虫、蛴螬等蠕动啖血之物，佐以干漆、生地、桃仁、杏仁，行去其血；略兼甘草、芍药以缓中补虚，黄芩开通郁热，酒服以行药势。待干血行尽，然后纯行缓中补虚收功。

4.《金匮要略心典》：虚劳症有挟外邪者，如上所谓风气百疾是也。有挟瘀血者，则此所谓五劳诸伤、内有干血者是也。夫风气不去，则足以贼正气而生长不荣；干血不去，则足以留新血而渗灌不周，故取之不可不早也。此方润以濡其干，虫以动其瘀，通以去其闭，而仍以地黄、芍药、甘草和养其虚，攻血而不主专于血，一如薯蓣丸之去风而不着意于风也。喻氏曰：此世俗所称干血痨之良治也。血瘀于内，手足脉相失者宜之。兼入琼玉膏补润之剂尤妙。

5.《绛雪园古方选注》：若五劳虚极，痹而内成干血者，悉皆由伤而血瘀，由瘀而为干血也。细绎本文云：腹满不能食，肌肤甲错，两目黯黑，明是不能内谷以通流营卫，则营卫凝泣，瘀积之血，牢不可破，即有新生之血，亦不得畅茂条达，惟有日渐羸瘦，而成内伤干血劳，其有不死者几希矣。仲景乃出佛心仙手，治以大黄䗪虫丸。君以大黄，从胃络中宣瘀润燥。佐以黄芩清肺卫；杏仁润心营；桃仁补肝虚；生地滋肾燥；干漆性急飞窜，破脾胃关节之瘀血；虻虫性升，入阳分破血；水蛭性下，入阴分逐瘀；蛴螬去两胁下之坚血；蟅虫破坚通络行伤，却有神功，故方名标而出之；芍药、甘草扶脾胃，解药毒。缓中补虚者，缓，舒也、绰也，指方中宽舒润血之品而言也。

6.《金匮要略方义》：此方所治之虚劳，乃内有瘀血之证。虚劳之病，气血受损，营卫远行不畅，以致血行痹阻，瘀血内停，故其人腹满，或腹不满，其人言我满。血凝碍气，腹满不舒，故不能饮食。瘀血不去，新血不生，肌肤失养，以致身体羸瘦，肌肤甲错。目失其荣，则两目黯黑。此属气血俱虚，瘀血久积之病，治当消散其瘀，使瘀血去新血生，则百脉调和，血气自安。唐容川曾说："旧血不去，则新血断不能生。干血劳人皆知其极虚，而不知其补虚正易助病，非治病也。必去其干血，而后新血得生，乃望回春。"方中以水蛭、虻虫、蛴螬、蟅虫、干漆、桃仁、芍药、大黄等活血通络，破瘀消积之品，以祛其干血；用地黄、芍药、甘草滋阴养血，益气和中之药，以养其气血，可收破门血而不伤正之功。佐黄芩以清血瘀之热；杏仁宣肺利气，以利瘀血之消散。用酒饮服药者，取其助药势以活血通经。诸药相合，消中有补，寓补于消，药虽猛峻，以丸缓治，使瘀去新生，气血渐复，即所谓缓中补虚之意。然本方总属破血下瘀之剂，无瘀者忌用。

7.《方剂学》：《素问·宣明五气篇》说："久视伤血，久卧伤气，久坐伤肉，久立伤骨，久行伤筋，是谓五劳所伤。"本方主治乃由五劳虚极，经络营卫气伤，血脉凝涩，日久结成干血（久瘀）所致。干血内阻，影响新血的生成，时久肌肤失养而甲错如鳞；阴血内伤不能上荣，则两目黯黑；至于形体羸瘦，腹满不能饮食等，亦为劳伤积瘀之故。是证五劳虚极为本，久瘀干血为标，唯此时积瘀已甚，故法以治标为先，祛瘀为主，以瘀血不去，则新血不能复生，正气亦无由恢复。然虚极之人，攻不宜峻，只可缓消瘀血，亦即《金匮要略·血痹虚劳病脉证并治第六》所谓缓中补虚。方中大黄攻下祛瘀；蟅虫逐瘀破积，共为君药。桃仁、干漆、蛴螬、水蛭、虻虫助君药以活血通络，攻逐久瘀，均为臣药。以上配伍即《金匮要略心典》所说：润以濡其干，虫以动其瘀，通以去其闭之意。黄芩下闭血（《神农本草经》），合芍药能养血滋阴，均为佐药。甘草和中补虚，协调诸药，用以为使。诸药合用，缓消瘀血之中而寓补虚扶正之意，俾干血得化，诸症可望治愈。

【实验】

1.对大鼠实验性血栓及体外血小板聚集性的影响 《中西医结合杂志》（1988，11：668）：大黄蟅虫丸酒精提取液能抑制ADP诱导大鼠血小板的聚集，其作用与剂量呈依赖关系；并能使聚集后的血小板逐渐解聚，有效解聚率与药物剂量呈正相关。大黄蟅虫丸酒精提取液还能抑制大鼠实验性血栓的形成，血栓重量较对照组显著减少。

2.对实验性肝损伤的保护作用 《中西医结合杂志》（1988，11：668）：用四氯化碳、乙醇综合法造成大鼠慢性肝损伤，用四氯化碳造成急性肝损伤。活杀后进行生化测定和病理检查。结果提示大黄蟅虫丸对实验性慢性肝损伤有保护作用。对用四氯化碳造成的急性肝损伤无明显保护作用。

3.对大鼠血液流变学的影响 《安徽中医学院学报》（1991，2：58）：实验结果提示：本方能明显抑制大鼠的实验性血栓形成和血小板聚集功能，能明显缩短"血瘀"模型大鼠的红细胞电泳时间，使全血、血浆、血清和纤维蛋白原黏度以及红细胞压积呈降低趋势。

4.抗动脉粥样硬化实验 《实用中西医结合杂志》（1992，3：135）：选用朝鲜种鹌鹑48只，体重（87.5±2.3）g，先普饲1周，分为2批。第一批分为对照组、给药组、阳性对照组，均喂高脂饮食，后两组用大黄庶虫丸（每天1丸）和烟酸肌醇酯（2.5mg/100g，每日1次）。观察45天。第2批将上述对照组继续普饲，再分对照组、给药组和阳性对照组，喂养60天，处理动物。结果提示本方有明显降血脂作用，但对血清HDLc参数的影响，给药组与对照组无甚差异。大黄蟅虫丸组动物动脉粥样硬化斑块面积明显减少，并使粥样硬化斑块消退加快。

5.对肾脏保护作用 《中成药》（2006，1：81）：实验表明：大黄蟅虫丸明显降低肾病大鼠尿蛋白量,明显降低肾病模型组胆固醇（CHO）和甘油三酯（TG）值,同时可升高血总蛋白（TP）和白蛋白（ALB）含量,高剂量组并可降低血尿素氮

（BUN）、血肌酐（Scr）水平,且优于雷公藤多苷组。肾组织病理变化观察发现:大黄蟅虫丸治疗组均表现出减轻炎性细胞浸润、抑制系膜细胞增生和减轻间质纤维化的作用,高剂量组改善作用更明显。提示:大黄蟅虫丸具有调脂,减轻炎细胞浸润、抑制系膜细胞增生和减轻间质纤维化,能防止肾小球硬化作用。

6.对脑出血的影响　《辽宁中医药大学学报》（2006，5：47）：实验表明：大黄蟅虫丸可明显改善胶原酶加肝素联合注射法诱导大鼠脑出血模型的脑组织形态学损害，降低因出血而致的血肿周围组织的水肿，对大鼠脑出血模型有一定的保护作用。

【验案】

1.早期肝硬化　《岳美中医话集》：张某，男，49岁，经某医院确诊为早期肝硬化。中医诊为血瘀气滞而肝硬，处以大黄蟅虫丸，早晚各服1丸，并用《冷庐医话》化瘀汤，日1贴。计服蟅虫丸240丸，化瘀汤180剂，其间服柴芍六君汤加当归、瓦楞、橘叶。1年后肝脾不能扪及，肝功化验正常。

2.慢性活动性肝炎　《陕西中医》（1968，7：301）：用本方治疗慢性活动性肝炎40例。结果：治愈（症状体征消失，肝功能恢复正常，HBSAg转阴）17例；有效（症状体征消失，肝功能恢复正常，HBSAg呈阳性，或肝功能损害减轻，但未恢复正常，HBSAg呈阳性者）19例；无效4例。

3.不孕　《北京中医》（1984，2：54）：孔某，女，32岁。小腹胀痛，腰骶酸痛，经期更剧。月经量少色紫黑有块，经期延后，经前经期乳胀痛，素日白带量多，质清稀，舌质黯红，舌尖有瘀点，苔白稍腻，脉象沉涩。十年前生一女孩已殁。有产后发热腹痛史，后未再孕。检查：阴道分泌物多，宫体活动受限，两侧压痛，增厚，可扪及条索状物。诊断为：慢性盆腔炎，继发性不孕症。投以大黄蟅虫丸，消其症结，祛其瘀阻，然后以补肾调经法收其全功。

4.急性脑梗死　《山东中医药大学学报》（1995，5：321）：在脱水等西药治疗基础上，口服本方，每日3次，每次4粒，4周为1疗程，治疗急性脑梗死122例。并与服华佗再造丸者60例对照。结果：治疗组显效率51.3%，对照组为35.0%。两组比较差异显著（$P<0.05$）。

5.盆腔包块　《陕西中医学院学报》（1996，2：29）：用本方每次6g，每日3次，治疗盆腔包块122例。结果：治愈（症状体征包块均消失）99例，好转（症状体征消失，包块缩小2/3）23例，疗程最短28天，最长182天。

6.肝硬化腹水　《河南中医》（1997，5：270）：用大黄蟅虫丸加减：大黄、蟅虫、桃仁、白芍、干地黄、干漆、虻虫、水蛭、蛴螬、甘草、黄芪、茯苓、白术、大腹皮、车前子为基本方，腹胀甚，胁下胀满或疼痛者，加柴胡、香附；目黄，身黄，尿黄，苔黄腻，脉弦滑者，加茵陈、虎杖；颜面及下肢浮肿，脘闷纳呆，畏寒，肢冷者，加炙附子、肉桂、泽泻；口干不欲饮，舌红绛少津，苔光剥者，加麦冬、石斛、沙参，常规煎服；治疗肝硬化腹水30例。结果：显效（经B超证实腹水消退，临床症状完全消失，肝功能恢复正常）20例；好转（经B超证实腹水减少，临床症状明显改善，肝功能接近正常）8例；无效（临床症状体征及辅助检查均无改变或病情恶化）2例。

7.肛裂　《新中医》（1997，5：33）：以本方每次3g，1日2次，7天为1个疗程，治疗肛裂200例。结果：痊愈134例，有效60例，无效6例。

8.前列腺增生　《新中医》（1998，10：33）：以本方丸剂或改为汤剂、粉剂，治疗前列腺增生42例。结果：显效12例，有效22例，无效8例，总有效率81%。

9.乳腺增生：《实用中医药杂志》（2008，1：46）：用本方治疗乳腺增生22例，结果：治愈（症状及肿块消失）15例，好转6例，占27例，总有效率为95.5%。

干姜丸

【来源】《备急千金要方》卷四。

【组成】干姜　川芎　茯苓　消石　杏仁　水蛭　蟅虫　桃仁　蛴螬　虻虫各一两　柴胡　芍药　人参　大黄　蜀椒　当归各二两

【用法】上为末，炼蜜为丸，如梧桐子大。每服三丸，空心饮送下。不知，加至十丸。

【主治】妇人寒热羸瘦，酸消怠惰，胸中支满，肩背脊重痛，腹里坚满积聚；或痛不可忍，引腰小腹痛，四肢烦疼，手足厥逆，寒至肘膝；或烦满，手足虚热，意欲投水中，百节尽痛，心下常苦悬痛，时寒时热，恶心，涎唾喜出，每爱咸酸甜苦之物，身体或如鸡皮，月经不通，大小便苦难，食不生肌。

【方论】《千金方衍义》：干姜丸虽本《玉函》抵当丸，兼《金匮要略》下瘀血汤、大黄蟅虫丸等法，而药味兼护，且用蜜丸，而所服甚少，药虽峻猛而用法最缓。虻、蛭、蟅、螬攻血之专剂，济以消、黄、椒、姜，和以芎、归、芍药，佐以桃、杏、柴、苓，使虻、蛭等味，得寒热互击之威；助以人参壮诸药力，续续循搜，为破干血之良法。盖入伏之瘀，在人身中与元气混成一片，虽急攻之不能速去。故宜峻药缓攻，法克有济。所以治干血之方用丸居多，间用酒煎以行经络。汤则藉为前导，继之以丸可也。

黄芩牡丹汤

【来源】《备急千金要方》卷四。

【别名】黄芩散（《太平圣惠方》卷七十二）。

【组成】黄芩　牡丹　桃仁　瞿麦　芎藭各二两　芍药　枳实　射干　海藻　大黄各三两　虻虫七十枚　水蛭五十枚　蛴螬十枚

【用法】上锉。以水一斗，煮取三升，分三服。服两剂后，灸乳下一寸黑圆际各五十壮。

【主治】妇人从小至大，月经未尝来，颜色萎黄，气力衰少，饮食无味。

【方论】《千金方衍义》：女子月经素未通，或郁热内戕，而至血结不行。故用黄芩、丹皮以化热，枳实、大黄以导滞，芎、芍、桃仁以和营，射干、瞿麦、海藻以降逆，虻、蛭，蛴螬以破血也。

芫花散

【来源】《太平圣惠方》卷七十二。

【组成】芫花三分（醋拌，炒令干）　硇砂一分　没药一分　当归一分（锉，微炒）　延胡索二分　红蓝花子一分　水蛭二十一个（微炒）

【用法】上为细散。每服一钱，空心以豆淋薄荷酒调下，夜深心腹空时再一服。

【主治】妇人血气滞，致经脉不通，渐渐羸瘦，日久成痨。

菴蕳子丸

【来源】《太平圣惠方》卷七十九。

【组成】菴蕳子半两　白薇半两　桂心三分　防葵半两　桃仁半两（汤浸，去皮尖双仁，麸炒微黄）　牛膝一两（去苗）　当归半两（锉，微炒）　熟干地黄三分　芎藭半两　鬼箭羽三分　干姜半两（炮裂，锉）　鳖甲一两（涂醋炙令黄，去裙襕）

【用法】上为末，炼蜜为丸，如梧桐子大。每服二十丸，食前温酒送下。

【主治】产后月候不调，或生寒热，羸瘦，饮食无味，渐成劳证。

柏子仁丸

【来源】《女科百问》卷上。

【组成】柏子仁（别研）　当归（洗）　熟地　白茯苓　丹皮　卷柏　白芍药　石斛　巴戟（去心）　肉苁蓉（酒浸）　山药　杜仲　白薇　蒲黄　枳壳　肉桂　京三棱（煨）　莪术（煨）　覆盆子　枸杞子各一两　附子（炮，去皮脐）半两

【用法】上为细末，炼蜜为丸，如梧桐子大。每服五十丸，空心、食前温酒或米饮送下。

【主治】妇人血闭不通，渐成痨瘵。

掌中金丸

【来源】《医垒元戎》。

【组成】川山甲（炮）　甘草　苦丁香　川椒　苦葶苈　白附子　草乌头　猪牙皂角各二钱　巴豆一钱（全用，研）

【用法】上为细末，生葱绞汁为丸，如弹子大。每用一丸，新绵包定，纳阴中。

【主治】妇人干血气。

和血膏

【来源】《医方类聚》卷二一八引《医林方》。

【组成】轻粉半钱　硇砂二钱　白马鬃（即大麦蘖）半两　节芭草半两　白面半两　神曲半两　惜苓脂半两　巴豆四十个（去皮，面裹烧十个，醋煮十个，油炒十个，浆水煮十个）

【用法】上为细末，小油调，盒子内盛之。每服一钱，红花酒调下。以取下黑水为效，后服滋血汤。

【主治】妇人干血气痨。

行经丹

【来源】《普济方》卷三一九引《仁存方》。

【组成】斑蝥二十个（去头翅）　杏仁二十个（去皮，炒）

【用法】上为末，面糊为丸，如小豆大。每服十丸，煎桃仁汤送下。日未出，小便内取下血片，觉脐下痛。

【主治】妇人干血气滞，腰脚脐下痛，寒热，血脉阻滞。

破经丸

【来源】《普济方》卷三一九引《仁存方》。

【组成】川大黄一两　硇砂（研）　川芎各半两　红娘子四十九个　马鸣退灰三钱　当归六钱（切，焙）

【用法】上煎醋一小盏，入大黄末作膏，和后五味，如小豆大。每服十丸至十五丸，食前煎红黄酒送下。三两时间觉脐腹下微痛，药行大小便取恶血浓枯为效；如未觉，加至二十丸，三五服效；要内消，只服三五丸，每日常服，视患老少轻重，以意加减。

【主治】妇人干血，气久滞，腿脐腹冷痛，寒热往来，血块，血刺，痃癖，癥瘕，四肢无力，饮食渐减，久变成虚劳痰嗽。

苁蓉丸

【来源】《普济方》卷三一九。

【组成】苁蓉（酒浸）　熟地黄　白茯苓　菟丝子（制）　附子（炮）　当归（炒）　白石英（研）　五味子各一两　禹余粮（制，研）一两　人参半两　乌贼鱼骨（去甲）一两

【用法】上为末，炼蜜为丸，如梧桐子大。每服三十丸，酒送下，米汤亦可，空心、日中、临卧各一次。

【主治】妇人胸胁支满，闻腥臊气吐血，目眩不能饮食，泄血不已，日久血枯。

一粒仙丹

【来源】《万病回春》卷六。

【组成】巴豆一百二十个（去壳，用新砖一块，将豆纸包放砖上，捶去油，令净如面白，方好用）　斑蝥六十个（去翅足，为末）　穿山甲五钱（油煎过，为末）　皂角一两（刮去粗皮，火炮，为末）　苦葶苈（末）一两　大黄（末）一两

【用法】上合一处，以枣煮，去皮、核，丸药如弹子大。用绵茧张开裹药在内，穿入三寸竹筒上，头尾仍留绵二三寸余，挽一转，不令药气出外。用时先以温水洗阴内令洁净，拭干，却以忽汁浸湿药头，送入子宫极深处，整一日一夜，出药不用。此药用后，不间有冷气下行，发寒发热如伤寒之状，不怕，饮食任意食用也无妨，半日即通，或鲜血，或死血。一切恶物悉下。自此，子宫和暖而交媾则有孕矣。

【主治】妇人干血痨，并赤白带下，不孕。

【宜忌】忌生冷、发物。

御沟金水方

【来源】《遵生八笺》卷十八。

【组成】山上无垢净泥黄土

【用法】用黄篾箩八个，要二尺高，将土装入八个箩内，磁钵八个盛住，取童便七桶，倾入七箩土内，淋下，上以井花水催下，共倾在一箩土内，如淋少，再用清水催前七箩淋下水，又加上一箩，待他一夜净淋下水三五碗，以瓷瓶盛住，外以井水养之。但遇此症，待口中作渴，要茶汤吃之时，将此水半杯服之即安，至重不消三次即愈。

【主治】男女烧骨痨，干血痨，童子痨，昼夜不退热，至紧不肯服药者。

神应丸

【来源】《证治宝鉴》卷六。

【组成】大黄　鳖甲　桃仁　当归　生地黄　人参　甘草　黄芩

【用法】韭汁和为丸，朱砂为衣。

《证治汇补》本方用大黄四两（醋炙），鳖甲、桃仁各一两，当归、生地黄各八钱，人参、甘草、黄芩各三钱。用韭汁糊为丸，每丸六钱，朱砂为衣。经闭，红花酒送下；骨蒸，加地骨皮；咳嗽，加桑白皮，俱用童便煎下，少倾饮酒一杯。至午后，当利一二行为验，啜温粥碗许。

【功用】消其瘀血。

【主治】郁痨日久则旧血不去，新血不生，气涩血枯，变为干血劳证。证见肌肤甲错，面目黧黑，咳嗽困倦，偏身黄肿，月事不行。

【宜忌】《证治汇补》：此药只可一服，病深者，一月后再服除根，不可多服。惟少男室女、孀妇可用，若男女交接者禁用。忌荤、冷、油腻物。

【方论】《医略六书》：干血内结，阻遏经气而蓄泄无权，故瘀热不化，郁久成劳。男子则遗精，女人则不月焉。大黄荡热启闭，酒制引入血分以通经；人参扶元补气，生用少佐诸药以助力；鳖甲入阴散结；桃仁入血破坚；甘草缓中州之气；黄芩清蒸热之余；当归养血活血，资助生地以滋新血也。此推陈致新之剂，洵为干血内结成劳之专方。丸以韭汁开血结，衣以朱砂宁神室，下以红花通经闭，地骨皮退蒸热，桑白皮清肺气，俱以降火散瘀之童便煎服。

猪肚丸

【来源】《何氏济生论》卷二。

【组成】白茯苓（乳拌）　甘草（酒炒）　牛膝（酒蒸）　当归（酒蒸）　白芍（酒炒）　赤白首乌各五斤（连皮打碎，红枣二斤，黑豆二升，滚汤泡开，一层豆，一层枣，首乌从巳蒸至未，好酒八斤陆续洒完，枣留和丸）

【用法】上为末，犍猪肚三个洗净，砂锅内煮烂，和枣肉捣为丸。每服八九十丸，滚水送下。

【主治】瘦极。

【验案】昔一太监瘦极，僧授此方服之久久，左手挈八十斤，右提水一石。

消愁汤

【来源】《辨证录》卷八。

【组成】白芍一两　当归一两　葳蕤一两　玄参　柴胡各一钱五分　丹皮三钱　地骨皮五钱　白芥子一钱　熟地一两

【用法】水煎服。

【功用】补肝木而兼补肾水，开郁达郁。

【主治】干血瘵。尼僧、寡妇、失嫁之女，丈夫久出不归之妻妾，相忍郁结，欲男子而不可得，内火暗动，燥干阴水，肝血既燥，必致血枯经断，朝热夜热，盗汗鬼交。日复一日，年复一年，饮食懈怠，肢体困倦，肌肤甲错，面目暗黑。

散思汤

【来源】《辨证录》卷八。

【组成】生地一两　白芍　丹皮各五钱　白术一两　地骨三钱　柴胡一钱　当归五钱　陈皮五分　炒栀子二钱　荆芥一钱

【用法】水煎服。

【功用】泄木中之火。

【主治】尼僧、寡妇、失嫁之女，丈夫久出不归之妻妾，相思郁结，欲男子而不可得，内火暗动，燥干阴水，肝血燥，致血枯经断，朝热夜热，盗汗鬼交，日久饮食懈怠，肢体困倦，肌肤甲错，面目暗黑，成干血瘵。

二生丹

【来源】《郑氏家传女科万金方》卷一。

【别名】二黄散。

【组成】大怀熟地三钱　锦纹大黄三钱

【用法】上二味，放新瓦上焙炙焦黄，为末，陈煮酒泛丸。每用六钱，虚弱者减半，于五更鸡鸣时，用热陈煮酒徐徐送下，少刻觉腹微疼，即解去恶积，经水立通。通后只用米粥熬熟韭菜，连服四五日，再服加减四物汤，或六味丸一料。

【主治】妇人经水不通，内热，干血痨症。

【宜忌】病久腹泻者，勿用此方。

三物蟅虫丸

【来源】《重订通俗伤寒论》。

【组成】蟅虫（酒炒）十个　光桃仁十粒　生川军（酒炒）一两

【用法】上为末，炼蜜为丸。每服五丸，陈酒送下，一日三次。

【主治】干血内滞，目暗腹疼，及妇人经闭作痛。

坐　药

【来源】《良明汇集》卷四。

【组成】蝙蝠二分　牛膝三分　麝香少许　小茴香二分

【用法】上为末，用蚕茧一个装在内，外用丝绵包裹，线缠，留线尺许在外，送入产门内，候日足自下。如一月在内一日下，两月在内两日血下而出。

【主治】妇人干血劳。

桃耳煎

【来源】方出《奇方类编》卷下，名见《卫生鸿宝》卷五。

【组成】大木耳（水泡胀，去蒂，晒干，炒，为细末）　核桃仁（去皮，捣为泥）各一钱

【用法】黄酒煮服。过半炷香时，浑身汗出，是其验也。

【主治】干血痨。

余粮丸

【来源】《种福堂公选良方》卷四。

【组成】皂矾八两（用红醋二茶杯，煅至通红色，放地上出火毒）　余粮石四两（醋煅七次）　砂仁四钱（姜汁炒）　白豆蔻三钱　枳壳四钱（炒）　厚朴四钱（炒）　真广皮三钱　干漆一两（炒到烟尽）　白芷二钱　川贝母二钱　铁梗茵陈五钱（不见火）　海金沙一钱　益母草五钱　广木香二钱　地骨皮二钱

【用法】上各为末，煮黑枣为丸。缓症朝服七分，夜服八分；重症每服一二钱，好酒送下；极重者，服至六两全愈。

【主治】脱力劳伤，肿胀，妇女干血劳，产后朝凉暮热，男妇反胃、噎膈、腹痛、小儿吃泥土、生米等物，及积年虚黄、脱力黄疸等症。

【宜忌】孕妇忌服。忌河豚，终身忌荞麦。

和伤方

【来源】《种福堂公选良方》卷四。

【组成】远年地坑中坑砂（其坑虽不必在露天，却要透风，有日光照着者为妙。其砂取淌水石畔凿下，厚三四寸者更佳，放屋中净瓦溜中，风吹雨洒，日晒夜露，常常翻转，四五个月，看两面俱白，已无臭气）

【用法】上为极细末，每两配入辰砂二三分。每服五六分，空心放舌上，陈酒送下。

【主治】跌打损伤；一切虚劳吐血发热；妇人一切血瘀，干血痨症。

三汗煎

【来源】《仙拈集》卷三引王永光方。

【组成】红花　桃仁　生姜各三钱　红枣七个　麝香一分　葱白三根

【用法】用黄酒半斤，入砂壶内悬煮一炷香，温服。头服上焦有汗，二服中焦有汗，三服下焦有汗，即愈。如三服无汗，其病亦不能治也。

【主治】干血痨。

黑糖散

【来源】《仙拈集》卷三。

【组成】陈米糖（即饧也，烧成炭）

【用法】上为末。每服三钱，黄酒童便下。

【主治】经闭干血劳。

一味生新饮

【来源】《古方汇精》卷三。

【组成】全当归五钱（酒洗）。

【用法】水、酒各半浓煎，分早、晚服。

【主治】干血痨。

禹粮丸

【来源】《秘传大麻风方》。
【组成】余粮石二斤半　好醋八斤
【用法】同煮醋干为度。
【主治】五劳七伤，气胀胞满；黄病，四肢无力；女子赤白带；干血劳证；久疟痞块。

乌骨鸡丸

【来源】《顾氏医径》卷四。
【组成】乌骨鸡一只
【用法】先以粳米喂养七日，勿令食虫蚁，吊死，去毛、去杂；将生地、熟地、天麦冬放入鸡肚中，陈酒十碗，砂罐煮烂，取出，再用桑柴火上焙，去药，更将余淹尽，焙至焦枯，研末；再加杜仲、人参、炙草、苁蓉、故纸、小茴、归身、川芎、白术、丹参、茯苓、香附、砂仁，共研末，和上药末，酒调面糊为丸。每服五十丸，空心米饮送下。
【主治】气血衰少，冲任损伤，月经不调，饮食减少，虚热屡作，渐成干血痨伤者。

妇科散瘀丸

【来源】《全国中药成药处方集》（沈阳方）。
【组成】炙黄耆八两　川附子　桃仁各四两　川芎二两　五灵脂四两　小茴　炮姜各三两四钱　郁金二两四钱　没药　当归各四两　沉香二两四钱　白芍二两　藏红花四两　吴萸　姜黄各三两四钱　炙甘草二两六钱
【用法】上为极细末，炼蜜为丸，二钱重。每服一丸，黄酒送下。
【功用】通经化瘀，行血止痛。
【主治】产后恶露不尽，瘀血凝滞，癥瘕胀满，赶前错后，经闭不通，干血劳。
【宜忌】孕妇忌服；血虚无瘀者禁用。

加味益气养血救脱汤

【来源】方出《刘惠民医案》，名见《千家妙方》卷上。
【组成】酸枣仁（炒）36克　制何首乌9克　玉竹9克　熟附子12克　生菟丝子24克　炙黄耆12克　炒白术15克　归身9克　丹参12克　柏子仁12克　砂仁9克　益智仁9克　覆盆子12克　鸡血藤9克　竹茹9克　红花6克
【用法】水煎两次，得药液约250毫升，分两次温服。另用人参2克，琥珀0.9克，共为极细末，分两次冲服，服药三付，休药一天，有效再服。
【功用】益气养血，温肾助归。
【主治】营养不良性干瘦病，属脾气久亏，气血虚极，元阳欲脱者。

四十七、血　虚

血虚，是指血液生成不足，或血的濡养功能减退的病情。本病可由失血过多，或久病阴血虚耗，或脾胃功能失常，水谷精微不能化生血液等所致。临床常见面色苍白，唇色爪甲淡白无华，头晕目眩，肢体麻木，筋脉拘挛，心悸怔忡，失眠多梦，皮肤干燥，头发枯焦，以及大便燥结，小便不利等。由于气与血有密切关系，故血虚每易引起气虚，而气虚不能化生血液，又为形成血虚的一个因素。故本病常伴少气懒言，语言低微，疲倦乏力，气短自汗等气虚症状。其治疗当以补血为原则。补血之同时，必须先健运脾胃，脾胃强健则生化之源不绝；还当注意益气生血、化瘀生新的配伍应用。

肉苁蓉丸

【来源】《圣济总录》卷一五三。
【组成】肉苁蓉（酒浸，切，焙）　熟干地黄

（焙） 白茯苓（去黑皮）各一两 人参半两 菟丝子（酒浸，别捣为末）一两半 白石英 五味子 乌贼鱼骨（去甲）各一两

【用法】上为末，炼蜜为丸，如梧桐子大。每服二十丸至三十丸，温酒或米饮任下，空心，日午夜、卧各一次。

【主治】妇人胸胁支满，闻腥臊气，唾血目眩，不进饮食，泄血不已，日久使血枯燥。

鹿胎膏

【来源】《全国中药成药处方集》（沈阳方）。

【组成】鲜鹿胎一具 人参 白术 茯苓 甘草 当归 川芎 白芍 熟地各一两

【用法】以元酒熬成膏。每服二钱。

【功用】调经养血。

【主治】虚寒性贫血，肢倦枯瘦，面色萎黄，血虚经少。

复方胎盘片

【来源】《上海市药品标准》。

【组成】胎盘粉 1.6 千克 麦芽 100 克 党参 400 克 橘皮 100 克 黄耆 400 克

【用法】将胎盘粉、橘皮、麦芽三味各为细粉，过 100 目筛，各取净粉，和匀。再将黄耆、党参二味水煎 2 次，每次 4 小时，药汁滤过，澄清，混合后浓缩成清膏。然后将白糊精 120 克、饴糖 640 克，与清膏混合成浆，加入上述混合细粉，制成颗粒，干燥，每 100 克干燥颗粒拌加饴糖 5 ～ 8 克，润滑剂 1 克，压制成片，片重 0.24 克，外包糖衣即得。口服，每次 4 片，1 日 3 次。

【功用】益精气，健脾胃。

【主治】

1.《上海市药品标准》：神经衰弱，贫血，消化不良。

2.《古今名方》：体倦乏力，血虚眩晕，白细胞减少。

健脾生血丸

【来源】《中医杂志》（1987，8：594）。

【组成】党参 白术 茯苓 陈皮 煅绿矾

【用法】将上方加工制成蜜丸，每丸重 6g，每服 1 丸，1 日 2 次，饭后服。治疗期间停服一切中西药物。治疗 3 天后查血红蛋、红细胞及网织红细胞计数，连查 3 次后，每周复查 1 次上述指标，并记录临床症状变化情况及服药的不良反应。停药时间根据血清铁、总铁结合力及骨髓铁染色的情况而定。一般在血红蛋白恢复正常后还需继续用药 3 ～ 6 个月，以补充储存铁，减少复发率。同时，在治疗期间或血红蛋白恢复正常后，需对原发病进行治疗。

【主治】缺铁性贫血。

【验案】缺铁性贫血 《中医杂志》（1987，8：594）：治疗缺铁性贫血 107 例，男性 21 例，女性 86 例；年龄 16 ～ 20 岁；病程 2 个月至 20 年。结果：本组病例治疗前经血八项仪查血红蛋白为（7.49 ± 1.82）g%，治疗后为（12.9 ± 1.08）g%。服药后 1 ～ 2 天网织红细胞开始上升，5 ～ 10 天网织红细胞上升至最高峰。血红蛋白恢复正常时间为 14 ～ 150 天，平均 32.7 天，平均每天上升值为（0.124 ± 0.16）g%。服药后贫血的纠正率为 100%。

再生汤

【来源】《实用中西医结合杂志》（1991，6：374）。

【组成】当归 10g 党参 30g 黄芪 30g 何首乌 30g 阿胶 15g 白术 10g 山药 20g 枸杞子 15g 白芍 12g 白及 30g 仙鹤草 30g 龟版 15g 黄精 15g 生地 20g 熟地 10g 陈皮 15g 地骨皮 15g 栀子 10g

【用法】每日 1 剂，水煎服。

【主治】再生障碍性贫血。

【实验】再障的实验研究 《实用中西医结合杂志》（1991，6：374）：实验提示，再生汤对正常小鼠的造血无明显促进作用，对脾脏无明显影响。但能够对抗环磷酰胺造成的全血细胞减少的毒性的反应，对骨髓造血有一定的保护作用，能够对抗环磷酰胺损伤粒系、巨核系细胞的毒性作用，而保护正常骨髓造血。

益气养血汤

【来源】《辽宁中医杂志》(1992，12：25)。

【组成】炙黄芪 30g　炒党参（重度贫血，红参 5g，另兑）　阿胶（烊化）　鸡血藤　蚕沙（包煎）各 15g　当归 10g　砂仁 4g　仙灵脾　红枣各 12g　鸡内金　甘草各 6g

【用法】每日 1 剂，水煎 2 次分服。20 天为 1 疗程。

【主治】老年贫血。

【加减】心悸、失眠加酸枣仁 10g；头晕目眩加枸杞子、菊花各 10g；咯血加仙鹤草 15g；呕血、便血加地榆 15g，白及粉 12g（分吞）。

【验案】老年贫血　《辽宁中医杂志》(1992，12：2)：治疗老年贫血 108 例，男 70 例，女 38 例；年龄 60 ～ 82 岁，平均 62.3 岁；其中轻度贫血 33 例，中度贫血 60 例，重度贫血 15 例；缺铁性贫血 68 例，营养性巨幼红细胞性贫血 14 例，混合性贫血 24 例，再生障碍性贫血 2 例。结果：治疗后血红蛋白大于 112g/L 为显效，共 48 例，占 44.4%；治疗后血红蛋白大于 100g/L 为有效，共 42 例，占 38.9%；治疗后血红蛋白小于 100g/L 为无效，共 18 例，占 16.7%；总有效率为 83.3%。

生血丸

【来源】《中国药典》。

【组成】鹿茸　黄柏　山药　白术（炒）　紫河车等

【用法】上药制成丸剂，每瓶装 5g。口服，1 次 5g，1 日 3 次，小儿酌减。

【功用】补肾健脾，填精补髓。

【主治】失血血亏，放、化疗后全血细胞减少，及再生障碍性贫血。

【宜忌】阴虚内热，舌质红、少苔者慎用。

益气补血汤

【来源】《首批国家级名老中医效验秘方精选》。

【组成】党参 20 克　黄芪 20 克　黄精 20 克　山萸肉 20 克　女贞子 15 克　淫羊藿 15 克　巴戟天 20 克　丹参 15 克　鸡血藤 20 克　龟板 30 克　鹿角胶 9 克（烊化）　大枣 10 枚　干地黄 15 克

【用法】水煎，日服 3 次。另外，人参研粉每服 1.5 克，早，晚 2 次吞服。

【功用】培补脾肾，益气养血。

【主治】再生障碍性贫血，表现为阴阳气血两虚者；骨髓抑制所出现的贫血、白细胞减少、血小板减少等。

【加减】如偏于阴虚而有口干舌燥、五心烦热的阴虚内热之候，可减淫羊藿，干地黄易生地黄 20 克，加元参 20 克，知母 15 克，地骨皮 15 克；如系感染外邪引起高烧，酌加银花、连翘、蒲公英、板兰根、山豆根等清解祛邪之品；出血，加阿胶、煅龙牡、赤石脂、白及、生地炭、侧柏炭。

【验案】王某，男，30 岁，干部，1975 年 7 月初诊。当年 5 月间，因肺结核复发住某铁路医院，曾用链霉素及雷米封治疗。住院期间即逐渐面色发黄，全身乏力，以后肺结核痊愈出院。又因发高烧、面黄、乏力、口腔溃疡住进某铁路中心医院，经 3 次骨髓穿刺确诊为再生障碍性贫血。症见：病人面色萎黄泛红，壮热不退，口舌干燥，渴饮不多，头晕目眩，心慌气短，语言低微，精神委顿，疲乏不支，有多处口腔黏膜溃疡，皮肤有散在血斑，尿短赤，舌质淡红而干，苔薄黄，脉儒数。中医辨证：脾肾虚损，气血两伤，复感外邪，邪热炽盛，当内外合治，扶正祛邪，在益气补血汤的基础上稍施加减：党参 30 克，黄芪 30 克，黄精 30 克，生地 30 克，玄参 20 克，丹皮 15 克，女贞子 15 克，山萸肉 30 克，丹参 15 克，鸡血藤 30 克，连翘 15 克，大青叶 15 克，蒲公英 15 克，青蒿 9 克，地骨皮 9 克，水煎，日服 3 次，连续服药 3 剂，感染控制，壮热已退，但仍有低烧，持续在 37.2 ～ 37.5℃。以后的治疗，即针对气血两虚，突出培补脾肾，调养气血，以益气补血汤为基本方，再随症加减，药味略有出入，连续服用。另外并配合人参研粉吞服 1.5 克，早晚 2 次。刚入院时，因贫血严重，除服上方外，并配合西医输血及丙酚睾酮治疗，1 个月后，化验血象基本稳定，即坚持以服中药治疗为主，经过 3 个月的治疗，除血小板尚偏低外其他血象已基本恢复正常，故出院在家休养，并坚持服中药治疗。1 年后，血象已完全恢复正常，恢复健康，直至现在，身体健康状况一直良好。

人参当归颗粒

【来源】《部颁标准》。
【组成】红参须 100g 当归 350g
【用法】制成颗粒剂，每袋 3g，密封。开水冲服，每次 3g，1 日 2 次。
【功用】补益气血。
【主治】气血两亏，面色萎黄、心悸气短、食少倦怠。

血宝胶囊

【来源】《部颁标准》。
【组成】熟地黄 62g 当归 46g 漏芦 61g 丹参 46g 党参 77g 鸡血藤 30g 附子 2g 桂枝 4g 枸杞子 62g 仙鹤草 47g 川芎 15g 黄芪（蜜制）46g 补骨脂 30g 制何首乌 47g 虎杖 31g 牛西西 46g 连翘 30g 赤芍 16g 女贞子 46g 牡丹皮 18g 狗脊 15g 刺五加 76g 鹿茸 3.5g 紫河车 31g 阿胶 15g 白术（炒）31g 陈皮 15g 人参 15.5g 水牛角浓缩粉 18.5g 牛髓 4.5g
【用法】制成胶囊，每粒装 0.3g，密封。口服，每次 4～5 粒，1 日 3 次，小儿酌减。
【功用】补阴培阳，益肾健脾。
【主治】再生障碍性贫血，白细胞缺乏症，原发性血小板减少症，紫癜。

血速升颗粒

【来源】《部颁标准》。
【组成】黄芪 当归 阿胶 鸡血藤 淫羊藿 山楂
【用法】制成颗粒剂，每袋装 10g，密封，置干燥阴凉处。用水冲服，每次 1 袋，1 日 3 次。
【功用】益气温阳，养血活血。
【主治】气血亏虚引起的贫血及各种失血疾患。
【宜忌】感冒发烧时忌服。

壮血片

【来源】《部颁标准》。
【组成】当归 248g 黑老虎 116g 何首乌（制）116g 五指毛桃 330g 骨碎补 165g 白术（炒）33g 鸡血藤 248g 甘草（炙）17g
【用法】制成糖衣片，密封。口服，每次 4～6 片，1 日 3 次。
【功用】补气血，通经络，壮筋骨，健脾胃。
【主治】贫血，病后体质虚弱，腰膝酸痛，妇女带下，月经不调。

壮血药酒

【来源】《部颁标准》。
【组成】当归 248g 黑老虎 116g 何首乌（制）116g 五指毛桃 330g 骨碎补 165g 白术（炒）33g 鸡血藤 248g 甘草（炙）17g
【用法】制成酒剂，密封，置阴凉处。口服，每次 15～20ml，1 日 2 次。
【功用】补气血，通经络，壮筋骨，健脾胃。
【主治】贫血，病后体质虚弱，腰膝酸痛，妇女带下，月经不调。

安神糖浆

【来源】《部颁标准》。
【组成】灵芝 50g 白术（炒）100g 女贞子（制）100g 合欢皮 150g 首乌藤 150g 仙鹤草 250g 墨旱莲 100g 甘草 50g
【用法】制成糖浆，密封，置阴凉处。口服，每次 30ml，1 日 2 次。
【功用】养血安神。
【主治】贫血体虚，头昏，失眠，腰酸，四肢疲乏。

肝肾康糖浆

【来源】《部颁标准》。
【组成】制何首乌 312.5g 熟地黄 45g 女贞子 136g 五味子 45g 山药（炒)90.5g 甘草（蜜炙）22.5g 黄精（酒制）90.5g 当归 45g
【用法】制成糖浆剂，密封。口服，每次 10ml，1 日 3 次。
【功用】滋补肝肾，调气益血，收敛精气。

【主治】贫血，黄瘦，须发早白等。

肝精补血素口服液

【来源】《部颁标准》。

【组成】肝精膏（相当于鲜肝1300g）65g　党参150g　枸杞子100g　枸橼酸铁铵5g　维生素$B_1$0.1g

【用法】制成口服液，每支10ml，密封，置阴凉处。口服，每次10～20ml，1日2次，饭后服用。

【功用】益气补血，滋补肝肾。

【主治】气血亏虚，肝肾不足（贫血、神经衰弱）。

补血调经片

【来源】《部颁标准》。

【组成】鸡血藤300g　阿胶（海蛤粉炒）18g　岗稔子300g　肉桂15g　党参90g　艾叶（炒）150g　益母草（制）210g　金樱子300g　五指毛桃150g　香附（制）300g　豆豉姜300g　高良姜210g　苍术72g　千斤拔300g　桑寄生300g　白背叶150g　荠菜120g　甘草（炙）30g

【用法】制成糖衣片，密封。口服，每次3片，1日2～3次。

【功用】补血理气，调经。

【主治】妇女贫血，面色萎黄，赤白带下，经痛，经漏，闭经等症。

灵芝桂圆酒

【来源】《部颁标准》。

【组成】灵芝100g　桂圆肉50g　黄精（制）100g　党参50g　枸杞子50g　黄芪（蜜炙）50g　制何首乌100g　山药25g　当归50g　熟地黄50g　茯苓25g　陈皮25g　大枣25g【用法】制成酒剂，密封。口服，每次15～25ml，1日2次。

【功用】滋补强壮，温补气血，健脾益肺，保肝护肾。

【主治】身体瘦弱，产后虚弱，贫血，须发早白等症的辅助治疗。

【宜忌】感冒发热，喉痛眼赤，阴虚火旺者忌服。邪实体壮者慎用。

参芪首乌补汁

【来源】《部颁标准》。

【组成】党参170g　黄芪100g　制何首乌170g　黄精170g

【用法】制成糖浆，密封，置阴凉处。口服，每次15ml，1日2～3次。

【功用】补气养血，益肝肾。

【主治】气血不足，肝肾亏损贫血，神经衰弱，产后血亏。

健脾补血片

【来源】《部颁标准》。

【组成】党参154g　茯苓77g　皂矾58g　神曲茶58g　黑豆（炒）58g　白术39g　陈皮0.58g　甘草0.58g

【用法】制成糖衣片，密封。口服，每次4片，1日3次。

本方制成冲剂，名“健脾补血冲剂”。

【功用】补血益气，健脾和胃，消积。

【主治】脾虚血少所致的面黄肌瘦，食少体倦等症以及营养性、缺铁性贫血及继发性、失血性贫血。

益血膏

【来源】《部颁标准》。

【组成】黄芪124.1g　当归99.3g　川芎82.7g　益母草248.3g　菟丝子82.7g　大黄24g　木香24.9g　白芍124.1g　地黄124.1g　何首乌（黑豆酒炙）82.7g　枸杞子82.7g

【用法】制成煎膏剂，每瓶装100g，密封，置阴凉处。口服，每次10～20g，1日3次。

【功用】益精血，补肝肾。

【主治】气虚血亏引起的面色萎黄，精神倦怠，头晕目眩，妇女血虚，月经不调，血小板减少，血色素降低。

益血生胶囊

【来源】《部颁标准》。

【组成】阿胶15g　龟甲胶15g　鹿角胶15g　鹿

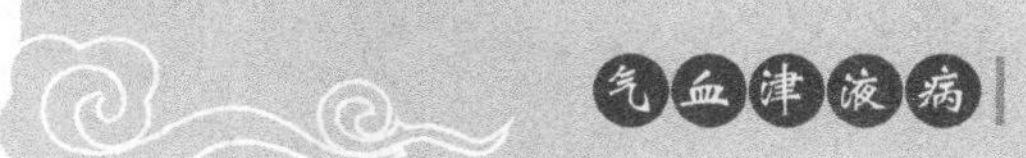

血15g　当归15g　党参15g　麦芽（炒）15g　熟地黄15g　白术（麸炒）15g　牛髓25g　紫河车10g　鹿茸3g　茯苓25g　黄芪（蜜制）20g　白芍20g　大枣10g　山楂（炒）　制何首乌10g　鸡内金（炒）10g　知母（盐制）5g　大黄（酒制）5g　花生衣2.5g

【用法】制成胶囊，每粒装0.25g，密封。口服，每次4粒，1日3次，儿童酌减。

【功用】健脾生血，补肾填精。

【主治】脾肾两亏所致的血虚诸症，各种类型贫血及血小板减少症，对慢性再生障碍性贫血也有一定疗效。

【宜忌】虚热者慎用。

维血康糖浆

【来源】《部颁标准》。

【组成】党参60g　熟地黄80g　黑豆80g　山药120g　陈皮120g　砂仁10g　何首乌69g　硫酸亚铁10g　山楂60g

【用法】制成糖浆，每瓶装10ml，120ml，150ml 3种规格，密封，避光，置阴凉处。口服，成人每次20ml，小儿每次10ml，1日3次，15～20天为1疗程。

【功用】补肾健脾，补血养阴。

【主治】脾肾不足，精血亏虚，面色萎黄，眩晕耳鸣，腰膝酸软，倦怠体瘦，营养性贫血、缺铁性贫血属上述证候者。

熟三七片

【来源】《部颁标准》。

【组成】熟三七粉500g

【用法】制成片剂，密封。口服，每次6～10片，1日3次，儿童酌减。可与鸡、肉炖食，或肉汤、牛奶送服。

【功用】补血和血。

【主治】贫血，失血虚弱，月经不调，产后恶血不尽。

【宜忌】感冒发热者忌服。

生血丸

【来源】《新药转正标准》。

【组成】鹿茸　黄柏　山药　白术（炒）　紫河车等

【用法】上药制成丸剂，每瓶装5g。口服，每次5g，1日3次，小儿酌减。

【功用】补肾健脾，填精补髓。

【主治】失血血亏，放、化疗后全血细胞减少，及再生障碍性贫血。

【宜忌】阴虚内热，舌质红、少苔者慎用。

产复康冲剂

【来源】《新药转正标准》。

【组成】益母草　当归　人参　黄芪　何首乌　桃仁　蒲黄　熟地黄　香附　昆布　白术　黑木耳等

【用法】上药制成颗粒剂，每袋重10g。开水冲服，每次20g，1日3次，5至7天为1疗程，产褥期可长期服用。

【功用】补气养血，排瘀生新。

【主治】产后出血过多，气血俱亏，腰腿酸软，倦怠无力等。

参芪片

【来源】《新药转正标准》。

【组成】人参　黄芪　天麻　当归　熟地黄　泽泻　决明子　菟丝子　鹿角　枸杞子　细辛等

【用法】制成片剂。口服，每次4片，1日3次。

【功用】补气养血，健脾益肾。

【主治】适用于癌症应用放、化疗所致白细胞减少，以及头晕头昏、倦怠乏力、消瘦、恶心呕吐等症。

阿胶颗粒

【来源】《新药转正标准》。

【组成】阿胶

【用法】制成冲剂，每块（或袋）重10g，密封。口服或配方兑入药汁中服用，每次半块，1日

2～3次。

【功用】滋阴养血，补肺润燥，止血安胎。

【主治】虚劳，血虚心烦，崩漏带下，经血不调，胎动不安，咯血，吐血，便血及各型贫血。

健脾生血颗粒

【来源】《新药转正标准》。

【组成】党参　茯苓　白术（炒）　甘草　黄芪　山药　鸡内金（炒）　龟甲（醋制）　麦冬　南五味子（醋制）　龙骨　牡蛎（煅）　大枣　硫酸亚铁

【用法】制成颗粒剂。饭后用开水冲服，1岁以内每次3.5g，1至3岁每次7g，3至5岁每次10.5g，5至12岁每次14g，成人每次21g，1日3次或遵医嘱，4周为1疗程。

【功用】健脾和胃，养血安神。

【主治】小儿脾胃虚弱及心脾两虚型缺铁性贫血，成人气血两虚型缺铁性贫血，症见面色萎黄或苍白，食少纳呆，腹胀脘闷，大便不调，烦躁多汗，倦怠乏力，舌胖色淡，苔薄白，脉细弱等。

【宜忌】忌茶，勿与含鞣酸类药物和用，服药期间，部分患儿可出现牙齿颜色变黑，停药后可逐渐消失。少数患儿服药后，可见短暂性食欲下降、恶心、呕吐、轻度腹泻，多可自行缓解。

四十八、内　燥

内燥，是指阴津耗伤而致的干燥病情。《医原》："阴血虚，则荣养无资而成内燥"。病发多为热病后期，或吐泻、出汗、出血过多，损伤津液所致；或因营养不良，瘀血内阻，而引起津血不能滋润所致。临床多见心烦口渴，唇舌干燥，皮肤皱裂，毛发不荣，肌肉消瘦，大便秘结，小便短少，舌苔薄而无津，脉细涩等。治宜养阴润燥。

膏　丸

【来源】方出《备急千金要方》卷十七注文引姚氏方，名见《金匮翼》卷七。

【组成】乱发灰　杏仁各等分

【用法】上研如脂，以猪膏为丸，如梧桐子大。每服三丸，酒送下，一日三次。

【主治】

1.《备急千金要方》：卒得尸疰毒痛往来。

2.《金匮翼》：燥咳。肝燥碍肺，咳而无痰，胁痛潮热，女子月事不来。

静神丸

【来源】《证类本草》卷二十四引孙真人方（见《普济方》卷二十六）。

【组成】胡麻三升（去黄黑者，微炒令香，研为末）　白蜜三升

【用法】上和调，煎，为丸，如梧桐子大。旦服三十丸。年若过四十以上，服之效。

【功用】《普济方》：治肺气，润五脏，休粮，填入骨髓，甚有益于男子。

黄耆丸

【来源】《圣济总录》卷五十九。

【组成】黄耆（细锉）　五味子各二两　乌梅（取肉，炒）　麦门冬（去心，焙）各一两　干姜（炮）半两　茯神（去木）一两半　附子（炮裂，去皮脐，大者）两枚　酸石榴皮（锉）　生干地黄（焙）　泽泻各半两

【用法】上为细末，炼蜜为丸，如梧桐子大。每服三十丸，浆水送下，不拘时候。

【主治】虚燥，渴不已。

地仙煎

【来源】《圣济总录》卷一八六。

【别名】地仙膏（《衡要》卷二）。
【组成】山芋末一斤　杏仁（汤浸，去皮尖双仁）一升　生牛乳一升
【用法】上先研杏仁极细，入生牛乳绞取汁，次取山芋末相拌，入新瓷器，密封，安于釜中，重汤煮一日煎成。每服一匙，空心温酒调下。
【功用】

1.《圣济总录》：令人颜色悦泽，骨髓坚固，行及奔马。

2.《衡要》：益津液，润燥。

【主治】

1.《圣济总录》：腰膝疼痛及腹内一切冷病。

2.《衡要》：一切燥症。

【方论】《衡要》：山药补阴血，润皮毛，杏仁润肺液皮肤，牛乳生津血以润燥。

当归补血汤

【来源】《内外伤辨惑论》卷中。
【别名】黄耆当归汤（《兰室秘藏》卷上）、补血汤（《脉因证治》卷上）、耆归汤（《周慎斋遗书》卷五）、黄耆补血汤（《产科心法》下集）。
【组成】黄耆一两　当归（酒洗）二钱
【用法】上锉，作一服。水二盏，煎至一盏，去滓，空心、食前温服。
【功用】《中医方剂学讲义》：补气生血。
【主治】《内外伤辨惑论》：肌热，燥热，困渴引饮，目赤面红，昼夜不息，其脉洪大而虚，重按全无。此病得之干饥困劳役。
【宜忌】《医方发挥》：阴虚潮热者慎用。
【验案】血虚发燥　《正体类要》：有一病人，扑伤之后，烦躁面赤，口干作渴，脉洪大，按之如无。余曰：此血虚发燥也。遂以当归补血汤，2剂即止。

黄连膏

【来源】《活法机要》。
【组成】黄连末一斤　生地黄自然汁　白莲藕汁　牛乳汁各一斤
【用法】将汁熬成膏，搓黄连末为丸，如桐子大。每次二十丸，少呷温水送下，日十次。
【功用】《医门法律》：生津液，除干燥，长肌肉。
【主治】

1.《活法机要》：燥在上焦，多饮水而少食，大便如常，小便清利。

2.《证治准绳·类方》：口舌干，小便数，舌上赤脉。

四物理中各半汤

【来源】《医垒元戎》。
【组成】四物汤一份　理中汤一份
【用法】上为粗末。水煎服。
【功用】流湿润燥。

天门冬膏

【来源】《饮膳正要》卷二。
【组成】天门冬不以多少（去皮，去根须，洗净）
【用法】上为末，布绞取汁，澄清滤过，用瓷器、砂锅或银器，慢火熬成膏。每服一匙头，空心温酒调下。
【功用】

1.《饮膳正要》：轻身，益气，令人不饥，延年不老。

2.《寿世保元》：补肺润五脏。

【主治】

1.《饮膳正要》：积聚，风痰，癞疾，三虫，伏尸，瘟疫。

2.《医学正传》：血虚肺燥，皮肤折裂，及肺痿咳脓血。

生血润燥汤

【来源】《医学启蒙》卷三。
【组成】当归　生地黄　熟地黄　红花　天门冬　麦门冬　栝楼仁　桃仁　升麻　紫石英　阿胶各等分
【用法】水二钟，煎八分，食远温服。
【功用】养血润燥。
【主治】血虚气弱，口干唇燥，发黄，肌肤白屑，大便秘结，水少火多。

【加减】肌肤燥裂，加黄耆、桂枝；口渴，加天花粉、葛粉；心烦，加五味子、山栀、柏子仁；夜不寐，加枣仁、玄参；身热，加柴胡、黄芩；齿颊肿痛，加牡丹皮、石膏；气弱，加人参、黄耆；脾虚少食，加白术、陈皮；头疼，加川芎、蔓荆子；耳鸣，加山栀、木通、石菖蒲；小水不利，加车前子；腹痛，加芍药、甘草；大便秘结，加火麻仁、郁李仁，甚者加酒大黄。

润肤生血饮

【来源】《医学启蒙》卷四。

【组成】五味子九粒　天门冬一钱半　麦冬一钱　熟地黄一钱　生地黄一钱　当归一钱　黄耆一钱　黄芩（酒洗）一钱　栝楼仁　桃仁各五分　红花（酒洗）一分　升麻二分

【用法】水煎服。

【主治】燥症。血虚，津液涸竭，肌肤皱揭，毛发焦枯，手足干燥，搔之屑起，血出痛楚，指甲厚反，不能搔痒；或燥金用事，久晴不雨为燥者。

【加减】大便燥，加麻仁、郁李仁。

生血润肤饮

【来源】《医学正传》卷二。

【别名】生血润燥饮（《医学六要》卷四）。

【组成】川归身（酒洗）　生地黄　熟地黄（酒洗）　黄耆（蜜炙）各一钱　天门冬一钱五分　麦门冬（去心）一钱　五味子九粒　片芩（去朽，酒洗）五分　栝楼仁五分　桃仁泥五分　酒红花一分　升麻二分

【用法】上细切，作一服。水二盏，煎至一盏，温服。

【主治】燥症。

【加减】如大便结燥，加麻仁、郁李仁各一钱。

【验案】予仲兄怀德处士，年四十五，平生体瘦弱血少，值庚子年岁金太过，至秋深燥金用事，久晴不雨，得燥证：皮肤折裂，手足枯燥，搔之屑起，血出痛楚，十指甲厚，服此方数十贴，其病如脱。后治十数人皆验。

菠薐菜粥

【来源】《本草纲目》卷二十五。

【别名】菠菜粥（《长寿药粥谱》）。

【组成】菠薐菜

【用法】煮作粥食。

【功用】和中润燥。

润燥肺经汤

【来源】《点点经》卷三。

【组成】连翘　生地　木通　山栀　腹皮　当归　元胡　肥知母　瓜蒌仁（去净油）　淡竹叶（去尖）　甘草

【用法】灯心、熟石膏为引。先服六合定中丸，随服此汤。

【主治】肌肉消瘦，作渴，胸膈烦躁，时烧时退。

门冬知母汤

【来源】《症因脉治》卷二。

【组成】门冬　知母

【用法】水煎服。

【主治】燥火伤肺胃，喘逆呕吐，吐则气急，呕少难出，口唇干燥，烦渴引饮。

生血润肤汤

【来源】《证治宝鉴》卷三。

【组成】天冬　麦冬　生地　熟地　黄芩　黄耆　升麻　红花　瓜蒌　酒　桃仁

【用法】水煎服。

【主治】里燥证。口燥舌干，小便多而浊。

活血润燥生津汤

【来源】《医方集解》引丹溪方。

【别名】生津汤（《医级》卷九）、活血润燥生津饮（《杂症会心录》卷上）。

【组成】当归　白芍　熟地黄各一钱　天冬　麦冬　栝楼各八分　桃仁（研）　红花各五分

【功用】滋阴生津，活血润燥。

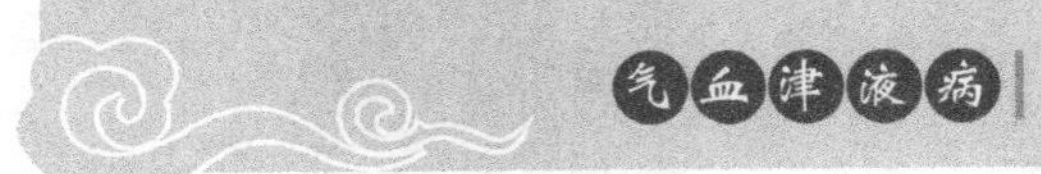

【主治】内燥，津液枯少。

【方论】《医方集解》：此手太阴、足厥阴药也。归、芍、地黄滋阴可以生血，栝楼、二冬润燥兼能生津，桃仁、红花活血又可润燥，分用各有专能，合用更互相济。

静气汤

【来源】《石室秘录》卷一。

【组成】白术三钱　茯苓三钱　白芍三钱　陈皮五分　甘草五分　麦冬三钱　元参三钱　天花粉一钱　苏子一钱

【用法】水煎服。

【主治】心烦气动，肺燥胃干之症。

资本润燥汤

【来源】《石室秘录》卷六。

【组成】熟地二两　桑叶三十片　山茱萸五钱　沙参一两　白术一两　甘菊花三钱

【用法】水煎服。

【主治】燥症善惊，腰不能俯仰，丈夫㿗疝，妇人小腹痛，目盲眦突。

水木两生汤

【来源】《辨证录》卷六。

【组成】熟地一两　白芍一两　茯苓三钱　柴胡一钱　陈皮一钱　甘草三分　神曲五分　白术三钱　甘菊花二钱　枸杞子二钱　牛膝三钱　玄参三钱

【用法】水煎服。

【主治】肝燥气郁，两胁胀满，皮肤如虫之咬，干呕而不吐酸者。

生液丹

【来源】《辨证录》卷六。

【组成】熟地二两　山茱萸　人参　生枣仁　茯神各五钱　北五味二钱　丹皮　丹参各三钱

【用法】水煎服。

【主治】燥症。肾水虚，心火旺，阴耗而思色，以降其精，则精不出而内败，小便道涩如淋而作痛。

润土汤

【来源】《辨证录》卷六。

【组成】玄参　生地各一两　甘草一钱　地骨皮五钱　茯苓三钱

【用法】水煎服。

【主治】胃气燥，口渴善饮，时发烦躁，喜静而不喜动，见水果则快，遇热汤则憎。

散消汤

【来源】《辨证录》卷六。

【组成】麦冬一两　玄参二两　柴胡一钱

【用法】水煎服。四剂口渴止，八剂肢肤润，二十剂不再消也。

【功用】润肺舒肝。

【主治】肺胃燥热，肌肉消瘦，四肢如削，皮肤飞屑，口渴饮水。

滋燥养营汤

【来源】《张氏医通》卷十六。

【组成】四物汤去川芎　加生地黄　秦艽　防风　黄连　甘草

【主治】血燥，皮肤皴揭，筋挛爪枯。

参乳汤

【来源】《杂症会心录》卷上。

【组成】人参一钱　人乳一杯

【用法】不拘时候服。

【主治】燥病。

【方论】《证因方论集要》：人参味甘益血，人乳本血所化，味甘咸，入脾、肺、肾三经，补益精气血，阴血充足则燥平。

四精膏

【来源】《女科切要》卷八。

【组成】人乳　象精　白蜜　藕汁各等分

【用法】熬膏，加苏合油调匀。浴后满身涂之。一月之内，遍体嫩滑香润。
【主治】妇人身涩不滑。

滋燥饮

【来源】《杂病源流犀烛》卷一。
【组成】天冬　麦冬　生地　花粉　白芍　秦艽
【用法】加蜜，童便服。
【主治】肺燥。

养荣汤

【来源】《杂病源流犀烛》卷十七。
【组成】当归　白芍　熟地　生地　秦艽　黄芩　防风　甘草
【功用】滋养荣血。
【主治】风燥，病在表者，肌肤枯，毛发槁，爪枯。

当归阿胶汤

【来源】《会约医镜》卷十二。
【组成】当归二钱　白芍一钱半　熟地三钱　茯苓二钱　阿胶三钱（制）　麦冬一钱半　栝楼仁（去油）一钱　甘草一钱
【用法】加大枣三枚，水煎，空腹服。
【主治】一切干燥，口渴便焦，津涸血枯。
【加减】如渴甚，加花粉二钱；如大便干焦，加肉苁蓉二三钱、葳蕤七钱；或再加火麻仁、郁李仁各二钱；血燥，加桃仁捣膏调服、红花五分；如大便风秘，加秦艽三钱、防风一钱半。

归芍润燥汤

【来源】《医钞类编》卷十。
【组成】当归三钱　白芍　生地各一钱五分　桃仁　红花　大黄（酒制）　枳壳各一钱
【用法】加韭汁半杯，水煎服。
【主治】服通利药过多，津液耗而噎者。

参麦茯苓粥

【来源】《喉科心法》卷下。
【组成】真人参一钱　白茯苓六钱　麦冬五钱（去心）
【用法】共为末，同白粳米一钟熬成粥。先以盐汤漱口，再食粥。
【主治】津液不足，及邪盛正虚。

玉石清胃汤

【来源】《医醇剩义》卷二。
【组成】玉竹三钱　石膏四钱　花粉二钱　石斛三钱　生地五钱　人参一钱　麦冬二钱　蛤粉四钱　山药三钱　茯苓二钱
【用法】甘蔗汁半杯，冲服。
【主治】胃受燥热，津液干枯，渴饮杀吞。

润燥泻肺汤

【来源】《医醇剩义》卷二。
【组成】玉竹四钱　蒌皮三钱　桑皮三钱　沙参四钱　麦冬二钱　黄芩一钱　贝母二钱　杏仁三钱　苡仁四钱
【用法】梨汁半杯冲服。
【主治】肺火自本经而发者，缘燥气相逼，清肃之令不能下行，故肺气焦满，微喘而咳，烦渴欲饮，鼻端微红，肌肤作痒。

雪乳汤

【来源】《医醇剩义》卷二。
【组成】生地三钱　熟地三钱　天冬一钱五分　麦冬一钱五分　玉竹四钱　五味子五分　当归一钱五分　白芍一钱　山药三钱
【用法】人乳一大杯，藕汁一大杯，水二钟，煎服。
【主治】燥火血虚，毛发衰落，肌肤枯槁，身热咽干。

生熟地黄汤

【来源】《不知医必要》卷二。

【组成】熟地三钱　生地二钱　天冬　麦冬（去心）　归身　花粉各一钱五分　沙参二钱　元参一钱

【用法】加蔗汁一酒杯冲服；或藕汁、梨汁均可。

【主治】燥症，鼻干口渴，咽痛舌燥，目火便秘，干热。惟秋冬时久晴乃有此病；而吸鸦片者，更易犯。

养阴润燥汤

【来源】《医门补要》卷中。

【组成】钩藤　制首乌　阿胶　白菊花　当归　丹皮　生地　白芍　沙苑子　玄武版　女贞子　丝瓜络

【主治】似痹非痹。

生津饮

【来源】《医方简义》。

【组成】生地黄　鲜生地　天冬　麦冬（去心）各一两　菊花　淡竹叶　霜桑叶　佩兰叶各三钱　生石膏五钱　川柏　淡秋石各五分　生葳蕤五钱

【用法】加青果五枚，水五大碗，煎至一大碗，去滓，频频而饮。

【主治】燥症。不拘内伤外感，上燥下燥诸症。

【加减】如咳嗽者，加薄荷、桔梗各一钱五分；内伤重者，加藕汁、梨汁、人乳汁各一大盅，燉热，和匀而饮；如上燥而有余热者，又加苇茎一两，同本药熬就，和入藕、梨汁、人乳汁而饮可也。

人乳粥

【来源】《寿世青编》卷下。

【组成】乳汁　酥油

【用法】用壮实无疾女人乳汁，俟粥半熟，去汤，下乳代汤，煮熟，置碗中，加酥油一二钱，调匀食。

【主治】燥证。

加味育阴润燥饮

【来源】《千家妙方》卷下引王渭川方。

【组成】鲜生地60克　旱莲草24克　女贞子24克　红藤24克　蒲公英24克　板蓝根24克　黄甘菊9克　川贝9克　大青叶9克　枸杞12克　石斛12克　琥珀末6克

【用法】水煎服，每日一剂。

【功用】育阴、清火、润燥。

【主治】暑湿伏火，伤阴化燥而致舌体干裂。

【验案】舌体干裂症　徐某，女，60岁。病人中气素虚，常见齿龈干燥出血。因夏季受暑，至秋燥来临，即口苦咽干，舌面干裂，吞咽困难，神志不宁，左脉虚涩，右脉弦数，舌质深红，光亮无苔。证系暑湿伏火，伤阴化燥。治以育阴、清火、润燥。投以加味育阴润燥饮，同时配用青黛6克，黄柏6克，牛黄0.3克，琥珀末1.5克，共为细粉，香油调和，涂搽舌体。服药4剂后，舌质转淡，裂痕渐浅，能进稀粥。仍觉咽干喉痛，原方加减，又进4剂而愈。

参梅含片

【来源】《首批国家级名老中医效验秘方精选》。

【组成】沙参100克　元参100克　乌梅100克　生地100克　花粉100克　薄荷60克　甘草30克

【用法】除乌梅、甘草之外，可用不同方法提炼，打成片剂，约150片左右，瓶贮待用。虽无明确失效期，但最好不超过一年。此药为含化剂，每次含一片，随它化为水液，慢慢吞咽，每天6～10片。在用药的同时，佐以食疗法来弥补：属肾亏者，可吃核桃，每天三个，临睡前生吃；肺虚者，可吃百合汤或白木耳；脾虚者，用山药粉与白米以1∶3比例煮粥吃，甜、咸均可；五志之火者，可吃绿豆粥或绿豆汤。

【功用】养阴生津，润咽止痛。

【主治】慢性咽炎及干燥综合征。

【方论】此方源于《温病条辨》的增液汤，取其滋养肺肾，生津增液。但原方仅仅有利于急性病的“劫津”，对慢性病的“耗液”作用不大，于是辅以乌梅，其味酸，能强力收敛生津，此正补“耗液”的需要。而且还有抗菌、抗过敏作用，更适合于慢性咽炎。喉科曾有盐梅一方，方中加以改进以适今用。取用元参清燥热而利咽，薄荷疏风热而利咽，花粉消痰结而利咽，甘草调味而利咽。诸药合用，直达病所，相得益彰。

四十九、瘀　血

瘀血，是指血液运行滞缓甚至停蓄的病情。《金匮要略》：“病人胸满，唇痿舌青，口燥，但欲漱水，不欲咽，无寒热，脉微大来迟，腹不满，其人言我满，为有瘀血”，“病者如热状，烦满，口干燥而渴，其脉反无热，此为阴状，是瘀血也，当下之。”《诸病源候论》“血之在身，随气而行，常无停滞，若因堕落损伤，即血行失度……皆成瘀血。”《医林改错》“元气既虚，必不能达于血管，血管无力，必停留而瘀，以致气虚血瘀之症。”

本病成因情况，或由于寒邪侵袭，凝滞血脉；或痰饮水湿停聚，阻塞脉络，影响气血流通致瘀；或热邪侵犯，煎熬血液，或迫血妄行，溢于脉外而致瘀；或气机不畅，血液不行，停滞为瘀；或跌打损伤，脉络受损，血不循经溢出脉外而成瘀；或阴阳亏虚，气血不足而致瘀；或七情所伤，气血失常致瘀；或劳逸失度，全身气血运行缓慢，流通不畅而致血瘀络阻；或饮食失节，损伤脾阳，脾失健运，生湿、生热、生痰，痰热阻于经络，皆可致瘀。治宜活血化瘀为基础。

消石饮

【来源】方出《史记》卷一〇五，名见《医方考》卷六。

【组成】消石

【主治】产后脉躁者。

【方论】《医方考》：脉躁，躁属有力故为有余，有余之疾宜攻矣，故用消石，以下其积血。

【验案】产后脉躁　川王美人，怀子而不乳，来召臣意，臣意往，饮以莨菪药一撮，以酒饮之，旋乳。臣意复诊其脉，而脉躁，躁者有余病，即饮以消石一剂，出血，血如豆五六枚。

下瘀血汤

【来源】《金匮要略》卷下。

【别名】瘀血汤（《普济方》卷三五一）、大黄蟅虫丸（《绛雪园古方选注》卷中）。

【组成】大黄二两　桃仁二十枚　蟅虫二十枚（熬，去足）

【用法】上为末，炼蜜和为四丸。以酒一升，煎一丸，取八合，顿服之。新血下如豚肝。

【主治】产妇腹痛，腹中有干血着脐下，经水不利。

温经汤

【来源】《金匮要略》卷下。

【别名】调经散（《仁斋直指方论·附遗》卷二十六）、大温经汤（《丹溪心法附余》卷二十）、小温经汤（《血证论》卷八）。

【组成】吴茱萸三两　当归　芎䓖　芍药　人参　桂枝　阿胶　生姜　牡丹皮（去心）　甘草各二两　半夏半斤　麦冬一升（去心）

【用法】上以水一斗，煮取三升，分温三服。

【主治】妇人年五十所，病下利数十日不止，暮即发热，少腹里急，腹满，手掌烦热，唇口干燥。此病属带下，瘀血在少腹不去。

【方论】

1.《金匮要略心典》：妇人年五十所，天癸已断而病下利，似非因经所致矣。不知少腹旧有积血，欲行而未得遽行，欲止而不能竟止，于是下利窘急，至数十日不止。暮即发热者，血结在阳，阳气至暮，不得入于阴，而反浮于外也。少腹里急腹满者，血积不行，亦阴寒在下也。手掌烦热病在阴，掌亦阴也。唇口干燥，血内瘀者，不外荣也。此为瘀血作利，不必治利，但去其瘀而利自止。吴茱萸、桂枝、丹皮入血散寒而行其瘀，芎、归、芍药、麦冬、阿胶以生新血，人参、甘草、姜夏，以正脾气。盖瘀久者荣必衰，下多者脾必伤也。

2.《金匮要略释义》：温经汤中以吴茱萸、生姜、桂枝温经暖宫，阿胶、当归、川芎、芍药、丹皮和营祛瘀，麦冬、半夏润燥降逆，甘草、人参补益中气。此为养正祛邪方剂，适用于老年妇女因瘀下利，日久不愈；及妇人腹寒不孕，月经不调等症。

3.《金匮要略直解》：经寒者温以茱萸、姜、桂，血虚者益以芍药、归、芎，气虚者补以人参、甘草，血枯者润以阿胶、麦冬，半夏用以止带下，牡丹用以逐坚症。十二味为养血温经之剂，则瘀血自行而新血自生矣。故亦主不孕、崩中而调月水。

4.《金匮要略方义》：本方证之下利，当是下血。文中断言：此病属带下，且得之于曾经半产，瘀血在少腹不去，病系妇科，瘀血内阻所致之漏下失血。此证良由半产之后，阴血亏损，血海空虚，寒气客之，血寒凝滞，则瘀血内停，进而脉络受损，血离其经，则病漏下不止。素日半产，伤阴耗血，今又漏下不止，阴血益亏，故有暮即发热，手掌烦热，唇口干燥等阴虚内热之象。但病缘于胞室瘀血停结，故见少腹里急、腹满。治疗方法，当温经祛寒，活血化瘀，兼以养血益阴。方中以吴茱萸为君药，温经散寒而暖胞宫；臣以桂枝温血祛寒，兼以通行血脉；佐以川芎、丹皮，活血化瘀；四者相合，使胞寒得去，瘀血得消。其祛瘀之力较缓，意在活血而不伤正，莫得素虚之体。复以当归、白芍、阿胶、麦冬补血养阴。又配人参、甘草、半夏、生姜以益气和胃。诸药合力，温经化瘀，补养气血，使瘀血得去，新血得生，下血可止，经脉可调，故亦主月经不调，崩中下血，及宫冷不孕等，然总以阴血不足，血海虚寒者宜之。

5.《成方切用》：药用温经汤者，因半产之虚，而积冷气结，血乃瘀而不去，故以归、芍、芎调血，吴茱、桂枝，以温其血分之气，而行其瘀；肺为气主，麦冬、阿胶，以补其本；土以统血，参、甘以补其虚，丹皮以去标热。然下利已久，脾气有伤，故以姜、半正脾气。名曰温经汤，治其本也。唯温经，故凡血分虚寒而不调者，皆主之。

6.《金匮方论衍义》：问下利不止之故，答以此属带下，何哉？夫妇人二七天癸至，任脉通，太冲脉盛，月事以时下；七七太冲脉衰，天癸渴，地道不通，经水遂止。今以妇人年五十，经水已绝，胞门闭塞，冲任不复，输泻之时，其所积瘀血既动，不得自胞门化为带下，无所从出，大便属阴，故就大便作为下利矣。按《大全良方》尝集是方，云出《备急千金要方》，治女人曾经小产，或带下三十六病；以或字分之为二。《金匮要略》以带下原于小产瘀血，乃上证耳。而《大全良方》云所治之情如此，岂带下三十六病无湿热之实邪者，而尽原于瘀血之虚寒者哉？窍谓带脉居身形之中，束十二经络与奇经八脉，凡各经挟寒热之邪，变成赤白漏下。治之必察始感何邪，何经伤害，终传为虚与否，发何余病，脉见何象，令在寒暑，随宜以起，度量治之可也。岂直概云三十六病，尽切于是方乎？终不若仲景之立言有原委，而可后世法也。盖小产，则是胞脉已虚，不能生新推陈，致血积瘀在下，而发生之气起于下焦；固藏之政亦司下焦；下焦瘀积，既结于阴，则上变之阳不入矣，遂成少腹里急，腹满。因脏既失政，则五液时下；其阳至暮当行于阴，而不得入，独浮于上，为发热，为掌上热损，为唇口干燥，故必先开痹破阴结，引阳下行。皆吴茱萸能主之，益新推陈。又，芎、归为臣，牡丹皮佐之。然推陈药固多，独用牡丹皮者，易老谓其能治神志不足，则是血积胞中，心肾不交，非直达其处者，不能通其神志之气。用半夏以邂进热之结；阿胶、人参补气血之不足；麦门冬助牡丹皮引心气入阴，又治客热唇口干燥；桂枝、生姜发达生化之气；甘草益元气，和诸药。妇人小腹寒，不受胎者，崩中去血者，皆因虚寒结阴，而阳不得入耳，尽可治之。设以脉沉数，而阳乘阴者，亦是以为带下不成孕、崩中去血等证，又焉可用是治之？必须辨也。

7.《张氏医通》：此方本胶艾汤而立，以虚上炎，唇口干燥，故用麦冬；湿浊下渗，不时滞下，故用半夏。若无二证，不怕拘执成方也。

8.《金匮要略方论本义》：瘀血在少腹，久留不去，迨年齿已衰，积瘀成热，伤阴分，发邪火，与经血方行之少妇经闭作热，理无二也。其外证必见唇口干燥，唇口为津液征验，津液之亏，干燥必甚，不治将与脉数无疮、肌若鱼鳞，渐成危迫之证无异也。知之早，斯可以预图之。主以温经汤开散瘀血为主治。而瘀血之成，成于阴盛，故用吴茱萸之辛温，以引芎　、芍药、丹皮、阿胶入阴血之分，补之正所以泄之也；加人参、桂枝、生姜、甘草、半夏群队阳性之药，以开阴生阳，温之即所以行之也；再加麦冬以生津治标。洵阴阳本末兼理之法也。方后云，妇人少腹寒，久不受胎，兼崩中去血，或月水之来过期，及至期不来，俱主之。可见经水之来去失度，悉关血分之寒热。而血分之寒热，实由气分之虚实。方中以补气为调血，以温经为行瘀，较之时下滋阴养血之四物汤、破瘀行气之香附丸，义理纯驳粲然矣。竟有不知瘀血阴寒而妄施攻下者，则又下工之下者也。

9.《金匮方歌括》：方中当归、川芎、芍药、阿胶肝药也，丹皮、桂枝心药也，吴茱萸肝药亦胃药也，半夏胃药亦冲药也，麦门冬、甘草胃药也，人参补五脏，生姜利诸气也。病在经血，以血生于心，藏于肝也。冲为血海也，胃属阳明，厥阴冲脉丽之也。然细绎方义，以阳明为主，用吴茱萸阳明中土之寒，即以麦门冬滋阳明中土之燥，一寒一热，不使偶偏，所以谓之温也。用半夏、生姜者，以姜能去秽而胃气安，故能降逆而胃气顺也。其余皆相辅相成温之之用，绝无逐瘀之品，故过期不来者能通之，统治带下三十六病，其神妙不可言矣。

10.《医方概要》：此方为调经之祖方。以麦冬滋胃液，人参补胃气，生姜行胃气，半夏和胃气。胃气既顺，则水谷之清微易于消化，阳生阴长，而血液可充。更以阿胶补血之不足，芍药、甘草酸甘相合以助之，当归、川芎以行血之停滞，丹皮以泻血之伏火，桂枝以和营卫，吴萸以和肝胃。全方之意注重阳明，一寒一热，一滋一燥，不使偶偏，故能统治带下三十六病，经少能通，经多能止，子宫虚寒者能孕。后世调经种子诸方，皆莫能脱此范围也。

11.《蒲辅周医疗经验》：此方乃温经和血，益气生津之法；重点在厥阴、阳明。改汤为丸，对于妇科月经不调、痛经、少腹冷，余用之多年，颇有效。亦治妇人少腹寒久不孕。

12.《医宗金鉴·订正仲景全书》：妇人年已五十，冲任皆虚，天癸当竭，地道不通矣。今下血数十日不止，宿瘀下也；五心烦热，阴知虚也；唇口干燥，冲任血伤，不止荣也；少腹急满，胞中有寒，瘀不行也。此皆曾经半产崩中，新血难生，瘀血未尽，风寒容于胞中，为带下，为崩中，为经水愆期，为胞寒不孕。均用温经汤主之，以此方生新去瘀，暖子宫，补训任也。

13.《医方发挥》：本方原为用治冲任虚寒，瘀血内阻的漏下之证，后为用治月经不调的要方。因为本病以虚寒为主，非纯用下瘀血的治法所宜；又血为阴类，血气者，喜温而恶寒，寒则泣不能流，温则消而去之（《素问·调经论》）。当以温经散寒与养血祛瘀并用，使血得温则行，血行则瘀阻自消。方中吴茱萸、桂枝温经散寒，吴茱萸擅长于行气止痛，桂枝长于温通血脉，对血瘀寒凝腹痛之证，用之效果颇佳。当归、川芎活血祛瘀养血调经。阿胶、白芍、麦门冬合当归以养血益阴调肝。牡丹皮既可助桂枝、川芎祛瘀，产能清血分虚热。人参、甘草、生姜、半夏益气和脾胃，以资生化之源，阳生阴长，血源可充。其中甘草又能调和诸药。诸药合用，温通血脉以散寒，补养血气以固本，而稍佐祛瘀，则瘀去新生，经调病解。

【验案】

1.老年性阴道炎和外阴瘙痒症　《国外医学·中医中药分册》（1989，5：282）：应用本方加减：麦门冬、半夏、当归、甘草、桂枝、芍药、川芎、人参、牡丹皮、吴茱萸、阿胶、生姜等，制成温经汤浸膏，1次2.5g，1天3次，饭前服；治疗老年性阴道炎和外阴瘙痒症45例。结果表明温经汤对老年性阴道炎和外阴瘙痒症有显效

2.功能性子宫出血　《浙江中医杂志》（1993，7：299）：应用本方加减：吴茱萸、当归、桂枝、炙甘草各6g，炒白芍、丹皮各10g，制半夏、炮姜炭各6～10g，川芎5～6g，党参15～30g，麦冬15g，阿胶12g，每日1剂，水煎2次分服，治疗功能性子宫出血104例。结果：经2～6个月经周期的治疗，治愈（经期和经量均恢复正常并在停药后3个月经周期以上维持正常者；或月

经正常后出现妊娠者；或更年期病人经治疗后绝经者）38例，占36.5%；显效（治疗后经量较原来减少1/2以上，周期恢复达2个月 以上者）40例，占38.5%；有效（治疗后经量较原来减少1/3，周期恢复不 稳定者）22例，21.20%；无效（治疗后月经周期和经量无改变者）4例，占3.8%；总有效率为96.2%。

3.肾虚不孕 《四川中医》（1994，12：39）：以本方全方为基本方，腰痛如折，少腹冷痛，脉沉迟，选加巴戟天、仙茅、仙灵脾、川椒、小茴香、艾叶；闭经或经期延长，形体虚弱，面色萎黄，头晕目眩，心悸，选加山萸肉、枸杞子、鹿角胶、龟板、鳖甲；形体消瘦，五心烦热者，酌加女贞子、旱莲草、枸杞子、知母、黄柏、地骨皮；腹泻，肠鸣者，加土炒白术、附子、干姜、小茴香、补骨脂；肝肾阴虚者，加一贯煎化裁；输卵管不通，少腹气滞血瘀痛著者，酌加香附、台乌、丹参、水蛭（冲）、路路通；盆腔炎症严重，可先治炎症或加公英、地丁、败酱草、红藤；肝炎、结核等病继发之不孕，应首先或同时治疗原发病，经期症状加重者，经前即始服煎剂5～10日，每日1剂，待主症缓解或平复，即改蜜丸缓图，至下次月经前又改煎剂，如此3个月为1疗程；治疗肾虚不孕症34例。结果：经2～18个月治疗，均已孕育。

4.原发性痛经 《陕西中医》（2004，2：174）：应用温经汤治疗原发性痛经本病36例。结果：痊愈（腹痛及症状消失，停药3个月不复发）27例，占75%；显效（腹痛明显减轻，其余症状消失或减轻，不服止痛药能坚持工作）7例，占19%；无效（治疗前后症状无改善）2例；总有效率为94%。

5.不育 《黑龙江中医》（2005，2：34）：用本方治疗精索静脉曲张不育证30例，年龄25～43岁，平均年龄32.5岁，不育时间2～5年，平均3年。结果：痊愈（女方已证实怀孕者）11例，占36.7%；改善（精液数量、密度、活动度较前明显好转或正常但女方未孕者）9例，占30%；无效（治疗前后精液无明显改善）10例，占33.3%；总有效率为66.7%。

香豉汤

【来源】《普济方》卷三一一引《肘后备急方》。

【组成】豉一升

【用法】以水三升煮三沸，分二次服，不愈，重作；更取麻子如煎豉法，不愈，更取豉如上法。

【主治】被打殴击损伤，聚血腹中满闷。

去血汤

【来源】《医心方》卷十八引《范汪方》。

【组成】赤小豆二升

【用法】煮汁二升，以淳苦酒七升合和汁中，饮一日尽之，状如热汤泼雪。

【主治】肠中伤积血。

破瘀汤

【来源】方出《备急千金要方》卷二十五，名见《伤科汇纂》卷八。

【组成】荆芥半分 蟅虫三十枚 大黄 川芎各三两 蒲黄五两 当归 桂心 甘草各二两 桃仁三十枚

【用法】上锉。以水一斗，煮取三升，分三次服。

【主治】腹中瘀血痛，瘀在腹中不出，满痛短气，大小便不通。

茯苓丸

【来源】《外台秘要》卷六引《删繁方》。

【组成】茯苓八分 甘草七分（炙） 杏仁五十枚 人参七分 厚朴五分（炙） 干姜七分 黄耆六分 桂心四分 当归八分 芎藭五分 干地黄八分

【用法】上为末，炼蜜为丸，如梧桐子大。初服二十丸，加至三十丸，清白饮送下，一日二次。

【主治】下焦虚寒损，腹中瘀血，令人喜忘，不欲闻人声，胸中气塞而短气。

【宜忌】忌海藻、菘菜、生葱、酢物、芜荑。

【方论】《千金方衍义》：下焦真阳亏损，则胸中大气不布，而致血涩不调，瘀滞腹内，故需辛温攻补兼施，方克有济。盖参、耆、甘草不得厚朴、杏仁之宣散则滞而不行；芎、归、地黄不得姜、桂之破结，则瘀而不化；茯苓一味，不独治蓄血喜忘，并守五脏正气也。

桃枝汤

【来源】《外台秘要》卷二十九引《深师方》。

【别名】桃仁汤（《普济方》卷三一一）。

【组成】桃枝一握（中指长，锉） 芒消五分 大黄四两 当归 甘草（炙） 桂心各二两 虻虫二十枚（去翅足，熬） 水蛭二十枚（熬） 桃仁五十枚（去皮尖，熬）

【用法】上锉。以水八升，煮取三升，去滓，温分三服。内消。

【主治】堕落瘀血。

荆芥饮子

【来源】《太平圣惠方》卷六十七。

【组成】荆芥一两 川大黄二两（锉碎，微炒） 芎藭一两 蒲黄一两 当归二两（锉，微炒） 桂心一两 甘草半两（炙微赤，锉） 蟅虫三十个（去翅足，微炒） 桃仁一两（汤浸，去皮尖双仁，麸微炒黄）

【用法】上锉，分为十服。每一服以水一大盏，煎至五分，去滓，食前温服。候下尽恶血为度，后服补益丸散。

【主治】伤损后腹中疼痛，瘀血不出，令人短气，大小便不通。

乌金散

【来源】《太平圣惠方》卷七十一。

【组成】鲤鱼鳞三两 乱发二两 槐蛾三分 桑蛾三分 虻虫一分 水蛭二分 川大黄一两（锉碎） 硇砂半两 芫花三分半 牛膝半两（去苗）

【用法】上药并入瓷瓶子内，用瓦子盖，以盐泥固济，候干，以大火煅令通赤，慢慢去火，候冷取出。加麝香二钱，同研令细。每服二钱，空心以热酒调下。

【主治】妇人脏腑风冷，宿有瘀血不消，令人黄瘦羸困。

干漆丸

【来源】《证类本草》卷十二引《简要济众方》，名见《圣济总录》卷五十六。

【组成】筒子干漆二两（捣碎，炒烟出）

【用法】上为细末，醋煮面糊为丸，如梧桐子大。每服五丸至七丸，热酒送下；醋汤亦得，不拘时服。

【主治】

1.《证类本草》引《简要济众方》：九种心痛及腹胁积聚滞气。

2.《济阳纲目》：妇人瘀血作痛。

香豉汤

【来源】《圣济总录》卷一四四。

【别名】香豉散（《普济方》卷三一一）。

【组成】豉半升（略炒） 苏枋木（细锉）一两

【用法】上为散。每服二钱匕，温酒调下，不拘时候。

【主治】因诸伤损，血积在内。

琥珀汤

【来源】《圣济总录》卷一五一。

【组成】琥珀末 木通（锉）各半两 桃仁（去皮尖双仁，炒）二十四枚 虻虫（去翅足，生）二十一枚 水蛭（生）十四枚 芍药二两 大黄一两半 芒消三分

【用法】上为粗末。每服五钱匕，水一盏半，煎八分，去滓，食后温服。服药后若下痢，痢后有黑血黄涎，亦如泔淀，或下多，即更服一剂，令尽根本，十日内不得吃毒食。

【主治】经候日久不通，面上皯生，黑如噀墨，每思盐等食之，凝血在脏，热入血室，即歌咏言笑悲泣或鬼魅等病。

【加减】如有虫，用苦楝皮少许、甘草二寸煎汤，五更初，先将化虫药服了，后用此取下。

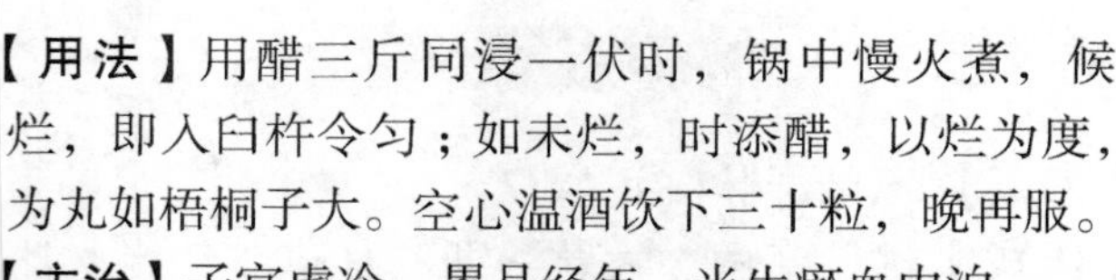

大黄汤

【来源】《圣济总录》卷一五三。
【组成】大黄（生用） 桃仁（汤浸，去皮尖双仁）各一两 桂（去粗皮）半两 生干地黄（焙）一两 郁李仁（去皮，研）半两
【用法】上为粗末。每服三钱匕，水、酒各半盏，同煎至七分，去滓温服。
【主治】妇人血瘀不消，及扑损血瘀。

顺经散

【来源】《圣济总录》卷一五三。
【组成】吴茱萸三两（汤洗七次，炒） 麦门冬五两半（去心） 半夏二两半（汤洗七次） 当归二两（去芦头） 芎藭二两 人参二两（去芦头） 芍药二两 牡丹皮二两 桂二两（去粗皮） 阿胶二两（碎，炒令黄燥） 甘草二两（锉，炒）
【用法】上为粗散。每服三钱匕，水一盏半，加生姜五片，煎至一盏，去滓，空心、食前热服。
【主治】妇人经水或通或止，或产后寒凝，血积成瘀。

硇砂丸

【来源】《圣济总录》卷一五三。
【组成】硇砂（研） 没药（研）各一分 粉霜半钱 干漆（炒烟尽）半两 干姜（炮） 京三棱（炮）各一分 桂（去粗皮） 当归（锉焙）各半两 木香一分 阿魏一分（醋化，入白面少许作饼，炙令熟）
【用法】上为细末，煮醋面糊为丸，如绿豆大，每服十五丸。淡醋汤送下，空心食前服。
【主治】妇人血积血块，攻筑疼痛不可忍。

胜灸丹

【来源】《产宝诸方》。
【组成】艾叶二两 吴茱萸二两（拣净） 苍术二两（锉） 陈皮二两
【用法】用醋三斤同浸一伏时，锅中慢火煮，候烂，即入臼杵令匀；如未烂，时添醋，以烂为度，为丸如梧桐子大。空心温酒饮下三十粒，晚再服。
【主治】子宫虚冷，累月经年，半生瘀血内泊。

水通散

【来源】《永乐大典》卷一四九四八引《宣明论方》
本方方名，疑为“木通散”误。
【组成】木通 大黄 黑牵牛各一两
【用法】上为末。每服三五钱，食前蜜酒调下；或炼蜜为丸，如梧桐子大，每服二十丸，酒送下宜。
【主治】妇人血积血块，血刺血痛，血癖血癥。

秘传降气汤

【来源】《普济方》卷三二五引《卫生家宝》。
【组成】真降香一钱 没药一钱 麒麟竭一钱
【用法】上为末。每服一钱，磨真降香温酒调下。
【主治】血气攻刺，如钻针所刺，痛不可忍，及一切败血成积。

三香丸

【来源】《魏氏家藏方》卷十。
【组成】五灵脂半两 乳香 没药各二两
【用法】上为细末，醋面糊为丸，如麻子大。每服三四十丸，醋汤送下，不拘时候。
【主治】妇人血虚及冷伤血。

调荣汤

【来源】《仁斋直指方论》卷二十六。
【组成】川芎 当归 芍药 生干地黄 三棱 莪术 白芷 延胡索 蒲黄 香附子 泽兰 细辛 川白姜 厚朴（制） 桃仁（浸，去皮，焙）各二分 辣桂 半夏（制） 甘草（炙）各三分
【用法】上锉散。每服三钱，加生姜、大枣，水煎。食前服。
【主治】妇人瘀血不消，脐腹引腰背俱痛。

加减桃仁承气汤

【来源】《云岐子脉诀》卷三。
【组成】桃仁半两　大黄一两　甘草二钱半　桂三钱
【用法】上㕮咀。每服一两，水二盏，加生姜七片，煎至一半，去渣，入芒硝三钱，化开食后服，以利为度，未利再服。
【主治】血瘀下焦，脉沉芤者。

犀角地黄汤

【来源】《云岐子脉诀》。
【组成】犀角　生地黄各二两　黄芩一两半　黄连一两　大黄半两
【用法】上锉。每服一两，水二盏，煎至一盏，去滓，食后服之。
【主治】诸热甚，血积胸中，脉寸芤者。

犀角地黄汤

【来源】《脉因证治》卷四。
【组成】犀角一两　生地八两　白芍三两　丹皮　大黄各二两
【用法】水煎服。
【主治】瘀血狂妄。因汗不彻，吐衄不尽，瘀血在内，面黄唇白，便黑脚弱，气喘，甚则狂闷。

摩挲丸

【来源】《永乐大典》卷一四九四八引《经验普济加减方》。
【组成】硼砂　硇砂　粉霜　砒霜　赤头胡　元菁　水蛭　虻虫各三钱（并炒，为末）　好石碌一两
【用法】上药同于砂盆内研极细末，旋添米醋，复研如甜瓜色，再入米醋慢火熬稠，欲验，滴在羊、猪死血上，其血化为清水是成，至冷稠，丸如梧桐子大。每服三至五丸，看老衰少壮，加减丸数服之。
【主治】妇人诸积滞，血块，血闭疼痛。

沉香琥珀丸

【来源】《普济方》卷一九一引《德生堂方》。
【别名】沉珀丸（《医级》卷八）。
【组成】琥珀　杏仁（去皮，炙）　赤茯苓各半两　泽泻半两　紫苏（真者）　沉香　葶苈（炒）　郁李仁（去皮、壳）各一两半　橘皮（去白）　防己各七钱半
【用法】上为末，炼蜜为丸，如梧桐子大，以麝香半钱为衣。每服二十五丸，加至五十丸，空心以前胡、人参汤送下。
【主治】
1.《普济方》引《德生堂方》：水肿一切急难证，小便不通者。
2.《张氏医通》：血结小腹，青紫筋绊，喘急胀痛。

地黄汤

【来源】《普济方》卷三六〇引《傅氏方》。
【组成】赤芍三钱　当归二钱　桂心一钱　茯苓二钱　山药三钱　芒梢二钱　粉草三钱　生地黄三钱
【用法】上为末。每服半钱，生地黄汤调下。
【主治】初生婴儿吞恶血。

胡堇草方

【来源】《普济方》卷三〇二。
【组成】胡堇草
【用法】绞汁，涂金疮上。
【功用】止疼痛，散血。
【主治】五脏、荣卫、肌肉、皮肤中瘀血。

内消散

【来源】《普济方》卷三一一。
【组成】生银一两（捣碎，细研）　雄黄（细研）　婆娑石（研细）各一分
【用法】上为末。每服半钱，以温酒调下，不拘时候。

【主治】打损内有瘀血不散，疼痛。

当归煎

【来源】《普济方》卷三二七。
【组成】四物汤加甘草半两
【用法】上为细末，炼蜜为丸。每两八九丸，酒、水共半盏，煎汤同化调停下。如人行五里，再进一丸，以愈为度。
【功用】去败血，生好血。

地黄散

【来源】《永乐大典》卷一四九四七引《崔氏产蓐方》。
【组成】玄胡索（炒） 当归（酒浸） 蒲黄 京芎 干地黄（酒炒） 赤芍药 泽兰 天麻 地榆 蓬莪术 肉桂（不见火）各一两 滑石二两
【用法】上为细末。每服一大钱，空心酒调下，食压之；若用炒姜酒或薄荷茶调下亦可。
【主治】妇人血气不顺，脚肿，骨节内痛不可忍者。

益肝汤

【来源】《陈素庵妇科补解》卷一。
【组成】当归 川芎 白芍 熟地 白术 牛膝 川断 山药 木瓜 远志 乌药 乳香
【功用】调荣卫，和气血。
【主治】经正行而男女交合，败血不出，精射胞门，精与血搏，入于任脉，留于胞中，轻则血沥不止，阴络伤则血内溢，重则瘀血积聚，少腹硬起作痛，小便频涩，病似伏梁，甚则厥气上冲，奔窜胸膈，病似癫状，终身不愈。

加味承气汤

【来源】《正体类要》卷下。
【组成】大黄 朴消各二钱 枳实一钱 厚朴一钱 甘草五分 当归 红花各一钱
【用法】酒、水各一钟，煎至一钟服。
【主治】瘀血内停，胸腹胀痛，或大便不通。
【加减】量虚实加减，病急不用甘草。

滋血润肠汤

【来源】《证治准绳·类方》卷三引《医学统旨》。
【组成】当归（酒洗）三钱 芍药（煨） 生地黄各一钱半 红花（酒洗） 桃仁（去皮尖，炒） 大黄（酒煨） 枳壳（麸炒）各一钱
【用法】上为末，以水一钟半，煎至七分，入韭菜汁半酒盏，食前服。
【主治】血枯及死血在膈，饮食不下，大便燥结。

桃仁承气汤

【来源】《校注妇人良方》卷七。
【组成】桃仁半两 大黄（炒）二两 甘草二钱 肉桂一钱
【用法】姜水煎，发日五更服。
【主治】妇人瘀血，小腹急痛，大便不利，或谵语口干，漱水不咽，遍身黄色，小便自利；或血结胸中，手不敢近腹，寒热昏迷，其人如狂。
【方论】《医略六书》：室女血瘀，冲任结滞小腹，而蓄泄不灵，故腹痛不止，经闭不通焉。桃仁生用破积血以开瘀结，大黄醋煮逐瘀血以通经脉，甘草和中缓胃，官桂通经活血也。水煎温服，使瘀血消化则冲任调和，而月事时下，何腹痛之有哉！

蜀葵膏

【来源】《医便》卷三。
【组成】蜀葵根适量 人参 白术 青皮 陈皮 甘草梢 牛膝各等分
【用法】上用蜀葵根煎汤，去滓，再入诸药，煎成汤，入研细桃仁、玄明粉各少许，乘热饮之。二服当见块下，如病重者须补接之后，加减再行此方。
【主治】妇人血块。

红曲酒

【来源】《本草纲目》卷二十五。
【组成】红曲
【用法】浸酒煮，饮。
【主治】腹中及产后瘀血。

没药散

【来源】《云岐子保命集》卷下。
【组成】虻虫一钱（去足羽，炒） 水蛭一钱（炒） 麝香一钱 没药三钱
【用法】上为细末。用四物汤四两，倍当归、川芎，加鬼箭羽、红花、玄胡各一两，水煎调服。
【主治】
1.《云岐子保命集》：血运，血结，血聚于胸中，或偏于少腹，或连于胁肋。
2.《东医宝鉴·杂病篇》：产后血瘀作痛。

逐血四物汤

【来源】《保命歌括》卷十一。
【组成】四物汤加香附一钱 红花五分 桃仁泥一钱半
【用法】水煎服。
【主治】血郁病。四肢无力，能食便红，脉沉而芤结。

当归活血汤

【来源】《万病回春》卷五。
【组成】当归 川芎 荆芥 薄荷 芍药 红花 甘草 牡丹皮 桔梗 防风 山栀 黄芩 连翘 白芷各等分
【用法】上锉一剂。加生姜一片，细茶一撮，水煎，食后温服。
【主治】鼻准头紫黑，血冷凝滞。

活血汤

【来源】《万病回春》卷五。
【组成】归尾 赤芍 桃仁（去皮） 官桂各五分 玄胡索 乌药 香附 枳壳（去瓤）各一钱 红花五分 牡丹皮 川芎各七分 木香五分（另磨） 甘草二分

方中乌药，《济阳纲目》作“青皮”。
【用法】上锉一剂。加生姜一片，水煎服。
【主治】死血、血结之腹痛。

加减犀角地黄汤

【来源】《鲁府禁方》卷一。
【组成】犀角 生地黄 当归 黄连 苦参 枳壳 桔梗 赤芍药 红花
【用法】加生姜一片，水煎，临服入藕汁二匙，如无，韭汁亦可。
【主治】瘀血在上焦，邪热入里。烦躁，渴欲饮水，水入不下者。

当归活血散

【来源】《证治准绳·类方》卷二。
【组成】赤芍药 生地黄 当归须（酒洗）各一钱半 桃仁（去皮尖，炒） 红花（酒洗） 香附（童便浸）各一钱 川芎 牡丹皮 玄胡索 蓬术各八分（炮） 三棱（炮） 青皮各七分
【用法】水二钟，煎七分，空心服。
【主治】瘀蓄死血而胀，腹皮上见青紫筋，小水反利，脉芤涩，属虚人不可下者。

大内伤丸

【来源】《证治准绳·类方》卷三。
【组成】白术（黄土炒） 枳壳（麸炒） 黄芩（酒炒）各六钱 厚朴（姜汁炒） 香附（童便炒） 苍术（米泔水洗，葱汁炒） 草果（炒） 木瓜 赤曲（炒） 三棱（蜜炙）各五钱 蓬术（蜜水炒）七钱 青皮（麸炒） 川芎 白芍药（酒炒） 神曲（炒） 枳实（麸炒） 石菖蒲各一两 小茴香（炒） 肉桂 甘草（炙） 乳香（出汗）各一两

【用法】上为细末，神曲糊为丸，如弹子大，朱砂两为衣。汤、酒任下。多不过二丸。

【主治】血瘀。

代抵当丸

【来源】《证治准绳·类方》卷三。

【别名】代抵当汤丸（《张氏医通》卷十六）。

【组成】大黄（川产如锦纹者，去皮及黑心）四两　芒消一两（如欲稳，以玄明粉代）　桃仁（麸炒黄，去皮尖，另研如泥）六十枚　当归尾　生地黄　穿山甲（蛤粉炒）各一两　桂三钱或五钱

【用法】上为极细末，炼蜜为丸，如梧桐子大。畜血在上焦，丸如芥子大，临卧去枕仰卧以津咽之，令停留喉下搜逐膈上；中焦食远，下焦空心，俱梧桐子大，以百劳水煎汤下之。

【功用】行瘀血。

【主治】蓄血。

【加减】如血老成积，此药攻之不动，宜去归、地，加莪术（醋浸透，焙干）一两，肉桂七钱。

【方论】用归、地者，欲下血而不损血耳，且引诸药至血分也；诸药皆旷悍，而欲以和济之也。

通经丸

【来源】《证治准绳·类方》卷三。

【组成】仲景抵当丸加穿山甲　广茂　桃仁　桂

【用法】蜜为丸。

【主治】蓄血。

【宜忌】妇人伤寒妊娠不可以此丸下。

化块丸

【来源】《东医宝鉴·杂病篇》卷六。

【组成】海粉（酒煮）　三棱　蓬术（并醋煮）　红花　桃仁　五灵脂　香附子各一两　石碱五钱

【用法】上为末，醋糊为丸，如梧桐子大。每服三五十丸，白术汤送下。

【主治】痞块及血块。

瓦垄丸

【来源】《济阴纲目》卷一。

【别名】瓦垄子丸（《女科指掌》卷一）

【组成】香附（醋煮）四两　当归　牡丹皮　桃仁（去皮尖）　大黄（蒸）各一两　川芎　红花各半两　瓦垄子（煅，醋煮一昼夜）二两

【用法】上为末，炊饼为丸。每服三四丸，空心温酒送下。

【主治】瘀血作痛。

【方论】丹溪治血块多用瓦垄子，古方治血块多用姜桂热药，而此用大黄寒药。宜寒宜热，智者别之。

沉香丸

【来源】《先醒斋医学广笔记》。

【组成】沉香　血竭　辰砂各二钱五分　木香一钱三分　真麝香一钱三分　琥珀五分　当归尾二钱五分　牡丹皮二钱五分　延胡索一钱五分

【用法】上为细末，用瓷器煎甘草汤，打糯米糊为丸。凡气痛，酒磨，葱汤亦可；产后血枯，酒磨服。

【主治】气痛，产后血枯，血痞。

加味承气汤

【来源】《济阳纲目》卷七十三。

【组成】大黄　朴消各二钱　枳实　厚朴　当归　官桂各一钱　甘草五分

【用法】上锉一剂，水、酒各一钟煎服。

【主治】因事伤损，或酒后涉水，血凝腹痛。

【加减】量虚实加减，病急者甘草不用。

畅卫豁痰汤

【来源】《易氏医按》。

【组成】苏梗四分　桔梗四分　香附五分　连翘三分　前胡六分　抚芎六分　赤芍六分　贝母五分　苍术四分

【用法】水煎服。

【主治】积血证。

【方论】苏、桔开提其气，香附、连翘、苍术、贝母、抚芎、前胡解散其郁，赤芍活动其血。此药一进，则郁者舒，积者散，沉滞者升而上矣，一越而百病除，何必拘泥治血哉。

【验案】积血证　大司马谭石吴公甲戌季春卧病两月，发热咳嗽，痰喘气急，胸膈痞满，手足面目俱浮肿，诊其脉左寸浮而无力。左关弦长，推之于外，内见洪大而芤，侵过寸部一分，左尺沉弱无力，右寸沉而带芤，气口脉按之紧而且牢，时或一快，右关中和无力，右尺隐隐不动。此积血在肺胃之间，壅滞其气，气滞则血凝。进以本汤，辰时服药，至午未时，气急小便全无，将暮吐紫黑血二三升，臭不可闻，症顿减八九，六脉豁然。

红花当归汤

【来源】《症因脉治》卷一。

【组成】红花　当归　红曲　赤芍药　牡丹皮　青皮　桃仁　郁金　楂肉　泽兰叶　黑山栀

【主治】血积上焦，内伤胸痛。

大红丸

【来源】《医林绳墨大全》卷七。

【别名】血竭丹。

【组成】真血竭一两　乳香一两　朱砂五钱（要箭头上好者）　巴豆仁四钱（如枯者加一钱）

【用法】上为极细末，碾至自润成块，如卵色一样，以瓷罐或瓷盒盛之。临用时，看人大小虚实而用，小儿丸如麻子大，大人丸如米粒大，均每用三粒，温开水送下。不用热水，热水即作痛，倘积重多年者，上午先食生、熟使君子各三个，下午再服本丸。晚间不可饮食。可置净桶，看其泻下大便，如红药未出，则为积尚未出，饮温酒一杯催之，其药与积自然一同下来。如泻不止，以温粥止之。

【主治】血块、血蛊，大人小儿一切积痞。

【宜忌】七日内忌食油、盐。

破瘀丹

【来源】《辨证录》卷五。

【组成】水蛭（炒干黑）二钱　当归　白芍各一两　茯苓三钱　肉桂三分　桃仁十四个　生地五钱　枳壳五分　猪苓一钱

【用法】水煎服。二剂全愈。

【主治】太阳膀胱之经，有瘀血结住而不散，人一过午时，吐酸水一、二碗，至未时心前作痛，至申痛甚厥去，不省人事，至戌始苏，日日如是。

逐血丹

【来源】《辨证录》卷五。

【组成】当归尾一两　大黄三钱　红花三钱　桃仁二十粒　天花粉三钱　枳壳五分　厚朴二钱　丹皮三钱　水蛭（火煅烧黑）一钱

【用法】水煎服。

【主治】太阳膀胱之经有瘀血结住而不散，一过午时，吐酸水一二碗，至未时心前作痛，至申痛甚厥去，不省人事，至戌始苏，日日如是。

【方论】此方用水蛭同入于大黄、厚朴之中，以逐有形之血块，则病去如扫，而痛与厥尽去也。倘不用水蛭，虽亦能止厥定痛，而有形之血块，终不能尽逐，必加入水蛭而建功始神，不可以此物为可畏，而轻弃之，遗人终身之病也。

香壳散

【来源】《张氏医通》卷十四。

【组成】香附（姜汁炒）三钱　枳壳（炒）二钱　青皮（炒）　陈皮　乌药　赤芍药　蓬术（醋炒）各一钱　归尾三钱　红花五分　甘草炙二分，生三分

【用法】上为散。每服四五钱，水煎去滓，加童便半盏，空心温服，更以桃核黑糖酒助之。不应，加延胡索、穿山甲。

【功用】《通俗伤寒论》：理气活血。

【主治】

1.《张氏医通》：蓄血暴起，胸胁小腹作痛。

2.《通俗伤寒论》：伤寒愈后，因事触怒，气

郁血结，少腹急痛者。

【加减】有外风寒，加桂枝、羌活。

浚血丸

【来源】《张氏医通》卷十四。

【组成】人参　白术（生）　赤茯苓各一两　甘草（炙）四钱　半夏曲七钱（炒）　浮石五钱（煅）　牡丹皮五钱　当归身四钱　桃仁三钱（干漆拌，炒，去漆）　穿山甲三钱　桂三钱（病在胁下，用官桂，在少腹，用肉桂）

【用法】上为末，红曲为丸。每服三钱，温酒送下。瘦人去半夏、浮石，加生地黄，蓬术，蜜丸服之。

【主治】肥人多年内伤，血蓄于胃，杂于痰涎，诸药不效者。

生地汤

【来源】《嵩崖尊生全书》卷八。

【组成】生地三钱半　犀角一钱　大黄二钱　桃仁三个

【用法】用水酒四盏，煎至二盏，入生漆一钱半，再煎至一盏即住，去滓服之。半日血不下，再一服，血下即止。

【主治】蓄血，脐腹小肿大痛。

桃仁承气汤

【来源】《重订通俗伤寒论》。

【组成】光桃仁三钱（勿研）　五灵脂二钱（包）　生蒲黄一钱半　鲜生地八钱　生川军二钱（酒洗）　元明粉一钱　生甘草六分　犀角汁四匙（冲）

【主治】肠中瘀热。

【方论】何秀山：此方以仲景原方去桂枝，合犀角地黄及失笑散，三方复而为剂，可谓峻猛矣。然急证非急攻不可，重证非重方不效，古圣心传，大抵如斯。

桃仁承气汤

【来源】《灵验良方汇编》卷上。

【组成】桃仁五钱　大黄一两　甘草二钱　肉桂一钱　生姜二片

【用法】水煎服。

【主治】瘀血，小便急痛，大便不利，发热谵语，或血结胸中，痛不可逆。

消积丸

【来源】《不居集》下集卷六。

【组成】海粉　石碱　三棱　莪术　五灵脂　红花　香附

【用法】上为丸服。治虚劳日久，不任舟车。禹功等丸者，宜四物汤送下。

【主治】一切积热瘀血，坚积石瘕。

栀子郁金汤

【来源】《不居集》下集卷十一。

【组成】栀子　郁金　贝母　丹皮　苏子　黄连　橘红　茯苓　红曲　茜根　香附

【用法】上以水煎，冲服益元散。

【主治】虚损，积痰积瘀。

茜蓟汤

【来源】《不居集》下集卷十一。

【组成】茜根　小蓟　滑石　甘草　桃仁　贝母　归尾　香附　栀子　枳壳　桑皮

【功用】消瘀行气化痰。

【主治】积瘀胸背作胀，咳嗽吐红，如烂猪肺状。

桃仁滑石汤

【来源】《不居集》下集卷十一。

【组成】栀子　丹皮　归尾　赤芍　五灵脂　滑石　桃仁

【功用】去瘀消瘀。

【主治】积瘀。

清肃汤

【来源】《不居集》下集卷十一。
【组成】青皮　枳壳　陈皮　贝母　桑皮　丹皮　滑石　桃仁　山栀　白芍　甘草
【主治】老痰积瘀在上焦。

理血汤

【来源】《脉症正宗》卷一。
【组成】生地二钱　当归一钱　丹皮八分　川芎一钱　桃仁一钱　红花五分　赤苓八分　香附二钱
【主治】瘀滞。

瘀血汤

【来源】《脉症正宗》卷一。
【组成】生地二钱　当归一钱　丹皮八分　栀子一钱　蒲黄八分　桃仁八分　元胡八分　川芎一钱
【用法】水煎服。
【主治】热瘀血。

瘀血汤

【来源】《脉症正宗》卷一。
【组成】黄耆一钱　白术一钱　香附二钱　川芎一钱　附子八分　干姜六分　桃仁八分　红花八分
【用法】水煎服。
【主治】寒瘀血。

瘀血汤

【来源】《脉症正宗》卷一。
【组成】归尾八分　川芎一钱　大黄一钱　枳壳八分　白芍八分　灵脂一钱　赤苓八分　童便一杯
【用法】水煎服。
【主治】外因瘀血。

神效打板膏

【来源】《种福堂公选良方》卷四。
【组成】乳香　没药各（去油）三两　轻粉　血竭各三钱　冰片三分　麝香一分　樟脑二钱　黄蜡一两二钱　猪板油（熬，去滓，净油）三两　儿茶二钱
【用法】上为细末，将油蜡同化成膏。贴患处，昼夜流出恶水，即时苏醒。
【主治】死血郁结，呃逆不食，并夹棍伤烂。

破瘀汤

【来源】《四圣心源》卷四。
【组成】甘草三钱　茯苓三钱　丹皮三钱　桂枝三钱　丹参三钱　桃仁三钱（泡，去皮尖）　干姜三钱　首乌三钱（蒸）
【用法】水煎大半杯，温服。
【主治】肝血瘀滞，肌肤枯槁，目眦青黑者。

桃姜散

【来源】《仙拈集》卷一。
【组成】桃仁四十粒（去皮尖，炒黄）　干姜（炒黑）五钱
【用法】上为末。酒煎服。
【主治】瘀血作痛。

平中饮

【来源】《杂症会心录》卷下。
【组成】人参一钱　白术一钱五分　丹参二钱　瓦楞子一钱（醋淬，研碎）　桃仁一钱　炮姜八分
【用法】水煎服。
【主治】瘀血在中焦作胀。
【方论】《证因方论集要》：桃仁苦甘，瓦楞咸寒，功专破瘀，丹参去瘀生新，参、术补气，所谓攻补兼行者，炮姜除胃冷而守中。

逐污化痰丸

【来源】《方症会要》卷二。
【组成】红花三钱　苏木五钱　桃仁　陈皮　半夏曲　贝母　香附　山楂　白术　五灵脂各一两
【用法】姜汁打曲糊为丸。
【主治】痰裹污血肿胀。

代抵当汤

【来源】《杂病源流犀烛》卷五。
【组成】桃仁　蓬术　大黄　芒消　当归　生地
【主治】蓄血。

丝瓜散

【来源】《妇科玉尺》。
【组成】干丝瓜（烧存性）。
【用法】上为末。酒送下。
【主治】血气不行。

补母汤

【来源】《名家方选》。
【组成】当归　茯苓　桔梗　柴胡　木香　芍药各一钱　莪术　藿香　芎藭　人参　黄耆　肉桂　桂心　熏陆　沉香　乳香　熟地黄　丁子　石膏　滑石　大黄　升麻　缩砂　槟榔　黄芩　甘草　安息香各三钱
【用法】水煎服。
【主治】产前产后，或金疮打扑，凡从血症变出者。

莪术汤

【来源】《竹林女科》卷一。
【组成】莪术　三棱　红花　苏木　牛膝
【用法】水煎，空心服。
【主治】因伤食生冷，血滞不行，内有瘀血，经来一半，遍身潮热，头痛口渴，小便作痛。

润肠化瘀汤

【来源】《会约医镜》卷八。
【组成】当归三钱　生地一钱半　干漆（炒烟尽）二钱　大黄（酒煨）一钱半　陈皮一钱　枳壳（炒）一钱　威参四钱　红花（酒炒）七分　桃仁（去皮尖）一钱
【用法】水煎，入酒、韭汁服。
【主治】死血在膈，大便燥。

消瘀清胃汤

【来源】《会约医镜》卷十五。
【组成】陈皮（去白）一钱半　法半夏二三钱　茯苓二钱　炙草一钱　泽兰叶二三钱　生姜二钱　荆芥七分
【用法】水煎，热服。
【主治】瘀血犯胃，脉弦涩，不恶食，呕逆而多血腥者。

加减桃仁承气汤

【来源】《温病条辨》卷三。
【组成】大黄三钱（制）　桃仁二钱（炒）　细生地六钱　丹皮四钱　泽兰二钱　人中白二钱
【用法】水八杯，煮取三杯，先服一杯。候六时，得下黑血，下后神清渴减，止后服。不知，渐进。
【主治】热病经水适至，十数日不解，舌痿饮冷，心烦热，神气忽清忽乱，脉右长左沉，瘀热在里者。

干漆丸

【来源】《产科发蒙·附录》。
【组成】归尾　红花各三钱　干漆五钱　大黄　桃仁各二钱
【用法】上为细末，醋糊为丸，如梧桐子大。每服二三十丸，白汤送下。
【主治】瘀血在膀胱者。

芎藭汤

【来源】《产科发蒙》卷四。
【组成】川芎　栀子　芍药各二钱　香附　黄连各一钱　白芷五分　木香七分　沉香八分　茯苓五钱八分　人参五分　桔梗四钱三分　柴胡一钱　当归七分　菊花八分　黄芩七分　陈皮四钱
【用法】水煎服。
【主治】妇人有瘀血，发血晕，因致眼疾者。

活络丹

【来源】《伤科汇纂》卷七。

【组成】川乌　草乌　南星　半夏　胆星　地龙（灰酒洗，煅）

【用法】上为细末，为丸，如梧桐子大。每服七丸。

【主治】湿痰死血在手足间，有一二点痛，年久不愈者。

通窍活血汤

【来源】《医林改错》卷上。

【组成】赤芍一钱　川芎一钱　桃仁三钱（研泥）　红花三钱　老葱三根（切碎）　鲜姜三钱（切碎）　红枣七个（去核）　麝香五厘（绢包）

【用法】用黄酒半斤（各处分两不同，宁可多二两，不可少），煎前七味至一钟，去滓，入麝香再煎二沸，临卧服。大人每日一付，连吃三付，隔一日再吃三付；若七、八岁小儿，两晚吃一付；三四岁小儿，三晚吃一付。麝香可煎三次，再换新的。头发脱落，用药三付发不脱，十付必长新发；眼疼白珠红，无论有无云翳，先将此药吃一付，后吃加味止痛没药散，一日二付，三二日必全愈；糟鼻子，无论三二十年，此方服三付可见效，二三十付可全愈；耳聋年久，晚服此方，早服通气散，一日两付，三二十年耳聋可愈；白癜风、紫癜风，服三五付可不散漫，再服三十付可痊；紫印脸，如三五年，十付可愈，若十余年，三二十付必愈；青记脸如墨，三十付可愈；牙疳，晚服此药一付，早服血府逐瘀汤一付，白日煎黄耆八钱，徐徐服之，一日服完，一日三付，三日可见效，十日大见效，一月可全愈；出气臭，晚服此方，早服血府逐瘀汤，三五日必效；妇女干劳，服此方三付或六付，至重者九付，未有不全愈者；男子劳病，轻者九付可愈，重者十八付可愈，吃三付后，如果气弱，每日煎黄耆八钱，徐徐服之，一日服完，此攻补兼施之法；若气不甚弱，黄耆不必用，以待病去，元气自复；交节病作，服三付不发；小儿疳证，用此方与血府逐瘀汤、膈下逐瘀汤三方轮服，未有不愈者。

【功用】

1.《医林改错》：通血管。

2.《医林改错评注》：通络开窍，行血活血。

3.《江苏中医杂志》：活血祛瘀，通络止痛，芳香开窍。

【主治】

1.《医林改错》：头面、四肢、周身血管血瘀所致的头发脱落；眼疼白珠红；糟鼻子；耳聋年久；白癜风，紫癜风；紫印脸，脸如打伤血印，色紫成片，或满脸皆紫；青记脸如墨，长于天庭者多；牙疳；闻出臭气；妇女干劳，经血三、四月不见，或五、六月不见，咳嗽急喘，饮食减少，四肢无力，午后发烧，至晚尤甚；男子劳病，初病四肢酸软无力，渐渐肌肉消瘦，饮食减少，面色黄白，咳嗽吐沫，心烦急躁，午后潮热，天亮汗多；交节病作；小儿疳证，初起尿如米泔，午后潮热，日久青筋暴露，肚大坚硬，面色青黄，肌肉消瘦，皮毛憔悴，眼睛发睋。

2.《血证论》：瘀血在上焦，或发脱不生，或骨膊胸膈顽硬刺痛，目不了了。

3.《吉林中医药》：中风。

【方论】

1.《医林改错评注》：方中赤芍、川芎行血活血，桃仁、红花活血通络，葱、姜通阳，麝香开窍，黄酒通络，佐以大枣缓和芳香辛窜药物之性。其中麝香味辛性温，功专开窍通闭，解毒活血（现代医学认为其中含麝香酮等成分，能兴奋中枢神经系统、呼吸中枢及心血管系统，具有一定抗菌和促进腺体分泌及兴奋子宫等作用），因而用为主要药，与姜、葱、黄酒配伍更能通络开窍，通利气血运行的道路，从而使赤芍、川芎、桃仁、红花更能发挥其活血通络的作用。

2.《历代名医良方注释》：妇女干血劳或小儿疳证，都因瘀血内停，新血不生所致，必须活血化瘀，推陈致新。本方用活血通窍之品治疗劳症，深得此法。方中麝香为君，芳香走窜，通行十二经，开通诸窍，和血通络；桃仁、红花、赤芍、川芎为臣，活血消瘀，推陈致新；姜、枣为佐，调和营卫，通利血脉；老葱为使，通阳入络。诸药合用，共奏活血通窍之功。

【验案】

1.中风　《吉林中医》（1986，6：11）：以

赤芍9g，川芎9g，红花9g，红枣10枚，鲜生姜3片，老葱3根，冰片0.1g（冲服），黄酒1盅为基本方，气虚者加黄芪60g；阴虚者加玄参20g，生地20g；肝阳上亢者加羚羊角粉0.3g，石决明30g；风盛者加僵蚕9g，天南星9g；兼腑实者加小承气汤，治疗中风34例。病人年龄42～76岁，病程1～90天。其中脑溢血14例，脑血栓形成20例。结果：语言基本恢复，瘫痪肢体肌力接近正常，能自理生活，神经系统检查显示手的精细动作稍差，腱反射较对侧增高者为基本恢复，共24例，占70.59%，其中脑溢血11例，脑血栓13例；语言基本恢复，患侧肢体肌力部分好转，能自理部分生活者为显著好转，共9例，占26.47%；病情恶化或治疗后无改变者为无效，共1例，占2.94%。

2.鼻咽癌　《中西医结合杂志》（1987，4：214）：用赤芍、川芎、桃仁、红花、当归、莪术、白芷各5g，蚤休、山豆根各10g，生姜3片，大枣5枚，每日1剂水煎，早晚分服，一般50剂左右，同时配合放射疗法，治疗鼻咽癌57例。其中中药组31例用中药加放疗治疗，放疗组26例单纯予以放疗。二组采用的放射技术、剂量及方法相同。中药组从放疗开始至治疗结束日止内服中药。结果：放疗后二组生存率比较无显著差异（$P>0.05$），从百分比看，中药组三至五年存活率均高于放疗组。照射剂量达45Gy后中药组鼻咽部肿块消退率明显优于放疗组（$P<0.05$），提示本方中药配合放射治疗鼻咽癌对鼻咽部肿块有放射增敏作用。

3.挫伤性低眼压　《中国中医眼科杂志》（1992，4：207）：应用本方加减［当归、赤芍、白芍、桃仁、红花各10g，川芎15g，牛膝30g，柴胡6g，香附10g，车前子（包）10g］，如晶体前囊有少许虹膜色素沉着，加银花、黄芩各10g。治疗挫伤性低眼压12例。病人均为男性；左眼7例，右眼5例；年龄18～46岁。结果：经21～42天治疗，视力恢复到4.9 ～5.0（0.8～1.0），眼压1.94～2.30kPa（kPa＝7.5mmHg），前房恢复正常或接近正常，眼底水肿基本消退，黄斑区中心反光出现。

4.偏头痛　《实用中西医结合杂志》（1992，11：698）：以本方加减（赤芍20g，川芎20g，桃仁10g，红花10g，生姜15g，大枣15g，白芷15g，菊花20g，蔓荆子15g，葱白3根。黄酒适量为引），水煎服，每日1剂，连服4～10剂，治疗偏头痛253例。结果：显效（头痛及伴随症状基本消失，或头痛偶有轻微发作，客观指标改善）206例，好转（发作频度减少50%以上，疼痛减轻）26例，无效（服药前后无变化）21例，总有效率为91.70%。

5.脑震荡后遗症　《云南中医杂志》（1993，3：14）：应用本方原方，有内热烦躁加栀子、黄连；头痛剧加白芷，全蝎粉，并重用川芎；眩晕加天麻；呕吐加姜半夏、竹茹。治疗脑震荡后遗症56例。其中，男47例，女9例；年龄最大64岁，最小的16岁；病程最长26年，最短1个月。结果：痊愈38例（67.86%）；好转14例（26%）；无效4例（7.14%）。疗程最短1周，服药最少2剂，最长3个月，服药30余剂。

6.颅内血肿　《四川中医》（1996，1：26）：用通窍活血汤去麝香、红枣、生姜、老葱为基本方，治疗颅内血肿101例。临症加减：神志不清，加菖蒲、麝香；肢瘫，加僵蚕、地龙；头痛，眩晕，加全蝎、玄胡；颅内血肿较大者，加三七、丹参。用法：每剂药煎至450ml，分3次服，每次150ml。重者可加服1次，对于不合作者，从鼻孔饲管内注入。服药时间宜选在伤后3天，此时，经脱水、止血、降压、激素、抗炎等治疗，颅内出血已停止，病情趋向稳定。治疗结果：治疗4周左右，再行CT复查，颅内血肿完全或基本吸收78例（77.23%），5～7周吸收者15例（14.52%），血肿在7周以上吸收者10例，血肿平均吸收时间4.6周，因保守治疗血肿增大而中转手术治疗者3例。

7.瘀血性头痛　《四川中医》（1996，3：29）：以通窍活血汤加减，治疗瘀血性头痛24例，获得满意效果。治疗方法：以通窍活血汤为基本方，其中麝香用量0.1g（或香白芷40g）。服用方法：每日1付，煎取400ml，兑黄酒100ml，早晚2次分服，半月为一疗程。疗效标准：痊愈：头痛及伴随症状消失，半年内无复发；有效：偶有复发或恢复治疗后头痛立止；无效：服药一疗程，头痛仍频者。治疗结果：经1～2个疗程的治疗，痊愈14例，占58%；有效8例，占33%；无效2例，占9%，总显效率91%。

8.老年性痴呆　《北京中医》（1997，5：12）：以本方为基本方，乏力加地龙、黄芪，心烦加柴胡、丹皮、栀子、郁金，腰腿酸软、四肢发凉加人参、益智仁、骨碎补、补骨脂、何首乌、菟丝子，腹胀食少加桂枝、附子、人参、干姜、白术、甘草，治疗老年性痴呆59例。结果：痊愈18例，好转32例，无效9例，总有效率84.8%。

9.视网膜静脉阻塞　《浙江中医学院学报》（1997，6：34）：用本方合五苓散治疗视网膜静脉阻塞32例。药用：当归、赤芍、桃仁、红花、三棱、莪术、泽泻、茯苓、炒白术、猪苓、桂枝、川芎、三七、丹参，每日1剂，水煎服，连服15天为1疗程。结果：治愈12例，显效10例，有效8例，总有效率93.75%。

10.脑挫伤　《实用中西医结合杂志》（1998，8：698）：在常规治疗如吸氧、脱水、止血等西药治疗基础上加用本方煎剂口服，治疗脑挫伤85例，并与不用中药的49例进行对照。结果：治疗组痊愈58例，显效19例，有效5例，显愈率90.59%。对照组痊愈24例，显效14例，有效9例，显愈率77.55%。二组显愈率比较差异显著（$P<0.05$）。

11.脑梗死后失眠　《广西中医药》（2006，5：35）：将脑梗死后失眠46例随机分为治疗组23例，对照组23例，治疗组口服通窍活血汤，对照组口服安定片。结果：治疗组临床治愈（睡眠时间恢复正常或睡眠时间在6h以上，睡眠深沉，睡后精力充沛）8例，显效（睡眠明显好转，睡眠时间增加3h以上，睡眠深度增加）8例，有效（症状减轻，睡眠时间较前增加不足3h）5例，无效（治疗后失眠无明显改善）2例，总有效率91.31%；对照组临床治愈2例，显效3例，有效9例，无效9例，总有效率60.87%。

神效内伤丸

【来源】《梅氏验方新编》卷六。

【组成】巴豆霜　甘草粉各三钱

【用法】以饮糊为丸，如麻子大，朱砂为衣。每服七丸，茶、酒送下。

【主治】瘀血内凝，烦闷疼痛者。

代抵当汤

【来源】《血证论》卷八。

【组成】大黄一钱（酒炒）　莪术一钱　山甲珠三斤　红花一钱　桃仁三钱　丹皮三钱　当归三钱　牛膝二钱　夜明砂三钱

【主治】蓄血。

【方论】山甲攻血，夜明砂能去死血，余药破下，务使瘀血不留。

追魂复还夺命丹

【来源】《青囊全集》卷上。

【组成】山羊血三钱　丹参三钱　红花一钱五分　生地三钱　三棱一钱五分　田三七一钱　莪术一钱　丹皮一钱五分　桃仁七粒（去皮尖）　叁尖五钱　茜根一钱　乌臼一钱

【用法】酒兑童便送下，马尿和白糖兑服尤妙。

【主治】瘀血凝滞在腹，作痛欲死。

柴胡片姜散

【来源】《青囊全集》卷上。

【组成】归尖二钱五分　赤芍一钱五分　柴胡一钱　片姜三钱　桃仁十一粒　红花一钱　花粉一钱五分　山林一钱　甲珠一钱五分　石菖一钱

【主治】两胁坚硬，兼腹痛瘀凝。

活血止痛汤

【来源】《伤科大成》。

【组成】当归　苏木末　落得打各二钱　川芎六分　红花五分　乳香　没药　三七　炒赤芍药　陈皮各一钱　地鳖虫　紫荆藤各三钱

【用法】水、酒各半煎服。

【主治】损伤瘀血，红肿疼痛。

【验案】骨折肿痛　《福建中医药》(2005，5：25)：用活血止痛汤治疗骨折肿痛 80 例，对照组予口服去痛片和促进骨折愈合的西药治疗 40 例。结果：治疗组显效 18 例，有效 55 例，无效 7 例，总有效率为 91.25%；对照组显效 5 例，有效 23 例，无效 12 例，总有效率 70%，组间有非常显著性差异，$P<0.01$。

白糖饮

【来源】《经验奇方》卷上。

【组成】白糖四五两

【用法】先用半夏在两腮边擦之，牙关自开。急用热绍酒冲白糖灌入。不饮酒者，水服亦可，愈多愈妙。

【功用】止瘀血冲心。

【主治】可免瘀血冲心。

黑香四神散

【来源】《妇科大略》。

【组成】香附四两　陈皮　乌药各二钱　甘草一钱　生姜　大枣

方中生姜、大枣用量原缺。

【主治】气盛瘀血。

补中参附汤

【来源】《中医妇科治疗学》。

【组成】黄耆　白术各六钱　广皮　升麻　柴胡各二钱　泡参二两　秦归　炙甘草各二钱　肉桂一钱　附片三钱

【用法】水煎，空腹温服。

【功用】补正。

【主治】瘀积日久，正虚邪实，身体羸弱，饮食不思，头晕目眩，神疲懒言，气短下陷，溲清便溏，甚或四肢不温，舌淡苔少，脉浮虚而涩。

【加减】手足温而兼漏下黑血如虾者，去桂、附，加阿胶珠三钱、乌贼骨一两、姜灰二钱。

活瘀理气汤

【来源】《儿科证治简要》。

【组成】桃仁三枚（捣碎）　三棱一钱半　莪术一钱半

【用法】水煎服。

【功用】《古今名方》：活血祛瘀，行滞理气。

【主治】小儿由于啼哭暴怒或跌打损伤而致气滞血瘀，阻碍气机而喘，面色灰暗，口唇发绀，胸部郁闷不畅，呼吸困难，气短胸痛，甚则指甲发青或淡黑色。若患病日久不愈，则见形体消瘦，或肌肤甲错，舌质淡紫，苔薄白。脉象沉弦，指纹深紫。

活血散瘀汤

【来源】《赵炳南临床经验集》。

【组成】苏木三至五钱　赤白芍三至五钱　草红花三至五钱　桃仁三至五钱　鬼箭羽五钱至一两　三棱三至五钱　莪术三至五钱　木香一至三钱　陈皮三至五钱

【功用】活血散瘀定痛。

【主治】浅层静脉炎，皮下瘀血（隔血症），及跌扑损伤，瘀血胀痛。

益气活血散瘀汤

【来源】《中医症状鉴别诊断学》。

【组成】黄耆　党参　白术　鸡血藤　鬼箭羽　红花　桃仁　川楝子　银花　丝瓜

【功用】补气活血化瘀。

加减真武汤

【来源】《实用中医儿科手册》。

【组成】熟附子1～1.5克　茯苓　红花　黄耆各2～3克　白术　人参1.5～3克　赤芍　当归　川芎各1～2克　地锦草5～9克

【功用】温阳利水，活血化瘀。

【主治】新生儿硬肿症，属脾肾阳虚，气滞血瘀型。症见身冷皮硬，四肢少动，哭声低微，吮乳无力，尿少浮肿；严重者不哭、不吃、不动、体温不升，肢厥僵硬，肌肤紫红，甚则鼻窍出血，舌质紫红偏黯，舌苔白，指纹滞。

【宜忌】对体重太低的（如2千克以下）新生儿应酌情减量。

五十、气　病

气病，是指脏腑经络气机失调的相关病情。《诸病源候论·气病诸候》：“结气病者，忧思所生也。心有所存，神有所止，气留而不行，故结于内”。病有虚实之分，虚者由精气内夺所致，可见气耗、气消、气脱等；实者由邪气偏盛所致，可见气结、气乱、气逆等。病发与情志过极关系密切，如怒则气上，喜则气缓，悲则气消，恐则气下；亦与寒热偏胜有关，如聚热则腠理开而气泄，聚寒则经络凝涩而气收。又劳损可致元气虚衰，积聚可使气机壅阻。治宜调理气机。

七气丸

【来源】《医心方》卷十引《小品方》。

【组成】大黄十分（炮）　人参三分　椒二分（熬）　半夏三分（炮）　乌头五分（炮）　桔梗三分　细辛三分　茱萸三分（熬）　干姜三分　菖蒲三分　茯苓三分　芎䓖三分　紫菀三分　甘草三分　石膏三分　柴胡三分　桃仁三分

《医心方》：今案《录验方》，有桂心，无蜀椒。方中芎下“䓖三分”之三字，原脱，据《备急千金要方》补；《备急千金要方》无乌头、紫菀。

【用法】上药治下筛，炼蜜为丸，如梧桐子大。每服三丸，酒送下，一日三次。不知，稍增以知，至十丸为度。

【主治】

1.《医心方》卷十引《小品方》：寒气、怒气、喜气、忧气、恚气、愁气、热气等七气为病，皆生积聚，坚牢如杯，在腹中，心痛烦怨，不能饮食，时去时来，发作有时，每发痛欲绝。其寒气则吐逆，心下胀满；其热气则恍惚闷乱，常如眩冒，失精；其怒气则不可当热，病上盪心，短气欲绝，不得息；其恚气则积聚心下，不得食欲；其喜气则不可疾行久立；其忧气则不可苦作，卧不安席；其怒气则怒、忘，置物四旁，不复忆处，四肢手足跗肿，不得举。亦治产生早起，中风余疾。

2.《医心方》：宿寒，积聚支满，诸毒气结，逆气腹中，大如杯，坚如石，令人强健，身有光泽。

茯苓饮子

【来源】方出《外台秘要》卷二十引《古今录验》，名见《鸡峰普济方》卷十七。

【别名】茯苓汤（《圣济总录》卷八十）、茯苓杏仁煎（《普济方》卷一九四）。

【组成】茯苓四两　杏仁四两　橘皮二两

【用法】上切。以水六升，煮取二升，分作三服，每日三次。随小便下愈，饮尽更作。

【主治】气忽发，满胸急者。

【宜忌】忌酢物。

茯苓杏仁煎

【来源】《外台秘要》卷二十引《古今录验》。

【组成】茯苓四两　杏仁四两　橘皮三两　苏子一升（碎）　甘草三两（炙）　芍药四两　白前三两　五味子三两　生姜汁五合　蜜六合　竹沥二升

【用法】上切。以水九升，先煮诸药，取三升，去滓，纳竹沥、生姜汁、蜜等和搅，微火煎取四升，每服四合，日二次，夜一次。

【主治】气满胸急。

【宜忌】忌海藻、菘菜、酢物。

半夏汤

【来源】《备急千金要方》卷十六。

【组成】半夏一升　生姜　桂心各五两　橘皮四两

【用法】上锉。以水七升，煮取三升，分四服，日三夜一。人强者，作三服。

【主治】逆气心腹满，气上胸胁痛，寒冷心腹痛，呕逆及吐不下食，忧气结聚；亦治霍乱后吐逆腹痛。

【方论选录】《千金方衍义》：此方专以破气为主，故于七气汤中除去人参、甘草，易入橘皮以破

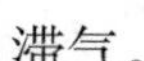

滞气。

七气丸

【来源】《备急千金要方》卷十七。

【别名】乌头丸（《普济方》卷一八一）。

【组成】乌头　大黄各七分　紫菀　半夏　前胡　细辛　丹参　茯苓　芎䓖　桃仁　菖蒲　石膏　吴茱萸　桂心　桔梗各三分　人参　甘草　防葵各一两　干姜　蜀椒各半两（一方去半夏，加甘遂三分）

【用法】上为末，炼蜜为丸，如梧桐子大。每服三丸，酒送下，一日三次。加至十丸。

【主治】七气积聚，坚大如杯，若盘在心下，腹中疾痛，饮食不能，时来时去，每发欲死，如有祸祟。寒气，即呕逆恶心；热气，即说物不竟而迫；怒气，即上气不可忍，热痛上抢心，短气欲死，不得息；恚气，即积聚在心下，不得饮食；喜气，即不可疾行，不能久立；忧气，即不可闲作，暮卧不安；愁气，即喜忘不识人语，置物四方，还取不得去处，若闻急，即四肢胕肿，手足筋挛，捉不能举。男子卒得，饮食不时所致；妇人即产后中风诸疾。

七气汤

【来源】《备急千金要方》卷十七。

【组成】干姜　黄芩　厚朴　半夏　甘草　栝楼根　芍药　干地黄各一两　蜀椒三两　枳实五枚　人参一两　吴茱萸五合

【用法】上㕮咀。以水一斗，煮取三升，分三服，一日三次。

【主治】忧气、劳气、寒气、热气、愁气，或饮食为膈气，或劳气内伤，五脏不调，气衰少力。

七气汤

【来源】《备急千金要方》卷十七。

【别名】四七气汤（《保婴撮要》卷五）、四七汤（《内科摘要》卷下）。

【组成】半夏一升　人参　生姜　桂心　甘草各一两

【用法】上锉。以水一斗，煮取三升。分三服，一日三次。

【主治】

1.《备急千金要方》：虚冷上气、劳气等。

2.《太平惠民和济局方》：寒气、热气、怒气、恚气、喜气、忧气、愁气，内结积聚，坚牢如杯，心腹绞痛，不能饮食，时发时止，发则欲死。

【方论】《医方类聚》引《易简方论》：此汤之巧，盖以半夏之性，可为君子，可为小人，各随其所流而为之。今半夏辅人参、甘草，而人参为君，甘草国老，故能使其和五脏，调七情，顺诸气。诸气既顺，不滞为痰，病可去矣。

理气丸

【来源】《备急千金要方》卷十七。

【组成】杏仁　桂心各一两　益智子　干姜各二两

【用法】上为末，炼蜜为丸，如梧桐子大。每服三丸，食前服，以知为度。

【主治】气不足。

【方论】《千金方衍义》：理者，补不足而损有余也。杏仁散肺气，桂心助肝气，干姜温脾气，益智收肾气，补火以生土也。

槟榔汤

【来源】《备急千金要方》卷十七。

【组成】槟榔三七枚　细辛一两　半夏一升　生姜八两　大黄　紫菀　柴胡各三两　橘皮　甘草　紫苏（冬用子）　茯苓各二两　附子一枚

【用法】上锉，以水一斗，煮取三升，分三服，相去如行十里久。消息气力强弱，进二剂后隔十日，更服前桔梗破气丸。

【主治】气实若积聚，不得食息。

【加减】若有癥结坚实如石，加鳖甲二两，防葵二两；气上，加桑白皮（切）二升，枳实、厚朴各二两。

【方论】《千金方衍义》：《金匮要略》大黄附子汤本治寒积，胁下偏痛，发热，脉紧弦。《备急千金要方》参入半夏、生姜、茯苓、甘草、橘皮、紫苏、紫菀、柴胡、槟榔等味，总皆大黄、附子、细辛三味之辅佐耳。

槟榔汤

【来源】《备急千金要方》卷二十四。
【组成】槟榔三十枚（捣碎）
【用法】以水八升，煮取二升，分再服。
【主治】凡服散之后忽身体浮肿，多是取冷过所致。

七气丸

【来源】《千金翼方》卷五。
【组成】葶苈子（熬） 半夏（洗）各一两 大黄 玄参 人参 苦参 麦门冬（去心） 黄芩 干姜 芎䓖 远志（去心）各一两半 消石一两 瞿麦一两半
【用法】上为末，炼蜜为丸，如梧桐子大。每服六丸，以酒送下，一日一次。
【功用】理呕逆，破积聚。
【主治】妇人劳气、食气、胸满气、吐逆大下气，其病短气，胸胁满气结痛，小便赤黄，头重。

治肺调气丸

【来源】《医方类聚》卷八十六引《千金月令》。
【组成】白槟榔 郁李仁（去皮尖，别研） 肉桂 羌活 芎䓖 青木香各一两 大黄半两
【用法】上锉，焙，为细散，炼蜜为丸，如梧桐子大。每服三十丸，食后以熟水送下。
【功用】调气。
【宜忌】忌生冷、油腻。

诃黎勒散

【来源】《外台秘要》卷七引《广济方》。
【组成】诃黎勒四颗（炮，去核） 人参二分
【用法】上为散。以牛乳二升，煮三四沸，顿服之；分为二服亦得，如人行三二里进一服。
【主治】气结筑心，胸胁闷痛，不能吃食。

槟榔丸

【来源】《外台秘要》卷七引《广济方》。
【组成】槟榔七个 芍药五分 枳实七枚（炙） 人参五分 大黄十六分 青木香六分 桂心四分
【用法】上药治下筛，炼蜜为丸，如梧桐子大。空腹服二十丸，一日二次，渐加至二十五丸。微泄为度。

《太平圣惠方》：以温酒送下。

【主治】

1.《外台秘要》引《广济方》：一切气，妨闷不能食。

2.《太平圣惠方》：心悬急，懊痛，气逆不顺。

【宜忌】忌生菜、热面、炙肉、蒜、粘食、生葱。

七气汤

【来源】《外台秘要》卷十二引《深师方》。
【组成】桔梗二两 人参三两 芍药三两 茱萸七合 黄芩二两 干地黄三两 枳实五枚（炙） 桂心二两 干姜三两 甘草三两（炙） 橘皮三两 半夏三两（洗）
【用法】上切。以水一斗，煮取三升，去滓，分三服。

【主治】

1.《外台秘要》引《深师方》：忧、劳、寒、热、愁、思，及饮食隔塞，虚劳内伤，五脏绝伤，奔气不能还下，心中悸动不安。

2.《张氏医通》：七气为患，气寒而热，呕泻痞满。

【宜忌】忌海藻、菘菜、羊肉、饧、生葱、猪肉、芜荑等。

诃黎勒茶

【来源】《医方类聚》卷八十九引《食医心鉴》。
【组成】诃黎勒一两（去核）
【用法】上以水一升，先煎三两沸，然后下诃子更煎三五沸，作茶色，入少盐啜之。
【功用】下气消食。

【主治】诸气。

石膏散

【来源】《太平圣惠方》卷十一。

【组成】石膏一两　前胡三分（去芦头）　柴胡三分（去苗）　甘菊花三分　赤茯苓三分　赤芍药三分　防风三分（去芦头）　蔓荆子三分　黄芩一分　甘草三分（炙微赤，锉）　枳壳三分（麸炒微黄，去瓤）

【用法】上为散。每服五钱，以水一大盏，加生姜半分，煎至五分，去滓，不拘时候温服。

【主治】伤寒，心胸壅闷，潮热头痛，肢节拘急。

槟榔丸

【来源】《太平圣惠方》卷十一。

【组成】槟榔一两　木香半两　诃黎勒皮一两　桂心三分　木通半两（锉）　枳壳半两（麸炒微黄，去瓤）　人参半两（去芦头）　赤芍药三分　半夏半两（汤洗七遍，去滑）

【用法】上为末，炼蜜为丸，如梧桐子大。每服二十丸，以生姜汤送下，不拘时候。

【主治】伤寒，心胸不利，上气喘促，腹胁妨闷。

乌头丸

【来源】《太平圣惠方》卷四十二。

【组成】川乌头一两半（炮裂，去皮脐）　桃仁三分（汤浸，去皮尖双仁，麸炒微黄）　桂心三分　前胡三分（去芦头）　人参一两（去芦头）　芎䓖三分　防葵一两　甘遂一两（煨微黄）　菖蒲三分　川大黄一两半（锉碎，微炒）　紫菀三分（洗，去苗土）　赤茯苓三分　干姜三分（炮裂，锉）　石膏三分（细研，水飞过）　半夏三分（汤洗七遍，去滑）　吴茱萸三分（汤浸七遍，焙干，微炒）　川椒三分（去目及闭口者，微炒去汗）　细辛三分　桔梗三分（去芦头）

【用法】上为末，炼蜜为丸，如梧桐子大。每服五丸，食前以温酒送下；渐加至十丸。当以通利为度。

【主治】寒、热、恚、怒、喜、忧、愁等七气，积聚不散，在于心腹，结块如杯，胸中气隔，吐逆不能下食，腹胁疼痛，喜忘不安，呼吸短气，四肢不举。

半夏散

【来源】《太平圣惠方》卷四十二。

【组成】半夏一两（汤洗七遍去滑）　人参一两（去芦头）　白术一两　厚朴二两（去粗皮，涂生姜汁炙令香熟）　陈橘皮三分（汤浸，去白瓤，焙）　附子一两（炮裂，去皮脐）　沉香一两　桂心一两

【用法】上为散。每服五钱，以水一中盏，加生姜半分，煎至六分，去滓，食前稍热服。

【主治】七气，脏腑虚冷，心胸气上，劳乏不能饮食。

槟榔散

【来源】《太平圣惠方》卷四十二。

【组成】槟榔一两　半夏一两（汤洗七遍，去滑）　青橘皮半两（汤浸，去白瓤，焙）　前胡一两（去芦头）　附子半两（炮裂，去皮脐）　细辛半两　赤茯苓一两　桂心一两　紫苏茎叶一两　川大黄一两（锉碎，微炒）　甘草半两（炙微赤，锉）

【用法】上为散。每服三钱，以水一中盏，加生姜半分，煎至六分，去滓温服，不拘时候。

【主治】气实，胸中逆满，痞塞不能食，呼吸短气。

槟榔散

【来源】《太平圣惠方》卷四十七。

【组成】槟榔一两　赤芍药一两　人参一两（去芦头）　白术一两　芎䓖一两　桂心一两　陈橘皮一两（汤浸，去白瓤，焙）　前胡一两（去芦头）　枳壳一两（麸炒微黄，去瓤）　附子一两（炮裂，去皮脐）　大腹皮一两（锉）　甘草半两（炙微赤，锉）

【用法】上为散。每服四钱，以水一中盏，加生姜

半分，煎至五分，去滓温服，不拘时候。

【主治】中焦虚寒，气滞不调。

槟榔丸

【来源】《太平圣惠方》卷五十。

【组成】槟榔一两　桂心一两　干姜一两（炮裂，锉）　赤茯苓一两　诃黎勒皮一两　白豆蔻半两（去皮）　陈橘皮一两（汤浸，去白瓤，焙）　甘草一分（炙微赤，锉）　人参半两（去芦头）　枳实半两（麸炒微黄）　细辛半两　厚朴一两（去粗皮，涂生姜汁炙令香熟）

【用法】上为末，炼蜜为丸，如梧桐子大。每服三十丸，以生姜汤送下，不拘时候。

【主治】五膈气。或宿食不消，或为霍乱，或心腹疼痛，腹胀，不思饮食。

槟榔丸

【来源】《太平圣惠方》卷五十。

【组成】槟榔一两　白术一两　陈橘皮一两（汤浸，去白瓤，焙）　厚朴二两（去粗皮，涂生姜汁炙令香熟）　前胡一两（去芦头）　高良姜一两（锉）　桃仁一两（汤浸，去皮尖双仁，麸炒微黄）　半夏一两（汤洗七遍，去滑）

【用法】上为末，炼蜜为丸，如梧桐子大。每服二十丸，以生姜汤送下，不拘时候。

【主治】膈气。痰结脾冷，食饮不下，胸中刺痛。

槟榔丸

【来源】《太平圣惠方》卷五十。

【组成】槟榔半两　高良姜三分（锉）　桂心一分　陈橘皮半两（汤浸，去白瓤，焙）　厚朴半两（去粗皮，涂生姜汁炙令香熟）　诃黎勒皮半两　半夏半两（汤洗七遍，去滑）　草豆蔻半两（去皮）　白术半两

【用法】上为末，炼蜜为丸，如梧桐子大。每服三十丸，以生姜汤送下，不拘时候。

【主治】脾肺气冷，上攻胸膈，呕吐酸水，不思饮食，腹胁虚胀。

槟榔散

【来源】《太平圣惠方》卷五十。

【组成】槟榔三分　前胡一两（去芦头）　桂心半两　郁李仁二分（汤浸，去皮，微炒）　草豆蔻半两（去皮）　川大黄一两（锉碎，微炒）　枳壳三分（麸炒微黄，去瓤）　干姜半两（炮裂，锉）　木香三分　甘草一分（炙微赤，锉）

【用法】上为散。每服三钱，以水一中盏，加生姜半分，煎至六分，去滓，稍热服，不拘时候。

【主治】膈气，心胸妨闷，不能下食。

槟榔散

【来源】《太平圣惠方》卷五十。

【组成】槟榔一两　人参一两半（去芦头）　肉豆蔻一两（去壳）　白术一两　陈橘皮一两（汤浸，去白瓤，焙）　半夏三分（汤洗七遍，去滑）　荜茇一两　高良姜一两（锉）　厚朴二两（去粗皮，涂生姜汁炙令香熟）

【用法】上为散。每服三钱，以水一中盏。煎至六分，去滓稍热服，不拘时候。

【主治】五膈气，脾胃寒，不能下食，呕吐酸水，时时胸膈刺痛。

槟榔散

【来源】《太平圣惠方》卷七十一。

【组成】槟榔三分　前胡三分（去芦头）　赤芍药半两　芎䓖三分　青橘皮三分（汤浸，去白瓤，焙）　桂心半两　桔梗半两（去芦头）　木香半两　甘草一分（炙微赤，锉）　川大黄一两（锉碎，微炒）　枳壳半两（麸炒微黄，去瓤）

【用法】上为散。每服四钱，以水一中盏，加生姜半分，煎至六分，去滓温服，不拘时候。

【主治】妇人心胸气壅，两胁胀满，不欲饮食。

木香丸

【来源】《太平圣惠方》卷九十八。

【组成】木香一两　槟榔一两　诃黎勒皮半两　丁香半两　桂心一两　牵牛子二两（微炒）　麝香

半两（细研） 大腹皮半两（锉） 桃仁一两（汤浸，去皮，微炒） 陈橘皮半两（汤浸，去白瓤，焙） 吴茱萸半两（汤浸七遍，焙干，微炒）
【用法】上为末，炼蜜为丸，如梧桐子大。每服三十丸，以温浆水送下。
【主治】一切气，及宿食不消，心腹胀痛，大肠不利。

木香丸

【来源】《太平圣惠方》卷九十八。
【组成】木香三两　枳壳二两（麸炒微黄，去瓤） 川大黄四两（锉碎，微炒） 牵牛子四两（微炒） 诃黎勒皮三两
【用法】上为末，炼蜜为丸，如梧桐子大。每服三十丸，食前以生姜汤送下。
【主治】一切气，攻刺腹胁胀满，大便不利。

利气大黄丸

【来源】《太平圣惠方》卷九十八。
【组成】川大黄四两（锉碎，微炒） 诃黎勒皮四两　人参二两（去芦头） 大麻子二两
【用法】上为末，炼蜜为丸，如梧桐子大。每服十五丸，酒送下。以溏利为度。
【主治】久积滞气，不能饮食，食即不消，风热气上冲。

槟榔丸

【来源】《太平圣惠方》卷九十八。
【组成】槟榔　桂心　枳壳（麸炒微黄，去瓤） 木香　郁李仁（汤浸，去皮，微炒） 诃黎勒皮　川大黄（锉碎，微炒）各一两
【用法】上为末，炼蜜为丸，如梧桐子大。每服三十丸，以温酒送下。
【主治】一切气，脏腑壅滞。

槟榔丸

【来源】《太平圣惠方》卷九十八。
【组成】槟榔二两　诃黎勒三两（生，用皮） 桂子一两　木香一两　郁李仁二两（汤浸，去皮，微炒） 桃仁一两（汤浸，去皮尖双仁，麸炒微黄） 枳壳一两（麸炒微黄，去瓤） 白豆蔻半两（去皮）
【用法】以桃仁、郁李仁同研如膏，其诸药为末，入桃仁等膏，研令匀，以面糊为丸，如梧桐子大。每服三十丸，食前以温酒送下。
【主治】一切气，心腹壅胀，不能下食。

沉香化气丸

【来源】《袖珍方》卷二引《太平圣惠方》。
【组成】茯苓　人参　木香　青皮　丁香　沉香　白术　山药　砂仁　蓬术　三棱　菖蒲　橘皮　槟榔　白豆蔻各六钱　官桂一两　萝卜子（炒）一两　香附子十两　黑牵牛末十八两
【用法】上为末，醋糊为丸，如梧桐子大。每服五七十丸，以生姜汤送下。
【功用】《寿世保元》：调理气分。
【主治】

1.《袖珍方》引《太平圣惠方》：诸气。
2.《寿世保元》：蛊。

七圣散

【来源】《博济方》卷二。
【别名】和气七圣散（《普济方》卷一八一）。
【组成】厚朴四两（去皮后锉细，用姜汁浸一宿，炒令紫黑色） 生姜二两（洗净，细切作片子，日晒干，另炒令紫黑色） 甘草二两（细锉，炒令紫黑色） 陈皮（去白）六两（炒令匀） 晒豆蔻二两（炮后锉细，炒令匀）
【用法】上各炒了，更同炒令匀，同为细末。常服二钱，入盐少许点吃；忽患脾气等疾，每服三钱，加生姜二片，大枣二枚，水一盏，同煎至六分，温服。
【主治】脾气，妇人冷血气，忽气泻及气痛。

木香通真散

【来源】《博济方》卷二。

【组成】木香半两　人参一两　官桂一两半（去皮）　川芎一两　陈皮二两（去皮）　茯苓一两　青皮一两（去白）　神曲一两　厚朴一两半（用生姜汁涂，炙令黄）　茴香一两（用舶上者）　槟榔半两（女人吃即入也）　桃仁一两（麸炒，去皮尖）

【用法】上药除桃仁另研外，余并捣罗为末，入桃仁拌和令匀。每服一钱，水一盏，盐少许，同煎七分，温服，不拘时候。

【功用】和气。

【主治】中脘气不和，心胸满闷，气刺胁肋，饮食无味。

沉香散

【来源】《博济方》卷二。

【组成】沉香　木香　青橘（去白）　陈橘（去白）　郁李仁（汤浸，去皮，别研）　人参各一两　豆蔻　槟榔　肉桂（去粗皮）　甘草（炙）　干姜（炮制）各半两

【用法】上为末。每服一大钱，水一盏，煎至七分，不拘时候温服。

【功用】

1.《博济方》：进食和气。

2.《魏氏家藏方》：通关利膈气。

【主治】

1.《博济方》：脾元气不和，中焦痞闷，气滞噎塞。

2.《魏氏家藏方》：小便不利。

救生丹

【来源】《博济方》卷二。

【组成】丁香一分　肉桂一分（去皮）　大甘草七钱（炒存性）　面姜半两（烧存性）　木香一分　巴豆十五个（去壳油，煎令黑色为度）

【用法】上为细末，以酒煮面糊为丸，如绿豆大。每服三二丸，茶酒送下。

【功用】消酒食，化滞气，宣利胸膈。

【主治】诸气滞。

槟榔散

【来源】《博济方》卷二。

【组成】槟榔　木香　人参　甘草（炙）　荆三棱（劈破，煨）　干姜（炮）　官桂（去皮）　青皮（去白）　厚朴（去皮，用姜汤炙令香黄色）　神曲（炒）　白术（米泔浸一宿，焙干）各等分

【用法】上为末，每服半钱，入盐少许。如患脾胃病及肾膈气，每服一钱，入盐汤服。

【主治】胸膈注闷，噎塞不快，不思饮食；脾胃一切病，并肾膈气。

撞气丸

【来源】《博济方》卷二。

【组成】木香半两　荆三棱一两（炮）　青皮一两（去白）　胡椒一两　官桂一两（去皮）　干姜半两（炮）　木瓜末一两　茴香一两（炒）　甘草一两（炒）　槟榔一两（炮）　阿魏一钱（用白面和，煨熟）

【用法】上为末，水浸蒸饼和丸，如弹子大，朱砂为衣。每服一丸，盐汤嚼下。

【主治】一切气。

槟榔丸

【来源】《普济方》卷一〇五引《博济方》。

【组成】黑牵牛四两（拣去杂物二两，炒令香起方得；二两生用，重洗，焙，杵为末；取三两用）　槟榔半两　木香一分　陈橘皮一分（去白）　干姜一分（炮）

【用法】上为末，同煮粟米糊，细研，搜为丸，如梧桐子大，晒干，以瓷盒盛之。并夜卧，浓煎姜汤送下三十丸。饮食伤，煎枣汤送下；痰涎壅喉痛头疼，食后生姜汤送下十五丸；妇人产前后诸疾，煎生姜汤送下；止渴，枣汤送下。

【功用】通利三焦，疏逐风气，宽胸膈，化痰涎，散腹胁壅滞，清头目，化酒食毒。

引气丹

【来源】《苏沈良方》卷四。

【别名】引气丸（《圣济总录》卷六十七）。

【组成】朱砂（研） 安息香（研） 麝香（研）各一分 白芥子三百六十粒（炒） 大戟末一钱匕 没药一钱（研入） 牛黄五分（研入） 牵牛末一钱匕 五灵脂一钱（研入） 乳香一钱（研入） 斑蝥二十七个（去头翅足，研入） 巴豆二十七粒（去皮，研出油，不出油助使快）

【用法】上为末，用红米饭为丸，如麻子大。临时汤使下之。

【主治】一切滞气。

诃子丸

【来源】《苏沈良方》卷四。

【组成】诃子皮二两（洗，炮） 木香 白豆蔻 槟榔 桂 人参 干姜 茯苓各二两 牵牛子一两（略炒） 甘草（粗大者，炙）一两

【用法】上药酒煮面糊为丸，如梧桐子大。每服十五丸至二十丸，烂嚼，茶、酒任下。

【功用】消食化气。

【主治】气疾发动，吃食过多，筑心满闷；食饱胀满，及气膨胸膈。

【验案】食郁 石普啗物极多，常致愤闷成疾，服此辄愈。

诃黎勒散

【来源】《医方类聚》卷一〇六引《神巧万全方》。

【组成】白芷 沉香 丁香 诃黎勒皮 前胡各一两 木香（锉） 人参（去芦） 厚朴（去皮，姜汁涂，炙）各三分 沉香（研） 青橘皮（去白） 益智子（去皮） 桂心（去皮） 枇杷叶（拭去毛，炙） 荜澄茄（炒） 赤茯苓（去皮） 高良姜（锉） 白豆蔻（去皮） 白术（切） 甘草（炙）各半两

【用法】上为末。每服四钱，以水一中盏，加生姜半分，煎至六分，去滓热服。

【主治】五气，胸中烦满，痞塞不通，心腹虚胀，心下结实，饮食不得。

人参木香散

【来源】《太平惠民和济局方》卷三（续添诸局经验秘方）。

【组成】人参 木香（不见火） 青皮（不去白）各三斤 姜黄 麦芽（去土，炒）各五斤 甘草（锉，炒）十一斤 莲莪术（刷洗）四斤 盐（炒）十一斤

方中人参原缺，据《普济方》补。

【用法】上为末。每服一钱，沸汤点服，不拘时候。

【功用】顺气宽中。

【主治】胸膈痞塞，心腹刺痛，胁肋胀满，饮食减少，噫气吞酸，呕逆噎闷，一切气疾，并皆治之。

木香分气丸

【来源】《太平惠民和济局方》卷三（宝庆新增方）。

【组成】木香 甘松（洗去泥）各一两 甘草（炙）六两 香附子十六两 蓬莪术（煨）八两

【用法】上为细末，水糊为丸。每服二十粒，煎生姜橘皮汤送下，不拘时候。脾胃虚弱人，最宜常服。

【功用】宽中顺气，进食。

【主治】一切气逆，心胸满闷，腹胁虚胀，饮食不消，干呕吐逆，胸膈痞满，上气咳嗽，冷痰，气不升降。

木香分气丸

【来源】《太平惠民和济局方》卷三（新添诸局经验秘方）。

【组成】木香 丁香皮 香附子（炒，去毛） 蓬莪术（煨） 缩砂仁 甘草各四两 藿香叶 川姜黄 檀香 甘松（洗）各一两

【用法】上晒干，不见火，捣罗为细末，稀糊为丸，如梧桐子大。每服二十丸至三十丸，生姜、橘皮汤吞下，不拘时候。脾胃虚弱人最宜服之。

【功用】宽中顺气，进饮食。

【主治】一切气逆，心胸满闷，腹胁虚胀，饮食不消，干呕吐逆，胸膈痞满，上气咳嗽，冷痰，气不升降。

化气汤

【来源】《太平惠民和济局方》卷三（新添诸局经

验秘方）。

【别名】化气散（《张氏医通》卷十三）、木香化气汤（《中国医学大辞典》）。

【组成】沉香 胡椒各一两 木香 缩砂（去壳） 桂心（去粗皮）各二两 丁香皮 干姜（炮） 蓬莪术（煨） 茴香（炒） 青皮（去白，麸炒） 陈皮（去瓤，麸炒） 甘草（炙）各四两

【用法】上为细末。每服二钱，姜、苏、盐汤调下，妇人淡醋汤下。

【主治】

1.《太平惠民和济局方》：一切气逆，胸膈噎闷，偏胀膨满；心脾疼痛，呕吐酸水；丈夫小肠气，妇人脾血气。

2.《三因极一病证方论》：息积，癖于腹胁之下，偏胀膨满，不妨饮食，诸药不能取转。

分心气饮

【来源】《太平惠民和济局方》卷三（续添诸局经验秘方）。

【组成】木通（去节） 赤芍药 赤茯苓 肉桂（去粗皮） 半夏（汤洗七次） 桑白皮（微炒） 大腹皮 陈皮（去瓤） 青皮（去白） 甘草（炙） 羌活各一两 紫苏（去粗梗）四两

【用法】上为粗末。每服三钱，水一盏，加生姜三片，大枣二个，灯心五茎，同煎至七分，去滓温服，不拘时候。

【功用】消化滞气，升降阴阳，调顺三焦，和脾进食。

【主治】男子、妇人一切气不和，多因忧愁思虑，怒气伤神，或临食忧戚，或事不随意，使抑郁之气留滞不散，停于胸膈之间，不能流畅，致心胸痞闷，胁肋虚胀，噎塞不通，噫气吞酸，呕哕恶心，头目昏眩，四肢倦怠，面色萎黄，口苦舌干，饮食减少，日渐羸瘦，或大肠虚秘；或因病之后，胸膈虚痞，不思饮食。

快气汤

【来源】《太平惠民和济局方》卷三（吴直阁增诸家名方）。

【组成】缩砂仁八两 香附子（炒去毛）三十二两 甘草（爁）四两

【用法】上为细末。每服一钱，用盐汤点下。

【功用】快气美食，温养脾胃。

【主治】一切气疾，心腹胀满，胸膈噎塞，噫气吞酸，胃中痰逆呕吐，及宿酒不解，不思饮食。

顺气术香散

【来源】《太平惠民和济局方》卷三（吴直阁增诸家名方）。

【组成】丁香皮（不见火） 缩砂仁 良姜（去芦，炒） 肉桂（去粗皮） 干姜（炮） 甘草（爁） 陈皮（去白） 厚朴（去粗皮，姜汁炙） 苍术（米泔浸） 桔梗（去芦） 茴香（炒）各三两

【用法】上为细末。每服二钱，以水一盏，加生姜三片，大枣二枚，煎至八分，稍热服，不拘时候；或入盐少许，沸汤点服。

【功用】宽中顺气，和胃进食。

【主治】气不升降，呕逆恶心，胸膈痞闷，胁肋胀满；及酒食所伤，噫气吞酸，心脾刺痛，大便不调，面黄肌瘦，不思饮食；及妇人血气刺痛，一切冷气。

秘传降气汤

【来源】《太平惠民和济局方》卷三（宝庆新增方）。

【别名】降气汤（《普济方》卷一八一）。

【组成】桑白皮（炒）二两 骨碎补（去毛，炒） 草果仁（去皮，煨） 五加皮（酒浸半日，炒黄） 半夏（生，为末，生姜自然汁为饼，再碎炒） 桔梗 诃子（炮，去核）各半两 甘草（炒） 枳壳（去瓤，麸炒） 陈皮（去白，炒黄） 柴胡（去芦） 地骨皮（炒黄）各一两

【用法】上为粗末，和匀，再就蒸一伏时，晒干。每服二钱，紫苏三叶，姜钱三片，水一盏，同煎至七分，食后通口服。后以所主药治之。

【功用】调顺荣卫，通利三焦，开膈化痰，和五脏。

【主治】

1.《太平惠民和济局方》（宝庆新增方）：男子妇人上热下虚之疾，凡饮食过度，致伤脾胃，

酒色无节，耗损肾元，水土交攻，阴阳关隔，遂使气不升降，上热则头目昏眩，痰实呕逆，胸膈不快，咽喉干燥，饮食无味；下弱则腰脚无力，大便秘涩，里急后重，脐腹冷痛；治以凉则脾气怯弱，肠鸣下利；治以温则上焦壅热，口舌生疮。及脚气上攻，与久痢不愈。

2.《普济方》：气壅耳聋，发热咽疼。

【加减】痰嗽，加半夏曲；心肺虚，加人参、茯苓；上膈热，加北黄芩；下部大段虚，加少许炮附子，如使附子多，加生姜；妇人血虚，加当归。

集香丸

【来源】《太平惠民和济局方》卷三（吴直阁增诸家名方）。

【组成】白豆蔻仁　缩砂仁　木香（不见火）　姜黄各四两　丁香（不见火）六两　香附子（炒去毛）四两八钱　麝香（研）八钱　甘草十六两（纳二两入药，十四两捣汁煎膏）

【用法】上为细末，入麝香拌匀，用甘草膏搜和为丸，如梧桐子大。每服一二丸，细嚼咽津，不拘时候。

【功用】宽中顺气，消宿酒，进饮食，磨积滞，去癥块。

【主治】一切气疾，胸膈痛闷，胁肋胀满，心腹疼痛，噫气吞酸，呕吐恶心，不思饮食，或因酒过伤，脾胃不和。

坠痰饮子

【来源】《养老奉亲书》。

【组成】半夏　不计多少（用汤洗十遍，为末）　生姜一大块　大枣七枚

【用法】以水二盏，药末二钱，慢火煎至七分，临卧时去滓频服。

【主治】老人春时胸膈不利，或时满闷。

木香散

【来源】《传家秘宝》卷中。

【组成】厚朴一两（去粗皮，涂生姜汁，炙令紫色）　陈橘皮一两（汤浸，去瓤，焙干）　甘草一两（炮）　人参一两（去芦头）　白茯苓半两　枇杷叶一两（水浸，刷去毛）　木香半两　神曲　前胡一两（去芦头）　旋覆花一两　大腹皮一两（水浸洗，焙干）

方中神曲用量原缺。

【用法】上为散。每服一大钱，水一盏，加生姜一块，大枣二个，煎至六分，去滓，通口空心、食前服。

【功用】温脾，平胃气，进饮食。

【主治】三焦滞气，营卫气不和。

橘叶汤

【来源】《伤寒微旨论》卷下。

【别名】橘皮汤（《医学纲目》卷三十三）。

【组成】橘叶　半夏　厚朴各半两　藿香　葛根各三钱

方中橘叶，《医学纲目》作“橘皮”。藿香、葛根用量原缺，据《医学纲目》补。

【用法】上为末。每服三钱，水一盏，加生姜一块如枣大，擘破，同煎至七分，去滓热服。

【主治】芒种以后至立秋以前，阳气衰，两手脉沉细无力，或胃膈痛，身体拘急疼痛，手足逆冷。

【加减】三五服后脉尚力小，手足逆冷，加细辛三分。

橘皮汤

【来源】《伤寒微旨论》卷下。

【别名】陈皮汤（《医学纲目》卷三十三）。

【组成】陈皮一两　藿香三钱　白术二钱　葛根二钱　厚朴一两（姜制）

【用法】上为末。每服二钱，水一盏，加生姜一块如枣大（破），同煎至七分，去滓热服。

【主治】清明以后至芒种以前，病人两手脉沉迟，或缓或紧；若寸脉短及力小于关尺者，此阴盛阳虚也；或胸膈满闷，腹中胀满，身体拘急，手足逆冷。

【加减】如三服未快，手足尚逆，呕吐不定，加半夏三钱，丁香、桂枝半两，每服加葱白三寸，煎服。

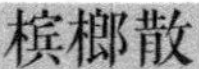

槟榔散

【来源】《伤寒总病论》卷三。

【组成】槟榔二个（一生，一煨）

【用法】上为细末，酒二盏，煎一盏四分，作两服，温饮之。

【主治】发汗或下后痞满，或成寒实结胸，气塞不通；兼治蛔厥，心腹刺痛。

槟榔丸

【来源】《圣济总录》卷十二。

【别名】木香丸（《卫生宝鉴》卷八）。

【组成】槟榔（锉） 大黄（锉，炒）各二两 陈橘皮（汤浸，去白，焙） 木香 附子（炮裂，去皮脐）各一两 芎䓖 羌活（去芦头） 独活（去芦头） 桂（去粗皮）各半两 人参一两 京三棱（煨）半两 肉豆蔻六枚（去皮）

【用法】上为末，每用此末二两，别捣牵牛子取细末一两，炼蜜为丸，如梧桐子大。每服十丸至十五丸，临卧生姜橘皮汤送下。

【功用】调荣卫，利胸膈，清头目，化痰涎，明视听，化积滞。

【主治】风气。

陈曲汤

【来源】《圣济总录》卷五十四。

【组成】陈曲（炒黄） 莱菔子（炒黄）各等分

【用法】上为粗末。每服三钱匕，水一盏，煎三四沸，去滓，加麝香末少许，再煎一沸，温服，不拘时候。

【主治】三焦滞气。

槟榔汤

【来源】《圣济总录》卷五十四。

【组成】白槟榔四两（一半煨，一半生用） 肉豆蔻（去壳） 木香各一两 青橘皮（去白，焙） 厚朴（去粗皮，生姜汁炙透） 枳壳（去瓤，麸炒） 京三棱（煨，锉） 桂（去粗皮） 人参 白茯苓（去黑皮） 陈曲（炒） 麦蘖（炒） 干姜（炮） 白术 诃黎勒（炮，去核） 甘草（炙，锉）各二两

【用法】上为粗末。每服三钱匕，入生姜一块拍破，大枣二枚（去核），同煎至七分，去滓温服，不拘时候。

【主治】三焦气满，虚胀及一切脏腑气疾。

丁香皮煮散

【来源】《圣济总录》卷五十七。

【组成】丁香皮 京三棱（炮，锉） 槟榔（生，锉） 白术 姜黄 陈橘皮（汤浸，去白，焙） 当归（切，焙） 甘草（炙，锉）各半两

【用法】上为散。每服二钱匕，水一盏，加生姜一枣大（切），煎至七分，去滓温服，日三夜一。

【主治】寒气结强，日久不消。

槟榔汤

【来源】《圣济总录》卷五十七。

【组成】槟榔（锉） 诃黎勒（煨，去核）各二两 吴茱萸（陈者，淘七遍，焙干，炒）一两半 陈橘皮（汤浸，去白，焙）三两

【用法】上为粗末。每服五钱匕，水一盏半，煎至八分，去滓，空腹温服，一日二次。

【主治】息积，胁下气逆满闷。

槟榔汤

【来源】《圣济总录》卷六十二。

【组成】槟榔（锉） 诃黎勒皮（炒） 荜澄茄 赤茯苓（去黑皮） 人参 青橘皮（汤浸，去白，焙） 甘草（炙，锉） 沉香（锉） 麦蘖（炒） 厚朴（去粗皮，生姜汁炙） 京三棱（炮，锉） 白术各等分

【用法】上为粗末。每服三钱匕，水一盏，加生姜二片，大枣二枚（擘），煎取七分，去滓温服，日三夜一。

【主治】诸膈气。心胸烦结，噎塞不通，饮食日减。

槟榔汤

【来源】《圣济总录》卷六十六。

【组成】槟榔（锉）十四枚　蜜二合　高良姜一两　枇杷叶（刷去毛，炙）一握　生姜（切，焙）三两　酥三两

【用法】先将四味为粗末，以水三升，煎取一升，去滓，下酥、蜜，煎三五沸，分温三服，相去如人行八九里再服。重者不过三剂。

【主治】上气，腹胀胸满，咳嗽不下食。

红豆蔻丸

【来源】《圣济总录》卷六十七。

【组成】红豆蔻（去皮）　木香　缩砂仁　槟榔（锉）　诃黎勒（炮，用皮）　藿香叶各一两　陈橘皮（去白，炒）二两　胡椒一分　荜澄茄半两　茴香子（炒香）一两半

【用法】上为末，以酒煮面糊为丸，如梧桐子大。每服十丸，空心、食前生姜汤送下。

【主治】一切气，饮食不消。

陈橘皮汤

【来源】《圣济总录》卷六十七。

【组成】陈橘皮（汤浸，去白，焙）　柴胡（去苗）各一两　半夏（汤洗七遍去滑）　枳壳（去瓤，麸炒）　诃黎勒皮各三分　木香　升麻　五味子各半两

【用法】上锉，如麻豆大。每服五钱匕，水一盏半，加生姜五片，煎取七分，去滓温服。

【主治】胸胁短气妨闷，不下食。

槟榔汤

【来源】《圣济总录》卷六十七。

【组成】槟榔二两（锉）　木香一两　陈橘皮（汤浸，去白，焙）　青橘皮（汤浸，去白，焙）　白术各三两　京三棱（煨，锉）　蓬莪茂（锉）各五两　枳壳（去瓤，麸炒）二两

【用法】上为粗末。每服五钱匕，水二盏，加生姜三片，盐少许，煎至一盏，去滓，稍热服，不拘时候。

【功用】利胸膈，消胀满。

【主治】上气。

藿香汤

【来源】《圣济总录》卷六十七。

【组成】藿香叶　厚朴各一两　青橘皮（汤浸去白，焙）　甘草（炙，锉）各三分　桂（去粗皮）半两　干姜（炮）　枇杷叶（炙去毛）各一分

【用法】上为粗末。每服三钱匕，水一盏，加生姜三片，大枣三个（擘），煎至七分，去滓，稍热服。

【主治】诸气不调，胸膈痞滞，升降不匀。

麝香丸

【来源】《圣济总录》卷六十七。

【组成】麝香（细研）　丹砂（细研）　木香　厚朴（去粗皮，生姜五钱同捣炒干）　肉豆蔻（去壳）各半两　槟榔末　半夏（汤洗七遍去滑，别捣末）各二两　桂（去粗皮）三分　乳香（细研）一分　丁香一分

【用法】上除半夏末外，捣研为细末，再同研令匀，将半夏末以生姜自然汁同煮为膏，为丸如梧桐子大。空心、食前每服十五丸，以陈橘皮汤送下。

【主治】一切气逆，胸膈痞闷，中脘不快，痰癖留滞，呕吐恶心，肢体倦怠，不思饮食。

槟榔汤

【来源】《圣济总录》卷七十一。

【组成】槟榔　细辛（去苗叶）各一两　半夏（陈者，汤洗七遍，焙干）五两　紫苏　甘草（炙，锉）　大黄（锉，炒）　陈橘皮（汤浸，去白，焙）各二两　生姜（切，焙）　紫菀（去苗土）　柴胡（去苗）各三两　附子一枚（炮裂，去皮脐）　赤茯苓（去黑皮）四两

【用法】上锉，如麻豆大。每服三钱匕，水一盏，煎至七分，去滓温服。

【主治】积聚结实，腹满刺痛，泄利不止。

【加减】若有癥瘕癖结，加鳖甲（去裙襴，醋炙）、防葵各二两；上气，加桑根白皮（锉）三两，枳壳（去瓤，麸炒），厚朴（去粗皮，生姜汁炙）各二两。

前胡丸

【来源】《圣济总录》卷九十。

【组成】前胡（去芦头） 人参 白茯苓（去黑皮） 桂（去粗皮） 陈橘皮（汤浸，去白，焙） 白术各一两半 杏仁（去皮尖双仁，入麸炒，研） 槟榔（锉）各二两

【用法】上为末，炼蜜为丸，如梧桐子大。每服二十丸，温酒送下，一日二次。

【主治】虚劳，胸膈痞闷，气逆烦满，胁肋虚胀。

槟榔汤

【来源】《圣济总录》卷九十六。

【组成】槟榔（锉） 枳壳（去瓤，麸炒） 桔梗（炒）各一两 木香半两

【用法】上为粗末。每服二钱匕，水一盏，加生姜三片，大枣二枚（擘），煎至七分，去滓温服，不拘时候。

【主治】头面浮虚，心胸膨胀，小便赤涩，欲作水候。

七气汤

【来源】《全生指迷方》卷二。

【别名】大七气汤（《女科百问》卷上）、聚气汤（《袖珍方》卷二引《仁存方》）、大化气汤（《万病回春》卷三）。

【组成】京三棱 蓬莪茂 青橘皮 香附子（去毛） 陈橘皮（洗） 桔梗 藿香叶 桂（取心） 益智各一两半 甘草（炙）三钱

【用法】上为散。每服五钱，水二盏，加生姜二片，大枣二枚，煎至一盏，食前温服。

【功用】

1.《寿世保元》：化痰饮，宽胸腹，顺气进食，消胀软硬。

2.《明医指掌》：散聚气。

3.《济阳纲目》：辛温消导。

【主治】

1.《全生指迷方》：聚气，由惊、恐、恚、怒，或冒寒热，留而不去，为郁伏之气，因气流行，随经上下相搏痛，久久令人痞闷，其脉短涩。

2.《医方类聚》引《济生方》：六聚，状如癥瘕，随气上下，发作有时，心腹疞痛，攻刺腰胁，上气窒塞，喘咳满闷，小腹䐜胀，大小便不利，或复泄泻，淋沥无度。

3.《医钞类编》：多饮成酒癖积块，腹胀疼痛，身肿肌黄，少食。

茂香散

【来源】《全生指迷方》卷二。

【组成】蓬莪茂（炮）一两 人参一分 木香一钱

【用法】上为细末。每服方寸匕，醋汤调下。

【主治】气病，痛而游走，上下无常处，脉亦聚散，或促或涩。

木香散

【来源】《幼幼新书》卷二十一引《五关贯真珠囊》。

【组成】木香 青橘皮各三两 姜黄 麦蘖（去土，炒）各五两 蓬莪术四两 甘草（锉，炒） 盐（炒）各十一两

【用法】上为末。每服一钱，沸汤点服，不拘时候。

【功用】顺气宽中。

【主治】小儿胸胁痞塞，心腹刺痛，胁肋胀满，饮食减少，吞酸，呕逆，噎闷，一切气疾。

木香分气丸

【来源】《幼幼新书》卷二十一引《王氏手集》。

【别名】牛皮丸（《古今医鉴》卷六）。

【组成】青橘皮一两 牵牛（炒令熟）二两 木香一分

【用法】上为细末，面糊为丸，如绿豆大。每服五七丸，生姜汤送下。

【功用】理一切气。

【主治】气逆。面黄白，乳哺减少，夜啼及见，但无精彩；勿取转，转之则剧。为乳母烦恼忧闷，乳气凝滞所致。

三棱丸

【来源】《鸡峰普济方》卷十九。

【组成】荆三棱　茴香　白附子　破故纸　甘遂　芫花　槟榔　黄橘皮　当归　川楝子　桂　木香　川椒各半两

【用法】上为细末，酒煮面糊为丸，如梧桐子大。每服七丸至十丸，食后白米汤送下。

【主治】膀胱气，两胁疼痛，遍身虚肿，状如水气。常服治大小肠气，女人血气。

丁香饮子

【来源】《鸡峰普济方》卷二十。

【组成】丁香三十个　肉豆蔻一个　白茯苓　甘草各一钱　藿香一字

【用法】上为细末。每服二钱，水一盏，煎至七分，去滓，食后、临卧温服。

【功用】和气。

小降气汤

【来源】《鸡峰普济方》卷二十引俞山人方。

【组成】紫苏子　前胡　厚朴　甘草　橘皮　当归　半夏　桂各半两

【用法】上为粗末。每服二钱，水一盏，加生姜、紫苏叶，煎至七分，去滓，食前温服。

【主治】下虚上壅，气不升降，膈滞痰实，咳嗽喘满，头目昏眩，肩背拘急；脚气上攻，脚弱腰痛，心胸不快，不思饮食。

匀气团参散

【来源】《鸡峰普济方》卷二十。

【组成】人参　白术各一钱　白芷　茯苓　乌药　藿香　橘皮　甘草各半两

【用法】上为细末，每服二钱，枣汤调下，不拘时候。

【功用】调顺三焦，和养脾胃，益营卫，进饮食。

【主治】阴阳痞膈，邪气未分，气逆呕哕，腹胁胀痛，或禁固不通，或大便滑泄，或手足时冷，或烦躁口干，及膀胱肾间宿冷，腰腹疼。

快活丸

【来源】《鸡峰普济方》卷二十。

【组成】山茱萸　石茱萸　吴茱萸　金铃子　杜茴香　官桂　青橘皮　陈橘皮（并生用）各等分

【用法】上为细末，醋糊为丸，如绿豆大。每服三五十丸，食后、临卧生姜汤送下；熟水亦可。

【功用】去寒湿，壮脾胃，宽膈快气。

【主治】气。

草豆蔻散

【来源】《鸡峰普济方》卷二十。

【组成】草豆蔻仁　生姜　甘草　木香　人参各等分

【用法】上为粗末。每服二钱，水一盏，煎至七分，去滓，食后温服。

【功用】和气。

顺气散

【来源】《鸡峰普济方》卷二十。

【组成】甘草　茯苓各四两　白术　厚朴各六两　干姜二两　陈橘皮三两

【用法】上为细末。每服二钱，水一盏，煎至七分，去滓，食后温服。

【主治】气逆。

槟榔丸

【来源】《鸡峰普济方》卷二十。

【组成】桂心　干姜　茯苓　槟榔　甘草　人参　细辛　诃子皮　白芍药　枳壳各等分

【用法】上为细末，炼蜜为丸，如梧桐子大。每服十五丸，空心温酒送下，嚼破服亦可。

【主治】忧膈、食膈、冷膈、气膈、热膈。或宿酒不消，或为霍乱，或心痛醋心，腹胁气胀，不食，或饮食伤饱。

龙砂汤

【来源】《鸡峰普济方》卷二十五。
【组成】缩砂仁二两一分　甘草　盐各一两半
【用法】上将甘草同盐炒，候甘草黄熟取出，泻在缩砂上，即以盏碗盖之，候冷，同为细末，汤点二钱。
【功用】和气。

前胡散

【来源】《产宝诸方》。
【组成】半夏（汤洗七次，切）　陈皮各六两　白茯苓　前胡　枳壳（麸炒赤，去瓤）　甘草（炙）各三两
【用法】上为粗末。每服二钱，水一盏，煎至六分，去滓热服，一日二三次，不拘时候。
【主治】妇人脾虚，心下有结气及气疾，不能服温药者。

木香三棱丸

【来源】《宣明论方》卷七。
【组成】青木香　破故纸　茴香　黑牵牛　甘遂　芫花　大戟　京三棱　蓬莪术　川楝子　葫芦巴　巴戟各一两　巴豆（去皮，不出油）二分　陈米三合（将巴豆一处同炒黑）　缩砂仁一两半
【用法】上药除缩砂、木香外，余药用好醋二升浸一宿，入锅，煮尽为度。干为细末，醋面糊为丸，如绿豆大。食后每服五七丸。
【主治】一切气闷，胸膈痞满，荣卫不和，口吐酸水，呕逆恶心，饮食不化，肋胁疼痛，无问久新。

导气枳壳丸

【来源】《宣明论方》卷七。
【组成】枳壳（去瓤，麸炒）　木通（锉，炒）　青皮（去白）　陈皮（去白）　桑白皮（锉，炒）　萝卜子（微炒）　白牵牛（炒）　黑牵牛（炒）　莪术（煨）　茴香（炒）　荆三棱（煨）各等分
【用法】上为末，生姜汁打面糊为丸，如梧桐子大。每服二十丸，煎橘皮汤送下，不拘时候。
【功用】分气逐风。
【主治】气结不散，心胸痞痛，气逆上攻。

木香煮散

【来源】《杨氏家藏方》卷五。
【组成】紫苏叶　青橘皮（去白）　当归（洗，焙）　白芍药　乌药　白茯苓（去皮）　桔梗（去芦头）　半夏（汤洗七次，焙）　川芎　黄耆（蜜炙）　防风（洗，去芦头秤）　甘草（炙）　陈橘皮（去白）　枳壳（麸炒，去瓤）　大腹皮各一两
【用法】上锉。每服五钱，水二盏，加生姜五片，大枣一枚，煎至一盏，去滓，食前温服。
【功用】理一切滞气，宽膈消痰。
【主治】呕逆恶心，腹胁胀满。

九气汤

【来源】《传信适用方》卷一。
【组成】香附子（炒，去毛）　甘草一两（炙）　姜黄一分　山药半两　木香半钱　蓬术一钱（炮）　缩砂仁半两（一方加益智仁一分）

《普济方》引本方有甘松一分。
【用法】上为细末。每服二钱，入盐沸汤点服。不拘时候。
【功用】舒畅经络。
【主治】诸般气疾。

御府五辛宽膈汤

【来源】《传信适用方》卷一。
【组成】拣丁香　檀香　桔梗（锉，炒）　陈皮（去白）各一两　缩砂仁（炒）　川干姜（炮）　甘草（炒）各三两　白盐二两半（炒，别研）
【用法】上为细末，入盐令匀。每服二钱，沸汤点下。
【主治】气疾。

快气汤

【来源】《传信适用方》卷四。

【组成】生姜一斤（切作片子，以盐二两淹两宿，焙干） 神曲三两 白术二两 橘皮二两（不去白，净洗） 京三棱半两（炮） 蓬莪术半两 甘草二两半（炒） 大麦蘖二两（炒） 草豆蔻一个（煨去皮，不得用多）

【用法】上为细末。每服一钱，入盐汤点服。

【主治】气疾。

爽气汤

【来源】《传信适用方》卷四。

【组成】白术一两 缩砂仁四两（炒） 龙脑薄荷（去土）一钱 甘草一两半（炙）

【用法】上为细末。入盐点服。

【功用】爽气。

桔梗汤

【来源】《普济方》卷四十三引《卫生家宝》。

【组成】前胡（去芦） 赤茯苓 人参（去芦） 枳壳（炒，去瓤） 甘草（炙）各一两 半夏（切作片子，姜汁浸二宿，焙） 桔梗（去芦） 陈橘皮（去白）各半两

【用法】上为粗末。每服二钱，水一大盏，加生姜五片，煎至六分，去滓带热服，一日二三次，不拘时候。

【主治】中上焦不和，气道隘塞，水饮不利。

温中分气丸

【来源】《普济方》卷一八三引《卫生家宝》。

【组成】天南星一两 半夏一两 白术半两 香附子三两（三味用姜汁半盏、米醋半盏、水一盏同煮干） 茯苓半两 木香一分

【用法】上为细末，酒煮糊为丸，如梧桐子大。每服三十丸，温汤化下，不拘时候。

【主治】三焦气不升降，胸腹满闷。

赤茯苓汤

【来源】《伤寒标本》卷下。

【组成】陈皮 甘草各一两 人参二两 半夏 白术 川芎 赤茯苓各半两

【用法】每用五钱，加生姜五片，水煎服。

【主治】汗下后，胸膈满闷。

清中汤

【来源】《普济方》卷一八三引《十便良方》。

【组成】菖蒲（家生者，刮去皮须，切片，米汁浸三伏时，漉去苦水，称）八两 生姜五两（不去皮，片子） 白术三两 甘草二两 白盐四两（炒，与菖蒲、生姜同淹一宿，焙干） 麻黄（去根节）二两 细辛（去节叶）一两 五味子（微炒）二两 桂（去粗皮）一两 半夏（汤浸去滑，生姜汁制，焙干）二两 （一方用干姜一两）

【用法】上为粗末。每服三钱，以水一盏半，加生姜一片，大枣三枚（去皮），煎至七分，去滓温服，每日三次。

【主治】上气虚壅，精神倦怠，头目不爽。

白附子散

【来源】《是斋百一选方》卷三。

【组成】白附子半两（炮） 天南星半两（炮） 黑附子（炮，去皮脐）一分

【用法】上为细末。每服二钱，水一盏，加生姜五片，慢火煎六分，不拘时候服。小儿一钱，水一盏，加生姜三片，慢火煎，不住手搅匀，至小半盏，分三服。

【功用】止吐化涎。

【主治】大人、小儿虚风呵欠。

万和散

【来源】《是斋百一选方》卷四。

【组成】茴香（炒） 萝卜子（生） 官桂（去粗皮） 蓬莪术（湿纸裹，煨）各一两 香白芷一两半 陈皮一两一分（去瓤） 麦蘖一分 荆三棱三两半（用湿纸裹，炮） 干姜三分（煨） 甘草一

两三分（炙） 白术（米泔浸一宿） 桔梗 牵牛子（炒，过熟不妨）各半两

【用法】上为细末。每服一钱，水八分盏，煎至六分，去滓，稍热服；或入大枣煎如汤，点服亦得；妇人血气，入当归少许；心痛，炒茴香酒调下；中毒，热酒调下；小儿久泻不止，及泻后伤动胃气，不思饮食，瘦瘁，并以药一钱，大枣半个，水五分，煎四分，热服。

【主治】男子妇人，一切气刺气闷，气胀食伤；及中毒积滞，两胁脐下四肢攻注；宿有气疾，心腹痞塞，呕吐，不思饮食；伤风烦闷，鼻出清水，夜出盗汗，渐成瘦弱；肠滑不泻不止。

不老汤

【来源】《是斋百一选方》卷四。

【别名】神仙九气汤（《世医得效方》卷三）、九气汤（《世医得效方》卷四）、神仙不老汤（《普济方》卷二六七引《余居士选奇方》）。

【组成】香附子（去尽黑皮，微炒）四两 姜黄（汤浸一宿，洗净，焙干称）二两 甘草一两（炙）

【用法】上为细末。每服一大钱，入盐点，空心服。

【功用】免岚瘴之患。

【主治】《世医得效方》：九气：膈气、风气、寒气、热气、忧气、喜气、惊气、怒气、山岚瘴气，积聚坚牢如杯，心腹刺痛，不能饮食，时去时来，发则欲死。

四七汤

【来源】《是斋百一选方》卷四。

【组成】人参 茯苓各二两 半夏二两（生） 厚朴（姜汁制）三两

【用法】上为粗末。每服三钱，水一盏半，加生姜七片，大枣一个，煎六分，食前服。

【主治】七种气。

调降汤

【来源】《是斋百一选方》卷五。

【组成】人参 黄耆（蜜炙） 白芍药 白茯苓 陈皮（去白） 甘草各等分

【用法】上为粗末。每服三钱，水一盏半，煎至八分，去滓，通口服，不拘时候。

【功用】升降气。

【主治】气壅甚。

【加减】有痰，加半夏、生姜；清头目，加川芎；气壅，加紫苏。

暗香汤

【来源】《是斋百一选方》卷二十。

【组成】香附子一两（拣大而无皮者，炒） 缩砂仁一两半（炒） 木香一分 檀香一钱 甘草二两（炙） 胡椒一钱（炒）

【用法】上为细末。入盐点服，不拘时候。

【功用】清神爽气。

小塌气丸

【来源】《魏氏家藏方》卷二。

【组成】牵牛三两（炒） 茴香（淘去沙，炒） 陈皮（去白，炒）各半两

【用法】上为细末，姜糊为丸，如梧桐子大。每服一二十丸，姜汤送下，不拘时候。

【主治】一切气。

分气丸

【来源】《魏氏家藏方》卷二。

【组成】木香（湿纸煨） 檀香各一分 丁香（不见火） 姜黄 白豆蔻仁 香附子（去毛）各半两 砂仁一两 甘草一两半（炙）

【用法】上为细末，神曲糊为丸，如鸡头子大。细嚼咽下。

【主治】一切气。

分气丸

【来源】《魏氏家藏方》卷二。

【组成】香附子二两（去毛） 姜黄一两二钱半 砂仁 甘松 蓬莪术（炮）各一两 甘草一

两半（炙） 陈皮（去白） 木香（不见火）各半两

【用法】上为细末，面糊为丸，如梧桐子大。每服三十丸，食前姜汤送下。

【主治】一切气。

沉附汤

【来源】《魏氏家藏方》卷四。

【组成】附子九钱（炮，去皮脐，细切） 沉香（细锉，不见火） 人参（去芦）各二钱

【用法】上和作一服。水二盏，加生姜十片，同煎至八分，去滓，食前温冷，随意服之。

【主治】

1.《魏氏家藏方》：下虚上盛，气不升降，阴阳不分，胸膈满闷，饮食不进，虚热上冲，肢体倦痛。

2.《普济方》：肿病退而复作，中下二焦，升降失职，寒结水凝，小便不利。

沉香归附散

【来源】《魏氏家藏方》卷四。

【组成】沉香（不见火） 白豆蔻各半两 人参（去芦） 甘草各三钱（炙黄） 附子（炮，去皮脐，以黑豆相拌，同蒸三次，候冷，拣去黑豆，只用附子） 当归（去芦，洗净）各一两

【用法】上为细末。每服二钱，水一盏，加生姜三片，大枣一枚，煎七分，食前温服。

【功用】顺三焦，快脾气。

【主治】气不升降。

五香散

【来源】《魏氏家藏方》卷五。

【组成】乌药一两 益智仁半两 香附子（去毛）一两半 苍术（米泔浸一宿）半两 青橘皮半两（去瓤） 陈橘皮半两（去白） 甘草三钱（炙）

【用法】上先用前五味同炒香熟，次入陈皮、甘草炒赤色，并为细末。每服二钱，水一盏，加生姜三片，白艾三叶，煎至七分，食前服。

【主治】男子、妇人一切气痛。

沉香降气丸

【来源】《儒门事亲》卷十二。

【别名】沉香降气丹（《普济方》卷一七一）。

【组成】沉香 木香 缩砂仁 白豆蔻（仁） 青皮（去白） 陈皮（去白） 广术（煨） 枳实（麸炒）各一两 萝卜子一两（另末） 黑牵牛二两（末） 大黄二两（炒）

【用法】上为末，生姜汁浸蒸饼为丸，如梧桐子大。每服三十丸，以橘皮汤送下。

【主治】一切气聚，胸膈胀满，不思饮食。

沉香导气散

【来源】《医学发明》卷三。

【别名】沉香升气散（《御药院方》卷四）、沉香升降散（《奇效良方》卷十五）。

【组成】沉香 槟榔各二钱半 人参 诃子肉 大腹皮（锉，炒）各半两 乌药（锉） 麦蘖（炒） 白术 神曲（炒） 厚朴（姜制） 紫苏叶各一两 香附（炒）一两半 姜黄 红皮 炙甘草各四两 京三棱（炮） 广茂（炮） 益智仁各二两

《医学纲目》有红花。

【用法】上为极细末。每服二钱，食前沸汤点服。

本方改为汤剂，名“沉香升气汤”（《仁术便览》卷一）。

【主治】一切气不升降，胁肋刺痛，胸膈痞塞。

大藿香散

【来源】《医方类聚》卷一〇引《济生方》。

【组成】藿香叶 半夏曲 白术 木香（不见火）各一两 白茯苓（去皮） 桔梗（去芦，锉，炒） 人参 枇杷叶（拭去毛） 官桂（不见火） 甘草（炙）各半两

【用法】上为细末。每服三钱，水一大盏，加生姜五片，大枣一枚，煎至七分，去滓温服，不拘时候。

【主治】忧、愁、思、虑、悲、恐、惊七情伤寒，气郁于中，变成呕吐；或作寒热，眩晕痞满，不进饮食。

养气丸

【来源】《简易方》引叶氏方（见《医方类聚》卷八十八）。

【组成】木香　丁香各半两　厚朴（刮去皮，用生姜同研，杵碎，焙干）各等分　大麦蘖（微炒，筛净）　白豆蔻（去皮，秤肉）　神曲（炒）　茴香（微炒）各一两　甘草（好者，炒）　诃子（炮，去皮核）　川干姜（炮）各半两　陈皮（去白）一两

方中木香，《普济方》引《医方集成》作“白术”。

【用法】上为末，面糊为丸，如绿豆大。每服三五十丸，食前人参汤送下。

【主治】一切气疾。

白豆蔻散

【来源】《仁斋直指方论》卷五。

【组成】白豆蔻仁　缩砂　荜澄茄　丁香　木香　甘草（炒）各一分　青皮　陈皮　辣桂各二分　厚朴（制）　香附（炒）各三分

【用法】上为末。每服三钱，水一盏，加生姜三片，盐一捻，煎七分，不拘时候服。

【主治】七气所伤，滞于胸膈，窒于咽喉，胀痛于心下，噫气吞酸，不能饮食。

犀角搜风丸

【来源】《御药院方》卷一。

【组成】牵牛头末四两　干生姜半两　车前子一两　白茯苓（去皮）一两　生犀屑一两半　青皮（去白）三两　陈皮（去白）二两　枳实（麸炒，去瓤）二两　木通一两　木香半两

【用法】上为细末，汤浸蒸饼为丸，如梧桐子大。每服三十丸至五七十丸，食后温生姜汤送下。

【功用】治风下痰，解结顺气。

均气散

【来源】《御药院方》卷三。

【组成】木香　桔梗（锉，炒）　广茂　木通各半两　枳壳（麸炒，去瓤）　青皮（去白）各一钱半　京三棱（炮，锉）　甘草（炙）各一两

【用法】上为细末。每服三钱，水一盏，加生姜三片，同煎至七分，去滓，食前温服。

【主治】三焦涩滞，气不通宣。

豆蔻汤

【来源】《御药院方》卷四。

【组成】草豆蔻仁七钱（炒）　杜茴香（炒）　大盐（炒）　干生姜　甘草（炒）各一两

【用法】上为细末。每服一钱，沸汤点服，不拘时候。

【功用】温中和气，进美饮食。

【主治】胸膈痞满，呕哕恶心，腹胁刺痛，短气噎闷，噫气吞酸，不思饮食，一切气痰。

沉苏饮子

【来源】《御药院方》卷四。

【组成】沉香二钱半　紫苏叶半两　干木瓜二两　人参半两　赤茯苓一两　生粟黄二两　甘草二钱半（炒黄色）　白檀香二钱半　肉桂一两（去粗皮）

【用法】上为细末。每服一钱，水一大盏，煎至三沸，和滓凉服。

【主治】胸膈塞滞，气不宣通，津液缺少。

紫沉通气汤

【来源】《御药院方》卷四。

【组成】紫苏叶　枳壳（麸炒）　陈皮（去白）　槟榔　赤茯苓　甘草（微炒）各一两　沉香　木香　麦门冬（去心）　五味子　桑白皮　黄耆　干生姜　薄荷叶　荆芥穗　枳实（麸炒）各半两

【用法】上为粗末。每服半两，用水一盏半，煎至八分，去滓，空心温服。

【主治】三焦气涩，不能宣通水液，腹胁痞闷，大便或难。

菖蒲丸

【来源】《御药院方》卷六。

【组成】商枳壳一分（面炒） 甘草半两（锉如豆许大，巴豆三十个，一处炒令巴豆黑色，不用巴豆） 全蝎一分（葱筒内炙令焦色） 木香半两 山茱萸一两（去核） 木贼一分（去节） 菖蒲一两 黑牵牛一两（生）

【用法】上为细末，用茴香半两，酒蒸熬三二十沸，去滓，取酒作面糊为丸，如梧桐子大。每服五十丸，食前温酒送下。

【功用】健阳道，壮筋骨，快气，入小肠。

槟榔丸

【来源】《医方类聚》卷八十九引《施圆端效方》。

【组成】槟榔（大者）三个 牵牛（半生，半麸炒）三两 桂一两 陈皮（去白）二两 干姜（炮）三两 青皮（去白）二两

【用法】上为细末，醋糊为丸，如大豆大。每服二十丸，茶酒任下；妇人心腹痛，醋送下；男子，茴香酒送下。

【功用】消宿食酒饮，停滞痞闷。

【主治】气滞胸膈，心腹疼痛。

塌气丸

【来源】《普济方》卷一八一引《医方集成》。

【组成】胡椒一两 木香一钱 蝎尾（去毒）半两

【用法】上为末，面糊为丸，如绿豆大。每服二十丸，陈米饮吞下。

【主治】一切气病。

橙香饼儿

【来源】《饮膳正要》卷二。

【组成】新橙皮一两（焙，去白） 沉香五钱 白檀五钱 缩砂五钱 白豆蔻仁五钱 荜三钱 南硼砂三钱（别研） 龙脑二钱（别研） 麝香二钱（别研）

【用法】上为细末，甘草膏和剂，印饼。每用一饼，徐徐噙化。

【功用】宽中顺气，清利头目。

枳壳散

【来源】《世医得效方》卷三。

【组成】枳壳（去瓤，炒）二两半 甘草（炙）七钱半

【用法】上为末。每服二钱，浓煎葱白汤调下，不拘时候。

【主治】气疾，胁间痛，如有物以插然。

丁香透膈汤

【来源】《世医得效方》卷五。

【组成】丁香五钱 沉香五钱 木香五钱（不见火） 人参（去芦）半两 青皮（去白） 神曲各一两 茯苓（去皮） 甘草（炙） 陈皮（去白） 厚朴（姜汁制） 草果仁 藿香叶（去土） 半夏（炮）七次 缩砂仁（去壳）各二两 白豆蔻（去壳） 白术（去芦，炒） 麦蘖（炒） 香附子（炒，去毛）各一两

【用法】上锉散。每服三钱，水一盏半，加生姜三片，红枣一个同煎，去滓热服。

【主治】气满不快，饮食不入，胸膈痞闷，或时膨胀，腹中刺痛。

木香顺气丸

【来源】《东医宝鉴·内景篇》卷一引《丹溪心法》。

【组成】黑牵牛子（头末） 破故纸各二两 枳壳 陈皮 香附子各一两 木香 萝卜子各五钱 大腹皮各五钱

【用法】上为末，水为丸，如梧桐子大。每服五十丸，温水送下，不拘时候。

【主治】诸气痞滞刺痛。

加减七气汤

【来源】《丹溪心法》卷四。

【组成】莪术（炮） 三棱（炮） 青皮 陈皮 香附 藿香 益智 甘草（炙） 桔梗 官桂 木香 槟榔 枳壳（炒） 白果 萝卜子（炒） 紫苏

【用法】加生姜三片，水煎服。

【功用】破滞气。
【主治】气刺痛。

木香流气饮

【来源】《医学启蒙》卷四。
【组成】半夏一钱五分　陈皮二钱四分　青皮　甘草　香附子　紫苏各一钱二分　人参　赤茯苓　白术　川芎　菖蒲各一钱半　白芷三分　草果　官桂　莪术　大腹皮　丁皮　槟榔　木香　藿香各四分半　木通六分
【用法】加生姜、大枣，水煎服。
【主治】诸气痞塞不通，胸膈膨胀，面目虚浮，四肢肿满，口苦咽干，大小便秘。

小降气汤

【来源】《古今医统大全》卷四十一引《医林》。
【组成】家紫苏　天台乌药　白芍药　陈皮各二钱　甘草（炙）五分
【用法】水盏半，加生姜三片，大枣一枚，煎七分，食远服。
【主治】

1.《古今医统大全》：气不升降，上盛下虚，痰涎壅盛，脾气痛，多有伤损而成者，每因失饥遽成过饱，胃弱并难克化，其候心腹胀，心下痞塞，吐酸水，不能食，胁痛皆痛。

2.《会约医镜》：肝邪暴逆，浊气在上，痰涎壅盛而声喑者。

丁沉煎丸

【来源】《普济方》卷一八一。
【组成】木香　丁香　甘松　沉香各三两　藿香　檀香各半两　香附　砂仁　白豆蔻各半两　丁皮　陈皮各半两　薄荷少许　脑子少许　蓬莪术三钱
【用法】上为细末，熬甘草膏丸。每服不拘丸数。
【主治】一切气疾。

沉香化气丸

【来源】《普济方》卷一八一。
【组成】人参　沉香　木香各半两　砂仁　槟榔各七钱　干山药一两　石菖蒲　莪术　三棱三钱半　陈皮（去白）　青皮（去白）各一两七钱半　官桂一两半　萝卜子六两（微炒）　附子一斤四两（临时炒，另研）　黑牵牛

方中石菖蒲、莪术、黑牵牛用量原缺。
【用法】上为末，淡米醋糊为丸，如梧桐子大，晒干，用米醋洒，再晒干。每服三十丸或五十丸，临卧以生姜汤或茶送下；若膀胱疝气攻心，以盐汤送下；要大便利快，加丸数。
【功用】消积聚，化宿气，疏风和胃，消酒宽中，破块磨癖。
【主治】男子、妇人，脾胃不和，停滞不化，胸膈饱闷，呕吐恶心，腹胁膨胀，脏腑闭塞，气喘急，睡不安，一切气症。
【宜忌】孕妇莫服；日间莫服。

沉香利膈丸

【来源】《普济方》卷一八一。
【组成】沉香五钱　木香五钱　牙皂（火烧，去皮弦）二两　陈皮二两　青皮二两　莪术二两　牵牛（炒，头末）一两　大黄一两半　荜澄茄五钱　麦芽一两　神曲一两
【用法】上为细末，醋糊为丸，如梧桐子大。每服五十丸，空心以陈皮汤送下。
【主治】一切气病。

沉香降气丸

【来源】《普济方》卷一八一。
【组成】沉香五钱　木香一两　三棱四两　片姜黄四两　莪术四两　青皮四两　陈皮四两　丁香二两　丁皮五钱　草果二两　灯心二两
【用法】上为细末，酒糊为丸，如梧桐子大。每服五十丸，食后以姜汤送下。
【主治】一切气病。

香橘汤

【来源】《普济方》卷一八一。
【组成】香附子（大者，去须）　陈皮（去白）　枳

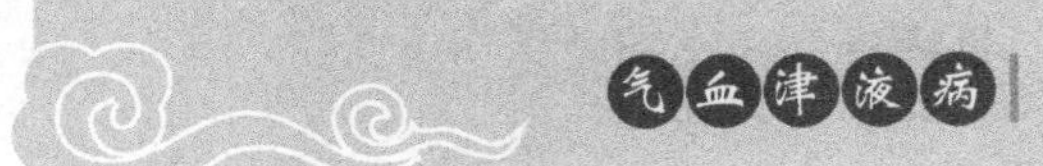

实（生用） 白术各四两 甘草

方中甘草用量原缺。

【用法】上为细末。每服二钱，入盐少许，沸汤点服；或用生姜、大枣煎服尤妙。如伤风，用生葱白二寸，生姜五片，大枣二枚，水一盏，煎至七分，温服，不拘时候。

【主治】一切气不快，久病服药不效者。

理气丸

【来源】《普济方》卷一八一。

【组成】陈皮 青皮（各去白） 五灵脂 玄精石各一两

【用法】上为末，生姜汁打糊为丸，如梧桐子大。每服三十丸，食前以生姜汤送下。

【主治】诸气。

丁沉煎丸

【来源】《普济方》卷一八二。

【组成】丁香四钱 沉香一钱 白檀三钱 甘松四钱 白豆蔻二钱 荜澄茄二钱 藿香三钱 肉豆蔻一双 缩砂仁三钱 三奈子 龙脑少许 麝香少许

【用法】上为细末，重罗过，用甘草膏子为丸，如黍米大。每服三丸，滚汤送下；含化亦得。

【主治】一切气疾。

七气汤

【来源】《普济方》卷一八二。

【组成】香附四两 木香 片姜 石菖蒲 甘草 陈皮 缩砂仁 白术 乌药各一两

【用法】上锉。水一盏半，煎至七分，去滓温服，不拘时候；或为末，沸汤调服亦可。

【主治】胸膈不快。

木香分气丸

【来源】《普济方》卷一八二。

【组成】木香二钱半 广茂（炮） 甘松 青皮（去白） 陈皮（去白） 三棱（炮） 砂仁 丁香各二钱半 檀香一钱五分 香附子四钱（炒） 甘草一钱半 藿香二钱半

【用法】上为细末，煮蒸饼为丸，如梧桐子大。每服十丸，食后细嚼，生姜汤送下。

【主治】诸气。

沉香降气丸

【来源】《普济方》卷一八二。

【组成】木香半两 青皮（去白） 陈皮（去白） 蓬术（炮） 枳壳（去瓤，麸炒） 京三棱（炮） 鸡爪三棱（炒） 牵牛（炒） 石三棱（煨） 沉香各半两 桂半两 神曲一两 麦蘖一两 茯苓一两（去白） 半夏一两（洗） 丁香三钱

【用法】上为末，醋糊为丸，如梧桐子大。每服五十丸，用生姜、橘皮汤送下，不拘时候。

【主治】一切气病。

木香饼子丸

【来源】《普济方》卷一八四。

【组成】广木香二两 沉香二两 白豆蔻二两 藿香五分 檀香一两 丁香一两 蓬莪术二两 甘松一两半

【用法】上为末，甘草膏子为丸，如梧桐子大，或捏作饼。每服三饼，生姜汤送下。

【主治】气不顺。

槟榔汤

【来源】《普济方》卷二四四。

【组成】槟榔七枚（碎） 橘皮一两 厚朴二两 生姜四两 吴茱萸二两

【用法】以水二升，煎取一升一合，分三服，如人行相去六七里久，复服之。

【功用】去冷气。

【主治】寻常气满。

乌香正气散

【来源】《普济方》卷二五六。

【组成】大香附子十两（去毛，刮净，熏醋过） 好乌药（去心，炒黄）

【用法】上为细末。行当侵晨，冲冒风冷出入，盐点二钱匕，正气祛邪，辟鬼魅疫疠，祛风理气进食；兼治妊孕伤寒，葱白十茎，生姜二两，同煎一碗，作三服，调药热服出汗；治伤风冒冷，头眩项强，背皆痛，用热酒一盏，入苏叶调服；治产后败血攻心脾疼痛，煎童子小便调下；治妇人血海冷，面黄，发落稀少，米饮调下；妇人发落，血衰经脉不调，无颜色，醋汤调下；妇人血劳、血瘕、血癥，血气攻注疼痛，当归、乳香酒调下；妇人经脉过多，血崩不止，烧菴蕳灰一盏，酒、醋同调下；妇人血气冲心，血气不通，血脉湛浊不匀，芫花酒调下；妇人难产，取酸草子吞三七粒，以童便调药吞下，无草子，叶或根。男子妇人血风血热，遍身红痒，渐成癞疾，用荆芥酒调下；男子、小儿腹痛，脏毒泻血，用柏叶焙干，碾罗一钱末，同药三钱，米饮调下；男子、妇人痃风小腹急，男子小肠气，膀胱肾气，冷气攻冲，背膂绞疼痛，并炒盐、茴香、五灵脂，温酒调下；治蛊毒疰忤，鬼气神昏，用人参煎服；大人、小儿宿食不消，意气不顺，逆噎不通，一切气病，入生姜、大枣，同煎调下，或盐点服；治痈疖疥癞疮癣，荆芥茶或酒调下；治大人腹中有虫，小儿疳气诸虫，腹胀肚大，面黄发疏，服精肉瘦肚，并用槟榔磨汤调下，仍空心服；治大人、小儿冷热不解，泻痢交作，血气不和，用乌梅、干姜、甘草汤调下；治大人小儿积热不解，酸浆草研自然汁一合，井水同调下。

【主治】杂病。

木香顺气丸

【来源】《袖珍方》卷二。

【组成】木香半两 槟榔 青皮（去白）各一两 大黄三两（微炮） 黑牵牛末二两（一两生一两熟）

【用法】上为末，四两药，一两三钱面，用蜜为丸，如梧桐子大。每服四十九，温水送下。

【主治】诸气。

异香四神散

【来源】《医方类聚》卷二一二引《仙传济阴方》。

【别名】四神汤。

【组成】香附子（去毛，炒）半斤 乌药（炒）四两 甘草（炙）一两

《东医宝鉴·杂病篇》引本方有陈皮三钱。

【用法】上锉。每服五钱，水一盏，加生姜三片，大枣一个，煎至七分，去滓，空心温服；或用葱白三寸同煎。

【功用】调血顺气安肠。

【主治】妇人室女血气不调，及胎前产后诸疾。

【加减】妇人气血不顺，心胸痞满，加紫苏叶；惊忧闷气，喜怒伤神，心满腹痛，面目虚浮，及一切气疾，加石菖蒲；血脉不调，血膈翻胃，呕吐饮食，及脾胃感冷，加老姜一块（炒令黑，切作五片）、盐少许；血积、血晕闷、血癥、血刺痛，煎熟加好醋一呷；经血行时，被风雨或惊忧相并，经候不时，而成搐脉，腹痛紧张，腰腿疼痛，加炒茴香一撮；血气不顺，喘满气急，面目浮肿，加生姜、紫苏叶；唾血，咯红痰，喉中腥气，加黄桑叶三四皮，花桑尤佳；血涩气秘，大便结滞不通，加枳壳数片或去白青皮；经络感热，经水沸溢，血脉妄行，而成热崩，加生地黄；败血攻冲脾胃，血噎，气血嗽逆，加生姜三片、柿蒂五个；血气皆闷，心腹刺痛，加良姜、赤芍药，以水、酒各半盏同煎；胎娠伤食，胸膈不快，噎气食臭，心腹紧满，加南木香或缩砂仁；子悬，加姜片、紫苏；寒疝，加炒吴茱萸；癞病，先用此汤，兼以樗树根（或枝梗）同葱白以花椒煎汤，熏洗子肠。

黄鹤丹

【来源】《韩氏医通》卷下。

【组成】香附 黄连减半

【用法】俱选择净料，共制为极细末，水糊为丸，如梧桐子大。假如外感，姜、葱汤下；内伤，米饮下；血病，酒下；气病，木香汤下；痰病，姜汤下；火病，白汤下。此方铢衣翁在黄鹤楼所授，悬壶轻赍，故名。

【主治】外感，内伤，血病，气病，痰病，火病。

清气利膈丸

【来源】《扶寿精方》

【组成】人参　白术　白茯苓　半夏（汤泡，姜制）　陈皮（去白）　青皮（去瓤，面炒）　当归（酒浸）各一两　川芎　枳壳（去皮瓤，面炒）　柴胡　黄芩（去朽）各七钱　甘草（炙）一钱

【用法】上为细末，蒸饼汤浸为丸，如梧桐子大。每服五七十丸，生姜汤、沸汤送下，不拘时候。

【主治】中年以后，气血渐衰，而气滞中脘，脘胁不畅。

木香流气饮

【来源】《摄生众妙方》卷六。

【组成】半夏（汤浸七次，焙）二两　香附子（去毛）　甘草（炙）　蓬术（煨）　紫苏（去梗）　大腹皮　白芷　陈皮（去白）　丁香皮　肉桂　厚朴（去皮，姜炒）　藿香叶　槟榔　木香　草果仁　天门冬（去心）　赤茯苓　干木瓜　白术　人参（去芦）　石菖蒲

【用法】上锉。每服四钱，加生姜三片，大枣一枚，水一钟半，煎至七分，温服。

【主治】诸气痞塞不通，胸膈膨胀，面目虚浮，四肢肿满，口苦咽干，大小便秘结。

姜汁半夏汤

【来源】《古今医统大全》卷十四。

【组成】半夏五钱　生姜自然汁半盏

【用法】水一盏半，同煎至八分，温服。

【主治】胸中似喘不喘，似呕不呕。

四香散

【来源】《医学入门》卷八。

【组成】木香　沉香　乳香　甘草各一分　川芎　胡椒　陈皮　人参　白矾各五钱　桂心　干姜　砂仁　茴香各一两　大茄（焙）五两

【用法】上为末。每服二钱，陈米饮调服。

【主治】脾气、血气、血蛊、气蛊、水蛊、石蛊。

【宜忌】忌羊肉。

利气丸

【来源】《古今医鉴》卷六。

【组成】大黄（生用）六两　黑丑（头末）四两　香附米（炒）　木香　槟榔　枳壳（麸炒）　青皮（去瓤）　陈皮　莪术（煨）　黄连各二两　黄柏三两（一方加黄芩、当归各一两）

【用法】上为细末，水为丸，如梧桐子大。每服五十丸或一百丸，临卧时淡姜汤送下。以大便通利为度。如不利，再加丸数。

【功用】流湿润燥，推陈致新，滋阴抑阳，散郁破结，活血通经。

【主治】一切气滞，心腹胀闷疼痛，胁肋膨胀，呕吐酸水、痰涎不利，头目眩晕，并食积酒毒，及米谷不化，或下痢脓血，大小便结滞不快，气壅积热，口苦，烦躁，涕唾稠粘。

蟠桃酒

【来源】《古今医鉴》卷六。

【组成】桃树上不落干桃子三两

【用法】上为末。每服二钱，空心温酒调下。

【主治】气结聚心下不散。

木香顺气丸

【来源】《仁术便览》卷二。

【组成】黑牵牛（头末）十二两　广木香一两　补骨脂（炒）　荜澄茄各四两　槟榔（酸粟米饭裹，湿纸包，火中煨令纸焦，去饭）四两

【用法】上为末，水为丸，如绿豆大。每服三十丸，茶汤、温水任下。

【功用】宽中利膈。

【主治】胸膈噎塞，气不升降，气滞不行，腹中水声，呕吐痰逆，不思饮食。

分心气饮

【来源】《医学六要·治法汇》卷一。

【组成】紫苏叶　半夏　青皮　陈皮　大腹皮　赤

茯苓　桑皮　芍药　甘草　木通
【主治】一切气病。

九气汤

【来源】《万病回春》卷五。
【组成】香附米　郁金　甘草
【用法】上锉。加生姜三片，水煎服。
【主治】膈气、风气、寒气、忧气、惊气、喜气、怒气、山岚瘴气、积聚痞气，心腹刺痛，不能饮食，时止时发，攻则欲死。

顺气四物汤

【来源】《鲁府禁方》卷三。
【组成】当归（酒洗）　川芎各一钱　赤芍　枳壳（麸炒）　乌药各八分　三棱（醋浸，炒）　莪术（醋浸，炒）　槟榔　远志（甘草水泡，去心）　青木香　砂仁各五分　青皮（去瓤）　陈皮　香附米各一钱　辰砂（另研）五分　麦门冬（去心）一钱
【用法】上锉。水煎服。
【主治】时觉心中气不下降，痞塞不通，或有积块。

七气汤

【来源】《证治准绳·类方》卷四。
【组成】半夏（汤泡，洗）三钱　桂心（不见火）　玄胡索（炒，去皮）各二钱半　人参（去芦）　乳香　甘草各一钱
【用法】上作一服。用水二钟，加生姜五大片，红枣二枚，煎一钟，食远服。
【主治】喜、怒、忧、思、悲、恐、惊七气为病，则心腹刺痛不可忍，或外感风寒湿气作痛。

分心气饮子

【来源】《国医宗旨》卷二。
【组成】青皮二钱　陈皮五钱　白茯苓三钱半　半夏三钱半（制）　紫苏二两　大腹皮五钱（洗）　厚朴（炒）三钱半　赤芍三钱　桑白皮（炒）五钱　木通三钱半　桔梗五钱　甘草二钱
【用法】分五剂。每剂加生姜三片，大枣一个，灯心十根，水煎服。
【主治】气实，刺痛胀满。

指迷七气汤

【来源】《杏苑生春》卷三。
【组成】木香五钱　槟榔八分　桔梗七分　厚朴七分　半夏七分　紫苏八分　香附一钱　橘红（去白）二钱　白术二钱　甘草（炙）五分　人参三钱　麦门冬一钱　桑白皮七分　丁香八分　草果七分　藿香四钱
【用法】上㕮片。水煎，温服。
【功用】疏壅滞之气。
【主治】七情之气相干，阴阳不得升降，气道壅滞，攻冲作痛。

沉香丸

【来源】《先醒斋医学广笔记》。
【组成】沉香　血竭　辰砂各二钱五分　木香一钱三分　真麝香一钱三分　琥珀五分　当归尾二钱五分　牡丹皮二钱五分　延胡索一钱五分
【用法】上为细末，用瓷器煎甘草汤，打糯米糊为丸。凡气痛，酒磨，葱汤亦可；产后血枯，酒磨服。
【主治】气痛，产后血枯，血痞。

快气汤

【来源】《济阳纲目》卷三十五。
【组成】陈皮（去白）　香附子（炒）各二钱　砂仁　桔梗　甘草各一钱
【用法】加生姜三片，水煎服。
【主治】一切气疾，心腹胀满，胸膈噎塞，噫气吞酸，胃中痰逆呕，及宿酒不解，不思饮食。

理气调荣汤

【来源】《简明医彀》卷七。
【组成】香附（醋炒）　当归各二钱　川芎　白芍

（酒炒） 生地各一钱半 乌药 陈皮 砂仁（研细） 茯苓各一钱 甘草三分

【用法】加生姜、大枣，水煎，空心服。作丸亦可。

【主治】室女气血不和，致生诸病。

八宝蠲痛汤

【来源】《丹台玉案》卷四。

【组成】玄胡索 乳香 甘草 沉香各一钱二分 官桂八分 陈皮 当归 白豆蔻各二钱

【用法】水煎，温服。

【主治】七情伤感，六气为病，心疼腹痛不可忍者。

利气丹

【来源】《丹台玉案》卷四。

【组成】沉香 木香各二两 黑丑一两（半生半熟） 玄胡索 槟榔 枳壳（麸炒） 莪术 乌药各一两五钱 大黄四两 黄连三两 山楂肉一两八钱

【用法】上为末，水为丸。每服二钱，空心白滚汤下。

【主治】一切气滞，心腹胀闷疼痛，呕吐酸水，痰涎不利，头目眩晕，或下利脓血，大小便结滞不快，郁结等。

清气抑肝汤

【来源】《丹台玉案》卷四。

【组成】青皮 桑白皮 枳壳各三钱 檀香 山栀仁 乌药各一钱 半夏曲 橘红 白蔻仁各一钱五分 砂仁一钱二分

【用法】上加生姜三片，水煎服。

【主治】气不消散，凝滞膈上。

枳桔泻白散

【来源】《症因脉治》卷四。

【组成】枳壳 桔梗 桑白皮 地骨皮 甘草

【主治】肝气壅盛，心腹胀满，胁肋刺痛，气秘便结，脉左关沉实。

沉香化气丸

【来源】《证治宝鉴》卷五。

【组成】大黄 沉香 人参 白术 神曲 条芩 竹沥 姜汁

【用法】为丸服。

【主治】肺受火邪，气得炎上而致滞气逆气上气，有升无降，熏蒸清道，甚至上焦不纳，中焦不化，下焦不渗。

【加减】原书用本方治上证加黄连。

分气香苏饮

【来源】《证治宝鉴》卷九。

【组成】桑皮 陈皮 茯苓 大腹皮 香附 苏子 桂枝 五味子 草果 枳壳 姜

【主治】因气而肿者，其脉沉伏，或腹胀，或喘急。

木香流气饮

【来源】《何氏济生论》卷五。

【别名】木香流气散（《嵩崖尊生全书》卷十三）。

【组成】木香 猪苓 泽泻 赤苓 半夏 枳壳 槟榔 苏子各等分 灯心

【用法】煎好，入麝香少许同服。

【主治】气滞四肢，腹急中满，胸膈膨胀，小便臭浊。

消实汤

【来源】《石室秘录》卷三。

【组成】枳壳五分 白术一钱 陈皮五分 茯苓三钱 甘草一钱 山楂十粒 柴胡一钱 白药三钱 炒栀子一钱

【用法】水煎服。

【主治】气实。

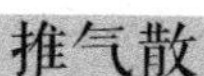

推气散

【来源】《证治汇补》卷二。
【组成】枳壳　肉桂　芍药　青皮
【功用】平肝降气。

平肝止血散

【来源】《辨证录》卷三。
【组成】白芍二两　当归一两　荆芥（炒黑）三钱　炒栀子二钱　甘草一钱　丹皮二钱
【用法】水煎服。
【主治】大怒吐血色紫，气逆两肋，胀满作痛。
【方论】白芍平肝而又能益肝中之气血，同当归用之，则生血活血，实有神功。丹皮、栀子不过少凉其血，以清其火，以便荆芥之引经，甘草之缓急也。

新加酒沥汤

【来源】《重订通俗伤寒论》。
【组成】细生地四钱　白归身一钱半　广橘白八分　苏薄荷三分　生白芍三钱　清炙草六分　川柴胡四分（蜜炙）　玫瑰花三朵（冲）　陈绍酒二匙（分冲）淡竹沥两瓢（与酒和匀同冲）
【功用】滋阴养血，调气疏郁。
【主治】阴虚血亏，气滞郁结。
【方论】何秀山：血多虚而气多滞，必先调气，继则活络，最忌辛燥克削，重伤气血。故以归、地、芍、草养血柔肝为君；遵肝苦急，急食甘以缓之之《经》旨；臣以橘白、柴、荷清芬疏气，以肝喜散，急食辛以散之也；佐以竹沥、绍酒涤痰和血，以肝性刚，宜柔宜疏是也；使以玫瑰花者，色能活血，香能疏气，足为诸药之先导。此为滋阴养血，调气疏郁之方。

香橼丸

【来源】《绛囊撮要》。
【组成】陈极香橼皮二两　真川贝三两（去心）　炒黑当归一两五钱　白通草一两（或烘或晒）　甜桔梗三钱　陈西瓜皮一两（隔年预备，晒干）
【用法】上为细末，煎浓，白檀香水泛为丸，如梧桐子大。每服三钱，开水送下。大虚者酌用。
【主治】一切气逆，不进饮食，或即呕哕。

理气汤

【来源】《脉症正宗》卷一。
【组成】香附二钱　川芎八分　青皮八分　厚朴一钱　乌药一钱　桔梗六分　玄胡八分　柴胡八分
【主治】滞气。

神香散

【来源】《仙拈集》卷一。
【组成】丁香　木香各等分
【用法】上为末。每服五分，白滚水送下。
【主治】胸膈气逆，疼痛胀满，呕哕，痰饮，诸药不效。

宽膈散

【来源】《仙拈集》卷二。
【组成】山栀仁（炒黑）　川芎　枳实各一钱半　桔梗七分　甘草五分
【用法】上加生姜，水煎服。
【主治】胸满。

缓中汤

【来源】《名家方选》。
【组成】芍药一钱二分　桂枝　茯苓各六分　大枣　甘草各三分　枳壳四分　厚朴六分
【用法】水煎服。
【主治】积气，腹中拘急者。

四香散

【来源】《寿世新编》卷下。
【组成】茴香四分　广木香五分　沉香五分　香附（制）四钱
【用法】上为末。滚水酒冲服。

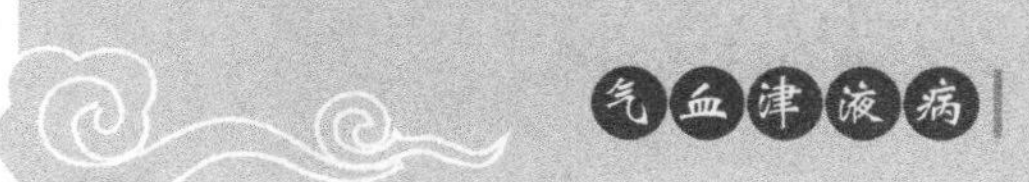

【主治】一切气痛及孕妇惯气痛者。

木香顺气丸

【来源】《饲鹤亭集方》。
【组成】木香　苍术　川朴　青皮　草蔻　益智仁　当归各三两　茯苓　陈皮　半夏　升麻　柴胡　干姜　吴萸　泽泻各二两
【用法】蒸饼为丸。每服三钱，开水送下。
【功用】舒脾胜湿，行气平肝，升清降浊。
【主治】阴阳壅滞，气不宣通，胸痞腹胀，大便不利。

沉香曲

【来源】《丸散膏丹集成》。
【组成】沉香　木香各二两　柴胡　厚朴　郁金　白豆蔻　缩砂仁各一两　枳壳　麦芽　青皮　防风　葛根　乌药　前胡　广皮　桔梗　槟榔　白芷　谷芽各四两　藿香　檀香　降香　羌活各三两　甘草一两五钱
【用法】生晒为末，面糊作块，重二三钱。每服一块，河水煎服。
【功用】疏表化滞，舒肝和胃。
【主治】肝胃气滞，胸闷脘胀，腹痛，呕吐吞酸。

木香顺气丸

【来源】《北京市中药成方选集》。
【组成】陈皮九十六两　乌药九十六两　枳实（炒）九十六两　槟榔九十六两　厚朴（炙）九十六两　枳壳（炒）九十六两　香附（炙）九十六两　黄芩九十六两　青皮（醋炒）四十八两　黑丑（炒）四十八两　大黄四十八两　桔梗四十八两　木香四十八两　三棱（炒）二十四两　莪术（炙）二十四两　山楂九十六两　官桂十二两　甘松十二两　吴茱萸（炙）十二两
【用法】上为细末，过罗，用冷开水泛为小丸。每服一钱至二钱，温开水送下。
【功用】舒气开郁，化滞通便。
【主治】气滞不舒，胸膈痞闷，腹胁胀满，大便不利。

【宜忌】年老气虚勿服；孕妇忌服。

沉香化气丸

【来源】《北京市中药成方选集》。
【组成】香附（炙）六十两　青皮（炒）三十两　三棱（炒）三十两　木香十五两　良姜三两七钱五分　丁香七两五钱　白豆蔻十五两　九菖蒲三十两　山楂（炒）三十两　橘皮一百二十两　黑丑（炒）一百二十两　枳实（炒）六十两　莪术（炙）三十两　沉香十五两　官桂七两五钱　砂仁三十两　南星（炙）三十两　茯苓三十两　莱菔子（炒）三十两　苍术（炒）三十两　山药三十两　苏叶三十两　法半夏十五两　干姜三两七钱五分　草果仁十五两　厚朴（炙）三十两　槟榔三十两　神曲（炒）三十两
【用法】上为细末，用冷开水泛为小丸。每服二钱，以温开水送下，一日二次。
【功用】顺气宽中，和胃化滞。
【主治】气逆胸满，肠胃积滞，脾胃虚寒，两胁胀痛。

木瓜曲

【来源】《全国中药成药处方集》（福州方）。
【组成】木瓜四两　沉香　辰砂各三钱
【用法】上为末，面粉糊为曲。
【功用】敛肺健脾，伐肝和胃，开郁导滞。
【主治】气滞积聚。

沉香化气丸

【来源】《全国中药成药处方集》（上海方）。
【别名】沉香顺气丸（原书南京方）。
【组成】陈皮　砂仁各二两　莪术　广藿香各四两　沉香一两　甘草二两　六神曲（炒焦）　麦芽（炒）各四两　香附（制）　木香各二两
【用法】上为细末，水泛为丸，如绿豆大。每服一至三钱，温开水送服。
【功用】《中国药典》：理气疏肝，消积和胃。
【主治】积滞阻郁，肠胃不畅。
【宜忌】孕妇忌服。

行气整肠汤

【来源】《辽宁中医杂志》(1990，9：17)。

【组成】木香　厚朴　大腹皮　槟榔片　莱菔子　枳壳各 30g

【用法】上药加水 2500ml，煎煮浓缩至 500ml 左右，凉温置于清洁输液瓶中经肛管滴入，每分钟 80 ～ 100 滴。年龄 1 ～ 6 个月每次滴入 150 ～ 200ml，6 个月以上至 1 岁每次滴入 250 ～ 300ml，1 岁以上至 3 岁滴入 350 ～ 400ml，> 3 岁滴 500ml。

【主治】小儿中毒性肠麻痹，结肠曲综合征等。

【验案】

1.小儿中毒性肠麻痹　《辽宁中医杂志》（1990，9：17）：应用本方治疗小儿中毒性肠麻痹86例。参照《实用儿科学》诊断标准确诊，其中中毒型菌痢6例，中毒型消化不良6例，重症肺炎58例，小儿肠炎16例。年龄1～6个月18例，6个月以上至1岁35例，1岁以上至3岁26例，>3岁7例。结果：滴入2～3小时内肠鸣音恢复，排气、腹胀消失为显效，共26例；滴入4～5小时内肠鸣音恢复较弱或腹部膨隆减轻为有效，共60例。

2.结肠曲综合征　《中国中西医结合杂志》（1992，8：493）：应用本方，每日1剂，每剂加水2000ml，煎2次，每次文火浓缩煎至200ml，分早、晚饭前1.5小时空腹服下，2周为1疗程，1个疗程结束后停药1天，再行下个疗程。本法中不用其他任何药物。对照组联合应用酵母片、多酶片、消胀片（二甲基硅油氢氧化铝）、柠酶片、胃康片、谷维素外，大部分病人加用了安定片2.5～7.5mg。治疗时间与治疗组相同。治疗结肠曲综合征252例，随机分成2组，行气整肠汤治疗组200例，中西药合用对照组（下称对照组）52例。全部病例均排除心、肝、脾、胃、胆、胆囊、胆道、胰等实质器质性病变。中医辨证为胃肠气滞。2组均经2个疗程的治疗，按疗效标准（痊愈：症状消失，半年内未复发，X线腹透或腹平片无异常。有效：临床症状消失或基本消失，半年内有复发，复发时X线腹透或平片仍有少量积气。无效：临床症状与X线腹透或平片无变化）判定，结果：治疗组痊愈145例，好转52例，无效3例，总有效率98.5%。对照组痊愈12例，好转21例，无效19例，总有效率63.5%。2组有效率比较差异有显著性意义（$P<0.005$）。

消鼾灵

【来源】《黑龙江中医药》(1991，5：13)。

【组成】苎麻根 15g　牛蒡子 10g　生甘草 6g

【用法】上药水煎 2 次，将 2 次滤液合并，浓缩至 50ml，加 60% 酒精沉淀，滤取上清液，回收酒精后，浓缩至 30ml。每晚睡前半小时用以含漱，可将 30ml 药液分作 2 ～ 3 次含漱，每次 3 ～ 5 分钟含漱后咽下。14 天为 1 疗程。

【主治】鼾症。

【验案】鼾症　《黑龙江中医药》(1991，5：13)：治疗鼾症 254 例，男 203 例，女 51 例。有 185 例为超重或肥胖病人。疗效标准；经治 1 疗程，鼾声基本消失者为治愈；鼾声明显减小者为好转；鼾声无明显变化者为无效。结果：鼾声消失者 207 例（81.49%），明显减小者 36 例（14.17%），无明显变化声 11 例（4.33%）。治愈率为 81.49%，总有效率为 95.66%。

木香理气片

【来源】《部颁标准》。

【组成】木香 48g　香附（醋炙）96g　乌药 96g　青皮（醋炙）48g　陈皮 96g　枳实 96g　枳壳 96g　厚朴（姜汁炙）96g　三棱（醋炙）24g　莪术（醋煮）24g　山楂 96g　槟榔 96g　吴茱萸（制）12g　肉桂 12g　甘松 12g　桔梗 48g　黄芩 96g　大黄 48g　牵牛子（炒）48g

【用法】上药煎液浓缩制成 1000 片糖衣片，密封。口服，每次 4 ～ 8 片，1 日 2 次。

【功用】行气宽中，化滞通便。

【主治】气郁不舒，停食停水，胸胁痞闷，脘腹胀满，恶心呕吐，倒饱嘈杂，大便秘结。

【宜忌】体弱者慎用，孕妇忌服。

五香丸

【来源】《部颁标准》。

【组成】香附（醋炙）480g　丁香 30g　木香

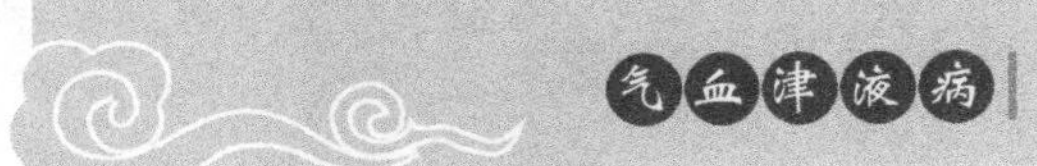

30g　五灵脂（醋炙）240g　牵牛子（炒）60g

【用法】水泛为丸，每100丸重6g，密闭，置阴凉干燥处。口服，每次6g，1日2次。

【功用】消积化痞，宽胸止痛。

【主治】气郁结滞，宿食停水引起的胸胁胀满，胃寒腹痛，嗳气嘈杂，积聚痞块，大便不畅。

【宜忌】孕妇忌服。

五十一、气　极

气极，是指以气虚为主的劳伤虚损重症。《诸病源候论》："气极，令人内虚，五脏不足，邪气多，正气少，不欲言。"病发多因脏气不足，正虚邪袭所致。具体可有偏实、偏虚之分。偏虚者，临床表现为短气不能言，入夜尤甚，乏力，皮毛焦等，治宜益气补虚。偏实者，临床表现为喘急胸满，易怒，心腹胀满，口燥咽干，发热，唾血等，治宜发散表邪，调理气血。

钟乳散

【来源】《外台秘要》卷十七引《经心录》。

【组成】钟乳粉五分　附子五分（炮）　白术十四分　防风十分　牡蛎十分（熬）　栝楼十分　干姜五分　桔梗五分　茯苓五分　细辛五分　桂心五分　人参五分

【用法】上为散。每服方寸匕，渐加至二匕，酒送下，一日两次。五十以上可数服，得力乃止。

【功用】令人丁壮能食，去风冷。

【主治】

1.《外台秘要》引《经心录》：伤损虚乏少气，虚劳百病。

2.《备急千金要方》：气极虚寒，阴畏阳气，昼差暮甚，气短息塞。

3.《三因极一病证方论》：气虚极，皮毛焦，津液不通，力乏，腹胀，甚则喘急，气短息塞。

【宜忌】忌食生菜、生葱、猪肉、冷水、桃、李、雀肉、大酢。

大前胡汤

【来源】《备急千金要方》卷十七。

【组成】前胡八两　半夏　麻黄　芍药各四两　枳实四枚　生姜五两　黄芩三两　大枣十二枚

【用法】上锉。以水九升，煮取三升，去滓，分温三分。

【主治】气极伤热，喘息冲胸，常欲自恚，心腹满痛，内外有热，烦呕不安。

【方论】《千金方衍义》：气极伤热而用前胡、麻黄开发于外，半夏、枳实消豁于内，芍药、黄芩清解于中，生姜、大枣兼和中外也。

黄耆汤

【来源】《备急千金要方》卷十七。

【组成】黄耆四两　人参　白术　桂心各二两　大枣十枚　附子三十铢　生姜八两（一方不用附子）

【用法】上锉。以水八升，煮取三升，去滓，分四服。

【主治】

1.《备急千金要方》：气极。虚寒，皮毛焦，津液不通，虚劳百病，气力损乏。

2.《医方考》：肺劳。短气虚寒，皮毛枯涩，脉来迟缓。

【方论】《医方考》：黄耆、人参甘温者也，故能补气，《经》曰：损其肺者益其气，是故用之；桂心、附子辛热者也，气虚则阴凑之而为寒，热能壮气，是故用之；白术、姜、枣脾胃药也，《经》曰：虚则调其母，脾是肺之母，是故用之。

硫黄丸

【来源】《备急千金要方》卷十七。

【组成】硫黄　礜石　干姜　附子　乌头　桂

心　细辛　白术　桔梗　茯苓各二两

【用法】上为末，炼蜜为丸，如梧桐子大。每服十丸，以酒送服，一日三次。渐加之，以知为度。

【主治】气极虚寒，澼饮气急，胸中痰满，心腹疼痛，不下饮食。

五味子汤

【来源】《外台秘要》卷十六引《删繁方》。

【组成】五味子　甘草（炙）　紫菀　桂心　附子（炮）　麻黄（去节）　干姜　芎䓖各二两　细辛一两　干枣二十枚（擘）

【用法】上切，以水九升，煮取三升，去滓，分三次服。

【主治】气极寒伤风，肺虚咳，气短不得息，胸中迫急。

【宜忌】忌海藻、菘菜、猪肉、生葱、生菜。

竹叶汤

【来源】《外台秘要》卷十六引《删繁方》。

【组成】竹叶（切）一升　麦门冬（去心）　小麦　生地黄（切）各一升　生姜六两　干枣十枚（擘，去核）　麻黄三两（去节）　甘草一两（炙）

【用法】上切。以水一斗，煮取三升，去滓，分为三服。

【主治】气极。伤热气喘，甚则唾血，气短乏，不欲食，口燥咽干。

【宜忌】忌海藻、菘菜、芜荑。

【方论】《千金方衍义》：气极伤肺而致喘乏、唾血，用越婢全方以治旺气，惟恐津血愈伤，故加竹叶以清喘乏，冬、地以滋津血，小麦以除脏躁，然小麦入于越婢方中，则与厚朴麻黄汤中匡佐麻黄、石膏发越内动肝风无异。

麻黄汤

【来源】《外台秘要》卷十六引《删繁方》。

【组成】麻黄四两（去节）　甘草二两（炙）　杏仁四十枚（去皮尖两仁）　桂心二两　生姜二两　半夏五十枚（洗，四破）　石膏六两（碎）　紫菀一两

【用法】上切。以水九升，煮麻黄两沸，去上沫，下诸药，煮取三升，去滓，分三次服。

【主治】气极伤热，肺虚多汗，咳唾上气喘急。

【宜忌】忌海藻、生葱、菘菜、羊肉、饧。

五味子散

【来源】《太平圣惠方》卷二十六。

【组成】五味子二两　诃黎勒一两半（煨，用皮）　紫菀一两（洗去苗土）　桂心一两　麻黄一两（去根节）　干姜半两（炮裂，锉）　前胡一两（去芦头）　细辛一两　款冬花一两　木香半两　甘草半两（炙微赤，锉）

【用法】上为散。每服四钱，以水一中盏，加生姜半分，大枣三枚，煎至六分，去滓，不拘时候温服。

【主治】气极，寒伤于肺，咳嗽短气，不得息，胸中迫急。

竹叶饮子

【来源】《太平圣惠方》卷二十六。

【组成】竹叶五十片　麦门冬半两（去心）　小麦半合　生地黄半两　地骨皮半两　黄耆一两（锉）　麻黄半两（去根节）　甘草二分（炙微赤，锉）　石膏一两（捣碎）

【用法】上锉细和匀。每服五钱，以水一大盏，加生姜半分，大枣二个，煎至五分，去滓，食后温服。

【主治】气极，伤热则气喘，急甚则唾血，乏力，不欲饮食，口燥咽干。

诃黎勒丸

【来源】《太平圣惠方》卷二十六。

【组成】诃黎勒一两半（煨，用皮）　干姜一两（炮裂，锉）　桂心一两　桔梗一两（去芦头）　附子一两（炮裂，去皮脐）　木香一两　五味子一两　白术半两　人参一两（去芦头）　沉香二两　枳壳半两（麸炒微黄，去瓤）

【用法】上为末，炼蜜为丸，如梧桐子大。每服三十丸，食前以温酒送下。

【主治】气极，呼吸短气，脏虚腹胀。

钟乳丸

【来源】《太平圣惠方》卷二十六。

【组成】钟乳粉三两　五味子三分　桂心三分　石菖蒲三分　鹿角胶一两（捣碎，炒令黄燥）　白术三分　诃黎勒一两半（煨，用皮）　木香三分　人参一两（去芦头）　天门冬一两半（去心，焙）　白茯苓一两　黄耆一两（锉）　熟干地黄一两　川椒三分（去目及闭口者，微炒出汗）

【用法】上为末，炼蜜为丸，如梧桐子大。每服三十丸，空心及食前以温酒送下。

【主治】气极，肺脏虚寒，腹胁胀满，呼吸短气，咳逆胸痛，四肢洒淅，皮毛干焦，肌体羸瘦，面无光泽。

【宜忌】忌羊血、鲤鱼。

黄耆散

【来源】《太平圣惠方》卷二十六。

【组成】黄耆二两（锉）　人参一两（去芦头）　桂心一两　紫菀一两（洗去苗土）　杏仁一两（汤浸，去皮尖双仁，麸炒微黄）　五味子一两　柴胡一两（去苗）　陈橘皮三分（汤浸，去白瓤，焙）　桑根白皮一两（锉）　甘草半两（炙微赤，锉）　麦门冬一两半（去心，焙）

【用法】上为粗散。每服四钱，以水一中盏，加生姜半分，大枣三枚，煎至六分，去滓，食前温服。

【主治】气极虚热，皮毛干焦，津液不通，四肢无力。

麻黄散

【来源】《太平圣惠方》卷二十六。

【组成】麻黄一两（去根节）　杏仁一两（汤浸，去皮尖双仁，麸炒微黄）　桂心半两　五味子三分　麦门冬一两（去心）　细辛半两　诃黎勒一两半（煨，用皮）　甘草半两（炙微赤，锉）　紫苏子半两（微炒）

【用法】上为粗散。每服三钱，以水一中盏，加生姜半分，大枣三枚，煎至六分，去滓温服，不拘时候。

【主治】气极肺虚，上气喘急。

天麻丸

【来源】《圣济总录》卷九十二。

【组成】天麻（酒浸，锉，焙）　干姜（炮）　桂（去粗皮）　桔梗（切，焙）　附子（炮裂，去皮脐）各一两　木香　独活（去芦头）各三分　白术（炒）　诃黎勒（煨，去核）　麻黄（去根节）　细辛（去苗叶）各半两

【用法】上为末，炼蜜为丸，如梧桐子大。每服二十丸，薄荷茶送下。

【主治】气极虚寒，皮痹。

甘露丸

【来源】《圣济总录》卷九十二。

【组成】甘草（炙，锉）　地黄　金粉　大黄（蒸，锉，焙）　天门冬（去心，焙）各一两　防风（去叉）　远志（去心）　羌活（去芦头）　桑根白皮（锉，炒）　秦艽（去苗土）　地骨皮各三分　玄参　羚羊角（镑）　胡黄连各半两

【用法】上为末，炼蜜为丸，如梧桐子大。每服二十丸，食后姜蜜汤下。

【主治】肺脏气极，风热所伤，津液不通。

前胡汤

【来源】《圣济总录》卷九十二。

【组成】前胡（去芦头）一两　半夏（汤洗去滑，焙）　麻黄（去根节）　芍药各半两　枳实（去瓤，麸炒）一分　黄芩（去黑心）一两

【用法】上为粗末。每服五钱匕，水一盏半，入生姜一枣大（拍碎），大枣二枚（去核），煎至八分，去滓温服，一日三次，不拘时候。

【主治】气极伤热，喘息冲胸，常欲恚怒，心腹满痛，内外有热，烦呕不安。

黄耆汤

【来源】《圣济总录》卷九十二。

【组成】黄耆（锉，炒） 人参 白术（炒） 桂（去粗皮） 赤茯苓（去黑皮） 附子（炮裂，去皮脐） 麻黄（去节） 柴胡（去苗） 半夏（汤洗去滑，焙） 甘草（炙，锉） 桔梗（锉，炒）各一两

【用法】上锉，如麻豆大。每服五钱匕，以水一盏半，加生姜五片，煎取八分，去滓温服。

【主治】气极虚寒，皮毛枯燥，津液不通。

麻黄汤

【来源】《圣济总录》卷九十二。

【组成】麻黄（去根节）二两 甘草（生，锉） 桂（去粗皮） 芎藭各一两 杏仁十五枚（汤去皮尖双仁，生，研）

【用法】上四味为粗末，入研杏仁拌匀，每用五钱匕，以水一盏半，煎至一盏，去滓，分二次温服，空腹、夜卧各一次。

【主治】气极热，肺虚多汗，咳唾上气喘急。

三建丸

【来源】《鸡峰普济方》卷十三。

【组成】硫黄 礜石 乌头 干姜 吴茱萸 人参 当归 蜀椒 细辛 皂角 桂 附子各一两（一方加天雄、赤石脂）

【用法】上为细末。炼蜜为丸，如梧桐子大。每服十丸，米饮送下。

【主治】气极虚寒，澼饮留滞，胸中痰满，心腹疼痛，气急，不下饮食，腹胀虚满，寒冷积聚。

前胡汤

【来源】《医方类聚》卷一五〇引《济生方》。

【组成】前胡（去芦） 半夏（汤泡七次） 杏仁（去皮尖，麸炒） 紫苏子（炒） 枳实（去瓤，麸炒） 橘皮（去白） 桑白皮（炙） 甘草（炙）各等分

【用法】上锉。每服四钱，水一盏半，加生姜五片，煎至八分，去滓温服，不拘时候。

【主治】

1.《医方类聚》引《济生方》：气实极，胸膈不利，咳逆短气，呕吐不下食。

2.《杏苑生春》：嘈杂，湿痰气滞，不喜饮食。

紫菀汤

【来源】《医方类聚》卷一五〇引《济生方》。

【组成】紫菀茸（洗） 干姜（炮） 黄耆（去芦） 人参 五味子 钟乳粉 杏仁（去皮尖，麸炒） 甘草（炙）各等分

【用法】上锉。每服四钱，水一盏半，加生姜五片，枣子一枚，煎至七分，去滓温服，不拘时候。

【主治】气虚极，皮毛憔，津液不通，四肢无力或喘急短气。

五十二、脉　极

脉极，又称血极，是指血脉亏损的病情。《备急千金要方》：“凡脉极者，主心也，心应脉，脉与心合，心有病从脉起。又曰，以夏遇病为脉痹，脉痹不已，复感于邪，内舍于心，则食饮不为肌肤，咳，脱血，色白不泽，其脉空虚，口唇见赤色。”治宜益气养血。

生地黄煎

【来源】《备急千金要方》卷十三。

【组成】生地黄汁 赤蜜各一升 人参 茯苓 芍药 白术各三两 甘草二两 生麦门冬一升 石膏六两 生葳蕤四两 干地黄三两 莼心一升（一作豉） 远志二升

【用法】上锉。以水一斗二升，煮人参以下十一

味，取二升七合，去滓，下地黄、蜜更煎，取三升五合，分四服。

【功用】消热止极，强胃气。

【主治】脉热极则血气脱，色白干燥不泽，食饮不为肌肤。

【方论】《千金方衍义》：血枯气脱，脉极而咳，故用二地、芍药以滋血，参、苓、术、甘以益气，门冬、葳蕤以润肺，莼心、石膏以清胃，远志、赤蜜以通心而行诸味腻滞之性也。

升麻润色消痹止热极汤

【来源】《外台秘要》卷十六引《删繁方》。

【组成】升麻　射干　川芎　人参各三两　赤小豆五合　生姜四合　麦门冬（去心）四两　葳蕤四两　生地黄（切）一升　甘草一两（炙）　竹叶（切）一升

【用法】上切。以水一斗，煮取二升，去滓，分为三服。

【主治】脉热极，遇风为痹，痹感心，颜面色白不泽，脉空虚，口唇色赤干燥。

【宜忌】忌海藻、菘菜、芜荑。

茯苓汤

【来源】《外台秘要》卷十六引《删繁方》。

【组成】茯苓　黄芩　栀子仁　芒消各五两　赤石脂　升麻　紫菀各二两　生麦门冬五两（去心）　竹叶（切）一升　香豉一升（熬）　石膏八两（碎，绵裹）　生地黄（切）一升

【用法】上切。以水九升，煮取二升，去滓，下芒消，分三服。

【功用】消热，止血气，调脉理中。

【主治】脉实热极，血气伤心，使心好生赫怒，口为色变赤，言语不快。

【宜忌】忌酢物，芜荑。

益气汤

【来源】《外台秘要》卷十六引《删繁方》。

【组成】半夏一升（洗，四破）　宿姜八两　芎䓖　细辛　附子（炮）　玄参　当归各三两　桂心　甘草（炙）　茯苓各二两　杏仁六十枚（去二仁皮尖，碎）

【用法】上切。以水一斗，煮取三升，去滓，分温三服。

【主治】脉极。虚寒则咳，咳则心痛，喉中介介如哽，甚则咽肿喉痹。

【宜忌】忌牛肉、饧、生葱、菜、猪肉、冷水、菘菜、海藻酢物。

桑白皮沐头方

【来源】《外台秘要》卷十六引《删繁方》。

【组成】桑白皮二升（细切）

【用法】上以水淹渍，煮五六沸，去滓，洗沐鬓发，数数为之。

【功用】安发生发润发。

【主治】脉极虚寒，鬓发堕落。

人参丸

【来源】《太平圣惠方》卷二十六。

【别名】补虚丸（《圣济总录》卷九十二）。

【组成】人参一两（去芦头）　麦门冬一两半（去心，焙）　黄耆一两（锉）　甘草一两（炙微赤，锉）　石菖蒲一两　防风一两（去叉）　远志一两（去心）　附子一两（炮裂，去皮脐）　白茯苓一两　五味子一两　桂心一两

【用法】上为末，炼蜜为丸，如梧桐子大。每服二十丸，不拘时候，以粥饮送下。

【主治】虚劳脉极，惊跳，乍安乍发。

人参散

【来源】《太平圣惠方》卷二十六。

【组成】人参一两（去芦头）　茯神一两　牛黄一分（研细）　薯蓣一两　麦门冬一两半（去心，焙）　铁粉一两（研细）　麝香半分（研细）　远志半两（去心）　生干地黄一两　羚羊角屑半两　酸枣仁一两（微炒）

【用法】上为细散，入研了药，同研令匀。每服一钱，煎竹茹汤调下，不拘时候。

【主治】脉极。好忘，言语不快，精神恍惚，脉虚，惊跳不定。

升麻散

【来源】《太平圣惠方》卷二十六。

【组成】川升麻一两　射干一两　犀角屑一两　人参一两（去芦头）　赤小豆一合（炒熟）　麦门冬一两半（去心焙）　葳蕤一两　甘草一两（炙微赤，锉）　生干地黄一两

【用法】上为粗散。每服四钱，以水一中盏，加淡竹叶二七片，生姜半分，煎至六分，去滓，食后温服。

【主治】脉极，风热邪气感于心，面色赤，无润泽，唇口干焦。

石膏散

【来源】《太平圣惠方》卷二十六。

【组成】石膏二两　栀子仁一两　黄耆一两（锉）　防风一两（去芦头）　犀角屑一两　桂心三分　茯神一两　人参一两（去芦头）　麦门冬一两半（去心）　桑根白皮一两（锉）　杏仁一两（汤浸，去皮尖双仁，麸炒微黄）

【用法】上为粗散。每服四钱，以水一中盏，煎至六分，去滓，不拘时候温服。

【主治】脉极伤风，损于心气，多汗，无润泽，虚烦。

朱砂丸

【来源】《太平圣惠方》卷二十六。

【组成】朱砂一两（细研，水飞过）　铁粉一两（细研）　远志半两（去心）　人参一两（去芦头）　茯神一两　牛黄一分（细研）　龙脑半分（细研）　虎睛一对（酒浸一宿，微炙）　琥珀半两（细研）　金箔五十片（细研）　银箔五十片（细研）

【用法】上为末，入研了药，同研令匀，炼蜜为丸，如梧桐子大。每服三十丸，煎金银汤送下，不拘时候。

【主治】脉极。惊悸不安、神心烦满，恐畏。

【宜忌】忌羊血。

调脉理中茯苓散

【来源】《太平圣惠方》卷二十六。

【组成】赤茯苓二两　黄芩一两　栀子仁一两　人参一两（去芦头）　赤石脂二两　远志一两（去心）　犀角屑一两　麦门冬一两（去心，焙）　石膏四两

【用法】上为粗散。每服二钱，以水一中盏，入淡竹叶二七片，豉五十粒，煎至六分，去滓，食后温服。

【主治】脉极实热，血气伤心，好生嗔怒，面色变赤，语涩不快。

人参散

【来源】《圣济总录》卷九十二。

【组成】人参　赤茯苓（去黑皮）　牛黄（研）　铁粉（研）　麝香（研）远志（去心）　蛇黄（烧，醋淬）　羚羊角（镑）　酸枣仁

【用法】上为散。每服二钱匕，煎淡竹茹汤，放冷调下。

【主治】脉极。好忘，言语错乱，精神不守，肩臂痛，虚惊不定。

半夏汤

【来源】《圣济总录》卷九十二。

【组成】半夏（汤洗去滑，焙干）三两　芎䓖　细辛（去苗叶）　附子（炮裂，去皮脐）　干姜（炮）　人参　当归（切，焙）各一两半　桂（去粗皮）　甘草（炙，锉）　白茯苓（去黑皮）各一两　杏仁三十枚（汤浸，去皮尖双仁，生研）

【用法】上锉，如麻豆大。每服五钱匕，水一盏半，加生姜一枣大（拍碎），煎至一盏，去滓，分温二服，早、晚、食后各一次。

【功用】止痛益气。

【主治】脉极虚寒，咳嗽心痛，喉中介介如梗，甚则咽肿喉痹。

茯苓汤

【来源】《圣济总录》卷九十二。

【组成】赤茯苓（去黑皮） 黄芩（去黑心） 栀子仁各一两半 赤石脂 升麻 紫菀（去苗土）各一两 麦门冬（去心，焙）一两半 豉（炒）一合 石膏一两

【用法】上为粗末。每服五钱匕，水一盏半，加竹叶五片，煎至一盏，去滓，下芒消一钱匕，分二次温服，早食后、日午各一次。

【功用】消热气，调血脉，理中。

【主治】脉极实热，血气伤心，好生嗔怒，口唇色变，言语不快。

镇心丸

【来源】《圣济总录》卷九十二。

【组成】丹砂（研） 铁粉（研） 远志（去心） 人参各半两 茯神（去木）一两 牛黄（研） 龙脑（研）各一分 虎睛（研）一双 琥珀（研）一分 金箔（研）五片 银箔（研）五片

【用法】上为极细末，枣肉为丸，如梧桐子大。每服十丸，空心煎金银汤送下。

【功用】安五脏，镇心神。

【主治】脉极。惊悸，烦满，恐畏。

麦门冬汤

【来源】《医方类聚》卷一五〇引《济生方》。

【组成】麦门冬（去心） 远志（去心，甘草煮） 人参 黄芩 生地黄（洗） 茯神（去木） 石膏（煅）各一两 甘草（炙）半两

【用法】上锉。每服四钱，水一盏半，加生姜五片，煎至八分，去滓温服，不拘时候。

【主治】脉实极。气衰血焦发落，好怒。唇口赤甚，言语不快，色不泽，饮食不为肌肤。

茯神汤

【来源】《医方类聚》卷一五〇引《济生方》。

【组成】茯神（去木） 人参 远志（去心，甘草煮） 通草 麦门冬（去心） 黄耆（去芦） 桔梗（去芦，锉，炒） 甘草（炙）各等分

【用法】上锉。每服四钱，水一盏半，加生姜一片，煎至七分，去滓温服，不拘时候。

【主治】脉虚极，咳则心痛，喉中介介如梗状，甚则咽肿，惊悸不安。

五十三、肉　极

肉极，是指肌肉痿弱困怠的病情。《备急千金要方》：“凡肉极者，主脾也，脾应肉，肉与脾合，若脾病则肉变色。又曰：至阴遇病为肌痹，肌痹不已，复感于邪，内舍于脾，体痒淫淫如鼠走，其人身上津液脱，腠理开，汗大泄，鼻端色黄是其相也。”治宜祛风健脾。

大黄耆酒

【来源】《备急千金要方》卷十五。

【组成】黄耆 桂心 巴戟天 石斛 泽泻 茯苓 柏子仁 干姜 蜀椒 防风 独活 人参各二两 天雄 芍药 附子 乌头 茵芋 半夏 细辛 白术 黄芩 栝楼根 山茱萸各一两

【用法】上锉，绢袋贮，以清酒三斗渍之，秋、冬七日，春、夏三日。初服三合，渐渐加，微痹为度，每日二次。

【主治】肉极虚寒，为脾风，阴动伤寒，体重怠堕，四肢不欲举，关节疼痛，不嗜饮食。

西州续命汤

【来源】《备急千金要方》卷十五。

【别名】续命汤（《普济方》卷二十一）。

【组成】麻黄 生姜各三两 当归 石膏各二两 芎藭 桂心 甘草 黄芩 防风 芍药各一

两　杏仁四十枚

【用法】上锉。以水九升，先煮麻黄，去沫，下诸药，煮取三升，去滓，分四服，一日二次。

【主治】肉极。虚热，肌痹淫淫，如鼠走身上，津液开泄，或痹不仁，四肢急痛。

【方论】《千金方衍义》：续命为风痱身体不能自收、正虚风中之首药，乃《古今录验》方中除去人参，加入黄芩，谓之西州续命。更添小续命中芍药、防风二味，并以生姜易干姜，即小续命中除去附子、防己，专力开发风痹。以无脾虚喘乏，故无取于人参；以无肾虚逆冷，故无取于附子；以无下体疼重，故无取于防己也。

大风引汤

【来源】《外台秘要》卷十六引《删繁方》。

【别名】风引汤（《圣济总录》卷十九）。

【组成】独活四两　当归　茯苓各二两　干姜　甘草（炙）　人参　黄耆　防风各二两　桂心　附子（炮）各一两　大豆二升（熬去皮）

【用法】上切。以水一斗，酒三升，煮取四升，去滓，分为四服，昼三夜一。

【主治】

1.《外台秘要》引《删繁方》：肉极虚寒，则皮肤不通，外不得泄，名曰厉风，内虚外实，腰脚疼弱。

2.《圣济总录》：脾痹四肢解情。

【宜忌】忌海灌、菘菜、猪肉、生葱、醋等物。

小风引汤

【来源】《外台秘要》卷十六引《删繁方》。

【别名】小防风引汤（《普济方》卷二十一）。

【组成】独活　防风　茯苓　甘草（炙）　人参各三两　当归　干姜各二两　附子一枚（炮）　大豆二升（熬，去皮）

【用法】上切。以水一斗，酒三升，煮取二升，去滓，分为四服，日三夜一。

【主治】肉极寒，肌肉变，舌痿，名曰恶风，腰脚疼弱。

【宜忌】忌猪肉、冷水、海藻、菘菜、酢等物。

石南散

【来源】《外台秘要》卷十六引《删繁方》。

【组成】石南（炙）五分　薯蓣　天雄（炮）　桃花　菊花　甘草（炙）各四分　黄耆三分　山茱萸七分　真珠二分　石膏八分（碎）　升麻　葳蕤各六分

《备急千金要方》有芍药一两，无甘草。

【用法】上为散。每服方寸匕，食后温清酒送下，一日二次。

【主治】肉极热，则体上如鼠走，或风痹，唇口坏，皮肤色变。

【宜忌】忌猪肉、海藻、菘菜。

麻黄止汗通肉解风痹汤

【来源】《外台秘要》卷十六引《删繁方》。

【别名】麻黄汤（《圣济总录》卷十九）、解风痹汤（《永乐大典》引《风科集验》）。

【组成】麻黄（去节）　枳实（炙）　防风　白术　细辛各三两　石膏八两（碎，绵裹）　生姜　附子（炮）各四两　甘草（炙）　桂心各二两

【用法】上以水九升，先煮麻黄，去沫，下诸药，煮取三升，分三次服。

【主治】肉极热，肌痹，淫淫如鼠走身上，津液脱，腠理开，汗大泄为脾风，肉色败，鼻见黄色。

【宜忌】忌猪肉、海藻、菘菜、生葱、生菜、桃、李、雀肉等。

人参丸

【来源】《太平圣惠方》卷二十六。

【组成】人参三两（去芦头）　附子三分（炮裂，去皮脐）　远志半两（去心）　白术一两　茯神一两　桂心一两　川椒一两（去目及闭口者，微炒去汗）　细辛一两　干姜三分（炮裂，锉）　麦门冬一两半（去心，焙）　甘草一两（炙微赤，锉）

【用法】上为末，炼蜜为丸，如梧桐子大。食前服三十丸，以温酒送下。

【主治】虚劳肉极，四肢急强，连胁肋背，心下满痛，饮食不多，手足不举，忧恚思虑。

石南散

【来源】《太平圣惠方》卷二十六。

【组成】石南二两半　薯蓣三分　黄耆三分（锉）　山茱萸三分　天雄半两（炮裂，去皮脐）　桃花半两　独活一两　薏苡仁一两　丹参一两　川升麻三分　甘草半两（炙微赤，锉）

【用法】上为细散。每服二钱，食前以温酒调下。

【主治】肉极，则身上如鼠走，或风痹，唇口坼，皮肤色变。

石斛散

【来源】《太平圣惠方》卷二十六。

【组成】石斛一两半（去根，锉）　牛膝一两半（去苗）　五加皮一两　白术一两　山茱萸一两　天麻一两半　甘草一两（炙微赤，锉）　桂心一两　附子一两（炮裂，去皮脐）　薏苡仁一两　独活一两　防风一两（去芦头）

【用法】上为粗散。每服三钱，以水一中盏，加生姜半分，大枣三枚，煎至六分，去滓，食前温服。

【主治】肉极，身体津液大泄，为疠风。若下焦虚极，则脚膝缓弱。

半夏散

【来源】《太平圣惠方》卷二十六。

【组成】半夏一两（汤洗七遍去滑）　白术一两　赤茯苓一两　人参三分（去芦头）　甘草半两（炙微赤，锉）　附子三分（炮裂，去皮脐）　陈橘皮三分（汤浸，去白瓤，焙）　桂心三分　木香三分　大腹皮一两（锉）　诃黎勒一两半（煨，用皮）　前胡三分（去芦头）

【用法】上为粗散。每服三钱，以水一中盏，加生姜半分，大枣三个，煎至六分，去滓，食前温服。

【主治】肉极，虚寒则胁下阴阴引背痛，不可以动，动则咳嗽胀满，留饮痰癖，大便不利，小腹切痛，膈上有寒。

【宜忌】忌饴糖。

防风散

【来源】《太平圣惠方》卷二十六。

【组成】防风一两半（去芦头）　独活一两半　白茯苓一两半　人参一两（去芦头）　干姜一两（炮裂，锉）　附子半两（炮裂，去皮脐）　五加皮一两　甘草一两（炙微赤，锉）　当归一两　桂心一两　芎藭一两

【用法】上为粗散。每服四钱，以水、酒各半中盏，煎至六分，去滓，食前温服。

【主治】肉极。肌肉变，舌强阴缩，腰脚疼弱。

茯苓散

【来源】《太平圣惠方》卷二十六。

【组成】白茯苓二两　黄耆二两（锉）　牛膝一两（去苗）　附子二两（炮裂，去皮脐）　人参一两（去芦头）　白芍药一两　白术一两　石斛一两（去根）　当归一两　沉香一两　桂心一两　芎藭一两

【用法】上为散。每服三钱，以水一中盏，加生姜半分，煎至六分，去滓，食前温服。

【主治】肉极。坐卧不安，寒气所加，体重怠堕，四肢不举，关节疼痛，饮食无味。

独活散

【来源】《太平圣惠方》卷二十六。

【别名】独活汤（《普济方》卷二十一）。

【组成】独活二两　当归一两半　白茯苓一两半　干姜一两（炮裂，锉）　人参一两（去芦头）　黄耆一两（锉）　防风一两（去芦头）　桂心半两　附子半两（炮裂，去皮脐）　甘草半两（炙微赤，锉）　麻黄一两（去根节）　牛膝一两（去苗）

【用法】上为粗散。每服四钱，以水一大盏，加大豆半合，煎至五分，去滓，食前温服。

【主治】肉极。皮肤不通，表实里虚，外不得泄，腰脚疼痛。

黄耆丸

【来源】《太平圣惠方》卷二十六。

【组成】黄耆二两（锉）　巴戟二两　桂心一两　石斛一两（去根，锉）　泽泻一两　白茯苓一

两　柏子仁一两　干姜一两（炮裂，锉）　独活二两　白芍药一两　山茱萸一两　天雄一两（炮裂，去皮脐）　半夏一两（汤洗七遍，去滑）　细辛半两　白术一两

【用法】上为末，炼蜜为丸，如梧桐子大。每服三十丸，空心及晚食前以温酒送下。

【主治】肉极。体重怠堕，四肢不欲举，关节疼痛，不嗜饮食。

【宜忌】忌饴糖、湿面。

薏苡仁散

【来源】《太平圣惠方》卷二十六。

【组成】薏苡仁一两　石膏二两　芎藭一两　桂心半两　羚羊角半两　赤芍药半两　防风一两（去芦头）　当归一两　甘草半两（炙微赤，锉）　汉防己一两　杏仁半两（汤浸，去皮尖双仁，麸炒微黄）

【用法】上为粗散。每服四钱，以水一中盏，加生姜半分，煎至六分，去滓温服，不拘时候。

【主治】肉极。肌肤如鼠走，津液开泄，或痹不仁，四肢急痛。

【宜忌】忌生冷、油腻、毒滑、鱼、肉。

加减大建中汤

【来源】《施圆端效方》引《太平惠民和济局方》（见《医方类聚》卷一五三）。

【组成】黄耆　芍药各四钱　人参　当归（切，焙）　甘草（炙）各二钱　桂六钱　半夏（洗七次）半两　熟附子一钱（老衰久冷，加至二钱半）。

【用法】上锉。每服四钱，水二盏，加生姜二钱三字，大枣半枚，慢火同煎至一盏，去滓。食前温服，每日二三次。

【功用】补中益气血。

【主治】内虚极冷，手足厥逆，小腹挛痛，不堪劳苦，食减喘乏，梦寐精泄。

麻黄汤

【来源】《圣济总录》卷十九。

【组成】麻黄（去根节，煎，掠去沫，焙干）　枳实（去瓤，麸炒微黄）　细辛（去苗叶）　白术　防风（去叉）各三两　附子（炮裂，去皮脐）四两　甘草（炙，锉）二两　桂（去粗皮）二两　石膏（碎）八两　当归（切，焙）　芍药各二两

【用法】上锉，如麻豆大。每服五钱匕，以水一盏半，加生姜半分（切），煎至一盏，去滓温服，不拘时候。

【功用】止汗通肉解痹。

【主治】脾风。风气藏于皮肤而致肌痹，淫淫如鼠走四体，津液脱，腠理开，汗大泄，肉色败，鼻见黄色。

升麻汤

【来源】《圣济总录》卷二十。

【组成】升麻三两　茯神（去木）　人参　防风（去叉）　犀角（镑）　羚羊角（镑）　羌活（去芦头）各二两　桂（去粗皮）半两

【用法】上为粗末。每服四钱匕，水一盏半，加生姜一块（拍碎），竹沥少许，同煎取一盏，去滓温服，不拘时候。

【主治】

1.《圣济总录》：热痹。

2.《医级》：风痹血脉，烦心悸眩，肌肉热极。

【方论】《医门法律》：方中以升麻为君，除阳明肌肉之热；然热甚必乱其神识，故以人参、茯神、犀角为臣而协理之；以官桂三分为反佐；以羌活为使。如秋月寒潭碧清可爱。鄙意羌、防使药更少减其半，非故饶舌，无非欲为引掖后来之助耳。

人参丸

【来源】《圣济总录》卷九十二。

【组成】人参一两一分　附子（炮裂，去皮脐）三分　干姜（炮）三分　远志（去心）半两　蜀椒（去目并合口者，炒出汗）一两一分　麦门冬（去心，焙）三分　甘草（炙，锉）三分　细辛（去苗叶）半两

【用法】上为末，炼蜜为丸，如弹子大。每服一

丸，含化，细细咽津。觉胸中热，药尽再服。

【主治】虚劳，肉极虚寒，四肢怠惰，或咳引胁肋，心下坚满痛，不嗜饮食，手足厥冷，忧恚思虑。

半夏汤

【来源】《圣济总录》卷九十二。

【组成】半夏（汤洗去滑，焙）三两　白术　赤茯苓（去黑皮）　人参　甘草（炙，锉）　附子（炮裂，去皮脐）　陈橘皮（去白，焙）各一两　桂（去粗皮）一两半

【用法】上为粗末。每用五钱匕，水一盏半，加生姜半分（拍碎），煎至一盏，去滓，分温二服。

【主治】肉极虚寒，脾咳右胁下痛，阴阴引肩背痛，不可以动，动则咳，脾胀满，留饮痰癖，大小便不利，少腹切痛，膈上寒。

白术丸

【来源】《全生指迷方》卷四。

【组成】白术　橘皮（洗）各一两　厚朴（去皮，姜汁涂，炙焦）　人参各半两

【用法】上为细末，炼蜜为丸，如梧桐子大。每服三十丸，米饮送下。脉弦大甚则不治。

【主治】咳嗽，嗜卧，饮食不荣肌肤，或不能食，心腹虚胀，滑泄，背膂牵急，劳倦不能动止，或因大病后，或因下利后不复常，得之于脾，四肢煎厥，亦谓之肉极。

大黄耆汤

【来源】《三因极一病证方论》卷八。

【组成】黄耆　桂心　巴戟（去心）　石斛（酒浸）　泽泻　茯苓　干姜（炮）各三两　防风　独活　人参各二两　天雄（炮，去皮脐）　芍药　附子（炮，去皮脐）　半夏（汤浸七次）　细辛（去苗）　白术　黄芩　瓜蒌根各一两

【用法】上锉散。每服四钱，水二盏，加生姜七片，煎七分，去滓，食前服。

【主治】肉虚极，体重怠惰，四肢不欲举，关节疼痛，不嗜饮食，食则咳，咳则右胁下痛，阴引背及肩，不可动转。

石南散

【来源】《三因极一病证方论》卷八。

【组成】石南一两一分　天雄（炮，去皮脐）　山药　桃仁（制炒，去皮尖）　芍药　甘菊花　甘草（炙）各一两　升麻　萎蕤各一两半　黄耆　辰砂（别研）各三分　石膏（煅）二两　山茱萸一两三分

【用法】上为细末。每服二大钱，食前温酒调下。

【主治】肉实极，肌痹，淫淫如鼠走，津液脱，腠理开，汗大泄，或不仁，四肢急痛，或复缓弱，唇口坏，皮肤变色。

半夏汤

【来源】《医方类聚》卷一五〇引《济生方》。

【组成】半夏（汤泡七次）　白术　茯苓（去皮）　人参　橘皮（去白）　附子（炮，去皮脐）　木香（不见火）　桂心（不见火）　大腹皮　甘草（炙）各等分

【用法】上锉。每服四钱，水一盏半，加生姜五片，煎至七分，去滓温服。不拘时候。

【主治】肉虚极，体重，胁引肩背不可以动，动则咳嗽，胀满，留饮痰痹，大便不利。

化炎汤

【来源】《辨证录》卷二。

【组成】玄参一两　甘菊花五钱　麦冬五钱　升麻三钱　羚羊角一钱五分　生地五钱　荆芥（炒）三钱

【用法】水煎服。

【主治】肌肉热极，体上如鼠走，唇口反裂，久则缩入，遍体皮毛尽发红黑。此热极生风，似乎痹证而实非痹证。

【方论】方中用玄参、菊花、生地、麦冬解其阳明之火，而更退其肺金之炎者，以肺主皮毛也。然而仅治其胃与肺，恐止散其在内之热，而不能散其在外之热也，故又多用升麻、荆芥导之出外而不使其内留，以乱心君之神明，外既清凉而内有

不快然者乎？至于羚羊角者，虽取其散火之毒，亦藉其上引而入于唇口之间，使缩者不缩，而裂者不裂也；或谓既是阳明火毒，何不用石膏、知母寒凉之药以泻之？不知火热而外现于皮毛唇口肌肉之处，一用大寒大凉之药则直攻，其火必从下泄，不能随升麻、荆芥之类而外泄矣。故不用石膏、知母，而用玄参、菊花，于补中表火之为得也。

凉肢散

【来源】《辨证录》卷二。

【组成】茯苓　薏仁　玄参各五钱　甘草　升麻各一钱　炒荆芥一钱　甘菊三钱　麦冬三钱　天花粉二钱

【用法】水煎服。

【主治】肌肉热极生风，体上如鼠走，唇口反裂，久则缩入，遍身皮毛尽发红黑。

五十四、骨　极

骨极，是指骨弱髓枯的危重病情。《诸病源候论》："骨极，令人酸削，齿苦痛，手足烦疼，不可以立，不欲行动。"《备急千金要方》："骨极者，主肾也。肾应骨，骨与肾合。又曰：以冬遇病为骨痹，骨痹不已，复感于邪，内舍于肾，耳鸣，见黑色，是其候也。"治宜清热解毒，养阴填精。

三黄汤

【来源】《备急千金要方》卷十九。

【别名】大黄汤（《圣济总录》卷九十二）。

【组成】大黄（切，别渍水）一升　黄芩三两　栀子十四枚　甘草一两　芒消二两

【用法】上锉。以水四升，先煮三物，取一升五合，去滓；下大黄，又煮两沸；下芒消，分三服。

【主治】骨极。肾热病则膀胱不通，大小便秘塞，颜焦枯黑，耳鸣虚热。

【宜忌】《外台秘要》：忌海藻、菘菜。

【方论】《千金方衍义》：邪之所凑，其气必虚。此因肾水之涸不能涵养少火，而致孤阳独发，中外皆从火化，所以骨极肾热，二便不通。故栀、芩、甘草、芒消、大黄急夺其阳以保伤残之余。若以肾伤不敢峻用三黄，而用滋水制阳，此与杯水救车薪之燎不殊也。

干枣汤

【来源】《外台秘要》卷十六引《删繁方》。

【组成】干枣十枚（擘，去核）　大黄　大戟（切，炒令黄）　甘草（炙）　甘遂　黄芩各一两　芫花半两（炒）　芒消二两　荛花半两（炒）

【用法】上切。以水五升，煮取一升六合，后下芒消，分为四服。

【主治】骨极，肾实热，病则面色黑，隐曲膀胱不通，大便壅塞，四肢满急。

【宜忌】忌海藻、菘菜。

生干地黄散

【来源】《太平圣惠方》卷二十六。

【别名】生地黄散（《普济方》卷三十三）。

【组成】生干地黄一两　白茯苓一两　当归一两　麦门冬一两（去心）　人参一两（去芦头）　车前子三分　黄耆一两（锉）　枳壳三分（麸炒微黄，去瓤）　白芍药三分　甘草半两（炙微赤，锉）　酸枣仁一两（微炒）

【用法】上为散。每服四钱，以水一中盏，煎至六分，去滓温服，不拘时候。

【主治】骨极。头热，肢节疼痛，不得睡卧，兼不思饮食。

地黄煎

【来源】《太平圣惠方》卷二十六。

【组成】生地黄汁三升　防风二两（去芦头）　黄

耆二两（锉） 鹿角胶二两（捣碎，炒令黄燥） 当归二两 丹参二两 桑寄生二两 狗脊二两 牛膝二两 羊髓一升

【用法】上为细散，先煎地黄汁，减一升，纳前药末入汁中，次入羊髓，搅令匀，慢火煎如饧，收瓷盒中。每服半匙，食前以温酒调下。

【功用】强骨髓，令人充健。

【主治】骨极。

地黄煎丸

【来源】《太平圣惠方》卷二十六。

【组成】生地黄八斤（净洗晾干，捣绞取汁） 大麻仁半斤（以水研滤取汁） 牛髓一斤 白蜜二斤 无灰酒五升 大枣五十枚（煮取肉，烂研） 生天门冬一斤（捣绞取汁）（上七味，同于银锅中熬成膏，入后药末） 鹿角胶五两（捣碎，炒令黄燥） 石斛一两（去根，锉） 覆盆子二两 酸枣仁一两（微炒） 肉苁蓉二两（酒浸一宿，刮去皱皮，炙干） 人参二两（去芦头） 附子二两（炮裂，去皮脐） 牛膝一两（去苗） 白茯苓二两 五味子二两 熟干地黄三两 补骨脂三两（微炒） 干漆二两（捣碎，炒令烟出） 肉桂三两（去皱皮） 杜仲二两（去粗皮，炙令黄，锉） 菟丝子三两（酒浸一宿，晒干，别捣罗为末）

【用法】上为末，入前地黄煎汁，以慢火熬，候可丸，即丸如弹子大。每服一丸，空心、午前、晚饭后以温酒化下。若丸如梧桐子大，每次服二十丸。其药腊月合弥佳。

【功用】填骨髓。

【主治】骨极，肾脏劳伤，少气不足，羸瘦无力，肢节疼疼，腰脚多痛，不能久立。

附子丸

【来源】《太平圣惠方》卷二十六。

【组成】附子二两（炮裂，去皮脐） 肉苁蓉二两（酒浸一宿，刮去皱皮，炙令干） 补骨脂一两（微炒） 鹿茸一两（去毛，涂酥炙令黄） 杜仲一两（去粗皮，炙令黄，锉） 黄耆一两半（锉） 五味子一两 牛膝一两（去苗） 薯蓣一两 山茱萸一两 酸枣仁一两 川芎三分 柏子仁一两 肉桂一两半（去皱皮）

【用法】上为末，炼蜜为丸，如梧桐子大。每服三十丸，空心及晚食前以温酒送下。

【主治】骨极。肢节酸疼，脚胫无力，两耳虚鸣。

虎胫骨酒

【来源】《太平圣惠方》卷二十六。

【组成】虎胫骨一具（涂酥，炙黄）

【用法】上为末，用米曲依常法酿酒，二十日熟。每取一中盏，空心及晚食前暖过服之。

【主治】骨极，膝胫疼疼，肢节多痛。

鹿角胶丸

【来源】《太平圣惠方》卷二十六。

【组成】鹿角胶二两（捣碎，炒令黄燥） 补骨脂一两（微炒） 石斛一两（去根，锉） 熟干地黄一两 薯蓣一两 人参一两（去芦头） 附子一两（炮裂，去皮脐） 菟丝子一两（酒浸一宿，晒干，别捣为末） 白茯苓一两 杜仲一两（去粗皮，炙令微黄，锉） 柏子仁一两 山茱萸一两 酸枣仁一两 虎胫骨一两（涂酥炙令黄） 牛膝一两（去苗） 五味子一两 巴戟一两 肉苁蓉二两（酒浸一宿，刮去皴皮，炙干）

【用法】上为末，炼蜜为丸，如梧桐子大。每服三十丸，空心及晚食前以温酒送服。

【主治】骨极。肌体羸瘦，肾脏虚弱，腰脚无力，肢节烦疼。

酸枣仁散

【来源】《太平圣惠方》卷二十六。

【组成】酸枣仁八两（微炒） 虎胫骨八两（涂酥炙令黄） 熟干地黄八两 杜仲三两（去粗皮，炙令黄） 桂心三分 牛膝三两（去苗）

【用法】上细锉，以清酒一斗五升浸，经三日，晒干后入酒又浸三日，晒干，如此浸令酒尽，捣为细散。每服二钱，食前以温酒调下。

【主治】骨极。肾虚，脚膝、骨髓酸痛。

熟干地黄丸

【来源】《太平圣惠方》卷二十六。
【别名】干地黄丸（《普济方》卷三十三）。
【组成】熟干地黄二两　白茯苓一两　牛膝一两（去苗）　羚羊角屑三分　酸枣仁一两（微炒）　萆薢三分（锉）　黄耆一两（锉）　肉苁蓉一两（酒浸一宿，刮去皱皮，炙）　桂心三分　石斛一两（去根，锉）　薯蓣一两　人参一两（去芦头）
【用法】上为末，炼蜜为丸，如梧桐子大。每服三十丸，空心及晚食前以温酒送下。
【主治】骨极。羸瘦，心神虚烦，脚膝疼痛，久立不得。

人参饮

【来源】《圣济总录》卷五十三。
【组成】人参　五味子　熟干地黄（焙）　赤芍药　麦门冬（去心，焙）　甘草（炙，锉）　当归（切，焙）各一两半　干姜（炮）　川芎　黄芩（去黑心）　远志（去心）　白茯苓（去黑皮）　桂（去粗皮）各一两
【用法】上为粗末。每服五钱匕，水一盏，加羊肾一只（去筋膜，切），同煎至八分，去滓，不拘时候温服。
【主治】骨极虚寒，面肿垢黑，腰脊痛，不能久立屈伸，梦寐惊悸，上气，小腹急痛，腰背四肢常冷，小便白浊。

二黄汤

【来源】《圣济总录》卷九十二。
【组成】大黄（锉，炒）　黄芩（去黑心）各一两　栀子仁十四枚　甘草（炙，锉）半两
【用法】上为粗末。每服五钱匕，水一盏半，煎至一盏，下芒消半钱匕，去滓，分温二服，空心、日午各一。
【主治】骨极，膀胱不通，大小便闭塞，面色枯黑，耳虚鸣，烦热。

大黄汤

【来源】《圣济总录》卷九十二。
【组成】大黄（锉，炒）　大戟（锉，炒）　赤茯苓（去黑皮）　甘遂（炮）　黄芩（去黑心）各一两　芫花（醋拌炒焦）　荛花（炒）各半两
【用法】上为粗末。每服三钱匕，水一盏半，加枣二枚（擘破），煎至一盏，去滓，温分二服，空心、日午各一。
【主治】骨极，色黑痟痛，隐曲膀胱不通，小便壅塞，四肢满急。

木瓜丸

【来源】《圣济总录》卷九十二。
【组成】木瓜五枚（将硇砂十两研细，汤浸绢滤澄清，银石器内煮成膏后，将木瓜削去皮切片，以硇砂霜拌匀，碗内蒸令熟，收藏旋用。每料用木瓜三两）　雀四十只（去头足肠胃，醋煮烂，砂盆研，布绞取肉。以硇砂、木瓜入干姜、椒红末各二两，酒三升，慢火煎成膏）　附子（炮裂，去皮脐）　菟丝子（酒浸三日，焙，捣末）各三两　补骨脂（炒）　沉香（锉）　木香　天雄（焙裂，去皮脐）各一两　石斛（去根）　肉苁蓉（酒浸去皴皮，切，焙）　天麻（酒炙）　蒺藜子（炒去角）各二两　羌活（去芦头）一两半　茴香子（炒）三分
【用法】上药除膏外，捣罗为末，用前膏搜丸，如梧桐子大。每服三十丸，煨生姜盐汤送下。
【功用】补虚壮元。
【主治】骨极，腰膝痛，风虚气衰，不能久立，脑髓疼痛。

骨碎补丸

【来源】《圣济总录》卷九十二。
【组成】骨碎补（炒）　附子（炮裂，去皮脐）　肉豆蔻（去壳）各二两　蒺藜子（炒去角）　杜仲（去粗皮，锉，炒）　山芋　五味子（炒）　牛膝（去根，酒浸，焙）　山茱萸　独活（去芦头）各一两　川芎三分　黄耆（锉）一两半
【用法】上为末，炼蜜为丸，如梧桐子大。每服

三十丸，空心温酒送下。

【主治】骨极。腰脊痛，不能久立，发堕齿槁，手足疼甚。

酒浸芍药散

【来源】《圣济总录》卷九十二。

【组成】芍药五两　生地黄（切，焙）三两　虎骨（酒浸，炙）二两

【用法】上为粗散。以酒一升，浸一宿，焙干，再捣罗为散。每服三钱匕，空腹温酒调下。日午、夜卧再服。

【主治】骨极，骨髓中疼。

三黄丸

【来源】《三因极一病证方论》卷八。

【别名】金黄丸（《普济方》卷三十三）。

【组成】黄芩六两（冬用三两）　大黄二两（冬用四两，夏用三两）　黄连四两（夏用七两，秋用六两，冬用二两）

【用法】上为末，炼蜜为丸，如豆大。每服十丸至十五丸，米饮送下。

【主治】骨实极热，耳鸣，面色焦枯，隐曲膀胱不通，牙齿脑髓苦痛，手足酸疼，大小便闭。

玄参汤

【来源】《医方类聚》卷一五〇引《济生方》。

【组成】玄参　生地黄（洗）　枳壳（去瓤，麸炒）　车前子　黄耆（去芦）　当归（去芦，酒浸）　麦门冬（去心）　白芍药各一两　甘草（炙）半两

【用法】上锉。每服四钱，水一盏半，加生姜五片，煎至八分，去滓温服，不拘时候。

【主治】

1.《医方类聚》引《济生方》：骨实极，耳鸣，面色焦枯，隐曲膀胱不通，牙齿脑髓苦痛，手足酸痛，大小便闭。

2.《杏苑生春》：气实极。

鹿角丸

【来源】《医方类聚》卷一五〇引《济生方》。

【组成】鹿角二两　川牛膝（去芦，酒浸，焙）一两半

【用法】上为细末，炼蜜为丸，如梧桐子大。每服七十丸，空心盐汤送下。

【主治】骨虚极，面肿垢黑，脊痛不能久立，气衰，发落齿槁，腰脊痛，甚则喜唾。

五十五、筋　极

筋极，是指因筋脉伤损败绝的病情，临床以爪甲青，疼痛，筋脉挛急、烦躁、惊恐等为特征。《诸病源候论》：“筋极，令人数转筋，十指爪甲皆痛，苦倦不能久立。”《备急千金要方》：“筋急者，主肝也，肝应筋，筋与肝合，肝有病，从筋生。又曰，以春遇病为筋痹，筋痹不已，复感于邪，内舍于肝，则阳气入于内，阴气出于外。”病有偏虚、偏实之分。偏虚者，常见手足爪甲青、转筋、魂惊、虚恐，治宜滋补养荣。偏实者，常见筋急，爪甲青黑，足心痛，口干，燥热，易怒，胁肋胀痛等，宜用清热散邪，平肝熄风。

人参酒

【来源】《备急千金要方》卷十一。

【别名】乌麻酒（《三因极一病证方论》卷八）。

【组成】人参　防风　茯苓　细辛　秦椒　黄耆　当归　牛膝　桔梗各一两半　干地黄　丹参　薯蓣　钟乳　矾石各三两　山茱萸　川芎各二两　白术　麻黄各二两半　大枣三十枚　五加皮一升　生姜（切，炒干）　乌麻（碎）各二升

【用法】上锉，钟乳别以小袋子盛，以清酒二升半，浸五宿。温服三合，一日二次。无所闻，随意增进。

【主治】

1.《备急千金要方》：筋虚极，则筋不能转，十指爪皆痛，数转筋；或交接过度，或病未平复交接，伤气内筋绝，舌卷唇青引卵缩，行脉疼急，腹中绞痛；或便欲绝，不能饮食。

2.《普济方》：好悲思，四肢虚极，脚手拘挛。

【方论】《千金方衍义》：此治肾劳筋极，故用山萸、薯蓣、地黄、牛膝补养真阴，川芎、当归、乌麻滋培营血，人参、黄耆、茯苓、白术保养元神，麻黄、细辛、桔梗、防风开泄肺气，钟乳、矾石、秦椒、五加固敛阳精，生姜、大枣调和营卫，共襄扶阳续筋之功。其间白术与钟乳相反，《备急千金要方》每用相激以壮其威，且与矾石并用，不独为气伤精脱之所需，并可御麻黄发汗之外脱，况渍酒缓进，与汤药急追，用法迥乎不类也。

丹参煮散

【来源】《备急千金要方》卷十一。

【别名】丹参散（《普济方》卷十五）。

【组成】丹参三两　芎藭　杜仲　续断　地骨皮各二两　当归　通草　干地黄　麦门冬　升麻　禹余粮　麻黄各一两十八铢　牛膝二两六铢　生姜（切，炒取焦干）　牡蛎各二两　甘草　桂心各一两六铢

【用法】上为粗散。以绢袋子盛散二方寸匕，以井花水二升，煮取一升，顿服，一日二次。

【主治】筋实极，则两脚下满而痛，不得远行，脚心如割，筋断折痛不可忍。

【宜忌】《外台秘要》：忌海藻、菘菜、生葱、芜荑。

地黄煎

【来源】《备急千金要方》卷十一。

【别名】生地黄汤（《圣济总录》卷九十二）。

【组成】生地黄汁三升　生葛汁　生玄参汁各一升　大黄　升麻各二两　栀子仁　麻黄　犀角各三两　石膏五两　芍药四两

【用法】上锉。以水七升，煮七物，取二升，去滓，下地黄汁煎一两沸，次下葛汁等煎取三升，分三次服，每日二次。

【主治】筋实极，手足爪甲或青，或黄，或黑乌黯，四肢筋急烦满。

【方论】《千金方衍义》：筋极而见手足爪甲青黑，颇有似乎阴寒之证，然有烦满而无厥逆，洵有瘀热无疑，故于解利药中，得麻黄、升麻外通经气之结，得地黄、大黄破蓄血之满也。

橘皮通气汤

【来源】《备急千金要方》卷十一。

【组成】橘皮四两　白术　石膏各五两　细辛　当归　桂心　茯苓各二两　香豉一升

【用法】上锉。以水九升，煮取三升，去滓，分三次服。

【主治】筋实极则咳，咳则两胁下缩痛，痛甚则不可转动。

【方论】肝伤筋极而复热则咳，咳则胁下痛，故用橘皮、细辛以治咳，香豉、石膏以化热，桂心、当归以调肝，白术、茯苓以实脾，脾实则肝邪不能肆虐矣。

地黄煎

【来源】《普济方》卷十五引《备急千金要方》。

【别名】地黄煎丸（《圣济总录》卷九十二）、地黄蒸丸（《医学从众录》卷一）。

【组成】地黄（生，取汁）六升　天门冬（生，取汁）三升　醇酒一升　生姜（取汁）　白蜜　鹿髓　牛膝　大枣（煮，去皮，研成膏）各二合　石斛（去根）　黄耆（锉）各一两　茯神（去木）一两半　枳壳（炒，去瓤）　芎藭各三钱　甘草一两（已上六味并捣为末）

【用法】上先将地黄、天门冬、酒三物，慢火煎减半；次下姜汁、鹿髓，再煎减半；次下枣膏、蜜，煎如稠糖，候小冷，纳石斛等六味药末于铜器中，重汤上熬，勿住手搅，候可丸，即取出丸如梧桐子大。每服三十丸，空心、食前温酒送下，一日三次。煎药须用银石等器。

【主治】足厥阴经有余，筋实极，足下满痛，四肢

筋急。

牛膝汤

【来源】《外台秘要》卷十六引《删繁方》。

【组成】牛膝　防风　甘李根皮　丹参　前胡各四两　石斛五两　杜仲　秦艽　续断　鳖甲（炙）各三两　陈橘皮二两　大麻仁二升（熬研）

【用法】上切。以水一斗四升，煮取五升，去滓；下麻仁，更煎取二升，分三次服。

【主治】筋虚极伤风，入筋缩挛，腰背不伸，强直苦痛，或为脚气。

黄耆汤

【来源】《外台秘要》卷十六引《删繁方》。

【组成】黄耆　芎藭　白柘皮（无刺者）各三两　白术　通草　芍药各四两　甘草（炙）　桂心各二两　大枣四十枚（擘，去核）　石膏八两（碎，绵裹）　竹叶（切）一升

【用法】上切。以水九升，煮取三升，去滓，分为三服。

【功用】调筋，止怒，定气。

【主治】筋实极则好怒，口干燥，好嗔，身躁不定。

【宜忌】忌海藻、菘菜、生葱、桃、李、雀肉等。

猪膏酒

【来源】《外台秘要》卷十六引《删繁方》。

【别名】猪膏汤（《成方切用》卷八）。

【组成】猪膏七升　生姜汁二升

【用法】上以微火煎取三升，下酒五升，和煎，分三次服。

【主治】

1.《外台秘要》引《删繁方》：肝劳虚寒，关格劳涩，闭塞不通，毛悴色夭。

2.《内经拾遗方论》：骨痹挛节。

3.《普济方》：两胁满，筋脉急。

4.《医方考》：筋极之状，令人数转筋，十指爪甲皆痛，苦倦不能久立。

【方论】《医方考》：是疾也，若以草木之药治之，卒难责效。师曰：膏以养筋，故假猪膏以润养之；等以姜汁者，非辛不足以达四末故也；复熬以酒者，以酒性善行，能浃治气血，无所不至，故用之以为煎也。

干地黄丸

【来源】《太平圣惠方》卷二十六。

【组成】熟干地黄二两　柏子仁一两　山茱萸一两　牛膝一两（去苗）　肉桂二两（去皱皮）　酸枣仁一两（微炒）

【用法】上为末，炼蜜为丸，如梧桐子大。每服三十丸，食前以温酒送下。

【功用】益筋骨，除四肢疼痛。

【主治】筋极。四肢疼痛。

天雄丸

【来源】《太平圣惠方》卷二十六。

【组成】天雄一两（炮裂，去皮脐）　桂心二两　羌活二两　当归三两（锉，微炒）　五加皮二两　天麻二两　芎藭二两　酸枣仁一两（微炒）　陈橘皮一两（汤浸，去白瓤，焙）　续断一两　石斛一两（去根，锉）　赤茯苓一两　鹿角胶一两（捣碎，炒令黄燥）　薏苡仁一两　牛膝一两（去苗）　木香一两　槟榔一两

【用法】上为末，炼蜜为丸，如梧桐子大。每服三十丸，空心及晚食前以荆芥酒送下。

【主治】

1.《太平圣惠方》：筋极，身体拘急，胁下多痛，不可转动，肢节筋脉不利。

2.《圣济总录》：筋虚极，善悲，色青，感于寒湿，筋不能动，十指皆痛。

羌活散

【来源】《太平圣惠方》卷二十六。

【组成】羌活一两　天麻一两　川芎三分　酸枣仁一两（微炒）　鹿角胶一两（捣碎，炒令黄燥）　五加皮三分　薏苡仁一两　麻黄一两（去根节）　萆薢三分（锉）　羚羊角屑三分　人参三分（去芦头）　白附子三分（炮裂）　牛膝一两（去

苗） 秦艽三分（去苗） 乌蛇肉一两（酒浸，炙令黄） 肉桂一两（去皱皮） 犀角屑三分 茵芋三分 侧子一两（炮裂，去皮脐） 地骨皮三分 柏子仁三分 防风一两（去芦头）

【用法】上为细散。每服一钱，空腹及晚食前以豆淋酒调下。

【主治】风冷所伤而致筋极，挛痹不仁。

桑枝酸枣仁煎

【来源】《太平圣惠方》卷二十六。

【组成】酸枣仁三两（一半炒令香熟，一半生用） 羚羊角屑一两 海桐皮二两（锉） 羌活二两 仙灵脾一两 赤箭一两 萆薢一两（锉） 杜仲一两（去粗皮，炙令微黄，锉） 虎胫骨一两半（涂酥炙令黄） 防风一两（去芦头） 石斛一两半（去根，锉） 牛膝一两（去苗） 巴戟一两 附子一两（炮裂，去皮脐） 木香一两 生干地黄一两 蜜四两 真酥一两 桑枝一握（长一尺，锉）

【用法】上除酥蜜桑枝外，共为散，用清酒七升，先煎桑枝，令色微黄，去桑枝后下药末，更煎一二十沸，次下酥蜜，煎成膏，看稀稠得所，以瓷合盛。每服一茶匙，食前以温酒调下。

【主治】筋极。身体拘急，四肢疼痛，行立不得。

黄耆散

【来源】《太平圣惠方》卷二十六。

【组成】黄耆二两（锉） 酸枣仁二两（微炒） 桂心二两 石膏三两 木通二两（锉） 赤芍药二两 黄芩一两 柏（栢）白皮一两（锉） 羚羊角屑一两

【用法】上为粗散。每服四钱，以水一中盏，煎至六分，去滓温服，不拘时候。

【功用】调脉解烦。

【主治】筋极。筋急多怒，口干，烦热不已。

羚羊角散

【来源】《太平圣惠方》卷二十六。

【别名】羚羊角汤（《圣济总录》卷九十二）。

【组成】羚羊角屑一两 五加皮一两 防风三分（去芦头） 酸枣仁一两（微炒） 赤茯苓三分 当归三分 桂心三分 桃仁三分（汤浸，去皮尖双仁，麸炒微黄） 枳实半两（麸炒微黄） 芎藭三分 槟榔三分 甘草半两（炙微赤，锉）

【用法】上为散。每服四钱，以水一中盏，加生姜半分，煎至六分，去滓温服，不拘时候。

【主治】筋极，四肢拘急，头项强直，爪甲多青，胁肋胀痛。

薏苡仁散

【来源】《太平圣惠方》卷二十六。

【组成】薏苡仁一两 酸枣仁一两（微炒） 赤茯苓三分 桂心三分 柏子仁一两 羚羊角屑一两 海桐皮一两（锉） 当归三分 川芎三分 生干地黄一两 赤芍药三分 槟榔

方中槟榔用量原缺。

【用法】上为散。每服四钱，以水一中盏，加生姜半分，煎至六分，去滓温服，不拘时候。

【主治】筋极。面青多怒，两胁下急痛，手足筋脉拘挛。

丹参汤

【来源】《圣济总录》卷九十二。

【组成】丹参 木通（锉，炒） 当归（切，焙） 生干地黄（焙） 麦门冬（去心，焙） 禹余粮（烧令赤，醋淬七遍） 麻黄（去节煮，去沫，焙）各三分 川芎 杜仲（去粗皮，涂酥炙） 续断（锉） 地骨皮 牛膝（酒浸，切，焙）各一两 桂（去粗皮） 甘草（微炙，锉）各半两 牡蛎（烧令通赤）一两一分

【用法】上为粗末。每服五钱匕，用水一盏半，加生姜半分（拍碎），煎至一盏，去滓温服。空心、日晚各一次。

【主治】筋实极，两脚下肿满而痛，不得远行，脚心如割筋断折，痛不可忍者。

苁蓉丸

【来源】《圣济总录》卷九十二。

【组成】肉苁蓉（酒浸，切，焙） 菟丝子（酒浸，别捣） 牛膝（酒浸，切，焙） 白术 细辛（去苗叶） 何首乌（去黑皮，炒） 续断 枸杞子 山芋 菖蒲 车前子 巴戟天（去心） 菊花 补骨脂（炒） 远志（去心） 地骨皮 覆盆子 熟干地黄（焙）各等分

【用法】上为末，炼蜜为丸，如梧桐子大。每服三十丸，空心食前温酒送下。

【功用】壮筋骨。

【主治】肝经风虚，筋极急痛。

没药散

【来源】《圣济总录》卷九十二。

【组成】没药（研） 虎骨 踯躅花各一两 附子（炮裂，去皮脐） 乌头（炮裂，去皮脐） 草乌头（锉，炒）各半两

【用法】上除没药研外，用酒一升浸一宿，焙干，将虎骨以酥别炙，同为末，并没药和匀。每服一钱匕，以温酒调下。

【主治】筋虚极，骨冷，干冒邪气，走注疼痛。

养血地黄丸

【来源】《普济本事方》卷一。

【组成】熟干地黄（酒洒，九蒸九晒，焙干）十分 顽荆一分 山茱萸五分（连核） 地肤子 黑狗脊（炙，去毛净，焙，锉） 白术 干漆（炒令烟出） 蛴螬（干炒） 天雄（炮去皮） 车前子各三分 萆薢 山芋 泽泻 牛膝（酒浸，水洗，焙干）各一两

【用法】上为细末，炼蜜为丸，如梧桐子大。每服五十丸，空心、夜卧温酒送服。春夏服之。

【主治】

1.《普济本事方》：筋极。

2.《医钞类编》：颤振。

【方论】《本事方释义》：熟地黄气味甘寒微苦，入足少阴；顽荆气味苦微温，入足太阳；山茱萸气味酸平，入足少阴、厥阴；狗脊气味苦平，入足太阳、少阴，能健筋强骨；地肤子气味苦微寒，入足太阴、阳明；干漆气味辛温，降而行血，入足厥阴；蛴螬气味咸微温，通瘀血，入肝明目；天雄气味辛大热，入下焦命门之品，热药中之峻者也；车前子气味甘寒，入足太阳、阳明，能利小便；萆薢气味苦平，利湿祛风，入足阳明、厥阴；山羊胫骨（宋本作“山芋”）气味甘温微咸，强筋壮骨，入足厥阴；泽泻气味甘苦微咸，入足太阳、少阴，牛膝气味酸咸平，入足厥阴，此舒筋养血之方也。肝、脾、肾三经既有专补之品，而搜风逐湿诸味各得行其志以驱邪焉，有不获奇效者乎！

犀角地黄汤

【来源】《三因极一病证方论》卷八。

【组成】生地黄 犀角（镑）各一两 干葛 玄参 栀子仁 升麻各三分 大黄半两（蒸） 芍药一两半

【用法】上为散。每服四钱，水一盏半，煎七分，去滓，不拘时候服。

【主治】筋实极，咳而两胁下痛，不可转动，脚下满，不得远行，脚心痛不可忍，手足爪甲青黑，四肢筋急，烦满。

【加减】恶寒体痛，加麻黄；头痛，加石膏。

五加皮汤

【来源】《普济方》卷十五引《济生方》。

【组成】羌活（去芦头） 羚羊角（镑） 赤芍药 防风（去叉） 五加皮（洗） 秦艽（去芦） 枳实（去瓤，麸炒） 甘草（炙）各半两

【用法】上锉。每服四钱，水一盏半，加生姜五片，煎至八分，去滓温服，不拘时候。

【主治】筋实极，咳则两胁下痛，不可转动，脚下满，不得远行，脚心痛不可忍，手足爪甲青黑，四肢筋急，烦满。

羌活胜湿汤

【来源】《症因脉治》卷三。

【组成】羌活 苍术 防风 白术 泽泻 白茯

苓　广皮　甘草

【主治】寒湿伤于太阳，筋挛，左脉浮紧者。

滋筋舒肝汤

【来源】《石室秘录》卷四。

【组成】当归三钱　芍药五钱　熟地九钱　柴胡一钱　白术五钱　肉桂一钱　白芥子一钱

【用法】水煎服。

【功用】滋肝补肾舒肝。

【主治】筋病。

五十六、精　极

精极，是指脏腑精气衰竭的病情。《诸病源候论》："精极，令人少气吸吸然，内虚，五脏气不足，发毛落，悲伤喜忘"。《太平圣惠方》："夫精极者，通主五脏六腑之病候也，若五脏六腑衰，则形体皆极，眼视无明，齿焦而发落，身体重，耳聋，行不正。"治宜填精益髓，补益气血。

竹叶黄芩汤

【来源】《外台秘要》卷十六引《删繁方》。

【组成】竹叶（切）三升　黄芩　茯苓各三两　生姜六两　麦门冬（去心）　甘草（炙）　大黄各二两　芍药四两　生地黄（切）一升

【用法】上切。以水九升，煮取三升，去滓，分为三服。

【主治】精极实热，眼视无明，齿焦发落，形衰体痛，通身虚热。

【宜忌】忌酢物、海藻、菘菜、芜荑。

【方论】《千金方衍义》：此治精极而热淫于内，以其人真阴素亏，热邪流于阴分，虽用地黄、芍药、竹叶、麦冬、黄芩、茯苓之属，不得大黄推陈致新之力，不能立铲热根以救耗极之阴，又以生姜行大黄之性，甘草缓脾胃之义，故调胃承气汤用之。

天门冬散

【来源】《太平圣惠方》卷二十六。

【组成】天门冬一两（去心）　羚羊角屑一两　人参一两（去芦头）　黄耆一两（锉）　枸杞子一两　酸枣仁一两（微炒）　芎藭一两　车前子一两　当归一两　桂心一两　泽泻一两　甘草半两（炙微赤，锉）

【用法】上为散。每服四钱，以水一中盏，煎至六分，去滓，加竹沥半合，蜜一茶匙，同煎三两沸，不拘时候温服。

【主治】精极，五脏六腑俱伤，虚热，遍身及骨髓烦疼。

【宜忌】忌鲤鱼。

牛髓煎丸

【来源】《太平圣惠方》卷二十六。

【组成】牛髓一斤　羊髓一斤　白蜜一斤　酥一斤　枣肉一斤（以上五味同于银锅内熬令成膏，入后药末）　茯神一两　芎藭一两　天门冬一两（去心，焙）　桂心一两　当归一两　牛膝一两（去苗）　人参一两（去芦头）　肉苁蓉二两（酒浸一宿，刮去皱皮，炙令干）　防风一两（去芦头）　五味子一两　鹿角胶一两（捣碎，炒令黄燥）　熟干地黄一两　菟丝子一两（酒浸三宿，曝干，别捣为末）

【用法】上为末，入前牛髓煎中，更熬令稠，可丸即丸，如梧桐子大。每服三十丸，空心及晚食前以温酒送下。

【主治】精极，及百病虚瘠羸瘦。

【宜忌】忌鲤鱼。

地黄煎

【来源】《太平圣惠方》卷二十六。

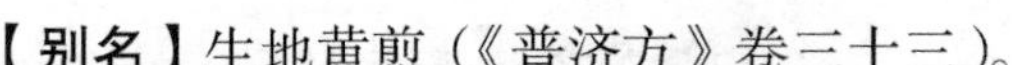

【别名】生地黄煎（《普济方》卷三十三）。
【组成】生地黄一斤（捣绞取汁） 牛酥一斤 白蜜二斤
【用法】上先以慢火煎地黄汁减半，纳牛酥更煎，良久，次下蜜，搅令匀，候稀稠得所，于瓷器中盛。每服半匙，空心、午时及晚食前以温酒调下。
【功用】填骨髓。
【主治】精极。

地黄煎丸

【来源】《太平圣惠方》卷二十六。
【组成】生地黄五斤（拣择好者，捣绞取汁） 无灰酒一斗（与上一味于银锅中以慢火熬成膏，入后药末） 巴戟一两 肉苁蓉二两（酒浸一宿，刮去皱皮，炙令干） 鹿茸二两（去毛，涂酥炙令微黄） 桑螵蛸一两（微炒） 五味子一两 蛇床子一两 石斛一两（去根，锉） 附子二两（炮裂，去皮脐） 补骨脂二两（微炒） 枳壳一两（麸炒微黄，去瓤） 黄耆一两（锉） 牛膝一两（去苗） 菟丝子一两（酒浸一宿，晒干，别捣罗为末） 石龙芮一两 陈橘皮一两（汤浸，去白瓤，焙） 沉香一两 鹿角胶一两（捣碎，炒令黄燥）
【用法】上为末，用前地黄煎和捣为丸，如梧桐子大。每服三十丸，空心及晚食前以温酒送下。
【功用】益气养神，驻颜色，调血脉，久服令人肥健。
【主治】精极，五脏六腑虚羸，骨节烦疼，精常漏泄。

补益麋茸煎

【来源】《太平圣惠方》卷二十六。
【组成】麋茸五两（去毛，涂酥炙令微黄）
【用法】上为末，以清酒二升，于银锅中慢火煎成膏。每服半匙，空腹及晚食前以温酒调下。
【主治】精极，骨髓虚竭。

茯神散

【来源】《太平圣惠方》卷二十六。
【组成】茯神二两 柴胡二两（去苗） 黄耆二两（锉） 远志一两（去心） 天门冬一两（去心） 人参一两（去芦头） 泽泻二两 生干地黄二两 甘草一两（炙微赤，锉）
【用法】上为散。每服三钱，以水一中盏，加淡竹叶二七片，煎至六分，去滓温服，不拘时候。
【主治】精极。实热勇悍，多惊壮热。

鹿茸丸

【来源】《太平圣惠方》卷二十六。
【组成】鹿茸四两（去毛，涂酥炙令黄） 朱砂二两（细研，水飞过） 野鸡胫骨二两 天门冬二两（去心，焙） 菟丝子二两（酒浸一宿，晒干，别捣为末） 车前子一两 雀脑三十枚（酥煎令黄） 熟干地黄三两 肉苁蓉三两（酒浸一宿，刮去皴皮，炙令干）
【用法】上为末，炼蜜与羊胫骨髓拌和为丸，如梧桐子大。每次三十丸，空心及晚食前以温酒送服。
【功用】补十二经脉，添髓养血。
【主治】精极。上焦热，下焦冷。

人参丸

【来源】《圣济总录》卷九十二。
【别名】磁石千金方（《普济方》卷三十三）。
【组成】人参 麦门冬（去心，焙） 赤石脂 远志（去心） 续断各三分 韭子（炒）一两 鹿茸（去毛，酥炙）三分 茯神（去木） 龙齿（研） 磁石（煅，醋淬） 肉苁蓉（酒浸，切，焙）各一两 丹参 柏子仁（炒，别研）各半两 熟干地黄（焙）一两半
【用法】上为末，炼蜜为丸，如梧桐子大。每日服二十丸，空腹温酒送下。
【主治】

1.《圣济总录》：精极虚寒，少腹拘急，耳聋发落，行步不正，梦寐失精。

2.《普济方》：惊悸遗沥，小便白浊，甚则劳弱咳嗽。

地黄饮

【来源】《圣济总录》卷九十二。

【组成】生地黄汁　生麦门冬汁　蜜各二合　竹沥一合　石膏二两半（研）　人参　芎藭　黄芩（去黑心）各一两半　当归（切，焙）　桂（去粗皮）各二两　麻黄（去根节）一两　甘草（炙，锉）一两半

【用法】上除地黄、麦门冬、竹沥、蜜外，并为粗末。每服五钱匕，水一盏半，煎至一盏，下地黄等汁各半合，再煎一二沸，去滓，分二次服，空腹、食后各一次。

【主治】精极。脏腑俱损，遍身虚热，骨节烦疼。

地黄煎丸

【来源】《圣济总录》卷九十二。

【组成】生地黄五斤（捣取汁）　无灰酒一斗（银石器盛，入地黄汁，用文武火熬成膏，后入诸药）　肉苁蓉（酒浸，切，焙）二两　巴戟天（去心）　鹿茸（酒炙，去毛）　桑螵蛸（炒）　附子（炮裂，去皮脐）　黄耆（锉）　肉豆蔻（去壳）各一两　五味子（炒）　蛇床子（炒）　石斛（去根）　补骨脂（炒）　牛膝（酒浸，切，焙）　青木香　陈橘皮（汤浸，去白，焙）各三分　枳壳（去瓤，麸炒）　荜澄茄　沉香各半两（锉）

【用法】上为末，以地黄煎搜和为丸，如梧桐子大。每服三十丸，渐加至四十丸，空心、食前温酒送下。

【功用】益气养神，驻颜色，调血脉。

【主治】精极，脏腑虚羸，骨节烦疼，精泄不止。

黄芩汤

【来源】《圣济总录》卷九十二。

【组成】黄芩（去黑心）　赤茯苓（去黑皮）各一两半　麦门冬（去心，焙）　大黄（锉，炒）各一两　赤芍药二两　生地黄（切，焙）　甘草（炙，锉）各一两

【用法】上为粗末。每服五钱匕，水一盏半，加竹叶五片，生姜一枣大（拍碎），煎至一盏，去滓，食后分温二服。

【主治】精极。目视不明，齿焦发落，形体薄痛，身体虚热。

黄耆汤

【来源】《圣济总录》卷九十二。

【组成】黄耆（锉）　人参　赤芍药　桂（去粗皮）　地骨皮　五味子　白茯苓（去黑皮）　防风（去叉）　陈橘皮（汤浸去白，焙）各半两　甘草（炙，锉）　磁石（煅，醋淬七遍）　牡蛎粉各一分

【用法】上为粗末。每服三钱匕，水一盏，加生姜半枣大（拍碎），大枣二枚（擘破），煎至七分，去滓，空腹食前温服，日三次。

【主治】精极，肾气内伤。梦泄盗汗，小便余沥，阴痿湿痒，少腹强急。

鹿茸散

【来源】《圣济总录》卷九十二。

【组成】鹿茸（去毛，酥炙）　龙骨　露蜂房（炙）各半两　泽泻　白茯苓（去黑皮）　菟丝子（酒浸一宿，别捣）　桂（去粗皮）　牛膝（酒浸，切，焙）　石龙芮　赤芍药各一分　韭子（炒）二两　巴戟天（去心）三分

【用法】上为散。每服三钱匕，空腹温酒调下。一日二次。或炼蜜为丸，如梧桐子大。每服二十丸，空腹温酒送下。

【主治】精极虚损，梦中失精，阴气微弱，少腹拘急，体重耳聋。

【加减】加桑螵蛸三分亦得。

竹叶汤

【来源】《三因极一病证方论》卷八。

【组成】生干地黄五两　芍药四两　黄耆　茯苓　泽泻　甘草（炙）　麦门冬（去心）各三两

【用法】上锉散。每服四钱，水一盏半，加生姜三片，淡竹叶十片，煎七分，去滓，不拘时候服。

【主治】精实极，眼视不明，齿焦，发落，形衰，通身虚热，甚则胸中痛痛，烦闷，泄精。

磁石丸

【来源】《三因极一病证方论》卷八。

【组成】磁石（煅，醋淬） 龙齿（煅） 苁蓉（酒浸） 茯苓各二两 人参 麦门冬（去心） 远志（去心） 续断 赤石脂（煅，醋淬） 鹿茸（酥炙）各一两半 地黄（干者）三两 韭子（炒） 柏子仁 丹参各一两一分

【用法】上为末，炼蜜为丸，如梧桐子大。每服三十丸至五十丸，食前温酒送下。

【主治】精虚极。尪羸惊悸，梦中遗泄，尿后遗沥，小便白浊，甚则茎弱核微，小腹里急。

石斛汤

【来源】《医方大成》卷四引《济生方》。

【组成】小草 石斛（去根） 黄耆（去芦） 麦门冬（去心） 生地黄（洗） 白茯苓（去皮） 玄参各一两 甘草（炙）半两

【用法】上锉。每服四钱，水一盏半，加生姜五片，煎服，不拘时候。

【主治】精实极，眼视不明，齿焦发落，通身虚热，甚则胸中烦疼，夜梦遗精。

五十七、癥瘕积聚

癥瘕积聚，亦分称为癥瘕、积聚、癥积、瘕聚、癖块、痃癖、痞块等，是指心腹胀满或疼痛并有结块可触及的病情。《黄帝内经》记载有“伏梁”、“息贲”、“疝瘕”、“虑瘕”、“瘕聚”等相关病名。《灵枢经·百病始生篇》：“积之始生，得寒乃生，厥乃成积也。黄帝曰：其成积奈何？岐伯曰：厥气生足悗，悗生胫寒，胫寒则血脉凝涩，血脉凝涩则寒气上入于肠胃，入于肠胃则䐜胀，䐜胀则肠外之汁沫迫聚不得散，日以成积。”《灵枢经·五变》：“人之善肠中积聚者，……皮肤薄而不泽，肉不坚而淖泽。如此则肠胃弱，恶则邪气留止，积聚乃伤。”《金匮要略》提出“积者，脏病也，终不移；聚者，腑病也，发作有时”的观点，将疟疾引起的癥瘕称为疟母，创鳖甲煎丸以治之。《诸病源候论》对积聚的病因病机有较详细的论述，并认为积聚一般有一个渐积成病的过程，“积聚者，由阴阳不和，腑脏虚弱，受于风邪，搏于腑脏之气所为也。腑者，阳也。脏者，阴也。阳浮而动，阴沉而伏。积者阴气，五脏所生，始发不离其部，故上下有所穷已；聚者阳气，六腑所成，故无根本，上下无所留止，其痛无有常处。诸脏受邪，初未能为积聚，留滞不去，乃成积聚”，“积聚痼结者，是五脏六腑之气已积聚于内，重因饮食不节，寒温不调，邪气重沓，牢痼盘结者也。若久即成癥”，“癥者，由寒温失节，致腑脏之气虚弱，而食饮不消，聚结在内，渐染生长。”《厘正按摩要术》：“诸有形而坚着不移者为积，诸无形而留止不定者为聚。积在五脏，主阴，病属血分。聚在六腑，主阳，病属气分。”

本病的发生，多由情志失调，肝气不舒，气滞血瘀；或酒食不节，恣食炙煿辛辣，湿热内蕴；或寒湿侵袭，脾阳不运，湿痰内聚；均致气血瘀滞，痰浊凝聚，结滞不消而成。病成之初多实，迁延日久，久病必虚。其治疗，虚者补之，实者泻之，虚中夹实者，又当攻补兼施之。《证治准绳》在总结前人经验的基础上，主张“治疗是病必分初、中、末三法”，《景岳全书》认为，“治积之要，在知攻补之宜，而攻补之宜，当于孰缓孰急中辨之”。《医宗必读》的“屡攻屡补，以平为期”之说，也颇受后世医家的重视。《医林改错》对活血化瘀方药的应用也多可借鉴。

桂枝茯苓丸

【来源】《金匮要略》卷下。

【别名】夺命丸（《妇人大全良方》卷十二）、牡丹丸、夺命丹（《普济方》卷三五七）、桂心茯苓丸（《张氏医通》卷十五）、仙传保命丹、安禳丸（《胎产心法》卷中）。

【组成】桂枝 茯苓 牡丹（去心） 桃仁（去皮尖，熬） 芍药各等分

【用法】上为末，炼蜜为丸，如兔屎大。每日一丸，食前服。不知，加至三丸。

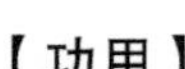

【功用】

1.《医宗金鉴》：下其癥。

2.《金匮要略方义》：化瘀生新，调和气血。

【主治】

1.《金匮要略》：妇人宿有癥病，经断未及三月，而得漏下不止，胎动在脐上者，为癥痼害。

2.《妇人大全良方》：妇人小产，下血至多，子死腹中，其人憎寒，手指、唇口、爪甲青白、面色黄黑，或胎上抢心，则闷绝欲死，冷汗自出，喘满不食，或食毒物，或误服草药，伤胎动气，下血不止。

【方论】

1.《金匮玉函经二注》：桂枝、桃仁、丹皮、芍药能去恶血；茯苓亦利腰脐间血，即是破血。然有散有缓、有收有渗；结者散以桂枝之辛；肝藏血，血蓄者肝急，缓以桃仁、丹皮之甘；阴气之发动者，收以芍药之酸；恶血既破，佐以茯苓之淡渗，利而行之。

2.《金匮要略浅注补正》：血不止者，其癥不去，必害其胎，去其即所以安其胎，故曰当下其癥。主以桂枝茯苓丸者，取桂枝通肝阳，芍药滋肝阴，茯苓补心气，丹皮运心血，妙在桃仁监督其间，领诸药直抵于癥痼而攻之，使前途瘀血去而新血无伤，瘀既去则新血自能养胎，虽不专于养胎，而正所以安胎也。

3.《张氏医通》：用桂心、茯苓、丹皮、桃仁以散其癥，芍药以护其营，则血方止而胎得安。世本作桂枝茯苓丸，乃传写之误。详桂枝气味俱薄，仅堪走表，必取肉桂之心，方有去癥之功。观下条子藏开用附子汤，转胞用肾气丸，俱用桂、附，《内经》所谓有故无殒是也。

4.《金匮要略方义》：本方为化瘀消癥之缓剂。方中以桃仁、丹皮活血化瘀；配伍等量之白芍，以养血和血，庶可去瘀养血，使瘀血去，新血生；加入桂枝，既可温通血脉以助桃仁之力，又可得白芍以调和气血；佐以茯苓之淡渗利湿，寓有湿祛血止之用。综合全方，乃为化瘀生新，调和气血之剂。制作蜜丸，用法从小量开始，不知渐加，亦有下癥而不伤胎之意，更示人对妊娠病证应持慎重之法。如此运用，使癥消血止，胎元得安，故本方为妊娠宿癥瘀血伤胎之良方益法。

【实验】

1.对血液流变学的影响　《中药药理与临床》（1985，1：27）：实验提示，桂枝茯苓丸能明显地降低全血比黏度（高切、低切）、全血还原比黏度（高切、低切）、血浆比黏度、纤维蛋白原浓度，增加红细胞电泳速度。其降低血浆黏度作用显效于静脉注射和口服2种给药途径。前者作用快，后者作用持久，且口服降低血浆比黏度的作用特强。故认为该方用于活血化瘀，是一低毒显效的方剂。

2.对小鼠中枢神经系统的抑制作用　《中成药研究》（1987，7：29）：实验结果表明：皮下注射和口服本方，对小鼠有显著的镇痛和镇静作用，并能显著加强其对中枢神经的抑制作用。

3.对小鼠微循环及免疫等功能的影响　《河北中医》（1997，5：45）：侯氏等观察了桂枝茯苓丸水煎剂灌胃对小鼠微循环及免疫等功能的影响。结果发现：本方具有显著改善微循环、增加巨噬细胞吞噬功能、抑制慢性肉芽组织增生等作用。

4.对基因影响　《中国中医基础医学杂志》（1998，1：27）：现代研究证实脑缺血再灌注后脑组织C-fos基因表达增强，并与脑水肿的发生和氨基酸毒性有关，因此抑制C-fos基因表达有助于改善缺血后脑损伤。张氏等观察了本方对脑缺血再灌注后脑组织C-fos基因表达的影响。结果证实：本方能有效地抑制脑缺血再灌注后脑组织的C-fos基因表达。

5.调节血压作用　《和汉医药学杂志》（2001，3：113）：实验表明：桂枝茯苓丸水提物能显著降低自发高血压大鼠的收缩压和平均血压，增强乙酰胆碱引起的内皮依赖性血管舒张作用。

6.对糖尿病肾病的保护作用　《J Trad Med》（2004，1：7）：研究表明：桂枝茯苓丸可以对糖尿病模型大鼠的肾功能（尿蛋白排泄量）与病理改变有改善作用，表明本方可延缓糖尿病肾病的发生和进展。

7.抗肝纤维化作用：《湖北中医学院学报》（2005，1：16）：在用四氯化碳建立大鼠肝纤维化模型实验中，桂枝茯苓丸有显著的保护肝脏、防止纤维化的作用，其作用优于秋水仙碱。

【验案】

1.癥瘕（宫外孕）　《山东医刊》（1966，3：15）：宓某某，女，25岁。结婚八年未生育，四年前流产一次。这次月经两个月未来，前两天小腹突然疼痛剧烈，下坠，阴道点滴下血，血色紫黑。面黄瘦，语音低微，精神不振，急性病容，少腹疼痛拒按，舌苔白，脉沉滑。西医妇科检查：宫体增大如鸡卵，后穹窿饱满、触痛，似囊样感，宫体后与右侧附件有拳头大包块，压痛明显。西医诊断：子宫外孕。中医诊断：癥积瘀血。病人拒绝手术，故以中药与桂枝茯苓丸，服三次后，第二天腹疼减轻，阴道下血成淡红色血水，其量增多，饮食增加，精神好转；又继续服至三天时，流出一块扁圆形血块，淡红色，似烂肉状，并继续下黑紫色血，其量减少，腹痛消失（但仍有压痛），脉搏沉缓；又续服三天，下血停止，腹部压痛消失。后穹窿稍有饱满，无压疼，中位子宫，附件双（－）。又继续服药两天后，所下血色变为鲜红，量多；改服加减胶艾汤两剂，下血停止，一切症状消除。继续观察一个月，病人身体健康，月经来潮一次，持续4天。

2.产后恶露不净　《蒲辅周医案》：陈某某，女，成年，已婚。1963年5月7日初诊：自本年3月底足月初产后，至今四旬，恶露未净，量不多，色淡红，有时有紫色小血块，并从产后起腰酸痛，周身按之痛，下半身尤甚，有时左少腹痛，左腰至大腿上1/3处有静脉曲张，食欲欠佳，大便溏，小便黄，睡眠尚可，面色不泽，脉上盛下不足，右关弦迟，左关弦大，寸尺俱沉涩，舌质淡红无苔。由产后调理失宜，以致营卫不和，气血紊乱，恶露不化。治宜调营卫，和血消瘀。处方：桂枝一钱五分，白芍二钱，茯苓三钱，炒丹皮一钱，桃仁一钱（去皮），炮姜八分，大枣四枚，服五剂。16日复诊：服药后恶露已尽，少腹及腰腿痛均消失，食欲好转，二便正常，脉沉弦微数，舌淡无苔。瘀滞已消，宜气血双补，十全大补丸四十丸，每日早晚各服一丸，服后已恢复正常。

3.盆腔炎　《新中医》（1975，6：40）：以桂枝茯苓汤治疗盆腔炎50例，其中慢性盆腔炎35例，治愈27例，疗效达77.1%，疼痛症状消失平均为16.4天，附件压痛减轻平均为18天，附件压痛消失平均18.9天。亚急性盆腔炎10例，治愈8例，疼痛症状消失平均为6.8天，附件压痛减轻平均为11.1天。急性盆腔炎5例，治愈4例，急性期合用各种抗生素治疗。其余例数均为无效。

4.子宫肌瘤　《甘肃中医学院学报》（1995，2：20）：用本方为主：桂枝、茯苓、丹皮、赤芍、桃仁、元参、贝母、牡蛎、土鳖虫、三棱、莪术、海藻、昆布、当归、生山楂，并随症加减，每日1剂，水煎服，经期停服，30天为1疗程，治疗子宫肌瘤25例。结果：经治2～4个疗程，治愈12例，好转12例，无效1例，总有效率96%。

5.卵巢囊肿　《山西中医》（1996，5：3）：以本方为基本方，随症加减，治疗卵巢囊肿32例。结果：痊愈27例，好转4例，无效1例，总有效率96.8%。

6.输卵管阻塞　《江西中医药》（1997，1：31）：以本方改为汤剂，随症加减，治疗输卵管吻合术后输卵管阻塞10例。结果：输卵管通畅并受孕为痊愈，共5例，一侧以上通畅3例，无效2例。

7.高脂血症　《山东中医杂志》（1997，10：444）：本方每次3～9克，每日2～3次，饭前服用，4周为1疗程，治疗高脂血症39例。另设对照组22例用脂必妥治疗。结果：治疗组显效25例，有效12例，总有效率94.9%；对照组显效17例，有效2例，总有效率75.5%，两组比较差异显著（$P<0.05$）。

8.无症状性心肌缺血　《江苏中医》（1998，7：14）：用本方每次3～5克，每日2～3次，7周为1疗程，治疗无症状性心肌缺血32例。另设对照组15例用复方丹参片治疗。结果：治疗组显效12例，有效17例，总有效率为90.6%；对照组显效4例，有效7例，总有效率86.4%。

9.瘀血型前列腺炎　《陕西中医》（2005，6：513）：用本方治疗瘀血型前列腺炎病人48例。结果：治愈38例，好转8例，无效2例，总有效率95.8%。

10.子宫肌瘤　《黑龙江中医》（2005，6：15）：用本方治疗子宫肌瘤40例。结果：经6～9个月治疗，治愈（子宫肌瘤消失，临床症状消失）5例，显效（肌瘤减小1.5cm以上，临床症状减轻或消失）14例，有效（肌瘤减小0.5～1.5cm，临床症状无改善，或子宫肌瘤无变化，临床症状消失）6例，无效（肌瘤无变化或增大，临床症状无改善）15例，总有效率为62.5%。

11.心肌缺血 《华北煤炭医学院学报》（2003，3：312）：以桂枝茯苓丸治疗无症状性心肌缺血32例，结果：显效12例，有效18例，无效2例，总有效率93.8%，明显优于复方丹参片（68.8%）。

12.肝硬化腹水 《中医药管理杂志》（2006，2：58）：在保肝、利水、适当补充蛋白等综合治疗的基础上，加服桂枝茯苓丸，治疗肝硬化腹水45例。结果：显效30例，有效9例，无效6例，总有效率86.7%。

13.心力衰竭 《中医药管理杂志》（2006，2：58）：用桂枝茯苓丸治疗心力衰竭48例，结果：服药一个月后，显效40例，有效6例，无效2例，总有效率达96%。

14.卵巢囊肿 《中国民族民间医药》（2008，1：57）：用桂枝茯苓丸治疗卵巢囊肿37例，平均服药82天，并用彩超确认疗效。结果：痊愈28例，显效8例，无效1例，总有效率97.3%。

鳖甲煎丸

【来源】《金匮要略》卷上。

【别名】大鳖甲煎（《外台秘要》卷五）、疟母煎（《类证活人书》卷十七）。

【组成】鳖甲十二分（炙） 乌扇三分（烧） 黄芩三分 柴胡六分 鼠妇三分（熬） 干姜三分 大黄三分 芍药五分 桂枝三分 葶苈一分（熬） 石苇三分（去毛） 厚朴三分 牡丹五分（去心） 瞿麦二分 紫葳三分 半夏一分 人参一分 䗪虫五分（熬） 阿胶三分（炙） 蜂窠四分（炙） 赤消十二分 蜣螂六分（熬） 桃仁二分

《备急千金要方》无鼠妇、赤消，有海藻、大戟、虻虫。

【用法】上为末，取煅灶下灰一斗，清酒一斛五斗浸灰，候酒尽一半，着鳖甲于中，煮令泛烂如胶漆，绞取汁，纳诸药煎为丸，如梧桐子大。空心服七丸，每日三次。

【功用】

1.《金匮要略心典》：行气逐血。

2.《中国药典》：活血化瘀，软坚散结。

【主治】

1.《金匮要略》：病疟，以月一日发，当以十五日愈；设不愈，当月尽解；如其不愈，结为癥瘕，名曰疟母。

2.《张氏医通》：一切痞积。

【宜忌】

1.《外台秘要》：忌苋菜、生葱、胡荽、羊肉、饧等物。

2.《谦斋医学讲稿》：虚人忌用，体力较强者亦不宜久用。

3.《中国药典》：孕妇禁用。

【方论】

1.《医方考》：方中灰酒，能消万物，盖灰从火化也；渍之以酒，取其善行；鳖甲、鼠妇、䗪虫、蜣螂、蜂窠皆善攻结而有小毒，以其为血气之属，用之以攻血气之凝结，同气相求，功成易易耳；柴胡、厚朴、半夏散结气；桂枝、丹皮、桃仁破滞血；水谷之气结，则大黄、葶苈、石苇、瞿麦可以平之；寒热之气交，则干姜、黄芩可以调之。人参者，以固元于克伐之场；阿胶、芍药以养阴于峻厉之队也。乌扇、赤消、紫葳攻顽散结。

2.《千金方衍义》：疟母必著于左胁，肝邪必结肝部也。积既留著客邪，内从火化，当无外散之理，故专取鳖甲伐肝消积。尤妙在灰煮去滓，后下诸药，则诸药咸得鳖甲引入肝胆部分。佐以柴胡、黄芩同跻少阳区域；参、姜、朴、半助胃祛痰；桂、芍、牡丹、桃、葳、阿胶和营散血；蜣螂、蜂窠、虻虫、䗪虫、乌扇聚毒势攻；瞿、苇、藻、戟、葶苈、大黄利水破结。未食前服七丸，日服不过二十余粒。药虽峻而不遍伤元气，深得峻药缓攻之法。又易《金匮要略》方中赤消毒劣，则易之以藻、戟；鼠妇难捕，乃易之以虻虫。略为小变，不失大端。

3.《绛雪园古方选注》：本方都用异类灵动之物，若水陆，若飞潜，升者降者，走者伏者咸备焉。但恐诸虫扰乱神明，取鳖甲为君守之，其泄厥阴破癥瘕之功，有非草木所能比者。阿胶达表熄风，鳖甲入里守神，蜣螂动而性升，蜂房毒可引下，蟅虫破血，鼠妇走气，葶苈泄气闭，大黄泄血闭，赤消软坚，桃仁破结，乌扇降厥阴相火，紫葳破厥阴血结，干姜和阳退寒，黄芩和阴退热，和表里则有柴胡、桂枝，调营卫则有人参、白芍，厚朴达原劫去其邪，丹皮入阴提出其热，石苇开上焦之水，瞿麦涤下焦之水，半夏和胃而通阴阳，灶灰性温走气，清酒性暖走血。统而论之，不越厥阴、阳明二经之药，故久疟邪去营卫而着脏腑者，即非疟母亦可借以截之。《金匮要略》惟此丸及薯芋丸药品最多，皆治正虚邪着久而不去之病，非汇集气血之药攻补兼施未易奏功也。

4.《成方便读》：方中寒热并用，攻补兼施，化痰行血，无所不备。而又以虫蚁善走入络之品，搜剔蕴结之邪。柴桂领之出表，消黄导之降里。煅灶下灰清酒，助脾胃而温运。鳖甲入肝络而搜邪。空心服七丸，日三服者，取其缓以化之耳。

5.《金匮要略直解》：坚者削之，结者行之。以鳖甲主癥瘕寒热，故以为君；邪结于血分者，用大黄、芍药、蟅虫、桃仁、赤硝、牡丹、鼠妇、紫葳攻逐淤血为臣；邪结于气分者，厚朴、半夏、石苇、葶苈、瞿麦、乌扇、蜂房、蜣螂下气利小便以为臣。调寒热和阴阳则有黄芩、干姜；通营卫则有桂枝、柴胡，和气血则有阿胶、人参六味，又用之以为使也。结得温则行，灶灰之温，清酒之热，所以制同诸药而逐癥瘕疟母。《内经》治有缓急，方有大小，此急治大方也。

6.《金匮方论衍义》天度者，所以制日月之行也；气数者，所以纪化生之用也。五日谓一候，三候谓一气；然人之三阴三阳上奉之而为之应焉。是疟有发于月一日者，至十五日则一气终，人气亦更，故疟气随变而散；设犹不愈，则至月尽，又历第二气，终其天之月，以应人之血，月再生魄，血亦更新，邪当从其更新而解矣。若人不愈，则是荣气内着，不得流行与日月度数相应。而肝藏血，血并其邪归之于肝，是以疟母多结左胁下。由是，用柴胡行气，鳖甲破血为君，余二十一味佐之，行血，补血、散结、导滞而已。虽然天人气候之相应者大法固如是，然人之禀质有强弱，邪中有重轻，质弱邪重，虽不内结疟母，亦至连月者有之；质强邪轻，不待一候即瘥者亦有之。然仲景此论，补《内经》未言耳。

7.《金匮要略论注》：药用鳖甲煎者，鳖甲入肝，除邪养正，合煅灶灰所浸酒去瘕，故以为君。小柴胡、桂枝汤、大承气汤为三阳主药，故以为臣。但甘草嫌柔缓而减药力，枳实嫌破气而直下，故去之。外加干姜、阿胶，助人参、白术养正为佐。瘕必假血依痰，故以四虫、桃仁合半夏消血化痰。凡积必由气结，气利而积消，故以乌扇、葶苈利肺气，合石苇、瞿麦清气热而化气散结。血因邪聚则热，故以牡丹、紫葳去血中伏火、膈中实热为使。

8.《金匮要略方义》：本方原治疟母结于胁下，今常以之治疗腹中癥瘕。疟母之成，每因疟邪久踞少阳，正气日衰，气血运行不畅，邪正相搏，聚而成形，留于胁下所致。瘕者，亦为气滞血凝之患，巢元方曾说：癥瘕皆由寒温不调，饮食不化，与脏气相搏结所生也。二者成因颇近，故可均以本方治之。方中鳖甲煎（即灶下灰，以清酒浸，入鳖甲煮令烂如胶漆，绞取汁）为君药，取鳖甲入肝软坚化癥，灶下灰消癥化积，清酒以通血脉，共为活血化瘀，软坚消癥之用。柴胡、白芍和少阳而条达肝气；厚朴、葶苈、乌扇（即射干）、半夏行气开郁；赤硝、大黄、蟅虫、蜣螂、鼠妇、紫葳、蜂窠、牡丹、桃仁破血逐瘀；干姜、桂枝、黄芩调解寒热；人参、阿胶补养气血；更以瞿麦、石苇利水祛湿者，盖因少阳枢机不利，三焦水道失调，癥积阻遏，水道欠通耳。综合诸药，乃成寒热并用，攻补兼施，行气逐淤，祛水消瘕之剂。对疟母内结，癥瘕积聚，实有攻邪不伤正，气行血活，淤积自消之功。

【验案】

1.血吸虫病肝脾肿大　《浙江中医杂志》（1957，4：153）：用本方配合阿魏消痞丸，鳖甲煎丸每次1.5～2g，阿魏消痞丸，每次3～5g，二方混合服用，每日3次，饭前半小时服，23天为1个疗程；治疗晚期血吸虫病肝脾肿大41例。结果：41例中脾脏缩小1～3厘米者20人，4～6厘米者13人，不缩小但软化者7人，无效者1人，有效率80%以上；其中29例肝大者，缩小1～2厘米者10人；3～5厘米者4人；不增不减而软化者13人，无效2

人。此外17例大便带脓血者，服药后均转为正常大便。

2.胃癌 《江苏中医杂志》（1982，6：36）：傅某，女，64岁。胃脘隐痛，胃纳减退一年，伴大量呕血一次，黑粪多次及上腹部肿块，胃肠钡餐检查示：胃小弯癌性溃疡。体检：极度消瘦，中上腹可触及8×6厘米隆起之肿块，质坚硬，不易移动，舌紫暗，苔黄腻，脉细弦。治以理气活血、消肿软坚法。方药：鳖甲煎丸，枸杞、枳壳、陈皮、桔叶、八月札、香橼、丁香、佛手、玫瑰花、槟榔、丹参、赤芍、牡蛎、天龙、木香、香附、生熟苡仁，合欢皮，川楝子、茯苓，随症加减，并用云南白药，连续服用3年余（未用任何西药），胃小弯病变明显好转。7年后随访，病员仍健在。

干漆丸

【来源】方出《肘后备急方》卷四，名见《医心方》卷二十一《古今录验》。

【组成】干漆末一斤　生地黄三十斤（捣绞取汁）

【用法】火煎干漆，令可丸，如梧桐子大。食后服三丸，一日三次。

《医心方》引《古今录验》：生地黄三斤（一方廿斤，取汁），干漆一斤（熬，捣筛）。凡二物，地黄捣绞取汁，漆治下筛，纳地黄汁中，微火煎，令可丸。酒服如梧子十五丸，当以食后服之。

【主治】妇人气瘕，脐下结物，大如杯升。月经不通，发作往来，下痢羸瘦。

牛膝酒

【来源】方出《肘后备急方》卷四。名见《医心方》卷十四引《范汪方》。

【别名】牛膝膏（《普济方》卷三〇三）、牛膝汤（《外科大成》卷二）、牛膝酒煎（《医学实在易》卷七）。

【组成】牛膝二斤

【用法】以酒一斗渍，以密封于热灰火中，温令味出。每服五合至一升。量力服之。

【功用】《本草纲目》：壮筋骨，补虚损，除久疟。

【主治】

1.《肘后备急方》：老年久疟不断。卒暴癥，腹中有物如石，痛如刺，昼夜啼呼。

2.《备急千金要方》：肠蛊先下赤，后下黄白沫，连年不愈。

3.《普济方》：小儿口疮。金疮因风水肿。

4.《本草纲目》：痿痹。

5.《外科大成》：血结阴内，尿血疼痛。

6.《种福堂公选良方》：男子茎中痛，及妇人血结少腹痛。

扁鹊陷冰丸

【来源】《肘后备急方》卷八。

【组成】雄黄　真丹砂（别研）　矾石（熬）各一两（将生矾石三两半烧之）　鬼臼一两半　蜈蚣一枚（赤足者，小炙）　斑蝥（去翅足）　龙胆　附子（炮）各七枚　藜芦七分（炙）　杏仁四十枚（去尖、皮，熬）

【用法】上为细末，炼蜜为丸，如小豆大。腹内胀病，中恶邪气，飞尸游走皆服二丸；若积聚坚结，每服四丸，取痢，泄下虫蛇五色；若蛊注病、中恶邪、飞尸游走，皆服二三丸，以二丸摩痛上；若蛇、蜂百病，中溪毒、射工，其服者，视强弱大小，及病轻重加减服之。

【主治】腹内胀病，中恶邪气，飞尸游走，积聚坚结，并蛊注、中恶，蛇蜂百毒，中溪毒、射工。

鸡子汤

【来源】《幼幼新书》卷十七引《肘后备急方》。

【组成】甘遂七铢　甘草（炙）　黄芩各五钱

【用法】以水二升半，鸡子一枚，少扣开出白，投水中熟搅，吹去滓，纳药煮取一升，随儿大小，可下数合。药无毒，下痞未尽，更合。

【主治】小儿六七岁，心腹坚痞，时时寒热如疟，服紫丸六十日吐下，痞仍坚者。

【加减】若坚实多者，加芒消、细辛各一两。

茱萸消石汤

【来源】方出《肘后备急方》卷四，名见《备急千金要方》卷十六。

【组成】吴茱萸八升　消石一升　生姜一斤

【用法】以酒五升，合煮取四升。每服一升，不痛者止，勿再服。下后好将养之。

【主治】腹中冷癖，水谷阴结，心下停痰，两胁痞满，按之鸣转，逆害饮食。

三台丸

【来源】《医心方》卷十引《范汪方》。

【组成】大黄十二两（一方二两，椎碎、熬令变色）　葶苈一升（熬令变色）　附子一两（煨令坼）　杏仁一升（熬令变色）　消石一升　柴胡（一方前胡）二两　半夏一两（洗）　厚朴一两　茯苓半两　细辛一两

方中厚朴、茯苓、细辛用量原缺，据《备急千金要方》补。

【用法】上为末，以蜜捣三万杵为丸，如梧桐子大。从五丸起，不知稍增。取大便调利为度。

【主治】五脏寒热积聚，胪胀腹大，空鸣而噫，食不生肌肤，剧者咳逆。

【方论】《千金方衍义》：三台丸取大黄附子汤，专破肾肝脾三经之结；兼大陷胸丸，但以消石易芒消，以泄肺胃逆气之满；更加前胡、厚朴、茯苓、半夏导气涤痰；方中仅有细辛一味达肝，于此可以默悟坚癥积聚诸方，不独为肝脏一门设也。

四物丸

【来源】《外台秘要》卷十二引《范汪方》。

【组成】大戟五分（锉，熬令色变）　芫花四分（熬）　杏仁一分　巴豆一百枚（去皮心，熬）

【用法】上为细末，以鸡子黄或以蜜为丸，如小豆大。每服一丸，一日三次，日增一丸，觉勿复益；欲下顿服七丸，下如清漆陈宿水；妇人乳有余疾，留饮者，下水之后养之，勿饮冷水；长壮者服五丸，先食。

【功用】除五脏邪气。

【主治】心腹积聚，食苦不消，胸胁满。

【宜忌】忌野猪肉、芦笋。

顺逆丸

【来源】《外台秘要》卷十二引《范汪方》。

【组成】大黄十分　黄芩四分　厚朴四分（炙）　干地黄四分　桂心四分　滑石四分　杏子二分　黄连四分　麦门冬四分（去心）

【用法】上为末，炼蜜为丸，如梧桐子大。每服十丸，食后服，一日二次。不知稍增，以知为度。

【主治】久寒积聚，气逆不能食。

【宜忌】忌食芜荑、生葱、猪肉。

破积丸

【来源】《外台秘要》卷十二引《范汪方》。

【组成】大黄一斤　牡蛎三两　凝水石一两　石膏一两　石钟乳一两　理石一两

【用法】上为细末，炼蜜为丸，如梧桐子大。每服三丸，先食服，酒、饮任下，一日三次。不知，稍增，以知为度。

【主治】积聚坚癥。

通命丸

【来源】《外台秘要》卷十二引《范汪方》。

【组成】大黄四分　远志四分（去心）　黄耆四分　麻黄四分（去节）　甘遂四分　鹿茸四分（炙）　杏仁六十枚　豉一合　巴豆五十枚　芒消三分（一方无鹿茸、黄耆，用黄芩）

【用法】上为末，蜜为丸，如小豆大。先食服三丸，一日二次。

【主治】心腹积聚，寒中绞痛，及心胸满，胁下急，绕脐痛。

【宜忌】忌芦笋、野猪肉。

捶凿丸

【来源】《外台秘要》卷十二引《范汪方》。

【组成】甘遂一分　荛花一分　芫花一分　桂心一分　巴豆一分　杏仁一分　桔梗一分

【用法】上药先将荛花、芫花熬令香，巴豆、杏仁去皮，熬令变色已，各为细末，以白蜜捣合为丸，如小豆大。每服一丸，一日三行。长将服之，伤

寒增服，膈上吐，膈下利。

【功用】消谷。

【主治】腹中积聚。

【宜忌】忌猪肉、芦笋、生葱。

更生十七物紫参丸

【来源】《外台秘要》卷二十八引《范汪方》。

【别名】紫参丸（《太平圣惠方》卷五十六）。

【组成】紫参　人参　半夏（洗）　藜芦　代赭　桔梗　白薇　肉苁蓉各三分　石膏一分　大黄一分　牡蛎一分（熬）　丹参一分　虾蟆（灰）　乌头（炮）　四分　狼毒一分　附子（炮）五分　巴豆七十枚（去心皮熬）（一方无虾蟆，有干姜四分）

【用法】上为末，炼蜜为丸，如小豆大。每服一丸，饮送下，一日三次，老小以意减之。蜂扳所螫，以涂其上。

【主治】蛊注百病，癥瘕积聚，酸削骨肉，大小便不利，卒忤遇恶风，臌胀腹满，淋水转相注。蜂虿所螫。

【宜忌】忌羊肉、冷水。

商陆酒

【来源】《医心方》卷十引《僧深方》。

【组成】商陆一斤（薄切）

【用法】以淳酒二斗，渍三宿。服一升，当下之；下者减从半升起，一日三次。不堪酒者，以意减之。

【主治】风水肿，癥癖，酒癖。

【宜忌】忌犬肉。

丹砂膏

【来源】《刘涓子鬼遗方》卷五。

【组成】丹砂五两　芎藭三两　大黄二两　蜀椒二两（去目，出汗）　白芷二两　麝香三两　升麻二两　冶葛皮二两　麻黄五两（去节）　丹参五两　巴豆二升（去皮心）　桂心二两　附子十二枚　皂荚二两（去皮子）

【用法】上药春、夏共用，以猪脂六升，微火煎三上下，膏成，绞去滓用之，一日三次。治百病、伤寒、温毒热疾，每服如枣核大一枚；鼻塞，取半核大，纳鼻中，缩气令人聪里；若耳聋，取如两枣核大，烊之如水，纳其耳中，三五年聋可愈；或寒癖腹满坚胀，及飞尸、恶毒、楚痛，温酒服；霍乱当成未成，已吐未痢，白汤服枣核大，若已痢一两行，而腹烦痛，更服之；眼中风膜，膜或痛，常下泪，取如粟大，注眼中，自当下，止，或半日痛便愈；又胸背喉颈痛，摩足，口中亦稍稍令常闻有膏气。老小增减。

【主治】百病，伤寒，温毒热疾，鼻塞，耳聋，寒癖腹满坚胀，及飞尸恶毒楚痛，霍乱当成未成，已吐未痢，或已痢一两行，而腹烦痛，眼中风膜，膜或痛，常下泪，胸背喉颈痛。

【宜忌】当服取利为度，若不利，如人行十五里可与热饮发，当预作白薄粥令冷，若过利要止者，多进冷粥，便住，若能忍，待药势尽，自止更佳。

放杖丸

【来源】方出《证类本草》卷十一引《集验方》，名见《证类本草》卷十一引《孙兆方》。

【别名】威灵仙丸（《御药院方》卷八）。

【组成】威灵仙

【用法】上为末，炼蜜为丸，如梧桐子大。初服八十丸，温酒送下；平明微利恶物如青浓胶即是风毒积滞。如未利，夜再服一百丸；取下后，吃粥药补之一月，仍常服温补药。

【功用】宣通五脏。

【主治】

1.《证类本草》引《集验方》：肾脏风毒积滞，腰膝沉重。

2.《御药院方》：腹内冷滞，心膈痰水久积、癥瘕痃癖气块，膀胱冷脓恶水，腰膝冷痛，腰脚肿痛麻痹。

破癥散

【来源】方出《外台秘要》卷十二引《集验方》，名见《普济方》卷一七三。

【组成】雄鸡一只

【用法】饲之令肥，肥后饿二日，以好赤朱搜饭，极令朱多以饲鸡，安鸡着板上，取粪晒燥为末。每服五分匕，可至方寸匕，温清酒送下，一日三次。若病困急者，昼夜可服五六次。一鸡少，更饲余鸡取足。

【主治】

1.《外台秘要》：引《集验方》：心腹宿癥及卒得癥。

2.《普济方》：久积癥癖不愈，渐至羸弱。

乌头续命丸

【来源】《外台秘要》卷七引《古今录验》。

【别名】续命丸（《圣济总录》卷九十四）。

【组成】食茱萸十分　芍药五分　细辛五分　前胡（一云柴胡）五分　干姜十分　乌头十分（炮）　紫菀　黄芩　白术　白薇各三分　芎䓖　人参　干地黄各五分　蜀椒十分（汗）　桂心十分

【用法】上药治下筛，炼蜜为丸，如梧桐子大。先食服三丸，一日三次。不知，稍加至七丸。

【主治】久寒三十岁，心腹疝，癥积聚，邪气往来，厥逆抢心痛，久痹羸瘦少气，妇人产乳余疾，胸胁支满，不嗜食，手足痟烦，月水不通，时时便血。

【宜忌】忌生菜、生葱、猪肉、冷水、桃、李、雀肉、芫荽等。

通命丸

【来源】《外台秘要》卷七引《古今录验》。

【组成】大黄　远志（去心）　黄芩　麻黄（去节）　甘草（炙）各四两　芒消三两　杏仁六十枚（去皮尖）　豉二合　巴豆五十枚（去心皮，熬，别为脂）

【用法】上为末，蜜为丸，如梧桐子大。先食饮服三丸，一日三次。

【主治】心腹积聚，寒中绞痛，叉心迫满，胁下胀痛。

【宜忌】忌野猪肉、芦笋、海藻、菘菜。

艾煎丸

【来源】《外台秘要》卷十二引《古今录验》。

【组成】白艾一束　薏苡根一把

【用法】上药合煮，汁成如饴。取半升一服之，使刺吐宿食。

【主治】卒食不消，欲成癥积。

还命千金丸

【来源】《外台秘要》卷十三引《古今录验》。

【组成】雄黄（研）　鬼臼　徐长卿　板石（泥裹烧半日）　瓜丁　雌黄（研）　干姜各四分　野葛七分（炙）　斑蝥二十枚（去足翅，熬）　蜀椒四分（去目汗）　地胆十五枚（去翅，熬）　射肉二分　丹参四分

【用法】上为末，炼蜜为丸，如小豆大。先食服一丸，每日三次。不知渐增，以知为度。若百毒所螫、牛触践、马所蹋啮，痈肿瘰疬，以一丸于掌中，唾和涂痛上，立愈。正月旦，以椒酒率家中大小各服一丸，终岁无病。

【主治】心腹积聚坚结，胸胁逆满咳吐，宿食不消，中风鬼疰入腹，面目青黑不知人。

导　药

【来源】《外台秘要》卷三十四引《素女经》。

【组成】戎盐一升　皂荚半两（去皮子，炙）　细辛一两六铢

【用法】上为散。以三角囊大如指，长三寸，贮之，内阴中，但卧。瘕当下，青如葵汁，养之如产法。

【主治】妇人青瘕。

导　散

【来源】《外台秘要》卷三十四引《素女经》。

【组成】皂荚（炙，去子皮）　吴茱萸　当归各一两　蜀椒（汗）二两　细辛（熬）　矾石（烧）　五味子各三分　大黄　戎盐各二两　干姜二两

【用法】上为散。以轻绢袋如指大，长三寸，盛药

令满，纳阴中，坐卧随意，勿行走，小便时去之，别换新者。

【主治】妇人脂瘕，腹中有块，致绝不复生；及未曾生。

皂荚散

【来源】《外台秘要》卷三十四引《素女经》。

【组成】皂荚一两（炙，去皮子） 蜀椒一两（汗） 细辛六分

【用法】上为散。以三角囊（大如指，长二寸）贮之，取纳阴中，闷则出之，已则复纳之，恶血毕，取出，乃洗以温汤。

【主治】妇人黄瘕。

【宜忌】三日勿近男子，忌生菜等。

白术丸

【来源】《外台秘要》卷十二引《延年秘录》。

【组成】白术六分 厚朴二分（炙） 人参五分 白芷三分 橘皮四分 防风五分 吴茱萸四分 芎藭四分 薯蓣四分 茯神五分 桂心四分 大麦蘖四分（熬） 干姜四分 防葵四分（炙） 甘草五分（炙）

【用法】上药治下筛，炼蜜为丸，如梧桐子大。每服十五丸，酒送下，一日两次。加至二十丸。

【主治】宿冷癖气，因服热药发热，心惊虚悸，下冷上热，不能食饮，频头风旋，喜呕吐。

【宜忌】《鸡峰普济方》：忌桃、李、雀肉、海藻、菘菜、醋物、生葱。

大泽兰丸

【来源】《备急千金要方》卷四。

【别名】补益大泽兰丸（《太平圣惠方》卷七十）。

【组成】泽兰二两六铢 藁本 当归 甘草各一两十八铢 紫石英三两 芎藭 干地黄 柏子仁 五味子各一两半 桂心 石斛 白术各一两六铢 白芷 苁蓉 厚朴 防风 薯蓣 茯苓 干姜 禹余粮 细辛 卷柏各一两 蜀椒 人参 杜仲 牛膝 蛇床子 续断 艾叶 芜荑各十八铢 赤石脂 石膏各二两（一方有枳实十八铢，门冬一两半）

【用法】上为末，炼蜜为丸，如梧桐子大。每服二十丸至四十丸，酒送下。

【主治】妇人虚损及中风余病，疝瘕，阴中冷痛；或头风入脑，寒痹筋挛缓急，血闭无子，面上游风去来，目泪出，多涕唾，忽忽如醉；或胃中冷逆胸中，呕不止，及泄痢淋沥；或五脏六腑寒热不调，心下痞急，邪气咳逆；或漏下赤白，阴中肿痛，胸胁支满；或身体皮肤中涩如麻豆，苦痒，痰癖结气；或四肢拘挛，风行周身，骨节疼痛，目眩无所见；或上气恶寒，洒淅如疟；或喉痹鼻齆，风痫癫疾；或月水不通，魂魄不定，饮食无味，并产后内衄。

【加减】久赤白痢，去干地黄、石膏、麦门冬、柏子仁，加大麦蘖、陈曲、龙骨、阿胶、黄连各一两半；有钟乳，加三两，良。

五京丸

【来源】《备急千金要方》卷四。

【组成】干姜 蜀椒各三两 附子一两 吴茱萸一升 当归 狼毒 黄芩 牡蛎各二两

【用法】上为末，炼蜜为丸，如梧桐子大。初服三丸，一日二次。加至十丸。

【主治】妇人腹中积聚，九痛七害，及腰中冷引小腹，害食，得冷便下。

地黄散

【来源】方出《妇人大全良方》卷二十引《备急千金要方》，名见《普济方》卷三五二。

【组成】生干地黄一两 乌贼骨二两

【用法】上为细末。每服二钱匕，空心温酒调下。

【主治】产后血瘕。

当归丸

【来源】《备急千金要方》卷四。

【组成】当归 葶苈 附子 吴茱萸 大黄各二两 黄芩 桂心 干姜 牡丹 芎藭各一两半 细辛 秦椒 柴胡 厚朴各一两六铢 牡蒙（一方无） 甘草各一两 虻虫 水蛭各五十个

【用法】上为末，炼蜜为丸，如梧桐子大。每服十五丸，空心、以酒送下，一日二次。

【主治】女人脐下症结刺痛，如虫所啮，及如锥刀所刺，或赤白带下十二疾，腰背疼痛，月水或在月前，或在月后。

【宜忌】有胎勿服之。

牡蒙丸

【来源】《备急千金要方》卷四。

【别名】紫盖丸。

【组成】牡蒙　厚朴　消石　前胡　干姜　蟅虫　牡丹　蜀椒　黄芩　桔梗　茯苓　细辛　葶苈　人参　芎藭　吴茱萸　桂心各十八铢　大黄二两半　附子一两六株　当归半两

【用法】上为末，炼蜜为丸，如梧桐子大。每服三丸，一日三次，空心酒送下。不知则加至五六丸。下赤白青黄汤如鱼子者，病根出矣。

【主治】妇人产后十二癥病，带下无子，皆是冷风寒气；或产后未满百日，胞络恶血未尽，便利于悬圊上；及久坐，湿寒入胞里，结在小腹，牢痛为之积聚，小如鸡子，大者如拳，按之跳手隐隐然，或如虫啮，或如针刺，气时抢心，两胁支满，不能食，饮食不能消化，上下通流，或守胃管，痛连玉门背膊，呕逆短气汗出，少腹苦寒，胞中创，咳引阴痛，小便自出；子门不正，令人无子，腰胯疼痛，四肢沉重淫跃，一身尽肿，乍来乍去，大便不利，小便淋沥，或月经不通，或下如腐肉，青黄赤白黑等如豆汁，梦想不祥。

【方论】《千金方衍义》：方下主治最繁，总不出冷风寒气四字为致病之纲，所以首推牡蒙、前胡专祛胞门风气，余皆因病变证之治法，与当归丸二方参看，其义自明。

鸡鸣紫丸

【来源】《备急千金要方》卷四。

【组成】皂荚一分　藜芦　甘草　矾石　乌喙　杏仁　干姜　桂心　巴豆各二分　前胡　人参各四分　代赭五分　阿胶六分　大黄八分

【用法】上为末，炼蜜为丸，如梧桐子大。鸡鸣时服一丸，日益一丸，至五丸止。

【主治】妇人癥瘕积聚。

虎杖煎

【来源】《备急千金要方》卷四。

【组成】高地虎杖根（细锉）二斛

【用法】以水二石五斗，煮取一大斗半，去滓，澄滤令净，取好淳酒五升和煎，令如饧。每服一合，消息为度，不知则加之。

【主治】腹内积聚，虚胀雷鸣，四肢沉重，月经不通。亦治丈夫病。

虎杖煎

【来源】《备急千金要方》卷四。

【组成】虎杖一百斤（去头、土，晒干，切）　土瓜根　牛膝各取汁二斗

【用法】上锉。以水一斛，浸虎杖根一宿，明旦煎取二斗，纳土瓜、牛膝汁搅令调匀，煎令如饴。每以酒服一合，日二夜一，宿血当下。若病去止服。

【主治】月经闭不通，结瘕，腹大如瓮，短气欲死。

桃仁煎

【来源】《备急千金要方》卷四。

【别名】桃仁煎丸、桃仁丸（《太平圣惠方》卷七十二）、攻积桃仁煎（《医略六书》卷三十一）、桃黄煎（《顾氏医径》卷四）。

【组成】桃仁　虻虫各一升　朴消五两　大黄六两

【用法】上四味为末，别治桃仁，以醇苦酒四升纳铜铛中，炭火煎取二升，下大黄、桃仁、虻虫等，搅勿住手，当欲可丸，下朴消，更搅勿住手，良久出之，可丸乃止。取一丸和鸡子黄投酒中，预一宿勿食服之，至晡时，下如大豆汁，或如鸡肝凝血、蛤蟆子，或如膏，此是病下也。

【主治】

1.《备急千金要方》：带下，经闭不通。

2.《医略六书》：血瘕、血积，脉涩洪大。

【方论】《医略六书》：妇人血瘀热结，渐成血积、血瘕，故经闭不行，脐腹闷痛不止焉。桃仁破瘀

结以消癥积，大黄荡瘀热以化瘕聚，朴消软坚结，虻虫破积血也。醋煮以收之，酒下以行之，使热降瘀消，则冲任调和，而经闭无不通，血瘕无不化，安有脐腹闷痛之患哉！

消石汤

【来源】《备急千金要方》卷四。

【组成】消石　附子　虻虫各三两　大黄　细辛　干姜　黄芩各一两　芍药　土瓜根　丹参　代赭　蛴螬各二两　大枣十枚　桃仁二升　牛膝一斤　朴消四两

【用法】上锉。以酒五升，水九升渍药一宿，明旦煎取四升，去滓，下朴消、消石烊尽，分四服，相去如炊顷。去病后，食黄鸭羹，勿见风。

【功用】下病，散坚血。

【主治】血瘕。月水留为瘀血，大便不通。

鳖甲丸

【来源】《备急千金要方》卷四。

【组成】鳖甲　桂心各一两半　蜂房半两　玄参　蜀椒　细辛　人参　苦参　丹参　沙参　吴茱萸各十八铢　蟅虫　水蛭　干姜　牡丹　附子　皂荚　当归　芍药　甘草　防葵各一两　蛴螬二十个　虻虫　大黄各一两六铢

【用法】上为末，炼蜜为丸，如梧桐子大。每服七丸，酒送下，每日三次。稍加之，以知为度。

【主治】女人小腹中积聚，大如七八寸盘面，上下周流，痛不可忍，手足苦冷，咳噫腥臭，两胁热如火炙，玉门冷如风吹，经水不通，或在月前，或在月后。或不孕。

【方论】《千金方衍义》：鳖甲入肝，为癥瘕疟癖要药，有散血消积之功，滋阴清热之效，无苦寒伤中之虞，峻攻耗气之患；虻、蛭、蟅、螬、大黄为小腹中积聚如盘而设，干血内著，非苦寒不能逐之使下；鳖甲、苦、沙、玄参为两胁热如火炙而设，癖积旺气，非滋阴不能化之使解；椒、辛、皂荚、防葵、蜂房为上下周流痛不可忍而设，风毒攻注，非搜逐不能开之使泄；姜、桂、萸、附为玉门冷如风吹而设，寒结固痰，非辛烈不能破之使散；甘草、人参、丹、归、芍为手足苦冷、咳噫腥臭而设，伤残之余，非温理血气不能培之使和；人但知鳖甲、苦、沙、玄参为滋阴火热之用，不知本体所主，无一不为消坚散积之专药。至于防葵利血脉，蜂房涤痰垢，皆破敌之先锋。

鳖甲丸

【来源】《备急千金要方》卷五。

【组成】鳖甲　芍药　大黄各三十铢　茯苓　柴胡　干姜各二十四铢　桂心六铢　蟅虫　蛴螬各二十个

【用法】上为末，炼蜜为丸，如梧桐子大。每服七丸。渐渐加之，以知为度。

【主治】少小腹中结坚，胁下有疹，手足烦热。

鳖头丸

【来源】《备急千金要方》卷五。

【组成】鳖头一个　虻虫　蟅虫　桃仁各十八铢　甘皮半两

【用法】上为末，炼蜜为丸，如小豆大。每服二丸，每日三次，以知为度。

【主治】

1.《备急千金要方》：小儿痞气，胁下腹中有积聚坚痛。

2.《太平圣惠方》：小儿腹内痞结，胁肋妨闷，四肢羸瘦。

【加减】大便不利，加大黄十八铢。

小黄耆酒

【来源】《备急千金要方》卷七。

【别名】黄耆酒（《千金翼方》卷十六）、黄耆汤（《普济方》卷一八六引《鲍氏方》）。

【组成】黄耆　附子　蜀椒　防风　牛膝　细辛　桂心　独活　白术　芎穷　甘草各三两　秦艽　乌头（《集验》用薯蓣三两）　大黄　葛根　干姜　山茱萸各二两　当归二两半

【用法】上锉。少壮人无所熬炼，虚老人微熬之，以绢袋中盛，清酒二斗渍之，春、夏五日，秋、冬七日。可先食服一合，不知，可至四五合，一日三次。酒尽，可更以酒二斗重渍滓。服之不尔，可晒滓捣下，酒服方寸匕，不知，稍增之。此药攻痹甚佳，亦不令人吐闷，小热宜冷饮食也。

【功用】耐寒冷，补虚。

【主治】

1.《备急千金要方》：风虚痰癖，四肢偏枯，两脚弱，手不能上头，或小腹缩痛，胁下挛急，心下有伏水，胁下有积饮，夜喜梦，悲愁不乐，恍惚善忘。此由风虚，五脏受邪所致。或久坐腰痛，耳聋卒起，眼眩头重，或举体流肿疼痹，饮食恶冷，涩涩恶寒，胸中痰满，心下寒疝。及妇人产后余疾，风虚积冷不除者。

2.《千金翼方》：大风虚冷，痰癖偏枯，脚肿满。

【加减】大虚，加苁蓉二两；下痢，加女萎三两；多忘，加石斛、菖蒲、紫石各二两；心下多水者，加茯苓、人参各二两，薯蓣三两。

土瓜丸

【来源】《备急千金要方》卷十一。

【组成】土瓜根（末） 桔梗（末）各半升 大黄一斤（蒸二升米下，晒干） 杏仁一升

【用法】上为末，炼蜜为丸，如梧桐子大。空腹饮服三丸，每日三次。不知加之，以知为度。

【主治】诸脏寒气积聚，烦满，热；饮食中蛊毒，或食生物及水中蛊卵生入腹而成虫蛇，若为鱼鳖；留饮宿食；妇人产瘕，带下百病，阴阳不通利，大小便不节，绝伤堕落，寒热交结，唇口焦黑，身体消瘦，嗜卧少食多魇；产乳胞中余疾，股里热，心腹中急结，痛引阴中。

大黄汤

【来源】《备急千金要方》卷十一。

【组成】大黄 茯苓各半两（一本作黄芩） 乌贼骨二枚 皂荚六枚（如猪牙者） 甘草（如指大者）一尺 芒消（如鸡子）一枚

【用法】上锉。以水六升，煮三沸，去滓纳消。适寒温，尽服之。十日一剂，作如上法，欲服之宿勿食，平旦服，当下病根也。

【主治】

1.《备急千金要方》：蛇癥。

2.《外台秘要》引崔氏：蛇瘕。

【宜忌】《普济方》：忌海藻、菘菜等。

大五明狼毒丸

【来源】《备急千金要方》卷十一。

【组成】狼毒 干地黄各四两 附子 大黄 苁蓉 人参 当归各一两 半夏二两 干姜 桂心各一两半 细辛 五味子 蜀椒 蔄茹（熬令烟尽）各一两 芫花 莽草 厚朴 防己 旋覆花各半两 巴豆二十四枚 杏仁三十枚

【用法】上为末，炼蜜为丸，如梧桐子大。每服二丸，日二夜一。以知为度。

【主治】坚癖痞在人胸胁，或在心腹。

【方论】《千金方衍义》：《金匮要略》九痛丸，《备急千金要方》取治坚癖，参入蜀椒，易去吴萸；萸、椒性味相类，《本经》言下气温中则一，椒则专治虫积也。更加蔄茹、芫花、莽草、防己、大黄、厚朴助巴豆攻积之威；半夏、细辛、杏仁，助干姜涤饮之力；桂心、当归、地黄助附子散血之用；旋覆花专散心下结气，《肘后备急方》与狼毒、附子同治心腹连痛；苁蓉味咸，《本经》有软坚去癥癖之治；五味子强阴益精，辅人参固敛精血，不使随毒劣耗散也。

五石乌头丸

【来源】《备急千金要方》卷十一。

【组成】钟乳（炼） 紫石英 硫黄 赤石脂 矾石 枳实 甘草 白术 紫菀 山茱萸 防风 白薇 桔梗 天雄 皂荚 细辛 苁蓉 人参 附子 藜芦各一两六铢 干姜 吴茱萸 蜀椒 桂心 麦门冬各二两半 乌头三两 厚朴 远志 茯苓各一两半 当归二两 枣膏五合 干地黄一两十八铢

【用法】上为末，蜜和为丸，如梧桐子大。每服十丸，酒送下，一日三次。稍加之。

【主治】百病虚弱，劳冷宿寒，久癖及癥瘕积聚，或呕逆不下食，并风湿诸病。

乌头丸

【来源】《备急千金要方》卷十一。

【别名】乌头煎（《鸡峰普济方》卷九）。

【组成】乌头十五枚　吴茱萸　蜀椒　干姜　桂心各二两半　前胡　细辛　人参　芎藭　白术各一两六铢　皂荚　紫菀　白薇　芍药各十八铢　干地黄一两半

方中前胡，《太平圣惠方》作“柴胡”。

【用法】上为末，炼蜜为丸，如梧桐子大。每服酒下十丸，一日三次。稍加之，以知为度。

【主治】

1.《备急千金要方》：男子、女人寒冷，腹内积聚，邪气往来，厥逆抢心，心痛痹闷，吐下不止，妇人产后羸瘦。

2.《太平圣惠方》：久痃癖气。

甘遂汤

【来源】《备急千金要方》卷十一。

【组成】甘遂　黄芩　芒消　桂心　细辛各一两　大黄三两

【用法】上锉。以水八升，煮取二升半，分三服。

【主治】暴坚久痞，腹有坚者。

恒山丸

【来源】《备急千金要方》卷十一。

【组成】恒山　蜀漆　白薇　桂心　佬甲白术　附子　鳖甲　䗪虫　贝齿各一两半　蜚虻六铢

【用法】上为末，炼蜜为丸，如梧桐子大。每服五丸，以米汁送服，一日三次。

【主治】胁下邪气积聚，往来寒热如温疟。

【方论】《千金方衍义》：此沉寒固结，虽用恒山、蜀漆、二甲、䗪、虻、贝齿削坚破瘀之剂，不得附、桂辛温，无以动之；白薇功专开泄旺气，力除寒热洗洗，发作有时；白术生能逐湿散血，并助诸药破积之力也。

神明度命丸

【来源】《备急千金要方》卷十一。

【组成】大黄　芍药各二两

【用法】上为末，炼蜜为丸，如梧桐子大。每服四丸，每日三次。不知，可加至六七丸，以知为度。

【主治】久患腹内积聚，大小便不通，气上抢心，腹中胀满，逆害饮食。

消石大丸

【来源】《备急千金要方》卷十一。

【别名】大消石丸（《三因极一病证方论》卷九）、消块丸（《丹溪心法》卷三）、千金消石丸（《证治准绳·类方》卷二）、夹钟丸（《家塾方》）。

【组成】消石六两（朴消亦得）　大黄八两　人参　甘草各二两

【用法】上为末，以三年苦酒三升置铜器中，以竹箸柱器中，一升作一刻，凡三升作三刻，以置火上，先纳大黄，常搅不息，使微沸尽一刻，乃纳余药，又尽一刻，有余一刻，极微火使可丸如鸡子中黄。欲下病者用二丸，若不能服大丸者，可分作小丸，不可过四丸也。欲令大，不欲令细，能不分为善。若人羸者可少食，强者不须食，二十日五度服，其和调半日乃下。若妇人服之，下者或如鸡肝，或如米汁正赤黑，或一升，或三升。下后慎风冷，作一杯粥食之，然后作羹臛自养，如产妇法，六月则有子。

【主治】十二癥瘕，及妇人带下，绝产无子。

【宜忌】禁生鱼、猪肉、辛菜。

野葛膏

【来源】《备急千金要方》卷十一。

【组成】野葛一尺　当归　附子　雄黄（油煮一日）　细辛各一两　乌头二两　巴豆一百枚　蜀椒半两

【用法】上锉，以大醋浸一宿，猪膏二斤，煎附子色黄，去滓，纳雄黄粉，搅至凝，敷布上。以掩癥上，复以油重布上，复安十重纸，以熨斗盛火著上，常令热，日三夜二，须膏干益良。

【主治】暴癥。

【方论】《千金方衍义》：野葛杀鬼疰虫毒，兼乌、附、椒、辛、雄、归、巴豆熬膏敷熨，以毒攻毒，与前风毒脚气门中野葛膏辛烈破结虽同，祛风逐湿迥别。

铺脐药饼

【来源】方出《备急千金要方》卷十一，名见《杂病源流犀烛》卷五。

【组成】商陆根

【用法】捣碎蒸之，以新布籍腹上，以药铺着布上，以衣物覆其上，冷复易之，数日用之，旦夕勿息。

【主治】

1.《备急千金要方》：卒暴癥。

2.《杂病源流犀烛》：水蛊。

芫花散

【来源】《备急千金要方》卷十二。

【别名】登仙酒、三建散。

【组成】芫花　桔梗　紫菀　大戟　乌头　附子　天雄　白术　荛花　狼毒　五加皮　莽草　王不留行　栝楼根　栾荆　踯躅　麻黄　白芷　荆芥　茵芋各十分　石斛　车前子　人参　石长生　石南各七分　萆薢　牛膝　蛇床子　菟丝子　狗脊　苁蓉　秦艽各四分　藜芦五分　薯蓣　细辛　当归　薏苡仁　干地黄　芎䓖　杜仲　厚朴　黄耆　干姜　芍药　山茱萸　桂心　吴茱萸　黄芩　防己　五味子　柏子仁　远志　蜀椒　独活　牡丹　橘皮　通草　柴胡　藁本　菖蒲　茯苓　续断　巴戟天　食茱萸各二分

【用法】上药不治不择，不炙不熬，但振去尘土，为粗散。每用药散三两，加糯米三升，细曲末二升，真酒五升，先以三大斗水，煮米作粥极熟，冬月扬去火气，春月稍凉，夏月扬绝大冷，秋稍温；次下曲末，搦使和柔相得；重下药末，搦使突突然好熟；乃下真酒，重搦使散，盛不津器中，以一净杖搅散，经宿即饮，直以布盖，不须密封。凡服药，旦空心服之，以知为度，微觉发动，流入四肢，头面习习然为定，勿更加之。服散者，为细末。每服一方寸匕，和水酒浆饮，无在稍增，以知为度。服丸者，为细末，蜂蜜为丸，如梧桐子大。每服七丸。然作酒服，佳于丸、散，美而易服，流行迅疾。如法服之，常常内消；非理加增，必大吐利。若欲得补，不令吐泻，但取内消，甚大补益，兼逐诸疴。若有患人抱病多时，积癖宿食大块，久气癥瘕积聚，一切痼结者，即须一两度增，令使吐下，泄去恶物尽后。少服内消，便为补益。病在膈上，久冷痰癖积聚，癥结疝瘕，宿食坚块，咳逆上气等一切痼结重病，终日吐唾，逆气上冲胸喉，此皆胃口积冷所致，三焦肠间宿冷以成诸疾，如此例便当吐却此等恶物，轻者一度下，转药令吐却；若重者三五度下之令尽。其吐状法，初吐冷气沫，次吐酢水，须臾吐黄汁大浓，甚苦似牛涎，病若更多者，当吐出紫痰似紫草汁。若有疰者吐，血陈久黑，血新者鲜血。下此吐药，当吐时大闷，须臾自定，即不虚惙，得冷饮食已。欲服取吐者，当以春三月服之，春宜吐故也。凡膈上冷，少腹满，肠鸣，膀胱有气冷，利多者，须加利药于此酒内服之，便去恶物。利法，出泔淀如清水，如黄汁，如青泥。轻者一两度下利药，得利以尽病源；重者五度下利药，令使频得大利，以尽病根。利法，旦起服药，比至晡时可得两三行即断后服。凡长病人，瘦弱虚损，老人贵人，此等人但令少服，积日渐渐加，令多内消愈，除久病不加吐利也。药若伤多，吐利困极不止者，服方寸匕生大豆末，水服之即定；及蓝叶、乌豆叶嚼以咽之，登时即定。此据大困时用之，小小时不须。治一切风病：历节风，二十两和酒五斗；贼风、热风、大风，上同；偏风、瘭疽风、瘫缓风，十二两和酒三斗。此七种并带热，须加冷药押，使常数便利。贼风掣疭，八两和酒二斗。湿风周痹，八两和酒二斗。腰脚挛痛，十二两和酒三斗。筋节拘急，八两和酒二斗。重病后汗不流，初觉三服，一服一盏；年久服一升。食热食如锥刀刺者，八两和酒二斗。口喎面戾，一眼不合者，初得四两和酒一斗；年久十二两和酒三斗。头面风似虫行，又似毛发在面上者，八两和酒二斗。起即头旋，良久始定者，四两和酒一斗。心闷呕逆项强者，风在心脏，欲风欲雨，便即先发者，八两和酒二斗。因疮得风，口强脊脉急者，五服即定，一服一盏。治一切冷病积冷癖瘦者，四两和酒一斗；强者六两和酒一斗半。痰饮疝瘕，六两和酒一斗半。宿食呕吐，四两和酒一斗。癥瘕肠鸣，噫，八两和酒二斗。瘰痔块坚，冷嗽上气，二十两和酒五斗。奔豚冷气，六两和酒一斗半。噎，六两和酒一斗半。久疰，八两和酒二斗。冷痢，六两和酒一斗半。久劳，八两和酒二斗。卒中恶注忤，心腹胀，气急欲死者，三服定，一服一盏。大吐出鲜血、瘴气，三服定，一服一盏。蛊毒，五服定，一服一盏。温疟，五服定，一服一盏。痎疟，五服永愈，一服一盏。治妇人诸风诸病等，并依前件。带下，十二两和酒三斗。崩中，六两和酒一斗半。月闭不通，六两和酒一斗半。冷病不产，六两和酒一斗半。断绪不产，八两和酒二斗。月水前后不调，乍多乍少，亦令人绝产，四两和酒一斗。产后风冷不产，六两和酒二斗；若重者，八两和酒二斗；甚者，十六两和酒三斗；大重者，子宫下垂，十六两和酒四斗。

【功用】少服内消，便为补益，兼逐诸疴；加增服之，令使吐下，泄去恶物，以尽病源。凡在世人有虚损阳衰，消瘦骨立者，服之非常补益，旬月之间肌肤充悦，颜色光泽，髓溢精满，少壮一等。凡众疴万病皆除之。

【主治】一切风冷痰饮，积癥宿食，癥癖痎疟，风病历节，虚损阳衰，消瘦骨立，噎膈冷痢，癞痔疝瘕，奔豚冷气，中恶注忤，瘴气蛊毒，以及妇人带下崩中，月水前后不调，乍多乍少，月闭不通，冷病不产，子宫下垂诸病。

【宜忌】服此药者，丸及散等并得，唯不得作汤。凡服药，慎勿早食，早食触药，必当大吐，令人咽痛，三两日后始愈。平旦服药，至午时待药势定，宜先食冷饭菹，饮冷浆水，午后药势好定，任食热食无忌。凡是猪、鸡、五辛、生冷、酢滑任意食之弥佳，唯不得食诸豆，皆杀药。

【方论】《千金方衍义》：崇古立方，有一方专主一病者，有一方兼主数病者，此方统主万病。而《备急千金要方》隶之胆腑门者，以所主诸证风木受病居多，所用诸药祛垢涤痰最猛。胆为清净之腑，平时委积，固疾得此，一旦豁然。他如玉壶、备急、太乙、神精、紫葛等方，同列胆腑，无非迅扫陈积，复归清净之意。而此首主疠风方中，乌头、附子、天雄破散坚积；干姜、细辛、蜀椒、蛇床、吴萸、食茱开通湿痹；麻黄、栾荆、踯躅、狼毒、莽草、茵芋、石南、石长生搜逐疠风；芫花、荛花、藜芦、大戟、防己、王不留行攻利毒水；狗脊、萆薢、续断、秦艽、石斛、五加、柏仁、薏苡坚强筋骨；独活、藁本、白芷、荆芥、柴胡、黄芩、菖蒲、桔梗、栝楼根解散风热；桂心、牡丹、当归、芍药、芎䓖、地黄、牛膝、紫菀流行血脉；巴戟、远志、苁蓉、菟丝、薯蓣、山萸、杜仲、五味滋培肾精；白术、厚朴、橘皮、茯苓、车前、通草健运脾气；人参、黄耆鼓舞诸味。其乌、附、天雄、椒、萸、姜、桂之类过烈，则以芎、归、芍、地等味滋之；踯躅、狼毒、茵芋、莽草之类过劣，则以黄芩、桔梗、石斛、柏子仁等味化之；芫花、荛花、大戟、防己之类过利，则以白术、茯苓、薯蓣、薏苡等味濡之；麻黄、独活之类过散，则以黄耆、五味等味收之；蛇床、石南、巴戟、苁蓉之类过补，则以车前、通草等味泄之。诸药之性味杂陈，非藉藜芦、细辛、芍药不能激发。人参使之克应，孰谓相反，不宜并用哉；若以人参为补益之用，殊非立方之意矣。方以芫花立名，性专利水通痹，能杀疠风虫毒。方中乌、附、天雄并用，故名三建散。以之酿酒，能主疠风；言得恶疾，即当弃家修道，往往疾愈成仙，故又名登仙酒云。

耆婆万病丸

【来源】《备急千金要方》卷十二。

【别名】万病丸、牛黄丸、耆婆丸。

【组成】牛黄　麝香　犀角（一方云一铢）各一分　朱砂　雄黄　黄连　禹余粮　大戟　芫花　芫青六枚　人参　石蜥蜴一寸　茯苓　干姜　桂心　当归　川芎　芍药　甘遂　黄芩　桑白皮　蜀椒　细辛　桔梗　巴豆　前胡　紫菀　蒲黄　葶苈　防风各一分　蜈蚣三节

方中朱砂、雄黄、黄连、禹余粮、大戟、芫花、人参用量原缺。

【用法】牛黄、麝香、犀角、朱砂、雄黄、禹余粮、巴豆别研，余者合捣，重绢下之，以白蜜和，更捣三千杵，为丸，如梧桐子大，密封之。每服三丸，破、除日平旦空腹酒送下。取微下三升恶水为良。若卒暴病，不要待平旦，无问早、晚即服，以吐利为度；若不吐利，更加一丸至三五丸，须吐利为度，不得限以丸数，病强药少即不吐利，更非他故；若其发迟，以热饮汁投之，若吐利不止，即以醋饭二三口止之。一日服，二日补之，得食新米，韭骨汁作羹粥臛饮食之，三四顿大良，亦不得全饱。吐利以后，常须闭口少语，于无风处温床暖室将息。若旅行卒暴，无饮，以小便送之佳；若一岁以下小儿有疾者，令乳母服二小豆，亦以吐利为度；近病及卒病皆用，多积久病即少服，常取微溏为度。卒病欲死，服三丸如小豆，取吐利即愈；卒得中恶口噤，服二丸如小豆，暖水一合灌口，令下微利即愈；五疰鬼刺客忤，服二丸如小豆，不愈，后日更服三丸；男女邪病，歌哭无时，腹大如妊娠，服二丸如小豆，日二夜一，间食服之；猫鬼病，服三丸如小豆，未愈更服；蛊毒、吐血、腹痛如刺，服二丸如小豆，不愈更服；疟病未发前，服一丸如小豆，不愈，后日更服；诸有痰饮者，服三丸如小豆；冷癖，服三丸如小豆，一日三次，皆间食，常令微溏利；宿食不消，服二丸如小豆，取利；癥瘕积聚，服二丸如小豆，日服三次，皆间食，以利愈止；拘急、心腹胀满、心痛，服三丸如小豆，不愈更服；上气喘逆，胸满不得卧，服二丸如小豆，不愈更服；大痢，服一丸如小豆，一日三次；疳湿，以一丸如杏仁，和酢二合灌下部，亦服二丸如小豆；水病，服三丸如小豆，一日二次，皆间食服之，愈止，人弱隔日服；头痛恶寒，服二丸如小豆，覆取汗；伤寒时行，服二丸如小豆，一日三次，间食服之；小便不通，服二丸如小豆，不愈，明日更服；大便不通，服三丸如小豆，又纳一丸下部中，即通；耳聋、聤耳，以绵裹一丸如小枣核，塞之愈；鼻衄，服二丸如小豆即愈；痈肿、疔肿、破肿，纳一丸如麻子，日一敷，其根自出愈；犯疔肿血出，猪脂和敷有孔内孔中，愈止；胸背腰胁肿，以酢和敷肿上，日一易，又服二丸如小豆；癞疮，以酢泔洗之，取药和猪脂敷之；瘘疮有孔，以一丸如小豆纳孔中，且和猪脂敷之；痔疮，涂绵箸上，纳孔中，日别易，愈止；瘰疬，以酢和敷上愈；诸冷疮积年不愈者，以酢和涂其上，亦饼贴，愈；癣疮，以布揩令汁出，以酢和敷上，日别一易，立愈；恶刺，以一丸纳疮孔中，即愈；蝮蛇螫，取少许纳螫处，若毒入腹，心闷欲绝者，服三丸如小豆；蝎螫，以少许敷螫处；蜂螫，以少许敷螫处；妇人诸疾。胞衣不下，服二丸如小豆，取吐利即出；小儿客忤，服二丸如米，和乳汁敷乳头，令嗍之；小儿惊痫，服二丸如米，涂乳头，令嗍之，看儿大小量之；小儿乳不消，心腹胀满，服二丸如米，涂乳头，令嗍之，不愈更服。

【主治】七种癖块，五种癫病，十种疰忤，七种飞尸，十二种蛊毒，五种黄病，十二时疟疾，十种水病，八种大风，十二种瘰痹；并风入头，眼暗漠漠；及上气咳嗽，喉中如水鸡声，不得眠卧；饮食不作肌肤，五脏滞气，积聚不消，壅闭不通，心腹胀满及连胸背，鼓气坚结，流入四肢，或复心膈气满，时定时发，十年二十年不愈；五种下痢，疳虫、寸白诸虫；上下冷热，久积痰饮，令人多睡，消瘦无力，荫入骨髓，便成患滞，身体气肿，饮食呕逆，腰脚酸疼，四肢沉重，不能久行立；妇人因产，冷入子脏，脏中不净，或闭塞不通，胞中瘀血冷滞，出流不尽，时时疼痛为患，或因此断产；并小儿赤白下痢；及狐臭、耳聋鼻塞等病。

【宜忌】忌陈臭，生冷，酢、滑、粘食，大蒜，猪、鱼、鸡、狗、马、驴肉，白酒，行房，七日外始得。产妇勿服之。

【方论】《千金方衍义》：方中牛黄、麝脐开关利窍；犀角、黄连消瘀散热，朱砂、雄黄镇惊豁痰，蜈蚣、蜥蜴、芫青攻毒祛风，巴豆、芫花、甘遂、大戟、葶苈破积利水，干姜、桂心、蜀椒、细辛开痹逐湿，川芎、当归、芍药、蒲黄、紫菀和血通经，桑皮、前胡、防风、黄芩、茯苓、桔梗透表达气，人参助诸药力，禹余粮固诸药性，共襄搜根剔弊之功。凡系实证，便可谅用，不必拘以方例等治也。予尝用治十年二十年痼疾，如伏痰悬饮，当背恶寒，无不神应；肢体沉重，腰脚酸痛，服之即捷；而坚积痞块，虽未全瘳，势亦大减，惜乎世罕知用耳。

散癥汤

【来源】方出《备急千金要方》卷十一，名见《普济方》卷一七四。

【组成】鸡屎一升　白米五合

【用法】上合炒，令米焦，捣末。以水二升，顿服取尽。须臾吐出病如研米，若无米当出痰，永憎米，不复食。

【主治】米癥，常欲食米，若不得米则胸中清水出。

紫葛丸

【来源】《备急千金要方》卷十二。

【组成】紫葛　石膏　人参　丹参　细辛　紫参　苦参　玄参　齐盐　代赭　苁蓉　巴豆　乌头各三分　干姜　桂心　独活各五分

【用法】上为末，炼蜜为丸，如小豆大。每服六丸，食前三丸，食后三丸。若觉体中大热，各减一丸服之。服药后十日，得利黄白汁大佳。妇人食前、食后只服二丸；两岁以下儿服米粒大。

【主治】诸热不调，腹中积聚，心腹满，心下坚，宿食痰饮，食吐逆；上气咳嗽，咽喉鸣，短气；黄疸，久疟，面肿，四肢烦重，身浮肿，坐起体重；热病湿䘌下部痒，大肠出，热淋，关格不通，下利颜色不定；羸瘦无力，弱房少精，精冷；体疮痒，身体斑驳；从高坠下绝伤；坠胎后伤损血，皮肉焦烂，月水不定，或后或前，月水断，心下闷满，肩膊沉重；小儿百病，小儿癖气乳不消，小儿身常壮热，腹内有病。

【宜忌】忌五辛、猪、鸡、鱼、蒜。

【方论】《千金方衍义》：紫葛丸治寒热不调而为方后诸病，故用巴豆、姜、桂、乌头以破寒积；紫葛、石膏、石盐、苦、紫、丹、元四参以散热结；独活、细辛以通经络；代赭治贼风、鬼疰、虫毒；苁蓉止茎中寒热痛，人参以助诸药之力；但紫葛药肆罕得，宜以紫菀代之，以本经专主胸中寒热结气也。

大度世丸

【来源】《备急千金要方》卷十七。

【组成】牛黄　大黄　雄黄　细辛　附子　真珠　甘草　人参　射罔　丹砂　鬼臼　莽草各一两　蜀椒　麝香　鬼箭羽　茯苓　桂心　紫菀各二两　干姜三两　野葛一尺　蜥蜴　蜈蚣各一枚　巴豆仁八十枚　地胆五十枚　元青二十枚　樗鸡二十枚

【用法】上为末，炼蜜为丸，如小豆大。每次二丸，食前服，一日三次。

【主治】癥结积聚，伏尸，长病寒热，注气流行皮中，久病着床，肌肉消尽，四肢烦热，呕逆不食，伤寒时气恶疰，汗出，口噤不开，心痛。

江南度世丸

【来源】《备急千金要方》卷十七。

【组成】蜀椒三两　人参　细辛　甘草各二两　茯苓　真珠　大黄　干姜　丹砂　野葛　桂心　雄黄　鬼臼　麝香各一两　乌头　牛黄各二分　附子　紫菀各六分　巴豆六十枚　蜈蚣二枚

【用法】上为末，炼蜜为丸。饮服小豆大二丸，加至四丸，每日一次。加獭肝一具尤良。

【主治】癥结积聚，伏尸，长病寒热，疰气流行皮中，久病著床，肌肉消尽，四肢烦热，呕逆不食，伤寒时气，恶疰汗出，口噤不开，心痛。

顺流紫丸

【来源】《备急千金要方》卷十八。

【组成】石膏五分　代赭　乌贼骨　半夏各三分　桂心四分　巴豆七枚

【用法】上为末，炼蜜为丸，如胡豆大。平旦服一丸，加至二丸。

【主治】心腹积聚，两胁胀满，留饮痰癖，大小便不利，小腹切痛，膈气上塞。

【方论】《千金方衍义》：紫丸专取代赭煅赤以镇心下痰澼，配以石膏之寒而化心下结热，并取半夏涤除痰饮，乌贼清理干血，桂心分解痰血，巴豆上涌冷涎，下破寒积。服此则痰水顺流而下，故以名方。

云母水

【来源】《备急千金要方》卷二十七。

【组成】上白云母二十斤

【用法】薄擘，以露水八斗作汤，分半洮洗云母，如此再过，又取二斗作汤，纳芒消十斤，以云母木器中渍之，二十日出，绢袋盛，悬屋上，勿使见风日，令燥，以水渍，鹿皮为囊，揉挺之，从旦至中，乃以细绢下筛，滓复揉挺，令得好粉五斗，余者弃之，取粉一斗，纳崖蜜二斤，搅令如粥，纳生竹桶中薄削之，漆固口，埋北垣南岸下，入地六尺，覆土，春夏四十日，秋冬三十日出之，当如泽为成，若洞洞不消者，更埋三十日出之。先取水一合，纳药一合，搅和尽服之，一日三次，水寒温尽自在。服十日，小便当变黄，此先疗劳气风疹也，二十日腹中寒癖消，三十日龋齿除，更新生，四十日不畏风寒，五十日诸病皆愈，颜色日少，长生神仙。

【功用】《医方考》：长生延年。

【主治】劳气风疹，腹中寒癖，龋齿。

干姜丸

【来源】《千金翼方》卷五。

【组成】干姜一两半　芎藭　芍药各二两　前胡（熬）　干地黄（熬）　桃仁（熬，去皮尖两仁者）　茯苓各一两　人参　当归各三两　杏仁（熬，去皮尖两仁者）　朴消　蜀椒（汗）　蛴螬（熬）　䗪虫（熬）　虻虫（去翅足，熬）　水蛭各一合（熬）

【用法】上为末，炼蜜为丸，如梧桐子大。食前以饮服三丸。可增至十丸。

【主治】妇人瘕结胁肋下。

乌头丸

【来源】《千金翼方》卷五。

【组成】乌头（炮，去皮）　巴豆（去心皮，熬）各半两　人参　消石各一两　大黄二两　戎盐一两半　苦参　黄芩　䗪虫（熬）　半夏（洗）　桂心各三分

【用法】上为末，纳蜜、青牛胆汁拌和为丸，如梧桐子大。宿不食，酒服五丸。卧须臾，当下。黄者，心腹积也；青如粥汁者，膈上邪气也；下崩血如腐肉者，内伤也；赤如血者，乳余疾也；如蛊刺者，虫也。下已，必渴。渴，饮粥；饥，食苏糜。三日后当温食，食必肥浓。四十日平复。

【主治】心腹积聚，膈中气闷胀满，疝瘕，内伤瘀血，产乳众疾及诸不足。

牡蒙丸

【来源】《千金翼方》卷五。

【组成】牡蒙　苁蓉　乌喙（炮，去皮）　石膏（研）　藜芦各三分　巴豆六十个（去心皮，熬）　干姜　桂心各二两　半夏五分（洗）

【用法】上为末，别捣巴豆如膏，合诸药，令调和，捣至熟，或少入蜜，为丸，如小豆大。每服二丸，一日三次，以饮送服。

【主治】男子疝瘕，女子血瘕，心腹坚积聚，乳余疾，小腹坚满，贯脐痛，热中腰背痛，小便不利，大便难，不下食，有伏蛊胪胀肿，久寒热，胃管有邪气。

下病散

【来源】《千金翼方》卷八。

【组成】大黄　细辛　朴消各一两　消石　附子（炮，去皮）　虻虫（去翅足，熬）各三分　黄芩　干姜各一两　芍药　土瓜根　代赭　丹砂各二两（研）　牛膝一斤　桃仁二升（去皮尖双仁）　蛴螬二枚（炙）

【用法】上锉。水、酒各五升，渍药一宿，明旦乃煮取四升，去滓；纳朴消、消石，烊令尽，分四服。服别相去如一炊顷。

【主治】瘕，月水瘀血不通。

【宜忌】去病后，宜食黄鸭羹。

济神丸

【来源】《千金翼方》卷十二。

【组成】茯神　茯苓　桂心　干姜各四两　菖蒲　远志（去心）　细辛　白术　人参各三两　甘草二两（炙）　枣膏八两

【用法】上药治下筛，炼蜜和，更捣万杵，为丸如弹丸大。每含一丸，有津咽之，尽，更含之。若食生冷宿食不消，增一丸。

【主治】积聚结气，呕逆，心腹绞痛，口干，胀，酢咽吐呕。

大草乌头丸

【来源】《千金翼方》卷十五。

【别名】乌头丸（《圣济总录》卷九十一）。

【组成】乌头十五分（炮，去皮）　人参五分　生

姜二两　前胡　蜀椒（去目并闭口者，汗）　黄芩　白术　半夏（洗）　黄连　吴茱萸　龙骨　白头翁　干姜　细辛　桔梗　紫菀　芎藭　厚朴（炙）　女萎　矾石（烧）　桂心　甘草（炙）各一两

【用法】上为末，炼蜜为丸，如梧桐子大。每服十丸，酒送下，日三夜一。以知为度。

【功用】破积聚。

【主治】寒冷虚损，五十年心腹积聚，百病邪气往来，厥逆抢心，痹顽羸瘦骨立，不能食。

消石大丸

【来源】《千金翼方》卷十五。

【组成】消石十二两（熬之令干）　蜀椒一升二合（去目闭口；汗）　水蛭一百枚（熬）　虻虫二两半（去翅足，熬）　大黄一斤　茯苓六两　柴胡八两（去苗）　川芎五两　蛴螬三十枚（熬）

【用法】上为末，炼蜜为丸，如梧桐子大。每服五丸，空腹以饮送下，一日三次，五日进十丸，此皆不下，自此以后任意加之，一日可数十丸。与羊臛自补，若利当盆下之，勿于圊。

【主治】男子女人惊厥口干，心下坚，羸瘦不能食，喜卧，坠堕血瘀，久咳上气胸痛，足胫不仁而冷，少腹满而痛，身重目眩，百节疼痛，上虚下实。又主女人乳余疾带下，五脏散癖，伏热，大如碗，坚肿在心下，胸中津液内结，浮肿膝寒，蛊毒淫跃，若渴大虚。

【宜忌】慎风冷。

【加减】若女人月经闭，加桃仁三十枚（去皮尖双仁，熬）。

芫菁酒

【来源】《千金翼方》卷十六。

【组成】芫菁　巴豆（去皮心，熬）　斑蝥（去翅足，熬）各三十个　附子（去皮）　踯躅　细辛　乌头（去皮）　干姜　桂心　蜀椒（去目闭口者，汗）　天雄（去皮）　黄芩各一两

【用法】上切，以酒一斗渍十日。每服半合，一日二次，因苦烦闷，饮一升水解之，以知为度。服酒当从少起，药发当吐清汁一二升。

【主治】百病风邪狂走，少腹肿，癥瘕，霍乱中恶，飞尸遁注，暴癥伤寒，中风湿冷，头痛身重诸病，寒热风虚及头风。

人参丸

【来源】《千金翼方》卷十九。

【组成】人参　龙胆　杏仁（去皮尖及双仁，熬）　石各二两（炼）　曾青三分　黄石脂一两

【用法】上为末，餳和为丸，如梧桐子大。饮服二丸，一日三次；亦可作散，服一刀圭。

【主治】三虫疝瘕成鱼鳖、虾蟆，令人面目枯无润泽，精寒劳瘦。

三棱草煎

【来源】《千金翼方》卷十九。

【组成】三棱草（切取）一石

【用法】上一味，以水五石，煮取一石，去滓；更煎取三斗，于铜器中重釜煎如稠糖，出纳密器中。旦以酒一盏，服一匕，一日二次。每服常令酒气相续。

【主治】癥癖。

太一白丸

【来源】《千金翼方》卷十九。

【组成】狼毒　桂心各半两　乌头（炮，去皮）　附子（炮，去皮）　芍药各一两

【用法】上为末，炼蜜为丸，如梧桐子大。旦服二丸，暮三丸，以酒送下；知热，止。久服大佳。

【功用】消谷长肌，强中。

【主治】八痞，两胁积聚有若盘盂，胸痛彻背，奄奄恻恻，里急气满，噫，项强痛极者；耳聋，消渴泄痢，手足烦，或有流肿，小便苦数，淋沥不尽，不能饮食，少气流饮，时复闷寒，少腹寒，大肠热，恍惚喜忘，意有不定，五缓六急，食不生肌肉，面目黧黑。

芒消汤

【来源】《千金翼方》卷十九。

【组成】木防己　白术　鬼臼各一两半　芒消　芍药　当归各二两　大黄三两　蜈蚣（炙）　蜥蜴（炙）各二枚　甘草一两（炙）
【用法】上锉，以水七升，煮取二升，去滓，下芒消，分为三服，每日三次。
【主治】暴癥坚结。

太一神明丸

【来源】《千金翼方》卷二十。
【组成】雄黄四两　真珠二两　丹砂二两　藜芦一两　半附子一两半（去皮，炮）　斑蝥二十枚（熬）　杏仁八十枚（去尖皮双仁，熬）　地胆二七枚　矾石一两（烧）　赤足蜈蚣二枚（炙）　巴豆七十枚（去皮心）　鬼臼三两　特生礜石五两（烧）
【用法】上药治下筛，咀礜石令如麦大，桑白皮如钱大十四枚，令于铁器中熬桑白皮焦黑止，捣二千杵，纳丹砂、雄黄诸药，合捣四千杵，白蜜和为丸，如小豆大。纵不知病进退，绕脐相逐，上下不定，按之挑手，心中温温如有虫者，病走皮中，相次即取一丸摩病上，急挼手下皮青，不青当白黑，若有赤，病死皮中也；若为蜂蛇所中，中恶，服一丸，一丸著疮中，若不知，更加至三丸；卒得飞尸腹中切痛，服三丸，破一丸敷疮上即愈；夜梦寤惊恐，问病临丧，服一丸，渍一丸涂之，止恶邪气不敢近人；卒中鬼魅，狂言妄语，一丸涂其脉上，一丸涂人中，即愈；蛊毒病，一宿勿食，明旦服一丸，不知，增至二丸至三丸，以知为度；癥结，宿物勿食，服四丸，但欲癥消，每服一丸，一日三次，病下如鸡子白，或下蛇虫，下后以肥肉精作羹补之。
【主治】腹中癥积聚支满，寒热鬼疰，久病咳逆吐血，蛊注，胸中结气，咽中如有物，宿食久寒。

温白丸

【来源】《外台秘要》卷十二引《崔氏方》。
【别名】厚朴丸（《云岐子保命集》卷中）。
【组成】紫菀三分　吴茱萸三分　菖蒲二分　紫胡二分　厚朴二分（炙）　桔梗二分　皂荚三分（去皮子，炙）　乌头十分（熬）　茯苓二分　桂心二分　干姜二分　黄连二分　蜀椒二分（汗）　巴豆一分（熬）　人参二分
【用法】上为末，和白蜜为丸，如梧桐子大。每服二丸，不知，渐加至五丸，以知为度，食后姜汤送下。
【主治】心腹积聚，久癥癖，块大如杯碗，支满上气，时时腹胀，心下坚结，上来抢心，旁攻两胁，彻背连胸，痛无常处，绕脐绞痛，状如虫咬；又疗十种水病，八种痞塞，反胃吐逆，饮食噎塞；或五淋五痔；或九种心痛，积年食不消化；或妇人不产，或断续多年，带下淋沥；或痎疟连年不愈；又疗诸风，身体顽痹，不知痛痒，或半身疼痛，或眉发堕落；或癫或痫；或妇人五邪，梦与鬼交，四肢沉重，不能饮食，昏昏默默，终日忧愁，情中不乐，或恐或惧，或悲或啼，饮食无味，月水不调，身似怀孕，连年累月，羸瘦困弊。
【宜忌】禁生冷、饧、醋、猪、羊、鱼、鸡犬、牛、马、鹅肉、五辛、葱、面、油腻、豆及糯米粘滑、郁、臭之属。

羁縻攻之方

【来源】《外台秘要》卷十二引《崔氏方》。
【组成】鳖甲八分（炙）　龟甲八分（炙）　桑耳八分（金色者，炙）　大黄八分　吴茱萸八分　防葵八分　附子四分（炮）
【用法】上药治下筛，炼蜜为丸，如梧桐子大。每服十丸，饮苦酒送下，日再服；渐渐加一丸，以微泄为度，无所忌；日晚服马苋汁三四合，以愈为期，亦是单煮，暖此汁服前药更佳。
【主治】腹中癥癖兼虚热，不可用纯冷专泻药者。
【宜忌】忌猪肉、冷水。

七宣丸

【来源】《医方类聚》卷八十六引《千金月令》。
【组成】大黄十五两　枳壳（去瓤子，炒）　柴胡　诃黎勒皮各三两　槟榔仁六两　青木香五两
【用法】上为末，蜜为丸。初服二十丸，加至四十丸，疾在下，空腹服；在上，食后服，酒、饮下并得。
【主治】冷热气疾，癥癖结聚，痃气。

练中丸

【来源】《外台秘要》卷十二引《必效方》。

【别名】桂心丸（《太平圣惠方》卷四十九）。

【组成】大黄一斤　朴消十两（炼）　芍药八两　桂心四两

【用法】上为末，炼蜜为丸，如梧桐子大。每服二十丸，早晨酒送下，一日二次，稍加至三十丸，以利为度，能积服弥佳，纵利不虚人。服十日许，记事如少时。

【主治】癖。虚热，两胁下癖痛，恶不能食，四肢瘦弱，口干，唾涕稠粘，眼涩，头时时痛，并气冲背膊虚肿，大小便涩，小腹痛，热冲，头发落，耳鸣，弥至健忘。

【宜忌】忌食生葱。

七宣丸

【来源】《外台秘要》卷三十一引《必效方》。

【组成】大黄十五两　枳实（炙）　青木香　柴胡　诃黎勒皮各五两　桃仁六两（去皮尖，熬）　甘草四两（炙）

本方为原书五补七宣丸之第二方。

【用法】上为末，蜜为丸，如梧桐子大。每服二十丸，以酒送下，稍加至五十丸，病在下，空腹服，病在上，食后服。以宣利为度。若是初生孩子，可与三丸、五丸，稍稍加之，取通利。

《外台秘要》引《必效方》：此药功效不可尽说，如前十数种病，则须服七宣丸。自外轻病，不妨与五补丸兼服，循环不辍。

【主治】风气结聚，宿食不消，兼沙石、皮毛在腹中；积年腰膝疼痛，寒冷如冰石；脚气冲心，愦闷将死，头旋暗倒，肩背重闷，心腹胀满，胃膈闭塞；风毒肿气连及头面，及大小便或利涩，脾胃气不理，不能饮食，夜卧脚转筋，脉掣痛，恍恍然眠寝不安。

蟹爪丸

【来源】《外台秘要》卷十二引《广济方》。

【组成】蟹爪三分　附子六分（炮）　麝香三分（研）　半夏六分　生姜四分（屑）　鳖甲六分（炙）　防葵六分　郁李仁八合

【用法】上为末，炼蜜为丸，如梧桐子大。每服二十丸，空腹以酒送下，一日二次，以知为度。

【主治】鳖癥，伏在心下，手揣见头足，时时转者，并心腹宿癥。

【宜忌】

1.《外台秘要》引《广济方》：忌生冷、猪肉、苋菜。

2.《普济方》：忌生冷、油盐、热面、荞麦、陈臭、粘腻、羊肉、饧、猪肉、苋菜。

鳖甲丸

【来源】《外台秘要》卷十二引《广济方》。

【组成】鳖甲八分（炙）　牛膝五分　芎䓖四分　防葵四分　大黄六分　当归四分　干姜四分　桂心四分　细辛四分　附子四分（炮）　甘草四分（炙）　巴豆二七个

【用法】上为末，炼蜜为丸，如梧桐子大。每服四丸，平旦空腹温酒送下，每日三次，渐加，以微利一二行为度。

【主治】腹中痃气癖硬，两胁脐下硬如石，按之痛，腹满不下食，心闷咳逆，积年不愈。

【宜忌】忌生葱、苋菜。

紫双丸

【来源】《外台秘要》卷三十五引《广济方》。

【组成】代赭（研）　丹砂（研）　大黄各八分　青木香　当归各五分　桂心四分　犀角三分（屑）　巴豆六分

【用法】上为末，炼蜜为丸，如梧桐子大。十岁儿服大豆二丸，六岁者小豆许二丸，以下临时斟酌。要泻病出为度，久疾日一丸，以溏泄而已，不在猛泻。

【主治】小儿及大人腹中宿食积成癥癖，两胁妨闷，气息喘急，不能食，面黄，日渐消瘦，腹大胀硬。

大麝香丸

【来源】《外台秘要》卷十三引《近效方》。

【组成】麝香　牛黄　藜芦（炙）　朱砂　蜀当归　茯苓　桔梗　鬼箭羽　金牙　乌头（炮）　桂心　吴茱萸　贯众　丹参各一分　蜈蚣（去足，炙）　干姜　人参　虎骨各二分　鬼臼半分　芍药　雄黄各一分半　巴豆二十枚（去心皮，熬）　蜥蜴半枚（炙）

【用法】上药治下筛，炼蜜为丸，如梧桐子大。以饮下三丸。至辰时下利。若不利，热饮投之，即利，三两行后，饮冷醋止之，即定。然后煮葱食之，勿食冷水。明日依前服之，永愈。蛇蝎蜂螫，取一丸研破，和醋涂之。

【主治】积年心痛，尸注蛊毒，癥癖气乘心，两肋下有块，温瘴毒气，精魅邪气，或悲或哭，蛇蝎蜂等所螫。

【宜忌】忌热面、生菜、柿子、梨、狸肉、生血物、猪肉、生葱、芦笋。

吴茱萸丸

【来源】《外台秘要》卷七引《深师方》。

【组成】吴茱萸十分　紫菀三分　白薇三分　乌头十分（炮）　桂心六分　前胡　芍药　细辛　芎䓖　黄芩各五分

【用法】上药治下筛，炼蜜为丸，如梧桐子大。每服五丸，酒送下，一日三次。稍加之。

【主治】虚冷痰癖疝，食不消，心腹痛，气弱不欲食，虚惙羸瘦。

【宜忌】忌猪肉、冷水、桃李、生葱、生菜等。

朱雀汤

【来源】《外台秘要》卷八引《深师方》。

【组成】甘遂　芫花各一分　大戟三分

【用法】上为散，以大枣十二枚（擘破），水六升，先煎枣，取二升；纳药三方寸匕，更煎取一升一合，分再服。以吐下为知，未知重服，甚良无比。

【主治】久病癖饮，停痰不消，在胸膈上液液，时头眩痛，苦挛，眼睛、身体、手足、十指甲尽黄；亦疗胁下支满饮，辄引胁下痛。

温脾丸

【来源】《外台秘要》卷八引《深师方》。

【组成】干姜三两（炒）　芍药三两　蜀椒二两（汗）　小草一两（熬干）　芎䓖　茯苓　桃仁（去皮尖）　柴胡（熬干）各三两　大黄八两（切，熬令黄黑）

【用法】上为末，炼蜜为丸，如大豆许。每服十丸，一日三次。

【主治】久寒，宿食，酒癖。

【宜忌】忌大醋。

乌头丸

【来源】《外台秘要》卷十二引《深师方》。

【组成】乌头七枚（炮）　干姜五分　皂荚五分（连皮子，炙）　菖蒲三分　桂心四分　柴胡三分　附子三分（炮）　人参三分　厚朴三分（炙）　黄连三分　茯苓三分　蜀椒五分（汗）　吴茱萸四分　桔梗三分

【用法】上为末，炼蜜为丸，如梧桐子大。每服二丸，一日三次；稍加至十五丸。

【主治】心腹积聚胀满，少食多厌，绕脐痛，按之排手；寒中有水，上气；女人产后余疾。大人风癫，少小风惊痫百病。

【宜忌】忌猪肉、冷水、醋物、生葱、羊肉、饧。

吴茱萸丸

【来源】《外台秘要》卷十二引《深师方》。

【组成】吴茱萸八分　附子三分（炮）　厚朴五分（炙）　半夏五分（洗）　桂心五分　人参五分　矾石五分（熬）　枳实五分（炙）　干姜五分

【用法】上药治下筛，炼蜜为丸，如梧桐子大。每服二十丸，以酒送下，一日三次。不知，增之。

【主治】久寒癖，胸满短气，心腹坚，呕吐，手足逆冷，时来时去，痛不欲食，食即为患，心冷，引腰背强急。

茱萸丸

【来源】《医心方》卷九引《深师方》。

【组成】吴茱萸二两　椒一两半　黄芩一两　前胡一两　细辛六分　皂角二枚　人参三分　茯苓一两半　附子一两　干姜六分　半夏一两

【用法】上药治下筛，炼蜜为丸，如梧桐子大。每服三丸，一日三次，不知稍增之。

【主治】膈上冷，膈下热，宿食癖饮积聚，食不消，塞在胸中，或反胃害食消瘦。

生地黄煎破血丸

【来源】《外台秘要》卷三十四引《删繁方》。

【别名】生地黄煎丸（《太平圣惠方》卷七十九）。

【组成】生地黄汁一升　生牛膝汁一升　干漆一斤（半熬）

【用法】上药捣漆为散，纳生地等汁中搅，微火煎，取堪为丸止，停搅，丸如梧桐子大。每服三丸，以酒送下，一日二次。若觉腹内过痛，食后乃服之。

【主治】女人脏寒，子门不开，血聚腹中，生肉瘕，筑筑如物，呼为癥气。

香附一物丸

【来源】《医学正传》卷七引《产宝》。

【别名】香附调经丸（《松崖医径》）、香附丸（《医学入门》卷八）。

【组成】香附子（杵去皮毛）不拘多少（米醋浸一日夜，用瓦铫煮令熟，焙干）

【用法】上为细末，醋糊为丸，如梧桐子大，晒干。每服五十丸，淡醋汤送下。

【主治】

1.《医学正传》引《产宝》：经候不调，血气刺痛，腹胁膨胀，头眩恶心，崩漏带下。

2.《医学入门》：便血癥瘕。

桃仁粥

【来源】方出《证类本草》卷二十三引《食医心镜》，名见《太平圣惠方》卷九十七。

【组成】桃仁三两（去皮尖）

【用法】以水一升，研取汁，和粳米二合煮粥食之。

【功用】《药粥疗法》：活血通经，祛瘀止痛。

【主治】

1.《证类本草》引《食医心镜》：上气咳嗽，胸膈痞满，气喘；传尸鬼气，痃癖注气，血气不通，日渐消瘦。

2.《太平圣惠方》：产后血癥，疼痛，不多食。

3.《圣济总录》：冷气心腹痛、妨闷。

4.《药粥疗法》：瘀血停滞所引起的妇女血滞经闭、痛经，产后瘀阻腹痛，跌打损伤，瘀血肿痛，胸胁刺痛，以及高血压、冠心病、心绞痛。

胜金丸

【来源】《周廷页传授济急方论》。

【组成】泽兰四两　当归　芍药　芜荑　甘草　芎䓖各六分　干姜　桂心各三分半　石膏　桔梗　细辛　茱萸　柏子仁　防风　厚朴　乌头　白薇　枳壳　南椒　金钗石斛　石颔　蒲黄　茯苓各三分　白术　白芷　人参　藁本　青木香各一分

方中石颔，《普济方》作“石燕”。

【用法】上为末，炼蜜为丸，如弹子大。每有所患，热酒研一丸。若死胎不下，胎衣在腹，以炒盐酒研服，未退再服。

【主治】产后血晕，血气及滞血不散，便成癥瘕兼泻，面色黄肿，呕逆恶心，头痛目眩，口吐清水，四肢萎弱，五脏虚怯，常日睡多，吃食减少，渐觉羸瘦，年久变为痨疾。

【宜忌】忌腥腻、热面、豉汁、生葱、冷水、果子等。

知母丸

【来源】《幼幼新书》卷十七引《婴孺方》。

【组成】知母　甘草（炙）　常山各一两　麻黄（去节）二两

【用法】上为末，炼蜜为丸，如小豆大。每服五丸，一日三次。比至欲发，三服毕，非发日亦可服。

【功用】除热下气。

【主治】少小疟有痞，坚满癖疾。

【加减】若加大黄一两，能治骨间热，卧不安。

消石丸

【来源】《幼幼新书》卷十一引《婴孺方》。

【组成】消石三分　柴胡　细辛　当归　茯神　芍药　甘遂各二分　大黄十分　黄芩　巴豆三十粒（去皮心，炒）　牛黄（别研）　葶苈子（炒，研）各一分

【用法】上为末，蜜为丸。一岁服胡豆大二丸，每日一次。以微利为度。

【功用】除痫止泻。

【主治】少小痞癖结积。

大鳖头足丸

【来源】《幼幼新书》卷二十二引《婴孺方》。

【组成】鳖头、足一具（酒浸一宿，炙令黄）　干漆二分（炒）　紫芝　芍药　人参　栝楼根各三分　甘草四分

【用法】上为末，炼蜜为丸，如胡豆大。每服一丸，一日三次。鳖截之，去颔，下段足，取腕前。

【主治】小儿胁下积气，羸瘦骨立，圊便不节。

黑丸子

【来源】《幼幼新书》卷二十二引《婴孺方》。

【组成】当归四分　细辛　附子（炮）　干姜　胡椒（汗）各三分　盐豉二合　巴豆十枚（去皮，炒）　狼毒（炙）一分　杏仁（去皮，炒）十个

【用法】上为末，炼蜜为丸，如胡豆大。每服三丸，一日一次。

【主治】小儿水癖。

曾青丸

【来源】《幼幼新书》卷二十二引《婴孺方》。

【组成】曾青（蒸痞倍之）　干姜（寒痞倍之）　蟅虫（血痞倍之）　紫石英　牡丹（虫痞倍之）　桂心各二分　大黄　龙骨（蛇痞倍之）各五分　蜀漆七分　龟甲（鱼痞倍之）　鳖甲（气痞倍之）　真珠　蜚蠊（风痞倍之）各三分　细辛六分　附子（炮）四分

【用法】上为末，蜜和为丸，如梧桐子大。五六岁儿未食服四丸，小儿丸子大小量儿与之，日三服。服之当微烦，勿怪。

【主治】小儿八痞。一、蒸痞，当心下坚痛，大如小杯；二、蛇痞，如板起于胁下，抢心；三、鱼痞，夹脐如手；四、寒痞，绕脐腹雷鸣；五、虫痞，当心如杯，不可动摇；六、气痞，心下如盘；七、血痞，生于寒热，腰背痛状如疟；八、风痞，脓出腹痛。

【宜忌】忌猪、鱼、菜物。

鳖头足丸

【来源】《幼幼新书》卷二十二引《婴孺方》。

【组成】鳖头、足一具（酒二升，浸一宿，炙干）　蛴螬四十个（炙）　虻虫二合（去头、足、羽）　蚱蝉　蜣螂各二十个（炙）　干姜　人参各三两　云母（炼）　川芎各二两　牛黄一分　桂心一两

【用法】上为末，炼蜜为丸，如小豆大。每服二丸，每日二次。

【主治】小儿里急，胁下支坚。

二车丸

【来源】《医心方》卷十引华佗方。

【组成】蜀椒一斤　干姜（大小相称）二十枚　粳米一升　朗陵乌头（大小相称）二十枚　煅灶中灰一升

【用法】以水一斗半渍灰，炼囊中盛，半绞结，纳灰中一宿，晒干之；皆末诸药下筛，炼蜜为丸，如梧桐子大，唾送下，勿用将水，身中当痹，药力尽乃食，若僻在胁，吞一丸即消；若惊恐不安，吞一丸，每日二次，独卧不恐，病剧，昼日六七，夜三吞，微者，昼日四五，夜再吞。寒辟随利去，令人善失气。

【主治】忧恚喜怒，或劳倦气结，膈上积聚，寒热，饮食衰少，不生肌肉；女子积寒，风入子道，或月经未绝而合阴阳，或急欲溺而合阴阳，以致绝产，少腹苦痛，得阳亦痛，痛引胸中。

麝香丸

【来源】《医心方》卷十引《录验方》。

【组成】光明沙　麝香　丁香　曾青（一名空青）各一两　大黄七分　黄芩三分　朴消二两　葶苈子六分　甘草一两　巴豆六分

【用法】上为末，炼蜜为丸，如小豆一丸。平旦空腹服；若老人怯者同患之人，服如梧子一丸。

【主治】八瘖，由忧恚气积或堕坠内损所致。腹内气结腹满，时时壮热。

京三棱丸

【来源】《太平圣惠方》卷五。

【组成】京三棱一两（炮裂）　鳖甲一两（涂醋炙令黄，去裙襴）　木香半两　川大黄半两（锉碎，微炒）　当归半两（锉，微炒）　白术半两　厚朴二两（去粗皮，涂生姜汁炙令香熟）　赤茯苓（芍药）半两　干姜半两（炮裂，锉）　吴茱萸半两（汤浸七遍，焙干，微炒）　陈橘皮一两（汤浸，去白瓤，焙）　诃黎勒三分（炮，用皮）　防葵半两　桂心一两　槟榔半两　附子一两（炮裂，去皮脐）

【用法】上为末，炼蜜为丸，如梧桐子大。每服三十丸，以生姜、橘皮汤送下，不拘时候。

【主治】脾藏冷气，及夙有积块，时攻心腹疼痛，吐逆不思饮食，四肢羸瘦。

京三棱散

【来源】《太平圣惠方》卷五。

【组成】京三棱一两（炮，锉）　白术一两　桂心半两　青橘皮一两（汤浸，去白瓤，焙）　木香半两　芎藭二分　枳壳三分（麸炒微黄，去瓤）　槟榔二分　人参一两（去芦头）　附子一两（炮裂，去皮脐）　干姜三分（炮裂，锉）　甘草半两（炙微赤，锉）　当归三分（锉，微炒）　厚朴一两（去粗皮，涂生姜汁炙令香熟）　吴茱萸半两（汤浸七遍，焙干，微炒）

【用法】上为粗散。每服一钱，以水二中盏，加大枣三枚，煎至六分，去滓，稍热服，不拘时候。

【主治】脾脏冷气，攻心腹疼痛，或胁下气聚不散，面色萎黄，手足常冷，不欲饮食。

三棱鳖甲丸

【来源】《太平圣惠方》卷二十八。

【组成】京三棱一两（炮裂，锉）　鳖甲二两（涂醋，炙微黄焦，去裙襴）　干姜一两（炮裂，锉）　蓬莪术一两　青橘皮一两（汤浸，去白瓤，焙）　芫花一两（醋拌，炒令干）　川椒一两（去目及闭口者，微炒去汗）

【用法】上为末，醋煮面糊为丸，如梧桐子大。每服十五丸，食前以生姜汤送下。

【主治】虚劳癥瘕，心腹冷气，胃管烦痛，脐下多疼，气块发即上抢心胸，手足逆冷。

【宜忌】忌苋菜。

乌头丸

【来源】《太平圣惠方》卷二十八。

【组成】川乌头一两（炮裂，去皮脐）　桃仁二两（汤浸，去皮尖、双仁，麸炒微黄）　鳖甲二两（涂醋，炙微黄，去裙襴）　吴茱萸一两（汤浸七遍，焙干，微炒）　皂荚三分（去皮，涂酥，炙黄焦，去子）　陈橘皮一两（汤浸，去白瓤，焙）　白术一两　枳壳一两（麸炒微黄，去瓤）　桔梗一两（去芦头）　槟榔一两　防葵一两　赤芍药一两　干姜一两（炮裂，锉）　紫菀一两（洗，去苗土）　细辛一两　人参一两（去芦头）　甘草一两（炙微赤，锉）

【用法】上为末，炼蜜为丸，如梧桐子大。每服二十丸，空腹及晚食前以温酒送下。

【主治】虚劳癥瘕，心腹胀满，或气喘咳嗽。

防葵散

【来源】《太平圣惠方》卷二十八。

【组成】防葵三分　京三棱三分（锉碎，醋炒三遍）　蓬莪术半两　诃黎勒半两（煨，用皮）　槟榔半两　赤茯苓半两　人参半两（去芦头）　白术半两　桂心半两　枳壳半两（麸炒微黄，去瓤）　白豆蔻半两（去皮）　木香半两　川大黄半两（锉碎，微炒） 丁香一分 附子半两（炮裂，去皮脐） 郁李仁三分（汤浸，去皮尖，微炒） 鳖甲三两（洗去尘土，用硇砂半两研碎，以醋二合浸硇砂去却石，涂醋炙鳖甲、硇砂，醋尽为度）

【用法】上为细散。每服一钱，空心及晚食前以温酒调下。

【主治】虚劳癥瘕，或气攻脾胃，令人心下及胃管两傍坚硬，喘息急促，牵引两胁疠痛。

【宜忌】忌苋菜、生冷、湿面。

芫花丸

【来源】《太平圣惠方》卷二十八。

【组成】芫花二两（醋拌，炒令干） 蓬莪术二两 神曲一两（炒令黄） 麦蘖一两（炒微黄） 京三棱二两 鳖甲二两（涂醋，炙微黄焦，去裙襴） 白术一两 萆薢一两（锉） 麝香一分

【用法】上为末，醋煮面糊为丸，如梧桐子大。每服十丸，空心及晚食前以温酒送下。

【主治】虚劳癥瘕久不愈，脐肋有块，形如杯，或如鸡子，透隐皮肤，或经年不消，或疼痛如刺，或坚硬如石。

【宜忌】忌苋菜、生冷。

陈橘皮煎丸

【来源】《太平圣惠方》卷二十八。

【组成】陈橘皮一斤（汤浸，去白瓤，焙干，捣罗为末，用酒一斗入于银器中，以慢火成膏） 附子二两（炮裂，去皮脐） 萆薢三两（锉） 京三棱三两（炮，锉） 当归三两 桂心三两 干姜三两（炮裂，锉） 桃仁三两（汤浸，去皮尖双仁，麸炒微黄）

方中萆薢，《普济方》作“黄柏”。

【用法】上为末，入前橘皮煎中，和为丸，如梧桐子大。每服三十丸，空心及晚食前以清粥饮送下。

【主治】虚劳癥瘕，食不消化，面色萎黄，四肢羸瘦，吃食全少，腹内常多冷气，大肠不调，腰胯疼痛。

京三棱丸

【来源】《太平圣惠方》卷二十八。

【别名】三棱丸（《普济方》卷二三四）。

【组成】京三棱三两（炮裂，锉） 川大黄二两（锉碎，微炒） 鳖甲二两（涂醋炙微黄，去裙襴） 赤芍药一两 桂心一两 干姜一两（炮裂，锉） 诃黎勒二两（煨，用皮） 槟榔二两 川乌头一两（炮裂，去皮脐） 吴茱萸一两（汤浸七遍，焙干，微炒） 桃仁四两（汤浸，去皮尖双仁，麸炒微黄）

【用法】上为末，熬醋如胶，和捣为丸，如梧桐子大。每服二十丸，食前以温酒送下。渐加至三十丸，下烂肉黑脓为度。

【主治】虚劳，积聚痞结，腹胁胀满。

京三棱煎丸

【来源】《太平圣惠方》卷二十八。

【别名】三棱煎丸（《鸡峰普济方》卷九）。

【组成】京三棱八两（炮，锉） 陈橘皮八两（汤浸去白瓤，焙） 黑三棱四两（炮，锉） 桃仁四两（汤浸，去皮尖双仁，研如膏。以上四味，除桃仁外，捣罗为末，用好酒五升，于锅中，以慢火煎，次下桃仁膏，熬如稀饧，入后药末） 槟榔二两 诃黎勒二两（煨，用皮） 枳壳四两（麸炒微黄，去瓤） 木香三两 硇砂一两（研入） 鳖甲二两（涂醋炙微黄，去裙襴） 硫黄二两（细研，水飞过） 附子二两（炮裂，去皮脐） 干姜三两（炮裂，锉）

【用法】上为末，入研了硇砂、硫黄等，重研令匀，入前药内为丸，如梧桐子大。每服三十丸，空腹及晚食前以生姜汤或温酒送下。

【主治】虚劳癥瘕，心腹疼痛，胸膈不利。

【宜忌】忌苋菜生冷。

狼毒丸

【来源】《太平圣惠方》卷二十八。

【组成】狼毒二两半（醋浸，炙） 肉桂二两（去皱皮） 川乌头半两（去皮脐，醋拌炒） 京三棱一两（炮，锉） 紫菀三分（洗，去苗土） 附子

一两（炮裂，去皮脐） 川大黄二两半（锉碎，微炒） 鳖甲二两（涂醋，炙微黄，去裙襕） 甜葶苈三分（隔纸炒令紫色） 槟榔二两 鮀甲一两（炙） 木香一两 桃仁二两（汤浸，去皮尖双仁，麸炒微黄） 吴茱萸一两（汤浸七遍，焙干，微炒） 皂荚三分（汤浸去皮，涂酥，炙黄焦，去子） 芫花半两（醋拌，炒令干）

【用法】上为末，炼蜜为丸，如梧桐子大。每服十丸，空心以温酒送下。

【主治】虚劳积聚，腹中坚硬，气胀喘急。

【宜忌】忌苋菜、湿面、生冷。

硫黄丸

【来源】《太平圣惠方》卷二十八。

【组成】硫黄一两（细研） 木香一两 厚朴一两半（去粗皮，涂姜汁炙香熟） 陈皮一两（汤浸，去白瓤，焙） 神曲一两（炒微黄） 槟榔一两半 桃仁一两（汤浸，去皮尖双仁，麸炒微黄）

【用法】上为末，炼蜜为丸，如梧桐子大。每服三十丸，食后以桃仁汤或温酒送下。

【主治】虚劳癥瘕，腹胀，食饮不消，面无颜色，四肢羸瘦。

鳖甲丸

【来源】《太平圣惠方》卷二十八。

【组成】鳖甲二两（涂醋，炙微黄，去裙襕） 肉桂二两（去皱皮） 川大黄二两（锉碎，微炒） 诃黎勒二两（煨，用皮） 牵牛子一两（微炒） 京三棱一两（炮，锉） 桃仁二两（汤浸，去皮尖双仁，麸炒微黄） 吴茱萸半两（汤浸七遍，焙干，微炒） 白术一两

【用法】上为末，炼蜜为丸，如梧桐子大。每服三十丸，加至四十丸，空腹温酒送下。

【主治】虚劳积聚，羸瘦不任。

【宜忌】忌苋菜、生冷、湿面。

大黄丸

【来源】《太平圣惠方》卷四十二。

【组成】川大黄一两（锉碎，微炒） 川椒半两（去目及闭口者，微炒去汗） 人参三分（去芦头） 半夏三分（汤洗七遍，去滑） 桔梗三分（去芦头） 菖蒲三分 柴胡三分（去苗） 赤茯苓三分 芎藭三分 桂心三分 桃仁三分（汤浸，去皮尖双仁，炒微黄） 木香三分 吴茱萸三分（汤浸七遍，焙干，微炒） 干姜三分（炮裂，锉） 细辛三分

【用法】上为末，炼蜜为丸，如梧桐子大。每服十丸，食前以温酒送下。渐加至二十丸。

【主治】七气，积聚坚牢，心腹胀痛。

木香散

【来源】《太平圣惠方》卷四十二。

【组成】木香一两 桂心一两 人参一两（去芦头） 细辛半两 诃黎勒皮半两 干姜半两（炮裂，锉） 白术半两 甘草一两（炙微赤，锉） 附子半两（炮裂，去皮脐） 鳖甲一两半（涂醋，炙微黄，去裙襕） 吴茱萸半两（汤浸七遍，焙干，微炒） 青橘皮半两（汤浸，去白瓤，焙） 京三棱三分 槟榔半两 赤茯苓三分 厚朴半两（去粗皮，涂生姜汁，炙令香熟） 当归三分 茴香子半两

【用法】上为粗散。每服五钱，以水一中盏，加生姜半分，大枣三枚，煎至六分，去滓，每于食前稍热服。

【主治】七气，心腹积聚，结块如杯，呕吐寒热，胸心中短气，不能下食。

干漆丸

【来源】《太平圣惠方》卷四十三。

【组成】干漆一两（捣碎，炒令烟出） 木香半两 陈橘皮一两（汤浸，去白瓤，焙） 巴豆一分（去皮心，研，纸裹压去油） 当归半两（锉，微炒） 干姜半两（炮裂，锉）

【用法】上为末，入巴豆，研令匀，炼蜜为丸，如绿豆大。每服五丸，于食前以生姜、橘皮汤送下。

【主治】腹内诸气胀满，胁下坚硬，四肢羸瘦，面色萎黄，不欲饮食。

丁香丸

【来源】《太平圣惠方》卷四十八。

【组成】丁香半两　木香半两　巴豆一分（去皮心油，研入）　乳香半两　硫黄半两（细研，水飞）　朱砂半两（细研，水飞）　腻粉一钱　麝香一两（细研）　神曲一两半（别捣末）

【用法】上为末，都研令匀，以酒煮神曲末为糊，为丸如小豆大。每服三丸，食前以生姜、橘皮汤送下。

【主治】积聚气，宿食留滞，不能消化。

干姜丸

【来源】《太平圣惠方》卷四十八。

【组成】干姜半两（炮裂，锉）　皂荚一两（去黑皮，涂酥，炙令黄焦，去子）　菖蒲　桂心各三分　川乌头半两（炮裂，去皮脐）　柴胡三分（去苗）　人参三分（去芦头）　黄连三分（去须）　赤茯苓三分　吴茱萸半两（汤浸七遍，焙干，微妙）　川椒三分（去目及闭口者，微炒去汗）　厚朴二两（去粗皮，涂生姜汁，炙令香熟）

【用法】上为末，炼蜜为丸，如梧桐子大。每服二十丸，食前温酒送下。

【主治】积聚，心腹胀满，食少。

干漆丸

【来源】《太平圣惠方》卷四十八。

【组成】干漆一两（捣碎，炒令烟出）　鳖甲一两（涂醋，炙令黄，去裙襕）　诃黎勒皮二两　当归一两（锉，微炒）　附子一两（炮裂，去皮脐）　木香三分　枳壳一两（麸炒微黄，去瓤）　白术一两　桂心一两　京三棱一两（炮裂）　桃仁两（汤浸，去皮尖双仁，炒微黄）　川大黄二两（锉碎，微炒）　厚朴三两（去粗皮，涂生姜汁，炙令香熟）　川椒三分（去目及闭口者，微炒出汗）

【用法】上为细末，以酒煮面糊为丸，如梧桐子大。每服三十丸，食前以粥饮送下。

【主治】积聚气，心腹坚胀，食饮减少，面色萎黄，肌体羸瘦。

大黄丸

【来源】《太平圣惠方》卷四十八。

【组成】川大黄二两（锉碎，微炒）　桃仁一两半（汤浸，去皮尖双仁，麸炒微黄）　槟榔一两半　鳖甲一两（涂醋，炙令黄，去裙襕）　京三棱一两（炮，锉）　干姜一两（炮裂，锉）　川乌头一两（炮裂，去皮脐）　桂心一两　吴茱萸一两（汤浸七遍，焙干，微炒）

【用法】上为细末，以醋煮面糊为丸，如梧桐子大。每服二十丸，食前以生姜、橘皮汤送下；温酒下亦得。

【主治】积聚气在腹胁，胸背疼痛。

大黄丸

【来源】《太平圣惠方》卷四十八。

【组成】川大黄一两（锉碎，微炒）　当归三分（锉，微炒）　芎藭三分　诃黎勒皮一两　槟榔一两　吴茱萸半两（汤浸七遍，焙干，微炒）　干姜三分（炮裂，锉）　川乌头一两（炮裂，去皮脐）　桃仁一两（汤浸，去皮尖双仁，麸炒微黄）

【用法】上为末，炼蜜为丸，如梧桐子大。每服三十丸，以温酒送下，不拘时候。

【主治】聚积气，心腹妨闷疼痛。

木香散

【来源】《太平圣惠方》卷四十八。

【组成】木香半两　诃黎勒皮半两　槟榔半两　白术一分　青橘皮半两（汤浸，去白瓤，焙）　赤茯苓三分　人参一分（去芦头）　厚朴半两（去粗皮，涂生姜汁，炙令香熟）　桂心一分

【用法】上为细散。每服二钱，食前以温酒调下；生姜、大枣汤调下亦得。

【主治】积聚，心腹疼痛，胸膈气滞，四肢无力，不思饮食。

木香三棱丸

【来源】方出《太平圣惠方》卷四十八，名见《普济方》卷一六九。

【组成】芫花一两　京三棱一两　青橘皮半两（汤浸，去白瓤，焙）　干漆半两　木香半两　川大黄一两

【用法】上药捣碎，以米醋二升，慢火煎令醋尽，焙干。为细末，以醋煮面糊为丸，如绿豆大。每服十五丸，空心以生姜汤送下。渐加至二十丸。

【主治】积聚气成块。

巴豆丸

【来源】《太平圣惠方》卷四十八。

【组成】巴豆二十枚（去皮心，研，纸裹压去油）　杏仁五十枚（汤浸，去皮尖、双仁，麸炒微黄）　藜芦一两（去头，炙黄）　皂荚二两（去皮，涂酥炙令黄焦，去子）　桔梗一两（去芦头）

【用法】上为末，细研巴豆、杏仁如膏，炼蜜为丸，如小豆大。每服二丸，空心以温水送下。如未觉，即加至五丸。

【主治】心腹积聚，时有疼痛。

巴豆丸

【来源】《太平圣惠方》卷四十八。

【组成】巴豆半两（去皮心，出油，研入）　附子一两（炮裂，去皮脐）　硫黄一两半（细研，水飞过）　桂心一两　五灵脂一两　雄黄一两（细研，水飞）　麝香一分（细研）　干姜一两（炮裂，锉）　香墨半两

【用法】上为末，入巴豆，都研令匀，用糯米饭为丸，如小豆大。每服二丸，食前以生姜、橘皮汤送下。

【主治】积聚，宿食不消，心腹胀满疼痛。

白术丸

【来源】《太平圣惠方》卷四十八。

【组成】白术一两　黄耆一两（锉）　牡蛎一两（烧为粉）　人参一两（去芦头）　赤茯苓一两　川乌头一两（炮裂，去皮脐）　干姜半两（炮裂，锉）　木香一两　当归一两（锉，微炒）　赤芍药三分　桂心一两　甘草半两（炙微赤，锉）　防葵半两　鳖甲一两（涂醋炙令黄，去裙襕）　紫菀半两（去苗）　槟榔一两　桔梗半两（去芦头）　枳壳一两（麸炒微黄，去瓤）

【用法】上为末，炼蜜为丸，如梧桐子大。每服三十丸，于食前以温酒送下。

【主治】

1.《太平圣惠方》：积聚，宿食不消，腹胁下妨闷，四肢羸瘦，骨节酸疼，多有盗汗。

2.《普济方》：血臌。

白术散

【来源】《太平圣惠方》卷四十八。

【别名】白术汤（《圣济总录》卷九十四）。

【组成】白术二两　赤茯苓一两　枳壳一两（麸炒微黄，去瓤）　人参一两（去芦头）　桔梗二两（去芦头）　桂心一两　京三棱一两（炮，锉）　槟榔一两

【用法】上为粗散。每服三钱，以水一中盏，煎至六分，去滓，每于食前温服。

【主治】

1.《太平圣惠方》：积聚，心腹胀满，不能饮食。

2.《圣济总录》：寒疝凝结，积聚不散，攻注腹内疼痛，不下饮食。

防葵丸

【来源】《太平圣惠方》卷四十八。

【组成】防葵半两　芫花半两（醋拌，炒令干）　干姜半两（炮裂，锉）　鳖甲一两（涂醋炙令黄，去裙襕）　硇砂一两（不夹石者，细研入）

【用法】上为细末。研入硇砂令匀，以米醋一升，煎令稠，下诸药末，慢火熬，入少蒸饼，和溶可丸，即丸如绿豆大。每服十丸，空心温酒送下。

【主治】积聚气成块。

防葵散

【来源】《太平圣惠方》卷四十八。

【组成】防葵半两　桔梗三分（去芦头）　川朴消三分　川大黄三分（锉碎，微炒）　桃仁半两（汤浸，去皮尖，麸炒微黄）　木香半两

【用法】上为散。每服三钱，水一中盏，煎至六分，去滓，食前稍热服。当利下恶物为度，未利再服。

【主治】积聚气，心腹胀硬如石，肚上青脉起，食饮不下。

吴茱萸散

【来源】《太平圣惠方》卷四十八。

【组成】吴茱萸一两（汤浸七遍，焙干，微炒） 白术一两 当归一两（锉碎，微炒） 紫菀一两（去苗土） 槟榔一两 桂心一两 鳖甲一两（涂醋，炒令黄，去裙襕） 郁李仁一两（汤浸，去皮，微炒） 枳实半两（麸炒微黄）

【用法】上为散。每服三钱，水一中盏，加生姜半分，煎至六分，去滓，食前稍热服。

【主治】积聚，心腹胀痛，饮食减少，四肢不和。

诃黎勒丸

【来源】《太平圣惠方》卷四十八。

【组成】诃黎勒皮一两 川大黄二两（锉碎，微炒） 乌药一两 当归一两（锉，微炒） 木香一两 白术三分 桂心一两 吴茱萸半两（汤浸七遍，焙干，微炒） 槟榔一两 蓬莪术一两 青橘皮一两（汤浸，去白瓤，焙） 神曲一两（微炒令黄） 附子一两（炮裂，去皮脐） 麦糵一两（微炒令黄）

【用法】上为末，后将硼砂三两，用醋二升煎，滤去滓，入前药末四两纳硼砂醋中搅和匀，于银锅内煎成膏，和余药末为丸，如梧桐子大。每服二十丸，食前以生姜、橘皮汤送下。

【主治】积聚，心腹相引疼痛，胸膈气滞，不欲饮食。

诃黎勒散

【来源】《太平圣惠方》卷四十八。

【组成】诃黎勒三分（煨，用皮） 木香三分 槟榔三分 前胡半两（去芦头） 桂心半两 京三棱半两（炮裂） 当归半两（锉，微炒） 黄耆半两（锉） 人参半两（去芦头） 枳壳半两（麸炒微黄，去瓤） 白术半两 赤茯苓半两 芎䓖半两 厚朴三分（去粗皮，涂生姜汁炙令香熟） 青橘皮三分（汤浸，去白瓤，焙）

【用法】上为散。每服三钱，以水一中盏，加生姜半分，大枣三枚，煎至六分，去滓，每于食前稍热服。

【主治】积聚。心腹胀满，不能下食，四肢瘦弱。

青橘皮丸

【来源】《太平圣惠方》卷四十八。

【组成】青橘皮二两（汤浸，去白瓤，焙） 当归一两（锉，微炒） 枳壳一两（麸炒微黄，去瓤） 干漆一两（捣碎，炒令烟出） 附子一两（炮裂，去皮脐） 木香一两 白术一两 桃仁二两（汤浸，去皮尖双仁，麸炒微黄） 桂心一两 川椒三分（去目及闭口者，微炒去汗） 川大黄一两（锉碎，微炒） 厚朴二两（去粗皮，涂生姜汁，炙令香熟）

【用法】上为末，炼蜜为丸，如梧桐子大。每服三十丸，食前以温酒送下。

【主治】积聚，心腹痛疼，全不欲食。

京三棱丸

【来源】《太平圣惠方》卷四十八。

【别名】三棱丸（《普济方》卷一七一）。

【组成】京三棱一两（炮裂） 桂心一两 川大黄一两半（锉碎，微炒） 槟榔一两半 吴茱萸半两（汤浸七遍，焙干，微炒） 干漆一两（捣碎，炒令烟出） 附子一两（炮裂去皮脐） 木香一两 桃仁一两半（汤浸，去皮尖双仁，麸炒微黄） 青橘皮一两（汤浸，去白瓤，焙） 鳖甲一两半（涂醋炙令黄，去裙襕）

【用法】上为极细末，以醋煮面糊为丸，如梧桐子大。每服二十丸，食前以温酒送下。

【主治】久积聚，气不消，心腹胀满，食少体瘦。

京三棱散

【来源】《太平圣惠方》卷四十八。

【组成】京三棱一两（炮，锉） 桂心三分 丁香

半两　益智子三分（去皮）　木香半两　大腹皮一两（锉）　前胡一两（去芦头）　厚朴一两（去粗皮，涂生姜汁炙令香熟）　白术三分　干姜半两（炮裂，锉）　郁李仁一两（汤浸，去皮，微炒）　蓬莪术三分　青橘皮一两（汤浸，去白瓤，焙）　赤茯苓一两　川大黄一两（锉碎，微炒）

【用法】上为散。每服二钱，以水一中盏，加生姜半分，大枣三枚，煎至六分，去滓，每于食前稍热服。

【主治】积聚气，脾胃虚弱，不能化谷，致宿食不消，胁胀痛。

京三棱煎丸

【来源】《太平圣惠方》卷四十八。

【组成】京三棱一两（炮裂）　当归一两（锉，微炒）　萆薢一两（锉）　陈橘皮一两（汤浸，去白瓤，焙）　厚朴一两（去粗皮，涂生姜汁，炙令香熟）　肉桂一两（去粗皮）　赤茯苓三分　木香三分　槟榔一两

【用法】上为末，以酒三升，煎一半药末如膏，后入余药末，和捣为丸，如梧桐子大。每服三十丸，食前以温酒送下。

【主治】积聚，心腹胀满，脐下结硬。

桂心散

【来源】《太平圣惠方》卷四十八。

【组成】桂心一两　川大黄一两（锉碎，微炒）　桔梗一两（去芦头）　附子一两（炮裂，去皮脐）　木香一两　白术一两　高良姜半两（锉）　芎䓖半两　当归一两（锉，微炒）　槟榔一两　赤芍药一两　枳实半两（麸炒微黄）

【用法】上为细散。每服二钱，食前以温酒调下。生姜汤调下亦可。

【主治】积聚，心腹疼痛，面无润泽，渐黄瘦。

狼毒丸

【来源】《太平圣惠方》卷四十八。

【组成】狼毒（细锉，醋拌，炒令干）　芫花（醋拌，炒令干）　干漆（捣碎，炒令烟出）　雄雀粪（微炒）　五灵脂　鳖甲（涂醋，炙令黄，去裙襕）　硫黄（细研）　硼砂（不夹石者，细研）各一两　腻粉半两（碎）

【用法】上为细末，入研了药令匀，醋糊为丸，如梧桐子大。每服三丸至五丸，空心以醋汤送下。当利下恶物。

【主治】积聚。气结成块段，在腹胁下，久不消散，发歇疼痛。

狼毒丸

【来源】《太平圣惠方》卷四十八。

【组成】狼毒四两（锉碎，醋拌炒干）　附子三两（炮裂，去皮脐）　防葵三两

【用法】上为末，炼蜜为丸，如梧桐子大。每服五丸，食前以粥饮送下。以利为度。

【主治】

1.《太平圣惠方》：积聚，心腹胀如鼓。
2.《圣济总录》：阴疝，肿缩疼痛。

硫黄丸

【来源】《太平圣惠方》卷四十八。

【组成】硫黄半两（细研）　硼砂半两（不夹石者，细研）　木香半两（为末）　巴豆（去皮）四十九粒（取萝卜二枚，四破开，钻四十九窍，每窍纳巴豆一枚，依旧合之，藏在一尺深土坑中，四十九日后取出巴豆细研如膏，纸裹压去油后研入药中）

【用法】上取萝卜一枚，剜作坑子，纳入硫黄、硼砂，以萝卜盖头，用纸一重裹，以好黄泥固济，晒干，用大木火煅令通赤，候冷去泥取药与萝卜一同研细，入木香末及研了巴豆令匀，以醋煮面糊和丸，如绿豆大。每服五丸，空心以温酒送下，晚食前再服。以利为度。

【主治】积聚气，多年不消，变成劳证，腹内结块疼痛，两胁胀满，常吐清水，食饮不下。

硼砂煎丸

【来源】《太平圣惠方》卷四十八。

【别名】硇砂煎丸（《普济方》卷一七一）。

【组成】硼砂二两（不夹石者，细研，以醋一升半，与芫花末同熬如膏） 芫花一两（炒令黄，捣罗为末） 川乌头半两（炮裂，去皮脐） 川大黄一两（锉碎，微炒） 鳖甲一两（涂醋，炙令黄，去裙襕） 当归半两 木香半两 桂心半两 蓬莪术半两 京三棱半两（炮，锉） 干漆三两（捣碎，炒令烟出） 青橘皮三分（汤浸，去白瓤，焙）

方中硼砂，《普济方》引作“硇砂”。

【用法】上为细末，纳前煎中，更入少蒸饼为丸，如梧桐子大。每服十五丸，食前以温酒送下。

【主治】积聚气，久不消散，腹胁胀痛，面无颜色，四肢不和。

槟榔散

【来源】《太平圣惠方》卷四十八。

【组成】槟榔一两 赤芍药半两 枳壳半两（麸炒微黄，去瓤） 芎藭半两 赤茯苓半两 柴胡一两（去苗） 木香半两 川大黄一两（锉碎，微炒） 当归二分（锉碎，微炒） 陈橘皮一两（汤浸，去白瓤，焙） 桃仁半两（汤浸，去皮尖双仁，麸炒微黄） 甘草一分（炙微赤，锉）

【用法】上为粗散。每服三钱，以水一中盏，煎至六分，去滓稍热服，不拘时候。

【主治】积聚，心腹两胁疼痛。

槟榔散

【来源】《太平圣惠方》卷四十八。

【别名】槟榔汤（《圣济总录》卷九十四）。

【组成】槟榔半两 芎藭半两 桔梗半两（去芦头） 当归半两（锉，微炒） 桂心半两 赤芍药半两 白术半两 木香半两 川大黄二两（锉碎，微炒）

【用法】上为粗散。每服四钱，以水一中盏，煎至六分，去滓温服，不拘时候。

【主治】

1.《太平圣惠方》：积聚。心腹胀满，不能下食。

2.《圣济总录》：寒疝积聚，结块攻注，心腹胀满。

鳖甲散

【来源】《太平圣惠方》卷四十八。

【别名】鳖甲汤（《圣济总录》卷九十四）。

【组成】鳖甲一两（涂醋，炙令黄，去裙襕） 京三棱一两（炮裂） 当归半两（锉，微炒） 桂心半两 赤芍药半两 木香半两 枳壳半两（麸炒微黄，去瓤） 诃黎勒皮半两 槟榔半两 川大黄一两（锉碎，微炒）

【用法】上为散。每服三钱，水一中盏，加生姜半分，煎至六分，去滓，食前稍热服。

【主治】

1.《太平圣惠方》：积聚气，心腹结痛，食饮不下。

2.《圣济总录》：寒疝积聚，心腹结痛，饮食不下。

鳖甲煎丸

【来源】《太平圣惠方》卷四十八。

【组成】鳖甲二两（涂醋炙令黄，去裙襕） 防葵一两（锉，炒令黄） 川大黄二两（锉碎，微炒，上三味为细末，以醋二升，煎令如膏） 干漆一两（捣碎，炒令烟出） 桂心三分 附子一两（炮裂，去皮脐） 川椒红一两（微炒） 桃仁二两半（汤浸，去皮尖双仁，麸炒微黄，锉，研入） 木香一两 枳实一两（麸炒微黄）

【用法】上为细末，纳前煎中，更入少蒸饼为丸，如梧桐子大。每服二十丸，以生姜、橘皮汤送下。

【主治】积聚气久不消，心腹虚胀，不欲饮食。

大通丸

【来源】《太平圣惠方》卷四十九。

【组成】川乌头二两（炮裂，去皮脐） 砒黄一分（细研） 巴豆一两（去皮心，研，纸裹压去油） 芫花一两（醋拌，炒令黄） 杏仁一两半（汤浸，去皮尖双仁，麸炒微黄） 麝香一钱（细研） 黄丹一分（炒令紫色） 猪牙皂荚一两（去黑皮，涂酥，炙令焦黄，去子） 自然铜一两（细研，别用）

【用法】上为末，入研了药令匀，用黑豆面为丸，如绿豆大，以研了自然铜末滚过。每服三丸，空心煎生姜、橘皮汤送下。

【主治】癥瘕。

大黄丸

【来源】《太平圣惠方》卷四十九。

【组成】川大黄半两（锉碎，微炒） 木香半两 肉豆蔻半两（去壳） 硼砂半两（细研） 干姜半两（炮裂，锉） 青橘皮三分（汤浸，去白瓤，焙） 吴茱萸一两（汤浸七分，焙干，微炒） 槟榔半两 桂心半两 蓬莪术一两 巴豆一分（去心皮，研，纸裹压去油）

【用法】上为末，入巴豆、硼砂，研令匀，以醋熬成膏为丸，如梧桐子大。每服三丸，空心以粥饮送下。

【主治】癥病，心腹妨闷，不欲饮食，四肢不和。

大黄丸

【来源】《太平圣惠方》卷四十九。

【组成】川大黄二两（锉碎，微炒） 干姜一两（炮裂，锉） 甜葶苈一两半（隔纸炒令紫色） 川芒硝一两 桔梗一两（去芦头） 赤茯苓半两 石膏半两（细研，水飞过） 附子半两（炮裂，去皮脐） 川乌头半两（炮裂，去皮脐） 杏仁半两（汤浸，去皮尖双仁，麸炒微黄） 川椒半两（去目及闭口者，微炒去汗）

【用法】上为末，入研了药令匀，炼蜜为丸，如绿豆大。每服二十丸，以温酒送下，不拘时候。

【主治】久积癥癖，坚牢，羸瘦，不能饮食。

大黄丸

【来源】《太平圣惠方》卷四十九。

【组成】川大黄二两（锉碎，微炒） 天雄一两（炮裂，去皮脐） 雄黄半两（细研） 麝香二钱（细研） 朱砂一分（细研） 胡椒半两 巴豆十四枚（去皮心，炒令黄，研，以纸裹压去油） 京三棱二两（微煨，锉） 槟榔四两 当归一两（锉，微炒） 桂心一两 木香半两 犀角屑一两 干姜半两（炮裂，锉）

【用法】上为末，入研了药令匀，炼蜜为丸，如小豆大。每服七丸，空心以清粥饮送下。

【主治】久积癥瘕发动，心腹疼痛不可忍。

木香丸

【来源】《太平圣惠方》卷四十九。

【组成】木香半两 肉豆蔻半两（去壳） 槟榔半两 巴豆三十枚（麸炒，去皮心，纸裹，压去油） 干姜半两（炮裂，锉） 半夏一两（汤洗七遍，去滑） 朱砂三分（细研） 陈橘皮二两（汤浸，去白瓤，焙）

【用法】上为末，入巴豆、朱砂更研令匀，以醋煮面糊为丸，如绿豆大。每服三丸，空心以生姜枣汤送下。

【主治】脾虚不能化谷，宿食留滞，致成癥癖。

木香丸

【来源】方出《太平圣惠方》卷四十九，名见《圣济总录》卷四十四。

【组成】木香三分 蓬莪术一两 京三棱一两（微煨，锉） 巴豆二十枚（去皮心，研，纸裹，压去油） 朱砂三分（细研，水飞过）

【用法】上药前三味捣为末，入后二味更同研令匀，用面糊为丸，如绿豆大。每服三丸，空心以生姜、橘皮汤送下。

【主治】

1.《太平圣惠方》：脾虚不能化谷，宿食留滞，致成癥癖。

2.《圣济总录》：脾胃虚寒，宿食不消，留滞成块，心腹疼痛，疲倦多困，日渐黄瘦。

木香丸

【来源】《太平圣惠方》卷四十九。

【组成】木香三分 肉桂三分（去皱皮） 大戟二分（锉碎，炒微黄） 京三棱半两（微煨，锉） 附子半两（炮裂，去皮脐） 干姜半两（炮裂，锉） 地霜一分 干漆半两（捣碎，炒令烟出） 青橘皮半两（汤浸，去白瓤，焙） 腻粉一钱 巴豆半两（去皮心，研，纸裹，压去油）

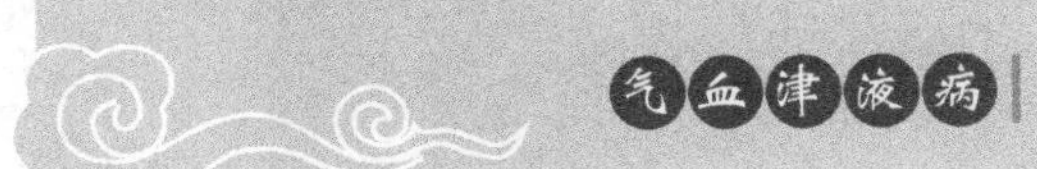

【用法】上为末，入腻粉、巴豆，更研令匀，用软粳米饭为丸，如小豆大。每服三丸，空心以粥饮送下。

【主治】癥瘕，心腹胀痛，胸膈烦闷，不欲饮食，四肢少力。

木香丸

【来源】《太平圣惠方》卷四十九。

【组成】木香一两　桂心一两　五灵脂一两　干姜一两（炮裂，锉）　香墨一两　巴豆半两（去皮心，研，纸裹，压去油）　猪牙皂荚一两（去黑皮，涂酥，炙令焦黄，去子）

【用法】上为末，入巴豆研令匀，用软糯米饭为丸，如绿豆大。每服五丸，食前以生姜、橘皮汤送下。

【主治】食癥，及吃食不下。

木香丸

【来源】《太平圣惠方》卷四十九。

【组成】木香半两　京三棱半两（微煨，锉）　五灵脂半两　芫花半两（醋拌炒，令干）　百草霜半两　硼砂半两　皂荚五枚（去黑皮，涂酥，炙令焦黄，去子）

【用法】上为末，每一钱药末，研不去心膜巴豆一粒，每十钱入十粒，旋旋入香墨浓汁，捣三千杵，干湿得所，可丸即丸，如黍米大。每服五丸，以温水送下。看脏腑虚实加减服之。疏通后只吃粥一两日，一切气，橘皮生姜汤送下；血气，每服三丸，当归酒送下。

【主治】厌食，及腹内气块。

五灵脂丸

【来源】《太平圣惠方》卷四十九。

【组成】五灵脂一两　防葵半两　桂心半两　猪牙皂荚半两（去黑皮，涂酥，炙令焦黄，去子）　巴豆半两（和皮麸炒令黑，去皮膜心，研烂，纸裹压去油）　木香半两

【用法】上为末，入巴豆，更研令匀，用醋煮面糊为丸，如黍米大。每服三丸，空心及临卧时以生姜酒送下。

【主治】癥病，腹中结硬。

乌头丸

【来源】《太平圣惠方》卷四十九。

【组成】川乌头半两　京三棱半两（微煨，锉）　芫花半两（醋拌炒令干）　巴豆半两（去皮心，研，纸裹压去油）　硼砂半两（汤化去石，熬干）　消石半两　川大黄半两（锉碎，微炒）　青橘皮半两（汤浸，去白瓤，焙）

【用法】上为末，入巴豆，研令匀，以酒一升，醋二升相和，以慢火煎如稀饧即住火，后用丁香一分、木香一分、肉豆蔻半两，捣罗为末，朱砂一分细研，与前药同和为丸，如绿豆大。每早服三丸，以生姜、橘皮汤送下，夜卧临时再服。

【主治】食饮不消，结成癥病。

乌头丸

【来源】《太平圣惠方》卷四十九。

【组成】川乌头三分（炮裂，去皮脐）　甘草半两（炙微赤，锉）　甜葶苈三分（隔纸炒令紫色）　川大黄三分（锉碎，微炒）　芎藭半两　赤芍药半两　桂心半两

【用法】上为末，炼蜜为丸，如梧桐子大。每服三十丸，以温酒送下，不拘时候。

【主治】寒癖气，结涩不通，绕脐切痛。

巴豆丸

【来源】《太平圣惠方》卷四十九。

【组成】巴豆一两（去皮心，研，纸裹压去油）　硫黄（细研）　附子（炮裂，去皮脐）　五灵脂　干姜（炮裂，锉）　木香　肉豆蔻（去壳）　丁香　槟榔　硼砂（细研）　干漆（捣碎，炒令烟出）各半两

【用法】上为末，入诸药研令匀，以面糊为丸，如黄米大。每服五丸，空心以醋汤送下。得转下恶物为效。

【主治】癥病久不消，萎黄羸瘦，不欲饮食。

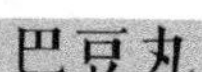

巴豆丸

【来源】《太平圣惠方》卷四十九。

【组成】巴豆一两（去皮心，研烂，以醋二升熬成膏） 京三棱一两（微煨，锉） 青橘皮一两（汤浸，去白瓤，焙） 川大黄一两（锉碎，微炒） 干漆一两（捣碎，炒令烟出） 附子一两（炮裂，去皮脐） 香墨半两 硼砂一两（细研）

【用法】上药京三棱、干漆为末，入在巴豆膏内同熬，及一半，次入硼砂更熬令稠，后下大黄、青橘皮、附子、香墨等，和捣为丸，如绿豆大。每服三丸，空心煎橘皮汤送下；血癥块，即用当归酒送下；一切恶气，温酒送下。

【主治】久积癥癖，及一切恶气。

巴豆丸

【来源】《太平圣惠方》卷四十九。

【组成】巴豆一分（去皮心，研，纸裹压去油） 川大黄半两（锉，微炒） 干姜半两（炮裂，锉） 木香半两 蓬莪术半两

【用法】上为末，入巴豆，同研令匀，炼蜜为丸，如小豆大。每服五丸，空心以生姜汤送下。

【主治】暴癥，气攻心腹，胀痛不欲饮食。

巴豆丸

【来源】《太平圣惠方》卷四十九。

【组成】巴豆十枚（去皮心，研，纸裹压去油） 陈面一两（炒熟） 川大黄三钱（锉碎，微炒） 硼砂一钱（细研） 神曲三钱（炒令黄色） 芫花二钱（醋拌，炒令黄）

【用法】上为末，入巴豆等同研令匀，磨香墨浓汁为丸，如梧桐子大。每服临卧时用干柿一枚，分为三分，以一分嚼破裹药一丸咽之。如此服三丸后，少吃汤饮下之，至明当利下宿食，隔日再服，取愈为度。

【主治】积年食癥。

巴豆丸

【来源】《太平圣惠方》卷四十九。

【组成】巴豆一两（不去油，只去皮心，烂研） 大麦糵二两（炒微黄） 神曲一两（炙微黄） 香墨半两 礞石一两（细研） 麝香一分（细研）

【用法】上为末，用头醋一碗于锅内，先入巴豆，煎三两沸，后入诸药，煎令稠，可丸即丸，如麻子大。每服三丸至五丸，空心以生姜汤送下。

【主治】久厌食，癥块不消。

巴豆丸

【来源】《太平圣惠方》卷四十九。

【组成】巴豆一两（去皮，以浆水煮一复时，不住添热水，后去心膜，纸裹压去油） 硫黄一两（细研，水飞过） 木香一两 桂心一两 附子半两（炮裂，去皮脐） 槟榔半两

【用法】上为末，入巴豆、硫黄同研令匀，用软饭为丸，如绿豆大。每服五丸，以生姜汤送下。

【功用】破积聚，消宿食。

【主治】冷气积聚，宿食不消。

玉华丸

【来源】《太平圣惠方》卷四十九。

【组成】消石半两 硫黄半两 白矾半两 硼砂一分

【用法】上为末，入钳锅子内，文火烧令赤，直候干硬，停火，候冷，取药于湿地，合着，以土拥之出火毒，一日后取出，细研为末，以粳米饭为丸，如梧桐子大。每服七丸，以醋汤送下。

【主治】食不消化，腹中结聚癥块。

白术丸

【来源】《太平圣惠方》卷四十九。

【组成】白术三分 川大黄二两（锉碎，微炒） 枳壳三分（麸炒微黄，去瓤） 厚朴三分（去粗皮，涂生姜汁炙令香熟） 鳖甲二两（涂醋炙令黄，去裙襕） 当归半两（锉，微炒） 附子半两（炮裂，去皮脐） 干姜半两（炮裂，锉） 防葵三分 食茱萸半两

【用法】上为末，炼蜜为丸，如梧桐子大。每服

三十丸，食前以温酒送下。

【主治】食不消，结成癥癖。

芎藭散

【来源】《太平圣惠方》卷四十九。

【组成】芎藭一两　桂心一两　川大黄二两（锉碎，微炒）　鳖甲二两（涂醋，炙令黄，去裙襴）　京三棱一两（微煨，锉）　槟榔一两

【用法】上为粗散。每服四钱，以水一中盏，加生姜半分，煎至六分，去滓温服，一日三四次。

【主治】癥瘕久不愈，令人不食，羸瘦少力。

朱砂丸

【来源】《太平圣惠方》卷四十九。

【组成】朱砂一两（细研，水飞过）　肉桂一两（去粗皮，为末）　巴豆二十粒（去皮心，研，纸裹压去油）　禹余粮一两（烧，醋焠三遍，细研）　紫石英一两（细研，水飞过）

【用法】上为末，以汤浸蒸饼为丸，如绿豆大。每服五丸，食前以温酒送下。

【主治】癥病。腹中硬痛，不欲饮食，经久不愈，羸弱无力。

防葵方

【来源】《太平圣惠方》卷四十九。

【别名】防葵丸（《普济方》卷一七三）。

【组成】防葵三分　桂心半分　木香半两　吴茱萸半两（汤浸七遍，焙干，微炒）　鳖甲一两半（涂醋炙令黄，去裙襴）　桔梗三分（去芦头）　川大黄一两（锉碎，微炒）　当归半两（锉，微炒）　京三棱三分（微煨，锉）　赤芍药三分　五味子半两　槟榔一两半　郁李仁一两（汤浸，去皮，微炒）

【用法】上为末，炼蜜为丸，如梧桐子大。每服二十丸，以温酒送下，不拘时候。

【主治】癥瘕喘嗽，腹中绞痛，吃食减少，四肢乏力。

附子丸

【来源】《太平圣惠方》卷四十九。

【组成】附子一两（炮裂，去皮脐）　巴豆三十枚（去皮心，研，纸裹压去油）　蟅虫五十枚（微炒）　川椒一合（去目及闭口者，微炒去汗）　干姜半两（炮裂，锉）　防葵一两　甜葶苈一合（隔纸炒令紫色）　川大黄一两（锉碎，微炒）

【用法】上为末，研入巴豆令匀，炼蜜为丸，如梧桐子大。每服三丸，食前以温酒送下。

【主治】久积癥癖，腹满不能食。

乳香丸

【来源】《太平圣惠方》卷四十九。

【组成】乳香半两（锉，研入）　木香半两　肉豆蔻半两（去壳）　当归半两（锉，微炒）　青橘皮半两（汤浸，去白瓤，焙）　京三棱半两（煨，锉）　干漆半两（捣碎，炒令烟出）　紫菀一两（去苗土）　干姜一两（炮裂，锉）　附子一两（炮裂，去皮脐）　鳖甲一两半（涂醋，炙令黄，去裙襴）　朱砂一分（细研）　巴豆一两（去皮心，研，纸裹压去油）

【用法】上药除乳香、朱砂、巴豆外，并为末，每二匙药末用细荞面一匙相和，更研令匀，滴水为丸，如绿豆大，候干，以浆水煎令沸，下药丸子，煮一二沸，候药丸子浮上，乃滤出，于竹筛子内晒干。每服三丸或五丸，以温水送下。若有久积聚，常于临卧服五丸愈。

【主治】宿食不化，心膈气滞，中焦不和，及癥癖积聚，或多呕逆。

京三棱丸

【来源】《太平圣惠方》卷四十九。

【组成】京三棱一两半（微煨，锉）　槟榔一两　木香一两　干姜一两（炮裂，锉）　陈橘皮一两（汤浸，去白瓤，焙）　当归一两（锉，微炒）　桂心半两　巴豆半两（去皮心，研，用纸裹压去油）

【用法】上为末，用醋熬巴豆成膏，入前药末为丸，如梧桐子大。每服五丸，空心以生姜、橘皮

汤送下。

【主治】癥病结硬，心腹疼痛。

京三棱丸

【来源】《太平圣惠方》卷四十九。

【组成】京三棱二两（微煨，锉） 川乌头二两（炮裂，去皮脐） 陈橘皮二两（汤浸，去白瓤，焙） 硼砂一两（细研） 干姜一两（炮裂，锉） 雄雀粪一两（微炒）

方中硼砂，《普济方》引作"硇砂"。

【用法】上为末，入硼砂令匀，以醋煮面糊为丸，如梧桐子大。每服十丸，食前以酒送下。

【主治】久积癥癖气不差散，令人羸瘦，不思饮食。

京三棱丸

【来源】《太平圣惠方》卷四十九。

【别名】黑三棱丸（《普济方》卷一七三）。

【组成】京三棱一两 槟榔一两 当归一两（锉，微炒） 川大黄一两（锉碎，微炒） 鳖甲半两（涂醋炙令黄，去裙襕）

【用法】上为末，醋煮面糊和丸，如梧桐子大。每服二十丸，以生姜、橘皮汤送下，不拘时候。

【主治】食癥，疼痛至甚。

京三棱丸

【来源】《太平圣惠方》卷四十九。

【组成】京三棱半两（微煨，锉） 乳香半两 木香半两 丁香半两 肉豆蔻半两（去壳） 当归半两（锉，微炒） 紫苑一两（洗，去苗土） 青橘皮半两（汤浸，去白瓤，焙） 干姜一两（炮裂，锉） 附子一两（炮裂，去皮脐） 五灵脂半两 朱砂半分（细研） 硼砂一两（细研） 猪牙皂荚一两（去黑皮，涂酥炙令焦黄，去子） 鳖甲二两（涂醋炙令黄，去裙襕） 巴豆一两半（去皮，不去心膜，以桑柴灰汁煮半日取出）

方中硼砂，《普济方》引作"硇砂"。

【用法】上药以乳香、巴豆同捣如泥，余药捣罗为末，先以酽醋一升，化硼砂，去石滓，熬令稠，入面煮为糊，和诸药末，令软硬得所，捣为丸，如绿豆大。每服三丸至五丸，以温酒送下。

【主治】食癥，癖气食劳，宿食不消，痰逆。

京三棱方

【来源】《太平圣惠方》卷四十九。

【别名】京三棱散（《普济方》卷一七三）。

【组成】京三棱一两（微煨，锉） 柴胡三分（去苗） 桔梗一两（去芦头） 木通一两（锉） 当归三分（锉，微炒） 赤茯苓三分 陈橘皮半两（汤浸，去白瓤，焙） 赤芍药半两 鳖甲半两（涂醋炙令黄，去裙襕） 郁李仁三分（汤浸，去皮，微炒）

【用法】上为散。每服三钱，以水一中盏，入生姜半分，煎至五分，去滓温服，一日三四次。

【主治】癥瘕气，腹胀痛。

泽漆丸

【来源】《太平圣惠方》卷四十九。

【组成】泽漆半两 槟榔一两 附子一两（炮裂，去皮脐） 木香半两 肉桂半两（去皱皮） 陈橘皮半两（汤浸，去白瓤，焙） 泽泻半两 川大黄半两（锉碎，微炒） 郁李仁半两（汤浸去皮，微炒） 厚朴半两（去粗皮，涂生姜汁，炙令香熟）

【用法】上为末，炼蜜为丸，如梧桐子大。每服二十丸，以温水送下，一日三四次。

【主治】食癥癖气，脾胃虚弱，头面及四肢浮肿，欲变成水病者。

香墨丸

【来源】《太平圣惠方》卷四十九。

【组成】香墨三分 肉豆蔻三分（去壳） 槟榔三分 甘遂三分（麸炒微黄） 续随子半钱 朱砂一钱（研细） 麝香一钱（研细） 巴豆一分（去皮心，研，纸裹压去油） 木香三分 猪牙皂荚一钱（去黑皮，涂酥炙焦黄，去子）

【用法】上为末，入麝香、朱砂、巴豆等研药，更研令匀，以醋糊为丸，如绿豆大。每服三丸，以生姜汤送下。

【主治】食不消化，结聚成癥癖块，头面浮肿，腹胀不能食。

穿山甲丸

【来源】《太平圣惠方》卷四十九。
【组成】穿山甲一分（炙令黄色） 干姜一分（炮裂，锉） 硼砂一分（细研） 半夏一分（汤洗七遍，去滑） 威灵仙半两 斑猫一分（糯米拌炒微黄，去翅足） 肉桂一分（去皱皮） 川乌头半两（炮裂，去皮脐） 芫花半两（醋拌炒，令干） 巴豆半两（去皮心，研，纸裹压去油）
【用法】上为末，入巴豆、硼砂，研令匀。用糯米饭为丸，如小豆大。每服三丸，食前煎橘皮汤放冷送下。
【功用】破结块。
【主治】食癥，及积恶血气。

神曲散

【来源】《太平圣惠方》卷四十九。
【组成】神曲一两（炒令微黄） 桂心半两 甘草一分（炙） 大麦蘖一两（炒令微黄） 干姜半两（炮裂，锉） 陈橘皮三分（汤浸，去白瓤，焙）
【用法】上为细散。每服二钱，以清粥饮调下，每日三四次。
【主治】食不消化，结成癥癖，令人羸瘦无力，食少。

神效大通丸

【来源】《太平圣惠方》卷四十九。
【组成】川乌头二两（炮裂，去皮脐） 砒黄一分（细研） 巴豆一两（去皮心研，纸裹压去油） 芫花一两（醋拌炒令黄） 杏仁一两半（汤浸，去皮尖双仁，麸炒微黄） 麝香一钱（细研） 黄丹一分（炒令紫色） 猪牙皂荚一两（去黑皮，涂酥，炙令焦黄，去子） 自然铜一两（细研，别用）
【用法】上为末。入研了药令匀，用黑豆面和丸，如绿豆大，以研了自然铜末滚过。每服三丸，空心煎生姜、橘皮汤送下。
【主治】癥瘕。

神效水银丸

【来源】《太平圣惠方》卷四十九。
【别名】水银丸（《普济方》卷一七五）。
【组成】水银半两 硼砂半两 腻粉二分 定粉二分 消石一分
【用法】上为末，候水银星尽为度，用枣瓤和丸，如酸枣大。却用枣一枚去核，安一丸在内，以面裹，烧面令黄色，去面取药枣，温水嚼下。
【主治】脏腑气虚，饮食不节，生冷过度，不能消化，与脏气相搏，结聚成块，压伏于腹胃之间，盘牢不移，岁数弥久，渐渐增长，而致厌食，不计年月。

桃仁散

【来源】《太平圣惠方》卷四十九。
【组成】桃仁一两（汤浸，去皮尖双仁，麸炒微黄） 鳖甲二两半（涂醋，炙令黄，去裙襕） 京三棱一两（炮，锉） 当归三分（锉，微炒） 肉桂一两（去皱皮） 木香半两 枳实一两（麸炒微黄） 槟榔三分 川大黄三分
【用法】上为粗散。每服三钱，以水一中盏，加生姜半分，煎至六分，去滓温服，不拘时候。
【主治】久积癥癖，气结不散，面色萎黄，羸瘦食少。

通灵丸

【来源】《太平圣惠方》卷四十九。
【组成】五灵脂一两 巴豆一两（去皮心，研，纸裹压去油） 杏仁一两（汤浸，去皮尖双仁，麸炒微黄） 砒黄一分（细研） 川乌头一两（去皮脐，生用） 芫花半两（醋拌，炒令干） 皂荚一两（去黑皮，涂酥，炙令焦黄，去子） 自然铜一两（细研）
【用法】上为末，入巴豆，研令匀，别入生黑豆面二两，拌和令匀，滴水为丸，如绿豆大。每服二丸，生姜汤送下。膈上有涎即吐，有滞食血气即转下。

【主治】食癥及恶血气。

蓬莪茂散

【来源】《太平圣惠方》卷四十九。

【组成】蓬莪茂一两　鳖甲二两（涂醋，炙令黄，去裙襕）　赤芍药半两　槟榔一两　肉桂一两（去皱皮）　枳壳一两（麸炒微黄，去瓤）　当归一两（锉，微炒）　干姜半两（炮裂，锉）　京三棱一两（炮，锉）　川大黄一两（锉碎，微炒）　木香一两　柴胡一两半（去苗）

【用法】上为粗散。每服三钱，以水一中盏，入生姜半分，煎至六分，去滓温服，不拘时候。

【主治】久积癥癖，气不消散，胁下似覆杯，多吐酸水，面目萎黄，或腹中绞痛。

硼砂丸

【来源】《太平圣惠方》卷四十九。

【别名】硇砂丸（《普济方》卷一七三）。

【组成】硼砂　细桑条子

方中硼砂，《普济方》引作“硇砂”。

【用法】上先取腊月细桑条子，不限多少，烧作灰，略以水淋却苦汁后，晒令灰干，收之；先研硼砂，以水化消，拌灰令干湿得所，每一两硼砂，管灰三两，取一个固济了瓷瓶子，底下先铺干灰半寸，次下硼砂灰填实，口头更着干灰覆盖，然后用文火烧，武火煅令通赤，候冷取出重研；于竹筲箕内铺纸三重，然后安灰，以水淋之，候药透过纸，待硼砂味断，即休淋水；别取小瓷钵子一二个，盛药汁于热灰火内养之，常令鱼眼沸，直至汁尽，候干，别入固济了瓶子内，便以大火煅一食久，待冷取出细研，用粟米饭为丸，如绿豆大。每服五丸，空心以暖酒送下。

【功用】补暖水脏，暖子宫，杀三虫。

【主治】痃癖冷癥块，及丈夫腰脚，妇人血气。

硼砂丸

【来源】《太平圣惠方》卷四十九。

【别名】硇砂丸（《普济方》卷一七三）。

【组成】硼砂一两（细研）　硫黄一两（细研，水飞过）　木香半两　槟榔一两　川大黄三两（锉碎，微炒）　牵牛子三两（微炒）　吴茱萸半两（汤浸七遍，焙干，微炒）　京三棱一两（微煨，锉）　当归一两（锉，微炒）　肉桂一两（去皱皮）　青橘皮一两（汤浸，去白瓤，焙）　鳖甲一两（涂醋，炙令黄，去裙襕）

方中硼砂，《普济方》引作“硇砂”。

【用法】上为末，炼蜜为丸，如梧桐子大。每服三十丸，空心及晚食前以温酒送下。

【主治】癥病不消，四肢羸困，不欲饮食，久不愈。

硼砂丸

【来源】《太平圣惠方》卷四十九。

【别名】芫花丸、硇砂丸（《普济方》卷一七四）。

【组成】硼砂一两（细研）　京三棱半两（煨，锉）　芫花半两（醋拌，炒令黄）　猪牙皂荚半两（去黑皮，涂酥，炙令黄）　巴豆半两（去皮心，研，纸裹压去油）　干漆半两（捣碎，炒令烟出）　干姜半两（炮裂，锉）　大戟半两（锉，炒令黄色）　川乌头半两（炮裂，去皮脐）

方中硼砂，《普济方》引作“硇砂”。

【用法】上为末，入研药令匀，于银锅子内，以头醋一升半，慢火熬，候可丸，即入油单内裹，旋丸如绿豆大。每服三丸，空心及临卧时以生姜橘皮汤送下。

【主治】食不消，结成癥癖，心腹胀痛。

硼砂丸

【来源】《太平圣惠方》卷四十九。

【别名】硇砂丸（《普济方》卷一七四）。

【组成】硼砂一两（细研）　鳖甲一两（涂醋，炙令黄，去裙襕）　川大黄一两（锉碎，微炒）　木香二分　肉桂二分（去皱皮）　附子二分（炮裂，去皮脐）　巴豆半两（去皮心，研，纸裹压去油）　京三棱二两（微炒，锉）　槟榔二分　干姜三分（炮裂，锉）　皂荚五挺（不蚛者，捶碎，以醋浸两宿，挼绞取汁，熬成膏）

方中硼砂，《普济方》引作“硇砂”。

【用法】上为末，入研药令匀，以皂荚膏为丸，如绿豆大。每服三丸，空心生姜汤送下。

【主治】癥瘕，腹内疼痛。

硼砂丸

【来源】《太平圣惠方》卷四十九。

【别名】硇砂丸（《普济方》卷一七五）。

【组成】硼砂半两　巴豆半两（去皮心，研，纸裹压去油）　干姜半两（炮裂，锉）　附子一两（炮裂，去皮脐）　青橘皮一两（汤浸，去白瓤，焙）　京三棱一两（微煨，锉）　干漆一两（捣碎，炒令烟出）　香墨半两（挺）

方中硼砂，《普济方》引作“硇砂”。

【用法】上各为细散，先取硼砂、巴豆细研，用头醋两碗煎为膏，然后入诸药末相和为丸，如绿豆大。每服三丸，食前温酒送下。

【主治】食癥及气块，攻刺心腹，疼痛不可忍。

硼砂丸

【来源】《太平圣惠方》卷四十九。

【别名】硇砂丸（《幼幼新书》卷二十二）。

【组成】硼砂半两（细研）　青礞石一分（细研）　穿山甲一分（炙令黄焦）　磁石一分（烧，醋淬七遍，捣碎，研如粉）　京三棱一分（微煨，锉）　干漆一分（捣碎，炒令烟出）　虻虫五十枚（炒令微黄，去翅足）　水蛭五十枚（炒令微黄）　巴豆十五枚（去皮心，研，纸裹压去油）　赤石脂一分（细研）

方中硼砂，《幼幼新书》引作“硇砂”。

【用法】上为末，入巴豆研令匀，用软饭为丸，如小豆大。每服三丸，小儿一丸，以烧蒸饼灰汤送下。一复时后，取下恶物。若是血气块，当归酒下，不过五服愈。

【主治】积年厌食癥，血气及癥块。

硼砂煎丸

【来源】《太平圣惠方》卷四十九。

【别名】硇砂煎丸（《普济方》卷一七二）。

【组成】硼砂一两（不夹石者，研）　干漆末一两　京三棱末一两　巴豆一两（去皮心，研，纸裹压去油。以上四味，用头醋五升，于瓷器内，以慢火熬三日成膏，入后药末）　川大黄一两（锉碎，微炒）　附子一两（炮裂，去皮脐）　青橘皮一两（汤浸，去白瓤，焙）　香墨一两　当归一两（锉，微炒）

方中硼砂，《普济方》引作“硇砂”。

【用法】上为末，入前煎中相和为丸，如绿豆大。每服三丸，以温酒送下。

【主治】一切积滞气，胸膈不利，饮食难化，心腹结硬，欲成癥瘕，面色萎黄，脐腹多痛。

蜥蜴丸

【来源】《太平圣惠方》卷四十九。

【组成】蜥蜴一枚（微炙）　蜈蚣一枚（微炙）　鬼臼一两半（去须）　汉防己一两半　当归一两半（锉，微炒）　川大黄三两（锉碎，微炒）　川芒消二两　赤芍药二两　甘草一两（炙微赤，锉）

【用法】上为末，炼蜜为丸，如梧桐子大。每服十丸，以温酒送下，不拘时候。以利为度。

【主治】暴癥坚结，四肢瘦瘁，食少无力。

礞石丸

【来源】《太平圣惠方》卷四十九。

【组成】礞石半两（细研）　硼砂半两　干漆一两（捣碎，炒令烟出）　附子一两（炮裂，去皮脐）　京三棱一两（微煨，锉）　青橘皮一两（汤浸，去白瓤，焙）　香墨半挺　巴豆一两（去皮心，研，纸裹压去油）

【用法】上为末，以头醋三升，化硼砂，研巴豆，入银锅子内，微火煎成膏，入诸药末为丸，如绿豆大。每服三丸，宿食不消，茶送下；妇人血瘕，当归酒送下；心痛，橘皮、生姜汤送下。

【主治】食癥久不消。

鳖甲丸

【来源】《太平圣惠方》卷四十九。

【组成】鳖甲一两（涂醋，炙令黄，去裙襕）　吴茱萸三分（汤浸七遍，焙干，微炒）　龟甲一两（涂醋炙令黄）　桑耳一两（微炙）　川大黄一两

（微炒，锉碎） 防葵三分 附子半两（炮裂，去皮脐） 白术半两 京三棱一两（微煨，锉）

【用法】上为末，炼蜜为丸，如梧桐子大。每服二十丸，以温酒送下，每日三次。

【主治】癥瘕。或寒或热，羸瘦，不欲饮食。

麝香丸

【来源】《太平圣惠方》卷四十九。

【组成】麝香一两（细研） 蓬莪术二两 萆薢二两（锉） 芫花二两（醋拌，炒令黄） 神曲二两（炒令微黄） 大麦蘖一两（炒令微黄） 鳖甲二两（涂醋炙令黄，去裙襕） 干漆一两（捣碎，炒令烟出） 京三棱三两（微煨，锉）

【用法】上为末，入麝香研令匀，用醋煮面糊为丸，如梧桐子大。每服十丸食前以温酒送下。

【主治】久积癥癖气不愈，或于胁肋作块，形大如杯；或如鸡子，透皮肤；或时疼痛，坚硬如石。

麝香丸

【来源】《太平圣惠方》卷四十九。

【组成】麝香一分（细研） 硼砂半两（细研） 川大黄半两（锉碎，微炒） 神曲一两（微炒） 巴豆三十枚（生用，去皮心） 寒食白面一两（生用）

【用法】上为末，入研了药令匀，用易州墨汁为丸，如梧桐子大。如是十年至十五年食，即先嚼干柿半枚，裹药一丸同咽之。如寻常食癥，即丸如豌豆大。每服一丸，茶、酒任下。

【主治】积年食癥。

木香丸

【来源】《太平圣惠方》卷五十四。

【组成】木香二分 甘遂半两（生用） 青橘皮半两（汤浸，去白瓤，焙） 腻粉一分 水银半两（入少煮枣肉，研令星尽） 萝卜子半两（微炒） 汉防己三分 巴豆一分（去皮心，研，纸裹，压去油） 瞿麦半两 泽泻二分

【用法】上为末，以糯米饭为丸，如绿豆大。每服三丸，空心以木通汤送下。

【主治】水癥，腹内坚胀喘息，大小便涩。

白矾丸

【来源】《太平圣惠方》卷五十四。

【组成】白矾半两（烧令汁尽） 踯躅花半两（酒拌，炒令干） 细辛半两 半夏半两（汤洗七遍 去滑） 藜芦半两（去芦头） 丹砂半两（细研，水飞过） 巴豆半两（去皮心，研，纸裹压去油） 苦参半两（锉） 雄黄半两（细研） 川大黄半两（锉碎，微炒） 川芒消一两 大戟半两（锉碎，微炒） 川乌头半两（炮裂，去皮脐） 狼毒半两（锉碎，醋拌抄熟）

【用法】上为末，炼蜜为丸，如黍米大。每服五丸，空心以温水送下。以通利为度。

【主治】水癥，腹大肿硬，大小肠不通。

鳖甲散

【来源】《太平圣惠方》卷五十四。

【组成】鳖甲一两半（涂醋，炙令黄，去裙襕） 桑根白皮二两（锉） 诃黎勒皮一两半 赤茯苓一两半 吴茱萸半两（汤浸七遍，焙干，微炒） 大腹皮一两半 郁李仁一两半（汤浸，去皮，微炒） 川大黄一两半（锉碎，微炒）

【用法】上为散。每服五钱，以水一大盏，煎至五分，去滓温服，如人行四五里再服。

【主治】水癥。心下痞坚，上气喘急，眠卧不安，大肠秘涩。

干漆丸

【来源】《太平圣惠方》卷七十一。

【组成】干漆一两（捣碎，炒令烟出） 穿山甲一两（炙令微黄） 槟榔三分 乳香半两 京三棱半两（微炮，锉） 桂心三分 川乌头半两（炮裂，去皮脐） 硇砂一两（不夹石者，细研） 阿魏半两（面裹煨，面熟为度） 朱砂三分（细研，水飞过） 鳖甲一两（涂醋，炙令黄，去裙襴） 木香半两 巴豆二十枚（去皮心，研，纸裹压去油）

【用法】上为末，炼蜜为丸，如麻子大。每服五丸，不拘时候，以热生姜酒送下；当归酒下亦得。

【主治】妇人积聚，及恶血不散，多攻心腹疼痛，面无颜色，四肢不和。

干漆丸

【来源】《太平圣惠方》卷七十一。

【组成】干漆一两（捣碎，炒令烟出） 川大黄一两（锉碎，微炒） 琥珀三分 消石三分 红蓝花半两 延胡索半两 蓬莪术三分 腻粉一分 硇砂三分 桂心半两 巴豆三七枚（去皮，研，纸裹，压去油，用浆水二盏，煎如饧）

【用法】上为末，入巴豆拌匀，用熟枣瓤和丸，如梧桐子大。每服十丸，于日未出时煎苏木汤送下。

【主治】妇人积年血癥块，或攻心腹疼痛，四肢不和，面少血色，饮食全微。

干漆丸

【来源】《太平圣惠方》卷七十一。

【组成】干漆一分（捣碎，炒令烟出） 芫花一分（醋拌，炒令干） 当归一分（锉，微炒） 五灵脂一分 硇砂半两（细研） 香墨一分 麝香半分（细研） 巴豆十枚（去皮心，研，纸裹压去油）

【用法】上为末，同研令匀，用醋煮面糊为丸，如绿豆大。每服五丸，空心以温酒送下。

【主治】妇人食癥，夹恶血气攻刺，腹胁疼痛不止。

干漆散

【来源】《太平圣惠方》卷七十一。

【组成】干漆一两（捣碎，炒令烟出） 木香半两 芫花半两（醋拌，炒令干） 芎藭半两 桂心半两 川大黄二两（锉碎，微炒） 当归半两（锉，微炒） 赤芍药半两 琥珀半两 牛膝三分（去苗） 桃仁一两（汤浸，去皮尖双仁，炒微黄） 麝香一分（研入）

【用法】上为细散。每服一钱，以热酒调下，不拘时候。

【主治】妇人疝瘕久不消，令人黄瘦羸弱，两胁妨闷，心腹疼痛。

大黄丸

【来源】《太平圣惠方》卷七十一。

【组成】川大黄三两（锉碎，微炒） 鳖甲二两（涂醋炙令黄，去裙襕） 防葵一两半 琥珀一两 干漆一两（捣碎，炒令烟出）

【用法】上为细末，以米醋一升，熬令稠，入少面煮作糊，和搜为丸，如梧桐子大。每服五丸，食前以酒送下。

【主治】妇人积聚气，久不散。

大黄丸

【来源】《太平圣惠方》卷七十一。

【组成】川大黄二两（蒸，饭熟为度，晒干） 土瓜根二两 牛膝二两（去苗） 桃仁二两（汤浸，去皮尖双仁，麸炒微黄）

【用法】上为末，炼蜜为丸，如梧桐子大。每服三十丸，食前以粥饮送下。

【主治】妇人疝瘕，及胞中积瘀诸病。

大黄丸

【来源】《太平圣惠方》卷七十一。

【组成】川大黄一两（锉碎，微碎） 鳖甲一两（涂醋炙令黄，去裙襕） 干漆三分（捣碎，炒令烟出） 京三棱一两（微炮，锉） 吴茱萸半两（汤浸七遍，焙干，微炒） 琥珀三分（细研） 桂心半两 槟榔三分 防葵半两 川乌头三分（炮裂，去皮脐）

【用法】上为末，以酽醋一升半，熬令稠，煮面糊为丸，如梧桐子大。每服二十丸，以生姜、醋汤送下，不拘时候。

【主治】妇人癥痞，及恶血气筑心，闷乱疼痛，四肢不和，身体羸瘦，不欲饮食。

大黄煎

【来源】《太平圣惠方》卷七十一。

【别名】大黄散（《济阴纲目》卷五）。

【组成】川大黄三两（锉碎，微炒） 鳖甲二两（涂醋炙令黄，去裙襕） 牛膝一两（去苗） 干

漆一两（捣碎，炒令烟出）

【用法】上为末。用米醋一升，煎为膏，每服一钱，食前用热酒调下。

【主治】妇人积年血气，癥块结痛。

木香丸

【来源】《太平圣惠方》卷七十一。

【组成】木香半两　巴豆一分（去皮心，麸炒黄，纸裹，压去油）　干漆半两（捣碎，炒令烟出）　吴茱萸一分（汤浸七遍，焙干，微炒）　槟榔半两　附子一分（炮裂，去皮脐）　猪牙皂荚一分（去黑皮，涂酥，炙令黄，去子）　白芜荑一分　当归一分（锉，微炒）　桂心二分　干姜二分（炮裂，锉）

【用法】上为末，炼蜜为丸，如梧桐子大。每日三丸，空心及痛发时煎红兰花、当归酒送下。

【主治】妇人疝瘕，及血气积聚，时攻腹胁疼痛。

五灵脂丸

【来源】《太平圣惠方》卷七十一。

【组成】五灵脂一两　川乌头一两（炮裂，去皮脐）　麝香半两（细研）　硫黄半两（细研）　干漆一两（捣碎，炒令烟出）　巴豆三十枚（去皮，用醋煮令赤）　硇砂半两（细研）

【用法】上为末，入研了药令匀，以醋煮面糊为丸，如绿豆大。每服五丸，空心以温酒送下。

【主治】妇人积年癥块，及恶血气，久不除。

五灵脂丸

【来源】《太平圣惠方》卷七十一。

【组成】五灵脂半两　硫黄半两（细研）　硇砂半两（不夹石者，细研）　木香半两　芫花半两（醋拌炒令干）　巴豆四十九枚（去皮心，研，纸裹压去油）

【用法】上为细末，入研了药令匀，以醋煮面糊为丸，如绿豆大。每服二丸，空心以生姜橘皮汤送下。

【主治】妇人食癥，体瘦成劳，心腹胀痛，不能饮食，常吐酸水。

化癥丸

【来源】《太平圣惠方》卷七十一。

【组成】硇砂半两（细研）　巴豆十枚（去皮心，研，纸裹压去油）　五灵脂半两　干姜半两（炮裂，锉）　雄雀粪半两（微炒黄）　猪牙皂荚半两（去皮，涂醋，炙令黄，去子）

【用法】上为末，同研令匀，用醋煮面糊为丸，如绿豆大。每服五丸，空心以温酒送下。

【主治】妇人食癥，腹胀气急，面目浮肿，四肢无力。

乌头丸

【来源】《太平圣惠方》卷七十一。

【组成】川乌头半两（炮裂，去皮脐）　干姜半两（炮裂，锉）　当归半两（锉，微炒）　赤芍药半两　川大黄一两（锉碎，微炒）　桂心半两　斑蝥二十一枚（糯米拌炒令黄，去翅足）

【用法】上为末，醋糊为丸，如绿豆大。每服五丸，空心以温酒送下。

【主治】妇人积年血气癥块，往来疼痛，或吐逆不纳食，渐黄瘦至极者。

乌药散

【来源】《太平圣惠方》卷七十一。

【组成】乌药一两　蓬莪术一两　桂心一两　当归一两（锉碎，微炒）　桃仁一两（汤浸，去皮尖双仁，麸炒微黄）　青橘皮一两（汤浸，去白瓤，焙）　木香一两

【用法】上为细散。每服一钱，食前以热酒，调下。

【功用】《医宗金鉴》：开滞消积。

【主治】

1.《太平圣惠方》：妇人血气上攻，心痛发歇不定。

2.《校注妇人良方》：血气壅滞，心腹作痛。

3.《医宗金鉴》：妇人经行、产后食生冷之物，与脏气互相搏聚，结成坚块，牢固不移，日渐长大。

巴豆丸

【来源】《太平圣惠方》卷七十一。
【组成】巴豆一分（去皮心，醋煮半日） 硇砂一两（细研） 川大黄一两（锉碎，微炒） 五灵脂三分 木香半两 桃仁三分（去皮尖双仁，麸炒微黄）
【用法】上为末，炼蜜为丸，如绿豆大。每服五丸，以热酒送下。
【主治】妇人痃瘕，及血气疼痛。

水银丸子

【来源】《太平圣惠方》卷七十一。
【组成】水银一两 硫黄半两 硇砂一分 消石一分 白矾一分 芫花一两（醋拌，炒令干，捣末）
【用法】上为细末，入铫子中，簇火渐烧烟起，将湿纸搭却将下，候冷更烧，如此三度即止，候冷，都细研令匀，用软饭为丸，如绿豆大。每服七丸，食前以热酒送下。
【主治】妇人癥痞，结块不散，心腹疼痛。

戎盐散

【来源】《太平圣惠方》卷七十一。
【组成】戎盐一合 皂荚半两（去皮子，炙黄焦） 细辛一两半
【用法】上为末。以三角囊大如指长三寸贮之，以纳阴中。但卧，瘕当下青如葵汁。
【主治】青瘕。瘕聚在左右胁背膂上，与肩髆腰下挛急，两足肿，面目黄，大小便难，其候月水不通，或不复禁，状若崩中。

地龙散

【来源】《太平圣惠方》卷七十一。
【组成】地龙一两（微炒） 蜴蜥一两（微炙） 芎藭一两 桂心一两 干姜半两（炮裂，锉） 苏枋木一两（锉） 木香三分 蒲黄三分 赤芍药三分 牡丹三分 水蛭三分（微炒） 桃仁一两（汤浸，去皮尖双仁，麸炒令黄）
【用法】上为细散。每服二钱，食前以温酒调下。
【主治】妇人气血不调，腹中积聚，瘀血疼痛。

当归丸

【来源】《太平圣惠方》卷七十一。
【组成】当归一两半（锉，微炒） 鳖甲半两（涂醋，炙令黄，去裙襕） 琥珀半两 牡丹半两 桃仁一两（去皮尖双仁，麸炒微黄） 川大黄半两（锉碎，微炒） 菴蕳子半两 牛膝半两（去苗） 赤芍药半两 芎藭半两 桂心半两 虻虫三分（炒微黄，去翅足） 水蛭三分（炒令黄）
【用法】上为末，炼蜜为丸，如梧桐子大。每服二十丸，空心热酒送下。
【主治】妇人经络涩滞，致有瘀血在脏，结聚欲成癥块。

当归散

【来源】《太平圣惠方》卷七十一。
【组成】当归一两（锉，微炒） 鳖甲二两（涂醋炙令黄，去裙襕） 芎藭半两 桂心一两 蓬莪茂三分 吴茱萸半两（汤浸七遍，焙干微炒） 赤芍药三分 木香半两 槟榔一两 青橘皮半两（汤浸，去白瓤，焙） 川大黄一两（锉，微炒） 桃仁三分（汤浸，去皮尖双仁，麸炒微黄）
【用法】上为粗散。每服三钱，以水一中盏，加生姜半分，煎至六分，去滓稍热服，不拘时候。
【主治】妇人痃瘕及血气，攻刺心腹，疼痛不可忍。

当归散

【来源】《太平圣惠方》卷七十一。
【别名】玄胡当归散、延胡索散（《景岳全书》卷六十一）、玄归散（《医级》卷九）。
【组成】当归半两（锉，微炒） 赤芍药半两 刘寄奴半两 没药 枳壳各半两（麸炒微黄，去瓤） 延胡索半两

方中没药用量原缺，据《普济方》补。

【用法】上为细散。每服一钱，以热酒调下，不拘时候。

【主治】

1.《太平圣惠方》：妇人久积血气，小腹绞刺疼痛，四肢无力，不能饮食。

2.《景岳全书》：气逆，月经不行。

3.《医级》：血瘀成积，小腹块硬疼痛，或气阻腹胀，切痛之极者。

防葵散

【来源】《太平圣惠方》卷七十一。

【组成】防葵一两　木香一两　川大黄二两（锉碎，微炒）　白术一两　当归一两（锉，微炒）　赤芍药一两　牛膝一两（去苗）　桂心一两　桃仁一两（汤浸，去皮尖双仁，麸炒微黄）

【用法】上为粗散。每服三钱，水一中盏，加生姜半分，煎至六分，去滓，食前稍热服。

【主治】妇人心腹积聚气，时有疼痛，经络不利，四肢渐瘦，食少腹胀。

防葵散

【来源】《太平圣惠方》卷七十一。

【组成】防葵一两　郁李仁一两（汤浸，去皮，微炒）　桂心一两　鬼箭羽一两　桃仁一两（汤浸，去皮尖双仁，麸炒微黄）　川大黄一两（锉碎，微炒）　当归一两　吴茱萸三分（汤浸七遍，焙干，微炒）　枳实半两（麸炒微黄）

【用法】上为散。每服三钱，水一中盏，加生姜半分，煎至六分，去滓，食前稍热服。

【主治】妇人癥瘕，心腹胀硬如石，经络不利，四肢瘦弱，少思饮食。

芫花丸

【来源】《太平圣惠方》卷七十一。

【组成】芫花一两　大戟一两　甘遂一两　木香半两（别捣罗，为末）　巴豆一两（去皮心，纸裹压去油，研）

【用法】上药先以芫花等四味捣碎，用米醋一大盏，煮令干，为细末，研入巴豆，以醋煮面糊为丸，如绿豆大。每服二丸，空心以生姜汤送下。

【主治】妇人癥瘕，心腹胀硬疼痛。

芫花丸

【来源】《太平圣惠方》卷七十一。

【组成】芫花半两（醋拌，炒令干）　朱砂三分（细研）　硇砂一两（不夹石者，细研）　川大黄半两（锉碎，微炒，捣末）　麝香一钱　桃仁半两（汤浸，去皮尖双仁，麸炒微黄）

【用法】上为末，用醋煮面糊为丸，如小豆大。每服十丸，空心以温酒送下。

【主治】妇人积年血癥块不消，时有疼痛。

芫花丸

【来源】《太平圣惠方》卷七十一。

【组成】芫花一两（醋拌，炒令干）　川乌头半两（炮裂，去皮脐）　防葵一分　硇砂半两（细研）　巴豆二十个（去皮心，纸裹压去油）　麝香一钱（细研）

【用法】上为末，同研令匀，头醋煎为膏，为丸如梧桐子大。每服三丸，以当归酒送下。

【主治】妇人宿食不消，结成癥块，兼血气疼痛。

芫花丸

【来源】《太平圣惠方》卷七十一。

【组成】芫花一两（醋拌，炒令干）　硇砂一分　香墨一分　釜底墨一分　当归三分（锉，微炒）　桂心一两

【用法】上为末，煎醋浸蒸饼为丸，如梧桐子大。每服十丸，以热酒送下。

【主治】妇人血气攻小腹疼痛，及恶血积聚不散。

抵圣丸

【来源】《太平圣惠方》卷七十一。

【别名】如圣丸（《普济方》卷三二四）。

【组成】硇砂一分　砒霜一分　消石一分（三味同研如粉）　当归一两（锉，捣罗为末）　桂心　干姜（炮裂，锉）　牛李子（酒拌，炒干）各半两（一处为末）　巴豆半两（去皮心，细研，纸裹压去油）

【用法】用无灰酒一升，入当归末及巴豆，于瓷器

中慢火熬成膏，下硇砂三味，搅令匀，次下诸药末，拌和为丸，如绿豆大。每服三丸，空心温酒送下，晚食前再服。以利下恶物为度。

【主治】妇人血癥，积久不散，值天阴即疼痛。

草粉散

【来源】《太平圣惠方》卷七十一。

【组成】雄雀粪半两（微炒，细研） 腻粉半两

【用法】上以溲了面一鸡子大相和，捣作饼子，煿熟候干，捣细罗为散。每服一钱，五更初以温酒调服。以利恶物为效。

【主治】妇人久积食癥，腹中结块，面身浮肿。

草粉丸子

【来源】《太平圣惠方》卷七十一。

【组成】飞天白六分（雄雀粪是，冬月者佳，炒令极热，为末） 麝香半分（细研） 巴豆三分（去皮心，纸裹压去油）

【用法】上为末，以糯米饭为丸，如梧桐子大。每服二丸，空心以生姜汤送下。

【主治】妇人积聚气，久不散，心腹疼痛。

香墨丸

【来源】《太平圣惠方》卷七十一。

【组成】香墨半两 硫黄半两 硇砂半两 朱砂半两 麝香一分 巴豆半两（去皮心，研，纸裹压去油）

【用法】上为极细末，以醋糊为丸，如绿豆大。每服三丸，空心以温酒送下。

【主治】妇人癥痞。

鬼箭散

【来源】《太平圣惠方》卷七十一。

【组成】鬼箭羽一两 琥珀一两 牛李子一两 当归一两（锉碎，微炒） 穿山甲一两（涂醋炙令黄） 桂心一两 桃仁一两（汤浸，去皮尖双仁，麸炒微黄） 川大黄一两（锉碎，微炒）

【用法】上为细散。每服二钱，食前以温酒调下。

【主治】妇人积聚气，心腹胀痛，经络滞涩，四肢疼闷，坐卧不安。

穿山甲散

【来源】《太平圣惠方》卷七十一。

【组成】穿山甲二两（炙令黄色） 京三棱二两（微炮，锉） 木香一两 槟榔一两 桂心一两 白术三分 鬼箭羽半两 川大黄一两（锉碎，微炒） 桃仁三分（汤浸，去皮尖双仁，麸炒微黄） 防葵三分 鳖甲一两半（涂醋炙令黄，去裙襕） 当归三分（锉，微炒）

【用法】上为粗散。每服四钱，以水一中盏，入生姜半分，煎至六分，去滓，食前稍热服。

【主治】妇人癥痞，及血气凝滞，心腹㽲痛，四肢羸瘦，时吐清水，不欲饮食。

穿山甲散

【来源】《太平圣惠方》卷七十一。

【组成】穿山甲一两（炙令黄色） 鳖甲一两（涂醋炙令黄，去裙襕） 赤芍药一两 芎藭半两 当归半两（锉，微炒） 麝香一分（细研） 川大黄一两（锉碎，微炒） 干漆一两（捣碎，炒令烟出） 桂心一两 芫花半两（醋拌炒令干）

【用法】上为细散，入麝香，同研令匀。每服一钱，以热酒调下，不拘时候。

【功用】《济阴纲目》：散结破血，行气消饮，温行积块。

【主治】妇人癥痞，及恶血气攻刺，心腹疼痛，面无颜色，四肢瘦弱。

桃仁散

【来源】《太平圣惠方》卷七十一。

【组成】桃仁一两（汤浸，去皮尖双仁，麸炒微黄） 鳖甲一两（涂醋，炙令黄，去裙襕） 桂心一两 枳壳一两（麸炒微黄，去瓤） 桑寄生一两 芎藭一两 槟榔一两 郁李仁一两（汤浸，去皮，微炒）

【用法】上为散。每服四钱，以水一中盏，加生姜半分，煎至六分，去滓，食前温酒调服。

【主治】妇人疝瘕，腹中拘急，心胁胀满。

桃仁散

【来源】《太平圣惠方》卷七十一。

【组成】桃仁一两（汤浸，去皮尖双仁，麸炒微黄） 诃黎勒皮三分 白术三分 当归三分 京三棱一两（微炮，锉） 赤芍药三分 鳖甲一两半（涂醋，炙令黄，去裙襕） 陈橘皮三分（汤浸，去白瓤，焙）

【用法】上为散。每服三钱，水一中盏，加生姜半分，煎至六分，去滓，食前稍热服。

【主治】妇人癥痞，心腹胀满，不能饮食，体瘦无力。

破癥丸

【来源】《太平圣惠方》卷七十一。

【组成】巴豆十枚（去皮心，研，纸裹压去油） 川乌头一分（炮裂，去皮脐） 胆子矾一分 五灵脂一分 芫花二分（醋拌，炒令干） 百草霜一分

【用法】上为末，煮枣肉为丸，如绿豆大。每服五丸，以生姜醋汤送下。

【主治】妇人食癥块，攻心腹疼痛。

硇砂丸

【来源】《太平圣惠方》卷七十一。

【组成】硇砂三分（细研） 百草霜半两 川乌头半两（炮裂，去皮脐） 砒黄二分 凌霄花半两 香墨一分 巴豆一分（去皮心，研，纸裹压去油）

【用法】上为末，入巴豆霜，同研令匀，用软饭为丸，如绿豆大。每于食前以温酒送下三丸。

【主治】妇人虚冷，血气积聚，疼痛。

硇砂丸

【来源】《太平圣惠方》卷七十一。

【组成】硇砂一两（细研） 当归半两（锉，微炒） 雄黄半两（细研） 桂心半两 川芒消一两 京三棱一两（微炮锉） 川大黄二两

【用法】上为末，用米醋一大碗，熬大黄末为膏，次入余药末为丸，如梧桐子大。每次三十丸，空心以暖酒送下。以利下恶物为度。

【主治】妇人疝瘕及积瘀血在脏，时攻腹胁疼痛。

硇砂丸

【来源】《太平圣惠方》卷七十一。

【组成】硇砂一分 干漆一分（捣碎，炒令烟出） 水银一分（以少枣肉研令星尽） 雄黄 雄雀粪一分（炒黄） 巴豆十枚（去皮心研，纸裹压去油）

【用法】上为细末，用枣肉为丸，如绿豆大。每服三丸，以当归酒送下，空心一服，临卧一服。取下恶物为效。

【主治】妇人积年血癥块不消。

硇砂丸

【来源】《太平圣惠方》卷七十一。

【组成】硇砂半两（细研） 青礞石半两 硫黄半两（细研） 京三棱半两（微炮锉） 干漆半两（捣碎，炒令烟出） 穿山甲半两（炙令黄焦） 巴豆三十枚（去皮，炒令黄色，不出油）

【用法】上为末，用软饭为丸，如小豆大。每服五丸，空心以生姜橘皮汤送下。

【主治】妇人食癥久不消，令人瘦弱，食少。

硇砂丸

【来源】《太平圣惠方》卷七十一。

【组成】硇砂半两 硫黄半两（与硇砂同结为砂子，细研） 芫花半两（醋拌炒令干） 没药半两 水蛭半两（炒令黄） 当归半两（锉微炒） 川大黄半两（锉碎，微炒） 牡丹半两 虻虫半两（炒令黄，去翅足）

方中没药剂量原缺，据《普济方》补。

【用法】上为末，入砂子，研令匀，炼蜜为丸，如绿豆大。每服五丸，空心以热酒送下。

【主治】妇人积瘀血在脏，攻心腹时痛，四肢黄

瘦，夜卧心烦。

硇砂煎丸

【来源】《太平圣惠方》卷七十一。

【组成】硇砂一两（细研） 干漆一两 川大黄一两（以上三味并捣罗为末，以无灰酒一升，以慢火熬成膏，次入后药） 鳖甲半两（涂醋炙令黄，去裙襕） 没药一两 五灵脂一两 狗胆一枚 斑蝥十枚（糯米拌炒令黄，去翅足） 水蛭十枚（炒令微黄） 巴豆七枚（去皮心研，纸裹压去油）

【用法】上为末，入前膏为丸，如小豆大。每于食前以暖酒送下五丸子。

【主治】妇人积年血气，癥瘕不消，四肢黄瘦，腹胁疠痛，经络不通。

续随子丸

【来源】《太平圣惠方》卷七十一。

【组成】续随子一两（微炒） 雄黄一分（细研） 木香一分 燕脂一分 麝香三钱（研入） 干姜一分（炮裂，锉） 朱砂一分（细研） 硇砂（不夹石者）一分（研）

【用法】上为末，以酒煮面糊为丸，如绿豆大。每服三丸，以生姜汤送下。

【主治】妇人食癥，积年不愈。

琥珀丸

【来源】《太平圣惠方》卷七十一。

【组成】琥珀半两（细研） 当归半两（锉，微炒） 芎藭半两 牛膝一两（去苗） 京三棱一两（微煨，锉） 桂心半两 川大黄一两（锉碎，微炒） 川乌头半两（炮裂，去皮脐） 干漆半两（捣碎，炒令烟出） 鳖甲一两（涂醋，炙令黄，去裙襕） 桃仁三分（汤浸，去皮尖双仁，麸炒微黄）

【用法】上为末，炼蜜为丸，如梧桐子大。每服二十丸，以暖酒送下，不拘时候。

【主治】妇人痃瘕兼血气，脐腹疼痛，不欲饮食，四肢羸瘦。

琥珀丸

【来源】《太平圣惠方》卷七十一。

【组成】琥珀三分（细研） 生干地黄半两 桂心三分 牛膝三分（去苗） 鳖甲二两（涂醋，炙令黄，去裙襕） 当归半两（锉，微炒） 京三棱一两（微炮，锉） 延胡索半两 干漆一两（捣碎，炒令烟出） 芫花三分（醋拌，炒令干） 水蛭四十九枚（炒令黄） 虻虫四十九枚（炒令黄，去翅足） 槟榔三分 硇砂一两（研） 川大黄二两（锉碎，微炒） 桃仁三分（汤浸，去皮尖双仁，麸炒微黄）

【用法】上为末，醋煮硇砂为膏，入药末为丸，如梧桐子大。每服十丸，空心以温酒送下。

【主治】妇人积年血癥块不消，状若鬼胎之候。

硫黄丸

【来源】《太平圣惠方》卷七十一。

【组成】硫黄半两（细研） 朱砂半两（细研） 青礞石半两（细研） 芫花一分（醋拌炒令干，为末） 麝香一钱（细研） 巴豆半两（去皮心，研，纸裹压去油）

【用法】上都研令匀，酒煮面糊和丸，如绿豆大。每服三丸，空心以生姜酒送下。

【主治】妇人食癥，久不消者。

紫桂丸

【来源】《太平圣惠方》卷七十一。

【组成】桂心一两 吴茱萸半两（汤浸七遍，焙干，微炒） 菖蒲半两 猪牙皂荚半两（去皮子，涂酥，炙黄） 紫菀半两（洗去苗土） 干姜半两（炮裂，锉） 川乌头一两（炮裂，去皮脐） 当归三分（锉，微炒） 川椒半两（去目及闭口者，微炒出汗） 莪术三分 桃仁半两（汤浸，去皮尖双仁，麸炒微黄） 附子半两（炮裂，去皮脐） 木香半两 牛膝半两（去苗） 琥珀三分

【用法】上为末，炼蜜为丸，如梧桐子大。每日二十丸，空心及病发时以热酒送下。

【主治】妇人心腹虚冷，积聚，宿食不消，冷气时攻，心腹胀满，绕脐绞痛。

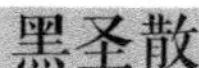

黑圣散

【来源】《太平圣惠方》卷七十一。

【组成】白马护干一两（烧灰） 赤骡护干一两（烧灰） 麝香一分（细研） 紫驴护干（烧灰）一两 干漆一两（捣碎，炒令烟出）

【用法】上为细散，入麝香更研令匀。每服一钱，用热酒调下，不拘时候。

【主治】妇人积年血气癥块，攻心腹疼痛闷乱。

蓬莪术丸

【来源】《太平圣惠方》卷七十一。

【别名】蓬莪术丸（《古今医统大全》卷八十三）。

【组成】蓬莪茂三分 桂心半两 当归半两（锉，微炒） 赤芍药半两 槟榔半两 鳖甲一两（涂醋，炙令黄，去裙襕） 川大黄二两（锉碎，微炒） 枳壳半两（麸炒微黄，去瓤） 木香半两 昆布半两（洗去咸味） 琥珀半两 桃仁一两（汤浸，去皮尖、双仁，麸炒微黄）

【用法】上为末，炼蜜为丸，如梧桐子大。每服三十丸，食前以粥饮送下。

【主治】妇人癥痞，腹脐疠痛，令人体瘦，不思饮食。

腻粉丸

【来源】《太平圣惠方》卷七十一。

【组成】腻粉一钱 硇砂一分 青黛一钱 芯蔺脂一钱 巴豆十枚（去皮、心，研，纸裹压去油）

【用法】上都研令极细，以蒸饼和丸，如绿豆大。每服三丸，五更初以温酒送下。如下得恶物，看多少，次日更加减服之。

【主治】妇人远年食癥，黄瘦不欲饮食。

礞石丸

【来源】《太平圣惠方》卷七十一。

【别名】硇砂丸（《普济方》卷三二四）。

【组成】青礞石二分（末） 木香一分（末） 硇砂半两（不夹石者，细研） 朱砂一分（细研） 粉霜二分（研入） 巴豆三分（去皮心，研，纸裹压去油）

【用法】上为末，以糯米饭为丸，如绿豆大。每服二丸，空心温酒送下。取下恶物为效。

【主治】妇人食癥块久不消，攻刺心腹疼痛。

鳖甲丸

【来源】《太平圣惠方》卷七十一。

【组成】鳖甲一两半（涂醋，炙令黄，去裙襕） 露蜂房一两（锉碎，微炒） 牡丹三分 川椒三分（去目及闭口者，微炒去汗） 川大黄一两（锉碎，微炒） 牛膝三分（去苗） 附子一两（炮裂，去皮脐） 吴茱萸三分（汤浸七遍，焙干，微炒） 干姜三分（微炒） 虻虫一两（微炒） 水蛭一两（微炒） 皂荚半两（去皮子，涂酥，炙令黄） 当归一两（锉，微炒） 赤芍药一两 桂心一两 琥珀一两 防葵一两 蛴螬二十个（微炒）

【用法】上为末，炼蜜为丸，如梧桐子大。每服十丸，空心及晚食前以温酒送下。

【主治】妇人腹中积聚，大如杯，上下周流，痛不可忍，食噫腥臭，四肢寒热，经水不通，恶血停滞，体瘦无力，面色萎黄。

鳖甲丸

【来源】《太平圣惠方》卷七十一。

【别名】龟甲丸（《医方类聚》卷二一七）。

【组成】鳖甲一两半（涂醋，炙令黄） 干姜一两半（炮裂，锉） 赤石脂一两 丹参一两 代赭三分 甘草三分（炙微赤，锉） 桂心一两 细辛一两 川椒一两（去目及闭口者，微炒去汗） 附子一两（炮裂，去皮脐） 鹿茸三分（去毛，涂酥、醋，炙令黄） 当归一两（锉，微炒） 禹余粮一两（烧令赤，醋淬七遍，细研） 乌贼鱼骨三分 白僵蚕半两（微炒） 牛膝一两（去苗） 生干地黄一两

方中鳖甲。《医方类聚》作“龟甲”。

【用法】上为末，炼蜜为丸，如梧桐子大。每服三十丸，空心及晚食前以温酒送下。

【主治】妇人虚冷，腹中积聚，月事往来，时苦腹满，绕脐下引腰背，手足烦，或冷或热，时腹心

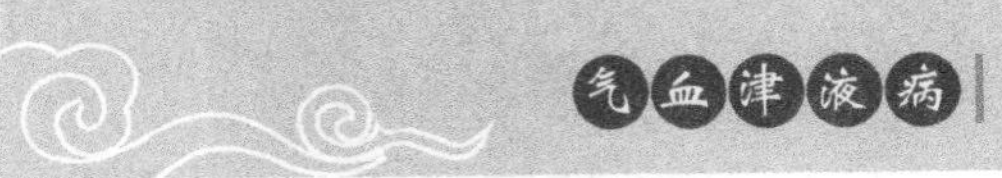

中闷，体瘦，不欲食。

鳖甲丸

【来源】《太平圣惠方》卷七十一。

【组成】鳖甲一两（涂醋，炙令黄，去裙襕） 木香半两 川大黄一两半（锉碎，微炒） 当归三分（锉，微炒） 安息香半两 桂心半两 附子半两（炮裂，去皮脐） 阿魏半两（面裹煨，以面熟为度）

【用法】上为末，炼蜜为丸，如梧桐子大。每服二十丸，食前以暖酒送下。

【主治】妇人癥痞冷气，或时攻心腹痛，不能食，四肢瘦弱。

鳖甲散

【来源】《太平圣惠方》卷七十一。

【组成】鳖甲二两（涂醋，炙令黄，去裙襕） 当归二两（锉，微炒） 防葵一两 桂心一两 吴茱萸半两（汤浸七遍，焙干，微炒） 白术一两 青橘皮一两（汤浸，去白瓤，焙） 木香一两 赤芍药一两 桃仁一两（汤浸，去皮尖双仁，麸炒微黄） 甘草半两（炙微赤，锉）

【用法】上为散。每服三钱，以水一中盏，加生姜半分，煎至六分，去滓，食前稍热服之。

【主治】妇人积聚气。心腹胀硬，或时疼痛，体瘦乏力，不能饮食。

麝香丸

【来源】《太平圣惠方》卷七十一。

【组成】麝香半两（研入） 木香三分 当归三分（锉，微炒） 附子半两（炮裂，去皮脐） 香墨三分 防葵半两 硇砂三分（不夹石者，细研） 朱砂半两（细研） 巴豆半两（去皮心，纸裹压去油，研入） 吴茱萸半两（汤浸七遍，焙干微炒）

【用法】上为末，入研了药令匀，以醋煮面糊为丸，如麻子大。每服三丸，空心，以橘皮汤送下。以利下恶滞物为度。

【主治】妇人积聚气，心腹疼痛，面色萎黄，不能饮食。

大黄丸

【来源】《太平圣惠方》卷七十二。

【组成】川大黄三两（锉，微炒，别研为末） 鳖甲一两（涂醋炙令黄，去裙襕） 柴胡一两（去苗） 吴茱萸半两（汤浸七遍，焙干，微炒） 当归半两（锉，微炒） 京三棱半两（微煨，锉） 赤芍药半两 牛膝半两（去苗） 槟榔半两 桂心半两 干漆三分（捣碎，炒令烟出）

【用法】上为末。先以醋一升，入大黄末，熬成膏。入药末为丸，如梧桐子大。每服三十丸，食前以生姜、橘皮汤送下。

【主治】妇人月水不通，积聚成块，或歇寒热，时复刺痛。

砒霜丸

【来源】《太平圣惠方》卷七十二。

【组成】砒霜半两 硇砂一分 腻粉半两 巴豆三七枚（去皮心，麸炒出油） 斑蝥二七枚（糯米拌，炒令黄，去翅足） 芫花一分（醋拌，炒令干，别杵为末） 狗胆一枚

【用法】上为末，以醋一大盏，熬芫花、狗胆为膏，为丸如黄米大。每服五丸，空心以温当归酒送下。

【主治】妇人月水不通，结为癥块，腹内绞痛，面色萎黄。

香墨丸

【来源】《太平圣惠方》卷七十二。

【组成】香墨半两 芫花一两（醋拌炒令干） 川大黄半两（锉碎，微炒） 青礞石半两 巴豆一两（去皮心，研，纸裹压去油） 硇砂半两（研细）

【用法】上为末，用醋糊为丸，如小豆大。每服五丸，空心暖干姜汤送下。

【主治】妇人积年食癥及血气。

三棱丸

【来源】《太平圣惠方》卷七十九。

【组成】京三棱一两（微煨，锉） 木香半两 硇砂三分（细研） 芫花半两（醋拌，炒干） 巴豆一分（去心、皮，纸裹压去油）

【用法】上为细末，研入前件硇砂、巴豆令匀，以米醋二升，熬令减半，下诸药，慢火熬令稠，可丸即丸，如绿豆大。每服空心以醋汤送下二丸。

【主治】产后癥块。

干漆丸

【来源】《太平圣惠方》卷七十九。

【组成】干漆一两（捣碎，炒令烟出） 牡丹三分 赤芍药半两 琥珀一两 桃仁一两（汤浸，去皮尖双仁，麸炒微黄） 牛膝一两（去苗） 桂心三分 吴茱萸三分（汤浸七遍，炒） 川大黄一两（锉，微炒） 水蛭三十枚（炒令黄） 虻虫三十枚（去翅足，微炒） 菴蕳子一两 乱发灰一钱 蟅虫三十五枚（微炒） 大麻仁半两 鳖甲一两（涂醋，炙令黄，去裙襕） 蛴螬十三枚（微炒）

【用法】上为末，炼蜜和丸，如梧桐子大。每服二十丸，空心以温酒送下。

【主治】产后恶血不散，结成癥块，经脉不利。

干漆丸

【来源】《太平圣惠方》卷七十九。

【组成】干漆二两（捣碎，炒令烟出） 川大黄二两（锉碎，微炒） 柏子仁一两 牛膝一两（去苗） 人参一两（去芦头） 牡丹一两 生干地黄一两 蟅虫四十枚（微炒） 赤芍药一两 桂心一两 蛴螬四十枚（微炒） 当归一两半（锉，微炒） 干姜一两（炮裂，锉） 虻虫四十枚（去翅足，微炒） 麝香一分（研入）

【用法】上为末，炼蜜为丸，如梧桐子大。每服十丸，空心以热酒送下。

【主治】产后血瘕坚积，按之跃手，食饮不为肌肤，面色萎黄，不耐劳动，呕逆上气，月水不通。

水蛭散

【来源】《太平圣惠方》卷七十九。

【组成】水蛭八十枚（炒令黄） 虻虫八十枚（去翅足，微炒） 牛膝一两（去苗） 牡丹半两 桃仁一分（汤浸，去皮尖双仁，麸炒微黄） 桂心半两 菴蕳子一两 当归一两（锉，微炒） 鳖甲一两（涂酥，炙令黄，去裙襕） 干漆一两（捣碎，炒令烟出） 鬼箭羽三分 琥珀三分 吴茱萸半两（汤浸九遍，焙干，微炒） 芫花半两（醋拌，炒令黄） 麝香一分（研入）

【用法】上为细散，入研了药令匀。每服一钱，食前以温酒下。

【主治】产后恶血不尽，经脉日久不通，渐成癥块，脐腹胀硬，时时疼痛。

肉桂散

【来源】《太平圣惠方》卷七十九。

【组成】肉桂一两（去皴皮） 当归半两（锉，微炒） 蒲黄半两 牛膝三分（去苗） 鬼箭羽三分 虻虫半两（去翅足，微炒） 琥珀三分 赤芍药三分 桃仁三分（汤浸去皮尖双仁，麸炒微黄） 水蛭半两（炒令黄） 川大黄一两（锉，微炒）

【用法】上为细散。每于一钱，食前以温酒调下。

【主治】产后恶血不尽，结聚为血瘕，腹中坚满，不下饮食。

桃仁散

【来源】《太平圣惠方》卷七十九。

【组成】桃仁一两（汤浸，去皮尖双仁，麸炒微黄） 当归一两（锉，微炒） 赤芍药三分 琥珀三分 延胡索三分 芎藭半两 鬼箭羽一两 川大黄一两（锉碎，微炒） 桂心半两 鳖甲一两（涂醋，炙令黄，去裙襕）

【用法】上为散。每服三钱，以水一中盏，加生姜半分，煎至六分，去滓温服，不拘时候。

【主治】产后余血不散，结成癥块，疼痛。

桃仁煎丸

【来源】《太平圣惠方》卷七十九。

【组成】桃仁四十九枚（汤浸，去皮尖双仁，研如膏） 生地黄汁一升 生牛膝汁一升 白蜜五两（以上四味，同于石锅中，慢火熬如稀饧） 鳖甲一两半（涂醋炙令黄，去裙襕） 京三棱一两（微煨，锉） 当归一两（锉，微炒） 延胡索一两 干漆一两（捣碎，炒令烟出） 芫花半两（醋拌炒干） 水蛭四十九枚（炒令黄） 虻虫四十九枚（去翅足，微炒） 槟榔一两 川大黄一两（锉碎，微炒） 桂心二两 琥珀一两

【用法】上为细末，入前煎中搜和，捣三二百杵为丸，如梧桐子大。每服二十丸，食前以温酒送下。

【主治】产后恶血，结成癥块，羸瘦无力。

破癥丸

【来源】《太平圣惠方》卷七十九。

【组成】硇砂一两半 硫黄一两 水银一钱

【用法】以不着油铫子，先下硫黄，次下硇砂，以箸搅令匀，次入水银，又搅炒令稍黑，不绝烟便倾出，候冷细研，以醋浸蒸饼为丸，如绿豆大。每服三丸，食前以当归酒送下。

【主治】妇人产后，积聚癥块疼痛。

硇砂丸

【来源】《太平圣惠方》卷七十九。

【组成】硇砂五两（莹净颗块者，以固济了瓷瓶一所，用独扫灰纳瓶中可一半安硇砂在中心，又以灰盖之，后盖瓶口，以武火煅令通赤，待冷取出，细研如粉） 川大黄半两（锉碎，微炒） 干姜一分（炮裂，锉） 当归半两（锉，微炒） 芫花半两（醋拌炒干） 桂心半两 麝香一分（细研）

【用法】上除硇砂外，捣罗为末，入研了药令匀，以酒煮蒸饼为丸，如绿豆大。每日空心以温酒送下五丸，不饮酒，荆芥汤送下亦得。

【主治】产后积聚癥块，疼痛。

硇砂丸

【来源】《太平圣惠方》卷七十九。

【组成】硇砂半两 干漆半两（捣碎，炒令烟出） 巴豆十枚（去皮心，麸炒断烟） 芫花半两（醋拌炒令黑） 当归半两（锉，微炒） 菴蔺子半两 虻虫十四枚（去翅足微炒） 蟅虫十四枚（微炒）

【用法】上为末，用醋煮面糊为丸，如梧桐子大。每服二丸，以童便一小盏，酒半盏相和，煎至五分，不拘时候送下。

【主治】产后腹中有血瘕疼痛。

大黄丸

【来源】《太平圣惠方》卷八十八。

【别名】知母大黄丸（《普济方》卷三九一）。

【组成】川大黄三分（烧，为粉） 知母半两 牡蛎半两（烧，为粉） 当归半两（锉，微炒） 枳壳半两（麸炒微黄，去瓤） 鳖甲一分（涂醋炙令黄，去裙襕）

【用法】上为末，炼蜜为丸，如绿豆大。三四岁儿，每服五丸，空心以粥饮送下，晚后再服。

【主治】小儿癥瘕，腹痛黄瘦。

大黄丸

【来源】《太平圣惠方》卷八十八。

【组成】川大黄三分（锉碎，微炒） 鳖甲三分（涂醋炙令黄，去裙襕） 赤芍药三分 火麻仁三分 防葵三分 法曲一分（炒微黄） 白术一分 青橘皮一分（汤浸，去白瓤，焙）

【用法】上为末，炼蜜为丸，如绿豆大。三岁儿，每早晨服五丸，以温水送下，晚后再服。

【主治】小儿食癥，大肠涩，心腹妨闷。

木香丸

【来源】《太平圣惠方》卷八十八。

【组成】木香一分 朱砂半两（细研，水飞过） 槟榔一分 代赭半两（细研） 鳖甲半两（涂酥，炙令黄，去裙襕） 杏仁一分（汤浸，去皮尖双仁，麸炒微黄） 京三棱一分（微煨，锉） 巴豆半分（去皮心，研，纸裹，压去油） 当归一分（锉，微炒） 犀角屑一分

【用法】上为末，都研令匀，炼蜜为丸，如黍米大。三岁儿，每服三丸，空心以暖水送下，晚再服。
【主治】小儿食癥，吃食不得，四肢消瘦。

牛黄丸

【来源】《太平圣惠方》卷八十八。
【组成】牛黄半两（细研） 光明砂三分（细研，水飞过） 犀角屑半两 麝香一分（细研） 木香半两 人参三分（去芦头） 代赭三（二）分 当归半两（微炒） 槟榔三分 肉豆蔻二枚（去壳） 川大黄二（三）分（锉碎，微炒） 鳖甲一两（涂醋，炙令黄，去裙襕） 杏仁二十枚（汤浸，去皮尖双仁，麸炒微黄） 巴豆一分（以淡浆水一大碗煮，尽去皮，出油，别研）
【用法】上为末，都研令匀，炼蜜为丸，如绿豆大。百日以下儿，服一丸，乳汁送下；二三岁儿服二丸，空心粥饮送下。胸膈有病吐出，在脏腑有病，即利出恶物为验。后只得吃浆水粥一日，其利自止。五日至十日吃一服，永无滞结。
【主治】小儿癥瘕，百病痞瘤，腹胀黄瘦，发歇不恒，客忤痞痢，及吐逆不定，心腹多痛，惊风天钓。

牛黄丸

【来源】《太平圣惠方》卷八十八。
【组成】牛黄一分（细研） 麝香一分（细研） 川芒消半两 甘遂一分（煨令微黄） 雄黄半两（细研） 蜈蚣一枚（去足，炙令焦） 蚱蝉七枚（微炙） 巴豆霜半合 真珠末半两 川椒一分（去目及闭口者，微炒去汗）
【用法】上为末，都研令匀，用炼蜜一合，入白蜡一两，合煎令溶为丸，如麻子大。每服二丸，粥饮送下，以利为度；如未利，再服。
【主治】小儿腹内痞结，多惊。

甘遂丸

【来源】《太平圣惠方》卷八十八。
【组成】甘遂一分（煨令微黄） 雄黄半两（细研） 石膏半两（细研，水飞过） 牡蛎半两（烧为粉） 巴豆半两（去皮心，绢囊盛，于淳酒中煮半日，取出焙干） 丹砂半两（细研，水飞过） 蕤仁二分（汤浸，去皮研入） 麝香一分（细研）
【用法】上为末，与巴豆都研令匀，炼蜜为丸，如黍米大。每服一丸，以粥饮送下，一日二次。
【主治】小儿癥瘕，胁下坚硬如石，四肢黄瘦，不欲乳食。

代赭丸

【来源】《太平圣惠方》卷八十八。
【组成】代赭半两（细研） 朱砂半两（细研，水飞过） 川大黄半两（锉碎，微炒） 木香半两 当归一分（锉，微炒） 桂心半两 犀角屑半两 巴豆霜半两（分）
【用法】上为末，入研了药及巴豆霜，更研令匀，炼蜜为丸，如绿豆大。三四岁儿，每服三丸，空心以粥饮送下。以利为度。
【主治】小儿癥瘕，体热瘦瘁，大便坚硬，不能乳食。

代赭丸

【来源】《太平圣惠方》卷八十八。
【组成】代赭半两（细研） 巴豆半两（去皮心，研，纸裹，压去油） 黄连一分（去须） 丁香半两 五灵脂一分 麝香一钱（细研） 腻粉一钱 芦荟三钱（细研） 桂心一分
【用法】上为末，都研令匀，炼蜜和丸，如绿豆大。三岁儿服二丸，空心以粥饮送下。当取下一切恶物为效。
【主治】小儿食癥，久不消。

防葵丸

【来源】《太平圣惠方》卷八十八。
【组成】防葵半两 肉豆蔻一分（去壳） 木香一分 川大黄一分（锉碎，微炒） 鳖甲一两（涂醋炙令黄，去裙襕） 京三棱半两（微煨，锉） 枳壳一分（麸炒微黄，去瓤） 麝香一分（细研）

【用法】上为末，炼蜜为丸，如绿豆大。三岁儿，每服五丸，以粥饮送下，一日二三次。

【主治】小儿食癥。寒热羸瘦，不能饮食。

消石丸

【来源】《太平圣惠方》卷八十八。

【组成】消石半两　柴胡半两（去苗）　细辛一分（洗去苗土）　当归一分（锉，微炒）　川大黄半两（锉碎，微炒）　茯神一分　赤芍药一分　甘遂一分（煨令炒黄）　黄芩半两　木香一分　甜葶苈一分（隔纸炒令紫色）　巴豆十枚（去皮心研，纸裹压去油）

【用法】上为末，炼蜜为丸，如绿豆大。每服一岁儿一丸，二岁二丸，三岁三丸，四五岁儿可服五丸，并空心以粥饮下。以得快利为度，若未利，明旦再服之。

【主治】小儿腹内痞结，妨闷。

鼠肉煎

【来源】《太平圣惠方》卷八十八。

【组成】鼠肉五两（生用）　鳖甲三分（生用）　陈橘皮半两（汤浸，去白瓤，焙）　甘遂一分（为末）

【用法】上除甘遂末外并锉。以水二大盏，煎至五分，去滓，下甘遂末，匀搅，一二百日儿奶癖，一日服尽半合；二三岁儿，一日服尽一合；四五岁儿，一日服尽二合。如利多即少服，看儿虚实与服之。如利不止，煮大麦面汤解；煮鼠肉汁作粥服之亦佳。

【主治】小儿癥瘕羸瘦。

礞石丸

【来源】《太平圣惠方》卷八十八。

【组成】礞石一分　巴豆半两（去心皮，纸裹压去油）　干姜一分（炮裂为末）　硇砂半两　杏仁一分（汤浸，去皮尖双仁，麸炒微黄，以上五味，研令细，以米醋一茶碗煎如膏）　蓬莪术一分　京三棱一分（微煨，锉）　皂荚一分（去皮，涂酥，炙令黄，去子）

【用法】上为末，以所煎膏为丸，如绿豆大。三岁儿每服一丸，茶清送下；儿稍大，临时以意加之。

【主治】小儿食癥，或时寒热，四肢黄瘦，不欲饮食。

鳖甲散

【来源】《太平圣惠方》卷八十八。

【组成】鳖甲一两（涂醋，炙令黄，去裙襕）　枳壳半两（麸炒微黄，去瓤）　木香半两　人参三分（去芦头）　赤茯苓三分　柴胡三分（去苗）　桂心一分　川大黄半两（锉碎，微炒）　槟榔半两　京三棱半两（微煨，锉）

【用法】上为粗散。每服一钱，以水一小盏，煎至五分，去滓温服，每日三次。

【主治】小儿癥瘕。壮热头痛，呕吐腹痛，寒热，头发作穗，及食癖、乳癖、气癖。

太阳流珠丹

【来源】《太平圣惠方》卷九十五。

【组成】硫黄一斤　马牙消四两　盐花四两（炒令转色）　硼砂二两（伏火者）

【用法】上为细末，入瓷瓶内按实，上更以炒盐盖之，出阴气。如法固济：将入一鼎中，鼎下先熔铅半斤，坛药瓶子以铁索括定，又销铅注入鼎，令浸瓶子，固济后入灰炉中，以火养铅，常似热为候，如此一百日满出鼎，别以小火养三日，日满，大火煅令似赤，即止，放冷取出如琥珀。以寒泉出火毒，细研为末，以枣瓤为丸，如绿豆大。每服三丸，空心以茶送下。

【主治】一切夙冷风气，癥癖结块，女人血气，赤白带下，肠风下血，多年气痢痃癖，常吐清水，及反胃吐逆。

黄庭丹

【来源】《太平圣惠方》卷九十五。

【组成】硫黄一两　硼砂二两

【用法】上二味，同研如粉，入瓷盒子内，如法固济，候干了，入灰炉中，常以顶火四两，养七日，又于盒底著火四两，养一日，取出；看硫黄在盒上，硼砂在盒子下，又依前研，入盒，又养七日足，又于盒底著火养一日，但看硫黄不上盒子，即住火，取出；以黄蜡煮，出火毒，候蜡黑如漆，去蜡，以火焙干，重细研，以粟米饭和丸，如麻子大。每日服三丸，空心以酒或醋汤送下。

【功用】破宿血，止疼痛。

【主治】男子女人，积冷气块。

木瓜丸

【来源】《太平圣惠方》卷九十八。

【组成】木瓜一两（三枚） 硇砂二两（以醋一盏化去夹石）

【用法】上件木瓜切开头，去瓤子，纳硇砂，醋入其间，却以瓷碗盛于日中晒，以木瓜烂为度，却研，更用米醋五升，煎上件药如稀饧，以一瓷瓶子盛，密盖，要时旋以附子末为丸，如弹子大。每服一丸，以热酒化下。

【主治】积年气块，脐腹疼痛。

干姜丸

【来源】《普济本事方》卷三引《太平圣惠方》。

【组成】干姜（炮） 葛根 枳壳（去瓤，锉，麸炒） 橘红 前胡（去苗，净洗）各半两 白术 半夏曲各一两 甘草（炙） 吴茱萸（汤泡七次，焙）各一分

【用法】上为细末，炼蜜为丸，如梧桐子大。每服三十丸，米饮送下。

【主治】酒癖停饮，吐酸水。

【方论】《本事方释义》：干姜气味辛温，入手足太阴；葛根气味辛微温，入足阳明，能解酒毒；枳壳气味苦寒，入足太阴；橘红气味辛微温，入手足太阴；前胡气味苦辛微寒，入手太阴；白术气味甘温，入手足太阴；半夏曲气味辛微温，入足阳明；甘草气味甘平，入脾；吴茱萸气味辛热，入足阳明、厥阴。此方治酒癖停饮，呕吐酸水，皆中宫脾土受困，以辛温培土之药乾健佐运，以辛散升腾之药鼓动阳气，则中土之阳气振，阴浊自然扫除矣。

舟车丸

【来源】《袖珍方》卷三引《太平圣惠方》。

【别名】舟车神祐丸（《医学纲目》卷四引河间方）、净腑丸（《医宗金鉴》卷三十）、神祐丸（《女科切要》卷二）。

【组成】大黄二两 甘遂（面裹，煮） 大戟（醋炒） 芫花（醋炒）各一两 青皮（去白） 槟榔 陈皮（去白） 木香各五钱 牵牛头末四两 轻粉一钱（张子和方无轻粉）

《丹溪心法》无轻粉。

【用法】上为末，水为丸，如梧桐子大。每服三五十丸，临卧温水送下。以利为度。

【功用】

1.《医学纲目》：泄水湿。

2.《东医宝鉴·杂病篇》：疏导二便。

3.《济阳纲目》：湿胜气实者，以此宣通之。

【主治】

1.《袖珍方》：积聚。

2.《丹溪心法》：湿胜气实。

3.《普济方》：潮热有时，胃气不和，遍身肿满，足肿腹胀，大便不通。

4.《景岳全书》：气血壅满，不得宣通，风热郁痹，走注疼痛及妇人血逆气滞等证。

5.《济阳纲目》：咳嗽淋闷。

6.《杂病源流犀烛》：痰毒。

7.《医钞类编》：水胀口渴，面赤气粗，腹坚。

【宜忌】

1.《济阳纲目》：气虚者慎之。

2.《古方新解》：甚者忌食盐酱百日。

3.《全国中药成药处方集》（吉林、哈尔滨方）：勿与甘草同用，孕妇勿服。

【方论】

1.《医方考》：通可以去塞，牵牛、大黄、甘遂、芫花、大戟，皆通剂之厉者也；辛可以行滞，陈皮、青皮、木香，皆行滞之要药也。此方能下十二经之水，下咽之后，上下左右，无所不至，故曰舟车。

2.《医方集解》：此足太阳药也。牵牛、大黄、大戟、芫花、甘遂，皆行水之厉剂也，能通行十二经之水。然肿属于脾，胀属于肝。水之不

行，由于脾之不运；脾之不运，由于木盛而来侮之，是以不能防水而洋溢也。青皮、木香，疏肝泄肺而健脾，与陈皮均为导气燥湿之品，使气行则水行，脾运则肿消也。轻粉无窍不入，能去积痰，故少加之。然非实证，不可轻投。

3.《医略六书》：水结热壅，三焦闭结，故腹胀溺塞、大便不通，与单腹膨胀不同。牵牛导水结，大黄通热闭，大戟去脏腑之水，甘遂去经络之水，芫花泻肠胃之水，青皮破结滞之气，槟榔导滞逆之气，陈皮调脾胃之气，木香醒中气，轻粉透经络。有虫加芜荑以杀虫化积也。此消积下水峻剂，为病实气壮之专方。

4.《医宗金鉴》：葶苈大枣汤、苏葶定喘丸、舟车神祐丸，三方皆治肿胀之剂。然葶苈大枣汤治水停胸中，肺满喘急不得卧，皮肤浮肿，中满不急者，故独用葶苈之苦先泻肺中之水气，佐大枣，恐苦甚伤胃也。苏葶定喘丸，即前方加苏子以降气，气降则水降，气降则输水之上源，水降则开水之下流也。舟车神祐丸治水停诸里。上攻喘咳难卧，下蓄小便不利，外薄作肿，中停胀急者，故备举甘遂、大戟、芫花、牵牛、大黄，直攻水之巢穴，使从大小二便而出，佐青皮、陈皮、木香以行气，使气行则水行，肿胀两消。其尤峻厉之处，又在少加轻粉，使诸攻水行气之药迅速莫当，无微不入，无窍不达，用之若当，攻效神奇，百发百中。然非形实或邪盛者，不可轻投。苟徒利其有劫病之能，消而旋肿，用者慎之。

5.《成方便读》：此方用牵牛泻气分，大黄泻血分，协同大戟、甘遂、芫花三味大剂攻水者，水陆并行；再以青皮、陈皮、木香，通理诸气，为之先导；而以轻粉之无窍不入者助之。故无坚不破，无水不行，宜乎有舟车之名。

6.《中医大辞典·方剂分册》：方中甘遂、芫花、大戟，攻逐脘腹经坠之水，为主药；大黄、牵牛子，荡涤泻下为辅，主辅相配，使水热实邪从二便分消下泄；再以青皮破气散结，陈皮理气燥湿，木香调气导滞，使气畅水行，共为佐使。诸药合用，共成行气破滞、峻下逐水之方。

【加减】一方取蛊，加芜荑半两。

【验案】虫积经闭 《浙江中医杂志》(1964，11：17)：高某某，女，23岁，已婚，1962年5月23日入院。病人月经一向正常，结婚3年未育。1960年初，曾患浮肿，继则腹胀经闭，以为妊娠；但腹胀善饥，便溏尿少，喜食盐粒，时吐涎沫，四肢沉重，周身乏力。诊时经闭已2年，面容虚胖少华，舌淡胖而大，苔白腻，脉弦滑，唇色白，内见丘疹，周身浮肿，下肢按之可容枣大之深陷，腹大而满，按之坚无压痛，脐周围可触到条状、索状结块，肝、脾均肿大，无压痛；腹泻日2～3次，多为未消化之软便。诊为虫积经闭。根据病情辨证，属大实有羸状，用舟车丸峻剂逐水，以治标急之实。5月28日晨8时，空腹服下舟车丸1.5g，2小时后呕恶，腹绞痛；3小时后排出水及虫体1大盆，数得活蛔虫334条，腹消大半。5月29日晨8时再服舟车丸1.5g，又大便3次，排出蛔虫269条，腹臌消失近常人。月经于入院第18天来潮。

取积丹

【来源】《袖珍方》卷三引《太平圣惠方》。

【别名】取积丸(《普济方》卷六十九)。

【组成】好大黄不拘多少

【用法】上为末，用好酽醋熬膏子为丸，如梧桐子大。每服一百丸，休吃晚饭，用好墨研浓，好酒送下，次日见脓血。

【主治】积聚。

牵牛串

【来源】方出《本草纲目》卷十八引《经验方》，名见《串雅内编》卷三。

【组成】黑牵牛一斤(生)

【用法】上药为末八两，余滓以新瓦炒香，再捣取四两，炼蜜为丸，和梧桐子大。至重者，每服三五十丸，陈橘皮、生姜煎汤，临卧服。半夜未动，再服三十丸，当下积聚之物。寻常行气，每服十丸。

【主治】五积成聚。

【宜忌】《串雅内编》：虚者慎用。

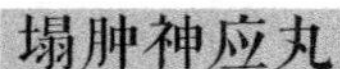

塌肿神应丸

【来源】《玉机微义》卷二十引《经验方》。

【组成】三棱　莪术　青皮　陈皮　干漆（烧）各一两　芫花七钱半　大戟三钱　硇砂　巴豆霜各一钱

【用法】上前药和一处，用好米醋一大碗，慢火上煮，醋干为度，取出晒干，碾为末，醋和作丸，如梧桐子大。每服四五十丸，生姜汤送下，五更服。随用椒目六两，萝卜子半斤，炒香熟，用手帕盛，于患处熨，如冷再炒，熨至再三，大小便行后才住熨，以温稀粥补之。

【功用】导气散郁。

【主治】诸般虫毒，肚胀如鼓，脾癖癥瘕气块，饮积，气积，水积，血积，上喘气急，咳嗽倚息不得睡，服药不效者。

三棱丸

【来源】《博济方》卷二。

【组成】荆三棱　石三棱（二味醋浸一宿，取出切，杵为末，醋熬成膏）　青皮（去白）　硇砂（以温水飞过，熬成霜）　厚朴（去皮，姜汁涂炙）　鸡爪三棱（炮）　巴豆（出油，去皮膜）各半两　槟榔二个（生用一个，炮用一个）　肉豆蔻一个（去壳）　干漆一分（炒）　木香一分

【用法】上为末，入于膏子内，和捣一千下，为丸如绿豆大。每服五丸，如气痛，茴香汤送下；脐下气块，神曲汤送下；心膈气，禹余粮（《普济方》作良姜）汤送下；左胁块，柴胡汤送下；右胁块，木香汤送下；血气块，当归汤送下；血气痛，赤芍药汤送下。

【主治】积年五脏气块积滞。

三棱丸

【来源】《博济方》卷二。

【组成】荆三棱三两（劈破，以好醋三升，用文武火煮，令尽为度。勿用铁器）　枳壳（去瓤，麸微炒）一两　木香一两　青皮一两　槟榔一两　官桂（去皮）一两　甘草二两（炮）

【用法】上为末。每服一大钱，水一盏，煎至七分，去滓温服。如患在膈上，即食后服之。

本方方名，按剂型当作三棱散。

【功用】和脾胃。

【主治】积聚气块，或心腹满闷噎塞者。

万金丸

【来源】《博济方》卷二。

【组成】舶上硫黄一分　巴豆（去皮）半两（二味同以生绢袋子盛于浆水内，用文武火煮一伏时，放冷，另研极细）　柴胡半两（去芦）　附子一两（炮）　干姜半两　陈橘皮（去白）一分　桔梗一分　青黛半两　当归一分

【用法】上为细末，面糊为丸，如小豆大。每服二丸至三丸，温水送下。妇人血气，醋汤送下；小儿夜啼，常服一丸，温水送下；水泻，生、熟水送下；血淋，地榆汤送下；白痢，干姜汤送下；痰涎并多，生姜汤送下；一切气疾，煎生姜橘皮汤送下，不拘时候。

【功用】消化积滞，调三焦，宣利胸膈，理气止痛。

【主治】诸积，腹胁胀痛，冷气攻疰；妇人血气，小儿夜啼，胃冷痰涎等。

补阴丹

【来源】《博济方》卷二。

【别名】补阴丸（《普济方》卷二一八）。

【组成】朱砂（去石）　硇砂（去石）　延胡索　木香　半夏（汤浸七遍）　芫花（醋浸，炒黄色）　斑猫（去翅足，酒浸后炒令焦黑止）各半两　川苦楝子（醋浸，炒黄）　荆三棱　海蛤　蓬莪术　大附子（炮，去皮脐）　舶上茴香　青皮各一两　肉豆蔻三枚　槟榔三枚

【用法】上为细末，酒煮面糊为丸，如梧桐子大。每服五七丸，女用醋汤，男用温酒或盐汤送下，空心、临卧各一服。

【功用】大健脾元。

【主治】

1.《博济方》：小肠气，膀胱气刺疼痛；妇人产后恶物不尽，变作血瘕者。

2.《鸡峰普济方》：妇人血脏诸疾及诸淋病，经脉不行。

阿魏丸

【来源】《博济方》卷二。

【组成】阿魏一两半　当归一两半（切，醋炒）　官桂半两　陈皮半两（去白，细切，醋炒）　白及三分　吴白芷半两　蓬术一两　延胡索半两（锉碎，醋炒）　木香三分　吴茱萸半两（醋炒）　川芎半两（醋炒）　附子半两（炮，去皮脐）　干姜一两（炮）　肉豆蔻　朱砂各三分（研细末）

【用法】上除阿魏、朱砂外，同为细末，以头醋半升，浸阿魏经宿，同生绢袋取汁，煮面糊为丸，如梧桐子大，以朱砂为衣。每服五丸，温酒送下；橘皮汤亦可；妇人，醋汤送下。

【主治】

1.《博济方》：男妇一切气攻刺疼痛，呼吸不得，大肠滑泄。

2.《魏氏家藏方》：丈夫妇人一切气，五聚积气，及奔豚肾气上冲，心下雷鸣，注于两胁，久成癥癖腹胀。

硇砂木香丸

【来源】《博济方》卷二。

【组成】巴豆一两（去皮，以纸出油净为度，另研）　硇砂半两（另研细后入巴豆，入诸药）　附子一枚（炮去皮脐）　官桂（去皮）　茱萸（炒）　舶上茴香　荆三棱（炒）　干姜（炮）　木香　丁香各等分

【用法】同为末，用干柿一枚，洗过，蒸令软，和末为丸，如绿豆大。取食。利胸膈气，淡茶送下十丸；女人血气及诸般气，艾酒送下；丈夫脏腑气，葱酒送下；化痰，津液送下。

【功用】利气化痰。

【主治】丈夫妇人一切冷气，攻刺疼痛，或成积聚，隐现不常，发则绞痛。

搜癥丸

【来源】《博济方》卷二。

【组成】硇砂　川乌头　官桂　干漆各半两

【用法】上为细末，用青州枣煨熟，取肉为丸，如绿豆大，每枣肉一个，用巴豆五枚，一处同研匀。每服五丸，木瓜酒送下。

【主治】结气。

三圣丸

【来源】《博济方》卷三。

【组成】舶上硫黄一两　水银一两　硇砂（去砂石）一分

【用法】上三味，乳盆内滚研如粉，放生铁铫内，用文武火熬熔成汁，以铁火箸搅令匀，放冷，刀铲下，以纸裹，入地坑内埋一宿，取出再研令细，次以赤芍药、当归、荆三棱、蓬莪术、红花各一分，生用并细锉，以法酒一升，煎及一半，漉出，于砂盆内研，生布捩汁，再熬放冷，入飞罗面为糊，丸如绿豆大。若因产后伤于饮食，结伏在腹胁，时发疼痛，不可忍者，当归浸酒一升，逐渐取酒少许，送下七丸至十丸；若取磨癖块，空心温酒送下三丸至五丸。所有药渣捩了，焙干为末，别入干地黄半两，真蒲黄、芫花（醋炒焦黄色）各一分，同研为末，以前三圣丸所剩面糊为丸，如绿豆大。治妇人血脏冷气攻冲，心胸疼闷，及一切血块，温酒送下十丸。

【主治】积年血气癥癖瘕聚，诸药疗理不瘥者。

小三棱煎

【来源】《博济方》卷三。

【别名】小三棱煎丸（《圣济总录》卷七十二）、三棱煎（《全生指迷方》卷三）、三棱煎丸（《小儿卫生总微论方》卷十三）、小三棱丸（《普济方》卷三二四引《医方集成》）。

【组成】荆三棱　蓬莪术各四两（洗净）　芫花一两（去枝叶）

【用法】上药同入一瓷瓶内，用米醋五升浸满药，封却瓶口，以炭火煨，觉微干，即取出荆三棱、蓬莪术，便杵碎芫花，另以余醋炒微焦后，同二味猛焙干，捣罗为末，用米醋煮面糊为丸，如梧桐子大。每服三丸至五丸，用生姜、盐汤吞下；妇人醋汤送下。

【主治】

1.《博济方》：食癥，气块，及小肠气，本脏

气，肾俞气，膀胱气，五膈气，风痃，胃口冷，脾积气，食伤，冷气抱心，心腹胀满，吐逆酸水，五种虚疾，脾寒水气。

2.《全生指迷方》：痞气，始由肝病传脾，脾当传肾，肾乘王而不受邪，气留于脾，心下如盘，久不已，令人四肢不收，发黄疸，饮食不荣肌肤，其脉缓涩时结。

3.《小儿卫生总微论方》：小儿积聚气块痃癖，水气奔豚，五噎五噎，及一切气滞凝结。

4.《三因极一病证方论》：食癥，酒癖，血瘕，气块，时发刺痛，全不思食；及积滞不消，心腹坚胀，痰逆呕哕，噫酢吞酸，胁肋刺痛，胸膈痞闷；并妇人血分，男子脾气横泄，肿满如水。

木香硇砂煎丸

【来源】《博济方》卷三。

【别名】木香煎丸（《圣济总录》卷七十三）。

【组成】木香　大黄（炮）　荆三棱（生用）　巴豆（去皮膜，不出油用，细研）　官桂（去皮）　青皮（去白）　筒子漆（炒）　蓬术（炮）　附子（炮，去皮脐）　干姜（炮）各一分　香墨一指节大（细研）　硇砂半两（以好醋一盏浸一宿，去砂石）

【用法】上将大黄末、荆三棱末、巴豆等三味，同于银石器内，以好醋一升，煎一二沸；次入硇砂，同熬成膏；次入诸药末，和匀，再入臼杵，为丸如绿豆大。每服五丸，伤冷食、冷酒、冷水，结聚腹内，气块疼痛，用干姜汤或橘皮汤送下；夹食伤寒，白汤送下亦可；粘食不消成气块，即用煮面汤送下；食牛、羊、鱼、鳖肉成气块不散，用所伤汁送下；宿酒不消，血气不调，当归酒送下；妊娠不服，要转，淡茶送下。加至七丸，小儿三丸，常服一两丸。

【主治】癥瘕积聚，血结刺痛。

抵圣丸

【来源】《博济方》卷四。

【别名】紫金丹（《幼幼新书》卷二十二引《张氏家传》）。

【组成】犀角末二钱　蝎稍三七个　银末　朱砂各一两　巴豆二十八枚（去皮膜）　芫花二钱（同巴豆用好醋一盏，煮令醋尽，拣出巴豆，冷水浸洗，控干，再炒令干，捣末，取二分用）

【用法】上为细末，再研如面，将巴豆另研如糊，和匀，以水煮面糊为丸，如小绿豆大。每服一岁以上、三岁以下二丸，小可只一丸，如小儿因惊积聚粘滑，毒物在于脾胃，累曾取下，变成虚积，枣汤送下；体热困闷，眼合不开，黄连、甘草、薄荷、桃仁汤化腻粉一字许送下；大人吃食吐逆，心腹胀满，夜有盗汗，日渐羸瘦，用姜、枣汤送下五七丸，妇人血气，米醋汤送下五七丸。更在临时约其虚实，加减用之。

【主治】下虚中积久，曾取转不得者。

生犀丸

【来源】《博济方》卷五。

【组成】生犀半分（镑）　生龙脑半分　真麝香半分　红娘子二十个　斑猫二十一个（去头翅，同红娘子著豆面炒焦黄为度）

【用法】上为末，用豆面糊为丸，如绿豆大。每日空心、日午、夜卧用腊茶放温酒下一丸。服至十日，加至二丸。

【功用】消毒，化结聚。

【宜忌】除淡饮烧盐外，余并忌一月，日食切忌晕腥。

荆三棱煎丸

【来源】《普济方》卷一六八引《博济方》。

【组成】荆三棱（煨，锉）　蓬莪术（煨，锉）　芫花（醋炒焦）　半夏（汤洗七次，焙）　青橘皮（去白，炒）各一两　硇砂（去石，研）　附子（炮裂，去皮脐）　桂（去粗皮）　延胡索（醋炒）　大戟（腻粉调，酒炙）　干漆（炒烟出）　猪牙皂（去皮子，炙）　五灵脂各半两

【用法】上为末，分作三份。用好醋三升，入药二份，熬成膏，再入一份，和丸如绿豆大。每服五丸，食后生姜汤送下。

【主治】五积六聚，血气块，聚散不定，及一切气积不和。

丁香丸

【来源】《普济方》卷一六九引《博济方》。

【别名】丁红丸（《杨氏家藏方》卷五）。

【组成】丁香　木香　五灵脂（去沙）　荆三棱（煨）　蓬莪术（炮）　茴香各半两　干漆三钱（炒烟出）　胡椒四钱　槟榔二枚　青橘皮（去白）　陈橘皮（去白）各一两　巴豆（春夏四十粒，秋冬一百粒，去壳，将二橘皮同巴豆炒令巴豆黑色，不用巴豆）

【用法】上为细末，用硼砂二钱，酒浸去炒石，入醋一盏，面一两，煮糊为丸，如梧桐子大，朱砂，麝香为衣。每服二丸至九丸，生姜汤送下；或温酒送下。

【功用】《杨氏家藏方》：磨积破块，消酒食毒。

【主治】积聚，停滞不消，胸膈痞满，心腹疼痛，呕逆。

积气丸

【来源】《普济方》卷一七三引《博济方》。

【组成】木香半两　干姜（炮）一两　硇砂半两（以醋半盏化）　巴豆半两（去皮，不出油）　川大黄一两　附子一两（去皮脐）　官桂半两　筒子漆一两　京三棱一两　蓬莪一两　芫花半两（醋炒令黑）　青橘皮（去白）半两　细墨半两　槟榔半两　大戟半两　肉豆蔻五个（去壳）

【用法】先将荆三棱、大黄二味为末，研巴豆令细，入醋一升半，煎此三味至半碗许，入硇砂，又同熬入醋面一匙成膏，入诸末，合和得所，再入醋为丸，如绿豆大。每服五丸，如食癥气，用生姜、橘皮汤送下；本脏气，茴香汤送下；赤白痢，二宜汤送下；妇人血气，当归酒送下；常服任下。

【功用】消酒食，利噎塞。

【主治】积年食气癥块。

太一金华散

【来源】《普济方》卷二五六引《博济方》。

【别名】太乙金华散（《幼幼新书》卷三十九引《张氏家传》）。

【组成】木香　官桂（去皮）　白干姜　陈皮（去瓤）　白芜荑　当归　白术　吴茱萸各一分　大黄一分半　槟榔二枚（一生一熟）　附子（大者）一枚（小者二枚）　黄连半两（去毛头）　皂荚二挺（不蛀者，浸去黑。一挺焙用，一挺用酥炙，无酥蜜代之）　巴豆半两（用新汲水浸三日，逐日换水，去心膜，别研如面用）　肉豆蔻一枚

【用法】上为末，次入巴豆，同研，然后将药倾入铫子里面，后用盏合定，以铫子煻灰火上面一二时辰久，又取开盏子拭汗，令药性干燥为度，以匙抄动药令匀。修合后七日，方可得服之，依方引用。宣转，用冷茶调下，热茶投之；霍乱，煎干菖蒲汤下；阴毒伤寒发汗，麻黄汤下；如血气，煎当归酒下；一切风，汉防己煎汤下；产胎横，煎益母汤下；胎衣不下，暖酒下；腰脚疼，煎姜、葱酒下；胎产后血痢，煎当归酒下；小儿痢气，葱、姜汤下；咳嗽，桑白皮汤下；杏仁汤亦得；食癥，神曲汤下；吐逆，姜汤下；泻痢，黄连汤下；积气，茶下；心痛，芜荑煎酒下。打扑损伤，暖酒下；小儿蛔咬，冷水调下，妊娠气冲心，安胎，酒下；小儿肠头出，用甑带烧灰，水调下；大小便不通，茶下，以粥引；赤白带下，白赤蜀葵汤下；腰痛履地不得，酒下；败血不散，米饮下；血刺，煎茶汤下，厚朴汤下亦得；血痢，地榆汤下；血汗，烧竹箪灰下，必须是久曾卧者；因酒得疾，酒下；因肉得疾，肉汁下；因热得病，白汤下；室女血脉不通，冲心，耳鼻青，是中恶，酒下，可三服瘥；脚气，冷茶下；五劳七伤，猪胆汁下，柴胡汤亦得；痃癖气，唯上法用之；口疮，干枣汤下；小儿五疳，乳汁下；肺气咳嗽，杏仁汤下；胃气不和，陈皮汤下；一切疮肿，白蜀葵汤下；眼目昏黑，茶汤下；头风发落，大黄汤下；邪气中心，头灰汤下；产后血冲心，酒下；怀胎体痛，艾汤下；胎动不得，芎藭汤下；怀胎心痛，芜荑酒下。以上大人小儿，每服一字，斟量与服。

【主治】伤寒咳嗽，霍乱吐逆，食癥积气，心痛；女子赤白带下，产后血痢；跌打损伤，败血不散，一切疮肿。

【宜忌】忌热面。

川楝子丸

【来源】《医方类聚》卷十引《简要济众方》。

【组成】川楝子一两（十字切，陈粟米内炒令焦） 舶上茴香一两（微炒） 芫花一两（醋炒） 硇砂一分（研）

【用法】上为末，酒煮羊肾子，研膏和为丸，如梧桐子大。每服二十丸，空心盐汤送下。

【主治】膀胱积聚气胀。

麝香丸

【来源】《全生指迷方》卷三引《指南方》。

【组成】麝香一分 芍药一两 桂心 当归 人参各半两 细辛（去苗） 川乌头（炮，去皮脐）各一分 巴豆一分（去皮，出油）

《全生指迷方》有蓬莪术，无芍药。方中麝香原脱，据《鸡峰普济方》补。

【用法】上为细末，白面糊为丸，如绿豆大。食后饮下三粒。

【主治】

1.《全生指迷方》引《指南方》：左胁下如覆杯，有头足，久不已，令人发痎疟，寒热，咳，或间日也。始由肺病传肝者，当传脾，脾乘王而不受邪，其气留于肝，故结而为积，其脉涩结。

2.《鸡峰普济方》：心痛。

黑神丸

【来源】《苏沈良方》卷四。

【组成】漆六两（半生，半用重汤煮一半日令香） 神曲四两 茴香四两 木香 椒红 丁香各半两 槟榔（除椒外，五物皆半生半炒）四个

【用法】上丸如弹子大，取茴香末十二两，铺盖阴地阴干，候外干，并茴香收器中，极干乃去茴香。凡肾气、膀胱痃癖，七疝下坠，五膈血崩，产后诸血，漏下赤白，并丸分四服；死胎一丸，皆无灰酒下；难产，炒葵子四十九枚，捣碎酒煎下一丸。诸疾不过三服，元气十服，膈气癥癖五服，血瘕三丸。

【主治】

1.《苏沈良方》：肾气、膀胱痃癖，七疝下坠，五膈血崩，产后诸血，漏下赤白，死胎，难产，血瘕。

2.《云岐子保命集》：经候前先腹痛不可忍。

【验案】血瘕 余族子妇病，腹中有大块如杯，每发痛不可忍，时子妇已贵，京下善医者悉，常服其药莫愈，陈应之曰：此血瘕也，投黑神丸三丸，杯气尽消，终身不复作。

褐 丸

【来源】《苏沈良方》卷四。

【组成】乌头（炮，去皮） 桂 香附子（微炒） 干姜（炮） 陈橘皮（微炒）

【用法】先用川巴豆取肉，麻油内慢火煎，自旦及午，候巴豆如皂子色，即止，净拭，冷水中浸两日，日再换水，又拭干，研如油极细，须研一日方可用，以钱匙刮出，薄摊新瓦上，如一重纸厚，候一复时，以铁匙刮下，再研极细，每巴豆霜一两，诸药各五两（为细末），与巴豆更研令匀，陈米一升半，为细末，水调成膏，直候微酸臭，即煮为硬糊，细研令无块硬处，乃与众药一处为丸，如绿豆大。每服五七丸，随汤使下。

【功用】和脾胃，消食化气，进食，止泻去积。

【主治】腹中诸冷积，食物壅隘。

妙香丸

【来源】《苏沈良方》卷十。

【组成】辰砂一两 牛黄 生龙脑 麝香各一分 金箔十四片 粉霜一钱 腻粉一钱 蜡二两 巴豆一百二十个（肥大者）

【用法】上丸如弹子圆。龙脑浆水送下，夜半后服；脏虚，丸如小豆大，每服三丸，以龙脑米饮送下；药势缓，即按令扁；疾坚者，加至十丸，皆以针刺作数孔，以行药力。小儿取积，丸如绿豆大。

【功用】下胸中烦及虚积。

【主治】小儿虚中积，潮热寒热，心腹胀满疼痛。吐逆。

化气汤

【来源】《太平惠民和济局方》卷三（新添诸局经

验秘方)。

【别名】化气散(《张氏医通》卷十三)、木香化气汤(《中国医学大辞典》)。

【组成】沉香　胡椒各一两　木香　缩砂(去壳)　桂心(去粗皮)各二两　丁香皮　干姜(炮)　蓬莪术(煨)　茴香(炒)　青皮(去白,麸炒)　陈皮(去瓤,麸炒)　甘草(炙)各四两

【用法】上为细末。每服二钱,姜、苏、盐汤调下,妇人淡醋汤下。

【主治】

1.《太平惠民和济局方》:一切气逆,胸膈噎闷,偏胀膨满;心脾疼痛,呕吐酸水;丈夫小肠气,妇人脾血气。

2.《三因极一病证方论》:息积,癖于腹胁之下,偏胀膨满,不妨饮食,诸药不能取转。

红丸子

【来源】《太平惠民和济局方》卷三(绍兴续添方)。

【组成】荆三棱(浸软,切片)　蓬莪术　青橘皮　陈皮(去白)各五斤　干姜(炮)　胡椒各三斤

【用法】上为细末,用醋面糊为丸,如梧桐子大,矾红为衣。每服三十丸,食后生姜汤送下。小儿临时加减与服。

《仁斋直指方论》:治食疟、食积,以二陈汤或四兽汤送下;治谷疸、酒疸,以二陈汤加缩砂仁煎汤送下。《世医得效方》:治经水不调,以乌梅浓煎汤,入盐少许服之。

【功用】

1.《医方大成》:壮脾胃,消宿食,治冷疟,去膨胀。

2.《赤水玄珠全集》:温脾胃,消寒冷食积。

【主治】

1.《太平惠民和济局方》:脾积气滞,胸膈满闷,面黄腹胀,四肢无力;酒积不食,干呕不止,背胛连心胸及两乳痛;妇女脾血积气,诸般血癥气块;小儿食积,骨瘦面黄,肚胀气急,不嗜饮食,渐成脾劳。

2.《仁斋直指方论》:食疟,食积,气滞腹胀;谷疸,腹满眩晕,怫郁怔忪;酒疸。

3.《世医得效方》:妇女妊娠恶阻;经水不调,腹中癖聚成块,流走作痛,肌肤消瘦,胀满不敢食。

4.《医方考》:伤寒冷之物,腹痛成积。

【加减】加良姜,名"胡椒红丸子";去胡椒,加良姜、阿魏,名"阿魏红丸子"(《医方类聚》卷一〇二引《王氏集验方》)

【方论】《医方考》:三棱、莪术,攻坚药也,故可以去积;干姜、胡椒,辛热物也,故可以去寒;青皮、陈皮,快气药也,故可以去痛。而必以醋糊为丸者,经曰:酸胜甘,故用之以疗肥甘之滞;必以矾红为衣者,取其咸能软坚,枯能着癖也。

金露丸

【来源】《太平惠民和济局方》卷三(宝庆新增方)引依林巢先生方。

【组成】生干地黄(锉,焙)　贝母(去心)　紫菀(洗,去苗,锉,焙)　柴胡(去芦,锉,焙)　干姜(炮)　桂心(不见火)　人参(洗,去芦,切,焙)　防风(去芦,锉,焙)　枳壳(汤浸,去瓤,麸炒)　蜀椒(去目,炒出汗)　桔梗(洗,去芦,锉,焙)　吴茱萸(汤浸七遍)　甘草(炙)　芎藭(洗,去芦,锉,焙)　菖蒲(米泔浸一宿)　白茯苓(去黑皮,锉,焙)　厚朴(去粗皮,姜汁制)　鳖甲(米醋炙黄)　甘松(净,洗)各一两　草乌头(炮)　黄连(洗,锉,焙)各二两　巴豆(去心膜,用醋煮三十沸,焙干,取一两,不去油,煮时须亲自数三十沸,便倾出焙干,若沸过则药无力)(一方用甘遂)

【用法】上为细末,以面糊为丸,如梧桐子大。每服五丸,小儿两丸。心中痰患,姜汤送下;心痛,酸石榴皮汤送下;口疮,蜜汤送下;头痛,石膏汤葱茶送下;一切脾气,橘皮汤送下;水泻、气泻,煮陈皮饮下;赤痢,甘草汤送下;白痢,干姜汤送下;赤白痢,甘草干姜汤送下;胸膈噎闷,通草汤送下;妇人血气,当归酒送下,如不饮酒,当归煎汤送下亦得;疝气、岚气、小肠气及下坠,附子汤送下;常服及应急诸般疾患,只米饮、茶、酒、熟水任下;伤冷腹痛,酒食所伤,酒疸、黄疸,结气痞塞,鹤膝,并用盐汤、盐酒送下。

【主治】腹内积聚癥块,久患大如杯,及黄瘦宿水,朝暮咳嗽,积年冷气,时复腹下盘痛绞结,

冲心及两胁，彻背连心，痛气不息，气绕脐下，状如虫咬不可忍。又治十种水气，反胃吐食呕逆，饮食多噎，五般痔瘘，膜气走注风，有似虫行，手足烦热，夜卧不安，睡语无度。又治小儿惊疳，妇人五邪，梦与鬼交，沉重不思饮食，昏昏如梦，不晓人事，欲死俱多，或歌或哭不定，月候不调，心中如狂，身体羸瘦。心中痰患，心痛酸，口疮，一切脾气，水泻、气泻、赤痢、白痢；胸膈噎闷，妇人血气，疝气、岚气、小肠气及下坠，伤冷腹痛，酒食所伤，酒疸、黄疸，结气痞塞，鹤膝。

姜合丸

【来源】《太平惠民和济局方》卷三（吴直阁增诸家名方）。

【组成】丁香（不见火） 木香（不见火） 人参各一两 白术（焙） 青皮（去白） 陈皮（去白）各二两 附子（炮，去皮脐）二两半 厚朴（去粗皮，姜汁炙） 肉豆蔻（炮）各二两 干姜（炮）三两

【用法】上为细末，入硇砂八钱，姜汁、面糊为丸，每一两做二十丸。每服一丸，用老姜一块如拇指头大，切开作合子，安药于内，用湿纸裹，慢火煨一顿饭久，取出去纸，和姜细嚼，白汤送下。小儿一粒分四服。

【主治】男子、妇人气血虚弱，久积阴冷，留滞不化，结聚成形，心腹膨胀，刺痛成阵，上连胸胁；或脾胃久虚，内伤冷物，泄泻注下，腹痛肠鸣；或久痢纯白，时下青黑，肠滑不禁。又治胃脘停痰，呕吐吞酸，痞塞不通，不思饮食，身体沉重，面色痿黄，或久患心脾疼痛。

【宜忌】孕妇不得服。

酒癥丸

【来源】《太平惠民和济局方》卷三（绍兴续添方）。

【组成】雄黄（拣）六个（如皂荚子大） 巴豆（不去皮，不出油） 蝎梢各十五个

【用法】上为细末。入白面称五两半，滴水和如豌豆大，候稍干，入麸内同炒香。将一粒放水中，如药粒浮于水上，即去麸不用。每服二粒，食后温酒送下。寻常伤酒，每服一粒，茶、酒任下。

【主治】饮酒过度，头旋恶心，呕吐不止；及酒积停于胃间，遇饮即吐，久而成癖。

燔葱散

【来源】《太平惠民和济局方》卷三（新添诸局经验秘方）。

【别名】蟠葱散［《太平惠民和济局方》卷三（续添诸局经验秘方）］。

【组成】延胡索三两 苍术（米泔浸一宿，去皮） 甘草（爁）各半斤 茯苓（白者，去皮） 蓬莪术 三棱（煨） 青皮（去白）各六两 丁皮 缩砂（去皮） 槟榔各四两 肉桂（去粗皮） 干姜（炮）各二两

【用法】上为末，每服二钱，水一盏，连根葱白一茎，煎七分，空心、食前稍热服。

【主治】脾胃虚冷，攻筑心腹，连胁肋刺痛，胸膈痞闷，背膊连项拘急疼痛，不思饮食，时或呕逆，霍乱转筋，腹冷泄泻，膀胱气刺，小肠及外肾肿痛；及治妇人血气攻刺，癥瘕块硬，带下赤白，或发寒热，胎前产后恶血不止，脐腹疼痛；一切虚冷，不思饮食。

牡丹煎丸

【来源】《太平惠民和济局方》卷九。

【组成】延胡索 缩砂仁各半两 赤芍药 牡丹皮各一两 山茱萸 干姜（炮）各半两 龙骨（细研，水飞） 熟干地黄（酒浸） 槟榔 羌活各二两 藁本（去土） 五味子 人参 白芷 当归（去芦，酒浸） 干山药 泽泻 续断（细者） 肉桂（去粗皮） 白茯苓 白术 附子（去皮脐） 木香 牛膝（去苗，酒浸一宿，焙） 萆薢（炮，为末，炒熟）各一两 石斛（去根，酒浸）三两

【用法】上为细末，炼蜜为丸，如梧桐子大。每服二十丸至三十丸，空心、食前以温酒或醋汤送下，一日二次。

【主治】妇人冲任本虚，少腹挟寒，或因产劳损，子脏风寒，搏于血气，结生瘕聚，块硬发歇，脐腹刺痛，胁肋紧张，腰膝疼重，拘挛肿满，背项强急，手足麻痹，或月水不调，或瘀滞涩闭，或

崩漏带下，少腹冷疼，寒热盗汗，四肢酸痛，面色萎黄，多生䵟䵳，羸乏少力，心多惊悸，不欲饮食。

【宜忌】妊娠不宜服。

琥珀泽兰煎

【来源】《太平惠民和济局方》卷九（宝庆新增方）。

【组成】紫巴戟（去心，糯米炒） 茴香（炒） 牡丹皮（去心） 刘寄奴草（去枝） 五味子（去梗） 白芷 五加皮（去心） 金钗石斛（去根，锉，酒浸，炒） 泽兰叶（去梗） 芎藭 赤芍药 生干地黄（洗，去芦） 川当归（酒浸一宿） 人参（去芦） 白芍药 熟干地黄（洗去土） 艾叶（醋炒，糯米糊调成饼，焙干，为末） 附子（炮，去皮脐） 白术各一两

【用法】上为细末，炼蜜为丸，如弹子大。每服一丸，早、晚用温酒磨下。漏胎刺痛，煮糯米饮送下；寒热往来，四肢烦疼，煎青蒿酒送下；妇人、室女经血不通，煎红花酒送下；血晕不省人事，童子小便和暖酒送下；催生，鸡子清和酒送下；血气、血块攻刺心腹，烧秤锤淬酒送下；伤寒及中风口噤，煎麻黄汤送下，用被盖出汗即愈；心惊悸及头疼，薄荷酒送下；咳嗽，煎桑白皮汤送下；血风攻注，浑身瘙痒，头面麻痹，炒黑豆浸酒送下；产前产后常服，不生诸疾。怀胎八月，一日一服，胎滑易产。

【主治】妇人三十八种血气，八风五痹，七癥八瘕，心腹刺痛，中风瘫痪，手足疼疼，乳中结瘀，妊娠胎动，死胎不出，产衣不下，败血凑心，头旋眼花，血注四肢，浑身浮肿，冲任久虚，绝产无嗣，或因有子，经脉不调，赤白带下，恶心呕逆，身体瘦倦。

秘传神仙消痞丸

【来源】《太平惠民和济局方》卷十（续添诸局经验秘方）。

【别名】神仙消痞丸（《普济方》卷三九一）。

【组成】斑蝥二十个（去头足翼，用糯米半升同炒，候米焦黄色为度，去米不用） 巴豆（去皮取霜）二十粒

【用法】先将斑蝥碾为细末，却入巴豆霜同研令匀，米糊为丸，如小绿豆大。小儿三岁以前，每服三丸，五更初茶清下。

【主治】小儿寒温不调，乳哺失节，或啖生冷、果子、粘食等物，脾胃微弱，不能消化，五脏不利，三焦壅滞而致痞疾，结块腹内，坚硬如石，或发作寒热，有如疟证，不能饮食，渐致羸瘦。

羊肉面棋子

【来源】《寿亲养老新书》卷二。

【组成】小麦面四两 肉豆蔻（去壳为末） 荜茇（为末） 胡椒（为末） 蜀椒（去目并闭口，炒出汗，为末）各一钱

【用法】上为末，以水和作棋子，用精羊肉四两细切，炒令干，下水五升，入葱、薤白各五茎细切，依常法煮肉，以盐醋调和，候熟，滤去肉，将汁煮棋子，空腹热食之。

【主治】妇人血气癖积脏腑，疼痛，泄泻。

如意丸

【来源】《传家秘宝》。

【组成】硇砂一两五钱（研） 木香一两 陈丁香一两 附子二两 桂二两 荜澄茄一两 干姜二两 大黄末二两（别研） 巴豆一两（研） 陈橘皮二两 牵牛子一两 香墨（烧） 青橘皮 蓬莪术 京三棱 筒子漆各二两（炒）

【用法】上为末，用醋熬硇砂、巴豆成膏，和前药末为丸，如绿豆大。每服五丸，温水任下。

【功用】消酒食。

【主治】五积气。

内补丸

【来源】《幼幼新书》卷一引《灵苑方》。

【组成】萆薢四两 牛膝 五加皮各二两 白术 川乌头（炮，去皮脐） 丹参 枳实（麸炒，去瓤）各一两

【用法】上为细末，炼蜜为丸，如梧桐子大。每服二十丸，空心温酒送下，日、午、晚各一服。

【主治】受气虚弱，及五劳七伤，脏腑积冷，痃癖

癥块，虚胀；或经脉不调，痏冷，赤白带下，口苦舌干，面色萎黄，黑皯，心烦惊悸，头目旋晕，不喜饮食，痰涕粘涎，手足百节热疼无力，肌肉消瘦，子息断绪，服一月当妊娠，百病皆愈。

没药丸

【来源】《妇人大全良方》卷七引《灵苑方》。

【组成】芫花（去枝梗）二两（用好米醋三升煎至一升半，去滓不用，只将醋入石器内，入硇砂霜一两，巴豆肉七粒烂研，入醋内熬成膏，留丸药用） 木香 没药（别研） 当归 桂心 荜茇各一两 槟榔一分 肉豆蔻一枚（炮） 斑蝥三枚（去头足翅，糯米炒令焦黄，去米研细） 附子一两半（生用，去皮）

【用法】除斑蝥、没药，余药为细末，与斑蝥、没药合研，入前膏子内为丸，如赤豆大。初服一丸，用醋炒萝卜子令焦黑，以酒浸，同煎一二沸，放温吞下，渐加至五丸、七丸即止；如急卒血气攻心脾，以酒、醋共一银盏，煎沸吞下；妇人血瘕癥癖，结块攻心疼痛闷绝，久医不效者，加禹余粮一两火煅醋淬七次，研细，和药为丸，用苏木节二两细锉，酒三升煎至七合，去滓分为三服，吞药并进，三服当汗出，则瘕随大小肠逐下，其病立愈；人弱者每服只二丸。如是丈夫元脏小肠气、脾积气、癥块等疾，即入丹砂一两细研和停，每服三丸，以生姜盐汤吞下。

【主治】五积气癖及惊忤，血积癥癖，血瘕，发歇攻刺疼痛，呕逆噎塞，心中迷闷，不醒人事，及血臌癥瘕胀满，经脉不行者。

定命散

【来源】《妇人大全良方》卷七引《灵苑方》。

【组成】大生乌头（去皮尖） 牡丹皮 桂心各一两

【用法】上为细末。每服一钱，酒半盏，童便半盏，煎至七分温服。如妇人血瘕血气，胎血积聚上冲心膈，须臾欲绝者，用酒一盏，加生姜一片，煎至七分，去滓，通口服。

【主治】妇人急血气，及血瘕，血气，胎血积聚，上冲心膈，须臾欲绝者。

室女万瘕丸

【来源】《证类本草》卷十二引席延赏方。

【组成】干漆一两（为粗末，炒令烟尽） 牛膝末一两。

【用法】以生地黄汁一升，入银器中熬，候可丸，为丸如梧桐子大。每服一丸，加至三五丸，酒饮送下。以通利为度。

【主治】女人经血不行及诸癥瘕等病。

连翘散

【来源】《普济方》卷十四引《护命》。

【组成】连翘 荆芥穗 鳖甲（醋炙，去裙襕） 栀子仁 射干 羌活（去芦头） 独活（去芦头） 当归（切，焙） 大黄（生） 恶实各半两 牵牛子（炒）一钱

【用法】上为细散。每服二钱，食后、临卧温热水调下。

【主治】肝壅盛，肋下结块，腹内引痛，大小便赤涩，饮食减少，大腹常热，或时亦快，脊背上、左右臂上、脚上相连结块疼痛。

【加减】如大腹冷，减地黄；小便多，减射干。

香枳丸

【来源】《圣济总录》卷十二。

【组成】木香 枳壳（去瓤，麸炒） 羌活（去芦头） 独活（去芦头） 干姜（炮） 桂（去粗皮） 人参 陈橘皮（汤浸，去白，焙） 芎䓖 甘草（炙，锉） 白术 附子（炮裂，去皮脐） 京三棱（煨，锉） 大黄（蒸过，切，焙）各半两 肉豆蔻（去皮）一分 槟榔（锉）一两 牵牛子（净淘，拣，焙干）一斤（取粉半斤，别入用）

【用法】上除牵牛子外，为末，瓷合收，勿泄气。每用时，旋称药末一两，牵牛子粉半两，和匀，炼蜜为丸，如梧桐子大。每服二十丸至三十丸；葱白、腊茶送下；生姜汤、温酒亦可。

【功用】除风气，利胸膈。

【主治】风气及心腹诸疾；妇人血风劳气，心腹胀痛；小儿疳痢、时疫、癥瘕。

万灵汤

【来源】《圣济总录》卷二十二。

【别名】万灵散。

【组成】前胡（去芦头） 柴胡（去苗） 秦艽（去苗土） 甘草（炙）各半斤 茴香子（炒） 木香 桂（去粗皮）各一斤 槟榔十枚 肉豆蔻（去壳）半斤 芍药半斤 青橘皮（去白）半斤 芎藭半斤 甜葶苈半斤（微炒） 桔梗四两

【用法】上为粗末。每服三钱匕，水一盏，加大枣二枚（擘破），同煎至七分，去滓，食前温服。

【功用】和养三焦，调顺阴阳，升降痞滞，祛遣寒邪，温中散湿，暖胃和脾，滋助气血，胃美饮食。

【主治】虚寒痼冷，痃癖动气，心膈疼痛，噎闷呕逆，一切气疾。

二黄丸

【来源】《圣济总录》卷三十五。

【组成】生砒黄 豆黄末各一两

【用法】上以酽醋二升，一处煎成膏，可丸取出；别入丹砂、雄黄、麝香各一钱，研细和匀，众手为丸，如绿豆大。每服五丸，未发前，煎生姜汤送下。

【主治】疟母。

丹砂丸

【来源】《圣济总录》卷三十五。

【组成】丹砂（研） 绿豆（去皮，研粉） 砒霜（研）各半两

【用法】端午日用乳钵先将绿豆为细末，次入砒霜、丹砂，研一千遍，用稀米粥为丸，如梧桐子大，阴干。每服一丸，未发前、五更时井华水送下，少顷方可食。

【主治】疟母。

如圣丸

【来源】《圣济总录》卷三十五。

【组成】巴豆三粒（去壳） 黑豆四十九粒 砒霜（研）半两

【用法】上将巴豆、黑豆用米醋浸一宿，去皮膜，入乳钵内顺研一百匝，入砒又逆研一百匝，为丸如小豆大，用丹砂为衣。每服一丸，取嫩桃叶七片，水一盏，煎数沸，倾入盏内，用醋一二滴打匀，通口令病人面向东方吞下。如无桃叶，以桃枝七寸煎汤代之。

【主治】疟疾结成癥瘕。

雄黄丸

【来源】《圣济总录》卷三十五。

【组成】雄黄（研） 丹砂（研） 麝香（研）各半两 木香 龟甲（醋炙） 鳖甲（去裙襕，醋炙） 虎头骨（酥炙） 羚羊角（镑屑） 犀角（镑屑） 白薇 玄参 当归（切焙） 知母（焙） 防风（去叉） 麻黄（去根节） 龙胆（去苗） 牡蛎（烧赤） 猪苓（去黑皮） 柴胡（去苗） 茯神（去木） 升麻 槟榔（锉） 地骨皮 赤芍药 栀子仁 黄连（去须） 乌梅肉（炒） 阿魏 桃仁（汤浸，去皮尖双仁，炒研） 安息香（研） 萎蕤 龙齿各三分

【用法】上药除别研者外，捣罗为细末，令研匀，炼蜜为丸，如梧桐子大。每服二十丸，空腹白粥饮送下，未发前服。

【主治】一切远年劳疟，结成癥瘕者。

鳖肉煎丸

【来源】《圣济总录》卷三十五。

【组成】生鳖肉半斤（治如食法） 黄芩（去黑心） 柴胡（去苗） 蜣螂（去翅头足，炒）各半两 鼠妇（炒，去足） 干姜（炮） 大黄（生锉） 海藻（洗去咸汁，焙） 葶苈子（纸上炒） 桂（去粗皮） 牡丹皮 厚朴（去粗皮，生姜汁炙，锉） 紫菀（切，焙） 瞿麦（去梗） 半夏（汤洗去滑，焙） 人参 大戟（锉） 蟅虫（炒） 射干（炮） 阿胶（炙燥） 桃仁（汤浸，去皮尖双仁，别研） 石苇（去毛） 赤芍药各一分 桑螵蛸（炒）一两

【用法】上为细末，取灶下灰三升，酒二升淋灰，取灰汁先煮鳖肉令烂，绞去鳖肉，后入诸药末，纳鳖肉汁，更煎成膏，可丸即止，丸如梧桐子大。

每服二十丸，未发前温酒送下。

【主治】疟久不愈，结为癥瘕，名曰疟母。

京三棱鳖甲丸

【来源】《圣济总录》卷四十六。

【组成】京三棱（炮，锉） 鳖甲（去裙襕，醋炙） 黄耆（锉，焙） 白术各一两半 厚朴（去粗皮，涂生姜汁炙熟）二两 干姜（炮） 诃黎勒皮 吴茱萸（汤浸，焙炒） 枳壳（去瓤，麸炒） 橘皮（汤去白，焙干） 桔梗（炒） 麦蘖（炒） 陈曲 干地黄 桂（去粗皮） 槟榔（锉） 木香 当归（切，焙） 甘草（炙，锉） 人参 白茯苓（去黑皮）各一两

【用法】上为末，炼蜜为丸，如梧桐子大，每服三十丸，空心米饮送下，加至四十丸；温酒下亦得。

【主治】脾胃久冷，心腹胀满，宿食不消，时作呕逆，日渐羸瘦，兼癖瘕气块等疾。

知母饮

【来源】《圣济总录》卷四十九。

【组成】知母（焙） 麦门冬（去心，焙） 赤芍药 鳖甲（去裙襕，醋炙） 桃仁（去皮尖双仁，炒）各一两半 槟榔一枚（锉） 升麻一两

【用法】上为粗末。每服三钱匕，水一盏，煎至七分，去滓，食后温服，一日三次。

【主治】心肺客热，头疼气痛，干呕吐食，腹中结块，四肢烦闷不安。

二黄汤

【来源】《圣济总录》卷五十。

【组成】大黄（锉，炒）一两半 芒消（研细） 黄芩（去黑心）各一两 栀子仁七枚 甘草（炙，锉）半两

【用法】上五味，除芒消外，为粗散。每服三钱匕，水一盏，煎至七分，去滓，入芒消半钱匕，煎一二沸，食后、临卧温服。

【主治】癥瘕，大便秘。

大黄饮

【来源】《圣济总录》卷五十。

【组成】大黄（锉，绢裹，蒸三度，焙干，微炒） 泽泻 黄芩（去黑心，锉碎） 甘草（炙，锉）各一两半 石膏（研）四两 山栀子仁 桂（去粗皮，锉）各一两半

【用法】上为粗末。每服三钱匕，水一盏半，煎至八分，去滓，空心温服，晚再服。

【主治】小肠移热于大肠，腹胁胀满，瘕聚秘涩。

茵陈蒿丸

【来源】《圣济总录》卷五十四。

【组成】茵陈蒿五两 茹三两 威灵仙（去土） 太一余粮（煅） 柴胡（去苗）各二两 黄芩（去黑心） 蒲黄 赤茯苓（去黑皮） 枳壳（去瓤，麸炒）各一两

【用法】上为末，炼蜜为丸，如梧桐子大。每服二十丸，木香汤送下。以知为度。

【主治】下焦受病，大肠菀热，伏瘕深固。

白术丸

【来源】《圣济总录》卷五十七。

【组成】白术 枳实（麸炒） 桂（去粗皮）各一两半 人参二两 陈橘皮（汤浸，去白，焙） 桔梗（锉，炒） 甘草（炙）各一两

【用法】上为末，炼蜜为丸，如梧桐子大。每服二十丸，温酒送下，一日三次，不拘时候。

【主治】息积，胁下妨闷，喘息气逆。

赤茯苓汤

【来源】《圣济总录》卷五十七。

【组成】赤茯苓（去黑皮）一两半 大腹（锉）半两 高良姜一两 吴茱萸（汤洗七遍，焙干，炒）三分 诃梨勒（煨，去核） 陈橘皮（汤浸，去白，焙）各一两半

【用法】上为粗散。每服三钱匕，水一盏，煎至七分，去滓空腹服，日晚再服。

【主治】息积，胁下气逆，满闷妨胀。

沉香丸

【来源】《圣济总录》卷五十七。

【组成】沉香（锉） 桂（去粗皮） 槟榔（煨，锉）各二两 人参 青橘皮（汤浸，去白，焙） 诃黎勒皮 白术 京三棱（煨，锉） 木香各三分

【用法】上为末，炼蜜为丸，如梧桐子大。每服二十丸，渐加至三十丸，以橘皮汤送下，一日二次。

【主治】息积。胁下气逆妨闷，喘息不便，呼吸引痛。

陈橘皮汤

【来源】《圣济总录》卷五十七。

【组成】陈橘皮（汤浸，去白，焙干） 吴茱萸（陈者，水淘七遍，炒干）各一两半

【用法】上为粗末。每服三钱匕，水一盏，加盐少许，煎至七分，去滓温服，不拘时候。

【主治】息积，胁下气逆满闷。

青橘煮散

【来源】《圣济总录》卷五十七。

【组成】青橘皮（汤浸，去白，焙） 益智（去皮，炒） 乌头（炮裂，去皮脐） 槟榔（生） 威灵仙（去土） 蓬莪术（炮，锉） 桂（去粗皮）各一两

【用法】上为散。每服二钱匕，水一盏，加生姜三片，同煎至七分，温服，一日三次。

【主治】冷气不散，腹内结强。

紫葛粉丸

【来源】《圣济总录》卷五十七。

【组成】紫葛粉二两 赤芍药 桔梗（锉，炒）各一两半 紫菀（去土）半两 木香 诃黎勒皮各一两半 郁李仁（汤浸，去皮尖，研）半两 大黄（锉）二两 牵牛子一两（捣取粉）半两

【用法】上为末，炼蜜为丸，如梧桐子大。每服二十丸，用木通、大枣浓煎汤送下。

【主治】癥瘕腹胀满，硬如石，腹上青脉浮起。

蜀椒丸

【来源】《圣济总录》卷六十七。

【组成】蜀椒（去目及闭口者，炒出汗）半两 人参 半夏（汤洗七遍，去滑） 菖蒲 柴胡（去苗） 桂（去粗皮） 桃仁（去皮尖双仁，麸炒微黄） 木香 吴茱萸（汤洗微炒） 干姜（炮裂，锉） 细辛（去粗叶） 桔梗（锉） 赤茯苓（去黑皮） 芎䓖各三分 大黄（锉，炒）二两

【用法】上为末，炼蜜为丸，如梧桐子大。每服十丸，食前温酒送下。渐加至二十丸。

【主治】诸气积聚坚牢，心腹胀痛。

大五积丸

【来源】《圣济总录》卷七十一。

【别名】化积丸（《圣济总录》卷七十二）。

【组成】硇砂 芫花 干漆（炒出烟）各一两 巴豆半两（去皮心膜，研，出油） 猪牙皂荚（去皮子，炙） 乌头（炮裂，去皮脐）各三分（以上六味，捣罗四味为末，入硇砂、巴豆拌匀，用米醋三升，于银石器内，慢火熬成膏） 大黄（蒸熟，焙，锉） 鳖甲（去裙襕，醋炙）各一两 青橘皮（汤浸，去白，焙） 京三棱（煨、锉） 陈曲（炒） 当归（切，焙）各一分 桂（去粗皮） 木香各三分

【用法】上药十四味，捣罗八味为末，入煎膏为丸，如绿豆大。每服二丸至三丸，茶、酒任下。如要取积，量虚实加减服。

【主治】五积气，胸膈痞闷，腹胁胀满，宿饮不消，积气成块，心腹绞痛，不能饮食。

万灵丸

【来源】《圣济总录》卷七十一。

【组成】雄黄（研） 陈橘皮（去白，焙）各一两 京三棱（煨，锉） 巴豆（去皮心膜，去油）各半两 大黄（锉，炒）一两 肉苁蓉（酒浸，切，焙） 干漆（炒烟出）各半两 白牵牛末（炒）一两 胡椒半分 天南星（炮）一

分　藿香叶一分　诃黎勒（炮，去核）三分　白术一分　杏仁（去皮尖双仁，炒）半两　木香一分　青橘皮（汤浸，去白，焙）半两

【用法】上为末，用薄荷汁煮面糊为丸，如绿豆大。伤饮食，每服三丸至五丸，生姜汤送下；伤酒，每服十丸，嚼烧生姜送下；妇人血气心痛，每服十丸，酒煎当归调没药末一钱匕送下。

【主治】积聚滞气，胸膈痞闷，心腹刺痛。

木香丸

【来源】《圣济总录》卷七十一。

【组成】木香　诃黎勒（炮，用皮）　人参　槟榔（锉）　大黄（锉，炒）　郁李仁（生研仁）各三两　赤茯苓（去黑皮）　枳壳（去瓤，麸炒）　芍药　消石（碎）　紫苏子（微炒）　干姜（炮）各二两

【用法】上为末，炼蜜为丸，如梧桐子大。每服三十丸至四十丸，空心温酒送下。通利则减丸数。

【主治】五种积聚成块。

五积丸

【来源】《圣济总录》卷七十一。

【组成】酸石榴二枚　巴豆（和皮捶碎）　甘遂　大戟　芫花各半两　京三棱　大黄　杏仁（去皮尖双仁）　五灵脂　豉　甜葶苈各一两　乌梅（和核）一两半

【用法】上锉细，用水一升，煮令水尽，炒过勿太焦，捣为细末，醋煮面糊为丸，如绿豆大。每服五丸，食后温水送下。

【主治】五积气，心腹胀闷，噫气吞酸，不思饮食。

牛膝丸

【来源】《圣济总录》卷七十一。

【组成】牛膝（酒浸，切，焙）　芍药　桔梗（炒）　厚朴（去粗皮，涂生姜汁炙香熟）　大黄（锉，炒）　柴胡（去苗）各三两　枳壳（去瓤，麸炒）一两一分　槟榔（锉）一两　赤茯苓（去黑皮）　诃黎勒皮各三两　陈橘皮（去白，焙）一两

【用法】上为末，炼蜜为丸，如梧桐子大。每服二十丸，空心枣汤送下。加至三十丸，通利为度。

【主治】癥癖积聚。

百当膏

【来源】《圣济总录》卷七十一。

【组成】丹砂（研）　腻粉（研）各半两　水银　铅各一分（二味结成砂子）　牛黄　龙脑（研）　铅霜（研）各二钱　粉霜（研）　阳起石（研）各一分　黄蜡半两　巴豆（肥者，去皮心膜，研出油，取霜用）一百二十粒　蝎梢（炒）一分　半夏一钱（汤洗七遍，杵罗为末）

【用法】上为细末，熔蜡并熟蜜少许，同和成膏，旋丸如梧桐子大。每服三丸至五丸，吐逆，藿香汤送下；取热积，生姜、蜜水送下；取冷积，乳香汤送下；风涎，薄荷汤送下；便痢，米饮送下。

【主治】一切积聚，心腹疼痛，年月深久者。

沉香丸

【来源】《圣济总录》卷七十一。

【组成】沉香（锉）　丁香　木香各半两　硇砂一分（研）　巴豆霜半钱　蓬莪术（煨，锉）　桂（去粗皮）　干漆（炒烟出）　干姜（炮）　青橘皮（去白，焙）　京三棱（煨，锉）　白豆蔻（去皮）各一两　大黄一两（生，为末，用醋一升慢火熬成膏）

【用法】上十二味为末，加大黄膏为丸，如梧桐子大。每服五丸，食后、临卧以生姜汤送下。

【主治】五积气结，面色萎黄，心腹疼痛，口吐酸水，发歇有时，积年不已。

补益桑黄丸

【来源】《圣济总录》卷七十一。

【别名】桑黄丸（《普济方》卷三二八）。

【组成】桑黄半斤　牛膝（酒浸，切，焙）一斤　桃仁（去皮尖双仁，炒研如膏）　麦蘖（炒）　白术　陈曲（炒）　当归（切，焙）　大黄（锉，炒）各半斤　生地黄十斤（绞自然汁）　生

姜十斤（绞自然汁）

方中桃仁，《普济方》作“杏仁”。

【用法】上为末，与桃仁膏同入二汁内拌匀瓷器盛，甑内蒸一日，取出焙干，捣罗为末，炼蜜为丸，如梧桐子大。每服二十丸，渐加至三十丸，空腹温酒送下。

【功用】暖血海。

【主治】积聚，女子诸疾。

妙香丸

【来源】《圣济总录》卷七十一。

【组成】槟榔一分（锉） 桂（去粗皮） 丹砂（研） 桃仁（去皮尖，双仁，炒研）各半两 麝香半两（研） 巴豆二十五粒（去皮心膜，研出油） 附子（炮裂，去皮脐）一两

【用法】上为末，汤浸炊饼为丸，如梧桐子大。每服一丸，食后温米汤送下；生姜汤亦得。

【主治】积聚留滞，胸膈痞闷，呕哕吐逆，心腹刺痛，胁肋胀满，噫气吞酸，宿食不消，痃癖结块，四肢倦怠，不思饮食。

京三棱煎丸

【来源】《圣济总录》卷七十一。

【组成】京三棱（煨，锉） 蓬莪术（煨，锉） 芫花（醋炒焦） 半夏（汤洗七遍，焙） 青橘皮（去白，焙）各一两 硇砂（去石，研） 附子（炮裂，去皮脐） 桂（去粗皮） 延胡索（醋炒） 大戟（腻粉调，酒炙） 干漆（炒烟出） 猪牙皂荚（去皮子，炙） 五灵脂（醋炒）各半两

【用法】上为末，用好醋三升，入药二停，熬成膏，再入一停，为丸如绿豆大。每服五丸，食后生姜汤送下。

【主治】五积六聚，血瘕气块，聚散不定，及一切气疾。

桃仁丸

【来源】《圣济总录》卷七十一。

【组成】桃仁（汤浸，去皮尖双仁，炒研，以酒二升煎成膏）二两 木香 桂（去粗皮） 青橘皮（汤浸，去白，焙） 茴香子（炒）各半两 干姜（炮）一分 槟榔（锉）三分

【用法】上为末，入桃仁煎为丸，如梧桐子大。每服十五丸至二十丸，空心温酒送下。

【主治】肾虚积气

透膜丸

【来源】《圣济总录》卷七十一。

【组成】消石 礞石各一分（二味同研令匀，细镕作汁，用皂子三枚旋旋入，烟绝为度，放冷研，每料用末三钱） 硇砂 乳香 粉霜 硫黄 腻粉 白丁香 密陀僧 京三棱末各一钱 巴豆二十一粒（去皮心膜，醋煮紫色，研）

【用法】上为末，枣肉为丸，如绿豆大。每服七丸至十丸，煎生姜橘皮汤送下；小儿皂子汤送下。

【主治】积聚。

温白丸

【来源】《圣济总录》卷七十一。

【组成】柴胡（去苗） 紫菀（去苗土） 吴茱萸（汤浸，焙干炒） 菖蒲 桔梗（锉，炒） 京三棱（煨、锉） 赤茯苓（去黑皮） 人参 黄连（去须，炒） 干姜（炮） 桂（去粗皮） 蜀椒（去目并合口者，炒出汗） 巴豆（去皮心膜，研出油尽） 皂荚（去皮，炙黄） 鳖甲（去裙襕，醋炙）各一两 厚朴（去粗皮，生姜汁炙） 当归（切、焙） 乌头（炮裂，去皮脐） 黄耆（锉）各二两

【用法】上为末。炼蜜为丸，如梧桐子大。每服一二丸，加至三四丸。温酒送下。利下恶物为度。

【主治】藏腑积聚，癥癖气块，腹多绞痛，按或有形，肢节烦热，腰脚疼疼；及妇人血癖，经候不调，赤白带下等疾。

鳖甲丸

【来源】《圣济总录》卷七十一。

【组成】鳖甲（去裙襕，醋炙）一两半 防葵（锉） 人参 前胡（去芦头） 桔梗（炒） 枳壳（去瓤，麸炒） 当归（切，焙） 附子（炮

裂，去皮脐） 干姜（炮） 白术各一两 槟榔（锉） 大黄（锉，炒）各二两 厚朴（去粗皮，生姜汁炙） 食茱萸各三两 甘草（炙，锉）一两一分

【用法】上为末，炼蜜为丸，如梧桐子大。每服二十丸，渐加至三十丸，温酒送下，早、晚各一次。

【主治】腹内积聚。心肋急满，时吐清水，不能食，时恶寒。

丁香丸

【来源】《圣济总录》卷七十二。

【组成】丁香半两 附子（炮裂，去皮脐） 乌头（炮裂，去皮脐） 槟榔（锉） 腻粉（研）各一分半 大戟（炒） 甘遂（炒） 芫花（醋炒） 紫菀（去土）各一分 硇砂（醋飞过，焙干，研）一两

【用法】上十味药，先将八味为细末，入研，药和匀，面糊为丸，如梧桐子大。每服七丸至十丸，醋汤送下。

【主治】五毒、五积、五劳；一切气疾，癥癖块及远年积。

丁香丸

【来源】《圣济总录》卷七十二。

【别名】夹食丸。

【组成】丁香 乳香（研） 木香 肉豆蔻（去壳） 当归（切，焙） 青橘皮（去白，焙） 京三棱（煨，锉）各半两 紫菀（去苗土） 干姜（炮） 附子（炮裂，去皮脐） 巴豆（去皮心膜，出油，研）各一两 鳖甲（去裙襕，醋炙）二两 丹砂（研）一分

【用法】上药十味为末，与丹砂、巴豆、乳香拌匀，又入荞麦面一匙，旋滴新汲水，和捣五千杵，为丸如绿豆大。每服三丸至五丸，先煎浆水令沸，入药煮少顷，漉出晒干，茶、酒任下；要转利，以冷茶送下，热茶投之。

【主治】食气坚，腹中疼痛；五膈痰逆。

八灵丸

【来源】《圣济总录》卷七十二。

【组成】京三棱（煨，锉） 石三棱（煨，锉） 鸡爪三棱（煨，锉） 木香 槟榔（锉）各一两 肉豆蔻（去壳）半两 巴豆（去皮心膜，煎黄出油尽） 硇砂（研）各一分

【用法】上八味，捣罗六味为末，入巴豆霜、硇砂末拌匀，醋煮，面糊为丸，如小豆大。每服五七丸，丈夫，生姜汤送下；妇人，醋汤送下；痃癖气，煎木香汤送下。

【主治】食癥，气块，痃癖。

三棱丸

【来源】《圣济总录》卷七十二。

【组成】京三棱（煨，锉） 鸡爪三棱（煨，锉） 陈橘皮（汤浸去白，焙） 青橘皮（汤浸去白，焙） 巴豆（去皮心膜，出油） 石三棱（煨，锉）各五两 槟榔十枚（半生用半炮，锉） 肉豆蔻十枚（去壳，醋浸二宿） 丁香 益智（去皮）各一两 木香二两 硇砂一两半（研，飞过）

【用法】上为末。醋煮面糊为丸，如梧桐子大。每服三丸，如当心气块，茱萸汤送下；左右气块，木香汤送下；本脏气块，茴香子汤送下。

【主治】多年积气癥癖。

三棱丸

【来源】《圣济总录》卷七十二。

【组成】京三棱 石三棱 鸡爪三棱 黑三棱 蓬莪术（各煨、锉） 巴豆（连皮） 干姜（炮） 附子（炮裂，去皮脐）各一两（以上八味，用好醋一斗，于银器中煮令尽，除巴豆不用外，并切焙干） 丁香 木香 桂（去粗皮） 槟榔（锉） 青橘皮（去白，炒） 肉豆蔻（去壳）各半两

【用法】上为末，每称一两末，别用巴豆七枚，去皮心膜出油，细研拌匀，更用硇砂一分，醋化，煮面糊和丸，如大麻子大，丹砂末为衣。每服三丸至五丸，生姜汤送下。

【主治】食癥劳气，五积五膈，脾胃久冷，吃食无味，饮食不化，四肢少力，痰毒气胀，胸膈不利。

三棱汤

【来源】《圣济总录》卷七十二。

【组成】京三棱三两（捶破，以好醋三升，银石器内用文武火煮醋尽为度，再锉、焙） 枳壳（去瓤，麸炒） 青橘皮（汤浸，去白，焙） 木香 槟榔（锉）各一两 干姜（炮）半两 桂（去粗皮）一两 甘草二两（炙，锉）

【用法】上为粗末，每服三钱匕，水一盏，煎至七分，去滓温服，不拘时候。

【主治】积聚气块，心腹膨胀，胸膈痞闷，气逆噎塞。

三棱汤

【来源】《圣济总录》卷七十二。

【组成】京三棱（炒） 鳖甲（醋炙，去裙襕） 大腹（锉，炒）各一两 桂（去粗皮） 芍药 当归（切，焙） 枳壳（去瓤，麸炒） 陈橘皮（去白，焙） 高良姜各三分 木香 诃黎勒（煨，去核）各半两

【用法】上锉细。每服五钱匕，水一盏半，煎取八分，去滓温服。

【主治】久积癥癖不散，心下结痛，状如伏梁。

干漆丸

【来源】《圣济总录》卷七十二。

【组成】干漆四两（捣为末，炒令烟尽） 五灵脂（用瓶子盛地坑子内，以火煅烟尽，取灰）二两 皂荚（长五寸许，锉，以麻缠定，用泥固济，煅烟尽，取灰）二两 茴香子（炒令香） 木香（鸡骨者） 槟榔（结实者，锉） 桂（去粗皮） 附子（炮裂，去皮脐） 青橘皮（去白，炒） 陈橘皮（去白，炒） 白牵牛（炒令香熟） 大黄（劈开，绵纹者，炒） 蓬莪术（炮，锉） 京三棱（用醋纸裹，煨，锉） 芫花（米醋浸一宿，炒干用）各二两

【用法】上为末，炼蜜为丸，如梧桐子大。每服二十丸至三十丸，生姜汤送下。

【功用】破癥块，消积气。

【主治】诸癥。

【宜忌】忌猪、鱼、热面等物。

大戟丸

【来源】《圣济总录》卷七十二。

【组成】大戟半两 芫花（醋炒）一两 巴豆一百粒（去皮，以水五升，煮水尽为度，去心，少出油，细研） 甘遂 干姜（炮） 陈橘皮（去白，焙） 硇砂 姜黄 桂（去粗皮）各一分

【用法】上为末，于银石器内炒令极热，勿令焦，炼蜜为丸，如梧桐子大。常服，生姜汤送下一丸；如取转，量脏腑虚实加减。

【主治】癥癖，食积；及水疾蛊胀。

万金丸

【来源】《圣济总录》卷七十二。

【组成】槟榔（锉） 肉豆蔻（去壳） 青橘皮（汤浸，去白，焙） 干姜（炮） 木香各一两 （巴豆）（去皮心膜）五十粒（炒黑色，研如膏）

【用法】上药五味为末，入巴豆同研令匀，浸研盐、豉为丸，如梧桐子大。每服一二丸，煎生姜、橘皮汤送下，良久以粥饮投之。以利为度。

【主治】食癥，气聚不消。

小分气丸

【来源】《圣济总录》卷七十二。

【组成】青橘皮（汤浸，去白，焙）一两 胡芦巴三分 沉香（锉）一两 补骨脂（炒）半两 蓬莪术（煨，锉）一两 白豆蔻仁半两 茴香子（舶上者，炒）一两

【用法】上为末，酒煮面糊为丸，如梧桐子大，丹砂为衣。每服二十丸，食前生姜米饮送下。

【主治】积聚，心腹胀满，气攻刺痛，呕逆恶心，不思饮食。

小分气丸

【来源】《圣济总录》卷七十二。

【组成】木香一两 槟榔（锉） 陈橘皮（汤浸，去白，焙） 楝实（锉，炒） 干姜（炮） 青橘皮

（汤浸，去白，炒）各半两　蓬莪术（醋浸一宿，煨）一两　巴豆（去皮心膜，别出油）　半夏（汤洗七遍，去滑，焙）　大黄（煨，锉）各一分　雄黄（研）一两

【用法】上为末，醋煮面糊为丸，如绿豆大。每服五丸至七丸，食后、临卧温生姜汤送下。

【主治】久积气块，宿食不消，胸膈痞闷，痰逆恶心，不思饮食，脐腹刺痛，醋心噎塞。

木香丸

【来源】《圣济总录》卷七十二。

【组成】木香半两　槟榔（锉）一两　陈橘皮（汤浸，去白，焙）半两　丁香一分　京三棱（煨）一两　干姜（炮）一分　蓬莪术（煨）半两　巴豆（去皮心膜，出油）半钱　硇砂（水飞，研）半两

【用法】上药除研外，捣罗为末，入巴豆、硇砂研令匀，汤浸蒸饼为丸，如绿豆大。每服二丸至三丸，食后温生姜、橘皮汤送下。

【主治】积聚宿食不消，中脘痞滞，烦满气促，腹内刺痛，噫气不思饮食。

木香丸

【来源】《圣济总录》卷七十二。

【组成】木香（为末）　丁香（为末）　巴豆（去皮心膜，研出油）各半两　硇砂（研）半两　大枣（去皮核）　乌梅（去核，为末）各三十枚

【用法】上六味，先将水拌白面，作一薄饼，以枣肉铺饼上，次以前四味药末和匀，复上铺枣肉，作馒头，裹就，用炭火四围炙烤，候面焦黑，约药透取出，地面上出火毒，候冷打破，去焦面不用，将药与乌梅末同捣，稀面糊丸如黄米大。每服二丸三丸，食后生姜汤送下；或随所伤物汤下。

【功用】消食化气，利胸膈。

【主治】积聚凝滞，脏腑刺痛，饮食减少。

木香丸

【来源】《圣济总录》卷七十二。

【组成】木香　硇砂（研）　当归（切，炒）各一两　礞石（研）三分　大黄（煨，锉）　陈曲（不蚛者，炒）　麦芽（炒）　墨（研）　白面各半两　大戟（炒）　干漆（炒烟出）　腻粉各一分　豉少许　巴豆仁一两一分（不出油，研）

【用法】上为末，以腊月雪水，同捣为丸，如绿豆大。每服一丸，空心用干柿烂嚼裹药，随所伤物煎汤送下。不得吐津。

【主治】远年癥块积聚。

木香丸

【来源】《圣济总录》卷七十二。

【组成】木香　吴茱萸（陈者，淘七遍，炒干）　青橘皮（去白，焙）各半两　巴豆（去皮，九十粒研如膏，用纸裹，压出油，研）　硇砂（用沸汤化于瓷碗中，用慢火熬，水尽收霜，再研）一分

【用法】上药除研外，捣罗为末，入巴豆、硇砂研令匀，于煻火中煨粟米饭为丸，如绿豆大。每服三丸至五丸，温酒送下，食后服。溏利勿怪，老小减服。

【主治】积年癥块，血气凝滞。

木香散

【来源】《圣济总录》卷七十二。

【组成】木香　槟榔（锉）　青橘皮（汤浸，去白，焙）　肉豆蔻（去壳）　食茱萸　红豆蔻（去皮）　干姜（炮）　白术　葛根（锉）　草豆蔻（去皮）　虎杖　麻黄（去根节）　厚朴（去粗皮，生姜汁炙）　桔梗（炒）　桂（去粗皮）　羌活（去芦头）　人参　芎藭各等分

【用法】上为细散。每服三钱匕，空心炒姜、盐汤调下。

【主治】食癥冷气，及伤寒后一切气疾，食物不消。

五通丸

【来源】《圣济总录》卷七十二。

【组成】干姜（炮）一两　巴豆半分（去皮心膜，醋一盏，煮醋尽，研如膏）　陈橘皮（汤浸去白，

焙） 黄连（去须） 白术各一分

【用法】上药捣罗四味为末，与巴豆同研令匀，煮面糊为丸，如梧桐子大。每服一丸，空心盐汤送下，加至二丸；茶清送下亦得。如有积滞、生姜、橘皮汤送下。

【主治】食癥气。

木香扁丸

【来源】《圣济总录》卷七十二。

【组成】木香 硇砂（通明者）各一钱 半夏（中等者）一十枚（生姜浆水洗七遍） 桂（去粗皮）三钱 荜茇四十九枚（中等者） 杏仁二十一粒（去皮心膜，出油三二分） 巴豆二十一粒（去油三分）

【用法】上先将杏仁、巴豆同研如泥，以好米醋八分一盏，熬至二分以下，成稠膏，入前药末和匀，再入枣肉为丸，如绿豆大，捏扁丸。常服，食后良久一丸，生姜汤送下；要转，三丸；男子、妇人心痛，炒莱菔、醋汤送下。

【功用】消食积，止心腹疼。

【主治】癥块。

木香三棱丸

【来源】《圣济总录》卷七十二。

【组成】木香 京三棱（煨，锉） 补骨脂（炒） 牵牛子（炒） 丁香皮（锉） 干漆（炒烟出）各一两 陈橘皮（汤浸，去白，焙） 乌梅肉（炒） 五灵脂末各二两 巴豆霜一分（同五灵脂末用醋一升调匀，慢火熬成膏） 沉香半两

【用法】上药捣罗九味为末，入二味膏子和丸，如绿豆大。每服五丸至七丸，食后、临卧生姜汤送下。

【主治】远年食癥积气，并酒食所伤，胸膈胀满，及妇人血块。

木香干漆丸

【来源】《圣济总录》卷七十二。

【组成】木香半两 干漆（炒烟出）三分 肉豆蔻（去壳） 京三棱（煨） 青橘皮（汤浸，去白，焙） 陈橘皮（汤浸，去白，焙） 桂（去粗皮）各一两 槟榔（锉） 补骨脂（炒）各半两 牵牛子（炒）一两

【用法】上为末。酒煮面糊为丸，如梧桐子大。每服十丸，早、晚食后生姜汤送下。

【功用】利胸膈，散滞气，消宿食。

【主治】积聚心腹胀满。

五食丸

【来源】《圣济总录》卷七十二。

【别名】神效五食汤丸（《卫生宝鉴》卷十四）。

【组成】大戟（刮去皮） 甘遂各半两（生） 猪牙皂荚（生，去皮子）一两 胡椒一分 芫花半两（醋浸一宿，炒干） 巴豆半两（去皮心膜，醋煮三十沸，漉出，研）

【用法】上为末，合研匀，水煮面糊为丸，如绿豆大。每服五丸，用米、面、绿豆煎汤放温送下。量病人大小，加至七丸。

【主治】虚积、食气，蛊胀，水气，年深癥癖。

【宜忌】《卫生宝鉴》：忌油腻、粘滑物。妇人有胎者，不可服。

【备考】《卫生宝鉴》本方用法：每服五七丸，气实者十丸，夜卧，水一盏，用白米、白面、黑豆、生菜、猪肉各少许，煎至半盏，去滓，用汤温下。

水银丸

【来源】《圣济总录》卷七十二。

【组成】水银 豉（研） 礞石末（滴酒和匀，瓷盒内慢火逼干）各半两 京三棱末 石三棱末 鸡爪三棱末 腻粉 粉霜 白丁香末 硇砂（研）各三钱 肉豆蔻（去壳） 槟榔各二枚（为末） 丹参三钱（研）

【用法】上为细末，用枣肉为丸，如绿豆大。每服五丸，温水送下。

【主治】久虚积癥癖。

【加减】丈夫癥癖，入茴香、补骨脂各一分；妇人癥癖，入血竭、没药各一分。

代赭丸

【来源】《圣济总录》卷七十二。

【组成】代赭（研） 木香 桂（去粗皮） 丹砂（研）各半两 京三棱（煨，锉）一两 杏仁（去皮尖双仁，炒，研）一分 槟榔（锉）三分 巴豆（去皮心膜研，出尽油）三十粒

【用法】上为末。以醋煮面糊为丸，如梧桐子大。每服三丸，食后温橘皮汤或生姜汤下。

【主治】积聚不消，心腹满，绞刺疼痛，呕逆醋心，不思饮食。

白豆蔻散

【来源】《圣济总录》卷七十二。

【组成】白豆蔻（去皮）三分 桂（去粗皮） 丁香 附子（炮裂，去皮脐）各半两 高良姜 木香 肉豆蔻（去壳）各一分 人参 枳壳（去瓤，麸炒） 甘草（炙，锉） 陈橘皮（去白，焙，炒）各半两

【用法】上为散。每服二钱匕，煎木瓜、生姜汤调下。

【主治】积聚，心腹胀满，宿食不化，气刺绞痛，泄泻，善噫吞酸，食欲呕吐，手足逆冷。

半夏礞石丸

【来源】《圣济总录》卷七十二。

【组成】半夏四十枚（汤浸七遍） 巴豆四十粒（去皮心膜） 杏仁（去皮尖双仁）四十枚 猪牙皂荚（去皮）四十挺（四味用好醋浸七日取出，以布绞取汁熬成膏，入众药） 礞石（研细，炒）五钱 丁香 木香 沉香各二钱 槟榔半两 腻粉 硇砂 粉霜各一分

【用法】上十二味，将后八味捣研为末，入在前膏子内，一处再捣细令匀，丸如小豆大。看虚实，每服二丸，煎枣汤送下。烂嚼干柿，干咽下亦得。

【功用】下结胸、一切积滞。

【主治】癥块气积。

当归煮散

【来源】《圣济总录》卷七十二。

【组成】当归（切，焙） 鳖甲（用醋频蘸，炙令黄色） 桂（去粗皮） 木香 桔梗（炒） 桃仁（汤浸，去皮尖双仁，炒，别研如膏）各一两半 吴茱萸（陈者，水淘七遍，炒干）半两

【用法】上除桃仁外，为末，入桃仁同研令匀。每服三钱匕，水一盏，煎至六分，去滓温服，逐日空腹、日午、夜卧各一。

【主治】诸癥结痛，起于胁下，按之而坚，妨痛不能饮食，渐加羸瘦。

防己散

【来源】《圣济总录》卷七十二。

【组成】防己（煮） 诃黎勒（煨，去核） 郁李仁（汤浸退皮，研如膏） 白术 槟榔（锉）各一两半 吴茱萸（陈者，淘七遍，炒）三分

【用法】上除郁李仁外，为散，入郁李仁同研令匀。每服三钱匕，水一盏，煎至六分，和滓空心温服。

【主治】结瘕癖实，腹满如鼓，食即欲吐，喘息急，其脉弦而紧。

防葵丸

【来源】《圣济总录》卷七十二。

【组成】防葵（锉碎） 柴胡（去苗） 赤茯苓（去黑皮）各三分 桂（去粗皮） 木香各半两 鳖甲（去裙襕，醋蘸慢火炙令黄色） 槟榔（锉）各一两半 桔梗（炒） 郁李仁（汤浸，去皮尖，别研如膏）各一两 大黄（锉碎，微炒）一两一分 当归（切，焙） 京三棱（炮，锉） 五味子各半两

方中赤茯苓，原书卷七十三作赤芍药。

【用法】上药除研外，为末，入郁李仁同研匀。炼蜜为丸，如梧桐子大。每服二十丸，空腹温酒送下。

【主治】癥癖气块，胁肋满，腹胀不能饮食，腹痛。

如圣丸

【来源】《圣济总录》卷七十二。

【组成】巴豆（去皮心膜，研出油）一两　丁香三钱　乌梅（去核）一两半　干漆（捣碎，炒烟出）一两　滑石一钱

【用法】上为末，然后入巴豆同研匀，用粳米饭同捣烂，丸如粟米大。每服二丸至三丸，随所伤物下。

【主治】积聚癖块，一切所伤，吃食减少，日渐黄瘦。

麦糵汤

【来源】《圣济总录》卷七十二。

【组成】麦糵（炒）　陈曲（炒）　厚朴（去粗皮，生姜汁炙）　槟榔（锉）　紫菀（去苗土）　鳖甲（去裙襕，醋炙）　当归（切，焙）　大黄（锉，炒）各半两

【用法】上为粗末。每服五钱匕，水一盏半，煎至七分，去滓温服。空心、午时、临卧各进一服。

【主治】食癥，咽酸吐津，胸膈疼痛，气噎，食饮进退

没药丸

【来源】《圣济总录》卷七十二。

【组成】没药（研）　硫黄（研）　白丁香（生）　当归（切，焙）　芫花（醋浸半日，炒）　硇砂（通明者，研）　乳香（研）　丹砂（研）各一分　巴豆四十九粒（去皮心，不出油，研）

【用法】上为末，合研匀，水浸炊饼为丸，如梧桐子、绿豆、麻子三等大。每服一丸，妇人血气，童子小便和酒送下；心头高硬，当归酒送下；远年癥积、五积、食气，生姜汤送下；小儿脾积，癖气，腊茶清送下。大人与大丸，十五以下与中等，十岁以下与第三等者服。

【主治】癥积，五积，食气，诸药无效者。

沉香煎丸

【来源】《圣济总录》卷七十二。

【组成】沉香　木香　胡椒　青橘皮（去白，焙）　阿魏（醋化，面和作饼，炙）　没药（研）　槟榔（锉）　丹砂（研）　硫黄（研）　硇砂（研）　高良姜各一两　巴豆霜二钱匕　丁香半两

【用法】上药除研外，为末，一处研匀，用重汤煮蜜为丸，如梧桐子大。每服三丸，煎橘皮汤送下。

【主治】积聚心腹胀满，不思饮食。

沉香三棱煎丸

【来源】《圣济总录》卷七十二。

【组成】沉香（锉）　人参各一两　京三棱三两（捣末，用陈粟米醋五升，硇砂三分细研，同入在醋内搅化，以银器内慢火熬成膏）　青橘皮（汤浸，去白，焙）一两半

【用法】上四味，捣罗三味为末，入三棱、硇砂煎内和匀成剂，如有余煎，更于火上慢熬，同捣为丸，如梧桐子大。每服三十丸，食前以米饮送下；妇人，以醋汤送下，一日二次。

【主治】脏腑久积，气块冷痞，不思饮食。

和气人参汤

【来源】《圣济总录》卷七十二。

【组成】人参　白茯苓（去黑皮）　厚朴（去粗皮，生姜汁炙）　甘草（炙）　肉豆蔻（去壳）　陈橘皮（去白，麸炒）　茴香子（炒）　木香　白术　桂（去粗皮）各半两

【用法】上为粗末。每服二钱匕，水一盏，加生姜三片，大枣一个（劈），同煎至七分，去滓温服。先服槟榔丸宣后，继服本方。

【主治】积聚，宿食不消。

乳香丸

【来源】《圣济总录》卷七十二。

【组成】乳香（研）　丁香　木香各一两　附子（炮裂，去皮脐）　五灵脂（为末）　干姜（炮）各半两　桂（去粗皮）　芫花（醋拌，炒焦黄）　青橘皮（汤浸，去白，炒）各三分　猪牙皂荚（去皮，酥炙）一两　巴豆（去皮心膜，别研如膏，新瓦内摊，去油，取霜）一钱

【用法】上药除乳香、五灵脂末、巴豆霜外，共为

末，入上三味搅匀，煮陈曲糊丸，如绿豆大。每服二丸至三丸，温生姜汤送下，量虚实加减，食后临卧服。

【主治】积聚气滞，胸膈满闷，心腹疞痛，不化饮食。

金翼丸

【来源】《圣济总录》卷七十二。

【组成】沉香　木香　青橘皮（汤浸去白，焙）　陈橘皮（汤浸去白，焙）　京三棱（煨，锉）　五灵脂各半两　芫花（醋炒焦色）　干漆（炒烟出）各一分　寒食面（炒）三分　墨（烧，研）一分

【用法】上为末。每秤药末一两，用去皮心膜巴豆仁一钱，入净臼内捣令极细，方入药末，再捣匀，用硇砂末半钱，新汲水浸化，旋入臼内，再捣千百下，候硬软得所，为丸如麻子大。每服三丸，食后、临卧温熟水送下；心胸痞闷不快，温甘草汤送下。

【主治】积聚不消，心腹胀满，痞闷不快。

京三棱汤

【来源】《圣济总录》卷七十二。

【别名】荆三棱煎汤（《普济方》卷一七一）。

【组成】京三棱（煨，锉）　大腹（连皮子，锉）　延胡索　天雄（炮裂，去皮脐）　芎藭　白术各一两半　桃仁（汤浸，去皮尖双仁，炒）三十枚　桂（去粗皮）　当归（切，焙）　消石各一两　郁李仁（汤浸，去皮）一两一分

【用法】上锉，如麻豆大。每服四钱匕，水一盏半，加生姜二片，煎至七分，去滓温服。

【主治】腑脏不和，气血留滞，积聚胀满，心腹妨闷，食物减少，烦闷短气。

京三棱汤

【来源】《圣济总录》卷七十二。

【组成】京三棱（炮，锉）一两　青橘皮（去白，焙）半两　桂（去粗皮）一分　大黄（锉碎，炒）半两　木香一分　槟榔（锉）半两

【用法】上为粗末。每服五钱匕，水一盏半，煎至七分，去滓温服，空腹、日午、夜卧各一次。

【主治】积年癥块。

京三棱散

【来源】《圣济总录》卷七十二。

【组成】京三棱（煨，锉）　蓬莪术（煨，锉）各二两　益智（去皮，炒）　缩砂仁　槟榔（锉）　青橘皮（汤浸，去白，焙）　姜黄各半两　丁香一分　甘草（炙，锉）三分

【用法】上为散。每服二钱匕，沸汤点服，不拘时候。

【主治】积聚，心腹胀满，肠鸣醋心，呕吐冷痰，不思饮食。

参苓丸

【来源】《圣济总录》卷七十二。

【组成】人参　赤茯苓（去黑皮）　细辛（去苗土）　枳壳（去瓤麸炒）　熟干地黄（焙）　当归（切，焙）　麦门冬（去心，焙）　附子（炮裂，去皮脐）　干姜（炮）　大黄（锉，炒）　厚朴（去粗皮，涂生姜汁炙）　桂（去粗皮）　甘草（炙，锉）各一两一分　乌头（炮裂，去皮脐）　桔梗（炒）　紫菀（去苗土）　蜀椒（去目并闭口，炒出汗）各一两

【用法】上为末，炼蜜为丸，如梧桐子大。每服七丸，空心温酒送下，一日三次。渐加至十丸，以知为度。

【主治】积聚胀闷，减食黄瘦。

香桂汤

【来源】《圣济总录》卷七十二。

【组成】桂（去粗皮）　陈橘皮（去白，焙，炒）　槟榔（生，锉）　当归（切，焙）　甘草（炙，锉）　木香　芍药　枳壳（去瓤，麸炒）　大黄（锉，炒）各半两

【用法】上为粗末。每服五钱匕，水一盏半，煎至八分，食后去滓温服。

【主治】积聚心腹胀满，痞塞不通，大肠燥结，腰

腹绞痛，面赤口干。

保命丸

【来源】《圣济总录》卷七十二。

【组成】当归（切，炒） 乌头（炮裂，去皮脐） 芍药 桂（去粗皮） 干姜（炮）各半两 大黄（锉，炒）一两 斑蝥二十一枚（用糯米炒令黄色为度，去翅足）

【用法】上为末，醋煮面糊为丸，如梧桐子大。每服一丸，空心、食前温酒送下。

【主治】积年血气癥块，往来疼痛，吐逆不纳饮食。

柴胡汤

【来源】《圣济总录》卷七十二。

【别名】柴胡饮（原书卷七十三）。

【组成】柴胡（去苗） 赤茯苓（去黑皮）各三分 桔梗（炒） 木通（锉）各一两 芍药 鳖甲（去裙襕，醋蘸，慢火炙令黄色） 郁李仁（汤浸，去皮）各半两

【用法】上为粗末。每服三钱匕，水一盏，煎至七分，去滓温服，空腹、午后各一次。

【主治】癥癖气胀，腹痛，胁肋胀满，不思食饮。

积气丸

【来源】《圣济总录》卷七十二。

【组成】桂（去粗皮）二两 附子（炮裂，去皮脐）半两 丹砂（研）四两 桃仁（汤浸，去皮尖双仁，研）一两半 巴豆（去皮心膜，压出油）一百枚 京三棱（煨，锉） 干漆（炒烟出） 鳖甲（去裙襕，醋炙）各一两 硇砂（研）二两 大黄（生用）一两 麝香（研）一两 木香一两

【用法】上为末，先以好醋一升，熬成膏，和前药为丸，如绿豆大。每服三丸五丸，食后煎木香汤送下。

【主治】积聚，心腹胀满，宿食不消，绞刺疼痛，恶心呕吐，不思饮食。

消积丸

【来源】《圣济总录》卷七十二。

【组成】代赭（煅，醋淬三七遍，研） 礞石（研）各一两 桂（去粗皮） 白茯苓（去黑皮） 青橘皮（汤浸，去白，焙） 巴豆（去皮心膜，压去油）各半两 京三棱（煨，锉） 楝实肉各一分 硇砂（研）三分

【用法】上为末，酒煮面糊为丸，如梧桐子大。每服二丸至三丸，木香汤送下。

【主治】久积癥癖，冷热不调，痰逆痞闷，心腹刺痛，喘满膨胀，泄利羸困，不思饮食。

粉砂饼

【来源】《圣济总录》卷七十二。

【组成】粉霜 胡粉各一两 硇砂 丹砂 白丁香 腻粉各半两

【用法】上为末，入面一两，水和捏作饼，如棋子大，慢火烧熟。每服一饼，麝香，米饮嚼破服。

【主治】癥块。

硇砂丸

【来源】《圣济总录》卷七十二。

【组成】硇砂（细研） 干漆（炒烟出）各一分 木香 丁香 蓬莪术（煨，锉） 京三棱（煨，锉） 青橘皮（汤浸，去白，焙） 芫花（炒）各半两 肉豆蔻五枚（大者，去壳） 巴豆一分半（去皮心膜，压出油）

【用法】将米醋一碗，浸蓬莪术、芫花、三棱一宿，后焙干，与五味同捣罗为末，入硇砂、巴豆拌匀，醋煮面糊为丸，如大麻子大。每服三二丸。如要取转，生姜汤送下；妇人血气，醋汤送下；小儿疳气，甘草汤送下；男子膈气，龙脑汤送下；泻痢，干姜汤送下。

【功用】化气，消酒食。

【主治】食癥结块，疼痛发歇。

续随子丸

【来源】《圣济总录》卷七十二。

【组成】续随子三十枚（去皮） 腻粉二钱 青黛（炒）一钱匕（研）

【用法】先研续随子令烂，次下二味，合研匀细，以烧糯米软饭为丸，如鸡头子大。每服一丸，先烧大枣一枚，剥去皮核，烂嚼，椎破丸药，并枣同用，冷腊茶清送下。服后便卧，至中夜后，取下积聚恶物为效。

【主治】积聚癥块及涎积。

紫金丹

【来源】《圣济总录》卷七十二。

【组成】铁渣一斤（淘净，控干） 硇砂二两 硫黄半斤（水飞过。上三味先取铁滓、硫黄二味，于瓷器内用米醋一斗，慢火煎，候煎硫黄火上无焰即焷干，刮此二味，入瓷合内固济了，用大火煅三度毕，取盒内药，再用水飞，不用铁渣，控硫黄令干，入细瓷盒内，坐在平地，别用火一秤，煅至火尽，取出入硇砂二两，同研令细，再入盒内，用火一斤，就灰池中养三日，放冷，取二两，再入下项药） 硇砂半两 木香（末） 丁香（末） 腻粉（研） 肉豆蔻（去壳，末） 丹砂（研） 干漆（炒烟尽，研） 胡椒（末） 阿魏（用醋化面和作饼子，烧热为末）各一钱 砒霜（末）一字半

【用法】上为细末，再同硫黄研匀，用酒醋各半煎五灵脂、薄面糊为丸，如梧桐子大。每服五丸，渐加至二十丸。

【主治】男子、妇人久积、气块、癥癖，两胁下积冷，胸腹气刺痛。

【加减】若取积滞癥癖，及酒食积急气、冷气、一切滞气等疾，加巴豆仁（研）一两，大戟末半两，芫花末半两，草乌头末一分，五灵脂末一两，腻粉二钱，硇砂（研）半两。上以米酽醋二升铫子内熬成膏，便与前药末搜为剂，丸如梧桐子大。量虚实加减服，逐一丸加，用醋汤或茶清送下。

黑金丸

【来源】《圣济总录》卷七十二。

【组成】沉香（锉） 附子（炮裂，去皮脐）各半两 木香 青橘皮（汤浸，去白，焙） 干姜（炮） 细墨（烧红，醋研） 京三棱（煨，锉） 蓬莪术（煨，锉） 桂（去粗皮）各一分 大黄（锉） 干漆（炒烟出） 麝香（研）各半分 硇砂（研，水飞）一两

【用法】上为末，将京三棱、蓬莪术、大黄、硇砂四味，用米醋煮烂，研作糊，入众药末为丸，如梧桐子大。

【主治】食癥瘕癖聚，一切血结刺痛。

蓬莪茂丸

【来源】《圣济总录》卷七十二。

【组成】蓬莪茂（炒）一两 桂（去粗皮）三分 芍药 槟榔（锉） 枳壳（去瓤，麸炒） 当归（切，焙） 木香 昆布（洗去咸汁） 沉香（锉） 白芷（炒）各半两

【用法】上为末，炼蜜为丸，如梧桐子大。每服二十丸，煨姜、木瓜汤送下。

【主治】久积癥癖，气攻左胁，如覆杯，及妇人血瘕。

槟榔汤

【来源】《圣济总录》卷七十二。

【组成】槟榔二两（微煨，锉） 赤茯苓（去黑皮） 芍药 京三棱（微煨，锉） 陈橘皮（汤浸，去白，焙）各一两半 郁李仁（汤浸，退去皮）一两 食茱萸（去叶）三分

【用法】上为细末。每服三钱匕，水一盏，煎至七分，去滓温服，空腹、午后各一次。

【主治】癥癖，腹满如鼓，坐卧不安，食即欲吐，气闷喘急。

鳖甲丸

【来源】《圣济总录》卷七十二。

【组成】鳖甲一个（大者，净洗，去筋膜，面裹外面二三分厚，上面用纸固济，泥一风炉子，安鳖甲在上面，别入桃仁半斤，去尖皮双仁，研，以米醋四升，无灰酒三升，硇砂三两，同搅拌旋入鳖甲中，煎为膏，取出用盒盛，却将鳖甲去纸泥，炙令黄色） 青橘皮（去白，焙） 麦蘖（炒） 沉

香（锉） 肉豆蔻（去壳）各三两 丁香 木香 槟榔（一半生，一半炒） 陈曲（炒） 京三棱（煨，锉） 大黄（生，锉） 厚朴（去粗皮，生姜汁炒令紫）各二两 柴胡（去苗）半斤 桂（去粗皮）二两

【用法】上为末，用桃仁煎并炼蜜为丸，如梧桐子大。每服二十丸，空心米饮送下。

【主治】久积癥瘕。

鳖甲丸

【来源】《圣济总录》卷七十二。

【组成】鳖甲（去裙襕，醋蘸炙黄色） 诃黎勒（微煨，去核）各二两 防葵 甘草（炙，锉） 人参 大黄（锉，炒）各一两半 白术 桂（去粗皮） 郁李仁（去皮，别研） 杏仁（去皮尖双仁，熬熟，别研如膏）各一两

【用法】上为末，入郁李仁、杏仁同研匀，炼蜜为丸，如梧桐子大。每服二十丸，渐加至三十丸，空心温酒送下。以微利为度。

【主治】癥块冲心，气满食不下，手足烦闷。

鳖甲丸

【来源】《圣济总录》卷七十二。

【组成】鳖甲（去裙襕，醋蘸炙黄色） 木香 乌头（炮裂，去皮脐） 柴胡（去苗）各一两半 京三棱（炮，锉） 当归（切，焙） 桂（去粗皮） 厚朴（去粗皮，涂生姜汁炙令微烟出，锉） 陈橘皮（汤浸，去白，焙）各二两 甘草（炙，锉） 槟榔（锉）各半两 大黄（锉碎，炒） 朴消（研如粉）各三两

【用法】上为末，炼蜜为丸，如梧桐子大。每服十丸，空腹用温酒送下，饮送下亦得。

【主治】癥癖气块。

鳖甲散

【来源】《圣济总录》卷七十二。

【组成】鳖甲（去裙襕，醋炙） 蒺藜子（炒，去角）各二两 黄芩（去黑心）半两 桂（去粗皮）一两 柴胡（去苗） 桔梗（炒） 当归（切，焙） 牛膝（酒浸，切，焙） 芍药 赤茯苓（去黑心） 大黄（锉，醋拌炒） 人参 陈橘皮（汤浸，去白，焙） 槟榔（锉） 诃黎勒（煨，去核）各二分

【用法】上为散。每服二钱匕，煮大枣汤调下。

【主治】肋下结块，连心腹痛，食冷物即剧。

丁香丸

【来源】《圣济总录》卷七十三。

【组成】丁香 沉香 附子（炮裂，去皮脐） 硇砂（研）各半两 陈曲末三两

【用法】上药除硇砂、陈曲外，捣罗为末，用木瓜一枚大者，破开去瓤，入硇砂于木瓜内，甑上蒸烂；次入诸药末，即看软硬；次入陈曲末，看得所为丸，如梧桐子大。每服五丸，茶汤或温酒嚼下；如要疏转，可服十丸。小儿一丸。

【主治】寒癖积块。

三棱丸

【来源】《圣济总录》卷七十三。

【别名】鸡爪三棱丸（《卫生宝鉴》卷十四）。

【组成】鸡爪三棱 石三棱 京三棱（煨） 木香 青橘皮（汤浸，去白，焙）各半两 槟榔（锉） 肉豆蔻（去壳）各二枚 硇砂（研）二分

《卫生宝鉴》有陈皮五钱。

【用法】上为末，用生姜汁面糊为丸，如绿豆大。每服十五丸，空心、临卧生姜汤送下。

【主治】五积，痃癖气块。

【宜忌】《卫生宝鉴》：忌一切生冷、硬、粘物。

干柿丸

【来源】《圣济总录》卷七十三。

【组成】硇砂（研） 砒霜 粉霜 干漆（烧烟出） 鳖甲（去裙襕，醋炙） 黄连（去须）各半两 旋覆花（炒） 荆三棱（炮）各一两 杏仁（去皮尖双仁，麸炒） 干姜（炮）各一两 皂荚四挺（不蛀者，去皮，酥炙） 巴豆四十九粒（去皮心膜，出油）

【用法】上药各为细末，先将干漆、鳖甲、荆三棱

三味药末，用粟米半盏，不淘洗，以酽醋五升，同熬成粥，后入众药拌和为丸，如豌豆大。每服三丸，用干柿裹药，临卧时烂嚼，温开水送下。

【主治】积聚，气块，癖瘕。

千金丸

【来源】《圣济总录》卷七十三。

【组成】丹参（去芦头）半两　干姜（炮）二两　附子（炮裂，去皮脐）　人参　戎盐（研如粉）各半两　半夏（汤浸，去皮，焙干）一两半　大黄（锉，炒）二两　苦参（锉）　桂（去粗皮）各半两　石膏二两（研如粉）　巴豆三十枚（去皮心，纸裹压去油，别研）

【用法】上为末，再同研匀，炼蜜为丸，如小豆大。每服三丸，食后温酒送下。

【主治】寒癖宿滞，食饮不消。

木香丸

【来源】《圣济总录》卷七十三。

【组成】木香　干姜（炮）各一两　乌头（炮裂，去皮脐）一两半　桂（去粗皮）三分

【用法】上为末，用米醋三升，慢火煎如稀糊，和药末为丸，如梧桐子大。每服十五丸，空腹煎生姜汤送下，日晚再服。

【主治】痃气急痛，多吐苦水，日夜发歇无常。

木香丸

【来源】《圣济总录》卷七十三。

【组成】木香　硇砂（研）各半两　附子（去皮脐，生用）　高良姜　胡椒各一分　硫黄（研）半分　巴豆二十八粒（去皮心膜，出油，研）

【用法】上为末，再同研匀，用粟米饭为丸，如绿豆大。每服五丸，临卧煎干柿汤送下。

【主治】寒冷癖积，虚中积滞，及下痢，心腹疼痛。

木香汤

【来源】《圣济总录》卷七十三。

【别名】海马汤（《本草纲目》卷四十四）。

【组成】木香一两　海马子一对（雌者黄色，雄者青色）　大黄（锉，炒）　青橘皮（汤浸，去白，焙）　白牵牛（炒）各二两　巴豆四十九粒

【用法】以童便浸青橘皮软，裹巴豆，以线系定，入小便内，再浸七日，取出，麸炒黄，去巴豆，只使青橘皮，并余药为粗末。每服二钱匕，水一盏，煎三五沸，去滓，临卧温服。

【主治】远年虚实积聚瘕块。

木通汤

【来源】《圣济总录》卷七十三。

【组成】木通（锉）　赤茯苓（去黑皮）各一两　赤芍药　吴茱萸（汤洗，焙，炒）各三分　槟榔（白者，煨，锉）一枚　紫菀（去苗土）　郁李仁（去皮尖，炒）各半两

【用法】上为粗末。每服三钱匕，水一盏半，煎取七分，空腹服，一日二次。

【主治】结瘕腹胀，坚硬不消。

水银煎

【来源】《圣济总录》卷七十三。

【组成】水银铅各半两（结砂子）　腻粉半两　硇砂（通用者）　硼砂各一两　礞石一分　巴豆二粒（去皮心膜，出油，研）

【用法】上药除腻粉外，合研匀，用大枣八个（去核），以水调腻粉，分填于枣内，以湿纸五重，逐个裹之，灰火内煨熟，去纸并枣皮，将枣肉与前药同研匀为丸，如皂子大。每服一丸，安舌上，勿嚼，用姜、枣汤送下。

【功用】下积滞。

【主治】酒癖食块痰积，及血气血刺血块，阴阳二毒。

四神散

【来源】《圣济总录》卷七十三。

【组成】甜葶苈一两（汤浸，炒令紫色）　海藻一两（洗去咸味）　吴茱萸一两（汤浸七遍，焙干，微炒）　陈橘皮一两（汤浸，去瓤，焙）

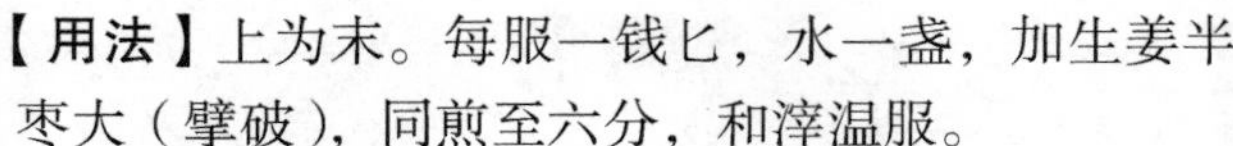

【用法】上为末。每服一钱匕，水一盏，加生姜半枣大（擘破），同煎至六分，和滓温服。

【功用】行风顺气。

【主治】酒毒发，四肢黄肿，积聚成块。

白术丸

【来源】《圣济总录》卷七十三。

【组成】白术　吴茱萸（汤浸七遍，焙干，炒）各二两　桔梗（炒）一两　当归（切，焙）　赤茯苓（去黑皮）各一两　干姜（炮）二两　桂（去粗皮）　附子（炮裂，去皮脐）　生干地黄（焙）　细辛（去苗叶）　椒（去目并闭口者，炒出汗）　甘草（炙，锉）各一两

【用法】上为末，炼蜜为丸，如梧桐子大。每服二十丸，空心温酒送下。

【主治】久寒宿癖，心腹刺痛，痰逆呕吐，饮食不消，下利羸瘦。

防己汤

【来源】《圣济总录》卷七十三。

【组成】防己　百合（干者）　郁李仁（去皮，别研如膏）各一两　木通（锉）一两半　吴茱萸（陈者，淘七遍，炒）半两　陈橘皮（汤浸去白，焙）　当归（切，焙）　赤茯苓（去黑皮）各三分

【用法】上为散。每服三钱匕，水一盏，加生姜半分，煎至六分，去滓，空心温服。

【主治】结瘕气结，腹满如石，气急少卧，小便不利。

如意丸

【来源】《圣济总录》卷七十三。

【组成】硇砂（半皂子大）十二块　巴豆三十六枚（去皮）　大枣十二枚（去核，取六枚，每枚各入巴豆肉三枚，硇砂一块，各用湿纸裹二重，塘火内煨焦，候有烟取出，去纸，于地上以盏子合定一宿，出火毒，其余枣并巴豆、硇砂并生用）　白丁香八十四个（坚实者）　腻粉一钱

【用法】上药，将已去核枣六枚，水煮熟同捣细，纳余药捣膏为丸，如绿豆大。每服五丸，临卧煎生姜汤送下；小儿每服二丸至三丸，煎皂子汤送下。

【功用】导滞气，消癖块。

【主治】虚积。

皂荚丸

【来源】《圣济总录》卷七十三。

【组成】皂荚（不蛀者，去黑皮并子，涂酥炙）　肉苁蓉（酒浸一宿，薄切，焙干）　白芷　附子（炮裂，去皮脐）各一两

【用法】上为末，炼蜜为丸，如梧桐子大。每服二十丸，空心、食前温酒熟水任下。

【功用】进食化痰，解风秘。

【主治】寒癖虚冷，久积成块；关格，服暖药不得者。

羌活丸

【来源】《圣济总录》卷七十三。

【组成】羌活（去芦头）　桂（去粗皮）　芎藭　木香　槟榔（锉）各一两　郁李仁（汤浸，去皮，研如膏）五两　大黄（锉，炒）二两

【用法】上药除郁李仁外，为末，与郁李仁研匀，炼蜜为丸，如梧桐子大。每服二十丸，空腹煎生姜汤或生姜、大枣汤送下；气痛，温酒送下。

【主治】结瘕气块，饮食不消，肺积气发，心胸痰逆气喘，卒中风毒脚气，大肠秘涩，奔豚气痛。

槟榔汤

【来源】《圣济总录》卷七十三。

【组成】槟榔（白者，锉）一两半　赤茯苓（去黑皮）　芍药　陈橘皮（汤浸，去白，焙）　吴茱萸（陈者，淘七遍，炒）　郁李仁（汤退去皮，别研如膏）　诃黎勒（煨，去核）各三分　京三棱（煨，锉）　桑根白皮（焙，锉）各一两

【用法】上为粗末。每服五钱匕，水一盏半，煎至八分，去滓温服，食前后各一服。

【主治】结瘕。脉弦腹满，坐卧不安，食即欲吐，喘息急。

【加减】若服后频利，即减槟榔、郁李仁。

鳖甲丸

【来源】《圣济总录》卷七十三。
【组成】鳖甲（去裙襕，醋炙）一两　干姜（炮）半两　京三棱（炮，锉）一两　青橘皮（汤浸，去白，焙）半两　巴豆（去皮心膜，研，用醋一盏熬膏）一分
【用法】上除巴豆外为末，入巴豆膏为丸，如绿豆大。每服三丸至五丸，空心食前生姜汤送下。
【主治】积年癖气，及气块上攻心腹。

鳖甲丸

【来源】《圣济总录》卷九十一。
【组成】鳖甲（去裙襕，醋炙）　枳壳（去瓤，麸炒）各三两　大黄（锉，炒）一两　白芍药一两半
【用法】上为末，米醋煮面糊为丸，如梧桐子大。每服十丸至十五丸，温酒送下，每日二次。
【主治】虚劳羸瘦，癖块不消。

柴胡茯苓汤

【来源】《圣济总录》卷九十三。
【组成】柴胡（去苗）二两　白茯苓（去黑皮）　白术　枳壳（去瓤，麸炒）各一两半
【用法】上为粗末。每服三钱匕，水一盏，煎至七分，去滓，食后温服，一日二次。
【主治】癥癖气壮热，咳嗽骨蒸。

木香槟榔丸

【来源】《圣济总录》卷九十七。
【组成】木香　槟榔（锉）　羌活（去芦头）　芎䓖　桂（去粗皮）各一两　郁李仁（去皮双仁，研）　大黄（锉，炒）各二两
【用法】上药捣罗六味为末，与郁李仁同研匀，炼蜜为丸，如梧桐子大。每服二十丸，食前生姜汤送下；或诸气痛，温酒送下。
【主治】胃气虚弱，饮食无味，上膈寒壅冷积，癥瘕癖气，食不消化，肺气积聚，心胸痰逆喘急；卒中风毒脚气，大肠秘涩，奔豚气痛。

没药丸

【来源】《圣济总录》卷一五一。
【组成】没药（研）　麒麟竭　丁香（炒）　沉香各一分　桂（去粗皮）　京三棱（炮，锉）　蓬莪术（炮，锉）　当归（切，炒）各半两　斑蝥（糯米同炒，去头足翅）一分　芫花半两（醋炒焦）　干漆一两（炒烟出）　硇砂半两（研）　芸苔子一分（炒）
【用法】上为末，醋煮面糊为丸，如梧桐子大。每服十丸至二十丸，空心、食前以生姜醋汤送下。
【主治】妇人血块、血积，血瘕，及经候不行。

大黄丸

【来源】《圣济总录》卷一五三。
【组成】大黄（锉，炒）　消石（熬沸，研细）各二两　蜀椒（去目及闭口者，炒出汗）半两　代赭（别研）　干漆（炒烟尽）　芎䓖　赤茯苓（去黑皮）　干姜（炮）　虻虫（去翅足并头，炒）各一两
【用法】上为末，炼蜜为丸，如梧桐子大。每服二十丸，空心、食前酒送下；米饮亦得。渐加至三十丸。
【主治】妇人月不通，结坚瘕如石，腹胀血积不散。

当归丸

【来源】《圣济总录》卷一五三。
【组成】当归（切，焙）　芍药　吴茱萸（汤洗，焙干，炒）　大黄（煨，锉）　干姜（炮）　附子（炮裂，去皮脐）　细辛（去苗叶）　牡丹皮　芎䓖各半两　虻虫（糯米炒）　水蛭（糯米炒）各七十个　桂（去粗皮）三分　厚朴（去粗皮，生姜汁炙）　桃仁（汤浸，去皮尖双仁，研）各一两
【用法】上为末，炼蜜为丸，如梧桐子大。每服二十丸，加至三十丸，空心、食前温酒送下。
【主治】妇人血积脐下结块，痛如锥刺，或下赤白，月水不调，腰背痛。

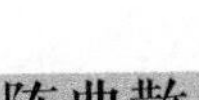

陈曲散

【来源】《圣济总录》卷一五三。

【组成】陈曲（炒） 大麦蘖（炒）各三两 生地黄（切）九合 白术八两 牛膝（酒浸，切，焙） 桑耳（锉）各九合 干姜（炮）八两 当归（锉）十三两半 生姜（切）九合 桃仁（去双仁皮尖，炒） 杏仁（去皮尖双仁，炒）各六合 陈橘皮（汤浸，去白）八两

【用法】上捣如泥，纳瓶中，以物盖密封之，勿令泄气，于一石米上蒸之，饭熟出之，停屋下三日，开出晒干，再为散。每服三钱匕，空腹温酒调下。炼蜜为丸服亦得。

【主治】妇人腹内冷癖血块，虚胀，月经不调，瘦弱不能食，面无颜色，状如传尸。

姜黄散

【来源】《圣济总录》卷一五三。

【组成】姜黄 白术各八两 生姜（去皮，细切）三升 当归（切）十两 陈曲末 大麦蘖末各二升 生地黄（细切）三升 桃仁（去皮尖，双仁） 杏仁（去皮尖双仁）各二升 青橘皮（汤浸去白，切）三升

【用法】用木杵臼捣如泥，纳甑中铺匀，以面封之，勿使泄气，蒸熟，并甑置屋下三日，开，出药晒干，为散。每服方寸匕，酒调下，一日二次，取利为度。若炼蜜为丸亦得，每服三十丸，酒送下，一日二次。

【主治】妇人冷癖，血块虚胀，月经不调，瘦弱不能食，面无颜色。

【宜忌】十日内忌生冷难消化物，过十日百无所忌。

硇砂丸

【来源】《圣济总录》卷一五三。

【组成】硇砂（去夹灰者） 没药 当归（切，焙） 芫花（醋煮，炒微焦）各一分 蓬莪术（炮）半两 木香一分 巴豆三十粒（去皮心膜，出油尽）

【用法】先研硇砂、巴豆、没药如粉，用米醋三升，同煎为稀膏，后将四味为细末，入在前膏内搜成剂，瓷盒盛，用时丸如梧桐子大。每服七丸，用酒，醋各半盏，同煎数沸，通口服，不得嚼，仍须饮尽酒醋。立愈。

【主治】妇人年久血气，结积气块，攻刺疼痛不可忍，或呕吐不进饮食，面黄怠惰。

大鳖甲丸

【来源】《圣济总录》卷一七六。

【别名】鳖甲丸（《普济方》卷三九一）。

【组成】鳖甲（醋炙，去裙襕） 犀角（镑） 丹砂（研） 桂（去粗皮）各半两 大黄（锉，炒） 当归（切，焙） 萆薢（炒） 代赭（捣，研） 巴豆（去皮心膜，研如膏）各一两 枳壳（去瓤，麸炒） 牛黄（研） 麝香（研）各一分

【用法】上为末，炼蜜为丸，如麻子大。三四岁儿每服二丸至三丸，空心新汲水送下。愈即止。

【主治】小儿癥癖。

妙应丸

【来源】《圣济总录》卷一七六。

【别名】万应丸。

【组成】槟榔（锉）二枚 陈橘皮（汤浸去白，焙） 青橘皮（汤浸去白，焙）各半两 木香 黄连（去须炒） 蓬莪术（煨，锉） 桂（去粗皮）各一分

【用法】上为末，每抄一钱匕，入巴豆一粒（去皮心膜，醋煮令黑色），并杏仁一粒（去皮尖），灯上烧作黑灰，同研令细，与药末再合研令匀，用白面糊为丸，如粟米大。每服二丸，食后生姜汤送下。

【主治】小儿乳癖、积聚。按之苦痛，肌肤渐瘦，面色青黄；小儿阴阳气不顺，虚痞胀满，呕逆腹痛，成癥瘕痞结。

雄鼠粥

【来源】《圣济总录》卷一七六。

【组成】雄鼠肉五两（切炙） 陈橘皮（去白焙）半两 鳖甲（醋炙去裙襕） 京三棱（煨，

锉） 郁李仁（去皮研）各三分　生姜（切焙）半两

【用法】上为粗末，作三帖。每帖以水一升，煎去滓，取半升，入粳米一合，五味煮作粥。空腹食之。

【主治】小儿癥瘕，腹痛胀满，或作块，或皮肤浮肿，不能食。

大茯苓丸

【来源】《圣济总录》卷一九八。

【组成】白茯苓（去黑皮） 茯神（抱木者，去木） 大枣　桂（去粗皮）各一斤　人参　白术　远志（去心，炒黄） 细辛（去苗叶） 石菖蒲（九节者，米泔浸三日，换泔切，晒干）各十二两　甘草八两（水蘸，劈破，炙） 干姜十两（炮裂）

【用法】上为末，炼蜜黄色，掠去沫，停冷，拌和为丸，如弹子大。每服一丸，五脏积聚气逆，心腹切痛，结气腹胀，吐逆不下食，生姜汤送下；羸瘦，饮食无味，酒送下。

【功用】轻身不老，明耳目，强力。

【主治】曾食生菜果子，食冷水不消；五脏积聚气逆，心腹切痛，结气腹胀，吐逆不下食；羸瘦，饮食无味。

牛脑散

【来源】《本草纲目》卷五十引《圣济总录》。

【组成】牛脑子一个（去筋膜） 雄鸡肫一个（连皮黄）

【用法】并以好酒浸一宿，捣烂，加木香、沉香、砂仁各三两，皮消一碗，杵千下，入生铜锅内，文武火烘干为末，再入轻粉三钱，令匀。每服二钱，空心烧酒调服，一日三次。

【主治】气积成块。

至妙疟丹

【来源】《普济方》卷二〇〇引《王氏传信方》。

【别名】至妙丹（《圣济总录》卷三十五）。

【组成】砒霜（研）半两　寒水石（研）一两

【用法】上先研砒在生铁铫内，用寒水石末丸之，以瓷碗合定，湿纸封于碗上，烧候烟出熏纸黄色即止，取出以纸衬于地上，出火毒，须臾细研为末。入研了丹砂、龙脑、麝香各半钱许和匀，汤浸炊饼为丸，如梧桐子大，以丹砂作衣。每服一丸，于未发前用井花水送下。

【主治】疟母。

【宜忌】忌吃热物一时辰，并忌食鱼、面、五果十数日。

松焙饼子

【来源】《幼幼新书》卷二十九引《保生信效》。

【组成】细墨半两（焙） 芫花（醋浸，炒焦赤） 青礞石　大戟　干漆（炒） 五灵脂　荆三棱　蓬莪术　密陀僧　陈皮（去白） 牡蛎（烧）各半两　巴豆一两（去皮，用湿纸三层裹烧） 大干枣十四个（去核，烧存性） 白丁香　硇砂（研） 虻虫（去翅足） 斑蝥（去翅足）各一分

【用法】上为细末，醋煮面糊为丸，如皂子大，捻作饼子。每服一丸，记以所伤物煎汤，或面汤送下，须以齿啮咽之。其积渐渐移下，再服；再觉移下，更一丸，积自下。若寻常要宣转，只以面汤送下。

【主治】一切块癖积滞、气血瘕聚等一二十年者；大人、小儿久痢脓血、休息痢。

沉香煎

【来源】《全生指迷方》卷二。

【组成】石斛五两　椒（去目，炒出汗） 附子（炮，去皮脐） 秦艽（去土） 鳖甲（煮，刮去筋膜，炙） 柴胡（去苗） 沉香　木香　槟榔　黄耆各二两

【用法】上为末，先用枸杞根（新者）十斤，净洗，捶碎，好酒二斗，煮至七升，取出枸杞，别用好酒三升，拍洗令净，漉去滓，滤过，并于前煎酒内，更加熟蜜四两，再熬成膏，和药末为丸，如梧桐子大。每服二十丸，食前以饮送下。

【主治】由暴怒或惊恐，气上而不下，动伤于肝，气结聚成形，始得之在肝，其脉牢大而结，腹胁有块，大小成形，按之不动，推之不移，久久令

人寒热如疟，咳嗽，面目浮肿，动辄微喘，日就羸瘦，不传者。

趁痛散

【来源】《全生指迷方》卷二。

【组成】蓬莪术（炮）　桂心各一两　槟榔　附子（炮，去皮脐）　细辛（去苗）各半两　芫花（炒，别为末）一钱

【用法】上除芫花外，共为细末。每服三大钱，水一盏，煎至七分，去滓，调芫花末一字，食前温服。

【主治】

1.《全生指迷方》：气搏作痛，肌肉之间如锥刀所刺，胸膈痞闷。

2.《普济方》引《仁存方》：神气不守正位，为七情所忤，气聚痰结，胸腹坚牢痞块，心腹绞痛，时发时止，发则欲死。

万安丸

【来源】《全生指迷方》卷三。

【组成】大戟（炒）　甘遂（炒）　牵牛（炒）　五灵脂各半两　芫花（炒）一分　胆矾一钱（研）　细墨（烧）一钱　芫青四十个（去头翅）　斑蝥二十个（去头翅）　石膏（细研）一分　延胡索（炒）半两　吴茱萸（炒）半两

【用法】上为细末，白面糊为丸，如绿豆大。每服一丸，生姜、橘皮汤送下，一日二次。病去六七分即住服。

【主治】忧思惊恐寒热，以致阴阳痞滞，气结成形。腹中作块，按之不移，推之不动，动辄微喘，令人寒热，腹中时痛，渐渐羸瘦，其脉结涩，久则成水虚劳。

礞石丸

【来源】《中藏经·附方》。

【组成】硇砂一两（用米醋三升化开）　巴豆霜二两半（二味同入醋煮两食久）　青礞石半两（研）　京三棱一两（醋浸一宿，煨，二味次之，煮半食久，入前醋中煮）　白面二两（酒半升化，次入，煮半食久）　大黄一两半（分三份，一生、一炒、一煨，次入，煮半食久）　木香（以下并为细末）　槟榔　肉豆蔻　肉桂　猪牙皂角（去皮尖）　干姜（炮）　丁香　蓬莪术各一两　青皮半两　芫花（醋浸一宿，炒，微令有烟）　好墨（烧，冷八分过）　白豆蔻各半两　胡椒一分　粉霜一分（研）

【用法】上药次第煮了，次入木香等十四味，熬成膏为丸，如绿豆大。每服三丸，酒、饮、姜汤杂下。

【主治】脾积滞气，酒食所伤，饮食不化，恶心呕逆，胸膈不快，不思饮食，胸腹胀满，脐胁有块，心脾冷痛，口吐酸水，停饮冷痰，痃癖癥瘕，发痛无度，翻胃转食，面黄瘦乏，四肢头面浮肿，脏腑不调，里急后重，及十膈气，虚中有积，妇人血气块硬。

干泻散

【来源】《幼幼新书》卷二十八引《庄氏家传》。

【组成】黑山棱（去皮）　神曲（炒）　鳖甲（生）　蓬莪术　陈橘皮　蜗牛壳（自干死者）各等分

【用法】上为细末。每服半钱，热米饮调下，不拘时候。

【主治】小儿脾癖。

鸡舌香丸

【来源】《幼幼新书》卷十二引《养生必用》。

【别名】鸡舌香煎（《鸡峰普济方》卷二十）。

【组成】鸡舌香（用母丁香）　墨（略烧）　麝香　牛黄（并别研）　犀角（末）　铁铧粉各一分半　枣五枚（烧存性）　荆三棱（末）一钱　乌梅肉（焙干）一分　巴豆（大者）十五枚（去皮心膜，浆水煮三五十沸，再入麸炒，令赤色，别研）

【用法】上为末，煮面糊为丸，如黄米大。每服三五丸，渐加至七丸至十丸，食后煎人参汤送下。

【主治】忧恚、逆冲、痞结等气，胸管窒塞、噎闷，脏腑积聚，欲作癥瘕；酒食毒，痰癖，呕逆，有妨食饮。及小儿惊痫，客忤，泄利。

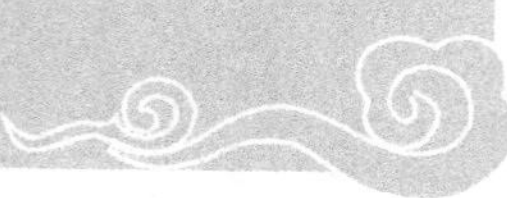

丁香煮散

【来源】《幼幼新书》卷二十一引《张氏家传》。
【组成】丁香一两　神曲（湿纸裹）　诃子　枣大者　干姜（生熟各半）　半夏（火炮）　厚朴（姜制）　甘草（生熟各半）各三两　陈橘皮四两半
【用法】上为末。每服二钱，加生姜三片，水一盏，煎至五分，食前热服，甚者两服，每日二次。
【主治】脾胃不和，泄泻下痢，伤冷面色痿黄，心痛脏腑不安，癥癖气块。
【宜忌】忌生冷，动气物。

万灵丸

【来源】《幼幼新书》卷二十二引茅先生方。
【组成】木香　黄连　蓬莪术各半分　陈皮　青橘（去瓤）各一分　槟榔一个重一钱半
【用法】上为末，每一钱，加净巴豆一粒（醋煮紫色），杏仁肉一个（灯火上煅留性，研），醋糊为丸，如绿豆大。每服五七至十丸，薄荷、姜汤送下。
【主治】诸积。

三出丸

【来源】《幼幼新书》卷二十二引郑愈方。
【组成】陈皮（去瓤）　缩砂　藿香　京三棱　蓬莪术　芫花各一分（同醋煮干为度）　巴豆五十粒（和壳瓦上焙焦为度）
【用法】上前六味为末，次外杵巴豆令烂，方与诸药拌匀，以醋面糊为丸，如绿豆大，朱砂为衣。每服三五丸，薄荷汤化下，乳食后服。
【主治】积聚。

五参丸

【来源】《幼幼新书》卷三十九。
【组成】人参　苦参　丹参　玄参　沙参各二分　巴豆（净）　虫（净）各十枚　葶苈半合　干姜　炮附各一分　防风半分　椒（出汗）半合
【用法】上为末，蜜丸小豆大。每服二丸，一日二次，不知，加。
【主治】小儿胁下有痞，手足烦热。

消癖丸

【来源】《普济方》卷三九一引《幼幼新书》。
【组成】朱砂（研细）　杏仁各一分（汤浸，去皮尖双仁，别研如膏）　巴豆霜半分　鳖甲（醋涂炙令黄，去裙襕）　犀角屑各半两
【用法】上为末，入巴豆、杏仁研令匀，炼蜜为丸，如黄米大。百日儿每服一丸，乳汁送下；三四岁儿每服三丸，薄荷汤送下。
【主治】小儿癥癖百病，痟痼，腹胀黄瘦，发渴不常，客忤痟痢，及吐逆不定，心腹多痛，惊风天钓。

三棱煎丸

【来源】《鸡峰普济方》卷九。
【组成】桂一斤　干姜　三棱　当归　半夏　丁香皮　乌梅各四两　硇砂一两　巴豆半两
【用法】上为细末，煮面糊为丸，如麻子大。每服三五丸，橘皮汤送下。
【功用】消积化滞。
【主治】积聚。

大温白丹

【来源】《鸡峰普济方》卷九。
【组成】紫菀　吴茱萸　菖蒲　枇杷叶　桔梗　茯苓　皂角　厚朴　姜　连翘　椒巴豆各等分（一方无枇杷叶，有柴胡、人参、桂、川乌头）
【用法】上为细末，炼蜜为丸，如梧桐子大。每服三丸，食后米饮送下。
【主治】男子妇人心腹积聚，久癥癖块，大如杯碗；黄疸宿食，朝起呕吐，支满上气，心腹胀满，心下坚结，气攻胃胁连背，痛无常处，心痛状如虫咬；十种水气，八种痞塞，反胃吐呕，饮食噎食，五淋；九种心痛，七十二种风，三十六遁尸注；或癫痫五邪，失心愁忧思虑，情意不乐，恐惧悲啼；妇人月水不通，直似怀妊，连年累月，四肢沉重，羸瘦困弊。

万灵丸

【来源】《鸡峰普济方》卷九。

【组成】硇砂 没药 乳香各一皂子大 丁香五个 巴豆五个 肉豆蔻一个

【用法】上为细末，每用晋枣一个，去核，内盛硇炒、没药，用面裹烧熟，不用面，取出枣，将其余药末同枣合和，每量虚实旋丸。每服一丸至二三丸，伤寒，葱茶送下；伤食，食汤送下；心痛，艾、醋汤送下；妇人产后，红花酒送下；妇人赤白带下，当归酒送下；痁疾，桃、柳汤送下；赤痢，甘草汤送下；白痢，干姜汤送下；五色痢，荆芥、木瓜汤送下。

【主治】腹中积块疼痛。

万病丸

【来源】《鸡峰普济方》卷九。

【组成】雄黄 狼毒 附子 乌头 巴豆 甘遂 芫花 大戟 桃仁 桂 当归 川芎 蜀椒 吴茱萸 厚朴 干姜 鳖甲 大黄 柴胡 枳壳 干漆 犀角 槟榔 朱砂各等分

【用法】上为末，炼蜜为丸，如梧桐子大。每服一二丸，空心米饮送下。

【主治】积聚癥癖，气块，血脉不通。

木香五积丸

【来源】《鸡峰普济方》卷九。

【组成】三棱 蓬莪术各二两 木香 丁香 陈皮 神曲各半两 芫花一两（并三棱、木香三味，并以醋二升，火煎煨一宿。三棱并蓬莪术、木香切作片子，焙干，将余醋投芫花，并黄焦色）

【用法】上为细末，醋煮面糊为丸，如绿豆大。每服二十丸，生姜汤送下。

【功用】消化陈积，和脾胃，进饮食。

【主治】积聚。

丹砂丸

【来源】《鸡峰普济方》卷九。

【组成】当归一两 槟榔一个 白术一两 木香 雄黄 乳香各一分 麝香 犀角各半钱 沉香 安息香 朱砂各一分 桃仁三十个

【用法】上为末，水煮面糊为丸，如梧桐子大。每服十丸，生姜汤送下；白汤亦得。

【主治】积聚积冷，作痛不止。

如圣丸

【来源】《鸡峰普济方》卷九。

【组成】草乌头 黄连各三分 官桂 干姜 桔梗 茯苓 川椒 茱萸 柴胡 厚朴 干地黄 菖蒲 紫菀 防风 人参 鳖甲 大芎 枳壳 贝母 甘草 甘遂各一两 巴豆一两半（取白霜）

【用法】上为细末，面糊为丸，如梧桐子大。每服五丸，食前米饮送下，每日只一服。

【主治】腹内诸积聚，岁久癖块不消，黄瘦宿水，朝暮咳嗽；及积年冷气，脐下绞结冲心，膀胱两胁彻背连腰痛无休息，绕脐似虫咬不可忍；及十种水病，五般痔疾，九种心痛，反胃吐逆，饮食减少；宿食不消；妇人月水不通，五邪八瘕，沉重欲死，恐惧歌笑不定，心神狂乱，形体羸瘦；一切风，遍身顽痹，不知痒痛，或似虫行，手足烦热，夜卧不安；小儿惊痫等。

【验案】

1.跌打损伤 一人先因马坠，临老痛楚，不能饮食，命在须臾，日服五丸，经旬日取下血如鸡肝一二千片，与脓清水二升许，其病遂愈。虚劳 三原主簿妻病十五年羸瘦至甚，日服五丸，旬日取下青虫六十四个，脓血三四升，其病遂愈。

2.大风病 一人患大风病，眉毛落尽，遍身生疮，服药百日，取下五色脓并清水各数升，遂得平复。

3.食即吐逆 一人食即吐逆，羸病十年，服药半月，取下虾蟆七个，清水一升许，便愈。

4.癖块 一人患癖块积年，服药二十日取肉蛇二条，各长尺余。带下一人久患带下，服药二十日后汗出，取下鸡肝色恶物而病愈。

如意丸

【来源】《鸡峰普济方》卷九。

【组成】硇砂一两半　木香　拣丁香　荜澄茄　牵牛子各一两　附子　桂　干姜　大黄　巴豆　陈皮　香墨　青橘皮　蓬莪茂　京三棱　筒子漆各二两

【用法】上为细末。用醋熬硇砂、大黄、巴豆成膏，和前药末为丸，如绿豆大。每服五丸，温水、好茶任下。

【功用】消酒食。

【主治】五积气。

妙应丸

【来源】《鸡峰普济方》卷九。

【组成】大附子　破故纸　荜澄茄　木香各半两　硇砂半钱

【用法】上为细末，和大麦面裹药同烧，候面黄焦，去面，将药研为细末，用面糊为丸，如绿豆大。每服三五丸，食后、临卧米饮送下。

【主治】气虚有积。

乳香丸

【来源】《鸡峰普济方》卷九。

【组成】乳香　木香　沉香　枳壳　槟榔　莪术各二两　芫花　干漆各半两　阿魏一分　青皮　硇砂各三分　川楝肉二分

【用法】上为细末，将川楝醋熬膏为丸，如豌豆大。每服十丸至十五丸，温酒送下。

【功用】消化积滞。

乳石乌头丸

【来源】《鸡峰普济方》卷九。

【组成】钟乳（炼）　紫石英　硫黄　赤石脂　矾石　枳实　甘草　白术　紫花　茱萸　防风　白薇　桔梗　天雄　皂荚　细辛　苁蓉　人参　附子　藜芦各一两六铢　干姜　吴茱萸　蜀椒　桂　麦门冬各二两半　乌头三两　厚朴　远志　茯苓各一两半　当归二两　枣膏五合　干地黄一两十八铢

【用法】上为末，炼蜜为丸，如梧桐子大。每服五十丸，酒送下，一日三次。稍加之。

【主治】男子、女人百病虚弱，劳冷宿寒，久癖及癥瘕积聚，或呕逆不下食，并风湿诸病。

酒癥丸

【来源】《鸡峰普济方》卷九。

【组成】大药　小药　半夏各半两　巴豆二钱　大麦蘖半两　雄黄五铢

【用法】上为细末，却合作一处，再研匀细，蒸饼剂为丸，如梧桐子大，放半日之间，欲干不干，却于铫内用麸炒令香熟，勿令大焦，放水上药丸子浮为度。用温酒下一丸为候，若服二丸，微利，取下酒积食劳之病。

【主治】酒积，诸药不效者。

酒癥丸

【来源】《鸡峰普济方》卷九。

【组成】巴豆一百六十个（一百五十个去皮膜，纸上炒去油，十个不去皮生用）　半夏　粉霜各一钱半　神曲半两　乳香一钱　面一斤　硇砂一钱半　轻粉一钱半

【用法】上将麦蘖末半两，用水半碗，熬麦蘖末至八分一盏，去滓，再入黄连三二钱熬成水黄，和硬软得所，少水只熬黄连，水添为丸，如小豆大，晒干，用陈粟米半升炒丸子如银褐色为度。每服一丸至二丸，食前开胃口，食后止痰涎嗽，生姜酒送下；消食，浓煎萝卜汤送下，中酒，嚼丁香，生姜酒送下三丸。

【功用】开胃取痰。

【主治】酒积。

硇砂丸

【来源】《鸡峰普济方》卷九。

【组成】肉豆蔻仁　木香　硇砂各一分

【用法】上用白面三钱，与木香和为饼子，将硇砂饼子拌匀，以木香饼子包裹，作球子，用铜钱二十文作一垛，上安药球子四两，以炭火逼，候匀，遍黄色为度，碾为细末，滴水为丸，如梧桐子大。每服三五丸，空心米饮送下。

【主治】痼冷沉积，胁下作块。

猫粪散

【来源】《鸡峰普济方》卷九。
【组成】猫粪（生白衣者）
【用法】上用泥球子裹，烧红，取出放冷，研细。每服一钱，入麝香少许，温酒一盏调下。
【主治】腹中块，攻注发痛，诸药不效者。

煮金丸

【来源】《鸡峰普济方》卷九。
【组成】雄黄　硇砂各二钱　续随子半两　轻粉一钱　青礞石三钱　芫花末一钱　白面半两
【用法】上为细末，滴水为丸，如豌豆大；小儿服如黄米大。大人每服九丸；小儿每服五丸，汁煮浮，取出干用，皂子汤送下。
【功用】取积。

木香丸

【来源】《鸡峰普济方》卷十。
【组成】人参　木香　茯苓（去皮，水煮如面者研）没药　青橘皮　菴蕳子各一两　槟榔　白豆蔻仁各五个　水银四两（水煮一伏时，同枣肉研星尽）当归八两　金牙石　麒麟竭各半两　薄荷　荆芥穗各半两　犬胆十四个　不蚛皂角一挺
【用法】上为细末，分一半，别入灯上燎者，巴豆、杏仁各二十一个，同用面糊为丸，如梧桐子大；一半药末只炼蜜为剂，杵一千下，吃时旋丸小豆大。每服五七丸，看病大小用之，汤使临时。有巴豆、杏仁者名大药，治干血气积血气；无巴豆、杏仁者名小药，治产后及血气疰闷，不下食，血晕。
【主治】血气及一切积聚败血为病。

牛膝丸

【来源】《鸡峰普济方》卷十。
【组成】牛膝四两（酒浸一宿，焙为末）干漆半两（捶碎，炒烟出）
【用法】上为细末，酒煮面糊为丸，如梧桐子大。每服五丸，空心米饮送下，日二三次。
【主治】血瘕，脐腹坚胀，下痢羸瘦。

酒煎附子煎

【来源】《鸡峰普济方》卷十二。
【组成】大赭石一斤　荜茇　胡椒　附子各二两
【用法】上为细末。酒煮面糊为丸，如皂子大。每服二丸，空心米饮送下。
【主治】心腹积聚，风寒邪气，冷癖在胁，咳逆上气，喘嗽寒痰，痃癖痼冷，筋骨无力，百节痠疼，虚劳损败，阴汗泄精，腰肾久冷，心腹疼痛，下痢肠骨，呼吸少气，瘦悴异形，全不思食，身体大虚，五脏百病。

正元丹

【来源】《鸡峰普济方》卷十四。
【组成】附子　干姜　良姜　乌头各四两　胡椒　荜澄茄　人参　红豆蔻　白术　桂各一两（一方添赤石脂、诃子、川椒各一两，去桂）
【用法】上为细末，水煮面糊为丸，如梧桐子大。每服三十丸，食前米饮送下。
【主治】脾胃虚冷，寒湿久滞，心腹胀满，胁肋牵疼，吞酸气逆，呕吐清涎，风寒入腹，拘挛不得俯仰，癥瘕积聚，上下奔冲，泻滑肠，里急后重，手足厥冷，口中气寒，腹内虚鸣，腹胀泄注，及膈间停水，胁下饮癖，眩运恶心，饮食不下。

神曲丸

【来源】《鸡峰普济方》卷十五。
【组成】神曲　大麦蘖　生地黄　牛膝　桑耳一斤　白术　姜黄各八两　当归十四两　桃仁　杏仁各十二两　生姜一斤　橘皮八两

方中神曲，大麦蘖、生地黄、牛膝用量原缺。

【用法】上切碎，于臼中以木杵之如泥，纳瓶中，以物盖之，封，勿令泄气，蒸于饭米中，饭熟出之，停屋下三日，开出晒干为末。每服方寸匕，渐加至一匕半，酒饮下，每日二次。若不能散，为丸服，每服三十丸。
【功用】令病人能食及驻颜色。

【主治】妇人腹内冷癖血块，虚胀，月经不调，瘦弱不能食，面无颜色，状如传尸病。

【宜忌】初服十日内，忌生冷、难消之物，以助药势；过十日外，即百无所忌，任意恣口食之，唯忌桃、李。服丸时忌桃、李、雀肉、芫荑。

紫菀煎

【来源】《鸡峰普济方》卷十五。

【组成】紫菀　人参各八分　熟地黄六分　麦门冬　柴胡　蜀椒　乌头　羌活　甘草各五分　厚朴　大黄　茯苓　黄连各六分　巴豆　槟榔　车前子　苁蓉　防葵　吴茱萸　菖蒲　当归　茯神　干姜　皂角　桔梗各四分　防己　白术各五分　肉豆蔻二分

【用法】上为细末，炼蜜为丸，如梧桐子大。每服三五丸，空心米饮送下，当宣转三五行，如不定，以白粥止之。

本方方名，据剂型，当作“紫菀丸”。

【主治】妇人久患血劳、血气，腹内积聚恶物，痃癖气块腹内去来，或上冲心，两肋虚胀，腰腹冷疼，脐下搅刺，脾胃不和，吃食无味，口吐清水，浑身麻痹，手脚拘急，口涩唇干，身体虚弱，睡卧不安，心神烦躁，面上生疮，四肢沉重，月水不调，经年累月无时，似有孕，渐加羸瘦，及一切诸风久不愈者。

丁香当归丸

【来源】《鸡峰普济方》卷十六。

【组成】当归　母丁香　牡丹皮　红花（并生）　肉桂各等分

【用法】上为细末，水煮面糊为丸，如梧桐子大。每服二十丸，空心温酒送下。

【主治】妇人血气之病，腹中作块者。

木香理气丸

【来源】《鸡峰普济方》卷二十。

【组成】青橘皮一两　桔梗　桂　槟榔各半两　木香　杏仁各一分

【用法】上为细末，炼蜜为丸，如梧桐子大。每服二十丸，生姜汤送下。未知，渐加至三十丸。

【主治】积聚。风寒之气伏留而不散，胁下满，气逆不妨于食，连年不除。

化癖丹

【来源】《鸡峰普济方》卷二十四。

【组成】雄黄　朱砂　虾蟆头一个（泥裹，烧）　乌鸡子一个（敲头皮破，入去皮巴豆二个，面裹，慢火烧熟，用黄并巴豆）

方中雄黄、朱砂用量原缺。

【用法】上为末，入麝香少许，如硬，入少糊，为丸如麻子大。量儿虚实服之。

【功用】消积聚。

大效紫菀丸

【来源】《鸡峰普济方》卷二十五。

【组成】紫菀　人参各二两　巴豆（醋煮，去心膜，研）　肉苁蓉　吴茱萸　菖蒲　干姜　白槟榔　当归　防风　茯神　桔梗　车前子　川椒　乌头（炮，去皮脐）　猪牙皂角（去皮子，涂酥炙）各一两　白术　汉防己　柴胡　羌活　麦门冬　甘草各一两一分　黄连　厚朴　干地黄　茯苓　大黄各一两半　肉豆蔻三分

【用法】上为末，炼蜜为丸，如梧桐子大。每服五丸，空心茶、酒或熟水送下。当宣三五行，不定，以温粥止之。

【主治】积聚癖块，大如拳掌，亦如杯碗；及黄疸病，朝起呕吐，上攻心膈，两肋分痛胀，彻连甲脊，痛无休息，时常绕脐；九种心痛，五淋、五痔；胃口闭塞，吐逆，饮食积年不消；妇人继续多年；诸风，身体顽麻，不知痒痛，半身浮疼，眼目冷泪，遍身如锥刀所刺，眉毛坠落，面上生疮，游如虫行，莫知所有，或手足烦热，或夜卧不安；小儿七十二种风，及二十五种惊痫；夜梦鬼交，四肢无力沉重，饮食无味，昏昏似醉，只欲求死，真如鬼魅，终日忧烦不乐，悲啼歌哭；月候不调，或多或少，时似有孕，连年羸瘦，在床渐困。

【验案】心痛　主薄陈胜妻，久患心痛，羸瘦在床，气急心悬，饮食不下。日服五丸，十日取下

青虫六十四个，大如箸头，又出脓水三升，自后渐安。

硇砂丸

【来源】《普济本事方》卷三。

【组成】硇砂（研） 荆三棱（锉末） 干姜（炮） 白芷（不见火） 巴豆（去油）各半两 大黄（别研） 干漆各一两（锉，炒令烟尽） 木香 青皮（去白） 胡椒各一分 槟榔 肉豆蔻各一个

【用法】上为细末，酽醋二升，煎巴豆五七沸，后下三棱、大黄末，同煎五七沸，入硇砂同煎成稀膏，稠稀得所，便入诸药和匀，杵丸如绿豆大。年深气块，生姜汤送下四五丸；食积熟水送下；白痢，干姜汤送下；赤痢，甘草汤送下；血痢，当归汤送下，葱酒亦得。

【主治】一切积聚停饮，心痛。

【方论】

1.《本事方释义》：硇砂气味咸苦微温，入足太阳阳明厥阴；荆三棱气味苦平，入足厥阴，能破血攻坚；干姜气味辛温，入手足太阴；香白芷气味辛温，入足太阳；巴豆气味辛温，入足太阴阳明，能消痞下凝寒之滞；大黄气味苦寒，入足阳明，有斩关夺门之能；干漆气味辛温降而行血，入足厥阴；木香气味辛温，入足太阴；青皮气味辛温微酸，入足厥阴；胡椒气味辛热，入足太阴少明厥阴；槟榔气味辛温，入足太阴太阳；肉豆蔻气味辛温，入足太阴阳明。凡一切积聚停饮，以及下利诸病，久而不愈者，非籍破血消滞下夺不能效，必佐以温中者，欲药性之流行也。

2.《医方集解》：此治肉积，气积、血积之通剂也。硇砂化肉食，干漆散瘀血，木香、青皮行滞气，三棱破血而行气，肉蔻暖胃而和中，白芷散风而除湿，干姜、胡椒除沉寒痼冷，大黄、巴豆能斩关门。方内多辛热有毒之品，用之以破冷攻坚，惟大黄苦寒，假之以荡热去实，盖积聚既深，攻治不得不峻，用醋者酸以收之也。

化癥丸

【来源】《续本事方》卷一。

【别名】治癥丸（《医学纲目》卷二十五）。

【组成】巴豆五两（去油膜） 蓬莪术三两（醋煮） 荆三棱三两（醋煮） 丁香皮二两 木香一两半 厚朴三两 石菖蒲二两 良姜一两 虻虫一两半 川牛膝一两 香附子四两 石莲二两

《医学纲目》有丁香、薏苡仁、使君子。

【用法】上为细末，稀面糊为丸，如小绿豆大。积年癥成块，第一服用熟水下二十丸，自后每日三丸五丸，更量虚实加减与之，五日去尽积块；日近脾胃有积者，每服五丸，饭饮吞下，一服取效；妇人血气成块及血瘕，每服二十丸，苏木同酒、童子便各一半，煎五七沸令温，空心吞下，自后每日用温酒送下三丸，其血块遂旋消，从大小二便去尽自知；小儿蛔虫腹痛不能忍，日夜叫唤，百药不救者，橘皮汤送下七丸，诸虫皆下，常服，白汤或姜汤送下三五丸；中酒及酒积，大便臭者，白汤、旧酒各半，吞下七丸；一切噎塞，心下硬痛，皆用枣汤送下五丸，不拘时候。

【主治】丈夫、妇人、小儿年深日近，沉积癥块，面色黄青，时上抢心，吐水吞酸，舌生白沫，妇人积年月经不调，渐成血气或蛊块，中焦之间，覆如杯碗，连年累月，渐至瘦瘠，寒热往来，一切脾胃受寒，久不痊愈之疾。

御方三仙散

【来源】《续本事方》卷一。

【别名】三仙散（《普济方》卷二五〇）。

【组成】蓬莪术一两 茴香二两（拣净） 阿魏三钱（真者）

【用法】上为末。每服二钱，温酒调下。

【主治】肾气。

半两丸

【来源】《小儿卫生总微论方》卷十三。

【组成】巴豆（去皮） 大戟（锉碎）各半两

【用法】上药同入铫内，油炒焦黄，为细末，面糊为丸，如麻子大。每服三丸，乳食前、临卧米饮送下。

【主治】五积六聚。

鼠肉汁粥

【来源】《小儿卫生总微论方》卷十四。
【组成】鼠肉
【用法】上煮汁，作粥与食。
【主治】小儿诸癥。

妙香丸

【来源】《宣明论方》卷四。
【别名】大圣丸。
【组成】巴豆（去皮，不出油） 腻粉 硇砂 龙脑 麝香 朱砂各等分 牛黄少许 水银 锡 各一钱（结砂子）
【用法】上为末，炼蜜为丸（一方用腊为丸），如皂子大。用药时急要，动一丸，分作三丸，作眼子，冷水浸，煎大黄汤送下，然后服热茶一钟便行。
【主治】一切久远沉积，伤寒结胸，太阳厥证，燥郁攻不开者。

三棱汤

【来源】《宣明论方》卷七。
【别名】三棱散（《景岳全书》卷五十五）。
【组成】荆三棱二两 白术一两 蓬莪术半两 当归半两（焙） 槟榔 木香各三钱
【用法】上为末。每服三钱，食后沸汤点服，每日三次。
【主治】癥瘕痃癖，积聚不散，坚满痞膈，食不下，腹胀。

开结妙功丸

【来源】《宣明论方》卷七。
【别名】妙功丸（《儒门事亲》卷十二）、妙效丸（《普济方》卷一七一）。
【组成】荆三棱（炮） 茴香各一两（炒） 川乌头四两 神曲 麦芽 大黄各一两（好醋半升熬成稠膏。不破坚积，不须熬膏） 干姜二钱 巴豆二个（破坚积用四个） 半夏半两 桂二钱 牵牛三两

方中川乌头，《御药院方》用四钱，《普济方》用四分。
【用法】上为末，膏为丸，如小豆大。每服十丸、十五丸，生姜汤送下；温水、冷水亦得。或心胃间稍觉药力暖性，却减丸数，以加至快利三五行，以意消息，病去为度。
【功用】《卫生宝鉴》：宣通气血，消酒进食，解积。
【主治】怫热内盛，痃癖坚积，肠结，癥瘕积聚，疼痛胀闷，作发有时，三焦壅滞，二肠闭结，胸闷烦心不得眠，咳喘哕逆不能食；或风湿气两腿为肿胀，黄瘦，眼涩昏暗，一切所伤心腹暴痛，肝肾燥郁，偏正头疼，筋脉拘痪，肢体麻痹，走注疼痛，头目昏眩，中风偏枯，邪气上逆，上实下虚，腰膝麻木，不通气血。

“心腹暴痛”，原作“心腹暴热”，据《卫生宝鉴》改。

五积丹

【来源】《宣明论方》卷七。
【组成】皂荚一挺（一尺二寸者，火烧存性，净盆合之，四面土壅合，勿令出烟） 巴豆十二个（白面一两五钱同炒，令黄色为度）
【用法】上为末，醋面糊为丸，如绿豆大。每服十丸，食后盐汤送下。
【主治】积聚，心腹痞满，呕吐不止。

玄胡丸

【来源】《宣明论方》卷七。
【组成】玄胡索 青皮（去白） 陈皮（去白） 当归 木香 雄黄（别研） 荆三棱 生姜各一两
【用法】上为末，酒面糊为丸，如小豆大。每服五七丸，生姜汤送下。
【功用】解中外诸邪所伤。
【主治】积聚癥瘕。

青金膏

【来源】《宣明论方》卷七引《信香十方》。
【组成】信砒 乳香 轻粉 粉霜 巴豆各一两（同研） 龙脑半字 麝香半字 青黛二钱（同

研）黄蜡三钱

【用法】上为细末，熔蜡入蜜半钱为丸，如绿豆至小豆大。先服小丸一丸，净器盛水送下。病在上，食后服；病在下，食前服；病在中，不拘时候。

本方方名，据剂型，当作“青金丸”。

【功用】行荣卫，调饮食。

【主治】周身中外阴阳不调，气血壅滞，变生百病，乃至虚羸困倦，酒食内伤，心腹满塞急痛，或酒积，食积，癥瘕积聚，痃癖坚积，中满膈气，食臭酸醋，呕吐翻胃；或膈痒消中，善食而瘦，或消渴多饮而数小便；或肠风下血，痔瘘痒痛；或胃痈疾，或遍身痈疽恶疮，或疮毒已入于里，腹满呕吐，或成泻痢，或出恶疮息肉，或下痢腹痛；或一切风气，肢体疼痛；及中风偏枯，或痰逆生风痰涎嗽；兼产后腹疼及小儿疳疾，诸风潮搐。

保安丸

【来源】《宣明论方》卷七。

【组成】川大黄三两（新水浸一宿，蒸熟，切片子，焙） 干姜一两（炮） 大附子半两（去皮脐） 鳖甲一两半（好醋一升伏时炙令焙干）

【用法】上为末，取三年米醋一大升，先煎四五合，然后和药，为丸如梧桐子大。每服十丸至二十丸，空心服，或酒米饮送下。后取积如鱼肠、脓血烂肉汁、青泥当下。

【主治】癥积。心腹内结如拳，渐上不止，抢心疼痛，及绕脐腹痛不可忍者。

积气丹

【来源】《宣明论方》卷七。

【组成】槟榔二个 芫花一两 硇砂二钱 巴豆二钱半（生） 青皮（去白） 陈皮各三钱 蓬莪术 鸡爪黄连 京三棱 章柳根 牛膝各一两 肉豆蔻三个 大戟 川大黄 甘遂 白牵牛 干姜 青礞石 干漆各半两 木香二钱半 石菖蒲三钱

【用法】上为末，醋面糊为丸，如梧桐子大。每服一丸，临卧烧枣汤送下，每夜一丸或二丸。候肚内作声，病退为度。

【主治】一切新久沉积气块，面黄黑瘦，诸气无力，癥瘕积聚，口吐酸水。

消饮丸

【来源】《宣明论方》卷七。

【组成】天南星 半夏 芫花 自然铜各等分（生用）

【用法】上为末，醋煮面糊为丸，如梧桐子大。每服五七丸，食前温水送下。良久葱粥投之。

【主治】一切积聚，痃癖，气块，及大小结胸，痛不能仰。

大红花丸

【来源】《宣明论方》卷十一。

【组成】川大黄 红花各二两 虻虫十个（去翅足）

【用法】上取大黄七钱，醋熬成膏，和药为丸，如梧桐子大。每服五七丸，食后温酒下，一日三次。

【主治】妇人血积聚癥瘕，经络注滞。

朱砂斑蝥丸

【来源】《宣明论方》卷十一。

【组成】皂角末二钱 巴豆四个（去油） 朱砂一钱 硇砂一皂子大块 干蝎一个 全斑蝥十个 红娘子五个 水蛭三个

【用法】上为细末，炼蜜为丸。分作十五丸，每服一丸至二三丸，温酒送下。初更吃，平明取下血化水。

【主治】妇人产后，吃硬食，变作血气食块，无问久新。

软金花丸

【来源】《宣明论方》卷十一。

【组成】当归半两（焙） 干漆二钱（生） 轻粉 斑蝥（生，全用，为末） 硇砂 粉霜各一钱 巴豆二钱（去油）

【用法】上为末，同研细，枣肉为膏，旋丸如绿豆大。每服一丸，新水送下。病甚者加服。

【主治】心胸腹腰急痛，或淋痛；并产前后，经病刺痛，干呕气劳，往来寒热，四肢困倦，夜多盗汗；兼治血积食积。

枳实槟榔丸

【来源】《宣明论方》卷十一。
【别名】枳实连槟丸（《医略六书》卷二十八）。
【组成】枳实　槟榔　黄连　黄柏　黄芩　当归　阿胶（灰炒，细研）　木香各半两
【用法】上为末，水和为丸，如小豆大。每服三十丸，温米饮送下，一日三次，不拘时候。
　　《医略六书》：白蜜为丸，用蟹爪汤送下。
【功用】安养胎气，调和经候，久服通和血气，宽膈美食。
【主治】
　　1.《宣明论方》：癥瘕痞块，有似妊孕。
　　2.《医略六书》：妇女鬼胎，脉涩数者。
【方论】妇人身感异气，腹怀鬼胎，日久失下，遂成瘀热腹胀。方中黄连清心脾之火，黄柏清肾膀胱之火，黄芩清肺肠之火，木香醒脾胃之气，枳实消痞满，槟榔泻滞气，当归养血荣经脉，阿胶补阴益血脉。白蜜以丸之，蟹爪以下之，务使异气消散，则鬼胎无不速下，而经府亦得肃清，何瘀热腹胀之足患哉。

丁香附子散

【来源】《宣明论方》卷十二。
【组成】附子一两　母丁香四十九个　生姜半斤（取自然汁半碗）
【用法】用附子钻孔四十九，以丁香填孔内，将生姜汁用文武火熬尽；又用大萝卜一个，取一穴子，入附子又填内，将萝卜盖之，又用文武桑柴火烧香熟为度，取出，切附子作片子，焙干，捣为细末。每服一钱，米汤一盏调下，每日三次。
【主治】脾胃虚弱，胸膈痞块，吐逆不止。

和气地黄汤

【来源】《宣明论方》卷十二。
【组成】木香　拣桂（去皮）　茯苓（去皮）　白芥子各一钱（炒香）　白术　干山药　川芎　当归各一分（焙）　桂花　缩砂仁各半钱　甘草半两（炙）
【用法】上为细末，入麝香少许（研匀），用数重油纸，或瓷器内密封起。每用蜜二斤，饧饴一斤，温好甜水五升，化匀开，炒前药，并杏仁二十枚（去皮尖，洗净，炒香焦，捶碎），湿地黄根（切）长寸许，约取汁半盏，温服。常服以代汤、茶、酒、果。
【功用】调养荣卫，补顺阴阳。
【主治】沉积气结不散。

水通散

　　本方方名，疑为“木通散”之讹。
【来源】《永乐大典》卷一四九四八引《宣明论方》。
【组成】木通　大黄　黑牵牛各一两
【用法】上为末。每服三五钱，食前蜜酒调下；或炼蜜为丸，如梧桐子大，每服二十丸，酒送下宜。
【主治】妇人血积血块，血刺血痛，血癖血癥。

一握七丸

【来源】《三因极一病证方论》卷七。
【组成】神曲半斤（炒黄）　大附子二只（炮，去皮脐）　甘草二两（炙）
【用法】上为末，炼蜜为丸，每左手一握，分作七丸。每服一丸，细嚼，米饮送下。
【功用】健脾暖胃，坚骨强阳。
【主治】脏腑宿蕴风冷，气血不和，停滞宿饮，结为癥瘕痞块，妇人血瘕；肠胃中塞，饮食不下，咳逆胀满，下痢赤白，霍乱转筋；踒躄拳挛，腰脊脚膝疼痛，行步不能。

盐津丸

【来源】《三因极一病证方论》卷八。
【组成】独头蒜不拘多少（每个开七窍，入去皮江子七粒，湿纸裹煨，研为膏）　丁香　橘红　木香　荜茇　胡椒各等分
【用法】上为末，用蒜膏为丸，如梧桐子大。先嚼盐少许，令生津液，干咽二丸，渐加至三五丸，

临卧服。

【主治】五疟八痞。

散聚汤

【来源】《三因极一病证方论》卷八。

【组成】半夏（汤洗七次） 槟榔 当归各三分 橘皮 杏仁（麸炒，去皮尖） 桂心各二两 茯苓 甘草（炙） 附子（炮，去皮脐） 川芎 枳壳（麸炒，去瓤） 厚朴（姜汁制） 吴茱萸（汤洗）各一两

《医方考》有大黄。

【用法】上锉散。每服四钱，水一盏半，煎至七分，去滓，食前服。

【主治】久气积聚，状如癥瘕，随气上下，发作有时，心腹绞痛，攻刺腰胁，上气窒塞，喘咳满闷，小腹䐜胀，大小便不利，或腹痛泄泻，淋沥无度，遗精白浊，状若虚劳。

【加减】大便不利，加大黄。

【方论】《医方考》：是方名曰散聚者，所以散六腑之聚气耳。盖中气之道，热则弛张，弛张弗聚也；寒则收引，收引则气斯聚矣。故桂心、附子、吴茱萸辛热之品也，半夏、陈皮辛温之品也，川芎、当归、杏仁辛润之品也，辛则能散聚，热则能壮气，温者能和中，润者能泽六腑；乃茯苓、甘草之甘平，可以使之益胃；而槟榔、枳壳、厚朴、大黄则皆推陈之品也。

磨积丸

【来源】《三因极一病证方论》卷八。

【组成】胡椒一百五十粒 木香一分 全蝎（去毒）十个

【用法】上为末，粟米饮为丸，如绿豆大。每服十五丸，橘皮汤送下。

【主治】肠胃因虚，气癖于盲膜之外，流于季胁，气逆息难，积日频年，医所不治，久则营卫停凝，一旦败浊，溃为痈脓，多至不救。

妙应丹

【来源】《三因极一病证方论》卷九。

【组成】附子四个（六七钱重者，生，去皮脐，剜作瓮，入硇砂，共一两七钱半，面剂裹，煨熟，去面不用） 荜茇 木香（炮） 青皮 破故纸（炒）各三两半

【用法】上为末，面糊为丸，如梧桐子大。每服三十丸，加至五十丸，生姜、橘皮汤送下；泄利，米汤送下。

【主治】诸脏气虚、积聚、烦闷，及饮食中蛊毒；或食水陆果蓏，子卵入腹，而成虫蛇鱼鳖；或宿食留饮，妇人产后，败血不消，女子月水不通，结为癥瘕，时发寒热、唇口焦黑，肢体瘦削，嗜卧多臂，食少腹痛，而成冷痢；脾元气弱，久积阴冷，心腹满痛，面色青黄，肌体瘦弱，怠惰嗜卧，食少多伤，噫气吞酸，哕逆恶心，腹中虚鸣，大便泄泻，胸膈痞塞，食饮不下，霍乱呕吐，肌冷转筋；及五膈五噎，久痛久痢。

如神木香丸

【来源】《三因极一病证方论》卷十一。

【组成】木香 硇砂（滴淋控干） 蓬术（炮） 胡椒 半夏（浆水煮） 干漆（炒大烟尽）各半两 缩砂仁 桂心 青皮各三两 附子（炮，去皮脐） 三棱（醋煮一宿）各一两 白姜（炮）一两

【用法】上为末，炼蜜为丸，如梧桐子大。每服三五十丸，空心生姜橘皮汤送下。

【主治】谷气结聚癥瘕，胸胁闷痛，或吐酸水，食后噫作生熟气，腹胀泄泻及四肢浮肿。

三棱煎

【来源】《三因极一病证方论》卷十八。

【别名】三棱丸（《景岳全书》卷五十五）。

【组成】三棱 蓬术各四两 青皮 半夏（汤洗七次） 麦芽各三两

【用法】上用好醋六升煮干，焙为末，醋糊为丸，如梧桐子大。每服三四十丸，醋汤送下；痰积，生姜汤送下。

【主治】妇人血癥、血瘕、食积、痰滞。

济阴丹

【来源】《三因极一病证方论》卷十八。

【别名】南岳魏夫人济阴丹（《太平惠民和济局方》卷九吴直阁增诸家名方）、益阴丹（《太平惠民和济局方》卷九续添诸局经验秘方）。

【组成】木香（炮） 茯苓 京墨（烧） 桃仁（炒，去皮尖）各一两 秦艽 甘草（炙） 人参 桔梗（炒） 石斛（酒浸） 蚕布（烧） 藁本各二两 当归 桂心 干姜（炮） 细辛 牡丹皮 川芎各一两半 川椒（炒） 山药各三分 泽兰 熟地黄 香附各四两 苍术八两 大豆卷（炒）半升 糯米（炒）一升

【用法】上为末，炼蜜为丸，每两作六丸。每服一丸，嚼细，食前温酒或醋汤送下。

【功用】除宿血，生新血，令人有孕，生子充实。

【主治】妇人久冷无子及数经堕胎，皆因冲任之脉虚冷，胞内宿挟疾病，经水不时，暴下不止，月内再行，或前或后，或崩中漏下，三十六疾，积聚癥瘕，脐下冷痛，小便白浊，以上诸疾，皆令孕育不成，以至绝嗣；亦治产后百病，男子亡血诸疾。

木香槟榔煎

【来源】《杨氏家藏方》卷五。

【组成】木香一两 槟榔七枚 干漆半两（炒烟尽为度） 硇砂半两（别研） 肉豆蔻五枚 胡椒四十九粒（炒） 肉桂（去粗皮）一两

【用法】上为细末，次入硇砂和匀，炼蜜为丸，如梧桐子大。每服五丸或七丸，食后陈橘皮汤送下。

【主治】脾积，气块走注，胸膈攻刺，口吐清水。

五积丸

【来源】《杨氏家藏方》卷五。

【组成】沉香半两 木香半两 当归（洗，焙）半两 附子（炮，去皮脐）半两 青橘皮（去白）半两 丁香一分 大黄半两（酒浸，湿纸裹炮） 缩砂仁一两 半夏半两（汤洗七次后，以生姜制曲） 陈橘皮（去白）半两 京三棱半两（炮） 蓬莪术半两（炮） 槟榔一分（锉） 胆矾半两（别研） 细松烟墨半两（烧留性）

《普济方》有厚朴（姜汁炙）半两。

【用法】上药除胆矾外，并为细末，用肥枣五十枚（去皮核），入米醋二升，煮枣令烂，次下胆矾末，煮少时，与前药同和为丸，如麻子大。每服二十丸，加至三十丸，食后临睡用橘皮汤送下。

【主治】五种膈气，中脘痞闷，噎塞不通，饮食减少；积聚癖块，心腹作痛，一切沉积。

乌金饼子

【来源】《杨氏家藏方》卷五。

【组成】干漆一两（炒烟出，为末） 没药一分 硇砂一钱

【用法】上为细末，枣肉为丸，如梧桐子大，作饼子。每服三饼子，食后男子盐汤、女子醋汤送下。

【主治】坚瘕积块，状如覆杯，腹痛不食；妇人血气刺痛。

异方红丸子

【来源】《杨氏家藏方》卷五。

【组成】沉香 硇砂（别研） 使君子（去壳） 蓬莪术（炮，切） 京三棱（炮，醋浸过） 朱砂（别研） 木香各一分 槟榔一枚（大者） 肉豆蔻一枚（大者） 母丁香五粒 巴豆二十粒（肥好者，去皮心膜，不出油，研） 黑牵牛一两（炒熟，取末半两入药，余者不用） 荜澄茄一分

【用法】上为细末，面糊为丸，如绿豆大，朱砂为衣。每服三丸，食后茴香汤送下；欲微利，加至五七丸。

【功用】消酒食，破积气。

【主治】一切积聚，心腹疼痛；妇人血气攻注。

削坚丸

【来源】《杨氏家藏方》卷五。

【组成】鳖甲（醋浸两宿，去裙襕，更蘸醋炙黄色，取末称） 京三棱（锉如小枣大，好醋浸两宿，焙干，取末称） 干漆（捣碎，炒令烟出，捣细，取末称）各二两半 沉香半两 乳香二钱半（别研） 槟榔 木香 干姜（炮） 没药（别

研） 肉桂（去粗皮） 细松 烟墨（烧去胶） 胡椒 萝卜子 干蝎（微炒，去毒） 硇砂（通明者，为末，重汤飞炼，别研）各半两 粉霜二钱半（别研） 轻粉二钱半

【用法】上为细末，拌匀，用好醋煮薄面糊为丸，如小绿豆大。每服二十丸，淡醋煎生姜汤送下，日二次，夜一次。如未利渐加，微利即减。

【主治】五积六聚，气结成块，食积癖瘕，心腹胀满，瘦瘁少食。

金宝神丹

【来源】《杨氏家藏方》卷五。

【组成】青礞石半斤（捣罗过，用消石二两细研于坩锅内，铺头盖底按实，用圆瓦覆口，用炭二十斤煨之，取出，入赤石脂二两同研极细）

【用法】上药滴水为丸，如小鸡头子大；候干，再入坩锅内，用少火煅红收之。每有虚冷病服一丸至二三丸，空心温水送下，以少食压之；久病泄深，加至五七丸，或十丸亦不妨。

【主治】诸积痞块，攻刺心腹，下痢赤白；及妇人崩中漏下，一切宫冷之疾；饮食过多，脏腑滑泄，久积久痢。

消积三棱煎

【来源】《杨氏家藏方》卷五。

【组成】沉香一两（为末） 槟榔一两（为末） 京三棱 蓬莪术 乌梅肉（焙干，为末）各二两

【用法】上将京三棱、蓬莪术二味锉碎，用酸醋浸一宿，取出焙干为末，入沉香等拌匀，每称药末一两，用肥巴豆十五个（去皮心膜细研，以竹纸裹压数次去油，取霜），与前项药末一两，再研匀，醋煮稀糊为丸，如梧桐子大。每服十丸，食后温生姜汤送下。

【主治】脾胃虚弱，少食多伤，五积六聚，气块痞痛。

艾附丸

【来源】《杨氏家藏方》卷十五。

【组成】白艾叶 枳壳（去瓤，取净） 肉桂（去粗皮） 附子（炮，去皮脐） 当归（洗，焙） 赤芍药 没药（别研） 木香（炮）各一两 沉香半两

【用法】上为细末，将艾叶并枳壳用米醋于砂锅内煮令枳壳烂，用艾细研为膏，搜药末为丸，如梧桐子大。每服五十丸，空心温酒或米饮送下。

【主治】妇人血海虚冷，月水不行，脐腹疼痛，筋脉拘挛，及积年坚瘕积聚，渐成劳疾。

当归荆芥散

【来源】《杨氏家藏方》卷十五。

【组成】荆芥穗 川芎 人参（去芦头） 当归（洗，焙） 桔梗（去芦头） 附子（炮，去皮脐） 柴胡（去苗） 防风（去芦头） 丁香 白芍药 蒲黄（炒） 鳖甲（醋炙令黄） 香白芷 牛膝（酒浸一宿，焙干） 白薇 肉桂（去粗皮） 半夏（汤洗七遍） 羌活（去芦头） 杏仁（汤洗，去皮尖，麸炒） 木香 白茯苓（去皮） 续断 槟榔 没药（别研） 肉苁蓉 柏子仁 地骨皮各等分

【用法】上为细末。每服三钱，水一盏半，加生姜五片，煎八分，温服，不拘时候。

【主治】妇人血风攻注，四肢疼痛，饮食减少，胸满恶心，日渐羸瘦。及血海虚冷，经脉不调，夜梦多惊，瘕癖气块。

香甲丸

【来源】《杨氏家藏方》卷十五。

【组成】鳖甲（醋浸一宿，蘸醋炙令黄色）三两 荆三棱（大者，锉细，醋浸三日，焙干）三两 干漆（捣碎，炒烟出，取末）三两 没药三分（别研） 木香 肉桂（去粗皮） 补骨脂（微炒） 干姜（炮） 槟榔 细松烟墨各半两 硇砂四钱（别研）

【用法】上为细末，醋糊为丸，如梧桐子大。每服三十丸，淡醋汤送下，不拘时候。

【主治】妇人血海虚冷，久积瘕癖，心腹胀痛，胸膈注闷，及月候不调，产后褥劳瘦瘁。

三棱丸

【来源】《杨氏家藏方》卷十九。

【组成】京三棱（煨香，切） 木香 神曲（炒黄） 半夏（入生姜四两，同捣成膏，炒令黄） 陈橘皮（去白）各一两 丁香半两 肉桂（去粗皮）半两

【用法】上为细末，煮面糊为丸，如黄米大。每服二十丸，乳食后温生姜汤送下。

【主治】停积不散，腹胁胀满，干哕恶心，全不入食。

青礞石丸

【来源】《杨氏家藏方》卷十九。

【组成】青礞石 木香 干姜各一两 京三棱（煨，切） 枳壳（麸炒，去瓤） 皂角（去皮，酥炙黄，去子） 丁香各半两 巴豆二钱半（去壳，出尽油，取霜）

【用法】上为细末，煮神曲面糊为丸，如黍米大。周晬儿，每服十丸，乳食后温生姜汤送下。

【主治】小儿脏腑积聚，胁肋胀硬，肌肉消瘦，不能饮食，应奶癖，食积。

经进乌头丸

【来源】《卫生家宝方》卷二。

【组成】川乌（炮，去皮尖）二两半 黄连（去须） 肉桂（取心） 干姜（炮） 川椒（炒，去目） 远志（去心） 人参 石菖蒲 桔梗 防风（去尾） 巴豆（去皮膜心，出油研） 白茯苓 吴茱萸（洗，焙） 厚朴（姜汁制） 紫菀（洗，焙） 柴胡（去苗） 杏仁（去皮尖，研） 甘草（炙） 猪牙皂角（炙去黑皮）各半两

【用法】上为细末，炼蜜为丸，如绿豆大。每服三丸，渐加至五丸，空心或临卧酒送下。

【功用】除膏肓之疾。

【主治】五脏诸疾，腹内积聚，多年气块，大如碗，小如盏；或冷气攻刺脐腹搅痛；十种水病，翻胃呕逆，五淋五痔，九种心疼，一切腹痛；诸风瘫痪，顽痹；伤折内损，天阴多痛；或妇人无子，断续多年；或小儿惊痫，手足烦热。

追命散

【来源】《卫生家宝方》卷七。

【组成】半两钱四五十文（火煅通赤，淬酽醋中不计次数，于醋底淘取淬下碎铜末研之，粗碍乳锤者去之，别以水淘，澄取如粉者，纸上渗干）二钱一字 巴豆（去皮壳心膜）三钱半（用酸浆水一盏，煮至水欲尽，焙干，研如泥） 大黄（绵纹紧实者）八钱（用小便浸七日，每日一换，日足，湿纸裹煨熟，薄切，焙干为末）三钱半 羊胫炭（即炭中圆细紧实如羊胫骨者，取三四寸，却作十余段，别以着炭同烧通红，淬入醇酒中，如是七遍，烘干为末）半两

【用法】上合和为散，于瓷罐子实筑，腊纸密封，收高处。每一服一字至半钱，浓煎当归酒和小便调下。伤折即全用酒，多饮不妨；若产妇血未定，及素饮酒人，即少借酒力行药，多以童便下之可也。

【主治】妇人血癥积聚疼痛，渐至经候隔绝消失、痨瘵；产妇危恶变证，胎死上冲，闷运欲绝，及产后血晕；打扑伤损，筋断骨折及破伤风。诸证人气已死，但心头尚暖者。

无忧丸

【来源】《伤寒标本》卷下。

【组成】黑牵牛一斤（取末十三两） 槟榔（好者）二两 猪牙皂角二两 三棱二两 莪术二两（各用好醋浸，湿纸裹煨香熟，取出切碎）

【用法】上药晒干为末，又用大皂角二两，煎汤打面糊为丸。每服二钱半，白汤送下，茶亦可，或姜汤送下。

【主治】一切食积、气积、茶积、酒积、泻痢、气蛊，腹胀膨闷、肚腹疼痛。

百杯丸

【来源】《洁古家珍》。

【组成】生姜一斤（去皮，切作片子，盐二两淹一宿，焙干） 红皮（去白）三两 广茂（炮）三分 干姜三两 益智仁二十个 丁香五十个 甘草二分（炙） 京三棱（炮）三分 缩砂仁三十

个　木香　茴香（炒）各一分　白豆蔻仁三十个

【用法】上为细末，炼蜜为丸，每一两作五丸，朱砂为衣。细嚼，生姜汤送下，不拘时候。如饮酒者先服此药，百杯不醉，亦无诸疾。

【主治】酒停腹中，膈气痞满，面色黄黑，将成癖疾，饮食不进，日渐肌瘦。

红丸子

【来源】《易简方论》。

【别名】红丸本（《兰台轨范》卷六）。

【组成】蓬莪术五斤　荆三棱五斤（水浸软，切片）　橘皮五斤（拣净）　青皮五斤　胡椒三斤　干姜三斤（炮）　阿魏三斤　矾红

【用法】上为细末，醋糊为丸，如梧桐子大，矾红为衣。每服六十丸，生姜汤送下。脾寒疟疾，生姜、橘皮汤送下；心腹肠满，紫苏、橘皮汤送下；脾疼作楚，菖蒲汤送下；酒疸，谷疸，大麦煎饮送下；两胁引乳作痛，沉香汤送下；酒积，食积，煨姜汤送下；妇人脾血积气诸疾，醋汤送下；产后状如癫痫，热醋汤送下；妊娠恶阻，二陈汤送下。

【功用】《兰台轨范》：破癥消瘕。

【主治】脾积气滞，胃膈满闷，面黄腹胀，四肢无力，酒积不食，或大病之后，谷食难化，及中脘停酸，脾寒疟疾，脾疼作楚，酒疸、谷疸，遍身皆黄，两胁引乳作痛，酒积、食积，时或干呕；妇人脾血积气，诸般血癥气瘕，经血不调，或过时不来，寒热往来；产后败血上攻，迷乱心神，状如癫痫；妊娠恶阻，呕吐，全不纳食；小儿食积，骨瘦面黄、渐成脾劳。

草果平胃散

【来源】《易简方论》。

【别名】定斋草果饮子（《医方类聚》卷一二二引《简易方》）、草果饮子（《永类钤方》卷十三）。

【组成】厚朴三两半　苍术五两半　橘红三两半　甘草一两　草果一枚　乌梅一枚

【用法】上锉。每服四钱，加生姜七片，同煎。

【主治】脾寒痞疾。

三棱丸

【来源】《是斋百一选方》卷二。

【别名】食药二仙丸（《普济方》卷二十二）、太仓丸（《本草纲目》卷二十五）。

【组成】陈仓米四两（拣净，以新好色巴豆二十一粒，剥去皮，慢火同炒，候仓米香黄，巴豆黑色为度，不令米焦，拣去巴豆不用，只用仓米）　橘皮（去白，焙干）与仓米等分秤

【用法】上为细末，白面糊为丸，如黍米大。每服三四十丸，生姜汤送下。少加甘草亦得。

【主治】

1.《是斋百一选方》：诸般积聚，酒食百物所伤。

2.《普济方》引《是斋百一选方》：脾胃因饥饱不时生病。

五香蠲痛丸

【来源】《是斋百一选方》卷二。

【组成】丁香　藿香　木香　乳香　沉香　桂心　吴茱萸　青皮（去白）　蓬莪术　枳实（去白，麸炒）　京三棱各一两　硇砂四钱　牵牛末三两　橘皮一两（去白，同巴豆五两去皮，炒令黄色，去巴豆不用）

【用法】上为细末，面粥为丸，如绿豆大。每服二十丸至三十丸，熟水送下。有伤滞脏腑不过一行；无伤滞脏腑，不动。

【主治】冷物伤脾胃，并酒食伤，久积成癖，胸膈痞塞，心腹疼痛不可忍者。

软黄丸

【来源】《是斋百一选方》卷二。

【别名】软金丸（《普济方》卷一六九）。

【组成】粉霜　轻粉　硇砂　密陀僧　砒霜各一钱　雄黄　乌鱼骨　白丁香（即雀粪）　黄鹰条（即鹰粪）各二钱　巴豆仁一两（去膜，细研）

【用法】上为细末，黄腊一两，熔和为膏，旋丸如小豆大。每服二丸至五丸，食后临卧冷水浸一时辰，却用冷水送下。

【主治】一切虚中积滞，两胁有块，寒热往来

不定。

沉香降气汤

【来源】《女科百问》卷上。

【组成】乌药　沉香　香附　甘草　砂仁各等分

【用法】上为细末。每服二钱，空心盐汤调下。

【功用】顺气道，通血脉。

【主治】《证治宝鉴》：腹中瘕癖，上下无定，游走攻刺；及忧思传脾之腰痛。

顺荣汤

【来源】《女科百问》卷上。

【组成】大黄一两（酒浸，蒸熟，锉）　当归一两　荜茇半两　鬼腰带一两　枳壳一两（去瓤，麸炒）　赤芍药半两　猪牙皂角半两（火上炙者）

【用法】上锉。每服一两，纯酒二盏，煎至一盏，去滓，食前温服。

【主治】妇人血积、血块、瘕癥，腹大内有块形，筑筑作痛，久无寒热。

神仙聚宝丹

【来源】《女科百问》卷上。

【别名】琥珀朱砂丸（《济阴纲目》卷三）、聚宝丹（《女科秘要》卷一）。

【组成】木香（研令末）　琥珀（别研）　当归　没药（别研）各一两　滴乳一分（别研）　麝香一钱（别研）　辰砂一钱（别研）

【用法】上为细末，和滴冷熟水为丸，每两作十五丸。每服一丸，温酒磨下。胎息不顺，腹内疼痛，一切难产，温酒和童便磨下，不拘时候；产后血晕，败血奔心，口噤舌强，或恶露未尽，发渴面浮，煎乌梅汤和童便磨下；产后气力虚羸，诸药不效，和童便磨下；室女经候不调，每服半丸，温酒磨下。

【功用】常服安心神，去邪气，逐败血，养新血，令有子。

【主治】妇人血海虚寒，外乘冷风，搏结不散，积聚成块，或成坚瘕，及血气攻注，腹肋疼痛，小腹急胀，或时虚鸣，呕吐痰沫，头旋眼花，腿膝重痛，面色萎黄，肢体浮肿，经候欲行，先若重痛，或多或少，带下赤白，崩漏不止，惊悸健忘，小便频数，或下白水，时发虚热，盗汗羸瘦，胎息不顺，腹内疼痛，一切难产，产后血晕，败血奔心，口噤舌强，或恶露未尽，发渴面浮，产后气力虚羸，室女经候不调。

紫金丹

【来源】《女科百问》卷上引陈秀山方。

【组成】针砂十两　余粮石　硫黄各二两（上三件同好醋入铁锅内煮干，碾为末）　平胃散十两　蓬术二两　缩砂仁　丁香　木香　独活　黄耆　枳壳各一两　白茯苓　大黄　黄连　黑牵牛　甘草　茱萸　槟榔　破故纸各三两　干漆一两（须好者，生漆二两亦得）

【用法】上为细末，酒糊为丸，如梧桐子大。每日三五服，不拘数，如病重则多服。

【主治】气癖，气瘕，蛊胀病。

【宜忌】忌盐、酱油、面、生冷。

沉魏丹

【来源】《魏氏家藏方》卷二。

【组成】三棱（炮）　蓬莪术（炮）各一两　青皮（去瓤）　五味子（去枝）　肉桂（去粗皮，不见火）　川椒（去目及合口者，炒出汗）　茴香（淘去沙，炒）　川楝子（炮，去皮）　桃仁（炒）　巴戟（去心）各七钱半　附子（炮，去皮脐）　葫芦巴（炒）　槟榔　破故纸（炒）　茱萸（汤泡七次，炒）　木香（不见火）　沉香（不见火）　阿魏（用醋浸，去砂石，研作糊）　硇砂三钱（醋飞过）　全蝎各半两（去毒）

【用法】将硇砂同阿魏面糊为丸，如梧桐子大。每服三四十丸，以生姜盐汤送下，不拘时候。

【主治】腹中积块、气块。

三棱丸

【来源】《魏氏家藏方》卷五。

【组成】京三棱（炒）　益智仁　蓬莪术（炮）　青皮（去瓤）　陈皮（去白）　干姜（炮，洗）各

等分

【用法】上为末，同炒令黄色，面糊为丸，如梧桐子大。每服三十丸，生姜汤送下。

【功用】去积滞，快脾气。

愈痛丸

【来源】《魏氏家藏方》卷六。

【组成】川萆薢　鳖甲　川当归（去芦，酒浸）　三棱（炮）　破故纸（炒）　神曲（炒）　蓬莪术（炮）　麦糵（炒）　熟干地黄（洗）各一两　干漆（炒令烟尽）　延胡索（炒）　茴香（淘去沙，炒）　沉香（不见火）　肉桂（去粗皮，不见火）　没药各半两（别研）　麝香半钱（别研）

【用法】上为细末，醋煮面糊为丸，如梧桐子大。每服二十丸至三十丸，温酒或盐汤送下，不拘时候，一日二服。

【主治】惊忧气滞，脾肾积寒，内夹冷气，久成痃癖癥瘕，透隐皮肤，或两胁牵痛不已，及小肠奔豚气痛。

皂香丸

【来源】《魏氏家藏方》卷八。

【组成】五灵脂（别研）　青皮（去瓤）各四两　巴豆（去油，别研）　杏仁（去皮尖）各八十一粒　丁香（不见火）　木香（不见火）　沉香（不见火）　胡椒各一分　安息香一钱（别研）　槟榔二个　肉豆蔻（面裹煨）　干姜（炮，洗）各一两

【用法】上为细末，水煮面糊为丸，如梧桐子大。每服二丸，姜汤送下；血气，菖蒲汤送下。

【功用】磨积，快脾气。

【主治】积滞。

快气消块散

【来源】《魏氏家藏方》卷九。

【组成】陈皮（去白，炒）　京三棱（切片，酒浸一宿）　石菖蒲（节密者）　益智仁（大者，剪破尖，用麦麸炒令黄色，去麸）各一两　北细辛（真者，去叶土）一两（净）　蓬莪术（炮）　青木香　吴茱萸（汤泡七次，炒）各三钱

【用法】上为细末。每服二大钱，水一盏半，煎至八分，空心温服，每日三次。

【主治】积聚，痃癖气块，肿硬疼痛，噎寒。

软红丸

【来源】《魏氏家藏方》卷九。

【组成】巴豆七粒　黄连三块（如巴豆大）

【用法】上药同煮一沸，去黄连，取出巴豆（去壳，剥去心膜）用纸裹，于瓦上捍去油，十分净成霜，用虢丹一钱，先将巴豆在乳钵内旋入些小虢丹，同巴豆研细，方入尽虢丹再研，须研令极细如粉，不尔药不均，恐服时紧慢无准也。然后以黄蜡如母指大者一块，稍多不妨，先就茶盏内溶开，拨去黑滓令净。方以研了巴豆、虢丹旋入搅和，火上再煮，频搅令均，候黄丹微赤色，取出捻作锭子收起，旋丸如绿豆大，每服一粒至三粒，温陈米饮送下，不拘时候。

【主治】积滞。

人参调中汤

【来源】《儒门事亲》卷十二。

【组成】沉香二两　木香　白豆蔻一两（用仁）　甘草一分　脑子一钱　麝香半钱　人参半两

方中木香用量原缺。

【用法】上为细末。每服半钱，用沸汤点服；或入生姜、盐少许，食后服。

【功用】《普济方》：调脾胃，宽中顺气。

【主治】妇人心下脐上结硬如斗，按之如石，以瓜蒂散吐之之后者。

瞿麦散

【来源】《儒门事亲》卷十二。

【组成】甘遂半两（制）　瞿麦　葛根　麦芽各一两

【用法】上为末。每服二钱，酒调下。

【主治】酒积。

丁香丸

【来源】《妇人大全良方》卷七。

【组成】雄黄粪（炒黄） 鳖甲各一两 硇砂 当归（炒） 芫花（醋炒干）各半两 巴豆一分（去皮心油）

【用法】上为末，同研令匀，醋煮面糊为丸，如小豆大。每服三丸，当归酒送下。

【主治】妇人癥痞，结块不散，心腹疼痛。

水府丹

【来源】《妇人大全良方》卷七。

【组成】经煅花蕊石（研）一两半 硇砂（纸隔沸汤淋，熬取霜）半两 桂心（别为末） 木香 干姜各一两 缩砂仁二两 红豆半两 斑蝥一百个 腊月狗胆七枚 生地黄汁 童便各一升 蚖青三百个（斑蝥、虫元青二物并去头足翅，以糯米一升，同炒米黄，去米不用）

【用法】上为末，同三汁熬为膏，和上末为丸，如鸡头子大，朱砂为衣。每服一丸，嚼破，食前温酒送下；米饮亦可。

【主治】妇人久虚积冷，经候不行，癥瘕癖块，腹中卒暴疼痛，而有黑干黯黧黑，羸瘠百病。

【宜忌】孕妇莫服。

朱砂丸

【来源】《妇人大全良方》卷十八。

【组成】黑附子 桂心 白姜各半两 巴豆一钱（醋浸，煮去皮，研）

【用法】上为末，入巴豆研停，醋煮，面糊为丸，如麻子大。每服三丸至五丸，冷茶送下。取泻为度。

【主治】产后虚中有积，结成诸疾。

广茂溃坚汤

【来源】《兰室秘藏》卷上。

【组成】广茂 红花 升麻 吴茱萸各二分 生甘草 柴胡 泽泻 神曲 青皮 陈皮各三分 厚朴（生用） 黄芩 黄连 益智仁 草豆蔻仁 当归梢各五分 半夏七分

【用法】上锉，如麻豆大。水二大盏，煎至一盏，食远稍热服。

【主治】中满腹胀，内有积聚，坚硬如石，其形如盘，食人不能坐卧，大小便涩滞，上喘气促，面色萎黄，通身虚肿。

【宜忌】忌酒、醋、湿面。

【加减】如渴，加葛根四分。

【备考】服二服之后，中满减半，只有积不消，再服后药（原书同卷“半夏厚朴汤”）。

如意丸

【来源】《济生方》卷四。

【组成】枳壳（去瓤） 槟榔 橘红 半夏（汤炮七次） 蓬术 京三棱 干姜（炮） 黄连（去须）各二两 巴豆三七粒（连壳用）

【用法】上除巴豆外，锉如豆大，用好醋合巴豆煮干，去巴豆，余药焙为细末，薄糊为丸，如绿豆大。每服十丸，加至十五丸，食后临卧清茶、姜汤任下。

【主治】中虚积冷，气弱有伤，不能传化，心中坚痞，两胁胀满，心腹疼痛，噫宿腐气；及霍乱吐泻，米谷不消；久痢赤白，脓血相杂，久病黄色羸瘦；及腹中一切食癥之疾。

【宜忌】孕妇不宜服。

枳术汤

【来源】《济生方》卷四。

【组成】肉桂（去皮，不见火）三分 附子（炮，去皮脐） 细辛（洗，去土叶） 白术各一两 桔梗（去芦，锉，炒） 槟榔 甘草（炙）各三分 枳实（面炒）二分。

【用法】上锉。每服四钱，水一盏半，加生姜七片，煎至七分，去滓温服，不拘时候。

【主治】饮癖气分，心下坚硬如杯，水饮不下。

香棱丸

【来源】《济生方》卷四。

【别名】仙方香棱丸（《卫生宝鉴》卷十四）、香壳丸（《玉机微义》卷二十）、仙方香壳丸（《济阳纲目》卷四十一）。

【组成】木香（不见火）　丁香各半两　京三棱（锉细，酒浸一宿）　枳壳（去瓤，麸炒）　青皮（去白）　川楝子（锉，炒）　茴香（炒）　蓬术（锉细）各一两（用去壳巴豆三十粒同炒黄色，去巴豆不用）

【用法】上为细末，醋糊为丸，如梧桐子大，以朱砂研极细为衣。每服二十丸，炒生姜盐汤送下，温酒亦得，不拘时候。

【功用】破痰癖，消癥块。

【主治】

1.《济生方》：五积，痰癖癥块，冷热积聚。

2.《医宗金鉴》：肠覃。寒气客于肠外，与卫气相搏，气不得荣，因有所系，瘕而内著，恶气乃起，括肉乃生，始如鸡卵，稍以益大，如怀子状，按之则坚，推之则移，月事以时下。

三棱煎丸

【来源】《济生方》卷六。

【组成】京三棱　蓬术各二两　芫花半两　青皮（去瓤净）一两半

【用法】上锉，如豆大，用好醋一升，煮干，焙为细末，醋糊为丸，如梧桐子大。每服五十丸，食前用淡醋汤送下。

【主治】妇人、室女血瘕，月经不通，脐下坚结大如杯，久而不治，必成血蛊。

通经丸

【来源】《济生方》卷六。

【组成】当归（去芦，酒浸）一钱半　蓬术（炮）　桂心（不见火）　青皮（去白）　大黄（炮）　干姜（炮）　桃仁（去皮尖，炒）　干漆（炒令烟尽）　红花　川椒（去目及闭口者，微炒，放地上密盖出汗）各一钱

《杏苑生春》有川芎。

【用法】上为末，将一半用醋煮，熬成膏，一半入鸡子清同捣匀为丸，如梧桐子大。每服二十丸，空心淡醋汤送下。

【主治】

1.《济生方》：室女血瘕，月经不通，脐下坚结大如杯，发则寒热往来。

2.《杏苑生春》：瘀血停留，月水不通，腹中疼痛，属气实者。

琥珀丸

【来源】《济生方》卷六。

【组成】琥珀（别研）　白芍药　川乌（炮，去皮）　川牛膝（去芦，酒浸）　鳖甲（醋炙）　蓬莪术（炮）　当归（去芦，酒浸）　厚朴（姜制炒）各一两　木香（不见火）　泽兰叶　官桂（不见火）各半两　麝香（别研）五分

【用法】上为细末，酒糊为丸，如梧桐子大。每服七十丸，空心温酒、米饮任下。

【功用】《杏苑生春》：调顺气血。

【主治】妇人血瘕，腹中有块，攻刺小腹，痛重，或腰背相引而痛，久而不治，黄瘦羸乏。

鳖甲饮子

【来源】《医方类聚》卷一二二引《济生方》。

【别名】鳖甲饮（《幼科折衷》卷上）。

【组成】鳖甲（醋炙）　白术　黄耆（去芦）　草果仁　槟榔　芎藭　橘红　白芍药　甘草（炙）　厚朴（姜制，炒）各等分

【用法】上锉。每服四钱，水一盏半，加生姜七片，大枣一个，乌梅少许，煎至七分，去滓温服，不拘时候。

【主治】疟疾久不愈，胁下痞满，病人形瘦，腹中结块，时发寒热，名曰疟母。

【方论】《医方集解》：此足少阳、厥阴、太阴药也。久疟必由脾虚，白术补脾气，黄耆补肺气，使气足脾运，方能磨积也。川芎补肝而行血中气滞，芍药助脾而散肝经火邪，二药并和厥阴营气，营血调则阴阳和矣。槟榔下气而攻积，草果暖胃而祛寒，厚朴破血而散满，陈皮理气而消痰，甘草和中而补土。鳖甲咸平属阴，色青入肝，专能益阴补虚，消热散结，故为痎疟之君药也。

桂香丸

【来源】《医方类聚》卷一三〇引《济生方》。

【组成】肉桂（不见火）一两　麝香（别研）一钱

【用法】上为细末，饭为丸，如绿豆大。大人每服十五丸，小儿每服七丸，熟水送下，不拘时候。

【主治】

1.《医方类聚》引《济生方》：过食杂果，腹胀气急。

2.《杂病源流犀烛》：多食果菜成积，不时泻利，腹中若有傀儡也。积聚、癥瘕、痃癖。

胜红丸

【来源】《永类钤方》卷十二引《简易方》。

【组成】陈皮　青皮　三棱　莪术（二味同醋煮）　干姜（炮）　良姜（炒）各一两　香附子（净炒）二两　（一方加神曲、麦芽）

【用法】上为末。醋糊为丸，如梧桐子大。每服三十丸，姜汤送下。

【主治】

1.《永类钤方》引《简易方》：脾积气滞，胸胁满闷，气促不安，呕吐清水，丈夫酒积，女人脾血积气，小儿食积。

2.《医方类聚》引《简易方》：酒积不食，干呕不止，背胛连心痛，及两乳痛；妇人诸般血癥气瘕；小儿骨瘦面黄，肚胀气急，不嗜饮食，渐成脾劳。

气块石燕散

【来源】《仁斋直指方论》卷五。

【组成】车蛾壳　蛤蜊壳（并烧存性，为末）各一两　干姜（生）　官桂　甘草（炙）各一分

【用法】上为末。每服二钱，临发时沸汤点下。

【主治】饮食伤冷，心下结块，状如伏梁，攻左胁者。

顶珠丸

【来源】《仁斋直指方论》卷五。

【组成】木香　丁香　淡豉　硇砂（醋浸半日，并晒干）　朱砂（研细）各一分　巴豆（去油）一钱半

【用法】上为末，陈米饭为丸，如梧桐子大。轻者每服一丸，重者每服二丸，临睡先嚼煨姜如指许咽下，次以冷热水吞药，不得嚼破。

【主治】积气块痛，久年脾积癖瘕之疾。

经效疟丹

【来源】《仁斋直指方论》卷十二。

【组成】真阿魏　雄黄各二钱半　朱砂一钱半

【用法】上沸汤泡阿魏研散，雄、朱为末和之，稀面糊为丸，如梧桐子大。每服一丸、人参煎汤候冷，空心服。瘴疟，桃枝煎汤冷服，临发磨一丸，敷鼻头口畔。

【主治】疟母结癖，寒热无已。

消癖丸

【来源】《仁斋直指方论》卷十二。

【别名】芫花丸（《医学入门》卷七）、消癖逐水丸（《保命歌括》卷二十三）。

【组成】芫花（炒）　朱砂（研细）各等分

【用法】上为末，炼蜜为丸，如小豆大。每服十丸，浓煎枣汤送下。

【主治】疟母，停水结癖，腹胁坚痛。

取癖丸

【来源】《仁斋直指小儿方论》卷三。

【组成】甘遂（微炒）　芫花（炒）　牵牛（半炒半生，碾，筛，取肉）　辣桂　蓬术　青皮（去白）　木香　桃仁（浸，去皮，炒）　五灵脂各二钱

【用法】上为细末，入去油巴豆一钱，研和十分细，飞面糊为丸，如麻子大，风干。每服一二丸，姜、蜜煎汤灌下。泄后冷粥补，仍和胃。

【主治】癖气。

当归散

【来源】《女科万金方》。

【组成】香附　当归　赤芍药　熟地　元胡索　白术　枳壳　黄芩　青皮各一两五钱　三棱　川芎　砂仁　干漆各一两　红花五钱　甘草五钱

【用法】上为末。每服三钱，空心用酒调下；米汤亦可。

【主治】妇人禀气虚弱，三十八九岁经脉断绝，肚中作块痛，眼花头眩，饮食少进。

调中愈痛汤

【来源】《女科万金方》。

【组成】青皮　红花　丹皮　牛膝　陈皮　桔梗　甘草　人参　乌药　香附　蓬术　半夏

【用法】水二钟，加生姜五片，水煎，食后服。

【主治】受气，腹内有块，不时作痛，寒热。

【加减】孕妇去半夏。

三棱丸

【来源】《类编朱氏集验方》卷六。

【别名】陈米三棱丸（《景岳全书》卷五十五）。

【组成】陈仓米一两（巴豆新者五粒，去壳，同仓米慢火炒巴豆焦色，去巴豆不用）　陈皮（去瓤）一两　半夏半两　缩砂仁　麦芽各二钱　南木香一钱

《医方类聚》有三棱（炮）二钱，无半夏。

【用法】上为末，煮面糊为丸，如绿豆大。每服十丸，加至二十丸，食后生姜汤送下。

【功用】化积聚，去米面五谷等积。

马家五积丸

【来源】《类编朱氏集验方》卷六。

【组成】缩砂仁　红豆　黑牵牛　萝卜子　赤小豆　丁香各一两（同炒令香熟，不可焦）　青皮　陈皮　香附子　干漆　荆三棱　大戟　桔梗　枳壳各一两（锉大块，慢火炒令变黑紫色）

【用法】上为细末；如碾时余得药头，再炒令黑色，再碾为末，以好醋煮面糊为丸，如绿豆大。淡姜汤送下，不拘时候。

【主治】诸般积聚。

食药三棱丸

【来源】《类编朱氏集验方》卷六。

【组成】陈仓米四两（拣净，以新好色巴豆二十一粒，剥去壳，慢火同炒，候米香熟黄色、巴豆黑，去巴豆）　橘红四两（去白）　乌梅肉半两（炒干）　缩砂仁一两　神曲三两（作末，煮糊）

【用法】上为细末，用神曲糊为丸，如绿豆大。每服二十丸，生姜汤送下。

【功用】化饮食积聚。

遇仙丹

【来源】《类编朱氏集验方》卷六引陈必胜方。

【组成】陈皮（去白）　良姜　吴茱萸（洗）　石菖蒲　半夏（汤泡七次）　白姜　五灵脂　胡椒各半两　斑蝥二十一个（去翅足，同糯米、巴豆炒）　巴豆二十一粒（去壳，同斑蝥炒）

【用法】上为细末，醋糊为丸，如绿豆大。每服十丸，熟水或姜汤送下。

【主治】一切积滞。

阿魏丸

【来源】《医方类聚》卷一一一引《济生续方》。

【组成】木香（不见火）　槟榔各半两　胡椒　阿魏（用醋化开，旋入）各二钱半

【用法】上为细末，用阿魏膏子并粟米饭为丸，如梧桐子大。每服四十丸，用生姜、橘皮汤送下，不拘时候。

【主治】气积、肉积，心腹膨满，结块疼痛，或引胁疼痛，或痛连背脊，不思饮食。

荆蓬煎丸

【来源】《御药院方》卷三。

【组成】荆三棱二两（锉，酒浸，冬三日，夏一日）　蓬莪术二两（锉，醋浸，冬三日，夏一日，上二味用去皮巴豆二十斤，同于银石器内用文武火炒令干黄色为度，拣去巴豆不用）　木香　枳壳（麸炒，去瓤）　青皮（汤浸，去白）　川茴香（微炒）　槟榔（锉）各一两

【用法】上为细末，水煮面糊和丸，如豌豆大。每服30丸，食后温生姜汤送下。

【功用】破痰癖，消癥块，通利三焦，升降阴阳，顺一切气，消化宿谷。

【主治】冷热积聚，胃膈痞闷。

酒癥丸

【来源】《御药院方》卷三。

【组成】寒食面半斤　神曲三两　雄黄二钱　巴豆五十个（去皮心膜，不去油）

【用法】上为细末，滴水为丸，如梧桐子大，阴干，用谷糠同药丸一处，炒令糠焦为度。每服二三丸，茶、酒任下，不拘时候。伤食后温水送下；心气痛，醋汤送下。若取转使物隐破两丸，临卧冷水送下。常服一丸，食后茶、酒任下。

【主治】男子妇人一切酒食所伤，日久成积，心腹胀满，不思饮食，四支无力，时发寒热，涎痰咳嗽，两胁刺痛及肚里疼。

【宜忌】孕妇人不可服。

集香丸

【来源】《御药院方》卷三。

【组成】附子二个（各重五钱半以上者，须得正坐好者，炮裂，去皮脐，剜作瓮儿）　硇砂（水化开，盏子内焙干）　木香七钱半　荜茇（直者）一两　破故纸一两（炒）

【用法】上将飞过硇砂末分在附子瓮内，却用剜出附子末盖口，用和成白面裹约半指厚，慢火内烧匀黄色，去面为末，却将原裹附子面，再为细末，醋调糊为丸，如绿豆大。每服十五丸至二十丸，食后生姜汤送下。

【功用】消积磨块，祛痰疗癖。

【主治】一切积滞，不拘老弱虚损者。

蓬莪术丹

【来源】《御药院方》卷三。

【组成】蓬莪茂　京三棱　木香　白芍药　鳖甲各半两　白术　人参各一两　当归二钱半

【用法】上为细末，用浸蒸饼为丸，如豌豆大。每服三十丸，食后温粥饮送下。

【功用】常服调和荣卫，美进饮食，消积聚，长肌肉。

【主治】久患癖瘕积聚，心腹痞闷，饮食减少，四肢困倦，欲成劳瘵。

妙应丸

【来源】《御药院方》卷四。

【组成】京三棱（炮，锉如豆）　青皮（去白，锉如豆）　石三棱（锉如豆）　鸡爪三棱（锉如豆）　厚朴（生姜制，锉如豆。以上五味同用好醋浸三日，取出焙干）各一两　槟榔　肉豆蔻　白豆蔻各一两　木香六钱　巴豆霜半两　硇砂一两（飞，别研）　干漆六钱（炒出烟）

【用法】上药除巴豆霜、硇砂外，同为细末，后入硇砂、巴豆霜，同研极细，用原浸药醋打糊为丸，如梧桐子大。每服二丸或三丸，食后温醋汤送下。

【主治】九种心痛，积年瘕聚，久癥癖块，或大或小，因伤寒疼痛，发无时，或心下坚结，上冲胸痞，或气攻两胁，呕逆苦水，或喉痹烦闷，吐出蛔虫。

流气丸

【来源】《御药院方》卷八。

【组成】木香　川茴香（微炒）　菖蒲　青皮（去瓤）　蓬莪（炒，锉）　红橘皮（去瓤）　槟榔　萝卜子　补骨脂（微炒）　荜澄茄　缩砂仁　神曲（微炒）　麦蘖（微炒）　枳壳（去瓤）各一两　牵牛（微炒）一两半

【用法】上为细末，面糊为丸，如梧桐子大。每服五十丸，食后细嚼白豆蔻仁一枚，白汤送下。虽年高气弱皆可服。

【功用】消导滞气，通和阴阳，消旧饮。

【主治】五积六聚，癥瘕癖块留饮。皆系寒气客搏于肠胃之间，久而停留不去，变成诸疾。

三棱没药丸

【来源】《施圆端效方》引杜子茂方（见《医方类聚》卷一一二）。

【组成】京三棱（炮） 广茂（煨） 槟榔 鳖甲（醋炙） 矾石（烧赤） 青皮 干漆（炒烟尽） 雷丸各半两 丁皮 硇砂 没药各二钱
【用法】上为细末，醋糊为丸，如绿豆大。每服五七丸，食前白汤送下，一日四次。
【主治】远久沉积块痞，疼闷。

罗汉丸

【来源】《医方类聚》卷一一三引《施圆端效方》。
【别名】五香丸（《普济方》卷一六九引李氏方）。
【组成】缩砂仁 乌梅（去核，切，焙） 丁香 胡椒各一百粒 巴豆五十个（取霜）
【用法】上为细末，醋糊为丸，如绿豆大。每服五七丸，茶、酒任下。
【功用】化痰涎，行滞气，消痞痛。
【主治】

1.《医方类聚》引《施圆端效方》：一切酒食所伤。

2.《普济方》引李氏方：宿食留饮，积聚中脘，噫息吞酸，心腹痛疼；并疗中虚积聚，及脏腑巢泄，赤白痢下。

雄松散

【来源】《医方类聚》卷一一三引《施圆端效方》。
【组成】雄黄 甘草 甘松 木香 大黄各二钱 丁香十个 巴豆十二个（去皮出油，另研入）
【用法】上为细末。每服半钱至一钱，清茶调下。临卧微利，米粥将理。
【主治】酒积，酒疸，虚劳危困。

瘴疟丹

【来源】《岭南卫生方》卷中。
【组成】常山 缩砂仁 三棱 莪术各等分
【用法】上四味同炒为末，姜汁为丸，如梧桐子大，当发前一日，服三十丸，冷酒送下，次早又服。
【主治】癖疟、食疟。癖疟者，胸肋间有气癖一块，或因喜怒而得，或因积聚而得之；食疟者，因饮食伤脾而为疟也。

消积集香丸

【来源】《卫生宝鉴》卷四。
【组成】木香 陈皮 青皮 三棱（炮） 广茂（炮） 黑牵牛（炒） 白牵牛（炒） 茴香（炒）各半两 巴豆半两（不去皮，用白米一撮同炒，米黑去米）
【用法】上为末，醋糊为丸，如梧桐子大。每服七丸至十丸，温姜汤送下，不拘时候。以利为度。
【功用】消散积聚。
【主治】寒饮食所伤，心腹满闷疼痛，及积聚、痃癖、气块久不愈。

干柿丸

【来源】《卫生宝鉴》卷十四。
【组成】朱砂（研，为衣） 没药（研） 猪牙皂角（去皮弦子，为末） 干漆（碎，炒烟尽，为末） 荆三棱（炮，为末） 青礞石（为末） 干姜（炮，为末） 水银（结沙子）各一钱 轻粉二钱 巴豆三十个（去皮膜，醋煮十沸）

水银（结沙子），《医学纲目》作“水银一钱、铅一钱，结沙子”。

【用法】上药各为末，软饭为丸，如绿豆大，朱砂为衣。煎柿蒂汤冷下三五丸。
【主治】取虚实积，下膈。
【宜忌】妇人有胎勿用。

圣散子

【来源】《卫生宝鉴》卷十四。
【组成】硇砂 川大黄各八钱 麦蘖六两 干漆三两（炒烟尽） 萹蓄 茴香（炒） 槟榔翟麦各一两
【用法】上为末。每服五钱，临睡温酒调下，仰卧。小儿用一钱，十五以上五钱或七钱，空心服之更效。
【主治】远年积块，及妇人干血气。
【加减】妇人干血气，加穿山甲二两（炮）。

青盐丸

【来源】《卫生宝鉴》卷十四。
【组成】青盐　硇砂各一钱　细曲末三钱　盐豉四十个　大椒三十粒　巴豆三十个（去皮心膜，出油）
【用法】上入拣枣三十个，同末，入巴豆和匀，醋糊为丸，如梧桐子大。每服三十丸，温姜汤送下。积在上，食后服。
【主治】一切冷积，作痛无时，宿食不消，及一切酒食所伤。

破积导饮丸

【来源】《卫生宝鉴》卷十四。
【别名】破积导引丸（《古今医统大全》卷三十三）。
【组成】槟榔　陈皮（去白）　广木香　青皮（去白）　枳壳（麸炒）　枳实（麸炒）　广茂（炮）　半夏（泡七次）　京三棱（泡）　神曲（炒）　麦蘖（炒）　干生姜　茯苓（去皮）　甘草（炙）　泽泻各五钱　牵牛（头末）二钱　巴豆三个（去心膜，取霜）

《理瀹骈文》无茯苓、枳实，有黄连、车前子。
【用法】上为末，入巴豆匀，生姜汁打糊为丸，如梧桐子大。每服三十丸，食前温姜汤送下。
【主治】积块坚硬，饮食不消，心下痞闷。

醋煮三棱丸

【来源】《卫生宝鉴》卷十四。
【组成】川芎二两（醋煮微软，切片）　京三棱四两（醋煮软，竹刀切片，晒干）　大黄半两（醋纸裹，火煨，切）
【用法】上为末，水糊为丸，如梧桐子大。每服三十丸，温水送下，不拘时候。
【主治】远年近日一切积聚。

磨积三棱丸

【来源】《卫生宝鉴》卷十四。
【组成】木香　麦芽　京三棱（炮）　广术　枳壳（麸炒）　石三棱（去皮）　杏仁（麸炒）各半两　干漆（炒烟尽）三钱　鸡爪三棱半两　葛根三钱　官桂二钱半　黑牵牛半两（半生半熟）　丁香　槟榔　香附子　青皮（去白）各二钱　缩砂三钱　白牵牛半两（半生半熟）　陈皮（去白）三钱
【用法】上为末，醋糊为丸，如梧桐子大，每服二十丸，食后生姜汤送下，温水送下亦得，一日二次。病大者四十日消。
【功用】常服进饮食。
【主治】远年近日诸般积聚，癖痃气块，或气积酒积诸般所伤，无问男子妇人老幼并宜服之。

木香通气散

【来源】《卫生宝鉴》卷十八。
【组成】木香　戎盐（炒）　京三棱（炮）各半两　厚朴一两（姜制）　枳实（麸炒）　甘草（炙）各三钱　干姜（炮）　蓬术（炮）各二钱
【用法】上为末。每服三钱，食前淡生姜汤调下。
【主治】寒气结瘕，腹大坚满，痛不可忍。

见晛丸

【来源】《卫生宝鉴》（人卫本）卷十八。
【别名】见晛丹（原书《济生拔萃》本）。
【组成】附子四钱（炮，去皮脐）　鬼箭羽　紫石英各三钱　泽泻　肉桂　玄胡索　木香各二钱　槟榔二钱半　血竭一钱半（另研）　水蛭一钱（炒烟尽）　京三棱五钱（锉）　桃仁三十个（浸，去皮尖，麸炒，研）　大黄二钱（锉，用酒同三棱浸一宿，焙）
【用法】上十三味，除血竭、桃仁外，同为末，入另研二味和匀，用原浸药酒打糊为丸，如梧桐子大。每服三十丸，食前淡醋汤送下；温酒亦得。
【主治】寒气客于下焦，血气闭塞而成瘕聚，坚大久不消者。

和血通经丸

【来源】《卫生宝鉴》卷十八。

【组成】芍药一两　木香　当归　肉桂　干漆（炒烟尽）　五灵脂　大黄各半两　水蛭（炒）二钱半　广茂半两　虻虫三十个（去头足，麸炒）　桃仁二十七个（浸，去皮尖）

【用法】上为末，醋糊为丸，如梧桐子大。每服二十丸，食前醋汤送下，温酒亦得，一日一次。

【主治】妇人经水凝滞不行，腰背脐腹疼痛，渐成血瘕。

和血通经汤

【来源】《卫生宝鉴》卷十八。

【别名】和血通经散（《增补内经拾遗》卷四）、和血归经汤（《中国医学大辞典》）。

【组成】当归　京三棱（炮）各五钱　广茂（炮）四钱　木香　熟地黄　肉桂各三钱　红花　贯众　苏木各二钱　血竭一钱（另研）

【用法】上除血竭外，同为细末，和匀。每服三钱，食前热酒一盏调下。

本方改为丸剂，名"和血通经丸"（《全国中药成药处方集》）。

【功用】《全国中药成药处方集》：和血化瘀。

【主治】

1.《卫生宝鉴》：妇人室女受寒，月事不来，恶血积结，坚硬如石，结为石瘕。

2.《全国中药成药处方集》：寒侵子宫，瘀血积聚，坚硬如石，小腹胀大，状如怀孕，经闭不通，时发胀痛，倦怠瘦弱。

【宜忌】忌生冷及当风大小便。

【方论】《医略六书》：寒气内凝，血积不散，女子不月，而成石瘕，故腹中疼痛不已焉。当归养血、和血脉，熟地补血、滋血室，苏木通经破瘀，血竭散瘀破血，贯众祛湿热之积，木香行结滞之气，红花活血散血，肉桂暖血温经，三棱消坚破积，广茂破血消癥。水、酒煎服，使寒凝解散，则坚积自消而经络清和，何血结石瘕之有哉？此破血消癥之剂，为寒凝石瘕之专方。

晞露丸

【来源】《卫生宝鉴》卷十八。

【组成】广茂一两（锉）　京三棱一两（锉，并酒浸）　干漆五钱（洗去腥，炒烟尽）　川乌五钱　硇砂四钱　青皮　雄黄（另研）　茴香（盐炒）　穿山甲（炮）各三钱　轻粉一钱（另研）　麝香半钱（另研）　巴豆三十个（去皮，切开）

【用法】上除研药外，将巴豆炒三棱、广茂二味深黄色，去巴豆不用，共为末，入研药匀，生姜汁打面糊为丸，如梧桐子大。每服二十丸至三十丸，空心、食前，姜汤送下；酒亦得。

【主治】

1.《卫生宝鉴》：寒伤于内，气凝不流，结于肠外，久为癥瘕，时作疼痛，腰不得伸。

2.《类证治裁》：肠覃，坚久作痛。

醋煮香附丸

【来源】《医方大成》卷十引《澹寮方》。

【别名】醋附丸（《校注妇人良方》卷一）。

【组成】大香附子（置盆中擦去皮，以米醋浸半日，用瓦锅慢火煮令醋热，滤出切片）

【用法】上研为粉，用米醋煮糊为丸，如梧桐子大，晒干。每服五十丸，淡醋汤送下。

【主治】妇人经候不调，血气刺痛，腹胁膨胀，头晕恶心，崩漏带下，便血癥瘕。

当归散

【来源】《活幼心书》卷下。

【组成】当归（去芦酒洗）　赤芍药各二两　大黄（半生半炮）一两二钱　川芎　麻黄（制）各半两　甘草（半生半炙）一两

【用法】上锉。每服二钱，水一盏，加生姜二片，煎七分，温服。

【功用】顺调气血，和解表里，爽利心腹，疏理百病。

【主治】

1.《活幼心书》：温热停积，白痢，烦燥不宁。

2.《幼科折衷》：疳积曩泻，面赤萎黄，肚胀脚弱，头大项小，发稀直竖，肌肉削瘦，不思饮食，昼凉夜热，或腹内有痂瘕气块，泻则颜色不等，其臭异常，其泻有时，或一月半月一番，自泻自止；及小儿阴囊肿，阴茎全缩不见。

【加减】《幼科折衷》：治疳积囊泻，先用本方加三棱、陈皮煎服；治阴囊肿，用本方加槟榔、苍术服。

桂枝加干姜汤

【来源】《云岐子脉诀》。

【组成】桂枝一两　白芍药（一云白术）　干姜各半两　炙甘草四钱

【用法】上锉。加生姜、大枣，水煎服。

【主治】寒癥冷结。

鳖甲桃仁煎丸

【来源】《杂类名方》。

【组成】桃仁五两（汤浸，去皮尖，用水研，滤取三升）　荆三棱二两（煨黄）　鳖甲（九肋者，醋炙黄）三两　木香　槟榔　青橘皮（去瓤，炒）各一两

【用法】上先取桃仁汁，慢火熬至二升，再加好醋一升，再熬如糊，将余药五味细末拌和为丸，如梧桐子大。每服五七十丸，空心淡醋汤送下，每日二次。

【主治】诸积。

十种丸

【来源】《医方类聚》卷一二九引《王氏集验方》。

【组成】雄黄（去砂石）　大戟　商陆　甘遂（去直者）　芫花（醋煮，焙）　椒目　槟榔　葶苈子（隔纸炒）　桑白皮各一两　巴豆（去油）半两（一法去椒目，用泽泻）

【用法】上为末，面糊为丸，如梧桐子大。每服三十丸，五更初温枣汤送下。利下黄水并恶物为效。

【主治】水气浮肿，上气喘急，手足头面腹肚皆肿，一切癥瘕积聚，两胁肋疼痛，小肠疝气，脬囊浮肿。

三棱丸

【来源】《医方类聚》卷八十九引《王氏集验方》。

【组成】大黄（纸裹，煨）　硇砂　三棱（煨，乘热切）　干漆（炒至烟尽）　巴豆（去皮油）各一两

【用法】上为末，醋煮面糊为丸，如绿豆大。每服三丸或五七丸，空心米饮汤送下。随人虚实，加减服饵。

【功用】破一切血，下一切气。

【主治】五积六聚，七癥八瘕。

万应丸

【来源】《医方类聚》卷八十九引《王氏集验方》。

【组成】硇砂半两（水飞过，研）　阿魏（醛研，去砂土）　大黄　吴茱萸（去枝梗）　青礞石（研细末，用焰消拌和，于银锅内煅，取净）　肉桂　木香　青皮（去瓤）　玄胡索　五灵脂（酒淘，去沙）　小茴香（炒）　川山甲（蛤粉炒）　乳香　没药　当归　石菖蒲　皂角（去皮弦子）　干漆（炒烟尽）　槟榔　陈皮（去白）　枳壳（去瓤，炒）　京三棱（煨）　丁香　莪术（煨）　良姜（炒）　甘遂　芫花（醋煮，焙）　大戟　雄黄各半两　巴豆（去油膜）三钱

【用法】上为细末，醋煮面糊为丸，如梧桐子大。每服三十丸，空心生姜汤送下。利后以白粥补之。

【功用】破一切积，散一切气。

【主治】蛊气，血气，结块疼痛，癥瘕积聚，心气脾疼，食积、肉积、酒积，胃冷吐食，气膈噎塞不通，遍身水气浮肿，气急痰壅。妇人血气不行，腹肚疼痛，年深日久者。

【验案】蛊胀　一妇人年四十余岁，经脉不行十三个月，腹肚蛊胀而疼，时肿时消，医以行经动胎之药服之，如水浇石，脉息沉细而实。予曰：此非胎也，也作血气治之。予以此药，生姜汤下三十丸，大便如常，腹疼稍减。至次日五更初，再进五十丸，至天明粪下异名，腥臭难闻，腹蛊稍消，旋以白粥补之。第三日早，又以五十丸进之，至天明，粪下如故，腹胀又减。如是者服药十日，其病全获安矣。

守病缠疾丹

【来源】《医方类聚》卷八十九引《王氏集验方》。

【别名】十三丸（《普济方》卷一六九引《医学切问》）。

【组成】巴豆三两（去皮心） 雄黄三钱 金脚信一钱半 黄蜡三钱 轻粉一钱半 粉霜一钱半

【用法】上用雄黄等四味为细末，次入巴豆和研如面糊，另将黄蜡碗内熬出，将新水秘出三遍，匮药，将油纸裹，看病紧慢，加减为丸，如梧桐子大。每服三丸或二丸，以新水送下。

【主治】一切积气。

宽中丸

【来源】《医方类聚》卷八十九引《王氏集验方》。

【组成】苍术（去粗皮，米泔浸三日，炒干） 乌药（去粗皮） 香附子（火燎去毛）各二两 三棱（醋煮，切，焙干） 广茂（煨） 青皮（去瓤） 陈皮（去白） 干姜（炮） 良姜（炒） 小茴香（炒） 神曲（炒） 麦芽各一两

【用法】上为细末，醋煮面糊为丸，如梧桐子大。每服五十丸，空心生姜汤送下。

【功用】宽中下气，暖胃调脾，消克饮食，补益虚损。

【主治】五劳七伤，下元虚冷，脚膝无力，腰滞腿疼，筋骨软弱，心胸胀满，呕逆恶心，恶闻食气；七癥八瘕，五积六聚，痃癖气块，胁肋疼痛，脐腹胀满，面黄肌瘦，身体倦怠，脾胃不和，不思饮食；风湿气痹，霍乱转筋，上吐下泻，气逆冲心，翻胃吐食，多年气痢，小肠疝气；妇人月事不行，脐腹疼痛，一切沉滞之气。

金露丸

【来源】《医方大成》卷十引《汤氏方》。

【组成】厚朴二分（去皮，姜制） 柴胡（去芦） 桔梗（去芦）各一分 附子一个（炮） 大黄 紫花术（炒）各三分 干姜（炮） 川椒（去合目者） 吴茱萸各半两 白茯苓 人参（去芦） 川乌（炮） 官桂（去皮） 猪牙皂角（去皮）各二钱 菖蒲二钱

【用法】上为末，别研甜葶苈子半两，巴豆三分（去油膜），续随子半两，同前药一处，面糊为丸，如麻子大。空心服。

【主治】

1.《医方大成》引《汤氏方》：小儿劳瘵，尸虫作痛，面目羸瘦，五心烦热。

2.《普济方》引《杨氏宝书》：心腹胀满，癥癖气块，大如鹅卵者，及黄疸朝起呕逆，四肢沉重，上气盘结，血气冲心，膀胱两胁膨胀，背连腰痛，十种水气，五淋五痔，骨蒸顽麻，半身不遂，眉毛脱落，皮肤燥痒，常如虫行，手足烦热，夜卧惊悸，梦与鬼交，年月深远，行成劳病，尸虫鬼傍，久不能疗；及治室女经闭阻滞，血脉不通，羸瘦憔悴，不思饮食。

木香三棱丸

【来源】《医方类聚》卷一〇九引《经验秘方》。

【组成】木香七钱 京三棱（炮，净，切） 石三棱（择净） 肉豆蔻（搓去尘） 广术（煨，净，切） 鸡爪三棱（择净） 青皮（去瓤）各一两半 槟榔（削净）四两 巴豆三十二个（去皮，全仁者，轻手麸炒黑焦，内外色同为度）

【用法】上为细末，姜汁糊为丸，如绿豆大。每服三五十丸，生姜蘸盐少许，细嚼，熟汤送下。食前服，则消宿食，利气下痰；食后服，则消新食，利气下痰。

【功用】利气，下痰，消食。

【主治】肠胃积聚，上下不通。

灵砂丹

【来源】《医方类聚》卷一一二引《经验秘方》。

【组成】杏仁十个（去皮尖） 南巴豆三十个（去皮膜油） 好白面一匙 黄丹三钱

【用法】上先以杏仁、巴豆杀研极细，入黄丹研如泥，方入面一匙，滴新水为丸，如黄米大。每服三丸。比及取积，服药先服白粥三日，除粥外，都休吃他物。服此药人，不以大小生活并不得做，亦不得高声唱叫，也不得往来行走，只可睡坐。若妇人病患，服药须令男子将药丸递于患妇口中，用饮子药下。服药人并不大便。十年证候，十日取下来；五年证候，五日取下。

【主治】二十四般积证。脾积，不思饮食；肺积，上喘咳嗽；肾积，腰疼耳鸣；胆积，口苦舌干；

食积，口吐酸水；大肠积，风痔瘘；小肠积，五种淋涩；惊积，涎潮发搐；气积，四肢虚肿；风积，遍身麻木；水积，肚肿脚细；虚积，夜多盗汗；劳积，吃食不肥；冷积，脐腹疼痛；疟积，发寒发热；酒积，面色痿黄；忧积，翻胃吐食；血积，精脉不调；心积，心狂发热；肝积，令人眼涩；暑积，怕热眼涩；痢积，便脓便血；疳积，头发如柳；脾积，吃泥吃土。

【宜忌】有孕妇人勿服。

经验神芎丸

【来源】《医方类聚》卷一一二引《经验秘方》。

【组成】大黄二两　附子（炮）　青皮　陈皮各五钱　牵牛头末四两

【用法】上为细末，消糊丸，如梧桐子大。每服四五十丸，食后温水送下。服二十日，目明为度。

【功用】消酒食，明目，暖水脏。

【主治】积聚。

五积丸

【来源】《医方类聚》卷一一三引《经验秘方》。

【组成】硇砂　干漆（炒）　大戟（面煮）　甘遂　五灵脂各三钱　广术（炮）　玄胡　丁香　大椒　枳壳（麸炒）　沉香　白术　青皮（去白）　陈皮（去白）　槟榔　木香　干姜（炮）　鳖甲（炙）　当归　芍药　木通　泽泻　茴香（盐炒）　半夏（汤浸七次）　官桂　厚朴（姜制）　茯苓　白豆蔻　藿香　肉豆蔻（煨）　缩砂仁　巴豆（去油）各五钱　没药　乳香　血竭　麝香各二钱　大黄　牵牛各二两　麦蘖（炒）　神曲（烧）各三两　京三棱（炮）五两　青礞石（坩锅中烧）　牛膝（酒浸）　商陆（泔浸）　芫花（醋浸，炒）各半两

【用法】上为细末，醋糊为丸，如梧桐子大。每服七丸至十丸，食后、临卧温水送下。

【主治】积聚块硬，脐腹疼痛，两胁胀满，不思饮食；及寒气、怒恚气、忧喜气，内结如杯，呕吐痰水，四肢羸弱，三焦不和，中脘痞闷。

内消化积丸

【来源】《经验秘方》引杨子构方，见《医方类聚》卷一一三。

【组成】陈皮（去白）　神曲　麦蘖　广术　京三棱　枳实各一两　雷丸五钱　萝卜子一两　沉香　木香　益智仁　黑牵牛（头末）各五钱

【用法】上为细末，面糊为丸，如梧桐子大。每服四十、五十丸，食后温水送下。

【主治】积聚。

沉香消痞丸

【来源】《医方类聚》卷一一三引《经验秘方》。

【组成】沉香　芦荟　枳壳（麸炒，去瓤）　硇砂　广术（火煨黄色）各三钱　广木香二钱　胡黄连五钱　麝香一钱（另研）　黑牵牛（微炒，取头末）一两

【用法】上为极细末，好醋熬肥皂角子膏和药为丸，如梧桐子大。每服四五十丸，加至八九十丸，临卧时嚼胡桃仁一个极烂，噙温水与药一处送下。丸虽多，止微利而已。

【主治】积聚。

【宜忌】忌肉、湿面、冷硬物。

【验案】积聚　余昔岁宦游江南，因晨起空腹常啜精姜煮酒，及四时绝不饮冷，虽盛暑烦渴，亦温煮酒解之。久而胃肺积热在中，更或心有郁结，乘怒强食，以致气不升降，胸腹胀满，噫气不绝，或三五日一遍；于饮食后气闭不通，必须吐去所啖之物，候腹胀空虚，气方稍通。病势将深，连日呕吐诸物不停，至胸满气塞之际，欲以喷嚏为解，用药搐之不嚏，物刺鼻亦不嚏。百般较量，终不胜其苦。命医治疗，或云寒，或云热，竟不能断果为何证。老医又云：醉饱莫侵房事。凡温中快气，养胃健脾，清肺和膈，化痰去滞，补虚进食等药，或散或丸，俱无效验。虽不甚卧床，拟待死而已。忽遇旧识汴梁张君宝，惠余此方，依法修制，服之十日，病减其半；未及二日，十分去九。即瘥之后，或时气不顺，一服即愈。经今十有余年，再不复发。是方诸书不载。盖处此方者，真良医也。余但遇斯患，即传授之，已效十余人矣。

沉香通气丸

【来源】《医方类聚》卷一一三引《经验秘方》。

【组成】京三棱（慢火炮） 丁香 陈皮（去白）各一两半 玄胡索 木香 木通（去皮） 沉香 白术各一两 槟榔半两 广术（慢火炮） 枳壳（麸炒，去瓤）各二两 青皮（去瓤） 茴香（盐炒） 新罗参 白茯苓（新者）各一两半 白豆蔻仁三两

【用法】上为细末，姜汁打面糊为丸，如梧桐子大。每服三十丸或五十丸，以温水米饮汤送下，不拘时候。

【功用】顺气和血，消进饮食。

【主治】积聚寒热，心腹闭满，胁肋刺痛，呕逆寒痰，气满不散，遍身骨节疼痛，寒热有时，荣卫不通。

消痞丸

【来源】《医方类聚》卷一一三引《经验秘方》。

【组成】南星 紫芫花 霍山自然铜各等分

【用法】上为细末，醋煮荞麦面糊为丸，如梧桐子大。每服四五丸，食后生姜、橘皮汤送下；温水亦得。

【主治】一切积聚，冷物酒伤，心腹闭闷。

【宜忌】大忌猪、羊血。

松烟饼子

【来源】《瑞竹堂经验方》卷一。

【组成】细墨五分（烧，研） 陈皮五钱（去白） 牵牛（别研，取头末）五钱 神曲（炒） 三棱（火煨） 密陀僧（研） 五灵脂（研） 硇砂（研） 牡蛎（火煨，煅） 麦蘖（炒）各五钱 大黄一两 北枣十四个（烧存性） 斑蝥一两（去翅足，糯米同炒） 芫花（醋浸一宿，炒） 干漆（炒去烟） 白丁香（研） 大戟（去芦） 青礞石（研） 蓬莪术（煨）各一钱 巴豆一两（去皮，湿纸裹烧，黄色为度）

【用法】上为细末，水打面糊为丸，如皂角子大，捻为饼子。临用为粗末，记以所伤，煎汤送下，或面汤亦可，小儿三饼，大人看虚实禀气加四五饼。其积块渐渐近下，再进一服，又觉近下。

【功用】消食快气。

【主治】积气瘀血痞塞，大人、小儿久痢或休息痢，并男子、妇人年深不伏水土，及暑月变成恶痢，米汤不消，五痞块逆，隔胃吐食，心胸闷闭，酒疸食黄，劳嗽上喘，呕逆涎沫，心闭惊恐，口苦恶心，小便淋涩，大便不通，伤寒余毒，妇人胎前产后，败血结成积块，饮食平常，遍身疼痛，腰强腿硬，手足眩厥，九种心疼，十般积热，九般水气，霍乱吐泻，久病瘦弱。

涤痰丸

【来源】《瑞竹堂经验方》卷二。

【组成】好皂角（不要虫蛀损者）十两（水浸一宿，去皮弦，火炙黄色，取净末二两五钱） 猪牙皂角一两（依皂角制法） 枳壳二两五钱（一两半火炙，一两生用） 黑牵牛二两（末）

【用法】上用朴消五钱，井花水泡开，不用滓末，澄清消水为丸，如梧桐子大。每服五十丸，临卧用井花水送下。如一月服三五服，至老无风瘫、麻木之疾。

【主治】男子、妇人远年日久积聚痰涎，或饮酒食后，吐唾日久，面黄肌瘦，皮肉枯涩，眼无神光；又治偏正头风。

大黄膏

【来源】《瑞竹堂经验方》卷四。

【组成】大黄 朴消各等分

【用法】上为细末。同蒜泥和成膏，用绢帛摊成膏药。贴于病处，其痞气自软消。

【主治】痞癖。

白丁香散

【来源】方出《瑞竹堂经验方》卷四，名见《普济方》卷三九一。

【组成】白丁香（雀儿粪也） 黑丁香二钱 木香二钱 密陀僧三钱 硫黄三钱 诃子皮 轻粉半钱

方中白丁香、诃子皮，用量原缺。

【用法】上为细末。每服一钱，用乳汁调下。女用男儿乳汁调、男用女儿乳汁调，食前半饥半饱服，一日三次，用枣压药，大人米饮空心调下。
【主治】小儿、大人痞癖。

黄雌鸡方

【来源】《饮膳正要》卷二。
【组成】黄雌鸡一只（挦净） 草果二钱 赤小豆一升
【用法】上件同煮熟。空心食之。
【主治】腹中水癖，水肿。

长葫芦万安散

【来源】《永类钤方》卷三引玉宵方。
【组成】锦纹大黄四两（微炒） 槟榔半两 地萹蓄半两 小茴香四钱 麦芽一两半 瞿麦半两
【用法】上为细末。每服八钱重，临卧酒调下，仰卧，夜半下恶毒。小儿急惊，灯心、淡竹叶汤调下二钱；妇人血积，酒调下；肾气，川楝子汤调下；淋疾，车前子汤调下；疸疾，茵陈汤调下；心热眼疾，灯心、山栀汤调下；痔疾，枳壳汤调下；渴疾，葛根汤调下。
【主治】酒积。

剪红丸

【来源】《永类钤方》卷三引曾异庵方。
【组成】使君子一两 雷丸一两半 槟榔半两 黑牵牛八钱 木香半两 净青皮一两半 天花粉半两 草乌二两半（炮） 香附子 三棱（炮）各一两
【用法】上为末，皂角熬膏为丸，如绿豆大。每服三十丸，空心用冷茶送下。
【主治】五积六聚。

石胆矾丸

【来源】《普济方》卷三九一引《保婴方》。
【组成】胆矾五钱 绿矾五钱
【用法】上用无油盐蒸饼一个，约重三两，去其顶，挖去心，装二矾在内，用生面糊其顶上，用文武火烧黄色，悬于屋梁上风干，碾为细末；又用肥枣三十个，无灰酒一大碗，慢火熬成膏，生绢滤，并去滓再熬成膏子；为丸如黄米大。每服二十丸，加至四五十丸，空心、临卧温米饮汤送下。如男子妇人服之，为丸如梧桐子大。每服三四十丸，生姜汤送下。
【主治】小儿面黄肌瘦，肚大腹胀，癖积块硬，及大人癖积聚。
【宜忌】忌一切生冷、硬物。

磨积丸

【来源】《普济方》卷三九一引《保婴方》。
【组成】京三棱（煨，锉） 广茂（煨，锉） 石菖蒲 神曲（炒） 麦芽（炒） 杏仁（汤浸，去皮，麸炒）各一两 石绿矾二两（另研） 黑牵牛四两（炒热，取头末二两）
【用法】上为细末，酸醋打面糊为丸，如黄米大。每服三四十丸，加至五六十丸，食后临卧温米饮汤送下，一日二次。
【功用】消磨癖积，美进乳食。
【主治】小儿癥癖块硬，腹胁刺痛，不思乳食。
【宜忌】忌生硬冷物。

破块丸

【来源】《世医得效方》卷三。
【别名】阴阳丸（《普济方》卷一六八）。
【组成】荜茇一两 大黄一两（各生用）
【用法】上为末，入生麝香少许，炼蜜为丸，如梧桐子大。每服三十丸，空心冷酒送下，或温冷汤送下，一日三次。
【主治】受瘴结成气块，留于腹中，不能消散者。

附术汤

【来源】《世医得效方》卷四。
【组成】香附子五两（炒去毛，赤色止） 莪术（醋煮） 甘草各二两
【用法】上为末。每服二钱，入盐少许，百沸汤空心点服。

【主治】脾积气，妇人诸般气痛。

炒粉丸

【来源】《世医得效方》卷四。

【组成】蚌粉一两　巴豆七粒（去壳及膜）

【用法】上同炒令赤，去巴豆不用，只以醋丸其粉，如梧桐子大。每服二十丸，丈夫脐腹痛，炒茴香酒吞下；妇人血气，炒姜酒送下；败血冲心，童子小便和当归酒服；常服，姜酒送下。

【主治】积聚涎块，结于心腹之间，致令心腹刺痛，日久不愈，或干呕减食。

木鳖膏

【来源】《世医得效方》卷十一。

【组成】木鳖多用（去壳）　独蒜半钱　雄黄半钱

【用法】上杵为膏。入醋少许，蜡纸贴患处。

【主治】小儿痞癖。

三棱丸

【来源】《世医得效方》卷十五。

【组成】当归（去尾）　川芎　牛膝（去苗）　芫花　三棱　莪术（煨）　蒲黄　玄胡索　牡丹皮　干姜　奄闾　白芷　地龙（去泥土，酒浸，炒）各一两　大黄二两（为末，米醋一升，文武火熬成膏）

【用法】上为末，入大黄膏和研，杵烂为丸。每服二十丸，气痛，淡醋汤送下，炒姜酒亦可；未通，红花酒送下。

【主治】经脉不通，气痛滞下；兼治血瘕，形如镰铁样。

加味龙虎散

【来源】《东医宝鉴·外形篇》卷三引《世医得效方》。

【组成】苍术一两　全蝎五钱　草乌　附子（并炮制）各二钱　天麻三钱

【用法】上为末。每服一钱，空心豆淋酒调下。

【功用】《医学入门》：养肾气。

【主治】

1.《东医宝鉴·外形篇》引《世医得效方》：风寒腰痛，筋骨拳挛。

2.《医学入门》积聚瘕癥，内伤生冷，外中风寒，腰脚膝胫曲折挛拳，筋骨疼痛，经年不能常履者。

小阿魏丸

【来源】《医学纲目》卷二十五引《世医得效方》。

【组成】三棱（醋炙）一两　蓬术（醋制）一两　青皮（醋制）二两　胡椒三钱　木香一两　麝香二分　阿魏二钱半

【用法】上为末，醋煮陈苍米粉为丸，如梧桐子大。

【主治】胁下积块。

疟母丸

【来源】方出《丹溪心法》卷二，名见《医学纲目》卷六。

【组成】青皮　桃仁　红花　神曲　麦芽　鳖甲（醋煮）　三棱　蓬术　海粉　香附（并用醋煮）

【用法】上为末，为丸如梧桐子大。每服五七十丸，白汤送下。

《医略六书》：人参汤送下三钱。

【主治】疟母。

【方论】《医略六书》：疟因痰食，久则气衰，不能统运营气，故癖结胁下为疟母焉。鳖甲滋阴散结，海粉泻热软坚，桃仁、红花破血活血，三棱、蓬术削癖消坚，青皮、香附理气破结，神曲、麦芽消积化滞；不用痰药者，食化气行，则津液流通，而痰无不化矣。丸以曲糊，下以参汤，总是鼓运诸药之力以奏绩也，此化积消坚之剂，为疟久癖结之专方。

三圣膏

【来源】《丹溪心法》卷三。

【组成】未化石灰半斤（为末）　大黄（为末）一两　桂心（为末）半两

【用法】先将石灰于瓦器中炒令淡红色，提出火，候热稍减，次下大黄末，就炉外炒，候热减，下桂心末略炒，入米醋熬搅成黑膏。厚纸摊贴患处。

【主治】积聚痞块。

小温中丸

【来源】《丹溪心法》卷三。

【组成】青皮一两　香附四两（便浸）　苍术二两　半夏二两　白术半两　陈皮一两　苦参半两　黄连一两（姜汁炒）　针砂二两（醋炒）

【用法】上为末，曲糊为丸服。

【主治】积聚痞块。

化积丸

【来源】方出《丹溪心法》卷三，名见《济阴纲目》卷五。

【组成】黄连一两半（一半用吴茱萸炒，去茱萸；一半用益智炒，去益智）　山栀（炒）　川芎　三棱　莪术（醋煮）　神曲　桃仁（去皮尖）各半两　香附（童便浸）一两　萝卜子（炒）一两半　山楂一两

【用法】上为末，蒸饼为丸服。

【主治】食块，死血、痰积成块，在两胁动作，腹鸣嘈杂，眩晕身热，时作时止。

【方论】《济阴纲目》汪淇笺释：此方以茱萸制连而治左，以益智制连而治右，以山栀治块中之火，其余破气消食散血，诚稳当药也。

阿魏丸

【来源】《丹溪心法》卷三。

【别名】大阿魏丸（《明医指掌》卷四）。

【组成】山楂　南星（皂角水浸）　半夏（皂角水浸）　麦芽（炒）　神曲（炒）　黄连各一两　连翘　阿魏（醋浸）　瓜蒌　贝母各半两　风化消　石碱　萝卜子（蒸）　胡黄连各二钱半（如无，以宣连代）

【用法】上为末，姜汁浸，蒸饼为丸服。

【主治】诸积聚。

【加减】治嗽，加香附、蛤粉。

治血块丸

【来源】《丹溪心法》卷三。

【组成】海粉（醋煮）　三棱　莪术（醋煮）　红花　五灵脂　香附　石碱

【用法】上为丸。以白术汤送下。

《冯氏锦囊秘录》本方用海粉（醋煮）、三棱、莪术（醋煮）、红花、五灵脂、香附各等分，石碱减半。共末为丸。每服三十丸，白术汤吞下。

【功用】消血块。

【主治】痰、食积、死血所致之积块。

枳实丸

【来源】《丹溪心法》卷三。

【组成】白术二两　枳实　半夏　神曲　麦芽各一两　姜黄　陈皮各半两　木香一钱半　山楂一两

《景岳全书》有苍术五钱。

【用法】上为末，荷叶蒸饭为丸，如梧桐子大。每服一百丸，食后姜汤送下。

【主治】积聚痞块。

香棱丸

【来源】《丹溪心法》卷三。

【别名】香积丸（《明医指掌》卷四）。

【组成】三棱六两（醋炒）　青皮　陈皮　莪术（炮，或醋炒）　枳壳（炒）　枳实（炒）　萝卜子（炒）　香附子各三两（炒）　黄连　神曲（炒）　麦芽（炒）　鳖甲（醋炙）　干漆（炒烟尽）　桃仁（炒）　硇砂　砂仁　归梢　木香　甘草（炙）各一两　槟榔六两　山楂四两

【用法】上为末，醋糊为丸。每服三五十丸，白汤送下。

【主治】五积六聚，气块。

琥珀膏

【来源】《丹溪心法》卷三。

【别名】贴痞琥珀膏（《景岳全书》卷六十四）。

【组成】大黄　朴消各一两

【用法】上为末，大蒜同捣为膏。贴之。

【主治】

1.《丹溪心法》：积聚痞块。

2.《杂病源流犀烛》：肢胁肋痛。

大玄胡汤

【来源】《丹溪心法》卷四。

【组成】莪术　三棱　当归　芍药　官桂　槟榔　厚朴　木香　玄胡　大黄　桔梗　川楝子　川芎　甘草（炙）　黄芩

【用法】水煎服。

【功用】破滞气。

疟母丸

【来源】《脉因证治》卷上。

【组成】鳖甲（醋炙）　三棱　莪术（醋炙）　香附子　阿魏（食积加醋化）

【主治】疟母，食疟。

五积丸

【来源】《脉因证治》卷下。

【别名】增损五积丸（《医学入门》卷八）。

【组成】黄连（肝肾积五钱，心肺积一两半，脾积七钱　厚朴肝心脾积五钱，肺胃积八钱）　巴豆霜五分　川乌（肝肺积一钱，心肾脾积五钱）　干姜（心肝积五分，肾积一钱五分）　茯苓一钱五分　人参（肝肺肾积二钱，心积五钱）

【用法】另研巴豆，旋入和匀，炼蜜为丸，如梧桐子大。微溏为度。

【主治】积块。

【加减】肝积，加柴胡二两，皂角二钱五分，川椒四钱，昆布二钱，莪术三钱五分；心积，加茯苓三钱，桂一钱，茯神一钱，丹参一钱，菖蒲五钱；肺积，加桔梗一钱，紫菀一钱五分，天门冬一钱，三棱一钱，青皮一钱，陈皮一钱，川椒一钱五分，白豆蔻一钱；肾积，加玄胡、苦楝肉各三钱，蝎一钱，附子一钱，泽泻二钱，独活、桂各三钱，菖蒲二钱，丁香五钱；脾积，加吴茱萸二钱，泽泻一钱，茵陈一钱，缩砂二钱，椒五钱；秋冬，加制朴一倍，减芩、连。服人觉热，加连；觉闷乱，加桂；气短，减朴。又有虚人不可直攻，以蜡匮其药，又且久留磨积。肉积，加硇砂、水银、阿魏；酒积，加神曲、麦芽；血积，加虻虫、水蛭、桃仁、大黄；气积，加槟榔、木香；水积，加甘遂、牵牛、芫花；涎积，加雄黄、腻粉；食积，加礞石、巴豆；癖积，加三棱、莪术；鱼鲜积，加陈皮、紫苏、草果、丁香、桂心；寒积，加附、朴、硫黄。

破块验丸

【来源】《脉因证治》卷下。

【组成】吴茱萸　黄连　木香　槟榔　桃仁　郁李仁

【主治】积聚。

消块丸

【来源】《脉因证治》卷下。

【组成】三棱　莪术　青皮　陈皮　香附　桃仁　红花　灵脂　甘草　牛膝　石碱　黄连　吴茱萸（炒）　益智（炒）　葵根　白术各一钱五分

【用法】碱石汤送下。

【主治】积聚

【加减】皮里膜外多痰，加二陈汤；食块，加山楂。

千金丸

【来源】《永乐大典》卷一四九四八引《经验普济加减方》。

【组成】川大黄（去粗皮，虫黑）二两（为末）

【用法】上用末三钱，醋一小盏，熬膏和干末为丸，如梧桐子大。每服十丸，酒送下，宣取验。又加当归一两，酒调三五钱，蜜丸亦妙。

【主治】妇人一切积聚，血块，血刺，腰腿疼，绕脐痛。

金不换内消丸

【来源】《古今医统大全》卷三十三引《医林方》。

【组成】苍术半斤（制，去皮） 枳壳一两半（麸炒） 青皮（去白） 陈皮（去白） 三棱（醋煮） 蓬术（醋煮） 香附子（制） 大茴香（炒） 干漆（炒） 藿香（洗）各一两 厚朴 杏仁（去皮尖） 砂仁各一两三钱 猪牙皂角二两（去皮弦） 黑牵牛二两 草果 百草霜各一两（用乡村烧百草柴者佳）

【用法】上为细末，面糊为丸，如梧桐子大。每服五十丸，临卧或日中，不拘时候，好酒、茶清、盐汤任下一二服，便觉腹中宽快，并无泄泻之患。

【主治】一切积聚，气蛊，胸膈膨胀，肚腹满闷，心紧束。

【宜忌】妊娠禁服。

万应丸

【来源】《医方类聚》卷一一三引《医林方》。

【组成】荆三棱 干葛根 大戟 芫花各等分 巴豆少许

【用法】上为细末，水煮面糊为丸，如梧桐子大。每服三十丸，煎生姜汤送下。取下水为效。

【主治】酒积通身黄肿。

酒癥丸

【来源】《医方类聚》卷一一三引《医林方》。

【组成】甘草 半夏（生姜制） 白茯苓 神曲 麦蘖 大戟 葛根 雄黄各半两 巴豆二钱（去油）

【用法】上为细末，水浸蒸饼为丸，如梧桐子大。每服七丸，生姜汤送下。以利为效。

【功用】消酒积。

【主治】积聚。

通经丸

【来源】《医方类聚》卷二一〇引《医林方》。

【组成】木香半两 当归半两 芍药一两 干漆半两（炒令烟尽为度） 五灵脂半两 桂半两 广茂一两 水蛭二钱半（微炒） 大黄半两 蠓虫三十个（去头足翅，微炒） 桃仁二十七枚（汤浸，去皮尖）

【用法】上为细末，醋面糊为丸，如梧桐子大。每服二十丸，食前温醋汤或温酒送下，日进一服。

【主治】妇人经血凝滞不行，脐腹腰背疼痛，渐成血瘕。

紫金丹

【来源】《医方类聚》卷二一七引《医林方》。

【组成】禹余粮石（不以多少，火烧醋蘸七遍）三两 茴香二两

【用法】上为末，面糊为丸，如梧桐子大。每服三十丸，食后白汤送下。

【主治】妇人积聚。

磨积三棱丸

【来源】《医方类聚》卷一一一引《修月鲁般经》。

【组成】槟榔五钱 砂仁半两 阿魏（姜治）五钱 干漆（泥固，煅去烟）五钱 使君子一钱 芦荟 神曲（炒） 青皮（去白）各二钱 木香一钱 陈皮（去白） 广术（炮） 大黄（酒浸二次）各二两 麦芽（炒）二两 皂角（炙，去皮）三钱 官桂 硇砂各三钱 白黑牵牛（头末）各四钱 京三棱（炮） 石三棱（炒，去脐） 鸡爪三棱（炒） 陈仓米半升（炒）

方中京三棱、石三棱、鸡爪三棱用量原缺。

【用法】上为细末，糊为丸，如梧桐子大。每服大人四五十丸，小儿减丸数，食前淡姜汤送下。

【功用】顺气磨积，宽中消滞。

【主治】一切沉积，酒食过伤，好食生破冷物停滞，胸膈痞满，积聚不散，远年近日，遂成酒积、食积、气积、血积，渐成结块，心腹胁肋膨胀刺痛，呕吐酸水，饮食无味减少，面黄肌瘦。又治小儿疳积腹痛，形体枯瘦。

满店香

【来源】《医方类聚》卷一九五引《修月鲁般经》。

【组成】丁香七钱半 藿叶 零零 甘松各一两半 白芷梢 香附 当归 桂 益智 槟榔 白蔻各一两 麝一钱半

【用法】上为末，炼蜜为丸，如梧桐子大。噙化

三五丸。身口香。遇酒，用此香亦香。

【功用】除积取虫，消气消块。

【主治】五劳七伤，山岚瘴气，心腹疼痛，传尸劳瘵，风壅积热，冷热咳嗽，风痰气盛，齁船，翻胃吐食，十膈五噎，脏痞积，诸虫诸疸，诸风诸气，食积、酒积、茶积，肠风痔漏，大风疥癞，小肠五疝，气块痃癖瘕聚，十种水气，宿食不消，泻利，疟疾，久年伤损，腹胁瘀血刺痛，女经不调，赤白带下，血气蛊肿，鬼气鬼胎，血崩；小儿癫痫，五疳八痢，误吞铜钱等。

万安丸

【来源】《医方类聚》卷一一三引《烟霞圣效方》。

【组成】黑牵牛二两（取一两二钱头末）

【用法】上为细末，醋浸一宿，蒸饼如糊相似，就药末为丸，如绿豆大。每服七八丸，水送下。加减服之。

【主治】癥癖积聚。

酒癥丸

【来源】《医方类聚》卷一一三引《烟霞圣效》。

【组成】川黄连一两　巴豆半两（和皮用）

【用法】上为细末。雄黄一分别研极细，与前二味同研匀，用寒食曲十两，如无，以白面代之，与前三味同研极匀，滴水为丸，如梧桐子大，用平底儿铛，于木炭火上，不住手搅之，直候水内浮为度。每服一丸。如是伤酒，每服二丸，烧生姜一块，细嚼，酒送下。

【主治】酒癥。

酒癥丸

【来源】《医方类聚》卷一一三引《烟霞圣效》。

【组成】大麦蘖不拘多少（醋浸半日取出，炒，如芽子熟取出，掾子芽子在，炒干）

【用法】上为细末，醋面糊为丸，如梧桐子大。每服二十丸至三十丸，热酒送下，不拘时候。

【主治】积聚。

理气丸

【来源】《普济方》卷一七一引《仁存方》。

【组成】橘红一两　桔梗　桂心　槟榔各半两　木香　杏仁（去皮尖）各一分

【用法】上为末，炼蜜为丸，如梧桐子大。每服二十丸，未知，加至三十丸，姜汤送下。

【主治】息积。胁下满，气逆，不妨于食，连年不已。

生儿丹

【来源】《普济方》卷三二四引《仁存方》。

【组成】牡丹皮　头红花　肉桂（去皮）　川当归（去苗）各一两　丁香（拣）半两　朱砂半两（为末）　马鸣退灰三钱

【用法】上为细末，炼蜜为丸，如梧桐子大。每服十丸，空心、食前热酒下，一日三次。

【主治】妇人冲任虚损，经脉不调，积滞留住，血闭、血块、血癥、血瘕、血癖停阻，腰脚脐腹久痛，寒热有时，面赤口干，黄瘦困倦，四肢颤掉，起坐艰，迤逦劳疾，喘嗽盗汗，便溺频多，鬓发脱落，或室女经脉滞结。

【加减】睡卧不宁，加人参。

酌圣丹

【来源】《普济方》卷三二四引《仁存方》。

【组成】巴豆三十个（去皮心，细研，盐醋一盏，熬膏半盏）　没药半两（末）　蓬莪术四钱

【用法】上为丸，如梧桐子大。每服三五丸，空心、食前用红花酒送下，一日二三次。积滞恶血自去。

【主治】妇人血积、血块、血气，产后诸血滞痛，寒热，四肢困倦，脚顽麻沉重，黄瘦，脐腹久冷。

【加减】虚衰妇人，加干姜一两。

破经丸

【来源】《普济方》卷三一九引《仁存方》。

【组成】川大黄一两　硇砂（研）　川芎各半两　红娘子四十九个　马鸣退灰三钱　当归六钱

（切，焙）

【用法】上煎醋一小盏，入大黄末作膏，和后五味，如小豆大。每服十丸至十五丸，食前煎红黄酒送下。三两时间觉脐腹下微痛，药行大小便取恶血浓枯为效；如未觉，加至二十丸，三五服效；要内消，只服三五丸，每日常服，视患老少轻重，以意加减。

【主治】妇人干血，气久滞，腿脐腹冷痛，寒热往来，血块，血刺，痃癖，癥瘕，四肢无力，饮食渐减，久变成虚劳痰嗽。

八仙丹

【来源】《普济方》卷一六九引《医学切问》。

【组成】荆三棱（煨） 五灵脂（酒浸，淘去土） 杏仁（去皮尖，另研） 巴豆（去油膜）各等分

【用法】上为末，用豆淋为丸，如梧桐子大。每服七丸，空心温水送下。

【主治】一切积气。

三倍丸

【来源】《普济方》卷一六九引《医学切问》。

【组成】巴豆一两 蛤粉二两 黄柏三两

【用法】上为细末，滴水为丸。每服五丸，如梧桐子大，井水送下。

【主治】积聚。

万病丸

【来源】《普济方》卷一六九引《医学切问》。

【组成】硼砂 阿魏（醋研，去土） 大黄 吴茱萸（去皮） 青礞石（研细末，用缩砂拌和，锅内炒，取净） 肉桂 木香 玄胡索 五灵脂（酒淘净） 小茴香（炒） 穿山甲（蛤粉炒） 乳香 没药 当归 石菖蒲 皂角（去皮弦） 干漆（炒烟尽） 槟榔 陈皮（去白） 枳壳 荆三棱（煨） 丁香 莪术（偎） 良姜（炒） 甘遂 芫花（醋炒） 大戟 雄黄各半两 巴豆（去皮油膜）二钱半

【用法】上为细末，醋煮面糊为丸。每服三十丸，空心生姜汤送下，利行，白粥补之。

【功用】破积散气。

【主治】气蛊、血气、结块、冷痛，癥瘕积聚，心气脾疼，食积、酒积。肉积，胃冷吐食，气隔噎塞不通，遍身浮肿，气急痰壅；妇人血气不行，肚腹疼痛，年深日久者。

如圣丸

【来源】《普济方》卷一六九引《医学切问》。

【组成】陈皮 干姜各三钱 巴豆一钱 甘草一钱 三棱 莪术 芫花各半两（加醋一升煮，耗大半，取焙干）

【用法】上为末，和匀，余醋煮糊为丸，如绿豆大。每服五七丸，淡姜汤送下。

【主治】男子妇人，饮食所伤，结成积块痞痛。

木香顺气枳壳丸

【来源】《普济方》卷一六九引《海岱居士方》。

【组成】枳壳三两（去瓤，麸炒） 当归一两 半夏四两 广茂 荆三棱各二两（炮） 益智仁二两 玄胡二两 缩砂仁四两 青皮二两 黑牵牛（头末）十两 木香一两 雷丸二两

【用法】上为细末，生姜汁打糊为丸，如梧桐子大。每服四五十丸，食后生姜汤送下。

【功用】磨积散聚。

【主治】积聚，身黄无力，神晕困倦，则发潮热嗜卧。

牛黄利膈丸

【来源】《普济方》卷一六九引《海岱居士方》。

【组成】大黄 黑牵牛（头末）各四两 甘遂半两 芒消三两

【用法】上为细末，滴水为丸，如梧桐子大。每服八十丸，温水食前送下。量虚实加减，或五六十丸亦可。

【主治】新久积聚，胸胁胀满。

活血调经汤

【来源】《普济方》卷三三三引《德生堂方》。
【组成】当归　赤芍药　生地黄　川芎　生牛膝　广术（炒）　三棱　官桂　干漆（锉研，酒炒）　桃仁（去皮尖）　红花各一两
【用法】上锉。每服四钱，水一盏半，酒一小匙，同煎至八分，去滓，空心温服。
【主治】妇人经候闭塞不通，渐成癥瘕血块者。

神功助化散

【来源】《医学纲目》卷二十五引罗知悌方。
【别名】太无神功散（《医医偶录》卷二）、太无神功助化散（《医灯续焰》卷十二）。
【组成】地萹蓄五钱　瞿麦穗五分　大麦蘖五钱　神曲二钱半　沉香一钱半　木香一钱半　甘草五分　大黄二两
【用法】上为细末，依分两和匀。男以甘草、淡竹叶二味等分煎汤，妇人用红花、灯心、当归等分煎汤，黄昏时无灰酒同调服，且酒多于汤。大小便见恶物为度。

本方改为丸剂，名“神功助化丸”（《中国医学大辞典》）。
【主治】腹中痞块，不拘气血食积所成。
【宜忌】忌油腻、动气之物，及房事一月。

酒积丸

【来源】方出《医学纲目》卷二十五，名见《东医宝鉴·杂病篇》卷六。
【组成】乌梅肉一两　半夏曲七钱　青木香四钱　枳实半两　砂仁半两　杏仁三钱　巴霜一钱　黄连（酒浸一宿）一两
【用法】上为末，蒸饼为丸，如绿豆大。每服八丸，白汤送下。
【主治】

1.《医学纲目》：酒积。

2.《杂病源流犀烛》：饮酒受伤成积，面黄黑，腹膜胀，时呕痰水。

消块和胃汤

【来源】《医学纲目》卷二十五。
【组成】人参三钱　白术一钱半　陈皮一钱　芍药　归身各五分　干葛三分　红花豆大　甘草二钱（炙）
【用法】水煎服，作一帖，下保和丸二十五丸，龙荟丸十五丸。
【主治】饮酒后受怒气，于左胁下与脐平作痛。自此以后，渐渐成小块，或起或不起，起则痛，痛止则伏，面黄口干，无力食少，吃此物便嗳此味，转恶风寒，脉之左大于右，弦涩而长，大率左甚，重取则全弦。

白龙丸

【来源】《医学纲目》卷二十六引丹溪方。
【组成】半夏　滑石　茯苓　白矾（枯）各等分
【用法】上为末，神曲糊为丸服。
【主治】酒积有痰。

经效截疟丹

【来源】《医学纲目》卷三十九。
【组成】阿胶（汤泡，研）　雄黄各二钱半　朱砂一钱半
【用法】上为细末，稀糊为丸，如梧桐子大。每服一丸，空心人参汤候冷送下。瘴疟，桃枝汤冷服。临发时，磨一丸涂鼻口畔。
【主治】疟母结癖，寒热无已。

三棱煎丸

【来源】《普济方》卷一六八。
【组成】三棱八两　杏仁　萝卜子　大硼砂各一两五钱　神曲　麦芽　青皮　干漆各二两　缩砂　丁香　蓬术各一两五钱
【用法】上为细末，薄糊为丸，如梧桐子大。每服二三十丸，饮汤送下。
【主治】积聚。

五积丸

【来源】《普济方》卷一六八。
【组成】巴豆（面裹烧，去壳取肉）一两　黄柏末五钱　使君子肉五钱　蛤粉五钱　苦楝根末五钱　雷丸五钱
【用法】上为末，和匀，滴水为丸，如梧桐子大。每服十五丸，煎使君子肉汤送下。
【主治】积聚。

五积散

【来源】《普济方》卷一六八。
【组成】石榴皮　荆三棱　巴豆　五灵脂　甜葶苈　大戟　芫花　甘遂　杏仁　大黄　乌梅　盐豉各二分
【用法】上药以头醋三碗，煮尽干，于砂锅内炒黄色，加陈皮、青皮、木香、瞿麦、豆蔻、砂仁六味在内，一处相和，研为细末。每服一钱，空心温酒调下，病重二钱。如为丸，以醋打糊为丸，如绿豆大。每服十五丸至三十丸。伤酒，葛根汤送下；伤食，盐汤送下；气蛊，木香汤送下；水蛊，樟柳根汤送下。
【主治】五积六聚，并酒积蛊气所伤。

朱砂守病丸

【来源】《普济方》卷一六八。
【别名】太上老君守病丸。
【组成】朱砂三钱　硼砂一钱　橘红三钱　粉霜一钱　轻粉一钱　龙骨一钱　白胶香一两半　琥珀一钱　硇砂一钱　雄黄一钱　石脑油二钱　千口土（不入药，水中浸用。一方无龙骨、白胶香、粉霜，用赤石脂）
【用法】上将硼砂、硇砂、雄黄各乳研，却用石脑油消银大砂锅内，将上三味乳细末和匀，用铜匙子不住手搅，砂锅外用一大锅滚汤，将砂锅顿放汤锅中煮，仍不住手搅，直至油炒雄黄干黑色成膏为度；却取出砂锅，候冷定干硬，再入乳钵细研，却入余药末，同研匀，用大铜匙将药末入热汤内荡，自然成剂，用手捏成块，就于汤火边旋捏下为丸，如樱桃大，随丸即放入千口土水碗内浸之，候冷定硬，出底干，收贮。服时用新水送下，未时前后服。次日服五积丸。
【主治】积聚。

快活丸

【来源】《普济方》卷一六八。
【组成】枳壳　青皮　陈皮　丁香　砂仁　乌药各一两　三棱　蓬术　香附　萝卜子　栗楔　麦芽各三两
【用法】糊为丸，如梧桐子大。每服三五十丸，茶、酒任下。
【功用】消酒食，去积滞，散冷气。
【主治】积聚。

取积妙应丸

【来源】《普济方》卷一六八。
【组成】槟榔一斤　大黄一斤　牵牛末半斤　杜仲半斤　芜荑仁半斤（另研）　雷丸半斤　鹤虱四两　锡灰四两　阿魏二两（另酒化开揉）

方中杜仲，《奇效良方》作“贯众”。

【用法】上为细末，用皂角（去皮弦子，净）一斤半，热水泡浸搓，橘水汁滤去滓，与药末、皂角水再入糊为丸，如梧桐子大。每服四钱，五更用葱白七根，熬汤送下，仍以枣儿三个，食之压药。次早天明，脏腑一行后，取下恶积之物。如有积者，尽去数行。如只见稀水无积物，即用温薄米粥补住。
【主治】男子、女人、小儿诸般积滞气多，因茶、酒、生果、肉、面所伤，又为悲忧喜怒之气，郁结心怀，积成癖脾癥瘕，大如杯碗不消；诸种虫积；及治黄疸水蛊，遍身浮肿，翻胃吐食，九种心痛，一切风症；妇人血瘕淋滞，经脉不通，腹内如怀胎孕，及成鬼胎；小儿脾疳积滞。

固肠散

【来源】《普济方》卷一六八。
【组成】白术　滑石　甘草　寒水石（煅）　牡丹皮　人参　白茯苓　绿豆粉各五钱
【用法】上为末。每服二钱，空心米饮调下。病虚

者三服。
【主治】积聚。
【宜忌】忌生冷硬物半月。

挝脾丸

【来源】《普济方》卷一六八。
【组成】南星四两　半夏二两　舶上硫黄二两　轻粉三钱　锡胶三钱　雷丸一两　干胭脂五钱　白牵牛（炒）一两
【用法】上为末，酒糊为丸，如小豆大。每服三十丸，生姜汤送下，一日二次。
【主治】积聚。

积聚汤

【来源】《普济方》卷一六八。
【组成】三棱　莪术　青皮（去白）　陈皮（去白）　桂心（不见火）　藿香叶　桔梗（去芦，锉，炒）　益智仁　香附子各一两半　甘草三钱（炙）
【用法】上锉。每服六七钱，水二盏，煎至一盏，去滓，食前温服。
【主治】惊忧思怒，或冒寒热，留而不去，为伏郁之气；因气流行，随经上下，相搏而致积气，或一边，或左右，或不循行上下，或肌肉之间，如鸡刀所锉，其气不得见，令人腹中满痛；久令人痞闷。胃之聚气，状如癥瘕，攻刺腰胁，上气滞塞，小腹膜胀，大小便不利，或泄泻、淋沥无度。

秘方三棱煎丸

【来源】《普济方》卷一六八。
【组成】三棱　陈皮　五灵脂各三两　萝卜子　白芍药　槟榔　香附子　草豆　黑牵牛各二两　糖球四两　木香　枳壳　枳实　缩砂　干漆　神曲　麦蘖　荜澄茄　白术　片姜　益智　硇砂　草果　延胡索　菖蒲　干姜　乌药　红豆各一两　蓬莪术二两（醋炙）　白豆仁五钱（炒）　官桂一两
【用法】上为细末，粉糊为丸，如梧桐子大。每服五十丸，空心以温姜汤送下。
【主治】积聚。

黄药针砂丸

【来源】《普济方》卷一六八。
【组成】针砂　青皮　陈皮　干漆　黑牵牛　白矾　青矾　绿矾各四两　苍术半斤（米泔浸）
【用法】上除苍术半斤，余四味用米醋两碗，将三矾共针砂煮，令醋干，共为末，醋糊为丸，如梧桐子大。每服三十丸，日一次。
【主治】积聚。

寸金塌气丸

【来源】《普济方》卷一六九引《鲍氏方》。
【组成】陈皮一两　香附子一两　大黄（煨）　木香　青礞石（煅）各半两　斑蝥（用身）三两　白丁香（尾起者）半两　青娘子（用身）一钱　虻虫（用身）二钱　京墨（烧烟尽）三钱　麝香一钱　三棱半两　蓬术半两　巴豆（和壳捶碎，炒）一两　干漆（炒烟尽）半两　干姜一两　槟榔五枚　芫花（醋浸，焙干）三钱　水蛭（炒）

方中水蛭用量原缺。

【用法】上为末，醋糊为丸，如皂角子大。每服一丸，醋汤嚼下。泻三行自止。
【主治】一切积聚，一切气癥，小肠风气，膀胱气，横梁气，走注气，心脾气，血气胁气，气块，癥瘕，蛊毒，宿食、积饮结胸中，伤寒，夹食伤寒，风漏气。
【宜忌】产孕不可服；脏虚人勿服；气虚人减量服。
【加减】气块，减水蛭。

五积丸

【来源】《普济方》卷一六九。
【组成】大黄三钱　黄柏三钱　槟榔七枚　山豆一两半（去皮）　蛤粉三钱　雷丸三钱
【用法】上为细末，醋面糊为丸，如梧桐子大。每服二十丸，温水送下。
【主治】积聚。

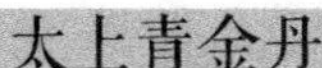

太上青金丹

【来源】《普济方》卷一六九。

【组成】芫花一两（生） 黑豆一两（生） 巴豆一两（和皮用） 五灵脂一两五钱

【用法】上四味，先杵三味为末，入巴豆同研，醋面糊为丸，如黍米大。每服三五丸，食后各随病引子：恶心痛，醋汤送下；妇人脐胁刺痛，热醋送下；酒病，酒送下；饮食随伤物汤送下；消积聚，温汤送下；白痢，生姜汤送下；赤白痢，甘草汤送下。

【主治】积聚。

【宜忌】下后忌热食。

六神丹

【来源】《普济方》卷一六九。

【组成】巴豆（去皮油膜） 蓬术 青皮 陈皮 白姜（炮） 黄连各一两

【用法】上为细末，醋糊为丸，如梧桐子大。每服十丸至十五丸，姜、盐汤送下；或米饮茶汤亦可；面色萎黄，已患伤寒不痊者，用药二钱，茶二钱，生姜三片，葱白一根，水一盏半，煎至一盏，吞下六神丹，用被盖出汗，宣三五行；温粥补脾寒；妇人血气病，两胁痛，每服十丸，用红花酒送下；男子冷气或两肋刺痛，每服十丸，炒茴香酒送下；冷泻，每服十丸，酸醋汤送下；热泻，每服十丸，冷水送下；瘕聚积滞，随意斟酌，加减服之。

【主治】男子妇人，远年近日，饮酒过度，结成痞块，噫醋吞酸，肚腹膨胀疼痛，诸般积病。

回生丹

【来源】《普济方》卷一六九。

【组成】乳香 光明 硼砂 釜煤 没药（与乳香同作细块，火上烧，放于通风处吹） 水银 礞石 轻粉各一钱 巴豆（十四粒，去壳并心膜，出油）五分

【用法】上同研，不见水银，蒸枣肉为丸，如梧桐子大，朱砂为衣，晒干，加干姜末内收。临时用针钻一眼，每服一丸，别用生姜三片，葱白二寸，皂角一寸，不捶破，三味同煎汤放冷，入醋少许送下；五更初不效，以热粥投之。取下恶物为效。别以和气药补之。

【主治】一切积聚。脐腹上下左右，胁下心下，久积三五十年，气块、血块、食块，大如盏碗，或如数个球子。

寻积丸

【来源】《普济方》卷一六九。

【组成】巴豆不拘多少（和壳研细） 黄连 生面各等分

【用法】上药都拌匀，冷水为丸，如梧桐子大，却用面麸、地灰用文武火炒令干，将冷水一碗安于侧，候药丸炒干，可将一丸于冷水内试，以浮在水面为度。每服五七丸至十丸，晚用温热水送下，可服三次。

【主治】诸般积气及痹寒。

串痹药

【来源】《普济方》卷一六九。

【组成】半夏七个 江子七个 白酒药一弹丸 杏仁七个

【用法】上炒黄色为末，用酒蒸化为丸，如绿豆大。每服五七丸。治嗽，卧时白汤送下；治气，食后木香汤送下。

【主治】积聚，嗽，诸气。

金华散

【来源】《普济方》卷一六九。

【组成】大黄三十两 瞿麦（净）十两 荆三棱 槟榔 茴香各五钱 黄芩 木香各四两

【用法】上为细末。用白面一斤，和药匀，水搜作十余饼，微晾干，用猛火焙一夜，极干，又为末，入木香。每服三钱，临卧服，用酒调下，至五更时取恶物，更以温粥补之。

【主治】远年沉积，酒食过多，生冷所伤，惊忧聚结不散，胸膈膨闷，胁肋坚痛，肌瘦减食，时发寒热，夜多盗汗，身体俱黄，四肢浮肿，痰涎壅盛，咳嗽胸满，呕逆恶心，脏腑虚弱，脐腹刺痛，肠滑下利，脓血疮癞，不服水土，及妇人经

候不调。

神效紫金丹

【来源】《普济方》卷一六九。

【组成】硼砂　轻粉　雄黄　干漆　信　豆粉霜

【用法】上药每一钱，用黄蜡三钱，烂研为丸，朱砂为衣。每日早晨先服香油四两，带须葱白三茎，再服药一丸，米饮汤送下。

【主治】积聚疼痛。

礞石散

【来源】《普济方》卷一六九。

【组成】青礞石二两（研）　滑石一两（研）　青黛半两　轻粉二钱

【用法】上为末。每服一钱，面汤调下，急以水漱口。未服药前一日，先吃淡粥，至晚服药，候次日晚未动，再服半钱，取下恶物，更以汤粥将息三两日。如是无积，药随大便下，并无所损忌，次日将息。

【主治】一切积，不问虚实，冷热酒食，远年日久。

化铁散

【来源】《普济方》卷一七〇。

【组成】威灵仙　楮桃儿各一两

【用法】上为细末。每服三钱重，用温酒调下。

【主治】痞积。

取积丸

【来源】《普济方》卷一七〇。

【组成】朱砂　雄黄　轻粉各三钱　硼砂　川乌九钱　巴豆一两五钱（去油）　白面一两五钱

方中硼砂用量原缺。

【用法】上为末，醋糊为丸，如梧桐子大。姜汤送下。

【主治】积聚。

透脾膏

【来源】《普济方》卷一七〇。

【组成】甘遂　红花　硼砂　木鳖　皂荚（火炮）　穿山甲（火炮）　杏仁　商陆各等分　葱白七根

【用法】上药不用炉火，不煎熬，并沙蜜一处捣成膏。贴在脾上连磨转。

【主治】脾痞块积。

木香三棱丸

【来源】《普济方》卷一七一。

【组成】木香　丁香　砂仁　红豆　姜屑（炒）　甘松（水洗）　良姜　厚朴（姜制）　香附子（炒）　枳实（炒）　枳壳　萝卜子各一两　荆三棱　石三棱　鸡爪三棱　槟榔　青皮（去瓤）　陈皮（去白）各一两半　莪术（醋炙）　神曲（炒）　麦芽（炒）　甘草（炒）各二两　牵牛（炒）　苍术（泔浸一半，醋浸一半）各八两　荜澄茄　白豆蔻　雷丸　青木香　藕节各半两

【用法】上为细末，滴水为丸，如梧桐子大。每服四五十丸，食后温生姜汤送下。

【主治】胸膈痞闷，心腹胀满，胁肋疼痛，饮食迟化，四肢困倦，呕逆恶心，口苦无味，积滞冷物，不思饮食；癥瘕痃癖，坚硬气块；小儿伤食。

荆三棱散

【来源】《普济方》卷一七一。

【组成】荆三棱（煨，锉）　蓬莪术（煨，锉）各二两　益智（去皮，炒）　缩砂仁　槟榔（锉）　青橘皮（汤浸，去白，焙）　丁香　姜黄各半两

【用法】上为散。每服二钱，沸汤点服，不拘时候。

【主治】积聚，心腹胀满，醋心，呕吐冷痰，不思饮食。

荆三棱散

【来源】《普济方》卷一七二。

【组成】荆三棱一两（煨，锉） 桂心三分 丁香半分 益智三分（去皮） 木香五钱 大腹皮一两（锉） 前胡一两（去芦） 白术二分 厚朴一两（去粗皮，涂生姜汁炙令香熟） 干姜半两（炮裂，锉） 蓬莪术二分 郁李仁一两（汤浸，去皮，微炒） 青橘皮一两（汤浸，去白瓤，焙） 赤茯苓一两 川大黄一两（锉碎，微炒）
【用法】上为粗散。每服三钱，水一中盏，加生姜半分，大枣三个，煎至六分，去滓，食前稍热服。
【主治】积聚气，脾胃虚弱，不能化谷，及宿食不消，腹胁痛。

取积一块气丸

【来源】《普济方》卷一七三。
【组成】牵牛末二两 槟榔末一两 杏仁末一两 羌活末一两 神曲半两 麦蘖半两 雷丸肉半两 江子（一两，去油皮，净）四钱 黄芩一两
【用法】上为细末，汤浸蒸饼为丸，如梧桐子大，朱砂为衣。三岁服三丸，五岁服五丸，大人服十丸，快利为度，临卧温水送下。
【主治】男子妇人气积。

硇砂丸

【来源】《普济方》卷一七三。
【组成】硇砂三钱 全蝎二钱 丁香二钱 蓬莪术半两 三棱半两 没药半两 芫青二钱 红娘子二钱 虻虫二钱 水蛭二钱（炒） 阿魏半两 干漆四钱（炒） 地胆半两（炒） 斑蝥二钱（炒） 海马一对（酥醋炒） 甘草半两 人参半两 当归一两 狗脊半两 川山甲三钱 蛤粉（炒） 麝香少许
【用法】上为细末，醋糊为丸，如梧桐子大。每服二三十丸，空心醋汤送下。
【主治】干血气癥瘕气块，黄瘦，脐肚痛不忍。

黑神丸

【来源】《普济方》卷一七三。
【组成】木香一两 官桂二两 附子一两 当归二两 干姜二两 细墨一两 白术二两 荆三棱二两 陈橘皮四两（去白） 芫花四两（以醋炒） 巴豆二两（以好醋煮数沸，焙干，炒） 槟榔三两 硇砂半两（入面煮糊） 大黄半两（入面煮糊）
【用法】上为末，用醋面糊为丸，如麻子大。如常服、化酒食，茶汤下三五丸；心腹胀，橘皮汤下；癥块，生姜汤下；妇人血气，红花酒下；多年厌食，干柿裹十丸，生姜汤下，临卧服。
【功用】消癥瘕，化酒食。
【主治】积聚，酒食毒，冷气膨胀，五膈噎气，妇人血气，多年厌食。

消滞千金丸

【来源】《普济方》卷一七四。
【组成】牵牛（头末）四两 香附子二两 五灵脂一两半 京三棱五钱
【用法】上为末，醋糊为丸。每服二三丸，甘草汤送下。
【主治】老人虚人，一切虚寒痃癖积块，攻胀疼痛；诸脏气虚，积聚烦闷；及饮食中蛊毒，或宿食留饮，妇人产后败血不消，女子月水不通，结为癥瘕，时发寒热，唇口焦黑，肢体瘦削，嗜卧，多厌食，少腹痛，大便糟粕，变成冷痢。

木香神曲丸

【来源】《普济方》卷一八一。
【组成】木香半两 神曲三两 厚朴一两 麦蘖二两 干姜一两 陈皮一两 肉豆蔻一两 荆三棱一两 舶上茴香

方中舶上茴香用量原缺。
【用法】上为细末。每服二钱，炒姜汤调下，空心、卧睡各一服。
【主治】男子妇人气块攻痛。
【宜忌】忌生冷。

破气丸

【来源】《普济方》卷一八一引《鲍氏方》。
【组成】硫黄 焰消（炒成子） 陈皮 青皮各

四两

【用法】上为末，糊为丸。每服三十丸，空心米饮送下。

【主治】气积块，久近一切气。

一块气丸

【来源】《普济方》卷一八二。

【组成】蓬术（醋煮） 青皮（去皮） 京三棱（灰炒） 姜黄 丁皮 甘草 槟榔 牵牛 巴豆（用大麦一升，同炒色黄，不须去油）各一两

【用法】上为细末，面糊为丸，如绿豆大。每服二十丸至三十丸，小儿五七丸，空心冷汤下；或酒亦可。

【主治】一切气。

【宜忌】孕妇勿服。忌热茶汤。

血竭丸

【来源】《普济方》卷一八二。

【组成】鳖甲（去裙襕，醋炙）半两 人参半两 当归（去毛）一两 木香半两 青皮（去白）一分 枳壳（炒） 三棱各半两 没药 血竭（研） 槟榔各一分 半夏二钱（生用）

【用法】上为末，醋煮面糊为丸，如绿豆大。每服十丸，白汤送下，不拘时候。大腑利时则止，若未利，加至五十丸，以利为度。但服此药，令气块消去，不可骤然多服，是积久消磨，每日只一二服。

【主治】一切气块刺痛，暮夜即作，不可忍。

仙方万安散

【来源】《普济方》卷一九四。

【组成】黑牵牛三两（生熟各半，熟黄色，不用焦黄） 雷丸三个（生用） 大黄二两（生用） 管仲三两 槟榔三两（生用）

【用法】上为细末。每服四钱，重者五钱。用沸汤浸至明晨服。服毕，细嚼生姜三片过药，一时刻取下。四时着病，皆可服之，十岁者，分作二服。老幼衰弱，临时加减。

【主治】男子妇人，不以老幼，一切沉深积块，气蛊，水蛊，食蛊，小肠膀胱奔豚，疝气偏坠，木肾，脚气；十膈五噎，翻胃吐食，脾痛气喘，痰饮咳嗽，肺胀；吐血，咯血，淋血者；诸般疮癣，肠风泻血；妇人赤白带下，经脉不调，或后或前，血崩，积聚。

【宜忌】忌鱼腥三五日。

朱砂守病丸

【来源】《普济方》卷一九四。

【组成】人言一两 巴豆（去皮，烧熟）一两 芫花一两（醋炙）

【用法】上为细末，为丸如皂角子大。每服三丸，空心温酒一盏送下。

【主治】积聚；一切蛊气，返食证。

天通丸

【来源】《普济方》卷二三四。

【组成】熟干地黄（焙）五钱 天门冬（去心，焙） 白术（锉） 干姜（炮） 当归（切，焙） 石斛（去根） 甘草（炙，锉） 肉苁蓉（酒浸，去粗皮，切，焙） 芍药 人参 大黄（炙，锉，炒） 紫菀（洗）各一两五钱 白茯苓（去黑皮） 防风（去苗） 麻仁（生研）各三分 白芷五钱 蜀椒（去目及合口，炒出汗）一两 杏仁三分（汤浸，去皮尖双仁，炒）

【用法】上为末，炼蜜煮枣肉合为丸，如梧桐子大。每服二十丸，米饮送下，一日三次。

【功用】久服身体润泽。

【主治】心腹积聚，胁肋刺痛，肌体羸瘦，不欲饮食；及八风十二痹，气血不荣。

软痃丸

【来源】《普济方》卷二四九。

【组成】硇砂一两半（飞，研） 白矾三分（飞，研） 硫黄一两（飞，研细） 朱砂一两（飞，研细） 阳起石一两（用冷水浸七日，取出研面细） 当归半两 附子二两（生，去皮脐） 茴香一两 木香三分（煨） 丁香一分

【用法】上为末，酒糊为丸，如绿豆大。每服

三五九，煨生姜温酒送下。

【主治】丈夫小肠气攻刺，及胁肋下成块，坚硬不消，妇人血刺血块，攻注冲心疼痛，不可忍者。

夺命丹

【来源】《普济方》卷二五六。

【组成】没药半两（别研） 血竭二钱（别研） 巴豆（去皮不去油）

方中巴豆用量原缺。

【用法】上药各为细末，入巴豆为丸，如梧桐子大。每服一丸，若急心痛，木香汤送下；气食积，陈皮汤送下；妇人月水不行，红花酒送下；妇人血瘕，当归酒送下；疔疮，橘菊水送下，凉水亦得；痈疽肿毒，连翘汤送下，便毒，瓜蒌汤送下，打扑伤损，酒送下。

【主治】急心痛；气食积；妇人月水不行，血瘕；疔疮、痈疽肿毒。

济世丹

【来源】《普济方》卷二五六。

【组成】斑蝥一钱（去头翅） 全蝎一钱（去足，另研） 草乌一个（去皮） 雪膏一两（宿干，另研） 沉香屑一钱 木香一钱 巴豆一钱（去皮油） 蓬莪术二钱 姜黄二钱 丁香一钱 粉霜一钱（另研） 草果一钱 京三棱二钱（炮） 硇砂一钱（另研） 三柰子一两 肉豆蔻二钱 槟榔二钱 香附子二钱 甘草二钱（炙黄） 乌药二钱 雄黄一钱（另研） 麝香一钱半（另研，用好者）

【用法】上为细末，打醋面糊为丸，如小梧桐子大，朱砂为衣。每服三丸、五丸、七丸、九丸、十一丸、十三丸，十五丸，服者只用单数，盐汤送下；温水亦得。不损真气，除疾根，治百病。诸病所伤，随所伤病作引子。如酒伤，酒送下；茶伤，茶送下；面伤，面汤送下；大小便不通，温水送下；九种心疼，石菖蒲汤送下；泄泻不止，干姜汤送下；赤痢，甘草汤送下；白痢，陈仓米汤送下；翻胃吐食，人参汤送下；八般痃气、疝气，小茴香汤送下；妇人经病，艾醋汤送下；经闭不通，红花汤送下，或苏木汤送下；小儿内伤，滑肠夜起，宿食不化，生姜汤送下；妇人赤白带下，黄耆汤送下；牛马肉所伤，肉汁汤送下；小儿常服，米饮汤送下。

【功用】除疾根，消百病，和脾胃，顺三焦，磨积顺气。

【主治】伤心腹疼痛，胸膈满闷，不思饮食，癥瘕食积气块，酒食所伤，大小便不通，九种心疼，泄泻不止，赤白痢疾，翻胃吐食，痃气疝气，妇人经闭不通，赤白带下，小儿内伤，滑肠夜起，宿食不化等。

白术散

【来源】《普济方》卷三二四。

【组成】曲末二升 麦蘖末一升 生地黄（肥者，切）三升 白术八两 牛膝（切）三升 桑甘（金色者，锉）三升 姜黄八两（一作干姜） 当归十四分 生姜（和皮切）三升 桃仁 杏仁各二升（去皮尖及双仁者，热熬）近用橘皮八两

【用法】上切细，于臼中以木杵捣之如泥，纳瓶中，以物盖口封之，勿令泄气。蒸于一大石米中，饭熟出，入停屋下三日，开出晒干，捣为散。每服方寸匕，酒送下，一日二次，渐加至一匕半。若不能散，蜜丸服之亦得，每服三十丸，一日二次。

【主治】妇人腹内冷癖，血块虚胀，月经不调，瘦弱不能食，无颜色，状如传尸。

【宜忌】初服十日内忌生冷难消之物，以助药势。过十日外，百无所忌，恣口任意食之，人肥健，好颜色。忌桃、李、雀肉、芜荑。

紫金丹

【来源】《普济方》卷二二六引《卫生家宝方》。

【组成】鹿脊一具（带骨肉全者，锉作小块） 舶上硫黄半两 好硇砂二钱（以上各研细，入无灰酒三升，同浸鹿骨一日，取焙干，再浸再焙，酒尽为度，为末别用） 破故纸三两 禹余粮四两（火煅醋淬三次） 舶上茴香三两（炒用） 川乌头三两（炮） 巴戟一两（去心） 石中黄一两（醋淬） 太阴玄精石一两

【用法】上为细末，与前鹿脊骨末拌和极匀，酒糊

为丸，如鸡头子大，朱砂为衣。每服一丸，空心温酒送下。腊月合之，可久收。若无鹿脊骨，以麋脊骨代之亦得。

【主治】一切虚惫，腹中痞块，恶心泄泻不食。

四物汤

【来源】《普济方》卷三二四。

【组成】当归　玄胡索　威灵仙　官桂各等分

【用法】上为末。每服三钱，空心酒调服。

【主治】癥瘕积聚。

阿魏丸

【来源】《普济方》卷三二四。

【组成】血竭　硇砂各三钱　丁香二钱　蓬术　荆三棱　没药各半两　芫青（炒）　红娘子　虻虫　水蛭（炒）各二钱　阿魏半两　干漆四钱（炒令烟尽）　地胆半两　斑蝥二钱（炒，去翅）　海马一对（炒）　甘遂半两　人参半两　当归一两　猪脊半两　麝香少许，穿山甲三钱（蛤粉炒）

【用法】上为细末，醋糊为丸。每服三十丸，空心醋汤送下。

【主治】妇人干血，气血癥块。

神仙济阴丹

【来源】《普济方》卷三二八。

【组成】败姜　青皮　陈皮　三棱　蓬术各一两　乌头一升（以上六味先以米醋二升煮，焙干为度）　熟地黄　生地黄　赤芍药　当归　白芍药　刘寄奴　姜黄　肉桂　蒲黄各半两

【用法】上为细末，醋糊为丸，如梧桐子大。每服三十丸，空心、食前姜酒送下。子宫久冷，或少腹痛，每服三四十丸，细嚼，炒姜酒送下；肠风食毒，下血不住，以槐花、刘寄奴各等分为细末，空心米汤送下。

【功用】常服升降阴阳，温暖血海。

【主治】妇人胎前产后，一切积气，血块，血癥，血瘕，血晕，血虚，血闷，血壅，血崩，血淋，血竭，赤白带下，月事不调，脐腹疼痛，腰膝沉重，干呕恶心，不思饮食，五心烦热，四肢倦怠，或寒热，呕吐酸水，头目晕眩，遍身隐痛，坐卧不安，经络凝滞，荣卫不调，气血虚弱，变成血劳热，面黄肌瘦，梦中惊悸，虚怯盗汗，或产后有失调理，至天阴雨下，浑身疼痛，或子宫久冷，或少腹痛，室女经脉不行，肠风食毒，下血不住。

三棱煎丸

【来源】《普济方》卷三九二。

【组成】三棱（炮）　莪术（炮）各半两　芫花三钱（三味同醋煮一夕，焙干）　南木香二钱　乌梅肉二钱半（用巴豆三七粒同炒黑色，去巴豆不用）　丁香二钱

【用法】上为末，醋糊为丸，如绿豆大。每服二十丸，饭饮吞下。

【主治】虚中有积，腹痛不进饮食，及面目浮肿。

五圣丹

【来源】《普济方》卷三九二。

【组成】大乌梅　巴豆（大者）各十个　半夏（大者）三十个　丁香（新好者）五十个

【用法】上为细末，滴水为丸，如麻子大，朱砂为衣。小儿一二丸，大人每服三五丸至七丸，生姜汤送下，不拘时候。量虚实加减。

【功用】逐五饮，消积块，兼消化冷果食。

【主治】小儿一切远年近日酒食所伤，渐成积块。

白芷散

【来源】《普济方》卷三九二。

【组成】白芷　硫黄　密陀僧各半两　母丁香　白丁香各三七粒

【用法】上为末。每服半钱，煎面汤调下，未发时一服，取下黑物，不用服补药。发时一服。如用补，只煎醋石榴皮汤与吃，一日二次。逐日下黑物为效。

【主治】小儿疟癖，虚中积及奶癖。

【宜忌】忌鸡、鱼、果子。乳母亦忌。

乳香丸

【来源】《普济方》卷三九二。

【组成】乳香　硇砂　没药各一块（皂子大）　芥菜子四十九粒　巴豆一粒（生）

【用法】上为末，大枣一枚，裹湿纸重封，灰火内炮熟，取出去纸，与枣子肉乳钵内研为膏，若不通研，入少许，飞罗面为丸，如绿豆大。每服七丸，周岁三丸，五更用淡姜汤送下。取下原伤物。

【主治】小儿一切积，累用药取不下，腹胀泻痢频并。

消积丸

【来源】《普济方》卷三九二。

【组成】白姜（炮）　肉豆蔻（面裹，煨）各一两　枳壳（炮）　三棱（炮）　莪术（炮）　姜黄（炮）　毕澄茄各五钱　百草霜（微炒）　陈皮（去白）　粉草（炙）　大曲饼（生）各三钱　巴豆五十枚（去油）　杏仁五十粒（去皮尖）　清油半两　酒煮黄蜡二两

【用法】上除巴、杏另研外，余为细末，入巴、杏拌匀，以清油熔蜡化开，入药末，作一蜡檲丸，合收，临用旋丸。每服一丸，空心生姜汤送下。

【功用】消化积。

【主治】小儿积聚。

癖化丹

【来源】《普济方》卷三九三。

【组成】三棱　莪术（煨）　干漆（炒令烟尽）　木香　青黛　好墨各一钱

【用法】上为末，煮糊为丸。每服二十丸，饭饮送下。

【主治】脾胃不和，或因惊多啼，结成癥癖，胁下疼痛。

化铁丹

【来源】《袖珍方》卷三。

【别名】化铁丸（《古今医统大全》卷三十四）。

【组成】香附子四两（去毛，通锉块，用巴豆三十粒去壳膜，研细，熟水解浸香附透，春三夏一秋五冬七，取出用水洒，晒干，只用一半香附子，却用后药）　三棱　蓬莪术　半夏（醋煮透）各一两　丁香　肉豆蔻（面裹煨）各半两　杏仁（去皮尖）　青皮　陈皮各一两　高良姜一两（多年壁土炒）

【用法】上为末，醋糊为丸，如梧桐子大。每服二三十丸，空心姜汤送下。

【主治】气块等积。

宣毒丸

【来源】《袖珍方》卷三。

【组成】大黄（炮）三钱　青皮　陈皮　苍术各一两　当归（去须）一两　黑牵牛四两

【用法】上为末，煮萝卜为丸，如梧桐子大。每服三五十丸，温水临卧服。来日粥补之。

【主治】积聚。

浚川丸

【来源】《袖珍方》卷三引张子和方。

【组成】甘遂　芒消各二钱　郁李仁一钱　大黄三钱　黑牵牛末二两

【用法】上为末，水为丸，如梧桐子大。每服三、五十丸，温水送下。

【主治】积聚。

磨积药

【来源】《袖珍方》卷三。

【组成】桔梗　枳壳　青皮　陈皮　槟榔　蓬术　三棱　乌药　甘草　茯苓　半夏　白术各六钱　针砂（醋炒）三两　皂角一两　生铁四两

【用法】上药各用五钱，好酒一瓶煮，各余下药，碾为细末，水糊为丸，如梧桐子大。每服五十丸，量虚实大小加减，用煮前药温酒送下。

【主治】积聚。

三棱蓬术丸

【来源】《袖珍小儿方》卷七。

【组成】蓬术一两（用巴豆三十枚同炒黄色，去巴豆） 三棱（酒浸一宿） 木香二钱 青皮 丁皮各半两 川楝子 茴香各二钱

【用法】上为末，醋为丸，如绿豆大。每服三丸，淡姜汤送下。

【主治】积滞，痞块，乳癖。

消积丸

【来源】《袖珍小儿方》卷七。

【组成】木香 人参（去芦）各一钱半 黄连（炒去须） 蓬莪术（煨）各三钱 橘皮（去白） 青皮（去瓤，炒） 槟榔（去脐）二个

【用法】上为极细末，用面煮糊为丸，如黍米大。食后米饮送下。

【功用】宽腹胀，退面肿，进饮食，化滞物。

【主治】婴孩小儿积聚。

通仙散

【来源】《本草纲目》卷二十二引《多能鄙事》。

【组成】荞麦面三钱 大黄二钱半

【用法】上为末。临卧酒调服。

【主治】男子积聚，女子败血。

白豆蔻散

【来源】《奇效良方》卷四十二。

【组成】白豆蔻（去皮）三分 肉豆蔻（去壳）一分 高良姜 木香各一分 桂心（去粗皮） 附子（炮，去皮脐） 枳壳（炒） 陈橘皮（去白，炒） 人参 丁香 甘草（炙）各半两

【用法】上为细末。每服二钱，食前用木瓜、生姜煎汤调下。

【主治】积聚，心腹胀满，宿食不消，气刺绞痛，泻泄，善噫，呕吐酸水，手足厥冷。

木香理中汤

【来源】《伤寒全生集》卷三。

【组成】陈皮 半夏 甘草 木香 白术 砂仁 枳实 青皮

【用法】加生姜，水煎服。

【功用】《通俗伤寒论》：调和中气。

【主治】

1.《伤寒全生集》：气痞，伤寒不因下早而心下痞满，按之软。

2.《通俗伤寒论》：夹痞伤寒，经治痞满虽解而胃脘胀痛者。

【加减】气痞，大便秘实，加槟榔、大黄；有烦热、加姜炒黄连。

软金丸

【来源】《奇效良方》卷四十二。

【组成】当归五钱（焙） 干漆（炒去烟尽） 巴豆（去油）各二钱 斑蝥（去头翅，炒） 硇砂 轻粉 附子各一钱

【用法】上为末，研枣肉膏为丸，如小豆大。每服一丸，空心用新水送下。

【主治】血积食积，及妇人心胸腹脐急痛，或淋秘，产后经病刺痛，干血气劳，往来寒热，夜多盗汗。

无极丸

【来源】《本草纲目》卷十七引《医林集要》。

【组成】锦纹大黄一斤

【用法】上分作四分：一分用童便一碗，食盐二钱，浸一日，切晒；一分用醇酒一碗，浸一日，切晒，再以巴豆仁三十五粒同炒豆黄，去豆不用；一分用红花四两，泡水一碗，浸一日，切晒；一分用当归四两，入淡醋一碗，同浸一日，去归切晒；为末，炼蜜为丸，如梧桐子大。每服五十丸，空心温酒送下。取下恶物为验、未下再服。

【主治】妇人经血不通，赤白带下，崩漏不止，肠风下血，五淋，产后积血、癥瘕腹痛；男子五劳七伤；小儿骨蒸潮热。

秘传万病遇仙丹

【来源】《松崖医径》卷下。

【组成】黑丑一斤（取头末五两，半生半炒） 莪术（生用） 茵陈（生用） 槟榔（生用） 三棱

（醋浸，煮） 猪牙皂角（醋浸，去皮核，为末） 各五钱

【用法】上为细末，将皂角末用水打面糊为丸，如梧桐子大。男妇每服三钱，小儿每服一钱五分，五更初用冷茶送下。痢五六次，见秽积乃除根。

【主治】一切痢疾，积聚癥瘕，男子、女人、小儿一切腹病。

【宜忌】忌油腻、湿面，生冷之物。孕妇不宜服。

加味百顺丸

【来源】《医学集成》卷二。

【组成】大黄二两 桃仁一两 红花五钱 牙皂二钱

【用法】研末为丸。每服二三钱。

【主治】有形之积聚。

加味神香散

【来源】《医学集成》卷二。

【组成】砂仁 白蔻 枳实 丁香

【用法】上为末。每服一二钱，生姜汤送下。

【功用】散无形积聚。

消痞膏

【来源】《医学集成》卷二。

【组成】陀僧六两 羌活 蓼花子 阿魏各五钱 山甲三钱

【用法】用香油一斤半熬膏。摊布上，加麝香贴。内用蓼花子三钱（研末），烧酒二斤泡，常服。

【主治】积聚难化，兼治痞满。

万灵膏

【来源】《万氏家抄方》卷二。

【组成】归尾 红花 大黄 苏木（捶碎） 桃仁 杏仁 三棱 蓬术 枳壳 枳实 苍术 厚朴 槟榔 青皮 白芥子 香附 青木香 乌药 水红花根各五钱 野苎根 生地 川椒 肉桂 干漆 皂角 玄胡索 白芷 仙灵脾 南星 半夏 防风 荆芥 羌活 独活 紫苏 巴豆（去壳） 麻黄 秦艽 木鳖子（去壳） 大风子（去壳） 赤芍 海风藤 防己 川山甲 蜂房 白附子 高良姜 骨碎补 川芎各三钱 蜈蚣十二条 蛇蜕二条 桑枝 槐枝 柳枝 桃枝长三寸者各三十段

【用法】上锉，入麻油内，用铜锅煎药枯黑色，滤去滓，再煎，滴水成珠，取起；松香明净者不拘多少，先用水煮滤净，次用老酒煮入水中，抽扯数十次，每松香三斤，入葱汁、姜汁、蒜汁、韭汁、艾汁各一碗，再熬汁干，又入水中抽扯数十次；然后每药油四两，入松香一斤，飞丹四两，熬成膏，取起，入后细药末：五灵脂、雄黄、木香各五钱，沉香三钱，沉香、没药各一两（焙去汗），黄蜡二两，樟脑二两。共为细末，配膏药一斤半，慢火熬，用槐枝不住手搅匀，再入水抽扯百余次用。余痞症，每膏药一斤，加阿魏五钱，酒化和入，用狗皮摊贴患处，常以热手摩之，令药气透。

【主治】痞积，并未溃肿毒，瘰疬痰核，跌打闪跌，及心腹疼痛、泻痢、风气、杖疮。

瓦垄子丸

【来源】《万氏家抄方》卷二。

【组成】瓦垄子

【用法】烧，以醋淬三度，埋令坏，醋糕为丸。

【功用】兼能消痰。

【主治】一切气血癥瘕。

灵宝化积膏

【来源】《万氏家抄方》卷二。

【组成】巴豆仁 蓖麻仁各一百粒 五灵脂四两 阿魏（醋煮化） 当归各一两 白附子 穿山甲 乳香（炙，去油） 没药（炙，去油）各五钱 麝香三分 松香一斤半 芝麻油五两

【用法】除乳、没、麝、松、阿外，余药俱饮片，浸香油内三日，用砂锅煎药黑焦色，去滓再煎油，滴水成珠，每油四两入松香一斤，少煎一饭时，再入乳香、没药、麝香，取起入水中，抽洗金黄色，煎时以桃、柳枝不住手搅匀令枯。用狗皮摊贴患处，每日以热鞋底熨，令药气深入。

【主治】一切痞积。

香棱丸

【来源】《万氏家抄方》卷五。

【组成】川楝子（炒） 茴香（炒） 蓬术各一两 木香 三棱各五钱

【用法】上为末，醋糊为丸，如梧桐子大。每服二十丸，姜汤送下。

【功用】温脾消积。

消积丸

【来源】《万氏家抄方》卷五。

【组成】萝卜子（炒）三钱 紫苏子三钱 厚朴（姜汁炒）五钱 陈皮五钱 香附（炒）三钱 甘草（炙）二钱 青皮（炒）二钱 山楂肉五钱 白术（炒）一钱 茯苓五钱 人参三钱 黄连（姜汁炒）三钱 半夏曲三钱 枳实（炒）三钱 苍术五钱（米泔浸，炒）

【用法】上为末，神曲糊为丸。米汤送下。

【主治】小儿诸积。

和气通经汤

【来源】《陈素庵妇科补解》卷三。

【组成】归尾（姜汁炒） 川芎 丹参 益母草（花茎叶根子全用） 延胡索 桂心 红花 青皮 莪术（醋炒） 香附（酒醋同炒） 乌药

【功用】行瘀逐寒。

【主治】妇人有病似怀孕状而实非胎者。或血聚下焦，凝结不散，或寒气客于子门，血壅不流，结硬如石为石瘕；或寒气客于大肠，结瘕在内，状如怀子，腹渐长大，有形可见为肠覃；或经闭，月事不来，疑为有孕，而有蓄血；或月事时下，疑为漏胎，投以补血安胎之剂，非徒无益，而反有害者。

【方论】蓄血宜下其血，肠覃宜逐大肠寒气，石瘕症宜温子门、散瘀血。是方延、莪、红花以破血；青、乌、香附以行气；桂以温经散寒；芎、归、丹、益祛瘀生新。寒者温之，积者散之，滞者通之，蓄者行之，皆以和血而通经也。

养正定痛汤

【来源】《陈素庵妇科补解》卷三。

【组成】芎藭 归 芍 熟地 白术 人参 杜仲 玄胡索 青皮 香附 乌药 益母草 甘草

【功用】行气安胎，养血消积。

【主治】妊娠已久，其人素患积聚，或湿痰死血留积肠胃，或气郁食积隐于胸隔中下二焦，而生癥瘕痃癖诸症，卒为风热寒湿所触，郁怒伤于肝脾，痰饮停于胃脘，暴病难忍，脐腹腰胁上下左右随起，胎元受伤，因而痛堕。

【加减】如痛不止，按之有形，加五灵脂、乳香、没药。

【方论】此方四物、参、术、杜、草大补气血以培养胎元；青、乌、延、附辛温疏达以消磨积聚，益母草补中有行，行中有补，痛止胎安，诚处方之得其正者矣。

七气消聚散

【来源】《杂病广要》引《医学统旨》。

【组成】香附米一钱半 青皮 蓬术 三棱（俱醋炒） 枳壳（麸炒） 木香砂仁各一钱 厚朴（姜制） 陈皮各一钱二分 甘草（炙）四分

【用法】水二钟，加生姜三片，煎八分，食前服。

【主治】因积聚相攻，或疼或胀初作者。

白石方

【来源】《扶寿精方》。

【组成】五灵（炒烟尽，研细） 阿魏（研细）各等分

【用法】用雄黄、狗胆汁为丸，如黍米大。每服三十丸，空心唾津送下。

【主治】痞块、痁积、噎膈。

【宜忌】忌羊肉、醋、面。

保命延寿丹

【来源】《扶寿精方》。

【组成】胡桃仁 小红枣 白蜜各半斤 酥四两 苍术 甘草 厚朴（各去皮） 陈皮（去

白）生熟地黄　天麦门冬（去心）破故纸　川芎　白芍药　白术　牛膝　香附　肉桂　五味子　半夏　枳壳　荆芥　防风　独活　白芷　细辛　麻黄　小茴香　五加皮各一两　虎胫骨（酥炙）一两　当归　白茯苓　人参　苁蓉（去甲）枸杞子　何首乌　砂仁　干姜（煨）杏仁　乌药　川草乌（去皮）川椒　木香　沉香各五钱

【用法】上各制洗净，锉片，生绢袋盛，堆花烧酒一大坛，入药固封，锅内水煮三时，木棍不住手顺搅，使水周旋，取起埋地三日毕，将药晒干为末，酒糊为丸，如梧桐子大。每日三十丸，黄酒送下；其药酒空心午、戌任意进一三酌。

【功用】益精润肌。

【主治】虚损风气，湿积心腹，腹胃膀胱疼痛，淋痔膈噎，肤燥疮癞，一切恶症。及妇女赤白带、癥瘕。

妙功丸

【来源】《丹溪心法附余》卷十八。

【组成】大黄四两　黄连　郁金各一两　轻粉二钱　硇砂（煅）二钱　粉霜半钱或一钱　川芎二两　黑牵牛末八两　滑石四两　白豆蔻　沉香　木香各半两　蓬术　槟榔　黄芩各一两

【用法】上药除粉霜、轻粉、硇砂另研，余药亦另研，和匀，水泛为丸或稀糊为丸，如梧桐子大。量虚实加减服。

【主治】

1.《丹溪心法附余》：饮食不节，起居失常，七情所感，动劳不一，以致气凝血滞于荣卫之中，或冒风寒湿气凝结于经络之间、脏腑之内，或为癥瘕，或为积聚癖块。

2.《袖珍方》：或留聚为肿为痈，疥疡疮癣，风痹痿厥，及黄疸水湿，蛊毒鼓胀。

万病解毒丸

【来源】《活人心统》卷下。

【组成】大黄　大戟　连翘　寒水石各二两　石玉簪　白芷　黄芩　茯苓　石膏　滑石　天花粉各三两　甘草　薄荷　干葛各四两　山慈姑六两　青黛半两　贯众一两半

【用法】上为末，绿豆粉糊为丸，如弹子大。每服一丸，薄荷汤磨下。

【功用】能化铜铁碗瓦。

消积化聚丸

【来源】《活人心统》卷下。

【组成】三棱　莪术　陈皮　丁香　阿魏　青皮　木香　白芷　川归　草豆蔻　川贝　玄明粉　黄连　香附　神曲　麦芽　甘松　砂仁　莱菔子（炒）各五钱

【用法】上为末，酒为丸，如梧桐子大。每服八十丸，姜汤送下，或酒送下。

【主治】五积六聚，气积胀满，不食。

消积阿魏丸

【来源】《活人心统》卷下。

【组成】威灵仙一两　阿魏三钱　磁石（煅过）牵牛　槟榔各五钱　莪术（煨）五钱　三棱一两　穿山甲（黄土炒黄）

【用法】上为末，醋面糊为丸，如梧桐子大。每服五十丸，米汤送下。

【主治】久年痞块，食积兼有形者。

消癥去积丸

【来源】《活人心统》卷下。

【组成】川楝子（巴豆七粒炒紫色，去巴豆）三棱（煨）莪术（煨）槟榔　青皮　陈皮　川芎　当归　玄胡（炒）血竭　黄连　香附各五钱　木香三钱　阿魏二钱半　干漆二钱（炒）

【用法】上为末，醋化阿魏、神曲糊为丸，如梧桐子大。每服五十丸，白汤送下。

【主治】男女血瘕、血癥、气块疼痛，寒热面黄，少食肿胀。

消积丸

【来源】《丹溪治法心要》卷八。

【组成】石燕五钱（七次醋淬）木鳖子五钱（去

油） 蜜陀僧一两 丁香 腻粉各四钱

【用法】上为末，神曲糊为丸，如粟米大。每服十五丸，米汤送下。

【主治】小儿积块。

水红花膏

【来源】方出《本草纲目》卷十六引《刘松石保寿堂》，名见《景岳全书》卷六十四。

【组成】水红花或子

【用法】上药每一碗，以水三碗，用桑柴文武火煎成膏。量痞大小用纸摊贴。仍以酒调膏服；不饮酒者，白汤下。

【主治】腹中痞块。

【宜忌】忌荤、腥、油腻。

阿魏膏

【来源】《内科摘要》卷下。

【别名】阿魏五香膏（《医级》卷九）。

【组成】羌活 独活 玄参 官桂 赤芍药 川山甲 生地黄 两头尖 大黄 白芷 天麻各五钱 槐、柳、桃枝各二钱 红花四钱 木鳖子二十枚（去壳） 乱发如鸡子大一块

【用法】上用香油二斤四两，煎黑去滓，入发煎，发化仍去滓，徐下黄丹煎，软硬得中，入芒消、阿魏、苏合油、乳香、没药各五钱，麝香三钱，调匀即成膏矣，摊贴患处，内服丸药。黄丹须用真正者效。凡贴膏药，先用朴消随患处铺半指厚，以纸盖，用热熨斗熨，良久，如消耗，再加，熨之二时许，方贴膏药；若是肝积，加芦荟末同熨。更服胡黄连丸。

【主治】一切痞块。

茵陈五苓散

【来源】《内科摘要》卷下。

【组成】茵陈 白术 猪苓各一钱 桂三分 泽泻一钱五分

【用法】水煎服。

【功用】利湿。

【主治】酒积。

温经汤

【来源】《万氏女科》卷一。

【组成】归身 川芎 赤芍 莪术 人参各一钱 炙草一分 川牛膝 故纸 小茴（炒）各一钱

【用法】加生姜、大枣，水煎服。

【主治】妇人寒气客入胞门，经血凝聚，致成石瘕，月信不行，其腹渐大，如孕子之状，若虚怯者，必成肿病。

金丝万应膏

【来源】《摄生众妙方》卷一。

【组成】木香 川芎 牛膝 生地黄 细辛 白芷 秦艽 当归尾 枳壳 独活 防风 大风子 羌活 黄芩 南星 蓖麻子 半夏 苍术 贝母 赤芍药 杏仁 白蔹 两头尖 艾叶 连翘 川乌 甘草节 肉桂 良姜 续断 威灵仙 荆芥 藁本 丁香 金银花 丁皮 藿香 红花 青风藤 乌药 苏木 玄参 白鲜皮 僵蚕 草乌 桃仁 五加皮 山栀 牙皂 苦参 川山甲 茅香 五倍子 降香节 骨碎补 苍耳头 蝉蜕 蜂房 鳖甲 全蝎 麻黄 白及各一两 大黄二两 蜈蚣二十一条 蛇蜕三条 桃 柳 榆 槐 桑 楝 楮七色树枝各三寸

方中丁皮，《验方新编》作“青皮”。

【用法】上切为粗片，用真麻油十二斤浸药在内，夏浸三宿，春五宿，秋七宿，冬十宿方煎，以药枯油黑为度，用麻布一片，滤去滓，贮瓷器内。另用片子松香不拘多少，先下净锅熔化后，方加药油，量香二斤，用油四两，拭水软硬，仍滤入水缸中，令人抽扯色如黄金即成膏矣。每制一料，计膏七十斤，约用银八九钱，量摊中大膏约一万有余，可济人五千之数。一切风气寒湿，诸般疼痛等、症，贴患处；肚腹疼痛，泻痢疟疾，俱贴脐上，痢白而寒者尤效；咳嗽哮喘，受寒恶心，胸膈胀闷，妇人男子面色痿黄，脾胃等症及心疼，俱贴前心；负重伤力，浑身拘痛者，贴后心与腰眼；诸疝小肠气等症，贴脐下。

【主治】一切风气寒湿，手足拘挛，骨节酸痛，男

子痞积，女人血瘕及腰疼胁痛，诸般疼痛，结核转筋，顽癣顽疮，积年不愈，肿毒初发，杨梅肿块未破者。肚腹疼痛，泻痢疟疾，痢白而寒，咳嗽哮喘，受寒恶心，胸膈胀闷，面色痿黄，脾胃等症，心疼，负重伤力，浑身拘疼，诸疝小肠气。

遇仙丹

【来源】《摄生众妙方》卷一。

【别名】牛郎串（《串雅内编》卷三）。

【组成】白牵牛（头末）四两（半炒半生） 白槟榔一两 茵陈 莪术（醋煮）各五钱 三棱（醋煮） 牙皂（炙，去皮）各五钱

《张氏医通》有沉香五钱。《良朋汇集》有白术，无莪术。

【用法】上为末，醋糊为丸，如绿豆大。五更时用冷茶送下三钱。天明可看去后之物，此药有积去积，有虫去虫。数服行后，随以温粥啖之。

【功用】涤饮攻积。

【主治】邪热上攻，痰涎壅滞，翻胃吐食，十膈五噎，齁哈，酒积，虫疾，血积，气块，诸般痞疾，热疮肿疼，或大小便不利，妇人女子面色萎黄，鬼产，食吞铜铁银物等症。

【宜忌】服后忌食他物。孕妇勿服。

【方论】《医略六书》：白丑涤饮攻痰，槟榔破滞攻积，三棱破气中之血，蓬术破血中之气，茵陈祛湿热，牙皂搜痰涎，沉香降逆气以顺气也。醋丸茶下，使饮化气行，则血脉自活，而痰癖无不消，肢节肿痛无不瘳矣。此涤饮攻积之剂，为痰饮积结肿痛之专方。

疏风顺气丸

【来源】《摄生众妙方》卷三。

【组成】大黄五两（用酒洗过，蒸黑色） 麻仁（微炒，锉去壳，取仁）二两 山茱萸（酒浸，取皮）二两 山药二两 郁李仁（汤去皮）二两 菟丝子（淘浸，酒煮）二两 独活一两 牛膝（酒浸）二两 枳壳（去瓤，面炒）二两 槟榔二两 车前子（酒浸）二两半

【用法】上为末，炼蜜为丸，如梧桐子大。每服三五十丸，平旦、临卧茶、酒任下。

【功用】补精注颜，疏风顺气。

【主治】三十六种风，七十二般气，上热下冷，腰腿疼痛，四肢无力，多睡少食，渐渐羸瘦，懒动，颜色不完赤黄，恶疮，口苦无味，积年癖块，男子伤虚，女人无嗣，久患寒热疟疾，吐逆泻痢，便成痨瘵，百节痠疼。

万应膏

【来源】《摄生众妙方》卷六。

【组成】天麻六钱（去皮） 艾六两（去梗） 白及二两 巴豆一两五钱（去皮） 白松香二两 香油一斤（炼过） 硇砂四两 铜绿二两半 人言五钱（煅） 细茶二两半 木鳖子二钱（去壳） 皮消五两（焙过，只有三两） 斑蝥一两（去翅皮） 黄蜡三两半（炼过）

【用法】上为细末，香油调和，捣烂成膏，贮瓷器内。量痞大小，用油纸一张，针刺成碎孔，剪方圆摊药贴之。复用绢帛拴住，二日一换。血出病消。

【主治】痞块。

【宜忌】三七日不可食生冷、毒蒜之类。

木香化滞丸

【来源】《摄生众妙方》卷六。

【组成】沉香一钱八分 大黄一两 丁香 木香各一钱七分 陈皮 三棱 蓬术 青皮各一钱五分 巴豆仁（去心） 乌梅肉各五钱

【用法】上将乌梅肉同巴豆用腊醋浸，春、秋三日，夏一日，冬五日，却煮干，黄色为度，研如泥，入前药均研为丸，如黄米大。姜汤送下。

【主治】积滞。

【宜忌】有孕妇人不可服。

化滞丸

【来源】《摄生众妙方》卷六。

【组成】广木香 丁香 青皮（去瓤） 陈皮（去白） 黄柏皮各二钱半 莪术（慢火煨）四钱八分 半夏（姜汁和成饼晒干）二钱五分 巴豆（去壳，火炒过）

方中巴豆用量原缺。

【用法】上药用砂锅好醋浸一时，慢火熬干，炒黄，乌梅肉五钱焙干，共为末，用面醋打糊为丸，如黍米大。每服五丸。大小加减。

【主治】一切杂积、酒积，胸膈膨胀，呕吐酸水，泄泻痢疾，妇人血气。

竹沥达痰丸

【来源】《摄生众妙方》卷六。

【别名】竹沥运痰丸（《杂病源流犀烛》卷十四）、竹沥丸（《医学金针》卷三）。

【组成】半夏二两（汤泡洗七次，再用生姜汁浸透，晒干切片，瓦上微火炒熟用之） 人参一两（去芦） 白茯苓二两（去皮） 陈皮二两（去白） 甘草一两（炙） 白术三两（微火炒过） 大黄三两（酒浸透熟，晒干后用） 黄芩三两（酒炒） 沉香五钱（用最高者） 礞石一两（捣碎，用焰消一两和匀，放入销银锅内，上用瓦片盖之，用盐泥固济晒干，以炭煅过，如金黄色者可用）。

【用法】上为细末，用竹沥一大碗半，又生姜自然汁二钟和匀，入锅内火熬一刻许令热，却将前药末和捣如稀酱，以瓷器盛之，晒干，仍以竹沥、姜汁如前法捣匀，再晒干，如此三次，仍将竹沥为丸，如小豆大。每服百丸，食远白米汤送下。

【功用】

1.《摄生众妙方》：能运痰于大肠从大便出，不损元气，又能达痰。

2.《丹台玉案》：清气化痰。

【主治】

1.《摄生众妙方》：痰嗽。

2.《医学入门》：肠胃痰积，及小儿食积、痰惊风而体弱者。

3.《杂病源流犀烛》：痰积、痰涎凝聚成积，结在胸膈，吐咯不出，咽门至胃脘窄狭如线疼痛，目眩头旋，腹中累累有块；颈项痰核。

妙灵丹

【来源】《摄生众妙方》卷六。

【组成】木香 大茴香 川乌 草乌 花椒 胡椒 肉桂 良姜 三棱 杏仁 干姜 陈皮 莪术 巴豆各三钱

【用法】上为末，面糊为丸，如蚕豆大。每服一丸，核桃肉三个，口中嚼烂，同药吞下。

【主治】痞病。

贴痞膏

【来源】《摄生众妙方》卷六。

【组成】三棱 陈皮 地骨皮 黄芩 黄连 五灵脂 苦参 玄参 赤芍药 两头尖 草乌 香附子 当归 香白芷 大黄各三钱木 鳖子十六个（去皮） 巴豆四十九个（去壳） 乳香 没药 轻粉 血竭 阿魏各五钱 麝香三钱 香油一斤四两 铅丹十两（去消，用水二碗，滚三四次，去水，焙干）

【用法】先将香油入铜锅内，即将十八味切碎粗药入油内，用桑柴慢火煎之，黑黄色为度，去粗滓，方入铅丹，用槐、柳条不住手搅千遍，将药滴入水内成珠，去火，才入六味细药，用绢摊。贴，每日换一次。如有痒，剥了用热鞋底烙下，再依法贴之，待药力尽自落，不要强去。

【主治】痞积。

【宜忌】忌食生冷、油腻并一切发物。

神效阿魏散

【来源】《摄生众妙方》卷六。

【组成】天竺黄二钱 阿魏二钱二分 芦荟二钱 番木鳖一个 白僵蚕二钱 孩儿茶三钱 甘草三钱 大黄一两 穿山甲七片（炒焦）

《仁术便览》有莪术二钱。

【用法】上为极细末。每服三钱，好酒调服。如重车行十里许时浓血化即愈。

【主治】

1.《摄生众妙方》：痞疾。

2.《仁术便览》：积聚。

兜肚方

【来源】《摄生众妙方》卷十一。

【组成】白檀香一两 零陵香五钱 马蹄香五钱 香白芷五钱 马兜铃五钱 木鳖子八钱 羚

羊角一两　甘松　升麻各五钱　丁皮七钱　血竭五钱　麝香九分

【用法】上为末，用蕲艾絮绵装白绫兜肚内，做成三个兜肚。初服者，用三日后一解，至第五日复服，至一月后常服。

【主治】痞积，遗精，白浊，妇人赤白带下，及妇人经脉不调，久不受孕。

【宜忌】有孕妇人不可服。

鳖甲饮子

【来源】《保婴撮要》卷七。

【组成】鳖甲（醋炙）　白术　甘草　黄耆　白芍药　川芎

【主治】疟久不愈，胁下痞满，形容羸瘦，腹中结块，时发寒热，名曰疟母。

二仙膏

【来源】《古今医统大全》卷三十四。

【组成】明矾　雄黄各二两

【用法】上为细末，先将药一半水糊和成膏。纸摊，贴患处即效；不效，再以另一半摊贴。须看贴药之后，大便如脓下，即愈。

【主治】痞气，腹中作块。

五积丸

【来源】《古今医统大全》卷三十三。

【组成】大肥皂角（炙，去皮弦，灰火煨，勿令烟出）

【用法】上为末，每两入巴霜一钱，研匀，醋糊为丸，如梧桐子大。每服三五丸，白汤送下。

【主治】积聚。

延胡丸

【来源】《慎斋遗书》卷八。

【组成】延胡索　青皮（去白）　陈皮（去白）　木香　当归　雄黄　生姜　三棱各一两

【用法】酒曲糊为丸。生姜汤送下。或加槟榔、黄耆。

【主治】积聚。

芩连枳梗汤

【来源】《医学入门》卷六。

【组成】枳壳　桔梗各五分　半夏　黄芩　瓜蒌仁　黄连各三分　生姜　麦门冬

方中生姜、麦门冬用量原缺。

【用法】水煎服。利去黄涎即安。

【主治】痞结因热聚腹，不得宣通，上攻胸胁，按之则痛，时发壮热。

【加减】热甚，加大黄少许。

贴痞膏

【来源】《医学入门》卷六。

【组成】水红花子二钱　大黄　朴消　山栀　石灰各一钱　酒酵一块（鸡子大）

【用法】上共捣成膏，用布摊开。贴痞块上，再用汤瓶熨，手帕勒之。三日后揭起，肉黑如墨，是其效也。

【主治】诸积。

下甲丸

【来源】《医学入门》卷七引丹溪方。

【组成】下甲五两　侧柏一两半　香附三两

【用法】上为末，姜汁浸地黄膏为丸，如梧桐子大。每服三十丸，空心白汤送下。

【主治】结不散。

乌白丸

【来源】《医学入门》卷七。

【组成】乌梅　生姜各一斤　白矾　半夏各半斤（捣匀，用新瓦夹定，火焙三日夜）　神曲　麦芽　陈皮　青皮　莪术　丁皮　大腹子　枳壳各四两

【用法】上为末，酒糊为丸。每服五十丸，生姜汤送下。

【功用】消食化痰。

【主治】酒食痰积。

布海丸

【来源】《医学入门》卷七。

【组成】昆布　海藻各一斤（洗净，入罐文成膏）　枳实四两　陈皮二两　青皮一两　荜澄茄　青木香各五钱

【用法】上为末，入前膏为丸。空心沸汤送下。

【主治】水肿，痰肿、气肿、鼓胀、喘咳，及癥瘕瘿瘤。

【加减】气盛，加三棱、莪术各二两。

芩连枳梗汤

【来源】《医学入门》卷六。

【组成】枳壳　桔梗各五分　半夏　黄芩　瓜蒌仁　黄连各三分　生姜　麦门冬

方中生姜、麦门冬用量原缺。

【用法】水煎服。利去黄涎即安。

【主治】痞结因热聚腹，不得宣通，上攻胸胁，按之则痛，时发壮热。

【加减】热甚，加大黄少许。

贴痞膏

【来源】《医学入门》卷六。

【组成】水红花子二钱　大黄　朴消　山栀　石灰各一钱　酒醇一块（鸡子大）

【用法】上共捣成膏，用布摊开。贴痞块上，再用汤瓶熨，手帕勒之。三日后揭起，肉黑如墨，是其效也。

【主治】诸积。

下甲丸

【来源】《医学入门》卷七引丹溪方。

【组成】下甲五两　侧柏一两半　香附三两

【用法】上为末，姜汁浸地黄膏为丸，如梧桐子大。每服三十丸，空心白汤送下。

【主治】结不散。

乌白丸

【来源】《医学入门》卷七。

【组成】乌梅　生姜各一斤　白矾　半夏各半斤（捣匀，用新瓦夹定，火焙三日夜）　神曲　麦芽　陈皮　青皮　莪术　丁皮　大腹子　枳壳各四两

【用法】上为末，酒糊为丸。每服五十丸，生姜汤送下。

【功用】消食化痰。

【主治】酒食痰积。

白芥丸

【来源】《医学入门》卷七。

【别名】消积丸（《东医宝鉴·杂病篇》卷六）、连罗丸（《杂病源流犀烛》卷十四）。

【组成】白芥子　萝卜子各一两半　山栀　川芎　三棱　莪术　桃仁　香附　山楂　神曲各一两　青皮五钱　黄连一两半（一半用吴萸水炒，一半用益智仁水炒）

【用法】上为末，蒸饼为丸服。

【主治】男妇食积死血，痰积成块在两胁，动作腹鸣，嘈杂眩晕，身热时作时止。

生漆膏

【来源】《医学入门》卷七。

【组成】阿魏一两　生漆（滤过）　木耳各四两　蜂蜜六两

【用法】入锡罐内，密封罐口，置锅内，水煮三炷香久，取起候冷。每服二茶匙，食远烧酒调下，一日三次。

【主治】男女痞块。

【宜忌】忌油腻发毒物。

海石丸

【来源】《医学入门》卷七。

【组成】海石　三棱　莪术　桃仁　红花　五灵脂　香附　蚶壳　石碱各等分

【用法】上为末，醋糊为丸，如梧桐子大。每服

三十丸，白术煎汤送下。

【主治】痰与食积、死血成块。

醋鳖丸

【来源】《医学入门》卷七。

【组成】鳖甲　诃黎勒皮　干姜各等分

【用法】上为末，醋糊为丸，如梧桐子大。每服三十丸，空心白汤送下。

【主治】癥癖。

鳖甲丸

【来源】《医学入门》卷七。

【组成】鳖甲二两　香附　三棱　莪术　海粉　青皮　红花　桃仁　神曲　麦芽各五钱（并用醋炙，晒干）

【用法】上为末，醋糊为丸，如梧桐子大。每服五十丸，白汤送下。

【主治】疟母。

七制香附丸

【来源】《医学入门》卷八。

【组成】香附米十四两（分七分，一分同当归二两酒浸，一分同莪术二两童便浸，一分同牡丹皮、艾叶各一两米泔浸，一分同乌药二两米泔浸，一分同川芎、玄胡索各一两水浸，一分同三棱、柴胡各一两醋浸，一分同红花、乌梅各一两盐水浸。春三、夏二、秋七、冬十日，晒干）

【用法】取香附为末，浸药水打糊为丸，如梧桐子大。每服八十丸，临卧酒送下。

【主治】诸虚百损，气血不调，月水前后，结成癥瘕，或骨蒸发热，四肢无力。

连萝丸

【来源】《医学入门》卷八。

【组成】黄连一两半（用吴萸、益智各炒过一半，去萸、智）萝卜子一两半　香附　山楂各一两　川芎　山栀　三棱　莪术　神曲　桃仁各五钱

【用法】上为末，蒸饼为丸服。

【主治】妇人死血、食积、痰饮成块在两胁，动作雷鸣，嘈杂眩晕，身热时作时止。

青皮汤

【来源】《医学入门》卷八。

【组成】青皮一钱　莪术　三棱各七分　陈皮　神曲各五分　玄胡索三分

【用法】加生姜，水煎，温服。

【功用】进食利脾，消积化聚。

【加减】痞满，加炒黄连三分；有郁，加山栀仁；少食，加山楂、麦芽；妇人，加香附一钱半，川芎八分，红花、木香各一分。

香粉丸

【来源】《医学入门》卷八。

【组成】香附四两　海粉　桃仁　白术各一两

【用法】上为末，神曲糊为丸服。

【主治】妇人血块如杯，有孕难服峻药。

消黄膏

【来源】《医学入门》卷八。

【组成】朴消　大黄各一两（或入麝香五分）

【用法】上为末，用大蒜捣膏。贴积块。

【主治】癥瘕。

猪肝丸

【来源】《医学入门》卷八。

【组成】豮猪肝一具　巴豆五十粒

【用法】将巴豆扎在肝内，以醋三碗，慢火熬令烂熟，去巴豆，捣烂，入三棱末，为丸，如梧桐子大。每服五丸，热酒送下。

【主治】一切癥瘕刺痛，数年不愈者。

黄甲丸

【来源】《古今医鉴》卷五。

【组成】朱砂一两　阿魏一两　槟榔一两　山甲一

两（酥炙，炒） 雄黄五钱 木香五钱

【用法】上为细末，泡黑豆去皮，捣成泥为丸，如梧桐子大。每服五十丸，淡姜汤送下。

【主治】痞母成块，久不能愈。

【宜忌】忌生冷、鱼腥三日。

三棱化积丸

【来源】《古今医鉴》卷六引李九河方。

【组成】三棱六两（醋煮） 莪术一两（醋煮） 木香一两 槟榔六两 青皮一两 陈皮一两 香附一两（醋炒） 枳实一两（麸炒） 厚朴一两 砂仁一两 神曲一两（炒） 山楂四两（去子） 麦芽一两（炒） 南星一两（姜汤泡） 半夏一两（姜制） 萝卜子（炒） 大黄三两（酒蒸） 黄连一两（炒） 桃仁一两（去皮尖） 干漆一两（炒） 甘草一两

方中萝卜子用量原缺。

【用法】上为细末，醋糊为丸，如梧桐子大。每服四十丸，白汤送下。渐渐加用。

【主治】积聚。

开怀散

【来源】《古今医鉴》卷六。

【组成】青皮（去瓤） 陈皮 半夏（姜炒） 白茯苓（去皮） 三棱（醋炒） 莪术（醋炒） 香附 槟榔 草豆蔻倍用 柴胡倍用 红花 枳实（麸炒） 甘草

【用法】上锉一剂。加生姜，水煎服。

《东医宝鉴·杂病篇》引本方用：柴胡、草豆蔻各一钱，三棱、莪术（并醋炒）、青皮、陈皮、半夏、白茯苓、香附子、槟榔、枳实、红花、甘草各七分。

【主治】心下积块，作痞闷，间或发热。

【加减】口干，加干葛。

无极丸

【来源】《古今医鉴》卷十一。

【组成】绵纹大黄四两（每两用酒、醋、童便、盐水各煮七次，俱晒干）

【用法】上合作一处蒸之，晒干，又蒸又晒，如此七次。为末，用当归、熟地各一两半，浓煎汁一碗，煮糊为丸，如梧桐子大。心疼气痛，每服三十丸，用小茴香炒研七分煎汤送下，有块者，一月之内，下小小血粒，自此除根不痛；经脉不行，红花汤送下。

【主治】妇人血块气疼，有爬床席，十指出血。

芫花散

【来源】《古今医鉴》卷十一。

【组成】芫花根三两（炒黄色）

【用法】上为末。每服一钱，桃仁煎汤调下，当下恶物。

【主治】妇人虚羸，有鬼胎、癥块，经候不通。

千金保童丸

【来源】《古今医鉴》卷十三。

【组成】人参五钱 白术五钱 茯苓（去皮）三钱半 芦荟一钱 胡黄连二钱 黄连（炒）三钱半 芜荑仁三钱 使君子（去壳）三钱半 夜明砂（炒）三钱半 蚵皮二个（炒） 龙胆草（去芦）三钱半 柴胡三钱 苍术（米泔水浸，炒）三钱半 青皮（炒）三钱半 陈皮三钱半 砂仁二钱半 木香三钱半 槟榔三钱半 三棱（煨）三钱半 莪术（煨）三钱半 香附（炒）三钱半 枳实（麸炒）三钱 神曲（炒）五钱 山楂（去核）三钱半 麦芽（炒）五钱 莱菔子（炒）五钱 水红花子（炒）五钱 阿魏二钱

【用法】上为细末，猪胆汁为丸，如绿豆大。每服三五十丸，食前米饮送下。

【功用】消癖化积，清火退热，杀虫消疳，开隔除胀，养胃和脾进食。

【主治】癖积。

【宜忌】忌猪肉，宜食鸽子、虾膜。

水润膏

【来源】《古今医鉴》卷十三引张大尹方。

【组成】大独蒜三四个 大黄一两 皮消五钱 麝香一分 赤石脂一钱 水红花子七钱

【用法】上为末。将蒜捣烂，和末令匀。敷患处，用纸贴住，干则水润之。
【主治】癖疾。

黑龙妙化膏

【来源】《古今医鉴》卷十三。
【组成】川乌一两　草乌一两　当归一两　白芷一两　赤芍一两　生地一两　熟地一两　两头尖一两　官桂一两　三棱一两　莪术一两　穿山甲一两　木鳖子（去壳，净仁）一两　巴豆（去壳）一百个　蓖麻仁一百个（上锉碎，用香油二斤，浸三日，文武火熬至焦黑，滤去滓，将油再熬至半炷香，下黄丹炒黑色一斤，研，同熬，以柳条搅不住手，滴水成珠，不散为度，取出入后药）乳香一两　没药一两　木香一两　麝香二钱　五灵脂一两
【用法】上为细末，入内搅匀，瓷器盛之。量疾大小，用五倍子染过狗皮，摊贴半月，一易制药，二三个月有效。
【主治】癖块血积、气积、痞积、食积。
【宜忌】忌食羊鱼等肉发物。

神妙五枝膏

【来源】《古今医鉴》卷十六。
【组成】川乌　草乌　防风　白芷　当归　熟地黄　木鳖子（去壳）　穿山甲　大黄　甘草各六钱　槐、桃、柳、椿、楮（用枝）各一寸　血余一握
【用法】上锉，用香油一斤，入药用文武火煎至焦枯，滤去滓，将油再煎，随入黄丹（炒见火星为度）半斤，柳条搅不住手，滴水成珠为度，去火略待少时，入乳香一两、没药六钱、朱砂二钱、轻粉二钱，亦徐徐搅入内，倾碗中，坐水出火毒。腰痛贴痛处；咳嗽贴肺俞二穴；痞块贴块上；诸般疮毒随大小贴之。
【主治】腰痛，咳嗽，痞块及诸般疮毒。

消癖丸

【来源】《幼科发挥》卷三。
【组成】人参　陈皮　三棱　莪术　木香　黄连　砂仁　鳖甲　枳实　夜明砂　使君子　干蟾　半夏曲　麦芽　海昆布
【用法】上为末，酒糊为丸，如麻子大。米饮送下。
【主治】疟后腹中有癖块，寒热不清者。

消癖丸

【来源】《幼科发挥》卷三。
【组成】三棱　莪术（各醋浸，炒）　陈皮　枳壳（麸炒）　厚朴（姜汁炒）　山茱萸　使君子　夜明砂　黄连（炒）　木香　干姜（炒）各二两　海藻（洗净）半两　神曲　麦蘖　半夏曲各二钱　干蟾（炙）　九肋鳖甲（醋炒）各三钱
【用法】上为末，酒煮面糊为丸，如麻子大。米饮送下。
【主治】疟母、食癥、痰癖、五饮成癖。

代赭石挨癖丸

【来源】《育婴家秘》卷一。
【组成】代赭石（火炼醋淬，研极细末）　青皮（去白）　莪术（煨）　木香（不见火）　山棱（煨）　辣桂　川大黄各三钱　巴豆霜一钱
【用法】除巴豆霜外，研末，入巴霜再研匀，醋煮面糊为丸，如麻子大。每服五丸，姜汤送下。
【主治】腹中痞块，或生寒热，或作痛者。

理中丸

【来源】《育婴家秘》卷一。
【组成】山楂肉五钱　神曲（炒）　半夏（汤泡）各三两　白茯苓　陈皮（去白）　莱菔子（炒）　连翘　发蘖面（炒）各一两
【用法】上为细末，别用生神曲五两，入生姜汁一小盏，水调打糊为丸。每服白汤或清水饮送下。
【主治】饮食所伤，胸腹饱闷不安，或腹中有食积痞块。
【宜忌】脾胃虚者勿服。
【方论】此方脾胃虚者服之，虚虚之祸，疾如反掌。盖山楂一味，大能克化食物，若胃中无食，

脾虚不运，不思食者服之，则克伐之气胜，故云然也。

消癖丸

【来源】《育婴家秘》卷四。

【组成】人参　白术　白茯苓　陈皮　青皮　厚朴（姜汁炒）　枳实（麸炒）　半夏曲　砂仁　神曲　麦芽（俱炒）各二钱　鳖甲（九肋，醋炙）三钱　三棱（酒煨）　莪术（煨）　木香各一钱半　肉桂　干姜（炒）各一钱　黄连三钱

【用法】上同姜炒，为丸如黍米大。每服二十丸至五十丸，米饮送下。

【主治】痞在胁下，面黄肌瘦，午后发热似疟者。

鳖甲饮

【来源】《育婴家秘》卷四。

【组成】鳖甲（醋炙）倍用　黄耆（蜜炙）　人参　当归　白术　白茯苓　川芎　白芍　甘草　陈皮　青皮　半夏曲　三棱　莪术　槟榔　厚朴　柴胡各等分

【用法】上锉。加生姜、大枣、乌梅水煎服。

【主治】疟久不愈，结为癥瘕，名曰疟母。

鳖甲猪肚丸

【来源】《育婴家秘》卷四。

【组成】北柴胡一两　黄连七钱　枳实　木香　青皮各一两半　九肋鳖甲（醋炙）一两　大虾蟆（干者）一个（炙焦）　青蘽（干者）七钱

【用法】上为末。用豮猪肚一个（重一斤半者，去脂），将前药末入内，柳木甑蒸，同捣为丸，如麻子大。每服二三十丸，食后人参汤送下。

【主治】小儿病疟，腹中有痞，发热连年不已，欲成疳痨者。

广术香附桃仁丸

【来源】《保命歌括》卷二十七。

【组成】海石　三棱　莪术　香附子（以上俱用醋煮，炒干）　红花　桃仁（去皮尖）　五灵脂各等分

【用法】上为细末，蒸饼为丸，如梧桐子大。每服五十丸，白汤送下。

【主治】腹中积块。

琥珀膏贴积丸

【来源】《保命歌括》卷二十七。

【组成】大黄　朴硝各一两

【用法】上为末，以大蒜捣膏贴之。

【主治】积聚。

化毒海上方

【来源】《点点经》卷三。

【组成】鲜苦参四两　人参三两

【用法】用鸡蛋七个，将二参煎汁煮蛋，以三炷香为度；先用黑芝麻一撮，炒熟先吃，随食鸡蛋，尽量原汁咽下。于是将病人扶睡于床，少刻腹内作痛，怪物自下；随用好晕汤予病人服之，令物下尽，肚内有形，再服原汁一杯，自然逐尽。

【主治】妇人五劳七伤，血滞成瘕，满腹行走，古怪异物。

【宜忌】忌一切发物。

攻积饮子

【来源】《点点经》卷三。

【组成】桃仁　红花　三棱　莪术　赤芍　丹皮　归尾　香附各一钱半　生地　大蓟　红曲各一钱　甘草三分

【用法】木香为引，水煎服。

【主治】酒毒成瘕，血初凝，肚腹作痛。

香附桃仁丸

【来源】《保命歌括》卷二十七。

【组成】香附子（醋煮）四两　桃仁（去皮尖）一两　海石（醋煮）二两　白术一两

【用法】上为细末，神曲为丸。白汤送下。

【主治】妇人血块如盘，有孕，难服峻药。

西来方

【来源】《赤水玄珠全集》卷五。

【组成】硼砂二钱　苦葶苈子　海金沙各三钱　乳香一钱半　没药　牙皂各一钱半　槟榔　陈皮　三棱各二钱　莪术二钱半　木香一钱

【用法】上为末。每服五分，滚水调下。

【主治】腹中积块作胀作痛，大小便不利。

积块丸

【来源】《赤水玄珠全集》卷五。

【组成】京三棱　莪术（各用醋煨）　自然铜　蛇含石（各烧红，醋淬七次）各二钱　雄黄　蜈蚣（全用，焙燥）各一钱二分　辰砂八分　木香一钱半　铁华粉（用糯米、醋炒）一钱　芦荟　天竺黄　阿魏　全蝎（洗，全用，焙干）各四钱　沉香八分　冰片五分

【用法】上为极细末，用雄猪胆汁炼为丸（黑狗胆汁尤妙），如梧桐子大。或服七八分，重者一钱，五更以酒送下。块消即止，不必尽剂。

【主治】癥瘕积聚癖块，一应难消难化，腹中饱胀，或虫积疼痛。

【验案】臌胀　《孙氏医案》：汪氏妇，年仅三八，经不行半载，腹大如斗，坚如石，时或作痛，里医尽技以治，月余弗瘳。予诊其脉，两关洪滑鼓指，按之不下，乃有余之候也。询其致病之源，因魃食冷物，积而渐成臌胀。前任事者，误作气虚中满治之，胀而欲裂。乃用积块丸三下之，而胀消积去。后以丹溪保和丸调养一月而愈。

二曲散

【来源】《赤水玄珠全集》卷九。

【组成】神曲两半　白酒药二丸

【用法】上为末，清水调，捏成饼子，慢火上炙黄，为末。每服二钱，白汤下。

【主治】饮酒成积，粪后下血不止；亦治泄泻。

七胰散

【来源】《赤水玄珠全集》卷十三。

【组成】瓦楞子（煨）　天蓼花子各二两（一方水红花子只用七钱，无瓦楞子）

【用法】上为末。猪胰七个，针乱刺孔，同玄明粉四两煮熟，入前二末，捣烂，焙干为末。每服二钱，酒下。为丸服亦可。

【主治】疟母。疟后左胁之下，皮里膜外有块，大如掌许。

七胰散

【来源】《赤水玄珠全集》卷十三。

【组成】皮消七钱　猪胰七个

【用法】每一钱皮消擦一胰，七日，铁器上焙干燥，为末服。

【主治】痞气，积块。

水积丸

【来源】《赤水玄珠全集》卷十三。

【组成】甘遂一钱

【用法】上为末。以猪槽头肉一两，细切，捣烂和末作一丸，纸裹，火煨令香熟，取出。临卧嚼细，酒送下，取下病根。若治酒积，用枣汤送下。

【主治】水积。

磨积药

【来源】《赤水玄珠全集》卷十三。

【组成】三棱（醋煮）一钱　青皮　枳实　桃仁　大黄各五钱　桂枝一钱半　海藻（醋煮）三钱

【用法】神曲糊为丸，如梧桐子大。每服五十丸。

【主治】积聚。妇人胁下有块，大如掌，脉涩，时作热，此虚中有气积，服补虚药之后者。

青黄散

【来源】《赤水玄珠全集》卷二十六。

【别名】久疟饮（《仙拈集》卷三）。

【组成】青黛（澄去灰土）　雄黄（研细，飞过）各等分

【用法】上为极细末。每一岁用一分，空心及夜淡

醋汤调下，块消其人即止。屡验屡效。

【主治】疟母。

小儿癖积丸

【来源】《仁术便览》卷三。

【组成】三棱　莪术　阿魏　芦荟　白术　陈皮各一钱　水红花子三钱（炒）　大黄三钱　穿山甲五片（煨）　木鳖仁三个

【用法】上为细末，枣肉捣为丸，如绿豆大。每服二三十丸，空心米汤送下。

【主治】积聚。

化铁丹

【来源】《仁术便览》卷三。

【组成】乌梅八个　巴豆十六个　胡椒四十八个　青陈皮各五钱　丁木香各二钱　萝卜子一两

【用法】醋糊为丸。每服大人、壮人二十一丸，小人、弱人十五丸，盐酒送下；心疼，醋汤送下；恶心，姜汤送下。

【主治】积聚。

守病丸

【来源】《仁术便览》卷三。

【组成】巴豆二个（去皮）　皂角末二钱　小枣二个（去皮核）

【用法】捣为丸，如梧桐子大，朱砂为衣。每服一丸，以酒送下。

【主治】积聚。

经验贴癖膏

【来源】《仁术便览》卷三。

【组成】阿魏三钱　蜈蚣二条（炙）　全蝎三钱（炙）　硼砂三钱　血竭三钱　栀子二两（为末，五两亦得）　大黄二两　芦荟三钱　雄黄二钱　胡黄连二钱　硇砂三钱（上药，俱要真正者，研细听用）

【用法】用蜂蜜五钱，皮消二两，萝卜汁二两，黑狗脑子一个，滚发酒糟二两，葱白汁二两，鸡子清二个，各汁合前末药和成膏子。每贴三钱或五钱，摊于生布上，外加布裹在病上，用一年老耐心人，昼夜常常用熨斗盛微火，慢慢熨之。每一贴贴一昼夜，待三五日再一贴。待大便见脓血，见效。消后须服补药。曾经针灸过及病势大者，难治。

【主治】积聚癖块。

神仙化癖膏

【来源】《仁术便览》卷三。

【组成】大黄二两　木鳖子二十一个　穿山甲十片　归尾五钱　白芷五钱　巴豆仁二百五十个　栀子五钱　莪术三钱　蓖麻子仁一百二十个　防风五钱　三棱三钱　官桂三钱　胎发一块（如无，少年亦可）　槐柳枝各二十寸（上药入油，先炸至老黄色，去滓取净油二十四两，入飞过黄丹十两，熬至滴水成珠，下火待温，再入后细药末）　全蝎十个（炙）　蜈蚣二条　红娘子二钱　斑蝥二钱　片脑五分　硇砂三钱　阿魏五钱　硼砂三钱　血竭三钱　芦荟三钱　雄黄三钱　乳香五钱　没药五钱　蟾酥二钱　黄蜡三钱　松香五钱　麝香三钱　轻粉二钱　酥油一两

【用法】上用柳条一顺手搅匀，收瓷罐内。先熬皂角、皮消水洗搓病上良久，再用葱根搓搽良久，用绢帛摊贴患处。

【主治】积聚。

演气丹

【来源】《仁术便览》卷三。

【别名】滚痰丸、七宝丸。

【组成】广木香一两（不见火）　大川乌七钱（炮）　南芎五钱　三奈五钱　萝卜子（炒）七钱　肉豆蔻（煨）六钱　巴豆（去心）七钱

【用法】上为细末，煮枣（去皮核）为丸，如黄豆大。每服一丸，白萝卜嚼烂送下，不拘时候；黄酒送亦可，姜汤尤好。

【主治】诸般食积、气积、噎食、膈食、膈气，寒痰结聚，膈气不通；饮食所滞生痰，上攻气喘，堵塞不通，吐痰不绝，胸膈胀满，气滞不散，风痰壅盛，不问老少年月深浅。

珍珠散

【来源】《仁术便览》卷四。

【组成】珍珠（新大者）一钱　干漆（烧烟净）三钱　莪术（醋煮）三钱　三棱（醋煮）三钱　胡黄连二钱（无黄连代当归五钱）　川芎二钱　红花三钱　白术一钱　黄芩一钱

【用法】上为末。每服五分，米汤或盐汤空心任下。一日一服，不可间断。

【主治】经脉不行，成干血气及癥瘕积聚。

木香调气散

【来源】《万病回春》卷二。

【组成】木香（另研）五分　乌药　香附　枳壳（麸炒）　青皮（去瓤）各一钱　砂仁五分　厚朴（姜炒）　陈皮各一钱　官桂二分　抚芎　苍术（米泔浸）各一钱　甘草三分

【用法】上锉一剂。加生姜三片，水煎，磨木香同服。

【主治】

1.《万病回春》：气郁，腹胁胀满，刺痛不舒。脉沉。

2.《杂病源流犀烛》：息积病。

千金导气汤

【来源】《万病回春》卷三。

【组成】丁香　木香　砂仁　白豆蔻　香附　乌药　枳实（焙）　当归　川芎　白芷　白芍　白术（去芦）　青皮（去瓤）　陈皮　桔梗　肉桂　厚朴（姜炒）　干姜（炒）　三棱（醋炒）　莪术（醋炒）　角茴　小茴　牛膝（去芦）　红花　杜仲（姜炒）　干漆（醋炒净烟）　乳香　没药　甘草

【用法】上锉。半水半酒，加生姜、葱煎，热服。

【主治】妇人满腹气块，游走不定，漉漉有声，攻作疼痛，久年不愈者。

【加减】饱闷不食，加山楂、神曲、麦芽；有热，加柴胡、黄芩。

五仙膏

【来源】《万病回春》卷三。

【组成】大黄　肥皂角　生姜半斤　生葱半斤　大蒜半斤

方中大黄、肥皂角用量原缺。

【用法】上共捣烂，用水煎，取出汁去滓，再煎汁熬成膏，黑色为度，摊绢帛上。先用针刺患处，后贴膏药。

【主治】一切痞块、积气、癖疾，肚大青筋，气喘上壅，或发热咳嗽，吐血衄血。

化痞丹

【来源】《万病回春》卷三。

【组成】大黄四两（米醋浸一七，日晒夜露一七）　木鳖子（去油）一两　穿山甲（土炒）三两　香附米（童便浸，炒）一两　桃仁（去皮，研）一两　红花三钱（生）　青黛五分

【用法】上为细末，将大黄醋煮成糊为丸，如豆大。每服五十丸或六十丸，茅根、葛根煎汤送下。

【功用】消积块。

【宜忌】忌花椒、胡椒、煎炙、糯米等物。

化铁金丹

【来源】《万病回春》卷三。

【组成】黄耆　人参　白术　当归　川芎　陈皮　青皮（去瓤）　香附　乌药　槟榔　枳壳（麸炒）　枳实（麸炒）　木香　沉香　苍术（米泔浸）　山楂肉　神曲（炒）　草果　麦芽（炒）　草豆蔻　萝卜子　苏子　白芥子　三棱　莪术　厚朴（姜汁炒）　小茴香　白矾　牙皂　黄连　赤芍　柴胡　龙胆草　甘草各五钱　大黄（生用）六钱　牵牛（用头末）八钱　乳香　没药　阿魏　硇砂（用瓷罐煨过）各五钱　皮消一两

【用法】上为细末，酽醋打稀糊为丸，如梧桐子大。每服五十丸，空心米汤送下，午间白水送下，夜白水送下，一日三次。

【主治】积块。

参归鳖甲汤

【来源】《万病回春》卷三。

【组成】人参五分　青皮（去瓤）　黄耆（蜜水

炒） 鳖甲（醋炙） 当归（酒洗） 茯苓 白术（去芦） 厚朴（姜汁炒） 香附 抚芎各八分 砂仁 山楂（去子） 枳实（麸炒）各五分 甘草三分

【用法】上锉一剂。加生姜一片，大枣二个，乌梅一个，水煎，食前温服。如制丸药，加阿魏醋煮化，和前药末，再用水醋少许打糊为丸，如梧桐子大。每服三十丸，空心米汤吞下。

【主治】老疟，腹胁有块成疟母。

神化丹

【来源】《万病回春》卷三。

【组成】硇砂 干漆（炒） 血竭各三钱 红娘二十个（去翅） 乳香一钱半 斑蝥二十个（去翅足）

【用法】上为末，枣肉为丸，如豌豆大。每服一至三五丸，临卧以枣汤、姜汤或红花苏木汤任下。

【功用】消癖积，破血块，下鬼胎，通经脉。

【主治】诸痞积血气块。

神仙化痞膏

【来源】《万病回春》卷三。

【组成】当归 川芎 赤芍 黄连 黄芩 黄柏 栀子各一钱 红花 肉桂 丁香 生地黄 草乌 巴豆（去壳）各五钱 大黄二两 苏木 川乌各一两 穿山甲二十片 蜈蚣六条 白花蛇一条（一两） 桃枝 柳枝 枣枝各二寸

【用法】上锉细，香油二斤浸五七日，桑柴慢火熬至焦黑色，去滓，起白光为度，放冷，滤净澄清取一斤半，再入锅、桑柴火熬至油滚，陆续下飞过黄丹（炒黑色）一两，烧过官粉一两，水飞过，炒褐色密陀僧一两，仍慢火熬极沸止，再加嫩松香四两，黄蜡半斤，熬至滴水成珠，用厚绵纸时时摊药，贴自己皮上试之，老嫩得所，方住手离火，待微温下后细药：松香（先以油少许入锅熔成汁入膏方佳）、乳香一两（箬叶炙过），没药一两（炙），血竭五钱（咀之如蜡，嗅之作栀子味方佳），天竺黄三钱，轻粉三钱，硇砂一钱半，胡黄连三钱，阿魏五钱（取豆大，火化滴铜器上，上头变白者佳），麝香一钱，十味共为细末，陆续入膏内，不住手搅匀，以冷为度，铲出以温水洗去厚腻，埋在阴地二十一日，去火毒，狗皮摊膏。先以白酒煮朴消洗患处，良久方贴药，时时炭火烤热，手摩熨之。同时宜多服药饵，不可专恃贴药。

【主治】积聚，痞块。

【宜忌】忌厚味生冷、房欲怒气。

真人化铁汤

【来源】《万病回春》卷三。

【组成】三棱 莪术 青皮 陈皮 神曲（炒） 山楂肉 香附（炒） 枳实（麸炒） 厚朴（姜制） 黄连（姜汁炒） 当归 川芎 桃仁（去皮） 红花 木香各三分 槟榔八分 甘草二分

【用法】上锉一剂。加生姜一片，枣一枚，水煎服。

【主治】五积六聚，痃癖癥瘕，不论新久。

柴胡汤

【来源】《万病回春》卷三。

【别名】加味柴平汤（《东医宝鉴·杂病篇》卷六）、柴平汤（《杂病广要》引）。

【组成】柴胡 黄芩 半夏（姜汁炒） 苍术（米泔浸） 厚朴（姜炒） 陈皮 青皮（去瓤） 枳壳（麸炒） 神曲（炒） 山楂肉 三棱 莪术各等分 甘草减半

【用法】上锉一剂。加生姜一片，大枣一枚，水煎服。

【主治】积块属热者。

溃坚汤

【来源】《万病回春》卷三。

【组成】当归 白术（去芦） 半夏（姜汁炒） 陈皮 枳实（麸炒） 山楂肉 香附 厚朴（姜汁炒） 砂仁 木香各等分

【用法】上锉一剂。加生姜一片，水煎，磨木香调服。

【主治】五积六聚，诸般癥瘕、痃癖、血块。

【加减】左胁有块，加川芎；右胁有块，加青皮；肉食成块，加姜炒黄连；粉面成积，加神曲；血块，加桃仁、红花、官桂，去半夏、山楂；痰块，加海石、瓜蒌、枳实，去山楂；饱胀，加萝卜子、槟榔，去白术；壮健人，加蓬术；瘦弱人，加人参少许。

化癖如神散

【来源】《万病回春》卷七。

【组成】蟾酥　黄蜡各三钱　羚羊角　牛黄各五分　麝香三分　巴豆肉一钱　硇砂　冰片各一分

【用法】上为末，为丸如菜子大。每用一丸，用扁头针，或患处刺破皮入之，用膏药贴上，一伏时揭起，其癖化脓血出尽，服调理脾胃药。

【主治】痞块积聚。

法制橘皮

【来源】《遵生八笺》卷十三。

【组成】橘皮半斤（去瓤）　白檀一两　青盐一两　茴香一两

【用法】上用长流水二大碗同煎，水干为度。拣去橘皮，放于瓷器内，以物覆之，勿令透气。每日取三五片细嚼，空心白汤下。

【功用】消痰止嗽，破癥瘕痃癖。

胜金丸

【来源】《鲁府禁方》卷二。

【组成】大黄　皮消　甘草各一两

【用法】上为细末。每服三钱，蜜一茶匙，空心滚水调下。加减服之。大便下脓血效矣。

本方方名，据剂型，当作“胜金散”。

【主治】一切痞块，积气发热。

化癖千锤膏

【来源】《鲁府禁方》卷三。

【别名】经验化癖千捶膏（《鲁府禁方》卷三）。

【组成】皮消（提过明净者）　川椒（去目）　蓖麻仁（去壳）各六两　黄香（即拔过松香）三斤　绿豆半斤

【用法】先将绿豆半斤，川椒六两，用水二瓢，熬成浓汁，滤去椒、豆，止存净汁，再熬一炷香，入黄香在汁内，再熬二炷香，离火，入皮消搅匀，取出，入石臼内，加蓖麻子仁，陆续捣成膏为一块。临用时，量积块大小，以热水浴软，捏成一饼，先用麝香少许擦皮肤，使引气透，方敷药，仍以狗皮盖贴，随将有火熨斗在膏药上熨三五次，再用绢帛勒之。三日一换，可除病根。

【主治】小儿大人内有积块，发热口臭。

【宜忌】忌食苦菜、豆腐、香椿、王瓜、茄子、鸡、鱼、醋、猪头肉。

消胀四物汤

【来源】《鲁府禁方》卷三。

【组成】当归（酒洗）一钱　南芎八分　枳壳（去瓤，麸炒）八分　赤芍八分　枳实（麸炒）　青皮（去瓤）　陈皮　槟榔各一钱　半夏（汤泡切片，姜炒）　大腹皮各一钱　青木香五分

【用法】上锉。加生姜三片，水煎温服。

【主治】气块，时时膨胀。

遇仙丹

【来源】《痘疹传心录》卷十五。

【组成】黑丑（头末）四两　大黄　三棱　蓬术　牙皂　茵陈　枳壳　槟榔各四两　木香一两

《全国中药成药处方集》（济南方）有广皮。

【用法】上为末，用大皂荚打碎去子，煎浓汁，煮面糊为丸，如绿豆大。每服一钱五分，白汤送下。

【功用】《全国中药成药处方集》（济南方）：去虫消积。

【主治】

1.《痘疹传心录》：诸般积聚。

2.《全国中药成药处方集》（济南方）：气滞癥瘕，痰涎壅盛，反胃吐酸。

阿魏丸

【来源】《痘疹传心录》卷十七。

【组成】黄雄鸡硬肝内黄皮三具　五灵脂　水仙子　乳香　没药　阿魏　急性子各三钱　全蝎五钱

【用法】上为末，醋打大麦芽末为丸，如粟米大。每服二十丸，空心好酒送下。外以黄丹、朴消、大蒜共捣烂，夹纸贴患处。一饭时即去，不然皮起泡烂。

【主治】痞。

阿魏膏

【来源】《痘疹传心录》卷十七。

【组成】羌活　独活　玄参　官桂　当归　青皮　赤芍　草乌　半夏　生地　蓬术　穿山甲（煅）　草果　大黄　白芷　红花　川椒　急性子　水红花子各五钱　土木鳖二十斤（研）　巴豆六十粒（研）　蓖麻子六十粒（研）　独头蒜一两（研）

【用法】上锉，用香油一斤四两，煎白芷焦色，滤去滓，加葱、姜自然汁各一小盏，沸去水，加乱发一团，煎化；徐下黄丹一斤二两、松香六两，煎软硬得中离火，入芒消、阿魏、乳香、没药各五钱，麝香、人言各三钱成膏。贴在肋下，火烘双手，熨一百余手，出微汗妙。

【主治】小儿痞瘕。

双甲散

【来源】《增补内经拾遗》卷三。

【组成】鳖甲（九肋者，醋炙）　穿山甲（蛤粉炒成珠）各等分

【用法】上为细末。每服三钱，白汤调下。

【主治】疟母。

【方论】鳖甲破结，穿山甲直透所结之处，疟母用此治之，因名双甲。

沉香化气丸

【来源】《证治准绳·类方》卷二。

【组成】大黄（锦纹者）　黄芩（条实者）各一两　人参（官拣者，去芦）　白术（去芦，肥者）各三钱　沉香（上好角沉水者）四钱（另为末）

【用法】将前四味锉碎，用雷竹沥七浸七晒，候干，为极细末，和沉香末再研匀，用竹沥加生姜汁少许为丸，如绿豆大，朱砂为衣，晒干，不见火。每服一钱，小儿六分，以淡姜汤送下。

【功用】

1.《医略六书》：通闭舒郁。

2.《中药成方配本》：化气通滞。

【主治】

1.《证治准绳·类方》：赤白青黄等色痢疾，诸般腹痛，饮食伤积，酒积、痰积、血积，跌扑损伤，五积六聚，胸膈气逆痞塞，胃中积热，中满腹胀，疟痞茶癖，及中诸毒，恶气伤寒，大便不通，下后遗积未尽，感时疫气、瘴气，并诸恶肿疮疡肿毒，及食诸般牛畜等物中毒。

2.《医略六书》：郁久生热，便闭不通，脉实者。

【宜忌】《中药成方配本》：孕妇忌服。

【方论】《医略六书》：久郁伤中，不能健运，而积热不化，津液无以下致，故大便闭结不通。大黄荡涤积热以通幽，制熟减苦泄之性；黄芩清彻积热以宽肠，炒过缓苦降之力；沉香以降气通闭也；盖郁必伤脾土，故加白术以健之；热积心伤元气，佐人参以补之；丸以竹沥，润液通闭，仍以生姜汤化下，俾液润便通，则积热自解，而津液四讫，大便无不通之患，何郁久生热之足虑者？

疟母丸

【来源】《证治准绳·幼科》卷九。

【组成】鳖甲（醋炙）二两　三棱　蓬莪术（各醋浸透，煨）各一两

【用法】上为细末，神曲糊丸，如绿豆大。每服二十丸，白汤送下。癖消一半即止。

【主治】疟母结癖，寒热无已。

十八反膏药

【来源】《墨宝斋集验方》卷上。

【组成】细辛　玄参　藜芦　白及　半夏　乌头　乌喙　大戟　芫花　甘草　甘遂　白蔹

【用法】上为末，用生葱、姜汁、蜜、广胶一两，共煎成膏。摊狗皮上贴之。如稍泄，不必服后药；

如一二日不通，再服；黑牵牛头末六钱，槟榔四钱为末，量人虚实，如虚者服四钱，实者服五钱，以月初早晨空心服砂糖汤二三口再服药，候大便二三次，以下净为妙；欲止，吃温粥数口。

【主治】虫积痞块。

【宜忌】忌大荤一二日。

化块丸

【来源】《东医宝鉴·杂病篇》卷六。

【组成】海粉（酒煮） 三棱 蓬术（并醋煮） 红花 桃仁 五灵脂 香附子各一两 石碱五钱

【用法】上为末，醋糊为丸，如梧桐子大。每服三五十丸，白术汤送下。

【主治】痞块及血块。

和荣膏

【来源】《杏苑生春》卷七。

【组成】前胡 白芷 细辛 官桂 白术各二两 川椒二钱 川芎二两 吴茱萸 黑附子 当归各一两五钱

【用法】上锉捣，以茶、酒三升拌匀，同窨一宿，以炼成猪脂膏五斤，入药微煎，候白芷黄紫色，滤去滓成膏。在病处摩之。

【主治】肉苛，荣虚卫实，肌肉不仁；癥瘕疮痍，诸风疮痒疼痛，伤折坠损。

川山甲散

【来源】《杏苑生春》卷八。

【组成】川山甲 鳖甲 赤芍药 大黄（炒） 干漆 桂心各一两 川芎 芫花 当归各五钱 麝香二钱五分

【用法】上为细末。每服一钱，温酒调下。

【主治】癥痞及恶血气攻，心腹疼痛，面无颜色者。

海附丸

【来源】《宋氏女科》。

【别名】海粉丸（《竹林女科》卷二）。

【组成】香附四两 海石二两（醋煮） 桃仁（去皮） 白术各一两

【用法】上为末，神曲糊为丸。每服五十丸，空心清米汤送下，两日服一次，壮盛者，一日进一服。

【主治】怀孕另有血块如盘者。

百杯丸

【来源】《寿世保元》卷二。

【组成】丁香五十个 橘红 小茴香 三棱（炮） 莪术（炮）各三钱 砂仁 白豆蔻各三十枚 干姜三钱 生姜一两（去皮，切片，盐一两，浸一宿，焙干） 炙甘草二钱

【用法】上为细末，炼蜜为丸，朱砂为衣，每一两作五丸。每服一丸，细嚼，生姜汤送下。如欲饮酒先服之，多饮不醉。

【主治】腹中膈气痞满，面色黄并黑，将成癖疾，饮食不进，日渐肌瘦。

百消丸

【来源】《寿世保元》卷二。

【组成】黑丑（头末）二两 香附（米炒） 五灵脂各一两

【用法】上为细末，醋糊为丸，如绿豆大。每服二三十丸，或五六十丸，食后生姜汤送下。

【功用】消酒，消食，消痰，消气，消水，消痞，消肿，消胀，消积，消痛，消块。

千金化铁丸

【来源】《寿世保元》卷三。

【组成】当归（酒炒）一两半 白芍（酒炒）一两半 川芎七钱 怀生地（酒洗）一两半 白术（去芦，炒）一两半 白茯苓（去皮）一两 陈皮（去白）一两 青皮七钱半 半夏（姜汁炒）一两 枳实（麸炒）七钱五分 木香（炒）七钱五分 香附（炒）一两 槟榔五钱 莱菔子（炒）五钱 三棱（炒）五钱 红花五钱 干漆（炒令烟尽）五钱 桃仁（去皮尖）五钱 莪术（醋炒）一两五钱 硇砂（为末，瓷器内煨过）五钱 琥珀五钱

【用法】上为细末，醋打面糊为丸，如梧桐子大。每服三钱，白汤送下，早、晚各进一服。

【主治】积聚。腹中有块，坚硬如石，有时作痛，肚腹膨闷，经水不调，或前或后，或多或少，或闭而不通，白带频下，夜间发热，脉急数。

千金贴痞膏

【来源】《寿世保元》卷三引薛兵巡方。

【组成】黄丹十两（水飞七次，炒紫色） 阿魏三钱 乳香三钱 没药五钱 两头尖五钱 当归三钱 白芷五钱 川山甲十片 木鳖子十个 麝香一钱

【用法】上为细末，用香油二斤，槐、桃、柳、桑、榆各二尺四寸，巴豆一百二十个，去油壳，蓖麻子一百二十个，去壳。先将铁锅盛油，炭火煎滚，入巴豆、蓖麻在内，熬焦，捞去滓，次下前药，用桃、柳等条，不住手搅匀，然后下丹，滴水成珠为度，瓷器收贮。

【主治】积聚。

内消丸

【来源】《寿世保元》卷三。

【组成】陈皮 青皮 三棱（煨） 莪术（煨） 神曲（炒） 麦芽（炒） 香附（炒）各等分

【用法】上为细末，醋糊为丸，如梧桐子大。每服三五十丸，清茶送下。

【主治】痞闷，气积，食积。

化坚汤

【来源】《寿世保元》卷三。

【组成】白术（去芦）二钱 白茯苓（去皮）三钱 当归三钱 川芎一钱五分 香附（炒）二钱 山楂二钱 枳实一钱 陈皮二钱 半夏（姜汁炒）二钱 红花八分 桃仁（去皮尖用）十粒 莪术一钱 甘草八分

【用法】上锉一剂。加生姜三片，水煎，温服。

【主治】五积六聚，癥瘕癖，痰饮、食积、死血成块者。

【加减】肉积，加黄连六分；面积，加神曲二钱；左有块，加川芎一钱；右有块，加青皮二钱；饱腹，加萝卜子三钱；壮人，加三棱一钱；弱人，加人参二钱。

化铁膏

【来源】《寿世保元》卷三。

【组成】肥皂四两（熬膏） 生姜四两 葱半斤 蒜半斤 皮消半升（化水） 大黄末四两（入膏再熬）

【用法】贴块上。内服保中丸。

《医级》本方用法：先将肥皂熬膏，入消水再熬，次入葱、蒜、生姜，熬至三炷香，取出，绞滤去渣，后入大黄末，搅匀成膏。另以醋炒飞箩面黑色，再入醋并前膏一处熬极匀，收贮磁器内，用布摊贴积块上。

【主治】积聚。

化蛊丸

【来源】《寿世保元》卷三。

【组成】三棱（煨） 莪术（煨） 干漆（炒尽烟） 硇砂 虻虫（糯米炒） 水蛭（石灰炒） 琥珀 肉桂 牛膝（去芦，酒炒） 大黄各等分

【用法】上为末，用生地黄自然汁和米醋调匀为丸，如梧桐子大。每服十丸，空心温酒送下；童便亦可。

【主治】血蛊，腹如盆胀，积聚痞块。

加味保和丸

【来源】《寿世保元》卷三。

【组成】白术（去芦，炒）五两 枳实（麸炒）一两 陈皮（去白）三两 半夏（泡，姜炒）二两 白茯苓（去皮）三两 苍术（米泔浸，炒）一两 川厚朴（姜炒）二两 香附（酒炒）一两 神曲（炒）三两 连翘二两 黄连（酒炒）一两 黄芩（酒炒）一两 山楂肉三两 麦芽（炒）一两 萝卜子二两 木香五钱 三棱（醋炒）一两 莪术（醋炒）一两

【用法】上为细末，姜汁糊为丸，如梧桐子大。每服五十丸，加至七八十丸。食后白滚汤送下。

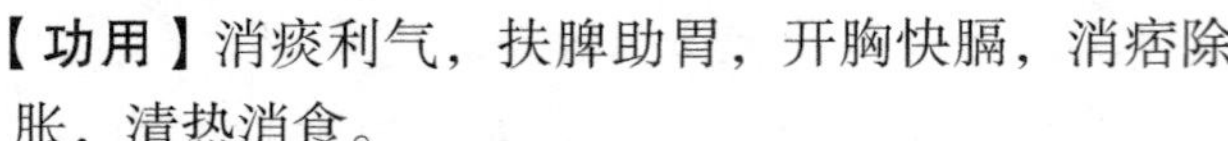

【功用】消痰利气，扶脾助胃，开胸快膈，消痞除胀，清热消食。

【主治】虚弱之人，腹内积聚癖块，胀满疼痛，面黄肌瘦，肚大青筋，不思饮食。

加减补中益气汤

【来源】《寿世保元》卷三。

【组成】黄耆（蜜水炒）一钱半　人参一钱　白术（去芦，炒）一钱半　白茯苓（去皮）一钱　陈皮七分　柴胡五分　当归（酒炒）一钱　半夏（泡，姜汁炒）七分　山楂肉五分　枳实（麸炒）五分　厚朴（姜汁炒）七分　甘草（炙）四分

【用法】上锉一剂。加生姜三片，大枣一枚，水煎，温服。

【主治】癥瘕积聚，诸医攻击太过，以致面黄肌瘦，四肢困倦，不思饮食。

消癥破积丸

【来源】《寿世保元》卷三。

【组成】三棱（煨）　干漆（炒去烟）　大黄（煨）　硇砂（入醋煎干）　巴豆（去油）各一两

【用法】上为末，醋糊为丸，如绿豆大。每服三丸至七丸，空心米汤送下。

【功用】破一切血，下一切气。

【主治】男妇五积六聚，七癥八瘕。

【宜忌】不可过服。

消补丸

【来源】《寿世保元》卷七。

【组成】枳壳　槟榔　黄连　黄柏　黄芩　当归　阿胶（炒）　木香各一两

【用法】上为末，为丸如梧桐子大。每服三十丸，空腹米饮送下，日进二三服。

【功用】安养胎气，消散癥瘕，调经进食。

【主治】妊娠癥瘕痞块，及二者疑似之间者。

神仙化癖膏

【来源】《寿世保元》卷八。

【别名】清凉化痞膏（《何氏济生论》卷五）、化痞膏（《杂病源流犀烛》卷十四）。

【组成】真香油二斤四两　秦艽五钱　三棱五钱　黄丹一斤二两（水飞过，炒紫色）　黄柏五钱　穿山甲十四片　当归三钱　莪术五钱　全蝎十四个　大黄三钱　蜈蚣五钱　木鳖子七个（将药入油内熬黄色为度，滤去滓，捣烂待用，油冷时下黄丹，用文武火熬，槐、柳条不住手搅，出黑烟气，熬至滴水成珠，手试软硬适度方可离火，次将后项细药并入捣烂粗滓内）　真阿魏二两　乳香五钱　没药五钱　麝香一钱　皮消三钱（风化为末）

【用法】上调匀，以瓷器内盛之。用时坐水中熔开（不可火上化），用狗皮摊贴患处，每个重七钱。贴三日止热，七日觉腹微痛，十日大便下脓血为验。

【主治】癖积气块，身体发热，口内生疳。

【宜忌】忌生冷、腥荤、发物百日。

【加减】如有马刀疬子疮，加琥珀一两。

神异膏

【来源】《寿世保元》卷九。

【组成】木香　川芎　牛膝　生地黄　细辛　白芷　秦艽　归尾　枳壳　独活　防风　大枫子　羌活　黄芩　南星　蓖麻子　半夏　苍术　贝母　赤芍　杏仁　白敛　茅根　两头尖　艾叶　连翘　甘草节　川乌　肉桂　良姜　续断　威灵仙　荆芥　藁本　丁香　金银花　丁皮　藿香　红花　青风藤　乌药　苏木　玄参　白鲜皮　僵蚕　草乌　桃仁　五加皮　山栀子　牙皂　苦参　穿山甲　五倍子　降真香　骨碎补　苍耳头　蝉退　蜂房　鳖甲　全蝎　麻黄　白及各一两　大黄　蜈蚣二十一条　蛇退三条

【用法】上用桃、槐、榆、柳、楮、桑、楝七色树枝，各三七二十一，共俱切粗片，用真麻油十七斤浸药，夏三宿、春五、秋七、冬十宿后，煎药枯油黑为度，用麻布滤去滓，贮瓷器内，另以松香不拘多少，先下净锅溶化后取起，每香二斤，用药油四两，搅匀，软硬得法，仍滤入水缸中，令人扯抽，色如黄金，即成膏矣。肿毒初发，杨

梅肿块未破者，俱贴患处；肚腹疼痛，泻痢、疟疾，俱贴脐上，利白而寒尤效；咳嗽哮喘，受寒恶心，胸膈胀闷，面色微黄，心疼气痛，俱贴前心；负重伤力，浑身痛者，贴后心；腰眼痛、小肠气等症，贴脐下。

【主治】一切风寒湿气，手足拘挛，骨节酸疼，男子痞积、妇人血瘕，及腰胁诸般疼痛，结核瘰疬，顽癣顽疮，积年不愈，肿毒初发，杨梅肿块，腹痛泻痢，疟疾，咳嗽哮喘，受寒恶心，胸膈胀闷，面色微黄，心疼气痛，负重伤力，浑身痛，小肠气。

阿魏化痞散

【来源】《外科正宗》卷四。

【组成】川芎　当归　白术　赤茯苓　红花　阿魏　鳖甲尖（酥炙，研）各一钱　大黄（酒炒）八钱　荞麦面一两（微炒）

【用法】上为末。每服三钱，好酒一钟调稀，空心服。三日后腹痛，便出脓血为验。外贴乾坤一气膏。

【主治】痞癖皆缘内伤过度，气血横逆，结聚而生。初起腹中觉有小块，举动牵引作疼，久则渐大成形，甚者翕翕内动，斯时必气血衰弱，饮食减少。

【宜忌】忌食生冷、腥荤等。

紫金膏

【来源】《疡科选粹》卷八。

【组成】吴白芷　两头尖　穿山甲　五灵脂（研）各五钱　生地黄一两　熟地一两　木鳖子　巴豆　蓖麻子各一百二十粒　血竭一两　黄丹（水飞）一斤　香油二斤　没药　乳香各一两　槐柳枝九十六根（每根长一寸）

【用法】上各锉，用香油浸，春、孟夏三，秋七、冬十日。于铜器中文武火熬白芷等黑色，滤去滓，如紫色，下黄丹，以槐枝一根，搅成膏，滴水成珠，方下乳香、没药二味，盛瓷器中，放湿地下去火毒。以绢或厚纸摊之，临贴时又用木鳖子仁一个，皮消一撮，同研细，先放痛处，乃以膏药贴上，以火烘热手熨百余下，以病处觉热为度，二日一换，或三日换。

【主治】五积六痞，腹中气块，血块，酒疾癥瘕。

大圣万安散

【来源】《济阴纲目》卷三。

【组成】白术　木香　胡椒各二钱半　陈皮（去白）　黄耆　桑白皮　木通各五钱　白牵牛（炒，取头末）二两

【用法】上为末。每服二钱，用生姜五片，水一钟半，煎至一钟，去姜，调药临卧服；须臾，又用姜汤或温白汤，饮三五口催之。平明可行三五次，取下恶物及臭污水为度。后以白粥补之。

【主治】

1.《济阴纲目》：女人癥瘕癖气，腹胀胸满，赤白带下；久患血气虚弱，痿黄无力，并休息赤白痢疾。

2.《妇科玉尺》：寒湿带下。

【宜忌】孕妇不可服，天阴晦不可服，服药不可食晚饭及荤酒等物。

疟母丸

【来源】《先醒斋医学广笔记》卷一。

【组成】鳖甲（醋炙）四两　蟅虫（煅存性，研极细）一两半　广橘红一两五钱　射干（晒干）一两　青皮（醋炒）八钱　人参八钱　肉桂（去皮）六钱　干漆（煅烟起，存性，研如飞尘）五钱

【用法】上为极细末，醋煮稀糯糊为丸，如梧桐子大。每服四钱，空心淡姜汤送下。

【主治】疟母。

治疟母丸

【来源】《先醒斋医学广笔记》卷一。

【组成】鳖甲（醋炙）四两　蟅虫（煅存性，研极细）一两半　广橘红一两五钱　射干（晒干）一两　青皮（醋炒）八钱　人参八钱　肉桂（去皮）六钱　干漆（煅烟起存性，研如飞尘）五钱

【用法】上为极细末，醋煮稀糯糊和丸，如梧桐子大。每服四钱，空心以淡姜汤送下。

【主治】疟母。

石碱丸

【来源】《明医指掌》卷四。

【组成】海粉　三棱　蓬术（醋炙）　五灵脂　红花　香附　石碱　瓦龙子（火淬）

【用法】上为末，醋糊为丸，如梧桐子大。白术汤送下。

【主治】血瘕。

仙传化痞丸

【来源】《明医指掌》卷四。

【组成】鸦鹚一只（用白水煮烂，加酒半斤，阿魏五钱，再煮一滚，捞起，丝内炙干，骨头打碎，炒脆，捣为末）　五色糖阿魏二两二钱（另烊入药）　水红花子十两　神曲一两六钱　白术　当归　陈皮各一两二钱　急性子　芦荟各七钱　蓬术六钱　青皮五钱　甘草四钱　枳壳　雄黄各五钱

【用法】上为末，将鸦鹚汁为丸，如梧桐子大，每服二钱五分。服药后，病在左，睡朝左，病在右，睡朝右。

【主治】痞块。

消积化聚丸

【来源】《明医指掌》卷十。

【组成】三棱　白术（炒）　茯苓　黄连　干漆（炒去烟）　木香　硇砂　益智（炒）　归尾（酒洗）　麦芽（微炒）各三两　红花　砂仁（炒）　门冬　枳壳（炒）　穿山甲（烧灰）　青皮　柴胡　神曲（炒）各二两　蓬术（煨）　槟榔（炙）　桃仁　香附（姜汁拌，炒）　鳖甲（醋炙）各四两

【用法】上为末，炼蜜为丸，重三钱。空心陈米汤送下。

【主治】五积六聚，痞癖攻痛。

太平丸

【来源】《景岳全书》卷五十一。

【组成】陈皮　厚朴　木香　乌药　白芥子　草豆蔻　三棱　蓬术（煨）　干姜　牙皂（炒断烟）　泽泻各三钱

【用法】上为细末。巴豆（用滚汤泡，去皮心膜）一钱，用水一碗，微火煮至半碗，将巴豆捞起，用乳钵研极细，仍将前汤搀入研匀，然后量药多寡，入蒸饼浸烂捣，丸前药如绿豆大。每用三分或五分，甚者一钱，随证用汤引送下。凡伤寒停滞，即以本物汤送下；妇人血气痛，红花汤或当归汤送下；气痛，陈皮汤送下；疝气，茴香汤送下；寒气，生姜汤送下；欲泻者，用热姜汤送下一钱，未利再服；利多不止，用冷水一二口即止。

【主治】胸腹疼痛胀满，及食积、气积、血积、气疝、血疝、邪实秘滞，痛剧者。

【加减】如欲其峻，须用巴豆二钱。

赤金豆

【来源】《景岳全书》卷五十一。

【别名】八仙丹。

【组成】巴霜（去皮膜，略去油）一钱半　生附子（切，略炒燥）二钱　皂角（炒微焦）二钱　轻粉一钱　丁香　木香　天竺黄各三钱　朱砂二钱（为衣）

【用法】上为末，醋浸蒸饼为丸，如萝卜子大，朱砂为衣。欲渐去者，每服五七丸；欲骤行者，每服一二十丸，用滚水或煎药，或姜、醋、茶、蜜、茴香、使君煎汤为引送下；若利多不止，可饮冷水一二口即止，盖此药得热则行，得冷则止也；如治气湿实滞膨胀，先用红枣煮熟取肉一钱许，随用七八丸，甚者一二十丸，同枣肉研烂，以热烧酒加白糖少许送下；如治虫痛，亦用枣肉加服，只用清汤送下。

【主治】诸积不行，凡血凝气滞，疼痛肿胀，虫积，结聚癥坚。

【方论】

1.《景岳全书》：此丸去病捷速，较之消、黄、棱、莪之类过伤脏器者，大为胜之。

2.《医略六书》：寒凝坚积，癥结于中，故痛急肿胀，厥逆不已。生附略炒，补火之功用稍峻；巴豆炼霜，荡涤之勇猛可除；丁香温中散滞；木香调气宽中；轻粉本涎透经络；皂角豁痰通窍门；朱砂镇心养液，竺黄凉心宁神，二物

并能保护心主，使悍烈之药勿上僭。盖火旺土温则寒邪外散，而坚积自消，癥结无不化，疼胀亦无不退矣。此扶阳涤结之剂，为癥坚疼急肿胀之专方。

消痞核桃

【来源】《景岳全书》卷五十五。

【组成】莪术（酒洗） 当归（酒洗） 白芥子 急性子各四两（俱捣碎） 皮消 海粉各八两 大核桃百枚

【用法】先以群药入砂锅内，宽水煮一二沸，后入大核桃重五钱者百枚，同煮一日夜，以重一两为度，取起晾干，先用好膏药一个，掺阿魏一钱，麝香半分，量痞大小贴住，以热手摩擦，每空心服前桃一个，三日后二个，以至三个。服完后，须四物汤之类数贴即愈。

【主治】痞块。

消痞膏

【来源】《景岳全书》卷六十四。

【组成】三棱 蓬术 穿山甲 木鳖仁 杏仁 水红花子 萝卜子 透骨草（晒干） 大黄各一两 独头蒜四个

【用法】上用香油一斤，入前药十味，煎油成，以飞丹收之，后下细药真阿魏、乳香、没药各一两，麝香三钱，搅匀待冷，倾水中浸数日，用瓷瓶收贮，勿使泄气。用时以白布或坚白纸摊贴，八九日一换。或见大便去脓血勿以为异，亦有不去脓血而自愈者。若治泻痢，可贴脐腹。凡贴癥积痞块，先用荞麦面和作一圈，围住患处四边，其块上放皮消二三两，盖厚纸以熨斗熨，令热气内达，然后去消，用膏药贴之。

【主治】癥积痞块，泻痢。

加味冲和汤

【来源】《济阳纲目》卷十一。

【组成】紫苏叶一钱半 干葛 前胡 桔梗 枳壳 橘红 半夏 茯苓 黄连各一钱 人参 木香 甘草各五分 蓬术七分

【用法】加生姜三片，水煎，食远服。

【主治】多饮结成酒癖，腹中有块，随气上下。

【加减】如热盛，去木香，加黄芩、柴胡。

千金不换内消丸

【来源】《济阳纲目》卷四十一。

【组成】苍术半斤（米浸，去皮） 枳壳一两半（温水浸，麸炒） 青皮（水浸，去瓤） 三棱（醋煮，去毛） 蓬莪术（醋煮） 香附（炒去毛） 大茴香（炒） 干漆（醋炒烟尽） 藿香（洗去土） 陈皮各一两 厚朴（姜制） 砂仁（炒，去皮） 破故纸各一两二钱 猪牙皂角（去皮弦） 黑牵牛各二两 草果一两（去皮） 百草霜一两

【用法】上为细末，面糊为丸，如梧桐子大。每服七十丸，量人禀气、饮食厚薄加减，临卧好酒，或茶清，或盐汤、白汤任下；或不拘时候，照依前丸数汤引服之。暂得一二时间，便食饭饮酒，自觉肚腹内宽快，不分多寡服。小儿用十数丸以上增添，咬碎，用茶清、米汤送下。

【功用】健体扶阳。

【主治】积聚，气蛊，胸膈膨胀，肚腹饱满，心肋紧束。小儿饮食停滞饱满。

【宜忌】孕妇不可服。

和胃汤

【来源】《济阳纲目》卷四十一引朱丹溪方。

【组成】人参三钱 白术一钱半 陈皮一钱 芍药五分 干葛三分 归身五分 红花豆大 甘草（炙）二钱

【用法】上作一帖。送下保和丸二十五丸，龙荟丸十五丸。

【功用】补胃气，滋养阴血。

【主治】积聚痞块。

【验案】积聚 方提领年五十六，冬因饮酒后受怒气，于左胁下与脐平作痛，自此以后渐成小块，或起或不起，起则痛，痛止则伏，面黄口干，无力食少，吃此物便嗳此味，转恶风寒，脉之左大于右，弦涩而长，大率左甚，重取则全弦。此得热散太多，以致胃气大伤，阴血下衰，且与和胃

汤，并下保和丸，助其化粕。伺胃实阴稍充，却用消块。

神应比天膏

【来源】《济阳纲目》卷四十一。

【组成】黄芩（枯者） 黄耆 青皮各五钱 陈皮（去白）三钱 乌梅（去核）八个 诃子皮二两（火炮） 木鳖子十六枚（去壳） 山楂子十六个 桃仁二十四个 苏木五钱 麝香少许 三棱（火煨）三钱半 莪术（火煨）三钱半 槟榔 白豆蔻 黄柏 牙皂各三钱（去皮弦子） 当归尾一两 没药三钱半 乳香二钱半 昆布五钱 巴豆霜五分 甘草二钱半 穿山甲十六个（醋炙黄焦）

【用法】上除麝香、没药、乳香、巴豆霜不入，将群药（不见铁器）为极细末，用清香油十四两、黄蜡二两，熬至数沸，方将群药末下入砂锅内熬，滴水不散为度，方下麝香等四味，用瓷罐盛下。量疾大小摊药贴敷，遇痒时用木梳往来搔之。

【主治】男子、妇人气聚，左右胁下及冲胸，伏梁，或血块，或气结，酒色过度，有伤五脏致死，精神短少，肢体羸弱，并小儿大人，一切痞疾。

蚶壳丸

【来源】《济阳纲目》卷四十一。

【组成】蚶壳（又名瓦垄子，火煅，醋淬三次）

【用法】上为末。醋糊为丸，姜汤送下。

【主治】一切气血痰块癥瘕。

增损伏梁丸

【来源】《济阳纲目》卷四十一。

【组成】枳壳（去瓤，麸炒） 茯苓 厚朴 人参 白术 半夏 三棱（煨）各等分

【用法】上为末，面糊为丸，如梧桐子大。每服五十丸，米饮送下，食远服。

【主治】心积。

木香槟榔丸

【来源】《简明医彀》卷三。

【组成】大黄二两 黑丑（头末）二两 香附（醋炒）四两 木香 槟榔 枳壳 青皮 当归 陈皮 三棱 蓬术 黄连 木通 萝卜子各二两 郁金 甘草各一两

【用法】上为末，水泛为丸，如绿豆大。每服百丸，生姜汤送下。

【功用】推陈致新，滋阴抑火，活血通经。

【主治】一切滞气痞块，心腹胀痛，胁满吐酸，痰涎食积，酒毒及痢疾，便闭不通，积热口干，烦躁。

玄白丸

【来源】《简明医彀》卷三。

【组成】黑丑 白丑 良姜各四两 砂仁 红豆蔻 陈皮 三棱 蓬术 干姜各二两 青皮 草豆蔻 肉桂 玄胡索 五灵脂各一两

【用法】上为末，用真阿魏五钱锉细，米醋浸研化，拌入末内，醋煮面糊为丸，如梧桐子大。每服百丸，空心姜汤送下。

【主治】五积六聚，胸膈胀满，痞闷吞酸，心疼腹痛，胁下刺痛。遇风寒、怒气，食生冷、发气之物，劳碌忧愁则积，攻动大痛，得热熨暖气痛减者。

经验桃奴丸

【来源】《简明医彀》卷三。

【组成】桃奴（冬月树上小干桃） 猳鼠粪（雄鼠也，两头尖者是） 玄胡索 香附子 肉桂 五灵脂 桃仁（去皮尖，捣如泥） 砂仁各等分

【用法】上为末，水泛为丸，如绿豆大。每服三钱，空心温酒送下。

【主治】血蛊，腹上有血丝；妇女月经不通，腹中有块胀痛；男子坠马跌仆，瘀血留积胀痛。

香棱丸

【来源】《简明医彀》卷三。

【组成】三棱四两（醋炒） 青皮 陈皮 蓬术（煨） 枳实 萝卜子 香附子 厚朴各二两 黄连 肉桂 神曲 麦芽 山楂肉 槟榔 益智各

一两　干漆（炒烟尽）　木香　砂仁　桃仁各五分

【用法】上为末，醋糊为丸，如梧桐子大。每服七十丸，空心生姜汤送下。

【主治】五积六聚，二焦痞塞，痃癖诸积。

阿魏丸

【来源】《虺后方》。

【组成】阿魏五钱　雷丸一两　天竺黄七钱五分　芦荟七钱五分　胡连一两　麝香一钱　牙皂一两　乳香三钱（去油）　没药三钱（去油）　硼砂三钱　朱砂三钱　硇砂一钱五分　大黄一两（酒蒸，晒干）

【用法】上为末，生鹅血为丸，如梧桐子大。每服一钱，空心韭菜煎酒送下。外贴痞积血瘕膏。

【主治】癖积血瘕。

痞积血瘕膏

【来源】《虺后方》。

【组成】麻油一斤　陀僧半斤　阿魏四钱　麝香三分　僵蚕四两　蜈蚣四条　全蝎四钱（去头足）　朝脑一两　甘松二两　白芷一两　草乌一两

【用法】上为细末，先将陀僧末入麻油内熬滴水成珠，取起冷定，入众药末搅匀。用狗皮摊贴痞上，外以布条扎住。

【主治】痞积血瘕。

神妙丸

【来源】《丹台玉案》卷三。

【组成】真沉香一两　阿魏　槟榔　穿山甲　云术各一两五钱　朱砂　雄黄各八钱

【用法】上为细末，醋和为丸，如梧桐子大。每服六十丸，空心姜汤送下。

【主治】疟母积块，作痛发热。

万灵丹

【来源】《丹台玉案》卷四。

【组成】半夏（姜制）　南星（姜汁炒）　瓦楞子（煅）　青礞石（煅）　沉香（锉）各二两　青皮（醋炒）　莪术（醋煮）　三棱　香附（醋炒）　白芍各一两二钱

【用法】上为末，醋糊为丸。每服二钱，空心酒送下。

【主治】痰积成块。

化痞丸

【来源】《丹台玉案》卷四。

【组成】黑丑（半炒半生）　槟榔　沉香　阿魏各一两　针砂（醋炒）五钱　官桂　青皮（醋炒）　白术（土炒）　苍术（米泔浸，炒）　枳壳（麸炒）　半夏（姜制）各一两二钱

【用法】上为末，醋打面糊为丸。每服二钱，空心姜汤送下。

【主治】积气成块，并疟母而成痞块者。

追虫至宝丹

【来源】《丹台玉案》卷四。

【组成】大黄四两　雷丸　槟榔　广木香　玄胡索　山楂各二两　贯众（去土）　黑丑（半生半熟）　三棱（醋炒）　使君子肉各一两五钱　蛇含石（煅，醋淬五次）一两

【用法】上为末，甘草煎水为丸。每服三钱，五更时白滚汤送下。

【主治】五脏诸虫，面黄肤瘦，四肢尫羸，肚腹膨胀，饮食减少，虫咬心痛，癥瘕积块。

秘方消痞膏药

【来源】《丹台玉案》卷四。

【组成】红花　蓬术　三棱　当归各四两　两头尖　五灵脂　穿山甲　川乌　生地　丹皮　巴豆肉　木鳖子各二两（前药为咀片，以麻油一斤半浸五日，熬枯去滓，再用文武火煎至滴水成珠，再入后药）　阿魏　沉香（锉末）　乳香（研）各一两　苏合油　麝香（研细）五钱　广木香（锉末）　子丁香（研细）　檀香（锉）各一两五钱

【用法】前八味，俟药油熬至滴水成珠，缓缓加入，即成膏。内服丸子，外以膏药贴在块上。

【主治】痞块。

磨平饮

【来源】《丹台玉案》卷四。

【组成】红花　桃仁　山楂　苏木各二钱　京三棱　蓬莪术　枳壳　香附　乌药各一钱五分

【用法】水煎，空心服。

【主治】死血成块，奔走作楚。

桂红丸

【来源】《丹台玉案》卷五。

【组成】官桂　红花　桃仁　当归梢　阿魏各一两　广木香一两五钱　白豆蔻　蓬术　血见愁　穿山甲一两二钱

方中白豆蔻、蓬术、血见愁用量原缺。

【用法】上为末，醋打米糊为丸。每服三钱，酒送下，早、晚各服一次。

【主治】血瘕，血痞。

新制阴阳攻积丸

【来源】《医宗必读》卷七。

【别名】攻积丸（《杂病源流犀烛》卷十四）、阴阳攻积丸（《类证治裁》卷三）。

【组成】吴茱萸（泡）　干姜（炒）　官桂（去皮）　川乌（炮）各一两　黄连（炒）　半夏（洗）　橘红　茯苓　槟榔　厚朴（炒）　枳实（炒）　菖蒲（忌铁）　玄胡索（炒）　人参（去芦）　沉香　琥珀（另研）　桔梗各八分　巴霜（另研）五钱

【用法】上为细末，皂角六两，煎汁泛为丸，如绿豆大。每服八分，渐加一钱五分，生姜汤送下。

【主治】五积六聚，七癥八瘕，痃癖虫积，痰食，不问阴阳。

【加减】本方去橘红、槟榔、厚朴、枳实、菖蒲、桔梗，名“乔氏阴阳攻积丸”（《张氏医通》卷十三）。

【方论】《医略六书》：虫、血、痰、食留滞，阴阳积结于中，皆能成积聚癥瘕痃癖，故胀满疼痛不已。吴萸温中散寒以开癥瘕，黄连清热燥湿以消痞结；厚朴散积聚之满，枳实消心下之痞；桔梗开提气血，槟榔化滞攻坚；干姜暖胃祛寒，官桂暖血散积；半夏燥湿痰，橘红利气痰；人参扶元气以助药力，菖蒲通窍门以开结气；琥珀散瘀血消积，沉香降逆气散聚；延胡活血滞，川乌透经络；茯苓渗湿和脾，巴霜攻坚荡实。皂角汁丸姜汤下，乃开其痰以散痃癖聚积也。使肠胃迅扫一空，则经络之积气自散，而胸中阳气敷布，阴霾顿灭，何患诸积不消，痛胀不去耶？此攻补热寒之剂，为夹攻阴阳诸积总方。

芫花莪术丸

【来源】《观聚方要补》卷四引《虚实辨疑示儿仙方》。

【组成】芫花　半夏　南星　莪术各一两

【用法】上锉碎和合，以苦油竹一截留节，以药置竹内，用好醋一碗，入竹内，浸湿纸梓塞，却入文武火中，煨一日夜，不可着猛火，待醋干，取出药，焙干为末，糊为丸，如梧桐子大。每服十丸，空心热水送下。并用建脾散。

【主治】脾痞胁痛。

香棱丸

【来源】《诚书》卷十。

【组成】木香　丁香各一钱半　大茴香（炒）　枳壳（炒）　青皮（炒）　三棱（煨）　蓬莪（切片，同巴豆七粒炒豆赤色，去豆）各一钱

【用法】上为末，面糊为丸，米饮送下。

【功用】消积聚癥块。

消痞丸

【来源】《诚书》卷十一。

【组成】枳实一两　白术（炒）一两　缩砂五钱（炒）　香附一两（炒）　桂九分　半夏（制）七钱　黄芩七钱（炒）　青皮七钱（炒）　红花八钱　甘草三钱　山楂肉二两　木瓜五钱

【用法】上为末，神曲一半，炼蜜一半，打糊为丸服

【主治】小儿瘕癖五积。

集灵饮

【来源】《诚书》卷十一。

【组成】神曲（炒） 青皮 苍术（炒） 陈皮 薄桂 白术（炒） 延胡索 黄芩 草果 半夏

【用法】水煎服。

【主治】瘕癖，消瘅。

消坚化痰汤

【来源】《何氏济生论》卷五。

【组成】陈皮 鳖甲 贝母 香附 茯苓 半夏 白芥子 川芎 海粉 木香 青皮 枳实 甘草 花粉

【用法】水煎服。

【主治】胸腹痞块，按之痛者。

人参平疟丸

【来源】《医林绳墨大全》卷一。

【组成】常山半斤（用浓醋一壶，春浸五日，夏浸三日，秋浸七日，冬浸十日，取起晒干） 半夏四两（姜汁煮） 贝母一两 鸡心槟榔四两 人参一两 公母丁香五钱

【用法】上为末，鸡蛋清共醋糊为丸，朱砂为衣。每服八分，酒送下；姜汤亦可。

【主治】久疟成痞。

双黄丸

【来源】《医林绳墨大全》卷七。

【组成】大黄 蒲黄 大蓼子（即水红花子） 槟榔 鸡肫皮（焙）各等分

【用法】上为细末。每服大人五钱，小儿二钱五分，日出时酒调下。

【主治】痞块。

通经丸

【来源】《女科证治约旨》卷二。

【组成】桂心 川乌 桃仁 当归 附子 干姜 川椒 大黄 青皮各等分

【用法】上为末，准一两，以四钱用米醋熬成膏，和余药末六钱为丸。淡醋汤送下；温酒亦得。

【主治】蓄血，月水不调，疼痛，或成血瘕。

荡鬼汤

【来源】《傅青主女科》卷上。

【组成】人参一两 当归一两 大黄一两 雷丸三钱 川牛膝三钱 红花三钱 丹皮三钱 枳壳一钱 厚朴一钱 小桃仁三十粒

【用法】水煎服。

【主治】妇人有腹似怀妊，终年不产，甚至二三年不生者。其人面色黄瘦，肌肤消削，腹大如斗。

【方论】此方用雷丸以祛秽，又得大黄之扫除，且佐以厚朴、红花、桃仁等味，皆善行善攻之品，何邪之尚能留腹中而不尽逐下也哉。尤妙在用参归以补气血，则邪去而正不伤。若单用雷丸、大黄以迅下之，必有气脱血崩之患矣。

软坚汤

【来源】《石室秘录》卷二。

【组成】人参一钱 当归一钱 白芍三钱 青盐一钱 熟地五钱 山茱萸二钱 麦冬三钱 北五味一钱 半夏一钱 附子一片

【用法】水煎服。

【主治】人生块于胸中，积痞于腹内。

消积化痞丹

【来源】《石室秘录》卷二。

【别名】栗粉丸（《医门八法》卷四）。

【组成】白术五两 茯苓三两 六曲二两 地栗粉八两 鳖甲一斤（醋炙） 人参五钱 甘草一两 白芍三两 半夏一两 白芥子一两 萝卜子五钱 厚朴五钱 肉桂三钱 附子一钱

【用法】上为末，炼蜜为丸。每服五钱，临睡送下，以美物压之。

【主治】痞块。

【方论】此方有神功，妙在用鳖甲为主，则无坚不入；尤妙用地栗粉，佐鳖甲以攻邪，又不耗散真气。其余各品，俱是健脾理正之药，则健脾而物

自化。尤妙用肉桂、附子，冲锋突围而进，则鳖甲大军相继而入，勇不可当，又是和平之师，敌虽强横，自不敢抵抗，望风披靡散走，又有诸军在后，斩杀无遗，剿抚并用，有不告捷者哉？

人马汤

【来源】《石室秘录》卷四。
【组成】马尿一碗　人尿半合（童便尤妙）
【用法】用雄黄一两，白芷五钱，生甘草二两，各为细末，为丸如梧桐子大。饭前合本方饮之，即消。
【主治】人感山岚水溢之气，或四时不正之气，或感尸气、病气，腹中生蛇，身上干涸如柴，似有鳞甲者；又因饮食饥饱之时，过于多食，不能消化，腹内乃生鳖甲之虫，似鳖而非鳖者。
【方论】雄黄乃杀虫之药，白芷乃烂蛇之品，甘草乃去毒之剂，而马尿，化鳖之圣药也。故用之随手而效耳。此则奇病而用奇药也。

消块神丹

【来源】《石室秘录》卷四。
【组成】蚯蚓粪一两　炒水银一钱　冰片五分　硼砂一分　黄柏五钱（炒）　儿茶三钱　麝香五分
【用法】上为细末，研至不见水银为度。将此药末用醋调成膏，敷在患处。
【主治】一切有块者。

化块丹

【来源】《辨证录》卷七。
【组成】人参五钱　白术二两　肉桂　神曲各二钱　荸荠二两　鳖甲三钱
【用法】水煎服。
【主治】命门火衰不能化物，积而成癥。

化痞膏

【来源】《辨证录》卷七。
【组成】大黄五钱　人参三钱　白术五钱　枳实三钱　丹皮二钱　鳖甲一两　神曲一两　山楂五钱　麦芽五钱　厚朴三钱　当归一两　白芍一两　使君子肉三钱　两头尖二钱　蒲公英一两　金银花一两　生甘草二钱　槟榔二钱　防风一钱　川乌一个　香油三斤
【用法】锅熬以上药，煎数沸，用白布将药滓漉出，再煎油滴水成珠，然后再入后药末：薄荷叶二钱，乳香、没药各五钱，麝香一钱，赤石脂二两，冰片二钱，阿魏三钱，血竭三钱，各为末，入油内再煎，又入炒过、水飞过黄丹末一斤，收之成膏矣。贴痞块，止消一个即消。其膏药须摊得厚，不可大也。
【主治】肝气甚郁，结成气块，而成癥，在左胁之下，左腹之上，动则痛，静则宁，岁月既久，日渐壮大，面色黄槁，吞酸吐痰，时无休歇。

化鳖汤

【来源】《辨证录》卷七。
【组成】人参三钱　白术五钱　白薇　百部各三钱　麝香　枳壳各一钱　槟榔二钱
【用法】鳗鱼骨炒黑为末，煎汁服。
【主治】胃气虚弱，食不能消，偶食坚硬之物存于胃中，久则变为有形之物，腹中乱动，动时痛不可忍，得食则解，后则渐大，虽有饮食亦痛，似鳖非鳖。

平肝消瘕汤

【来源】《辨证录》卷七。
【组成】白芍一两　当归五钱　白术一两　柴胡一钱　鳖甲二钱　神曲一钱　山楂一钱　枳壳一钱　半夏一钱
【用法】水煎服。
【功用】舒肝中之郁，助脾胃之气。
【主治】肝气甚郁，结成气块，在左胁之下，左腹之上，动则痛，静则宁，岁月既久，日渐壮大，面色黄槁，吞酸吐痰，时无休歇。

加减六君子汤

【来源】《辨证录》卷七。
【组成】人参三钱　白术　茯苓各五钱　甘草　山

楂　麦芽　厚朴各一钱　陈皮　枳壳各五分　神曲一钱

【用法】水煎服。

【主治】气虚下陷，饮食停住于脾胃之间而成块者，久则其形渐大，悠悠忽忽，似痛不痛，似动不动，然其形虽大而内歉，按之如空虚之状者。

攻补两益汤

【来源】《辨证录》卷七。

【组成】榧子十个　白薇三钱　雷丸三钱　神曲三钱　槟榔二钱　使君子十个　白术一两　人参五钱

【用法】水煎服。一剂腹必大痛，断不可饮以茶水，坚忍半日。如渴，再饮二煎药汁，少顷必将虫秽之物尽下而愈，不必二剂。

【功用】补正以杀虫。

【主治】癥瘕。胃气虚弱，食不能消，偶食坚硬之物，存于胃中，久则变为有形之物，腹中乱动，动时痛不可忍，得食则解，后则渐大，虽有饮食亦痛。

两祛丹

【来源】《辨证录》卷七。

【组成】白术一两　人参三钱　何首乌（生用）三钱　鳖甲末三钱　地栗粉三钱　神曲二钱　茯苓二钱　当归三钱　半夏一钱　贝母一钱

【用法】水煎服。二剂轻，四剂又轻，十剂痞块全消。

【主治】饱食即睡于风露之间，风露之邪裹痰于胃中，睡未觉腹中饱闷不舒，后遂成痞。

【方论】此方脾胃双治之法也。脾胃俱属阴，奈何置阳不问乎？不知阳邪入于阴分，已全乎为阴矣。全乎为阴，是忘其为阳也，故治阴而不必治阳。然方中虽是治阴，未常非治阳之药，所以能入于阴之中，又能出乎阴之外，而阴邪阳邪两有以消之也。

逍遥散

【来源】《辨证录》卷七。

【组成】白术二钱　白芍五钱　当归三钱　柴胡二钱　陈皮一钱　半夏一钱　鳖甲三钱　甘草五分　茯苓三钱

【用法】水煎服。

【功用】开郁平肝。

【主治】正值饮食之时，忽遇可惊之事，惊气未收，遂停滞不化，久成癥瘕。

消瘕汤

【来源】《辨证录》卷七。

【组成】白芍一两　白术　鳖甲各五钱　甘草　郁金各一钱　枳壳五分　天花粉　丹皮　香附各二钱　茯苓　巴戟各三钱　白豆蔻二粒　广木香五分

【用法】水煎服。

【主治】饮食之时，忽遇可惊之事，遂停滞不化，久成癥瘕者。

培土化瘕汤

【来源】《辨证录》卷七。

【组成】白术一两　柴胡一钱　茯苓三钱　山药四钱　神曲二钱　山楂一钱　枳壳五分　两头尖三钱　厚朴一钱　鳖甲一钱五分　白薇一钱　何首乌（生用）二钱　白芍五钱　白芥子二钱

【用法】水煎服。十剂癥瘕消半，再服十剂全消。

【主治】人有偶食难化之物，忽又闻惊骇之事，则气结不散，食亦难消，因而痰裹成瘕。

释疑汤

【来源】《辨证录》卷七。

【组成】人参三钱　巴戟天五钱　茯苓三钱　白术五钱　白薇二钱　甘草一钱　使君子三枚　砂仁三粒　肉桂一钱　广木香三分　菖蒲五分

【用法】水煎服。二剂轻，四剂又轻，十剂全消。

【功用】健脾消痞。

【主治】癥瘕。

温土消瘕汤

【来源】《辨证录》卷七。

【组成】白术一两　茯苓一两　肉桂二钱　枳实二钱　人参五钱　巴戟天五钱　山楂一钱
【用法】水煎服。
【功用】温补命门，扶助脾土。
【主治】脾气虚寒，又食寒物，结于小腹之间，久不能消，遂成硬块，已而能动。

散母汤

【来源】《辨证录》卷八。
【组成】人参　何首乌　半夏　鳖甲各三钱　白芍　白术各五钱　柴胡一钱　青皮　神曲各二钱
【用法】水煎服。
【主治】疟母。

香归丸

【来源】《郑氏家传女科万金方》卷四。
【组成】人参四两　沉香五两　当归　白芍　熟地　川芎　蒲黄　香附　乌药各二两　白茯苓一两
【用法】水煎服。
本方方名，据剂型，当作“香归汤”。
【主治】产后一切经脉不行，脐腹疼痛，面色痿黄，心怯乏力，腹胀胁痛，头晕恶心，身热，饮食少减，自汗羸瘦，积聚癥瘕。
【宜忌】服时须避风寒，绝欲耐气，戒沐浴，忌食生冷油面。

散母汤

【来源】《辨证录》卷八。
【组成】人参　何首乌　半夏　鳖甲各三钱　白芍　白术各五钱　柴胡一钱　青皮　神曲各二钱
【用法】水煎服。
【主治】疟母。

阿魏丸

【来源】《李氏医鉴》卷五。
【组成】阿魏二钱半　青皮　莪术　茴香　胡椒各一两　丁香　白芷　砂仁　肉桂　川芎各五钱
【用法】醋阿魏打糊为丸，朱砂为衣。淡盐姜汤送下。
【主治】积聚癥瘕。

琥珀膏

【来源】《李氏医鉴》卷五。
【组成】大黄二两　朴消一两　麝香一钱
【用法】上为末，以大蒜同捣为膏。摊贴，外以油纸覆缚。
【主治】积聚癥瘕。

消积丸

【来源】《冯氏锦囊·杂症》卷十三。
【组成】广皮　三棱　莪术　槟榔　青皮　卜子　枳实　草豆蔻　麦芽各一两　木香七钱　神曲二两　山楂肉　厚朴各一两五钱
【用法】上为末，黑沙糖为丸，每丸重一钱。每服一丸，白汤送下。
【主治】癥瘕痞癖。

阿魏麝香散

【来源】《张氏医通》卷十三。
【组成】阿魏五钱（酒煮）　麝香一钱　雄黄三钱　野水红花子四两　神曲（炒）　人参　白术（生）各一两　肉桂五钱
【用法】上为散。每服三钱，用乌芋（即荸荠）三个，去皮捣烂和药，早、晚各一服，砂仁汤过口。
【主治】肠覃诸积痞块。

鹁鸽丸

【来源】《张氏医通》卷十三。
【组成】鹁鸽一只（去毛，水、酒各半煮烂，入阿魏五钱，更煮汁尽为度，取肉捣烂，焙干，骨用酥炙）　水红花子六两　白术二两　阿魏一两　神曲　茯苓　当归各一两　橘红　甘草（炙）各五钱
【用法】上为末，加生姜自然汁半杯，炼蜜为丸，如弹子大。细嚼一丸，沸汤或温酒过口，早、暮

各一服。

【主治】食鱼鳖成痞。

【方论】《医略六书》：白术助脾运化，甘草益胃和中，神曲化滞消积，茯苓渗湿和脾，阿魏消鱼鳖之积，橘红利凝积之气，全当归养血脉，红花子散血结，鸬鹚善啄以消癥瘕，姜以散之，蜜以润之，细嚼咽下，汁不使速下，温酒过口，助药速行。务使脾健积消，则中气调和而得复健运之职，何癥瘕之不痊哉。

三棱散

【来源】《嵩崖尊生全书》卷七。

【组成】三棱八钱　川芎四钱　大黄（醋煨）一钱

【用法】《中国医学大辞典》：研为末，清水煎服。

【主治】

1.《嵩崖尊生全书》：一切积聚。
2.《杂病源流犀烛》：气痛。

木香槟榔丸

【来源】《嵩崖尊生全书》卷七。

【组成】木香　槟榔　陈皮　莪术　枳壳　黄连　黄柏　大黄　牵牛　香附各八分　当归一钱　田螺壳二钱　茵陈八分

【主治】酒积腹痛。

保合太和丸

【来源】《嵩崖尊生全书》卷七。

【组成】白术　枳实　苍术　香附　姜连　酒黄芩　麦芽　醋三棱　醋莪术各一钱　木香五分　连翘　莱菔　厚朴各二钱　陈皮　半夏　茯苓　神曲　山楂各三钱

【用法】生姜汁糊为丸服。

【主治】弱人积聚。

胜红丸

【来源】《嵩崖尊生全书》卷七。

【组成】陈皮　青皮　莪术　三棱　炮姜　良姜各五钱　香附一两　枳实　姜连各五钱

【用法】醋糊为丸服。

【主治】酒积、血积、食积。

五芝丸

【来源】《嵩崖尊生全书》卷九。

【组成】大黄五钱（酒浸）　礞石（煅）二钱　南星（矾水浸）　半夏　皂角（水浸）各二钱　枳壳一钱　风化消　黄芩各五分

【用法】神曲和丸。服百丸。服后小便赤，大便如胶，其验也。

【主治】痰盛癫狂，脚气走注，痞块，嘈呕喘肿，心痛连少腹，噎膈。

内河汤

【来源】《嵩崖尊生全书》卷九。

【组成】青皮　陈皮　三棱　莪术　神曲　麦芽　香附

【主治】痞由气、食积者。

和中汤

【来源】《嵩崖尊生全书》卷九。

【组成】白术二钱　厚朴二钱　陈皮一钱半　半夏一钱半　枳壳五分　炙草　砂仁各四分　木香二分

【主治】恶食，胸实痞，有积者。

消积丸

【来源】《嵩崖尊生全书》卷十五。

【组成】人参　白术　茯苓　黄连　神曲　麦芽　使君子　山楂　橘红各六分　芜荑四分　胡连八分　阿魏　血竭各二分　芦荟五分　甘草四分

【用法】上为末，米糊为丸服。

【主治】小儿积块。

加味柴胡汤

【来源】《医学传灯》卷下。

【组成】柴胡 黄芩 半夏 甘草 当归 川芎 白芍 熟地 香附 玄胡

【主治】肾积居于脐下，按之不移，因于血者。

柴陈拈痛汤

【来源】《医学传灯》卷下。

【组成】柴胡 黄芩 半夏 甘草 陈皮 白茯 枳壳 厚朴 玄明粉 香附 鳖甲 归尾 赤芍

【主治】痞母。老痰食积留于胁下，按之有形，多成痎疟，连岁不已，脉来弦细无力。

柴胡疏肝散

【来源】《医学传灯》卷下。

【组成】柴胡 黄芩 半夏 甘草 陈皮 白茯 白芍 香附 枳壳 玄胡

【主治】痞块，痛无形质，不时而发者，非痃即癖。

【加减】内热，加山栀。

消积二陈汤

【来源】《医学传灯》卷下。

【组成】陈皮 半夏 白茯苓 甘草 杏仁 枳实 玄明粉 石菖蒲 归尾 赤芍

【主治】积聚，癥瘕，痃癖，痞块。

【加减】内热，加黄芩；有滞，加厚朴；痛甚，加莪术。

消痞丸

【来源】《重订通俗伤寒论》。

【组成】生香附（醋炒）四两 延胡索（醋炒）一两半 归尾二两 川芎 红花 浮海石 瓦楞子（火煅，醋淬）各一两

【用法】上为末，醋打面糊为丸，如梧桐子大。每服四五十丸。

【主治】积久成痞，痞散为臌者。

消痞阿魏丸

【来源】《重订通俗伤寒论》。

【组成】阿魏 川连 制南星 姜半夏 瓜蒌仁 白芥子 连翘 神曲 川贝 麦芽 山楂 莱菔子各一两 风化消 食盐 胡连各五钱

【用法】上为末，炼蜜为丸，辰砂为衣。每服一二钱，开水送下。服后食胡桃肉以除药气。

【主治】

1.《重订通俗伤寒论》：痞。

2.《饲鹤亭集方》：诸般积聚、癥瘕、痃癖。

七贤仙丹

【来源】《良朋汇集》卷一。

【组成】雄黄 朱砂 川乌（生） 蝉肚金玉 槟榔 乳香（去油） 巴豆霜各一钱

【用法】上为末，醋糊为丸，如急性子大。每服七丸，小儿三四丸，量用淡姜汤送下，病在上，食后服；病在下，食前服。

【主治】五积六聚，噎食转食，胃满作饱，胃中作痛，心腹胀满，小儿食积，大肚青筋。

三才却病丹

【来源】《良朋汇集》卷一。

【组成】巴豆七百粒（拣白仁，去油成霜） 绿豆（拣净）十三两四钱（研细末） 黑脐 白豇豆二十两（拣净，研末） 飞罗面八两

【用法】上四味，和匀，清水为丸，如绿豆大。每服，大人五分，小儿三分。如九种心痛，艾醋汤送下；五积六聚，鲜姜汤送下；脐腹疼痛，盐汤送下；小儿诸般胀闷，萝卜子汤送下；妇人产后百病，益母草煎汤送下；干血痨症，一钱红花汤送下；小儿疲疾痞块，凉水送下；余疾不问内外虚实，概用白滚水送下。

【主治】五积六聚，心疼腹痛，小儿诸般胀闷，及妇人干血痞满。

沉香百消丸

【来源】《良朋汇集》卷一。

【别名】三仙丹（原书卷二）、百消丸（《经验广集》卷一）。

【组成】香附米（醋炒） 五灵脂（拣去砂石，酒拌，晒干）各半斤 黑丑 白丑各一斤 沉香五钱

【用法】上为末，醋糊为丸，如绿豆大。每服三十五丸或钱许，食后姜汤送下；或茶清亦可。

本方改为曲剂，名“沉香百消曲”（《感证辑要》卷四）。

【功用】

1.《全国中药成药处方集》（沈阳方）：消癥化积，消食，顺气解酒，行水消痞，除胀止痛。

2.《全国中药成药处方集》（福州方）：宽胸开膈，调胃运脾。

【主治】

1.《良朋汇集》：一切积聚痞块。

2.《全国中药成药处方集》：癖积成块，癥积攻痛，久成膨胀，腹大坚硬及饮食过量，消化不良，呕吐嘈杂，胸膈胀满，酒寒积聚。

【宜忌】如孕妇泄泻、久病者勿服；忌人参。

神仙一块气

【来源】《良朋汇集》卷一。

【组成】巴豆 莪术 杏仁 川椒 胡椒 官桂 青皮 陈皮 大茴香 干姜 良姜 川芎 牵牛各等分

【用法】上为末，面糊为丸，如梧桐子大。每服一丸，用红枣一枚（去核），将药入内包裹，临卧时嚼烂服之，不用引送。

【主治】五积六聚，滞食滞水，心胸胀满，倒饱嘈杂，呕吐酸水，气闷不通，胃脘疼痛。

朱砂守病丸

【来源】《良朋汇集》卷二。

【组成】朱砂 硼砂 血竭 黄蜡各三钱 巴豆（去油） 轻粉 硇砂各一钱

【用法】上为末，将黄蜡化开，入药为丸，如绿豆大。每服十五丸，烧酒送下。

【主治】远年近日肠内积块。

守病丸

【来源】《良朋汇集》卷二。

【组成】朱砂二钱 硇砂（豆腐煎） 雷丸（去黑皮） 血竭 硼砂 磁石 轻粉各一钱 雄黄三钱五分 白砒二钱五分 巴豆（去油）六钱 木鳖子（去皮）五个

【用法】上为细末，黄蜡七钱五分化开为丸，如黄豆大，朱砂为衣。每服一丸，以温水送下。

【主治】痞疾。

狗皮膏

【来源】《良朋汇集》卷三。

【组成】秦艽 三棱 莪术 蜈蚣各五钱 当归 大黄 黄连各三钱 穿山甲十四片 全蝎十四个 木鳖子七个 巴豆五钱（连皮打破）

【用法】真香油二斤十两，将药泡油内，春五、夏三、秋七、冬十日；炸药黑色，捞出，将滓捣极细烂听用；复将药上火，入飞过黄丹一斤二两，用槐条搅匀，滴水成珠；将前研药滓入膏内，再入阿魏、芦荟各三钱、阿胶一两、麝香一钱、冰片二钱、乳香、没药各二钱，共研极细；候膏温，将药入内搅匀，瓷罐秘收，再勿见火。用时狗皮摊，每张重七钱，贴患处。三日发热，七日腹内觉痛，十日大便下脓血。一张可贴一百二十日。

【主治】痞疾，气块，口内生疳。

【宜忌】忌生冷、腥膻、硬物一百日。

破癥瘕散

【来源】《良朋汇集》卷四。

【组成】当归 生地 白芍（炒）各一钱 川芎七分 黄连（炒）五分 胡黄连三分

【用法】水二钟，煎七分服。

【主治】癥瘕血虚，五心烦热，昼则平安，夜则发热。

透膈清凉羊肝散

【来源】《良朋汇集》卷四。

【组成】白术 苍术 莪术 水红花子 头发（烧

灰）各等分

【用法】上为细末。用羊肝一具，以竹刀割去筋膜，切片，勿断，将药末掺匀在内，合定，饭锅上蒸熟，与儿食之。

【主治】小儿痞疾。

痞疾膏

【来源】《良朋汇集》卷五。

【组成】草麻子（去壳） 乌剥子（打破） 生大黄各半斤

【用法】上用油四斤半，春泡五日，夏泡三日，秋七日，冬十日，炸枯黑，捞去滓，称净油一斤，下飞过黄丹半斤，再上火熬，滴水成珠，看老嫩取下，待大温再下阿魏末一两，麝香末一钱，搅匀，收罐内。用时以水炖化，摊细青布上贴之，化尽为度。

【主治】痞疾。

牛黄丸

【来源】《良朋汇集》卷八。

【组成】雄黄一钱五分 蜈蚣二条（去头足，砂锅内炒） 芦荟 阿魏 天竺黄各三分 牛黄一分

【用法】上为末，化黄蜡一两为丸，如绿豆大。每服九丸，退热再服九丸，则块消，服至十一丸全好，鸡子清合药吃，亦可黄酒送下。

【主治】小儿痞疾。

鳖甲丸

【来源】《顾松园医镜》卷八。

【组成】鳖甲（醋炙）四两 桃仁（炒） 蟅虫（去足，炒） 瓦楞子（煅） 麦芽 青皮 香附 三棱 莪术各二两

【用法】上为末，醋煮神曲糊为丸。

【功用】破瘀，消痰，削积。

【主治】疟母。

【加减】虚人，加参、术。

马兰膏

【来源】《奇方类编》卷下。

【组成】马兰根十数斤

【用法】烧净水一大锅，熬五炷香，去根再熬至四五碗，入铜锅，再熬至半碗，退火，加阿魏三钱，麝香一钱，搅匀为度，以瓷器收贮。量疾大小摊贴，听其自落。

【主治】痞积。

治痞膏

【来源】《奇方类编》卷下。

【组成】葱白汁四两 姜汁四两 水胶八两

【用法】好黄酒二钟，同水熬成珠，摊狗皮上。贴痞处，待痞化，去药。

【主治】痞。

治痞膏

【来源】《奇方类编》卷下。

【组成】水红花子

【用法】以清水熬膏，加麝香少许，摊在布上。贴患处。

【主治】痞。

明砂止疟丹

【来源】《胎产心法》卷上。

【组成】夜明砂三钱

【用法】上为末。空心茶清调服。

【主治】孕妇瘀血积聚成疟，及疟母症。

【宜忌】此药能行血，且下死胎甚速，非瘀血积聚成疟，及久成疟母者，不可轻用。

橘核丸

【来源】《医学心悟》卷三。

【组成】橘核子（盐酒炒）二两 川楝子（煨，去肉） 山楂子（炒） 香附（姜汁浸，炒）各一两五钱 荔枝核（煨，研） 小茴香（微炒）各一两

【用法】神曲四两，煮糊为丸，如梧桐子大。每服三钱，淡盐水送下。

【主治】癥瘕痃癖，小肠膀胱气等。

【加减】寒甚，加附子五钱，肉桂三钱，当归

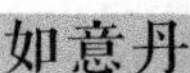

一两。

如意丹

【来源】《惠直堂方》卷一。

【组成】苍术（米泔浸一宿，晒）十二两　厚朴（姜汁炒）十二两　甘草（去皮）八两　木通（去皮）八两　莪术（醋炒）六两　陈皮十二两　三棱（去毛）六两　枳壳（去瓤）十两

【用法】上为细末，将三年陈晚米一斗，巴豆四百九十粒同炒至黄色，拣去巴豆，碾米为末，同前药水泛为丸，如梧桐子大。小儿一岁服一分，至十五岁服二钱五分，十六岁以上服三钱，不能服丸者，可研化服。肚腹痛，枳壳汤送下；食伤气滞腹痛，砂仁汤送下；隔食风寒，胸膈饱满，头痛发热，生姜葱头汤送下；心腹时常作痛，或大便不实，嗳气吞酸作胀，水泻及白痢，生姜汤送下；红痢，甘草汤送下；红白痢，甘草生姜汤送下；痞积气块作痛，生姜汤送下；停食，槟榔汤送下；逆气上升噎满，生姜汤送下；气塞痛，陈皮汤送下；其余诸病，俱滚汤送下。

【主治】伤食气滞腹痛，隔食风寒，胸膈饱满，头痛发热，大便不实，或水泻，痢疾，嗳气吞酸噎满，痞积气块作痛等证。

【宜忌】孕妇忌用。

如神膏

【来源】《惠直堂方》卷二。

【组成】阿魏　朴消　硫黄　甘草　甘遂各一钱　麝香三分　青皮三钱

【用法】上为末，独蒜一个，葱头七个捣烂，入前药末捣匀，摊布上。隔布贴患处。

【主治】痞积。

神效方

【来源】《惠直堂方》卷二。

【组成】大蒜数个（捣烂）　大黄　皮消各一两

【用法】上捣成膏。贴患处。即消。

【主治】痞积。

化痞反正膏

【来源】《惠直堂方》卷四。

【组成】川乌　草乌　半夏　红芽大戟　芫花　甘草节　甘遂　细辛　姜黄　山甲　狼毒　牵牛　威灵仙　巴豆仁　三棱　蓬术　枳壳　白术　水红花子　葱白头　鳖甲　红苋菜　白芍　沙参　丹参　白及　贝母各一两　藜芦（葱管者真）一两　干蟾四只

【用法】用麻油五斤，浸七日，照常煎枯，去滓，称油一斤，用密陀僧八两，次下黄丹二两，沸止离火；或用豆腐泔水浸，揉至三次；又用井水抽拔一度，以去辣味，免发疡，复上火，不住手搅成膏，待稍温，下阿魏二两（箬上炙，研末）；或同赤石脂研亦可，不住手搅匀，瓷器收贮，用狗皮摊贴，每张重五钱。半月一换。重者不过三二帖必愈。

【主治】诸般痞块积聚，寒热腹痛，胸膈痰饮；小儿大肚痞积；妇人经水不通，血瘕；及痈疽未破，痰痈等。

【宜忌】孕妇勿用。

化痞消积膏

【来源】《惠直堂方》卷四。

【组成】秦艽　三棱　莪术　蜈蚣　巴豆各五钱　当归　大黄　黄连各三钱　全蝎十四个　山甲十四片（要正脊）　木鳖七个（以上粗药）　阿胶一两　阿魏　芦荟各二钱　麝香　片脑　没药　乳香各一钱（以上细药）

【用法】真麻油二斤四两，将粗药入油熬枯，去滓，入红丹一斤二两，以槐、柳枝搅至烟尽，滴水成珠，离火，下各细药搅匀。用狗皮摊贴患处。三日即止热，七日觉腹内渐痛，十日大便下脓血为验。

【主治】痞积气块，身热，口内生疳。

【宜忌】忌生冷腥荤发物百日。

君子汤

【来源】《女科旨要》卷一。

【组成】陈皮　茯苓　枳实　川芎　赤芍　苏

叶　槟榔　桔梗　白术　半夏各二钱　当归　香附　厚朴各三钱　甘草一钱　红花　黄连（酒炒）　柴胡各一钱　砂仁一钱五分

【用法】上分八帖。加生姜三片，酒、水各半煎，空心服。

【主治】妇人经后潮热，误食生冷，聚成痰饮，腹心胀满，气升上隔，饮食不思，腹结块成瘼。

【加减】如嗽，加五味子、杏仁各二钱；口渴潮热，加竹沥二匙。

化痞膏

【来源】《外科全生集》。

【组成】香油一斤　密陀僧六两　阿魏五钱　羌活一两　水红花子　麝香各三钱

【用法】熬膏退火摊贴。凡患痞癖之处，肌肤定无毫毛，须看准以笔圈记，方用膏贴，内服尅坚酒。用水红花子研末三钱，浸火酒二斤，时刻呷，至愈乃止。

【主治】痞癖。

加味枳术丸

【来源】《医略六书》卷二十三。

【组成】白术一两半（炒）　枳实一两半　半夏一两半（制）　神曲三两　苍术一两半（炒）　卜子三两（炒）　草蔻一两半（炒）黄连六钱　葛花一两半　泽泻一两半

【用法】上为末，用白螺蛳壳三两，煅研，另煎浓汁泛丸。每服三钱，空心焦楂汤调化温服。

【功用】健脾消积。

【主治】痰积、食积、酒积、茶积腹痛，脉沉数滑者。

【方论】痰积而食不化，酒停而茶不行，故肉食从之，遂成诸积而腹痛不已焉。苍术、半夏燥湿消痰，白术、枳实健脾化积，神曲消食化滞，卜子消痰消食，草蔻温中散寒滞，黄连清热燥伏湿，葛花升清阳以解酒，泽泻泻浊阴以利窍也。丸以白螺之善消积块，汤以焦楂之善化肉瘕，使诸积皆消，则脾胃调和，而经府廓清，安有腹痛不止之患乎？此健脾消积之剂，乃治诸积腹痛之专方。

散聚汤

【来源】《医略六书》卷二十三。

【组成】槟榔一钱（磨冲）　半夏一钱半　桂心一钱　茯苓一钱半　橘红一钱半　当归二钱　杏仁三钱（去皮）　甘草五分

【用法】水煎，去滓温服。

【主治】瘕聚随气上下，脉弦。

【方论】痰饮洋溢，随气升降，或上或下，而成瘕聚聂聂移动不止焉。半夏消痰涤饮，橘红利气除痰，茯苓渗水饮以和脾，炙草缓中气以益胃，桂心温经平肝气，槟榔逐饮破滞结，当归和血脉，杏仁降逆气也。水煎温服，使痰化饮消，则肝脾调和而癥瘕自散，何聂聂移动之有？此涤痰逐饮之剂，为瘕聚随气上下之专方。

千金散

【来源】《医略六书》卷三十。

【组成】鲜生地三两　乌贼骨三两

【用法】上为散。酒煎三钱，去滓温服。

【主治】血癖，脉涩数者。

【方论】产后血虚热结，积瘀不行，而成血癖、血枯，故肢体羸瘦，腹痛不止焉。鲜生地黄凉血散瘀，善滋血枯；乌贼骨软坚走血，兼治血癖；为散酒煎，使血热消化，则瘀结自行，而经气清和，经血完复。其血枯无不润，血癖无不消焉。有腹痛不去、羸瘦不痊乎？

当归散

【来源】《医宗金鉴》卷四十五。

【组成】当归　川芎　鳖甲　吴茱萸　桃仁　赤芍　肉桂　槟榔　青皮　木香　大黄　蓬莪术

【主治】妇人疝病攻冲刺痛。

消痞神膏

【来源】《绛囊撮要》。

【组成】密陀僧六两　阿魏五钱　羌活　水红花子各一两　穿山甲三钱　香油一斤许

【用法】火候照常熬膏法，膏成时下麝香一钱，用

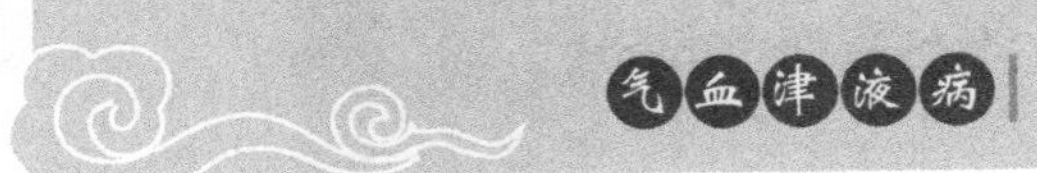

布照痞大小摊贴。

【主治】积年恶痞。

济川煎

【来源】《叶氏女科证治》卷一。

【组成】当归三钱　熟地黄　牛膝各二钱　乌药（炒）　肉桂各一钱　桃仁七粒（捣如泥）

【用法】水二钟，煎八分，食前服。

【主治】血结成瘕，寒气客于冲脉、任脉，则血涩不行，成瘕作痛，暂见停蓄而根盘未固者。

小下汤

【来源】《脉症正宗》卷一。

【组成】生地一钱　当归八分　白芍八分　丹皮六分　栀子八分　大黄一钱　木通六分　车前八分

【主治】癥结。

消痞块汤

【来源】《脉症正宗》卷一。

【组成】黄耆二钱　白术一钱　当归八分　川芎一钱　附子六分　三棱八分　莪术八分　独活八分

【用法】水煎服。

【功用】消痞块。

大七气汤

【来源】《医碥》卷六。

【组成】京三棱　蓬莪术　青皮　陈皮（各去白）　藿香叶　香附（砂，去毛）一两半

【用法】上锉。每服五钱，水二盏，煎一盏，食前温服。

【主治】积聚。

八反膏

【来源】《种福堂公选良方》卷二。

【组成】鳖头　苋菜　葱　蜜　甘草　甘遂　芫花　海藻　阿魏　鳖甲　水红花子

【用法】上应为末者为末，应捣烂者捣烂，入末再捣，如和不匀，加烧酒调之。先以水调白面作圈，围痞上，大六七分厚，其药敷在痞上，外用锡注二把，放烧酒在内，熨痞上，冷则更换，至痞内动，痛方止。明日大便下脓血即除根。

【主治】痞块。

药猪胞

【来源】《种福堂公选良方》卷二。

【组成】麝香一钱　阿魏三钱　水红花子　大黄　归尾　甘遂　急性子　甘草各五钱

【用法】上为细末，用猪水胞一个，量痞块大小，用尿胞大小，装入干烧酒半胞，将前药末放入胞内，紧扎住口，用白布将胞兜扎于患处。俟块化尽即去之，不可迟也。

【主治】痞块。

三反膏

【来源】《种福堂公选良方》卷四。

【组成】生甘草　甘遂　苋菜各三钱　鳖肉一两　硇砂一钱　木鳖子肉四个（去壳）

【用法】加葱白七根，入蜜少许，捣成膏。摊狗皮上贴之。如药略干，加葱、蜜润下。用二次愈。

【主治】小儿痞块。

达郁汤

【来源】《四圣心源》卷四。

【组成】桂枝三钱　鳖甲二钱（醋炙焦，研）　甘草二钱　茯苓三钱　干姜三钱　砂仁一钱

【用法】水煎大半杯，温服。

【主治】积在脐腹、左胁者。

沉香化气丸

【来源】《活人方》卷二。

【组成】三棱三两　蓬术三两　大茴香三两　黑丑二两　白丑二两　陈皮二两　桑皮二两　青皮二两　枳壳二两　木通二两　卜子二两

【用法】神曲糊为丸。每服一二钱，午后生姜汤或砂仁汤吞服；如疝气，以茴香汤送下。

【主治】气积、食积、积痰、积饮，久滞肠胃，痞满刺痛，痛连心腹，两肋胀满，渐成痞块，膀胱寒疝胀痛，一切五积六聚，有余之气，初起者。

沉香保生丸

【来源】《活人方》卷四。

【组成】山栀仁四两　当归身三两　山楂肉二两　枳实三两　紫厚朴三两　广陈皮三两　香附三两　延胡索三两　蓬术二两　青皮二两　郁金二两　五灵脂二两　抚芎二两　广藿香二两　高良姜二两　白蔻仁二两　沉香一两　木香一两　槟榔一两　草蔻仁一两

【用法】醋调，神曲糊为丸。每服二三钱，空心以淡生姜汤吞服。

【功用】调和血气，开郁结。

【主治】气积、食积、血积、虫积。

阿魏丸

【来源】《活人方》卷四。

【组成】高良姜（东壁土炒）八两　黑牵牛八两　蓬术四两　赤豆四两　砂仁四两　三棱一两　青皮一两　陈皮一两　干姜一两　草豆蔻一两　槟榔一两　肉桂一两　真阿魏五钱

【用法】醋调神曲糊为丸。每服一钱，午前、午后姜汤吞服。

【主治】男妇肠胃内外或食积、血积成块、虫积久聚，经络肌理之间，寒痰湿气留滞不通，久则成痞块，癥瘕。

治瘕调理丸

【来源】《活人方》卷四。

【组成】当归四两　川芎二两五钱　香附二两五钱　延胡索一两五钱　砂仁一两五钱　五灵脂一两　红花一两　木香一两　蕲艾一两

【用法】炼蜜为丸。每服三钱，午前后空心米汤吞服。

【功用】理气开郁，活血通经。

【主治】癥瘕。

三妙膏

【来源】《仙拈集》卷一。

【组成】松香四两（煎）　蓖麻肉二两（捣烂）　皮消五钱

【用法】共捣为膏。量痞大小摊布上，贴时加麝二厘。痞消膏自落。

【主治】痞积。

逐鳖汤

【来源】《仙拈集》卷一引王牧斋方。

【组成】当归二钱　川芎一钱半　赤芍一钱　三棱　莪术各三钱

【用法】水煎，空心服。

【主治】血痞，血鳖。

消积汤

【来源】《仙拈集》卷一。

【组成】山楂二钱　枳壳　厚朴　青皮　莪术　香附各一钱　砂仁　乌药各五分　木香三分

【用法】水二碗，煎八分，空心服数剂。

【主治】一切痞积。

消痞丸

【来源】《仙拈集》卷一。

【组成】鸡蛋五个　阿魏五分　黄蜡一两

【用法】铜勺内煎化，分作十块。每服一块，早晨滚汤送下。或腹痛，解出如胶漆之物自愈。

【主治】男妇痞块。

琥珀膏

【来源】《仙拈集》卷一。

【组成】蕲艾　独蒜　川山甲

【用法】上为末，入食盐、米醋、捣成饼。量痞大小贴之。两炷香为度，化为脓血，从大便出。

【主治】痞证。

千锤万应化痞膏

【来源】《方症会要》卷二。

【组成】乳香　硇砂　天竺黄　轻粉　没药　儿茶　阿魏　芦荟　土木鳖各五钱　蓖麻仁三两　蜈蚣七条（焙干）　川山甲一两（土炒）　百草霜一两五钱

【用法】上为末，松香一斤，水煮过，布滤滓，埋土内七日，共和捶万余下，锤头常用香油涂上，捶成膏，极匀，如系入罐中，蜡封。大人每用三钱，小儿减半，蒸化用绢摊开，看块之大小用之。如贴起泡，暂去二三日再贴。久用痞化成脓血随入大便。

【主治】痞块。

加减广茂溃坚汤

【来源】《方症会要》卷二。

【组成】厚朴四分　黄芩五分　益智　草蔻仁　升麻　红花　甘草各二分　当归　黄连各五分　广茂　陈皮　柴胡　泽泻　神曲各三分　白术　茯苓各一钱　半夏七分　吴萸一分　青皮三分　姜三片

【主治】中满腹有积块，坚硬如石，坐卧不宁，二便涩赤，上气喘促，通身虚肿。

痞块膏

【来源】《蕙怡堂方》卷四。

【组成】川椒四十九粒（开口者）　五倍子七粒（整者）

【用法】上用真麻油四两，熬枯去滓，入铅粉二两，收成膏，离火入麝香一钱，搅匀。摊贴患处。妇女须候经净贴之。否则不效。

【主治】食积，痞胀。

雄鸡马兰汤

【来源】《医林纂要探源》卷八。

【组成】雄鸡（乌骨者尤妙）　马兰

【用法】雄鸡去肠杂净，入马兰于腹中，不拘多少，实腹令满，同煮至烂，合汤与马兰随意食之。宜淡，或入盐少许，好酒配食可也。

【主治】妇人癥瘕不散，气血虚羸，及子宫虚寒不能受孕者。

解酲丸

【来源】《医林纂要探源》卷六。

【组成】葛花四两　砂仁二两　泽泻一两　白术（米炒）二两　人参二两　茯苓二两　黄连五钱　陈皮五钱　鹿衔草一两　枳椇六两

【用法】捣枳椇汁，和酒曲为丸（无枳椇则煮地黄四两捣和）。每服五钱。

【主治】酒积受伤，及因酒伤呕吐泄泻者。

【方论】葛花轻虚上浮，以散湿热之气而救肺；砂仁辛温行气，以消酒食之积而和脾胃；泽泻微咸泻水，以通膀胱之道而利小便；白术、人参、茯苓，此即四君子汤，而白术、茯苓皆以燥湿，人参、甘草皆以补中，且人参最能解酒；黄连以去积热，以厚肠胃；陈皮以疏滞气，以行湿痰；鹿衔草以强肾气，以消积水，能固卫和荣，益精填髓，《内经》用此合术及泽泻以治酒后汗出漏风之证；枳椇甘寒，功专解酒，缓肝和胃，清心保肺，故用此为君。

五香串

【来源】《串雅内编》卷三。

【组成】沉香　丁香　木香　檀香　乳香（去油）　巴豆霜各三钱　大黄　甘草　郁金　苍术　五灵脂　陈皮　厚朴　雄黄各五钱　豆蔻肉六钱

【用法】上为末，醋糊为丸，如梧桐子大，朱砂二钱为衣。每服五丸，重者七丸、九丸，或至十一丸，空心热酒送下。

【主治】腹心气，胁痞积，一切痛症。

【宜忌】忌生冷，油腻。气虚之人及孕妇忌服。

化痞丸

【来源】《疡医大全》卷二十一引刘长随方。

【组成】莪术（醋炒）　海浮石（煅）　瓦楞子（煅）　干漆　大茴香　山楂　穿山甲　丁香　五

灵脂　白芷　陈皮　玄胡索　广木香　牡丹皮　青皮　枳壳　桔梗　胡椒　神曲　蒲黄　香附　桃仁　红花　川芎　当归　厚朴　砂仁　鳖甲（醋炒）朴消各三钱　阿魏五钱　小茴香　赤芍药　使君子（净肉）桂皮　铁花粉各四两　水红花子四两

【用法】上为末，皂荚煎汤为丸，如梧桐子大。每服三十丸，壮实人可加至四五十丸，俱酒送下，一日三次。一料可治二人。

【主治】痞积癥瘕

化痞膏

【来源】《疡医大全》卷二十一引刘长随方。

【组成】当归尾　红花　金银花　三棱　白芥子　莪术　胡芦巴　昆布　生地黄　桃仁　乱头发　大黄　熟地黄　鳖甲　穿山甲各一两　海藻　两头尖　阿魏　蓖麻子　川乌　巴豆仁　黄连　天南星　漏芦　大贝母　半夏　川萆薢　大戟　胡黄连　甘遂　凤仙子　芫花　海浮石　阿胶　威灵仙　槟榔　直僵蚕　全蝎　瓜儿竭　乳香（去油）粉甘草　金线重楼　没药（去油）各三钱　土木鳖　番木鳖　独蒜各三十个　蜈蚣三十条　水红花子四两　鲜商陆八两　活鲫鱼一个（重半斤）麻油三斤　黄丹（飞，晒炒）一斤半　麝香一钱

【用法】上药除乳、没、竭、麝、阿魏五味另研收贮，临摊掺膏药上，群药同油熬膏法修合。

【主治】痞积癥瘕。

化痞膏

【来源】《疡医大全》卷二十一引徐声土方。

【组成】活脚鱼五斤　苋菜十斤

【用法】同入坛内盖好，俟脚鱼、苋菜化成臭水，倾入净锅内，加麻油五斤，穿山甲四两，熬枯滤清，复入净锅内熬至滴水成珠，入密陀僧细末收之，老嫩得宜，收贮，用红布或缎摊贴。

【主治】痞积癥。

化痞膏

【来源】《疡医大全》卷二十一。

【组成】生大黄一两　半夏　荆三棱　苏木　穿山甲　陈皮　当归尾　全蝎　番木鳖　红花　陈枳壳　厚朴　蓬莪术　血余　大贝母　川乌　天南星　香附　赤芍药　草乌　坚槟榔各三钱　蜈蚣十条　巴豆仁五十粒　大鳖一个（切四块）桃枝　杨枝　桑枝　槐枝各十寸　葱十根　水红花子五钱　白凤仙根五根

【用法】用麻油三斤同煎，药枯去滓，再入东丹二十四两收之成膏，取起冷定，筛入后药末：阿魏、苏合油各五钱，血竭、真没药（去油）、肉桂、孩儿茶、潮脑、滴乳香（去油）、虎骨（煅）、青黛各三钱，冰片、麝香、干漆各二钱，皮消一两，瓦楞子（煅）三钱，共乳极细，筛入膏内，搅匀。摊贴。

【主治】痞积癥瘕。

化痞膏

【来源】《同寿录》卷二。

【组成】桐油五两　松香八两　当归一两

【用法】熬枯去滓入：乳香、没药各一两，将起锅时入真阿魏三钱，用红绢摊膏。先以生姜煨过，擦肌肤，方贴此膏，频将热手摩之。或炒热盐，在膏外熨之更好。

【主治】痞积。

补经汤

【来源】《女科切要》卷二。

【组成】人参　白术　川芎　香附　当归　熟地　元胡　肉桂　吴萸　砂仁　茯神　沉香　阿胶　黄耆　小茴　陈皮　白芍

【用法】水煎服。

【主治】血癖，经行气血虚弱，血海寒冷，经水不调，心腹疼痛，带下如鱼脑或米泔，错杂不分，信期淋漓不止，面黄肌瘦，四肢无力，头晕眼花者。

化积丸

【来源】《杂病源流犀烛》卷二。

【别名】化痞丸（《全国中药成药处方集》武

汉方）。

【组成】三棱　莪术　阿魏　海浮石　瓦楞子　香附　雄黄　五灵脂　苏木

【用法】水为丸服。

【主治】

1.《杂病源流犀烛》：诸气内痛。

2.《药庵医学丛书》：诸气凝滞于内，痞积疼痛。

增损五积丸

【来源】《杂病源流犀烛》卷四。

【组成】黄连肝积五钱，脾、肾积七钱，心、肺积一两半　厚朴肝、心、肺积五钱，脾、肾积八钱　川乌肝、肺积一钱，心、肾、脾积五分　干姜肝、心积五分，肺、脾、肾积一钱半　人参肝、心、脾、肺积二钱，肾积五分　茯苓一钱半　巴霜五分

【用法】上为末，炼蜜为丸，如梧桐子大。初服每次二丸，渐加，以微溏为度。

【主治】积块，不拘脐上下左右。

【加减】肝积，加柴胡一两，川椒四钱，莪术三钱，皂角、昆布各二钱半；心积，加黄芩三钱，肉桂、茯神、丹参各一钱，菖蒲五分；肺积，加桔梗三钱，天冬、陈皮、青皮、白豆蔻各一钱，紫菀、川椒各一钱半；脾积，加吴萸、黄芩、砂仁各二钱，泽泻、茵陈各一钱，川椒五分；肾积，加元胡索三钱，苦楝肉、全蝎、附子、独活各一钱，泽泻、菖蒲各二钱，肉桂三分，广香五分。

赤蜈蚣散

【来源】《杂病源流犀烛》卷十四。

【组成】赤脚蜈蚣一条（炙）

【用法】上为散。酒服。

【主治】蛇瘕。误食菜中蛇精，或食蛇肉，致成蛇瘕，腹内常饥，食物即吐。

沈氏血癥丸

【来源】《杂病源流犀烛》卷十四。

【别名】血癥丸（《类证治裁》卷三）。

【组成】五灵脂　大黄　甘草梢　桃仁泥各五钱　生地七钱　牛膝四钱　官桂二钱　玄胡索　归身各六钱　三棱　蓬术　赤芍　川芎各三钱　琥珀　乳香　没药各一钱

【用法】酒糊为丸。每服一钱，壮盛人一钱半。消过半即止，再随病体立方服药。

【主治】脏腑虚弱，寒热失节，或风冷内停，饮食不化，周身运行之血气适与相值，结而生块；或因跌仆，或因闪挫，气凝而血亦随结，经络壅瘀，血不散成块，而致血癥，心腹胠胁间苦痛，渐至羸瘦，妨于饮食。

鸡屎米煎

【来源】《杂病源流犀烛》卷十四。

【组成】白米五合　鸡屎一升

【用法】同炒焦为末，水一升煎，顿服。少顷吐出瘕，如研米汁，或白沫淡水，乃愈也。

【主治】米瘕。好吃生米成瘕，不得米则吐清水，得米即止，米不消化。

青黛丸

【来源】《杂病源流犀烛》卷十四。

【组成】千金子三十枚　腻粉二钱　青黛（炒）一钱

【用法】糯米饭为丸，如芡子大。每服一丸，打破，以大枣一枚（蒸熟，去皮核）同嚼，冷茶送下。半夜后取下积聚恶物为效。

【主治】久患涎沫，遂成积块。

茴香丸

【来源】《杂病源流犀烛》卷十四。

【组成】胡芦巴八钱　茴香六钱　巴戟　川乌各二钱　川楝肉四钱　吴萸五钱

【用法】酒糊为丸。每服十五丸，小儿五丸，盐酒送下。

【主治】小腹冷癖，有形如卵，上下走痛不可忍。

香泽油

【来源】《杂病源流犀烛》卷十四。

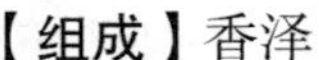

【组成】香泽

【用法】香油一斤，入香泽煎之，盛置病人头边，令气入口鼻，勿与饮之。疲极眠睡，虫当从口出，急以石灰粉手捉取，抽尽即是发也。初出，如不流水中浓菜形。

【主治】发瘕。

保和丸

【来源】《杂病源流犀烛》卷十四。

【组成】楂肉　姜半夏　黄连　陈皮各五钱　神曲三钱　麦芽二钱

【用法】将神曲打糊为丸。每服五十至七十丸，白汤送下。

【主治】食积、酒积。

豮猪肝丸

【来源】《杂病源流犀烛》卷十四。

【组成】豮猪肝一具可十两者

【用法】以巴豆五十粒去皮，扎在肝内，米醋三碗，煮肝极烂，去巴豆，入京三棱末和得所，丸如梧桐子大。每服五丸，食前酒送下。

【主治】积聚癥瘕、痃癖痞。

姜桂丸

【来源】《杂病源流犀烛》卷十六。

【组成】白术一斤　炮干姜　肉桂各八两

【用法】炼蜜为丸。每服二三十丸。

【主治】饮食胃寒，或饮茶过多，致成五饮及酒癖。

木香茵陈汤

【来源】《杂病源流犀烛》卷二十八。

【组成】木香　茵陈　槟榔　枳壳　蓬术　黄连　黄柏　大黄　牵牛　香附　当归　田螺壳

方中茵陈原脱，据《中国医学大辞典》补。

【主治】酒积。

鳖甲煎丸

【来源】《痢疟纂要》卷十二。

【组成】鳖甲二两　香附　三棱　莪术　海粉　青皮　红花　桃仁　神曲　麦芽各五钱

【用法】上用醋煮，晒干，为末，醋糊为丸，如梧桐子大。每服五十丸，白汤送下。

【主治】疟母血虚者。

牡蛎鳖甲散

【来源】《医级》卷七。

【组成】牡蛎　鳖甲

【主治】邪留胁下，或水气内结，以及痞胞而痛。

三棱丸

【来源】《医级》卷八。

【组成】三棱　莪术各二两　木香　槟榔各五钱　砂仁　青皮　半夏　麦芽各一两　老黄米（以巴豆十五粒同炒焦色，去豆不用）

【用法】醋糊为丸，如绿豆大。每服二十丸，痰食之积，生姜汤送下；癥瘕痞积，淡盐汤或白汤送下；挟虚者，白术、当归汤送下。

【主治】癥瘕痃癖，食痰诸积，坚硬痞满，饮食不下。

五香膏

【来源】《医级》卷八。

【组成】槐枝　柽枝　桃枝　桑枝　柳枝各二两

【用法】用麻油一斤，熬枝色枯黑，滤净，以水飞净黄丹八两收之，膏成复加入丁香三钱，乳香三钱，木香三钱，麝香三钱，没药三钱各研细末，搅匀，须软硬得中为度。

【主治】气聚块疼，并一切无名肿毒。

胰楞丸

【来源】《医级》卷八。

【组成】瓦楞子　海石各一两（二味先浸净，烘燥，同芒消五钱煮半日，醋煅）　红曲　酒曲各七

钱 半夏曲五钱 鸡内金十付（洗，炙）延胡五钱 猪胰三个（蒸捣）

【用法】上为末，熬糯米浓汁为丸，如梧桐子大。每服一钱五分，渐加至三钱，空心米饮送下。

【主治】癥瘕痞积，肠覃，积之结于肠外募原者。

【宜忌】间服芎归六君子汤尤妙。

【加减】石瘕，加斑蝥四个（米炒）服。

桂香散

【来源】《医级》卷九。

【组成】桂心 琥珀 当归 川芎各五钱 没药 香附 茴香 川楝子 木香 吴萸

方中没药、香附、茴香、川楝子、木香、吴萸用量原缺。

【用法】上为末。每服一钱，开水调下。

【主治】妇人经脉虚滞，瘕气攻疼。

【加减】加灵脂、沉香，名“桂珀散”。

菖蒲丸

【来源】《医级》卷九。

【组成】石菖蒲八钱 丹参四两 五灵脂 没药一两二钱 当归 芍药各二两 延胡 香附 红花 牛膝 桃仁各八钱

【用法】上为末，酒泛为丸。每服三钱，温酒送下，一日二次。

【主治】妇人血滞血积，上逆攻冲，心腹绞痛，阻隔，面黄羸瘦，腹胁块硬，或心下坚筑，或期前酸胀，或久带久淋，癥瘕积聚。

楞薤煅蒌丸

【来源】《医级》卷九。

【组成】瓦楞子（醋煅） 鸡内金各一两 延胡 没药 香附各五钱 桃仁 蒌仁 苏子 白芥子 萝卜子 薤白各三钱

【用法】先用顶大瓜蒌一个，开一孔，去仁，将香附、桃仁、三子、薤白、蒌仁七味和匀，装入蒌壳内将孔盖好，麻扎纸糊，外和熟黄泥厚涂，火煅三炷香，候烟将尽，即取起置泥地候冷出火，然后打开泥取炭药，研极细，再将楞、肫、延、没四味研极匀，以荞麦面糊作丸，如梧桐子大。每服三十丸，白汤送下。

【主治】癥瘕痃食，积滞留著，以致不时冲逆胸胁，攻注腹肋切痛。

顺气丸

【来源】《名家方选》。

【组成】莪术 莎草根各三钱 白术二钱 生姜一钱 木香五钱

【用法】上为末，面糊为丸，白汤送下。恶苦味者代黑丸用。

【主治】积聚疝瘕。

黄漆丸

【来源】《名家方选》。

【组成】大黄三钱 生漆一钱半 面粉二钱半

【用法】上为末，炼蜜为丸。白汤送下，日三钱。

【主治】妇人血癖痼瘕，积年不愈者。

清中饮

【来源】《名家方选》。

【组成】蕺菜 草三棱各一钱

【用法】上水煎，日服二剂或三剂。四五十日而知，百日痊。妇人加蒲黄七分同煎。

【主治】不问男女癖块，时时妨逼心下，郁冒心闷，为狂态者。

鳖甲汤

【来源】《名家方选》。

【组成】鳖甲 桃仁各一钱二分 虎杖一钱 大黄三分

【用法】水煎，日服二剂。血块秽物，当从大便下。

【主治】癖块腹满寒热。

加味温经汤

【来源】《竹林女科》卷一。

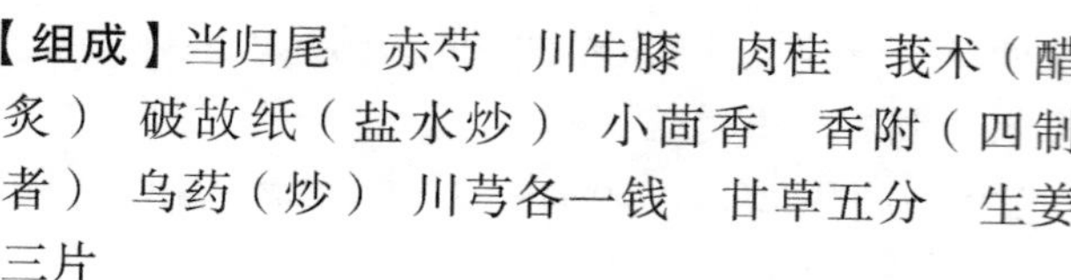

【组成】当归尾　赤芍　川牛膝　肉桂　莪术（醋炙）　破故纸（盐水炒）　小茴香　香附（四制者）　乌药（炒）　川芎各一钱　甘草五分　生姜三片

【用法】水煎服。

【主治】石瘕。经来之后，寒入阴户，客于胞宫，血凝不行而腹渐大，如有胎孕，在壮盛之妇，半年之后气力强健，不治自消，若虚弱者，必成肿胀。

神效膏

【来源】《回生集》卷上。

【组成】真川白芥子二斤　穿山甲八两

【用法】用真桐油二斤，入铜锅内，先熬半晌，次入穿山甲熬数沸，再次入白芥子，俟爆止，滤去滓，入飞净炒黑黄丹八两收之，离火，再入麝香末四钱，去火气七日。用时隔汤化开，不可用火。

【主治】痞块。

【加减】加阿魏四两更妙。

消痞神丸

【来源】《回生集》卷上。

【组成】香附米二两（童便浸，炒）　砂仁七钱（炒）　枳实一两（炒）　陈皮一两（炒）　半夏一两二钱（姜炒）　厚朴一两二钱（姜炒）　山楂肉二两　当归身四两　沉香八钱　木香五钱　乌药一两　白术一两（土炒）　神曲一两一钱（炒）　苍术一两二钱（炒）　麦芽一两二钱

【用法】上药共炒，为末，老米和为丸，如梧桐子大。每服二钱五分，空腹白滚汤送下。

【主治】痞积。

雷音丸

【来源】《回生集》卷上。

【组成】巴豆二两（去仁不用，只用豆皮，每豆二两，可得皮三四钱，微炒黄色，万不可用豆仁一粒）　缩砂仁一两（炒）　川大黄三钱（半生半炒）　干姜三钱（炒黑）　广木香三钱（炒黑）　牙皂二个（去筋，炒）　甘遂一钱五分（以甘草水浸三日，日换一次，看水无黑色为度，然后用面包，向火煨之，面俱黄色而止）

【用法】上为细末，绢罗过，醋打面糊为丸，如绿豆大，锅底烟煤研细为衣，晒干。每服三四十丸，晨空心姜汤送下。每服可泄水二三次，日服日泻，日泻日消，大便渐实，小便渐长渐白，直服至水尽为度，但须量老少壮弱，泻之多寡，加减丸数，不可拘执。此药治病，多则一料，少则半料必愈。此药虽泄而不伤元气。

【主治】水臌，酒积，食积。

【宜忌】忌盐酱一百多日。

苓术散

【来源】《会约医镜》卷八。

【组成】人参随便　白术二两　茯苓一两半　苡仁（炒）　芡实（炒）　白扁豆（炒）各一两　淮药（炒）一两　陈皮五钱　砂仁（炒）七钱　桔梗六钱　神曲（炒）七钱　甘草（炙）　谷虫各四钱　白莲肉（去心，炒）一两　陈米（微火炒黄，用水淬，去水再炒）一两三钱

【用法】上为细末。加白糖少许，不时用开水调服。

【主治】饮食过伤，腹胀有积，或起青筋，身体消瘦。

【加减】如有虫，加使君子肉八钱，川椒皮（微炒）三四钱。

胜红丸

【来源】《会约医镜》卷八。

【组成】三棱　蓬术（各醋炒）　青皮　陈皮各一两　干姜（炮）　良姜各五钱　香附（炒）二两　木香三钱　槟榔五钱　枳壳三钱

【用法】上为末，醋糊为丸。米饮送下。

【主治】脾积气滞，胸满呕吐，大人酒积，妇人血积，小儿食积之体弱而积轻者。

排壅汤

【来源】《会约医镜》卷十四。

【组成】乌药二钱　藿香　香附　枳壳　陈皮（去

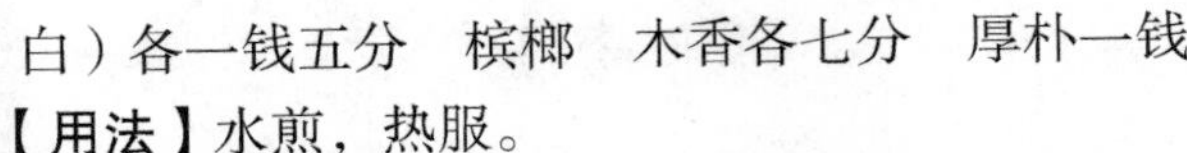

白）各一钱五分　槟榔　木香各七分　厚朴一钱

【用法】水煎，热服。

【主治】妇人癥瘕，邪气壅滞，刺痛之甚者。

【加减】如气逆之甚者，加白芥子、沉香、青皮之类；如痛在小腹，加小茴。如兼疝者，加荔枝核（煨熟，捣碎）二三钱。

益气养荣汤

【来源】《会约医镜》卷十五。

【组成】人参　当归各四钱　香附（醋炒）一钱二分　干膝（捶碎，炒令烟尽）一钱半　干姜（炒）　肉桂各一钱　陈皮（去白）七分

【用法】水煎服。

【主治】产后气血虚弱，风冷所乘，搏于脏腑，积聚为患。

【加减】如无参者，加黄耆（蜜炒）三五钱；如坚结不能化者，加三棱（醋炒）一钱半，莪术（火炮）一钱半。或多服不应，须用丸药渐磨之法。

香附海粉丸

【来源】《女科秘旨》卷四。

【组成】醋煮香附四两　桃仁（去皮尖）　蛤粉（醋煮）　白术各一两

【用法】上为末，面糊为丸服。

【主治】妊娠积聚，血块如盘，难服峻药者。

温经汤

【来源】《胎产新书》卷四。

【组成】归尾　川芎　赤芍　肉桂　桂枝　莪术（醋炙）　故纸（盐水炒）　小茴　牛膝各二钱　甘草三分

【用法】上加生姜为引，水煎服。兼服四制乌附丸。

【主治】妇人石瘕症。因行经之后，寒气自阴户入客于胞门，以致血凝，月经不行，而腹渐大，如怀胎状。其妇壮盛，或半年后，小水长自消；若虚弱妇，必成肿症。

鳖甲干漆散

【来源】《产科发蒙》附录。

【组成】鳖甲　琥珀　大黄　干漆各等分

【用法】上为散。每服二钱，酒送下。少时恶血即下。若妇人小肠中血下尽，即休服也。

【主治】妇人血瘕癥癖。

大黄茯苓丸

【来源】《产科发蒙》卷二。

【组成】大黄　茯苓　桂枝　芍药　桃仁　牡丹皮各等分

【用法】上为细末，炼蜜为丸，如兔屎大。每日一丸，食前服。不知，加至三丸。

【主治】妇人有癥痼蓄瘀害妊娠者。

化癥回生丹

【来源】《温病条辨》卷一。

【组成】人参六两　安南桂二两　两头尖二两　麝香二两　片子姜黄二两　公丁香三两　川椒炭二两　虻虫二两　京三棱二两　蒲黄炭一两　藏红花二两　苏木三两　桃仁三两　苏子霜二两　五灵脂二两　降真香二两　干漆二两　当归尾四两　没药二两　白芍四两　杏仁三两　香附米二两　吴茱萸二两　元胡索二两　水蛭二两　阿魏二两　小茴香炭三两　川芎二两　乳香二两　良姜二两　艾炭二两　益母膏八两　熟地黄四两　鳖甲胶一斤　大黄八两（为细末，以高米醋一斤半熬浓，晒干为末，再加醋熬，如是三次，晒干，末之）

【用法】上为细末，以鳖甲、益母、大黄三胶和匀，再加炼蜜为丸，重一钱五分，蜡皮封护。用时温开水和，空心服；瘀甚之证，黄酒下。

【主治】燥气延入下焦，搏于血分，而成癥者。癥结不散不痛，癥发痛甚；血痹；妇女干血痨证之属实证；疟母左胁痛而寒热者；妇女经前作痛，古谓之痛经者；妇女将欲行经而寒热者；妇女将欲行经，误食生冷腹痛者；妇女经闭；妇女经来紫黑，甚至成块者；腰痛之因于跌扑死血者；产后瘀血，少腹痛，拒按者；跌扑昏晕欲死者；金

疮棒疮之有瘀滞者。

【方论】化癥回生丹法，系燥淫于内，治以苦温，佐以甘辛，以苦下之也。方从《金匮要略》鳖甲煎丸与回生丹脱化而出。此方以参、桂、椒、姜通补阳气，白芍、熟地守补阴液，益母膏通补阴气而清水气，鳖甲胶通补肝气而消癥，余俱芳香入络而化浊。且以食血之虫，飞者走络中气分，走者走络中血分，可谓无微不入，无坚不破；又以醋熬大黄三次，约入病所，不伤他脏，久病坚结不散者，非此不可。或者病其药味太多，不知用药之道，少用独用，则力大而急；多用众用，则功分而缓，古人缓化之方皆然。所谓有制之师不畏多，无制之师少亦乱也。

獭肝丸

【来源】《续名家方选》。

【组成】獭肝（阴干）二十钱　地栗三钱五分　榧实（去皮）二钱　鳖甲八分

【用法】糊为丸，如梧桐子大。每服三十丸，白汤送下。

【主治】虫瘕劳。

三棱散

【来源】《采艾编翼》卷二。

【组成】荆三棱二两　白芍（炒）三两　蓬莪术五钱　槟榔　木香各三钱

【用法】上为末。每服二三钱，沸汤调下。

【主治】积聚癥瘕不散，痞闷，痃癖，食不下。

导癥囊

【来源】《重庆堂随笔》卷上。

【组成】川椒皂角各一两　细辛一两五钱

【用法】上为末。以三角囊大如指者，长二寸，盛药纳入阴户内，欲便则出之，便已再纳。癥化恶血而下，以温汤洗之。

【主治】妇人血因寒阻，凝结成癥。

【宜忌】三日勿近男子。

青附金丹

【来源】《重庆堂医学随笔》卷上引薛氏方。

【组成】青皮（切，用消石五钱化水浸）　香附（捶碎，童便浸）四两　郁金（敲碎，用生矾五钱化水浸）二两　丹参（切，姜汁浸）二两　人参　当归　川芎各一两　白术　茯苓　制半夏各二两　陈皮　炙草各五钱

【用法】上前四味为细末，醋糊为丸，如麻子大，晒干，洒上阿胶水，摇令光泽。再用后八味研细末，以米饮泛在光泽小丸上作外廓，晒干。每服三钱，开水送下。

【主治】妇女癥瘕。

【方论】缘虚弱人而患癥瘕痃癖有形之病，不可迳施攻下，故用此为缓消之计。其妙在以六君、归、芎为外廓，使药入胃时不知有攻消之味，而胃气不伤，迨其渐化，则对证之药已至病所，俾病去而正不伤，诚女科之要方也。

化郁膏

【来源】《急救异痧奇方》。

【组成】归尾六钱　鳖甲八钱　巴豆四钱（研）　黄连四钱　三棱四钱　莪术四钱　山甲一两二钱　指甲一钱（以上诸药用麻油一斤半，净丹半斤熬膏）　硼砂四钱　硇砂四钱　阿魏六钱（炒，研）　麝香一分　高丽参四钱　三七四钱　肉桂八钱　水蛭二钱（水蛭一味宜于黄梅时节令乡人收取，焙干，研末，存留配用。若水蛭黄色者不用，有一种色黑，较蚂蟥稍大者便是）

【用法】上为细末，掺入膏药内，用狗皮摊贴（如无狗皮用布亦可）。贴时用皮消熬水，棉花蘸擦患处令透，拭干，再切生姜片搽擦，然后贴膏。

【主治】痞块。

【宜忌】忌食一切无鳞鱼、乔麦、马齿苋、黄瓜、生冷之物。

【加减】

1.如系血块，另加臭虫二十四个，用香油浸透，捣烂和入膏药内摊贴，无不内消。

2.本方去水蛭，加山羊血，名“化坚膏”（《医学摘粹》卷三）。

三黄串

【来源】《串雅补》卷二。

【组成】雷丸一两　生大黄九钱三分　使君子肉一两　广木香三钱

【用法】上为细末。每服五钱，沙糖调服。

【主治】食积、气块。

五色串

【来源】《串雅补》卷二。

【组成】黑丑头末四两　槟榔二两　生大黄一两　木耳二两

【用法】上为细末。每服三钱，白汤送下。

【主治】一切虫积、食积、痰积、气积、血积、寒积、水饮。

红衣大炮

【来源】《串雅补》卷二。

【组成】莪术　槟榔　锅灰　鹤虱各一两　雷丸　使君子肉各一两　广木香五钱　黑白丑头末八两

【用法】上为细末。每服五钱，广木香汤送下。

【主治】远年近日积痞虫瘤。

青陈串

【来源】《串雅补》卷二。

【组成】青皮五钱　陈皮五钱　木香五钱　甘遂五钱　芫花一两（醋炒）　大戟一两（盐水炒）　大黄二两　黑白丑四两

【用法】上为细末，水为丸，如梧桐子大。每服五六十丸，白汤送下。

【主治】积聚，潮热，胃不和，身肿，蛊气腹胀，足肿，大便不通。

【加减】有虫，加芜荑三钱。

香桃串

【来源】《串雅补》卷二。

【组成】巴豆半粒　桃仁五钱　枳实三分　生军三分

【主治】血积。

膈下逐瘀汤

【来源】《医林改错》卷上。

【组成】灵脂二钱（炒）　当归三钱　川芎二钱　桃仁三钱（研泥）　丹皮二钱　赤芍二钱　乌药二钱　元胡一钱　甘草三钱　香附一钱半　红花三钱　枳壳一钱半

【用法】水煎服。病轻者少服，病重者多服，病去药止，不可多服。

【功用】《医林改错注释》：活血逐瘀，破癥消结。

【主治】积聚痞块，痛不移处，卧则腹坠，及肾泻、久泻由瘀血所致者。

【加减】病人气弱者，加党参三五钱。

【方论】

1.《历代名医良方注释》：方中当归、赤芍、川芎养血行血为君；桃仁、红花、灵脂、丹皮破结散瘀为臣；香附、乌药、枳壳、元胡行气止痛为佐；甘草调和诸药为使；诸药配合，共奏祛瘀消痞之效。

2.《医林改错注释》：方中当归、川芎、赤芍养血活血，与逐瘀药同用，可使瘀血祛而不伤阴血；丹皮清热凉血，活血化瘀；桃仁、红花、灵脂破血逐瘀，以消积块；配香附、乌药、枳壳、元胡行气止痛；尤其川芎不仅养血活血，更能行血中之气，增强逐瘀之力；甘草调和诸药。全方以逐瘀活血和行气药物居多，使气帅血行，更好发挥其活血逐瘀，破膈下逐瘀汤消结之力。

【实验】肝脏微循环作用　《河北中医》（2008，2：195）：实验表明：膈下逐瘀汤可通过有效地抑制肝硬化大鼠一氧化氮、内皮素-1的产生，恢复血管平滑肌的正常舒缩状态，改善肝脏血流动力学；可显著降低肝硬化大鼠血清血栓素 B_2 和6-酮-前列腺素F1α含量，调节二者的比例，使其达到适宜的有效浓度，以消除血小板聚集和血栓形成，改善肝脏微循环。

【验案】

1.胸膜黏连《北京中医》（1987，4：24）：用本方加味，兼风寒者，加桂枝、荆芥、防风；风热者，加金银花、连翘、薄荷；胸中郁热，咳吐黄痰者，加黄芩、瓜蒌、桑白皮；胸中有寒痰，加干姜、细辛、五味子；气虚者，加黄耆，党参，服药32～64剂，治疗胸膜黏连60例，病程2～21年，其中重型（黏连在8cm以上者）15例，中型（黏连在5～8cm者）17例，轻型28例。结果：痊愈33例，显效23例，有效2例，总有效率为96.7%。

2.慢性盆腔炎　《江西中医药》（1988，2：28）：用本方加减，气虚者，加黄耆、党参；血虚者，加熟地、首乌；阴虚者，加沙参、麦冬；阳虚者，加熟附片、炮姜；兼湿热内蕴者，加黄芩、泽泻；兼热毒蓄积者，加双花、连翘；连续服药20～30剂，治疗慢性盆腔炎64例。其中6个月～1年者19例，5年者35例，5～10年者7例，10年以上者3例。结果：痊愈21例，好转37例，无效6例，总有效率90.6%。

3.消化性溃疡　《辽宁中医杂志》（1994，12：560）：以膈下逐瘀汤全方，每日1剂，水煎汤液量约300ml左右，以半饥频频服用，3个月为1个疗程，治疗消化性溃疡30例，病程最短者1年，最长者18年。结果：显效（症状消失，纳运正常，精神转佳，经胃镜复查溃疡病灶已显著改善或消失）18例，占60%；好转（临床症状趋于缓解，疼痛间隔时间延长，程度减轻，食纳增加，胃镜等复查溃疡病灶有所改善）9例，占30%；无效（经过1～2个月治疗，疼痛诸证如故，转手术治疗）3例，占10%。总有效率为90%。

4.前列腺增生　《四川中医》（1998，1：36）：用膈下逐瘀汤加减：当归、桃仁、丹皮、香附、生甘草、川芎、赤芍、红花、乌药、枳壳、滑石；肾阴虚者，加女贞子、山萸肉、五味子；肾气不足者，加桂枝、附子；气虚血瘀者，加党参、黄芪、旱莲草、生玉米；常规煎服，服药期间忌食辛辣之物，治疗前列腺增生22例。结果：临床治愈17例，好转3例，无效2例，总有效率91%。

5.癌性疼痛　《福建中医药》（1998，3：45）：以本方加减化裁，治疗原发性肝癌致癌性疼痛26例，结果：治愈5例，有效19例，无效2例。

6.原发性痛经　《陕西中医》（1998，12：529）：用本方加减：当归、失笑散、川芎、赤芍、桃仁、红花、香附、乌药、元胡，每日1剂，水煎服，药渣入白酒拌匀，装布袋热敷小腹部，3个月经周期为1疗程，治疗原发性痛经150例。结果：治愈119例，好转23例，总有效率为94.7%。

7.不孕　《山西中医》（2004，4：47）：用膈下逐瘀汤治疗子宫内膜异位症不孕124例，年龄23～39岁，其中23～29岁63例，30岁以上61例，疗程60～180天，平均90天。每日1剂，水煎服。结果：痊愈（症状、体征消失，已妊娠）64例，显效（症状与体征基本消失，尚未妊娠）38例，好转（症状、体征有所好转，经检查，子宫内膜异位病灶有所改善）13例，无效（症状、体征未改善，经检查，子宫内膜异位病灶无改变）9例，总有效率为92.7%。

8.慢性结肠炎　《山西中医学院学报》（2006，4：26）：用膈下逐瘀汤治疗慢性结肠炎32例。结果：显效19例，有效9例，无效4例，总有效率为87.5%。

9.脂肪肝　《黑龙江中医》（2006，4：35）：用膈下逐瘀汤治疗脂肪肝50例。结果：治愈26例（52%），显效13例（26 %），有效6例（12%），无效5例（无改变）（10%）。

坐马丹

【来源】《医钞类编》卷十七。

【组成】瓦楞子（煅红，醋淬三次）

【用法】上为末，醋熬膏为丸。

【主治】一切风血癥瘕。

大黄散

【来源】《类证治裁》卷三。

【组成】三棱　大黄

【用法】生姜、橘皮，煎汤调下。

【主治】痞结，胁坚如石。

木香枳壳丸

【来源】《类证治裁》卷三。

【组成】大黄　黑丑各二两　茯苓　白术　厚朴　半夏曲　人参　木香　青皮　陈皮　槟

榔　神曲　三棱　蓬术　麦芽各一两

【用法】生姜汁打糊为丸服。

【主治】积聚。

芜荑汤

【来源】《类证治裁》卷三。

【组成】芜荑（炒）不拘分两

【用法】煎水代茶。

【主治】鳖瘕。

连萝丸

【来源】《类证治裁》卷三。

【组成】黄连　吴萸　白芥子　萝卜子　山栀　川芎　香附　楂肉　神曲

【用法】蒸饼为丸服。

【主治】痞块。

参苓汤

【来源】《类证治裁》卷三。

【组成】参　苓　术　草　芎　归　芍　木香　香附　延胡　薏苡

【功用】行气调中。

【主治】积聚。

芎归四君子汤

【来源】《类证治裁》卷八。

【组成】四君子汤加川芎　当归

【主治】食癥，脾气虚，血不行者。

紫霞丹

【来源】年氏《集验良方》卷二。

【别名】九转仙丹。

【组成】黑铅一两　雌黄三钱　雄黄三钱　硫黄五钱　白铅四两（阳城罐一个，盐泥固济，晒干，将黑白二铅铺底盖面，药放中间，以铁盏封固严密，铁线绊紧，架三钉上，外用八卦炉文武火五炷香，水升盏，研极细末）　白茯苓末九钱五分　明没药（炙，去油，研末）九钱五分

【用法】用头生男乳汁拌药，为丸如绿豆大。每服一钱，酒送下。每次用生药一半，如前封固，升炼九次，名九转仙丹。

【主治】腹胁积聚，七癥八瘕，翻胃噎膈，攀睛胬肉，女人寒病带下。

【宜忌】忌金石之药，不宜轻服。

神仙化痞膏

【来源】年氏《集验良方》卷三。

【组成】刘寄奴草四两　当归　川芎　白芷　黄柏　胡黄连　苏木　川乌各二两　肉桂　丁香　巴豆肉　草乌各一两　大黄　蜈蚣　穿山甲各三两　白花蛇一条　桃枝　柳枝各三十寸

【用法】上用香油二斤浸五日，桑柴慢火熬黑色，去滓，放冷，滤清净，取一斤半，再入锅内熬至滴水成珠，下飞过黄丹三两，陀僧二两，仍慢火熬至沸止；再下黄蜡八两，熬至滴水成珠，方离火候微冷；再下去油乳香一两，去油没药一两，番硇砂一钱五分，麝香、轻粉各二钱，血竭五钱，阿魏五钱，陆续搅入膏内，以冷为度。用桑皮油纸摊贴，以热手摩之。

【主治】痞疾、积块。

椿皮膏

【来源】《卫生鸿宝》卷一。

【组成】臭椿树皮（在土中者佳。去粗皮，只用白皮）二斤

【用法】上切碎入锅，水熬，滤去滓，文武火熬成膏，薄摊漂布上。先以生姜搓去垢腻，以火烘热膏，贴块上。初微痛，半日即止，俟其自落。贴时撒麝香少许更妙。

【主治】腹中痞块。

【宜忌】孕妇勿用。

【验案】腹胀痞硬　已验多人，即胀满腹硬过脐者，贴一二张，周围出水即愈。

虾蟆膏

【来源】《验方新编》卷十一。

【组成】真小磨麻油十两　槐树枝（青而肥嫩者）三尺三寸　铅粉四两（临用须晒极干过筛）　大癞虾蟆一个（癞多者佳，小则二个，要数月前预取，阴干，眼红腹无八字纹者勿用）

【用法】五月五日午时配合，平时亦可，先将麻油熬滚，即用虾蟆熬枯，将滓捞起，必须捞净，不然则贴之作痛，次下槐枝煎枯，亦须捞净，然后下铅粉，用大槐枝二根顺搅，微火慢熬，俟滴水成珠为度，取起用瓷器收贮。临用摊贴。一切无名肿毒、大小疮疖或腿肿湿气，痞块，俱贴患处。大人小儿食积、疳疾、身瘦肚大，俱贴肚脐上。

【主治】一切无名肿毒，大小疮疖或腿肿湿气；大人小儿食积、痞块、疳疾、身瘦肚大。

化癖丸

【来源】《春脚集》卷四。

【组成】锦荘黄一两（酒蒸）　炮黑姜五钱　熟附子三钱　九肋鳖甲八钱

【用法】用好醋，将鳖甲煮一炷香时取起，再用酥炙黄色，同上三味共为细末，以过三年老陈醋一升，熬至半升，为丸，如绿豆大。每服十丸或十五丸，空心米汤送下。取下积如鱼脑败血，烂肉青泥即愈。以后须用补脾药调理。

【主治】癖积心腹，内结如拳，及脐腹痛不可忍者。

痞　膏

【来源】《医方易简》卷三。

【组成】葱白汁四两　姜汁四两　水胶八钱

【用法】以好黄酒二钟，与上药同熬，滴水成珠，摊狗皮上。贴患处，待痞化尽去膏。

【主治】小儿痞块。

痞块神膏

【来源】《医方易简》卷七。

【组成】白芥子二斤　川山甲八两　真桐油二斤

【用法】将桐油入钢锅内先熬半晌，次入川山甲熬数沸，再次入白芥子，俟爆止，滤去滓，入飞净黄丹八两收之，离火再入麝香末四钱，去火气七日。用时隔汤化开，不可用火，摊贴。加阿魏四两更妙。

【主治】痞块。

香桃散

【来源】《鸡鸣录》。

【组成】胡桃壳隔（煅存性）三两　木香八钱

【用法】上为细末。每服二三钱，好酒送下。三五服愈。

【主治】疟痞。

万春膏

【来源】《理瀹骈文》。

【组成】桑枝　槐枝　柳枝各四斤　麻油四斤　生大黄一两半　白芷　当归　红花　防风　羌活　独活　生香附　南星　木瓜佛手　乳香　没药　沉香　丁香　木香各八钱　白芥子二钱　肉桂五钱　麝一钱

原书注云：原方有黄耆、川乌、牛膝、麻黄、茜草，无香附、木瓜、佛手，此从张刻本减，然原方力大。

【用法】将桑、槐、柳枝入麻油内熬，以铅粉收膏，桃枝搅。余药研末，和入膏内，忌火。掺贴。

【主治】肝胃气，痞块，癥瘕，鹤膝，疝气，脾虚泄泻，一切内症疼痛，跌扑闪锉，风气。

【加减】如火衰泄泻，加硫黄；痞，加米炒斑蝥（去头足）。

化痞膏

【来源】《理瀹骈文》。

【组成】大黄　黄柏　川乌　栀子　苏木各一两　草乌　生地　红花　巴豆仁　肉桂各五钱　黄连　黄芩　当归　赤芍　川芎各一钱　蛇蜕二条　蜈蚣六条　穿山甲二十片　桃枝　柳枝　枣枝各三尺　麻油二斤（熬）　黄丹　铅粉各七两（收）　松香　陀僧　黄蜡各二两（搅再入）　黄连末三钱　制乳香　制没药各一两　血竭五钱　轻粉　陈胆星　蛤子壳各三钱　麝香一钱

【用法】和匀，狗皮膏摊。先以酒煮消擦洗，贴患处，后以火烤，或烘儿鞋熨患处。

【主治】痞。

攻积丸

【来源】《理瀹骈文》。

【组成】川乌　吴萸　官桂　干姜各一两　黄连　橘红　槟榔　茯苓　枳实　菖蒲　桔梗　延胡　半夏各八钱　巴仁　皂角各五钱

【用法】熬膏敷贴。

【主治】积聚及老人虚寒便秘。

金丝万应膏

【来源】《理瀹骈文》。

【组成】大黄　生地　玄参　归尾　赤芍　白芷　官桂　川乌　草乌　羌活　独活　南星　半夏　麻黄　杏仁　川芎　荆芥　防风　连翘　细辛　苦参　苍术　山栀　乌药　青皮　藿香　黄芩　枳壳　藁本　灵仙　牛膝　续断　贝母　忍冬藤　甘草节　苏木　红花　桃仁　木香　丁香　艾叶　五加皮　青风藤　秦艽　白鲜皮　白及　白蔹　牙皂　僵蚕　蝉蜕　蛇脱　全蝎　蜈蚣　蜂房　鳖甲　木鳖仁　蓖麻仁　五倍子　黄柏　降香　骨碎补　良姜　炮山甲　乳香　没药各一两　苍耳草　槐　柳　榆　桃　桑　楝　楮各四两

【用法】麻油熬，黄丹收，松香一斤，搅匀，加姜、葱、韭、蒜尤良。

【主治】风寒湿热，脾胃虚弱，面色萎黄，胸膈饱闷，泄痢疟疾，痞积血瘕，心腹诸痛。

虾蟆膏

【来源】《理瀹骈文》。

【组成】干蟾皮（油熬）　黄丹

【用法】收槐枝搅。

【主治】食积、痞块、疳疾、腿肿、湿气疮毒。

神仙化痞膏

【来源】《理瀹骈文》。

【组成】大黄　黄柏　当归　秦艽　三棱　醋莪术各三钱　全蝎梢　炮甲片各十四个　木鳖仁七个　蜈蚣五条（一方无黄柏，有黄连、巴豆、芦荟，阿魏各三钱，冰片一钱）

【用法】用麻油二斤四两浸熬，炒黄丹收，入乳香、没药各五钱，风化硝三钱，摊膏。先用姜擦过，再贴患处，贴后炒盐布包熨于膏上，或烘儿鞋，或热手熨皆可。三日热止，七日腹痛止，十日便脓血愈。

【主治】积痞气块，身热口疳，腹痛，便脓血。

【加减】治马刀瘰疬，加琥珀，麝香。

硇砂丸

【来源】《理瀹骈文》。

【组成】蟾酥　黄蜡各二钱　巴霜一钱　羚羊角末　牛黄各五分　麝三分　硇砂　冰片各一分

【用法】丸如莱子大。粘在化痞膏上贴。一周时痞化脓血而愈。

【主治】痞癖。

温白丸

【来源】《理瀹骈文》。

【组成】川乌二两半（炮）　吴萸　桔梗　柴胡　菖蒲　紫菀　黄连　炮姜　肉桂　花椒　巴豆　泽泻　皂角　厚朴各一两

【用法】上为粗末，炒热熨。

【主治】积聚，癥瘕，痃癖，痞气。

鲫鱼膏

【来源】《理瀹骈文》。

【组成】鲫鱼一个三钱　皮消五分　杏仁　木鳖仁　甘遂　甘草各一两

【用法】加葱、密同捣。临用掺麝香，贴。

【主治】食积痞块，疳疾腿肿，湿气疮毒。

化痞方

【来源】《王氏医存》。

【组成】箱大黄一两　朴消一两　水红花子五钱

（即水边大叶蓼子） 凤仙花子三钱

【用法】上为末。用白鸭一只，去毛杂，不见水，将药入鸭腹内，线缝之，以无灰酒二斤，共入砂锅内，又以砂锅盖之，面封锅口，先武火，后文火煮之，再开锅翻鸭，煮至汤干，又用小火，勤翻，焙黄，再开鸭去药，以新青布拭净鸭腹，分三四服。

【主治】痞块。

消痞去积丸

【来源】《梅氏验方新编》卷二。

【组成】黑豆 制香附 五灵脂各五钱（炒）

【用法】上为末，醋糊为丸，如绿豆大。每服五分，姜汤送下。

【主治】一切痞积、气积、酒积、食积。

赤茯苓汤

【来源】《医学金针》卷三。

【组成】赤茯苓 桂心 陈皮（炒） 大腹皮各五钱 甘草一分 高良姜一两 吴茱萸三分

【用法】每用三钱，水煎服。

【主治】息积，胁下气逆，满闷。

加味香砂六君汤

【来源】《不知医必要》卷二。

【组成】党参（去芦，米砂）二钱 白术（净） 陈皮 制半夏 归身 茯苓各一钱五分 炙草七分 木香末（冲药服）七分

【用法】加生姜二片，水煎服。

【主治】虚弱人积聚。

消痞膏

【来源】《不知医必要》卷二。

【组成】朴消 蒜头（杵）各五钱 大黄 急性子各三钱 三棱 莪术各四钱 乳香（制） 真阿魏 没药（制）各二钱

【用法】捋三棱、莪术、大黄、急性子研末。用脂麻油四两，煎蒜头、朴消及药末，煎好去蒜头，下黄丹二钱。候已成膏，以乳香、没药、阿魏三味研粉加入，再加麝香二分，搅匀，贮有盖瓦器内，俟三两日，火气去净。以白布或厚油纸摊贴，白天日一换。或见大便有脓血勿以为异，亦有不下脓血者。

【主治】积聚痞块。

【宜忌】忌房事及一切生冷物。

五磨饮

【来源】《不知医必要》卷四。

【组成】党参（去芦，米炒） 乌药 槟榔 正沉香 木香各等分

【用法】上为末。每服二钱，淡姜汤下。

【主治】气瘕。

丹地四物汤

【来源】《医门八法》卷四。

【组成】当归身七钱（生） 川芎三钱 白芍三钱（生） 生地五钱 丹皮二钱 地骨皮二钱 怀牛膝三钱 黑荆穗三钱（研）

【用法】水煎服。

【主治】癥块。阴虚火盛，胸胁胀痛，咽喉壅郁，头晕目眩，唇紫齿黑。

消坚散

【来源】《医门补要》卷中。

【组成】归尾 桃仁 厚朴 三棱 莪术 乳香 没药 玄胡索 地栗粉 水红子 蜣螂 建曲

【主治】痞块。

消痞膏

【来源】《青囊立效秘方》卷一。

【组成】巴豆仁一钱 甘草二钱 甘遂二钱 白信一钱五分 香附二钱 陀僧一钱 阿魏二钱 蜈蚣一条 羌活二钱 水红花子二钱 急性子三钱 原寸二分

【用法】上为细末，掺于膏药上贴之。可渐消去。

【主治】胸脘、胁肋并腹左右之内，有块坚硬作胀攻痛，日久不消者。

化滞丸

【来源】《血证论》卷八。
【组成】巴豆一钱（去油） 三棱二钱 莪术二钱 青皮一钱 陈皮一钱 黄连三钱 半夏三钱 木香二钱 丁香一钱
【用法】炼蜜为丸服。
【主治】一切寒热气滞之积。

面色黄瘦散

【来源】《揣摩有得集》。
【组成】扁豆三钱（炒） 青皮七分（炒） 蔻仁五分（研） 鸡内金五分（研） 槟榔五分 谷芽一钱（炒） 神曲一钱（炒） 茵陈三分 木香一分
【用法】水煎服。
【主治】小儿内伤虚热，内有积聚、痞块、胀满、脾疳。

四消丸

【来源】《饲鹤亭集方》。
【组成】牙皂 香附 五灵脂 黑白丑各等分
【用法】为丸服。
【功用】《全国中药成药处方集》（北京方）：消积理气，行水止痛。
【主治】

1.《饲鹤亭集方》：一切气积、血积、食积、痰积致成胸腹满闷，呕吐疼痛。

2.《丸散膏丹集成》：饱闷胀满，呕吐，憎寒壮热。

3.《全国中药成药处方集》（北京方）：气滞停水，胃脘作痛，胸腹胀满，便秘瘀阻，咽喉肿痛，风虫牙痛及风痫。

五香串丸

【来源】《青囊秘传》。
【组成】沉香 丁香 木香 檀香 乳香（去油） 巴豆霜各三钱 大黄五钱 甘草 郁金 苍术 陈皮 厚朴 五灵脂 雄黄各五钱 豆蔻肉六钱
【主治】心腹气，胁痞积，一切痛症。
【宜忌】忌生冷、油腻。气虚之人及孕妇忌服。

药兜肚

【来源】《青囊秘传》。
【组成】干姜八分 官桂一钱 白芥子一钱五分 枳实一钱 阿魏四分 半夏一钱 水仙子一钱五分 麝香五分
【用法】上为粗末，用艾绒，大红纱布作夹兜肚一个，将药置于中。
【功用】暖肚消癥。

神效消痞散

【来源】《青囊秘传》。
【组成】白信块
【用法】上为末。大者多至五分，小者减之，入大布膏药内，将药位于中心，再将小纸膏剪去边，刺小孔，满贴布膏上，然后贴上患处。不令白信着肉，防皮肤起泡。
【主治】疟母。

消痞丹

【来源】《青囊秘传》。
【组成】阿魏 水红花子 三棱 莪术 肉桂各等分
【用法】上药为末，掺膏药内贴之。
【功用】消痞。

仙传神效梅花丸

【来源】《寿世新编》卷下。
【组成】绿萼梅蕊三两（欲开未开时即宜摘下，或烘干，或晒干） 飞滑石五两 丹皮三两 制香附二两（有四制、七制者尤佳） 甘松 蓬莪术各五钱 茯苓四钱 结洋参（饭上蒸透，湿米拌炒，去米不用） 嫩黄耆 全当归 西砂仁 益智仁各

三钱　远志肉二钱五分　山药　木香（煨，不见火）　玄胡索　川楝子（去核，虫蛀者不用）各二钱　光桃仁（去皮尖，炒）　芽桔梗各一钱五分　制乳香（去净油）　高良姜　粉甘草各一钱

【用法】上为细末，炼上白蜜十二两，捣丸如桂圆肉大，白腊封固。每服一丸，开水调下。

【主治】心腹肝胃久痛，诸药罔效，或腹有癥瘕，久结不散。

消痞狗皮膏

【来源】《饲鹤亭集方》。

【组成】三棱　蓬莪　米仁　山栀　秦艽各一两五钱　黄连四钱　大黄　当归各九钱　甲片四十片　全蝎四十只　木鳖二十个　巴豆十粒

【用法】上用麻油一百二十斤，煎枯去滓后，下黄丹五十二两收膏，加入阿魏、阿胶、芦荟各一钱，麝香、乳香、没药各三钱，研末调和膏内。用时将膏在热茶壶上烘至暖烊，贴患处，以手心揉百转，无不效验。贴后能作寒热、肚痛下秽，其疾消，愈矣。

【主治】一切气疾痞块，癥瘕血块，积聚腹胀疼痛。

【宜忌】百日内禁忌酒色气恼，劳心劳力，诸般发物。

【宜忌】孕妇忌用。

气瘕丸

【来源】《内外验方秘传》卷下。

【组成】蒲黄一两　苏梗二两　枳壳一两五钱　草朴一两五钱　元胡索一两　香附二两　五灵脂二两　木香一两　青皮一两五钱　六曲二两　当归二两　甲片一两　皂角一两（去皮弦）　白蔻八钱　官桂一两　西党参二两

【用法】晒干为末，水为丸。每服二钱，陈皮汤送下。

【主治】男妇气瘕。

血癥丸

【来源】《内外验方秘传》卷下。

【组成】血竭一两　干漆一两　没药一两　琥珀屑一两　三棱一两　莪术一两　水红子一两　鸡内金一两　阿魏一两　归尾二两　虫二两　槟榔一两　泽兰一两五钱　硇砂六钱　桃仁二两　生卷柏一两

【用法】上为末。以大黄一两五钱，醋煮汁为丸。温酒送下。

【主治】男妇血痞块。

【加减】贫者，去琥珀、硇砂。

化坚丸

【来源】《医学摘粹》卷三。

【组成】甘草二两　丹皮三两　橘皮三两　桃仁三两　杏仁三两　桂枝三两

【用法】炼蜜、陈醋为丸，如酸枣大。每服三五丸，米饮送下，一日二次。若内在脏腑者，可以丸愈；外在经络者，以化坚膏消之。

【主治】中气不运，积聚在脏腑者。

【加减】若癥结硬难消，须用破坚化癖之品。内寒，加巴豆、川椒；内热，加芒消、大黄；如左积者，血多而气少，加鳖甲、牡蛎；右聚者，气多而血少，加枳实、厚朴。

减味鳖甲煎丸

【来源】《医学摘粹》。

【组成】鳖甲二两四钱　柴胡一两二钱　黄芩六钱　人参二钱　半夏二钱　甘草二钱　桂枝六钱　芍药一两　丹皮一两　桃仁四钱　阿胶六钱　大黄六钱　干姜六钱　葶苈二钱

【用法】上为末，用清酒一坛入灶下灰一升，着鳖甲于中煮令消化，绞汁去渣，入诸药煎浓，留药末，调和为丸，如梧桐子大。空腹服七丸，每日三次。

【主治】久疟不愈，结为癥瘕，名曰疟母。

化痞膏

【来源】《医学探骊集》卷六。

【组成】生山甲三片　蜈蚣三条　蛐蛄三个　旱三七三钱　全蝎五个　阿魏四钱　干漆三钱（将

后六味捣粗末入布袋内） 麝香二分（研） 铜绿四钱（研） 大绿四钱（研）（此三味各包） 香油半斤 漳丹三两八钱（研）

【用法】将香油入铁勺内，再将药袋与山甲入油内炸之，炸至甲片浮起，将甲片与药袋捞出，入漳丹于内，俟丹转灰黑色，再将铜绿、大绿面入内，俟滴水成珠，取下搅之，搅至将温，再将麝香面入内，细搅令匀，摊于布上，量痞块大小摊之，临贴将膏药上再稍加麝香，其力更大，其痞缓缓而消。

【主治】小儿痞疾。

乌金丸

【来源】《成方便读》卷二。

【组成】香附四两（童便一盏，牛膝一两五钱同炒，去牛膝） 官桂 五灵脂 延胡 当归（醋炒） 桃仁（去皮尖） 乌药各一两 莪术一两 乳香（去油） 没药（去油） 木香各五钱 黑豆一升（煮汁） 红花 苏木各二两 酒五碗

【用法】将红花、苏木煎四碗，去滓，并豆汁熬成膏，和蜜为丸，每丸重二钱，蜡壳为衣。

【主治】妇人气滞血结，癥瘕瘀痛，经闭。

【方论】夫妇人血闭之证，皆由气滞不行所致，故方中仍以香附为君，佐之以木香，通行表里上下一切诸气。而再以大队行血破瘀之药继之，自能荡涤无余，不留纤翳。然既结而成积，非汤剂可能速除，故用丸以缓之耳。

棱莪散

【来源】《镐京直指医方》。

【组成】蓬莪术三钱 荆三棱三钱 延胡索三钱 山楂肉三钱 制香附三钱 茜草根四钱 瓦楞子六钱（煅） 制川朴一钱 红木香一钱五分 地鳖虫三钱

【功用】祛瘀行气。

【主治】肝气日久，脾土受戕，气竭伤血，血瘀阻气，胀而转肿，腹中常痛，脉弦细涩，大便滞塞，及癥瘕胀病。

椒梅丸

【来源】《千金珍秘方选》。

【组成】川椒四两 乌梅肉二两 茯苓四两 砂仁四两 木香四两 乌药八两 厚朴八两 茴香四两 广皮四两 当归四两

【用法】上为细末，捣和为丸服。

【功用】和营理气，消散痞瘕。

活络效灵丹

【来源】《医学衷中参西录》上册。

【组成】当归五钱 丹参五钱 生明乳香五钱 生明没药五钱

【用法】水煎服。若作散，一剂分作四次服，温酒送下。

【功用】《方剂学》：活血祛瘀，通络止痛。

【主治】气血凝滞，痃癖癥瘕，心腹疼痛，腿疼臂疼，内外疮疡，脏腑积聚，经络湮瘀。现常用于冠心病，宫外孕，脑血栓形成、急性阑尾炎、坐骨神经痛、脑震荡后遗症等有血瘀气滞者。

【主治】气血凝滞，痃癖癥瘕，心腹疼痛，腿疼臂疼，内外疮疡，脏腑积聚，经络湮瘀。现常用于冠心病，宫外孕，脑血栓形成、急性阑尾炎、坐骨神经痛、脑震荡后遗症等有血瘀气滞者。

【加减】腿疼，加牛膝；臂疼，加连翘；妇女瘀血腹疼，加生桃仁（带皮尖，作散服炒用）、生五灵脂；疮红肿属阳者，加金银花、知母、连翘；疮白硬属阴者，加肉桂、鹿角胶；疮破后生肌不速者，加生黄耆、知母、甘草；脏腑内痛，加三七（研细冲服）、牛蒡子。

【方论】《方剂学》：本方所治诸证皆由瘀血凝滞所致，故宜祛瘀止痛为主。方中当归活血养血；丹参助当归以加强活血祛瘀之力；乳香、没药活血祛瘀，行气止痛。诸药合用，使瘀去络通，则疼痛自止。本方祛瘀止痛之力颇强，为治疗血瘀所致心腹诸痛，癥瘕积聚，以及跌打损伤，瘀血肿痛之有效方剂。

【验案】

1.癥瘕 《医学衷中参西录》：一人年三十许，当脐忽结癥瘕，自下渐长而上，其初长时稍软，数日后即硬如石，旬日长至心口。自言凌晨

冒寒，得于途间，时心中有惊恐忧虑，遂觉其气结而不散。此病因甚奇，然不外气血凝滞。为制此方，于流通气血之中，大具融化气血之力。连服十剂全消。

2.疮疡　《医学衷中参西录》：一少妇，左胁起一疮，其形长约五寸，上半在乳，下半在肋，皮色不变，按之甚硬，而微热于他处。延医询方，调治两月不效，且渐大于从前。后愚诊视，阅其所服诸方，有遵林屋山人治白疽方治者，有按乳痈治者。愚晓病家曰：此证硬而色白者，阴也。按之微热者，阴中有阳也。统观所服诸方，有治纯阴阳之方，无治半阴半阳之方，勿怪其历试皆不效也。用活络效灵丹，俾作汤服之，数剂见轻，三十剂后，消无芥蒂。

3.冠心病心绞痛　《江苏中医杂志》（1983，3：38）：仇某某，男，54岁。心前区疼痛阵作年余，剧时胸闷如窒，并向左臂部放射，每日三至四次，心悸气短，怯冷，苔白质淡，有紫气；脉沉涩。心电图示：冠状T波。此心阳不振、血瘀凝滞之候也。治拟温振心阳，活血化瘀。径用参附汤合活络效灵丹损益：炒党参12g，紫丹参12g，制附片9g，制黄精12g，全当归10g，杭川芎9g，生明乳香6g，生明没药6g，降香5g。服上方3帖后，痛减未已，续服15帖后，胸次觉畅，余症亦见好转。原方出入，持续治疗4月，心绞痛仅偶有发作，心电图亦趋好转。

4.宫外孕　《黑龙江中医药》（1986，3：24）：赵某某，女，24岁。病人停经2个月，1周来阴道不规律出血，伴下腹疼痛，妇科检查为宫外孕而收住院。查：阴道出血量多，挟有血块，下腹痛甚拒按，脉弦滑。治以活血化瘀，用活络效灵丹加味：当归20g，丹参20g，乳香15g，没药15g，杜仲炭10g，蒲黄炭15g，五灵脂15g，水煎服。3剂后血止，腹痛大减。9剂后腹痛消失，能下床活动。出院后随访情况良好。

5.脑血栓形成　《黑龙江中医药》（1986，3：24）：王某某，女，56岁。病人于家中劳动时突然不能言语，随之右侧半身不遂，面色赤红，精神萎顿，言语不清，舌质红而干，脉弦。诊为中风，系由气虚挟痰火，复受风邪所致瘀血凝滞，经络阻塞。治以补虚化痰，清火疏风活络法，用活络效灵丹与化痰汤合剂加地龙、黄芪、桂枝、牛膝、红花、鸡血藤，服用月余，基本痊愈。随访3年情况良好，并能从事家务劳动。

6.化脓性阑尾炎　《云南中医杂志》（1983，2：21）：赵某，女，47岁。病人右下腹疼痛，伴恶心，身微热，口干不欲饮，纳差，大便微结，舌质红而挟滞，苔薄黄，脉沉数。血常规化验：白细胞12 000/mm^3，中性80%。西医诊为化脓性阑尾炎，中医诊为肠痈（气滞血瘀，热毒聚结）。予活络效灵丹加三七 15g（研末冲服），丹皮10g，赤芍12g，枳壳10g，大黄9g，牛蒡子10g，桃仁10g，银花30g。2剂痛减，再进5剂，诸症皆除，随访未再发。

7.血吸虫病肝硬化　《浙江中医杂志》（1995，7：370）：用本方治疗血吸虫病肝硬化30例。湿热壅盛者加山栀、败酱草、黄柏；脾虚湿盛者加白术、茯苓、冬瓜皮、茵陈；气滞者加柴胡、郁金、木香；鼻衄者加白茅根、三七；腹水加防风、桂枝。结果：临床治愈25例，有效3例。

8.糖尿病痛性神经病变　《江西中医药》（1999，5：22）：用本方加川芎、全蝎、鸡血藤、威灵仙治疗糖尿病痛性神经病变21例。加减：气虚者，加黄芪、太子参；阴虚火旺者，加玄参、知母、地骨皮；阳虚者，加制附子、桂枝、细辛；湿热者，加苍术、黄柏、薏苡仁；痰阻者，加僵蚕、天南星、白芥子；筋脉挛急者，加木瓜、伸筋草、忍冬藤；下肢痛者，加川牛膝、桑寄生；上肢痛者，加桑枝、片姜黄。结果：显效（肢体疼痛消失，3个月内无复发）8例，有效（肢体疼痛明显减轻，或疼痛基本消失，但不能维持3个月以上）10例，无效（肢体疼痛未见改善）3例。总有效率85.71%。

9.慢性浅表性胃炎　《湖南中医杂志》（2005，5：45）：用活络效灵丹治疗慢性浅表性胃炎100例，对照组予三联疗法（枸橼酸铋钾颗粒、阿莫西林胶囊、甲硝唑片）治疗60例。结果：治疗组治愈25例；好转60例；无效15例，总有效率85%；对照组治愈10例，好转30例，无效20例，总有效率66.7%。与对照组比较$P<0.05$。

10.术后肠粘连　《四川中医》（2007，3：68）：用活络效灵丹治疗术后肠黏连36例，结果：治愈18例，有效15例，无效3例，总有效率91.7%。

健脾化痰丸

【来源】《医学衷中参西录》上册。

【组成】生白术二两　生鸡内金（去净瓦石糟粕）二两

【用法】上药各为细末，各自用慢火焙熟（不可焙过），炼蜜为丸，如梧桐子大。每服三钱，开水送下。

【主治】脾胃虚弱，不能运化饮食，以至生痰，廉于饮食，腹中一切积聚。

【方论】白术纯禀土德，为健补脾胃之主药；然土性壅滞，故白术多服久服，亦有壅滞之弊，有鸡内金之善消瘀积者以佐之，则补益与宣通并用。俾中焦气化，壮旺流通，精液四布，清升浊降，痰之根底蠲除矣。

理冲丸

【来源】《医学衷中参西录》上册。

【组成】水蛭（不用炙）一两　生黄耆一两半　生三棱五钱　生莪术五钱　当归六钱　知母六钱　生桃仁（带皮尖）六钱

【用法】上为细末，炼蜜为丸，如梧桐子大。每服二钱，早、晚开水送下。

【主治】妇女经闭不行，或产后恶露不尽，结为癥瘕；室女月闭血枯，男子劳瘵，一切脏腑癥瘕、积聚、气郁、脾弱、满闷、痞胀、不能饮食。

【验案】中枢神经性闭经　（《北京中医》1998，1：30）：以本方为基本方，肝肾亏损加紫河粉，肝气郁结加醋香附，痰湿阻滞加瓜蒌、生山楂，治疗丘脑下中枢神经性闭经98例，结果：痊愈62例，有效33例，无效3例，总有效率96.9%。

理冲汤

【来源】《医学衷中参西录》上册。

【组成】生黄耆三钱　党参二钱　于术二钱　生山药五钱　天花粉四钱　知母四钱　三棱三钱　莪术三钱　生鸡内金（黄者）三钱

【用法】用水三钟，煎至将成，加好醋少许，滚数沸服。

【主治】妇人经闭不行，或产后恶露不尽，结为癥瘕，以致阴虚作热，阳虚作冷，食少劳嗽，虚证沓来。室女月闭血枯，男子劳瘵，一切脏腑癥瘕、积聚、气郁、脾弱、满闷、痞胀，不能饮食。

【加减】服之觉闷者，减去于术；觉气弱者，减三棱、莪术各一钱；泻者，以白芍代知母，于术改用四钱；热者，加生地、天冬各数钱；凉者，知母、花粉各减半，或皆不用；凉甚者，加肉桂（捣细冲服）、乌附子各二钱；瘀血坚甚者，加生水蛭（不用炙）二钱；若其人坚壮无他病，惟用以消癥瘕积聚者，宜去山药；室女与妇人未产育者，若用此方，三棱、莪术宜斟酌少用，减知母之半，加生地黄数钱，以濡血分之枯；若其人血分虽瘀，而未见癥瘕，或月信犹未闭者，虽在已产育之妇人，亦少用三棱、莪术；若病人身体羸弱，脉象虚数者，去三棱、莪术，将鸡内金改用四钱，因此药能化瘀血，又不伤气分也，迨气血渐壮，瘀血未尽消者，再用三棱、莪术未晚。若男子劳瘵，三棱、莪术亦宜少用，或用鸡内金代之亦可。

【验案】

1.癥瘕　一妇人，年二十余，癥瘕结于上脘，其大如橘，按之甚硬，时时上攻作疼，妨碍饮食。医者皆以为不可消，后愚诊视，治以此汤，连服四十余剂，消无芥蒂。

2.痃癖　一少年，因治吐血，服药失宜，痃癖结于少腹，大如锦瓜，按之甚坚硬，其上相连有如瓜蔓一条，斜冲心口，饮食减少，形体羸弱，其脉微细数。治以此汤，服十余剂痃癖全消。

理郁升陷汤

【来源】《医学衷中参西录》上册。

【组成】生黄耆六钱　知母三钱　当归身三钱　桂枝尖一钱半　柴胡一钱半　乳香（不去油）三钱　没药（不去油）三钱

【主治】胸中大气下陷，又兼气分郁结，经络湮淤者。

【加减】胁下撑胀，或兼疼者，加龙骨、牡蛎各五钱；少腹下坠者，加升麻一钱。

【验案】

1.胸中气分郁结下陷　一妇人，年三十许。胸中满闷，时或作疼，鼻息发热，常常作渴。自言得之产后数日，劳力过度。其脉迟而无力，筹思再三，莫得病之端绪。姑以生山药一两滋其津液，鸡内金二钱，陈皮一钱，理其疼闷，服后忽发寒热。再诊其脉，无力更甚，知其气分郁结，又下陷也。遂为制此汤，一剂诸病皆觉轻，又服四剂痊愈。

2.癥瘕　一少女，年十五。脐下左边起癥瘕，沉沉下坠作疼，上连腰际，亦下坠作疼楚，时发呻吟，剧时常觉小便不通，而非不通也。诊其脉，细小而沉。询其得病之由，言因小便不利，便时努力过甚，其初腰际坠疼，后遂结此癥瘕。其方结时，揉之犹软，今已五阅月，其患处愈坚结。每日晚四点钟，疼即增重，至早四点钟，又渐觉轻，愚闻此病因，再以脉象参之，知其小便时努力过甚，上焦之气陷至下焦而郁结也。遂治以理郁升陷汤，方中乳香、没药皆改用四钱，又加丹参三钱，升麻一钱半，二剂而坠与疼皆愈。遂去升麻，用药汁送服朱血竭末钱许，连服数剂，癥瘕亦消。

化瘀通经散

【来源】《医学衷中参西录》下册。
【组成】炒白术　天冬　生鸡内金各等分
【用法】上为细末。每服三钱，开水送下，一日二次；山楂片三钱煎汤，冲化红蔗糖三钱，以之送药更佳。
【功用】消癥瘕，通经闭。
【主治】癥瘕坚结，及月事不通。
【方论】鸡内金消瘀通经；伍以白术者，恐脾胃虚弱，不任鸡内金之开通也；更辅以天冬者，恐阴虚有热，不受白术之温燥也。

阿魏丸

【来源】《陈氏幼科秘诀》。
【组成】阿魏（沸汤泡）　雄黄（研末）各二钱半　辰砂（研末）一钱半
【用法】面糊为丸，如绿豆大。
【主治】疟母。

鳖甲丸

【来源】《陈氏幼科秘诀》。
【组成】生地　当归　川芎　红花　牡丹皮　槟榔　蓬术　香附　厚朴　鳖甲（醋炙）　穿山甲
【主治】疟母，结块在胁下。

绛矾丸

【来源】《中国医学大辞典》。
【组成】绛矾六两　厚朴　白术（炒焦）　茯苓各三两　枳壳（炒焦）　茅术（炒焦）　广皮各二两
【用法】上为细末，米汤泛为丸，如梧桐子大。每服三二十丸，熟汤送下。
【主治】湿热肠红，脱力劳伤，黄病腹胀，腿足浮肿，食积痞块，疟痢。

阿魏消痞丸

【来源】《鳞爪集》卷二。
【组成】连翘五两　麦芽十两　山楂肉五两　莱菔子十两　蒌仁十两　风化消二两五钱　六神曲十两　大贝母五两　黄连五钱　阿魏五钱（醋化）　制南星十两　胡黄连五两　青盐二两
【用法】上为细末，姜糊为丸。每服一二钱，开水送下，服后食胡桃肉，以解药气。
【主治】一切积滞不化，及癥瘕痞块，小腹有形，按之则痛等症。

丙种宝月丹

【来源】《药庵医学丛书·论医集》。
【组成】白薇一两八钱　泽兰一两二钱　当归六钱　白芷九钱　卷柏二两　桂心一两五钱　藁本一两二钱　川芎六钱（酒洗）　石膏二两　桃仁一两五钱　麦冬一两二钱　人参九钱　蜀椒一两八钱（炒出汗）　茯苓一两二钱　橘皮三钱　炒车前一两八钱　蒲黄一两五钱　赤石脂六钱　紫石英三两　菴蕳子二两　蛇床子六钱（炒）　覆盆子一两五钱　干地黄一两八钱　泡干姜一两八钱　白龙骨一两二钱　炙远志一两二钱　太乙余粮一两二钱　北细辛一两八钱

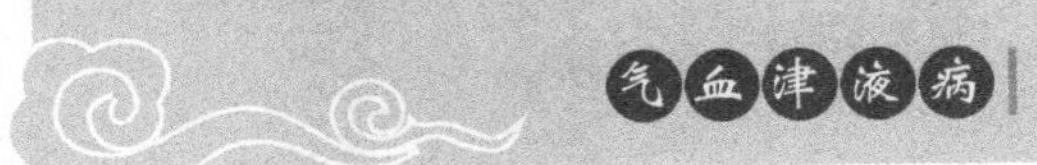

【用法】蜜为丸，如梧桐子大。每服两小粒，空腹开水送下，一日一次。病重者每日早晚各一次，亦每次两小粒，不可间断。

【功用】调经种子。

【主治】月经不调，经行腹痛，色黑不多，或色淡如黄水，或经来腥臭，或经来结块如猪肝，或腰酸带下，或白淫赤带；并治痞块，癥瘕，乳岩，颈疬等痼疾。

保赤万应散

【来源】《经验奇效良方》。

【别名】万应散。

【组成】南星一两　神曲一两五钱　巴豆霜六钱（去净毒油）　辰砂二两　硼砂五钱

【用法】上为极细末。小儿每服三四厘，多不过六厘；大人每服六七厘，多不过一分。小儿急慢惊风，急用白糖滚水调服。

【功用】宽胸膈，消乳癖，化积食。

【主治】小儿食水寒热百病，初发寒热往来，一时惊痫，或哭泣呕吐，或急躁烦闷，不思饮食，昼夜不安，或累年痞积；以及小儿急慢惊风，痰涎壅盛，泻痢；兼治男妇老幼痰热积聚，胸膈胀满，不思饮食，三焦火盛，胃气腹痛。

五停五积丸

【来源】《红蓼山馆经效方》。

【组成】甲，先服方：使君子肉五枚　巴豆肉二枚半

乙，接服方：老松香八斤　黄连二两　潮脑二两　朱砂（水飞）二两

【用法】甲方：共捣成丸一枚，以此作为一剂，用红糖开水空腹送下。乙方：共为末，以开水调和成丸，如绿豆大。每服五粒，用红糖开水空腹送下。服此药后约一二小时即泻下，或二三次，或六七次不等，随以酸筋草煎浓水一碗服之，以止其泻；一二日后再以猪蹄一对，炖桐子根、通花根、臭草根、木卷子根、打碗子根、百节藕、见肿消等草药，稍入盐服之。

【主治】远年近日丹停（人面青黄，肚腹胀痛，小便不利短少）、水停（面黄浮肿胀痛）、酒停、食停（心胸胀或干呕）、气停（胸前不利）、妇人瘀血停（面黄青肿，月经不调）；妇女血疱、血块，气裹食积，干病潮热，或经水不通；及男妇血积、气积、酒积、食积、虫积膨胀。

【宜忌】忌食糯米、菜油一月，并忌房事四月，病即除根。

山楂内消丸

【来源】《天津市固有成方统一配本》。

【组成】山楂（炒）三两　麦芽（炒）三两　五灵脂（醋炙）三两　橘皮四两　香附（醋炙）四两　法半夏二两　青皮（炒）二两　厚朴（姜炙）二两　砂仁一两五钱　三棱（麸炒）一两　莪术（醋炙）一两　莱菔子（炒）二两

【用法】以药除莱菔子外，将山楂等十一味轧为细粉，再将莱菔子轧碎，陆续掺入细粉轧细，和匀过80～100目细罗。取上药粉用冷开水泛为小丸，晒干或低温干燥，每两约五百丸。纸袋装，入盒密封，置室内阴凉干燥处。每服三钱，温开水送下，一日二次。

【功用】开胃化滞，消食化痰。

【主治】气血凝滞引起的倒饱吞酸，胸满气胀，癥癖痞块疼痛，大便秘结。

【宜忌】孕妇忌服。

四消丸

【来源】《中药成方配本》。

【组成】生黑丑四钱　生白丑四钱　五灵脂四钱　制香附四钱　沉香一钱

【用法】上为细末，用醋三钱和冷开水为丸，如绿豆大，约成丸一两三钱。每服一钱五分，开水吞服，小儿减半。

【功用】消水，消瘀，消食，消气。

【主治】水、瘀、食、气互阻，胸膈饱闷，腹大胀满，癥瘕积聚，呕吐作痛。

【宜忌】孕妇忌服。

消痞阿魏丸

【来源】《中药成方配本》（苏州）。

【组成】醋浸阿魏五钱　胡黄连二钱五分　黄连一两　莱菔子二钱五分　焦山楂一两　焦六曲一两　炒麦芽一两　瓜蒌仁五钱　漂半夏一两　制南星一两　象贝五钱　连翘五钱　风化消二钱五分　石碱二钱五分　生姜二两

【用法】先以阿魏、莱菔子、瓜蒌仁三味研末起头，余药共研细末，将生姜煎汤溶化风化消、石碱为水泛丸，如绿豆大，约成丸六两八钱。每服一钱五分，每日二次。服后略食胡桃肉，以解药气。

【功用】消痞。

【主治】痞瘕癥块。

【宜忌】孕妇忌服。

消痞狗皮膏

【来源】《中药成方配本》（苏州）。

【组成】羌活四两　独活四两　防风四两　麻黄四两　威灵仙四两　桂枝四两　制川乌四两　制草乌四两　三棱四两　蓬莪术四两　当归四两　赤芍四两　乌药四两　秦艽四两　生香附四两　白芷四两　桃仁四两　草果二两　常山四两　大黄四两　槟榔二两　红花四两　干姜四两　制白附二两　五加皮四两　生地四两　僵蚕四两　全蝎四两（以上为甲组药）　麝香一钱　阿魏二两　肉桂一两　白胡椒一两　公丁香五钱　广木香五钱　制乳香一两　制没药一两　山奈一两　苏合油一两（以上为乙组药）

【用法】将甲组药用麻油五十斤，浸一日，用文火煎至药枯，去滓滤清，再煎至滴水成珠，加入东丹（炒热）十九斤，渐渐下入，搅匀为度，约成膏五十三斤。在摊膏时加入乙组药（研末）及苏合油（烊化）和匀，每张连皮，大者一两，小者六钱。烘软贴患处。

【功用】软坚消痞。

【主治】癥瘕积聚。

【宜忌】孕妇慎用。

二龙膏

【来源】《北京市中药成方选集》。

【组成】活甲鱼（约十六两以上）二个　莪术一两　鲜苋菜十六两　三棱一两

【用法】以上四味，酌予碎断，用香油二百四十两炸枯，过滤去滓，炼至滴水成珠，入黄丹一百两，搅匀成膏。取出入水中出火毒，后加热溶化。另兑细料；乳香五两，肉桂（去粗皮）九钱，没药五两，没香九钱，麝香四钱。共研为细粉，过罗，每十六两膏油兑药粉五钱。大张重七钱，小张重四钱五分。用时微火化开，贴脐上。

【功用】化痞消积。

【主治】积聚痞块，肚腹胀痛，面色萎黄。

【宜忌】孕妇忌贴。

万亿丸

【来源】《北京市中药成方选集》。

【组成】巴豆霜五钱　朱砂五钱　神曲（炒）五钱

【用法】上为细末，过罗，用白面打糊为小丸，如绿豆大；每十六两丸药外加朱砂八钱为衣。每服七丸，温开水送下。

【功用】宽胸消滞，通利大便。

【主治】气滞胸满，胃口胀痛，积聚痞块，大便燥结。

【宜忌】孕妇忌服。

五霞至宝丹

【来源】《北京市中药成方选集》。

【组成】当归尾五两　玄胡（炙）五两　红曲二两　灵脂（炙）五两　槟榔五两　硇砂八钱　山楂五两　干漆（煅）五两　木香五两　赤芍五两　枳壳（炒）五两　吴茱萸（炙）五两　三棱（炒）五两　炮姜五两　川牛膝五两　莪术（炙）五两　黑丑（炒）二两　神曲（炒）五两　枳实（炒）七两　莱菔子（炒）十两　芒消十两　大黄二百两

【用法】上为细末，过罗，芒消化水泛为小丸，如豌豆大，每十六两用滑石三两五钱为衣闯亮。每服十粒至二十粒，一日二次，温开水送下。

【功用】破癥，化积聚，舒肝导滞。

【主治】五积六聚，癥血块，气血凝滞，胃痛腹胀。

【宜忌】年老气虚勿服，孕妇忌服。

化积散

【来源】《北京市中药成方选集》。

【组成】山楂（炒）十六两　麦芽（炒）十六两　神曲（炒）十六两　槟榔（炒）十六两　鸡内金（炒）十六两　二丑（炒）十六两

【用法】上为细末，过罗，装盒，每盒重一两。每服一钱，每日二次，加糖少许，温开水冲服。

【功用】消食滞，化积痞。

【主治】小儿宿食不化，积滞痞块，面色萎黄，不思饮食，肚大膨胀。

百效膏

【来源】《北京市中药成方选集》。

【组成】藿香一两五钱　艾绒一两五钱　蓖麻子一两五钱　生草乌一两五钱　荆芥一两五钱　乌药一两五钱　桂枝一两五钱　蜂房一两五钱　藁本一两五钱　秦艽一两五钱　全蝎一两五钱　枳壳一两五钱　灵仙一两五钱　桃仁一两五钱　黄芩一两五钱　玄参（去芦）一两五钱　木香一两五钱　独活一两五钱　杏仁一两五钱　肉桂（去粗皮）一两五钱　麻黄一两五钱　白鲜皮一两五钱　南星（生）一两五钱　归尾一两五钱　檀香一两五钱　僵蚕一两五钱　川附子一两五钱　牙皂一两五钱　竹节香附一两五钱　莱菔子一两五钱　生地一两五钱　苍术一两五钱　羌活一两五钱　紫荆皮一两五钱　贝母一两五钱　牛膝一两五钱　白蔹一两五钱　骨碎补一两五钱　防风一两五钱　赤芍一两五钱　清风藤一两五钱　苏木一两五钱　细辛一两五钱　五加皮一两五钱　川芎一两五钱　蝉退一两五钱　良姜一两五钱　大风子一两五钱　连翘一两五钱　丁香一两五钱　甘草一两五钱　山栀子一两五钱　鳖甲一两五钱　白及一两五钱　续断一两五钱　红花一两五钱　紫丁皮一两五钱　生半夏一两五钱　白芷一两五钱　苦参一两五钱　生血余三两　大黄三两　蜈蚣三十五条　蛇退二钱　槐枝八钱　桃枝八钱　柳枝八钱　桑枝八钱　榆枝八钱　松香四两　百草霜六两

【用法】上药酌予碎断，用香油一百六十两炸枯，过滤去滓，炼至滴水成珠。每一百六十两油，兑黄丹六十两搅匀成膏，取出入水中浸出火毒后加热熔化摊贴。每张油重一钱五分，纸光。微火化开，贴患处。

【功用】散风活血止痛。

【主治】风湿流注，半身不遂，筋骨麻木，跌打损伤，积聚痞块，小儿疳积，女人癥瘕。

守病丸

【来源】《北京市中药成方选集》。

【组成】磁石（煅）三两　硼砂（炒）二两　生硇砂二两（上为极细末，每细粉七两兑）　麝香三钱　朱砂二两　巴豆霜五两

【用法】上为细末，混合均匀，用黄蜡二十两溶化为丸，重三分，朱砂为衣。每服一丸，以温开水送下。

【功用】解郁和肝，破癥化积。

【主治】积聚坚硬，闷郁痞块，血凝癥瘕，胸满腹胀。

【宜忌】孕妇忌服。

阿魏化痞膏

【来源】《北京市中药成方选集》。

【组成】大蒜二两　香附二两　大黄二两　川乌（生）二两　三棱二两　当归二两　莪术二两　穿山甲（生）二两　白芷二两　使君子仁二两　厚朴二两　蓖麻子二两　木鳖子二两　草乌（生）二两　蜣螂二两　胡黄连二两

【用法】上药酌予碎断，用香油二百四十两炸枯，去滓过滤，炼至滴水成珠，加黄丹一百两　搅匀成膏，取出入水中，出火毒后，加热融化，另兑乳香一两二钱、没药一两二钱、芦荟一两二钱、血竭一两二钱、阿魏八两，樟脑六两、雄黄六两。以上八味，共为细末，过罗。每十六两膏油，兑药粉五钱，搅匀摊贴。每大张油重四钱，小张二钱，布光。微火化开，贴脐上。

【功用】化痞消积，杀虫止痛。

【主治】积聚痞块，胸胁胀痛，肚腹疼痛，以及妇女癥瘕血块。

鸡鸣遇仙丹

【来源】《北京市中药成方选集》。

【组成】黑丑（炒）一百九十二两　牙皂角十二两　槟榔二十四两　枳壳（炒）四十八两　茵陈十二两　大黄二十四两　木香二十四两　橘皮四十八两　三棱（炒）二十四两　莪术（炙）二十四两

【用法】上为细末，过罗，用冷开水泛为小丸。每服二钱，温开水送下。

【功用】宽中除痰，化积消滞。

【主治】癥瘕积聚，胸满腹胀，痰涎堵塞，反胃呕吐。

【宜忌】孕妇忌服。

郁金丸

【来源】《北京市中药成方选集》。

【组成】白芥子（炒）二十四两　枳壳（炒）二十四两　青皮（炒）二十四两　黄芩二十四两　白豆蔻二十四两　黄连二十四两　莱菔子（炒）二十四两　厚朴（炙）二十四两　片姜黄二十四两　槟榔二十四两　三棱（炒）二十四两　橘皮二十四两　当归二十四两　黄柏二十四两　木香二十四两　砂仁二十四两　郁李仁二十四两　郁金二十四两　熟大黄一百六十两　生大黄一百六十两　黑丑（炒）八十两　牙皂四十两　香附（炙）四十两　灵脂（炒）四十两　玄胡（炙）四十两　沉香十二两　莪术（炙）四十四两　桔梗四十四两

【用法】上为细末，用冷开水为丸。每服二钱，温开水送下，一日二次。

【功用】舒郁宽中，消食化滞。

【主治】胸膈堵闷，胃口疼痛，积聚痞块，二便不通。

【宜忌】孕妇忌服。

经验止痛丸

【来源】《北京市中药成方选集》。

【组成】乌梅（肉）三两　巴豆霜一两二钱　胡椒八钱　木香五两　丁香五两　青皮（炒）五两　橘皮五两　莱菔子（炒）五两

【用法】上为细末，过罗，用白面打糊为小丸，如黄豆大。每十六两用朱砂八钱为衣。每服三丸，温开水送下。

【主治】宿食积聚，寒滞不化，胃脘疼痛，胸满腹胀。

加味导痰饮

【来源】《中医妇科治疗学》。

【组成】制半夏　茯苓各三钱　陈皮二钱　甘草一钱　枳实　川芎各一钱半　生姜二片　青皮五钱　鳖甲二两

【用法】水煎，温服。

【功用】导痰消积，化瘀。

【主治】妇人癥瘕痰积证。身体肥胖，平素多痰，肤色白光白，头眩耳鸣，恍惚不寐，肉闰筋惕，时作时止，白带甚多，月经停闭，积久则腹大如怀孕状，若结为症则坚硬不移，形成瘕则动无定处，恶心呕吐，舌淡苔白腻，或灰腻，脉弦细而滑。

温经化癥汤

【来源】《中医妇科治疗学》。

【组成】秦归　川芎　莪术　桃仁　吴茱萸各二钱　肉桂一钱　盐小茴三钱　橘核　乳香各二钱　青皮三钱　血竭二钱

【用法】水煎，温服。

本方如制丸剂，应加四倍量，并加鳖甲二两，每次服一钱，每天二次。

【功用】散寒祛瘀。

【主治】妇女癥瘕兼寒，腹部胀硬疼痛，月经量少或停闭，面色灰暗，身体畏寒，少腹冷痛，喜热喜按，舌淡，间有浅蓝色，苔薄白，脉沉涩有力。

【加减】如有白带而腰痛者，加附子，焦艾各三钱。

五花丸

【来源】《全国中药成药处方集》（抚顺方）。

【组成】党参一两　槟榔二两　蓼实六两　阿

魏　芦荟　文术　川朴各二两　麦芽　神曲　山楂　香附各四两　三棱　炙草各二两　白术六两　胡连四两　木香　青黛各二两　白苓　使君子各四两

【用法】上为细末，水泛小丸服。

【主治】气滞积聚。

五宝丹

【来源】《全国中药成药处方集》。

【组成】枯矾四两　铜绿三钱四分　五味子三钱四分　雄黄一钱四分　蛇床子六钱七分　桃仁六钱七分

【用法】上为细末，炼蜜为丸，每丸重七分，用蜡纸包之。此药一丸，用细绢布包好，送入阴户内，三天一换。

【功用】调经，止带，镇痛。

【主治】妇女子宫寒冷，赤白带下，经血不调，少腹疼痛，瘀结成块。

【宜忌】忌食生冷，并忌房事，孕妇忌用。

太乙无名丸

【来源】《全国中药成药处方集》（济南方）。

【组成】三棱　莪术　归尾　赤芍　元胡　槟榔　五灵脂　干漆　广木香　干姜各二两　神曲四两　莱菔子（炒）　芒消各四两　吴萸一两　黑丑（炒）半斤　山楂　牛膝各二两　红曲半斤　枳实　枳壳（炒）各三两　紫硇砂五钱　大黄五斤（酒洗）　大腹皮三两（熬水）

【用法】醋二斤，和水为丸，如绿豆大。每服五分至一钱。小儿酌减。

【主治】胃肠积聚，胁腹胀满，停食停水，大便不通。

【宜忌】忌辛辣、油腻等物。孕妇及体虚胃弱者忌服。

内消丸

【来源】《全国中药成药处方集》（吉林方）。

【组成】楂片　麦芽　灵脂各三两　香附　陈皮各二两　神曲　青皮　莱菔　厚朴　半夏　槟榔　枳实各一两　砂仁八钱　三棱五钱

【用法】上为细末，水泛为丸，如梧桐子大。大人每服二钱一分，早空心白水送下；十四岁至十岁，每服一钱半；十岁至五岁，每服七分。

【功用】消食化积，除胀去满，健胃扶脾，增进饮食。

【主治】气积、痰积、食积、茶积，脾虚胃弱，胸中胀满，消化不良，反胃恶心。

化积丸

【来源】《全国中药成药处方集》（大同方）。

【组成】二丑四两　三棱一两　莪术一两　槟榔一两　茵陈一两　牙皂一两　枳壳一两　大黄一两　木香一两

【用法】上为细末，水滴为丸。早、晚每服二钱，开水送下。

【主治】积聚、痞块。

化积丸

【来源】《全国中药成药处方集》（沙市方）。

【别名】龟鳖化痞丸。

【组成】青皮一两　公丁香　硇砂各五钱　龟版（醋炒）八钱　槟榔一两　广木香五钱　莪术（醋炒）一两　牙皂五钱　阿魏（醋化）六钱　鳖甲（醋炒）八钱　枳实（麸炒）一两　甘草五钱　广陈皮　枳壳（麸炒）　三棱（醋炒）各一两　二丑一两五钱

【用法】上为细末，以姜汁面糊为丸，如梧桐子大。成人每服二钱，以姜汤送下；小儿、老人减半。

【主治】寒湿气结，癥积聚，痞块，脾脏肿大。

【宜忌】孕妇、贫血及无痞块者忌服；并忌猪肉、南瓜、甲鱼、马齿苋、生冷等物。

化积散

【来源】《全国中药成药处方集》（济南方）。

【组成】槟榔十斤　三棱　莪术各五斤

【用法】上为细末，每斤加巴豆霜一两六钱。每服一钱，红糖水送下。小儿酌减。

【主治】男妇五积六聚，癥痃癖；小儿乳积、食积、虫积，积聚痞块。

【宜忌】孕妇忌服。

化癖膏

【来源】《全国中药成药处方集》(禹县方)。

【组成】大黄　白芷　三棱　莪术　木鳖各二两　蜈蚣十二条　山甲二两　巴豆三十个　全蝎十二个　大麻子　黄连　胡黄连各二两　血竭一两　芦荟三两　轻粉一两　阿魏三两　草蔻五两　麝香二钱　冰片三钱　香油十斤　黄丹五斤四两

【用法】熬枯去滓，入黄丹熬成时，再入血竭、芦荟、轻粉、阿魏、草蔻、冰片、麝香。成人一大张，小儿一小张，摊在布上贴之。

【主治】男妇寒积食积，气血痞块，腹胀发烧。

【宜忌】孕妇忌用。

四制楝实丸

【来源】《全国中药成药处方集》(呼和浩特方)。

【组成】葫芦巴　楝子二斤三两四钱　青木香一斤十四两　橘核二斤八两　巴戟一斤十四两　吴萸一斤十四两　青皮　茴香　柴胡　木通各一斤十四两　川乌一斤

方中葫芦巴用量原缺。

【用法】上为细末，水泛小丸。

【主治】气滞积聚。

百效膏

【来源】《全国中药成药处方集》(北京方)。

【组成】白芷四两　官桂三两　当归十一两　玄参　大黄　赤芍　木鳖子各四两　血余三两　生地十一两

【用法】上药用香油二百四十两，炸枯去滓，炼至滴水成珠，入黄丹一百两搅匀成膏；另用阿魏二两，乳香二两，没药二两，共为细粉，每十六两膏油兑药粉五钱，搅匀摊贴。微火化开，贴患处。

【功用】活血化痞。

【主治】风湿疼痛，跌打损伤，积聚痞块，及妇女月经不调。

【宜忌】忌劳累，并忌食发物。

沉香烂积丸

【来源】《全国中药成药处方集》(重庆方)。

【组成】沉香一两　制鳖甲　牵牛子各三两　雷丸一两五钱　莱菔子三两　香薷一两五钱　制大黄三两　使君子一两五钱　神曲四两　苍术一两五钱　楂肉四两　枳实　砂仁　麦芽　蓬莪术　三棱　厚朴各三两　广木香一两五钱　香附　草果　槲片各三两　巴豆霜二钱　阿魏五钱　朱砂二两

【用法】除阿魏煎水，巴豆霜临时下，朱砂为衣外，余药共研细末，阿魏水为丸，朱砂为衣。每服二钱，小儿减半，空腹以白开水送下。

【主治】饮食不节，气血凝结脏腑，因而腹痛，或包或块，或走痛，或茶积、酒积、食积、冷积、痞积、乳积。

【宜忌】体虚者及孕妇不能服。

附桂紫金膏

【来源】《全国中药成药处方集》(沙市方)。

【组成】生地　当归　干姜　桂枝　麻黄　白芷　甘草　苍术各一两　枳壳　五加皮　莪术　桃仁　山柰　川乌　陈皮　台乌　三棱　细辛　首乌　草乌　柴胡　防风　寄奴　牙皂　川芎　威灵仙　羌活　赤芍　藁本　续断　独活　连翘各三钱　血余一团　天雄八两　小茴　香附　荆芥　海风藤各三钱

【用法】上药用麻油四斤，入药煎枯去滓，再下黄丹三十两熬成膏，候半冷，再下后列细料药：中安桂一两，麝香三分，广木香二钱，冰片四钱，樟脑三钱，乳香、没药各三钱。共为细末，搅入膏内令匀，退火摊用。用时将膏药在火上烘融摊开，贴患处。

【主治】风湿风寒，劳伤瘫痪，积聚痞块，流注瘰疬，寒湿脚气，鹤膝酸痛，疝气遗精等症。

【宜忌】非因寒湿致病及有发炎症状者忌贴。孕妇忌用。

英明普救丸

【来源】《全国中药成药处方集》(沈阳方)。
【别名】普救丸(原书沈阳方)、英神普救丸(原书天津方)。
【组成】明雄黄　郁金各五钱　巴豆霜四钱　乳香　没药　陈皮　木香　皂角各一钱五分　胆南星　白豆蔻各二钱　牛黄　麝香　琥珀各三分
【用法】上为细末,江米醋糊为丸,三厘重,朱砂为衣。每服四小丸,小儿减半。
【功用】

1.《全国中药成药处方集》(沈阳方):化积开郁,解毒避疫。

2.《全国中药成药处方集》(天津方):调胃通便,清热镇惊化痰。

【主治】

1.《全国中药成药处方集》(沈阳方):胃脘疼痛,胀满结滞,食物不消,时行疫者。

2.《全国中药成药处方集》(天津方):停食停水,积聚痞块,腹大青筋,面黄肌瘦,作冷作烧,内热痰盛。

【宜忌】孕妇忌服。

金钩钓积丸

【来源】《全国中药成药处方集》(沈阳方)。
【组成】巴豆霜三钱　五色硇砂　乳香　没药　阿魏各二钱五分　朱砂　冰片各二钱
【用法】除朱砂、冰片另研外,余为细末。用川心蜡为小丸。壮者每服二三粒,弱者二粒,早晚白开水送下。
【功用】攻癥破瘕,消散积聚。
【主治】积聚癥瘕,坚硬疼痛,腹中胀闷,饮食不消,四肢倦怠,面色萎黄,时痛时止,或聚或散,按之跳动。
【宜忌】孕妇忌服。

保坤丹

【来源】《全国中药成药处方集》(沈阳方)。
【组成】益母草一斤　当归一斤　川芎八两　香附八两
【用法】上为极细末,炼蜜为丸,每丸二钱重,朱砂为衣。每服一丸,黄酒送下。
【功用】养血调经,化瘀定痛。
【主治】经血不调,癥瘕疼痛,产后血迷,胎衣不下。

烂积丸

【来源】《全国中药成药处方集》(禹县方)。
【组成】大黄　黑白丑　熟大黄　槟榔　青皮　三棱　莪术　甘草　山楂　麦芽　神曲　黑栀子　白术　当归各半斤
【用法】上为细末,水为丸,红曲为衣。每服二钱,白开水送下;十岁每服一钱。
【主治】诸般积聚,食积不消,胸满腹胀,大便燥结。
【宜忌】虚弱症及孕妇忌用。

烂积丸

【来源】《全国中药成药处方集》(吉林方)。
【组成】二丑　三棱　莪术　大黄　槟榔各二两六钱七分
【用法】上为极细末,水为小丸,如梧桐子大,红曲为衣。每服二钱,每日二次,早、晚空心服之。七岁至十二岁,每服一钱;四岁至六岁,每服五分;周岁至三岁者,每服三分,白开水送下。
【功用】消食化滞,攻泄宿积,利大便,开脾郁。
【主治】五积六聚,胸中痞痛,胃脘腹胀,食噎气塞,咯气吞酸,胃积嘈杂,二便闭结,饮食不下。
【宜忌】虚寒之人及孕妇禁服;忌食辛辣生冷。

神效乌金丸

【来源】《全国中药成药处方集》(吉林、哈尔滨方)。
【组成】天麻一两三钱　没药　归尾　赤芍各一两半　木香一两　草霜三两　京墨　益母膏各二两　川芎一两半
【用法】上除益母膏后入外,余为细末,炼蜜为丸,每丸二钱一分重,外用大赤金为衣,丸用绵纸包裹,外用蜡皮封固,贮于瓷坛中。每服一丸,黄酒或白开水送下。

【功用】平肝顺气，疏通经血，逐瘀生新，消化结聚。
【主治】肝瘀气滞，瘀血闭经，恶露不下，积聚，癥瘕。
【宜忌】忌食腥辣；孕妇忌服。

脐风散

【来源】《全国中药成药处方集》（济南方）。
【组成】枯矾　硼砂各二钱　朱砂一钱　冰片　麝香各五厘　僵蚕一钱　钩藤一钱五分
【用法】上为细末，每服五厘至一分，温开水或乳汁送下，每日一次至二次；外敷脐带亦可。
【功用】预防风症。
【主治】脐风风痫，积聚痞块，痰嗽。

救苦膏

【来源】《全国中药成药处方集》（沈阳方）。
【组成】大黄二两　花粉七钱　牙皂八钱　蓖麻子二两　全蝎七钱　枳壳八钱　生地黄一两　桃仁七钱　白芷八钱　草乌一两　五倍子七钱　莪术一两　羌活　麻黄　肉桂　红大戟各八钱　香附　厚朴　穿山甲各七钱　蛇蜕五钱　当归一两五钱　甘遂　木鳖子各二两　川乌一两　三棱一两　巴豆　黄柏各八钱　芫花　杏仁　防风　独活　槟榔　细辛　玄参各七钱　黄连五钱　蜈蚣十条
【用法】上用麻油五十两，入群药浸数日，用慢火熬之，待滴水成珠后将药除去，兑入黄丹二十四两，密陀僧四两，成膏待用。贴患处。
【功用】解毒，散风，活血。
【主治】风寒湿痹，腰腿作痛，筋骨麻木，四肢不仁，半身不遂，口眼㖞斜，癥瘕积聚，肚腹疼痛；女子经血不调，赤白带下；膨闷胀饱，水臌痈疽，对口，无名肿毒。

救急膏

【来源】《全国中药成药处方集》（沈阳方）。
【组成】大黄二两　花粉七钱　牙皂八钱　蓖麻子二两　全蝎七钱　枳壳八钱　生地黄一两　桃仁七钱　白芷八钱　草乌一两　五倍子七钱　莪术一两　羌活　麻黄　肉桂　红大戟各八钱　香附　厚朴　穿山甲各七钱　蛇蜕五钱　当归一两五钱　甘遂　木鳖子各二两　川乌一两　三棱一两　巴豆　黄柏各八钱　芫花　杏仁　防风　独活　槟榔　细辛　玄参各七钱　黄连五钱　蜈蚣十条
【用法】上用麻油五十两，入上药浸数日，用慢火熬之，待滴水成珠后，将药除去，兑入黄丹二十四两，密陀僧四两，成膏待用，贴患处。
【功用】解毒，散风，活血。
【主治】风寒湿痹，腰腿作痛，筋骨麻木，四肢不仁，半身不遂，口眼㖞斜，癥瘕积聚，肚腹疼痛；女子经血不调，赤白带下，膨闷胀闷；水臌，痈疽，发背，对口，无名肿毒。

救苦金丹

【来源】《全国中药成药处方集》（北京方）。
【组成】当归六十四两　木香十六两　玄胡索　藁本　白薇　赤石脂（生）　黄柏　丹皮　阿胶　黄耆　人参（去芦）　山药　川芎　白芍　甘草　熟地　没药　白芷　黄芩　砂仁　鹿角　白术　茯苓各六十四两　血余炭　蕲艾（炭）　小茴香各八两　青蒿　乳香　杜仲　锁阳　菟丝子　红花　肉桂　续断　紫苏叶　补骨脂各十六两　松香脂　红、白鸡冠花各三十二两　橘皮九十六两　益母草二百四十两
【用法】上以青蒿、川芎、木香、益母草、白芷、藁本、白术、砂仁、黄芩、橘皮、紫苏叶、续断、肉桂、红花十四味，共为粗末，铺晒，余下罐，加黄酒一千一百八十四两，蒸三昼夜，再将群药加在一起，共为细末，炼蜜为丸，重三钱。每服一丸，一日二次，温开水送下。
【功用】益气调经。
【主治】经期不准，腹部胀痛，癥瘕痞块，精神疲倦。
【宜忌】孕妇忌服。

琥珀利气丸

【来源】《全国中药成药处方集》（吉林方）。

【别名】利气丸。

【组成】琥珀　木瓜各二两　黄柏四两　青皮二两　香附四两　酒芩六两　陈皮二两　二丑四两　果仁一两　川军六两　莪术二两　郁李一两

【用法】上为细末，炼蜜为丸，每丸重二钱一分。每服一丸，白开水送下，重者日服二次。不可多服。

【功用】平肝理气，消食导下。

【主治】硬块隆起，脐腹坚硬，疼痛跳动，痛有定处，脘腹气串，起伏无定，疼痛异常，忽聚忽散。

【宜忌】孕妇忌服。忌食辛辣。

黑虎丸

【来源】《全国中药成药处方集》（兰州方）。

【组成】川军五钱　巴豆霜三钱　干姜五钱　郁李仁五钱

【用法】上为细末，面糊为丸，以雄黄、蛋清为衣。

【功用】消积块，利水通便，泄实热，荡涤肠胃积滞。

【宜忌】气血双虚，胃寒及孕妇产后均忌服。

麝香化积丹

【来源】《全国中药成药处方集》（沈阳方）。

【组成】红豆蔻二钱　三棱三钱　厚朴　砂仁各二钱　莪术三钱　公丁香　元胡　香附各二钱　沉香　木香各一钱　冰片五分　麝香三分　红花　桃仁各二钱　归尾　五灵脂各三钱

【用法】上为细末，炼蜜为丸。二钱重。每服一丸。饭后开水送下。

【主治】五积六聚，七癥八瘕，诸般痞块，各种积滞，肚腹疼痛，胸膈膨胀，饮食减少，面黄肌瘦，血枯经闭，一切瘀积等症。

活血逐瘀汤

【来源】《赵炳南临床经验集》。

【组成】丹参五钱至一两　乌药二至四钱　白僵蚕二至四钱　三棱三至五钱　莪术三至五钱　白芥子三至五钱　厚朴二至四钱　橘红三至五钱　土贝母三至五钱　沉香五分至一钱

【功用】活血逐瘀，软坚内消。

【主治】腹部包块（癥瘕），乳房纤维瘤（乳气疽），体表小肿物或寒性脓肿，关节肿胀（鹤膝风）等。

逐血破瘀汤

【来源】《赵炳南临床经验集》。

【组成】水蛭二至四钱　虻虫二至四钱　地龙三至五钱　䗪虫二至四钱　黑丑三至五钱　路路通五钱至一两　透骨草三至五钱　水红花子三至五钱　盘龙参三至五钱　紫草三至五钱

【功用】活血破瘀，通经活络。

【主治】深部栓塞性静脉炎（血痹），腹腔瘀血（血瘕），腹腔肿物（癥瘕）。

【加减】寒凉重者，加紫油肉桂一至二钱。

【方论】本方为活血汤方的重剂。方中水蛭、虻虫、地龙、䗪虫破血逐瘀；紫草、水红花子软坚理气化痰；黑丑峻下，可以清除陈旧的瘀滞；路路通、透骨草活血通络化瘀；盘龙参益气滋阴而扶正。本方祛邪扶正兼顾，但以祛邪为主。

消积理中汤

【来源】《中医医案八十例》。

【组成】党参　白术　三棱　莪术　鸡内金　白芍　地骨皮各9克　茯苓　玄明粉（冲）各6克　干姜　酒大黄（后下）各3克

【功用】温中健脾，消食开胃，软坚泄热。

【主治】胃结石（胃柿石）。食滞于胃，运化失职，结聚成积，胃脘胀满不适，不思饮食，并可触到坚硬团块，推之移动，稍有压痛。

【加减】若大便溏泻，可去大黄、玄明粉，或减量；五心烦热，加鳖甲、地骨皮；小便短赤，倍用茯苓，再加车前子。

加味三仙饮

【来源】《慈禧光绪医方选议》。

【组成】焦三仙各六钱　橘红二片（老树）

【用法】水煎服。

【功用】消食化痰。

【主治】食积，伤酒。

加味保和丸

【来源】《慈禧光绪医方选议》。

【组成】白术一两五钱（土炒） 神曲一两五钱 萝卜子一两五钱（炒） 广皮一两五钱 连翘一两五钱 半夏一两五钱（炙） 香附一两五钱（炙） 茯苓一两五钱 黄芩一两五钱 黄连五钱 山楂一两（炒） 厚朴一两（炙） 枳实一两（炒） 麦芽一两（炒）

【用法】上为细末，水法为丸，如绿豆大。每服三钱，白开水送下。

【功用】和血补血，消补兼施，消多于补。

【主治】食积、酒积、痰饮、除胸膈痞满，嗳气吞酸，腹痛便溏。

【方论】本方为朱丹溪保和丸加枳实、香附、厚朴、黄芩而成。或谓保和丸原方麦芽伤肾，萝卜子伤肺胃之气，故主张以枳实、香附易之，不伤先后天之真气。

软坚汤

【来源】《临证医案医方》。

【组成】瓦楞子30克（醋煅） 海浮石12克（醋煅） 白芍30克（醋炒） 柴胡9克（醋炒） 陈皮9克 枳壳9克 桔梗6克 香附9克

【功用】软坚磨积，疏肝理气。

【主治】腹中肿块（癥瘕），腹中作痛，拒按，摸之有肿块，舌苔白，脉沉弦。

【方论】方中瓦楞子、海浮石性平味咸，能软坚磨积散结，为方中主药；白芍能柔肝止痛，柴胡疏肝理气，二药配伍，一疏一柔，可缓解腹中疼痛，消除慢性炎症；陈皮、枳壳、桔梗、香附疏肝理气，通调腹中气饥。

化癥回生片

【来源】《中国药典》。

【组成】益母草112g 红花14g 花椒（炭）14g 水蛭（制）14g 当归28g 苏木14g 三棱（醋炙）14g 两头尖14g 川芎14g 降香14g 香附（醋炙）14g 人参42g 高良姜14g 姜黄8.4g 没药（醋炙）14g 苦杏仁（炒）21g 大黄56g 麝香14g 小茴香（盐炒）21g 桃仁21g 五灵脂（醋炙）14g 虻虫14g 鳖甲胶112g 丁香21g 延胡索（醋炙）14g 白芍28g 蒲黄（炭）14g 乳香（醋炙）14g 干漆（煅）14g 吴茱萸（甘草水炙）14g 阿魏14g 肉桂14g 艾叶（炙）14g 熟地黄28g 紫苏子14g

【用法】上药制成片剂。饭前温酒送服，每次5～6片，1日2次。

【功用】消癥化瘀。

【主治】癥积血痹，妇女干血痨，产后瘀血，少腹疼痛拒按。

【宜忌】孕妇禁用。

安阳精制膏

【来源】《中国药典》。

【组成】生川乌24g 生草乌24g 乌药24g 白蔹24g 白芷24g 白及24g 木鳖子24g 关木通24g 木瓜24g 三棱24g 莪术24g 当归24g 赤芍24g 肉桂24g 大黄48g 连翘48g 血竭10g 阿魏10g 6g 没药6g 儿茶6g

【用法】制成橡胶膏，密封。外用贴患处。

【功用】消积化块，逐瘀止痛，舒筋活血，追风散寒。

【主治】男子气块，妇女血块，腹内积聚风寒湿痹，腰腿、筋骨、关节、胃寒诸痛及手足麻木等症。

【宜忌】贴积聚块者，忌食不易消化的食物。

阿魏化痞膏

【来源】《中国药典》。

【组成】香附20g 厚朴20g 三棱20g 莪术20g 当归20g 生草乌20g 生川乌20g 大蒜20g 使君子20g 白芷20g 穿山甲20g 木鳖子20g 蜣螂20g 胡黄连20g 大黄20g 蓖麻子20g 乳香3g 没药3g 芦荟3g 血竭3g 雄黄15g 肉桂15g 樟脑15g 阿魏20g

【用法】上药制成黑膏药。外用，加温软化，贴于脐上或患处。
【功用】化痞消积。
【主治】气滞血凝，癥瘕痞块，脘腹疼痛，胸胁胀满。
【宜忌】孕妇禁用。

软肝汤

【来源】《首批国家级名老中医效验秘方精选》。
【组成】生大黄6～9克　桃仁9克　土元3～9克　丹参9克　鳖甲9克　炮山甲9克　黄芪9～30克　白术15～60克　党参9～15克
【用法】每日一剂，文火水煎，分两次服。
【功用】活血化瘀，软肝散结，益气健脾。
【主治】癥瘕，积聚，胁痛，臌胀（早期肝硬化，轻度腹水）。
【加减】湿热内蕴者，可选加茵陈、山栀、茯苓、黄柏、龙胆草、垂盆草、平地木等；脾虚气滞者，可选加砂仁、陈皮、枳壳、藿香、苏梗等；肝气郁滞者，可选加柴胡、郁金、枳壳、青皮、木香、绿萼梅等；肝络血瘀者，可选加乳香、五灵脂、赤芍、红花、九香虫等；肝经郁热者，可选加生山栀、丹皮、连翘、龙胆草等；肝肾阴虚者，可选加生地、玄参、麦冬、石斛、女贞子、地骨皮等；阴虚火旺者，加龙肝草、白蒺藜、山栀等；脾肾阳虚者，可选加附子、桂枝、干姜、益智仁、砂仁等；营热络伤，症见鼻衄、齿衄、目赤或皮下出血者，可选加广犀角、生地、丹皮、连翘、赤芍、玄参、茅根、山栀、蒲黄、羊蹄根、小蓟草。

软肝煎

【来源】《首批国家级名老中医效验秘方精选》。
【组成】太子参　鳖甲（醋炙）各30克　白术　茯苓各15克　楮实子　菟丝子各12克　萆解18克　丹参10克　甘草6克　土鳖虫3克
【用法】土鳖虫烘干研成细末。水三碗，入鳖甲先煎半小时，纳诸药煎至1碗，冲服土鳖虫末，渣再煎服。日一剂。
【功用】健脾护肝补肾，活血化癥软坚。
【主治】肝硬化。
【加减】酒精性肝硬化加葛花；肝炎后肝硬化加黄皮树叶30克；门脉性肝硬化加炒山甲10克；牙龈出血加紫珠草或仙鹤草30克；阴虚无湿者去萆薢，加山药15克，石斛12克。

软肝缩脾方

【来源】《首批国家级名老中医效验秘方精选》。
【组成】柴胡6克　黄芩10克　蝉衣6克　白僵蚕10克　片姜黄6克　水红花子10克　炙鳖甲20克　生牡蛎20克　生大黄1克　焦三仙各10克
【用法】每日一剂，水煎服。或倍量研末蜜丸，重10克，每次一丸，1日二次。
【功用】行气开郁，活血化瘀，软肝缩脾。
【主治】早期肝硬化。临床多用于肝炎晚期，表现为胁痛、腹胀、癥瘕、舌质有瘀斑、苔白，脉弦涩等，证属气滞血瘀者。
【加减】肝功异常，舌苔黄腻有湿热征象者，加茵陈30克，土茯苓30克；胸胁不适，善叹息，脉沉而滞，气郁明显者，加佛手10克，香附10克；脘痞厌食、呕恶、苔白腻，湿阻中焦者，加藿香10克，佩兰10克，姜半夏10克；心烦易怒，舌红起刺，火郁证显者，加黄连6克，胆草3克，丹皮10克；形体消瘦，神疲乏力，脉弱，气虚明显者，加太子参6克，白术10克；血虚者，加阿胶10克，当归10克；中阳不足，畏寒肢冷者，加干姜3克，吴萸3克。

内异四号方

【来源】《首批国家级名老中医效验秘方精选》。
【组成】云茯苓12克　桂枝4.5克　桃仁10克　赤芍10克　丹皮10克　皂角刺20克　鬼箭羽20克　石见穿15克
【用法】经净后，水煎服。
【功用】消癥散结。
【主治】癥瘕。
【方论】方内“桂枝茯苓丸”行气通阳，活血祛瘀，再加鬼箭羽、石见穿、皂角刺等“专于血分，疗妇人血气”之品，其活血化瘀，消癥散结之功逾宏矣。

【验案】李某，34岁，职工。1984年因本症行右侧卵巢切除，左侧囊肿剥离术。三年后妇检及B超复查，均示左侧有4cm×3cm×3cm囊性肿块。试用中医治疗，于经净后以本方治疗三周，经量正，腹痛除，二次B超复查，均示左侧液性暗区缩小至1.5cm×1cm。

化瘀消癥汤

【来源】《首批国家级名老中医效验秘方精选》。

【组成】桃仁 10 克　红花 10 克　当归 15 克　赤芍 10 克　川芎 12 克　丹参 20 克　鸡血藤 20 克　三棱 12 克　莪术 12 克　青黛 12 克　香附 12 克　郁金 10 克　鳖甲 20 克

【用法】每日 1 剂，水煎 2 次，日服 2 次，其中青黛布包入煎。

【功用】活血化瘀，消症散结。

【主治】

1.各种骨髓增生性疾患，如慢性粒细胞白血病、真性红细胞增多症、血小板增多症等。

2.各种血瘀证。但对非骨髓增生性疾患的血瘀证不宜。

【验案】谢某，女，41 岁。1985 年 11 月来诊。近两月来病人感到疲乏、逐渐消瘦、盗汗。胁胀，偶有低热，并扪到腹有痞块，经西医院验血及骨髓穿刺诊断为慢性粒细胞白血病。因慕名而来我院就诊。贫血面容，浅表淋巴结不肿大，巩膜无黄染，脉弦细，舌质暗，苔黄。中医辨证：气滞血瘀，癥积为患。治宜理气活血，化瘀消癥。用化瘀消癥汤加减，方中青黛改为与雄黄口服，两者按 9∶1 混匀，每次 2～4 克，每周 3 次，饭后服，不用西药。一周后症状好转，白细胞开始下降，脾脏质地变软，并开始缩小。治疗 2 个月后，白细胞降至 $10000/mm^3$ 左右，幼稚细胞逐渐减少以至消失，3 个月后肝脾已不能触及。至 1986 年 3 月，出院前查血红蛋白 12.8%，白细胞 6400mm3，分类正常，血小板 $14.8/mm^3$，骨髓复查基本正常，达到完全缓解。

【宜忌】但此药有毒，不宜久用。有肝肾疾病人禁忌。

化瘤汤

【来源】《首批国家级名老中医效验秘方精选·续集》。

【组成】柴胡 5 克　赤芍 10 克　白芍 10 克　香附 10 克　当归 10 克　丹参 15 克　青皮 10 克　桃仁 10 克　枳壳 10 克　黄药子 12 克　八月札 12 克　甘草 3 克

【用法】每日一剂，水煎二次，早晚分服。经前停服。

【功用】行气活血，化癥消瘤。

【主治】因肝气郁结，气血瘀滞，郁积胞宫而致子宫肿瘤。证见月经不调，经行少腹胀痛，经行色黯量多夹血块；或经行不畅，淋漓不净。伴口干心烦，性躁易怒，经前乳房作胀，舌红苔薄，舌边有瘀点，脉弦涩。

【验案】林某，31 岁。1992 年 10 月 12 日初诊。结婚 5 年未孕，婚前月经届时来潮，婚后半年月经愆期，经前乳房胀痛烦躁易怒，经行少腹痛甚，经行量多色紫黯，夹有大血块，块下后痛减，淋漓 8～10 天方净。B 超提示子宫肌瘤。舌红边有瘀点、苔薄黄，脉弦细涩。治以行气活血，化瘀散结。药用：柴胡 5 克，赤芍 10 克，白芍 10 克，青皮 10 克，枳壳 10 克，当归 10 克，桃仁 10 克，红花 10 克，紫丹参 15 克，黄药子 12 克，八月札 12 克，甘草 3 克。上方随症化裁，连续治疗 3 月余，1993 年 1 月 25 日 B 超复查，提示子宫附件未见异常。改用中医周期经法调治 4 个月，停经 2 个月来院复查，妊娠试验：阳性。

归芪莪甲丸

【来源】《首批国家级名老中医效验秘方精选·续集》。

【组成】当归　黄芪　桃仁　红花　川芎各 30 克　炮甲珠　王不留行各 45 克　三棱　莪术　川断　杜仲（炒）各 40 克　浙贝母　白芥子各 35 克　牡蛎 60 克　益母草 90 克　白术 36 克　夏枯草 50 克　三七参 15 克　何首乌 48 克

【用法】上药共研细末，炼蜜为丸，每丸 9 克。每次 1 丸，1 日 3 次。

【主治】子宫肌瘤。

【验案】治疗观察25例子宫肌瘤病人（均系妇产科检查，B超确诊者），年龄在35～50岁，服药最多120天，最少25天，其中各种症状消失，B超复查子宫肌瘤消失达到临床治愈者18例，有效6例，无效1例。

加味攻坚汤

【来源】《首批国家级名老中医效验秘方精选·续集》。

【组成】王不留行100克　夏枯草　生牡蛎　苏子各30克　生山药30克　海螵蛸20克　茜草10克　赤丹参18克　当归尾12克　三棱　莪术各6克

【用法】上药用冷水浸泡1小时，煎40～50分钟，取汁约300毫升，日服3次，每日或隔日1剂，30剂为一疗程。

【主治】子宫肌瘤。

【加减】若偏重于脾肾气虚、腰膝酸困、白带增多者，加白术18克，鹿角霜10克；气血两虚、月经淋漓不断、劳累加剧者，加黄芪30克，熟地24克，三七参6克；血瘀胞宫、下腹部刺痛拒按者，加炒灵脂、生蒲黄各10克，水蛭6克；寒凝瘀阻冲任、少腹冷痛者，加官桂、炮姜各6克，小茴、元胡各10克；气滞胞脉，痛无定处者，加香附、川楝子、荔枝核各10克。

【验案】治疗病人30例，治愈（用药30～60剂，临床症状消失，妇科、B超复查子宫恢复正常大小，子宫声像正常）16例，显效（用药45～66剂，宫体接近正常，肌瘤缩小1.8～2厘米）8例；好转（用药50～68剂，肌瘤缩小0.6～1厘米）5例；无效（用药36剂，瘤体无变化）1例。有效率96.5%。

大黄化瘀丸

【来源】《部颁标准》。

【组成】大黄（四制）640g　红曲40g　三棱（醋炙）10g　莪术（醋炙）10g　五灵脂（醋炙）10g　槟榔（清炒）10g　木香10g　干姜（炒炭）5g　干漆（煅）10g　延胡索（醋炙）10g　六神曲（麸炒）5g　山楂20g　青皮（醋炙）10g　枳实（麸炒）5g　枳壳（麸炒）10g　赤芍10g　玄明粉40g

【用法】水泛为丸，密闭，防潮。口服，每次6g，1日2次。服药半小时后加绿豆汤。

【功用】活血祛瘀，消积化滞，舒肝理气。

【主治】癥瘕积聚，饮食停滞，气积腹胀，血瘀经闭。

【宜忌】孕妇忌服。

五瘕丸

【来源】《部颁标准》。

【组成】三棱（醋炒）8g　莪术（醋煮）8g　当归8g　赤芍8g　延胡索（醋炒）8g　槟榔8g　陈皮8g　青皮8g　枳壳（麸炒）8g　枳实（麸炒）12g　五灵脂（醋炒）8g　山楂8g　干漆（炭）8g　干姜8g　木香8g　吴茱萸（甘草炙）4g　使君子（去壳）6g　雷丸8g　牵牛子（炒）32g　莱菔子（炒）16g　牛膝12g　六神曲（麸炒）16g　红曲32g　大黄336g　硇砂（醋制）1.2g　芒硝16g　大腹皮13.5g

【用法】水泛为丸，每20丸重1g，密闭，防潮。临睡时口服，每次3g，1日1次。

【功用】消积开郁，舒肝调气，活血通经。

【主治】各种积聚，痞块，胸膈满闷，两胁攻心作痛，妇女月经不调，闭经。

【宜忌】忌食生冷油腻物，孕妇及感冒者忌服。

止痛化症胶囊

【来源】《部颁标准》。

【组成】党参75g　黄氏（蜜炙）150g　白术（炒）45g　丹参150g　当归75g　鸡血藤150g　三棱45g　莪术45g　芡实75g　山药75g　延胡索75g　川楝子45g　鱼腥草150g　败酱草150g　蜈蚣1.8g　全蝎75g　土鳖虫75g　炮姜22.5g　肉桂15g

【用法】制成胶囊剂，每粒装0.3g，密封，置阴凉干燥处。口服，每次4～6粒，1日2～3次。

【功用】活血调经，化症止痛，软坚散结。

【主治】癥瘕积聚，痛经闭经，赤白带下及慢性盆腔炎等。

【宜忌】孕妇忌用。

中华肝灵胶囊

【来源】《部颁标准》。

【组成】柴胡（醋制）60g　糖参 40g　厚朴（姜制）300g　三七 40g　当归 300g　木香 100g　香附（醋制）200g　川芎 100g　鳖甲（醋制）200g　郁金 200g　青皮（醋制）300g　枳实（麸炒）300g

【用法】制成胶囊，每粒装 0.3g，密封。口服，每次 7～8 粒，每日 3 次。

【功用】舒肝健脾，理气止痛，活血化瘀，软坚散结。

【主治】肝郁气滞血阻，积聚不消，两胁胀痛，食少便溏，舌有瘀斑，脉沉涩无力者。

水蓬膏

【来源】《部颁标准》。

【组成】水莲花（或子）10g　红大戟 10g　穿山甲 10g　当归 10g　肉桂 10g　芫花 10g　莪术 10g　大黄 10g　芦荟 10g　秦艽 10g　三棱 10g　血竭 10g

【用法】制成膏剂，每张净重 10g 或 20g，置阴凉处。温热软化贴肚腹。

【功用】消胀利水，活血化瘀。

【主治】胸腹积水，胀满疼痛，积聚痞块，四肢浮肿，小便不利。

【宜忌】孕妇忌贴。

甲鱼软坚膏

【来源】《部颁标准》。

【组成】活鳖 1344g　莪术 92g　乳香粉 19g　三棱 92g　鱼苋菜 1833g　没药粉 19g

【用法】制成膏剂，每张净重 6g 或 12g，密闭，置阴凉干燥处。加温软化，贴于脐腹部。

【功用】化瘀通络，软坚散结。

【主治】瘀知阻络引起的癥瘕痞块，经闭不通，脘腹疼痛，小儿疳积，消瘦腹大，青筋暴露。

【宜忌】孕妇忌用。

朱氏阿魏消痞膏

【来源】《部颁标准》。

【组成】朱氏阿魏消痞膏药肉 1000g　阿魏 20.7g　肉桂 10.3g　乳香 10.3g　白芷 10.3g　没药 10.3g　麝香 3.1g

朱氏阿魏消痞膏药肉的制备：独活30g，玄参30g，天麻30g，红花30g，大黄30g，赤芍30g，川芎30g，穿山甲30g，地黄30g，马钱子30g。制成药膏。

【用法】制成膏药，每张净重 15g；上料药粉每 1 瓶装 0.36g，密闭，置阴凉干燥处。外用，加温软化，调入上料药粉，贴于患处。

【功用】化痞消积。

【主治】痞块，癥瘕积聚，胀满疼痛。

安阳膏药

【来源】《部颁标准》。

【组成】生川乌 48g　生草乌 48g　木瓜 48g　白芷 48g　阿魏 20g　木鳖子 48g　乳香 12g　没药 12g　三棱 48g　莪术 48g　血竭 20g　大黄 96g　乌药 48g　关木通 48g　当归 48g　肉桂 48g　白蔹 48g　连翘 96g　赤芍 48g　白及 48g　儿茶 12g

【用法】制成黑膏药，密闭，置阴凉干燥处。外用，加温软化，贴于患处。

【功用】消积化块，逐瘀止痛，舒筋活血，追风散寒。

【主治】癥瘕积聚，风寒湿痹，腰、腿、膀、背、筋骨、关节、骨寒诸痛及手足麻木等症。

【宜忌】癥瘕积聚者使用时，忌食南瓜、黄花菜、荞麦麸、榆皮麸、驴、马肉及一切不易消化的食物。孕妇忌用。

阿魏麝香化积膏

【来源】《部颁标准》。

【组成】阿魏 250g　麝香 10g　透骨草 125g　千年健 60g　钻地风 60g　川牛膝 60g　杜仲 60g　附子 60g　当归 60g　防风 60g　高良姜 60g　甘草 30g　川乌 30g　草乌 30g　白芷 60g　穿山甲

100g　细辛 60g　肉桂 60g

【用法】制成膏药，每张净重 9g，置阴凉干燥处。温热软化，贴于患处。

【功用】化痞消积，追风散寒，活血祛瘀。

【主治】虚寒痞块，肚腹饱胀，腰腿疼痛，筋骨麻木，脾湿胃寒，妇女血寒，行经腹痛。

【宜忌】孕妇忌贴。

消痞阿魏丸

【来源】《部颁标准》。

【组成】阿魏 60g　厚朴（制）100g　连翘 60g　陈皮 100g　莪术 60g　麦芽（炒）200g　青皮 60g　山楂（炒）100g　三棱 60g　六神曲（焦）200g　姜半夏 60g　甘草 60g　黄连 60g　莱菔子（炒）60g

【用法】水泛为丸，每 15 丸重 1g，密闭，防潮。口服，每次 4.5g，1 日 2 次。服后以胡桃肉解臭气。

【功用】消痞除积。

【主治】癥瘕积聚，痞块疟母。

宽胸舒气化滞丸

【来源】《部颁标准》。

【组成】沉香 6g　木香 6g　青皮（醋炙）12g　陈皮 12g　牵牛子（炒）120g

【用法】制成大蜜丸，每丸重 6g，密封。口服，每次 1～2 丸，1 日 2 次。

【功用】舒气宽中，消积化滞。

【主治】肝胃不和，气郁结滞，两胁胀满，呃逆积滞，胃脘刺痛，积聚痞块，大便秘结。

【宜忌】孕妇忌服。

调经至宝丸

【来源】《部颁标准》。

【组成】大黄 360g　木香 20g　牵牛子（炒）10g　枳实（麸炒）10g　苍术（米泔水炒）10g　五灵脂（醋炒）10g　陈皮 10g　黄芩 10g　山楂 16g　香附（醋炒）14g　三棱（醋炒）5g　当归 5g　槟榔 10g　莪术（醋煮）5g　鳖甲（醋制）5g

【用法】水泛为丸，每 20 丸重 1g，密闭，防潮。每晚用藕节水或红糖水送服，每次 12g，1 日 1 次。

【功用】破瘀，调经。

【主治】妇女血瘀积聚，月经闭止，经期紊乱，行经腹痛。

【宜忌】体质衰弱、血虚经闭、大便溏薄、无瘀滞者及孕妇忌服。

醋制香附丸

【来源】《部颁标准》。

【组成】香附（醋制）280g　益母草 10g　当归 20g　熟地黄 20g　白芍 15g　柴胡 15g　川芎 10g　延胡索（醋制）10g　乌药 10g　红花 9g　干漆（炭）10g　三棱（醋制）10g　莪术（醋制）10g　艾叶（炭）10g　牡丹皮 5g　丹参 5g　乌梅 5g

【用法】制成大蜜丸，每丸重 9g，密封。口服，每次 1 丸，1 日 2 次。

【功用】调气和血，逐瘀生新。

【主治】气滞血瘀，癥瘕积聚，行经腹痛，月经不调。

【宜忌】孕妇忌服。

麝香狗皮膏

【来源】《部颁标准》。

【组成】大黄 30g　防风 30g　玄参 30g　黄芩 30g　当归 30g　白芷 30g　地黄 30g　羌活 30g　荆芥 30g　木鳖子 30g　牡丹皮 30g　乌药 30g　黄柏 30g　赤芍 30g　干姜 30g　独活 30g　官桂 20g　阿魏 50g　没药 30g　乳香 30g　丁香 25g　肉桂 25g　川木香 20g　麝香 5g

【用法】制成膏药，每张净重 10g，密闭，置阴凉干燥处。加温软化，贴于患处。

【功用】化痞散瘀，舒筋活络，祛风散寒，活血止痛。

【主治】痞块聚积，风寒湿痹，筋骨疼痛，跌打损伤。

【宜忌】孕妇慎用。皮肤破损者勿用。

五十八、伏　梁

伏梁，是指脘腹部痞满肿块的一类病情，以腹痛，腹泻，脘腹包块为特征。《黄帝内经》论述甚详。如《素问·腹中论篇》：“帝曰：病有少腹盛，上下左右皆有根，此为何病？可治不？岐伯曰：病名曰伏梁。帝曰：伏梁何因而得之？岐伯曰：裹大脓血，居肠胃之外，不可治，治之每切，按之致死。帝曰：何以然？岐伯曰：此下则因阴，必下脓血，上则迫胃脘，生鬲，侠胃脘内痈，此久病也，难治。”对其病因病机证候治疗均有描述。《灵枢经·邪气脏腑病形》：“心脉，……微微为伏梁，在心下，上下行，时唾血”《难经·五十六难》：“心之积，名曰伏梁，起脐上，大如臂，上至心下。久不愈，令人病烦心。”《太平圣惠方》：“伏梁气，横在心下，坚硬妨闷，不能食。”病发多因秽浊之邪结伏胃肠，阻滞气血运行，秽浊与气血搏结日久而成。治宜化瘀消积。

白马饮

【来源】方出《备急千金要方》卷十一，名见《仙拈集》卷一。

【组成】白马尿（铜器中承取）

【用法】旦旦服一升。

【主治】

1.《备急千金要方》：伏梁气。

2.《仙拈集》：酒鳖攻心者。

【方论】《本草纲目》：马尿治癥瘕有验。

鳖甲散

【来源】《太平圣惠方》四十八。

【组成】鳖甲一两半（涂醋，炙令黄，去裙襕）　吴茱萸半两（汤浸七遍，焙干，微炒）　郁李仁一两（汤浸，去皮，微炒）　京三棱一两（炮裂）　枳实三分（麸炒微黄）　柴胡三分（去苗）　桂心三分　槟榔一两

【用法】上为散。每服四钱，以水一中盏，加生姜半分，煎至六分，去滓，食前稍热服。

【主治】伏梁气，横在心下，坚硬妨闷，不能食。

干漆丸

【来源】《太平圣惠方》卷四十八。

【组成】干漆一两（捣碎，炒令烟出）　川乌头半两（去皮脐，锉碎，盐拌，炒令黄）　芫花一两（醋拌，炒令黄）　雄黄一分（细研）　鳖甲一两（涂醋，炙令黄，去裙襕）　木香半两　硼砂一两（不夹石者，细研）　麝香一分（细研）

【用法】上为细末，入研了药令匀，以醋煮面糊为丸，如绿豆大。每服十丸，食前以温酒送下。

【主治】伏梁气，横在心下，坚牢不散，胸中连背多疼。

大黄煎丸

【来源】《太平圣惠方》卷四十八。

【组成】川大黄（锉碎，微炒，别捣罗为末，以酒，醋各一升熬如膏）　京三棱一两（锉碎，醋拌，炒令干）　木香一两　桃仁一两（汤浸，去皮尖双仁，麸炒微黄）　诃藜勒皮一两　桂心一两　青橘皮一两（汤浸，去白瓤，焙）　槟榔一两

【用法】上为细末，入大黄煎中，更入蒸饼少许为丸，如梧桐子大。每日空心以温酒送下十丸至十五丸。

【主治】伏梁气，心胸妨实，背膊烦疼，不能食，四肢无力。

川乌头丸

【来源】《太平圣惠方》卷四十八。

【组成】川乌头半两（炮裂，去皮脐）　芫花半两（醋拌，炒令干）　京三棱半两（锉，醋拌，炒）　桂心半两　鳖甲一两（涂醋，炙令黄，去裙襕）　防葵半两　干漆半两（捣碎，炒令烟出）　硼砂一两半（不夹石者，细研）　川大黄一两（锉碎，醋拌，微炒）　木香一两

【用法】上为细末，先以米醋三升，熬令稍稠，入

少面作糊，和溶为丸，如绿豆大。每服七丸，空心以温酒送下；渐加至十丸。以取下积滞物为度，隔两日再服。

【主治】伏梁气，结固在心下，横大如臂，饮食渐少，肢体消瘦。

防葵散

【来源】《太平圣惠方》卷四十八。

【组成】防葵一两　京三棱一两（炮裂）　桂心一两　赤芍药各一两　鳖甲一两半（涂醋炙令黄，去裙襕）　当归一两　诃黎勒皮一两　川大黄一两（锉碎，微炒）　枳壳三分（麸炒微黄，去瓤）

【用法】上为散。每服三钱，以水一中盏，加生姜半分，煎至六分，去滓，食前稍热服。

【主治】伏梁气，在脐上心下，结固如梁之状，胸膈不利，食饮减少。

桃奴丸

【来源】方出《太平圣惠方》卷四十八，名见《圣济总录》卷七十一。

【组成】桃奴三两

【用法】上为细散。每服二钱，食前以温酒调下。

【主治】伏梁气，在心下结聚不散。

硼砂煎丸

【来源】《太平圣惠方》卷四十八。

【别名】硇砂煎丸（《医方类聚》卷一一〇）。

【组成】硼砂二两（不夹石者，细研，以酒醋各半升熬如膏）　干漆一两（捣碎，炒令烟出）　桂心一两　汉椒一两（去目及闭口者，微炒去汗）　干姜半两（炮裂，锉）　附子一两（炮裂，去皮脐）　槟榔一两　川大黄二两（锉碎，微炒）

方中硼砂，《医方类聚》引作“硇砂”。

【用法】上为细末，入硼砂膏中，更入蒸饼少许，和溶为丸，如梧桐子大。每服十五至二十丸，空心温酒送下。

【主治】伏梁气，久积在心下，横大如臂，发歇疼痛，胸下拘急，腹胁满闷。

伏梁丸

【来源】《普济方》卷一七〇引《指南方》。

【组成】青皮（白马尿浸三日，令软透，切）三两　巴豆十五个（去皮，与青皮同炒干，去巴豆不用）　羌活半两

【用法】上为细末，面糊为丸，如绿豆大。每服十五丸，米饮送下。未知，加至二十丸。

【主治】伏梁，脉大而散，时一结。

茯神丸

【来源】《医方类聚》卷一一一引《神巧万全方》。

【组成】茯神　鳖甲（醋炙黄色，去裙襕）　茂香　川大黄（锉碎，醋和炒）各一两　川乌头（炮裂，去皮脐）　芫花（醋拌，炒令干）　京三棱（锉，拌醋微炒）　桂心　远志（去心）　干漆（杵碎，炒令烟出）各一两　硇砂一两半（不夹石者，细研）　蓬莪术三分

【用法】上为细末，先以米醋三升，熬令稍稠，入少面作糊为丸，如绿豆大。每服七丸，渐加至十丸，空心酒送下。以取下积滞物为度，隔二日再服。

【主治】伏梁气，结固在心下，横大如臂，饮食渐少，肢体消瘦。

人参丸

【来源】《圣济总录》卷七十一。

【组成】人参一两　陈橘皮（汤浸，去白，焙）二两（捣末，醋一升煎膏）　射干　自然铜（研如粉）　金牙（研如粉）　枳壳（去瓤，麸炒）　知母（锉）　当归（切，焙）　细辛（去苗叶）　槟榔（锉）　石菖蒲（泔浸一宿，切，焙）　赤茯苓（去黑皮）　远志（去心）　麦门冬（去心，焙）各一两

【用法】上药除煎研者外，捣罗为末，入煎研者药和匀，炼蜜为丸，如梧桐子大。每服二十丸，空心炒生姜、黑豆汤送下，一日二次，稍加至三十丸。

【主治】心积伏梁。

丹砂丸

【来源】《圣济总录》卷七十一。

【组成】丹砂　金牙　马牙消（三味同研细）　人参　赤茯苓（去黑皮）　麦门冬（去心，焙）　升麻　远志（去心）　豉各一两　生干地黄（焙）二两

《普济方》有木香，无金牙。

【用法】上药除研者外，捣罗为末，入研者药拌匀，炼蜜为丸，如梧桐子大。每服二十丸，临卧煎桑根白皮、葱汤送下。

【主治】伏梁气，胸不痞痛，小便赤涩，及惊悸不安，夜多梦寐。

诃黎勒丸

【来源】《圣济总录》卷七十一。

【组成】诃黎勒（煨，去核）二两　槟榔（锉）三两半　赤茯苓（去黑皮）　柴胡（去苗）　枳壳（去瓤，麸炒）　羚羊角（镑）　黄连（去须）　防葵（锉）　生姜（切，焙）各一两半　黄芩（去黑心）一两　大黄（锉，炒）三两半　木通（锉）一两一分

【用法】上为末，炼蜜为丸，如梧桐子大。每服十丸，渐加至三十丸，空腹以米饮送下，一日二次。以利为度。

【主治】忧积，伏梁气。

鳖甲汤

【来源】《圣济总录》卷七十一。

【组成】鳖甲（去裙襕，醋炙黄）　荆三棱（锉）　大腹（锉）　芍药各一两　当归（切，焙）　柴胡（去苗）　生干地黄（焙）各一两半　桂（去粗皮）　生姜（切片，炒）各三分

【用法】上为粗末。每服三钱匕，水一盏，加木香末半钱，同煎至七分，去滓，空心温服，每日二次。

【主治】

1.《圣济总录》：伏梁积气。

2.《宣明论方》：伏梁积气，心下如臂，痞痛不消，小便不利。

伏梁丸

【来源】《外科精义》卷下引《养生必用》。

【组成】厚朴（生姜汁制）　茯苓　枳壳（麸炒，去瓤）　白术　荆三棱（炮）　半夏（汤洗七次）　人参各一两

【用法】《三因极一病证方论》：上为末，煮面糊为丸，如梧桐子大。每服二十丸，食前米饮送下，一日二次；或作散，酒调服。

【主治】

1.《外科精义》引《养生必用》：环脐肿痛，肠胃疮疽。

2.《三因极一病证方论》：心之积，起于脐下，上至心，大如臂，久久不已，病烦心，身体髀股皆肿，环脐而痛，其脉沉而芤。

十补丸

【来源】《是斋百一选方》卷十五。

【组成】附子一两（用防风一两，锉如黑豆大，盐四两，黑豆一合，炒附子裂，去诸药，只用附子，去皮脐）　葫芦巴　木香　巴戟（去心）　川楝子（炮，取肉）　官桂　延胡索　荜澄茄（去蒂）　舶上茴香（炒）　破故纸（炒）各一两

【用法】上为细末，用糯米粉酒打糊为丸，如梧桐子大，辰砂为衣。每服三五十丸，空心酒送下；妇人醋汤送下。若入益智子亦可。

【主治】小肠寒疝、伏梁、奔豚、痃气等疾；亦治妇人肓肠气。

七生丹

【来源】《魏氏家藏方》卷一。

【组成】白附子　天南星　全蝎　半夏　僵蚕　干姜　川乌头各等分

【用法】上并生用，为细末，生姜汁煮面糊为丸，如梧桐子大。每服三十丸，临卧生姜、薄荷汤下。

【主治】风邪乘虚入脏，留蓄胞膜，因气所动、冲筑往来若块，妨进饮食，或游走经络，时发寒热，上攻头面，时作昏痛，下至足胫不仁，久为伏梁。

茶调散

【来源】《儒门事亲》卷十二。

【别名】二仙散。

【组成】瓜蒂不拘多少　好茶中停

【用法】上为细末。每服二钱，齑汁调下，空腹用之。

【功用】催吐，发汗。

【主治】伏梁起于脐，大如臂，上至心下，久不已，令人病烦心，先以本方吐之兼汗，以禹功导水等夺之；一切沉积水气，两胁刺痛，中满不能食，头目眩者。

伏梁丸

【来源】《东垣试效方》卷二。

【组成】黄连（去须）一两半　厚朴（去皮，姜制）半两　人参（去芦）五钱　黄芩（刮黄色）三钱　桂（去皮）一钱　干姜（炮）半钱　巴豆霜五分　川乌头（炮制，去皮）半钱　红豆三分　菖蒲半钱　茯神（去皮木）一钱　丹参（炒）一钱

【用法】上药除巴豆霜外，为细末，另研巴豆霜旋旋入末，炼蜜为丸，如梧桐子大。初服二丸，每日加一丸，二日加二丸，渐加至大便溏，再从两丸加服，食远淡黄连汤送下，周而复始。积减大半勿服。

【主治】心之积，起脐上，大如臂，上至心下，久不愈，令之烦心。

【加减】秋、冬加厚朴半两，通前称一两；减黄连半两，即一两；黄芩全不用。

魏灵丹

【来源】《鲁府禁方》卷一。

【组成】真阿魏　五灵脂各等分

【用法】上为细末，用黄狗胆汁为丸，如绿豆大。每服五七丸，小儿三丸，白滚汤送下；有痰，生姜汤送下。

【主治】噎食、转食、痞疾，中满中窄，贲豚伏梁，肥气癥瘕。

【宜忌】忌生冷、葱、蒜、鱼、面。

五积丸

【来源】《增补内经拾遗》卷三。

【组成】人参　白茯苓　厚朴　黄连　川乌　巴豆

【用法】上为细末，炼蜜为丸，如梧桐子大。

【主治】五脏之积。肝积肥气，心积伏梁，脾积痞气，肺积息贲，肾积奔豚。

神应比天膏

【来源】《济阳纲目》卷四十一。

【组成】黄芩（枯者）　黄耆　青皮各五钱　陈皮（去白）三钱　乌梅（去核）八个　诃子皮二两（火炮）　木鳖子十六枚（去壳）　山楂子十六个　桃仁二十四个　苏木五钱　麝香少许　三棱（火煨）三钱半　莪术（火煨）三钱半　槟榔　白豆蔻　黄柏　牙皂各三钱（去皮弦子）　当归尾一两　没药三钱半　乳香二钱半　昆布五钱　巴豆霜五分　甘草二钱半　穿山甲十六个（醋炙黄焦）

【用法】上除麝香、没药、乳香、巴豆霜不入，将群药（不见铁器）为极细末，用清香油十四两，黄蜡二两，熬至数沸，方将群药末下入砂锅内熬，滴水不散为度，方下麝香等四味，用瓷罐盛下。量疾大小摊药贴敷，遇痒时用木梳往来搔之。

【主治】男子、妇人气聚，左右胁下及冲胸，伏梁，或血块，或气结，酒色过度，有伤五脏致死，精神短少，肢体羸弱，并小儿大人，一切痞疾。

震伏丸

【来源】《外科证治全书》卷四。

【组成】郁金　乳香（去油）　没药（去油）　五灵脂　当归　延胡索　赤芍　远志　石菖蒲　茯神　牡蛎

【用法】上为末，酒糊为丸服。

【功用】活血凉血，散热通结。

【主治】心经气血两虚，邪留不去，血与痰火郁积不散，致生伏梁。起脐下，至心下，大如臂，久则令人心烦。

伏梁丸

【来源】《清代名医医案精华·赵海仙医案》。

【组成】洋参　于术　枳壳　制半夏

【用法】醋泛为丸服。

【主治】心之积在脐上，大如臂，上至心下。

五十九、痃　癖

痃癖，是指脐腹偏侧或胁肋部时有筋脉攻撑急痛的病情。《外台秘要》："又桃仁丸。主痃癖气漫心胀满不下食"。《太平圣惠方》详述了本病症状病机："夫痃癖者，本因邪冷之气积聚而生也。痃者，在腹内近脐左右，各有一条筋脉急痛，大者如臂，次者如指，因气而成，如弦之状，名曰痃气也；癖者，侧在两肋间，有时而僻，故曰癖。夫痃之与癖，名号虽殊，针石汤丸主疗无别。此皆阴阳不和，经络否隔，饮食停滞，不得宣疏，邪冷之气，搏结不散，故曰痃癖也。"本病成因为气血不和，经络阻滞，痰饮、食积寒凝所致，又分为食癖、饮癖、寒癖、痰癖、血癖等多种。治宜活血理气，散积破结；若冷则痛发。

还魂丸

【来源】《外台秘要》卷一引《古今录验》。

【组成】巴豆（去心皮，熬）　甘草（炙）　朱砂　芍药各二两　麦门冬二两（去心）

【用法】上为末，炼蜜为丸，如梧桐子大。每服二丸，葱、枣汤送下；小儿二岁以上，每服麻子大二丸，一日二次。

【主治】伤寒四五日，及数年诸癖，结坚心下，饮食不消，目眩，四肢疼，咽喉不利，壮热，脾胃逆满，肠鸣，两胁里急；飞尸鬼注邪气，或为惊恐伤瘦，背痛，手足不仁，口苦舌燥；天行发作有时，风温不能久住，吐恶水。

【宜忌】忌海藻、菘菜、野猪肉、芦笋、生血物。

诃黎勒丸

【来源】《医心方》卷三引《古今录验》。

【组成】诃黎勒皮八分　槟榔八分　人参三分　橘皮六分　茯苓四分　芒消四分　狗脊三分　豉四分　大黄八分　干姜十二分　桃仁八分　牵牛子十三两　桂心八分

【用法】上锉，下筛，炼蜜为丸，如梧桐子大。每服二十丸，食前以温酒或薄粥汁服。平旦得下利良。

【主治】诸风癖块，大便不通，体枯干燥，面及遍身黄；痔，赤白利，下部疼痛，久壮热；一切心痛，头旋闷，耳痛重听；身体痈疽，积年不瘳；痢不思食；痰冷在胸中，咳嗽，唇色白干燥；澼，小便稠数，腹胀痃气，初患水病；声破无，无颜色，色黄，腹内虫，脚气，上吐无力，肢节疼痛，血脉不通，心上似有物涌，健忘心迷。

桃仁煎

【来源】《备急千金要方》卷三。

【别名】桃仁酒（《太平圣惠方》卷九十五）。

【组成】桃仁一千二百枚

【用法】捣令细熟，以上好酒一斗五升，研滤三四遍，如作麦粥法，以极细为佳。纳长项瓷瓶中，密塞，以面封之。纳汤中煮一伏时不停火，亦勿令火猛，使瓶口常出在汤上，无令没之，熟讫出，温酒服一合，一日二次，丈夫亦可服。

【功用】

1.《备急千金要方》：补益悦泽。

2.《太平圣惠方》：下三虫。

【主治】

1.《备急千金要方》：妇人产后百疾，诸气。

2.《太平圣惠方》：痃癖，心腹疼痛，肌肤瘦弱，面无颜色。

【方论】《千金方衍义》：桃仁虽能逐瘀，然随乌药、莪术则专于破血；随芎、归、芍药则相胥和血。若单用一味，破之与和惟在多用少用之间。兼之以酒，为产后和血圣药。但所禀柔脆，坐草无伤，无所留滞者不在此例。

辽东都尉所上丸

【来源】《备急千金要方》卷四。

【别名】恒山丸（《普济方》卷三二四）。

【组成】恒山大黄　巴豆各一分　天雄二枚　苦参　白薇　干姜　人参　细辛　狼牙　龙胆　沙参　元参　丹参各三分　芍药　附子　牛膝　茯苓各五分　牡蛎四分　芦六分（一方二两三分）

【用法】上为末，炼蜜为丸。宿勿食，每服五丸，一日三次。

【主治】脐下坚癖。

禹余粮丸

【来源】《备急千金要方》卷四。

【组成】禹余粮　乌贼骨　吴茱萸　桂心　蜀椒各二两半　当归　白术　细辛　干地黄　人参　芍药　芎藭　前胡各一两六铢　干姜三两　矾石六铢　白薇　紫菀　黄芩各十八铢　蟅虫一两

【用法】上为末，炼蜜为丸，如梧桐子大。每服二十丸，空心酒或饮送下，每日二次，不知，则加之。

【主治】妇人产后积冷坚癖。

【方论】《千金方衍义》：此与鳖甲丸第二方主治相类，彼用白芷，此用白薇；彼用僵蚕，此用前胡；彼用石脂，此用矾石；彼用丹参，此用紫菀；彼用白术，此用甘草；彼用鳖甲，此用蟅虫；彼用鹿茸，此用人参，药虽变易，而功用仿佛。惟彼用附子以助鹿茸、姜、桂之雄，此用黄芩分椒、姜、细辛之悍，泾渭攸分，于此稍异。

八岁汤

【来源】方出《备急千金要方》卷五，名见《医部全录》卷四四一。

【组成】芍药　栀子各二两　柴胡一两六铢　升麻　黄芩　黄连各二两半　竹叶（切）一升半　桔梗一两半　细辛十五铢　知母　大黄各二两（一本有枳实、杏仁各一两半，无桔梗、黄连）

【用法】上锉。以水六升，煮取一升八合，去滓，分四服。十岁儿为三服。

【主治】八岁以上儿，热结痰实，不能食，自下。

小狼毒丸

【来源】《备急千金要方》卷十一。

【组成】狼毒三两　旋覆花二两　附子　半夏　白附子　闾茹各二两

【用法】上为末，炼蜜为丸，如梧桐子大。每服三丸，加至十丸，饮送下，一日三次。

【主治】坚癖痞在人胸胁，或在心腹。

狼毒丸

【来源】《备急千金要方》卷十一。

【别名】半夏丸（《太平圣惠方》卷四十九）。

【组成】狼毒五两　半夏　杏仁各三两　桂心四两　附子　蜀椒　细辛各二两

【用法】上为末，别捣杏仁，炼蜜为丸，如大豆大。每服二丸，以饮送下。

【主治】

1.《备急千金要方》：坚癖。

2.《太平圣惠方》：癖结，坚痼久不愈，食少。

【方论】《千金方衍义》：狼毒丸取半夏、杏仁佐狼毒以破结积之痰，桂心、细辛佐附子以散沉冱之积，蜀椒专治胸腹虫积之痛也。

桔梗丸

【来源】《备急千金要方》卷十七。

【别名】藜芦丸（《普济方》卷二三八）。

【组成】桔梗　藜芦　皂荚　巴豆　附子各二两

【用法】上为末，炼蜜为丸，如梧桐子大。宿不食，旦起饮服二丸，仰卧服。勿眠，至食时膈上吐，膈下下，下去恶物如蝌蚪、虾蟆子，或长一二尺，下后当大虚口干，可作鸡羹饮五合，大极饮一升，食粥三四日，病未尽更服。忌如药法。

【主治】诸疰病。毒疰、鬼疰、食疰、冷疰；痰饮宿食不消，酒癖。

【方论】《千金方衍义》：桔梗、皂荚、藜芦涌吐，巴豆攻下，附子以奋诸药之力也。

姜附汤

【来源】《备急千金要方》卷十八。

【组成】生姜八两　附子四两（生用，四破）

【用法】上锉。以水八升，煮取三升，分四服。

【主治】痰冷澼气，胸满短气，呕沫头痛，饮食不消化；亦主卒风。

【方论】《千金方衍义》：姜汁、附子二味，辟冷癖，其力倍专，乃干姜附子汤之变法。彼取温中，故用干姜，此取涤痰，故用姜汁，两不移易之定法。

人参丸

【来源】《外台秘要》卷十二引《延年秘录》。

【组成】人参八分　白术六分　枳实六分（炙）　橘皮四分　桂心七分　甘草五分（炙）　桔梗五分

【用法】上为末，炼蜜为丸，如梧桐子大。每服十五丸，酒送下，一日二次。加至二三十丸。

【主治】痃癖气，不能食。

【宜忌】《普济方》：禁生冷、猪肉、生葱、桃、李、雀肉、海藻、松菜。

白术丸

【来源】《外台秘要》卷十二引《延年秘录》。

【别名】大白术丸（《鸡峰普济方》卷九）。

【组成】白术六分　黄耆六分　牡蛎四分（熬）　人参六分　茯苓六分　乌头六分（炮）　干姜六分　芍药四分　当归六分　细辛四分　麦冬四分（去心）　桂心五分　前胡四分　甘草六分（炙）　防葵三分　鳖甲四分（炙）　紫菀三分（炙）　槟榔六分　桔梗三分

【用法】上药治下筛，炼蜜为丸。每服二十丸，空肚酒送下，一日二次。加至三十丸。

【主治】积聚癖气，不能食，心肋下满，四肢骨节酸疼，盗汗不绝。

【宜忌】

1.《外台秘要》引《延年秘录》：忌苋菜、桃、李、大醋、猪肉、生葱。

2.《鸡峰普济方》：忌雀肉、海藻、菘菜。

半夏汤

【来源】《外台秘要》卷十二引《延年秘录》。

【组成】半夏三两（洗）　生姜四两　桔梗二两　吴茱萸二两　前胡三两　鳖甲三两（炙）　枳实二两（炙）　人参一两　槟榔子十四枚

【用法】上切。以水九升，煮取二升七合，去滓，分温三服，如人行八九里久。

【主治】腹内左肋痃癖硬急气满，不能食，胸背痛者。

【宜忌】忌猪羊肉、饧、苋菜等。

桔梗丸

【来源】《外台秘要》卷十二引《延年秘录》。

【组成】桔梗四分　枳实四分（炙）　鳖甲四分（炙）　人参四分　当归四分　桂心三分　白术四分　吴茱萸三分　大麦蘖六分　干姜四分　甘草五分（炙）

【用法】上为末，炼蜜为丸，如梧桐子大。每服十丸，酒送下，一日二次。稍加至二十丸。

【主治】

1.《外台秘要》引《延年秘录》：冷痃癖气，发即痃气急引膀胱痛，气满不消食。

2.《圣济总录》：息积。胁下气逆妨闷，岁久不已。

【宜忌】

1.《外台秘要》引《延年秘录》：禁生葱、猪肉、苋菜。

2.《普济方》：忌蒜、海藻、菘菜、桃、李、雀肉。

桃仁丸

【来源】《外台秘要》卷十二引《延年秘录》。

【组成】桃仁八分　鳖甲六分（炙）　枳实六分（炙）　白术六分　桔梗五分　吴茱萸五分　乌头七分（炮）　槟榔五分　防葵五分　芍药四分　干

姜五分　紫菀四分　细辛四分　皂荚二分（去皮子）　人参四分　橘皮四分　甘草四分（炙）

【用法】上为末，炼蜜为丸，如梧桐子大。每服十丸，加至二十丸，一日二次。

【主治】痃癖气，漫心胀满，不下食，发即更胀连乳满，头面闭闷，咳气急者。

【宜忌】

1.《外台秘要》引《延年秘录》：忌猪肉、苋菜。

2.《普济方》：忌海藻、菘菜、冷水、生菜、桃、李、雀肉。

浸药酒

【来源】《外台秘要》卷十二引《延年秘录》。

【组成】紫苏三两　牛膝三两　丹参三两　生姜六两　生地黄三升　香豉三升　紫菀三两　防风四两　橘皮三两　大麻仁一升五合

【用法】上细切，绢袋盛，以清酒二斗五升，浸三宿后开。每服温一盏，用下桃仁丸，酒尽更添。

【主治】痃癖气，漫心胀满不下食，发即更胀连乳满，头面闭闷，咳气急者。

【宜忌】忌芜荑。

黄耆丸

【来源】《外台秘要》卷十二引《延年秘录》。

【组成】黄耆五分　白术六分　鳖甲五分（炙）　白薇三分　牡蛎四分（熬）　茯苓六分　桂心三分　干姜四分　枳实四分（炙）　橘皮三分　当归四分　槟榔子六分　人参六分　前胡四分　附子四分（炮）

【用法】上为末，炼蜜为丸，如梧桐子大。每服十五丸，酒送下，一日二次，加至二十丸。

【主治】风虚盗汗不能食，腹内有痃癖气满者。

【宜忌】忌醋物、猪肉、冷水、苋菜、生葱。

槟榔子丸

【来源】《外台秘要》卷十二引《延年秘录》。

【组成】槟榔子六分　桔梗四分　当归四分　人参五分　桂心四分　前胡四分　橘皮三分　厚朴三分（炙）　白术四分　甘草五分（炙）　乌头四分（炮）　干姜四分　茯神四分　鳖甲五分（炙）　大黄四分　龙齿六分（炙）

【用法】上药治下筛，蜜和为丸，如梧桐子大。每服十丸，饮汁送下，一日二次，加至二十丸；酒下亦得。

【主治】腹内痃癖气满，胸背痛，不能食，日渐羸瘦，四肢无力，时时心惊。

【宜忌】忌醋、苋菜、生葱等。

破癖方

【来源】《千金翼方》卷十九。

【别名】破癖汤（《医方类聚》卷一一三引《烟霞圣效》）。

【组成】白术　枳实（炙）　柴胡各三两

【用法】上锉。以水五升，煮取二升，分三次服，每日三次。可至三十剂。

【主治】癖积。

【宜忌】《医方类聚》引《烟霞圣效方》：忌桃李、雀肉，一切发病之物。

桂参丸

【来源】方出《外台秘要》卷十二引《崔氏方》，名见《鸡峰普济方》卷九。

【组成】乌头八分（炮）　人参八分　桂心八分　附子八分（炮）　干姜八分　赤石脂八分　朱砂三分（研）

【用法】上为末，炼蜜为丸，如梧桐子大。每服七丸，以暖酒送下。稍稍加之至十丸。

【主治】痃癖积冷，发如锥刀所刺，鬼疰往来者。

牛黄汤

【来源】方出《外台秘要》卷十二引《必效方》，名见《普济方》卷一七四。

【组成】牛黄三大豆许　麝香一当门子大　朱砂准麝香　生犀角小枣许（别捣末）（以上四味，并研令极细，汤成后纳之）　大黄　钩藤　升麻各一两　甘草半两（炙）　鳖甲半两（炙）　丁香五十枚

【用法】上切，以水三升，先煮大黄等六味，取汁半升，绞去滓，纳牛黄等四味，和搅。分为三服，每服如人行十里之久。若利出如桃胶、肉酱等物，是病出之候。此药分两，是十五以上人服，若十岁以下，酌量病减之。

【主治】癖。

【宜忌】忌苋菜、海藻、菘菜、生血物；今特忌牛、马肉。

鳖甲丸

【来源】《外台秘要》卷十二引《必效方》。

【组成】鳖甲八分（炙）　白术十分　枳实八分（炙）　芍药六分　麦门冬八分（去心）　人参八分　前胡六分　厚朴六分

【用法】上为末，炼蜜为丸，如梧桐子大。每服二十丸，渐加至三十丸，饮送下，冷即酒送下。

【主治】癖气发动，不能食，心腹胀满，或时发热。

【宜忌】禁苋菜。

牛膝地黄散

【来源】方出《外台秘要》卷十二引《广济方》，名见《鸡峰普济方》卷十二。

【组成】牛膝六两　生地黄九两　当归三两　桂心四两　肉苁蓉六两　远志三两（去心）　五味子五两　曲末五合（熬炒令黄）　白术三两　人参三两　茯苓六两（一方三两）　大麦蘖末一升五合（熬黄）

【用法】上为散。每服方寸匕，空腹温酒调服，一日二次。渐加至一匕。

【功用】久服令人轻健。

【主治】癥癖痃气，不能食，兼虚羸瘦。

【宜忌】忌牛肉、生葱、萝卜等。

巴豆丸

【来源】《外台秘要》卷十二引《广济方》。

【别名】三圣丸（《普济方》卷一七五）。

【组成】巴豆三枚（去心皮，熬）　杏仁七枚（去尖）　大黄如鸡子大

【用法】大黄治下筛，取巴豆、杏仁别捣如膏，和大黄，炼蜜为丸，如梧桐子大。每服七丸，空腹饮送下，一日一次。渐加，以微利下病为度。

【主治】

1.《外台秘要》卷十二引《广济方》：癖结，心下硬痛。

2.《圣济总录》：痃气心痛。

【宜忌】忌生冷、油腻。

枳实丸

【来源】方出《外台秘要》卷十二引《广济方》，名见《普济方》卷三九一。

【组成】牛膝八分　桔梗六分　芍药六分　枳实八分（炙）　白术六分　鳖甲八分（炙）　茯苓八分　人参六分　厚朴六分（炙）　大黄六分　桂心六分　槟榔六分

【用法】上为末，炼蜜为丸，如梧桐子大。每服二十丸，渐加至三十丸，空腹温酒送下，一日二次。老小微利。

【主治】腹中癖气。

【宜忌】忌生冷、油腻、小豆、粘食、苋菜、醋、生葱、猪肉。

鳖甲丸

【来源】《外台秘要》卷三十五引《广济方》。

【别名】七味鳖甲丸（《普济方》卷三九一）。

【组成】鳖甲（炙）　郁李仁各八分　防葵　人参各五分　诃黎勒皮七个　大黄四分　桑菌三分

【用法】上为末，炼蜜为丸，大小量之。每服五至十丸，以酒、饮、乳送服。

【主治】小儿痃癖，腹痛不食，黄瘦。

加减麻仁丸

【来源】《外台秘要》卷三十一引《近效方》。

【组成】蜀大黄（锦文者）四两　人参二两　大麻仁二两　诃黎勒皮四两

【用法】上为末，炼蜜为丸。每服十丸至二十丸。增减以意量之，以溏利病除，亦不损人。

【主治】积年患气，不能食饮，兼食不消化，风

气、冷气、热气冲上，痃癖气，并乳石气发动者。

防葵丸

【来源】方出《外台秘要》卷三十五引刘氏方，名见《普济方》卷三九一。

【组成】防葵　当归　枳实（炙）　厚朴（炙）　楮实　人参　黄耆　茯神　白术　诃黎勒皮各八分　郁李仁（去皮）　柴胡　大麻仁　芍药　橘皮　防风　紫菀（洗去土）　薏苡仁各六分　鳖甲（炙）　三棱根各十二分　桂心七分　仙鼠二枚（如无，以粪二合代）　大附子二枚（炮）　干姜（末）二分　甘草（炙）　干地黄各十分　大黄十分　五味子四分　槟榔四颗　牛膝二分

【用法】上为细末，炼蜜为丸，如梧桐子大。大小增减，以意量之，须饮服之，良。

【主治】小儿冷癖痃癖气，不下食，羸瘦，时时肋下痛。

膏髓酒

【来源】《外台秘要》卷十二引《删繁方》。

【组成】猪肪膏三升　牛髓二升　油五升　姜汁三升　生地黄汁三升　当归四分　蜀椒四分（汗）　吴茱萸五合　桂心五分　人参五分　五味子七分　芎藭五分　干地黄七分　远志皮五分

【用法】上药九味为散；取膏、髓等五种汁，加水一斗同煎，取水并药汁俱尽，但余膏在，停小冷，下散，搅令调，火上煎三上三下，燥器贮凝，冷为饼。每取方寸，以清酒一升暖下，昼两服，夜一服。

【主治】癖、羸瘠。

【宜忌】忌生葱、芜荑。

獭肝丸

【来源】方出《外台秘要》卷三十一引《删繁方》，名见《普济方》卷二五二。

【组成】獭骨肝肺　干蓝　大黄各八分　芦根　鹤骨各七分　桔梗五分　干姜四分　桂心　斑蝥二十枚（炙）

方中鹤骨，《普济方》作“鹊骨”。

【用法】上药治下筛，炼蜜为丸。每服十丸至十五丸，酒送下，一日二次。

【主治】食鱼脍不消生癖，常欲食脍者。

防葵丸

【来源】《幼幼新书》卷二十二引《婴孺方》。

【组成】防葵　当归　旋覆花　橘皮　诃黎勒皮　吴茱萸　桂心　桔梗各四分　杏仁六十个（炒）　大附子一个（炮）　大黄十二分　鳖甲六分

【用法】上为末，炼蜜为丸，如梧桐子大。每服十五丸，一日二次。

【主治】老小痃癖，不食，羸瘦。

【加减】本方去桔梗，加枳壳四分，名“当归防葵丸”（《普济方》卷三九一）。

硫黄丸

【来源】《太平圣惠方》卷二十八。

【组成】硫黄一两（细研，水飞过）　木香（末）一两　川大黄（末）一两　桃仁四十九枚（汤浸，去皮尖双仁，研如膏）

【用法】先将大黄末用酒滤湿，纳新竹筒子内，闭口，入炊饭甑中，蒸令饭熟为度，取出与桃仁膏同研极烂，后入硫黄、木香末研匀，入少许面糊和丸，如梧桐子大。每服二十丸，空腹以粥饮送下。

【主治】冷劳痃癖，气结固不散，心腹冷疼，食少体瘦。

大黄散

【来源】《太平圣惠方》卷三十一。

【组成】川大黄二两（锉碎，微炒）　木香半两　柴胡一两（去苗）　赤芍药三分　诃黎勒三分（用皮）　枳实半两（麸炒微黄）　甘草半两（炙微赤，锉）　桃仁一两（汤浸，去皮尖双仁，麸炒微黄）　鳖甲一两（涂醋炙令黄，去裙襕）

【用法】上为粗散。每服三钱，以水一中盏，加生姜半分，煎至六分，去滓，食前温服。

【主治】骨蒸痃癖，胁下妨闷，肢节疼痛。

防葵丸

【来源】《太平圣惠方》卷三十一。

【组成】防葵一两　鳖甲二两（涂醋炙令黄，去裙襕）　甘草半两（炙微赤，锉）　川大黄一两半（锉碎，微炒）　京三棱一两（炮，锉）　桃仁一两（汤浸，去皮尖双仁，麸炒微黄）

【用法】上为末，炼蜜为丸，如梧桐子大。每服二十丸，食前煎橘皮汤送下。

【主治】骨蒸痃癖，按之隐手，不能下食，羸瘦，日渐无力。

诃黎勒丸

【来源】《太平圣惠方》卷三十一。

【组成】诃黎勒三分（煨，用皮）　赤芍药三分　桔梗三分（去芦头）　川大黄一两（锉碎，微炒）　人参三分（去芦头）　鳖甲一两（涂醋炙令黄，去裙襕）　枳壳一两（麸炒微黄，去瓤）　防葵三分（去芦头）　芎藭三分

【用法】上为末，炼蜜为丸，如梧桐子大。每服二十丸，食前以粥饮送下。

【主治】骨蒸痃癖，气攻腹胁，四肢疼痛，少力羸瘦。

桔梗散

【来源】《太平圣惠方》卷三十一。

【组成】桔梗三分（去芦头）　当归三分　苍术三分（微炒）　诃黎勒三分（煨，用皮）　芎藭三分　柴胡三两（去苗）　鳖甲一两（涂醋炙微黄，去裙襕）　川大黄一两（锉碎，微炒）　赤芍药一两

【用法】上为粗散。每服四钱，以水一中盏，加生姜半分，煎至六分，去滓，食前温服。

【主治】骨蒸痃癖，胁下妨痛，渐加羸劣，不欲饮食。

【宜忌】忌苋菜。

柴胡散

【来源】《太平圣惠方》卷三十一。

【组成】柴胡一两（去苗）　赤茯苓三分　甘草半两（炙微赤，锉）　白术三分　枳壳一两（麸炒）　川大黄一两（锉碎，微炒）　芎藭半两　桂心半两　京三棱一两（炮，锉）

【用法】上为粗散。每服三钱，以水一中盏，加生姜半分，煎至六分，去滓，食前温服。

【主治】骨蒸痃癖，体瘦食少。

獭骨丸

【来源】《太平圣惠方》卷三十九。

【组成】獭骨二两（涂酥，炙令黄）　干葫芦二两　川大黄二两（锉碎，微炒）　芦根一两半（锉碎）　鹤骨一两半（涂酥，炙令黄）　桔梗一两（去芦头）　干姜一两（炮裂，锉）　桂心一两　斑蝥二十枚（去翅足，炒微黄）

【用法】上为末，炼蜜为丸，如梧桐子大。每服十丸至十五丸，食前以温酒送下。

【主治】食鱼脍不消，生瘕，恒欲食脍者。

人参丸

【来源】《太平圣惠方》卷四十九。

【组成】人参一两（去芦头）　白术三分　枳壳三分（麸炒微黄，去瓤）　陈橘皮半两（汤浸去白瓤，焙）　桂心三分　甘草半两（炙微赤，锉）　桔梗半两（去芦头）　干姜三分（炮裂，锉）

【用法】上为末，炼蜜为丸，如梧桐子大。每服三十丸，以温酒送下，不拘时候；生姜、大枣汤送下亦得。

【主治】痃癖气，不能食，四肢少力。

干姜丸

【来源】《太平圣惠方》卷四十九。

【组成】干姜一两（炮裂，锉）　葛根一两（锉）　白术二两　枳壳一两（麸炒微黄，去瓤）　陈橘皮三分（汤浸，去白瓤，焙）　甘草一两

【用法】上为末，炼蜜为丸，如梧桐子大。每服三十丸，以粥饮送下，一日三次。

【主治】酒癖，痃水不消，两胁胀满，时复呕吐，

腹中如水声。

大黄丸

【来源】《太平圣惠方》卷四十九。

【组成】川大黄一斤（生，为末） 鳖甲三两（涂醋，炙令黄，去裙襕） 枳壳二两半（麸炒微黄，去瓤） 当归一两半（锉，微炒） 赤芍药一两半 京三棱三两（微煨，锉） 吴茱萸一两（汤浸七遍，焙干，微炒）

【用法】上为散，先以米醋三升，熬大黄为膏，次入诸药为丸，如梧桐子大。每服三十丸，食前以温酒送下。

【主治】痃癖气，时攻心腹疼痛，令人不思饮食，渐为瘦病。

大黄丸

【来源】《太平圣惠方》卷四十九。

【组成】川大黄二两（锉碎，微炒） 川朴消一两 蓬莪术二两 诃黎勒一两（煨，用皮） 桂心三分 枳壳一两（麸炒微黄，去瓤） 吴茱萸三分（汤浸七遍，焙干，微炒） 金星矾石二两 柴胡一两（去苗） 狼毒半两（微煨） 巴豆一分（去皮心，研，纸裹压去油）

【用法】上为末，入巴豆、矾石令匀，以熟枣瓤和捣为丸，如梧桐子大。每服十丸，空心以温酒送下。

【主治】久痃癖气，发歇不定，肌肉消瘦，往往吐逆，肩背疼痛。

大黄丸

【来源】《太平圣惠方》卷四十九。

【别名】大黄桃仁丸（《圣济总录》卷七十三）。

【组成】川大黄一两（锉碎，微炒） 干姜三分（炮裂，锉） 高良姜三分（锉） 小草三分 芎䓖一两 陈橘皮一两（汤浸，去白瓤，焙） 桃仁一两（汤浸，去皮尖双仁，麸炒微黄） 川椒一两（去目及闭口者，微炒去汗）。

方中小草，原作“甘草”，据《圣济总录》改。

【用法】上为末，炼蜜为丸，如梧桐子大。每服三十丸，以粥饮送下，一日三次。

【主治】酒癖，痰吐不止，两胁胀痛，气喘上奔，不下食欲。

大黄散

【来源】《太平圣惠方》卷四十九。

【组成】川大黄一两（锉，微炒） 当归一两（锉，微炒） 白术一两 枳壳一两（麸炒微黄，去瓤） 柴胡一两半（去苗） 鳖甲一两（涂醋炙令黄，去裙襕）

【用法】上为散。每服三钱，以水一中盏，加生姜半分，煎至五分，去滓温服，不拘时候。

【主治】痃癖坚急，气连心肋相引痛。

大黄散

【来源】《太平圣惠方》卷四十九。

【组成】川大黄一两（锉碎，微炒） 京三棱一两（微煨，锉） 鳖甲一两（涂醋炙令黄，去裙襕） 槟榔一两 木香三分 赤芍药三分 桃仁一两（汤浸，去皮尖双仁，麸炒微黄）

【用法】上为散。每服三钱，以水一中盏，加生姜半分，煎至六分，去滓温服，不拘时候。

【主治】癖结，两胁胀痛。

大腹皮散

【来源】《太平圣惠方》卷四十九。

【组成】大腹皮一两（锉） 赤茯苓三分 桔梗三分（去芦头） 牡丹三分 桃仁半两（汤浸，去皮尖双仁，麸炒微黄） 槟榔一两 桑根白皮一两（锉） 枳壳三分（麸炒微黄） 鳖甲一两（涂醋炙令黄，去裙襕） 郁李仁两（汤浸，去皮，微炒） 川大黄一两半（锉碎，微炒）

方中鳖甲、郁李仁、川大黄三味用量原缺，据《普济方》补。

【用法】上为粗散。每服三钱，以水一中盏，加生姜半分，煎至六分，去滓温服，不拘时候。

【主治】痃癖气，腹胁胀满，喘息促急，不思饮食。

木香丸

【来源】《太平圣惠方》卷四十九。

【组成】木香三分　川乌头半两（炮裂，去皮脐）　附子半两（炮裂，去皮脐）　干姜半两（炮裂，锉）　巴豆一两（去皮心，纸裹，压去油）　当归三分（锉碎，微炒）

【用法】上为末，入巴豆同研令匀，以醋煮面糊为丸，如绿豆大。每服五丸，煎生姜醋汤送下，不拘时候。

【主治】痃气，两胁痛不可忍。

木香丸

【来源】《太平圣惠方》卷四十九。

【组成】木香半两　干姜一两（炮裂，锉）　草豆蔻一两（去皮）　桂心一两　当归一两（锉，微炒）　陈橘皮一两（汤浸，去白瓤，焙）　附子一两（炮裂，去皮脐）　巴豆五十枚（去皮心，研，纸裹，压去油）

【用法】上为末，入巴豆研令匀，炼蜜为丸，如绿豆大。每服五丸，食前以粥饮送下。

【主治】痃癖气，胁肋妨闷，不欲饮食，四肢瘦弱。

木香丸

【来源】《太平圣惠方》卷四十九。

【组成】木香三分　诃黎勒一两（煨，用皮）　黄耆一两（锉）　鳖甲一两（涂醋，炙令黄，去裙襕）　白术三分　赤茯苓一两　桂心三分　枳壳一两（麸炒微黄，去瓤）　陈橘皮一两（汤浸，去白瓤，焙）　当归一两（锉碎，微炒）　槟榔一两半　五味子三分

【用法】上为末，炼蜜为丸，如梧桐子大。每服三十丸，以温酒送下，不拘时候。

【主治】痃癖气，腹胁痛，不能食，四肢少力。

牛膝丸

【来源】《太平圣惠方》卷四十九。

【组成】牛膝三两（去苗）　生干地黄四两　当归一两半（锉，微炒）　桂心三两　木香一两　五味子二两　肉苁蓉三两（酒浸一宿，锉，去皱皮，炙令干）　神曲末三合（炒微黄）　大麦蘖二合（炒微黄）　白术一两半　人参一两半（去芦头）　白茯苓二两　槟榔一两　陈橘皮二两（汤浸，去白瓤，焙）

【用法】上为末，炼蜜为丸，如梧桐子大。每服三十丸，空心以温酒送下，晚食前再服。

【主治】痃癖气，不能食饮，虚乏羸瘦。

乌头丸

【来源】《太平圣惠方》卷四十九。

【组成】川乌头一两（炮裂，去皮脐）　人参二两（去芦头）　桂心一两　附子一两（炮裂，去皮脐）　干姜一两（炮裂，锉）　赤石脂一两　朱砂三分（细研，水飞过）

【用法】上为末，入研了药令匀，炼蜜为丸，如梧桐子大。每服二十丸，以暖酒送下，不拘时候。

【主治】痃癖积冷，气攻心腹，如锥刀所刺，及鬼疰往来者。

【宜忌】《普济方》：忌生冷、醋、滑、猪、鱼、鸡、蒜、小豆、油腻、牛、马肉、生血物、生葱等物。

白术丸

【来源】《太平圣惠方》卷四十九。

【组成】白术三分　黄耆一两（锉）　牡蛎三分（烧为粉）　人参三分（去芦头）　赤茯苓一两　川乌头二分（炮裂，去皮脐）　干姜半两（炮裂，锉）　赤芍药三分　当归三分（锉，微炒）　诃黎勒皮三分　细辛半两　桂心半两　前胡半两（去芦头）　甘草半两（炙微赤，锉）　防葵半两　鳖甲一两（涂醋炙令黄，去裙襕）　紫菀三分（去苗土）　槟榔一两　桔梗半两（去芦头）

【用法】上为末，炼蜜为丸，如梧桐子大。每服三十丸，以温酒送下，不拘时候。

【主治】痃癖气，不能食，心胁下满，四肢骨节酸痛。

白术丸

【来源】《太平圣惠方》卷四十九。

【组成】白术三分　蓬莪术三分　乌药半两　木瓜半两　桂心半两　硼砂一两半（细研）　生姜屑半两　益智子三分（去皮）　木香半两　芫荑半两　神曲一两（捣罗为末，并硼砂用酒煎成膏）

【用法】上为末，用硼砂曲膏为丸，如梧桐子大。每服三十丸，煎生姜、橘皮汤送下，不拘时候。

【主治】痃癖，气攻心肋，痛不欲食，四肢羸瘦。

白术丸

【来源】《太平圣惠方》卷四十九。

【组成】白术一两　甘草半两（炙微赤，锉）　厚朴一两（去粗皮，涂生姜汁炙令香熟）　诃黎勒一两（煨，用皮）　陈橘皮一两（汤浸，去白瓤，焙）　桂心三分　芎䓖一两　大麦糵一两（炒微黄）　干姜三分（炮裂，锉）　人参三分（去芦头）

【用法】上为末，炼蜜为丸，如梧桐子大。每服三十丸，生姜、枣汤送下，一日三四次。

【主治】寒癖气，腹胀，不思饮食，四肢少力。

白术丸

【来源】《太平圣惠方》卷四十九。

【组成】白术四两　桂心二两　干姜三分（炮裂，锉）

【用法】上为末，炼蜜为丸，如梧桐子大。每服三十丸，食前以粥饮送下。

【主治】酒癖，食不消化。

白术散

【来源】《太平圣惠方》卷四十九。

【组成】白术一两　诃黎勒皮一两　枳壳三分（麸炒微黄，去瓤）　陈橘皮三分（汤浸，去白瓤，焙）　干姜三分（炮裂，锉）　人参一两（去芦头）　桔梗半两（去芦头）　桂心三分　木香二分　槟榔三分

【用法】上为散。每服三钱，以水一中盏，加大枣二个，煎至五分，去滓温服，不拘时候。

【主治】痃癖冷气胀满，不能食。

半夏散

【来源】《太平圣惠方》卷四十九。

【组成】半夏三分（汤浸七遍去滑）　桔梗一两（去芦头）　大腹皮一两（锉）　前胡一两（去芦头）　鳖甲一两半（涂醋炙令黄，去裙襕）　枳壳一两（麸炒微黄）　人参三分（去芦头）　槟榔一两　赤芍药一两　吴茱萸半两（汤浸七遍，焙干微炒）

【用法】上为散。每服三钱，以水一中盏，加生姜半分，煎至六分，去滓温服，不拘时候。

【主治】痃癖气，急硬满胀，心肋多痛，不能食物，气攻胸背壅闷。

半夏散

【来源】《太平圣惠方》卷四十九。

【组成】半夏一两（汤浸七遍去滑）　前胡二两（去芦头）　白术一两　甘草三分（炙微赤，锉）　枳壳一两（麸炒微黄，去瓤）　赤茯苓一两　黄芩一两半　当归三分（锉，微炒）　茵陈一两

【用法】上为散。每服三钱，以水一中盏，加生姜半分，煎至六分，去滓温服，不拘时候。

【主治】酒痹，宿食不消，胸心胀满，呕逆，不纳饮食，小便赤黄。

肉豆蔻散

【来源】《太平圣惠方》卷四十九。

【组成】肉豆蔻三分（去壳）　芫荑二两　高良姜一两（锉）　桂心半两　木香一两　白术一两　吴茱萸半两（汤浸七遍，焙干，微炒）　桃仁一两（汤浸去皮尖双仁，麸炒微黄）　厚朴四两（去粗皮，涂生姜汁炙令香熟）

【用法】上为散，用生姜一斤，细切相拌，更捣作丸，以面裹灰火中煨令通熟，去面候干，捣细罗为散。每服一钱，煮枣粥饮调下，不拘时候。

【主治】痃气，胃中寒，不思食。

羊脂煎

【来源】《太平圣惠方》卷四十九。

【组成】羊脂一升　牛髓二升　川椒一两（去目及闭口者，微炒去汗）　桂心一两　人参一两（去芦头）　五味子一两半　芎藭一两　干姜一两（炮裂，锉）　生干地黄二两　远志一两（去心）　生姜汁二合　当归一两（锉，微炒）　生地黄汁一升　吴茱萸三分（汤浸七遍，焙干，微炒）

【用法】上为细散。先用羊脂、牛髓、生姜、地黄等汁，以慢火煎令沸，后入药末，煎炼成膏，收于瓷器中。每服半匙，以温酒调下，每日三四次。

【主治】痃癖气，四肢羸瘦，心神虚烦，皮肤干燥，不欲饮食。

防葵丸

【来源】《太平圣惠方》卷四十九。

【组成】防葵三分　芎藭半两　赤茯苓三分　鳖甲一两（涂醋炙令黄，去裙襕）　桃仁三分（汤浸，去皮尖双仁，麸炒微黄）　枳壳半两（麸炒微黄，去瓤）　木香半两　川大黄二两（锉，微炒）　当归半两（锉，微炒）　干姜半两（炮裂，锉）　桂心半两　细辛半两　桔梗半两（去芦头）　京三棱三分（微煨，锉）

【用法】上为末，炼蜜为丸，如梧桐子大。每服三十丸，以粥饮送下，不拘时候。

【主治】癖气，两胁下硬，按之痛，心闷咳逆，不下饮食，四肢羸瘦，积年不愈。

芫花丸

【来源】《太平圣惠方》卷四十九。

【组成】芫花半两（醋拌，炒干）　硼砂一两（醋化令消尽）　干姜半两（炮裂，锉）　京三棱半两（锉碎，醋浸三宿，焙干）

【用法】上为末，用硼砂醋熬成膏，以蒸饼少许同和为丸，如绿豆大。每服十丸，食前以生姜、橘皮汤送下。

【主治】痃癖气疼痛。

吴茱萸丸

【来源】《太平圣惠方》卷四十九。

【组成】吴茱萸半两（汤浸七遍，焙干微炒）　附子一两（炮裂，去皮脐）　桃仁一两（汤浸，去皮尖双仁，麸炒微黄）　巴豆（秋、夏用三十个，春、冬用五十个，去皮心研，纸裹压去油）　干姜一两（炮裂，锉）

【用法】上为末，入巴豆研令匀，软饭为丸，如黍粒大。每服五丸，生姜、橘皮汤送下，不拘时候。

【主治】癖气胀痛。

吴茱萸丸

【来源】《太平圣惠方》卷四十九。

【组成】吴茱萸一两（汤浸七遍，焙干微炒）　厚朴一两半（去粗皮，涂生姜汁，炙令香熟）　附子三分（炮裂，去皮脐）　桂心三分　人参三分（去芦头）　甘草三分（炙微赤，锉）　半夏三分（汤洗七遍去滑）　枳实一两（麸炒微黄）　干姜三分（炮裂，锉）

【用法】上为末，炼蜜为丸，如梧桐子大。每服三十丸，以温酒送下，一日三四次。

【主治】寒癖气，腹胁满胀，短气呕逆，手足厥冷，不欲饮食，腰背疼痛。

吴茱萸丸

【来源】《太平圣惠方》卷四十九。

【组成】吴茱萸三分（汤浸七遍，焙干微炒）　川大黄三两（锉碎，微炒）　甘草一两　白术一两　赤茯苓一两　桃仁一两（汤浸，去皮尖双仁，麸炒微黄）　柴胡一两（去苗）

方中甘草，《普济方》引作“小草”。

【用法】上为末，炼蜜为丸，如梧桐子大。每服三十丸，以粥饮送下，一日三次。

【主治】酒癖，久寒宿食不消，面色萎黄，四肢无力。

吴茱萸散

【来源】《太平圣惠方》卷四十九。

【组成】吴茱萸半两（汤浸七遍，焙干，微炒） 鳖甲三两（涂醋，炙令黄，去裙襕） 川大黄一两（锉碎，微炒） 当归三分（锉，微炒） 京三棱一两（微炮，锉） 槟榔一两
【用法】上为细散。每服一钱，食前以暖酒调下。
【主治】痃癖气不消。

皂荚丸

【来源】《太平圣惠方》卷四十九。
【别名】消癖丸（《圣济总录》卷七十三）。
【组成】猪牙皂荚四两（去黑皮，涂酥，炙令焦黄，去子） 巴豆一分（去皮心，研，纸裹压去油） 硇砂半两（用酒一盏浸，火熬成膏）
【用法】上为末，入巴豆研令匀，用硇砂膏为丸，如梧桐子大。每服三丸，食前以粥饮送下。
【主治】

1.《太平圣惠方》：癖气结硬不消。

2.《圣济总录》：癖气结硬不消，胸胁胀闷。

诃黎勒丸

【来源】《太平圣惠方》卷四十九。
【组成】诃黎勒一两（煨，用皮） 桔梗三分（去芦头） 赤芍药半两 枯壳一两（麸炒微黄，去瓤） 白术一两 赤茯苓一两 桃仁一两（汤浸，去皮尖双仁，麸炒微黄） 鳖甲一两（涂醋炙令黄，去裙襕） 桂心三分 木香半两 川大黄三分（锉碎，微炒）
【用法】上为末，炼蜜为丸，如梧桐子大。每服三十丸，以温酒送下，不拘时候。
【主治】痃癖，气攻两胁胀满，心胸不利，少思饮食。

附子丸

【来源】《太平圣惠方》卷四十九。
【组成】附子四两（炮裂，去皮脐） 白术三分 陈橘皮一两（汤浸，去白瓤，焙） 吴茱萸一两（汤浸七遍，焙干，微炒） 桃仁一两（汤浸，去皮尖双仁，麸炒微黄） 干姜半两（炮裂，锉） 木香半两 桂心三分 川大黄一两（锉碎，微炒） 神曲一两（炒微黄） 丁香三分 草豆蔻一两（去皮）
【用法】上为末，炼蜜为丸，如梧桐子大。每服三十丸，以生姜大枣汤送下，不拘时候。
【主治】痃癖气，多吐清水，面色萎黄，心肋胀痛，不欲饮食，四肢羸瘦。

京三棱丸

【来源】《太平圣惠方》卷四十九。
【组成】京三棱三分（微煨，锉） 鳖甲一两（涂醋炙令黄，去裙襕） 川大黄一两半（锉碎，微炒） 木香半两 当归三分（锉，微炒） 白术三分 厚朴一两（去粗皮，涂生姜汁炙令香熟） 吴茱萸半两（汤浸七遍，焙干，微炒） 诃黎勒一两（煨，用皮） 枳壳一两（麸炒微黄） 麦蘖一两（炒微黄） 神曲一两（锉，微炒） 桂心一两 槟榔一两
【用法】上为末，炼蜜为丸，如梧桐子大。每服三十丸，以粥饮送下，不拘时候。
【主治】久痃癖气，心腹胀满，时时筑心背痛，宿食不消，呕逆，不思饮食；休息气痢，喘促黄瘦，面目虚肿。

京三棱丸

【来源】《太平圣惠方》卷四十九。
【组成】京三棱（微煨，锉） 木香 肉豆蔻（去壳） 桃仁（汤浸，去皮尖双仁，麸炒微黄） 干姜（炮裂，锉） 青橘皮（汤浸，去白瓤，焙） 蓬莪术各一两 巴豆半两（去皮心，水煮，复时研，纸压去油）
【用法】上为末，入巴豆，研令匀，炼蜜为丸，如梧桐子大。每服三丸，空心以生姜、橘皮汤送下。
【主治】痃癖气，心腹胀满，不欲饮食。

京三棱散

【来源】《太平圣惠方》卷四十九。
【组成】京三棱三两（微煨，锉） 益智子一两（去皮） 吴白术一两 木香一两
【用法】上为散。每服三钱，以水一中盏，煎至五

分，去滓，稍热服，不拘时候。

本方原名“京三棱丸”，与剂型不符，据《普济方》改。

【主治】痃癖气，每发痛不能食。

枳壳散

【来源】《太平圣惠方》卷四十九。

【组成】枳壳一两（麸炒微黄，去瓤） 桔梗一两（去芦头） 鳖甲一两（涂醋炙令黄，祛裙襕） 人参一两（去芦头） 槟榔七分 柴胡五两（去苗） 芎䓖三分 桂心一两 陈橘皮一两（汤浸，去白瓤，焙） 赤茯苓二两 木香三分 川大黄一两（锉碎，微炒） 当归五分（锉，微炒） 赤芍药三分

【用法】上为散。每服三钱，以水一中盏，加生姜半分，煎至六分，去滓温服，不拘时候。

【主治】痃癖气胀，心肋急痛，不能下食，四肢少力。

枳实散

【来源】《太平圣惠方》卷四十九。

【组成】枳实一两半（麸炒微黄） 半夏一两（汤浸七遍去滑） 白术一两半

【用法】上为散。每服三钱，以水一中盏，加生姜半分，煎至六分，去滓温服，一日三四次。

【主治】癖结，不能饮食，心下虚满如水者。

枸杞子丸

【来源】《太平圣惠方》卷四十九。

【组成】枸杞子三两 干姜一两（炮裂，锉） 白术一两 川椒二合（去目及闭口者，微炒去汗） 吴茱萸三分（汤浸七遍，焙干微炒） 陈橘皮一两（汤浸，去白瓤，焙）

【用法】上为末，炼蜜为丸，如梧桐子大。每服三十丸，食前温酒送下。

【主治】痃癖冷气，不能饮食，四肢羸瘦少力。

荜茇丸

【来源】《太平圣惠方》卷四十九。

【组成】荜茇一两 干姜三分（炮裂，锉） 胡椒三分 桂心三分 人参一两（去芦头） 陈橘皮三分（汤浸，去白瓤，焙） 诃黎勒一两（煨，用皮） 赤茯苓一两 槟榔二两

【用法】上为末，炼蜜为丸，如梧桐子大。每服二十丸，以粥饮送下，不拘时候。

【主治】久痃癖气，或时呕哕，腹痛不能饮食。

桂心丸

【来源】《太平圣惠方》卷四十九。

【组成】桂心三分 川乌头一两（炮裂，去皮脐） 柴胡一两（去苗） 赤芍药三分 槟榔三分 木香半两 桃仁一两（汤浸，去皮尖双仁，麸炒微黄） 当归三分（锉，微炒）

【用法】上为末，炼蜜为丸，如梧桐子大。每服二十丸，以粥饮送下，不拘时候。

【主治】痃气急痛，不思饮食，肌体瘦弱。

桂心丸

【来源】《太平圣惠方》卷四十九。

【组成】桂心一两 诃黎勒皮一两 白术一两 厚朴一两半（去粗皮，涂生姜汁，炙令香熟） 橘皮二分（汤浸，去白瓤，焙） 附子三分（炮裂，去皮脐） 干姜三分（炮裂，锉） 防葵三分 吴茱萸三分（汤浸七遍，焙干，微炒） 鳖甲一两（涂醋，炙令黄，去裙襕） 木香三分

【用法】上为末，炼蜜为丸，如梧桐子大。每服三十丸，以生姜、枣汤送下，不拘时候。

【主治】痃癖气，不能食，腹中痛，时嗽，四肢少力。

桔梗丸

【来源】《太平圣惠方》卷四十九。

【组成】桔梗一两（去芦头） 枳壳一两（麸炒微黄，去瓤） 人参一两（去芦头） 鳖甲一两（涂醋炙令黄，去裙襕） 吴茱萸三分（汤浸七遍，焙干微炒） 当归一两（锉，微炒） 桂心三分 白术一两 大麦蘖一两半（炒微黄） 干姜一两（炮裂，锉） 青橘皮一两（汤浸，去白瓤，焙） 川

大黄二两（锉碎，微炒）

【用法】上为末，炼蜜为丸，如梧桐子大。每服二十丸，以温酒送下，一日三四次。

【主治】寒癖气，发即胁下痛引膀胱，里急，气满不下食。

栝楼散

【来源】方出《太平圣惠方》卷四十九，名见《圣济总录》卷七十三。

【组成】栝楼瓤一两　神曲末半两（微炒）

【用法】上为细散。每服二钱，以葱白酒调下。

【主治】酒癖，痰吐不止，两胁胀痛，气喘上奔，不下食饮。

桃仁丸

【来源】《太平圣惠方》卷四十九。

【组成】桃仁三合（汤浸，去皮尖双仁，麸炒微黄）　豉三合（炒干）　川椒一两（去目及闭口者，微炒去汗）　干姜一两（炮裂，锉）

【用法】上为末，炼蜜为丸，如梧桐子大。每服二十丸，食前以温酒送下。

【主治】久痃癖气不消。

桃仁散

【来源】《太平圣惠方》卷四十九。

【组成】桃仁一两（汤浸，去皮尖双仁，麸炒微黄）　吴茱萸一两（汤浸七遍，焙干，微炒）　川乌头一两（炮裂，去皮脐）　槟榔一两　木香一两　当归一两（锉，微炒）

【用法】上为散。每服三钱，以水一中盏，煎至六分，去滓，稍热服，不拘时候。

【主治】痃气急痛，不能饮食。

桃仁散

【来源】《太平圣惠方》卷四十九。

【组成】桃仁一两（汤浸，去皮尖双仁，麸炒微黄）　防葵一两　枳壳三分（麸炒微黄，去瓤）　赤茯苓一两　白术三分　赤芍药三分　京三棱一两（微煨，锉）　桂心三分　甘草半两（炙微赤，锉）　鳖甲三两（涂醋，炙令彻黄，去裙襕）　川大黄一两半（锉碎，微炒）　槟榔一两　芎䓖三分　当归三分（锉，微炒）

【用法】上为散。每服四钱，水一中盏，加生姜半分，煎至六分，去滓，食前温服。

【主治】癖结，气积聚不散。

狼毒丸

【来源】《太平圣惠方》卷四十九。

【组成】狼毒一两（微煨）　川乌头一两（炮裂，去皮脐）　槟榔一两　木香一两　干漆一两（捣碎，炒令烟出）

【用法】上为末，炼蜜为丸，如梧桐子大。每服五丸，渐加至十丸，以温酒送下，不拘时候。

【主治】痃气，胁肋胀痛，腹内气结，不能下食，四肢少力。

消痰饮丸

【来源】《太平圣惠方》卷四十九。

【组成】干姜一两半（炮裂，锉）　赤茯苓一两半　白术四两　枳壳一两半（麸炒微黄，去瓤）　半夏一两（汤洗七遍去滑）

【用法】上为末，炼蜜为丸，如梧桐子大。每服三十粒，以粥饮送下，一日三四次。

【主治】酒癖。饮酒停痰水，食不消化，呕逆，不欲闻食气，腹中水声。

海藻丸

【来源】《太平圣惠方》卷四十九。

【组成】海藻一两（洗去咸味）　汉防己一两　甘遂半两（煨微黄）　吴茱萸一两（汤浸七遍，焙干，微炒）　川椒一两（去目及闭口者，微炒去汗）　甜葶苈一两（隔纸炒令紫色）　芫花一两（醋拌炒令干）

【用法】上为末，炼蜜为丸，如梧桐子大。每服七丸，以温酒送下，一日三次。

【主治】酒癖。因酒后饮水，停留于胸膈之间，两胁下痛，短气而渴。

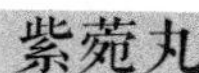

紫菀丸

【来源】《太平圣惠方》卷四十九。

【别名】温白丸（《普济方》卷一七五引《鲍氏方》）、万病紫菀丸（《中国医学大辞典》）。

【组成】紫菀三分（去苗土） 柴胡三分（去苗） 川乌头半两（炮裂，去皮脐） 吴茱萸半两（汤浸七遍，焙干，微炒） 厚朴三分（去粗皮，涂生姜汁，炙令香熟） 皂荚半两（去黑皮，涂酥，炙令焦黄，去子） 川椒一分（去目及闭口者，微炒，去汗） 桔梗半两（去芦头） 黄连半两（去须） 肉桂半两（去皱皮） 赤茯苓半两 菖蒲半两 人参半两（去芦头） 干姜半两（炮裂，锉） 巴豆半两（去皮心，研，纸裹，压去油）

【用法】上为末，入巴豆同研令匀，炼蜜为丸，如绿豆大。每服五丸，空心以粥饮送下。

【主治】痃癖气，心腹滞闷，面色萎黄。

紫葛丸

【来源】《太平圣惠方》卷四十九。

【组成】紫葛一两（锉） 赤芍药三分 桔梗三分（去芦头） 紫菀一两（去苗土） 木香三分 诃黎勒三分（煨，去皮） 郁李仁一两半（汤浸，去皮，微炒） 川大黄一两半（锉微碎，微炒） 牵牛子一两（微炒）

【用法】上为末，炼蜜为丸，如梧桐子大。每服二十丸，煎木通汤送下，不拘时候。

【主治】癖气，胁下硬痛，心烦，不能食。

硼砂丸

【来源】《太平圣惠方》卷四十九。

【别名】硇砂丸（《普济方》卷一七三）、大硇砂丸（《鸡峰普济方》卷十三）。

【组成】硼砂半两（细研） 干姜半两（炮裂，锉） 川乌头一两（炮裂，去皮脐） 芫花半两（醋拌炒令干） 皂荚半两（去黑皮，涂酥炙令焦，去子） 京三棱半两（微煨，锉） 五灵脂一两 巴豆半两（去皮，细研，纸裹压去油）

方中硼砂，《普济方》、《鸡峰普济方》均作“硇砂”。

【用法】上为末，入硼砂、巴豆，同研令匀，用醋熬为膏，丸如梧桐子大。每服二丸，空心及临卧时以生姜橘皮汤送下。

【主治】癖气，在两胁结聚不散。

槟榔散

【来源】《太平圣惠方》卷四十九。

【组成】槟榔半两 川乌头一两（炮裂，去皮脐） 当归半两（锉，微炒） 赤芍药半两 陈橘皮三分（汤浸，去白瓤，焙） 人参半两（去芦头） 枳壳半两（麸炒，微黄） 干姜一两（炮裂，锉） 桂心半两 厚朴半两（去粗皮，涂生姜汁炙令香熟） 半夏半两（汤洗七遍，去滑） 甘草一分（炙微赤，锉）

【用法】上为散。每服三钱，以水一中盏，加生姜半分，煎至六分，去滓温服，不拘时候。

【主治】痃气急痛，腹胀胃虚，不下食。

槟榔散

【来源】《太平圣惠方》卷四十九。

【组成】槟榔一两 木香半两 白术三分 陈橘皮三分（汤浸，去白瓤，焙） 赤芍药三分 桑根白皮三两（锉） 木通二两（锉） 牵牛子二两（微炒） 川大黄一两（锉碎，微炒）

【用法】上为粗散。每服三钱，以水一中盏，入生姜半分，煎至六分，去滓温服，不拘时候。

【主治】癖结，腹胀满，喘促，大小便难。

鳖甲丸

【来源】《太平圣惠方》卷四十九。

【组成】鳖甲三两（涂醋，炙令黄，去裙襕） 京三棱三分（微煨，锉） 川大黄二两（锉，微炒） 陈橘皮三两（汤浸，去白瓤，焙）

【用法】上为末，于银锅中，入米醋三升，以慢火熬成膏，候可丸，即丸如梧桐子大。每服三十丸，食前以粥饮送下。

【主治】痃癖气块不消，令人羸瘦，面色萎黄，四肢少力，不欲饮食。

鳖甲丸

【来源】《太平圣惠方》卷四十九。

【组成】鳖甲三两（涂醋，炙令黄，去裙襕） 川大黄二两（锉碎，微炒） 赤芍药一两 京三棱一两半（微煨，锉） 当归一两（锉，微炒） 诃黎勒一两半（焙，用皮） 人参一两（去芦头） 桔梗三分（去芦头） 陈橘皮一两（汤浸，去白瓤，焙） 五味子一两 木香三分 枳壳三分（麸炒微黄，去瓤） 郁李仁二两（汤浸，去皮，微炒）

【用法】上为末，炼蜜为丸，如梧桐子大。每服三十丸，食前以清粥饮送下。

【主治】癖结，胁肋布急疼痛，喘息短气。

槟榔丸

【来源】《太平圣惠方》卷四十九。

【组成】槟榔三分 枳壳一两（麸炒微黄，去瓤） 桔梗半两（去芦头） 鳖甲一两（涂醋炙令黄，去裙襕） 人参半两（去芦头） 白术三分 桂心三分 木香三分 前胡三分（去芦头） 川乌头三分（炮裂，去皮脐） 川大黄一两（锉碎，微炒） 当归三分（锉，微炒）

【用法】上为末，炼蜜为丸，如梧桐子大。每服三十丸，以温酒送下，不拘时候。

【主治】痃气。发即两胁弦急，心肋胀痛，不能饮食。

槟榔丸

【来源】《太平圣惠方》卷四十九。

【组成】槟榔一两 枳壳三分（麸炒微黄，去瓤） 桔梗三分（去芦头） 人参三分（去芦头） 白术半两 桂心半两 柴胡二两（去苗） 陈橘皮三分（汤浸，去白瓤，焙） 川大黄一两（锉碎，微炒） 芎藭半两 草豆蔻一两（去皮）

【用法】上为末，炼蜜为丸，如梧桐子大。每服三十丸，以温酒送下，不拘时候。

【主治】痃癖气发，即两胁急满，四肢烦闷，不能食。

槟榔丸

【来源】《太平圣惠方》卷四十九。

【组成】槟榔一两半 川大黄二两（锉碎，微炒） 白术三分 枳壳三分（麸炒微黄，去瓤） 木香半两 柴胡一两（去芦头） 鳖甲二两（涂醋炙令黄，去裙襕）

【用法】上为末，炼蜜为丸，如梧桐子大。每服三十丸，食前以暖酒送下。

【主治】食不消，成痃癖，令人四肢干瘦，不欲饮食。

木香散

【来源】《太平圣惠方》卷五十一。

【组成】木香半两 鳖甲一两（涂醋，炙令微黄，去裙襕） 前胡一两（去芦头） 赤芍药一两 枳壳二分（麸炒微黄，去瓤） 半夏三分（汤洗七遍，去滑） 甘草三分（炙微赤，锉） 白术三分 槟榔一两

【用法】上为散。每服四钱，以水一中盏，加生姜半分，煎至六分，去滓，不拘时候温服。

【主治】痰癖，心腹气滞，攻于胁肋，疼痛。

吴茱萸丸

【来源】《太平圣惠方》卷五十一。

【组成】吴茱萸一两（汤浸七遍，焙干微炒） 泽泻一两 赤茯苓一两 赤芍药一两 半夏一两（汤洗七遍去滑） 白术一两 防葵一两

【用法】上为末，炼蜜为丸，如梧桐子大。每服二十丸，以生姜汤送下，一日三四次。

【主治】饮癖，胸膈不利，吃食经日吐出不消。

郁李仁丸

【来源】《太平圣惠方》卷五十一。

【组成】郁李仁三两（汤浸，去皮，微炒） 旋覆花一两 半夏一两（汤洗七遍去滑） 川乌头一两（炮裂，去皮脐） 枳壳三分（麸炒微黄，去瓤） 桔梗三分（去芦头） 槟榔三分 桃仁一两（汤浸，去皮尖双仁，麸炒微黄）

【用法】上为末，炼蜜为丸，如梧桐子大。每服十五丸，食前以生姜汤送下。
【主治】饮癖，腹胁胀满，心胸不利，少思饮食。

桔梗丸

【来源】《太平圣惠方》卷五十一。
【组成】桔梗三分（去芦头） 京三棱一两（微煨，锉） 紫菀三分（去苗土） 干姜半两（炮裂，锉） 芫花三分（醋拌，炒令干） 桂心半两 川大黄半两（锉碎，微炒） 当归半两（锉碎，微炒） 巴豆十枚（去皮心，研，纸裹压去油） 桃仁半两（汤浸，去皮尖双仁，麸炒微黄）
【用法】上为末，研入巴豆令匀，酒煮面糊为丸，如绿豆大。每服三丸，空心以生姜汤送下。
【主治】痰冷结聚成癖，两胁胀满。

狼毒丸

【来源】《太平圣惠方》卷五十一。
【组成】川狼毒二两（细锉，炒熟） 附子一两（炮裂，去皮脐） 半夏一两（汤浸七遍，去滑） 芫花半两（醋拌，炒令干） 木香一两 槟榔一两
【用法】上为末，醋糊为丸，如绿豆大。每服七丸，以生姜汤送下，每日二次。
【主治】痰冷不消，结成癖块，腹胁胀痛。

半夏散

【来源】《太平圣惠方》卷五十五。
【组成】半夏一两（汤洗七遍去滑） 前胡三分（去芦头） 槟榔三分 杏仁三分（汤浸，去皮尖双仁，麸炒微黄） 川大黄一两（锉碎，微炒） 枳壳半两（麸炒微黄，去瓤）
【用法】上为散。每服三钱，以水一中盏，加生姜半分，煎至六分，去滓温服，不拘时候。
【主治】癖黄。

槟榔丸

【来源】《太平圣惠方》卷五十一。
【组成】槟榔一两 防葵一两 白术一两 桂心一两 麦蘖一两（微炒） 前胡一两（去芦头） 鳖甲一两（涂醋炙令黄，去裙襕） 木香半两 枳壳半两（麸炒微黄，去瓤）
【用法】上为末，酒煮面糊为丸，如梧桐子大。每服二十丸，食前以生姜汤送下。
【主治】饮癖。心腹胀满，不能下食。

藜芦丸

【来源】《太平圣惠方》卷五十六。
【组成】藜芦一两（去芦头，微炙） 皂荚三分（去黑皮，涂酥，炙焦黄，去子） 桔梗三分（去芦头） 附子三分（炮裂，去皮脐） 巴豆一分（去皮心，研，纸裹，压去油）
【用法】上为末，炼蜜为丸，如小豆大。每服二丸，空心以温酒送下。利下恶物即住服。
【主治】诸疰，及冷痰、痰饮、宿酒癖疰。

大黄丸

【来源】《太平圣惠方》卷七十一。
【组成】川大黄二两（锉碎，微炒） 麝香一分（细研） 硇砂三分（细研） 槟榔三分 巴豆一分（去皮心，研，纸裹压去油） 川乌头三分（炮裂，去皮脐） 桂心三分 木香三分 当归三分（锉，微炒） 京三棱一两（锉，醋拌炒干） 干姜三分（炮裂，锉）
【用法】上为末，炼蜜为丸，如小豆大。每服五丸，空心及晚食前以粥送下。以利为度。
【主治】妇人痃癖气，疼痛。

木香散

【来源】《太平圣惠方》卷七十一。
【组成】木香三分 京三棱三分（炮裂，锉） 蓬莪术半分（两） 芎䓖三分 延胡索三分 桃仁一两（汤浸，去皮尖双仁，麸炒微黄） 当归三分（锉，微炒） 桂心三分 牛李子三分 麝香一分（研入） 琥珀三分 槟榔半两
【用法】上为细散。每服一钱，以热酒调下，不拘时候。

【主治】妇人痃癖，心腹疼痛，不欲饮食。

牛李子丸

【来源】《太平圣惠方》卷七十一。

【组成】牛李子二两（一半生用，一半微炒） 蝙蝠粪一两（微炒） 麝香一分（细研） 川大黄一两（锉碎，微炒） 威灵仙三分 琥珀一两（细研） 槟榔一两 青橘皮三分（汤浸，去白瓤，焙） 京三棱一两（微炮，锉） 川乌头三分（炮裂，去皮脐） 牛膝三分（去苗） 赤芍药三分 桃仁三分（汤浸，去皮尖双仁，麸炒微黄） 阿魏一分（面裹，烧熟为度）

【用法】上为末，以干漆三两（为末），用酽醋二升，熬成膏，和药末为丸，如梧桐子大。每服三十丸，空心及晚食前以热酒送下；桃仁汤送下亦可。

【主治】妇人痃癖气，每发攻心胁，疼痛不能食。

四等丸

【来源】《太平圣惠方》卷七十一。

【组成】川大黄一两（锉碎，微炒） 诃黎勒皮一两 槟榔一两 木香一两

【用法】上为细末，以酒煮面糊为丸，如梧桐子大。每服十五丸，食前生姜、橘皮汤送下。温酒下亦得。

【主治】妇人痃癖气，心腹冷痛，食饮不消。

当归散

【来源】《太平圣惠方》卷七十一。

【组成】当归三分（锉，微炒） 木香半两 京三棱一两（炮裂，锉） 槟榔三分 桂心半两 陈橘皮半两（汤浸，去白瓤，焙） 吴茱萸一分（汤浸七遍，焙干，微炒） 郁李仁一两（汤浸，去皮，微炒） 桃仁一两（汤浸，去皮尖双仁，麸炒微黄）

【用法】上为粗散。每服三钱，以水一中盏，煎至六分，去滓稍热服，不拘时候。

【主治】妇人痃癖，气攻心腹疼痛，不能饮食。

【宜忌】《证治准绳·女科》：虚人禁用。实者亦须以四君、四物汤药兼服乃可。

没药散

【来源】《太平圣惠方》卷七十一。

【组成】没药一两 芎䓖一两半 鳖甲二两（涂醋炙令黄，去裙襕）

【用法】上为细散。每服一钱，以热葱酒调下，不拘时候。

【主治】妇人痃癖，气攻心腹，疼痛。

京三棱丸

【来源】《太平圣惠方》卷七十一。

【组成】京三棱三分（微炮裂） 鳖甲三分（涂酥炙令黄，去裙襕） 木香三分 桂心半两 川大黄一两（锉碎，微炒） 槟榔三分 诃黎勒三分（煨，用皮） 当归半两（锉，微炒） 芎䓖半两 郁李仁三分（汤浸去皮，微炒）

【用法】上为末，炼蜜为丸，如梧桐子大。每服三十丸，食前以粥饮送下。

【主治】妇人痃癖，气攻腹胁，妨痛，面色萎黄，羸瘦少力，不能饮食。

枳壳煎丸

【来源】《太平圣惠方》卷七十一。

【组成】枳壳三两（麸炒微黄，去瓤，捣罗为末，以米醋二升，慢火熬如饧） 五灵脂一两 川大黄一两半（锉碎，微炒） 蓬莪术一两 桂心一两 木香一两 川乌头一两（炮裂，去皮脐） 诃黎勒皮一两 当归一两（锉，微炒）

【用法】上为细末，入前煎中，搜和为丸，如梧桐子大。每服十五丸，渐加至三十丸，食前生姜汤送下。

【主治】妇人痃癖气，呕吐酸水，腹胁胀痛，面色萎黄，不能饮食。

桃仁散

【来源】《太平圣惠方》卷七十一。

【组成】桃仁半两（汤浸，去皮尖双仁，麸炒微

黄） 柴胡一两（去苗） 鳖甲一两（涂醋，炙令黄，去裙襕） 厚朴三分（去粗皮，涂生姜汁，炙令香熟） 槟榔三分 枳壳三分（麸炒微黄，去瓤） 乌梅肉三分（微炒） 赤芍药三分 白术三分 甘草半两（炙微赤，锉） 川大黄一两（锉碎，微炒）

【用法】上为粗散。每服四钱，以水一中盏，加生姜半分，煎至六分，去滓，食前稍热服。

【主治】妇人痃癖气，令人羸瘦，寒热食少。

蓬莪术丸

【来源】《太平圣惠方》卷七十一。

【组成】蓬莪茂三分 草薢半两（锉） 芫花一两（醋拌，炒令干） 神曲一两（炒令微黄） 京三棱三分（微炮，锉） 木香半两 麦蘖一两（炒令微黄） 麝香一分（细研） 鳖甲一两（涂醋，炙令黄，去裙襕）

【用法】上为末，用醋煮面糊为丸，如梧桐子大。每服二十丸，以热酒送下，不拘时候。

【主治】妇人痃癖气，两胁妨胀或疼痛，不欲饮食。

鳖甲丸

【来源】《太平圣惠方》卷七十一。

【组成】鳖甲二两（涂醋，炙令微黄，去裙襕，为末） 川大黄二两（锉碎，微炒，别捣为末） 木香一两 附子一两（炮裂，去皮脐） 京三棱一两（炮裂，锉） 干漆一两（捣碎，炒令烟出） 枳壳一两（麸炒微黄，去瓤） 当归一两（锉，微炒） 琥珀一两 没药一两

【用法】上为末，以陈头醋二斤，先煎鳖甲、大黄末成膏，入诸药末为丸，如梧桐子大。每服二十丸，以热酒送下，不拘时候。

【主治】妇人痃癖，及血气不调，或时脐腹撮痛。

麝香丸

【来源】《太平圣惠方》卷七十一。

【别名】大麝香丸（《普济方》卷三二五）、麝香丹（《医学入门》卷八）。

【组成】麝香半两（细研） 阿魏一分（面裹煨，以面熟为度） 五灵脂三分 没药半两 蓬莪茂半两 芫花一两（醋拌炒令干） 京三棱三分（微炮，锉） 桂心半两 木香半两 当归半两（锉，微炒） 桃仁三分（汤浸去皮尖、双仁，麸炒微黄） 槟榔一两

【用法】上为末，研入麝香令匀。用粳米软饭为丸，如梧桐子大。每服十丸，以醋汤送下，不拘时候。

【主治】妇人痃癖，冷气兼疰气，心腹痛不可忍。

五加皮浸酒

【来源】《太平圣惠方》卷七十三。

【别名】五加皮酒（《古今医统大全》卷八十三）。

【组成】五加皮三两 地骨皮二两 熟干地黄三两 丹参三两 天门冬一两（去心） 杜仲一两（去皴皮，炙微黄） 蛇床子三两 干姜三两 钟乳粉四两

【用法】上锉细，以生绢袋盛，以酒一斗五升，渍二宿。每服暖一中盏，空心及晚食前服。

【主治】妇人癖瘦阴冷。

大黄丸

【来源】《太平圣惠方》卷八十八。

【组成】川大黄三分（锉碎，微炒） 鳖甲三分（涂醋炙令黄，去裙襕） 赤芍药三分 大麻仁三分（研入） 白术一分 防葵一分 神曲一分（微炒） 木香一分

【用法】上为末，炼蜜为丸，如绿豆大。每服五丸，以温水化下，一日二次。

【主治】小儿癖气不消，四肢黄瘦，时有腹痛。

大黄散

【来源】《太平圣惠方》卷八十八。

【组成】川大黄一两（锉碎，微炒） 鳖甲一两（涂醋炙令黄，去裙襕） 京三棱半两（微煨，锉） 木香一分 槟榔半两 麝香一分（细研） 甘草半两（炙微赤，锉）

【用法】上为细散。都研令匀。每服半钱，以粥饮

调下，一日三四次。

【主治】小儿痃气，发即紧缩，痛不欲食。

防葵丸

【来源】《太平圣惠方》卷八十八。

【组成】防葵半两　当归半两（锉，微炒）　桔梗半两（去芦头）　桂心半两　诃黎勒皮半两　附子一分（炮裂，去皮脐）　陈橘皮半两（汤浸，去白瓤，焙）　川大黄半两（锉碎，微炒）　吴茱萸一分（汤浸七遍，焙干，微炒）　鳖甲半两（涂醋炙令黄，去裙襴）　杏仁二十枚（汤浸，去皮尖双仁，麸炒微黄）

【用法】上为末，炼蜜为丸，如麻子大。每服五丸，以粥饮送下，晚后再服。

【主治】小儿痃气，不能下食，肌体瘦。

枳壳丸

【来源】《太平圣惠方》卷八十八。

【别名】牵牛子丸（《圣济总录》卷一七六）。

【组成】枳壳半两（麸炒微黄，去瓤）　川大黄三分（锉碎，微炒）　牡丹一分　黄柏半两（锉）　桂心一分　牵牛子半两（生用）　甘遂一两（煨微黄）

【用法】上为末，炼蜜为丸，如绿豆大。每服二丸，以温水研破服之，一日二次。

【主治】小儿癖气，胁下妨闷，手足微肿。

鳖甲丸

【来源】《太平圣惠方》卷八十八。

【组成】鳖甲一两（涂醋，炙令黄，去裙襴）　人参半两（去芦头）　干姜半两（炮裂，锉）　白术半两　枳壳半两（麸炒微黄，去瓤）　柴胡半两（去苗）　当归半两（锉，微炒）　赤芍药半两　陈橘皮半两（汤浸，去白瓤，焙）　京三棱一两（微煨，锉）　川大黄一两（锉碎，微炒）　厚朴半两（去粗皮，涂生姜汁炙令香熟）

【用法】上为末，炼蜜为丸，如绿豆大。每服七丸，以生姜汤送下，每日三次。

【主治】小儿痃气，两胁下紧痛，羸瘦。

鳖甲大黄丸

【来源】方出《太平圣惠方》卷八十八，名见《普济方》卷三九二。

【组成】鳖甲半两（涂醋炙令黄，去裙襴）　枳壳一分（麸炒微黄，去瓤）　川大黄半两（锉碎，微炒）　京三棱半两（微煨，锉）　芎藭一分　桔梗一分（去芦头）　赤茯苓一分　赤芍药一分　干姜一分（炮裂，锉）　桂心一分

【用法】上为末，炼蜜为丸，如麻子大。每服五丸，以粥饮送下，每日三次。

【主治】小儿痃气，食不消化，四肢瘦弱。

太阳紫粉丹

【来源】《太平圣惠方》卷九十五。

【组成】硫黄　马牙消　水银各三两

【用法】上药以无灰酒旋点于乳钵中，同研，候水银星尽即止；晒干，布于铛中，瓷碗合之，以盐泥如法固济，候干，铛下渐渐以三四两火养半日，渐加至七八两火，经一复时，待冷，取药细研，以白蜜拌令泣泣，于竹筒中盛，糯米饭上蒸一炊久，出之。更细研，以枣肉为丸，如梧桐子大。每服三丸，空心以盐汤或酒送下。久冷人加至五丸。

【主治】男子久冷，妇人血气冷劳，膈气，反胃痃癖，一切冷病。

木香和中丸

【来源】《袖珍方》卷二引《太平圣惠方》。

【组成】木香（去腐）　沉香　槟榔　枳实（去瓤）　蓬莪术（去皮）　青皮（去瓤）　橘皮（去白）　当归（酒浸）　黄芩（去腐）　木通（去皮）　黄连（去须）　白豆蔻　三棱（去皮）　牙皂（连子，酥炙）　郁李仁（去皮，另研）各一两　缩砂二两　黄柏（去腐皮）　香附子（去毛）各三两　大黄（蒸）四两　牵牛（末）二两或四两

【用法】上为末，水为丸，如梧桐子大。每服二钱半，加至三钱，食后生姜汤送下，或茶清亦得，不拘时候。

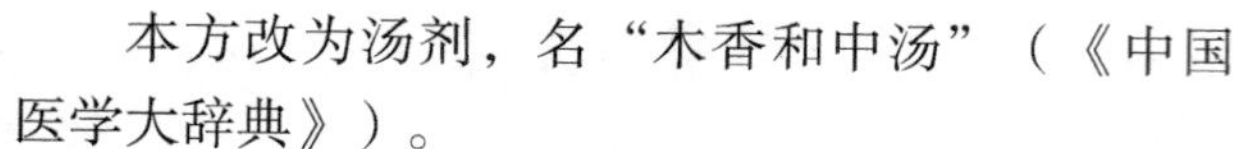

本方改为汤剂，名“木香和中汤”（《中国医学大辞典》）。

【功用】和脾气，益肾水，宣畅三焦，开利膈润大便，清小便，进美饮食。

【主治】

1.《袖珍方》引《太平圣惠方》：胃肠积滞，癥瘕癖块，气逆上攻心胸，胁肋胀满痞痛，四肢筋脉拘急，身体困倦。

2.《证治准绳·类方》：腹痛泄泻，脉滑者。

木香通气丸

【来源】《普济方》卷一七四引《太平圣惠方》。

【组成】人参　木香各一两半　玄胡一两　陈皮（去白）　黑牵牛各六两　槟榔　丁香各半两　荆三棱（炮，切）　广茂（炮）各三两　半夏（姜制）　茴香（炒）　木通　神曲　麦蘖（盘）各二两　青皮（去白）三两

【用法】上为细末，水糊为丸，如小豆大。每服二三十丸，食后生姜汤下，一日二次。

【功用】消痃，进食，散痞。

【主治】痃癖气滞，心腹痞满，呕逆咳嗽。

四圣膏

【来源】《古今医统大全》卷三十四引《经验方》。

【组成】蓍叶　独蒜　盐　川山甲

【用法】上以好醋成饼。量疮大小贴之，两炷香为度。痞化为脓水，从大便出。

【主治】痞块。

橘皮煎丸

【来源】《博济方》卷一。

【组成】陈橘皮一斤（去白）　官桂（去皮）　干姜（炮）　川当归（炙，以上四味另研细）　荆三棱（炮）　附子（炮，去皮脐）　萆薢（以上三味另杵罗）　神曲各六两　乌头（炮，水煮三五沸）　木香各一两　川椒（去子，炒出汗）一两　大麦蘖四两　厚朴（去皮，姜汁炙，以上六味另杵罗，留出半两蘖末）

方中厚朴用量原缺。

【用法】上用无灰好酒四升，先煎上四味，如人行十里；更下次三味，又如人行十里，次下六味，又添酒两碗，煎成膏，取出，以留出者麦蘖末相和匀，再捣一千下，为丸如梧桐子大。此药煎，若用银石砂锅极妙，如无，即取好熟使铛，净刷，洗无油腻，先于铛抹真酥，次下酒，及下药，用慢火煎，不住以银匙搅，直候如膏，取出，于净盘中匀摊，候硬软得所，捣好，众手为丸，晒干。每日服二十丸至三十丸，空心以茶、酒任下，午时再服。

【功用】补气，壮真元，驻颜色，进饮食，通利五脏，明目，出一切风冷。

【主治】冷劳瘦疾，目暗，手足挛急，形容枯瘁，食不消化，腹胀不能纳食，食物无味，面黄力弱，积年肠风，痔疾，痃癖气，一切劳病；女人血癥气块，赤白带下，子宫冷甚，宿水露血；五种膈气，冷膈，热膈，气膈，思忧膈，四肢无力，饶睡。

通灵丸

【来源】《博济方》卷三。

【组成】荆三棱　酸石榴（大者）二枚　杏仁　苦葶苈　甘遂　大戟　大黄　巴豆　芫花　五灵脂各一两　盐豉　乌梅各二两

方中荆三棱用量原缺。

【用法】上锉，用水一斗二升，入药于锅内同熬，候水尽，就锅内炒令黄焦色止，取出，杵罗为末，更入木香、青橘末各一两，拌匀，醋煮面糊为丸，如小豆大。每服三五丸，姜汤送下；心胸痞闷疼，橘皮汤送下；吃酒食饱闷，生姜汤或茶汤、温水送下亦可。

【功用】消化痃瘕。

【主治】久患癖块，或因气不和，即发疼痛，胸多痞塞。

木香丸

【来源】《苏沈良方》卷三。

【别名】木香槟榔丸（《圣济总录》卷三十七）。

【组成】鸡心槟榔　陈橘皮（去白）各二两　青木香　人参　厚朴　官桂（去无味者）　大附子　羌

活　京三棱　独活　干姜（炮）　甘草（炙）　芎䓖　川大黄（切，微炒）　芍药各五钱　牵牛子一斤（淘去浮者，揩拭干，热捣取末四两，余滓不用）　肉豆蔻六枚（去壳，止泻方用）

【用法】上为末，瓷器盛之，密封，临服用牵牛末二两，药末一两，同研令匀，炼蜜为丸，如梧桐子大。心腹胀满，一切风劳冷气，脐下刺痛，口吐清水白沫，醋心，痃癖气块，男子肾脏风毒，攻刺四体，及阳毒脚气，目昏头痛，心间呕逆，及两胁坚满不消，卧时橘皮汤送下三十丸，以利为度，此后每夜二十丸；女人血痢，下血刺痛，积年血块，胃口逆，手足心烦热，不思饮食，姜汤送下三十丸，取利，每夜更服二十丸；小儿五岁以上，疳气腹胀气喘，空心温汤送下五七丸，小者减丸数服；凡胸腹饱闷不消，脾泄不止，临卧温酒送下，取利。

《幼幼新书》引《灵苑方》：阳毒伤寒，经三日，临卧温水下三十丸，未转加数。

【主治】

1.《苏沈良方》：风劳冷气，脐下刺痛，口吐清水白沫，醋心，痃癖气块，心腹胀满；男子肾脏风毒，攻刺四体，阳毒脚气，目昏头痛，心间呕逆，两胁坚满不消；妇人血痢，下血刺痛，积年血块，胃口逆满，手足心烦热，不思饮食；小儿疳气，腹胀气喘；胸腹饱闷，泄泻不止；误食毒物，痈疽发背，山岚瘴疟，才觉头痛，背膊拘紧。

2.《幼幼新书》引《灵苑方》：阳毒伤寒，忽浑身壮热，四肢疼痛不可忍，口内狂言。

丁沉丸

【来源】《医方类聚》卷一一一引《神巧万全书》。

【组成】硇砂（汤泡，澄清，以白瓷器贮，飞过）　桃仁（去皮尖双仁，麸微炒，研入）各一两半　川大黄（末）一两　阿魏半两（酒化）　神曲一两（以上五味，以酒一升，于银器中慢火熬成膏，和后药末，如少，更入酒熬）　大附子（炮）　丁香　木香　沉香各一两　槟榔二两（生用）　肉豆蔻（去壳）　青橘皮（去瓤）　厚朴（姜汁浸，炙）　荆三棱　蓬莪术　当归各三分

【用法】上为末，入硇砂膏中，和令得所，丸如梧桐子大。每服二十丸，生姜汤送下；一切气，刺痛不可忍者，以青皮裹盐，一弹子大，入火中烧令赤，急挑盏中，酒投放温，送下三十丸。

【功用】补暖下元，去积滞。

【主治】痃癖，冷癥块，及丈夫腰脚。

白丁香丸

【来源】《医方类聚》卷一一〇引《神巧万全方》。

【组成】白丁香一两　京三棱　槟榔各半两　白艾灰　白姜　桂心　木香各一两　硇砂半两

【用法】上以醋熬硇砂为膏，为丸如梧桐子大。每服二十丸，空心生姜汤送下。

【主治】痃癖，诸气块并伏梁等疾。

积气丸

【来源】《太平惠民和济局方》卷三。

【组成】巴豆一百个（去皮心膜，出油，取霜三钱）　桃仁（去皮尖，麸炒，别研）一两半　附子（炮，去皮脐）四两　米醋五升（以硇砂、大黄同用慢火熬成膏）　大黄（面裹，煨，去面，为末）　干漆（炒焦）　木香　鳖甲（醋炙黄）各一两　三棱（煨，乘热捣碎）　肉桂（去粗皮）　硇砂（研）各二两　朱砂（研，飞）　麝香（别研）各二钱半

【用法】上为细末，入研药匀，醋膏为丸，如梧桐子大。每服二丸，食后、临卧炒生姜汤温下，或木香汤亦得。

【主治】阴阳不和，脏腑虚弱，寒冷之气留滞于内，使气积不散，胸胁支满，食即气噎，心腹膨胀，气刺气急，宿食不化，心腹引痛，噫气吞酸，停饮浸渍，恶心呕逆，癖块疼痛，脏腑不调，饮食不进，往来寒热，渐觉羸瘦，以致着床，面黄肌热，精神困顿。

【宜忌】忌生冷，硬物。

煨姜丸

【来源】《太平惠民和济局方》卷三（绍兴续添方）。

【组成】附子　硇砂　木香　生姜

【用法】用大附子五十个，各重半两者，去皮脐，

以尖刀子剜去心子，约容硇砂半钱，实之；却以附子末和面作饼子，裹附子，用文武火煨令黄，用木香如附子之半，同为细末，以水为丸，如芡实大；复以生姜一块，擘作两片，以药在内，湿纸裹，令煨，候姜熟，白汤嚼下，空心服。

【主治】本脏虚，饮食不化，或成痃癖，或发心痛，冷水积脾，结聚疼痛；一切冷气等疾。

撞气阿魏丸

【来源】《太平惠民和济局方》卷三（绍兴续添方）。

【组成】茴香（炒） 青皮（去白） 甘草（炒） 蓬莪茂（炮） 川芎 陈皮（去白）各一两 白芷半两 丁香皮（炮）一两 缩砂仁 肉桂（去皮）各半两 生姜四两（切作片子，用盐半两淹一宿，炒黑色） 胡椒 阿魏（醋浸一宿，以面同为糊）各二钱半

【用法】上为末，用阿魏糊和丸，如芡实大，每药丸一斤，用朱砂七钱为衣。丈夫气痛，炒姜盐汤送下一至二粒；妇人血气，醋汤送下；常服一粒，嚼烂，茶、酒任下。

【主治】五种噎疾，九般心痛，痃癖气块，冷气攻刺，及脾胃停寒，胸满膨胀，腹痛肠鸣，呕吐酸水，丈夫小肠气，妇人血气，血刺等疾。

橘皮煎丸

【来源】《太平惠民和济局方》卷五。

【组成】当归（去芦，先焙） 萆薢 厚朴（去粗皮，姜汁制） 肉苁蓉（酒浸，微炙，切，焙干） 肉桂（去粗皮） 附子（炮，去皮脐） 巴戟（去心） 阳起石（酒浸，焙干，研如粉） 石斛（去根） 牛膝（去芦，酒浸） 杜仲（去皮，姜汁炙） 吴茱萸（水淘去浮者，焙干） 鹿茸（茄子者，燎去毛，劈开，酒浸，炙干） 干姜（炮） 菟丝子（酒浸，焙，捣） 三棱（煨熟，乘热捣碎）各三两 甘草（炙）一两 陈橘皮（净洗，焙，为末）十五两

【用法】上为细末，以酒五升，于银石器内，将橘皮末煎熬如饧，却将诸药末入在内，一处搅和搜匀，仍入臼内，捣五百杵，为丸如梧桐子大。每服二十丸，空心温酒送下；盐汤亦得。

【主治】久虚积冷，心腹疼痛，呕吐痰水，饮食减少，胁肋虚满，脐腹弦急，大肠虚滑，小便利数，肌肤瘦悴，面色萎黄，肢体怠惰，腰膝缓弱，及治痃癖积聚，上气咳嗽，久疟久利，肠风痔瘘；妇人血海虚冷，赤白带下，久无子息。

半硫丸

【来源】《太平惠民和济局方》卷六。

【别名】半桃丸（《三因极一病证方论》卷十二）、硫半丸（《良朋汇集》卷二）。

【组成】半夏（汤浸七次，焙干，为细末） 硫黄（明净好者，研令极细，用柳木槌子杀过）各等分

【用法】以生姜自然汁同煎，加干蒸饼末入臼内杵为丸，如梧桐子大。每服十五丸至二十丸，空心温酒或生姜汤送下；妇人醋汤送下。

【功用】

1.《太平惠民和济局方》：除积冷，暖元脏，温脾胃，进饮食。

2.《圣济总录》：温胃去痰。

3.《普济方》引《仁存方》：止泄泻。

4.《良朋汇集》：润大肠。

【主治】

1.《太平惠民和济局方》：心腹一切痃癖冷气，及年高风秘冷秘，或泄泻。

2.《圣济总录》：痃癖冷气吐逆。

3.《普济方》引《仁存方》：小儿泄泻注下，或手足冷者，亦治咳嗽。

4.《温病条辨》：湿凝气阻，三焦俱闭，二便不通。

【方论】

1.《温病条辨》：湿阻无形之气，气既伤而且阻，非温补真阳不可，硫黄热而不燥，能疏利大肠，半夏能入阴。燥胜湿，辛下气，温开郁，三焦通而二便利矣。

2.《成方便读》：此为命火衰微，胃浊不降而致，故以半夏和胃而通阴阳，硫黄益火消阴，润肠滑便，然后胃与大肠皆得复其常，所谓六腑皆以通为用也。

【实验】对甲状腺功能减退的影响 《江苏中医药》（2005，6：47）：实验表明：半硫丸能够减少海

马生长抑素合成，增加神经营养，促进神经元功能恢复，从而改善甲减所导致的脑损伤。

【验案】虚风便秘 《临证指南医案》：吴，二气自虚，长夏大气发泄，肝风鸱张，见症类中，投剂以来诸恙皆减，所嫌旬日犹未更衣，仍是老人风秘。半硫丸一钱，开水送下，三服。

半夏散

【来源】《圣济总录》卷四十七。

【组成】生姜（切作片子，盐淹一宿，焙干称）十二两 甘草八两（炙，锉） 陈曲二十四两（炒） 草豆蔻（去皮）三两 陈橘皮（汤浸，去白）三两 丁香二两 半夏曲一两半

【用法】上为散。每服三钱匕，入盐少许，沸汤点服，不拘时候。

【主治】五饮酒癖，忪悸动气，心下痞满，呕逆吐酸，背寒中冷，身体寒战，心腹注痛，不思饮食，腹内虚鸣，便往滑利，胃虚气弱，心下有冷痰者。

助气丸

【来源】《圣济总录》卷四十七。

【别名】助膈丸（《普济方》卷二〇四）。

【组成】京三棱（炮） 蓬莪术（炮）各二斤 白术 青橘皮（去白） 陈橘皮（去白）各十五两 槟榔 木香 枳壳（麸炒，去瓤）各十两

【用法】上为末，煮面糊为丸，如梧桐子大。每服五十丸，温熟水送下，不拘时候。

【功用】

1.《圣济总录》：调养脾胃，温暖中焦，滋助和气，思美饮食，升降阴阳，蠲去寒湿，内消停饮，补益诸虚。

2.《御药院方》：去停饮，和脾胃，进饮食，宽中顺气，消积滞。

3.《济阴纲目》汪淇笺释：削坚积，破滞气。

【主治】

1.《圣济总录》：动气癖结，久而不去，牵动腹胁，蕴蕴而痛，饮食多伤。

2.《御药院方》：诸膈气，三焦痞塞，胸膈满闷，背膂引痛，心腹膨胀，诸虚动气，久而不散，蕴结成积，痃癖气块，饮食不下，呕吐痰逆，噫气吞酸，气短，烦闷。

【宜忌】《济阴纲目》汪淇笺释：气虚者，不可轻服。

枳壳汤

【来源】《圣济总录》卷五十四。

【别名】枳壳散（《普济本事方》卷三）、枳壳煮散（《证治宝鉴》卷九）。

【组成】枳壳（去瓤，麸炒）一两 京三棱（炮，锉）一两 干姜（炮）半两 厚朴（去粗皮，生姜汁炙）半两 甘草（炙）半两 益智仁一两 陈橘皮（汤浸，去白，焙）一两 木香 肉豆蔻（去壳）各半两 蓬莪术（锉） 槟榔（锉） 桂（去粗皮）各二两 青橘皮（汤浸，去白，焙）半两

【用法】上为粗末。每服三钱匕，水一盏半，加生姜三片，大枣一个（擘），煎至八分，去滓热服，不拘时候。

【功用】顺气宽中，消散积聚。

【主治】上焦有寒，胸膈满闷，背膂引痛，心腹膨胀，胁肋刺痛，食饮不下，噎塞不通，呕吐痰涎，口苦吞酸，羸瘦少力，短气烦闷，及痃癖积聚，惊忧恚气。

【方论】《本事方释义》：枳壳气味苦寒，入足太阴；三棱气味苦平，入足厥阴；橘皮气味苦辛微温，入手足太阴；益智仁气味辛温，入足太阴；莪术气味苦辛，入足厥阴，与三棱同功；槟榔气味辛温，入足太阴、太阳；肉桂气味辛热，入足厥阴；干姜气味辛温，入手足太阴；厚朴气味苦辛微温，入手足太阴；甘草气味甘平，入脾；青皮气味苦辛温微酸，入足厥阴；木香气味辛温，入脾；肉豆蔻气味辛温，入足太阴、阳明；佐姜、枣和荣卫。此宽中顺气之方，能治五种积气，三焦痞塞，心疼腹胀，痃癖诸症，使中宫之气流畅，勿令不宣也。

大腹丸

【来源】《圣济总录》卷六十三。

【别名】高良姜丸（《圣济总录》卷六十四）。

【组成】大腹（连皮锉） 槟榔（生用） 桃仁（汤

浸，去皮尖双仁，炒黄，研）各三两　高良姜三两半

【用法】上四味，除研外为末，入研药令匀，炼蜜为丸，如弹子大。每服一丸，空心、食前嚼破，生姜汤送下。

【主治】痰癖，醋心吐沫，食饮不消，气逆腹满。

利膈丸

【来源】《圣济总录》卷六十三。

【组成】牵牛子（微炒）　皂荚（去皮，酥炙）各四两　白矾（烧令汁枯）一两　半夏（汤洗去滑七遍）　葶苈子（隔纸炒）各二两　丹砂（研）　铅白霜各一两

【用法】上为末，生姜自然汁为丸，如梧桐子大。每服十五丸，食后荆芥汤送下。

【主治】痰癖，胸膈不快。

皂荚槟榔丸

【来源】《圣济总录》卷六十三。

【组成】皂荚（去皮并子，锉）　半夏各一两　杏仁（汤浸，去皮尖双仁）半两（三味用醋一升，煮尽为度，慢火炒焦，捣末）　巴豆二十一枚（去皮，用醋一升半，慢火熬透心紫色为度，水淘，晒干，研）　槟榔（锉捣）半两

【用法】上为末，炼蜜为丸，如梧桐子大。每服一至二丸，临卧生姜汤送下。

【主治】痰癖，咽嗌不利，及大肠涩滞，嗽涎。

枳壳丸

【来源】《圣济总录》卷六十三。

【组成】枳壳（去瓤，麸炒）　人参　五味子　柴胡（去苗）各半两　石斛（去根）　诃黎勒皮　甘草（炙，锉）各一分

【用法】上为末，炼蜜为丸，如梧桐子大。每服十至十五丸，食后生姜汤送下。

【功用】匀气宽膈。

【主治】痰癖，胁肋刺痛。

荜茇煮散

【来源】《圣济总录》卷六十三。

【组成】荜茇　丁香　诃黎勒皮　干姜（炮）　甘草（炙）　大腹各半两　草豆蔻（去皮）　陈橘皮（汤浸，去白，焙）　白术各一两　桂（去粗皮）三分

【用法】上为粗散。每服五钱匕，以水一盏半，入生姜五片，煎取八分，去滓温服。

【主治】留饮，食癖。

鳖甲散

【来源】《圣济总录》卷六十四。

【组成】鳖甲（醋炙，去裙襕）　附子（炮裂，去皮脐）　桂（去粗皮）各三分　干姜（炮）　京三棱（炮，锉）　陈橘皮（汤浸，去白，焙）　吴茱萸（汤洗，炒）　木香　厚朴（去粗皮，生姜汁炙）　大黄（锉，炒）各半两

【用法】上为散。每服二钱匕，温酒或生姜汤调下。

【主治】留饮宿食成癖。

丁香丸

【来源】《圣济总录》卷七十二。

【组成】丁香　木香　桂（去粗皮）　阿魏（面裹煨，去面，研）　麝香（研）　硫黄（研）　水银（二味于盏内结成砂子）　硇砂（研，飞过）　粉霜（研）　胡粉（研）各一分　巴豆（去皮心膜，研，取霜）四钱

【用法】上药前三味为末，与后八味合研匀细，用安息香半两，酒化滤过，入蜜少许，重汤同熬，和剂为丸，如梧桐子大。每服三丸至五丸，临卧煎生姜、枣汤送下。更看虚实加减，取下积聚恶物为效。

【功用】散恶气，逐滞结。

【主治】久积食癖，心腹时发疼痛，胸膈不块，痰逆恶心，脏腑不调，不思饮食，或下利脓血，里急后重。

八灵丸

【来源】《圣济总录》卷七十二。

【组成】京三棱（煨，锉） 石三棱（煨，锉） 鸡爪三棱（煨，锉） 木香 槟榔（锉）各一两 肉豆蔻（去壳）半两 巴豆（去皮心膜，煎黄出油尽） 硇砂（研）各一分

【用法】上八味，捣罗六味为末，入巴豆霜、硇砂末拌匀，醋煮，面糊为丸，如小豆大。每服五七丸，丈夫，生姜汤送下；妇人，醋汤送下；痃癖气，煎木香汤送下。

【主治】食癥，气块，痃癖。

人参丸

【来源】《圣济总录》卷七十二。

【组成】人参 玄参 沙参 丹参 苦参 防风（去叉）各一两 蜣虫三十枚（熬） 附子（炮裂，去皮脐）一两 巴豆（去皮心，煮，研出油）三十枚 蜀椒（去目并闭口，炒出汗）一合 干姜（炮）半两 葶苈（微炒，研）一合

【用法】上为末，炼蜜为丸，如梧桐子大。每服一丸，食后米饮送下。未利再服。

【主治】癖块久聚，心腹胀满。

如神丸

【来源】《圣济总录》卷七十二。

【组成】乌头（去皮脐） 干漆 干姜 桂（去粗皮）各一两（同为末） 硇砂（别研）半两 巴豆半两（去皮心膜，研为霜）

【用法】上为末，取炊枣肉和成块，用湿纸厚裹，盐泥固济，厚一指许，阴三日，晒干，于地坑子内，以炭三斤簇烧，候火销半取出，看硬软为丸，如小豆大。每服三丸至五丸，木瓜汤送下，不拘时候。

【主治】久积癖气，心胸不和，呕吐痰逆，胁肋胀满疼痛。

二香三棱丸

【来源】《圣济总录》卷七十三。

【组成】丁香 木香各一两 京三棱（煨，锉） 鸡爪三棱 石三棱各三分 硇砂（研） 牵牛子（炒） 大黄（炮） 蓬莪术（炮）各半两 槟榔（锉）一两 巴豆五十个（去皮心，出油七分，细研） 乌梅肉（焙干）二两

【用法】上为末，再研匀，酒煮面糊为丸，如绿豆大。每服五丸至七丸，食后陈橘皮汤送下。

【主治】痃癖结块，面黄肌瘦，心腹引痛，不欲饮食，宿滞冷痰。

人参汤

【来源】《圣济总录》卷七十三。

【组成】人参 陈橘皮（汤浸，去白，焙） 白术各一两 桂（去粗皮）三分 赤茯苓（去黑皮）一两半

【用法】上为粗末。每服三钱匕，水一盏半，加生姜半枣大（拍破），同煎至七分，去滓温服，一日三次。

【主治】痃气撮痛，不能饮食。

三棱丸

【来源】《圣济总录》卷七十三。

【别名】鸡爪三棱丸（《卫生宝鉴》卷十四）。

【组成】鸡爪三棱 石三棱 京三棱（煨） 木香 青橘皮（汤浸，去白，焙）各半两 槟榔（锉） 肉豆蔻（去壳）各二枚 硇砂（研）二分

《卫生宝鉴》有陈皮五钱。

【用法】上为末，用生姜汁面糊为丸，如绿豆大。每服十五丸，空心、临卧生姜汤送下。

【主治】五积，痃癖气块。

【宜忌】《卫生宝鉴》：忌一切生冷、硬、粘物。

三棱丸

【来源】《圣济总录》卷七十三。

【组成】京三棱（炮，锉） 芍药 桔梗（炒） 干姜（炮） 槟榔（生，锉） 吴茱萸（汤浸，焙干，炒） 乌头（炮裂，去皮脐）各半两 大黄（煨，锉） 诃黎勒（煨，去核）各一两 鳖甲（去裙襕，醋炙）一两半 桃仁（汤浸，去皮尖双仁，

麸炒，研）三分

【用法】上为末，酒煮面糊为丸，如梧桐子大。每服十五丸，炒橘皮、盐汤送下；如酒食所伤，胸膈不快，腹胀醋心，熟水送下。

【主治】食气癖块，胸膈噎塞，冷气攻刺，吐酸水，不美饮食，腹胁胀痛，气不升降。

大通散

【来源】《圣济总录》卷七十三。

【别名】木通散（《普济方》卷二四五）。

【组成】沉香（锉） 木香 白术 陈橘皮（汤浸，去白，焙） 桑根白皮（锉） 木通（锉）各一分 胡椒一钱一字 黑牵牛三两（半生半炒，捣取粉一两半，余者不用）

【用法】上除牵牛外，别捣罗为细散。每服一钱匕，入牵牛末一钱匕，五更初以沸汤点腊茶调热服。却卧，不住以热茶及热粥投饮，取利为效。少壮多用牵牛，少用药末；老弱多用药末，少用牵牛。

【主治】痃癖积聚，腹胀气逆，烦满呕逆；脚气呕逆，心胸烦闷。

大黄丸

【来源】《圣济总录》卷七十三。

【组成】大黄二两（捣罗为末，以酒二升，慢火熬如汤） 槟榔（煨，锉） 丁香各三分 诃黎勒（煨，去核） 桂（去粗皮） 木香各一两

【用法】上药除大黄煎外，捣罗为末，入大黄煎中为丸，如梧桐子大。每服二十丸，食后、临卧温酒送下。渐加至三十丸。

【主治】痃气搐痛，吐酸水，大便不通。

大黄汤

【来源】《圣济总录》卷七十三。

【组成】大黄（锉，炒） 芍药各二两 桂（去粗皮） 鳖甲（醋炙，去裙襕）各一两半 甘草（炙） 诃黎勒（微煨，去核） 防葵各一两

【用法】上为粗末。每服三钱匕，水一盏，煎至六分，去滓，下朴消一字，搅匀温服，空心、日晚各一次。以利下烂肉血为验。

【主治】痃气急痛，日渐黄瘦。

大沉香煨姜丸

【来源】《圣济总录》卷七十三。

【组成】沉香一两半 硇砂（研） 木香各半两 附子一枚（炮裂，去皮脐） 黑三棱（炮，锉） 鸡爪三棱（炮，锉） 京三棱（炮，锉）各半两 青橘皮（汤浸，去白，焙） 当归（切，焙）各一两

【用法】上为末，酒煮面糊为丸，如小樱桃大。每服用生姜一块，剜作瓮子，入药一丸，以湿纸裹煨令香熟，安地上出去火毒少时，细嚼，盐汤送下。

【主治】寒癖积气，疞痛下利。

木香丸

【来源】《圣济总录》卷七十三。

【组成】木香 蜀椒（去闭口及目，炒令汗出） 干姜（炮裂）各一两

【用法】上为末，熔蜡为丸，如梧桐子大。每服七丸，空心温酒送下。

【主治】痃气胃冷，不入饮食。

木香散

【来源】《圣济总录》卷七十三。

【组成】木香一分 蓬莪术（炮，锉）六两 京三棱（炮，锉） 益智（去皮）各二两 陈橘皮（去白，焙）四两 甘草（炙，锉）三两

【用法】上为散。每服二钱匕，入盐点服，不拘时候。

【主治】痃癖积气，不能饮食，及五膈气，妇人血气。

乌头丸

【来源】《圣济总录》卷七十三。

【组成】乌头（生用，去脐皮）二两 附子（生用，去脐皮） 干姜（生用）各一两（三味同捣罗

为末） 阿魏（研末，入前三味末中研匀，别取生地黄汁四升，用铜银器中慢火煎成膏） 木香 肉豆蔻（去壳） 龙胆（去土） 干椿叶各三分 当归（切，焙）一两半 桂（去粗皮）一两

【用法】上为末，入前煎中和为剂，硬即入少蜜为丸，如梧桐子大。每服二十丸，空腹用温水送下，一日三次。若心脾有痛，温水调蛤粉汤送下。

【主治】痃气上攻，心脾注痛，呕吐酸水，醋心。

甘草丸

【来源】《圣济总录》卷七十三。

【组成】甘草（炙） 桂（去粗皮） 芦荟（别研） 蜀椒（去目及闭口，炒出汗） 豉（微炒） 木香 柏子仁 芫荑各一两

【用法】上药除芦荟外，捣罗为末，入芦荟研令匀，炼蜜为丸，如梧桐子大。每服二十丸，食后、临卧用温酒送下。渐加至三十丸。

【主治】痃气成块，在脐两边疼痛。

甘遂丸

【来源】《圣济总录》卷七十三。

【组成】甘遂（微炒黄色） 芫花（醋炒黄色） 桃仁（汤去皮尖双仁，炒黄别研） 芎䓖 当归（切，焙） 柴胡（去苗） 蜀椒（去闭口及目，炒出汗） 吴茱萸（汤淘七遍，焙干，炒） 厚朴（去粗皮，姜汁炙） 桂（去粗皮）各一两

【用法】上药除桃仁外，捣罗为末。入桃仁捣令匀，炼蜜为丸，如梧桐子大。每服十丸，空腹煎生姜汤送下，一日二次。

【主治】痃气。

白术丸

【来源】《圣济总录》卷七十三。

【组成】白术 蓬莪术（炮，锉） 木瓜（切，焙） 桂（去粗皮） 陈曲（炒，别为末） 木香 芫荑（炒） 姜屑各半两 北亭（汤研，滤清，入曲末，同煎成膏） 益智各三分

【用法】上十味，捣罗九味为末，用北亭膏搜为丸，如梧桐子大。每服二十丸，生姜、盐汤送下。

【主治】积冷痃气，口吐清水，面色萎黄。

白术汤

【来源】《圣济总录》卷七十三。

【组成】白术 赤茯苓（去黑皮） 枳壳（去瓤，麸炒）各一两半 人参 桔梗（去芦头，炒） 桂（去粗皮）各一两

【用法】上为粗末。每服三钱匕，水一盏半，加生姜半枣大（拍破），同煎至七分，去滓温服，一日三次。

【主治】痃气，两肋胀满，不能饮食。

白术汤

【来源】《圣济总录》卷七十三。

【组成】白术 木香 益智仁（去皮）各一两 京三棱（微煨熟，锉）三两 槟榔（锉）一两半

【用法】上为粗末。每服三钱匕，水一盏，煎至七分，去滓稍热服，不拘时候。

【主治】痃癖气，每发疼痛，不能饮食。

肉豆蔻散

【来源】《圣济总录》卷七十三。

【组成】肉豆蔻仁 枳壳（去瓤，麸炒）各三分 芫荑（炒）二两 吴茱萸（汤洗，焙） 木香各半两 高良姜一两 生姜（并皮用）一斤

【用法】上锉，如麻豆大，拌匀，面裹煨令香热，去面取药，捣罗为散。每服二钱匕，冷生姜茶清调下。

【主治】痃气，胃中寒癖，不思食。

应痛丸

【来源】《圣济总录》卷七十三。

【组成】桂（去粗皮） 干漆（炒烟出） 京三棱（大者，煨，锉） 当归（切，炒）各等分

【用法】上为末，醋糊为丸，如梧桐子大。每服十五丸至二十丸，烧纸灰酒送下。

【主治】癖气发歇，疼痛不可忍。

诃黎勒丸

【来源】《圣济总录》卷七十三。

【组成】诃黎勒（煨，去核） 大黄（锉，炒） 芍药 防葵 桂（去粗皮） 甘草（炙） 乌梅各一两 鳖甲（去裙襕，醋炙）二两

【用法】上为末，炼蜜为丸，如梧桐子大。每服二十丸，空腹煎生姜汤送下，日午、临卧再服。

【主治】痃气，胸膈多满，大肠常涩。

郁李仁丸

【来源】《圣济总录》卷七十三。

【组成】郁李仁（去皮） 京三棱（锉） 芫花 蓬莪术（锉） 木香各一两

【用法】上为末。用醋一升同煮醋尽，焙干，面糊为丸，如绿豆大。每服三五丸，生姜汤送下，一日三次。

【主治】丈夫、妇人腹内癖气。

京三棱丸

【来源】《圣济总录》卷七十三。

【组成】京三棱（捶碎） 芫花各三两（二味醋浸五七日，炒黄） 蓬莪术（锉，炒） 桂（去粗皮）各一两 乳香（研） 硇砂（细研）各一分 巴豆三十个（用硫黄一皂子大，研细，醋两盏煎令醋尽为度，只用巴豆） 附子（炮裂，去皮脐）一两半

【用法】上为末。每用药末二两，熔黄蜡一两，蜜少许同为丸，如梧桐子大，丹砂为衣。每服二丸至三丸，生姜、木瓜汤送下；甘草生姜汤送下亦得。看虚实临时用。

【主治】丈夫、妇人痃癖气，一切积滞。

京三棱丸

【来源】《圣济总录》卷七十三。

【组成】京三棱五两（捣末，以好醋一碗同熬成稠膏） 蓬莪术（炮，锉） 益智（去皮） 青橘皮（去白，焙）各三两 冬用槟榔 夏用木香各一两半

【用法】上为末，以京三棱膏为丸，如绿豆大。每服二十丸，加至三十丸，食后生姜汤送下。

【主治】痃癖急痛，不能饮食。

京三棱汤

【来源】《圣济总录》卷七十三。

【组成】京三棱（炮，锉） 木香 甘草（炙，锉） 蓬莪术（炮，锉）各一两 藿香叶一两半 乌药（锉） 茴香子（炒）各半两 赤茯苓（去黑皮）三分

【用法】上为粗末。每服三钱匕，以水一盏，煎至七分，去滓，食前温服。

【主治】痃癖冷气，积滞不消，胸膈痞闷，不思饮食。

京三棱散

【来源】《圣济总录》卷七十三。

【组成】京三棱（煨，锉）半斤 枳壳（去瓤，麸炒）一两 甘草（炙，锉）三两

【用法】上为散。每服三钱匕，入盐半字，空心食前沸汤点服。

【主治】癖气在胁下痛，久不愈。

枳壳丸

【来源】《圣济总录》卷七十三。

【组成】枳壳（去瓤，麸炒，捣末，米醋二升别煎如膏） 木香 薏苡仁 黄连（去须） 大黄（锉，炒） 人参 白茯苓（去黑皮） 附子（炮裂，去皮脐） 蠡实（微炒） 郁李仁（汤浸，去皮尖，别研）各一两

【用法】上除煎研外为末，入郁李仁同研匀，入枳壳煎中和搜，如硬入少炼熟蜜为丸，如梧桐子大。每服二十丸，空腹煎黄耆汤送下，日晚再服。

【主治】痃气急痛，呕吐酸水，食物多噎。

枳壳汤

【来源】《圣济总录》卷七十三。

【组成】枳壳（去瓤，麸炒）一两半 桔梗（去芦

头，炒） 人参 前胡（去芦头） 桂（去粗皮）各一两 槟榔（微煨，锉）半两 鳖甲（去裙襕，醋炙）一两半

【用法】上为粗末。每服三钱匕，水一盏半，加生姜半枣大（拍破），同煎至七分，去滓温服，一日三次。

【主治】痃气腹胀，两肋急满，不能饮食，头痛壮热，身体疼痛。

枳实汤

【来源】《圣济总录》卷七十三。

【组成】枳实（麸炒） 白术各一两 半夏（汤洗，去滑，晒干） 前胡（去芦头）各二两 桂（去粗皮） 甘草（炙，锉）各一两 赤茯苓（去黑皮）二两

【用法】上为粗末。每服五钱匕，水一盏半，生姜一小块（拍碎），同煎至八分，去滓温服，空心、日午、临卧各一服。

【主治】寒癖，饮食不化，心下虚满如水状。

胡芦巴丸

【来源】《圣济总录》卷七十三。

【组成】胡芦巴 补骨脂各一钱 木香 茴香子（炒）各一分 楝实（炒）半两 硇砂（研）一钱 铜绿（研）一钱 五灵脂（研） 腻粉（研）各一分 巴豆三钱（去皮心膜，不出油，研） 草乌头半两（用麸和巴豆同炒黑色）

【用法】上为末，用姜葱汁和丸，如豌豆大。每服三五丸，空心炒盐酒送下。

【主治】寒癖留滞不消。

牵牛子丸

【来源】《圣济总录》卷七十三。

【组成】牵牛子（生，捣罗为末，以生姜汁一升，慢火熬如饧）二两 硇砂（汤中慢火熬，取霜）一两 槟榔（煨，锉） 木香各三分 桃仁（汤退，去皮尖双仁，炒黄，别研）一两半 附子（炮裂，去皮脐） 干姜（炮） 人参 丁香各三分

【用法】上药除煎研外，为末，入硇砂、桃仁研令匀，同入牵牛子煎中和为丸，如梧桐子大。每服十丸，渐加至二十丸，空心、食后煎生姜汤送下。以利下积滞物为度。

【主治】痃气，口吐酸水，醋心，常似有物在胸膈间。

通神丸

【来源】《圣济总录》卷七十三。

【别名】至妙通神丸（《普济方》卷一七五）。

【组成】干姜（炮） 知母（焙） 乌头（炮裂，去皮脐）各一两 巴豆（去皮心膜，出油，研）半两

【用法】上将前三味为末，入巴豆同研匀，酒糊为丸，如绿豆大。每服七丸，加至十丸，临卧生姜汤送下。

【主治】酒癖。

硇砂丸

【来源】《圣济总录》卷七十三。

【组成】硇砂（醋一盏化尽，熬成膏） 芫花（醋拌炒干） 干姜（炮） 京三棱（锉碎，醋浸三宿，焙干）各半两

【用法】上除硇砂外，捣罗为末，入硇砂醋膏内为丸，如绿豆大。每服十丸，生姜、橘皮汤送下，不拘时候。

【主治】癖气疼痛，腹胁胀满，发歇不定，不思饮食。

温胃丸

【来源】《圣济总录》卷七十三。

【组成】吴茱萸（汤洗，醋炒） 陈曲（炒黄） 陈橘皮（汤浸，去白，焙） 白术 人参 桂（去粗皮） 熟干地黄（焙） 甘草（炙）各一两

【用法】上为末，炼蜜为丸，如梧桐子大。每服十丸，空心饭饮送下。

【主治】冷癖。醋心呕逆，宿食不消，中酒后腹脏雷鸣，时发腹痛；一切虚冷。

蓬莪茂散

【来源】《圣济总录》卷七十三。
【组成】蓬莪茂（煨，锉）半两　胡椒一分　附子（炮裂，去皮脐）半两
【用法】上为散。每服半钱匕，醋汤调下，不拘时候。
【主治】癖气发歇冲心，疼痛不知人。

槟榔煎丸

【来源】《圣济总录》卷七十三。
【组成】槟榔三两（锉，捣为末，酒一升熬成膏）　吴茱萸（为末，醋一升熬成膏）　京三棱（为末，醋半升熬成膏）　硫黄　巴豆各一两（去皮，以绢袋子盛，用水五升与硫黄同煮及一升将硫黄与巴豆同研）　木香　白豆蔻（去皮）　肉豆蔻（去壳）　桂（去粗皮）　陈橘皮（汤浸，去白，焙）　青橘皮（汤浸，去白，焙）　高良姜　荜茇　诃黎勒皮　白术各一两　胡椒一分　当归（切，焙）　干漆（炒烟出）各半两　草豆蔻（去皮）一两
【用法】上为末，与前三味膏同搜为丸，如绿豆大。每服三五丸，生姜汤送下，食后服。
【主治】痃癖气及两胁积聚，并妇人血刺疼痛。

鳖甲丸

【来源】《圣济总录》卷七十三。
【组成】鳖甲（醋炙，去裙襕）二两　干姜（炮）　大黄（锉，炒）　硇砂（去砂石）各一两半　附子（炮裂，去皮脐）　槟榔（锉）　桂（去粗皮）　干漆（炒出烟）　京三棱（煨）　木香　诃黎勒皮　水银（与诸药末同研）各一两　墨（烧）半两
【用法】上为末，用曲末三两，浓醋二升，同煎成膏，和上药为丸，如梧桐子大。每服七丸，加至十丸，丈夫温酒送下，妇人醋汤送下，不嚼破，每日三次，不拘时候。取下血块，如鸡肝色是效。
【主治】痃癖气块。

鳖甲散

【来源】《圣济总录》卷七十三。
【组成】鳖甲（去裙襕，醋炙）　附子（炮裂，去皮脐）　木香　白术　京三棱（煨，锉）　槟榔（半生半熟，锉）各三分　大黄（微炒）　桂（去粗皮）　高良姜（炒）　芎藭各半两
【用法】上为散。每服二钱匕，炒生姜汤或炒生姜酒调下。
【主治】腹内痃癖积聚，心胸刺痛，面无颜色。

鳖甲三棱丸

【来源】《圣济总录》卷七十三。
【组成】鳖甲（九肋，重四两以上者，水浸洗，去脊骨裙襕，醋浸一宿，炙，为末）　京三棱（水浸两宿，锉，醋浸一宿，焙干，为末）　干漆（炒烟出）各三两　木香　干姜（炮）　补骨脂（炒）　槟榔（锉为末）　没药（研）　硇砂（研）　墨（研）各一分
【用法】上为末，醋煮面糊为丸，如绿豆大。每服二十丸，生姜、盐汤送下；妇人血病，醋汤送下。
【主治】男子、妇人、小儿虚中癖气，脏腑不调，食饮不消，久致瘦弱者；又治虚气膨胀，心胸闷滞；并妇人产后血积蓐劳，瘦瘁甚者。

鳖甲大黄丸

【来源】《圣济总录》卷七十三。
【组成】鳖甲（去裙襕，醋炙黄）二两　大黄（煨，锉）　槟榔　附子（炮裂，去皮脐）　麦糵（炒）各一两　乌药（锉）　诃黎勒（煨，去核）　木香　白术　桂（去粗皮）　蓬莪术（炮，锉）　京三棱（炮，锉）各三分　枳壳（去瓤，麸炒）　吴茱萸（炒）各半两
【用法】上为末，后将硇砂三两（细研），醋三升（滤去滓），将前药末平分，一半入硇砂内搅和，于铫子内煎成膏，余药为丸，如梧桐子大。每服二十丸，空心炒生姜汤送下。
【功用】健脾胃，消宿滞。
【主治】癖积。

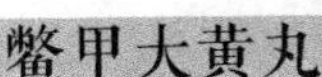

鳖甲大黄丸

【来源】《圣济总录》卷七十三。

【组成】鳖甲（生末） 大黄（生末） 吴茱萸（末）各二两 硇砂（火枯）半两（与上三味用米醋二升慢火煎成膏，入后药） 京三棱（炮） 陈橘皮（汤浸，去白，焙） 木香 白术 肉豆蔻（去壳） 枳壳（去瓤，麸炒）各一两

【用法】上后六味为末，将前鳖甲煎搜和为丸，如梧桐子大。每服二十丸，加至三十丸，空心酒饮任下。

【主治】宿食酒癖。

陈橘皮丸

【来源】《圣济总录》卷九十一。

【组成】陈橘皮（汤浸，去白，炒） 木香 厚朴（去粗皮，姜汁浸） 槟榔（生，锉） 硫黄（细研） 大黄（锉，炒）各一两

【用法】上为末，炼蜜为丸，如梧桐子大。每服二十丸，温酒或米饮送下。

【主治】虚劳坚癖，腹胀羸瘦，食久不消，面色萎黄，四肢少力。

大腹汤

【来源】《圣济总录》卷九十三。

【组成】大腹四枚 芍药 赤茯苓（去黑皮） 桔梗（锉，炒）各一两半 木香 诃黎勒皮各一两 桃仁（汤浸，去皮尖双仁，别研）一两半

【用法】上为粗末。每服五钱匕，水一盏半，煎至一盏，去滓，分温二服，空腹、日晚各一服。

【主治】骨蒸腹中积癖，胁下妨痛，渐加羸弱。

麝香丸

【来源】《圣济总录》卷九十三。

【组成】麝香（研细） 胡黄连（碾为细末） 丹砂（细研）各一两

【用法】上三味研匀，以新宰猪血蘸蒸饼为丸，如赤豆大。小儿三丸，大人九丸，空心、日午、夜卧浓煎桃仁汤吞下。一家人服。内曾受尸注者，即大便下脓痢及泻恶黑水勿怪。若病人传遍五脏，不能医治，将欲命终，宜急合此药，遍家大小服。直至病人死后七日，疾即不传染。凡欲取下劳瘵药，先服温中平补五脏四神汤。

凡欲取传尸劳，即先家中健人，自小至大，服麝香丸七日，服至三日后，方与患人服。

【主治】传尸伏连，殗殜肺痿，痃癖，骨蒸，鬼注，气急热劳疾。

京三棱丸

【来源】《圣济总录》卷九十七。

【组成】京三棱（煨，乘热捶碎，别捣为末） 木香 当归（切，焙） 桂（去粗皮） 肉苁蓉（酒浸，切，焙） 牛膝（去苗，酒浸，切，焙） 羌活（去芦头） 芎藭 赤芍药（锉） 防风（去叉） 枳壳（去瓤，麸炒） 白术各半两 槟榔（生，锉） 大黄（锉，炒） 郁李仁（去皮双仁，别研如膏）各一两

【用法】上除郁李仁外，捣罗为末，与郁李仁膏同研令匀，炼蜜为丸，如梧桐子大。每服二十丸，空腹米饮或温酒送下。以利为度。

【主治】痃癖，注气刺痛，大便秘涩。

没药煎

【来源】《圣济总录》卷一五三。

【别名】没药硇砂煎（《鸡峰普济方》卷十七）、没药膏（《普济方》卷三二五）。

【组成】没药（别研） 硇砂（别研） 木香 当归（锉，焙）各半两 五灵脂二两半

【用法】后三味为细末，入二研药银器内，以酒、醋各半盏，同熬成膏，瓷盒盛，勿透气。每服旋取一樱桃大，以热酒化下，一日二三次，不拘时候。如不饮酒，以温醋汤化下。

【主治】妇人血气血积，腹胁有坚癖，攻筑疼痛，不思饮食。

茴香附子丸

【来源】《圣济总录》卷一八七。

【组成】附子（炮裂，去皮脐） 桂（去粗皮） 葫

芦巴　马蔺花（炒）　青橘皮（汤浸，去白，焙）　茴香子（炒）　楝实（取肉，炒）　干姜（炮）　巴戟天（去心）　补骨脂（炒）各半两

【用法】上为末，酒煮面糊为丸，如绿豆大。每服二十丸，空心盐酒送下。

【主治】积年伤惫，小肠久冷，及痃气急急。

白术猪肚粥

【来源】《圣济总录》卷一九〇。

【组成】白术二两　槟榔一枚　生姜（切，炒）一两半

【用法】上为粗末，以猪肚一枚，治如食法，去涎骨，纳药于肚中缝口，以水七升，煮肚令熟，取汁入粳米及五味同煮粥。空腹食之。

【功用】《药粥疗法》：补中益气，健脾和胃。

【主治】

1.《圣济总录》：妇人腹胁血癖气痛，冲头面熻熻，呕吐酸水，四肢烦热腹胀。

2.《药粥疗法》：脾胃气弱，消化不良，不思饮食，倦怠少气，腹部虚胀，大便泄泻不爽。

半夏拨刀

【来源】《圣济总录》卷一九〇。

【别名】半夏饦（《普济方》卷三二五）。

【组成】大麦面四两　半夏（汤洗去滑，尽炒）半两（为末）　桂（去粗皮）一钱（为末）

【用法】以生姜汁并米醋少许和，切作拨刀，熟煮。如常法，空心食之。

【主治】妇人痃癖，血气，口吐酸水。

圣效丹

【来源】《幼幼新书》卷二十二引张涣方。

【组成】当归（洗，焙干）　木香　好朱砂（细研，飞）　桂心各一两　甘遂（慢火偎令黄）　京三棱（炮，乘热锉）　鳖甲（酥炙）各半两（以上捣罗为细末）麝香　蕤仁（汤浸，去皮，别研）各一分　巴豆三七个（去皮心膜，绢袋盛，酒煮一宿，取出别研）

【用法】上为细末。黄蜡六两慢火熔，同诸药搅成膏为丸，如黍米大。未周晬　小儿每服一粒，二三岁二粒，四五岁三粒；六七岁五粒，十岁以上七粒，乳食后温米饮送下。

【主治】癖结诸病久不愈。

蓬莪茂散

【来源】《幼幼新书》卷二十二引茅先生方。

【组成】蓬莪茂　青橘皮（去白瓤）　益智各半两　木香一分　糯米一两

【用法】上为末。每服一大钱，用陈米饮调下，一日四次。

【主治】小儿痃气，一切气疾。

练香丸散

【来源】《幼幼新书》卷二十二引《郑愈传》。

【组成】青皮　白僵蚕　甘草　诃子各二钱（并煨过存性，研为末）　没药　乳香　巴豆霜各一钱（别研）

【用法】上为末。呕逆兼泻不止，每服二字，米饮调下。如要思食，消癖，却入巴豆，以稀面糊为丸。每服五七丸，薄荷汤吞下，一日二三次。

【主治】诸癖肠结，不思饮食，或时呕逆。

石燕子丸

【来源】《鸡峰普济方》卷九。

【组成】石燕子　青礞石　寒水石　海金沙　白丁香　硼砂　硇砂　轻粉各六钱

【用法】上为细末，炼蜜和至第六七日，为丸如梧桐子大。每服五丸，茴香汤送下。

【主治】胁下有硬癖，寒热不尽。

酒癥丸

【来源】《鸡峰普济方》卷九。

【组成】白茯苓　木猪苓　蒲黄各半两　神曲　白丁香　大麦蘖　干葛　葛花各一两（生用）

【用法】上八味，以神曲末二两半，滴水调成糊，拌和前末为丸，如梧桐子大，放一宿，用陈粟米同炒药丸，每丸子有窍出，香熟为度。每服五七

丸，酒送下，不拘时候。

【主治】酒癖引饮，唾涎，头痛背倦，小便赤数。

火疰丹

【来源】《鸡峰普济方》卷十三。

【组成】茴香　木香各一两　硇砂　硫黄　干蝎　白矾各一分　附子半两（炮，去脐）

【用法】上为细末，酒煮面糊为丸，如鸡头子大。每服二丸，略嚼破一丸，烧绵灰二钱，酒调下。

【主治】脾元虚冷，小肠气发动疼痛及痃癖、冷气腹痛。

软疰丹

【来源】《鸡峰普济方》卷十四。

【组成】硫黄　白矾（枯）　硇砂（精白者，各别研细）　干蝎　茴香　桂　木香　川楝子（麸炒，去皮）　葫芦巴　胡椒　破故纸各半两　黑附子一两

【用法】上为细末，炼蜜为丸，如弹子大，以朱砂为衣。每服一粒，空心时烧绵灰酒化下，温服入口愈。如急者，不拘时候。

【主治】痃癖攻冲心腹，及小肠气、膀胱气痛不可忍，内如刀刺，九种心痛，并妇人血痃、血痹、血冷、血崩、赤白带下。

【宜忌】新产妇人不得服。

半夏白术丸

【来源】《鸡峰普济方》卷十八。

【组成】白术二两　半夏　干姜　枳实　赤茯苓各一两

【用法】上为细末，水煮面糊为丸，如梧桐子大。每服二十丸，生姜汤送下，不拘时候。

【主治】酒癖留滞，胁肋坚痛，胸腹满闷，饮食进退及呕逆恶心。

桔梗杏仁丸

【来源】《鸡峰普济方》卷十八。

【组成】桔梗　桂各四两　杏仁五分　芫花十二分　巴豆八分

【用法】上除别研者外，为末，后与巴豆、杏仁同研匀，水煮面糊为丸，如绿豆大。每服二三丸，临卧米饮送下。

【主治】腹中冷癖，水谷阴结，心下停痰，两胁痞满，按之鸣转，逆害饮食。

三棱汁

【来源】《小儿卫生总微论方》卷十三。

【别名】三棱粥（《仙拈集》卷三引《秘录方》）。

【组成】京三棱

【用法】以京三棱取汁，作羹、粥、米面任为，与乳母食之。每日取枣大与儿吃，大者渐加之。

【主治】小儿诸气积、气聚、气癖；十岁以下至百日儿无辜疳，痫，诸痃癖。

北亭丸

【来源】《小儿卫生总微论方》卷十三。

【组成】北亭一钱（末）　朱砂一钱（末）　腻粉　牙消各一钱　巴豆二十一个（取霜）

【用法】上为细末，用蒸饼剂裹药煨熟，去焦硬者，取中心软处，近药润者，用药和剂，如硬，滴入水得所，为丸如绿豆大。每一岁儿一丸，乳食前荆芥汤送下。

【主治】一切积癖，黄瘦吐食。

丁香散

【来源】《宣明论方》卷七。

【组成】好丁香二十五个　白丁香七十个　密佗僧　舶上硫黄　黄莺调各一分

【用法】上为细末。每服一字，皂子煎汤调下，不拘时候；治肚内生硬物，黑瘦如柴，呕吐积滞，食后服，每日三次。

【主治】痃癖，胁下痞满，息而不消，积而不散，元气在胃，不妨食者。

三棱汤

【来源】《宣明论方》卷七。

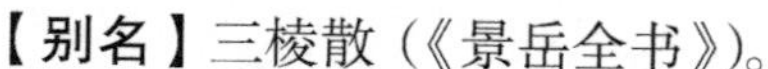

【别名】三棱散（《景岳全书》）。

【组成】荆三棱二两　白术一两　蓬莪术半两　当归半两（焙）　槟榔　木香各三钱

【用法】上为末。每服三钱，食后沸汤点服，每日三次。

【主治】癥瘕痃癖，积聚不散，坚满痞膈，食不下，腹胀。

木香万安丸

【来源】《宣明论方》卷四。

【组成】木香　拣桂　甘遂各一分　牵牛二两　大戟半两　大黄　红皮　槟榔各一两　皂角二两（要得肥好者，洗净，水三盏，煮三二沸，取出捣碎，揉取汁，再煮成稠膏，下蜜熬二沸，便取出）　半夏　蜜各一两

【用法】上膏为丸，如小豆大。每服十丸至十五丸，生姜汤送下；小儿丸如麻子大。水肿痫病诸积，快利为度。

【主治】一切风热怫郁，气血壅滞，头目昏眩，鼻塞耳鸣，筋脉拘倦，肢体焦痿，咽嗌不利，胸膈痞塞，腹胁痛闷，肠胃燥涩，淋秘不通，腰脚重痛，疝瘕急结，痃癖坚积，肠滞胃满，久不了绝，走注疼痛，暗风痫病，湿病腹胀水肿。

木香分气丸

【来源】《宣明论方》卷七。

【组成】陈皮（去白）　槟榔各一两　破故纸二两（炒）　木香一两半　黑牵牛十二两（炒香熟，取末五两半，余不用）

【用法】上为末，滴水为丸，如梧桐子大。每服二三十丸，食后、临卧生姜汤送下。

【主治】积滞，癖块不消，心腹痞结，疼痛抢刺，如复杯状。

大腹皮饮

【来源】《三因极一病证方论》卷十八。

【组成】大腹皮　防己　木通　厚朴（炙制）　栝楼　黄耆　枳壳（麸炒）　桑白皮（炙）　大黄（蒸）　陈皮　青皮　五味子各等分

【用法】上锉散。每服一两，水一碗，煎至六分盏，去滓，入酒一分，温服，不拘时候。

【主治】妇人血癖，单单腹肿。

方中主治“血癖”，原作“血瘿”。据《证治准绳·女科》改。

酒积丸

【来源】《杨氏家藏方》卷五。

【组成】神曲（炒）　麦蘖（炒）各一钱　硇砂一字（别研）　白面四两　巴豆六十粒（取霜）　黄连一字

【用法】上为细末，沸汤和为丸，如梧桐子大。每服三丸，嚼，食后煨生姜温酒下。

【主治】酒癖不消，心腹胀闷，噫酢吞酸，哕逆不食，胁肋刺痛。

妙应丸

【来源】《杨氏家藏方》卷六。

【组成】荜茇　木香　破故纸（炒）各一两　附子二枚（重六钱者，每一枚剜去心，入硇砂一钱，用附子末塞口，外以面裹，煨令面焦黄取出，去面不用）

【用法】上为细末，面糊为丸，如绿豆大。每服五丸至七丸，木香汤送下，不拘时候。

《济生方》：醋调，面糊为丸，如绿豆大，每服十五丸至二十丸，食后生姜汤送下。

【主治】

1.《杨氏家藏方》：脾胃虚冷，饮食迟化，心腹刺痛，噫气吞酸，两胁膨胀，胸膈痞闷，四肢倦怠，不美饮食。

2.《济生方》：老人虚人一切虚寒痃癖积块，攻胀疼痛。

木香通气丸

【来源】《普济方》卷一七四引《伤寒直格》。

【组成】木香　京三棱　玄胡索　当归　黄芩　桔梗　连翘各一两　大黄二两半　桂半两　牵牛四两　甘草三两　大栀子半两　黄柏二两

【用法】上为细末，炼蜜为丸，如豌豆大。每服

三十至五十丸，温水送下，不拘时候。通利为度。

【主治】内热结成痃癖坚积，酒食所伤，一切肠垢积聚，疼痛胀闷，作发有时，胀满心腹暴痛，邪气上逆，升而不降。

五香蠲痛丸

【来源】《是斋百一选方》卷二。

【组成】丁香　藿香　木香　乳香　沉香　桂心　吴茱萸　青皮（去白）　蓬莪术　枳实（去白，麸炒）　京三棱各一两　硇砂四钱　牵牛末三两　橘皮一两（去白，同巴豆五两去皮，炒令黄色，去巴豆不用）

【用法】上为细末，面粥为丸，如绿豆大。每服二十丸至三十丸，熟水送下。有伤滞脏腑不过一行；无伤滞脏腑，不动。

【主治】冷物伤脾胃，并酒食伤，久积成癖，胸膈痞塞，心腹疼痛不可忍者。

倍术散

【来源】《是斋百一选方》卷五。

【组成】白术二两　附子（炮，去皮脐）一两

【用法】上锉。分作三服，水一大杯，加生姜十片，煎至七分，去滓，空心服，脏腑微动即安。

【主治】酒癖痰饮。

快气消块散

【来源】《魏氏家藏方》卷九。

【组成】陈皮（去白，炒）　京三棱（切片，酒浸一宿）　石菖蒲（节密者）　益智仁（大者，剪破尖，用麦麸炒令黄色，去麸）各一两　北细辛（真者，去叶土）一两（净）　蓬莪术（炮）　青木香　吴茱萸（汤泡七次，炒）各三钱

【用法】上为细末。每服二大钱，水一盏半，煎至八分，空心温服，每日三次。

【主治】积聚，痃癖气块，肿硬疼痛，噎寒。

无忧散

【来源】《儒门事亲》卷十二。

【组成】黄耆　木通　桑白皮　陈皮各一两　胡椒　白术　木香各半两　牵牛（头末）四两

《普济方》引本方无牵牛头末、胡椒，有官桂半两。主治腹肚蛊胀，大便不利。

【用法】上为细末。每服三五钱，食后以生姜自然汁调下。

【主治】诸积不化。

化瘿丹

【来源】《儒门事亲》卷十二。

【组成】海带　海藻　海蛤　昆布（四味皆焙）　泽泻（炒）　连翘各等分　猪靥　羊靥各十枚

【用法】上为细末，炼蜜为丸，如鸡头子大。临卧噙化一二丸。

【主治】

1.《儒门事亲》：赘。

2.《疡科选粹》：瘿瘤。

【宜忌】《疡科选粹》：忌油腻。

大效内补丸

【来源】《妇人大全良方》卷二十四。

【组成】萆薢四两　牛膝　五加皮　白术各二两　川乌（炙）　枳实（炒）　丹参各一两

【用法】上为细末，炼蜜为丸，如梧桐子大。每服二十丸，温酒送下，空心、日午，晚食艰各进一服。

【主治】受气虚弱及五劳七伤，脏腑积冷，痃癖癥块，虚胀或经脉不调，痟冷，赤白带下，口苦舌干，面色萎黄，黑鼾，心烦惊悸，头目眩晕，不美饮食，痰涕粘涎，手足百节热痛无力，肌肉消瘦，子息断续。

没铁散

【来源】《经验良方》。

【组成】铁粉（倍）　没药　沙糖各半

【用法】上为末。每日服四钱。

【主治】脾脏闭塞。

曲蘖丸

【来源】《济生方》卷四。
【别名】曲芽丸（《济阳纲目》卷十一）
【组成】神曲（锉，炒） 麦蘖（炒）各一两 黄连（去须）半两 巴豆三粒（去壳同炒，令转色，去巴豆不用）
【用法】上为细末，沸汤为丸，如梧桐子大。每服五十丸，食后生姜汤送下。
【主治】酒癖不消，心腹胀满，噫醋吞酸，呃逆不食，胁肋疼痛。

如意丸

【来源】《仁斋直指方论》卷五。
【组成】沉香 木香 大丁香 荜澄茄 使君子 辣桂 川白姜（炒） 桃仁（炒） 五灵脂（炒） 硇砂（醋浸半日） 雄黄 没药 大戟 牵牛（炒，取末） 巴豆（去油）各一两 荆三棱 蓬莪术 肉豆蔻（炮）各半两
【用法】上为末，水煮面糊为丸，如麻子大。每服二丸，加至三丸止，温酒送下。
【主治】积聚块痛，疝瘕癥癖。

生姜附子汤

【来源】《御药院方》卷二。
【组成】附子（炮制，去皮脐，细切）
【用法】每服三钱。水二大盏，加生姜十片，煎至一盏，去滓，空心、食前温服。
【主治】

1.《御药院方》：痰冷癖气，胸满短气，呕沫头痛，饮食不消化；亦主卒风。

2.《岭南卫生方》：岭南瘴疠，内弱发热，或寒热往来，痰逆呕吐，头痛身疼，或汗多，烦躁引饮，或自利，小便赤。

木香槟榔丸

【来源】《御药院方》卷三。
【别名】槟榔木香丸（《赤水玄珠全集》卷九）。
【组成】木香 槟榔 枳壳（麸炒） 杏仁（去皮尖，麸炒） 青皮（去白）各一两 半夏曲 皂角（去皮，酥炙） 郁李仁（去皮）各二两

《医学纲目》引本方有神曲，无半夏曲。

【用法】上为细末，别用皂角四两，用浆水一碗搓揉熬膏，更入熟蜜少许为丸，如梧桐子大。每服五十丸，食后温生姜汤送下。
【功用】疏导三焦，宽利胸膈，破痰逐饮，快气消食，通润大肠。
【主治】

1.《太平惠民和济局方》（新添诸局经验秘方）：一切气。

2.《古今医统大全》：痞癖。

3.《明医指掌》：气实人耳聋或鸣者。

杜翰林枳实丸

【来源】《御药院方》卷三。
【组成】枳实（麸炒） 赤茯苓 人参 槟榔各一两 白术半两 黑牵牛八两 （一方加木香半两）
【用法】上为细末，稀面糊为丸，如梧桐子大。每服十五丸至二十丸，食后以橘皮汤送下，渐加，如要不动时，临卧熟水下五丸至十丸。
【主治】老人及虚家风气痰实，腹肋有妨，诸饮癖积。

集香丸

【来源】《御药院方》卷三。
【组成】附子二个（各重五钱半以上者，须得正坐好者，炮裂，去皮脐，剜作瓮儿） 硇砂（水化开，盏子内焙干） 木香各七钱半 荜茇（直者）一两 破故纸一两（炒）
【用法】上将飞过硇砂末分在附子瓮内，却用剜出附子末盖口，用和成白面裹约半指厚，慢火内烧匀黄色，去面为末，却将原裹附子面，再为细末，醋调糊为丸，如绿豆大。每服十五丸至二十丸，食后生姜汤送下。
【功用】消积磨块，祛痰疗癖。
【主治】一切积滞，不拘老弱虚损者。

木沉煎丸

【来源】《御药院方》卷四。

【组成】木香二两　沉香　陈皮（用汤浸，去白，焙干）　当归（洗，焙干）　槟榔各一两　肉桂（去粗皮）　胡椒各半两　芫花二两半（捣末，以醋五升，慢火熬为膏）

【用法】上为细末，以芫花膏和丸，如梧桐子大。每服七丸至十丸，食后、临卧温酒送下。

【主治】一切阴冷气攻注，四肢百脉刺痛，及留饮痃癖积聚，心腹坚胀疠痛。

白术妙功丸

【来源】《御药院方》卷四。

【组成】白术　蓬莪　泽泻　当归（去芦头）　厚朴（去粗皮，生姜制）　破故纸（炒）各半两　延胡索二钱　川苦楝　槟榔各三钱　木香二钱　半夏一两（生姜汁制）

【用法】上为细末，水煮面糊为丸，如豆大。每服七十丸，食前温水送下。

【主治】肾气久虚，上攻下注，脐腹久冷，腰背麻痛；及膀胱疝气，痃癖气闷，小肠作声，时时下坠。

豆蔻木香丸

【来源】《御药院方》卷四。

【组成】商枳壳一两半（麸炒去瓤）　益智　玄胡　雷丸　荆三棱（炮赤，捶碎）　蓬莪术（炮熟，捶碎）各一两　白豆蔻仁半两　缩砂仁七钱半　青皮一两（去白）　当归七钱半（去芦头）　木香　胡椒各半两　白术　陈皮（去白）各一两　牵牛（八两微炒，取头末）二两四钱　半夏一两（汤洗七遍，生姜汁制）

【用法】上为细末，生姜汁面糊为丸，如梧桐子大。每服三四十丸，食后生姜汤送下；如觉内伤，可用七八十丸。服之一月后，但觉身轻为验。

【功用】宣通一切滞气，消化宿食痰饮，清利头目，消磨积蕴痃癖。

【主治】滞气痰饮，宿食积蕴，胸腹痃癖，头目不清，形体瘦弱，不禁宣泻者。

顺气枳壳丸

【来源】《御药院方》卷四。

【组成】枳壳（麸炒，去白）三两　益智仁　玄胡　雷丸　白豆蔻仁　木香　当归（去芦头，锉，炒）　白术　半夏（汤洗七次，切，焙干）各二两　缩砂仁四两　青皮（用汤浸去白）一两　牵牛二十两（微炒，取头末十两）　京三棱四两（煨熟，锉碎）　蓬莪术四两（煨熟，锉碎）

【用法】上为细末，用生姜半斤自然汁，同水打面糊为丸，如梧桐子大。每服三十丸至四十丸，诸饮皆可送下，不拘时候。如觉内伤，每服可用七八十丸至一百丸，有益无损。男子、妇人、老幼皆可服之。服一月后觉身轻为验。

【功用】宣通一切凝滞，消化宿食，清利头目，消磨积蕴痃癖，久服令人肥壮美，轻身进饮食。

【主治】痃癖，形身瘦弱，及腿脚沉重，不任攻击者。

【宜忌】孕妇不可服。

藿香和中丸

【来源】《御药院方》卷四。

【组成】藿香叶一两　丁香半两　人参一两半　白术二两　白茯苓（去皮）　半夏（生姜制作曲）各二两　陈皮一两（不去白）　巴豆（去皮）二钱半（与陈皮同炒令巴豆黑色，拣去巴豆不用，只用陈皮）

【用法】上为细末，面糊为丸，如绿豆大。每服三四十丸，食后生姜汤送下。

【主治】痰食不消，胸膈痞闷，头目昏痛，呕吐酸水，或心腹满痛，怠苯嗜卧，痃癖气块。

灵宝散

【来源】《御药院方》卷十一。

【组成】丁香　木香　乳香各一钱半　当归　玄胡索　白芍药各半两

【用法】上为细末。每服一钱，食前温酒调下。

【主治】妇人血气攻刺痛，引两肋疼痛，及痃癖冷气。

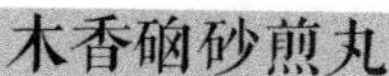

木香硇砂煎丸

【来源】《卫生宝鉴》卷十四。
【组成】木香　硇砂　官桂　附子（炮）　干漆（去烟）　猪牙皂角　细辛　乳香（研）　京三棱（炮）　广茂（炮）　大黄（炒，令为末）　没药（研）　干姜（炮）　青皮各一两　巴豆霜半两
【用法】上除研药外，同为末，以好醋一升，化开硇砂，去滓，纳银石器中，慢火熬，次下巴豆霜、大黄末，熬成膏，将前药末膏内和丸，如梧桐子大。每服三五十丸，食后以温酒送下。
【主治】妇人痃癖积聚，血块刺痛，脾胃虚寒，宿食不消，久不愈者。

硇砂煎丸

【来源】《卫生宝鉴》卷十四。
【组成】黑附子二个（各重五钱半以上，炮，去皮脐，剜作瓮子）　木香三钱　破故纸（隔纸微炒）　荜茇（真者）各一两　硇砂三钱
【用法】上先将硇砂用水一盏续续化开于瓮内，熬干为末，安在附子瓮内，却用剜出附子末盖口，用和成白面裹约半指厚，慢灰火内烧匀黄色，去面，同木香等药为细末，却用原裹附子熟黄面为末，醋调煮糊为丸，如梧桐子大。每服十五丸至三十丸，生姜汤送下。
【功用】消磨积块。
【主治】积块痃癖，一切凝滞。
【宜忌】老人虚人无妨。

木香硇砂丸

【来源】《卫生宝鉴》卷十八。
【组成】丁香　木香　硇砂（研）　干漆（炒烟尽）　细墨　大黄（锉，炒）　附子（炮）　官桂　乳香（研）　广术　青皮　京三棱　没药（研）　巴豆霜减半　猪牙皂角　干姜（炮）各等分
【用法】上药除另研外，同为末，以好醋一升，化开硇砂，去了滓，银石器内慢火熬；次下巴豆霜、大黄末，熬成膏，下前药末，为丸如麻子大。每服三十丸，温酒送下。量虚实加减，大便利为度。
【主治】妇人痃癖积聚，血块刺痛，脾胃虚寒，宿食不消，久不瘥者。

克效圣饼子

【来源】《卫生宝鉴》卷十九。
【组成】陈皮（去白）十两　巴豆一百个（去壳切，同陈皮炒黄色，去巴豆）　香附子（炒，去毛）　广术（炮）　京三棱（炮）各半两
【用法】上为末，糊丸如绿豆大，捻作饼子。每服三十饼，温水送下。
【主治】癖积。

橘皮丸

【来源】《卫生宝鉴》卷十九。
【组成】陈橘皮二两　巴豆半两（去皮）
【用法】将橘皮锉碎，以巴豆同炒令重黄色，拣去巴豆不用，只捣陈皮为末，软烂饭研为丸，如绿豆大。每服二十丸，食前生姜汤送下。
【主治】癖积，坚硬不消。

万病紫菀丸

【来源】《医垒元戎》。
【别名】万应紫菀丸（《奇效良方》卷六十三）。
【组成】紫菀（去苗土）　吴茱萸（汤洗七次，焙干）　菖蒲　柴胡（去须）　厚朴（姜制）各一两　桔梗（去芦）　茯苓（去皮）　皂荚（去皮弦子等，炙）　桂枝　干姜（炮）　黄连（去须）各八钱　蜀椒（去目及闭口，微炒）　巴豆（去皮膜，出油，研）　人参（去芦）各半两　川乌（炮，去皮脐）三钱　羌活　独活　防风各半两
【用法】上为细末，入巴豆匀，炼蜜为丸，如梧桐子大。每服三丸，渐加至五七丸，食后、临卧生姜汤送下。具引于后：痔漏肠风，酒送下；赤白痢，诃子汤送下；脓血痢，米饮汤送下；坠伤血闷，四肢不收，酒送下；蛔虫咬心，槟榔汤送下；气噎忧噎，荷叶汤送下；打扑伤损，酒中毒，帚灰、甘草汤送下；一切风，升麻汤送下；寸白虫，槟榔汤送下；霍乱，干姜汤送下；咳嗽，杏仁汤

送下；腰肾痛，豆淋汤送下；阴毒伤寒，温酒送下；吐逆，生姜汤送下；食饮气块，面汤送下；时气，井花水送下；脾风，陈皮汤送下；头痛，水送下；心痛，温酒送下，大小便不通，灯草汤送下；因物所伤，以本物汤送下；吐水，梨汤送下；气病，干姜汤送下；小儿天风钓搐，防风汤送下，防己亦可；小儿疳痢，葱白汤送下；小儿乳食伤，白汤送下；月信不通，煎红花酒送下；妇人腹痛，川芎汤送下；怀孕半年后胎漏，艾汤送下；有子气冲心，酒送下；产晕痛，温酒送下；血气痛，当归酒送下；产后心痛、腹胀满，豆淋汤送下；难产，益智汤送下；产后血痢，当归汤送下；赤白带下，酒煎艾汤送下；解内外伤寒，粥饮送下；室女血气不通，酒送下；子死，葵子汤送下。

【主治】久患痃癖如碗大，及诸黄病，每地气起时，上气冲心，绕脐绞痛，一切虫咬，十种虫痛，十种蛊病，及胃冷吐令，呕逆恶心，饮食不消，天行时病，妇人多年月露不通，或腹如怀孕多血，天阴即发；十二种风，顽痹不知年岁，昼夜不安，梦与鬼交，头多白屑，或哭或笑，如鬼魅所着，腹中生疮。

【宜忌】初有孕者不宜服。

【验案】

1.风气冲心　杨驸马患风气冲心，饮食吐逆，遍身枯瘦，日服五丸至七丸，服至二十日，泻出肉块如虾蟆五六枚，白脓二升，愈。

2.呕吐　赵侍郎先食后吐，目无所见，耳无所闻，服五十日，泻出青蛇五七条，长四寸许，恶脓三升，愈。

3.麻风　王氏患大风病，眉发堕落，掌内生疮，服之半月，泻出癞虫二升，如马尾，长寸许，后愈。

4.肥气　李灵患肥气病，日服五丸，经一月，泻出肉鳖二枚，愈。

5.中风　黄门卒中风，病发时服药，泄出恶脓四升，赤黄水一升，一肉虫如乱发，愈。

6.血崩　李知府妻梅氏，带下病七年，血崩不止，骨痿着床，日服五丸至十丸、十五丸，取下脓血五升，黄水一升，肉块如鸡子大，愈。

煮黄丸

【来源】《云岐子保命集》卷中。

【别名】煮雄丸（《脉因证治》卷上）。

【组成】雄黄一两（别研）　巴豆五钱（生用，去皮，研烂入雄黄末）

【用法】上药入白面二两，再研和匀，滴水为丸，如梧桐子大。先将浆水煎沸，下药二十四丸，煮三十沸，捞入冷浆水中，沉冰冷。一时下一丸，一日二十四时，加至微利为度，用浸药水送下。

【主治】

1.《云岐子保命集》：胁下痃癖痛。

2.《卫生宝鉴》：一切酒食所伤，心腹满闷不快。

3.《赤水玄珠全集》：饮食过多，心腹胀满，胁肋走气。痃癖刺痛。

百应丸

【来源】《医方类聚》卷一一二引《经验秘方》。

【组成】麦蘖（炒）　神曲（炒）　丁皮　桂皮（去粗皮）　玄胡索　缩砂仁　肉豆蔻各五钱　京三棱　广术（炮）　雄黄（去石）　青皮（去衣）　枳壳（麸炒，去瓤）　槟榔　代赭石　木香各一两

【用法】上为细末，消糊为丸，如小豆大。每服五十丸，小肠气，茴香汤送下；心痛，热醋送下；产后寒热腹痛，当归、红花汤送下；内外积伤，葱白汤送下；常服，茶、酒或盐汤送下，不拘时候。

【主治】年深日近痃癖气块，癥癖积聚，气积、滞积、酒食积、五脏停滞不消，小便黄赤，四肢沉困。

遇仙如意丸

【来源】《普济方》卷一一五引《瑞竹堂经验方》。

【别名】遇仙如意丹（《古今医统大全》卷三十）。

【组成】白茯苓（去皮）　陈皮（去白）　青皮（去瓤）各一钱　丁香　木香　人参各二钱　白术（煨）　白豆蔻仁　缩砂仁　官桂（去皮）　京三棱（炮）　石菖蒲（炒去毛）　远志（去心）　广茂（炮）各三钱　干山药半两　甘草（去皮）少

许　香附子三两　牵牛头末八两

【用法】上为细末，好醋为丸，如梧桐子大。每服一百二十丸，看老幼虚实加减丸数，临卧温水送下。气蛊水蛊，每服三百丸，一服立消。此药微利三五行，欲止脏腑，但吃凉水一口便住。利后服甘露散补之。

【主治】

1.《普济方》引《瑞竹堂经验方》：诸风疾病，及患恶疮；妇人月事不见，产后腹中恶物，气蛊，水蛊。

2.《奇效良方》：气积，气胀，痃癖，水蛊。

【宜忌】凡食不可太饱，可食粥五七日。忌生冷、硬物、酒、肉、鱼、面。

【加减】若风疾，加地骨皮一两。

红丸子

【来源】《世医得效方》卷十一。

【组成】三棱（煨）　莪术（煨）　芫花　桃仁（去皮，别研）　杏仁（去皮，别研）　朱砂　乌梅（炒）　巴豆

《普济方》本方用量各等分。

【用法】上为末，醋糊为丸，如小绿豆大，朱砂为衣。空腹米汤送下。

【主治】癖气，血膜包水，僻侧于胁傍，时时作痛，发寒热；疟家中脘多蓄黄水，日久结癖。

木香散

【来源】《永乐大典》卷一四九四八引《经验普济加减方》。

【组成】木香　蓬莪术各半两　胡桃仁一两（细研）

【用法】上为末。每服五钱，热酒调下，一日三次。

【主治】妇人血气久冷，痃癖，牵引小肠内急痛，呕逆，减饮食，头旋眼黑。

夺命散

【来源】《永乐大典》卷一四九四八引《经验普济加减方》。

【组成】山栀子二十个（紧小者，去皮，炒）　黑附子一两（炮）　川干姜（炮）　甘草（炙）各半两　茯苓　白术各四钱

【用法】上为细末。每服五钱，水一升，煎至七分，去滓，更入盐半钱，温服三五服见效，老少加减。如阴户肿痛不可忍者，用椒末半两、白面二匙、干姜末半两、盐水和作饼剂，安阴户内，坐三二次，小便取了再坐。

【主治】妇人血气风虚，冷积痃癖，脐腹胀痛。

逐气丸

【来源】《永乐大典》卷一四九四八引《经验普济加减方》。

【组成】缩砂仁　红豆　良姜　青皮　陈皮（去瓤）　枳壳（炒，去瓤皮）各一两　甘草（炙）　干姜（炮）　木香　硇砂各半两　木瓜（干者）一两半　当归六钱

【用法】上为细末，炼蜜和丸，如弹子大。每服一粒，病重每服三丸，食前细嚼，酒或生姜汤送下，一日三丸。或作散子，酒调三五钱，老幼加减。

【主治】妇人血气衰弱，小腹痃癖，气痛牵心，阴户浮肿胀闷；男子疝气下坠。

紫菀丸

【来源】《医方类聚》卷一一一引《修月鲁般经后录》。

【组成】丁香　木香　藿香　当归　人参　白茯苓　官桂　黄连　大黄　白术　桔梗　苁蓉（酒浸）　干姜（炮）　柴胡　槟榔　防风　陈皮　车前子　蓬术　菖蒲　熟地黄　吴茱萸　厚朴（制）　天门冬　皂角（去皮丝，酢炒）　川乌　缩砂仁　肉豆蔻　黄耆　防己　鳖甲（酢炒）　羌活　紫菀　川椒　巴豆（去油）各等分

【用法】上为末，炼蜜为丸，捣千下，油纸裹，旋丸如桐子大。每服五丸至七丸，亦利为度。如不饮酒，米汤送下；小儿二三丸，看虚实用。引子随后用：痔漏风邪，酒下；赤白痢，诃子汤下；堕胎血脓，酒下；中毒，甘草汤下；一切气，升麻汤下；寸白虫，槟榔汤下；霍乱，干姜汤下；宿食不消，生姜汤下；咳嗽，杏仁汤下；泄痢，

黄连汤下；吐逆，生姜汤下；大便不通，灯草汤下；食癖气，面汤下；头痛，热酒下；腰痛，豆淋汤下；伤肉，肉汤下；伤面，面汤下；伤酒，酒下；肺风，杏仁汤下；腹痛，芍药汤下；时气，井花水下；小儿惊风，防己汤下；小儿疳疾，乳下；气痛，干姜汤下；月信不通，艾汤下；妇人腹痛，川芎汤下；酒气冲心，酒下；产后血痢，当归汤下；难产，益智汤下；解内外伤寒，木香汤下；室女血气不通，酒下；子死腹中，葵子汤下；赤白带下，葵花汤下。

【主治】腹内久患疾癖如碗大，及黄病，每朝气并起，时冲心，绕脐绞痛，亦如虫咬；十种水气，翻胃，噎塞吐逆，饮食不下；天行时气；妇人多年月露经隔不通，或多或少，腹内怀孕，天阴发梦与鬼交，腹内生疮，及堕胎血脓，妇人腹痛，产后血痢，难产，子死腹中，赤白带下，室女血气不通；小儿狂病、惊风、疳疾；三十般病证疼痛，并痔漏风邪，赤白痢，中毒，寸白虫，霍乱，咳嗽，大便不通，伤肉、伤面、伤酒，肺风。

【宜忌】孕妇忌服。

【验案】

1.呕吐　《医方类聚》引《修月鲁般经后录》：时杨驸马患冲心，每日饮食吐逆，遍身枯瘦，口吐痰水，日服五丸至七丸，服之二十日，泻出蛤蟆四介，白脓二升，痊愈。

2.风痫　《医方类聚》引《修月鲁般经后录》：董门侍郎，年六十岁，患风痫病证，时即死，服之二十日，得出黄水、赤水一斗，恶物四升愈。

3.赤白带下　《医方类聚》引《修月鲁般经后录》：京兆府尹李善并妻梅氏，患赤白带下七年，流血不能，自床不起，服之五丸至七丸，服之半月，取下血脓五升，黄水一斗，肉块二介，如鸡子大。

4.痨风　《医方类聚》引《修月鲁般经后录》：王驸马患大风，眉发退，掌内生疮，服之半月，泻出血鳖二介，如当三钱大，当时便愈。

5.目不明　《医方类聚》引《修月鲁般经后录》：户部侍郎赵董患目不明，耳不闻声，服之五十日，得出青虫七条，约四寸许，脓水三升，见物闻声。

乌金散

【来源】《医方类聚》卷二一七引《医林方》。

【组成】大枣一个　巴豆一个（枣分开，放巴豆在内，烧黑色）

【用法】上为细末。每服一钱，临卧酒调下。三药一时服，先服乌金散，次二服紫金散，次三服胜金散，三药服罢，到天明取下二三十年积物为效，后服紫金丹补。

【主治】妇人二三十年积块痃癖。

胜金散

【来源】《医方类聚》卷二一七引《医林方》。

【组成】甘草　大黄　石膏各等分

【用法】上为细末。酒调三钱服之。临卧先服乌金散，次二服紫金散，次三服胜金散，三药服罢，到了天明，取下二三十年积物为效，后服紫金丹补。

【主治】妇人二三十年积块痃癖。

救苦散

【来源】《医方类聚》卷二三八引《烟霞圣效方》。

【组成】腊月豮猪儿粪不以多少

【用法】先地上撅窑相似，留烟出处，宽窄可盛一斗五升，里头先着熟火，上放药在内，门口大煅火一时辰，封闭不透风，来日早晨取出，研为细末。每服三五钱，热酒空心调服。

【主治】妇人产后一切血气不调，癖块疼痛不可忍者。

【宜忌】忌湿面冷硬之物。

木香顺气散

【来源】《普济方》卷一七一引《医学切问》。

【组成】茴香一两（炒）　木香　槟榔　香附子各一两　三棱　莪术各三钱　荜澄茄　良姜（用巴豆炒）　青橘皮半两（巴豆五枚炒，去巴豆）

【用法】上为粗末。每服三钱，水一盏，煎至七分，空心热服。

【主治】奔豚痃癖，心气腹满，两胁刺痛，牵引腰背，屈伸不利。

磨积揭气丸

【来源】《普济方》卷一八二引《德生堂方》。

【组成】沉香 香附子 广术 半夏 麦芽 雷丸 川椒 京三棱 神曲 枳壳各半两 木香三两 萝卜子四两（炒，另研） 陈米一升（巴豆七钱半，去壳末一处炒，以米黄色黑色为度，去皮巴豆不用，只以陈米与前药一处用之）

【用法】上末以萝卜五七个熬水和药为丸，如梧桐子大。每服二十五丸，加至三十丸，食前温白米汤送下。

【主治】中焦气滞，胸膈痞闷，饮食迟化，呕恶气不升降，痃癖瘕癥，腹内膨胀疼痛；妇人血气之证。

酒积丸

【来源】方出《医学纲目》卷二十五，名见《东医宝鉴·杂病篇》卷六。

【组成】乌梅肉一两 半夏曲七钱 青木香四钱 枳实半两 砂仁半两 杏仁三钱 巴霜一钱 黄连（酒浸一宿）一两

【用法】上为末，蒸饼为丸，如绿豆大。每服八丸，白汤送下。

【主治】

1.《医学纲目》：酒积。

2.《杂病源流犀烛》：饮酒受伤成积，面黄黑，腹膜胀，时呕痰水。

消饮倍术丸

【来源】《普济方》卷一六四。

【组成】白术五两 削术三两 桂心一两 干姜四两

【用法】上为末，面糊为丸，如梧桐子大。每服三十粒，食后温米饮送下。

【主治】胃虚，五饮酒癖，头痛眩，胃干呕，饮流肠间，动则有声。

太乙丸

【来源】《普济方》卷一六六。

【组成】半夏二两 南星二两 天花粉四两 五灵脂二两 苦葶苈二两（微炒） 巴豆五粒（去皮油心膜） 朱砂半两（一半入药，一半为衣）

【用法】上为末，以生姜自然汁煮稀糊为丸，如鸡头子大，朱砂为衣。每服三丸，先嚼胡桃半个，次用姜汁吞下。

【主治】痰癖不可解者。

朱砂三棱丸

【来源】《普济方》卷一七四。

【组成】石三棱（酒浸） 荆三棱（酒浸） 鸡爪三棱（酒浸） 蓬术（醋浸） 枳壳（去瓤，麸炒） 川楝子（去皮、子） 茴香（微炒） 青皮（去白） 当归（去芦）各半两 槟榔七钱半 丁香二钱 木香三钱 巴豆（去壳，麸炒至深黄色为度）十八粒（巴豆斟酌量用或只用巴豆炒三棱、枳壳、蓬术三味亦得，炒至黄色，去巴豆） 肉豆蔻七钱半 朱砂五钱（水飞，一半入药，一半为衣）

【用法】上为细末。除朱砂外，生姜研汁，用面打糊为丸，如小豆大。每服十五丸，生姜汤送下；温水亦得。

【主治】痃癖，气块留滞，一切内伤。

硇魏丸

【来源】《普济方》卷一八二。

【组成】硇砂（水净，去石，炒）三两 胡芦巴一两半 木香 沉香各半两 陈皮 干姜 当归 厚朴 川芎 茴香 胡椒 砂仁 甘草 大附（炮）各四两 白术 青盐 五味各一两半 阿魏半两（醋化） 好酒五升 好醋五升 好蜜十两 细面二斤 丁香

方中丁香用量原缺。

【用法】上为末，用银石锅，内入酒醋蜜，先下丁魏盐三味，并面同煎稠粘，便下药末半斤以来，更煎如稀糊，渐渐入药末，煎至得所，熄火取出，更入干药末，搜和成剂，捣杵为丸，如梧桐子大。

每服十五丸至二十丸，空心嚼破，姜酒汤送下。

【主治】脾元气弱，久积阴冷，心腹胁肋胀满刺痛，面色青黄，肌体瘦弱，怠惰嗜卧，食少多伤，噫气吞酸，哕逆恶心，腹中虚鸣，大便泻利，胸膈痞塞，饮食不下，呕噎霍乱，体冷转筋，五膈五噎，痃癖积聚，翻胃吐食，久病久痢。

【宜忌】忌羊血豉汁。

黄雌鸡方

【来源】《普济方》卷一九一。

【组成】雌鸡一只　赤小豆一升

【用法】同煮，候豆烂，即食其汁，日二夜一，每服四合；若瘦者，渐食之良。

【功用】补肾，扶阳气。

【主治】腹肿水癖，水肿，冷气。

【宜忌】先患骨热者，不可食也。

夺命散

【来源】《普济方》卷二五五。

【组成】绵纹大黄四两（去皮，炒存性）　麦糵一两半（炒）　槟榔七钱半　茴香　瞿麦　地萹蓄各二钱半

【用法】上为细末。每服虚实加减钱数，随证汤酒服之。

【主治】男子、妇人心中积热停痰，肠垢诸毒变成百病，酒面食积，痃癖气块，小肠疝，诸般膈气，反胃吐食，胸膈痞闷，胁肋疼痛，呕吐痰逆，头目昏重，偏正头风；或惊怖、口苦、舌干、噎气醋心，腹胀如鼓，大便不通；小儿赤沃，饮食过多，不生肌肉，心中烦躁，面色萎黄，肌体羸瘦，困倦少力，夜多盗汗；脾胃不和，泻痢脓血，久而成血癖、血瘕。

【加减】如妇人室女血脉不行，加木香、沉香、枳壳，煎当归汤调服；小肠气，用干漆、麦糵、木通、炒茴香，煎汤服；木通、干漆二味，量病虚实用。

槟榔丸

【来源】《婴童百问》卷五。

【组成】槟榔五钱　木香（面裹，煨）三钱　青皮五钱（去瓤，巴豆三十粒，去壳同炒，去巴豆）　陈皮半合（炒法亦用巴豆同青皮）

【用法】上为细末，蒸饼为丸，如黍米大，用米饮食前服。丸数多少量儿大小虚实加减。

【主治】小儿伤食，得之痛刺胁肋，心胸烦闷，饮食不下，吐逆恶心，久不医治，渐成痞癖。

痞　膏

【来源】《扶寿精方》。

【组成】桐油五两　松香八两　当归一两　乳香　没药各一两　真阿魏三钱

【用法】上先将松香、当归入桐油内熬枯，去滓，后入乳香、没药，将起火时入阿魏，熔化成膏，用红绢摊膏。用时先以煨生姜擦皮肤，后贴膏药，频以热手按摩，或炒盐熨之。

【主治】痞块。

酒积麦芽丸

【来源】《古今医统大全》卷三十三。

【组成】神曲（炒）　麦芽（炒）各一两　黄连五钱（锉用巴豆五粒同炒）

【用法】上为末，沸汤搜和为丸，如梧桐子大。每服五十丸，食远姜汤送下。

【主治】酒癖不消，心腹胀满，噫酸呕逆，胁肋痛。

阿魏撞气丸

【来源】《医学入门》卷七。

【组成】小茴　青皮　甘草　陈皮　莪术　川芎各一两　生姜四两（用盐五钱淹一宿）　胡椒　白芷　肉桂　砂仁　丁香皮（炒）各五钱

【用法】上为末，用阿魏一钱半，和面糊为丸，如芡实大，每药一斤，用朱砂七钱为衣。每服三五丸，男子气痛，炒姜盐汤送下；妇人血气痛，醋汤送下。

【主治】五种噎疾，九种心痛，痃癖气块，冷气攻刺，腹痛肠鸣，呕吐酸水，男子疝气，女人血气。

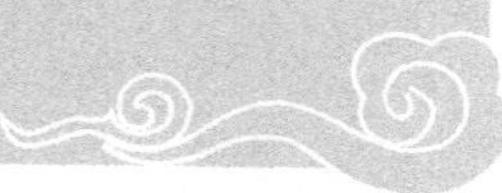

化癖膏

【来源】《古今医鉴》卷十三引范任庵方。

【组成】真香油一斤　好黄丹半斤　川乌五钱　甘遂五钱　当归五钱　甘草五钱　蜣螂二十个　穿山甲五钱　木鳖子五钱（仁）

【用法】上先将油入锅内，用前七味熬焦，去滓，入黄丹熬成珠，离了火，入后药：芦荟五钱，阿魏五钱，硇砂五钱，硼砂五钱，皮消五钱，麝香五钱，水红花七钱，此七味为细末，入内随用，每一个，重三钱。头贴时，先用皮消水洗患处极净，然后贴上，三日觉肚皮痒，七日觉疾甚痛，即其验也。

【主治】癖疾。

【宜忌】忌生冷油腻等物。

伤水张南川消癖膏

【来源】《古今医鉴》卷十三。

【组成】香油一斤　桃一两　榆二两　椿一两　槐一两　柳一两　柏枝一两　楮一两　猪鬃四两　血余一两　水红花穗一斤，以上俱入油内熬焦，去滓，又入后药：黄连一两　黄芩一两　黄柏一两　栀子一两　大黄一两　连翘一两　川乌一两　两头尖一两　川芎一两　防风一两　荆芥一两　木鳖子一两　薄荷一两　苍术一两　苦参一两　穿山甲一两　当归尾一两　蓖麻仁一两　入油内熬焦捞出，称煎油，如油一两，入黄丹五钱，熬至滴水成珠，离火待温，入后细药：阿魏一钱　血竭一钱　芦荟一钱　硼砂一钱　硇砂一钱　乳香一钱　没药一钱　胡黄连一钱　儿茶一钱　轻粉一钱　雄黄一钱　天竺黄一钱　蜈蚣三条（为末）　潮脑一两　麝香三分

【用法】为膏。临摊贴药，入麝，贴患处。

【主治】癖疾。

红花膏

【来源】《古今医鉴》卷十三。

【组成】水红花科一捆（熬膏一碗）　麝香三钱　阿魏三钱　血竭三钱　没药五钱　赤芍一两　当归一两

【用法】上为细末，入膏内搅匀，以青布摊。贴患处。

【主治】癖疾。

将军散

【来源】《古今医鉴》卷十三。

【组成】川大黄（酒浸，蒸）五钱　荞麦面（炒黄）三钱　阿魏一钱

【用法】上为细末。每服三分，烧酒调服。

【主治】癖疾。

青黛丸

【来源】《古今医鉴》卷十三引郭师傅方。

【组成】青黛（水飞）二钱　黄连（猪胆汁炒）二钱　石膏（火煅）二钱　连翘（去瓤）三钱　桔梗一钱半　升麻一钱半　黄芩（酒炒）二钱　薄荷二钱　防风二钱半　半夏（姜制）二钱　牛胆南星二钱　贝母二钱　枳实（麸炒）一钱半　莪术（醋炒）一钱半　木香二钱　槟榔二钱　香附（童便浸）三钱　山楂肉二钱　砂仁一钱半　人参（去芦）一钱半　白术（麸炒）三钱　茯苓（去皮）三钱　甘草（炙）一钱　紫苏二钱　麻黄二钱

【用法】上为细末，稀糊为丸，如绿豆大。每服五七分或一钱，身热，薄荷汤送下；咳嗽，五味子、桑白皮汤送下；头痛身热，川芎汤送下；痘疹，酒送下；伤风身热，麻黄、紫苏汤送下。又治大人伤酒、伤食、伤气、伤风、头痛，每服五丸，姜汤送下。

【主治】小儿癖疾发热，上攻牙龈，腮颔肿痛生疮；诸热痰嗽，伤风身热，并痘疹出不快，身极热眼黄；大人伤酒、伤食、伤风、伤气、头痛。

消癖膏

【来源】《古今医鉴》卷十三引张南川方。

【组成】香油一斤　桃一两　榆二两　椿一两　槐一两　柳一两　柏枝一两　楮一两　猪鬃四两　血余一两　水红花穗一斤（上药入油内熬焦去滓，又入后药）　黄连一两　黄芩一两　黄柏

一两 栀子一两 大黄一两 连翘一两 川乌一两 两头尖一两 川芎一两 防风一两 荆芥一两 木鳖子一两 薄荷一两 苍术一两 苦参一两 穿山甲一两 当归尾一两 蓖麻仁一两（上药入油内熬焦捞出，称前油。如油一两，入黄丹五钱，熬至滴水成珠，离火待温，入后细药） 阿魏一钱 血竭一钱 芦荟一钱 硼砂一钱 硇砂一钱 乳香一钱 没药一钱 胡黄连一钱 儿茶一钱 轻粉一钱 雄黄一钱 天竺黄一钱 蜈蚣三条（为末） 朝脑一两 麝香三分

【用法】临摊贴，药入麝，贴患处。

【主治】癖疾。

黄龙膏

【来源】《古今医鉴》卷十三引周仁山方。

【组成】黄狗脑子三个 黑矾半斤 皮消半斤

【用法】后二味分三分，入三个脑子内，令儿食饱，将一分用面圈癖，药入圈内，熨斗熨至干，成饼去了。每一日一次，三日为止；又停一日，将甘草、甘遂一处为末，绢包水浸癖，揉一顿饭时，即服桃仁承气汤一剂，打下血块；未下，再进一服。

【主治】癖疾。

秘传消痞丸

【来源】《保命歌括》卷二十三。

【组成】三棱 莪术（各用醋浸，煨软，切） 陈皮 青皮（去瓤） 当归（酒洗） 半夏曲各一两 川芎 厚朴（姜汁炒） 黄连各一两 九肋鳖甲（醋炙）二两 黄芩 干姜（炒） 柴胡 官桂 昆布各一两

【用法】上为细末，酒煮神曲为丸，如梧桐子大。每服五十丸，以白汤送下。

【主治】小儿癖为寒热。

灵仙丸

【来源】《赤水玄珠全集》卷二十六。

【组成】威灵仙

【用法】上为末，炼蜜为丸，如弹子大。红绢袋盛药一丸，用精猪肉四两，煮极烂去药，吃肉。其积化从大便而下，以知为度。

【主治】一切癖。

至宝丸

【来源】《万病回春》卷七。

【组成】真阿魏二钱 芦荟 天竺黄 胡黄连 雄黄 川山甲（炒） 沉香 白草乌（泡） 硇砂 没药各二分

【用法】上为极细末，用好酒和成一块，入铜锅内，再入酒半茶钟，文火熬成膏，量可丸时取出为丸，如碗豆大。十岁以上，服二丸，临卧时服，黄酒送下。待其自然汗出，三日服一次，重者，五七服；轻者，二三服，热即退，块亦消。

如服后热不止，可后服金花丸；如羸弱不进食者，可先服平胃散。

【主治】癖疾发热。

化癖膏

【来源】《鲁府禁方》卷三。

【组成】黄狗脑子三个 皮消半斤 麝香三分 珍珠一钱

【用法】共捣成饼，分作三次用。先令病者饮食稍饱，令仰卧，揣块之大小，用笔圈定，以篾作圈围住；另用面作圈，放篾圈里，以草纸贴块上，将药摊贴纸上，用火慢慢熨之，熨尽药枯为妙，次日又如此，三次熨尽。用桃仁承气汤，一剂服之，即下血块。

【主治】癖块。

牛黄散

【来源】《鲁府禁方》卷三。

【组成】牛黄 芦荟 僵蚕各二钱 孩儿茶 阿魏 甘草各三钱 大黄一两一钱 穿山甲十斤（黄土炒焦黄色）

【用法】上为细末。每服五分，空心蜜水或黄酒调服。

【主治】癖。

【宜忌】忌生冷。

黄阁化癖膏

【来源】《鲁府禁方》卷三。

【组成】秦艽　三棱　黄柏　莪术　蜈蚣各五钱　当归　大黄各三钱　真香油二斤四两　黄丹一斤二两（水飞过，炒紫色）　川山甲十四片　全蝎十四个　木鳖子七个

【用法】上将药入油内，煎黄色为度，滤去滓，捣烂待用，油冷入黄丹，用文武火熬，槐柳条不住手搅，黑烟起，滴水成珠，手试软硬，方可离火，次下四味细药，并入捣烂粗滓于内。真阿魏一两，乳香五钱，没药五钱，麝香一钱，皮消三钱（风化为末），搅匀，以瓷器内盛之。如用，坐水中溶化开，不可火上化。此药用狗皮摊贴患处，每个重七钱，贴三日止热，贴七日觉腹微疼，十日大便下脓血为验。

【主治】癖积气块，身体发热，口内生疳。

【宜忌】忌生冷及腥荤发物百日。

阿魏丸

【来源】《杏苑生春》卷六。

【组成】茴香　青皮（去白）　甘草（炙）　橘红　蓬术各一两　胡椒　白芷　肉桂　缩砂仁　丁香皮各五钱　川芎一两　生姜四两（切片，用盐半两腌一宿，晒干，焙）　阿魏二钱五分（用好醋浸烂，研入糊中）

【用法】上为末，用面糊和阿魏为丸，如梧桐子大，每药一斤，用朱砂七钱为衣。每服四十丸。男气疼，用姜盐汤；女气疼，用醋汤，食远送下。

【主治】心腹疼痛，痃癖，男疝，女血气。

消醒丸

【来源】《杏苑生春》卷六。

【组成】木香　茯苓　橘红　槟榔　三棱　蓬术　香附子　苍术　厚朴　干葛根各一两　官桂　缩砂仁　甘草（炙）各半两

【用法】上为末，神曲打糊为丸，如梧桐子大。每服五十丸，食前白汤送下。

【主治】酒积腹疼。

化坚汤

【来源】《寿世保元》卷三。

【组成】白术（去芦）二钱　白茯苓（去皮）三钱　当归三钱　川芎一钱五分　香附（炒）二钱　山楂二钱　枳实一钱　陈皮二钱　半夏（姜汁炒）二钱　红花八分　桃仁（去皮尖用）十粒　莪术一钱　甘草八分

【用法】上锉一剂。加生姜三片，水煎，温服。

【主治】五积六聚，癥瘕痃癖，痰饮、食积、死血成块者。

【加减】肉积，加黄连六分；面积，加神曲二钱；左有块，加川芎一钱；右有块，加青皮二钱；饱腹，加萝卜子三钱；壮人，加三棱一钱；弱人，加人参二钱。

化癖金丹

【来源】《寿世保元》卷八。

【组成】蟾酥（水泡）　黄蜡各二钱　羚羊角　牛黄各五分　麝香三分　巴豆肉一钱　硇砂　冰片各二分

【用法】上为末，为丸如菜子大。每用一粒，用扁头针在患处刺破皮入之，用膏药贴上，一伏时揭起。其癖化脓血，出尽，服调理脾胃之药而愈。

【主治】积癖。

将军百战百胜膏

【来源】《寿世保元》卷八。

【组成】大黄　白芷各二两　三棱　莪术各一两　木鳖子十个　蜈蚣十条　穿山甲十五片　巴豆一百五十个　蓖麻子一百五十个　栀子五个　黄连五钱　槐柳条三百寸

【用法】香油二斤，入药熬黑色，去滓滤净；再入黄丹一斤，熬至点水成珠；再加血竭五钱，芦会五钱，天竺黄五钱，轻粉五钱，阿魏五钱，麝香五分，胡黄连二钱，硼砂二钱，为末，下油中。贴癖。

【主治】积癖。

神仙化癖膏

【来源】《寿世保元》卷八。

【别名】清凉化痞膏（《何氏济生论》卷五）、化痞膏（《杂病源流犀烛》卷十四）。

【组成】真香油二斤四两　秦艽五钱　三棱五钱　黄丹一斤二两（水飞过，炒紫色）　黄柏五钱　穿山甲十四片　当归三钱　莪术五钱　全蝎十四个　大黄三钱　蜈蚣五钱　木鳖子七个（将药入油内熬黄色为度，滤去滓，捣烂待用，油冷时下黄丹，用文武火熬，槐、柳条不住手搅，出黑烟气，熬至滴水成珠，手试软硬适度方可离火，次将后项细药并入捣烂粗滓内）　真阿魏二两　乳香五钱　没药五钱　麝香一钱　皮消三钱（风化为末）

【用法】上调匀，以瓷器内盛之。用时坐水中熔开（不可火上化），用狗皮摊贴患处，每个重七钱。贴三日止热，七日觉腹微痛，十日大便下脓血为验。

【主治】癖积气块，身体发热，口内生疳。

【宜忌】忌生冷、腥荤、发物百日。

【加减】如有马刀疬子疮，加琥珀一两。

黄龙丸

【来源】《寿世保元》卷八引刘小亭方。

【组成】雄黄一钱半　蜈蚣二条（砂锅内炒，去头足）　芦荟三分　阿魏三分　牛黄一分　天竺黄三分

【用法】上为末，化黄蜡一两为丸，如绿豆大。先服七丸则热退，次服九丸则块消，三服十一丸则病根除。每用黄蜡煎鸡子清入药于黄酒送下。

【主治】积癖。

香棱丸

【来源】《简明医彀》卷三。

【组成】三棱四两（醋炒）　青皮　陈皮　蓬术（煨）　枳实　萝卜子　香附子　厚朴各二两　黄连　肉桂　神曲　麦芽　山楂肉　槟榔　益智各一两　干漆（炒烟尽）　木香　砂仁　桃仁各五分

【用法】上为末，醋糊为丸，如梧桐子大。每服七十丸，空心生姜汤送下。

【主治】五积六聚，二焦痞塞，痃癖诸积。

家秘消坚散

【来源】《症因脉治》卷一。

【组成】三棱　莪术　槟榔　枳实　香附　海石

【主治】癖积脘痛。胃脘有块，常痛不休。

【加减】上部癖积，加苍术、厚朴；下部癖积，加青皮，枳壳。

干葛清胃汤

【来源】《症因脉治》卷四。

【组成】升麻　葛根　甘草　川黄连

【主治】酒积腹痛，口苦舌干者。

【加减】口干脉大，加石膏、知母。

平胃四苓散

【来源】《症因脉治》卷四。

【组成】苍术　厚朴　陈皮　甘草　白术　白茯苓　泽泻　猪苓

【主治】

1.《症因脉治》酒积，五更泄泻。

2.《伤寒大白》：中焦水饮痞塞混浊。

【加减】治酒积五更泄泻，应加干葛、黄柏、若胸次不宽，再加砂仁、白豆蔻。

栀连平胃散

【来源】《症因脉治》卷四。

【组成】厚朴　陈皮　甘草　山栀　葛根　熟苍术　川连　枳壳

【主治】酒热成积腹痛，脉右关滑数者。

【加减】小便赤，加木通、滑石；大便结，加大黄、芒消；胸满闷，加砂仁、白蔻仁；目黄疸色，加柴胡、胆草。

栀连平胃散

【来源】《症因脉治》卷四。

【组成】平胃散加川连　山栀　枳壳　桔梗

【主治】酒积腹痛，利下黄沫。

济阴丸

【来源】《证治汇补》卷六。

【组成】香附一斤（醋浸，炒）　莪术　当归各四两（俱酒浸）

【用法】上为末，醋糊为丸。醋汤送下。

【主治】经候不调，痃癖积块，刺痛。

橘核丸

【来源】《医学心悟》卷三。

【组成】橘核子（盐酒炒）二两　川楝子（煨，去肉）　山楂子（炒）　香附（姜汁浸，炒）各一两五钱　荔枝核（煨，研）　小茴香（微炒）各一两

【用法】神曲四两，煮糊为丸，如梧桐子大。每服三钱，淡盐水送下。

【主治】癥瘕痃癖，小肠膀胱气等。

【加减】寒甚，加附子五钱，肉桂三钱，当归一两。

木香丸

【来源】《医宗金鉴》卷五十五。

【组成】木香　蓬莪术　缩砂仁　青皮　朱砂（研细）各二钱

【用法】上为细末和匀，飞白面糊为丸，如麻子大。每服二三丸，乳伤，乳饮送下；食伤，以所伤物熬汤送下。并以红花膏外贴之。

【主治】癖疾，无热渴者。

化癖膏

【来源】《种福堂公选良方》卷二。

【组成】靛花三四五匙

【用法】每日将靛花三四五匙，冲热陈酒内，空心服。服至十日即不动，服一二月即消尽矣。外用敷之。

【主治】癖块如活鳖能行动，诸药不效者。

消癖酒

【来源】《仙拈集》卷三。

【组成】红花五钱　当归三两　苎麻嫩根十两

【用法】用好酒十斤，煮三炷香，埋土内三日，取出服之，十日全消。

【主治】癖疾。

消癖散

【来源】《仙拈集》卷三。

【组成】鳖甲（醋炙）每一岁用一钱　全蝎三个（去头足，焙干）　雄黄二分

【用法】上为末。用脂麻一撮（略炒），沙糖拌，五更时送下。十岁服十剂，二十岁服二十剂。

【主治】癖。

消癖膏

【来源】《仙拈集》卷三。

【组成】穿山甲（焙，为末）　蕲艾　大蒜

【用法】入食盐、米醋共捣膏。贴患处，约两炷香。

【主治】癖疾。

消癖神火针

【来源】《串雅外编》卷二。

【组成】蜈蚣一条　木鳖　五灵脂　雄黄　乳香　没药　阿魏　三棱　莪术　甘草　皮消各一钱　闹杨花　硫黄　山甲　牙皂各二钱　麝香三钱　甘遂五分　艾绒二两

【用法】作针。

【功用】消癖。

杨枝汤

【来源】《杂病源流犀烛》卷十四。

【组成】白杨木东枝（去粗皮，避风锉细）五升（炒黄）

【用法】上以酒五升淋讫，用绢袋盛滓，还酒中，密封再宿。每服一合，一日二次。

【主治】腹满癖坚如石，积年不损。

星附丸

【来源】《杂病源流犀烛》卷十四。

【组成】南星　香附各等分

【用法】上为末，生姜汁糊为丸。每服二三十丸，生姜汤送下。

【主治】老人、小儿痃癖，往来疼痛。

豮猪肝丸

【来源】《杂病源流犀烛》卷十四。

【组成】豮猪肝一具可十两者

【用法】以巴豆五十粒去皮，扎在肝内，米醋三碗，煮肝极烂，去巴豆，入京三棱末和得所，丸如梧桐子大。每服五丸，食前酒送下。

【主治】积聚癥瘕、痃癖痞。

三棱丸

【来源】《医级》卷八。

【组成】三棱　莪术各二两　木香　槟榔各五钱　砂仁　青皮　半夏　麦芽各一两　老黄米（以巴豆十五粒同炒焦色，去豆不用）

【用法】醋糊为丸，如绿豆大。每服二十丸，痰食之积，生姜汤送下；癥瘕痞积，淡盐汤或白汤送下；挟虚者，白术、当归汤送下。

【主治】癥瘕痃癖，食痰诸积，坚硬痞满，饮食不下。

消癖清肌汤

【来源】《济众新编》卷七。

【组成】柴胡　鳖甲各一钱　黄芩　山楂肉　神曲　白芍药各七分　半夏　地骨皮　人参　木通各五分　胡黄连　甘草各三分

【用法】加生姜三片，煎服。

【主治】腹有癖块，寒热如疟，口渴尿赤，盗汗咳嗽，或昼歇夜发。

【加减】甚则加棱、蓬；虚则加苓、术。

赭石挨癖丸

【来源】《保赤存真》卷九。

【组成】赭石（水飞）　青皮（醋炒）　莪术（煨）　木香　肉桂各三钱　巴豆霜（去油）　大黄各一钱

【用法】上为末，醋煮面糊为丸，如萝卜子大。每服五丸，姜汤送下。

【主治】血膜裹水成癖，胁旁时时作痛，时发潮热，或寒热往来似疟，气壮者。

鸡鸣遇仙丹

【来源】《全国中药成药处方集》（呼和浩特方）。

【组成】黑丑　槟榔　莪术　三棱　茵陈　白丑各一斤　干姜八两

【用法】用牙皂水泛为小丸服。

【功用】杀虫，攻癖，降痰。

【主治】虫积：虫潜肠内，腹痛结块，起伏无定，肢厥面苍，形体消瘦，食多不化；癖积：食积成癖，脘腹胀痛，呕恶吞酸，咯气嘈杂；痰积：痰积肺脏，咳吐不出，后背冰冷，冒眩气促。

六十、厥　逆

厥逆，又称手足厥冷、四肢逆冷、手足逆冷，是指手足寒凉发冷的病情。《黄帝内经》有关厥逆的论述颇多，如《素问·举痛论》云：“寒气客于五脏，厥逆上泄”、“寒气客于肠胃，厥逆上出，故痛而呕也”。《素问·奇病论》云：“人有病头痛以数岁不已，此安得之，名为何病？岐伯曰：当有所犯大寒，内至骨髓，髓者以脑为主，脑逆故令头痛，齿亦痛，病名曰厥逆。”《素问·腹中论》云：“有病膺肿，颈痛胸满腹胀，此为何病？何以得之？岐伯曰：名厥逆。”《灵枢经·癫狂》篇云：“厥逆为病也，足暴清，胸若将裂，肠若将以刀切之，烦而不能食，脉大小皆涩。”各篇所论，多指气机上逆。《伤寒论·辨少阴病脉证并治》：“少阴病，下利清穀，里寒外热，手足厥逆，脉微欲绝。”《伤寒论·辨厥阴病脉证并治》：“伤寒六七日，大下后，寸脉沉而迟，手足厥逆。”《金匮要略·腹满寒疝宿食病脉证治》：“寒疝绕脐痛，若发则自汗出，手足厥冷。”张氏所言厥逆，则指手足寒凉发冷。《诸病源候论》：“厥者，逆也。谓阴气乘于阳。阴气居于下，阳气处于上，阳虚则阴实，实则阴盛，阴盛则上乘于阳，卫气为之厥逆，失于常度，故寒从背起，手足冷逆，阴盛故也。”秉承张师旨义，认为是卫气逆行而致手足逆冷。病发主要是阳气衰微或阳气运行受阻不能温煦所致。属阴寒内盛所致者，伴有怕冷，下利清谷，脉沉微等，治宜回阳救逆因热邪郁遏，阳气不能通达四肢者，伴有胸腹烦热，口渴等证，治宜宣透郁热。

赤丸

【来源】《金匮要略》卷上。

【组成】茯苓四两　半夏四两（洗，一方用桂）　乌头二两（炮）　细辛一两

【用法】上为末，纳真朱为色，炼蜜为丸，如麻子大。每服三丸，先食酒饮送下，日二次，夜一次。不知稍增之，以知为度。

【主治】寒气厥逆。

【方论】

1.《张氏医通》：此方乌头与半夏同剂，用相反以攻坚积沉寒，非妙达先圣至理，不能领略其奥，与胡洽治膈上积用十枣汤加甘草、大戟同一妙义。而《普济方》仅用乌头、半夏二味，易白凤仙子、杏仁，黄丹为衣，服七丸至谷道见血而止。其瞑眩之性可知。盖药之相反相恶，不过两毒相激，原非立能伤人，后世以为相反之味，必不可用，陋哉。

2.《金匮方歌括》元犀按：寒气而至厥逆，阴邪盛也。方中乌头、细辛以温散独盛之寒；茯苓、半夏以降泄其逆上之气，人所共知也；而以朱砂为色，其玄妙不可明言，盖以此品具天地纯阳之正色，阳能胜阴，正能胜邪，且以镇寒气之浮，而保护心主，心主之令行，则逆者亦感化而效顺矣。

3.《金匮要略论注》：此方伤寒论直中之类也。胸腹无所苦而止厥逆，盖四肢乃阳气所起，寒气格之，故阳气不接而厥，阴气冲满而逆。故以乌头、细辛伐内寒；苓、半以下其逆上之痰气；真朱为色者，寒则气浮，故重以镇之，且以护其心也。

4.《金匮要略方义》：本方主治，众说纷纭，观其方药，当属脾肾阳虚，寒邪内侵，伏饮内动之证。脾肾阳气不振，不能温养四末，故四肢厥冷。阳虚无力抗御外寒，则寒邪直中于里，故其发病急剧，腹痛骤起。寒邪引动内饮，当见呕吐清水，或心下痞闷等。方中以乌头为君药，温里阳以祛寒邪；臣以半夏，温中化痰，降逆止呕；佐以细辛，即助乌头以散寒邪，且助半夏以散伏饮；又加茯苓之利湿除饮，则寒去饮消，阳气自复，而诸症得解。其用朱砂为色者，取其体重善降，重以镇逆，《名医别录》又言其“除中恶腹痛”，盖以之配伍乌头，可除腹痛；配伍半夏，可降逆气耳。

游气汤

【来源】《外台秘要》卷九引《古今录验》。

【组成】厚朴四两（炙）　人参　甘草（炙）　牡蛎各二两（熬）　茯苓四两　桂心　半夏各一两（洗）　栀子四枚　生姜八两　黄芩三两

【用法】上切。以水九升，煮取三升半，去滓，分服七合，日三次，夜二次。

【主治】厥逆。脏气有余，寒气虚劳，忧气惊气，其人善悸，胸中或寒，上下无常，多悲伤，流四肢、脐四边常有核游肿，大便不利。

【宜忌】忌海藻、菘菜、生葱、羊肉饧醋物。

【加减】若腹痛，去黄芩，加芍药三两。

赤　丸

【来源】《备急千金要方》卷十六。

【组成】茯苓　桂心各四两　细辛一两　乌头　附子各二两　射罔如大枣一枚

【用法】上为末，纳真朱为色，炼蜜为丸，如麻子大。每服一丸，空腹酒送下，日二次，夜一次。不知，加至二丸，以知为度。

【主治】寒气厥逆。

【方论】《千金方衍义》:《金匮要略》赤丸方只四味，妙在乌头、半夏之反激并用。《备急千金要方》乃裁汰半夏改用桂、附、射罔，虽悍烈过于半夏，然不若反激之力最胜。真朱力能交济坎离，收摄虚火，或云是缘矾煅造，平治土脏，有温散之专功，无伤中之叵测。

人参汤

【来源】《圣济总录》卷五十六。

【组成】人参　赤茯苓（去黑皮）　厚朴（去粗皮，生姜汁炙透）　紫苏子（炒）　大腹皮　桑根白皮（锉）　槟榔（锉）各一两　陈橘皮（去白，焙）　防己各一两半

【用法】上为粗末。每服五钱匕，水一盏，加生姜一块（拍破），葱白三茎（切），煎至八分，去滓，空心温服。

【主治】厥逆。三焦不调，及脾胃气攻，头面虚肿，气喘，心急胀满。

茯苓汤

【来源】《圣济总录》卷五十六。

【组成】赤茯苓（去黑皮）三两　桔梗（锉，炒）二两　厚朴（去粗皮，生姜汁炙透）　白术　人参各二两　陈橘皮（去白，焙）一两半

【用法】上为粗末。每服三钱匕，水一盏，加生姜一小块（拍破），煎至六分，去滓温服，一日三次。

【主治】厥逆满急，食饮妨闷。

茯苓汤

【来源】《圣济总录》卷五十六。

【别名】小茯苓汤（《宣明论方》卷二）。

【组成】赤茯苓（去黑皮）三两　人参　陈橘皮（去白，焙）　桔梗（锉，炒）各二两

【用法】上为粗末。每服三钱匕，水一盏，加生姜一小块，煎至七分，去滓温服，一日三次。

【主治】厥逆。冷气冲注，刺痛胀满。

调中丸

【来源】《圣济总录》卷五十六。

【组成】人参一两　赤茯苓（去黑皮）　桔梗（锉，炒）　橘皮（去白焙）　白术　半夏（姜汁同捣作饼，晒干）　沉香　槟榔（锉）　藿香叶各一两

【用法】上为细末，炼蜜为丸，如梧桐子大。每服三十丸，温生姜汤送下，不拘时候。

【主治】厥逆病，三焦不调，升降否隔，颈痛膺肿，胸满腹胀。

紫苏子汤

【来源】《圣济总录》卷五十六。

【组成】紫苏子（炒）　陈橘皮（去白，焙）　人参　赤茯苓（去黑皮）　厚朴（去粗皮，生姜汁炙透）　生姜（切，焙）　杏仁（去皮尖双仁，炒）　枇杷叶（拭去毛，炙干）各二两

【用法】上为粗末。每服三钱匕，水一盏半，煎至一盏，去滓，空腹温服，一日三次。

【主治】厥逆及冷气逆满，不能食。

款气丸

【来源】《圣济总录》卷六十七。

【组成】木香　陈橘皮（汤浸，去白，切，焙）　枳壳（去瓤，麸炒）　郁李仁（麸炒，去皮）各三分　吴茱萸（汤洗七遍，炒）半两　桃仁（去皮尖双仁，麸炒）一两　京三棱（煨，锉）一两半　桂（去粗皮）半两　槟榔（锉）一两半　赤芍药　赤茯苓（去黑皮）各一两　黑牵牛五两（拣净，捣罗为末）二两半

【用法】上为细末，炼蜜为丸，如梧桐子大。每服二十丸，空心温酒送下；生姜汤亦得。

【主治】气逆攻冲，肩膊拘急，或胁肋胀满，大便

秘涩，手臂头面浮肿。

橘皮汤

【来源】《圣济总录》卷六十七。

【组成】陈橘皮（汤浸，去白，焙）四两　生姜（切，焙）六两　缩砂仁　甘草（炙）　白芷各一两

【用法】上为粗末。每服五钱匕，水一盏半，煎至一盏，去滓温服。口干加牛乳少许同煎。

【主治】气逆，心腹膨胀，干呕不止，手足厥冷。

六一汤

【来源】《魏氏家藏方》卷二。

【别名】升降六一汤（《内经拾遗方论》卷二）、升降气六一汤（《普济方》卷一八二引《经效济世方》）。

【组成】香附子五两（炒，去毛）　藿香叶一两（去土）

【用法】上为细末。百沸汤点服，不拘时候。

【功用】升降气。

【主治】

1.《魏氏家藏方》：一切气病。

2.《内经拾遗方论》：气郁中外，膺肿颈痛，胸满腹胀，名曰厥逆。

通经汤

【来源】《御药院方》卷六。

【组成】蛇床子三两　左顾牡蛎三两（为末）　浮萍草三两　草香附子三两（为末）　磁石二两（引针试有力者，杵如豆大，用绢袋盛，煎十遍，勿用）

【用法】用向阳仰泉水一斗，同上件药煎至七升，滤滓，贮于瓶中。临卧阴器贮于瓶口中，提地户三七遍，熏浸少时，倾于盆子中，通手淋洗少时。

【主治】真气不足，暴感寒邪，阴阳升降失常，手足厥冷，囊缩或小腹急痛。

木香汤

【来源】《普济方》卷一八四。

【组成】木香一两　青橘皮（汤浸，去白，焙）二两　白豆蔻（去皮）三分　郁李仁（汤浸，去皮，微炒，研成膏）二两

【用法】上除郁李仁外，三味为细末，和研令匀。每服二钱，空心、食前煎胡椒汤送下。

【主治】气逆膈闷，胸中痰结，饮食不下。

镇怯丸

【来源】《何氏济生论》卷五。

【组成】代赭石（醋淬，不计煅数，以酥为度，研，水飞）五钱　旋覆花　杜仲（盐炒断丝）　荔枝（炒，研）　胡芦巴（酒洗净，焙香）各一两　石菖蒲（研）五钱　青盐（煅，研）五钱

【用法】上为末，以荔枝肉熬膏糊为丸，如豌豆大，沉香末为衣。每服百丸，白汤送下。

【主治】相火虚炎，厥逆冲突，或胀或痛，或有形，或无形者。

七鲜汤

【来源】《绛囊撮要》。

【组成】鲜藿香一钱五分　鲜首乌一钱五分　鲜荷叶边三钱　鲜生地五钱　鲜佩兰叶一钱五分　鲜建兰叶七瓣　鲜水梨七钱（连皮）

【用法】上药和匀，打汁滤清，用温开水冲服。

【主治】时疾厥逆。

六十一、厥　证

厥证，是指突然昏倒，不省人事，或伴有四肢逆冷为主要临床表现的一种急性病情。病情轻者，一般在短时内苏醒，醒后无偏瘫、失语及口眼㖞斜等后遗症；但病情重者，则昏厥时间较

长，甚至一厥不复而导致死亡。《黄帝内经》论厥甚多，含义范围广泛，有以暴死为厥，有以四末逆冷为厥，有以气血逆乱病机为厥，有以病情严重为厥。如《素问·生气通天论》“如阳气者，烦劳则张，精绝，辟积于夏，使人煎厥。目盲不可以视，耳闭不可以听，溃溃乎若坏都，汩汩乎不可止。阳气者，大怒则形气绝，而血菀于上，使人薄厥。”《素问·通评虚实论篇》：“暴厥而聋，偏塞闭不通，内气暴薄也。”《素问·大奇论》云：“暴厥者，不知与人言。”《素问·调经论篇》：“血之与气并走于上，则为大厥，厥则暴死，气复反则生，不反则死。”又有如《素问·厥论》说：“寒厥之为寒热也，必从五指而上于膝。”是指逆冷的病情，《伤寒杂病论》继承《内经》论点，此当别论。自隋唐以降，历代医家多有论述。《诸病源候论》对尸厥的表现进行描述，“其状如死，犹微有息而不恒，脉尚动而形无知也”。并探讨其病机是“阴阳离居，营卫不通，真气厥乱，客邪乘之”。宋《卫生宝鉴·厥逆》初步提出内伤杂病与外感病的厥之不同点。至明代《医学入门·外感寒暑》首先明确区分外感发厥与内伤杂病厥证。《景岳全书·厥逆》总结明代以前对厥证的认识，提出以虚实论治厥证，切中临床：“气厥之证有二，以气虚、气实皆能厥也”，“血厥之证有二，以血脱、血逆皆能厥也”。

本病的发生，由多种原因引起，或素体阳旺阴亏，或脾虚有痰，或感受暑邪，或陡遇巨大精神刺激，以致气机逆乱，升降失调，气血阴阳不相接续而成。

本病乃危急之候，当及时救治，醒神回厥为主要治疗原则，具体治疗因虚实而异。实证，予开窍、化痰、辟秽而醒神。虚证，予益气、回阳、救逆而醒神。

干姜附子汤

【来源】《伤寒论》。

【别名】姜附汤（《太平惠民和济局方》卷二）。

【组成】干姜一两　附子一枚（生用，去皮，切八片）

【用法】以水三升，煮取一升，去滓顿服。

【功用】《伤寒来苏集》：回阳。

【主治】

1.《伤寒论》：下之后，复发汗，昼日烦躁不得眠，夜而安静，不呕不渴，无表证，脉沉微，身无大热。

2.《太平惠民和济局方》：暴中风冷，久积痰水，心腹冷痛，霍乱转筋。

3.《三因极一病证方论》：中寒，卒然晕倒，或吐逆涎沫，状如暗风，手脚挛搐，口噤，四肢厥冷或复躁热。

4.《医方集解》：中寒厥逆，眩晕无汗，或自汗淋漓，及外热烦躁，阴盛格阳。

【方论】

1.《金镜内台方议》：大汗则表虚，大下则里虚。即汗又下，表里皆虚。阳主于昼，则阳虚不能胜邪，正邪交争，故昼日烦躁不得眠。阴主于夜，阳虚不能与之争，是夜则安静。不呕不渴者，里无热也。身无大热者，表无热。又无表证而脉沉微，知阳气大虚，阴寒气胜，故用附子为君，以温经复阳。干姜为臣佐以辅之也。经曰：寒淫所胜，平以辛热。此汤是也。

2.《绛雪园古方选注》：干姜附子汤，救太阳坏病转属少阴者，由于下后复汗，一误再误，而亡其阳，致阴躁而见于昼日，是阳亡在顷刻矣。当急用生干姜助生附子，纯用辛热走窜，透入阴经，比四逆之势力尤峻，方能驱散阴霾，复涣散其阳，若犹豫不决，必致阳亡而后已。

3.《伤寒瘟疫条辨》：此即四逆减去甘寒之甘草，为回阳重剂。若加增药味，返牵制其雄悍之力，必致迂缓无功矣。干姜辛以润燥散烦，和表里之误伤；附子热以温中固表，调阴阳于既济，阳回即可用平补之药。盖阳既安堵，即宜休养其阴，切勿误用辛热太过之药，转化他患也，审之慎之。

4.《历代良方注释》：冉雪峰：查本方姜附并用，乃合附子理中二方主药，而合为一方也。即下复汗，阴阳气并竭，不兼育阴而纯用复味回阳。盖昼躁夜静，此为假热；不呕渴，脉沉微，此为真寒。又无表证，无须用桂，即或有热，而不大热，故直用附子温下，干姜温中，一以启下焦之元阳，一以培中土之生气。附系生用，汤又顿服，审证即的，用药自专。姜得附，则温中力大；附得姜，则温下功宏。至若为地柔腻，牵制其阳；参术呆钝，郁滞其机，故一概摒除不用。惟兹二健，两两兴奋。上二方干姜温中，附子温下。本方乃合中下而并温之。解表麻桂可合用，亦可分用；温里姜附可分用。分合出入，加减重轻，学者所当比拟互参，整个贯通其所以然之旨趣也。

桂苓五味甘草汤

【来源】《金匮要略》卷中。

【别名】茯苓桂枝五味甘草汤（原书同卷）、茯苓桂心甘草五味子汤（《备急千金要方》卷十八）、茯苓五味子汤（《三因极一病证方论》卷十三）、苓桂味甘汤（《普济方》卷一四〇）、茯苓桂枝五味子甘草汤（《医学纲目》卷二十七）、苓桂五味甘草汤（《类聚方》）、桂苓甘草五味汤（《血证论》卷八）。

【组成】茯苓四两　桂枝四两（去皮）　甘草三两（炙）　五味子半升

【用法】以水八升，煮取三升，去滓，分三次温服。

【主治】青龙汤下已，多唾口燥，寸脉沉，尺脉微，手足厥逆，气从小腹上冲胸咽，手足痹，其面翕热如醉状，因复下流阴股，小便难，时复冒者。

【宜忌】《外台秘要》忌海藻、菘菜、生葱。

【方论】《金匮要略心典》：服青龙已，冲气不归，而仍上逆也。茯苓、桂枝，能抑冲气，使之下行；然逆气非敛不降，故以五味之酸敛其气；土厚则阴火自伏，故以甘草之甘补其中也。

【验案】

1.冲气上逆　《上海中医药杂志》（1984，6：31）：陈某，女，40岁，1979年10月26日来诊，因情志因素致阵发性脐下悸已8个月，每日发作3～5次，发作时自觉从少腹有气上冲、胸闷喉痒，唇麻齿抖，语言不利，面色潮红，并有冷气下行，足冷腿软，步履困难，近1个月来症状加重，头痛畏光，视力减退，发作完毕，一切如常，苔薄白，脉滑数有力。冲气上逆，治拟平冲降气，桂苓五甘汤主之。茯苓、桂枝各12g，甘草9g，五味子24g，共服21剂，诸证消失，随访2年，未复发。

2.气厥（癔病）　《上海中医药杂志》（1984，6：31）：范某，女，60岁，每因生气出现脐下悸，惊恐气短，四肢发冷，遂即昏倒，小便失禁，甚时每日发作5～6次，历时半年余，西医诊断为癔病，苔薄白，脉滑数有力，辨证为气机逆乱，蒙蔽清窍，发为气厥。方用茯苓、桂枝各12g，甘草9g，五味子24g，服6剂后，除略有心悸外，余证悉平，继服24剂病告痊愈，随访无恙。

3.低血压　《河北中医》（1990，2：9）：用桂苓五味甘草汤治疗低血压42例，服药3～15剂，平均7剂，结果：痊愈34例，显效6例，好转2例，总有效率100%。

还魂汤

【来源】《金匮要略》卷下。

【别名】追魂汤（《三因极一病证方论》卷七）。

【组成】麻黄三两（去节）　杏仁（去皮尖）七十个　甘草一两（炙）

【用法】以水八升，煮取三升，去滓，分令咽之。

【主治】

1.《金匮要略》：卒死、客忤死，诸感忤。

2.《三因极一病证方论》：卒厥暴死，及客忤、鬼击、飞尸，奄忽气绝，不觉口噤。

竹沥泄热汤

【来源】《备急千金要方》卷十一。

【别名】竹沥汤（《圣济总录》卷六十七）、竹沥泻热汤（《普济方》卷十四）。

【组成】竹沥一升　麻黄三分　石膏八分　生姜　芍药各四分　大青　栀子仁　升麻　茯苓　玄参　知母各三分　生葛八分

【用法】上锉。以水九升，煮取二升半，去滓，下竹沥煮两三沸，分三服。

【主治】

1.《备急千金要方》：肝实热，阳气伏邪热，喘逆闷恐，目视物无明，狂悸非意而言。

2.《圣济总录》：气逆怒狂，阳气暴厥。

【加减】须利，去芍药，加芒消三分，生地黄五分。

【方论】《千金方衍义》：喘逆狂闷，明是木邪无畏反侮肺金之象。方用竹沥润火清痰为主，兼以麻黄、升麻开泄肺满于上，大青引领知母、石膏等味降泄肝实于下，可谓峻矣。设亢极不应即应，须加芒消以润下之，芍药益气不若地黄之滋血，故易之。

大桂皮汤

【来源】《千金翼方》卷十九。

【组成】桂心六两　当归　细辛　黄芩各二两　人参五两　厚朴（炙）　枳实（炙）　芍药　芎藭各三两　黄耆四两　麦门冬（去心）　吴茱萸　半夏（洗）各一升　蜜五合　附子一枚（炮，去皮）　生姜二斤　五味子　饴各半斤　甘草六两（炙）

【用法】上锉。捣生姜取汁三升；以水二斗煮药，取六升，去滓，微火上煎，纳姜汁、蜜、饴，搅相得，煮取六升，每服一升，一日二次。

【主治】气逆。叉胸，寒热往来，吸吸短气，恶闻人声，诸烦酸疼，咳逆不能饮食，饮食不生肌肉，溺黄，里急绞痛，气上冲发咳，胃管有热，雷鸣相逐，寒冷厥逆，伤损五脏，语言难，喜直观，大便难。

补肝细辛散

【来源】《太平圣惠方》卷三。

【别名】细辛汤（《圣济总录》卷五十五）。

【组成】细辛一分　桃仁三分（汤浸，去皮尖双仁，麸炒微黄）　前胡三分（去芦头）　当归三分（锉，微炒）　附子三分（炮裂，去皮脐）　陈橘皮三分（汤浸去白瓤，焙）　人参三分（去芦头）　柏子仁半分　川芎三分　木香三分　白茯苓三分　吴茱萸半两（汤浸七遍，焙干微焙）　桂心三分

【用法】上为散。每服三钱，以水一中盏，加生姜半分，大枣三枚，同煎至六分，去滓温服，不拘时候。

【主治】肝脏虚寒，胸膈气滞，四肢厥逆，两胁疼痛。

顺元散

【来源】《苏沈良方》卷三。

【别名】顺元煮散（《圣济总录》卷二十七）、顺气散（《普济方》卷一六二）。

【组成】乌头二两　附子（炮）　天南星各一两（炮）　木香半两

【用法】上用药一钱，五积散同煎热服。或以水七分，酒三分，煎服。

【功用】能温里外，和一切气，通血络。

【主治】

1.《苏沈良方》：内外感寒，脉迟细沉伏，手足厥冷，虚汗不止，毛发恂慄，面青呕逆；产妇陈疏难产，经三二日不生，胎死腹中，或产母气乏委顿，产道干涩。

2.《医方大成》：体虚痰气不顺，头目眩晕。气虚痰盛，不得眠卧，气中痰厥。

3.《普济方》：一切气滞血络及脾胃冷，停痰作痛。

匀气散

【来源】《太平惠民和济局方》卷三。

【别名】调气散（《仁斋直指方论》卷五）、生料调气散（《仁斋直指方论》卷十八）、木香匀气散（《医学入门》卷八）、木香调气饮（《医宗金鉴》卷三十九）、木香顺气散（《杂病源流犀烛》卷五）、木香调气散（《医方大成》卷三）。

【组成】丁香　檀香　木香　白豆蔻仁各二两　藿香叶　甘草（监）各八两　缩砂仁四两

【用法】上为末。每服一钱，加盐末一字，用沸汤点服，不拘时候。

【功用】调顺脾胃，进美饮食。

【主治】

1.《太平惠民和济局方》：气滞不匀，胸膈虚痞，宿冷不消，心腹刺痛，胀满噎塞，呕吐恶心。

2.《普济方》：气郁生涎，忽然倒晕，不知人事。

如圣饼子

【来源】《太平惠民和济局方》卷三（绍兴续添方）。

【组成】防风　天麻　半夏（生）各半两　天南星（洗）　干姜　川乌（去皮尖）各一两　川芎　甘草（炙）各二两

【用法】上为细末，汤浸蒸饼为丸，如鸡头子大，捻作饼子晒干。每服五饼，同荆芥三五穗细嚼，茶、酒任下，熟水亦得，不拘时候。

【功用】清头目，消风化痰，暖胃。

【主治】男子妇人气厥，上盛下虚，痰饮风寒伏留阳经，偏正头疼，痛连脑巅，吐逆恶心，目瞑耳聋。

益智散

【来源】《太平惠民和济局方》卷三。

【组成】益智仁（去皮）二两　干姜（炮）半两　青皮（去白）三两　川乌（炮，去皮脐）四两

【用法】上为散。每服三钱，水二盏，入盐一捻，生姜五片，大枣二个（擘破），同煎八分，去滓，食前温服。

【主治】伤寒阴盛，心腹痞满，呕吐泄利，手足厥冷；及一切冷气奔冲，心胁脐腹胀满绞痛。

太一流金大道散

【来源】《幼幼新书》卷十三引《灵苑》。

【组成】踯躅花　肉桂　干姜　附子（生）各一钱半　细辛　朱砂　皂角（肉炒）　藜芦各二钱　牡丹皮四钱

【用法】上药各为细末。气厥及厕上中恶，卒中或厥诸疾，不省人事，手足搐搦，戴目闷绝，及元气、血气上冲，痛闷欲绝者，头风夹脑风，伤寒不解者，吹鼻内，大人一字，儿半字，嚏效。伤寒，以葱汁为丸，如绿豆大，服七丸，薄荷、姜、腊茶送下；伤寒久不解者，葱、酒下十丸。

【主治】大人小儿一切风，卒中或厥，不省人事，搐搦戴目，伤寒头风等。

厚朴丸

【来源】《伤寒微旨论》卷下。

【组成】当归　厚朴　甘草　丁香枝　干姜各半两　细辛一分　人参三分

【用法】上为末，炼蜜为丸，如弹子大。每服一丸，水一盏，煎至七分，和滓热服。如三五服后，脉尚细及寸脉未有力，加葱白三寸同煎。

本方原名厚朴汤，与剂型不符，据《阴证略例》改。

【主治】伤寒阴气盛，两手脉沉细无力，或胃膈痛，身体拘急疼痛，手足逆冷，发病在立春以后至清明以前。

荡涎散

【来源】《伤寒总病论》卷五。

【组成】粉霜一钱　腻粉二匣　芫花一分

【用法】上为细末。一岁服半钱，暖浆水调下。病热大者，再服。白色着底者，粉霜也，宜尽灌之。良久得睡，取下黑黄涎，裹包丹砂之类，皆成颗块，啼声便出，立安。

【主治】小儿伤寒，始因壮热不除，被汤丸下后，其项强眼翻，弄舌搐弱，如发痫状，久则哽气，啼声不出，医以为惊风，屡服朱砂、水银、牛黄、汞粉、巴豆、竹沥之类，药皆无验，此由误下后，毒气结在心胸，内热生涎，涎裹诸药，不能宣行所致。

大枣汤

【来源】《圣济总录》卷四十一。

【组成】大枣五十枚（去核，焙，别捣）　生干地黄半斤（切，焙）　阿胶（炙令燥）　甘草（炙，锉）各三两

【用法】上除大枣外，为粗末，再作一处捣匀。每服五钱匕，水一盏半，煎至八分，去滓温服，日二夜一，不拘时候。

【主治】恚怒伤肝，胸中菀结，或至呕血者。盖气血相搏而厥逆。

泽泻汤

【来源】《圣济总录》卷六十七。

【组成】泽泻　细辛（去苗叶）　续断　秦艽（去

苗土） 山芋 黄耆（锉）各一两 防风（去叉） 五味子 生姜（切，焙）各一两半

【用法】上为粗末。每服三钱匕，水一盏，加大枣一枚（去核），同煎至七分，去滓，空心、临卧各一服。

【主治】气虚，手足厥逆，三焦不顺。

定神丸

【来源】《圣济总录》卷六十七。

【组成】白茯苓（去黑皮） 远志（去心） 防风（去叉） 人参 柏子仁（炒）各一两一分 龙骨一两半 牡蛎（煅） 枣（去皮核，取肉，焙）各二两 甘草（炙，锉）一两

【用法】上为细末，炼蜜为丸，如梧桐子大。初服二十丸，加至三十丸，温熟水送下，一日二次。

【主治】阳厥狂怒。

犀角丸

【来源】《圣济总录》卷六十七。

【组成】犀角屑 防风（去叉）各一两 升麻 萎蕤各三分 枳实（麸炒） 石膏（碎）各半两 甘草（炙，锉）一分

【用法】上为末，炼蜜为丸，如梧桐子大。每服二十丸，渐加至三十丸，温熟水调下，不拘时候，一日三次。

【主治】阳气偏胜，气厥多怒，心胸烦满，状如狂邪，颈脉皆动者。

续命丸

【来源】《圣济总录》卷九十。

【组成】楮实四两 附子（炮裂，去皮脐） 桂（去粗皮）各一两 牛膝（酒浸一宿，切，焙）一两半 蜀椒（去目并合口者，炒出汗）二两

【用法】上为末，炼蜜为丸，如梧桐子大。每服二十丸，食前、空心温酒或盐汤任下。

【主治】虚劳久病，真气欲绝，喘满自汗，四肢厥逆，面色灰白，全不入食。

再生丸

【来源】《中藏经》卷下。

【组成】巴豆一两（去皮，研） 朱砂一两（细研） 麝香半两（研） 川乌尖十四个（为末） 大黄一两（炒，取末）

【用法】上为末，炼蜜为丸，如梧桐子大 。每服三丸，水化灌下。

【主治】厥死犹暖，及关格、结胸。

破棺丹

【来源】《中藏经》卷下。

【组成】硫黄一两（无灰酒煮三日三夜，如耗，旋添暖酒，日足取出，研为末） 丹砂一两（研匀细）

【用法】上以酒煮糊为丸，如鸡头大。有此病者，先于净室中，勿令人知，度病人长短，掘一地坑子，深一尺以来；用苜蓿火烧，令坑子极热，以醋五升沃，令气出，内铺衣被盖坑，以酒化下一丸，与病人服之。后令病人卧坑内，盖覆，少时汗出，即扶病者，令出无风处盖覆。令病人四肢温，心下软，即渐去衣被，令通风。然后看虚实调补。

【主治】阴厥。面目俱青，心下硬，四肢冷，脉细欲绝者。

沉香煎

【来源】《鸡峰普济方》卷四。

【组成】黄橘皮四两 沉香 紫苏叶 人参各一两

【用法】上为细末，姜汁糊为丸，如梧桐子大。每服二十丸，以生姜汤送下。

【主治】气厥，上重下轻，久成脚气。

妙香丸

【来源】《宣明论方》卷四。

【别名】大圣丸。

【组成】巴豆（去皮，不出油） 腻粉 硇砂 龙脑 麝香 朱砂各等分 牛黄少许 水银 锡各一钱（结砂子）

【用法】上为末，炼蜜为丸（一方用腊为丸），如皂子大。用药时急要，动一丸，分作三丸，搭作眼子，冷水浸，煎大黄汤送下，然后服热茶一钟便行。
【主治】一切久远沉积，伤寒结胸，太阳厥证，燥郁攻不开者。

水玉汤

【来源】《杨氏家藏方》卷八。
【组成】半夏不拘多少（汤洗七次，切作片子）
【用法】上锉。每服三钱，水一盏半，加生姜十片，煎至八分，去滓，食后温服。
【主治】痰厥，眉棱骨痛不可忍者。

导痰汤

【来源】《传信适用方》卷一引皇甫坦方。
【组成】半夏四两（汤洗七次） 天南星一两（细切，姜汁浸） 枳实（去瓤）一两 橘红 赤茯苓各一两
【用法】上为粗末。每服三大钱，水两盏，生姜十片，煎至一盏，去滓，食后温服。
【主治】

1.《传信适用方》痰厥，头昏晕。

2.《普济方》引《济生方》：一切痰涎壅盛，或胸膈留饮，痞塞不通。

3.《普济方》：胁肋胀满，头痛吐逆，喘急痰嗽，涕唾稠粘，坐卧不安，饮食不思。

4.《丹台玉案》：痰凝气滞。

5.《医林绳墨大全》：痰阻短气。

6.《伤寒大白》：心胃有痰火攻冲包络而谵语，口不渴，舌苔滑。

7.《杂病源流犀烛》：痰盛中风语涩，痰结碍逆而为痰呃。

8.《会约医镜》：日夜不寐。

【方论】

1.《医方考》；风痰者，湿土生痰，痰生热，热生风也。半夏、陈皮、茯苓、甘草，前之二陈汤耳；加南星以治风痰；入枳壳。去痰如倒壁。

2.《医略六书·杂病证治》：卒中风邪，痰气闭塞，故胸膈痞满，迷闷不醒也。南星化风痰，枳壳破滞气，合二陈治一切痰实为病。中风痰盛气壅者，洵可先用之破气导痰，然后调其血气，而风无不解矣。

3.《中国医药汇海》：此为痰中、痰厥之借治方也。夫类中即因湿痰，则无论兼风与否，自应以燥湿化痰为根本不二之治法。本方即二陈汤加胆星、枳实是也。胆星祛风痰，合半夏有助燥湿之效，枳实能降泄，合二陈有推墙倒壁之功，故痰中症用之宜焉。

省风汤

【来源】《普济方》卷一六七引《卫生家宝》。
【组成】半夏八两 防风四两 甘草二两
【用法】上为细末，分作四十服。每服用水一大盏半，加生姜二十片，煎至七分，去滓温服，不拘时候。
【主治】痰厥。

独姜汤

【来源】《魏氏家藏方》卷二。
【组成】生姜自然汁一小盏
【用法】温服。
【主治】痰厥不省，语音不出。

豁痰汤

【来源】《魏氏家藏方》卷二。
【组成】陈皮（洗，去白） 赤茯苓各三钱 半夏一钱半 大附子一只（去皮脐，生用） 天南星二钱
【用法】上薄切片子，分作三服。水三大盏，加生姜二两，慢火煎至六分，去滓温服，不拘时候。
【主治】痰厥。

稀涎散

【来源】《儒门事亲》卷十二。
【组成】猪牙皂角（不蛀者，去皮弦，炙）一两 绿矾 藜芦各半两
【用法】上为细末。每服半钱或一二钱，斡开牙

关，浆水调下灌之。

【功用】吐顽痰。

【主治】

1.《儒门事亲》：膈实中满，痰厥失音，牙关紧闭，如丧神守。

2.《赤水玄珠全集》：哮嗽。

【方论】《医方考》：白矾之味咸苦，咸能软顽痰，苦能吐涎沫；皂角之味辛咸，辛能利气窍，咸能去污垢。名之曰稀涎，固夺门之兵也。

洞阳丹

【来源】《济生方》卷四。

【别名】复阳丹（《古今医统大全》卷二十二）。

【组成】附子（炮，去皮脐） 钟乳粉各二两 天雄（炮，去皮）三两 川乌（炮，去皮）四两 阳起石（火煅）一两 火砂一两（别研细）

【用法】上为细末，酒煮神曲糊为丸，如梧桐子大。每服五十丸，空心温酒、盐汤任下。

【主治】阳虚阴盛，手足厥冷，暴吐大下，脉细羸瘦，伤寒阴证，悉皆治之。

二芎饼子

【来源】《医方类聚》卷八十一引《济生方》。

【组成】抚芎 川芎 干姜（炮） 藁本（去芦） 苍耳（炒） 天南星（炮，去皮） 防风（去芦） 甘草（炙）各等分

【用法】上为细末，姜汁浸蒸饼为丸，如鸡头子大，捏作饼子，晒干。每服五饼，细嚼，茶、酒任下，不拘时候。

【功用】清头目，化风痰。

【主治】气厥，上盛下虚，痰饮风寒伏留阳经，偏正头疼，痛在脑巅，吐逆恶心，目瞑耳聋。

鹤顶丹

【来源】方出《仁斋直指方论》卷七，名见《金匮翼》卷二。

【组成】虢丹 白矾各二两

【用法】以钱王砖挖一火孔，先入虢丹，次入白矾，盖顶，用炭一斤，煅至火尽矾枯丹黑，出火毒，研细，煮稀面糊为丸，如麻子大。每服十五丸，用沸汤泡生姜汁送下。诸顽痰迷塞，关窍不通，声音不出，以三十丸研末，入全蝎少许，用自然姜汁澄取清者调灌，须臾吐痰即效。凡喘促胸膈澎湃，寸脉急数，须从权吐之，中满由实而喘者，与解毒雄黄丸。

【功用】控痰开窍。

【主治】

1.《仁斋直指方论》：喘嗽，顽痰迷塞，关窍不通，声音不出。

2.《鸡鸣录》：痰厥。

化痰铁刷丸

【来源】《御药院方》卷五。

【组成】白附子（炮） 南星（炮） 半夏（汤洗） 白矾（生用）各半两 寒水石一两（烧） 干生姜七钱半 硇砂 轻粉各一钱 皂角一两（去皮子）

【用法】上为细末，水面糊为丸，如梧桐子大。每服二三十丸，食后生姜汤送下。

【功用】化痰堕痰，止嗽定喘。

【主治】男子妇人风痰、酒痰、茶痰、食痰、气痰，一切痰逆呕吐，痰厥头痛，头目昏眩，肺痿咯脓，声如拽锯。

接真汤

【来源】《御药院方》卷六。

【组成】沉香二钱 丁香二钱 附子（炮裂，去皮脐）四钱 麝香一钱

【用法】上为粗末。水二盏，生姜七片，枣二枚去核，煎至一盏，滤去滓，温服，只作一服。

【主治】阴病手足厥冷，脐腹疼痛，真气不足，衰惫欲绝。

鹤顶丹

【来源】《活幼心书》卷下。

【别名】二仙丹（《外科传薪集》）。

【组成】明白矾一两 真银朱半两

【用法】上为末，用熨斗盛少炭火，坐小瓦盏在

上，平抄矾、朱末一钱，入盏中熔化，急刮出就搓成丸。每服一丸，研细，茶清调匀温服，或入姜汁少许同炒下。听心上有隐隐微声，结者自散。不动脏腑，不伤真气，无问虚实证皆可投。

《医学入门》：上为末。每次一匕，入瓷器内熔化，乘热捻丸，如龙眼核大，薄荷煎汤化下。

【主治】

1.《活幼心书》：阴阳二证结胸。

2.《医学入门》：痰症发热，或咽喉如拽锯者。

3.《杂病源流犀烛》：痰厥。

【方论】白矾能化痰解毒，银朱是水银或硫黄炼成，专破积聚，故治结胸，胜陷胸、承气、泻心三药。

三宝散

【来源】《医方类聚》卷二十三引《经验秘方》。

【组成】脑子二分　牛黄二分　朱砂二分

【用法】上为细末。每次一钱，取竹沥油调服。

【主治】风昏气厥不省，痰壅失音。

血溢汤

【来源】《普济方》卷一三四。

【组成】黄药二两　甘草（炙）一两

【用法】上以水三升，煮取一升，去滓，分温再服。

【主治】少阴病，气厥发衄者。

回阳返本汤

【来源】《伤寒六书》卷三。

【组成】熟附子　干姜　甘草　人参　麦门冬　五味子　腊茶　陈皮

【用法】面戴阳者，下虚，加葱七茎、黄连少许，用澄清泥浆水一钟煎之，临服入蜜五匙，顿冷服之。取汗为效。

【主治】

1.《伤寒六书》：阴盛格阳，阴极发燥，微渴面赤，欲坐卧于水井中，脉来无力，或脉全无欲绝。

2.《会约医镜》：阴极发燥而厥，阴盛格阳，腹痛，吐泻不渴，畏寒肢冷，脉弱。

辰砂一粒金丹

【来源】《奇效良方》卷二十六。

【组成】附子（炮）　郁金　干姜各等分

【用法】上为细末，醋煮糊为丸，如梧桐子大，朱砂为衣。每服三十丸，男子温酒送下，妇人醋汤送下，食远服。

【主治】一切厥，心小肠膀胱痛不可忍者。

回生丹

【来源】方出《本草纲目》卷九引《集玄方》，名见《摄生众妙方》卷六。

【组成】千年石灰一合。

【用法】水一盏煎滚，去清水，再用一盏煎至极滚，澄清，灌之。少倾痰下自苏。

【主治】痰厥气绝，心头尚温者。

还魂汤

【来源】《古今医统大全》卷三十九。

【组成】当归（酒洗）　川芎　肉桂　干姜（炮）　赤芍药　甘草　黑豆（炒，去壳）　紫苏各等分

【用法】用水一盏半，煎服。或为细末，每服二钱，酒调灌下。

【主治】血逆卒厥，并产后血厥昏晕，目闭口噤。

调气平胃散

【来源】《古今医统大全》卷三十九。

【别名】调气和胃散（《赤水玄珠全集》卷十六）。

【组成】白豆蔻　丁香　檀香　木香各二钱　藿香　砂仁各四钱　甘草六钱　苍术八钱　厚朴五钱　陈皮五钱

【用法】上为末。每服二钱，加生姜、大枣，煎汤，入盐少许调服。

【主治】

1.《古今医统大全》：卒暴尸厥，触犯邪气，昏晕卒倒无所知。

2.《景岳全书》：胃气不和，胀满腹痛。

返魂丹

【来源】《古今医统大全》卷九十三。

【组成】荜茇　麦芽（炒）　青皮（去瓤）　人参　苦桔梗　柴胡　白豆蔻　南木香　高良姜　半夏曲

【用法】上为细末。每服一钱，水一盏，煎七分，热服。如大便秘实者，间服滚痰丸，每日服三十丸，若因实证而噎者，只依滚痰丸法服之。

【主治】一切久病危急，不进饮食，气欲绝者。

【宜忌】忌油腻、鱼腥、粘滑。

五磨饮子

【来源】《医便》卷三。

【组成】木香　乌角　沉香　槟榔　枳实　台乌药各等分

【用法】白酒磨服。

【主治】

1.《医便》：七情郁结等气，或胀痛，或走注攻冲。

2.《医方考》：暴怒暴死者，名曰气厥。

【方论】《医方考》：怒则气上，气上则上焦气实而不行，下焦气逆而不吸，故令暴死。气上宜降之，故用沉香、槟榔；气逆宜顺之，故用木香、乌药；佐以枳实，破其滞也；磨以白酒，和其阴也。

硫附丸

【来源】《医学入门》卷六。

【组成】生附子尖二个　蝎梢七个　熟硫黄一钱

【用法】上为末，生姜汁为丸，如绿豆大。每服十丸，米饮送下。

【功用】助胃回阳。

【主治】厥冷，兼治慢脾风，肢冷。

丁胡三建汤

【来源】《医学入门》卷七。

【组成】川乌　附子　天雄各等分　丁香　胡椒

方中丁香、胡椒用量原缺。

【用法】加生姜，水煎，或入麝香少许服。

【主治】胃冷，阳虚寒邪外攻，手足厥冷，六脉沉微，二便滑数。

竹沥膏

【来源】《医学入门》卷七。

【组成】竹沥

【用法】用水白竹截长二尺许，每段劈作四片，以砖二块排定，将竹片仰架砖上，两头露一二寸，下以烈火迫之，两头以盆盛沥。每六分中加生姜汁一分服之。痰热甚者，只可加半分耳。

【功用】养血清热。

【主治】痰厥不省人事，几死者。

羽泽散

【来源】《古今医鉴》卷十六。

【组成】生矾末二三钱

【用法】生姜自然汁调，灌服。

【主治】中风，痰厥，不省人事。

开关散

【来源】方出《本草纲目》卷二十九，名见《济阳纲目》卷一。

【组成】乌梅肉

【用法】揩擦牙龈，涎出即开。

【主治】中风、惊痫、喉痹、痰厥僵仆，牙关紧闭者。

冰梅丸

【来源】《本草纲目》卷二十九。

【组成】青梅二十枚（盐十二两腌五日，取梅汁）　明矾三两　桔梗　白芷　防风各二两　猪牙皂角三十条

【用法】上为细末，拌汁，和梅入瓶收之。每用一枚，噙咽津液。

【主治】喉痹乳蛾；及中风痰厥，牙关不开，用此擦之。

加味理中汤

【来源】《点点经》卷二。

【组成】甘草　干姜　白术　条参　肉桂　附子各等分　秦艽　腹皮　钩藤　川羌各一钱半　怀膝一钱　虎骨三钱

【用法】生姜为引，水煎服。

【主治】酒伤，四肢厥冷，痪瘫不仁，口不作渴，冷汗如雨等。

加味理中汤

【来源】《仁术便览》卷一。

【组成】理中汤加炒川椒五粒　槟榔五分

【主治】胃寒所生蛔厥。

起左汤

【来源】《仁术便览》卷一。

【组成】乌药（童便煮）一钱　桔梗　枳壳（炒）　秦艽　橘红　生地各八分　半夏（姜炒）　白茯苓　黄芩（酒炒）各一钱　当归（酒洗）　芍药（酒炒）　羌活　川芎各七分　甘草（炙）　枳实（去穰，炒）各五分　细辛二分　南星（炮）八分

【用法】上水一盏半，加生姜五片，煎服。

【主治】中风，气厥、痰厥、血虚，瘫左者。

【加减】心神不宁，加茯神、远志、归身。

玉壶丸

【来源】《医学六要》卷五。

【组成】雄黄一钱　南星（煨裂）　半夏（炮七次）　天麻　白芷各二钱

【用法】上为细末，姜汁炊饼为丸，如绿豆大。每服一钱，食远白汤送下。

【主治】风热头痛；痰厥。

加味二陈汤

【来源】《万病回春》卷二。

【组成】陈皮　半夏（姜制）　白茯苓（去皮）　当归　枳实（麸炒）　桔梗（去芦）　杏仁（去皮尖）各一钱　良姜　砂仁各七分　木香　官桂　甘草各三分

【用法】上锉一剂。加生姜，水煎服。

【主治】痰厥晕倒。

【加减】气逆，加苏子；元气虚弱，去枳实。

回生丹

【来源】《万病回春》卷二引王长方。

【组成】葱管藜芦二两（用河水一桶，煮为汁）　青礞石二两（火煅通红，投入汁内，如此数次，滤净）　雄猪胆十个（取汁搅前汁内）

【用法】用重汤煮成膏，候温，入片脑末一钱五分，装入瓷罐内，黄蜡封口。每用黄豆大一粒，新汲水化开，男左女右，鼻孔吹进。其痰自吐。若牙关紧不能吐，将口拨开，其痰得出，任下别药。

【主治】中风痰厥，不省人事。

法制半夏

【来源】《万病回春》卷二。

【组成】大半夏一斤（石灰一斤，滚水七八碗入盆内，搅晾冷，澄清去滓，将半夏入盆内，手搅之，日晒夜露一七日足，捞出，井花水洗净三四次，泡三日，每日换水三次，捞起控干。用白矾八两，皮硝一斤，滚水七八碗，将矾、硝共入盆内，搅晾温，将半夏入内浸七日，日晒夜露，日足取出，清水洗三、四次，泡三日，每日换水三次，日足取出，控干入药）　甘草　南薄荷各四两　丁香五钱　白豆蔻三钱　沉香一钱　枳实　木香　川芎各三钱　陈皮五钱　肉桂三钱　枳壳　五味子　青皮　砂仁各五钱

《外科传薪集》有茯苓、半夏，无枳实。

【用法】甘草等十四味切片，滚水十五碗晾温，将半夏同药共入盆内泡二七日，日晒夜露，搅之，日足取出药，与半夏用白布包住，放在热坑，用

器皿扣住三炷香时，药与半夏分胎，半夏干收用。有痰火者，服之一日，大便出似鱼胶，一宿尽除痰根，永不生也。

《外科传薪集》：老年积痰，陈皮茯苓汤服；中风痰厥，羌活前胡汤服；寒痰呕恶，生姜陈皮汤服；冷哮痰饮，苏子陈皮汤服；肝胃厥气，青蒿陈皮汤服；三阴久疟，生姜汤服；小儿寒闭，前胡陈皮汤服；酒湿，砂仁汤服；痰迷痴癫，石菖蒲叶冲汤服；寒湿疝气，荔枝核炙灰冲汤服。

【功用】化痰。

【主治】

1.《万病回春》：壮人痰火有余之症。

2.《外科传薪集》：痰饮、痰厥、寒痰呕恶，冷哮、肝胃厥气，久疟，小儿寒闭，酒湿，痰迷痴癫，寒湿疝气。

通关散

【来源】《万病回春》卷二。

【组成】牙皂（去皮弦）一两　生半夏　藜芦各五钱　细辛　苦参各二钱

【用法】上为末。每用少许，吹入鼻内。候有嚏可治，无嚏不可治。

【主治】中风痰厥，昏迷卒倒，不省人事。

三仙散

【来源】《万病回春》卷三。

【组成】干姜　大附子（炮，去皮脐）　官桂

【用法】上为细末。每服三钱，滚酒调服。

【主治】

1.《万病回春》：阴症。

2.《寿世保元》：一切阴症，手足厥冷。

合掌膏

【来源】《遵生八笺》卷十八。

【组成】川乌　草乌　斑蝥　巴豆　细辛　胡椒　明矾　干姜　麻黄各等分

【用法】上为细末。每一次用三钱，好醋一匙，打糊为丸，如核桃大，安在患人手心，两手合扎，紧夹在裩裆内，以被盖暖，汗出为度；如醒，去药，就用黄泥水洗手。不消服药。

【主治】急症伤寒，不省人事。

红白散

【来源】《鲁府禁方》卷一。

【组成】辰砂　白矾各等分

【用法】三伏天内装入猪胆内，透风处阴干。每用一块，凉水研调送下。

【主治】中风痰厥，不省人事。

寿星散

【来源】《鲁府禁方》卷一。

【组成】腊月牛胆南星五钱　枯矾二钱　朱砂一钱

【用法】上为末。每服一钱，酒、茶、姜水皆可送下。

【主治】痰厥不省人事。

神仙夺命丹

【来源】《鲁府禁方》卷一。

【组成】南薄荷叶一两　天南星（汤泡透，切片，姜汁炒）五钱　姜蚕三钱　南羌活五钱　荆芥穗二钱　川椒（去目）一钱　辽细辛二钱　牙皂（刮去皮弦）八两　石脑油（真者）二两　硼砂一两

【用法】上将前八药入瓷盆内，用好酸酱水四碗浸泡（春、秋五日，夏三日，冬七日），临熬时滤去滓，存净汁，入银锅或铜锅内，用桑柴火熬，以槐柳枝频搅；熬数十沸，方入石脑油、硼砂，再熬成膏，形如琥珀色，乘热摊于厚连四纸上，干收贮。临用时剪方寸一块，以温浆水溶化盏内，用二苇筒吹入二鼻孔中，良久，吐痰涎即省，若吹之太重，或药水太热，致鼻出血勿惧，即饮淡盐汤一二口便止。

【主治】中风，痰厥，气厥，牙关紧，不省人事。

秘传豁痰汤

【来源】《增补内经拾遗》卷三。

【组成】栝楼仁一钱半　柴胡一钱二分　羌活　独活　枳壳（麸炒）　半夏（汤泡七次）　乌药各一钱　橘红　青皮　当归　川芎　黄芩　黄连各七分　南星（矾皂角煮过者）一钱

【用法】水二钟，加生姜三片，煎八分，临服入姜汁一茶匙，竹沥一酒杯，日进一服。十日后渐安。

【主治】痰厥中风，口眼歪斜，手足不随，不省人事。

【宜忌】不可性急，不可轻服续命汤、活络丹、天麻丸、清心丸、苏合香丸、辛香热药。

芎归养荣汤

【来源】《证治准绳·类方》卷一。

【组成】当归（酒洗）　川芎　白芍药（煨）各一钱半　熟地黄　黄柏（酒炒）　知母（酒炒）各一钱　枸杞子　麦门冬（去心）各八分　甘草五分

【用法】水二钟，煎八分，入竹沥半盏，姜汁二三匙，食前服。

【主治】血虚阴厥，脉伏虚细，四肢厥冷。

参耆益气汤

【来源】《证治准绳·类方》卷一。

【组成】人参　黄耆　白术各一钱半　五味子二十粒（捶碎）　麦门冬（去心）　陈皮　炙甘草各一钱

【用法】水二钟，加生姜三片，大枣二个，煎至八分，食前服。

【主治】气虚阳厥，脉伏，手足厥冷。

【加减】阳虚，加附子（童便煮）一钱。

夺命通关散

【来源】《寿世保元》卷二。

【组成】皂角二两（如猪牙者，去皮弦，用生白矾一两，以苎布包，入水与牙皂同煮，化去白矾，再煮令干，取出晒干，为末）　辽细辛（去土叶，为末）五钱

【用法】上合匀。每遇痰厥，或喉闭不省人事者，先以少许吹鼻，候有嚏可治，无嚏不可治，却用蜜汤调服二匙，即吐痰，不吐再服。

【主治】中风中气，痰厥不省人事，牙关紧急，汤水不下。

太乙混元丹

【来源】《寿世保元》卷八。

【组成】紫河车（晒干）三钱　白梅花三钱　辰砂一两（甘草一两，水煮半日，去甘草）　滑石六两（用丹皮二两，水煎，去丹皮，煮水干为度）　香附米一两（蜜水煮透）　粉草二钱　甘松四钱　莪术（火煅）三钱　砂仁（去皮）三钱　益智（去壳）六钱　山药（姜汁炒）二钱半　人参（去芦）一钱　黄耆（蜜炙）一钱　白茯苓三钱　白茯神（去皮木）二钱半　远志（甘草泡，去心）一钱半　桔梗（去芦）一钱　木香一钱　麝香三分　牛黄二分　天竺黄一钱（一方无混元衣、梅花）

【用法】上为细末，炼蜜为丸，如龙眼大，金箔为衣。每服量大小加减。中风痰厥，不省人事，生姜汤研下；伤寒夹惊发热，生姜、葱汤研下，宜出汗；停食呕吐腹胀，大便酸臭，生姜汤送下；霍乱，紫苏、木瓜汤送下；泄泻，米汤送下；赤白痢，除仓米汤送下；咳嗽喘急，麻黄、杏仁汤送下；积聚腹痛，姜汤送下；虫痛，苦楝根汤送下；疝气偏坠，大小茴香汤送下；夜啼不止，灯草灰汤送下；急惊搐搦，薄荷汤送下；慢惊，人参、白术汤送下；大便下血，槐花、陈仓米汤送下；小便不通，车前子汤送下；夜出盗汗，浮小麦汤送下；发热，金钱薄荷汤送下；痘疹不出，升麻汤送下；中暑烦渴，灯心汤送下；疳热身瘦肚大，手足细，或淋或泻，或肿或胀，或喘或嗽，陈仓米汤送下。

【主治】中风痰厥，伤寒发热，霍乱吐泻，停食积聚，惊风搐搦，痘疹疳热等。

逐痰汤

【来源】《丹台玉案》卷二。

【组成】广橘红二钱　半夏　甘草各一钱二分　大附子　川贝母各一钱

【用法】水二钟，加竹沥、姜汁，煎服。

【主治】寒痰发厥。

黄耆益气汤

【来源】《证治宝鉴》卷一。
【组成】人参　黄耆　白术　甘草　五味子　麦门冬　陈皮
【用法】加姜汁、竹沥，水煎服。
【功用】补肺。
【主治】阳厥气虚，一名热厥，上寒下热。
【加减】阳虚，加附子。

调气汤

【来源】《医学入门万病衡要》卷六。
【组成】白蔻一两　丁香一两　檀香五钱　砂仁五钱　炙草一两　木香五钱
【用法】上为细末。每服三五钱，以盐沸汤调服，或八味顺气散亦妙。
【主治】气郁作厥。
【方论】《经》云：辛以散气。用白豆蔻、丁香、檀香、木香、砂仁、藿香等诸辛窜以行壅滞之气，甘草缓中和药。

参耆附子回阳汤

【来源】《杂病广要》引《医宗说约》。
【组成】人参一两　黄耆一两　当归五钱　附子一两　粉草二钱
【用法】水三钟，煎至一钟半，服至脉回为度。
【主治】暴厥，忽然仆倒，脉脱厥逆。

陈氏小红丸

【来源】《医宗说约》卷五。
【别名】小红丸（《幼科指掌》卷四）。
【组成】全蝎（去刺，洗净，炒）一两　南星一两　朱砂四钱五分　牛子一钱　巴豆霜（去油净）二钱半
【用法】上为极细末，糯米糊为丸，如菜子大。周岁者每服五十丸，二岁者一百丸，用灯心汤送下。
【主治】小儿一切咳嗽，惊痫发搐，发热齁喘，痰涎上壅，痰厥卒倒。

再苏丹

【来源】《傅青主男女科·男科》卷下。
【组成】熟地二两　山萸　玄参　麦冬　五味子各一两　柴胡　菖蒲各一钱　茯苓五钱　白芥子三钱
【用法】水煎服。
【功用】补肾水，滋脾气，安心通窍，泻火消痰。
【主治】厥证，阴虚猝倒。

起迷丹

【来源】《傅青主男女科·男科》卷下。
【组成】人参　半夏各五钱　菖蒲二钱　菟丝子一两　茯苓三钱　皂荚　生姜各一钱　甘草三分
【用法】水煎服。
【功用】攻痰而开心窍。
【主治】素有痰气，忽然发厥，闭目撒手，喉中有声，有一日死者，有二三日死者。

急救寒厥汤

【来源】《石室秘录》卷一。
【组成】人参三钱　白术一钱　附子一钱　肉桂一钱　吴茱萸一钱
【用法】水煎服。
【主治】厥症。

顺性汤

【来源】《石室秘录》卷三。
【组成】黄连三钱　柴胡一钱　茯苓三钱　白芍三钱　白芥子一钱　木瓜一钱　甘草一钱
【用法】水煎服，立饮之。
【主治】厥症。两手反张，两足转逆，不可坐卧。

启迷丹

【来源】《石室秘录》卷六。
【组成】生半夏五钱　人参五钱　菖蒲二钱　菟丝子一两　甘草三分　茯神三钱　皂角荚一钱　生姜一钱

【用法】水煎服。
【主治】忽然发厥，口不能言，眼闭手撒，喉中作酣声，痰气甚盛。
【方论】此方人参、半夏各用五钱，使攻补兼施，则痰易消而气易复。尤妙用菟丝子为君，则正气生而邪气散。更妙用皂荚、菖蒲、茯神，开心窍以清心，自然气回而厥定。倘疑厥症是热，而轻用寒凉之药，则去生远矣。半夏用生不用制者，取其生气以救死，且制之过熟，反掣肘效迟，而不能奏功也。

定乱汤

【来源】《辨证录》卷一。
【组成】人参　山药各一两　茯苓　薏仁各五钱　甘草　黄连各五分　陈皮　神曲各三分　砂仁一粒
【用法】水煎服。
【主治】冬月伤寒，汗吐后，又加大下，而身热犹然如火，发厥，气息奄奄欲死。

胜邪汤

【来源】《辨证录》卷一。
【组成】甘草　柴胡各一钱　当归　白芍各五钱　枳壳五分　白术三钱　附子一分　人参二钱
【用法】水煎服。
【功用】补正祛邪。
【主治】正虚热衰而厥。

活心丹

【来源】《辨证录》卷一。
【组成】人参一两　黄连三钱　菖蒲一钱　麦芽　生枣仁各五钱　南星一钱　附子三分　良姜五分　生姜十片
【用法】水煎，灌服。
【主治】冬月伤寒，至十二日之后忽然厥发，发则如死人一样，但心中大热，其四肢如冰。

加味三生饮

【来源】《辨证录》卷二。
【组成】人参　白术各一两　附子　南星　半夏　菖蒲　远志各一钱　生枣仁三钱
【用法】水煎服。
【主治】身忽猝倒，两目紧闭，昏晕不识人。

三白散

【来源】《辨证录》卷五。
【组成】白芍　川芎各五钱　栀子　茯神　天花粉各三钱　当归五钱　白豆蔻二枚　南星　菖蒲　枳壳各一钱。
【用法】水煎服。
【主治】大怒之后，又加拂抑，事不如意，忽大叫而厥，吐痰如涌，目不识人。

平解汤

【来源】《辨证录》卷五。
【组成】香附五钱　当归五钱　天花粉三钱　半夏二钱　茯苓三钱　神曲二钱　麦芽二钱　炒栀子二钱　黄连五分　甘草一钱
【用法】水煎服。
【主治】大怒之后，又加拂抑，事不如意，忽大叫而厥，吐痰如涌，目不识人。

安厥汤

【来源】《辨证录》卷五。
【组成】人参三钱　玄参一两　茯苓三钱　白薇一钱　麦冬五钱　生地五钱　天花粉三钱　炒栀子三钱　白芍一两　柴胡五分　甘草一钱
【用法】水煎服。
【主治】阴血不归于阳气之中所致阳厥，日间忽然发热，一时厥去，手足冰凉，语言惶惑，痰迷心窍，头晕眼昏。

苏气汤

【来源】《辨证录》卷五。
【组成】人参一两　陈皮一钱　枳壳三分　菖蒲五分
【用法】水煎服。一剂轻，二剂更轻，连服数剂痊愈。

【主治】气虚之极之厥证。忽然之间，如人将冷水浇背，陡然一惊，手足厥冷，遂不知人，已而发热，则渐渐苏省，一日三四次如此，脉必微而无力，而舌必滑润也。

【方论】此方重用人参以补气，益之陈皮、枳壳宽中消痰，则人参苏气更为有神；益之菖蒲者，引三味直入心中，则气不能散于心外也。

助气回阳汤

【来源】《辨证录》卷五。

【组成】人参　黄耆各五钱　南星二钱　甘草一钱　茯苓三钱　枳壳五分　砂仁三粒

【用法】水煎服。

【主治】厥证气虚而外寒，手足厥冷，不省人事，脉微无力，舌色润滑。

补阴助阳汤

【来源】《辨证录》卷五

【组成】玄参一两　麦冬一两　熟地一两　人参二钱　白芥子五钱　柴胡一钱　白芍一两　当归一两　白术一两　茯苓五钱　菖蒲一钱

【用法】水煎服。一剂而昏迷苏，再剂而痰涎化，三剂而厥逆回，则可生也，否则不可救矣。

【主治】阴厥。夜间发热，一时厥逆昏晕如死人状，惟手足温和，喉中痰声，不能出声。

息争汤

【来源】《辨证录》卷五。

【组成】柴胡　神曲各二钱　甘草一钱　炒栀子　天花粉各三钱　茯苓五钱　生地一两

【用法】水煎服。

【主治】阴阳相并之厥，日间发厥，而夜间又厥，夜间既厥，而日间又复再厥，身热如火，痰涎作声。

黄连定厥汤

【来源】《辨证录》卷五。

【组成】黄连二钱　当归五钱　麦冬五钱　玄参一两　贝母三钱　菖蒲五分

【用法】水煎服。

【主治】阳厥。日间忽然发热，一时厥去，手足冰冷，语言惶惑，痰迷心窍，头晕眼昏。

旋转阴阳汤

【来源】《辨证录》卷五。

【组成】人参一钱　白术三钱　白茯神三钱　白芍五钱　当归三钱　生地五钱　麦冬三钱　附子一分　炒栀子二钱　天花粉三钱　柴胡一钱

【用法】水煎服。

【功用】阴阳两补，痰火两泻，补泻兼施。

【主治】厥逆。日间发厥，夜间又厥，身热如火，痰涎作声。

奠安汤

【来源】《辨证录》卷五。

【组成】人参　茯苓各三钱　甘草　半夏各一钱　远志　柏子仁各二钱　山药　黄耆　麦冬各五钱

【用法】水煎服。

【主治】春月伤风，忽然发厥，心下悸。

解晕神丹

【来源】《辨证录》卷五。

【组成】人参　半夏各二钱　茯苓五钱　南星一钱　天麻　乌药　陈皮　菖蒲各五分　当归三钱　柴胡一钱

【用法】水煎服。

【功用】补阴以助阳。

【主治】阳气虚而不能入于阴血之中，致患阴热之厥，夜间发热，一时厥逆，昏晕如死人状，惟手足温和，喉中痰响，不能出声，手足筋脉多红，饮之水必不吐。

醒酝汤

【来源】《辨证录》卷五。

【组成】干葛　柞木枝各一钱　人参二钱　茯神三钱　白芍五钱　黄连　半夏各五分　吴茱萸二分
【用法】水煎服。一剂即效，四剂愈。
【主治】人有怒，辄饮酒以为常，不醉不休，一日发厥，不知人事，稍苏犹呼酒号叫，数次复昏晕。

平肝舒筋汤

【来源】《辨证录》卷六。
【组成】柴胡一钱　白芍一两　牛膝　生地　丹皮　炒栀子各三钱　当归五钱　陈皮　甘草各一钱　神曲五分　秦艽　乌药各一钱　防风三分
【用法】水煎服。
【功用】平肝气，散内热。
【主治】大怒之后，周身百节俱疼，胸腹且胀，两目紧闭，逆冷，手指甲青黑色。

二陈汤

【来源】《嵩崖尊生全书》卷七。
【组成】半夏　陈皮　茯苓　甘草　干葛　青皮
【主治】酒厥。

导痰汤

【来源】《嵩崖尊生全书》卷七。
【组成】半夏四钱　南星一钱　枳实　赤苓　橘红各一钱　炙草五分　竹沥一盏　姜汁三茶匙
【用法】先用瓜蒂（炒）、赤小豆（煮）等分，温浆送下，探吐其痰，随用本方。
【主治】痰厥暴不知人，类于卒中，但未卒仆，喉中痰潮如曳锯声。

养血益气汤

【来源】《嵩崖尊生全书》卷十四。
【组成】川芎　白术　黄耆各一钱　人参　当归各二钱　熟地二钱　炙草四分　麦冬一钱　五味子十粒　川附子一钱
【用法】水煎服。
【主治】产后血块，痛止而厥。
【加减】汗多，用麻黄根、枣仁各一钱；大便难，用肉苁蓉二钱。

通关散

【来源】《良朋汇集》卷一。
【别名】通窍烟（《惠直堂方》卷二）。
【组成】巴豆（去壳）
【用法】上以纸包捶油，去豆不用，将纸捻成条，送入鼻内，或烧烟熏入鼻内。

《惠直堂方》：亦可将烟熏入口内，霎时流痰涎即开，或吐出瘀血立愈。

【主治】

1.《良朋汇集》：中风痰厥，昏迷卒倒，不省人事。

2.《惠直堂方》：喉痹，牙关紧急。

【加减】加牙皂末尤良。

吐痰丹

【来源】《救急选方》引《危症简便验方》。
【组成】生雄黄一钱　胆矾一钱　生滑石一钱
【用法】上为细末。大人五分，小儿三分，白汤调下。牙关开后，即宜进此。一时即吐顽痰。
【功用】善吐顽痰。
【主治】痰厥。

黄耆人参汤

【来源】《医略六书》卷二十四。
【组成】人参一钱半　黄耆三钱（蜜炙）　生地五钱　熟地五钱　麦冬二钱（去心）　五味一钱半　天冬三钱（去心）　黄柏一钱半（盐水炒）　炙草一钱半
【用法】水煎，去滓，温服。
【主治】气虚阴火发厥，脉软数者。
【方论】元气虚衰，不能收摄阴火，而神明失其主宰，故昏昧无知，卒仆发厥焉。人参扶元气以摄火，黄耆补中气以退热，生地滋阴壮水，熟地滋肾补阴，麦冬清心润肺，天冬润肺益阴，五味子收耗亡之气，炙甘草缓上炎之火，黄柏以清相火之上逆也。使阴火下潜，则元阴完复，而神志清灵，虚热无不退矣。此补气摄火之剂，为气虚火

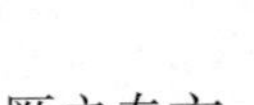

厥之专方。

栀子金花汤

【来源】《医宗金鉴》卷五十八。
【组成】黄芩　黄连　黄柏　大黄　栀子
【用法】水煎服。
【主治】痘中厥逆，因阳毒内攻，热极反寒，致热厥，爪甲色红，小便赤涩，痘色更见紫黑，烦躁闷乱者。
【验案】脑出血　《中国中医急症》（2002，5：341）：用栀子金花汤治疗脑出血急性期60例，结果：显效39例，有效11例，无效10例，总有效率83.33%。且对昏迷、血肿吸收的影响均优于对照组。

牛胆星丸

【来源】《绛囊撮要》。
【组成】陈极牛胆星一两五钱　天竺黄一两　白芥子五钱　香犀角尖一两　羚羊角尖一两　金箔三十页　生龙齿七钱　辰砂三钱
【用法】上为细末，用陈米饮汤为丸，如椒目大。每服二十一丸，老弱减去十丸，用开水送下。
【主治】厥逆，猝不省事，口流涎沫，手足拳挛。

卧龙丹

【来源】《卫生鸿宝》卷一引《绛囊撮要》。
【组成】犀黄　麝香　冰片各一钱　蟾酥一钱半　闹羊花　猪牙皂各三钱　细辛二钱　灯草灰一两（取法：截竹筒将灯心装满捶结，塞口，糠火内煨存性，去竹取灰用）　金箔一百张
【用法】上为细末研匀，瓷瓶收贮。遇急症，吹鼻取嚏。
【主治】一切痰厥气闭，时疫痧胀，诸般急症。

苓桂参甘归附汤

【来源】《四圣悬枢》卷三。
【组成】人参一钱　炙草一钱　茯苓三钱　桂枝二钱　附子二钱　当归二钱
【用法】流水煎半杯，温服。
【主治】厥逆不止，吐泄。

石灰煎

【来源】《仙拈集》卷一。
【组成】古石灰（取古塔、古殿、老屋者，刮去土）
【用法】上为末。每服三钱，水一碗，煎至六分，去滓澄清，灌服。少顷痰下自愈。
【主治】痰厥气绝，心头温，喉中响者。

四君子加竹沥汤

【来源】《医林纂要探源》卷五。
【组成】白术二钱半　人参二钱　茯苓二钱　甘草（炙）二钱　竹沥半杯　姜汁三匙
【用法】水煎服。
【主治】半身不遂在右者，及痰厥暴死。

官桂汤

【来源】《沈氏经验方》。
【组成】广陈皮八分　厚朴一钱　肉桂五分　制半夏一钱　干姜五分　甘草三分
【用法】水煎服，与粥饮之。
【主治】缢死救醒后，以此方调理。

通顶散

【来源】《医级》卷八。
【别名】透顶散。
【组成】藜芦　甘草　人参　川芎　石膏
【用法】上为末，吹鼻探嚏，以验肺气，有嚏可治，无嚏不治。
【功用】激嚏。
【主治】中风卒仆及诸昏厥不省之候。

拨正散

【来源】《寒温条辨》卷五。
【组成】荜茇　雄黄（精为上）　火消各二钱　冰

片　麝香各五厘

【用法】上为细末。男左大有，以筒吹入鼻中即苏。

【主治】杂气为病，阴阳毒，痧胀及一切无名恶证，并食厥、痰厥、气厥。

加味生化理中汤

【来源】《宁坤秘籍》卷中。

【组成】川芎一钱　当归三钱　干姜五分（炙黑）　甘草五分（炙）　人参三钱　黄耆一钱

【用法】加生姜，水煎服。

【主治】产后阴阳两虚，手足冷发厥。

【加减】服参、耆而厥回，痛块未除，暂减参、耆，以除痛块；痛块除，仍加参、耆、桃仁十五粒；渴，加参麦散。

加参生化理中汤

【来源】《女科秘要》卷六。

【组成】川芎一钱　当归　人参各三钱　姜炭　炙甘草各五分　黄耆一钱

【用法】水煎服。

【主治】产后阴气、阳气俱虚，手足冷厥者。

【加减】服上方厥回，痛块未除，暂减参、耆，俟块痛已除，仍用参、耆，加桃仁十五粒，姜水煎服；如渴，加人参一钱，麦冬一钱，五味子十粒；手足微冷，加熟附子五分；痰，加橘红五分；竹沥半杯，姜汁二匙；汗多，加黄耆一钱；血块痛，加肉桂五分；虚甚，加入参一二钱；大便不通，加麻仁一钱五分，再服五仁丸。

通关散

【来源】《伤科补要》卷三。

【组成】牙皂五钱　白芷三钱　细辛三钱　冰片二分　麝香二分　蟾酥五分

【用法】上为极细末，入瓷瓶内收贮。吹鼻。

【功用】取嚏通经。

【主治】《中医伤科学讲义》：晕厥。

回天再造丸

【来源】《经验百病内外方》。

【组成】真蕲蛇（去皮骨并头尾各三寸，酒浸，炙取净末）四两　两头尖（系草药，出在乌鲁木齐，非鼠粪也，如不得真者，以白附子代之，其性相似，制过用）二两　真山羊血五钱　北细辛一两　龟版一两（醋炙）　乌药一两　黄耆二两（蜜炙）　母丁香一两（去油）　乳香一两（瓦焙去油）　麻黄二两　甘草二两　青皮一两　熟地二两　犀角八钱　没药一两（焙去油）　赤芍一两　羌活一两　白芷二两　虎胫骨一对（醋炙）　血竭八钱（另研）　全蝎二两五钱（去毒）　防风二两　天麻二两　熟附子一两　当归二两　骨碎补一两（去皮）　香附一两（去净皮毛）　玄参二两（酒炒）　首乌二两（制）　川大黄二两　威灵仙二两五钱　葛根二两五钱　沉香一两（不见火）　白蔻仁二两　藿香二两　冬白术一两（土炒）　红曲八钱　川萆薢二两　西牛黄二钱五分　草蔻仁二两　川连二两　茯苓二两　姜黄二两（片子）　僵蚕一两　松香五钱（煮过）　川芎二两　广三七一两　桑寄生一两五钱　冰片二钱五分　当门麝五钱　辰砂一两（飞净）　桂心二两　天竺黄一两　地龙五钱（去土）　穿山甲二两（前后四足各用五钱，麻油浸）

【用法】上药必须地道，炮制必须如法，为细末，择天月二德日，于净室内炼蜜为丸。每丸重一钱，金箔为衣，外用蜡壳包裹。牙关紧闭，不可用铜铁器撬开，恐伤牙及唇舌，并恐惊其心，用乌梅一二个分开，塞左右腮擦之自然开矣。

【主治】真中、类中，痰迷厥气，左瘫右痪，半身不遂，口眼㖞斜，腰腿疼痛，手足麻木，筋骨拘挛，步履艰难。及小儿急慢惊风，诸般危急之症。

【宜忌】此丸力大势猛，未及双周岁者，筋骨柔软，究非所宜，非十分险重者勿服。孕妇忌服。

【加减】如左边疼痛，不能运动用四物汤（当归、生地、川芎、白芍）；如右边疼痛，不能运动，用四君子汤（人参、茯苓、白术、甘草、朝东桑枝）；如两边疼痛，则两方并用，其桑枝只用三钱，俱空心服。凡服此药后，神气清爽，渐思饮食。间有一二处屈伸不利，此系热痰留于关节，须用荟草二钱，防风一钱，归身一钱，白芥子一钱，红花八分，煎汤，以新白布拧热药水擦摸，一日二三次，便能运动如常。

金水六君子煎

【来源】《医门八法》卷二。

【组成】党参五钱　怀熟地五钱　当归身五钱（炒）　陈皮一钱　法夏一钱　茯苓一钱　炙甘草一钱　大乌梅五个（囫囵）　白术一钱（炒）

【用法】加生姜五片为引，水煎服。

【主治】厥逆。

天麻琥珀丸

【来源】《医方简义》卷三。

【组成】煨天麻二两　琥珀二两　乌药一两　茯神三两　肉桂五两　黄柏五钱　防己五钱　秦艽一两　煅牡蛎三两　豨莶草二两　钩藤一两　柴胡八钱　广郁金一两　怀牛膝二两

【用法】上为细末，炼蜜为丸。每丸二钱，金箔为衣，白蜡封固。每服一丸，去蜡，水化服，加酒少许。

【功用】祛风降逆。

【主治】

1.《医方简义》：厥证，风动阳升，冲气上逆，足冷而厥。

2.《全国中药成药处方集》：头眩头昏，肩背痠痛，四肢麻木，手足厥冷，心腹串痛，腰膝无力，逆气上冲，肌肉刺痛，中风中寒，中湿中气。

【宜忌】忌食葱、蒜。

【备考】本方加麝香一钱，蜡丸更妙。

龙虎散

【来源】《医方简义》卷三。

【组成】煅龙骨二两　琥珀一两　玄武版四两　生鳖甲二两　桂枝一两　煅磁石（醋淬一次）一两　赤芍药一两　远志肉五钱　枣仁（炒）一两　左牡蛎四两　石菖蒲四钱

【用法】上为细末。每服三钱，姜汤调下。

【功用】《全国中药成药处方集》：补心益肾，养血安神。

【主治】

1.《医方简义》：寒厥肢冷。

2.《全国中药成药处方集》：骨蒸劳热，血液不足，耳鸣目昏，头晕心烦，怔忡不安。

星香二陈汤

【来源】《医方简义》卷三。

【组成】胆星五分　沉香（陈酒磨冲）五分　人参一钱　姜半夏一钱五分　茯苓二钱　陈皮一钱　炙甘草五分　香圆叶五片（不用亦可）

【主治】痰厥证。

加减回阳救急汤

【来源】《寿世新编》卷下。

【组成】北丽参五钱　漂于术（土炒黄，勿焦）五钱　葫芦巴（炒，研）二钱　淡苁蓉（漂净，晒干）五钱　北枣杞三钱（盐水炒）　破故纸二钱（盐水炒）　黑熟附片五钱　上安桂（去粗皮）八分或一钱　淡吴萸一钱　抱茯神三钱　炮干姜八分　炙甘草一钱

【用法】水煎服。

【主治】一切阴寒危症。

【宜忌】若非手足厥逆，冷汗腹痛者，未可乱投。

万应散

【来源】《饲鹤亭集方》。

【别名】万亿丸。

【组成】江子仁（拣选色白不油，去尽衣膜及心，隔棉纸压净油，只取霜）一两　飞辰砂三钱

【用法】上为极细末。每服一耳挖子，凉开水冲下。

【主治】婴孩诸疾，厥闭气绝。

【宜忌】不可多服。

五绝透关散

【来源】《疑难急症简方》卷一。

【组成】生半夏牙皂各五分

【用法】上为末。取黄豆大吹鼻中，男左女右。得嚏即苏。
【主治】一自缢，二墙壁压，三溺水，四魇魅，五冻死，并一切中风尸厥，暴厥不省人事。
【宜忌】产晕忌用。

诱敌出营汤

【来源】《喉科种福》卷四。
【组成】苏梗一斤　葱白半斤　石菖蒲四两
【用法】煎滚汤倾盆内，令病人坐盆上，以席围之，俾热气熏蒸，逼令汗出。
【功用】散表，开牙关。
【主治】厥证喉，遍体冰冷，足硬如木马，六脉皆无，两目瞪视露睛，牙关紧闭者。

卧龙丹

【来源】《重订通俗伤寒论》。
【组成】西黄　金箔各四分　梅冰　荆芥　闹羊花各二钱　麝香　辰砂各五分　牙皂角一钱半　细辛一钱　灯心灰二钱四分
【用法】上为极细末。搐鼻，取嚏。

原书治上证，先用本方搐鼻取嚏，以通肺窍，次用导痰开关散，开水调服八分，以吐稠痰。
【功用】通肺窍。
【主治】痰热而闭，脉必滑大，口闭不语如厥者。

清心化痰汤

【来源】《镐京直指医方》。
【组成】连翘三钱　石菖蒲一钱　杜胆星八分　薄荷一钱五分　川贝二钱　僵蚕三钱　钩藤四钱（后下）　广郁金二钱　玳瑁一钱　牛黄清心丸一颗（去壳，磨冲，如小儿用抱龙丸）
【主治】风痰乘膜，上蒸心包，痰迷心窍，气逆神昏，或蒙蔽不语，目斜抽搐。

厥症返魂丹

【来源】《感证辑要》卷四。
【组成】真麝香二钱五分　生玳瑁二钱五分　雄黄精二钱五分　飞辰砂二钱五分
【用法】上药同研如粉，于瓷器中，熔安息香和丸，如绿豆大。每服五丸。
【主治】厥症。

扶正辟邪丹

【来源】《卒中厥证辑要》。
【组成】人参一两　当归一两　白芥子三钱　茯苓五钱　白术二两　菖蒲一钱　皂角刺五分　半夏三钱　丹参五钱　附子一钱　山羊血五分
【用法】水煎服。
【主治】中邪而阳气衰微。

抑火安心丹

【来源】《卒中辑要》。
【组成】人参一两　石膏五钱　茯神一两　天花粉五钱　菖蒲一钱　麦冬三钱　玄参一两
【用法】水煎服。
【主治】胃气过热，不能安心中之火，而一时昏眩卒倒，痰声如锯，奄忽不知人，非中风者。
【方论】此方妙在用石膏于人参、茯神之中，补心气而泻胃火，则火易消，气又不损，况天花粉之消痰，菖蒲之开窍，又佐之各得其宜，有不定乱而为安者乎。

通关散

【来源】《北京市中药成方选集》。
【组成】细辛十两　苦参四两　猪牙皂二十两　薄荷（去梗）四两
【用法】上为细末。每三十八两兑麝香二钱，研细和匀。每用少许，吹鼻取嚏。
【功用】开窍取嚏。
【主治】中风痰厥，牙关紧闭，昏迷不醒。

回阳救急丹

【来源】《全国中药成药处方集》（沈阳方）。
【组成】鹿茸　人参　小茴香　故纸各三钱　附

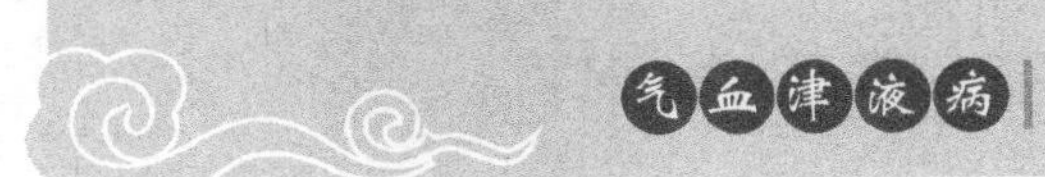

子　肉桂　吴萸　沉香各二钱　麝香一钱　官桂二钱

【用法】上为极细末，炼蜜为丸，二钱重。每服一丸，生姜水送下。

【功用】镇痛散寒，强心助气。

【主治】阳气衰弱，肾寒精冷，性交感寒，小腹纠痛，腰膝酸软。

【宜忌】忌食生冷，孕妇忌服。

昏厥复省汤

【来源】《千家妙方》卷上引董漱六方。

【组成】玳瑁片3克　珍珠母30克（先下）　辰麦冬9克　寒水石30克　蛇含石30克　朱茯神12克　天竺黄9克　陈胆星9克　川雅连2.4克　远志肉4.5克　干菖蒲4.5克　活磁石30克（先下）　白金丸9克（吞服）

【用法】水煎服，每日一剂。

【功用】平肝泄热，镇心定惊，佐以豁痰启窍。

【主治】阴虚阳亢，心肝失养，热郁血分，气火挟痰，上蒙清窍之发作性昏厥。

【验案】发作性昏厥　周某某，男，65岁，职员。病人以往有反复发作性意识丧失伴有尿失禁史。神经内科诊断为发作性昏厥。近两月来昏厥两次，发作时意识丧失，小便自遗，每次约1分钟，自觉胸中痞闷，心悸怔忡，口渴欲饮，心烦少寐，舌红苔薄，脉来细弦带数。恙有痰热内蕴，肝阳上亢，心阴不足，神不守舍之象。投以"昏厥复省汤"7剂后，昏厥头晕未作。后随症加减治疗近两月而停药，随访年余未发。

菖蒲导痰汤

【来源】《中医内科临床治疗学》。

【组成】半夏9克　茯苓12克　橘红9克　甘草6克　菖蒲12克　南星6克　枳实6克

【用法】水煎服。

先以通关散搐鼻开窍，继以菖蒲导痰汤治疗。

【功用】豁痰开窍。

【主治】痰气生厥，忽然眩仆，喉有痰声，或呕吐涎沫，平素可见痰多、胸闷、乏力等，脉多沉滑。

【方论】菖蒲导痰汤，即二陈汤去乌梅，加菖蒲、南星、枳实而来。二陈汤燥湿化痰，理气和中；南星燥湿，祛风止痉，配半夏、陈皮可豁痰顺气；枳实行气化痰，散结消痞；菖蒲芳香化湿，开窍宁神，合之则本方有豁痰理气开窍的功效，用于发作将息甚为适宜。

通关散

【来源】《中国药典》。

【组成】细辛十两　牙皂二十两　薄荷四两　麝香二钱

【用法】上除麝香外，余为极细末，将麝香与末研匀。每用少许，吹鼻取嚏。

【功用】开窍取嚏。

【主治】中风痰厥，昏迷不醒。

【宜忌】孕妇慎用。

通关散

【来源】《中国药典》。

【组成】猪牙皂500克　鹅不食草250克　细辛250克

【用法】上为极细末。每用少许，吹鼻取嚏。

【功用】通关开窍。

【主治】突然气闭昏厥，牙关紧闭，不省人事。

【宜忌】孕妇慎用。

六十二、食　厥

食厥，又称"食中"，是指由饮食不节而引起的厥证。本病成因多为暴饮暴食后，偶感风寒或因情志触动，食滞中脘，气逆而上壅，使清窍闭塞而发。临床表现为脘腹胀满，嗳出食物腐味，舌苔厚腻，脉滑数等。治当呕吐宿食，醒神回厥。

加味六君子汤

【来源】《东医宝鉴·杂病篇》卷四引《万病回春》。
【组成】香附子一钱半　白术　白茯苓　陈皮　半夏各一钱　人参七分　木香　缩砂各五分　甘草三分
【用法】上锉，作一贴。加生姜三片，大枣二个，紫苏叶七片，同煎服。
【主治】食厥。饮食过度，或作气恼，卒然晕倒，口噤不能言，目不识人，四肢不举。

六君子汤

【来源】《万病回春》卷二。
【组成】人参七分　白术（去芦）　白茯苓（去皮）　陈皮　半夏（姜汁制）各一钱　香附一钱二分　木香　砂仁各五分　甘草三分
【用法】上为散。加生姜三片，大枣二个，水煎，温服。先用姜、盐汤多灌，探吐之后，服六君子汤。
【主治】食厥。因过于饮食，胃气自伤，不能运化，致昏冒者。

清脾饮

【来源】《幼科金针》卷上。
【组成】苍术　厚朴　陈皮　法半夏　甘草　茯苓　柴胡　黄芩　桑叶　青皮　枳壳
【用法】上加生姜、大枣，水煎服。
【主治】小儿食厥。
【加减】食重者，加草果；如疟疾，内有疟母者，加香附。

拨正散

【来源】《寒温条辨》卷五。
【组成】荜茇　雄黄（精为上）　火消各二钱　冰片　麝香各五厘
【用法】上为细末。男左大有，以筒吹入鼻中即苏。
【主治】杂气为病，阴阳毒，痧胀及一切无名恶证，并食厥、痰厥、气厥。

和胃汤

【来源】《医方简义》卷三。
【组成】神曲　山楂　麦芽　茯苓各二钱　厚朴（姜制）一钱五分　姜半夏　制香附各一钱半　丁香　菔子（炒）各五分
【用法】加竹茹一丸（姜汁炒黄），水煎，加檀香三分冲入而服。
【主治】食厥症，气化迟难。

六十三、风　厥

风厥，是指肝气化风所致厥证。《黄帝内经·素问·阴阳别论》："二阳一阴发病，主惊骇背痛，善噫善欠，名曰风厥。"王冰注："夫肝气为风，肾气凌逆，既风又厥，故名风厥。"治宜扶土抑木、温阳利水。

泽泻汤

【来源】《普济方》卷一二〇引《指南方》。
【组成】泽泻半两　石膏　赤茯苓各一两　白术　防风各二两
【用法】上为细末。每服五钱，水一盏，煎至一盏，去滓服。
【主治】太阳经受风邪，肾气上从风与热而为风厥，身热汗出烦满，不得汗解。

灵宝丸

【来源】《圣济总录》卷十二。

【组成】天麻　乌蛇（酒浸，去皮骨，炙）各二两　附子（炮裂，去皮脐）　白附子　芎藭各一两　天南星二两　白僵蚕（微炒）　蔓荆实　干姜（炮）　桂（去粗皮）各一两　麻黄（去根节）二两三分　防风（去叉）一两半　当归（切，焙）三分　龙脑（研）　麝香（研）各一分

【用法】上为末，炼蜜为丸，如鸡头子大，以丹砂末为衣。每服一丸，温酒送下；如急风瘫缓，每服二丸，薄荷汤送下。衣覆出汗立效。

【主治】风气攻作，阴盛则厥逆，阳盛则烦惋。

人参汤

【来源】《圣济总录》卷十五。

【组成】人参　芎藭　枳壳（去瓤，麸炒）　芍药　防风（去叉）　细辛（去苗叶）　桂（去粗皮）　附子（炮裂，去皮脐）甘草（炙）各半两　桔梗（炒）　木香　茯神（去木）各三钱

【用法】上锉细，如麻豆大。每服五钱匕，水一盏半，加生姜半分（切），去滓温服。

【主治】风厥，志意不乐，身背疼痛，多惊善欠，噫气。

远志散

【来源】《圣济总录》卷十五。

【组成】远志（去心）　人参　细辛（去苗叶）　白茯苓（去黑皮）　黄耆（锉）　桂（去粗皮）各一两　熟干地黄（焙）　菖蒲　白术　防风（去叉）各半两

【用法】上为散。每服二钱匕，空心、晚食前以温酒调下。

【主治】风厥，多惊骇，背痛善欠。

茯苓汤

【来源】《圣济总录》卷十五。

【组成】白茯苓（去黑皮）　熟干地黄（焙）　人参　桂（去粗皮）各二两　半夏（汤洗七遍，切，焙）一两半　甘草（炙）　麦门冬（去心，焙）各半两

【用法】上锉细，如麻豆大。每服五钱匕，水一盏半，加生姜半分（切），煎至八分，去滓温服，一日二次，不拘时候。

【主治】风厥，惊骇背痛，善噫善欠。

独活汤

【来源】《圣济总录》卷十五。

【组成】独活（去芦头）　人参　白茯苓（去黑皮）　当归（切，焙）各二两　桂（去粗皮）　远志（去心）　熟干地黄（焙）　防风（去叉）各一两半　细辛（去苗叶）　甘草（炙）各一两

【用法】上细锉，如麻豆大。每服五钱匕，水一盏半，煎取八分，去滓温服，一日二次，不拘时候。

【主治】风厥。肩背痛，惊惕不安，善噫多欠。

黄耆汤

【来源】《古今医鉴》卷七。

【组成】黄耆二钱二分　当归一钱二分　生地一钱五分　天门冬一钱五分　麦门冬一钱　五味子七分　防风五分　白茯苓一钱五分　麻黄根一钱　甘草八分　浮小麦一撮（炒）

《增补内经拾遗》有熟地黄。

【用法】上锉一剂。水煎，温服。

【主治】

1.《古今医鉴》：元气虚弱自汗。

2.《增补内经拾遗》：风伤于卫，令人善病风厥，漉漉然汗出。

小柴胡合小陷胸汤

【来源】《增补内经拾遗》卷四。

【组成】人参　柴胡　黄芩　半夏　甘草　黄连　枳实　枳壳　桔梗　竹叶　粳米　栝楼仁

【用法】水二钟，加生姜三片，大枣二个，煎八分，不拘时候服。

【主治】风厥，身热汗出烦满，不为汗解。

六十四、肝　厥

肝厥，是指由肝气上冲而厥的病情。《证治汇补·眩晕》："肝厥之证，状如痫疾，僵仆不醒，醒则呕吐，头眩发热。"临床表现为手足厥冷，呕吐昏晕，状如癫痫，不省人事等。病发多因素体阴虚肝旺，受到精神刺激而诱发。治宜平肝潜阳，疏肝解郁，开窍醒神。

石膏汤

【来源】方出《普济本事方》卷一，名见《普济方》卷十五。

【组成】麻黄（去根节）　钓藤（取皮）　石膏（雪白硬者，不煅）　干葛　半夏曲　柴胡（去苗，洗）　甘草（炙）　枳壳（去瓤，炒黄）　甘菊（去萼梗）各等分

【用法】上为粗末，每服四钱，水一盏半，加生姜三片，大枣一个，同煎至八分，去滓温服。

【主治】肝厥，状如痫疾，不醒，呕吐，醒后头晕发热。

钓藤散

【来源】《普济本事方》卷二。

【别名】钩藤散（《妇人大全良方》卷四）。

【组成】钓藤　陈皮（去白）　半夏（汤浸，洗七遍，薄切，焙干）　麦门冬（略用水，去心）　茯苓（去皮）　茯神（去木）　人参（去芦）　甘菊花（去萼梗）　防风（去钗股）各半两　甘草一分（炙）　石膏一两（生）

【用法】上为粗末。每服四钱，水一盏半，入生姜七片，煎至八分，去滓温服。

【功用】清头目。

【主治】肝厥头晕。

麻黄钩藤散

【来源】《证治宝鉴》卷十一。

【组成】钩藤　柴胡　半夏　甘草　菊花　枳壳　麻黄　石膏　葛根

【主治】肝厥如痫疾不醒，呕吐眩晕者。

大定风珠

【来源】《温病条辨》卷三。

【组成】生白芍六钱　阿胶三钱　生龟版四钱　干地黄六钱　麻仁二钱　五味子二钱　生牡蛎四钱　麦冬（连心）六钱　炙甘草四钱　鸡子黄（生）二枚　鳖甲（生）四钱

【用法】水八杯，煮取三杯，去滓，再入鸡子黄，搅令相得，分三次服。

【功用】

1.《中医方剂学讲义》：滋液熄风。

2.《温病条辨白话解》：滋阴潜阳。

【主治】

1.《温病条辨》：热邪久羁，吸烁真阴，或因误表，或因妄攻，神倦瘈疭，脉气虚弱，舌绛苔少，时时欲脱者。

2.《谦斋医学讲稿》：肝肾阴血极虚，内风煽动不息，眩晕不能张目，耳鸣，筋惕肉瞤，心慌泛漾。

【宜忌】《中医方剂学讲义》：如阴液虽虚，而邪气犹盛者，非本方所宜。

【加减】喘，加人参；自汗者，加龙骨、人参、小麦；悸者，加茯神、人参、小麦。

【验案】肝厥　《吴鞠通医案》：额氏，二十二岁。除夕亥时，先是受寒痹痛，医用桂、附等极燥之品，服之大效；医见其效也，以为此人非此不可，用之一年有余，不知温燥与温养不同，可以治病，不可以养身，以致少阴津液被劫无余，厥阴头痛，单巅顶一点痛不可忍，至于窗间有豆大微光即大叫，必室漆黑而后稍安，一日厥去四五次，脉弦细数，按之无力，危急已极。勉与定风珠潜阳育阴，以熄肝风。大生地 24g，麻仁 12g，生白芍 12g，生龟版 18g，麦冬（不去心）12g，生阿胶 12g，生鳖甲 18g，海参 2 条，生牡蛎 18g，鸡子黄（去渣后，化入搅匀）2 枚，甘草（炙）15g，煮成 8 杯，去渣，上火煎成 4 杯，不时频服。服后见小效，加鲍鱼片 30g，煮成 10 杯，去渣，煎至 5 杯，服如前。至第 5 日，仍照定风珠原方分量，服至第 8 日而愈。

六十五、血　厥

血厥，亦称郁冒，是指血液量和流动异常所引起的厥证。有血虚、血实的不同。《普济本事方》："郁冒，亦名血厥。"《类证治裁·厥症》："郁厥亦血厥症，平居无疾，忽默默无知，目闭口噤，恶闻人声，移时方寤。由热升风动，郁冒而厥，妇人多有之。"《景岳全书·杂证谟》："血厥之证有二，以血脱血逆皆能厥也。血脱者，如大崩大吐，或产血尽脱，则气血随之而脱，故致卒仆暴死"，"血逆者，即经所云'血之与气并走于上'之谓，又曰'大怒则形气绝而血菀于上'之类也。"治宜活血化瘀，养血补血。

白薇汤

【来源】《普济方》卷二三八引《指南方》。

【组成】白薇　紫苏各三两　当归二两

【用法】上为粗末。每服五钱，水二盏，煎一盏，去滓服。

【主治】郁冒。

仓公散

【来源】《全生指迷方》卷三。

【组成】瓜蒂　藜芦　雄黄（研）　矾石（火煅一伏时，研）各等分

【用法】上为末。以豆许吹鼻内。醒为度。

【主治】郁冒血厥。居常无苦，忽然如死，身不动，默默不知人，目闭不能开，口噤不能语；或似有知而恶闻人声；或但如眩冒，移时乃甦者。

【验案】郁冒血厥　《普济方》：樟镇宝全小僧善医术。一日，偶偕往铺中市药，药铺主人请僧就视一病。僧因拉予同到病者榻前，扶一病妇，年约五十，闭目昏默，医者五六辈环视问之，皆以三生饮、顺元散对。僧诊脉后，一揖而出，病家邀之不来。主人曰：以仓公散吹入鼻中，嚏而醒，后与药。问之，则曰：诸医家但不察耳，此病乃郁冒血厥，许学士《普济本事方》白薇汤其证也，若风药则谬矣。

白薇汤

【来源】《全生指迷方》卷三。

【组成】白薇　当归各一两　人参半两　甘草（炙）一分

【用法】上为散。每服五钱，水二盏，煎至一盏，去滓温服。

【主治】

1.《全生指迷方》：郁冒血厥，居常无苦，忽然如死，身不动，默默不知人，目闭不能开，口噤不能语，又或似有知而恶闻人声，或但如眩冒，移时乃寤。

2.《医学入门》：产后胃弱不食，脉微多汗。

【方论】《本事方释义》：白薇气味苦咸微寒，入足阳明；当归气味辛甘微温，入手少阴、足厥阴；人参气味甘温，入足阳明；甘草气味甘平，入足太阴，通行十二经络。以咸苦微寒及辛甘微温之药和其阴阳，以甘温甘平之药扶其正气，则病自然愈也。

芎归养荣汤

【来源】《赤水玄珠全集》卷十六。

【组成】当归　川芎　白芍药　熟地黄　黄柏　知母　人参　枸杞子　麦门冬　甘草

【用法】水煎服。

【主治】血厥。吐、衄不知人而厥者。

通瘀煎

【来源】《景岳全书》卷五十一。

【组成】归尾三五钱　山楂　香附　红花（新者，炒黄）各二钱　乌药一二钱　青皮一钱半　木香七分　泽泻一钱半

【用法】水二钟，煎取七分，加酒一二小钟，食前服。

【主治】妇人血滞血积，经脉不利，痛极拒按，及产后瘀血实痛，并男妇血逆、血厥等证。

【加减】兼寒滞者，加肉桂一钱，或吴茱萸五分；

血盛内热，血燥不行者，加炒栀子一二钱；微热血虚者，加芍药二钱；血虚涩滞者，加牛膝；血瘀不行者，加桃仁三十粒（去皮尖），或加苏木、玄胡索之类；瘀极而大便结燥者，加大黄一二三钱，或加芒消、蓬术亦可。

返魂汤

【来源】《简明医彀》卷三。

【组成】当归（酒洗） 川芎 肉桂 干姜（炮） 赤芍药 甘草 黑豆（炒，去壳） 紫苏各等分

【用法】水煎服；或为细末，每服二钱，酒调下。

【主治】妇人血逆卒厥，并产后血厥，昏晕目闭，口噤者。

八宝丹

【来源】《女科指掌》卷一。

【组成】琥珀 没药 当归 赤芍 细辛各一两 朱砂五钱（另研） 冰片 麝香各二分

【用法】炼蜜为丸，如芡实大。每次一丸，石菖蒲汤化服。

【主治】妇人血厥，经隧乘戾，血上冲心，神昏者。

通关散

【来源】《女科指掌》卷一。

【组成】猪牙皂一钱 细辛二分 麝少许

【用法】上为末。搐鼻取嚏。

【主治】妇人血厥，平居无病，忽如死人，身不动摇，目闭口噤。

加味白薇丸

【来源】《卫生鸿宝》卷五。

【组成】白薇 赤芍 沙参各三两 归身四两 川芎 甘草（炙）各一两 黄耆（蜜炙） 丹皮各二两

【用法】上为末，水为丸，如绿豆大。每服二钱，早、晚沸汤送下。

【主治】妇人崩漏之疾，忽尔厥逆，移时方醒，名曰血厥。

【宜忌】忌食莱菔、葱、蒜、猪、羊、糟酒。

六十六、薄　厥

薄厥，是指由于精神刺激使阳气急亢，血随气逆，发生卒然昏厥的病症。《黄帝内经·素问·生气通天论》："阳气者，大怒则形气绝，而血菀于上，使人薄厥。"《普济方·薄厥》："黄芪汤，治恚怒气逆，上而不下则伤肝，血菀胸中，使人薄厥，甚则呕血、烦闷者。"治宜开窍醒神，平肝降逆，调理气机。

赤茯苓汤

【来源】《圣济总录》卷四十一。

【组成】赤茯苓（去黑皮） 人参各二两 桔梗（去芦头，炒） 陈橘皮（汤浸，去白，焙）各一两 麦门冬（去心，焙） 芍药 槟榔各半两

【用法】上为粗散。每服五钱匕，水一盏半，加生姜三片，煎至八分，去滓温服，不拘时候。

【主治】暴怒气逆，胸中不便，甚则呕血。

【方论】《绛雪园古方选注》：用赤茯苓、橘红、生姜利肺经血分之郁；用麦冬、桔梗清肺经气分之郁；人参固肺经之正气，使之下续真阴；白芍约肝经厥逆之气；使以槟榔，导引至高之气下行；元素曰：槟榔之性下行，如铁石之沉重，能坠诸药至于下极，方义清肺之郁而坠其逆，其厥自平。

黄耆汤

【来源】《圣济总录》卷四十一。

【组成】黄耆二两（锉） 茯神（去木） 麦门冬

（去心，焙） 桂（去粗皮） 陈橘皮（汤浸，去白，焙） 当归（切，焙） 天门冬（去心，焙） 五味子 生干地黄（焙） 甘草（炙，锉）各一两

【用法】上为粗末。每服五钱匕，水一盏半，加生姜三片，大枣二枚（擘破），同煎至八分，去滓温服，空心顿服。

【主治】恚怒气逆，上而不下则伤肝，血菀胸中，使人薄厥，甚则呕血烦闷者。

蒲黄汤

【来源】《内经拾遗方论》卷一。

【组成】蒲黄一两（炒褐色） 清酒十爵

【用法】将蒲黄入清酒内沃之，温服。

本方方名，据剂型，当作"蒲黄酒"。

【主治】血菀上焦之薄厥。

【方论】蒲黄能消瘀安血，清酒能畅气和营。

加减桃仁承气汤

【来源】《证治宝鉴》卷一一。

【组成】桃仁 桂枝 芒消 川军 郁金 生地 芍药

【主治】薄厥，大怒吐血。

六十七、煎 厥

煎厥，是指内热消烁阴液而出现昏厥的病症。《黄帝内经素问·生气通天论》："阳气者，烦劳则张，精绝，辟积于夏，使人煎厥。目盲不可以视，耳闭不可以听，溃溃乎若坏都，汩汩乎不可止。"病发多因平素阴精亏损，阳气亢盛，复感暑热病邪的煎迫而致。临床表现为耳鸣、耳聋，目盲，甚则突然昏厥，病势发展十分急骤。治宜养阴潜阳。

羚羊角散

【来源】《太平圣惠方》卷三。

【别名】茯神汤（《圣济总录》卷四十一）、羚羊角汤（《圣济总录》卷六十七）。

【组成】羚羊角屑三分 五味子三分 葳蕤三分 茯神三分 远志三分（去心） 龙骨一两 沙参三分（去芦头） 酸枣仁三分（微炒）

【用法】上为散。每服三钱，以水一中盏，煎至六分，去滓温服，不拘时候。

【主治】

1.《太平圣惠方》：肝气逆，心烦，面青，多怒。

2.《圣济总录》：煎厥。少气善怒，精神不守；及阳气厥逆，善怒，狂妄不常。

人参汤

【来源】《圣济总录》卷四十一。

【别名】人参散（《宣明论方》卷一）。

【组成】人参 远志（去心） 赤茯苓（去黑皮） 防风（去叉）各二两 芍药 麦门冬（去心） 陈橘皮（汤浸，去白，焙） 白术各一两

【用法】上锉，如麻豆大。每服五钱匕，水一盏半，煎取八分，去滓温服，一日二次。

【主治】煎厥气逆，头目昏愦，视听不明，少气善怒。

山芋汤

【来源】《圣济总录》卷四十一。

【组成】山芋 生干地黄（焙） 防风（去叉，锉） 茯神（去木） 山茱萸（炒） 桂（去粗皮） 天雄（炮裂，去皮脐） 远志（去心） 细辛（去苗叶） 枳实（麸炒，去瓤） 甘菊花各一两 甘草（炙，锉）三分

【用法】上药锉细，如麻豆大。每服三钱匕，水一盏，加生姜三片，煎至七分，去滓，空心、食前温服。

【主治】煎厥。动作烦劳，阳气张大，肝精不守，

善怒少气，头目昏愦。

柏子仁汤

【来源】《圣济总录》卷四十一。

【组成】柏子仁　虎头骨（涂酥炙）各一两　人参　茯神（去木）　犀角屑　桃仁（汤浸，去皮尖双仁，麸炒黄）　远志（去心）　小草各三分

方中小草，《普济方》作“甘草”。

【用法】上为粗末。每服三钱匕，水一盏，煎取七分，去滓温服，不拘时候。

【主治】煎厥，气逆多怒，肝气不治。

抑肝清气饮

【来源】《内经拾遗方论》卷一。

【组成】香附（便制）一钱　苍术（泔浸）八分　抚芎七分　神曲（炒）八分　白茯苓（去皮）七分　栀子（姜汁炒黑）七分　黄连（姜汁炒）七分　枳实（麸炒）七分　甘草三分　沉香（磨水）二分　山楂七分

【用法】上水二钟，加生姜三片，煎八分，食后服。

【主治】怒气伤肝而致煎厥，郁结痞闷。

【加减】如脾胃虚弱，暂减栀子，加土炒白术、白芍、陈皮各八分；膈上胀闷，加桔梗、槟榔各五分；有痰，加贝母八分。

黄耆人参汤

【来源】《证治汇补》卷七。

【组成】黄耆　人参　白术　陈皮　甘草　当归　麦冬　五味　生地　黄柏　熟地　天冬

【主治】煎厥。

茯神汤

【来源】《证因方论集要》卷一。

【组成】茯神（去木）　羚羊角（镑片）　北沙参　枣仁（炒）　玉竹　五味子　远志（去心）　龙骨

【主治】煎厥。

【方论】目盲不可以视，肝精不交于阳也，以玉竹、羚羊角、北沙参、枣仁凉肝热，救阴精；耳闭不可以听，肾精不承于阳也，以远志通调肾经不足之气，五味子收摄肾经耗散之精，茯神、龙骨收肝肾散漫之阳，补救阴阳。

柴胡疏厥煎

【来源】《医方简义》卷三。

【组成】柴胡　前胡　当归各二钱　赤芍　琥珀（研，冲）各八分　左牡蛎四钱　砂仁末五分　枳壳一钱

【用法】加灯草一丸，金箔一张，拌水煎服。

【主治】阳气暴张而为煎厥。

六十八、尸　厥

尸厥，是指突然昏倒不省人事如昏死的病情。《医宗金鉴》：“类中风证，皆名尸厥，谓形厥而气不厥也，故口鼻无气，状类死尸而脉自动也。”治宜开窍醒神。

菖蒲汁

【来源】方出《肘后备急方》卷一，名见《圣济总录》卷三十八。

【组成】菖蒲生根。

【用法】绞汁，灌之。

【主治】

1.《肘后备急方》：猝死尸厥。

2.《圣济总录》：霍乱，心腹痛急如中恶。

角发酒

【来源】方出《素问》卷十八，名见《绛雪园古方

选注》卷中。

【组成】左角之发方一寸

【用法】以竹管吹其两耳，剃其左角之发方一寸，燔治，饮以美酒一杯；不能饮者，灌之。

【主治】尸厥，邪客于手足少阴、太阴、足阳明之络，而致身脉皆动，而形无知，其状若尸。

【方论】

1.《素问》王冰注：左角之发，是五络血之余也，故剃之燔治，饮之以美酒也。酒者所以行药势，又炎上而内走于心，心主脉，故以美酒服之。

2.《内经讲义》：发亦名血余，性味苦涩微温，能治血病，为止血消瘀之良药，功能消瘀利窍，治血瘀阻塞，通利小便。酒性温热，功能温经散寒，活血通血脉，通达表里。故本方具有通行经络，消瘀利窍，和畅气血等作用。五络通，气血行，阴阳调，则神志清。

喷嚏丸

【来源】方出《证类本草》卷十引《子母秘录》，名见《串雅内编》卷四。

【组成】半夏一两

【用法】上为末，丸如大豆大。纳鼻中愈。心温者，一日可治。

《串雅内编》庚生按云：半夏以研细末吹入鼻中为宜。盖为丸塞鼻，每致闭气反为害矣。或临用时以水为丸，庶无干硬闭窍之弊。

【主治】

1.《证类本草》引《子母秘录》：五绝。一曰自缢，二曰墙壁压，三曰溺水，四曰魇魅，五曰产乳。

2.《串雅内编》：中风不语，尸厥，中恶，中鬼。

灵宝丹

【来源】《太平圣惠方》卷二十五。

【别名】归命丹、返魂丹。

【组成】光明砂一两半（打如皂荚子大，绢袋子盛，以荞麦灰汁煮三复时取出，研如粉） 硫黄一两（打如皂荚子大，绢袋子盛，以无灰酒煮三复时，取出研如粉） 雄黄一两（打如皂荚子大，绢袋子盛，以米醋煮三复时，取出研如粉） 自然铜一两（先捣碎，细研如粉。以上四味，用一有盖瓷瓶子，先以金箔三片，铺于瓶子底上，便入硫黄，又以金箔两片盖之；次入雄黄，又以金箔两片盖之；次入朱砂，又以金箔两片盖之；次入自然铜；又以金箔三片盖之；以瓶子盖合，却不用固济，于灰池内坐瓶子令稳，以火养三日三夜。第一日用熟炭火半斤，围瓶子，去瓶子三寸；第二日用熟火十两，去瓶子二寸半；第三日用火一斤，去瓶子二寸；以火尽为度。候冷，取药出瓶子，以纸三重裹药，于净湿土中培，至来旦取出，更研令细） 磁石（以醋淬二十遍，捣罗，细研如粉） 阳起石（研如粉） 长理石（细研如粉） 紫石英（细研如粉）各三分（用一有盖瓷瓶子，先磁石，次入阳起石，次入长理石，次入紫石英，其所入金箔，一依前法，以盖子合之，其口不固济、用火养三日三夜。第一日用熟炭火一斤，去瓶子三寸；第二日用火三斤，去瓶子二寸；第三日用火半秤，去瓶子三寸。一日至夜，任火自消，候冷取出药，用纸裹入湿土中培，至来旦取出，更研令极细） 牛黄 龙脑 麝香 腽肭脐（酒刷，微炙） 龙齿 虎胫骨（涂酒炙令黄）各一两（上六味为末，更细研如粉） 钟乳十两（以绢袋子盛，先以长流水煮半日，后弃其水，别用水五斗，煎取一斗，煮后草药，留钟乳水三合，磨生犀角三分） 远志（去心） 巴戟 苦参 乌蛇（酒浸，去皮骨，微炙） 仙灵脾 天麻各一两一分（上六味，粗罗为散，以前钟乳水一斗，煎至七升，用生绢袋滤去滓，澄清） 木香 肉豆蔻（去壳） 鹿茸（去毛，涂酥炙微黄） 桂心各一两半 延胡索 梧桐泪各三分（上六味，为粗末，以前钟乳汁七升，煎至四升，以生绢滤去滓，澄清） 半夏（汤洗七遍，去滑） 当归各一两（上二味，为粗散，以前钟乳汁四升，煎至三升，以生绢滤去滓，澄清） 皂荚子仁一两半（捣罗，研如粉） 川芒消一两（细研） 生地黄汁一升 无灰酒 童便一升

【用法】上件地黄汁等，合前药汁，共计六升，纳银锅中，于静室内，以文火养至一升，下金石药末在内，以柳木篦搅，勿令住手，看稀稠得所，去火，然后入牛黄等六味，搅令极匀，即下皂荚

仁末，及磨了犀角水，以绵滤过，入药内，然后于乳钵内，以乳槌用力研三五千下，缘此药极粘如胶。研讫，分为三份，一份入上件芒硝，别更研令匀，并丸如绿豆大。如有中一切风，牙关紧急，及尸厥暴亡者，以热醋研三两丸，灌在口中，下得咽喉即活；如要常服，即空心以温酒送下三丸；如患风疾及扑伤肢节，十年五岁运动不得者，但依法服之，十粒便效，重者不过三十粒；有人卒中恶暴亡者，但心头未冷，取药五粒，以醋调摩脐中一千余遍，当从脐四面渐暖，待眼开后，以热醋研下十粒，入口即活；凡病不问轻重、年月深浅，先以红雪通中散三钱，茶下，良久，更以热茶投，令宣泻一两行，便依法煎姜豆汤下三粒，当以他人热手，更摩所患处，良久热彻，当觉肉内有物如火至病所；一二百日及一年内，风疾下床不得者，一服三粒，十服后便可行步，如患至重者，每一利后，隔日服五粒，又住三五日，即更利，服不过三十粒，平复如本；若打扑损多年，天阴即疼痛，动不得者，大验只可五七服。服此药多者，疾去后，药力恒在。

【主治】中一切风，牙关紧急，及尸厥暴亡者；或打扑损多年，天阴即疼痛，动不得者。

【加减】本方加芒消，名“破棺丹”。

朱砂丸

【来源】《太平圣惠方》卷五十六。

【组成】朱砂三分（细研） 雄黄三分（细研） 附子三分（炮裂，去皮脐） 桂心一两半 巴豆二枚（去皮心、研、纸裹，压去油）

【用法】上为末，入研了药令匀，炼蜜为丸，如麻子大。每服五丸，以粥饮送下，不拘时候。不利、更下二丸、若利多即止之。

【主治】尸厥。

返魂丹

【来源】《太平圣惠方》卷五十六。

【组成】生玳瑁一分 朱砂一分 雄黄二分 白芥子一分 麝香一钱

【用法】上为细末，于瓷器中溶安息香和丸，如绿豆大。每服五丸，童便送下，不拘时候。小儿热风只服一丸。

【主治】尸厥不语，或中恶不语。

通微丸

【来源】《圣济总录》卷一〇〇。

【组成】营实根（即蔷薇根）五两 白薇三两 虎骨 獭肝（微炙） 五灵脂各二两 丹砂（别研） 消石（别研） 雄黄（别研） 代赭（别研）各一两

【用法】上为末，炼蜜为丸，如弹子大，每服一丸，温木香酒化下，每日三次。以知为度，不拘时候。

【主治】五络闭竭，病发尸厥，不知人。

菖蒲散

【来源】《全生指迷方》卷三。

【组成】石菖蒲一两 麝香一钱（研）

【用法】上为细末。每服二钱，酒调下，或饮调下亦得。

【主治】阴阳相并，或阴气并阳，阳气并阴，令人九窍闭塞，状类尸厥。

纳鼻散

【来源】《三因极一病证方论》卷七。

【别名】补遗纳鼻散（《证治准绳·女科》卷二）。

【组成】菖蒲

【用法】上为末。纳两鼻孔中，吹之令入，并以桂末安舌下。

【主治】尸厥，脉动而无气，气闭不通，静而若死，亦名卒厥者。

硫黄散

【来源】《普济方》卷二三八引《卫生家宝》。

本方原名硫黄丸，与剂型不符，据《世医得效方》改。

【组成】焰消半两 硫黄一两

【用法】上细研如粉，作三服，每服用酒一大盏煎，觉焰起，倾盆内盖了，酌温时灌服，如人行五里，又进一服，不过三服即苏。

【主治】尸厥，奄然死去，四肢逆冷，不省人事，腹中气走如雷鸣。

镇邪饮

【来源】《丹台玉案》卷二。

【组成】紫朴　胆星　苍术　广木香　橘红各一钱　甘草　辰砂各三分

【用法】上用水二钟，加生姜汁半盏，酒一盏，同煎温服。先以苏合丸灌醒，再服此方。

【主治】尸厥。

回正散

【来源】《石室秘录》卷三。

【组成】人参一钱　白薇一钱　茯苓三钱　白术五钱　半夏一钱　白芥子三钱　陈皮五分　甘草五分

【用法】水煎服。醒后服一剂痊愈。

【主治】中邪，尸厥，卒倒，中毒，中恶。

祛阴至圣丹

【来源】《石室秘录》卷三。

【组成】人参一两　白术五钱　半夏五钱　茯苓五钱　菖蒲一钱　陈皮五分

【用法】水煎服。

【主治】尸厥属阴邪者。

加味平胃散

【来源】《证治汇补》卷七。

【组成】平胃散加木香　檀香　乌药　砂仁

【主治】尸厥。

还魂丹

【来源】《医部全录》卷二九四。

【组成】朱砂　雄黄（并水飞）　生玳瑁（屑）　麝香（另研）　白芥子各二钱半

【用法】上为细末，于瓷器中熔安息香为丸，如绿豆大。冲恶不语，每服五丸，用童便化下；小儿热风，只服一丸。

【主治】尸厥不语。

五绝透关散

【来源】《疑难急症简方》卷一。

【组成】生半夏　牙皂各五分

【用法】上为末。取黄豆大吹鼻中，男左女右。得嚏即苏。

【主治】一自缢，二墙壁压，三溺水，四魇魅，五冻死，并一切中风尸厥，暴厥不省人事。

【宜忌】产晕忌用。

六十九、阳　厥

阳厥，亦名热厥，是指热盛而致手足厥冷，甚至不省人事的病情。《黄帝内经·素问·厥论篇》“阳气衰于下，则为寒厥，阴气衰于下，则为热厥。”《药症忌宜》：“阳厥即热厥。其证四肢厥逆，身热面赤，唇燥大渴，口干舌苦，目闭或不闭，小便赤涩短少，大便燥结，不省人事。”《卫生宝鉴·厥逆》：“手足虽冷，有时或温，手足心必暖，脉虽沉伏，按之则滑，其证或畏热，或渴欲饮水，或扬手掷足，烦躁不得眠，大便秘，小便赤，此名热厥。古人所谓阳极发厥也。”《丹溪心法·厥》指出本病治疗不可妄用热药：“阳厥者，是热深则厥。盖阳极则发厥也，不可作阴证而用热药治之，精魂绝而死矣。”本病成因为邪热内伏，阳气不能布达于四肢，因而“厥深热亦深，厥微热亦微”，治当清热除邪。

四逆散

【来源】《伤寒论》。

【组成】甘草（炙） 枳实（破，水渍，炙干） 柴胡 芍药各十分

【用法】上为末。每服方寸匕，白饮和服，一日三次。

【功用】

1.《注解伤寒论》：散传阴之热。

2.《伤寒大白》：疏通肝胆血脉，调和胃家中气，清热。

3.《伤寒贯珠集》：辅正逐邪，和解表里。

4.《谦斋医学讲稿》：疏肝理脾，调气去滞。

【主治】

1.《伤寒论》：少阴病，四逆，其人或咳，或悸，或小便不利，或腹中痛，或泄利下重。

2.《玉机微义》：寒邪变热传里，小便不利，腹中痛或泄利。

3.《明医指掌》：阳邪传里腹痛。阳厥轻者。

4.《景岳全书》：阳气亢极，四肢厥逆，在臂、胫之下。

【宜忌】

1.《景岳全书》：阴证厥逆上过于肘，下过于膝，乃不当用。

2.《福建中医药》（1983，4：15）：如属寒厥的四肢不温不宜用，肝阴虚或中气虚寒者亦不宜用。

【实验】

1.保肝作用　《天津中医药》（2004，6：503）：实验观察四逆散对石胆酸造成肝损害的血清丙氨酸氨基转移酶（ALT）、天门冬氨酸氨基转移酶（AST）、谷胱甘肽（GSH）、超氧化物歧化酶（SOD）、丙二醛（MDA）水平，并做肝组织病理学观察。结果显示：四逆散能降低肝损害小鼠血清ALT、AST、MDA升高的水平，升高小鼠血清SOD、GSH降低的水平，使肝损害小鼠肝组织病理变化明显减轻。四逆散药粉+米汤降AST、MDA明显，四逆散煎剂降ALT明显。提示四逆散具有一定的保肝作用。

2.抗抑郁作用　《辽宁中医药杂志》（2006，9：1196）：实验观察加味四逆散对大鼠恶劣心境障碍模型海马单胺类神经递质的影响。结果提示：恶劣心境障碍模型大鼠海马去甲肾上腺素和5-羟色胺的量降低，加味四逆散对恶劣心境障碍的治疗机制可能与升高海马去甲肾上腺素和5-羟色胺的含量，平衡去甲肾上腺素能和5-羟色胺能神经的功能状态有关。

3.保护胃肠黏膜、调节胃肠激素的作用　《中国实验方剂学杂志》（2007，6：33）：将大鼠分空白对照组、肝郁模型组、四逆散治疗组，通过运用模具加水浴方法制备肝气郁结证候动物模型。观察各组大鼠的症状表现、胃肠组织形态学变化、胃肠超微结构变化，测定大鼠的智力，胃肠激素。结果：四逆散能使模型大鼠活动及体重均增加，学习记忆能力增强，使大鼠胃肠的病理改变得以很好的恢复，能提高血清中胃泌素、血浆中胃动素和血管活性肠肽的含量，降低血浆中生长抑素的含量。表明四逆散通过保护胃肠黏膜，调节胃肠激素，使肝胆疏泄及脾胃升降恢复正常，气机调畅。

【验案】热厥腹痛　《广西中医药》（1984，4：33）：梁某，女，22岁。1965年6月20日初诊：腹痛急暴，喜按，面色青，手足欠温，怕冷，脘腹胀满，嗳气、矢气则痛减，肠鸣，便溏，小便清利，舌苔薄白，脉沉细略弦。此为肝气不疏，气滞则血凝，气血不行，故面青肢冷；气机不畅，则脘腹胀满，暴痛；因无食滞痞块，故喜按。治宜疏肝理气。处方：柴胡4.5g，白芍12g，枳实9g，炙甘草4.5g，木香（后下）3g，砂仁4.5g。连服2剂，腹痛消除。

生铁落饮

【来源】《素问·病能论》。

【别名】铁落饮（《圣济总录》卷六十七）、指迷铁落饮（《观聚方要补》卷五引《十便良方》）。

【组成】生铁落

【功用】《圣济总录》：除烦下气。

【主治】

1.《素问·病能论》：阳厥怒狂。

2.《观聚方要补》引《十便良方》：阳厥，由心有所欲，因暴折而难决，阳气当动，令气郁，而致人多怒，一发则莫知所为，其后欲闭户而处，恶闻人声。

【方论】《绛雪园古方选注》：盖铁之生者，气寒味辛，其性直行内降，下气疾速，用其捶出之花，庶得外走经络，开结于木火之中，则狂怒自已。

凉膈散

【来源】《太平惠民和济局方》卷六。

【别名】连翘饮子（《宣明论方》卷六）、连翘消毒散（《外科心法》卷七）。

【组成】川大黄　朴消　甘草（爁）各二十两　山栀子仁　薄荷叶（去梗）　黄芩各十两　连翘二斤半

【用法】上为粗末。每服二钱，小儿半钱，水一盏，加竹叶七片、蜜少许，煎至七分，去滓，食后温服。得利下住服。

【功用】

1.《证治准绳·伤寒》：养阴退阳。

2.《北京市中药成方选集》：清热降火，除烦止渴。

3.《方剂学》：泻火通便，清上泄下。

【主治】

1.《太平惠民和济局方》：大人小儿脏腑积热，烦躁多渴，面热头昏，唇焦咽燥，舌肿喉闭，目赤鼻衄，颔颊结硬，口舌生疮，痰实不利，涕唾稠粘，睡卧不宁，谵语狂妄，肠胃燥涩，便溺秘结，一切风壅。

2.《宣明论方》：伤寒表不解，半入于里，下证未全；下后燥热怫结于内，烦心懊憹不得眠，疮癣发斑，惊风，热极黑陷将死。

【宜忌】《北京市中药成方选集》：孕妇勿服。

【验案】热厥　《临证指南医案》：某，先发水痘，已感冬温小愈，不忌荤腥，余邪复炽，热不可遏，入夜昏烦，辄云头痛，邪深走厥阴，所以发厥，诊脉两手俱细，是阳极似阴，鼻煤舌干，目眦黄，多属邪闭坏败，谅难挽回，用凉膈散。

竹叶茯苓汤

【来源】《圣济总录》卷六十七。

【组成】淡竹叶一升　赤茯苓（去黑皮）二两　生地黄一升　丹参　玄参各三两　干蓝　车前草各一升　石膏四两

【用法】上锉，如麻豆大。每服六钱匕，水二盏，加生姜五片，煎至一盏半，去滓，更入蜜半合，煎三沸，温服，一日二次，不拘时候。

【主治】阳厥气逆，胸膈烦闷，忿忿饶怒，如发狂状。

防风茯苓汤

【来源】《圣济总录》卷六十七。

【组成】防风（去叉）　赤茯苓（去黑皮）　萎蕤　白术　陈橘皮（汤浸，去白，焙）　丹参各一两三分　细辛（去苗叶）二两　甘草（炙）一两　升麻　黄芩（去黑心）各一两半　射干一两

【用法】上为粗末。每服五钱匕，以水二盏，加大枣二个（擘破），煎至一盏，去滓温服，每日三次。

【主治】阳厥怒狂。

泄热汤

【来源】《圣济总录》卷六十七。

【组成】半夏（汤洗七遍，切，焙）　麻黄（去根节，煎，掠去沫，焙）　芍药　杜衡　枳实（去瓤，麸炒）　细辛（去苗叶）　杏仁（汤浸，去皮尖双仁，炒）　乌梅（去核，捶碎）各三两　松萝二两

【用法】上锉，如麻豆大。每服五钱匕，水一盏半，入生姜半分（切），竹叶十片，煎取八分，去滓温服。

【主治】阳厥，怒狂气逆。

茯苓大黄汤

【来源】《圣济总录》卷六十七。

【组成】赤茯苓（去黑皮）　大黄（锉，微炒）　羚羊角（镑）　黄芩（去黑心）　甘草（微炙，锉）　枳壳（去瓤，麸炒）各一两　前胡（去芦头）三分

【用法】上为粗末。每服五钱匕，水一盏半，加淡竹叶十片，同煎至八分，去滓，食后、临卧温服。

【主治】阳厥多怒，气逆发狂，胸膈躁闷。

破黄七神丹

【来源】《中藏经》卷下。

【组成】朴消二斤　朱砂五两　大黄七两　甘遂二两　山栀二两　轻粉一两　豆豉半斤（以绢袋盛之）

【用法】上以水二斗，熬令水尽，除去甘遂、豉、栀子、大黄，只取朴消、朱砂、轻粉为末，以水浸豉汁，研匀后入末三味同和，煮糯米糊为丸，如弹子大。每服一丸，新水化下。吐泻为度。

【主治】阳厥发狂，将成疸。

当归承气汤

【来源】《内经拾遗方论》卷二。

【组成】当归尾一两　大黄（酒洗）芒消　枳实各五钱　甘草（蜜炙）三钱　厚朴五钱

【用法】水二钟，先煎枳、朴、草、归至九分，次下大黄，煎三五沸，末下芒消，随即就起，去滓服。

【主治】

1.《内经拾遗方论》：阳厥善怒。

2.《增补内经拾遗方论》：亦治男子妇人痰迷心窍，逾墙越壁，胡言乱走。

3.《丹溪心法》：溺血属实热者。

【方论】胃气为湿热所伤，必泻其上实，而元气乃得上下同流，此承气所由名也。三一承气汤外加当归，故名。

白虎汤

【来源】《校注妇人良方》卷七。

【组成】知母　石膏各二钱　粳米半合。

【用法】水煎服。

【主治】胃热作渴，暑热尤效；又治热厥腹满，身难转侧，面垢谵语，不时遗溺，手足厥冷，自汗，脉浮滑。

祛风一醉散

【来源】《证治准绳·类方》卷五。

【组成】朱砂（水飞）半两　曼陀罗花二钱半　（一方加乳香二钱）

【用法】上为细末。每服二钱，温酒调下。若醉便卧，勿令惊觉为佳。有痰者先服胜金丸。

【主治】阳厥气逆，多怒而狂。

雪羹

【来源】《绛雪园古方选注》卷中。

【组成】大荸荠四个　海蜇（漂去石灰矾性）一两

【用法】水二钟，煎八分服。

【功用】泄热止痛。

【主治】

1.《绛雪园古方选注》：肝经热厥，少腹攻冲作痛。

2.《本草纲目拾遗》：小儿一切积滞。

【方论】羹，食物之味调和也；雪，喻其淡而无奇，有清凉内沁之妙。荸荠味甘，海蜇味咸，性皆寒而滑利，凡肝经热厥，少腹攻冲作痛，诸药不效者，用此泄热止痛，捷如影响。

七十、脱　证

脱证，亦称虚脱，是指阴阳气血津液严重耗损不能相互维系的生命垂危病情，临床常见大汗淋漓，四肢厥冷，口开目合，肢软手撒，小便失禁，脉微欲绝等症状。《黄帝内经》有关脱证之论述颇多，如《灵枢经·决气》：“精脱者，耳聋；气盼着，目不明；津脱者，腠理开，汗大泄；波脱者，骨属屈伸不利，色夭，脑髓消，脏疾，耳数鸣；血脱者，色白，天然不泽，其脉空虚，此其候也。”《灵枢经·通天》：“阴阳皆脱者，暴死不知人也”。虽有气脱、血脱、阴脱、阳脱之别，但气属阳，血属阴，故阴阳为其要也。《景岳全书》：“血脱者，如大崩大吐，或产血尽脱，则气亦随之而脱，故致卒仆暴死”，“气并为血虚，血并为气虚，此阴阳之偏败也。今其气血并走于上，则阴虚于下，而神气无根，是即阴阳相离之候，故致厥脱而暴死。复反者轻，不反者甚。此正时人所谓卒倒暴仆之中风，亦即痰火上壅之中风，而不知实由于下虚也。”《医学源流论》：“夺血者无汗，夺汗者血。血属阴，是汗多乃亡阴也。”《类证治裁》：“生命以阴阳为枢纽，阴在内，阳之守，阳在外，阴之使，阴阳互根，相抱不脱。《素问》所谓阴平阳秘，精神乃治也。若夫元海根微，精关直泄，上引下竭，阴阳脱离，命立倾矣。”本病之发，有急缓之分，急为暴脱，缓为虚脱。暴脱多见于大出血、中风、大汗亡阳，大泻大吐等阴津（精）急骤耗损导致阴阳离绝者。虚脱见于起病缓慢，病程长久，元气亏损，真精暗耗，脏腑功能极度虚竭者。无论暴缓，总是阴阳大亏，治宜回阳固脱。

四逆汤

【来源】《伤寒论》。

【组成】甘草二两（炙） 干姜一两半 附子一枚（生用，去皮，破八片）

【用法】以水三升，煮取一升二合，去滓，分温再服。强人可大附子一枚，干姜三两。

【功用】

1.《伤寒明理论》：发阳气，散阴寒，温经暖肌。

2.《伤寒溯源焦》：散下焦寒邪，助清阳升发。

3.《医宗金鉴》：逐阴回阳。

【主治】

1.《伤寒论》：伤寒脉浮，自汗出，小便数，心烦，微恶寒，脚挛急，反与桂枝欲攻其表，此误也，得之得厥，若重发汗，复加烧针者；伤寒医下之，续得下利清谷不止，身疼痛者；太阳病，发热头痛，脉反沉，若不差，身体疼痛；阳明病，脉浮而迟，表热里寒，下利清谷；少阴病，脉沉者；少阴病，饮食入口则吐，心中温温欲吐，复不能吐，始得之，手足寒，脉弦迟，若膈上有寒饮，干呕者；厥阴病，大汗出，热不去，内拘急，四肢疼，下利，厥逆而恶寒者；霍乱病，既吐且利，小便复利，而大汗出，下利清谷，内寒外热，脉微欲绝。

2.《金匮要略》：呕而脉弱，小便复利，身有微热，见厥者。

3.《肘后备急方》：霍乱心腹胀痛，烦满短气，未得吐下。

4.《太平圣惠方》：两感伤寒，阴阳二毒交并，身体手足厥逆，心中热闷，强语，三部脉微细。

5.《济生方》：五脏中寒，口噤，四肢强直，失音不语，或卒然晕闷，手足厥冷。

6.《此事难知》：肝疟，令人色苍苍然，太息，其状若死者。

7.《世医得效方》：冷证呕吐，胃中虚，四肢厥冷，食即呕吐，或因冷食伤胃，或累经汗下致虚胃气，但脉弱，小便多得利，身有微热见厥者。

8.《卫生宝鉴》：伤寒自利不渴，呕哕不止，或吐利俱发，小便或涩或利，或汗出过多，脉微欲绝，腹痛胀满，手足逆冷及一切虚寒逆冷。

9.《医林集要》：伤寒阴证，唇青面黑，身背强痛，四肢厥冷及诸虚伤寒。

10《万病回春》：伤寒太阴病自利不渴，及三阴证脉微欲绝，手足厥冷；阴证，身静而重，语言无声，气少难以喘息，目睛不了了，口鼻气冷，水浆不下，大小便不禁，面上恶寒有如刀刮者。

11.《伤寒大白》：阴症呃逆，四肢厥冷。

12.《杂病源流犀烛》：湿病浊邪。

13.《会约医镜》：瘟疫，胃寒呃逆。

【宜忌】《中药方剂近代研究及临床应用》：血虚寒滞之厥逆非本方所宜，热厥禁用。

【方论】

1.《金镜内台方议》：今此四逆汤，乃治病在于里之阴者用也。且下利清谷，脉沉无热，四肢厥逆，脉微，阳气内虚，恶寒脉弱，大吐大下，元气内脱。若此诸症，但是脉息沉迟微涩，虚脱不饮水者，皆属于阴也。必以附子为君，以温经济阳。以干姜为臣，辅干草为佐为使，以调二药而散其寒也。《内经》曰：寒淫于内，治以甘热。又曰：寒淫所胜，平以辛热。乃附子之热，干姜之辛，甘草之甘是也。

2.《医方考》：论曰：自利不渴属太阴。太阴主水谷，病故自利，内有真寒，故不渴。阴证者，举三阴而言，则又非独太阴矣。病在里，故脉沉。寒则血脉凝涩，故身痛。四肢受气于里，里寒则阳气不能宣布于手足，故四肢厥逆而冷。下利亦是里寒脉不至者，寒极而脉藏伏也。经曰：寒淫于内，治以甘热。故用甘草、姜、附大热之剂，申发阳气，祛散阴寒，能温经暖肌而回四逆，因以名汤焉。然必凉服者，经曰：吱寒以热，凉而行之是也。否则戴阳者，反增上燥，耳目口鼻皆血者有矣，药之难用也有如此。

3.《伤寒来苏集》：按理中、四逆二方，在白术、附子之别。白术为中宫培木益气之品，附子为坎宫扶阳生气之剂。故理中只理中州脾胃之虚寒，四逆能佐理三焦阴阳之厥逆也，后加入附子于理中，名曰附子理中汤，不知理中不须附子，而附子之功不专在理中矣。盖脾为后天，肾为先天，少阴之火所以生太阴之土，脾为五脏之母，少阴更太阴之母，与四逆之为剂，重于理中也。不知其义者，谓生附配干姜补中有发，附子得生姜而能发散，附子非干姜则不热，得甘草则性缓，是止知以药性上论寒热攻补，而不知于病机上分上下浅深也。

4.《伤寒溯源集》：此以真阳虚衰，阴邪肆逆，阳气不充于四肢，阴阳不相顺接，故手足厥冷而为厥逆，咽中干也。若重发其汗，更加烧针取汁，则孤阳将绝矣。仲景急以温经复阳为治，故立四逆汤。其以甘草为君者，以甘草甘和而性缓，可缓阴气之上逆，干姜温中，可以救胃阳而温脾土。即所谓四肢皆禀气于胃而不得至经，必因于脾，乃得禀焉，此所以脾主四肢也。附子辛热，直走下焦，大补命门之真阳。故能治下焦逆上之寒邪，助清阳之升发而腾达于四肢。则阳回气暖而四肢无厥逆之患矣，是以名之曰四逆汤也。

5.《医宗金鉴》：方名四逆者，主治少阴中外皆寒，四肢厥逆也。君以炙草之甘温，温养阳气；臣以姜附之辛温，助阳胜寒；甘草得姜、附，鼓肾阳，温中寒，有水中暖土之功；姜、附得甘草，通关节，走四肢，有逐阴回阳之力。肾阳鼓，寒阴消，则阳气外达而脉升，手足温矣。

6.《寒温条辨》：此方通治三阴脉沉，恶寒，手足厥逆之证，故用附子之生者，上行头顶，外彻肌表，以温经散寒；干姜亦用生者，以内温脏腑；甘草独用炙者，以外温荣卫，内补中焦也。

7.《医方论》：四逆汤，为四肢厥逆而设。仲景立此方，以治伤寒之少阴证。若太阴之腹痛下利，完谷不化，厥阴之恶寒不汗，四肢厥冷者亦宜之。盖阴惨之气深入于里，真阳几几欲绝，非此纯阳之品不足以破阴气而发阳光。又恐姜附之性过于燥烈，反伤上焦，故倍用甘草以缓之。立方之法尽善尽美。

8.《成方便读》：此治直中寒邪之证也。理中汤因中焦阳虚，寒凝湿聚，其来也渐，其治亦可从缓，且其见证虚象居多，故用药亦纯归温补。此为寒邪直中其来也骤，所见之证，自表至里，皆寒邪充彻之象，此时无暇固本，不得不用急则治标之法，盛则逼阳于外，而见假热等证。故以生附子之大辛大热，解散表里之寒邪，不留纤芥，仍以干姜之守而协济之；用甘草者，一则恐姜附之僭，一则寓补正安中之意耳。煎成冷服者，寒盛于中，逼阳于上，热饮则格拒不纳，所谓热因寒用，治寒以热，凉而行之也。

9.《医学衷中参西录》：干姜为温暖脾胃之主药，伍以甘草，能化其猛烈之性使之和平，更能留其温暖之力使之常久也。然脾胃之温暖，恒赖相火之壮旺，附子色黑入肾，其非常之热力，实能补助肾中之相火，以厚脾胃温暖之本源也。方名四逆者，诚以脾主四肢，脾胃虚寒者，其四肢常觉逆冷，服此药后，而四肢之厥逆可回也。

10.《伤寒论集注》：张志聪：夫元气发原于下，从中上而达于四肢。脉沉乃生气不能从下而中，故用下焦之附子配中焦之炙草、干姜；若中焦为病而生原无恙者，止用理中丸而不必附子矣。后人有附子无干姜则不热，得甘草则性缓之说。此撰不经之语而贻误后昆者也。如当急用附子而先以桂试之者，亦误事匪浅。

【实验】

1.升压、强心作用　《中成药研究》（1983，2：26）：以麻醉家兔的低血压状态为模型，观察四逆汤及其各单味成分所具有的效应。结果：单味附子虽有一定的强心升压效应，但其作用不如四逆汤，且可致异位性心律失常；单味甘草不能增加心脏收缩幅度，但有升压效应；单味干姜未能显示任何有意义的生理效应。由三药合方的四逆汤，其强心升压效果优于各单位药物组，且能减慢窦性心率，避免单味附子所产生的异位心律失常，提示该复方组方的合理性，也体现了中医附子无干姜不热，得甘草则性缓之说的科学性。

2.抗自由基损伤　《中国中西医结合杂志》（1994，9：549）：实验结果表明，四逆汤可降低小鼠垂体后叶素性缺血心肌的氧自由基浓度和丙二醛含量，增加营养血流量和超氧化物歧化酶活性。提示四逆汤保护缺血心肌是通过改善缺血心肌的灌流，减轻自由基损伤反应，加强自由基防御能力等多种机制实现的。

3.对缺血心肌功能的保护作用　《中国中医基础医学杂志》（1995，3：24）：吴氏等在Langendorff心脏灌流模型上观察了四逆汤对缺血心肌功能的保护作用。结果表明：本方可提高缺血心肌的电兴奋程度，减少心律失常的发生率，加强缺血心肌的收缩功能。并有扩张冠脉，增加冠脉流量的作用。

4.减轻心肌缺血　《中国医药学报》（1997，5：14）：采用动态心电图对30例经皮冠状动脉成形术（PTCA）的病人进行术后监测，并检测血中超氧化物歧化酶（SOD）和丙二醛（MDA）浓度的自由基指标动态变化。结果显示：PTCA术服用四逆汤的术后心肌缺血程度和再灌注心律失常发生率比单纯PTCA术更为显著地改善（$P<0.05$），其机制在于四逆汤能升高SOD活性和降低MDA含量，减轻PTCA术后心肌缺血再灌注损伤。

5.对缺血心肌的影响　《第一军医大学学报》（1999，2：120）：在Langendorff心脏灌流模型上观察了四逆汤方中主药不同配伍及不同比例对大鼠离体心肌冠脉流量影响，同时观察了四逆汤方药中的君臣药物的组配对小鼠心肌超氧化物歧化酶（SOD）的活性、丙二醛（MDA）含量变化的影响。结果提示，四逆汤不同配伍对冠脉流量有明显的影响，而不同比例对冠脉流量无明显的影响，单味药与君臣配伍对小鼠心肌组织SOD，MDA的作用有明显差异，提示中药配伍运用对机体的作用优于单味药物。

【验案】

1.少阴病　《伤寒论汇要分析》：苏某妻，30余岁。月经期间不慎冲水，夜间或发寒战，继即沉沉而睡，人事不省，脉微细欲绝，手足厥逆。当即刺人中、十宣出血，一度苏醒，但不久仍呼呼入睡。此乃阴寒太盛，阳气大衰，气血凝滞之故，拟大剂四逆汤：炮附子25g，北干姜12g，炙甘草12g，水煎，分四次温服，每半小时灌服1次。此为重药缓服办法，如1剂顿服，恐有脉暴击之变。服全剂未完，四肢转温，脉回，清醒如初。

2.虚寒下利　《全国名医验案类编》（续编）：强陆氏，年20余岁，因夏秋伏阴在内，复纳凉食冷，致寒热伤脾而致腹痛下痢，经旬不愈，有时痛欲汗出，恶寒拘急，四肢厥冷，脉微弦而迟，此寒伤三阴，宜遵仲师温脏散寒法，以四逆汤加味。淡附子3g，炮姜2g，清炒甘草2g，桂枝2g，一服即效，二服痊愈。对症发药，虽仅数味，功效立见，用药如用兵，贵精不贵多，信然。

3.心肌梗死　《伤寒论汤证论治》：赵某某，男，58岁，农民。胸闷气短年余，服冠心苏合丸可缓解。突然心痛难忍，心神不安，冷汗出，四肢冰冷，神昏欲睡，面色赤，唇紫甲青，四肢逆冷，冷汗不止，下利，臭味不浓，舌质淡，脉微欲绝。西医诊为急性心肌梗死伴休克，中医诊为少阴病，当即针人中、内关，神渐有爽。急以回阳救逆：制附子18g，干姜10g，炙甘草25g，肉桂3g，急煎，冷服。良久，四肢渐温，冷汗消，面色已复常态，口语已利，脉复渐有神。

4.休克　《中医资料选编》（四川省军区后勤部）：李某某，女，69岁。因患肺心病、肺炎、中毒性休克、脱水而住院。神志清，颜面苍白，肺部有湿性啰音，心率92次/分，血压80/50mmHg。经静脉注射四逆注射液2ml，2分钟后上升至90/60mmHg。20分钟后血压上升至100/60mmHg。6小时后血压仍维持在90/50mmHg，并持续2～3小时。在升压同时心跳强有力。

5.便秘　《上海中医药杂志》（1964，6：41）：郝某，男，35岁。患便闭10月多，初因头目眩晕，曾多次服用黄连、川军等泻火药，眩晕未愈，渐至食少便难，形衰体羸，每隔十数日大便1次，燥矢停滞，便时十分困难，便后气促神疲，辗转疼痛，半日始安。又经多种通便治疗，愈通愈涩。用四逆汤三剂，感觉大便稍松，服至10剂，食多神健，眩晕亦愈。后以金匮肾气丸善后。

6.高血压 《广西中医药》（1980，1：30）：刘某，女，55岁，高血压病10余年，服滋潜清降药反剧。精神萎靡，步态蹒跚，面赤颧红，彻夜难寐，口干不渴，身着棉衣，四肢逆冷，大汗淋漓，舌质淡，苔薄白，脉沉细欲绝。血压150/110mmHg。证属阴盛格阳。拟四逆汤加味：熟附子9g，干姜6g，炙甘草6g，党参12g，龙骨12g。1剂后手足转温，仍心烦难寐。上方加黄连3g，服3剂，诸症悉除，渐能入睡，血压140/90mmHg。

7.急性心肌梗死合并心源性休克 《中国中西医结合杂志》（1995，11：555）：用四逆汤加人参和三七粉（红参15g，附子15g，干姜10g，甘草10g，水煎服；三七粉10g另吞），抢救急性心肌梗死合并心源性休克15例（同时用西药）。结果：中西医组15例死亡7例，对照组（不用中药）14例死亡13例；两组比较差异显著（$P<0.01$）。

8.慢性浅表性胃炎 《贵阳中医学院学报》（1998，3：28）：用本方随证加味合刺五加静滴，治疗慢性浅表性胃炎63例。结果：显效19例，有效36例，总有效率为87.3%。

9.冠心病 《中国中西医结合杂志》（1998，11：571）：苏氏等观察了四逆汤对经皮冠状动脉成形术（PTCA）冠心病病人生活质量的影响。结果发现：PTCA术后躯体症状、健康愉快感、抑郁水平、生活满意指数、劳动量5个方面评分比术前明显改善，但PTCA术服用四逆汤者，其躯体症状、健康愉快感、抑郁水平3个方面的改善比单纯PTCA术更为显著，且心悸和气促两个症状评分均显著低于单纯PTCA术者。

调胃参耆汤

【来源】《产宝》。

【组成】人参三钱　生黄耆二钱　当归二钱　桂枝四分　防风三分　麻黄根（因麻黄发汗，根止汗，宜用根）五分

【用法】上加黑枣一个，用水一盏半，煎至七分，食远热服。

【主治】产后心慌无主，濈濈汗出，形色又脱，汗多亡阳者。

【加减】口渴，加麦冬一钱五分，五味子九粒；有痰，加橘红四分；虚脱，手足冷，加熟附子五分，黑姜四分，牡蛎一钱。

接气丹

【来源】《太平惠民和济局方》卷五（淳祐新添方）。

【组成】沉香一两　硫黄（如黑锡丹砂子结，放冷，研为细末）　黑锡（去滓秤）各二两　牛膝（酒浸）　白术（焙）　苁蓉（酒浸）各半两　丁香三钱　川楝子（去核用肉）　木香　茴香（炒）　肉豆蔻（煨）　破故纸（炒）　桂心（去粗皮）　附子（炮，去皮脐）　葫芦巴（炒）　阳起石（煅）各一两

【用法】上药并砂子四两为细末，用糯米粉酒煮糊为丸，如梧桐子大。每服五十丸，温酒、盐汤空心送下。

【主治】真元虚惫，阴邪独盛，阳气暴绝，或大吐大泻，久痢虚脱。

正气丹

【来源】《鸡峰普济方》卷十三。

【组成】硫黄　附子　干姜　桂各四两

【用法】上为细末，水煮面糊为丸，如梧桐子大。每服三十丸，食前热米饮送下。

【功用】温固精气，大益脾胃。

【主治】阴寒内盛，元脏不足，阳气暴脱，下焦伤竭，手足厥逆，战栗背寒，腰膝冷重，脐腹疼痛，大便滑泄，小便频数，行步息短，色泽枯悴，呕逆喘急，咳逆自汗，霍乱转筋，寒疝；及伤寒阴盛，脉微欲绝。

回阳散

【来源】《小儿卫生总微论方》卷十。

【组成】附子（大者）一个（炮，去皮脐）　天南星（大者）一个（炮，为末，生姜汁和作饼，焙

干） 木香一分 人参（去芦）一分 硫黄一分 朱砂一钱 麝香少许

【用法】上为细末。每服半钱，乳食前艾汤调下。

【主治】下泻虚极，或因服转药泻脱，四肢逆冷，目瞪项强，大便不禁，心胸烦闷，不能乳食。

生脉散

【来源】《医学启源》卷下。

【别名】生脉汤（《丹溪心法》卷一）、参麦散（《遵生八笺》卷四）、生脉饮（《兰台轨范》引《医录》）、人参生脉散（《症因脉治》卷二）、定肺汤（《医林绳墨大全》卷二）、参麦五味饮（《胎产心法》卷下）。

【组成】麦冬 人参 五味子

《观聚方要补》引《内外伤辨惑论》本方用人参、麦冬各三钱，五味子十五粒。

【用法】《观聚方要补》引《内外伤辨惑论》：水煎服。

【功用】

1.《医学启源》：补肺中元气不足。

2.《医便》：止渴生津。

3.《万病回春》：清心润肺。

4.《景岳全书》：止渴消烦，定咳嗽喘促。

5.《嵩崖尊生全书》：清暑益气，生脉补虚。

【主治】

1.《丹溪心法》：注夏属阴虚，元气不足，夏初春末，头痛脚软，食少体热。

2.《正体类要》：金疮、杖疮，发热体倦，气短，或汗多作渴，或溃后睡卧不宁，阳气下陷，发热烦躁。

3.《内科摘要》：热伤元气，肢体倦怠，短气懒言，口干作渴，汗出不止。

4.《外科枢要》：胃气亏损，阴火上冲，口干喘促，或肢体倦怠，肌肉消瘦，面色萎黄，汲汲短气，汗出不止，食少作渴；或脓水出多，气血俱虚，烦躁不安，睡卧不宁。

5.《医方考》：气极者，正气少，邪气多，多喘少言。

6.《赤水玄珠全集》：肺气大虚，气促上喘，汗出而息不续，命在须臾。

7.《万病回春》：中暑，暑伤于气，脉虚弦细芤迟，属元气虚脱者。

【方论】

1.《内外伤辨惑论》：圣人立法，夏月宜补者，补天真元气，非补热火也，夏食寒者是也。故以人参之甘补气；麦门冬苦寒泻热，补水之源；五味子之酸，清肃燥金，名曰生脉散。孙真人云：五月常服五味子，以补五脏之气，亦此意也。

2.《医方考》：肺主气，正气少故少言，邪气多故多喘。此小人道长，君子道消之象。人参补肺气，麦冬清肺气，五味子敛肺气，一补一清一敛，养气之道毕矣。名曰生脉者，以脉得气则充，失气则弱，故名之。东垣云：夏月服生脉散，加黄芪、甘草，令人气力涌出。若东垣者，可以医气极矣。

3.《古今名医方论》引柯韵伯：麦冬甘寒，清权衡治节之司；人参甘温，补后天营卫之本；五味酸温，收先天天癸之原。三气通而三才立，水升火降，而合既济之理矣。

4.《医方集解》：人参甘温，大补肺气为君；麦冬止汗，润肺滋水，清心泻热为臣；五味酸温，敛肺生津，收耗散之气为佐。盖心主脉，肺朝百脉，补肺清心，则元气充而脉复，故曰生脉也。夏月炎暑，火旺克金，当以保肺为主，清晨服此，能益气而祛暑也。

5.《成方便读》：方中但以人参保肺气，麦冬保肺阴，五味以敛其耗散。不治暑而单治其正，以暑为无形之邪，若暑中无湿，则不致留恋之患，毕竟又无大热，则清之亦无可清，故保肺一法，即所以祛暑耳。此又治邪少虚多，热伤元气之一法也。在夏月肺虚者，可服之。

6.《温病条辨》：汗多而脉散大，其为阳气发泄太甚，内虚不可留恋可知。生脉散酸甘化阴，守阴所以留阳，阳留，汗自止也。以人参为君，所以补肺中元气也。

7.《冯氏锦囊秘录》：人参补气为君，所谓损其肺者，益其气也；五味子酸敛，能收肺家耗散之金；麦门冬甘寒，濡肺经燥枯之液。三者皆扶其不胜，使火邪不能为害也。司天属火之年，时令燥热之际，尤为要药。

8.《绛雪园古方选注》：凡曰散者，留药于胃，徐行其性也。脉者，主于心，而发原于肺。

然脉中之气，所赖以生者，尤必资藉于肾阴。故《内经》言君火之下，阴精承之也。麦冬清肺经治节之司，五味收先天癸水之原，人参引领麦冬、五味都气于三焦，归于肺而朝百脉，犹天之云雾清，白露降，故曰生脉。

9.《医略六书》：肺虚气耗，不能摄火，而热浮于外，故发热口干，自汗不止焉。人参大补，能回元气于无有，五味酸收，能敛元津之耗散，麦冬润肺清心。名之曰生脉，乃补虚润燥，以生血脉也。俾血脉内充，则元津完固而魄汗自敛，血脉无不生，虚热无不敛藏矣。此扶元敛液之剂，为气耗发热多汗之专方。

10.《温热经纬》徐洄溪云：此伤暑之后，存其津液之方也。观方下治证，无一字治暑邪者。庸医以之治暑病，误之甚矣。其命名之意，即于复脉汤内取用参、麦二味，因止汗故加五味子。近人不论何病，每用此方收住邪气，杀人无算。用此方者，须详审其邪之有无，不可徇俗而视为治暑之剂也。

【实验】

1.抑制豚鼠心肌细胞膜三磷酸腺苷酶活性　《新医药学杂志》（1973，10：27）：生脉散可抑制豚鼠心肌细胞膜三磷酸腺苷酶的活性，抑制强度与剂量成正比。其中人参、五味子单味药亦有抑制作用，而麦冬则无抑制作用。认为生脉散由于抑制心肌细胞三磷酸腺苷酶的活性，是改善心脏生理功能的途径之一。

2.镇静作用　《新医药学杂志》（1974，3：21）：生脉散有镇静作用，能延长小白鼠或巴比妥钠睡眠时间。给药组平均睡眠时间（136.6 ± 21.6）分钟，对照组平均睡眠时间为（100.3 ± 35.2）分钟（$P<0.01$）。

3.提高耐缺氧能力　《新医药学杂志》（1974，3：21）：生脉散可增加小白鼠对低压缺氧的耐受能力，给药组存活率为63.3%，对照组存活率为37.7%，两组差别显著（$P<0.05$）。说明本方能提高心肌对缺氧的耐受性，节约心肌对氧的消耗。

4.抗冠心病作用　《北京医学院学报》（1975，2：118）：家兔经结扎冠状动脉前降支，造成实验性心源性休克，生脉散注射液具有一定的治疗作用，但升压作用缓慢，给药组与对照组疗效有明显差异。《中医杂志》（1981，6：24）：观察54例有心气虚表现的冠心病心绞痛病人的心肌收缩时相（STT）及心尖搏动图，表明该病心气虚的实质与不同程度心功能不全有关。应用生脉散注射液后，可以改善左心室功能。其正性肌力作用与西地兰对心脏作用相类似。

5.抗微循环障碍作用　《辽宁中医杂志》（1984，12：36）：生脉散注射液对大分子右旋糖酐所致微循环障碍和弥漫性血管内凝血（DIC）的病理变化，有一定的对抗和保护作用。不仅可以改善微循环障碍，还可以阻止血管内DIC产生。

6.对肺动脉高压合并隔肌疲劳的影响　《中国中西医结合杂志》（1995，3：152）：金氏等通过动物实验发现：参麦注射液可以显著降低慢性缺氧鼠的肺循环阻力和体循环阻力，增加心输出量，与扩张血管药物川芎嗪配伍应用的效果较其他配伍效果好。表明参麦注射液及其和川芎嗪的配伍应用在治疗肺动脉高压合并隔肌疲劳中有一定应用价值。

7.急性病毒性心肌炎　《中国中西医结合杂志》（1995，3：142）：赵氏等观察了生脉散对急性病毒性心肌炎病人血清脂质过氧化物的影响。结果发现：病毒性心肌炎病人心肌损伤与脂质过氧化反应有密切关系。生脉散具有抗氧自由基和抗脂质过氧化作用。能防治心肌损伤，是对病毒性心肌炎的有效治疗措施之一。

8.对心绞痛病人运动耐量、心电图和血液黏度的影响　《华西药学杂志》（1999，2: 138）：观察了28例冠心病心绞痛病人采用生脉注射液治疗前后血液流变学、运动耐量及其心电图的变化。结果表明，生脉注射液可显著降低血液黏度指标（$P<0.05$），增加运动量及运动时间，提高最大心率血压双乘积并可减少运动心电图总ST段下移幅值（$P<0.05$及$P<0.01$）。提示生脉注射液可通过降低血液黏度等作用提高心绞痛病人心脏功能，并减轻运动负荷下心肌缺血程度。

9.对急性肺损伤的影响　《中国中西医结合急救杂志》（2006，3：175）：实验观察一氧化氮（NO）和诱生型一氧化氮合酶（iNOS）在脂多糖（LPS）诱导大鼠急性肺损伤（ALI）中的作用及生脉饮对其的影响。结果显示:地塞米松和生脉饮两种药物对LPS诱导的ALI具有保护作用，其机制可能是通过抑制NO水平和iNOS活性实现。

【验案】

1.中暑　《续名医类案》：陆祖愚治陈元甫，7月间因构讼事，忍饥，食冷粥数碗，少顷即吐出。自此茶饮皆吐，头痛身热，咽喉不利，昏冒，口中常流痰液。医知为中暑，用冷香薷饮投之，随吐；又以井水调益元散投之，亦吐，昏沉益甚。脉之，阳部洪数无伦，阴部沉微无力。此邪在上焦，在上者因而越之，此宜涌吐者也。盖饥饿之时，胃中空虚，暑热之气，乘虚而入于胃，胃热极而以寒冷之水饮投之，冷热相反，所以水入即吐；即口中流涎，亦胃热上溢之故也。因用沸汤入盐少许，齑汁数匙，乘热灌之，至二三碗不吐，至一时许方大吐，水饮与痰涎同出，约盆许。即以生脉散投之，人事清爽，诸症顿减。

2.低血压　《四川医学》（1981，2：100）：口服生脉散加味（粉剂）：党参6g，黄芪6g，五味子2g，麦冬2g，共研末，每次6g，每日3次，连服4周为1疗程，选择血压低于90/60mmHg，排除器质性及营养不良者作为观察对象，共观察10例（男女各5例），经给药1疗程后，收缩压平均升高14mmHg，舒张压平均升高6.7mmHg。

3.休克　《新医药杂志》（1974，3：21）：用本方治疗急性心肌梗死并发心源性休克20例，其中3例单用西药治疗，死亡1例（33%），而另17例用生脉散注射液治疗，死亡1例（5.9%），16例血压全部回升恢复正常，升压作用温和是其特点。《江苏中医》（1980，3：59）：以本方治疗休克114例，其中感染性休克98例，用药5分钟至1小时后开始升压，显效率为71.8%，血压稳定时间平均为17.3小时。

4.更年期综合征《四川中医》（1997，7：44）:以生脉注射液穴位注射治疗更年期综合征152例，并随机设对照组76例。结果：治疗组痊愈114例（临床症状消失，随访1年无复发）；好转29例（临床症状减轻，部分症状消失）；无效9例（治疗三个周期临床症状无减轻或加重）；治愈率为75%，总有效率为94.1%。对照组痊愈43例，好转18例，无效15例。

5.顽固性心力衰竭　《实用中西医结合杂志》（1998，8：704）：李氏等观察了82例顽固性心力衰竭病人，其中治疗组62例，用本方注射液配合西医综合治疗，对照组20例只用西医综合治疗。结果：治疗组总有效率和显效率分别为90.32%和70.96%，对照组分别为70%和30%。两组间均有非常显著性差异（$P<0.01$）。

6.急性再生性障碍　《浙江中医学院学报》（1994，4：13）：用本方合二至汤加味（加黄芪、菟丝子、甘草、紫河车），发热加水牛角片、白薇、地骨皮、连翘；皮肤紫斑、鼻齿衄血加槐米、鹿茸草、羊蹄；咳血便血加花蕊石、地榆炭、白及、阿胶珠、三七粉，治疗急性再生性障碍23例。结果：基本痊愈8例，显效5例，有效4例，总有效率为74%。

7.冠心病心绞痛　《中国中西医结合杂志》（1997，11：594）：用本方注射剂静脉注射治疗冠心病心绞痛54例。另设对照组52例，药用复方丹参注射液。结果表明：治疗组临床症状及心电图显效率及总有效率、硝酸甘油停药率及总停减率均显著高于对照组。

8.痛风　《黑龙江中医药》（1995，1：15）：以本方加减：生石膏30g，黄柏、苍术、牛膝、赤芍、白芍、桂枝、木通、甘草各15g，知母、车前子各25g，滑石20g为基本方，关节痛剧加威灵仙、秦艽，关节肿大变形加防己、地龙，治疗痛风10例，结果：痊愈7例，好转3例，总有效率为100%。

9.病毒性心肌炎　《实用中医药杂志》（1999，3：8）：用本方加丹参、黄芪、银花、炙甘草为基本方，咽喉肿痛、发热者加板蓝根、野荞麦根；脘痞纳呆、湿邪重者去银花加山楂、苦参；久病心阳亦虚者酌加附子、桂枝；胸闷者加郁金、檀香；失眠者加酸枣仁、夜交藤；经常感冒加白术、防风；有瘀血征象者加三七、川芎、赤芍、桃仁；传导阻滞者党参改用人参，加大黄芪用量，并加用当归尾，治疗病毒性心肌炎30例。结果：显效19例（63.3%），有效9例（30%），无效2例（6.7%），总有效率达93.33%。

破证夺命丹

【来源】《是斋百一选方》卷七。

【别名】人参汤（《仁斋直指方论》卷二十六）、破证夺命散、独参汤、独柱汤（《内经拾遗方论》卷一）、夺命独参汤（《普济方》卷一三三引《德生堂方》）、破证夺命汤（《普济方》卷一三五）、坏证夺命散（《丹溪心法附余》卷一）、夺命散（《古今医统大全》卷七十六）、复脉汤（《本草纲目》卷十二）。

【组成】人参一两（去芦，薄切）

【用法】水一大升，银石器内煎至一盏，以新水沉之，取冷一服而尽。汗不自它出，只在鼻梁尖上，涓涓如水，是其应也。

《内经拾遗方论》：水二钟，红枣十个，煎八分，食后温服。

【功用】《中医大辞典·方剂分册》：益气固脱。

【主治】

1.《是斋百一选方》：伤寒阴阳二症不明，或投药错误致患人困重垂死，七八日以后皆可服。

2.《仁斋直指方论》：吐血咯血。

3.《内经拾遗方论》：气虚喘急。

4.《中医大辞典·方剂分册》：元气大亏，阳气暴脱，面色苍白，神情淡漠，肢冷汗出，脉息微弱；近代也用于大出血，创伤性休克，心力衰竭等重症的抢救。

【验案】时疫坏证　申某之子妇，产后病时疫已二十余日，已成坏证，偶见闻，因劝其只服一味人参遂安。

参附汤

【来源】《医方类聚》卷一五〇引《济生续方》。

【别名】附参汤（《古今医统大全》卷二十二）、转厥安产汤（《叶氏女科证治》卷三）。

【组成】人参半两　附子（炮，去皮脐）一两

【用法】上锉，分作三服。水二盏，加生姜十片，煎至八分，去滓，食前温服。

【功用】

1.《血证论》：大补元气。

2.《方剂学》：回阳、益气，固脱。

【主治】

1.《医方类聚》引《济生续方》：真阳不足，上气喘息，自汗盗汗，气短头晕，但是阳虚气虚之证。

2.《普济方》引《如宜方》：久病困重。

3.《正体类要》：金疮杖疮，失血过多，或脓瘀大泄，阳随阴走。

4.《外科枢要》：寒凉汗下，真阳脱陷。

5.《校注妇人良方》：阳气虚寒，手足逆冷，大便自利，或脐腹疼痛，吃逆不食，或汗多发痉。

6.《保婴撮要》：痘疹阳气虚寒，咬牙寒战，饮沸汤不知热。

7.《景岳全书》：元阳不足，喘急，呃逆，呕恶，厥冷。

8.《冯氏锦囊·杂症》：中风，手撒口开，遗尿。

9.《医略六书》：产后阳气虚寒，不能卫外而虚阳越出，故手足厥冷，自汗不止。

10.《医宗金鉴》：风邪中脏，形气俱虚，其证唇缓不收，疾涎流出，神昏不语，身肢偏废，或与五藏脱证并见。

【方论】

1.《辨证录》：夫附子有斩关夺门之勇，人参有回阳续阴之功，然非多用，则寒邪势盛，何能生之于无何有之乡，起之于几微欲绝之际哉！遇此等之症，必须信之深，见之到，用之勇，任之大，始克有济。

2.《医略六书》：附子补真阳之虚，人参扶元气之弱，姜、枣调和营卫，领参、附以补真阳之不足而卫外为固也。水煎温服，使真阳内充，则卫气自密而津液无漏泄之虞，何致厥冷不暖，自汗不止哉?

3.《医宗金鉴》：起居不慎则伤肾，肾伤则先天气虚矣。饮食不节则伤脾，脾伤则后天气虚矣。补后天之气无如人参，补先天之气无如附子，此参附汤之所由立也。二脏虚之微甚，参附量为君主。二药相须，用之得当，则能瞬息化气于乌有之乡，顷刻生阳于命门之内，方之最神捷者也。

4.《血证论》：人之元气，生于肾而出于肺，肺阴不能制节，肾阳不能归根，则为喘脱之证，

用附子入肾以补阳气之根，用人参入肺以济出气之主，二药相济，大补元气，气为水之阳，水即气之阴，人参是补气之阴，附子是补水之阳，知此，则知一切补气之法。

【实验】

1.对动物耐缺氧和急性心肌缺血的保护作用　《中草药》（1982，3：27）：小鼠实验结果表明：参附注射液5mg/100g体重、7mg/100g体重，静脉注射，能显著提高小鼠耐缺氧的能力，能显著对抗由垂体后叶素所引起的大鼠心电图第2期ST的下移和各种不同类型的心律失常。给参附注射液7mg/100g，也能明显促进戊巴比妥钠麻醉大鼠的复苏。

2.对血流量及末梢循环的影响　《中成药研究》（1982，6：32）：取离体兔心、兔耳及大鼠后肢灌流实验发现，参附注射液可显著增加3者的灌流量，其作用分别大于单味人参或附子的作用。

3.对大鼠心肌细胞膜ATP酶活动的影响　《中成药研究》（1985，10：22）：将人参、附子制成注射液，每毫升含人参总甙2.5mg，附子总生物碱0.25mg，相当人参和附子各1g。本实验观察并比较了参附注射液及其主要成分（人参总苷、附子总生物碱）对大鼠心肌细胞膜ATP酶活性的影响。结果表明：参附注射液及其主要成分人参总苷和附子总生物碱对心肌细胞膜ATP酶均有抑制作用，与两种主要成分比较，参附注射液的抑制作用明显增强（$P<0.025$、$P<0.0025$）；提示参附注射液可能具有不同程度的正性肌力作用。

4.对大鼠血小板聚集的影响　《河北中医学院学报》（1988，3：2）：将人参、附子制成50%的注射液，进行静脉注射或静脉点滴的大鼠实验，结果提示参附注射液对血小板聚集有明显的解聚作用。

5.对甲状腺功能的影响　《河南中医》（1990，2：37）：利用他巴唑药物制造大鼠肾阳虚模型。参附汤（每毫升含生药红参0.4g，黑附子0.3g）10ml/（kg·d），灌服15天，测量体重、体温和耗氧量后处死动物，取脏器组织做病理形态学研究。结果表明：参附汤虽不能对抗肾阳虚动物的体重下降，但可防止耗氧量降低（$P<0.05$），对肾阳虚动物各内分泌腺、胸腺、脾脏及心、肝等器官组织的病理改变均有不同程度的改善。表明参附汤对甲状腺功能减退症有治疗作用。

6.对休克大鼠不同器官糖皮质激素受体的上调作用　《浙江中医学院学报》（2003，3：56）：研究以失血性休克大鼠为模型，观察参附汤对失血性大鼠血浆皮质酮（GC）、促肾上腺皮质激素（ACTH）及脑、肝、胸腺等部位糖皮质激素受体（GCR）的影响。结果：参附汤对失血性休克大鼠脑、肝、胸腺等部位的糖皮质激素受体活性有明显的上调作用。提示参附汤通过保护GCR，提高机体GC系统在失血性休克过程中的生物学效应，可能是其临床益气回阳救逆功效的重要作用机制之一。参附汤上调失血性休克大鼠糖皮质激素受体的作用未见器官特异性。

【验案】

1.痢疾　《寓意草》：张仲仪初得痢疾三五行，即请往诊，行动如常，然得内伤之脉，而夹少阴之邪，余诊毕，即议云：此证仍宜一表一里。但表药中多用人参，里药中多用附子，方可无患，若用痢疾门诸药，必危之道也。仲议以平日深信，径取前药不疑，然疾势尚未著也。及日西，忽发大热，身重如巨石，头在枕上，两人始能扶动，人事沉困，举家惶乱，忙忙服完表里二剂。次早诊时，即能起身出房，再与参附药二剂全安。若不辨证用药，痢疾门中几曾有此等治法乎?况于疾未著而早见乎!

2.中风　《续名医类案》：景氏妇年近五旬，中风已五六日，汗出不止，目直口噤，遗尿无度，或以为坏症，脉之虽甚微，而重按尚有不疾不徐自然之势，此即胃气也。乃曰遗尿本属当时脱症，故不治，若多日安得不尿，且坐视数日而不脱，断非绝症也，投以参附汤，二三剂渐苏，重服温补而愈。

3.小儿久咳　《广东中医》（1958，6：18）：某女，3岁，咳嗽近4个月，病势渐剧，身体瘦弱，食欲不振，舌白唇淡。处方：正高丽参3g，焙附子4片，敦水温服，分2次服；服1剂，咳减，睡眠安静，连进2剂，咳症顿除，食欲增强而愈。

4.休克型肺炎　《新医药学杂志》（1977，11：41）：以参附汤为主：人参9g，附子9g，1例加麦冬9g，五味子6g，甘草6g，浓煎温服，中西医结合抢救休克型肺炎3例。结果：疗效满意，服药2～3小时后，皮肤渐暖，发绀逐渐消失，并开始排尿。休克缓解的时间在12～15小时，血压逐渐稳步上升，无较大的反复。

5.不育症　《成都中医学院学报》（1979，3：75）：某男，25岁，身体矮小，无胡须，外貌若十五六岁，性欲减退，婚后五年未育。处方：人参30g，制附片60g，分10次煎服。1个月后复诊好转，原方再服2剂，越年有子嗣。

6.上消化道出血　《中医杂志》（1980，7：36）：应用本方加减，止血药选用田三七、阿胶、云南白药等，在必要时如出血量太多，配合西医治疗；治疗急性上消化道出血病人中证属气衰血脱的病人16例。结果：疗效显著。

7.新生儿硬皮症　《新中医》（1984，1：33）：应用本方加减：人参5g，制附子3g，菖蒲3g，文火煎取汁，用滴管频频喂之，每次5～10滴；同时配以棉花包裹法，用至体温恢复正常、皮肤变软、肤色转为红润为止；治疗新生儿硬皮症11例。结果：效果良好。

8.房结综合征　《新中医》（1994，12：23）：用本方治疗病态窦房结综合征21例，并与用654-2治疗20例作为对照组。结果：治疗组显效12例，有效6例，无效3例；对照组显效4例，有效5例，无效11例，两组间疗效有显著差异（$P<0.01$）。

9.室上性心动过速　《中国中西医结合杂志》（1995，2：70）：用参附注射液治疗室上性心动过速13例。结果：13例病人治疗后心电图检查全部恢复窦性心律。在治疗中及治疗后，病人除面部、胸部有发热感外，未见有其他不良反应。

10.血性心力衰竭　《中国中西医结合杂志》（1998，11：591）：以本方治疗充血性心力衰竭97例。结果：本组总有效率为77.7%，明显高于地高辛组的59.4%（$P<0.05$）。

11.缓慢性心律失常　《中医药学报》（2002，2：8）：用参附汤为主治疗缓慢性心律失常62例。结果：近期治愈35例，好转21例，无效6例，总有效率为90.3%。

12.病态窦房结综合征　《中医杂志》（2007，8：717）：用参附汤治疗病态窦房结综合征46例。结果：显效9例，有效31例，无效6例，总有效率为86.96%。

大固阳汤

【来源】《世医得效方》卷八。

【组成】附子一两（炮，切作八片）　白术　干姜各半两　木香一分

【用法】上锉散。用水二碗，煎至八分，去滓，放冷灌服，须臾又进一服。

【主治】脱阳证。或因大吐大泻之后，四肢逆冷，元气不接，不省人事；或伤寒新瘥误行房，小腹紧痛，外肾抽缩，面黑气喘，冷汗自出。

桂枝酒

【来源】方出《世医得效方》卷八，名见《普济方》卷二一九。

【组成】桂枝二两　好酒二升

【用法】煎至一升，候温，分作二服灌之。

【主治】因大吐大泻之后，四肢逆冷，元气不接，不省人事；或伤寒新愈误行房，小腹紧痛，外肾搐缩，面黑气喘，冷汗自出之脱阳证。

独参汤

【别名】人参汤（《劳症十药神书》周杨俊注）。

【来源】《医方类聚》卷一五〇引《劳证十药神书》。

【组成】大人参二两（去芦）

【用法】上锉。以水二盏，加大枣五枚，煎至一盏，细呷之。服后熟睡一觉，后服诸药除根。

【功用】劳证止血后，用此药补之。

【主治】大汗大下之后，及吐血、血崩、血晕诸症。

【宜忌】咳嗽去之。

【方论】陈修园：失血之后，脏阴太虚，阴虚则不能维阳，阳亦随脱，故用人参二两，任专力大，可以顷刻奏功。但人参虽有补虚之功，而咳嗽者忌之。乘此大血甫止之际，咳嗽未作，急急饮之。若得熟睡一夜，则血从心脏而生。

【实验】对心肌损害的保护作用　《创伤外科杂志》（2003，2：113）：采用大鼠30%TBSA Ⅲ度烧伤

的动物模型，在进行延迟复苏快速补液的同时灌饲中药独参汤，动态观察其心肌损害程度。结果：烧伤后大鼠血浆中心肌肌钙蛋白 T（TnT）浓度即显著升高，独参汤治疗组大鼠的血浆 TnT 浓度显著低于对照组。提示口服中药人参煎剂能够在一定程度上减轻烧伤并发的心肌损害程度，对烧伤后损伤的心肌有一定的保护作用。

【验案】恶性心包积液 《中国中医急症》（2006，2：185）：将恶性肿瘤并恶性心包积液病人 104 例随机分为治疗组与对照组各 52 例，两组均予利尿、对症治疗等处理，治疗组另人参 15 克（未加大枣），文火水煎服，每日 1 剂，半月为 1 个疗程。结果：复查心脏 B 超，治疗组有 22 例心包积液减少，有效率为 42.31%；对照组有 10 例心包积液减少，有效率为 19.23%。治疗组有 43 例充血性心力衰竭症状减轻，有效率 82.69%；对照组有 29 例症状减轻，有效率 55.77%。两组比较差异有显著性（$P < 0.05$）。

鸡子豉汤

【来源】《普济方》卷一四四。

【组成】鸡子十枚　豉四合（绵裹）

【用法】以水五升，先煮鸡子，取二升，纳豉，又煮三四沸，去滓，分二次服。

【主治】吐下以后，虚羸欲死。

大金液丹

【来源】《普济方》卷二二六引《澹寮方》。

【组成】硫黄三斤（水火鼎飞，炼取一斤半）　鹿茸（真蜀地者）十二两　鹿角霜（如上）　大天雄　大川乌　大附子（并真蜀地者）各十二两（炮，去皮脐）　肉苁蓉四斤（真淮者）　川牛膝（真道地者）八两

【用法】上用鹿角胶为丸服。

【主治】大吐大泻，卒暴虚脱，孤阴绝阳。

独附散

【来源】《普济方》卷三九五。

【组成】附子一个（炮，去皮脐）

【用法】上为末。三岁每服一小钱，以水半盏，加生姜汁一蚬壳，大枣半枚，煎三分以下，水中顿冷，饥服。

【主治】小儿吐泻气脱，四肢冷，肚疼眼慢。

正气汤

【来源】《医学集成》卷二。

【组成】黄耆一两　人参　焦术各五钱　当归　芎䓖　苡仁　附子各三钱

【用法】加生姜、大枣，水煎服。

【主治】中风脱证。

参耆术附汤

【来源】《医学集成》卷二。

【组成】人参　北耆　焦术各一两　附子五钱

【主治】中风脱证。

独参汤

【来源】《医学集成》卷二。

【组成】高丽参

【用法】浓煎，加姜汁、竹沥冲服。

【主治】喉证，亢阳飞越，痰如拽锯。

真阴丹

【来源】《慎斋遗书》卷五。

【组成】红铅

【用法】用初经红铅，先以水浸三宿，以土丸之，入火炮之，久则色白；用文武火炼三日夜，复以水浸之，夜露三宿，再以火炼，则紫色；现日中晒之，又火炼三昼夜，则黄色如珠。凡炼此丹，白则秽尽，黄则毒尽，所谓九还成丹。乃天地之真元，阴中之至阳也。

【功用】回生。

【主治】阴阳脱。

扶阳反本汤

【来源】《点点经》卷三。

【组成】麻黄　秦艽　陈皮　槟榔　厚朴各一钱半　白术　姜炭　桂枝　川羌　苏叶　桂心各一钱　甘草三分
【用法】加生姜、大枣为引。
【主治】周身寒冷，大汗不休，六脉迟细沉滑，并呕不止，胸膈胀闷，吐酸。

六味回阳饮

【来源】《景岳全书》卷五十一。
【组成】人参一二两或数钱　制附子二三钱　炮干姜二三钱　炙甘草一钱　熟地五钱或一两　当归身三钱
【用法】水二钟，武火煎七八分，温服。
【主治】阴阳将脱证。
【加减】肉振汗多者，加炙黄耆四五钱或一两，或冬白术三五钱；如泄泻者，加乌梅二枚，或北五味二十粒亦可；如虚阳上浮者，加茯苓二钱；如肝经郁滞者，加肉桂二三钱；如血动者，去当归，加冬术。

举元煎

【来源】《景岳全书》卷五十一。
【组成】人参　黄耆（炙）各三五钱　炙甘草一二钱　升麻五七分（炒用）　白术（炒）一二钱
【用法】水一钟半，煎七八分，温服。
【功用】补气。
【主治】气虚下陷，血崩血脱，亡阳垂危。
【加减】如兼阳气虚寒者，桂、附、干姜随宜佐用；如兼滑脱者，加乌梅二个，或文蛤七八分。
【实验】对小鼠免疫功能的影响　《中成药》(1998，12：27)：观察不同剂量黄芪组方的举元煎对小鼠免疫功能的影响，结果表明：与对照组比较，不同剂量黄芪组方的举元煎有显著增强小鼠脾脏NK细胞的活性和红细胞免疫功能的作用。作用强度与黄芪剂量有关，具有剂量依赖性。
【验案】

1.妊娠小便不通　《江西中医药》（1985，4：26）：黄某某，怀孕8个月，近半个月来尿频而少，渐至点滴不通，曾治未效。今小便点滴不通已两天，少腹胀急疼痛，弯腰曲背，坐卧不安，频频登厕而不便，气短乏力，头晕目眩，舌质淡，脉虚缓。治以举元煎加味：黄耆18克，党参15克，白术9克，桔梗9克，升麻4.5克，甘草3克。二剂一日服。翌日复诊，药后小便得通，少腹胀急疼痛等症顿除，仍服上方二剂而愈。

2.先兆流产　《江苏中医杂志》（1984，3：34）：陈某某，女，25岁。妊娠三月，因用力举物而致腰酸，小腹坠痛，阴道见红，血量较多，经注射黄体酮和止血剂不显。证见面色少华，精神萎靡，舌淡苔薄，脉沉细滑。治以举元煎加味：红参10克（另煎，和冲），黄耆20克，焦白术10克，杜仲10克，续断10克，桑寄生10克，阿胶12克（烊化），艾炭10克，升麻6克，炙甘草3克，苎麻根30克。服3剂，症情改善，续服3剂，出血即止，腰酸坠痛亦除。

3.崩漏　《浙江中医学院学报》（1986，1：27）：董某某，女，45岁，经崩26天，时而量多如冲，头晕，肢倦神疲，面色觥白，舌淡胖大，苔薄白润，脉细促。治以大剂举元煎加味：炒党参30克，炙黄耆50克，炒白术30克，升麻炭6克，炒白芍15克，黄明胶15克（烊冲），艾叶炭5克，仙鹤草30克，炙甘草5克。三剂血止。

4.恶露不尽　《浙江中医学院学报》（1986，1：27）：姚某某，女，29岁。产后已临三月，恶露时多时少，时浓时淡，淋漓难尽，神疲肢倦，脉细，舌胖苔薄黄。治以举元煎加味：党参15克，白术15克，炙黄耆20克，升麻炭5克，荆芥炭5克，益母草30克，地榆炭15克，炒黄芩 10克，炙甘草5克。服四剂，恶露尽。

5.崩漏　《贵阳中医学院学报》（1997，2：47）：何氏用本方加减：黄芪、党参、炒白术、白芍、山药、升麻、乌贼骨、地榆、香附、益母草，并随症加减，每日1剂，水煎服，连服3～7剂，血止后调月经周期，连续服药观察3个周期，治疗崩漏50例。结果：痊愈35例，好转11例，总有效率92%。止血时间最短2天，最长10天。

6.先兆流产　《山西中医》（1999，2：21）：用本方加桑寄生为基础，腰酸痛重者加杜仲；腹痛甚者加炒白芍、乌药；出血量多加仙鹤草；治疗先兆流产治疗120例。结果：治愈（少腹疼痛或坠胀，或腰骶酸胀、阴道出血等症状消失，B超检查提示胎儿存活，与妊娠月份相符）99例，好转（少腹疼痛或坠胀、腰骶酸胀、阴道出血等症状均明显减轻；或阴道出血停止，仍有少腹坠胀，或腰骶酸胀等症；B超检查提示胎儿存活，与妊娠月份相符）16例，无效（症状无改善，B超检查提示胚囊无原始血管搏动；孕囊不规则，或自行流产）5例，总有效率为95.8%。

华佗救脱阳方

【来源】《景岳全书》卷五十八。

【组成】葱白一握　附子一个（重一两，切八片）　白术　干姜各五钱　木香二钱

【用法】先用葱白一握微捣碎，炒热用布包，熨脐下，以二包更替熨之，甚者仍灸气海、关元二三十壮，脉渐出，手足渐温，乃可生也；次用附子一个（重一两），切八片，白术、干姜、木香，同用水二钟煎一钟。候冷灌服，须臾又进一服，或煎服回阳等汤。

【主治】寒中三阳，口噤失音，四肢强直，挛急疼痛，似乎中风及厥逆，唇青囊缩，无脉或卒倒，尸厥脱阳等证。

回阳汤

【来源】《丹台玉案》卷二。

【组成】大附子三钱　人参二钱　白术　干姜各一钱　广木香一钱五分

【用法】水煎，热服。

【主治】脱阳。

心救汤

【来源】《石室秘录》卷六。

【组成】人参五两　附子一个　白术半斤　肉桂一两　菖蒲五分　良姜三钱

【用法】水煎服。药后倘得大便止而小便不遗，便有生机，再进一剂，则眼开而舌黑可去，身黑身青俱可尽解；苟服药后仍如前大小便不禁，不必再服药。

【主治】阴寒直中肾经，舌黑眼闭，下身尽黑，上身尽青，大便出，小便自遗。

【方论】此方参、术多用者，恐少则力量不能胜任，以驾驭夫桂、附之热药也，故必多加而后可望其通达上下，以尽祛周身之寒毒。

生气救脱汤

【来源】《石室秘录》卷六。

【组成】人参三两　附子一钱　黄耆三两　熟地一两　麦冬一两　北五味一钱

【用法】水煎服。

【功用】补气，生元阳，长真水。

【主治】阴阳脱症。男女贪欢，尽情纵欲，以致精脱而气亦甚微者。

龟蛎神膏

【来源】《辨证录》卷二。

【组成】人参　黄耆各一两　麦冬五钱　北五味　蜀漆各一钱　肉桂二钱　牡蛎　龟膏各三钱

【用法】水煎服。

【主治】气虚亡阳，一时猝倒，状似中风，自汗不止，懒于语言。

生人汤

【来源】《辨证录》卷八。

【组成】生枣仁五钱　人参二两　附子三钱　白术四两　菖蒲五分

【用法】水煎服。

【主治】小便之时，忽然寒噤，阴阳两脱，昏晕，外势缩入。

回阳救阴丹

【来源】《辨证录》卷八。

【组成】人参三两　黄耆三两　当归一两　茯神五钱　生枣仁三钱　北五味一钱

【用法】水煎服。一剂阳回，二剂阴生。然后方中再加熟地一两，山茱萸五钱，一剂煎饮，连服一月，可以还原如故。

【主治】阳脱。妇人爱风月者，尽情浪战，以致虚火沸腾，阴精下脱，死去更苏，头目眩晕，止存

游气。

【方论】此方先用参以挽回于一时，后用熟地、山药以善后于平日。盖人参实能救脱以回阳，而不能救涸以填阴。先补阳而后补阴，则已脱之精可生，未脱之气易长，庶不至阳旺而阴消也。

两援汤

【来源】《辨证录》卷八。

【组成】熟地二两　当归　人参　白术各一两　肉桂二钱

【用法】水煎服。

【主治】阴脱。大便之时，一时昏晕而脱者，两目上视，手足冰冷，牙关不利，不能语言。

参术附子汤

【来源】《辨证录》卷八。

【组成】人参　白术各二两　附子三钱

【用法】水煎服。

【主治】小便之时，忽然寒噤脱阳。

参附五味汤

【来源】《辨证录》卷八。

【组成】人参三两　附子二钱　北五味子三钱

【用法】水煎服。

【主治】男子久战不已，忽然乐极情浓，大泄不止，精尽继之以血，气喘而手足身体皆冷。

续阴救绝汤

【来源】《辨证录》卷八。

【组成】人参二两　白术三两　附子一钱　巴戟天一两

【用法】水煎服。一剂血止，二剂阴生，连服四剂，可以不死。

【功用】补阳。

【主治】房事大泄，精尽阳脱。

【方论】此方补阳气之圣药也。用人参回绝续于无何有之乡，用白术以通利其腰脐之气，用附子以追其散失之元阳，用巴戟天补其心肾之阳，纯是补阳之药，则阳回而阴亦回也。倘不用人参，只用附、术、巴戟亦可夺命于须臾，然无参为君主之味，则附子之热无以驾驭，恐有阳旺阴消之弊。倘能以补之药济其后，亦不至有偏胜耳。

参附益母汤

【来源】《辨证录》卷十二。

【组成】人参一两　附子一钱　益母草二钱

【用法】水煎服。遇此等症，急用一人抱住产母，头顶心解开，以艾火急灸之，必然出声；然后以参附益母汤救之，多有生者。

【主治】妇人子方下地，即昏晕不语，气血双脱者。

举陷参耆煎

【来源】《重订通俗伤寒论》。

【组成】玄参　黄耆各二钱　炒白术　茯苓　陈皮　柴胡　升麻各一钱　炙甘草五分　泽泻二钱

【用法】姜、枣、灶心土为引，水煎服。

【主治】妄下阴脱。凡伤寒温热攻下太过，脾胃受伤，心中林畅，起卧不安，下泻不止者。

桂枝参耆煎

【来源】《重订通俗伤寒论》引卢氏方。

【组成】桂枝　太子参　生耆　白芍　白术各二钱　新会皮八分　炙甘草五分　浮小麦五钱　麻黄根三钱（醋炒）

【功用】止汗固脱。

【主治】伤寒过汗、误汗，自汗不止、气脱者。

扁鹊玉壶丸

【来源】《绛雪园古方选注》卷中。

【组成】硫黄八两

【用法】凡硫黄八两，配真麻油八两，将硫黄打碎，入冷油内炖炉上，炭火宜微勿烈，以桑条徐调，候硫溶尽即倾入大水缸内，急搀去上面油水，其色如金，取缸底净硫秤见若干两，仍配香麻油若干两，照前火候再溶、再倾，连前共三转；第四转用真棉花核油，配硫若干两，照前火候再溶，再倾入大水内，急搀去上面油水，其色如绛；第五转，用肥皂四两，水中同煮六时；第六转用皂荚四两，水中同煮六时，拔净制硫之油，搀去其水，其色如硫火之紫；第七转用炉中炭灰，淋碱水制六时；第八转用水豆腐制六时，拔净皂碱之性；第九转用田字草捣汁（田字草出水稻田中，其叶如田字，八九月采），和水制六时；临用研如飞面，凡净硫一两，配炒糯米粉二两，或水法或湿捣为丸。每服以硫三分为准，渐加至一钱，温开水送下。

【功用】《中药成方配本》：补火扶阳。

【主治】阴寒恶疾，命门火衰，阳气暴绝，寒水膨胀。

葱白酒

【来源】《杂病源流犀烛》卷十八。

【组成】葱白三七茎

【用法】上打烂，用酒煮灌之。阳气即回。

【主治】脱阳。因大吐大泄后，四肢厥冷，不省人事；或交接后，小腹肾痛，外肾搐缩，冷汗出。

八味回阳饮

【来源】《会约医镜》卷三。

【别名】回阳饮（《喉科种福》卷五）。

【组成】人参（无者，以蜜炒黄耆一两代之） 附子二三钱 干姜（炒）二三钱 当归身三钱（如泄泻者，或血热动血者，去之） 熟地数钱或一二两 甘草（炙）一钱 白术三四钱 黄耆（蜜炒）三钱

【用法】水煎，温服。

【主治】

1.《会约医镜》：伤寒脉虚将绝，阴阳将脱。

2.《喉科种福》：白喉，其痛甚，其无白色处，色紫红，脉沉紧者。

【方论】《喉科种福》：此方阴盛格阳于上之证，宜回阳饮，热药凉用。按其用姜、附、归、地，也回阳于肾以温中；其用参、耆、术、草，也暖气于肺以达外。服后如发战下利，则加倍再服，惟归、地不可再加，以归、地为阴药故也。

【加减】如泄泻者，加乌梅二个；虚火上浮者，加茯苓二钱、麦冬一钱；如肝滞而胁胀痛者，加肉桂一钱半。

拯阳汤

【来源】《会约医镜》卷九。

【组成】黄耆（蜜炙）一两 白术三钱 附子二三钱 干姜（炒黄）一钱半 甘草（炙）一钱 熟地一两 当归身三钱

【用法】水煎，温服。

【功用】补气救血。益气以固生机。

【主治】血脱之盛者，气亦随之，因而昏愦者。

【宜忌】切忌凉药。

【加减】如泻泄，去当归，加乌梅二枚。此方加参更妙。

大补元汤

【来源】《会约医镜》卷十。

【组成】人参二钱 淮山药（炒）二钱 黄耆（蜜炒）二钱 白术二钱 熟地二三钱或多加 当归二三钱 山茱萸一钱 枸杞二三钱 甘草一二钱 五味（蜜炒）七分 杜仲（姜炒）二钱 生姜八分 红枣三枚

【用法】水煎服。

【主治】气血虚甚，元气将脱，一时昏沉、掉摇等证。

【加减】如元阳不足多寒者，加附子、肉桂、炮姜之类；如无力用人参者，再加黄耆三四钱；如气滞，减黄耆二分，加去白陈皮一钱；如血滞，去山茱萸，加川芎一钱；如泄者，去当归，加补骨脂钱半、肉豆蔻一钱（面炒）；如腹痛喜按者，加吴茱萸，汤泡二次，用一钱。

回阳汤

【来源】《会约医镜》卷十一。

【组成】当归三钱（泄泻者去之） 白术三四钱 附子（制）二三钱 干姜（炮）二三钱 熟地五钱 黄耆（蜜炙）三四钱或加倍 乌梅三个

【用法】水煎服。加人参二钱更效。若血再不止

者，加醋炒五倍子一钱半。

【主治】阴阳将脱，便血大下。

独参汤

【来源】《医钞类编》卷十三。

【组成】人参不拘多少　炒米　煨姜　红枣

【用法】浓煎服。

【功用】急救元阳。

【主治】大惊卒恐，气虚气脱。

加味两仪膏

【来源】《医门八法》卷二。

【组成】党参八两　熟地三两　归身三两（炒）　黄耆三两炙（或加制附子一钱）

【用法】大乌梅四十个，煎一沸，去核，合前药同煎成膏。冲服。随证用引：有痰则以陈皮为引，有热则以麦冬为引，有寒则以生姜为引。

【功用】阴阳双补。

【主治】虚证厥逆；吐血；以及大汗淋漓虚脱证。

【加减】寒甚，酌加桂、附。

乌肝汤

【来源】《医学摘粹》卷三。

【组成】甘草二钱　人参三钱　茯苓三钱　桂枝三钱　干姜三钱　附子三钱（炮）　首乌三钱（蒸）　芍药三钱

【用法】煎大半杯，温服。

【主治】阴脱证。

兔髓汤

【来源】《医学摘粹》卷三。

【组成】甘草二钱　人参三钱　五味一钱　半夏三钱　龙骨二钱（煅，研）　牡蛎三钱（煅，研）　玄参　附子各三钱

【用法】水煎大半杯，温服。

【主治】阳脱症。

来复汤

【来源】《医学衷中参西录》上册。

【组成】萸肉（去净核）二两　生龙骨（捣细）一两　生牡蛎（捣细）一两　生杭芍六钱　野台参四钱　甘草（蜜炙）二钱

【主治】寒温外感诸证，大病愈后不能自复，寒热往来，虚汗淋漓；或但热不寒，汗出而热解，须臾又热又汗，目睛上窜，势危欲脱，或喘逆，或怔忡，或气虚不足以息。

【验案】

1.脱证　赵叟，年六十三岁，于仲冬得寒证，痰喘甚剧。其脉浮而弱，不任循按，问其平素，言有劳病，冬日恒发喘嗽。再三筹思，强治以小青龙汤去麻黄，加杏仁、生石膏，为其脉弱，俾预购补药数种备用。服药后，喘息稍愈，再诊其脉微弱益甚，遂急用净萸肉一两，生龙骨、生牡蛎各六钱，野台参四钱，生杭芍三钱为方，皆所素购也。煎汤甫成，此时病人呼吸俱微，自觉气息不续，急将药饮下，气息遂得接续。

2.元气暴脱　李某某，年五旬，骤然眩晕不起，周身颤动，头上汗出，言语错乱，自言心怔忡不能支持，其脉上盛下虚，急投以净萸肉一两半，生龙骨、生牡蛎、野台参、生赭石各五钱，一剂即愈。继将萸肉改用一两，加生山药八钱，连服数剂，脉亦复常。

【试验】

1.抗心律失常　《中国医药学报》（1995，3：26）：用本方水煎醇沉液进行小鼠、大鼠、豚鼠静脉给药的实验，结果证明本方有明显的对抗由乌头碱、哇巴因、氯化钙、氯仿诱发的实验性心律失常（$P<0.01$）。预防或治疗给药能明显延长心律失常出现的潜伏期，缩短其持续时间，加速窦性心率的恢复。同时可减少发生室颤的动物数或使颤得以及时纠正，提示本品有较好的除颤作用。

2.对在位兔左心室功能的影响　《辽宁中医杂志》（1995，9：424）：本实验采用无创性同步描记家兔心音图、颈动脉搏动图及心电图的方法，证实来复汤能够通过改善静注心得安后心功能指标的变化而增强在位兔心的左心室功能。

保元清降汤

【来源】《医学衷中参西录》下册。

【组成】生赭石一两（轧细） 野台参五钱 生地黄一两 生怀山药八钱 净萸肉八钱 生龙骨六钱（捣细） 生杭芍四钱 广三七（细末）三钱（分两次）

【用法】上除三七外，水煎，用头煎、二煎送服三七末。

【主治】吐衄证，血脱气亦随脱，言语若不接续，动则作喘，脉象浮弦，重按无力。

既济汤

【来源】《医学衷中参西录》上册。

【组成】大熟地一两 萸肉一两（去净核） 生山药六钱 生龙骨六钱（捣细） 生牡蛎六钱（捣细） 茯苓三钱 生杭芍三钱 乌附子一钱

【主治】大病后阴阳不相维系，阳欲上脱，或喘逆，或自汗，或目睛上窜，或心中摇摇如悬旌；阴欲下脱，或失精，或小便不禁，或大便滑泻。一切阴阳两虚，上热下凉之证。

【验案】

1.脱证 一人，年二十余，禀资素羸弱，又耽烟色，于秋初患疟，两旬始愈。一日大便滑泻数次，头面汗出如洗，精神颓愦，昏昏似睡。其脉上盛下虚，两寸摇摇，两尺欲无，数至七至。延医二人皆不疏方。愚后至，为拟此汤（既济汤），一剂而醒，又服两剂遂复初。

2.心疼 友人张某某，曾治一少年，素患心疼，发时昼夜号呼。医者屡投以消通之药，致大便滑泻，虚气连连下泄，汗出如洗，目睛上泛，心神惊悸，周身瞤动，须人手按，而心疼如故。延医数人皆不敢疏方。张某某投以此汤（既济汤），将方中萸肉倍作二两，连服两剂，诸病皆愈，心疼竟从此除根。

参耆救逆汤

【来源】《中医妇科治疗学》。

【组成】党参 黄耆 龙骨 黑附片各八钱 炙甘草三钱 浮麦八钱

【用法】水煎，温服。

【功用】回阳救逆。

【主治】气虚血脱，已呈厥脱者。

参附龙牡汤

【来源】《方剂学》。

【组成】参附汤加龙骨 牡蛎

【功用】敛汗、潜阳，扶正固脱。

【主治】阴阳俱竭，阳越于上，汗出肢冷，面色浮红，脉虚数或浮大无根者。

【验案】中风阳脱证 《江西中医药》（1983，6：13）：某女，61岁，近10天来精神软弱，头痛加重，卧床不起。突然神志不清，小便失禁，大便数日未解，面色苍白，呼吸稍急促，冷汗淋漓，目合口开，呼吸低微，喉中痰鸣，手撒肢冷，肢体软瘫，脉微欲绝，舌痿质淡。证属正气虚，风痰内闭、阳气欲脱。急宜益气固脱，回阳救逆，佐以化痰开窍。予参附龙牡汤加味，红参9克（先煎），制附片10克，龙骨30克（先煎），牡蛎30克（先煎），石菖蒲10克，制南星9克，急服一剂，次日神志稍清，能进汤粥，嘱其原方再服二剂，病情大为好转，能起床活动，改投二陈汤加味以健脾化痰善后。随访二年余，一切正常。

复方益气固脱汤

【来源】方出《关幼波临床经验选》，名见《千家妙方》。

【组成】西洋参6克 麦冬24克 五味子12克 生甘草10克 炙麻黄0.9克 杏仁10克 生石膏30克 银花30克 板兰根30克 生地10克 玄参15克 天花粉15克 知柏各10克 瓜蒌10克 川贝10克 青蒿10克 浮小麦30克

【用法】兼服安宫牛黄丸1丸。

【功用】益气固脱，清热养阴，宣肺开窍。

【主治】感染性多发性神经炎。肺部感染。肺热不清，逆传心包，正气欲脱，高热不退，神志不清，气喘短促，大汗如油，四肢发凉，小便短，大便黑，舌质红无苔，脉数而无力。

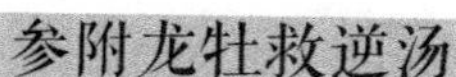

参附龙牡救逆汤

【来源】《中医儿科学》。

【组成】人参　附子　龙骨　牡蛎　白芍　炙甘草

【功用】温补心阳，救逆固脱。

【主治】心阳虚衰，突然面色苍白而青，口唇发紫，呼吸浅促，额汗不温，四肢厥冷，虚烦不安，右胁下并可出现瘀块，舌苔薄白，质暗紫，脉象微弱疾数。

【方论】方中人参大补元气，附子温阳救逆，龙骨、牡蛎潜阳敛汗；白芍、甘草和营护阴。诸药合用，有回阳救逆，潜阳护阴之功。

【加减】气阴两竭，宜育阴潜阳救逆，可加生脉散；在心阳虚衰之时，常伴见面色、唇舌青紫郁血之症状，以及右胁下瘀块明显者，可酌加当归、红花、紫丹参等活血化瘀之品，以助血行畅利。

人参北芪片

【来源】《部颁标准》。

【组成】人参（生晒参）50g　黄芪膏粉 200g

【用法】制成糖衣片，密封。口服，每次 4 ～ 6 片，1 日 3 次。

【功用】扶正固本，补气升阳，强心固脱，补虚生津。

【主治】体虚欲脱，肢体倦怠，神疲乏力，多梦健忘等症。

七十一、亡阳证

亡阳证，是指阳气欲绝的生命垂危病情，为脱证之一。《医略六书·杂病证治》：“亡阳汗者……每每病笃虚极之人，多有头面汗淋，口鼻俱冷，而手足青色，气促不止者，急宜温补以追欲绝之阳。”治宜回阳救急。

桂枝去芍药加蜀漆牡蛎龙骨救逆汤

【来源】《伤寒论》。

【别名】桂枝救逆汤（《金匮要略》卷中）、桂枝蜀漆牡蛎龙骨救逆汤（《医学纲目》卷三十二）、救逆汤（《圣济总录》卷二十八）、桂枝去芍药加蜀漆龙骨牡蛎救逆汤（《证治准绳·伤寒》卷五）、桂枝去芍药加龙骨牡蛎救逆汤（《医灯续焰》卷十八）、桂枝去芍药加蜀漆龙骨牡蛎汤（《绛雪园古方选注》）。

【组成】桂枝三两（去皮）　甘草二两（炙）　生姜三两（切）　大枣十二枚（擘）　牡蛎五两（熬）　蜀漆（去腥）　龙骨四两

【用法】以水一斗二升，先煮蜀漆减二升，纳诸药，煮取三升，去滓，温服一升。

【功用】《中医方剂学》：镇惊安神。

【主治】

1.《伤寒论》：伤寒脉浮，医者以火追劫之，亡阳，必惊狂，卧起不安者。

2.《方机》：火逆烦躁，胸腹动剧者；及疟疾而有上冲者。

【方论】

1.《注解伤寒论》：与桂枝汤，解未尽表邪；去芍药，以芍药益阴，非亡阳所宜也；火邪错逆，加蜀漆之辛以散之；阳气亡脱，加龙骨、牡蛎之涩以固之。本草云：涩可去脱，龙骨、牡蛎之属是也。

2.《尚论篇》：桂枝汤，阳药也。然必去芍药之阴重，始得疾趋以达以阳位；既达阳位矣，其神之惊狂者，漫难安定，更加蜀漆为之主统，则神可赖之以攸宁矣。缘蜀漆之性最急，丹溪谓其能飞补是也，更加龙骨、牡蛎有形之骨属，为之舟楫，以载神而反其宅，亦于重以镇祛、涩以固脱之外，行其妙用。

3.《绛雪园古方选注》：火迫心经之阳，非酸收可安，故去芍药，而用龙、牡镇慑，藉桂枝、蜀漆疾趋阳位，以救卒然散乱之神明。故先煮蜀漆，使其飞腾，劫去阳分之痰，并赖其急性，引领龙骨、牡蛎从阳镇惊固脱。方寸无主，难缓须臾，故曰救逆。

4.《伤寒贯珠集》：被火者，动其神则惊狂，起卧不安，故当用龙、牡；其去芍药者，盖欲以甘草急复心阳，而不须酸味更益营气也，与发汗后，其人叉手自冒心，心下悸，欲得按者，用桂枝甘草汤同义。蜀漆，即常山苗，味辛，能去胸中邪结气。此证火气内迫心包，故须之以逐邪而安正耳。

5.《医学摘粹》：用桂枝、甘草疏木而培中，生姜、大枣补脾而降逆，蜀漆吐腐瘀而疗狂，龙骨、牡蛎敛神魂而止惊也。

【验案】心动过速　《中医杂志》（1980，11：58）：临床上常遇有些卒发重症心悸不宁、气短、四肢不温、脉来疾数，往往不易计数（如心率＞160次/分，心电图检查为室性或室上性阵发性心动过速），往往用中西医一般治疗措施而未能控制。曾用本方通阳镇惊安神，因无蜀漆，遂用常山，急煎服之，药液入胃，移时恶心呕吐，吐出痰涎及部分药汁，心动旋即恢复正常，心悸顿失，诸症均减。继以加减出入为方巩固，以防再发。体会到桂枝去芍药加蜀漆牡蛎龙骨救逆汤能满意地控制心动过速，确有“救逆”之功。

阳粉散

【来源】《元和纪用经》。

【组成】麻黄（连节）　藁本　白芷各半两　米粉四两

【用法】上为末。扑之。

【功用】止汗。

【主治】病当发汗，汗不止而致亡阳。

龙骨救逆汤

【来源】《太平圣惠方》卷十一。

【组成】龙骨二两　桂心一两　甘草一两（炙微赤，锉）　茯神一两　人参一两（去芦头）　麦门冬二两（去心，焙）　牡蛎二两（烧为粉）　蜀漆一两

【用法】上为粗散。每服四钱，以水一中盏，加生姜半分，大枣三枚，煎至六分，去滓，不拘时候温服。

【主治】伤寒脉浮，医以火劫，汗出太过必亡阳，心生狂热，起卧不安。

羊肉汤

【来源】《伤寒微旨论》卷下。

【组成】当归　牡蛎　芍药各一两　龙骨半两　桂枝（去皮）二分　黑附子二个（每个五钱重，炮，去皮脐）

【用法】上为粗末。每服用末二两半，羊膂肉四两，生姜二两，葱白五寸，同锉烂，以水五升，同熬至二升半以来，净绞去滓，分作三盏服。

【功用】《医方论》：敛阴生阳，补虚固脱。

【主治】

1.《伤寒微旨论》：伤寒八九日后，服汗下药太过，两手脉沉细而无力，女子踡足卧多，恶明与人声，身有粟起，时时发战，一如疟证。

2.《阴证略例》：产后血虚。

【方论】

1.《医方集解》：此足少阴药也，当归、芍药以补其阴；附子、姜、桂以复其阳；龙骨、牡蛎以收其脱，羊肉大补以生其气血。

2.《医林纂要探源》：羊肉甘辛，补命门之火，补命门所以生肝木，又血气之味，以补血气，故以此为君；生姜辛温，为补肝主药，生用欲乘其生气，且与归、附同行，则皆守于肝部；附子辛润命门，补肝而回欲尽之阳；当归甘辛，滋润补肝，以萃忘归之血；白芍药酸以敛阴，使散者不至于尽；牡蛎咸涩，咸软以行枯竭之血，涩收以敛游散之魂；龙骨咸涩，龙固鳞虫，肝之类也，本飞跃不测，而用其骨，则散者就收，亦所以敛欲脱之阳也；桂枝甘辛，生姜、桂枝皆发汗者，而与归、附而敛之，使与同类皆归，则翻然归矣；用葱白亦反本之意。参、耆和缓，虽补气亦能生血，而未必能遽达下焦，补土以培其根，不若直补其根，使元阳得以相续也。而用羊肉、附子、当归、姜、桂，使生气复于下，而津液亦相滋。又剂之以芍药、牡蛎、龙骨，以收其将脱之阳，使来复于下。

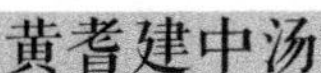

黄耆建中汤

【来源】《伤寒全生集》卷二。
【组成】黄耆　芍药　桂枝　胶饴　甘草　陈皮　白术
【用法】加生姜，水煎服。
【主治】汗多亡阳，尺脉虚弱者。
【加减】元气虚甚，加人参；热，加柴胡。

加减补中益气汤

【来源】《寿世保元》卷二。
【组成】补中益气汤加柴胡八分　升麻一钱（蜜炒）　白芍二钱（酒炒）　桂枝八分　酸枣仁二钱（炒）　熟附　麻黄根各八分　浮小麦二钱　倍加黄耆
【主治】伤寒误投攻击发表之药过多，发得表虚，上气喘急，口干不食，肢体昏沉，冷汗大出，以致亡阳。

收汗生阳汤

【来源】《石室秘录》卷六。
【组成】人参一两　麦冬一两　北五味三钱　黄耆一两　当归五钱　熟地一两　炒枣仁五钱　甘草一钱
【用法】水煎服。
【主治】亡阳。

急救阴阳汤

【来源】《辨证录》卷一。
【组成】人参二两　黄耆三两　当归一两　熟地二两　甘草三钱　白术二两
【用法】水煎服。一剂而腹痛顿止，身热亦解，汗亦尽止矣。
【主治】冬月伤寒，阴阳两亡，大汗而热未解，腹又痛不可按。
【方论】此方用参、耆以补气，使阳回于阴之内；用当归、熟地以补血，使阴摄于阳之中；用白术、甘草和其肠胃，而通其腰脐，使阴阳两归于气海、关元，则亡者不亡，而绝者不绝也。倘认是阳症变阴，纯用温热之剂，加入肉桂、干姜、附子之类，虽亦能回阳于顷刻，然内无阴气，阳回而阴不能摄，亦旋得而旋失矣。

救亡散

【来源】《辨证录》卷一。
【组成】人参　当归　熟地各一两　甘草二钱　附子一片
【用法】水煎服。
【主治】冬月伤寒，阴阳两亡，大汗而热未解，腹又痛不可按。

参耆归附汤

【来源】《辨证录》卷二。
【组成】人参一两　黄耆二两　附子三钱　当归一两
【用法】水煎服。一剂而自汗止，再剂而言语出，四剂而神气复矣。
【主治】气虚而阳亡，一时猝倒，状似中风，自汗不止，懒于语言。

收汗丹

【来源】《类证治裁》卷二。
【组成】人参　黄耆　麦冬　熟地各一两　枣仁五钱　五味子三钱　当归五钱　甘草一钱
【功用】实卫。
【主治】大汗亡阳，津脱。

参茸黑锡丸

【来源】《部颁标准》。
【组成】红参 50g　鹿茸 50g　黑锡 100g　荜澄茄 50g　胡芦巴 50g　丁香 50g　小茴香（盐炒）50g　肉豆寇（制霜）50g　橘红 50g　半夏（制）50g　附子（制）50g　木香 50g　赭石（煅）50g　补骨脂（盐炒）50g　肉桂 50g　川楝子 50g　阳起石（煅）50g　沉香 50g　硫黄（制）50g
【用法】水泛为丸，每 80 丸重 0.3g。口服，1 次 1.5 ～ 3g，每日 1 ～ 2 次。

【功用】回阳固脱，坠痰定喘。

【主治】痰壅气喘，四肢厥冷，大汗不止，猝然昏倒，腹中冷痛等症。

【宜忌】孕妇禁用。

七十二、痰　饮

痰饮，指体内水液不得输化，停留或渗注于某一部位。即是诸多疾病的病理产物，也是诸多病症的致病因素。痰，通淡，淡与澹通；饮，水也；其实质乃水液在体内的异常表现。《黄帝内经》虽无痰饮之称，但多有论饮者。如《素问·气交变大论》曰："岁土太过，雨湿流行，肾水受邪。……饮发中满，食减。"《素问·五常政大论》曰："太阳司天……湿气变物，水饮内蓄，中满不食。"《素问·六元正纪大论》曰："太阴所至为积饮，痞隔。"《素问·至真要大论》曰："岁太阴在泉，草乃早荣，湿淫所胜……民病饮积"，"太阴之胜……饮发于中，胕肿于上"。《金匮要略》首载痰饮病名，并立专篇论述，"夫饮有四，何谓也？师曰：有痰饮，有悬饮，有溢饮，有支饮"，"其人素盛今瘦，水走肠间，沥沥有声，谓之痰饮"，提出"病痰饮者，当以温药和之"的治疗大法。张氏所言痰饮，依然承袭《内经》旨义而偏于饮。《景岳全书》："痰之与饮，虽曰同类，而实有不同也"，"痰有不同于饮者，饮清澈而痰稠浊。饮惟停积肠胃，而痰则无处不到。水谷不化而停为饮者，其病全由脾胃；无处不到而化为痰者，凡五脏之伤皆能致之。故治此者，当知所辩，而不可不察其本也。"故言痰饮有广义和狭义之分，有有形无形之别。《赤水玄珠全集》："胶固稠粘者，痰也；清而稀薄者，饮也。"

本病成因多为脾、肺、肾功能失调，影响人体水液正常输化所致。广义痰饮，可致生百病，特别是疑难怪症，所谓"怪病多由痰作祟"是也。因饮停部位、停饮久暂的不同，又有流饮、留饮、支饮、溢饮、悬饮、澼饮、伏饮、肺饮之称。本病临床表现纷繁，如头晕目眩，耳鸣，口眼瞤动；或嗳气吞酸，嘈杂呕哕，或咽嗌不利，吞之不下，咯之不出，咳吐絮状粘痰；或心下如停冰，心中冷痛时作；或梦见怪诞、鬼魅；或足腕酸软，腰背卒痛；或四肢骨节烦疼而无定处，乃至手麻、臂痛，状如挫闪；或脊背寒痛；或表现为绕颈核块；或皮肤如有虫行感；或发为癫狂、中风；或见心下怔忡，心悸；或喘嗽，呕吐等，不可尽言。至于其治疗，当以温补脾肾治其本，利水、宣肺、逐饮治其标为基本大法。

五苓散

【来源】《伤寒论》。

【组成】猪苓十八铢（去皮）　泽泻一两六铢　白术十八铢　茯苓十八铢　桂枝半两（去皮）

【用法】上为散。以白饮和服方寸匕，一日三次。多饮暖水，汗出愈。

【功用】

1.《古今名医方论》引程郊倩：开结利水，化气回津。

2.《慈禧光绪医方选议》：健脾祛湿，化气利水。

【主治】

1.《伤寒论》：太阳病，发汗后，脉浮，小便不利，微热，消渴者；中风发热，六七日不解而烦，有表里证，渴欲饮水，水入则吐者；霍乱头痛发热，身疼痛，热多欲饮水者。

2.《医方集解》：通治诸湿腹满，水饮水肿，呕逆泄泻；水寒射肺，或喘或咳；中暑烦渴，身热头痛；膀胱积热，便秘而渴；霍乱吐泻，湿疟，身痛身重。

【宜忌】

1.《医方集解》：若汗下之后，内亡津液，而便不利者，不可用五苓，恐重亡津液，而益亏其阴也。

2.《成方切用》：一切阳虚不化气，阴虚而泉竭，以致小便不利者，若再用五苓以劫其阴阳，祸如反掌，不可不慎。

【验案】美尼尔综合征 《黑龙江中医药》(1996,5：21)：以本方加减：白术、茯苓、泽泻、猪苓、天麻、车前子各10g，桂枝6g，钩藤15g，痰盛加陈皮、半夏、代赭石，白蔻、砂仁，重听耳聋加葱白、石菖蒲，痰郁化火加黄芩、黄连、竹茹、炒枳壳，治疗美尼尔综合征65例，结果：痊愈60例，显效3例，好转1例，无效1例，总有效率98.46%。

瓜蒂散

【来源】《伤寒论》。

【组成】瓜蒂一分（熬黄） 赤小豆一分

【用法】上二味，各别捣筛，为散已，合治之。取一钱匕，以香豉一合，用热汤七合，煮作稀糜，去滓，取汁合散，温，顿服之。不吐者，少少加；得快吐，乃止。

【功用】涌吐。

【主治】

1.《伤寒论》：病如桂枝证，头不痛，项不强，寸脉微浮，胸中痞硬，气上冲咽喉不得息者，此为胸中有寒，当吐之；病人手足厥冷，脉乍紧者；邪结在胸中，心下满而烦，饥不能食者。

2.《金匮要略》宿食在上脘。

3.《世医得效方》：胸有寒痰。

【验案】痰厥 《广东中医》：某女。素无病，或一日气上冲，痰塞喉中，不能言语，此饮邪横塞胸中。当吐之，投以瓜蒂散，得吐后即愈。

茯苓桂枝白术甘草汤

【来源】《伤寒论》。

【别名】苓桂术甘汤（《金匮要略》卷中）、甘草汤（《备急千金要方》卷十八）、茯苓白术汤（《伤寒总病论》卷三）、茯苓汤（《圣济总录》卷五十四）、茯苓散（《普济方》卷四十三）、茯苓白术桂枝甘草汤（《伤寒全生集》卷四）、茯苓桂甘白术汤（《古今医统大全》卷十四）、茯苓桂术甘草汤（《医学入门》卷四）、苓桂汤（《杏苑生春》卷四）、苓桂术甘草汤（《景岳全书》卷五十四）、桂苓术甘汤（《证治准绳·类方》卷二）、桂苓甘术汤（《医方集解》）。

【组成】茯苓四两 桂枝三两（去皮） 白术 甘草（炙）各二两

【用法】以水六升，煮取三升，去滓，分三次温服。

【功用】

1.《注解伤寒论》：和经益阳。

2.《医方集解》：升阳化气。

3.《方剂学》：健脾渗湿，温化痰饮。

【主治】

1.《伤寒论》：伤寒，若吐若下后，心下逆满，气上冲胸，起则头眩，脉沉紧，发汗则动经，身为振振摇者。

2.《金匮要略》：心下有痰饮，胸胁支满，目眩；短气有微饮。

【方论】

1.《注解伤寒论》：阳气不足者，补之以甘，茯苓、白术生津液而益阳也；里气逆者，散之以辛，桂枝、甘草，行阳散气。

2.《金匮方论衍义》：心胞络脉，循胸出胁下；《灵枢》曰：胞络是动，则病胸胁支满。故此痰饮积其处而为病也。目者，心之使：心有痰水，精不上注于目，故眩。本草谓茯苓能治痰水，伐肾邪。痰，水类也，治水必自小便出之。然其性淡渗，手太阴引入膀胱，故用之为君；桂枝乃手少阴经药，能通阳气，开经络，况痰水得温则行，用之为臣；白术者，治风眩，燥痰水，除胀满，故以佐茯苓；然中满者勿食甘，而此用甘草何也？盖桂枝之辛，得甘则佐其发散，和其热而使不僭也；复益土以制水。甘草有茯苓，则不支满，而反渗泄。本草又曰：甘草能下气，除烦满是也。

3.《金镜内台方议》：此阳气外内皆虚也，故用茯苓为君，白术为臣，以益其不足之阳，经曰：阳不足者，补之以甘，是也；以桂枝为佐，以散里之逆气；以甘草为使，而行阳气，且缓中也。

4.《伤寒附翼》：君以茯苓，以清胸中之肺气，则治节出而逆气自降；用桂枝以补心血，则营气复而经络自和；白术既培伤之元气，而胃气可复；甘草调和气血，而营卫以和，则头自不眩而身不振摇矣。

5.《金匮要略心典》：痰饮，阴邪也，为有形。以形碍虚则满；以阴冒阳则眩。苓、桂、术，甘温中祛湿，治痰饮之良剂，是即所谓温药也。盖痰饮为结邪，温则易散，内属脾胃，温则能运耳。

6.《绛雪园古方选注》：此太阳、太阴方也，膀胱气钝则水蓄，脾不行津液则饮聚。白术、甘草和脾以运津液，茯苓、桂枝利膀胱以布气化。崇土之法，非但治水寒上逆，并治饮邪留结，头身振摇。

7.《医宗金鉴》：此汤救麻黄之误汗，其邪尚在太阳，故主以桂枝，佐以甘草、苓、术，是扶表阳以涤饮也。

8.《汉方简义》：用淡渗之茯苓为君，先通降其依附之水饮，辛温之桂枝以补助其被残之阳气，更用气温味甘兼苦辛之白术，甘能补中，苦能降逆，辛能散寒，以扶正祛邪，甘平之甘草，更固守其中，因此四味，皆辛甘温平之阳药，责于渗泄中，已寓长阳消阴之功用矣。岂仅为吐下后顾及中焦而已哉。

【实验】免疫功能　《安徽中医学院学报》(2004,1：40)：实验观察苓桂术甘汤对免疫功能低下模型小鼠免疫功能的影响，结果显示：苓桂术甘汤能明显促进 Cy 免疫功能低下模型小鼠血清溶血素生成，增强 NK 细胞及 IL-2 活性，与模型组比较，有显著性差异（$P<0.05$ 或 $P<0.01$）。结论：苓桂术甘汤对 Cy 所致免疫功能低下模型小鼠三类淋巴细胞的免疫活性均具有明显的激活作用。

【验案】

1.饮证　《伤寒论诠解》：陈某某，女，52岁。大便秘结，五六日一行，坚如羊屎，伴有口渴，但又不能饮，自觉有气上冲，头晕，心悸，胸满。每到夜晚上冲之势加甚，而头目昏眩则更甚。周身轻度浮肿，小便短少不利，面部虚浮，目下色青，舌胖质淡，苔则水滑。处方：茯苓30g，桂枝10g，白术10g，炙甘草6g；服2剂，头晕、心悸与气冲等证均减。2诊仍于上方加肉桂3g，泽泻12g，服2剂，口干止，大便自下，精神转佳，冲气又有进一步的减轻。3诊用苓桂术甘与真武汤合方，服3剂，诸证皆除。

2.咳嗽　《湖北中医医案选集》：胡某某，男，34岁，少年体弱，常患咳嗽，吐痰沫，轻则用生姜擦背即愈，重则延医治疗，至成年后，每发则背心怕冷，需热手按摩觉舒，屡发屡治，难获远效。近因伤风，旧病又发，咳唾清痰，头晕目眩，胸胁胀满，口淡食少，心下如有物跳动，背部怕冷如掌大之处尤甚。脉沉细而弦，舌嫩，苔白滑，无发热身疼证，呼吸短浅难续，尿清量少，大便自调。宜用温阳化饮之苓桂术甘汤，茯苓12g，桂枝6g，焦术6g，炙草6g，外用药饼熨其背部冷处。5剂药尽，诸证悉平，现已观察2年，竟未复发。

3.咳而遗尿　《伤寒论方医案选编》：姜某某，女，35岁，农民。病人于1962年6月生产一孩（第4胎），产后匝月，感受寒邪，引起咳嗽。咳嗽一月余即发现咳嗽时小便滴滴而出，夜间咳嗽尤甚，小便淋漓尤多，曾经中西医治疗，未见显效。胸部X线透视正常，听诊两肺底部有稀疏湿性啰音，未见其他异常病变。就诊时病已逾16个月，咳痰不多而色白，纳食正常，舌苔薄白，脉象弦细。处方：茯苓15g，桂枝6g，白术9g，甘草3g，服药3剂症大减，服6剂咳止，尿遗亦愈。

4.颈性眩晕症　《内蒙古中医药》（1994，2：5）：以本方加味：茯苓、桂枝、白术、炙甘草、半夏、川芎为基本方，痰浊甚者重用茯苓、半夏、白术，并加泽泻；兼热者，生甘草易炙甘草加泽泻；兼气虚者加党参，血瘀明显者重用川芎，酌加红花，治疗颈性眩晕症55例，结果：显效24例，好转25例，无效6例，总有效率89%。

5.肾病综合征　《新中医》（1994，8：23）：用本方加味：茯苓、益母草、芡实、泽泻各15g，桂枝、甘草各6g，白茅根20g，白术12g，脾虚甚者加党参、黄芪、砂仁、陈皮；肾阳甚者，重用桂枝，加熟附片、巴戟、补骨脂、肾阴虚火旺者加熟地、山药、知、黄柏；血瘀者重用益母草，加丹参、三七；水肿甚者重用茯苓、白茅根，加猪苓、玉米须；血压高者加石决明、怀牛膝、钩藤；血尿者加琥珀、茜草根、紫珠草。治疗难治性肾病综合征17例，结果：完全缓解9例，基本缓解5例，部分缓解2例，无效1例。

6.产后尿潴留　《浙江中医杂志》（1997，1：12）：梁氏用本方加味治疗产后尿潴留75例。

药用：茯苓、炒白术、桂枝、炒当归、生黄芪、炙甘草，小腹隐痛、恶露量少者加益母草、制香附、台乌药；潮热汗出量多者加白芍、鲁豆衣；口淡纳差、便溏者加炒山药、炒党参、红枣。每日1剂，水煎服，连服3天。结果：服2剂小便通解者21例，服3剂通解者37例，服3剂通但解出不畅者13例。服3剂后转方，小便得通者15例。

7.内耳眩晕症　《山西中医》（1997，4：19）：以本方味：茯苓30g，泽泻、白术各20g，炙甘草、桂枝、姜半夏各10g，天麻5g为基本方；呕吐明显加生姜5g；有热象者去桂枝，加黄芩15g；肝阳上亢加天麻至10g，杭菊花15g；兼头痛者加白芍20g，川芎10g；有瘀血表现者加红花5g；气虚明显者，加党参15g，黄芪20g；腹胀中满者，去炙甘草，加麦芽10g，治疗内耳眩晕症58例。结果：痊愈41例，显效15例，无效2例，总有效率96.6%。

8.儿童舌舐皮炎　《山东中医杂志》（1997，12：551）：用本方：茯苓、桂枝、白术、炙甘草、生黄芪、党参、苍术、葛根、泽泻，每日1剂，水煎服；治疗儿童舌舐皮炎24例。结果：治愈21例，平均服药7.7剂，治愈率77.5%。

9.内耳眩晕病　《浙江中医杂志》（1998，5：204）：用本方加味：茯苓、白术、桂枝、甘草、泽泻、龙骨、牡蛎；呕吐剧烈者，加半夏、生姜；气虚明显者加党参；肾阳虚者合真武汤；后期血虚者合四物汤；治疗内耳眩晕病31例。药用结果：治愈25例，好转3例。

10.进行性脊肌萎缩症　《陕西中医函授》（2001，4：19）：病人男，59岁，进行性四肢无力三年，加重伴心慌，胸闷，气短一月。某大医院诊断为神经纤维损伤。半年前病情加重，出现双下肢乏力，萎缩，纳食量小。近1月来，上述症状加重。伴心慌，胸闷气短。以苓桂术甘汤加味：茯苓15g，桂枝6g，炒白术、半夏、泽泻、党参、木瓜、片姜黄、丝瓜络各10g，炙甘草5g，陈皮8g，山药13g，砂仁5g。服用5剂后，病人心慌胸闷、气短大减，食量渐增，面色转润。效不更法，以上方为主加减服用80余剂，病人肢体活动改善，肌肉渐充，又以香砂六君子丸口服调理半年，方得痊愈。

11.胸背寒冷　《陕西中医》（2005，10：1087）：以本方：茯苓40g，桂枝、白术各15g，甘草9g，水煎服，治疗胸背寒冷21例。结果：痊愈（背部寒冷酸困及心慌、胸闷等症状完全消失，功能活动正常）5例；显效（背部寒冷酸困症状基本消失，心慌、胸闷等症状消失，功能活动基本正常）12例；有效（背部寒冷酸困等症状减轻，背部功能活动改善）3例；无效（临床症状及功能障碍无改善）1例；总有效率95.24%。

12.术后胃瘫综合征　《河北中医》（2006，9：688）：以苓桂术甘汤加减：桂枝、白术各10g，茯苓30g，莱菔子15g，甘草6g，每日1剂，水煎服，治疗术后胃瘫综合征26例。结果：显效（症状、体征完全消失，胃液潴留在正常范围，X线或胃镜检查有胃蠕动）20例，有效（症状、体征明显好转，食欲明显增加）5例，无效（症状、体征无变化）1例。总有效率96.1%。

小半夏汤

【来源】《金匮要略》卷中。

【别名】半夏生姜汤（《类证活人书》卷十八）、半夏汤（《小儿卫生总微论方》卷七）、鲜陈汤（《古今医鉴》卷五）。

【组成】半夏一升　生姜半斤

【用法】以水七升，煮取一升半，分温再服。

【功用】

1.《医宗必读》：定吐，开胃，消食。

2.《医门法律》：温胃燥湿。

3.《医学金针》：除痰，降气，平胃。

【主治】

1.《金匮要略》：呕家不渴，心下有支饮；黄疸病，小便色不变，欲自利，腹满而喘，不可除热，热除而哕者；诸呕吐，谷不得下者。

2.《外台秘要》引仲景：呕哕，心下悸，痞硬不能食。

3.《外台秘要》引《救急》：天行后哕，欲死，兼主伤寒。

4.《圣济总录》：霍乱呕吐涎沫，医反不下，心下作痞。

5.《医学正传》：阳明伤寒，不纳谷而呕吐不已者。

6.《医学入门》：呃逆，谷气入口即吐，及发汗后水药不下。

7.《景岳全书》：反胃，寒痰甚者。

8.《古今名医方论》引赵以德：膈上痰，心下坚，呕逆，目眩。

9.《证治汇补》：胃实呕吐。

10.《医学金针》：不寐。

【宜忌】《外台秘要》引仲景：忌羊肉、饧。

【方论】

1.《金匮玉函经二注》：赵以德：半夏之味辛，其性燥，辛可散结，燥可胜湿，用生姜以散其悍；孙真人云：生姜呕家之圣药，呕为气逆不散，故用生姜以散之。

2.《张氏医通》：张路玉：呕本有痰，呕尽痰去而渴者，为欲解。与伤寒服小青龙汤已渴者，寒去欲解义同。今反不渴，是积饮尚留，去之未尽，故用半夏散结胜湿，生姜散气止呕。

3.《绛雪园古方选注》：小制之方，以脾胃二经分痰饮立治法。盖胃之支脉有饮，则胃逆为呕而不渴，主之以半夏辛温泄饮，生姜辛散行阳，独治阳明，微分表里。

4.《金匮方歌括》：陈元犀：支饮之症呕而不渴者，旁支之饮未尽也。用小半夏汤者，重在生姜散旁支之饮，半夏降逆安胃，合之为涤饮下行之用。

5.《金匮要略方义》：本方为治疗痰饮与胃气上逆所致呕吐的基础方。饮为阴邪，故其发病口常不渴。饮邪内阻，胃失和降，则上逆为呕，谷不得下。治宜燥湿化饮，降逆止呕。方中半夏一药，二者兼顾。陈修园曰：半夏辛则能开诸结，平则能降诸逆，其性燥，更能燥湿化痰。佐以生姜，既可制半夏之毒，又与半夏相须为用，共奏化饮止呕之效。由于二药降逆和胃之功颇优，故亦治胃气不和之呕吐，随证化裁，又可用于诸般呕吐。

6.《金匮要略方论本义》：魏念庭：诸呕吐有谷不得下者，寒气格塞于上，而胃气虚冷于中也。主之以小半夏汤，半夏、生姜全用辛温，治虚冷上逆之善方也。

7.《历代名医良方注释》：查此方用半夏降逆和胃，而佐生姜以化气涤饮。上条大半夏，系用佐药化半夏之燥；此方小半夏，系用佐药助半夏之辛，是一则呕吐伤胃，恐其重损阴液；一则水气犯膈，必须涤去水饮也。一佐药之出入，而主治意义全变，不特用量多寡大下而已也。要之本方为降气宣气之剂，而无逐水涤饮之药，不过气化水行，体工完整，饮邪自不易容留。若真正疗水，膈间有水眩悸，则又当用小半夏加茯苓为适当。本方金匮凡三见，见呕吐哕下痢篇者，主呕吐，谷不下，为正治。见黄胆篇者，主除热必哕，为救治。见本篇者，主心下有支饮，为借治，以方药合诸病理，各恰当。方剂之运用无穷也如是夫。

【验案】

1.咳　《临证指南医案》：脉沉短气，咳甚，呕吐饮食，便溏泄。乃寒湿郁痹，渍阳明胃，营卫不和。胸痹如闷，无非阳不旋运，夜阴用事，浊泛呕吐矣。庸医治痰顺气，治肺论咳，不思《内经》胃咳之状，咳逆而呕耶。小半夏汤加姜汁。

2.呕吐　《上海中医药杂志》（1979，4：25）：陈某某，男，53岁，因慢性胃窦炎伴息肉样变而行胃次全切除术，术后第六天发生胆汁性呕吐，持续70多天不能进食，而行二次手术（松解粘连），但呕吐未能缓解。予中药旋覆代赭汤、泻心汤、左金丸等加减，以及益气养阴，生津和胃等剂治疗亦无效。改用小半夏汤加人参，方用生半夏9g，生姜9g，别直参9g（另煎），浓煎40ml，分2次服，连服五剂后呕吐止，并能进食。

小半夏加茯苓汤

【来源】《金匮要略》卷中。

【组成】半夏一升　生姜半斤　茯苓三两（一法四两）

【用法】以水七升，煮取一升五合，分二次温服。

【主治】

1.《金匮要略》：卒呕吐，心下痞，膈间有水，眩悸者。

2.《张氏医通》：痰饮多汗，小便不利。

木防己汤

【来源】《金匮要略》卷中。

【别名】防己桂枝汤（《三因极一病证方论》卷十三）、汉防己汤（《保命歌括》卷九）、防己汤

（《杏苑生春》卷四）。

【组成】木防己三两　石膏十二枚（鸡子大）　桂枝二两　人参四两

【用法】上以水六升，煮取二升，分二次温服。

【功用】《医钞类编》：补虚散饮。

【主治】膈间支饮，其人喘满，心下痞坚，面色黧黑，其脉沉紧，得之数十日，医吐下之不愈，属虚者。

【方论】

1.《医门法律》：木防己味辛温，能散留饮结气，又主肺气喘满；石膏辛甘微寒，主心下逆气，清肺定喘；人参甘美，治喘消膈饮，补心肺不足；桂枝辛热，通血脉，开结气，宣导诸气，在气分服之即愈。

2.《金匮玉函经二注》：心肺在膈上，肺主气，心主血，今支饮在膈间，气血皆不通利。气不利则与水同逆于肺而为喘满，血不利则于水杂揉结于心下而为痞坚。用木防己者，味辛温，能散留饮结气，又主肺气喘满，所以用为主治。石膏味辛甘微寒，主心下逆气，清肺定喘。人参味甘温，补心肺气不足，皆为防己之佐。桂枝味辛热，通血脉，开结气，且支饮得温则行，又宣导诸药，用之为使。

3.《千金方衍义》：用木防己以散留饮结气；石膏主心肺逆气；人参助胃祛水；桂心和荣开结，且支饮得温则行。若邪客之浅，在气分多而虚者，服之即愈；若邪客之深，在血分多而实者，则愈后必复发。

4.《金匮要略心典》：支饮上为喘满而下为痞坚，则不特碍其肺，抑且滞其胃矣。而面色黧黑者，胃中成聚，营卫不行也。脉浮紧者为外寒，沉紧者为里实。里实可下，而饮气之实，非常法可下；痰饮可吐，而饮之在心下者，非吐可去，宜其得之数十日，医吐下之而不愈也。木防己、桂枝一辛一苦，并能行水气而散结气；而痞坚之处，必有伏阳，吐之下余，定无完气，书不尽言，而意可会也。故又以石膏治热，人参益虚，于法可谓密矣。

5.《金匮方歌括》：防己入太阴肺，肺主气，气化而水自行矣；桂枝入太阳膀胱，膀胱主水，水行而气自化矣。二药并用，辛苦相需，所以行其水气而散其结气也，水行结散，则心下痞坚可除矣。然病得之数十日之久，又经吐下，可知胃阴伤而虚气逆，故用人参以生即伤之阴，石膏以镇虚逆之气，阴复逆平，则喘满面黧自愈。此方治其本来，救其失误，面面俱到。

6.《金匮要略方义》：本方所治之支饮喘满，心下痞坚，当是水饮结于心下，郁而化热之证。热邪上熏于肺，则发喘满。寒饮结于心下，则为痞坚。其脉沉紧，乃里饮结实之象。病已数十日，邪气深锢，故非吐下之法所能除。医反吐下之，邪气未去，正气反伤，以致虚实兼见。治当行水化饮，补虚清热，邪正兼顾。方中用木防己通利水气之壅滞为君药，臣以石膏清肺热而止喘，与防己同用，一者行水，一者清热，行水以治支饮之本，清热以治化热之标。然饮属阴邪，未全化热，故又佐以桂枝，温化心下之饮，与防己配合，一苦一辛，辛开苦降，化饮除痞。病属吐下之后，正气已伤，故加人参益气补中，使脾胃气旺，水饮得以运化而不致复聚。四药相伍，扶正祛邪，寒温并用，对于寒饮化热，正虚邪实之支饮证，确为适宜。

7.《医方发挥》：方中防己、桂枝一苦一辛，行水饮而散结气，石膏辛寒质重，清郁热而降饮邪，人参甘温扶正气以补虚，诸药相合有行水散结，镇逆补虚功效。主治水停心下，上迫于肺所致之支饮喘满，心下痞坚等证。

8.《中医方剂通释》：本方用于虚实错杂的支饮重证，方中防己行水逐饮为主药；桂枝辛温，行气化水为辅药；石膏辛寒，清其郁热，并镇其水饮为佐药，人参扶正补虚为使药，诸药合用，共奏行水散饮，补虚清热之功。

甘遂半夏汤

【来源】《金匮要略》卷中。

【组成】甘遂（大者）三枚　半夏十二枚（以水一升，煮取半升，去滓）　芍药五枚　甘草如指大一枚（炙）

【用法】以水二升，煮取半升，去滓，以蜜半升和药汁，煎取八合，顿服之。

【功用】《张氏医通》：濬痰逐饮。

【主治】

1.《金匮要略》：痰饮，病者脉伏，其人欲自利，利反快，虽利心下续坚满，此为留饮欲去故也。

2.《类聚方广义》：饮家心下满痛，欲呕吐，或胸腹挛痛者。

【方论】

1.《金匮要略心典》：脉伏者，有留饮也。其人欲自利，利反快者，所留之饮从利而减也。虽利，心下坚满者，未尽之饮，复注心下也。然虽未尽而有欲去之热，故以甘遂、半夏因其势而导之。甘草与甘遂相反，而同用之者，盖欲其一战而留饮尽去，因相激而相成也。芍药、白蜜，不特安中，抑缓药毒耳。

2.《绛雪园古方选注》：甘遂反甘草。反者，此欲下而彼欲上也。乃以白芍约之，白蜜润之，则虽反而甘遂仍得下渗。《灵枢》有言：约方约囊是也。甘遂、半夏逐留饮弥漫于肠胃之间，虽利而续坚满，苟非以甘草、白蜜与甘遂大相反者激而行之，焉能去其留着之根。相反为方，全赖芍药酸可胜甘，约以监反，庶不溷乱中焦而为害。

3.《金匮要略直解》：留者行之，用甘遂以决水饮；结者散之，用半夏以散痰饮。甘遂之性直达，恐其过于行水，缓以甘草、白蜜之甘，收以芍药之酸，虽甘草、甘遂相反，而实有以相使，此酸收甘缓，约之之法也。《灵枢经》曰：约方犹约囊，其斯之谓欤!

4.《金匮要略论注》：仲景谓脉得诸沉，当责有水。又曰：脉沉者为留饮。又曰：脉沉弦者为悬饮。伏者，赤即沉之意。欲自利者，不由外感内伤，亦非药误也。利反快，饮减人爽也。然病根未拔，外饮加之，仍复坚满。故曰续坚满。虽坚满，而去者自去，续者自续，其势已动，故曰欲去。甘遂能达水所而去水，半夏燥水，兼下逆气，故以为君，乘其欲去而攻之也。甘草反甘遂而加之，取其战克之力也。蜜能通三焦，调脾胃，又制其不和之毒，故加之。利则伤脾，故以芍药协甘草以补脾阴，固其本气也。

5.《金匮要略方义》：此方所主，乃留饮日久，邪结较甚之证。留饮内停，正气被遏，故脉见沉伏。留饮内盛，下迫肠道，则其人欲自利。利则水饮得除，故利后自觉轻快。然病不因利而解，去者虽去，而新饮仍然日积，故病者心下续自坚满。当此之时，宜因势利导，下以除疾。方中以甘遂为君药，取其攻逐经遂之伏饮，使水饮从大便而下。臣以半夏之辛燥，辛以散结，燥以化饮。佐以白芍，《本经》言其利下便，与甘遂配伍即可通利二便以下水饮，有取其益阴气而防止逐水伤阴。使以甘草益气健脾，与甘遂合用，取其相反相成，俾能激发药力，使留饮得以尽去。用蜜同煮者，非但安中益气，且可缓解甘遂毒烈之性也。本方的煎煮方法，根据《备急千金要方》记载，将甘遂与半夏同煮，芍药与甘草同煮，再将二汁加蜜合煮，顿服，很有意义。《类聚方广义》强调此方用蜜，亦有深意。

6.《金匮方论衍义》：仲景尝谓：天枢开发，胃和脉生。今留饮之堵塞中焦，以致天真不得流通，胃气不得转输，有是脉隐伏而不显。留饮则必自利，利而反快者，为中焦所塞暂通也。通而续积，以作坚满，必更用药尽逐之。然欲直达，攻其积饮，莫若甘遂快利，故用之为君；而欲和脾胃，除心下坚，有必以半夏佐之。然则芍药停湿，何留饮而用之乎？甘草与甘遂相反，又何一方而兼用之乎？以是究之，岂无其故？盖芍药之酸，以其留饮下行，甘遂泄之，即本草谓其独去水气也；甘草缓甘遂之性，使不急速，徘徊逐其所留。入蜜亦此意也。然又心下者，脾胃部也，脾胃属土，土由木在其中而成坚满，非甘草不能补土，非芍药不能伐木，又可佐半夏和胃消坚也。必当用而用，不可以相反疑之。且《雷公炮炙法》有甘草汤浸甘遂者也。

【实验】利尿作用　《经方研究》：李春响等实验报道，用本方100%水提取液进行家兔利尿作用的实验，每公斤体重给药1毫升，药后30分钟时5分钟内尿液，与药前5分钟内的尿液比较无明显增加，但1小时后五分钟内尿量与药前五分钟内尿量比较，有显著增加。

【验案】

1.留饮　《续名医类案》：吴孚先治西商王某，气体甚厚，病留饮，得利反快，心下积坚满，鼻色鲜明，脉沉。此留饮欲去而不能尽去也，用甘遂、半夏、白芍，加白蜜五匙顿服，前症悉痊。或问：甘遂与甘草其性相反，用之无害而反奏效，何也？曰：正取其性之相反，使自相攻击，以成疏瀹决排之功。

2.腹壁脂肪增多症　《江西中医药》（1982，3：45）：蒋某某，女，32岁。病人腹部逐渐增大已四月，经中西药治疗无效而转外地某医院。诊时见：腹部膨隆，大如妊娠八个月，按之松软如棉絮，自觉胀闷不舒，沉重乏力，神疲嗜睡，纳减便溏，经闭三月，白带量多，质清稀而有腥味，小便清长，舌淡苔白腻，脉沉滑。证属脾虚失运，痰湿内停。治以健脾涤痰，方用甘遂半夏汤加减。甘遂9g，半夏9g，白芍9g，炙甘草9g，白术12g，茯苓18g。3剂药后腹胀大为减轻，精神转佳，食纳增加，白带减少，惟大便溏泻反剧，泻下之物黏腻如鱼冻，余无不适。原方继进3剂，腹胀大已减三分之二，余症俱觉好转，大便仍间有粘腻物，脉沉滑，原方再进3剂。两年后，病人至某医院分娩遇见，谓药后健如常人，腹大全消，带止经行，尔后怀孕。

3.肺心病腹水　《四川中医》（1984，1：25）：徐某某，女，46岁。患肺源性心脏病伴腹水已年余。用强心利尿剂后，病反加剧。症见胸满腹胀，四肢水肿，喉间痰鸣，心悸而烦不得卧，气短欲绝，面色晦暗，唇周发绀，二便不通，不食不饥，口不渴，舌胖淡，苔润，脉弦而结代。证属脾肾两虚，痰饮内阻，元气欲脱。拟甘遂半夏汤化裁：人参15g，甘草3g煎汤，送服甘遂蜜丸（即本方）3g。服后4小时下大便3次，先下黑粒状，继下浆糊样便，小便亦通，胸满肢肿，痰鸣等症均已见轻，呼吸好转，颜面转微白，唇周淡红，胃纳好转。翌日，投木香12g，人参15g，甘草3g煎汤吞服甘遂蜜丸3g。服后二便畅通，继以八味丸固本，经治月余，诸症消失，至今6年，未复发。

4.肾积水　《黑龙江中医药》（1995，5：36）：以本方加减：甘遂1.4g，半夏、白芍药、炙甘草、桂枝各10g，茯苓、白术、白蜜各15g为基本方；小便不利加桔梗；大便不通加大黄；腰膝酸软加黄芪、牛膝；治疗肾积水19例。结果：痊愈12例，好转5例，无效2例，总有效率89.47%。

枳术汤

【来源】《金匮要略》卷中。

【别名】枳实白术汤（《外台秘要》卷八引《备急》）、枳实汤（《产育宝庆集》卷上）、白术汤（《证治准绳·女科》卷五）。

【组成】枳实七个　白术二两

【用法】以水五升，煮取三升，分三次温服。腹中软即当散也。

【主治】心下坚大如盘，边如旋盘，水饮所作。

【宜忌】忌桃、李、雀肉等物。

【方论】

1.《金匮玉函经二注》：心下，胃土脘也，胃气弱，则所饮之水，入而不消，痞结而坚，必强其胃，乃可消痞。白术健脾强胃，枳实善消心下痞，逐停水，散滞血。

2.《医宗金鉴》：上脘结硬如盘，边旋如杯，谓时大时小，水气所作，非有形食滞也。用枳实以破结气，白术以除水湿，温服三服，则腹软结开而硬消矣。此方君枳实，是以泻为主也。然一缓一急，一补一泻，其用不同，只此多寡转换之间耳。

3.《金匮要略方义》本方所治之心下痞结，亦属水气为病。乃气滞而兼水饮之证，与前之阳虚停饮，外感风寒者，大有径庭。方中重用枳实为君药，取其行气消痞；佐以白术，则可健脾化湿。二者相伍，消中兼补，使气行湿化，则心下痞坚之症自解。此方枳实倍于白术，意在以消为主，治水饮所作的心下坚满。洁古仿本方制枳术丸，方中白术倍于枳实，意在以补为主，治脾虚食积，心下痞闷。二方药物虽同，但用量及剂型有异，其消补急缓自有别耳，于此可见制方之妙也。

【实验】

1.对大鼠P物质的影响　《时珍国医国药》（2007，7：1605）：实验表明：枳术丸与枳术汤均能升高大鼠血浆SP及肠组织SP含量，呈一定的量－效关系，但枳术丸与枳术汤二者无显著差异。结论：升高大鼠血浆SP及胃肠组织SP含量是枳术丸与枳术汤促进胃肠运动作用的机制之一。

2.对脾虚便秘小鼠P物质和降钙素基因相关肽基因的靶向调控　《中国中西医结合消化杂志》（2008，3：155）：研究表明：枳术汤可提高脾虚气滞便秘小鼠胃窦SP基因的表达，降低胃窦降钙素基因相关肽（CGRP）的表达，从而促进胃肠动力，达到治疗便秘的目的。

3.对脾虚便秘小鼠胃动素和降钙素基因相关肽靶向调控的研究　《中国药物与临床》（2008，11：869）：实验表明：模型小鼠胃动素含量较空白组降低，而降钙素基因相关肽较空白组升高；治疗后枳术汤组胃动素含量较其他组升高，而降钙素基因相关肽较其他组降低，差异具有统计学意义（$P<0.05$）。结论：枳术汤能使异常改变的胃动素和降钙素基因相关肽的含量恢复至正常水平，表明本方可能是通过对胃肠激素水平的影响而达到有效治疗脾虚滞结便秘的目的。

【验案】

1.胃下垂　《天津中医》（1996，1：30）：郭氏用本方加升麻，气虚加党参、黄芪；呕吐加陈皮、半夏；痰饮内停合苓桂术甘汤；痰热加黄连、竹茹；食积加神曲、炒麦芽、鸡内金；便秘加蒌仁、麻仁；血瘀加桃仁、红花；治疗胃下垂34例。结果：治愈24例，好转9例，总有效率97.1%。治疗时间最短21天，最长118天，平均42天。

2.胆囊切除后腹胀痞满　《浙江中医》（1995，3：107）：陆氏等用本方：枳实24克，白术12克，每日1剂，水煎服，4天为1个疗程，治疗腹腔镜胆囊切除后腹胀痞满117例。另设对照组112例，药用二甲基硅油片。结果：治疗组痊愈94例，有效19例，总有效率96.6%。对照组痊愈17例，有效32例，总有效率41.9%。两组比较差异非常显著（$P<0.01$）。

桂枝去芍药加麻黄细辛附子汤

【来源】《金匮要略》卷中。

【别名】桂姜草枣黄辛附汤（原书涵芬楼本）、桂枝去芍加麻辛附子汤（原书同卷）、附子汤（《外台秘要》卷八引《深师方》）、桂附汤（《三因极一病证方论》卷十四）、桂枝去芍药加麻黄附子细辛汤（《赤水玄珠全集》卷五）、桂甘姜枣麻辛附子汤（《金匮要略心典》卷中）、桂甘姜枣麻附细辛汤（《金匮悬解》卷十）、桂枝去芍药加麻辛附子汤（《医门法律》卷二）、桂姜枣草黄辛附汤（《类聚方》）、桂枝去芍药加黄辛附子汤（《方剂辞典》）。

【组成】桂枝三两　生姜三两　甘草二两　大枣十二枚　麻黄二两　细辛二两　附子一枚（炮）

【用法】以水七升，煮麻黄，去上沫，纳诸药，煮取二升，分三次温服。当汗出，如虫行皮中，即愈。

【功用】

1.《金匮要略方义》：振奋阳气，调和营卫，外解风寒，内化水饮。

2.《金匮要略讲义》：温阳散寒，通利气机。

【主治】

1.《金匮要略》：气分，心下坚，大如盘，边如旋杯，水饮所作。

2.《金匮要略方义》：心肾阳虚，外感风寒，水饮内停，头痛身痛，恶寒无汗，手足逆冷，心下痞坚，腹满肠鸣，相逐有声，或矢气，或遗尿，脉沉迟而细涩无力。

【宜忌】《外台秘要》引《深师方》：忌海藻、菘菜、生葱、猪肉、冷水、生菜。

【方论】

1.《金匮要略论注》：药既用桂、甘、姜、枣以和其上，而复用麻黄、附子、细辛少阴的剂以治其下，庶上下交通而病愈，所谓大气一转，其气乃散也。

2.《古今名医方论》引柯琴：用附子、姜、桂以生阳之气，麻黄、细辛以发阳之汗，甘草、大枣以培胃脘之阳，使心下之水饮外达于皮毛，必如虫行皮中，而坚大如盘者始散。

3.《金匮要略方论》：本方是桂枝去芍药汤合麻黄细辛附子汤两方相合而成，桂枝去芍药汤主治表证而兼心阳不足者；麻黄细辛附子汤主治素体阳虚（主要为肾阳虚）而外感风寒者。今两方合用，殆为心肾阳虚、外感风寒之证而设。方中桂枝配伍麻黄，辛温发汗，宣散水气；附子温经助阳，与细辛相合可祛寒化饮；盖阳虚之体，邪客较深，取细辛可通彻表里，搜邪外出；佐以生姜、大枣，伍麻黄发越水气，合桂枝温通营卫；佐以甘草，调和诸药。

【验案】

1.阴水　《福建中医医案医话选编》：陆某，女，24岁。全身浮肿，面色苍白，恶寒，四肢冰冷，脉象沉迟，舌苔白腻，渴不多饮。此证系阴盛阳微，水气泛滥，病名阴水。盖病人脾肾阳气素虚，水湿内蕴，脾主健运，肾主排泄，脾虚不能制水，肾虚不能化水，故水聚而成胀也。

治宜消阴救阳，祛寒逐水，主以桂枝去芍药加麻辛附子汤：桂枝三钱，麻黄二钱，甘草二钱，细辛一钱，附子二钱，生姜二钱，大枣十枚。连服二剂，药后得微汗，四肢转温，恶寒已减，药已中肯，当乘胜再追，用前方再服一剂。恶寒已罢，小便通利，腹胀减小，脉象转缓，阳气亦有渐升之象。前方再服一剂，上部浮肿已消，腹胀再有减小，两足仍浮。后以鸡鸣散、实脾饮出入治愈。

2.窦性心动过缓 《实用中西医结合杂志》（1996，10：637）：尹氏等用本方加味（黄芪、丹参、当归、炙麻黄、炙甘草、炒枣仁、麦冬）治疗窦性心动过缓46例。结果：治愈34例，好转9例，总有效率93%。服药最少者4剂，最多者16剂，平均服药10剂。

桂苓五味甘草去桂加干姜细辛半夏汤

【来源】《金匮要略》卷中。

【别名】茯桂五味甘草去桂加干姜细辛半夏汤（《金匮要略》卷中）、苓甘味姜辛夏汤（《普济方》卷一四〇）、茯苓五味甘草去桂加姜辛夏汤（《医门法律》卷五）、桂苓五味甘草去桂加姜辛半夏汤（《千金方衍义》卷十八）、苓甘五味姜辛半夏汤（《金匮要略心典》卷中）、姜苓五味细辛汤（《四圣心源》卷五）、苓甘姜味辛夏汤（《类聚方》）、桂苓五味甘草去桂加姜辛夏汤（《金匮要略今释》卷四）。

【组成】茯苓四两 甘草 细辛 干姜各二两 五味子 半夏各半斤

【用法】以水八升，煮取三升，去滓，温服半斤，一日三次。

【功用】

1.《金匮要略释义》：去胃中之饮。

2.《金匮教学参考资料》：逐饮止呕。

【主治】

1.《金匮要略》：支饮者法当冒，冒者必呕。

2.《金匮要略方义》：肺寒留饮，咳嗽痰多，清稀色白，头昏目眩，胸满呕逆，舌苔白腻，脉沉弦滑。

【验案】1.咳嗽 《金匮要略今释》引《续建殊录》：一男子，郁郁不乐，咳嗽短气，动摇则胸悸甚，上气微呕，不欲饮食，小便不利，盗汗出，时时抢于心下，或胸中痛，与苓甘姜味辛夏汤加人参，服药而诸证渐退，逾月全愈。

2.痰饮 《江西医药》（1964，6：266）：胡某某，男，47岁，工人。咳嗽气短，倚息不得卧，吐白痰夹水，每于早晚咳甚，咳时须俟痰出而后安，伴有胸闷不适，胃脘胀满，舌白而润，脉象弦滑。病属痰饮为患，肺有宿寒，无见外感，故拟从除痰涤饮、温肺除寒入手，方用苓甘五味姜辛半夏汤：茯苓四钱，炙甘草一钱，五味子一钱，生姜三钱，细辛五分，制半夏二钱，饮片二剂。服后诸症悉减，咳平安卧，精神倍增，早晚咳痰减少，脉仍弦而滑，胃脘略不适，病仍属肺气虚寒，痰饮未尽，守原方加广皮二钱，生姜易干姜二钱。五剂后咳止痰平，其病如失，饮食大增，精神舒畅，睡眠安宁，脉息和缓而虚，舌净口和，唯食后稍有胀闷，继从香砂六君子汤加味调理中州，以善其后。

三味吐散

【来源】方出《肘后备急方》卷三，名见《外台秘要》卷十引《宫泰方》。

【别名】人参散（《普济方》卷一六二）、三味瓜蒂散（《普济方》卷一八四）。

【组成】瓜蒂二分 杜衡三分 人参一分

【用法】上为散。每服一钱匕，以汤调下。一日二三次。

《外台秘要》引《广济方》：三味捣筛为散。平旦空腹，以热汤服方寸匕，当吐痰水、恶汁一二升。吐，复煮白粥，食淡水。未尽，停三日更进一服。

【主治】

1.《肘后备急方》：饮水过多，滞在心胸，膈中不利。

2.《外台秘要》引《宫泰方》：上气呼吸喘逆。

3.《外台秘要》引《广济方》：瘕嗽，吐脓损肺。

【宜忌】《外台秘要》引《广济方》：忌生冷、油腻、猪、鱼。

中候黑丸

【来源】《肘后备急方》卷四。

【别名】中军候黑丸（《备急千金要方》卷十八）、中候姜黑丸（《普济方》卷一七五）。

【组成】桔梗四分　桂四分　巴豆八分（去心皮）　杏仁五分（去皮）　芫花十二分

【用法】并熬令紫色，先捣三味药为末，又捣巴豆、杏仁如膏，合和为丸，如胡豆大。服一丸取剂，至二三丸。儿生十日欲痫，皆与一二丸如粟粒大。诸腹内不便，体中觉患便服。得一两行利，则好也。

【主治】

1.《肘后备急方》：诸癖结痰饮，小儿欲发痫。

2.《备急千金要方》：澼饮停结，满闷目暗。

3.《普济方》：水从头面至脚肿，头眩痛，身虚热，名曰元水，体肿，大小便涩。

【宜忌】《普济方》：忌猪肉、芦笋、生葱等。

【方论】《千金方衍义》：取杏仁熬黑，以涤胸中宿垢，与巴豆破积不殊；并取芫花利水，桂心散血，桔梗上通肺金，下走大肠。所以水肿先从头面至足，头眩身热，亦取用之。《本经》治腹满肠鸣幽幽，岂非下走大肠之一验乎！

粉隔汤

【来源】《肘后备急方》卷四引《胡治方》。

【别名】矾石汤（《兰台规范》卷四）。

【组成】矾石一两

【用法】水二升，煮取一升，纳蜜半合，顿服。须臾未吐，饮少热汤。

【主治】胸中多痰，头痛，不欲食，及饮酒则瘀阻痰。

蜜　煎

【来源】方出《肘后备急方》卷四，名见《备急千金要方》卷十八。

【组成】常山四两　甘草半两

【用法】水七升，煮取三升，纳蜜半升，每服一升，不吐更服。

【主治】胸膈上痰饮。

大甘遂丸

【来源】《外台秘要》卷八引《范汪方》。

【别名】甘遂丸（《普济方》卷一六六）。

【组成】芫花（熬）　甘遂　葶苈子（熬）　大黄　苦参　大戟　芒硝　贝母　桂心各一两　杏仁三十枚　巴豆三十枚（去心皮，熬）　乌喙三分（炮令折）

【用法】上药治下筛，其巴豆、杏仁捣如膏，合以蜜和丸，如大豆许。每服二丸，一日三次。不知稍加，以意将息之。

【主治】久澼，留水，澼饮。

【宜忌】忌食芦笋、猪肉、生葱等。

千金丸

【来源】《外台秘要》卷八引《范汪方》。

【组成】沙参　丹参　苦参　桂心各二分　石膏五分（研）　人参一分　大黄一分　半夏五分（洗）　干姜五分　戎盐一分　巴豆六十枚（去皮心）　附子一分（炮）

【用法】上为末，炼蜜为丸，如小豆大。每服一丸，一日二次。令人先食服一丸，不知稍益，以知为度。

【主治】心腹留饮、宿食。

【宜忌】忌猪肉、冷水、羊肉、饧、芦笋、生葱。

白术茯苓汤

【来源】《外台秘要》卷八引《范汪方》。

【组成】白术五两　茯苓三两　橘皮　当归　附子（炮）各二两　生姜　半夏各四两（切）　桂四两　细辛四两（一作人参）

【用法】上切。以水一斗，煮取三升，分三次服。服三剂良。

【主治】胸中结，痰饮结，脐下弦满，呕逆不得食；亦主风水。

【宜忌】忌羊肉、饧、桃、李、雀肉、猪肉、冷水、生葱、生菜、醋物。

瓜蒂散

【来源】《外台秘要》卷一（注文）引《范汪方》。
【组成】瓜蒂　赤小豆各一两
【用法】上为散。服一钱匕，白汤调下。取得吐，病去愈止。
【功用】涌吐。
【主治】

1.《外台秘要》（注文）引《范汪方》：伤寒胸中痞塞。

2.《外台秘要》引《集验方》：宿食结实及痰澼癖实。

3.《太平圣惠方》：热病四日，咽喉干而腹满。

4.《医方类聚》引《伤寒括要》：少阴病，其人饮食则吐，心中温温欲吐，复不能吐，手足寒，脉弦迟，胸中实者。

5.《医方集解》：卒中痰迷，涎潮壅盛，癫狂烦乱，人事昏沉，五痫痰壅，及火气上冲喉不得息，食填太阴，欲吐不出；伤寒如桂枝证，头不痛，项不强，寸脉微浮，胸中痞硬，气上冲喉不得息者；亦治诸黄，急黄。

【宜忌】《医方集解》：诸亡血虚家，老人，产妇，血虚脉微者，俱不可服。
【方论】《医方集解》：越以瓜蒂之苦，涌以赤小豆之酸，吐去上焦有形之物，则水得舒畅，天地交而万物通矣。当吐而胃弱者，改用参芦。

匈奴露宿丸

【来源】《外台秘要》卷十二引《范汪方》。
【组成】甘草三分（炙）　大黄二分　甘遂二分　芫花二分（熬）　大戟二分（炙）　葶苈子二分（熬）　苦参一分　消石一分　巴豆半分（去心皮，熬）
【用法】上为细末，炼蜜为丸，如小豆大。服三丸，当吐下；不吐下，稍益至五六丸，以知为度。
【主治】心腹积聚，膈上下有宿食留饮。
【宜忌】忌海藻、芦笋、菘菜、野猪肉。

芫花丸

【来源】《外台秘要》卷八引《范汪方》。
【组成】芫花一两（熬）　大黄　甘遂　黄连　麻黄（去节）　杏仁（去尖皮）　甘草（炙）　附子（炮）各一两　巴豆五十个（去皮心）
【用法】上为末，杏仁、巴豆别捣如膏，合和以蜜为丸，如小豆大。食前服一丸，一日二次。不知稍增，以知为度。
【主治】留饮宿食。
【宜忌】忌海藻、菘菜、猪肉、冷水、芦笋等。

顺流紫丸

【来源】《外台秘要》卷八引《范汪方》。
【组成】当归　代赭各一分　茯苓　乌贼鱼骨　桂心各三分　肉苁蓉二分　藜芦五分（少熬）　巴豆六十枚（去心皮）
【用法】上为末，白蜜为丸。食前服如小豆一丸，每日二次，不知，增之；欲下，倍服之，别捣巴豆令如膏。
【主治】百病留饮宿食，心下伏痛，四肢烦疼，男子五劳七伤，妇人产有余疾。
【宜忌】忌生葱、狸肉、酢物、野猪肉、芦笋。

海藻丸

【来源】《外台秘要》卷八引《范汪方》。
【组成】海藻　木防己　甘遂　苁蓉　蜀椒（去汗）　芫花（熬）　葶苈子（熬）各一两
【用法】上为末，蜜和为丸，如梧桐子大。每服十丸。不愈，当增之。
【主治】腹中留饮。

桑耳丸

【来源】《外台秘要》卷八引《范汪方》。
【组成】桑耳二两　巴豆一两（去皮）
【用法】上捣和，以枣肉为丸，如麻子大。每服一丸，不下，服二丸。病下即止。
【主治】留饮宿食。
【宜忌】忌野猪肉、芦笋。

旋覆花汤

【来源】《外台秘要》卷八引《范汪方》。

【组成】乌头五枚（去皮，熬） 旋覆花 细辛 前胡 甘草（炙） 茯苓各二两 半夏一升（洗） 生姜八两 桂心四两

【用法】上切。以水九升，煮取三升，分为三服。

【主治】胸膈痰结，唾如胶，不下食者。

【宜忌】忌羊肉、饧、海藻、菘菜、生葱、酢物、猪肉、冷水等。

【方论】《千金方衍义》：此以小半夏加茯苓汤涤痰剂中加旋覆花、前胡、乌头、桂心、细辛、甘草以祛风毒。然惟上热咽干，下元虚冷者之合剂。若热邪固结误投，祸不旋踵，不可不慎。

半夏茯苓汤

【来源】《外台秘要》卷七引《小品方》。

【组成】半夏五两（洗） 生姜五两 茯苓三两 旋覆花一两 陈橘皮 人参 桔梗 芍药 甘草（炙）各二两 桂心一两

【用法】上切。以水九升，煮取三升，分三服。

【主治】胸膈心腹中痰水冷气，心下汪洋，嘈烦，或水鸣多唾，口清水自出，胁肋急胀，痛不欲食，其脉喜沉弦细迟。

【宜忌】忌羊肉、饧、酢物、生葱、猪肉、海藻、菘菜。

【加减】欲得利者，加大黄；须微调者，用干地黄；病有先时喜水下者，加白术三两，除旋覆花；若大便不调，宜加大黄及干地黄，并用三两。

五通丸

【来源】《外台秘要》卷十二引《古今录验》。

【组成】椒目一两 附子一两（炮） 厚朴一两（炙） 杏仁三两 半夏一两 葶苈三两（熬） 芒消五两 大黄九两

【用法】上捣葶苈子、杏仁使熟，和诸药末，和以蜜，捣为丸，如梧桐子大。每次吞服二丸。

【功用】长肌肤，补不足。

【主治】积聚、留饮、宿食，寒热烦结。

【宜忌】忌猪羊肉、饧、冷水。

茯苓丸

【来源】《备急千金要方》卷二十一引《古今录验》。

【别名】茯苓煎（《鸡峰普济方》卷十九）。

【组成】茯苓 白术 椒目各四分 木防己 葶苈 泽泻各五分 甘遂十一分 赤小豆 前胡 芫花 桂心各二分 芒消七分（别研）

【用法】上为末，炼蜜为丸，如梧桐子大。一日五丸，稍加，以知为度，蜜汤送下。

【主治】

1.《备急千金要方》引《古今录验》：水肿。

2.《鸡峰普济方》：支饮上气，黄疸及脚气、消渴后成石水，腹胁坚胀，足胫浮肿，上气不得卧，口干，颈脉动，腹胀间冷，大小便不利。

【方论】《千金方衍义》：丸中芫花、甘遂、葶苈、芒消、椒目、防己兼走二便；佐以茯苓、白术、桂心、泽泻、前胡、赤小豆利水下气之味，深得峻药缓攻之妙。

宣通下气方

【来源】《外台秘要》卷八引《古今录验》。

【组成】吴茱萸 泽泻 芍药 白术 汉防己 赤茯苓各二两 蜀大黄二两

【用法】上为末，炼蜜为丸，如梧桐子大。每服二十五丸，饮送下。

【主治】胸膈痰饮，食搬经日，则并吐出，食皆不消，出如初；空腹一两日，聚食还复吐之，极不便，此由痰饮聚下绝不通。

【宜忌】忌桃、李、雀肉、酢物。

扁鹊曾青丸

【来源】《古今录验》引殷仲堪方（见《外台秘要》卷十二）。

【别名】曾青丸（《外台秘要》卷十二引《古今录验》）。

【组成】曾青二分 寒水石三分 朴消二分 茯苓三分 大黄三分 附子三分（炮） 巴豆二分

【用法】上各异捣，下筛，巴豆、消相合，捣六千杵，次纳附子捣相得，次纳茯苓捣相得，次纳大黄捣相得，次纳曾青捣相得，次纳寒水石捣相得，次纳蜜和捣千杵。大人服大豆大二丸；小儿五岁以下如麻子大一丸；二三岁儿如黍米大一丸，如服药以薄粉粥清下。当覆卧令汗出。吐下

气发作服二丸，霍乱服三丸，泄痢不止服一丸可至二丸。

【主治】久寒积聚，留饮宿食。

【宜忌】忌猪肉、冷水、芦笋、大酢。

芫花散

【来源】《备急千金要方》卷十二。

【别名】登仙酒、三建散。

【组成】芫花　桔梗　紫菀　大戟　乌头　附子　天雄　白术　荛花　狼毒　五加皮　莽草　王不留行　栝楼根　栾荆　踯躅　麻黄　白芷　荆芥　茵芋各十分　石斛　车前子　人参　石长生　石南各七分　萆薢　牛膝　蛇床子　菟丝子　狗脊　苁蓉　秦艽各四分　藜芦五分　薯蓣　细辛　当归　薏苡仁　干地黄　芎䓖　杜仲　厚朴　黄耆　干姜　芍药　山茱萸　桂心　吴茱萸　黄芩　防己　五味子　柏子仁　远志　蜀椒　独活　牡丹　橘皮　通草　柴胡　藁本　菖蒲　茯苓　续断　巴戟天　食茱萸各二分

【用法】上药不治不择，不炙不熬，但振去尘土，为粗散。每用药散三两，加糯米三升，细曲末二升，真酒五升，先以三大斗水，煮米作粥极熟，冬月扬去火气，春月稍凉，夏月扬绝大冷，秋稍温；次下曲末，搦使和柔相得；重下药末，搦使突然好熟；乃下真酒，重搦使散，盛不津器中，以一净杖搅散，经宿即饮，直以布盖，不须密封。凡服药，旦空心服之，以知为度，微觉发动，流入四肢，头面习习然为定，勿更加之。服散者，为细末。每服一方寸匕，和水酒浆饮，无在稍增，以知为度。服丸者，为细末，蜂蜜为丸，如梧桐子大。每服七丸。然作酒服，佳于丸、散，美而易服，流行迅疾。如法服之，常常内消；非理加增，必大吐利。若欲得补，不令吐泻，但取内消，甚大补益，兼逐诸疴。若有患人抱病多时，积癖宿食大块，久气癥瘕积聚，一切痼结者，即须一两度增，令使吐下，泄去恶物尽后。少服内消，便为补益。病在膈上，久冷痰癖积聚，癥结疝瘕，宿食坚块，咳逆上气等一切痼结重病，终日吐唾，逆气上冲胸喉，此皆胃口积冷所致，三焦肠间宿冷以成诸疾，如此例便当吐却此等恶物，轻者一度下，转药令吐却；若重者三五度下之令尽。其吐状法，初吐冷气沫，次吐酢水，须臾吐黄汁大浓，甚苦似牛涎，病若更多者，当吐出紫痰似紫草汁。若有疰者吐，血陈久黑，血新者鲜血。下此吐药，当吐时大闷，须臾自定，即不虚惙，得冷饮食已。欲服取吐者，当以春三月服之，春宜吐故也。凡膈上冷，少腹满，肠鸣，膀胱有气冷，利多者，须加利药于此酒内服之，便去恶物。利法，出泔淀如清水，如黄汁，如青泥。轻者一两度下利药，得利以尽病源；重者五度下利药，令使频得大利，以尽病根。利法，旦起服药，比至晡时可得两三行即断后服。凡长病人，瘦弱虚损，老人贵人，此等人但令少服，积日渐渐加，令多内消愈，除久病不加吐利也。药若伤多，吐利困极不止者，服方寸匕生大豆末，水服之即定；及蓝叶、乌豆叶嚼以咽之，登时即定。此据大困时用之，小小时不须。治一切风病：历节风，二十两和酒五斗；贼风、热风、大风，上同；偏风、腲退风、瘫缓风，十二两和酒三斗。此七种并带热，须加冷药押，使常数便利。贼风掣疭，八两和酒二斗。湿风周痹，八两和酒二斗。腰脚挛痛，十二两和酒三斗。筋节拘急，八两和酒二斗。重病后汗不流，初觉三服，一服一盏；年久服一升。食热食如锥刀刺者，八两和酒二斗。口喎面戾，一眼不合者，初得四两和酒一斗；年久十二两和酒三斗。头面风似虫行，又似毛发在面上者，八两和酒二斗。起即头旋，良久始定者，四两和酒一斗。心闷呕逆项强者，风在心脏，欲风欲雨，便即先发者，八两和酒二斗。因疮得风，口强脊脉急者，五服即定，一服一盏。治一切冷病积冷癖瘦者，四两和酒一斗；强者六两和酒一斗半。痰饮疝瘕，六两和酒一斗半。宿食呕吐，四两和酒一斗。癥瘕肠鸣，噫，八两和酒二斗。瘸痔块坚，冷嗽上气，二十两和酒五斗。奔豚冷气，六两和酒一斗半。噎，六两和酒一斗半。久疰，八两和酒二斗。冷痢，六两和酒一斗半。久劳，八两和酒二斗。卒中恶注忤，心腹胀，气急欲死者，三服定，一服一盏。大吐出鲜血、瘴气，三服定，一服一盏。蛊毒，五服定，一服一盏。温疟，五服定，一服一盏。痎疟，五服永愈，一服一盏。治妇人诸风诸病等，并依前件。带下，十二两和酒三斗。崩中，六两和酒一斗半。月闭不通，六两和酒一斗半。冷病不产，六两和酒一斗半。断绪不产，八两和酒二斗。月水前后不调，乍多乍少，亦令人绝产，四两和酒一斗。产后风冷不产，六两和酒二斗；若重者，八两和酒二斗；甚者，十六两和酒三斗；大重者，子宫下垂，十六两和酒四斗。

【功用】少服内消，便为补益，兼逐诸疴；加增服之，令使吐下，泄去恶物，以尽病源。凡在世人有虚损阳衰，消瘦骨立者，服之非常补益，旬月之间肌肤充悦，颜色光泽，髓溢精满，少壮一等。凡众疴万病皆除之。

【主治】一切风冷痰饮，积癥宿食，癥癖痃疟，风病历节，虚损阳衰，消瘦骨立，噎膈冷痢，瘕痔疝瘕，奔豚冷气，中恶注忤，瘴气蛊毒，以及妇人带下崩中，月水前后不调，乍多乍少，月闭不通，冷病不产，子宫下垂诸病。

【宜忌】服此药者，丸及散等并得，唯不得作汤。凡服药，慎勿早食，早食触药，必当大吐，令人咽痛，三两日后始愈。平旦服药，至午时待药势定，宜先食冷饭菹，饮冷浆水，午后药势好定，任食热食无忌。凡是猪、鸡、五辛、生冷、酢滑任意食之弥佳，唯不得食诸豆，皆杀药。

【方论】《千金方衍义》：崇古立方，有一方专主一病者，有一方兼主数病者，此方统主万病。而《备急千金要方》隶之胆腑门者，以所主诸证风木受病居多，所用诸药祛垢涤痰最猛。胆为清净之腑，平时委积，固疾得此，一旦豁然。他如玉壶、备急、太乙、神精、紫葛等方，同列胆腑，无非迅扫陈积，复归清净之意。而此首主疠风方中，乌头、附子、天雄破散坚积；干姜、细辛、蜀椒、蛇床、吴萸、食萸开通湿痹；麻黄、栾荆、踯躅、狼毒、莽草、茵芋、石南、石长生搜逐疠风；芫花、荛花、藜芦、大戟、防己、王不留行攻利毒水；狗脊、萆薢、续断、秦艽、石斛、五加、柏仁、薏苡坚强筋骨；独活、藁本、白芷、荆芥、柴胡、黄芩、菖蒲、桔梗、栝楼根解散风热；桂心、牡丹、当归、芍药、芎䓖、地黄、牛膝、紫菀流行血脉；巴戟、远志、苁蓉、菟丝、薯蓣、山萸、杜仲、五味滋培肾精；白术、厚朴、橘皮、茯苓、车前、通草健运脾气；人参、黄耆鼓舞诸味。其乌、附、天雄、椒、萸、姜、桂之类过烈，则以芎、归、芍、地等味滋之；踯躅、狼毒、茵芋、莽草之类过劣，则以黄芩、桔梗、石斛、柏子仁等味化之；芫花、荛花、大戟、防己之类过利，则以白术、茯苓、薯蓣、薏苡等味濡之；麻黄、独活之类过散，则以黄耆、五味等味收之；蛇床、石南、巴戟、苁蓉之类过补，则以车前、通草等味泄之。诸药之性味杂陈，非藉藜芦、细辛、芍药不能激发。人参使之克应，孰谓相反，不宜并用哉；若以人参为补益之用，殊非立方之意矣。方以芫花立名，性专利水通痹，能杀疠风虫毒。方中乌、附、天雄并用，故名三建散。以之酿酒，能主疠风；言得恶疾，即当弃家修道，往往疾愈成仙，故又名登仙酒云。

半夏汤

【来源】《备急千金要方》卷十六。

【组成】半夏一升　桂心四两　生姜八两

【用法】上锉，以水七升，煮取二升，一服七合，一日三次。

【主治】胸满有气，心腹中冷。

【方论】《千金方衍义》：以姜、半开胸中痰满，桂心散腹中冷气。

干枣汤

【来源】《备急千金要方》卷十八。

【组成】芫花　荛花各半两　甘草　大戟　甘遂　大黄　黄芩各一两　大枣十枚

【用法】上锉。以水五升，煮取一升六合，分四服，空心服。以快下为度。

【主治】肿及支满澼饮。

【宜忌】《外台秘要》：忌海藻、菘菜。

【方论】《千金方衍义》：此即十枣汤加用甘草之相反，激发大戟、芫花逐饮之性，更加荛花以佐芫花之破积，大黄、黄芩以佐大戟而攻悬饮坚澼也。

大五饮丸

【来源】《备急千金要方》卷十八。

【组成】远志　苦参　乌贼骨　藜芦　白术　甘遂　五味子　大黄　石膏　桔梗　半夏　紫菀　前胡　芒硝　栝楼根　桂心　芫花　当

归　人参　贝母　茯苓　芍药　大戟　葶苈　黄芩各一两　恒山　薯蓣　厚朴　细辛　附子各三分　巴豆三十枚　苁蓉一两　甘草三分

【用法】上为末，炼蜜为丸，如梧桐子大。饮服三丸，每日三次，稍稍加之，以知为度。

【主治】由饮酒后及伤寒饮冷水过多所致五饮：留饮，停水在心下；澼饮，水澼在两胁下；痰饮，水在胃中；溢饮，水溢在膈上五脏间；流饮，水在肠间，动摇有声。

【方论】《千金方衍义》：水饮为阴类，缘其人内乏真阳，虽有湿热，但蕴为粘韧，不能稠厚，所以五饮丸中，必需辛温益气以鼓诸药之力。如人参、白术、附子、桂心，助阳药也；藜芦、恒山，涌吐药也；大戟、芫花、甘遂、葶苈，破水药也；大黄、芒硝，攻下药也；半夏、巴豆，涤痰药也；巴豆不独涤痰，兼能涌吐，所以白散用之，吐中更具发散之义，使躯壳之水，从皮腠而泄也；其用甘草、人参、芍药，取相反之味，以激大戟、芫花、甘遂、藜芦攻伐之力；因方中攻伐之剂过多，恐其津随饮脱，是以苁蓉、薯蓣、五味、茯苓之属，又为必需；其余诸药，或相扶正，或佐去邪，总不出五种诸法，以为五饮通治也。

大半夏汤

【来源】《备急千金要方》卷十八。

【组成】半夏一升　白术三两　生姜八两　茯苓　人参　桂心　甘草　附子各二两

【用法】上锉。以水八升，煮取三分，分三服。

【主治】痰冷澼饮，胸膈中不利。

【方论】《千金方衍义》：《金匮要略》大半夏汤但用半夏、人参、甘草三味，水、蜜和煎以治胃反呕吐。此用参附、术附、桂附，合苓桂术甘汤，仍用《金匮要略》三味以治冷痰饮澼，故不用水、蜜和煎，而用生姜以涤痰气也。

大茯苓汤

【来源】《备急千金要方》卷十八。

【组成】茯苓　白术各三两　当归　橘皮　附子各二两　生姜　半夏　桂心　细辛（一作人参）各四两

【用法】上锉。以水一斗，煮取三升，去滓，分三服。服三剂良。

【主治】胸中痰饮癖结，脐下弦满，呕逆不得食；亦主风水。

【方论】《千金方衍义》：水饮结于脐下，虽有桂、苓，不得生附子，不能破除阴分之水癖；虽有半夏，不得生术，不能祛涤胸中之痰气；橘皮者，茯苓之佐；细辛者，附子之佐；当归者，桂心之佐也。

小半夏汤

【来源】《备急千金要方》卷十八。

【别名】橘皮半夏汤（《宣明论方》卷九）。

【组成】半夏一升　生姜一斤　橘皮四两（一方用人参二两）

【用法】上锉。以水一斗，煮取三升，分三服。

【功用】

1.《宣明论方》：养液润燥，解肌热，止咳嗽。

2.《千金方衍义》：温理中气。

【主治】

1.《备急千金要方》：心腹虚冷，游痰气上，胸胁满，不下食，呕逆，胸中冷者。

2.《鸡峰普济方》：呕逆恶心，头疼眩运，臂痛背寒，嘈烦多睡。

3.《宣明论方》：痰壅涎嗽，久不已者。

4.《太平惠民和济局方》（吴直阁增诸家名方）：肺胃虚弱，好食酸冷，寒痰停积，呕逆恶心，涎唾稠粘，或积吐，粥药不下，手足逆冷，目眩身重；又治伤寒时气，欲吐不吐，昏愦闷乱；或饮酒过多，中寒停饮，喉中涎声，干哕不止。

5.《伤寒大白》：水饮喘逆而无火者。

【宜忌】羸弱及老人尤宜服之

【加减】若心中急及心痛，纳桂心四两；若腹满痛，纳当归三两。

半夏汤

【来源】《备急千金要方》卷十八。

【组成】半夏　吴茱萸各三两　生姜六两　附子

一枚

【用法】上锉以水五升，煮取二升半，分三服。老少各半，一日三次。

【主治】痰饮，辟气，吞酸。

【方论】《千金方衍义》：此以曲直作酸，故用吴茱通达肝气，以佐半夏、附子，仍用生姜开豁痰辟也。

当归汤

【来源】《备急千金要方》卷十八。

【组成】当归 人参 桂心 黄芩 甘草 芍药 芒消各二两 大黄四两 生姜 泽泻各三两

【用法】上锉。以水一斗，煮取三升，分三服。

【主治】留饮宿食不消，腹中积聚。

【宜忌】《普济方》：忌生葱、海藻、菘菜。

【方论】《千金方衍义》：中气式微不能输运，而致癖积留著，水道不利，故用参、甘、归、芍平调血气，消、黄、姜、桂攻理痰积，黄芩、泽泻分利支河水道，而通蕴阻之热也。

松萝汤

【来源】《备急千金要方》卷十八。

【组成】松萝二两 乌梅 栀子各十四枚 恒山三两 甘草一两

【用法】上锉，以酒三升，浸药一宿，平旦以水三升，煮取一升半，去滓顿服。亦可分二服，一服得快吐，即止。

【主治】胸中痰积热。

【方论】《千金方衍义》：松萝汤中不用瓜蒂，而用栀子，以吐肺胃热痰，即用乌梅以收敛津液，与吐后用半夏汤一意。

茯苓汤

【来源】《备急千金要方》卷十八。

【组成】茯苓四两 半夏一升 生姜一斤 桂心八两

【用法】上锉以水八升，煮取二升半，分四服。

【主治】胸膈痰满。

【宜忌】《普济方》：忌酢物、羊肉、生葱、猪肠。

【加减】冷极者，加大附子四两；气满者，加槟榔三七个。

【方论】《千金方衍义》：痰气聚于胸中，使用小半夏加茯苓汤，不得桂心之辛散，难以逞破的之功。冷极加附子，是指真阳虚者而言，气满加槟榔，是指痰气盛者而言，非谓二味可以并入一方也。

前胡汤

【来源】《备急千金要方》卷十八。

【组成】前胡三两 黄芩 麦门冬 吴茱萸各一两 生姜四两 大黄 防风各一两 人参 当归 甘草 半夏各二两 杏仁四十枚

【用法】上锉以水一斗，煮取三升，去滓，分三服。

【主治】胸中久寒，澼实隔塞，胸痛，气不通利，三焦冷热不调，食饮损少无味，或寒热身重，卧不欲起。

【加减】《备急千金要方》注文引《深师方》：若胁下满，加大枣十二枚。

姜椒汤

【来源】《备急千金要方》卷十八。

【组成】姜汁七合 蜀椒三合 半夏三两 桂心 附子 甘草各一两 橘皮 桔梗 茯苓各二两（一方不用甘草）

【用法】上锉，以水九升，煮取二升半，去滓，纳姜汁煮取二升，分三服。服三剂佳。

【主治】胸中积聚痰饮，饮食减少，胃气不足，咳逆呕吐。

【方论】《千金方衍义》：川椒、桂、附入于二陈汤中，但加桔梗舟楫之剂，载诸药以破胸中冷积寒痰也。

旋覆花丸

【来源】《备急千金要方》卷十八。

【组成】旋覆花 桂心 枳实 人参各五分 干姜 芍药 白术各六分 茯苓 狼毒 乌头 礜石各八分 细辛 大黄 黄芩 葶苈 厚朴 吴茱萸 芫花 橘皮各四分 甘遂三分

【用法】上为末，炼蜜为丸，如梧桐子大。每服五丸，酒送下，一日二次。加之，以知为度。

【主治】停痰澼饮，结在两胁，腹胀满，羸瘦不能食，食不消化，喜唾干呕，大小便或涩或利，腹中动摇作水声，腹内热，口干好饮水浆，卒起头眩欲倒，胁下痛。

【方论】《千金方衍义》：旋覆花开结下气，行水消痰，开发肺与大肠水气之味，为主；其间参、术、桂心、芫花、甘遂、葶苈、大黄等，与五饮丸相同者十余味，更加乌头、干姜、狼毒、礜石，其破积散癖之力，不减五饮丸中大戟、巴豆之烈也。

槟榔饮

【来源】方出《备急千金要方》卷十八，名见《普济方》卷一六四。

【组成】槟榔十二枚　生姜　杏仁　白术各四两　半夏八两　茯苓五两　橘皮三两

方中白术，《千金方衍义》作"柑皮"。

【用法】上锉。以水一斗，煮取三升，去滓分三服。

【主治】胸中痰饮，肠中水鸣，食不消，呕吐水。

【方论】《千金方衍义》：杏仁开拓胸中之气，姜、半消豁膈上之痰，槟榔、茯苓泄利肠中之水，柑橘二皮一寒一温，升降上下之气，此惟病气未固，元气未漓者宜之。

撩膈散

【来源】《备急千金要方》卷十八。

【别名】吐痰丸（《普济方》卷一六七）。

【组成】瓜丁二十八枚　赤小豆二十枚　人参（去芦头）　甘草各一分

【用法】上为末。每服方寸匕，以酒送服，一日二次。

【主治】心上结痰，饮实寒冷，心闷；亦治诸黄。

木兰汤

【来源】《外台秘要》卷八引《延年》。

【组成】木兰　枳实（炙）　黄芩　白术各三两　漏芦根　白蔹　升麻　芍药　桔梗各二两　生姜　大黄各四两（一方有玄参三两）

【用法】上药以水八升，煮取二升六合，分为三服。如人行三四里，进一服。

【主治】热痰饮气，两胁满痛，不能食者。

【宜忌】忌桃、李、猪肉、雀肉。

前胡汤

【来源】《外台秘要》卷八引《延年方》。

【组成】前胡三两　枳实（炙）　细辛　杏仁（去皮尖，碎）　芎藭　防风　泽泻　麻黄（去节）　干姜　芍药各三两　茯苓（一作茯神）　生姜各四两　桂心　甘草（炙）各二两

【用法】上切。以水九升，煮取二升六合，分三服，微汗。

【主治】胸背气满，膈上热，口干，痰饮气，头风旋。

【宜忌】忌生冷、油滑、猪牛肉、面、海藻、菘菜、生葱、生菜、酢物。

茯苓饮

【来源】《外台秘要》卷八引《延年秘录》。

【别名】外台茯苓饮（《金匮要略》卷中附方）、茯苓饮子（《鸡峰普济方》卷十八）、茯苓汤（《校注妇人良方》卷六）。

【组成】茯苓三两　人参二两　白术三两　生姜四两　枳实二两（炙）　橘皮一两半（切）

【用法】上切，以水六升，煮取一升八合，去滓，分三次温服，如人行八九里进之。

【功用】消痰气，令能食。

【主治】心胸中有停痰宿水，自吐水出后，心胸间虚气满，不能食。

【宜忌】忌酢物、桃、李、雀肉。

【方论】《医宗金鉴》：上、中二焦气弱，水饮入胃，脾不能输归于肺，肺不能通调水道，以致停积为痰，为宿水。吐之则下气因而上逆，虚与气结，满不能食，当补益中气，以人参、白术为君；茯苓逐宿水，枳实破诸气为臣；开脾胃，宣扬上焦，发散凝滞，则陈皮，生姜为使也。其积饮既去，而虚气塞满其中，不能进食，此证最多。

旋覆花丸

【来源】《外台秘要》卷八引《延年秘录》。

【组成】旋覆花五分　大黄七分（蒸）　茯苓三分　泽泻四分　人参　桂心　皂荚（去皮子，炙）　附子（炮，去皮）各二分　芍药四两　蜀椒三分（去目，汗）　干地黄四两　防葵（取水中浮者）　干姜　枳实（炙）　杏仁（去皮尖）　葶苈子各四分（熬）

【用法】上为末，纳杏仁、葶苈脂中碎研，调筛，度蜜和为丸，如梧桐子大。每服三丸，食后少时白饮送下，一日二次。稍增，以微利为度。

【主治】左胁下停痰澼饮，结在两胁，胀满，羸瘦不能食，食不消化，喜唾干呕，大便或涩或利，或赤或黄，腹中有时水声，腹内热，口干好饮水浆，卒起头眩欲倒，胁下痛。

【宜忌】禁食猪肉、鱼、面、蒜、生葱、酢。

细辛丸

【来源】《千金翼方》卷十五。

【组成】细辛　杏仁（去皮尖双仁，熬）　泽泻　干姜　白术　茯苓　桂心　甘草（炙）各二两　附子（炮，去皮）　蜀椒（去目闭口者，汗）　大黄　木防己各五分　芫花　甘遂各一两

【用法】上为末，别治杏仁如脂，合捣百杵，炼蜜为丸，如梧桐子大。每服二丸，以酒送下，一日二次，不能者如大豆二丸，以知为度。饮家困于痰澼，服药患困者，参服此丸，暨相发助，又不令越逸。

【功用】消饮，去结澼，令胸膈无痰，无逆寒之患，又令人不眩满迷闷。散发五脏六腑三焦。久服强气。

【主治】冷热不调，痰结胸中强饮，百处不安。

硫黄丸

【来源】《千金翼方》卷十七。

【组成】硫黄五两

【用法】上为细粉，以牛乳三升，煮令可丸，如梧桐子大，晒令干。每服三十丸，以酒送下，一日三次。不知，渐加至百丸。

【主治】膈痰滞癖，脚中风水。

厚朴汤

【来源】《千金翼方》卷十八。

【组成】厚朴（炙）　半夏（洗）　茯苓　白术各四两　枳实四枚（炙）　芍药　黄耆各二两　生姜八两（切）　麦门冬一升（去心）　桂心五合　人参　甘草（炙）各二两

【用法】上锉以水一斗五升，煮取五升，分四服。

【主治】久积痰冷，胸胁痞满，不受食饮，浑浑欲吐，血室空虚，客阳通之，令脉紧数，重热水蒸，汗漏如珠，四肢烦痛，唇口干燥，渴引水浆。

三部茯苓丸

【来源】《千金翼方》卷十九。

【组成】茯苓七分　大黄　白术各一两半　川芎　桔梗各五分　前胡　干地黄　神曲各二两半　干姜　桂心各一两　人参　芍药　黄芩　菖蒲各三分

【用法】上为末，炼蜜为丸，如梧桐子大。食后服十丸，以饮送下，一日二次。

【主治】三焦闭塞不通，留水在膈上不消化，名曰淡水，积年不去，服药下之，虽得小去，随复如故。其病面目黧黑，手足逆冷，身体枯燥，肌肤甲错，身无润泽，吸吸羸瘦，或已呕吐，或大便燥，或复重下，起止甚难，久或绞痛雷鸣，时时下痢者。

羊胃汤

【来源】《外台秘要》卷二十引《张文仲方》。

【组成】羊胃一枚（切）　白术一升（切）

【用法】上以水一斗，煮取九升，服一升，每日三次，三日尽，更作两剂。

【主治】久病羸瘦，不生肌肉，水气在胁下，不能食，四肢烦热。

【宜忌】忌桃、李、雀肉等。

前胡丸

【来源】《外台秘要》卷八引《广济方》。

【组成】前胡　白术　甘草（炙）各五分　旋覆花　豆蔻仁各三分　人参　麦门冬（去心）各六分　枳实（炙）　大黄各四分

【用法】上药治下筛，炼蜜为丸，如梧桐子大。每服二十丸，空肚以酒送下，渐加至三十丸，一日二次。

【主治】心头痰积宿水，呕逆不下食。

【宜忌】忌桃李、雀肉、海藻、菘菜、热面、炙肉、鱼、蒜、粘食、生冷等物。

秦艽饮子

【来源】《外台秘要》卷十五引《广济方》。

【别名】秦艽散（《太平圣惠方》卷二十）。

【组成】秦艽　常山　人参　铃羊角（屑）各二两　甘草三两

【用法】上切。以水六升，煮取二升，绞去滓，分温二服，一日二次，如人行四五里久，进一服。取快吐不利。

【功用】催吐。

【主治】

1.《外台秘要》引《广济方》：心虚感风，头旋心忪，痰饮筑心闷，愍愍惚惚不能言语。

2.《太平圣惠方》：风痰心昏，痰涎流溢。

【宜忌】宜微吐痰；忌生菜、生葱、热面、荞麦、猪肉、鱼、海藻、菘菜。

駃豉丸

【来源】《外台秘要》卷二引《深师方》。

【别名】续命丸。

【组成】黄芩五两　大黄五两　栀子仁十六枚　黄连五两（去毛）　豉一升（熬）　甘遂三两（泰山者）　麻黄五两（去节）　芒消二两　巴豆一百枚（去皮及心，熬研）（一方有杏仁七十枚）

【用法】上为粗末，白蜜和丸，如梧桐子大。每服三丸。以吐下为度。若不吐利，加二丸。

【主治】伤寒留饮，宿食不消。

【宜忌】忌猪肉、冷水、芦坝肉。

【方论】《千金方衍义》：伊尹三黄以荡涤中外热毒，香豉麻杏开金正沸，巴豆、消、黄拔火散焚。

倍术丸

【来源】《外台秘要》卷八引《深师方》。

【组成】白术一斤　桂心　干姜各半斤

【用法】上药治下筛，炼蜜为丸，如梧桐子大。每服十丸，以饮送下，稍加之；取下，先食服之，每日二次。

【主治】

1.《外台秘要》引《深师方》：五饮酒澼。

2.《幼幼新书》引《王氏手集》：小儿脾胃受湿，心下停饮，烦渴呕吐，肠间沥沥有声，胸膈痞满，短气，腹胁胀痛，小便不利，身面虚浮，全不思食。

【宜忌】忌桃、李、雀肉、生葱。

消饮丸

【来源】《外台秘要》卷八引《深师方》。

【组成】干姜　茯苓各三两　白术八两　枳实四枚（炙）

【用法】上为末，炼蜜为丸，如梧桐子大。每服五丸，一日三次，稍加之。

【主治】

1.《外台秘要》引《深师方》：酒澼。饮酒停痰水不消，满逆呕吐，目视䀮䀮，耳聋，腹中水声。

2.《仁斋直指方论》：水饮。

【宜忌】忌桃李、雀肉、大醋、生冷之类。

【加减】若下，去枳实，加干姜二两，名为“五饮丸”。

通草丸

【来源】《外台秘要》卷八引《深师方》。

【组成】椒目　附子（炮）　半夏（洗）　厚朴（炙）各一两　芒消五两　大黄九两　葶苈三两（熬）　杏仁三两（去皮尖）

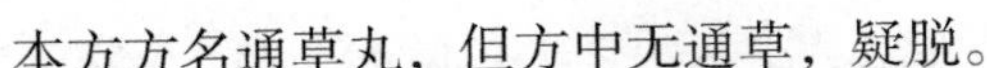

本方方名通草丸，但方中无通草，疑脱。

【用法】上为末，别捣葶苈、杏仁令如膏，合诸末，以蜜为丸，如梧桐子大。每服二丸。

【功用】长肌肤，补不足。

【主治】积聚，留饮，宿食，寒热烦结。

【宜忌】忌猪肉、羊肉、饧等。

化痰桔梗丸

【来源】《元和纪用经》。

【组成】桔梗二两　半夏（净洗去滑）　茯菀各四两　干姜半两

【用法】上为末，稀糊为丸，如梧桐子大。每服十五或二十丸，饮送下。

【功用】化痰。

甘草丸

【来源】《医心方》卷九引《效验方》。

【组成】甘草二分（炙）　瓜蒂一分

【用法】上药治下筛，炼蜜为丸，如梧桐子大。欲下病，服三丸，一日一次。三丸不下，增之，以吐为度。

【主治】留饮。

断膈丸

【来源】《医心方》卷九引《效验方》。

【组成】蜀附子一分　藜芦一分　甘草一分　赤小豆一分　瓜蒂一分

【用法】上药治下筛，炼蜜为丸，如小豆大。每服五丸，当呕青黄汁，不知稍增。

【主治】膈间有澹水。

断膈散

【来源】《医心方》卷九引《效验方》。

【组成】七月七日瓜蒂二枚　赤小豆二两　人参二两

【用法】上药治下筛。每服方寸匕，以温汤和下。当呕病愈。

【主治】痰病。

前胡丸

【来源】《太平圣惠方》卷五。

【组成】前胡一两（去芦头）　旋覆花半两　槟榔一两　川大黄一两（锉碎，微炒）　牛蒡子一两（微炒）　皂荚三分（去皮，涂酥炙令焦黄，去子）　枳壳一两（麸炒微黄，去瓤）　赤茯苓一两

【用法】上为末，炼蜜为丸，如梧桐子大。每服二十丸，以荆芥、薄荷汤送下，不拘时候。

【主治】脾脏风壅，胸膈气滞，痰涎烦闷，神思昏浊。

白术丸

【来源】《太平圣惠方》卷七。

【组成】白术一两　赤茯苓一两　附子三分（炮裂，去皮脐）　桂心一两　紫菀三分（洗去根土）　诃黎勒皮一两　前胡一两（去芦头）　桔梗三分（去芦头）　人参一两（去芦头）　陈橘皮三分（汤浸，去白瓤，焙）　槟榔半两　半夏一两（汤洗七遍去滑，炒令微黄）

【用法】上为末，以生姜汁煮面糊为丸，如梧桐子大。每服三十丸，食前以枳壳汤送下。

【主治】肾脏虚损，心膈痰癖，壅滞多唾，腹胁妨闷。

泽泻散

【来源】《太平圣惠方》卷七。

【组成】泽泻一两　人参三分（去芦头）　旋覆花三分　麦门冬三分（去心）　枳壳（实）半两（麸炒微黄）　前胡三分（去芦头）　赤茯苓三分　桔梗三分（去芦头）　甘草半两（炙微赤，锉）　杏仁三分（汤浸，去皮尖双仁，麸炒微黄）　半夏一两（汤浸七遍，去滑）

【用法】上为散。每服三钱，以水一中盏，加生姜半分，煎至六分，食前去滓温服。

【主治】肾脏虚损，上焦烦壅，痰饮结聚，常唾不休，胃虚食少。

旋覆花丸

【来源】《太平圣惠方》卷二十八。

【组成】旋覆花半两　细辛三分　前胡一两（去芦头）　桂心三分　赤茯苓一两　半夏三分（汤浸七遍去滑）　枇杷叶三分（拭去毛，炙令黄）　枳实三分（麸炒微黄）　诃黎勒皮一两

【用法】上为末，炼蜜为丸，如梧桐子大。每服二十丸，食前以生姜汤送下。

【主治】虚劳，胸膈积痰饮，不思食。

人参散

【来源】《太平圣惠方》卷五十。

【组成】人参一两（去芦头）　桂心一两　附子一两（炮裂，去皮脐）　甘草半两（炙微赤，锉）　半夏一两（汤洗七遍去滑）　桔梗半两（去芦头）　川椒半分（去目及闭口者，微炒发汗）　陈橘皮三分（汤浸，去白瓤，焙）　槟榔一两。

【用法】上为散。每服五钱，以水一大盏，加生姜半分，煎至五分，去滓，不拘时候温服。

【主治】胸中积聚痰饮，时有呕逆，胃气不和，食不消化。

前胡丸

【来源】《太平圣惠方》卷五十。

【组成】前胡一两（去芦头）　川大黄三分（锉碎，微炒）　白术三分　旋覆花半两　肉豆蔻二分（去壳）　人参三分（去芦头）　麦门冬一两（去心，焙）　枳壳三分（麸炒微黄，去瓤）

【用法】上为末，炼蜜为丸，如梧桐子大。每服二十丸，热酒送下，不拘时候。

【主治】痰结，心胸积滞，气不宣散，饮食不下。

木瓜散

【来源】《太平圣惠方》卷五十一。

【组成】干木瓜一两　高良姜半两（锉）　陈橘皮半两（汤浸，去白瓤，焙）　桂心半两　诃黎皮半两　沉香半两　厚朴半两（去粗皮，涂生姜汁炙令香熟）　甘草一分（炙微赤，锉）　半夏半两（汤洗七遍去滑）

【用法】上为散。每服二钱，以水一中盏，加生姜半分，大枣二枚，煎至六分，去滓热服，不拘时候。

【功用】化涎，益脾胃。

【主治】痰逆，不思饮食。

木香丸

【来源】《太平圣惠方》卷五十一。

【别名】消痰丸（《普济方》卷一六六）。

【组成】木香半两　草豆蔻半两（去皮）　槟榔一两　青橘皮一两（汤浸，去白瓤，焙）　半夏一两（汤洗七遍，去滑）　干姜半两（炮裂，锉）

【用法】上为末，用汤浸蒸饼为丸，如梧桐子大。每服二十丸，以姜、枣汤送下，不拘时候。

【功用】暖脾胃。

【主治】痰逆，不思饮食。

木香散

【来源】《太平圣惠方》卷五十一。

【组成】木香半两　赤茯苓三分　槟榔半两　木通二分（锉）　前胡三分（去芦头）　半夏三分（汤浸七遍，去滑）　枳壳半两（麸炒微黄，去瓤）　草豆蔻三分（去皮）　甘草一分（炙微赤，锉）　人参半两（去芦头）　白术三分　陈橘皮三分（汤浸，去白瓤，焙）

【用法】上为散。每服五钱，以水一大盏，加生姜半分，大枣三枚，煎至五分，去滓，不拘时候温服。

【主治】冷痰饮，气滞，心胸满闷，不下饮食。

木香散

【来源】《太平圣惠方》卷五十一。

【组成】木香半两　当归半两（锉，微炒）　青橘皮半两（汤浸，去白瓤，焙）　甘遂一分（锉，煨微黄）　芫花三分（醋拌，炒令干）　大戟半两（锉碎，微炒）

【用法】上为细散。每服一钱，空心浓煎枣汤调

下。以利为度。

【主治】痰冷癖饮，停积不消，在于胸中，时有头目眩痛，身体、手足指甲尽黄，支满引胁下痛。

木通丸

【来源】《太平圣惠方》卷五十一。

【组成】木通半两（锉） 椒目半两（微炒，去汗） 附子半两（炮裂，去皮脐） 厚朴半两（去粗皮，涂生姜汁，炙令香熟） 川芒消一两 甜葶苈一两（隔纸炒令紫色） 半夏半两（汤洗七遍去滑） 川大黄一两（锉碎，微炒） 杏仁一两（汤浸，去皮尖双仁，麸炒微黄）

【用法】上为末，别捣葶苈、杏仁如膏，和诸药末令匀，炼蜜为丸，如梧桐子大。每服二十丸，食前以生姜汤送下。

【主治】留饮宿食，寒热烦满。

甘遂丸

【来源】《太平圣惠方》卷五十一。

【组成】甘遂一分（煨微黄） 芫花半两（醋拌炒令干） 甜葶苈一两（隔纸炒令紫色） 川大黄一两（锉碎，微炒） 青橘皮一两（汤浸去白瓤，焙） 大戟半两（锉碎，微炒） 川芒消一两 贝母一两（煨微黄） 桂心一两 乌喙一分（炮裂，去皮脐）

【用法】上为末，其杏仁研如膏，与诸药末拌令匀。炼蜜为丸，如梧桐子大。每服十丸，食前以粥饮送下，一日二次。以利为度。

【主治】痰冷癖饮久不愈，腹胁胀满，不下饮食，四肢浮肿。

白术散

【来源】《太平圣惠方》卷五十一。

【组成】白术一两 陈橘皮一两（汤浸，去白瓤，焙） 丁香半两 赤茯苓半两 半夏半两（汤洗七遍去滑） 附子半两（炮裂，去皮脐） 桂心半两 前胡一两（去芦头） 甘草半两（炙微赤，锉）

【用法】上为粗散。每服五钱，以水一大盏，加生姜半分，大枣三个，煎至六分，去滓温服，不拘时候。

【主治】胸膈留饮，腹中虚满气逆，不下饮食。

白术散

【来源】《太平圣惠方》卷五十一。

【组成】白术一两 半夏三分（汤洗七遍去滑） 赤茯苓二两 人参三分（去芦头） 桂心三分 甘草一分（炙微赤，锉） 附子一两（炮裂，去皮脐） 前胡一两（去芦头）

【用法】上为散。每服五钱，以水一大盏，加生姜半分，煎至五分，去滓热服，不拘时候。

【主治】痰冷癖饮，胸膈满闷，不能下食。

半夏散

【来源】《太平圣惠方》卷五十一。

【别名】豆蔻汤（《圣济总录》卷六十四）。

【组成】半夏二两（汤浸七遍去滑） 陈橘皮三两（汤浸去白瓤，焙） 草豆蔻二两（去皮）

【用法】上为散。每服三钱，以水一中盏，加生姜半分，煎至六分，去滓温服，不拘时候。

【主治】痰饮，冷气上冲，胸膈满闷，吐逆，不下饮食。

半夏散

【来源】《太平圣惠方》卷五十一。

【组成】半夏一两（汤洗七遍去滑） 赤茯苓一两 诃黎勒皮一两 陈橘皮一两（汤浸，去白瓤，焙） 附子一两（炮裂，去皮脐） 枳实半两（麸炒微黄） 紫苏茎叶一两 皂荚一挺（去皮，涂酥炙令焦黄，去子） 甘草半两（炙微赤，锉）

【用法】上为粗散。每服五钱，以水一大盏，加生姜半分，煎至七分，去滓温服，不拘时候。

【主治】痰饮积聚，食不消化。

半夏散

【来源】《太平圣惠方》卷五十一。

【组成】半夏一两（汤洗七遍去滑） 陈橘皮三分

（汤浸去白瓤，焙） 桂心一两 赤茯苓一两 人参三分（去芦头） 白术一两 细辛三分 甘草三分（炙微赤，锉） 干姜三分（炮裂，锉）

【用法】上为粗散。每服五钱，以水一大盏，加生姜半分，煎至五分，去滓温服，不拘时候。

【主治】胸中冷痰饮，气满，不欲食饮。

半夏散

【来源】方出《太平圣惠方》卷五十一，名见《普济方》卷一六七。

【组成】半夏一两（汤洗七次去滑） 干姜一两（炮） 丁香一两

【用法】上为散。每服一钱，以姜汤、粥饮调下，不拘时候。

【主治】冷痰饮，胸膈气满吐逆，不思饮食。

当归丸

【来源】《太平圣惠方》卷五十一。

【组成】当归一两（锉，微炒） 赤茯苓三分 枳实一两（麸炒微黄） 桂心三分 川大黄半两（锉碎，微炒） 巴豆十个（去皮心，研，纸裹，压去油）

【用法】上为末，入巴豆令匀，炼蜜为丸，如小豆大。每服二丸，食前粥饮送下。以利为度。

【主治】留饮宿食，心下伏痛，四肢烦疼。

麦门冬散

【来源】《太平圣惠方》五十一。

【组成】麦门冬一两（去心） 枇杷叶三分（拭去毛，炙微黄） 石膏一两 川升麻三分 子芩三分 甘草一分（炙微赤，锉） 赤茯苓三分 枳壳三分（麸炒微黄，去瓤）

【用法】上为散。每服五钱，以水一大盏，加竹叶二七片，生姜半合，煎至五分，去滓，食后良久温服。

【主治】痰热，胸膈壅滞，口干烦渴，不思饮食。

芫花丸

【来源】《太平圣惠方》卷五十一。

【组成】芫花一两（醋拌，炒令干） 甘遂一两（煨微黄） 黄连二两（去须） 麻黄（去根节） 杏仁二两（汤浸，去皮尖双仁，研如膏） 附子一两（炮裂，去皮脐） 巴豆十个（去皮心，研，纸裹压去油）

【用法】上为末，与巴豆、杏仁膏同研令匀，炼蜜为丸，如小豆大。每服二十丸，食前以粥饮送下。

【主治】留饮宿食不化。

芫花丸

【来源】《太平圣惠方》卷五十一。

【组成】芫花半两（醋拌，炒令干） 甘遂半两（煨微黄） 甜葶苈一两（隔纸炒令紫色） 川大黄一两（锉碎，微炒） 枳壳一两（麸炒微黄，去瓤） 大戟半两（锉碎，微炒） 郁李仁一两（酒浸，去皮尖，微炒） 海藻一两（洗去咸味） 桂心一两 杏仁一两（汤浸，去皮尖双仁，锉，研如膏） 巴豆三十枚（去皮心，研，纸裹压去油，细研）

【用法】上为末，入巴豆、杏仁同研令匀，炼蜜为丸，如梧桐子大。每服三丸，空心以粥饮送下。

【主治】痰冷癖饮，腹中结聚成块；亦疗大腹水肿。

赤茯苓散

【来源】《太平圣惠方》卷五十一。

【组成】赤茯苓一两 柴胡一两（去苗） 枳壳一两（麸炒微黄，去瓤） 白术一两 人参半两（去芦头） 旋覆花半两 半夏三分（汤浸七遍去滑） 杏仁三分（汤浸，去皮尖双仁，麸炒微黄） 槟榔一两

【用法】上为粗散。每服五钱，以水一大盏，加生姜半分，煎至五分，去滓温服，不拘时候。

【主治】痰饮干呕，食不消化，及脾胃气膈。

诃黎勒丸

【来源】《太平圣惠方》卷五十一。

【别名】诃黎勒皮丸（《普济方》卷一六七）。

【组成】诃黎勒皮一两　前胡一两（去芦头）　白术一两　草豆蔻三分（去皮）　人参三分（去芦头）　神曲三分（炒微黄）　枳壳三分（麸炒微黄，去瓤）　川大黄一两（锉碎，微炒）　桂心一两　木香一两　槟榔一两

【用法】上为末，炼蜜为丸，如梧桐子大。每服三十丸，以生姜、橘皮汤送下，不拘时候。

【主治】痰饮，心胸积滞，气不宣通，饮食不消。

枇杷叶散

【来源】《太平圣惠方》卷五十一。

【组成】枇杷叶一两（拭去毛，炙微黄）　人参一两（去芦头）　半夏一两（汤洗七遍去滑）　陈橘皮一两（汤浸，去白瓤，焙）　白术一两

【用法】上为散。每服三钱，以水一中盏，加生姜半分，煎至六分，去滓温服，不拘时候。

【主治】痰饮，发即烦闷不安，兼吐痰水。

枇杷叶散

【来源】《太平圣惠方》卷五十一。

【组成】枇杷叶一两（拭去毛，炙微黄）　半夏一两（汤洗七遍去滑）　前胡一两（去芦头）　赤茯苓一两　草豆蔻半两（去皮）　人参一两（去芦头）　青橘皮半两（汤浸，去白瓤，焙）　大腹皮半两（锉）　白术一两　厚朴一两（去粗皮，涂生姜汁，炙令香熟）

【用法】上为散。每服四钱，以水一中盏，加生姜半分，煎至六分，去滓热服，不拘时候。

【功用】温胃。

【主治】痰逆，不思饮食。

茅根散

【来源】《太平圣惠方》卷五十一。

【组成】茅根二两（锉）　子芩一两　枇杷叶三分（拭去毛，炙微黄）　赤茯苓一两　陈橘皮半两（汤浸，去白瓤，焙）　甘草（炙微赤，锉）　麦门冬一两（去心）　鸡苏一两　人参半两（去芦头）　半夏半两（汤洗七遍去滑）

【用法】上为散。每服五钱，以水一大盏，加生姜半分，竹叶二七片，煎至五分，去滓，食后良久温服。

【主治】心肺壅热，胸膈烦闷，痰逆，不能下食。

细辛散

【来源】《太平圣惠方》卷五十一。

【组成】细辛一两　半夏一两（汤洗七遍去滑）　桂心一两　赤茯苓一分　白术二两　当归三分（锉，微炒）　附子一两（炮裂，去皮脐）　陈橘皮一两（汤浸，去白瓤，焙）

【用法】上为散。每服三钱，以水一中盏，加生姜半分，煎至六分，去滓温服，不拘时候。

【主治】饮癖，胸中结滞，脐下满急，呕逆，不能食。

枳壳丸

【来源】《太平圣惠方》卷五十一。

【组成】枳壳三分（麸炒微黄，去瓤）　石膏一两（研，水飞）　牛蒡子半两（微炒）　前胡一两（去芦头）　防风半两（去芦头）　羚羊角屑三分　赤茯苓三分　半夏一两（汤洗七遍去滑）　川大黄三分（锉碎，微炒）　甘草半两（炙微赤，锉）　杏仁一两（汤浸，去皮尖双仁，麸炒微黄）

【用法】上为末，炼蜜为丸，如梧桐子大。每服三十丸，食后良久，煎竹叶汤送下。

【主治】痰热，心膈烦满，头痛目旋运，不纳饮食。

枳实散

【来源】《太平圣惠方》卷五十一。

【组成】枳实三分（麸炒微黄）　附子一两（炮裂，去皮脐）　紫苏茎叶三分　白术二两　人参三分（去芦头）　川大黄三分（锉碎，微炒）　大腹皮三分（锉）　麦门冬三分（去心）　半夏三分（汤洗七遍去滑）　甘草一分（炙微赤，锉）　吴茱萸一分（汤浸七遍，焙干，微炒）

【用法】上为粗散。每服五钱，以水一大盏，加生姜半分，大枣三个，煎至五分，去滓温服，不拘时候。

【主治】胸中痰饮，冷热不调，食不消化，体重多卧。

草豆蔻散

【来源】《太平圣惠方》卷五十一。

【组成】草豆蔻一两（去皮） 泽泻半两 人参半两（去芦头） 桂心三分 白术三分 赤茯苓半两 半夏三分（汤洗七遍去滑） 陈橘皮三分（汤浸，去白瓤，焙） 细辛半两 附子三分（炮裂，去皮脐） 厚朴一两（去粗皮，涂生姜汁，炙令香熟） 甘草三分（炙微赤，锉）

【用法】上为散。每服五钱，以水一大盏，加生姜半分，大枣三个，煎至五分，去滓温服，不拘时候。

【主治】心膈冷气痰饮，胸中滞闷，或吐清水，不纳饮食。

厚朴散

【来源】《太平圣惠方》卷五十一。

【组成】厚朴三分（去粗皮，涂生姜汁，炙令香熟） 高良姜半两（锉） 桂心半两 神曲一两（微炒） 陈橘皮半两（汤浸，去白瓤，焙） 诃黎勒皮三分 赤茯苓一两 干姜半两（炮裂，锉） 白术半两 大腹皮半两（锉） 人参三分（去芦头） 草豆蔻三分（去皮） 甘草一分（炙微赤，锉） 半夏半两（汤洗七遍去滑）

【用法】上为散。每服五钱，以水一大盏，加生姜半分，煎至五分，去滓热服，不拘时候。

【主治】痰冷癖饮，腹膈虚胀，常吐酸水，时复呕逆，不下饮食。

前胡散

【来源】《太平圣惠方》卷五十一。

【组成】前胡一两（去芦头） 半夏一两（汤洗七遍去滑） 桂心半两 干姜半两（炮裂，锉） 陈橘皮一两（汤浸，去白瓤，焙） 白术半两 人参半两（去芦头）

【用法】上为散。每服五钱，以水一大盏，入生姜半分，大枣三枚，煎至五分，去滓温服，不拘时候。

【主治】痰饮，腹胁胀满，呕逆不下食，胸中冷。

前胡散

【来源】《太平圣惠方》卷五十一。

【组成】前胡一两（去芦头） 旋覆花半两 桂心半两 人参一两（去芦头） 川大黄二两（锉碎，微炒） 甘草半两（炙微赤，锉） 半夏一两（汤洗七遍去滑） 槟榔一两 杏仁半两（汤浸，去皮尖双仁，麸炒微黄）

【用法】上为散。每服五钱，以水一大盏，入生姜半分，煎至五分，去滓温服，不拘时候。

【主治】胸中宿痰结实，食饮减少，或发寒热，卧不欲起。

桂心丸

【来源】《太平圣惠方》卷五十一。

【组成】桂心半两 石膏一两（细研，水飞过） 人参半两（去芦头） 川大黄半两（锉碎，微炒） 半夏一两（汤浸七遍去滑） 干姜一两（炮裂，锉） 巴豆二十枚（水煮一日，去皮心，炒令黄） 附子一两（炮裂，去皮脐）

【用法】上为末，研巴豆令匀，炼蜜为丸，如小豆大。每服五丸，食前以温水送下。

【主治】心腹留饮，宿食不化，腹胀气闷，痰逆头痛。

桂心散

【来源】《太平圣惠方》卷五十一。

【组成】桂心三分 白术一两 细辛一两 附子一两（炮裂，去皮脐） 枳壳三分（麸炒微黄，去瓤） 槟榔三分

【用法】上为粗散。每服五钱，以水一大盏，加生姜半分，大枣三枚，煎至五分，去滓温服，一日三四次。

【主治】饮癖。气分，心下坚硬如杯，水饮所作。

桂心散

【来源】《太平圣惠方》卷五十一。

【组成】桂心一两　旋覆花半两　白术半两　细辛半两　半夏半两（汤洗七遍去滑）　桔梗半两（去芦头）　赤芍药半两　陈橘皮半两（汤浸，去白瓤，焙）　泽泻半两　附子半两（炮裂，去皮脐）　前胡半两（去芦头）　枳壳半两（麸炒微黄，去瓤）

【用法】上为粗散。每服四钱，以水一中盏，加生姜半分，煎至六分，去滓，食前温服。

【主治】悬饮。心腹痞满，水走肠间，两胁引痛。

高良姜散

【来源】《太平圣惠方》卷五十一。

【组成】高良姜三分（锉）　肉桂三两（去皱皮）　厚朴一两（去粗皮，涂生姜汁，炙令香熟）　白术一两　陈橘皮三分（汤浸，去白瓤，焙）　木香三分　赤茯苓一两　诃黎勒皮二分　大腹皮三分（锉）　人参一两（去芦头）　草豆蔻半两（去皮）　甘草半两（炙微赤，锉）

【用法】上为粗散。每服五钱，以水一大盏，加生姜半分，煎至五分，去滓温服，不拘时候。

【功用】破冷气，化宿食。

【主治】痰饮。

高良姜散

【来源】《太平圣惠方》卷五十一。

【组成】高良姜三分（锉）　诃黎勒皮一两　白术三分　赤茯苓三分　半夏三分（汤洗七遍去滑）　细辛半两　桂心三分　桔梗半两（去芦头）　陈橘皮三分（汤浸，去白瓤，焙）　厚朴一两（去粗皮，涂生姜汁，炙令香熟）　人参半两（去芦头）　甘草半两（炙微赤，锉）

【用法】上为散。每服五钱，以水一大盏，加生姜半分，大枣三枚，煎至五分，去滓温服，不拘时候。

【主治】胃气虚冷，胸膈冷气，痰饮，口中清水自出，胁急胀痛，不欲饮食。

海藻丸

【来源】《太平圣惠方》卷五十一。

【组成】海藻半两（洗去咸味）　汉防己半两　甘遂半两（煨微黄）　枳壳一两（麸炒微黄，去瓤）　川椒半两（去目及闭口者，微炒去汗）

【用法】上为末，炼蜜为丸，如梧桐子大。每服五丸，食前以粥饮送下。以利为度。

【主治】腹中留饮，宿食不消。

黄耆散

【来源】《太平圣惠方》卷五十一。

【组成】黄耆一两（锉）　半夏半两（汤洗七遍，去滑）　陈橘皮三分（汤浸去白瓤，焙）　人参三分（去芦头）　桂心半两　赤茯苓三分　枳壳三分（麸炒微黄，去瓤）　白术三分　甘草一分（炙微赤，锉）　诃黎勒皮三分　芎藭半两

【用法】上为散。每服四钱，以水一中盏，加生姜半分，大枣三枚，煎至六分，去滓热服，不拘时候。

【功用】和胃思食，调利五脏。

【主治】痰上逆，不下食。

槟榔散

【来源】《太平圣惠方》卷五十一。

【组成】槟榔一两　人参一两（去芦头）　半夏一两（汤洗七遍，去滑）　杏仁半两（汤浸，去皮尖双仁，麸炒微黄）　桔梗半两（去芦头）　陈橘皮三分（汤浸，去白瓤，焙）干姜一分（炮裂，锉）甘草半两（炙微赤，锉）　白术一两

【用法】上为散。每服五钱，以水一大盏，加生姜半分，煎至五分，去滓温服，不拘时候。

【主治】胸膈痰饮，腹中虚鸣，食不消化，或加吐逆。

槟榔散

【来源】《太平圣惠方》卷五十一。

【别名】槟榔汤（《圣济总录》卷六十三）。

【组成】槟榔一两　人参一两　桂心一两　甘草

一两（炙微赤，锉） 郁李仁一两（汤浸，去皮） 赤芍药一两 川大黄二两半（锉碎，微炒） 白术一两 泽泻一两 木香一两 枳实半两（麸炒微黄）

【用法】上为散。每服三钱，以水一中盏，加生姜半分，煎至六分，去滓温服，不拘时候，以微利为度。

【主治】留饮，宿食不消，腹中积聚。

槟榔散

【来源】《太平圣惠方》卷五十一。

【组成】槟榔三分 半夏一两（汤洗七遍，去滑） 陈橘皮一两（汤浸，去白瓤，焙） 赤茯苓一两 白术二两 桂心三分 人参一两（去芦头） 杏仁三分（汤浸，去皮尖双仁，麸炒微黄）

【用法】上为散。每服四钱，以水一中盏，加生姜半分，煎至六分，去滓温服，不拘时候。

【主治】胸中痰壅，呕逆，不纳饮食，四肢少力，腹内水鸣。

半夏丸

【来源】《太平圣惠方》卷五十二。

【组成】半夏二两（汤洗七遍去滑） 干姜一两（炮裂，锉） 白矾一两（烧令汁尽） 草豆蔻一两（去皮）

【用法】上为末，以生姜汁煮面糊为丸，如梧桐子大。每服十丸，以姜，枣汤送下，一日三次，不拘时候。

【主治】痰结实不消，见食欲呕。

藜芦丸

【来源】《太平圣惠方》卷五十六。

【组成】藜芦一两（去芦头，微炙） 皂荚三分（去黑皮，涂酥，炙焦黄，去子） 桔梗三分（去芦头） 附子三分（炮裂，去皮脐） 巴豆一分（去皮心，研，纸裹，压去油）

【用法】上为末，炼蜜为丸，如小豆大。每服二丸，空心以温酒送下。利下恶物即住服。

【主治】诸疰，及冷痰、痰饮、宿酒癖疰。

枳实散

【来源】《太平圣惠方》卷七十四。

【组成】枳实三分（麸炒微黄） 人参三分（去芦头） 陈橘皮三分（汤浸，去白瓤，焙） 麦门冬三分（去心） 赤茯苓三分 半夏半两（汤浸七遍去滑） 甘草半两（炙微赤，锉） 藿香半两 枇杷叶半两（拭去毛，炙微黄）

【用法】上为散。每服三钱，以水一中盏，加生姜半分，煎至六分，去滓温服，不拘时候。

【主治】妊娠气壅，心胸不利，痰逆，不思饮食。

前胡散

【来源】《太平圣惠方》卷八十四。

【组成】前胡半两（去芦头） 贝母一分（煨令黄） 白术一分 桑根白皮一分（锉） 人参一分（去芦头） 陈橘皮半分（汤浸，去白瓤，焙）

【用法】上为粗散。每服一钱，以水一小盏，煎至五分，去滓温服，不拘时候。

【主治】小儿痰实，心胸不利，多欲呕吐。

甘遂散

【来源】《太平圣惠方》卷八十八。

【别名】甘遂破结散（《婴童百问》卷五）。

【组成】甘遂一分（煨令微黄） 青橘皮半两（汤浸，去瓤，锉，焙） 黄芩半两 川大黄半两（锉碎，微炒）

【用法】上为粗散。每服一钱，以水一小盏，煎至五分，去滓，量儿大小，分减服之。以利即止。

【功用】

1.《太平圣惠方》：破痞除热。

2.《普济方》：破结散气。

【主治】

1.《太平圣惠方》：小儿内有伏热诸候，腹内痞结，虽服汤得利，而滞实不去，心下坚满，按之则啼。

2.《普济方》：胸膈热实，腹有留饮，肠内气结而胀，时或壮热。

紫苏子酒

【来源】《太平圣惠方》卷九十五。
【别名】苏子酒（《医学入门》卷三）。
【组成】紫苏子一升（微炒） 清酒一斗
【用法】上为末，以生绢袋盛，纳于酒中，浸三宿。少少饮之。
【功用】

1.《太平圣惠方》：顺气利膈。

2.《医学入门》：消痰下气，调中补虚，益五脏，肥肌肤，润心肺。

【主治】

1.《太平圣惠方》：风证。

2.《医学入门》：痰证。

小枳壳丸

【来源】《普济方》卷一六六引《太平圣惠方》。
【组成】枳壳四两（炒，去瓤） 半夏（汤洗去滑） 白术各三两 赤茯苓（去皮） 干姜（炒）各二两
【用法】上为细末，面糊为丸，如梧桐子大。每服三十丸，食后生姜汤送下。
【主治】胃不和，宿寒留饮，心腹痞满，胁肋刺痛，呕逆痰水，不思饮食。

辰砂祛痰丸

【来源】《袖珍方》卷一引《太平圣惠方》。
【组成】朱砂一两（水飞，一半入药，一半为衣） 半夏四两 生姜四两（与半夏制作饼，阴干） 槐角（炒） 陈皮（去白） 白矾（生） 荆芥各一两
【用法】上为末，姜汁打糊为丸，如梧桐子大。每服五十丸，食后生姜、皂角子汤送下。
【主治】酒食过多，酸咸作成痰饮，聚于胸中，凝则呕逆恶心；流则一臂痛，头目昏眩，腰脚疼痛，深则左瘫右痪；浅则蹶然倒地。
【宜忌】忌动风、动气物、湿面、猪肉、油腻。

钓痰膏

【来源】《本草纲目》卷三十五引《太平圣惠方》。
【组成】半夏 皂角膏 明矾 柿饼
【用法】将半夏醋煮过，以皂角膏和匀，再入明矾少许，用柿饼捣膏为丸，如弹子大。噙化。
【主治】胸中痰结。

白龙丹

【来源】《博济方》卷二。
【组成】雷丸末二钱 甘遂末三钱 牵牛一两（杵，取末六钱，不用再罗者） 龙脑少许 粉霜四钱 轻粉四钱（入白面少许，三味同研令匀细，滴水和作饼子，于慢火内煨令热，放冷，再研令细）
【用法】上为细末，研令匀，入青州枣煮熟，取肉和为丸，如绿豆大。每服五七丸，温浆水送下。如一切风痫惊搐涎滞，并服七丸，及至十丸，浆水送下。如小儿痰热，及渴不止，头疼，但频少与服，自然消除。大人风气壅盛，上焦不利，最宜服此，更在临时酌其加减。
【功用】化痰涎，利胸膈，逐风秘。

香芎散

【来源】《博济方》卷二。
【别名】香芎汤（《圣济总录》卷十七）。
【组成】旋覆花一两 细辛一两（去叶） 川芎二两 甘草半两（炙） 独活 羌活各半两 皂角二挺（烧存性）
【用法】上为细末。每服一大钱，水一盏，煎至六分，食后、临卧热服。
【功用】利膈，化痰涎。
【主治】上焦风壅，中脘有痰，头目昏暗，心烦口干。

丁香丸

【来源】《博济方》卷三。
【别名】丁香半夏丸（《圣济总录》卷六十四）。
【组成】半夏二两（以水浸七日，每日早晨换水足，取出令自干） 白矾半两 丁香一分
【用法】上为末，用姜汁合和为丸，如小豆大。每服五丸至七丸，盐汤送下。

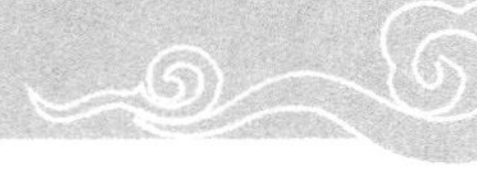

【主治】胃冷有痰。

人参半夏丸

【来源】《博济方》卷三。

【组成】半夏一两（生姜四两取汁，先以汤洗半夏七遍，浸三日后，于日内煎干，切作片子，焙干用） 北矾一两（研） 人参一两 赤茯苓（去皮）一两 天南星半两（生用）

方中赤茯苓用量原缺，据《医方类聚》引《寿亲养老新书》补。

【用法】上为细末，以蒸饼水浸过，却用纸裹煨熟为丸，如绿豆大。每日空心、夜卧服十五丸，用淡生姜汤送下；开胃，生姜、大枣汤送下；风涎，皂角一寸，生姜三片，萝卜三片，同煎汤送下。

【功用】

1.《博济方》：坠痰化涎。

2.《医方类聚》引《寿亲养老新书》：和脾胃。

【主治】痰饮。

坏涎丸

【来源】《博济方》卷三。

【组成】硇砂二分 寒水石半两（猛火烧透红，好酒内淬五七遍，取出） 密陀僧一大分 定粉一大分 龙脑一分 水银一大分（将定粉放盏内，与水银同研，渐渐滴，令似乳） 半夏半两（热酒烫一度，姜汁浸一宿）

【用法】上为末，用生姜自然汁煮面糊为丸，如绿豆大，研好朱砂度过。每服一丸至二丸，生姜、龙脑水送下。勿嚼。

【主治】痰涎壅盛，头重心烦，饮食不下。

四圣散

【来源】《普济方》卷一〇五引《博济方》。

【组成】半夏（汤洗七次） 桑白皮（酥炙令黄） 荆芥穗 陈橘皮（去瓤）各等分

【用法】上为末。每服一大钱，加生姜一小块子，水一盏，同煎至七分，温服。

【主治】风气壅滞，心胸不利，精神不爽，痰涎并多，头项紧急。

藿香散

【来源】《太平惠民和济局方》卷四。

【别名】藿香汤（《圣济总录》卷六十四）、藿香正气散（《普济方》卷二〇六引《指南方》）、藿脾饮（《证治要诀类方》卷二）、藿香脾饮（《证治准绳·类方》卷五）。

【组成】厚朴（去粗皮，姜汁炙） 甘草（炙） 半夏（切作四片，姜汁浸一宿，以粟炒黄） 藿香叶各一两 陈皮（去白）半两

【用法】上为粗散。每服二钱，水一盏，加生姜三片，大枣一个，同煎七分，去滓热服，一日二三次，不拘时候。

【功用】温脾胃，化痰饮，消宿冷，止呕吐。

【主治】

1.《太平惠民和济局方》：胸膈痞满，腹胁胀痛，短气噎闷，咳呕痰水，噫醋吞酸，哕逆恶心；及山岚瘴气。

2.《圣济总录》：留饮宿食不消。

半夏汤

【来源】《苏沈良方》卷五。

【组成】齐州半夏七枚（炮裂，四破之） 皂角（去皮，炙）一寸半 甘草一寸 生姜二指大

【用法】水一碗，煮去半，顿服。

【功用】

1.《苏沈良方》:急下涎。

2.《普济方》引《仁存方》:定喘下痰。

桂苓丸

【来源】《太平惠民和济局方》卷二（绍兴续添方）。

【组成】肉桂（去粗皮，不见火） 茯苓（去粗皮）各等分

【用法】上为细末，炼蜜为丸，每两作八丸。每服一丸，用新汲水或热水嚼下；化下亦得。

【别名】本方改为汤剂，名“桂苓饮”（《张氏医通》卷十六）。

【功用】大解暑毒。

【主治】

1.《鸡峰普济方》：水饮不消，停留胸腹，短气上喘，头眩心忪，面目壅庬，心胸注闷，不思粥食，两胁胀满，小便不利，腰腿沉重，足胫浮肿，遍身黄色，时复自汗。

2.《御药院方》：冒暑大渴，饮水过多伏冷，心腹胀满，见食欲呕，头眩，小便赤少，大便滑泻。

3.《张氏医通》：肾气上逆，水泛为痰，逆冲膈上。

三棱煎丸

【来源】《太平惠民和济局方》卷三。

【别名】大三棱煎丸（《古今医鉴》卷六）。

【组成】杏仁（汤浸，去皮尖，麸炒黄色） 硇砂（飞，研）各一两 神曲（碎，炒） 麦芽（炒）各三两 青皮（去白） 干漆（炒） 萝卜子（微炒）各三两 三棱（生，细锉，捣罗为末）八两（以酒三升，石器内熬成膏）

《医方类聚》引《经验秘方》有蓬莪术、木香。

【用法】上为末，以三棱膏匀搜和为丸，如梧桐子大。每服十五丸至二十丸，食后温米饮送下。

【功用】

1.《太平惠民和济局方》：顺气宽中，消积滞，化痰饮。

2.《寿世保元》：消胀软坚。

【主治】

1.《太平惠民和济局方》：中脘气痞，心腹坚胀，胁下紧硬，胸中痞塞，喘满短气，噫气不通，呕吐痰逆，饮食不下，大便不调，或泄或秘。

2.《世医得效方》：脾虚，为肉食所伤，停久不散，发为腹满膨痛；宿食积聚，翻吐酸秽；膨满，食积气块，伤食夹脐痛甚。

3.《奇效良方》：癥瘕。

【加减】加阿魏五钱，名“阿魏丸”、“起祖三棱丸”（《世医得效方》卷三）。

降气汤

【来源】《太平惠民和济局方》卷三（续添诸局经验秘方）。

【组成】紫苏叶（去梗）四两 厚朴（去粗皮，姜汁制） 肉桂（去粗皮，不见火） 半夏（汤洗七次去滑） 川当归（去芦） 前胡（去芦，洗） 甘草（爁）各三两 陈皮（去白）三两半

【用法】上锉。每服二钱至三钱，水一大盏，加生姜三片，煎至七分，去滓温服，不拘时候。

【功用】常服消痰饮，散滞气，进饮食。

【主治】中脘不快，心腹胀满，阴阳壅滞，气不升降，胸膈噎塞，喘促短气，干哕烦满，咳嗽痰涎，口中无味，嗜卧减食，宿寒留饮，停积不消，胁下支结，常觉妨闷。并治脚气上冲，心腹坚满，肢体浮肿，有妨饮食。

温中良姜丸

【来源】《太平惠民和济局方》卷三（绍兴续添方）。

【别名】温中丸（《医方类聚》卷八十九引《施圆端效方》）。

【组成】高良姜（炒）四斤 干姜（炮） 白术各二斤四两 肉桂（去粗皮）二十八两 甘草（爁）一斤

【用法】上为细末，炼蜜为丸，每一两作十二丸。每服一丸，细嚼，空心、食前生姜、橘皮汤送下；米饮亦得。

【功用】温脾胃，顺三焦，美饮食辟寒邪养正气。

【主治】寒痰结聚，气壅不通，食即辄吐，咽膈噎闷，两胁疠痛，呕吐哕逆，噫醋恶心，中满短气，噎闻食臭；及留饮肠鸣，湿泄冷泻，注下不止。

蓬煎丸

【来源】《太平惠民和济局方》卷三（吴直阁增诸家名方）。

【别名】蓬莪茂丸（《圣济总录》卷一八七）、蓬术煎丸（《普济方》卷二十三）。

【组成】猪胰一具 京三棱 蓬莪茂（二味醋煮令透，切，焙，为末）各四两（以上二味同猪胰入硇砂熬膏） 川楝子（去核） 山药 槟榔 枳壳

（去瓤，麸炒） 茴香（炒） 附子（炮，去皮脐）各二两 硇砂半两

【用法】上为细末，入猪胰硇砂膏，同醋糊为丸，如梧桐子大。每服十丸至十五丸，生姜汤送下，妇人淡醋汤送下，不拘时候。

【功用】常服顺气宽中，消积滞，化痰饮。

【主治】脾胃虚弱，久有伤滞，中脘气痞，心腹膨胀，胁下坚硬，胸中痞塞，噎气不通，呕吐痰水，不思饮食，或心腹引痛，气刺气急，及疗食癥酒癖，血瘕气块，时发疼痛，呕哕酸水，面黄肌瘦，精神困倦，四肢少力；又治女人血气不调，小腹绞痛。

新法半夏汤

【来源】《太平惠民和济局方》卷三（宝庆新增方）。

【组成】陈皮（去白） 炒神曲 炮干姜各四两 丁皮 木香 白茯苓各七钱半 甘草四钱半 草果（煨，去皮） 半夏曲二两三钱（炒）

原书卷四（续添诸局经验秘方）“新法半夏汤”有桔梗、青皮，无神曲、木香、草果。主治相同。

【用法】上为细末。每服三钱点服，无时常服。

【功用】温平破痰，开胃健脾，消酒进食。

【主治】脾胃不和，中脘气滞，宿寒留饮，停积不消，心腹刺痛，胁肋膨胀，呕吐痰水，噫气吞酸，中酒吐酒，哕逆恶心，头痛烦渴，倦怠嗜卧，不思饮食。

二陈汤

【来源】《太平惠民和济局方》卷四（绍兴续添方）。

【组成】半夏（汤洗七次） 橘红各五两 白茯苓三两 甘草（炙）一两半

【用法】上锉。每服四钱，用水一盏，生姜七片，乌梅一个，同煎至六分，去滓热服，不拘时候。

本方改为丸剂，名“二陈丸”（《饲鹤亭集方》）。

【功用】

1.《玉机微义》：去痰和中。

2.《外科发挥》：和中理气，健脾胃，消痰，进饮食。

3.《证治汇补》：健脾燥湿，顺气和中化痰，安胃气，降逆气。

【主治】

1.《太平惠民和济局方》：痰饮为患，或呕吐恶心，或头眩心悸，或中脘不快，或发为寒热，或因食生冷，脾胃不和。

2.《女科百问》：妊娠恶阻，产后饮食不进。

3.《仁斋直指方论》：气郁痰多眩晕，及酒食所伤眩晕；食疟，诸疟。

4.《世医得效方》：咳嗽呕痰；痰壅吐食。

5.《金匮钩玄》：关格有痰，以本方吐之，吐中便有降。

6.《外科发挥》：臀痈，流注。

7.《医方考》：中风风盛痰壅。

8.《仁术便览》：上中下一身之痰。

9.《景岳全书》：痨痈，中脘停痰。

10.《济阳纲目》：痰多小便不通，用此探吐。

11.《证治宝鉴》：痰多气滞，似饥非饥，不喜食者，或兼恶心，脉象必滑；呃有痰声而脉滑者。

12.《古今名医方论》：肥盛之人，湿痰为患，喘嗽，胀满。

13.《证治汇补》：心痛，腹痛；膏粱太过，脾胃湿热遗精；脾胃湿痰下注而淋。

14.《郑氏家传女科万金方》：妇人月水准信，因痰闭子宫而不受胎者。

15.《医方简义》：子眩。

【宜忌】

1.《医学入门》：酒痰、燥痰不宜。

2.《济阳纲目》：劳疾吐血诸血证皆不可用，以其能燥血气，干津液也。天道暑热之时亦当禁用。丹溪云，阴虚、血虚、火盛干咳嗽者勿用。

3.《医林纂要探源》：阴虚火炎，至有火痰及肺伤干咳烦渴者，自非所宜。

4.《会约医镜》：肺经燥痰，肾经虚痰不用。

【方论】

1.《丹溪心法附余》：此方半夏豁痰燥湿，橘红消痰利气，茯苓降气渗湿，甘草补脾和中。盖补脾则不生湿，燥湿渗湿则不生痰，利气降气则痰消解，可谓体用兼赅，标本两尽之药也。今人但见半夏性燥，便以他药代之，殊失立方之旨。

若果血虚燥症，用姜汁制用何妨？抑尝论之，二陈汤治痰之主药也。

2.《医方考》：湿痰者，痰之原生于湿也。水饮入胃，无非湿化，脾弱不能克制，停于膈间，中下二焦之气熏蒸稠粘，稀则曰饮，稠则曰痰，痰生于湿，故曰湿痰也。是方也，半夏辛热能燥湿，茯苓甘淡能渗湿，湿去则痰无由以生，所谓治病必求于本也；陈皮辛温能利气，甘草甘平能益脾，益脾则土足以治湿，利气则痰无能流滞，益脾治其本，利气治其标也。又曰：有痰而渴，半夏非宜，宜去半夏之燥，而易贝母、栝蒌之润。余曰：尤有诀焉，渴而喜饮水者，宜易之；渴而不能饮水者，虽渴尤宜半夏也。此湿为本，热为标，故见口渴，所谓湿极而兼胜己之化，实非真象也，惟明者知之。气弱加人参、白术，名六君子汤。名曰二陈，以橘、半二物贵乎陈久耳。

3.《伤寒绪论》：或问二陈汤为治痰首剂，惟吐血、消渴、妊娠禁用。然不可一律论也。如血色正赤凝结，为阴气受伤，未尽之饮，乃从小便而驱之，古人以消食必先涤饮发散，必用辛温，此虽类集十余方而不嫌沉杂，若得辛温，散邪之大旨也。但杂合复方原不拘全用，如无血病，无籍芎、归；设不咳嗽，何烦枳、桔？若非头痛，都梁奚取？苟或有汗，麻黄安施？要在临病谛审出入，斯可与言复方之妙用也。

4.《古今名医方论》李士才曰：肥人多湿，湿挟热而生痰，火载气而逆上。半夏之辛，利二便而去湿；陈皮之辛，通三焦而理气；茯苓佐半夏，共成燥湿之功；甘草佐陈皮，同致调和之力。成无已曰：半夏行水气而润肾燥。《经》曰：辛以润之是也。行水则土自燥，非半夏之性燥也。

5.《张氏医通》：此方本《内经》半夏汤及《金匮要略》小半夏汤、小半夏加茯苓汤等方而立，加甘草安胃，橘皮行气，乌梅收津，生姜豁痰，乃理脾胃，治痰湿之专剂也。

6.《医林纂要探源》：痰者，水湿之滞而不行也，半夏之辛，本润肾补肝，开胃泻肺，去湿行水之药，而滑能通利关节，出阴入阳，是能治水滞下行，故主为治痰君药；水随气运，水湿之滞而成痰，以气不行故也。橘皮之甘苦辛温，主于行气，润命门，舒肝木，和中气，燥脾湿，泻肺邪，降逆气，故每合半夏为治痰之佐；痰本水也，水渍土中则为湿，湿积不化则为痰，茯苓生土中而味淡，专主渗土中之湿；脾不厚不能胜湿，故甘草以厚脾，然不多用者，以甘主缓，过缓则恐生湿也。生姜之辛，亦以行湿祛痰，非徒以制半夏毒也。

7.《成方切用》：半夏辛温，体滑性燥，行水利痰为君。痰因气滞，气顺则痰降，故以桔红利气。痰由湿生，湿去则痰消，故以茯苓渗湿为臣。中不和则痰涎聚，又以甘草和中补土为佐。

8.《时方歌括》：此方为祛痰之通剂也。痰之本，水也，茯苓制水以治其本；痰之动，湿也，茯苓渗湿以镇其动。方中只此一味是治痰正药，其余半夏降逆，陈皮顺气，甘草调中，皆取之以为茯苓之佐使耳。故仲景书风痰多者俱加半夏，古圣不易之法也。今人不穷古训，以半夏为祛痰之专品，仿稀涎散之法，制以明矾，致降逆之品反为涌吐，堪发一叹。

9.《医方论》：痰之为病最烈，痰之为病亦最多。积湿与郁火二者为生痰之大源。其余或因风，或因寒，或因气，或因食，变怪百出，随感而生，难可枚举。治痰大法，湿则宜燥，火则宜清，风则宜散，寒则宜温，气则宜顺，实则宜消。二陈汤为治痰之主药，以其有化痰理气，运脾和胃之功也。学者随症加减，因病而施，则用之不穷矣名。

10.《医方发挥》：湿痰，乃由于脾弱不能制湿，湿困脾阳，运化失职，水湿凝聚而成。本方根据湿痰则燥之、温之、祛之，而选方用药。方中半夏辛温体滑而性燥，入脾胃，功专燥湿祛痰，且又能和胃降逆止呕。痰之生，由于水湿之不运；液之聚，由于气机之不顺；故辅以橘红理气燥湿，芳香醒脾，使气顺痰消。《纲目》曰：脾无留湿不生痰，脾为生痰之源。故用茯苓淡能渗湿，使湿从小便而去，则湿无所聚。生姜降逆化痰，一则取其制半夏之毒；一则取其助半夏、橘红行气消痰。使半夏降逆而呕恶止，气机宣畅而胀满除。加入少量乌梅，收敛肺气，与半夏相伍，散中有收，使痰去而肺气不伤，有相得益彰之功。以上均为佐药。甘草调和诸药为使，且助茯苓健脾和中，使中气健运，则湿自化，湿自化则痰无由生，甘草与乌梅同用酸甘化阴，又可监制半夏、橘红燥散之性。半夏与橘红在方中的配伍作用：在祛痰剂中，往往配伍理气药。因气郁易生痰，痰阻则气机更为组滞，故于祛痰剂中，参以理气之品调畅气机，气顺则痰易消。本方以橘红理气而助半夏化痰，使气顺则痰降，气化则痰亦化，合乎治痰先治气之说。张洁古曰：陈皮利其气而痰自下，然同补剂能补，同泻剂能泻，同升剂能升，同降剂能降，各随所配而得其宜。

11.《绛雪园古方选注》：二陈汤，古之祖方也。汪訒庵谓其专走脾胃二经，豁痰去湿。余细绎之，其功在利三焦之窍，通经遂之壅，而痰饮自化，非劫痰也，观《内经》有饮字，无痰字，两汉以前谓之淡饮，至仲景始分痰饮，义可知矣。因其通利无形之气，古人警戒，桔皮、半夏必以陈者为良，恐燥散之性，能伤正气耳，故汤即以二陈名。若云劫痰，正当以大辛大散，开辟浊阴，何反惧其太过耶？再使以甘草缓而行之，益见其不欲伤气之意。

12.《浙江中医学院学报》：乌梅滋阴敛肝，佐甘草合和，取其酸甘化阴以滋胃津。方中夏、橘虽贵在陈久，仍不失劫阴之弊，伍以乌梅兼制半夏之燥性，使半夏之燥性尽失，而无伤阴之虞，乌梅生津而无滋腻之虑，相辅相成，相得益彰。乌梅之功厥伟，其功不可泯也，为方中画龙点睛之处。二陈汤中乌梅滋养胃阴，收敛肝气之功，后世多忽而不察，失其制方之本旨。

13.《方剂学》：此为治疗湿痰证的主方。湿痰之症多由脾失健运，湿邪凝聚，气机阻滞，郁积而成。故湿痰与肺、脾两脏有关。湿痰随气而升，上犯于肺，则咳嗽痰多；痰阻气机，则胸膈痞闷；痰浊犯胃，胃失和降，则恶心呕吐；痰为阴邪，浊阴凝聚，阻遏清阳，则眩晕心悸；脾为湿困，运化失司，则肢体困倦，不思饮食。治宜燥湿化痰，理气和中。方中以半夏为君药，取其辛温性燥，善能燥湿化痰以止咳，并可降逆和胃以止呕。以橘红为臣，理气化痰，芳香醒脾，使气顺则痰消，气化则痰亦化，即治痰必先理气之意。橘红既能理气，又可化痰，故为祛痰剂中常用之品。佐以茯苓健脾渗湿，使湿去脾旺，痰无由生。甘草和中益脾，脾健则湿不生，又能调和诸药为使。用法中加生姜以降逆化饮，即可制半夏之毒，且能助半夏化痰；复用少量乌梅，既可化痰，又能酸敛肺气，与半夏配伍，散中有敛，敛散结合，相反相成。药仅数味，配伍严谨，故为祛痰剂中的通用方剂。方中半夏、橘红皆以陈久者良，故以二陈命名。

14.《中医方剂通释》：本方是治疗湿痰的一首主方。其形成原因多为脾失健运，湿邪凝聚而致，故古有：脾为生痰之源之说。方中以半夏为主，取其辛温性燥，功能燥湿化痰，又可降逆和胃止吐。以桔红为辅，理气化痰，使气顺则痰消。痰由湿生，脾气健运，湿化痰消，故配茯苓健脾利湿，使湿去脾旺，则痰无所生。甘草和中健脾，调和诸药。方中加生姜同煎，一则取其和胃降逆而止呕，一则取其制半夏之毒。加少许乌梅与半夏、陈皮配伍，目的取散中有收，使痰去而津液不伤，有相得益彰之功。本方以半夏、橘红均以陈久为良，故有二陈之称。

【验案】

1.气厥　《名医类案》：倪维德治一妇病气厥，哭笑不常，人以为鬼祟所凭，倪诊脉俱沉，胃脘必有积，有所积必作疼，遂以二陈汤导之，吐痰升许而愈。此盖积痰类祟也。

2.咬牙　《岳美中医案集》：友人一子，25岁，每夜入睡后，即上下齿相切磋，震震有声，可闻于户外，同屋之人，往往惊醒。因切其脉滑象显露，望其体，肥壮面色光亮，断为痰饮蓄于中焦，足阳明之脉入上齿，痰阻经络，滞碍气机，或导致咬牙。为拟二陈汤加焦荷叶以燥湿化痰，水煎服10剂。服5剂后，咬牙声即减少。10剂后，同屋之人已不复春齿牙相击声了。嘱再服数剂，以巩固疗效。

3.喘咳　《浙江中医杂志》（1981，1：36）：舒某，男，教师，1980年3月31日初诊，干咳痰滞，胸闷已三月，昼轻夜甚，苔江白，脉弦骨，予二陈汤加当归，五剂后诸症大减，原方续服五剂而愈。

4.小儿胃炎　《浙江中医学院学报》（1994，4：26）：用本方加白术、炒谷麦芽为基本方，若偏于积滞者加炒楂曲、炒莱菔子；苔厚腻湿滞者加苍术或米仁，夏季改加藿梗；腹痛寒滞呕吐者加干姜或延胡；腹胀气滞，大便不调者加煨木香或川朴花；有出血者加藕节炭或地榆炭；久病脾虚者加党参、淮山药、炒扁豆或莲肉。共治疗小儿胃炎78例，结果：显效（三天内症状好转，十天内大便OB检查转阴性，食欲增，体重增）30例，有效38例，总有效率达87.2%。

5.糖尿病　《浙江中医杂志》（1995，1：9）：用本方加减：半夏、陈皮、茯苓、白术、苍术、草决明、丹参、葛根，每日1剂，水煎服。共治疗2型糖尿病32例，结果治愈4例，显效15例，有效10例，总有效率达90.6%。

丁香五套丸

【来源】《太平惠民和济局方》卷四（淳祐新添方）。

【别名】五套丸（《重订严氏济生方》）。

【组成】南星（每个切作十数块，同半夏先用水浸三日，每日易水，次用白矾二两，研碎，调入水内，再浸三日，洗净，焙干）　半夏（切破）各二两　干姜（炮）　白术　良姜　茯苓各一两　青皮　丁香（不见火）　木香　陈皮（去白）各半两

【用法】上为细末，用神曲一两，大麦蘖二两，同研取末，打糊和药为丸，如梧桐子大。每服五十丸至七十丸，温熟水送下，不拘时候。

【功用】温脾胃，去宿冷，消留滞，化饮食，辟雾露风冷，山岚障疠，不正非时之气。

【主治】胃气虚弱，三焦痞塞，不能宣行水谷，故为痰饮，结聚胸膈之间，头目昏眩，胸膈胀满，咳嗽气急，呕吐腹疼；或伏于中脘，则臂疼不举，腰腿沉重；或久而不散，流入于脾，脾恶湿，得水则胀，胀则不能消化水谷，腹中虚满而不食，酒癖停饮，痰水不消，屡服汤药不能作效者。

丁香半夏丸

【来源】《太平惠民和济局方》卷四。

【别名】半夏藿香丸（《鸡峰普济方》卷十八）、半夏丁香丸（《景岳全书》卷五十四）。

【组成】肉豆蔻仁　木香　丁香　人参（去芦头）　陈皮（去白）各一分　藿香叶半两　半夏（汤洗七次，姜汁炒黄色）三两

【用法】上为细末，以生姜汁煮面糊为丸，如小豆大。每服二十丸，生姜汤送下，不拘时候。

【主治】

1.《太平惠民和济局方》：脾胃宿冷，胸膈停痰，呕吐恶心，吞酸噫醋，心腹痞满，胁肋刺痛，短气噎闷，不思饮食。

2.《鸡峰普济方》：脾胃久虚寒，痰壅滞，呕吐苦水，哕逆清涎，头痛目眩，咳嗽上喘，腹中水响。

玉液丸

【来源】《太平惠民和济局方》卷四。

【别名】玉液化痰丸（《鸡峰普济方》卷十八）。

【组成】寒水石（烧令赤，出火毒，水飞过）三十两　白矾（枯过，研细）　半夏（汤洗七次，为细末）各十两

【用法】上合研，以白面糊为丸，如梧桐子大。每服十丸，食后、临卧温生姜汤送下。每服三十丸亦得。

【功用】化痰涎，利咽膈，清头目。

【主治】痰饮，风壅，咳嗽，烦热。

破饮丸

【来源】《太平惠民和济局方》卷四（淳祐新添方）。

【组成】旋覆花八两　白术一斤一两　肉桂（去粗皮）　干姜（炮）各六两　赤茯苓（去皮）七两　枳实（麸炒）二两

【用法】上为末，面糊为丸，如梧桐子大。每服五十丸，熟水送下。

【主治】一切停饮不散，时呕痰沫，头眩欲倒，膈脘不快。

温中化痰丸

【来源】《太平惠民和济局方》卷四（吴直阁增诸家名方）。

【组成】干姜（炮）　半夏（煮）各一两　细辛（去叶，洗）　胡椒各半两　白术（焙）二两

【用法】上为细末。生姜汁打面糊为丸，如梧桐子大。每服三十丸至五十丸，汤、饮任下，不拘时候。

【主治】停痰留饮，胸膈满闷，头眩目运，好卧减

食，咳嗽呕吐，气短恶心；或饮酒过多，或引饮无度，或过伤生冷，痰涎并多，呕哕恶心。

温中化痰丸

【来源】《太平惠民和济局方》卷四（宝庆新增方）。

【别名】化痰丸（《医方类聚》卷一〇〇引《简易方》）、二姜丸（《普济方》卷一六四）。

【组成】青皮（去白） 良姜（去芦，炒） 干姜（炒） 陈皮（去白）各五两

【用法】上为细末，醋打面糊为丸，如梧桐子大。每服三、五十粒，汤饮任下，不拘时候。

【主治】停痰留饮，胸膈满闷，头眩目运，好卧减食，咳嗽呕吐，气短恶心；或饮酒过多，或引饮无度，或过伤生冷，痰涎并多，呕哕恶心。

橘皮半夏汤

【来源】《太平惠民和济局方》卷四（吴直阁增诸家名方）。

【组成】陈皮（去白） 半夏（煮）各七两

【用法】上为粗散。每服三钱，加生姜十片，水二盏，煎至一中盏，去滓温服，不拘时候。留二服滓并作一服，再煎服。

【主治】肺胃虚弱，好食酸冷，寒痰停积，呕逆恶心，涎唾稠粘；或积吐，粥药不下，手足逆冷，目眩身重；又治伤寒时气，欲吐不吐，欲呕不呕，昏愦闷乱；或饮酒过多，中寒停饮，喉中涎声，干哕不止。

黑锡丹

【来源】《太平惠民和济局方》卷五（吴直阁增诸家名方）引桑君方。

【别名】医门黑锡丹（《中药成方配本》）。

【组成】沉香（镑） 附子（炮，去皮脐） 葫芦巴（酒浸，炒） 阳起石（研细，水飞） 茴香（舶上者，炒） 破故纸（酒浸，炒） 肉豆蔻（面裹，煨） 金铃子（蒸，去皮核） 木香各一两 肉桂（去皮）半两 黑锡（去滓称） 硫黄（透明者，结沙子）各二两

《普济方》引《海上方》无阳起石，有巴戟天；《普济方》引《如宜方》无木香。

【用法】上用黑盏，或新铁铫内，如常法结黑锡、硫黄沙子，地上出火毒，研令极细，余药并杵罗为细末，都一处和匀入研，自朝至暮，以黑光色为度，酒糊为丸，如梧桐子大，阴干，入布袋内，擦令光莹。每服三四十粒，空心姜盐汤或枣汤下；妇人艾醋汤下；风涎诸疾用此药百粒煎姜、枣汤灌之，压下风涎，即时苏醒。

【功用】

1.《太平惠民和济局方》（吴直阁增诸家名方）：克化饮食，养精神，生阳逐阴，消磨冷滞，除湿破癖，安宁五脏，调畅六腑。

2.《医门法律》：升降阴阳，补虚益元，坠痰。

【主治】《太平惠民和济局方》（吴直阁增诸家名方）：脾元久冷，上实下虚，胸中痰饮，或上攻头目彻痛，目瞪昏眩；及奔豚气上冲，胸腹连两胁，膨胀刺痛不可忍，气欲绝者；及阴阳气上下不升降，饮食不进，面黄羸瘦，肢体浮肿，五种水气，脚气上冲；及牙龈肿痛，满口生疮，齿欲落者；兼治脾寒心痛，冷汗不止；或卒暴中风，痰潮上膈，言语艰涩，神昏气乱，喉中痰响，状似瘫痪，曾用风药吊吐不出者；或触冒寒邪，霍乱吐泻，手足逆冷，唇口青黑；及男子阳事痿怯，脚膝痠软，行步乏力，脐腹虚鸣，大便久滑；及妇人血海久冷，白带自下，岁久无子，血气攻注头面四肢；兼疗膈胃烦壅，痰饮虚喘，百药不愈者。

枇杷叶散

【来源】《养老奉亲书》。

【组成】枇杷叶（炙去毛） 人参 茯苓 白术 羌活 黄耆各一两 甘草（炙） 半夏（汤洗去滑，切破，焙干）各半两

【用法】上为末。每服二钱，水一盏，加生姜、薄荷，煎至七分，食后、临卧温服。

【功用】凉心润肺，消壅。

【主治】老人脾肺客热，上焦滞痰。

威灵仙丸

【来源】《养老奉亲书》。

【组成】干薄荷（取末）一两　皂角一斤（不蛀肥者，以河水浸洗，去黑皮用，银石器内用河水软揉，去滓，绢滤去粗，熬成膏）　威灵仙（洗，择去土，焙干，为末）四两

【用法】上药入煎膏为丸，如梧桐子大。每服三十丸，临卧生姜汤吞下。

【主治】老人秋肺壅滞，涎嗽间作，胃脘痰滞，塞闷不快。

趁痛丸

【来源】《脚气治法总要》卷下。

【别名】控涎丹（《三因极一病证方论》卷十三）、妙应丸（《保命歌括》卷九）、控痰丹（《仁术便览》卷三）、子龙丸（《外科全生集》卷四）、控涎丸（《中国药典》）。

【组成】甘遂　白芥子（微炒）　大戟各等分

【用法】上为细末，滴水和作饼子，炙黄色，为细末，醋煮面糊为丸，如绿豆大。每服十丸，冷酒送下，利则止后服。

【功用】《中国药典》：涤痰逐饮。

【主治】

1.《脚气治法总要》：脚气，毒攻两脚，痛不可忍者。

2.《三因极一病证方论》：人忽患胸背、手脚颈、腰胯隐痛不可忍，连筋骨牵引钓痛，坐卧不宁，时时走易不定；或令人头痛不可举，神意昏倦多睡，饮食无味，痰唾稠粘，夜间喉中声如锯，多流唾涎，手足重而冷痹，此乃痰涎伏在胸膈上下，或痹阻经络，脉气不通。

3.《中国药典》：痰涎水饮停于胸膈，胸胁隐痛，咳喘痛甚，痰不易出，瘰疬痰核。

【宜忌】《中国药典》：孕妇忌服，体弱者慎服。

化涎半夏辰砂丸

【来源】《传家秘宝》卷二。

【组成】天南星一两（炮裂）　半夏曲一两　人参半两　辰砂半两（别研）　皂（炮熟，裂去皮）半两　青橘皮半两（去白）　腻粉二钱七分

【用法】上为末，面糊为丸，如小豆大。每服七丸，生姜汤或腊茶、薄荷汤任下，加至十丸。

【功用】化痰涎。

二苓汤

【来源】《伤寒微旨论》卷下。

【组成】赤茯苓　木猪苓　白术各半两　滑石一两　通草一钱　白豆蔻一钱　丁皮三钱　陈皮二钱　桂枝半两

【用法】上为末。每服三钱，水一盏，煎至七分，去滓热服。

【主治】水饮内停，胸膈满闷，时时呕逆，肢节疼，两胁下痛，腹中鸣。

【加减】小便未快，加瞿麦三钱；呕未止，加半夏半两；淅淅恶寒甚，每服加葱白三寸。

生犀丸

【来源】《证类本草》卷七引《御药院方》。

【组成】川芎十两（紧小者）　麝　脑各一分　生犀半两

【用法】川芎以粟米泔浸，三日取出，切片子，日干为末，作两料，每料入麝、脑各一分，生犀半两重，汤煮，蜜杵为丸，小弹子大。每服一丸，茶、酒嚼下。

【功用】去痰，清目，进饮食。

【加减】痰，加朱砂半两；膈壅，加牛黄一分，水飞铁粉一分；头目昏眩，加细辛一分；口眼㖞斜，加炮天南星一分。

紫苏子散

【来源】《普济方》卷二十八引《护命方》。

【组成】紫苏叶　桔梗　麻黄（去根节，煮，去浮沫）　羌活（去芦头）　牡丹皮　连翘各一两

【用法】上为末。每服三钱，水一盏半，煎至一盏，去滓温服，一日三次。

【主治】肺脏多热，面上生疮，胸中积滞，或痰唾稠粘，或睡中口内有涎。

万全散

【来源】《圣济总录》卷十七。

【组成】白僵蚕（炒） 附子（炮裂，去皮脐） 半夏（汤浸七遍去滑，炒） 细辛（去苗叶） 藿香叶 芎藭 羌活（去芦头）各一分 牵牛（捣取粉）半两 干姜（炮）二钱

【用法】上为散。每服二钱匕，空心、临卧浓煎生姜、薄荷汤调下。

【主治】风痰水饮积聚，心胸痞膈，饮食不化，头目不利，神思昏浊，甚则呕逆不思饮食。

玉霜丸

【来源】《圣济总录》卷十七。

【组成】半夏（汤洗七遍，去滑） 滑石（研）各二两 寒水石（煅，研）四两 白矾（飞过）一两半 白附子（生用）一两

【用法】上为末，以白面糊和丸，如梧桐子大。每服十丸，食后生姜汤送下。

【功用】清头目，利咽膈。

【主治】风痰。

消饮茯苓汤

【来源】《圣济总录》卷二十一。

【组成】白茯苓（去黑皮） 前胡（去苗） 芎藭 羌活（去芦头） 桔梗（炒） 人参 独活（去芦头） 甘草（炙） 柴胡（去苗）各半斤 陈橘皮（去白）四两

【用法】上为散。每服三钱，沸汤点服，不拘时候。或锉如麻豆，用前件药半两，水三盏，煎至一盏半，去滓，分二次温服。

【主治】伤寒表未解，气脉闭塞，津液不通，水饮气停在胸府，结而成痰，膈脘痞闷，倚息短气，体重多唾，头目旋运，嗜卧好眠，额角偏痛，腠理开疏，体常汗出。

茯苓桂枝汤

【来源】《圣济总录》卷二十五。

【组成】赤茯苓（去黑皮） 桂（去粗皮） 半夏（汤洗七遍，炒干）各一两 甘草（炙，锉）半两

【用法】上为粗末，每服三钱匕，水一盏，加生姜半分（拍碎），同煎至七分，去滓温服。

【主治】伤寒发汗后，引饮过多，心下悸动。

桂心汤

【来源】《圣济总录》卷二十五。

【组成】桂（去粗皮）一两 槟榔（锉） 半夏（汤洗七遍 炒）各半两

【用法】上锉，如麻豆大。每服四钱匕，水一盏半，加生姜五片，同煎至七分，去滓，食前温服，如人行三五里再服。

【主治】伤寒心下有饮，悸动不定。

桂枝汤

【来源】《圣济总录》卷二十五。

【组成】桂（去粗皮）二两 赤茯苓（去黑皮）一两半 白术一两 甘草（炙，锉）三分 陈橘皮（汤浸，去白，焙）半两

【用法】上为粗末。每服五钱匕，水一盏半，煎取七分，去滓温服，不拘时候。

【主治】伤寒水在心下，心悸动，欲得人按。

胡粉丸

【来源】《圣济总录》卷三十五。

【组成】胡粉（研） 砒霜（研） 寒水石（煅研）各一两

【用法】上为细粉，滴水为丸，如鸡头大。发前新汲水吞下一丸。即大吐，至来日困睡为验。

【功用】吐痰。

【主治】一切疟疾及一切痰疾。

犀角汤

【来源】《圣济总录》卷四十三。

【组成】犀角屑 柴胡（去苗） 黄芩（去黑心） 人参各一两 白茯苓（去黑皮） 麦门冬（去心，焙） 升麻各半两 甘草（炙，锉）半分

【用法】上为粗末。每服五钱匕，水一盏半，煎至一盏，去滓，食后温服。

【主治】心壅痰实，膈热头昏，不思饮食，咳嗽

烦渴。

大丁香丸

【来源】《圣济总录》卷四十四。
【别名】丁香丸（《普济方》卷二十三）。
【组成】丁香　丁香皮　干姜（炮）　陈橘皮（汤浸去白，焙）各一两　巴豆霜一分
【用法】上五味，捣罗四味为末，入巴豆霜，拌匀再罗，用好酒煮面糊为丸，如绿豆大。每服五丸至七丸，食后温生姜汤送下。
【主治】脾胃虚寒，宿饮不消，两胁满痛。

六神散

【来源】《圣济总录》卷五十。
【组成】人参　百合　白术　山芋　白茯苓（去黑皮）各一两　甘草（炙）半两
【用法】上为散。每服二钱匕，白汤点下。一日三次。
【主治】肺脏痰毒壅滞。

半夏丁香丸

【来源】《圣济总录》卷五十四。
【组成】半夏二两（水浸七日，晒干）　白矾（烧令汁尽）半两　丁香一分
【用法】上为末，姜汁煮糊为丸，如小豆大。每服五丸至七丸，盐汤送下。
【主治】中焦寒痰。

温白丸

【来源】《圣济总录》卷五十四。
【组成】丹砂一两（研如粉，一半入药，一半为衣）　白矾（研，飞）　半夏（汤洗七遍去滑，焙）　生姜各三两（切，与半夏同捣作饼，炙黄熟为度）　白术二两　丁香半两
【用法】上除丹砂一半为衣外，捣研为细末，姜汁煮糊和丸，如梧桐子大，丹砂为衣。每服二十丸，食后、临卧生姜汤送下。
【主治】中焦虚寒，痰积不散。

半夏汤

【来源】《圣济总录》卷五十六。
【组成】半夏（汤洗七遍，晒干）　干姜（炮）各三分　槟榔（半生半炮，锉）　桂（去粗皮）　旋覆花（微炒）　高良姜各半两　丁香　木香各一分
【用法】上为粗末。每服五钱匕，水一盏半，加生姜一分（拍碎），同煎至八分，去滓温服。
【主治】痰饮在心，久不散，痛不可忍。

藿香汤

【来源】《圣济总录》卷六十二。
【组成】藿香（去梗）二钱　草豆蔻（去皮）一分　阿魏一钱（用作面饼，焙干）　木香一分　人参　陈橘皮（汤浸去白，焙）各半两　桔梗（炒）一分　干姜（炮制）一钱　甘草（炙）　诃黎勒（炮，去核）各一分
【用法】上为粗末。每服三钱匕，水一盏，加生姜三片，同煎至八分，去滓，空心服。
【主治】膈气，痰结不止。

人参白术丸

【来源】《圣济总录》卷六十三。
【组成】人参　半夏曲　白术（锉）　白茯苓（去黑皮）各半两　天麻　丁香各一分　龙脑（研）一钱半　丹砂（研，水飞）一钱
【用法】上药除研者外，捣罗为细末，和令匀，煮枣肉为丸，如梧桐子大。每服十丸至十五丸，食后温生姜汤送下；茶清亦得。
【功用】利胸膈，去痰逆。
【主治】胸膈痰逆，不思饮食。

三圣散

【来源】《圣济总录》卷六十三。
【组成】甘遂（锉，炒）　芫花（醋浸，炒）各半两　大戟（锉，炒）三分
【用法】上为散。每先用水三盏，大枣十枚（擘破），煎取二盏，入药末一钱匕，同煎至一盏，温分三服。以吐利为度。

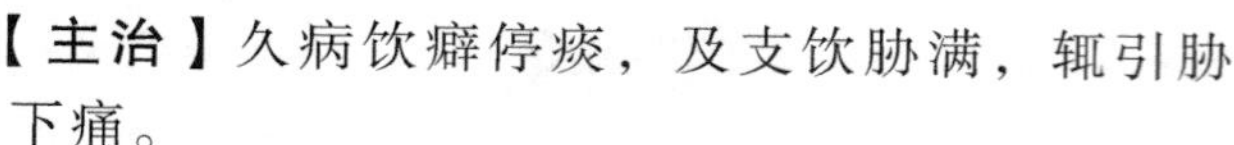

【主治】久病饮癖停痰，及支饮胁满，辄引胁下痛。

玉粉丸

【来源】《圣济总录》卷六十三。

【组成】凝水石四两（炭火煅及三五时辰，取出，于地坑内安放，盖令出火毒一复时，以温水飞研如粉，取二两） 腻粉半两 粉霜（别研，锉）一两 白矾（枯过） 半夏曲各三分

【用法】上为细末，煮面糊为丸，如梧桐子大。每服三丸，食后温水送下。取转积滞者，七丸至十丸；欲微利者，五丸。

【主治】痰癖，胁下硬痛，呕吐痰饮。

甘遂汤

【来源】《圣济总录》卷六十三。

【组成】甘遂（炒令微黄）半两 半夏（汤浸去滑，生姜汁炒干）一两

【用法】上为粗末。每服一钱匕，水一大盏，煎至七分，去滓，再入芍药末并人参末一钱匕，蜜半匙头，更煎三两沸，空心、晚食前温服。气虚人减服。

【主治】留饮病，脉伏，其人欲自利，利后乃快，虽利心下续结满，此为留饮未除。

半夏汤

【来源】《圣济总录》卷六十三。

【组成】半夏（汤洗七遍）五两 白术三两 赤茯苓（去黑皮） 人参 桂（去粗皮） 甘草（炙） 附子（炮裂，去皮脐）各二两

【用法】上锉，如麻豆大。每服五钱匕，以水一盏半，加生姜半分（切），同煎取一盏，去滓温服，一日二次。

【主治】留饮不除，胸中痰冷。冷痰癖饮，胸膈痞满，呕逆不止。

赤茯苓汤

【来源】《圣济总录》卷六十三。

【组成】赤茯苓（去黑皮） 柴胡（去苗） 枳壳（去瓤，麸炒） 白术 槟榔（锉）各一两 人参 旋覆花各半两 杏仁（汤浸，去皮尖双仁，麸炒） 半夏（汤浸七遍去滑）各三分

【用法】上为粗散。每服五钱匕，以水一盏半，加生姜半分（拍碎），煎之一盏，去滓温服，不拘时候。

【主治】膈间留饮，呕逆头眩，短气多渴。

利膈丸

【来源】《圣济总录》卷六十三。

【组成】槟榔（锉）二两 陈橘皮（汤浸，去白，焙）二两 牵牛子（微炒）四两 木香半两 干姜（炮）一分 枳壳（去瓤，麸炒黄色）二两 半夏（汤浸七遍，焙）一两

【用法】上为细末，炼蜜为丸，如梧桐子大。每服二十丸，食后、临卧温生姜汤送下。

【功用】调正气，利心胸，行壅滞。

【主治】留饮。

沉香茯苓丸

【来源】《圣济总录》卷六十三。

【组成】沉香一两 半夏（汤洗七遍，去滑）二两 槟榔（锉） 陈橘皮（汤浸，去白，焙） 白茯苓（去黑皮） 肉豆蔻（去壳） 甘草（生用）各半两 丁香 人参各三两

【用法】上为末，炼蜜为丸，如梧桐子大。每服十五丸，食前以生姜汤送下。

【功用】温脾胃，利胸膈，调顺气血。

【主治】留饮。

枳实汤

【来源】《圣济总录》卷六十三。

【组成】枳实（去瓤，麸炒）二两 白术三两 桂（去粗皮）一两

【用法】上为粗末。每服三钱匕，以水一盏，加生姜半分（切），煎至七分，去滓温服，一日三四次。

【主治】留饮不消，心下痞坚，时复作痛。

荜茇煮散

【来源】《圣济总录》卷六十三。

【组成】荜茇　丁香　诃黎勒皮　干姜（炮）　甘草（炙）　大腹各半两　草豆蔻（去皮）　陈橘皮（汤浸，去白，焙）　白术各一两　桂（去粗皮）三分

【用法】上为粗散。每服五钱匕，以水一盏半，入生姜五片，煎取八分，去滓温服。

【主治】留饮，食癖。

消饮白术丸

【来源】《圣济总录》卷六十三。

【组成】白术　半夏（汤洗去滑，焙）各三两　枳壳（去瓤，麸炒）四两　干姜（炮）二两

【用法】上为末，炼蜜为丸，如梧桐子大。每服三十粒，食前温米饮送下。

【主治】痰癖，及饮酒停痰，积聚不利，呕吐，目视䀮䀮，耳聋，肠中水声。

人参丸

【来源】《圣济总录》卷六十四。

【组成】人参　半夏（汤洗去滑）　白矾（烧令枯）　干姜（炮裂）各等分

【用法】上为末，将皂荚五挺（去皮尖），小挼滤汁，煮成煎，和上件药为丸，如梧桐子大。每服二十丸，温水送下，不拘时候。

【主治】咯唾冷痰，膈脘不利，不思饮食。

九宝丸

【来源】《圣济总录》卷六十四。

【组成】木香　肉豆蔻（去壳）　厚朴（去粗皮，姜汁炙）　麝香（研）　丹砂（研）各半两　槟榔（锉）二两　桂（去粗皮）三分　半夏两半（为末，生姜汁和作饼，晒干）　乳香（研）一两

【用法】上为末，加生姜汁为丸，如豌豆大。每服七丸，橘皮汤送下。

【主治】留饮宿食，腹胁胀满，吞酸呕逆。

大半夏丸

【来源】《圣济总录》卷六十四。

【组成】半夏二两（为末，生姜汁作饼，曝干）　木香　青橘皮（汤浸，去白，焙）　丁香各一钱　人参三分　草豆蔻（去皮）　槟榔（锉）各三枚

【用法】上为末，用生姜汁煮面糊为丸，如小豆大。每服三十丸，生姜、大枣汤送下，不拘时候。

【功用】止逆温胃。

【主治】留饮，宿食不消。

千金散

【来源】《圣济总录》卷六十四。

【组成】半夏半两（用生姜一两，同捣烂，作饼子，晒干）　凝水石（煅）三钱　滑石（末）三钱　青蛤粉（末）五钱　甘草（末）三钱

【用法】上为散。每服一钱匕，齑汁一盏，煎至六分，临卧温服。

【主治】热痰壅盛，咽膈不利。

小半夏丸

【来源】《圣济总录》卷六十四。

【组成】半夏一两（热浆水烫七遍，湿透心为度，切，晒干）

【用法】上为细末，姜汁为丸，如绿豆大。每服二十丸，食后生姜汤送下。

【主治】冷痰。

小半夏丸

【来源】《圣济总录》卷六十四。

【别名】沉香堕痰丸（《御药院方》卷五）、半夏丸（《普济方》卷一六六）。

【组成】半夏二两（为末，生姜汁作饼，晒干）　木香　沉香各半分　青橘皮（汤浸，去白，炒）一分　槟榔（大者）一枚（面裹，煨熟，切，焙）

【用法】上为末，以生姜汁浸，蒸饼为丸，如梧桐子大。每服十五丸，生姜汤送下，不拘时候。

【主治】

1.《圣济总录》：留饮不散，膈脘不利，宿食不消，呕逆恶心。

2.《御药院方》：宿饮不消，咽膈不利，咳嗽痰涎，头目昏晕，呕逆恶心，胸膈不快。

化涎散

【来源】《圣济总录》卷六十四。

【组成】凝水石（炭火煅）一两　铅白霜（研）　马牙消　雄黄（研）各一钱　白矾（熬令汁枯）　甘草（微炙，锉）各一分

【用法】上为散，别入龙脑少许，更研匀。每服一钱匕，蜜水调下；小儿风痰涎，用沙糖水调半钱匕。

【功用】化热痰，利胸膈，止烦渴。

【主治】热痰。咽喉干燥，或塞或壅，头目昏重，咳唾稠浊，面目热赤。

【宜忌】此药大凉，不得多吃。

乌龙丸

【来源】《圣济总录》卷六十四。

【组成】皂荚四两（不蛀者，烧存性，为末）　白矾（好者，半生半枯）　朴消（研）　铅白霜（研）各一两

【用法】上为末，醋煮面糊为丸，如梧桐子大。每服十丸，浓煎槐实汤送下；如咽喉肿痛，上膈不利，以甘草煎汤，食后、临卧服。

【功用】利咽膈，坠痰涎。

【主治】热痰壅滞，咯唾如羊脂。

丹砂丸

【来源】《圣济总录》卷六十四。

【组成】丹砂（研，水飞过）　天南星（炮）　白矾（熬令汁枯）各一两　莽草（炙）半两

【用法】上为末，更用半夏二两，汤洗七遍，晒干为末，水煮作糊，和前药末为丸，如梧桐子大。每服七丸，加至十丸，薄荷茶或生姜汤温水送下，不拘时候。

【主治】热痰壅盛，虚烦躁渴。

丹砂银箔丸

【来源】《圣济总录》卷六十四。

【组成】丹砂（细研，水飞过）三分　天南星（牛胆制）二两　雄黄（研）　龙脑各一分　银箔十五片　马牙消（研）一钱

【用法】上药各为细末，再同研令匀，炼蜜为丸，如鸡头子大。每服一丸，嚼破，食后临卧煎人参汤放冷送下；或竹叶汤新水送下亦得。

【功用】宁神志，解烦躁。

【主治】热痰。心神不安，烦躁，头痛，恶心。

半夏汤

【来源】《圣济总录》卷六十四。

【组成】半夏（汤洗去滑，焙干为末，以姜汁和作曲，焙干）　杏仁（去皮尖双仁，麸炒，研）各二两　木香半两　桂（去粗皮）　陈橘皮（去白，炒）各二两　甘草（炙，锉）一两　干姜（炮）三分

【用法】上为粗末。每服三钱匕，水一盏，加生姜三片，煎至七分，去滓温服，不拘时候。

【功用】消食，温胃，止逆。

【主治】冷痰。

肉豆蔻丸

【来源】《圣济总录》卷六十四。

【组成】肉豆蔻（去核）半两（面裹煨，锉）　半夏三分（与茱萸半两同用水一升，慢火煮干，只用半夏，焙干）　巴豆七枚（去皮心膜，研出油）

【用法】上为末，酒煮面糊为丸，如梧桐子大。每服三丸，食后茶、酒任下。

【主治】留饮宿食不消。

麦门冬汤

【来源】《圣济总录》卷六十四。

【组成】麦门冬（去心，焙）　葛根　人参　前胡（去芦头）　犀角（镑）各一两　桔梗半两　芦根二两

【用法】上锉，如麻豆大，拌令匀。每服五钱匕，

水一盏半，煎取八分，去滓温服。

【主治】胸间热痰，不思食。

矾石丸

【来源】《圣济总录》卷六十四。

【组成】白矾（枯，研） 芎藭 干姜（炮） 半夏（锉碎，生姜汁浸透，同炒）各一两

【用法】上为细末，煮枣肉为丸，如梧桐子大。每服十五丸或二十丸，生姜汤送下，不拘时候。

【功用】温胃利膈。

【主治】冷痰，不思食。

矾石丸

【来源】《圣济总录》卷六十四。

【组成】白矾（煮令汁枯）一两 丹砂（研，水飞过）半两

【用法】上为末，薄面糊为丸，如梧桐子大。每服五丸，烂嚼枣干咽下，不拘时候。

【主治】热痰壅滞。

郁李仁丸

【来源】《圣济总录》卷六十四。

【组成】郁李仁（汤浸，去皮尖，炒）半两 半夏六两（去皮脐，浆水五升，生姜半斤，切，甘草并桑根白皮各一两，锉，银石锅内慢火煮干，再添热浆水二升煮干，去余药只用半夏） 青橘皮（汤浸，去白，焙） 木香 槟榔（锉）各一分

【用法】上为末，面糊为丸，如豌豆大。每服十五丸至二十丸，食后、临卧生姜汤送下。

【功用】宽胸利膈，进饮食。

【主治】留饮，宿食不消。

乳香丸

【来源】《圣济总录》卷六十四。

【组成】乳香一两（以姜自然汁一盏，煮乳香令软，于乳钵内研细，滤去滓，入面少许，银器内慢火熬成膏） 半夏（汤洗七遍，焙）二两 铁粉（研，水飞过） 丹砂（研，水飞过） 铅白霜（研）各一两 天南星半两（生用） 皂荚根白皮（锉）二分

【用法】上药除乳香膏外，捣研为细末，拌和再研匀，以乳香膏为丸，如梧桐子大。每服十丸，加至十五丸，以生姜薄荷汤送下，食后服。

【主治】风痰攻击，头痛恶心，胸膈烦满，咽干多渴。

法制半夏

【来源】《圣济总录》卷六十四。

【组成】半夏半斤（汤洗四十九遍，用法酒二升浸一日，焙干） 白矾四两 丁香皮（为末）三两 草豆蔻（去皮为末）二两半

《遵生八笺》有生姜。

【用法】上同入酒内浸，春、夏七日，秋、冬半月，候日满，只取半夏，于温汤内浴过焙干。每服三五粒，嚼用腊茶送下，或酒亦得，不拘时候。

【功用】《遵生八笺》：开胃健脾，止呕吐，去胸中痰满，兼下肺气。

【主治】冷痰、一切诸痰。

参黄汤

【来源】《圣济总录》卷六十四。

【组成】大黄（煨、锉）三两 人参 枳壳（汤浸去瓤、麸炒） 槟榔（煨，锉）各一两 半夏（汤洗去滑、炒黄）一两半 朴消（研）二两 甘草（炙，锉）半两 黄芩（去黑心）三分

【用法】上为粗末。每服二钱匕，以水一盏，加生姜半分（拍碎），同煎至七分，去滓，食后临卧温服。

【功用】治热痰，导壅气，润肠胃。

枳壳木香丸

【来源】《圣济总录》卷六十四。

【组成】枳壳（去瓤，麸炒）二两 木香 大黄（纸裹煨）各半两 槟榔（锉） 郁李仁（汤浸，去皮尖，焙，研） 芎藭各一两

【用法】上为末，入郁李仁拌匀，炼蜜为丸，如梧桐子大。每服十丸至十五丸，食后、临卧，温生

姜汤送下。

【主治】留饮宿食不消。

荜茇丸

【来源】《圣济总录》卷六十四。

【组成】荜茇（炒）一两　诃黎勒（煨，去核）三分　干姜（炮）半两

【用法】上为细末，煮面糊为丸，如梧桐子大。每服二十丸，生姜汤送下，不拘时候。

【主治】冷痰，饮食不下，膈脘不快。

荜茇散

【来源】《圣济总录》卷六十四。

【组成】荜茇　桂（去粗皮）　麻仁　高良姜各三两　人参　白术各一两　甘草（炙，锉）半分　干地黄（焙）　厚朴（去粗皮，生姜汁炙）各一两半

【用法】上为散；如要丸，即炼蜜为丸，如小豆大。每服酒调一钱匕，一日二次；或温酒下二十丸。

【主治】胸中冷痰，上焦客热，心下停水，时发醋心，咽喉空唾，或干呕而渴。

草豆蔻散

【来源】《圣济总录》卷六十四。

【组成】草豆蔻一两一分　附子（炮裂，去皮脐）　五味子　陈橘皮（汤浸，去白，焙）各三分　白术　枳实（去瓤，麸炒）　桂（去粗皮）　干姜（炮）　鳖甲（醋炙，去裙襕）　芍药　木香各半两

【用法】上为散，炼蜜为丸，如梧桐子大。每服二十丸，木瓜盐汤送下。

本方方名，据剂型当作“草豆蔻丸”。

【主治】留饮、宿食成癖。

香橘丸

【来源】《圣济总录》卷六十四。

【别名】木香丸。

【组成】木香一分　青橘皮（去白，盐炒）　槟榔（锉）各半两　半夏（汤洗七遍，去滑）　白矾（熬令汁枯）各一分　牵牛子（炒）三分

【用法】上为末，煮枣肉为丸，如梧桐子大。每服二十丸至三十丸，生姜汤送下，不拘时候。

【主治】留饮宿食，腹胁胀满，不喜饮食；膈痰结实，胁膈不利，头目昏眩。

前胡饮

【来源】《圣济总录》卷六十四。

【组成】前胡（去芦头）　赤茯苓（去黑皮）　陈橘皮（汤浸，去白，焙）　人参　半夏（汤洗七遍，去滑）　枇杷叶（炙，去毛）　旋覆花等分

【用法】上锉，如麻豆大。每服五钱匕，水一盏半，入生姜七片，煎取七分，去滓，食后良久温服。

【主治】痰饮呕逆，头目不利。

柴胡地骨皮汤

【来源】《圣济总录》卷六十四。

【组成】柴胡（去苗）　地骨皮　赤茯苓（去黑皮）　芎䓖　大黄　葛根（锉）　芍药　茵陈蒿　甘草（炙）　当归（切，焙）　升麻各等分

【用法】上为粗末。每服三钱匕，水一盏半，煎至一盏，去滓，食后、临卧服。

【主治】膈痰结实，气不升降。

【加减】心躁，加麦门冬一倍。

鹅梨煎丸

【来源】《圣济总录》卷六十四。

【组成】大鹅梨二十枚（去皮核，用净布绞取汁）　皂荚十挺（不蛀者，去黑皮，用浆水二升，揉取浓汁）　生地黄半斤（净洗，研绞取汁）　生薄荷半斤（细研取汁）　蜜半斤（以上五味，同于银石器中慢火熬成膏，入诸药末）　木香　人参　白茯苓（去黑皮）　白蒺藜（炒去角）　牛膝（酒浸一宿，切，焙干）　肉苁蓉（酒浸一宿，切，焙干）各一两　羌活（去芦头）　防风（去叉）　白术　青橘皮（去白，焙）　桔梗（锉，

炒） 山芋各三分 半夏（汤洗七遍，焙干，炒过）一两 槟榔（煨，锉）二两 甘草（炙，锉）半两

【用法】上除五味为膏外，余为末，入膏拌和，杵令硬软得所，丸如梧桐子大。每服十五丸，加至二十丸，食后荆芥汤送下，一日二次。

【功用】凉心肺，利胸膈，解热毒，补元益气。

【主治】热痰。

温胃散

【来源】《圣济总录》卷六十四。

【组成】生姜半斤（洗，切，晒干，用盐二两腌一宿，炒过，续入陈曲末一两，同炒干） 陈橘皮（汤浸，去白，焙） 半夏（为末，生姜汁作饼，晒干）各一两 草豆蔻（大者，不去皮）三枚 甘草（炙，锉）二两 丁香一分

【用法】上为散。每服二钱匕，如茶点服。

【功用】顺气，消宿食。

【主治】留饮。

【加减】觉有胃寒，加附子半两（炮裂，去皮脐），半夏一两（汤浸，去滑七遍，切，焙）。

犀角丸

【来源】《圣济总录》卷六十四。

【组成】犀角（镑）半两 半夏（浆水煮透） 天南星（黄牛胆内浸三宿，焙）各二两 大黄（用醋煮一复时，焙干） 白矾（熬令汁枯） 丹砂（研） 人参各半两

【用法】上为末。用肥皂荚十五挺，水二碗，慢火熬成膏，入前药为丸，如梧桐子大。每服二十丸，食后生姜、薄荷汤送下。

【主治】热痰。噎闷干呕，头疼目昏如醉。

麝香丹砂丸

【来源】《圣济总录》卷六十四。

【别名】麝香丹砂丹（《医部全录》卷二六〇）。

【组成】麝香（研）一分 丹砂（研）一两 麦门冬（去心焙）三分 龙脑（研）一分 木香 丁香 犀角末 甘草（炙、锉）各一分 人参 天南星（牛胆内制者） 藿香（去梗） 防风（去叉） 黄耆（锉）各半两

【用法】上为末，拌匀，炼蜜为丸，如鸡头实大。每服一丸，食后、临卧嚼破，以荆芥汤送下。

【主治】痰热，咽膈不利，头目昏痛。

厚朴枳壳汤

【来源】《圣济总录》卷六十七。

【组成】厚朴（去粗皮，涂生姜汁炙） 枳壳（去瓤，麸炒） 甘草（炙，锉）各三分 秦艽（去苗土）一两半 陈橘皮（汤浸，去白，焙）三分 半夏（汤洗去滑，生姜汁制）一两半 桂（去粗皮） 麻黄（去根节） 杏仁（汤浸，去皮尖双仁，炒） 黄芩（去黑心） 石膏（碎） 赤茯苓（去黑皮） 细辛（去苗叶）各半两 大戟（去苗，锉）一分

【用法】上为粗末。每服三钱匕，生姜三钱，大枣二个（擘破），水一盏，煎至七分，去滓温服，每日三次。

【主治】上气胸满，喘息气绝，痰水盛溢。

通神丸

【来源】《圣济总录》卷七十一。

【组成】蜀椒（去目并闭口，炒出汗） 附子（炮裂，去皮脐） 厚朴（去粗皮，生姜汁炙） 半夏（汤洗七遍，焙）各一两 杏仁（汤浸去皮尖双仁，炒，研如膏） 葶苈子（纸上炒）各三两 芒消（研）五两 大黄（锉，炒）九两

【用法】上除研药外，余并为末。与杏仁芒消研匀。炼蜜为丸，如梧桐子大。每服二十丸，米饮送下。

【功用】长肌肤，补不足。

【主治】积聚留饮宿食，寒热烦结。

【宜忌】《普济方》：忌食猪、羊肉、饧、冷水。

木香汤

【来源】《圣济总录》卷八十八。

【组成】木香 半夏（汤洗七遍，去滑） 人参 赤茯苓（去黑皮） 白术各一分 干姜

（炮） 甘草（炙，锉） 桂（去粗皮） 厚朴（去粗皮，涂姜汁，炙熟） 枳壳（去瓤，麸炒）各半两 陈橘皮（汤浸，去白，焙）一两 草豆蔻（去皮）二个 槟榔一个（鸡心者，锉） 诃黎勒五个（煨，去核）

【用法】上为粗末，每服五钱匕，水一盏半，加大枣两枚（擘破），生姜一分（拍碎），同煎取八分，去滓热服，不拘时候。

【主治】脾胃虚冷，痰饮不消，心腹时痛。

五补汤

【来源】《圣济总录》卷八十八。

【组成】五味子 黄耆（锉） 白术各一两 桂（去粗皮） 人参 厚朴（去粗皮，涂姜汁炙熟） 白茯苓（去黑皮） 当归（切，焙） 甘草（炙，锉） 沉香（锉） 熟干地黄（焙） 陈橘皮（汤浸去白，焙） 半夏（汤洗七遍，去滑）各半两

【用法】上为粗末。每服三钱匕，水一盏，加生姜一小块（拍破），大枣二枚，同煎至七分，食前去滓温服。

【主治】虚劳痰饮，脾胃不和，四肢乏力，不思饮食。

白术汤

【来源】《圣济总录》卷八十八。

【组成】白术 木香 人参 白茯苓（去黑皮） 草豆蔻（去皮） 陈橘皮（汤浸，去白，焙） 桂（去粗皮） 枳壳（去瓤，麸炒） 细辛（去苗叶） 陈曲末各半两 诃黎勒三枚（煨，取皮用）

【用法】上为粗末。每服三钱匕，水一盏，加盐少许，生姜五片，煎至七分，去滓，空心热服。

【功用】补暖水脏，和益脾胃。

【主治】虚劳痰饮，心胸烦满，气逆呕吐。

橘皮汤

【来源】《圣济总录》卷八十八。

【组成】陈橘皮（汤浸，去白，焙）三两 半夏（汤洗七遍，去滑，麸炒黄色） 大腹皮（锉） 赤茯苓（去黑皮） 芍药各半两 前胡（去芦头） 枇杷叶（去毛，炙）各三分

【用法】上为粗末。每服三钱匕，水一盏，加生姜半分（拍碎），煎至六分，去滓温服，不拘时候。

【主治】虚劳痰饮，不思饮食，胸满气逆。

人参丸

【来源】《圣济总录》卷一五六。

【组成】人参 高良姜 白茯苓（去黑皮） 陈橘皮（汤浸，去白，焙） 厚朴（去粗皮，生姜汁炙令香熟）各一两 半夏二两（汤洗七遍去滑，炒令干） 干姜（炮） 甘草（炙）各半两

【用法】上为末，用生姜汁浸蒸饼心和剂为丸，如梧桐子大。每服三十丸，食后、临卧生姜汤送下。

【功用】调脾胃，进饮食。

【主治】妊娠痰盛。

干姜丸

【来源】《圣济总录》卷一五六。

【组成】干姜（炮裂） 白矾（熬令汁尽） 川芎 半夏（生姜汁同炒黄）各一两 白术二两

【用法】上为末，煮枣肉为丸，如小豆大。每服十五丸，温淡生姜汤送下，不拘时服。

【主治】妊娠痰饮，浸渍膈脘，目运头旋。

黄耆汤

【来源】《圣济总录》卷一五六。

【组成】黄耆（锉）一两 半夏半两（汤洗七遍，焙） 芎藭半两 甘草（炙）一分 人参 白术 陈橘皮（去白，焙） 赤茯苓（去黑皮） 枳壳（去瓤，麸炒） 诃黎勒皮各三分

【用法】上为粗末。每服二钱匕，水一盏，加生姜三片，大枣一枚（擘），同煎至六分，去滓温服，不拘时候。

【功用】和脾胃，思饮食。

【主治】妊娠痰逆。

旋覆花汤

【来源】《圣济总录》卷一五六。

【组成】旋覆花（去萼） 枳壳（去瓤，麸炒）各半两 半夏（汤洗七遍，姜汁浸，焙干） 木通各一两（锉） 前胡（去芦头）二两 白术 赤茯苓（去黑皮） 陈橘皮（汤浸去白，焙） 槟榔各六两

【用法】上为粗末。每服五钱匕，水一盏半，入生姜五片，煎至八分，去滓，空心服，午前再服，极效。有风痰人，常宜服。

【功用】利胸膈，行滞气，消痰饮，疗胀满。

【主治】妊娠痰饮，胸膈不利，不思饮食。

四通汤

【来源】《圣济总录》卷一七七。

【组成】桔梗（炒） 大黄（锉，炒）各半两 陈橘皮（汤浸，去白，焙） 紫菀（去苗土）各一分

【用法】上为粗末。每服一钱匕，水八分，煎至四分，去滓，食后温服，一日二次。

【主治】小儿痰壅结实。

羊肾丸

【来源】《圣济总录》卷一八七。

【组成】天南星一两（切，生姜十片同水煮过） 半夏一两（切，生姜十片同水煮过，焙干） 茴香子一两（微炒） 附子两枚（炮裂，去皮脐） 白附子一两（炮） 干姜一两（炮） 木香一两

【用法】上为末，用羯羊肝一对，和前药一处，为丸如梧桐子大。每服十丸，炒盐汤送下，早晚二次。

【功用】补虚治痰。

茱萸丸

【来源】《圣济总录》卷一八七。

【组成】吴茱萸（汤洗七遍，焙）一两半 硇砂半两（用醋浆水淹搅五七百度，用纸滤过，瓷器内慢火逼令干） 木香一两 京三棱三两（炮熟，捣） 青橘皮（汤浸，去白）一两半 干姜（炮裂）一两半 附子（炮裂，去皮脐）一两半 半夏（汤洗十遍，微炒）一两半 巴戟天（去心，酒浸一宿）一两 茴香子一两（微炒） 硫黄一两（甘草水洒研七日）

【用法】上为末，先用硫黄末，以精羊肉十五两细切，拌和令匀，淹一宿，便用好醋一升半，煎汁尽，醋刮在臼内，后将药末并硇砂同入皿内，杵一千下，为丸如梧桐子大。每服十丸，空心盐汤送下。

【功用】补虚，下气去痰。

理中汤

【来源】《圣济总录》卷一八七。

【组成】槟榔（锉） 赤茯苓（去黑皮） 木通（锉） 桂（去粗皮） 陈橘皮（汤浸，去白） 半夏（用生姜捣碎，焙） 沉香各等分

【用法】上为粗末。每服三钱匕，水一盏，加生姜半分（切），煎至八分，去滓，食前温服。

【主治】痰饮。患后余毒，不思饮食，三焦气急。

人参散

【来源】《全生指迷方》卷二。

【别名】参芦散（《医方集解》）。

【组成】人参芦

【用法】上为末。每服一二钱，水调下。

【主治】

1.《全生指迷方》：若吐血服汤后，转加闷乱烦躁，纷纷欲呕，颠倒不安，由胸上有留血，其脉沉伏。

2.《医方集解》：虚弱人痰涎壅盛。

【方论】《医方集解》：此手太阴、足太阳药也，痰涎上壅，法当涌之。病人虚羸，故以参芦代藜芦，瓜蒂，宣犹带补，不致耗伤元气也。

治痰茯苓丸

【来源】《是斋百一选方》卷五引《全生指迷方》。

【别名】茯苓丸（《妇人大全良方》卷三）、消痰茯苓丸（《仁斋直指方论》卷十八）、指迷茯苓丸

（《玉机微义》卷四）、千金指迷丸（《医学入门》卷七）、世传茯苓丸（《证治准绳·女科》卷二）、茯苓指迷丸（《不居集》上集卷十七）、指迷丸（《医宗金鉴》卷四十一）。

【组成】茯苓一两　枳壳（麸炒，去瓤）半两　半夏二两　风化朴消一分

【用法】上为细末，生姜自然汁煮糊为丸，如梧桐子大。每服三十丸，以生姜汤送下。

【功用】

1.《医学入门》：潜消痰积。

2.《中医治法与方剂》：燥湿导痰。

【主治】

1.《是斋百一选方》引《指迷方》：臂痛不能举手，或左右时复转移，由伏痰在内，中脘停滞，脾气不流行，与上气搏，四肢属脾，滞而气不下，故上行攻臂。其脉沉细。

2.《证治准绳·女科》：手臂抽牵或战掉不能举物。及脾气虚弱，痰邪相搏，停伏中脘，以致臂内筋脉挛急而痛。

3.《医门法律》：妇人产后发喘，四肢浮肿。

4.《中医治法与方剂》：痰浊内阻的眩晕及颠疾。

【宜忌】《医方论》：非大实者不可轻投。

【方论】

1.《医方考》：半夏燥湿，茯苓渗湿，湿去则饮不生；枳实削坚，风化消软坚，坚去则痰不固。

2.《成方便读》：方中以半夏化其痰，茯苓行其湿，枳壳破其气，而以姜汁开之，芒硝下之，用法之周到，佐使之得宜，其痰有不去者乎。

3.《中医治法与方剂》：本方以小半夏加茯苓汤为基础，加枳壳和风化消而成。小半夏汤为著名的燥湿祛痰，降逆止呕剂。本方用之以燥湿浊而祛痰涎，配枳壳调畅气机，气行则痰湿亦行；又以茯苓利水渗湿，导水湿痰浊从前阴而出；风化消软坚涤痰，导痰浊从大便而出，共呈燥湿行气，消解顽痰功效。

【验案】

1.手臂抽掣　《是斋百一选方》引《指迷方》：累有人为痰所苦，夜间两臂常若有人抽牵，两手战灼，至于茶盏亦不能举，只以此药治之，皆随服随愈。

2.肢体麻木　《四川中医》（1984，4：48）：冯某，女，50岁，右侧腓肠肌外缘麻木3个月，面积约有4cm×6cm。查病人舌象正常，脉滑实，乃痰客经络，血脉失养所致，疏方指迷茯苓丸，服12剂获验。

3.梅核气　《四川中医》（1984，4：48）：赵某，女，36岁，咽嗌不适半年，如物堵塞，咯之不出，咽之不下。经耳鼻咽喉科检查无异常，脉滑，苔白，遂断为“梅核气”，方投指迷茯苓丸，服10剂后病愈。

4.癔病　《河北中医》（1984，4：47）：陈某某，女，46岁，因家务事发生口角后，遂至精神抑郁，烦躁易怒，寡言少语，食欲减退，呕吐痰涎，时而胡言乱语，曾用西药氯丙嗪、谷维素、安定等不效。病人表情淡漠，语无伦次，舌质淡，苔白厚腻，脉滑数，自感胸中有物堵塞。此留饮为患，用指迷茯苓丸方加减：茯苓12g、枳壳12g、半夏9g、芒硝12g、远志12g、石菖蒲12g、生姜3片，进2剂，大便通利；诸症遂减，食欲有增。后减芒硝为9g，继进3剂而愈。

七宝汤

【来源】《卫生家宝方》卷上。

【组成】神曲一两（锉，炒）　麦蘖一两（微炒）　甘草半两（锉，炒）　干姜半两（炮，锉）　草果半两（去皮，锉）　槟榔半两（锉）　杏仁三钱（汤泡，去皮尖，炒，别研成膏）

【用法】上为末。每服二钱，入盐沸汤点服。

【功用】消宿食，逐留饮，下气宽中。

【主治】宿食，留饮。

丁香开胃丸

【来源】《幼幼新书》卷三十二引《王氏手集》。

【组成】半夏（粗末，姜汁浸，炒黄）　三棱（炮）　甘草（炙）各一两　丁香三分　干木瓜半两　姜十二两（切，青盐一两，炒润，焙末）

【用法】上为细末，炼蜜为丸，如鸡头子大。每服一丸，沸汤化下，不拘时候。儿小分减。

【主治】脾胃不调，停积痰饮，呕吐吞酸，胸膈痞闷。

消乳痰丸

【来源】《幼幼新书》卷十九引《刘氏家传》。

【组成】大半夏半两（罗卜一个，切头子大，水一碗煮尽） 人参二钱

【用法】上焙，为细末，姜汁糊丸，如绿豆大。每服二三十丸，食后姜汤送下。宜常服。

【主治】小儿痰涎。

茯苓丸

【来源】《鸡峰普济方》卷九。

【组成】茯苓一两 吴茱萸三两

【用法】上为细末，炼蜜为丸，如梧桐子大。每服十丸，米饮送下，不拘时候。

【主治】饮湿。

四倍丸

【来源】《鸡峰普济方》卷十二。

【组成】白术四两 橘皮三两 半夏二两 木香一两

【用法】上为细末，水煮面糊为丸，如梧桐子大。每服二三十丸，食后临卧服。

【功用】下痰饮，和脾胃。

白术胡椒丸

【来源】《鸡峰普济方》卷十二。

【组成】白术 胡椒 高良姜 半夏 干姜各一两 茯苓 陈皮各半两

【用法】上为细末，水浸蒸饼为丸，如梧桐子大。每服五十丸，食前生姜、橘皮汤送下。

【功用】治痰助胃。

附子枳实丸

【来源】《鸡峰普济方》卷十三。

【组成】附子半两 枳实一两

【用法】上为细末，炼蜜为丸，如梧桐子大。每服三十丸，食前米饮送下。

【主治】留饮。脾元虚弱，引饮过多，水渍中脘，伏留肠间，腹胀时发时止，发则肠间漉漉有声，痛引胁下，或时目眩头痛，大便秘涩，心胸痞闷欲呕，喜渴，脉沉细而弦。

二姜丸

【来源】《鸡峰普济方》卷十八。

【组成】良姜 干姜 青皮 陈皮 半夏各一两

【用法】上为细末，姜汁糊为丸，如梧桐子大。每服三十丸，姜汤送下，不拘时候。

【功用】温胃破痰。

十味大半夏汤

【来源】《鸡峰普济方》卷十八。

【组成】半夏 大黄各五两 吴茱萸 朴消 桂各二两 牡丹皮 柴胡 干姜 细辛 白术各三两

【用法】上为细末。每服二钱，水一盏，加生姜三片，同煎至七分，去滓，食前温服。

【主治】痰饮。

三倍丸

【来源】《鸡峰普济方》卷十八。

【组成】木香一两 陈皮二两 半夏曲三两

【用法】上为细末，生姜汁糊为丸，如梧桐子大。每服三四十丸，食后白汤送下。

【主治】痰饮不热不冷，呕吐不已。

大半夏丸

【来源】《鸡峰普济方》卷十八。

【组成】半夏 生姜各半斤

【用法】同研如泥，焙干为细末，用生姜汁煮糊为丸，如梧桐子大。每服三十丸，食后生姜汤送下。

【功用】坠痰涎。

小五饮丸

【来源】《鸡峰普济方》卷十八。

【组成】半夏 甘遂 大戟 牵牛（白者） 芫花 紫菀 附子 泽泻各一两 木香 沉香各

一分

【用法】上为细末，炼蜜为丸，如梧桐子大。每服五七次，微嚼破，橘皮汤送下。

【主治】五种痰饮。

开胃正气散

【来源】《鸡峰普济方》卷十八。

【组成】厚朴　半夏各一两　生姜四两　陈橘皮　藿香叶　甘草　人参　白术各三分

【用法】上为粗末。每服二钱，水一盏，加生姜五片，大枣一枚，同煎至六分，去滓，食前温服。

【功用】治痰和胃。

五饮丸

【来源】《鸡峰普济方》卷十八。

【组成】远志　苦参　藜芦　白术　甘遂　五味子　大黄　石膏　桔梗　半夏　紫菀　乌贼骨　前胡　芒消　芫花　当归　人参　栝楼根　大戟　贝母　茯苓　芍药　黄芩　葶苈　桂各一两　恒山　薯预　厚朴　细辛　附子各一两半　巴豆三十个　苁蓉一两　甘草三分

【用法】上为细末，炼蜜为丸，如梧桐子大。每服一二丸，临卧时以熟水送下。

【主治】五饮留滞，停痰癖饮结在两胁，心腹胀满，羸瘦，不能饮食，食不消化，喜唾干呕，大小便或秘或利，腹中动摇作水声，腹内热，口干欲饮水浆，卒起头眩欲倒，胸胁下痛。

乌头丸

【来源】《鸡峰普济方》卷十八。

【组成】草乌头半斤　青盐四两　青橘皮　陈皮　良姜　干姜　茴香各二分

【用法】上为细末，醋煮面糊为丸，如梧桐子大。每服三丸，空心、温酒或盐汤送下。渐加至三十丸。

【主治】停饮。

【宜忌】忌热物、羊血、萝卜、生葱。

白术茯苓汤

【来源】《鸡峰普济方》卷十八。

【别名】白术汤（《医略六书》卷二十五）。

【组成】白术四两　茯苓　甘草各二两

【用法】上为粗末。每服三钱，水一盏半，煎至八分，去滓，稍热服，不拘时候。

【功用】逐支饮，通利小便。

【主治】

1.《鸡峰普济方》：饮积胸痞，痰停膈上，头痛目眩，噫醋吞酸，嘈烦忪悸，喘咳呕逆，体重胁痛，腹痛肠鸣，倚息短气，身形如肿。及时行若吐若下后，心下逆满，气上冲胸，起则头眩，振振身摇。

2.《医略六书》：脾虚泄泻，脉缓者。

【方论】《医略六书》：泻由乎湿，脾土虚弱，不能制御于中，故偏渗大肠，泄泻不止焉。白术崇土燥湿，茯苓渗湿和脾，炙草缓中益胃，兼益中州之气也。水煎温服，使湿去土强，则脾能健运而敷化有权，泄泻无不自止矣。此健脾渗湿之剂，为脾亏泄泻之专方。

辰砂丸

【来源】《鸡峰普济方》卷十八。

【组成】辰砂　白矾各半两　半夏三两　人参　天南星各一两

【用法】上为细末，生姜自然汁煮面糊为丸，如绿豆大。每服十五丸，食前、临卧生姜汤送下。

【功用】坠风痰，进饮食。

【主治】痰饮。

良姜丸

【来源】《鸡峰普济方》卷十八。

【组成】高良姜　干姜各一两　桂　黄橘皮各半两

【用法】上为细末，水煮面糊为丸，如梧桐子大。每服三十丸至百丸，空心生姜汤送下。

【主治】中寒痰唾。

青龙丸

【来源】《鸡峰普济方》卷十八。

【组成】消石四两　滑石　白矾各三两　赤粉脚　青黛各一两　铅白霜二分

【用法】上药各为末，合和匀，用汤浸蒸饼为丸，如梧桐子大。每服十丸，生姜汤送下。

【主治】痰涎壅盛，咽喉作声，胸膈不利，头痛恶心。

细辛橘皮汤

【来源】《鸡峰普济方》卷十八。

【组成】半夏五两　茯苓四两　芍药三两（白者）　细辛　陈皮　桔梗　旋覆花　甘草　人参　桂各一两

【用法】上为粗末。每服三钱，水一盏半，加生姜五片，煎至一盏，去滓，食前温服。

【主治】胸膈心腹中痰水冷气，汪洋嘈烦，或水鸣多唾，口中清水自出，胁肋急胀膨疼，不思饮食。

枳壳橘皮汤

【来源】《鸡峰普济方》卷十八。

【组成】茯苓　白术各一两半　人参　枳壳各一两　陈橘皮三分

【用法】上为细末。每服三钱，水一盏半，加生姜七片，同煎至七分，去滓温服，每日二三次。

【主治】痰气停积，胸中痞满，呕吐，不思饮食。

姜汁汤

【来源】《鸡峰普济方》卷十八。

【组成】半夏半两　桔梗　橘皮（黄者）　茯苓各二两　附子　甘草　桂各一两　椒一两半

【用法】上为粗末。每服三钱，水一盏半，煎至八分，去滓，入姜汁半醋勺，再煎，食前服。

【主治】胸中痰饮，积聚不消，咳嗽逆吐，饮食不下，脾胃久虚，肌体羸瘦，或自下者。

神应散

【来源】《鸡峰普济方》卷十八。

【组成】胆矾半两（一份刀上枯，一份生为末）　铅丹一分

【用法】上为细末。每服半钱，以淡乌梅汤调下。

【主治】痰涎。

铁刷散

【来源】《鸡峰普济方》卷十八。

【组成】白术皮（不犯铁器）

【用法】上药去粗皮，为末。每服一大钱匕，空心米饮调下，不拘时候，服至三服；气虚者，食后服。

【功用】下痰化痰。

【主治】痰。

粉霜半夏丸

【来源】《鸡峰普济方》卷十八。

【组成】半夏四两　白矾三两　黑牵牛子二两　粉霜一两

【用法】上为细末，以生姜自然汁煮糊为丸，如梧桐子大，朱砂为衣。每服十丸，食后白汤送下。

【功用】化痰涎，利胸膈。

甜葶苈丸

【来源】《鸡峰普济方》卷十八。

【组成】甜葶苈　杏仁　半夏　槟榔各二两　神曲一两　黑牵牛四两（半生，半熟）　皂荚五挺

【用法】上为细末，后入葶苈、杏仁再研匀调，浸皂荚酒为面糊和丸，如梧桐子大。每服二十丸或三十丸，温生姜汤送下。

【功用】顺气宽中，破坚祛积，逐痰水，行结气，消除腹胀，通利痞塞。

【主治】肺气壅滞，喘闷不快，胃中停饮，腹胀鼓痛；或呕逆涎痰，呼吸短气；或胁气牢满，骨间刺痛；及咳逆肿满，背脊拘急，大便秘滞，小水赤涩。

丁沉煎丸

【来源】《鸡峰普济方》卷二十。

【组成】丁香　白茯苓　人参　半夏曲各一两　石灰末　阳起石　礞石各半两　阿魏半分　杏

仁　巴豆各五个

【用法】上为细末，蒸饼为丸，鸡头子大。每服二丸，白汤送下。

【功用】行滞气，下痰饮。

顺气丸

【来源】《鸡峰普济方》卷二十。

【组成】黄牵牛十两（炒，别捣，取粉六两）　木香　青橘皮　槟榔　半夏曲各一两　紫苏子半两　五灵脂一两半

【用法】上为细末，滴水为丸，如梧桐子大。每服二十丸，临卧生姜汤送下。

【功用】宽胸膈，行滞气，消痰饮，爽神气。

五味子丸

【来源】《普济本事方》卷二。

【组成】五味子（拣）二两　桂心（不见火）　大杏仁（北来者，去皮尖，微炒）　青皮（去白）　细辛（去叶）　人参（去芦）　槟榔（煨）各一两　干姜（炮）　附子（炮，去皮脐）各半两

【用法】上为细末，炼蜜为丸，如梧桐子大。每服三四十丸，空心、食前酒或汤送下，一日三次。

【功用】平肺气，补虚消饮。

【方论】《本事方释义》：五味子气味咸酸微温，入足少阴；桂心气味甘辛热，入肝；杏仁气味苦辛微温，入手太阴；青皮气味辛温，入肝胆；细辛气味辛温，入足少阴；人参气味甘温，入脾胃；槟榔气味苦辛温，入足太阴、太阳，能下气消积；炮干姜气味辛温，入脾；附子气味辛咸大热，入手足少阴。此因正气馁弱不振，致积饮停留，必辛甘温之守护中宫，而平肺消饮之品，各得展其技矣。

曲术丸

【来源】《普济本事方》卷二。

【别名】椒曲丸（《普济方》卷二十三引《医方集成》）。

【组成】神曲十两（微炒）　白术五两　干姜（炮）　官桂（去粗皮，不见火）各三两　吴茱萸（汤浸七次，焙）　川椒（去目并合口，微炒地上出汗）各二两

【用法】上为细末，薄糊丸，如梧桐子大。每服三五十丸，生姜汤下，食前稍空腹。

【主治】

1.《普济本事方》：脾元久虚，不进饮食，停饮胁痛。

2.《普济方》引《医方集成》：腹胀满，脏腑虚滑，止而复作，痼冷积伤久不愈。

【加减】有饮，加半夏曲二两。

三生丸

【来源】《普济本事方》卷三。

【组成】半夏二两　南星　白附子各一两

【用法】上并生为末，滴水为丸，如梧桐子大，以生面滚衣，阴干。每服十丸至二十丸，生姜汤送下。

【主治】

1.《普济本事方》：中脘风涎痰饮，眩瞑，呕吐酸水，头疼恶心。

2.《济生方》：痰厥头痛。

3.《医学入门》：中风昏迷，痰涎壅并，口眼㖞斜，半身不遂，脉沉无热者。

4.《本草纲目》：小儿暑风，暑毒入心，痰塞心孔，昏迷抽搦。

【方论】《本事方释义》：半夏气味辛温入足阳明，天南星气味苦辛温入手足太阴，白附子气味辛甘大温入足阳明。三味皆生用以姜汤送者，以脘中之痰饮窃据为患，致瞑眩呕吐，头疼恶心，非峻利之药，不能扫除也。

山栀散

【来源】《普济本事方》卷三。

【别名】山栀子散（《东医宝鉴·内景篇》卷二）。

【组成】山栀（晒干）

【用法】上为末。沸汤点服。

【主治】膈中停饮，服苍术丸后觉燥甚。

化痰丸

【来源】《普济本事方》卷三。

【组成】半夏（汤洗七次，别末） 人参（去芦） 白茯苓（去皮） 白术 桔梗（切作小块，姜汁浸）各一两 枳实（去瓤，麸炒） 香附子（麸炒，舂去皮） 前胡（去苗，净洗） 甘草（炙）各半两

【用法】上为细末，用半夏、姜汁煮糊为丸，如梧桐子大。每服三四十丸，生姜汤送下。

【主治】停痰宿饮。

【方论】《本事方释义》：半夏气味辛温，入足阳明；人参气味甘温，入脾胃；茯苓气味甘平淡渗，入足阳明；白术气味甘温，入手足太阴；桔梗气味苦辛平，入手太阴，为诸药之舟楫；枳实气味苦寒，入脾；香附子气味辛甘平，入足厥阴、少阳；前胡气味苦辛微寒，入手太阴；甘草气味甘平，入足太阴，此主治停痰宿饮之方也。古人有云，邪之所凑，其里必虚，参、苓、术、甘四味乃四君子汤也，用以守护中宫；而消痰驱饮之药，以姜为引，直捣其巢，宿饮自除矣。

苍术丸

【来源】《普济本事方》卷三。

【别名】神术丸（《仁斋直指方论》卷七）。

【组成】苍术一斤（去皮，切）

【用法】上为末，用生油麻半两，水二盏，研滤取汁，大枣十五个（烂煮，去皮核），研以麻汁，匀研成稀膏，搜和入臼熟杵，丸如梧桐子大，干之。每日五十丸，空腹用盐汤送下，增至一百丸、二百丸。初服时必膈微燥，且以茅术制之，觉燥甚，进山楂散一服，久之不燥矣。

【主治】膈中停饮。

诃子饮

【来源】《普济本事方》卷三。

【别名】诃子汤（《普济方》卷一五八）。

【组成】诃子（煨，去核） 青皮（去白） 麦门冬（水浥，去心）各半两 槟榔四个 半夏三分（汤浸七次） 甘草一分（炙）

【用法】上为粗末。每服四钱，水二盏，加生姜七片，同煎至七分，去滓温服，每日二三次。

【功用】

1.《普济本事方》：利膈去涎，思食止嗽。

2.《本事方释义》：健运中宫。

【主治】

1.《普济本事方》：风痰停饮，痰癖咳嗽。

2.《本事方释义》：咳嗽痰涎，致中膈不利，纳食减少。

【方论】《本事方释义》：诃子气味温涩，入手阳明、足太阴；青皮气味苦辛温微酸，入足少阳、厥阴；麦冬气味甘寒微苦，入手太阴、少阴；槟榔气味辛温，入足阳明；甘草气味甘平，入脾。以辛温之药，健运中宫，气旺则肺金有所恃，孰谓肺病必用滋腻乎？

旋覆花汤

【来源】《普济本事方》卷三。

【组成】旋覆花（拣去梗） 细辛（去叶） 橘红（去白） 桂心（不见火） 人参（去芦） 甘草（炙） 桔梗（炒） 白芍药 半夏（汤洗七次）各半两 赤茯苓（去皮）三分

【用法】上为粗末。每服四钱，水一盏半，加生姜七片，煎至八分，去滓温服。

【主治】心腹中脘痰水冷气，心下汪洋嘈杂，肠鸣多唾，口中清水自出，胁肋急胀，痛不欲食，脉沉弦细迟。

【方论】《本事方释义》：旋覆花气味咸温，入手太阴、阳明；细辛气味辛温，入足少阴；橘皮气味辛微温，入手足太阴；桂心气味辛甘热，入足厥阴；人参气味甘温，入脾胃；甘草气味甘平，入脾；桔梗气味苦辛平，入肺；白芍气味酸微寒，入足厥阴；半夏气味辛温，入足阳明；赤茯苓气味甘平淡渗，入手太阳、足阳明；以姜为引，引药入里。此因胃气虚冷，痰饮蟠踞心下，冷气汪洋，嘈杂肠鸣，人倦多睡，胁肋急胀，不欲思食，以咸苦辛酸之药逐痰驱饮，以甘缓之药调和中焦正气，则病去而渐能纳食矣。

槟榔丸

【来源】《普济本事方》卷三。

【别名】丁香半夏丸（《医学发明》卷一）。

【组成】槟榔三分　丁香一分（不见火）　半夏一两（汤洗七次）　细辛（去叶）　干姜（炮）　人参各半两（去芦）

【用法】上为细末，姜汁煮糊为丸，如梧桐子大。每服二三十丸，姜汤送下，一日三服。

【主治】心下停饮冷痰，头目晕眩，睡卧口中多涎。

【方论】《本事方释义》：槟榔气味苦辛温，入足太阴太阳，能消积下气；丁香气味辛热，入足阳明太阴；半夏气味辛温，入足阳明；细辛气味辛温，入足少阴；干姜气味辛温，入手足太阴；人参气味甘温，入足阳明；心下停饮冷痰，非辛温不能驱逐，非甘温补药不能养正气，正气大旺，停饮自去耳。

五膈散

【来源】《扁鹊心书·神方》。

【组成】人参　黄耆（炙）　白术　麦冬　官桂　附子（炮）　干姜（炒）　远志（去心）　台椒　北细辛　百部（去芦）　杏仁各等分

【用法】上为末。每服四钱，水煎服。

【主治】肺伤寒，误服凉药，冰消肺气，胸膈膨胀，呕吐酸水，口中如含冰雪，体倦减食，或成冷痨，胸中冷痰。

川芎丸

【来源】《续本事方》卷五。

【别名】小川芎丸（《医门法律》卷五）。

【组成】川芎二两（细锉，慢火熬熟）　川大黄二两（蒸令极熟）

【用法】上药焙干为末，用不蛀皂角五七挺，温水揉汁，绢滤去滓，瓦器中熬成膏，和前二味为丸，如绿豆大。每服十五丸，生姜汤送下。小儿三丸。

【主治】膈上有痰。

化痰涎方

【来源】方出《续本事方》卷五，名见《普济方》卷一六五。

【组成】明矾一两（枯过）　白僵蚕半两（去头脚丝）

【用法】上为末，研生薄荷令烂为丸，如绿豆大。每服二十丸，薄荷汤送下，一日三次。

【功用】《赤水玄珠全集》：化痰涎。

【主治】

1.《续本事方》：痰饮。

2.《赤水玄珠全集》：咳嗽。

白金丹

【来源】《小儿卫生总微论方》卷十四。

【组成】桑白皮一两（锉）　前胡（去芦）一两　半夏一两（汤泡七次）　白术一两　人参（去芦）半两　陈皮半两　甘遂一分（微炒）

【用法】上为细末，炼蜜为丸，如黍米大。每服五七丸，水送下，周卒至一二岁儿三丸，以上者以上意量加，不拘时候。

【功用】《普济方》消痰实，利胸膈。

【主治】肺壅痰实，胸膈不利。

人参半夏丸

【来源】《宣明论方》卷九。

【组成】白矾　天南星　半夏各半两　甘草二钱半（炙）　人参二钱　赤小豆四十九粒　杏仁四十九粒　猪牙皂角一钱

【用法】上为末，用多年小米一升（一本作秫米三升、醋一升），熬粥为丸，如梧桐子大。每服十五丸，临卧用炒萝卜子汤送下。

【主治】一切痰饮，喘嗽不已。

黄芩二陈汤

【来源】《景岳全书》卷五十四引《宣明论方》。

【组成】黄芩　陈皮　半夏　茯苓各等分　甘草减半

【用法】水一钟半，加姜三片，煎七分，食远服。

【主治】热痰。

五百丸

【来源】《三因极一病证方论》卷十一。

【组成】丁香　巴豆（去皮，别研）　缩砂仁　胡椒　乌梅（去核）各一百个

【用法】上为细末，炊饼糊为丸，如绿豆大。每服五七丸，熟水送下，食后、临卧服。

【主治】宿食留饮，聚积中脘，噫臭吞酸，心腹疼痛。并疗中虚积聚，及脏腑飧泄，赤白痢下。

曲术丸

【来源】《三因极一病证方论》卷十一。

【组成】神曲（炒）三两　苍术（泔浸三宿，洗净晒干，炒）一两半　陈皮一两

【用法】上为末，生姜汁别煮神曲末糊为丸，如梧桐子大。每服三五十丸，姜汤送下，不拘时候。

【主治】中脘有宿食留饮，酸蜇心痛，口吐清水，嗳宿腐气。

参苓饮

【来源】《三因极一病证方论》卷十三。

【别名】参苓散（《类编朱氏集验方》卷五）。

【组成】茯苓　人参　白术各三两　枳实（麸炒，去瓤）二两　橘皮一两半

【用法】上锉散。每服四大钱，水二盏，加生姜三片，煎七分，去滓，空腹温服。

【主治】胸中停痰宿水，自吐出痰后，心胸间虚，气满不能食。

破饮丸

【来源】《三因极一病证方论》卷十三。

【别名】破痰丸（《古今医统大全》卷四十三引《医林方》）。

【组成】荜茇　丁香　胡椒　缩砂仁　乌梅肉　青皮　巴豆（去皮）　木香　蝎梢各等分

【用法】将青皮、巴豆以浆水同浸一宿，次日滤出，同炒青皮焦，去巴豆，将所浸水淹乌梅肉，蒸一炊久，细研为膏，入药末和匀为丸，如绿豆大。每服五七丸，临睡生姜汤送下；津液下尤佳。久服不伤脏气。

【主治】五饮停蓄胸腹，结为癥癖，支满胸膈，傍攻两胁，抢心疼痛，饮食不下，反胃吐逆，九种心疼，积年宿食不消，久疟久痢，遁尸疰忤，癫痫厥晕，心气不足，忧愁思虑，妇人腹中诸病。

小胃丹

【来源】《古今医统大全》卷四十三引《三因极一病证方论》。

【组成】芫花　甘遂　大戟各一两　大黄（酒拌蒸）一两半　黄柏（炒褐色）二两

【用法】上为细末，粥为丸，如麻子大。每服十丸，温汤送下。

《丹溪心法》：芫花（好醋拌匀，过一宿，瓦器不住手搅，炒令黑，不要焦）、甘遂（湿面裹，长流水浸半日，再水洗晒干。又云，水浸冬七，春、秋五日，或水煮亦可）、大戟（长流水煮一时，再水洗晒干）各半两，大黄（湿纸裹煨，勿焦，切，焙干，再酒润，炒熟焙干）一两半，黄柏三两（焙炒），每服二三十丸，临卧津液吞下，或白汤一口送下，取其膈上之湿痰热积，以意消息之，欲利则空心服。《医学纲目》：上为末，以白术膏为丸，如萝卜子大。

【功用】

1.《古今医统大全》引《三因极一病证方论》：上可去胸膈之痰，下可利肠胃之痰。

2.《中国医学百科全书·方剂学》：泻积利水通便。

【主治】

1.《丹溪心法》：助上痰热，风痰，湿痰，肩膊诸痛，食积痰实者；哮喘。

2.《医方考》：痰涎蓄积胃脘，胸腹作痛者。

3.《证治准绳·女科》：结痰白带。

4.《证治宝鉴》：水饮停膈而悸者，其人必觉头眩，身不热，而脉弦，属实者。

5.《饲鹤亭集方》：痰饮咳嗽，胸膈肠胃之间湿热痰郁，痞痹肿满，气血壅滞。

【宜忌】

1.《丹溪心法》：能损胃气，不宜多。

2.《济阴纲目》：唯胃虚少食者宜忌用。

【方论】《医方考》：小，消也；小胃者，消去胃中之痰物也。甘遂、芫花、大戟，能下十二经之湿痰，大黄佐之下行，黄柏制其辛烈，是方也，大毒之剂，攻杀击刺之兵也，善用则治，弗善用之

则乱。

【验案】

1.哮　《续名医类案》：丹溪治一人哮，一日一发，此病在上焦，不得汗泄，正当十月，遂以麻黄、黄芩各二钱，入姜汁煎服，临卧进小胃丹三十粒而安。

2.痰饮　《医宗必读》：朱文学遍体如虫螫，口舌糜烂，余诊之，寸脉乍大乍小，意其这鬼祟细察两关弦滑且大，遂断定为痰饮之疴。投滚痰丸三钱，虽微有所下，而病患如旧，更以小胃丹二钱与之服，下痰积及水十余碗，遍体之痛减半，更以人参三钱、白术二钱，煎汤服小胃丹三钱，大泻十余行，约有二十碗许，病若失矣。乃以六君子为丸，服四斤而愈。

3.白带　《证治准绳·女科》：陶遵道外姑，年七十，形瘦，善痰，白带，食前姜汤吞大补丸五十丸一二次，午膳后及临卧时各与小胃丹十五丸愈。

大丁香煮散

【来源】《杨氏家藏方》卷六。

【别名】十味丁香煮散（《是斋百一选方》卷二）、丁香煮散（《太平惠民和济局方》卷三吴直阁增诸家名方）。

【组成】丁香　附子（炮，去皮脐）　干姜（炮）　高良姜（锉，油炒）　红豆（去皮）　益智仁　青橘皮（去白）　陈橘皮　甘草（炙）各一两　胡椒半两

方中附子，《太平惠民和济局方》（吴直阁增诸家名方）作“川乌”。

【用法】上锉。每服五钱，水一盏半，加生姜七片，盐一捻，煎至一盏，去滓，食前温服。

【主治】

1.《杨氏家藏方》：脾经受冷，胃脘停寒，胸膈痞闷，腹胁攻刺疼痛，痰逆恶寒，咳嗽中满，脏腑虚鸣，饮食减少，四肢逆冷。

2.《是斋百一选方》：脾胃伤冷，中脘痞滞，胃口宿寒，停痰留饮，气积不散，心腹大痛，胁肋膨胀，泄利水谷，呕逆恶心，下竭上虚，食饮不下，肢体瘦怠，自汗不止，阳气暴脱。

香术散

【来源】《杨氏家藏方》卷六。

【组成】木香　人参（去芦头）　白术　白茯苓（去皮）　草豆蔻仁　陈橘皮（去白）　肉桂（去粗皮）　枳壳（去瓤，麸炒）各半两　细辛（去叶土）一分　神曲一两（炒）

《普济方》有诃子。

【用法】上为细末。每服三钱，水一盏，加生姜三片，盐少许，同煎至七分，空心热服。

【功用】和脾胃，养三焦，美饮食，化痰饮，破滞气。

天麻白术丸

【来源】《杨氏家藏方》卷八。

【组成】天麻（去苗）　白术　天南星（炮）　半夏（汤洗涤）　白附子（炮）　川芎　白僵蚕（炒，去丝嘴）　寒水石（煅过）　薄荷叶（去土）　赤茯苓（去皮）　旋覆花各等分

【用法】上为细末，以生姜自然汁煮面糊为丸，如梧桐子大，细研雄黄为衣。每服四十丸，食后温生姜、紫苏汤送下。

【主治】风湿痰饮，攻冲头目，昏运重痛，咽膈壅滞不利，及一切痰饮。

生姜橘皮丸

【来源】《杨氏家藏方》卷八。

【组成】陈橘皮（去白）一斤　生姜（洗）一斤（薄切，焙）　神曲（微炒）二两

【用法】上为细末，面糊为丸，如梧桐子大，每服五七十丸，加至百丸，食后米饮、熟水任下。无问老幼皆可服。

【功用】升降滞气，消饮去痰，温中散寒，快膈美食。

【主治】痰饮。

圣金丸

【来源】《杨氏家藏方》卷八。

【组成】半夏（用生姜自然汁浸两宿，取出切作片

子，新瓦上焙干） 威灵仙（净洗去根上，焙干，秤）各三两

【用法】上为细末，用不蚛皂角五七钱，河水一碗、井水一碗，揉皂角为汁，滤去滓，用银、石器内熬成膏，和上件药为丸，如绿豆大。每服七丸，加至十丸，生姜汤送下，空心、日午、临卧各一服，服至一月，饮食增进为验。

【主治】停痰宿饮，上喘咳嗽，呕逆头疼，全不入食。

【宜忌】忌茶。

枳实半夏汤

【来源】《杨氏家藏方》卷八。

【组成】半夏一两（切作片子，汤洗七次，去滑） 陈橘皮（去白）一两 枳实（汤浸，去瓤，薄切，麸炒黄）半两

【用法】上锉每服五钱，水一盏半，加生姜十片，煎至一盏，去滓温服，不拘时候。

【主治】痰饮停留，胸膈痞闷，或咳嗽气塞，头目昏重，呕哕恶心，项背拘急。

梅膏丸

【来源】《杨氏家藏方》卷八。

【组成】乌梅四两 巴豆十四粒（去壳，用水三碗同乌梅一处煮水尽，留巴豆七粒，同乌梅肉研为膏） 白矾一两（生用） 半夏二两（汤洗七次，焙干） 葶苈子（炒） 款冬花 皂角（炙令黄，去黑皮） 马兜铃 人参（去芦头）各一分

【用法】上为细末，入膏子内为丸，如绿豆大。每服五七丸，食后用生姜汤送下；如喘促痰咳，煎桑白皮、萝卜汤送下。

【功用】化痰止咳嗽，定喘消停饮。

温肺丸

【来源】《杨氏家藏方》卷八。

【组成】白术一两 丁香一分 半夏二两（汤浸洗七遍，生姜汁浸一夜，焙干） 干姜一两（炮）

【用法】上为细末，生姜汁煮面糊和丸，如绿豆大。每服二十丸，生姜汤送下；腹痛，食前服；呕逆，食后服。

【主治】肺胃不和，胸膈停痰，呕吐恶心，吞酸噫醋，心腹痞满，咳嗽不止，头目昏痛。

蠲饮枳实丸

【来源】《杨氏家藏方》卷八。

【别名】蠲饮枳术丸（《袖珍方》卷二）。

【组成】枳实（麸炒，去瓤） 半夏（汤洗，浸一宿，切，焙干） 陈橘皮（去白）各二两 黑牵牛半斤（取头末三两，余不用）

【用法】上为细末。煮糊为丸，如梧桐子大。每服五十丸，生姜汤送下，不拘时候。

【功用】逐饮消痰，导滞清膈。

【主治】

1.《杨氏家藏方》：痰饮。

2.《卫生宝鉴》：饮伤脾胃。

【方论】《脾胃论注释》：方中枳实麸炒以减其攻破之性，治积滞内阻所致的痞满胀痛；半夏燥湿除痰，和胃降逆；陈皮芳香健胃，行气化痰；牵牛决三焦壅滞，其性滑利，有通便泻水的作用。为丸饭后服，以减轻药物的副作用。姜汤送服，既解半夏之毒，又制牵牛之寒。面粉和生姜均为保护胃气而设。

槟榔利膈丸

【来源】《普济方》卷一六四引《杨氏家藏方》。

【组成】槟榔一两半 木香一两 人参一两半 半夏四两（汤洗七次） 杏仁一两半（水煮，去皮） 青皮一两半 栝楼三个（炒，去瓤） 桔梗一两半 牵牛（头末）三两 肉桂半两

【用法】上为末，姜汁并水煮糊为丸。每服三十丸，食后姜汤送下。

【主治】五饮痰厥上攻，痰涎壅滞，呼吸喘促，仰卧艰难。

导痰汤

【来源】《传信适用方》卷一引皇甫坦方。

【组成】半夏四两（汤洗七次） 天南星一两（细切，姜汁浸） 枳实（去瓤）一两 橘红 赤茯苓各一两

【用法】上为粗末。每服三大钱，水两盏，生姜十片，煎至一盏，去滓，食后温服。

【主治】

1.《传信适用方》痰厥，头昏晕。

2.《普济方》引《济生方》：一切痰涎壅盛，或胸膈留饮，痞塞不通。

3.《普济方》：胁肋胀满，头痛吐逆，喘急痰嗽，涕唾稠粘，坐卧不安，饮食不思。

4.《丹台玉案》：痰凝气滞。

5.《医林绳墨大全》：痰阻短气。

6.《伤寒大白》：心胃有痰火攻冲包络而谵语，口不渴，舌苔滑。

7.《杂病源流犀烛》：痰盛中风语涩，痰结碍逆而为痰呃。

8.《会约医镜》：日夜不寐。

【方论】

1.《医方考》：风痰者，湿土生痰，痰生热，热生风也。半夏、陈皮、茯苓、甘草，前之二陈汤耳；加南星以治风痰；入枳壳。去痰如倒壁。

2.《医略六书·杂病证治》：卒中风邪，痰气闭塞，故胸膈痞满，迷闷不醒也。南星化风痰，枳壳破滞气，合二陈治一切痰实为病。中风痰盛气壅者，洵可先用之破气导痰，然后调其血气，而风无不解矣。

3.《中国医药汇海》：此为痰中、痰厥之借治方也。夫类中即因湿痰，则无论兼风与否，自应以燥湿化痰为根本不二之治法。本方即二陈汤加胆星、枳实是也。胆星祛风痰，合半夏有助燥湿之效，枳实能降泄，合二陈有推墙倒壁之功，故痰中症用之宜焉。

南附汤

【来源】《传信适用方》卷一引叶梦锡方。

【组成】附子一两　南星半两

【用法】一料作四服。水二盏，姜二十片，煎八分，空心服；更少加木香亦妙。

【主治】痰证。

导气丸

【来源】《普济方》卷一六五引《卫生家宝》。

【组成】半夏二两（用皂角五锭挼汁，浸一宿，控干，切作片子）　南木香半两　赤茯苓一分　紫苏叶半两　白附子一分

【用法】上为细末，水煮面糊为丸，如梧桐子大。每服三十丸，食后以生姜汤送下，不拘时候。

【功用】降气逐风。

【主治】痰涎壅盛。

祛风丸

【来源】《普济方》卷一六五引《卫生家宝》。

【组成】半夏四两（生姜四两一处拌，作饼阴干）　白矾一两（生用）　荆芥四两（去土）　槐角子一两（麸炒黄）　陈皮一两（去白）　朱砂一两（水飞，半入药，半为衣）

【用法】上为细末，用四两，生姜汁面糊为丸，如梧桐子大。每服三十丸，生姜汤或皂角子仁汤送下，临卧服。

【功用】宽中祛痰，搜风理气，和血驻颜，延年益寿。

【主治】痰饮聚于胸膈，满则呕逆，恶心涎漉，一臂麻木，升则头目昏眩，降则腰脚疼痛，深则左瘫右痪，浅则蹶然倒地，因味喜咸酸，饮酒过多，色欲无戒所致者。

铁刷丸

【来源】《普济方》卷一六五引《卫生家宝》。

【组成】圆净半夏四两（汤浸，洗七次，焙干称）　紧实槟榔四颗

【用法】上为细末，生姜自然汁煮面糊为丸，如绿豆大。每服三十丸，小儿七丸，或别小丸亦得，食后临卧淡姜汤送下。

【功用】化痰实，宽利胸膈；清头目，降气止嗽，去停饮。

【主治】一切痰饮。

煮朴丸

【来源】《普济方》卷一六五引《卫生家宝》。

【组成】厚朴十二两（去皮，细切）　天南星六两（大者，捶碎）　大枣六两（拍破）　半夏六两

（细者，捶碎）上用生姜一片，切作薄片，贮银石器内，水高药三寸许，慢火煮一日，旋添水煮熟，再入：白术六两　人参三两　大香附子六两　青橘皮六两

【用法】上并为细末，用神曲煮糊为丸，如梧桐子大。每服十四粒，空心、食后、临睡用生姜汤送下。

【功用】和中止嗽。

【主治】诸痰疾。

除饮丸

【来源】《普济方》卷一六六引《卫生家宝方》。

【组成】天南星　半夏（二味同锉细，以生姜自然汁浸一宿，同姜汁慢火炒干为度）　青皮（汤浸，去白）　陈皮（汤浸，去白）　紫苏子　赤茯苓　枳壳（汤浸，去瓤，麸炒）　桔梗（炒）各四两　槟榔　干姜（炮）　高良姜（锉细，同巴豆十四粒捶碎，同炒焦黄色，用纸包定，安土地上候冷，去巴豆）　缩砂仁　白扁豆　大腹皮（蜜炙）各二两

【用法】上为细末，用神曲半斤，麦糵半斤，以生姜自然汁煮糊为丸，内不得着水，丸如梧桐子大。每服五七十丸，以生姜汤送下，不拘时候。

【主治】一切久积痰癖停饮及中酒。

【加减】心痹，怔忪惊悸，加石菖蒲四两，远志（去心）二两；夜不得眠，梦泄，白浊，加酸枣仁、龙骨各二两，用朱砂为衣，参麦门冬汤送下。

铁刷汤

【来源】《普济方》卷一六七引《卫生家宝》。

【组成】半夏四钱（洗）　草豆蔻　丁香　干姜（炮）　诃子皮各三分　生姜一两

【用法】上锉。用水五盏，煎至二盏半，去滓，分三服，相继不拘时候。

【主治】积寒痰饮，呕吐不止，胸膈不快，不下饮食。

【加减】大吐不止，加附子三钱、生姜半两。

化水丹

【来源】《洁古家珍》。

【组成】川乌头（大者）四个（炮，去皮脐）　炙甘草二两　牡蛎二两（生用）　蛤粉六两（用厚者，炮）

【用法】上为细末，醋浸蒸饼，少糊为丸，如梧桐子大。每服十丸、十五丸，新水送下；心痛者，醋汤送下。

【功用】《御药院方》：消化水饮。

【主治】手足少阴渴饮不止或心痛者。

【方论】《医门法律》：饮水过多，亦有能消其火热者，而火热既消，反不能消水，转成大病人多有之。洁古有见于此。而用川乌助火，合之牡蛎、蛤粉咸寒，共成消水之功也。又恐才退之火热，其根尚伏，所以不多用之。

青壶丸

【来源】《本草纲目》卷十七引《叶氏录验方》。

【组成】半夏一斤　天南星半两

【用法】各汤泡，晒干，为末，姜汁和作饼，焙干，入神曲半两，白术末二两、枳实末二两，姜汁、面糊为丸，如梧桐子大。每服五十丸，姜汤送下。

【主治】风痰、湿痰。

清壶丸

【来源】《简易方》引《叶氏录验录》（见《医方类聚》卷一一七）。

【组成】半夏一斤　天南星　神曲各半斤

【用法】上为末，生姜自然汁和饼，焙干，每曲四两，入白术三两，枳实一两，为末，生姜糊为丸，如梧桐子大。每服五十丸，生姜汤送下。

【主治】痰饮。

甘桂汤

【来源】《易简方论》。

【组成】茯苓　白术各一两　官桂一两　甘草一分

【用法】上锉每服四钱，水一盏，加生姜七片，大枣一个，煎至六分，去滓，不拘时服。

【主治】停饮目眩。

芎藭附子汤

【来源】《普济方》卷四十六引《十便良方》。
【组成】附子　芎藭各半两　生姜一两
【用法】上切细，如麻子大，拌匀。每服五钱，水二大盏，慢火同煎至一盏，去滓，食后温服；间日三四次，不得并服；呕逆，食前服。
【主治】风寒客于头中，清涕，项筋拘急坚硬；又治胸中寒痰，呕吐清水。

姜曲饼子

【来源】《普济方》卷一六七引《十便良方》。
【组成】生姜二斤（切作片子，以盐二两淹一宿，焙干）　半夏曲一两半　大杏仁三十枚　甘草二两　丁香半两
【用法】上为末，糯米糊丸为小饼子。每以白汤嚼下三五饼。
【主治】冷痰厥逆。

二曲丸

【来源】《是斋百一选方》卷五。
【组成】神曲半斤（为末，枣肉搜和成饼，候干，慢火炙）　半夏半斤（为末，生姜自然汁搜成饼，候干，慢火炙）
【用法】上为细末，枣肉为丸，如梧桐子大。每服五十丸，生姜汤送下，不拘时候。
【主治】脾虚痰盛，不入食。

二贤汤

【来源】《是斋百一选方》卷五。
【组成】橘红四两　炙甘草一两
【用法】上为末。汤点服。
【主治】痰。

二贤散

【来源】方出《是斋百一选方》卷五，名见《医学纲目》卷二十五。
【别名】二贤汤（《普济方》卷一六五）、三圣散（《医灯续焰》卷十二）、涤痰散（《万病回春》卷二）。
【组成】橘皮（去白取红）一斤　甘草　盐各四两
【用法】水五碗，慢火煮，焙干，捣为细末。点服。

本方改为丸剂，名“润下丸”（《医方集解》）。

【功用】

1.《医学纲目》：消积块，进饮食。

2.《万病回春》：清肺，消痰，定嗽，解酒毒。

【主治】

1.《是斋百一选方》：痰。

2.《医方集解》：膈中痰饮。

3.《绛囊撮要》：肝气痛，常服除根。

4.《回生集》：脾家冷积，每食已辄胸满不下，百药不效者，兼治一切痰气。

5.《鸡鸣录》：翻胃及痛，噎膈。

【宜忌】《医方集解》：虚弱人慎用。
【方论】《医方集解》：此足太阴、阳明药也。陈皮燥湿而利气，湿去则痰涸，气顺则痰行。食盐润下而软坚，润下则痰降，软坚则痰消。痰在膈中，故用甘草引入胃，甘草经蜜炙，能健脾调胃，脾胃健则痰自行矣。
【验案】食后胸满　外舅莫强中服之，腹痛，利下物数块如铁弹子，臭不可闻，旧苦食后胸满之疾豁然顿愈。

三仙丸

【来源】《是斋百一选方》卷五。
【别名】玉粉丸（《保命歌括》卷九）、三仙丹（《医方集解》）。
【组成】天南星（生，去皮）　半夏（沸汤泡七遍）各五两（二味碾为细末，用生姜自然汁和，不可太软，但手捏得聚为度，摊在筛内，用楮叶盖之，令发黄色，晒干收之，须是五六月内做曲，如酱黄法）　香附子（略炒，于砖上磨去毛）五两

《保命歌括》有陈皮五两。

【用法】上用南星、半夏曲饼子二两，净香附子一两，同为细末，水煮面糊为丸，如梧桐子大。每服二十至三十丸，食后、临卧姜汤送下。

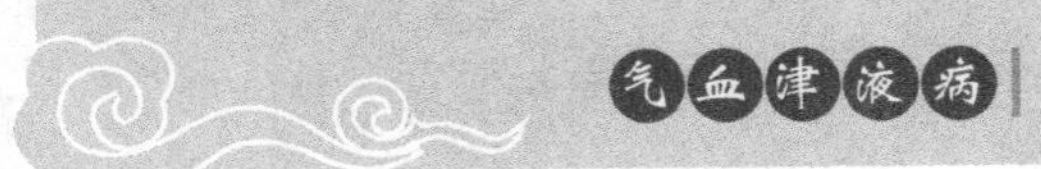

【主治】

1.《是斋百一选方》：中脘气滞，胸膈烦满，痰涎不利，头目不清。

2.《杂病源流犀烛》：湿痰身重而软，倦怠困弱。

【方论】《医方集解》：此足阳明、手足太阴药也。星、夏以燥肺胃之痰，香附子快三焦之气，使气行则痰行也。

下痰丸

【来源】《是斋百一选方》卷五引李镛方。

【组成】橘红四两　白术一两半　半夏一两（姜制）　天南星二两（炮）

【用法】上为细末，姜汁煮面糊为丸，如梧桐子大。每服四十粒，姜汤送下，不拘时候。

【功用】下痰。

天香饮子

【来源】《是斋百一选方》卷五。

【组成】缩砂仁三两　天南星（汤洗）　香附子（洗净）各四两

【用法】上锉。每服四钱，加生姜十五片，水两盏，煎至八分，食前服；或用姜汁糊丸亦得。

【主治】痰饮。

导痰汤

【来源】《是斋百一选方》卷五引费达可方。

【组成】白茯苓　桂心　半夏（汤洗十次）　干生姜　橘红　枳壳（炒香）　甘草各等分

【用法】上为末。加生姜三片，煎至七分，不拘时候温服。

【主治】痰饮。

吴仙丹

【来源】《是斋百一选方》卷五引常子正方。

【别名】茱苓丸（《世医得效方》卷四）。

【组成】白茯苓　吴茱萸（汤泡去沫）各等分

【用法】上为末，炼蜜为丸，如梧桐子大。每服三十丸，熟水吞下，酒饮亦可，不拘时候。

【主治】痰饮上气，不思饮食，小便不利，头重昏眩，或头疼背寒，呕吐酸汁。

【验案】头痛　中丞苦痰饮，每啖冷食饱，或晴阴节变即发头疼背寒，呕吐酸汁，数日伏枕不食，而《备急千金要方》大五饮丸之类皆不效。宣和初，为顺昌司录，于太守蔡公安持达道席上得此方，服之遂不再作。每遇饮啖过多，腹满，服五七十丸，不三二时便已旋，作茱萸气，酒饮随小水而去。前后痰药甚众，无及此者。

快活丸

【来源】《是斋百一选方》卷五引韩倅子髦方。

【组成】枳壳一两半（炒）　桂一两　桔梗　半夏（汤洗七遍）各二两

【用法】上为末，姜汁糊为丸，如梧桐子大。每服二十丸，食后姜汤送下。

【功用】

1.《是斋百一选方》引韩倅子髦方：消食化痰。

2.《普济方》：宽胸膈。

【主治】痰饮。

细辛五味子汤

【来源】《是斋百一选方》卷五。

【组成】细辛　白茯苓　白术　人参　甘草（炙）　干姜（炮）各一两　五味子三两

【用法】上为饮子。每服三钱，水一大盏，煎至八分，去滓，食后服。

【主治】痰饮。

南星汤

【来源】《是斋百一选方》卷五引杨梅卿方。

【组成】南星　半夏　枳壳　桔梗　防风（去芦）　甘草（生用）各半两　赤芍药一两

【用法】上为粗末。每服五钱，水二盏，生姜七片，慢火煎至七分，去滓温服。

【主治】痰饮。

宣肺散

【来源】《是斋百一选方》卷五。

【组成】白茯苓四两　干姜一两半（泡）　五味子　细辛　甘草（炙）各二两半　人参一两（去芦）

【用法】上为细末。每服二钱，沸汤调下，食后临卧服。

【主治】

1.《是斋百一选方》：痰饮。

2.《普济方》：胸膈不利，痰嗽喘促，脾胃壅滞。

桂辛汤

【来源】《是斋百一选方》卷五引邓左亟方。

【别名】桂心汤（《普济方》卷一六四）。

【组成】桂（去粗皮）　细辛（去苗土）　干姜（炮）　人参（去芦）　白茯苓（去皮）　甘草（炙）各二两　五味子　陈皮（去白）　白术　半夏（汤浸洗七遍，细切如豆，不捣）各三分

【用法】除半夏外，上为粗末，再同拌匀。每服二钱，水二盏，同煎至一盏，去滓，食前温服。

【功用】下痰饮，散风邪，止涎嗽，聪耳鼻，宣关窍，利咽膈，清头目，解冒眩，进饮食。

破痰消饮丸

【来源】《是斋百一选方》卷五引何自然方。

【组成】青皮（洗）　陈皮（洗）　川姜（炮）　京三棱（灰炮碎用）　蓬术（灰炮碎用）　良姜（湿纸裹煨）　草果（面裹炮）各一两　半夏三两（汤泡七次）

【用法】上并焙干，为细末，水煮糊为丸，如梧桐子大，阴干。每服五十丸，姜汤或热水送下，不拘时候。

【主治】一切气，一切饮。

倍术散

【来源】《是斋百一选方》卷五。

【组成】白术二两　附子（炮，去皮脐）一两

【用法】上锉。分作三服，水一大杯，加生姜十片，煎至七分，去滓，空心服，脏腑微动即安。

【主治】酒癖痰饮。

衮金丸

【来源】《是斋百一选方》卷五。

【组成】干姜（不炮）　真橘皮（不去白，洗）　天南星（生用）　半夏（不汤洗）各一两

【用法】先用生姜一两（不去皮）捣烂，制半夏、南星末作曲，却用余药一处为末，生姜自然汁为丸，如梧桐子大，雄黄少许为衣。每服三五十丸，姜汤送下，不拘时候，临卧服尤佳。

【主治】痰饮。

涤寒汤

【来源】《是斋百一选方》卷五。

【组成】橘皮二两　天南星　草果子（炮，去皮）各四两

【用法】上锉。每服四钱，加生姜二十片，水二盏，煎至八分，去滓，空心、食前服。

【主治】痰饮。

搜饮丸

【来源】《是斋百一选方》卷五引宇文尚书方。

【组成】木瓜一个　生白矾　半夏曲各等分

【用法】上将木瓜切顶去瓤，作罐儿状，白矾、半夏曲研为细末，填入木瓜内，以原顶盖定，用麻缕扎缚，于饭甑上炊两次，烂研，以宿蒸饼为丸，如梧桐子大。每服三五十丸，生姜汤送下，不拘时候。

【主治】痰饮。

紫芝丸

【来源】《是斋百一选方》卷五。

【组成】五灵脂（粒粒取全者，去砂石）　半夏（汤浸七遍，慢慢浸令心透）各等分

【用法】上为末，生姜汁浸蒸饼为丸，如梧桐子大。每服二十至三十丸，空心、食前、临卧时用

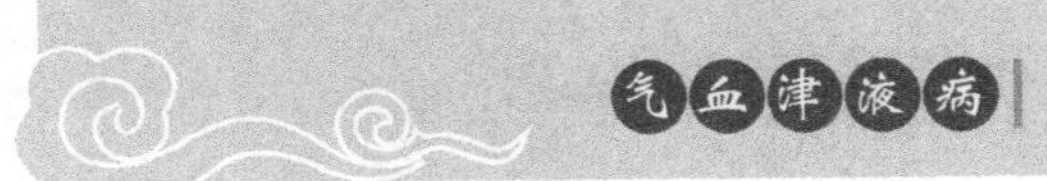

生姜或茶汤送下。

【主治】痰症。

御爱灵黍汤

【来源】《是斋百一选方》卷二十。

【组成】大小麦各二升　甘草四两（炙）　缩砂仁一两半　生姜一斤（带皮薄切）　盐六两（白者尤佳）

【用法】上将大小麦炒熟入诸药，焙干为细末，以瓷器内盛，食前后皆可服，大小麦恐有粗皮，分别多碾，取净末用。

【功用】暖脾，克化宿饮。

【加减】加肉豆蔻八枚尤佳。

丁香导痰饮

【来源】《魏氏家藏方》卷二。

【组成】半夏八两（汤泡七次）　丁香（不见火）　附子（炮，去皮脐）　甘草（炙）　白豆蔻各七钱半　陈橘皮（去白）　缩砂仁　肉桂（不见火）各半两　人参（去芦）　干姜（泡洗）各四两

【用法】上为饮子。每服三钱，水一盏半，加生姜三片，枣子二个，煎至七分。去滓服，不拘时候。

【主治】痰饮。

天南星丸

【来源】《魏氏家藏方》卷二。

【组成】天南星五两（去脐，汤浸二三时，焙干）

【用法】上为细末，一半用生姜汁打糊，一半为丸，如梧桐子大。每服四五十丸，生姜汤送下。

【主治】酒后痰饮。

化痰消饮丸

【来源】《魏氏家藏方》卷二引陆仲安方。

【组成】橘红一斤（用生姜一斤同捣，晒干；再用生姜一斤又同捣，候干用）　人参（去芦）　神曲（炒）　半夏（汤泡七次）　麦芽（炒）各二两　白茯苓四两（去皮）　缩砂仁二两

【用法】上为细末，姜汁煮薄面糊为丸，如梧桐子大。每服三五十丸至六七十丸，生姜汤或熟水送下，不拘时候。

【主治】痰饮。

平胃丸

【来源】《魏氏家藏方》卷二引章运使浩方。

【组成】平胃散四两　半夏（姜制，为末）四两

【用法】上和调，用好枣一百枚，灯草一小把，水一大碗同煮，候枣烂，去灯心，枣子去皮核，取肉为丸，如梧桐子大。每服五十丸，空心生姜汤送下；熟水亦得。

【功用】《类编朱氏集验方》：正胃消痰。

【主治】痰饮。

生姜橘皮丸

【来源】《魏氏家藏方》卷二。

【组成】陈皮一斤（去白）　半夏曲　藿香叶各二两　白茯苓（去皮）　人参（去芦）各一两

【用法】上为细末，用姜汁煮糊为丸，如梧桐子大。每服三十丸，食后生姜汤送下。

【功用】升降津气，消饮去痰，温中散寒，快膈美食。

【主治】痰饮。

半夏丸

【来源】《魏氏家藏方》卷二。

【组成】天南星　半夏各四两

【用法】上为细末，生姜半斤，研细拌作大丸子，以楮叶裹缚于草中，罨如罨面之状，候干入橘皮、香附子四两，并为末，姜汁煮神曲糊为丸，如梧桐子大，每服三四十丸，食后生姜汤送下。

【主治】痰。

决壅破饮丸

【来源】《魏氏家藏方》卷二。

【组成】半夏（汤泡七次）　桔梗（炒）　枳实（去瓤，麸炒）　天南星（汤泡七次）　青皮（去瓤）　麦蘖（炒）各等分

【用法】上为细末，姜汁煮糊为丸，如梧桐子大，焙干。每服三四十丸，食后温米饮送下，或生姜紫苏汤送下。

【功用】赶逐痰饮，快气利膈。

【主治】脾胃冷，膈隘生痰，饮食迟化，涎沫壅塞，咽喉不利，酒后尤盛。

导痰丸

【来源】《魏氏家藏方》卷二。

【组成】天南星　半夏各四两　皂角半斤　生姜一斤

【用法】不得犯铜铁器，用水浸高三指许，煮三遍，逐旋煮水干再添，候三遍毕，去生姜、皂角不用，只用半夏、天南星为末，生姜自然汁为丸，如梧桐子大。每服三十丸或五十丸，以熟水送下。

【主治】痰饮。

羽泽丸

【来源】《魏氏家藏方》卷二引史越王方。

【组成】天南星（生）　半夏（生）各等分

【用法】上切碎，南星用皂角水，半夏用矾水，各浸七日，取出焙干，别用白僵蚕四两，锉、炒，同为细末，生姜自然汁和为丸，如梧桐子大。每服三五十丸，食后姜汤送下。

【主治】风痰及酒后痰饮。

刷痰丸

【来源】《魏氏家藏方》卷二。

【组成】天南星　半夏　白附子　川乌头（生，去皮）各二两（上为细末，用水浸一宿，次日去水，晒干，先用皮纸于灰上搁令稍干，然后晒，再研细）　全蝎半两　天麻一两

【用法】上为细末，以面糊为丸，如梧桐子大。每服二十丸，生姜汤送下，不拘时候。

【主治】痰饮。

刷痰汤

【来源】《魏氏家藏方》卷二。

【组成】半夏（汤泡七次）　赤茯苓（去皮）　紫苏叶　陈橘皮（去白）各一两　白术半两（炒）

【用法】上锉。每服一两，水二盏，加生姜一分（拍碎），同煎至八分，食前顿服。

【主治】留饮停痰。

南华丹

【来源】《魏氏家藏方》卷二。

【组成】天南星四两（姜制）　白术（炒）　白茯苓（去皮）　枳实（去瓤，麸炒）　吴茱萸（汤泡七次，炒）　橘红各二两　木香半两（不见火）

【用法】上为细末，以半夏六两汤浸七次，为末，再用姜汁熟煮半夏作糊，丸如梧桐子大。每服三五十丸，食后生姜汤送下。

【主治】痰饮。

茱枳丸

【来源】《魏氏家藏方》卷二。

【组成】茯苓（粉红者）四两（去皮）　枳实（去瓤，麸炒）　吴茱萸（汤泡七次，炒）各二两

【用法】上为细末，姜汁煮神曲糊为丸，如梧桐子大。每服三五十丸，生姜汤送下，食后稍空服。

【功用】降气消饮，利小便。

【主治】中焦停饮癖，胸膈不快，恶心呕逆，痰气隘盛，头目旋晕，不美饮食。

茱萸半夏丸

【来源】《魏氏家藏方》卷二。

【组成】天南星（炮）　白术（炒）　白茯苓（去皮）　吴茱萸（汤泡七次，炒）　五味子（去枝）　诃子肉各一两　木香一分（不见火）

【用法】上为细末，用半夏末以生姜自然汁打糊为丸，如梧桐子大。每服五十丸，生姜汤送下，不拘时候。

【主治】痰饮。

茱萸半夏汤

【来源】《魏氏家藏方》卷二。

【组成】吴茱萸（汤泡七次，炒） 半夏（汤泡七次） 附子（生，去皮脐） 橘红各三两 木香三钱（不见火） 五味子半两 甘草一分（炙）

【用法】上为末。每服四钱，水一盏半，加生姜七片，煎至七分，去滓热服，不拘时候。

【主治】痰饮。

胜七香丸

【来源】《魏氏家藏方》卷二。

【组成】青皮（去瓤） 陈皮（去白） 香附子（去毛，炒） 制半夏（汤泡七次）各二两

【用法】上为细末；用陈米半升，巴豆半两（去皮壳），同炒，陈米黄熟为度，候冷，去巴豆不用，同前药为末，醋糊为丸，如梧桐子大。每服十五丸至二十丸，姜汤送下，不拘时候。

【功用】消饮化滞。

除饮汤

【来源】《魏氏家藏方》卷二。

【组成】附子（生，去皮）一两 白附子二钱 天南星（炮） 白术（炒） 白茯苓（去皮）各半两

【用法】上为粗末。每服半两，水二盏，生姜二十片，同煎至八分，去滓，空心通口服。

【主治】痰饮。

殊胜汤

【来源】《魏氏家藏方》卷二引夏三议方。

【组成】半夏七枚（汤泡七次） 甘草一寸（锉）

【用法】用水一盏半，加生姜七片，同煎至一盏，空心稍热服。

【功用】去痰涎，进饮食。

铁刷汤

【来源】《魏氏家藏方》卷二。

【组成】附子（炮，去皮脐） 天南星（炮） 半夏（汤泡七次）各半两 木香二钱半（生）（一方无半夏、木香，有丁香一钱）

【用法】上锉。每服三钱，水二盏，加生姜十大片，煎至七分，去滓，食后服。

【主治】痰饮。

透膈丸

【来源】《魏氏家藏方》卷二。

【组成】高良姜（炒） 天南星（汤泡七次） 缩砂仁 陈皮（去白） 拣丁香（不见火） 青木香 肉桂（去粗皮，不见火）各等分

【用法】上为细末，生姜自然汁煮糊为丸，如梧桐子大。每服三十丸至七十丸，食前生姜汤送下。

【主治】五饮。

倍姜半夏丸

【来源】《魏氏家藏方》卷二。

【组成】干姜二两（泡，洗） 白矾（枯） 半夏（汤泡七次） 天南星（汤泡七次） 橘红各一两

【用法】上为细末，面糊为丸，如梧桐子大。每服三十丸，生姜汤送下，不拘时候。

【主治】痰饮。

涤痰丸

【来源】《魏氏家藏方》卷二。

【组成】白附子一两（炮） 天南星（汤泡七次） 白僵蚕（直者，炒去丝） 滑石三两

方中天南星、白僵蚕用量原缺。

【用法】上为细末，面糊为丸，如梧桐子大。每服三四十丸，姜汤送下，不拘时候。

【主治】痰饮。

款气散

【来源】《魏氏家藏方》卷二。

【组成】白术（炒） 糯米各二两 半夏曲四两 人参（去芦） 白茯苓（去皮） 甘草（炒）各半两

【用法】上为细末。每服二钱，水一大盏，加生姜三片，枣子一枚，煎至六分服，不拘时候。

【功用】除痰下气，止嗽进食。

【主治】痰饮。

温白丸

【来源】《魏氏家藏方》卷二。

【组成】天南星（汤泡七次） 青皮（去瓤） 白茯苓（去皮） 半夏（汤泡七次） 陈皮（去白） 丁香（不见火） 干姜（炮，洗）各等分

【用法】上为细末，姜汁打面糊丸，如梧桐子大。每服三十丸，生姜汤送下，不拘时候。

【主治】痰饮。

橘苓丸

【来源】《魏氏家藏方》卷二。

【组成】橘皮（去白）二两 白茯苓（去皮） 白术（炒） 半夏曲 缩砂仁各一两 天麻 藿香叶各半两（去土）

【用法】上为细末，神曲糊为丸，如梧桐子大。每服五十至七十丸，生姜汤送下。

【主治】停饮气滞。

人参藿香散

【来源】《魏氏家藏方》卷五。

【组成】半夏曲 白术各一两（炒） 白茯苓（去皮） 藿香各三分（去土） 橘红 甘草（炙） 人参（去芦）各半两

【用法】上锉。每服四钱，水一盏半，加生姜七片，枣子一枚，煎至七分，去滓温服，不拘时候。

【功用】和气利膈，进食化痰。

益胃丸

【来源】《魏氏家藏方》卷五。

【组成】缩砂仁 川姜（炮，洗） 陈皮（去白） 厚朴（去皮，锉，姜制炒） 丁香各二两（不见火） 白术四两（炒） 肉豆蔻一两半（面裹煨） 半夏二两半（汤泡七次）

【用法】上为细末，好面糊为丸，如梧桐子大。每服五六十丸至百丸，空心姜汤或橘皮汤送下。

【主治】脾气胃气俱虚，中脘停痰，呕哕不止。

温胃丸

【来源】《魏氏家藏方》卷五。

【组成】神曲（炒） 麦芽（炒） 白术（炒）各一两 半夏三两（汤泡七次） 丁香半两（不见火） 人参（去芦）一分

【用法】上为细末，生姜自然汁为丸，如梧桐子大。每服三四十丸，姜汤送下，不拘时候。

【功用】暖胃，消痰，进食。

碧玉丹

【来源】《魏氏家藏方》卷十。

【组成】阳起石（煅，酒煮亦得） 太阴玄精石（煅） 黑附子（炮，去皮脐）各一两 青黛 寒水石（煅） 天南星（姜制） 白附子（生） 半夏（汤泡七次）各半两

【用法】上为细末，再研极细无声为度，面糊为丸，如麻子大。每服二十丸，薄荷汤送下；如大人霍乱吐泻，丸如梧桐子大，每服三五十丸，用井底泥水送下。

【主治】小儿虚冷痰上。

导饮丸

【来源】《儒门事亲》卷十二。

【组成】青皮 陈皮 京三棱（炮） 广茂（炮） 黄连 枳壳（麸炒）各一两 大黄 黄柏各三两 香附子（炒） 黑牵牛各四两

【用法】上为细末，水为丸，如梧桐子大。每服三五十丸，食后以生姜汤送下。

【主治】一切冷食不消，宿酒不散；伤寒身热恶寒，战慄，头项痛，腰脊强，两手脉沉；及一切沉积水气，两胁刺痛，中满不能食，头目眩，用茶调散涌下冷涎后者。

化滞丸

【来源】《普济方》卷一六九引《家藏经验方》。

【组成】荆三棱 蓬莪术 桔梗 大黄 陈橘皮各一两（用温汤洗过） 半夏一个（破作两片） 白术一两（与前件并锉如皂角子大） 旋覆花一

两　鳖甲（去裙）二两（作四片）　葶苈子一两半（淘净，生绢袋盛之）　紫苏叶一两　木香三两（研干）　沉香半两（锉细，生用）　麦蘖一两（微炒）　槟榔半两（生用）　舶上茴香半两（水淘去土，干称）　硼砂一两半（细研锉，用瓷器纳入前药内，用米醋三升浸，重汤煮取二升半）

【用法】上用煮药，作一处焙罗，和入生药，除木香、沉香、麦蘖、茴香、槟榔不入醋煮，余皆煮药作一处，焙捣罗为细末，用煮药醋调面糊煮，搜和，入石臼中多杵为丸，如梧桐子大。每服二十丸，温熟水送下；妇人血气心痛，炒姜醋汤送下。

【功用】宽中化痰，快美饮食，消化停滞。

【主治】脾肺气滞，水饮停积，膈痹口满，咳嗽涎壅，呕吐头昏，饮食不下；或痰痞气膈，阴阳不通并厥，口噤昏默，不省人事，状似中风；及恚怒气逆，饮食汤水，停聚胸膈成病，以致十膈五噎，翻胃呕吐。

乌巴丸

【来源】《普济方》卷一六五引《经验良方》。

【组成】大乌梅肉三两　巴豆五粒（去皮壳膜）

【用法】用水二碗，于瓦石器内，将乌梅慢火煮烂，候水稍干，入巴豆在内，将竹篦搅，直候如干糊方住火，摊冷研烂，就丸如绿豆大。每服七丸、九丸、十一丸，或十五丸，生姜汤送下。须臾利下顽痰如鱼冻，如未利，再服。

【功用】利下顽痰。

【主治】胸膈间久年顽痰为害，积成痰气，面目青白色，无时浮肿，全不进食，遍身疼痛，夜间上壅，不时睡卧，往来寒热，手足疼痛，不能转侧。

导痰丸

【来源】《普济方》卷一六三引《经验良方》。

【组成】天南星　大半夏（各不锉）　白明矾　生姜各半斤（洗净，切作片）　猪牙皂角四两（锉碎。上五味用瓦罐以水浸过为度，煮干令透，去白矾、生姜、皂角，止取南星、半夏锉焙，同后药同研为末）　真紫苏子　萝卜子　麦蘖各四两（并炒）　糖球子四两（去核，即山果子，又名猴楂）

【用法】上为末，面糊为丸。每服五六十丸，淡姜汤送下，不拘时候。

【主治】痰饮气滞，胸膈不利，喘咳气促，胁肋满胀，咳嗽多痰，鼻塞稠涕，气不升降，胸膈痞结。

快膈汤

【来源】《医方类聚》卷九十四引《经验良方》。

【别名】快膈散（《普济方》卷一六六）。

【组成】白术（炒）一两　丁香　香附子（炒）各二钱半　草果仁　诃子（炮）　半夏（汤泡二次）　甘草（炙）各半两

【用法】上为末。每服三钱，水一盏，加生姜三片，大枣二个，煎七分，热服。

【主治】胃脘停痰，膈中留饮，心头不快，时复有声，或饮食后，或早起口吐清水。

白术茯苓汤

【来源】《兰室秘藏》卷中。

【别名】白术汤（《普济方》卷二十五）。

【组成】白术　白茯苓　半夏各一两　炒曲二钱　麦蘖面五分（炒）

【用法】上锉每服五钱，水二大盏，加生姜五片，煎至一盏，去滓，不拘时候服。

【功用】实脾胃。

【主治】胃气弱，风邪羁绊于脾胃之间，身重有痰，恶心欲吐。

补肝汤

【来源】《兰室秘藏》卷中。

【别名】柴胡半夏汤（原书同卷）、半夏苍术汤（《张氏医通》卷十四）。

【组成】柴胡　升麻　藁本各五分　白茯苓七分　炒神曲　苍术各一钱　半夏二钱　生姜十片

【用法】上为粗末，作一服。水二大盏，煎至一大盏，去滓，稍热服。

【主治】素有风证，不敢见风，眼涩，头痛眼黑，胸中有痰，恶心，兀兀欲吐，遇风但觉皮肉紧，手足难举重物；如居暖室，少出微汗，其证乃减，再或遇风，病即复。

小黄丸

【来源】《兰室秘藏》卷下。

【组成】黄芩一两　半夏（姜汤制）　白术各五钱　陈皮　青皮（去白）　黄耆各三钱　泽泻二钱　干姜一钱五分

【用法】上为末，汤浸蒸饼为丸，如绿豆大。每服五十丸，食远温水送下。

【功用】化痰涎，和胃气，除湿。

【主治】胸中不利。

调中顺气丸

【来源】《医学发明》卷三。

【组成】木香　白豆蔻仁　青皮（去白）　陈皮（去白）　京三棱（炮）各一两　半夏（汤洗七次）各二两　缩砂仁　槟榔　沉香各半两

【用法】上为细末，水糊为丸，如梧桐子大。每服三十丸，渐加至五十丸，煎陈皮汤送下。

【主治】三焦痞滞，水饮停积，胁下虚满，或时刺痛。

加减二陈汤

【来源】《医学发明》卷六。

【组成】丁香一两　半夏　橘红各五两　茯苓三两　炙甘草一两半

【用法】上锉每服四钱，水一盏半，加生姜七片，乌梅一个，煎至六分，去滓热服，不拘时候。

【主治】

1.《医学发明》：痰饮为患，或呕吐恶心，或头眩心悸，或中脘不快，或发为寒热，或因食生冷，脾胃不和。

2.《景岳全书》：吞酸，胃脘痛，呃逆。

【加减】痞疾，加草豆蔻一两半（面裹烧熟用）。

半夏温肺汤

【来源】《医学发明》卷九。

【组成】细辛　橘皮　桂心　人参　旋覆花　甘草　桔梗　芍药　半夏各半两　赤茯苓三分

【用法】上为粗末。每服四钱，水一盏半，加生姜七片，煎至八分，去滓，食后温服。

【主治】胃气虚冷，心腹中脘痰水冷气，心下汪洋，嘈杂肠鸣，多唾，口中清水自出，胁肋急胀痛，不饮食，脉沉弦细迟。

八神来复丹

【来源】《证治准绳·类方》卷二引《济生方》。

【组成】消石一两（同硫黄为末，瓷器内以微火炒，用柳篦搅，不可火太过，恐伤药力，再研极细，名二气末）　太阴玄精石（飞，研）一两　五灵脂（水澄清，滤去砂石，晒干）　青皮（去白）　陈皮（去白）各二两　舶上硫黄（透明）　沉香　木香（坚实者）　天南星（粉白者）各一两

【用法】上为末，飞面糊为丸，如梧桐子大。每服三十丸，空心米饮送下。

【主治】痰饮。

枳术汤

【来源】《济生方》卷四。

【组成】肉桂（去皮，不见火）三分　附子（炮，去皮脐）　细辛（洗，去土叶）　白术各一两　桔梗（去芦，锉，炒）　槟榔　甘草（炙）各三分　枳实（面炒）二分。

【用法】上锉每服四钱，水一盏半，加生姜七片，煎至七分，去滓温服，不拘时候。

【主治】饮癖气分，心下坚硬如杯，水饮不下。

黄丸子

【来源】《医方类聚》卷一一七引《简易方》。

【别名】黄丸（《中国医学大辞典》）。

【组成】雄黄（研）　雌黄（研）各一钱　山栀七枚（去皮）　绿豆四十九粒　信砒

方中信砒用量原缺。

【用法】上为末，面糊为丸，如绿豆大。每服二丸，临卧以生薄荷茶清送下。

【功用】消痰定喘。
【主治】痰饮喘嗽。

强中丸

【来源】《普济方》卷二十五引《简易方》。
【组成】神曲（炒） 陈皮（去白） 青皮（去白） 麦蘖（炒） 干姜（炮） 良姜（用少油炒）各二两 半夏三两（汤泡）
【用法】上为细末，面打稀糊为丸，如梧桐子大。每服四五十丸，姜汤或熟水送下。
【主治】脾胃宿冷，呕哕恶心，噫气吞酸，心胸痞满，停痰留饮，胁肋刺痛，体重，不食，中酒吐酒者。
【加减】加缩砂二两尤佳。

加味枳术汤

【来源】《普济方》卷一九二引《仁斋直指方论》。
【组成】枳壳（制） 白术 紫苏茎叶 辣桂 陈皮（去白） 槟榔 桔梗 木香 五灵脂（炒）各一分 半夏（制） 茯苓 甘草

半夏以后三味用量原缺。《丹溪心法》本方五灵脂以上诸药用各二分，半夏、茯苓、甘草各一分半。

【用法】上锉。每服三钱，加生姜四片，水煎服。
【主治】气为痰饮所隔，心下坚胀，此属气分。

黄连化痰丸

【来源】《丹溪心法》卷二。
【别名】黄连清化丸（《仁斋直指方论·附遗》卷七）、黄连清痰丸（《保命歌括》卷二十）。
【组成】半夏一两半 黄连一两 吴茱萸（汤洗）一钱半 桃仁二十四个（研） 陈皮半两
【用法】上为末，面糊为丸，如绿豆大。每服一百丸，姜汤送下。
【主治】

1.《丹溪心法》：痰。
2.《保命歌括》：伤热物吐酸者。

螺蛳壳丸

【来源】方出《丹溪心法》卷四，名见《仁斋直指方论·附遗》卷六。
【别名】白螺蛳壳丸（《保命歌括》卷三十）。
【组成】螺蛳壳（墙上年久者，烧） 滑石（炒） 苍术 山栀 香附 南星各二两 枳壳 青皮 木香 半夏 砂仁各半两
【用法】上为末，生姜汁浸蒸饼为丸，如绿豆大。每服三四十丸，姜汤送下。有痰者，用明矾溶开，就丸如芡实大，热姜汤吞下一丸。
【主治】痰饮积，胃脘痛。
【加减】春，加川芎；夏，加黄连；冬，加吴茱萸半两。

千金五套丸

【来源】《仁斋直指方论》卷六。
【组成】南星（每个切十余块） 半夏（切破）各二两（以水同浸三日，逐日换水，次用白矾二两，研，调水再浸三日，洗，焙） 良姜 干姜（炮） 白术 茯苓各一两 丁香 木香 青皮 橘红各半两
【用法】上为末，用神曲一两，大麦蘖二两，同末为糊丸，如梧桐子大。每服五七十丸，米汤送下。
【功用】辟雾露风冷岚瘴之气。
【主治】胃虚膈满，宿滞不消，停痰留饮，头眩臂疼。

半夏丸

【来源】《仁斋直指方论》卷七。
【组成】圆白半夏 老生姜各等分（捣如泥，焙干）
【用法】上为末，煮姜汁糊为丸，如梧桐子大。每服三十丸，生姜汤送下。
【功用】消下痰涎。

加味二陈汤

【来源】《仁斋直指方论》卷七。
【组成】半夏（姜汁）一钱五分 白茯苓 白术

各一钱　香附一钱二分　连翘　黄芩　枳实（麸炒）　前胡　甘草　瓜蒌仁　桔梗　麦芽　神曲（炒）　陈皮（盐水浸，炒）各一钱

【用法】上锉水二盏，加生姜三片，煎一盏服。

【主治】湿痰。

芎夏汤

【来源】《仁斋直指方论》卷七。

【组成】川芎　半夏（制）　茯苓　青皮　陈皮　枳壳（制）各半两　白术　炙草（炒）各一分

【用法】上为散。每服三钱，加生姜五厚片，水煎服。

【功用】逐水利饮。

【主治】水饮证。

【加减】喘，加去节麻黄；嗽，加炒桑白皮；呕，加生姜、半夏；泄，加苍术、白术；痞膈，加枳壳、桔梗；胀满，加缩砂、白豆蔻；眩运，加半夏、南星；怔松，加白茯苓。

【备考】寒热疼痛下其癖，浮肿体重渗其湿，余可类推。

桂术汤

【来源】《仁斋直指方论》卷七。

【组成】辣桂三两　白术　麻黄（去节）　细辛（去苗）　甘草（炒）各二两　枳壳（制）　干姜（炮）各一两半

【用法】上为散。每服三钱，水煎服。

【主治】水饮气分证。气为饮隔，痞满腹鸣，骨痛冷痹。

强中二姜丸

【来源】《仁斋直指方论》卷七。

【组成】良姜　干姜　青皮　陈皮　大半夏（切开，沸汤荡浸七次，焙干）各一两　南星（炮）半两

【用法】上为末，姜汁调面煮糊为丸，如梧桐子大。每服三十丸，姜汤送下。

【主治】痰涎。

豁痰丸

【来源】《仁斋直指方论》卷七。

【组成】南星三两　半夏二两（各锉作大片，用浓皂角水浸一宿，焙干，为末）　白附子　川灵脂　直僵蚕（炒，去丝）　华阴细辛　白矾（煅枯）一两　全蝎三钱半（焙）

【用法】上为末，皂角浆煮面糊为丸，如梧桐子大。每服二三十丸，生姜汤送下。

【主治】

1.《仁斋直指方论》：顽痰壅盛。

2.《育婴家秘》：咳嗽痰涎壅塞。

参橘丸

【来源】《类编朱氏集验方》卷四引梁国佐方。

【组成】人参　神曲　半夏（泡七次）　缩砂仁　麦蘖各二两（炒）　白茯苓（去皮）四两　橘红一斤（去白，用生姜一斤同捣，晒干）

【用法】上为细末，姜汁打糊为丸。每服五十丸，姜汁送下，热水亦得。

【功用】壮脾进食，消饮下痰。

玉壶丸

【来源】《类编朱氏集验方》卷五。

【组成】大半夏二十五两　雪白南星十五两

【用法】上药用野外地上清洁水满满浸，逐日换水，浸十日；将半夏切作二片，南星大者切作六片，中者作四片，再逐日换水浸，五日足；每五两研细末，生白矾一两，添半夏、南星，则亦添矾，却用井水浸，须令水满，只以此水浸一月，日取些半夏或南星尝看，以不麻为度，如尚麻，更浸。候不麻，滤取晒干，和脚下水浸矾，碾细收之。每末七两，入全蝎七个，炒白附子二钱半，炒为末；甘草二钱，炒；和匀，用炊饼干末三两半，用生姜半斤研取自然汁，煮炊饼末和为丸，如梧桐子大，或干，添些白汤为丸。每服二三十丸，随意咽下亦可。此药不问是何证候，痰涎作壅，或有异证、风证、小儿惊痫之类，应手而愈验，多服之勿妨，勿拘二三十丸之说，以姜汤、白汤或药咽下皆可；无病人咽服二三十丸亦佳，

永无痰证。

【主治】一切痰饮。

白术丸

【来源】《类编朱氏集验方》卷五。

【组成】白术八两　半夏（汤泡七次）　赤茯苓（去皮）　干姜　肉桂（去皮）　枳壳（麸炒）各二两

【用法】上为细末，生姜自然汁煮面糊为丸，如梧桐子大。每服多至二百丸，一日三次。久服、多服而后效。

【主治】痰饮。

半夏汤

【来源】《类编朱氏集验方》卷五引罗监税方。

【组成】南星　半夏各四两　生姜半斤　皂角二挺

【用法】上以白水淹过得药一寸许，同煮干，仍用温水浴过，锉片，晒干为末，加丁香、缩砂各半两，甘草一两半，再入熟粟米粉半升，空心，沸汤点服。

【主治】痰饮。

三脘痞气丸

【来源】《御药院方》卷三。

【别名】痞气丸（《普济方》卷一八一）。

【组成】木香　白豆蔻（去皮）　青皮（去白）　陈皮（去白）　荆三棱（炮）各一两　大腹子三分　半夏（汤洗七次）二两　缩砂仁　槟榔　沉香各半两

【用法】上为细末，水面糊为丸，如梧桐子大。每服三十丸，渐加至五六十丸，食后陈皮汤送下。

【主治】三焦痞滞，气不升降，水饮停积，不得流行，胁下虚满，或时刺痛。

木香枳实丸

【来源】《御药院方》卷三。

【组成】木香　枳实（麸炒）　干生姜各一两　白术　泽泻　缩砂仁　槟榔　青皮（去白）　赤茯苓（去皮）　半夏（汤洗七次）各三两。

【用法】上为细末，水煮面糊为丸，如梧桐子大。每服七八十丸，温生姜汤送下。

【功用】消痰快气。

【主治】湿饮停积，胸膈痞闷，宿食迟化。

木香顺气丸

【来源】《御药院方》卷三。

【组成】京三棱（炮）　石三棱　鸡爪三棱　槟榔　木香　陈橘皮（去白）　半夏（生姜制）　人参（去芦头）　白茯苓（去皮）　萝卜子（微炒）各一两　白豆蔻仁　缩砂仁各半两　黑牵牛（微炒，头末）五两

【用法】上为细末，生姜汁面糊为丸，如梧桐子大。每服四十丸，加至五十丸，食后温生姜汤送下。

【主治】停饮迟化，中气不和。

分气丸

【来源】《御药院方》卷三。

【组成】木香　青皮（去白）　陈皮（去白）　白豆蔻仁　缩砂仁　京三棱（炮，切）　蓬莪术（炮，切）　荜澄茄　萝卜子　枳实（麸炒）各一两　黑牵牛（炒）二两

【用法】上为细末，面糊为丸，如梧桐子大。每服五十丸，食后生姜汤送下。

【主治】胸膈气痞，痰实不化。

导滞丸

【来源】《御药院方》卷三。

【组成】黑牵牛（微炒，取头末）四两　槟榔半两　青皮（去白）二两　木香二钱半　胡椒半两　三棱一两半　丁香皮一两

【用法】上为细末，入牵牛头末令匀，薄面糊为丸，如小豆大。每服三十丸至五十丸，食后以生姜汤送下。

【功用】和中顺气，消谷嗜食，逐饮渗湿。

【主治】心腹痞满，胁肋刺痛，呕吐痰水，不思饮食。

克效圣饼子

【来源】《御药院方》卷三。
【别名】克效神圣饼子（《普济方》卷一六四）。
【组成】安息香（研） 南乳香（研） 丁香 木香 川姜（炮裂） 石三棱（锉）各半两 高良姜 荆三棱（炮，锉） 蓬莪术（炮，锉） 粉霜（研）各一两 干漆一两（杵碎，炒令烟尽） 硇砂半两（水飞）
【用法】上件药，除研药外，为细末，和匀，用石脑油温就和丸，如绿豆大，捻作饼子。每服五至七饼，食后温熟水送下。
【主治】积痰停饮，留滞不散，胃中噎闷，胁肋刺痛，噫醋吞酸，不嗜饮食，及宿有沉积攻冲，膈脘痞闷。

赤茯苓丸

【来源】《御药院方》卷三。
【组成】赤茯苓（去皮） 槟榔 枳壳（麸炒，去瓤） 白术 半夏曲各等分
【用法】上为细末，生姜汁面糊为丸，如梧桐子大。每服五十丸，食后温生姜汤送下；或风眩头痛，则食后荆芥汤下。
【主治】痰饮气痞，风眩头痛。

逐气丸

【来源】《御药院方》卷三。
【组成】沉香二钱 破故纸（微炒） 槟榔各半两 郁李仁二十五枚 黑牵牛四两（一半生，一半熟用） 大皂角十挺（水浸，捶碎，滤去滓，慢火熬成膏，临膏将欲成，更下生蜜一匙，熬如稀饧相似，是膏也）
【用法】上将前五味为细末，用皂角膏和丸，如梧桐子大。每服十五丸至二十丸，生姜汤下；食后如欲溏利，临时觑虚实加减服之；若治肿满及腹胀，用葱白汤送下。
【主治】脾胃停饮，攻注腹胁，痞滞疼痛，或停痰饮，留渍胸膈，痞闷不快，或咳或喘，并水气流注，四肢浮肿，及大腹满。

调中丸

【来源】《御药院方》卷三。
【组成】赤茯苓 白术 桔梗（锉碎） 泽泻 陈皮（去白） 干葛各一两 滑石 枳壳（麸炒去瓤） 半夏（汤洗七次，焙）各一两半 猪苓（去皮） 黄芩 木通各二分 黑牵牛一两半 干生姜三钱
【用法】上为细末，白面糊和丸，如梧桐子大。每服五十丸，食后生姜汤送下。
【功用】剖判清浊，升降水土，流湿润燥，消饮除痰。

木沉煎丸

【来源】《御药院方》卷四。
【组成】木香二两 沉香 陈皮（用汤浸，去白，焙干） 当归（洗，焙干） 槟榔各一两 肉桂（去粗皮） 胡椒各半两 芫花二两半（捣末，以醋五升，慢火熬为膏）
【用法】上为细末，以芫花膏和丸，如梧桐子大。每服七丸至十丸，食后、临卧温酒送下。
【主治】一切阴冷气攻注，四肢百脉刺痛，及留饮痃癖积聚，心腹坚胀绞痛。

快活丸

【来源】《御药院方》卷四。
【组成】良姜 干姜（炮）各四两 吴茱萸（炒） 木香各一两 枳实（不去白） 陈皮（不去白）各二两
【用法】上为细末，酒煮神曲、面糊为丸，如梧桐子大。每服十五丸至二十丸，不拘时候，以生姜、陈皮汤送下。
【主治】上膈停痰，中脘气痞不下，饮食不入，或时呕吐，食不消化，心腹胀满，大便不通。

沉香和中丸

【来源】《御药院方》卷四。
【别名】沉香中和丸（《普济方》卷一六四）。
【组成】沉香 丁香 木香 肉豆蔻（面裹，煨

熟）半夏（汤洗七次，生姜制）人参　吴茱萸（汤洗，焙干）白茯苓（去皮）各半两　水银　硫黄各半两（二味研，结砂子）

【用法】上为细末，生姜汁煮面糊为丸，如小豆大。每服三四十丸，食空时以生姜汤送下。

【主治】痰饮气痞，呕吐涎沫，粥药难停。

人参枳壳汤

【来源】《御药院方》卷五。

【组成】人参一两（去芦头）枳壳（麸炒，去瓤）一两　陈皮（去白）三两　半夏（汤洗七次）二两半

【用法】上锉，作一剂。每用药二两半为一服，用泉水二大盏半，先扬水二百一十遍，加生姜一钱匕（切碎），慢火同熬至六分，滤去滓，食后温服。

【功用】消痰利膈，下气润肠胃，消导一切气。

【主治】痰饮。

【加减】大便秘者，加白蜜半匙头，再熬蜜消服之。

大半夏汤

【来源】《御药院方》卷五。

【别名】橘皮汤（《痘疹心法》卷十一）。

【组成】半夏　白茯苓（去皮）陈皮各二钱半

【用法】上锉。用水二盏半，加生姜二钱半（细切），同煎至一盏，滤去滓，临睡温呷。

【主治】

1.《御药院方》：痰饮及脾胃不和。

2.《丹溪心法》：恶心，欲吐不吐，心中兀兀，如人畏舟船。

木香半夏丸

【来源】《御药院方》卷五。

【组成】木香七钱半　半夏一两（汤洗七次，切片，焙干）陈皮（去白）半两　白茯苓半两　干生姜半两　草豆蔻仁半两　白附子半两　人参半两

【用法】上为细末，用面糊为丸，如梧桐子大。每服二三十丸，煎生姜汤送下，不拘时候。

【功用】消痰饮。

【主治】痰涎上壅，恶心，胸膈不利。

化痰铁刷丸

【来源】《御药院方》卷五。

【组成】白附子（炮）南星（炮）半夏（汤洗）白矾（生用）各半两　寒水石一两（烧）干生姜七钱半　硇砂　轻粉各一钱　皂角一两（去皮子）

【用法】上为细末，水面糊为丸，如梧桐子大。每服二三十丸，食后生姜汤送下。

【功用】化痰堕痰，止嗽定喘。

【主治】男子妇人风痰、酒痰、茶痰、食痰、气痰，一切痰逆呕吐，痰厥头痛，头目昏眩，肺痿咯脓，声如拽锯。

半夏利膈丸

【来源】《御药院方》卷五。

【别名】槟榔利膈丸。

【组成】黑牵牛四两（一半生，一半炒）皂角（不至肥者，去皮子，酥涂炙）二两　槐角子半两　齐州半夏（汤浸洗七次，切，焙干）一两　青橘皮（汤浸，去瓤称）二两　槟榔一两（面裹煨熟，锉）

【用法】上为细末，生姜自然汁打面糊为丸，如梧桐子大。每服二十丸，食后生姜汤送下。如要疏风痰，加至四五十丸。

【主治】

1.《御药院方》：风上攻，痰实喘满咳嗽。

2.《普济方》引《德生堂方》：风痰、酒痰、茶痰、食痰、气痰诸痰为苦，致令手臂、肩背、胸膈俱痛，吐出痰如结核，黑色腥臭者。

导饮丸

【来源】《御药院方》卷五。

【组成】京三棱（炮）蓬莪术（炒）各三两二钱　青皮（去白）陈皮（去白）白术各一两半　槟榔　枳壳（麸炒，去瓤）木香各一两　白

茯苓（去皮）一两半　半夏一两

【用法】上为细末，水面糊丸，如梧桐子大。每服五十丸，食后以生姜汤送下。渐加至一百丸。

【功用】去痰涎，进饮食。

【主治】风痰气涩，膈脘痞满，停饮不消，头目昏眩，手足麻痹，声重鼻塞，神困多睡，志意不清。

【宜忌】忌猪肉、荞面。

辰砂利痰丸

【来源】《御药院方》卷五。

【组成】神曲（炒黄）　麦蘖各半斤　陈皮四两（去白）　白矾（飞过）　皂角（炙黄色，去皮子，酥炙）　天南星（炮）　半夏（汤洗七次）　香白芷（共半夏用好酒一斤半煮，令惩炀用，晒干）各三两半

【用法】上为末，生姜汁、面糊为丸，如梧桐子大，朱砂一两为衣。每服六七十丸，煎生姜汤送下，不拘时候，茶清亦得。

【功用】化痰止嗽，消克饮食。

【主治】痰涎留滞，停留不散，心腹痞闷，饮食迟化，或时咳嗽、咽膈不利。

皂白丸

【来源】《御药院方》卷五。

【组成】天南星（生）三两　半夏（生）七钱　白附子（生）二两　川乌头半两（生用，去皮脐）　生姜二斤（取汁）　皂角二斤（肥者，去皮子，水一升浸一宿，三次约水一斗，煮药）

【用法】上锉，以皂角同煮干，为细末，以生姜汁煮面糊为丸，如梧桐子大。每服三十丸，食后生姜汤送下。

【功用】宽利胸膈，进美饮食，不生风痰。

【主治】诸风痰、酒痰、茶痰、食痰，头痛目眩，旋晕欲倒，手足顽麻，痰涎壅塞，并诸风，他药所不能疗者。

法制白半夏

【来源】《御药院方》卷五。

【别名】法制半夏（《医门法律》卷五）。

【组成】上好半夏。

【用法】汤洗一遍，去脐，轻焙干再洗，如此七遍，用浓米泔浸一日夜，取出控干，每半夏一两，用白矾一两半（研细），温水化，浸半夏，上留水两指许，频搅，冬月于暖处顿放，浸五日夜取出，轻焙干；用铅白霜一钱温水化，又浸一日夜，通七日尽取出，再用浆水于慢火内煮，勿令滚，候浆水极热取出，放干，于银石或瓷器内收贮。每服一两粒，食后细嚼，温生姜汤送下。

【功用】

1.《御药院方》：消饮化痰。

2.《医门法律》：壮脾顺气。

【主治】

1.《御药院方》：触冒感寒咳嗽。

2.《医门法律》：痰饮。

法制红半夏

【来源】《御药院方》卷五。

【组成】半夏。

【用法】上只依造白半夏法造成末，干时每半夏一两，用龙脑半钱，研极细，展在半夏上，又用水飞朱砂于半夏上再为衣，先铺长灯草一重，约厚一指，单排半夏在灯草上，又用灯草盖约厚一指，以煮豆焙之，候干，取出于器内收贮。每服一两粒，细嚼，食后温水或冷水送下。

【功用】治风热，止咳嗽，清头目，利咽膈，消痰降气。

法制温半夏

【来源】《御药院方》卷五。

【组成】齐半夏二斤（用河水洗七返后用）　白矾一斤（为末）　好酒一瓶　川升麻　丁皮　缩砂仁　草豆蔻仁　甘草各四两

【用法】后五味为末，同半夏、白矾、酒入在瓷瓮中，密封四五日后取出一粒，尝试不戟喉是药成；如未成再浸十日，更试中后即止，取出晒半干，用麸同炒，火慢为度后，黄色堪用。每服一粒，细嚼，生姜汤下，不拘时候。

【主治】痰饮。

祛风丸

【来源】《御药院方》卷五

【组成】车前子　赤茯苓（去皮）　木香　槟榔各一两　枳壳（麸炒，去瓤）　青皮（去白）　陈皮（去瓤）　半夏（汤洗）各二两　干生姜半两　大黄三两　黑牵牛（生）六两　皂角（烧存性）一两

【用法】上为细末，烧饭为丸，如梧桐子大。每服五十丸至七十丸，食后生姜汤送下。

【功用】清膈化痰，降气消谷，宣通蕴滞，调顺三焦。

【主治】痰饮。

除痰丸

【来源】《御药院方》卷五。

【组成】天南星（炒）　半夏（汤洗七次）各二两　蛤粉（微炒）一两　皂角大一挺（去皮弦子，用水一大盏揉汁）

【用法】上除皂角汁，三味共为细末，调面糊和丸，如梧桐子大。每服三十丸，渐加至五十丸，食后以生姜汤送下，临卧更进一服。

【主治】宿饮不消，咽膈不利，咳嗽痰涎，头目昏运。

【宜忌】忌甜物。

涤痰丸

【来源】《御药院方》卷五。

【组成】木香　槟榔　青皮（去白）　陈皮（去白）　京三棱（煨，锉碎）　枳壳（麸炒，去瓤）　大黄（湿纸裹，煨令香熟）　半夏（汤洗七次）各一两　黑牵牛（微炒）二两

【用法】上为细末，白面糊为丸，如梧桐子大。每服四五十丸，食后生姜汤送下。

【功用】升降滞气，清膈化痰。

【主治】三焦气涩，痰饮不利，胸膈痞满，咳唾稠浊，面目热赤，肢体倦怠，不思饮食。

温胃化痰丸

【来源】《御药院方》卷五。

【组成】半夏三两　橘皮（去白）　干姜（炮）　白术各二两

【用法】上为细末，生姜汁煮面糊为丸，如梧桐子大。每服二十丸，温生姜汤送下，不拘时候。

【主治】膈间有寒，脾胃停饮，胸中不快，痰涎不尽。

人参半夏丸

【来源】《卫生宝鉴》卷十二。

【组成】人参　茯苓（去皮）　南星　薄荷各半两　寒水石　白矾（生）　半夏　姜屑各一两　蛤粉二两　藿香二钱半

【用法】上为末，水面糊为丸，如梧桐子大。食后每服三十丸，生姜汤送下，一日三次；温水送亦得。

【功用】化痰坠涎，止咳定喘。

【主治】风痰、食痰、一切痰逆呕吐，痰厥头痛。或风气偏正头痛，或风壅头目昏，或耳鸣、鼻塞、咽干、胸膈不利。

天南星丸

【来源】《医方类聚》卷一一八引《澹寮方》。

【组成】南星一斤（端正者）

【用法】上于平地上掘一窟，阔五寸，深一尺五寸，仍略捣紧窟中，次用刚炭于窟内簇起，烧过大半，除火去灰令净，以煮酒一斗浇之，将南星于其中，覆以瓦盆，用元土泥封盆缝，勿令透气，一宿，早取出，用酒水各二升，和洗，切作片子，焙干碾末，入飞过辰砂一两，姜汁糊为丸，如梧桐子大，又以朱砂一两为衣。每服五十丸至一百丸，生姜汤送下，不拘时候。

【功用】去痰，化酒毒。

【主治】痰饮，酒积。

【验案】酒疾　《普济方》引《家藏经验方》：宣和间一朝士作殿试官，时蔡攸为大试官，入赴内宴，夜时出归幕次，众官迎揖，蔡指喉以示，谓酒至此，就坐索天南星丸，执事者供一药，视其色红，姜汤送下，假寐少顷即醒，遂趁朝班，众官但神其药，而不敢请其方。绍兴间先公守章，卒车郑显中，其子因酒致疾，统军中辅达云：正好服天

南星丸。遂叩之，口传其法，云得之吕丞相。余侍在侧，亲闻之，亦曾修合而服，果有奇效。

煮附丸

【来源】《医方大成》卷六引《澹寮方》。

【组成】香附子（去毛）一斤　老姜（不去皮）六两　盐二两（上三件安沙瓶内煮三昼夜，焙干）　茯神（去皮）　白茯苓（去皮）各四两　川椒（去目及闭口者，炒出汗）　北茴香（淘净，炒）各二两

【用法】上为末，陈米糊为丸，如梧桐子大。每服五十丸，空心煎紫苏汤送下；小便多者，研碎茴香浓煎汤下。

【主治】气虚膜胀，或胸膈停痰滞气，小便赤，白浊。

五饮汤

【来源】《医垒元戎》。

【组成】旋覆花　人参　陈皮　枳实　白术　茯苓　厚朴　半夏　泽泻　猪苓　前胡　桂心　芍药　甘草各等分

【用法】上锉，每两分四服。水一盏，加生姜十片，同煎至七分，取清温饮，不拘时候。

【主治】

1.《医垒元戎》：酒后伤寒，饮冷过多，遂成五饮：留饮心下；癖饮胁下；痰饮胃中；溢饮膈上；流饮肠间。

2.《医碥》：痰饮所致潮热，症似虚而胸膈痞满，背心痛，服补药不效者。

【宜忌】忌食肉、生冷、滋味等物。

【加减】因酒有饮，加葛根、葛花、缩砂仁。

冷　汤

【来源】《永乐大典》卷八〇二一引《澹寮方》。

【别名】冷香汤（《本草纲目》卷三十四引《医垒元戎》）、冷汤饮（《奇效良方》卷二十二）。

【组成】沉香　附子（炮）

《本草纲目》引《医垒元戎》：各等分。

【用法】上锉煎，露一宿，空心服。

【主治】冷痰虚热，诸劳寒热。

茯苓厚朴汤

【来源】《活幼心书》卷下。

【组成】白茯苓（去皮）　半夏（汤煮透，滤，锉，焙干）各七钱半　甘草三钱（炙）　厚朴五钱（去粗皮，锉碎，每一斤用生姜一斤，切薄片，烂杵拌匀，酿一宿，慢火炒干）

【用法】上锉每服二钱，水一盏半，加生姜三片，煎七分，不拘时候温服。或加大枣一个，去核同煎。

【主治】

1.《活幼心书》：伤寒伤风夹痰，呕逆并吐泻后，喉涎牵响，饮食减少，脾胃气虚。

2.《赤水玄珠全集》：伤乳食停痰，咳嗽，或吐白沫，气喘。

半夏丸

【来源】《云岐子保命集》卷下。

【组成】半夏一两（汤洗，切）　雄黄（研）三钱

【用法】上为细末，生姜汁浸，蒸饼为丸，如梧桐子大。每服三十丸，生姜汤送下。小儿丸如黍米大。

【主治】因伤风而痰作喘逆，兀兀欲吐，恶心欲倒。

【加减】已吐，加槟榔三钱。

白术汤

【来源】《云岐子保命集》卷下。

【组成】白术　白茯苓　半夏各等分

【用法】上为末。每服半两，病大者一两，水二盏，加生姜七片，煎至一盏，取清，调神曲末二钱，顿服之。

【主治】

1.《保命集》：痰潮上如涌泉，久不可治者。

2.《济阳纲目》：形肥脉缓，体重嗜卧，痰滑。

【加减】病甚者，下玉壶丸一百丸。

暖胃丸

【来源】《医方大成》卷三引《澹寮方》。

【组成】硫黄（研） 白矾（制炒） 丁香 茴香（炒） 木香各一两 半夏二两（姜汁炒）

【用法】上为末，姜汁面糊为丸，如梧桐子大。每服二十丸，空心米饮送下。

【主治】痰饮。

上清川芎丸

【来源】《医方类聚》卷二十三引《经验秘方》。

【组成】川芎七两半 薄荷十五两 桔梗七两半 防风二两半 甘草三两 细辛五钱 白砂仁十个 脑子三分

【用法】上为细末，炼蜜为丸，如荔枝子大。临卧噙化。

【功用】利气化痰，去大风热，消导。

木香枳壳丸

【来源】《医方类聚》卷一一三引《经验秘方》。

【组成】木香 枳壳（去瓤，麸炒） 枳实（去心，麸炒） 青皮（去瓤） 陈皮（去白） 京三棱（湿纸裹煨） 广术（炮） 玄胡索 香附子（炒，去毛） 槟榔（去皮脐）各五钱 牵牛四两（取头末）二两

【用法】上为细末，姜汁打稀糊为丸。每服四十丸，生姜汤送下。

【主治】停饮不散，一切所伤，心腹闭闷。

玉杖丸

【来源】《医方类聚》卷一五三引《经验秘方》。

【组成】大半夏十四个（破作四片，修合时于屋下闲处地掘一小坑，深八寸，用火烧红。以薜荔包半夏，入坑内，沃以米醋一小碗，就用土盖之，周时取出半夏，用斑蝥二十一个，土狗四十九个，去翅足，炒半夏黄色，去斑蝥、土狗不用） 石燕子二对（火煅醋淬，研细） 阳起石一两半（青盐三钱，炒，去盐） 灵砂一两半 龙骨一两半 诃子七个（煨，去核） 砂仁二十五粒 麦门冬（去心）一两 原蚕蛾一两半（去翅足，炒，系未交公者） 桑螵蛸一两半（斑蝥四十九个，炒，去斑蝥不用）

【用法】上为细末，酒糊为丸，如梧桐子大。每服五十丸，空心温酒送下，干物压之。若要阳举，糯米粉为糊丸药。

【主治】肾虚生痰。

祛风丸

【来源】《医方类聚》卷二十三引《经验秘方》。

【组成】木香 槟榔 青皮（去瓤） 陈皮（去白） 枳壳（麸炒）各一两 车前子（炒） 防风（去芦头及叉） 天麻（去苗）各半两 半夏一两半（洗七次） 川大黄二两半（去皮，生熟各半） 黑牵牛（头末）四两 干生姜一两 猪牙皂角（烧灰存性）一两

【用法】上为细末，生姜汁稀面糊为丸，如梧桐子大。每服五十丸，生姜汤送下。

【功用】去上热，暖下元。

【主治】风痰。

滚痰丸

【来源】《玉机微义》卷四引《养生主论》。

【别名】沉香滚痰丸（《墨宝斋集验方》卷上）、礞石滚痰丸（《痘疹金镜录》卷上）。

【组成】大黄 黄芩各八两 沉香半两 青礞石（消煅）一两

《伤寒大白》有黄柏。

【用法】上为细末，水丸，如梧桐子大。

【主治】

1.《玉机微义》引《养生主论》：痰证，变生千般怪症。

2.《摄生秘剖》：头风目眩，耳鸣，口眼蠕动，眉棱耳轮痛痒；四肢游风，肿硬；噫气吞酸，心下嘈杂，心气疼痛，梦寐奇怪，手麻臂痛，口糜舌烂喉闭，或绕项结核，胸腹间如二气交纽，噎塞烦闷，失志癫狂，心下怔忡，喘咳呕吐等证。

【方论】

1.《玉机微义》：甑里翻身甲挂金，于金头

戴草堂深。相逢二八求斤正，消煅青礞倍若沉。十七两中零半两，水丸桐子意常斟。千般怪证如神效，水泻双身却不任。此以大黄、黄芩为君，大泻阳明湿热之药，礞石以坠痰，沉香则引诸气上而至天，下而及泉为使也，以上二方有实热者可用。

2.《医方考》：大黄能推荡，黄芩能去热，沉香能下气，礞石能坠痰。是方乃攻击之剂，必有实热者始可用之，若与虚寒之人，则非宜矣。又礞石由焰消煅炼，必陈久为妙，若新煅火毒未除，则不宜服。

3.《摄生秘剖》：痰不自动，因气而动；气不自升，因火而升；积之既久，依附肠胃，回薄曲折，处以为丽，治之窠臼，谓之老痰。其变现之症，种种怪异，难以测识，莫可名状。非寻常药可能疗也。隐君见及此，故用大黄为君，以开下行之路；黄芩为臣，以押上潜之火；礞石慓悍之性，游行肠胃，踵其回薄曲折之处，荡而涤之，几于剖刮肠剖骨之神，故以为佐；奔驰于上中下三焦间、飞门、魄门之窍者，沉香之力，故以为使。必须服之得法，则效如响应，用水一口送过咽，即便仰卧，令药在咽膈间，徐徐而下，半日不可饮水，不可起身坐行言语，直待药气除逐上焦痰滞，然后动作。大抵服罢，喉间稠粘壅塞不利者，乃痰气泛上，药力相攻耳，少顷，药力既胜，自然宁贴。

4.《医方集解》：此手足太阴、阳明药也。礞石剽悍之性，能攻陈积伏历之痰；大黄荡热去实，以开下行之路；黄芩泻肺凉心，以平上僭之火；沉香能升降诸气，上至天而下至泉，以导诸药为使也。然乃峻剂，非体实者不可轻投。

5.《绛雪园古方选注》：礞石，性寒下降，阴也；焰硝性热上升，阳也。用以同煅，不特取焰硝有化石之能，并与礞石有阴阳相济之妙。是方也，治痰之功在于礞石，然独取攻肝经风热老痰，与他脏之痰不相及也。王隐君云：其痰似墨，有如桃胶、破絮、蚬肉之状，咯之不出，咽之不下，形坚性重，入水必沉，服之其痰下滚，从大便而出。复以黄芩，肃肺经清化之源，大黄泻脾经酿痰之热，沉香利肾经生痰之本。三焦清利，痰自不生，是礞石治其本，三者究其原尔。

6.《医宗金鉴》：王隐君制礞石滚痰丸，治老痰一方，用黄芩清胸中无形诸热，大黄泻肠胃有质实火，此治痰必须清火也。以礞石之燥悍，此治痰必须除湿也。以沉香之速降，此治痰必须利气也。二黄得礞石、沉香，则能迅扫直攻老痰巢穴，浊腻之垢而不少留，滚痰之所由名也。若阳气不盛，痰饮兼作，又非此方所宜。当以指迷茯苓丸合而治之，用半夏燥湿，茯苓渗湿，风硝软坚，枳壳利气。别于二陈之甘缓，远于大黄、礞石之峻悍，殆攻中之平剂欤！

7.《成方便读》：通治实热老痰，坚证百病。夫痰之清者为饮，饮之浊者为痰。故痰者皆因火灼而成，而老痰一证，其为火之尤盛者也，变幻诸病多端，难以枚举。然治病者必求其本，芟草者必除其根。故方中以黄芩之苦寒，以清上焦之火；大黄之苦寒，以开下行之路，故二味分两为独多。但既成之痰，亦不能随火俱去，特以礞石禀剽悍之性而能攻陈积之痰者，以硝石同煅，使其自上焦行散而下。然一身之主宰者，惟气而已，倘若因痰因火，病则气不能调，故以沉香升降诸气，上至天而下至泉，以导诸药，为之使耳。

8.《医方发挥》：本方为实热老痰而设。方中以礞石为主，取其药性慓悍，与焰硝同煅其性疏快，下气平喘能攻逐陈积伏匿之痰而定惊；肺与大肠相表里，故辅以大黄苦寒，荡涤实热，以开痰火下行之路；佐以黄芩清上焦之火，消除成痰之因，二味用量独重，有正本清源之意。又以沉香调达气机速降下气，为诸药之开导。四药合用，具有降火逐痰之效。精神失常的狂躁证，最宜用硝黄之类泻下药物釜底抽薪，涤除肠垢，使痰火随大便排泄，则神志可逐渐清醒，故承气汤类是治阳明腑实所引起的发狂病人之有效方。本方虽有礞石重坠顽痰，若无通腑利胆的大黄，则痰火仍无出路，故大黄也为本方要药。

9.《方剂学》：此为治疗实热老痰诸证的峻剂。实热老痰，久积不去，上蒙清窍，则发为癫狂或昏迷；扰乱心神，则为怔忡惊悸；痰热内壅于肺，肺失肃降，则咳喘痰稠；停于中脘，气机被阻，则胸脘痞闷；上扰清窍，则见眩晕耳鸣，口眼蠕动，不寐怪梦；痰窜经络，结聚于上，故见颈项结核等，种种见症，无非痰火为患。治当泻火逐痰。方中以礞石为君，取其药性慓悍，善于攻逐陈积伏匿之顽痰，与硝石同煅，则可加强其攻逐之力。以大黄为臣，性味苦寒，荡涤实热，开痰火下行之路。以黄芩为佐，苦寒泻火，善清上焦气分之热；复以沉香速降下气，亦即治痰必先顺气之理。四者相配，既逐其痰，复清其火，故为攻逐实热老痰之峻剂。痰火实证用此，甚为适当。

10.《古今名方发微》：本方为实热老痰而设。方中礞石禀慓悍之性，与硝石同煅，能攻逐陈积伏匿之痰；然痰之质，虽滑而粘，且痰火胶结，伏匿于内，狼狈为奸，若非峻下之品，终难涤除，故用大黄之苦寒，攻下泻火涤痰，以开下行之路；更佐黄芩以清上焦之火，助大黄以清热，且二味用量独重，有正本清源之意；又痰随气升降，治痰必理气，故方中配伍沉香，以疏理郁滞之气，气降则痰消。四药合用，共奏降火逐痰之功。本方孰为主药，诸家有不同看法。《丹溪心法附余》认为当以大黄、黄芩为君。而多数医家则认为礞石是本方的主药，故本方又名礞石滚痰丸。盖礞石为下气坠痰之要药，《本草经疏》云：礞石能消一切积聚痰结。而方中大黄不过是协助礞石泻火逐痰而已，所以，当以礞石为君。本方药性慓悍，泻下逐痰之力峻猛，用于实热老痰之证，其应如响，但仅可用于实证，若正气虚者，则不可滥投。《本经逢原》说：今人以王隐君滚痰丸通治诸痰怪证，不论虚实寒热概用，殊为未妥。不知痰因脾胃不能运化，积滞而生，胶固稠粘者诚为合剂。设因阴虚火炎，煎熬津液，凝结成痰，如误投之则阴气愈虚，阳火弥炽，痰热未除，而脾胃先为之败矣。兑乎脾胃虚寒，食少便溏者得之，泄利不止，祸不旋踵。若小儿多变慢脾风证，每致不救，可不慎欤！此论甚当，可供用本方者参考。

【验案】

1.幻视　《古今医案按》：一妇病热，目视壁上，皆是红莲花满壁，医用滚痰丸下之，愈。

2.癫症　《南雅堂医案》：神呆，忽啼忽笑，言语无序，脉沉兼滑，系顽痰实火，胶结为患，症非虚寒可比，治法不嫌其峻。兹用滚痰法主之：青礞石三两，焰消一两，大黄八两（酒蒸），淡黄芩八两（酒洗），沉香一两（研）。先将上两味同入瓦罐内，以盐和泥封固。入火煅至石如黄金色为度，用清水飞净，和后药三味水泛为丸。每服二钱，姜汤送下。

3.痰饮喘咳　《扫叶庄医案》：高年久不更衣，痰气上窒。滚痰丸投之。

4.癫痫　《四川中医》（1983，6：39）：杨某某，男，8岁。两年前，突然昏倒，不省人事，牙关紧闭，吐血涎沫，四肢抽搐，甚则小便失禁。经服用苯妥英钠等，病情有所好转。但持续服用数月而出现痴呆，语无伦次，因而停药。近半年来又复发如初，现每日发作二三次。醒后神志恍惚，站立不稳，时喃喃自语，傻笑，答非所问，流涎，质黏稠，味臭秽。饮食一般，大便数日一行，干燥。舌质黄腻，脉滑数有力。此系痰火为患，宜重投泻火涤痰之剂。处方：大黄20g（后下），礞石（火消煅）20g，黄芩10g，沉香4g。服药3剂，痫证发作每日减为一次，发作持续时间也有所缩短，流涎大减，大便正常。以上方加法夏9g，贝母6g，白附子6g，枳实9g，菖蒲6g，胆星6g，僵蚕9g，朱茯神9g，远志6g，苦参9g，服药3剂，诸症大减，行走自如，未再流涎。有时夜间突发惊恐，但痫证未再发作。唯痴呆、傻笑仍同前。此病系痰火扰心，迷闷孔窍，日久损伤神明，非药物短时间所能奏效。遂嘱其服用成药定痫丸或紫金锭以根除病因。随访至今，未复发。

滚痰丸

【来源】《证治准绳·类方》卷二引《养生主论》。

【别名】神秘沉香丸（原书同卷）、沉香礞石滚痰丸（《不居集》下集卷八）。

【组成】大黄（蒸少顷，翻过再蒸少顷，即取出，不可过）　黄芩各八两　青礞石（消煅如金色）　沉香　百药煎（此用百药煎，乃得之方外秘传，盖此丸得此药，乃能收敛周身顽涎，聚于一处，然后利下，甚有奇功，曰倍若沉者，言五倍子与沉香，非礞倍于沉之谓也）各五钱

【用法】上为末，水为丸，如梧桐子大。食后、空心白汤送服。一切新旧失心丧志，或癫或狂，每服一百丸；气盛能食，狂甚者，加二十丸，临时加减消息之；一切中风瘫痪，痰涎壅塞，大便或通或结者，每服八九十丸，或加至百丸，永无秘结之患；一切阳证风毒脚气，遍身游走疼痛，每

服八九十丸，未效，加至百丸；一切无病之人，遍身筋骨疼痛不能名者，或头疼牙痛，或摇或痒风注等证，风寒鼻塞，身体或疼或不疼，非伤寒证者，服八九十丸，痰盛气实者加之；一切吞酸嗳逆，膈气及胸中疼闷，腹中气块冲上，呕沫吐涎，状如反胃，心下恍惚，如畏人捕，怵惕不安，阴阳关格，变生乖证，食饥伤饱，忧思过虑，心下嘈杂，或痛或哕，或昼夜虚饱，或饥不喜食，急慢喉闭，赤眼，每用加减服；一切新旧痰气喘嗽，或呕吐，头运目眩，加减服之；一切腮额肿硬，若瘰疬者，及口糜舌烂，咽喉生疮者，每服六七十丸，加蜜少许，一处嚼碎噙化，睡时徐徐咽之；一切男妇大小虚实，心疼连腹，身体羸瘦，发时必呕绿水黑汁冷涎，乃至气绝，心下温暖者，量虚实加减服之；若事属不虞之际，至于百丸，即使回生，未至颠危者，虚弱疑似之间，只服三十丸或五十丸，立见生意，然后续续进之，以愈为度，兼服生津化痰，温中理气之药；一切荏苒疾病，凡男妇患非伤寒内外等症，或酒色过度，或吐血，或月事愆期，心烦志乱，或腹胀胁痛，劳倦痰眩，或暴行日中，因暑伏痰，口眼㖞斜，目痛耳愦鼻塞，骨节酸疼，干呕恶心，诸般内外疼痛，百药无效，众医不识者，依前法加减服之。大抵服药，须临卧在床，用熟水一口许咽下便卧，令药在喉膈间徐徐而下；如日间病出不测，疼痛不可忍，必欲急除者，须是一依前卧法服，大半日不可食汤水及不可起身行坐言语，直候药丸除逐上焦痰滞恶物，过膈入腹，然后动作，方能中病，每夜须连进二次，次日痰物既下，三五次者，仍服前数，下五七次或直下二三次而病势顿已者，次夜减二十丸；头夜所服，并不下恶物者，次夜加十丸；人壮病实者，多加至百丸，惟候虚实消息之。或服过仰卧，咽喉稠粘，壅塞不利者，痰气泛上，乃药病相攻之故也；少顷，药力即胜，自然宁贴。往往病久结实于肺胃之间，或只暴病全无泛滥者，服药下咽即仰卧，顿然百骸安静，五脏清宁，次早先去大便一次，其余遍数皆是痰涕恶物，看什么粪，用水搅之，尽是痰片粘涎，或稍稍腹痛，腰肾拘急者，盖有一种顽痰恶物，闭气滑肠，里急后重者，状如痢疾，片饷即已，若有痰涎易下者，快利不可胜言，顿然满口生津，百骸爽快，间有片时倦怠者，盖因连日病苦不安，一时为药力所胜，气体暂和，如醉得醒，如浴方出，如睡方起，此药并不洞泄刮肠大泻，但取痰积恶物，自肠胃次第而下，腹中糟粕，并不相伤，其推下肠腹之粪，则药力所到之处，是故先去其粪，其余详悉，不能备述者，当自知之。

【主治】痰之为病，或偏头风，或雷头风，或太阳头痛，眩晕如坐舟车，精神恍惚；或口眼瞤动，或眉棱耳轮俱痒，或颔腮四肢游风肿硬，似疼非疼；或浑身燥痒，搔之则瘾疹随生，皮毛烘热，色如锦斑；或齿颊似痒似痛而无定所，满口牙浮，痛痒不一；或嗳气吞酸，鼻闻焦臭，喉间豆腥气，心烦鼻塞，咽嗌不利，咯之不出，咽之不下，或因喷嚏而出，或因举动而吐，其痰如墨，又如破絮，或如桃胶，或如蚬肉；或心下如停冰铁，闭滞妨闷，嗳嚏连声，状如膈气；或寝梦刑戮刀兵剑戟，或梦入人家，四壁围绕，暂得一窦，百计得出，则不知何所；或梦在烧人地上，四面烟火枯骨，焦气扑鼻，无路可出；或不因触发忿怒悲啼下泪而寤；或时郊行，忽见天边两月交辉，或见金光数道，回头无有；或足膝酸软，或骨节腰肾疼痛，呼吸难任；或四肢肌骨间痛如击戳，乍起乍止，并无常所；或不时手臂麻疼，状如风湿，或卧如芒刺不安，或如毛虫所螫，或四肢不举，或手足重滞；或眼如姜蜇胶粘痒涩，开合甚难；或阴晴交变之时，胸痞气结闭而不发，则齿痒咽痛，口糜舌烂，及其奋然而发，则喷嚏连声，初则涕唾稠粘，次则清水如注；或眼前黑暗，脑后风声，耳内蝉鸣，眼瞤肉跳。治之者或曰腠理不密，风府受邪；或曰上盛下虚，或曰虚，或曰寒，或曰发邪，病势之来，则胸腹间如有二气交纽，噎塞烦郁，有如烟上冲头面烘热，眼花耳鸣，痰涎涕泪，并从肺胃间涌起，凛然毛竖，喷嚏千百，然后遍身烦躁，则去衣冻体，稍止片时，或春、秋乍凉之时，多加衣衾，亦得暂缓，或顿饮冰水而定，或痛一醉而宁，终不能逐去病根。

豁痰汤

【来源】《古今医统大全》卷四十三引《养生主论》。

【组成】柴胡 半夏各二钱 茯苓 人参 甘草 紫苏 陈皮 厚朴 南星 薄荷叶 枳壳 羌活各五分

【用法】上药以水二盏，加生姜五片，煎八分，内服，不拘时候。
【主治】一切痰疾。
【加减】中风者，加独活；胸膈不利者，加枳实；内外无热者，去黄芩。
【方论】以小柴胡汤为主，合前胡、半夏、南星、枳壳、紫苏、陈、朴之属出入加减，素有痰疾及肺气壅塞者，以柴胡为主，余者并去柴胡，以前胡为主。

木香丸

【来源】《瑞竹堂经验方》卷一。
【别名】七香丸（《普济方》卷一七五）。
【组成】丁香　乳香（研）　木香　麝香（研）　安息香（研）　沉香（镑）　藿香各二钱半　青橘皮（去瓤）　陈皮（去白）　槟榔（面裹，煨）　诃子皮　京三棱（略煨）　蓬莪术（煨）　肉豆蔻（面裹煨）各一两　肉桂二两半（去皮）　猪牙皂角（去皮弦）一两　巴豆七钱（去壳，不去油，别研入）　细墨半两
【用法】上用陈米四两，与皂角、墨、巴豆同炒令焦黄，用重纸裹，候冷，同前药碾为细末，白面糊为丸，如黄米壳大。每服五七丸至十丸，食后姜汤送下。如欲推利，服十五丸，利三二行，勿多服。
【功用】消积、宽胸膈、快脾胃。
【主治】酒食过伤，停饮。

法制杏子

【来源】《瑞竹堂经验方》卷一。
【组成】杏仁一斤（拣板杏真方用。将杏仁用热水洗净，顿于罐内，将生苍术一斤为粗末，水熬一二百沸，将汁浸杏仁，封其口，夏一日一夜，春秋三日三夜，冬五日五夜，去苍术及汁，锅内炒干，调入蜜半斤，再炒，少时取出）　白沙蜜二斤　苍术一两（去粗皮，泔浸一宿，麸炒）　半夏一两（姜汁浸一宿）　木香　当归　人参各一两
【用法】上将木香、当归、人参、半夏、苍术俱为细末，拌于杏仁上，冷定，用瓷罐盛顿，用生蜜浇上。每日空心细嚼三、五十个，面汤送下。
【功用】调补。
【加减】若气不顺，加木香末一两；血不和，加当归末一两；若喘息，加人参末一两；若虚弱，加苍术末一两；痰盛，加半夏末一两；若妇人血气不和，加当归服。

化痰丸

【来源】《瑞竹堂经验方》卷二。
【别名】化痰顶（《串雅补》卷一）。
【组成】石青一两（水飞）　石绿半两（水飞）
【用法】上为末，面糊为丸，如绿豆大。每服十丸，温汤送下。有痰即吐，去一二碗不损人。
【主治】顽痰不化。

四制苍术丸

【来源】《瑞竹堂经验方》卷二。
【别名】固真丹（《本草纲目》卷十二）。
【组成】苍术（分作四份制：一份用破故纸、小茴香同炒；一份用川楝子同炒；一份用川椒同炒；一份用青盐同炒）
【用法】上药同炒毕，余药不用，只用苍术为末，酒糊为丸，如梧桐子大。每服五十丸，空心米饮送下。
【功用】燥脾土，固真养胃。
【主治】痰饮。

神仙坠痰丸

【来源】《瑞竹堂经验方》卷二。
【组成】黑牵牛一斤（取头末四两）　皂角（无虫蛀者，去皮弦，酥炙黄色，去子净）一两六钱　白矾一两二钱
【用法】上为细末，清水为丸，如梧桐子大。每服三五十丸，渐加至百丸，空心温酒送下。病重者，五日、十日一服；病轻者，半月、一月一服。久服永无瘫痪之疾。
【功用】《普济方》：下痰。
【主治】

1.《瑞竹堂经验方》：痰壅，胸痞气凑。

2.《东医宝鉴·内景篇》：痰饮诸病。

敌痰丸

【来源】《瑞竹堂经验方》卷二引完颜府判方。

【别名】涤痰丸（《普济方》卷一六四）。

【组成】黑牵牛三两　皂角二两（去皮弦，火中微烧）　白矾（枯）一两　半夏曲（炒）一两　陈皮（去白）一两

【用法】上为细末，煮萝卜为丸，如梧桐子大。每服四五十丸，临卧淡姜汤送下。

【功用】宽胸膈，快气。

【主治】痰盛。

宽中祛痰丸

【来源】《瑞竹堂经验方》卷二。

【别名】祛风化痰丸（《普济方》卷一六四）。

【组成】半夏四两（汤泡七次，晒研为末，用生姜自然汁捏作饼，阴极干）　荆芥穗一两　白矾（枯）一两　麻黄四两（去节）　槐角子一两（麸炒）　陈皮（汤洗，去白）一两　朱砂一两（研末，水飞过，一半入药，一半为衣）

【用法】上为细末，生姜自然汁打糊为丸，如梧桐子大。每服三十丸，空心、临卧用皂角子仁炒黄，同生姜煎汤送下。

【功用】宽中理气，祛痰搜风。

【主治】饮食过多，酒色太过，喜食酸咸作成痰饮，于胸膈则满闷，呕逆恶心，流则臂膊大痛，升则头目昏眩，降则腰脚重痛，轻则左瘫右痪，重则猛然倒地。

【宜忌】忌食猪羊血、猪肉、鸡鹅、蘑菇、黄瓜、茄子等物。

二术丸

【来源】方出《丹溪心法》卷二，名见《古今医统大全》卷四十三。

【组成】苍术三钱　白术六钱　香附一钱半　白芍（酒浸，炒）二钱半

【用法】上为末。蒸饼为丸服。

【主治】湿痰。

中和丸

【来源】《丹溪心法》卷二。

【组成】苍术　黄芩　半夏　香附各等分

【用法】上为末，粥为丸，如梧桐子大。每服五七十丸，姜汤送下。

【主治】湿痰气热。

【方论】《医学六要·治法汇》：湿热郁而成痰，法当去湿热散壅郁，是以用苍术燥湿，黄芩清热，香附开郁，半夏豁痰。

白玉丸

【来源】《丹溪心法》卷二。

【组成】巴豆三十个（去油）　南星　半夏　滑石　轻粉各三钱

【用法】上为末，皂荚仁浸浓汁为丸，如梧桐子大。每服五七丸，姜汤送下。

【主治】痰证。

导痰丸

【来源】《丹溪心法》卷二。

【别名】导饮丸（《丹溪治法心要》卷二）。

【组成】吴茱萸三钱（制）　茯苓一两　黄连半两　滑石七钱半　苍术（泔浸）一两

【用法】上为末，面糊为丸，如梧桐子大。每服八九十丸，生姜汤送下。

【主治】痰。

抑痰丸

【来源】《丹溪心法》卷二。

【组成】瓜蒌仁一两　半夏二钱　贝母三钱

【用法】上为末，蒸饼为丸，如麻子大。每服一百丸，生姜煎汤送下。

【主治】

1.《丹溪心法》：痰症。

2.《证治汇补》：痰结胸喉。

【方论】《医略六书》：湿热内结，窒塞咽喉，故胸膈不利，咽物亦不能遽下焉。蒌仁泻热化燥痰，贝母解郁清热痰，半夏化痰功专燥湿，使湿热消

化，则结痰自开，而胸喉无不爽然，何有咽物不能遽下之患？蒸饼以消之，姜汤以开之，洵为化痰润燥开结之剂，乃痰结胸喉不顺之专方。

利膈化痰丸

【来源】《丹溪心法》卷二。

【组成】南星　蛤粉（研细）一两　半夏　瓜蒌仁　贝母（去心）　香附半两（童便浸）

方中南星、半夏、瓜蒌仁、贝母用量原缺。《杏苑生春》：南星二两，半夏一两五钱，贝母二两，哈粉一两，瓜蒌仁（另研）、香附各二两，牙皂、青黛各一两，杏仁（另研泥）一两五钱

【用法】上为末，用猪牙皂角十四挺敲碎，水一碗半，煮杏仁（去皮尖）一两，煮水将干，去皂角，擂杏仁如泥，入前药搜和，再入姜汁泡，蒸饼为丸，如绿豆大，青黛为衣。每服五十丸，姜汤送下。

【功用】

1.《丹溪心法》：利膈化痰。

2.《杏苑生春》：豁痰疏郁，泄火散热，降逆气，润肺止嗽。

【主治】

1.《杏苑生春》：一切痰涎壅塞，郁火热于胸膈之间，痰喘不利。

2.《济阳纲目》：痰火大盛，胸膈迷闷，呕吐烦躁，头眩咳嗽。

坠痰丸

【来源】《丹溪心法》卷二。

【组成】黑丑（头末）二两　枳实（炒）一两半　白矾三钱（枯一半）　朴消二钱（风化）　枳壳一两半（炒）　猪牙皂角二钱（酒炒）

【用法】上为末，用萝卜汁为丸。每服五十丸，鸡鸣时服。初则有粪，次则有痰。

【主治】

1.《丹溪心法》：痰饮。

2.《赤水玄珠全集》：食积痰饮，咳嗽，痞满气逆。

星半丸

【来源】方出《丹溪心法》卷二，名见《医部全录》卷二四〇。

【组成】南星　半夏各一两　蛤粉二两

【用法】上为末，神曲糊为丸，如梧桐子大，青黛为衣。每服五十丸，生姜汤送下。

【主治】湿痰，及白浊因痰者。

【加减】湿痰，加苍术；食积痰，加神曲、麦芽、山楂；有热加青黛。

【备考】本方加苍术，名“星夏蛤粉丸”（见《明医指掌》）。

清痰丸

【来源】《丹溪心法》卷二。

【组成】乌梅　枯矾　黄芩　苍术　陈皮　滑石（炒）　青皮　枳实各半两　南星　半夏　神曲（炒）　山楂　干生姜　香附各一两

【用法】上为末，汤浸蒸饼为丸服。

【主治】中焦热痰积。

清膈化痰丸

【来源】《丹溪心法》卷二。

【组成】黄连一两　黄芩一两　黄柏半两　山栀半两　香附一两半　苍术二两

【用法】上为末，蒸饼为丸，如绿豆大。白汤送下。

《古今医统大全》：上为细末，滴水为丸，如梧桐子大。每服五十丸，白汤送下。

【功用】《古今医统大全》：清热去湿利痰。

【主治】

1.《丹溪心法》：痰证。

2.《古今医统大全》：上焦痰火壅盛，咳嗽烦热，口渴，胸中否闷。

搜风化痰丸

【来源】《丹溪心法》卷二。

【组成】人参　槐角子　僵蚕　白矾　陈皮（去白）　天麻　荆芥各一两　半夏四两（姜汁

炒） 辰砂半两（另研）

【用法】上为末，姜汁浸蒸饼为丸，辰砂为衣。每服四十丸，姜汤送下。

【功用】搜风化痰。

燥湿痰星夏丸

【来源】方出《丹溪心法》卷二，名见《医学正传》卷二。

【组成】南星　半夏各一两　蛤粉二两

【用法】上为末，神曲糊丸，如梧桐子大，青黛为衣。每服五十丸，姜汤送下。

【主治】湿痰；亦治白浊因痰者。

【加减】湿痰，加苍术；食积痰，加神曲、麦芽、山楂；热，加青黛。

上下甲丸

【来源】方出《丹溪心法》卷三，名见《医学入门》卷七。

【组成】鳖甲　龟版各一两　侧柏　瓜蒌子　半夏　黄连　黄芩　炒柏

方中诸药，《医学入门》用各五钱，并云：鳖甲、龟版善治阴虚食积发热。

【用法】上为末，炊饼为丸服。

【主治】劳热，食积，痰。

理中加丁香汤

【来源】《丹溪心法》卷三。

【别名】理中丁香汤（《杏苑生春》卷四）、理中汤（《产孕集·补遗》）。

【组成】人参　白术　甘草（炙）　干姜（炮）各一钱　丁香十粒

【用法】上锉。加生姜十片，水煎服。

【功用】《杏苑生春》：补中散寒。

【主治】

1.《丹溪心法》：中脘停痰，喜辛物，入口即吐。

2.《医方考》：呕吐腹痛。

3.《医学入门万病衡要》：胃感寒呕吐不止。

4.《产孕集·补遗》：产后呃逆。

【加减】或加枳实半钱亦可。

【方论】

1.《医方考》：呕吐而痛即止者为火，呕吐而痛不止者为寒。然寒则收引，忽然能吐？师曰，寒胜格阳，故令吐也。治寒以热，故用丁香、干姜之温；吐多损气，故用人参、白术、甘草之补。

2.《医学入门万病衡要》：用人参、白术、炙草诸甘温以补中气，干姜、丁香诸辛热以散寒，生姜散逆气以止呕吐。

枳缩二陈汤

【来源】《丹溪心法》卷四。

【组成】砂仁　枳实　茯苓　半夏　陈皮　甘草（炙）

【用法】加生姜五片，水煎服。

【功用】理脾胃，顺气宽膈，消痰饮。

清气化痰丸

【来源】《医学启蒙》卷三。

【组成】橘红一斤（去白）　枳壳八两（麸炒）　黄芩八两（酒浸）　半夏曲八两（炒）　赤茯苓八两　生甘草五两　山栀仁八两（炒）　桔梗五两　滑石八两　天花粉八两　连翘五两　薄荷叶四两　荆芥穗五两　当归尾八两（酒洗）

【用法】上为末，水滴为丸，如绿豆大。食远白汤，茶清化服。

【功用】降火顺气清痰，常服利膈宽中。

【主治】痰火。

丁香半夏丸

【来源】《玉机微义》卷四。

【组成】槟榔三分　丁香　半夏各一两　细辛　干姜　人参各半两

【用法】上为细末，姜汁糊为丸。每服三十丸，姜汤送下。

【主治】

1.《玉机微义》：心下停饮冷痰。

2.《医学纲目》：头目眩晕，睡卧口中多涎。

3.《医方考》：脾胃虚寒，痰饮咳嗽。

【方论】《医方考》：经曰：治病必求其本。证本于脾胃虚寒，则脾胃为本，咳嗽为标。故半夏之辛，所以燥脾，人参之甘，所以养胃，脾胃治则不虚；丁、姜之温，所以行痰，细辛之辛，所以散饮，辛温用则不寒，不虚不寒，则脾胃治而痰饮散，咳嗽止矣；用槟榔者，取其性重，可以坠痰，经所谓高者抑之是也。

辛芎散

【来源】《古今医统大全》卷四十三引《医林方》。

【组成】细辛　川芎　防风　桔梗　白术　羌活　桑白皮（炒）　薄荷叶各一两　甘草五分

【用法】水二盏，加生姜三片，煎八分，食后温服。

【主治】热痰壅塞，头目不清，语音不出。

祛痰丸

【来源】《医方类聚》卷二十三引《医林方》。

【组成】半夏四两　生姜四两（一处和匀，捏作饼，阴干）　白矾一两（生）　荆芥穗（去土，称）四两　槐角子一两（面炒黄）　陈皮一两（温水浸一宿，去白）　朱砂一两（水飞，一半入药，一半为衣）

【用法】上为细末，生姜汁面糊为丸，如梧桐子大。每服三十丸，生姜、皂子仁汤送下，早晨、临卧各一服。中风三年，服月余痊可；五年以里，百日痊可。

【功用】宽中祛痰，搜风，理气和血，驻颜延寿。

【主治】痰饮聚于胸膈，满则呕逆恶心，流则一臂大痛，升则头面昏眩，降则腰脚疼痛，深则左瘫右痪，浅则蹶然倒地。

【宜忌】大忌驴、马、猪、狗肉、湿面、蘑菇、桑蛾、芋头、黄头、黄瓜、茄子发病之物。

木郁丹

【来源】《医方类聚》卷二十四引《烟霞圣效》。

【组成】白药子二两　细辛半两　藿香叶二两　赤茯苓　甘草各半两

【用法】上为细末，入糖二两和匀，水浸蒸饼为丸，如弹子大，蛤粉为衣。每服一丸，细嚼，热水送下。

【功用】清头目。

【主治】风热痰壅。

白矾丸

【来源】《普济方》卷一六五引《仁存方》。

【组成】半夏一两　白矾半两（为末）　香附（皂角水浸透）一两

【用法】上为末，生姜自然汁糊为丸，如梧桐子大。每服三四十丸，生姜汤送下。

【主治】停痰宿饮，风气上攻，胸膈不利。

半星丸

【来源】《普济方》卷一六五引《经效济世方》。

【组成】南星　半夏各四两

【用法】上为末，烂姜半斤研捣，锉半、星为丸，以楮叶裹缚却，于草中罨之，曲法候干，入去皮香附子四两为末，姜汁面糊为丸，如梧桐子大。每服三四十丸，食后生姜汤送下。

【主治】痰。

南星半夏丸

【来源】《普济方》卷一六四引《经效济世方》。

【组成】天麻　半夏　天南星（炮，去火毒）各等分　人参　白附子均较前三药倍之

【用法】上各为末，半两，用生面一两，滴水为丸。每服百十丸，于沸汤中煮沸漉出，食前用生姜汤吞下，不拘时候。

【功用】治痰开胃。

三生丸

【来源】《普济方》卷一六五引《德生堂方》。

【组成】皂角（去皮子）一斤　牵牛（头末）二斤　白矾半斤　萝卜子（炒）半斤　青木香半斤

【用法】上为末，煮萝卜水调面糊为丸，如梧桐子大。每服三五十丸，食后、临卧温水送服。大便下痰，方见效。

【主治】气痰壅上，不升降，胸膈闷塞不通。

导痰丸

【来源】《医学纲目》卷二十一引《玄珠经》。

【组成】半夏六两（分作三处：一分矾水浸，一分肥皂角为末水浸，一分用巴豆百粒同水煎。上余药在下，半夏在上，浸至十日半月，时时动水，令二药相透，冷相合一处，拣去巴豆、皂角，慢火煮干，取半夏切碎晒干）　甘遂（制）二两　百药煎二两　僵蚕一两　全蝎二两

【用法】上为末，用拣出皂角炼膏为丸；如硬，再入糊，令得所。每服十五丸，实者二十五丸。

【主治】痰。

利痰丸

【来源】《证治准绳·类方》卷二引《玄珠经》。

【组成】南星　皂角　石膏　牵牛（头末）　芫花各二两（一方有青盐五钱、巴豆少许、青礞石五钱）

【用法】上为细末，用姜汁糊丸，如梧桐子大。每服一二十丸，姜汤送下。

【主治】痰饮及风痰壅塞。

【宜忌】如寒不宜用。

豆参散

【来源】《医学纲目》卷四。

【组成】赤小豆　苦参

【用法】上为末，酸浆水调服，用鹅翎探之。

【功用】吐痰轻剂。

独圣散

【来源】《医学纲目》卷四引子和方。

【组成】砒不拘多少

【用法】上为细末。每服一字，以新水调下，斡开牙关灌之。

【功用】吐痰。

【宜忌】寻常勿用。

青礞石丸

【来源】《医学纲目》卷二十六。

【组成】青礞石（消煅）五钱　半夏二两　风化消二钱　陈皮七钱半　白术一两　茯苓七钱半　黄芩半两

【用法】上炒神曲，生姜糊为丸服。

【功用】去痰。

【主治】痞痛，经络中有痰。

【方论】《医略六书》：老痰滞膈，抑遏清阳，经络之气不能通畅，故眩晕而四肢不举焉。青礞石专消顽痰，风化消善涤热痰，半夏化湿痰，橘红利气痰，白术健脾元，黄芩清里热，茯苓渗湿热以清治节也。丸以神曲，下以姜汤，使痰化滞行，则经络清和，而清阳自泰，眩晕肢废无不并瘳矣。此消化老痰之剂，为顽痰、眩晕、肢废之专方。

礞石丸

【来源】《医学纲目》卷二十六。

【组成】礞石半两（煅）　半夏七钱半　南星　茯苓各五钱　风化消二钱

【用法】上为末，神曲糊为丸服。

【主治】痰证。

宽中丸

【来源】《普济方》卷二十二。

【组成】大腹子（炮，去皮脐）　青皮　大黄（湿纸裹煨）各等分

【用法】上为细末，醋糊为丸，如梧桐子大。每服十丸，姜汤送下。

【主治】气滞不快，饮食不消，胸膈痞塞，凝痰聚饮，状如伤寒，头疼胸痞。

和胃丸

【来源】《普济方》卷一三七。

【组成】大黄（酒浸）　甘遂　桂枝　干姜　白术　茯苓　芍药　厚朴　半夏（洗）各一两　巴豆十粒（去皮心，研如脂）

【用法】上为末，入巴豆，炼蜜为丸，如梧桐子

大。每服二丸，白饮送下。

【主治】阳明病，内有停水，心下痛而呕吐，腹胁满者。

枳实汤

【来源】《普济方》卷一三七。

【组成】枳实一两（炙） 橘皮 半夏各一两 生姜 厚朴各三两

【用法】上以水六升，煮取三升，去滓，分三次温服。

【主治】人病寒饮，气上冲心，胸痞喘急。

【加减】咽痛，加桔梗一两。

人参枳术丸

【来源】《普济方》卷一六四。

【组成】人参半两 枳壳三两（炒） 木香三钱 半夏五钱 茯苓半两 神曲三钱（炒） 白术一两 麦芽三钱（炒） 南星半两

【用法】上为细末，水浸蒸饼为丸，如绿豆大。每服八九丸，茶汤送下，不拘时候。

【功用】祛痰，消食。

【主治】痰饮。

沉香四倍丸

【来源】《普济方》卷一六四。

【组成】木香半两 青皮四两（去瓤） 白术三两 半夏四两（汤浸七次） 沉香半两 黑牵牛（头末）半两

【用法】上为极细末，生姜自然汁煮面糊为丸，如梧桐子大。每服三十丸，食后以生姜汤送下。

【主治】痰饮，两臂疼痛，腰腿沉痛。

触痰丸

【来源】《普济方》卷一六四。

【组成】枳壳 茯苓 南星 半夏各半两 风化消二钱 僵蚕二钱半 全蝎三个

【用法】上为细末，姜汁为丸。每服五六十丸，姜汤送下，不拘时候。

【主治】一切痰饮。

半夏汤

【来源】《普济方》卷一六五。

【组成】半夏曲一两 神曲一两（微炒） 麦芽半两（炒） 甘草二两 生姜六两（去皮，湿纸裹，慢火煨熟，切作片子，烂研，同上四味捏作饼子） 杏仁一两半 丁香半两（焙） 陈皮 盐四两（炒）

【用法】上为细末。每服一二钱，沸汤点之。

【主治】痰饮不利，胸隔痞闷，不思饮食。

吊痰膏

【来源】《普济方》卷一六五。

【组成】皂角二斤

【用法】用水五碗，煎至一碗，去滓，净一碗内，再熬成一钟，于火唐灰上，用纸倒膏在纸上，用半夏醋煮过成膏子，入皂角膏内和匀，明矾三两（末）同和，入松杨柿捣为丸，如弹子大。噙化。

【主治】痰饮。

金沸草散

【来源】《普济方》卷一六五引《鲍氏方》。

【组成】荆芥四两 旋覆花 前胡 麻黄各三两 甘草 半夏 赤芍药 细辛 五味子 杏仁各一两半

【用法】上为散。每服三钱，加生姜三片，大枣一枚煎服。

【主治】热多，头目昏重，痰涎壅塞，大便坚而渴。

消饮丸

【来源】《普济方》卷一六五。

【组成】半夏一两（汤洗七次） 陈皮（焙） 青皮（焙） 枳实（去瓤，麸炒） 干葛（焙） 生姜（炒）各半两

【用法】上为细末，姜糊为丸，如梧桐子大。每服五七十丸，茶、酒任下。

【功用】利膈下痰，散饮去滞。
【主治】痰饮。

木香丸

【来源】《普济方》卷一六六。
【组成】枳壳（去瓤，麸炒）二两　木香　大黄（纸裹煨）各半两　槟榔（锉）　芎䓖　郁李仁（汤浸去皮，焙，研）各一两
【用法】上为末，入郁李仁拌匀，炼蜜为丸，如梧桐子大。每服十丸至十五丸，食后、临卧温生姜汤送下。
【主治】留饮，宿食不消。

前胡散

【来源】《普济方》卷一六六。
【别名】前胡人参散（《杏苑生春》卷五）。
【组成】前胡　人参　赤茯苓（去皮）　紫苏各七钱半　陈皮（去白）　半夏曲　枳壳（麸炒，去瓤）　甘草　木香各半两
【用法】上为末。每服三钱，水一盏半，生姜七分，煎至一盏，去滓，取七分热服，一日三次。
【主治】

1.《普济方》：温饮停留肢体，时疼痛，气膈，痰热客于上焦，心下痞闷，不欲饮食，头目眩昏。

2.《杏苑生春》：痰气客肺，上喘气促。

半夏散

【来源】《普济方》卷一六七。
【组成】半夏（汤浸去滑，焙干为末，姜汁和作曲，焙干）　杏仁（去皮尖双仁，麸炒，研）各二两　木香半两　桂心（去粗皮）一两　陈橘皮一两（汤洗浸）　甘草（炙，锉）一两　干姜（炮）三分
【用法】上药治下筛。每服三钱，水一盏，加生姜三片，煎至七分，去滓温服。
【功用】消食，温胃止逆。
【主治】冷痰。

驱痰饮子

【来源】《普济方》卷一六七。
【组成】天南星（切作十片，汤浸七次）　半夏（汤洗七次）　青皮（去白）　陈皮一两（去白）　赤茯苓　草果子（去壳，秤，切碎）各半两
【用法】上锉每服二钱，水一钟，加生姜七片，大枣一枚，煎至七分，通口服，不拘时候。如饮酒先服一服，酒后再一服；或以次日夜醒又一服，永无痰饮。
【主治】痰饮，头痛背痛，饮食呕恶。

黑芥丸

【来源】方出《普济方》卷一六七，名见《本草纲目》卷二十六。
【组成】桂　胡椒　白芥子　黑芥子　大戟　甘遂各等分
【用法】水糊为丸，如梧桐子大。每服十丸，姜汤送下。
【主治】

1.《普济方》：冷痰。

2.《本草纲目》：冷痰痞满。

葛花丸

【来源】《普济方》卷二五三。
【组成】葛花半两　砂仁半两　木香一两　沉香一分　豆蔻一分　荜澄茄一分　陈皮（去皮）一两　乌梅十四个　半夏二十一枚（汤泡七次，汁浸煮，晒干，切作片，另用姜炒干用）　山果半两　茯苓一分　枳实（去瓤，麸炒）一两　葛粉末半两　甘草（炙）一分
【用法】上为末，炼蜜为丸，如龙眼大。每服一丸，含化。
【功用】醒酒，解毒，消痰。

小延龄丹

【来源】《普济方》卷二六五。
【组成】水银　黑铅　朱砂（研）　雄黄（研）各一两

【用法】上将水银、黑铅结成砂子，次下朱砂，次下硫黄，慢火炒之，从巳至未，不住手搅，令色变青紫为上，取出放冷，研细，软饭为丸，如麻子大。每服一二十丸，枣汤送下。
【功用】镇坠补暖。

白散子

【来源】《普济方》卷三五五。
【组成】大川乌（去皮脐） 南星 半夏 白附子各一两 羌活 黄芩各五钱
【用法】上生用，锉散。每服三钱，加生姜五片，水一钟半煎服。
【主治】产后痰血结滞，发为寒热，心胸如火烦躁。

实脾散

【来源】《普济方》卷三八六。
【组成】萝卜子 木通 薏苡仁 车前子草 赤小豆 冬瓜仁
【用法】上为末。糯米汤调服。
【功用】补脾消积，进食。
【主治】积饮。

克痞丸

【来源】《袖珍方》卷一引秘方。
【组成】丁香 藿香 官桂 茯苓（去皮） 甘草 小茴香各五钱 干姜一两半 桔梗二钱半
【用法】上为末，用面糊为丸，如梧桐子大。每服七八十丸，生姜汤送下。
【主治】脾胃虚寒，痰饮不化，胸膈痞闷，呕逆喘嗽，体倦头痛。

利膈化痰丸

【来源】《袖珍方》卷一。
【组成】白术四两 皂角（去皮弦子）三两 生半夏（切） 生白矾二两（研）

方中半夏用量原缺。

【用法】上将皂角揉水半碗，浸半夏、白矾，春五、夏三、秋冬十日，不用皂角，晒，为末，姜汁为丸，如梧桐子大。每服三十丸，生姜汤送下。
【主治】痰气。

沉香和中丸

【来源】《袖珍方》卷一。
【组成】陈皮（去白） 青皮 黄芩 槟榔 木香 枳壳 青礞石（消煅）各半两 大黄一两一分 沉香二钱 滑石二两 黑牵牛末二两二钱
【用法】上为末，滴水为丸，如梧桐子大。每服五十丸，临卧以茶清送下。
【主治】

1.《袖珍方》：痰气。

2.《丹溪心法附余》：中脘气滞，胸膈烦满，痰涎不利，头目不清。

3.《古今医统大全》：一切痰气壅盛。

4.《济阳纲目》：大便秘结，小便赤涩。

沉香和血丸

【来源】《袖珍方》卷四。
【组成】当归（酒浸） 乌药（酒炒） 沉香（不见火） 玄胡索（炒）各一两 白芷（酒炒） 苍术（炒） 枳实（炒） 干姜（炮） 小茴香（炒） 川椒（炒，去目） 乳香（研） 没药（研） 牡丹皮各二钱 澄茄一钱 白芍药二两 艾叶四两（醋浸一宿，煮干为末，入前药）
【用法】上为末，好米醋糊为丸，如梧桐子大。每服五十丸，空心以醋汤送下；米饮亦可。
【主治】虚羸，血气冲任脉不调，气不升降，饮食不消，聚为痰饮，头目昏眩，四肢倦怠，百节酸疼，子宫久冷。

参香汤

【来源】《医方类聚》卷一〇二引《御医撮要》。
【组成】人参一两 甘草半两（锉） 黄耆半两（锉） 吴白术 茯苓 橘皮各一两 檀香半两 干葛半两
【用法】上为末。每服半钱，如茶点进。
【功用】调中顺气，开胃消痰。

五百丸子

【来源】《医方类聚》卷一一二引《澹寮方》。
【组成】巴豆（去皮，别研） 丁香 缩砂仁 胡椒 乌梅（去核）各一百粒
【用法】上为细末，浸蒸饼为丸，如绿豆大。每服五七丸，熟水送下。
【主治】宿食留饮积聚，吞酸噫臭，歹食泄痢疾，心腹疼痛。

加味二陈汤

【来源】《医方类聚》卷一〇五引《澹寮方》。
【组成】半夏 橘红各五两 茯苓（去皮）三两 甘草二两 丁香二两
【用法】上锉每服四钱，水一盏半，加生姜七片，乌梅一个，煎至六分，热服。
【主治】

1.《医方类聚》：痰生呕吐。

2.《济阳纲目》：痰饮为患，呕吐头眩，心悸，或因食生冷硬物，脾胃不和，时吐酸水。

【加减】恶甜者，减甘草。

茱萸丸

【来源】《医方类聚》卷二一二引《仙传济阴方》。
【组成】吴茱萸一两（盐汤洗） 苍术一两陈皮（去白） 麦芽 肉桂 神曲各半两
【用法】上药水煮面糊为丸，米饮送下。
【主治】妇人有积饮痰证，在脾胃间，时时酸心或吐水。

桂苓甘草汤

【来源】《伤寒全生集》卷三。
【组成】桂枝 茯苓 甘草
【用法】水煎服。
【主治】水停心下而悸者。

加味二陈汤

【来源】《松崖医径》卷下。
【组成】橘红（盐水浸）八分 半夏（姜汁炒）一钱五分 白茯苓（去皮） 白术各一钱三分 香附（盐水拌炒）七分 连翘 黄芩（炒） 枳实（麦麸炒） 前胡 甘草各五分（炙） 瓜蒌仁 桔梗 麦芽（炒）各一钱

《明医杂著》无枳实，主治脾胃气盛，痰多或喘。

【用法】上切细。用水二盏，加生姜三片，水煎，临服入姜汁三匙，竹沥一杯服。
【功用】治痰，理脾胃。

加减清膈化痰丸

【来源】《松崖医径》卷下。
【组成】陈皮（去白） 贝母（去心） 半夏曲 天南星（汤泡，姜汁浸，炒） 白茯苓 天花粉各一两 片芩（去芦，酒炒） 香附子（童便浸，醋炒） 枳实（麦麸炒） 苍术（米泔浸，去皮，炒） 海石（另研）各八钱 桔梗六钱
【用法】上为细末，烧竹沥，加生姜汁为丸，如绿豆大。每服九十丸，食远及临卧时滚白水送下。
【主治】痰饮。

茯苓二陈汤

【来源】《婴童百问》卷二。
【组成】半夏五钱 陈皮二钱五分 白茯苓四钱 生甘草一钱半
【用法】上挫。每服三钱，加生姜三片，水煎服。
【功用】和胃气，化痰涎。

对金丸

【来源】《万氏家抄方》卷二。
【组成】牙消礞石各一两（共入罐内，煅一日取起，如金色者佳） 大黄 枯芩各八两 鲜南星一斤
【用法】上三味，各另酒浸一宿，次日取出，一层南星，一层大黄，一层黄芩，用柳木瓶蒸之，九蒸九晒，为末，入牙消、礞石、沉香末，姜汁、竹沥打糊为丸。每服一丸，三分重，生姜汤化下。
【主治】痰火。

回生丹

【来源】《万氏家抄方》卷二。

【组成】石膏一大块（薄荷煎浓汁一碗，将石膏火煅七次，淬七次） 生白矾三钱

【用法】上为细末。每服三钱，生姜汤调下。令吐痰出效。

【主治】痰。

三补枳术丸

【来源】《扶寿精方》。

【组成】白术二两 枳实（麸炒） 黄柏（青盐炒） 陈皮（去白）各一两 贝母八钱 白茯苓 黄连 黄芩（醋浸一宿，炒） 山楂肉（神曲炒）各五钱 麦芽 砂仁 香附（醋浸一宿，炒）各三钱

【用法】上为细末，荷叶煮饭为丸，如梧桐子大。每服七八十丸，食后用生姜汤送下；有热，茶汤送下。

【功用】顺气消痰。

天麻化痰丸

【来源】《扶寿精方》。

【组成】天麻一两 南星一两 半夏三两（汤泡至冷七次，以内透为度） 软石膏（煅赤）一两 雄黄一两（通明者，为末，水飞七次）

【用法】上为末，淡姜汁打糊为丸，如赤豆大。每服九十丸，食远茶送下。

【主治】背上及胸中之痰。

【加减】雄黄，初服则用之，常服则减去。

化痰丸

【来源】《扶寿精方》。

【组成】半夏（泡七次） 南星（水泡，各姜汁拌） 黄芩 寒水石（煅） 黄连（去毛）各一两 猪牙皂角 薄荷各五钱 甘草（炙）三钱

【用法】上为细末，淡姜汁打糊为丸，如赤豆大。每服五十丸，食远茶清送下。

【主治】热在上焦，火盛成痰，或作痛。

加味顺气化痰汤

【来源】《扶寿精方》。

【组成】人参 白术各一钱 白芍药 白茯苓 半夏 陈皮 枳实 柴胡 苏叶 黄柏 甘草（炙）各三分

【用法】上锉。水二钟，加生姜三片，煎至七分，食后温服，滓再煎。

【主治】痰病。

芩连二陈汤

【来源】《扶寿精方》。

【组成】橘红 白茯苓 软石膏各二钱 片芩（酒炒） 白术 黄连（酒炒） 防风各五分 川芎 天花粉各一钱 薄荷八分 半夏（制）七分 羌活五分 甘草（炙）三分

【用法】上锉，水一钟半，加生姜三片，煎八分，食远温服。

【主治】痰饮。

羌活胜湿汤

【来源】《扶寿精方》。

【组成】羌活一钱半 独活一钱半 炙甘草 南川芎 藁本 蔓荆子 防风 酒炒黄芩 米泔 苍术各一钱

【用法】上为一剂。水煎，食远温服。

【主治】湿痰结聚，中有实热，背恶寒。

法制清气化痰丸

【来源】《扶寿精方》。

【别名】清气化痰丸（《赤水玄珠全集》卷六）。

【组成】南星 半夏各二两（用皂角二两，白矾二两，生姜二两，水六碗，煎沸取起，浸至次早，再煎透为度，二味须四两足，去皂角） 瓜蒌仁（微炒，纸包，捶去油） 白术 黄连（去毛，姜汁拌炒） 香附子（杵毛净，童便浸） 陈皮（去白） 白茯苓（去皮） 莱菔子（炒） 糖球子各一两 紫苏子 黄芩各七钱 枳实（面炒） 甘草各五钱

【用法】上为细末，竹沥一碗，生姜自然汁一酒盅，神曲细末一两，和面作糊丸，如小赤豆大。每服七八十丸，温沸汤下。

【功用】《赤水玄珠全集》：清利胸膈，顺气化痰，宽中健脾，消导进饮食。

黄连磨积丸

【来源】《扶寿精方》。

【组成】黄连一两（纳五钱吴茱萸同炒，五钱益智仁同炒，去二味不用，只用黄连） 栀子仁（炒，去柹） 白芥子（醋浸炒）各五钱 川芎 苍术（米泔浸七日） 桃仁（去皮，存尖） 青皮（去瓤） 香附子（童便浸，炒） 莪术（酒浸炒） 山楂肉 莱菔子（炒，研） 白术各一两 三棱（用西安府者）各一两五钱

【用法】上为细末，汤浸蒸饼为丸，如梧桐子大。每服五七十丸，以白汤送下。

【功用】《全国中药成药处方集》（沈阳方）：破结磨坚，行气活血，消除积痞。

【主治】一切痰饮痰积，积聚拂郁，胁下闷倦，懒惰，饮食不消，或吐逆恶心，眩晕怔忡，时作时止。

【宜忌】《全国中药成药处方集》（沈阳方）：忌热物，孕妇忌服。

清热化痰丸

【来源】《扶寿精方》。

【组成】半夏（汤泡七次）五钱 陈皮（去白）四钱 白茯苓 当归（酒洗） 川芎各三钱 黄芩（酒炒） 生甘草 栀子各一钱半（去柹） 黄连（去毛，炒）一钱

【用法】上为细末，面糊为丸，如梧桐子大。每服五十丸。食远白汤送下。

【主治】痰饮为患，恶心、头眩，心悸，中脘不快；或因食生冷，饮酒过多，脾胃不和。

清热化痰汤

【来源】《扶寿精方》。

【组成】半夏（汤泡七次，姜汁拌）一钱二分 枳实（面炒） 香附（童便浸） 贝母各一钱半 白茯苓 山楂肉各一钱 橘红 黄连（炒）各八分 桔梗 苍术（米泔浸）各七分 甘草二分

【用法】上锉一服。加生姜三片，以水二钟，煎至一钟，食远温服。亦可常用。

【功用】化热痰，清郁气。

【加减】如痰壅上，加苏子降气汤料，视病情增减消息服之。

清膈丸

【来源】《丹溪心法附余》卷九。

【组成】黄芩半斤（酒浸，炒黄） 南星四两（生用） 半夏（汤泡七次）

方中半夏用量原缺。

【用法】上为末，生姜汁打糊丸，如梧桐子大。每服三五十丸，白水送下。

【主治】痰证。

清气化痰丸

【来源】《丹溪心法附余》卷九。

【组成】半夏（汤洗七次）二两 陈皮（去白） 茯苓（去皮）各一两半 薄荷叶 荆芥穗各五钱 黄芩（酒浸，炒） 连翘 栀子仁（炒） 桔梗（去芦） 甘草（炙）各一两

《仁斋直指附遗》有苍术、香附子各一两。

【用法】上为末，生姜汁煎水，打糊为丸，如梧桐子大。每服五十丸，食后、临卧各一服。

【功用】清头目，凉膈，化痰利气。

【加减】如胃肠燥实，加酒炒大黄、芒消各一两。

加减二陈汤

【来源】《丹溪心法附余》卷二十四。

【组成】陈皮一钱 苍术八分 茯苓一钱 甘草二分 白术四分 枳壳七分 枳实三分 桔梗五钱 紫苏三分 薄荷二钱 香附七分 菖蒲一钱 荆芥六分 木通四分 川芎一钱 麦门冬五分

【用法】用水二盏，加生姜三片，煎至八分服。

【主治】痰、火、气。

上清丸

【来源】《活人心统》卷一。

【组成】硼砂三钱　川芎四钱　薄荷一两　桔梗二钱　冰片二分　玄明粉二钱

【用法】上为末，炼蜜为丸，如龙眼大。每服一丸，食远含化。

【主治】上焦火盛，口干；痰火证。

竹沥化痰丸

【来源】《活人心统》卷一。

【组成】大半夏二两　白矾一两五分　皂角一两　生姜一两二分（水煮四味，半夏肉无白星，晒干，去皂角，同后为末）牛胆南星一两　青皮　陈皮（去白）　黄芩　神曲　山楂　麦芽（炒）　莱子（炒）　真苏子　杏仁（炒）　茯苓各一两　香附一两

【用法】上为末，加竹沥一碗，入姜汁为丸，如梧桐子大。每服七十丸，食远淡姜汤或茶任下。

【主治】久郁痰火诸症。

湿痰丸

【来源】方出《丹溪治法心要》卷二，名见《重订通俗伤寒论》。

【组成】南星一两　半夏二两　蛤粉三两

【用法】上为末。蒸饼为丸，青黛为衣。

《重订通俗伤寒论》：姜制南星、姜制半夏各一两、海蛤粉二两、上青黛二钱，共研细匀，神曲糊丸，如梧桐子大。朝、晚各服钱半或二钱，广皮汤送下。

【功用】燥湿痰。

【主治】湿痰。

法制清气化痰丸

【来源】《校注妇人良方》卷六。

【组成】半夏　南星（去皮尖）　白矾　皂角　干姜各四两　陈皮　青皮　紫苏子　萝卜子（炒、研）　杏仁（去皮尖、炒、研）　葛根　神曲（炒）　麦蘖（炒）　山楂子　香附子各二两

【用法】上将白矾等三味，用水五碗，煎取水三碗，却入半夏二味，浸二日再煮，至半夏、南星无白点为度，晒干，与余药共研为末，蒸饼为丸，如梧桐子大。每服五七十丸，临卧茶汤任下。

【功用】顺气快脾，化痰消食。

【宜忌】《证治准绳·类方》：脾胃虚弱者忌用。

茯苓膏

【来源】《摄生众妙方》卷二。

【组成】大白茯苓不拘多少

【用法】上为细末，用水漂去浮者，漂时先令少用水，如和面之状，全药湿方入水漂澄，取下沉者，以净布扭去水，晒干，再为末，再漂再晒，凡三次，复为细末。每末一斤，拌好白蜜二斤令匀，贮长瓷瓶内，箬皮封口置锅内，桑柴火悬胎煮尽一日，抵晚连瓶坐埋五谷内，次早倒出，以旧在上者装瓶下，旧在下者装瓶上，再煮再入五谷内，凡三日夜，次早取出，埋净土中七日，出火毒。每早、晚用三四匙噙嚼，少时以白汤下。

【主治】痰火。

山精丸

【来源】《摄生众妙方》卷四。

【组成】苍术二斤（先用米泔浸三日，竹刀刮去粗皮，阴干用）　桑椹子一斗许（取汁去滓，将苍术浸入汁内令透，取出晒干，如是者九次，用木杵捣为细末）　枸杞子一斤　地骨皮一斤

【用法】上为细末，与苍术一并细捣和匀，炼蜜为丸，如弹子大。每服一丸或二丸，白沸汤送下。

【功用】健脾去湿，息火消痰。

化痰丸

【来源】《摄生众妙方》卷六。

【组成】天络丝（即丝瓜，烧存性为细末）

【用法】枣肉为丸，如弹子大。每服一丸，好酒送下。

【功用】化痰。

健脾化痰丸

【来源】《摄生众妙方》卷六。

【组成】半夏　南星各二两半（切作十字块，以长皂角肉一两半，明矾一两半，煮汁二十碗，浸二味，经宿取出，次日文武火煮透，劈开南星、半夏内无白点为度，去皂角不用，将二味切作薄片，晒干，称足四两）　瓜蒌仁（去壳，另研）　黄连（姜汁炒）各一两　陈皮（去白）一两　白茯苓（去皮）一两　枳实（面炒）一两　山楂子肉（去子，蒸）一两　萝卜子一两（炒）　生甘草七钱半（去皮）　白术二两（炒）　紫苏子七钱　香附子一两（童便浸一宿）　黄芩一两（酒炒）　干姜五钱（新瓦上焙黑）

【用法】上为细末，姜汁煮薄糊为丸，如绿豆大。每服八十丸，食后、临卧白汤送下。

【主治】湿热气熏蒸而成郁结五色有形之痰。

清气化痰丸

【来源】《摄生众妙方》卷六。

【组成】半夏（大者佳）　南星　白矾　皂角　生姜各八两（上用水浸二日，同煮至南星无白点为度，拣去皂角，只用南星、半夏、姜三味，各切片晒干为末，入后药）　橘红　神曲（炒）　麦芽（炒）　黄连（酒炒）　香附（童便浸）　白术各四两　紫苏子（炒）　杏仁（去皮尖）　山楂　枳实（去瓤，麸炒）　黄芩（枯片者，酒炒）　厚朴（姜制）各三两　青皮（去瓤）　干葛各一两五钱　茯神　川芎各一两　藿香五钱

【用法】上为细末，同前末和合，以生姜汁打面糊为丸，如梧桐子大。每服五七十丸，临卧或食远茶清送下。

【主治】饮食积滞，痰火郁结，气不升降者。

大半夏汤

【来源】《古今医统大全》卷十四。

【组成】半夏　茯苓　生姜各二钱

【用法】水二盏，煎一盏，临卧服。

【主治】伤寒痰证。

枳术二陈汤

【来源】《古今医统大全》卷二十三。

【组成】枳实（炒）半两　白术（炒）　半夏（制）　茯苓　陈皮各八分　甘草（炙）五分

【用法】用水一盏半，加生姜、大枣煎，温服。

【主治】脾胃痰饮，胸膈不利。

二术二陈汤

【来源】《古今医统大全》卷二十四。

【别名】苍白二陈汤（《证治汇补》卷八）、二陈二术汤（《医略六书》卷二十一）。

【组成】苍术（土炒）　白术（土炒）　半夏（滚水泡七次，姜制）　陈皮（去白）　茯苓各一钱　甘草（炙）五分

【用法】水二盏，加生姜三片，大枣一个，煎八分，稍热服。

【功用】《医略六书》：健中燥湿。

【主治】

1.《古今医统大全》：呕吐清水如注。
2.《张氏医通》：脾虚痰食不运。
3.《医略六书》：湿痰头痛，脉弦细。

【加减】虚寒者，加人参、煨干姜；痰饮，加南星，倍半夏；宿食，加神曲、砂仁。

【方论】《医略六书》：脾亏，痰湿闭遏清阳，不能分布营卫以奉上于头，故头痛经久已成头风。苍术燥湿强脾，兼擅升阳；白术助脾燥湿，力主健运；陈皮治生痰之由；茯苓渗湿，杜生痰之源；半夏燥湿化痰，兼醒脾胃；甘草调中缓逆，且和诸药也；生姜煎服，使脾健气调，则痰湿自化，而清阳敷布，头痛无不自止。

五饮丸

【来源】《古今医统大全》卷四十三。

【组成】青皮　陈皮（去白）各一两　半夏（制）　南星（制）各二两　枳实（炒）　茯苓各一两　白术（炒）二两　香附子　真苏子　山楂肉　神曲（炒）各半两　白矾一两　皂角　生姜各二两（捣）

【用法】上以南星、半夏同皂角、白矾、生姜煮，南星无白点为度。以南星、半夏焙干，同前药为末，竹沥、姜汁作糊为丸，如梧桐子大。每服五七十丸，食后或临卧白汤送下。

【功用】理脾顺气，消食宽胸。

【主治】一切停痰留饮。

老痰丸

【来源】《古今医统大全》卷四十三引王节斋方。

【组成】天门冬（去心） 黄芩（酒炒） 海粉（另研） 橘红（去白）各一两 连翘半两 桔梗 香附子（淡盐水浸，炒）各半两 青黛（另研）一钱 芒消（另研）二钱 瓜蒌仁（另研）一两

【用法】上为细末，炼蜜（入姜汁少许）为丸，如龙眼大。噙嚼一丸，细咽之，清汤送下；或丸如绿豆大，淡姜汤送下五六十丸。

【功用】润燥开郁，降火消痰。

【主治】火邪炎上，凝滞于心肺之分，肺气不清，老痰郁痰结成粘块，凝滞喉间，吐咯难出。

【方论】此方天冬、黄芩泻肺火，海粉、芒消咸以软坚，瓜蒌润肺消痰，香附、连翘开郁降火，青黛去郁火，故不用辛燥之药。

稀涎散

【来源】《古今医统大全》卷四十三。

【组成】牙皂（炙，去皮弦）一钱 藜芦五分

【用法】上为细末。每服五分或一二钱，浆水调下，牙关不开者灌之。

【功用】吐顽痰。

僵蚕丸

【来源】《古今医统大全》卷四十三。

【组成】白僵蚕 瓜蒌仁 杏仁 诃子 贝母 五倍子各等分

【用法】上为末，粥为丸，如梧桐子大。每服五十丸，白汤送下。

【主治】郁痰。

牛髓膏

【来源】《医便》卷四。

【组成】熟牛胻骨内髓四两 核桃仁（去皮）二两

【用法】上二味，和捣成膏。加盐少许，空心食。

【功用】补肾消痰。

术苓汤

【来源】《东医宝鉴·杂病篇》卷四引《医学入门》。

【组成】苍术（土炒） 滑石各二钱 赤茯苓 白术 陈皮各一钱

【用法】上锉，作一贴。水煎服。

【主治】吐清水。

柴梗半夏汤

【来源】《医学入门》卷四。

【组成】柴胡二钱 黄芩 半夏 枳壳 桔梗 瓜蒌仁各一钱 青皮 杏仁各八分 甘草四分

【用法】水煎，温服。

【主治】邪热挟痰攻注，发热咳嗽，胸满，两胁锉痛。

【加减】口燥渴，去半夏；痰在胁下，加白芥子或竹沥、姜汁。

半消丸

【来源】《医学入门》卷五。

【组成】半夏二两 风化消一两

【用法】上为末，生姜自然汁打糊为丸，如梧桐子大。每服五十丸，生姜汤送下。

【主治】中脘停伏痰饮，致臂痛不能举，左右时复转移。

大萝皂丸

【来源】《医学入门》卷七。

【组成】萝卜子（炒）二两 皂角（烧存性）一两 南星（制） 半夏（制） 杏仁 栝楼仁 香附（便制） 青黛 陈皮各五钱

【用法】上为末，神曲煮糊为丸，如梧桐子大。每

服六十丸，生姜汤吞下。
【主治】气喘，痰喘，风痰，食痰，酒痰，面毒。

乌白丸

【来源】《医学入门》卷七。
【组成】乌梅　生姜各一斤　白矾　半夏各半斤（捣匀，用新瓦夹定，火焙三日夜）　神曲　麦芽　陈皮　青皮　莪术　丁皮　大腹子　枳壳各四两
【用法】上为末，酒糊为丸。每服五十丸，生姜汤送下。
【功用】消食化痰。
【主治】酒食痰积。

芎术散

【来源】《医学入门》卷七。
【组成】川芎　苍术　香附　白芷各等分
【用法】上为末。磨木香、姜汁点热汤调服。
【主治】痰积作痛，小便不利，脉滑。

豆蔻平胃散

【来源】《医学入门》卷七。
【组成】苍术　陈皮　厚朴　甘草　白豆蔻　人参　茯苓各等分
【用法】加生姜，水煎，温服。
【主治】胃寒而饮不消者。

法制半夏

【来源】《医学入门》卷七。
【组成】半夏一斤　明矾六两　硝石四两
【用法】先将矾硝煮水六碗，却将半夏先以水洗净，入药水内浸三宿，又取入清水内浸七日，取出切片，加薄荷四两，甘草二两任用。
【功用】消饮化痰，壮脾顺气。

香附瓜蒌青黛丸

【来源】《医学入门》卷七。
【组成】香附　瓜蒌　青黛各等分
【用法】上为末，炼蜜为丸，如芡实大。每服一丸，食后临卧噙化。
【主治】燥痰、郁痰、酒痰，咳嗽呃逆。

小调中汤

【来源】《医学入门》卷八。
【组成】黄连（煎水浸甘草）　甘草（煎水浸黄连）　瓜蒌仁（煎水浸半夏）　半夏（煎水浸瓜蒌仁。各炒水干为度）各等分
【用法】加生姜，水煎，温服。或姜汁糊为丸服。
【主治】一切痰火及百般怪病。

开郁正元散

【来源】《医学入门》卷八。
【别名】消积正元散（《保命歌括》卷二十七）。
【组成】白术　陈皮　青皮　香附　山楂　海粉　桔梗　茯苓　玄胡索　神曲　砂仁　麦芽　甘草各等分

方中青皮原脱，据《保命歌括》补。

【用法】加生姜，水煎服。
【功用】利气行血，和脾消导。
【主治】痰饮，血气郁结，食积，气不升降，积聚胀痛。

枳梗二陈汤

【来源】《医学入门》卷八。
【别名】枳桔二陈汤（《医宗金鉴》卷四十六）。
【组成】二陈汤加枳壳　桔梗
【功用】宽胸膈，化痰气。
【主治】

1.《医学入门》：痞满。

2.《医宗金鉴》：痰饮子嗽；小儿停痰哯乳，胸膈膨满，呕吐痰涎；小儿湿痰懒食，倦怠嗜卧，面色多黄，痰多者。

橘半枳术丸

【来源】《医学入门》卷八。

【组成】橘皮　半夏　枳实各一两　白术二两
【用法】上为末，荷叶煨饭为丸，如梧桐子大。每服五六十丸，橘皮煎汤送下。
【主治】饮食伤脾，停积痰饮，心胸痞闷等。
【加减】如食不消者，加神曲、麦芽；气逆，加木香、白豆蔻；胃脘痛，加草豆蔻；气升，加沉香。

清气化痰方

【来源】《本草纲目》卷三十九引《笔峰杂兴》。
【组成】百药煎　细茶各一两　荆芥穗五钱　海螵蛸一钱
【用法】炼蜜为丸，如芡实大。每服噙化一丸。
【功用】清气化痰。

加味胃苓丸

【来源】《保命歌括》卷五。
【组成】苍术（制）　厚朴（姜制）　陈皮　白术　猪苓　泽泻　香附（酒浸，炒）　神曲（炒）　白茯苓各等分　炙甘草减半
【用法】上为末，荷叶煮粳米糊丸，米饮送下。
【功用】导饮消食。

家传加味胃苓丸

【来源】《保命歌括》卷五。
【组成】苍术（制）　厚朴（姜制）　陈皮　白术　猪苓　泽泻　香附（酒浸，炒）　神曲（炒）　白茯苓各等分　炙甘草减半
【用法】上为末，荷叶煮粳米糊为丸。米饮送下。
【功用】导饮消食。

加减六君子汤

【来源】《保命歌括》卷八。
【组成】四君子、二陈汤相合，加当归、白芍、黄连
【主治】痰涎杂血。

加味地黄丸

【来源】《保命歌括》卷九。
【组成】地黄（酒蒸，焙，末）二两　山茱萸肉　白茯苓　山药　杜仲（盐、酒炒，另取末）　巴戟（去心，净肉）　远志（去心）　小茴香（炒）各一两　泽泻　肉苁蓉（酒洗，焙）　牡丹皮　破故纸（炒）各七钱
【用法】上为末，炼蜜为丸，如梧桐子大。每服五十丸，空心、食前酒送下。
【主治】肾虚不能纳水，水不归经，致成痰饮者。

枳术化痰丸

【来源】《保命歌括》卷九。
【组成】白术　陈皮　青皮　香附子（酒浸，炒）　苏子各二两　枳实（麸炒）　山楂各一两　神曲　麦芽　萝卜子　白茯苓　杏仁（另研）各一两　南星　半夏各四两　生姜（切片）四两　皂角　白矾各二两　（水煮透，焙，为末）
【用法】杏仁以上十二味共为细末，入南星、半夏末和匀，以姜汁，竹沥煮面糊丸，如梧桐子大。每服五七十丸，姜汤送下。
【功用】消食积，化痰涎，理脾顺气，开郁宽膈。
【主治】痰病。

黄连香附桃仁丸

【来源】《保命歌括》卷二十七。
【组成】黄连（一半用吴茱萸半两同炒，去茱萸；一半用益智仁同炒，去益智）一两半　莱菔子（炒）一两半　台芎　山栀仁　三棱　莪术（二味醋煮）　麦芽（炒）　神曲（炒）　桃仁（去皮尖）各五钱　香附子（童便浸，焙干）　山楂肉各一两
【用法】上为细末，蒸饼为丸，如梧桐子大。每服五十丸，以姜汤送下。
【主治】小儿食积、痰饮、血块在两胁动作，雷鸣，嘈杂，眩运，身热。

旋覆花汤

【来源】《赤水玄珠全集》卷四。
【组成】旋覆花　橘红　半夏　茯苓　甘草　厚朴　芍药　细辛

【用法】加生姜三片，水煎服。

【主治】胸中嘈杂汪洋，常觉冷涎泛上，兀兀欲吐，饱闷。

化痰丸

【来源】《赤水玄珠全集》卷六。

【组成】半夏三两　陈皮　干姜　白术各一两

【用法】姜汁糊为丸。每服二十丸，生姜汤送下。

【主治】寒痰。

加味化痰丸

【来源】《赤水玄珠全集》卷六。

【组成】人参　白术　半夏（制）　茯苓　桔梗各一两　枳实　香附　前胡　甘草各半两

【用法】上为细末，用半夏末、姜汁糊为丸。每服五十丸，白姜汤送下。

【功用】理气化痰。

清健丸

【来源】《赤水玄珠全集》卷六。

【组成】枳实　白术各二两　陈皮　半夏　南星　山楂各一两　白芥子　黄芩　苍术各一两半　川连　川归　砂仁各五钱

【用法】上为末，用神曲五两为粉，取竹沥二碗，生姜汁半盏，煮糊为丸，如梧桐子大。每服八九十丸，白汤送下。

【主治】痰饮。

清气化痰丸

【来源】《医方考》卷二。

【组成】陈皮（去白）　杏仁（去皮尖）　枳实（麸炒）　黄芩（酒炒）　瓜蒌仁（去油）　茯苓各一两　胆南星　半夏（制）各一两半

【用法】生姜汁为丸服。

【功用】《全国中药成药处方集》：清肺止咳，降逆化痰。

【主治】诸痰火症。

【方论】

1.《医方考》：气之不清，痰之故也，能治其痰则气清矣。是丸也，星、夏所以燥痰湿，杏、陈所以利痰滞，枳实所以攻痰积，黄芩所以消痰热，茯苓之用渗痰湿也。若瓜蒌者，则下气利痰云尔。

2.《医方集解》：此手足太阴之药，治痰火之通剂也。气能发火，火能役痰，半夏、南星以燥湿气，黄芩、栝楼以平热气，陈皮以顺里气，杏仁以降逆气，枳实以破积气，茯苓以行水气。水湿火热，皆生痰之本也，火退则还为正气而安其位矣。故化痰必以清气为先也。

【实验】抑制气道黏液高分泌状态　《中华中医药学刊》（2009，8：1698）：实验表明：将本丸改为汤剂，能明显降低慢性支气管炎大鼠肿瘤坏死因子（TNF-α）或白介素-8（IL-8）的含量，其抑制慢性支气管炎气道黏液高分泌状态的机制与TNF-α 或 IL-8 被抑制有关。

【验案】痰热型哮喘　《中国中医急症》（2001，3：141）：用本方治疗痰热型哮喘100例，对照组100例采用必可酮气雾剂400～600微克/天，口服氨茶碱0.1克，每日3次治疗。结果：治疗组临床控制83例，显效5例，有效10例，无效2例，总有效率98%；对照组临床控制64例，显效23例，有效5例，无效8例，总有效率92%。经统计学处理，两组临床控制率有显著性差异（$P < 0.01$）。

玄黄丹

【来源】《医方考》卷六。

【组成】硫黄（制）一斤　青黛（飞）一两六钱

【用法】用硫黄为丸，青黛为衣服。

【主治】老人寒痰内盛者。

【宜忌】凡服硫黄者，忌猪血、羊血、牛血及诸禽兽之血，慎之。

【方论】硫黄，火之精也，人非此火不能以有生，故用之以益火；以青黛为衣者，制其燥咽云尔。

健脾化痰开郁行气丸

【来源】《仁术便览》卷二。

【组成】南星（姜煮）　大半夏（姜矾煮）各

四两　陈皮四两　苍术（泔浸，炒）　白术（炒）　芍药（炒）各四两　香附米（童便浸，炒）　栀子（炒）　栝楼仁（炒）　茯苓　贝母（去心）各三两　枳实　神曲（炒）　山楂（去核）　地黄（酒）　归身（酒洗）　川芎　黄连（炒）　甘草（炒）　黄芩（炒）各二两

【用法】蒸饼为丸。温水送下。

【功用】健脾化痰，开郁行气。

千金化痰丸

【来源】《万病回春》卷二。

【组成】胆星四两　半夏（姜矾同煮半日）四两　陈皮（去白）二两　白茯苓（去皮）二两　枳实（去瓤，麸炒）一两　海石（火煅）一两　天花粉二两　片芩（酒炒）二两　黄柏（酒炒）一两　知母（酒炒）一两　当归（酒洗）一两　天麻（火煅）二两　防风（去芦）二两　白附子（煨）二两　白术（米泔浸，炒）二两　大黄（酒拌蒸九次）五两　甘草（生）三钱

【用法】上为细末，神曲二两打糊为丸，如梧桐子大。每服六七十丸，茶送下。

【功用】健理脾胃，清火化痰，顽痰能软，结痰能开，疏风养血，清上焦之火，除胸膈之痰，清头目，止眩晕。

【主治】痰气。

【加减】气虚，加人参八钱。

瓜蒌枳实汤

【来源】《万病回春》卷二。

【组成】瓜蒌（去壳）　枳实（麸炒）　桔梗（去芦）　茯苓（去皮）　贝母（去心）　陈皮　片芩（去朽）　山栀各一钱　当归六分　砂仁　木香各五分　甘草三分

【用法】上锉一剂，生姜煎，入竹沥、姜汁少许，同服。外用姜渣揉擦痛处。

【主治】痰结咯吐不出，胸膈作痛，不能转侧，或痰结胸膈满闷作寒热气急，并痰迷心窍不能言语者。

【加减】痰迷心窍，不能言语，加石菖蒲，去木香；气喘，加桑白皮、苏子。

法制半夏

【来源】《万病回春》卷二。

【组成】大半夏一斤（石灰一斤，滚水七八碗入盆内，搅晾冷，澄清去滓，将半夏入盆内，手搅之，日晒夜露一七日足，捞出，井花水洗净三四次，泡三日，每日换水三次，捞起控干。用白矾八两，皮硝一斤，滚水七八碗，将矾、硝共入盆内，搅晾温，将半夏入内浸七日，日晒夜露，日足取出，清水洗三、四次，泡三日，每日换水三次，日足取出，控干入药）　甘草　南薄荷各四两　丁香五钱　白豆蔻三钱　沉香一钱　枳实　木香　川芎各三钱　陈皮五钱　肉桂三钱　枳壳　五味子　青皮　砂仁各五钱

《外科传薪集》有茯苓、半夏，无枳实。

【用法】甘草等十四味切片，滚水十五碗晾温，将半夏同药共入盆内泡二七日，日晒夜露，搅之，日足取出药，与半夏用白布包住，放在热坑，用器皿扣住三炷香时，药与半夏分胎，半夏干收用。有痰火者，服之一日，大便出似鱼胶，一宿尽除痰根，永不生也。

《外科传薪集》：老年积痰，陈皮茯苓汤服；中风痰厥，羌活前胡汤服；寒痰呕恶，生姜陈皮汤服；冷哮痰饮，苏子陈皮汤服；肝胃厥气，青蒿陈皮汤服；三阴久疟，生姜汤服；小儿寒闭，前胡陈皮汤服；酒湿，砂仁汤服；痰迷痴癫，石菖蒲叶冲汤服；寒湿疝气，荔枝核炙灰冲汤服。

【功用】化痰。

【主治】

1.《万病回春》：壮人痰火有余之症。

2.《外科传薪集》：痰饮、痰厥、寒痰呕恶，冷哮、肝胃厥气，久疟，小儿寒闭，酒湿，痰迷痴癫，寒湿疝气。

枳缩二陈汤

【来源】《万病回春》卷五。

【组成】枳实（麸炒）　砂仁　半夏（姜汁制）　陈皮　香附各二钱　木香　草豆蔻　干姜（炒）各五分　厚朴（姜汁炒）　茴香（酒炒）　玄胡索各八分　甘草三分

【用法】上锉一剂。加生姜三片，水煎，入竹沥磨木香同服。

【主治】痰涎在心膈上，攻走腰背，呕哕大痛。

清湿化痰汤

【来源】《万病回春》卷五。

【组成】南星（姜制） 半夏（姜制） 陈皮 茯苓（去皮） 苍术（米泔浸） 羌活 片芩（酒炒） 白芷 白芥子各一钱 甘草三分 木香五分（另研）

【用法】上锉一剂。加竹沥、生姜汁同服。

【主治】湿痰流注经络，关节不利，而致周身四肢骨节走注疼痛，牵引胸背，亦作寒热，喘咳烦闷，或作肿块，痛难转侧，或四肢麻痹不仁，或背心一点如冰冷，脉滑。

【加减】骨体痛甚及有肿块作痛者，名曰痰块，加乳香、没药、海石、朴消；头项痛，加川芎、威灵仙；手臂痛，加薄桂，引南星等药至痛处；脚痛，加牛膝、黄柏、防己、龙胆草、木瓜。

法制半夏

【来源】《遵生八笺》卷十三。

【组成】半夏八两（圆白者，切二片） 晋州绛矾四两 丁皮三两 草豆蔻二两 生姜五两（切成片）

【用法】半夏洗去滑，焙干；后三味粗锉，以大口瓶盛生姜片，前药一处用好酒三升浸，春、夏三七日，秋冬一月，却取出半夏，水洗，焙干，余药不用。每服一二枚，细嚼，不拘时候。服至半月，咽喉自然甘香。

【功用】开胃健脾，止呕吐，去胸中痰满，兼下肺气。

太极霜

【来源】《遵生八笺》卷十八。

【组成】黑铅

【用法】打作二三分厚片，成圆球盒子，两半个焊作一球，用童男童女尿浸一百日，久浸不妨。用时将球切开，铅球内白霜刮下，每服二三分，其痰立下。如试以霜加吐出痰上，痰化成水为验。

【主治】痰证。

神化丹

【来源】《遵生八笺》卷十八。

【组成】马兜铃 水芹菜 旋覆花 酱瓣菜各半斤（俱生活用） 薄荷八两 五倍子五两

【用法】上为末，做成饼，置七日白毛出后，又采生的四样，捣烂绞汁，拌前饼子，又捣千余下，如此四十九次。每用半分，入舌上，闭口噙化。

【主治】痰证。

神水方

【来源】《遵生八笺》卷十八。

【组成】出山铅十斤（打作二十片） 好酒好醋各十斤

【用法】将二缸上下合封，上缸吊铅片，下缸贮酒、醋，中用一瓷盘架托铅片，用柴火煨十二炷香，取熏蒸于铅上之汽水。每服一匙。

【主治】痰证。

清气涤痰丸

【来源】《遵生八笺》卷十八。

【组成】半夏曲（用齐半夏，选极大者，水浸二三日，以透心去灰为度，用生姜自然汁一茶匙，同煅白矾四两煎化，将半夏为粗末，拌匀晒干，随症用）一斤 牛胆南星十两 橘红 楂肉 瓜蒌仁（去油） 枳实 萝卜子（炒） 茯苓 白术 黄连各八两 香附（用青盐二两，水浸，炒） 枯黄芩（微炒） 甘草 真紫苏子各六两 好沉香二两 白芥子三两

【用法】上为细末，竹沥为丸，如梧桐子大。每服一钱五分，食远或临睡服。

【功用】健脾胃，化痰涎，宽胸膈，进饮食。

【加减】老痰，加天门冬肉四两，青礞石二两（消煅）。

钓痰仙方

【来源】《鲁府禁方》卷一。

【组成】硼砂　白矾（半生，半枯）　磁青（上细磁打下青，研极细）　青礞石（煅红，淬生姜汁内）各一钱　瓜蒂五分

【用法】上为极细末。每用二厘，以薄荷浓汤调入鼻内即愈。

【主治】痰火。

神异痰火膏子

【来源】《鲁府禁方》卷一。

【组成】生地黄四斤　熟地黄　核桃肉　红枣肉　莲肉　柿霜　山茱萸（去核）各一斤　甘枸杞　胡黄连　人参　知母　贝母　银柴胡　诃子肉　牡丹皮　地骨皮　山药　黄耆　黄芩　黄柏　陈皮　白沙参　杏仁（去皮尖）桔梗　黄菊花　五味子　白芍　栀子　香附　松花　天门冬（去心）　麦门冬（去心）　厚朴（姜炒）　枳壳（去瓤）　当归　白术（去芦）　桑白皮　天花粉　瓜蒌仁　白茯苓　乳香　没药　玄胡索　玄明粉　鹿角胶　粟壳　柏子仁各四两　梨汁五斤　藕汁二斤　五加皮六两

【用法】上用甜水一大锅，将生熟地黄煮熬稠浓，至十碗收起，又用水一大锅再煮熬，待稠浓至十余碗汁时再收起，将二黄用冷水磨细，绢袋滤滓；将上煎调药下锅，用水一大桶，煮一次，收水十碗，如此将药煮熬五次，取水五十碗；将前二黄汁与诸药汁和匀，用细绢袋滤去滓，以净药水下铜锅，用文武火熬成膏子，下蜂蜜五斤熬一二沸，再下松花、玄明粉、白矾、乳香、柿霜、梨、藕，已成膏子熟美，用瓷罐盛之，勿令泄气。每日早晨以滚水和食三钱，不拘食之前后。仍将诸药滓为末，炼蜜为丸，如梧桐子大。每服五十丸，滚水送下，不拘时候。

【主治】痰火。

玉露酒

【来源】《鲁府禁方》卷四。

【组成】薄荷叶五斤　绿豆粉一斤半　白沙糖一斤半　天门冬（去心）一两　麦门冬（去心）一两　天花粉四两　白茯苓（去皮）四两　柿霜四两　硼砂五钱　冰片二钱

【用法】用新盆二个，将薄荷等药层相间隔，著实盛于内，二盆合，封固如法，不许透气，蒸五炷香，取出晒干，抖去群药，止用豆粉，复加白糖、柿霜、硼砂、冰片，随用此药。不拘老幼，并皆治之。不用引子，诸物不忌。

【主治】诸疾痰饮宿滞，噎塞，气痞，奔豚，膨胀，上喘下坠，乍寒乍热，头目晕胀，咽喉肿痛。

法制芽茶

【来源】《鲁府禁方》卷四。

【组成】芽茶一斤（拣净，冷水洗，烘干）　白檀香（末）五钱　白豆蔻末五钱　片脑一钱（另研）

【用法】用甘草膏拌匀茶，将前三味散为衣，晒干。不拘时嚼咽。

【功用】清热化痰，消食，止渴，解酒。

胆星天竺丸

【来源】《痘疹传心录》卷十八。

【组成】胆星一两　半夏　白附各五钱　天竺黄三钱　天麻　防风各二钱　辰砂一钱

【用法】上为末，甘草膏为丸，如芡实大。每服一丸，薄荷汤化下。

【主治】

1.《痘疹传心录》：小儿不寐，脾肺气虚有痰者。

2.《证治准绳·幼科》：小儿痰涎壅盛，喘嗽不休。

理气降痰汤

【来源】《证治准绳·类方》卷五。

【组成】桔梗　枳壳（麸炒）　橘红　半夏曲（炒）　茯苓（去皮）　香附（童便浸）　贝母各一钱二分　桂枝　甘草各五分

【用法】水二钟，煎八分，食远服。

【主治】痰证冷汗自出者。

遇仙丹

【来源】《国医宗旨》卷一。

【组成】绵纹大黄一斤（绵纸包裹，水湿过，用好酒一碗，净水一碗，注锅内，上以竹架，大黄于中，瓷盆密盖，勿令泄气，慢火徐蒸之，候酒水尽，取出去纸，切片晒干，为末） 连珠巴戟一斤（水洗净，捶，去心，研取净末）

【用法】二味和匀，生姜自然汁调和，晒干碾末，酒糊为丸，如绿豆大。壮者每服七八十丸，次三五十丸，临卧白汤送下。

【主治】痰症。

竹沥导痰丸

【来源】《墨宝斋集验方》。

【组成】橘红一斤（去白） 白茯苓四两 半夏曲八两（炒） 枳壳八两（麸炒） 黄芩八两（酒洗） 生甘草四两 萝卜子四两（炒） 天花粉五两 桔梗四两 当归四两（酒洗） 竹沥汁一碗 神曲四两（炒） 贝母四两

《医学启蒙》有白芥子，无萝卜子。

【用法】上为末，竹叶汤和竹沥同滴为丸，如绿豆大。每服百丸，食远白汤送下。

【主治】

1.《墨宝斋集验方》：痰火。

2.《医学启蒙汇编》：一切痰饮，胸膈壅滞，脾虚不运，咳嗽吐痰，咽喉不利。

降火化痰丸

【来源】《墨宝斋集验方》。

【组成】天门冬（米泔水洗净，去皮心，晒干）三两（用好酒浸，杵膏） 黄连三两（姜汁炒，取末） 南星（生姜、皂角、白矾各二钱，同南星煮熟，将南星晒干，取末）一两 白茯苓（去皮木，取末）一两五钱 黄芩（酒炒，取末）二两 白芥子（水洗净，炒，取末）二两 广陈皮（水洗净，蒸熟，去白，晒干，取末）三两 百部（水洗净，晒干取末）三两 苦桔梗（水洗净，炒，取末）二两 黑玄参（水洗净，晒干，取末）二两 百合（水洗净，晒干，取末）二两 生贝母（水洗净，去心，晒干，取末）三两 苏子（水淘净，晒干，炒，取末）一两五钱 半夏（照南星制，取末）五钱 萝卜子（水洗净，炒，取末）三两 青竹茹（取末）二两 干葛（水洗净，晒干，取末）一两 薄荷（水洗净，晒干，取末）三两 玄明粉一两 前胡（水洗净，去毛，晒干，取末）二两 五味子（水洗净，晒干，取末）二两 枳壳（麸皮炒，用枳壳净末）一两

【用法】上拌匀，炼蜜为丸，如绿豆大。每服三钱，食后清茶送下。

【主治】痰火诸疾。

痰火方

【来源】《墨宝斋集验方》卷上。

【别名】痰火神丸（年氏《集验良方》卷四）。

【组成】广陈皮（去白）一两 好白术二两（陈壁土炒） 黑枳实一两（麦麸炒） 天花粉二两 陈枳壳一两（麦麸炒） 前胡二两 山楂肉一两 生甘草四钱 大半夏二两（用姜汁泡三次，一次约用姜三两，捶碎，用水一碗熬滚，入半夏炮；如此者三。共要炮一日，取起，晒干用） 大黄五两（用上好锦纹大黄一斤，将好水白酒五斤，入铁锅内煮，酒干为度，晒干，切片，再入锅内微火炒黑，细细夹碎，晒极干，同前药磨为末用）

【用法】上药共为末，用老米作羹为丸，如梧桐子大。每服六七十丸，不拘清晨、晚间，用白滚汤送下。

【功用】清痰降火，止嗽定喘。少年服之无痨怯吐红之患，老年服之亦无中风痰厥之忧，解日用饮食斌炙五脏六腑之毒，兼消酒积，去皮里膜外湿痰。

【主治】男妇老幼一切痰火。

【加减】春月，加白芍药二两；夏月，加黄连二两（姜汁炒，秋冬不加）。

加减二陈汤

【来源】《东医宝鉴·内景篇》卷二引《必用方》。

【组成】橘红（以盐水浸，焙）一钱二分 枳实 黄芩（炒）各一钱 白术 贝母（炒） 香附各九分 白茯苓 天花粉（盐水炒）各七分 防

风　连翘各五分　甘草三分

【用法】上作一贴。水煎服。

【主治】老痰、燥痰、热痰。

理中豁痰汤

【来源】《东医宝鉴·内景篇》卷二引《必用方》。

【组成】白术　白芍药各一钱　人参　白茯苓　半夏　制瓜蒌仁　陈皮　天门冬　麦芽（炒）各七分　黄芩（酒炒）　香附子（盐水炒）　黄连（姜汁炒）　苦萸各五分　枳实　甘草各三分

【用法】上锉作一贴。水煎，去滓，加生姜汁二匙，竹沥六匙调服。

【主治】膈上胃中热痰。

清热豁痰丸

【来源】《杏苑生春》卷四。

【组成】黄芩二两　香附五两　半夏一两　贝母二两（一方加瓜蒌仁）

【用法】上为细末，汤浸蒸饼为丸，青黛为衣。每服五十丸，白汤送下。

【功用】利气，逐痰积。

【主治】一切气壅以成痰积。

集香宝屑

【来源】《杏苑生春》卷四。

【组成】白豆蔻　缩砂仁　白茯苓　甘草　橘皮　香附子各等分

【用法】细锉和匀，入盐少许，时常细嚼。

【主治】胃口有痰恶心者。

开结化痰汤

【来源】《寿世保元》卷三。

【组成】陈皮一钱　半夏（制）二钱　茯苓二钱　桔梗八分　枳壳七分　贝母一钱　瓜蒌仁二钱　黄连五分　黄芩二钱　栀子二钱　苏子二钱　桑皮三钱　朴消八分　杏仁三钱　甘草八分

【用法】上锉。水煎，入姜汁磨木香服。

【主治】痰结。热痰在胸膈间不化，吐咯不出，寒热气急，满闷作痛。

化坚汤

【来源】《寿世保元》卷三。

【组成】白术（去芦）二钱　白茯苓（去皮）三钱　当归三钱　川芎一钱五分　香附（炒）二钱　山楂二钱　枳实一钱　陈皮二钱　半夏（姜汁炒）二钱　红花八分　桃仁（去皮尖用）十粒　莪术一钱　甘草八分

【用法】上锉一剂。加生姜三片，水煎，温服。

【主治】五积六聚，癥瘕痃癖，痰饮、食积、死血成块者。

【加减】肉积，加黄连六分；面积，加神曲二钱；左有块，加川芎一钱；右有块，加青皮二钱；饱腹，加萝卜子三钱；壮人，加三棱一钱；弱人，加人参二钱。

加减二陈汤

【来源】《寿世保元》卷三。

【组成】橘红（去白）一钱　半夏（制）一钱半　白茯苓（去皮）一钱　贝母一钱半　枳实（炒）一钱　白术（去芦）一钱二分　连翘五分　黄芩（酒炒）一钱　防风（去芦）五分　天花粉七分　香附（童便炒）一钱　甘草三分

【用法】上锉。加生姜三片，水煎，温服。

【主治】痰火气逆。

家传清气化痰丸

【来源】《寿世保元》卷三。

【组成】天南星四两　大半夏四两（二味先用米泔水各浸三五日，以透为度，洗净切片，以碗一个，盛贮晒干，先姜汁、次皂汁、又次矾汁、又次消水，浸一旦夕晒干）　青皮（去瓤）　陈皮（去白）　枳壳（去瓤，麸炒）　枳实（麸炒）　白术（去芦）　白茯苓（去皮）　苏子（炒）　白芥子（炒）　萝卜子（炒）　香附（盐水炒）　瓜蒌仁　干葛　桔梗（去芦）　苦杏仁（去皮）　黄芩（酒炒）　神曲（炒）　麦芽（炒）山楂（蒸，去子）　白豆蔻（去壳）　前胡（去芦）　甘草各一两

【用法】上为细末，用前浸四味药水，加竹沥一碗，泡蒸饼为丸，如梧桐子大。每服五六十丸，茶或姜汤送下。
【功用】化痰清火，开胸顺气，消痞除胀，醒酒消食。
【主治】痰饮。

化痰生津噙化丸

【来源】《先醒斋医学广笔记》卷二。
【组成】五倍子（拣粗大者）
【用法】安大钵头内，用煮糯米粥汤浸，盖好，安静处，七日后常看，待发芽金黄色，又出黑毛，然后将箸试之，若透，内无硬，即收入粗瓦钵中擂如酱，连钵日中晒，至上皮干了，又擂匀，又晒；晒至可丸，方丸如弹子大，晒干收用。
【功用】生津化痰。
【主治】胶痰。
【宜忌】不治阴虚痰火。

法制陈皮

【来源】《婴童类萃》卷下。
【组成】广陈皮一斤　乌梅　甘草各二两
【用法】上用水同煮一炷香，去甘、乌，将皮刮去白，切片，拌薄荷叶二两，蓬术末，孩儿茶末各七钱，拌匀，晒干，收贮。
【功用】消痰顺气，生津止渴。

碧玉丸

【来源】《观聚方要补》卷一引《医门秘旨》。
【组成】铜绿三钱　钟乳粉五分
【用法】共为末，葱汁为丸，如绿豆大。每服十丸，白汤送下。少顷痰吐如涌泉。
【主治】痰盛。

括痰丸

【来源】《景岳全方》卷五十一。
【组成】半夏（制）二两　白芥子二两　干姜（炒黄）一两　猪苓二两　炙甘草五钱　陈皮四两（切碎，用盐二钱，入水中浸一宿，晒干）
【用法】上为末，汤浸蒸饼为丸，如绿豆大。每服一钱许，滚白汤送下。
【主治】一切停痰积饮，吞酸呕酸，胸胁胀闷疼痛。
【加减】如胸胁疼痛者，加台乌药二两。

苓术二陈煎

【来源】《景岳全书》卷五十一。
【组成】猪苓一钱半　白术一二钱　泽泻一钱半　陈皮一钱　半夏二三钱　茯苓一钱半　炙甘草八分　干姜（炒黄）一二钱
【用法】水一钟半，煎服。
【功用】《重订通俗伤寒论》：温中利湿。
【主治】痰饮水气停蓄心下，呕吐吞酸。
【方论】《重订通俗伤寒论》：脾气虚寒者，最易停湿，往往腹泻溺少，脉缓苔白，肢懈神倦，胃钝气滞。故君以苓、术、姜、半温中化湿；臣以二苓、泽泻，化气利溺；佐以橘皮疏滞；使以甘草和药。此为温脾健胃，运气利湿之良方。

和胃二陈煎

【来源】《景岳全书》卷五十一。
【组成】干姜（炒）一二钱　砂仁四五分　陈皮　半夏　茯苓各一钱半　甘草（炙）七分
【用法】水一钟半，煎七分，温服，不拘时候。
【主治】胃寒生痰，恶心呕吐，胸膈满闷，嗳气。
【方论】《成方便读》：此方以干姜入胃散寒，砂仁入胃理气，寒散气调，再以二陈化痰蠲饮。治胃寒不甚虚者，为合法耳。

导饮丸

【来源】《济阳纲目》卷十一。
【组成】苍术　白茯苓各一两　独活七钱　黄连五钱　吴茱萸三钱
【用法】上为细末，神曲糊为丸服。
【主治】水饮。

二仙丹

【来源】《济阳纲目》卷二十四。
【组成】吴茱萸　白茯苓各等分
【用法】上为末，炼蜜为丸，如梧桐子大。每服三十丸，熟水，温酒任下。
【主治】痰饮上气，不思饮食，小便不利，头目昏眩。

开郁化痰汤

【来源】《济阳纲目》卷二十四。
【组成】半夏（汤泡）一钱二分　枳实（麸炒）二钱　贝母（去心）　香附各一钱半　白茯苓　山楂各一钱　陈皮（去白）　黄连（炒）各八分　苍术（米泔浸）　桔梗各七分　甘草二分
【用法】上锉作一服。加生姜三片，水煎。食远服。
【主治】郁痰、老痰。

化痰丸

【来源】《济阳纲目》卷二十四。
【组成】南星（去皮，切块）四两（同皂角、生姜、白矾各三两同煮无白星为度，取出，晒干，皂角不用）　半夏四两　香附　瓜蒌仁（去壳，另研）　陈皮（去白）　茯苓　紫苏子（炒）　萝卜子（炒）　杏仁（去皮尖，另研）　枳壳（麸炒）各二两
【用法】上为末，姜汁浸蒸饼为丸，如梧桐子大。每服一百丸，临卧或食后用茶汤送下。
【功用】快脾顺气，消食化痰。
【主治】痰饮。
【加减】酒痰，加青皮、葛根；食积痰，加神曲、麦芽、山楂各二两；气壅者，加沉香五钱；热痰，加枯芩、青黛各一两。

黄连导痰汤

【来源】《济阳纲目》卷二十四。
【组成】半夏　陈皮　茯苓　甘草　黄连　枳实
【用法】上锉。加生姜，煎服。
【主治】热痰。

四物二陈汤

【来源】《济阳纲目》卷七十一。
【组成】当归　川芎　白芍药　熟地（砂仁炒）　陈皮（去白）　半夏　白茯苓　片芩（酒炒）各一钱　薄荷　甘草（炙）各五分
【用法】上锉。水煎，加竹沥、姜汁、童便服。
【主治】体瘦血虚而痰火兼盛者。

石膏丸

【来源】《简明医彀》卷四。
【组成】软石膏一斤（火煅红，倾入无灰白酒、米泔、水各一碗内，如此三次）　土山药（如手者，湿纸裹，煨熟，晒燥）四两　蚌壳（火煅）二两
【用法】上为极细末，水叠丸或末服。早、晚大麦汤送下，或蜜为丸噙。
【主治】久近痰火。

矾蜜汤

【来源】《简明医彀》卷四。
【组成】白矾一钱　蜜小半杯
【用法】水一碗，煮十沸，入蜜温服。未吐，再饮熟水即吐。
【主治】痰饮。

蠲痰疏气汤

【来源】《简明医彀》卷四。
【组成】前胡　半夏各二钱　人参　枯芩　陈皮　南星　枳壳　紫苏　薄荷叶　厚朴　羌活　甘草各五分
【用法】加生姜五片，水煎服。日服此汤，夜服滚痰丸。
【主治】一切痰疾及肺气壅塞。
【加减】素多郁怒，先用柴胡数服；人参虚者用，有痰火者忌；中风，加独活；无热，去黄芩。

三子散

【来源】《妙一斋医学正印种子篇》卷上。
【组成】真苏子（微焙）一两　白芥子（微焙）一两　韭菜子（微焙）一两
【用法】上为末。用河水三碗，煎一碗，如稀粥样，带热服下。
【主治】积痰宿滞。

和中丸

【来源】《丹台玉案》卷三。
【组成】苍术（米泔浸，炒）　橘红（姜汁拌，晒）　黄芩各四两（酒炒）　半夏（姜矾制）　香附各三两（醋炒）
【用法】上为末，水法为丸。每服三钱，空心白滚汤送下。
【主治】湿痰症。

逐痰汤

【来源】《丹台玉案》卷三。
【组成】大黄四钱　黄芩　沉香　枳实　半夏各二钱　南星一钱
【用法】加竹沥半杯，生姜五片，水煎服。
【主治】痰壅塞上焦不行。

控涎丹

【来源】《丹台玉案》卷三。
【组成】大戟　白芥子　瓜蒌曲各二两　薄桂三钱　全蝎八个　雄黄　朱砂各二钱
【用法】上为末，粉糊为丸，如梧桐子大。每服六七十丸，临卧姜汤送下。
【主治】一切痰饮症，或漉漉有声，或手足冷痹，气脉不通者。

舒中化痰汤

【来源】《丹台玉案》卷三。
【组成】橘红　贝母　枳实　柴胡　胆南星各一钱二分　木通　半夏　蒌仁　桔梗苏子各一钱　生姜三片
【用法】水煎，热服。
【主治】气不升降，痰涎壅盛。

安然汤

【来源】《丹台玉案》卷六。
【组成】白豆蔻　苏子　藿香各一钱　胆星　陈皮各八分
【用法】加生姜五片，水煎服，不拘时候。
【主治】吐清痰者。

天黄丸

【来源】《医宗必读》卷九。
【组成】天花粉十两　黄连十两
【用法】竹叶汤为丸，如绿豆大。每服三钱，姜汤送下。

本方原名天黄汤，与剂型不符，据《医钞类编》改。

【主治】痰在心经者，名曰热痰，脉洪面赤，烦热心痛，口干唇燥，时多喜笑，其痰坚而成块。

加减泻白散

【来源】《症因脉治》卷一。
【组成】桑白皮　地骨皮　甘草
【主治】痰结上焦。
【加减】风，加防风、荆芥；寒，加麻黄、桂枝。

二陈羌防汤

【来源】《症因脉治》卷二。
【组成】半夏　白茯苓　广皮　甘草　羌活　防风
【功用】燥湿理脾化痰。
【主治】湿痰证。身或热或不热，体重足酸，呕而不渴，胸膈满，时吐痰，身体软倦，脉沉滑者。

三子养亲汤

【来源】《症因脉治》卷二。
【组成】山楂子　莱菔子　白芥子

【功用】消食化痰，利气宣导。

【主治】食积痰，饱满不食，恶心呕吐，或攻四肢肩背作痛；下遗大肠，时泻时止；或时吐痰，口中觉甘，脉多滑大。

香芎二陈汤

【来源】《症因脉治》卷二。

【组成】半夏　白茯苓　广皮　甘草　香附　川芎　白芥子

【主治】寒痰郁结，胸满饱胀，脉沉迟。

推广苍朴二陈汤

【来源】《症因脉治》卷二。

【组成】熟半夏　广皮　甘草　白茯苓　熟苍术　厚朴

【主治】胃家有水饮，胸满呕吐不渴者，饮伤肺则喘咳，饮伤胃则呕逆。

【加减】身热口渴，加葛根；小便不利，加泽泻；脉数者，加山栀、川连；脉迟者，加煨姜。

胆星汤

【来源】《症因脉治》卷三。

【组成】陈胆星　柴胡　黄芩　陈皮　甘草　青黛　海石

【主治】胆火成痰，四肢酸软。

法制半夏

【来源】《医灯续焰》卷五。

【组成】半夏（拣大者）五斤　明矾一斤四两（捣碎）　生姜一斤四两（捣碎）

【用法】上用泉水共浸七日，擦去半夏皮，加朴消二斤八两，换水浸七日；加猪牙皂角（切片）一斤四两，浸七日；此后用泉水，每日一换，至四十九日，捞起晒干，为末。每用二钱，煎萝卜汤调下。小儿量减之。

【主治】一切痰嗽，或呕吐冷饮酸水，风痰痰癖，胸膈痞闷，喘促。

绿豆酒

【来源】《病机沙篆》。

【组成】绿豆　山药各三两　黄柏　牛膝　玄参　沙参　白芍　山栀　天麦冬　花粉　蜂蜜各一两半　当归一两二钱　甘草三钱

【用法】以好酒浸，饮之。

【主治】阴虚痰火诸疾。

星附六君子汤

【来源】《医门法律》卷五。

【组成】六君子汤加南星　附子

【主治】

1.《医门法律》：痰饮。

2.《医方一盘珠》：慢惊风。

陷胸汤

【来源】《诚书》卷八。

【组成】枳实　玄明粉　瓜蒌霜　桔梗　甘草　紫苏　茯苓　陈皮　杏仁

【用法】加韭汁，灯心，水煎服。

【主治】痰食壅滞。

化毒丹

【来源】《治痧要略》。

【组成】银花　薄荷　僵蚕各一两　细辛　枳壳　瓜蒌各五钱　川贝母二两

【用法】上为细末。每服六分，清茶稍冷调下。

【主治】痰气壅盛。

导痰汤

【来源】《治痧要略》。

【组成】僵蚕　瓜蒌　牛蒡子各一钱　陈皮　银花各八分　薄荷　泽泻各五分

【用法】水煎，微冷服。

【主治】痧因痰壅不降者。

清神化痰丸

【来源】《何氏济生论》卷一。

【组成】陈皮（去白）一两五钱　白僵蚕（炒去丝）二两　麦冬（去心）二两　天竺黄（煅）二两　香附子一两　半夏二两五钱　琥珀一两　枳壳（麸炒）二两三钱　黄芩（酒炒）二两　犀角（佩人身一昼夜）七钱　防风一两五钱　黄连一两五钱　远志（甘草水浸）七钱　牛胆星二两（有胎勿用）

【用法】上为细末，加竹沥二大碗，生姜汁一小杯，打薄面糊和丸。食远服。

【主治】痰饮。

抑火化痰汤

【来源】《何氏济生论》卷五。

【组成】贝母　桔梗　黄芩　陈皮　半夏　川芎　麦冬　防风　枳壳　黄连　甘草　瓜蒌　白茯　香附

【用法】加生姜三片，水煎服。

【主治】上焦有火，胸膈有痰，吐咯不出。

法制玄明粉

【来源】《何氏济生论》卷五。

【组成】川皮消十斤　萝卜四斤（切片）　防风二两　甘草二两

【用法】川皮消、萝卜用水一斗同煮烂，去萝卜，其消水用细绢滤入瓷器中，露一宿，次早另取瓷器倾出浮水块，沉底者取起后以萝卜片量入清水同煮如前；又次日将防风、甘草煎汤十碗，同粉煮化，滤入瓷器中露一夜；次日将甘防汤倾出，同前二次萝卜汤煮一沸，露一夜，则汤内余消澄结成块，去汤取消，同前消风吹干入罐，叠实安地炉上打火，其消化成水，俟沸定方用瓦片盖罐口，大火煅约炭十余片，煅毕冷一气，每斤加生熟甘草末各一两，和匀。无病长服，清晨茶下一钱或八分；若遇瘟热伤寒、头痛鼻塞，四肢不举，饮食不下，烦闷气胀，以葱汤化下三钱五钱，量加。其初服药时，每日空心下三钱，食后良久更下三钱。七日内常微泻利黄黑水及涎沫等，此乃搜除诸疾根源，甚勿畏而不食，七日渐觉腹脏温暖，诸效自臻。

【功用】除众痰，延年，解诸药毒。

【方论】消味甚咸，以萝卜解之；其性善下，若遇头目之火，恐不能达上，故用防风引药上行；惧其寒凉，久服伤胃，故以火煅，以甘草佐之，故得阳长阴消之义，而无寒袭脾胃之伤矣。

治老痰丸

【来源】《何氏济生论》卷五。

【组成】天冬　黄芩（酒炒）　海粉（另研）　芒消（另研）　蒌霜（炒去油）各一两　香附（盐水浸，炒）五钱　连翘五钱　青黛二钱　橘红二两

【用法】为丸服。

【主治】老痰。

澄源固本丸

【来源】《何氏济生论》卷五。

【组成】半夏　橘红　荔核（打碎，炒焦，研）二两　胡芦巴（另研）　旋覆花（另研）二两五钱　代赭石（煅，醋淬酥，飞）二两　吴茱萸（盐汤泡七次）五钱

方中夏、橘、胡芦巴用量原缺。

【用法】荔肉熬膏为丸。每服二钱，白汤送下。

【主治】痰饮。

开窍消痰汤

【来源】《石室秘录》（北京科技本）卷一。

【别名】开窍消痰饮（原书萱永堂本）。

【组成】人参三钱　白术三钱　半夏三钱　皂角末一钱　陈皮一钱

【用法】水煎服。

【主治】中邪。

【方论】此方之妙，在皂角能开人之孔窍，引人参、白术、半夏之类直入心经，而痰之迷滞无不尽开。痰去，邪将何留？

化痰饮

【来源】《石室秘录》卷三。
【组成】天花粉一钱　甘草一钱　陈皮五分　半夏一钱　苏子一钱
【主治】痰在上焦，痰盛闭塞作痛。

火土两培丹

【来源】《石室秘录》卷三。
【组成】人参三两　白术五两　茯苓二两　薏仁五两　芡实五两　熟地八两　山茱萸四两　北五味一两　杜仲三两　肉桂二两　砂仁五钱　益智仁一两　白芥子三两　橘红一两
【用法】上为末，炼蜜为丸。每服五钱，白滚水送下。
【主治】肥人气虚多痰。

加参瓜蒂散

【来源】《石室秘录》卷三。
【组成】瓜蒂七个　人参二钱
【用法】水三大碗，煎数沸，先令饱食，然后以药饮之。即大吐。
【主治】上焦痰气甚盛，而下焦又虚者。

消痰散

【来源】《石室秘录》卷三。
【组成】白芥子三钱　茯苓三钱　陈皮三分　甘草一钱　丹皮二钱　白芍二钱　天花粉八分　薏仁五钱。
【用法】水煎服。
【主治】痰之久而成老痰者。

顺气活痰汤

【来源】《石室秘录》卷四。
【组成】人参一钱　白术二钱　茯苓三钱　陈皮一钱　天花粉一钱　白芥子一钱　六曲一钱　苏子一钱　豆蔻三粒
【用法】水煎服。
【主治】气逆痰滞。

清火消痰汤

【来源】《石室秘录》卷四。
【组成】麦冬三钱　天花粉一钱　甘草一钱　陈皮一钱　白芥子一钱　茯苓二钱　神曲三分　白芍三钱　当归三钱
【用法】水煎服。
【主治】气虚痰热者。

汝言化痰丸

【来源】《证治汇补》卷二。
【组成】瓜蒌　杏仁　海粉　桔梗　连翘　五倍子　香附　蛤粉　瓦楞子　风化消
【用法】以姜汁少许，和竹沥捣入药，加蜜为丸，噙化；或作小丸，清茶送下。
【功用】《医略六书》：泻热软坚。
【主治】肺家老痰在于喉中，咯之不出，咽之不下。
【方论】《医略六书》：瓜蒌泻热润燥以涤痰，桔梗清咽利膈以开结，瓦楞子消痰积、血积，风化硝化积热、结痰，五倍软坚豁痰，海粉泻热豁痰，连翘清热结，香附调血气，杏仁降气豁痰涎，蛤粉益阴利湿热，姜汁散痰，竹沥润液。和蜜捣丸，清茶化下，使湿化热降，则肺清润而老痰软，咯咽如常，安有咽喉窒塞之患？此泻热软坚之剂，为痰热固结之专方。

润下丸

【来源】《证治汇补》卷二。
【组成】南星一两　半夏三两　黄芩　黄连各一两　橘红五钱　白矾三两
【用法】姜汁、竹沥和丸。
【主治】痰郁肠胃，脉滑而沉，变生百病。

散痰汤

【来源】《辨证录》卷七。
【组成】白术三钱　茯苓五钱　肉桂五分　陈皮五

分　半夏一钱　苡仁五钱　山药五钱　人参一钱

【用法】水煎服。

【功用】补心包之火，以健胃消水。

【主治】胃气虚弱，肠胃之间沥沥有声，饮水更甚，吐痰如涌。

【方论】此方即二陈汤之变也。二陈汤只助胃以消痰，未若此方助心包以健胃。用肉桂者，不特助心包之火，且能引茯苓、白术入于膀胱，以分消其水湿之气；苡仁、山药又能燥以泄其下流之水，水泻而痰涎无党，不化痰而化精矣，岂尚有痰饮之不愈哉。

开痰饮

【来源】《辨证录》卷九。

【组成】柴胡一钱　半夏一钱　甘草一钱　炒栀子一钱　陈皮一钱　薄荷一钱　枳壳三分　苍术二钱　茯苓五钱

【用法】水煎服。

【主治】痰气流行，胁下支满，发嚏而痛，轻声吐痰，不敢重咯。

玄石花粉散

【来源】《辨证录》卷九。

【组成】石膏二钱　白术三钱　茯苓五钱　天花粉　玄参各三钱

【用法】水煎服。

【主治】热气入胃，胃火未消，火郁成痰，痰色黄秽，败浊不堪。

加味四君汤

【来源】《辨证录》卷九。

【组成】人参　白芍各三钱　白术　茯苓各五钱　陈皮五分　益智仁一钱　甘草三分

【用法】水煎服。

【主治】痰证。胃气怯弱，水流胁下，咳唾引痛，吐痰甚多，不敢用力。

加减运痰汤

【来源】《辨证录》卷九。

【组成】人参二钱　茯神一两　益智仁一钱　菖蒲一钱　泽泻五钱　肉桂五分

【用法】水煎服。

【主治】痰症。由于火郁于心，终日吐痰，少用茶水则心下坚筑，短气恶水者。

运痰汤

【来源】《辨证录》卷九。

【组成】人参　半夏各三钱　茯苓一两　陈皮三分　益智仁五粒　肉桂一钱

【用法】水煎服。

【主治】胃虚仅能消食，不能消水，肠胃之间沥沥有声，饮水更甚，吐痰如涌。

伸膈汤

【来源】《辨证录》卷九。

【组成】瓜蒌三钱　半夏三钱　枳壳一钱　甘草一钱

【用法】水煎服。

【主治】痰在膈上，大满大实，气塞不能伸，药怯而不得下。

启闭汤

【来源】《辨证录》卷九。

【组成】白术三钱　茯苓五钱　白芍三钱　柴胡五分　猪苓一钱　厚朴一钱　泽泻一钱　半夏一钱

【用法】水煎服。连服四剂而痰消，再服四剂而身轻矣。

【功用】宣肝气之郁，补胃气之虚，开胃土之壅。

【主治】胃气壅滞，有痰涎流溢于四肢，汗不出而身重，吐痰靡已。

【方论】此方即四苓散之变也。加入柴、芍以疏肝，加入厚朴以行气，加入半夏以消痰，自然气行而水亦行，气化而痰亦化矣。

转胃汤

【来源】《辨证录》卷九。

【组成】山药一两　苡仁一两　人参一两　白术

五钱　牛膝三钱　附子一分　陈皮五分　苏子二钱　麦冬一两　白芥子三钱

【用法】水煎服。一剂胃气平，二剂胃气转，三剂咳逆，短气之症除，四剂全愈。

【主治】肾虚气冲于胃，胃气上逆，致痰饮上行，入于胸膈之间，咳逆倚息短气，其形如肿，吐痰不已，胸膈饱闷。

制涎汤

【来源】《辨证录》卷九。

【组成】茯苓　苡仁　白术　山药各五钱　肉桂一钱　半夏二钱

【用法】水煎服。

【功用】补肾火以生土。

【主治】肾火衰微，不能生脾土，外感雨露之湿，或墙垣土房之湿，两相感召，致湿变为痰饮。肢节酸痛，背心作疼，脐下有悸。

降痰舒膈汤

【来源】《辨证录》卷九。

【组成】石膏三钱　天花粉三钱　厚朴一钱　枳壳一钱　半夏一钱　茯苓五钱　益智仁五分

【用法】水煎服。一剂满实平，二剂满实尽除，痰亦尽下。

【功用】泻胃火而降痰。

【主治】痰在膈上，大满大实，气塞不能伸，药怯而不得下。

复阴丹

【来源】《辨证录》卷九。

【组成】熟地一两　山茱萸五钱　芡实　山药各二两　肉桂一钱

【用法】水煎服。

【功用】大补水中之火。

【主治】肾寒水泛为痰，涎如清水者。

胜水汤

【来源】《辨证录》卷九。

【组成】茯苓一两　车前子三钱　人参三钱　远志一钱　甘草三分　菖蒲一钱　柴胡一钱　白术一两　陈皮五分　半夏一钱

【用法】水煎服。

【功用】补心生胃，散瘀利水。

【主治】水气攻心，终日吐痰，少用茶水则心下坚筑，短气恶水。

倒痰汤

【来源】《辨证录》卷九。

【组成】参芦一两　瓜蒂七枚　白芍一两　白芥子一两　竹沥二合

【用法】水煎服。一剂必大吐，尽去其痰，其痛如失，然后用二陈汤调理，不再痛。

【主治】性喜食酸，因多食青梅，得痰饮之病，痰饮随气升降而作痛，日间胸膈中如刀之刺，至晚而胸膈痛止，膝骱大痛。

【方论】用参芦以扶胃土，用白芍以平肝木，用白芥子、竹沥共入于瓜蒂之中，吐痰即用消痰之药，使余痰尽化，旧痰去而新痰不生，得治痰之益，又绝其伤气之忧也。

息沸饮

【来源】《辨证录》卷九。

【组成】麦冬二钱　款冬花一钱　茯神二钱　甘草一钱　桔梗三钱　黄芩二钱　天花粉二钱　竹叶三十片

【用法】水煎服。

【主治】肺气热所致口吐涎沫，渴欲饮水，然饮水又不能多，仍化为痰而吐出。

蒌苏饮

【来源】《辨证录》卷九。

【组成】瓜蒌三钱　甘草一钱　半夏三钱　苏叶三钱　竹沥一合　陈皮一钱

【用法】水煎服。

【主治】痰饮。因多食青梅而得，痰饮随气升降，日间胸膈中如刀之刺，至晚而胸膈痛止，膝骱大痛。

释惊汤

【来源】《辨证录》卷九。

【组成】白芍一两　当归五钱　青木香三钱　大黄三钱　枳实一钱　白芥子三钱　茯苓三钱　枳壳一钱　甘草五分　麦芽一钱　山楂十粒

【用法】水煎服。一剂而痰食尽下，不必再剂。

【功用】消痰降食，专走两胁之间，开其惊气。

【主治】偶食难化之物，忽然动惊，痰裹其食而不化，饮食减少，形体憔悴，面色黄瘦，颤寒作热，数载不愈。

疏土汤

【来源】《辨证录》卷九。

【组成】白术三钱　茯苓五钱　干葛五分　人参一钱　甘草三分　陈皮五分　天花粉三钱　竹叶三十片　甘菊三钱　柴胡五分

【用法】水煎服。

【功用】补胃气，散火抒郁。

【主治】热气入胃，火郁成痰，痰色黄秽，败浊不堪。

解炎汤

【来源】《辨证录》卷九。

【组成】黄连五分　天花粉二钱　黄芩一钱　麦冬一两　茯苓五钱　桔梗一钱　甘草三分　陈皮三分　神曲五分

【用法】水煎服。一剂渴解，二剂痰消，不必三剂。

【功用】清心肃肺，消痰降火。

【主治】心火克肺，肺失清肃，水邪入之，气凝不通，液聚不达，口吐涎沫，渴欲饮水，然饮水又不能多，仍化为痰而吐出。

温中化痰汤

【来源】《李氏医鉴》卷二。

【组成】半夏　陈皮　茯苓　干姜

【用法】姜汁糊丸服。

【主治】胸膈寒痰不快。

运痰丸

【来源】《张氏医通》卷十三。

【组成】沉香化痰丸半料加参　术　茯苓各三两　甘草一两

【主治】脾虚热痰堵塞，膈气不舒。

沉香化痰丸

【来源】《张氏医通》卷十三。

【组成】半夏曲八两（用生姜汁一小杯、竹沥一大盏制）　黄连二两（姜汁炒）　木香一两　沉香一两

【用法】上为细末，甘草汤为丸。每服二钱，空心以淡姜汤送下。

【功用】《医略六书》：调和气化，除湿热。

【主治】胸中痰热，积年痰火，无血者。

【方论】《医略六书》：湿热内滞，不能运化，而津液不行，故生痰为患。黄连清热燥湿；半夏燥湿化痰；木香调气化，醒脾胃；沉香顺气机，降逆气；甘草汤丸，以缓中；淡盐汤送以润下。使滞行气化，则湿热自消，何有热遏生痰之患。

软坚汤

【来源】《嵩崖尊生全书》卷九。

【组成】苦桔梗一钱半　海石　香附　瓜蒌　半夏　贝母各七分　黄芩　橘红各一钱　风化消四分

【主治】老痰积久，稠粘咯吐不出。

涤痰丸

【来源】《嵩崖尊生全书》卷九。

【组成】半夏曲　枯矾　皂角（去皮子）　玄明粉　茯苓　枳壳各等分

【用法】上为末，霞天膏为丸服。

《风劳臌膈四大证治》：每服三十丸。

【主治】

1.《嵩崖尊生全书》：多痰。

2.《风劳臌膈四大证治》：痰多，食饮才下便痰涎裹住，不得下者。

瓜蒂二陈汤

【来源】《重订通俗伤寒论》。

【组成】甜瓜蒂二十粒　姜半夏　广橘红各钱半

【用法】以水煎成，冲生莱菔汁二瓢。

【功用】涌吐痰涎。

【主治】痰症类伤寒。寒痰在胸中，胸满气冲，憎寒壮热，恶风自汗，胸中郁痛，饥不能食，使人揉按之，反多涎唾，甚或下利日十余行，右脉微滑，左脉反迟。

芩连二陈汤

【来源】《重订通俗伤寒论》。

【组成】青子芩二钱　仙半夏一钱半　淡竹茹二钱　赤苓三钱　川连八分　新会皮一钱半　小枳实一钱半　碧玉散三钱（包煎）　生姜汁二滴　淡竹沥二瓢（和匀同冲）

【功用】清肝和胃，蠲痰泄饮。

【方论】肝阳犯胃，症多火动痰升，或吐粘涎，或呕酸汁，或吐苦水，或饥不欲食，食则胃满不舒，甚则胀痛，或嘈杂心烦，故以芩、连、橘、半苦降辛通，调和肝胃为君；臣以竹茹、枳实通络降气；佐以赤苓、碧玉，使胃中之浊饮从小便而泄；使以姜、沥二汁，辛润涤痰，以复其条畅之性。此为清肝和胃，蠲痰泄饮之良方。

蠲饮万灵汤

【来源】《重订通俗伤寒论》卷二。

【组成】芫花五分（酒炒）　煨甘遂八分　姜半夏六钱　浙茯苓八钱　大戟一钱（酒炒）　大黑枣十枚　炒广皮三钱　鲜生姜二钱

【功用】急下停饮。

【主治】停饮。

【方论】何秀山按：停饮为患，轻则痞满呕吐，重则腹满肢肿，甚则化胀成臌，非峻逐之，无以奏功。此方君以芫花之辛辣，轻清入肺，直从至高之分，去宛陈莝；又以甘遂、大戟之苦泄，配大枣甘而润者缓攻之，则自胸及胁腹之饮，皆从二便出矣，此仲景十枣汤之功用也。俞氏臣以二陈汤去甘草者，遵仲景痰饮以温药和之之法，佐以生姜之辛，合十枣之甘，则辛甘发散，散者散，降者降，停饮自无容留之地矣。名曰万灵，洵不愧也。

消滞升阳汤

【来源】《伤寒大白》卷三。

【组成】厚朴　半夏　枳壳　广皮　升麻　葛根

【功用】消胃滞，发表邪。

【主治】胃家有痰饮食滞，无汗，胸前饱闷。

竹沥导痰汤

【来源】《伤寒大白》卷四。

【组成】导痰汤加竹沥

【用法】导痰汤冲竹沥服。

【功用】清火化痰。

【主治】痰结不语，有火者。

九转灵砂丹

【来源】《灵药秘方》卷上。

【组成】朱砂八两　倭硫一两五钱

【用法】上先将滴醋煮朱砂，一二时辰取起，以倭硫末炒砂，频频添硫入砂，砂黑为度。入罐封固擦盏，三文两武，约水十二盏为度，冷取药刮下，再以硫炒，砂黑为度。如起火，以醋喷之，研末入罐，仍以前打罐中药底研末，盖面封固，打火五炷香。如此打法，至五转，俱是一样，至六转，以醋煮砂，不用硫炒，入罐仍以渣盖面，不能大罐，只用小罐，上约空三指，封固，还打五炷香，上用棉花浸水放盏上，冷取药，看有无汞珠，如有珠，仍用硫炒，其醋煮转转，如是至七转，先从上打半炷香，慢慢退火，不可见风。从下再打五炷香，看罐口有无气味，如无，竟不用棉花浸水，候冷取药，再煮再打，照前七次，降打七炷香为度，九转九炷香，五文五武，取药，瓷罐收贮封固。每用毫厘，入口立能化痰。丹丸药中，俱可量入。

【功用】化痰。

红粉霜丹

【来源】《灵药秘方》卷下。
【组成】火消　枯矾　硼砂　水银　皂矾（锻）各一两
【用法】上为细末，入罐内，烧酒拌匀，炒至黄色，再入朱砂五钱、雄黄三钱，封口，打火文武三至香，约有灵药一两，配朱砂一两，乳匀，用绢包好贴体带一月，再入瓶收固。每服五厘，不可多用，车前子煎汤送下。
【主治】大人、小儿一切风痰。

孙真人五汁膏

【来源】《灵验良方汇编·续编》。
【组成】蔗汁　梨汁　藕汁　萝卜汁各一碗　姜汁半碗
【用法】上药共煎成膏。加白蜜三两再煎片时，加川贝母一两、薄荷叶三钱，俱研为极细末，拌入膏中，瓷器收藏，勿令出气。服时用白沸汤调下。
【主治】老年痰火。
【加减】火重者，姜汁减半；畏寒者，姜汁增至一碗。

神术散

【来源】《医学心悟》卷三。
【组成】苍术（陈土炒）　陈皮　厚朴（姜汁炒）各二斤　甘草（炙）十二两　藿香八两　砂仁四两
【用法】上为末。每服二三钱，以开水调下。
【功用】解秽祛邪，除山岚瘴气。
【主治】时行不正之气，发热头痛，伤食停饮，胸满腹痛，呕吐泻利，鬼疰尸注，中食、中恶。

礞石化痰丸

【来源】《惠直堂方》。
【组成】大黄二两（九蒸）　礞石二两（煅，乳淬）　沉香一两　半夏二两（姜矾制）　陈皮二两　黄芩二两（酒制）
【用法】上为末，米糊为丸，如绿豆大。每服三钱。
【主治】中痰，并一切痰证。

九味二陈汤

【来源】《不居集》上集卷十四。
【组成】人参二钱　白术一钱　茯苓八分　炙甘草五分　陈皮　青皮各一钱　川芎七分　神曲六分　半夏八分
【用法】水煎，温服。
【主治】中气亏败，运动失常，郁成痰饮，杂备而出。

火土丹

【来源】《不居集》上集卷十七。
【组成】人参　白术　茯苓　苡仁　芡实　白芥子　橘红　熟地　山萸　五味　肉桂　砂仁　益智
【用法】上为末，炼蜜为丸服。
【主治】虚弱人痰。

炊饼丸

【来源】《不居集》下集卷八。
【组成】鳖甲　龟板　侧柏叶　半夏　瓜蒌仁　黄连　黄柏
【用法】炊饼为丸。
【功用】退实热虚劳湿痰。
【主治】积痰。

清肃汤

【来源】《不居集》下集卷十一。
【组成】青皮　枳壳　陈皮　贝母　桑皮　丹皮　滑石　桃仁　山栀　白芍　甘草
【主治】老痰积瘀在上焦。

栀子郁金汤

【来源】《不居集》下集卷十一。
【组成】栀子　郁金　贝母　丹皮　苏子　黄

连　橘红　茯苓　红曲　茜根　香附
【用法】上以水煎，冲服益元散。
【主治】虚损，积痰积瘀。

清膈饮

【来源】《医略六书》卷十八。
【组成】胆星三钱　木通一钱半　黄芩一钱半　白芥子三钱（炒）　海石三钱　陈皮一钱半
【用法】水煎，去渣温服。
【主治】中风解后，痰热不化，内扰心膈，胸满心烦，喘急不安，脉数滑者。
【方论】方中胆星清痰化热，黄芩清热降逆，白芥子散痰豁涎，海浮石坠痰逐顽，木通通利下行，陈皮利气和胃也。水煎，温服，使痰热分化，则肺胃清和，而胸满无不除，烦喘无不止矣。

白术丸

【来源】《医略六书》卷十九。
【组成】白术四两（炒）　炮姜二两　肉桂二两
【用法】上为末，粥为丸。每服三钱，米饮送下。
【主治】虚痰，脉细者。
【方论】脾胃虚寒，不能运化，故生痰积饮，为患不已焉。白术培脾土以燥痰湿，炮姜暖胃气以除寒饮，肉桂温经暖血，祛散血分之寒湿，使无羁留之患。粥丸饮下，俾脾胃调和，则中气温暖而寒湿自散，痰饮自消。此不治痰而痰自消之一法也。

涤饮丸

【来源】《医略六书》卷十九。
【组成】黑丑三两　枳实一两半（炒）　朴消三两　白矾三两　牙皂三两　枳壳一两半（炒）
【用法】上为末，萝卜汁为丸。每服二三钱，白汤送下。以胀退、大腹和软为度。
【功用】逐饮涤结。
【主治】留饮。大腹胀满，便闭，脉沉紧数者。
【方论】饮留于中，气结不化，故大腹胀满，大便不通焉。黑丑逐饮，枳实破结，朴消荡热逐留饮，枳壳泻滞通便闭，白矾、牙皂消溶水湿以通窍也。萝卜汁为丸，白汤下，使饮化气行，则肠胃肃清，而大便无不通，胀满无不退矣。此逐饮涤结之剂，为留饮气结胀闭之专方。

加味枳术丸

【来源】《医略六书》卷二十三。
【组成】白术一两半（炒）　枳实一两半　半夏一两半（制）　神曲三两　苍术一两半（炒）　卜子三两（炒）　草蔻一两半（炒）　黄连六钱　葛花一两半　泽泻一两半
【用法】上为末，用白螺蛳壳三两，煅研，另煎浓汁泛丸。每服三钱，空心焦楂汤调化温服。
【功用】健脾消积。
【主治】痰积、食积、酒积、茶积腹痛，脉沉数滑者。
【方论】痰积而食不化，酒停而茶不行，故肉食从之，遂成诸积而腹痛不已焉。苍术、半夏燥湿消痰，白术、枳实健脾化积，神曲消食化滞，卜子消痰消食，草蔻温中散寒滞，黄连清热燥伏湿，葛花升清阳以解酒，泽泻泻浊阴以利窍也。丸以白螺之善消积块，汤以焦楂之善化肉瘕，使诸积皆消，则脾胃调和，而经府廓清，安有腹痛不止之患乎？此健脾消积之剂，乃治诸积腹痛之专方。

全蝎散

【来源】《医宗金鉴》卷三十九。
【组成】瓜蒂散加全蝎
【功用】吐之。
【主治】痰涎壅盛，有汗里实。

苏葶定喘丸

【来源】《医宗金鉴》卷三十。
【别名】苏葶丸（原书卷五十三）。
【组成】苦葶苈子（研泥）　南苏子（研泥）各等分
【用法】合均，用枣肉为小丸，阴干，瓷罐盛之，恐渗去油性，减去药力。每服三钱，于夜三更时白汤送下，以利四五次为度，利多则减服之，利少则加服之。次日身软，则隔一日，或隔二日服之。形气弱者，先减半服之，俟可渐加。

【功用】泻饮降逆。

【主治】饮停上焦攻肺，喘满不得卧，面身水肿，小便不利者。

【宜忌】戒一切咸物。

五苓甘露饮

【来源】《医宗金鉴》卷三十八。

【组成】五苓散加寒水石　滑石　石膏

【主治】水停内热。

渗湿汤

【来源】《医宗金鉴》卷三十九。

【组成】胃苓汤加香附　抚芎　砂仁　黄连

【主治】湿热生痰昏冒。

半夏茯苓汤加丁香汤

【来源】《医宗金鉴》卷四十一。

【组成】半夏三钱　茯苓二钱　丁香一钱　生姜三钱

【用法】水煎服。

【主治】伏饮虚者。

四汁散

【来源】《绛囊撮要》。

【组成】天花粉一斤

【用法】用梨汁、姜汁、萝卜汁、竹沥各一钟，次第拌，晒干为末。每服一钱，好茶调下。

【主治】痰火。

决经汤

【来源】《叶氏女科证治》卷一。

【组成】陈皮　白茯苓　枳壳（麸炒）　川芎　赤芍　苏叶　槟榔　桔梗　白术（蜜炙）　半夏（制）各五分　当归　香附（制）　厚朴（姜制）各七分　甘草三分　红花　黄连（酒炒）　柴胡各六分　砂仁四分　姜三片

【用法】水煎，空心服。

【主治】妇人二十三四岁，因经后潮热，误食生冷，聚成痰饮，心腹胀满，气升上膈，饮食不思，腹中结块成膜。

【加减】咳嗽，加五味子、杏仁（去皮尖）各五分；口干潮热，加竹沥、陈酒各半杯，姜汁少许。

湿痰汤

【来源】《脉症正宗》卷一。

【组成】陈皮八分　半夏一钱　白术一钱　苍术八分　干姜八分　厚朴八分　草蔻一钱　乌药一钱

【用法】水煎服。

【主治】湿痰。

小红丸

【来源】《医方一盘珠》卷八。

【组成】巴豆（十粒，去油）一钱半　庄黄（炒）三钱　胆星三钱　雄黄二钱半　辰砂一钱半

【用法】上为末，醋糊为丸服。

【主治】小儿热痰、积热。

姜苓半夏汤

【来源】《四圣心源》卷五。

【组成】茯苓三钱　泽泻二钱　甘草二钱　半夏二钱　橘皮三钱　生姜三钱

【用法】煎大半杯，温服。

导痰丸

【来源】《活人方》卷二。

【组成】黑丑三两　枳实一两五钱　橘红一两五钱　朴消三钱　生矾二钱五分　枯矾二钱五分　牙皂一钱五分

【用法】浓萝卜汁为丸，如芥子大。每服一钱，早空心以姜汤送下。

【功用】导利。

【主治】停痰积饮，隐僻难除，形神壮健、正气未衰者。

橘半枳术丸

【来源】《活人方》卷二。

【组成】白术四两　枳实二两　前胡二两　广橘红一两　半夏一两　神曲一两　麦芽粉一两　陈黄米八合（炒）

【用法】荷叶汤迭丸。每服二三钱，午后姜汤吞下。

【主治】脾胃元气久虚，不能消导饮食，运化精微，渐有停饮，积于三脘，以致痞结倒饱，痰唾稠粘，呕逆咳嗽，肠鸣泄泻。

五饮主方

【来源】《活人方》卷四。

【组成】茯苓三钱　制半夏二钱　广橘红五钱　车前子　嫩桑皮各一钱　前胡五分　生姜二片

【用法】水煎，午前、午后服。

【主治】五种水饮。

【加减】溢饮，加白术一钱五分，更加枳实，去前胡；悬饮，加天麻二钱，佐荆芥、甘菊，去桑皮；在下部，加泽泻一钱，车前子五分，苡仁二钱，去前胡；支饮，加前胡一钱，柴胡一钱，白芥子一钱；伏饮者，加前胡一钱，羌活一钱；留饮，加白术二钱，苍术一钱；病久元气衰惫，形神虚萎，饮食不甘，脾胃泄泻，必须加人参二钱，白术三钱以培元气，兼于治饮；倘下元虚冷，则桂、附、干姜亦所不免。

【方论】饮邪水类，茯苓浚水而能降气，故为君；半夏燥湿，利痰为臣；橘红佐桑皮调和脾肺之气，使有所统运；车前佐茯苓分利水道，所谓引而决之；前胡之辛，消痰下气，生姜温能治呕，辛能豁痰，此谓通治痰饮之方。

化积保中丸

【来源】《活人方》卷四。

【组成】白术三两　苍术二两　陈皮二两　香附二两　山楂肉四两　神曲一两　半夏一两　萝卜子一两　白芥子一两　黄连一两　三棱七钱　蓬术七钱　青皮七钱　槟榔七钱　砂仁五钱　木香五钱　干漆炭五钱　瓦楞子灰五钱　人参五钱

【用法】醋调，神曲糊为丸。每服二三钱，早空心、午前淡姜汤送下。

【功用】养正气，消积滞。

【主治】脏腑营卫之气不和，致痰积、食积结滞肠胃隐曲之地，窒碍流行之气，于心腹胁腋间为痛，饮食不甘，形神枯萎。

兜涩固精丸

【来源】《活人方》卷四。

【组成】白术四两　人参二两五钱　茯苓二两五钱　半夏二两　远志肉一两　肉果（面煨）一两　补骨脂（盐水炒）一两　赤石脂（醋煅）一两　五味子（焙）五钱　益智仁（盐炒）五钱

【用法】上为末，炒莲肉粉糊为丸，如梧桐子大。每服三钱，早晨空心米汤送下。

【主治】脾肺肾元气虚寒，素有湿痰积饮，留滞肠胃，上则呕吐冷涎，恶心痞满，下则滑泄不禁，昼夜无度，久则胃弱而食减，脾虚而不运，男兼滑精，女兼淋带。

【主治】痰饮咳喘。

控涎丹

【来源】《活人方》卷六。

【组成】黑丑三两（生熟各半）　枳实一两五钱　橘红一两五钱　白芥子一两　朴消三钱　生矾二钱五分　熟矾二钱五分　牙皂一钱五分

【用法】白萝卜汁为丸，如麻子大，空心姜汤吞服一钱。

【功用】涤除痰癖伏饮。

【主治】男妇素有停痰积饮，隐伏于两胁之下，腰肾肠胃之间，远年则随气走注，为痛屈伸不得，而精神元气犹旺者。

温胆汤

【来源】《活人方》卷六。

【组成】半夏三钱　橘红一钱五分　枳实一钱　黄连一钱　天麻二钱　苏子一钱五分　厚朴一钱　黄芩一钱　竹茹一钱　生姜汁五匙（泡用）

【用法】上水煎泡，加姜汁午前后服。

【主治】痰气火并结于中宫，在上则眩晕，干呕作酸；在下则腹痛便燥。

三仙散

【来源】《仙拈集》卷一。

【组成】肉蔻二个　半夏五钱　木香二钱半

【用法】上为末，空心滚水下一钱；或为丸，如芥子大，每服五六十丸。

【功用】暖胃除痰，消滞进食。

五圣丸

【来源】《仙拈集》卷一。

【组成】黑牵牛三两　皂角二两　枯矾　半夏　陈皮各一两

【用法】上为末，煮萝卜汁为丸，如梧桐子大。每服三十丸，生姜汤送下。

【主治】痰壅塞，胸膈不利。

四汁膏

【来源】《仙拈集》卷一。

【组成】梨汁一钟　姜汁　白蜜各半钟　薄荷三两（研末）

【用法】和匀，重汤煮十余沸，任意服。

【功用】降痰。

【主治】痰壅盛。

苍术散

【来源】《医林纂要探源》卷六。

【组成】苍术一斤（泔水浸过，九蒸九晒，为末）　橘皮四两（留白）

【用法】上为末。姜汤调服。

【主治】寒痰积湿，痰饮腹痛。

青绿顶

【来源】《串雅内编》卷三。

【别名】青绿丸（《杂病源流犀烛》卷十六）。

【组成】石青一两　石绿五钱

【用法】水飞为末，面糊为丸，如绿豆大。每服十丸，温水送下。吐出痰二三盏，不损人。

【主治】顽痰不化。

药　肺

【来源】《串雅外编》卷三。

【组成】猪肺一个　萝卜子五钱（研碎）　白芥子一两（研碎）

【用法】五味调和，饭锅蒸熟。饭食顿食之。一个即愈。

【主治】患痰病久不愈者。

食盐汤

【来源】《医部全录》卷三二五。

【组成】食盐一两（用湿草纸裹，煨红，取出用）

【用法】上以河水二碗，砂锅入煨盐，煎五七沸，放温，顿饮之，少倾探吐。仓卒用之最妙。

【主治】咳逆，并一切痰证。

理中降痰汤

【来源】《杂病源流犀烛》卷七。

【组成】人参　白术　茯苓　甘草　半夏　干姜　苏子

【主治】痰盛者汗自流。

五味天冬丸

【来源】《杂病源流犀烛》卷十六。

【组成】天冬一斤（浸洗，去心，净肉十二两）　五味子（水浸，去核，取肉）四两

【用法】晒干，不见火，捣丸。每服二十丸，茶送下，一日三次。

【主治】阴虚火动生痰。

桔梗芦散

【来源】《杂病源流犀烛》卷十六。

【组成】桔梗芦（生）

【用法】上为末。每服一二钱，白汤调下。

【功用】探吐。
【主治】痰饮在上膈。

桂苓木通散

【来源】《医级》卷七。
【组成】赤茯苓　猪苓　桂枝　半夏（制）　桔梗　枳壳　山栀　甘草梢　木通
【主治】肝胆火逆，饮停胸胁，治节不行，小便不利。

五子丸

【来源】《医级》卷八。
【组成】苏子　葶苈子　车前子　大腹子　卜子各等分
【用法】上为末，茯苓汤作丸。每服一钱五分，淡姜汤送下。
【主治】痰饮水气，面浮，气短似喘。

乌沉降气汤

【来源】《医级》卷八。
【组成】苏子　乌药　人参　广皮　半夏　沉香　槟榔　前胡
【用法】加生姜，水煎服。
【主治】虚阳上浮，气不升降，上盛下虚，痰涎壅盛；或七情气逆，胸膈噎塞，远年肺气。

半夏丸

【来源】《医级》卷八。
【组成】大半夏一斤
【用法】泉水浸七日，逐日换水，搅动渐去其涎，晒干，再以芒消、文蛤、大黄各五钱，甘草、明矾各一两，姜四两，煎汤二碗，再入半夏，缓火煮干，晒燥为末，另研丁香五钱，茯苓末四两和匀，水法为丸。每服一钱五分，开水送下。
【主治】痰饮停滞，胸膈呕吐恶心，吞酸嗳腐，不思饮食。

茯苓甘草汤

【来源】《会约医镜》卷四。
【组成】半夏二钱　生姜三钱　茯苓三钱　甘草一钱　陈皮一钱　白术一钱半
【用法】水煎服。
【主治】水停心下，眩悸呕吐。
【加减】如渴而小水不利，加泽泻八分，肉桂五分。

加味二陈汤

【来源】《会约医镜》卷八。
【组成】半夏二钱半　茯苓三钱　陈皮二钱　甘草一钱　苍术一钱三分　桔梗一钱
【用法】加生姜六分，大枣一枚，水煎服。
【主治】脾经湿滞，痰甚而脉弦滑者。
【加减】若呕吐吞酸，胃脘痛，呃逆，加丁香九粒；若胸膈不快，加香附八分，枳壳一钱；食滞，加神曲一钱。

旋覆半夏汤

【来源】《产科发蒙》卷二。
【组成】旋覆花　半夏　茯苓　青皮
【用法】水煎，温服。
【主治】痰饮在胸膈呕不止，心下痞硬者。

归芍二陈汤

【来源】《古方汇精》卷一。
【组成】当归　白芍（炒）　广皮　茯苓各一钱　炙甘草五分　法制半夏三钱
【用法】加生姜一片，大枣二枚为引，食远服。
【主治】痰饮呕恶，风寒咳嗽；或头眩心悸，或中脘不快，或吃生冷，饮酒过多，脾胃不和。

理脾涤饮方

【来源】《齐氏医案》卷二。
【组成】北箭耆　白贡术各五钱　法夏子三钱　西砂仁一钱　炮干姜　白蔻仁一钱（为末）

方中炮干姜用量原缺。

【用法】水煎，调白蔻末温服。

【主治】五饮诸症。

【方论】此方奏功甚速，予历试有年，活人多矣。其制方之义，盖亦仿理中而变化也。门人杨宗煦曰：此方黄耆、白术大补中气，砂仁、半夏醒脾开胃，白蔻宣畅胸膈，干姜温中散逆，以此方加味，统治五饮诸症，效如桴鼓。

擦舌吐痰方

【来源】《医述》卷十。

【组成】酸梅草

【用法】采取苗叶，洗净晒干为末，醋调。用新羊毛笔蘸药擦舌根上。能吐胸膈之痰，如左胁有痰，药擦舌左，右亦如之。倘痰在背，药擦对舌根之上腭，擦时痰随而出。

【功用】能除肢固之痰，频用不伤胃气。

【主治】痰在膈上。

小半夏加茯苓汤

【来源】《笔花医镜》卷一。

【组成】半夏（姜炒） 白茯苓各三钱 炙甘草一钱 生姜三片（加苍术更效）

【主治】饮停膈间。

风门顶

【来源】《串雅补》卷一。

【组成】雄黄二钱 川乌二钱 草乌二钱 明矾三钱 胆星三钱 白信一钱

【用法】上为细末。每服五分，冷酒少许，调姜白汤下。

【主治】痰症。

白豆顶

【来源】《串雅补》卷一。

【组成】白扁豆三钱五分 雨茶三钱五分 白信一钱五分 陀僧一钱五分

【用法】上为细末，面糊为丸，分作十丸。每服一丸，冷浓茶送下。

【主治】一切痰证。

朱砂顶

【来源】《串雅补》卷一。

【别名】白玉顶。

【组成】南星 半夏 滑石各等分 巴霜三厘一服

【用法】上为细末。每服三分，白汤下。

【主治】一切痰症。

八仙串

【来源】《串雅补》卷二。

【组成】干漆（炒令烟尽）五钱 丁香三钱 广木香五钱 檀香五钱 槟榔五钱 防己一两 黑丑（取头末）三两 白丑（取头末）二两（黑、白丑头末和匀，分一半生用，一半炒熟用） 楝树根皮（为末）一两（楝树须要白皮而生子者用之，无子者不用）

【用法】上为细末。每服三钱，小儿减半，沙糖泡汤送下。

【主治】一切虫积，食积，痰积，气积，血积，寒积，水饮。

【宜忌】孕妇勿服。

小　串

【来源】《串雅补》卷二。

【别名】白头兵。

【组成】南星 半夏 滑石各一两 巴霜五钱

【用法】上为细末，饭为丸。每服一分五厘，空心姜汤送下。大便行三次，即以白粥止之。

【主治】伤风冷痰，寒积积水。

五色串

【来源】《串雅补》卷二。

【组成】黑丑头末四两 槟榔二两 生大黄一两 木耳二两

【用法】上为细末。每服三钱，白汤送下。

【主治】一切虫积、食积、痰积、气积、血积、寒积、水饮。

坠痰丸

【来源】《医钞类编》卷六。

【组成】黑牵牛四两（炒，取头末一两） 大皂角（去皮弦及子，酥黄）四钱

【用法】上为末，米糊为丸。每服一钱，病稍重者二钱，空心生姜汤送下。久病之人，五日、十日一服，病缓者，半月一服。痰涎经大便出。

【主治】一切痰饮，胸膈壅塞。

枳实半夏汤

【来源】《医钞类编》卷十三。

【组成】枳实　法半夏　神曲　麦芽　枳椇子

【用法】加生姜，水煎服。

【主治】酒停胸膈，化为痰饮。

三圣丸

【来源】《类证治裁》卷二。

【组成】半夏　陈皮　黄连

【用法】上为末，曲糊为丸。生姜煎汤送下。

【主治】顽痰，饮癖，呕酸嘈杂，心悬如饥。

利膈化痰丸

【来源】年氏《集验良方》卷四。

【组成】青黛四钱　制半夏二两（姜炒）　片芩一两　川贝母二两　黑丑二两　杏仁（炒，去皮尖）二两　枳壳二两（炒）　瓜蒌仁（去壳，微炒）　黄连（炒）各二两　皂荚一两（熬膏）　香附子二两（炒）　陈皮二两

【用法】上药皂膏为丸，如梧桐子大。每服五十丸，食远服。

【主治】一切湿郁痰饮。

法制陈皮

【来源】《验方新编》卷十一。

【组成】陈皮一斤（清水泡，一日去净白）　白党　甘草各六两

【用法】上同煮一日，去参、草，留陈皮，加川贝母一两半（研细），青盐三两拌匀，再用慢火煮一日夜，以干为度。

【功用】消痰化气，止渴生津。

亥　药

【来源】《咽喉秘集》。

【别名】回生丹。

【组成】巴豆二十一粒　生矾一两（入银罐内熔之，看矾枯，去巴豆）

【用法】每一两矾，加小姜黄末一钱，面糊为丸，如梧桐子大，用雄黄末二钱为衣。每服七粒，生姜水送下。用辰药后可服此丸，重者用之，轻者不用。

【功用】开关窍，降痰。

活痰丸

【来源】《医方易简》卷二。

【组成】半夏（制）二两　白芥子二两　干姜（炒黄）一两　猪苓二两　炙甘草五钱　陈皮四两（切碎，用盐三钱入水中浸一宿，晒干）

【用法】上为末。水浸蒸饼为丸，如绿豆大。开水送下。

【主治】痰饮水气，停蓄胸胁，吞酸呕逆者。

参贝六贤散

【来源】《鸡鸣录》。

【组成】制半夏四两　玄参　甘草各三两　姜制南星二两　青盐十两　陈皮一斤（去白，略煎去辣味）

【用法】六味以好泉水同煮，候干晒燥，为细末。以西洋参、川贝母（去心）各二两，蛤壳（煅，飞）六两，俱研细和匀，每用五六分，开水调下，不拘时候。

【功用】《重订通俗伤寒论》：涤痰止嗽，清火降气。

【主治】

1.《鸡鸣录》：胸膈不舒，痰多食少。

2.《重订通俗伤寒论》：瘦人阴虚多火并风寒

夹痰。

清火涤痰汤

【来源】《医醇剩义》卷二。

【组成】丹参二钱　麦冬二钱　茯神二钱　柏仁二钱　贝母二钱　橘红一钱　胆星五分　僵蚕一钱五分（炒）　菊花二钱　杏仁三钱

【用法】水煎，加淡竹沥半杯，生姜汁一滴，冲服。

【主治】痰火，甚则阳狂烦躁，语言错乱。

芎归桂朴汤

【来源】《医醇剩义》卷三。

【组成】川芎八分　当归二钱　桂枝八分　厚朴一钱　枳实一钱　广皮一钱　半夏一钱五分　茯苓三钱　天麻六分　菊花二钱　生姜三片

【主治】留饮。心下痞满，作哕头眩。

桂术二陈汤

【来源】《医醇剩义》卷三。

【组成】桂枝八分　白术一钱五分　广皮一钱　半夏一钱五分　茯苓三钱　枳实一钱　泽泻一钱五分　牛膝一钱五分　车前二钱　生姜三片

【主治】痰饮。水从胃出，下走肠间，辘辘有声，胸中微痞，头目作眩。

桂枝半夏汤

【来源】《医醇剩义》卷三。

【组成】桂枝八分　半夏一钱五分　茯苓三钱　广皮一钱　白术二钱　芥子一钱　厚朴一钱　紫苏一钱　贝母二钱　甘草四分　生姜三片

【主治】伏饮。三阳之气为阴邪遏抑，郁而不舒，痰满喘咳吐，发则寒热，背腰痛，其人振振身瞤剧。

桂苓神术汤

【来源】《医醇剩义》卷三。

【组成】桂枝八分　茯苓三钱　白术一钱　茅术一钱　苡仁八钱　广皮一钱　半夏一钱五分　厚朴一钱　砂仁一钱　生姜三片

【主治】溢饮。脾受水邪，水气旁流于四肢，肢节作肿，身重无力。

八味膏

【来源】《理瀹骈文》。

【组成】八味丸药料

【用法】熬膏。贴脐下。

【主治】肝虚不能克制肾水，水泛为痰，吐而不咳者。

五养膏

【来源】《理瀹骈文》。

【组成】生地　熟地　天冬　麦冬　附子　肉桂　远志　牛膝　苁蓉　肉蔻仁　杏仁　木鳖仁　菟丝子　蛇床子　鹿胶　虎胶各二钱（麻油熬，黄丹收，松香调匀，槐、柳枝搅之，后下）　雄黄　硫黄　赤石脂　龙骨　朱砂　沉香　木香各三钱　麝香一钱　黄蜡三钱　杜仲　元参　当归　防风　白芍　黄耆　白芷　续断　甘草　山甲　地龙　丁香　乳香　没药　厚朴　血竭　桑　槐　柳枝各四十九寸（熬）

方中杜仲至血竭十六味药用量原缺。

【功用】壮阳助气，温补。

【主治】风痰。

【宜忌】不可误贴肿毒、疮疖。

行水膏

【来源】《理瀹骈文》。

【组成】苍术五两　生半夏　防己　黄芩　黄柏　苦葶苈　甘遂　红芽大戟　芫花　木通各三两　生白术　龙胆草　羌活　大黄　黑丑头　芒消　黑山栀　桑白皮　泽泻各二两　川芎　当归　赤芍　黄连　川郁金　苦参　知母　商陆　枳实　连翘　槟榔　郁李仁　大腹皮　防风　细辛　杏仁　胆南星　茵陈　白丑头　花粉　苏子　独活　青皮　广陈皮　藁木　瓜蒌

仁　柴胡　地骨皮　白鲜皮　丹皮　灵仙　旋覆花　生蒲黄　猪苓　牛蒡子　马兜铃　白芷　升麻　川楝子　地肤子　车前子　杜牛膝　香附子　莱菔子　土茯苓　川萆薢　生甘草　海藻　昆布　瞿麦　扁蓄　木鳖仁　蓖麻仁　干地龙　土狗　山甲各一两　发团二两　浮萍三两　延胡　厚朴　附子　乌药各五钱　龟版三两　飞滑石四两　生姜　韭白　葱白　榆白　桃枝各四两　大蒜头　杨柳枝　槐枝　桑枝各八两　苍耳草　益母草　诸葛菜　车前草　马齿苋　黄花地丁（鲜者）各一斤　凤仙草（全株，干者）二两　九节菖蒲　花椒　白芥子各一两　皂角　赤小豆各二两（共用油四十斤，分熬丹收，再入）铅粉（炒）一斤　提净松香八两　金陀僧　生石膏各四两　陈壁土　明矾　轻粉各二两　官桂　木香各一两　牛胶四两（酒蒸化）

【用法】上贴心口，中贴脐眼并脐两旁，下贴丹田及患处。

【功用】通利水道。

【主治】暑湿之邪与水停不散，或为怔忡，干呕而吐，痞满而痛，痰饮水气喘咳，水结胸，阴黄疸，阳水肿满，热胀，小便黄赤，或少腹满急，或尿涩不行，或热淋，大便溏泄，或便秘不通，或肠痔；又肩背沉重肢节疼痛，脚气肿痛，妇人带下，外症湿热凝结成毒，成湿热烂皮。

【加减】如外症拔毒收水，可加黄蜡和用；又龙骨、牡蛎收水，亦可酌用。

控涎丸

【来源】《理瀹骈文》。

【组成】苍术　生南星　生半夏　甘遂各二两　白术　芫花　大戟　大黄　葶苈　黄柏　黄芩　黄连　栀子　枳实　陈皮　青皮　香附　灵脂各一两　连翘　桔梗　薄荷　白芷　赤苓　川芎　当归　前胡　郁金　瓜蒌　槟榔　灵仙　羌活　防风　苏子　皂角　明矾　白芥子　萝卜子　僵蚕　全蝎　木鳖仁　延胡　细辛　菖蒲　雄黄各七钱　白附子　草乌　木香　官桂　黑丑　吴萸　巴仁　红花　干姜　厚朴　轻粉　炮甲各四钱（研）姜汁　竹沥各一碗　牛胶一两（或加党参　犀角）

【用法】上水煎为丸，朱砂为衣。临用姜汁化开，擦胸、背、手、足心，痰自下。此方用生姜半斤，槐柳桑枝各二斤，凤仙花茎子叶全一株，麻油先熬，入前药熬，黄丹收，加石膏、滑石各四两，搅贴，亦治百病。

【主治】风痰，热痰、湿痰、食积痰，及痰饮、流注、痰毒等。

【宜忌】阴虚之痰，与冷痰勿用。

桂苓术附汤

【来源】《不知医必要》卷二。

【组成】白术（净，炒）　茯苓各三钱　肉桂（去皮，另炖）四分　附子（制）一钱

【用法】加生姜汁半酒杯，冲药服。

【主治】饮症属虚寒者。

六君子汤

【来源】《医门八法》卷二。

【组成】党参五钱　白术三钱　茯苓二钱　炙草一钱　陈皮一钱　法夏一钱　乌梅五个

【用法】生姜三片，大枣二个为引，送服四神丸一钱五分。

【功用】健脾，暖肾，敛肝。

【主治】痰饮。

【方论】治痰饮者，健脾、暖肾、敛肝，盖缺一不可矣。宜六君子汤重加乌梅，送四神丸。六君子汤健脾者也，四神丸暖肾者也，乌梅敛肝者也。此筹思再四，曾施而已效者也。

半夏橘皮汤

【来源】《医寄伏阴论》卷上。

【组成】半夏二钱　橘皮一钱　茯苓一钱　人参一钱　甘草一钱（炙）　干姜一钱

【用法】加大枣三个（擘），开水三杯煎，去滓顿服，不已再服。或加生姜八分。

【功用】温胃散水，涤痰降气。

【主治】伏阴病，呕利止，厥回而哕，或咳逆者。

【方论】方中以人参、甘草、大枣补益胃气；干

姜、茯苓温胃散水；半夏、橘皮涤痰降气，故水虚相搏，痰饮塞胃，皆能已之。

健脾化痰丸

【来源】《医学衷中参西录》上册。

【组成】生白术二两　生鸡内金（去净瓦石糟粕）二两

【用法】上药各为细末，各自用慢火焙熟（不可焙过），炼蜜为丸，如梧桐子大。每服三钱，开水送下。

【主治】脾胃虚弱，不能运化饮食，以至生痰，廉于饮食，腹中一切积聚。

【方论】白术纯禀土德，为健补脾胃之主药；然土性壅滞，故白术多服久服，亦有壅滞之弊，有鸡内金之善消瘀积者以佐之，则补益与宣通并用。俾中焦气化，壮旺流通，精液四布，清升浊降，痰之根底蠲除矣。

理饮汤

【来源】《医学衷中参西录》上册。

【组成】于术四钱　干姜五钱　桂枝尖二钱　炙甘草二钱　茯苓片二钱　生杭芍二钱　橘红一钱半　川厚朴一钱半

【主治】心肺阳虚，致脾湿不升，胃郁不降，饮食不能运化精微，变为饮邪，停于胃口为满闷，溢于膈上为短气，渍满肺窍为喘促，滞腻咽喉为咳吐粘涎，甚或阴霾布满上焦，心肺之阳不能畅舒，转郁而作热。或阴气逼阳外出为身热，迫阳气上浮为耳聋。

【宜忌】诊其脉，确乎弦迟细弱者，方能投以此汤。

【方论】方中用桂枝、干姜以助心肺之阳而宣通之；白术、茯苓、甘草以理脾胃之湿而淡渗之；用厚朴者，叶天士谓“厚朴多用则破气，少用则通阳”，欲借温通之性，使胃中阳通气降，运水谷速于下行也；用橘红者，助白术、茯苓、甘草以利痰饮也。至白芍，若取其苦平之性，可防热药之上僭，若取其酸敛之性，可制虚火之浮游，且药之热者，宜于脾胃，恐不宜于肝胆，又取其凉润之性，善滋肝胆之阴，即预防肝胆之热也。

【验案】

1.痰饮　一妇人，年三十许，身形素丰，胸中痰涎郁结，若碍饮食，上焦时觉烦热，偶服礞石滚痰丸有效，遂日日服之，初则饮食加多，继则饮食渐减，后则一日不服，即不能进饮食，又久服之，竟分毫无效，日仅一餐，进食少许，犹不能消化，且时觉热气上腾，耳鸣欲聋，始疑药不对证，求愚诊治，其脉浮大，按之甚软。愚曰：此证心肺阳虚，脾胃气弱，为服苦寒攻泻之药太过，故病证脉象如斯也。拟治以理饮汤。病家谓，从前医者，少用桂、附即不能容受，恐难再用热药。愚曰，桂、附原非正治心肺脾胃之药，况又些些用之，病重药轻，宜其不受。若拙拟理饮汤，与此证针芥相投，服之必无他变。若畏此药，不敢轻服，单用干姜五钱试服亦可。病家依愚言，煎服干姜后，耳鸣即止，须臾觉胸次开通，继投以理饮汤，服数剂，心中亦觉凉甚，将干姜改用一两，又服二十余剂，病遂除根。

2.发搐　邑韩蕙圃医学传家，年四十有四，偶得奇疾。卧则常常发搐，旋发旋止，如发寒战之状，一呼吸之间即愈，即不发搐时，人偶以手抚之，又辄应手而发。自治不效，广求他医治疗皆不效。留连半载，病势浸增。后愚诊视，脉甚弦细，询其饮食甚少，知系心肺脾胃阳分虚惫，不能运化精微以生气血，血虚不能荣筋，气虚不能充体，故发搐也。必发于卧时者，卧则气不顺也。人抚之而辄发者，气虚则畏人按也。授以理饮汤方，数剂，饮食加多，搐亦见愈。二十剂后，病不再发。

理痰汤

【来源】《医学衷中参西录》上册。

【组成】生芡实一两　清半夏四钱　黑脂麻（炒，捣）三钱　柏子仁（炒，捣）二钱　生杭芍二钱　陈皮二钱　茯苓片二钱

【主治】痰涎郁塞胸膈，满闷短气，或渍于肺中为喘促咳逆，停于心下为惊悸不寐，滞于胃口为胀满哕呃，满于经络为肢体麻木或偏枯，留于关节、着于筋骨为俯仰不利、牵引作疼；随逆气肝火上升为眩晕不能坐立。

【方论】方以半夏为君，以降冲胃之逆；即重用芡

实，以收敛冲气，更以收敛肾气，而厚其闭藏之力；用脂麻、柏实者，润半夏之燥，兼能助芡实补肾也；用芍药、茯苓者，一滋阴以利小便，一淡渗以利小便也；用陈皮者，非借其化痰之力，实借其行气之力，佐半夏以降逆气，并以行芡实、脂麻、柏实之滞腻也。

【验案】

1.痰饮　一妇人，年四十余，上盛下虚，痰涎壅滞，饮食减少，动则作喘，他医用二陈汤加减治之，三年，病转增剧。后延友人毛仙阁诊视，投以此汤，数剂病愈强半，又将芡实减去四钱，加生山药五钱，连服二十余剂，痰尽消，诸病皆愈。至今数年，未尝反复。

2.痫风　一少妇，患痫风，初两三月一发，浸至两三日一发。脉滑，体丰，知系痰涎为恙。仙阁亦治以此汤加赭石三钱，数剂竟能拔除病根。

期颐饼

【来源】《医学衷中参西录》上册。

【组成】生芡实六两　生鸡内金三两　白面半斤　白沙糖不拘多少

【用法】上先将芡实用水淘去浮皮，晒干，轧细，过罗；再将鸡内金轧细，置盆内浸以滚水半日许；再入芡实、白糖、白面，用所浸原水，和作极薄小饼，烙成焦黄色。随意食之。

【主治】老人气虚，不能行痰，致痰气郁结，胸次满闷，胁下作疼，诸气虚痰盛者；兼治疝气。

【方论】鸡内金以补助脾胃，大能运化饮食，消磨瘀积，食化积消，痰涎自除；再者，老人痰涎壅盛，多是下焦虚惫，气化不摄，痰涎随冲气上泛，芡实大能敛冲固气，统摄下焦气化，且与麦面同用，一补心、一补肾，使心肾相济，水火调和，而痰气自平矣。

沉香散

【来源】《疡科纲要》卷下。

【组成】天台乌药六两　北细辛四两　淡吴萸一两五钱　川古勇连四钱　广新会皮五两　广木香　广郁金　紫降香　制半夏各三两　黑沉香（上重者，水磨细末，晒干弗烘）一两

【用法】上药各为细末，和匀。每服一钱至二钱，以开水调吞。

【主治】停寒积饮，肝胃气痛，痞结胀满，呕逆酸水，痰涎诸证；及寒中霍乱，上吐下泻，心腹绞痛，厥逆，脉微欲绝者。

蠲饮丸

【来源】《吴鞠通医案》卷三。

【组成】桂枝半斤　小枳实四两　干姜六两　苍术炭六两　茯苓斤半　半夏一斤　益智仁四两　广皮十二两　炙甘草 六两

【用法】上为细末，神曲糊为丸，如梧桐子大。每服三钱，每日三次。

【主治】痰饮久聚。

霞天曲

【来源】《丸散膏丹集成》。

【组成】霞天膏四两　川贝母八两

【用法】将膏烊化，和川贝粉成饼。服之。

【功用】消痰饮，健脾胃。

加减定喘汤

【来源】《医学碎金录》引《药物学讲义》。

【组成】麻黄三钱　紫苑三钱　款冬三钱　白果肉十个　川朴三钱　杏仁三钱　苏子三钱　半夏三钱　甘草二钱

【功用】定喘，镇咳，去痰。

【主治】痰饮属寒症者。

珍珠丸

【来源】《中药成方配本》（苏州）。

【组成】珠粉一钱　西牛黄五分　天竺黄五分　制南星五钱　琥珀三钱　胡黄连二钱　广木香三钱　雷丸三钱　槟榔五钱　炙鸡内金一两　银柴胡三钱　飞朱砂三钱

【用法】上药除朱砂外，各取净末和匀，用米汤泛

丸，如芥子大，将朱砂为衣，约成丸四两。每日三次，每次五厘，食前开水化服。乳儿酌减。
【功用】化痰。
【主治】小儿痰多。

一把抓

【来源】《全国中药成药处方集》(济南方)。
【组成】代赭石半斤　川朴一斤　黄芩　黑白丑各二斤　番泻叶　皮消　山楂　白芍各一斤　巴豆霜四两
【用法】上为细末，水泛为丸，如绿豆大，代赭石为衣。每服三分，空腹开水送下。
【主治】停食停饮，消化不良，大便不通，腹内胀满，胸腹满痛。
【宜忌】孕妇及小儿忌服。

沉香化滞丸

【来源】《全国中药成药处方集》(杭州方)。
【别名】沉香降气丸。
【组成】制香附十二两　贡沉香　春砂仁各一两五钱　粉甘草二两
【用法】上为细末，水为丸。每服二钱，以开水或淡姜汤或淡盐汤送下。
【功用】通顺气血。
【主治】痰饮气滞，胸脘痞闷，喘促噫气，妇人经水不调，小腹疼痛。

鸡鸣遇仙丹

【来源】《全国中药成药处方集》(呼和浩特方)。
【组成】黑丑　槟榔　莪术　三棱　茵陈　白丑各一斤　干姜八两
【用法】用牙皂水泛为小丸服。
【功用】杀虫，攻癖，降痰。
【主治】虫积：虫潜肠内，腹痛结块，起伏无定，肢厥面苍，形体消瘦，食多不化；癖积：食积成癖，脘腹胀痛，呕恶吞酸，咯气嘈杂；痰积：痰积肺脏，咳吐不出，后背冰冷，冒眩气促。

法制陈皮

【来源】《全国中药成药处方集》(南京方)。
【组成】陈皮一斤
【用法】以水泡淡，用滚开水冲淋数次，至陈皮之味不苦为度；另用甘草二两，乌梅肉一两煎成浓汁，将陈皮浸入汁内，拌匀，晒至半干，再用下药(白沙参、川贝母、西青盐、粉甘草各五钱)共研细末，拌于陈皮之上晒干(勿做成丸)。随意嚼服，或遵医嘱。
【功用】生津健胃，理气化痰。

治湿平胃丸

【来源】《全国中药成药处方集》(杭州方)。
【组成】川厚朴(姜汁制)　广陈皮各四两　茅山术(米泔水浸，炒)八两　炙甘草三两
【用法】上为细末，用生姜、大枣煎汤泛丸。每服二至四钱，开水送下。
【功用】调气健胃，消痰去湿。
【主治】湿滞脾胃，不能运化，痰饮痞闷，胸腹胀痛，噫气吞酸，呕吐泄泻，体倦困睡。以及山岚瘴气，不服水土。

雪梨膏

【来源】《全国中药成药处方集》(沙市方)。
【组成】雪梨子十斤　白蜂蜜一斤
【用法】用白蜜收成膏。每服一大汤匙，开水冲服。
【功用】润肺降火，利大肠。
【主治】痰热。
【宜忌】体虚便溏者忌服。

加味保和丸

【来源】《慈禧光绪医方选议》。
【组成】白术一两五钱(土炒)　神曲一两五钱　萝卜子一两五钱(炒)　广皮一两五钱　连翘一两五钱　半夏一两五钱(炙)　香附一两五钱(炙)　茯苓一两五钱　黄芩一两五钱　黄连五钱　山楂一两(炒)　厚朴一两(炙)　枳实一两

（炒） 麦芽一两（炒）

【用法】上为细末，水法为丸，如绿豆大。每服三钱，白开水送下。

【功用】和血补血，消补兼施，消多于补。

【主治】食积、酒积、痰饮、除胸膈痞满，嗳气吞酸，腹痛便溏。

【方论】本方为朱丹溪保和丸加枳实、香附、厚朴、黄芩而成。或谓保和丸原方麦芽伤肾，萝卜子伤肺胃之气，故主张以枳实、香附易之，不伤先后天之真气。

调气化饮膏

【来源】《慈禧光绪医方选议》。

【组成】沙参二两 白术一两五钱（炒） 茯苓二两 槟榔二两 三棱二两 木香一两 广砂仁二两 苍术一两五钱（炒） 厚朴一两五钱（制） 陈皮一两五钱 鸡金一两五钱（焙） 枳实一两五钱（炒） 甘草（生）八钱

【用法】共以水熬透，去滓再熬浓，兑炼蜜为膏，瓷器盛之。每服四、五钱，白水冲服。

【主治】脾胃虚，有痰饮。

【方论】本方与香砂六君子汤与平胃散合方加减，加有枳实，鸡金、三棱，有补有消，颇具特色。

抑肝化痰汤

【来源】《中医内科临床治疗学》引冷柏枝方。

【组成】山栀 黄芩 龙胆草 菊花 防风各10克 半夏 橘红 甘草各6克 制川军10克 礞石30克 茯苓12克

【用法】水煎服。

【功用】清热化痰，凉肝泻热。

【主治】痰热肝火证，痰多而粘稠色黄，或结为块，胸膈痞闷，恶心时作，口干口苦，头晕目眩，胁痛目赤，烦躁易怒，少寐多梦，小便短赤，大便干燥，舌红，苔黄腻，脉弦滑有力，或弦数。

【方论】山栀，黄芩清三焦郁火；龙胆草清肝胆实热；菊花、防风凉肝散风利头目，并能顺逆肝木上升之性；半夏、橘红燥湿化痰；制军、礞石开化顽痰而通肠利肺，使痰热从大便排出；茯苓、甘草健脾利湿。合之则肺、脾、肝三脏兼治。

七十三、溢　饮

溢饮，是指水饮泛溢于肌肤的病情。《黄帝内经·素问·脉要精微论》："肝脉软而散，色泽者，当病溢饮。溢饮者，渴暴多饮而易入肌皮、肠胃之外也。"《金匮要略》："饮水流行，归于四肢，当汗出而不汗出，身体疼重，谓之溢饮。"治宜温肺化饮，发汗驱邪。

大青龙汤

【来源】《伤寒论》。

【组成】麻黄六两（去节） 桂枝二两（去皮） 甘草二两（炙） 杏仁四十枚（去皮尖） 生姜三两（切） 大枣十二枚（擘） 石膏如鸡子大（碎）

【用法】以水九升，先煮麻黄，减二升，去上沫，纳诸药，煮取三升，去滓，温服一升。取微似汗，汗出多者，温粉扑之；一服汗者，停后服；若复服，汗多亡阳，遂虚，恶风烦躁不得眠也。

【功用】

1.《医方集解》：风寒两解。

2.《伤寒论方解》：发汗定喘，解热除烦，利小便以驱除水气。

【主治】

1.《伤寒论》：太阳中风，脉浮紧，发热恶寒，身疼痛，不汗出而烦躁者；伤寒，脉浮缓，身不疼，但重，乍有轻时，无少阴证者。

2.《金匮要略》：病溢饮者。

【宜忌】若脉微弱，汗出恶风者，不可服之。

【验案】溢饮浮肿 《生生堂治验》：一妇人，产后浮肿腹满，大小便不利，饮食不进。其夫医人也，躬亲疗之不验，可一年而疾愈进，短气微喘，时与桃花加芒消汤无效。于是请救于师。师往诊之，脉浮滑，按其腹，水声漉漉然。因与大青龙，温覆之。其夜大发热，汗如流，翌又与如初，三四日小便通利，日数行，五六日间，腹满如忘。与前方百余贴复故。

小青龙汤

【来源】《伤寒论》。

【组成】麻黄（去节） 芍药 细辛 干姜 甘草（炙） 桂枝（去皮）各三两 五味子半升 半夏半升（洗）

【用法】以水一斗，先煮麻黄减二升，去上沫，纳诸药，煮取三升，去滓，温服一升。

【功用】

1.《金镜内台方议》：发越风寒，分利水气。

2.《医方集解》：行水发汗。

3.《医宗金鉴》：外发太阳之表实，内散三焦之寒饮。

【主治】

1.《伤寒论》：伤寒表不解，心下有水气，干呕，发热而咳，或渴，或利，或噎，或小便不利，少腹满，或喘者；伤寒，心下有水气，咳而微喘，发热不渴。

2.《金匮要略》：溢饮；咳逆倚息不得卧；妇人吐涎沫。

【宜忌】《外台秘要》引《备急千金要方》：忌海藻、菘菜、羊肉、饧、生菜、生葱。

【验案】溢饮 《南雅堂医案》：水饮流行，归于四肢，当汗不汗，身体疼重，即经所谓溢饮也，此症以得汗为出路，然饮既滚溢，亦随人之脏气寒热而化，今饮从寒化，忌用辛凉发汗之剂，宜以辛温发汗利水方合，治法拟用小青龙主之，麻黄三钱（去根节，先煎去沫）、白芍药三钱、干姜三钱、炙甘草三钱、桂枝木三钱、五味子一钱五分、法半夏一钱五分、细辛三钱同煎服。

白术散

【来源】《太平圣惠方》卷五十一。

【组成】白术三分 麻黄一两（去根节） 赤芍药三分 旋覆花半两 桂心一两 前胡三分（去芦头） 甘草三分（炙微赤，锉） 五味子一分 半夏三分（汤洗七遍去滑）

【用法】上为散。每服五钱，以水一大盏，加生姜半分，煎至五分，去滓热服，不拘时候。衣盖取汗。如人行十里未汗，即再服。

【功用】发汗。

【主治】溢饮。

半夏散

【来源】《太平圣惠方》卷五十一。

【组成】半夏一两（汤洗七遍去滑） 防风半两（去芦头） 大腹皮半两（锉） 麦门冬三分（去心） 枇杷叶半两（拭去毛，炙微黄） 赤茯苓三分 白术三分 桔梗三分（去芦头） 枳壳三分（麸炒微黄，去瓤） 前胡三分（去芦头） 人参半两（去芦头） 甘草半两（炙微赤，锉）

【用法】上为粗散。每服五钱，以水一盏，加生姜半分，煎至五分，去滓温服，不拘时候。

【主治】溢饮，胸膈痰窒，头痛呕逆，不下饮食。

白花饮

【来源】《辨证录》卷九。

【组成】白术五钱 苡仁 茯苓各一两 甘草五分 天花粉三钱 柴胡一钱 枳壳五分

【用法】水煎服。

【主治】胃气壅滞，痰涎流溢于四肢，汗不出而身重，吐痰靡已。

越婢加术汤

【来源】《医宗金鉴》卷四十一。

【组成】越婢汤加苍术

【主治】溢饮有热者。

七十四、悬 饮

悬饮，是指饮邪停留犹于悬挂两侧胁肋的病情。《金匮要略》："饮后水流在胁下，咳唾引痛，谓之悬饮。"临床表现为胁下胀满，咳嗽或唾涎时两胁引痛，甚则转身及呼吸均牵引作痛，或兼干呕、短气等。治宜攻逐水饮。

十枣汤

【来源】《伤寒论》。

【别名】三星散（《普济方》卷三八〇引《傅氏活婴方》）、大枣汤（《伤寒大白》卷三）。

【组成】芫花（熬） 甘遂 大戟等分

【用法】上各为散，以水一升半，先煮大枣肥者十个，取八合，去滓，纳药末。强人服一钱匕，羸人服半钱，温服之。若下少病不除者，明日更服，加半钱。得快下利后，糜粥自养。

【功用】攻逐水饮。

【主治】

1.《伤寒论》：太阳中风，下利呕逆，其人汗出，发作有时，头痛，心下痞硬满，引胁下痛，干呕短气，汗出不恶寒，表里未和者。

2.《金匮要略》：悬饮；咳家，其脉弦，为有水；支饮家，咳烦胸中痛。

3.《宣明论方》：水肿腹胀，并酒食积胀，痃癖坚积，蓄热，暴痛，疟气久不已；风热燥甚，结于下焦，大小便不通；实热腰痛，及小儿热结，乳癖积热，作发惊风潮搐，斑疹热毒不能了绝者。

4.《普济方》引《傅氏活婴方》：积疳，遍身浮肿。

5.《妇科玉尺》：带下，湿而挟热，大便或泄或闭，小便塞，脉涩而气盛。

【方论】

1.《金镜内台方议》：下利呕逆者，里受邪也。若其人漐漐汗出，发作有时者，又不恶寒，此表邪已解，但里未和。若心下痞硬满，引胁下痛，干呕，短气者，非为结胸，乃伏饮所结于里也。若无表证，亦必烈快之剂泄之乃已。故用芫花为君，破饮逐水；甘遂、大戟为臣；佐之以大枣，以益脾而胜水为使。经曰：辛以散之者，芫花之辛，散其伏饮。苦以泄之者，以甘遂、大戟之苦，以泄其水。以缓之者，以大枣之甘，益脾而缓其中也。

2.《本草纲目》：十枣汤驱逐里邪，使水气自大小便而泻，乃《内经》所谓洁净府，去宛陈莝，法也。芫花、大戟、甘遂之性，逐水泻湿，能直达水饮窠囊隐僻之处，但可徐徐用之，取效甚捷，不可过剂，泻人真元也。陈言《三因方》以十枣汤药为末，用枣肉和丸，以治水气喘急浮肿之证，盖善变通者也。

3.《医方考》：芫花之辛能散饮，戟、遂之苦能泻水。又曰：甘遂能直达水饮所结之初。三物皆峻利，故用大枣以益土，此戎水之后而发巨桥之意也。是方也，惟壮实者能用之，虚羸之人，未可轻与也。

4.《金匮要略论注》：脉沉为有水，故曰悬饮；弦则气结，故痛。主十枣汤者，甘遂性苦寒，能泻经隧水湿，而性更迅速直达；大戟性苦辛寒，能泻脏腑之水湿，而为控涎之主；芫花性苦温，能破水饮窠囊，故曰破澼须用芫花；合大枣用者，大戟得枣既不损脾也。盖悬饮原为骤得之证，故攻之不嫌峻而骤，若稍缓而为水气喘息浮肿。

5.《伤寒附翼》：仲景利水之剂种种不同，此其最峻者也。凡水气为患，或喘或咳，或利或吐，或吐或利而无汗，病一处而已。此则外走皮毛而汗出，内走咽喉而呕逆，下走肠胃而下利。水邪之泛溢者，既浩浩莫御矣，且头痛短气，心腹胁下皆痞硬满痛，是水邪尚留结于中，三焦升降之气，拒隔而难通也。表邪已罢，非汗散所宜；里邪充斥，又非渗泄之品所能治，非选利水之至锐者以直折之，中气不支，亡可立待矣。甘遂、芫花、大戟，皆辛苦气寒，而秉性最毒，并举而任之，气同味合，相须相济，一举而水患可平矣。然邪之所凑，其气已虚，而毒药攻邪，脾胃必弱，使无健脾调胃之品主宰其间，邪气尽而元气亦随之尽，故选枣之大肥者为君，预培脾土之虚，且制水势之横，又和诸药之毒，既不使邪气之盛而不制，又不使元气之虚而不支，此仲景立法之尽善也。用者拘于甘能缓中之说，岂知五行承制之理乎？

6.《伤寒溯源集》：夫芫花性温而有小毒，能治水饮痰澼肋下痛；大戟苦寒而有小毒，能泻脏腑之水湿；甘遂苦寒有毒，而能行经隧之水湿。盖因三者性未驯良，气质峻悍，用之可泻真气，故以大枣之甘和滞缓，以柔其性气，裹其锋芒。

7.《绛雪园古方选注》：攻饮汤剂，每以大枣缓甘遂、大戟之性者，欲其循行经隧，不欲其竟走肠胃也，故不名其方而名法，曰十枣汤。芫花之辛，轻清入肺，直从至高之分去宛陈莝，以甘遂，大戟之苦，佐以大枣甘而泄者缓攻之，则从心及胁之饮，皆从二便出矣。

8.《成方切用》：芫花大戟之辛苦，以遂水饮，甘遂苦寒，能直达水气所结之处，以攻为用。三药过峻，故用大枣之甘以缓之，益土所以胜水，使邪从二便而出也。十枣汤、小青龙汤主水气干呕，桂枝汤主太阳汗出干呕，姜附汤主少阴下利干呕，吴茱萸汤主厥阴吐涎沫干呕。王海藏曰：表有水，用小青龙；里有水，用十枣。李时珍曰：仲景治伤寒太阳证，表未解心下有水气而咳，干呕，痛引两胁，或喘，或咳，十枣汤主之。盖青龙散表邪，使水从汗出，内经所谓开鬼门也。十枣主里邪，使水从二便出，没经所谓洁净腑，去宛陈莝也。或问十枣汤，桂枝去桂加茯苓白术汤，皆属饮家，俱有头疼项强之证，何也？张兼善曰：太阳经多血少气，病人表热微渴，恣饮水浆，为水多气弱，不能施化。本经血气因凝滞，致有头痛项强之患，不需攻表，但宜逐饮，饮尽则自安。杜壬曰：里未和者，盖痰与燥气，壅于中焦，故头痛干呕，汗出短气，是痰膈也。非十枣不能除，但此汤不宜轻用，恐损人于一忽。

9.《医方论》：十枣汤乃逐水之峻剂，非大实者不可轻试，至河间之三花神佑丸除大枣而加大黄、黑丑，已是一味峻猛，不复留脾胃之余地，更加轻粉，则元气搜刮殆尽，病虽尽去，而人亦随亡，可知仲景以十枣命名，全赖大枣之甘缓，以救脾胃，方成节制之师也。

10.《伤寒瘟疫条辨》：此汤与大陷胸汤相仿。伤寒种种下法，咸为胃实而设，今证在胸胁而不在胃，则荡涤肠胃之药无所取矣，故用芫花之辛以逐饮，甘遂，大戟之苦以泄水，并赖大枣之甘以运脾而助诸药，祛水饮于心胁之间，乃下剂中之变法也。

11.《成方便读》：观其表证已解，则知不因误下，并非水热互结而成胃实之比。故不用大黄、芒硝荡热软坚，但以芫花、甘遂、大戟三味峻攻水邪之品而直下之。然水邪所结，脾气必虚，故治水直，必先补脾，以土旺则自能胜水，脾健则始可运行，且甘缓其峻下之性，此其用大枣之意矣!凡杂病水鼓证正不甚虚者，皆可用之。

12.《伤寒论今释》：芫花、大戟，亦是全身性逐水药，峻烈亚于甘遂，而芫花兼主喘咳咽肿。大枣之用，旧注皆以为培土健脾，惟吉益氏云：主治挛引强急，旁治咳嗽。今验十枣汤证，其腹必挛，则吉益之说是也。

13.《中医方剂通论》：本方是峻下逐水的代表方剂。主要攻逐体内潴留的异常水液，以治悬饮、水肿腹胀等水饮内停之证。咳唾时胸胁疼痛，心下痞硬，是本方主证，因两胁为阴阳升降之道路，水停胸胁，气机受阻，故咳唾牵引胸胁作痛；水停心下，则心下痞硬；饮邪犯胃，胃气上逆则干呕；饮邪上泛，则头痛目眩；饮邪迫肺则短气，甚则胸背掣痛，倚息不得卧；内有水饮则苔滑，脉沉主里，弦主饮主痛，水饮结实，胸胁疼痛，故脉沉弦。方中芫花善理上部胸胁之水，甘遂善行经隧脉络之水，大戟善泻脏腑肠胃之水，三药药性峻烈，其逐水饮，除积聚，消肿满的功效虽同，但作用部位各别，三药合用，则经隧、脏腑、胸胁积水皆能攻逐，尤其对胸腹积水，疗效最速。然而三药均有毒，凡大毒治病，每伤元气，故用大枣十枚煎服，一则制其毒，缓其峻猛之势；二则益气护胃，使下不伤正，诸药相配，寓有深意。

14.《山西中医》（1985，2：50）：对于方中谁是主药的问题，历来看法不一，如王晋三认为：芫花之辛，轻清入肺，直从至高之分去宛陈莝，以甘遂，大戟之苦，佐以大枣甘而泄者缓攻之，则从心及胁之饮，皆从二便出矣。而陈蔚则认为：三味皆辛苦寒毒之品，直决水邪，大伤元气，柯韵伯谓参、术所不能君，甘草又与之相反，故选十枣以君之，一以顾其脾胃，一以缓其峻毒。后世医家多从柯琴，陈蔚之说，然据《方剂学》中说：主药是针对病因或主证而起主要治疗作用的药物。甘遂、芫花、大戟三味药都为苦寒峻下逐水之品，而大枣只具有补脾益胃，缓和药性的作用，故而用之益气护胃，缓和峻药之烈性，减少甘遂、芫花、大戟所引起的不良反应，使之下不伤正，只起因主药之偏而为监制之用的佐药作用。仲景之所以用十枣命名者，度因本方与他方相比佐药相当重要而已。

【验案】

1.悬饮 《金匮玉函要略辑义》引《嘉定县志》：唐杲，字德明，善医。太仓武指挥妻，起立如常，卧则气绝欲死，杲言是为悬饮，饮在喉间，坐之则坠，故无害；卧则壅塞诸窍，不得出入而欲死也。投以十枣汤而平。

2.肾炎水肿 《经方实验录》：南宗景先生曰：舍妹患腹胀病，初起之时，面目两足皆微肿，继则腹大如鼓，漉漉有声，渴喜热饮，小溲不利，呼吸迫促，夜不成寐，愚本《内经》开鬼门，洁净府之旨，投以麻黄、附子、细辛合胃苓散加减，服后虽得微汗，而未见何效。西医诊为肾脏炎症，与以他药及朴硝等下利，便泻数次，腹胀依然，盖以朴硝仅能下积，不得下水也。翌日，忽头痛如臂，呕吐痰水则痛稍缓。愚曰，此乃水毒上攻之头痛，即西医所谓自家中毒。乃拟方用甘遂0.9g（此药须煨透，服后始未致作呕，否则吐泻并作），大戟、芫花炒各4.5g。因体质素不壮盛，改用枣膏和丸，欲其缓下，并令侍役先煮红米粥以备不时之需。药后4～5小时，腹中雷鸣，连泻粪水10余次，腹皮弛缓，头痛也除，惟神昏似厥，呼之不应，进已冷之红米粥1杯，即泻止神清；次日腹中微有水气，因复投十枣丸4.5g，下其余水，亦祛疾务尽之意。嗣以六君子汤补助脾元，调理旬日，即获痊愈。

3.胃酸过多症 《福建中医药》（1963，3：42）：用十枣汤：将大戟、芫花、甘遂各7.5g研细末，大枣10个， 先将大枣煎汤2碗，早晨空腹服1碗，1小时后，将药末投入另1碗中服下。服后可有胸中呕恶，腹内嘈杂感，2小时后开始泻下2～3次，泻后自觉疲倦，可用大枣煮粥食之，再用党参、茯苓、橘红、半夏、大枣煎服善后。治疗胃酸过多症14例。结果：痊愈14例，无1例复发。

4.肝硬化腹水 《上海中医药杂志》（1963，6：14）：用逐水法为主，治疗肝硬化腹水25例，从逐水效果看，十枣汤较好。

5.小儿肺炎 《山东中医杂志》（1981，1：26）：应用大戟、芫花、甘遂各等量（剂量按病儿年龄及身体状况定），用醋煮沸后晾干，研成细粉（分别包装为0.5g、0.75g、1g、2g，置干燥处备用）。服用方法：每日服1次，用大枣10枚煎汤约50ml，将药粉用枣汤冲服送下。如服后吐药者，可将上药再重复1次。治疗小儿肺炎45例，患儿均有明显的临床症状及体征的改善，并经胸部X线透视或摄片证实。结果：除1例入院时已垂危而死亡外，其余44例全部治愈。

6.结核性胸膜炎 《中医药学报》（1994，1：53）：应用芫花、甘遂、大戟各等分，研为细末备用，另用肥大枣15枚煎汁3000ml备用，于清晨空腹先服枣汤150ml，5分钟后将配制的药末4g用剩余枣汤送服，并配合抗结核药，治疗结核性胸膜炎28例。结果：胸水24小时内吸收者13例，48小时内吸收者9例，72小时以上吸收者6例。

7.重症流行性出血热少尿期肾衰竭 《中国中西医结合杂志》（1995，5：373）：用十枣汤为主，治疗重症流行性出血热少尿期肾衰竭33例。另设对照组30例（只用西药，不用中药）。结果：治疗组治愈（每日尿量＞3000ml，尿毒症症状、体征消失，BUN、Cr恢复正常）30例，好转2例，死亡1例，总有效率为97%；对照组总有效率73.3%。

8.渗出性胸膜炎 《陕西中医》（1998，5：279）：用甘遂、大戟、芫花研末各1～4g，大枣10枚，同水煎，清晨顿服或早晚分服，患结核者配抗结核药，肺炎者加抗生素，压迫症状严重者配合抽液；治疗渗出性胸膜炎27例。结果：治愈15例，显效7例，有效2例，总有效率为88.9%。

防风饮

【来源】《外台秘要》卷十五引《延年秘录》。

【别名】防风饮子（《奇效良方》卷二十五）。

【组成】防风　人参　橘皮各二两　白术　茯神各三两　生姜四两

【用法】上切。以水六升，煮取三升，去滓，分温四服，中间任食，一日令尽。
【主治】风痰气，发即头旋，呕吐不食。
【宜忌】忌大醋、桃、李、雀肉、蒜、面等物。

厚朴散

【来源】《太平圣惠方》卷五十一。
【组成】厚朴一两（去粗皮，涂生姜汁，炙令香熟） 川大黄一两（锉碎，微炒） 枳壳三分（麸炒微黄，去瓤） 木香半两 桂心半两 槟榔三分
【用法】上为散。每服四钱，以水一中盏，煎至六分，去滓温服，一日三四次。
【主治】悬饮，心腹气滞，两胁多疼。

前胡散

【来源】《太平圣惠方》卷五十一。
【组成】前胡一两（去芦头） 半夏二两（汤洗七遍去滑） 桂心一两 人参一两（去芦头） 诃黎勒皮一两 白术一两 槟榔一两 枳壳一两（麸炒微黄，去瓤） 甘草半两（炙微赤，锉）
【用法】上为粗散。每服五钱，以水一大盏，入生姜半分，煎至五分，去滓稍热服，一日三四次。
【主治】悬饮，腹胁痞急，宿食不化，心胸满闷。

旋覆花丸

【来源】《太平圣惠方》卷五十一。
【组成】旋覆花二两 皂荚二挺（去黑皮，涂酥炙令黄，去子） 草豆蔻一两（去皮） 杏仁一两（汤浸，去皮尖双仁，麸炒微黄） 川大黄一两（锉碎，微炒） 枳壳半两（麸炒微黄，去瓤）
【用法】上为末，炼蜜为丸，如梧桐子大。每服二十丸，食前以生姜汤送下。
【主治】悬饮，腹满胁痛。

痰癖丸

【来源】《普济方》卷一三九。
【组成】芫花（苦酒浸，熬干） 干姜（色黑者）各一两
【用法】上为末，炼蜜为丸，如梧桐子大。每服三粒至五粒，饮送下。
【主治】少阳病，胁下痛，有停水者。

弱痰汤

【来源】《辨证录》卷九。
【组成】人参一钱 茯苓五钱 荆芥一钱 苡仁一两 陈皮五钱 天花粉三钱 枳壳三分 白芥子二钱
【用法】水煎服。
【主治】胃气怯而水旺，水流胁下，咳唾引痛，吐痰甚多，不敢用力。
【方论】此方上能消膜膈之痰，下能逐肠胃之水，助气则气旺而水降矣。倘徒用消痰之药，不补其胃气之虚，则气降而水升，泛滥之祸不止矣。

椒目瓜蒌汤

【来源】《医醇剩义》卷三。
【组成】椒目五十粒 瓜蒌果五钱（切） 桑皮二钱 葶苈子二钱 橘红一钱 半夏一钱五分 茯苓二钱 苏子一钱五分 蒺藜三钱 姜三片
【主治】悬饮者，水流胁下，肝气拂逆，肺失清肃，咳而引痛也。

水蓬膏

【来源】《天津市固有成方统一配本》。
【组成】水蓬花五钱 大黄五钱 当归尾五钱 芫花五钱 大戟五钱 穿山甲五钱 三棱五钱 莪术五钱 秦艽五钱 芦荟五钱 血竭五钱 肉桂五钱
【用法】将水蓬花等前九味药碎断，另取麻油二百四十两，置锅内加热，将前药倒入，炸枯，去滓，过滤，炼油下丹，去火毒，再将芦荟、肉桂、血竭轧为细粉，和匀，取膏油加热熔化，待爆音停止，水气去尽，晾温，兑入细粉搅匀，将膏油分摊于布褙上，微晾，向内对折，加盖戳记。用时温热化开，贴于患处。
【主治】胸腹积水引起的胀满疼痛，积聚痞块，四肢浮肿，腰背酸痛，及血瘀经闭。

七十五、支 饮

支饮，是指饮邪停留如支撑在脘腹的病情。以胸闷短气，咳逆倚息不能平卧，外形如肿，或兼见头晕目眩，面色黧黑，心下痞坚等为主要临床表现。《金匮要略》："咳逆倚息，短气不得卧，其形如肿，谓之支饮。"治宜温肺化饮平喘。

木防己加茯苓芒消汤

【来源】《金匮要略》卷中。

【别名】木防己汤去石膏加茯苓芒消汤（原书卷中）、防己加茯苓芒消汤（《医醇剩义》卷三）。

【组成】木防己　桂枝各二两　人参四两　芒消三合　茯苓各四两

【用法】以水六升，煮取二升，去滓，纳芒消，再微煎，分二次温服。微利则愈。

【主治】

1.《金匮要略》：膈间支饮，其人喘满，心下痞坚，面色黧黑，其脉沉紧，得之数十日，医吐下之不愈，用木防己汤后三日复发。

2.《家塾方与方极》：心下痞坚而悸。

【方论】

1.《医门法律》：木防已味辛温，能散留饮结气，又主肺气喘满；石膏辛甘微寒，主心下逆气，清肺定喘；人参甘美，治喘消膈饮，补心肺不足；桂枝辛热，通血脉，开结气，宣导诸气。在气分，服之即愈。若饮在血分，深连下焦，必愈而复发，故去石膏气分之药，加芒消入阴分，开痞结，消血。石膏与茯苓，去心下坚，且伐肾邪也。

2.《金匮要略直解》：防已利大小便，石膏主心下逆气，桂枝宣通水道，人参补气温中，正气旺则水饮不待散矣。加芒硝之咸寒，可以软痞坚；茯苓之甘淡，可以渗痰饮；石膏辛寒，近于解肌，不必杂于方内，故去之。

3.《金匮要略方义》：本方主治之证，乃木防己汤证服后暂解，三日后复发者。其病为服木防已汤后，其热虽去，而伏饮未尽，且正气未复，脾胃未和，以致饮邪再聚。由于热邪已清，故去石膏。加芒硝者，取其咸以软坚，化痰饮之癖；又入茯苓之健脾渗湿，既可与防已、桂枝、芒硝配伍，以增强祛湿化饮之功，又可与人参相伍，以益健脾和中之效。如此配合，庶可使饮邪尽去，中州和运，则水饮无再聚之肌，而病得愈。

苓甘五味姜辛汤

【来源】《金匮要略》卷中。

【别名】五味细辛汤（《鸡峰普济方》卷十一）、苓甘味姜辛汤（《普济方》卷一四〇）、桂枝五味甘草去桂加姜辛汤（《张氏医通》卷十三）。

【组成】茯苓四两　甘草　干姜　细辛各三两　五味半升

【用法】上五味，以水八升，煮取三升，去滓，温服半升，每日三次。

【主治】

1.《金匮要略》支饮，气逆上冲，服茯苓桂枝五味甘草汤后，冲气即低，而反更咳胸满者。

2.《鸡峰普济方》：肺经感寒，咳嗽不已。

【方论】

1.《金匮玉函经二注》：《内经》曰：诸逆冲上，皆属于火。又曰：冲脉为病，气逆里急。故用桂苓五味甘草汤，先治冲气与肾燥。桂味辛热，散水寒之逆，开腠理，致津液以润之。茯苓、甘草行津液，渗蓄水，利小便，伐肾邪为臣。甘草味甘温，补中土，制肾气之逆。五味酸平以收肺气。《内经》曰：肺欲收，急食酸以收之。服此汤，冲气即止，因水在膈不散，故再变而更咳胸满，即用前方去桂加干姜、细辛散其未消之水寒，通行津液。服汤后，咳满即止。

2.《金匮要略心典》：服前汤已，冲气即低，而反更咳胸满者，下焦冲逆之气即伏，而肺中伏匿之寒饮续出也。故去桂枝之辛而导气，加干姜、细辛之辛而入肺者，合茯苓、五味、甘草消饮驱寒，以泄满止咳也。

3.《金匮要略方论》：冲气即低，乃苓、桂之力，单刀直入，肾邪遂伏，故低也；反更咳满，明是肺中伏匿之寒未去。但青龙汤已用桂，桂苓五味甘草汤又用桂，两用桂而邪不服，以桂能去阳分凝滞之寒，而不能驱脏内沉匿之寒，故从不得再用桂枝之例而去之，唯取细辛入阴之辛热，干姜纯阳之辛热，以除满驱寒而止咳也。

4.《金匮要略方论本义》：冲气即低，是阴抑而降矣；然降而不即降，反更咳胸满者，有支饮在胸膈留伏，为阴邪冲气之东道，相与结聚肆害，不肯遽降。心从阳也，法用桂苓五味甘草汤去桂枝之辛而升举，加干姜、细辛之辛而开散，则胸膈之阳大振，而饮邪自不能存，况敢窝隐阴寒上冲败类乎！虽云以治其咳满，而支饮之邪，亦可侵衰矣。

5.《历代名医良方注释》：脾肺阳虚，寒饮内停为本证病机；咳嗽痰稀，苔白滑，脉沉迟为本方主证。故治以干姜为主，温脾肺之阳以化寒饮。辅以茯苓健脾渗湿，杜其生痰之源；细辛通彻表里，助干姜以散已聚之寒饮。佐以五味子收敛肺气而止咳，并配合细辛一散一收，散不伤正，收不留邪，且防细辛耗散伤肺。使以甘草和中，调和诸药。各药合用，散中有收，开中有合，标本兼顾，共奏温肺化饮之功。

6.《金匮要略方义》：本方所主乃下虚上盛的支饮兼冲气上逆证，服桂苓五味甘草汤后，冲气已平。但咳嗽胸满又作者，此系上焦饮邪未尽，寒饮续发之证，治之之法，仍须温肺化饮，兼顾下焦肾气之虚，方用桂苓五味甘草汤，除去平逆气之桂枝，加干姜、细辛以温肺化饮，综合全方，重在温肺化饮，以止咳满。此亦属小青龙之变法，证无表邪，冲气已平，故不用麻、桂；寒饮尚存，故仍用姜、辛，因饮邪较盛，故以茯苓佐之。

【验案】哮喘　《山东中医杂志》(1995，9：395)：用本方加味（麻黄、半夏、杏仁、桔梗）为基本方；寒哮合小青龙汤；热哮合桑白皮汤；兼阴虚者合地黄丸；兼气虚者合补肺汤；患儿加神曲、莱菔子；老年病人加麦冬、沙参；治疗哮喘 53 例。结果：临床控制 39 例，减轻 11 例，总有效率 94.3%。

苓甘五味加姜辛半夏杏仁汤

【来源】《金匮要略》卷中。

【别名】苓甘味姜辛夏仁汤（《普济方》卷一四〇）、茯苓甘草五味姜辛汤（《医门法律》）、茯苓甘草五味辛夏仁汤（《方剂辞典》）。

【组成】茯苓四两　甘草三两　五味半升　干姜三两　细辛三两　半夏半升　杏仁半升（去皮尖）

【用法】以水一斗，煮取三升，去滓。温服半升，每日三次。

【主治】支饮，水去呕止，其人形肿。

【验案】痰饮　《经方实验录》：叶瑞初君，咳延四月，时吐浊沫，脉右三部弦，当降其冲气。茯苓三钱，生甘草一钱，五味子一钱，干姜一钱半，细辛一钱，制半夏四钱，杏仁四钱。两进苓甘五味姜辛半夏杏仁汤，咳已略平，惟涎沫尚多，咳时不易出，原方加桔梗，服后竟告霍然。

泽泻汤

【来源】《金匮要略》卷中。

【别名】泽泻散（《普济方》卷一九一）、泽泻饮（《杏苑生春》卷四）、白术汤（《医钞类编》卷九）。

【组成】泽泻五两　白术二两

【用法】上二味，以水二升，煮取一升，分温再服。

【功用】《金匮辨解》：利水除饮，健脾制水。

【主治】

1.《金匮要略》：心下有支饮，其人苦冒眩。

2.《普济方》：水肿。

3.《医灯续焰》：胸中痞结，坚大如盘，下则小便不利。

4.《证治汇补》：饮水太过，肠胃不能传送。

5.《会约医镜》：咳逆难睡，其形如肿。

【方论】

1.《金匮要略心典》：冒者，昏冒而神不清，如有物冒蔽之也；眩者，目眩转而乍见玄黑也。泽泻泻水气，白术补土气以制水也。

2.《金匮要略方义》：此方所治之冒眩，乃水饮停于中焦，浊阴上冒，清阳被遏所致。治当利湿化饮，健脾和中。本方泽泻白术两药相伍，一者重在祛湿，使已停之饮从小便而去；一者重在健脾，使水湿既化而不复聚。高学山称此为“泽泻利水而决之于沟渠，白术培土而防之于堤岸”，其意甚当。

【实验】对兔椎基底动脉供血的影响 《浙江中西医结合杂志》(2005，4：220)：研究采用电磁流量计检测脑血流量，计算脑血管阻力，检测血压、心率等方法，对实验动物兔的脑血流量和脑血管阻力进行了观察。结果表明：泽泻汤大剂量组在第30min、60min时脑血流量显著增加，脑血管阻力降低。认为泽泻汤能提高脑血流量，降低脑血管阻力。

【验案】

1.支饮 《经方实验录》：管某，女，咳吐沫，业经多年，每届冬令必发，时眩冒，冒则呕吐，大便燥，小溲少，咳则胸满。此为支饮，宜泽泻汤：泽泻一两三钱、生白术六钱。服1剂，即觉小溲畅行，而咳嗽大平。续服5服，其冬竟得安度。

2.伏饮眩冒 《吴鞠通医案》：陈某，51岁，人尚未老，阳痿多年。眩晕昏迷，胸中如伤油腻状，饮水多则冒不快，此伏饮眩冒症也。先与白术泽泻汤逐其饮，再议缓治湿热之阳痿。岂有六脉俱弦细，而恣用熟地，久服六味之理哉？冬于术二两，泽泻二两，煮三杯，分三次服。已效而未尽除，再服原方十数帖而愈。

3.水肿 《江苏中医杂志》(1984，6：35)：王某某，女，60岁，水肿二年余，时轻时重，晨起见于眼睑，入暮甚于下肢，按之凹陷难复。伴头晕目眩，胃纳不振，四肢倦怠。舌苔白滑，脉沉细。此脾气虚弱，水湿不化。治以健脾利湿，泽泻汤主之。炒白术45克，泽泻30克，每日煎服1剂。连服5剂，水肿渐消。原方续进10剂后，头目转清，胃纳亦充，脉舌俱平。

4.化脓性中耳炎 《成都中医学院学报》(1988，1：19)：应用本方加减：白术50g，泽泻30g，柴胡15g。脾虚湿盛者加苡仁50g；肝脾湿热者加龙胆草20g；脾气虚弱者加黄芪50g。以上为成人量，小儿酌减。加水煎服，每日1剂，或2日1剂。服药期间停用任何其他中、西药(包括外用药)，忌食辛辣香燥过于油腻之食物，治疗化脓性中耳炎35例，男25例，女10例；年龄2～58岁；病程2个月至40年。结果：症状、体征消失，2年未复发者为痊愈，共29例，占83%；症状、体征消失或减轻，或1年内有复发者为好转，共6例，占17%。

5.高脂血症 《中医药研究》(1988，4：28)：应用本方加减：泽泻30g，炒白术15g，制首乌30g，生大黄6g。煎成水剂，每日1剂，分3次服，连服1个半月为1个疗程，治疗高脂血症30例。结果：胆固醇高者21例，有效18例，有效率为85.7%；三酰甘油高者26例，有效21例，有效率为80.8%。

6.内耳眩晕 《陕西中医》(1989，12：534)：应用本方：泽泻、白术各60g，加500ml水，煎至100ml，每日1剂，12天为1个疗程，治疗内耳眩晕92例，男36例，女56例；年龄28～52岁；病程1～6年以上。结果：诸症在1天内消失，观察1年未复发为临床近期治愈，共51例；诸症在1天内消失或减轻，1年内偶有复发，但发作次数显著减少，程度减轻为显效，共33例；眩晕在3天内未见减轻，其发作次数与程度同治疗前为无效，共8例；总有效率91.3%。

7.美尼尔综合征 《内蒙古中医药》(1995，3：14)：以本方加味：泽泻、白术、天麻，肝阳上亢加菊花、丹皮、白芍、珍珠母、龙胆草，痰浊中阻加陈皮、法半夏，气血两虚加人参、枣仁、茯苓，肝肾阴虚加女贞子、枸杞子、菊花、怀牛膝，虚寒去泽泻加附子、炙甘草，治疗美尼尔氏综合征100例。结果：痊愈90例，显效6例，有效6例，总有效率100%。

厚朴大黄汤

【来源】《金匮要略》卷中。

【别名】枳朴大黄汤(《赤水玄珠全集》卷四)。

【组成】厚朴一尺　大黄六两　枳实四枚

【用法】上药以水五升，煮取二升，分二次温服。

【主治】

1.《金匮要略》：支饮胸满。

2.《症因脉治》：腹痛，脉数，应下之症。

【方论】

1.《金匮玉函经衍义》：凡仲景方，多一味，减一药，与分两之更重轻，则异其名，异其治，有如转丸者。若此三味，加芒消则谓之大承气，治内热腹实满之甚；无芒消，则谓之小承气，治内热之微甚；厚朴多，则谓之厚朴三物汤，治热痛而闭。今三味以大黄多，名厚朴大黄汤，而治是证。上三药皆治实热而用之。

2.《千金方衍义》：此即小承气汤，以大黄多，遂名厚朴大黄汤；若厚朴多，即名厚朴三物汤。此支饮胸满，必缘其人素多湿热，浊饮上逆所致，故用荡涤中焦药治之。

3.《金匮要略心典》：胸满疑作腹满。支饮多胸满，此何以独用下法？厚朴大黄与小承气同，设非腹中痛而闭者，未可以此轻试也。

4.《金匮要略方义》：此方三药，虽与小承气汤、厚朴三物汤二方药味相同，但用量各异，君臣有别。小承气汤以大黄为君，重在泻胃家实热；厚朴三物汤以厚朴为君，重在行胃肠之气；本方厚朴、大黄用量均重，皆为君药，意在泻胃家之实热，开胸中之滞气；佐以枳实行中焦之气，以破中脘之阻隔。以方测证，本方所主，当是素有宿饮，中焦热结，气机阻滞，以致伏饮内动，气壅于胸脘所成。治当速开上焦壅实之气，急泻中焦热结之滞，故方中厚朴与大黄俱重用之，取其破气泄热，双管齐下，俾气行热消，则饮热随之而去；此方之用，必以胸脘胀满，呼吸不利，大便秘结，脉沉实为主要见症。气短脉虚者忌用。

汉防己散

【来源】《太平圣惠方》卷五十一。

【组成】汉防己一两半　石膏四两　桂心一两　人参一两（去芦头）　前胡一两（去芦头）　白术一两

【用法】上为散，每服四钱，以水一中盏，煎至六分，去滓温服，不拘时候。

【主治】胸膈间支饮，数吐下之不愈。

枳壳散

【来源】《太平圣惠方》卷五十一。

【组成】枳壳一两（麸炒微黄，去瓤）　泽泻一两　白术一两　前胡一两（去芦头）　汉防己一两　旋覆花一两

【用法】上为散。每服四钱，以水一中盏，煎至六分，去滓温服，不拘时候。

【主治】支饮，头痛目眩，心下痞满。

旋覆花丸

【来源】《太平圣惠方》卷五十一。

【组成】旋覆花一两　汉防己一两　赤茯苓一两　甜葶苈一两（隔纸炒令紫色）　桂心一两　前胡一两（去芦头）　枳壳半两（麸炒微黄，去瓤）　槟榔一两

【用法】上为末，炼蜜为丸，如梧桐子大。每服二十丸，食前以桑根白皮汤送下。

【主治】支饮。心胸壅滞，喘息短气，皮肤如肿。

葶苈丸

【来源】《太平圣惠方》卷五十一。

【组成】甜葶苈一两（隔纸炒令紫色）　半夏一两（汤洗七遍去滑）　前胡一两（去芦头）　诃黎勒皮一两　紫苏子半两　木香半两　桂心一两　槟榔一两

【用法】上为末，炼蜜为丸，如梧桐子大。每服二十丸，食前以温酒送下。

【主治】支饮。心膈痞急，咳逆短气，不能下食。

赤茯苓丸

【来源】《医方类聚》卷一一七引《神巧万全方》。

【组成】赤茯苓　旋覆花　汉防己　甜葶苈（隔纸炒令紫色）　桂心　前胡　槟榔各一两　枳壳（去白，炒令黄）半两

【用法】上为末，炼蜜为丸，如梧桐子大。每服二十丸，食前以桑根皮汤送下。

【主治】支饮，心胸壅滞，喘息短气，皮肤如肿。

大半夏丸

【来源】《圣济总录》卷六十三。

【组成】半夏四两（汤洗七遍，去滑，焙干，为末）　生姜（细擦）　蜜各三两　青州枣二两（别煮取肉，去皮核，同生姜、蜜入银石器内与半夏末和熬，令稀稠得所）　木香　沉香　青橘皮（汤浸去白，焙）　白术　陈橘皮（汤浸去白，焙）　干姜（炮）　附子（炮裂，去皮脐）　肉豆蔻（去壳）　红豆蔻各半两

【用法】上十三味，除前四味外为末，与半夏膏和匀为丸，如梧桐子大。每服十丸，空心煎干姜、大枣汤送下。加至十五丸。

【主治】支饮，膈脘不利，咳嗽喘满。

木香丸

【来源】《圣济总录》卷六十三。

【组成】木香一两　牵牛子（盐炒黄）　皂荚（不虫中者，去皮，酥炙）各二两

【用法】上为末，炼蜜为丸，如梧桐子大。每服五丸，食后生姜汤送下。

【功用】下气。

【主治】支饮。

化气丸

【来源】《圣济总录》卷六十三。

【组成】巴豆五十枚（去皮心膜，出油，研如粉）　黄连（去须）半两　白面二两半

【用法】上三味，先将黄连捣末，以水半升，煎十余沸，隔一宿，取白面并巴豆粉，用黄连水和，硬软得所，为丸如绿豆大，放干，以麸二升，于铫内慢火并药丸同炒，麸黄为度；以罗子筛去麸，取药，再于黄连水内略滤过，竹器内控干。每服三丸或两丸，食后、临卧熟水送下。

【主治】支饮痞满，饮食迟化。

青金丸

【来源】《圣济总录》卷六十三。

【组成】硫黄　水银各一两（同结成沙子，研）　滑石（研）半两　半夏（汤洗去滑，捣取末）半两

【用法】上为末，水为丸，如梧桐子大。每服二十丸，食后温生姜汤送下。

【主治】支饮不消，喘咳不止。

参苓丸

【来源】《圣济总录》卷六十三。

【组成】人参　天南星（炮）　赤茯苓（去黑皮）各三分　半夏　生姜　晋矾各一两

【用法】上六味，先取天南星、半夏于砂盆内擦洗令净，用生姜同捣烂，拍作饼子，慢火炙令黄，同余三味，捣罗为末，薄荷汁煮面糊为丸，如梧桐子大。每服二十丸，食后生姜蜜汤送下。

【主治】支饮不消，胸膈满闷。

神应丸

【来源】《圣济总录》卷六十三。

【组成】槐花半升　巴豆五十粒（和皮捶碎）

【用法】上同炒存一分性，为末，面糊为丸，如绿豆大。每服二丸，食后温水送下。

【主治】支饮，胸膈痞闷，饮食迟化。

旋覆花汤

【来源】《圣济总录》卷六十三。

【组成】旋覆花　槟榔　柴胡（去苗）　桔梗（炒）各一两　桑根白皮　鳖甲（去裙襕，醋炙）　大黄（锉，炒）各一两半　甘草（炙）半两

【用法】上锉，如麻豆大。每服五钱匕，水一盏半，煎至八分，去滓温服，不拘时候。

【主治】支饮。胸膈实痞，呼吸短气。

葶苈丸

【来源】《圣济总录》卷六十三。

【组成】甜葶苈（炒）　木香　半夏（汤洗七遍去滑，焙）各一两

【用法】上为末，生姜自然汁煮面糊为丸，如梧桐子大。每服二十丸，生姜汤送下，不拘时候。

【主治】支饮，气喘不得息。

槟榔丸

【来源】《圣济总录》卷六十三。

【组成】槟榔（锉）　肉豆蔻各半两（去壳）　半夏（汤洗七遍，去滑，焙）　干姜（炮）　青橘皮（汤浸，去白，焙）各一两

【用法】上为末，生姜汁煮面糊为丸，如绿豆大。每服五丸，食后生姜汤送下。

【主治】支饮，胸膈痞闷。

白术丸

【来源】《鸡峰普济方》卷十七。
【组成】陈皮一两　泽泻半两　甘草　防己　葶苈　木香各一分（一方有白术、茯苓）
【用法】上为细末，水煮面糊为丸，如梧桐子大。每服三十丸，生姜汤送下，不拘时候。
【主治】支饮，上气不得卧，身体肿满，小便不利。

款肺丸

【来源】《鸡峰普济方》卷十七。
【组成】牵牛六两　木香　槟榔　青皮　半夏曲各一两　五灵脂二两　苏子三分
【用法】上为细末，冷水为丸，如豌豆大。每服二十丸，食后生姜汤送下。
【主治】支饮上乘，上气喘急，痰涎不利，咳嗽不得卧。

消饮白术煎

【来源】《鸡峰普济方》卷十九。
【组成】陈橘皮一两　泽泻　白术　茯苓各半两　甘草　防己　葶苈　木香各一分
【用法】上为细末，水煮面糊为丸，如梧桐子大。每服三十粒，姜汤送下，不拘时候。
【主治】支饮上气，不得卧，身体肿满，小便不利。

蛇黄紫金丹

【来源】《鸡峰普济方》卷十九。
【组成】蛇黄三两半（醋淬，研令无声）　禹余粮三两（同炒，醋淬）　木香　肉豆蔻　干姜　茯苓　当归　羌活　牛膝　青橘皮　芎藭　荆三棱　陈橘皮　蒺藜子　桂　附子　蓬莪术　茴香　针砂各五两（先水淘极净，以铁铫子炒干，入米醋二升，煮醋令干，就铫中锻通赤，研末令极细，用之或三两）
【用法】上为细末，蒸饼为丸，如梧桐子大。每服三十粒，空心、食前米饮送下。
【主治】水气，支饮上气，欲变成水，心下坚硬者。

小承气汤

【来源】《三因极一病证方论》卷十三。
【组成】厚朴四两（姜制）　大黄二两（蒸）　枳实一两（麸炒，去瓤）
【用法】上为锉散。每服四大钱，水一盏半，煎七分，去滓，不拘时候服。
【主治】支饮胸满。

茯苓汤

【来源】《济生方》卷三。
【别名】六味茯苓汤（《景岳全书》卷五十四）。
【组成】半夏（汤泡七次）　赤茯苓（去皮）　橘红各一两　枳实（去瓤，麸炒）　桔梗（去芦）　甘草（炙）各半两
【用法】上锉。每服四钱，水一盏半，加生姜七片，煎至七分，去滓温服，不拘时候。
【主治】支饮，手足麻痹，多睡眩冒。

朴黄汤

【来源】《脉因证治》卷下。
【组成】大黄　厚朴各等分
【主治】支饮胸痛。

灵脂丹

【来源】《普济方》卷一六六引《经效济世方》。
【组成】五灵脂　桂心　威灵仙　白茯苓　细辛（去叶）　牡丹皮（去心）各一两
【用法】上为细末，和匀，以半夏末半两，水煮薄糊为丸，如梧桐子大。每服二十三粒，生姜汤送下，不拘时候。
【主治】因暑月引饮水多，取凉熟睡，停积成饮，或遇湿风流注，为之支饮，手足或时少力，指节间疼，屈伸不快；或有痰食，甚则及于膝足，或

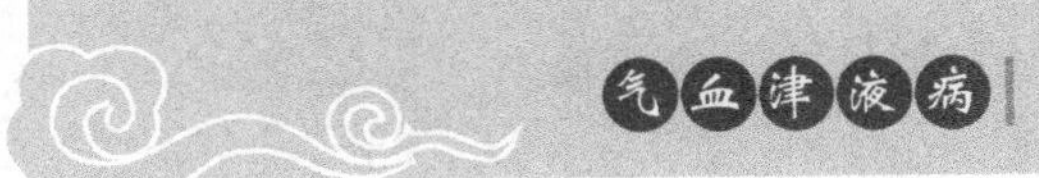

麻或弱。

竹茹汤

【来源】《观聚方要补》卷三引《医经会解》。
【组成】桔梗　竹茹　枳实　萝卜子　苏子　白芥子　青皮　杏仁　竹沥　桑白皮
【用法】加生姜汁，水煎服。
【主治】支饮，咳逆涎涌，胸满膈痛。

茯苓白术汤

【来源】《医方集解》。
【组成】茯苓　白术各等分。
【主治】心下支饮，常苦眩冒。

甘草营实汤

【来源】《眼科锦囊》卷四。
【组成】大黄　营实各大　白桃花　甘草各中
【用法】水煎服。
【主治】胃中支饮，腹中雷鸣，或吐黄水，郁热上攻眼目者。

桑苏桂苓汤

【来源】《医醇剩义》卷三。
【组成】桑皮三钱　苏子二钱　桂枝八分　茯苓三钱　泽泻一钱半　大腹皮一钱半　橘红一钱　半夏一钱半　杏仁三钱　猪苓一钱
【用法】上加生姜三片煎服。
【主治】支饮。水停心下，入于胸膈，咳逆倚息，短气，其形如肿。

七十六、衰　老

衰老，是指体表或机体功能出现超出自然年龄的老化状况。随着时间的推移，成年后人体的外象和内部机能会自发变化，它是复杂的自然现象。《黄帝内经·素问·上古天真论》：“女子七岁，肾气盛，齿更发长。二七，而天癸至，任脉通，太冲脉盛，月事以时下，故有子。三七，肾气平均，故真牙生而长极。四七，筋骨坚，发长极，身体盛壮。五七，阳明脉衰，面始焦，发始堕。六七，三阳脉衰于上，面皆焦，发始白。七七，任脉虚，太冲脉衰少，天癸竭，地道不通，故形坏而无子也”，“丈夫八岁，肾气实，发长齿更。二八，肾气盛，天癸至，精气溢泻，阴阳和，故能有子。三八，肾气平均，筋骨劲强，故真牙生而长极。四八，筋骨隆盛，肌肉满壮。五八，肾气衰，发堕齿槁。六八，阳气衰竭于上，面焦，发鬓斑白。七八，肝气衰，筋不能动，天癸竭，精少，肾脏衰，形体皆极。八八，则齿发去”，“肾者主水，受五脏六腑之精而藏之，故五脏盛，乃能泻。今五脏皆衰，筋骨解堕，天癸尽矣，故发鬓白，身体重，行步不正，而无子耳。”详细论述了女子以七、男子以八为基数递进的生长、发育、衰老的肾气盛衰曲线，明确指出机体的生、长、壮、老、已，受肾中精气的调节，总结衰老的内因是“肾”起主导作用。《素问·金匮真言论》：“夫精者，身之本也。”《灵枢经·本神》：“故生之来谓之精”，《灵枢经·平人绝谷》：“故神者，水谷之精气也”描述了“精”在人体盛衰中的重要地位。朱丹溪在《格致余论·养老论》中指出：“人生至六十、七十以后，精血俱耗，平居无事，已有热证。何者？头昏，目眵，肌痒，溺数，鼻涕，牙落，涎多，寐少，足弱，耳聩，健忘，眩运，肠燥，面垢，发脱，眼花，久坐兀睡，未风先寒，食则易饥，笑则有泪，但是老境，无不有此”，“所陈前证，皆是血少”，列举了老人各种衰老征象，认为原因在于精血俱耗。虽然衰老是自然规律，但采用良好的生活习惯和保健措施并适当地运动，常经服用补肝肾，益精血，强筋骨之剂，或可有效地延缓衰老，降低衰老相关疾病的发病率，提高生活质量。

大行谐散

【来源】《外台秘要》卷十七引《范汪方》。

【组成】白防已二两　菴蔺子五两　猪苓七两　六安石斛二两　占斯四两（一名良无极）　钟乳五两（研）　苁蓉七两　麦门冬二两（去心）　茯苓五两　牡丹皮七两　地肤子五两　泽泻二两　桂心五两　甘草五两（炙）　白术七两　胡麻三升（熬令香）　当归五两　覆盆子五两　啬薇五两　牛膝三两八角　附子三角（炮）

【用法】上药治下筛，蜜一升，生地黄汁三斤，取汁合令相和，微煎以和前药，晒干，以作散，每服方寸匕；或为丸，如梧桐子大，晒干，以酒汤饮送下三十丸。

【功用】强中益气，补力不足，长养肌肉，通和百脉，调利机关，轻身润泽，安定五脏，强识不忘。

【宜忌】忌猪肉、冷水、海藻、菘菜、生葱、酢物、胡荽、桃、李、雀肉。

七禽食方

【来源】《医心方》卷二十六引《金匮录》。

【别名】七禽散（《医心方》卷二十六引《大清经》）。

【组成】泽泻（七月七日采）　柏实（八月朔日采）　蒺藜（七月七日采）　菴芦（八月采）　地衣（即车前实，八月采）　蔓荆实（九月采）　白蒿（十一月采）各等分

【用法】皆阴干，盛瓦器中，封涂无令泄气，正月治合下筛，美枣三倍诸草，美桂一分，置革囊中无令泄。以三指撮，至食后为饮服之。

【功用】延年益寿。长服耳目聪明，夜视有光，气力自倍，筋骨坚强。

五加散

【来源】《医心方》卷二十六引《金匮录》。

【组成】五加　天门冬　茯苓　桂　椒　冬葵子各等分

【用法】上为末，每服一刀圭，以井花水调下，先食，一日三次。

【功用】返老还童。

生菖蒲酒

【来源】《外台秘要》卷十五引《古今录验》。

【组成】陆地菖蒲（细切）一石（别煮）　天门冬一斤（去心）　天雄三两（去皮，生用）　麻子仁一升　茵芋　干漆　干地黄　远志（去心）各三两　露蜂房五两　苦参一斤　黄耆半斤　独活　石斛各五两　柏子仁二升　蛇皮三尺　大蓼子一升

【用法】上锉，以绢囊盛著，先以水二斛五斗煮菖蒲根，取八斗，以酿一斛五斗米许，用七月七日造，十日酒定熟，须去滓佳；冬月酒成，漉糟停药，著器中下消减。一剂不觉，更作尤妙，当以愈为期。更重煮菖蒲，去滓取汁，以渍洗悉，益佳。

【功用】延年益寿，耳目聪明，气力兼倍。

【主治】风虚，举体苦白驳，经年不愈。

【宜忌】禁食羊肉、饧、鲤鱼、猪肉、芜荑、鸡、犬、生冷。

彭祖丸

【来源】《外台秘要》卷十七引《古今录验》。

【别名】小丹（《元和纪用经》）。

【组成】柏子仁五合　石斛三两　天雄一两（炮）　巴戟天三两（去心）　续断三两　天门冬三两（去心）　泽泻二两　菟丝子五两　人参二两　干地黄四两　薯蓣二两　远志二两（去心）　蛇床子五合（取仁）　钟乳三两（炼，研成粉）　覆盆子五合　苁蓉六两　山茱萸二两　杜仲三两　菖蒲二两　五味子五两　桂心四两　茯苓二两

【用法】上为细末，炼蜜为丸，如梧桐子大。每服

八丸，渐加至十丸，酒送下，勿令醉，一日二次。先服药，斋五日，不食脂、肉、菜、五辛。服二十日断白沥，三十日渐脱，六十日眼瞳子白黑分明，不复泪出，溺血余沥断，八十日白发变黑，腰背不复痛，行步脚轻，一百五十日都愈，意气如年少时，诸病皆除，长服如神。

【功用】

1.《外台秘要》引《古今录验》：延年益寿，通脏腑，安神魂，宁心意，固荣卫，开益智慧，令寒暑风湿气不能伤人。

2.《元和纪用经》：令目睛光明，冷泪不复出，筋力强健，悦泽肌肤。

【主治】

1.《外台秘要》引《古今录验》：劳虚风冷百病。

2.《元和纪用经》：男女诸虚不足，老人精枯神耗。

【宜忌】忌鲤鱼、生葱、猪羊肉、冷水、酢物、芜荑、饧。

茯苓散

【来源】《外台秘要》卷十七引《素女经》。

【组成】茯苓　钟乳（研）　云母粉　石斛　菖蒲　柏子仁　菟丝子　续断　杜仲　天门冬（去心）　牛膝　五味子　泽泻　远志（去心）　甘菊花　蛇床子　薯蓣　山茱萸　天雄（炮）　石韦（去毛）　干地黄　苁蓉各等分

【用法】上为散。每服方寸匕，以酒下，一日二次。二十日知，三十日病悉愈，百日以上体气康强。

【功用】长生延年，老而更壮。

【宜忌】忌酢物、羊肉、饧、鲤鱼、猪肉、芜荑。

补肝散

【来源】方出《备急千金要方》卷六，名见《证类本草》卷二十七。

【组成】白瓜子七升

【用法】绢袋盛，搅，沸汤中三遍，晒干，以酢五升浸一宿，晒干，治下筛。每服方寸匕，一日三次。服之百日，夜写细书。

【功用】

1.《备急千金要方》：明目。

2.《普济方》：肥人悦颜，延年不老。

【主治】男子五劳七伤之目疾。

常山太守马灌酒

【来源】《备急千金要方》卷八。

【组成】天雄二两（生用）　蜀椒　商陆根各一两　乌头一枚（大者）　桂心　白蔹　茵芋　干姜各一两　附子五枚　踯躅一两

【用法】上锉，以绢袋盛，酒三斗渍，春、夏五日，秋、冬七日，去滓。初服半合，稍加至二三合；捣滓为散，酒服方寸匕，一日三次，以知为度。夏日恐酒酸，以油单覆之，下井中近水，令不酸也。

【功用】除风气，通血脉，益精华，定六腑，明耳目，悦泽颜色，头白更黑，齿落更生。

【主治】病在腰膝者。

【方论】服药二十日力势倍，六十日志气充盈，八十日能夜书，百日致神明，房中强壮，如三十时，力能引弩，年八十人服之，亦当有子。

枸杞煎

【来源】《备急千金要方》卷十二。

【组成】枸杞子一升（九月采）

【用法】上以清酒六升，煮五沸，出取研之熟，滤取汁，令其子极净，晒子令干，捣为末，和前汁微火煎，令可丸。每服二方寸匕，一日二次，加至三匕，酒调下。亦可丸服，每服五十丸。

【功用】补虚羸，久服轻身不老。

麋角丸

【来源】《备急千金要方》卷十九。

【组成】麋角一条（炙令黄，为散，与诸药同制之）　秦艽　人参　甘草　肉苁蓉　槟榔　通草　菟丝子（酒浸二宿，待干，别捣之）各一两

【用法】上为散，共煎，又可一食时候，药似稠粥即止火，少时歇热气，即投诸药散相和，搅之相得，仍待少时渐稠，堪作丸，即以新器中盛

之，以众手一时丸之，如梧桐子大；若不能众手丸，旋暖渐丸亦得；如粘手，著少酥涂手。初每服三十丸，空腹取三果浆以送下；如无三果浆，酒送下亦得，日加一丸，至五十丸为度，一日二次。服经一月，腹内诸疾自相驱逐，有微利勿怪，渐后多泄气能食。若先曾服丹石等药，即以三黄丸食上压令宣泄；如饮酒食面，口干、鼻中气粗、眼涩，即以蜜浆饮之即止，如不止，加以三黄丸，使微利，诸如此一度发动以后，方始调畅。服至二百日，面皱自展光泽；一年，齿落更生，强记，身轻若风，日行数百里；二年，常令人肥饱少食，七十以上却成后生；三年，肠作筋髓，预见未明；四年，常饱不食。

【功用】明耳目，补心神，安脏腑，填骨髓，理腰脚，能久立，发白更黑，儿老还少。

【宜忌】初服一百日内忌房室。

【加减】其患气者，加枳实、青木香、准前各一大两

苁蓉散

【来源】《备急千金要方》卷二十。

【组成】肉苁蓉一斤　生地黄三十斤（取汁）　慎火草二升（切）　楮子二升　干漆二升　甘草一斤　远志　五味子各一斤

【用法】上药以地黄汁浸一宿，出晒干，复渍，令汁尽，为散。每服方寸匕，空腹酒下，一日三次。

【功用】轻身，益气强骨，补髓不足，使阴气强盛。

秃鸡散

【来源】《备急千金要方》卷二十。

【组成】蛇床子　菟丝子　远志　防风　巴戟　五味子　杜仲　苁蓉各二两

【用法】上为末。酒下方寸匕，每日二次。常服勿绝。

【功用】轻身益气强骨，补髓不足，强盛阴气。

【宜忌】无室勿服。

云母水

【来源】《备急千金要方》卷二十七。

【组成】上白云母二十斤

【用法】薄擘，以露水八斗作汤，分半洮洗云母，如此再过，又取二斗作汤，纳芒消十斤，以云母木器中渍之，二十日出，绢袋盛，悬屋上，勿使见风日，令燥，以水渍，鹿皮为囊，揉挺之，从旦至中，乃以细绢下筛，滓复揉挺，令得好粉五斗，余者弃之，取粉一斗，纳崖蜜二斤，搅令如粥，纳生竹桶中薄削之，漆固口，埋北垣南岸下，入地六尺，覆土，春夏四十日，秋冬三十日出之，当如泽为成，若洞洞不消者，更埋三十日出之。先取水一合，纳药一合，搅和尽服之，一日三次，水寒温尽自在。

服十日，小便当变黄，此先疗劳气风疹也，二十日腹中寒澼消，三十日龋齿除，更新生，四十日不畏风寒，五十日诸病皆愈，颜色日少，长生神仙。

【功用】《医方考》：长生延年。

【主治】劳气风疹，腹中寒澼，龋齿。

西岳真人灵飞散

【来源】《备急千金要方》卷二十七。

【别名】灵飞散（《千金翼方》卷十三）。

【组成】云母粉一斤　茯苓八两　钟乳粉　柏子仁　人参　续断　桂心各七两　菊花十五两　干地黄十二两

《千金翼方》有白术四两。

【用法】上为末，生天门冬十九斤取汁搜药，纳铜器中蒸一石二斗黍米下，米熟晒干为末。先食饮服方寸匕，每日一次。

【功用】延年强身，悦颜固齿。

【宜忌】《张氏医通》：忌食胡荽、羊血。

【方论】《千金方衍义》：云母为辟除三虫、伏尸，荡练脏腑积阴之的药。更添《本经》云母性升，主中风寒热如在车船上，除邪气，安五脏，益精明目；钟乳补真阳，安五脏，通百节，利九窍；人参补五脏，安魂魄，除邪气，明目开心；益智久服轻身延年；茯苓守五脏正气，久服安魂养神，不饥延年；桂心利关节，益气补中，久服通神，

轻身不老；柏子仁除风湿，安五脏，久服令人润泽美色，耳目聪明，不饥不老，轻身延年；得菊花补水制火，益金平木，久服利血气，耐寒延年；续断续筋骨，补不足，久服益气力；生地黄治伤中，逐血痹，填骨髓，长肌肉，久服轻身益气，延年不饥，且与茯苓、生地黄等皆能伏云母之性，使之驯良无悍，如无生者，不妨约取干者去心，杵烂熬膏和药，总在米下同蒸，生熟无异。服后白发尽落，故齿皆去，次以蜜丸服之而得更生，阴阳相济，非可言语形容。

服松脂方

【来源】《备急千金要方》卷二十七。

【组成】松脂

【用法】百炼松脂，下筛，以蜜和，纳桶中，勿令中风日。每服如博棋一枚（博棋长二寸方一寸），一日三次，渐渐月别服一斤。也可淳酒和白蜜如饧，日服一二两至半斤。

【功用】不饥，延年。

服天门冬方

【来源】《备急千金要方》卷二十七。

【组成】天门冬（晒干）

【用法】上药捣下筛。每服方寸匕，食后服，一日三次，可至十服。小儿服尤良。与松脂若蜜丸服之益善。或捣取汁，微火煎取五斗，下白蜜一斗，胡麻炒末二升，合煎，搅之勿息，可丸即上火，下大豆黄末和为饼，径三寸，厚半寸，每服一枚，一日三次。或襄酒服。

【功用】补中益气，愈百病，白发变黑，齿落复生，延年益命。

【主治】虚劳绝伤，年老衰损，羸瘦，偏枯不遂，风湿不仁，冷痹，心腹积聚，恶疮痈疽肿癞疾，重者周身脓坏，鼻柱败烂，阴痿耳聋，目暗。

服枸杞根方

【来源】《备急千金要方》卷二十七。

【组成】枸杞根一石

【用法】用水一石二斗煮，取六半，澄清，煎取三升；以小麦一斗，纳汁中渍一宿，浸晒令汁尽，晒干捣末。每服方寸匕，酒调下，一日二次。一年之中以二月、八月各合一剂。

【功用】养性遐龄。

枸杞根方

【来源】《备急千金要方》卷二十七。

【组成】枸杞根（切）一石　小麦一斗（干净，择）

【用法】水一石二斗，煮枸杞根，取六斗，澄清，煎取三升，纳小麦于汁中，渍一宿，晒二日，往返令汁尽，晒干为末。每服方寸匕，以酒调下，一日两次。一年之中，以二月、八月各合一剂。

【功用】养性，遐龄，不老。

茯苓苏

【来源】《备急千金要方》卷二十七引彭祖方。

【组成】茯苓五斤（灰汁煮十遍，浆水煮十遍，清水煮十遍）　松脂五斤（煮如茯苓法，每次煮四十遍）　生天门冬五斤（去心皮，晒干作末）　牛酥三斤（炼三十遍）　白蜜三斤（煎令沫尽）　蜡三斤（炼三十遍）

【用法】上六味，各捣筛，以铜器重汤上，先纳酥，次蜡，次蜜，消讫，纳药，急搅之勿住，务令大均，纳瓷器中，蜜封之，勿泄气，先一日不食，欲不食先须吃好美食，令极饱，然后绝食，即服二两，二十日后服四两，又二十日后八两；细丸之，以咽中下为度。第二度以四两为初，二十日后八两，又二十日二两。第三度服以八两为初，二十日二两，又二十日四两，合一百八十日，药成自后服三丸将补，不服亦得，恒以酥蜜消息之，美酒服一升为佳。

【功用】养性。

茯苓膏

【来源】《备急千金要方》卷二十七。

【别名】仙方凝灵膏（《千金翼方》卷十三）、凝灵膏（《圣济总录》卷一九八）、神仙茯苓膏（《太平圣惠方》卷九十四）、辟谷凝灵膏（《普济方》卷二六四)。

【组成】茯苓(净,去皮) 松脂二十四斤 松子仁 柏子仁各十二斤

【用法】上药皆依法炼之,松、柏仁不炼,捣筛,白蜜二斗四升,纳铜器中汤上,微火煎一日一夕,次第下药,搅令相得,微火煎七日七夜止,为丸如小枣大。每服七丸,一日三次。

【功用】

1.《备急千金要方》:轻身明目,不老。

2.《太平圣惠方》:发白更黑,齿落重生,延年益寿。

黄精膏

【来源】《备急千金要方》卷二十七。

【组成】黄精一石

【用法】去须毛,洗令净洁,打碎,蒸令好熟,压得汁,复煎,去上游水,得一斗,纳干姜末三两,桂心末一两,微火煎之,看色郁郁然欲黄,便去火待冷,盛不津器中。常于未食前用酒五合和服二合,日二次;欲长服者,不须和酒,纳生大豆黄。

【功用】脱旧皮,颜色变少,花容有异,鬓发更改,延年不老。

【方论】《千金方衍义》:黄精为辟谷上药,峻补黄庭,调和五脏,坚强骨髓,一皆补阴之功,故以姜桂汤药配之。加大豆黄卷者,皆为辟谷计耳。

天门冬丸

【来源】《千金翼方》卷十二。

【组成】天门冬(苗作蔓,有钩刺者)

【用法】以酢浆水煮之,湿去心皮,晒干,捣筛,以水、蜜中半和之,仍更晒干,又捣末,水、蜜中半和之,更晒干。每取一丸含之,有津液辄咽之,常含勿绝,行亦含之。

【功用】养性。

【宜忌】禁一切食,惟得吃大麦。

王乔轻身方

【来源】《千金翼方》卷十二。

【组成】茯苓一斤 桂心一斤

【用法】上为末,炼蜜为丸,如鸡子黄许大。一服三丸,每日一次,用酒送下。

【功用】养性。

正禅方

【来源】《千金翼方》卷十二。

【组成】春桑耳 夏桑子 秋桑叶各等分

【用法】上为末。以水一斗,煮小豆一升,令大熟,以桑末一升和煮微沸,着盐豉服之,一日三次。饱服无妨,三日外稍去小豆。

【功用】轻身,明目,益智。

地黄酒酥

【来源】《千金翼方》卷十二。

【组成】粗肥地黄十石(切,捣取汁三石) 麻子一石(捣作末,以地黄汁研取汁二石七斗) 杏仁一石(去皮尖双仁,捣作末,以麻子汁研取汁二石五斗) 曲末三斗

【用法】上以地黄等汁浸曲七日,候沸,以米三石,分作三份投下,饙一度,以药汁五斗,和饙酿酒,如家酿酒法,三日一投,九日三投。熟讫,密封三七日,酥在酒上,其酥色如金,以物接取,可得大升九升酥。然后下篘取酒封之。其糟令服药人食之,食糟尽,乃服药酒及酥。每服酒一升,一匙酥,温酒和服之。其地黄滓晒干,更以酒三升和地黄滓捣之,晒干,作饼服之。

【功用】令人肥悦,百病除愈,发白更黑,齿落更生,髓脑满实,还年却老,走及奔马,久服有子。

【宜忌】宜吃白饭、芜菁。忌生冷,酢滑、猪、鸡、鱼、蒜。

杏子丹

【来源】《千金翼方》卷十二。

【组成】上粳米三斗(净淘沙,炊作饭,干晒,纱筛下之) 杏仁三斗(去尖皮两仁者,晒干,捣,以水五升研之,绞取汁,味尽止)

【用法】上药先煮杏仁汁,令如稀面糊,置铜器中,纳粳米粉如稀粥,以煻火煎,自旦至夕,搅

勿停手，候其中水气尽则出之，阴干纸贮。欲用以暖汤二升，纳药如鸡子大，置于汤中，停一炊久，任意取足服之。

【功用】养性。

周白水候散

【来源】《千金翼方》卷十二。

【组成】远志五分（去心） 白术七分 桂心一两 人参三分 干姜一两 续断五分 杜仲五分（炙） 椒半两（汗） 天雄三分（炮） 茯苓一两 蛇床仁三分 附子三分（炮去皮） 防风五分 干地黄五分 石斛三分 肉苁蓉三分 栝楼根三分 牡蛎三分（熬） 石韦三分（去毛） 钟乳一两（炼） 赤石脂一两 桔梗一两 细辛一两 牛膝三分

【用法】上为散。每服钱五匕，酒送下，服后饮酒一升，一日二次；不知更增一钱匕。服之三十日身轻目明；八十日百骨间寒热除；百日外无所苦，气力日益。

【功用】令人身轻、目明。

【主治】心虚劳损。

茯苓酥

【来源】《千金翼方》卷十二。

【组成】茯苓（取山之阳茯苓，其味甘美，山之阴茯苓，其味苦恶，拣得之，勿去皮，刀薄切，晒干，蒸令气溜，以汤淋之，其色赤味苦，淋之不已，候汁味甜便止，晒干捣筛）三斗

【用法】取好酒大斗一石，蜜一斗，和茯苓末令相得，纳一石五斗瓮中，熟搅之百遍，蜜封之，勿令泄气。冬月五十日，夏月二十一日，酥浮于酒上，接取酥，其味甘美如天甘露，可作饼，如手掌大，空屋中阴干，其色赤如枣。饮食一饼，终日不饥。

【功用】除万病，久服延年。

【宜忌】《太平圣惠方》：忌食米醋。

造草酥

【来源】《千金翼方》卷十二。

【组成】杏仁一斗（去皮尖两仁者，以水一斗研，绞取汁） 粗肥地黄十斤（熟捣，绞取汁一斗） 麻子一斗（末之，以水一斗研，绞取汁）

【用法】上三味汁凡三斗，著曲一斤，米三斗，酿如常酒味是正熟，出以瓮盛之，即酥凝在上。每服取热酒和之，令酥消尽。

【功用】延年强身。

彭祖延年柏子仁丸

【来源】《千金翼方》卷十二。

【组成】柏子仁五合 蛇床子 菟丝子 覆盆子各半升 石斛 巴戟天各二两半 杜仲（炙） 茯苓 天门冬（去心） 远志各三两（去心） 天雄一两（炮，去皮） 续断 桂心各一两半 菖蒲 泽泻 薯蓣 人参 干地黄 山茱萸各二两 五味子五两 钟乳三两（成炼者） 肉苁蓉六两

【用法】上为末，炼蜜为丸，如梧桐子大。先食服二十丸，稍加至三十丸，先斋五日乃服药。

【功用】服后二十日，齿垢稍去，白如银；四十二日，面悦泽；六十日，瞳子黑白分明，尿无遗沥；八十日，四肢偏润，白发更黑，腰背不痛；一百五十日，意气如少年；久服强记不忘。

【宜忌】忌猪、鱼、生冷、酢、滑。

五精酒

【来源】《千金翼方》卷十三。

【组成】黄精四斤 天门冬三斤 松叶六斤 白术四斤 枸杞五斤

【用法】上五味皆生者，纳釜中，以水三石，煮之一日，去滓，以汁渍曲，如家酿法。酒熟，取清汁，任性饮之。

【功用】却病延年，发白返黑，齿落更生。

猪肚煮石英服方

【来源】《千金翼方》卷二十二。

【组成】白石英（末，以绢袋重盛，缝却口） 生地黄（切） 生姜（细切） 人参（末）各二大两 猪肚一具（净，料理如食法） 豉一抄 羊

肉半斤（细切） 葱白七茎（细切） 新粳米一合 蜀椒四十九颗（去目闭口者）

【用法】上药并石英袋，纳猪肚中，急系口，勿使泄气及水入，以水二斗，煮取八升即停，以药肚着盘上，使冷，然后破之，（如热破，恐汁流出），先出石袋讫，取煮肚汁将作羹服之。每年三度服。每服石英依旧，余药换之，分数一依初法，每服隔一两日不用，食木耳、竹笋。又人年四十以下服二大两，年四十五十乃至六十以上加二两，常用。四月以后服之者，以石性重，服经两月后石力若发，即接入秋气，石力下入五脏，腰肾得力，终无发理也。

【功用】补益。

枸杞子煎

【来源】《外台秘要》卷十七引《张文仲方》。

【别名】神丹煎。

【组成】枸杞子三升 杏仁一升（去皮尖，研） 生地黄（研取汁）三升 人参十分 茯苓十分 天门冬半斤（捣汁，干者为末亦得） 白蜜五升 牛髓一具（无亦得） 酥五升

【用法】上各别依法料理，先煎汁等如稀饴，纳诸药煎，候如神膏，入水不散即成。一服两匙，酒和服之。

【功用】安五脏，好颜色，延年长生。

【主治】万病，并妇人久无子，冷病。

【宜忌】忌鲤鱼、酢物。

五补丸

【来源】《必效》引李子昭方（见《外台秘要》卷三十一）。

【组成】人参 茯苓 地骨衣 干地黄 牛膝各等分

本方为原书“五补七宣丸”之第一方。

【用法】上为末，炼蜜为丸，如梧桐子大。每服三十丸，空腹以酒饮送下，稍稍增至五十丸，一日二次。服至五日、十日及半月，觉气壅，即服七宣丸；服经二三日，觉气散，还服五补丸；若病候未退，即稍稍增之，常自审以取调适。终须五补及七宣丸，并须合服之。

【功用】安七魄，镇五脏，坚骨髓，养神明，久服却病延年。

西王母四童散

【来源】《医心方》卷二十六引《大清经》。

【别名】王母四童散（《太平圣惠方》卷九十四）、龟台王母四童散（《遵生八笺》卷四）。

【组成】胡麻（熬） 天门冬 茯苓 山术 干黄精 桃核中仁（去赤皮）各等分。

《遵生八笺》有辰砂。

【用法】六物精治，合捣三万杵，旦以酒服三方寸匕，一日二次；亦可水服。

【功用】返老还童。

服术方

【来源】《医心方》卷二十六引《大清经》。

【组成】术（好白者）

【用法】刮去皮，令净末，下筛。每服方寸匕，食后以酒浆服，一日三次。

【功用】令人身轻目明，延年益寿，颜色光泽，发白更黑。

【宜忌】禁食桃。

【验案】弘农人刘景伯，服之不废，寿六百岁。

服菊方

【来源】《医心方》卷二十六引《大清经》。

【组成】菊（春三月采苗，夏三月采茎，秋三月采花，十月采实，十一月、十二月采根）

【用法】皆令阴干百日，各令二分治，合下筛，春，加实一分，苗二分；夏，加茎三分，根二分；秋，加实一分，花二分；冬，加花三分，根二分，用白松脂捣丸，如梧桐子大。每服七丸，一日三次，饭后服。

【功用】祛百病，聪耳明目，轻身益气，颜色泽好，气力百倍，白发复黑，齿落复生。

服枸杞方

【来源】《医心方》卷二十六引《大清经》。

【组成】枸杞

【用法】正月上寅之日取其根，二月上卯之日捣末服之；三月上辰之日取其茎，四月上巳之日捣末服之；五月上午之日取其叶，六月上未之日捣末服之；七月上申之日取其花，八月上酉之日捣末服之；九月上戌之日取其子，十月上亥之日捣末服之；十一月上子之日取其根，十二月上丑之日捣末服之。其子赤，捣末，以方寸匕，着好酒中，日三服之。

【功用】消除百病，强健身体，益气力，行如走马，肤如脂膏。

服莲实鸡头实方

【来源】《医心方》卷二十六引《大清经》。

【组成】莲实（八月直戌日取） 鸡头实（九月直戌日取）各等分

【用法】阴干百日，捣。每服方寸匕，以井华水调服。满百日。

【功用】长服益气力，养神，不饥，除百病，轻身延年。

黄帝四扇散

【来源】《医心方》卷二十六引《大清经》。

【别名】四扇散（《太平圣惠方》卷九十四）。

【组成】松脂 泽泻 山术 干姜 云母 干地黄 石上菖蒲

【用法】凡七物精治，令分等合捣四万杵，盛以密器。每服三方寸匕，以酒送下；亦可以水送下。亦可以炼蜜为丸，如大豆大。每服二十丸，可至三十丸。

【功用】

1.《医心方》引《大清经》：延年。

2.《太平圣惠方》：驻颜益寿，填精补脑。

淮南子茯苓散

【来源】《医心方》卷二十六引《大清经》。

【组成】茯苓四两 术四两 稻米八斤

【用法】上为末。每服方寸匕。宜久服。

【功用】轻身，益气力，发白更黑，齿落更生，目冥复明，延年益寿，老而更少。

枸杞子酒

【来源】《医心方》卷十三引《极要方》。

【别名】神仙枸杞子酒（《太平圣惠方》卷九十五）。

【组成】枸杞子五大升（干者，碎） 生地黄三大升（切） 大麻子五大升（碎）

【用法】上于甑中蒸麻子使熟，放案上摊去热气，冷暖如人肌，纳地黄、枸杞子相和得所，入绢袋中，以无灰清酒二大斗浸之，春、夏五日，秋、冬七日，取服，任性多少，常使体中微有酒气。

【功用】《寿亲养老新书》：明目驻颜，轻身不老，坚筋骨，耐寒暑。

【主治】虚羸，黄瘦，不能食。

菟丝子丸

【来源】《太平圣惠方》卷三十。

【组成】菟丝子三两（酒浸三日，晒干，别捣，为末） 车前子二两 白术二两 桂心二两 杜仲二两（去粗皮，炙微黄，锉） 熟干地黄四两

【用法】上为末，炼蜜为丸，如梧桐子大。每服三十丸，食前以温酒送下。

【功用】补益驻颜。

【主治】虚劳损肾，腰疼，膝冷少力。

三倍丸

【来源】《太平圣惠方》卷四十一。

【组成】川椒（取红）一斤 牛膝三斤（去苗） 生地黄三十斤（净洗，捣绞取汁）

【用法】上为末，用生地黄汁拌之令湿，晒干即更拌，以地黄汁尽为度，晒干，捣罗为末，和为丸，如梧桐子大。每日空心及晚食前服四十丸，以温酒送下。

【功用】补益明目，壮气延年，驻颜容，乌髭发。

【宜忌】忌生葱、萝卜、大蒜。

巨胜丸

【来源】《太平圣惠方》卷四十一。

【别名】驻颜巨胜丸（《普济方》卷五十）。

【组成】巨胜二斤　杏仁四两（汤浸，去皮尖双仁，麸炒微黄）　细辛一两　生地黄五斤（捣绞取汁，以慢火熬去一半）　陈橘皮一两（汤浸，去白瓤，焙）　续断一两　旋覆花一两　覆盆子二两　白芷一两　附子一两（炮裂，去皮脐）　秦皮一两　桂心二两　青葙子二两　秦椒二两（去目及闭口者，微炒去汗）　熟干地黄四两

【用法】上为末，入地黄汁中，以少蜜相和为丸，如梧桐子大。每服三十丸，空腹以橘皮汤送下，晚食前再服。

【功用】变白发令黑，补益驻颜。

【宜忌】忌生葱、萝卜、大蒜等。

地仙丹

【来源】方出《太平圣惠方》卷四十一，名见《普济方》卷五十。

【组成】远志一升（去心）　白茯苓一斤　熟干地黄一斤　地骨皮一斤　麦门冬一斤半（去心，焙）　苣胜一斤（蒸，晒干，去皮）

【用法】上为末，以枣肉为丸，如梧桐子大。每服四十丸，以温酒送下，晚食前再服。

【功用】令发黑，延年，久服貌如童子，齿落重生，行如奔马，夜视有光。

【宜忌】忌生葱、大蒜、萝卜等。

秦椒散

【来源】方出《太平圣惠方》卷四十一，名见《圣济总录》卷一八七。

【组成】白芷一两　旋覆花一两　秦椒一两（去目及闭口者，微炒去汗）　桂心二两

【用法】上为细散。每服以井花水调下二钱，一日三次，三十日黑。

【功用】《圣济总录》：补虚益髭发，延年驻颜。

【主治】人年未至四十，头须尽白。

揩齿散

【来源】《太平圣惠方》卷四十一。

【组成】莲子草（端午日收）　破麻布（多年者）各等分

【用法】上细锉，纳于瓷瓶中，以盐泥固济，大火烧半日，候冷取出，于铁臼中捣细罗为散。每日用药揩齿。

【功用】变髭发，驻容颜。

八仙公延年不老散

【来源】《太平圣惠方》卷九十四。

【组成】熟干地黄三十两　五味子四两　天门冬十二两（去心，焙）　菖蒲六两　远志四两（去心）　石韦四两（去毛）　白茯苓二两　桂心二两

【用法】上为细散。每服三钱，水调服之，一日三次。

【功用】服三十日力倍于常，六十日气力盛，众病皆除，三百日行及奔马，五百日毒害不能中，千日夜视有光。

巨胜丸

【来源】《太平圣惠方》卷九十四。

【组成】巨胜子四两　覆盆子　巴戟　天雄（炮裂，去皮脐）　酸枣仁　甘菊花　白茯苓　薯蓣　桂心各二两　天门冬三分（去心，焙）　熟干地黄三两

【用法】上为末，炼蜜为丸，如梧桐子大。每服三十丸，空腹以温酒送下，任意加之。

【功用】延年益寿。

巨胜散

【来源】《太平圣惠方》卷九十四。

【组成】巨胜一斗二升（去黑皮）　白茯苓半斤　泽泻二两

【用法】上为细散。每服一合，水调服之，一日二次。

【功用】延年轻身。

巨胜茯苓丸

【来源】《太平圣惠方》卷九十四引陶隐居方。
【组成】巨胜一石（九蒸九曝，去黑皮，熬之令香，蒸熟，于臼中急捣为末，仍以疏马尾罗之） 白茯苓三斤（去黑皮，锉如鸡头大，用水煮十余沸，漉出令干）
【用法】上为末，炼蜜为丸，如鸡子大。每服以温水化破一丸，一日三服为准。
【功用】延年轻身。

四虚丹

【来源】《太平圣惠方》卷九十四。
【别名】四灵丹（《医方类聚》卷二〇三）。
【组成】鸿光（云母粉） 千秋（卷柏） 万岁（泽泻） 慈墨实（菟丝子）
【用法】上为末，以白松脂为丸，如梧桐子大。每服三十丸，空心以温酒送下。
【功用】延年益寿

胡麻膏

【来源】《太平圣惠方》卷九十四。
【组成】胡麻膏一汁 韭头一斤
【用法】上药相和，慢火煎令韭焦黄，去韭。每日二合，温酒调下。服之百日，去䵟黵，皮肤充盈。
【功用】益寿延年，老人复少。

胡麻膏

【来源】《太平圣惠方》卷九十四。
【组成】胡麻膏一斗 熏陆香二斤（以水五斗洗，取屑入膏中同煎）
【用法】上药相和，以慢火煎令水尽，滤去滓，盛于不津器中。每日服二合，温酒调下。
【功用】延年。

茯苓面

【来源】《太平圣惠方》卷九十四。
【组成】白茯苓五斤（去黑皮，细锉） 甘草五两（细锉）
【用法】上药以水六斗，先煎甘草至三斗，去渣澄清，却入釜中，纳白蜜三升，好牛乳九升，相和，以慢火煎茯苓，令乳蜜汁尽，出之，及热，按令散，拣择去赤筋，又熟挼令如面，阴令极干。初服三钱，以水调下，稍稍任性加之，每日四五次。
【功用】养性。
【宜忌】忌食米醋物。

神仙术煎

【来源】《太平圣惠方》卷九十四。
【组成】术（新从山刨出者）不计多少
【用法】上去苗洗净，木臼中熟捣，新布绞取汁，如此三两遍，汁出尽为度，于银器或瓷器中煎令如饧。每旦服一合，温酒调下，随性空吃尤佳，久服。
【功用】轻身益气，祛风寒，不饥渴，百病皆除。
【宜忌】忌桃李雀肉。

神仙七精散

【来源】《太平圣惠方》卷九十四。
【别名】七精散（《圣济总录》卷一九八）。
【组成】地黄花（土之精）八两 白茯苓（天之精）八两 车前子（雷之精）五两 竹实（太阳之精）一两三分 桑寄生（木之精）五两 甘菊花（月之精）五两 地肤子（星之精）八两

方中竹实用量原缺，据《圣济总录》补。

【用法】上为细散。每服三钱，每旦以井华水调下，阳日一服，阴日二服。
【功用】《圣济总录》：除百病，明耳目，延年却老。

神仙凝雪膏

【来源】《太平圣惠方》卷九十四。
【组成】白茯苓三十六斤（锉，水煮一日） 松脂二十四斤（炼了者） 松子仁十二斤
【用法】上为末，将白蜜二硕四升纳铜器釜中，微火煎之一日一夜；次第下药，搅令相得，微火养之，七日七夜止，可丸即丸，如樱桃大。每服七丸，食前酒送下，每日三次；若欲绝谷，顿服取

饱，即不肌。

本方方名，据剂型，当作“神仙凝雪丸”。

【功用】轻身明目，老者还少。

【宜忌】忌食米醋物。

神仙服百花方

【来源】《太平圣惠方》卷九十四。

【别名】服百花方（《奇效良方》卷二十一）。

【组成】桃花（三月三日采） 蒺藜花（七月七日采） 甘菊（九月九日采） 枸杞叶（春采） 枸杞花（夏采） 枸杞子（秋采） 枸杞根（冬采）各等分

【用法】上阴干为散。每服二钱，以水调下，一日三次，久服。

【功用】轻身长寿。

神仙服黄精膏

【来源】《太平圣惠方》卷九十四。

【组成】黄精一石（去须） 干姜末三两 桂心末一两

【用法】先将黄精以水淘洗令净，切碎，蒸令烂熟，压取汁，于大釜中煎之，去其游水讫，入干姜末与桂心末更煎之，看其色郁然黄，便止，待冷，盛于不津器中。每日空腹取药二合，与暖酒五合相合服之，日再服弥佳。二十日内，浑身旧皮皆脱，颜色变少，须发皆变；若纳黑豆黄末服之，即可绝粒。

【功用】乌发驻颜，补益延年，疗万病，辟谷。

神仙服蒺藜方

【来源】《太平圣惠方》卷九十四。

【别名】神仙饵蒺藜方（《济阳纲目》卷六十八）。

【组成】蒺藜一石（七八月熟时收采，晒干，先舂去刺）

【用法】上为细末。每服二钱，以新汲水调下，日进三服，勿令中绝。服一年后，冬不寒，夏不热；服至二年，老返少，头白再黑，齿落更生；服至三年，身轻延寿。

【功用】耐寒热，返老还童，乌发，轻身延寿。

神仙服蜂房丸

【来源】《太平圣惠方》卷九十四。

【组成】蜂窠（完整者，九月十五日平旦时取）

【用法】上蒸，阴干百日，为细末，炼蜜为丸，如梧桐子大。每服三丸，酒送下，每日三次。

【功用】老人服之，颜如十五童子。

神仙饵胡麻膏

【来源】《太平圣惠方》卷九十四。

【组成】胡麻膏一斗 韭头一斤

【用法】上以慢火煎，令韭焦黄，去韭。每日以温酒调下二合。服之百日，去䵟黯，肌肤充盈；二百日，老者变少；三百日，延年益寿；久服不已，长生。

【功用】去䵟黯，充盈肌肤，益寿延年，老人复少。

神仙驻颜延年方

【来源】《太平圣惠方》卷九十四。

【组成】枳实 熟干地黄 甘菊花 天门冬（去心，焙）各二斤

【用法】上为细散。每服三钱，空心温酒调下，每日二次。

【功用】令众病皆除，身轻目明，颜色悦泽，延年益寿。

神仙饵菟丝子方

【来源】《太平圣惠方》卷九十四。

【别名】服菟丝子方（《奇效良方》卷二十一）。

【组成】菟丝子一斗（以酒一斗，浸良久，漉出晒干；又浸，令酒尽为度）

【用法】上为细散。每服二钱，温酒调下，后吃三五匙水饭压之，每日三次，至三七日更加至三钱。

【功用】令人光泽，三年后老变为少，去风冷，益颜色，久服延年。

神仙令诵书气力不衰方

【来源】《太平圣惠方》卷九十四。

【组成】松脂四斤（桑柴灰炼二十遍止） 白蜡一斤 羊脂二斤 白蜜二斤 饧糖四斤

【用法】上入于铜器中，以慢火煎，可一炊时为度，盛于不津器中。每服一鸡子大，温酒调下，每日三次。

【功用】令诵书气力不衰。

神仙服槐子延年不老方

【来源】《太平圣惠方》卷九十四。

【组成】槐子（十月上巳日采）

【用法】上以新瓷器盛之，以盒合盖其上，密泥勿令走气，二七日开，去皮。从月初日服一粒，以水送下，日加一粒，直至月中，每日却减一粒为度，终日复始。

【功用】令人可夜读细书，延年益气力。

黄精丸

【来源】方出《太平圣惠方》卷九十四，名见《圣济总录》卷一九八。

【组成】黄精十斤（净洗，蒸令烂熟） 白蜜三斤 天门冬三斤（去心，蒸令烂熟）

【用法】上为丸，如梧桐子大。每服以温酒下三十丸，每日三次，久服。

【功用】延年补益。

天门冬酒

【来源】《太平圣惠方》卷九十五。

【组成】醇酒一斗 细曲末一斤 糯米一斗（淘净） 天门冬煎五升（取天门去心皮，捣绞取汁，缓火煎如稀饧）

【用法】上先以酒浸曲，候曲发热，炊糯米为饭，适寒温，将天门冬煎，都拌和令匀，入不津瓮中，密封，秋夏一七日，数看，勿令热过；春冬三七日，候熟，取酒。每服五合，一日二次。

【功用】延年不老。

天门冬煎

【来源】《太平圣惠方》卷九十五。

【组成】生天门冬十斤（去心，锉碎）

【用法】以酒五斗，和绞取汁，纳铜器中，入白蜜一升，重汤煮之如饴。每服一匙，以温酒调下，一日三次。得地黄相和更佳。

【功用】

1.《太平圣惠方》：益气力，延年不饥。

2.《圣济总录》：保定肺气，去寒热，养肌肤，利小便，强骨髓。

【主治】《圣济总录》：三虫，暴中，偏风，湿痹。

术 酒

【来源】《太平圣惠方》卷九十五。

【组成】术五斗（水淘，刷去黑皮，晒干粗捣）。

【用法】以水一石，煮令极软，稍稍益水，少取汁看候黄色，乃压漉取汁，可及七斗，糯米一石，炊熟，细曲十斤捣碎，以术汁都拌和入，密封，三七日开。日饮三杯。

【功用】久服延年不老。

【宜忌】忌桃、李、雀肉。

术 煎

【来源】《太平圣惠方》卷九十五。

【组成】好术一石

【用法】上药先以水洗濯去黑皮，细锉，以水三石，煮至一石，去滓，所得汁，以黍米三斗，磨作末，纳汁中，微火煮之令稠，候可作饼子，丸阔二寸许。每以饮下一枚，一日三次。

【功用】除百病，轻身明目；久服断谷延年。

【宜忌】忌桃、李、雀肉。

四灵丹

【来源】《太平圣惠方》卷九十五。

【组成】黄丹 水银 钢铁（锉末） 硼砂各二两

【用法】上为细末，入瓷盒中固济，令干，安于灰炉中，盒上灰厚三寸，常以一斤火养一百日，日足，以十斤火煅，任火自消，放冷取出，细研，以浓甘草汤拌，于饭上蒸一炊久，出火毒，细研为末，以水浸蒸饼为丸，如梧桐子大。每服三丸，空心以温酒送下。

【功用】驻颜补益。

地黄酒

【来源】《太平圣惠方》卷九十五。

【组成】肥地黄一斤（捣碎） 糯米五斗（熟炊） 面曲五斤（捣碎）

【用法】上三味相和，于盆中熟捣，纳于不津翁中，密封，春、夏三七日，秋、冬五七日，日满启之。当中有一盏绿汁，是其精也，宜先酌饮之。余以生布绞取，置器中，任性饮之，续酿使其相接，不过三剂，发黑。若以新牛膝捣绞，取汁三升，用拌赍，则变白更急矣。

【功用】

1.《太平圣惠方》：补益乌发。

2.《本草纲目》：补虚弱，壮筋骨，通血脉，治腹痛，变白发。

地黄煎

【来源】《太平圣惠方》卷九十五。

【组成】生地黄汁三升 酥二升 蜜三升 枣膏二升 髓一升（牛、羊皆得用） 杏仁一升（汤浸，去皮尖，研用之） 生姜汁一升 天门冬十两（去心） 麦门冬六两（去心） 黄耆八两（锉） 紫菀六两（去苗土） 桔梗五两（去芦头） 甘草八两（炙微赤，锉） 五味子八两 百部六两 狗脊七两 丹参八两 牛膝十两（去苗） 杜仲十两（去皴皮） 防风七两（去芦头） 地骨皮十两 桑根白皮十两 桂心六两 羌活六两 肉苁蓉十两（酒浸，去皱皮） 白茯苓十两 薏苡仁十两

【用法】天门冬以下二十味锉细，以水七斗，煎取三斗，绞去滓，和地黄汁、生姜汁等，绵滤，纳于铜锅中，以微火煎之，三分减二，即下酥、蜜、髓及大枣、杏仁等相和，以重汤煎，以物不住手搅之，可如稀饧即止，以瓷瓶贮之。每服一匙，以温酒调下，一日三次。

【功用】大补益，养命延年，驻颜不老。

朱砂丹

【来源】《太平圣惠方》卷九十五。

【组成】朱砂三两 马牙消三两 消石二两

【用法】上为末，入瓷瓶中，以重抄细纸三重，密固瓶口，重汤煮之，常如鱼眼沸，水耗，即以热水添之，不歇火，三七日夜满，开瓶子，其消并在瓶四面，收之细研，任服；其朱砂即在中心，取出细研，以小瓷盒子中盛，固济，微火养一日，加火一斤，煅令通赤，放冷，开取细研，以枣肉和，每一两砂，可丸得三百六十丸。每日早晨，含化一丸。如要多合，但依分两，酌度修炼为丸。妇人服之亦佳。

【功用】袪热毒风，镇心神，返老驻颜。

【宜忌】忌羊血。

伏火玄石柜灵砂丹

【来源】《太平圣惠方》卷九十五。

【组成】朱砂三两（细研，纸裹） 磁石一斤半（捣碎，细研，淘去赤汁尽）

【用法】上以石脑油十二两，拌磁石令泣泣相入。先固碎一瓷瓶子令干，入磁石一半于瓶子内，筑令实，中心剜作一坑子，可容得朱砂用纸裹了入柜子止，以余药盖之，筑令实，瓶口以瓦子盖，勿固之；以小火逼阴气尽，候瓶子通热，即聚火一称已来，断之，令上下通赤，任火自消，待冷开取，砂已伏矣；去纸灰，取砂细研如面，以生姜汁稀调之，安于茶碗中，饭上蒸三炊久，晒干，研如粉，以枣肉为丸，如小豆大。每服三丸，空心以温酒送下。

【功用】补益筋骨，驻颜色，暖子宫，延年。

【主治】女人风冷。

【宜忌】忌羊血。

华盖丹

【来源】《太平圣惠方》卷九十五。

【组成】黑铅五斤

【用法】铸如方响片子，以铁筋穿作窍，以绳子穿之；用净瓷甕子盛米醋一斗，将铅片子悬排于甕子口，可去醋一寸已来，以纸密封甕口；每一七

日一度，开取铅片子出，于净纸上以篦子轻手掠取霜；但七日一度，取经五七度后，即力小不堪，即别取新铅为之。每一两霜，入龙脑半分，同研如粉，以露水为丸，如梧桐子大。每夜含一丸，便卧勿语，任丸自消。

【功用】变髭发，能延驻；遍去热毒风。

【宜忌】忌蒜。

含化朱砂丹

【来源】《太平圣惠方》卷九十五。

【别名】含化丹砂方（原书卷九十八）、含化丹砂丸（《普济方》卷二二三）。

【组成】朱砂三两　马牙消三两　消石二两

【用法】上为末，入瓷瓶中，以重抄细纸三重，密固瓶口，重汤煮之，常如鱼眼沸，水耗，即以热水添之，不歇火，三七日夜满，开瓶子，其消并在瓶四面，收之细研。任服；其朱砂即在中心，取出细研，以小瓷盒子中盛，固济，微火养一日，加炭一斤，煅令通赤，放冷，开取细研，以枣肉为丸，每两砂得三百六十丸。每日早晨含化一丸。

【功用】祛热毒风，镇心辟惊，返老驻颜，充肌肤，延年益气。

【宜忌】忌羊血、咸水。

金液含化灵丹

【来源】《太平圣惠方》卷九十五。

【组成】山泽银朱八两　朱砂一两五（金汁中浸五日了，逐块子用金箔裹两重）

【用法】上先铺银末一两于瓷盒子内，即排朱砂块子，勿令相着。上以银末盖之令匀，又市朱砂块子，又以银末盖之，候朱砂尽，即以盐花盖上，令满盒子口，实按如法，固济，入灰池中，盒子上灰厚四寸。常以二两火养七日七夜，勿令火猛，但令盒子热，可通人手为度。日满取出，重翻排过，一依前法重固济，以火四两养二十日；后加火至二三斤，烧可一炊，久放令极冷，取出细研，入龙脑半分，同研入粉，以糟汁和丸，如粟米大。每日空心含三丸，津液咽之。如要作油，每一两以桂心末一钱，大羊肾区脂炼成者，如弹子大，入龙脑一钱，和研两日久，入银盒子中，埋于糠甑中，蒸三伏，当自化为油。每日含如豇豆大。

【功用】去疾补益，延驻却老。

【宜忌】忌羊血。

枸杞酒

【来源】《太平圣惠方》卷九十五。

【组成】枸杞根一石（锉，不生塚上者，净洗，去苍三寸，以水二石，煮取一石，去滓，入小麦曲末十斤，候曲发，即用半糯米秫共一石，净淘，炊之令熟，摊冷暖得所，即下后药）　桃仁三升（去皮尖，麸炒令微黄）　大麻仁二升（炒令香熟）　乌麻仁二升（炒令香，三味并捣碎）　甘菊花十两　生地黄一斗（切）

【用法】上都捣熟，入上件曲米中，搅拌令匀，入子瓮中，候发定，即泥瓮头，三七日令熟，初开，先下筒取清，然后压如常法。冬温夏冷，随性饮之，不令至醉为妙。

【功用】长筋骨，留容颜。

枸杞煎

【来源】《太平圣惠方》卷九十五。

【组成】枸杞根（切）三斗（净洗漉干）　生地黄汁二升　鹿髓一升　枣膏半升。

【用法】上先将枸杞根，以水五斗，煎去一斗，去滓澄清，纳铜锅中，煮取汁三升；纳地黄汁、鹿髓、枣膏，以慢火煎如稀饴。每服半匙，温酒调服，一日三次。

【功用】填骨髓，补虚劳，益颜色；久服延年，老者返少，身轻目明。

枸杞煎

【来源】《太平圣惠方》卷九十五。

【组成】枸杞根（洗，刮，去苗土，细切）三斗（勿取捆墓上者。以水七斗，煮取三升）　生地黄汁三斗。

【用法】上相和，入银锅内，以文火煎如稀饴，用瓷器盛，密封盖。每服半匙，空心时以酒调服，晚再服。

【功用】大补益，令人充悦，久服延年。

【主治】诸风。

神仙乌麻酒

【来源】《太平圣惠方》卷九十五。
【组成】乌麻子五斤（微炒）
【用法】上捣碎，以酒二斗浸经宿。随性饮之。
【功用】补五脏，久服延年不老。
【主治】虚劳。

神符玉粉丹

【来源】《太平圣惠方》卷九十五。
【组成】水银二两　黑铅一斤
【用法】于一新铁铛中，销铅成水，以白矾末二钱，入一小竹筒内，当铛中心下之，看沸定，即以小竹管，盛水银入铛中，送令到白矾上，以火养铅，常令成汗，候五日后，必有物出，向铅面上如金蚁子，即以物收之，候尽即止，秤知两数，研为末，入硫黄等分，结成砂子，更研如粉，入瓶密固济，候干，常以火四两，灰厚三寸，养至六十日，沸开，依前取出，细研入瓶，更养六十日，看紫色，即更固济，以火煅令通赤，待冷取出，以浓甘草汤沃之，候干，细研如粉，以饭和丸，如绿豆大。每日一丸，空心津送下。若养至一年，火力与小还丹同。
【功用】久服延年驻颜。

菊花酒

【来源】《太平圣惠方》卷九十五。
【别名】地骨酒（《本草纲目》卷三十六引《圣济总录》）。
【组成】菊花五斤　生地黄五斤　枸杞根五斤
【用法】上药捣碎，以水一硕，煮取汁五斗，炊糯米五斗，细曲碎，同拌令匀，入瓮密封，候熟澄清。每温服一盏，一日三杯。
【功用】壮筋骨补髓，延年益寿耐老。

黄精酒

【来源】《太平圣惠方》卷九十五。
【组成】黄精四斤　天门冬三斤（去心）　术四斤　松叶六斤　枸杞根三斤
【用法】上锉，以水三石，煮取汁一石，浸曲十斤，炊米一石，如常法酿酒。候熟，任饮之。
【功用】延年补养，发白再黑，齿落更生。
【宜忌】忌桃、李、雀肉。

葡萄酒

【来源】《太平圣惠方》卷九十五。
【组成】干葡萄末一斤　细曲末五斤　糯米五斗
【用法】上炊糯米令熟，候稍冷，入曲并葡萄末，搅令匀，入瓮盖覆，候熟。即时饮一盏。
【功用】驻颜，暖腰肾。

乌麻散

【来源】《太平圣惠方》卷九十七。
【组成】乌麻任多少
【用法】以水拌令匀，勿使大湿，蒸令气遍，晒干。又蒸又晒，往返九遍讫，捣去皮为末。每服二钱，空腹以温水调下，晚食前再服。
【功用】耐老驻颜。

莲实粥

【来源】《太平圣惠方》卷九十七。
【别名】莲子粥（《饮膳正要》卷二）、莲肉粥（《老老恒言》卷五）。
【组成】嫩莲实半两（去皮，细切）　粳米三合
【用法】上先煮莲实令熟，次以粳米作粥候熟，入莲实搅令匀，熟食之。
【功用】
1.《太平圣惠方》：益耳目聪明，补中强志。
2.《寿世青编》：健脾胃，止泄痢。
3.《老老恒言》：养脾益神固精，除百疾。

丹砂丸

【来源】《太平圣惠方》卷九十八。
【组成】朱砂十两（作小块子者）　春蜜三升　秋蜜三升

【用法】用大竹一截，可三尺来，去却青皮一重，留底节，将砂入筒内，投蜜渍之，坐竹筒安大鼎内，架定，用水煮竹筒，以炭火慢煮，日夜专看伺之，蜜耗，旋添蜜；自五月五日午时，日夜煮至七月七日住，取出，用暖水浴过，入一绛纱袋子，悬于一通油瓷瓶内，勿令着底及四边，以绳子系口，悬于一净井内，去水面五寸以来，不用汲着水，七日七夜满，取出，将砂于乳钵内研一千遍，建一高台，置乳钵于台上，朝太阳气，用纱笼罩却，免鸟雀粪，夜即朝太阴气，遇雨即收却，每日研一千遍，后即于台上置，至九月九日即止；用青州枣瓤为丸，如绿豆大，于瓷器中盛。每日空心置一丸于舌上，以自然津液咽之。

【功用】安五脏，坚筋骨，驻颜容，久服聪耳明目，却老延年，充益肌肤，能耐寒暑。

【主治】百病。

【宜忌】忌羊血、咸水。

地黄丸

【来源】《太平圣惠方》卷九十八。

【组成】生干地黄五两　川椒红二两（去目及闭口者，微炒去汗）　牛膝二两（去苗）　杏仁三两（汤浸，去皮尖双仁，童便浸三宿，麸炒微黄）　附子二两（炮裂，去皮脐）　鹿角胶二两（捣碎，炒令黄燥）　菟丝子二两（酒浸三日，晒干，别捣为末）　肉苁蓉二两（酒浸一宿，刮去皱皮，炙干）

【用法】上为末，炼蜜为丸，如梧桐子大。每服四十丸，空心以温酒送下。

【功用】补骨髓，益颜色，充肌肤，耐寒暑；久服强志力，延年却老。

地黄煎丸

【来源】《太平圣惠方》卷九十八。

【组成】生地黄五斤（捣，绞取汁，入蜜半斤，以慢火熬成煎）　熟干地黄半斤　牛膝五两（去苗）　杏仁半斤（汤浸，去皮尖，麸炒微黄，研如膏）　诃黎勒皮三两

【用法】上为末，以地黄煎和为丸，如梧桐子大。每服五十丸，以空心温酒送下，晚食前再服。

【功用】补益驻颜，长服黑发髭，填骨髓。令人耐老。

肉苁蓉丸

【来源】《太平圣惠方》卷九十八。

【组成】肉苁蓉二两（酒浸一宿，刮去皱皮，炙令干）　附子一两（炮裂，去皮脐）　巴戟一两　茴香子一两　石斛一两（去根，锉）　补骨脂一两　桂心一两　川椒三分（去目及闭口者，微炒去汗）　麋茸一两（去毛，涂酥炙微黄）　木香三分　牛膝一两（去苗）　五味子一两　泽泻一两　槟榔一两　丁香三分　黄耆三分（锉）　熟干地黄一两　人参三分（去芦头）　诃黎勒皮三分　山茱萸三分　白术三分　干姜三分（炮裂，锉）　朱砂一两（细研，水飞过）　麝香半两（细研）

【用法】上为末，炼蜜为丸，如梧桐子大。每服三十丸，空心以温酒送下。

【功用】暖水脏，壮筋骨，益精气，利腰脚，聪耳明目，强志倍力，悦泽颜色，充益肌肤。

朱砂丸

【来源】《太平圣惠方》卷九十八。

【别名】朱砂丹（《鸡峰普济方》卷二十八）。

【组成】辰锦砂十两

【用法】用白砂糖十斤，炼令去尽白沫，用长项瓷甕子一枚，贮上件蜜，其朱砂用夹生绢袋子盛，以线系悬于密甕子内，去底二寸以来，用三五重油单子封系甕子口，后于静室内，泥灶一所，灶上安一深大釜，又用新砖一口，安在釜内，以衬甕子底，更用新砖一口，压甕子口，须用东流河水，以文火昼夜不停煮七复时，旁边别泥一口小锅子，别煎水，亦不住火，常令水热，候药釜内水耗，则旋旋添此热水，长令甕子水及七分以来，前之煮七复时讫，候灶自冷，将此朱砂净洗令干，研三复时，用糯米饭为丸，如黄米大。每日空心以温酒送下五丸，或三丸，不论老小，并宜服之。

【功用】利五脏，安魂定魄，养心益气，悦泽颜色。久服轻身，不老延年，长肌肉，补丹田，聪明耳目。

何首乌丸

【来源】《太平圣惠方》卷九十八。

【组成】何首乌半斤　熟干地黄五两　附子二两（炮裂，去皮脐）　牛膝三两（去苗）　桂心三两　芸薹子一两　桑椹子二两　柏子仁二两　五味子一两　地骨皮四两　薯蓣二两　鹿茸二两（去毛，涂酥炙微黄）　肉苁蓉三两（酒浸一宿，刮去皱皮，炙干）　菟丝子二两（酒浸三日，晒干，为末）

【用法】上为末，炼蜜为丸，如梧桐子大。每服四十丸，空心以盐汤送下。

【功用】补益下元，黑鬓发，驻颜容。

【主治】七十二般风冷，及腰脚疼痛。

何首乌丸

【来源】《太平圣惠方》卷九十八。

【组成】何首乌三斤（锉如棋子大）　牛膝一斤（去苗，锉可一斗许）

【用法】上以黑豆一斗，净淘洗，晒干，用甑一所，先以豆薄铺在甑底，然后始薄铺何首乌，又铺豆，又薄铺牛膝，如此重重铺，令药与豆俱尽，安于釜上蒸之，令豆熟为度，去黑豆，取药晒干，又换豆蒸之，如此三遍，去豆取药为末，以枣瓤和丸，如梧桐子大。每服三十丸，渐加至四十丸，空心以温酒送下，晚食前再服。

【功用】补暖脏腑，祛风冷气，利腰脚，强筋骨，黑髭发，驻颜容。

【宜忌】忌萝卜、葱、蒜。

附子丸

【来源】《太平圣惠方》卷九十八。

【组成】附子半斤（炮裂，去皮脐，捣罗为末）　生地黄十斤（捣绞取汁，拌附子末，日中煎令干）　肉苁蓉二两半（酒浸一宿，刮去皱皮，炙干）　五味子二两　天麻二两　白蒺藜一两半（微炒去刺）　干姜二两（炮裂，锉）　鹿角胶二两（捣碎，炒令黄燥）　干漆一两（捣碎，炒令烟出）　牛膝三两（去苗）　桂心三两

【用法】上为末，炼蜜为丸，如梧桐子大。每服三十丸，空心以温酒送下。渐加至四十丸。

【功用】补益驻颜，去风利气，暖腰膝，充肌肤，强志力，久服变白发令黑，齿落更生，延年不老。

钟乳丸

【来源】《太平圣惠方》卷九十八。

【组成】钟乳粉三分　巴戟二两　牛膝二两（去苗）　甘菊花二两　石斛二两（去根，锉）　续断二两　防风二两（去芦头）　枸杞子二两　羌活二两　桂心二两　覆盆子二两　云母粉二两　熟干地黄三两　磁石三两（烧，醋淬七遍，捣碎研细，水飞过）

【用法】上为末，入钟乳、磁石、云母粉等，研令匀，炼蜜为丸，如梧桐子大。每服三十丸，空心以温酒送下。

【功用】补益脏腑，悦泽颜色，聪耳明目，轻身益力。

真珠丸

【来源】《太平圣惠方》卷九十八。

【组成】真珠一两（先使细研）　丁香三分　巴戟一两　黄耆一两（锉）　石斛一两（去根，锉）　韭子半两（微炒）　川芎三分　龙骨一两　菟丝子一两（酒浸三日，晒干，捣为末）　肉苁蓉二两（酒浸一宿，刮去皱皮，炙干）　熟干地黄一两半　五味子三分　附子一两（炮裂，去皮脐）　覆盆子一两半　沉香一两　鹿茸二两（去毛，涂酥，炙令微黄）　人参一两（去芦头）　山茱萸一两　肉桂三分（去皱皮）　白茯苓一两　薯蓣一两　木香一两　麝香半两（细研）　槟榔三分　朱砂一两（细研，水飞过）

【用法】上为末，炼蜜为丸，如梧桐子大。每服三十丸，空心温酒送下；盐汤送亦得。

【功用】补元气，益精髓，悦泽颜色，治一切冷气，明耳目，助脏腑，安心神，强筋力。

【宜忌】忌生冷、羊血。

鹿茸丸

【来源】《太平圣惠方》卷九十八。

【组成】鹿茸二两（去毛，涂酥炙微黄） 磁石二两（烧，醋淬七遍，细研，用水飞过） 白茯苓 熟干地黄 肉苁蓉（酒浸一宿，刮去皴皮，炙干） 菟丝子（酒浸三日，晒干，别捣为末） 人参（去芦头） 附子（炮裂，去皮脐） 薯蓣 远志（去心） 桂心 牛膝（去苗） 杜仲（去粗皮，炙微黄，锉） 巴戟 续断 五味子 山茱萸 泽泻 补骨脂 蛇床子各一两

【用法】上为末，入磁石研令匀，炼蜜为丸，如梧桐子大。每服三十丸，空心以温酒送下。

【功用】暖脏腑，壮腰膝，补下元，养精气，美颜容，长肌肉，补诸虚损。

鹿茸丸

【来源】《太平圣惠方》卷九十八。

【组成】鹿茸一两（去毛，涂酥炙微黄） 肉苁蓉一两（酒浸一宿，刮去皴皮，炙干） 巴戟一两 菟丝子一两（酒浸三日，晒干，别捣为末） 人参（去芦头） 白茯苓 五味子 萆薢（锉） 桂心 黄耆（锉） 续断 远志（去心） 木香 薯蓣 泽泻 熟干地黄 石斛（去根，锉） 覆盆子 蛇床子 天雄各一两（炮裂，去皮脐） 白蒺藜（微炒，去刺） 柏子仁 附子（炮裂，去皮脐） 牡丹 防风（去芦头）各半两

【用法】上为末，炼蜜为丸，如梧桐子大。每服三十丸，渐加至四十丸，空心温酒及盐汤送下。

【功用】补暖下元，强筋骨，益精髓，壮腰膝，祛风利气，美颜色。

雄黄丸

【来源】《太平圣惠方》卷九十八。

【组成】雄黄二两 磁石二两 朱砂二两 硫黄二两 牛黄一两（细研） 麝香半两（细研）

【用法】上药前四味各于乳钵内细研，水飞过，于净瓷器中贮之。欲修合时，须五月五日，收采青艾嫩者，纳一担以来择取，用水净洗，木臼中烂捣，于净布中绞取汁，可五升以来，先泥一炉，置银锅，以慢火煎令成膏，斟酌稀稠得所，即先下磁石，搅令匀；次下朱砂，又搅令匀；次下雄黄，又搅令匀；良久，去锅下火，即下硫黄，又搅令匀；次下牛黄，又搅令匀；次麝香，须细意熟搅，要药味匀。候可丸即丸，如绿豆大。每服五丸，空心温酒送下。

【功用】补益精血，延年驻颜，益颜色，壮志气；久服可以无疾，身轻骨健，耳目聪明。

草还丹

【来源】《博济方》卷一。

【组成】仙茅 川羌活 防风（去头） 金毛狗脊（去毛） 紫花白术 茯苓（去皮）各一两 干姜 九节石菖蒲 白丑各一两半 威灵仙二钱 何首乌 苍术各一两

【用法】上各要新好者，洗，择尽焙干，并生用，细杵为末，以白生砂蜜为丸，如梧桐子大。每服十五丸至二十丸，冷水送下，不嚼；妇人月候不通，红花酒送下。

【功用】治风顺气，调利三焦，明耳目，益真元，壮筋骨，驻容颜，保生延寿。

枸杞煎

【来源】《博济方》卷五。

【组成】枸杞子不拘多少（去蒂子）

【用法】上用清水洗净，掏出控干后，入夹布袋子内，于净砧上取自然汁，澄一宿，去其清水，入石器内，慢火煎成膏子，取出，入瓷器内收贮。每服半匙，以温酒调下。久服大有所益，如合时天暖，其榨下之汁，更不用经宿，其膏煎下，三二载并不损坏。如久远服，多煎亦无妨。

【功用】明目驻颜，行步康健，壮元气，润悦肌肤。

鹿角丸

【来源】《普济方》卷二二一引《博济方》。

【组成】鹿角一斤（或麋角，须是杀者，不用死者角。每对须要重十斤以上，去脑角，寸寸截，每五斤以东流水浸四十九日或三七日，刷，去水积

令净，入大锅内，研大丹大五升，取汁，黄蜡半斤，青盐四两，并碎锉，以甜水满锅，匀沸，煮两伏时，如混耗，续添温汤，不得入冷水，却须常另煎一锅汤添；只候角软如薯蓣取出，却刷洗令净，却着绢袋子盛，扭干，杵为末。取煮角汁漉去滓，慢火熬成膏，充和药末） 附子二两（炮，去皮脐） 川巴戟一两（去心，用糯米炒） 牛膝二两（酒浸，切，焙） 海桐皮二两（炒） 破故纸一两（净，淘去浮者，炒） 白僵蚕一两（炒） 官桂一两（去皮） 天麻一两

【用法】上为末，入一斤角霜同拌，更入青盐二两，研令匀，用白蜜一斤半，角膏一斤，同烂匀，令蜜熟和为丸，再入臼杵二千下，仍以半两真酥涂，杵臼候熟，众手为丸，如梧桐子大。每服五十丸，空心温酒送下，日午再服。

【功用】壮腰膝，明耳目，驻颜容，不老。

【主治】风冷。

五子丸

【来源】《普济方》卷二二三引《博济方》。

【别名】守仙五子丸（《遵生八笺》卷十八）。

【组成】余甘子　覆盆子（酒浸，焙） 菟丝子（去浮者，酒浸，蒸熟，焙） 五味子（炒） 车前子（酒浸，焙）各五两

【用法】上为末，取二三月间枸杞嫩叶，捣研取汁二大升，和药末，令汁尽为度。又取杏仁一升（去皮尖），与无灰酒同研，取汁五升，于银石器中煎令杏仁无苦味，然后下地黄汁半升，真酥五两，鹿角胶末五两，同于前汁中略煎过，次下五子末，以柳枝急搅之，慢火熬，可丸即并手丸，如梧桐子大。每日三十丸，空心温酒送下。如热，任意加减。

【功用】通流五脏，润泽血脉，返老成少，补助元阳，制金石药毒。

仙术汤

【来源】《太平惠民和济局方》卷十。

【组成】苍术（去皮）四十八斤　大枣（去核）二斗四升　干姜（炮）二十四两　杏仁（去皮尖，麸炒，别捣）六斤　甘草（炒）十四斤　盐（炒）二十五斤

【用法】上为细末，入杏仁和匀。每服一钱，食前沸汤点服。

【功用】辟瘟疫，除寒湿，温脾胃，进饮食；常服延年，明目驻颜，轻身不老。

延年草

【来源】《养老奉亲书》。

【别名】延年散（《遵生八笺》卷三）。

【组成】青橘皮四两（浸洗，去瓤） 甘草二两（为细末） 盐二两半（炒）

【用法】先洗浸橘皮，去苦水，微焙，入甘草同焙干，后入盐，每早晨嚼三两叶子。

【功用】通滞气，进食顺气。

【方论】《寿亲养老评释》：延年草以橘皮、甘草、食盐三味制成。青橘皮辛苦而温，功能理气健脾，燥湿化痰，开胃消食，善治食、气停滞胃脘引起的心腹气痛、胀满、食欲不振、呕吐泄泻，以及咳嗽痰多等症，以其理气消食而不伤正，老人服用堪称良药；甘草补脾胃，润心肺，清火解毒，调和诸药；食盐调和脏腑，消宿食，滋五味，长肉，通利大小便，主肠胃结热，喘逆，胸中满，令人壮健。三药相合，为顺气进食强壮之佳品，不仅宜于老人春时服用，在一年四季用之，对腹胀少食者，亦可收和胃却病延年之效。

秘传六和丸

【来源】《寿亲养老新书》卷二。

【组成】熟地黄十两　破故纸　菟丝子　白茯苓（去黑皮，晒） 山药各十两（晒干） 胡桃五十颗（须用赣州信封产者佳）

【用法】先将熟地黄、破故纸、菟丝子三味酒浸一宿；次早饭甑上蒸，日中晒干，九浸九蒸九晒，候十分干；次和白茯苓、山药二味为极细末；次用胡桃研烂，和五味令匀，用酒糊为丸，如梧桐子大。每服三十丸，空心温酒盐汤送下。

【功用】益老扶羸，助脾活血，进美饮食。

【宜忌】忌犯铁器。

三妙汤

【来源】《寿亲养老新书》卷三。

【别名】杞黄汤(《医方类聚》卷一九八引《神隐》)。

【组成】地黄　枸杞实各取汁一升　蜜半升

【用法】银器中同煎如稀饧。每服一大匙，汤调、酒调皆可。

【功用】实气养血。久服弥益人。

地黄煎

【来源】《寿亲养老新书》卷四。

【组成】生地黄十斤（浮洗漉出，一宿后，捣压取汁）　鹿角胶一斤半　生姜半斤（绞取汁）　蜜二大升　酒四升

【用法】上以文武火煎地黄汁数沸，即以酒研紫苏子滤取汁下之，又煎二十沸下胶，胶尽，下酥、蜜同汁煎良久，候稠如饧，贮洁器中。凌晨取一匕，以温酒调下。

【功用】扶衰。

金髓煎

【来源】《寿亲养老新书》卷四。

【组成】枸杞子不拘多少

【用法】逐日旋采，摘红熟者，去嫩蒂子，拣令洁净，便以无灰酒，于净器中贮之；须是瓮，用酒浸，以两月为限，用蜡纸封闭紧密，无令透气，候日数足，滤出，于新竹器内盛贮，旋于沙盆中研令烂细，然后以细布滤过，候研滤皆毕，去滓不用，即并前渍药酒，及滤过药汁搅匀，量银锅内多少升斗，作番次慢火熬成膏，切须不住手用物搅，恐粘底不匀，候稀稠得所，然后用净瓶器盛之，勿令泄气。每服二大匙，早晨温酒送下，夜卧服之。

【功用】身轻气壮、积年不废，可以延寿。

茯苓煎

【来源】《寿亲养老新书》卷四。

【组成】白茯苓五斤（去黑皮）

【用法】上药治下筛，以熟绢囊盛，于三斗米下蒸之，米熟即止，晒干，又蒸，如此三过，乃取牛乳二斗和合，着铜器中，微火煮如膏，收之。每食以竹刀割取，随性任饱服之，则不饥。如欲食，先煮葵菜汁饮之，任食无碍。

【功用】养老延年。

神仙不老丸

【来源】《寿亲养老新书》卷四。

【别名】神仙不老丹(《济阳纲目》卷六十四)。

【组成】人参（新罗者，须是团结、重实、滋润，去芦头，刷洗净，焙干，薄切，焙燥）二两　川牛膝（长三四尺而滋润者，去苗，刷洗净，焙干，寸截，用酒浸一宿，焙燥）一两半　川巴戟（色黑紫，沉重大而穿心者佳，若色带黄而浮轻者非，洗刷净，焙干，细切，酒浸一宿，焙燥）一两　川当归（大茎其稍如马尾状，滋润辛温芳香者，去芦头，刷净洗，焙干，细切，用酒浸一宿，焙燥）二两　杜仲（截之多丝者，削去粗皮，只取其肉，如去肉桂之法，然后刷洗净，焙干，横理铿碎如豆，用麦面炒令丝断色黄，去面别磨）一两半　地黄（冬节前采，以水浸沉者为是，以其肥者捣取汁，浸令浃，蒸毕，焙干，色黑味甘为度，用时以生干、熟二种焙干，酒浸一宿，滤出，竹刀细切，焙干，各称一两，忌铁器）二两　菟丝子（小如芥子，极坚硬者佳，大而轻者非，用新布撮起，挪洗，焙干，以酒浸一宿，滤出，将温汤淋去酒，焙燥，别磨）二两　柏子仁（色红而滋润者，去壳取仁，细研，临时和入众药）一两　石菖蒲（紧细节密者，去毛，刷洗净，焙干，细切，焙燥）一两　枸杞子（色白而肥润，去蒂洗净，焙干，用酒浸一宿，焙干）一两　地骨皮（色黄，入手轻者佳，重者非，略去浮皮，净洗，焙干，薄切，焙干）一两

【用法】上不可晒，只用慢火焙，若太燥则又失药气，只八分干，即于风前略吹，令冷热相激，便十分燥，取净称份量，磨如细散，火日炼蜜为丸，如梧桐子大。每服七十丸，空心、食前、临卧以盐酒、盐汤任下。

【功用】驻颜，乌髭发，大能温养荣卫，补益五脏，和调六腑，滋充百脉，润泽三焦，活血助气，

添精实髓。

【宜忌】忌食葱白、薤白、芦菔、豆粉及藕、诸般血。

神仙训老丸

【来源】《寿亲养老新书》卷四。

【别名】神仙补老丸（《医学入门》卷七）。

【组成】生干地黄　熟干地黄各五两　川椒十两（不去核）　牛膝五两（酒浸，为末）　大黑豆一升（生用）　干山药五两　赤白何首乌各十两　肉苁蓉五两　枸杞五两　藁本十两（洗）

【用法】上将白何首乌为末，放水甑内，早晨蒸，日出晒，夜间露，如此九蒸、九晒、九露，数足焙焦为末，酒糊为丸，如梧桐子大。空心温酒或盐汤送下。

《医学入门》：每服五十丸。

【功用】补下元，光泽皮肤，常服延年益寿，气力倍常，齿落再生，发白再黑，颜貌如婴儿。

【宜忌】忌萝卜。

扶老丸

【来源】《传家秘宝》卷中。

【组成】安息香（通明者）半两　破故纸一两半　莨菪子半两（炒烟用黑黄色）　苍术一两（盐水浸两伏时，去黑皮，焙干）　威灵仙一两（拣紫色条子者，洗净尖泥，焙）　人参半两（去芦头）　五味子半两

【用法】上为细末，酒炼安息成膏入在内，更少许酒面糊为丸。初服十丸，渐加至二十丸，食前、临卧服，一日二次。

【功用】温润脏腑，通和血脉，补肾气，进饮食。

神仙养命驻颜草还丹

【来源】《医方类聚》卷二〇四引《修真秘诀》。

【组成】川乌头一斤（净洗七遍，去皮脐）　枸杞根一斤（冬月取，净洗，锉）　何首乌一斤（净洗）　威灵仙一斤（净洗，并控干）　黑豆一斗

【用法】取甑一只，先入黑豆之半铺底，次纳四药，而后将豆之另一半盖于药上；将药甑谨密盖覆，慢火蒸一伏时，取药细切，其豆不用，焙干为末，以无灰酒糊为丸，如梧桐子大。每服三十丸，空腹、午、晚以温酒、盐汤任下。本方应于岁除日躬亲修合。

【功用】补精华，益骨髓，黑髭鬓，养神延寿，令邪气不侵凌，筋力不衰老、血脉通畅、神色不变。二十岁服之，一生容颜如故；中年服之，百年如故，五脏常安，四肢无疾，温黄寒热不侵。

【宜忌】忌犬肉，一生不可吃。

硫黄药酒

【来源】《普济方》卷二六五引《本草》。

【组成】老硫黄　花椒各二两　诃子七十二个

【用法】上各以生绢夹袋子盛，麻线系口，用酒一斗，浸泡十日，硫黄永不更换，椒一季一换，诃子七十二日一换，饮酒一升，即再入酒一升，饮半升，再入酒半升。每朝服一盏，临卧再服。

【功用】暖水脏，乌发鬓，明目润肤，益寿延年。

巴戟天丸

【来源】《圣济总录》（人卫本）卷一八七。

【组成】巴戟天（去心）二两　熟干地黄（焙）一两半　枸杞子一两　附子（炮裂，去皮脐）半两　甘菊花（择）二两　蜀椒（去目及闭口者，炒出汗）一两

【用法】上为细末，炼蜜为丸，如梧桐子大。每服十五丸，空心、食前温酒或盐汤送下。

【功用】益真气，长肌肉，悦颜色，美食明目。

【备考】本方方名，原书文瑞楼本作“巴戟丸”。

含香丸

【来源】《圣济总录》卷一一八。

【组成】零陵香一两　甘松（洗净，焙）二两　沉香（锉）三两　乳香四两（研）　木香五两　草豆蔻仁六两　槟榔（锉）七两　桂（去粗皮）八两　赤茯苓（去黑皮）九两　甘草（炙，锉）十两

【用法】上为末，炼蜜为丸，如小弹子大。临卧及五更初含化一丸。

【功用】下注丹田，能生津液，语言清爽，颜色悦泽，须发乌黑，止小便，明目益智，补虚劳，辟邪恶，除冷气，久服一生无患。

【主治】口臭。

石菖蒲丸

【来源】《圣济总录》卷一八五。

【组成】石菖蒲（九节者佳）一两半　柏子仁　杜仲（去粗皮，炙，锉）　百部　山芋　甘草（炙，锉）　五味子（炒）　贝母（去心）　丹参各一两　人参　防风（去叉）　白茯苓（去黑皮）　茯神（去木）各一两半　生干地黄（焙）　麦门冬（去心，焙）各二两　远志（去心）半两

【用法】上为末，炼蜜为丸，如弹子大。每服一丸，空心、食前熟水嚼下，一日三次。

【功用】平补诸虚，活血益气，润泽肌肤。久服轻身延年。

延年丸

【来源】《圣济总录》卷一八五。

【别名】枸杞子丸（《圣济总录》卷一八六）。

【组成】菟丝子（酒浸七日，炒黄）三两　枸杞子（去梗）　覆盆子（去萼）　车前子（酒浸）　巴戟天（去心）　远志（去心）　生干地黄　细辛（去苗叶）　白术（炒）　菖蒲（锉）　何首乌（去黑皮）　地骨皮　牛膝（酒浸一宿）　续断　菊花（去梗萼）各一两半

【用法】上药除菊花外，以温水和酒少许洗过，焙干，杵罗为末，炼蜜为丸，如梧桐子大。每服三十丸，空心常服；丈夫盐汤、妇人醋汤送下，午食前更一服。服至十服，其人病却有发时，是药动病本，功应也。

【功用】平补五脏，治百病；育神气，强力益志，美颜色，变髭发。

苁蓉四倍丸

【来源】《圣济总录》卷一八五。

【组成】苁蓉（酒浸一宿，去粗皮，切，焙）二两　牛膝（酒浸一宿，焙）四两　菊花六两　枸杞子八两

【用法】上为末，炼蜜为丸，如梧桐子大。每服三十丸，空心温酒送下。

【功用】补益。

还元丸

【来源】《圣济总录》卷一八五。

【别名】还元丹（《普济方》卷二一七）。

【组成】木香　干莲子（去心）各二两　沉香（末）　天雄（长大者，汤浸一食久，新水又浸两食久，去皮脐，候干，文武火炮裂，地坑子内碗合一复时）各二两　龙骨（为末，研千遍，用粗甘草半两，煎水一升，飞过，更研）二两

【用法】上为末，煮熟鸡卵黄为丸，如梧桐子大。每服三十丸，空心新水或温酒送下。

【功用】固精，补元气，悦颜色，实丹田。

还童汤

【来源】《圣济总录》卷一八五。

【组成】藿香叶　吴茱萸（汤洗，焙干，炒）　桂（去粗皮）　干姜（炮）　肉苁蓉（去皴皮）各半两　白附子　蝉蜕　天南星　菟丝子（酒浸一宿，别捣，为末）　莎草根各一分　零陵香三分

【用法】上为粗末。每用五钱匕，水半碗，煎三五沸，热洗，以软帛干裹，避风。

【功用】补壮元阳。

补中丸

【来源】《圣济总录》卷一八五。

【组成】乌头（炮裂，去皮脐）　威灵仙（去苗土）　巴戟天（去心）　苍术（米泔浸一宿，切，慢火焙干）　赤芍药各一两

【用法】上为末，酒煮面糊为丸，如梧桐子大。每服三十丸，食前温酒送下。

【功用】补虚益气，顺三焦，壮筋骨。

附子天门冬散

【来源】《圣济总录》卷一八五。

【组成】附子（炮裂，去皮脐）二两　石菖蒲　木香　桂（去粗皮）　天门冬（去心，焙）　干姜（炮）各一两

【用法】上为散。每服一钱匕，空心温酒调下。

【功用】益气补不足，却老延年。

枸杞子丸

【来源】《圣济总录》卷一八五。

【组成】枸杞子（汤洗）　菊花（拣净）　肉苁蓉（酒浸一宿，切，焙）　桂（去粗皮）　黄耆（涂酥炙，锉）　牛膝（酒浸一宿，焙）　生干地黄（酒浸一宿，焙）　远志（去心）　山芋各二两　柏子仁（酒浸，焙炒）　人参　白茯苓（去黑皮）各一两半。

【用法】上为末，以浸药酒煮面糊为丸，如梧桐子大。每服三十丸，空心用温酒或盐汤送下。

【功用】平补心肾，延年驻颜。

保寿太阳丹

【来源】《圣济总录》卷一八五。

【组成】硫黄（光明者，研两复时，取末）十一两　青盐四两半（研）　阳起石（别研如粉）　附子（炮裂，去皮脐）　牛膝（酒浸，切，焙）　楮实　桂（去粗皮）各三两

【用法】将四味草药为末，与前三味研约同搅，再研匀，别取干姜六两（细末），煮生姜面糊为丸，如梧桐子大。每服二十丸至三十丸，空心酒送下。

【功用】补下元，益精髓，去一切风冷。

麋角霜丸

【来源】《圣济总录》卷一八五。

【组成】麋角一副（用水浸七日，刮去皴皮，镑为屑，盛在一银瓶内，以牛乳浸一日，如乳耗更添，直候不耗，于麋角屑上乳深二寸，用油单数重密封瓶口，别用大麦一斗，安在甑内，约厚三寸，上安瓶，更用大麦周围填实，露瓶口，不住火蒸一复时，如锅内水耗，即旋添热汤，须频取角屑，看烂如面相似，即住火取出，用细筛子漉去乳，焙干，每料用干角屑八两）　附子（炮裂，去皮脐）　山芋各三两

【用法】上为末，以枣肉为丸，如梧桐子大。每日服十五丸至二十丸，空心温盐酒送下。

【功用】补暖元脏，驻颜。

内养丸

【来源】《圣济总录》卷一八六。

【别名】地仙丸（原书卷一九八）、益寿地仙丸（原书·文瑞楼本，卷一九八）、益寿地仙丹（《丹溪心法》卷三）。

【组成】肉苁蓉（酒浸，焙干）二两　巴戟天（去心，炒）　菊花　枸杞子（炒）各一两

【用法】上为末，炼蜜为丸，如鸡头子大。每服一丸，空心、午时、临卧盐酒嚼下。

【功用】

1.《圣济总录》：固济丹田。益寿，清头目，驻颜润发。

2.《御药院方》：补五脏，填骨髓，续绝伤，黑鬓发，和血驻颜，轻身健体，聪耳听。

【主治】本脏虚风，皮肤疮肿。

【加减】春、秋，枸杞、菊花加一倍；冬、夏，苁蓉、巴戟加一倍。

仙茅丸

【来源】《圣济总录》卷一八六。

【组成】仙茅（切片，刮去皮，米泔浸，曝干）　羌活（去芦头）　白术　狗脊（去毛）　防风（去叉）　白茯苓（去黑皮）各一两　姜黄　菖蒲　白牵牛各一两半　威灵仙（去土）二两　何首乌（去黑皮）　苍术（浸，切，焙）各一两

【用法】上药并生用，细捣为末，以生白蜜和为剂，再入臼杵三千下为丸，如梧桐子大。每服十五丸至二十丸，冷水送下，不嚼；妇人月候不通，红花酒送下。

【功用】治风顺气，调三焦，明耳目，益真元，壮筋骨，驻颜色。

远志丸

【来源】《圣济总录》卷一八六。

【组成】远志（去心）一两　山芋　人参　白茯苓（去黑皮）各半两　金箔　银箔各十片

【用法】上为末，炼蜜为丸，如梧桐子大。每服十丸，茶、酒随意送下。

【功用】强力益志，延年。

补气丸

【来源】《圣济总录》卷一八六。

【组成】葫芦巴（炒）　高良姜（炒）　补骨脂（炒）　乌头（炮裂，去皮脐）　威灵仙（去土）各半两　茴香子（炒）一两半　槟榔（生）二枚

【用法】上为细末，醋煮面糊为丸，如梧桐子大。每服十五丸，空心温酒送下。

【功用】补虚壮筋骨。

【主治】脐下撮痛及小肠气。

补真丸

【来源】《圣济总录》卷一八六。

【组成】茴香子（炒）一两　附子（炮裂，去皮脐）　巴戟天（去心）各半两　陈橘皮（汤浸，去白，焙）一两　青橘皮（汤浸，去白，焙）　补骨脂（炒）　青盐（研）各半两　牛膝（去苗，酒浸一宿，切，焙干）　蜀椒（去目并闭口者，炒出汗，取红）各一两

【用法】上为细末，用羊肾一对，去筋膜，细切，于沙盆内研令极细，入酒半升煮成糊，为丸如梧桐子大。每服二十丸，空心温酒或盐汤送下。

【功用】补元气，壮筋骨，明目驻颜。

神仙延年除风散

【来源】《圣济总录》卷一八六。

【别名】除风散（《普济方》卷二二〇）。

【组成】白术　甘菊花　白茯苓（去黑皮）　天门冬（去心）各一两　天雄（炮裂，去皮脐）半两

【用法】上为细散。每服一钱匕，空心食前温酒调下，每日二次。

【功用】延年却老，驻颜色，益气血。

【主治】八部诸风。

通神三灵丸

【来源】《圣济总录》卷一八六。

【组成】柏叶四斤（米泔浸七日，每日换泔洗净，次一日取出，近日阴处阴干，杵为末）　甘菊花一斤（蒸一日，晒干，为末）　松脂四两（用滴乳者，以桑柴灰内煮半日以上候化，取出，绞取净汁，入新水内候凝，研如粉）

【用法】上拌匀，炼蜜为丸，如梧桐子大。每服五十丸，空心、临卧茶、酒或温水送下。

【功用】延年益寿，祛风气，通荣卫，活血脉，壮腰脚。

【主治】本脏诸虚。

续命丸

【来源】《圣济总录》卷一八六。

【组成】干柏叶一斤　甘菊花（未开者）　白茯苓（去黑皮）各半两　山芋三两　熟干地黄（焙）四两　松脂一斤（用桑柴灰汁二斗煮令白色为度）

【用法】上为细末，炼蜜为丸，如梧桐子大。每服三十丸，空心温酒送下。

【功用】补虚，益气血，实丹田，悦颜色，壮筋骨。

三灵丸

【来源】《圣济总录》卷一八七。

【组成】甘菊花（去茎叶）　松脂（十斤，以桑柴灰汁煮三五次，候色白止，即用布滤，入冷水中，其精者入水即凝，其滓弃之；将精者再以无灰酒一斗，慢火微煮令软，再滤，令色白如玉。净器密收，合药旋取。炼成者，别研）　白茯苓（去黑皮）各二斤

【用法】上药除松脂外，捣罗为细末，入松脂、炼蜜和捣千余杵，为丸如弹子大。每服一丸，温酒空心嚼下。

【功用】延年驻颜。

五精煎丸

【来源】《圣济总录》卷一八七。

【组成】白茯苓（去黑皮，别取末） 甘菊花（炊一复时，不住洒酒，晒干，别取末） 菖蒲（石上生者，酒浸三日，炊一日焙干，别取末） 桂（去皮，取心中好者，别取末）各四两 天门冬（去心，焙） 白术（切作片子，白者可用） 人参 牛膝各一斤（捣碎，各以水并酒共一斗，浸药三日，绞取浓汁，滤去滓，于银器内慢火各熬成膏） 生黄精五斤 生地黄五斤（二味各捣取汁，于银器内慢火熬成膏）

【用法】上十味，先将下六味逐味取汁，熬至半斤可住火，然后将膏六件共合成三斤，以前四味散药同和匀，晒干，再入膏和匀，再入臼中杵，为丸如梧桐子大。每服三四十丸，食前后清酒或米饮送下。久服自觉神效。

【功用】益寿延年。

【主治】上膈多热，下脏虚冷，皮肤不泽，气力乏少，大便秘涩，或时泄利，头旋痰滞，口干舌强。

牛乳丸

【来源】《圣济总录》卷一八七。

【组成】黄牛乳半斤 生姜汁四两

【用法】上以生姜汁和牛乳煮熟，入椒红末一分，白茯苓、人参末各半两，熬成膏为丸，如梧桐子大。每服二十丸，食前温水送下。

【功用】润体悦色，养气补脏腑。

丹砂油

【来源】《圣济总录》卷一八七。

【组成】丹砂（研）二两 麝香（研）一分 龙脑（研）一分 蜜（炼）二两

【用法】上四味，将丹砂以水飞过，澄去清水，入后三药，一处合和，入一新竹筒内，别用铛一口，黑豆五升，安药筒子在豆内，四周令固，以火煮，候豆熟为度，将柳杖子搅，候成油取出，用瓷盒盛。每服半钱匕，空心温酒调下。

【功用】悦颜色。

丹砂椒

【来源】《圣济总录》卷一八七。

【组成】丹砂（细研一二日，用水飞过）二两 白茯苓（去黑皮，取末）一两 人参末一两 蜀椒（去目并闭口者）半斤

【用法】上药用好酒三升，于新瓷器内，向太阳三伏热时，一处用竹杖搅，令酒尽干为度。每日早晨服二七粒，冷水或温酒送下。

【功用】明耳目，暖水脏，驻颜色。

延年丸

【来源】《圣济总录》卷一八七。

【组成】白术 白茯苓（去黑皮） 甘菊花各三两 耐冬叶（一名忍冬）二两

【用法】上为末。用生地黄捣取汁，银石器内熬如膏，以药末和匀，如干，更别入炼酥蜜为丸，如梧桐子大。每服三十丸，空心清酒送下。

【功用】去风邪，补不足，明耳目，耐寒暑。

延寿丸

【来源】《圣济总录》卷一八七。

【别名】平补干地黄丸（《普济方》卷二二一）。

【组成】牛膝（酒浸，切焙） 熟地黄（焙） 枳壳（去瓤，麸炒） 地骨皮各一两 菟丝子二两（酒浸一复时，研烂入诸药）

【用法】上为末，炼蜜为丸，如绿豆大。每服三十丸，食前空心温酒送下。

【功用】乌髭发。

【主治】诸虚及虚风。

草还丹

【来源】《圣济总录》卷一八七。

【组成】菊花（拣去萼） 枸杞子（拣去尘土及蒂） 巴戟天（去心） 肉苁蓉（酒浸，焙干，切）各四两

【用法】上为末，炼蜜为丸，如梧桐子大，以丹砂为衣。每服三十丸，空心温酒或盐汤送下。

【功用】补虚冷，调元气，壮筋骨，明耳目，进饮食，和脾胃，延年。

二精丸

【来源】《圣济总录》卷一九八。

【组成】黄精（去皮） 枸杞子各二斤

【用法】上二味，于八九月间采取。先用清水洗黄精一味，令净。控干细锉，与枸杞子相和， 碎拌令匀，阴干再捣，罗为细末，炼蜜为丸，如梧桐子大。每服三五十丸，空心食前温酒下。

【功用】助气固精，保镇丹田，活血驻颜，长生不老。

大茯苓丸

【来源】《圣济总录》卷一九八。

【组成】白茯苓（炼成粉） 柏叶（蒸热，晒干，为末） 车前子（淘净，干） 地骨皮 大豆（炒，取黄） 蔓荆子（煮令苦味尽，晒干）各五两

【用法】上为末，炼蜜为丸，如梧桐子大。欲服时，隔夜食黍米粥令饱，次日服药二百丸，酒或井华水送下。

【功用】轻身不老，明耳目，强力。

【宜忌】忌房室。

大茯苓丸

【来源】《圣济总录》卷一九八。

【组成】白茯苓（炼成粉） 云母（炼成粉） 天门冬粉各二斤 羊脂 白沙蜜 白蜡各五斤 麻子油三斤 松脂（炼成者）十斤

【用法】上药入银器中，微火煎令匀，紫色乃止。为丸如小弹子大。日服三丸。

【功用】轻身不老，明耳目，强力。

大茯苓丸

【来源】《圣济总录》卷一九八。

【组成】白茯苓五斤（锉碎，甑中蒸一炊久，晒干，为末） 白沙蜜三斤 柏脂七斤（静处作灶泥，大釜于上，加甑，取白茅锉令齐整，先入甑内衬，次安柏脂在上，釜内用石灰水蒸之令消，入釜中，去甑，接取釜内脂入冷水中，以扇扇之，两人对引之三十过，复蒸，如前三遍，逐遍换釜中石灰水；取柏脂再入甑釜中，用醋浆水添深，又如上法蒸之三遍，逐遍换醋浆水；满三遍，又以好酒入釜中添深，如上法三遍，蒸炼了）

【用法】上药炼白沙蜜为丸，如梧桐子大。每服十丸。酒送下，冬月温酒送下，饥者频服之，不饥为度；如饮酒不得，只以温水送下。

【功用】轻身不老，明耳目，强力。

大茯苓丸

【来源】《圣济总录》卷一九八。

【组成】白茯苓（去黑皮）一斤半 生干地黄（焙）四两 天门冬一斤（去心，焙） 泽泻五两 胡麻一斗（炒作声）（一方无泽泻）

【用法】上药各为末，和令匀，蜜拌旋丸。每服如鸡子大，每日五六次，浆水或酒送下。

【功用】轻身不老，明耳目，增强气力。

大茯苓丸

【来源】《圣济总录》卷一九八。

【组成】白茯苓（去黑皮） 天门冬（去心，焙）各一斤 枣肉三十枚 麻子仁五斤

【用法】上药合和，于三硕米下蒸一炊久，合捣，炼蜜为丸，如鸡子黄大。早晨、近晚服一丸。渴即饮水。

【功用】轻身不老，明耳目，强力。

山精丸

【来源】《圣济总录》卷一九八。

【组成】术一斗（净刮去皮，洗控令浥浥，细锉）

【用法】上为末，以清酒二升，净瓮中浸之，一日一夜，绞去滓，纳铜器中，入釜以重汤煮之，又入白蜜一斤，阿胶四两煎之，搅令相得，候如膏即丸，如弹子大，放干，盛不津器中。每服一丸，细嚼酒下，一日三次。

【功用】久服面体光泽，面病除去，轻身延年。

山精饼

【来源】《圣济总录》卷一九八。

【组成】术一斛（净刮去皮，洗，摊令浥浥，细锉）
【用法】上为末。用水三斛，先纳术于大釜中，次入水一斛五升，文武火煮之，水耗旋添，尽三斛，煮至二日二夜，绞去滓取汁，用黍米一斛五升净淘，控令浥浥，先纳汁在釜中，次入米，煮至六七沸，又下饴五斤，微火煎至三斗乃熟，取出置案上晒干，拌作饼子，四方断之，令如梳大。每日食三饼。
【功用】轻身益寿。

天门冬丸

【来源】《圣济总录》卷一九八。
【组成】天门冬（去心） 白茯苓（去黑皮） 白蜡 白蜜 白羊脂（去膜）各一斤
【用法】上五味，先捣罗天门冬、茯苓二味为末；次以清酒五升，入大铛中煎三沸，纳羊脂煎三五沸，又纳蜜并蜡煎五沸，掠去沫；次入天门冬、茯苓末，用柳木篦不住手搅令匀，火勿令猛，候煎成膏，可丸乃丸，如樱桃大。又取大杏仁一升（汤浸，去皮尖双仁），研如膏，倾入净通油瓷瓶内，坐慢灰火中，纳前药丸子于杏仁膏中，养令色白，即取离火。每服三丸，空心温酒送下。
【功用】延年。

仙术丸

【来源】《圣济总录》卷一九八。
【组成】苍术（肥者，米泔浸）不计多少
【用法】夏、秋浸三日，春、冬浸七日，竹刀刮去皮，水洗净，瓦上蒸半日，作片子，焙干，石臼内木杵为末，炼蜜为丸，如梧桐子大。每日早晨、日午各服五十丸，酒送下。
【功用】轻身延年。

仙术丸

【来源】《圣济总录》卷一九八。
【组成】术一斛（净刮去皮，洗摊令浥，细锉）
【用法】上为末，纳净瓮中，水二斛，浸一宿，取出纳大釜中，煮令减半，加清酒五斗，煮至一斛，绞去滓；再纳釜中，微火煎之，又入炒大豆黄、天门冬末各二斗，更煎，搅和令匀，候如膏为丸，如弹子大，放干，盛不津器中。每服三丸，细嚼，温水送下，一日三次。
【功用】久服耐风寒，延年不老。

仙术茯苓丸

【来源】《圣济总录》卷一九八。
【组成】术五斤（净括去皮，洗，控令邑邑，细锉） 白茯苓三斤（去黑皮，捣末）
【用法】上药先将术捣碎，以水三斗，纳釜中煮之，至五升，绞去滓，加茯苓末，搅和令匀如膏，为丸如弹子大，放不津瓷器中。每服一丸，细嚼温水下，一日二次。
【功用】辟谷，活血驻颜，耐风寒，延年不老。

地髓散

【来源】《圣济总录》卷一九八。
【组成】生干地黄四两 莎草根 茜根 地骨皮（洗，焙） 菴蕳子 茅根各一两
【用法】上为细散。每服一钱匕，早晨温酒调下，午后再服。
【功用】却病强身延年。

回素散

【来源】《圣济总录》卷一九八。
【组成】泽泻四两
【用法】上为细散，入丹砂、云母粉各一分和之。每日服一钱匕，米饮调下。
【功用】返神归元，助气于坎室。

苍术木瓜丸

【来源】《圣济总录》卷一九八。
【组成】苍术一斤（米泔浸五宿，切，焙干，为末） 木瓜一枚（瓷碟盛，饭甑内蒸烂，去皮核）
【用法】取木瓜研如糊，拌苍术末，为丸如梧桐子大，焙干，用黄蜡不拘多少于铫内熔，将药于蜡内拌匀，取出筛子内，纸衬滚过。每服三十丸，

空心盐、酒任下。

【功用】却老驻颜。

芡实散

【来源】《圣济总录》卷一九八引河上公方。

【组成】干鸡头实（去皮） 忍冬茎叶（拣无虫污、新肥者） 干藕各一斤

【用法】上药于甑内炊熟，晒干，为细散。每服一钱匕，食后新汲水调下。

【功用】益寿延年。

李八伯杏金丹

【来源】《圣济总录》卷一九八。

【组成】肥实杏仁五斗

【用法】以布袋盛，用井花水同浸三日，次入甑中，以帛覆之，上布黄沙五寸，炊一日，去沙取出，又于粟中炊一日，又于小麦中炊一日，又于大麦中炊一日，压取油五升，澄清，用银瓶一只，打如水瓶样，入油在内，不得满，又以银元叶，可瓶口大小盖定，销银汁灌固口缝，入于大釜中，煮七复时，常拨动看油结，打开取药入器中，火消成汁，倾出放冷，其色如金，后入臼中，捣之为丸，如黄米大。每服二十丸，空心、日暮酒送下；或用津液送下。

【功用】久服保气延年，变白，除万病。

灵仙散

【来源】《圣济总录》卷一九八。

【组成】白茯苓（去黑皮） 巨胜子（去皮，炊一日） 天门冬（去心，焙） 白术 桃仁（去皮尖，炒） 干黄精各一两

【用法】上为细散。每服三方寸匕，食前水饮下，一日二次，或以蜜为丸，如赤小豆大。每服三十丸，温水送下。

【功用】轻身延年，却老还童。

胡麻丸

【来源】《圣济总录》卷一九八。

【组成】胡麻半斤（拣去土，研碎）

【用法】上以米醋三升，瓷器中煮尽醋后，入茯苓、人参、云母粉各一两，同丸如梧桐子大。每服二十丸，甘泉水下，不拘时候。

【功用】延年返老，补填骨髓，保固三田。

胡麻散

【来源】《圣济总录》卷一九八。

【组成】胡麻子 白茯苓（去黑皮） 生干地黄（焙） 天门冬（去心，焙）各八两

【用法】上为细散。每服方寸匕，食后温水调下。

【功用】益寿延年，去客热。

茯苓散

【来源】《圣济总录》卷一九八。

【组成】赤茯苓（先用水煮三十沸，晒干）四两 菊花二两 钟乳（取如鹅管、蝉翼光明者，先入银器中放在五六斗釜中，乃添水于釜内九分，釜底燃火令如鱼目沸三复时，每一复时，换水净洗刷后添水，慢火煎令鱼目沸，日足取出，入乳钵内，研极细，入水少许，更研如稀糊，乃取澄晒干，更研如粉）一两 云母（取黄白光明者，簇于大方砖上，以炭火七斤，煅通赤，从旦至暮取出，去灰，为末，入绢袋于大盆中摆之按揉，令水内澄取出晒干，更研如粉）一两 菖蒲（九节者，米泔浸三复时，逐日换泔，日足，切，晒干） 栝楼根 赤石脂（研如粉，水飞过，晒干，更研） 山茱萸（微炒） 防风（去叉） 牛膝 菟丝子（酒浸三日，控干捣末） 熟干地黄（焙） 续断 杜仲（去粗皮，炙） 山芋 蛇床子（微炒） 柏子仁 天雄（炮裂，去皮脐） 桂（去粗皮） 肉苁蓉（酒浸，去皴皮，切，焙） 牡丹皮 人参 天门冬（去心，焙） 石斛（去根节） 白术 石长生（去根节，微炙） 牡蒙 附子（炮裂，去皮脐） 苦参 玄参（水洗，麸炒焦） 独活（去芦头） 牡荆子 狗脊（去毛） 紫菀（水洗，去土，晒干） 干姜（炮裂） 黄耆（炙，锉） 泽泻 甘草（水蘸，炙） 芍药 巴戟天（去心） 沙参 远志（去心，焙） 石南叶（暖水流控干，炙） 牡蛎（捣末，

水和作团，转飞取晒干）各半两

【用法】上为散。每服一钱匕，温酒调下，一日三次，空心、日午、近晚各一次。二十日见效，四十五日诸疾并愈，一年可还童。

【功用】还精补脑，长生驻颜，却老延年。

神枕

【来源】《圣济总录》卷一九八。

【组成】当归　川芎　白芷　辛夷　杜仲（去粗皮）　藁本（去苗土）　肉苁蓉　柏实　薏苡仁　蘼芜　秦椒（去目及合口者）　木兰皮　蜀椒（去目及合口者）　桂（去粗皮）　干姜　飞廉　防风（去叉）　款冬花　人参　桔梗　白薇　荆实　山蓟　白鲜皮　乌头（去皮）　附子（去皮尖）　藜芦（去芦头）　皂荚　莽草　半夏　矾石　细辛（去苗叶）各半两

【用法】上锉，纳枕中（作枕应于五月五日、七月七日采山阳柏木，长一尺二寸、高四寸、广三寸五分、容一斗二升，选柏心赤者为盖，悉厚四分，钻黍粟大孔三行，每行四十孔），后八味毒者安下，前二十四味香者安上，既满即用竹钉钉盖，四边悉用蜡封，惟上不用封，乃以绛纱三重裹之，其药一年一易。每用冬至为首，枕及一百日，筋骨强壮，身面光泽，即去一重纱；二百日血气充实，百疾皆愈，又去一重；三百日又去一重。三年后齿发益壮，容色还童。

【功用】令筋骨强壮，身面光泽，血气充实，百疾皆愈，齿发益壮，容色还童。

金筒煎

【来源】《圣济总录》卷一九九。

【组成】乳香四两　牛乳一斗（银石器中盛，并乳香于重汤内煮，旋旋浇牛乳汁，以乳香化为度）　赤石脂半斤（细研，水飞过，于纸箱内沙上渗干，入夹绢袋，盛于饭上炊九次，每次出焙干，又炊以饭熟为度）　丹砂四两（研，水飞过，纸箱内盛，泣干）　甘草半斤（为末）　蜜（银器盛，重汤内熬，以绢袋滤过）四斤

【用法】上六味，将蜜分作九分，每一分拌乳香等，入新竹筒内盛，大竹可三四枚盛了；次用新桑白皮扎塞定筒口，令密，以黑豆、大麦水拌，铺在大甑底，上坐竹筒，次又以豆麦盖覆过，竹筒再盖覆如法，慢火炊一日，三四次添水，炊至夜，取出筒，倾药出，以瓷器盛了，入焙笼内火焙一夜，或未干又焙，令极干；再取蜜一分拌药令匀，又以新桑白皮塞口了，再入水酒拌豆麦令匀，又依前再炊一日，如前用热水洒三四次，炊一日至夜，依前取焙之；如此九炊九焙，放干成煎。每服抄一大匙许，仍须先均作一百二十服，须先服药床；如要服药床，即忌盐醋；如要治中风瘫痪，半身不遂，口眼㖞斜，语涩神昏者，分作一百四十服，亦须先服药床。

【功用】辟谷固气，却灭三尸，消荡九虫，安和五脏，镇守三田，轻身强志，拘魂制魄，延永胎根。

神仙巨胜丸

【来源】《圣济总录》卷一九九。

【组成】巨胜（酒浸一宿，九蒸九晒）　牛膝（酒浸，切，焙）　巴戟天（去心）　天门冬（去心，焙）　山芋　熟干地黄（焙）　柳桂（去粗皮）　酸枣仁　覆盆子　菟丝子（酒浸，别捣，焙干）　远志（去心）　菊花　人参　白茯苓（去黑皮）各一两

【用法】上拣择净，为末，炼蜜为丸，如梧桐子大。每服二十丸，空心温酒送下。服至一月身轻体健，万病不侵。

【功用】轻身壮阳，却老还童，去三尸，下九虫，除万病。

神仙返魂丹

【来源】《圣济总录》卷二〇〇。

【组成】丹砂　雄黄　雌黄各三两

【用法】上先细研雄黄、雌黄二味，用竹筒盛，埋北方地中，三日取出，先倾出一半，当心置丹砂（亦研令细），却用倾出一半盖之，又用云母粉（用绢袋子揉洗出，晒干）塞筒子口，埋地内，只露筒口，用炭火于筒口畔围之，缓缓烧三七日，养化成水为度，倾药水盛铜器内，垂井中五日，无井只用深盆中盛水三四寸，更置大豆半斤在内，即安药器于水上，浸五日亦得，然后逐夜于露下

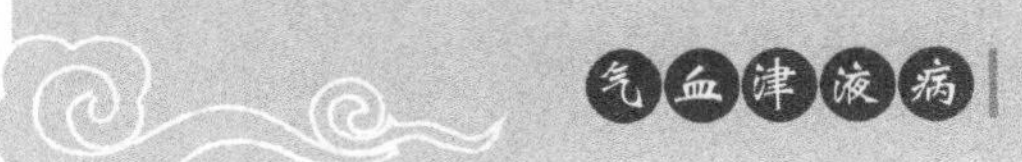

露之，日出时收，候药水赤色，可丸即丸，如胡麻子大，密收贮。若有人猝死者，安在口中即活；常人服者，每月旦日服一丸，可终生无病。若中毒药，其毒自吐出。

【功用】起死扶衰，延龄却老。

神仙灵砂丹

【来源】《圣济总录》卷二〇〇。

【别名】灵砂（《太平惠民和济局方》卷五续添诸局经验秘方）、灵砂丹（《世医得效方》卷四）、灵砂丸（《古今医统大全》卷十四）、灵妙丹（《医宗必读》卷九）。

【组成】水银四两　硫黄一两半

【用法】上先熔开硫黄即投水银，以铁匙炒作青砂子，称定四两，如重再炒，去尽黄乃已；方用煅药盒子一只，口差小者，入青砂在内，用新茶盏一只，底差大，平净而厚者，盛新汲水七分许，安盛砂盒上，以细罗赤石脂末水拌作泥，厚粘外缝令周密，盒下坐熟火猛炎得所，微扇搧之，盏中水耗旋添，令常有水，约半日许，令火自冷，取出盏底成灵砂一簇，打下称得多少，未尽者再用火依前熁之，砂成以绢袋盛，水煮三五沸，或浸半日，滤干细研如粉，水煮半夏糊为丸，如梧桐子大。每服一丸，空心井水送下。直到中脘，旋下丹田，当觉温暖。

《太平惠民和济局方》（续添诸局经验秘方）本方用法：糯米糊为丸，如麻子大。每服三丸，空心枣汤、米饮、井华水、人参汤任下。

【功用】

1.《圣济总录》：延年益寿，悦颜色，坚脏腑，壮腰脚，益血固精。

2.《太平惠民和济局方》（续添诸局经验秘方）益精养神，神气明目，安魂魄，通血脉，止烦满，杀邪魅，久服通神，轻身不老。

【主治】

1.《太平惠民和济局方》（续添诸局经验秘方）：五脏百病，营卫不交养，阴阳不升降，上盛下虚，头旋气促，心腹冷痛，翻胃吐逆，霍乱转筋，脏腑滑泄，赤白下痢。

2.《世医得效方》：痰涎壅盛，诸虚痼冷。

【宜忌】

1.《圣济总录》：忌羊血。

2.《太平惠民和济局方》（续添诸局经验秘方）：忌猪、羊血，绿豆粉，冷滑之物。

神仙太一火煅丹

【来源】《圣济总录》卷二〇〇。

【组成】圣知子（煎，掠取白花，焙干，研）二斤　绛矾（细研）五两　消石五两（细研，分作十份，每一度煅入一份）　麻油一百两（分作十份，每一度煅入一份）

【用法】上先将矾盐入消一份拌和研匀，用麻油十两和了，入固济五升瓶内，将瓦盖瓶，以炭火十斤煅，焰绝炭尽为度；取出细研，更入消一份，油一份，准前用炭十斤煅尽，如此十度，计用炭一百斤足；后取药捣罗为末，旋取少许，细研，汤浸蒸饼为丸，如梧桐子大。每服十丸，渐加至二十丸，空心冷水送下。

【功用】轻身延年，久服众疾皆愈，髭发如漆，筋骨轻健，耳目聪明。

神仙中品黄龙丹

【来源】《圣济总录》卷二〇〇。

【组成】赤石脂十两　黄牛乳汁三升　乳香（通明者）一斤　白砂蜜一斤　甘草三两（末）　白粳米三斗五升（分作五次炊药，以熟为度）

【用法】上将赤石脂研末，以生绢夹袋子贮之，于甘水净盆内浸半日，以手在水中揉摆，候澄下，刮入纸箱中，控干，取五两精细者入银盒内盛之，第一次，于上七日淘米七升，如炊饭相似，安药在内炊之，饭熟为度，夜中去其盒盖，露之星辰下一宿；第二次，于月望日依前法炊之，亦去其盒盖，夜露月明中一宿；第三次，于二十四日早晨，依前法炊之，去其盒盖，于日中晒之，要取日月星辰之气足；第四次，先将牛乳三升入大盒内，于慢炭火上逼令如鱼眼沸，下乳香候化，次入前三次炊之赤石脂末，用柳木篦搅令匀，倾于乳钵内细研，复入盒中，依前用米七升，安盒在内炊之，米熟为度；第五次，以蜜二斤入盒内，依前慢火逼之如鱼眼沸，即下前药，不住手用柳木篦搅匀，入甘草末三两，同熬令带湿便住；再用米七升，安药盒在内炊之，米熟为度，取盒于新水盆内浸半日，取出于净处顿。初服时，选天德日欲明时，空心焚香，面东七拜，以好酒调下一匙许。

【功用】延年益寿，使四气调和，经络无滞，脏腑通快，精神清爽，除一切风劳气冷大病。

神仙伏火内固丹

【来源】《圣济总录》卷二〇〇。

【组成】丹砂一两　锡蔺脂一两

【用法】上以浆水二碗同煮，水尽为度；用沙盒子一枚，将煮过砂用蜜滚过，使白附子末再滚为衣，却用黑附子末水调裹砂在心中，上下用蜀椒铺底盖满盒子，又用油调蛤粉固济口缝，外用盐泥纸筋封固，俟干用炭火五斤煅；火尽候冷取出，用纸裹丹砂，入地窍埋一宿，取出研细末，以糯米糊为丸，如梧桐子大。每日服一丸，清净冷水送下。久服无毒。

【功用】补精育神，延年悦色。

神仙益寿二气丹

【来源】《圣济总录》卷二〇〇。

【组成】丹砂二两　水银一两（同研）　百合花　夜合花　干菊花　槐花各不拘多少（同为末）

【用法】取一小瓷盒，先将四花末置于盒中至一半，次入丹砂，水银紧捺，更用知母末盖，合定，赤石脂固缝，盐泥固济，候干，置一砖上用醋灰裹定，以炭三五斤煅顶，火炭尽为度，候冷取出细研，油单裹之，垂入井水中浸三宿出火气，次取出，蒸三遍出水气，再用枣肉为丸，如绿豆大。每服一二丸，酒送下。

【功用】延年，久服身中更不出虫虱。

【主治】诸般气疾。

交藤丸

【来源】《中藏经》卷下。

【组成】交藤根一斤（紫色者，河水浸七日，竹刀刮去皮，晒干）　茯苓五两　牛膝二两

【用法】上为末，炼蜜为丸，如梧桐子大，纸袋盛之。每服三十丸，空心酒送服。

【功用】驻颜长算，祛百疾，久服延寿。

【宜忌】忌猪羊肉。

思仙丸

【来源】《鸡峰普济方》卷四。

【组成】思仙木二两　干蝎半两　五加皮　防风　萆薢　天麻　薏苡仁　续断　白术　羌活　牛膝　生干地黄各一两半

【用法】上为细末，宣州木瓜（去瓤、皮、子）半斤，先蒸过，切作片子，以好酒二升化青盐三两，同盐酒煮烂为膏，为丸如梧桐子大。每服四五十丸，空心、食前温酒、盐汤任下。如膏稠，少添酒煮面糊为丸，一日三次。

【功用】久服补五脏内伤不足，调中益气，凉血，坚筋骨，轻身。

【主治】肝肾风虚弱，腿膝酸疼，不可履地，风湿毒流注脚气，行动不得，小便余沥，里急后重。

【加减】老人，加附子一两。

麋角丸

【来源】《鸡峰普济方》卷七。

【组成】生麋角（镑为屑）十两　附子一两

【用法】上为细末，酒煮面糊为丸，如梧桐子大。每服三十丸至四十丸，空心米饮送下。

【功用】久服填骨髓，补虚劳，驻颜色，去万病。

【主治】真元亏耗，营卫劳伤，精液不固，大便不调，食少乏力。

麋角丸

【来源】《鸡峰普济方》卷七。

【组成】麋角霜一斤　白龙骨半斤（佳者，杵碎，以绢袋盛，蒸一日）　天雄十两（长大者，酒浸一伏时，炮，未得出，再于酒内浸，再浸再炮，如此经七次，候放冷，取去皮脐）　红椒半斤（去目并合口者，酒浸一宿，放微干，于新盆内以慢火炒去汗，杵筛取红）　菟丝五两（淘去浮者，酒浸一伏时，蒸一次，捣烂细，焙干）　牡蛎五两（水

浸洗，火煅通赤，放冷，研） 韭子 肉苁蓉各二两 磁石一两 金钗石斛 肉桂 巴戟 木贼各二两 朱砂一两 泽泻 阳起石各二两

【用法】上为细末，酒煮面糊为丸，如梧桐子大。每服三十丸，酒或盐汤送下。

【功用】壮筋骨，实下元，秘精，安魂定魄，却老延年，补壮腰膝。

【主治】一切风气。

延寿内固丹

【来源】《鸡峰普济方》卷十五引马子得道人传《南岳魏夫人方》。

【组成】辰砂三两半 黑附子（生） 白术各一两 没药半两 木香一两 胡芦巴一两半 硇砂半两 人参一两

【用法】上用冬月大萝卜作盒子一个，令厚一指以上，又深酌度盛药；或仓卒无大者，只用朱砂三分之一。硇砂、没药、朱砂细研，余药别捣细为末，同罗研匀，入萝卜盒内，先用赤石脂水调固盒子缝，外用六一泥六分，胶泥一分，纸筋固济，令厚一指，已上泥坐在砖上，日气中令五分干；用碳三斤煅，盒子上仍留一小窍子，以竹片子试劄，候萝卜熟为度，候盒窍子中气出及泥干萝卜熟，抽火，半炊饭许时，再添一二斤火，专守火候，不得令萝卜焦，即恐药败，以泥稍黄熟是候；放令药气透，敲开泥，切开萝卜，取出，丹自软结而香，急丸如豌豆大。每服三丸或二丸，用盐汤温酒送下；若以酒化下尤佳。渐加至五丸止。

【功用】返老还童。

【主治】男子脾肾气衰，有积及腰背冷，面黄，瘫痪中风；妇人虚冷带下。

雄黄丹

【来源】《鸡峰普济方》卷二十八。

【组成】雄黄 磁石 朱砂 硫黄各二两 牛黄一两（研细） 麝香半两（细研）

【用法】上药前四味各于乳钵内细研，水飞过，于净埚器中贮之，欲修合时，须五月五日收采青艾嫩者约一担，择取，用水净洗，木臼中烂捣，干净布中绞取汁，可五升。先浧一炉，致银锅，以慢火煎令成膏，斟酌稀稠所得，即先下磁石搅令匀，次下朱砂又搅令匀，次下雄黄又搅令匀，良久去锅下火，即下硫黄又搅令匀，次下牛黄又搅令匀，次下麝香，须细意搅，要药末匀，候可丸，即为丸如绿豆大，每日空心以温酒下五丸。

【功用】补益筋髓，延年，驻颜色，壮志气；久服可以无疾，身轻骨健，耳目聪明。

苍术丸

【来源】《类编朱氏集验方》卷八引《鸡峰普济方》。

【组成】苍术不拘多少（米泔水浸三日，逐日换水，候满日取出，刮去皮，切片，晒干，慢火炒令黄色，细捣末）

【用法】每一斤末，用蒸过茯苓半斤，炼蜜为丸，如梧桐子大。每服十五丸，空心或临卧温熟水送下。别用苍术末六两，甘草末一两，拌和匀，作汤点之，下苍术丸妙。

【功用】乌髭须，驻颜色，壮筋骨，明耳目，除风气，润肌肤，久服令人轻健。

【宜忌】忌桃、李、雀、蛤及三白。

神妙六逸丸

【来源】《洪氏集验方》卷一。

【组成】石菖蒲（九节者） 菟丝子 地骨皮 远志 生干地黄 牛膝各二两

【用法】上锉，用酒浸之，春、夏五日，秋、冬七日，慢火焙干，捣罗为末，炼蜜为丸，如梧桐子大。每服三十丸至五十丸，空心温酒送下。服至百日，老却少容；服至一年，发如漆；过二年，颜如童子；三年骨髓坚实；四年精神爽清。

【功用】老换少壮，轻身强记，驻颜悦色，发白变黑，开心中迷忘，聪明耳目。

【方论】石菖蒲能开心孔，聪明耳目，益智不忘，出音声，治耳聋，高志不老；菟丝子补不足，益气力，坚筋骨，主口苦燥渴，久服轻身延年；地骨皮主五脏邪气，燥热消渴，裨益真气，久服轻身，坚筋骨，不老，耐寒暑；远志补不足，除邪气，益精神，注智，聪明耳目，去皮肤中热，久服轻身不老，好颜色，益心；生干地黄填骨髓，长肌肉，去胃中宿食，补五脏，通血脉，益气力，

利耳目；牛膝能助人筋骨，偏治腰疼，益真气，变白发，久服轻身不老，耐寒暑。

苁蓉茸附丸

【来源】《洪氏集验方》卷三引督府王翰林方。

【组成】鹿茸一两（先用草烧去毛，切作片子，用酥炙令香熟为度） 苁蓉四两（酒浸一宿，切作片子，焙干） 菟丝子六两（酒浸二宿，炒令半干，捣作饼子，焙） 牛膝二两（酒浸一宿，切，焙） 熟干地黄二两（炒，焙） 真乌药一两 川五味子一两 附子一两（炮，去皮脐） 白术一两 天麻一两 补骨脂一两（炒） 葫芦巴一两（炒） 茴香一两（炒） 干淡木瓜一两 沉香一分 木香一钱（面煨） 丁香二钱（不见火）

【用法】上为细末，酒糊为丸，如梧桐子大。每服三五十丸，空心、临卧以米饮、温酒、盐汤任下。

【功用】平补真元，益养脾肾，固精壮气，暖胃思食。

内固丹

【来源】《宣明论方》卷十二。

【组成】肉苁蓉（酒浸） 茴香（炒）各二两 破故纸 胡芦巴（炒） 巴戟（去心） 黑附子（炮） 川楝子 胡桃仁各四两（面炒）

【用法】上为末，研桃仁为膏，余药末和匀，酒面糊为丸，如梧桐子大。每服十丸至三十丸，食前温酒、盐汤送下。虚者加至五七十丸。

【功用】补养肾气，调和脾脏，轻身延年，明目乌须。

仙茅丸

【来源】《杨氏家藏方》卷九。

【组成】仙茅 白茯苓（去皮） 山药 九节蒲各一两

【用法】上件并锉，内仙茅不犯铁器，以法酒拌匀，于饭上蒸，以饭熟为度，晒干、捣罗为细末，枣肉为丸，如梧桐子大。每服五十丸至一百丸，空心温酒、盐汤任下。

【功用】大补益，壮元阳；久服延年益寿。

沉香鹿茸丸

【来源】《杨氏家藏方》卷九。

【组成】鹿茸二两（酒炙） 附子（炮，去皮脐）半两 沉香半两 麝香一钱一字（别研）

【用法】上为细末，将肉苁蓉一两半，酒煮烂，研细，别入酒熬成膏为丸，如梧桐子大。每服五十丸，空心、食前温酒或盐汤任下。

【功用】补虚益真气，暖下焦，助老扶弱。久服强健。

保真丸

【来源】《杨氏家藏方》卷九。

【组成】肉苁蓉（酒浸一宿，切，焙） 菟丝子（酒浸一宿，焙） 茴香 川楝子肉（炒） 威灵仙（去土净，锉） 菖蒲（九节者，锉） 五味子 破故纸（炒香） 葫芦巴（炒） 苍术（米泔浸一日，焙干） 白龙骨（生） 独活 木香各二两 牛膝（酒浸一宿，焙） 覆盆子（拣净者） 天仙子（炒香） 杜仲（去粗皮，切细，微炒去丝） 熟干地黄（洗，焙） 白姜（炮） 枸杞子 川椒（炒去汗） 萆薢 赤石脂 巴戟（去心秤） 青盐（研，和药） 麝香（别研）各一两

【用法】上为细末，将别研者再同研匀，用好酒煮面糊为丸，如梧桐子大。每服五七十丸，空心、食前温酒或盐汤送下。

【功用】补虚羸，接真气，充实骨髓，益寿延年。

保命延龄丸

【来源】《杨氏家藏方》卷九。

【组成】苣胜子（去皮，九蒸九晒） 补骨脂（酒浸一宿，焙） 牛膝（酒浸一宿，焙） 甘菊花 天门冬（去心） 菟丝子（酒浸一宿，湿杵作饼，火焙再杵） 枸杞子 人参（去芦头） 肉苁蓉（酒浸一宿，切，焙） 白茯苓（去皮） 巴戟（去心，生用） 酸枣仁 柏子仁 山药 覆盆子 五味子 楮实 天雄（炮，去皮尖）各一两 肉桂（去粗皮）四两 生干地黄八两（切细，新瓦上炒令干）

【用法】上为细末，春夏用白沙蜜、秋冬用蒸枣肉

为剂，加好胡桃十枚（去皮），同药剂于臼内捣为丸，如梧桐子大。每服三十丸，加至五十丸，空心、食前温盐汤送下。

【功用】安神养气，补填骨髓，起弱扶衰，润泽肌肤，聪明耳目。久服黑髭发，牢牙齿，能夜读细书，心力不倦。

枸杞子丸

【来源】《杨氏家藏方》卷二十。

【别名】老鸦丹。

【组成】枸杞子　苣胜子　菟丝子（酒浸软，别捣）　覆盆子　当归（洗，焙）　熟干地黄（洗，焙）　干山药　白茯苓（去皮）　白芍药　白术　白疾藜（炒去刺）　牛膝（酒浸一宿）　香白芷　延胡索　荜澄茄各一两　破故纸二两（炒）。

【用法】上为细末，用无灰酒煮面糊为丸，如梧桐子大，候干，以苍耳叶罨一宿。每服三十丸至五十丸，空心温酒或盐汤送下。

【功用】滋补真元，通流血脉，润泽颜色，久服乌髭须，延年耐老。

延寿丹

【来源】《普济方》卷二二六引《伤寒直格》。

【组成】牛膝（去芦，酒浸一宿）　菟丝子（酒浸一宿）　远志（去心）　地骨皮　石菖蒲　甘菊花　熟干地黄各等分

【用法】上为细末。用浸药酒熬面糊为丸，如梧桐子大。每服十五丸至二十丸，空心临卧温酒送下，一日三次。

【功用】清心益志，和血驻颜，延年益寿。

【主治】元脏虚冷，筋骨缓弱，肝肾不足，精神困乏。

地仙酒

【来源】《普济方》卷二六五引《十便良方》。

【组成】蔷薇根茎（锉碎）

【用法】上熟蒸，晒干为末，酒调。每服二钱，一日三次。亦可浓煮汁为煎，酒调服更佳。

【功用】延年益寿。

蜀仙丹

【来源】《是斋百一选方》卷一引钱观文方。

【组成】辰砂四两（细研，水飞过）　杏仁二两（去皮尖，研）　宣州木瓜三枚

【用法】将木瓜切下盖子，以竹刀斡去瓤，先入朱砂实按，次入杏仁填满，却以盖子覆之；用竹签定，以生绢袋子裹之，入瓷器中蒸一百遍，候数足取出；刮去木瓜粗皮，为细末，候可丸即丸，如绿豆大。每服十丸，空心温酒米饮送下 。

【功用】大壮元气，去百病。

【宜忌】木瓜忌铁。

扶老强中丸

【来源】《是斋百一选方》卷二。

【组成】吴茱萸（拣净，炒）四两　干姜（炮）四两　大麦蘖（炒）十两　神曲（锉，炒）二十两（一方有陈皮、青皮各二两）

【用法】上为细末，炼蜜为丸，如梧桐子大。每服四五十丸，米饮送下，熟水亦得，不拘时候。常服只用面糊为丸。

【功用】久服温暖五脏，大健脾胃，充实肌体，养真气，通和血脉，能逐宿食，除痰饮，散积滞，消胀满，破癥结，化水谷，补中壮气，令人喜食。

既济丹

【来源】《是斋百一选方》卷四。

【组成】嫩鹿茸三两（酥炙）　牛膝（酒浸一宿）　肉苁蓉（酒浸一宿）　熟干地黄（酒浸，蒸）　当归（去芦，酒浸一宿）　柏子仁（别研入）　枸杞子（酒浸一宿）　酸枣仁（微炒，别研）　沉香（别研）　山药（炒）　远志（用甘草半两煮，去甘草不用）　茯神各一两半　附子二两半（炮，去皮脐）

【用法】上焙干，为细末，枣肉为丸，如梧桐子大。每服五六十丸，空心、食前温酒、盐汤送下。

【功用】升降水火，育神益血，久服延年，令人不老。

煮香汤

【来源】《是斋百一选方》卷二十。

【组成】木香　丁香　檀香　沉香　人参各二两　甘草一两　槟榔半两　白茯苓（去皮）二两　（一方入藿香半两）

【用法】上细锉，以好水二升，同煮令水尽为度；或于银器内贮重汤，干窨尤妙。先择软烂者切，焙令半干，入体燥者一处焙干，捣罗为末。不入盐，加茶点服。

【功用】《丹溪心法附余》：驻容颜。

返精丸

【来源】《魏氏家藏方》卷六。

【别名】养血返精丸（《医部全录》卷三三二引《集验方》）。

【组成】破故纸二两（隔纸炒令香熟）　白茯苓一两（去皮）

【用法】上为细末，用没药半两（捶破），以无灰煮酒浸，高没药一指许，候如稠饧状，搜前二味为丸，如梧桐子大。每服三五十丸，随食汤送下。如没药性燥难丸，再以少酒糊同搜丸，食前服。

【功用】高年服之嗜欲不衰，髭须如漆，长生。

【方论】茯苓定心，没药养血，破故纸补肾。

补益延寿膏

【来源】《魏氏家藏方》卷四。

【组成】生干地黄　熟干地黄各四两（并洗净）　川当归（去芦，酒浸）　防风（去芦）各二两

【用法】上为细末，用大藕三条去皮节，切片，研，取汁一碗，同前药于银石器内熬成膏子令厚，入蜜四两同熬成膏，却顿砂器内。每用一匙，空心或日午、临卧以酒调服。半月见效，面色红润。如不饮酒人，入沸汤调之亦无碍。

【功用】活血通气，养神安志，面泽体润，不生疮疡。去山岚瘴气等。

既济补真丹

【来源】《魏氏家藏方》卷六。

【组成】大附子二只（生，去皮脐，每只作四片）　阳起石（酒煮三日，研如粉）一分　伏火灵砂一分（研细如粉）　天雄一对（每只劈作四片，生，去皮，同附子入青盐半两，以水三升同煮，令水尽为度，切，焙干用）　磁石（连吸五七针者，火煅红，醋淬十四次，研细如粉，水飞，去赤浊水）半两（别研）　鹿茸（去毛，酥炙）　麋茸（去毛，酥炙）　舶上茴香（炒）　补骨脂（炒）　川当归（酒浸一宿，去芦）　牛膝（酒浸一宿，去芦）各一两　钟乳粉　荜澄茄　夜明砂　肉豆蔻（面裹煨）　枸杞子　杜仲（去皮，盐炒）　丁香各半两（不见火）　菟丝子二两（淘净，酒浸三宿，焙干）（前药共为细末）　腽肭脐（酒浸，研）　沉香（不见火）　神曲（炒）各半两（并为细末）　麝香半钱（别研）　安息香一分（酒化，别研）　羊髓二两（研烂）　肉苁蓉一两（先去咸，研令极烂）　羊石一对（去筋膜，研烂）

【用法】将后八味用水二升，同于银石器内重汤熬，不住手搅成膏，和前药末为丸，如梧桐子大。每服百丸，空心食前，盐汤或温酒送下。

【功用】补诸虚不足，升肾水以制心火，降心火以暖肾水，交感阴阳，既济关元，生真精，和中焦，使上下升降，百骸安和，温暖脾胃，健壮脚膝，明目聪耳，添精补髓，益寿延年。

【主治】眼昏力弱，肤腠不密，脏腑不实，真阳虚惫，血弱气耗。

【宜忌】忌食羊肉。

不老丹

【来源】《儒门事亲》卷十五。

【组成】苍术四斤（米泔水浸软，竹刀子刮去皮，切作片子；一斤用椒三两，去白炒黄，去椒；一斤用盐三两炒黄，去盐；一斤用好醋一升，煮泣尽；一斤用好酒一升，煮泣尽）　何首乌二斤（米泔水浸软，竹刀子刮去皮，切作片子，用瓦甑蒸。先铺黑豆三升，干枣二升，上放何首乌；上更铺枣二升，黑豆三升，用炊单复着上，用盆合定，候豆枣香熟，取出，不用枣豆）　地骨皮（去粗皮）二斤

【用法】上为细末，用椹汁搜和，如软面剂相似，

瓷盆内按平，上更用椹汁，药上高三指，用纱绵帛覆护之。昼取太阳，夜取太阴，使干；再捣，罗为细末，炼蜜为丸，如梧桐子大。每服六十丸，空心温酒送下。

【功用】乌髭驻颜，明目延年。

【主治】一切诸风。

【宜忌】忌五辛之物。

蜜煮朱砂丹

【来源】《普济方》卷二六五《家藏经验方》。

【组成】辰砂十两（去夹石者） 蜜十斤 人参 白茯苓 白术 附子 川椒 仙灵脾 龙胆草 白芍药 熟地黄 黄耆 肉苁蓉 远志 巴戟 破故纸 石斛 菟丝子 益智 五味子 柏子仁 黄菊花 覆盆子 麦门冬 枸杞子各一两

【用法】上锉细，各取一半于瓶内盛，以绢袋子盛好块砂十两，以麻线悬于瓶口竹片子上，注河水半瓶，重汤煮过三昼夜，取出候干，再入蜜十斤，并前件一半余药，倾于蜜内搅匀，复入砂子袋子内，依前悬挂，河水煮十五昼夜，取出焙干，研过令细，以糯米粽子尖角为丸，如梧桐子大。每服五七丸，空心煎人参或枣汤送下。

【主治】定心志，轻身体，明目。

妙香丸

【来源】《普济方》二六四引《余居士选奇方》。

【组成】白胶香 乳香 朱砂 雄黄 蜡 茯苓各等分

【用法】上为细末，炼蜜为丸，如弹子大。临服之时，饱食面一腹，然后服此药，可永停食。

【功用】休粮绝食，轻身健力，壮气血。

补益还少丸

【来源】《普济方》卷二二六引《简易方》

【组成】山药 牛膝各一两（酒浸一宿） 白茯苓（去皮） 枳实 五味子 杜仲（去皮，姜汁水、酒炙香熟） 山茱萸 巴戟（去心） 远志（去心） 熟地黄 肉苁蓉（酒浸一宿，切，焙） 石菖蒲（去心） 枸杞子各半两 苍术半斤 莲肉四两

【用法】上为末，炼蜜为丸，或入蒸饼枣肉为丸，如梧桐子大。每服五十丸，空心、食前温酒、盐汤任下，日进三服。若一服加一丸，数服五日，眼目有力，十日眼明，半月筋骨盛，二十日精神爽，一月夜思饮食。此药无毒，平补性温，百年无忌。

【功用】久服牢牙去风，明目壮髓，百病俱除，永无肿痫，行步轻健，颜色光泽。

【加减】若热，加山栀子；心气不宁，加麦门冬；精神恍惚，加五味子；阳事不举，加续断。

茸附丸

【来源】《类编朱氏集验方》卷八。

【组成】黄狗脊一条（去两头，截作五七段，带些肉用） 硇砂一两（研，以浆水二升调匀，方下脊骨在汁中浸三日，炭火炙干，以汁尽令黄色，捣细后入诸药） 肉桂（去皮） 附子（炮） 菟丝子（酒浸二日，蒸，焙干） 杜仲（姜制） 干姜（炮） 鹿角胶（炒） 肉苁蓉（酒浸，焙）各一两 蛇床子（炒） 葫芦巴 阳起石（酒煮一日，研）各半两 鹿茸（蜜炙）一两半 黄狗内外肾一付（酒煮，焙干）

【用法】上为细末，用枣肉五两，酥一两，相和为丸，如绿豆大，晒干。每服二十丸，盐汤送下。

【功用】补下元伤惫，驻颜悦色，壮筋力，去百病。

秋石丸

【来源】《类编朱氏集验方》卷八。

【组成】秋石一两 白茯苓 南参 山药 川当归（酒浸）各半两 血茸（蜜炙）二两 龙骨（煅）半两 大附子（炮）一只 沉香一钱半 辰砂二钱半（别研，一半为衣，一半入药）

【用法】上为细末，鹿角胶煮酒为丸，如梧桐子大。每服三四十丸，盐汤、温酒任下。

【功用】益精生血，补养心肾。

菟丝子丸

【来源】《类编朱氏集验方》卷八。

【组成】菟丝子（酒浸一宿，焙） 泽泻（酒浸一宿，略蒸，焙） 大附子（炮，去皮） 肉桂各五两 苁蓉（酒浸一宿，焙） 杜仲（制） 熟地黄（投水中沉者是，酒浸一宿，焙） 白茯苓（去皮） 猢孙姜（去毛，炙） 山茱萸（去核） 茴香（炒） 石斛（焙） 川续断（焙） 川牛膝（酒浸一宿，焙） 荜澄茄各三两半 金铃子（去核） 干姜（炮）各四两 川巴戟（去心，酒浸一宿，焙） 桑螵蛸（蜜炙） 覆盆子 五味子 川芎各二两半 天台乌药八两

【用法】上为细末，不犯铜铁器，酒糊为丸，如梧桐子大。每服二三十丸，盐汤、温酒任下；如脚弱，木瓜汤下。

【功用】益颜色，去万病，安五脏，填骨髓，和耳目，轻身延年。

【主治】男女虚劳。

二灵丹

【来源】《御药院方》卷六。

【组成】何首乌（雌雄各半，采、刮、捣，俱不犯铁，用第一淘米泔浸一伏时，漉出。于银器内，先排枣一重，各擘开，上铺何首乌一重，又用枣一重，复再何首乌一重，令尽，次日取清河水入于药内，药上有水约五指，用慢火煮，候枣极烂并何首乌稍软，取出，不用枣，只拣何首乌入在清冷水中浸少时，用竹刀子刮去黑皮及两面浮沫令净，竹刀切作薄片子，慢火焙干，取净）一斤 牛膝（拣去芦头并细梢，只取中间粗者，折作半寸，用好酒浸二宿，取出焙干，净）半斤

【用法】上药一处拌和，入石杵臼内捣罗为细末，炼蜜为丸，如梧桐子大。每日服六十丸，空心温酒或米饮送下。服至半月，加至七八十丸；又服至一月，加至一百丸。服之百日，前疾皆去。

【功用】补暖腑脏，祛逐风冷，利腰膝，强筋骨，黑髭发，驻容颜，性温无毒，久服轻身，延年不老。

永寿丹

【来源】《御药院方》卷六。

【组成】苍术（米泔浸一宿）十六两 熟干地黄四两 天门冬（去心）八两 白茯苓四两 何首乌 地骨皮四两

方中何首乌用量原缺。

【用法】上为细末，炼蜜为丸，如梧桐子大。每服五十丸，空心温粥饮汤送下。渐加至八十丸。

【功用】补阴气，益子精。

延寿丹

【来源】《御药院方》卷六。

【组成】松脂三十两（依法煮炼白者） 茯苓 甘菊花一十两 柏子仁十两

【用法】上为末，炼蜜为丸，如梧桐子大。每服二十丸，空心温酒送下；或盐汤亦可，一日三次。

【功用】补精髓，益气壮元阳，轻身耐老。

【主治】肾经不足。

延生护宝丹

【来源】《御药院方》卷六。

【组成】菟丝子（水淘净，酒浸软，取末）三两 肉苁蓉（酒浸，切焙）二两（二味浸药酒各多著，要熬膏子） 家韭子四两（水淘净，用枣二两同煮，令枣熟，去枣，水淘净滓干，再用酒浸一宿，慢火炒干，称二两） 蛇床子二两（水淘净，枣三两同煎，令枣熟，去枣焙干，称一两） 晚蚕蛾（全者）二两（用酥少许，慢火微炒） 木香半两 白龙骨一两（用茅香一两同煮一日，去茅香用帛裹，悬在井中浸一宿，取出） 鹿茸 桑螵蛸（锉，炒香） 莲实（去皮，炒熟） 干莲花蕊 胡芦巴（微炒）各一两 丁香半两 南乳香（别研）半两 麝香（别研）二钱

【用法】上药除乳香、麝香、菟丝子末外，同为细末；将前菟丝子末三两，用浸药酒二升，用文武火熬至一半，入荞麦面两匙（重一两），用酒调匀，下膏子内搅匀；次下乳香，麝香，不住手搅，轻沸熬如稠糊，放冷；此膏子都要用尽，恐硬，入酒少许，与前药末和为丸，如梧桐子大。每服

三十丸，绝早日未出时，温酒入炒盐少许送下。静坐少时，想药至丹田，以意斟量渐加丸数。如阳道衰，精滑者，空心临卧各进一服。

【功用】补元气，壮筋骨，固精健阳，通和血脉，润肌泽肤，益寿延年。

苁蓉丸

【来源】《御药院方》卷六。

【组成】苁蓉（酒浸，焙干）二两　楮实子　枸杞子　地肤子　金毛狗脊（去毛）　五味子　覆盆子　菟丝子　干山药　补骨脂（微炒）　远志（去心）　石菖蒲　萆薢　杜仲（去粗皮，锉，炒）　熟干地黄　石斛（去根）　白茯苓（去皮）　牛膝（酒浸，焙）　泽泻　柏子仁（微炒，别研）各一两　山茱萸（酒浸，取肉）一两

【用法】上为细末，酒面糊为丸，如梧桐子大。每服六七十丸，食前温酒送下，一日一二次。

【功用】壮元气，养精神。

两炒丸

【来源】《御药院方》卷六。

【组成】半夏六两（切作片子）　龙骨六两（碾为末）　木猪苓六两（切作厚片子）

【用法】上药，先用生姜一斤，切作片子，换热水洗半夏七遍，去生姜不用，只将半夏一味同木猪苓一处拌匀，炒半夏微干，碾破半夏为末，用无灰酒打面糊为丸，如梧桐子大，于银器中，用木炭五斤炒药丸子，不犯铜铁，用新瓷罐子一个，只用龙骨养药丸子，择去木猪苓不用。每日空心服五十丸。觉手足暖住。

【功用】补下元，养精，令人少病。

助神丸

【来源】《御药院方》卷六。

【组成】何首乌（用千里水淘粱米泔浸软，用竹刀去皮，晒干，雌雄各半同称，赤者为雄，白者为雌）三十两　生地黄（投于水中，拣沉底者，于柳木甑中铺匀，瓦釜中用千里水，木甑安于釜上，桑柴火蒸，蒸得气通透，日中晒干，用生地黄自然汁洒匀，再晒干，如此蒸晒九返，晒干）十两　当归（净洗，去芦头，焙干）七两　穿心巴戟七两（酒浸，焙干）　五味子（去枝，炒焙干）七两

【用法】上五味同于木杵臼中为细末，用地黄自然汁于银石器中熬成膏，为丸如梧桐子大，用瓷器贮放。每服七十丸，空心、食前各进一服，用温酒与地黄煎各半相和送下。

【功用】滋阴助阳，益血气，黑敖敖，润泽皮肤，荣养肌肉，明目，壮筋骨，益精补髓。

【主治】阴器不能运用。

【宜忌】畏芜荑、忌猪羊血。

【加减】如小便浑浊，加泽泻七两；如大便秘涩，加柏子仁七两；如气不顺，加木香七两。

何首乌丸

【来源】《御药院方》卷六。

【别名】二多丹（《普济方》卷二二一）。

【组成】何首乌（雌雄各半，用第一淘米泔浸一伏时，次日漉出，于银器内先排枣一重，各擘开，上铺何首乌一重，再上排枣一重，复再铺何首乌一重，令尽，次日入清河水于药上，有水约五指以来，用慢火煮，候枣极烂并何首乌稍软取出，不用枣，只拣何首乌入清水中浸少时，用竹刀刮去黑皮及两面浮沫令净，竹刀切作薄片子，慢火焙干，取净）一斤

【用法】上为细末，炼蜜为丸，如梧桐子大。每服六十丸，空心温酒或米饮送下，服至半月，加至七八十丸，又服一月，加至一百丸，服之百日。

【功用】

1.《御药院方》：补养五脏六腑，强筋壮骨，黑髭发，坚固牙齿，久服延年益寿，驻颜色。

2.《普济方》：补暖脏腑，祛逐风冷，利腰膝。

【宜忌】刮、捣者俱不犯铁。

胡桃丸

【来源】《御药院方》卷六。

【组成】破故纸　杜仲　萆薢　胡桃仁各四两

【用法】上为细末，次入胡桃膏子拌匀，再捣千余

下，丸如梧桐子大。每服三十至五十丸，空心温酒盐汤下。

【功用】益精补髓，强筋壮骨，延年益寿，悦心明目，滋润肌肤，令壮年高人脏腑不燥结。

【宜忌】《普济方》：忌羊血。

草灵丹

【来源】《御药院方》卷六。

【组成】生地黄三十二两（细切，用无灰酒一斗，夜浸昼晒，七日酒尽，焙干） 鹿茸二两（酥炙黄，焙干，为末） 肉苁蓉二两（酒浸七日，研为泥，焙干） 牛膝一两（酒浸七日，焙干） 桂心一两 蛇床子一两 菟丝子一两（酒浸七日，研为末，焙干） 远志一两（去心） 大枣一百个（煮熟，去皮核，焙干）

【用法】上为细末，炼蜜为丸，或酒、蜜、面糊为丸，如梧桐子大。每服三十丸，温酒送下。

【功用】补肾益真，滋荣养卫，填实骨髓，坚固牙齿，聪耳明目，延年不老，悦颜色，黑髭鬓。

养寿丹

【来源】《御药院方》卷六。

【组成】远志（去心） 菖蒲 巴戟（去心） 白术 茯苓 地骨皮 续断 枸杞子 甘菊花 细辛 熟地黄 车前子 何首乌 牛膝 苁蓉 菟丝子（二味酒浸） 覆盆子各半两

【用法】上为细末。炼蜜为丸，如梧桐子大。每服二十丸，空心温酒送下。

【功用】补五脏，散麻痛，驻容颜，黑髭鬓，壮筋骨，久服不老。

神功七宝丹

【来源】《御药院方》卷六。

【组成】腽肭脐三两 黑附子（炒）三两 阳起石（火烧通赤，研）二两 钟乳粉二两 鹿茸（去毛，涂酥炙）三两 龙骨二两 沉香一两 麝香半两

【用法】上为细末，再入麝香研匀，酒煮面糊为丸，如梧桐子大。每服五十丸，空心温酒送下。

【功用】补益真元，固精实髓，通畅百脉，悦泽颜色，久服延年益寿，强力壮神。

神仙六子丸

【来源】《御药院方》卷六。

【组成】菟丝子一两（细，酒浸一宿，焙） 金铃子一两 枸杞子一两 覆盆子一两 五味子一两（焙） 蛇床子一两（炒） 何首乌一两（酒浸一宿，焙） 地骨皮三两（酒浸一宿，焙） 木瓜一两 舶上茴香二两（盐炒） 熟地黄三两（焙） 牛膝三两（酒浸一宿，焙）

【用法】上为细末，用浸菟丝子酒澄清作面糊为丸，如梧桐子大。每服五十丸，空心食前温酒送下，日进一服。

【功用】常服养精髓，养气血，壮筋骨，补肾水，滑肌肤，驻容颜，黑髭鬓。

【主治】男子气血衰败，未及年五十之上，髭鬓斑白，或年少人髭鬓苍黄。

【宜忌】忌萝卜、生韭、薤、蒜菜。

【加减】如要疾黑，前药内加人参、茯苓、石菖蒲各一两。药后百日内变黄白色如黑漆。

金樱煎

【来源】《袖珍方》卷四引《医方大成》。

【组成】金樱子

【用法】霜时取金樱子，先擦洗去刺，然后去瓤，杵烂，用酒酢取汁，绢帛滤过，慢火熬成膏，后入檀香诸香在内，瓦罐收贮、沸汤点服酒调。

【功用】活血驻颜。

杨梅煎

【来源】《医方大成》卷八。

【组成】熟杨梅

【用法】上药于瓦器内腌一宿即炼，用绢袋搦出汁，慢火熬成膏，瓦罐贮。每用入蜜少许，沸汤点服。

【功用】驻颜容。

枸杞丸

【来源】《医方类聚》卷一九七引《经验秘方》。

【组成】枸杞一斤（用青盐二两，芝麻二两，小茴香二两，川椒二两同炒，候枸杞微黄，去余药不用） 熟干地黄（酒蒸，焙干） 白茯苓 白术 甘菊花各三两

【用法】上为细末，炼蜜为丸，如梧桐子大。每服四五十丸，空心温酒送下，干物压之。

【功用】活血驻颜，暖水脏。

神仙不老丹

【来源】《医方类聚》卷一五三引《经验秘方》。

【别名】不老丹（《普济方》卷二二三）。

【组成】莲子一斤（酒浸三日，炒干） 白茯苓半斤（去皮） 藕节一斤半（洗净，晒干） 枸杞子半斤 干熟地黄四两 九节菖蒲四两

【用法】上为细末，酒糊为丸，如梧桐子大。每服五十丸，空心好酒或白汤送下，每日三次。

【功用】令耐老无病，髭须如漆，颜色若童。

梅觉春丹

【来源】《医方类聚》卷一五三引《经验秘方》。

【组成】沉香 木香 安息香 荜澄茄 丁香各半两 牛膝一两（去须，酒浸） 仙灵脾三钱 滴乳三钱（另研） 肉豆蔻半两（面裹煨） 赤石脂一两（水飞） 巴戟一两（去皮心） 川木通半两（吹透气者） 通草三钱（肥大者） 头红花一两 茯苓一两（雪白者，去皮） 泽泻半两 吴茱萸三钱 山茱萸三钱 覆盆子三钱 朱砂半两（水飞） 肉苁蓉二两（肥大者，酒浸一日，漉出控干） 蛇床子半两（脊尖者，酒浸一伏时，绢帛扭干，微炒） 川续断一两（折断，有藤花者） 莲花蕊一两（新者） 五味子半两（炒） 川楝子二两（去皮取肉，微炒黄） 川山甲一两（脊尖者，酒浸二宿，火内炮干） 莲子心半两 白术半两 八角茴香一两（入盐少许，同炒香为度） 鹿茸一两（酥煮）

【用法】上除乳香、安息香、朱砂别研外，余者一处为细末，与前三味和匀，以无灰酒打糊为丸，如梧桐子大，以小瓷瓶收贮，勿令泄气，服之必用火日。每服五十丸，空心温酒送下，干物压之。次日，比及服药，先煮萝白葱汤蒸洗之，至晚再服三十丸。

【功用】利气去痰，消饮食，壮筋骨，驻容颜，添精神，身轻健。

【宜忌】忌猪、羊血。

还少丹

【来源】《本草纲目》卷二十七引《瑞竹堂经验方》。

【组成】蒲公英一斤（一名耩耨草，又名蒲公罂，生平泽中，三四月甚有之，秋后亦有放花者，连根带叶取一斤洗净，勿令见天日，晾干，入斗子） 解盐一两 香附子五钱

【用法】后二味为细末，入蒲公草内淹一宿，分为二十团，用皮纸三四层裹扎定，用六一泥（即蚯蚓粪）如法固济，入灶内焙干，乃以武火煅通红为度，冷定取出，去泥为末。早、晚擦牙漱之。吐、咽任便，久久方效。

【功用】固齿牙，壮筋骨，生肾水。

茯苓丹

【来源】《医方类聚》卷一五三引《瑞竹堂经验方》。

【组成】白茯苓（去粗皮，为细末，淘净，阴干）四两 头面十三两 人参（末）三钱 青盐少许

【用法】上用量水成剂，如大指，以文武火烧熟，验数分，作十日服食，一日服三料。夏加干莲子肉一两，余月加干山药一两。

【功用】延年益寿，黑髭发。

五神还童丹

【来源】《瑞竹堂经验方》卷三。

【别名】五精丸（《古今医统大全》卷六十六）。

【组成】赤石脂 川椒（炒） 辰砂 茯神 乳香各一两

【用法】枣肉为丸，如梧桐子大。每服一百丸，空心温酒送下。

【功用】乌发，明目，延寿。

牛髓膏子

【来源】《饮膳正要》卷一。
【组成】黄精膏五两　地黄膏三两　天门冬膏一两　牛骨头内油二两
【用法】上药将黄精膏、地黄膏、天门冬膏与牛骨油一同不住手用银匙搅，令冷定，和匀成膏。每服一匙，空心酒调下。
【功用】补精髓，壮筋骨，和气，延年益寿。

阿菜汤

【来源】《饮膳正要》卷一。
【组成】羊肉一脚子（卸成事件）　草果五个　良姜二钱
【用法】上药同熬成汤，滤净，下羊肝酱同取清汁，入胡椒五钱。另羊肉切片，羊尾子一个，羊舌一个，羊腰子一付，各切甲叶，蘑菇二两，白菜一同下清汁、盐、醋调和。
【功用】补中益气。

松黄汤

【来源】《饮膳正要》卷一。
【组成】羊肉一脚子（卸成事件）　草果五个　回回豆子半升（捣碎，去皮）
【用法】上同熬成汤，滤净，熟羊胸子一个，切作色数大，松黄汁二合，生姜汁半合，一同下炒葱、盐、醋、芫荽叶，调和匀食之。
【功用】补中益气，壮筋骨。

苦豆汤

【来源】《饮膳正要》卷一。
【组成】羊肉一脚子（卸成事件）　草果五个　苦豆一两（系葫芦巴）
【用法】上同熬成汤，滤净，下河西兀麻食，或米心餮子，哈昔泥半钱，盐少许，调和。
【功用】补下元，理腰膝，温中，顺气。

天门冬膏

【来源】《饮膳正要》卷二。
【组成】天门冬不以多少（去皮，去根须，洗净）
【用法】上为末，布绞取汁，澄清滤过，用瓷器、砂锅或银器，慢火熬成膏。每服一匙头，空心温酒调下。
【功用】

1.《饮膳正要》：轻身，益气，令人不饥，延年不老。

2.《寿世保元》：补肺润五脏。

【主治】

1.《饮膳正要》：积聚，风痰，癫疾，三虫，伏尸，瘟疫。

2.《医学正传》：血虚肺燥，皮肤折裂，及肺痿咳脓血。

肉苁蓉丸

【来源】《丹溪心法》卷三。
【组成】山茱萸一两　苁蓉二两（酒浸）　楮实　枸杞　地肤子　狗脊（去毛）　五味　覆盆子　菟丝子　山药　故纸（炒）　远志（去心）　石菖蒲　萆薢　杜仲（去皮，炒）　熟地　石斛（去根）　白茯苓　牛膝（酒浸）　泽泻　柏子仁各一两（炒）
【用法】上为末，酒糊为丸，如梧桐子大。每服六七十丸，空心温酒送下。
【功用】壮元气，养精神。

延寿丹

【来源】《丹溪心法》卷三。
【组成】天门冬（去心）　远志（去心）　山药　巴戟各二两　赤石脂　车前子　菖蒲　柏子仁　泽泻　川椒（去目，炒）　熟地　生地　枸杞　茯苓　覆盆子各一两　牛膝（酒浸）　杜仲（炒）　菟丝子（酒浸）　苁蓉各四两　当归（酒洗）　地骨　人参　五味子各一两
【用法】上为末，炼蜜为丸，如梧桐子大。每服七十丸。
【功用】延寿。

神仙五子丸

【来源】《医方类聚》卷一五三引《烟霞圣效方》。

【组成】覆盆子　五味子　蛇床子（醋拌浸，炒干用）　菟丝子（酒浸三日，焙干用）　巴戟（去心）　白茯苓　续断　肉苁蓉　牛膝（二味酒浸二宿，焙干）　枸杞子　干山药　熟干地黄（细切，焙干用）　肉桂（去皮）　槟榔　黑附子（炮裂，去皮）各一两　枳实一两（麸炒）　干姜一两（炮）

【用法】上为细末，炼蜜为丸，如梧桐子大。每服二十丸至三十丸，空心温酒送下。服药十日气力生，半月阳气胜，二十日精髓坚，一月气力俱壮，皮肤滑润，冬不冷，夏不热，白发再黑，壮若童颜，妇人服之，肌体温润。

【功用】生气力，坚精髓，温润肌肤，耐寒热，乌发，驻颜。

枸杞还童丸

【来源】《普济方》卷二一八引《德生堂方》。

【组成】茅山苍术一斤（四两酒浸，四两米泔浸，四两盐水浸，四两醋浸，各浸已日，将苍术和合作一处，自初伏一日为始，早晨朝东晒，日午南晒，至晚西晒，夜则露天明放，至伏尽日收起不晒，如遇天阴下雨，收藏至晴明日再晒）　西枸杞子一斤（晒干，另研细用）。

【用法】上为末，和匀，酒糊为丸，如梧桐子大。每服五七十丸，空心枣盐汤或酒送下，或米饮汤下亦可。

【功用】益气延年。

【主治】肝肾俱冷，眼目昏花，饮食少进。

【验案】延年　古杭陈鉴，以此常服，年近九十，亲笔传神不减少年；余人服之，咸有效验。

沉香永寿丸

【来源】《普济方》卷二一九引《德生堂方》。

【组成】莲肉一斤（先用酒浸一日后，装入雄猪肚内，缝合，将浸莲肉酒添水煮；猪肚大一个，小二个。取出晒干，肚不用）　茅山苍术一斤（分作四份，一份酒浸，一份泔浸，一份盐水浸，一份醋浸；春秋五日，夏三日，冬七日）　白茯苓四两　沉香　木香　熟地黄各一两　五味子　小茴香　川楝子（炮）　西枸杞子　山药　柏子仁　破故纸（用芝麻同纸一处炒香，去芝麻）各二两（以上同研细末）

【用法】上加青盐半两，同为末，酒为丸，如梧桐子大。每服五十丸，加至七十丸，空心温酒或盐汤送下，以干物压之。

【功用】大补元阳，滋益脾胃，调顺血气，添补精髓。

【验案】养生益寿　大梁郭文乡尚书常服此药，年至八十，精力倍加。得其方者，服之俱效。

神仙巨胜子丸

【来源】《普济方》卷二二三引《德生堂方》。

【别名】乌金丸（原书卷二二一）、神仙巨胜丸（原书卷二二一）。

【组成】生地黄　熟地黄　何首乌各四两　巨胜子（九蒸九晒）二两　人参　肉苁蓉（酒浸）　牛膝（酒浸）　菟丝子（酒浸）　天门冬（去心，酒浸）　破故纸（酒浸，炒）　巴戟（去心，酒浸）　干山药　五味子　楮实（炙）　覆盆子（净）　鹿茸（嫩红色者，生用）　柏子仁（去壳，另研）　酸枣仁（去壳，另研）　白茯苓　西枸杞各一两　核桃十枚（去壳取仁，另研烂后，入药内再研匀）

【用法】上为细末，用枣一斤，去皮核煮熟研烂，与药末和匀为丸，如梧桐子大。每服五七十丸，空心以温酒或盐汤送下，服后干物压之，丸数任意加减。

【功用】滋血气，壮元阳，髭发反黑，安魂定魄，改易容颜，通神仙，延寿命，生骨髓，扶虚弱，展筋骨，润肌肤，补益丹田，接养真气，活血荣颜，百病永除，根本坚固，水火既济，常服身体轻健，气力倍加，行走如飞。

【验案】种子延年　昔有一老人，耳聋目昏，年至七十无子，服此药后，齿落更生，发白再黑，二妻生一十三子，寿至一百余岁。

还童丹

【来源】《普济方》卷二二四引《德生堂方》。

【别名】保灵丹、延寿丹、阴阳丹。

【组成】沉香　白茯苓　木通　熟地黄　晚蚕

蛾　桑螵蛸　巴戟（酒浸，去心）　安息香（研）　益智仁　牛膝（酒浸）　胡芦巴（酒浸）各一两　木香一两半　红花　没药（研）　莲心　莲肉（净）　细墨（烧烟）　五色龙骨（煅）　朱砂各五钱　菟丝子（酒浸）七钱半　苁蓉一两二钱（酒浸）　破故纸七钱（酒浸）　青盐三钱　麝香一钱　海马一对（微酥炙炒）　母丁香七钱

【用法】上为细末，酒糊为丸。每服三十丸，加至五十丸，空心酒送下。此药不湿不燥，老少可服，大通气血，驻颜生精，服之七日见效。夏月茶清下妙，干物压之。

【功用】壮气血筋力，助脾胃，进饮食，益颜色，添精髓，固元阳。

蒺藜散

【来源】《普济方》卷五十。

【组成】蒺藜子一石（于七月、八月熟时收，晒干，舂去刺）

【用法】上为末。每服二钱，新汲水调下，一日三次，勿令中绝。

【功用】断谷长生。服之一年以后，冬不寒，夏不热；服之二年，老者复少，鬓白复黑，齿落重生；服之三年，身可长生。

马齿膏

【来源】《普济方》卷一一六。

【组成】马齿苋一石（水二石，以一釜煮之，澄清候用）　蜡三两

【用法】上煎成膏；烧灰敷之亦良；又可细研切煮粥。

【功用】延年长寿，明目，止痢。

【主治】

1.《普济方》：三十六种风。及患湿癣白秃。疳痢。

2.《医学入门》：三十六种风疮，多年恶疮及臁疮、杖疮，疔肿。

苍术丸

【来源】《普济方》卷二一八。

【组成】苍术（好者）六两（去皮，酒浸二两，醋浸二两，泔浸二两）　干熟地黄一两　莲子肉半两（酒浸软，装在猪肚内）　五味子　枸杞子　破故纸各一两　羊白肠一条（将破故纸装在肠内，俱用焙干，一处碾为细末）

【用法】上为末，酒糊为丸，如梧桐子大。每服四五十丸，葱温酒送下。

【功用】补精益气。

万氏延年丹

【来源】《普济方》卷二二三。

【组成】川乌一两　苍术（竹刀刮去皮用）二两　好花椒二两（炒出汗）　小茴香二两（微炒）　白茯苓二两　南木香一两

【用法】上为细末，酒糊为丸，如梧桐子大。每服八十丸，空心温酒、盐汤送下，以干物压之。

【功用】补益、轻身、延年。

长生不老丹

【来源】《普济方》卷二二三。

【组成】苍术一斤（四两酒浸，四两醋浸，四两盐汤浸，四两米泔水浸）　莲肉一斤（用猪肚一个，入莲肉煮，去肚不用）　五味子四两　茯苓四两　枸杞子四两　熟地黄四两

【用法】上为细末，酒为丸，如梧桐子大。每服三五十丸，酒或盐汤送下。

【功用】补益，轻身延年。

远志丸

【来源】《普济方》卷二二三。

【组成】远志　茯苓　细辛　菟丝子　木兰　续断　人参　菖蒲　龙骨　当归　芎　茯神各五分

【用法】上为细末，炼蜜为丸，如梧桐子大。每服七丸至十丸，日二夜一。

【功用】明目益精，长志倍力，久服长生耐老。满三年益智。

应验打老丹

【来源】《普济方》卷二二三。

【组成】白茯苓（去皮） 甘菊花 川芎 干山药 乌药 金铃子 覆盆子 钟乳粉（研） 山茱萸 云母石（火飞过，研） 续断（去芦头） 肉苁蓉（酒浸一宿，焙） 附子（炮，去皮脐） 蛇床子 桂心 天雄（炮，如无，附子代之） 巴戟（水浸，去心） 鹿茸（去毛） 远志（去心） 白术 麦门冬（去心） 牡蛎（煅） 生地黄 玄参（去芦） 独活（去芦） 柏子仁 五味子 干姜（炮） 泽泻 丹参（去芦） 紫菀（去芦） 黄耆（去芦） 蔓荆子（去萼） 枸杞子 牡丹皮 密蒙花 芍药 甘草（炙） 苦参（去皮） 石斛（去根） 熟地黄（去芦） 杜仲（炒） 人参（去芦头） 牛膝 荜拨 赤石脂（研） 天门冬（去心） 沙参 菟丝子（酒浸一宿） 茴香 藁本（去毛，拣净）各等分

【用法】上为细末，炼蜜为丸，如梧桐子大。每服三十丸，不拘时候。温酒送下，一日三次。服至六十日见效。

【功用】补丹田，安魂魄，壮筋骨，暖下元，添精髓，身轻体健，益寿延年，除百病，长生不老，驻颜色。

【验案】年老无子 薛侍郎使经泥川，见一女子将老人捶之，因问其故。女子曰：乃妾之子也。薛问：汝年几何？答曰：一百六十七岁。昔有伯父，向隐居于华山。一日归，见妾夫妇，年老无子，手足不遂。令服此药，至一百日，身轻体健，气力加倍，手足顿愈，变为童颜，经一年乃有此子。薛曰：愿闻此方。女子遂以授之。

驻年方

【来源】《普济方》卷二二三引本草方。

【组成】鸡头实

【用法】上作粉食之。

【功用】延年益气，悦心明目，补添筋骨。

【主治】一切遗精、滑精。

【宜忌】禁食芸苔、羊血。

鹿马宝元丹

【来源】《普济方》卷二二三。

【组成】珍珠 琥珀 朱砂 金箔 银箔 真玉屑 珊瑚屑 犀角屑各等分（均细研） 沉香 木香 丁香 乳香 檀香 人参 茯苓 白术 芍药 缩砂 桂花 当归 川芎 白芷 甘草（生） 白豆蔻各等分（五香十一药，随意多少，研为细末） 早籼米 晚粳米（炒） 好糯米 大粟米 造面麦（五谷美种，各随意多少，炒熟，为末）

【用法】上以白马、雄鹿宰取肉，节次剔去鹿、马全体之骨，捶碎熬髓，收攒下，待骨体全有，却用大锅总熬，去骨，将髓汁换砂锅，或银器内更熬，鹿、马膂肉茎肉，另锅熬至糜烂，同熬，下髓汁擂和成膏。先用前项宝香药末拌和，随意用五谷炒碾末，肉汁尽用，拌和干，少用好酒搜和为丸，如弹子大。不拘时候，随意细嚼，盐酒、盐汤、饭水咽下，丸药仍以麝香为衣。

【功用】扶阳抑阴，补益延年。

神仙巨胜子丸

【来源】《普济方》卷二二四。

【别名】益寿丹。

【组成】黄精 木通 当归 黄耆 莲子 广木香 枸杞子 肉苁蓉（酒浸） 熟地黄（酒浸） 何首乌 人参 破故纸（酒浸） 柏子仁 巴戟（酒浸，去皮） 山茱萸 巨胜子（煎，去皮，燥干） 干山药 菟丝子（酒浸） 杜仲（酒浸） 酸枣仁 五味子（酒浸）各二两 天雄一对 石菖蒲（酒浸） 楮实子 甘菊花 牛膝（酒浸三日） 小茴香（炒）各一两 川乌头（炮） 白茯苓 覆盆子 远志（去心，酒浸，焙） 天门冬（酒浸，去皮）各一两

【用法】上为细末，春、夏炼蜜为丸，秋、冬枣肉为丸，如梧桐子大。每服三十丸，空心温酒送下，每日二次。服至一月，真气完成；至五十日，头白再黑；百日，颜如童子。

【功用】除百病，补真气，乌发，驻颜，耐寒，种子，延年益寿。

【主治】耳聋眼暗，诸病。

【加减】如无天雄，可以附子代之。

万应延寿丹

【来源】《普济方》卷二二五。
【别名】万应延龄丹（《奇效良方》卷二十一）。
【组成】麦门冬一两（去心） 天门冬一两（去心） 熟地黄一两（酒蒸） 生地黄一两（酒洗） 人参一两 干山药二两 牛膝三两（酒浸） 巴戟二两（去心） 泽泻一两 肉豆蔻四两（酒浸，洗） 杜仲一两（姜汁炒去丝） 枸杞子一两（酒浸，洗去须） 赤石脂一两（煅） 远志一两 白茯苓一两（去皮） 覆盆子一两 地骨皮一两（酒洗，去土） 五味子六两半 车前子一两 石菖蒲一两 柏子仁一两 川椒七钱 菟丝子三两（酒浸） 山茱萸一两
【用法】上为细末，炼蜜为丸，如梧桐子大。每服三十丸，空心温酒送下，初服每日三次，二日至三日，每日只一次。渐加至五十丸，老者加百丸。服四十九日见效，至百日百病散去，身体荣润。
【功用】《奇效良方》：补诸虚不足。
【方论】小便或落杂色恶物，是肾间病出；五日间气痞，是脏腑间寒热气出；至七日唇口生津液，粗觉腹痛勿怪；十日全体渐肥润；至二十日，鼻顶辛酸，消除腹中一切痛证；四十五日语言雄壮，胸膈微痛，或吐微血，去积滞思虑郁结；至百日百病皆散，身体强健，至诚候合服饵，其效不浅也。

吴府紫金丹

【来源】《普济方》卷二六五。
【组成】朱砂十两（研细，使帛五寸，夹绢袋子盛之） 附子一两半 甘草一两半 川乌头三两 苍术三两 草乌头三两 紫芫花三两（上为粗末，使生绢一尺五寸，缝作袋子三只，分上件三袋盛了，将上件草药三袋围朱砂袋子在内，使麻索子一处紧系袋口，于银锅内悬，胎水煮一日取出，解开，不用草药，将朱砂焙干，入乳钵内再研细，将大小水火鼎罐子一副，火前炕干，大罐子内使生姜自浆汁涂数次，令干，将大片云母数片，先入在罐子底，次入银箔十片，金箔十片，在云母上，方入朱砂，又再入金箔十片、银箔十片盖砂，又入云母数片盖金银箔，次将小罐子，坐在大罐子口上，使醋拌赤石脂泥固济口缝，用铁线十字系定上下两个罐子作一处，使盐泥固济，约厚一分，阴干，以砖泥阔尺五一炉灶，候干，烧熟炭十斤，放在炉底，把药罐子虚悬坐于火上，其上下罐子内，常以汤瓶添水令满，罐子四面稍添火围定煅之，每朱砂一两约干尽八两水为度，十两朱砂共使水五斤，水尽取出药炉放冷，将罐子敲开，朱砂自结成镜面锅子一团取出，其余砂石，并皆不用，将朱砂秤知钵两，用白夹绢袋子盛了，约每一两朱砂，使酽醋二升，用银锅悬朱砂袋子煮，候醋尽为度，将朱砂焙干，再依后段入盒子内煅） 天南星 地骨皮 川椒 五倍子各四两
【用法】上为粗末，用蜜拌匀，以面径六寸，深六寸沙盒一个，先将蜜拌者草药铺一重在盒底，厚一寸半许，上铺橘叶一重，盖药令遍，却将朱砂劈作数块，滚蜜，使昆仑纸裹排在橘叶上，再用橘叶盖砂令遍，却将蜜拌者草药实满盒子，盖定，以醋拌赤石脂泥固济口缝，使铁线子十字紧系定，用盐泥纸，上用地黄龙粪固济盒子，约厚二分，阴干，放平地上，用醋炭五升作一拔，盖朱砂盒子，名曰老君拔，使阴阳炭三十斤煅，约余剩烬二三斤以来，去炭，用生土一担遍盖一宿，开拔将盒子内草药不用，将朱砂吹净纸灰，入乳钵细研，米糊为丸，每朱砂一两，分作六七十丸。每服三五粒，空心浓煎枣汤送下。
【功用】久服健神养气，百病顿除，绝无炎僭之患。

菖蒲丸

【来源】《普济方》卷三七七。
【组成】菖蒲（石上一寸九节者） 宣连 车前子 生地黄 苦参 地骨皮各一两
【用法】上为末，炼蜜为丸，如黍米大。每服十五丸，食后以饮送下，不拘时候。
【功用】令人长寿。
【主治】少小热风痫，兼失心者。
【宜忌】忌羊肉血、饴糖、桃、梅果物。

还元丹

【来源】《臞仙活人心方》卷下。

【别名】补养还元丹（《医方类聚》卷一五三）。

【组成】黄犍牛肉不拘多少（去筋膜，切作棋子大片，用河水洗数遍令血味尽，仍浸一宿，次日再洗一二遍，水清为度。用无灰好酒入瓷器坛内，重泥封固，用桑柴文武火煮一昼夜，取出焙干为末，其至如黄沙为佳，焦黑无用。每用末半斤，入后药一斤为则） 山药四两（重用葱、盐炒，去葱、盐，为末） 白茯苓四两（用坚实者，为末） 莲肉四两（去心，葱、盐炒） 小茴香四两（去枝梗，微炒香，末）

【用法】上为末，用红枣二十个，蒸烂，皮肉相离捞起，剥去皮核，研为膏，加好酒入药和剂为丸（切勿用面糊、米饮之类），如梧桐子大，晒干透心。每服五十丸，空心温酒送下，初服每日三次，服久后每日一次。

【功用】安五脏，消百病，能令瘦者肥，补虚损，实精髓，固元气。

糊　犬

【来源】《臞仙活人心方》卷下。

【组成】犬一只（黄者大补，黑者次之，余色者又次之）

【用法】退净毛，剔去骨，盐、酒、醋浴过。每肉一斤，用醇酒一盏，醋一盏，白盐半两，油、酱少许，前料量下拌匀；再用冬瓜一个，切去盖，取出瓤，将肉盛于内，仍用盖合了，又用竹签签定，纸封住不令漏气，以稻草将冬瓜缠定，外用盐泥固济，却用稻糠火烧半着，将冬瓜埋在火中，不用大火煨，过一宿至次日割开，任意食之，其冬瓜亦可食也。如无冬瓜，只用砂锅、瓦罐煮之。

【功用】安五脏，补绝伤，益阳事，轻身益气。

【宜忌】莫与蒜同食，能损人。

仙方椒苓丸

【来源】《本草纲目》卷三十二引《邵真人经验方》。

【组成】真川椒一斤（炒去汗） 白茯苓十两（去皮）

【用法】上为末，炼蜜为丸，如梧桐子大。每服五十丸，空心盐汤下。

【功用】补益心肾，明目驻颜，顺气祛风，延年。

【宜忌】忌铁器。

延年草

【来源】《奇效良方》卷十七引刑和璞真人方。

【组成】上等白盐花五两（再淋煎用，须要雪白） 新舶上茴香四两 青皮一斤（汤浸三日，换水，候苦味出尽，然后去瓤，切作指面大，方去子） 甘草六两（炙，锉）

【用法】上用甜水一斗，同药入银锅内熬，不住手搅，勿令着衣，置密器中收，不得走气；候水尽取出，慢火炒令干，不得有炒焦气；选勤谨者一人，专一掌之。去甘草、茴香不用，只取贮青皮。如伤生冷及果实蔬菜之类，即嚼数片，气通即无恙；常服一两片极佳。老人小儿皆可服，尤宜老人，清晨食后嚼数片。

【功用】安神导气，消酒食，益脾胃，安神健体。

秘传玉液还丹

【来源】《松崖医径》卷下。

【组成】枸杞子　五味子　覆盆子　菟丝子（酒浸） 巨胜子（炒，去皮） 生地黄（酒洗） 熟地黄（酒洗） 天门冬（去心） 麦门冬（去心） 人参　钟乳粉　鹿茸（酥炙） 甘菊花（酒洗） 肉苁蓉　山药（炒）各等分　沉香（另研为衣）

【用法】上为细末，候采降雪丹（即室女初行天癸）为丸，如梧桐子大，沉香为衣。每服五十丸，空心三意酒送下；若无降雪丹，炼蜜为丸亦可。

【功用】延年益寿。

【主治】老人虚人，真阴虚损。

八仙糕

【来源】《医学集成》卷二。

【组成】芡实四两　条参　玉竹　山药　莲米　茯苓　苡仁　扁豆各二两　米一升　黑芝麻　黑小豆各一茶杯　核桃仁三两　花椒一撮

【用法】共炒，研为末。不论酥油、猪油、红糖、白糖，随意调服。

【功用】大养脾胃，长服益寿延年。

八仙长寿糕

【来源】《医学集成·补遗》卷二。

【组成】北耆　人参　茯苓　山药　莲米　芡实　苡仁　扁豆各一两

【用法】加糯米一升，炒黄磨细，入白糖一斤，打成糕。随食；调服亦佳。

【功用】大养脾胃，益寿延年。

还元秋石乳酥丸

【来源】《万氏家抄方》卷四。

【别名】还元秋石丸（《医学入门》卷七）。

【组成】秋石半斤（只同乳粉等分，收秋露数晚，复晒干听用）　乳粉四两（晒制之法，乳汁若干，即下铜锅内煎熬成膏，用大瓷盘取起，盛于日下晒之，以水浸于盘下易干）　白茯苓一斤（为末，以水淘去浮面心梗）　天门冬（洗净，去心，晒干）　人参（去芦）　熟地（酒浸洗，烘干）　生地（酒浸洗，烘干）　麦门冬（洗净，去心，晒干）　甘州枸杞（净）各四两

【用法】上为末，炼蜜为丸，如梧桐子大。每服三十丸，白滚汤或醇酒送下。

【功用】安五脏，消百病，令瘦者肥，补虚损，实精髓，固元气。

金主杖鹿角霜丸

【来源】《万氏家抄方》卷四。

【别名】斑龙珠丸。

【组成】鹿角霜十二两　天门冬末（净）　麦门冬末（净）　生地末（净）　熟地末（净；俱如法制）各二两　厚黄柏四两（先用酒浸一宿，焙干，又以盐水浸一宿，焙干，碾为细末，净）四两

【用法】共前药末，搅匀，外用蜜十二两炼，滴水成珠，入酒化鹿角霜四两，待温和前药搜为丸，如梧桐子大。每服五十丸，空心温酒送下，或盐汤亦可。

【功用】益力气，补精髓，强阳壮阴，固精补肾，滋血补脑，济阴阳，固元气，久服延年悦色，面如童少。

【加减】冬，加干姜一钱五分（炒黑）。

少阳丹

【来源】《扶寿精方》。

【组成】苍术（乃天之精也。米泔浸半日，先刮去皮，晒干，捣罗细末）一斤　地骨皮（乃地之精也。温水洗，捶打遍，去心，晒干，捣罗细末）一斤　桑椹（乃人之精也。用黑熟者）二十斤（入瓷盆内揉烂，绢袋内榨汁，去滓）

【用法】将前二末投在汁内，调匀，放大瓷盆内晒干，从朝至暮四十九日，采日之精；夜有月明时，高置净露台上，采月之华，亦须四十九度。复捣为末，炼蜜为丸，如小赤豆大。每服十丸，无灰酒送下，一日三次。

【功用】

1.《扶寿精方》：服至一年，发白返黑；三年面有童颜，寿年无算。

2.《济阳纲目》：健脾去湿，息火消痰，久服身轻。

延寿丹

【来源】《扶寿精方》。

【组成】赤白何首乌（鲜者，竹刀刮去皮，切片。如无鲜者，用干者，米泔浸一宿，以瓷片刮皮，舂作弹子大）各一斤　牛膝（去芦）半斤（用黑豆三升，同二乌木甑一处，蒸一日，取牛膝去心，共捣成泥，晒干为末）　菟丝子半斤（酒浸蒸熟，舂去皮，晒干，扬净，复舂为米）　白茯苓（去皮，舂作弹子大）一斤（用人乳五升浸透，蒸透熟）　破故纸半斤（炒香为末，外加）　生地黄二斤（一斤酒浸，九蒸九晒；一斤只酒浸透用）　赤茯苓（去皮）一斤（用牛乳同前制）

【用法】上为极细末。皆勿犯铁，炼蜜为丸（炼蜜滴水成珠，取俟三日火毒退方合用），每一丸重一钱二分。每服一丸，一日三次，空心酒送下；午间姜汤，临睡淡盐汤送下。必如此引，不可错乱。久服渐渐加大。初服三四日，小便多或杂色，是五脏中杂病出；二七日唇红生津

液，再不夜起；若微有腹痛，勿惧，是搜病；三七日，身体轻便，两乳红润；一月鼻觉辛酸，是诸风百病皆出。

【功用】补血生精，泻火益水，强筋骨，黑须发。

延龄聚宝丹

【来源】《扶寿精方》。

【别名】保命丹（《扶寿精方》）、延龄聚宝酒（《遵生八笺》卷十七）。

【组成】何首乌（去皮） 赤白各一两 生地黄（肥嫩者）八两 熟地黄（鲜嫩者，俱忌铁） 白茯苓（去皮） 莲蕊 桑椹子（紫黑者） 甘菊花（家园黄白二色） 槐角子（十一月十一日采，炒黄） 五加皮（真正者）各四两 天门冬（去心） 麦门冬（去心） 石菖蒲（一寸九节者） 苍耳子（炒，捣去刺） 黄精（鲜肥者） 肉苁蓉（酒洗，去甲心膜） 甘枸杞（去蒂，捣碎） 人参 白术（极白无油者） 当归（鲜嫩者） 天麻（如牛角尖者） 防风（去芦） 牛膝（酒洗） 杜仲（姜汁浸一宿，炒断丝） 粉甘草（去皮，炙） 沙苑白蒺藜（炒，舂去刺） 茅山苍术（去皮，泔浸一宿，忌铁）各二两五钱

【用法】上锉，生绢袋盛，无灰醇酒九斗，瓷坛中春浸十日，夏浸七日，秋冬浸一十四日，取出药袋，控干，晒，碾为末，炼蜜为丸，如梧桐子大。每服五十丸，无灰酒送下，每五更服三小杯药酒，仍卧片时；年久亦然；但觉腹空，并夜坐服三杯，最益。

【功用】畅快百骸，潜消百病，强身壮体，聪耳明目，固齿坚牙。

【宜忌】服酒后，切忌生冷葱蒜，韭白，莱菔，鱼，脱落尘事，诚心修服无间。

【验案】养生　林以和，自三十九服本方至今六十四岁，宿病咸愈，身体强壮，须发不变，耳目聪明，齿牙坚固，精神胜常。

还少丹

【来源】《扶寿精方》。

【组成】何首乌半斤（黑豆一碗，水三碗同煮，去豆） 牛膝（酒浸，炒） 生地黄（酒浸，九蒸九晒） 肉苁蓉（酒浸，刮去浮甲心膜，酒拌蒸，酥炙）各六两 黄柏（去皮，炒褐色，先用酒浸） 补骨脂（酒浸一宿，东流水洗，蒸半日） 车前子（微炒） 柏子仁（微炒） 麦门冬（水润，去心，微炒）各四两 天门冬（去心，酒拌蒸）二两

【用法】上为细末，用煮熟红枣去皮核，同炼蜜共为丸，如梧桐子大。每服五十丸，空心、午前酒送下。至百日，逢火日摘去白发，生出黑发。

【功用】发白返黑，益精补髓，壮元阳，却病延年。

【宜忌】忌莱菔、猪血、羊肉。

胡麻延寿丹

【来源】《扶寿精方》。

【组成】春季三月用：胡麻 秋石 何首乌 生地黄 粉甘草各四两 秋季三月用：前三味各四两 熟地黄四两 甘草一两 夏、冬二季用：前三味各四两 白茯苓四两 甘草一两

【用法】上为细末，每一料，用炼蜜一斤为丸，如梧桐子大。空心、午间食远、临卧各一服，好酒下。

【功用】交通心肾，水火既济，坎离交媾，祛宿病，生新血，乌须黑发，聪耳明目，健步，保生延年。

胡尚书壮阳丹

【来源】《扶寿精方》。

【组成】莲肉（水浸，去皮心）八两 甘枸杞 芡实 干山药 白茯苓（去皮） 山茱萸（去核）各四两

【用法】上为细末，熟糯米一升，炒黄色为末，白糖五两，酥油五两拌匀，瓷器贮。每服五六匙，早朝沸水汤、酒任调下，干物压之。

【功用】滋补元阳，美颜益寿。

草还丹

【来源】《扶寿精方》。

【别名】草还益元丹（《仁术便览》卷三）。

【组成】山茱萸（酒浸，取肉）一斤　破故纸（酒浸一日，焙干）半斤　当归四两　麝一钱
【用法】上为细末，炼蜜为丸，如梧桐子大。每服八十一丸，临卧酒、盐汤送下。
【功用】益元阳，补元气，固元精，壮元神，延年续嗣。

秘传二仙糕

【来源】《扶寿精方》。
【别名】秘传三仙糕（《东医宝鉴·杂病篇》卷四引《集略》）、八仙糕（《外科正宗》卷一）。
【组成】人参　山药　白茯苓　芡实仁　莲肉（去皮心）各半斤　糯米一升半　粳米三升半　蜜半斤　白糖十斤
【用法】上为细末，合匀，将蜜糖溶化，和末掺挼得宜，小木笼炊蒸之，上以米一撮成饭，则药成矣，取起尽作棋子块，慢火上烘干作点心，或为末，贮瓷器。每早一大匙，白汤调下。百日内见效。
【功用】

1.《扶寿精方》：固齿黑发，壮阴阳，益肾水，养脾胃。

2.《外科正宗》：轻身耐老，壮助元阳。

【主治】

1.《东医宝鉴·杂病篇》引《集略》：内伤脾胃虚弱，饮食不进者。

2.《外科正宗》：痈疽脾胃虚弱，精神短少，饮食无味，食不作肌，及平常无病，久病但脾虚食少，呕泄者。

紫霞丹

【来源】《扶寿精方》。
【组成】肉苁蓉（酒洗，去甲并内白膜，晒干）七钱　白茯苓（坚白无筋者，去皮）　生地黄（酒浸，蒸，晒）各三钱　鹿茸（慢火酥炙三次，另研）　雄雀脑七个　雌雄乌鸡肝二具（慢火瓦上焙）　雄鸡肾二付（酒沃，慢火炙干，另研）

方中鹿茸用量原缺。

【用法】上为细末，先将葱白十两，净苎麻叶包裹，外用绵纸三四层，水湿固之，火上煨熟，取起捣烂，合前药末杵千余下，为丸如梧桐子大，晒干。以鸡子十二枚，每头开一小孔，去清黄净，盛丸在内，以纸壳封其孔，另将鸡子四枚同前十二枚作一窝，与一伏鸡抱至四枚小鸡出为度，贮瓷器内，用麝少许，铺器内底，盖固封养七日方服。每服十丸，空心盐酒汤送下，干物压之，久久精自不泄。欲生子，以青黛、甘草、陈壁土调水饮之。
【功用】固阳注颜，益精填髓，起痿延年。

七仙丹

【来源】《丹溪心法附余》卷二十四。
【组成】何首乌（甜瓜瓣者，九蒸九晒）四两　人参（去芦）二两　生地黄二两（酒洗）　熟地黄二两（酒洗）　麦门冬（去心）二两　天门冬（去皮心）二两　小茴香二两（炒黄色，秋、冬用）　白茯苓（去皮）二两（春、夏用）
【用法】上为细末，炼蜜为丸，如弹子大。每服一丸，嚼烂，好黄酒送下，盐汤亦可；或丸如梧桐子大，每服五十丸，空心酒送下亦可。
【功用】补心肾，驻容颜，黑髭发。
【宜忌】忌三白（葱、蒜、萝卜）、房事，合时勿犯铁器。

分气丸

【来源】《丹溪心法附余》卷二十四。
【组成】糖球子（即山楂）　甘草二斤　香附半斤　藿香叶　甘松各一两

方中糖球子用量原缺。

【用法】上为末，炒面糊为丸，如梧桐子大。每服四五丸，嚼茶清送下，不拘时候。
【功用】驻容颜。

白砂丹

【来源】《丹溪心法附余》卷二十四。
【组成】茯苓三五斤（去黑皮，为细末。须要坚实者，其赤筋最损目，亦宜去之）
【用法】用水淘三五遍，去筋膜，用白砂蜜对分，拌匀，固封坛口，锅内悬煮一昼夜，土埋三日，去火毒。白汤调服。

【功用】补心补虚，驻容颜。

补真丹

【来源】《丹溪心法附余》卷二十四。

【组成】蜜半斤（炼熟，以绵滤去沫） 酥油四两 牛髓四两 杏仁四两（去皮尖） 核桃仁四两（汤去皮） 山药四两 白茯苓四两

【用法】上药各为末，炼蜜、酥并髓，下诸药拌匀，或丸或散。空心汤点服之。

【功用】驻容颜。

固本酒

【来源】《丹溪心法附余》卷二十四。

【组成】生地黄（怀庆新肥者，竹刀切） 麦门冬各一斤半（用淡酒浸二日，去心膜皮） 熟地黄（怀庆肥者，竹刀切） 天门冬各一斤半（用淡酒浸二日，去心膜皮） 辽人参四两（去芦头） 川牛膝（去芦，酒浸）四两 甘州枸杞二两 川黄柏（去粗皮，锉，酒炒褐色）三两 广木香半两 缩砂仁半两

【用法】上药一料分作十剂，绢袋盛之。每剂用糯米一斗，挤醇酒纳瓦罐坛中，再纳药于内，煮熟，窨久用之。每次冷饮一二杯或三五杯。

【功用】补益，驻容颜。

集香汤

【来源】《丹溪心法附余》卷二十四。

【组成】白豆蔻（锉）一两 缩砂（锉）一两五钱 白檀香一两（不见火）人参一两（切） 胡椒（泡，滤干）半两 甘草（锉）三两

【用法】上为末，除檀香、人参、胡椒外，将白豆蔻、甘草，白盐四两相合盒绑一宿，次日就慢火上铁器内炒干，不可火急，恐作火气，与檀香三味共碾细，用瓷器收，汤点服。

【功用】驻容颜。

地仙丹

【来源】《本草纲目》卷三十六引《保寿堂方》。

【别名】秘传地仙丹（《良朋汇集》卷三）。

【组成】天精草（春采枸杞叶） 长生草（夏采枸杞花） 枸杞子（秋采） 地骨皮（冬采枸杞根）

【用法】并阴干，用无灰酒浸一夜，晒露四十九昼夜，取日精月华气，待干为末，炼蜜为丸，如弹子大。每早、晚各用一丸细嚼，以隔夜百沸汤下。

【功用】常服除邪热，明目，轻身。

却老乌须健阳丹

【来源】《医部全录》卷三三一引《体仁汇编》。

【组成】赤茯苓（牛乳拌） 白茯苓（人乳拌，各浸一宿，晒干） 白首乌（竹刀去皮，打碎） 赤首乌（制同上）各一斤 牛膝（同何首乌用黑豆五升砂锅内蒸三次） 枸杞（酒浸洗，晒干） 当归（酒浸一宿） 茯神 菟丝子各半斤（酒浸三日，晒干） 破故纸五两（炒黄）

【用法】上药各不犯铁器，为末，炼蜜为丸，如弹子大。日进三丸：早一丸，空心酒送下；午后一丸，姜汤送下；临睡一丸，盐汤送下。

【功用】颐养补益。初服三日，小便杂色，是去五脏杂病；二七日唇红，口生津液，再不夜起；四七日身体轻健，两乳红润；至一月后，鼻头辛酸，诸风百病皆出；四十九日，目视光明，两手火热，精通，白发反黑，齿落更生，阳事强健，丹田如火，行走如飞，气力倍加。

加味坎离丸

【来源】《摄生众妙方》卷二。

【组成】人参二两 五味子（去梗）一两 麦门冬二两 牛膝（酒浸）二两 黄耆（蜜炙）一两 菟丝子（酒浸，成饼用）二两 小茴香（盐炒）二两 当归（酒浸）二两 白茯苓（去皮）二两 木香一两 川椒（去目合口，微炒） 黄柏（酒浸，炒）各四两 天门冬（去心）五两 肉苁蓉（酒浸）二两 山茱萸（去核）二两 杜仲（炒断去丝）二两 巴戟（去皮，酒浸）二两

【用法】上为细末，秋、冬酒糊为丸，春、夏蜜为丸，如梧桐子大。每服五七十丸，空心盐汤或好酒任下。

【功用】下滋肾水，上降心火，中补脾土，除风，

添精补髓，强阴壮阳，杀九虫，通九窍，补五脏，益精气，止梦遗，身轻体健，延年增寿。

【主治】酒色过度，劳心费力，精耗神衰，心血少而火不能下降，肾气衰而水不能上升，脾土无所滋养，渐至饮食少进，头目昏花，耳作蝉声，脚力酸软，肌肤黄瘦，遍身疼痛，吐痰咳嗽，胃脘停积，梦遗盗汗，泄泻，手足厥冷。

龟鹿二仙胶

【来源】《医便》卷一。

【别名】龟鹿二仙膏（《摄生秘剖》卷四）、二仙胶（《杂病源流犀烛》卷八）、龟鹿二胶（《全国中药成药处方集》沈阳方）。

【组成】鹿角（用新鲜麋鹿杀角，解的不用，马鹿角不用；去角脑梢骨二寸绝断，劈开，净用）十斤　龟版（去弦，洗净）五斤（捶碎）　人参十五两　枸杞子三十两

【用法】前三味袋盛，放长流水内浸三日，用铅坛一只，如无铅坛，底下放铅一大片亦可，将角并版放入坛内，用水浸高三五寸，黄蜡三两封口，放大锅内，桑柴火煮七昼夜，煮时坛内一日添热水一次，勿令沸起，锅内一日夜添水五次；候角酥取出，洗，滤净取滓，其滓即鹿角霜、龟版霜也。将清汁另放，外用人参、枸杞子用铜锅以水三十六碗，熬至药面无水，以新布绞取清汁，将滓石臼水捶捣细，用水二十四碗又熬如前；又滤又捣又熬，如此三次，以滓无味为度。将前龟、鹿汁并参、杞汁和入锅内，文火熬至滴水成珠不散，乃成胶也。候至初十日起，日晒夜露至十七日，七日夜满，采日精月华之气，如本月阴雨缺几日，下月补晒如数，放阴凉处风干。每服初一钱五分，十日加五分，加至三钱止，空心酒化下。常服乃可。

本方改为丸剂，名“龟鹿二仙丸”（《全国中药成药处方集》福州方）。

【功用】

1.《医便》：延龄育子。

2.《增补内经拾遗》：坚筋壮骨，填精补髓。

3.《摄生秘剖》：大补精髓，益气养神。

4.《医方集解》：补气血。

【主治】

1.《医便》：男妇真元虚损，久不孕育；男子酒色过度，消铄真阴，妇人七情伤损血气，诸虚百损，五劳七伤。

2.《医方考》：精极，梦泄遗精，瘦削少气，目视不明。

二八通玄丹

【来源】《摄生众妙方》卷二。

【组成】雅州黄连八两　当归身五钱　白芍药五钱　生地黄五钱　乌梅肉五钱

【用法】上药各为细末，用好猪肚一个洗净，将前药入猪肚内，上下用鲜韭铺，蒸六个时辰，用银簪插入肚内，取出，黄色为度，连药捣烂为丸，如梧桐子大。每服八十丸，食前用白沸汤送下。

【功用】厚肠胃，泻大肠火，益气补虚；久服令人肌肤润，须鬓黑。

八仙添寿丹

【来源】《摄生众妙方》卷二。

【组成】何首乌六两（用竹刀切片，用瓦甑蒸。蒸时用黑豆五升，一层豆，一层药，蒸一时，取出晒干，如此九次，豆烂换好者，晒干听用）　川牛膝六两　山茱萸肉　柏子仁　知母　黄柏　当归各四两　败龟版四两（酥炙）

【用法】上为极细末，炼蜜为丸，如梧桐子大。每服三十丸，空心酒送下。七日后添十丸，至七十丸止。

【功用】乌须发，壮神，强筋骨，调荣卫，久服延年。

【宜忌】忌烧酒、萝卜辛辣之物。

长生保命丹

【来源】《摄生众妙方》卷二。

【组成】地骨皮（去梗，酒浸）二两　牛膝（去芦，酒浸）二两　甘菊花二两　枸杞子（酒浸）二两　石菖蒲（竹刀切，晒干）二两　远志（去心，酒浸）二两　生地黄（忌铁器）二两

【用法】上为细末，炼蜜为丸，如梧桐子大。每服

五六十丸，温酒送下。

【功用】返老还童。

延龄益寿丹

【来源】《摄生众妙方》卷二引季全真方。

【组成】何首乌四两（竹刀去皮，切片，用黑豆九蒸九晒，后用人乳拌一次） 当归一两（酒洗净） 知母二两（酒炒去毛） 川芎一两 杜仲（去粗皮，姜汁炒去丝）二两 白茯苓一两（去皮） 青盐一两 茯神一两（去皮心） 远志一两（去芦心，甘草煎水浸半日） 川椒一两（去目，出汗，留红皮，去白肉） 牛膝一两（酒洗） 朱砂一两（研碎，打零炒） 蜜一斤（炼过镜光止） 姜汁二两 黄柏二两（去皮，酒浸，日晒夜浸） 破故纸一两（酒洗） 小茴香一两（去土，盐水洗，炒黄） 天门冬（去心）一两 麦门冬（去心）一两 核桃肉四两（去油，炒黄） 旱莲四两（水煎五滚） 石菖蒲（盐洗将炒）一两 生地黄（酒洗）一两 熟地黄（酒洗）一两 石乳（去油）一两 川巴戟（酒洗净）一两 山精一两（用米泔水三两碗，浸半日，竹刀刮去粗皮四两，烂者不要，要选好的切碎，捣烂放砂锅内，水三碗，煎至锅内汁干，取出，砂锅内浸要换米泔水一二次，然后酒煎成膏，同旱莲汁，姜汁拌诸药末）

【用法】炼蜜为丸，如梧桐子大。每服七十丸，早晚盐汤任下；不饮酒，白汤送下。一月见效。

【功用】存精固气，通达二十四经脉，三百六十骨节，满注一身毛窍，使肾水满而养精，精能养气，气能满而养神，神能满而养身。服之半月，精满气盈，元气壮胜，武火下降，相火自灭，阳消阴长，滋益肾水。能补丹田，滑泽皮肤，百战百胜，男人精冷绝阳而补兴，妇人胎寒绝阴而补孕。服之一月，白发返黑，面如童颜。

还少乳乌丸

【来源】《摄生众妙方》卷二。

【组成】何首乌（先用柳甑砂锅，黑豆、红枣相间蒸熟，晒干如半斤，用人乳浸过，晒干，再浸，再晒，一斤制成约有半斤方可入药用）二两 枸杞子一两 牛膝一两（酒浸） 茯苓一两 黄精一两 甘桑椹 天门冬一两（去心） 麦门冬一两（去心） 生地黄四两（酒浸，晒干） 熟地黄一两（酒浸）

方中甘桑椹用量原缺。

【用法】上各味俱不犯铁器，共为细末，炼蜜为丸，如梧桐子大。每服一百丸，温水或盐汤送下，一日三次。

【功用】补养。

固本酒

【来源】《摄生众妙方》卷二。

【组成】生地黄二两 熟地黄二两 天门冬二两 麦门冬二两 白茯苓二两 人参一两

【用法】用瓷瓶盛好酒十壶，将上药切碎投入瓶内，浸二三日，再用文武火煮一二时辰，以酒色黑为度。空心服三五盏。

【功用】补虚弱，乌须发，美容颜。

【主治】痨疾。

【宜忌】忌食萝卜、葱、蒜、豆饭。

【加减】如上热，减人参用量五钱；下虚或寒，每盏加韭子（炒黄色，为细末）一钱；妇人下虚寒，加核桃连皮，久饮能生子。

神仙训老丸

【来源】《摄生众妙方》卷二。

【组成】何首乌（雌、雄）一斤 山茱萸 菟丝子 当归（酒洗） 白茯苓 地骨皮 甘州枸杞子（去核） 川芎 天门冬（去心） 麦门冬（去心） 淮生地黄 淮熟地黄 川牛膝（酒洗） 远志 甘菊花 山药 甘草（炙） 肉苁蓉（酒浸洗） 杜仲（酒炒去丝） 酸枣仁 补骨脂 生黑豆末 桑椹子各四两

【用法】上为末，炼蜜为丸，如梧桐子大。每服六七十丸，空心温酒送下。

【功用】益元补阴，黑须发，坚齿，童颜不老。

神仙延寿丹

【来源】《摄生众妙方》卷二。

【别名】延龄丹。

【组成】天门冬二两（去心） 远志二两（去骨） 山药二两（去苗） 巴戟二两（去骨） 赤石脂一两（炒） 车前子一两（炒） 石菖蒲一两（炒） 柏子仁一两 泽泻一两 川椒一两（去目） 熟地黄一两 生地黄一两 枸杞子一两 白茯苓一两 覆盆子一两 杜仲一两（炒去丝） 菟丝子一两（酒炒） 肉苁蓉四两（炒干） 川当归一两 川牛膝一两（酒洗）地骨皮一两 五味子一两 山茱萸一两 人参一两

【用法】上为细末，炼蜜为丸，如梧桐子大。每服二三十丸，清晨温酒或盐汤送下。服至百日后颜色永无衰朽，发白返黑，虽是八十老人，阴阳强健，目视十里，气力不衰，常行远地不乏。

【功用】养血黑须鬓，延年益寿。

秘传先天丸

【来源】《摄生众妙方》卷二。

【组成】干先天一两（即女子首经） 紫河车四具（即头生男胞衣，用米泔水洗净，新瓦上焙干，为末） 甘州枸杞子四两 野枸杞叶一斤（洗净，晒干） 熟地黄四两（酒拌，蒸） 生地黄四两（先酒洗，后用稠豆汁一大碗浸，干为度） 金雀花四两 赤石脂一两 红花二两 白茯苓二两（旱莲蓬汁浸，晒干，又以人乳汁浸，晒干，九次为度） 真乳香一两 仙鹤骨一付（酥炙） 辰砂一两（透明如榴子者，另研极细） 绿毛龟九个（釜底用活鲤鱼同水以筛子瞒住，上放龟蒸熟，取肉晒干，甲酥炙） 川牛膝四两（酒浸，去芦） 嫩鹿茸二两（酥炙） 石菖蒲二两（寸生九节者佳） 真秋石二两 干乳（三伏时用大瓷盘一个，将乳汁倾于内，以纱筛盖之，晒干，再倾再晒，如此则干）四两

【用法】上俱各净制，为细末，用白蜜一斤四两，好酒一斤和匀，炼过，将药末入内和匀，为丸，如豌豆大。每服五六十丸，空心以淡盐汤或温酒任下。

【功用】补养。

【宜忌】忌萝卜、诸血。

益寿丸

【来源】《摄生众妙方》卷二。

【组成】人参六两 破故纸六两（芝麻炒香熟） 何首乌一斤八两 秦当归六两（酒洗） 五加皮六两 川牛膝六两 生地黄六两 枸杞子六两

【用法】上药各为末，炼蜜为丸，如梧桐子大。每服五十丸，白汤送下。

【主治】补虚，益寿。

养生主

【来源】《摄生秘剖》卷四。

【别名】归圆杞菊酒（原书同卷）、养生酒（《惠直堂方》卷一）。

【组成】当归身（酒洗）一两 圆眼肉八两 枸杞子四两 甘菊花（去蒂）一两 白酒浆七斤 好烧酒三斤

【用法】用绢袋盛之，悬于坛中，再入二酒封固，藏月余，不拘时候随意饮之。

【功用】补心肾，和气血，益精髓，壮筋骨，安五脏，旺精神，润肌肤，驻颜色。

苍术丸

【来源】《摄生众妙方》卷五。

【组成】茅山苍术一斤（米泔水浸一宿，晒干） 雪白茯苓六两（去筋膜）

【用法】上为末，东流水煮神曲作糊为丸，如绿豆大。每服七八十丸，清晨滚汤送下。

【功用】健脾去湿，保长生。

启脾丸

【来源】《摄生众妙方》卷五。

【组成】人参 白术 茯苓 甘草 陈皮 芍药 山楂肉 厚朴 苍术各等分

【用法】上如常法制过，共炒为末，炼蜜为丸，如肥皂子大。每服一丸，空心以米汤嚼服。

【功用】久服百病不生。

御米酒

【来源】《古今医统大全》卷四十八。

【组成】真薏苡米酒十斗（即一百斤） 霜茄根（切片） 真桑寄生（锉） 五加皮（切） 苍耳子（炒去刺）各半斤 甘州枸杞子（净） 川牛膝（去芦）各一斤

【用法】上各制净称分两，每味分四剂，合为一剂，酒一百斤，亦分四坛，各药煮三炷香，取放土地上退火性，二七可饮，久窨尤佳。早、晚随量饮，微醺为度，此药虽平易有奇效，不可以其简而忽之。

【功用】壮筋骨，畅经络，养精元，益神气。久服行步如飞，延年益嗣，有通仙之妙。

还真二七丹

【来源】《古今医统大全》卷八十四。

【组成】何首乌（忌铁器） 黑椹子 生地黄 旱莲草（以上四味俱用鲜者，以石臼内捣）各取汁半斤 鹿角胶 生姜汁 白蜜各半斤 黄精（九蒸九晒） 人参 白茯苓 小茴香 枸杞子 鹿角霜各四两 秦椒一两（共为末）

【用法】上除蜜另炼外，以诸汁熬，将成膏方入蜜搅匀，然后下人参等六味末药，又和匀，以新瓷瓶收贮。随时以温热酒调下二三匙，夏月以白汤调。

【功用】壮颜容，健筋骨，添精补髓，乌须黑发。

胡麻茯苓面

【来源】《古今医统大全》卷八十七引苏轼方。

【组成】胡麻（去皮，九蒸、晒） 白茯苓（去皮）

【用法】入少白蜜调食。

【功用】益气力、延年。

【主治】痔疾。

秘传神仙延寿丹

【来源】《古今医统大全》卷九十三。

【别名】延龄至骨丹。

【组成】真红铅一两 人中灵 琥珀各二钱 天门冬 麦门冬 菟丝子（酒浸一昼夜，九蒸九晒过，另捣） 秋石 五味子 晚蚕砂（炒黄） 锁阳（酥炙） 远志（酒浸，去心） 当归（酒浸） 川巴戟（酒浸，去心） 肉苁蓉 白蒺藜 羌活各四两 柏子仁 玄明粉 鹿角霜 山茱萸（酒浸取肉） 川骨脂 鸡头实 生地黄（酒浸，摘碎） 熟地黄（同上制） 萆薢 川牛膝 枸杞子（甘州者）各五两 杜仲（酒浸，炒，去丝） 川芎（雀脑者）各三两 鸦片五钱 干山药 何首乌（泔水浸，黑豆蒸，甑下煮，以羊肉蒸熟为度） 虎胫骨（酥炙，四肢痛加） 莲子（去皮心）各六两 茯神 干茄根各八两（切寸长，饭上蒸熟，晒）

【用法】上为末，枣肉为丸，如梧桐子大。每服七八十丸，空心无灰好酒送下。

【功用】滋补驻颜，固元阳，返老还童。

长春丹

【来源】《医便》卷一。

【别名】仙茅丸。

【组成】何首乌（用水浸，去粗皮，竹刀切片，赤白各二斤，黑豆拌蒸晒九次，为末，净）二斤 仙茅（竹刀刮去芦，用粳米泔浸去皮，黑豆拌蒸晒九次，净末）二斤 白茯苓（去皮为末，水飞，去筋，取沉底晒干，用粳米铺底，放上蒸三次，研净末）一斤 茅山苍术（米泔水浸，去粗皮，切片，老米拌蒸晒九次。一云：加桑椹汁一斤，拌苍术末尤妙，中年以后服极效） 牛膝（去芦，酒浸一宿，同何首乌蒸三次，净末）各一斤

【用法】上药各为末，和匀，炼蜜为丸，如梧桐子大。每服百丸，空心滚白汤送下。

【功用】补益肝肾，聪耳明目，却病延寿。

【宜忌】忌牛肉、萝卜、葱、蒜。

玉柱杖

【来源】《医便》卷一。

【别名】一秤金、小接命。

【组成】没石子五钱　沉香二钱　大茴香三钱　槐子三两　五加皮三两　枸杞子三两　破故纸（新瓦炒）三两　怀熟地黄三两

【用法】上药共一斤，胡桃肉一斤，白糖半斤，共为末，炼蜜一斤为丸，如弹子大。每服二丸，空心盐汤化下。

【功用】填精益肾，乌须黑发，延年益寿。

何首乌丸

【来源】《医便》卷一。

【组成】何首乌（赤白各半）不拘多少

【用法】上药用砂锅柳木甑蒸，下用红枣一层，中用黑豆一层，再安何首乌于豆上，又用黑豆一层，红枣一层盖之，慢火蒸半日，以豆极烂为度，将何首乌乘热捣碎，晒干，为细末，每药末一斤，用甘菊花（去梗叶）另为末二两和匀，以人参固本丸料熬膏和为丸，如梧桐子大。每服九十九丸，空心白汤送下。

【功用】补益肾肝，聪耳明目，却病延寿。

经验何首乌丸

【来源】《医便》卷一。

【组成】何首乌六两（用黑豆水浸煮晒干再煮，又晒，如前七次）　黄柏四两（一两酒炒，一两乳汁炒，一两童便炒，一两青盐水炒）　松子仁（去壳，净，一半去油，一半不去油）　柏子仁（去壳）　菟丝子（酒煮烂，碾为末）　肉苁蓉（酒焙干，净）　牛膝（酒洗，去芦）　天门冬（去心，焙干）　白术（净，不用油者，去梗）　麦门冬（去心，焙干）　白茯苓（去皮）　小茴香（酒炒）　甘州枸杞子（酒洗炒干）　当归（酒洗，炒干）　白芍药　熟地黄（酒洗，焙干）　生地黄（酒洗，焙干）各二两　人参（去芦）　黄耆（蜜炙）各一两二钱

【用法】上为细末，加核桃仁（去壳并仁上粗皮），研如泥，水和炼蜜为丸，如梧桐子大。每服五十丸，空心酒、米饮任下。半月半效，一月全效。

【功用】久服轻身延年耐久，添精补髓，益气强筋。

【主治】老人衰弱，血气不足，遗尿失禁，须发斑白，湿热相搏，腰背疼痛，齿痠脚软，行步艰难，眼目昏花。

固本酒

【来源】《医便》卷四。

【组成】人参一两　甘州枸杞子一两　天门冬（去心）一两　麦门冬（去心）一两　怀生地黄一两　怀熟地黄一两

【用法】上用好烧酒十二斤浸，春、秋半月，夏七日，冬二十一日，密封固瓶口，待浸日完，取出绞去滓。每日空心、食远各饮二盏；其滓再用白酒十斤，煮熟，去滓。每日随意用之。老人常服。

【主治】补脾清肺，养心益肾，大补阴血。

加味滋阴大补丸

【来源】《医便》卷五。

【组成】枸杞子（去枝蒂，酒拌，蒸）四两　沙苑蒺藜（酒洗，蜜酒拌蒸）三两　当归身（酒洗）二两　人参（去芦）一两　黄耆（蜜炙）二两　山药（人乳拌晒三次）二两　山茱萸（水洗，去核，童便拌晒）二两　白茯苓（去皮，漂去筋膜，人乳拌晒三次）二两　牡丹皮（酒洗，去心）二两　怀生地黄（酒洗）二两　怀熟地黄（酒洗）二两　天门冬（水洗，去心）二两　麦门冬（水洗，去心）二两　黄柏（川秋石入酒炒褐色）一两五钱　知母（川秋石入酒炒褐色）一两五钱　龟版（酒洗，酥炙）二两　杜仲（去粗皮，姜汁炒断丝）二两　牛膝（去芦，酒洗，同黑豆蒸二时去豆）二两　补骨脂（酒浸，蒸）二两　鹿角胶四两　茧丝子（水淘去沙，酒浸蒸，捣成饼，焙干）二两　肉苁蓉（酒洗，酥炙）一两五钱　锁阳（酒浸，酥炙）一两二钱　虎胫骨（酒浸，酥炙）二两

【用法】上药各为细末，先以鹿角胶用无灰好酒溶开，和炼蜜为丸，如梧桐子大。每服三钱，空腹用淡盐汤送下；温酒亦可。

【功用】养气血，滋肾水，固元阳，添精髓，壮腰膝，润肤体，育心神；久服驻颜延年。

参术启脾丸

【来源】《医便》卷五引钱雷方。

【组成】人参（去芦）二两　白术（麸皮炒）四两　黄耆（蜜炙）二两　白茯苓（去皮）二两　山药（微炒）二两　甘草（炙）五钱　陈皮（去半白）一两　黄连（炒）八钱　法制半夏粉一两　砂仁一两　神曲（炒）五钱　白芍药（炒）一两五钱　山楂肉一两　藿香（水洗）三钱　麦门冬（炒，取末）五钱

【用法】上各为细末，炼蜜为丸，如梧桐子大。每服二钱，白汤下，空腹食远皆可服。

【功用】补脾胃，益元气，壮精神，化痰涎，灵饮食。久服肥健延年。

接命丹

【来源】《医学入门》卷一。

【组成】大附子一枚（重二两二钱，切作薄片，夏布包定）　甘草　甘遂各二两（捶碎）

【用法】上用烧酒二斤共浸半日，文武火煎，酒干为度，取起附子、草、遂不用，加麝香三分，捶千余下，分作二丸，阴干。纳一丸于脐中，七日一换，一丸放黑铅盒内养之。

【功用】养丹田，助两肾，添精补髓，返老还童，却病延年。

彭祖固阳固蒂长生延寿丹

【来源】《医学入门》卷一。

【组成】麝香五钱　丁香三钱　青盐四钱　夜明砂五钱　乳香　木香各二钱　小茴四钱　没药　虎骨　蛇骨　龙骨　朱砂各五钱　雄黄三钱　白附子五钱　人参　附子　胡椒各七钱　五灵脂五钱　槐皮　艾叶

方中槐皮、艾叶用量原缺。

【用法】上为末。另用白面作条，圈子脐上，将前药一料，分为三分，内取一分，先填麝香末五分入脐眼内，又将前药一分，入面圈内，按药令紧，中插数孔，外用槐皮一片盖于药上，艾火灸之。无时损易，壮其热气，或自上而下，自下而上，一身热透，患人必倦沉如醉，灸至五六十壮，遍身大汗，上至泥丸宫，下至涌泉穴，苟不汗出，则病未愈，再于三五日后又灸，灸至汗出为度。

【功用】坚固元气，令百病不生，益气延年。

【主治】骨髓风寒暑湿，五劳七伤，及久嗽久喘，吐血寒劳，遗精白浊，阳事不举，下元极弱，精神失常，痰隔；妇人赤白带下，从无生育，子宫极冷。

【宜忌】灸时慎风寒，戒油腻生冷，保养一月。

【加减】若妇人灸脐，去麝，加韶脑一钱。

【方论】方中麝香引诸药入五脏六腑，周彻百节；丁香入肺补血，实脾胃；青盐入肾以实其子，使肺母无泄漏，如乳补下益其气脘；夜明砂透肺孔，补气不足，散内伤；小茴治湿沥之症，调达周流，升降其气，不致喘嗽；雄黄削除病根，扶弱助强；白附子循各经络有推前拽后之功；人参、附子、胡椒补元气，行血化痰为津液；五灵脂保肺气，削有余，补不足；槐皮能闭押诸气之性，使无走窜；艾叶取其火热，劫病去毒，起死回生。

却老乌须健阳丹

【来源】《医学入门》卷七。

【组成】赤白何首乌各一斤　牛膝半斤（用黑豆汁蒸三次）　赤茯苓（用牛乳五升，以文武火煮干）　白茯苓（用人乳汁五升以文武火煮干）各一斤　菟丝子　故纸各半斤

【用法】上为末，忌铁，炼蜜为丸，如弹子大。每服一丸，一日二次。

【主治】六八以后，须发焦槁，阳虚者。

还元丹

【来源】《医学入门》卷七。

【组成】人乳粉　秋石丹　茯神　人参各四两

【用法】上为末，用好酒化鹿角胶二两作糊为丸，如梧桐子大。每服三十丸，空心温酒或盐汤送下。

【功用】补精神气血，视听言动不衰。

遇仙补寿丹

【来源】《医学入门》卷七。

【组成】蝙蝠十个（捣烂，晒干）　紫黑桑椹四升

（取汁，滓晒干） 杜仲 童子发各六两 天门冬三两 黄精（蜜蒸晒九次） 何首乌 熟地 川椒各四两 枸杞 当归各二两（为末） 旱莲草 秋石丹 玄胡索（各为末）各四两

【用法】用桑椹汁拌三味，晒蒸三次，酒煮三味，打糊为丸，如梧桐子大。每服不拘多少，随便饮下。

【功用】补经络，起阴发阳，开三焦，闭精气，消五谷，益血脉，安五脏，除心热，和筋骨，去盗汗，驻颜乌发，轻身健体，夜视有光。

【宜忌】忌萝卜。

神仙既济丹

【来源】《古今医鉴》卷七。

【组成】山药（酒蒸）三两 牛膝（酒洗）三两 杜仲（酥炙）二两 巴戟（汤泡）二两 五味子二两 白茯苓二两 枸杞（酒洗）二两 小茴（盐水炒）二两 苁蓉（酒洗）二两 山茱萸（酒蒸，去核，晒干）二两 石菖蒲（去毛）二两 远志（甘草水泡，去骨，晒干）二两 黄柏（酒炒）四两 知母（去毛，酒炒）二两 生地（酒蒸）二两 熟地（酒蒸）二两 麦冬（去心）二两 人参（去芦）二两 菟丝子（酒煮烂，捣成饼，晒干）二两 甘菊（酒洗）二两 山栀子（炒黑）二两 广橘红一两 天冬（汤泡）二两 当归（酒洗）二两 龙骨（火煅）二两

【用法】上为末，炼蜜和枣肉为丸，如梧桐子大。每服七八十丸，空心淡盐汤送下。

【功用】补诸虚百损，五劳七伤，滋肾水，降心火，补脾土，添精髓，益气和血，壮筋骨，润肌肤，聪耳明目，开心益智，强阴壮阳，延年益寿。久服坎离相济，阴阳协和。

神仙乌云丹

【来源】《古今医鉴》卷九引吴侍郎方。

【组成】何首乌半斤（入砂锅内，以黑豆同蒸半日，去豆，用好酒浸七日，晒干，再蒸浸，七次） 破故纸（酒洗）一斤（砂锅内炒黄色） 旱莲汁二两（如无汁，旱莲为末亦可） 槐角子二两（为末） 胡桐泪（即木律，为末）二两

【用法】上为细末，以枣肉二斤、核桃仁半斤共一处捣为丸，如梧桐子大。每服五十丸，空心盐汤送下。共服三个月，勿断一日。

【功用】乌须黑发，返老还童，壮筋骨，补真精，固元阳。

长生不老丹

【来源】《古今医鉴》卷十六。

【别名】长生不老辟谷丹（《寿世保元》卷十）。

【组成】白茯苓（去皮） 定粉 黄丹 白松脂 白沙蜜 黄蜡各二两 朱砂三钱 金箔二十片 水银三钱

【用法】上先将蜜、蜡、松脂，于瓷碗内溶为汁，倾药于内，以木匙摽匀，候温，就火为丸，如指头大，用水银为衣。有死水银法，先洗手净，用水银三两，点于手心内，以指头研如泥，见手心青色，将药三五丸搓揉后，以金箔约量摊碗内，以药丸在内摇动，使金箔都在药上，密器收贮。服时用乳香末五分，水三盏，煎汤温送下。不嚼破服。

【功用】长生不老，添气力，悦颜色。

苍术膏

【来源】《本草纲目》卷十二引《卫生杂兴》。

【组成】苍术（新者，刮去皮，薄切）

【用法】米泔水浸二日，一日一换，取出，以井花水浸过二寸，春、秋五日，夏三日，冬七日，漉出，以生绢袋盛之，放在一半原水中，揉洗津液出，扭干；将滓又捣烂，袋盛于一半原水中，揉至汁尽为度；将汁入大砂锅中，慢火熬成膏。每一斤，入白蜜四两，熬二炷香。每膏一斤，入水澄白茯苓末半斤，搅匀瓶收。每服三匙，以温酒送下，清早、临卧各一服。

【功用】除风湿，健脾胃，变白驻颜，补虚损。

【宜忌】忌醋及酸物、桃、李、雀、蛤、菘菜、青鱼。

逡巡酒

【来源】《本草纲目》卷二十五。

【组成】桃花三两三钱（三月三日收） 马蔺花五两五钱（五月五日收） 脂麻花六两六钱（六月六日收） 黄甘菊花九两九钱（九月九日收）

【用法】上各阴干，十二月八日取腊水三斗，待春分取桃仁四十九枚好者（去皮尖）、白面十斤正，同前花和作曲，纸包四十九日。用糯米饭一升，白水一瓶，曲一丸及面一块，封良久成矣，如淡，再加一丸。

【功用】补虚益气，益寿耐老，好颜色。

【主治】一切风痹湿气。

坎离丸

【来源】《本草纲目》卷三十五引《孙氏集效方》。

【组成】黄柏（去皮，切）二斤 熟糯米一升（童便浸之，九浸九晒，蒸过，晒，研为末）

【用法】酒煮面糊为丸，如梧桐子大。每服一百丸，温酒送下。

【主治】虚劳百损，小便淋漓，遗精白浊。

法制鹿角胶丸

【来源】《保命歌括》卷三十四。

【组成】鹿角（新解者）一付（锯断，以寸为度，用糯米泔水浸一暮夜，刷去角外黑垢，劈成薄片。每角一斤，用桑白皮四两，芡实肉红者二两，黄蜡四两，放瓦罂中，又用生地黄熟地黄各二两，天门冬去心二两，麦门冬去心二两，另用一瓦罂煮汤，以水五升，煮三升，入鹿角，罂内用干桑柴慢火煮，一罂鹿角，一罂药物，并以桑柴火煮，待鹿罂水耗三分之一，即以药罂中热汤添之，切不可入冷水在角罂中，药罂添水煮，角罂添汤煮，至一日一夜，以角酥软嚼碎为度，以净布滤去滓，再入银铛中，慢火熬成胶取起） 山药四两 山茱萸（去核，焙）二两 肉苁蓉（酒洗，去外鳞，破去内白膜，晒干）一两 莲肉（去皮心）二两 芡实（去壳）二两

【用法】上为细末，和鹿角胶杵匀为丸，如梧桐子大。每服五十丸，空心温酒送下。

【功用】添精补髓，却病延年。

参苓白术丸

【来源】《保命歌括》卷三十四。

【组成】人参（去芦）二两 白术（不用油者，去芦）三两 白茯苓（坚白者，去皮）三两 粉草（去皮，炙）一两 陈皮（去白）一两半（留白）一两半 山药（刮去赤皮）四两 莲肉（去皮心）三两 缩砂仁一两 枳实（去瓤，麸炒）一两 当归身（酒洗）二两 芎䓖（大而白坚者）一两 山楂子（蒸取肉）一两 真神曲（炒黄色）二两

【用法】上为细末，荷叶浸白粳米，即以荷叶包米，就以米水中煮熟，取出杵烂，和药为丸，如梧桐子大。每服五十丸，温酒送下，米饮亦可，不拘时候。

【功用】健脾胃，益气血，长肌肉，悦颜色。

五子全鹿丸

【来源】《赤水玄珠全集》卷十。

【组成】金樱子（去核） 枸杞子（酒洗，去蒂） 菟丝子（水淘净，酒浸三日，焙干） 黄柏（去粗皮）各五斤 白茯苓（去皮） 牛膝（去芦） 杜仲（去粗皮，姜汁炒）各二斤 车前子（洗净）一斤 五味子（酒洗）一斤半

【用法】上为粗末，用角鹿一只，取血拌药晒干，其角煎胶；肉与五脏煮极烂，将药末拌匀，捣成饼，焙干；骨用油炙酥，皮煮成胶，将前饼复磨为细末，用鹿角胶及鹿皮胶加酒拌匀，再加炼蜜为丸，如梧桐子大。每服七八十丸，空心及下午食前淡盐汤送下；寒月酒送下。

【功用】补五脏，养精神，填骨髓，壮元阳，健筋骨，多生育，延年益寿。

驻颜小还丹

【来源】《赤水玄珠全集》卷十。

【组成】鹿角霜八两 龟版霜八两 虎胫骨（好酒炙）六两 天门冬（酒洗，去心） 熟地黄各四两 人参（去芦）二两 松子仁二两 柏子仁二两 紫河车一具（焙干）

【用法】鹿角胶、龟版胶各四两，酒化开，同前药

为丸，如梧桐子大。每服五六七十丸，空心秋石汤送下。

【功用】久服返老还童。

【主治】诸虚百损。

【加减】素有火者，加雄猪胆汁五枚，炼熟入之。

【方论】此方用龟、鹿、虎者，以其多寿也，能壮人之筋骨；用天冬、地黄、人参等，法象三才，以补人之精髓；用紫河车以补人之元神；松、柏耐岁寒，皆足以养神气，非泛常草木可比，故有驻颜延寿之功。

延龄固本丹

【来源】《万病回春》卷四。

【别名】延龄固本丸（《仙拈集》卷三）。

【组成】天门冬（水泡，去心） 麦门冬（水泡，去心） 生地黄（酒洗） 熟地黄（酒蒸） 山药 牛膝（去芦，酒洗） 杜仲（去皮，姜酒炒） 巴戟（酒浸，去心） 五味子 枸杞子 山茱萸（酒蒸，去核） 白茯苓（去皮） 人参 木香 柏子仁各二两 老川椒 石菖蒲 远志（甘草水泡，去心） 泽泻各一两 肉苁蓉（酒洗）四两 覆盆子 车前子 菟丝子（酒炒烂，捣成饼，焙干） 地骨皮各一两半

【用法】上为细末，好酒打稀面糊为丸，如梧桐子大。每服八十丸，空心温酒送下。服至半月，阳事雄壮；至一月颜如童子，目视十里，小便清滑；服至三月，白发返黑；久服神气不衰，身轻体健。

【功用】延龄固本，壮阳事，驻颜色，乌须发，强健身体。

【主治】五劳七伤，诸虚百损，颜色衰朽，形体羸瘦；中年阳事不举，精神短少；未至五旬，须发先白；并左瘫右痪，步履艰辛，脚膝疼痛，小肠疝气；妇人久无子息，下元虚冷。

【加减】妇人加当归（酒洗），赤石脂（煨）各一两。

神仙小圣药

【来源】《万病回春》卷四。

【别名】神仙小圣丹（《济阳纲目》卷六十四）。

【组成】红铅半盏（真女首经更佳，二三次出者次之，其色红黄为上，纯红者为中，紫黑者不用） 朱砂五钱（用辰州豆片者佳，有精神为最）

【用法】先将红铅拌入朱砂放瓷盆内，日晒月照四十九日毕，飞仙池文武火升三炷香，其药透蔑过一边，冷定开看，与金箔相似，用鸡翎扫下约一分八厘为上等；其次一分二厘，以乌金纸包，入小眼药罐内，以黄蜡封口，外以尿胞皮通身包裹，仍放大瓶内，以棉絮塞紧，仍用竹叶尿脬紧扎，用络以长绳引入井中去火毒，四十九日取出，用好乳香末半分研细末，以人乳二三滴将圣药和匀作三丸。用人乳送下。即归室中静养三七日，然后方许出门动作。

【功用】乌须发，延寿。

益寿比天膏

【来源】《万病回春》卷四。

【组成】附子（去皮脐） 牛膝（去芦） 虎胫骨（酥炙） 蛇床子 菟丝子 川续断 远志肉 肉苁蓉 天门冬（去心） 麦门冬（去心） 杏仁 生地 熟地 官桂 川楝子（去核） 山茱萸（去核） 巴戟（去心） 破故纸 杜仲（去皮） 木鳖子（去壳） 肉豆蔻 紫梢花 谷精草 川山甲 大麻子（去壳） 鹿茸各一两 甘草二两（净末，看众药蕉枯方下） 桑槐 柳枝各七寸

【用法】上锉细。用真香油一斤四两浸一昼夜，慢火熬至黑色；用飞过好黄丹八两，黄香四两入内，柳棍搅不住手；再下雄黄、倭硫、龙骨、赤石脂各二两，将铜匙挑药滴水成珠，不散为度；又下母丁香、沉香、木香、乳香、没药、阳起石、煅蟾酥、哑芙蓉各二钱，麝香一钱为末，共搅入内；又下黄蜡五钱。将膏贮瓷罐内，封口严密，入水中浸五日去火毒，每一个贴六十日方换。

【功用】添精补髓，保固真精；善助元阳，滋润皮肤，壮筋骨，理腰膝，通二十四道血脉，坚固身体，返老还童。

【主治】下元虚冷，五劳七伤，半身不遂，或下部虚冷，膀胱病症，脚膝瘘麻，阳事不举。赤白带下，沙淋血崩，疮疖。

五老还童丹

【来源】《万病回春》卷五。
【别名】五老还童丸（《北京市中药成方选集》）。
【组成】赤石脂（炒） 川椒（炒） 辰砂 茯神 乳香各一两
【用法】上药合一料，为末，煮红枣（去皮核），用枣肉为丸，如梧桐子大。每服三十丸，空心温酒送下。
【功用】乌须发，明目，延寿。

乌须酒

【来源】《万病回春》卷五。
【组成】黄米三斗 淮曲十块 麦门冬（去心）八两 天门冬（去心）二两 人参（去芦）一两 生地四两 熟地二两 枸杞子二两 何首乌四两 牛膝（去芦）一两 当归二两
【用法】上药各为末，和入曲糜内，封缸，待酒熟，照常榨出。每日清晨饮三杯。
【功用】

1.《万病回春》：乌须发。

2.《东医宝鉴·内景篇》：补虚益寿延年，美容颜。

【宜忌】

1.《万病回春》：忌白酒、萝卜、葱、蒜。

3.《东医宝鉴·内景篇》：忌牛肉、黄米（即粘黍米，色黄也）。

乌须还少丹

【来源】《万病回春》卷五。
【组成】首生童子发四两（酒煮成膏） 川椒四两半 胡椒五钱 阳起石二两 川乌 何首乌 草乌 干漆 辰砂 针砂各一两半（共为细末，与童子发膏拌匀，入阳城罐内封，桑柴火烧，以罐子红为度，埋在阴地之中，七日足取出听用） 核桃仁（麸炒黄色） 柏子仁 生地黄（酒浸） 枸杞子各三两 麝香三分（面包煨，甘草火煨，面熟为度）
【用法】上为细末，共前药合一处。每服一钱，好酒送下。百日以后，三日或七日服一次。
【功用】服百日后须发如漆，面若童颜。

经验乌须方

【来源】《万病回春》卷五。
【组成】大枸杞十二升（每年冬十月壬癸日，面东采摘红肥者，捣破）
【用法】上同好无灰细酒二斤，同盛于瓷瓶内，浸二十一日足，开封，添生地黄汁三升，搅匀，却以纸三层封其口，俱至立春前三十日开瓶，空心热饮一杯。至立春后髭须都黑。
【功用】乌须黑发，耐老轻身。
【宜忌】勿食芜菁、葱、蒜。

彭真人还寿丹

【来源】《万病回春》卷五。
【组成】大辰砂（研细，水飞过）一两 补骨脂（酒浸炒）二两 核桃仁（去皮，炒）四两（捶去油） 杜仲（姜酒炒）二两 牛膝（去芦，酒洗）一两 天门冬（去心）一两 麦门冬（去心）一两 生地黄（酒洗）二两 熟地黄二两 当归（酒洗）一两 白茯苓（去皮为末，水飞晒干，人乳浸再晒）一两 川芎一两 远志（甘草水泡，去心）一两 石菖蒲（去毛，盐水浸）一两 巴戟（酒浸去梗）一两 白茯神（去皮木，同煎，茯苓一样制）一两 青盐一两 黄柏（盐水炒）二两 小茴香（盐水炒）一两 知母（酒炒，去毛）二两 川椒四两（微炒去子，去白隔） 乳香（箬炙）一两 拣参一两 黄精（米泔水煮一沸，拣去烂的，竹刀切片晒干，却用旱莲十四两，生姜汁二两，各取自然汁，并酒三味，停兑熬膏，浸黄精半日，炒苍色）四两 何首乌（捶碎，煮于黑豆水上，九蒸九晒，再用人乳浸透晒干）四两（一方加山茱萸、枸杞子、菟丝子、山药、柏子仁各一两）
【用法】上为末，炼蜜为丸，如梧桐子大。每服七十丸，空心盐汤或酒送下。
【功用】补心生血，滋肾壮阳，黑须发，润肌肤，返老还童，延年益寿，种子。

王君河车方

【来源】《遵生八笺》卷三。

【组成】紫河车一具（首生并壮盛胞衣是也，挑血筋，洗数十遍，仍以酒洗，阴干，煮和各药） 生地八两 牛膝四两 五味子三两 覆盆子四两 巴戟二两（欲多世事，加一两；女人不用） 诃黎勒三两 鼓子花二两 苦耽二两 泽泻三两 甘菊花三两 菖蒲三两 干漆三两（炒黄） 柏子仁三两 白茯苓三两 黄精二两 苁蓉二两（女人不用） 石斛二两 远志二两 杏仁四两（炒黄，去皮尖） 苣胜子四两 （一方有云母石三两）

【用法】上为末，炼蜜为丸，如梧桐子大，酒或盐汤送下。服三料，颜如处子。

【功用】驻颜，益寿。

彭君麋角粉

【来源】《遵生八笺》卷四。

【组成】麋角一两（解为寸段）

【用法】上去心中黑血色恶物，用米泔浸之，夏三日，冬十日一换，泔浸约一月以上，似欲软，即取出，入甑中蒸之，覆以桑白皮，候烂如蒸芋，晒干，粉之，入伏火硫黄一两。每服三钱，以酒调下。

【功用】延年益寿。

天地父母七精散

【来源】《遵生八笺》卷六引《太上肘后玉经》。

【组成】竹实三两（九蒸九晒） 地肤子四两 黄精四两 桃胶四两 蔓菁子三两（九蒸九晒） 松脂三两（炼令熟） 苣胜五两（九晒）

【用法】上为末，炼蜜为丸。每服二三十丸。

【功用】冬月摄养。

【方论】竹实主水气日精，地肤子太阴之精，主肝明目；黄精戊己之精，主脾脏；桃胶五木之精，主鬼忤；蔓菁子主明目；松脂主风狂脾湿；苣胜五谷之精。

枸杞煎丸

【来源】《遵生八笺》卷六。

【组成】枸杞子根三十斤（取皮，九蒸九晒）

【用法】上为粉，取根骨清水煎之，添汤煮，去渣，熬成膏，和上粉为丸，如梧桐子大。每服三五十丸。

【功用】增寿。

茯苓粉

【来源】《遵生八笺》卷十一。

【组成】茯苓（切片）

【用法】上药，以水浸去赤汁，又换水浸一日，如上法取粉，拌水煮粥。

【功用】补益。

须问汤

【来源】《遵生八笺》卷十一引东坡居士方。

【组成】拔云二钱 王姜二钱（干用） 枣一升（干用，去核） 白盐二两（炒黄） 甘草一两（炙，去皮） 丁香 木香各半钱 陈皮约量（去白）

【用法】上同捣，煎服或点服。

【功用】到老容颜红白。

九转长生神鼎玉液膏

【来源】《遵生八笺》卷十三。

【组成】白术二斤（秋冬采，去粗皮） 赤术（即苍术）十六两（秋冬采，去粗皮）

【用法】二药用木石臼捣碎，入缸中，用千里水浸一日夜，山泉亦好；次入砂锅煎汁一次，收起再煎一次，绢滤滓汁，去滓，将汁用桑柴火缓缓炼之，熬成膏，磁罐盛贮，封好入土，埋一二日出火气。三钱一次，白汤调下，或含化。

【功用】轻身延年，悦泽颜色。

【宜忌】忌食桃、李、雀、蛤、海味等。

【加减】更有加法，名曰九转。二转加人参三两，煎浓十二次，熬膏，入前膏内，名曰长生神芝膏；三转加黄精一斤，煎汁熬膏，入前膏内，名曰三台益算膏；四转加茯苓、远志（去心）各八两，熬膏，加入前膏，名曰四仙求志膏；五转加当归八两，酒洗熬膏，和前熬膏内，名曰五老朝元膏；六转加鹿茸、麋茸各三两，研为末，熬膏，和前膏内，名曰六龙御天膏；七转加琥珀（红色如血者佳。饭上蒸一炊，为细末）一两，和前膏内，名曰七元归真膏；八转加酸枣仁（去核）八两，熬膏，和前膏内，名曰八神卫护膏；九转加柏子仁（净仁，研如泥）四两，入前膏内，名曰九龙扶寿膏。

鸡子丹

【来源】《遵生八笺》卷十三。

【组成】鸡蛋壳　辰砂

【用法】养鸡雌雄纯白者，不令他鸡同处，生卵扣一小孔，倾去黄白，即以上好辰砂为末（朱砂有毒，选豆瓣旧砂，豆腐同煮一日，为末），和块入卵中，蜡封其口。还令白鸡抱之，待雏出药成，以蜜为丸，如豆大。每服二丸，一日三次。

【功用】长年延算。

金水煎

【来源】《遵生八笺》卷十三。

【组成】枸杞子不拘多少（红熟者）

【用法】用无灰酒浸之，冬六日，夏三日，于砂盆内研令极细，然后以布袋绞取汁，与前浸酒一同慢火熬成膏，于净瓷器内封贮，重汤煮之。每服一匙，入酥油少许，温酒调下。

【功用】延年益寿，填精补髓。久服发白变黑，返老还童。

延寿丹

【来源】《遵生八笺》卷十七引罗真人方。

【组成】干山药一两（去皮）　人参一两（去芦）　白茯苓一两（去皮）　川牛膝一两（酒浸）　杜仲一两（姜制去丝）　龙骨一两　川续断一两（去芦）　鹿茸一两　当归一两（酒浸洗）　山药苗一两　北五味一两　熟地黄一两（酒浸）　石菖蒲一两　楮实子一两（去瓤）　破故纸一两（炒）　麦门冬一两（去心）　辽枸杞五钱

【用法】上为极细末，以酒糊为丸，如梧桐子大。每服五十丸或六七十丸，淡盐汤送下，一日二次。服至五日，体自轻健；至十日，精神倍爽；半月之后，气力壮勇；二十四日后，眼目清朗，语言响亮；一月之余，饮食大进，颜色红润，步履轻健，冬月手足常暖。此药不热不燥，老幼皆可服。

【功用】常服此药，阴阳升降无偏，充实肌肤，填精补髓，精神倍长，强壮筋骨，悦颜色，固真气，和百脉，正三焦，乌须发，坚齿牙，聪耳明目，老能轻健。

【主治】男子五劳七伤，诸虚不足，阴痿气弱无力，心肾不交，精神欠爽，小便频数，腰膝疼痛。妇人赤白带下，起居倦怠，脚冷麻痹，不能久立，肾气不和，脐腹疼痛，经水愆期，无孕。

【加减】如下元虚冷，加鹿茸五钱，附子五钱。

延寿酒药仙方

【来源】《遵生八笺》卷十七。

【别名】养寿丹。

【组成】当归（去芦）　人参（去芦）　白茯苓（去皮）　草乌（去皮）　乌药　杏仁（去皮尖）　何首乌（去皮）　川椒（去目）　川乌（去皮尖）　五加皮　肉苁蓉（去皮尖）　枸杞子　砂仁各五钱（净）　木香　牛膝（去芦）　枳壳（去瓤）　干姜（火炮）　虎骨（酥炙黄色）　川芎　香附子（炒去毛）　香白芷　厚朴（姜汁浸）　陈皮（去白）　白术（炒）　独活　羌活　麻黄（去节）　官桂（去皮）　白芍药　半夏（姜汁浸）　生地　熟地　天麦门冬（去心）　五味子　防风　细辛（拣净，酥酒洗，去芦）　沉香　苍术（米泔浸，去皮）　小茴香（盐炒黄）各三钱　破故纸（酒浸，微炒）　核桃仁（汤浸去皮）　甘草（火炙，净）各一两　红枣肉　酥油各半斤　白沙糖一斤

【用法】上药用细绢袋盛之，用烧酒一大坛，浸药三日，放在大锅内，用汤浸坛，煮两个时辰，取起掘一坑，埋三日，出火毒取出。每日用酒一小钟，病在上，食后服；病在下，空心服。饮酒毕后，将药滓晒干，研为细末。用好花烧酒打糊为丸，如梧桐子大。每服三十丸，空心好酒送下。

【功用】补脾，养丹田，和气血，壮筋骨，益精

髓，身体轻健，明眼目，安五脏，定魂魄，润肌肤，返老还童，延年益寿。

【主治】男妇远年近日，诸虚百损，五劳七伤，左瘫右痪，偏正头风，口眼歪斜，半身不遂，语言謇涩，筋脉拘挛，手足麻木，浑身疥疮，肠风痔漏，紫白癜风，寒湿脚气，膀胱疝气，十膈五噎，身体羸瘦，腰腿疼痛，四肢无力，皮肤生疮，耳聋眼昏，下部虚冷，诸般淋沥；妇人经脉不调，脐腹疼痛，胁背膨胀，黄瘦面肌，口苦舌干，呕逆恶心，饮食无味，四肢倦怠，神鬼惊悸，夜多盗汗，时发潮热，月事或多或少，或前或后，心中闷塞不通，结成瘕块，时作刺痛，或子宫积冷，气毒虚败，赤白带下，渐成虚瘵。

沉香内补丸

【来源】《遵生八笺》卷十七。

【组成】沉香五钱　广木香五钱　乳香　人参五钱　母丁香三钱　石燕一对（烧红，醋浸）　海马一对（酥）　鹿茸五钱（酥炙）　仙灵脾五钱（酥炙）　穿山甲五钱（灰炒）　韭子五钱　八角茴香五钱　木通一两（炒）　小茴香一两（炒黄）　甘菊花五钱（盐炒）　川楝子（酒浸一宿，去皮核）一两　蛇床子一两　白茯苓一两　大附子一个（炮，去皮）　川椒一两（去目）　枸杞一两　麝香少许　葫芦巴（入羊肠内，酒煮）一两　丁香五钱

方中乳香用量原缺。

【用法】上为细末，酒糊为丸，如梧桐子大。每服三十丸，空心以温酒送下，仍以干物压之。服之年余，身轻髓健。妇人服之尤妙。

【功用】除百病，补诸虚，健脾胃，进饮食，添精补髓，延年益寿。

【宜忌】忌生冷、腐粉、鱼腥、诸血四十九日。

乳炼秋石奇方

【来源】《遵生八笺》卷十七。

【组成】童便二桶　皂角十二两　杏仁十两

【用法】水九碗，煎皂角至三碗，倾入便内，用桃、柳枝搅打便水，淀清倾去浊脚；次将杏仁十两煎汁三碗，倒在便内，又如前搅打，去清留浊；又将猪脂油十二两熬成汁，去滓，倾入便内搅，浮膜倾去，又淀清，将人乳汁用滚汤泡成块倾入便内，再搅如前，又淀一日，倾去清水下底浊粉浆水，用木勺乘起，倾桑皮纸上，先将毛灰作一沉窝，将桑皮纸放灰上以渗便水，纸上干白腻粉，即成秋石矣。不可动摇，晒一二日，瓷瓶收起。每秋石一两，入柿霜三钱同和，每服一二分起，至七八分止，空心白滚汤调下。

【功用】益寿延年，返元还本，发白变黑，百疾不生。

草灵丹

【来源】《遵生八笺》卷十七。

【组成】真川椒四两（去子，炒出汗）　白茯苓一两（去皮，炒）　川乌一两（去皮脐）　茴香二两（盐炒）　苍术四两（酒浸，焙干）　甘草二两（粉者，去皮，炙）　熟地三两（酒浸）　山药三两

【用法】上为细末，炼蜜为丸，如梧桐子大。每服三十丸至五十丸，空心温酒送下，以干物压之。服之一月，乃见其效。冬月服之，手足腮面如辣红，行步轻飞，七十老人，健若少年。老年人服之十日，便不夜起。

【功用】

1.《遵生八笺》：延年益寿，添精补髓，乌须发，固齿牙，强筋骨，壮气血，聪耳明目，返老还童。

2.《重庆堂医学随笔》：温补下元。

【主治】《重庆堂医学随笔》：老人阳气偏虚，便溺不禁，脾胃两亏，内挟寒湿。

【宜忌】忌黑羊肉、鹁、鸽、桃李果子，恐减药力；服药者，不可赖此频行房事。

神仙紫霞杯

【来源】《遵生八笺》卷十七。

【组成】硫黄八两　雄黄五钱　乳香三钱　没药三钱　辰砂五钱　血竭二钱　沉香二钱　麝香三钱　檀香三钱　降香一两　牙香二两　茅香一两　人参　附子　川乌　川芎　当归　肉桂　破故纸　肉苁蓉　黄精　白芷　枸杞　芍药

方中人参、附子、川乌、川芎、当归、肉桂、破故纸、肉苁蓉、黄精、白芷、枸杞、芍药用量原缺。

【用法】上锉，先用油一斤浸诸药三二日，次将药熬煎至焦黑色，滤去滓；再复油锅化溶硫黄，倾出上面清油，却将锅底硫黄倾入水盆内，洗去泥土砂石，仍将原油化硫黄，周而复始三次，又倾出上面油，存黄，另倾出称，每一两硫黄，用铜勺化开，入前麝香末三分，搅匀；先以小酒杯一个，用纸封口紧，中开一孔，将化开硫黄药倾入酒杯内一荡，做酒杯一只，如此倾做数个（做法如浇响糖相似），令定。酌酒用。

【功用】令百病消，身体健，返老还童。

益容仙丹

【来源】《遵生八笺》卷十七。

【组成】淡秋石五两　白硼砂二两五钱　片脑一钱五分　薄荷五两　柏子肉五钱　牛黄五分　哈芙蓉二分　甘松五钱　腽肭脐五分（酥炙）　朱砂一两五钱（水飞细末）　粉草一斤（去皮，熬膏）

【用法】上药各为细末，粉草膏子为丸，如绿豆大，朱砂为衣。每次一丸，噙化，以致津液满口，咽下，不拘早晚。

【功用】浇灌诸经，辅正祛邪，光泽肌肤，久服百病不生。

益元七宝丹

【来源】《遵生八笺》卷十七。

【组成】何首乌赤白各一斤（用米泔水浸一日，竹刀刮去皮，打块如棋子大）　牛膝八两（用黑豆五升，木甑沙锅蒸三次，晒三次，为末，加盐一二钱同浸）　枸杞子八两（酒浸，洗净，晒干，为末）　茯苓赤白各一斤（赤者用牛乳浸、白用人乳浸一宿，晒干，研末）　兔丝子八两（酒浸三日，晒干，为末）　破故纸八两（炒干，为末）　当归八两（酒浸一宿，晒干，为末）

【用法】上药俱不犯铁器，炼蜜为丸，如弹子大。每服一丸，早晨空心酒送下，午后姜汤送下，临卧盐汤送下。

【功用】去五脏杂病，生津液，健体轻身，益精明目，乌发固齿，壮阳增力。

内补人仁丸

【来源】《遵生八笺》卷十八。

【组成】人参五钱　砂仁　沉香　木香　槐角子　生地（酒洗）　桑椹　熟地各五钱　山药（去皮）　茯苓　川椒（去目）　大茴香（酒洗）　枸杞子　旱莲草　甘草　苍术（米泔水浸三日，去皮，盐炒用）各一两　何首乌四两（用黑豆拌蒸七次，取起首乌，先以竹刀切碎，去头用，勿见铁器）

【用法】上为末，炼蜜为丸，如梧桐子大。盐、酒送下。

【功用】乌鬚髮，固元保真。

【宜忌】忌食萝卜。

神仙不老丹

【来源】《鲁府禁方》卷二。

【组成】牛乳一瓶　干山药末四两　无灰好黄酒一大钟　童子小便一大钟（去头尾）

【用法】上共和一处入钟，重汤煮，以浮沫出为度，取出。每用一小钟，温服，每日三次。

【功用】补益。

法制枸杞子

【来源】《鲁府禁方》卷四。

【组成】枸杞子（甘州红者）半斤　白檀香末五钱　白豆蔻四钱　片脑一钱（另研）

【用法】用甘草膏同煎为衣。

【功用】生津，益寿延年。

【主治】虚烦。

健志丸

【来源】《证治准绳·类方》卷五。

【组成】天门冬（去心）　远志（去心）　白茯苓（去皮）　熟地黄各等分

【用法】上为细末，炼蜜为丸，如梧桐子大。每服四五十丸，空心米饮送下，一日二次。

【功用】久服令人不忘，耳目聪明，身体轻健。

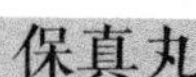

保真丸

【来源】《墨宝斋集验方》。

【组成】牛膝十两（用黑豆三升铺锅内，九蒸九晒九露，黑豆一蒸一易，如数完，竹刀切片听用） 生地黄十二两（酒洗，用一半拌去皮砂仁、白茯苓末各五钱，蒸一昼夜，熟透捶用） 补骨脂四两（用核桃肉二两，研碎拌匀，按实，瓷器内一日炒干用） 何首乌二十两（忌铁器，同牛膝蒸之） 白茯苓六两（用牛乳二碗浸透晒干） 白茯神六两（人乳二碗浸透晒干） 当归六两（酒洗） 天门冬六两（去心） 菟丝子三两（酒浸，去壳） 麦门冬六两（去心） 柏子仁八两（汤泡七次，去油） 枸杞子六两（去蒂） 人参三两（去芦） 山药四两 杜仲四两（炒去丝）

【用法】上为末，炼蜜为丸，如梧桐子大。每服七十丸。

【功用】补心神，固肾精，坚筋骨，润肌肤，泽容颜，乌须发，久服益寿延年。

【加减】阳气弱而精不固者，加山萸肉四两，锁阳四两，肉苁蓉四两；如健忘者，加九节菖蒲三两，远志三两；如思虑忧伤过度，损心太甚而不能寐者，加炒熟枣仁三两。

延龄育子方

【来源】《墨宝斋集验方》卷上。

【别名】延龄育子丸、腽肭脐真方（《何氏济生论》卷七）。

【组成】腽肭脐（用桑白皮一两，楮实子一两、山楂、麦芽、神曲、补骨脂各一两，黑芝麻、黑豆各一合，以上八味用酒水各一半煎水；外用酒洗腽肭脐，入前酒水内，浸以软为度，后用竹刀切碎，去膜，用瓦一块，荷叶衬瓦上，上用瓦一块盖之，慢火烘干，碾细为末，听用） 巨胜子五两（酒洗净，分为四份：芝麻、萝卜子、糯米、白芥子各炒一份） 甘枸杞子（去梗蒂）四两 生地黄（肥大沉水者，酒洗净）五两 熟地黄（肥大沉水者，酒洗净）五两 麦门冬（去心）五两 白术五两（土炒一份，麸炒一份，神曲炒一份，枳壳炒一份） 白茯苓（去皮心膜，乳浸，晒干）五两 菟丝子（酒洗净，浸一昼夜，蒸，捣饼，晒干）四两 人参（去芦）五两 柏子仁（炒，去壳）五两 山药（姜汁浸，炒干）四两 山茱萸（去核）五两 肉苁蓉（去甲膜，酒浸，晒干）五两 远志（去芦，甘草灯心汤泡，去核）二两 何首乌（黑豆汁蒸一份，盐水蒸一份，米泔水浸一份，醋浸一份）八两 鹿角霜五分 川巴戟（酒洗，去心）四两 石菖蒲（去芦，微炒）二两 当归（酒洗，去芦梢）二两 五味子（去梗）二两 川牛膝（去芦梢，酒洗，晒干）四两 沙苑蒺藜（炒）五两 川黄连（去须，吴茱萸汤浸一份，木香汤泡一份，姜汁泡一份，酒浸一份，晒干）三两 酸枣仁（去壳皮，炒）二两

【用法】上药各为末。春加姜汁、竹沥；夏加香薷、木瓜、薏仁；秋加姜、茶、茱萸、木香；冬加紫苏、薄荷、苍术、厚朴煎汁，用蜜炼为丸。每服九十丸，滚白汤送下。

【功用】《何氏济生论》：轻身延年，润养平和，延龄育子。

【主治】《何氏济生论》：男子肾气虚弱，逢阴而痿，未媾先遗等症。

延年益寿不老丹

【来源】《墨宝斋集验方》卷上。

【组成】何首乌、赤白各一斤（竹刀刮去粗皮，米泔水浸一宿，用黑豆三升，水泡涨，每豆一层，何首乌一层，重重铺毕，用砂锅竹甑蒸之，以豆熟，取首乌晒干；又如法蒸晒九次听用） 赤茯苓一斤（用竹刀刮去粗皮，为末，用盘盛水，将末倾入水内，其筋膜浮在水面者不用，沉水底者留用；湿团为块，用黑牛乳五碗，放砂锅内慢火煮之，候乳尽茯苓内为度，仍碾为末听用） 白茯苓一斤（制法同赤茯苓，亦湿团为块，用人乳五碗，放砂锅内照前赤茯苓，仍碾为末，听用） 怀山药（姜汁炒，为末）四两 川牛膝（去芦，酒浸一宿，晒干，为末）八两 甘枸杞子（去梗，晒干，为末）四两 杜仲（去皮，姜汁炒断丝，为末）八两 破故纸（用黑脂同炒熟，去麻不同，破故纸碾为末）四两 菟丝子（去砂土净，酒浸生芽，捣为饼，晒干，为末）八两

【用法】上药不犯铁器，称足和匀，炼蜜为丸，如

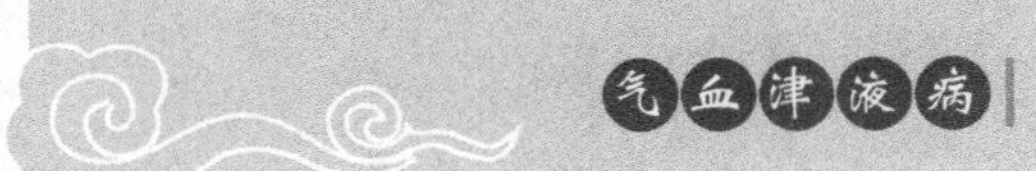

梧桐子大。每服七十丸，空心盐汤或酒送下。

【功用】乌须黑发，延年益寿，填精补髓。

【主治】阴虚阳弱无子者。

【宜忌】忌黄白萝卜、牛肉。

坎离丸

【来源】《墨宝斋集验方》卷上。

【组成】天门冬四两（去心） 黄柏三两（童便浸） 当归四两（酒浸） 牛膝三两（酒洗，去芦） 麦门冬四两（去心） 知母三两（盐酒炒） 白芍三两 山药二两 菟丝子四两（酒浸） 川芎三两 生地三两 熟地五两 枸杞子四两（酒浸） 茯神五两（去皮心） 杜仲三两（去皮，酒炒去丝）

【用法】上为末，炼蜜为丸，如梧桐子大。每服五六十丸，盐汤送下。

【功用】补心神，固肾精，坚筋骨，润肌肤，泽容颜，乌须发，久服续嗣延年。

益寿固真丹

【来源】《东医宝鉴·杂病篇》卷四。

【组成】菟丝子（酒浸，煮，焙，捣作末）三两 熟地黄（酒蒸，下筛） 生干地黄（酒浸，焙） 磁石（火煅，醋淬九次，研，水飞） 何首乌（泔浸一宿，切作片） 黑豆汁（拌蒸，晒干） 肉苁蓉（酒浸，去鳞甲，蒸，取肉）各二两 天门冬（去心） 麦门冬（去心） 山药（微炒） 当归（酒洗，焙） 白茯苓（水飞） 泽泻（酒蒸） 牡丹皮各一两半 人参 芡仁 山茱萸（酒浸，取肉） 石斛（酒洗，焙） 覆盆子（酒洗，焙） 枸杞子（酒洗，焙） 五味子（酒洗，焙） 蛇床子（炒，去皮） 杜仲（去皮，锉，姜汁炒去丝） 巴戟（盐水煮，去骨） 鹿茸（燎去毛） 韭子（炒） 赤石脂（水飞） 益智（去皮，盐水煮一沸） 莲花蕊 破故纸（炒） 柏子仁（去皮） 青盐 天雄（童尿浸三日，炮，去皮脐） 阳起石（火煅）各一两 腽肭脐（酥炙黄色）一部（无则以黄狗阴茎三个或五个，酥炙黄色代用）

【用法】上药不犯铁，捣为细末，糯米粉和清酒煮糊为丸，如梧桐子大。每服二三钱，空心盐汤、温酒或米饮送下。中年人最宜常服。

【功用】填精补血，益气养神，返老还童，延年益寿。

【宜忌】忌葱蒜萝卜及醋，酒色亦宜节。

【加减】夏月去天雄，加黄柏。

神仙固本酒

【来源】《东医宝鉴·杂病篇》卷九引《仙方》。

【组成】牛膝八两 何首乌（粗末）六两 枸杞子（捣碎）四两 天门冬 麦门冬 生地黄 熟地黄 当归 人参各二两 肉桂一两

【用法】上用糯米二斗，白曲二升，蒸熟和药末，酿如常法。

【功用】令白发变黑，返老还童。

加减神仙既济丸

【来源】《寿世保元》卷四引刘春岡方。

【组成】拣参（去芦）二两 嫩鹿茸（酥炙）二两 肉苁蓉（酒洗）三两 枸杞子（酒洗）二两 茱萸（酒蒸，去核取肉）二两 怀山药二两 辽五味子二两 石菖蒲（去毛）二两 嫩黄耆（蜜炒）二两 川巴戟（水泡，去心）二两 川黄柏（酒炒）二两 知母（去毛）二两 柏子仁二两 怀熟地黄（酒蒸）二两 菟丝子（酒蒸、捣饼、晒干）二两 天门冬（去心）二两 当归（酒洗）二两 麦门冬（去心）二两 远志（甘草水泡，去心）二两 小茴香（盐酒炒）二两 白茯神（去皮木）二两 怀生地黄（酒洗）二两 川杜仲（去皮，酒炒）二两 川牛膝（去芦，酒洗）二两

【用法】上为细末，炼蜜和熟枣为丸，如梧桐子大。每服百丸，空心盐汤送下或酒任下。

【功用】滋肾水，降心火，补脾土，添精补髓，益气和血，壮筋骨，润肌肤，聪明耳目，开心定智，强阴壮阳，延年益寿。

【主治】诸虚百损，五劳七伤。

延寿丹

【来源】《寿世保元》卷四。

【组成】白茯苓十斤（净锅内煮一夜，晒一日，去皮，切片） 真蜂蜜二斤

【用法】上药调蒸三炷香，晒干；再加蜂蜜，再蒸再晒，如是三次；为细末，炼蜜为丸，如梧桐子大。每日服三四十丸，温酒送下。

【功用】补益，延寿。

延寿瓮头春

【来源】《寿世保元》卷四。

【别名】神仙延寿酒。

【组成】天门冬（去心）一两 破故纸一两 肉苁蓉（麸炒）一两 粉草一两 牛膝（去芦）一两 杜仲（麸炒）一两 大附子（水煮）五钱 川椒（去目）一两（以上八味为末，入面内同和糜） 淫羊藿一斤（米泔水浸） 羯羊脂一斤（拌淫羊藿同炒黑色） 当归四两 头红花一斤（捣烂，晒干） 白芍一两 生地黄二两 苍术（米泔水浸，炒）四两 熟地黄二两 白茯苓四两 甘菊花一两 五加皮四两 地骨皮四两（以上十二味，锉咀片，绢袋盛贮铺缸内） 缩砂密五钱 白豆蔻五钱 木香五钱 丁香五钱（以上四味后用酒煮，为末用）

【用法】用糯米二斗，淘净浸一日夜；又淘一次，蒸作糜，取出候冷；用细面末四斤，同天门冬等八味调匀。却将淫羊藿等十二味，贮于粗绢袋，置缸底，将前糜拍实于其上，然后投上品烧酒四十斤，封固七日，榨出澄清，方入坛；加砂仁等四味固封，重汤煮三炷香，埋土中三日，能出火毒。每日量饮数杯。一七日，百窍通畅，浑身壮热，丹田微痒，痿阳立兴。

【功用】通百窍，兴痿阳，延寿。

【宜忌】切忌醉酒饱食行房。

扶桑至宝丹

【来源】《寿世保元》卷四引胡僧方。

【别名】扶桑丸（《医方集解》）、桑麻丸（《医级》卷八）。

【组成】嫩桑叶（采数十斤，择家园中嫩而存树者，长流水洗，摘去蒂，晒干） 巨胜子

《医方集解》本方用嫩桑叶（晒干）一斤，巨胜子四两，白蜜一斤。

【用法】炼蜜为丸，如梧桐子大。每服百丸，白开水送下，每日二次。三月之后，体生轸粟；此为药力所行，慎勿惊畏，旋则遍体光洁如凝脂然，服至半年之后，精力转生，诸病不作，久服不已，自登上寿。

【功用】

1.《寿世保元》引胡僧方：步健眼明，须白返黑。消痰生津，补髓添精。

2.《医方集解》：除风湿，润五脏。

【主治】《全国中药成药处方集》（南京方）：眼目昏花，咳久不愈，肢麻便燥。

【方论】《医方集解》：此足少阴、手足阳明药也。桑乃箕星之精，其木利关节、养津液，其叶甘寒，入手足阳明，凉血燥湿而除风；巨胜甘平色黑，益肾补肝，润腑脏，填精髓。夫风湿去，则筋骨强；精髓充，则容颜泽，却病乌髭，不亦宜乎。

枸杞膏

【来源】《寿世保元》卷四。

【组成】甘枸杞子一斤

【用法】上药放砂罐内，入水煎十余沸，用细绢罗滤过，将渣挤出汁净，如前再入水熬，滤取汁，三次，去渣不用，将汁再滤入砂罐内，慢火熬成膏，入瓷器内，不可泄气。不论男妇，早、晚用酒调服。

【功用】生精，补元气，益荣卫，生血，悦颜色，延年益寿。

【主治】诸虚百损。

延寿酒

【来源】《寿世保元》卷十。

【组成】好上等堆花烧酒一坛 龙眼（去壳）一斤 桂花四两 白糖八两

【用法】药入酒坛封固经年，愈久愈佳。其味清美香甜，每随量饮，不可过醉。

【功用】安神定志，宁心悦颜，香口却疾，延年。

木香补肾丸

【来源】《外科正宗》卷三。

【组成】怀庆生地四两（酒煮捣膏） 菟丝子 肉苁蓉 黄精 黑枣肉 牛膝 蛇床子（微炒） 茯苓 远志各一两二钱 当归身二两四钱 丁香三钱 大茴香 木香各六钱 枸杞子一两五钱 巴戟 杜仲各一两 青盐五钱 人参五钱

【用法】上为细末，炼蜜为丸，如梧桐子大。每服六七十丸，空心温酒送下。偏坠者，灸后宜服此，俱可内消。

【功用】此药功效不独治疝，中年后服之益寿延年，黑发壮筋，填髓明目，聪耳补肾，助元阳，调饮食。其功不可尽述。妇人服之，颜如童女，肌肤莹洁如玉。

【主治】偏坠，一名木肾，不疼不痒，渐渐而大，最为顽疾，有妨行动，多致不便；诸疝，不常举发者；及精寒血冷，久无嗣息。

造化争雄膏

【来源】《疡科选粹》卷八。

【别名】五养保真膏。

【组成】炼松香（用小竹甑一个，用粗麻布一层，用明肥松香放其上，安水锅上蒸之，俟松香溶化，淋下清净者，初倾入冷水中，又以别水煮二三滚，又倾入水中，如此数次后，复用酒如前煮之，俟其不苦不涩为度；二次炼，不用铁锅尤妙） 飞黄丹（用好酒，入水中淘去底下砂石，取净，候干，炒之） 真麻油三斤 粉甘草四两（先熬数沸，后下药） 官桂（去粗皮） 远志（油浸一宿，去心，焙干，为末）六钱 菟丝子（淘去沙，酒煮极烂，捣成饼，为末）六钱 川牛膝（去芦，酒浸一宿，晒干，为末） 鹿茸（去毛，酥炙黄） 虎骨（酥炙黄） 蛇床子（拣净，酒浸一宿，焙干） 锁阳（酥炙） 厚朴（去皮） 淮生地（酒浸一宿，焙干） 淮熟地（酒浸一宿，焙干） 玄参（去芦头） 天门冬（去心） 麦门冬（去心） 防风（去芦） 茅香（拣净） 赤芍药（酒浸洗） 白赤芍（酒浸洗） 当归（酒洗） 白芷 北五味子 谷精草 杜仲（去皮，锉，盐酒炒去丝） 荜茇 南木香 车前子 紫梢花 川续断 良姜各六钱 黄蜂 穿山甲（锉，以灶灰炒，为末）各二钱 地龙（去土，炙）四钱 骨碎补二钱 蓖麻子 杏仁（去皮尖）各四钱 大附子二个（重二两，面裹火煨，去皮脐） 木鳖子（去壳）四十个（研，纸裹压去油） 肉苁蓉（红色者，酒浸，去甲，焙）七钱 桑嫩枝 槐嫩枝 桃嫩枝 李嫩枝各七寸 （一方有红蜻蜓十只）

【用法】上药各依法制度完备，锉，入油内，用铜锅桑柴火慢煎候枯黑，取起，滤以生绢，去滓，锅亦拭净，其药油亦须滴水成珠为度，每药油一斤，用飞过黄丹八两，徐徐加入，慢火煎熬，用桑、槐、柳枝不住手搅，勿使沉底，候青烟起，膏已成，看老嫩得中住火，入炼过松香半斤，黄蜡六两，此亦以一斤油为率，搅匀放冷，膏凝结后，连锅覆泥土三日，取起，用别锅烧滚水，顿药锅在上，隔汤泡融，以桑、槐、柳枝不住手搅三五百遍，去火毒，入后药：麝香、蟾酥、霞片（疑鸦片）、阳起石（云头者）、白占各六钱，丁香、乳香、广木香、雄黄、龙骨、沉香、晚蚕蛾、倭硫黄、赤石脂、桑螵蛸、血竭、没药各四钱，黄耆（去皮头，蜜炙，为末）三钱。上件须选真正道地者，各制度过，为极细末，起手先熬药油，以上药渐投入药面中搅极匀和，即投膏入冷水中，捏成五钱一饼。如遇用时，入热水泡软，以手掌大纻系一方，摊药在上，不用火烘。贴之。

方中松香、黄丹、官桂用量原缺。

【功用】养精神，益气血，存真固精，龟健不困，肾海常盈，返老还童。

【主治】咳嗽吐痰，色欲过度，腰胯疼痛，两腿酸辛，行步艰难，下元不固，胞冷精寒，小便频数，遗精白浊，吐血鼻衄；妇人下寒，赤白带下，子宫冷痛，久不胎孕；恶毒痈疽顽疮，一切无名疔肿。

加味六味地黄丸

【来源】《先醒斋医学广笔记》。

【组成】怀生地（如法制）八两 怀山药四两 白茯苓（坚白者）四两（人乳拌，晒干又拌，多多更妙） 山茱萸（去核）四两 牡丹皮三两 麦门冬（去心）六两 泽泻三两（目病减半） 甘菊花（苦者不用）六两 真甘枸杞（去蒂）六两 北

五味（去枯者）六两又方加　白蒺藜（炒去刺）五两

【用法】上为细末，炼蜜为丸，如梧子大。每服四钱，空心淡盐汤送下。

【功用】滋阴固精明目，久服延年。

【主治】身体虚弱，患目疾久不愈者。

二仙糕

【来源】《济阳纲目》卷十二。

【组成】人参　白茯苓　莲肉（去心皮）　山药　芡实仁各半斤　糯米一斗　粳米三升半　蜜　白糖各半斤

【用法】上为细末，和匀，将蜜、糖熔化，和末掺　得宜，用水木笼炊蒸之，上以米一撮，成饭则糕成矣。取起画作棋子块，慢火上烘干，作点心；或作末，贮瓷器，每早一大匙，白沸汤调下。

【功用】养脾胃，益肾水，壮阴，固齿黑发。

真传腽肭脐丸

【来源】《济阳纲目》卷六十四。

【组成】前服：当归（酒洗）　熟地（砂仁、沉香炒）　生地（姜、酒炒）　肉苁蓉（酒浸）　栀子（炒）各五钱　黄芩三钱　黄柏（盐、酒炒）二钱　木香　沉香各一两三钱　槟榔四钱　腽肭脐四钱　海牛一个　海马一对　蛤蚧一对（酥炙）　后服：枸杞子　五味子　肉苁蓉（酒洗）　当归（酒洗）　生地黄（酒洗）　熟地黄（酒蒸）各五钱　牛膝（酒浸）　白茯苓　沉香　木香各一两　天冬（去心）　麦冬（去心）各五钱　甘草三钱　枳壳五钱　海马一对（酥炙）　海牛一个（酥炙）　蛤蚧一对（酥炙）　腽肭脐四两（酥炙）

【用法】上二料，俱为细末，酒糊为丸，如梧桐子大。每服六七十丸，空心温酒或盐汤下。

【功用】补精益血，壮元阳，暖丹田，滋容颜，利腰膝。

延龄种子仙方

【来源】《济阳纲目》卷六十七。

【组成】当归身（酒浸）　川牛膝（酒浸）　生地黄（酒浸）　熟地黄（酒浸）　片芩（酒浸）　麦门冬（去心，米泔水浸）　天门冬（去心，米泔水浸）　山茱萸各四两　知母四两（盐酒各浸二两）　黄柏（去皮）九两（蜜水、盐、酒各浸三两）　辽五味　川芎　山药　龟版（酥炙）　白芍药（酒浸）各二两　人参六钱

【用法】上制如法，晒干，不犯铁器，为极细末，用白蜜三斤，不见火炼，将竹筒二节凿一窍孔，去瓤，入蜜在内，并入清水一小盏和匀，绵纸封固七层，竖立重汤锅内，柴火煮一昼夜，和药为丸，如梧桐子大。每服一百丸，清晨盐汤，晚酒送下。

【功用】延龄种子。

【宜忌】男妇皆然，以服药之日为始，忌房事一个月，愈久愈妙。

仙饭丸

【来源】《济阳纲目》卷六十八。

【组成】上党胡麻三升（拣净）

【用法】以新白布缝袋，将胡麻盛在内，放清水中浸一时，用手揉袋，去尽油沫，纯是清水为度。取出甑蒸，令气遍，晒干，如此九蒸九晒。蒸之不熟，令人发落。蒸晒去皮，炒香为末，炼蜜或枣膏为丸，如弹子大。每服一丸，空心用淡酒化下，一日三次。常服为佳。

【功用】服至一月之后，痰火尽去，精气充溢；服至百日，能除一切痼疾，一年身面光泽，不饥，二年白发返黑，三年齿落更生；久服长生。

【宜忌】初服一月内戒房事。

仙传秋石配合十精五子丸

【来源】《济阳纲目》卷六十八。

【组成】阳炼龙虎石十两　阴炼龙虎石六两　人参　当归（酒洗）　葫芦巴（微炒）　芡实　莲花蕊（微焙）　鹿茸（酒浸，酥炙黄）　仙灵脾叶　苍术（米泔水浸，炒，以上十味十精药）　枸杞子（酒浸，晒干）　菟丝子（酒浸，蒸七次）　巨胜子　车前子（酒浸，炒）　柏子仁（以上五味五子之药）各二两　沉香　粉草各一两　辰砂五钱（水飞极细，三味升降之药）　白铅

一两（即人乳）

【用法】上将众药均对分两，用枣肉加炼蜜捣合为丸，如梧桐子大。每服一百丸，白汤送下，日进三服，服至百日。

【功用】消除百疾，轻身健体。

先天真一丹

【来源】《济阳纲目》卷六十八。

【组成】白虎首经粉九鼎　阴炼秋石　乳粉　干山药　石菖蒲（九节者）　茅山苍术（米泔浸）各四两　旱莲草二两　甘州枸杞子三两　珍珠　菊花蕊　甘草各一两

【用法】上为细末，炼蜜为丸，如绿豆大。每服六七十丸，加至百丸，空心白滚汤送下。

【功用】却老返童，转周身气，延年。

培元大补丸

【来源】《简明医彀》卷四。

【组成】人参　白术　茯神　茯苓　天冬　麦冬　生地　熟地　远志　牛膝　杜仲　苁蓉　黄柏（盐酒炒）　知母（盐酒炒）　当归　山药各等分

【用法】上为末，炼蜜为丸，如梧桐子大。每服一百丸，酒送下。

【功用】常服补精驻颜，益肾填髓，强筋骨，养荣卫。

【主治】虚损劳伤，头晕目眩，耳鸣体倦，嗜卧懒言，一切气虚无力证。

芡实粥

【来源】《简明医彀》卷七。

【组成】芡实一升（净）　白粱米三合　莲肉（泡，去皮心）　薏苡仁（鲜者）　山药末各一合

【用法】上为末，和白糖四两研匀。每早调数盏服，以代早粥。

【功用】健脾土，生万物，精气神皆盛，多子，老服愈健。

宝精丸

【来源】《妙一斋医学正印种子篇》卷上。

【组成】白亮鱼胶八两（切作短块，用牡蛎八两炭火煅过，研末同炒。须炒得不可焦黑，黄色为度，去末用胶）　熟地黄四两　山药三两　人参二两（虚甚加一两）　沙苑蒺藜八两（酒洗，去衣，竹刀切开，去白膜）　白茯苓四两（去皮，切片，入乳拌晒三次）　牛膝三两（去芦，择粗壮者切碎，酒拌，微炒）　甘州枸杞四两（去蒂与枯者，乳汁拌，晒干，如此者五次）　鹿胶二两　菟丝子三两（水淘净，酒蒸熟，捣烂，晒干）　山茱萸肉四两（酒拌，烘干）　当归二两（去芦尾，取明亮者，酒洗，切片，晒干，微炒）

【用法】上为末，炼蜜为丸，如梧桐子大。每服三钱，早晚淡盐汤送下。

【功用】种子，添精补髓，滋阴壮阳，健步明目益年。

种子延龄酒

【来源】《妙一斋医学正印种子篇》卷上。

【组成】生地黄二两　熟地黄二两　天门冬二两　麦门冬二两　当归二两　南芎一两　白芍药一两五钱（炒）　人参五钱　白术二两（土炒）　白茯苓二两　何首乌（同黑豆蒸，干片）二两　牛膝二两（盐酒炒）　杜仲二两（盐酒炒）　枸杞子二两（研碎）　巴戟（净肉，酒蒸过）二两　肉苁蓉（酒洗去甲膜）二两　远志肉一两（甘草汤制过）　石菖蒲五钱　破故纸一两（盐酒炒）　山茱萸一两（去核净肉）　石斛一两（盐酒蒸晒）　甘菊花一两（去蒂净）　砂仁五钱（研末）　木香五钱（锉末）　虎胫骨二两（酥炙）　龟版二两（酥炙）　陈皮一两　柏子仁（去壳净肉）一两（研）　酸枣仁（炒）一两（研）　小茴香（盐酒炒）一两　大枣肉二两　圆眼肉一两　青盐一两　胡桃肉一两　生姜一两　灯心一两

【用法】上锉制如法，将药入坛内，用无灰酒四十斤煮三炷香取起，坐水缸内，频频换水，浸三日夜，倾绢袋内滤清。将药渣再用酒二十斤，如前煮三炷香，取起坐水缸浸三日夜，滤干去渣不用。将酒合一处埋土中三日，去火毒。每早晚或饥时

量饮三五杯。清明后，霜降前，药不必煮，只将酒浸二十一日后取饮。其药渣晒干，焙燥磨为末，炼蜜为丸，将前酒下药甚妙。

【功用】和气血，养脏腑，助劳倦，补虚损，乌须发，清耳目，固齿牙。久服返老还童，延年种子。

【加减】虚人有火，加盐酒炒黄柏、知母各二两。

三才丸

【来源】《医部全录》卷三三三引《身经通考》。

【组成】天门冬（去心，蜜水洗） 生地黄（九蒸九晒，杵为膏） 赤白茯苓（人乳浸透，夏一日夜，春、秋二日，冬三日）各一斤

【用法】炼蜜为丸，如梧桐子大。量服多寡。

【功用】延年益子。

黑豆神方

【来源】《医部全录》卷三三三引《身经通考》。

【组成】何首乌（用黑豆九制）八钱 当归（酒洗） 五加皮 骨碎补（刮去毛，蜜水拌蒸） 生地 青皮（去瓤） 杜仲（姜汁炒断丝） 远志（去骨） 甘草（水浸一宿，炒） 附子（童便制，姜制，甘草制） 巴戟（酒洗，去骨） 枣仁（炒） 琐阳（酥油涂，炙）枸杞子 槐角各一两 紫梢花（去骨）五钱 蒺藜（酒拌蒸，去刺） 肉苁蓉（酒洗，去膜） 蛇床子（酒拌蒸） 牛膝（酒蒸） 青盐各二两 金樱子（去毛） 破故纸（微炒）各六钱

【用法】上药入水二十碗，煎至十碗，滓再煎十碗，共药汁二十碗，用黑豆十五碗拌浸蒸晒，以药汁完为干。

【功用】延年种子。

【加减】年少者去巴戟、附子、琐阳、紫梢花。

法制玄明粉

【来源】《何氏济生论》卷五。

【组成】川皮消十斤 萝卜四斤（切片） 防风二两 甘草二两

【用法】川皮消、萝卜用水一斗同煮烂，去萝卜，其消水用细绢滤入瓷器中，露一宿，次早另取瓷器倾出浮水块，沉底者取起后以萝卜片量入清水同煮如前；又次日将防风、甘草煎汤十碗，同粉煮化，滤入瓷器中露一夜；次日将甘防汤倾出，同前二次萝卜汤煮一沸，露一夜，则汤内余消澄结成块，去汤取消，同前消风吹干入罐，叠实安地炉上打火，其消化成水，俟沸定方用瓦片盖罐口，大火煅约炭十余片，煅毕冷一气，每斤加生熟甘草末各一两，和匀。无病长服，清晨茶下一钱或八分；若遇壅热伤寒、头痛鼻塞，四肢不举，饮食不下，烦闷气胀，以葱汤化下三钱五钱，量加。其初服药时，每日空心下三钱，食后良久更下三钱。七日内常微泻利黄黑水及涎沫等，此乃搜除诸疾根源，甚勿畏而不食，七日渐觉腹脏温暖，诸效自臻。

【功用】除众痰，延年，解诸药毒。

【方论】消味甚咸，以萝卜解之；其性善下，若遇头目之火，恐不能达上，故用防风引药上行；惧其寒凉，久服伤胃，故以火煅，以甘草佐之，故得阳长阴消之义，而无寒袭脾胃之伤矣。

杞实粥

【来源】《眼科秘诀》卷二。

【组成】芡实七钱（选净硬皮，滚水淘泡四五次，又极滚水泡透听用） 枸杞子三钱（选肥大赤色者，只用水淘一次，滚水泡透听用） 粳米（晚熟者）大半茶钟（滚水淘洗四五次听用）

【用法】上三味，今日如法制完，明日五更用砂锅一口，先将水烧滚，下芡实煮四五沸；次下枸杞子煮三四沸；又下大米，共煮至浓烂香甜。煮粥的水多加，勿添冷水。空腹食之，以养胃气。四十日皮肤润泽，一百日步履壮健，一年筋骨牢固。或为细末，滚水服亦可。

【功用】聪耳明目，延年益寿。

六胜七应丸

【来源】《良朋汇集》卷三。

【组成】骨碎补（炒去毛） 破故纸（盐水拌炒） 沙苑蒺藜（盐水拌炒） 白蒺藜（炒，去刺）各四两 青盐一两 黑豆八两（圆小坚实者，炒熟）

【用法】上为细末，炼蜜为丸，三钱重。早、午、晚服，滚水送下。

【功用】壮筋骨，坚牙齿，黑须发，健步，增饮食，长力气。

老君长命丹

【来源】《良朋汇集》卷三。

【组成】白茯苓　粉甘草各四两　川椒　干姜各二两　白面六斤（炒热）

【用法】上为细末，用真麻油二斤，炼花泛净，凉温，入前药面为丸。如不成，可加炼蜜为丸，如弹子大。初服一日三丸，三日九丸，后一日一丸，饮凉水三口。一日不饮不渴，如要食，吃核桃一个，即饥思食。

【功用】养生。

鱼鳔丸

【来源】《良朋汇集》卷五。

【组成】当归（酒洗）　白蒺藜（炒，去刺）　鱼鳔（麸炒）　牛膝各四两　川芎三钱

【用法】上为细末，炼蜜为丸，朱砂为衣，每丸重三钱。黄酒送下。

【功用】健身补益。

延寿固本丹

【来源】《奇方类编》卷下。

【组成】益智仁一两　远志　五味子　蛇床子各五钱　肉苁蓉一两（酒洗，去壳）　木香一两　莲蕊三钱　菟丝子一两（酒洗）　沉香一两

【用法】上为末。炼蜜为丸，如梧桐子大。每服三钱，空心盐汤送下。

【功用】延寿固本。

延寿固精丸

【来源】《奇方类编》卷下。

【组成】菟丝子　肉苁蓉　熟地　蛇床子　川牛膝（去心，俱酒浸一宿）　柏子仁　桂心（去骨）　北五味子　远志（去心）　青盐各一两

【用法】上为细末。炼蜜为丸，如梧桐子大。每服三十丸，空心温酒送下。

【功用】延寿固精。

黑豆丸

【来源】《奇方类编》卷下。

【组成】菟丝子（酒炙）一斤　沙蒺藜（青盐水炒）一斤　甘枸杞（酒浸）一斤　破故纸（同胡桃肉炒）一斤　牛膝（酒浸）一斤　杜仲（去粗皮，盐水炒）一斤　归身（酒洗）一斤　鱼鳔（炒成珠）八两　川椒（去目闭口者，炒出汗）八两　青盐（洗去泥）八两　人参（量加）

【用法】黑豆一斗（圆大者），用黄酒十斤，煮熟晒干，共为细末，白蜜十二斤，炼熟为丸，如梧桐子大。每服三钱，空心白汤送下。

【功用】延年补肾，强筋健步。

山精寿子丸

【来源】《胎产心法》卷上。

【组成】山药二两五钱（用心结实者，有蛀者勿用）　黄精五两二钱（取真者，另杵膏待用。若九蒸九晒，干杵末用更好）　黑枣七两五钱（择肥大者，去皮核及腐烂者，另杵膏待用）　怀牛膝一两五钱（去芦净，酒拌蒸，或衬何着乌蒸，晒干用。或竟以牛膝易石斛亦可，然需加倍用。石斛生六安山中，形如蚱蜢髀，味甘体粘方真）　大何首乌二两五钱（或三两亦可，用黑豆汤浸软，木棒打碎，置瓦器中，底注黑豆汤，务以豆汤拌湿，蒸一炷钱香时，候冷取晒，俟水干，又伴蒸，如是九次，夏月一日三四回蒸晒可也，晒极干，称准）　川杜仲二两（炒，碾取净末，称准）　川续断二两（酒润，剥净肉，锉，晒干）　大熟地四两（煮熟者气味皆失，不堪用，必须九蒸九晒为妙）　草覆盆子三两五钱（去蒂，以酒拌，焙干，研末用）　沙苑蒺藜二两五钱（炒用）　川巴戟天二两（酒浸，去骨，蒸熟，晒干用）　肉苁蓉二两（酒洗，去泥甲，但不可过洗尽滑腻，恐伤去肉，隔纸烘干，再称准分两）　远志二两（甘草汤浸，去骨，仍以甘草汤拌，炒干用，取净肉称准）　菟丝子四两（择色黑而大者，去净，以布袋盛之，

洗至水清，以瓦器蒸开肚皮，杵烂做饼，晒干称用） 白茯苓二两（选洁白者，出六英山中或云南者佳，各处市买咀片多有连膜者，非为末水漂，其膜不能去，然过水力已减矣。或用云南整块茯苓，自去膜用，不令见水，盖不切为片，则膜易去） 山萸肉二两（去核，取净肉称准，酒蒸，杵烂，晒干） 辽五味子二两 甘州枸杞五两（去梗蒂净）

【用法】上药除精、枣二膏，余共为细末，徐徐上于精、枣膏内，杵和极匀，炼蜜为丸，如小豆大。每服三四钱，空心百沸淡盐汤送下，久服愈好。

【功用】延寿。

【主治】真阳不足，壮年之男，种玉无成，幼岁之妇，从不受孕，或受胎而中怀堕落，或得正产而又生女非男，或生而不育，或育而夭殇，即苟延性命，难免多疾病者。

【宜忌】如孕妇忌用牛膝，竟以石斛三两代之。

【加减】脾虚易泄泻者，山药多用；阴虚之人，大熟地可用六两；阳萎者，草覆盆子多用；肝虚滑精，沙苑蒺藜多用；相火不足者，川巴戟天多用；滑精，经行多或淋沥不断者，山萸肉多用，肝气郁结者少用；肝气郁结，肺有热者，辽五味子少用。

【方论】高益谦曰：补阳而专事参、附、耆、硫辈，骤补其火，不惟壮火食气，难免阳长阴消，阴不敌阳，而能寿能子又难。此方药性，不寒不热，类多平和，补阳不致阴消，久服长年无疾，效过多少，笔难罄书。此丸能延己寿，而生子又寿，无论有病者宜服，即无病服之犹妙。

补益大豆方

【来源】《胎产心法》卷上。

【组成】大黑豆三升 何首乌四两（选大而赤者） 茯苓三两 青盐八钱 甘草一两

【用法】锉为片，先晚以瓷钵一个盛豆，入水八碗，用绢包药置内，次日以砂锅内煮，候水干为度，去药不用，取豆略晒，用瓷瓶收贮。每早、晚白滚汤不时服。

【功用】固精补肾，健脾降火，乌发黑发，延年，固胎多子。

太极丸

【来源】《惠直堂方》卷一。

【组成】茯苓四两（乳浸，日晒夜露至重八两止） 赤石脂二两（川椒末四两和炒，去椒） 胎发四五钱（先将发熔化，入血竭三钱搅匀） 朱砂三钱（用黑牛胆汁煮，焙干） 肉苁蓉 破故纸（炒） 巴戟 龙骨（煅，水飞）各三钱 鹿角霜四两

【用法】上为末，鹿角胶四两为丸，如梧桐子大。每服九丸，酒送下。渐加至十五丸，至十七日，神清气壮；欲种子，车前一两，煎汤饮之。

【功用】种子黑须，驻衰颜，延年益寿。

延寿获嗣酒

【来源】《惠直堂方》卷一引青诚霍氏家传方。

【组成】生地十二两（酒浸一宿，切片，用益智仁二两同蒸一炷香，去益智仁） 覆盆子（酒浸一宿，炒） 山药（炒） 芡实（炒） 茯神（去木） 柏子仁（去油） 沙苑（酒浸） 萸肉（酒浸） 肉苁蓉（去甲） 麦冬（去心） 牛膝各四两 鹿茸一对（酥炙）

【用法】上药用烧酒五十斤，无灰酒二十斤，白酒十斤，龙眼肉半斤，核桃肉半斤，同入缸内，重汤煮七炷香，埋土七日，取起勿令泄气。每晚男女各饮四五杯，勿令醉。至百日后，健旺无比。

【功用】补真阴，添精益髓，乌须明目，聪耳延年。

【主治】素性弱，不耐风寒劳役，或思虑太过，致耗气血，或半身不遂，手足痿痹；或精元虚冷，久而不孕，及孕而多女，或频堕胎。

【宜忌】忌房事月余。

【加减】有力者，加人参四两更妙。

百果酒

【来源】《仙拈集》卷三。

【组成】香橼 佛手各二个 核桃肉 龙眼肉 莲肉 橘饼各半斤 柏子仁四两 松子三两 红枣二十两 黑糖三斤

【用法】干烧酒五十斤浸。

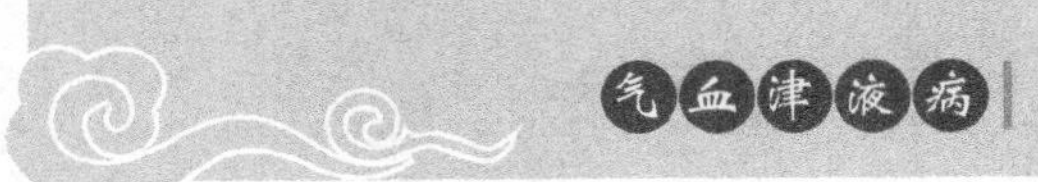

【功用】补虚益骨。

至宝丹

【来源】《仙拈集》卷三。

【组成】鹿茸一两（酥油炙脆） 大石燕一对（重六七钱者，真米醋浸一日夜，再以姜汁浸透） 熟地 苁蓉各六钱 穿山甲（烧酒浸一日夜，晒干，酥炙黄色） 枸杞 朱砂（荞面包蒸一日，去面） 附子（去皮脐，用川椒、甘草各五钱，河水煮三炷香）各五钱 天冬 琐阳（烧酒浸，焙七次）各四钱 海马一对（酥炙黄） 破故纸（酒浸焙） 当归（酒浸） 紫梢花（河水漂，取出，酒焙干） 风仙花子（酒浸，焙干） 青盐（拌炒杜仲用） 淫羊藿（剪去边，人乳浸一日夜，炙黄）各一钱半 砂仁（姜汁煮炒） 丁香（用川椒微火焙香去椒） 地骨（水洗蜜浸） 杜仲（童便化青盐拌炒断丝） 牛膝（酒洗） 细辛（醋浸） 甘菊（童便浸，晒） 甘草（蜜炙）各二钱半

【用法】上药精制如法，各为极细末，以童便、蜜、酥油拌匀，入瓷瓶盐泥封固、重汤煮三炷香，取出露一宿，捏作一块，入银盒内按实，外以盐泥封固，晒干，再入铁铸钟铃内，其铃口向上，将铁线从鼻内十字拴定，用黑铅一二十斤熔化倾铃内，以不见泥毬为度，入灰缸火行三方，每方一两六钱，渐次挨铃，寅戌更换，上置滴水壶一把，时时滴水于内，温养三十五日，用烙铁化去铅，开盒，其药紫色，瓷罐收贮，黄腊封口，埋净土内一宿。每服一分，放手心内，以舌舐之，黄酒送下，渐加至三分为止，久服奇效。

【功用】广嗣延龄。久服浑身温暖，百窍通畅，口鼻生香，齿落重生，发白转黑，行走如飞，视暗若明。种子。

鸡子雄黄

【来源】《串雅外编》卷三。

【组成】雄黄一斤（研细） 鸡子（新生）

【用法】取新生鸡子黄白和雄黄，置铜铫中，以盖覆之，封固，勿令出气，微火，盖上容得手，不用太热，三日夜勿令火绝，寒乃起之，掠去上滓，清者在下，当涌涌如水银，寒则坚，得人气复软，炼一斤得十两，盛之以竹筒，勿使见风。每服如麻子大。

【功用】使人肌肤润泽，冬则耐温，夏则耐凉，辟除寒气。

狐仙封脏丸

【来源】《疡医大全》卷二十三。

【组成】枸杞子（去蒂，酒拌蒸） 菟丝子 白茯苓（乳拌，蒸晒五次） 赤茯苓 大生地（竹刀切片） 大熟地 甘菊花 女贞子 何首乌（同女贞子蒸晒五次） 山萸肉 远志肉（甘草水浸二日） 当归身 人参 莲须 柏子仁 天门冬 龙眼肉 麦门冬（去心） 酸枣仁各四两 北五味 川牛膝 粉丹皮 石菖蒲 泽泻各二两

【用法】炼蜜为丸。每服二钱，白汤送下。此方并不治漏，而治痔有神效之功。十日见效。服完一料，永不再发。

【功用】延年益寿。

【主治】痔。

【宜忌】禁色欲。

延龄广嗣酒

【来源】《同寿录》卷一。

【组成】头红花半斤（入袋候用） 淫羊藿（去边茎，净洗）一斤（用羯羊油拌，入袋候用） 羯羊油（臊而肥者，用腰眼油一斤，切碎入锅内熬化候冷，拌淫羊藿） 厚杜仲二两（童便浸一日，用麸炒去丝） 天冬（去心）一两（酒浸软，晒干） 肉苁蓉一两（河水洗净，浸去鳞甲，晒干） 人参一两 砂仁五钱（姜汁拌炒） 破故纸一两（酒浸一宿，微火焙干） 川牛膝（去芦）一两（酒浸，晒干） 白豆蔻（去皮）五钱 真川附子一两（童便浸透，蜜水煮三炷香，晒干） 真川椒一两（有小卵者真，去子，焙干） 甘枸杞子四两 甘草（去皮）五钱（蜜炙） 地骨皮一两（蜜水浸一宿，晒干） 生地二两（乳浸，焙干） 熟地三两（九蒸九晒，焙干） 当归二两（酒洗，晒干） 白茯苓二两（牛乳浸透，晒干） 甘菊花一两（童便浸，晒干） 五加皮四两 白术四两（米泔水浸，土炒） 苍术四两（米泔水浸，晒

干） 母丁香五钱（不见火） 广木香五钱（不见火） 沉香五钱（不见火） 白芍一两（酒炒） 麦冬（去心）一两（炒）

【用法】上药各为细末。入上好面曲内，拌匀，用元占米四斗，淘净，再浸一宿，如造酒法蒸透，取出候冷；用淘米第三次之极清米泔水二十斤，入锅内，加葱白一斤，切寸许长，入浆内滚三沸，去葱白，只用净浆，候冷和入蒸熟之米饭内，然后拌上好细曲米四斤，粗曲米二斤，并药末一总和匀；将羊油所拌淫羊藿，同头红花二味，各入绢袋内，先置缸底，方将曲药拌匀米饭，拍实，上用干烧酒十斤盖之，春发三日、夏一日、秋二日、冬四日后，再加烧酒八十斤，将缸口封固，过二七日开看，木扒打转三四百下；如喜用甜者，加红枣三斤，同糯米三斤，煮成粥倾入，又从底打起，二三百下；再过二七日，即成功矣。将酒榨清，入坛内封固，重汤煮三炷香，埋土内三日。每日随量饮之。如做二酒，再用米二斗，面曲六斤，蒸法如前，下缸再入烧酒四十斤，封三七日榨出。如三次酒，只入烧酒四十斤，不用米曲矣。头酒系上好者，二酒三酒，可串和匀，入瓶封固，日常慢慢饮之，亦妙。

【功用】补气血，壮筋骨，和脾胃，宽胸膈，进饮食，去痰涎，行滞气，消宿食，避寒邪风湿，壮阳种子，延年益寿。

【主治】一切腰腿酸痛，半身不遂，肾精虚滑，小便急数，阳痿艰嗣，女人子宫寒冷，赤白带下，胎前产后诸疾。

祛老乌须健阳丹

【来源】《同寿录》卷一。

【组成】何首乌（赤白各一斤，米泔水浸，竹刀刮去皮，切碎） 牛膝半斤（用何首乌、黑豆五升砂锅内蒸三次） 茯神半斤（乳拌） 茯苓（赤一斤，牛乳浸一宿，白一斤，乳汁浸一宿） 枸杞子半斤（酒浸，蒸，晒干） 当归半斤（酒浸一宿，晒干） 破故纸五两（炒黄） 菟丝子半斤（酒浸，蒸，晒干）

【用法】上为细末，炼蜜为丸，如梧桐子大。每服五十丸，空心酒送下，午时姜汤送下，晚上盐汤送下，一日三次；或俱用酒下亦可。

【功用】健身体，去诸风，明眼目，乌须发，益气力。

济生大丹

【来源】《同寿录》卷四。

【组成】脂麻 黄豆 糯米各一斗（水淘蒸熟，晒干，焙炒） 熟地十斤 黄耆（蜜炙微炒） 山药各五斤 白术三斤

【用法】上为细末，红枣十斤，煮烂去核，同捣烂，炼蜜为丸，每丸重五钱。每服一丸，白汤化下。

【功用】耐饥却病。

小接命熏脐秘方

【来源】《医部全录》卷三三一。

【组成】乳香 没药 猳鼠粪 青盐 续断各二钱 麝香一分

【用法】上为末。令人食饱仰卧，用荞麦面水和捏一圈，径过寸余，脐大则径二寸，纳入药末安脐上。用槐皮一片，复圈药之上，以豆许艾灸之。灸之行年岁数而止，无病者连日灸之，有病则三日一次。灸至腹内作声作痛，大便有涎沫等物出为止，只服米汤，兼食白肉、黄酒，以助药力。

【功用】壮固根蒂，保护形躯，熏蒸本源，除却百病。

益气固精丸

【来源】《医部全录》卷三三一引《杂兴方》。

【组成】破故纸（酒浸，春三、夏一、秋二、冬五日，焙，研末） 银花各二两 还筒子 芡实各半两

【用法】上为末，炼蜜为丸，如梧桐子大。每服五十丸，空心盐汤、温酒任下。

【功用】补血，黑发，益寿。

延龄广嗣仙方

【来源】《本草纲目拾遗》卷八。

【别名】延龄广嗣丸（《中国医学大辞典》）。

【组成】怀生地（酒制） 何首乌（酒煮） 旱莲草 鹿衔草（真者绝少，用仙灵脾代之）各三两 干山药（乳拌） 白茯苓（乳拌） 当归身（酒炒） 真青盐各一两 石菖蒲 菟丝子 肉苁蓉（酒浸，去膜） 补骨脂 五加皮 骨碎补 淮牛膝 白甘菊 原杜仲（酒炒断丝） 枸杞子 蛇床子 槐角子 金樱子 覆盆子 川黄连 建泽泻各五钱

【用法】上除去青盐，锅内煎汁至半，沥滓；再将滓煎过半，沥清，冲和煎浓，入马料豆三升七合，女贞子一升七合，煮数十滚；将青盐研细，倾入同煎，以汁尽为度，取豆晒干，收贮瓷瓶。每服四钱，清晨滚汤送下。

【功用】令人须发再黑，齿落更生，耳目聪明，手足便利，壮阳补肾，固本还元，多育子息，多增年寿。

【主治】肾虚目暗，上盛下虚者。

【备考】上二十四味，俱合二十四气。

甜浆粥

【来源】《本草纲目拾遗》卷八引陈廷庆方。

【组成】豆腐浆

【用法】煮粥食。

【功用】泻火，通淋浊。

【主治】《长寿药粥谱》：年老体衰，营养不良，以及血管硬化症，高血压，冠心病的防治。

还童酒

【来源】《回生集》卷上。

【组成】熟地三两 生地四两 全当归四两 川萆薢二两 羌活一两 独活一两 淮牛膝二两 秦艽三两 苍术二两 块广皮二两 川断二两 麦冬三两 枸杞二两 川桂皮五钱 小茴香一两 乌药一两 丹皮二两 宣木瓜二两 五加皮四两

【用法】上绢袋盛贮，用陈酒五十斤，好烧酒亦可，汤煮三炷香，埋土中七日。早、晚饮三五杯。

【功用】久饮能添精补髓，强壮筋骨，驱风活经络，大补气血。

【加减】如加蕲蛇、虎骨更妙。

杏桃粥

【来源】《济众新编》卷七。

【组成】杏仁（泡，去皮尖，水沉去毒） 胡桃肉（去皮）各等分

【用法】上药捣磨作屑，和水下筛，取汁煮，入粳米粉少许，作粥。调清蜜，任食之。

【功用】通经脉，润血脉，令肥健，止咳嗽，聪耳目。

【宜忌】入夏后禁用。

莲子粥

【来源】《济众新编》卷七。

【组成】莲肉（去心皮）六两 芡仁（炒）四两 白茯苓（水飞）三两

【用法】上为末和匀。每一两用海松子细屑五钱，水一升，同碎米心煮成粥，和蜜少许，长服极佳。

【功用】止渴，止痢，益神安心强志，益气聪耳明目，补脏腑，养气力，润皮肤，肥五脏，补虚羸。

【主治】水气。

七宝丹

【来源】年氏《集验良方》卷二。

【组成】牛膝八两（酒浸一日，同何首乌第七次蒸至第九次，晒干） 何首乌（赤白）各一斤 茯苓（赤白）各一斤 破故纸四两 菟丝子半斤 当归身半斤 枸杞子半斤

【用法】上为细末，炼蜜为丸，如弹子大。日进三丸，早晨空心酒送下，午后姜汤送下，临卧盐汤送下。

【功用】益元，延年益寿。

益元资始丸

【来源】年氏《集验良方》卷二。

【组成】人参 肉苁蓉 远志肉 杜仲 淮山药 熟地黄 山萸肉各四两 鹿角胶 菟丝子 牛膝 川巴戟 鱼胶 补骨脂 白茯苓 女贞实各三两 五味子 桂心 柏子仁 青盐各一两 附子 枸杞子 巨胜子各二两 牡丹皮 白蒺藜各

八两　鹿茸全副

【用法】上为细末，炼蜜为丸，如梧桐子大。每服三钱，清晨空心淡盐汤送下。

【功用】补益。

资生大造丸

【来源】年氏《集验良方》卷二。

【组成】人参二两　山药二两　山茱萸二两　补骨脂二两　五味子一两（去蒂）　川牛膝二两　覆盆子一两　楮实子一两　龟版一两（酥炙）　鹿角胶二两　生地一两　枸杞子一两　肉苁蓉二两　菟丝子一两　紫河车一具　白茯苓四两　川杜仲二两

【用法】上为末，炼蜜为丸，如梧桐子大。每早四钱，白开水或盐汤送下。

【功用】添精补髓，益气生血，固元阳，健脾胃，壮筋骨，安五脏，驱风湿，令人耳目聪明，不受外邪，健步乌须。

【宜忌】忌生姜、胡椒、生萝卜、油面，炒料等物。

秘传延寿丹

【来源】《良方集腋》卷上。

【别名】延寿丹（《世补斋医书·文集》卷八）、首乌延寿丹（《中药成方配本》）。

【组成】何首乌（取赤白两种，黑豆汁浸一宿，竹刀刮皮，切薄片晒干，又用黑豆汁浸一宿，次早柳木甑桑柴火蒸三炷香，如是九次，晒干）共七十二两　菟丝子（先淘去浮空者，再用清水淘，挤去沙泥，五六次，取沉者晒干，逐粒拣去杂子，取坚实腰样有丝者，用无灰酒浸七日方入甑，蒸七炷香，晒干，再另酒浸一宿，入甑蒸六炷香，晒干，如是九次，晒干磨细末）一斤　豨莶草（五六月采叶，长流水洗净，晒干，蜂蜜同无灰酒和匀拌潮一宿，次早蒸三炷香，如是九次，晒干为细末）一斤　桑叶（四月采取嫩叶，长流水洗净，晒干，照制豨莶法九制，取细末）八两　女贞实（冬至日摘腰子样黑色者，剥去粗皮，酒浸一宿，蒸三炷香，晒干，为细末）八两　忍冬花（一名金银花，摘取阴干，照豨莶草法九制，晒干，细末）四两　川杜仲（厚者是，去粗皮，青盐同姜汁拌潮，炒断丝）八两　雄牛膝（怀庆府产者佳，去根芦净，肉屈而不断，粗而肥大为雄，酒拌，晒干）八两　怀庆生地（取钉头鼠尾或原枝末，入水曲成大枝者有效，掐如米粒者，晒干，为细末）四两

【用法】用四膏子（旱莲草熬膏一斤，金樱子熬膏一斤，黑芝麻熬膏二斤，桑椹子熬膏一斤）同前药末为丸，如膏不足，白蜂蜜增补，捣润方足。

【功用】乌须黑发，却病延年。

【主治】阴虚，脾虚，麻木，头晕，目昏，肥人痰湿多。

【加减】阴虚，加熟地黄一斤；阳虚，加附子四两；脾虚，加人参、黄耆各四两，去地黄；下元虚，加虎骨一斤；麻木，加明天麻、当归各八两；头晕，加玄参、明天麻各八两；目昏，加黄甘菊、枸杞子各四两；肥人痰湿多，加半夏、陈皮各八两。

乌龙丸

【来源】《集验良方》卷二。

【组成】乌龙骨一副（即黑犬骨也，自头至尾脊骨一条，洗净，用黄酒浸一宿，再用硼砂五钱研末，用奶酥油炸骨至黄色为度，秤骨二十四两足。如犬走去阳者不用。若一犬不足，用二犬骨，足分为佳）　石莲子（去壳）　大茴香（酒炒）　远志肉（甘草水浸，去骨）　葫芦巴　石菖蒲　枣仁（去壳，炒黑）　巴戟（酒浸，去骨）　故纸（酒炒）　莲须各一两　肥石斛　桑寄生（炒）　肉苁蓉（酒炒，去鳞甲）　海浮石（火煅，醋焠七次）　磁石（火煅，醋淬七次）各二两　胡桃肉（去皮，炒黄）　楮实（去壳，炒）　朱砂（水飞）各五两　鹿茸一对（酥）　石燕子三对（去毛肠嘴爪，酒蒸熟，姜汁醋炒）

【用法】上为细末，黄酒打糊为丸，如梧桐子大。每服二三钱，空心以酒送下。

【功用】聪耳明目，乌须黑发，齿落更生，强阳生子，强壮阳事。

延寿丹

【来源】《集验良方》卷二。

【组成】人参（上好者）六两

【用法】用滴花烧酒二斤夜浸日晒，以酒尽为度；或整枝人参晒干，研为细末，炼蜜为丸，如梧桐子大，飞净朱砂为衣。每服一钱，如益元气，暖丹田，空心淡盐或秋石汤送下一服；如补肾，每日早、午、晚各进一服，酒送下。

【功用】益元气，暖丹田，补肾；年过三十以外，服之固本延年。

延年却病方

【来源】《集验良方》卷二。

【组成】真菟丝子（洗净用好酒入砂锅内，愈煮愈佳，吐丝为度，放竹器内晒干，磨粉，再用炒米粉拌和）

【用法】加白砂糖调和，滚汤送服，大有补益；或用真怀山打糊为丸，如梧桐子大亦可。

【功用】补益、延年。

扶桑延年至宝丹

【来源】《集验良方》卷二。

【组成】巨胜子一斤　枸杞子一斤　何首乌一斤　冬青八两　破故纸八两　山萸肉一斤　巴戟四两　桑叶十斤　柏子仁一斤　蛇床子一斤　川椒半斤

【用法】上为极细末，同金樱子膏十五斤、白蜜二十斤，同炼至滴水成珠，和群药为丸，如梧桐子大。每日清晨淡盐汤送服三钱，晚上临睡时再服三钱。

【功用】养心血，健脾胃，理气和中，宽胸益志，添精补髓，明目乌须，壮阳固齿，通五脏，杀九虫，益元神，却百病，延年益寿，种子。

乌须延年豆

【来源】《集验良方》卷五。

【组成】何首乌八两（赤、白各半）　旱莲草汁八两　枸杞子五两　陈皮四两　生地四两　桑椹汁八两　槐角四两　故纸三两　归身五两

【用法】绒毛乌骨老母鸡一只，煮汤二大碗，取黑豆五升，去扁破者不用，将以上各药用鸡汤、老酒入砂罐内文武火缓煮干为度，去药存豆。每日早晨吃豆一合，饮酒一杯。三日之后，须发变黑。

【功用】乌须，延年。

【宜忌】服药期间，忌食萝卜。

延寿丹

【来源】《验方新编》卷十一。

【组成】白术（土炒）　青皮　生地　厚朴（姜汁炒）　杜仲（姜汁炒）　故纸（微炒）　广皮（去净白）　川椒　青盐　黑豆二升　巴戟肉（去心）　白茯苓　小茴香　肉苁蓉（竹刀剖净鳞，黄酒洗，晒干）各一两

【用法】制好，入铜锅，或砂锅亦可，用水二十小碗，桑柴文武火，煎至十小碗，将水盛出；复煎药滓，用水十小碗，煎至五小碗，去滓不用，惟用二次药水十五碗，将黑豆放锅内，用火缓缓煎至水干，盛起候冷，入瓷罐装贮。每早空心服三钱，开水送下，不可间断。

【功用】添精补髓，健脾养胃，乌须延寿，轻身健体，返老还童，中阳复兴，少阳复起，调妇人经水，暖下安胎。

【主治】痔漏疮毒，赤白带下。

【宜忌】妇人受胎之后，不可再服，恐受双胎。忌食牛、马肉。

猪肚方

【来源】《医方易简》卷一。

【组成】人参一钱（咀片）　莲肉一两（去心）　白扁豆二两（去皮）

【用法】用雄猪肚一个洗净，将人参等装入，用线扎口，将大砂锅一个，用瓷碗片铺底以防着锅焦裂，扣水漫火炖熟。妊妇七八个月吃二三个，连汤药吃完。

【功用】大补脾胃，令精神健旺，可免产后崩晕诸症。

助神奇妙酒药

【来源】《医方易简》卷六。

【组成】枸杞八两 熟地四两 当归 园眼肉 黑枣肉各四两 五加皮 金银花 麦冬 牛膝 杜仲 巴戟 陈皮各二两

【用法】上药用好绍酒四十斤，浸七日可饮，每饭间饮数杯，不可间断。

【功用】补虚。

周公百发酒

【来源】《饲鹤亭集方》。

【组成】党参 于术 麦冬 萸肉 甘枸杞 陈皮 川芎 防风 龟板胶各一两 黄耆二两 生地 熟地 当归各一两二钱 茯神三两 北五味 羌活各八钱 桂心六钱 大红枣 冰糖各二斤

《续名医类案》有茯苓一两，无冰糖。

【用法】上用滴花烧酒二十斤泡入大坛，密封口，重汤煮三炷香，取起安置静室七日，以出火气。每日早、晚随量斟饮。

【功用】

1.《饲鹤亭集方》：调和气血，舒畅经脉，平补三阴。

2.《续名医类案》：治聋明目，黑发驻颜。

【验案】酒劳 《续名医类案》：梁抚军之弟灌云广文素嗜饮，中年后已成酒劳，每日啜粥不过一勺，颜色憔悴，骨立如柴，医家望而却走。余录此方寄之，灌云素不饮烧酒，乃以绍酒代之。日饮数杯，以次递加。半月后眠食渐进，一月后遂复元。此余回福州相见，则清健反胜十年前，而豪饮如故，盖常服此酒，日约三斤，已五年矣。

海参丸

【来源】《中国医学大辞典》。

【组成】海参一斤 全当归（酒炒） 巴戟肉 牛膝（盐水炒） 破故纸 龟版 鹿角胶（烊化） 枸杞子各四两 羊肾（去筋，生打）十对 杜仲（盐水炒） 菟丝子各八两 胡桃肉一百个 猪脊髓十条（去筋）

【用法】上为细末，鹿角胶为丸。每服四钱，温酒送下。

【功用】补气，壮阳，益肾，强筋骨，健步；久服填髓种子，乌须黑发，延年益寿。

【主治】腰痛，梦遗泄精。

羊肾酒

【来源】《内外科百病验方大全》。

【组成】生羊腰一对 沙苑蒺藜四两（隔纸微炒） 真桂圆肉四两 淫羊藿四两（用铜刀去边毛，羊油拌炒） 仙茅四两（用糯米淘汁浸，去赤汁） 薏仁四两

【用法】用滴花烧酒二十斤，浸七日。随量时时饮之。

【功用】种子延龄，乌须黑发，强筋骨，壮气血，添精补髓。

【主治】腿足无力，寸步难行；艰于嗣续。

【验案】痿证 有七十老翁，腿足无力，寸步难行，将此甫服四日，即能行走如常。后至九旬，筋力不衰。

五芝地仙金髓丹

【来源】《慈禧光绪医方选议》。

【组成】人参二两 生于术二两 云苓三两 甘菊二两 枸杞二两 大生地六两 麦冬三两 陈皮二两 葛根二两 蔓荆子二两 神曲三两

【用法】上为细末，炼蜜为丸，如绿豆大。每服三钱，白开水送下。

【功用】益气生津，调中进食，生养脑气、通目系，上清头目，退虚热。服百日后，五脏充实，肌肤润泽，益寿延龄。

【方论】杞地滋肾水，甘菊清头目，风药通肝气，配以余药，使心、肝、脾、肺、肾五脏得养。全方药味，虽补五脏，仍侧重在肾。因肾主骨，肾主髓，而脑为髓海，因而补之能生养脑气而通目系，故号曰金髓。

【验案】眩晕 《湖南中医杂志》（1998，4：25）：应用本方加减治疗美尼尔病 20 例，结果：治愈 12 例，好转 7 例，无效 1 例，总有效率为 95%。

扶元益阴膏

【来源】《慈禧光绪医方选义》。

【组成】党参一两　於白术一两（炒）　茯苓一两（研）　白芍八钱（酒炒）　归身一两（土炒）　地骨皮一两　丹皮六钱（去心）　砂仁四钱（研）　银柴三钱　苏薄荷二钱　鹿角胶五钱（溶化）　香附六钱（制，研）

【用法】共以水熬透，去滓，再熬浓，加鹿角胶溶化，兑炼蜜为膏。每服三钱，白水冲下。

【功用】益气健脾，温补肾阳。

【方论】益阴，则是凉血滋阴、调补肝肾。以异功健脾益气，逍遥理脾调肝，加以鹿角胶温补肾阳，地骨皮滋肾凉血，丹皮清热凉血，易柴胡为银柴胡者，推测应有阴虚发热之症状。本方配伍稳妥，通补并行，可长服。

益寿膏

【来源】《慈禧光绪医方选议》。

【组成】附子三两　肉桂三两　法夏一两　陈皮一两　羊腰三对　虎骨八两　吴萸三两（盐水炒）　川椒一两　白附子一两　小茴香一两　白术三两　苍术二两　艾绒一两　当归三两（酒洗）　破故纸二两　香附一两五钱（生）　川芎一两五钱　杜仲四两（盐水炒）　续断二两　巴戟天一两　黄耆一两五钱　党参一两五钱　香附一两五钱（炙）　酒芍一两　五加皮一两五钱　益智一两　蒺藜一两五钱　川楝一两　桂枝一两　天生磺三两（飞好）　干鹿尾三条　胡芦巴一两　川乌一两　鹿角八两　云苓二两　川萆薢一两　肉豆蔻一两五钱　菟丝一两　干姜一两　茵陈一两　胡桃仁二两　公丁香一两　生姜三两　五味一两　枸杞二两　大葱头三两　缩砂仁一两　甘草一两

【用法】用麻油十五斤炸枯药，去滓，熬至滴水成珠，入飞净黄丹五斤十两成膏。

【功用】延年益寿。

参茸珍宝片

【来源】《部颁标准》。

【组成】人参 100g　鹿茸 20g　珍珠 20g　肉苁蓉 50g　枸杞子 100g　菟丝子 100g　女贞子 100g　楮实子 100g　苍术（米泔水制）100g　五味子 50g　沙苑子 100g　小麦胚芽粉 100g

【用法】制成糖衣片或薄膜衣片，密闭，置阴凉干燥处。口服，每次 2 片，1 日 2 次，饭前 1 ～ 2 小时温开水送服。

【功用】补肾壮阳，益气养血，安神明目，乌发养颜，强身健体，延年益寿。

【主治】衰老。

【宜忌】偶有感冒、发热、消化障碍、胸闷不适时暂停使用。

首乌延寿片

【来源】《部颁标准》。

【组成】何首乌

【用法】制成薄膜衣片，密封。口服，每次 5 片，1 日 3 次。

【功用】补肝肾，养精血。

【主治】肝肾两虚，精血不足引起的头晕目眩，耳鸣健忘，鬓发早白，腰膝酸软。

首乌补肾酒

【来源】《部颁标准》。

【组成】何首乌 175g　白芍 15g　当归 25g　龙眼肉 40g　地黄 60g　牛膝 10g　黄芪 10g　枸杞子 30g　金樱子提取液 75ml

【用法】制成酒剂，密封。口服，每次 10 ～ 20ml，1 日 3 次。

【功用】补气养血，补肾益精，补心安神。

【主治】气血不足，肝肾亏损所致的神疲乏力，健忘失眠，脱发白发，眩晕耳鸣，心悸怔忡，多梦易惊，面色萎黄，以及梦遗滑精，夜尿频繁者。

首乌强身片

【来源】《部颁标准》。

【组成】制何首乌 409g　墨旱莲 273g　杜仲叶（盐水炒）46g　豨莶草 91g　牛膝（炒）46g　桑叶 46g　女贞子（蒸）182g　桑椹 91g　金樱子

68g　覆盆子 91g　地黄 23g

【用法】制成片剂，密封。口服，每次 3 片，1 日 2 次。

【功用】补肝肾，强筋骨。

【主治】肝肾虚弱，头晕眼花，四肢酸麻，腰膝无力，夜尿频多。

炮天红酒

【来源】《部颁标准》。

【组成】附子（制）270g　熟地黄 450g　地黄 270g　当归 180g　续断 270g　党参 30g　仙茅 45g　杜仲 75g　肉桂 90g　锁阳 270g　肉苁蓉 270g　枸杞子 10g　蛤蚧 25g　鹿茸 60g　狗脊 50g　大枣 10g　川牛膝 270g　山药 450g

【用法】制成酒剂，密封，置阴凉处。口服，每次 30～40ml，1 日 2 次。

【功用】补肾健腰，舒筋活络，健脾养血。

【主治】精神萎靡，头晕耳鸣，腰膝酸痛，食欲不振，须发早白等症。

活力苏口服液

【来源】《部颁标准》。

【组成】制何首乌　淫羊藿　黄精（制）　枸杞子　黄芪　丹参

【用法】制成口服液，每支装 10ml，密封，置阴凉处。口服，每次 10ml，1 日 1 次，睡前服，连服 3 个月为 1 疗程。

【功用】益气补血，滋养肝肾。

【主治】年老体弱，精神萎靡，失眠健忘，眼花耳聋，脱发或头发早白属气血不足，肝肾亏虚者。

桂圆琼玉冲剂

【来源】《部颁标准》。

【组成】桂圆 100g　地黄 400g　何首乌 200g　茯苓 94g　党参 47g　女贞子 40g　陈皮 15g

【用法】制成块状冲剂，每块重 15g（相当于总药材 4.48g），密封。开水冲服，每次 1 块，1 日 3 次。

【功用】补益心脾，养血安神，补养肝肾，养阴乌发。

【主治】气阴不足，津枯羸瘦，劳伤失血，心悸，头昏眼花，健忘失眠，须发早白等症。

健肾地黄丸

【来源】《部颁标准》。

【组成】地黄 100g　熟地黄 100g　茯苓 80g　山药 80g　泽泻 60g　复盆子 80g　枸杞子 80g　五味子（制）60g　沙苑子（盐水炒）60g　菟丝子 200g

【用法】制成小蜜丸，密闭，防潮。口服，每次 9g，1 日 2 次。

【功用】滋补肾水，添精益髓。

【主治】精髓亏损，阴虚气亏，性神经衰弱，阳痿倦怠，腰酸腿软，气短头晕，须发早白。

健肾壮腰丸

【来源】《部颁标准》。

【组成】女贞子（酒蒸）75g　黄精 75g　狗脊 75g　金樱子 75g　千斤拔 93.8g　何首乌（制）46.9g　熟地黄 112.6g

【用法】制成小蜜丸，密闭，防潮。口服，每次 9g，1 日 2 次。

【功用】健肾壮腰。

【主治】腰酸腿软，头昏耳鸣，眼花心悸，阳痿遗精。

健康补肾酒

【来源】《部颁标准》。

【组成】熟地黄 120g　沙苑子（炒）60g　龙眼肉 120g　杜仲（盐炒）60g　地骨皮 120g　巴戟天（去心盐炒）60g　枸杞子 60g　菟丝子（炒）60g　当归 120g　楮实子（炒）60g　牛膝 120g　韭菜子（炒）60g　山药 60g　补骨脂（盐炒）30g

【用法】制成酒剂，密封，置阴凉处。口服，每次 20～30ml，1 日 2 次。

【功用】补肾益脾，强健腰膝。

【主治】脾肾虚弱，腰膝酸软，年老体虚，精神疲倦。

【宜忌】风寒感冒病人忌服。

维尔康胶囊

【来源】《部颁标准》。

【组成】人参 100g 灵芝 250g 黄芪 250g 维生素 A 250 000 单位 维生素 E 50g 维生素 C 50g 维生素 $B_1$5g 甲基橙皮甙 10g

【用法】制成胶囊，密封，避光，置干燥处。口服，每次 2 粒，1 日 2 次。

【功用】健脾固本，益气扶正，安神益智，延缓衰老。

【主治】年老体虚，健忘，妇人脏躁，老人黧黑斑，亦可作胁痛、虚劳、久喘气短诸证的辅助治疗。

七十七、延年益寿

延年益寿，是指应用人为手段延长寿命，增加年岁。《高唐赋》："九窍通郁，精神察滞，延年益寿千万岁。"为达延年益寿之目的，需注意从多方面养生。比如在饮食方面，要做到食饮有节，过食过饱，可伤及脾胃，在精神心理方面，须"恬淡虚无"、"清心寡欲"。而探索寻求延年益寿的方药，人们一直在孜孜不倦地努力。

云母丸

【来源】《千金翼方》卷十二引华佗方。

【组成】云母粉 石钟乳（炼） 白石英 肉苁蓉 石膏 天门冬（去心） 人参 续断 菖蒲 桂 泽泻 秦艽 紫芝 五加皮 鹿茸 地肤子 薯蓣 石斛 杜仲（炙） 桑上寄生 细辛 干地黄 荆花 柏叶 赤箭 酸枣仁 五味子 牛膝 菊花 远志（去心） 萆薢 茜根（洗去土，阴干） 巴戟天 赤石脂 地黄花 枸杞 桑螵蛸 菴蕳子 茯苓 天雄（炮，去皮） 山茱萸 白术 菟丝子 松实 黄耆 麦门冬（去心） 柏子仁 荠子 冬瓜子 蛇床子 决明子 菥蓂子 车前子各等分

【用法】上药皆用真新好者，随人多少，捣为细末，炼蜜为丸，如梧桐子大。先食服十丸，可至二十丸，一日三次，久服。

【功用】延年益寿，身体轻强，耳目聪明，流通荣卫，补养五脏，调和六腑，颜色充壮，不知衰老。

松子丸

【来源】《千金翼方》卷十三。

【组成】松子 菊花各等分

【用法】以松脂若蜜和为丸，如梧桐子大。每服十丸，一日三次，可至二十丸。亦可为散，每服方寸匕，一日三次。

【功用】益精补脑，久服延年不老，百岁以上颜色更少，令人身轻悦泽。

钟乳汤

【来源】《太平圣惠方》卷三十八。

【别名】钟乳酒（《普济方》卷二六〇）。

【组成】钟乳五两

【用法】上为细末，两重帛练袋盛，纳五升清酒中，用白瓷瓶盛，密封，安汤中，煎令二分，减二分即出汤，还添酒满原数，更封好。七日后，每服暖饮三合，一日一次。

【功用】安五脏，通百节，利九窍，益精明目，补下焦伤竭，脚弱疼痛；久服延年益寿，肥健悦泽，不老。

【主治】风虚气上。

老君益寿散

【来源】《太平圣惠方》卷九十四。

【组成】天门冬五两（去心，焙） 白术四两 防风一两（去芦头） 干姜一两半（炮裂，锉） 熟

干地黄二两　细辛一分　桔梗一两（去芦头）　天雄半两（炮裂，去皮脐）　远志（去心）　肉苁蓉（酒浸，去皱皮）　泽泻各一两　石斛（去根，锉）　桂心　柏实　云母粉　石韦（去毛）　杜仲（去粗皮，锉）　牛膝（去苗）　白茯苓　菖蒲　五味子　蛇床子　甘菊花　山茱萸各半两　附子一两半（炮裂，去皮）

【用法】上为散。每服三钱，平旦酒下。冬月日三服，夏平旦一服，春秋平旦，日暮各一服。

【功用】驻颜益寿。

松实丸

【来源】方出《太平圣惠方》卷九十四，名见《圣济总录》卷一九八。

【别名】松柏实丸（《医学入门》卷七）。

【组成】炼松脂十斤　松实三斤（取仁）　柏实三斤（取仁）　甘菊花三斤

【用法】上为末，炼蜜为丸，如梧桐子大。每日服五十丸，空心以温酒送下。服一百日以上，不复饥；服之一年，百岁人如三十者。

【功用】

1.《太平圣惠方》：还年复命，久服长寿。
2.《圣济总录》：延年益寿，光润颜色。

四壁匮朱砂

【来源】《太平圣惠方》卷九十五。

【组成】针砂一斤　硫黄四两　朱砂三两白矾七两　盐一两

【用法】上以浓醋一斗五升，煮针砂、硫黄二味令干，以火煅之，待鬼焰出尽后，放冷再研。别入硫黄二两，又用醋一斗五升更煮，候干，依前煅之，鬼焰尽即止，放冷，以水淘取紫汁，去其针砂，澄紫汁极清，去其清水尽，阴干，即入白矾、盐同研，纳瓷瓶中，四面下火煅之，候瓶内沸定即止，待冷出之，细研，以醋拌为匮，先用药一半，入铅桶中筑实，即以金箔两重、朱砂入匮上，又以余匮盖之，筑实，以四两火养三七日，即换入铜桶中，密固济，用六两火养三七日足，即用十斤火煅之，住火自消，寒炉出药，朱砂已伏，于湿地薄摊，盆合一，复时，出火毒了，细研，以枣肉为丸，如麻子大。每服五粒，空腹以温水送下。

【功用】除风冷，温暖骨髓，悦泽颜色，延年益寿。

【宜忌】忌羊血。

松脂丸

【来源】《太平圣惠方》卷九十八。

【组成】松脂三两（炼成者）　松花三两　白茯苓一两　菖蒲一两　桂心一两　生干地黄二两　薯蓣一两　远志一两（去心）　鹿角胶一两（捣碎，炒令黄燥）　牛膝一两（去苗）　甘草一两（炙微赤，锉）　槟榔一两　肉苁蓉一两（酒浸一缩，刮去皱皮，炙干）　菟丝子一两（酒浸三日，晒干，别捣为末）　鹿茸一两（去毛，涂酥，炙微黄）

【用法】上为末，炼蜜为丸，如梧桐子大。每日服三十丸，空心以温酒送下。渐加至四十丸。

【功用】强筋骨，补五脏，除风湿，久服轻身耐老延年，益气，补诸不足。

【主治】风冷。

王倪丹砂

【来源】《苏沈良方》卷六。

【组成】光明辰砂二十八两　甘草二大两　远志二大两（去心）　槟榔二大两　诃黎勒皮二大两　紫桂肉八大两（捣碎）

【用法】上甘草等四味锉碎，以二大斗釜，用细布囊盛丹砂，悬于釜中，著水和药，炭火煮之。第一日兼夜用阴火，水纹动；第二日兼夜用阳火，鱼眼沸；第三日兼夜用木火，动花沫沸；第四日兼夜用火，汩汩沸；第五日兼夜用土火，微微沸；第六日兼夜用金火，沸乍缓乍急；第七日兼夜用水火，缓缓调沸。先期泥二釜，常暖水，用添煮药，釜水涸，即添暖水，常令不减二斗。七日满，即出丹砂，于银盒中蒸，其盒中先布桂肉一两（拍碎），即匀布丹砂，又以余桂一两覆之，即下盒，置甑中；先布糯米厚三寸，乃置盒，又以糯米拥盖上，亦令上米厚三寸许，桑薪火蒸之。每五日换米、桂，其甑蔽，可用莞竹子为之，不尔，蒸多甑堕下釜中也。甑下侧开一小孔子，常暖水，用小竹子注添釜中，勿令水减。第一五日用春火，如常炊饭，兼夜；第二五日用夏火，兼夜，猛于炊饭；第三五日用秋火，似炊饭，乍缓乍急，兼夜；第四五日用冬火，兼夜，火缓于炊饭。依五行相生，用文武火助之，药成，即出丹砂，以玉椎，力士钵中研之，当不碜，如粉如面，即可服之，以谷子煎为丸，如梧桐子大。每日食前服一丸，每日服三次。炼成丹砂二十两为一剂，二年服尽后，每十年即炼服三两，仍取正月一日起，服三月使尽。既须每十年三两，不可旋合，当宜顿炼，取一剂藏贮，随时服之。

【功用】补心，益心血，愈痰疾，壮筋骨。

五倍丸

【来源】《养老奉亲书》。

【组成】五倍子二两　川芎二两（锉细）　菊花二两　荆芥穗二两　旋覆花二两

【用法】上为末，蜜为丸，如梧桐子大。每服十五丸，空心、五更、晚食后盐汤酒送下。若见大段安乐，一日只吃一服，尤佳。

【功用】妇人年老，夏月平补血海，活血去风。

硫黄药酒

【来源】《普济方》卷二六五引《本草》。

【组成】老硫黄　花椒各二两　诃子七十二个

【用法】上各以生绢夹袋子盛，麻线系口，用酒一斗，浸泡十日，硫黄永不更换，椒一季一换，诃子七十二日一换，饮酒一升，即再入酒一升，饮半升，再入酒半升。每朝服一盏，临卧再服。

【功用】暖水脏，乌发鬓，明目润肤，益寿延年。

神仙三黄丸

【来源】《圣济总录》卷一八五。

【组成】生地黄三十斤（木臼捣取自然汁）　生干地黄（焙）　熟地黄各一斤（为末）　鹿角胶（炙燥，为末）　大麻仁（研）　干漆（捣末，点醋炒，烟尽为度）各四两　甘草（炙，锉）　杏仁（去皮尖双仁，研）　蜜各半斤

【用法】上为末，先将无灰酒一斗，生地黄汁及蜜于银器内用慢火煎，以柳枝搅，将欲成膏，便入诸药同熬，候可丸即丸，如梧桐子大。每服三十丸，加至五十丸，空心、食前面东温酒送下。

【功用】平补换骨，延年驻颜。

松蜡丸

【来源】《圣济总录》卷一九八。

【组成】松脂（炼）一斤十二两　白蜡一斤四两　酥半斤　蜜一斤四两　白茯苓（去黑皮，捣末）十两

【用法】先取松脂、白蜡、酥、蜜四味，入瓷器内盛，密封，坐于二斗黍米甑内同蒸，候米熟取出，纳茯苓末，以杖搅和之，再密封如前，经五日即开，捣和为丸，如梧桐子大。每服五丸，早晨、近晚酒送下。服十日后，即服一丸；若饥，加至二三丸。服尽即不食。

【功用】辟谷、延年。

【宜忌】服此药时，不得食一切物。

轻身散

【来源】《圣济总录》卷一九八。

【组成】黄耆一斤（锉，生姜汁煮三十沸，焙干）

【用法】上为散，入甘草、茯苓、人参、山芋、云母粉各一钱，拌匀。每服一钱匕，入盐少许，汤点下，不拘时候。

【功用】荡谷气，延寿命。

神应丸

【来源】《圣济总录》卷一九八。

【组成】预知子（去皮）　茯神（去木）各半两　远志（去心）　桂（去粗皮）各一分

【用法】上为末，酒糊为丸，如梧桐子大。每服七丸，每月初二日、初六日用乳香汤送下。

【功用】久久通灵，预知吉凶。

秘元丹

【来源】《圣济总录》卷一九八。

【组成】半夏一斤（浆水浸七日，切作半破）　斑

螯四十九枚（去翅足） 薜荔叶二两 糯米一分

【用法】上同于铫内炒，候半夏赤黄色，先以纸铺地，急倾药于纸上，瓦盆盖之一宿，去三味，只取半夏为末，酒糊为丸，如梧桐子大。每服二十丸，空心以温酒送下。

【功用】固守三田，接养真气。

青丸子返童散

【来源】《圣济总录》卷一九九。

【组成】天门冬（去心，焙） 人参 白茯苓（去黑皮） 麦门冬（去心，焙） 白菊花各六两

【用法】上为散。每服三钱匕，温酒或饮调下，不拘时候。三年自觉轻身。

【功用】轻身延年，除百病，去三尸。

延寿酒

【来源】《中藏经》卷下。

【组成】黄精四斤营 天门冬三斤 松叶六斤 苍术四斤 枸杞子五升

【用法】上药以水三石，煮一日取汁，如酿法成，空心任意饮之。

【主治】百疾。

保长寿命椒丹

【来源】《鸡峰普济方》卷二十九。

【组成】辰砂一两（细研如尘） 椒（拣大粒色红者，去枝梗并合口者，不用目）一两半

【用法】上以生绢袋盛，用无灰醇浓酒浸椒袋，令酒在袋上三二分，一宿取出，空少时，入朱砂钵内滚之为丸，余者滴浸椒酒少许滚之，令朱砂尽为度，晒干。每服五十丸，加之百丸，空心酒送下。

【功用】暖水脏，降气明目，补骨髓。

【宜忌】不得用火焙，不可犯生水。

金锁丹

【来源】《御药院方》卷六。

【组成】桑螵蛸（微炙黄色） 晚蚕蛾（雄者，微炒） 紫梢花 蛇床子（微炒） 远志（去心） 鹿茸（酥炙黄色） 川茴香（炒）各半两 穿山甲五片（炙焦） 海马二对（炙黄） 续断三钱 石燕子一对（炭火煅赤，淬七返，研） 麝香（研）一钱 南乳香（研）二钱半 木香二钱半 黑牵牛一两（微炒，取头末）三钱

【用法】上为细末，用酒煮薄面糊为丸，如梧桐子大。每服五十丸，空心及晚食前温酒送下。其功不可言也。如不及作丸，只作散服更妙。

【功用】

1.《御药院方》：延残年不衰，至耄无瘘。

2.《瑞竹堂经验方》：延年益寿，添精和气，驻颜壮骨，养神调气。

玉女长春不老丹

【来源】《医学纲目》卷四引丹溪方。

【别名】水芝丸（《赤水玄珠全集》卷十）。

【组成】牛膝根汁 苍耳根汁各二碗

【用法】不可入水，和一处。瓷器熬成膏，如稠蜜；金樱子为末散半斤，用不去皮莲子实，豮猪肚蒸熟，取莲子晒干四两，和前二末膏子为丸，如梧桐子大。每服二十丸，温酒送下。

【功用】暖身体，振精神，延年益寿。

一行禅师秘丹

【来源】《普济方》卷二六五。

【组成】朱砂一两（好者，捣，罗） 舶上硫黄二两（不夹石者）

【用法】上为细末，水飞过。用针砂半斤，水淘令极清，入前药二味，鼎内煮七复时，如水耗，添热水令足，先取少许放冷，取上下以猛火试之，无黑焰为度。取出水飞，淘取药，去针砂，再于鼎内煮干，以十斤炭火煅，其色不变，两数不折，候冷，用纸裹入地坑内，出火毒，经一宿取出，再研细，以枣肉为丸，如梧桐子大。每日空心清米饮送下三至五丸。

【功用】固真气，暖下元，和脏腑，强腰脚，进饮食。

山薯面

【来源】《臞仙活人方》。

【组成】山薯

【用法】去皮，薄切，日中晒干，为末，筛。如常面食之。加酥蜜为醇面尤精。

【功用】补养。

松梅丸

【来源】《本草纲目》卷三十四引《方外奇方》

【组成】松脂一斤（炼熟者） 九蒸地黄末十两 乌梅末六两（净肉）

【用法】炼蜜为丸，如梧桐子大。每服七十丸，空心米饮、盐汤任下。

炼松脂法：松脂，以长流水，桑柴火煮拔三次，再以桑灰汁仍煮七次，扯拔，更以好酒煮二次，仍以长流水煮二次，色白不苦为度。

【功用】健阳补中，强筋润肤，大能益人。

神仙既济丹

【来源】《摄生众妙方》卷二。

【组成】人参二两五钱 白茯苓二两五钱 当归一两五钱（用身，酒洗） 干山药一两五钱 山茱萸肉一两五钱 川牛膝一两五钱（酒洗） 柏子仁一两五钱 生地黄一两五钱（酒洗，另捣） 杜仲一两五钱（酒制，炒断丝） 枸杞子一两五钱 龙骨末一两五钱（火煅，另研） 菟丝子二两（酒浸，炒，另研） 五味子一两 远志一两（去心） 石菖蒲一两 天门冬一两（汤泡，去心） 麦门冬一两（去心） 熟地黄一两（酒浸，另捣）

【用法】上为细末，炼蜜为丸，如梧桐子大。每服八十丸，空心淡盐汤送下。

【功用】补养。

松脂丸

【来源】《医学入门》卷七。

【组成】松脂一斤 白茯苓半斤

【用法】上为末，炼蜜为丸服。

【功用】长生辟谷。

麋角丸

【来源】《本草纲目》卷五十一引《彭祖服食经》。

【组成】麋角（刮为末）十两 生附子一枚

【用法】雀卵为丸。每日服二十丸，温酒送下。二十日大效。

【功用】使人丁壮不老，房室不劳损，气力颜色不衰。

延寿补益汤

【来源】《仁术便览》卷三。

【组成】人参 黄耆（蜜炙） 白术（炒） 杜仲（炒） 牛膝 白芍（炒）各一钱 甘草六分 当归（酒焙） 陈皮各七分 柴胡五分 五味子十二粒 知母八分 熟地（酒焙）二钱

【用法】水二钟，加生姜三片，大枣二枚，水煎服。夜有房事劳神，明早服此，大有补益。

【功用】延寿补益。

【主治】虚损。

松黄颐寿丹

【来源】《遵生八笺》卷十七。

【组成】松香一斤（嫩白莹净者，碾为末，筛过去滓，用新汲水十余碗，砂锅内桑柴火煮一炷香，不住手搅，冷定倾出苦水，仍换新水，更煮更搅，如此十四五次，直待水煮不苦为度，再用白酒四五碗，亦煮一炷香，冷定，取出晒干，碾为细末） 熟地黄半斤（淮庆肥大者，拣去不黄不用，浸，蒸烂，捣成膏） 乌梅肉六两（安吉者佳，焙干，碾为末）

【用法】上为末，如干散难丸，加酒打面糊少许，和之易丸为度，如梧桐子大。每服三五十丸，食前茶汤、白酒任下。

【功用】益寿。

【宜忌】忌豆腐，制药时不可犯铁器。

青云独步丹

【来源】《寿世保元》卷六。

【组成】赤白何首乌共一斤（黑豆三升半，煮，拌，浸何首乌一昼夜，去汁后，将豆拌首乌木甑蒸，浸五次） 当归身（酒洗）三两　赤茯苓半斤（用牛乳浸过，煮干） 白茯苓半斤（用人乳浸过，煮干） 补骨脂（盐、酒炒）四两　甘杞子（酒浸，焙）三两　菟丝子半斤（酒浸，蒸，捣饼，焙干） 怀牛膝（甘草水泡）四两　怀生地黄（酒浸，入砂仁三钱，同蒸干，为末） 真没药一两五钱（去砂）

【用法】晒干，为末，炼蜜为丸，如梧桐子大。每服三十丸，空心酒送下；午间，生姜汤送下；临卧，盐汤送下。

【功用】乌须黑发，延年益寿。

【宜忌】忌铁器。

延龄酒

【来源】《奇方类编》卷下。

【组成】枸杞子八两　龙眼肉四两　当归二两　白术（炒）一两　大黑豆半升

【用法】以绢袋盛之，浸无灰酒十五斤，七日用之。

【功用】补益延龄。

七十八、辟　谷

辟谷，又称却谷、断谷、绝谷、绝粒、休粮等，是指一段时间内停止饮食五谷食粮，为先秦方家和后世道教的一种炼养方法。《史记·留侯世家》："留侯性多病，即导引不食后。"裴骃集解："服辟谷药而静居行气。"道教炼养家认为，人体中有"三虫"作祟为害，而三虫靠谷气为生，如果断其谷气，三虫即不能生存，可保人之安康长生。如《北史·李先传》载："服气绝粒数十年，九十余，颜如少童。"辟谷还常作为气功内炼之术的辅助手段应用，或以气功为基础，故又常连称"却谷食气"。

初精散

【来源】《千金翼方》卷十三。

【组成】茯苓三十六斤　松脂二十四斤　钟乳一斤

【用法】上为粉，以白蜜五斗，搅令相得，纳帕器中，固其口，阴干百日，出而粉之，每服三方寸匕，一日三次。一剂大佳。凡欲服大药，当先进仙方凝灵膏和本散，然后乃服大药也。

【功用】辟谷。

淮南王辟谷登仙秘要方

【来源】《太平圣惠方》卷九十四。

【组成】仙菁玄实子五升（即蔓荆子，以水煮令苦汁尽，捣罗为末） 木脂珠二升（即干枣肉，以水煮令熟，去皮核用）

【用法】上相和为丸，如鸡子黄大，晒干。每服三丸，烂嚼咽之，每日三次。

【功用】辟谷疗饥，祛风明目，变白，治瘦病，益心力，久服令人轻健，日诵万言，日行千里。

云母丸

【来源】《圣济总录》卷一九八。

【组成】云母粉　大豆黄　白茯苓（去黑皮） 松脂（炼） 巨胜（汤脱皮，蒸） 蜡（炼）各一斤　椒（去目及闭口，炒出汗）十两

【用法】上七味，捣研五味为末，炼松脂并蜡，炼蜜为丸，如弹丸大。初服一丸，温酒送下，一日二次。

【功用】辟谷。

枣术丸

【来源】《圣济总录》卷一九八。

【组成】术一斛（净括去皮，控令浥浥、细锉） 白蜜六斤四两　炼成松脂粉二斤半　枣膏二斤半

【用法】将术捣碎，以水一石五斗，纳釜中煮之，稍益水至三石，煮至三斗，绞去滓，却纳铜器中，入白蜜、松脂粉、枣膏，文火煎之，搅和令匀，候凝如膏，丸如弹子大，放干，盛不津器中。每服三丸，含化咽之，一日三次。

【功用】辟谷。

黄精地黄丸

【来源】《圣济总录》卷一九八。

【组成】生黄精一斗（净洗，控干，捣碎，绞取汁） 生地黄三斗（净洗，控干，捣碎，绞取汁）

【用法】上二味汁合和，纳釜中，文火煎减半，入白蜜五斤搅匀，更煎成膏，停冷为丸，如弹子大，放干，盛不津器中。每服一丸，含化咽之，每日三次。

【功用】辟谷；久服长生。

辟谷木耳丸

【来源】《圣济总录》卷一九八。

【组成】木耳（捣末） 大豆（炒熟，捣末）各八两 大枣（煮熟，去皮核，研）一升

【用法】上炼蜜为丸，如鸡卵大。有食日服一丸，无食日服二丸，逢食即食，无食亦不饥矣。

【功用】辟谷。

茯苓饼子

【来源】《儒门事亲》卷十五。

【组成】白茯苓四两（为末） 头白面一二两

【用法】上同调水煎饼。面稀调，以黄蜡代油，煿成煎饼，蜡可用三两。饱食一顿，便绝食。至三日觉难受，三日后，气力渐生，熟不芝麻汤、米饮、凉水微用些，小润肠胃，无令涸竭。开食时，用葵菜汤并米饮稀粥，少少服之。

【功用】辟谷绝食。

保命丹

【来源】《儒门事亲》卷十五。

【组成】人参五两 麻子仁二两（炒，去皮） 干地黄 瓜蒌子（炒） 菟丝子（酒浸）各二两 生地黄 干大枣各三两 大豆黄卷一升（煮去沫） 黑附子二两（一两生用，一两炮去皮心用之） 白茯苓 茯神 地骨皮（去粗皮） 蔓荆子（煮熟用） 杏仁（去皮尖用） 麦门冬（炒，去心用） 地肤子（蒸七遍） 黍米（作粉） 粳米（作粉） 白糯米（作粉） 天门冬（去心） 车前子（蒸） 侧柏叶（煮三遍）各二两五钱

【用法】上为细末。各拣选精粹者，腊月内合者妙，他时不可合，日月交蚀不可合。如合时，须拣好日，净室焚香，志心修合。又将药末用蜡一斤半，滤去滓，白蜜一斤，共二斤半，一处溶开，和匀，微加酥油，为丸如梧桐子大。每服十丸，服至五日。如来日服药，隔宿先吃糯米一顿，粳米、白面皆可，次日空心用糯米粥饮送下。如路行人服，遇好食吃不妨，要止便止。如吃些小蒸饼，嚼烂咽。或吃干果子以助药力，不吃更妙。日后退下药来，于长流水中洗净再服。可百年不饥矣。

【功用】辟谷绝食。

【宜忌】忌盐、醋。

松脂丸

【来源】《医学入门》卷七。

【组成】松脂一斤 白茯苓半斤

【用法】上为末，炼蜜为丸服。

【功用】长生辟谷。

救荒代粮丸

【来源】《寿世保元》卷十。

【组成】黑豆（去皮）一升 贯众一个 赤茯苓一两 白茯苓（去皮）五钱 白术五钱 砂仁五钱

【用法】上切碎，用水五升，同豆熬煮，文武火烧，直至水尽，拣去各药，取豆捣烂为丸，如鸡头子大，将瓦瓶密封。每嚼一丸。

【功用】救荒辟谷。

辟谷散

【来源】《寿世保元》卷十。

【组成】山药　莲肉（去心皮）　芡实（去壳）　白扁豆（去壳，炒）　绿豆（去壳，炒，末）各八两　薏苡仁（去壳）十二两　小茴（炒）四两　白粳米（炒黄）二升
【用法】上共磨为末。每用五钱，隘白汤调服；或用白汤调，蒸糕食之亦妙。
【功用】救荒辟谷。

救荒丹

【来源】《惠直堂方》卷四。
【组成】黑豆五升（洗净）
【用法】上蒸三遍，晒干，去皮为末，火麻子三升，汤浸一宿，捞出晒干，用牛皮胶水拌晒，去皮淘净，蒸三遍碓捣，渐次下黑豆末和匀，用糯米粥为丸，如拳大。入甑蒸，从夜至子，住火，至寅取出晒干，瓷器内盛，不令见风。每服三块，但饱为度。
【功用】辟谷疗饥，容颜佳胜，更不憔悴，滋润脏腑。

辟谷丹

【来源】《仙拈集》卷四。
【组成】大黑豆五斗（淘尽，蒸二遍，去皮）　火麻子三斗（水浸一宿，蒸三遍，令开口）
【用法】各捣为末，后共捣团如拳，入甑蒸，戌时蒸至子时止，寅时出甑，午时晒干，为末。干服，以饱为度。不许食一切他物。服四五顿，不饥，令人红润不枯。若渴，煎麻子仁饮；若欲如旧饮食，用冬葵子仁三合研末，煎汤冷服，解下前物如金色，再用饮食，并无所损。
【功用】强健面貌。

七十九、增　力

增力，是指借用药方功效达到增加体力的方法。人体以骨骼为支撑，以筋脉为联系，以气血为动力，维持各项功能活动。肾主骨，肝主筋，脾胃为气血生化之源。故文献记载常用补肝肾，益气血之剂达到增力的目的。

蔷薇散煎

【来源】《太平圣惠方》卷九十五。
【组成】蔷薇根茎（锉碎，熟蒸，晒干）
【用法】上为末。每服二钱，酒调下，温服亦可。浓煮汁为煎，酒调服之更佳。
【功用】久服令人轻健。

水仙丹

【来源】《医方类聚》卷八十九引《吴氏集验方》。
【组成】辰砂二两　白及　白蔹　木通各一两
【用法】上三味草药各锉如骰子块，同辰砂安瓷石器内，以麻油四两煎，候草药成浮炭为度，漉出辰砂，井花水洗净；次用皂角水洗去油；以绢包裹辰砂，微火焙干，入乳钵研细，却滴药油和成剂，入信州砂盒内收。以井花水浸之，每朝换水。如遇服饵，抄一匙，丸如梧桐子大。每服五丸，就以浸药水空心送下。
【功用】补心，益气，精神。

大力丸

【来源】《本经逢原》卷四。
【组成】熊筋　虎骨　当归　人参各等分
【用法】上为末，酒蒸大鳝鱼，取肉捣烂为丸。每日服一两许，空腹酒送下。
【功用】增力。

大力丸

【来源】《良朋汇集》卷五。

【组成】蒺藜（酒洗，炒去刺） 白茯苓 白芍 苁蓉（酒洗） 杜仲（酥油炒） 菟丝子（酒煮） 续断 当归 覆盆子 威灵仙 破故纸 薏苡仁各一两五钱 牛膝（酒洗） 无名异 自然铜（醋煅七次）各一两 乳香 没药 朱砂（飞过） 血竭 青盐各五钱 天雄二两（童便浸五日） 象鳖十个（去头足翅，如无，用土鳖） 跳百丈十个（去足） 龙骨二两（酥油炙）

【用法】上为细末，炼蜜为丸，每丸二钱半重。每服一丸，早、晚盐汤或黄酒送下。少时用力行功，散于四肢。

【功用】增力。

大力丸

【来源】《良朋汇集》卷五。

【组成】土鳖（酒洗，去肠秽）十五个 地龙（去土，酒洗） 无名异（焙） 当归（酒洗） 自然铜（醋炒成粉） 乳香（去油）各四两 白蒺藜（炒去刺）一斤

【用法】上为细末，炼蜜为丸，重二钱五分。每服一丸，空心盐汤或黄酒送下。

【功用】增力。

如意大力丸

【来源】《良朋汇集》卷五。

【组成】蒺藜（净末）半斤 当归（酒洗）二两 大生地（酒洗） 牛膝 木瓜 杜仲（盐水拌炒，去丝） 枸杞 骨碎补（去毛，盐水拌炒） 熊掌骨（酥炙）各一两 虎胫骨（酥炙）一两二钱 甜瓜子（微炒）一两 乳香（去油） 没药（去油）各五钱 黄柏八钱（盐水炒） 菟丝子（酒浸拌，蒸） 龟版（酥炙） 白茯苓（人乳泡） 知母（盐水炒） 续断（酒洗） 大熟地各一两

【用法】上为细末，炼蜜为丸，每丸三钱重。每服一丸，空心滚白水送下。

【功用】强壮气力，保命护身。

诸葛干粮

【来源】《惠直堂方》卷四（附备急方）。

【组成】白茯苓二斤 干姜一两 黄米二升 山药一斤 白面二斤 芡实三斤 麻油半斤

【用法】各药一处蒸熟，焙干为末。每服一匙，新汲水送下，一日一次。

【功用】增气力，疗饥渴。

大增力丸

【来源】《集验良方》卷二。

【组成】大肉苁蓉（酒洗，去鳞甲）四两 土茯苓四两 川牛膝 当归各一两 大鳝鱼重二斤者（炙干）

【用法】上为末，以黄精自然汁为丸服。

【功用】服之气力倍增。

八十、白细胞减少症

白细胞减少症，是指周围血象白细胞计数长期低于4000/mm^{3}以下，临床以易于疲劳，易于感染为主要特征，常伴有食欲减退、四肢酸软、失眠多梦、低热心悸，畏寒腰酸等症状的一种疾病。本病临床分为原因不明性和继发性两种，前者多见，后者多为化学因素、物理因素、药物及某些疾病，或可见于各种实体肿瘤化疗后、多种血液病、严重感染及原因不明者等。本病相当于中医虚劳范畴，治宜健脾益气，养血宁心为基础。

加味补益养血汤

【来源】方出《刘惠民医案》，名见《千家妙方》

卷上。

【组成】生黄耆 15 克　党参 15 克　山药 31 克　白术 15 克　茯苓 12 克　砂仁 12 克　远志 12 克　柏子仁 15 克　炒酸枣仁 25 克　狗脊（去毛）15 克　枸杞子 12 克　菟丝子 25 克　当归 15 克　丹参 18 克

【用法】水煎两次，混合，分两次温服。

【功用】健脾益气，养血和血，补肾。

【主治】白细胞减少证。

【验案】白细胞减少症　尹某，女，42 岁。于 1975 年 1 月 28 日初诊。病人一年前感到头昏，疲惫，两腿沉重，乏力、腰酸，食欲不振，半年前发现白血球减少，为 3000/mm^3，最低时仅为 1000/mm^3，服用各种升白细胞药无效，伴肢体麻木，失眠多梦，面色暗黄乏泽，舌淡红，苔薄白，脉沉细无力，投以加味补益养血汤，服药 10 余剂后，症状逐渐减轻，白细胞已升至 6500 ～ 7500/mm^3。稳定在 5000/mm^3 以上，恢复工作。

复方胎盘片

【来源】《上海市药品标准》。

【组成】胎盘粉 1.6 千克　麦芽 100 克　党参 400 克　橘皮 100 克　黄耆 400 克

【用法】将胎盘粉、橘皮、麦芽三味各为细粉，过 100 目筛，各取净粉，和匀。再将黄耆、党参二味水煎二次，每次 4 小时，药汁滤过，澄清，混合后浓缩成清膏。然后将白糊精 120 克，饴糖 640 克，与清膏混合成浆，加入上述混合细粉，制成颗粒，干燥，每 100 克干燥颗粒拌加饴糖 5 ～ 8 克，润滑剂 1 克，压制成片，片重 0.24 克，外包糖衣即得。口服，每次 4 片，一日三次。

【功用】益精气，健脾胃。

【主治】

1.《上海市药品标准》：神经衰弱，贫血，消化不良。

2.《古今名方》：体倦乏力，血虚眩晕，白细胞减少。

升白饮

【来源】《山东中医杂志》（1989，3：12）。

【组成】党参　黄芪　当归　熟地　女贞子　鸡血藤　土茯苓各 15g　焦白术　补骨脂各 10g　炙山甲　生甘草各 6g　焦山楂　焦神曲各 9g

【用法】水煎煮，每日服 1 剂，7 日复查白细胞，两周判定疗效。

【主治】化疗所致白细胞减少。

【验案】化疗所致白细胞减少　《山东中医杂志》（1989，3：12）：所治 120 例均为因癌肿化疗所致白细胞减少而经西药升白无效中断治疗者，其中，男 80 例，女 40 例；年龄 28 ～ 72 岁。结果：显效，白细胞升提数（3 ～ 4）$\times 10^9$/L，显效率 6.7%；有效，白细胞升提数在（1.1 ～ 2.5）$\times 10^9$/L 有效率 86.7%；无效，白细胞升提数小于 0.6$\times 10^9$/L。总有效率：93%。

养血升白汤

【来源】《浙江中医杂志》（1989，3：107）。

【组成】黄芪 30g　当归　黄精　阿胶　鸡血藤　虎杖各 15g　茜草　补骨脂各 12g　大枣 4 枚

【用法】每日 1 剂，文火水煎，3 次分服。

【主治】白细胞减少症。

【用法】纳差腹胀加砂仁 3g，鸡内金 6g；头晕目涩加杞子 10g，天麻 6g；心慌眠差加酸枣仁 10g；阳虚畏寒加淫羊藿 12g。

【验案】白细胞减少症　《浙江中医杂志》（1989，3：107）：本组治疗白细胞减少症 60 例，男 17 例，女 43 例；年龄 18 ～ 72 岁。病程 1 周～ 5 年。病因化学性 8 例，放射性 6 例，病毒性 5 例，原因不明 41 例。骨髓穿刺涂片检查 9 例，其中增生活跃 5 例，增生低下 2 例，粒系细胞退行性变 2 例。其中 38 例用药 1 个疗程，22 例用药 2 疗程。结果：34 例显效，18 例有效，8 例无效，总有效率达 86.7%。

速效升白汤

【来源】《河北中医学院学报》（1989，4：17）。

【组成】熟地 30g　白术 30g　党参 15g　云苓 12g　枣仁 12g　莲子 12g　山药 30g　酒白芍 10g　桂元肉 10g　首乌 15g　芡实 30g　甘草 10g　木香 10g

【用法】水煎服，1日1剂，每6天为1个疗程，一般治疗1～2个疗程，如果2个疗程无效，改为其他方法治疗。如果第2个疗程有效但效果尚不满意，可进行第3个疗程。
【主治】白细胞减少症。

升白汤

【来源】《陕西中医》（1991，11：488）。
【组成】黄芪60g　白术　茯苓　山药　党参各20g　鸡血藤30g　当归　女贞子　旱莲草　大枣各15g　炙甘草10g
【用法】水煎服，每日1剂。血虚甚加熟地、白芍各30g；兼有气虚气滞者加枳壳、木香各15g；阳虚加淫羊藿；阴虚加天花粉、麦冬各20g；湿困脾土，舌苔厚腻者去大枣，加砂仁、白蔻仁各6g。10天为1个疗程，用药1个疗程后复查白细胞计数。若血白细胞恢复到4×10^9/L以上者，再续服5～10天后停药。
【主治】白细胞减少症。
【验案】白细胞减少症　《陕西中医》（1991，11：488）：所治白细胞减少症36例中，男9例，女27例；年龄18～64岁。所有病例均为服用某些药物后导致白细胞计数低于正常值。结果：治疗后症状消失，停药后1个月内连查3次白细胞计数大于4×10^9/L者为痊愈，共24例；症状部分消失，停药后1个月内连查3次白细胞计数大于4×10^9以上者为显效，共9例；症状部分消失，血白细胞计数高于4×10^9/L，但停药后，病情反复较大者为好转，共3例。全部有效，服药时间15～63天。

石韦大枣汤

【来源】《浙江中医杂志》（1993，3：109）。
【组成】石韦30g　大枣10枚
【用法】水煎服。
【主治】白细胞减少症。
【验案】白细胞减少症　《浙江中医杂志》（1993，3：109）：所治白细胞减少症40例中，男10例，女30例；年龄28～38岁者20例，39～48岁者8例，48例以上者12例；病程最短3个月，最长2年以上。结果：显效（服药15剂以内、白细胞上升至4×10^9/L或以上者）40例。

升血调元汤

【来源】《部颁标准》。
【组成】鸡血藤450g　骨碎补900g　何首乌300g　黄芪300g　麦芽300g　女贞子150g　党参150g　佛手150g
【用法】制成汤剂。口服，每次25～50ml，1日2次。
【功用】益气养血，补肾健脾。
【主治】外周血白细胞和其他原因引起的白细胞减少症及病后虚弱。

生血宝颗粒

【来源】《部颁标准》。
【组成】制何首乌645g　女贞子807.5g　桑椹807.5g　墨旱莲807.5g　白芍645g　黄芪645g　狗脊645g
【用法】制成颗粒剂。开水冲服，每次8g，1日2～3次。
【功用】养肝肾，益气血。
【主治】恶性肿瘤放疗、化疗所致的白细胞减少，神疲乏力，腰膝疲软，头晕耳鸣，心悸，气短，失眠，咽干，纳差食少等症。

血再生片

【来源】《部颁标准》。
【组成】丹参214.3g　当归214.3g　熟地黄14.3g
【用法】制成片剂。口服，每次7片，1日3次，或遵医嘱。
【功用】活血补血。
【主治】慢性苯中毒引起的白细胞减少症。

芪枣冲剂

【来源】《部颁标准》。
【组成】黄芪300g　大枣150g　茯苓200g　鸡血藤干膏33g
【用法】以上四味，大枣加水煎煮1小时后，再加入黄芪、茯苓煎煮2次，第1次2小时，第2次

1小时，合并煎液，滤过，滤液浓缩至适量，加入鸡血藤干膏混匀，再加等量乙醇，静置，滤过，滤液浓缩至相对密度约1.24（70℃测）的清膏，加入蔗糖粉适量，制成颗粒，干燥，过筛，约制成1500g。每袋装5g。密闭，防潮贮藏。开水冲服，每次15～30g，1日3次。

【功用】益气补血，健脾和胃。

【主治】白细胞减少症及病后体虚，肝脏亏损所致的免疫力下降等症。

银耳孢糖胶囊

【来源】《部颁标准》。

【组成】银耳多糖干膏。

【用法】制成胶囊，每粒装0.25克，密闭，置阴凉干燥处。口服，每次1克，1日3次，或遵医嘱。

【功用】益气和血，滋阴生津，扶正固本。具有升高白细胞，抗放射损伤和改善机体免疫功能的作用。

【主治】放疗、化疗或其他原因引起的白细胞减少症，亦可作为放射损伤的辅助治疗。

增抗宁片

【来源】《部颁标准》。

【组成】白芍250g　黄芪417g　大枣375g　甜叶菊500g

【用法】制成片剂。口服，每次6片，1日4次。

【功用】益气健脾，养阴生津，清热，并能提高机体免疫功能。

【主治】化疗、放疗以及不明原因引起的白细胞减少症，青春型痤疮，慢性迁延性肝炎。

八十一、白血病

白血病，是一类造血干细胞的恶性克隆性疾病，又称“血癌”。其特点是骨髓及其他造血组织中有大量无核细胞无限制地增生，并进入外周血液，将正常血细胞的内核明显吸附，该病居年轻人恶性疾病中的首位，原生性病毒可能是神经性负感组织增生，还有许多因素如食物的矿物放射性化、毒化（苯等）或药物变异、遗传素质等可能是致病的辅因子。临床主要表现为贫血、出血、发热和感染，骨和关节疼痛，肝脾和淋巴结肿大等，相当于中医内伤发热、血证等范畴。治宜养阴清热，止血散瘀。

骨髓丸

【来源】《古今名方》引《锦方汇集》。

【组成】牛骨髓250克　人参15克　熟地　龙骨　鹿角胶　冬虫夏草　制首乌　北沙参各30克

【用法】上为末，用煮熟的牛骨髓或少许蜂蜜为丸。每服3克，1日3次。

【功用】养肝肾，益精血。

【主治】白血病。

生生丹

【来源】《首批国家级名老中医效验秘方精选》。

【组成】青黛（4/10）　花粉（3/10）　牛黄（1/10）　芦荟（1/10）

【用法】按比例共为细末，制成水丸，每日服3克，分2次口服。

【功用】清髓热解毒，开心窍泻肝。

【主治】慢性粒细胞白血病。症见发热、形体消瘦，口舌溃疡，大便干结、肝脾肿大，胁肋胀痛，胸痛、胫骨压痛。

【方论】本方启迪于《冷庐医话》所载靛花功用，悟出清髓中之热，不致壅瘀的机理。方中青黛清热解毒凉血为君，牛黄清心开窍解毒为臣，佐以芦荟泻火清肝解郁，使之花粉清热生津。研究表明，青黛具有增强网状内皮系统功能，提高机体免疫能力，抑制白血病毒之作用，花粉对肿瘤细胞有较明显的抑制作用，芦荟有较高的抗癌效用。

胡氏所拟“生生丹”始用于1972年，此方标本兼顾，每救人于危难，且无毒副作用。其医术精湛，治学严谨，可见一斑。

【验案】刘某，男，56岁。1988年因腹痛就医。症见：腹痛便结纳差乏力，舌质红，苔薄黄，脉弦滑，西医检查，左颌下淋巴结1.5cm×1.5cm，固定无触痛，肝剑突下6cm，肋下3cm，脾肋下7cm，质中等硬，胸骨、胫骨压痛（+）。血象：白细胞15万，幼稚细胞占40%。骨髓象：有核细胞增生极度活跃。遂予上方。2月后，白细胞至7600/mm^3，幼稚细胞消失，症状、体征转阴。

八十二、高脂血症

高脂血症，是指血浆中脂质成分高于正常值水平。病发多因高脂肪饮食、体重增加、增龄、雌激素水平降低、基因缺陷、药物及不良生活习惯等。通常临床无明显症状和异常体征，多数病人是由于其他原因进行血液生化检查时发现血浆脂质水平异常。本病相当于中医血瘀、痰饮等范畴。治宜行气活血，祛湿化痰。

仙人粥

【来源】《摄生众妙方》卷二。

【别名】首乌粥（《大众医学》）、何首乌粥（《长寿药粥谱》）。

【组成】何首乌一二斤

【用法】以竹刀刮去皮，不可用铁器，切成细细如棋子面大，每日五钱，用砂锅以白水滚烂，放白米三合，洗净，入内煮粥。每日空心服。

《长寿药粥谱》:何首乌粥：先用何首乌30～60克，入砂锅煎取浓汁，去滓，与粳米100克，大枣二三枚，冰糖适量，同煮为粥。

【功用】《长寿药粥谱》:益肾抗老，养肝补血。

【主治】

1.《摄生众妙》：气血不足，面色黄肿，手足疼痛软弱，行履不便，身体羸瘦。

2.《大众医学》:老年性高血脂，血管硬化，大便干燥。

3.《长寿药粥谱》:老年人肝肾不足，阴血亏损，头昏耳鸣，头发早白，贫血，神经衰弱。

玉楂冲剂

【来源】《中药知识手册》。

【组成】玉竹　山楂

【用法】冲剂。每服一袋，一日二至三次。

【功用】降低甘油三酯。

【主治】冠心病心绞痛，高甘油三酯血症。

玉米粉粥

【来源】《长寿药粥谱》引《食物疗法》。

【组成】玉米粉　粳米

【用法】先以玉米粉适量，冷水溶和，待粳米粥煮沸后，调入玉米粉同煮为粥。早、晚温热服食。

【功用】益肺宁心，调中开胃。

【主治】高脂血症、冠心病、心肌梗死、动脉硬化等心血管系统疾病，及癌症的防治。

【宜忌】霉坏变质的玉米或玉米粉不宜煮粥食用。

首乌粥

【来源】《大众医学》(1980，7：22)。

【组成】制首乌 30 克

【用法】浓煎去滓，加大米烧粥食用。

【主治】老年性高血脂，血管硬化，大便干燥者。

降脂片

【来源】《河南中医》(1983，4：44)。

【组成】草决明 42.5kg　山楂 25.5kg　丹参 45kg

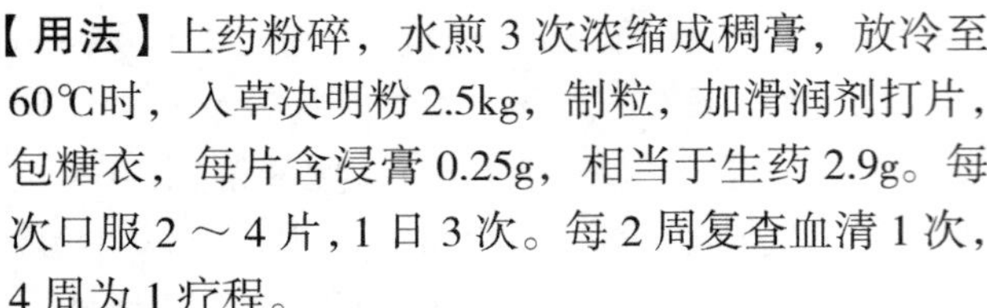

【用法】上药粉碎，水煎3次浓缩成稠膏，放冷至60℃时，入草决明粉2.5kg，制粒，加滑润剂打片，包糖衣，每片含浸膏0.25g，相当于生药2.9g。每次口服2～4片，1日3次。每2周复查血清1次，4周为1疗程。

【主治】高脂血症。

【验案】高脂血症 《河南中医》(1983，4：44)：治疗高脂血症77例，男性58例，女性19例；年龄最小者31岁，最大者78岁，以40～60者居多，占61%。结果：经3个疗程后该组病例症状减轻或消失，复查血脂均有不同程度降低，尤以β-脂蛋白显著，经统计学处理，差异性显著($P<0.01$)。

血脂宁

【来源】《中医杂志》(1985，5：349)。

【组成】山楂15g　首乌15g　决明子9g　橘皮4.5g　猪胆汁粉0.2g

【用法】上药为1日生药剂量，做成胶囊。口服，每次4粒，1日3次。

【主治】高脂血症

【验案】高脂血症 《中医杂志》(1985，5：349)：治疗高脂血症96例，均经临床确诊而未正规治疗。结果：总有效率为57.7%。

萆薢降脂散

【来源】《上海中医药杂志》(1988，8：4)。

【组成】萆薢

【用法】将萆薢如法加工后碾成粉末，经60目筛。每次5g，1日3次，温开水送服，30天为1个疗程。服药3个疗程。

【主治】高脂血症。

【验案】高脂血症 《上海中医药杂志》(1988，8：4)：治疗高脂血症62例，男24例，女38例；年龄39～54岁者58例，50岁以上者4例。结果：高胆固醇血症者36例中，治疗3个疗程后，显效18例，有效11例，改善4例，无效3例；血清胆固醇平均下降2.79mmol/L，治疗前后自身比较有显著性差异。高甘油三酯血症56例中，显效23例，有效22例，改善7例，无效4例；血清甘油三酯平均下降1.60mmol/L，治疗前后自身比较有显著性差异($P<0.001$)。

健脾降脂汤

【来源】《江西中医药》(1989，2：45)。

【组成】党参　茯苓　茵陈各12g　白术　苍术　僵蚕　虎杖各10g　生山楂24g　大黄6g

【用法】每日1剂，水煎，分3次服，连服1个月。治疗期间停服其他降脂药，不改变原来饮食习惯。

【主治】高脂血症。

【加减】伴肝阳上亢者，加决明子、菊花；肝肾阴虚者，加制首乌、枸杞；夹瘀血者，加丹参、红花。

【验案】高脂脂症 《江西中医药》(1989，2：45)：治疗高脂血症32例，男22例，女10例。其中高甘油三酯血症32例，平均值为(224.75±86.26)mg%；兼高胆固醇血症16例，平均值为(261.56±24.39)mg%。结果：高甘油三酯者，平均下降值为(68.72±14.62)mg%，平均下降率为28%；兼高胆固醇者，平均下降值为(30.27±6.27)mg%，平均下降率为11.6%。

甘枸降脂汤

【来源】《中医药学报》(1989，2：48)。

【组成】甘草30g　枸杞子25g　柴胡15g　泽泻25g　山楂15g　丹参30g　红花15g

【用法】每日1剂，水煎，分2次口服，连服4周为1疗程。服降脂方期间停用一切影响脂类代谢的药物，饮食起居如常。

【主治】高脂血症。

【用法】据病人不同的临床表现将其分5个证型，其中气虚血瘀型，加黄芪30g，生菖蒲20g；肝肾阴虚型，加制首乌20g，生地15g；肝阳上亢型，加石菖蒲15g，茵陈10g；气滞血瘀型，加川芎15g，姜黄15g。

【验案】高脂血症 《中医药学报》(1989，2：48)：治疗高脂血症50例，男39例，女11例；年龄42～68岁，平均54岁；所有病人血清胆固醇大于220mg%或(和)甘油三酯大于160mg%(酶法)；伴冠心病20例，伴脑梗死21例，伴高血压病5例，伴冠心病脑梗死4例；全部病例均无糖尿病、肝功能障碍、肾病综合征、甲状腺功能低下等影响脂类代谢的疾病。停用影响脂类代谢的药物3周后，在清晨空腹抽取静脉血，服用降脂方4周后再抽血用于复查。所有对象均测定血清HDL-C、HDL3-C，用HDL-C减去HDL3-C值即为HDL2-C值。该实验方法参照席氏报告的人血清高密度脂蛋白及其亚组聚乙二醇沉淀分离测定法，使用美国M-C-A自动生化分析仪。结果：HDL-C治疗前31.2±5.2mg/dl，治疗后43.8±6.4mg/dl，($P < 0.001$)；HDL2-C治疗前12±3.9mg/dl，治疗后21±4.1mg/dl，($P < 0.001$)。说明服用降脂方对高脂血症病人有明显的提高HDL-C和HDL2-C的作用。

首乌降脂汤

【来源】《四川中医》(1990，1：22)。

【组成】何首乌　代赭石各30g　牛膝　泽泻　山楂根各15g　丹参　石决明各20g

【用法】每日1剂，早晚煎服，总疗程为4周。

【主治】高脂血症。

【加减】气虚，加黄芪30g，黄精20g，炙甘草10g；痰湿内阻，加胆南星12g，半夏9g；气虚瘀阻，加黄芪30g，炒蒲黄15g；头痛剧烈，加川芎、白芷各9g；恶心呕吐，加砂仁壳、竹茹各9g。

【验案】高脂血症　《四川中医》(1990，1：22)：治疗高脂血症45例，血总胆固醇大于220mg，甘油三酯大于156mg，此2项中1项或2项均超过上述值的10%以上，排除其他病继发者。结果：有效41例，无效4例，症状疗效总有效率91.1%。复查空腹血脂均比治疗前降低($P < 0.01$)，尤以甘油三酯下降明显。

化浊活血汤

【来源】《江苏中医》(1990，10：10)。

【组成】泽泻20g　茵陈15g　海藻　大腹皮　泽兰各10g　丹参15g　川芎　制首乌各10g　苦丁茶6g

【用法】每日1剂，水煎服，1月为1疗程，一般服2～3疗程。

【主治】高脂血症。

【验案】高脂血症　《江苏中医》(1990，10：10)：治疗高脂血症61例，男41例，女20例，年龄最大72岁，最小38岁，平均51岁。结果：连续2个月2次检查胆固醇和甘油三酯的血浆含量在正常范围者为痊愈，共28例，占45.9%；胆固醇或甘油三酯接近正常者为显效，共15例，占24.5%；胆固醇或甘油三酯有不同程度下降者为好转，共11例，占18.0%；胆固醇或甘油三酯未降或反有上升者为无效，共7例，占11%；总有效率为89%。

清脂五味汤

【来源】《实用中西医结合杂志》(1992，1：17)。

【组成】生黄芪30g　山楂30g　泽泻30g　红花10g　桃仁10g

【用法】每日1剂，水煎成150ml，分1～2次服下。15天为1疗程。

【主治】高脂血症。

【验案】高脂血症　《实用中西医结合杂志》(1992，1：17)：治疗高脂血症50例，男32例，女18例；年龄31～61岁，平均46岁；患高血压病8例，冠心病16例，高血压合并冠心病8例，单纯性高脂血症18例。结果：连服2疗程后，HDL-ch由1.16mmol/L上升到1.61mmol/L，TC/HDL-ch由5.3下降为2.8。所有病例肝功能、肾功能、血糖、血清、电解质及血、尿、粪常规均未见异常。1例服药后1周轻度腹泻，2例服药20天稍感上腹部不适，均未影响治疗。

防芪抵脂汤

【来源】《辽宁中医杂志》(1992，11：16)。

【组成】防己12g　黄芪　党参各18g　白术12g　泽泻15g　大黄　水蛭各6g　桃仁9g　生姜3片　大枣6枚　甘草6g

【用法】每日1剂，水煎，早晚各服200ml，连服1～2个月。

【主治】高脂血症。

【验案】高脂血症　《辽宁中医杂志》(1992，11：16)：治疗高脂血症40例，男11例，女29例；

年龄 23～74 岁，其中 45～60 岁 32 例；高胆固醇血症 30 例，高甘油三酯血症 35 例，两者皆高 25 例，低 HDL-C 者 18 例。TC 最高值为 380mg/dl，TG 最高值为 416.8mg/dl。证候疗效：症状基本消失或显著好转为显效，症状及舌象、脉象有好转为好转，症状及舌象、脉象无变化或恶化为无效。结果：其改善总有效率为 89.11%。客观指标改善：TC 治疗后下降＞20% 为显效，下降值在 10%～20% 为有效，下降值＜10% 为无效；TG 治疗后下降值＞30% 为显效，下降值在 20%～30% 为有效，下降值＜20% 为无效。结果：降 TC 显效率为 81.82%，降 TG 显效率为 62.96%。

化滞汤

【来源】《实用中西医结合杂志》（1992，11：657）。

【组成】当归 15g　丹参 15g　川芎 10g　赤芍 10g　郁金 10g　坤草 20g　苏木 10g　三棱 10g　桃仁 10g　制首乌 20g　生山楂 20g　水蛭 2g（冲）

【用法】每日 1 剂，水煎，分早、晚 2 次温服。

【主治】高黏滞血症。

乌龙减肥茶

【来源】《中成药研究》（1992，12：28）。

【组成】乌龙茶　荷叶　川芎　决明子　人参叶

【用法】上药制成袋泡剂。泡服。

【主治】肥胖症，高脂血症。

五味清浊散

【来源】《中国中西医结合杂志》（1993，1：35）。

【组成】石榴 400g　红花 200g　益智仁 50g　肉桂 50g　荜茇 50g

【用法】上药共成粉末，水合为丸。每次 3g，早晚饭后各 1 次，温开水吞服，连用 30 天。

【主治】高脂血症。

【验案】高脂血症　《中国中西医结合杂志》（1993，1：3）：所治高脂血症 30 例，男 17 例，女 13 例；年龄 40～72 岁。结果：服用 1 个月后，血清总胆固醇（TC）明显下降，下降率为 27.6%；血清β-脂蛋白下降率为 24.4%；血清甘油三酯（TC）的下降率为 45.5%；高密度脂蛋白、高密度脂蛋白-胆固醇（HDEL-C）的下降率为 34.1%。同时还观察到病人血清 HDL-C/TC 比值明显提高；血清 HDL-C 虽有上升趋势，但未达到显著程度，病人无不良反应。

杞菊首乌饮

【来源】《陕西中医》（1993，3：101）。

【组成】枸杞 10g　首乌　生山楂　丹参各 30g　菊花　陈皮各 6g

【用法】每日 1 剂，水煎服。7 天为 1 疗程，每疗程间隔 2 天，连用 3 个疗程。服药期间停服其他降脂药物。

【主治】高脂血症。

【用法】气虚者，加黄芪 30g；热盛便秘者，加生大黄 10g；血瘀者，加赤芍 18g；痰浊盛者，加白矾制半夏 10g。

【验案】高脂血症　《陕西中医》（1993，3：101）：治疗高脂血症 50 例，男 37 例，女 13 例；年龄 31～74 岁。Ch 高者 1 例，TG 高者 17 例，二者皆高者 32 例。疗效标准：显效为症状完全消失，TG ≤ 1.469mmol/L，Ch ≤ 5.975mmol/L；有效为症状消失或减轻，TG ≥ 0.339mmol/L，Ch ≥ 0.877mmol/L；无效为 TG、Ch 无变化或下降，TG ≤ 0.339mmol/L，Ch ≤ 0.877mmol//L。结果：显效 38 例，有效 10 例，无效 2 例，总有效率 96%。1～3 年随访显效 38 例中，复发 7 例，但再次服用本药可使血脂下降。

血脂灵

【来源】《中国中西医结合杂志》（1993，5：281）。

【组成】首乌　决明子　山楂　泽泻

【用法】上药制成片剂。每次 4 片（每片含生药 2g），1 日 3 次，连续服用 12 周。

【主治】高脂血症。

【验案】高脂血症　《中国中西医结合杂志》（1993，5：281）：治疗高脂血症 125 例，分为治疗组 64 例，平均年龄 61±4.8 岁；对照组 61 例，平均年龄 62.5±5.2 岁。对照组用匈牙利产的脉安定 2 片（每

片含 Mg^{2+} 148mg、K^{+} 158mg)，每天 3 次，连续服用 12 周。结果：用血脂灵药后第 4 周有即降低血总胆固醇（TC）、动脉硬化指数〔(TC–HDL）/HDL〕及升高高密度脂蛋白（HDL）的作用（P 均 < 0.05）。但第 4、8、12 周间均无差别，用药后 TC 平均下降 18.7%，(TC–HDL）/HDL 平均下降 27.6%，HDL 平均上升 17.4%；用药后第 8 周甘油三酯（TG）显著下降，但第 8、12 周间无差别，用药后 TG 平均下降 19.5%。而对照组用药前与用药后第 4、8、12 周间各观察指标均无差别。同时我们还观察了用药前、后血过氧化脂质（LPO）的变化，发现治疗组用药后 LPO 显著下降，而对照组无变化。本研究提示血脂灵有良好的调整血脂及抗氧化作用。

轻身调脂片

【来源】《中国中西医结合杂志》(1993，11：655)。

【组成】大黄　泽泻　柴胡

【用法】上药制成片剂，每片含生药 2g，每次 3～6 片，每日 2 次，温开水送服。

【主治】高脂血症。

【验案】高脂血症　《中国中西医结合杂志》（1993，11：655）：所治高脂血症72例，其中男性42例，女性30例，年龄46～75岁。对照组21例，其中男性11例，女性10例，年龄45～73岁。对照组给予月见草油胶囊（长春市宽城制药厂生产），每次1.0～1.5g，每日2次，口服。两组均以8～12周为1个疗程。结果：治疗组显效57例，有效9例，无效6例，总有效率为91.67%；对照组显效11例，有效4例，无效6例，总有效率71.43%，经统计学处理（μ检验）$P<0.05$，差异有显著性意义。

三子汤

【来源】《上海中医药杂志》(1997，11：28)。

【组成】莱菔子　白芥子　决明子各 30 克

【用法】上药每日 1 剂，水煎 200ml，分早晚 2 次服用。1 个月为 1 疗程。

【功用】祛痰辟浊化积，降脂。

【主治】高脂血症。

【验案】高脂血症　《上海中医药杂志》（1997，11：28）：应用本方治疗高脂血症30例，取得较为满意疗效。30例中，年龄最大72岁，最小51岁。排除糖尿病、甲状腺机能减退、肾病综合征及慢性肝、胆、胰疾病等并发的高脂血症；半年内无急性心肌梗死、脑血管意外。在普通饮食条件下，血清胆固醇（TC）≥6.0mmol/L，甘油三酯（TG）≥1.6mmol/L，停用噻嗪类利尿剂、β受体阻滞剂、甲状腺素及雌性激素等影响血脂的药物。治疗前后分别测定TC、TG、肝肾功能及血常规。治疗观察期间，嘱病人仍按原饮食习惯，不忌油腻荤腥。治疗结果：显效：TC下降≥20%，TG下降≥40%，计18例。有效：TC下降10%，TG下降20%，计9例。无效：未达到以上标准者，计3例。总有效率90%。且长期服用未发现任何明显毒副作用。

血脂宁丸

【来源】《中国药典》。

【组成】山楂　何首乌　荷叶等

【用法】制成大蜜丸，每丸重 9g。口服，每次 2 丸，1 日 2～3 次。

【功用】降低血脂，软化血管。增强冠状动脉的血液循环，提高心肌对强心甙作用的敏感性，抗心律失常。

【主治】高脂血症。

【宜忌】严重胃溃疡、胃酸分泌多者禁用或慎用。

首乌丸

【来源】《中国药典》。

【组成】何首乌（制）360 克　地黄 20 克　牛膝（酒制）40 克　桑椹清膏 70 克　女贞子（酒制）40 克　墨旱莲清膏 48 克　桑叶（制）40 克　黑脂麻 16 克　菟丝子（酒蒸）80 克　金樱子清膏 70 克　补骨脂（盐炒）40 克　豨莶草（制）80 克　金银花（制）20 克

【用法】何首乌等十味为细末，用金樱子等三味清膏，加炼蜜与适量之水为丸；稍干后，再用剩余之墨旱莲清膏加炼蜜 10 克包衣，打光，干燥即得。口服，每次 6 克，1 日 2 次。

【功用】补肝肾，强筋骨，乌须发。

【主治】肝肾两虚，头晕目花，耳鸣，腰酸肢麻，须发早白，高脂血症。

消栓通络片

【来源】《中国药典》。

【组成】川芎120g　丹参90g　黄芪180g　泽泻60g　槐花30g　桂枝60g　郁金60g　木香30g　冰片2.4g　山楂60g

【用法】上药制成糖衣片，每片重约0.37g（相当于原药材1.8g）。口服，每次6片，1日3次。

【功用】活血化瘀，温经通络。

【主治】血脂增高，脑血栓引起的精神呆滞，舌质发硬，言语迟涩，发音不清，手足发凉，活动疼痛。

【宜忌】禁食生冷、辛辣、动物油脂食物。

双降汤

【来源】《首批国家级名老中医效验秘方精选·续集》。

【组成】水蛭3克　广地龙10克　黄芪30克　丹参15克　当归10克　赤芍10克　川芎10克　泽泻10克　生山楂10克　豨莶草10克　甘草3克

【用法】每日一剂，水煎服，水蛭研极细末，分二次服。

【功用】益气通络，活血降脂。

【主治】高血黏、高脂血或伴高血压者尤宜。

【方论】方中用水蛭、地龙破血逐瘀为主药；合丹参、当归、赤芍、川芎活血通脉；山楂、泽泻、豨莶草降脂泄浊，且能降压；重用黄芪补气，取其气行则血行，使血循畅达，免除破瘀伤正之弊。结合现代医学药理、化学，水蛭主要含蛋白质，其新鲜唾液中含有水野素，能阻止凝血酶作用于纤维蛋白原，阻止血液凝固。水蛭分泌的一种组织胺样物质，能扩张毛细血管，缓解小动脉痉挛，减退血液黏着力。近年来用本品治疗高黏、高脂血症，获效较速。

【验案】陈某某，女，54岁。教师。形体肥胖两年。近3个月来头昏逐渐加重，在某医院查血黏度：高黏（++++），血脂：总胆固醇8.7mmol/L，微循环：重度障碍。病人头昏而重，四肢乏力，口干，舌红苔薄，根微腻，脉细涩，证属气阴不足，瘀浊内阻之候，治予补益气阴，化瘀泄浊。用双降汤加川石斛、全瓜蒌。服10剂药后，病人自觉全身舒适，头昏重渐释，唯尚有口干，予上方去全瓜蒌，加生地，又10剂。药后自觉头清目爽，诸象消失，腹围较前缩小。续服双降汤方30剂后，停药半月，复查：血黏度正常，总胆固醇3.6mmol/L，微循环基本正常，腹围减少4.5厘米。嘱病人隔日服一剂，巩固疗效。

降脂通脉饮

【来源】《首批国家级名老中医效验秘方精选·续集》。

【组成】首乌30克　金樱子30克　决明子30克　生薏苡30克　茵陈24克　泽泻24克　生山楂18克　柴胡12克　郁金12克　酒军6克

【用法】每日1剂，用水500毫升，文火煎至250毫升，分2次服，每2周为1疗程，一般服药1～3个疗程。

【功用】滋阴降之，行滞通脉，泻浊洁腑。

【主治】高脂血症。

【方论】降脂通脉饮采用了补泻并施，标本兼顾的组方原则。方用何首乌、金樱子补肝肾固精气；配泽泻、茵陈清利下焦湿热；以决明子、酒军润肠通便，导滞泻浊；生薏仁、生山楂健脾渗湿，消食导滞；更用柴胡、郁金行气解郁活血，斡旋阴阳。全方补而不腻，固而不涩，行而不散，共奏滋阴降火，行滞通脉，泻浊洁腑之效。

【加减】偏于肝肾阴虚、肝阳上亢，症见眩晕明显者，加桑寄生30克，生赭石30克；偏于脾胃失健，症见脘腹痞闷、倦怠乏力者，去金樱子，加黄芪30克，茯苓15克，炒莱菔子12克；偏于经脉瘀阻，症见肢体麻木、疼痛者，去金樱子，加丹参30克，炒桑枝30克，桃仁12克，路路通12克；偏于肝肾不足、目失濡养，症见视物昏花者，加茺蔚子12克，青葙子12克，杭菊花12克。

【验案】李某，男，48岁。眩晕、胸痛10余年，经服烟酸肌醇酯片、降压灵、维生素C、路丁等3个月，疗效不明显。就诊前7天，因劳累诱发，胸痛如掣，彻背连项，心悸头痛，不寐多梦，纳少，便秘溲赤，舌红苔薄白，脉弦细，血压140/90毫米汞柱；心电图电轴左倾，慢性冠状动脉供血不足；血胆固醇264mg%，甘油三酯285mg%，β－脂蛋白636mg%。西医诊断为高脂血症、冠心病。为阴液亏虚、筋脉失养、瘀血阻络所致之眩晕、胸痛证，治当滋阴降火，通脉泻浊，予降脂通脉饮去薏仁，加桃仁12克。服药25剂，诸症基本消失，惟午后微有头晕、耳鸣、脉弦，血压115/75毫米汞柱；血胆固醇229mg%，甘油三酯128mg%，β－脂蛋白304mg%；心电图较前好转。继服上方去酒军，隔日一剂，以巩固疗效。

神仙服饵方

【来源】《首批国家级名老中医效验秘方精选·续集》。

【组成】制首乌20克　枸杞子15克　熟地黄20克　黄精30克　仙灵脾30克　泽泻40克　生山楂30克

【用法】每日一剂，水煎二次，早晚分服。也可研末炼蜜丸为丸，长期服用。每次10克，一日二次。

【功用】益肾填精，健脾渗湿，化痰祛瘀。

【主治】高脂血症。

【方论】本方以首乌、枸杞子、熟地、仙灵脾益肾填精，黄精补益脾气，泽泻助脾渗湿，生山楂消食化瘀。

【加减】若肾阴偏虚，心烦失眠，口燥咽干，舌红少苔，脉细数者，加女贞子、黑芝麻，并重用熟地；肾阳偏虚，畏寒肢冷，舌淡苔白，脉沉细者，加肉苁蓉、巴戟天、制附子；脾虚偏重，脘腹胀满，倦怠乏力者，加党参、黄芪、半夏。

山楂精降脂片

【来源】《部颁标准》。

【组成】山楂提取物60g

【用法】制成糖衣片，密封。口服，每次1～2片，1日3次。

【功用】降血脂。

【主治】高脂血症，亦可作为冠心病和高血压的辅助治疗。

心安宁片

【来源】《部颁标准》。

【组成】葛根213g　山楂244g　制何首乌183g　珍珠粉3g

【用法】上药制成糖衣片1000片，密封。口服，每次4～5片，1日3次。

【功用】养阴宁心，化瘀通络，降血脂。

【主治】血脂过高，心绞痛以及高血压引起的头痛，头晕，耳鸣，心悸。

血脂灵片

【来源】《部颁标准》。

【组成】泽泻500g　决明子500g　山楂500g　制何首乌500g

【用法】制成糖衣片，密封。口服，每次4～5片，1日3次。

【功用】活血降浊，润肠通便。

【主治】瘀浊内盛而致的高脂血症。

决明降脂片

【来源】《部颁标准》。

【组成】决明子437.5g　茵陈437.5g　何首乌262.5g　桑寄生262.5g　维生素C8.4g　维生素$B_2$0.84g　烟酸2.8g

【用法】制成糖衣片，密封。口服，每次4～6片，1日3次。

【功用】降血脂，降血清胆固醇。

【主治】冠心病或慢性肝炎所引起的高脂血症、血清胆固醇增高症。

降脂减肥片

【来源】《部颁标准》。

【组成】何首乌600g　三七43g　葛根600g　菟丝子17g　枸杞子300g　松花粉40g　丹参290g　大黄155g　泽泻165g　茵陈200g

【用法】制成糖衣片，密封。口服，每次4～6片，1日3次。

【功用】滋补肝肾，养益精血，扶正固本，通络定痛，健脾豁痰，明目生津，润肠通便。

【主治】各型高脂血症，心脑血管硬化，单纯性肥胖，习惯性便秘，痔疮出血。

脉安冲剂

【来源】《部颁标准》。

【组成】北山楂 100g　麦芽 100g

【用法】制成冲剂，每袋重 20g，密封。口服，每次 20g，1 日 2 次。

【功用】降低血清胆固醇，防止动脉粥样硬化，对降低甘油三酯，β-脂蛋白也有一定作用。

【主治】高脂蛋白血症。

脉舒胶囊

【来源】《部颁标准》。

【组成】落花生

【用法】制成胶囊，每粒装 0.25g，密封。口服，每次 2 粒，1 日 3 次。

【功用】降血脂药。

【主治】高脂血症。

通脉降脂片

【来源】《部颁标准》。

【组成】笔管草 625g　川芎 50g　荷叶 250g　三七 41.6g　花椒 12.5g

【用法】制成糖衣片，每片重 0.21g，密封。口服，每次 4 片，1 日 3 次。

【功用】降脂化浊，活血通脉。

【主治】高脂血症，防治动脉粥样硬化。

绞股蓝总甙胶囊

【来源】《新药转正标准》。

【别名】绞股蓝总甙片。

【组成】绞股蓝总甙。

【用法】制成胶囊。口服，每次 1 粒，1 日 3 次，或遵医嘱。

【功用】养心健脾，益气活血，除痰化瘀，降血脂。

【主治】高脂血症，气短，胸闷肢麻，眩晕头痛，健忘耳鸣，自汗乏力或脘腹胀满等心脾气虚，痰阻瘀血者。

八十三、单纯性肥胖症

单纯性肥胖症，是指人体摄入的热量超过其消耗的热量，导致脂肪成分在体内积累过多而形成的肥胖。本病成因可分内外两方面。热量摄入多于消耗使脂肪合成增加是肥胖的物质基础，遗传因素、神经精神因素、高胰岛素血症、褐色脂肪组织异常等使脂肪代谢紊乱是内因，以饮食过多而活动过少是外因。治宜健脾燥湿，祛痰化浊。

乌附丸

【来源】《医方大成》卷一引《澹寮方》。

【组成】川乌二十个　香附子半斤（姜汁淹一宿，炒）

【用法】上焙干，为末，酒糊为丸。每服十数丸，温酒送下。

【功用】去风疏气。

【主治】肌体肥壮及有风痰者。

补气消痰饮

【来源】《石室秘录》卷三。

【组成】人参三钱　白术五钱　茯苓三钱　熟地一两　山茱萸四钱　肉桂一钱　砂仁一钱　益智仁一钱　半夏一钱　陈皮五分　六曲一钱

【用法】水煎服。

【功用】补气消痰，兼补肾水肾火。

【主治】肥人气虚多痰。

荷叶粥

【来源】《饮食治疗指南》。

【组成】荷叶二张

【用法】煎水后和粳米煮粥食。

《长寿药粥谱》：用荷叶煎汤同粳米二两，沙冰糖少许煮粥食。

【功用】升清、消暑、化热、宽中、散瘀。

【主治】

1.《饮食治疗指南》：暑热、水肿、瘀血症。

2.《长寿药粥谱》：高血压病，高脂血症，肥胖症，以及夏天感受暑热，头昏脑涨，胸闷烦渴，小便短赤者。

轻身一号

【来源】《中医杂志》(1980，10：40)。

【组成】黄耆 防已 白术 川芎 制首乌各15克 泽泻 生山楂 丹参 茵陈 水牛角各30克 仙灵脾10克 生大黄9克

【用法】上为1剂，水煎成100毫升。每次口服50毫升，1日2次。超重25%以上者可增至每日1.5剂，即150毫升。

【功用】益气健脾，温肾助阳，活血化瘀，利水消肿。

【主治】单纯性肥胖症。症见体态肥胖，疲倦乏力，胸闷气促，腹胀肢沉，腰脊酸痛，便溏浮肿，月经不调，皮肤紫纹，舌胖质淡，苔薄白或白腻，脉象细弱等。

【宜忌】每日主食一般不超过1斤。

【验案】用中药“轻身一号”治疗单纯性肥胖症50例。结果：症状、体征明显好转，体重下降者48例，无效2例，总有效率96.0%，近期疗效满意。

轻健胶囊

【来源】《中医杂志》(1993，4：232)。

【组成】荷叶 生蒲黄 防已 冬瓜皮 黄芪 生大黄 香附 白芥子 白术 泽泻 黄精

【用法】上药研末制丸剂。每次2～4粒，每日3次，饭前服。每服1个月后停3～5天继服下1个月，3个月为1疗程。

【主治】单纯性肥胖痰湿体质。

【验案】单纯性肥胖痰湿体质《中医杂志》(1993，4：232)：治疗单纯性肥胖痰湿体质40例，男12例，女28例；年龄15～63岁；体重57～112kg。参照第2届中西医结合肥胖病学术会议修正的疗效标准判断。结果：治疗1个疗程后获显效11例，有效19例，无效10例，总有效率为75.0%，治疗后的平均体重较治疗前减少(3.6±0.35)kg，有极显著意义。

减肥降脂片

【来源】《中国医药学报》(1993，5：27)。

【组成】苍术10g 荷叶15g 决明子20g 莱菔子10g 生大黄1.5g

【用法】上药前4味水煎浸膏，做成颗粒，生大黄磨成细粉拌入颗粒中，精制成片剂，每片重0.25g，相当于生药3.45g。重度每次6片，1日3次；中度每次5片，1日3次；轻度每次4片，1日3次。3个月为1疗程。

【主治】单纯性肥胖症。

【验案】单纯性肥胖症《中国医药学报》(1993，5：27)：治疗单纯性肥胖症323例，体重(74.1±11.1)kg；男性49例，女性274例；轻度肥胖94例，中度150例，重度79例。疗效标准：临床近期痊愈：体重≤理想体重；显效：体重减少＞5kg；有效：体重减少＞3kg；无效：体重减少＜3kg。结果：临床近期痊愈42例，显效87例，有效131例，无效63例，总有效率为80.5%。

健脾益肾散

【来源】《首批国家级名老中医效验秘方精选·续集》。

【组成】山药30克 茯苓30克 大豆30克 黑米30克 荞麦30克 山楂20克 黑芝麻30克

【用法】将上品烘干，研极细末，制成散剂，可采用二种减肥法：(1)快速减肥：一日三餐仅食用本品，每餐10克，用开水调成粥状，细嚼慢咽服下。每日加500～1000克蔬菜，水果。(2)缓慢减肥：在快速减肥方法的基础上，每日增加鸡蛋1个，瘦肉、鱼、豆制品总量不超过100克，再加牛奶250毫升。一个减肥周期为10天。
【功用】补脾益肾，祛肥降脂。
【主治】肥胖症，伴高脂血症。

化浊轻身颗粒

【来源】《部颁标准》。
【组成】何首乌　玄参　陈皮　益母草　龙胆　黄芪　冬瓜皮　陈皮　夏枯草
【用法】制成颗粒。密封。每袋装2.5g或5g。用开水冲服，1次2.5～5g，每日2次，饭前服。
【功用】滋补肝肾，清热降浊。
【主治】肝肾阴虚，痰湿郁结而致的单纯性肥胖症，以及肥胖症伴有高血压、糖尿病、闭经、月经不调等症。

轻身消胖丸

【来源】《部颁标准》。
【组成】罗布麻叶100g　泽泻20g　白术（麸炒）10g　薏苡仁60g　芒硝10g　防己15g　海藻30g　当归20g　川芎15g　荷叶20g　大黄15g　麻黄15g　玫瑰花10g　茯苓20g　滑石50g　山楂30g　黄芪50g　荷梗20g　木香20g
【用法】制成浓缩水蜜丸，每100丸重15g，密封。口服，1次30丸，每日2次。
【功用】益气，利湿，降脂，消胖。
【主治】单纯性肥胖症。
【宜忌】孕妇忌服。

轻身减肥片

【来源】《部颁标准》。
【组成】大黄125g　防己250g　丹参250g　茵陈250g　泽泻500g　山楂500g　水牛角500g　淫羊藿125g　黄芪250g　白术125g　川芎125g
【用法】制成糖衣片，密封。口服，1次4～5片，每日3次。
【功用】轻身减肥，益气健皮，活血化瘀，宽胸去积。
【主治】单纯性肥胖。

减肥通圣片

【来源】《部颁标准》。
【组成】大黄（酒制）30g　麻黄30g　枳壳60g　当归60g　白术60g　荆芥60g　白芍60g　黄芩60g　元明粉15g　栀子75g　桔梗60g　石膏75g　苦参150g　滑石粉60g　川芎60g　昆布150g　薄荷脑2.45ml
【用法】制成糖衣片，密封。口服，1次6片，每日3次，30天为1疗程。
【功用】清热燥湿，化痰减肥。
【主治】湿热痰浊内阻之肥胖症。

八十四、甲状腺功能亢进

甲状腺功能亢进，是指由多种原因引起的甲状腺激素分泌过多所至的一组常见内分泌疾病。主要临床表现为多食、消瘦、畏热、多汗、心悸、激动等高代谢证候群，神经和血管兴奋增强，以及不同程度的甲状腺肿大和眼突、手颤、胫部血管杂音等为特征，严重的可出现甲亢危相、昏迷甚至危及生命。本病的发生系由多种原因引起血中甲状腺素过多所致。此外各种精神刺激（悲伤、愤怒、惊吓、恐惧等）造成神经系统（尤其是下丘脑-垂体-甲状腺轴）功能紊乱时亦可发生。本病内科治疗包括以硫脲类化合物为主抗甲状腺药物治疗，采用心得安、利血平等对症治疗为主的辅助治疗和加强营养的生活治疗等。如中、重度甲亢，长期服药无效，停药复发，或不能不愿长期服药者；或甲状腺巨大或有压迫症状者；或胸骨后甲状腺肿伴甲亢；或结节性甲状腺肿伴甲亢者，可采取手术治疗。

甲亢2号

【来源】《古今名方》引湖南省中医药研究所方。

【组成】夏枯草　旱莲草　紫丹参　怀山药各十五克　煅龙骨　煅牡蛎各三十克

【用法】上药为一日量，依法制成冲服剂，或制片，或作汤剂水煎服。

【功用】益气养阴，软坚散结。

【主治】甲状腺功能亢进症。头昏失眠，心悸怔忡，心烦易怒，四肢颤动，纳亢善饥，甲状腺肿大，突眼，脉细数。

【加减】肝肾阴虚，舌红苔黄，头昏耳鸣，五心烦热，宜加炒枣仁、夜交藤、知母、黄柏、珍珠母；肝火旺盛，怕热多汗，口苦咽干，心烦易怒，宜加生地、栀子、百合、竹茹、龙胆草；肝郁气滞，胸闷不畅，精神抑郁，加柴胡、白芍、陈皮、钩藤、全栝楼；痰湿凝聚，神疲乏力，恶心呕吐，苔腻，脉濡滑者，宜加薏苡仁、陈皮、贝母；气阴两虚，四肢酸软，倦怠乏力，心悸心烦，自汗少寐，宜加太子参、生黄耆、酸枣仁等。

甲亢煎

【来源】《中医杂志》（1987，2：128）。

【组成】白芍　乌梅　木瓜　沙参　麦冬　石斛　扁豆　莲肉各10g　柴胡　桑叶　黑山栀各6g　昆布6～10g

【用法】每日1剂，水煎2次，分2次服。待病情稳定后，按上述处方配制蜜丸，每丸重9g，每日早晚各服1丸，以巩固疗效，防止复发。

【主治】甲状腺功能亢进。

【加减】眼胀、眼球突出明显者，加白蒺藜、草决明、茺蔚子；甲状腺肿硬者，加山慈菇、生牡蛎；心率增快明显者，加炒枣仁、生龙齿。

【验案】甲状腺功能亢进　《中医杂志》（1987，2：128）：治疗甲状腺功能亢进60例，男性7例，女性53例；年龄1～60岁。其中T4均高于正常值者38例，T3高于正常值而T4正常者16例，T3、T4均正常者6例，其中有24例测定吸131碘率均高于正常值。结果：临床治愈28例，基本治愈10例，显效8例，好转11例，无效3例，总有效率为95%。

夏枯草煎

【来源】《实用中西医结合杂志》（1992，1：40）。

【组成】夏枯草　生牡蛎各30g　玄参　白芍　生地　麦冬各15g　浙贝母10g　甘草5g

【用法】水煎服，2个月为1个疗程。

【主治】甲状腺功能亢进。

【验案】甲状腺功能亢进　《实用中西医结合杂志》（1992，1：40）：治疗甲状腺功能亢进30例，结果：治愈（自觉症状消失，甲状腺肿、突眼，及有关体征恢复正常，血清T3、T4含量降至正常）10例；显效（自觉症状基本消失，甲状腺肿、突眼及有关体征明显减轻，血清T3、T4含量接近正常）10例；好转（自觉症状明显好转，甲状腺肿、突眼及有关体征有所减轻，血清T3、T4含量稍有下降）7例；无效（症状、体征无改善、T3、T4含量无降低或增高）3例；总有效率为90%。

抑亢丸

【来源】《首批国家级名老中医效验秘方精选》。

【组成】羚羊角2克（先煎）　生地15克　白芍15克　黄药子15克　天竺黄20克　白蒺藜25克　沉香15克　香附10克　紫贝齿25克　莲子心15克　珍珠50克

【用法】水煎服，日2次，早饭前、晚饭后30分钟温服。或制成蜜丸，每重9克，每次1丸，1日3次。服药期间停服一切中西药物。

【功用】平肝清热，消瘿散结。

【主治】甲状腺功能亢进者。症见心悸，汗出，心烦，消瘦，易怒，瘿瘤肿大，两眼突出，舌质红，苔黄干，脉弦数。

【验案】贺某，女，48岁，1988年4月20日初诊。病人半年多来颈前喉结两旁有结块，常伴有心悸、汗出，曾到某医院就诊，诊断为甲状腺功能亢进症，宜手术治疗。病人怕手术，故来就诊。就诊时，该病人两侧颈部有结块，微肿大，伴有心悸，烦躁易怒，多汗，善饮能食，形体消瘦，两目有轻微突出，舌红苔白，脉弦数，诊断为瘿病，肝郁痰阻证候。投抑亢丸，1次1丸，1日3次，早午晚服。共服两周，心悸，汗出等症减轻。进药1个月诸症皆减轻，服药2个月诸症消除，查：T3、

T4、131I结果均正常。又服1个月药，巩固疗效。追访至今，疗效巩固，正常参加工作。

消瘿制亢汤

【来源】《首批国家级名老中医效验秘方精选·续集》。

【组成】黄芪30克 夏枯草15克 海藻15克 昆布15克 黄药子12克 天葵子10克 玄参10克 浙贝10克 牡蛎20克 葎草10克 丹参10克 龙齿15克 海浮石15克 八月札10克

【用法】每日一剂，水煎，二次分服。1个月为1个疗程。症状消除后仍需1～3个月的治疗，巩固疗效，以免复发。

【功用】平肝养心，化痰消瘿。

【主治】甲状腺功能亢进症，表现为颈部中央漫肿，按之无物，不痛不痒，微有压迫感。多数自觉胸闷心悸，动辄气急，心情烦躁不安，能食善饥，失眠，盗汗，时有轰热，口干，手指轻度震颤，神疲乏力，或形体呈进行性消瘦，严重者可出现突眼症。

八十五、甲状腺肿瘤

甲状腺肿瘤分为良性和恶性两大类。良性肿瘤，主要为甲状腺腺瘤，约占甲状腺疾病的60%。恶性肿瘤，常见有甲状腺癌，甲状腺恶性淋巴瘤，转移癌，甲状腺肉瘤四种。本病相当于中医瘿瘤范畴。治宜化瘀散结为基础。

甲瘤丸

【来源】《中医杂志》(1981，2：116)。

【组成】夏枯草 全当归 珍珠母 生牡蛎各30g 昆布 丹参各15g

【用法】研细加蜜成丸，每丸重9g，每次1丸，1日2次，3个月为1个疗程。

【主治】甲状腺良性结节。

【验案】甲状腺良性结节 《中医杂志》(1981，2：116)：治疗甲状腺良性结节46例，男7例，女39例；10～20岁6例，21～30岁23例，31～40岁12例，41～50岁5例。结果：痊愈6例，显效28例，好转9例，无效3例。

软坚汤

【来源】《新中医》(1990，1：31)。

【组成】夏枯草 生牡蛎 生蛤壳 黄药子 莪术 土鳖 枫栗壳 茯苓 首乌 浙贝母 白芍 甘草

【用法】每日1剂，每周4～5剂，1个月为1个疗程。

【主治】甲状腺肿瘤。

【用法】气虚加党参，有瘀血加田三七末(冲服)。

消散瘿瘤汤

【来源】《吉林中医》(1991，3：29)。

【组成】山慈菇10g 炮山甲10g 黄药子6g 海藻30g 昆布30g 夏枯草10g 贝母10g 牡蛎30g 僵蚕10g 郁金10g 天花粉12g 玄参15g 金桔叶6g

【用法】上药煎汤服用，每日1剂。

【主治】甲状腺腺瘤。

【验案】甲状腺腺瘤 《吉林中医》(1991，3：29)：治疗甲状腺腺瘤42例，男8例，女34例；年龄14～75岁，病程6个月～21年。全部病例皆经甲状腺131碘同位素扫描示有结节，并经外科明确诊断。结果：服药后瘤体消失，放射性131碘同位素扫描无异常者为痊愈，共37例，占88%；服药后瘤体明显缩小者为好转，共5例，占12%。

消瘿散结汤

【来源】《北京中医杂志》(1991，5：36)。

【组成】海藻15g　昆布15g　海浮石30g　金银藤15g　水红花子15g　冬瓜皮30g

【用法】每日1剂，水煎服。

【主治】甲状腺良性肿块。

【验案】甲状腺良性肿块　《北京中医杂志》(1991，5：36)：治疗甲状腺良性肿块31例，男5例，女26例；年龄最小11岁，最大50岁以上。结果：痊愈29%，显效29%，无效42%；总有效率为58%。

八十六、胸膜炎

胸膜炎，又称"肋膜炎"，是致病因素（通常为病毒或细菌）刺激胸膜所致的胸膜炎症。病发多由感染、恶性肿瘤、结缔组织病、肺栓塞等引起。结核性胸膜炎是最常见的一种。本病按胸腔有无积液，可分为渗出性胸膜炎与干性胸膜炎。干性胸膜炎，胸膜表面有少量纤维渗出，表现为剧烈胸痛，似针刺状，检查可发现胸膜摩擦音等改变。渗出性胸膜炎，随着胸膜腔内渗出液的增多，胸痛减弱或消失，病人常有咳嗽，可有呼吸困难。此外常有发热、消瘦、疲乏、食欲不振等全身症状。本病相当于中医胸痛、咳嗽范畴。治宜宣肺行气为基础。

十枣汤

【来源】《伤寒论》。

【组成】芫花（熬）　甘遂　大戟等分

【用法】上各为散，以水一升半，先煮大枣肥者十个，取八合，去滓，纳药末。强人服一钱匕，羸人服半钱，温服之。若下少病不除者，明日更服，加半钱。得快下利后，糜粥自养。

【功用】攻逐水饮。

【主治】

1.《伤寒论》：太阳中风，下利呕逆，其人汗出，发作有时，头痛，心下痞硬满，引胁下痛，干呕短气，汗出不恶寒，表里未和者。

2.《金匮要略》：悬饮；咳家，其脉弦，为有水；支饮家，咳烦胸中痛。

【验案】

1.悬饮　《金匮玉函要略辑义》引《嘉定县志》：唐杲，字德明，善医。太仓武指挥妻，起立如常，卧则气绝欲死，杲言是为悬饮，饮在喉间，坐之则坠，故无害；卧则壅塞诸窍，不得出入而欲死也。投以十枣汤而平。

2.结核性胸膜炎　《中医药学报》（1994，1：53）：应用芫花、甘遂、大戟各等分，研为细末备用，另用肥大枣15枚煎汁3000ml备用，于清晨空腹先服枣汤150ml，5分钟后将配制的药末4g用剩余枣汤送服，并配合抗结核药，治疗结核性胸膜炎28例。结果：胸水24小时内吸收者13例，48小时内吸收者9例，72小时以上吸收者6例。

3.渗出性胸膜炎　《陕西中医》（1998，5：279）：用甘遂、大戟、芫花研末各1～4g，大枣10枚，同水煎，清晨顿服或早晚分服，患结核者配抗结核药，肺炎者加抗生素，压迫症状严重者配合抽液；治疗渗出性胸膜炎27例。结果：治愈15例，显效7例，有效2例，总有效率为88.9%。

葶苈大枣泻肺汤

【来源】《金匮要略》卷上。

【组成】葶苈（熬令黄色，捣丸，如弹子大）　大枣十二枚

【用法】先以水三升，煮枣取二升，去枣，纳葶苈煮取一升，顿服。

【主治】肺痈，喘不得卧；肺痈，胸满胀，一身面目浮肿，鼻塞，清涕出，不闻香臭酸辛，咳逆上气，喘鸣迫塞；支饮胸满者。

【验案】渗出性胸膜炎　《贵阳中医学院学报》(1988，3：30)：用葶苈子15～20g，大枣

15～20g，痰多水多，体壮者重用；兼风寒表证者，加荆芥、防风、苏叶；兼风热表证者，加桑叶、菊花、银花、连翘；兼少阳证者，加柴胡、黄芩；偏热痰者，加黄芩、桑白皮等；胸痛明显者，加丹参、郁金等；胸水多，呼吸困难者，加甘遂末0.5～1g；治疗渗出性胸膜炎15例。结果：15例病人全部临床治愈。发热一般在入院后1周内退热，胸腔积液在3周左右基本消失。

沙参麦冬汤

【来源】《温病条辨》卷一。

【组成】沙参三钱　玉竹二钱　生甘草一钱　冬桑叶一钱五分　麦冬三钱　生扁豆一钱五分　花粉一钱五分

【用法】水五杯，煮取二杯，每日服二次。

【功用】《中医方剂学》：甘寒生津，清养肺胃。

【主治】

1.《温病条辨》：燥伤肺胃阴分，或热或咳者。

2.《医方发挥》：气管炎、肺结核属肺胃阴虚者。

3.《中医方剂临床手册》：胸膜炎、感染性多发性神经炎、慢性咽炎，以及乙脑或其他传染病恢复期。

胸膜炎汤1号

【来源】《临证医案医方》。

【组成】旋覆花（布包）6克　代赭石（布包）12克　广陈皮9克　枳壳　桔梗各6克　全瓜蒌18克　薤白头9克　郁金　青橘叶各9克　苇根　连翘各15克　杏仁9克

【用法】水煎服。

【功用】调气止痛。

【主治】干性胸膜炎。咳嗽，胸疼，呼吸浅表，发热，脉弦数，舌苔薄白。

【方论】方中旋覆花、代赭石降逆下气；广陈皮、枳壳、桔梗理气；全瓜蒌、薤白头通胸中之阳而止痛，为治胸膜炎特效药；青橘叶、郁金解郁止痛；苇根、连翘清热消炎；杏仁止咳平喘。各药协同作用，使胸中气机通畅，炎症得消，则疼痛可止。

胸膜炎汤2号

【来源】《临证医案医方》。

【组成】冬瓜子30克　葶苈子9克　薏苡仁30克　茯苓12克　旋覆花（布包）6克　代赭石（布包）瓜蒌各12克　薤白　杏仁　广皮各9克　枳壳　桔梗各6克

【功用】泻肺利水，止咳。

【主治】渗出性胸膜炎，发热，咳嗽胸疼，胸膜积液，呼吸不畅，脉滑数，舌苔白。

【方论】方中冬瓜子、葶苈子、薏苡仁、茯苓利胸水；瓜蒌、薤白、广皮、枳壳、桔梗理气止痛；旋覆花、代赭石、杏仁降逆止咳。

八十七、血小板减少症

血小板减少症，是由于血小板数量减少或功能减退导致止血栓形成不良和出血而引起的疾病。本病成因多为血小板产生不足，脾脏对血小板的阻留，血小板破坏或利用增加以及被稀释等。临床表现为典型的出血，多发性瘀斑，最常见于小腿；或在受轻微外伤的部位出现小的散在性瘀斑；黏膜出血和手术后大量出血。本病相当于中医血证范畴。治宜止血散瘀为根本。

芍药地黄汤

【来源】《外台秘要》卷二引《小品方》。

【组成】芍药三分　地黄半斤　丹皮一两　犀角屑一两

【用法】上切。以水一斗，煮取四升，去滓，温服一升，一日二三次。

【功用】

1.《外台秘要》引《小品方》：消化瘀血。

2.《方剂学》：清热解毒，凉血散瘀。

【主治】

1.《外台秘要》引《小品方》：伤寒及温病，应发汗而不发之，内瘀有蓄血，其人脉大来迟，腹不满，自言满者；及鼻衄吐血不尽，内余瘀血，面黄，大便黑者。

2.《景岳全书》引《太平惠民和济局方》：劳心动火，热入血室，吐血衄血，发狂发黄，小儿疮痘血热。

【宜忌】

1.《普济方》：体衰弱不宜用。

2.《医贯》：若阴虚火动吐血与咳咯者，可以借用成功；若阴虚劳力及脾胃虚者，俱不宜。

【加减】有热如狂者，加黄芩二两。

【验案】

1..血小板减少性紫癜 《中医杂志》（1963，11：12）：以犀角地黄汤为主，热盛者，配合紫雪丹或羚羊角；出血较多，加参三七粉、云南白药及十灰散等；后期出血减少，出现舌红少苔，脉细数无力等阴虚内热症状者，酌加龟甲、阿胶、旱莲草、女贞子、麦冬等；治疗原发性血小板减少性紫癜11例。结果：服用此汤后，多见出血症状首先停止，出血时间缩短，血小板数上升，血块收缩随之改善。

2.过敏性紫癜 《中国医药学报》（1998，3：77）：以本方加味，治疗过敏性紫癜57例，并设对照组43例，治疗用一般钙剂、镇静剂和维生素静脉滴注。结果：治疗组治愈52例，占91.22%，好转4例，占7.02%，无效1例，占1.76%；对照组治愈28例，占65.12%，好转12例，占27.9%，无效3例，占6.98%。两组有明显差异，$P<0.05$。

仙枣汤

【来源】《重庆中医药杂志》（1987，3：6）。

【组成】仙鹤草 50g　大枣 30g　丹皮 15g　白茅根 30g　鸡血藤 30g　黄芪 30g　甘草 6g

【用法】每日 1 剂，水煎服，6 剂为 1 个疗程。血热者加蒲公英、黄芩；阴虚者加生地、甘草；夹瘀者加丹参、三七；气血虚甚者加党参或红参、当归；阳虚加肉桂、附片、补骨脂。此外，有 4 例同时服强的松，每次 10mg，1 日 2 次。

【主治】血小板减少症。

【加减】血热者，加蒲公英、黄芩；阴虚者，加生地、甘草；夹瘀者，加丹参、三七；气血虚甚者，加党参或红参、当归；阳虚，加肉桂、附片、补骨脂。

【验案】血小板减少症 《重庆中医药杂志》（1987，3：6）：以本方治疗血小板减少症 34 例，男 13 例，女 21 例；年龄最大 48 岁，最小 3 岁；病程最长 18 年，最短 12 天。结果：除 2 例因血小板过低，出血较多，给予输血及其他西药治疗为无效外，其余 32 例均有效。有效病例服药 1 周后进行血小板复查，均有不同程度增加，其中 19 例升至 10 万 /mm^3 以上。

益气补肾活血汤

【来源】《中西医结合杂志》（1991，1：14）。

【组成】生地　当归　赤芍　茜草各 9g　补骨脂　炙黄芪　菟丝子各 12g　鸡血藤 30g　大枣 15g　生大黄 6～9g（后下）

【用法】每日 1 剂，水煎服。病愈后再巩固 1 个月。

【主治】儿童特发性血小板减少性紫癜。

【加减】病情重，加水牛角 30g，三七粉 2g（冲服）；鼻衄，加白茅根 30g；阴虚内热，加玄参、炙鳖甲、炙龟版各 9g；神疲乏力、舌质淡，加党参、仙灵脾各 9g。

【验案】儿童特发性血小板减少性紫癜 《人参研究》（1991，1：14）：治疗儿童特发性血小板减少性紫癜 41 例，男 27 例，女 14 例；年龄 5 个月至 11 岁；临床表现皮肤黏膜有瘀点或瘀斑者 36 例，鼻衄 28 例，便血 5 例，牙龈出血 4 例，皮下血肿 1 例；家族中父或母有血小板减少症者 5 例。结果：治愈（出血消失，血小板大于 $100\times10^9/L$，持续 2 个月以上无复发）24 例，占 58.54%；恢复（出血消失，血小板大于 $100\times10^9/L$，观察尚不足 2 个月）6 例，占 14.63%；好转（出血消失或好转，血小板大于 $20\times10^9/L$，但未达到 $100\times10^9/L$）

10例，占24.39%；无效仅1例，占2.44%。疗程1.3～22个月，平均5.03个月。

赤小豆花生汤

【来源】《江西中医药》(1993，6：43)。

【组成】赤小豆(赤饭豆)5g　带衣花生仁30g　冰糖20g

【用法】上药加水适量，隔水炖至豆熟烂，吃渣喝汤。每日1次，30天为1个疗程，可连续2～3个疗程。

【主治】慢性血小板减少性紫癜。

【验案】慢性血小板减少性紫癜　《江西中医药》(1993，6：43)：治疗慢性血小板减少性紫癜50例，男17例，女33例；年龄12～65岁。结果：痊愈(临床症状消失，血小板计数恢复至正常者)16例，有效(临床症状消失或血小板计数恢复正常，以及临床症状减轻而且血小板计数已有上升者)30例，无效(临床症状和血小板计数均未改变者)4例；总有效率为92%。

理血养肝健脾汤

【来源】《首批国家级名老中医效验秘方精选》。

【组成】当归12克　白芍15克　生地20克　丹皮12克　阿胶9克　旱莲草12克　白术12克　茯苓12克　炙甘草6克

【用法】每日一剂，水煎，分两次服。

【功用】补血滋肾，养肝健脾，益气补中。

【主治】原发性血小板减少性紫癜，以皮肤和黏膜出血为主证。

【加减】如儿童稍受时邪则易内热蕴藏，迫血妄行，本方去白术、茯苓，加犀角、银花、连翘；男性中青年多肾阴不足，虚火上炎，每伴鼻衄、齿龈出血，治疗宜滋阴降火，导热下行，本方去白术，加川牛膝，白茅根、小蓟等；中青年女性多肝郁化热，失其藏血和调节血量的能力，而易发生本病，多伴性情急躁，脉象弦数，若血上溢则鼻衄、齿龈出血，血下溢则使月经过多，可加炒栀子、柴胡等；如因思虑过度，劳伤心脾，失其主血和统血能力而发生本病，不论男女老幼，病程日久，都可出现气血两虚，可伴心悸健忘，倦怠纳减，失眠等症，治宜重补气血，本方减去丹皮、旱莲草、生地，加熟地、黄芪、党参、远志、炒枣仁、桂圆肉、龙骨、牡蛎等。

血宁片

【来源】《部颁标准》。

【组成】落花生种皮的浸膏

【用法】制成糖衣片，每片相当于原药材10g，密封。口服，每次4～6片，1日3次，儿童酌减。

本方制成冲剂，名“血宁冲剂”；制成胶囊，名“血宁胶囊”；制成糖浆，名“血宁糖浆”。

【功用】止血。

【主治】血友病，血小板减少性紫癜症及其他内脏出血等。

维血宁

【来源】《部颁标准》。

【组成】虎杖115g　白芍(炒)71.8g　仙鹤草143.8g　地黄115g　鸡血藤143.8g　熟地黄115g　墨旱莲43.2g　太子参57.6g

【用法】制成糖浆，密封，置阴凉处。口服，每次25～30ml，1日3次，小儿酌减或遵医嘱。

本方制成冲剂，名“维血宁冲剂”。

【功用】补血活血，清热凉血。

【主治】血小板、白血球减少症，并可作一般性贫血的补血健身剂。

血康口服液

【来源】《新药转正标准》。

【组成】肿节风(浸膏粉)

【用法】上药制成口服液，每支10ml。口服，每次10～20ml，1日3～4次，小儿酌减，可连服1个月。

【功用】活血化瘀，消肿散结，凉血止血。

【主治】血热妄行，皮肤紫斑；原发性及继发性血小板减少性紫癜。

【宜忌】服药后个别病人如有轻度恶心、嗜睡现象，继续服药后可自行消失。

八十八、上消化道出血

上消化道出血，是指屈氏韧带以上的消化道，包括食管、胃、十二指肠或胰胆等病变引起的出血，胃空肠吻合术后的空肠病变出血亦属这一范围。病发多因消化性溃疡、急性胃黏膜病变、食管胃底静脉曲张以及胃癌等使血管破裂而血液外溢。本病相当于中医吐血、便血、血证范畴。治宜止血散瘀为基础。

止血汤

【来源】《中草药》（1977，2：38）。

【组成】仙鹤草 30g　白及 30g　地榆炭 30g　生槐花 15g

【用法】水煎服，每日 2 次，共服 5 天。

【主治】上消化道出血。

【验案】上消化道出血《中草药》（1977，2：38）：治疗上消化道出血共 91 例，男 76 例，女 15 例；年龄 16 ～ 72 岁。其中胃溃疡 17 例，十二指肠溃疡 40 例，胃癌 6 例，肝硬化 2 例，十二指肠球炎 6 例，萎缩性胃炎 5 例，其他及原因不明 15 例。结果：总有效（服药 5 剂以内不继续呕血、便血，大便隐血阴性）77 例；无效（服药 5 剂后仍呕血或便血）14 例。其中十二指肠溃疡有效 38 例，无效 2 例；胃溃疡有效 14 例，无效 3 例；胃癌有效 2 例，无效 4 例；十二指肠球炎 6 例有效；肝硬化 2 例全部有效。

黑虎汤

【来源】《河南中医》（1981，5：17）。

【组成】白及 30 克　旱莲草 30 克　侧柏叶炭 20 克　地榆炭 20 克

【用法】每日一剂或二剂，水煎服。

【功用】止血。

【主治】上消化道出血，一般常见的有上消化系溃疡、炎症、肿瘤、肝硬化门脉高压，以及药物刺激所引起的出血。

【加减】如气脱，加红参；血热妄行，可加生地炭。

【验案】吐血　杨某某，男，30 岁，教师，1977 年 4 月 18 日入院。患肝硬化四年，近日吐血，解黑便，经输血、止血（云南白药、安络血、止血敏），效不显，故拟上方。第一天日夜各一剂，第二天一剂，出血止；第四天大便化验隐血（－）。

止血粉

【来源】《福建中医药》（1982，5：28）。

【组成】生大黄　石花各等量

【用法】共研细末，胶囊分装。每次服 3g，每日 3 ～ 4 次。直至大便隐血试验转阴 2 ～ 3 日后停药。对失血量较多者酌予静脉补液，必要时输血。

【主治】溃疡病出血、胃炎出血。

【验案】溃疡病出血、胃炎出血《福建中医药》（1982，5：28）：治疗溃疡病出血、胃炎出血 85 例，男 67 例，女 18 例，各年龄组均有。服药后粪便转黄色，隐血试验转阴者为临床治愈，共 82 例；治疗中出血不止，转外科手术治疗者为无效，共 3 例；总有效率为 96.47%。

止血粉

【来源】《山东中医杂志》（1984，1：45）。

【组成】大黄粉　地榆粉　甘草粉

【用法】上药以 3：2：1 比例混匀即得。每服 4g，日服 3 ～ 4 次，首服加倍。大便潜血转阴时停服。

【主治】急性上消化道出血。

【验案】急性上消化道出血《山东中医杂志》（1984，1：45）：治疗急性上消化道出血 83 例。结果：全部治愈（吐血停止，大便潜血试验转阴性或胃镜检查出血灶已止），最短 1 天，最长 14 天，平均 3.5 天大便潜血转阴性。

牛乳三生饮

【来源】《浙江中医杂志》（1985，10：444）。

【组成】牛乳 227g　鲜生地汁 20ml　参三七粉 3g

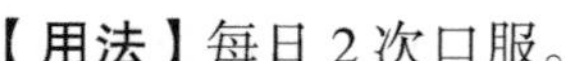

【用法】每日 2 次口服。
【主治】上消化道出血。
【验案】上消化道出血 《浙江中医杂志》(1985，10：444)：应用本方治疗上消化道出血 30 例，男 21 例，女 9 例；年龄 16 ～ 25 岁 8 例，26 ～ 35 岁 13 例，36 ～ 45 岁 3 例，46 岁以上 6 例，其中以 25 ～ 36 岁多见。结果：以大便潜血试验的阴转日期为标准。速效 13 例（3 天以内阴转）；显效 10 例（5 天以内阴转）；有效 4 例（7 天以内阴转）；无效 3 例（7 天以上阴转者）；平均止血天数 4.33 天。而 30 例西药对照组平均止血天数为 7.93 天。

五倍子煎剂

【来源】《浙江中医学院学报》(1987，6：20)。
【组成】五倍子 6g
【用法】上药煎成 100ml，每日分 3 次服完。对照组给予止血芳酸 0.5g，加止血敏 2g 静脉滴注。呕血者暂禁食，无呕血者进流汁。血色素低于 7g 者酌情输血。
【主治】上消化道出血。
【验案】上消化道出血 《浙江中医学院学报》(1987，6：20)：治疗上消化道出血 33 例，男 25 例，女 8 例；年龄 20 岁以下 4 例，20 ～ 50 岁 19 例，50 岁以上 10 例。结果：大便隐血阴转时间在 1 周以内 29 例，占 91%。因便秘，其中 2 例大便隐血阴转迟达 9 天，1 例为 11 天，1 例（胃癌）无效，有效率达 96.97%。平均阴转时间为 4.79 天。对照组 33 例，大便隐血阴转时间在 1 周以内者 19 例，占 63%，8 ～ 19 天 11 例，3 例无效（胃癌、肝硬化胃底静脉曲张和慢性胃炎各 1 例），有效率为 90.91%。大便隐血转阴时间平均为 7.57 天。比较二组病人大便隐血平均阴转时间有显著性差异。少数病人服本方时有恶心感，部分病人有不同程度的便秘，个别病人便秘长达近 1 周。对肝肾功能均无影响。

止血散

【来源】《湖南中医学院学报》(1988，4：23)。
【组成】大黄 300g 炒蒲黄 300g 三七 100g 白及 300g 地榆炭 500g 茜草炭 300g 侧柏炭 500g 炒小蓟 300g
【用法】共研细末过筛，装瓶备用。口服，每次 10g，每 4 小时 1 次，用冷水或冰水兑服，服至大便隐血连续 2 ～ 3 天阴性即可停用，用药时需禁食 12 ～ 48 小时。
【主治】上消化道出血。
【验案】上消化道出血 《湖南中医学院学报》(1988，4：23)：治疗上消化道出血 32 例，男 24 例，女 8 例，年龄 1 ～ 70 岁，病程 1 ～ 20 年，均经胃钡餐及纤维胃镜检查确诊。并参照 1986 年全国血症急症研究协作组血证急症疗效评定标准评定疗效。结果：痊愈 19 例，显效 8 例，有效 3 例，无效 2 例。

止血合剂

【来源】《湖南中医杂志》(1989，4：11)。
【组成】地榆炭 30g 仙鹤草 30g 煅瓦楞 30g 田三七 2g 甘草 3g
【用法】水煎，浓缩为每剂 60ml，加防腐剂保存，每天口服 2 次，每次 60ml，大便潜血试验连续 3 天 3 次阴性后停药。
【主治】上消化道出血。
【验案】上消化道出血 《湖南中医杂志》(1989,4：11)：治疗上消化道出血 34 例，男 28 例，女 6 例；年龄 15 ～ 69 岁；病程最长 18 年。其中十二指肠球部溃疡者 29 例，慢性浅表性胃炎伴糜烂者 22 例，幽门管溃疡者 3 例，十二指肠球炎 1 例。采用 1987 年全国中医急症血证协作组长春会议制订的标准判定疗效。结果：所治 34 例均在 1 周内吐血或黑便停止，大便潜血试验连续 3 天阴性，出血伴随症状明显改善而获得痊愈。

五味止血汤

【来源】《中西医结合杂志》(1989，12：754)。
【组成】地榆 白及 旱莲草 侧柏叶各 15g 蒲黄 9g（布包）
【用法】水煎服，每日 1 剂，分 3 次服。
【主治】溃疡病、慢性胃炎出血。
【验案】溃疡病、慢性胃炎出血 《中西医结合杂志》(1989，12：754)：所治溃疡病和慢性胃炎出血70例，分为两组，中药组35例，男26例，女9例，年龄21～65岁，平均38.31岁；对照组（用抗血纤溶芳酸0.2g加5%葡萄糖盐水500ml静脉滴注，每日1次，安络血10mg肌内注射，每日2次，甲氰咪呱0.4g加100%葡萄糖40ml静脉推注，每日4次）35例，男31例，女4例，年龄16～68岁，平均38.51岁。结果：中药组显效27例（77.14%），有效7例（20%），无效1例（2.86%）；总有效率97.14%；止血天数最短1天，最长10天，平均（3.5±1.59）天。对照组显效6例（17.14%），有效18例（51.43%），无效11例（31.43%）；总有效率68.57%，止血天数最短1天，最长18天，平均（6.5±4.49）天。两组疗效经统计学处理有非常显著差异，$P<0.01$。

止血合剂

【来源】《陕西中医》（1991，2：61）。

【组成】焦地榆30g　白及　大蓟　小蓟各15g　生大黄　甘草各9g　阿胶12g　大枣10枚

【用法】水煎，浓缩至100ml，加防腐剂适量，瓶装封存备用。内服：每日100ml，分3次服，适用于消化道出血等。含漱：每次含15ml，保留15分钟，每天3～4次适用于口腔黏膜及齿龈出血。局部用药：鼻衄时用浸有止血合剂的棉球轻轻填塞止血；纤维胃镜于食管、胃取活检出血，局部镜下喷药止血。

【主治】消化道出血，口腔黏膜及齿龈出血，鼻衄，月经过多等出血性疾病。

【验案】出血性疾病　《陕西中医》（1991，2：61）：治疗出血性疾病38例，男30例，女8例；年龄13～65岁。用药后3～6天内出血停止，出血伴随症状改善为显效；1周内出血明显减少，无肉眼血便、黑便，隐血试验（+），伴随症状改善为有效；用药1周后仍出血不止为无效。根据不同部位出血疗效统计，结果：消化道出血27例全部显效；鼻衄者9例，显效5例，有效4例；齿龈及口腔黏膜出血11例，显效7例，有效4例；紫癜10例，月经过多1例均有效；咯血1例无效。总有效率为98.4%。

五白止血散

【来源】《实用中西医结合杂志》（1992，8：501）。

【组成】五倍子　白及各等份

【用法】烘干，研磨，过80目筛，分装1袋20g。1袋加水150ml，烧开，待温凉后分4次口服，每次间隔20分钟至3小时不等。

【主治】上消化道出血。

【验案】上消化道出血　《实用中西医结合杂志》（1992，8：501）：所治上消化道出血110例，男89例，女21例；年龄17～82岁，平均42.3岁；胃溃疡28例，十二指肠溃疡14例，出血性胃炎27例，胃癌10例，食管静脉曲张破裂出血31例；其中重度出血83例，轻度出血27例。结果：痊愈91例，显效14例，有效3例，无效2例；总有效率98.18%。

四味止血散

【来源】《中医杂志》（1997，12：726）。

【组成】蒲黄炭　三七粉　阿胶珠（阿胶亦可）　白及粉各等量

【用法】上药共为细末，过100筛，备用。每次10克，加适量藕粉和水，加热调成糊状，温服，每日3次。大便潜血转阴后3～6天以巩固疗效。血止后可进流食、半流食渐至普食。

【功用】收敛止血。

【主治】再障并发急性消化道出血。

【验案】再障并发急性消化道出血　《中医杂志》（1997，12：726）：应用止血散治疗再生障碍性贫血（再障）并发急性消化道出血45例，疗效显著。45例均为住院病人，每例均符合全国再障诊断标准，其中慢性再障26列，重型再障Ⅰ型8例，重型再障Ⅱ型11例。3例在入院前1周发生出血，余均为入院后发生出血，并有不同程度的皮肤、口腔及齿、鼻出血。消化道出血量：<500ml者19例，500～2000ml者17例，>2000ml者9例。辅助治疗：若血红蛋白明显减低者可输入浓缩红细胞；血小板严重减少者（$<5\times10^9$/L）可输注血小板；有感染者配合抗生素；有休克及水电解质紊乱者可同时进行抢救。结果：本组止血散治疗全部有效，见效最快者6小时，见效慢者72小时，

平均19小时，大便潜血转阴为4～10天，平均7.5天。服药后无明显副作用，个别病人血止后有轻微腹胀，便秘。可能与本药的吸附作用有关，无须治疗，待进食后症状自消。

溃疡止血粉

【来源】《首批国家级名老中医效验秘方精选》。

【组成】黄芪15克　太子参12克　白术6克　炙甘草5克　当归6克　白芍10克　阿胶珠10克　地榆炭10克　侧柏炭10克　乌贼骨12克　锻龙牡各15克

【用法】每日1剂，以水1000毫升，煎煮滤液350～400毫升，每煎2次，早晚分服。另服溃疡止血粉（乌贼骨3份，白芨2份，参三七粉1份配制，共研极细末），每次5～10克，每天2～3次，温水服下。

【功用】健脾益气，养血止血，和营定痛。

【主治】上消化道出血，不论便血与吐血，尤以溃疡出血疗效最佳。

【加减】若肝郁气滞，暴怒伤肝动血，则宜加疏肝和血之郁金6克，焦栀6克，当归6克，赤芍10克，丹皮6克，牛膝12克，去益气生血之品如生芪、太子参等；热郁气滞、和降失调、久病伤络者可清中止血，加炒川连3克，陈皮6克，姜夏10克，炒竹茹6克，茯苓12克，甘草4克；胃阴亏虚，内热耗津伤络者宜养胃阴，酌加沙参12克，麦冬10克，川石斛12克，玉竹12克等，去生芪、白术。

【方论】此因脾胃虚寒，阴络损伤，治当益气。是以参、芪、术、草补脾益气，又取其甘温之性，祛脾胃之虚寒，得以温中摄血固脉，使血行经脉之中；伍当归、白芍、阿胶珠，气血双补，阳中有阴，和营血而能止痛；乌贼骨收敛止血，且能制酸止痛；血“见黑即止”，故用地榆炭、侧柏炭；更以龙、牡收敛止血、益气固脱双重作用，防血随气脱之变。本方功能益气摄血、气血双调。溃疡止血粉中乌贼骨功可收敛止血、制酸止痛；白芨收敛，药性粘涩，止血颇佳；参三七既可止血，又能活血散瘀定痛，合而成方，收敛止血，生肌护膜，收效较佳。

【验案】潘某，男，32岁。病人1971年起即有胃脘痛病史，钡餐拍片诊断为“十二指肠球部溃疡”。1980年7月1日上午突然解柏油样便约600克，伴胃脘疼痛，纳谷减少。化验大便隐血（++++）乃收入院。入院时面色少华，神倦乏力，四肢欠温，纳谷不香，大便色黑如柏油样，日解一次，苔薄白，脉濡。此属久痛入络，脾胃虚弱，中阳不运，气不摄血，血从下溢。治以益气摄血法：黄芪15克，太子参12克，白术6克，炙草5克，当归6克，白芍10克，阿胶珠10克，地榆炭10克，乌贼骨12克，煅龙牡各15克。服药2剂，加溃疡止血粉10克，1日3次，大便转黄，隐血转阴，上腹部无不适，精神较佳，纳谷亦香。

紫地宁血散

【来源】《新药转正标准》。

【组成】大叶紫珠　地念

【用法】制成散剂，口服，1次8g，1日3～4次。

【功用】清热凉血，收敛止血。

【主治】胃及十二指肠溃疡或胃炎引起的吐血、便血，属胃中积热型者。

八十九、乳糜尿

乳糜尿是指小便混浊如乳汁，或似泔水、豆浆，尿乳糜试验阳性的疾病。本病成因多为结核、恶性肿瘤等广泛侵犯腹膜后淋巴管、淋巴结，使胸导管阻塞，局部淋巴管炎症损害，淋巴动力学改变，乳糜液逆流进入尿路所致。另外有一部分病人与斑氏血丝虫病有关，由于丝虫进入淋巴管，造成淋巴管损害而成。本病相当于中医淋浊范畴。治宜健脾行气，利湿化浊为基础。

猪苓汤

【来源】《伤寒论》。
【别名】猪苓散（《太平圣惠方》卷十六）。
【组成】猪苓（去皮） 茯苓 泽泻 阿胶 滑石（碎）各一两
【用法】上五味，以水四升，先煮四味取二升，去滓，纳阿胶烊消，温服七合，每日三次。
【功用】
1.《医方集解》：利湿泻热。
2.《血证论》：滋阴利水，祛痰。
【主治】
1.《伤寒论》：阳明病脉浮发热，渴欲饮水，小便不利者。少阴病下利六七日，咳而呕渴，心烦不得眠者。
2.《世医得效方》：五淋。
【宜忌】
1.《伤寒论》：阳明病，汗出多而渴者，不可与猪苓汤。
2.《外台秘要》：忌醋物。
3.《绛雪园古方选注》：虽渴而里无热者，不可与也。

冬葵萆薢散

【来源】《千家妙方》上册引梁济荣方。
【组成】冬葵子 150 克 萆薢 120 克 白糖 80 克
【用法】将前两味药焙干为末，后加入白糖拌匀装瓶备用。每日早、晚各一次，每次 3 ～ 5 克，温开水送服。
【功用】清热利湿。
【主治】血丝虫乳糜尿。

通淋化瘀汤

【来源】《中医杂志》（1983，7：520）。
【组成】石苇蓄 萆薢 刘寄奴 鸡血藤各 30g 云苓 生地 红花各 12g
【用法】水煎服。
【主治】乳糜尿。
【验案】乳糜尿 《中医杂志》（1983，7：520）：治疗乳糜尿 178 例，男 116 例，女 62 例；年龄最小 21 岁，最大 62 岁。结果：痊愈（自觉症状消失，尿镜检、蛋白、乳糜尿 3 项均为阴性，并在饮食渐加脂肪蛋白的情况下，尿检仍然阴性）143 例（80.3%），显效（全身状况明显好转、上述尿化验的 3 项检查仍有 1 项尚未恢复正常）24 例（13.4%），好转（全身情况好转、尿化验有改善）11 例（6.3%）。

三蛇汤

【来源】《中医杂志》（1990，1：19）。
【组成】一蛇汤：蛇床子 60g 六月雪 30g 冬葵子 15g 刘寄奴 15g
二蛇汤：蛇床子60g 蛇葡萄50g 六月雪 30g 冬葵子15g 刘寄奴15g
三蛇汤：蛇床子10g 蛇舌草20g 蛇葡萄 50g 六月雪30g 冬葵子15g 刘寄奴15g
【用法】上三方各水煎分 2 次服。其中一蛇汤适用于乳糜尿（白浊），二蛇汤适用于乳糜血尿（赤浊），三蛇汤主治乳糜血尿（赤白浊）。
【主治】乳糜尿。
【验案】乳糜尿 《中医杂志》（1990，1：19）：治疗乳糜尿 60 例，将其分为一蛇汤组与二、三蛇汤组，每组各 20 例，每组中男女各 10 例，年龄 30 ～ 60 岁。结果：一蛇汤组痊愈（肉眼观尿清，并经尿常规检查正常，无不适）11 例，好转［肉眼观尿清但尿检（＋），或乳糜试验（–）、尿常规不正常仍有少量血细胞、尿蛋白］7 例，无效（接受治疗 3 疗程无改变者）2 例；二蛇汤组痊愈 12 例，好转 5 例，无效 3 例；三蛇汤组痊愈 13 例，好转 6 例，无效 1 例；合计治愈 36 例，好转 18 例，无效 6 例。

山楂化浊汤

【来源】《湖北中医杂志》（1992，1：23）。
【组成】焦山楂 15g 淮山药 30g 云茯苓 10g 车前子 10g 川萆薢 12g 金樱子 12g 石菖蒲 6g 炙甘草 3g。
【用法】每日 1 剂，水煎服，10 日为 1 个疗程，2 疗程间休息两天。
【主治】乳糜尿。

【加减】肾气虚加杜仲，菟丝子；肾阴虚加枸杞子、山萸肉；湿热盛加苦参、茵陈蒿；热毒重者加知母、黄柏；白浊加白鸡冠花、煅牡蛎；赤浊加小蓟、白及。

【验案】乳糜尿 《湖北中医杂志》(1992，1：23)：治疗乳糜尿72例，男24例，女48例；年龄20～60岁；病程1～10年。结果：痊愈（乳糜消失，3年以上未复发）53例，好转（乳糜消失，3年以内有复发）12例，无效7例。其中服药最少者1个疗程，最多者11个疗程。

化瘀清浊汤

【来源】《中成药研究》(1993，2：21)。

【组成】益母草15g　炮甲片　桃仁　红花各10g　萆薢　茯苓　菟丝子　黄芪　苡仁各15g

【用法】每日1剂，水煎2次分服。

【主治】乳糜尿。

【验案】乳糜尿 《中成药研究》(1993，2：21)：治疗乳糜尿35例，男17例，女18例。结果：近期痊愈28例，好转4例，无效3例。病人乳糜尿完全消失最少服药4剂，最多服药65剂。

贯众汤

【来源】《中医杂志》(1995，5：276)。

【组成】贯众30克　玉米须30克　白茅根30克　旱莲草15克　莲须15克　槐花15克

【用法】每日1剂，水煎，口服，7剂为1个疗程。

【功用】清热，止血，利尿。

【主治】乳糜尿，以血尿为主者。

【加减】以乳白尿为主者，加萆薢30克，芡实15克，郁金10克，石菖蒲10克；病程较长，损及脾肾者，与补中益气汤及六味地黄汤合用。

【验案】乳糜尿 《中医杂志》(1995，5：276)：以本方治疗乳糜尿35例。结果：乳糜尿消失，乳糜定性转阴，能参加一般体力劳动，随访半年以上无复发，评为显效者17例(48.6%)，有效（乳糜尿消失，乳糜定性转阴，能参加轻体力劳动，但干重活后偶有复发）15例(42.8%)，无效（服药期间，乳糜尿消失，停药后即复发，不能参加体力劳动者）3例(8.6%)。

九十、糖尿病

糖尿病是由遗传因素、免疫功能紊乱、微生物感染及其毒素、自由基毒素、精神因素等各种致病因子作用于机体，导致胰岛功能减退、胰岛素抵抗等而引发的糖、蛋白质、脂肪、水和电解质等一系列代谢紊乱综合征。临床上以高血糖为主要特点，典型病例可出现多尿、多饮、多食、消瘦等表现，即“三多一少”症状，糖尿病（血糖）一旦控制不好会引发并发症，导致肾、眼、足等部位的衰竭病变，且无法治愈。本病相当于中医消渴。治宜养阴清热为基础。

猪胰蛇蜗散

【来源】《云南中医学院学报》(1993，1：19)。

【组成】猪胰15g　水蛇5g　蜗牛5g　地龙5g

【用法】上药研末混合，为1次量，于饭前半小时用黄芪30g，柿树叶30g煎汤送服，1日3次，1个月为1疗程，连服3个疗程。按常规控制饮食，同时停用其他中西药。

【主治】糖尿病。

【验案】糖尿病　《云南中医学院学报》(1993，1：19)：治疗糖尿病50例，男29例，女21例；年龄最小45岁，最大73岁；病程最长10年，最短1个月。治疗前空腹血糖最低8.1mmol/L，最高13.3mmol/L。结果：治愈（临床症状消失，空腹血糖连续2次复查正常，停药1个月后再复查仍正常者）8例；显效（临床症状基本消失，连续3次复查空腹血糖稳定在7.2mmol/L之内者）26例；有效（临床症状减轻，连续3次以上复查血糖较治疗前下降1.1mmol/L以上者）15例；无效1例；总有效率为98%。

参麦地黄汤

【来源】《吉林中医》(1993，6：10)。

【组成】党参　黄芪　麦冬　生熟地　天花粉　山萸肉　五味子各20g　淮山药　生牡蛎各30g　黄连　生山栀　葛根各8g

【用法】每日1剂，水煎，日服3次，10天为1疗程。

【主治】肝炎并发糖尿病。

【验案】肝炎并发糖尿病　《吉林中医》(1993，6：10)：治疗肝炎并发糖尿病36例，男26例，女10例；年龄30～65岁；发现糖尿病时间2周至半年。结果：临床治愈28例，占77.8%；临床症状缓解4例，占11.1%；无效4例，占11.1%；总有效率为88.9%。

糖尿康

【来源】《陕西中医》(1993，10：434)。

【组成】太子参　猪苓各10g　黄芪　木瓜各30g　黄精　山药各15g　丹参25g　水蛭6g

【用法】水煎服，每日1剂，15天1个疗程。

【主治】糖尿病。

【用法】若阴虚内热甚者，加黄柏、知母、麦冬；瘀血甚者，加红花、桃仁、川芎；气滞明显者，加檀香、佛手。

【验案】糖尿病　《陕西中医》(1993，10：434)：治疗糖尿病41例，男19例，女22例；年龄32～68岁；病程2月～4年。并发冠心病9例，末梢神经炎21例，多发性疖肿17例，下肢浮肿26例，四肢关节疼痛4例。血糖6.9～11mmol/L者25例，11mmol/L以上者11例。属中医气虚者17例，气阴两虚10例，气虚血瘀者14例。结果：主要症状及伴随症状消失，尿糖、血糖恢复正常，随访半年以上无复发者为临床治愈，共21例；症状缓解，尿、血糖降至正常或基本控制，但不稳定，停药后反复为显效，共10例；症状、尿糖、血糖有改善为有效，共8例；症状及化验室检查无变化为无效，共2例；总有效率为95.1%。其中单纯气虚型7例中，临床治愈3例，显效4例；气阴两虚型10例中，治愈5例，显效3例，无效2例；气虚血瘀型14例中，治愈3例，显效3例，有效8例。

降糖丸

【来源】《中国药典》。

【组成】红参　黄芪　黄精　茯苓　白术　黄连　葛根　五味子　大黄　甘草等

【用法】上药制成丸剂，每100丸重7g。口服，每次10g，1日2～3次。

【功用】益气养阴，生津止渴。

【主治】糖尿病。

消渴灵片

【来源】《中国药典》。

【组成】地黄200g　五味子15g　麦冬100g　牡丹皮15g　黄芪100g　黄连10g　茯苓17g　红参10g　天花粉100g　石膏50g　枸杞子100g

【用法】上药制成960片。口服，每次8片，1日3次。

【功用】滋补肾阴，生津止渴，益气降糖。

【主治】成年非胰岛素依赖性轻型、中型糖尿病。

【宜忌】孕妇忌服，忌食辛辣。

二地降糖饮

【来源】《首批国家级名老中医效验秘方精选》。

【组成】地锦草15克　地骨皮15克　南沙参12克　麦冬10克　石膏30克(先煎)　知母10克　生地15克　僵蚕10克　青黛5克(包煎)　泽泻30克　苦参15克

【用法】先将上药浸泡30分钟，再煎煮30分钟，每剂药煎2次，将2次煎出的药液混合分2次服用。

【功用】养阴清热，降糖除消。

【主治】非胰岛素依赖型糖尿病。症见口渴欲饮，消谷善饥，小便频多，疲乏无力，形体消瘦，舌质偏红，苔薄黄，脉细数。

【加减】上消口渴欲饮明显者，加芦根、天花粉、石斛等清肺润燥；中消消谷善饥显著者，加黄连、玉竹等清胃泻火；下消尿频量多者，加熟地，山萸肉、淮山药等滋补肾阴。气阴两虚，神疲气短纳差便溏者，加白术、苡仁、山药、扁豆；阴虚及阳者，每见小便混浊，腰膝酸软形寒怕冷，舌淡白，脉沉细等症，加熟附子、肉桂、补骨脂、仙灵脾等。若见舌下静脉怒张，舌有瘀斑、瘀点，肢体麻木疼痛，妇女月经不调等血瘀征象者，则宜伍以桃仁、红花、鬼箭羽、赤芍、丹参等。

【验案】吴某，女，44 岁。1989 年 5 月 10 日初诊。病人起病年余，口渴欲饮，饮不解渴，日饮水量达 3000ml 以上，消谷善饥，日主食量近 1 千克，小便频多，体日渐消瘦，舌苔黄燥，脉象弦数，查空腹血糖为 15.4mmol/L（228mg%），尿糖（＋＋＋）～（＋＋＋＋）。证属肺肾阴伤，胃火内炽。治拟清胃润肺为先，佐以养阴增液，再参验方降糖之品。处方：石膏 30 克（先煎），知母 10 克，黄连 3 克，天花粉 20 克，生地黄 15 克，地锦草 15 克，地骨皮 15 克，南沙参 12 克，麦冬 10 克，僵蚕 10 克，青黛 5 克（包煎），泽泻 30 克，苦参 15 克。药进 30 剂，诸症有减，日饮水量降为 1000ml，进主食量控制在 300 ～ 350 克，小便量也明显减少，疲乏无力，舌苔花剥，血糖降为 10.2mmol/L（195mg%），尿糖（＋）～（＋＋）。转从养肺益肾为主。原方去黄连、石膏、花粉，加玉竹 10 克，枸杞子 10 克，淮山药 10 克。再进 50 剂，三消症状基本消失，尿糖转阴，空腹血糖控制在 7.21mmol/L（130mg%）左右。原方再进，以资巩固。一年后随访病人已停药半年余，病情稳定，未见反复。

玉液消渴冲剂

【来源】《部颁标准》。

【组成】黄芪 300g　葛根 60g　山药 300g　知母 180g　天花粉 90g　鸡内金 40g　五味子 90g　太子参 80g

【用法】制成冲剂，每袋装 15g，密封。口服，1 次 1 袋，1 日 3 次。

【功用】益气滋阴。

【主治】糖尿病消渴乏力，口渴多饮，多尿症。

甘露消渴胶囊

【来源】《部颁标准》。

【组成】熟地黄 66g　地黄 66g　枸杞子 52.8g　地骨皮 66g　山茱萸 39.6g　玄参 26.4g　人参 13.2g　党参 39.6g　黄芪 52.8g　菟丝子 52.8g　天花粉 26.4g　当归 17.6g　黄连 8.8g　白术 26.4g　桑螵蛸 26.4g　天冬 26.4g　麦冬 26.4g　泽泻 26.4g　茯苓 26.4g

【用法】制成胶囊剂，每粒装 0.3g，密封。口服，每次 4 ～ 5 粒，1 日 3 次，或遵医嘱。

【功用】滋阴补肾，健脾生津。

【主治】非胰岛素信赖型糖尿病。

降糖方

【来源】《首批国家级名老中医效验秘方精选》。

【组成】生黄芪 30 克　生地 30 克　苍术 15 克　元参 30 克　葛根 15 克　丹参 30 克

【用法】每日一剂，水煎，分温服用。

【功用】益气养阴活血。

【主治】气阴两虚型糖尿病。

【方论】降糖方为治气阴两虚型糖尿病的有效基本方剂。病人表现为多饮、多食、多尿、乏力、消瘦、抵抗力弱、易患外感、舌淡暗，脉沉细等症状。降糖方的六味药通过药理研究证明均为降糖药物。生黄芪配生地降尿糖，是取生黄芪的补中、益气、升阳，固膝理与生地滋阴、固肾精的作用，防止饮食精微的漏泄，使尿糖转为阴性。据药理研究，黄芪、生地有降血糖作用。苍术配元参降血糖。许多人认为治糖尿病不宜用干燥的苍术，而施今墨先生云：用苍术治糖尿病以其有“敛脾精”的作用，苍术虽燥，但伍元参之润，可制其短而用其长。药理研究证明，苍术和元参都有延长降低血糖时间的作用。上述两个对药的黄芪益气，生地滋阴；黄芪、苍术补气健脾，生地、元参滋阴养肾；从先后两天扶正培本，降血糖、尿糖确有卓效。自古以来，有关消渴病或糖尿病诸文献中，未见有活血化瘀法治疗糖尿病的报道。但在临床中遇到糖尿病合并血管病变者不少。通过血流变学研究，糖尿病病人血液黏稠度多有增高。气阴两虚型糖尿病者常见舌质暗，舌上有瘀点或瘀斑，舌下静脉怒张等血瘀征象。故而加用葛根、丹参两味药通活血脉。实践表明，加用活血药后，疗效增强了。药理研究也证明，葛根、丹参都有降血糖的作用。

【加减】尿糖不降，重用花粉 30 克，或加乌梅 10 克；血糖不降加人参白虎汤，方中人参可用党参代替，用 10 克，知母用 10 克，生石膏重用 30 ～ 60 克；血糖较高而又饥饿感明显者，加玉竹 10 ～ 15 克，熟地 30 克；尿中出现酮体，加黄芩 10 克，黄连 5 克，茯苓 15 克，白术 10 克；皮肤瘙痒，加白蒺藜 10 克，地肤子 15 克，白鲜皮 15 克；下身瘙痒，加黄柏 10 克，知母 10 克，苦参 15 ～ 20 克；失眠，加首乌 10 克，女贞子 10 克，白蒺藜 10 克；心悸，加菖蒲 10 克，远志 10 克，生龙骨 30 克，生牡蛎 30 克；大便溏薄，加薏苡仁 20 克，芡实米 10 克；自觉燥热殊甚，且有腰痛者，加肉桂 3 克引火归元；腰痛、下肢痿软无力者，加桑寄生 20 ～ 30 克，狗脊 15 ～ 30 克。

左归麦门冬汤

【来源】《首批国家级名老中医效验秘方精选·续集》。

【组成】北沙参 30 克　麦冬 15 克　法夏 12 克　甘草 6 克　粳米 15 克　熟地 15 克　枣皮 15 克　淮山 15 克　茯苓 15 克　枸杞 15 克　生麦芽 15 克　黄连 6 克

【用法】每日一剂，水煎二次，早晚分服。

【功用】益气养阴，滋肾健脾。

【主治】气阴两虚消渴证，口渴引饮，五心烦热，嘈杂善饥，消瘦，舌红少苔或舌淡红中有裂纹，苔薄黄，脉细数。

【方论】该方为麦门冬汤和左归饮化合而成，其益气生津，滋肾健脾之中，黄连折心火肃肺金以生水，生麦芽消食运中而含少阳生升之气，粳米尤妙，《本草求真》说粳米：常食之物，服之不甚有益，而一参以药投，则其力甚巨。未可等为泛常而忽视也。全方使肺胃润，脾土健，肾津充，风燥熄，少火生，五脏气调而渴饮得解。

【加减】气短懒言，自汗，气虚明显者党参易北沙参，加黄芪 15 克；眩晕加天麻 9 克，白芍 20 克；失眠多梦加炒枣仁 15 克，夜交藤 30 克；口舌生疮加蒲公英 15 克，野菊花 15 克；大便秘结加火麻仁 30 克，酒军 3 克。

【验案】罗某，男，66 岁。口渴引饮三年，头昏，耳鸣一年多，诊断为糖尿病。常服消渴丸，降糖丸等效果不佳。现症如前，且五心烦热，盗汗，舌红中无苔，边薄黄，脉细数。服上方 3 剂渴减半，服 30 剂诸症消失，尿糖（–），血糖降至正常。后以杞菊地黄丸每次 6 克，一日三次，观察半年血糖正常。

加减白茯苓丸

【来源】《首批国家级名老中医效验秘方精选·续集》。

【组成】黄连 5 克　石斛 15 克　熟地 15 克　玄参 15 克　覆盆子 15 克　蛇床子 15 克　人参 10 克　花粉 10 克　茯苓 10 克　萆薢 10 克　鸡内金 15 克　磁石 20 克

【用法】每日一剂，水煎二次，早晚分服。

【功用】滋阴润燥，清热生津。

【主治】糖尿病消渴症，证属阴亏阳亢，津涸热淫。

【方论】方中黄连降心火，石斛平胃热，熟地、玄参生肾水，覆盆子、蛇床子固肾经，人参补气，花粉生津，茯苓交心肾，萆薢利热，鸡内金治膈消，磁石色黑属水假之入肾，共奏益气养阴，清热泻火之功。

【加减】渴甚加葛根、花粉；消瘦加苍术、内金，腰酸乏力加何首乌、菟丝子、杞子；咽痛加桔梗、玄参、双花、连翘；如果消渴病并发水肿，可用丁方甘露饮加减治疗之，偏于肾阳虚者，可加用附子、肉桂、干姜之品；并发疖肿者原方加五味消毒饮。

【验案】李某，女，60 岁，干部。病人于二年前发觉口渴，尿多，消瘦，当时未介意。后症状逐渐加重，经检查：血糖：15mmol/L、尿糖 ++++。诊断为糖尿病。曾服用 D860、降糖灵治疗，病情好转。近一个月来，无明显诱因，病情反复。现口渴，喜饮，乏力，腰背酸疼，食纳可，大便干，小便频，失眠多梦，舌质红，苔黄腻，脉弦滑。活血滋阴润燥，清热生津。处方：苍术 15 克，菟丝子 20 克，茯苓 10 克，花粉 10 克，黄连 5 克，萆薢 10 克，玄参 15 克，生地 15 克，熟地 15 克，覆盆子 15 克，石斛 15 克，鸡内金 20 克，蛇床子 15 克，茅根 30 克，莲须 20 克。连服 30 余剂后诸症大减，精神转佳，一般情况良好，空腹血糖：8mmol/L，尿糖（++）。舌质红，苔薄白，脉弦滑较前和缓。病情已稳定，改服六味地黄丸，做善后处理。

关氏糖尿病专方

【来源】《首批国家级名老中医效验秘方精选·续集》。

【组成】生黄芪 30 克　仙灵脾 15 克　杭白芍 30 克　生甘草 10 克　乌梅 10 克　葛根 10 克

【用法】每日一剂，水煎服，日服三次。

【功用】补肾益气，生津敛阴。

【加减】肺热甚者，可选加生石膏、川连、石斛、花粉、玉竹、麦冬、沙参；夜尿频数者，选加川断、破故纸、五味子、菟丝子、芡实、鹿角霜等；气血虚者，选加党参、黄精、当归、生熟地、白术、山药、首乌、阿胶等。

【验案】糖尿病　刘某，男，63 岁。1973 年 9 月 25 日初诊。主诉：烦渴多饮，多尿，疲倦已一年余。病人自 1972 年 2 月开始，自感口渴，饮水增多，排尿频数，尿量增多，体重下降，疲乏无力。饮食尚须控制，大便如常。舌红少苔，两脉弦细而滑。辨证：肾虚阴亏，肠胃蕴热，津液灼耗，发为消渴。治法：补肾育阴，清胃生津。处方：生黄芪 15 克，北沙参 15 克，五味子 12 克，杭白芍 30 克，生甘草 12 克，生地 12 克，熟地 12 克，当归 10 克，乌梅 10 克，仙灵脾 15 克，葛根 10 克，玉竹 10 克，花粉 12 克，石斛 30 克，麦冬 10 克。治疗经过：以上方为主，偶有加减（口渴时，加用生石膏 30～60 克），连续服用 130 余剂，并停用西药，至 1974 年 5 月，空腹血糖稳定在 100～122 毫克 %，尿糖（–），临床症状好转，随访至 1974 年 11 月，自觉症状良好，空腹血糖 110 毫克，尿糖（–），能坚持一般工作。

降糖活血方

【来源】《首批国家级名老中医效验秘方精选·续集》。

【组成】广木香 10 克　当归 10 克　益母草 30 克　赤芍 15 克　川芎 10 克　丹参 30 克　葛根 15 克　苍术 15 克　元参 30 克　生地 30 克　生黄芪 30 克

【用法】每日一剂，水煎二次，早晚分服。

【功用】气阴双补，活血降糖。

【主治】糖尿病瘀血证。如肢体疼痛、麻木，皮肤青紫，心前区疼痛，痛处固定不移，面部晦暗，半身不遂，妇女闭经或经量稀少，黑紫血块，舌质淡暗，舌边有瘀斑或瘀点，舌下络脉青紫、怒胀等。

【验案】王某，女，33 岁。1991 年 9 月 21 日初诊。确诊为胰岛素依赖型糖尿病 6 年，因反复发生酮症酸中毒而注射胰岛素。近查空腹血糖 362mg%。现“三多”症状明显，视物模糊，乏力腿软，大便干结，两三日一解，月经量少，色黑，10 天方净。每日用胰岛素总量 48U。舌红，苔薄白，脉细弦。证属气阴两伤，兼有燥热瘀血，治以益气养阴，清热活血，方用降糖对药方加川断 15 克，菟丝子 10 克，知母 10 克，黄柏 10 克，杭菊花 10 克，谷精草 10 克，黄芩 10 克，黄连 5 克，花粉 20 克，枸杞子 10 克。服药 48 剂，“三多”症状减轻，体力增加，空腹血糖 321mg%，改用降糖活血方加菊花 10 克，谷精草 10 克，草决明 30 克，再服 2 个月。药后“三多”症状消失，胰岛素用量减到每日 40U，空腹血糖 175mg%。以后治疗过程中血糖基本波动于 200mg% 左右，未发生酮症酸中毒，病情稳定，并参加一般劳动。

糖尿病方

【来源】《首批国家级名老中医效验秘方精选·续集》。

【组成】地骨皮 30～60 克　僵蚕 15～30 克　枸杞 15～20 克　丹参 15～30 克　赤芍 15～30 克　苍术 15～30 克

【用法】每日一剂，水煎二次，分服。

【功用】活血化瘀，滋肾降糖。

【主治】2 型糖尿病。

【方论】方中地骨皮，《本经》谓其：“主五脏内邪热，热中消渴。”《本草新编》言其“凉血，凉骨，生髓，因此通治三消，实非他药可及。”现代药理研究证实；地骨皮含有不饱和的必需脂肪酸亚油酸，亚麻酸等，具有抗脂肪肝作用，能抑制中性脂肪在肝脏内的生成，促进中性脂肪移向血流，因而保证了肝脏这一维持血中葡萄糖的重要器官恒定的正当生理功能，达到降低血糖作用，故为本方之君；辅苍术燥湿化浊，枸杞滋补阴精，“尤止消渴”(《本草正》)；由于本病多兼瘀滞之证，瘀阻经脉则津不上承而渴，故加丹参、赤芍、僵蚕化瘀通络为佐使。全方补中有消，补而不滞，使燥热解，阴津生，阴气复而消渴愈。

【加减】如见阴虚热甚，加知母、黄柏、山药，加重清热滋阴；阴阳气虚，加葫芦巴、红人参、淫羊藿、五味子温阳益气。

【验案】夏某某，男，62岁，1991年7月9日初诊。口渴喜饮，善食易饥，多尿消瘦2年，近1个月来口渴甚，食多喜饮，尿多混浊，倦怠乏力，气短懒言，四肢不温，酸痛麻木，舌淡红，苔厚白润，舌底脉络暗红，脉弦细。7月5日查空腹血糖14.6mmol/L，尿糖+++。证属阴阳气虚兼瘀挟湿。处方：丹参30克，赤芍30克，苍术30克，木瓜30克，僵蚕15克，胡芦巴15克，淫羊藿15克，红人参10克，五味子10克，枸杞20克，地骨皮50克，10剂，水煎服，二日一剂，嘱节制饮食，调畅情志，注意活动。1991年7月31日二诊：查空腹血糖5.5mmol/L，诸证愈，惟轻微口干，嘱原方常服。

抗饥消渴片

【来源】《部颁标准》。

【组成】红参50g　黄连30g　黄柏100g　地黄50g　熟地黄50g　枸杞子100g　玉竹100g　麦冬100g　五味子60g

【用法】制成片剂，每片重0.3g，密封。口服，每次12片，1日3次，或遵医嘱。

【功用】养阴益气，润燥生津，抗饥止渴。

【主治】非胰岛素依赖型糖尿病，对慢性萎缩性胃炎，胃阴虚者也有一定作用。

【宜忌】脾虚湿滞者慎用。

降糖甲片

【来源】《部颁标准》。

【组成】黄芪428.4g　黄精（酒炙）428.4g　地黄428.4g　太子参428.4g　天花粉428.4g

【用法】制成肠溶片，密封。口服，每次6片，1日3次。

【功用】补中益气，养阴生津。

【主治】气阴两虚型消渴症。

降糖胶囊

【来源】《部颁标准》。

【组成】人参38g　知母400g　三颗针280g　干姜20g　五味子38g　人参茎叶皂甙4g

【用法】制成胶囊剂，每粒装0.3g，密封。口服，每次4～6粒，1日3次。

【功用】清热生津，滋阴润燥。

【主治】消渴症，多饮，多尿，多食，消瘦，体倦无力及全身综合征。

降糖宁胶囊

【来源】《部颁标准》。

【组成】人参30g　山药120g　生石膏300g　知母100g　黄芪120g　天花粉150g　茯苓120g　麦冬120g　生地黄150g　地骨皮150g　玉米须150g　山茱萸60g　甘草60g

【用法】制成胶囊，每粒装0.4g，密封，置阴凉处。口服，每次4～6粒，1日3次。

【功用】益气，养阴，生津。

【主治】糖尿病属气阴两虚者。

降糖舒胶囊

【来源】《部颁标准》。

【组成】人参10g　枸杞子50g　黄芪50g　刺五加50g　黄精30g　益智仁15g　牡蛎50g　地黄30g　熟地黄30g　葛根50g　丹参20g　荔枝核80g　知母30g　生石膏50g　芡实20g　山药30g　玄参50g　五味子20g　麦冬20g　乌药20g　天花粉30g　枳壳10g

【用法】制成胶囊。每粒装0.3g，密封。口服，每次4～6粒，1日3次。

【功用】滋阴补肾，生津止渴。

【主治】糖尿病及糖尿病引起的全身综合征。

【宜忌】忌食辛辣。

参芪消渴颗粒

【来源】《部颁标准》。

【组成】人参 56g　黄芪 390g　山药 278g　白术 166g　五味子 84g　麦冬 278g　玉竹 278g　熟地黄 140g　牛膝 166g　茯苓 166g　泽泻 166g　牛蒡子 166g　僵蚕 166g

【用法】制成颗粒剂，每袋装 12g，密封。开水冲服，每次 1～2 袋，1 日 3 次。

【功用】益气养阴。

【主治】消渴症的口渴、多饮、多尿，精神不振，头昏（2 型糖尿病）。

养阴降糖片

【来源】《部颁标准》。

【组成】黄芪 250g　党参 110g　葛根 145g　枸杞子 110g　玄参 145g　玉竹 110g　地黄 180g　知母 110g　牡丹皮 110g　川芎 145g　虎杖 180g　五味子 70g

【用法】制成糖衣片，密封，防潮。口服，每次 8 片，1 日 3 次。

【功用】养阴益气，清热活血。

【主治】糖尿病。

消渴平片

【来源】《部颁标准》。

【组成】人参 15g　黄连 15g　天花粉 375g　天冬 37.5g　黄芪 375g　丹参 112.5g　枸杞子 90g　沙苑子 112.5g　葛根 112.5g　知母 75g　五倍子 37.5g　五味子 37.5g

【用法】制成半薄膜衣片，密闭，防潮。口服，每次 6～8 片，1 日 3 次，或遵医嘱。

【功用】益气养阴，清热泻火，益肾缩尿。

【主治】糖尿病。

消渴降糖片

【来源】《部颁标准》。

【组成】蔗鸡 555.5g　黄精（制）180.5g　甜叶菊 27.8g　桑椹 111g　山药 111g　天花粉 111g　红参 33.3g

【用法】制成片剂，每片重 0.41g，密封。口服，每次 5 片，1 日 3 次。

【功用】清热生津，益气养阴。

【主治】糖尿病。

消糖灵胶囊

【来源】《部颁标准》。

【组成】人参 30g　黄连 30g　天花粉 490g　杜仲 90g　黄芪 490g　丹参 180g　枸杞子 135g　沙苑子 180g　白芍 180g　知母 135g　五味子 60g　优降糖 0.7g

【用法】制成胶囊，每粒装 0.4g，密封，置阴凉处。口服，每次 3 粒，1 日 2 次或遵医嘱。

【功用】益气养阴，清热泻火，益肾缩尿。

【主治】糖尿病。

维甜美降糖茶

【来源】《部颁标准》。

【组成】麦冬 10g　北沙参 10g　玉竹 10g　天花粉 10g　山药 10g　银线莲 5g　葛根 8g　金丝苦楝 10g　茯苓 8g　青果肉 600g　山楂 6g　甜叶菊 50g　泽泻 5g　茶叶 250g

【用法】制成茶剂，每袋装 3g，密闭，防潮。开水冲泡服，每次 3g，1 日 3 次。

【功用】滋阴清火，生津止渴，降糖降脂。

【主治】糖尿病病人消除口渴、多饮等症。

【宜忌】本品勿煎服。

糖尿灵片

【来源】《部颁标准》。

【组成】天花粉 50g　葛根 50g　生地黄 50g　麦冬 50g　五味子 20g　甘草 20g　糯米（炒黄）10g　南瓜粉 5g

【用法】制成片剂，每片重 0.3g，密封。口服，每次 4～6 片，1 日 3 次。

【功用】养阴滋肾，生津止渴，清热除烦，降低尿糖。

【主治】轻中型糖尿病。

【宜忌】忌食糖类食物。

参芪降糖片

【来源】《新药转正标准》。

【组成】人参茎叶皂甙　五味子　黄芪　山药　地黄　枸杞子等

【用法】制成片剂。口服，每次3片，1日3次，1个月为1个疗程，效果不显著或治疗前症状较重者，每次用量可达8片，1日3次。

【功用】益气养阴，滋脾补肾。

【主治】消渴症，用于2型糖尿病。

渴乐宁胶囊

【来源】《新药转正标准》。

【组成】黄芪　黄精（酒炙）　地黄　太子参　天花粉

【用法】制成胶囊。口服，每次4粒，1日3次，3个月为1疗程。

【功用】益气养阴生津。

【主治】气阴两虚型消渴病（非胰岛素依赖型糖尿病），症见口渴多饮，五心烦热，乏力多汗，心慌气短等。

金芪降糖片

【来源】《新药转正标准》。

【组成】黄连　黄芪　金银花

【用法】制成片剂。饭前半小时口服，每次7～10片，1日3次，疗程2个月，或遵医嘱。

【功用】清热益气。

【主治】气虚兼内热之消渴病，症见口渴喜饮，易饥多食，气短乏力等，用于轻、中型非胰岛素依赖型糖尿病。

九十一、恶性肿瘤

恶性肿瘤是指机体局部组织细胞异常分化和过度增生所形成的新生物。这些新生物的细胞能侵犯、破坏邻近的组织和器官，可从肿瘤中穿出，进入血液或淋巴系统。组织学上分为上皮性的癌和非上皮性的肉瘤及血液癌。临床表现因病程与肿瘤发生部位而异。相当于中医癥瘕积聚、岩、癌疮、失荣、恶疮等病范畴，治宜化痰散凝，活血化瘀，补气养血等法。

女贞寄生汤

【来源】《验方选编》。

【组成】女贞子　桑寄生　生薏苡仁　生黄耆　玉竹各30克　制首乌　沙参　生地各15克　炒麦芽20克　陈皮9克

【功用】益气养阴，扶正培本。

【主治】癌症气虚、阴虚证。久病体虚，精气耗伤，心慌气短，腰酸腿软，面色苍白，头晕目眩，舌淡苔少，脉沉细或细弱无力。

金粉散

【来源】《汉药神效方》。

【组成】硼砂四分　白檀五分　丹砂一钱　乌梅五分　郁金四分　金粉一钱

【用法】上为细末。作纸捻六条，先将麻油倾入盏中，将一条浸置其中，如寻常灯火法点火；另取黑豆三合，用三升，煮二升，候冷定含口中，然后嗅烟，若豆汁温则易之，日用二条。

【主治】舌疳（日本俗呼舌疽，即现时之舌癌）。

补益消癌汤

【来源】《肿瘤的诊断与防治》。

【组成】黄耆30克　人参　金银花　陈皮　地榆　贯众　蒲公英　大蓟　小蓟各9克　龙眼

肉　生地　杜仲各15克　三七6克（冲服）

【功用】养血止血，清热消癌。

【主治】肺癌，结肠癌，宫颈癌，膀胱癌等。

消癌片

【来源】《肿瘤的诊断与防治》。

【组成】红升丹　琥珀　山药　白及各300克　三七620克　牛黄180克　黄连　黄芩　黄柏各150克　陈皮　贝母　郁金　蕲蛇各60克　犀角　桑椹　金银花　黄耆　甘草各90克

【用法】制成片剂，每片0.5克。每服1片，1日2～3次，饭后服。1个月为1疗程，4～6月为1治疗期，每疗程后停药1周左右。

【功用】活血凉血，解毒消癌。

【主治】舌癌、鼻咽癌、脑癌、食管癌、胃癌、骨肉瘤、乳腺癌、宫颈癌等。

【宜忌】服药期间，忌食蒜、葱、浓茶、鲤鱼等。

【加减】如气虚，加用四君子汤；血虚，加用四物汤；气血俱虚者，二方合用。

攻坚散

【来源】《山东中医学术经验交流文选》。

【组成】夏枯草　玄参　生牡蛎各30克　昆布15克　姜半夏　海藻各12克　青皮　陈皮各9克　三棱　莪术各6克

【用法】水煎服；或研末，开水送服。

【功用】滋阴清热，化痰散结，行气导滞，破瘀攻坚。

【主治】筛窦囊肿，鼻腔肿瘤，颈淋巴结核，慢性颌下腺炎，甲状腺肿大，甲状腺瘤，乳腺小叶增生，乳腺纤维瘤，乳房异常发育等肿块性疾病。

健骨复血汤

【来源】《吉林中医》（1991，6：11）。

【组成】枸杞子　何首乌　菟丝子　杜仲各30g　黄芪　鸡血藤各50g　鹿角胶　紫河车各20g　太子参　补骨脂　巴戟天各25g　冬虫夏草　黑木耳　当归各30g

【用法】将紫河车粉装入胶囊，按次分服。以文火煎沸其他药，每次30分钟，共3次，混合后共约300ml，每次服100ml，每日3次。用药25～260剂。

【主治】化疗中骨髓抑制。

【验案】化疗中骨髓抑制　《吉林中医》（1991，6：11）：治疗化疗中骨髓抑制33例，男17例，女16例；年龄4～64岁；病程2个月～2年。结果：一般状态较好，周围血象在正常值以上，全身无感染灶，顺利完成预订疗程者为显效，共19例；一般状态尚可，血象在临界值或以上，全身有一处或两处感染，但用一般抗生素即能控制，能坚持完成预订疗程者为有效，共11例；服药2周，血象在临界值以下，全身有多处感染灶，不能坚持化疗者为无效，共3例；总有效率为90.9%。

蟾雄膏

【来源】《陕西中医》（1993，5：195）。

【组成】蟾酥　雄黄　冰片　铅丹　皮硝各30g　乳香　没药　血竭各50g　硇砂10g　麝香1g　大黄100g

【用法】共研成细末状，用米醋或温开水（如有胆汁更好）调成糊状，摊在油纸上，或将粉末撒在芙蓉膏药面上，贴敷患处，每日1换。如果贴敷局部出现过敏性皮疹，可暂停使用，待皮疹消退后，仍可继续外敷。

【主治】癌症。

【验案】癌症　《陕西中医》（1993，5：195）：以本方治疗癌症103例。结果：完全缓解（疼痛消失）54例，部分缓解（白天不痛或很少疼痛，夜间有时出现疼痛，但能忍耐，基本不影响睡眠）40例，无效（疼痛无变化）9例，总有效率为91.26%。敷药后止痛最快约30分钟，最慢3天。

去势补肾汤

【来源】《首批国家级名老中医效验秘方精选·续集》。

【组成】生地15克　熟地15克　山萸肉12克　女贞子12克　黄精10克　菟丝子12克　枸杞子12克　地骨皮10克　茯苓15克　杭白芍15克　浮小麦30克　泽泻10克　甘草3克

【用法】每日一剂，水煎二次分服。
【功用】调补阴阳，平和气血。
【主治】前列腺癌睾丸摘除术后诸证。症见阵发性潮热，烘热汗出，失眠烦躁，头晕腰酸，阳痿等。
【加减】口干咽燥，大便干结，舌质红瘦，苔少有裂纹，脉细弦，加知母10克，黄柏10克；若口干者加玄参、麦冬；便结者加瓜蒌、麻仁；潮热汗出甚者加龙胆草、石菖蒲；头晕耳鸣者加天麻、珍珠母；潮热汗出，神倦乏力，腰酸腿软，下肢浮肿，舌质淡胖苔白，脉沉细，去地骨皮，加生黄芪15克，白术15克；若腰酸腿软者，加牛膝、川断；下肢浮肿者，茯苓改茯苓皮，加猪苓、生薏仁；心悸气短者，加党参、五味子；头晕眼花者，加川芎、天麻；纳少便溏者，去生地，加炒薏苡仁、焦神曲；脘腹胀满者，加陈皮、香附；大便不畅者，加肉苁蓉；若兼见胸闷胸痛，舌质紫暗，或有瘀斑、瘀点等心血瘀阻者，加丹参、川芎、苏梗；若兼见咳嗽痰多，呕恶食少，舌苔厚腻，脉滑等痰浊困阻证者，加半夏、橘红、陈皮；若兼见两胁胀满，郁闷不舒，脉弦等后郁气滞证者，加醋柴胡、佛手、香附、郁金。

化蟾素口服液

【来源】《部颁标准》。
【组成】干蟾皮500g
【用法】制成口服液。口服，1次10～20ml，1日3次，或遵医嘱。
【功用】解毒，消肿，止痛。
【主治】中、晚期肿瘤，慢性乙型肝炎等症。

华蟾素片

【来源】《部颁标准》。
【组成】干蟾皮
【用法】制成肠溶糖衣片，每片重0.3g，密封。口服，1次3～4片，每日3～4次。

本方制成口服液，名“华蟾素口服液”。
【功用】解毒，消肿，止痛。
【主治】中、晚期肿瘤，慢性乙型肝炎等症。

柘木糖浆

【来源】《部颁标准》。
【组成】柘木
【用法】制成糖浆，密封，置阴凉处。口服，1次25ml，每日3次。
【功用】抗肿瘤药。
【主治】食管癌、胃癌、贲门癌、肠癌的辅助治疗。

复方斑蝥胶囊

【来源】《部颁标准》。
【组成】斑蝥23.8g　人参59.5g　黄芪297.5g　刺五加297.5g　三棱95g　半枝莲357g　莪术95g　山茱萸119g　女贞子119g　熊胆粉2.4g　甘草59.5g
【用法】制成胶囊，每粒装0.25g，密封。口服，1次3粒，每日2次。
【功用】破血消瘀，攻毒蚀疮。
【主治】原发性肝癌、肺癌、直肠癌、恶性淋巴瘤、妇科恶性肿瘤等。